CB014442

Ginecologia e Obstetrícia
Febrasgo para o médico residente

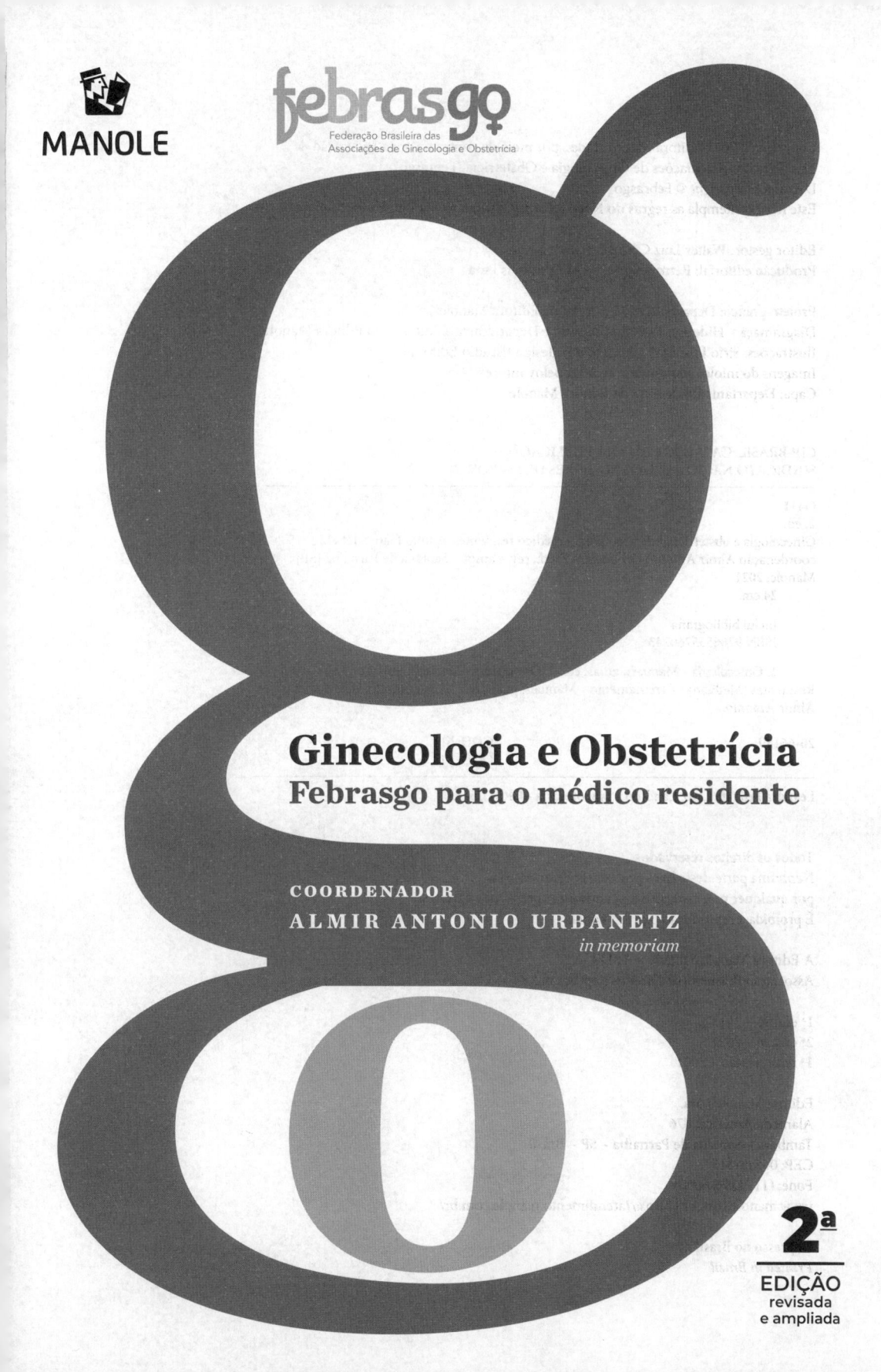

MANOLE

febrasgo
Federação Brasileira das
Associações de Ginecologia e Obstetrícia

Ginecologia e Obstetrícia
Febrasgo para o médico residente

COORDENADOR
ALMIR ANTONIO URBANETZ
in memoriam

2ª
EDIÇÃO
revisada
e ampliada

Editor gestor: Walter Luiz Coutinho
Produção editorial: Retroflexo Serviços Editoriais Ltda.

Projeto gráfico: Departamento Editorial da Editora Manole
Diagramação: Hidesign Estúdio Editorial e Departamento Editorial da Editora Manole
Ilustrações: Sirio José Braz Cançado e Hidesign Estúdio Editorial
Imagens do miolo: gentilmente cedidas pelos autores
Capa: Departamento de Arte da Editora Manole

CIP-BRASIL. CATALOGAÇÃO NA PUBLICAÇÃO
SINDICATO NACIONAL DOS EDITORES DE LIVROS, RJ

G411
2. ed.
Ginecologia e obstetrícia Febrasgo para o médico residente / Adolfo Liao ... [et al.] ; coordenação Almir Antonio Urbanetz. - 2. ed., rev. e ampl. - Santana de Parnaíba [SP] : Manole, 2021.
    24 cm.

    Inclui bibliografia
    ISBN 9786555760743

    1. Ginecologia - Manuais, guias, etc. 2. Obstetrícia - Manuais, guias, etc. 3. Residentes (Medicina) - Treinamento - Manuais, guias, etc. I. Liao, Adolfo. II. Urbanetz, Almir Antonio.

| 20-66159 | CDD: 618 |
| | CDU: 618 |

Leandra Felix da Cruz Candido - Bibliotecária - CRB-7/6135

1ª edição – 2016
2ª edição – 2021
1ª reimpressão – 2021

Editora Manole Ltda.
Alameda América, 876
Tamboré – Santana de Parnaíba – SP – Brasil
CEP: 06543-315
Fone: (11) 4196-6000
www.manole.com.br | https://atendimento.manole.com.br/

Impresso no Brasil
Printed in Brazil

Coordenador

Almir Antonio Urbanetz *(in memoriam)*
Médico formado pela Pontifícia Universidade Católica do Paraná (PUCPR). Residência Médica em Ginecologia e Obstetrícia no Hospital de Clínicas da Universidade Federal do Paraná (UFPR). Mestre e Doutor em Ginecologia e Obstetrícia pela Faculdade de Medicina de Ribeirão Preto da Universidade de São Paulo (FMRP-USP). Professor Titular do Departamento de Tocoginecologia do Setor de Ciências da Saúde da UFPR. Chefe do Departamento de Tocoginecologia do Setor de Ciências da UFPR (2017-2020). Ex-presidente da Sociedade de Obstetrícia e Ginecologia do Paraná (SOPIGA) (biênios 1988-1989 e 2014-2015). Membro da Comissão de Defesa e Valorização Profissional da Febrasgo (2016-2019). Coordenador do Programa de Atualização em Ginecologia e Obstetrícia da Federação Brasileira de Associações de Ginecologia e Obstetrícia (PROAGO – Febrasgo). Vice-presidente da Febrasgo Região Sul (2020). Diretor de Assuntos Estratégicos da SOGIPA (2020).

Com revêrencia e carinho ao nosso fraterno e verdadeiro amigo, Professor Almir Antonio Urbanetz

Um grande homem, um cavalheiro, um pai de família exemplar, um profissional sem igual e, sobretudo, um amigo fiel e verdadeiro. Assim pautou sua vida o nosso querido Professor Almir. Infelizmente, deixou-nos em 28 de julho último. Já nos faz muita falta e nos deixa imensa saudade.

Com vários reconhecimentos e condecorações recebidas ao longo dos anos, carregava consigo uma humildade ímpar, de aluno, sempre aberto a novos conhecimentos e como estes implicariam a vida dos seus pacientes e discentes. Aprendia para ensinar.

Destacado por suas atividades e participações na vida associativa, ultimamente como Vice-presidente da Região Sul da Federação Brasileira das Associações de Ginecologia e Obstetrícia (Febrasgo) e Diretor para Assuntos Estratégicos da Associação de Obstetrícia e Ginecologia do Paraná (SOGIPA). Nessas instituições, exerceu diversos cargos diretivos, incluindo a presidência da SOGIPA por dois mandatos.

Sua contribuição científica foi notável. Influenciou e contribuiu inominadamente em publicações de um sem-número de seguidores. De sua própria autoria, o Professor Almir nos deixa sete livros publicados. Esta é sua oitava obra. Escreveu 26 capítulos de livros e teve 35 artigos publicados. Contribuiu em 40 coautorias de artigos publicados em periódicos. Em eventos médicos, publicou 91 trabalhos em anais e apresentou 61 trabalhos. Também ministrou incontáveis aulas e organizou inúmeros eventos, particularmente, em sua especialidade.

Além de perene saudade, deixa-nos, aos seus colegas de profissão e especialidade, afora os muitos ensinamentos, um exemplo de vida digna, de coleguismo, de fidelidade, de humildade e de grandes e lindas lições de vida. Para sempre será recordado com carinho, respeito e admiração por todos que tiveram a felicidade e a honra de, em algum momento, coexistir em seu caminho.

Cumpriu sua missão e seu mister com saber, maestria e profunda dignidade. Que seu exemplo nos ilumine e nos influencie. Nossa eterna gratidão!

Jan Pawel Andrade Pachnicki
César Eduardo Fernandes
Agnaldo Lopes da Silva Filho
Setembro de 2020

Diretoria

Atual – 2020-2023

Agnaldo Lopes da Silva Filho: Presidente
Almir Antonio Urbanetz: Vice-presidente da Região Sul
Marcelo Zugaib: Vice-presidente da Região Sudeste
Ricardo Quintairos: Vice-presidente da Região Norte
Carlos Augusto Pires Costa Lino: Vice-presidente da Região Nordeste
Marta C. Carvalho Franco Finotti: Vice-presidente da Região Centro-Oeste
Sérgio Podgaec: Diretor Administrativo
Olímpio Barbosa de Moraes Filho: Diretor Financeiro
César Eduardo Fernandes: Diretor Científico
Maria Celeste Osorio Wender: Diretora de Defesa e Valorização Profissional

Autores

Adolfo Liao
Livre-docente em Obstetrícia pela Universidade de São Paulo (USP). Coordenador de Obstetrícia da Maternidade Municipal Vila Santa Catarina. Membro da Sociedade Beneficente Israelita Albert Einstein, São Paulo.

Adriana Yoshida
Doutora em Tocoginecologia pela Faculdade de Ciências Médicas da Universidade Estadual de Campinas (FCM-Unicamp). Médica-assistente do Hospital da Mulher Prof. Dr. José Aristodemo Pinotti-CAISM/Unicamp.

Adriane de Assis Fischer Astori
Médica Fetal e Responsável pelo Serviço de Medicina Fetal do Hospital do Rocio, em Campo Largo/PR. Especialista em Ginecologia e Obstetrícia pela Febrasgo. Habilitação em Ultrassonografia em Ginecologia e Obstetrícia pela Febrasgo. Habilitação em Medicina Fetal pela Febrasgo.

Adriano Basso Dias
Fellow em Radiologia e Diagnóstico por Imagem-Medicina Interna, Hospital Sírio-Libanês.

Agnaldo Lopes da Silva Filho
Professor Adjunto do Departamento de Ginecologia e Obstetrícia da Faculdade de Medicina da Universidade Federal de Minas Gerais (UFMG). Presidente da Febrasgo.

Agostinho de Sousa Machado Júnior
Professor Adjunto de Ginecologia do Departamento Materno-Infantil da Universidade Federal de Pernambuco (UFPE). Médico Obstetra Preceptor do Hospital Barão de Lucena (Recife/PE).

Alberto Trapani Junior
Médico Ginecologista e Obstetra. Especialista em Sexualidade Humana. Mestre e Doutor em Ciências Médicas na Área de Gestação de Alto Risco. Professor da Universidade Federal de Santa Catarina (UFSC) e Universidade do Sul de Santa Catarina (Unisul).

Alex Sandro Rolland Souza
Doutor em Saúde Materno-Infantil. Especialista em Medicina Fetal. Professor da Pós-graduação *Stricto Sensu* do Instituto de Medicina Integral Professor Fernando Figueira (IMIP), Recife/PE. Professor Adjunto do Departamento Materno-Infantil da Universidade Federal de Pernambuco (UFPE), Recife/PE. Professor do Centro de Ciências Biológicas e da Saúde da Universidade Católica de Pernambuco (Unicap), Recife/PE.

Alexandra Pires Grossi
Médica Fetal do Complexo Hospital de Clínicas da Universidade Federal do Paraná (CHC-UFPR). Médica Fetal do Complexo Hospitalar do Trabalhador (CHT). Responsável pelo Serviço de Medicina Fetal do Hospital do Rocio, em Campo Largo/PR. Especialista em Ginecologia e Obstetrícia pela Febrasgo. Habilitação em Ultrassonografia em Ginecologia e Obstetrícia pela Febrasgo. Habilitação em Medicina Fetal pela Febrasgo.

Alexandre Lobel
Médico Colaborador do Setor de Reprodução Humana da Clínica Ginecológica do Hospital das Clínicas da Faculdade de Medicina da Universidade de São Paulo (FMUSP).

Alfredo Carlos Simões Dornellas de Barros
Professor Livre-docente da Faculdade de Medicina da Universidade de São Paulo (FMUSP). Responsável pela Residência de Mastologia do Hospital Beneficência Portuguesa de São Paulo. Ex-presidente da Sociedade Brasileira de Mastologia e da Federação Latino-americana de Mastologia.

Aline Evangelista Santiago
Doutoranda do Programa de Pós-graduação em Ginecologia, Obstetrícia e Mastologia da Universidade Estadual Paulista (Unesp) – Faculdade de Medicina de Botucatu. Especialista em Oncologia Pélvica pela Unicamp.

Aljerry Dias Rego
Professor de Medicina da Universidade Federal do Amapá. Mestre em Ginecologia pela Universidade de São Paulo (USP). Membro da Comissão Nacional Especializada em Uroginecologia da Febrasgo.

Almir Antonio Urbanetz *(in memoriam)*
Professor Titular do Departamento de Tocoginecologia do Setor de Ciências da Saúde da UFPR. Chefe do Departamento de Tocoginecologia do Setor de Ciências da Saúde da UFPR. Vice-Presidente da Febrasgo Região Sul (2020). Diretor de Assuntos Estratégicos da Sociedade de Obstetrícia e Ginecologia do Paraná (SOGIPA) (2020). Coordenador do Programa de Atualização em Ginecologia e Obstetrícia (PROAGO) da Febrasgo.

Alvaro Petracco
Doutor em Ciências da Saúde pela Faculdade de Medicina de São José do Rio Preto (Famerp). Diretor do Fertilitat-Centro de Medicina Reprodutiva.

Ana Carolina Barbosa Pordeus
Especialista em Tocoginecologia pelo Instituto de Medicina Integral Professor Fernando Figueira (IMIP). Mestre em Cuidados Intensivos pelo IMIP.

Ana Carolina Ferraz Pascoal
Especialista em Tocoginecologia pelo Instituto de Medicina Integral Professor Fernando Figueira (IMIP). Mestre em Cuidados Intensivos pelo IMIP.

Ana Carolina Possebom
Médica formada pela Universidade Positivo e Médica Residente em Ginecologia e Obstetrícia do Hospital de Clínicas da Universidade Federal do Paraná (UFPR).

Ana Carolina Sater
Mestrado em andamento no Departamento de Tocoginecologia do Setor de Ciências da Saúde da Universidade Federal do Paraná (UFPR) (2020-2022). Residência Médica em Ginecologia e Obstetrícia no Hospital de Clínicas do Paraná-UFPR.

Ana Cláudia Rabelo e Silva
Pós-graduanda do Departamento de Ginecologia e Obstetrícia da Faculdade de Medicina de Ribeirão Preto da Universidade de São Paulo (FMRP-USP).

Ana Cristina Perez Zamarian
Mestre pelo Departamento de Obstetrícia da Escola Paulista de Medicina da Universidade Federal de São Paulo (EPM-Unifesp).

Ana Katherine Gonçalves
Professora Titular do Departamento de Ginecologia e Obstetrícia da Universidade Federal do Rio Grande do Norte-UFRN. Doutora, Pós-doutora e Livre-docente em Tocoginecologia pela Universidade Estadual de Campinas (Unicamp). Bolsista de produtividade em pesquisa pelo Conselho Nacional de Desenvolvimento Científico e Tecnológico (CNPq).

Ana Selma Bertelli Picoloto
Doutora em Medicina pela Universidade Federal do Rio Grande do Sul. Médica Contratada do Hospital de Clínicas de Porto Alegre (HCPA).

Andre Hadyme Miyague
Professor Adjunto no Departamento de Tocoginecologia da UFPR. Médico Fetal do Complexo Hospitalar do Trabalhador (CHT). Mestre e Doutor em Tocoginecologia pela FMRP-USP.

André Luiz Malavasi
Diretor de Ginecologia do Centro de Referência da Saúde da Mulher-Hospital Pérola Byington.

Andrei Alves de Queiroz
Mastologista e Pós-graduando da Disciplina de Mastologia do Departamento de Ginecologia da Escola Paulista de Medicina da Universidade Federal de São Paulo (EPM-Unifesp).

Angélica Lemos Debs Diniz
Universidade Federal de Uberlândia, Uberlândia/MG.

Anicely Camila Tondate Preto
Residente do 3º ano de Residência Médica em Ginecologia e Obstetrícia do Hospital e Maternidade Marieta Konder Bornhausen, em Itajaí /SC.

Anna Valéria Gueldini de Moraes
Especialista em Ginecologia e Obstetrícia pela Federação Brasileira de Ginecologia e Obstetrícia (Febrasgo). Mestra e Doutoranda em Ciências da Saúde na Área de Concentração em Fisiopatologia Ginecológica pela Faculdade de Ciências Médicas da Universidade Estadual de Campinas (Unicamp).

Antonio Braga
Professor de Obstetrícia da Universidade Federal do Rio de Janeiro (UFRJ) e da Universidade Federal Fluminense (UFF). Presidente da Sociedade Brasileira de Doença Trofoblástica Gestacional. Mestre, Doutor, Pós-doutor e Livre-docente em Obstetrícia pela Universidade Estadual Paulista (Unesp). Pós-doutor pela Harvard Medical School e pelo Imperial College School of Medicine.

Antonio Luiz Frasson
Mastologista do Centro de Oncologia do Hospital Albert Einstein-SP. Professor Adjunto Doutor da Faculdade de Medicina da Pontifícia Universidade Católica do Rio Grande do Sul (PUCRS). Presidente da Sociedade Brasileira de Mastologia (2017-2019).

Arcélio C. Teixeira
Professor Adjunto do Departamento de Tocoginecologia do Setor de Ciências da Saúde da UFPR.

Belmiro Gonçalves Pereira
Professor Doutor pela Unicamp. Médico e Professor da Faculdade de Ciências Médicas da Unicamp.

Ben-Hur Albergaria
Professor de Epidemiologia Clínica da Universidade Federal do Espírito Santo (Ufes). Vice-Presidente da Comissão Nacional de Osteoporose da Federação Brasileira das Associações de Ginecologia e Obstetrícia (Febrasgo). Pesquisador clínico do Centro de Diagnóstico e Pesquisa da Osteoporose (Cedoes).

Bernardo Portugal Lasmar

Professor de Ginecologia do Departamento Materno-Infantil da Faculdade de Medicina da Universidade Federal Fluminense (UFF), Niterói. Professor de Ginecologia da Universidade Estácio de Sá (Unesa). Responsável pela Endoscopia Ginecológica do Hospital Central Aristarcho Pessoa-Corpo de Bombeiros Militar do Estado do Rio de Janeiro (HCAP-CBMERJ). Mestre em Ginecologia pela UFF.

Betina Vollbrecht

Mastologista do Centro de Mama da Pontifícia Universidade Católica do Rio Grande do Sul (PUCRS). Mestre e Doutora em Gerontologia Biomédica-PUCRS. Máster em Mastologia pela Udima/Fundação Umberto Veronesi.

Brenda Battestin

Médica Residente do Programa de Ginecologia e Obstetrícia do Hospital Materno-Infantil de Goiânia.

Bruno Maurizio Grillo

Professor Aposentado de Obstetrícia da Universidade Federal do Paraná (UFPR). Fundador e responsável pelo Centro de Referência de Doença Trofoblástica Gestacional do Hospital de Clínicas da UFPR. Membro Titular da Academia Paranaense de Medicina.

Camila Martin Sequeira Massutani

Médica Monitora da Pós-graduação "Estado da Arte Ginecologia e Obstetrícia" do Hospital Israelita Albert Einstein (HIAE). Médica Voluntária da Disciplina Ginecologia do HIAE.

Carlos Augusto Fernandes Molina

Professor-assistente da Divisão de Urologia do Departamento de Cirurgia e Anatomia da Faculdade de Medicina de Ribeirão Preto da Universidade de São Paulo (FMRP-USP). Coordenador da Área de Infertilidade Conjugal/Fator Masculino.

Carlos Augusto Pires Costa Lino

Possui graduação em Medicina pela Escola Bahiana de Medicina e Saúde Pública e residência médica pelo Hospital Central Roberto Santos. Coordenador do núcleo de endometriose e fertilidade do Hospital Aliança, Salvador. Membro da Comissão Nacional Especializada Endometriose (CNE) Febrasgo. Ex-presidente da SOGIBA. Experiência com ênfase em endometriose, cirurgia minimamente invasiva, ginecologia.

Carolina Malhone

Mastologista pela Faculdade de Medicina da Universidade de São Paulo (FMUSP) e pela Sociedade Brasileira de Mastologia. Médica-assistente no Núcleo de Mama do Centro de Oncologia do Hospital Albert Einstein-SP.

Carolina Sales Vieira

Mestre e Doutora em Tocoginecologia pela Faculdade de Medicina de Ribeirão Preto da Universidade de São Paulo (FMRP-USP). Pós-doutora em Contracepção pelo Population Council-Nova York. Professora-associada do Departamento de Ginecologia e Obstetrícia da FMRP-USP e responsável pelo serviço de contracepção do Hospital das Clínicas da FMRP-USP.

Carolina Soares Barros de Melo

Ginecologista e Obstetra da Rede Mater Dei de Saúde. Mestre e Doutora em Bioquímica e Imunologia pelo Instituto de Ciências Biológicas da Universidade Federal de Minas Gerais (UFMG).

César Eduardo Fernandes

Professor Titular da Disciplina de Ginecologia da Faculdade de Medicina do ABC.

Christiane Simioni

Mestre pelo Departamento de Obstetrícia da Escola Paulista de Medicina-Unifesp.

Cláudia Lourdes Soares Laranjeira
Título de Especialista em Ginecologia e Obstetrícia com Área de Atuação em Urodinâmica e Uretrocistoscopia pela Febrasgo. Mestre em Ginecologia e Obstetrícia pela UFMG. Coordenadora da Residência de Ginecologia e Obstetrícia da Rede Mater Dei de Saúde. Membro do Serviço de Disfunções do Assoalho Pélvico da Rede Mater Dei de Saúde (Uromater).

Cláudia Navarro Carvalho Duarte Lemos
Diretora Clínica da Life Search-Serviço de Reprodução Humana. Membro do Laboratório de Reprodução Humana Professor Aroldo Camargos-Hospital das Clínicas da Universidade Federal de Minas Gerais (HC-UFMG). Mestre e Doutora em Medicina.

Conrado Milani Coutinho
Médico-assistente do Departamento de Ginecologia e Obstetrícia da FMRP-USP.

Corintio Mariani Neto
Doutor em Tocoginecologia pela Unicamp. Professor do Curso de Medicina da Universidade Cidade de São Paulo (Unicid). Diretor Técnico do Hospital Maternidade Leonor Mendes de Barros. Membro da Comissão Nacional de Aleitamento da Febrasgo.

Cristiano Eduardo Busso
Certificado na Área de Atuação em Reprodução Humana pela Federação Brasileira das Associações de Ginecologia e Obstetrícia (Febrasgo). Doutor pela Universidade de Valência-Espanha. Médico-assistente do Projeto ALFA Fertilização Assistida.

Cristina Aparecida Falbo Guazzelli
Especialista em Ginecologia e Obstetrícia. Professora-associada Livre-docente do Departamento de Obstetrícia da EPM-Unifesp.

Cristina Laguna Benetti Pinto
Professora-associada do Departamento de Tocoginecologia da Faculdade de Ciências Médicas da Universidade Estadual de Campinas (Unicamp).

Daniel Bier Caraça
Graduação e Residência pela Faculdade de Medicina da Universidade de São Paulo (FMUSP). Médico do Hospital Israelita Albert Einstein.

Daniela Angerame Yela
Professora-associada do Departamento de Tocoginecologia da Faculdade de Ciências Médicas da Universidade Estadual de Campinas (Unicamp).

Daniela Vanessa Vettori
Professora do Departamento de Ginecologia e Obstetrícia da Faculdade de Medicina (Famed) da Universidade Federal do Rio Grande do Sul (UFRGS). Programa de Pós-graduação em Ciências da Saúde-Departamento de Ginecologia e Obstetrícia da (Famed/UFRGS). Serviço de Ginecologia e Obstetrícia do Hospital de Clínicas de Porto Alegre (HCPA)-Equipe de Gestação de Alto Risco.

Danielle Medeiros Teixeira Miyague
Professora Adjunta, Departamento de Tocoginecologia do Setor de Ciências da Saúde da Universidade Federal do Paraná (UFPR). Mestre e Doutora em Tocoginecologia, Faculdade de Medicina de Ribeirão Preto-Universidade de São Paulo (FMRP-USP). Especialista em Ginecologia e Obstetrícia, com atuação em Reprodução Assistida, Federação Brasileira das Associações de Ginecologia e Obstetrícia (Febrasgo).

David Barreira Gomes Sobrinho
Diretor Clínico, Bonvena Medicina Reprodutiva. Mestre, FMB-Unesp. Especialista em Ginecologia e Obstetrícia, com atuação em Reprodução Assistida, Febrasgo.

Dênis José Nascimento
Professor-associado do Departamento de Tocoginecologia do Setor de Ciências da Saúde da UFPR.

Denise Ellen Francelino Cordeiro
Graduação em Medicina na Universidade Federal do Ceará. Residência Médica de Ginecologia/Obstetrícia na Maternidade Escola Assis Chateaubriand/UFC. Título de Especialista em Ginecologia e Obstetrícia pela Febrasgo/AMB. Residência Médica em Medicina Fetal na Maternidade Escola Assis Chateaubriand/UFC. Mestrado em Saúde da Mulher e da Criança.

Diama Bhadra Andrade Peixoto do Vale
Professor-assistente Doutor em Ginecologia Oncológica do Departamento de Tocoginecologia da Faculdade de Ciências Médicas da Universidade Estadual de Campinas (Unicamp).

Dulcimary Dias Bittencourt
Professora-assistente do Departamento de Tocoginecologia do Setor de Ciências da Saúde da UFPR.

Edimárlei Gonsales Valério
Professora do Departamento de Ginecologia e Obstetrícia da Faculdade de Medicina (Famed) da Universidade Federal do Rio Grande do Sul (UFRGS). Programa de Pós-graduação em Ciências da Saúde-Departamento de Ginecologia e Obstetrícia da Famed/UFRGS. Serviço de Ginecologia e Obstetrícia do Hospital de Clínicas de Porto Alegre (HCPA)-Equipe de Gestação de Alto Risco.

Edison Capp
Professor Titular de Ginecologia e Obstetrícia da Faculdade de Medicina da Universidade Federal do Rio Grande do Sul. Doutor em Medicina pela Universidade Ludwig Maximilian de Munique, Alemanha. Preceptor de Residência Médica de Ginecologia e Obstetrícia do HCPA.

Edmund Chada Baracat
Professor Titular da Disciplina de Ginecologia do Departamento de Obstetrícia e Ginecologia da Faculdade de Medicina da Universidade de São Paulo (FMUSP).

Edson Santos Ferreira Filho
Médico Ginecologista do Hospital das Clínicas da Faculdade de Medicina da Universidade de São Paulo (HC-FMUSP).

Edson Viera da Cunha Filho
Pontifícia Universidade Católica do Rio Grande do Sul, Porto Alegre/RS.

Eduardo Augusto Brosco Famá
Mestre em Ciências da Saúde pela Faculdade de Medicina do ABC. Professor Afiliado do Departamento de Obstetrícia e Ginecologia do Centro Universitário Saúde ABC. Docente na Universidade de São Caetano do Sul.

Eduardo Batista Cândido
Professor Adjunto do Departamento de Ginecologia e Obstetrícia da Faculdade de Medicina da UFMG. Diretor de Ensino e Residência Médica da Sogimig (nome fantasia da Associação de Ginecologistas e Obstetras de Minas Gerais).

Eduardo R. C. Girão
Aluno do Curso Médico da Escola Paulista de Medicina-Unifesp.

Eduardo Schunemann Junior
Mestre em Tocoginecologia pela UFPR. Conselheiro da Associação Brasileira de Patologia do Trato Genital Inferior e Colposcopia (ABPTGIC).

Eduardo Vieira da Motta
Especialista em Ginecologia e Obstetrícia e em Laparoscopia pela Febrasgo. Especialista em Mastologia pela Sociedade Brasileira de Mastologia. Doutor em Medicina pela USP. Preceptor da Disciplina Ginecologia na USP. Médico-assistente Doutor da Divisão de Ginecologia do HC-FMUSP.

Eduardo Zlotnik
Vice-Presidente do Hospital Israelita Albert Einstein. Co-coordenador da Residência Médica e pós-graduação de Ginecologia e Obstetrícia.

Pós-graduado em Economia da Saúde pela USP. Mestre em Obstetrícia pelo Instituto de Assistência Médica ao Servidor Público Estadual (IAMSPE). Doutor em Ginecologia pela FMUSP. MBA em Saúde pelo Insper-HIAE.

Elaine Cristina Fontes de Oliveira
Membro do Laboratório de Reprodução Humana Professor Aroldo Camargos. Mestre em Medicina.

Eliana Amaral
Professora Titular de Obstetrícia, DTG-FCM-
-Unicamp.

Elton Carlos Ferreira
Mestre e Doutor em Obstetrícia pela Unicamp. Médico-assistente do Departamento de Tocoginecologia do CAISM/Unicamp. Professor-associado do Departamento de Obstetrícia e Ginecologia da PUC-Campinas.

Elza Maria Hartmann Uberti
Mestre em Ciências Médicas pela Universidade de Ciências da Saúde de Porto Alegre (UFCSPA). Doutora em Patologia pela UFCSPA. Médica responsável pelo Centro de Doenças Trofoblásticas da Irmandade da Santa Casa de Misericórdia de Porto Alegre (ISCMPA).

Emilcy Rebouças Gonçalves
Residente em Ginecologia e Obstetrícia da Maternidade Escola Assis Chateaubriand da Universidade Federal do Ceará (UFC).

Ênio Luis Damaso
Mestre em Tocoginecologia pela Faculdade de Medicina de Ribeirão Preto da Universidade de São Paulo (FMRP-USP). Médico-assistente do Departamento de Ginecologia e Obstetrícia do Hospital das Clínicas da FMRP-USP.

Érika Vieira Paniz
Graduada em Medicina pela Universidade Federal do Rio Grande do Sul. Residente em Ginecologia e Obstetrícia no Hospital de Clínicas de Porto Alegre.

Etelvino de Souza Trindade
Ex-Professor da Escola Superior de Ciências da Saúde (ESCS) (Faculdade de Medicina), Distrito Federal. Ex-Presidente da Federação Brasileira das Associações de Ginecologia e Obstetrícia (Febrasgo). Vice-Presidente da Academia de Medicina de Brasília (Ameb). Membro do Conselho Consultivo e da Comissão Nacional de Defesa Profissional da Febrasgo. Ginecologista Oncológico do Instituto Verhum-Brasília.

Fabiene Bernardes Castro Vale
Ginecologista, Mestre e Doutora pelo Programa de Saúde da Mulher da Faculdade de Medicina da UFMG. Professora Adjunta I no Departamento de Ginecologia e Obstetrícia da Faculdade de Medicina da UFMG. Coordenadora dos Ambulatórios de Sexologia da Faculdade de Medicina da UFMG e do Hospital Metropolitano Odilon Behrens/BH/MG.

Fabio Ikeda
Mestre em Medicina pelo Departamento de Obstetrícia e Ginecologia do Hospital das Clínicas da Faculdade de Medicina da Universidade de São Paulo (HC-FMUSP).

Felipe Andreotta Cavagna
Mestre em Ginecologia, Obstetrícia e Mastologia pela Universidade Estadual de São Paulo Júlio de Mesquita Filho. Médico-assistente do Núcleo de Mastologia do Hospital Beneficência Portuguesa. Mastologista e Preceptor dos Residentes de Mastologia do Centro de Referência da Saúde da Mulher (Hospital Pérola Byington-
-SP).

Felipe Favorette Campanharo
Médico do Departamento de Obstetrícia da EPM-Unifesp. Mestre em Obstetrícia pela EPM-
-Unifesp. Instrutor OPAS-Estratégia Zero Morte Materna por Hemorragia.

Felipe Lobato da Silva Costa
Fellow em Radiologia e Diagnóstico por Imagem-Medicina Interna, Hospital Sírio-Libanês.

Fernanda Castilhos
Programa de Pós-graduação em Ciências da Saúde: Ginecologia e Obstetrícia da Famed da UFRGS. Serviço de Ginecologia e Obstetrícia do Hospital de Clínicas de Porto Alegre (HCPA)--Equipe de Gestação de Alto Risco.

Fernanda de Almeida Asencio
Especialista em Ginecologia e Obstetrícia-Título pela Febrasgo: TEGO número 0109/2010. Especialista em Endoscopia Ginecológica (Videolaparoscopia e Histeroscopia). Certificado de atuação pela Febrasgo em dezembro de 2011. Mestre em Pesquisa em Cirurgia pela Faculdade de Ciências Médicas da Santa Casa de São Paulo. *Fellowship* em cirurgia pélvica minimamente invasiva e endometriose-Hospital Universitário Hautpierre de Estrasburgo e IRCAD-França/2014-2015.

Fernanda Garanhani Surita
Professora-associada do Departamento de Tocoginecologia da Faculdade de Ciências Médicas, Universidade Estadual de Campinas-Unicamp.

Fernanda Santos Grossi
Programa de Pós-graduação em Ciências da Saúde: Ginecologia e Obstetrícia (Famed/UFRGS). Serviço de Ginecologia e Obstetrícia do Hospital Geral de Caxias do Sul/RS.

Fernanda Vieira Lins Arcoverde
Setor de Endometriose, Departamento de Ginecologia, Hospital das Clínicas HC-FMUSP, Faculdade de Medicina, Universidade de São Paulo. Departamento de Ginecologia. Hospital do Servidor do Estado, São Luís/MA.

Flavia Cunha dos Santos
Professora-assistente da Faculdade de Ciências Médicas da Universidade Federal do Rio de Janeiro (UFRJ). Médica Obstetra da Maternidade Escola da UFRJ.

Flavia Werner da Rocha Jesuíno
Coordenadora da Disciplina de Obstetrícia do Curso de Medicina da Universidade do Vale do Itajaí-Univali (SC).

Francine Weinert da Silva
Residente do 3º ano de Residência Médica em Ginecologia e Obstetrícia do Hospital e Maternidade Marieta Konder Bornhausen, em Itajaí/SC.

Francisco Edson de Lucena Feitosa
Doutor em Obstetrícia pela Unicamp. Professor Adjunto de Obstetrícia da UFC.

Francisco Lazaro Pereira de Souza
Centro Universitário Lusíada, Santos/SP.

Gabriela Duarte Bordini
Médica-assistente do Departamento de Obstetrícia e Ginecologia da Irmandade da Santa Casa de Misericórdia de São Paulo. Especialização em Medicina Fetal pela Irmandade da Santa Casa de Misericórdia de São Paulo.

Geraldo Duarte
Professor Titular do Departamento de Ginecologia e Obstetrícia da Faculdade de Medicina de Ribeirão Preto da Universidade de São Paulo (FMRP-USP).

Gerson Pereira Lopes
Ginecologista com Atuação em Sexologia pela Febrasgo. Vice-Presidente da Comissão Nacional de Sexologia da Febrasgo. Membro Titular da Academia Internacional de Sexologia Médica (AISM). Professor do Curso de Pós-graduação em Sexologia Clínica pelo Cesex/Escola Bahiana de Medicina e Saúde Pública. Coordenador do Departamento de Medicina Sexual do Hospital Mater Dei/BH/MG.

Gil Facina
Professor-associado Livre-docente da Disciplina de Mastologia do Departamento de Ginecologia da Escola Paulista de Medicina-Universi-

dade Federal de São Paulo. Vice-Chefe do Departamento de Ginecologia da Escola Paulista de Medicina-Universidade Federal de São Paulo. Supervisor da Residência Médica em Mastologia do Departamento de Ginecologia da Escola Paulista de Medicina-Universidade Federal de São Paulo.

Gisah Amaral de Carvalho
Chefe da Unidade de Tireoide do Serviço de Endocrinologia da Universidade Federal do Paraná-SEMPR. Professora-associada de Endocrinologia e Metabologia da Universidade Federal do Paraná (UFPR).

Gislaine Paviani Farris
Médica formada pela Universidade Federal de Santa Catarina (UFSC). Residência Médica em Ginecologia e Obstetrícia no Hospital de Clínicas da Universidade Federal do Paraná. Título de Especialista em Ginecologia e Obstetrícia (TEGO) pela Febrasgo. Pós-graduada em Infertilidade Conjugal e Reprodução Humana Assistida pela Faculdade de Ciências Médicas da Santa Casa de São Paulo.

Giuliane Jesus Lajos
Doutora em Tocoginecologia e Professora-assistente da Faculdade de Ciências Médicas da Universidade Estadual de Campinas (Unicamp). Membro da Comissão Nacional Especializada de Vacinas da Federação Brasileira das Associações de Ginecologia e Obstetrícia (Febrasgo).

Glaucy Lane Neme
Médica especialista em Radiologia e Diagnóstico por Imagem pelo CBR (Colégio Brasileiro de Radiologia). Especialista em Diagnóstico por Imagem do Abdome e Pelve pela EPM-Unifesp (Escola Paulista de Medicina da Universidade Federal de São Paulo)

Gustavo Arantes Rosa Maciel
Residência Médica em Ginecologia e Obstetrícia na Santa Casa de Belo Horizonte. Mestrado na Universidade Federal de São Paulo. Douto-

rado na Universidade Federal de São Paulo e Universidade da Califórnia, San Diego-EUA. Pós-doutorado na Salk Institute for Biological Studies-La Jolla, CA, EUA. Livre-docência na Faculdade de Medicina da USP.

Gustavo Miranda Leal
Médico-assistente da Divisão de Urologia do Departamento de Cirurgia e Anatomia do Hospital das Clínicas da Faculdade de Medicina de Ribeirão Preto-USP. Atuação na Área de Infertilidade Conjugal/Fator Masculino.

Helena von Eye Corleta
Professora Titular de Ginecologia e Obstetrícia da Faculdade de Medicina da Universidade Federal do Rio Grande do Sul. Doutora em Medicina pela Universidade Ludwig Maximilian de Munique, Alemanha. Preceptora de Residência Médica de Ginecologia e Obstetrícia do Hospital de Clínicas de Porto Alegre (HCPA). Coordenadora da Comissão de Residência Médica do HCPA (Coreme).

Henri Augusto Korkes
Professor da Disciplina de Obstetrícia da Pontifícia Universidade Católica de São Paulo (PUC--SP). Mestre pelo Departamento de Obstetrícia da Escola Paulista de Medicina da Universidade Federal de São Paulo (EPM-Unifesp). Doutor pelo Departamento de Obstetrícia da Escola Paulista de Medicina da Universidade Federal de São Paulo (EPM-Unifesp) e PhD Program Harvard Medical School (USA) no programa Capes.

Henrique Budib Dorsa Pontes
Médico Graduado pela Faculdade Uniderp--Universidade para o Desenvolvimento do Estado e da Região do Pantanal.

Ines Katerina Damasceno Cavallo Cruzeiro
Diretora Técnica da Life Search-Serviço de Reprodução Humana. Membro do Laboratório de Reprodução Humana Professor Aroldo Camargos HC-UFMG. Mestre e Doutora em Medicina.

Ione Rodrigues Brum
Universidade Federal do Amazonas, Manaus/AM.

Isabela Albuquerque Severo de Miranda
Mastologista pela PUCRS e pela Sociedade Brasileira de Mastologia. Mestranda em Medicina e Ciências da Saúde pela PUCRS. Cursando Máster em Mastologia pela Udima/Fundação Umberto Veronesi.

Isabela Chaves Monteiro Soares
Médica Residente de Ginecologia e Obstetrícia--Departamento de Tocoginecologia do Setor de Ciências da Saúde da Universidade Federal do Paraná (UFPR).

Isabella Osorio Wender
Graduanda de Medicina pela Faculdade de Medicina da PUCRS e Bolsista de Iniciação Científica PIBIC CNPq-UFRGS.

Izildinha Maestá
Professora de Obstetrícia, Livre-docente do Departamento de Ginecologia e Obstetrícia da Faculdade de Medicina de Botucatu-Unesp. Pós-doutora pela Harvard Medical School. Officer for South America International Society for the Study of Trophoblastic Diseases (ISSTD).

Jan Pawel Andrade Pachnicki
Especialista em Ginecologia e Obstetrícia, Mastologia e Endoscopia Ginecológica. Mestre e Doutor em Cirurgia pelo Instituto de Pesquisas Médicas da Faculdade Evangélica Mackenzie do Paraná (Ipem/Fempar). Professor Adjunto da UFPR, Universidade Positivo, PUCPR e Fempar.

Janete Vettorazzi
Professora do Departamento de Ginecologia e Obstetrícia da Faculdade de Medicina (Famed) da Universidade Federal do Rio Grande do Sul (UFRGS). Programa de Pós-graduação em Ciências da Saúde-Departamento de Ginecologia e Obstetrícia da Famed/UFRGS. Serviço de Ginecologia e Obstetrícia do Hospital de Clínicas de Porto Alegre (HCPA)-Equipe de Gestação de Alto Risco.

Jaqueline Neves Lubianca
Mestre e Doutora pela UFRGS. Professora-associada do Departamento de Ginecologia e Obstetrícia-Famed-UFRGS. Professora do Programa de Pós-graduação em Ciências da Saúde: Ginecologia e Obstetrícia. *Fellowship* em Ginecologia Infanto-Puberal no Children's Hospital, Boston, MA. Coordenadora do Ambulatório de Ginecologia Infanto-Puberal HCPA.

Jean Carl Silva
PhD em Ciências Médicas (Unifesp-SP). Supervisor do Setor de Alto Risco da Maternidade Darcy Vargas. Professor da Graduação em Medicina e do Programa de Pós-graduação em Saúde e Meio Ambiente da Universidade da Região de Joinville-Univille, Joinville/SC.

Jean Paulo Griebeler
Residente do 3º ano de Residência Médica em Ginecologia e Obstetrícia do Hospital e Maternidade Marieta Konder Bornhausen, em Itajaí/SC.

João Henrique R. C. Girão
Residente do Programa de Residência Médica em Obstetrícia e Ginecologia da Escola Paulista de Medicina.

Joélcio Francisco Abbade
Professor-associado do Departamento de Ginecologia e Obstetrícia da Faculdade de Medicina de Botucatu-Unesp.

Joji Ueno
Doutor em Medicina pela Faculdade de Medicina da Universidade de São Paulo (FMUSP). Diretor da Clínica e Instituto GERA (Instituto de Ensino e Pesquisa em Medicina Reprodutiva de São Paulo). Responsável pelo Serviço de Histeroscopia do Hospital Sírio-Libanês.

Jorge Abi Saab Neto

Mestre em Ciências Médicas pela Universidade Federal de Santa Catarina (UFSC). Professor Adjunto do Departamento de Ginecologia e Obstetrícia da UFSC. Preceptor da Residência Médica de Ginecologia e Obstetrícia da Maternidade Carmela Dutra, Florianópolis/SC.

Jorge Milhem Haddad

Professor Livre-docente da Disciplina de Ginecologia da FMUSP. Chefe do Setor de Uroginecologia da Clínica Ginecológica do HC-FMUSP.

Jorge Rezende Filho

Professor Titular de Obstetrícia da UFRJ, da Fundação Técnico-Educacional Souza Marques e da Pontifícia Universitária Católica do Rio de Janeiro (PUC-RJ). Mestre e doutor pela UFRJ. Livre docente em Obstetrícia pela Universidade de São Paulo (USP). Diretor da Maternidade Escola da UFRJ. Membro Titular da Academia Nacional de Medicina.

Jorge Roberto Di Tommaso Leão

Membro da Academia Amazonense de Medicina. Doutor e Mestre pela Universidade do Estado do Amazonas. Professor Adjunto da Universidade do Estado do Amazonas. Professor Adjunto da Faculdade Metropolitana de Manaus (Fametro). Especialista em Ginecologia Obstetrícia TEGO-358-97. Membro Titular do Colégio Brasileiro de Radiologia. Membro da Comissão Nacional de Ultrassonografia-Febrasgo. Presidente da Sociedade de Radiologia do Amazonas-capítulo CBR.

Jorge Rufino Ribas Timi

Professor-associado de Cirurgia Vascular da UFPR. Mestre e Doutor em Clínica Cirúrgica pela UFPR. Cirurgião Vascular e Endovascular. Advogado Atuante na Área de Direito Médico.

José Carlos Peraçoli

Professor Titular de Obstetrícia do Departamento de Ginecologia e Obstetrícia da Faculdade de Medicina de Botucatu-Unesp.

José Elias Soares da Rocha

Professor Titular da Disciplina de Ginecologia e Obstetrícia da Faculdade de Medicina da Universidade Federal de Alagoas. Mestre e Doutor pela Faculdade de Medicina de Ribeirão Preto da Universidade de São Paulo (USP).

José Geraldo Lopes Ramos

Professor Titular de Ginecologia e Obstetrícia da Universidade Federal do Rio Grande do Sul, Porto Alegre/RS. Pesquisador CNPq.

José Maria Soares Júnior

Professor Livre-docente e Assistente da Disciplina de Ginecologia do Departamento de Obstetrícia e Ginecologia da Faculdade de Medicina da Universidade de São Paulo (FMUSP).

José Mauro Madi

Professor Titular de Tocoginecologia da Universidade de Caxias do Sul. Mestre, Doutor e Pós-doutor pela UFRJ. Responsável pelo Ambulatório de Atendimento às Pacientes Portadoras de Patologias do Trofoblasto da Universidade de Caxias do Sul.

José Sebastião Afonso

Professor Adjunto da Universidade do Estado do Amazonas.

Juliane Rosa Poiati

Médica do Hospital das Clínicas da Faculdade de Medicina de Botucatu-Unesp.

Júlio César Teixeira

Professor Livre-docente do Departamento de Tocoginecologia da Faculdade de Ciências Médicas da Universidade Estadual de Campinas (Unicamp). Presidente da Comissão Nacional Especializada de Vacinas da Federação Brasileira das Associações de Ginecologia e Obstetrícia (Febrasgo).

Julio Elito Junior

Professor-associado Livre-docente do Departamento de Obstetrícia da Unifesp.

Jurandir Piassi Passos
Mestre em Ciências pela Unifesp. Médico-assistente do Departamento de Obstetrícia da EPM-Unifesp. Título de Especialista em GO-TEGO 410/96. Título de Especilaista em Medicina Fetal pela Febrasgo.

Kleber Pimentel
Professor-assistente do Departamento de Ginecologia e Obstetrícia e Reprodução Humana (DGORH). Universidade Federal da Bahia-UFBA, Mestre em Medicina e Saúde (Concentração em Epidemiologia Clínica)-Universidade Federal da Bahia-UFBA. Especialista em Ginecologia e Obstetrícia pela AMB/Febrasgo. Especialista em Diagnóstico por Imagem com Atuação Exclusiva em Ultrassonografia Geral pela AMB/CBR. Certificado de Atuação em Medicina Fetal pela AMB/Febrasgo.

Larissa Michellis
Médica Graduada pela Faculdade Uniderp-Universidade para o Desenvolvimento do Estado e da Região do Pantanal.

Leandro Gustavo de Oliveira
Departamento de Ginecologia e Obstetrícia, Faculdade de Medicina de Botucatu, Universidade Estadual Paulista Júlio de Mesquita Filho, Botucatu/SP.

Leila Katz
Especialista em Tocoginecologia pelo IMIP. Mestre em Saúde Materno-Infantil pelo IMIP. Doutora em Tocoginecologia pela Unicamp.

Leonel Issa Neto
Médico do Setor de Uroginecologia e Cirurgia Vaginal do Departamento de Ginecologia da Escola Paulista de Medicina-Universidade Federal de São Paulo.

Lilian de Paiva Rodrigues Hsu
Professora Adjunta da Faculdade de Ciências Médicas da Santa Casa de São Paulo. Chefe do Setor de Gestação de Alto Risco do Departamento de Obstetrícia e Ginecologia da Irmandade da Santa Casa de Misericórdia de São Paulo.

Lorena Ana Mercedes Lara Urbanetz
Médica formada pela Universidade Federal do Paraná (UFPR). Residência Médica em Ginecologia e Obstetrícia pela Escola Paulista de Medicina-Universidade Federal de São Paulo (Unifesp). Residência Médica com ênfase em Reprodução Humana (Unifesp). Título de Especialista em Ginecologia e Obstetrícia (TEGO) pela Febrasgo. Título de Especialista em Reprodução Humana pela Febrasgo.

Lucas Schreiner
Ginecologista e Obstetra. Mestre e Doutor em Gerontologia Biomédica pela PUCRS. Professor Adjunto da Escola de Medicina da PUCRS.

Lucia Helena Simões da Costa Paiva
Professora Titular de Ginecologia na Faculdade de Ciências Médicas-Unicamp. Chefe do Ambulatório de Menopausa-CAISM/Unicamp. Membro da Comissão Nacional Especializada de Climatério da Febrasgo.

Luciana Kiyoko Nacano
Ginecologista e obstetra formada pela Faculdade de Medicina de São José do Rio Preto (Famerp).

Luciano de Melo Pompei
Professor Doutor Livre-docente da Faculdade de Medicina da USP. Professor Auxiliar de Ensino de Ginecologia da Faculdade de Medicina do ABC.

Luciano Marcondes Machado Nardozza
Professor-associado Livre-docente do Departamento de Obstetrícia da EPM-Unifesp.

Ludmilla Rebouças Nunes do Nascimento
Médica Residente do Programa de Ginecologia e Obstetrícia do Hospital Materno-Infantil de Goiânia.

Luís André Marinho Lippo
Mestre em Saúde Materno-Infantil pelo Instituto Materno-Infantil de Pernambuco (IMIP). Ginecologista/Obstetra Preceptor da Residência Médica do Centro Integrado de Saúde Amaury de Medeiros (Cisam), Universidade de Pernambuco (UPE).

Luiz Augusto Giordano
Médico da Disciplina de Ginecologia do Hospital Universitário Gaffrée e Guinle (HUGG) da Universidade Federal do Estado do Rio de Janeiro (Unirio).

Luiz Carlos Zeferino
Professor Titular em Ginecologia do Departamento de Tocoginecologia da Faculdade de Ciências Médicas da Universidade Estadual de Campinas (Unicamp).

Luiz Francisco Cintra Baccaro
Professor Livre-docente, Departamento de Tocoginecologia da Universidade Estadual de Campinas (Unicamp).

Luiz Henrique Gebrim
Professor Livre-docente da Disciplina de Mastologia da Unifesp. Diretor do Centro de Referência da Saúde da Mulher (Hospital Pérola Byington-SP). Médico-assistente do Núcleo de Mastologia do Hospital Beneficência Portuguesa.

Manoel João Batista Castello Girão
Professor Titular do Departamento de Ginecologia da EPM-Unifesp.

Manoel Sarno
Professor-associado da Universidade Federal da Bahia. Mestre e Doutor em Tocoginecologia pela Unicamp. Pós-doutor em Medicina Fetal pelo King's College de Londres.

Marair Gracio Ferreira Sartori
Professora-associada Livre-docente e Chefe do Departamento de Ginecologia da Escola Paulista de Medicina-Universidade Federal de São Paulo.

Marcela de Alencar Coelho Neto
Especialista em Ginecologia e Obstetrícia, com atuação em Reprodução Assistida, Federação Brasileira das Associações de Ginecologia e Obstetrícia (Febrasgo). Mestre pela Faculdade de Medicina de Ribeirão Preto-Universidade de São Paulo (FMRP-USP). Doutoranda pela Faculdade de Medicina de Ribeirão Preto-Universidade de São Paulo (FMRP-USP).

Marcelo Aquino
Professor-associado da Universidade Federal da Bahia. Mestre e Doutor em Obstetrícia pela USP. Ex-*Reseach Fellow* em Medicina Fetal pelo King's College de Londres.

Marcelo Luis Steiner
Professor Doutor Afiliado Assistente da Disciplina de Ginecologia da Faculdade de Medicina do ABC.

Marcelo Marquardt
Advogado atuante na área do Direito Médico e Pós-graduado em Direito Processual Civil pela UFSC.

Marcelo Marques de Souza Lima
Mestre em Obstetrícia. Especialista em Medicina Fetal. Docente da Universidade Federal do Vale do São Francisco (Univasf), Petrolina/PE. Médico-assistente do Hospital Dom Malan (HDM)/Instituto de Medicina Integral Professor Fernando Figueira (IMIP), Petrolina/PE. Supervisor da Residência de Ultrassonografia em Ginecologia e Obstetrícia do HDM/IMIP. Discente do Programa de Doutorado em Saúde Integral do IMIP.

Márcia Barbieri
Professora-associada do Departamento de Enfermagem na Saúde da Mulher da EPM-Unifesp.

Márcia Maria Auxiliadora de Aquino
Mestre e Doutora em Tocoginecologia pela Unicamp. Docente do Curso de Medicina da Unicid. Médica do Hospital Maternidade Leonor Mendes de Barros.

Márcia Marly Winck Yamamoto
Mestre em Ciências da Saúde pela Universidade Federal de Mato Grosso. Título de Especialização em Endoscopia Ginecológica pela Federação Brasileira de Ginecologia e Obstetrícia. Título de Capacitação em Reprodução Assistida e Embriologia Clínica pela Sociedade Brasileira de Reprodução Assistida.

Márcia Salvador Géo
Ginecologista e Obstetra. Título de Especialista em Ginecologia e Obstetrícia com Área de Atuação em Urodinâmica e Uretrocistoscopia pela Febrasgo. Coordenadora do Uromater-Serviço de Disfunções do Assoalho Pélvico da Rede Mater Dei de Saúde. *Fellow* de Uroginecologia no Serviço do Professor Stuart Stanton, St George's Hospital, Londres. Vice-Presidente Assistencial e Operacional da Rede Mater Dei de Saúde. Coordenadora da Ginecologia e Obstetrícia da Rede Mater Dei de Saúde.

Marco Aurélio Albernaz
Coordenador da Residência Médica do Hospital Materno-Infantil de Goiânia. Ex-Presidente e atual Tesoureiro da Associação Brasileira de Climatério (Sobrac). Membro da Comissão Especializada em Climatério da Febrasgo.

Marcos De Lorenzo Messina
Mestre e Doutor em Medicina pela FMUSP. Médico-assistente da Disciplina Ginecologia do HC-FMUSP.

Marcos Nakamura Pereira
Médico Obstetra do Instituto Nacional de Saúde da Mulher, da Criança e do Adolescente Fernandes Figueira (IFF/Fiocruz). Doutor em Epidemiologia pela Escola Nacional de Saúde Pública Sergio Arouca (ENSP/Fiocruz). Presidente da CNE de Mortalidade Materna da Febrasgo (2020-2023).

Maria Auxiliadora Budib
Mestre em Ginecologia pela Universidade Federal de São Paulo-Escola Paulista de Medicina.

Professora Adjunta da Faculdade de Medicina da Universidade Federal de Mato Grosso do Sul.

Maria Cândida Pinheiro Baracat
Possui doutorado em Medicina (Obstetrícia e Ginecologia) pela Universidade de São Paulo. É preceptora do Hospital das Clínicas da Faculdade de Medicina da USP. Tem experiência na área de Medicina, com ênfase em Ginecologia, atuando principalmente nos seguintes temas: histologia, útero, anatomia, síndrome dos ovários policísticos.

Maria Celeste Osorio Wender
Professora Titular de Ginecologia e Obstetrícia da Universidade Federal do Rio Grande do Sul (UFRGS). Ambulatório de Climatério e Contracepção em Situações Especiais do Hospital de Clínicas de Porto Alegre (HCPA). Chefe do Serviço de Ginecologia e Obstetrícia do HCPA. Diretora de Valorização e Defesa Profissional da Febrasgo.

Maria Laura Costa do Nascimento
Universidade Estadual de Campinas, Campinas/SP.

Maria Rita de Figueiredo Lemos Bortolotto
Doutora pela Faculdade de Medicina da Universidade de São Paulo. Diretora Técnica da Clínica Obstétrica do Hospital das Clínicas da FMUSP.

Maria Rita de Souza Mesquita
Mestre e Doutora pelo Departamento de Obstetrícia da EPM-Unifesp. Médica Técnico-administrativa Concursada pela Unifesp nas Áreas de Atuação Assistencial no Centro Obstétrico e Pré-natal de Nefropatias e Hipertensão na Gestação/Hospital São Paulo-Unifesp. Membro da Diretoria da Associação de Obstetrícia e Ginecologia do Estado de São Paulo (Sogesp).

Mariana Oliva Cassará Carvalho
Certificado na Área de Atuação em Reprodução Humana pela Federação Brasileira das Associações de Ginecologia e Obstetrícia (Febrasgo).

Título de Especialista em Ginecologia e Obstetrícia pela Febrasgo.

Mariana Pereira Inácio Silvestri Melkan
Médica Obstetra e Ginecologista. Especialização em Ultrassonografia Obstétrica e Morfológica e Malformações Fetais, pela Faculdade de Medicina da Universidade de São Paulo (FMUSP).

Mariane Nunes de Nadai
Mestre e Doutora em Tocoginecologia pela Faculdade de Medicina de Ribeirão Preto da Universidade de São Paulo (FMRP-USP). Professora Doutora do Curso de Medicina da Faculdade de Odontologia de Bauru-USP.

Mariangela Badalotti
Professora de Ginecologia da Escola de Medicina da PUCRS (Pontifícia Universidade Católica do Rio Grande do Sul). Mestre e Doutora. Coordenadora da Unidade de Reprodução Humana do Serviço de Ginecologia do Hospital São Lucas-PUCRS. Diretora do Fertilitat-Centro de Medicina Reprodutiva.

Marianna Facchinetti Brock
Membro da Academia Amazonense de Medicina. Doutora e Mestre pela Universidade do Estado do Amazonas. Professora Adjunta da Universidade do Estado do Amazonas. Professora Adjunta da Faculdade Fametro. Especialista em Ginecologia e Obstetrícia TEGO-461-2001. Especialista em Medicina Fetal pela Febrasgo-AMB N 0714-2005. Especialista em Ultrassonografia em Ginecologia e Obstetrícia Febrasgo/CBR. Membro Titular do Colégio Brasileiro de Radiologia. Membro da Comissão Nacional do TEGO-Febrasgo. Membro da Comissão de Pré-Natal da Febrasgo.

Marina de Paula Andres
Setor de Endometriose, Departamento de Ginecologia, Hospital das Clínicas HC-FMUSP, Faculdade de Medicina, Universidade de São Paulo. Departamento de Ginecologia. Hospital do Servidor do Estado, São Luís/MA.

Marina Wanderley Paes Barbosa
Médica-assistente, Genesis Centro de Assistência em Reprodução Humana. Mestre, FMRP-USP. Especialista em Ginecologia e Obstetrícia, com Atuação em Reprodução Assistida, Febrasgo.

Mário Dias Corrêa Junior
Faculdade de Medicina, Universidade Federal de Minas Gerais, Belo Horizonte/MG.

Mario Gáspare Giordano
Professor Titular Emérito da Disciplina de Ginecologia da Universidade Federal do Estado do Rio de Janeiro (Unirio).

Mario Vicente Giordano
Médico da Disciplina de Ginecologia do Hospital Universitário Gaffrée e Guinle (HUGG) da Universidade Federal do Estado do Rio de Janeiro (Unirio). Professor da Disciplina de Ginecologia da Universidade Estácio de Sá-Campus Presidente Vargas (Unesa).

Marise Samama
Doutora pela Escola Paulista de Medicina da Universidade Federal de São Paulo (EPM-Unifesp) e Universidade de Paris-França. Mestre em Ginecologia pelo Departamento de Ginecologia da EPM-Unifesp. Professora do Curso de Pós-graduação do Instituto GERA (Instituto de Ensino e Pesquisa em Medicina Reprodutiva de São Paulo). Pesquisadora em nível de Pós-doutorado do Departamento de Ginecologia da EPM-Unifesp.

Marta Francis Benevides Rehme
Professora Adjunta do Departamento de Tocoginecologia do Setor de Ciências da Saúde da Universidade Federal do Paraná (UFPR). Chefe dos Ambulatórios de Ginecologia Endócrina e Ginecologia Infantojuvenil do Hospital de Clínicas da UFPR. Mestre pela Faculdade de Medicina de Ribeirão Preto-USP. Doutora pela Faculdade de Medicina de Botucatu-Unesp. Fellow International in Pediatric and Adolescence Gynecology pela Federação

Internacional de Ginecologia Infantojuvenil (FIGIJ). Presidente da Comissão Nacional de Ginecologia Infantojuvenil da Febrasgo (gestão 2016-2020). Delegada do Paraná na Sociedade Brasileira de Ginecologia e Obstetrícia da Infância e Adolescência (Sogia-BR). Coordenadora do Curso de Medicina do Setor de Ciências da Saúde da Universidade Federal do Paraná (2017-2020).

Marta Ribeiro Hentschke
Preceptora do Serviço de Ginecologia do Hospital São Lucas-PUCRS. Doutora em Medicina-PUCRS. Pós-doutora em Reprodução Humana-PUCRS.

Matheus Leite Ramos de Souza
Acadêmico do curso de Graduação em Medicina da Universidade da Região de Joinville-Univille, Joinville/SC.

Mauri José Piazza
Professor Titular de Ginecologia do Departamento de Tocoginecologia do Setor de Ciências da Saúde da UFPR.

Maurício Guilherme Campos Viggiano
Professor do Departamento de Ginecologia e Obstetrícia da Faculdade de Medicina da Universidade Federal de Goiás (UFG). Coordenador do Centro de Referência (CR) de Doença Trofoblástica Gestacional de Goiânia/GO.

Mauricio Simões Abrão
Setor de Endometriose, Departamento de Ginecologia, Hospital das Clínicas HC-FMUSP, Faculdade de Medicina, Universidade de São Paulo, São Paulo/SP. Departamento de Ginecologia. BP-A Beneficência Portuguesa de São Paulo, São Paulo/SP.

Mauro Sancovski
Professor Titular da Disciplina de Obstetrícia do Departamento de Obstetrícia e Ginecologia do Centro Universitário Saúde ABC.

Mona Lúcia Dall'Agno
Especialista em Ginecologia e Obstetrícia pela Febrasgo. Residência Médica em Ginecologia e Obstetrícia (PUCRS). Ano opcional em Ginecologia e Obstetrícia-Ênfase em Reprodução Humana e Endocrinologia Ginecológica (Hospital de Clínicas de Porto Alegre-UFRGS). Mestre e Doutoranda em Ginecologia e Obstetrícia pelo Programa de Pós-graduação em Ciências da Saúde: Ginecologia e Obstetrícia/UFRGS.

Mylene Martins Lavado
Ginecologista e Obstetra pela Universidade Federal do Paraná (UFPR), Mestre em Saúde pela Universidade do Vale do Itajaí (Univali), Coordenadora da Disciplina de Ginecologia e Obstetrícia do Curso de Medicina da Univali, Responsável Técnica pelo Ambulatório de Gestação de Alto Risco de Itajaí/SC.

Nadiessa Dorneles Almeida
Ginecologista e Obstetra. Pós-graduada em Prática Médica Hospitalar-Uroginecologia pelo Hospital São Lucas da PUCRS. Mestranda em Gerontologia Biomédica pela PUCRS. Preceptora do Serviço de Ginecologia e Obstetrícia da PUCRS.

Narayana Ravásio Franklin de Sant'Anna
Médica Ginecologista e Obstetra. Mestre em Ciências pela Faculdade de Medicina de Jundiaí.

Natália Staut Pinhal
Médica do Setor de Uroginecologia e Cirurgia Vaginal do Departamento de Ginecologia da Escola Paulista de Medicina-Universidade Federal de São Paulo.

Neila Maria de Góis Speck
Mestre e Doutora em Ciências pela Universidade Federal de São Paulo. Professora Adjunta do Departamento de Ginecologia da Escola Paulista de Medicina (EPM-Unifesp). Presidente da Comissão Nacional Especializada do Trato Genital Inferior da Febrasgo. Membro da Diretoria

da Associação Brasileira de Patologia do Trato Genital Inferior e Colposcopia.

Nelson Sass
Professor-associado Livre-docente do Departamento de Obstetrícia (EPM-Unifesp). Chefe de Clínica Obstétrica da Maternidade Escola de Vila Nova Cachoeirinha (1996-2019). Representante do Brasil no International Board da International Society for the Study of Hypertension in Pregnancy (ISSHP).

Newton Eduardo Busso
Mestre e Doutor em Medicina pela Faculdade de Ciências Médicas da Santa Casa de São Paulo. Chefe do Setor de Infertilidade Conjugal e Reprodução Assistida da Santa Casa de São Paulo. Diretor Clínico do Projeto ALFA Fertilização Assistida.

Nícolas Kalbusch
Residente de 3º ano de Ginecologia e Obstetrícia do Hospital e Maternidade Marieta Konder Bornhausen, Itajaí/SC.

Nicolau Faria Correia Guerreiro
Fellow em Radiologia e Diagnóstico por Imagem-Medicina Interna, Hospital Sírio-Libanês.

Nilson Roberto de Melo
Professor Livre-docente da disciplina de Ginecologia da Faculdade de Medicina da Universidade de São Paulo (FMUSP).

Olímpio Barbosa de Moraes Filho
Doutor em Tocoginecologia pela Unicamp e Professor Adjunto da Faculdade de Ciências Médicas da Universidade de Pernambuco. Gestor Executivo do Centro Integrado de Saúde Amaury de Medeiros (Cisam), Universidade de Pernambuco (UPE).

Patrícia Pereira dos Santos Melli
Médica-assistente do Departamento de Ginecologia e Obstetrícia da FMRP-USP.

Paula Andrea Navarro
Professora-associada do Setor de Reprodução Humana do Departamento de Ginecologia e Obstetrícia da Faculdade de Medicina de Ribeirão Preto (FMRP-USP). Diretora do Laboratório de Reprodução Assistida do Hospital das Clínicas de Ribeirão Preto.

Paula Vieira de Mello
Médica formada pela Universidade Federal de Santa Catarina (UFSC). Residência Médica em Ginecologia e Obstetrícia no Hospital de Clínicas da Universidade Federal do Paraná (UFPR).

Paulo Arantes Laginha
Setor de Endometriose, Departamento de Ginecologia, Hospital das Clínicas HC-FMUSP, Faculdade de Medicina, Universidade de São Paulo, São Paulo. Departamento de Ginecologia e Cirurgia Oncoginecológica-Hospital Nove de Julho, São Paulo.

Pedro Augusto Araujo Monteleone
Médico, FMUSP (1994). Residência Médica Em Ginecologia e Obstetrícia no HC-FMUSP. Especialista em Reprodução Humana pela Febrasgo (2018). Doutor em Ciências Médicas do Departamento de Ginecologia do HC-FMUSP (2017). Coordenador do Centro de Reprodução Humana "Governador Mário Covas" da Disciplina de Ginecologia do HC-FMUSP.

Pedro Felipe Magalhães Peregrino
Médico formado pela FMUSP. Residência Médica em Ginecologia e Obstetrícia no HC-FMUSP. Ex-Preceptor dos residentes e internos do Departamento de Ginecologia do HC-FMUSP. Especialista em Reprodução Humana e Médico Colaborador do Centro de Reprodução Humana "Governador Mário Covas" do HC-FMUSP.

Pedro Hoffmann Galli
Residente do 3º ano de residência médica em Ginecologia e Obstetrícia do Hospital e Maternidade Marieta Konder Bornhausen, em Itajaí/SC.

Priscilla Mota Coutinho da Silva

Médica Obstetra e Ginecologista. Residente de Medicina Fetal pela Faculdade de Medicina da Universidade de São Paulo (FMUSP).

Publio Cesar Cavalcante Viana

Radiologista Abdominal e Intervencionista. Coordenador da Radiologia Geniturinária do Instituto de Radiologia (InRad) e Instituto do Câncer do Estado de São Paulo (Icesp) do HC--FMUSP.

Rachel Silviano Brandão Corrêa Lima

Título de Especialista em Ginecologia e Obstetrícia e Área de Atuação em Urodinâmica e Uretrocistoscopia pela Febrasgo. *Fellow* de Uroginecologia no Serviço do Professor Stuart Stanton, St George's Hospital, Londres. Membro da Uromater.

Rafael Frederico Bruns

Professor Adjunto do Departamento de Tocoginecologia da Universidade Federal do Paraná. Médico formado pela Pontifícia Universidade Católica do Paraná. Residência médica em Ginecologia e Obstetrícia no Hospital Universitário Evangélico de Curitiba. Mestre e doutor em Ciências pela Universidade Federal de São Paulo, com concentração na área de Medicina Fetal.

Rafael Leiróz

Especialista em Ginecologia e Obstetrícia pela AMB/Febrasgo. Especialista em Diagnóstico por Imagem com atuação exclusiva em Ultrassonografia Geral pela AMB/CBR. Certificado de Atuação em Ultrassonografia em Ginecologia e Obstetrícia pela AMB/CBR/Febrasgo. Certificado de Atuação em Medicina Fetal pela AMB/Febrasgo. Coordenador Acadêmico da Caliper Escola de Imagem.

Raphael F. Haddad

Médico Residente de Ginecologia e Obstetrícia do Hospital Israelita Albert Einstein.

Reginaldo Guedes Coelho Lopes

Doutor em Ginecologia pela EPM-Unifesp. Diretor do Serviço de Ginecologia e Obstetrícia do Hospital do Servidor Público Estadual de São Paulo.

Renata Duarte Gomes

Médica Residente do Programa de Ginecologia e Obstetrícia do Hospital Materno-Infantil de Goiânia.

Renato José Bauer

Professor da Disciplina de Obstetrícia da Pontifícia Universidade Católica de São Paulo (PUC--SP). Especialista em Ginecologia e Obstetrícia pela Febrasgo. Especialista em Medicina Fetal pela Escola Paulista de Medicina da Universidade Federal de São Paulo (EPM-Unifesp).

Renato Morassutti Machado

Acadêmico de Medicina da Universidade de São Caetano do Sul/SP.

Renato Passini Júnior

Professor-associado do Departamento de Tocoginecologia da Faculdade de Ciências Médicas da Universidade Estadual de Campinas (Unicamp).

Ricardo Bassil Lasmar

Professor-associado de Ginecologia do Departamento de Cirurgia Geral e Especializada da Faculdade de Medicina da Universidade Federal Fluminense (UFF), Niterói. Responsável pela Disciplina de Técnica Operatória da Faculdade de Medicina da UFF. Professor do Mestrado Profissional em Saúde Materno-Infantil da UFF.

Ricardo de Carvalho Cavalli

Faculdade de Medicina, Universidade de São Paulo, Ribeirão Preto/SP.

Ricardo Quintairos

Possui graduação em Medicina pela Universidade do Estado do Pará. Tem experiência na área de Medicina, com ênfase em Ginecologia e Obstetrícia, Reprodução Humana e Cirurgia Minimamente Invasiva (Endoscopia Ginecológica).

Ricardo Vasconcellos Bruno
Mestre e Doutor em Medicina pela Universidade Federal do Rio de Janeiro (UFRJ). Chefe do Serviço de Ginecologia Endócrina, Climatério e Reprodução Humana do Instituto de Ginecologia da UFRJ.

Rita Maira Zanine
Professora-associada do Departamento de Tocoginecologia da Universidade Federal do Paraná (UFPR). Coordenadora do Curso de Especialização em Patologia do Trato Genital Inferior e Colposcopia da UFPR. Chefe do Setor de Patologia do Trato Genital Inferior e Colposcopia da UFPR.

Rivia Mara Lamaita
Ginecologista e Obstetra. Professora Adjunta do Departamento de Ginecologia e Obstetrícia da UFMG. Coordenadora do Serviço de Reprodução Humana e das Residências Médicas de Ginecologia e Obstetrícia e Reprodução Humana da Rede Mater Dei de Saúde.

Roberto Antonio de Araujo Costa
Professor-assistente Doutor do Departamento de Ginecologia e Obstetrícia da Faculdade de Medicina de Botucatu-Unesp.

Rodolfo Strufaldi
Professor Doutor Afiliado Assistente da Disciplina de Ginecologia da Faculdade de Medicina do ABC.

Rodrigo Ribeiro e Silva
Acadêmico do Curso de Graduação em Medicina da Universidade da Região de Joinville (Univille), Joinville/SC.

Rodrigo Rossi Balbinotti
Programa de Pós-graduação em Ciências da Saúde-Departamento de Ginecologia e Obstetrícia da (Famed/UFRGS).

Rodrigo Tadeu Russo Gonçalves
Especialista em Ginecologia e Obstetrícia-Febrasgo. Chefe da Seção de Ginecologia do Hospital do Servidor Público Estadual de São Paulo. Membro da Equipe de Cirurgia Fetal do Hospital Israelita Albert Einstein.

Rogério Bonassi Machado
Professor-associado Livre-docente do Departamento de Tocoginecologia da Faculdade de Medicina de Jundiaí/SP.

Rômulo Müller dos Santos Melo
Médico Ginecologista e Obstetra.

Roseli Mieko Yamamoto Nomura
Professora Adjunta do Departamento de Obstetrícia da Escola Paulista de Medicina (EPM-Unifesp). Professora-associada Livre-docente da Faculdade de Medicina da USP. Presidente da Comissão Nacional do TEGO da Febrasgo.

Rosiane Mattar
Professora Titular do Departamento de Obstetrícia da Escola Paulista de Medicina (EPM), Universidade Federal de São Paulo (Unifesp). Presidente da CNE de Gestação de Alto Risco (Febrasgo). Coordenadora Científica (Sogesp).

Rubens Paulo Gonçalves Filho
Mestre em Genética e Reprodução Humana pela Faculdade de Medicina do ABC (FMABC).

Rui Alberto Ferriani
Professor Titular de Ginecologia e Obstetrícia da Universidade de São Paulo. Chefe do Setor de Reprodução Humana do Hospital das Clínicas de Ribeirão Preto.

Sandra Maria Garcia de Almeida
Professora Responsável pela Disciplina de Ginecologia da Universidade Federal do Estado do Rio de Janeiro (Unirio).

Sckarlet Ernandes Biancolin
Mestre pela Faculdade de Medicina da USP. Médica-assistente da Clínica Obstétrica do Hospital das Clínicas, Faculdade de Medicina da USP.

Sebastião Freitas de Medeiros
Professor Titular do Departamento de Ginecologia e Obstetrícia e do Curso de Pós-graduação senso estrito em Ciências da Saúde, Faculdade de Medicina da Universidade Federal de Mato Grosso. Mestre em Ginecologia e Obstetrícia pela Universidade de São Paulo/Ribeirão Preto. Doutorado (PhD) em Ginecologia pela University of Adelaide, Austrália. Departamento de Ginecologia e Obstetrícia, Universidade Federal de Mato Grosso, Cuiabá/MT. Instituto Tropical de Medicina Reprodutiva e Menopausa, Cuiabá/MT.

Sérgio Hofmeister de Almeida Martins Costa
Professor Titular de Ginecologia e Obstetrícia da Universidade Federal do Rio Grande do Sul, Porto Alegre/RS.

Sérgio Podgaec
Professor Livre-docente pela Disciplina de Obstetrícia e Ginecologia da Faculdade de Medicina da Universidade de São Paulo (FMUSP).

Sheldon Rodrigo Botogoski
Professor Adjunto do Departamento de Tocoginecologia da Universidade Federal do Paraná (UFPR) e da Escola de Medicina, área de Ginecologia da Pontifícia Universidade Católica do Paraná (PUCPR). Coordenador do Ambulatório de Doença Trofoblástica Gestacional do Hospital de Clínicas da UFPR e Coordenador do Ambulatório de Ginecologia Endócrina, Climatério e Anticoncepção do Hospital Santa Casa de Curitiba.

Silvana Maria Quintana
Professora-associada do Departamento de Ginecologia e Obstetrícia da FMRP-USP.

Simone Angélica Leite de Carvalho Silva
Ginecologista e Obstetra. Coordenadora da Enfermaria de Gestação de Alto Risco-Centro Integrado de Saúde Amaury de Medeiros (Cisam), Universidade de Pernambuco (UPE). Coordenadora da Residência Médica de Ginecologia e Obstetrícia, Cisam-UPE. Secretária-Geral da Associação dos Ginecologistas e Obstetras de Pernambuco (Sogope). Coordenadora de Ginecologia e Obstetrícia do Hospital Esperança, Recife/PE.

Sophie Françoise Mauricette Derchain
Professora Titular de Ginecologia pela Faculdade de Ciências Médicas da Universidade Estadual de Campinas (FCM-Unicamp).

Sue Yazaki Sun
Professora Adjunta do Departamento de Obstetrícia da Escola Paulista de Medicina da Universidade Federal de São Paulo (EPM-Unifesp). Pós-doutora pela Harvard Medical School. Coordenadora do Ambulatório de Doença Trofoblástica Gestacional da Unifesp.

Suelen Maria Parizzoto Furlan
Médica formada pelo Setor de Ciências da Saúde da Universidade Federal do Paraná (UFPR). Médica Residente do Departamento de Tocoginecologia do Setor de Ciências da Saúde da UFPR.

Susana Cristina Aidé Viviani Fialho
Doutora em Medicina pela Universidade Federal do Rio de Janeiro (UFRJ). Professora-associada da Faculdade de Medicina da Universidade Federal Fluminense. Membro da Comissão Nacional Especializada de Vacinas da Federação Brasileira das Associações de Ginecologia e Obstetrícia (Febrasgo).

Tábata Zumpano Dias
Médica-assistente, Contratada, do Centro de Atenção Integral à Saúde da Mulher Dr. José Aristodemo Pinotti (CAISM/Unicamp).

Talitha Alves Araujo
Graduação em Medicina pela Escola Bahiana de Medicina e Saúde Pública da Bahia (EBMSP). Tem experiência na área de Medicina, com ênfase em Ginecologia e Obstetrícia.

Tatiana Carvalho S. Bonetti
Biomédica, Universidade de Mogi das Cruzes (1999), com Habilitação em Patologia Clínica, Biologia Molecular e Reprodução Humana. Mestre em Ciências Aplicadas à Pediatria, Departamento de Pediatria-Universidade Federal de São Paulo/Escola Paulista de Medicina (2003), Área de Concentração em Imunologia. Doutora em Ciências/Ginecologia, Departamento de Ginecologia, Universidade Federal de São Paulo/Escola Paulista de Medicina (2010), Área de Concentração em Reprodução Humana. Pós-doutora em Ciências/Reprodução Humana (2014)-Universidade Federal de São Paulo/Escola Paulista de Medicina e University of South Florida.

Tayane Muniz Fighera
Médica Endocrinologista. Professora Colaboradora e Pós-doutoranda do Programa de Pós-graduação em Endocrinologia e Metabologia da Universidade Federal do Rio Grande do Sul (UFRGS). Professora da Faculdade de Medicina da Universidade Luterana do Brasil (Ulbra).

Thagridd Hayanna Cabral Moraes e Silva
Médica Obstetra Preceptora do Hospital Barão de Lucena, Recife/PE.

Thais Alquezar Facca
Doutora em Ciências pela Universidade Federal de São Paulo-Escola Paulista de Medicina. Professora Afiliada do Departamento de Obstetrícia e Ginecologia do Centro Universitário Saúde ABC. Docente na Universidade de São Caetano do Sul.

Thaís Guimarães dos Santos
Ginecologista e Obstetra. Mestre e Doutora em Gerontologia Biomédica pela Pontifícia Universidade Católica do Rio grande do Sul (PUCRS). Membro da Comissão Nacional Especializada em Uroginecologia-Febrasgo. Professora Adjunta da Escola de Medicina da PUCRS.

Thais Villela Peterson
Assistente do Setor de Uroginecologia da Clínica Ginecológica do HC-FMUSP (Hospital das Clínicas da Faculdade de Medicina da Universidade de São Paulo).

Thales Pardini Fagundes
Acadêmico da Faculdade de Medicina da UFMG.

Thamara Donato
Especialista em Ginecologia e Obstetrícia pela Federação Brasileira de Ginecologia e Obstetrícia (Febrasgo). Mestranda em Ciências da Saúde na Área de Concentração em Fisiopatologia Ginecológica pela Faculdade de Ciências Médicas da Universidade Estadual de Campinas-Unicamp.

Vanessa Devens Trindade
Médica Ginecologista e Obstetra. Especialista em Reprodução Humana-PUCRS, Mestre em Medicina-PUCRS.

Vera Therezinha Medeiros Borges
Professora-associada do Departamento de Ginecologia e Obstetrícia da Faculdade de Medicina de Botucatu-Unesp.

Vicente Bohrer Brentano
Radiologista do Instituto do Câncer do Estado de São Paulo (Icesp).

Victor Bunduki
Médico Obstetra. Especialista em Medicina Fetal e Ultrassonografia. Professor Livre-docente e Associado da Faculdade de Medicina da Universidade de São Paulo (FMUSP). Ex-Presidente da Comissão Nacional Especializada em Medicina Fetal da Febrasgo.

Wagner Horst
Doutorando do Programa de Pós-graduação em Saúde e Meio Ambiente da Universidade da Região de Joinville-Univille, Joinville/SC. Professor do Curso de Medicina da Faculdade Estácio de Jaraguá do Sul.

Walquíria Quida Salles Pereira Primo
Professora Adjunta de Ginecologia da Faculdade de Medicina na Universidade de Brasília (UnB). Doutorado e Mestrado na UnB. Presidente da Comissão Nacional de Ginecologia Oncológica da Federação Brasileira das Associações de Ginecologia e Obstetrícia (Febrasgo). Membro da Diretoria da Associação Brasileira de Patologia do Trato Genital Inferior e Colposcopia. Secretária-Geral da Sociedade de Ginecologia e Obstetrícia de Brasília (SGOB). Diretora Científica da Associação Brasileira de Patologia do Trato Genital Inferior e Colposcopia-Capítulo Brasília.

Walter Costa Borges
Médico-assistente, Clínica Fértile. Mestrando, FMRP-USP. Especialista em Ginecologia e Obstetrícia, com atuação em Reprodução Assistida, Febrasgo.

Wellington de Paula Martins
Diretor Clínico, Semear Fertilidade. Livre-docente, FMRP-USP. Editor, Ultrasound in Obstetrics and Gynecology.

Zuleide Cabral
Curso de Medicina do Centro Universitário de Várzea Grande/MT e da Faculdade de Ciências Biomédicas de Cacoal/RO.

Sumário

PARTE I   Ginecologia

PARTE II   Obstetrícia

Apresentação à 2ª edição

Esta 2ª edição de *Ginecologia e Obstetrícia Febrasgo para o médico residente* tem como missão promover aperfeiçoamento técnico-científico aos profissionais médicos em formação, trazendo as melhores e mais atuais diretrizes em ginecologia e obstetrícia.

É uma obra fundamental para os residentes que atuam na área da saúde e bem-estar da mulher. Foi escrita por mais de 260 renomados especialistas da área no Brasil e coordenada pelo nosso querido Dr. Almir Antonio Urbanetz, o responsável por organizar toda a obra.

Esta nova edição foi totalmente revisada e atualizada. São 133 capítulos, 50 deles inéditos em relação à 1ª edição. São abordados novos temas, como COVID-19, nos capítulos sobre infecções em obstetrícia e imunização em gestantes, processos inflamatórios e infecciosos da mama, exames hormonais na menacme, hormônios bioidênticos, prematuridade, cirurgia fetal, macrossomia fetal, entre muitos outros.

Alinhado ao propósito da Federação Brasileira das Associações de Ginecologia e Obstetrícia (Febrasgo) de organizar e divulgar conhecimento em ginecologia e obstetrícia, para qualificar a atenção à saúde da mulher, nosso objetivo é que a obra, assim como a 1ª edição, continue a ser referência ao especialista em formação, bem como um meio de atualização aos médicos em geral.

Como resultado, esperamos melhorar a confiança na relação médico-paciente, por meio de um atendimento que busque a saúde e o bem-estar da mulher.

Agnaldo Lopes da Silva Filho
Presidente da Febrasgo

Apresentação da 1ª edição

A obra *Ginecologia e Obstetrícia Febrasgo para o médico residente* foi elaborada para oferecer aos médicos em formação e àqueles que adentram a especialidade conhecimentos baseados nas melhores evidências sobre grande parte do que constitui a prática do tocoginecologista.

O cuidado na elaboração dos conteúdos também incluiu a preocupação de apresentá-los de forma fácil, lógica e sintética.

O fato de a mulher, a partir da adolescência, ter no ginecologista-obstetra seu referencial como médico torna impositivo a esse especialista a percepção e o conhecimento sobre a promoção de saúde e a prevenção de doenças em sentido amplo. Devem-se utilizar intensivamente os parâmetros da clínica e do exame físico como instrumentos essenciais para a aplicação adequada, otimizada e eficaz das tecnologias disponíveis, bem como para permear a melhor relação médico-paciente.

Esta obra é fruto de uma visão holística sobre a mulher saudável que procura orientações de saúde; portanto, além da saúde reprodutiva. Considera-se tanto a mulher, e todos os processos fisiológicos a ela relacionados, que procura orientação, apoio, cuidado e segurança para bem exercer seu protagonismo na gestação e no parto como aquela afetada por doenças e que busca tratamento adequado em nível de excelência sob a perspectiva humanitária.

Grandes expoentes da literatura médico-científica colaboraram na elaboração deste livro, que se tornou possível pela força e a competência do dr. Almir Antonio Urbanetz, Presidente da Comissão Nacional de Residência Médica da Federação Brasileira das Associações de Ginecologia e Obstetrícia (Febrasgo), para orquestrar essa tarefa hercúlea de fazer nascer e disponibilizar, não só para os residentes mas também para todos os tocoginecologistas, um instrumento síntese do exercício da especialidade.

Nosso entendimento é que esta obra é de grande valia e vai além do escopo da educação do médico especialista em formação por permitir a reciclagem dos especialistas da Febrasgo e servir de orientação para os médicos em geral.

O resultado será um só: proporcionar o atendimento mais qualificado às mulheres que demandam nossos cuidados.

Etelvino de Souza Trindade
Ex-presidente da Febrasgo

PARTE I

Ginecologia

CAPÍTULO 1

Rotinas pré e pós-operatórias nas cirurgias ginecológicas

Aline Evangelista Santiago
Eduardo Batista Cândido
Agnaldo Lopes da Silva Filho

INTRODUÇÃO

As considerações perioperatórias são baseadas no histórico médico do paciente, exame físico, procedimento cirúrgico planejado e patologia. O objetivo do planejamento pré-operatório é identificar possíveis complicações nos períodos intra e pós-operatórios, permitindo intervenções para minimizar os riscos e melhorar a recuperação. As complicações pós-operatórias são os fatores mais importantes na definição dos resultados a curto prazo da cirurgia ginecológica. A morbidade pós-operatória pode ser minimizada pelo planejamento pré-operatório e cuidados pós-operatórios adequados.[1]

O programa Enhanced Recovery After Surgery (ERAS) é uma mudança de paradigma do manejo perioperatório tradicional, caracterizando-se por uma abordagem multidisciplinar para o cuidado do paciente cirúrgico.[2] As intervenções que podem afetar adversamente a recuperação pós-operatória incluem o uso de preparos intestinais, restrição calórica, hipervolemia intraoperatória, uso excessivo de opioides, imobilização prolongada e uso de drenos e cateteres.[3] Baseado nisso, o programa é fundamentado na otimização médica perioperatória, incluindo aconselhamento pré-operatório, alívio de dor, administração de carboidratos, profilaxia para tromboembolismo, protocolo anestésico padrão, manutenção da euvolemia, recuperação da função gastrointestinal normal e mobilização precoce. O objetivo principal do programa é minimizar a resposta ao estresse da cirurgia, mantendo a homeostase, evitando o catabolismo com consequente perda de proteína e de força muscular e disfunção celular.[2]

Os principais objetivos do programa ERAS são acelerar a recuperação funcional, melhorar os resultados pós-operatórios, reduzir o tempo de permanência no hospital, reduzir os custos gerais de assistência médica e melhorar a satisfação dos pacientes sem aumentar as complicações e/ou as taxas de readmissão hospitalar. Os protocolos ERAS resultaram em redução de 30 a 50% no tempo de internação e reduções semelhantes em complicações, bem como em custos e taxas de readmissão mais baixos.

Para histerectomias vaginais benignas, o ERAS foi associado à redução no tempo de internação de 51,6% e permitiu que mais mulheres recebessem alta dentro de 24 horas, com nenhum aumento nas taxas de readmissões. Os protocolos foram desenvolvidos para cirurgia colorretal e estão sendo adotados para procedimentos cirúrgicos de diversas especialidades, incluindo Ginecologia.[2] Dessa forma, muitas das orientações contidas neste capítulo são baseadas nas recomendações dos protocolos ERAS.

ROTINAS PRÉ-OPERATÓRIAS

Informações e aconselhamento pré-admissão

O aconselhamento pré-operatório deve incluir as várias opções alternativas de tratamento, incluindo tratamento expectante, tratamento clínico e tratamento cirúrgico. Quando optado por conduta cirúrgica, o objetivo do aconselhamento pré-operatório é esclarecer dúvidas sobre os procedimentos cirúrgico e anestésico, além de fornecer informações sobre um plano de cuidados no pós-operatório. Idealmente, os pacientes devem receber informações tanto na forma escrita quanto na oral. Além disso, o paciente e um parente devem reunir-se com todos os membros da equipe, incluindo cirurgião, anestesista, nutricionista e enfermeiro. A orientação antecipada durante as visitas pré-operatórias reduzirá a ansiedade do paciente, promoverá a adesão no período pós-operatório e potencialmente diminuirá a internação hospitalar.[1]

Avaliação pré-operatória

Os exames pré-operatórios são um componente de rotina do planejamento cirúrgico. No entanto, os dados disponíveis mostram que são utilizados mais do que o necessário e uma pequena proporção dos resultados dos exames causará mudanças de conduta médica. O objetivo da avaliação pré-operatória é determinar quais pacientes podem estar em risco aumentado de evento perioperatório adverso. Evitar "exames pré-operatórios de rotina" e, em vez disso, a estratificação de risco ponderada de pacientes individuais deve ser um objetivo para a obtenção de assistência médica de melhor qualidade.[4]

- Estratificação de risco

O objetivo da estratificação de risco é aumentar a sensibilidade e a atenção prestada aos pacientes com maior risco de complicações cirúrgicas, evitando sobrecarregar os sistemas de saúde com avaliação desnecessária de pacientes com baixo risco de complicações.[4]

O sistema de classificação da Sociedade Americana de Anestesiologia (ASA) distribui os pacientes em categorias de risco com base nas características do paciente e tem sido internacionalmente adotado por profissionais e sociedades (Tabela 1). A Associação Americana de Cardiologia estratifica procedimentos com base no risco de um evento cardíaco e refere-se à cirurgia de baixo risco como aquela em que o risco de um evento cardiovascular adverso maior é inferior a 1%, conforme determinado por fórmula específica que considera as características do paciente e o procedimento a ser realizado.[4]

TABELA 1 Sistema de classificação de *status* físico da Sociedade Americana de Anestesiologistas

Classificação	Definição	Exemplos
ASA I	Paciente sem comorbidades	Não fumantes, uso mínimo ou sem uso de álcool
ASA II	Doença sistêmica leve (sem limitações funcionais significativas)	Tabagismo, etilismo, gravidez, obesidade (IMC 30-40), diabetes/hipertensão bem controlados, doença pulmonar leve
ASA III	Doença sistêmica grave (uma ou mais doenças moderadas a graves; limitações funcionais significativas)	Diabetes/hipertensão mal controlados, DPOC, obesidade mórbida (IMC> 40), hepatite ativa, dependência ou abuso de álcool, marcapasso implantado, redução moderada das frações de ejeção, história (> 3 meses) de infarto do miocárdio, cateterismo ou *stents*
ASA IV	Doença sistêmica grave com constante ameaça à vida	Infarto do miocárdio, cateterismo ou *stents* recentes (< 3 meses), isquemia cardíaca em curso ou disfunção valvar grave, redução severa da fração de ejeção, sepse

Fonte: adaptada de Shields et al., 2018.[4]
DPOC: doença pulmonar obstrutiva crônica; IMC: índice de massa corpórea.

- Manejo de comorbidades e exames pré-operatórios

A maior parte da literatura trata dos exames separadamente em vez do painel metabólico básico como um todo. Em relação à avaliação hematológica, não é recomendada a solicitação indiscriminada de hemograma em todas as pacientes no pré-operatório. Os fatores a serem considerados para solicitação do exame são os que englobam situações em que é possível a existência de anemia (extremos da idade, doença renal crônica, doença hepática, malignidade, sangramento vaginal intenso, história de anemia e distúrbios hematológicos) ou em cenários em que se prevê sangramento significativo, como na presença de aderências, endometriose e útero volumoso. Porém, é importante considerar que muitas pacientes submetidas a procedimentos ginecológicos o fazem por sangramento uterino anormal e essas mulheres podem não relatar um histórico de anemia, apesar da perda de sangue crônica potencialmente significativa. Assim, o conhecimento dos níveis de hemoglobina nesse grupo específico de pacientes é etapa importante durante a avaliação inicial e devem ser corrigidos antes da cirurgia. A anemia pré-operatória deve alertar o cirurgião para a possível necessidade de hemotransfusão.[1,4]

Avaliações de coagulação de rotina, como tempo de protrombina e tempo de tromboplastina parcial ativada (TTPa), são muitas vezes desnecessárias, pois as coagulopatias herdadas, como a doença de von Willebrand, têm baixa prevalência na população geral. Além disso, o coagulograma tem pouco valor na previsão de sangramentos em pacientes sem histórico de distúrbios hemorrágicos ou doença hepática e raramente são anormais em pacientes de baixo risco.[4] Coagulogramas pré-operatórios de rotina não são recomendados, a menos que haja suspeita ou presença de distúrbio hemorrágico ou nos casos em que a paciente faz uso de anticoagulantes.[1]

A dosagem de eletrólitos de rotina não é recomendada, a menos que a paciente tenha um histórico que sugira a probabilidade de anormalidade, como doença renal crônica, e uso de medicamentos que afetam o equilíbrio eletrolítico, como diuréticos e inibidores da enzima conversora de angiotensina. A avaliação da concentração sérica de creatinina é recomendada para pacientes com doença renal subjacente, se for provável a ocorrência de hipotensão durante a cirurgia ou quando se espera o uso de medicamentos nefrotóxicos.[4]

Os dados disponíveis sobre avaliação pré-operatória da função tireoidiana em pacientes submetidos a cirurgia não endócrina são escassos. A avaliação de rotina da função tireoidiana pré-operatória não é recomendada para pacientes sem histórico de doença tireoidiana. Já em pacientes com disfunção tireoidiana conhecida, o hormônio estimulador da tireoide (TSH) deve ser avaliado antes da cirurgia. No entanto, a temporalidade dessa medida carece de recomendações concretas. Durante o seguimento de pacientes com tireoidiopatia, não candidatos a cirurgia, o tratamento padrão é monitorar o TSH anualmente.[4]

Quanto à função hepática, os dados também são escassos. Indivíduos com sintomas de doença hepática ou quadro de cirrose merecem avaliação. Entretanto, para pacientes assintomáticos sem fatores de risco para doença hepática essa avaliação não é recomendada.[4]

A obesidade é cada vez mais prevalente e está associada a inúmeras comorbidades (incluindo hipertensão, doença arterial coronariana, apneia obstrutiva do sono, diabetes *mellitus* e neoplasias ginecológicas). Em associação com síndrome metabólica, a obesidade coloca o paciente em maior risco de complicações intra e pós-operatórias, como pneumonia, hipoxemia pós-operatória, reintubação não planejada, complicações da ferida e tromboembolismo venoso. Além disso, as síndromes de hipoventilação (incluindo apneia do sono) são mais comuns em pacientes obesos. A consulta pré-operatória de anestesiologia é recomendada para pacientes obesos com história conhecida ou suspeita de apneia obstrutiva do sono e para aqueles com suspeita de vias aéreas difíceis.[1]

A alta prevalência de diabetes na população acima de 65 anos sugere a necessidade não apenas de implementar intervenções para obter o controle glicêmico perioperatório, mas também para melhorar a triagem pré-operatória. Mulheres diabéticas têm alto risco de complicações perioperatórias, incluindo insuficiência renal aguda, complicações neurológicas, acidente vascular cerebral e infarto agudo do miocárdio.[1,5] Além disso, a hiperglicemia perioperatória tem sido associada a um risco aumentado de infecções do sítio cirúrgico, tanto em pacientes diabéticas quanto em não diabéticas. Assim, recomenda-se que os níveis glicêmicos sejam mantidos menores que 200 mg/dL, independentemente de o paciente ser diabético ou não.[5] Para pacientes com diagnóstico estabelecido de diabetes *mellitus*, é recomendada dosagem de hemoglobina glicada (HgbA1c) dentro de 3 meses antes da cirurgia.[4]

Pacientes hipertensas devem continuar seus medicamentos anti-hipertensivos até o dia da cirurgia. Pacientes em uso de diuréticos devem ter diurese e níveis de potássio monitorados, uma vez que a hipocalemia pode potencializar os efeitos dos relaxantes musculares utilizados durante a indução da anestesia. Além disso, a hipocalemia pode aumentar o risco de arritmia cardíaca e íleo paralítico.[1]

Os fatores de risco para complicações cardíacas graves no perioperatório incluem histórico de infarto do miocárdio prévio, insuficiência cardíaca, doença cerebrovascular, diabetes insulinodependente e creatinina sérica superior a 2,0 mg/dL. Outros fatores importantes incluem a idade do paciente, *status* funcional dependente (capacidade de realizar atividades da vida diária sem assistência) e a estratificação de risco pré-operatória. Avaliação pré-operatória mais cuidadosa é apropriada para mulheres consideradas de alto risco, possivelmente incluindo teste ergométrico e encaminhamento para avaliação cardiológica.[1]

A utilidade clínica do eletrocardiograma (ECG) de rotina em pacientes de baixo risco é mínima. Resultados anormais de ECG são mais propensos a levar ao cancelamento de procedimentos e atrasos no tratamento, além de possíveis estudos diagnósticos adicionais desnecessários. A Associação Americana de Cardiologia instrui que o ECG é razoável para pacientes com doença arterial coronariana conhecida ou doença cardíaca estrutural, exceto quando submetidos a cirurgia de baixo risco, como cirurgia de catarata ou cirurgia que não requer anestesia geral; nesse caso, mesmo nesses pacientes de alto risco, o ECG é desnecessário. Outros estudos sugerem que, para procedimentos de risco intermediário e alto, pacientes com mais de 65 anos devem ser submetidos ao ECG, já que essa idade, mesmo na ausência de outros fatores de risco, é um preditor independente de anormalidades significativas no ECG.[4]

Quanto à radiografia de tórax, as diretrizes da ASA não as recomendam de rotina. Fatores históricos a serem considerados em pacientes submetidos à anestesia geral incluem tabagismo, doença pulmonar obstrutiva crônica (DPOC), doença cardíaca e infecção respiratória superior recente. Entretanto, essas não são indicações absolutas para a radiografia torácica, principalmente em pacientes com condições médicas estáveis e sem sintomas pulmonares.[4]

Para todas as mulheres em idade reprodutiva, com útero e sem esterilização permanente, a gravidez deve ser excluída. Isso é especialmente importante para mulheres sem contracepção confiável. O HCG (Hormônio Gonadotrofina Coriônica) qualitativo na urina, idealmente no dia da cirurgia, é suficiente para excluir a gravidez.[1]

A menos que haja mudança no estado clínico da paciente, é razoável confiar nos resultados dos exames realizados nos últimos 4 meses antes da cirurgia. Os resultados de exames pré-operatórios anormais devem ser repetidos.[1]

Preparo da região cirúrgica

A preparação da pele visa diminuir a flora bacteriana presente na pele anteriormente à incisão cirúrgica. Isso pode ser obtido por meio do banho pré-operatório com sabão antimicrobiano à base de clorexidina e preparação da pele com clorexidina alcoólica antes da cirurgia.[5]

A remoção de pelos normalmente não é recomendada, a menos que o cabelo esteja dentro ou ao redor do local da incisão. Se a remoção de pelos for necessária, as tesouras devem ser usadas imediatamente antes da cirurgia.[1]

Antibioticoprofilaxia

Mesmo com os melhores cuidados cirúrgicos e pós-operatórios, as cirurgias ginecológicas estão inevitavelmente associadas a alto risco de infecção, uma vez que a maioria envolve a manipulação do trato genital, uma área comumente colonizada por grande variedade e grande número de microrganismos. A incidência de infecção pós-operatória após uma histerectomia é de cerca de 2%. Os locais mais comuns de infecção após a histerectomia incluem bexiga, assoalho pélvico, cúpula vaginal e ferida abdominal, e as complicações relacionadas incluem abscesso pélvico, hematoma infectado, sepse e pneumonia. As infecções são geralmente causadas pela mistura de bactérias dos tecidos vaginais ou uretrais da mulher – Gram-positivos e Gram-negativos e aeróbios e anaeróbios.[6]

A profilaxia antibiótica para histerectomia tem sido extensivamente estudada e estima-se que essa profilaxia tenha reduzido a taxa de infecção pós-operatória em mais da metade; caso contrário, cerca de 40 a 50% das mulheres desenvolveriam infecção após histerectomia vaginal e mais de 20% após histerectomia abdominal. A profilaxia funciona reforçando brevemente os mecanismos de defesa dos tecidos para promover a restauração rápida das respostas imunológicas normais após o trauma da cirurgia.[6]

A seleção de antibióticos deve considerar a cobertura da flora vaginal e da pele, incluindo organismos Gram-positivos, Gram-negativos e anaeróbios. A profilaxia antibiótica é melhor administrada dentro de 60 minutos antes do início da cirurgia para garantir níveis séricos e teciduais adequados antes da possível inoculação bacteriana com a incisão na pele. Para cirurgias ginecológicas, as cefalosporinas são boa opção para profilaxia e recomenda-se cefazolina 1 ou 2 g intravenosa, com doses adicionais fornecidas quando a cirurgia se aproxima de 4 horas ou se a perda de sangue for superior a 1.500 mL. Para pacientes obesas, com peso superior a 120 kg, recomenda-se 3 g de cefazolina.[1]

As cefalosporinas são agrupadas em gerações de acordo com suas propriedades antimicrobianas, com o tipo mais antigo referido como "primeira geração". Gerações subsequentes desses medicamentos aumentaram progressivamente sua cobertura antibacteriana contra organismos negativos para Gram, e uma redução simultânea na eficácia contra organismos Gram-positivos.[6] É recomendado que as cefalosporinas de primeira ou segunda geração sejam usadas para profilaxia, pois parecem ser igualmente eficazes para esse fim, têm cobertura relativamente ampla, apresentam baixo custo, baixo potencial alergênico e são menos propensas a favorecer resistência medicamentosa, uma vez que o uso de antibióticos de amplo espectro aumenta o risco de surgimento de bactérias resistentes a antimicrobianos.[5,6] Recomenda-se uma cobertura anaeróbica adicional se houver abordagem intestinal durante a cirurgia.[7]

Reserva de hemoderivados

Para cirurgias não urgentes, quando diagnosticada anemia, o cirurgião deve se esforçar para corrigi-la no pré-operatório com intervenções como suplementação de ferro (oral ou venoso), tratamento médico do sangramento anormal (agonistas do GnRH, contraceptivos orais combinados, apenas progesterona, ácido tranexêmico) ou uso de agentes estimuladores da eritropoiese. Atentar para cuidados no uso de eritropoietina humana recombinante em pacientes com câncer devido ao risco de eventos cardíacos e trombovasculares graves, além de progressão do tumor.[1]

Reservas de sangue pré-operatórias requerem conhecimento das necessidades específicas da paciente e da cirurgia indicada. Para procedimento ginecológico eletivo, como a histerectomia simples em mulher saudável, apenas uma amostra do tipo sanguíneo é necessária. Se um anticorpo inesperado for identificado, o banco de sangue deve notificar o médico responsável pelo pedido e uma reserva de 2 unidades de sangue antígeno negativo, compatível e cruzado, deve ser realizada. Em caso de emergência, o banco de sangue pode liberar imediatamente sangue doador universal tipo O negativo. Em procedimentos mais complexos, como cirurgia oncológica ou procedimentos em que é prevista perda significativa de sangue, sangue adicional, plasma fresco congelado e plaquetas podem ser solicitados.[1]

Preparo intestinal

O preparo intestinal pré-operatório tem sido tradicionalmente usado sob a suposição de que a redução de fezes pode diminuir a morbidade infecciosa pós-operatória, incluindo vazamento anastomótico após a cirurgia intestinal. Acredita-se que o preparo mecânico, ao reduzir o conteúdo fecal, reduz teoricamente a carga bacteriana e a subsequente contaminação peritoneal, caso ocorra uma lesão intestinal inadvertida, com complicações pós-operatórias reduzidas, como vazamento ou infecção anastomótica ou no local cirúrgico. Além disso, para procedimentos ginecológicos minimamente invasivos, a intenção do preparo inclui otimizar o campo de visão cirúrgico e facilitar o manuseio intestinal, resultando potencialmente em menores tempos cirúrgicos. Entretanto, além de esse benefício teórico não ser inequivocamente fundamentado, o preparo intestinal aumenta a insatisfação da paciente e é associado a resultados adversos com desidratação pré-operatória e anormalidades eletrolíticas que podem dificultar a recuperação pós-operatória. Além disso, existem evidências substanciais de que o preparo intestinal não melhora o campo de visão cirúrgico em procedimentos minimamente invasivos.[5,8]

Como faltam dados que investigam o uso do preparo intestinal antes de laparotomias para cirurgias ginecológicas, os dados são extrapolados da literatura colorretal. Quatro metanálises mostraram que o uso do preparo mecânico do intestino não se associou a diminuição da mortalidade geral, a taxa de infecção do local cirúrgico, a taxa de vazamento anastomótico ou a reabordagem cirúrgica em comparação com o não preparo mecânico do intestino. Dados retrospectivos sugerem que o uso pré-operatório de antibióticos orais como preparo intestinal pode reduzir o tempo de internação e as readmissões hospitalares após a cirurgia colorretal. Cirurgiões que consideram necessário o preparo intestinal devem limitar seu uso a pacientes nos quais uma ressecção do cólon está planejada. Nesses casos, o uso de antibióticos orais deve ser considerado, isolado ou combinado com a preparação mecânica do intestino. Dados de alta qualidade da literatura colorretal mostraram que o preparo mecânico do intestino isolado não diminui a morbidade pós-operatória e, portanto, não deve ser adotado como prática de rotina.[7]

Nutrição

O exame do paciente deve começar antes da cirurgia, com avaliação clínica apropriada e triagem para desnutrição. Pacientes desnutridos devem receber suplementação nutricional ideal, começando com alimentação enteral e usando métodos parenterais, se necessário. Sabe-se que a desnutrição pré-operatória e os níveis séricos de albumina estão associados ao aumento da morbimortalidade, e a melhoria da nutrição por 7 a 14 dias antes da cirurgia melhora os resultados. A Sociedade Europeia de Nutrição Clínica e Metabolismo (ESPEN) define deficiência nutricional grave quando há perda de peso > 10-15% nos últimos 6 meses, IMC < 18,5 kg/m^2 ou albumina < 30 g/L.[7]

O conceito inicial de jejum pré-operatório foi criado como estratégia preventiva para regurgitação e aspiração. Entretanto, estados prolongados de jejum podem levar ao aumento da resistência à insulina, hiperglicemia pós-operatória, metabolismo catabólico e ruptura muscular, e a hiperglicemia pós-operatória está independentemente associada ao aumento da morbimortalidade. Numerosos estudos têm mostrado que dieta líquida clara até 2 h no pré--operatório não aumenta o conteúdo gástrico, reduz o pH do líquido gástrico ou aumenta as taxas de complicações quando comparada ao jejum. Atenção especial deve ser dada a quadros de dispepsia funcional, níveis aumentados de estrogênio/progesterona, neuropatia autonômica e situações de aumento do estresse até que mais pesquisas sejam realizadas. Sabe-se que o aumento do estrogênio circulante inibe o esvaziamento gástrico, o que pode acontecer em pacientes com tumores secretores de estrogênio. Com exceção dessas situações, a ingestão de líquidos claros até 2 horas antes da cirurgia e um jejum de seis horas para alimentos sólidos é recomendada pela maioria das diretrizes anestésicas.[7]

A administração de carboidratos antes da cirurgia tem sido recomendada para obtenção de redução da inflamação, aumento da sensibilidade à insulina, melhora da função muscular pós-operatória e melhora dos resultados relatados pelos pacientes, com diminuição da sensação de fome e ansiedade. O suplemento oral mais comumente usado é a maltodextrina (diluída em líquido claro), com uma dose noturna de 100 g e uma dose matinal de 50 g cerca de 3 horas antes da cirurgia. A dose noturna de carboidrato tem o objetivo de criar reservas de glicogênio. Para ser eficaz, a carga pré-operatória de carboidratos precisa ser cerca de 12% de carboidratos com uma osmolalidade de 135 mOsm/kg. A suplementação de carboidratos por meio de outras fontes alimentares (por exemplo, massas) ou suplementos (por exemplo, géis para exercícios) ainda não foi estudada. A maioria das bebidas esportivas contém aproximadamente 6 a 7% de carboidratos.[7]

As modernas diretrizes de jejum podem ser usadas com segurança em pacientes com diabetes tipo 2 não complicado. No entanto, os cuidados devem ser individualizados para pacientes com diabetes tipo 1 ou diabetes de longa data mal controlada.[7]

ROTINAS PÓS-OPERATÓRIAS

Reintrodução da dieta

A manutenção de um estado nutricional adequado no pós-operatório promove melhor recuperação da atividade intestinal e redução do tempo de internação. Líquidos claros podem ser oferecidos 2 horas após a cirurgia se o paciente estiver acordado, alerta e capaz de engolir. Recomenda-se dieta regular nas primeiras 24 horas após a cirurgia.[5] Uma consequência da alimentação precoce é a maior taxa de náusea, mas, com os modernos regimes pós-operatórios de manejo de náusea e vômito, não houve aumento de vômitos ou de inserção de sonda nasogástrica. Muitos centros de oncologia ginecológica adotaram uma dieta padrão imediatamente após a cirurgia, sem aumento das taxas de complicações.[7]

A composição exata de uma dieta pós-operatória está em debate. No entanto, uma dieta rica em proteínas no pós-operatório pode reduzir a taxa de complicações. Atualmente as diretrizes recomendam 2,0 g de proteína/kg/dia e 25 a 30 kcal/kg/dia.[5,7]

A goma de mascar também tem sido usada em muitos protocolos ERAS e em muitos centros para melhorar a recuperação pós-operatória. Ela age como uma forma de alimentação simulada e pode reduzir o íleo pós-operatório por estimulação do sistema gastrointestinal na ausência de alimentação. No entanto, o uso atual de goma permanece controverso. Um estudo randomizado mais recente não mostrou diferença no tempo de hospitalização ou na taxa de íleo pós--operatório. Além disso, ela pode não ser tolerada pelos pacientes devido a problemas físicos (dentaduras) ou razões pessoais. No entanto, apresenta risco de complicações relativamente baixo e ainda é usada por muitos centros ERAS.[7]

Acesso venoso e hidratação venosa

Em geral, a administração oral de todos os medicamentos pós-operatórios em pacientes que podem tolerar dieta oral é preferível à via intravenosa.[5]

Manter a euvolemia é fundamental para a melhora clínica dos pacientes no dia seguinte à cirurgia e para melhores resultados. A parceria com a anestesiologia para alcançar isso é essencial. A restrição hídrica perioperatória, mantendo a euvolemia, não aumenta a duração ou a frequência da hipotensão nas primeiras 48 horas após a cirurgia, assim como não interfere na incidência de insuficiência renal aguda. Vale ressaltar que a oligúria transitória (até 24 horas após a cirurgia) com débito urinário menor que 20 mL/h é uma resposta normal ao estresse cirúrgico e não requer intervenção.[3]

A reposição hídrica pós-operatória deve levar em consideração a perda sanguínea intraoperatória e as perdas insensíveis, bem como os requisitos de manutenção da euvolemia, a perda por drenos e as perdas para terceiro espaço por edema tecidual, ascite e íleo. Febre e hiperventilação podem aumentar os requisitos para manutenção da euvolemia. Obstruções intestinais e sepse exigem reposição contínua de fluidos além da manutenção. Uma vez que a resposta ao estresse diminui, a retenção de líquidos diminui e o fluido é mobilizado da periferia, diminuindo o edema periférico e aumentando a produção de urina, a suplementação de fluidos se torna desnecessária.[5]

Analgesia pós-operatória

A dor pós-operatória desempenha papel importante na qualidade de vida das pacientes e também pode estar associada a taxas mais altas de complicações, maior permanência hospitalar, aumento das taxas de readmissão e custos mais altos. O uso de analgesia multimodal perioperatória, em vez de apenas analgésicos e opioides pós-operatórios, pode acarretar melhor controle da dor no pós-operatório, diminuindo

consequentemente o tempo de internação hospitalar e a taxa de complicações.[5,9]

O uso de opioide para analgesia pós-operatória pode causar náusea, sedação e fadiga, aumentando o risco de dependência e levando a custos financeiros e sociais associados. Um protocolo analgésico pós-operatório multimodal reduz com sucesso a administração de opioides, tanto no hospital quanto na alta. Isso pode ser realizado com medicações não opioides e injeção incisional de anestésico local (bupivacaína ou bupivacaína lipossomal) para diminuir a necessidade de medicações sistêmicas.[5]

A administração pré-operatória de rotina de paracetamol, anti-inflamatórios e gabapentina pode reduzir a dor e a necessidade de uso de opioides no pós-operatório.[5]

Controle de náuseas e vômitos

O manejo imediato e adequado de náuseas e vômitos pós-operatótios (NVPO) é fundamental na cirurgia ginecológica, porque 70% das mulheres submetidas a grandes cirurgias abdominais e pélvicas podem sofrer NVPO. Atualmente são recomendados métodos multimodais farmacológicos e não farmacológicos profiláticos para o tratamento de NVPO, em vez de apenas o uso de antieméticos no pós-operatório. Um estudo controlado randomizado, duplo-cego, em mulheres submetidas à reconstrução vaginal, investigou o uso de dexametasona (8 mg) administrada 60 minutos antes da cirurgia em comparação com o placebo. Esse estudo mostrou escores de NVPO menores nos pacientes que receberam dexametasona.[9]

Sondas e drenos

O uso de drenos peritoneais, drenos subcutâneos e sondas nasogástricas está associado a risco aumentado de infecção e deve ser evitado após cirurgia abdominal. Entretanto, o uso de drenos deve ser adaptado de acordo com o procedimento cirúrgico e a necessidade para a colocação individualizada deles.[5]

Tromboprofilaxia

Os três fatores que contribuem para o risco de trombose são hipercoagulabilidade, estase e lesão endotelial ou trauma tecidual, e a cirurgia ginecológica preenche todos os três critérios. O maior risco de tromboembolismo venoso (TEV) está associado a cirurgias de maior complexidade que requerem anestesia prolongada, recuperação prolongada ou envolvem malignidade.[1]

Com base em categorias de risco, determinadas pela pontuação da avaliação de risco de Caprini, diretrizes para tromboprofilaxia perioperatória são fornecidas (Tabela 2). O escore de Caprini, com base em uma variedade de fatores de risco diferentes, determina a categoria de risco de TEV (por exemplo, risco muito baixo, baixo, moderado ou alto). As recomendações para tromboprofilaxia perioperatória são baseadas nessas quatro categorias de risco, mas podem ser modificadas com base no risco de hemorragia perioperatória (Tabela 3). A maioria dos pacientes de cirurgia ginecológica se enquadra na categoria de risco moderado, e pacientes com câncer ginecológico estão em um grupo de maior risco. Para a categoria de risco moderado, as opções para prevenção de TEV incluem o uso de meias de compressão, agentes farmacológicos ou ambos.[1]

A Sociedade de Cirurgiões Ginecológicos desenvolveu orientação prática para a profilaxia de TEV (Tabela 4) baseada em um sistema de pontuação de risco mais simplificado, enfatizando a presença de malignidade e tipo de cirurgia ginecológica.[1]

TABELA 2 Modelo de avaliação de risco Caprini

1 ponto	2 pontos	3 pontos	5 pontos
Idade 41-60 anos	Idade 61-74 anos	Idade ≥ 75 anos	Acidente vascular cerebral (< 1 mês)
Pequenas cirurgias	Artroscopia	História pessoal/familiar de TEV	Artrosplatia eletiva
IMC > 25 kg/m²	Laparotomias (> 45 min)	Fator V Leiden	Fratura de quadril, pelve ou perna
Edema/varizes MMII	Laparoscopias (> 45 min)	Protrombina 20210A	Lesão medular aguda (< 1 mês)
Gravidez/puerpério	Malignidade	Anticoagulante lúpico	
História de aborto de repetição	Paciente acamado > 72 h	Anticorpos anticardiolipina	
Contraceptivos orais ou reposição hormonal	Gesso imobilizador	Hemocisteína sérica elevada	
Sepse (< 1 mês)	Acesso venoso central	Trombocitopenia induzida por heparina	
Doença pulmonar grave, incluindo pneumonia (< 1 mês)/ Função pulmonar anormal		Outras trombofilias congênitas ou adquiridas	
Infarto agudo do miocárdio			
Insuficiência cardíaca congestiva (< 1 mês)			
Doença inflamatória intestinal			
Repouso no leito			

Fonte: adaptada de Handa, 2019.[1]

TABELA 3   Recomendações para prevenção de TEV, com base no *score* Caprini

Categoria	*Score* Caprini	Risco estimado de TEV	Recomendações
Risco muito baixo	0	< 0,5%	Deambulação precoce e frequente
Risco baixo	1-2	1,5%	Profilaxia mecânica, de preferência com compressão pneumática intermitente
Risco moderado	3-4	3%	Se baixo risco de sangramento aumentado: heparina de baixo peso molecular, heparina não fracionada em baixa dose ou profilaxia mecânica (de preferência com compressão pneumática intermitente) Se alto risco de sangramento aumentado: profilaxia mecânica (de preferência com compressão pneumática intermitente)
Risco alto	≥ 5	6%	Métodos farmacológicos e mecânicos combinados; considerar profilaxia farmacológica de duração prolongada (4 semanas)

Fonte: adaptada de Handa, 2019.[1]

TABELA 4   Resumo das diretrizes clínicas para prevenção de tromboembolismo venoso (TEV) em cirurgia ginecológica – grupo de revisão sistemática da sociedade de cirurgiões ginecológicos

Tipo de cirurgia ginecológica	Malignidade ginecológica	TEV prévio	Outros fatores de risco para TEV	Idade	Recomendações
Menor	Não	Não	Não	Qualquer	Mobilização precoce e frequente, com ou sem compressão pneumática intermitente perioperatória
Maior	Não	Não	Não	Qualquer	Compressão pneumática intermitente antes da indução anestésica até a alta
Qualquer	Não	Sim	Sim ou não	≥ 60 anos	Compressão pneumática intermitente antes da indução anestésica até a alta e heparina de baixo peso molecular ou heparina não fracionada em baixa dose
Qualquer	Sim ou suspeita	Sem histórico de TEV, sem fatores de risco para TEV e idade < 60 anos			Compressão pneumática intermitente antes da indução anestésica até a alta e heparina de baixo peso molecular perioperatória ou heparina não fracionada em baixa dose
Qualquer	Sim ou suspeita	História de TEV ou idade ≥ 60 anos			Compressão pneumática intermitente antes da indução anestésica até a alta e heparina de baixo peso molecular perioperatória ou heparina não fracionada em baixa dose, e continuação no pós-operatório por 2-4 semanas após a alta

Fonte: adaptada de Handa, 2019.[1]

Manejo da ferida operatória

O espaço da ferida operatória é preenchido com um exsudato inflamatório algumas horas após o fechamento da ferida e 48 horas após a sutura; estruturas mais profundas são completamente isoladas do ambiente externo. Durante esse período o curativo estéril aplicado na sala de cirurgia fornece proteção. Se a ferida estiver seca, os curativos não precisam ser reaplicados após a remoção inicial. Os curativos úmidos devem ser removidos, pois quando embebidos aumentam a contaminação bacteriana na ferida. A remoção do curativo e o manuseio da ferida operatória durante as primeiras 24 horas devem ser feitos com técnica asséptica.[1]

Prevenção de íleo pós-operatório

Entre os fatores que influenciam o retorno da função intestinal ao normal estão o uso de opioides, o balanço hídrico, a complexidade da cirurgia, hemotransfusões e complicações abdominopélvicas pós-operatórias. Várias intervenções diminuem o risco de íleo pós-operatório, seja por efeitos diretos ou indiretos. A realização de cirurgia minimamente invasiva reduz a taxa de íleo pós-operatório, no entanto nem todas as pacientes são candidatas a esse tipo de cirurgia. Entre as pacientes que necessitam de laparotomia, as intervenções que estimulam a inervação entérica e reduzem o uso de opioides demonstraram reduzir a taxa de íleo pós-operatório.[5]

Intervenções simples como alimentação precoce, consumo de café e goma de mascar, euvolemia e deambulação precoce podem ser eficazes na redução do tempo de retorno da função intestinal.[7] Além disso, medidas como evitar a desidratação pré-operatória (por exemplo, com preparo mecânico do intestino), evitar restrição calórica, uso de procinéticos e início da alimentação precoce contribuem para a aceleração da função gastrointestinal.[3]

Retorno aos medicamentos de rotina

A maioria dos medicamentos pode ter seu uso mantido no período perioperatório. Entretanto, algumas medicações devem ser descontinuadas no perioperatório, com as seguintes recomendações para seu retorno:[1]

- Clopidogrel: a recomendação é interromper seu uso 5 a 7 dias antes da cirurgia e reiniciar 12 a 15 horas após a cirurgia.
- Diuréticos: seu uso pode ser retomado quando o paciente estiver ingerindo líquidos orais. O cirurgião pode considerar o uso parenteral perioperatório de um diurético se o paciente o estiver usando por insuficiência cardíaca.
- Insulina: se um paciente estiver recebendo uma dose diária, ou se tiver uma bomba de insulina, poderá continuar com a dose habitual. Idealmente, as cirurgias de pacientes diabéticos dependentes de insulina são programadas para o início manhã. Para cirurgias no final do dia, os níveis de insulina devem ser reduzidos naquele dia. A dose deve ser reduzida em metade a dois terços se o paciente receber uma dose ao dia e em um terço a metade se a insulina for administrada duas ou mais vezes ao dia. O monitoramento perioperatório cuidadoso da glicose sérica é obrigatório.
- Agentes hipoglicêmicos orais: todos os medicamentos hipoglicêmicos orais devem ser continuados até a manhã da cirurgia. Entretanto, as sulfonilureias podem aumentar o risco de hipoglicemia e a metformina é contraindicada em condições com potencial risco de hipóxia tecidual, acúmulo de lactato ou hipoperfusão renal. Assim, embora a maioria dos agentes hipoglicêmicos orais possam ser reiniciados após a cirurgia, a metformina deve ser adiada em pacientes com suspeita de hipoperfusão renal, comprometimento hepático significativo ou insuficiência

cardíaca congestiva. A metformina pode ser retomada após o estabelecimento de função renal adequada.

CONSIDERAÇÕES FINAIS

O desenvolvimento de linhas de cuidado perioperatório direcionadas a estratégias de recuperação rápida dos pacientes só é possível por meio do envolvimento multidisciplinar estruturado. Com a implantação de rotinas cientificamente embasadas é possível oferecer aos pacientes benefícios clínicos reais. O estabelecimento dessas práticas demanda, além da criação de protocolos institucionais, a confecção de um sistema de auditoria que assegurará o cumprimento das estratégias e garantirá os benefícios clínicos desejados. É importante ressaltar que ainda existe na literatura científica escassez de publicações envolvendo especificamente os pacientes de ginecologia, e as recomendações são algumas vezes baseadas em evidências científicas de outras especialidades cirúrgicas, devendo assim ser seguidas com cautela.

REFERÊNCIAS BIBLIOGRÁFICAS

1.   Handa LV, Van Le L. Preoperative care of the gynecologic patient. 12th Edition ed. Philadelphia: Lippincott Williams & Wilkins, 2019.

2.   Silva Filho ALD, Santiago AE, Derchain SFM, Carvalho JP. Enhanced Recovery After Surgery (ERAS): new concepts in the perioperative management of gynecologic surgery. Rev Bras Ginecol Obstet 2018; 40(8):433-6.

3.   Kalogera E, Bakkum-Gamez JN, Jankowski CJ, Trabuco E, Lovely JK, Dhanorker S, et al. Enhanced recovery in gynecologic surgery. Obstet Gynecol 2013; 122(2 Pt 1):319-28.

4.   Shields J, Lupo A, Walsh T, Kho K. Preoperative evaluation for gynecologic surgery: a guide to judicious, evidence-based testing. Curr Opin Obstet Gynecol 2018; 30(4):252-9.

5.   Nelson G, Bakkum-Gamez J, Kalogera E, Glaser G, Altman A, Meyer LA, et al. Guidelines for perioperative care in gynecologic/oncology: Enhanced Recovery After Surgery (ERAS) Society recommendations-2019 update. Int J Gynecol Cancer 2019.

6.   Ayeleke RO, Mourad S, Marjoribanks J, Calis KA, Jordan V. Antibiotic prophylaxis for elective hysterectomy. Cochrane Database Syst Rev 2017; 6:CD004637.

7.   Bisch S, Nelson G, Altman A. Impact of nutrition on Enhanced Recovery After Surgery (ERAS) in Gynecologic oncology. Nutrients 2019; 11(5).

8.   Arnold A, Aitchison LP, Abbott J. Preoperative mechanical Bowel preparation for abdominal, laparoscopic, and vaginal surgery: a systematic review. J Minim Invasive Gynecol 2015; 22(5):737-52.

9.   Trowbridge ER, Dreisbach CN, Sarosiek BM, Dunbar CP, Evans SL, Hahn LA, et al. Review of enhanced recovery programs in benign gynecologic surgery. Int Urogynecol J 2018; 29(1):3-11.

CAPÍTULO 2

Propedêutica no climatério

Luiz Francisco Cintra Baccaro

INTRODUÇÃO

O climatério é o período da vida da mulher que compreende a transição entre o estágio reprodutivo e o estágio não reprodutivo.[1] Não há um conjunto de procedimentos e exames preestabelecidos obrigatórios direcionados ao seu manejo; entretanto, durante os anos de transição menopausal as mulheres apresentam inúmeras necessidades de prevenção de doenças e de promoção de saúde.[2]

A propedêutica da mulher climatérica envolve a avaliação clínica e complementar de aspectos relacionados à sua condição de saúde, bem como a prevenção e o controle de doenças prevalentes nessa faixa etária. Neste capítulo serão abordados o diagnóstico de falência ovariana em mulheres climatéricas, o rastreamento oportunístico de doenças crônicas e neoplasias, além da propedêutica específica direcionada à mulher que utiliza terapêutica hormonal da menopausa.

DIAGNÓSTICO DE MENOPAUSA E SÍNDROME DO CLIMATÉRIO

A progressiva falência ovariana decorrente do envelhecimento culmina na interrupção dos ciclos ovulatórios e na parada do sangramento menstrual. O sistema STRAW, do inglês *Stages of Reproductive Aging Workshop*, foi desenvolvido com o intuito de normatizar a nomenclatura para os diferentes estágios do envelhecimento reprodutivo.[3] Ele caracteriza o período reprodutivo, a transição menopausal e o período pós-menopausa com base nos padrões de sangramento menstrual, achados laboratoriais e sintomatologia. Os detalhes do sistema STRAW são mostrados na Figura 1.[3] O termo "menopausa" se refere à data do último episódio de sangramento menstrual apresentado pela mulher.[1] Ocorre em média aos 51 anos, porém tem considerável variabilidade na população. Estudos relatam que 90% das mulheres apresentam a menopausa entre os 45 e os 55 anos de idade.[4] A síndrome do climatério é definida como o conjunto de sinais e sintomas decorrentes da interação entre fatores socioculturais, psicológicos e endócrinos que ocorrem na mulher que envelhece.[1]

A definição da data da menopausa é feita retrospectivamente, após doze meses de amenorreia em uma mulher que esteja na faixa etária esperada para ocorrência de falência ovariana.[4] O diagnóstico de síndrome do climatério é baseado em uma história clínica minuciosa complementada por exame físico completo.[2] Algumas mulheres podem passar por esse período de transição sem queixas, entretanto ondas de calor, alterações no padrão de sangramento menstrual e transtornos emocionais podem ser frequentes.[2]

Estágio	-5	-4	-3b	-3a	-2	-1	+1a	+1b	+1c	+2
Terminologia	Período reprodutivo				Transição menopausal		Pós-menopausa			
	Precoce	Pico	Tardio		Precoce	Tardio	Precoce			Tardio
						Perimenopausa				
Duração	Variável				Variável	1-3 anos	2 anos (1+1)		3-6 anos	Resto da vida
Ciclo menstrual	Variável a regular	Regular	Regular	Mudanças sutis no volume do fluxo	Duração variável: Persistência de diferença de ≥ 7 dias na duração de ciclos consecutivos	Intervalo de amenorreia ≥ 60 dias				
					Critérios principais					
Endócrinos										
FSH*			Baixo*	Baixo	↑ Variável*	↑ Variável*	↑ > 25 UI/L*	↑ Variável	Estabiliza	
AMH		Baixa	Baixo	Baixo	Baixo	Baixo	Baixo	Muito baixo	Muito baixo	
Inibina B			Baixo	Baixo	Baixo	Baixo	Baixo	Muito baixo	Muito baixo	
Contagem de folículos antrais		Baixa	Baixa	Baixa	Baixa	Baixa	Muito baixa		Muito baixa	
					Critérios de suporte					
Sintomas							Sintomas vasomotores prováveis	Sintomas vasomotores mais prováveis		Aumento nos sintomas de atrofia urogenital
							Características descritivas			

Menarca ◄ (estágio -5) Menopausa (0) ◄ (entre -1 e +1a)

*Sangue colhido entre o 2º e 5º dias do ciclo menstrual.
FSH: hormônio folículo-estimulante; AMH: hormônio antimülleriano.

FIGURA 1 Sistema STRAW de classificação dos estágios reprodutivos.[3]

Os sintomas vasomotores, conhecidos também como ondas de calor ou fogachos, são os mais frequentemente associados ao climatério. Consistem em sensações súbitas de calor na região central do corpo, mais notadamente na região da face, tórax e pescoço, com duração média de 3-4 minutos.[5] Pode ocorrer simultaneamente aumento na frequência cardíaca de 7 a 15 batimentos por minuto, acompanhado de vasodilatação periférica, elevação da temperatura da pele e transpiração. A temperatura corporal pode demorar até 30 minutos para voltar ao normal após um fogacho. As ondas de calor que ocorrem durante a madrugada frequentemente provocam insônia.[6]

Alterações do ciclo menstrual são comuns e motivo frequente para procura por atenção médica durante o climatério. No final dos anos reprodutivos, antes da transição menopausal, a primeira alteração que se nota na função ovariana é a diminuição na capacidade de secreção de inibina B.[7] Consequentemente, nessa fase da vida (aproximadamente aos 40 anos), as concentrações séricas de FSH e estradiol no início do ciclo podem subir, levando a um encurtamento da fase folicular. As concentrações séricas de progesterona durante a fase lútea são menores em decorrência de um corpo lúteo de pior qualidade. Com isso, apesar da manutenção de ciclos ovulatórios, um dos primeiros sinais da diminuição do potencial reprodutivo e da reserva ovariana é o encurtamento do intervalo entre os sangramentos menstruais.[7]

Com o passar dos anos, o processo de depleção folicular continua e episódios de anovulação se tornam frequentes. Consequentemente, o estímulo endometrial contínuo do estrogênio sem a contraposição da progesterona torna o intervalo entre os ciclos menstruais mais longo, passando de 25-35 dias para 40-50 dias. Em média, esse aumento no intervalo entre os ciclos menstruais ocorre aos 47 anos.[7] Na sequência, episódios mais longos de amenorreia passam a ocorrer, interrompidos por episódios de sangramento menstrual de volume variável. Esse padrão de sangramento menstrual pode durar de 1-3 anos antes do último episódio de sangramento menstrual (menopausa).[7]

Alterações do humor são frequentes durante a transição menopausal. As mudanças físicas decorrentes do envelhecimento associadas à síndrome do ninho vazio contribuem para aumento nos sentimentos negativos. Um estudo norte-americano que acompanhou mulheres durante a transição menopausal observou maior frequência de nervosismo, irritabilidade, desânimo e disforia entre mulheres na perimenopausa comparadas às mulheres na pré-menopausa.[8] O número de episódios depressivos maiores também é maior em mulheres na transição menopausal quando comparadas a mulheres em idade reprodutiva e na pós-menopausa tardia.[9] Transtornos do sono também podem ser comuns, mesmo na ausência de sintomas vasomotores durante a madrugada.[8]

Para mulheres com mais de 45 anos com queixas sugestivas de hipoestrogenismo, como sintomas vasomotores, alterações típicas do padrão menstrual e alterações do humor, o diagnóstico de síndrome do climatério não necessita de confirmação por outros exames complementares.[2] Se houver dúvidas quanto à sintomatologia, a dosagem do hormônio folículo-estimulante (FSH) na fase folicular precoce pode confirmar o diagnóstico de falência ovariana. Valores de FSH acima de 25 a 40 UI/L podem indicar hipofunção ovariana, entretanto as concentrações desse hormônio podem ter grande variação diária durante a transição menopausal.[7] Para tanto, recomenda-se que, quando necessário, sejam realizadas duas dosagens do hormônio com intervalos de 4-6 semanas entre as coletas.[2] Ressalta-se que para mulheres em uso de anticoncepcionais hormonais que interfiram no eixo hipotálamo-hipofisário é necessário suspender o uso de 2-4 semanas antes da coleta do exame.[7] Durante esse período o uso de outros métodos anticoncepcionais, como os métodos de barreira, deve ser orientado.[2] Para mulheres com idade inferior a 45 anos que apresentem queixas de oligomenorreia, mesmo que o quadro clínico seja compatível com hipoestrogenismo, recomenda-se que seja realizada propedêutica completa para amenorreia secundária.[7]

RASTREAMENTO OPORTUNÍSTICO DE DOENÇAS CRÔNICAS E NEOPLASIAS

Não há uma lista preestabelecida de exames complementares obrigatórios para mulheres no climatério. É essencial que cada mulher seja avaliada de forma individualizada para que suas necessidades de prevenção de doenças e promoção de saúde sejam integralmente supridas.[2] O rastreamento oportunístico ocorre quando "a pessoa procura o serviço de saúde por algum outro motivo e o profissional de saúde aproveita o momento para rastrear alguma doença ou fator de risco".[10] A seguir são comentados detalhes sobre o rastreamento oportunístico de fatores de risco para doença cardiovascular, neoplasias malignas ginecológicas, neoplasias malignas do cólon, osteoporose e infecções sexualmente transmissíveis.

Fatores de risco para doenças cardiovasculares

Os altos níveis de estradiol sérico presentes em mulheres na menacme promovem uma série de efeitos benéficos ao sistema cardiovascular, como vasodilatação e menor reação inflamatória, que retardam a progressão de placas de ateromatose.[11] Esse efeito benéfico é mitigado após a menopausa, quando se observa um aumento na incidência de doenças cardiovasculares entre as mulheres.[11] O rastreamento de fatores de risco, como dislipidemia, diabetes *mellitus*, hipertensão arterial, tabagismo e obesidade, é importante para a estratificação do risco individual e para a elaboração de planos terapêuticos. Os detalhes dos esquemas de rastreamento sugeridos pelo Ministério da Saúde são mostrados na Tabela 1.

TABELA 1 Rastreamento de fatores de risco cardiovascular em mulheres climatéricas segundo o Ministério da Saúde[10]

Fator de risco	Recomendação	Comentários
Hipertensão arterial	Rastreamento em adultos (> 18 anos). Periodicidade não estabelecida	> 2 aferições em duas ou mais visitas ao longo de um período de uma ou mais semanas Obter medidas fora do ambiente hospitalar ou clínico para confirmar o diagnóstico
Diabetes *mellitus*	Se não tiver fatores de risco, rastrear a partir dos 45 anos sem periodicidade definida (possivelmente a cada 3-5 anos)	Glicemia de jejum (mg/dL) Normal: < 100 Intolerância à glicose: 100 a 125 Diabetes ≥ 126 Hemoglobina glicosilada (%) Normal: < 5,7 Intolerância à glicose: 5,7 a 6,4 Diabetes: ≥ 6,5
Dislipidemia	Rastreamento a partir dos 45 anos em mulheres de alto risco para DCV	Intervalos de rastreamento a cada 4-6 anos. Idade para interromper o rastreamento não é bem definida
Obesidade	Cálculo do IMC durante visitas aos serviços de saúde	Se IMC alterado, planejar intervenção comportamental individual ou em grupo com aconselhamento sobre dieta e exercício físico. Circunferência da cintura ≥ 89 cm é considerada elevada e indicativa de maior risco cardiovascular
Tabagismo	Questionamento quanto ao uso de tabaco a todos os adultos	Abordagem breve com cinco passos: 1. Aborde quanto ao uso de tabaco 2. Aconselhe a abandonar o tabagismo por meio de uma mensagem clara e personalizada 3. Avalie a disposição em parar de fumar 4. Assista-a a parar 5. Arranje condições para o seguimento e suporte da paciente

DCV: doença cardiovascular; IMC: índice de massa corporal.

Instrumentos de cálculo de risco para a ocorrência de eventos cardiovasculares, como infarto do miocárdio e acidente vascular cerebral, estão disponíveis para utilização. A Diretriz Brasileira para Prevenção Cardiovascular da Sociedade Brasileira de Cardiologia recomenda o uso do Escore Global de Risco para essa avaliação inicial, entretanto outros escores, como o de Framinghan, podem ser utilizados como ferramentas de estratificação de risco.[12] A ferramenta de cálculo de risco desenvolvida pelo Colégio Americano de Cardiologia também está disponível para utilização online.[13]

Rastreamento das neoplasias malignas ginecológicas

Rastreamento do câncer de mama

O câncer de mama é a segunda neoplasia mais frequente entre mulheres brasileiras, com uma incidência estimada em 66.280 casos novos para cada ano do triênio 2020-2022, correspondendo a um risco estimado de 61,61 casos novos a cada 100 mil mulheres.[14] O objetivo do rastreamento do câncer de mama é detectar lesões em mulheres assintomáticas e, com isso, aumentar a sobrevida e diminuir a necessidade de procedimentos invasivos e mutilantes.[15] O rastreamento com mamografia pode reduzir a mortalidade por câncer de mama em aproximadamente 20%, além de reduzir o risco de tumores de mama em estágios avançados (> IIB) em mulheres com mais de 50 anos.[16] Em decorrência da falta de estudos em mulheres com risco habitual, não se recomenda o uso da ultrassonografia mamária como método de rastreamento. Ela deve ser reservada como exame complementar à mamografia em mulheres com mamas densas. Também não se recomenda o uso de ressonância magnética como método de rastreamento de câncer de mama em mulheres com risco habitual.[17]

O rastreamento não está isento de consequências adversas como sobrediagnóstico, sobretratamento e resultados falso-positivos.[18] O valor individual que tanto médicos quanto pacientes dão aos riscos e benefícios deve ser sempre considerado. A decisão compartilhada deve ser considerada para definir a idade de início, a periodicidade e até mesmo quando continuar o rastreamento. Os detalhes dos esquemas de rastreamento para pacientes de risco habitual sugeridos pelo Ministério da Saúde do Brasil[19] e pela Federação Brasileira de Ginecologia e Obstetrícia[17] são mostrados na Tabela 2. O rastreamento para pacientes de alto risco para câncer de mama está fora do escopo deste capítulo.

TABELA 2 Recomendações para o rastreamento do câncer de mama em mulheres com risco habitual

	Ministério da Saúde do Brasil[19]	Febrasgo/ SBM/CBR[17]
Exame clínico por profissional de saúde	Evidência insuficiente	Recomendado
Autoexame	Não recomendado	Recomendado
Idade recomendada para início da mamografia	50 anos	40 anos
Periodicidade da mamografia	2 anos	Anual
Idade recomendada para término do rastreamento com mamografia	69 anos	Interromper quando expectativa de vida < 7 anos ou não houver condições clínicas para diagnóstico/ tratamento de exame alterado

Rastreamento do câncer de colo uterino

O câncer do colo uterino é a quarta neoplasia mais frequente entre mulheres brasileiras, com uma estimativa de 16.590 casos novos para cada ano do triênio 2020-2022, com um risco estimado de 15,43 casos para cada 100 mil mulheres.[14] Os benefícios do rastreamento do câncer de colo uterino são claros, e o Ministério da Saúde do Brasil orienta o exame citopatológico como exame de escolha para rastrear as lesões precursoras.[20] Para mulheres que já iniciaram a atividade sexual, orienta-se que a coleta seja iniciada aos 25 anos de idade, com intervalo anual entre os dois primeiros exames. Após dois resultados normais, orienta-se a coleta com intervalo trienal. Após os 64 anos de idade, se a mulher nunca apresentou histórico de lesão precursora pré-invasiva, o rastreamento citológico pode ser interrompido caso a paciente possua dois exames negativos consecutivos nos últimos cinco anos.[20] Se a mulher nessa faixa etária nunca tiver realizado rastreamento, orienta-se que sejam realizados dois exames citopatológicos com intervalo de 1-3 anos. Caso os dois exames sejam negativos, o rastreamento pode ser interrompido.[20] Deve-se estar atento ao fato de que mulheres no climatério, especialmente aquelas na pós-menopausa tardia, podem apresentar sinais e sintomas de atrofia urogenital, atualmente denominada síndrome geniturinária da menopausa.[15] Nesses casos podem ocorrer falsos-positivos no exame de rastreamento. O uso de estrogênio tópico em baixas doses alguns meses antes da coleta do exame pode ser uma alternativa nesses casos.[20] Após a realização de histerectomia total por doença benigna em mulheres sem antecedentes de lesões precursoras do câncer de colo uterino não é necessário manter o rastreamento citológico.[20] Vale ressaltar que a avaliação clínica ginecológica deve ser mantida periodicamente, independentemente da realização do exame citopatológico.

Considerações quanto à ultrassonografia pélvica ginecológica

Até o presente momento não há evidências científicas que justifiquem o rastreamento do câncer de ovário e do câncer de endométrio em mulheres que apresentam risco habitual para essas neoplasias.[15] Portanto, a solicitação de ultrassonografia pélvica e transvaginal para mulheres na pós-menopausa que não apresentem sinais e sintomas sugestivos de doenças ovarianas ou endometriais apresenta mais risco do que benefício.[15] Entre os efeitos adversos do rastreamento em mulheres com risco habitual está o aumento do número de cirurgias e de complicações associadas em mulheres que não apresentam câncer.[21] Vale ressaltar que para mulheres sintomáticas, como aquelas com sangramento vaginal inexplicado na perimenopausa, sangramento vaginal na pós-menopausa ou desconforto abdominal, a ultrassonografia pélvica transvaginal apresenta boa relação entre acessibilidade e custo, sendo o exame complementar inicial de escolha para avaliar doenças do útero e ovários.[15]

Rastreamento do câncer colorretal

O câncer colorretal é a terceira neoplasia mais frequente entre mulheres brasileiras, com uma estimativa de 20.470 casos novos no triênio 2020-2022, correspondendo a um risco estimado de 19,03 casos para cada 100 mil mulheres.[14] A identificação de neoplasias assintomáticas em estágio inicial por meio do rastreamento pode reduzir a mortalidade pela doença. Os exames complementares disponíveis geralmente são classificados entre estruturais, como a colonoscopia, e não estruturais, como o sangue oculto nas fezes. Um resultado positivo em um exame não estrutural necessita de confirmação através da colonoscopia.[22] A Organização Mundial da Saúde (OMS) sugere que o esquema de rastreamento seja adaptado aos recursos disponíveis em cada região. Segundo a OMS, o rastreamento sistemático com pesquisa de sangue oculto nas fezes para pessoas acima de 50 anos deve ser realizado em países com condições de garantir confirmação diagnóstica e tratamento.[23] O Ministério da Saúde do Brasil considera que, em nível individual, pessoas com risco habitual de câncer colorretal devem realizar rastreamento a partir dos 50 anos de idade, através de sangue oculto nas fezes anualmente, ou colonoscopia sem periodicidade estabelecida.[10] A Sociedade Americana de Câncer orienta que o rastreamento em pacientes com fatores de risco habitual seja iniciado aos 45 anos, mediante testes estruturais ou não estruturais.[22] Os métodos sugeridos e a periodicidade de rastreamento em mulheres com risco habitual são demonstrados em detalhes na Tabela 3.

TABELA 3 Rastreamento do câncer colorretal em mulheres climatéricas

Organização	População a ser rastreada	Opções para rastreamento
Ministério da Saúde do Brasil[10]	Mulheres com risco habitual entre 50 e 75 anos	Testes não estruturais: Sangue oculto nas fezes anual ou bienal
		Testes estruturais: Colonoscopia se sangue oculto nas fezes positivo
American Cancer Society[22]	A partir dos 45 anos até os 75 anos se a expectativa de vida for maior que 10 anos. Entre os 76 e os 85 anos, decisão individualizada baseada nas preferências da paciente, expectativa de vida e histórico de rastreamento anterior	Testes estruturais: Colonoscopia a cada 10 anos Retossigmoidoscopia flexível a cada 5 anos TC colonoscopia virtual a cada 5 anos
		Testes não estruturais: Sangue oculto nas fezes anual Teste fecal imunoquímico anual DNA fecal a cada 3 anos

TC: tomografia computadorizada.

Rastreamento da osteoporose

A osteoporose é uma doença caracterizada por alteração esquelética que predispõe o indivíduo a sofrer fraturas. Ressalta-se o fato de que a osteoporose pode não apresentar manifestações clínicas, podendo ser diagnosticada por meio do exame de densitometria óssea ou da documentação de uma fratura por fragilidade óssea.[24] As fraturas por fragilidade óssea são aquelas que ocorrem na ausência de trauma ou na vigência de um trauma "menor". São mais frequentemente localizadas na coluna toracolombar, quadril e punho.[24] As fraturas vertebrais são a manifestação mais comum da osteoporose, podendo ser assintomáticas em até 2/3 dos casos. O diagnóstico da osteoporose pode mudar a história natural da doença com a instituição de tratamento adequado.[24]

O exame de densitometria óssea é fundamental para o diagnóstico precoce das alterações da massa óssea. Recomenda-se que o exame seja realizado para todas as mulheres acima dos 65 anos de idade. Para mulheres na pós-meno-pausa com idade inferior a 65 anos, ou que estejam na transição menopausal, e que apresentem fatores de risco para baixa massa óssea como os detalhados na Tabela 4, o exame também está indicado.[24] Para o diagnóstico de fraturas vertebrais assintomáticas, recomenda-se a realização de radiografia toracolombar para pacientes com as características descritas na Tabela 5.[25]

TABELA 4 Fatores de risco que indicam realização de densitometria óssea em mulheres climatéricas com idade inferior a 65 anos[24]

Fratura por fragilidade óssea prévia
Uso de corticoide dose superior a 5 mg de prednisona/dia por período ≥ 3 meses
Pais com antecedente de fratura de quadril
Baixo peso (< 58 kg)
Tabagismo atual
Etilismo (≥ 3 unidades de álcool por dia)
Artrite reumatoide
Menopausa antes dos 45 anos
Osteoporose secundária

TABELA 5   Fatores de risco que indicam realização de radiografia toracolombar para diagnóstico de fraturas vertebrais assintomáticas em mulheres climatéricas[25]

Idade superior a 70 anos se T-score à DMO na coluna vertebral, colo do fêmur ou fêmur total ≤ -1,0[a]
Entre os 65 e 69 anos se T-score à DMO na coluna vertebral, colo do fêmur ou fêmur total ≤ -1,5[a]
Fratura por trauma de baixo impacto após 50 anos
Perda de estatura histórica[b] ≥ 4 cm ou prospectiva[c] ≥ 2 cm
Tratamento prolongado com corticoides

DMO: densidade mineral óssea.
a Se densitometria óssea não estiver disponível, a radiografia pode ser considerada com base apenas na idade.
b Estatura atual comparada com a maior altura alcançada durante a idade adulta.
c Perda de altura cumulativa aferida entre os intervalos das avaliações médicas.

Rastreamento das infecções sexualmente transmissíveis

Nos últimos anos, o tratamento da disfunção erétil masculina tornou-se acessível à maioria da população. Esse fato, associado à alta prevalência de síndrome geniturinária da menopausa, que predispõe ao sangramento durante o ato sexual, colabora para um aumento na ocorrência de infecções sexualmente transmissíveis em mulheres no climatério e na pós-menopausa. Além do aconselhamento comportamental do uso de preservativos, algumas sociedades internacionais recomendam que mulheres sexualmente ativas que pertençam a grupos de risco realizem rastreamento anual para clamídia, gonorreia, sífilis e HIV. Aconselha-se que todas as mulheres sejam submetidas a rastreamento para HIV ao menos uma vez antes dos 65 anos de idade, independentemente do comportamento sexual.[26]

PROPEDÊUTICA RELACIONADA À TERAPIA HORMONAL DA MENOPAUSA

A terapêutica hormonal (TH) da menopausa pode ser indicada para tratar os sintomas vasomotores associados ao hipoestrogenismo, a síndrome geniturinária da menopausa, além de prevenir a perda de massa óssea e diminuir o risco de fraturas por fragilidade óssea.[15] Frequentemente surgem dúvidas quanto aos exames complementares que são imprescindíveis antes do início do tratamento. Além disso, garantir a segurança da paciente durante o uso da medicação é fundamental, e para tanto deve ser mantida avaliação clínica rigorosa.[15]

Antes de se iniciar a TH, o médico deve descartar as contraindicações ao uso por meio da anamnese e do exame físico. Dados suspeitos na história clínica devem ser investigados mediante exames complementares específicos. Cabe ressaltar que a presença de lesões precursoras do câncer de mama é uma contraindicação ao uso de TH. O exame clínico mamário em mulheres assintomáticas possui baixa sensibilidade no diagnóstico de pequenas lesões, podendo levar a falsos-negativos. Portanto, mulheres que iniciarão o uso de TH devem ter sua mamografia de rastreamento realizada há no máximo um ano.[15]

Além da exclusão de contraindicações à TH, alguns exames complementares podem auxiliar na escolha pela melhor via de administração hormonal. Alguns estudos observacionais demonstraram que a administração do estrogênio por via transdérmica apresenta menor risco de eventos tromboembólicos do que a via oral.[27] Identificar mulheres com maior risco de apresentar placas de ateromatose já formadas é importante para a definição sobre o uso de TH e pela dose e via de administração mais adequadas. Tabagismo, diabetes, dislipidemia e hipertensão arterial descontrolada são comorbidades associadas a maior possibilidade de desenvolvimento de ateromatose. A influência dessas comorbidades sobre o risco cardiovascular pode ser calculada por meio de fórmulas matemáticas disponíveis para o uso na internet em computadores ou dispositivos móveis. Uma delas foi desenvolvida pelo Colégio Americano de Cardiologia.[13] Segundo a Sociedade Norte-Americana de Menopausa, mulheres com risco inferior a 10% em 10 anos podem receber TH, entretanto, aquelas com risco cardiovascular entre 5 e 10% teriam maior benefício com a via transdérmica.[6] O uso de estrogênio em mulheres com alto risco cardiovascular (> 10% em dez anos) pode instabilizar placas de ateromatose e levar a eventos tromboembólicos como infarto do miocárdio e acidente vascular cerebral.[6] Para utilizar a ferramenta do cálculo de risco são necessários alguns dados, como níveis de pressão arterial, histórico de tabagismo e diabetes, além de valores de HDL e colesterol total. Recomenda-se, portanto, a dosagem de glicemia de jejum e perfil lipídico antes do início da TH. Vale ressaltar também que, para mulheres com valores de triglicérides superiores a 400 mg/dL, a via de administração transdérmica é mais adequada, mesmo naquelas com baixo risco cardiovascular.[6]

Após a instituição da TH o seguimento clínico periódico deve ser realizado. Apesar do aumento no risco de câncer de mama, não há evidências de que a redução do intervalo de rastreamento para um período inferior a um ano traga benefícios. Recomenda-se que o rastreamento mamográfico seja mantido com periodicidade anual. Não há evidências de que a suspensão da TH por um ou dois meses melhore a interpretação da mamografia por uma diminuição da densidade mamária.[15]

Mulheres em uso de TH devem ser submetidas a avaliação periódica de seus fatores de risco cardiovascular. A Tabela 1 detalha os esquemas de rastreamento propostos pelo Ministério da Saúde do Brasil. O estrogênio administrado por via oral pode aumentar os níveis séricos de HDL e triglicérides, além de reduzir os níveis de LDL. Esse efeito é menos evidente quando o hormônio é administrado por via transdérmica. Sugere-se a avaliação anual do perfil lipídico de mulheres usuárias de TH por via oral.[15]

É esperado que mulheres que usam TH sistêmica contínua combinada de estrogênio e progesterona apresentem amenorreia, porém, episódios de sangramento irregular podem ocorrer nos primeiros meses de uso da medicação.[15] A avaliação endometrial com ultrassom transvaginal e biópsia endometrial deve ser realizada se houver persistência do sangramento. Além disso, mulheres em uso de TH sistêmica combinada contínua em amenorreia que apresentem novo episódio de sangramento, e as que usam TH cíclica, mas que apresentam sangramento irregular, também necessitam de avaliação endometrial.[15] Mulheres com síndrome geniturinária da menopausa sem sintomas vasomotores podem receber terapia estrogênica isolada em baixas doses por via vaginal para melhorar os sintomas de atrofia genital. Nesses casos o uso de progestagênio não é necessário, entretanto, a presença de sangramento uterino anormal demanda pronta investigação endometrial complementar.[15]

REFERÊNCIAS BIBLIOGRÁFICAS

1. Utian WH. Ovarian function, therapy-oriented definition of menopause and climacteric. Exp Gerontol 1994; 29(3-4):245-51.
2. Brasil. Ministério da Saúde. Protocolos da Atenção Básica: Saúde das Mulheres/Ministério da Saúde, Instituto Sírio-Libanês de Ensino e Pesquisa – Brasília: Ministério da Saúde, 2016.
3. Harlow SD, Gass M, Hall JE, Lobo R, Maki P, Rebar RW et al. STRAW + 10 Collaborative Group. Executive summary of the Stages of Reproductive Aging Workshop + 10: addressing the unfinished agenda of staging reproductive aging. J Clin Endocrinol Metab 2012; 97(4):1159-68.
4. Welt CK. Ovarian development and failure (menopause) in normal women. In: UpToDate, Post, TW (ed.), UpToDate, Waltham, MA, 2020.
5. Voda AM. Climacteric hot flash. Maturitas 1981; 3:73-90.
6. Kaunitz AM, Manson JE. Management of menopausal symptoms. Obstet Gynecol 2015; 126(4):859-76.
7. Casper RF. Clinical manifestations and diagnosis of menopause. In: UpToDate, Post, TW (ed.), UpToDate, Waltham, MA, 2020.
8. Bromberger JT, Assmann SF, Avis NE, Schocken M, Kravitz HM, Cordal A. Persistent mood symptoms in a multiethnic community cohort of pre- and perimenopausal women. Am J Epidemiol 2003; 158(4):347-56.
9. Bromberger JT, Kravitz HM, Chang YF, Cyranowski JM, Brown C, Matthews KA. Major depression during and after the menopausal transition: Study of Women's Health Across the Nation (SWAN). Psychol Med 2011; 41(9):1879-88.
10. Brasil. Ministério da Saúde. Rastreamento. Brasília, 2010 (Caderno de Atenção Básica, n. 29). Disponí-

vel em: http://189.28.128.100/dab/docs/publicacoes/cadernos_ab/abcad29.pdf; acessado em: 23 de junho de 2020.

11. Lobo RA. Hormone-replacement therapy: current thinking. Nat Rev Endocrinol 2017; 13(4):220-31.

12. Simão AF, Précoma DB, Andrade JP, Correa Filho H, Saraiva JFK, Oliveira GMM et al. Sociedade Brasileira de Cardiologia. I Diretriz Brasileira de Prevenção Cardiovascular. Arq Bras Cardiol 2013; 101(6Supl.2):1-63.

13. Goff DC Jr, Lloyd-Jones DM, Bennett G, Coady S, D'Agostino RB, Gibbons R et al. American College of Cardiology/American Heart Association Task Force on Practice Guidelines. 2013 ACC/AHA guideline on the assessment of cardiovascular risk: a report of the American College of Cardiology/American Heart Association Task Force on Practice Guidelines. Circulation 2014; 129(25 Suppl 2):S49-73.

14. Brasil. Ministério da Saúde. Instituto Nacional de Câncer José Alencar Gomes da Silva (Inca). Estimativa 2020: Incidência de câncer no Brasil. Disponível em: https://www.inca.gov.br/sites/ufu.sti.inca.local/files//media/document/estimativa-2020-incidencia-de-cancer-no-brasil.pdf; acessado em: 21 de junho de 2020.

15. Pompei LM, Machado RB, Wender MC, Fernandes CE. Consenso Brasileiro de Terapêutica Hormonal da Menopausa: Associação Brasileira de Climatério (Sobrac). São Paulo: Leitura Médica, 2018.

16. Siu AL; US Preventive Services Task Force. Screening for Breast Cancer: US Preventive Services Task Force Recommendation Statement. Ann Intern Med 2016; 164(4):279-96.

17. Urban LABD, Chala LF, Bauab SDP et al. Breast cancer screening: updated recommendations of the Brazilian College of Radiology and Diagnostic Imaging, Brazilian Breast Disease Society, and Brazilian Federation of Gynecological and Obstetrical Associations. Radiol Bras 2017; 50(4):244-9.

18. Committee on Practice Bulletins – Gynecology. Practice Bulletin Number 179: Breast Cancer Risk Assessment and Screening in Average-Risk Women. Obstet Gynecol 2017; 130(1):e1-e16.

19. Brasil. Ministério da Saúde. Instituto Nacional de Câncer José Alencar Gomes da Silva (Inca). Diretrizes para a Detecção Precoce do Câncer de Mama no Brasil. Rio de Janeiro, 2015. Disponível em: https://www.inca.gov.br/sites/ufu.sti.inca.local/files//media/document//diretrizes_deteccao_precoce_cancer_mama_brasil.pdf; acessado em: 21 de junho de 2020.

20. Brasil. Ministério da Saúde. Instituto Nacional de Câncer José Alencar Gomes da Silva (Inca). Diretrizes Brasileiras para o Rastreamento do Câncer do Colo do Útero. Rio de Janeiro, 2016. Disponível em: https://www.inca.gov.br/sites/ufu.sti.inca.local/files//media/document//diretrizesparaorastreamentodocancerdocolodoutero_2016_corrigido.pdf; acessado em: 21 de junho de 2020.

21. Committee on Gynecologic Practice, Society of Gynecologic Oncology. Committee Opinion No. 716: The Role of the Obstetrician-Gynecologist in the Early Detection of Epithelial Ovarian Cancer in Women at Average Risk. Obstet Gynecol 2017; 130(3):e146-e149.

22. Wolf AM, Fontham ET, Church TR et al. Colorectal cancer screening for average-risk adults: 2018 guideline update from the American Cancer Society. CA Cancer J Clin 2018; 68(4):250-81.

23. Organização Mundial da Saúde. Global action plan for the prevention and control of noncommunicable diseases 2013-2020. WHO, 2013.

24. Rosen HN, Drezner MK. Clinical manifestations, diagnosis, and evaluation of osteoporosis in postmenopausal women. In: UpToDate, Post, TW (ed.), UpToDate, Waltham, MA, 2020.

25. Cosman F, de Beur SJ, LeBoff MS et al. Clinician's guide to prevention and treatment of osteoporosis. Osteoporos Int 2014; 25(10):2359-81.

26. Baill IC, Castiglioni A. Health maintenance in postmenopausal women. Am Fam Physician 2017; 95(9):561-70.

27. Mohammed K, Abu Dabrh AM, Benkhadra K et al. Oral vs. transdermal estrogen therapy and vascular events: a systematic review and meta-analysis. J Clin Endocrinol Metab 2015; 100(11):4012-20.

CAPÍTULO 3

Propedêutica em mastologia

Luiz Henrique Gebrim
Felipe Andreotta Cavagna

INTRODUÇÃO

O câncer de mama representa a principal causa de morte por câncer nas mulheres brasileiras desde 1980, apresentando curva ascendente com tendência à estabilização nos últimos anos. Dados estimados pelo Ministério da Saúde do Brasil para 2020 mostraram que o câncer de mama é o primeiro em incidência, antecedendo o de pele, com uma taxa ajustada de 43,74 por 100 mil mulheres, ou 66.280 casos novos neste ano.[1]

As etapas da carcinogênese são complexas e se iniciam logo após a adolescência. São vários os estudos epidemiológicos realizados com o intuito de identificar eventuais fatores que possam explicar a maior incidência nas mulheres ocidentais. O sedentarismo parece ser importante fator que acentuaria essas etapas.

A prevenção primária, embora complexa, é factível com atividade física regular, que reduz entre 13 e 25% o risco de câncer de mama, de acordo com a intensidade.[2] O exercício físico pode regular positivamente e ativar vias supressoras de tumor.[3] Os estudos sugerem maior efeito benéfico em mulheres com idade inferior a 40 anos, possivelmente pela redução de estrogênio circulante.[4] Outra forma efetiva é a quimioprevenção com tamoxifeno para as mulheres de risco elevado. A prevenção secundária engloba a detecção precoce, autoexame, exame físico, rastreamento mamográfico e os demais métodos de diagnóstico por imagem. O câncer de mama é definido como precoce quando diagnosticado nos estádios clínicos *in situ*, I e II, podendo ser tratado com a conservação da mama e cura em mais de 75% dos casos. Apesar das controvérsias sobre o impacto que cada um deles exerce sobre as taxas de mortalidade, existem benefícios em relação à sobrevida, tratamentos menos mutiladores e melhor qualidade de vida.

ANAMNESE

Além de uma avaliação minuciosa da queixa e duração e história pregressa da moléstia atual, a anamnese deve conter algumas informações importantes com o intuito de identificar pacientes de maior risco para neoplasia maligna de mama.

Questionar sobre antecedentes ginecológicos e obstétricos é bastante importante, como a idade da menarca e da menopausa. Quanto mais precoce a idade da menarca, maior o risco para o câncer de mama. Uma metanálise envolvendo 117 estudos epidemiológicos mostrou que o risco relativo (RR) aumenta em 1.05 para cada ano mais jovem da menarca.[5] Esse mesmo estudo mostrou também um aumento de RR de 1.029 para cada ano mais tardio da menopausa.

Em relação à paridade, nulíparas têm risco 30% maior de câncer de mama em comparação com as que já gestaram, e, quanto mais precoce a gestação, maior a proteção. Mulheres que gestaram depois dos 35 anos de idade têm um RR de 2.25 até 3.7, comparando-se com aquelas que tiveram filhos até os 25 anos, especialmente para tumores hormônio sensíveis (principalmente os lobulares) e diagnosticados na pós-menopausa.[6] Quanto maior a paridade, maior o efeito protetor.

A amamentação está relacionada com fator protetor para câncer de mama, com um RR de 0.6 para mulheres que amamentaram, podendo chegar a 0.4 com o aumento do tempo de amamentação.[7]

A associação entre o uso atual de contraceptivos orais e o câncer de mama está bem estabelecida, com um RR de 1.20 entre as mulheres que usam atualmente ou usavam até recentemente contraceptivos hormonais comparado com mulheres que nunca usaram, e esse risco aumenta proporcionalmente à duração de uso.[8]

Em relação à terapia hormonal (TH), há um aumento de 26% de carcinoma de mama em mulheres que utilizam estrogênio com progesterona comparada com as que não utilizam.[9] O uso de monoterapia com estrogênio não aparenta ser tão maléfico quanto quando associado a um progestágeno, sendo necessários mais estudos.

Informações sobre antecedentes pessoais são importantes. Um antecedente pessoal de câncer de mama aumenta o risco em 1.5 para desenvolver outro carcinoma primário, podendo chegar a 4.5 em pacientes abaixo dos 40 anos de idade.[10] Pacientes tratadas com radioterapia torácica apresentam maior risco de desenvolver câncer de mama, com um RR de 4.7. Este RR pode ser maior em pacientes que receberam essa radioterapia em idades mais jovens, naquelas que utilizaram doses maiores e tratamento quimioterápico concomitante.[11]

Antecedentes de doenças benignas também aumentam o risco de câncer de mama e devem ser investigados. De uma maneira geral, uma doença benigna da mama aumenta o RR em cerca de 1.5 em comparação com a população em geral. Em lesões não proliferativas o RR é de cerca de 1.3, em lesões proliferativas sem atipia, 1.9 e em lesões proliferativas com atipia, 4.2. Pacientes sem história familiar importante com lesões não proliferativas não apresentam aumento do risco.[12]

Alguns trabalhos indicam que hábitos de vida como tabagismo, sedentarismo e etilismo podem aumentar, mesmo que muito discretamente, o risco de cânceres, entre eles, o de mama.

Deve-se inquirir sobre antecedentes familiares de câncer, já que o risco de desenvolver câncer de mama aumenta proporcionalmente com a quantidade de parentes de primeiro grau com essa doença, sendo um importante dado também para pensar em mutações genéticas em pacientes com histórico familiar fortemente positivo.

EXAME FÍSICO

Trata-se de importante método propedêutico para diagnóstico e defesa profissional em caso de contestação judicial, já que 10% dos carcinomas de mama não são rastreáveis pelos métodos de imagens e dependem das alterações clínicas para a indicação de biópsia. Sua eficácia depende da qualidade com a qual é realizado, mesmo se for feito por técnico em saúde. Antes de iniciar, é importante certificar-se que o ambiente esteja com iluminação adequada, e que a paciente esteja despida da cintura para cima.

Inicia-se com a inspeção estática, em que, com a paciente mantendo os braços pendentes ao lado do corpo, verificamos o volume, simetria, integridade da pele e complexo areolopapilar, retrações, abaulamentos e presença de sinais flogísticos. Posteriormente, na inspeção dinâmica, a paciente aperta as mãos na cintura no intuito de contrair o músculo peitoral maior, e depois levanta as mãos acima da cabeça, ajudando assim a mostrar eventuais retrações ou abaulamentos não verificados durante a inspeção estática.

A palpação das mamas deve ser realizada com a paciente em decúbito dorsal e as mãos atrás da cabeça. Se a paciente estiver na menacme, a melhor época para sua realização é logo após a menstruação. Dedilha-se com a polpa dos dedos de ambas as mãos por toda a mama, incluindo sua porção axilar, complexo areolopapilar e sulco. A expressão da papila só deve ser realizada se houver queixa de fluxo papilar, especialmente se espontâneo.

Com a paciente em posição sentada, apoiando o braço no ombro ou no braço do profissional de saúde que está examinando, palpam-se as axilas, seguido de fossas supra e infraclaviculares.

Um exame clínico realizado por profissionais treinados pode detectar nódulos tão pequenos quanto 1 cm de diâmetro, ou alterações cutâneas sutis, principalmente em mulheres mais jovens ou nas demais com mamas radiologicamente densas nas quais a mamografia tem menor acurácia. Embora o diagnóstico clínico (nódulo palpável) nem sempre seja precoce, o tratamento rápido (em um período de 30 dias) impede a progressão para as formas avançadas da doença com aumento expressivo da sobrevida das pacientes. Estudos de detecção precoce utilizando apenas a palpação das mamas realizados em países que não realizam o rastreamento mamográfico mostram redução significativa de casos avançados (*downstage*), com consequente redução de mortalidade.

Em relação ao autoexame das mamas, considerando-se que a incidência do carcinoma mamário é desprezível nas 2 primeiras décadas, recomenda-se que seja realizado por todas as mulheres a partir dos 20 anos de idade. A periodicidade deve ser a cada um ou dois meses, 4 a 6 dias após o término do fluxo menstrual. Trata-se de método que deve ser incentivado principalmente em países ou populações onde predominam as formas avançadas da doença, por não disporem de acesso à consulta com exame clínico rotineiro das mamas em unidades básicas de saúde nem programas de rastreamento mamográfico. Ressalta-se que, no Brasil, grande parte dos casos diagnosticados são formas avançadas que foram identificados pela própria paciente. Nas mulheres com acesso ao rastreamento mamográfico e exame médico semestral das mamas, o autoexame é pouco efetivo. O custo é desprezível, sendo parte integrante da conscientização feminina sobre a importância do câncer de mama.

EXAMES DE IMAGENS

Mamografia e rastreamento mamográfico

A mamografia é um exame de imagem capaz de identificar nódulos, calcificações, assimetrias e distorções, sendo amplamente utilizado no âmbito de rastreamento ou investigação de alterações clínicas das mamas. Apresenta algumas limitações, principalmente por não conseguir diferenciar lesões císticas das sólidas, em mamas de volume muito grande ou mamas extremamente densas (onde o tecido fibroglandular pode ocultar eventuais lesões).

O exame é realizado em duas incidências, a mediolateral oblíqua (expõe a maior parte do parênquima, especialmente os laterais, e classifica as lesões em superiores ou inferiores) e a craniocaudal (avalia melhor os quadrantes mediais e classifica as lesões em laterais ou mediais). As alterações que são visibilizadas em ambas as incidências tendem a ser mais significativas.

Hoje dispõe-se de três tipos de mamografia: analógica (convencional), digital (DR) e digitalizada (CR). A mamografia analógica ou convencional consiste num sistema com uma unidade de raios X que atravessa o tecido mamário e um detector de filme/*écran* (converte energia de fótons de raio X em luz), e este deve ser processado, gerando um filme a ser interpretado num negatoscópio.

A mamografia digital tem igual ou maior sensibilidade na caracterização de alterações mamográficas. Acredita-se que esse ganho deva ser maior em mulheres com mamas densas, em que a sensibilidade do rastreamento é menor.[13]

Vale ressaltar algumas vantagens da mamografia digital, a despeito da acurácia, a possibilidade do arquivamento das imagens (comparação com exames anteriores), transmissão a distância (telemedicina) e implementação de outras tecnologias como CAD (*computer aided detection*) e tomossíntese.

Uma densidade mamográfica elevada está fortemente associada ao risco para desenvolver câncer de mama, retarda o diagnóstico (dificultando a identificação de lesões) e se relaciona com maior atividade proliferativa do estroma e epitélio e consequente estímulo carcinogênico. Uma metanálise de 42 trabalhos mostrou que mulheres com mamas extremamente densas (padrão mamográfico 4, ou seja, > 75% de tecido fibroglandular na composição mamária) têm aproximadamente 4 a 6 vezes mais risco que mulheres com padrão adiposo (< 25% de tecido fibroglandular na composição mamária).[1]

A mamografia tem duas indicações principais:

- A primeira é o rastreamento de mulheres para carcinoma de mama. Para se propor o rastreamento mamográfico em determinada população, o custo-benefício deve ser considerado. Redução de 30% de mortalidade acarreta custo aproximado de 26 mil dólares por caso diagnosticado. Esse custo equivale ao rastreamento em mulheres acima de 50 anos de idade.[4] Neste grupo etário, diagnosticam-se de 6 a 10 casos de câncer já no primeiro exame de rastreamento, e de 2 a 4 em cada intervalo (1 ou 2 anos) subsequentes. A mamografia isolada possui uma sensibilidade de 72 a 88% e especificidade de 83 a 98%.[4,15]
Entre 40 e 50 anos de idade, os efeitos na redução de sobrevida são menores, entre 15 e 20%, com custo três vezes maior, sendo menos viável para programas de saúde pública em países como Canadá, Inglaterra, Itália e também no Brasil. Tal fato decorre da menor incidência de câncer nessa faixa etária e menor especificidade do exame, que requer maior número de complementações com ultrassonografia, punções ou procedimentos invasivos.[16,14,17]

- A segunda indicação é classificar lesões encontradas no rastreamento ou pela palpação quanto ao risco de malignidade (BI-RADS®).

Ultrassom

O ultrassom (US) vem sendo estudado como complementar da mamografia no rastreamento de mulheres com mamas densas. O método permite identificar nódulos sem representação mamográfica, diferenciar lesões císticas de sólidas, é bem aceito pelas pacientes e permite guiar biópsias em tempo real, com fácil acesso a diferentes topografias na mama.

Em quatro estudos totalizando mais de 37 mil mulheres com mamas densas ou moderadamente densas, apenas 0,37% delas foram identificadas somente pela ultrassonografia, o que equivale a 3 carcinomas para cada 1000 pacientes. Esse índice é 50% menor que o número de carcinomas encontrados em grupos de pacientes rastreadas apenas pela mamografia. A associação de US e mamografia (MMG) em pacientes com mamas densas ou moderadamente densas elevou a sensibilidade para 96%. Dos carcinomas identificados somente pelo ultrassom, 92% estavam em mamas densas e somente 8% em mamas lipossubstituídas.[4]

É importante ressaltar que existe significante aumento do número de biópsias desnecessárias indicadas pelos achados ultrassonográficos. O US se mostrou menos efetivo que a MMG na detecção de pequenos carcinomas, calcificações ou CDIS (*carcinoma ductal in situ*), além de ser muito operador dependente e pouco reprodutível entre diferentes observadores.[15]

Ressalte-se que existem lesões mamográficas que raramente serão identificadas ao US, principalmente as microcalcificações agrupadas. Assim, não há indicação para se solicitar de rotina se o exame clínico for normal com intuito de rastreamento.[15]

O exame aumenta a acurácia da mamografia em pacientes de alto risco com mamas densas e é mais efetivo quando direcionado para determinadas alterações mamográficas (densidade focal ou assimétrica) ou clínicas (nodulações).

A caracterização ultrassonográfica de uma imagem passa por 2 níveis, muitas vezes simultaneamente. No primeiro, caracteriza-se a imagem como sólida ou cística, dentro de um espectro que pode incluir desde tecido normal (ausência de qualquer lesão), lesão cística simples, lesão cística complexa, lesão cística complicada, lesão cística ou sólida de características indeterminadas e, por fim, lesão sólida.

As alterações ultrassonográficas são classificadas em categorias de risco de malignidade segundo os critérios da Sociedade Americana de Radiologia. A classificação BI-RADS® foi desenvolvida originalmente para a mamografia e recentemente adaptada para US (Tabela 1).

A maioria dos achados ultrassonográficos é morfologicamente semelhante aos mamográficos. As categorias do BI-RADS® ultrassonográfico conferem os mesmos valores de risco de malignidade que o mamográfico, embora a validação dos valores preditivos ainda seja alvo de estudos.

Em caso de dúvida palpatória, recomenda-se que o laudo explicite o que foi encontrado na região em questão e o correlacione com a dúvida que motivou o exame, mesmo que se trate de tecido fibroglandular sem alterações.

Um dos principais objetivos do US mamário (Tabela 2) é evitar biópsias desnecessárias, sempre que houver reclassificação dos achados clínicos ou mamográficos para as categorias 1, 2 ou 3, o que não ocorre com microcalcificações suspeitas, que, independentemente dos achados ultrassonográficos, devem ser biopsiadas por orientação estereotáxica mamográfica. Vale ressaltar que alterações clínicas persistentes em pacientes com mamas densas devem ser biopsiadas independentemente da negatividade dos exames por imagens.[18]

Outro objetivo é evitar exames de acompanhamento desnecessários. Realizar US comple-

TABELA 1 Classificação BI-RADS®

Categorias BI-RADS®			
Categoria	Interpretação	VPP	Conduta
0	Inconclusivo		Exame adicional
1	Benigno	0 %	Rotina (1 a 2 anos)
2	Benigno	0 %	Rotina (1 a 2 anos)
3	Provavelmente benigno	< 2%	Considerar controle semestral por 18 meses
4 (A, B, C)	Suspeito	15-75%	Biópsia
5	Provavelmente maligno	> 95%	Biópsia
6	Lesão maligna (biopsiada ou diagnosticada) não submetida à terapia definitiva	100%	

TABELA 2 Objetivos do ultrassom diagnóstico

Evitar seguimento ou biópsias desnecessárias em alterações benignas
Aumento da resolutividade diagnóstica (BI-RADS® 0 e 3)
Orientar procedimentos intervencionistas (BI-RADS® 4 ou 5)
Melhorar capacidade de interpretação da mamografia
Detecção de nódulos subclínicos
Caracterizar a extensão anatômica ou multicentricidade

mentar de um nódulo mamográfico classificado como BI-RADS® 3 evita o seguimento de médio prazo (6 meses) por se tratar de cisto simples ou ainda tecido fibroglandular normal em mais de 70% das alterações.[19]

Alterações palpatórias bidimensionais (espessamentos assimétricos) são frequentemente representadas por tecido fibroglandular exuberante ou sobreposto a um nódulo. O US permite avaliar a extensão e a multifocalidade da forma nodular do carcinoma, podendo ser útil na avaliação dos linfáticos regionais e na orientação de biópsias de linfonodos.

O objetivo do US direcionado é caracterizar da maneira mais acurada possível a etiologia do achado clínico ou mamográfico que motivou a realização do exame de US. Nas alterações palpáveis, o exame é dispensável em mamas lipossubstituídas, para as quais a mamografia é o método de eleição. Existe indicação relativa nas mamas densas ou moderadamente densas (com anormalidades palpáveis).[19]

A ultrassonografia isoladamente não deve ser realizada como rastreamento pelo alto número de casos falso-positivos e menor acurácia que a mamografia, e não há dados científicos que fundamentem essa conduta em mulheres de baixo risco ou em jovens sem alteração palpatória. Estima-se que, para cada caso de carcinoma diagnosticado pelo rastreamento ultrassonográfico, seriam necessários 5 mil exames, havendo necessidade de procedimentos invasivos em 20% deles.[20]

O US auxilia a detecção de câncer de mama em pacientes com mamas radiologicamente densas, identificando com maior precisão nódulos obscurecidos à mamografia ou pequenas alterações à palpação. O método isoladamente não é eficaz na redução da mortalidade. No entanto, entre 2 e 3% dos carcinomas são detectados somente pelo ultrassom, em mulheres com mamas densas.[21]

Outro atributo importante do método é a facilidade para guiar biópsias percutâneas em nódulos ou assimetria focal.

Estudos vêm sendo realizados em pacientes mais jovens, com risco genético conhecido e naquelas com mamas densas à mamografia, para que seja avaliada nesse subgrupo a aplicabilidade do método como rastreamento.

Importância do US em situações específicas

Fluxos papilares espontâneos

Tem pouco valor prático nos fluxos papilares. Papilomas solitários e próximos à papila podem apresentar-se como nódulos sólidos no interior de um ducto, que pode estar dilatado ou não, ou no interior de um cisto.

Ressalte-se que US normal em paciente com derrame papilar não exclui necessidade de biópsia. As lesões papilíferas podem ser caracterizadas como BI-RADS® 3 quando tiverem forma ovalada, menores que 1,2 cm e não envolverem ductos ramificados. São caracterizadas como BI-RADS® 4 quando ultrapassam 1,2 cm e envolvem ductos ramificados ou causam expansão focal dos ductos.[22]

Implantes mamários

O exame é mais sensível que a mamografia, mas inferior à ressonância nuclear magnética para avaliação da integridade das próteses. Pacientes com implantes não possuem contraindicação à realização de procedimentos diagnósticos. Permite identificar tanto roturas intra quanto extracapsulares nas próteses de gel de silicone de lúmen único. Possui mais acurácia em roturas extracapsulares. Possibilita também avaliar complicações agudas e crônicas do implante (abscesso, hematoma etc.).

Cistos

São características dos cistos simples o conteúdo anecoico, margens circunscritas com paredes anteriores e posteriores agudas, sombras bilaterais finas e reforço acústico posterior, completamente englobado por cápsula ecogênica fina, reforço acústico posterior e sombra acústica bilateral fina. Cistos pequenos (menores que 5 mm) ou muito profundos podem carecer do reforço posterior. Eventualmente, podem estar presentes ecos em movimento.

Os cistos complexos são muito raros, adquirem forma ovoide, circunscritos, com septos isoecogênicos espessos, nódulos murais, pedículo fibrovascular ou aparência microlobulada microcística.

O exame é útil no diagnóstico de cistos oleosos, seroma pós-operatório, galactoceles, abscessos e necrose gordurosa, os quais podem apresentar-se de inúmeras maneiras diferentes. Para o diagnóstico exato de tais lesões, a correlação com história clínica e antecedentes pessoais é fundamental.[23]

Ressonância nuclear magnética

A ressonância magnética (RM) é exame altamente sensível (85 a 100%), mas com pouca especificidade (47 a 67%). A RM deve ser realizada com a administração de contraste paramagnético à base de gadolínio, sendo necessária investigação de *clearance* de creatinina antes de realizar o exame.

Uma de suas indicações é o rastreamento em mulheres de alto risco, ou seja, aquelas com risco/vida de 20-25% para desenvolver câncer de mama, incluindo portadoras de mutação nos genes *BRCA*, mulheres com importantes antecedentes familiares de câncer de mama e mulheres submetidas a radiação torácica na juventude. O impacto do exame na mortalidade pela doença é ainda desconhecido.[24]

Também é indicada na avaliação pré-operatória em situações específicas, como carcinoma lobular, cânceres em mamas muito densas (que diminuem a sensibilidade da mamografia) e casos de carcinoma ductal *in situ* extenso. Quando mal indicada, a RM pode aumentar o número de mastectomias sem benefício claro na prevenção da recidiva.[25]

Outras indicações incluem avaliar imagens com características conflitantes ou inconclusivas em exames de ultrassom e MMG, na propedêutica do carcinoma oculto de mama e na avaliação de implantes mamários (ocasião que dispensa uso do gadolínio).

Além da baixa especificidade, ela é inferior à mamografia na detecção de carcinoma *in situ*

e cânceres menores que 3 mm. Tem custo elevado, e ainda não está disponível tão abrangentemente.

Tomossíntese

A tomossíntese digital (TD) da mama é uma importante ferramenta de imagem que permite que várias imagens tomográficas sejam obtidas de maneira a criar uma mamografia "semitridimensional", reduzindo assim o efeito de mascaramento da sobreposição de tecido fibroglandular. Pode ser utilizada tanto no cenário de rastreamento quanto para diagnóstico, permitindo melhor detecção do câncer e reduzindo simultaneamente os resultados falso-positivos.[26]

Existe aumento da especificidade e sensibilidade para tumores invasivos quando associada à MMG, sem exceder a dose de radiação glandular média de segurança. Apesar do importante papel que a TD vem ganhando no rastreamento, ainda não se conhece o benefício efetivo no intuito de reduzir a mortalidade, e nem o subgrupo no qual a sua realização teria mais impacto.[27]

A TD permite melhor avaliação de tamanho e margens de nódulos, assimetrias, e é particularmente útil na caracterização de distorções arquiteturais, além de melhor diferenciar lesões cutâneas e parenquimatosas.

Algumas de suas limitações incluem a avaliação de calcificações, mamas de densidades muito altas.

CLASSIFICAÇÃO DOS ACHADOS IMAGINOLÓGICOS

Para as lesões não palpáveis, adota-se a classificação do Colégio Americano de Radiologia (BI-RADS®), atualmente em sua quinta edição.[28]

O sistema de classificação BI-RADS® foi criado pelo Colégio Americano de Radiologia, com a cooperação de outras entidades americanas, com o objetivo de estabelecer uma ferramenta de análise mamográfica padronizada, reduzindo, assim, fatores de confusão e dados subjetivos e facilitando o acompanhamento, melhorando a qualidade dos exames e o cuidado com as pacientes. A classificação distribui os achados mamográficos, o ultrassom e recentemente a ressonância magnética em seis categorias:

- BI-RADS® 0: Avaliação mamográfica incompleta ou inconclusiva. Há necessidade de exames de imagens complementares, como compressão localizada, magnificação, incidência mamográfica especial ou ultrassom.
- BI-RADS® 1: Exame normal. As mamas são simétricas e não são encontradas alterações imaginológicas.
- BI-RADS® 2: Os achados são normais e traduzem benignidade. Entretanto, o radiologista descreve alterações típicas, como fibroadenoma calcificado, calcificações secretórias múltiplas, cisto oleoso, lipoma, hamartoma, linfonodo intramamário, calcificações vasculares. Ambas as categorias (1 e 2) sugerem benignidade.
- BI-RADS® 3: Achados provavelmente benignos. Nesta categoria a probabilidade de malignidade é inferior a 2%, sendo próxima de zero nas mulheres com idade inferior a 50 anos. Três achados específicos são descritos como prováveis benignos (nódulo sólido circunscrito sem calcificações, assimetria focal e agrupamento de calcificações redondas ou puntiformes), sendo esta última considerada por alguns radiologistas como achado absolutamente benigno. Todos os estudos enfatizam a necessidade de completa avaliação diagnóstica das imagens, incluindo ultrassom e incidências complementares, antes de estabelecer o achado como provavelmente benigno. Na presença de nódulos sólidos não palpáveis (BI-RADS 3) isolados, de contornos regulares, a ultrassonografia (US) diferencia a sua natureza (cístico ou sólido). Sendo cístico, não há necessidade de fazer controle ultrassonográfico e reclassifica-se em BI-RADS® 2, recomendando apenas seguimento de rotina. No caso da progressão (aumento da dimensão do nódulo ou número de microcalcificações), a biópsia deve ser imediata. Comprovada a estabilidade, no final do controle (24 meses) permite-se estabelecer a benignidade da lesão reclassificando-a como BI-RADS® 2.
- BI-RADS® 4: Achados suspeitos. Esta categoria é reservada para achados suspeitos mas que não possuem a aparência clássica de malignidade. É subdividida em categorias: 4A, em que o risco de malignidade é inferior a 15%; 4B, de 30%; e 4C, superior a 75%. Assim, pode-se determinar a chance de malignidade e fornecer melhor conduta, como por exemplo o seguimento em alguns casos da categoria 4A.
- BI-RADS® 5: Achados altamente sugestivos de malignidade. Essas alterações indicam probabilidade de malignidade superior a 95%. Recomenda-se a exérese da lesão, mesmo se o anatomopatológico obtido por biópsia não confirmar malignidade.
- BI-RADS® 6: Esta categoria é reservada para casos onde já está confirmado o diagnóstico histopatológico de câncer, sendo útil para rastrear a mama oposta ou avaliar a resposta à terapêutica sistêmica.

ESTUDO CITOLÓGICO E HISTOLÓGICO

Uma vez identificada lesão que necessite de ulteriores investigações, deve-se optar por que tipo de material será mais adequado para cada caso. Qualquer procedimento realizado na obtenção desse material pode ser realizado sob guia de MMG, US e RNM, sendo sempre preferível o US quando a lesão é visibilizada por ele, devido ao seu menor custo e maior facilidade de realização.

PUNÇÃO ASPIRATIVA POR AGULHA FINA

A punção aspirativa por agulha fina (PAAF) consiste na obtenção de material celular da lesão por meio de uma agulha fina (20-21G) acoplada a uma seringa. Aplicando-se uma discreta pressão negativa ao puxar o êmbolo, é realizado movimento de vaivém com a agulha dentro da lesão, podendo ser repetido até a obtenção de uma quantidade adequada de material, o qual é posteriormente fixado em lâmina. Pode-se utilizar anestésico local.

Tem como principal indicação afastar malignidade em lesões com baixa suspeita para câncer. Via de regra, não deve ser realizada caso a suspeita de malignidade seja considerável, já que não é possível a realização de imuno-histoquímica com o material obtido por PAAF.[29]

Pode ser utilizada também no esvaziamento de cistos ou outras coleções mamárias.

BIÓPSIA POR AGULHA GROSSA

A biópsia por agulha grossa, ou *core biopsy*, é realizada por meio de uma agulha pouco maior do que a da PAAF (12-14G) acoplada a um dispositivo que a movimenta dentro da lesão, obtendo assim pequenos fragmentos de tecido mamário para anatomopatológico. Esse procedimento é realizado com o uso de anestésico local, sendo costumeiramente bem tolerado pelas pacientes. Caso a paciente faça uso de medicamentos anticoagulantes, e se não houver contraindicações, estes deverão ser suspensos pelo menos 7 dias antes do procedimento, para evitar hematomas.

É ideal para investigação de nódulos suspeitos, já que se trata de estudo histológico, sendo possível a realização de imuno-histoquímica.[30]

BIÓPSIA ASSISTIDA A VÁCUO

A biópsia assistida a vácuo, comumente chamada de mamotomia, é a forma de biópsia na qual se obtém maior quantidade de tecido. Isso é possível pois a agulha, que já tem calibre maior do que a da biópsia por agulha grossa, se acopla a um dispositivo controlado por meio de um sistema computadorizado que proporciona um vácuo. Após o posicionamento da agulha sob a lesão, a pressão negativa puxa o material para dentro da agulha e em seguida uma lâmina giratória é acionada e o material é captado.

É possível se obter grandes quantidades de tecido, evitando-se procedimento cirúrgico em cerca de 70% das pacientes, possibilitando uma melhor programação terapêutica naquelas pacientes que deverão se submeter a exérese cirúrgica e diminuindo os falsos negativos. É ideal na investigação de calcificações suspeitas, e nódulos de até 15 mm podem ser completamente retirados após o procedimento.

Ao término da obtenção do material, introduz-se um clipe de titânio com o intuito de localizar o leito da lesão, a qual pode ser completamente retirada.

Tem muitas vantagens em comparação com a biópsia excisional, pois é procedimento minimamente invasivo, mais barato e sem necessidade de internação, não deixando cicatrizes importantes e não causando distorções em exames mamográficos futuros.

Possui algumas limitações e dificuldade de realização, como o alto custo quando comparado com a biópsia por agulha grossa, a dificuldade de acesso em alguns tipos de lesões (muito posteriores, superficiais ou profundas), dificuldade quando há implante de silicone, mamas delgadas, com espessura menor de 20 mm após compressão, e eventual movimentação do clipe metálico do seu leito.[31]

BIÓPSIA CIRÚRGICA

É a biópsia realizada em centro cirúrgico, na maioria das vezes com a paciente sob anestesia geral ou sedação. Pode ser incisional, em que se remove parte da área suspeita suficiente para o diagnóstico, ou excisional, na qual toda a lesão é retirada.

Tem como vantagem a possibilidade de permitir congelação, que pode ser útil em alguns casos.

CONCLUSÃO

Existem, hoje, muitas ferramentas para investigar as queixas relacionadas às mamas. É importante conhecer as vantagens e as limitações de cada método, para que sejam utilizados corretamente e, assim, chegar-se ao diagnóstico de forma rápida e certeira.

REFERÊNCIAS BIBLIOGRÁFICAS

1. Ministério da Saúde. INCA. Estimativa de câncer no Brasil, 2020.
2. Priorities for the primary prevention of breast cancer. Graham A. Colditz MD, DrPH Kari Bohlke ScD. First published: 19 March 2014. https://doi.org/10.3322/caac.21225.
3. Hildebrand JS, Gapstur SM, Campbell PT, Gaudet MM, Patel AV. Recreational physical activity and leisure-time sitting in relation to postmenopausal breast cancer risk. Cancer Epidemiol Biomarkers Prev 2013; 22:1906-12.
4. Tabar L Vitak B, Tony HH, Yen MF, Duffy SW, Smith RA. Beyond randomized controlled trials: organized mammographic screening substantially reduces breast carcinoma mortality. Cancer 2001; 91:1724-31.
5. Collaborative Group on Hormonal Factors in Breast Cancer. Menarche, menopause, and breast cancer risk: individual participant meta-analysis, including 118 964 women with breast cancer from 117 epidemiological studies. Lancet Oncol 2012; 13:1141-51.
6. Ban KA, Godellas CV. Epidemiology of breast cancer. Surg Oncol Clin N Am 2014; 23:409-22.
7. Zhou Y, Chen J, Li Q, Huang W, Lan H, Jiang H. Association between breastfeeding and breast cancer risk: evidence from a meta-analysis. Breastfeed Med 2015; 10:175-82.
8. Mørch LS, Skovlund CW, Hannaford PC, Iversen L, Fielding S, Lidegaard Ø. Contemporary hormonal contraception and the risk of breast cancer. N Engl J Med 2017; 377:2228-39.
9. Collaborative Group on Hormonal Factors in Breast Cancer. Type and timing of menopausal hormone therapy and breast cancer risk: individual participant meta-analysis of the worldwide epidemiological evidence. The Lancet. Published online August 29, 2019. http://dx.doi.org/10.1016/S0140-6736(19)-31709-X.
10. American Cancer Society. Special Section: multiple primary cancers. Cancer Facts and Figures 2009. Atlanta, GA: American Cancer Society, 2009.
11. Ibrahim EM, Abouelkhair KM, Kazkaz GA, Elmasri OA, Al-Foheidi M. Risk of second breast cancer in female Hodgkin's lymphoma survivors: a meta--analysis. BMC Cancer 2012; 12:197.
12. Hartmann LC, Sellers TA, Frost MH, Lingle WL, Degnim AC, Ghosh K. Benign breast disease and the risk of breast cancer. N Engl J Med 2005; 353:229-37.
13. Pisano ED, Hendrick RE, Yaffe MJ. Diagnostic accuracy of digital versus film mammography: exploratory analysis of selected population subgroups in DMIST. Radiology 2008; 246:376-83.
14. McCormack VA, dos Santos Silva I. Breast density and parenchymal patterns as markers of breast cancer risk: a meta-analysis. Cancer Epidemiol Biom Prev 2006; 15:1159-69.
15. Kopans DB. Informed decision making: age of 50 is arbitrary and has no demonstrated influence on breast cancer screening in women. AJR Am J Roentgenol 2005; 185(1):177-82.
16. Evans AJ, Kutt E, Record C, Waller M, Moss S. Radiological findings of screen-detected cancers in a multi-centre randomized controlled trial of mammographic screening women from age 40 to 48 years. Clin Radiol 2006; 61:784-8.
17. Moss SM, Cuckle H, Evans A, Johns L, Waller M, Bobrow L. Effect of mammographic screening from age 40 years on breast cancer mortality at 10 years follow up: a randomized controlled trial. Lancet 2006; 368:2053-60.
18. Masroor I, Afzal S, Sufian SN. Imaging guided breast interventions. J Coll Physicians Surg Pak 2016; 26(6):521-6.
19. Guo R, Lu G, Qin B, Fei B. Ultrasound imaging technologies for breast cancer detection and management: a review. Ultrasound Med Biol 2018; 44(1):37-70. doi: 10.1016/j.ultrasmedbio.2017.09.012. Epub 2017 Oct 26.
20. Lee CH, Dershaw DD, Kopans D, Evans P, Monsees B, Monticciolo D, Brenner RJ et al. Breast cancer screening with imaging: recommendations from the society of breast imaging and the ACR on the use of mammography, breast MRI, ultrasound and other technologies for the detection of clinically occult breast cancer. J Am Coll Radiol 2010; 7:18-27.
21. Berg WA, Blume JD, Cormack JB. Combined screening with ultrasound and mammography vs mammography alone in women at elevated risk of breast cancer. JAMA 2008; 299:2151-63.
22. Ciurea AI, Calin A, Ciortea C, Dudea SM. Ultrasound in the diagnosis of papillary breast lesions. Med Ultrason 2015; 17(3):392-7. doi: 10.11152/mu.2013.2066.173.aci.
23. Ciurea AI, Iacoban CG, Herţa HA, Ciortea CA. Breast cystic lesions: not so simple after all? An ultrasonographic tactical approach. Med Ultrason 2018; 1(1):95-99. doi: 10.11152/mu-1163.
24. Griebsch I , Brown J, Boggis C. Cost effetiveness of screening with contrast enhanced magnetic resonance imaging vs X-ray mammography of women at a high familial risk of breast cancer. Br J Cancer 2006; 95:801-10.

25. Mann RM, Cho N, Moy L. Breast MRI: State of the art. Radiology 2019; 292(3):520-36. doi: 10.1148/radiol.2019182947. Epub 2019, Jul 30.

26. Hooley RJ, Durand MA, Philpotts LE. Advances in digital breast tomosynthesis. American Journal of Roentgenology 2017; 2214/AJR.16.17127.

27. Gilbert FJ, Tucker L, Young KC. Digital Breast Tomosynthesis (DBT): a review of the evidence for use as a screening tool. Clin Radiol 2016; 71(2):141-50.

28. Mercado CL. BI-RADS update. Radiol Clin North Am 2014; 52(3):481-7. doi: 10.1016/j.rcl.2014.02.008.

29. Wang M, He X, Chang Y, Sun G, Thabane L. A sensitivity and specificity comparison of fine needle aspiration cytology and core needle biopsy in evaluation of suspicious breast lesions: a systematic review and meta-analysis. Breast 2017; 31:157-66. doi: 10.1016/j.breast.2016.11.009. Epub 2016 Nov 17.

30. Calhoun BC. Core needle biopsy of the breast: an evaluation of contemporary data. Surg Pathol Clin 2018; 11(1):1-16. doi: 10.1016/j.path.2017.09.001. Epub 2017 Dec 6.

31. Yu YH, et al. Diagnostic value of vacuum-assisted breast biopsy for breast carcinoma: a meta-analysis and systematic review. Breast Cancer Res Treat 2010; 120(2):469-79. PMID: 20130983 Review.

CAPÍTULO 4

Infertilidade – propedêutica do casal infértil

Paula Andrea Navarro
Carlos Augusto Fernandes Molina
Gustavo Miranda Leal
Rui Alberto Ferriani

INTRODUÇÃO, DEFINIÇÃO E EPIDEMIOLOGIA

A infertilidade é uma doença definida pela incapacidade de se obter uma gestação bem-sucedida após 12 meses ou mais de intercurso sexual regular sem uso de métodos contraceptivos.[1] A avaliação mais precoce do casal pode ser justificada com base em história clínica, achados físicos e diagnósticos pregressos de afecções passíveis de promover redução da fertilidade natural, como será abordado neste capítulo.[1] A infertilidade conjugal apresenta elevada prevalência no Brasil e no mundo, acomete cerca de 10 a 15% dos casais em idade reprodutiva e pode gerar consequências devastadoras para muitos deles.[2] Não se pode deixar de mencionar que não é infrequente a associação de causas de infertilidade, daí a importância de fazer uma propedêutica mínima do casal mesmo na presença de um fator causal já determinado.

As consequências da infertilidade conjugal nem sempre são bem dimensionadas. Vários casais relutam em procurar ajuda médica, pois demoram a aceitar esse diagnóstico. O fato de ser um diagnóstico com conotação culturalmente desfavorável, que traz sentimentos de vergonha, impotência, culpa, baixa autoestima e dificuldade de discuti-lo abertamente em ambiente social ou familiar, faz com que muitos casais posterguem a investigação e abandonem ou atrasem um tratamento. Cabe aos médicos dimensionar o real impacto que esse diagnóstico tem sobre determinado casal, estimulando-os a falar sobre o assunto entre si ou mesmo a procurar apoio psicológico profissional, para melhor suportar a investigação e o tratamento, quase sempre artificiais e que interferem muito em sua intimidade.

As recomendações relativas à avaliação básica do casal infértil vêm sofrendo modificações nos últimos anos, sobretudo com a utilização mais rotineira dos procedimentos de Técnicas de Reprodução Assistida (TRA) para o tratamento da infertilidade conjugal. Aquele clássico conceito de que todos os casais inférteis devem passar por toda uma propedêutica básica vem cedendo lugar a uma abordagem racional, ou seja, baseada na individualização e na análise da relação custo-benefício de realizar cada intervenção propedêutica e de postergar ou não o início das intervenções terapêuticas específicas. Nesse sentido, serão abordados os principais aspectos relativos à propedêutica básica dos casais inférteis ao longo deste capítulo.

É fundamental salientar que a definição do roteiro semiótico depende de diferentes fatores, com destaque para o tempo de infertilidade e a idade da mulher. Na dependência desses fatores, a abordagem será mais ou menos intervencionista. A questão da idade da mulher é a que tem merecido maior cuidado, visto que muitas mulheres, em virtude de seu engajamento profissional, têm adiado a primeira gestação e acabam encontrando dificuldades quando querem engravidar. Com o avançar dos anos, além da redução numérica acentuada, verifica-se um prejuízo na qualidade dos folículos disponíveis, culminando com redução da fertilidade natural e potencial piora dos resultados das TRA. Também é importante ressaltar que a gravidez em mulheres com idade avançada é acompanhada de risco elevado de algumas aneuploidias fetais, de maior frequência de abortamento em consequência, entre outros fatores, de conceptos gerados com cromossomopatias, na sua maior parte decorrentes de distúrbios da conclusão da meiose oocitária, além de aumento do risco de outras complicações obstétricas.

QUANDO INVESTIGAR[2]

A partir de um ano de intercurso sexual regular sem uso de métodos contraceptivos, ou antes, nos casos de risco de subfertilidade feminina e/ou masculina, como abaixo:

- Idade feminina maior que 35 anos.
- Antecedentes de oligo/amenorreia.
- Doença peritoneal, tubária e/ou uterina conhecida ou suspeita.
- Suspeita ou diagnóstico prévio de endometriose estágios III e IV.
- Suspeita ou diagnóstico de subfertilidade masculina.

PROPEDÊUTICA BÁSICA DA INFERTILIDADE[2,3,4]

Estando o casal apto à procriação, há que se considerar a existência de múltiplos fatores que, muitas vezes, participam de modo associado na etiopatogenia da infertilidade. Especial atenção é dada àquelas causas que, devido à sua frequência, têm maior importância na investigação. Em função disso, alterações tuboperitoniais que comprometem a permeabilidade tubária, irregularidades do ciclo menstrual acompanhadas de anovulação e situações relacionadas ao fator masculino assumem maior relevância e são especialmente estudadas no roteiro básico. Testes que investigam outros fatores de frequência e importância controversas, como causas imunológicas, cervicais, disfunções tireoidianas, insuficiência lútea, devem ser estudados de modo específico em situações especiais, não fazendo parte da propedêutica básica da infertilidade.

Assim sendo, hoje a investigação preliminar mínima prevista seria:

- Anamnese do casal.
- Exame físico minucioso da parceira.
- Avaliação seminal (espermograma).
- Avaliação da ovulação (caracterização do padrão menstrual, como a seguir especificado, e dosagem de progesterona cerca de uma semana antes da data esperada da próxima menstruação, para as mulheres com ciclos menstruais regulares).
- Avaliação da cavidade uterina e permeabilidade tubária (ultrassonografia transvaginal e histerossalpingografia).

A seguir, apresentaremos separadamente a propedêutica básica do fator feminino e masculino.

PROPEDÊUTICA BÁSICA DO FATOR FEMININO DE INFERTILIDADE[2,3,4]

História clínica

Anamnese

Aspectos relevantes que devem ser investigados:

- Duração da infertilidade: períodos mais longos, superiores a três anos, em geral estão associados a fatores mais graves e menores chances de ocorrência de gestação natural.
- Propedêutica e terapêutica já realizadas: caracterizar e detalhar os tratamentos prévios

(número de tentativas, tipos de induções, tipos de cirurgias, tipos e doses de medicações empregadas etc). Insucesso em procedimentos prévios (inadequada resposta à indução da ovulação, falências repetidas de implantação embrionária pós-fertilização *in vitro* clássica ou micromanipulação – ICSI) geralmente está associado ao pior prognóstico do casal, e requer medidas mais intervencionistas.

- História sexual: investigar a frequência das relações, o tempo de relação sem contracepção, o uso de lubrificantes, a presença de disfunções sexuais.
- Antecedentes pessoais:
  - Hábitos de vida: o etilismo, o tabagismo e o uso de drogas ilícitas, como maconha e cocaína, podem interferir na fertilidade feminina.
  - Cirurgias prévias: deve-se investigar a realização prévia de cirurgias que possam promover infertilidade, como: laqueadura tubárea bilateral, salpingectomia bilateral, abscessos anexiais, apendicites com abscessos, histerectomia total ou parcial, miomectomia, curetagem uterina cursando com oligo ou amenorreia e outras cirurgias que possam comprometer a integridade morfofuncional do trato genital.
  - Antecedentes de IST (infecções sexualmente transmissíveis) e infecções recorrentes do trato urinário: caracterizar o tipo de infecção, os critérios diagnósticos empregados, a presença de tratamento prévio, a avaliação ou não de cura, anexites prévias;
  - Atividade profissional;
  - Medicamentos: investigar o uso contínuo ou intermitente de medicações que possam promover anovulação crônica e/ou comprometer a oogênese;
  - Doenças crônicas associadas.
  - Antecedentes ginecológicos e obstétricos: início e normalidade da puberdade; caracterização dos ciclos menstruais;

gestação prévia, parto e puerpério (se presente, quando; se o pai é o atual parceiro; intercorrências ocorridas durante a gestação, o parto e o puerpério e possível correlação com a infertilidade secundária atual).

- Antecedentes familiares: investigar outros casos de infertilidade na família, assim como a presença de doenças de incidência múltipla potencialmente associadas a infertilidade.

Exame físico

- Exame físico geral: realizar exame físico minucioso, com atenção especial para peso, índice de massa corpórea (IMC), palpação da tireoide, avaliar sinais de hiperandrogenismo, galactorreia, outros sinais que sugiram possíveis disfunções orgânicas.
- Exame ginecológico: avaliar a integridade morfofuncional da genitália externa e interna.

PROPEDÊUTICA COMPLEMENTAR

Exames complementares

Avaliação da ovulação

É fundamental realizar uma caracterização detalhada do ciclo menstrual, obtendo informações sobre o intervalo, a duração e a regularidade do ciclo, assim como o volume do fluxo menstrual. A maioria das mulheres ovulatórias apresenta ciclos regulares e previsíveis, ocorrendo a intervalos de 24 a 38 dias, com 4 a 8 dias de duração e com fluxo normal,[5] acompanhados por um padrão consistente de sintomas pré-menstruais. Apesar de a história de ciclos menstruais regulares ser altamente sugestiva da presença de ciclos ovulatórios, de acordo com o último consenso da American Society for Reproductive Medicine (ASRM),[2] recomenda-se a realização de uma avaliação mais objetiva da presença de ovulação, por meio da realização da dosagem de progesterona cerca de 7 dias antes do dia esperado da próxima menstruação. Uma concentração de progesterona maior que 3 ng/mL fornece uma evidência confiável de ocorrência da ovulação. A dosagem seriada de progesterona, classicamente usada para avaliar qualidade de corpo lúteo, tem baixo valor preditivo e, por isso, não é recomendada. Avaliação de temperatura basal, mucocervical, citologia ovulatória e dosagem de estradiol pouco acrescentam na investigação da ovulação, não sendo recomendadas.

Dosagens hormonais

A dosagem de prolactina deve ser solicitada apenas na vigência de distúrbio ovulatório, galactorreia ou suspeita de tumor hipofisário.[3]

Nos casos de irregularidade menstrual, com consequente suspeita de anovulação crônica, solicitar dosagens séricas de hormônio folículo-estimulante (FSH), prolactina (PRL) e hormônio estimulante da tireoide (TSH).[6,7] Atentar para coletas até o 5º dia do ciclo menstrual, preferencialmente até o 3º dia do ciclo.

Se houver suspeita clínica de hiperandrogenismo, solicitar também de-hidroepiandrosterona sulfato, testosterona e 17-hidroxi-progesterona.[6] Para as pacientes em amenorreia, solicitar a coleta em qualquer dia. Se a paciente não estiver em amenorreia, solicitar as dosagens até o 5º dia do ciclo menstrual.

Em mulheres com amenorreia secundária, a dosagem de FSH e estradiol sérico pode auxiliar no diagnóstico diferencial entre a falência ovariana precoce (alto FSH e baixo estradiol), cuja mulher pode ser candidata à doação de oócitos, e a amenorreia hipotalâmica (FSH normal ou baixo e estradiol baixo), que pode requerer a estimulação da ovulação com gonadotrofinas exógenas para a indução da ovulação. Caso não se atinja uma gestação após 3 a 6 ciclos de indução da ovulação bem-sucedida, deve-se considerar a realização de uma avaliação diagnóstica adicional de outras causas de infertilidade, ou de iniciar outros tratamentos, como a fertilização *in vitro*.

Hipotireoidismo assintomático ocorre em aproximadamente 7% da população geral. Testes anormais de função tireoidiana têm sido relatados em aproximadamente 1,3 a 5,1% das mulheres inférteis (evidência nível 3).[3] Dessa forma, mulheres com infertilidade apresentam prevalência similar de distúrbios tireoidianos quando comparadas à população geral. Algumas diretrizes internacionais recomendam a avaliação da função tireoidiana como parte da propedêutica da infertilidade, inicialmente por meio da quantificação do hormônio tireoestimulante (TSH), apenas em mulheres com sintomas de doença tireoidiana.[3] Todavia, é importante ressaltar que há estudos evidenciando um impacto negativo do hipotireoidismo subclínico e da presença de anticorpos antitireoidianos (AAT) mesmo em mulheres com eutireoidismo, tanto na fertilidade natural como nos resultados dos procedimentos de reprodução assistida. Assim, é evidente a necessidade de mais estudos que investiguem o impacto da solicitação rotineira desses exames (AAT e TSH) no prognóstico reprodutivo. São também necessários estudos randomizados e controlados bem delineados investigando o impacto da suplementação de hormônio tireoidiano em mulheres com AAT e/ou hipotireoidismo subclínico nas taxas de nascidos vivos e abortamento, tanto de gestações naturais como obtidas após TRA para nortear mudança de seus critérios de solicitação. Na ausência de evidências provenientes de estudos de boa qualidade da necessidade de solicitação de dosagem de TSH e AAT em mulheres inférteis assintomáticas, assim como do impacto de concentrações de TSH entre 2,5 mIU/L e o limite superior da normalidade do teste e da presença de anticorpos antitireoidianos (AAT) em mulheres com eutireoidismo na prole oriunda de gestações naturais e de procedimentos de reprodução assistida, há posicionamentos distintos das sociedades médicas. Em seu último posicionamento, a ASRM[8] sugere ser razoável dosar o TSH em mulheres inférteis assintomáticas; se as concentrações séricas estiverem superiores ao valor de referência (geralmente variando de 4 a 5 mIU/L), repor hormônio tireoidiano; se as concentrações séricas estiverem entre 2,5 mIU/L e o valor superior de referência, sugerem dosar o anticorpo antiperoxidase e repor hormônio tireoidiano apenas na presença de anticorpo positivo.

Avaliação da permeabilidade tubária[2,3,4]

Estima-se que a doença tubária seja responsável por 14% das causas de subfertilidade feminina, sendo consequência de infecção, endometriose e/ou cirurgias prévias, devendo ser rotineiramente investigada em casais inférteis após a avaliação da ovulação e do fator masculino. A histerossalpingografia (HSG) e a cromotubagem realizada durante a laparoscopia são os métodos utilizados com maior frequência para investigar as doenças tubárias. A ultrassonografia vem sendo cada vez mais utilizada para essa finalidade, tanto com contraste líquido como com espuma, com as vantagens principais de ser um exame mais rápido e menos dolorido.[9]

A HSG permite avaliar a cavidade uterina, a permeabilidade tubária e o fator peritonial. Esse exame pode documentar a oclusão tubária proximal ou distal e sugerir a ocorrência de salpingite ístmica nodosa, fimose fimbrial e adesões peritubárias. A sensibilidade e a especificidade da HSG, em comparação com a cromotubagem laparoscópica, segundo dados de uma metanálise publicada, são 0,65 (IC 95% 0,50 a 0,78) e 0,83 (IC 95% 0,77 a 0,88).[10] Os valores preditivos positivo e negativo desse exame são, respectivamente, 38% e 94%.[11] Isso indica que a HSG não é um bom preditor de obstrução tubária, mas é um bom indicador de patência tubária.

Recomenda-se que a HSG seja solicitada como exame de rastreamento na investigação das doenças tubárias em pacientes sem comorbidades conhecidas (doença inflamatória pélvica, endometriose ou gestação ectópica), em virtude de o exame ser menos invasivo e de menor custo. Se a HSG for anormal e se houver necessidade de se proceder ao diagnóstico de certeza da presença ou não de doença tubária, a realização de laparoscopia confirmatória é recomendada (evidência nível 2b).[3] As pacientes que serão sabidamente submetidas a procedimentos de alta complexidade (FIV ou ICSI) poderão ser dispensadas de avaliação da permeabilidade tubária, desde que o US pélvico não evidencie achados sugestivos de hidrossalpinge, uma vez que, nesses casos, há redução significativa das taxas de implantação embrionária (redução de aproximadamente 50%) e recomenda-se a realização de salpingectomia via laparoscópica antes da transferência embrionária.[12]

Para pacientes com histórico de doença inflamatória pélvica ou com quadro clínico sugestivo de endometriose ou outras anomalias tuboperitoneais, recomenda-se a realização da cromotubagem laparoscópica para avaliação da presença ou não de doenças tubárias. A laparoscopia deveria ser utilizada nessas situações tanto para fins diagnósticos como terapêuticos, na dependência dos achados.

Avaliação de anormalidades uterinas

As anormalidades uterinas, como sinéquias, pólipos, leiomiomas submucosos e septo uterino, são encontradas em 10 a 15% das mulheres que procuram tratamentos para a infertilidade.[2] Comparada à HSG, a histeroscopia (HSC) é considerada o padrão-ouro para avaliação da cavidade uterina (evidência nível 2b).[3] Por um lado, nos casos de ausência de sangramento uterino anormal e ultrassonografia transvaginal sem anormalidades, a presença de achados histeroscópicos passíveis de comprometer a fertilidade feminina natural e pós-tratamento é baixa. Por outro, a efetividade dos tratamentos cirúrgicos das anormalidades uterinas em melhorar as taxas de gestação não foi estabelecida. Dessa forma, não se recomenda a realização de rotina de HSC diagnóstica em todas as pacientes como parte da propedêutica básica inicial. A histeroscopia diagnóstica é procedimento ambulatorial e, em casos de forte suspeita de pólipos endometriais ou leiomiomas submucosos, poderá optar-se pela realização direta de vídeo-histeroscopia cirúrgica.

A HSG avalia o tamanho e o formato da cavidade uterina, e podem sugerir anomalias müllerianas (útero unicorno, septado, bicorno) ou adquiridas (pólipos, leiomiomas submucosos e sinéquias). Todavia, a HSG apresenta baixa sensibilidade (50%) e valor preditivo positivo (30%) para o diagnóstico de pólipos endometriais e leiomiomas submucosos em mulheres assintomáticas.

Recomenda-se que a ultrassonografia transvaginal (USTV) seja utilizada como exame de rastreamento das doenças uterinas. A histerossonografia por meio da USTV com introdução de solução salina na cavidade uterina melhor define o tamanho e o formato desta e apresenta elevado valor preditivo positivo (> 90%) e negativo para a detecção de doenças intrauterinas (pólipos, leiomiomas submucosos e sinéquias). Assim, esse exame pode ser utilizado na investigação dessas anomalias uterinas. Para a avaliação de anomalias müllerianas, a USTV 3D é uma importante ferramenta diagnóstica.

Ultrassonografia transvaginal (USTV)

Comparada ao exame pélvico bimanual, a USTV permite uma avaliação mais acurada da anatomia pélvica. Ela auxilia no diagnóstico de doenças uterinas (leiomiomatose, pólipos endometriais), ovarianas (imagens sugestivas de endometriomas) e hidrossalpinges (imagens anecoicas tubulares em regiões anexiais) (evidência nível 2b-3).[3] Esse exame também auxilia no diagnóstico da síndrome dos ovários policísticos, sendo que, dos três critérios diagnósticos atualmente utilizados, um deles é o ecográfico (presença de pelo menos um ovário com volume maior ou igual a 10 cm^3 e/ou número médio de folículos antrais maior ou igual a 20).[6] Não é invasiva e apresenta relativo baixo custo, devendo ser solicitada de rotina na investigação inicial do(s) fator (es) feminino(s) de infertilidade. Quando realizada na fase folicular tardia, permite melhor visualização do endométrio e de pólipos/leiomiomas submucosos. Quando realizada na fase folicular precoce, permite a realização da contagem dos folículos antrais, utilizados na predição da reserva ovariana.

Avaliação de fatores peritoneais

Os fatores peritoneais, incluindo a endometriose e as aderências pélvicas, podem causar ou contribuir para a infertilidade. A história clínica e/ou o exame físico podem gerar suspeita desse diagnóstico. A investigação de fatores peritoneais também deve ser considerada nos casos de infertilidade sem causa aparente.

A USTV pode evidenciar achados sugestivos de endometrioma e de endometriose infiltrativa profunda. A laparoscopia permite a avaliação direta da anatomia pélvica e é considerada o padrão-ouro para avaliação da permeabilidade tubária e fatores tuboperitoneais, sendo o único exame definitivo para o diagnóstico de endometriose pélvica (associado a diagnóstico histopatológico de lesão suspeita, nos casos de lesões atípicas). Vale a pena ressaltar que a sensibilidade da videolaparoscopia não é 100%, especialmente nos casos de doença infiltrativa sem focos superficiais identificáveis. Considerando a relação custo-benefício, para as pacientes sem suspeita de comorbidades associadas (como doença inflamatória pélvica e endometriose) deve-se oferecer a histerossalpingografia para avaliação da patência tubária. Para as pacientes que apresentarem suspeita de comorbidades associadas (sintomas ou fatores de risco para endometriose, doença inflamatória pélvica e aderências pós-cirúrgicas ou HSG alterada ou US com contraste para avaliação da permeabilidade tubária alterado) recomenda-se oferecer a realização de laparoscopia diagnóstica (que deve também ser terapêutica, em casos específicos), o que requer o encaminhamento para um serviço especializado de atenção à saúde.

Em circunstâncias específicas, pode ser sugerida a realização de laparoscopia diagnóstica para mulheres jovens assintomáticas com um longo período de infertilidade (> 3 anos), sem fatores causais identificados, particularmente se o acesso a tratamentos de reprodução assistida for limitado.[2] Se identificada a presença de endometriose em estágios iniciais (I/II), não identificável por exames de imagens, o tratamento cirúrgico (cauterização dos focos de endometriose e lise de aderências) aumenta as taxas de gestação natural, quando comparado a conduta expectante.

Avaliação da reserva ovariana funcional

A reserva ovariana refere-se ao potencial reprodutivo da mulher baseado no número e na qualidade dos oócitos remanescentes. Vários testes são utilizados para avaliar a reserva ovariana, incluindo as dosagens de FSH e estradiol no terceiro dia, a contagem de folículos antrais pela USTV e as dosagens séricas de hormônio antimülleriano (AMH). A habilidade desses testes para predizer o potencial reprodutivo natural é incerta e em um estudo publicado no JAMA em 2017,[13] entre as mulheres de 30 a 44 anos de idade sem história de infertilidade que tentavam engravidar por 3 meses ou menos, os biomarcadores que indicavam uma reserva ovariana diminuída (AMH < 0,7 ng/mL ou FSH > 10 mIU/mL) em comparação com a reserva ovariana normal não estiveram associados à redução da fertilidade natural. Por outro lado, os marcadores de reserva ovariana são considerados bons preditores de resposta à estimulação ovariana, havendo maior risco de má resposta em mulheres com marcadores alterados, a qual se associa a menores taxas de sucesso de procedimentos de reprodução assistida.[14]

Se, por um lado, esses testes não devem ser solicitados de rotina visando avaliar o potencial reprodutivo em mulheres assintomáticas, sem história de infertilidade, por outro, podem fornecer informações sobre o prognóstico de mulheres com aumento do risco de apresentar baixa reserva ovariana,[2] com destaque para: 1) idade maior que 35 anos; 2) história familiar de menopausa precoce; 3) presença de um único ovário ou história de cirurgia ovariana prévia, quimioterapia ou radioterapia pélvica; 4) infertilidade sem causa aparente; e 5) má resposta a estimulação ovariana com gonadotrofinas (geralmente definida como a presença de 2 ou 3 folículos ou ≤ 4 oócitos).[14] Esses testes também devem ser solicitados para mulheres que serão submetidas a estimulação ovariana para fertilização *in vitro* (FIV), pois a presença de má resposta está associada a menores taxas de gestação nos procedimentos de reprodução assistida.[15] Todavia, é importante destacar que pobres resultados em qualquer um desses testes não necessariamente implicam impossibilidade de concepção.

FSH e estradiol no terceiro dia do ciclo

Níveis elevados de FSH (acima de 10 a 20 IU/L), obtidos do segundo ao quinto dias do ciclo, estão associados com pobre resposta à estimulação ovariana[16,17] e falha em conceber. Os ensaios padronizados pela Organização Mundial da Saúde (OMS) demonstram elevada especificidade (83 a 100%) na predição da pobre resposta à estimulação ovariana (usualmente definida como ≤ 4 oócitos captados).[14] Todavia, a sensibilidade para identificação de mulheres que apresentarão má resposta à estimulação ovariana varia bastante (10 a 80%). A avaliação das concentrações séricas de estradiol não deve ser utilizada, isoladamente, para o rastreamento da redução da reserva ovariana. Esse exame tem valor apenas para auxiliar na interpretação correta de "valores de FSH normais". Quando a concentração sérica de FSH está normal, mas os níveis de estradiol estão elevados (> 60 a 80 pg/mL) na fase folicular precoce, há evidência limitada de uma associação com pobre resposta à estimulação ovariana, aumento das taxas de cancelamento e menores taxas de gestação.

Contagem de folículos antrais

A contagem de folículos antrais (CFA) (folículos de 2 a 9 mm de diâmetro médio, aferido nos dois maiores planos) corresponde à somatória dos folículos antrais, considerando todo o tecido dos dois ovários, realizada pela USTV durante a fase folicular precoce do ciclo. Uma contagem de folículos antrais baixa tem sido associada a pobre resposta à estimulação ovariana e menores taxas de gestação[16,17]. Segundo o Consenso de Bologna, considera-se como baixa contagem de folículos antrais menos de 5 a 7 folículos.[14]

Nível sérico de hormônio antimülleriano (AMH)

As concentrações séricas de hormônio antimülleriano, produzido pelas células da granulosa de pequenos folículos antrais, são independentes das gonadotrofinas e permanecem relativamente estáveis durante todo o ciclo menstrual. Dessa forma, a avaliação dos níveis séricos de AMH pode ser realizada em qualquer dia do ciclo menstrual. Concentrações de AMH inferiores a 1 ng/mL têm sido associadas a pobre resposta à estimulação ovariana e menores taxas de gestação em ciclos de fertilização *in vitro*.[14,16,17] Apesar de o AMH sérico apresentar-se como um método promissor de avaliação da reserva ovariana feminina, existem preocupações sobre o desempenho dos ensaios de dosagem desse hormônio em condições diferentes, especialmente relacionadas ao armazenamento das amostras e técnicas de manejo. Por isso, a definição de uma diretriz internacional a ser utilizada pelos laboratórios e de um ensaio com adequado coeficiente de variação inter e intraensaios, assim como a determinação de valores de referência, são necessários para tornar os resultados dos testes entre laboratórios verdadeiramente comparáveis e justificar a incorporação desse exame à rotina clínica.[18] Os testes automatizados de terceira geração têm se mostrado promissores nesse contexto.

Outros exames

A biópsia de endométrio para datação histológica endometrial não é um método válido para a avaliação da função lútea ou para o diagnóstico de deficiência lútea. Na atualidade, não se recomenda a realização rotineira desse exame, sendo indicado apenas para a avaliação de doenças endometriais específicas (hiperplasia/neoplasia endometrial) se fortemente suspeitadas.

O teste pós-coital também não é um método válido para a avaliação de fatores cervicais de infertilidade e não se recomenda a sua realização como parte da investigação da infertilidade conjugal.

A detecção de anticorpos anti-*Clamydia trachomatis* tem sido associada a doença tubária. Todavia esse teste tem limitada utilidade clínica e, comparado à laparoscopia, tem baixa sensibilidade (40 a 50%), valor preditivo positivo (60%)

e elevado valor preditivo negativo (80 a 90%). Não se recomenda o seu uso rotineiro na investigação da infertilidade conjugal, pois não agrega em termos de diagnóstico ou prognóstico.

PROPEDÊUTICA DO FATOR MASCULINO DE INFERTILIDADE[19]

História clínica

Na propedêutica do homem infértil, a história clínica bem dirigida para os prováveis fatores de risco de infertilidade e o exame físico minucioso são recursos valiosos no início do processo investigativo, e devem ser realizados.

Anamnese

Elementos de maior relevância clínica, e que devem ser investigados:

- Duração da infertilidade: em geral, períodos longos de infertilidade podem estar mais associados a fatores masculinos e/ou femininos mais graves.
- Hábito sexual: frequência semanal/mensal, disfunção erétil/ejaculação precoce, uso de lubrificantes, dificuldade no coito (obesidade).
- Paternidade pregressa: com parceira atual ou outra. Paternidade pregressa está, frequentemente, associada com melhor prognóstico.
- Antecedentes pessoais: testículo não descido/criptorquidia, orquite por caxumba ou outras etiologias pré ou pós-puberais, torção testicular, trauma testicular, geralmente doenças envolvendo os testículos no período pós-puberal estão mais relacionadas com infertilidade. Alteração no posicionamento do meato uretral, hipospádia e epispádia podem dificultar a emissão do sêmen no fundo do saco vaginal. Infecção sexualmente transmissível, infecção urinária recorrente, diabetes *mellitus*, doença renal crônica e doenças neurológicas, neuropatias centrais e periféricas podem cursar com di-

ficuldade na ejaculação e doenças crônicas/ITU recorrentes com azoospermia obstrutiva e não obstrutiva. Cirurgias prévias na região genital, inguinal e/ou pélvica podem ocasionar obstrução no sistema reprodutor e interferir na ejaculação. Tratamentos oncológicos com quimioterapia e/ou radioterapia. Uso crônico de medicamentos terapêuticos para gastrite/úlcera (cimetidina/ranitidina), antifúngicos (cetoconazol), antibióticos (nitrofurantoína/eritromicina), hiperplasia prostática benigna – HPB (finasterida/dutasterida), gota (alopurinos/colchicina), HAS (espironolactona/bloqueador do canal de cálcio), estatinas, antidepressivos, psicóticos e outros possuem potencial para alterar a espermatogênese.[20]

- Hábitos de vida: tabagismo investigando relação anos/maço, etilismo diferenciando consumo social/vício por meio da frequência e da intensidade, uso de hormônio anabolizante ou outros, conscientes ou não (algo muito praticado nas terapias antienvelhecimento e em academias, muitas vezes de forma inconsciente). Drogas entorpecentes como maconha, cocaína, *crack* e outras interferem negativamente na espermatogênese. Idade do início da puberdade, esperada a partir dos 14 anos no menino, quando ocorre antes dos 9 anos é considerada precoce e pode estar relacionada com a infertilidade. Exposição pessoal, laboral ou ambiental a fatores de risco, como agrotóxicos, pesticidas, aminas aromáticas e calor excessivo e constante.

- Antecedentes familiares: história de infertilidade pode estar relacionada com doenças genéticas, como fibrose cística, síndrome de Kartagener (história de doenças respiratórias secundárias, alteração ciliar), deficiência de receptores de andrógenos relacionados com micropênis e eventual alteração testicular, agenesia renal, doenças da glândula adrenal; células embrionárias do seio urogenital também dão origem aos rins e glândulas adrenais.[21]

Exame físico

O exame físico geral deve ser minucioso, pois, como visto em anamnese, as doenças sistêmicas podem repercutir no trato reprodutor. O exame da genitália pode fornecer novos elementos diagnósticos, além de complementar dados da anamnese:

- Avaliar o índice de massa corpórea, pois a obesidade e a síndrome metabólica estão frequentemente associadas à redução na espermatogênese, que costuma ser revertida em pacientes mais jovens após perda de peso.[22] Realizar a palpação da tireoide, avaliar a presença de ginecomastia e realizar a palpação abdominal para identificar hepatomegalia são procedimentos muito importantes.

- Distribuição pilosa usual: sugere ação androgênica adequada.

- Avaliação genital:
  - Pênis: mensuração da haste, posição do meato uretral e presença de tortuosidade/placas.
  - Testículos: o volume testicular reflete a altura do epitélio seminífero, sendo que, caso ocorra redução no epitélio germinativo, os diâmetros testiculares estarão reduzidos. Mensurar com paquímetro ou orquidômetro, apreciando a consistência testicular global.
  - Epidídimos: a palpação permite localizar defeitos na cabeça, no corpo e na cauda.
  - Ductos deferentes: devem ser palpados em toda a sua extensão escrotal, avaliando a homogeneidade do calibre e a simetria.
  - Escroto: avaliar a presença de hidrocele e varicocele, examinando sempre inicialmente com o paciente em pé; varicocele grau 3 – visível e palpável; grau 2 – somente palpável; e grau 1 – somente palpável com manobra de Valsalva.

- Toque retal: avaliação prostática estimando tamanho, consistência global, presença de sulco mediano e limites laterais, nodulações e eventual presença de cistos e/ou ingurgitamento das vesículas seminais.

PROPEDÊUTICA COMPLEMENTAR

Exames complementares

Espermograma[23,24]

É o exame de rotina na pesquisa de todos os casos de infertilidade conjugal. Considerando grande variabilidade entre amostras, recomenda-se a análise de duas amostras seminais com período de abstinência ejaculatória de 2 a 5 dias, separadas pelo intervalo de uma semana. No entanto, se a primeira amostra for normal, a segunda é desnecessária. Na intenção de avaliar a consistência do resultado das duas amostras seminais em outro ciclo de espermatogênese, deve-se solicitar nova coleta após 3 meses, pois o ciclo de espermatogênese possui variabilidade individual que oscila entre 42 e 76 dias.

Os valores de referência a serem mais considerados seguirão os preconizados pela 5ª edição do Manual de laboratório para o exame e processamento de sêmen humano da Organização Mundial de Saúde (OMS)[24] (Tabela 1).

TABELA 1 Valores de referência para análise seminal

Valores de referência para análise seminal	
Parâmetro seminal	Valor de referência
Volume ejaculado	> 1,5 mL
Concentração espermática	> 15 milhões/mL
Concentração ejaculado	> 39 milhões
Motilidade total	> 40%
Motilidade progressiva	> 32%
Morfologia estrita	> 4%
Vitalidade	> 58%
Leucócitos	< 1 milhão/mL

Fonte: adaptada de Cooper et al., 2010.[23,24]

Com base no resultado da análise seminal, é importante diferenciarmos três possíveis alterações que podem se apresentar isoladamente ou associadas:

- Oligozoospermia: concentração < 15 milhões/mL.

- Astenozoospermia: motilidade progressiva < 32%.

- Teratozoospermia: formas normais < 4%.

A presença das três condições é denominada oligoastenoteratozoospermia (OAT). Esses pacientes são futuros candidatos a azoospermia ou oligozoospermia grave (ausência de espermatozoide no ejaculado).[24]

Dosagens hormonais

A avaliação hormonal em pacientes masculinos inférteis e assintomáticos para doenças endocrinológicas deve ser oferecida e realizada nos casos de azoospermia ou oligozoospermia grave (concentração < 5 milhões de espermatozoides/mL), ou seja, em pacientes que possuem potencial para encaminhamento para reprodução assistida de alta complexidade (fertilização *in vitro* e injeção intracitoplasmática de espermatozoide – ICSI). A espermatogênese (transformação das espermátides em espermatozoides) é altamente dependente da síntese intratesticular da testosterona; assim, a infertilidade está altamente relacionada com o hipoandrogenismo (testosterona < 300 ou 280 ng/dL), que está presente em 45% dos azoospérmicos e em 43% dos oligospérmicos, justificando a sua inclusão na avaliação inicial.[25]

A testosterona endógena, produzida nos testículos pelas células de Leydig, é dependente do eixo hipotálamo-hipófise-gônada, sendo regulada pelo hormônio luteinizante (LH). Paralelamente, o hormônio folículo-estimulante (FSH) está associado à espermiogênese (geração de espermatogônias de cor marrom oriundas das brancas e com potencial de diferenciação em espermátides/espermatócitos) por meio de sua atuação sobre as células de Sertoli, justificando a dosagem de LH e FSH em pacientes com azoospermia ou oligozoospermia grave.[26]

Assim, o nível de FSH correlaciona-se, geralmente, com o número de espermatogônias/espermiogênese, e o nível de LH, com o nível de testosterona/espermatogênese. A redução no número de espermatogônias pode ser prevista pelo nível de FSH, que tende a se elevar; o impacto na espermatogênese pode ser previsto pelo nível de testosterona, que tende a se apresentar abaixo da normalidade.

Biópsia testicular

A biópsia unicamente para identificação da causa da azoospermia não é mais realizada na atualidade, sendo proposta somente na tentativa de extração espermática, por meio de TESE ou micro-TESE, para a realização de ICSI. No passado, era indicada para diferenciar quadros de azoospermia obstrutiva dos não obstrutivos decorrentes da falência germinativa, com a finalidade de estabelecer valor preditivo para a tentativa de extração de espermatozoides, com base nos achados histopatológicos, cujos mais frequentes são:

A. Espermatogênese normal: indicando provavelmente azoospermia obstrutiva.
B. Hipoespermatogênese: redução quantitativa da linhagem germinativa no túbulo.
C. Parada de maturação das células germinativas: em que existem apenas alguns estágios da meiose no epitélio germinativo, não se completando a formação até espermatozoide.
D. Aplasia germinativa (ou síndrome das células de Sertoli): aqui, não há epitélio germinativo, e o túbulo é formado apenas por células de Sertoli.
E. Hialinização testicular: substituição, parcial ou total, do túbulo seminífero por substância hialina.

A biópsia diagnóstica foi substituída pela tentativa direta de extração espermática devido a nenhum dos achados histopatológicos da biópsia ser contraindicação absoluta para tentativa de extração espermática. Atualmente, contraindica-se tentativa de extração espermática/biópsia na identificação da presença de microdeleção completa em AZFa (*azoospermia factors*) e AZFb do cromossomo "Y".[27]

Exames de imagens

Exames de imagens são infrequentes na investigação do fator masculino em casais com diagnóstico de infertilidade conjugal, sendo solicitados com critério. O uso indiscriminado de exames de imagens aumenta o diagnóstico de condições benignas (por exemplo, a microlitíase testicular), que podem, ao ser identificadas, desencadear investigação adicional desnecessária e emocionalmente ruim para o paciente, colaborando com a piora do quadro de infertilidade.

Ultrassom escrotal

A maioria das alterações escrotais podem ser identificadas durante o exame físico. Ultrassonografia escrotal e testicular para simples investigação de varicocele deve ser evitada, visto que varicoceles identificadas somente ao US não evoluem com melhora seminal após serem corrigidas. O ultrassom auxilia nos casos em que o exame físico é duvidoso, ou no caso de suspeita de massas testiculares.

Ultrassom transretal

O principal uso do US estaria na investigação de redução do volume da amostra seminal, para elucidar potencial fator obstrutivo presente com a possibilidade de realizar extração espermática pela punção da vesícula seminal. Pacientes com volume de amostra seminal adequado não necessitam realizar US prostático e/ou testicular para investigar azoospermia ou oligospermia grave (< 5 milhões/mL), exceto em situações muito específicas. Os testículos podem e devem ser mensurados ao exame físico com o uso de orquidômetro ou pinça de aferição (paquímetro).[28]

Ultrassom abdominal e da glândula tireoide para investigação do trato urinário alto e tireoide, respectivamente, RNM (ressonância magnética nuclear) da sela túrcica e outros são exames específicos para confirmação diagnóstica de doenças outras relacionadas ao quadro de infertilidade.

Deferentografia

Estudo radiológico contrastado do ducto deferente, era muito utilizado no passado e está em desuso por ser um procedimento invasivo, com alto potencial iatrogênico (indução de obstrução epididimária) e pouco resolutivo. Sua indicação estaria relacionada ao diagnóstico de possível obstrução e a pronta correção desta, portanto, realizado em ambiente cirúrgico.

Avaliação genética

A avaliação genética possui atuação diagnóstica, identificando como possível causa para o distúrbio reprodutivo a origem cromossômica e/ou gênica, e preventiva, pois com esse diagnóstico seria possível evitar propagação para a descendência. Origem idiopática ainda é a causa da maioria das formas mais graves de infertilidade masculina, que tem as alterações genéticas conhecidas contribuindo com 15 a 20% dos casos. No entanto, 30 a 60% das causas idiopáticas de infertilidade masculina estão sob investigação com forte suspeita para origem genética.[29]

Cariótipo

O cariótipo, estudo cromossômico numérico e estrutural, pode ser realizado por análise citogenética convencional, utilizando coloração para identificação dos padrões das bandas cromossômicas e separando-os assim pelos pares das bandas (método de bandeamento diferencial ou seletivo, sendo a banda mais utilizada a banda G), ou por citogenética molecular, por meio do estudo por hibridização *in situ*, marcando cromossomos inteiros ou seus segmentos utilizando sondas fluorescentes (FISH). O método FISH pode apresentar uma variante espectral, utilizando sondas diferenciadas por cores para cada cromossomo (SKY). A citogenética consiste em realizar a cultura de amostra de sangue total ou linfócitos, cujas células são mantidas incubadas durante 3 a 5 dias, numa câmara de fluxo laminar, em meio de cultura. O estudo cromossômico deve ser realizado durante o processo de divisão celular, ao apresentar exposição do material nuclear, o que facilita a análise e o estudo cromossômico por meio da parada do processo de divisão, preferencialmente, na fase de metáfase.[30]

As anormalidades cromossômicas ocorrem em até 6% dos homens inférteis, e sua prevalência aumenta quanto menor a contagem seminal.

Recomenda-se a realização de cariótipo com bandeamento G para:

A. Homens com oligozoospermia grave (< 5 milhões de espermatozoides/mL) ou azoospermia.
B. Casais com história de abortamento habitual.
C. Casais com antecedentes familiares de doença genética.
D. Doadores de sêmen.

Pesquisa de microdeleções do cromossomo Y

A pesquisa de microdeleção na região de fator azoospérmico (AZF), localizada no braço longo do cromossomo "Y", vem sendo intensamente investigada devido à sua consideração como crítica na produção espermática. Essa região está subdividida em três regiões: AZFa, AZFb e AZFc. A região proximal da região AZFc é denominada AZFd, porém com finalidade e importância questionáveis. A região AZFa (que abriga 2 genes) é responsável por apenas 3% das microdeleções, ficando mais isolada da região AZFb (que abriga 7 genes), e por 15% das microdeleções; a região AZFc (que abriga 5 genes) é responsável por 60% das microdeleções, sendo o percentual restante das microdeleções assumido pelas que acontecem em mais de uma das regiões. Até 70% dos homens com microdeleções na região AZFc, que são as mais frequentes, possuem espermatozoides no ejaculado, e naqueles que são azoospérmicos a extração espermática é factível em até 50 a 60%. No entanto, homens com microdeleções completas nas regiões AZFa e AZFb, que são menos frequentes, não possuem extração espermática descrita. Recentemente descrita, a microdeleção parcial de AZFc (remove-se metade dos genes) é conhecida como gr/gr e tem a característica de aumentar as chances de oligozoospermia, podendo ser fator de risco para tumores de células germinativas. No entanto, ela é vista somente em aproximadamente 4% das oligozoospermias.[31]

Pesquisa das mutações do gene da fibrose cística (CFTR)

Recomenda-se essa pesquisa nas parceiras de homens com azoospermia obstrutiva por agenesia congênita dos ductos deferentes (CAVD). No caso de a mulher apresentar alguma mutação, deve-se proceder a pesquisa no parceiro masculino.

Ductos deferentes não palpáveis ocorrem de forma unilateral ou bilateral, podendo ou não estar associados a mutações em genes envolvidos na gênese da fibrose cística, CFTR (*cystic fibrosis transmembrane conductance regulator*), e alterações do trato urinário alto. Ausência unilateral não é acompanhada de alterações no trato urinário alto (agenesia renal ou rim ectópico) e é ocasionada por genes não relacionados à fibrose cística, dispensando avaliação genética para tal. No entanto, alterações no trato urinário alto e ausência unilateral ou bilateral dos ductos deferentes reforçam a necessidade de esclarecer ocorrência de mutações em genes relacionados à fibrose cística no homem e na mulher.[32]

Deve-se lembrar que falha na detecção de alterações no CFTR em homens com CAVD não afasta a presença de mutação neste.

Análise da integridade do DNA seminal/ fragmentação do DNA

Como mencionado, a análise seminal (com exceção da azoospermia) não é capaz de separar, com elevada acurácia, homens férteis de inférteis. Assim, testes complementares têm ganhado interesse, entre eles a avaliação no dano ao DNA espermático por meio da análise da fragmentação do DNA do espermatozoide, especialmente para os casos de abortamento recorrente em concepções naturais ou artificiais. A fragmentação do DNA é raramente encontrada nas amostras seminais de homens férteis, mas se faz presente em 8% dos homens inférteis com análise seminal normal e em 17% do mesmo grupo

com análise seminal alterada para algum parâmetro. Fatores relacionados ao dano do material genético durante a sua compactação no espermatozoide podem ser vários e de origem ambiental e individual.[33]

Os métodos utilizados para identificar e mensurar a fragmentação do DNA espermático podem ser divididos em: diretos – ensaio cometa (eletroforese em gel) e TUNEL (*transferase-mediated deoxyuridine triphosphate-nick end labeling*) – e indiretos – SCD ou "halo" (dispersão da cromatina espermática) e SCSA (exame da estrutura da cromatina espermática). Na metodologia indireta, a detecção da fragmentação do DNA não é identificada e/ou quantificada individualmente por espermatozoide; assim, os métodos inviabilizam o uso futuro dos espermatozoides na porção da amostra quantificada. A metodologia direta no ensaio cometa permite a avaliação e a quantificação individual da fragmentação do DNA por espermatozoide. No entanto, no TUNEL o resultado demonstrado acontece sobre a amostra. Todos os testes possuem valores de referência, porém ainda não uniformes na literatura; entre eles, a maior variabilidade acontece no TUNEL. A referência tolerada para fragmentação do DNA na avaliação pelo método SCSA é de até 30%, no ensaio cometa é de até 50% e no TUNEL, de 4 a 35%.

O conhecimento atual das implicações clínicas do dano do DNA espermático continua insuficiente, não sendo sequer conhecida a sua etiologia, assim como as implicações clínicas ao considerar o tipo ou intensidade da fragmentação identificada nos testes conhecidos para processo reprodutivo. A definição da melhor metodologia a ser empregada na identificação e quantificação da fragmentação do DNA espermático ainda não foi definida, assim como os parâmetros de normalidade a serem empregados, o que justifica não serem solicitados rotineiramente na prática clínica, porém amplamente utilizados na pesquisa.[19]

Importante salientar que, mesmo sabendo que 2.300 genes (10% dos genes do genoma humano – 20 a 25.000) estão descritos como envolvidos na espermatogênese, ainda não se consegue identificar todas as suas disfunções. Inúmeros avanços dos métodos de sequenciamento genético ainda não são suficientes para esse esclarecimento. Paralelamente a todo esse campo molecular genético existe o campo epigenético (microRNAs, metilação do DNA, modificação de histonas substituídas em sua maioria por protaminas na espermiogênese para melhor organização do material nuclear remodelando e compactando a cromatina) atuando em conjunto e também sendo investigado. Agentes epigenéticos atuam quimicamente nas ações do genoma sem modificá-lo, interferindo na expressão gênica (por meio dos processos de des/metilação do DNA e des/acetilação ou des/metilação das histonas) ou na tradução do RNA mensageiro transcrito (microRNAs).

CONSIDERAÇÕES FINAIS

É fundamental que o médico ginecologista, que habitualmente acompanha a mulher desde a adolescência, exerça um papel educativo e preventivo em relação aos fatores evitáveis passíveis de comprometer a fertilidade humana. O peso corporal deve estar em faixas aceitáveis, pois desnutrição ou baixa gordura corporal, assim como obesidade, são fatores que podem interferir na ovulação e no sucesso gestacional. Orientações como evitar o fumo, o uso de drogas ilícitas e as infecções sexualmente transmissíveis (IST), assim como utilizar rotineiramente o preservativo masculino e/ou feminino, são importantes desde o início da vida da mulher, salientando-se o papel deletério desses hábitos de vida sobre a fertilidade humana. Além disso, orientar a mulher sobre o fato de o avanço da idade estar relacionado com maior risco de subfertilidade, aneuploidias fetais, complicações gestacionais e piora dos resultados das técnicas de reprodução assistida (TRA), propiciando subsídios para que ela tome decisões conscientes sobre o seu planejamento reprodutivo. Sempre que possível, estimular a mulher a não adiar a maternidade para idade avançada e apresentar,

quando pertinente, a possibilidade de criopreservação de oócitos como estratégia de tentativa de preservação de fertilidade.

A infertilidade conjugal apresenta elevada prevalência no Brasil e no mundo, acometendo 10 a 15% dos casais em idade reprodutiva. As consequências da infertilidade conjugal nem sempre são bem dimensionadas, podendo ser devastadoras para alguns casais. Recomenda-se proceder à investigação básica da infertilidade para casais sem sucesso gestacional após um ano de intercurso sexual regular sem uso de métodos contraceptivos ou antes (após 6 meses de tentativa de gestação sem sucesso), nos casos de risco de ocorrência de subfertilidade feminina e/ou masculina.

As recomendações relativas à avaliação básica do casal infértil vêm sofrendo modificações nos últimos anos, sobretudo com a utilização mais rotineira dos procedimentos das TRA para o tratamento da infertilidade conjugal. Observa-se que os diversos consensos de sociedades médicas vêm se tornando mais econômicos, com menos exames aplicados de rotina, procurando, após uma propedêutica mínima, individualizar o casal na procura da melhor opção terapêutica. Devemos realizar todas as avaliações necessárias para a definição de diagnóstico, prognóstico e indicação terapêutica, no menor tempo possível, considerando os tratamentos disponíveis e aos quais o casal terá acesso. Deve-se buscar o balanço adequado entre não ser demasiadamente intervencionista, indicando procedimentos de reprodução assistida sem propedêutica prévia pertinente, e não postergar demais a indicação da terapêutica mais apropriada, realizando exames desnecessários e, eventualmente, comprometendo o prognóstico do casal, especialmente nos casos de mulheres com idade avançada. O bom senso, aliado ao conhecimento de probabilidades de sucesso, deve nortear os clínicos para que atuem de maneira mais ou menos conservadora, a depender da individualização do casal.

Uma sequência de investigação desejável a ser adotada como rotina, nos casos em que o casal procura inicialmente o ginecologista para avaliação da infertilidade, seria a seguinte:

- 1ª avaliação: avaliação clínica, solicitação de USTV, avaliação da permeabilidade tubária por ultrassonografia com contraste, histerossalpingografia ou videolaparoscopia, dependendo da disponibilidade local e do quadro clínico apresentado pela paciente (para pacientes sintomáticas, com suspeita de endometriose ou doença inflamatória pélvica, sugerir a videolaparoscopia diagnóstica e terapêutica, a ser realizada por profissional capacitado), e espermograma. Em casos individualizados, particularmente quando o ciclo menstrual é irregular, pode-se solicitar FSH, prolactina e TSH; solicitar testosterona, dehidroepiandrosterona sulfato e 17-hidroxiprogesterona na presença de sinais clínicos de hiperandrogenismo. O USTV com contagem de folículos antrais pode ser suficiente para avaliar a reserva ovariana funcional. Adicionalmente, pode-se considerar a avaliação sorológica pensando-se no aconselhamento pré-concepcional.
- 2ª avaliação: se o USTV sugerir anormalidades intracavitárias uterinas, mas não for conclusivo, pode-se realizar a histeroscopia diagnóstica. Caso a avaliação inicial tenha identificado uma causa da infertilidade diferente de anovulação, encaminhar a paciente para um profissional com experiência na área. Nos casos de anovulação crônica hipotalâmica ou síndrome dos ovários policísticos, sem outra causa de infertilidade associada ou com alterações seminais leves, pode-se proceder à indução da ovulação com clomifeno ou letrozol, preferencialmente monitorizando a resposta com pelo menos um exame de USTV entre o 10º e o 12º dias do ciclo, para avaliar se a resposta ao tratamento foi insuficiente, adequada ou exagerada. Nos casos em que todos os exames forem normais, deve-se considerar o tempo de infertilidade, a idade da mulher e a reserva ovariana para decidir entre continuar tentando atingir a gravidez naturalmente ou recomendar que o casal procure atendimento médico especializado.

REFERÊNCIAS BIBLIOGRÁFICAS

1. Practice Committee of the American Society for Reproductive Medicine. Definitions of infertility and recurrent pregnancy loss. Fertil Steril 2013; 99(1):63.
2. Practice Committee of the American Society for Reproductive Medicine. Optimal evaluation of the infertile female: a committee opinion. Fertil Steril 2015; 103(6):44-50.
3. National Institute for Health and Clinical Excellence. Fertility: assessment and treatment for people with fertility problems (update). London: RCOG Press, 2012.
4. National Institute for Health and Clinical Excellence. Fertility: assessment and treatment for people with fertility problems (update). London: RCOG Press, 2013.
5. Munro MG, Critchley HOD, Fraser IS. Research and clinical management for women with abnormal uterine bleeding in the reproductive years: More than PALM-COEIN. Br J Obstet Gynecol 2017; 124:185-9.
6. Teede HJ, Misso ML, Costello MF, Dokras A, Laven J, Moran L et al. International PCOS network. Recommendations from the international evidence-based guideline for the assessment and management of polycystic ovary syndrome. Fertil Steril 2018; 110(3):364-79.
7. American Society for Reproductive Medicine. Current evaluation of amenorrhea. Fertility and Sterility 2006; 86(S4):S148-55.
8. Practice Committee of the American Society for Reproductive Medicine. Subclinical hypothyroidism in the infertile female population: a guideline. Fertil Steril 2015; 104(3):545-53.
9. Dreyer K, Out R, Hompes PG, Mijatovic V. Hysterosalpingo-foam sonography, a less painful procedure for tubal patency testing during fertility workup compared with (serial) hysterosalpingography: a randomized controlled trial. Fertil Steril 2014; 102(3):821-5.
10. Swart P, Mol BW, van der Veen F, van Beurden M, Redekop WK, Bossuyt PM. The accuracy of hysterosalpingography in the diagnosis of tubal pathology: a meta-analysis. Fertil Steril 1995; 64:486-91.
11. Coppus SF, Opmeer BC, Logan S, van der Veen F, Bhattacharya S, Mol BW. The predictive value of medical history taking and Chlamydia IgG ELISA antibody testing (CAT) in the selection of subfertile women for diagnostic laparoscopy: a clinical prediction model approach. Hum Reprod 2007; 22:1353-8.

12. Practice Committee of American Society for Reproductive Medicine in collaboration with Society of Reproductive Surgeons. Salpingectomy for hydrosalpinx prior to in vitro fertilization. Fertil Steril 2008; 90(5Suppl):S66-8.

13. Steiner AZ, Pritchard D, Stanczyk FZ, Kesner JS, Meadows JW, Herring AH et al. Association between biomarkers of ovarian reserve and infertility among older women of reproductive age. JAMA 2017; 318(14):1367-76.

14. Ferraretti AP, La Marca A, Fauser BC, Tarlatzis B, Nargund G, Gianaroli L. ESHRE working group on poor ovarian response definition. ESHRE consensus on the definition of "poor response" to ovarian stimulation for in vitro fertilization: the Bologna criteria. Hum Reprod 2011; 26(7):1616-24.

15. Stern JE, Brown MB, Wantman E, Kalra SK, Luke B. Live birth rates and birth outcomes by diagnosis using linked cycles from the SART CORS database. J Assist Reprod Genet 2013; 30(11):1445-50.

16. Podfigurna A, Lukaszuk K, Czyzyk A, Kunicki M, Maciejewska-Jeske M, Jakiel G et al. Testing ovarian reserve in pre-menopausal women: why, whom and how? Maturitas 2018; 109:112-7.

17. Practice Committee of the American Society for Reproductive Medicine. Testing and interpreting measures of ovarian reserve: a committee opinion. Fertil Steril 2015; 103(3):e9-17.

18. Broer SL, Broekmans FJ, Laven JS, Fauser BC. Anti-Müllerian hormone: ovarian reserve testing and its potential clinical implications. Hum Reprod Update 2014; 20(5):688-701.

19. Practice Committee of the American Society for Reproductive Medicine. Diagnostic evaluation of the infertile male: a committee opinion. Fertil Steril 2015; 103(3):e18-25.

20. Semet M, Paci J, Saïas-Magnan J, Metzler-Guillemain C, Boissier R, Lejeune H et al. The impact of drugs on male fertility: a review. Andrology 2017; 5(4):640-63.

21. Inaba K, Mizuno K. Sperm dysfunction and ciliopathy. Reprod Med Biol 2015; 15(2):77-94.

22. Hammoud AO, Meikle AW, Reis LO, Gibson M, Peterson CM, Carrell DT. Obesity and male infertility: a practical approach. Semin Reprod Med 2012; 30(6):486-95.

23. Cooper TG, Noonan E, von Eckardstein S, Auger J, Baker HW, Behre HM et al. World Health Organization reference values for human semen characteristics. Hum Reprod Update 2010; 16(3):231-45.

24. World Health Organization, Department of Reproductive Health and Research. WHO Laboratory manual for the examination and processing of human semen. 5th edition, 2010.

25. Sussman EM, Chudnovsky A, Niederberger CS. Hormonal evaluation of the infertile male: has it evolved? Urol Clin North Am 2008; 35:147-55.

26. Niederberger CS. Clinical evaluation of the male. In: Niederberger CS, editor. Introduction to male reproductive medicine. New York: Cambridge University Press, 2011. p. 29-57.

27. Krausz C, Degl'Innocenti S. Y chromosome and male infertility: update, 2006. Front Biosci 2006; 11:3049-61.

28. Lotti F, Maggi M. Ultrasound of the male genital tract in relation to male reproductive health. Hum Reprod Update 2015; 21(1):56-83.

29. Flannigan R, Schlegel PN. Genetic diagnosis of male infertility in clinical practice. Best Pract Res Clin Obstet Gynecol 2017; 44:26-37.

30. Niederberger CS. Male infertility. In Wein AJ, Kavoussi LR, Partin AW, Peters CA, editors. Campbell-Walsh Urology 11th edition. Philadelphia: Elsevier, 2016. p. 556-79.

31. Flannigan R, Schlegel PN. Genetic diagnosis of male infertility in clinical practice. Best Pract Res Clin Obstet Gynecol 2017; 44:26-37.

32. Yu J, Chen Z, Ni Y, Li Z. CFTR mutations in men with congenital bilateral absence of the vas deferens (CBAVD): a systemic review and meta-analysis. Hum Reprod 2011; 27(1):25-35.

33. Rex AS, Aagaard J, Fedder J. DNA fragmentation in spermatozoa: a historical review. Andrology 2017; 5:622-30.

CAPÍTULO 5

Propedêutica da incontinência urinária

Thaís Guimarães dos Santos
Lucas Schreiner
Nadiessa Dorneles Almeida

INTRODUÇÃO

A incontinência urinária (IU) é definida como qualquer perda involuntária de urina. É uma condição altamente prevalente em mulheres, apesar de ainda ser sub-relatada – apenas 25% das pacientes com IU buscam ou recebem tratamento para essa disfunção.[1]

A adequada avaliação da IU é fundamental para o apropriado manejo dessa condição.[2]

A IU pode ser um sintoma, quando a paciente relata a perda; um sinal, quando se identifica objetivamente a perda urinária ao exame clínico; ou um achado da avaliação urodinâmica que estará relacionado a um diagnóstico específico.[3]

Anamnese e exame físico detalhados são suficientes para manejo inicial da maioria dos casos, ficando reservados os exames complementares para a falha da primeira linha terapêutica ou para alterações identificadas na avaliação clínica inicial.[2]

DADOS EPIDEMIOLÓGICOS

A prevalência da incontinência urinária varia de acordo com a faixa etária, podendo chegar a 50% das mulheres. O estudo de base populacional EPINCONT, realizado na Noruega com 27.936 mulheres, descreveu 25% de prevalência de incontinência urinária na população feminina acima de 20 anos, sendo de 7% a prevalência global de IU com sintomas moderados a severos. No mesmo estudo, 50% das pacientes incontinentes apresentavam incontinência aos esforços, 36% incontinência mista e 11% incontinência com urgência.[4]

O estudo Brasil LUTS avaliou a prevalência de sintomas urinários em 2.751 mulheres acima de 40 anos de idade. A prevalência global de incontinência urinária aos esforços nessa população foi 20,4%, e 14,9% foi a prevalência de incontinência urinária por urgência.[5]

FISIOPATOLOGIA

A incontinência urinária aos esforços ocorre devido à modificação das estruturas que compõem o suporte uretral, o que resulta na redução da pressão intrauretral e consequente escape urinário. A teoria da rede descrita por DeLancey destaca a importância da integridade da sustentação lateral da uretra no arco tendíneo da fáscia pélvica e no músculo elevador do ânus na manutenção da continência.[6]

A fisiopatologia da incontinência urinária de urgência é objeto de muitos estudos. Diversas alterações anatômicas e fisiológicas vêm sendo descritas como causadoras de sintomas de incontinência urinária com urgência. O córtex cerebral desempenha papel inibidor das contrações vesicais involuntárias, portanto lesões corticais podem desencadear incontinência urinária de urgência; alterações na modulação de diversos neurotransmissores vêm sendo relacionadas a atividade uretral, detrusora e sintomas de urgência; alterações neurológicas e musculares ao nível do detrusor também têm sido relacionadas ao sintoma de incontinência com urgência; lesões anatômicas diretas no assoalho pélvico e alterações do microbioma urinário vêm sendo relacionadas aos sintomas de urgência.[7]

ANAMNESE E EXAME FÍSICO

Realizar história clínica e exame físico cuidadosos é fundamental para que se obtenha êxito no processo clínico. O diagnóstico inicialmente é realizado por meio de abordagem simples desenvolvida no próprio consultório, além de testes laboratoriais básicos. A terapêutica inicial será baseada nos achados dessa primeira abordagem.[8]

A história é o primeiro passo para avaliação de uma mulher com queixa de incontinência urinária. A anamnese deve incluir detalhes como tipo de perda urinária, tempo de ocorrência, severidade e associação com outros sintomas. Muitas vezes a avaliação uroginecológica é realizada durante uma revisão ginecológica de rotina e, portanto, todos os aspectos da consulta ginecológica convencional devem ser abordados, além daqueles direcionados à uroginecologia especificamente.[2]

Os sintomas de incontinência urinária devem ser investigados da seguinte forma, na anamnese:[3]

Sintomas de incontinência urinária

- Incontinência urinária: é a queixa de perda involuntária de urina.
- Incontinência urinária aos esforços: queixa de perda involuntária de urina no esforço, exercício físico, tosse ou espirro.
- Incontinência urinária por urgência: queixa de perda involuntária de urina associada à urgência miccional.

- Incontinência urinária postural: queixa de incontinência urinária associada a mudança de decúbito.
- Enurese noturna: queixa de perda involuntária de urina que ocorre durante o sono.
- Incontinência urinária mista: queixa de perda involuntária de urina associada à urgência miccional e também ao esforço ou exercício físico, tosse ou espirro.
- Incontinência urinária contínua: é a queixa de perda involuntária de urina de forma contínua.
- Incontinência urinária insensível: queixa de perda involuntária de urina que a mulher desconhece como ocorreu.
- Incontinência coital: queixa de perda involuntária de urina durante o coito. Pode ser dividida em perda urinária que ocorre durante a penetração ou durante o orgasmo.

Sintomas da fase de armazenamento

- Aumento da frequência urinária diurna: queixa de que a micção ocorre com mais frequência durante a vigília do que anteriormente considerado habitual pela mulher.
- Noctúria: queixa de interrupção do sono uma ou mais vezes pela necessidade de urinar.
- Urgência: desejo súbito e repentino de urinar que não pode ser postergado.
- Síndrome da bexiga hiperativa: urgência miccional, usualmente acompanhada de aumento da frequência miccional e noctúria, com ou sem incontinência urinária de urgência, na ausência de infecção urinária ou outra doença.

Sintomas sensoriais

- Aumento da sensibilidade vesical: queixa de que o desejo de urinar durante o enchimento vesical ocorre de forma mais precoce ou mais persistente do que vinha acontecendo previamente.
- Redução da sensibilidade vesical: a queixa de que o desejo de urinar ocorre mais tar-

diamente, apesar da consciência de que a bexiga está enchendo.

- Ausência de sensibilidade vesical: queixa de ausência de sensação de enchimento vesical e de desejo de urinar.

Sintomas miccionais e pós-miccionais

- Hesitação: queixa de retardo para iniciar a micção.
- Esforço para urinar: queixa de necessidade de realizar intenso esforço para urinar.
- Sensação de esvaziamento vesical incompleto: queixa de não ter esvaziado completamente a bexiga após a micção.
- Perda urinária pós-miccional: queixa de passagem adicional de urina após completar a micção.
- Micção posição-dependente: a mulher queixa-se que deve adotar posições específicas para urinar espontaneamente ou obter o completo esvaziamento vesical.
- Disúria: queixa de queimação ou outro desconforto durante a micção.
- Retenção urinária: queixa de inabilidade de urinar mesmo com esforço persistente.

A avaliação física das pacientes com IU deve começar pelo exame ginecológico geral, incluindo exame das mamas e palpação abdominal, sendo seguida das avaliações específicas ao assoalho pélvico. O peso corporal deve ser avaliado com realização de índice de massa corpórea (IMC).

As queixas urinárias e a presença de prolapso de órgãos pélvicos podem coexistir. O exame físico uroginecológico apresenta peculiaridades que serão descritas a seguir.

- Vulva: a inspeção vulvar deve ser minuciosa, atentando para alterações anatômicas ou relacionadas à atrofia genital, como demonstrado na Figura 1.
- Compartimento apical: a avaliação é feita com o espéculo introduzido de maneira habitual; após a visualização do colo uterino ou cúpula vaginal, é realizada nova manobra de Valsalva para classificação do prolapso desse compartimento.
- Parede vaginal anterior: para avaliação do compartimento anterior, deve-se utilizar uma válvula vaginal ou uma das lâminas do espéculo reparando a parede posterior (Figura 2). Avalia-se a anatomia em repouso, incluindo meato e lesões uretrais como divertículos (Figura 3), cistos de Skene, entre outros. Ao solicitar que a paciente realize manobra de Valsalva ou tosse, avaliam-se a hipermobilidade uretral (considerada presente quando o ângulo ao esforço é superior a 30° em relação ao repouso), a perda urinária e o prolapso da parede vaginal anterior.

O teste de perda de urina ao esforço pode ser realizado com a bexiga confortavelmente cheia ou apenas com o volume residual pós-miccional (teste de esforço com volume residual). Em geral, opta-se por realizar o teste com o volume residual (logo após a micção), pois é possível ter uma estimativa da severidade da perda aos esforços (pacientes que não perdem com volume residual têm mínima chance de ter uma incontinência aos esforços severa). Mulheres com prolapso genital sem queixa de perda urinária devem ter o prolapso corrigido com o espéculo durante realização do teste (Figura 4).

- Compartimento posterior: para avaliação, deve-se utilizar uma válvula vaginal ou uma das lâminas do espéculo reparando a parede anterior. Avalia-se a anatomia em repouso, incluindo lesões e cicatrizes cirúrgicas. Ao solicitar que a paciente realize manobra de Valsalva, classifica-se o prolapso da parede vaginal posterior.
- Avaliação da contração da musculatura do assoalho pélvico: na última etapa do exame uroginecológico, é fundamental a realização do toque vaginal para avaliar a capacidade de contração da musculatura do assoalho pélvico.

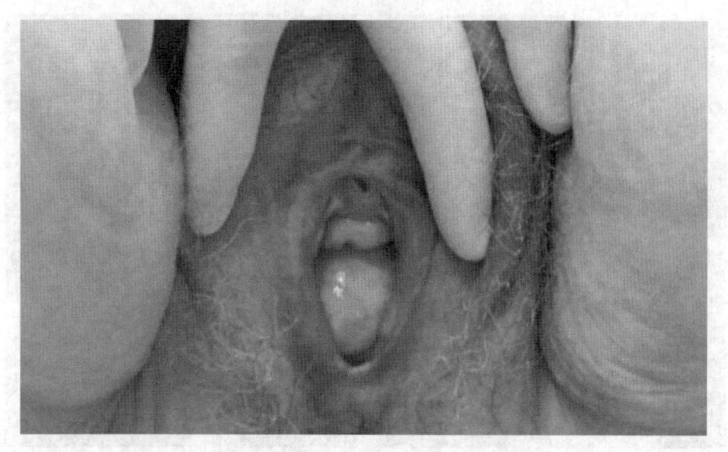

FIGURA 1   Exemplo de inspeção vulvar identificando atrofia genital: palidez da mucosa vaginal, redução e fusão dos pequenos lábios.
Fonte: Acervo do Serviço de Ginecologia/Unidade de Uroginecologia do Hospital São Lucas (PUCRS).

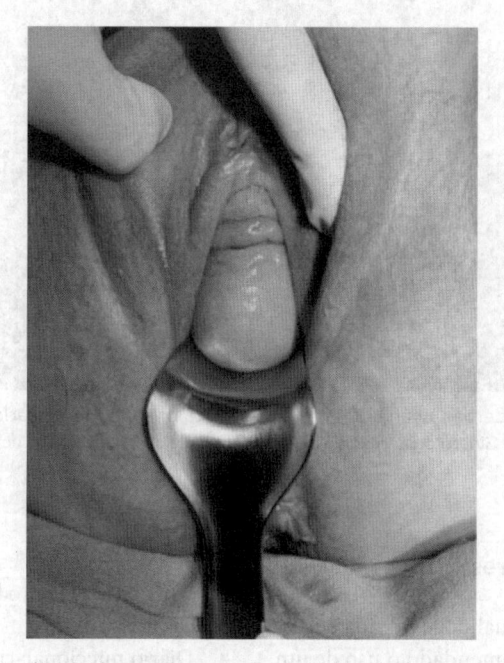

FIGURA 2   Avaliação da parede vaginal anterior (a válvula apoia-se na parede vaginal posterior, para que se avalie a anatomia em repouso e durante a manobra de Valsalva ou tosse).
Fonte: Acervo do Serviço de Ginecologia/Unidade de Uroginecologia do Hospital São Lucas (PUCRS).

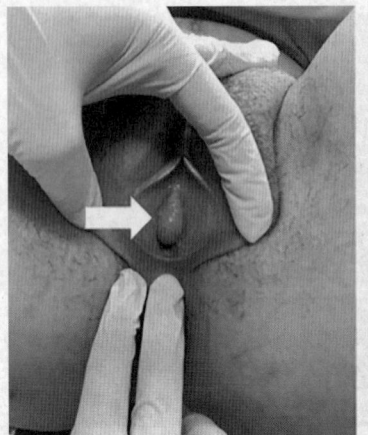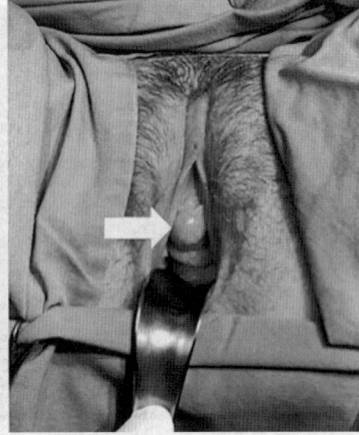

FIGURA 3   Exemplos de divertículo uretral (indicados pelas setas brancas) visualizados durante o exame físico em pacientes com queixas urinárias.
Fonte: Acervo do Serviço de Ginecologia/Unidade de Uroginecologia do Hospital São Lucas (PUCRS).

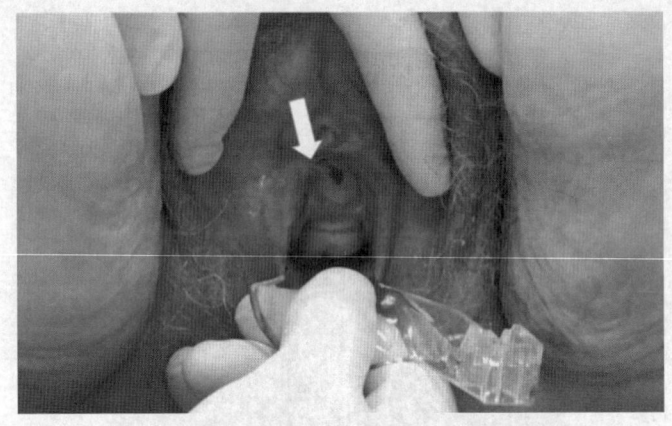

FIGURA 4   Momento da perda urinária durante a tosse (jato urinário identificado pela seta branca).
Fonte: Acervo do Serviço de Ginecologia/Unidade de Uroginecologia do Hospital São Lucas (PUCRS).

Ferramentas auxiliares

- Questionários de qualidade de vida e *score* de sintomas: é recomendado o uso de um questionário específico para avaliação de IU e qualidade de vida durante o exame da paciente.[9] Eles servem, principalmente, como um parâmetro comparativo que será impor-

tante para avaliar o benefício das terapêuticas utilizadas.[2]

- Diário miccional: consiste no registro, realizado pela paciente, de ingesta hídrica, frequência e volume das micções, episódios de incontinência e atividades e sensações no momento da perda. Ele auxilia na avaliação inicial da queixa de IU, podendo ser uma ferramenta objetiva para analisar os sintomas e monitorizar a resposta ao tratamento.[2] A mulher deve ser orientada a preencher o diário durante 3 dias (dois dias de semana e um dia de final de semana).[9]

EXAMES COMPLEMENTARES

- Exame qualitativo de urina (EQU) e urocultura: se a mulher tiver sintomas de infecção urinária, deve ser realizada urocultura com antibiograma. Se não houver sintoma de infecção do trato urinário (ITU), mas o EQU for positivo para leucócitos e nitritos, não se deve iniciar antibiótico sem o resultado da urocultura. Se a paciente não referir sintomas de ITU e o EQU for negativo para leucócitos e nitritos, não há necessidade de urocultura, pois a presença de infecção urinária é muito improvável nessa situação.[9]
- Avaliação do volume residual pós-miccional: a medida do volume residual pós-miccional pode ser realizada pela ultrassonografia ou por meio de cateterização vesical em mulheres com sintomas sugestivos de disfunção miccional.[9]
- Exames de imagens: não se deve solicitar de forma rotineira exames de imagens do trato urinário superior ou inferior durante a avaliação de pacientes com incontinência urinária.[10]

- Avaliação urodinâmica: não deve ser solicitada antes do tratamento conservador de primeira linha. Solicitar antes da cirurgia para correção de IUE, nas seguintes situações:[9]
  - incontinência urinária mista com predomínio de urgência ou incontinência urinária na qual o tipo não tenha ficado claro;
  - sintomas sugestivos de disfunção miccional;
  - prolapso anterior ou apical;
  - cirurgia prévia para IUE.

CONCLUSÃO

A IU é condição prevalente na população feminina e apresenta impacto negativo na qualidade de vida. O ginecologista deve estar capacitado para abordar tal queixa no consultório e realizar a investigação e terapêutica indicadas. Uma história clínica minuciosa e exame físico atento devem fazer parte da abordagem inicial para todas as pacientes com queixas urinárias. A exclusão de infecção do trato urinário faz parte da avaliação inicial, devendo ser realizada de rotina através da investigação dos sintomas na anamnese e exame complementar. Exames de imagens e estudo urodinâmico são reservados para casos individualizados, não fazendo parte da avaliação inicial de rotina da queixa de IU.

TABELA 1 Exemplo de diário miccional

Horário	Quantidade e tipo de líquido ingerido	Volume urinário (mL)	Necessidade urgente de urinar + Pequena ++ Moderada +++ Intensa	Perda involuntária de urina + Pequena (gotas) ++ Moderada (colher) +++ Intensa (copo)	Atividade na ocasião (tosse, espirro, exercícios físicos e outras)
7:00	300 mL/água	280	+++		
7:40		130	++		
8:30				++	Espirro

TABELA 2   Fases do estudo urodinâmico de acordo com a International Continence Society (ICS)

Fase do exame	Objetivo	Observações
Urofluxometria (ver Figura 6)	Avaliar o esvaziamento vesical. Deve informar o fluxo máximo, o volume urinado e o resíduo pós-miccional.	▪ Volumes inferiores a 150 mL comprometem a avaliação adequada. ▪ Os resultados variam de acordo com a idade da paciente. ▪ Um bom esvaziamento apresenta uma curva de fluxo suave, com alta amplitude e formato de sino.
Resíduo pós-miccional	Quantificar o volume residual que permanece na bexiga após a micção.	▪ Pode ser realizado por sondagem uretral ou por ultrassom.
Cistometria (ver Figura 7)	Avaliar, durante o enchimento vesical: ▪ a relação entre a pressão vesical e o volume; ▪ os parâmetros sensoriais relacionados. Realizar o teste de estresse urodinâmico (menor pressão vesical necessária para que haja perda urinária decorrente do aumento da pressão abdominal).	▪ A presença de contrações involuntárias do detrusor define o diagnóstico urodinâmico de hiperatividade detrusora. ▪ Recomenda-se que as manobras de esforço sejam iniciadas com 100 mL de volume intravesical e repetidas a cada 100 mL infundidos. ▪ Valores abaixo de 60 cmH$_2$O configuram o diagnóstico de deficiência esfincteriana intrínseca.
Estudo fluxo-pressão (ver Figura 8)	Analisa a fase de esvaziamento vesical (avalia o fluxo urinário em conjunto com as pressões).	▪ Pode ser influenciada pelo ambiente e pelo estado mental da paciente. ▪ Auxilia na identificação do predomínio da micção. ▪ As sondas uretrais podem influenciar a taxa de fluxo.

Fonte: Adaptada de Schafer et al., 2002.[11]

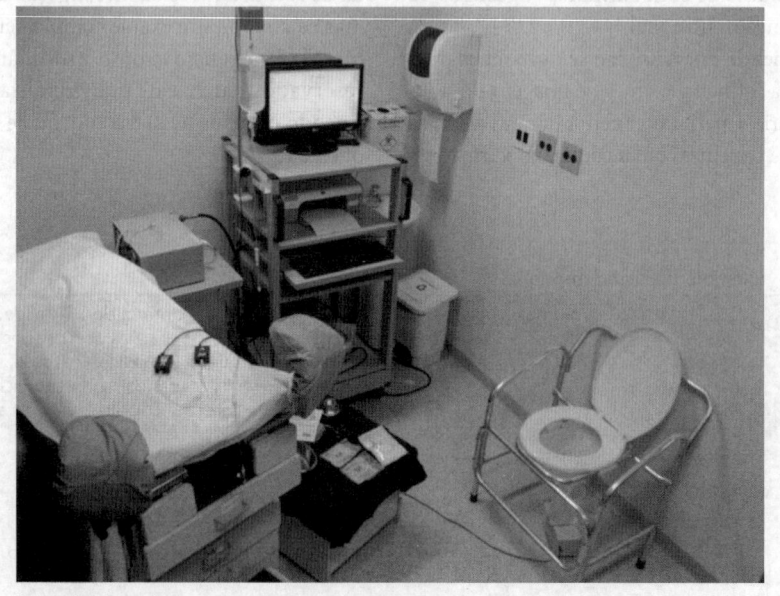

FIGURA 5   Exemplo de ambiente e equipamentos necessários para realização da avaliação urodinâmica.
Fonte: Acervo do Serviço de Ginecologia/Unidade de Uroginecologia do Hospital São Lucas (PUCRS).

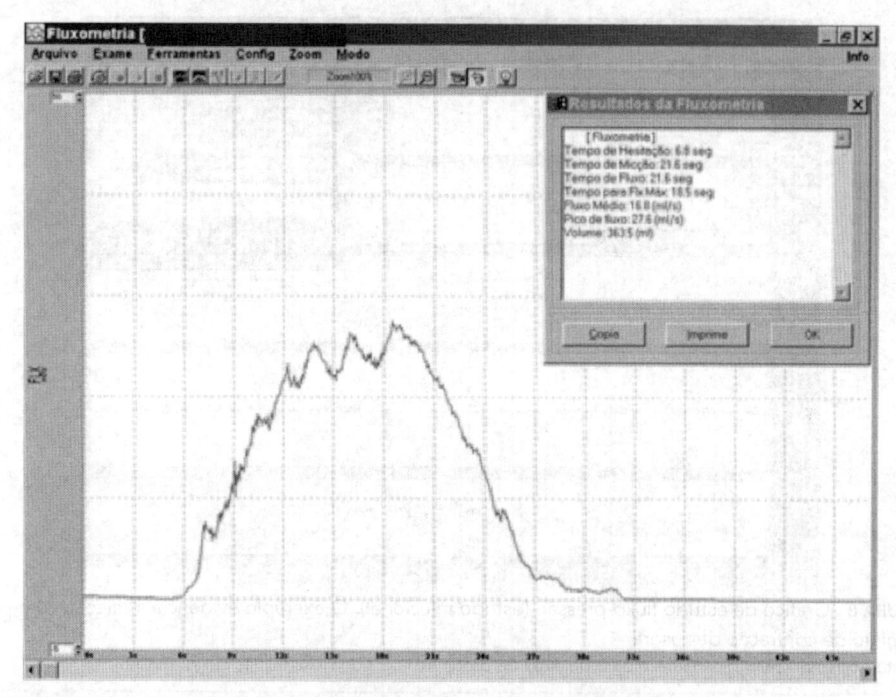

FIGURA 6   Gráfico de urofluxometria normal durante a avaliação urodinâmica.
Fonte: Acervo do Serviço de Ginecologia/Unidade de Uroginecologia do Hospital São Lucas (PUCRS).

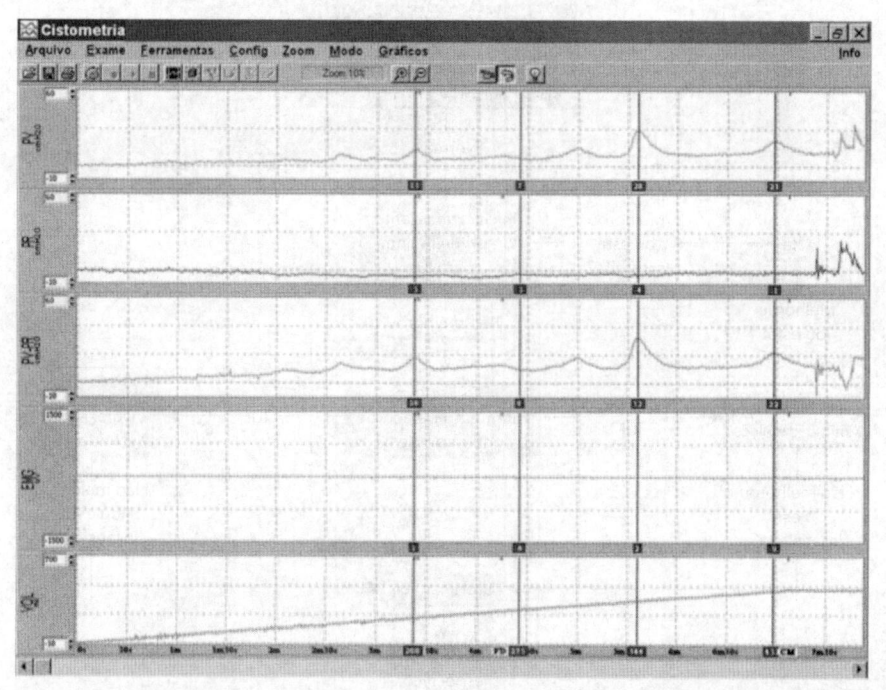

FIGURA 7   Exemplo de cistometria de enchimento demonstrando a presença de contrações não inibidas do detrusor, durante avaliação urodinâmica.
Fonte: Acervo do Serviço de Ginecologia/Unidade de Uroginecologia do Hospital São Lucas (PUCRS).

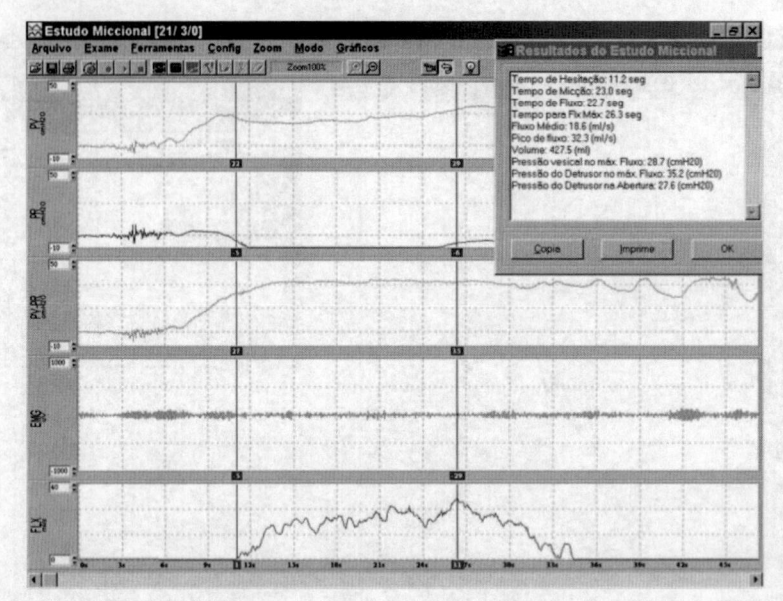

FIGURA 8   Gráfico de estudo fluxo-pressão (estudo miccional). O exemplo evidencia a micção com predomínio de contração detrusora.
Fonte: Acervo do Serviço de Ginecologia/Unidade de Uroginecologia do Hospital São Lucas (PUCRS).

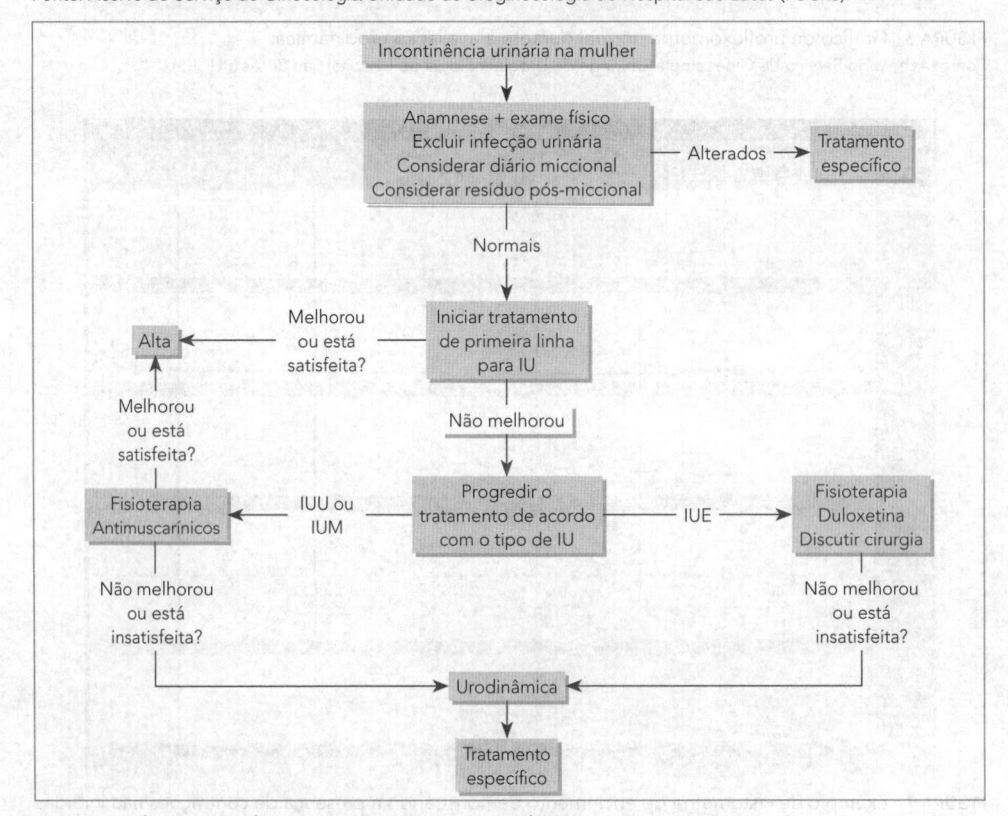

FIGURA 9   Fluxograma de investigação e tratamento da incontinência urinária.

REFERÊNCIAS BIBLIOGRÁFICAS

1. Lukacz ES, Santiago-Lastra Y, Albo ME, Brubaker L. Urinary incontinence in women. A review. J Am Med Assoc 2017; 318(16):1592-604.
2. Gonçalves MAG et al. Ginecologia básica e avançada. Porto Alegre: Editora PUCRS, 2017.
3. Sultan AH, Monga A, Lee J, Emmanuel A, Norton C, Santoro G et al. An International Urogynecological Association (IUGA)/International Continence Society (ICS) joint report on the terminology for female anorectal dysfunction. Neurourol Urodyn 2017; 36(1):10-34.
4. Hannestad YS, Rortveit G, Sandvik H, Hunskaar S. A community-based epidemiological survey of female urinary incontinence: the Norwegian EPINCONT study. Epidemiology of Incontinence in the County of Nord-Trondelag. J Clin Epidemiol 2000; 53(11):1150-7.
5. Soler R, Gomes CM, Averbeck MA, Koyama M. The prevalence of lower urinary tract symptoms (LUTS) in Brazil: results from the epidemiology of LUTS (Brazil LUTS) study. Neurourol Urodyn 2018; 37(4):1356-64.
6. DeLancey JOL. Structural support of the urethra as it relates to stress urinary incontinence: The hammock hypothesis. Am J Obstet Gynecol 1994; 170(6):1713-23.
7. Banakhar MA, Al-Shaiji TF, Hassouna MM. Pathophysiology of overactive bladder. Int Urogynecol J 2012; 23(8):975-82.
8. Walters, MD. Evaluation of urinary incontinence and pelvic organ prolapse: history, physical examination, and office tests. In: Walters MD, Karram MM. Urogynecology and reconstructive pelvic surgery. 4th edition. Philadelphia: Elsevier, 2014.
9. NICE Guidance – Urinary incontinence and pelvic organ prolapse in women: management: © NICE (2019) Urinary incontinence and pelvic organ prolapse in women: management. Br J Urol Int 2019; 123(5):777-803.European Association of Urology. Guidelines 2019. Eur Urol 2019; 1475.
10. Schäfer W, Abrams P, Liao L, Mattiasson A, Pesce F, Spangberg A et al. Good urodynamics practice: uroflowmetry, filling cystometry, and pressure-flow studies. Neurourol Urodyn 2002; 21(3):261-74.

CAPÍTULO 6

Dor abdominal aguda na mulher

Eduardo Vieira da Motta
José Maria Soares Júnior
Edmund Chada Baracat

INTRODUÇÃO

As dores agudas abdominal e pélvica são sintomas comuns em mulheres de todas as idades e estão associadas a diversos diagnósticos de diferentes morbidades e mortalidades.

O diagnóstico adequado permite a indicação de tratamentos clínicos ou cirúrgicos e determina as pacientes que necessitam de internação hospitalar ou que podem ser acompanhadas ambulatorialmente. Infelizmente, há casos em que a definição diagnóstica não é prontamente possível, mesmo com o emprego de exames subsidiários, o que pode proporcionar intervenções cirúrgicas desnecessárias ou mesmo atraso na instituição terapêutica. Dessa forma, é importante que a avaliação médica dessas pacientes seja realizada de maneira cuidadosa, com elaboração de história clínica minuciosa, exame físico detalhado e emprego com discernimento da propedêutica complementar disponível.

É interessante observar que, historicamente, apesar do desenvolvimento do conhecimento médico e da maior disponibilidade de métodos propedêuticos auxiliares, o diagnóstico de dor abdominal aguda (não decorrente de trauma) tem apresentado pouca melhora na especificidade diagnóstica, apesar dos maiores custos da investigação.[1]

Nesse sentido, é importante salientar que, em muitas situações ambivalentes quanto à natureza da doença, a observação clínica e a reavaliação da paciente podem permitir que a progressão natural do processo fisiopatológico torne o diagnóstico mais típico e identificável, tanto no que se refere à necessidade de intervenção como à resolução. Para tanto, o médico deve estar atento para obter as informações clínicas pertinentes possíveis no ambiente do atendimento, identificar as condições de risco imediato à vida e esclarecer a paciente quanto à necessidade dos processos investigativos.[2]

É importante considerar a possibilidade de gravidez em todas as mulheres na menacme que apresentem dor abdominal ou pélvica aguda. Condições do ciclo gravídico-puerperal podem determinar quadros de dor aguda, como em gravidez ectópica ou abortamentos, ou o quadro emergencial pode se sobrepor à gravidez. Diversas situações de abdome agudo cirúrgico e não cirúrgico ocorrem em mulheres grávidas e não grávidas, como apendicite, obstrução intestinal, úlcera perfurada, diverticulite. A abordagem investigativa e terapêutica poderá ser modificada pela presença da gravidez.

AVALIAÇÃO INICIAL

A avaliação inicial é realizada por meio de história clínica orientada pela queixa da dor, caracterizando-a adequadamente. Devem ser levantados antecedentes de doenças e cirurgias, uso de medicamentos e contracepção, atividade e práticas sexuais, ciclos menstruais e data da última menstruação, gestações e partos.

O exame clínico deve avaliar parâmetros vitais, posturas antálgicas, padrão de hidratação, coloração de mucosas, turgor, circulação periférica, inspeção física com ausculta pulmonar e cardíaca e exame abdominal e pélvico. Especificamente quanto ao exame ginecológico, devem-se observar sinais de violência e traumas genitais à inspeção, avaliação do conteúdo vaginal (p. ex., sangue, corrimento), finalizando com o toque vaginal e a caracterização de útero e anexos.

O exame clínico do abdome inclui inspeção (p. ex., distensão, ascite, escavado) e identificação de pontos de resistência ou rigidez, locais de maior sensibilidade e presença de dor por descompressão. Os diversos pontos de hérnias anatômicas devem ser explorados, assim como locais de incisões cirúrgicas prévias. A ausculta pode identificar o padrão de movimento intestinal, estalidos, hiperatividade ou ausência de movimentos (o íleo paralítico é sugerido por ausência de movimentos e ruídos após 2 minutos de ausculta). O toque retal está especialmente indicado na suspeita de sangramento digestivo. Em mulheres com hímen íntegro, especialmente crianças e adolescentes, o toque retal, substituindo o vaginal, deve ser realizado apenas em situações de exceção, pois os métodos de imagens são adequados para muitas dessas avaliações.

A presença de peritonite pode ser inferida apenas com rigidez abdominal ou dor localizada. Por outro lado, apesar de a descompressão brusca positiva sugerir peritonite, apresenta índice de falso-positivo em cerca de 25% dos casos.

O ginecologista deve realizar todos os passos da investigação clínica da dor aguda e não se limitar ao exame ginecológico exclusivamente. A Tabela 1 apresenta diagnósticos diferenciais de dor abdominal e pélvica conforme localização da dor, sinais e sintomas associados.

A característica clínica da dor está relacionada ao seu local de origem e órgão acometido. A dor de origem visceral, causada por distensão, inflamação ou isquemia de víscera oca ou sólida, localiza-se em projeção da topografia conforme sua origem embriológica: quando o agravo for na porção proximal do trato digestório, a dor será no epigástrio; se na porção média, na região umbilical; se na porção distal, no hipogástrio.

TABELA 1   Localização e intensidade de dor abdominal aguda em diferentes diagnósticos diferenciais[3]

	Dor na FID	Dor na FIE	Dor na FIE e na FID	Febre	Náusea e vômito	Leucocitose	Choque
Apendicite	+++	+/−	+/−	+	+/−	+	+/−
DIPA	+	+	+	+/−	+	+/−	+/−
Abscesso tubo-ovariano	+/−	+/−	+/−	+/−	+	+/−	+/−
Endometriose	+/−	+/−	+/−	−	−	−	−
Cisto ovariano	+/−	+/−	−	−	+/−	−	+/−
Torção anexial	+/−	+/−	−	−	+	−	Raro
Complicação de leiomiomas	+/−	+/−	+	−	−	−	Raro
Gravidez ectópica	+/−	+/−	+/−	−	−	−	+/−

DIPA: doença inflamatória pélvica aguda; FID: fossa ilíaca direita; FIE: fossa ilíaca esquerda.

Caso a dor decorra de processo inflamatório próprio da parede ou do peritônio parietal, a localização será no dermátomo acima ao do estímulo.

É importante observar que a dor referida é apenas sintoma e não sinal. Por exemplo, dor no ombro decorrente de irritação diafragmática permanece inalterada, independentemente da manipulação específica do ombro, sem piora ou melhora em sua intensidade.

ETIOLOGIA

A dor abdominal aguda não traumática representa de 20 a 40% das admissões hospitalares, e os diagnósticos diferenciais devem considerar hipóteses conforme sexo, idade e antecedentes. A apendicite aguda é o diagnóstico mais prevalente, porém dificuldades e falhas diagnósticas iniciais ocorrem em mais da metade dos casos.

Em mulheres na menacme, é comum não se identificar etiologia específica. Geralmente, são quadros de dor abdominal hipogástrica sem febre, ou leucocitose (leucócitos > 10.000 células/mm³), ou sinais clínicos de peritonite, ou instabilidade hemodinâmica; e com evolução inferior a 7 dias. Nessas condições, é possível a opção por conduta conservadora e observação da própria evolução da doença, postergando procedimentos investigativos mais elaborados e custosos.[4,5]

A Tabela 2 apresenta os principais diagnósticos diferenciais em dor abdominal e pélvica aguda em mulheres na menacme e os respectivos achados clínicos mais frequentemente associados.

TABELA 2 Principais diagnósticos diferenciais em dor abdominal/pélvica aguda em mulheres na menacme

Clínica	Hipótese
Náusea e vômito	Apendicite, torção anexial
Dor migratória	Apendicite
Dor na FID	Apendicite, litíase, torção, cisto roto
Febre	Apendicite, DIPA, pielonefrite
Corrimento vaginal	DIPA
Dor pélvica bilateral	DIPA
Dor à mobilização uterina	DIP
Corrimento purulento cervical	DIP
Dismenorreia	Endometriose, leiomioma, adenomiose
Dispareunia	Endometriose, cisto ovariano
Disúria	ITU, DIPA
Hematúria	Litíase, ITU
Dor na FIE	Diverticulite, litíase, cisto ovariano roto
Dor no meio do ciclo menstrual	Ovulação
Dor com padrão de irradiação inguinal	Litíase, torção anexial
Urgência urinária	ITU
Sangramento genital	Gravidez ectópica, leiomioma
Massa anexial ao toque vaginal	Cisto, gravidez ectópica, endometriose, leiomioma, diverticulose, DIPA
Hipotensão	Gravidez ectópica, cisto hemorrágico

FID: fossa ilíaca direita; DIPA: doença inflamatória pélvica aguda; ITU: infecção no trato urinário; FIE: fossa ilíaca esquerda; DIP: doença inflamatória pélvica.

A abordagem inicial de toda paciente com dor abdominal aguda deve ser sistematizada no sentido de definir o risco à vida, pois, em situações de grande instabilidade hemodinâmica ou infecciosa, o foco do atendimento passa a ser a reanimação; já em casos estáveis, é possível direcionar a avaliação para investigação sistematizada com elaboração de hipóteses diagnósticas.

O atendimento em situações de urgência e emergência deve ser sempre sistematizado dentro dos princípios hierarquizados de circulação, vias aéreas e ventilação (A – *airway*; B – *breathing*; C – *circulation*), seguidas das limitações e restrições (D – *disability*) e visualização do paciente como um todo (E – *exposure*). Devem-se prover monitoração, acessos vasculares e ajuda no atendimento.

AVALIAÇÃO LABORATORIAL GERAL

O diagnóstico de gravidez por dosagem quantitativa da fração beta da gonadotrofina (beta-hCG) deve ser sempre realizado em mulheres na idade reprodutiva, pelos riscos descritos.

Os principais exames laboratoriais associados à identificação de processo inflamatório em urgência são contagem de leucócitos e de proteína C reativa (PCR). Apesar de apresentarem correlação com a intensidade de processos inflamatórios, a interpretação deve ser feita com cuidado. Podem ser considerados indicadores de quadros mais graves quando a leucocitose estiver acima de 15.000 leucócitos/mL e a PCR acima de 5 mg/dL. A quantificação da velocidade de hemossedimentação (VHS), apesar de refletir processo inflamatório, tem sido menos empregada em razão da melhor condição de avaliação e seguimento proporcionada pela PCR.[6]

Os valores hematimétricos apresentam importância nos casos de sangramento suspeito ou evidente, assim como a tipagem para eventual transfusão de hemoderivados em instabilidade hemodinâmica.

Queixas urinárias merecem avaliação de sedimento urinário e cultura. Inicialmente, outros parâmetros laboratoriais, como amilase, ureia, creatinina, glicemia, enzimas hepáticas, eletrólitos, coagulação, gasometria e culturas (p. ex., sangue, feridas e colo uterino), devem ser levados em conta diante das hipóteses diagnósticas consideradas ou antecedentes pessoais específicos, como diabetes *mellitus*, uso de anticoagulantes etc.

APENDICITE

Apendicite aguda é o principal diagnóstico de dor aguda abdominal/pélvica, acomete todas as faixas etárias e é a principal emergência cirúrgica abdominal não relacionada a trauma. Cerca de 10% dos casos ocorrem antes dos 10 anos de idade e outros 10% acima dos 50 anos de idade. Nesses extremos etários, encontra-se a maior frequência de perfuração e peritonite disseminada como complicações.[7]

A maioria dos casos ocorre na faixa etária correspondente à menacme, quando os sinais e os sintomas se confundem com diferentes doenças ginecológicas, como salpingite/doença inflamatória pélvica aguda (DIPA), cistos ovarianos, endometriose e gravidez, acarretando erros diagnósticos e abordagens inadequadas.[8]

O sintoma mais comum é a dor abdominal aguda, que pode associar-se a anorexia, náusea, vômitos e diarreia. A história clínica clássica é a dor periumbilical com migração para a fossa ilíaca direita (FID), com valor preditivo positivo para o diagnóstico de 90%. Febre e leucocitose podem não estar presentes nos casos iniciais e são relatadas em cerca de 30% dos casos.[3] Os principais achados de exame clínico são dor e sinais de irritação peritoneal na FID (sinal de Blumberg). Outros achados clínicos incluem o sinal de Rovsing (dor na FID desencadeada pela compressão do cólon sigmoide em fossa ilíaca esquerda/flanco esquerdo, deslocando conteúdo gasoso para o ceco e promovendo sua distensão), o sinal do obturador (dor na FID desencadeada pela flexão e rotação interna da coxa direita, promovendo distensão do peritônio inflamado na FID), o sinal do músculo psoas (dor em FID desencadeada por extensão da coxa direita, distendendo o peritônio inflamado da FID).

O exame ginecológico pode revelar conteúdo vaginal habitual, mas o toque pode desencadear dor na projeção do anexo direito, especialmente quando o apêndice apresenta localização pélvica. Nos casos de abscesso apendicular ou apêndice perfurado, a presença de pus na pelve pode desencadear dor em toda a região, inclusive com a manipulação uterina, dificultando o diagnóstico diferencial com DIPA.

Classicamente, a apendicite tem apresentação clínica de dor com padrão migratório inicial e localização preferencial na FID, associada a sintomas gastrointestinais, enquanto na DIPA a dor já se inicia em projeção pélvica, costuma ser bilateral e não se associa a sintomas gastrointestinais. Dor pélvica que se inicia nos dias subsequentes ao da menstruação apresenta maior probabilidade de DIPA.

É fundamental estar atento à possibilidade de que pacientes com outras afecções ginecológicas, como endometriose, cisto de ovário e indução de ovulação, também podem ter doenças superajuntadas.

Nos casos em que a apresentação clínica não for suficiente para elucidação diagnóstica, o método de imagem complementar preferencial é a tomografia computadorizada (TC) com identificação de alterações inflamatórias do apêndice (espessamento da parede do apêndice [≥ 3 mm], dilatação do apêndice [≥ 6 mm], não penetração do contraste no interior do apêndice, borramento [edema inflamatório] ou coleção líquida periapendicular).[9] A ultrassonografia por via abdominal ou transvaginal pode ser utilizada como complemento à TC, especialmente quando os achados desta última forem inespecíficos ou sugerirem doença ginecológica ou, ainda, na possibilidade de gravidez, para se evitar radiação ionizante. A via transvaginal melhora a especificidade da análise do útero e anexos, mas é pouco útil para avaliação da loja apendicular.

Os sinais ultrassonográficos de apendicite incluem a identificação do apêndice (estrutura tubular de origem no ceco), que, pelas alterações inflamatórias, não é compressível, não apresenta peristalse e tem diâmetro acima de 6 mm. A identificação de fecalito como agente associado à apendicite pode ser realizada tanto pela ultrassonografia como pela TC.[10]

Em gestantes, a ultrassonografia é o método de imagem de escolha na suspeita de apendicite, especialmente durante o primeiro e o segundo trimestres, sendo a ressonância magnética (RM) o método complementar ou alternativo, especialmente durante o terceiro trimestre, quando o útero desloca o apêndice posteriormente.

Historicamente, o diagnóstico falso-positivo de apendicite, diante de outras possibilidades diagnósticas, especialmente DIPA, é maior em mulheres jovens. Nesse sentido, a laparoscopia tem se mostrado especialmente importante nesse grupo de pacientes por propiciar visualização direta da cavidade peritoneal e melhor definição diagnóstica.[11] Em gestantes, não se recomenda a laparoscopia depois de 20 semanas de gestação.

O tratamento padrão é a apendicectomia, seja por laparotomia ou por laparoscopia.

DOENÇA INFLAMATÓRIA PÉLVICA AGUDA (DIPA)

Infecção do trato genital superior (acima do orifício interno do canal cervical) com acometimento isolado ou associado de endométrio, miométrio, tubas, ovários e peritônio pélvico decorre da infecção e da inflamação por via ascendente de agentes microbianos a partir da flora vaginal, o que inclui bactérias da flora habitual vaginal e intestinal ou mesmo patógenos de transmissibilidade sexual. Entre os principais agentes encontram-se *Neisseria gonorrhoeae*, *Chlamydia trachomatis*, *Gardnerella vaginalis*, *Mycoplasma genitalium*, *Prevotella*, bacteroides, difteroides, anaeróbios e *Streptococci*. Na maioria dos casos, há associação de agentes, daí se considerar uma gênese polimicrobiana, sendo os mais encontrados *N. gonorrhoeae* e *C. trachomatis* isolados ou associadamente. Nos casos de abscessos, há maior prevalência de anaeróbios. A disseminação desses agentes pode ocorrer por contiguidade ou por disseminação linfática e sanguínea localmente.[12]

Ocorre principalmente em mulheres em idade reprodutiva e com atividade sexual, especialmente entre 20 e 40 anos de idade. Os fatores de risco assemelham-se aos de infecção sexualmente transmissível (IST), como multiplicidade de parceiros sexuais, uso e abuso de drogas, baixa condição socioeconômica e educacional, dificuldade de acesso a instituições de saúde e não utilização de métodos contraceptivos de barreira.[12,13]

Dentre as principais consequências dessa infecção estão o comprometimento da fertilidade, o maior risco de gravidez ectópica, formação de abscessos e dor pélvica crônica.

O quadro clínico inclui dor pélvica insidiosa, sem padrão migratório, que pode acometer todo o hipogástrio, mas também ser localizada em uma das fossas ilíacas. Comumente a dor aparece após a menstruação. Eventualmente, pode haver dor lombar referida ou sintomas urinários como disúria e frequência. Quando na FID, o diagnóstico diferencial com apendicite deve ser considerado. Febre e sintomas gastrointestinais são pouco frequentes.

É possível, mas não necessário, associar-se a corrimento vaginal sugestivo de vaginose ou com secreção mucopurulenta. Nos casos de endometrite, pode haver sangramento irregular em pequena quantidade associado a cólica. O exame clínico é de dor à palpação abdominal infraumbilical, com possibilidade de irritação peritoneal e descompressão brusca positiva em fossas ilíacas. O conteúdo vaginal pode corresponder ao de vaginose ou pode ser observada secreção mucopurulenta cervical. O toque vaginal característico é de dor à mobilização cervical e/ou dor à palpação anexial. No entanto, nos casos incipientes, o exame clínico pode ser inconclusivo.[14]

Laboratorialmente, o achado de leucocitose ou elevação de PCR pode estar presente; além disso, a identificação de infecção cervical por *Neisseria* ou clamídia pode favorecer o diagnóstico.

Os Centers for Disease Control and Prevention (CDC) estabelecem os seguintes critérios para diagnóstico de DIPA:[14]

- Mínimos:
  - dor/espessamento anexial (sensibilidade de 95% em mulheres de risco);
  - dor à mobilização do colo uterino;
  - ausência de outras causas que justifiquem os sinais anteriores.
- Critérios complementares:
  - temperatura oral acima de 38,3 °C;
  - corrimento mucopurulento;
  - leucócitos em esfregaço cervical (sensibilidade de 88,9%, especificidade de 19,4%);
  - identificação de neisséria ou clamídia no conteúdo cervical;
  - PCR elevada.

O diagnóstico, se necessário, é confirmado por laparoscopia, ou pela constatação de abscesso pélvico ou tubo-ovariano à ultrassonografia ou, ainda, pela identificação de endometrite por meio de biópsia endometrial; procedimentos nem sempre exequíveis na prática.

Nesse sentido e em virtude das complicações citadas, sugere-se que o diagnóstico seja considerado e que seja instituída terapêutica empiricamente na suspeição clínica e no achado de dor ou espessamento anexial ao toque vaginal, febre e aumento de velocidade de hemossedimentação (VHS).[15] A ultrassonografia pélvica endovaginal pode ser complementar para a análise, especialmente para avaliar diagnósticos diferenciais, como apendicite, cistos ovarianos e gravidez. Nos casos iniciais, os achados ultrassonográficos compatíveis são pouco específicos e aparecem à medida que o processo infeccioso e inflamatório progride.

Pela ecografia pélvica transvaginal pode-se observar espessamento endometrial com ou sem conteúdo líquido; os ovários podem apresentar sinais de edema com aumento de volume e deslocamento folicular para a periferia; as tubas uterinas – normalmente não visualizadas à ultrassonografia – podem ter conteúdo líquido, paredes espessadas ou estar distendidas. A análise por Doppler pode identificar a hipervascularização do processo inflamatório.[16]

A TC tem pouco emprego no diagnóstico inicial de DIPA, uma vez que não existem sinais específicos, como achados que incluem edema dos planos anatômicos pélvicos, pequena quantidade de líquido livre na pelve e/ou na cavidade endometrial e edema ovariano. Contudo, nos casos mais severos, a identificação de abscessos, seus limites e correlação com outras estruturas intra-abdominais pode ser útil no planejamento terapêutico; a TC também tem importância na avaliação de diferenciais como apendicite, diverticulite e peri-hepatite.[17]

A ressonância magnética (RM) apresenta boa sensibilidade para avaliação de inflamação tubária com identificação de edema e líquido no seu interior, inflamação ovariana conferida pelo aspecto policístico (edema estromal com folículos dispersos na periferia), líquido livre e coleções anexiais. Abscessos tubo-ovarianos aparecem como coleções de paredes espessadas, irregulares, com sinal de baixa intensidade em T1 e de iso a alta intensidade em T2.

Também é possível a realização de diagnósticos diferenciais ginecológicos como torção anexial e gravidez ectópica, e mesmo de não ginecológicos.[18] As principais limitações do uso da RM são disponibilidade e custo, especialmente quando comparados aos da ultrassonografia.

A laparoscopia não é rotineiramente empregada no diagnóstico de DIPA, porém constitui instrumento diagnóstico e terapêutico nos casos em que a avaliação clínica e a propedêutica complementar não se mostraram adequadas e há deterioração da condição clínica da paciente. A visualização direta da cavidade peritoneal e dos órgãos genitais permite a identificação do processo inflamatório pelo edema e pela hiperemia dessas superfícies, além da possibilidade de diagnosticar e tratar outras doenças como causa da dor. É importante que toda a cavidade peritoneal seja inspecionada para descartar diferentes etiologias de dor. O

apêndice deve ser sistematicamente identificado e avaliado. Além do diagnóstico, a laparoscopia permite lavar e irrigar extensivamente a cavidade peritoneal com solução fisiológica, sem necessidade de soluções com antibióticos. Nos casos de abscesso, drenagem e debridamento de tecido inflamatório e necrótico devem ser realizados com cuidado diante da friabilidade dos tecidos.

Os casos de DIPA podem ser classificados, conforme a intensidade do processo infeccioso e inflamatório, em: casos leves (endometrite e salpingite aguda sem peritonite), moderados (sinais de peritonite com comprometimento tubo-ovariano) e graves (abscesso pélvico e pelviperitonite).

O tratamento é realizado primariamente por antibioticoterapia empírica, considerando a gênese polimicrobiana e a cobertura para *N. gonorrhoeae* e *C. trachomatis*.

Nos casos leves, não há concordância quanto à necessidade sistemática de cobertura para anaeróbios. Para esses casos, a proposta dos CDC[14] é:

- Doxiciclina 100 mg, via oral (VO), 2 vezes/dia, durante 10 a 14 dias.

Os CDC recomendam a aplicação de ceftriaxona 250 mg, via intramuscular (IM), dose única, ou cefoxetina 2 g, IM, associado a probenecide 1 g, VO, como forma de garantir o tratamento de *Neisseria*.

Outros regimes orais estudados incluem:

- Movifloxacino 400 mg/dia, por 10 a 14 dias.
- Ofloxacino 400 mg, 2 vezes/dia, por 10 a 14 dias.
- Ciprofloxacino 250 mg, 2 vezes/dia, por 10 a 14 dias.
- Levofloxacino 500 mg/dia, por 10 a 14 dias.
- Amoxicilina/ácido clavulânico 875 mg, 2 vezes/dia, por 10 a 14 dias.
- Azitromicina 500 mg, via endovenosa (dose única), seguida por azitromicina 250 mg/dia, por 6 dias.

Em casos moderados ou diante da possibilidade de infecção associada por anaeróbios, pode-se considerar o emprego concomitante de metronidazol 500 mg, VO, 2 vezes/dia. A associação do metronidazol provê tratamento para vaginose bacteriana associada. No entanto, os efeitos gastrointestinais adversos do metronidazol podem dificultar a adesão ao tratamento.

Pacientes em esquema ambulatorial devem ser reavaliadas em até 72 horas e, nos casos de não melhora ou piora, o diagnóstico e a terapêutica devem ser revistos.

Em pacientes que não toleram regimes orais ou que apresentam abscesso ou comprometimento sistêmico, a opção por regimes parenterais sugerida pelo CDC[14] inclui:

- Cefoxitina 2 g, via intravenosa (IV), a cada 6 horas mais doxiciclina 100 mg (IV ou VO), a cada 12 horas.
- Clindamicina 900 mg, IV, a cada 8 horas mais gentamicina, dose inicial IV ou IM (2 mg/kg de peso), seguida por dose de manutenção (1,5 mg/ kg), a cada 8 horas.
- Ampicilina/sulbactam 3 g, IV, a cada 6 horas mais doxiciclina 100 mg (IV ou VO), a cada 12 horas.
- Metronidazol 500 mg, IV, a cada 8 horas mais gentamicina, dose inicial IV ou IM (2 mg/kg de peso), seguida por dose de manutenção (1,5 mg/kg), a cada 8 horas mais penicilina G cristalina de 4 a 5 milhões de unidades, IV, a cada 4 horas, amplia esse regime.

As opções por clindamicina ou metronidazol são interessantes nos casos de abscesso pélvico. Atenção ao uso de clindamicina pelo risco de colite pseudomembranosa.

O esquema parenteral é modificado quando ocorre a melhora clínica, progredindo para uso oral de doxiciclina (100 mg, 2 vezes/dia) até completar 10 a 14 dias, associando metronidazol (400 mg, 3 vezes/dia) se houver abscesso pélvico. Quando o esquema parenteral inicial for com clindamicina, a opção oral será a própria clindamicina 450 mg, 4 vezes/dia, sem a necessidade de doxiciclina ou metronidazol.

Não havendo melhora clínica ou mesmo piora nas primeiras 48 a 72 horas do início do tratamento parenteral, o diagnóstico deve ser reconsiderado ou a terapêutica revista, incluindo intervenções cirúrgicas. Em abscessos pélvicos, o acompanhamento ultrassonográfico pélvico é indicado para controle da involução. A dor pode ser tratada com dipirona, paracetamol ou anti-inflamatórios não hormonais. Opioides podem ser empregados nos casos de dor intensa. A síndrome de Fitz-Hugh-Curtis é complicação da DIPA em que ocorre disseminação do processo infeccioso para o hipocôndrio direito e comprometimento da superfície hepática, ocasionando peri-hepatite ou até abscessos subfrênicos. Nesses casos, o pior comprometimento sistêmico pode determinar dor no hipocôndrio direito, sugerir colecistite aguda ou hepatite.

A ultrassonografia é pouco específica, e a TC ou a RM podem ser mais características para o diagnóstico. A avaliação das vias biliares pelos métodos de imagens e a análise das enzimas hepáticas e canaliculares podem auxiliar no diagnóstico, pois costumam estar normais ou ligeiramente alteradas na peri-hepatite.

Outra complicação da DIPA é a formação de abscessos pélvicos, que podem envolver diferentes estruturas abdominais, como alças intestinais, bexiga, ovário, apêndice ou tuba uterina na formação de sua parede. São mais frequentes em pacientes imunocomprometidas, com associação de comorbidades (p. ex., diabetes, lúpus), portadoras de HIV e na pós-menopausa. Outros diagnósticos etiológicos devem ser considerados, como apendicite, diverticulite, perfuração intestinal e doença inflamatória intestinal.

O perfil microbiológico dos abscessos secundários à DIPA é polimicrobiano com elevada prevalência de anaeróbios como *Bacteroides*, *Peptostreptococci*, *Peptococci*, além de *Escherichia coli*, *Enterococcus*, *Klebsiella*, *Staphylococcus*, *Streptococcus* e *Haemophilus influenzae*. É interessante observar a menor prevalência de *Neis-*

seria gonorrhoeae e *Chlamydia trachomatis*.[19] Nos casos de DIPA complicados por abscessos, a intensidade da dor costuma ser maior e há outros sintomas associados, como náusea, vômitos e calafrios. Apesar de a febre ser mais frequentemente observada, há casos com temperatura normal. Mesmo leucocitose e elevação da PCR podem não estar presentes.

Os sinais ao exame clínico são mais definidos, com dor à palpação abdominal e à mobilização uterina, com possibilidade de identificação do abscesso pelo toque.

A ultrassonografia é adequada para diagnóstico dos abscessos pélvicos, e a realização pelas vias abdominal e vaginal permite boa avaliação do volume e inter-relação com outras estruturas abdominais. A TC e a RM podem ser utilizadas como auxiliares em diagnósticos diferenciais, como apendicite e diverticulite, e na correlação do abscesso com outras estruturas abdominais e pélvicas.

O tratamento inicial é com antibioticoterapia parenteral de amplo espectro com cobertura para anaeróbios, como nas opções anteriormente citadas. A antibioticoterapia parenteral deve ser mantida até 48 horas sem febre e após a melhora clínica, quando pode ser substituída por opções VO.[20] O tratamento cirúrgico é indicado quando há suspeita de outros diagnósticos emergenciais – como apendicite, colecistite, obstrução intestinal, perfuração intestinal, rotura do abscesso – ou quando não há melhora clínica nas primeiras 48 a 72 horas do tratamento clínico. A abordagem laparoscópica é preferível, inicialmente, quando as condições clínicas da paciente permitem. Atualmente, a drenagem percutânea desses abscessos, guiada por ultrassonografia pélvica ou TC, tem se mostrado viável como tratamento inicial e também como alternativa aos procedimentos cirúrgicos nas pacientes instáveis. Após a drenagem, é possível introduzir drenos que podem ser mantidos pelo tempo necessário à resolução do quadro, com preferência por drenos de sucção a vácuo. A retirada do dreno é realizada após controle de imagem demonstrando a resolução do qua-

dro. Eventualmente, é necessária uma segunda drenagem para reposicionamento do dreno ou para acessar coleções previamente não tratadas.[21] O controle clínico é baseado em melhora dos sintomas, redução da leucocitose e da PCR, além da observação direta da redução das coleções por ultrassonografia.

GRAVIDEZ ECTÓPICA

A frequência de gravidez ectópica parece estar aumentando, provavelmente pelo maior emprego de técnicas de reprodução assistida. A localização tubária é a mais comum, mas há outras localizações possíveis, como no ovário, cornual ou intersticial, cervical e abdominal. Em pacientes submetidas a tratamentos de fertilização, existe a possibilidade de gravidez tópica associada à ectópica, chamada de heterotópica.

O quadro clínico habitual é de dor abdominal aguda, hipogástrica ou em fossas ilíacas, associada a atraso menstrual com sangramento genital, que pode ser discreto ou mesmo semelhante a uma menstruação, ocorrendo geralmente em gestações de 6 a 10 semanas. Os fatores de risco comumente associados são antecedentes de DIPA, tabagismo, dispositivo intrauterino, endometriose, cirurgia ginecológica e infertilidade.[22]

O exame clínico identifica sinais de anemia aguda, como taquicardia, descoramento de mucosas e hipotensão – inclusive postural ou ortostática. O abdome apresenta-se distendido com sinais de irritação peritoneal. O útero pode estar doloroso à mobilização, pouco aumentado e amolecido com tumoração anexial associada.

A dosagem de beta-hCG quantitativa é fundamental para definir a hipótese de gravidez, e a ultrassonografia pélvica endovaginal permite visualizar o saco gestacional tópico ou não. O saco gestacional deve ser visualizável à ultrassonografia por via transabdominal quando o nível de beta-hCG for acima de 4.000 mIU/mL, e por via transvaginal quando acima de 1.000 a 2.000 mIU/mL. Considerando esses níveis, a não visualização do saco gestacional tópico deve levar à suspeição do diagnóstico.

Outro critério para visualização do saco gestacional à ultrassonografia pélvica endovaginal é o atraso menstrual de 5 semanas ou 21 dias após a transferência de embrião (fertilização *in vitro* – FIV). Além do diagnóstico de gravidez ectópica, outra hipótese a ser considerada é a de abortamento.

Apesar da possibilidade de tratamentos não cirúrgicos em gestação ectópica íntegra, a cirurgia é indicada nas pacientes com sintomatologia importante, na rotura ou com instabilidade hemodinâmica, quando os níveis de beta-hCG estão elevados e crescentes ou na falha de tratamento conservador.[23] Quando possível, a abordagem deve ser realizada pela via laparoscópica, procurando controlar o sangramento ativo para permitir a estabilização hemodinâmica. A salpingectomia é indicada nos casos de difícil controle do sangramento, quando o saco gestacional é maior que 5 cm, ou se há comprometimento importante da tuba uterina. Caso contrário, pode-se optar por abertura da tuba e retirada do tecido trofoblástico e preservação tubária.

O tratamento clínico conservador com metotrexato é raramente opção em pronto-socorro, pois é contraindicado em casos de sangramento ativo.

TORÇÃO ANEXIAL

A torção anexial pode ser parcial ou completa sobre o pedículo vascular que irriga a tuba uterina, o ovário ou ambos, proveniente do infundíbulo pélvico. Ocorre com mais frequência à direita, provavelmente porque à esquerda o cólon sigmoide funcionaria como anteparo ao anexo.

Inicialmente, ocorre comprometimento da drenagem linfática e edema das estruturas envolvidas, que progride para obstrução e congestão venosa até haver oclusão arterial e necrose isquêmica.

Acredita-se que o ligamento útero-ovárico longo favoreça esse evento, mas a frequente associação com neoplasias benignas ovarianas, como cistos e teratomas, sugere haver efeito de massa que favoreceria o eixo sobre o qual haveria a torção. Esse mesmo efeito parece existir em mulheres submetidas a hiperestimulação ovariana e que também apresentam maior risco para torção. Já em neoplasias malignas, endometriose ou infecção, a presença de aderências pélvicas pode reduzir a mobilidade do anexo e o risco de torção. Clinicamente, o quadro é de dor aguda, que pode ser precedida de episódios eventuais de dor com melhora espontânea ou decorrente de decúbito (torções parciais). A dor acomete a topografia do anexo comprometido e pode ser confundida com apendicite, cisto hemorrágico de ovário e abscesso. A tração do infundíbulo pélvico pode determinar reflexo vagal, com náusea e vômitos. O processo inflamatório anexial próximo ao trato urinário pode determinar urgência miccional ou mesmo retenção urinária. Febre, leucocitose e elevação da PCR são pouco frequentes. Irritação peritoneal também é pouco comum nos casos iniciais e a tumoração anexial também pode não ser observada, especialmente nos casos iniciais.[24]

Quando o tempo de evolução é grande e com necrose tecidual, os sinais inflamatórios e de irritação peritoneal tornam-se mais intensos.

A ultrassonografia pélvica endovaginal pode ser importante no diagnóstico precoce diante da pouca especificidade dos sintomas iniciais e do quadro clínico. O edema ovariano é suspeitado pelo aumento de volume e pelo deslocamento folicular para sua periferia, além de pontos ecogênicos correspondentes a focos de hemorragia. A torção desloca o útero lateralmente e o anexo posiciona-se em sua face posterior. O achado característico é o sinal do redemoinho que é a torção vascular identificada pelo Doppler. Outro achado inclui a ausência de fluxo venoso e arterial, também pelo Doppler. Com a evolução do processo inflamatório e necrótico, pode haver líquido livre em fundo de saco.[25] A TC pode identificar os mesmos achados da ultrassonografia, enquanto a RM também identifica a congestão vascular ou mesmo a não dispersão de contraste pelo anexo, sugerindo a interrupção do fluxo.

O tratamento é cirúrgico e preferencialmente por laparoscopia, com destorção do anexo, desde que não esteja necrótico. É interessante observar que o anexo viável readquire sua irrigação e coloração normal à medida que é destorcido, enquanto aquele já necrótico permanece enegrecido. Após a destorção, deve-se inspecionar o ovário para a possibilidade de neoplasia ovariana associada.

Quando as estruturas envolvidas se encontram necróticas, o tratamento é a sua retirada.

A pexia do anexo torcido para prevenção de novo episódio pode ser realizada por meio de encurtamento do ligamento útero-ovárico.[26]

O risco de evento tromboembólico é raro, próximo a 0,2%, contrariamente ao descrito em décadas passadas.

É importante salientar que torção anexial é complicação importante em gravidez, principalmente no primeiro e no segundo trimestres.

COMPLICAÇÕES RELACIONADAS AO LEIOMIOMA UTERINO

As complicações abdominais associadas aos leiomiomas uterinos são raras e incluem rotura de vasos superficiais e hemoperitônio, torção do pedículo vascular e isquemia, degeneração hemorrágica ou isquêmica. Conforme o volume, podem provocar compressão de estruturas intra-abdominais causando retenção urinária, trombose de vasos mesentéricos ou retroperitoniais.[27] Em função da elevada prevalência dos leiomiomas, é difícil associá-los como etiologia específica de abdome agudo hemorrágico ou inflamatório. Geralmente, essas pacientes apresentam-se com quadro de dor abdominal aguda ou sinais de anemia aguda em que os achados clínicos e de imagem são inespecíficos, à exceção da presença de leiomiomatose uterina. Em virtude da intensidade dos sintomas, são submetidas a procedimento cirúrgico explorador com

achado intraoperatório da etiologia associada ao leiomioma. Em pacientes jovens, procura-se preservar o útero com a retirada exclusiva do leiomioma; já em mulheres com prole constituída, pode-se considerar a retirada do útero como tratamento definitivo.

Quando disponível, a RM pode avaliar leiomiomas uterinos de maneira mais adequada que a ultrassonografia.

CISTOS OVARIANOS

Cistos ovarianos funcionais (p. ex., foliculares, corpo lúteo) podem ocasionar sangramento para o interior do parênquima ovariano ou para a cavidade peritoneal. A distensão do ovário pelo sangue causa dor pela tração e irritação peritoneal. A intensidade do sangramento pode ser intensa a ponto de causar choque hipovolêmico, especialmente em mulheres com distúrbios de coagulação ou que utilizem anticoagulante. Outras doenças ovarianas, como endometriomas e neoplasias benignas e malignas, também podem apresentar rotura espontânea com extravasamento de seu conteúdo para a cavidade peritoneal e dor.[28]

Clinicamente, a dor ocorre no período intermenstrual ou durante a fase lútea do ciclo, quando o sangramento é decorrente do processo fisiológico da ovulação, mas pode ser desencadeada por impactos físicos ou mesmo atividade sexual. O exame ginecológico identifica abaulamento de fundo de saco vaginal posterior e tumoração anexial. Na ausência de propedêutica auxiliar por imagem e com sinais clínicos de abaulamento do fundo de saco vaginal, a punção do fórnice vaginal posterior (culdocentese) com aspiração do conteúdo peritoneal pode diferenciar casos de infecção (pus) e de sangramento (sangue).

A ultrassonografia identifica o sangue livre em cavidade peritoneal e o aumento do ovário com possíveis sinais de sangramento.

A conduta clínica expectante é possível com repouso e reavaliação ultrassonográfica em 48 horas ou quando afastada a hipótese de gravidez ectópica e a paciente se encontra hemodinami-camente estável, conforme evolução clínica. Por outro lado, quando a ultrassonografia identificar sangue em volume superior aos limites da pelve ou houver instabilidade hemodinâmica, a cirurgia será necessária, com preferência pela via laparoscópica.[29]

Nos cistos hemorrágicos de origem funcional, o tratamento pode ser realizado por cauterização ou sutura do leito sangrante; nos casos neoplásicos, a conduta é orientada pela natureza histológica da peça cirúrgica.

SANGRAMENTO PÓS-CAPTAÇÃO PARA REPRODUÇÃO ASSISTIDA

A punção ovariana para captação de óvulos pode ocasionar sangramento intra-abdominal importante, pois o ovário hiperestimulado apresenta intensa vascularização e maior dificuldade de hemostasia. Essas pacientes devem manter repouso e observação clínica com monitoração ultrassonográfica. Caso haja instabilidade hemodinâmica importante, a laparoscopia pode identificar e controlar mais adequadamente o local do sangramento. No entanto, a manipulação cirúrgica do ovário hiperestimulado deve ser extremamente cuidadosa, pois esses tecidos estão muito friáveis. Também há maior risco de eventos tromboembólicos em decorrência do ambiente hormonal dessa fase.[30]

Infecção do ovário pós-punção também pode ocorrer, apesar de menos frequente. Nessas situações o tratamento antimicrobiano deve considerar a flora vaginal.[31]

ENDOMETRIOSE

A endometriose é causa comum de dor abdominal e pélvica e pode simular diferentes condições cirúrgicas de emergência, como cistos hemorrágicos, apendicite e obstrução intestinal.

Essas pacientes podem apresentar condições de dor aguda, mas têm o antecedente sugestivo para endometriose como dismenorreia, dispareunia, dor pélvica crônica, disquezia e urgência

miccional. Além disso, o exame clínico é limitado pela dificuldade de palpação abdominal, frequentemente desencadeando dor, e o acometimento endometriótico causa dor à mobilização do útero, presença de tumoração e espessamento anexial.[32]

Da mesma forma, os exames de imagens são de difícil interpretação quando existem cistos endometrióticos e distorção anatômica secundária ao processo pélvico.

O grande desafio é reconhecer situações superajuntadas de dor aguda, como gravidez ectópica, cisto hemorrágico, DIPA, apendicite em pacientes com histórico de dor crônica e endometriose, especialmente porque a abordagem cirúrgica dessas pacientes é desafiadora, pela eventual necessidade de abordagem de estruturas dos tratos digestório, urinário e genital, demandando experiência do cirurgião.[3,32]

CONCLUSÃO

O diagnóstico diferencial de dor abdominal aguda em mulheres é amplo e deve ser cuidadosamente revisto em cada caso.

A história clínica minuciosa e o exame físico completo são fundamentais no esclarecimento diagnóstico, auxiliados pela interpretação adequada de exames de imagens, especialmente a ultrassonografia pélvica endovaginal.

Considerar gravidez como causa ou condição adjuvante ao agravo é importante, sendo necessária a realização sistemática do beta-hCG sérico quantitativo, preferencialmente. Contagem de leucócitos e dosagem de PCR apresentam pouca especificidade diagnóstica.

Em pacientes não gestantes, os principais diagnósticos diferenciais incluem: apendicite aguda, DIPA, gravidez ectópica, endometriose, cisto hemorrágico de ovário e torção anexial. Complicações relacionadas aos leiomiomas uterinos são raras, mas devem ser consideradas entre os diferenciais.

A Figura 1 procura sistematizar a avaliação inicial de mulheres na menacme com dor pélvica aguda.

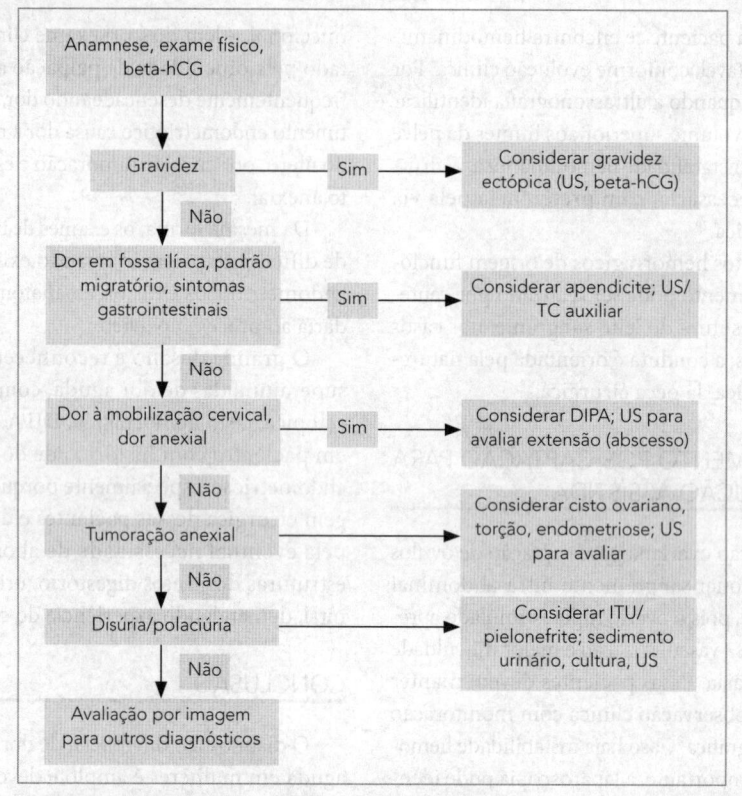

FIGURA 1 Algoritmo de avaliação inicial de mulheres na menacme com dor pélvica aguda.

US: ultrassonografia; TC: tomografia computadorizada; DIPA: doença inflamatória pélvica aguda; ITU: infecção no trato urinário.

REFERÊNCIAS BIBLIOGRÁFICAS

1. Hastings RS, Powers RD. Abdominal pain in the ED: a 35 year retrospective. Am J Emerg Med 2011; 29(7):711-6.
2. Toorenvliet BR, Bakker RF, Flu HC, Merkus JW, Hamming JF, Breslau PJ. Standard outpatient re-evaluation for patients not admitted to the hospital after emergency department evaluation for acute abdominal pain. World J Surg 2010; 34(3):480-6.
3. Boyd CA, Riall TS. Unexpected gynecological findings during abdominal surgery. Curr Probl Surg 2012; 49(4):195-251.
4. Sheridan WG, White AT, Havard T, Crosby DL. Non-specific abdominal pain: the resource implications. Ann R Coll Surg Engl 1992; 74(3):181-5.
5. Morino M, Pellegrino L, Castagna E, Farinella E, Mao P. Acute nonspecific abdominal pain: a randomized, controlled trial comparing early laparoscopy versus clinical observation. Ann Surg 2006; 244(6):881-6.
6. Gans SL, Atema JJ, Stoker J, Toorenvliet BR, Laurell H, Boermeester MA. C-reactive protein and white blood cell count as triage test between urgent and nonurgent conditions in 2961 patients with acute abdominal pain. Medicine (Baltimore) 2015; 94(9):e569.
7. Pittman-Waller VA, Myers JG, Stewart RM, Dent DL, Page CP, Gray GA et al. Appendicitis: why so complicated? Analysis of 5.755 consecutive appendectomies. Am Surg 2000; 66(6):548-54.
8. Flum DR, Morris A, Koepsell T, Dellinger EP. Has misdiagnosis of appendicitis decreased over time? A population-based analysis. JAMA 2001; 286(14):1748-53.
9. Eshed I, Halshtok O, Erlich Z, Mashiach R, Hertz M, Amitai MM et al. Differentiation between right tubo-ovarian abscess and appendicitis using CT: a

diagnostic challenge. Clin Radiol 2011; 66(11):1030-5.

10. Vandermeer FQ, Wong-You-Cheong JJ. Imaging of acute pelvic pain. Clin Obstet Gynecol 2009; 52(1):2-20.

11. Sauerland S, Jaschinski T, Neugebauer EA. Laparoscopic versus open surgery for suspected appendicitis. Cochrane Database Syst Rev 2002; (1):CD001546.

12. Soper DE. Pelvic inflammatory disease. Obstet Gynecol 2010; 116(2 Pt 1):419-28.

13. Goyal M, Hersh A, Luan X, Localio R, Trent M, Zaoutis T. National trends in pelvic inflammatory disease among adolescents in the emergency department. J Adolesc Health 2013; 53(2):249-52.

14. Centers for Disease Control and Prevention; Workowski KA, Berman SM. Sexually transmitted diseases treatment guidelines, 2006. MMWR Recomm Rep 2006; 55(RR-11):1-94.

15. Simms I, Warbuton F, Westrom L. Diagnosis of pelvic inflammatory disease: time for a rethink. Sex Transm Infect 2003; 79:491-4.

16. Amirbekian S, Hooley RJ. Ultrasound evaluation of pelvic pain. Radiol Clin North Am 2014; 52(6):1215-35.

17. Sam JW, Jacobs JE, Birnbaum BA. Spectrum of CT findings in acute pyogenic pelvic inflammatory disease. Radiographics 2002; 22(6):1327-34.

18. Li W, Zhang Y, Cui Y, Zhang P, Wu X. Pelvic inflammatory disease: evaluation of diagnostic accuracy with conventional MR with added diffusion-weighted imaging. Abdom Imaging 2013; 38(1):193-200.

19. Chappell CA, Wiesenfeld HC. Pathogenesis, diagnosis, and management of severe pelvic inflammatory disease and tuboovarian abscess. Clin Obstet Gynecol 2012; 55(4):893-903.

20. Granberg S, Gjelland K, Ekerhovd E. The management of pelvic abscess. Best Pract Res Clin Obstet Gynaecol 2009; 23(5):667-78.

21. Levenson RB, Pearson KM, Saokar A, Lee SI, Mueller PR, Hahn PF. Image-guided drainage of tuboovarian abscesses of gastrointestinal or genitourinary origin: a retrospective analysis. J Vasc Interv Radiol 2011; 22(5):678-86.

22. Richardson A, Gallos I, Dobson S, Campbell BK, Coomarasamy A, Raine-Fenning N. Accuracy of first trimester ultrasound features for diagnosis of tubal ectopic pregnancy in the absence of an obvious extra-uterine embryo: systematic review and meta-analysis. Ultrasound Obstet Gynecol 2016; 47(1):28-37.

23. Capmas P, Bouyer J, Fernandez H. Treatment of ectopic pregnancies in 2014: new answers to some old questions. Fertil Steril 2014; 101(3):615-20.

24. Hasson J, Tsafrir Z, Azem F, Bar-On S, Almog B, Mashiach R et al. Comparison of adnexal torsion between pregnant and nonpregnant women. Am J Obstet Gynecol 2010; 202(6):536.e1-6.

25. Patil AR, Nandikoor S, Rao AM, Janardan G, Kheda A, Hari M et al. Multimodality imaging in adnexal torsion. J Med Imaging Radiat Oncol 2015; 59(1):7-19.

26. Hyttel TE, Bak GS, Larsen SB, Løkkegaard EC. Re-torsion of the ovaries. Acta Obstet Gynecol Scand 2015; 94(3):236-44.

27. Gupta S, Manyonda IT. Acute complications of fibroids. Best Pract Res Clin Obstet Gynaecol 2009; 23(5):609-17.

28. Fiaschetti V, Ricci A, Scarano AL, Liberto V, Citraro D, Arduini S et al. Hemoperitoneum from corpus luteal cyst rupture: a practical approach in emergency room. Case Rep Emerg Med 2014; 2014:252657.

29. Teng SW, Tseng JY, Chang CK, Li CT, Chen YJ, Wang PH. Comparison of laparoscopy and laparotomy in managing hemodynamically stable patients with ruptured corpus luteum with hemoperitoneum. J Am Assoc Gynecol Laparosc 2003; 10(4):474-7.

30. Aragona C, Mohamed MA, Espinola MS, Linari A, Pecorini F, Micara G et al. Clinical complications after transvaginal oocyte retrieval in 7,098 IVF cycles. Fertil Steril 2011; 95(1):293-4.

31. Fouks Y, Azem F, Many A, Cohen Y, Levin I, Cohen A. Fertility outcomes in patients with tubo-ovarian abscesses after an oocyte retrieval: a longitudinal cohort analysis. Arch Gynecol Obstet 2019; 300(3):763-9.

32. Gustofson RL, Kim N, Liu S, Stratton P. Endometriosis and the appendix: a case series and comprehensive review of the literature. Fertil Steril 2006; 86(2):298-303.

LEITURA SUPLEMENTAR

33. Gans SL, Pols MA, Stoker J, Boermeester MA; Expert Steering Group. Guideline for the diagnostic pathway in patients with acute abdominal pain. Dig Surg 2015; 32(1):23-31.

CAPÍTULO 7

Dor pélvica crônica

Eduardo Zlotnik
Camila Martin Sequeira Massutani
Fernanda de Almeida Asencio
Rubens Paulo Gonçalves Filho
Marcos De Lorenzo Messina

INTRODUÇÃO

A Associação Internacional para o Estudo da Dor (IASP) define dor como "uma experiência sensorial e emocional desagradável, associada a uma lesão tecidual real ou potencial".

Dor pélvica crônica (DPC) é uma das queixas mais comuns em ambulatórios ginecológicos e acomete 12% da população feminina mundial. Vinte e cinco por cento das mulheres com DPC passam 2 ou 3 dias por mês acamadas, e 90% delas relatam dor nas relações sexuais. Mais de 50% queixam-se de tristeza ou desenvolvem depressão, e de 20 a 30% não têm nenhum diagnóstico confirmado pela videolaparoscopia diagnóstica. Nos Estados Unidos, a DPC representa custos diretos e indiretos da ordem de 3 bilhões de dólares.[1,2] Não se sabe sua real prevalência em países em desenvolvimento, como o Brasil, mas estima-se que seja superior à encontrada em países desenvolvidos.[3]

A DPC constitui um grande desafio para o médico, seja pela dificuldade em fazer um diagnóstico (estima-se que cerca de 60% das pacientes nunca tiveram um diagnóstico adequado) ou pela resposta inadequada (em grande parte dos casos, a terapia instituída tem impacto direto na vida conjugal, social e profissional da paciente).[4]

DEFINIÇÃO

A Sociedade Internacional de Dor Pélvica (IPPS) define como DPC qualquer tipo de dor abaixo da cicatriz umbilical com duração de pelo menos 6 meses. Muitas vezes, o fator etiológico da dor já foi eliminado, mas ela permanece.

QUADRO CLÍNICO

O sintoma característico das mulheres com dor pélvica crônica (DPC) é a dor não cíclica localizada na pelve com duração de 3 a 6 meses ou mais. Mulheres com DPC também podem ter dores que irradiam além da pelve. Os sintomas associados podem incluir manifestações urinárias ou gastrointestinais, que afetam negativamente a qualidade de vida e a saúde mental (depressão e ansiedade) das pacientes. Como resultado dessas mudanças, as mulheres também podem experimentar aumento do estresse ou angústia em seus relacionamentos pessoais e profissionais.

Em algumas mulheres, nenhum diagnóstico além da dor crônica pode ser estabelecido; isso geralmente é uma fonte de frustração para pacientes e médicos. Essas mulheres são classificadas como portadoras da síndrome da dor pélvica crônica, provavelmente devido à sensibilização central. A sensibilização central descreve qualquer disfunção do sistema nervoso central (SNC) que desempenha um papel no aumento e na manutenção da dor, além de levar a outros sintomas mediados pelo SNC. Essa condição, geralmente, caracteriza-se por dor multifocal e sintomas somáticos concomitantes, como fadiga, dificuldades de memória e falta de sono.

É de extrema importância que o ginecologista esteja atento e sensível à possibilidade de estar diante de uma paciente com a síndrome. As mulheres com essa condição podem apresentar os seguintes sintomas e sinais:

- Dor durante 6 meses ou mais.
- Tratamentos usuais proporcionam pouco ou nenhum alívio da dor.
- Dor mais forte do que seria esperado para a condição causal (p. ex., cirurgia ou infecção pélvica).
- Distúrbios do sono, obstipação, inapetência, desânimo, depressão e redução gradativa das atividades físicas.
- Alterações na forma como se relaciona em seus papéis habituais de esposa, mãe e profissional.

A maior parte dos casos de dor crônica ocorre em mulheres em idade reprodutiva. Embora a procura por tratamento seja habitualmente voltada a um ginecologista, pode ser necessária uma abordagem multidisciplinar, pela extensa lista de possíveis fatores etiológicos.[5]

Em pacientes na pós-menopausa, vale destacar que, com o passar dos anos, algumas doenças que causam dor pélvica tornam-se mais comuns, como alterações vesicais, infecções, constipação e divertículos intestinais.

CAUSAS

As causas podem estar relacionadas aos sistemas gastrointestinal, urinário, ginecológico, musculoesquelético, neurológico, psicológico e endócrino.[6,7]

CAUSAS GINECOLÓGICAS

São responsáveis pela DPC em cerca de 20% das mulheres. Algumas das causas ginecológicas de dor pélvica incluem:

- Endometriose e adenomiose – embora parte das mulheres com essas condições permaneça assintomática, a dor cíclica é a característica mais marcante.
- Doença inflamatória pélvica crônica – pode envolver o útero, os ovários e as trompas. Alterações crônicas decorrentes da doença inflamatória pélvica podem ocorrer em cerca de 1/3 das mulheres e provocar DPC. A fisiopatologia não é bem esclarecida, mas provavelmente está relacionada a danos permanentes ou cicatriciais, e não a um quadro de infecção crônica.
- Aderências pélvicas – as aderências ocorrem por reações a cirurgias e normalmente são exacerbadas por infecção e inflamação. É muito controverso se aderências causam dor pélvica, no entanto, a cirurgia para aderências pélvicas parece não aliviar a DPC na maioria das mulheres.
- Síndrome da congestão pélvica – dor pélvica insidiosa, que piora em posição ortostática após atividade física e por vezes acompanhando o ciclo menstrual.
- Outras causas ginecológicas – leiomiomas, cistos anexiais e síndrome do ovário remanescente.

CAUSAS NÃO GINECOLÓGICAS

As causas não ginecológicas de DPC podem estar relacionadas a distúrbios do trato digestivo urinário, dor musculoesquelética ou ainda nervos da pelve:[8]

- Síndrome do intestino irritável – condição gastrointestinal caracterizada por dor abdominal crônica e alteração dos hábitos intestinais, como fezes amolecidas, meteorismo e dor aliviada pela defecação, na ausência de qualquer outra causa específica. Entre 20 e 30% das mulheres com DPC têm síndrome do intestino irritável ou outras colites.

- Síndrome da bexiga dolorosa e cistite intersticial – são os nomes dados à dor na bexiga que não é causada por infecção. Os sintomas geralmente incluem polaciúria e urgência miccional. Algumas mulheres com síndrome da bexiga dolorosa têm dor abdominal ou pélvica, além dos sintomas do trato urinário.
- Diverticulite – pode ocorrer quando os divertículos se tornam inflamados, causando dor abdominal, náuseas e vômitos, constipação, diarreia e, por vezes, sintomas urinários. Na maioria das vezes, é causa de dor aguda.
- Síndrome da dor miofascial – a dor miofascial é a dor decorrente de disfunção, espasticidade e/ou hipersensibilidade do músculo, fáscia ou articulações na parede abdominal, assoalho pélvico e/ou região lombar. Os pontos de gatilho são nódulos marcadamente dolorosos a palpação firme. Esses nódulos estão associados a dor referida, disfunção motora e, ocasionalmente, sintomas autonômicos. A dor miofascial pode se desenvolver após lesão muscular direta ou tensão excessiva, ou pode estar relacionada a escoliose ou outras anormalidades posturais/articulares.[9]
- Dor miofascial pélvica ou mialgia por tensão no assoalho pélvico – são tipos específicos da síndrome da dor miofascial e são causados por contração involuntária e encurtamento dos músculos do assoalho pélvico (p. ex., músculos piriforme, elevador do ânus, iliopsoas e obturador interno). Em particular o músculo elevador do ânus pode sofrer processos de dor observados em outros grupos musculares, como hipertonia, mialgia, uso excessivo e fadiga. Embora a etiologia inclua qualquer distúrbio inflamatório doloroso, parto, cirurgia pélvica e trauma, muitas mulheres não apresentam fator de risco identificável ou causa de disfunção muscular do assoalho pélvico.[9,10]
- Fibromialgia – pertence a um grupo de desordens de dor crônica que afeta as estruturas de tecidos conjuntivos, incluindo músculos, ligamentos e tendões. É caracterizada por dor muscular generalizada (ou "mialgia") e sensibilidade em certas áreas do corpo. Mulheres com fibromialgia também podem experimentar fadiga, distúrbios do sono, dores de cabeça e distúrbios do humor, como depressão e ansiedade.[9-11]
- Dor pélvica neuropática – neuropatia por compressão é uma condição clínica causada pela compressão de um nervo ou raiz nervosa. A dor neuropática na ginecologia é causada por danos em nervos do plexo lombar (nervos ílio-hipogástrico, ilioinguinal, genitofemoral, femoral, obturador) ou plexo sacral (nervos glúteo superior e inferior, ciático, pudendo, cutâneo posterior da coxa). Deve sempre ser lembrada diante de dor ciática, glútea, perineal ou irradiada para os membros inferiores na ausência de distúrbio da coluna vertebral, e sintomas do trato urinário inferior na ausência de prolapso ou lesão vesical. Dentre as causas mais comuns encontramos: fibrose, endometriose, malformação do músculo piriforme, malformação vascular, varizes ou dilatação de vasos pélvicos que podem comprimir o nervo contra a parede pélvica. O aprisionamento de nervos somáticos pode apresentar os seguintes sintomas: dor, formigamento, dormência e fraqueza muscular no dermátomo do nervo afetado. Diferente quando há acometimento da inervação autonômica, que produzirá sintomas viscerais e vegetativos, como frequência ou urgência urinária, disúria, dor retal e suprapúbica. Lembrando que as raízes sacrais dão origem aos nervos somáticos e parassimpáticos da pelve, portanto seu aprisionamento pode apresentar sintomas associados. Importante enfatizar que, devido à distância entre os dois plexos, geralmente os sintomas são unilaterais.[12-14]
- Síndrome de Alcock – dentre as neuropatias por compressão, a mais conhecida na literatura é a síndrome do canal de Alcock ou neuralgia do pudendo, provocada pela mo-

bilidade reduzida do nervo pudendo no canal de Alcock, devido à compressão contra o ligamento sacroespinal ou sacrotuberoso. As causas mais comuns são: trauma no cóccix, parto normal, rotina de ciclista e fixação sacroespinhal. O diagnóstico é clínico, dor no dermátomo do nervo pudendo, predominantemente sentida enquanto está sentada; é unilateral, portanto há assimetria da sensibilidade perineal, que pode levar à sensação de corpo estranho ou peso na vagina ou reto, alodinia ou hiperalgesia.[12,14]

DIAGNÓSTICO

História e exame físico detalhados são os primeiros passos para um diagnóstico adequado e o caminho para evitar procedimentos invasivos.

A compreensão adequada dos tipos de dor também auxilia no diagnóstico. Classificação das dores:[15]

- Visceral: localizada no parênquima e na parede dos órgãos sólidos, nas vísceras ocas e no mesentério. A dor é geralmente difusa, sem localização precisa e pode aparecer como cólica.
- Somática: pode estar localizada no peritônio, pele, tecido subcutâneo, aponeurose, periósteo, ligamentos e tendões e possui localização mais específica.
- Referida: caracterizada como a dor relatada em um local que se encontra a distância dos tecidos responsáveis pela dor, porém mantendo relação com o ponto do estímulo primário; pode aparecer junto com a dor de origem visceral.

A história clínica é importante: p. ex., dor cíclica associada a dismenorreia pode ser relacionada com endometriose ou adenomiose e dor antes da menarca tem menor probabilidade de ter origem ginecológica. Não se pode deixar de citar as neurites secundárias a fibroses retroperitoneais pós-operatórias, inflamações e processos neoplásicos, que culminam nas síndromes de compressões nervosas. Situações bastante

desafiadoras também são as vulvodíneas pós-herpéticas, a síndrome de congestão pélvica e as lesões do nervo pudendo e seus ramos, secundárias a cirurgias ginecológicas.[16]

Para auxiliar a avaliação do quadro, pode-se utilizar também questionários como "Questionário para avaliação da dor pélvica crônica" e, ainda, um calendário da dor.[17]

Na anamnese, não se deve esquecer de:

- Caracterizar a dor:
  – início da dor: se o aparecimento foi súbito ou insidioso;
  – localização: utilizar um local da dor para que o paciente aponte os locais de acometimento;
  – padrão da dor: cólica, queimação, facada, pontada;
  – intensidade: pode ser caracterizada com escalas, como as numéricas. Uma das escalas mais utilizadas é a visual da dor;
  – irradiação;
  – frequência e duração;
  – fatores de melhora e piora;
  – sintomas associados principalmente ao trato geniturinário, avaliando, por exemplo, se há sangramento uterino anormal associado aos sintomas gastrointestinais e ao músculo esquelético.
- Analisar antecedentes pessoais:
  – antecedentes obstétricos: número e tipos de parto. Atentar que partos traumáticos podem direcionar para dor de origem osteomuscular;
  – cirurgias prévias que podem levar a quadros de aderências intra-abdominais ou pélvicas;
  – ter múltiplos parceiros sexuais é fator de risco para doença inflamatória pélvica;
  – a verificação de antecedente de depressão e história de abuso sexual é fundamental. A depressão pode estar relacionada à falta de resposta ao tratamento instituído para a dor;
  – tratamentos prévios e resposta a eles.

EXAME FÍSICO

A localização da dor referida pela paciente orienta o exame físico. Por exemplo, dor na região sacral inferior e nádegas com ou sem irradiação para membros inferiores normalmente envolve lesões no segmento inferior do útero, cérvix, trígono vesical e reto. A dor na transição abdominopélvica pode ser causada por lesões de fundo uterino, íleo distal, ceco e apêndice. A dor originada em qualquer órgão pélvico é sentida na área da pele suprida pelo mesmo nervo espinal.[18]

Exame geral
- Comprometimento do estado geral.
- Deambulação e posição antálgicas.
- Busca da localização da dor.
- Presença de cicatriz abdominal, hérnias ou tumorações.
- Avaliação de membros e extremidades (ficar atento para anormalidades ortopédicas).
- Toque retal pode ser necessário.
- Palpação abdominal – a diferenciação entre dor visceral e miofascial também pode ser feita aplicando pressão na parede abdominal na área de dor máxima enquanto a paciente eleva sua cabeça no leito, tensionando os músculos da parede abdominal. A dor agravada durante a flexão, um "sinal de Carnett positivo", é mais provavelmente o resultado de dor na parede abdominal, enquanto o alívio da dor durante a flexão sugere uma etiologia visceral subjacente.[19]

Exame ginecológico
- Inspeção da genitália externa – avaliar presença de cicatriz vulvar, lesões, alterações cutâneas, inchaço, cistos ou assimetrias na arquitetura vulvar.
- Teste do cotonete – o teste do cotonete é sugerido para avaliação dos reflexos bulbocavernoso, cutâneo-anal e clitoridiano, assim como para mulheres com dor vulvar ou dispareunia. A extremidade macia e umedecida de um cotonete deve ser usada para pressionar levemente, começando na lateral, na raiz das coxas, e movendo-se medialmente. A dor focal ao toque leve do vestíbulo vulvar é o achado marcante da vulvodínia (isto é, dor vulvar de causa desconhecida).[19]
- Exame especular: avaliar doenças cervicais e conteúdo vaginal.

- Antes de realizar um exame bimanual tradicional, deve-se palpar o assoalho pélvico, a parede vaginal anterior, o colo do útero, o útero e o fórnice vaginal com um único dedo bem lubrificado para avaliar músculos e pontos de gatilho contraídos ou doloridos. Palpa-se sistemática e suavemente o músculo elevador do ânus e o músculo obturador interno. Para melhor avaliação do músculo obturador interno, a palpação deve ser realizada com a perna apoiada sobre o joelho contralateral a ser avaliado.
- Toque bimanual: caracterizar bem os órgãos pélvicos, principalmente sua mobilização: mobilidade diminuída e/ou presença de dor associada a mobilização dos órgãos pélvicos podem sugerir presença de endometriose profunda.

EXAMES SUBSIDIÁRIOS

A solicitação dos exames deve ser individualizada, dependendo do quadro de cada paciente, e fundamentada nos achados de história e exame físico:

- Beta-HCG quantitativo: descarte de gestação.
- Hemograma: avaliação de anemia e quadros infecciosos, alterações plaquetárias e doenças como anemia falciforme.
- Urina tipo 1 e urocultura com antibiograma: afastar infecção urinária e auxiliar no diagnóstico de outras doenças do trato urinário como nefrolitíase e, ainda, avaliar sedimentos urinários anormais.
- Pesquisa de *Chlamydia trachomatis* e *Neisseria gonorrhoeae* direcionada para investigação de doença inflamatória pélvica.
- Ultrassonografia pélvica via abdominal ou transvaginal: avaliação de doenças uterinas e massas anexiais e pélvicas.
- Ressonância nuclear magnética para melhor avaliação de alterações encontradas na ultrassonografia pélvica, como cistos grandes ou complexos, alterações suspeitas de malignidade, adenomiose e endometriose.

Outros métodos diagnósticos que podem ser necessários:

- Pesquisa de sangue oculto nas fezes e colonoscopia.
- Endoscopia digestiva alta.
- Tomografia computadorizada.
- Ultrassonografia com Doppler, angiotomografia ou angiorressonância. Pode ser necessária a realização de venografia para síndrome da congestão pélvica crônica.
- Histeroscopia.
- Eletroneuromiografia.
- Estudo urodinâmico na suspeita de investigação de doenças do sistema urológico.
- Laparoscopia.

Aproximadamente 30% das laparoscopias são realizadas por DPC. Entre os achados mais frequentes, há endometriose, lesões cicatriciais por doença inflamatória pélvica ou cirurgias prévias, varizes pélvicas e cistos ovarianos.[18] Entretanto, a indicação da laparoscopia deve ser individualizada e feita após avaliação adequada, uma vez que uma laparoscopia normal não exclui causas orgânicas da dor. Muitas doenças podem ser identificadas por meio dos exames de imagens para que haja programação terapêutica adequada, portanto, a laparoscopia não deve ser indicada rotineiramente para investigação do quadro.

CONDUTA, TRATAMENTO E ACOMPANHAMENTO

O tratamento da DPC baseia-se em duas etiologias possíveis para dor: uma que se refere à gênese "orgânica" de dor, na qual a presença de dano tecidual é presumida, e outra de origem "psicogênica", na qual a dor ocorre apesar da falta de danos ao tecido. De qualquer forma, por ser uma doença de abordagem complexa e de longa duração, ela apresenta importante impacto socioeconômico, e o acompanhamento do tratamento deve incluir avaliação da dor e questionários de qualidade de vida.[20,21]

Para iniciar o tratamento, o médico deve estar atento a queixas e anseios da paciente e considerar seus tratamentos prévios, além do seu desejo reprodutivo. A paciente sabe, na maioria das vezes, que o tratamento não tem resposta rápida, mas o interesse da equipe médica em ajudá-la é importante nesse acompanhamento.

O tratamento pode ser multiprofissional, e tratamentos não específicos para cada causa de dor podem ser instituídos, como terapias hormonais e analgésicos. Ainda podem ser usados tratamentos empíricos durante a investigação, baseados na hipótese diagnóstica mais provável.[22,23]

A Tabela 1 apresenta os tratamentos específicos para dor pélvica crônica e a Tabela 2 traz algumas de suas causas.

TABELA 1   Tratamentos específicos da dor pélvica crônica

Diagnóstico	Tratamento
Síndrome do intestino irritável	Modificações de estilo de vida e dieta, tratamento medicamentoso e psicoterapia
Cistite intersticial	Tratamento farmacológico, que pode incluir analgésicos orais e medicações como antidepressivos tricíclicos e, ainda, tratamentos que exigem a realização de cistoscopia. Considerar fisioterapia e modificações da dieta
Síndrome da congestão pélvica crônica	Tratamentos com progesterona, psicoterapia e embolização das veias ovarianas com ou sem ilíacas internas. Pode evoluir com histerectomia e salpingo-ooforectomia bilateral
Aderências pélvicas	Considerar a lise de aderências apenas quando há acometimento intestinal
Dor miofascial	Considerar fisioterapia, acupuntura e anestésicos locais
Adenomiose-endometriose	Tratamento medicamentoso hormonal e tratamento cirúrgico
Leiomioma	Tratamento hormonal e cirúrgico deve ser individualizado, avaliando-se o tipo de leiomioma e os sintomas
Doença inflamatória pélvica crônica	Avaliar presença de quadro infeccioso, introdução de antibioticoterapia e necessidade de abordagem cirúrgica (lise de aderências, salpingectomia, salpingo-ooforectomia)

TABELA 2 Principais causas de dor pélvica crônica

Relacionada ao ciclo menstrual		
Causas	Características	Diagnóstico
Cólicas menstruais ou dismenorreia	Ocorre alguns dias antes ou durante períodos menstruais; é mais intensa no início do período e desaparece após 2 a 3 dias; pode ser acompanhada de cefaleia, náuseas, obstipação, diarreia ou poliúria	História e exame físico
Endometriose	Dor que ocorre antes e durante os primeiros dias da menstruação; também pode aparecer como dispareunia ou disquesia	História e exame físico; ultrassonografia transvaginal com preparo intestinal
"Dor do meio" (Mittelschmerz ou dor no meio do ciclo menstrual)	É uma dor aguda e forte, de início súbito, geralmente unilateral e sempre no meio do ciclo menstrual; melhora no período de 48 horas	História clínica
Relacionada ao sistema reprodutivo, mas não ao ciclo menstrual		
Causas	Características	Diagnóstico
Doença inflamatória pélvica	Dor pélvica que pode ser uni ou bilateral, normalmente acompanhada de corrimento vaginal e de dispareunia de profundidade; por vezes, ocorre disúria, febre ou calafrios, náuseas ou vômitos	São importantes a história clínica e o exame físico; o toque bimanual, especialmente, é essencial para o diagnóstico; podem ser necessários exames de secreção vaginal, hemograma, PCR (proteína C-reativa) e ultrassonografia, dependendo da gravidade dos sintomas; há testes para detectar infecções sexualmente transmissíveis por meio do exame de secreções cervicovaginais
Congestão pélvica	Dor pélvica insidiosa, que piora em posição ortostática e, por vezes, acompanha o ciclo menstrual, piorando na segunda fase do ciclo	História, exame físico, ultrassonografia transvaginal e angiorressonância
Aderências	A dor se desenvolve gradualmente, tornando-se crônica; pode ser acompanhada de dispareunia e, por vezes, de náuseas e vômitos (sugerindo obstrução intestinal)	História clínica; mulheres que fizeram cirurgia abdominal (geralmente) ou infecções pélvicas
Sem relação com o sistema reprodutivo		
Causas	Características	Diagnóstico
Apendicite	Dor em fossa ilíaca direita e alteração de apetite	História e exame físico, alteração no hemograma e achados de ultrassonografia e tomografia computadorizada, se necessário
Cistite intersticial	Urgência miccional, disúria e polaciúria	Exame de urina e cistoscopia
Diverticulite	Cólicas abdominais, diarreia (com sangue quando é ulcerativa), podendo ser acompanhada de perda de peso e de apetite	Endoscopia digestiva
Calculose renal	Dor de forte intensidade na região lombar, mas depende da localização do cálculo urinário; acompanha náuseas, vômitos e, por vezes, hematúria	Exame de urina e de imagem, como ultrassonografia e tomografia computadorizada, se necessário

A abordagem terapêutica da dor neuropática nem sempre tem sucesso apenas com o uso de anti-inflamatórios e analgésicos; com frequência requer associação de fármacos antiepilépticos (gabapentina, pregabalina), antidepressivos (amitriptilina, venlafaxina, duloxetina), relaxante muscular (baclofeno) e terapia de reabilitação, a qual engloba fisioterapia (eletroestimulação, liberação miofascial), apoio psicológico com terapia cognitivo-comportamental, aconselhamento sexual e atividade física.[23]

Em casos de dor neuropática por compressão ou aprisionamento de nervo pélvico, pode ser proposto o procedimento cirúrgico, que consiste na exploração dos nervos pélvicos de interesse ou nervo suspeito de compressão, na confirmação de uma compressão neurovascular, bem como na separação dos vasos dos nervos, seguida pela coagulação/transecção dos vasos. Importante lembrar: o sucesso do tratamento está diretamente relacionado com a qualidade do diagnóstico neuropelviológico no pré-operatório.

PROGNÓSTICO

O prognóstico depende de cada caso e de qual o diagnóstico mais provável. De forma geral, a dificuldade de chegar ao diagnóstico e de definir o tratamento adequado pode levar a um número elevado de histerectomia em cerca de 12% dos casos e quadros de infertilidade.[24]

Alguns dados da história podem indicar um mau prognóstico, como má resposta a tratamentos prévios, comprometimento das atividades diárias (como falta ao trabalho e à escola), depressão grave, abandono de tratamentos anteriores, abuso de drogas, antecedente de abuso sexual e problemas familiares.

CASO CLÍNICO

ESMR, 34 anos.

Queixa e duração: dor em baixo ventre há 3 anos.

História pregressa da moléstia atual (HPMA)

Paciente relata dor em hipogastro há 3 anos. A dor é quase diária (escala visual da dor [VAS]: 5), sem piora ao final do dia. Outros períodos de piora são durante a menstruação (VAS 8) e durante o ato sexual, dispareunia de profundidade (VAS 6); nega dispareunia de penetração. Dor para evacuar no período menstrual, nega sangramento nas fezes. Nega sintomas de hábito urinário. Nega antecedente de infertilidade.

Relata que já tomou anticoncepcional oral e anti-inflamatórios não hormonais, sem melhora do quadro.

Antecedentes ginecológicos

Menarca aos 12 anos de idade, ciclos regulares, tomou anticoncepcional oral por 5 anos.

MAC (método anticoncepcional): preservativo. DUM (data da última menstruação): há 4 semanas.

Antecedentes obstétricos: 1 gestação com aborto anterior espontâneo e completo com 6 semanas, há 4 anos.

Antecedentes pessoais
- Cirurgia de prótese de mama há 8 anos.
- Nega outras cirurgias prévias.
- Antecedente de asma.
- Antecedentes familiares: nada digno de nota.

Exame físico

- Exame geral sem alterações. Apresenta sobrepeso.
- Abdome: dor à palpação profunda em flancos e principalmente em hipogastro.
- Órgãos genitais externos sem alterações.
- Especular: sem alterações.
- Toque: presença de nódulo de consistência endurecida, de 1,5 cm em fundo de saco posterior e útero medioversoflexão, tamanho normal e com mobilidade reduzida, indolor à palpação, bexiga indolor à palpação,

anexo à esquerda dolorido, mas difícil avaliação do tamanho em razão do tipo constitucional da paciente.

- Diagnóstico sindrômico: dor pélvica crônica.

Exames solicitados

- Hemograma completo: sem alterações, beta-hCG: negativo, marcador tumoral CA 125: 80 UI/mL.
- Ultrassonografia transvaginal com Doppler colorido com preparo intestinal: ausência de lesões intestinais, lesão retrocervical de 2,5 cm aderida em ovário esquerdo com cisto 3,9 cm x 3 cm x 3,2 cm com conteúdo homogêneo espesso, regular.
- Diagnóstico etiológico: endometriose ovariana; endometriose profunda.
- Objetivos do tratamento: melhora da dor pélvica crônica e da dismenorreia.
- Avaliar conduta para reestabelecimento da fertilidade quando há infertilidade associada (não há histórico de infertilidade no caso).

O caso exposto é de uma paciente que apresenta DPC há 3 anos, com impacto importante em sua qualidade de vida. O exame físico sugere doença profunda, hipótese reforçada pelo ultrassom, e a paciente já fez uso de duas modalidades de tratamento clínico sem sucesso (anti-inflamatórios não hormonais e anticoncepcionais orais).

Ainda restam outras opções de tratamentos clínicos medicamentosos, como o dienogeste via oral, o sistema liberador de levonorgestrel intrauterino, a progesterona intramuscular trimestral, mensal ou de uso diário via oral. Nenhuma dessas opções apresenta vantagem sobre as outras na redução da dor, e os efeitos colaterais devem ser considerados e discutidos com a paciente antes da escolha do medicamento. A cirurgia fica reservada para as situações de falhas do(s) tratamento(s) clínico(s) ou de obstrução intestinal evidente, o que não ocorre com essa paciente. A cirurgia para o tratamento da endometriose profunda apresenta bons resultados, mas está associada a taxas de complicações intraoperatórias de 2,1% e pós-operatórias de 13,9%.[25]

CONCLUSÃO

Como discutido, a DPC é multifatorial, o que dificulta a identificação de fatores de risco e, assim, ações de prevenção. O tratamento e/ou controle deve ser instituído o mais breve possível. A gênese da dor classificada de forma didática como orgânica ou psicogênica deve ser avaliada, e uma equipe multiprofissional pode beneficiar a paciente, principalmente quando a doença inicial já não existe mais e a dor persiste, tornando-se a doença principal. O ginecologista tem de levar em conta os diagnósticos diferenciais em seu raciocínio clínico, evitando cirurgias e procedimentos desnecessários e abreviando o período entre o diagnóstico e o melhor tratamento.

REFERÊNCIAS BIBLIOGRÁFICAS

1. Peters AA, Van den Tillaart SA. The difficult patient in gastroenterology: chronic pelvic pain, adhesions, and sub occlusive episodes. Best Pract Res Clin Gastroente-rol 2007; 21(3):445-63.
2. Steege J, Siedhoff MT. Chronic pelvic pain. Obstet Gynecol 2014; 124(3):616-29.
3. Latthe P, Latthe M, Say L, Gülmezoglu M, Khan KS. WHO systematic review of prevalence of chronic pelvic pain: a neglected reproductive health morbidity. BMC Public Health 2006; 6:177.
4. Cheong Y, William Stones R. Chronic pelvic pain: aetiology and therapy. Best Pract Res Clin Obstet Gynaecol 2006; 20(5):695-711.
5. Jamieson DJ, Steege JF. The prevalence of dysmenorrhea, dyspareunia, pelvic pain, and irritable bowel syndrome in primary care practices. Obstet Gynecol 1996; 87(1):55-8.
6. Nogueira AA, Reis FJC, Poli Neto OB. Abordagem da dor pélvica crônica em mulheres. Rev Bras Ginecol Obstet 2006; 28(12):733-40.
7. Gyang A, Hartman M, Lamvu G. Musculoskeletal causes of chronic pelvic pain: what a gynecologist should know. Obstetrics Gynecol 2013; 121(3):643-50.
8. Williams RE, Hartmann KE, Sandler RS, Miller WC, Steege JF. Prevalence and characteristics of irritable bowel syndrome among women with chronic pelvic pain. Obstet Gynecol 2004; 104(3):452-8.

9. Sanchez AP, Medina TP, Arias AM, Abejon D. Pelvic pain: causes, symptoms and treatments. Nova York: Nova Medical Books, 2012.

10. Tu FF, Fitzgerald CM, Kuiken T, Farrell T, Harden RN, Norman HR. Comparative measurement of pelvic floor pain sensitivity in chronic pelvic pain. Obstet Gyne-col 2007; 110(6):1244-8.

11. Goldenberg DL. Fibromyalgia syndrome. An emerging but controversial condition. JAMA 1987; 257(20):2782-7.

12. Possover M, Forman A. Pelvic Neuralgias by Neuro-vascular entrapment: anatomical findings in a series of 97 consecutive patients treated by laparoscopic nerve decompression. Pain Physician 2015; 18:E1139-43.

13. Lemos N, Possover M. Laparoscopic approach to intrapelvic nerve entrapments. Journal of Hip Preservation Surgery 2015; 0(0):1-7.

14. Lemos N, Marques RM, Kamergorodsky G, Ploger C, Schor E, Girão MJBC. Vascular entrapment of the sciatic plexus causing catamenial sciatica and urinary symptoms. Int Urogynecol J 2016; 27(2):317-9.

15. Miller SK, Alpert PT. Assessment and differential diagnosis of abdominal pain. Nurse Pract 2006; 31(7):38-45.

16. Lamvu G, Steege JF. The anatomy and neurophysiology of pelvic pain. J Minim Invasive Gynecol 2006; 13(6):516-22.

17. International Pelvic Pain Society. Questionário para avaliação de dor pélvica. Disponível em: http://www.pelvicpain.org/docs/resources/forms/History-and--Physical-Form-Portuguese.aspx. Acessado em: 25/03/2015.

18. Grace VM. Pitfalls of the medical paradigm in chronic pelvic pain. Baillieres Best Pract Res Clin Obstet Gynaecol 2000; 14(3):525-39.

19. Tu FF, Holt J, Gonzales J, Fitzgerald CM. Physical therapy evaluation of patients with chronic pelvic pain: a controlled study. Am J Obstet Gynecol 2008; 198(3):272.e1.

20. El-Labban GM, Hokkam EN. The efficacy of laparoscopy in the diagnosis and management of chronic abdominal pain. J Minim Access Surg 2010; 6(4):95-9.

21. Loving S, Nordling J, Jaszczak P, Thomsen T. Does evidence support physiotherapy management of adult female chronic pelvic pain? A systematic review. Scandi-navian Journal of Pain 2012; 3(2):70-81.

22. Lentz GM, Bavendam T, Stenchever MA, Miller JL, Smalldridge J. Hormonal manipulation in women with chronic, cyclic irritable bladder symptoms and pelvic pain. Am J Obstet Gynecol 2002; 186(6):1268-71.

23. Tu FF, As-Sanie S, Sharp HT, Eckler K. Treatment of chronic pelvic pain in women. UpToDate, 2019

24. Santosh A, Liaquat H, Fatima A, Liaquat S, Anwar MA. Chronic pelvic pain: a dilemma. J Pak Med Assoc 2010; 60(4):257-9.

25. Dunselman GAJ, Vermeulen N, Becker C, Calhaz--Jorge C, D'Hooghe T, De Bie B et al. ESHRE guideline: management of women with endometriosis. Hum Reprod 2014; 29(3): 400-12.

LEITURA SUPLEMENTAR

1. Gambone JC, Mittman BS, Munro MG, Scialli AR, Winkel CA; Chronic Pelvic Pain/Endometriosis Working Group. Consensus statement for the management of chronic pelvic pain and endometriosis: proceedings of an expert-panel consensus process. Fertil Steril 2002; 78(5):961-72.

2. Petta CA, Ferriani RA, Abrao MS, Hassan D, Rosa e Silva JC, Podgaec S et al. Randomized clinical trial of a levonorgestrel-releasing intrauterine system and a de-pot GnRH analogue for the treatment of chronic pelvic pain in women with endometriosis. Hum Reprod 2005; 20(7):1993-8.

CAPÍTULO 8

Dismenorreia

Rogério Bonassi Machado
Narayana Ravásio Franklin de Sant'Anna
Renato Morassutti Machado

INTRODUÇÃO

Dismenorreia, do grego "fluxo menstrual difícil", significa dor pélvica que ocorre antes ou durante o fluxo menstrual. A dor cíclica é comum e acompanha a maioria das menstruações, acometendo particularmente mulheres com menos de 20 anos de idade.[1] Estima-se que aproximadamente 65% das adolescentes refiram algum grau de dor pélvica no período menstrual.[2] A intensidade da dor é variável e 10% das pacientes tornam-se incapazes de desenvolver suas atividades habituais em decorrência desse processo álgico, sendo uma importante causa de absenteísmo escolar e do trabalho, além de comprometer a qualidade de vida e o bem-estar geral.[3]

CLASSIFICAÇÃO DA DISMENORREIA

A dismenorreia pode ser classificada de acordo com a sua intensidade, em formas leve, moderada e grave, ou também de acordo com a sua etiologia, em dismenorreia primária e secundária.[2]

A dismenorreia primária (ou funcional) inicia-se após os primeiros ciclos menstruais ovulatórios normais, sem associação a nenhuma doença identificada. Por isso, geralmente é diagnosticada após a exclusão de causas conhecidas associadas ao sintoma. Afeta mulheres sem distinção de raça e nível socioeconômico. No entanto, a intensidade da dor parece ser maior naquelas com menarca precoce, períodos menstruais prolongados, tabagistas e maior índice de massa corporal.[4]

A dor pode sofrer redução significativa ao redor dos 20 anos de idade de forma espontânea e, em alguns casos, ocorre melhora expressiva após a primeira gestação. Logo, a paridade parece atenuar os sintomas.[5]

A dismenorreia secundária pode ter início em qualquer período da vida reprodutiva e está associada a algum tipo de alteração do sistema reprodutor, em consequência de doenças ou anormalidades anatômicas canaliculares congênitas ou adquiridas que resultem em lesões nos órgãos pélvicos.[6]

As doenças ou situações mais comumente associadas à dismenorreia secundária incluem: a endometriose, os leiomiomas, a adenomiose, os pólipos endometriais e a obstrução do fluxo menstrual. Por essa razão, a dismenorreia secundária pode estar associada a outros sintomas ginecológicos, como infertilidade, sangramento uterino anormal, dispareunia e disúria.[6]

FISIOPATOLOGIA

No início da menstruação, durante a descamação endometrial, as células endometriais liberam prostaglandinas (PGs) e icosanoides. Esses produtos, em especial a PGs F2 e a ciclo--oxigenase (COX), possuem potente ação vasoconstritora e atuam promovendo o aumento da atividade da musculatura uterina, que culmina com o incremento da força e frequência das contrações miometriais. Esse fenômeno acarreta a redução do fluxo sanguíneo no órgão, desencadeando isquemia tecidual. Esse estado de hipóxia resulta em estímulo das terminações nervosas nociceptoras com indução de dor.[7]

As mulheres com dismenorreia mais intensa apresentam níveis mais elevados dessas substâncias no fluido menstrual. Estudos demonstraram que os níveis de PGs são quatro vezes mais elevados em mulheres com dor menstrual aguda em relação àquelas que apresentam pouca ou nenhuma dor menstrual, e também verificaram que mulheres com dismenorreia severa apresentam níveis mais altos de PGs nos primeiros dois dias do fluxo menstrual.[6]

DIAGNÓSTICO

A anamnese e o exame físico são, em geral, suficientes para o diagnóstico. Descrição minuciosa sobre a localização, a duração e as características da dor, bem como fatores de melhora, piora ou acompanhantes do quadro álgico são dados essenciais a serem abordados.

A dor menstrual é geralmente do tipo cólica, inicia-se na pelve, podendo sofrer irradiação para a região lombar e face interna das coxas, causando sensação de peso em região hipogástrica. Pode surgir antes do fluxo menstrual ou nos primeiros dois dias, quando é, em geral, mais intensa. Mais da metade dos casos é acompanhada por outros sinais e sintomas como: náuseas, vômitos, palidez, cefaleia, diarreia, vertigem e desmaio, que são secundários à resposta inflamatória mediada pelas PGs.[8]

Os quadros mais severos de dismenorreia, como já descrito, podem estar relacionados à menarca precoce, além de duração e volume do fluxo menstrual aumentado. O tabagismo também é apontado como elemento predisponente,

provavelmente porque a nicotina está associada a vasoconstrição e hipóxia miometrial. Outro fator importante é a dieta rica em gorduras contendo ácidos graxos ômega-6, em particular o ácido aracdônico, que são liberados e iniciam a cascata inflamatória uterina, além da obesidade e do consumo de bebidas alcoólicas.[9]

Os fatores psicoemocionais também exercem papel importante nos quadros de dismenorreia, podendo acentuá-la, como nos casos observados em estados de ansiedade e depressão, má qualidade de vida decorrente do estresse diário e vários outros fatores que comprometem o bem--estar pessoal.[6]

A história clínica e achados negativos para doenças pélvicas norteiam o diagnóstico de dismenorreia primária. Nas mulheres com cólicas menstruais e nenhum outro sinal ou sintoma associado, não há necessidade de qualquer avaliação inicial adicional, desde que se tenha excluído a possibilidade de gravidez, sendo aceito o tratamento empírico.[6,7]

As entidades clínicas mais comumente associadas à dismenorreia secundária são as que provocam dor pélvica crônica, como a doença inflamatória pélvica, a endometriose e as doenças que acometem o útero, como a leiomiomatose e a adenomiose, além das alterações psíquicas, que podem cursar com desconforto pélvico e dor de intensidade variável.[10]

É importante suspeitarmos da dismenorreia secundária sempre que uma das seguintes anormalidades for encontrada: dismenorreia de forma intensa no primeiro ou segundo dia menstrual, primeira ocorrência de dismenorreia após os 25 anos de idade, anormalidades pélvicas durante o exame físico, infertilidade associada, fluxo menstrual irregular ou aumentado, dispareunia e pequena ou nenhuma resposta ao tratamento clínico conservador com anti-inflamatório ou anticoncepcional oral. Se a paciente apresentar uma ou mais dessas alterações supracitadas, um exame de imagem deve ser considerado, com o objetivo de confirmar a suspeita clínica. Ultrassonografia pélvica deve ser solicitada, devendo a paciente ser referenciada, em alguns casos, a um centro especializado para proceder a uma investigação mais aprofundada, tal como a laparoscopia, que deve ser sempre que possível diagnóstica e terapêutica.[6]

TRATAMENTO

A escolha do tratamento deve ser realizada levando em consideração o caráter sindrômico dessa doença. A abordagem terapêutica adequada deve considerar o manejo durante a crise e as medidas profiláticas nos intervalos. O objetivo é basicamente neutralizar a COX que está envolvida na produção de PGs e hipercontratilidade uterina, vômitos e aumento da motilidade intestinal.

Analgésicos simples

Analgésicos simples, como paracetamol ou dipirona, podem ser utilizados em casos iniciais ou quando os anti-inflamatórios não esteroides (AINE) estão contraindicados. Entretanto, alguns trabalhos não demonstram eficácia significativa com o uso dessas medicações, quando comparadas com os tratamentos de primeira escolha.[11]

Anti-inflamatórios não esteroides (AINE)

Em razão de as PGs estarem implicadas na gênese da dismenorreia, a utilização dos AINE é uma escolha pertinente e há trabalhos publicados que sustentam seu uso.[11,12]

Os AINE diminuem a síntese de prostaglandinas no endométrio por meio da inibição da COX e também alteram o equilíbrio entre o tromboxano A_2 (implicado em vasoconstrição e agregação plaquetária) e a prostaciclina (com ação vasodilatadora e antiagregante plaquetária).[7]

Os diferentes medicamentos anti-inflamatórios não esteroides no mercado têm eficácia similar para o tratamento da dismenorreia (Tabela 1). Em média, 70% das mulheres com dismenorreia moderada ou intensa melhoram com o uso dessa classe de medicamento.[12]

Geralmente, para alívio ou cessação dos sintomas, são necessários de três a cinco dias de tratamento, iniciando-se um a dois dias antes do início do fluxo menstrual (analgesia preventiva). Efeitos adversos gastrointestinais, tais como náuseas, vômitos e diarreia, podem ocorrer, mas em geral são bem tolerados pelas pacientes. Devemos nos atentar àquelas pacientes com fator de risco para úlceras gastrointestinais – casos em que, se necessário, agentes gastroprotetores podem ser associados à terapêutica – ou doenças renais crônicas e hipertensão arterial.

TABELA 1   Medicamentos anti-inflamatórios não esteroides (AINE) orais utilizados no tratamento da dismenorreia

Nome genérico	Dose	Efeitos adversos
Ibuprofeno	400 mg VO (via oral) a cada 4-6 horas	Náuseas, epigastralgia, sangramento gastrointestinal, anorexia, constipação
Naproxeno	500 mg VO iniciais, depois 250 mg a cada 6-8 horas	Conforme acima
Naproxeno sódico	550 mg VO iniciais, depois 275 mg a cada 6-8 horas	Conforme acima
Ácido mefenâmico	500 mg VO iniciais, depois 250 mg a cada 6-8 horas	Conforme acima
Cetoprofeno	50 mg VO a cada 6-8 horas	Conforme acima

Anticoncepcionais orais (ACO)

Outra opção é o emprego de contraceptivos orais que reduzem a espessura endometrial, diminuindo o sangramento e, por consequência, provocando queda dos níveis de PGs no soro e no fluido menstrual.[6,7] Embora existam controvérsias, o emprego dos contraceptivos hormonais cursa com importante melhora do quadro clínico geral de dismenorreia primária e, se houver o desejo de contracepção pela paciente, esse passa a ser a melhor opção terapêutica. O regime de uso na forma contínua pode ser útil nas mulheres com dor não controlada pelo regime de pausa tradicional.[13]

Efeitos adversos como cefaleia, náuseas, vômitos, dor abdominal, ganho de peso e acne são descritos em associação ao uso de alguns ACO, que muito raramente podem provocar eventos adversos sérios, como tromboembólicos e cardiovasculares.

Vale lembrar que o tabagismo aumenta esse risco e que, portanto, seu uso deve sempre seguir as recomendações da Organização Mundial da Saúde (OMS) para uso de contraceptivos.[14]

Contraceptivos contendo apenas progestagênio

As pílulas somente de progestagênio, a injeção trimestral de acetato de medroxiprogesterona e o implante subdérmico liberador de etonorgestrel mostram-se também efetivos no tratamento da dismenorreia, com a vantagem de poder ser utilizados em pacientes com contraindicação ao uso de estrogênios. O sistema intrauterino de levonorgestrel (SIU-LNG) tem sido utilizado mais recentemente no tratamento da dismenorreia primária e secundária. Cerca de 70% das usuárias desse método desenvolvem amenorreia após seis meses de uso e cerca de 56% a mantêm após três anos.[15] O SIU-LNG tem ação hormonal comprovada pelo período de cinco anos e age induzindo atrofia endometrial por ação local, intrauterina, do levonorgestrel. Alguns estudos demonstram sua eficácia no controle da dismenorreia, principalmente quando associado à endometriose, não somente pela melhora clínica da dor pélvica, como também pela diminuição de marcadores séricos como o Ca-125 e pela melhora no estádio cirúrgico da doença.[16]

No caso de escolha por essa modalidade terapêutica, a usuária deve ser orientada pelos possíveis efeitos colaterais associados ao uso dessa classe de fármacos, que inclui o padrão de sangramento uterino irregular.

Tratamentos combinados ou medicações de uso menos frequente

A combinação de medicações pode ser utilizada em casos de refratariedade aos tratamentos propostos, como uso de analgésicos ou AINE associados aos ACO ou ao SIU-LNG.

Outras medicações como os análogos de GnRH (GnRHa), a gestrinona e o danazol têm efeito semelhante sobre a dismenorreia, porém produzem efeitos colaterais de hipoestrogenismo muito intensos, impedindo seu emprego em longo prazo e como rotina.[17]

TERAPIAS ALTERNATIVAS

Cerca de 10 a 20% das pacientes com dismenorreia primária não respondem ao tratamento clínico com AINE ou ACO. E muitas delas podem apresentar contraindicação ao uso dessas medicações.

Nesse sentido, diversas pesquisas vêm sendo realizadas buscando um tratamento alternativo, com o objetivo de melhorar a qualidade de vida dessas mulheres, que têm o cotidiano limitado pelo quadro álgico.

Entre esses esforços, podemos destacar os fitoterápicos e os suplementos alimentares, que ainda carecem de maiores estudos para demonstrar a sua eficácia no controle da dismenorreia.[9]

Um estudo realizado no Irã demostrou que o própolis de abelha, por exemplo, poderia ser usado como uma alternativa aos anti-inflamatórios não esteroides para o alívio da dismenorreia primária.[18]

Mudanças nos hábitos de vida, como atividade física e adequação de dieta com baixa ingesta de gordura, parecem ter algum efeito sobre a dismenorreia; o consumo de quantidades balanceadas dos alimentos permite manter uma linha de equilíbrio entre os processos pró e anti-inflamatórios. Uma alimentação rica em ácidos graxos de origem vegetal deve ser orientada em substituição às gorduras animais, visto que os ácidos graxos poli-insaturados linoleico e linolénico não são sintetizados pelo organismo. No entanto, ambos têm importante papel na ação das PGs e na redução da resposta inflamatória, carecendo ainda mais de estudos para reforçar e formalizar essa indicação.[9]

A estimulação elétrica nervosa transcutânea (TENS) e a acupuntura parecem ter efeito modesto no controle da dismenorreia.[19,20] Cerca de 42 a 60% das pacientes podem ter resultado satisfatório, porém por período reduzido de tempo. A ação parece ser via liberação de neurotransmissores como a betaendorfina e a serotonina no cérebro e melhora da circulação sanguínea local.[21]

Cirurgia

Casos de dismenorreia refratária ao tratamento conservador são raros e, nessas situações, pode-se indicar tratamento cirúrgico. A histerectomia é eficaz no tratamento de dismenorreia, mas pode não ser aceita pelas mulheres que tenham desejo reprodutivo.

Recentemente, a neurectomia pré-sacral tem sido proposta e realizada durante a laparoscopia indicada por dismenorreia severa. Esse procedimento tem por objetivo a interrupção de fibras sensitivas nervosas cervicais, o que diminuiria a dor de origem uterina. Porém, os dados da literatura científica não suportam tais resultados. Em uma metanálise publicada em 2005, não se conseguiu demonstrar efeito benéfico desse tipo de tratamento cirúrgico.[6]

CONSIDERAÇÕES FINAIS

A dismenorreia é um dos problemas ginecológicos mais comuns entre adolescentes e adultas jovens, nas quais a condição é usualmente primária, não causada por qualquer doença pélvica. Afeta aproximadamente metade das mulheres em idade reprodutiva, e, em algumas delas, apresenta-se com intensidade suficiente para interferir no cotidiano.

Tem sua etiopatogenia relacionada à produção excessiva de prostaglandina uterina derivada da atividade da ciclo-oxigenase-2 (COX-2); o diagnóstico é essencialmente clínico e o tratamento tem como fundamento sua etiologia.

A dismenorreia primária pode ser abordada conforme o desejo ou não da paciente em relação à contracepção.

No caso de desejo contraceptivo, a primeira opção terapêutica é a utilização de anticoncepcionais hormonais combinados ou isolados, independentemente da via de administração.

Para as que não têm desejo contraceptivo, os AINE são fármacos de primeira escolha na abordagem clínica das pacientes portadoras de dismenorreia primária. Os anticoncepcionais hormonais devem ser considerados na ausência de respostas aos AINE.

A utilização de implantes de levonorgestrel ou etonogestrel deve ser considerada nos casos de dismenorreia refratária ou em casos de anormalidades pélvicas. Quadros mais severos e refratários às outras modalidades terapêuticas podem se beneficiar do uso de GnRHa e danazol. Casos refratários ao tratamento clínico devem ser encaminhados para investigação de possíveis doenças pélvicas causando a dismenorreia secundária, e o tratamento envolve a terapêutica específica para a doença encontrada.

Medidas gerais como atividade física, mudanças para hábitos de vida mais saudáveis e alterações dietéticas mostraram ser efetivas e devem sempre ser incentivadas.

REFERÊNCIAS BIBLIOGRÁFICAS

1. Weissman AM, Hartz AJ, Hansen MD, et al. The natural history of primary dysmenorrhoea: a longitudinal study. Br J Obstet Gyneco. 2004;111(4):345-52.
2. Azagew AW, Kassie DG, Walle TA. Prevalence of primary dysmenorrhea, its intensity, impact and associated factors among female students' at Gondar town preparatory school, Northwest Ethiopia. BMC Womens Health. 2020 Jan 6;20(1):5.
3. Motta EV. Dismenorreia – como diagnosticar e tratar. Rev Bras Med. 2000;57:156-62.
4. Singh M, Rajoura OP, Honnakamble RA. Menstrual patterns and problems in association with body mass

index among adolescent school girls. J Family Med Prim Care. 2019 Sep 30;8(9):2855-8.

5. Harlow SD, Park M. A longitudinal study of risk factors for the occurrence, duration and severity of menstrual cramps in a cohort of college women. Br J Obstet Gynaecol .1996;103(11):1134-42.

6. Proctor M, Farquhar C. Diagnosis and management of dysmenorrhoea. BMJ. 2006;332:1134-8.

7. Dawood MY. Primary dysmenorrhea: advances in pathogenesis and management. Obstet Gynecol. 2006;108:428-41.

8. Harel Z. Dysmenorrhea in adolescents and young adults: etiology and management. J Pediatr Adolesc Gynecol. 2006;19:363-71.

9. Simopoulos AP. Omega-3 fatty acids in health and disease and in growth and development. Am J Clin Nutr. 1991;54:438-63.

10. Latthe P, Mignini L, Gray R, Hills R, Khan K. Factors predisposing women to chronic pelvic pain: systematic review. BMJ. 2006;332:749-55.

11. Zhang WY, Li Wan Po A. Efficacy of minor analgesics in primary dysmenorrhoea: a systematic review. Br J Obstet Gynaecol. 1998;105:780-9.

12. Marjoribanks J, Proctor ML, Farquhar C. Nonsteroidal anti-inflammatory drugs for primary dysmenorrhoea. Cochrane Database Syst Rev. 2003;(4):CD001751.

13. Sulak PJ, Cressman BE, Waldrop E, et al. Extending the duration of active oral contraceptive pills to manage hormone withdrawal symptoms. Obstet Gynaecol 1997;89(2):179-83.

14. World Health Organization. Medical eligibility criteria for contraceptive use. 5.ed. Geneva: WHO, 2015.

15. Baldaszti E, Wimmer-Puchinger B, Loschke K. Acceptability of the long-term contraceptive levonorgestrel-releasing intrauterine system (Mirena): a 3-year follow-up study. Contraception. 2003;67(2):87-91.

16. Petta CA, Ferriani RA, Abrao MS, et al. A three years follow-up of women with endometriosis and pelvic pain users of the levonorgestrel-releasing intrauterine system. Eur J Obstet Gynecol Reprod Biol. 2009;143(2):128-9.

17. Vercellini P, De Giorgi O, Oldani S, Cortesi I, Panazza S, Crosignani PG. Depot medroxyprogesterone acetate versus an oral contraceptive combined with very-low-dose danazol for long-term treatment of pelvic pain associated with endometriosis. Am J Obstet Gynecol. 1996;175(2):396-401.

18. Jenabi E, Fereidooni B, Karami M, Masoumi SZ, Safari M, Khazaei S.The effect of bee prepolis on primary dysmenorrhea: a randomized clinical trial. Obstet Gynecol Sci. 2019 Sep;62(5):352-6.

19. Elboim-Gabyzon M, Kalichman L. Transcutaneous electrical nerve stimulation (TENS) for primary dysmenorrhea: an overview. Int J Womens Health. 2020 Jan 8;12:1-10.

20. Wang H, Cao Y, Jin X, et al. Effect of an acupuncture technique of penetrating through *Zhibian* (BL54) to *Shuidao* (ST28) with long needle for pain relief in patients with primary dysmenorrhea: a randomized controlled trial. Pain Res Manag. 2019 Dec 17;2019:7978180.

21. White AR. A review of controlled trials of acupuncture for women's reproductive health care. J Fam Plann Reprod Health Care. 2003;29(4):233-6.

CAPÍTULO 9

Infecções sexualmente transmissíveis

Ana Katherine Gonçalves

INTRODUÇÃO

A terminologia infecções sexualmente transmissíveis (IST) passou a ser adotada em substituição à expressão doenças sexualmente transmissíveis (DST), porque destaca a possibilidade de uma pessoa ter e transmitir uma infecção, mesmo sem sinais e sintomas.[1,2]

Nos últimos anos, há uma incidência crescente de IST, mais de 1 milhão de IST são adquiridas todos os dias em todo o mundo, e, por sua vez, desempenham um papel importante na prática ginecológica. As IST são causadas por uma grande variedade de bactérias, vírus e parasitas que são transmitidos de um ser humano para outro principalmente por contato sexual vaginal, anal ou oral.[1-3]

A maioria das IST não apresenta sintomas ou é oligossintomática, o que pode dificultar o seu reconhecimento como IST. Esse fato é mais observado nas mulheres, o que favorece ainda mais a sua propagação, dificultando também o seu controle. Por essa razão, a atenção integral às pessoas com IST deve, idealmente, incluir também o rastreamento e o diagnóstico de infecções assintomáticas, em virtude desses casos serem diagnosticados apenas mediante exames laboratoriais.[1-4] Adicionalmente, as IST em mulheres podem causar graves danos fetal e neonatal, infertilidade, neoplasia genital, favorecendo também a propagação das lesões induzidas pelo papilomavírus humano (HPV).[1-4]

A probabilidade de uma IST ser assintomática depende tanto do patógeno responsável como da topografia da infecção. Por exemplo, em homens que fazem sexo com homens (HSH), a probabilidade de infecção retal por *C. trachomatis* ou *N. gonorrhoeae* ser assintomática é de 85%. Nos EUA, as infecções por *T. vaginalis* são assintomáticas em cerca de 80% dos homens e 85% das mulheres. A atuação dos profissionais de saúde por meio das orientações preventivas, suspeição clínica, rastreio dos assintomáticos, tratamento e seguimento adequado é fundamental para controle das IST.[2-5]

Os métodos de biologia molecular decorrentes de maior acurácia e praticidade são os mais recomendados para o diagnóstico das IST, em especial nos casos assintomáticos, em que há necessidade de rastreamento. Por outro lado, estes ainda são poucos disponíveis e de alto custo. Adicionalmente, deve-se considerar a situação da resistência local, em especial a crescente resistência mundial dos gonococos aos antibióticos, limitando o uso desses e impondo ainda mais a revisão de antigos protocolos.[1,2,4]

Além disso, o diagnóstico e a terapia de outras IST são necessários em razão da alta prevalência de coinfecções e um suporte multidisciplinar que confirme a eficácia do protocolo estabelecido, assegure o tratamento dos parceiros contactantes, previna as reinfecções, elimine o contágio e interrompa a rede de transmissão.[1,2]

MANEJO DAS IST SINTOMÁTICAS

O Ministério da Saúde do Brasil sugere como orientação para atendimento dos casos sintomáticos:

1. A coleta das amostras para os exames laboratoriais específicos já deve ser realizada no momento da primeira consulta.
2. Caso os resultados não estejam disponíveis imediatamente, a conduta terapêutica não deve ser postergada até a entrega dos resultados.
3. A consulta clínica só se completa com a prescrição e orientação para tratamento, além do estabelecimento de estratégia para seguimento e atenção às parcerias sexuais e ao acesso aos insumos de prevenção, como parte da rotina de atendimento.

A abordagem das IST por síndromes é de grande utilidade em locais em que não há rede laboratorial disponível, entretanto, essa abordagem menos específica colabora ainda mais para o desenvolvimento de resistência aos antibióticos, existindo também a possibilidade de tratamentos desnecessários. Por outro lado, a despeito das variações clínicas, essas manifestações têm etiologias bem estabelecidas, o que facilita a escolha e a realização dos testes para o diagnóstico e tratamento.[1,2,3]

No Brasil, o manejo das IST sintomáticas segue condutas baseadas em fluxogramas (com e sem a utilização de testes laboratoriais)[1] (Figuras 1 e 2).

As principais manifestações clínicas das IST sintomáticas são (Tabela 1):[1,2]

1. Úlceras genitais, anais, perianais ou orais.
2. Corrimento genital (vaginal/uretral).
3. Verrugas anogenitais.

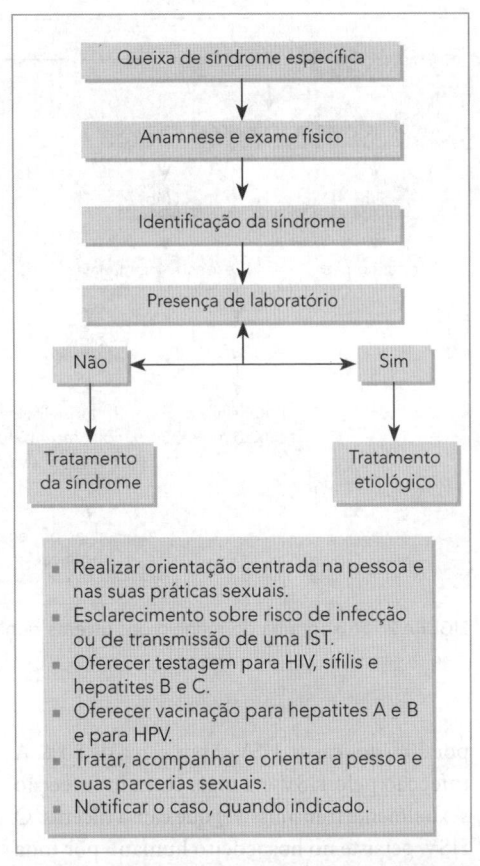

FIGURA 1 Fluxograma do manejo integral das IST sintomáticas.
Fonte: adaptada de Ministério da Saúde DCCI/SVS/MS.[1]

1. IST QUE SE APRESENTAM COMO ÚLCERAS GENITAIS, ANAIS, PERIANAIS OU ORAIS

Infecção pelo vírus Herpes simplex (HSV)[1,2,3,6,7]

O herpes genital (HG) é uma doença sexualmente transmissível de alta prevalência, causada pelo herpes-vírus simples (HSV), que provoca lesões na pele e nas mucosas dos órgãos genitais masculinos e femininos. As úlceras infecciosas na região genitoanal são comumente associadas ao HSV. O HSV-1 é responsável

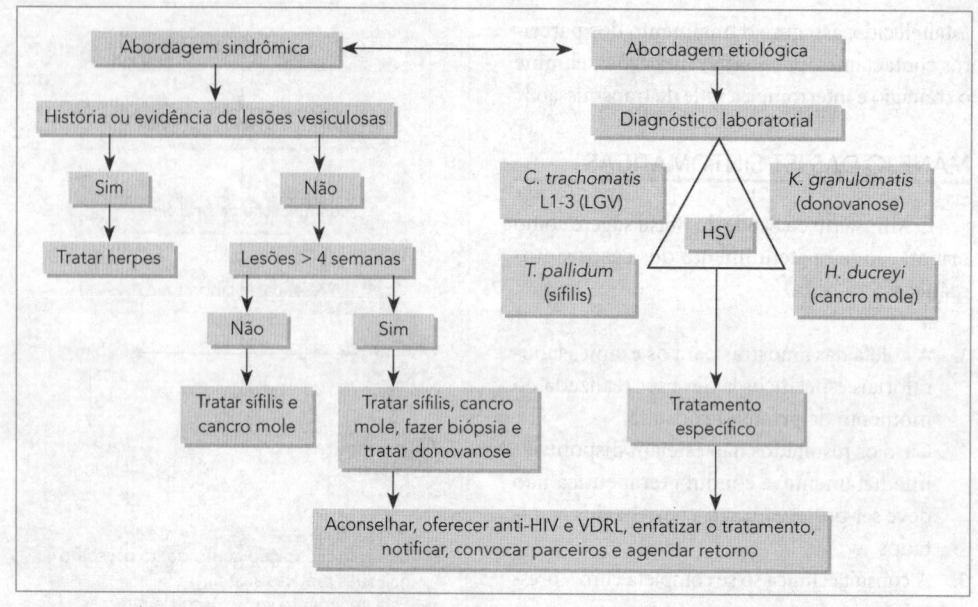

```
Abordagem sindrômica  ←——————————→  Abordagem etiológica
        ↓                                      ↓
História ou evidência de lesões vesiculosas   Diagnóstico laboratorial
     ↓            ↓
   Sim          Não              C. trachomatis          K. granulomatis
     ↓            ↓               L1-3 (LGV)              (donovanose)
Tratar herpes  Lesões > 4 semanas        HSV
                ↓        ↓          T. pallidum          H. ducreyi
               Não      Sim         (sífilis)           (cancro mole)
                ↓        ↓
        Tratar sífilis e   Tratar sífilis, cancro      Tratamento
        cancro mole        mole, fazer biópsia e       específico
                           tratar donovanose
```

Aconselhar, oferecer anti-HIV e VDRL, enfatizar o tratamento, notificar, convocar parceiros e agendar retorno

FIGURA 2 Fluxograma do manejo das úlceras genitais.

por 20% dos casos, HSV-2 por cerca de 80%. A infecção pelo HSV é a mais comum infecção sexualmente transmissível que causa úlceras. O HSV persiste no hospedeiro humano por toda a sua vida.[6]

Caracteristicamente o HSV se manifesta por vesículas dolorosas que podem evoluir para erosões ou úlceras que secretam um fluido infeccioso hialino (Figura 3). As úlceras geralmente curam completamente em dois a três semanas. A infecção pelo HSV pode se manifestar inicialmente com linfadenopatia regional e febre. Por outro lado, também pode ser assintomática.[1,2,3,6,7]

A infecção pelo HSV pode ser transmitida por contato sexual (incluindo sexo oral), bem como na gestação, de mãe para criança. O contato sexual desprotegido nessa situação eleva o risco de aquisição de HIV e de outras infecções sexualmente transmissíveis.[1,2]

Características clínicas

O HG manifesta-se por pequenas vesículas que se agrupam nos órgãos genitais masculinos e

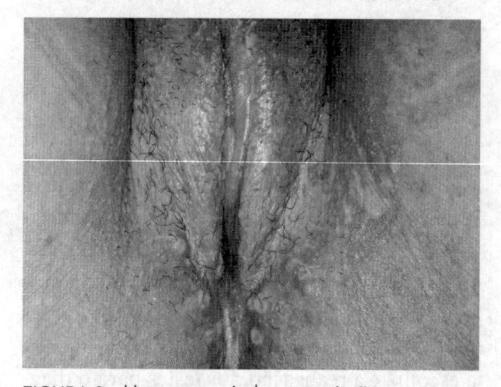

FIGURA 3 Herpes genital em remissão.

femininos. Às vezes, elas estão presentes dentro do meato uretral ou, por contiguidade, podem atingir a região anal e perianal, de onde se disseminam caso o sistema imunológico esteja debilitado. As lesões do herpes genital costumam regredir espontaneamente, mesmo sem tratamento, nos indivíduos imunocompetentes. Por outro lado, em imunodeprimidos ou infectados pelo HIV, as úlceras podem adquirir dimensões extraordinárias.[6]

TABELA 1 Principais síndromes em IST e seus agentes etiológicos

Síndrome – úlcera anogenital	
Possíveis agentes etiológicos	Infecção
Vírus do *Herpes simplex* (tipo 2)	Herpes genital[a]
Treponema pallidum	Sífilis
Haemophilus ducreyi	Cancroide
Chlamydia trachomatis (sorovars L1, L2 e L3)	Linfogranuloma venéreo (LGV)
Klebsiela granulomatis	Donovanose
Síndrome – corrimento uretal/vaginal	
Possíveis agentes etiológicos	Infecção
Candida albicans	Candidíase vulvovaginal[b]
Chlamydia trachomatis (sorovars D ao K)	Clamídia
Neisseria gonorrheae	Gonorreia
Trichomanas vaginalis	Tricomoníase
Múltiplos agentes	Vaginose bacteriana[b]
Síndrome – verruga anogenital	
Agente etiológico – infecção	Agente etiológico – infecção
Papilomavírus humano (HPV)	Condiloma acuminado[a]
Mycoplasma genitalium	Infecção causada por micoplasma

Notas:
[a] Infecções não curáveis, porém tratáveis.
[b] Infecções endógenas do trato reprodutivo, que causam corrimento vaginal; não são consideradas IST.
Fonte: adaptada de DCCI/SVS/MS.[1]

Sintomas

Os pródromos caracterizam-se por: ardor, prurido, formigamento e adenomegalia, que podem anteceder a erupção cutânea. Hiperemia aparece em alguns dias e depois evolui para vesículas agrupadas. Essas vesículas, depois, se rompem, formando exulceração dolorosa seguida de cicatrização (Figura 2). O vírus migra pela raiz nervosa até alojar-se num gânglio neural, onde permanece quiescente até a recidiva seguinte.[1,2,3,6,7]

Diagnóstico

O diagnóstico é essencialmente clínico (anamnese e exame físico). A cultura e a biópsia são raramente utilizadas, pois a sensibilidade diminui com a persistência da lesão. A pesquisa de HSV por técnicas de biologia molecular – reação em cadeia da polimerase (PCR) – pode ser útil, mas é desnecessária na prática. A detecção da glicoproteína específica do HSV para determinar a etiologia da lesão pelo HSV-2, utilizando-se testes rápidos, é defendida pelos norte-americanos, principalmente em gestantes, com a finalidade de se estabelecer medidas profiláticas da transmissão vertical, ou entre casais sorodiscordantes para o HIV, com o intuito de reduzir a transmissão horizontal.[1,2,3,6,7]

Tratamento[1,2,3,6,7]

Não existe ainda tratamento eficaz para a cura da doença. O tratamento tem por objetivo diminuir as manifestações da doença ou aumentar o intervalo entre as crises. Os fármacos antivirais mais comumente empregados com suas respectivas posologias são:

- Primoinfecção[1,3,6,7]
  - Aciclovir 200 mg, 2 comprimidos, VO, 3×/dia, durante 7-10 dias.
  - Valaciclovir 1.000 mg, VO, 2×/dia, durante 7-14 dias.

- Fanclicovir 250 mg, VO, 3×/dia, durante 7-14 dias.
- Recorrente[1,3,6,7]
  - Aciclovir 200 mg, 2 comprimidos, VO, 3×/dia, durante 5 dias.
  - Valaciclovir 500 mg, VO, 2×/dia, durante 5 dias.
  - Fanclicovir 125 mg, VO, 2×/dia, durante 5 dias.
- Supressão[1,3,6,7]
  - Aciclovir 200 mg, 2 comprimidos, VO, 2×/dia, por até seis meses, podendo o tratamento ser prolongado por até 2 anos.[1]
  - Valaciclovir 500/1.000 mg, VO, 1×/dia, durante 6 meses.
  - Fanclicovir 250 mg, VO, 2×/dia, durante 6 meses.
- Gestantes: tratar o primeiro episódio em qualquer trimestre da gestação, conforme o tratamento para o primeiro episódio. Se a primoinfecção ocorreu na gestação ou se recidivas foram frequentes no período gestacional, pode-se realizar terapia supressiva a partir da 36ª semana, com aciclovir 400 mg, VO, 3×/dia.[1]

Infecção por *Treponema pallidum* (sífilis primária)[1-3]

A sífilis primária, também conhecida como "cancro duro", ocorre após o contato sexual com o indivíduo infectado. O período de incubação é de 10 a 90 dias (média de três semanas) espontaneamente, independentemente de tratamento.

Manifestações clínicas

Sífilis recente: a primeira manifestação é caracterizada por úlcera, geralmente única, que ocorre no local de entrada da bactéria (pênis, vulva, vagina, colo uterino, ânus, boca ou outros locais do tegumento), indolor, com base endurecida e fundo limpo, rica em treponemas. Esse estágio pode durar entre duas e seis semanas, desaparecendo mesmo sem tratamento.[1]

Adenopatia satélite: é bilateral (inguinal), indolor e não inflamatória. O cancro duro e a adenite satélite são conhecidos como sífilis primária.[1,3,7]

Diagnóstico laboratorial[1,3,7]

Sífilis recente (cancro duro e lesões mucocutâneas): pesquisa do treponema por bacterioscopia em campo escuro – são observadas bactérias vivas e móveis (ainda é o padrão-ouro). Realizada no momento da consulta.

Todas as fases da sífilis:

- Sorologias: não treponêmica – VDRL (mais usado) e RPR; treponêmica FTA-Abs (mais usado), MHA-TP e Elisa. O VDRL reator com título igual ou superior a 1/16 é entendido como doença, e o paciente deve ser tratado. O VDRL pode dar falso-positivo em títulos baixos em razão de reações cruzadas e falso-negativos, principalmente na fase primária e na latente tardia. O mesmo pode ocorrer com exames treponêmicos, porém com menor frequência.

Tratamento e controle de cura[1,3,7]

- Recente (primário-secundária) e latente (até um ano): penicilina G benzatina 2.400.000 UI IM (1.200.000 UI em cada região glútea), dose única.
- Latente (com mais de um ano) e tardia: penicilina G benzatina 2.400.000 UI IM por semana, durante 3 semanas.
- Critério de cura: VDRL 3, 6 e 12 meses após o tratamento. Deverá haver queda de quatro títulos da sorologia ou sua negativação em 6 meses a 1 ano. As gestantes devem ser acompanhadas mensalmente. É recomendado um novo tratamento se a sorologia aumentar quatro títulos. O esperado é a diminuição de um título por mês.[1,3,7]
- Medicamentos alternativos: azitromicina 1g, VO, por semana, durante 2 ou 3 semanas para sífilis até 1 ano; após um ano não há estudos. Doxiciclina 100 mg, VO, 12/12 h ou eritromicina ou tetraciclina 500 mg, VO,

6/6 h, durante 14 dias para sífilis até um ano e durante 28 dias para sífilis com mais de um ano.[1,3,7]

- Gestantes: usar os mesmos esquemas com penicilina G benzatina. São contraindicados tetraciclinas, doxiciclina e estolato de eritromicina.[1,3,7]

Cancro mole

O cancroide é uma afecção provocada pelo *Haemophilus ducreyi*, mais frequente nas regiões tropicais. Denomina-se também cancro mole, cancro venéreo ou cancro de Ducrey. O período de incubação é geralmente de 3 a 7 dias, podendo se estender por até duas semanas.[1]

Características clínicas

Pápulas pequenas dolorosas rapidamente rompem-se para se tornar úlceras rasas, com bordas irregulares. A erosão ocasionalmente leva à destruição tecidual acentuada. Os linfonodos inguinais se tornam dolorosos, aumentados e aderidos entre si e formam um abscesso com flutuação (bubão) na virilha.[1-3]

Diagnóstico

Microscopia de material corado pela técnica de coloração de Gram: visualização de bacilos Gram-negativos típicos, de tamanho pequeno, agrupados em correntes dos tipos "cardume de peixes", "vias férreas" ou "impressões digitais" em material coletado das úlceras genitais.

Tratamento

Os regimes de tratamento recomendados pelo CDC são:[3]

- Azitromicina 1 g, VO, dose única.
- Ceftriaxone 250 mg, IM, dose única.
- Tianfenicol 5 g, VO, dose única.
- Doxiciclina 100 mg, VO, de 12/12 horas, por 10 dias ou até a cura clínica ou ciprofloxacina 500 mg, VO, 12/12 horas durante 3 dias (ambos contraindicados para gestantes, nutrizes).

Linfogranuloma venéreo (LGV)

O LGV é causado por *Chlamydia trachomatis*, sorotipos L1, L2 e L3. A manifestação clínica mais comum é a linfadenopatia inguinal e/ou femoral, já que esses sorotipos são altamente invasivos aos tecidos linfáticos.[1,3]

Características clínicas

Apresenta um período de incubação que varia de 3 a 32 dias, após esse período surge pápula/vesícula ou pequena erosão, que em geral passa despercebida, pois cicatriza em poucos dias. A localização preferencial é na genitália externa.[1,3]

Diagnóstico[1,3]

Recomenda-se a pesquisa de *C. trachomatis* em praticantes de sexo anal que apresentam úlceras anorretais. Mulheres com prática de coito anal podem apresentar proctocolites como manifestação inicial.

Tratamento[1,3]

Deve ter início precoce, antes mesmo da confirmação laboratorial, a fim de minimizar eventuais sequelas.

- Doxiciclina 100 mg, VO, 1 comprimido, 2×/dia, durante 21 dias.
- Azitromicina 500 mg, 2 comprimidos, VO, 1×/semana, por 21 dias (preferencial nas gestantes).

Donovanose[1,3]

É uma IST crônica progressiva, causada pela bactéria *Klebsiella granulomatis*. Acomete preferencialmente pele e mucosas das regiões genitais, perianais e inguinais. É pouco frequente, ocorrendo na maioria das vezes em climas tropicais e subtropicais. Após um período de incubação de 8 dias a 6 meses, aparece lesão nodular em número variável que evolui para úlcera. A lesão é não dolorosa e altamente vascularizada, sangrando facilmente com o contato. Outras apresentações: lesões vegetantes, vegetantes e ulcerosas, elefantiásicas e eventualmente pode haver manifestações sistêmicas.

Diagnóstico

Exames histopatológico e citopatológico podem identificar os corpúsculos de Donovan.[3]

Tratamento

- Azitromicina 500 mg, 2 comprimidos, VO, 1×/semana, durante três semanas, ou até a cicatrização das lesões.
- Doxiciclina 100 mg, VO, de 12 em 12 horas, por três semanas, ou até a cicatrização das lesões.

2. SÍNDROME – CORRIMENTO GENITAL (URETRAL/VAGINAL)

Infecções que causam corrimento vaginal e cervicite podem ser divididas em:[1-5,8,9]

- Infecções endógenas (candidíase vulvovaginal e vaginose bacteriana).
- Infecções iatrogênicas (infecções pós-aborto, pós-parto).
- IST (tricomoníase, infecção por *C. trachomatis* e *N. gonorrhoeae*).

Dessa forma, é possível afirmar que nem todos os corrimentos genitais trata-se necessariamente de IST. As mulheres podem apresentar concomitantemente mais de uma infecção, ocasionando assim corrimento de aspecto inespecífico.

As IST que costumam se manifestar como um corrimento vaginal ou uretral são: tricomoníase, infecção por *C. trachomatis* e *N. gonorrhoeae.*

As mulheres com queixa de corrimento genital devem ser orientadas sobre as peculiaridades do corrimento, uma vez que o diagnóstico de uma IST tem implicações que estão ausentes nos corrimentos de etiologia não IST, como a necessidade de orientação e tratamento de parcerias sexuais. Adicionalmente, é importante ainda avaliar se existe realmente uma infecção ou trata-se apenas de um corrimento vaginal fisiológico.

A anamnese detalhada é essencial diante de um corrimento genital. É importante a caracterização do corrimento, cor, consistência e odor, além da averiguação de outros sintomas como prurido e irritação nas genitais. É importante também um breve relato sobre práticas sexuais e de higiene genital, uso de medicação tópica ou potenciais irritantes locais.

Exame ginecológico direcionado à detecção de IST[1]

O exame inicia com a inspeção visual da genitália externa e região perineal/anal, sob a luz natural, protegidas as mãos por luvas e munidas de espátulas de Ayre.

Afastar os lábios vaginais a fim de visualizar o introito.

Introduzir o espéculo para examinar paredes vaginais, fundo de saco e colo uterino.

Fazer o teste de pH vaginal, colocando, por um minuto, a fita de papel indicador na parede vaginal lateral (evitar tocar o colo).

Colher material para o teste de Whiff (teste das aminas ou do "cheiro" – em uma lâmina ou chumaço de gaze, acrescentar uma gota de KOH 10% sobre o conteúdo vaginal coletado; sendo positivo se apresentar cheiro de peixe podre) e para a realização da bacterioscopia, quando disponível.

Havendo possibilidade de realização no local, coletar material endocervical para cultura de *N. gonorrhoeae* em meio de transporte e pesquisa de *C. trachomatis* e *N. gonorrhoeae* por biologia molecular.

O exame preventivo de câncer de colo do útero (colpocitologia oncótica) e a colposcopia não devem ser realizados com o intuito de diagnosticar vulvovaginites e cervicites, uma vez que são pouco sensíveis para essa finalidade, e sim apenas para rastreio do câncer cervical. Adicionalmente, tanto a citologia oncológica como a colposcopia devem preferencialmente ser realizadas após tratamento das infecções genitais.[1]

A abordagem do corrimento genital deve ser preferencialmente etiológica, considerando principalmente a crescente resistência a agentes antibióticos e antifúngicos, como também a possibilidade de tratamentos desnecessários. Entretanto, em alguns locais em virtude da indisponibilidade de recursos e exames de diagnóstico, o Ministério da Saúde tem recomendado a utilização de fluxogramas (Figura 4), buscando o tratamento mais racional dentro das condições disponíveis (Tabela 2).[1]

Principais agentes etiológicos das cervicites e uretrites:[1-5,8,9]

- *Chlamydia trachomatis.*
- *Neisseria gonorrhoeae.*
- Outros agentes: *Mycoplasma hominis, Ureaplasma urealiticum* e infecção secundária (bactérias anaeróbias e Gram-negativas).

Chlamydia trachomatis (CT)[1-5,8,9]

Chlamydia trachomatis é uma bactéria Gram-negativa, intracelular obrigatória. A infecção por CT é a mais frequente IST causada por bactéria em todo o mundo, superando a infecção gonocócica e sífilis. A infecção é seguramente a mais frequente na população feminina (variando de 2 a 30%), com alto grau de morbidade e

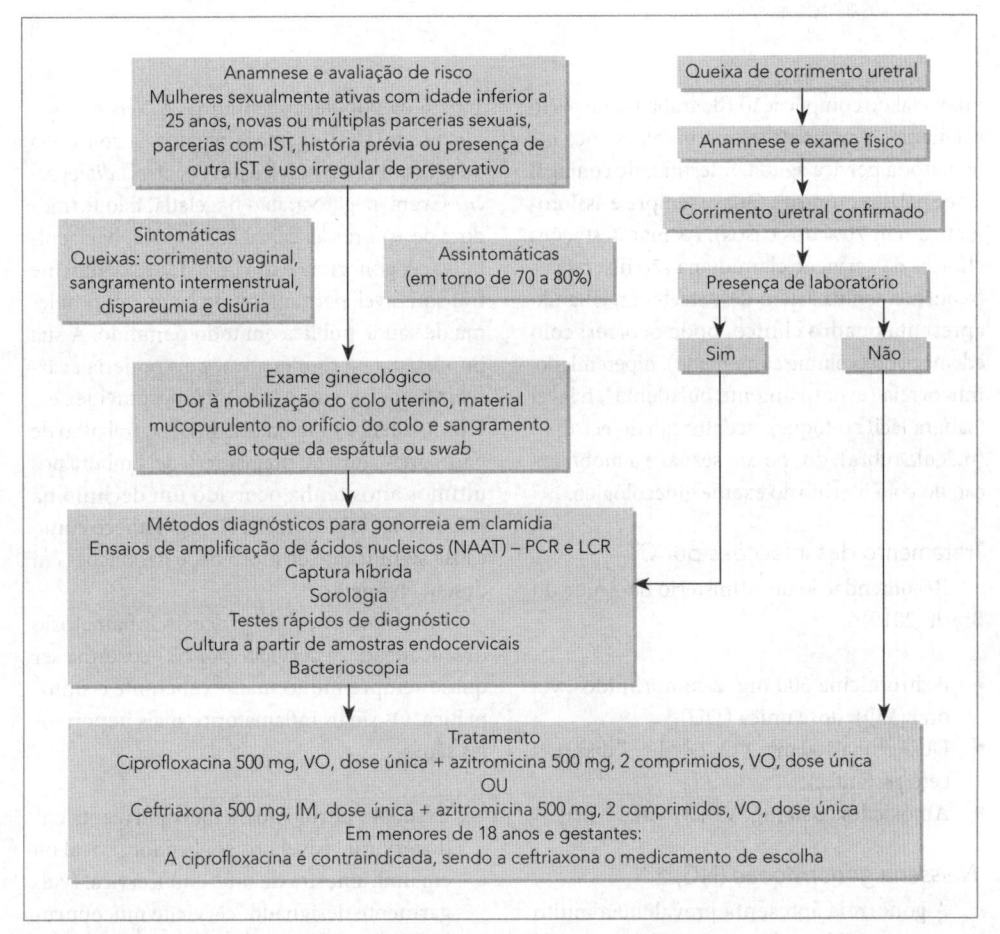

FIGURA 4 Fluxograma de cervicites e uretrites.

TABELA 2 Tratamento das cervicites, uretrites e vaginites

Condição clínica	Tratamento
Infecção gonocócica não complicada (uretra, colo do útero, reto e faringe)*	Ceftriaxona 500 mg, IM, dose única MAIS Azitromicina 500 mg, 2 comprimidos, VO, dose única
Infecção por clamídia*	Azitromicina 500 mg, 2 comprimidos, VO, dose única OU doxiciclina 100 mg, VO, 2x/dia, por 7 dias (exceto gestantes)
Infecção por *Trichomonas vaginalis**	Metronidazol 400 mg, 5 comprimidos, VO, dose única (dose total de tratamento 2 g) OU metronidazol 250 mg, 2 comprimidos, VO, 2x/dia, por 7 dias
Infecção por *Mycoplasma genitalium**	Azitromicina 500 mg, 2 comprimidos, VO, dose única
*As parcerias sexuais devem ser tratadas com o mesmo esquema terapêutico, uma vez que são de transmissão sexual.	
Infecção por múltiplos agentes – vaginose bacteriana**	Metronidazol 250 mg, 2 comprimidos, VO, 2x/dia, por 7 dias OU metronidazol gel vaginal 100 mg/g, um aplicador cheio via vaginal, à noite ao deitar-se, por 5 dias
Infecção por fungos – candidíase vaginal**	Fluconazol 150 mg, VO, dose única OU itraconazol 100 mg, 2 comprimidos, VO, 2x/dia, por 1 dia

**As parcerias sexuais não precisam ser tratadas, exceto as sintomáticas, porque não são de transmissão sexual
Fonte: adaptada de DCCI/SVS/ MS.[1]

potencial de complicação (de trabalho de parto prematuro, endometrite puerperal, doença inflamatória pélvica aguda, infertilidade conjugal e dor pélvica crônica). Quase sempre é assintomática (em 70% dos casos). As manifestações clínicas da cervicite clamidiana são discretas e frequentemente passam despercebidas. Quando apresenta quadro clínico, pode ocorrer: colo edemaciado (volume aumentado), hiperemiado, mucorreia (eventualmente purulenta), friável (sangra fácil ao toque), acentuação do ectrópio (mácula rubra), dor no ato sexual e à mobilização do colo uterino ao exame ginecológico.

Tratamento das infecções por CT

Recomendação do Ministério da Saúde do Brasil (2019):[1]

- Azitromicina 500 mg, 2 comprimidos, via oral (VO), dose única (DU).
- Doxiciclina 100 mg, VO, 2×/dia, 7 dias (exceto gestantes).
- Amoxicilina 500 mg, VO, 3×/dia, 7 dias.

Neisseria gonorrhoeae (NG)[1-5,8,9]

A gonorreia apresenta prevalência muito menor que a *Chlamydia*, porém atinge cerca de 1 a 2% da população feminina. A *Neisseria gonorrhoeae* (NG), agente etiológico da gonorreia de transmissão sexual, é uma bactéria *diplococcus* Gram-negativa, não flagelada, não formadora de esporos, encapsulada e anaeróbia facultativa. A gonorreia é uma doença sexualmente transmissível, permanecendo como um problema de saúde pública em todo o mundo. A sua importância é significativa, pois poderia acarretar sequelas, como infertilidade, gravidez ectópica, doença inflamatória pélvica, trabalho de parto prematuro ou prematuridade. Embora nos últimos anos tenha ocorrido um declínio na incidência da gonorreia, ela permanece como causa significante de morbidade nas nações em desenvolvimento.

Em decorrência do processo inflamatório desencadeado, a cervicite por NG costuma ser quase sempre muito mais exuberante e sintomática. Os sinais inflamatórios mais importantes são:

1. Exsudato purulento ou mucopurulenta endocervical visível no canal endocervical ou em uma amostra de *swab* endocervical (vulgarmente designado "cervicite mucopurulenta" ou cervicite) (Figura 5).

2. Sangramento endocervical facilmente induzido pela passagem suave de um cotonete ou escovinha através do orifício endocervical. Um ou ambos os sinais podem estar presentes. O colo fica edemaciado e aumenta seu volume, ficando com aspecto congesto.

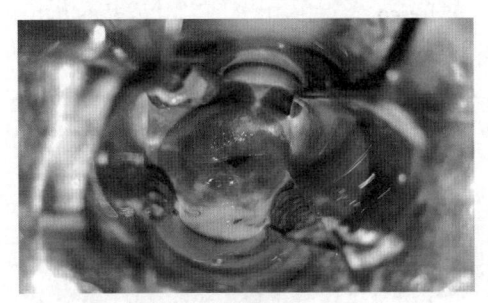

FIGURA 5 Cervicite purulenta.

Tratamento das infecções por NG[1-5,8,9]

Considerando-se a possibilidade de associação da *N. gonorrhoeae* e *C. trachomatis* e a dificuldade prática do diagnóstico, recomenda-se o tratamento de ambas.

- Ciprofloxacina 500 mg, VO, DU + azitromicina 500 mg, 2 comprimidos, VO, DU; ou ceftriaxone 500 mg, IM, DU + azitromicina 500 mg, 2 comprimidos, VO, DU.
- Ciprofloxacina é contraindicada em gestantes e menores de 18 anos, sendo a ceftriaxona o medicamento de escolha. Ciprofloxacina está contraindicada nos estados do Rio de Janeiro, Minas Gerais e São Paulo, substituindo o tratamento pela ceftriaxona, em razão da circulação de cepas de gonococos resistentes.
- Na indisponibilidade de ceftriaxona, usar a cefotaxima 1.000 mg, IM, DU.

Micoplasmas[1-5,8,9]

Os micoplasmas e os ureaplasmas são bactérias cuja maioria das espécies é considerada apenas comensal para o ser humano. Entretanto, o *Ureaplasma urealyticum* e o *Mycoplasma hominis* são conceituados como micoplasmas genitais patogênicos e, são considerados também germes oportunistas por causarem infecção em populações suscetíveis, principalmente em imunodeprimidos. Esses patógenos estão associados às infecções urogenitais em humanos e às infecções respiratórias ou sistêmicas em neonatos.[1]

Os micoplasmas podem ser encontrados em até 41% das mulheres assintomáticas sexualmente ativas. Estão claramente relacionados à atividade sexual e aos hormônios sexuais.[8,9]

Características clínicas e diagnósticas[8,9]

- Dispareunia, disúria, polaciúria, infecção urinária e genital.
- Corrimento vaginal incaracterístico.

Exame clínico[8,9]

- Descarga uretral de material com características purulentas.
- Graus variados de cervicite.

Tratamento das infecções por micoplasmas[1,8,9]

- Azitromicina: 1 g (dose única), ou 500 mg/dia, durante 5 dias.
- Doxiciclina: 100 mg, 2×/dia por 7 dias.
- Levofloxacina ou ciprofloxacina: 500 mg/dia, durante 7 dias.

Principais agentes etiológicos das vulvovaginites[1,2,3,9]

Tricomoníase

É causada por um protozoário, o *Trichomonas vaginalis,* sendo a única considerada IST entre as vulvovaginites, e menos frequente atualmente. Acomete mais a genitália feminina que a masculina.

Características clínicas e diagnósticas[1-3,9]

- Corrimento vaginal intenso, amarelo-esverdeado, por vezes acinzentado, bolhoso e espumoso.
- Odor fétido (na maioria dos casos, lembrando peixe).

- Prurido que pode constituir reação alérgica à afecção.
- Pode haver também: edema vulvar, sinusiorragia, dispareunia e sintomas urinários.

Exame clínico[1-3,9]

- Exame especular, microulcerações no colo uterino, que dão o aspecto framboesa (teste de Schiller "tigroide").
- Associado à vaginose bacteriana.

Diagnóstico[1-3,9]

- Exame a fresco, mediante gota do conteúdo vaginal e soro fisiológico, com observação do parasita ao microscópio. Visualiza-se o movimento do protozoário e um grande número de leucócitos.
- O pH quase sempre é maior que 5,0.
- Teste das aminas é positivo.
- À bacterioscopia com coloração pelo método de Gram-parasita Gram-negativo, de morfologia característica.

Tratamento da tricomoníase[1,8,9]

- Metronidazol 250 mg, 2 comprimidos, VO, 2×/dia, durante 7 dias.
- Secnidazol 1 g ou tinidazol 1 g, 2 comprimidos, VO, dose única.

Vaginose bacteriana

A vaginose bacteriana (VB) é a mais frequente causa de corrimento vaginal; entretanto não se constitui em IST e trata-se do desequilíbrio da flora vaginal, onde há decréscimo de lactobacilos com acréscimo de inúmeras bactérias, com predomínio de *Gardnerella vaginalis*. Adicionalmente, a VB aumenta o risco de aquisição de IST (incluindo o HIV) e pode trazer complicações às cirurgias ginecológicas e à gravidez.

Características clínicas e diagnósticas[1-3,9]

- Odor desagradável, particularmente após o coito e a menstruação.
- Corrimento perolado bolhoso em decorrência das aminas voláteis.

Diagnóstico

Se a microscopia estiver disponível, o diagnóstico é realizado na presença de pelo menos três critérios de:

- Corrimento vaginal homogêneo e pH > 4,5.
- Presença de *clue cells* no exame de lâmina a fresco.
- Teste de Whiff positivo.

Tratamento

Metronidazol 250 mg, 2 comprimidos, VO, 2×/dia, durante 7 dias OU metronidazol gel vaginal 100 mg/g, um aplicador cheio via vaginal, à noite ao deitar-se, durante 5 dias OU clindamicina 300 mg, VO, 2×/dia, por 7 dias.

Candidíase vulvovaginal (CVV)

Infecção fúngica, não IST, cujo principal agente etiológico é a *Candida albicans*. Os fatores predisponentes são: gravidez, obesidade, diabetes, uso de corticoides, antibióticos e imunossupressores e hábitos de vestuário que aumentam a umidade e o calor local.

Diagnóstico

- Prurido, ardência, corrimento geralmente grumoso, sem odor, dispareunia.
- Os sinais característicos são: eritema e fissuras vulvares, corrimento grumoso com placas aderidas à parede vaginal de cor branca, edema vulvar, escoriações e lesões satélites.

Tratamento

- Fluconazol 150 mg, VO, dose única.
- Miconazol creme a 2% ou outros derivados imidazólicos, via vaginal, um aplicador cheio, à noite ao deitar-se, durante 7 dias.

3. VERRUGAS ANOGENITAIS

A infecção pelo papilomavírus humano (HPV) está disseminada em todo o mundo, causando lesões benignas e malignas. A transmissão acontece principalmente pela via sexual, através do contato pele a pele (genital-genital, manual-genital, oral-genital), com ou sem penetração, a partir do contato com locais infectados e/ou microtraumatizados, diferenciando-a de outras infecções sexualmente transmissíveis (IST) que são transmitidas por meio de fluidos e secreções.[1-3,10,11]

O tipo de lesão que se desenvolve também está associado ao tipo de vírus. Em humanos, os HPV podem causar lesões hiperproliferativas (verrugas) e/ou lesões intraepiteliais cervicais (NIC). As lesões hiperproliferativas benignas estão usualmente associadas ao HPV de baixo risco como os tipos 6 e 11. Já as lesões intraepiteliais de alto grau são fortemente associadas aos tipos de HPV de alto risco oncogênico.[1-3,10,11]

Neste capítulo, por ser exclusivamente referente às IST, abordaremos a manifestação clínica resultante das infecções pelo HPV de baixo risco, que culmina com verrugas ou condilomas genitais.

Características clínicas[1-3,10,11]

- Topografia: área genital, boca e garganta de aparência variável: plano, verrucoso couve-flor, pediculado, único ou múltiplo, branco, rosa, vermelho, roxo e marrom.
- Frequentemente associado a desconforto, queimação, prurido e raramente doloroso.
- Hemorragia ou irritação em contato com roupas ou durante as relações sexuais.

Diagnóstico[10,11]

- História clínica e exame físico.
- A biópsia pode ser necessária em casos em que não há segurança clínica, lesões suspeitas escurecidas (pode ser uma neoplasia intraepitelal do tipo verrugiforme), ulceradas, que mudam de aparência ou são recalcitrantes ao tratamento.

Tratamento das verrugas anogenitais[1-3,10,11]

Nenhuma terapia é considerada ideal, e a escolha da terapia está na dependência do perfil do paciente.

Vacinação contra o HPV

Apesar de as vacinas profiláticas induzirem a produção de anticorpos e possuirem a princípio um caráter preventivo, diversos estudos têm sugerido um efeito terapêutico em pacientes já portadores da infecção. Alguns ensaios epidemiológicos sugerem que a vacinação previne reinfecção e recorrências, como também poderia estimular citocinas pró-inflamatórias, induzindo a regressão das lesões.[12-15]

Considerando o exposto, algumas sociedades médicas internacionais já recomendam a vacinação profilática de pacientes infectados pelo HPV com fins terapêuticos. Dessa forma, alguns protocolos já recomendam a vacinação profilática direcionada para tipos de HPV não oncogênicos, causadores de condilomas genitais. Nesses casos específicos, para indivíduos já infectados, estão recomendadas as três doses usuais, conforme a orientação do fabricante.[15]

Imiquimod creme a 5% (grau A)

Ativa células imunes por ligação ao *toll-like* receptor e estimula a secreção de citocinas: interferon-alfa, interleucina-6, e fator de necrose tumoral alfa, induzindo a resposta inflamatória e diminuindo a carga viral.

Ocasionalmente, pode causar efeitos colaterais sistêmicos, dores de cabeça, dores musculares, fadiga e mal-estar geral; como também, efeitos secundários locais inflamatórios, como comichão, eritema, queimação, irritação, dor, ulceração e dor. A longa duração do tratamento pode afetar a adesão do paciente:

- Aplicação três vezes por semana durante até 16 semanas.
- A área em que foi aplicado deve ser lavada com água e sabão 6 a 10 horas após a aplicação.

Solução de podofilotoxina 0,05% ou de gel e 0,15% creme[1-3,10,11]

Deve ser aplicada duas vezes ao dia durante três dias consecutivos da semana, durante quatro semanas. Aplicação de < 0,5 mL em área < 10 cm², aplicação semanal. Lavar a região 1 a 4 horas após. Apresenta baixo índice de recorrência e os principais efeitos adversos são: dor, erosão, inflamação, ardor ou coceira.

Não é recomendado para uso durante a gravidez.

Podofilox 0,5% solução ou gel[1-3,10,11]

Aplicação duas vezes ao dia por três dias, com quatro dias de repouso. O ciclo pode ser repetido durante até quatro vezes, se necessário. O especialista deve fazer o tratamento inicial para orientar a paciente.

Ácido tricloroacético (ATA) de 80-90%[1-3,10,11]

Requer a administração pelo médico. O sucesso do tratamento pode ocorrer com uma dose única, no entanto, frequentemente, várias aplicações são necessárias. É relativamente barato e apresenta bom custo-benefício e boa adesão, apesar da dor durante a aplicação, e apresenta boas taxas de sucesso terapêutico, sendo permitido durante a gravidez pela baixa absorção sistêmica. Os principais efeitos colaterais de ácido tricloroacético envolvem: dor ou ardor durante a administração, bem como a destruição do tecido saudável que rodeia a verruga.

Os efeitos colaterais são: dor, ulceração, crosta, alteração de pigmentação e cicatrizes. A lavagem de imediato do local (bicarbonato de sódio) minimiza os danos.

Eletrocirurgia[10,11]

Constitui-se na utilização de correntes elétricas de alta frequência usadas para destruir lesões verrucosas. Mostrou-se eficaz no tratamento de verrugas menores localizadas na vulva, no pênis ou no reto. Não é recomendada para grandes lesões, uma vez que pode levar à formação de cicatriz permanente. Possui efeitos secundários mínimos e está contraindicada em pacientes com marca-passo, uma vez que pode ocorrer interferência de corrente.

Excisão cirúrgica[10,11]

Considerada ultrapassada para alguns, entretanto é ainda a mais apropriada para lesões muito grandes (Figura 6) que podem estar causando obstrução e não são elegíveis (meato uretral) ou que não respondem a outras formas de tratamento.

Nesses casos, ocorre remoção física de tecido doente a partir do corpo com uma tesoura ou um bisturi, seguida de sutura da pele saudável remanescente.

Especialmente indicada para lesões suspeitas de malignidade.

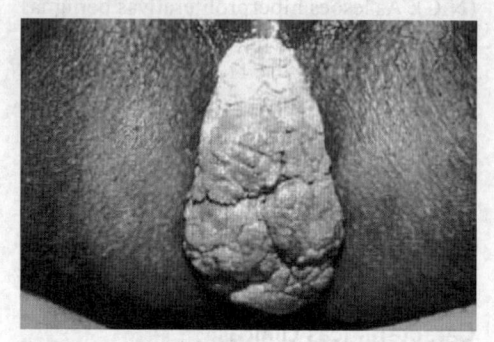

FIGURA 6 Condiloma genital gigante.

Laser de CO_2[11]

O laser de CO_2 utiliza um feixe concentrado de energia infravermelha que atua por aquecimento e vaporização dos tecidos-alvo. O confinamento espacial do feixe de laser permite a ablação precisa do condiloma acuminado, com cauterização imediata vascular, o que torna o procedimento praticamente isento de hemorragia, e uma rápida cicatrização com bons resultados estéticos. Com a aplicação de laser CO_2, coloca-se o risco de dispersão de partículas de DNA viral durante a vaporização, pelo que é mandatório um sistema de ventilação com vácuo para minimizar a contaminação. A principal limitação dessa modalidade terapêutica são os custos associados, o que inviabiliza a técnica na maioria dos centros.

Fatores determinantes para o tratamento dos condilomas genitais

- Tamanho, número, local, morfologia, preferência, custo, conveniência.

- Experiência com a modalidade terapêutica.
- Efeitos adversos.

A modalidade terapêutica deve ser mudada se não há melhora após três cursos de uma terapia ou se não há cura macroscópica após seis cursos.

CONSIDERAÇÕES FINAIS

A cada ano, estima-se cerca de 376 milhões de novas IST, sendo estas predominantes: HPV, HSV, clamídia, gonorreia, sífilis e tricomoníase. Calcula-se que mais de 500 milhões de pessoas tenham infecção genital pelo HSV e mais de 290 milhões de mulheres tenham uma infecção por HPV.[1-3]

O diagnóstico precoce e o tratamento das IST são essenciais, não só para conter a cadeia de transmissão, mas, principalmente, evitar as sérias consequências para a saúde reprodutiva, além do impacto imediato da própria infecção (p. ex., infertilidade ou transmissão de mãe para filho).

Por outro lado, a maioria das IST não apresenta sintomas ou apenas sintomas leves que podem não ser reconhecidos como IST, elevando também o risco biológico dos indivíduos já infectados contraírem outras modalidades de IST. O maior exemplo disso é o maior risco de aquisição do HIV por indivíduos com úlceras genitais de outras etiologias.

Adicionalmente, não pode ser esquecida a crescente resistência a agentes antibacterianos e antifúngicos decorrente não só do abuso na prescrição desses medicamentos, como também das abordagens inespecíficas, fazendo-se, portanto, necessária a instauração de protocolos que contemplam exames laboratoriais e possibilitam o diagnóstico etiológico da IST.

REFERÊNCIAS BIBLIOGRÁFICAS

1. Brasil. Ministério da Saúde. Secretaria de Vigilância em Saúde. Departamento de Doenças de Condições Crônicas e Infecções Sexualmente Transmissíveis. Protocolo Clínico e Diretrizes Terapêuticas para Atenção Integral às Pessoas com Infecções Sexualmente Transmissíveis (IST). Brasília: MS, 2019. p.248.

2. World Health Organization. Sexually transmitted infections (STIs). Geneva: WHO, 2019. Fact Sheet N. 110. Disponível em: www.who.int/mediacentre/factsheets/fs110/en/, acessado em: 28 de janeiro de 2020.

3. Centers for Disease Control and Prevention. Workowski KA, Bermam S. Sexually transmitted diseases treatment guidelines, 2010. MMWR Recomm Rep 2010; 59(RR-12):1-110.

4. Gonçalves AK, Eleutério Jr, Costa AP, Giraldo PC. Cervicites e uretrites. In: Fernandes CE, Sá MF, Silva AL, Pompei LM, Machado RB, Podgaec S (org.). Tratado de ginecologia Febrasgo. 1.ed. v.V. Rio De Janeiro: Elsevier, 2019. p.279-86.

5. Kissinger P. Trichomonas vaginalis: a review of epidemiologic, clinical and treatment issues. BMC Infect Dis 2015; 15:307.

6. Wagenlehner FM, Brockmeyer NH, Discher T, Friese K, Wichelhaus TA. The presentation, diagnosis, and treatment of sexually transmitted infections. Dtsch Arztebl Int 2016; 113(1-2):11-22.

7. Giraldo PC, Amaral R, Eleutério Jr, Gonçalves AK. Úlceras genitais. In: Fernandes CE, Sá MF, Silva AL, Pompei LM, Machado RB, Podgaec S (org.). Tratado de ginecologia Febrasgo. 1.ed. v.1. Rio de Janeiro: Elsevier, 2019. p.257-78.

8. Gonçalves AK, Giraldo PC, Eleutério Jr. Doenças benignas do colo do útero: cervicites. In: Lasmar RB. Tratado de Ginecologia. 1.ed. Rio de Janeiro: Guanabara Koogan, 2017. p.107-13.

9. Gonçalves AK, Giraldo PC, Eleutério Jr, Chaves JHB. Corrimento vaginal: vulvovaginites e cervicites. In: Primo WQ. Coleção Febrasgo. Doença do trato genital inferior. 1.ed. Rio de Janeiro: Elsevier, 2016. p.67-82.

10. Eleutério Jr, Giraldo PC, Gonçalves AK, Passos MR. Infecção pelo HPV. In: Fernandes CE, Sá MF, Silva AL, Pompei LM, Machado RB, Podgaec S (org.). Tratado de ginecologia Febrasgo. 1.ed. v.V. Rio de Janeiro: Elsevier, 2019. p.297-306.

11. Brás F, Sardinha R, Pacheco A. Modalidades terapêuticas no tratamento dos condilomas acuminados. Acta Obstet Ginecol Port 2015; 9(5):383-92.

12. Yang MY, Son JH, Kim GW, Kim HS, Ko HC, Kim MB, et al. Quadrivalent human papilloma virus vaccine for the treatment of multiple warts: a retrospective analysis of 30 patients. J Dermatolog Treat 2019; 30(4):405-9.

13. Waldman A, Whiting D, Rani M, Alam M. HPV vaccine for treatment of recalcitrant cutaneous warts in adults: a retrospective cohort study. Dermatol Surg 2019; 45(12):1739-41.

14. Gonçalves AK, Giraldo PC, Machado PR, Farias KJ, Costa AP, Freitas JC, et al. Human papillomavirus vaccine-induced cytokine messenger RNA expression in vaccinated women. Viral Immunol 2015; 28(6):339-42.

15. Pieralli A, Bianchi C, Auzzi N, Fallani MG, Bussani C, Fambrini M, et al. Indication of prophylactic vaccines as a tool for secondary prevention in HPV-linked disease. Arch Gynecol Obstet 2018; 298(6):1205-10.

CAPÍTULO 10

Doença inflamatória pélvica aguda

Gislaine Paviani Farris
Lorena Ana Mercedes Lara Urbanetz
Almir Antonio Urbanetz (*in memoriam*)

INTRODUÇÃO

A doença inflamatória pélvica aguda (DIPA) é um processo infeccioso que afeta o trato genital superior feminino. A patogênese dessa infecção é polimicrobiana, entretanto os agentes mais envolvidos são: a *Neisseria gonorrhoeae* e a *Chlamydia trachomatis*. A infecção por esses agentes tem íntima relação com as infecções sexualmente transmissíveis (IST).[1-4]

O processo inicia-se como uma infecção oriunda da vagina e cérvice, que ascende para o endométrio, as trompas, os ovários e a pelve. O quadro clínico é muito variável, desde dor pélvica leve – o que leva muitas pacientes a serem subdiagnosticadas – até quadros graves com necessidade de intervenção cirúrgica.[1,4] Pelo fato de muitas vezes ser oligossintomática e não ser doença de notificação compulsória no Brasil, não se sabe ao certo sua incidência.[5]

Se não diagnosticada e tratada adequadamente, a DIPA pode apresentar graves complicações agudas e crônicas. Das pacientes com DIPA, 10-20% terão como consequência infertilidade, 40% desenvolverão dor pélvica crônica e 10-20% terão uma gestação ectópica.[6] Essas complicações podem ser extremamente frequentes e apesar da boa resposta da doença ao tratamento antimicrobiano, as consequências para a vida reprodutiva são permanentes.

EPIDEMIOLOGIA

O relatório norte-americano de 2001 estimou cerca de 750.000 novos casos de DIPA por ano nos EUA, predominantemente em mulheres entre 15-29 anos. Entretanto, a real incidência dessa doença é difícil de estimar em razão de muitos casos serem subdiagnosticados e o quadro clínico oligossintomático.[1,3,4] Passadas duas décadas dessa estimativa, percebeu-se que o número de casos e a severidade da doença diminuíram provavelmente em decorrência do aumento do *screening* e tratamento da gonorreia e clamídia.

Apesar da diminuição da incidência de DIPA, ela ainda é muito frequente em mulheres de idade reprodutiva e causadora de sequelas importantes como a infertilidade. O tratamento muitas vezes é subótimo, sendo instituído somente quando as sequelas já se instalaram; casos subclínicos permanecem descontrolados e muitos programas de prevenção da DIPA são de difícil realização mesmo em países desenvolvidos.[1,3,4,6]

A DIPA é uma infecção grave, mais comum em mulheres sexualmente ativas com menos de 25 anos de idade. Aproximadamente 2,5 milhões de mulheres terão o diagnóstico de DIPA na idade reprodutiva.[7] Aproximadamente 1 milhão de mulheres são diagnosticadas com DIPA anualmente nos EUA.[3] A infecção pélvica é a causa maior de emergências ginecológicas, com aproximadamente 350.000 consultas nos EUA, sendo que 70% de adolescentes são responsáveis por essas consultas.[8]

Os fatores de risco associados à DIPA também estão associados às IST. Entre eles estão: jovens, múltiplos parceiros, história prévia de IST ou DIPA, falha no uso de *condom*. Um estudo denominado *Pelvic Inflammatory Disease Evaluation and Clinical Health* (PEACH) demonstrou que 1 a cada 5 casos de DIPA acontece em paciente com idade < 19 anos. O mesmo estudo mostrou também maior chance de recorrência da DIPA em pacientes jovens.[6]

Duchas vaginais promovem modificação da flora vaginal, dano epitelial e disruptura da barreira mucosa vaginal, aumentando o risco de infecção. Existe um pequeno risco nas usuárias de dispositivos intrauterinos (DIU), quando esse for inserido na paciente com cervicite. Quando a infecção ocorre, geralmente a manifestação clínica aparece em até 3 semanas após a inserção. Portanto, o *screening* e o tratamento de IST previamente à inserção do DIU diminuem esse risco.[1,3,9]

ETIOLOGIA

A DIPA é causada pela ascensão de microrganismos da vagina e cérvice para o endométrio, causando endometrite e posteriormente podendo acometer trompas e estruturas adjacentes. É considerada uma infecção polimicrobiana que, quando transmitida sexualmente, tem como principais patógenos a *Neisseria gonorrhoeae* e a *Chlamydia trachomatis* (Tabela 1).[3,4]

Outros agentes envolvidos são o *Mycoplasma genitalium* e alguns microrganismos que podem ser encontrados na flora vaginal, como as bactérias anaeróbias. Quinze por cento (15%) dos acometimentos são por microrganismos respiratórios e Gram-negativos que colonizam o trato genital inferior.

Somente 15% das infecções cervicais por clamídia não tratadas vão evoluir para DIPA, e

o motivo ainda é incerto. Esse percentual é ainda maior nas infecções gonocócicas. O intercurso sexual e a menstruação retrógrada parecem ter um papel importante nesse evento.[1,3-5]

TABELA 1 Principais agentes causadores de doença inflamatória pélvica aguda[3,4]

Patógenos cervicais	*Neisseria gonorrhoeae*, *Chlamydia trachomatis* e *Mycoplasma genitalium*
Bactérias causadoras de vaginose	Espécies *Bacteroides*, espécies *Peptostreptococcus*, *Mycoplasma hominis*, *Ureaplasma urealyticum*
Patógenos respiratórios	*Haemophilus influenzae*, *Streptococcus pneumoniae*, *Streptococcus* do grupo A, *Staphilococcus aureus* e *Mycobacterium tuberculosis*
Patógenos entéricos	*Escherichia coli*, *Bacterioides fragilis*, *Streptococcus* do grupo B, espécies *Campilobacter*

QUADRO CLÍNICO

Os sinais e sintomas da DIPA muitas vezes são leves e inespecíficos, o que torna o diagnóstico uma tarefa árdua, uma vez que grande parte das mulheres não procura o profissional adequado para fazer o diagnóstico precoce. A DIPA sempre deve ser pensada como diagnóstico em mulheres com vida sexual ativa e queixa de dor pélvica aguda.[1-4] Na Tabela 2, são apresentadas a prevalência de sintomas e as alterações laboratoriais nos quadros de DIPA.[10]

TABELA 2 Prevalência de achados clínicos e laboratoriais na DIPA[10]

Sintoma	Prevalência
Febre > 38,5°C	33-34%
Leucócitos > 10.000 mm³	36-70%
VHS > 15 mm/hora	36-77%
Corrimento cervical mucopurulento	56%
Leucorreia (≥ 10 leucócitos/ campo no exame a fresco)	22,1%
Sangramento genital irregular	36-64%

Outras queixas incluem: dispareunia, sangramento via vaginal irregular, corrimento vaginal, sinusorragia e disúria podem estar associados ao sintoma de dor pélvica ou aparecerem de forma isolada na paciente com DIPA. O diagnóstico diferencial com esses sinais e sintomas são: apendicite, torção ovariana, distúrbios gastrointestinais e urinários, endometriose, gravidez ectópica, nefrolitíase etc.[1,4]

Somente 4% das pacientes terão sintomas sistêmicos como febre, náusea, vômitos e conteúdo vaginal purulento. Ocasionalmente, a queixa de dor em abdome superior pode sugerir inflamação e formação de processos aderenciais na cápsula hepática (síndrome de Fitz--Hugh-Curtis), que estão associadas a casos mais graves de DIPA.[4]

A ampla possibilidade de diagnósticos diferenciais obriga o examinador a realizar um exame físico detalhado. O abdome deve ser palpado nos quatro quadrantes, verificando queixa de dor durante compressão e/ou descompressão. No exame especular, a presença de secreção mucopurulenta exteriorizando-se pelo orifício cervical externo é um sinal sugestivo de DIPA. O colo uterino ou o tecido glandular endocervical podem encontrar-se friáveis e sangrantes. A avaliação microscópica do conteúdo vaginal deve ser realizada sempre que possível, à procura de patógenos infecciosos (*Trichomonas vaginalis* e vaginose bacteriana). O toque bimanual pode evidenciar a dor à mobilização do colo uterino ou à palpação de anexos e/ou palpação de massa em região anexial. A dor ao toque tem alta sensibilidade para DIPA (> 95%), porém baixa especificidade.[4,5] Na Tabela 3, podemos observar os critérios para classificar a gravidade da DIPA.[7]

TABELA 3   Classificação da gravidade da doença inflamatória pélvica[7]

Leve
Estádio I: salpingite aguda sem peritonite
Moderada e grave
Estádio II: salpingite aguda com peritonite
Estádio III: abscesso tubovariano íntegro

Monif (1990) propôs uma classificação para estadiamento e conduta nos casos de DIPA, seguindo critérios de evolução do processo infeccioso. Essa classificação procura orientar o tratamento da DIPA. Na Tabela 4, é apresentado o estadiamento da DIPA de acordo com Monif.

TABELA 4   Classificação de Monif[11]

Estágio 1	Endometrite e salpingite aguda sem peritonite Conduta: o tratamento é em nível ambulatorial
Estágio 2	Salpingite aguda com peritonite Conduta: o tratamento é hospitalar. Os sinais de peritonite justificam a internação
Estágio 3	Salpingite aguda com oclusão tubária ou comprometimento tubo-ovariano (abscesso tubo-ovariano) Conduta: o tratamento é hospitalar. Os sinais de peritonite e/ou a presença de abscesso tubo-ovariano justificam a internação
Estágio 4	Abscesso tubo-ovariano roto com secreção purulenta na cavidade Conduta: o tratamento é hospitalar e cirúrgico. O tratamento cirúrgico envolve a remoção cirúrgica do abscesso, preservando os ovários sempre que possível. A extensão da cirurgia é determinada pelos achados durante a laparotomia

EXAMES COMPLEMENTARES

Os exames complementares são importantes ferramentas tanto no diagnóstico da DIPA como na classificação de gravidade da doença. Exames laboratoriais como hemograma, proteína C reativa (PCR) e velocidade de hemossedimentação (VHS) sugerem processo inflamatório/infeccioso. Exame de urina e beta-hCG quantitativo excluem infecção urinária e gravidez ectópica, respectivamente. Outros exames bioquímicos podem ser solicitados na dependência de cada caso e de sua gravidade, por exemplo: prova de função hepática, função renal, eletrólitos etc. A solicitação do teste de rastreio para HIV é de extrema importância naquelas pacientes que estão sendo investigadas para DIPA, uma vez que o HIV aumenta o risco de abscesso tubo--ovariano.[1,2,4]

O exame bacterioscópico do conteúdo vaginal permite a detecção de patógenos vaginais, o aumento do número de leucócitos e a presença de *clue cells*. O teste do pH, das aminas e a aplicação do hidróxido de potássio auxiliam no diagnóstico da vaginose bacteriana. Ideal é que todas as pacientes com suspeita de DIPA sejam submetidas a provas de biologia molecular que identifiquem a presença de clamídia e gonococo.[1,4]

Entre os exames de imagens, a ultrassonografia transvaginal (USTV) é amplamente utilizada por causa de sua praticidade, baixo custo e risco. Entretanto, no diagnóstico de DIPA, a ressonância nuclear magnética (RNM) tem uma sensibilidade maior que a USTV. Achados comuns nesses exames são: espessamento tubário, septos intratubários, líquido intratubário e abscesso tubo-ovariano.[1,4,5] O estudo Doppler, evidenciando aumento do fluxo sanguíneo tubário, também é um achado sensível para infecção pélvica. Esses exames de imagens auxiliam na diferenciação de outros possíveis diagnósticos como cisto ovariano, endometriose, gravidez ectópica e apendicite aguda – achados esses que correspondem a 10-25% das doenças pélvicas agudas.[4]

Apesar de a laparoscopia ser considerada o padrão-ouro para o diagnóstico de DIPA, apenas 75% das pacientes com diagnóstico clínico têm achados laparoscópicos de salpingite (visualização de inflamação tubária ou uterina, exsudação, adesão ou abscesso). Além da variação de diagnóstico interobservador, a laparoscopia não detecta endometrite e inflamação tubária inicial. A biópsia de endométrio evidenciando aumento do número de neutrófilos é fortemente sugestiva de endometrite e confirma o diagnóstico de DIPA, porém, também é um exame invasivo, observador dependente, pois exige interpretação habilidosa do patologista e mais tempo para o resultado, o que pode atrasar o diagnóstico.[1,4]

Diagnóstico microbiológico: quando há suspeita de DIPA são necessárias duas etapas.[12,13] Primeiro, uma coleta do conteúdo vaginal é necessária para exame direto e procura de alterações na contagem de leucócitos e outras anormalidades (tricomoníase, vaginose bacteriana); testes moleculares e testes de amplificação de ácidos nucleicos identificam *Chlamydia trachomatis*, *Neisseria gonorrhoeae* ou *Mycoplasma genitalium* (nível de evidência B). Segundo, uma amostra endocervical precisa ser obtida após a desinfecção do exocérvice, com análise por meio de bacterioscopia (bactérias aeróbias e anaeróbias [nível de evidência A]).

DIAGNÓSTICO

Nenhum sinal clínico ou laboratorial isolado é sensível para o diagnóstico de DIPA. Por isso, o CDC 2015 criou um quadro de critérios para o diagnóstico (Tabela 5).[3] O tratamento deve ser instituído em toda mulher jovem com vida sexual ativa e com dor pélvica, sem nenhum outro diagnóstico associado, para a qual não seja possível afastar a possibilidade de DIPA. Além do sintoma de dor pélvica, a paciente deve apresentar pelo menos um critério mínimo para diagnóstico: dor à mobilização cervical e uterina ou à palpação de anexos. O tratamento instituído somente com os critérios mínimos tem como objetivo aumentar a sensibilidade no tratamento dos casos subdiagnosticados, e com isso diminuir os custos causados pela sequela em longo prazo da DIPA.

Alguns critérios adicionais foram selecionados com o objetivo de aumentar a especificidade do diagnóstico. Entretanto, a ausência de critério adicional não exclui o diagnóstico de DIPA. Os critérios definitivos diagnosticam por si só a doença.[3]

O diagnóstico diferencial de DIPA é realizado tanto com doenças ginecológicas como não ginecológicas. Algumas das doenças que devem ser consideradas para o diagnóstico diferencial da DIPA estão citadas na Tabela 6.[11]

TABELA 5   Critérios de diagnóstico para doença inflamatória pélvica aguda[3]

Critérios mínimos (pelo menos 1 deve estar presente)	Dor à mobilização cervical
	Dor à mobilização uterina
	Dor à palpação de anexos
Critérios adicionais (pelo menos 1 deve estar presente – aumenta especificidade do diagnóstico)	Temperatura > 38,3°C
	Corrimento mucopurulento ou friabilidade cervical
	Abundância de neutrófilos na secreção vaginal
	Aumento de PCR ou VHS
	Prova de infecção por *N. gonorrhoeae* ou *C. trachomatis*
Critérios definitivos de diagnóstico	Biópsia de endométrio evidenciando endometrite
	USTV ou RNM evidenciando trompas espessadas, fluido tubário com presença ou não de líquido livre em pelve
	Abscesso tubo-ovariano
	Achados laparoscópicos consistentes com DIPA

TABELA 6   Diagnóstico diferencial da DIPA[11]

Causas ginecológicas	Causas obstétricas	Causas gastrointestinais	Causas renais	Causas musculoesqueléticas
Dismenorreia	Prenhez ectópica	Apendicite	Cistite	Psoíte
Endometriose	Abortamento séptico	Colecistite	Pielonefrite	Discopatias
Cisto ovariano		Constipação intestinal	Nefrolitíase	
Torção ovariana			Uretrite	
Tumor ovariano		Diverticulite		
Tuberculose		Gastroenterite		
Degeneração de miomas		Doença inflamatória intestinal		

Entretanto, o diagnóstico de DIP pode ser desafiador, pois o quadro clínico pode imitar os de outros processos pélvicos e abdominais. Dadas as manifestações clínicas inespecíficas, a tomografia computadorizada (TC) é geralmente o primeiro exame de imagem realizado. Os achados gerais da TC da DIPA em estágio inicial e tardio incluem: espessamento dos ligamentos uterossacrais, encordoamento da gordura pélvica, apagamento dos planos fasciais, linfadenopatia reativa e lesões pélvicas com líquido livre. O reconhecimento desses achados, bem como daqueles observados (cervicite, endometrite, salpingite aguda, ooforite, piosalpinge, hidrossalpinge, abscesso tubo-ovariano e piometra), é crucial para permitir o diagnóstico rápido e preciso.[14]

A ultrassonografia pélvica endovaginal de rotina deve ser sistematicamente realizada, tanto para identificar sinais específicos da DIPA como para excluir uma forma de DIPA complicada (abscesso tubo-ovariano) ou outra doença (nível de evidência B). Se a dúvida diagnóstica persistir após avaliação clínica e ultrassonografia pélvica endovaginal (nível de evidência B), a TC abdominopélvica deve ser realizada para especificar as anormalidades e auxiliar no diagnóstico diferencial (nível de evidência C). A ressonância nuclear magnética (RNM), segunda linha de investigação, pode ser considerada.[15]

Dessa maneira, seguimos a seguinte orientação com relação aos exames de imagens: solicitar inicialmente a ultrassonografia pélvica endovaginal, caso persista a dúvida. Para diagnóstico diferencial, solicitar TC abdominopélvica, deixando a RNM como segunda linha de investigação.

Para DIPA não complicada, a laparoscopia diagnóstica não é recomendada como tratamento de primeira linha (nível de evidência B), mas é o exame de referência quando a dúvida diagnóstica permanece após a investigação por imagem (nível de evidência B).[16] Os seguintes critérios devem ser usados para documentar o diagnóstico laparoscópico (nível de evidência C): edema tubário, eritema tubário e exsudato fimbrial no nível do infundíbulo. Concomitantemente, o estudo histológico mediante biópsia do endométrio e da fímbria é recomendado quando a laparoscopia é macroscopicamente normal e existe suspeita clínica de DIPA (nível de evidência C).[15]

TRATAMENTO

O tratamento da DIPA é empírico e envolve um amplo espectro de combinações a fim de erradicar a ação dos principais agentes. Deve ser levado em consideração o custo do tratamento, a aceitação da paciente, a posologia, a susceptibilidade antimicrobiana, a epidemiologia local e o grau de gravidade das manifestações. Na Tabela 7, são indicados os critérios para internamento e tratamento hospitalar.

TABELA 7   Indicações de tratamento hospitalar[20]

Presença de abscesso tubo-ovariano
Ausência de resposta clínica após 72 h do início do tratamento
Intolerância ou indisponibilidade do tratamento ambulatorial
Pacientes gestantes ou imunossuprimidas
Na impossibilidade de excluir outros diagnósticos cirúrgicos
Doença grave com manifestações clínicas como febre, náuseas ou vômitos

O tratamento deve cobrir os principais patógenos (*N. gonorrhoeae* e *C. trachomatis*), independente do resultado dos exames de *screening*. A necessidade da cobertura de anaeróbios não está bem estabelecida, mas uma vez que a vaginose bacteriana é comumente encontrada em mulheres com DIPA, os antimicrobianos com cobertura anaeróbia estão indicados.[1,3,4] Foi notada importante resistência da *N. gonorrhoeae* às fluoroquinolonas, portanto o uso de quinolonas como monoterapia não tem sido mais indicado. Entretanto, se a paciente tiver história de alergia a cefalosporinas, a incidência e o risco da infecção ser por *N. gonorrhoeae* for baixo e o seguimento for adequado, o uso de quinolonas durante 14 dias (levofloxacino 500 mg 1×/dia, ofloxacino 400 mg 2×/dia ou moxifloxacino 400 mg 1×/dia) associado ao metronidazol pode ser considerado.[17,18]

O estudo PEACH mostrou que entre pacientes com sintomas leves e moderados, a eficácia do tratamento com cefoxitina/doxiciclina foi semelhante entre pacientes tratadas da forma ambulatorial e hospitalar. O mesmo aconteceu com as adolescentes.[6] Os critérios de hospitalização para o tratamento incluem: gestação, dificuldade no diagnóstico, quadro grave associado a incapacidade de uso oral das medicações, febre, necessidade de intervenção cirúrgica, abscesso tubo-ovariano e falha no tratamento via oral.[3,4]

A maioria das mulheres tem sucesso de tratamento com dose única de ceftriaxona, cefoxetina associada a probenecida ou outra cefalosporina de 3ª geração, seguida por doxiciclina com ou sem metronidazol durante 2 semanas (Tabela 8).[3,4] Para as pacientes hospitalizadas, a terapia com cefamicina ou cefoxitina juntamente com doxicilina (administradas de forma endovenosa e mantidas até 24-48 horas da melhora clínica), seguidas por doxiciclina com ou sem a associação do metronidazol até complementar 2 semanas do tratamento, é a recomendada.[3,4]

Os regimes com clindamicina e gentamicina são mais apropriados para as pacientes com abscesso tubo-ovariano. A substituição da azitromicina pela doxiciclina cobre o *M. genitalium*, além de simplificar a posologia, entretanto um estudo recente publicado sobre uretrite não gonocócica mostrou que a azitromicina é menos

TABELA 8 Esquemas de tratamento da doença inflamatória pélvica aguda[3,4]

Tratamento ambulatorial para DIPA leve/moderada
Doxiciclina (100 mg 2x/dia durante 14 dias) com ou sem metronidazol (500 mg 2x/dia por 14 dias) + um dos seguintes antibióticos: ■ Ceftriaxona (250 mg intramuscular – dose única) ■ Cefoxetina (2 g intramuscular) + probenecida (1 g via oral) – dose única ■ Outra cefalosporina de 3ª geração parenteral

Tratamento hospitalar para DIPA moderada/grave com ou sem a presença de abscesso tubo-ovariano
Cefamicina (2 g endovenosa a cada 12 horas) com doxiciclina (100 mg via oral ou endovenosa a cada 12 horas)
Cefoxitina (2 g endovenosa a cada 6 horas) com doxiciclina (100 mg via oral ou endovenosa a cada 12 horas)
Clindamicina (900 mg endovenosa a cada 8 horas) com gentamicina (1,5 mg/kg endovenosa a cada 8 horas OU 3 a 5 mg/kg endovenosa 1x/dia) Ampicilina/sulbactam (3 g endovenosa a cada 6 horas) com doxiciclina (100 mg via oral ou endovenosa a cada 12 horas)

confiável que a doxiciclina para erradicação da *C. trachomatis*, portanto, a azitromicina permanece como regime alternativo.[18]

A melhora clínica é esperada após 72 horas do início da antibioticoterapia. Se não houver melhora do quadro, o regime terapêutico deve ser reavaliado e novos exames devem ser realizados. A adição de terapia com anti-inflamatórios não hormonais pode auxiliar no desfecho clínico.[3,4]

No caso de pacientes com DIU (dispositivo intrauterino), a remoção desse não parece acelerar a resolução do processo infeccioso. Entretanto, nas usuárias, se nenhuma melhora no quadro clínico for notada após 48-72 horas no início da antibioticoterapia, o DIU deve ser retirado.[3,9]

Em uma revisão Cochrane, publicada em 2017, foram incluídos 37 ensaios clínicos randomizados (6.348 mulheres). A qualidade das evidências variou de muito baixa a alta, sendo as principais: importantes limitações, risco de viés (em decorrência da falta de relatórios dos métodos de estudo e falta de cegamento), importantes inconsistência e imprecisão. Os critérios de seleção foram: ensaios clínicos randomizados comparando o uso de antibióticos com placebo ou outros antibióticos para o tratamento de mulheres com DIPA em idade reprodutiva, seja como tratamento ambulatorial ou hospitalar. Limitaram a análise à comparação de medicamentos recomendados atualmente para o tratamento da DIPA, levando em consideração as diretrizes dos Centros de Controle e Prevenção de Doenças dos EUA (CDC) de 2015.[3] Os principais achados: azitromicina *versus* doxiciclina, não houve evidência clara de diferença entre os dois medicamentos nas taxas de cura para DIPA leve a moderada (2 ensaios clínicos randomizados [ECR], 243 mulheres, evidência de qualidade muito baixa) e para DIPA grave (1 ECR, 309 mulheres, evidência de qualidade baixa) ou efeitos adversos que levaram à descontinuação do tratamento (3 ECR, 552 mulheres, evidência de baixa qualidade). Quinolona *versus* cefalosporina, não houve evidência clara de diferença entre os dois medicamentos nas taxas de cura para DIP leve a moderada (3 ECR, 459 mulheres, evidência de baixa qualidade), e para DIPA grave (2 ECR, 313 mulheres, evidência de baixa qualidade) ou efeitos adversos que levam à descontinuação do tratamento (5 ECR, 772 mulheres, evidência de qualidade muito baixa). Metronidazol *versus* não uso do metronidazol, não houve evidência conclusiva de diferença entre o grupo metronidazol e o grupo que recebeu outros antibióticos com atividade sobre anaeróbios (p. ex., amoxicilina-clavulanato) em taxas de cura para DIPA leve a moderada (5 ECR, 2.427 mulheres, evidência de qualidade moderada) e para DIPA grave (11 ECR, 1.383 mulheres, evidência de qualidade moderada) ou efeitos adversos que levam à descontinuação do tratamento (16 estudos, 3.788 mulheres, evidência de baixa qualidade). Em uma análise de sensibilidade limitada a estudos com baixo risco de viés, os resultados não diferiram substancialmente da análise principal (2 ECR, 1.201 mulheres, evidência de alta qualidade). Clindamicina + aminoglicosídeo *versus* quinolona, não houve evidência de diferença entre os dois grupos nas taxas de cura para DIPA leve a moderada (1 ECR, 25 mulheres, evidência de qualidade muito baixa) e para DIPA grave (2 estudos, 151 mulheres, baixa qualidade de evidência) ou efeitos adversos que levaram à descontinuação do tratamento (3 ECR, 163 mulheres, qualidade muito baixa de evidência). Clindamicina + aminoglicosídeo *versus* cefalosporina, não houve evidência clara de diferença entre os dois grupos nas taxas de cura para DIPA leve a moderada (2 ECR, 150 mulheres, evidência de baixa qualidade) e para DIPA grave (10 ECR, 959 mulheres, evidência de qualidade moderada) ou efeitos adversos que levaram à descontinuação do tratamento (10 ECR, 1.172 mulheres, evidência de qualidade muito baixa). Conclusão: não foram encontradas evidências conclusivas de que um regime de antibióticos fosse mais seguro ou mais eficaz do que qualquer outro para a cura da DIPA, e não havia evidência clara para o uso de metronidazol em comparação ao uso de outros medicamentos com atividade sobre os anaeróbios. Evidências de qualidade moderada de um único estudo com baixo risco de viés sugeriram que a azitromicina pode ser mais eficaz do que a doxiciclina para curar DIPA leve a moderada. Nessa revisão[19] foram considerados apenas os medicamentos atualmente utilizados e mencionados pelo CDC 2015.

No *guideline* francês publicado em 2016 tem-se: tratamento de primeira linha para DIPA não complicada combinando ofloxacina e metronidazol por 14 dias (nível de evidência B). Tratamento do abscesso tubo-ovariano é baseado na drenagem se a coleção é maior que 3 cm (nível de evidência B), com combinação de ceftriaxona, metronidazol e doxiciclina por 14 a 21 dias.[15]

Nos casos de abscesso tubo-ovariano (ATO) estamos diante de uma situação clínica grave que, se não conduzida adequadamente, pode ser fatal. Se escolhido o tratamento clínico inicialmente, o esquema de antibioticoterapia deve incluir cobertura para anaeróbios.[20] Com o esquema adequado, o tratamento antimicrobiano, isoladamente, é capaz de penetrar nas lojas do abscesso e pode ser efetivo em até 70 a 84% dos casos de abscesso íntegro.[10] Entretanto, em até 25% das pacientes com diagnóstico de ATO e tratamento medicamentoso adequado, o tratamento cirúrgico será necessário.[21] Cerca de 60% dos abscessos tubo-ovarianos grandes, com diâmetro maior que 10 cm, necessitarão de abordagem cirúrgica. A piora clínica durante o seguimento ou a ausência de melhora clínica após 72 horas de tratamento requer tratamento cirúrgico, com realização de drenagem do ATO.[10]

Em um estudo retrospectivo que incluía 27.841 pacientes com DIPA, 4.419 (15,9%) foram submetidas à intervenção cirúrgica. Das pacientes que foram para cirurgia, 749 foram submetidas à laparoscopia e 3.670 mulheres à laparotomia. O grupo laparoscópico teve menor duração da operação (125 *versus* 166 minutos), menos transfusões de sangue (4,7% *versus* 10,0%) e menor tempo de internação hospitalar (mediana de 5 dias *versus* 7 dias; todos P = 0,001) em comparação com o grupo de laparotomia. Não houve diferenças significativas entre os grupos por óbito hospitalar, complicações cirúrgicas e cirurgia de revisão. A histerectomia foi realizada por 28,6% das pacientes cirúrgicas. Entre as pacientes submetidas à histerectomia, aproximadamente 95% tinham 40 anos ou mais e 57% apresentavam comorbidades benignas ginecológicas que incluíam: leiomiomas uterinos, adenomiose, tumores ovarianos e endometriose, e 22% tinham ATO.[22]

COMPLICAÇÕES

Apesar de 90% das pacientes terem um desfecho favorável após o tratamento recomendado pelo CDC, os desfechos pós-tratamento são subótimos.[3] O estudo PEACH acompanhou 831 mulheres com diagnóstico de DIPA leve/moderada e que realizaram tratamento com cefoxitina e doxiciclina. Após 3 anos de acompanhamento, aproximadamente 18% delas apresentaram infertilidade, 0,6% tiveram uma gestação ectópica, 29% dor pélvica crônica e 15% apresentaram recorrência do quadro. Esse estudo mostrou que episódios repetidos de doença inflamatória pélvica pioram de forma considerável os desfechos reprodutivos.[6] A demora no início do tratamento também está fortemente associada ao aparecimento dessas complicações. O que ainda continua incerto é por que as sequelas da DIPA permanecem mesmo após as altas taxas de cura com o tratamento clínico. Talvez o dano epitelial tubário causado pela infecção tenha sido instalado antes mesmo do início do tratamento. Essa observação, juntamente com os achados de manifestações subclínicas, evidencia a importância da prevenção da DIPA como prioridade de saúde pública.[1-6]

O abscesso tubo-ovariano é uma doença grave e potencialmente fatal que requer tratamento médico agressivo e terapias cirúrgicas. Aproximadamente 25 a 30% de todas as pacientes necessitam de intervenção cirúrgica, conforme dados de grandes séries de casos.[23,24]

Complicações tardias da DIPA incluem: danos nas trompas, resultando em infertilidade e gravidez ectópica; peritonite causada por ruptura de abscesso uterino e/ou tubo-ovariano; desenvolvimento de aderências peritoneais, resultando em obstrução intestinal e/ou hidroureteronefrose; inflamação abdominal superior direita (síndrome de Fitz-Hugh-Curtis) e tromboflebite séptica.[14]

PREVENÇÃO

A prevenção da DIPA é uma estratégia de saúde pública, e esta deve incluir primariamente o controle das IST, principalmente aquelas causadas pela *N. gonorrhoeae* e *C. trachomatis*. Muitos países em desenvolvimento têm feito tratamento das mulheres assintomáticas com diagnóstico de infecção pela *C. trachomatis*, baseado em estudos que mostraram a redução de 30-50% na chance de DIPA nessas mulheres em até 1 ano após o tratamento. O TASK Force e o CDC recomendam o rastreio anual para *C. trachomatis* nas mulheres abaixo de 25 anos e naquelas com idade superior, quando associado ao risco aumentado de infecção (múltiplos parceiros).[3,25] Nesse grupo também está indicado o rastreio da *N. gonorrhoeae*, inclusive naquelas com história prévia por essa infecção e em locais onde há alta prevalência de infecção pelo gonococo. A avaliação e o tratamento dos parceiros sexuais daquelas pacientes com DIPA é mandatório para diminuição dos riscos de reinfecção. A educação sexual e o estímulo ao uso de *condom* são ações fundamentais para prevenção de IST e suas consequências, como doença inflamatória pélvica, infertilidade e dor pélvica crônica.[1-6,25]

Um estudo de coorte comparou dois grupos: o primeiro grupo com 3.257 pacientes utilizou antibióticos (cefalosporinas de primeira geração, doxiciclina, clindamicina ou metronidazol) e o segundo grupo com 4.662 pacientes que não utilizou antibióticos, 7 dias antes da histerossalpingografia (HSG). Foi observado que o grupo que usou antibióticos teve 0,46% de DIPA, e o grupo sem antibióticos 1,42% de DIPA. Concluiu-se que doxiciclina e cefalosporina de primeira geração podem ser efetivas como regime profilático para diminuir o risco relativo para DIPA após a realização da HSG.[26]

Recomenda-se profilaxia antibiótica quando uma histerossalpingografia é realizada em mulheres com dilatação tubária (nível de evidência C) ou com história de DIPA (opinião do especialista, sem evidência científica).[27] Profilaxia antibiótica não é recomendada após histeroscopia diagnóstica ou cirúrgica, porque o risco de DIPA é baixo e não há evidências de sua eficácia (opinião do especialista, sem evidência científica). A profilaxia antibiótica não é recomendada antes da inserção do DIU porque não diminui os riscos subsequentes de DIPA ou a necessidade para retirada do DIU (nível de evidência A).[15]

CONSIDERAÇÕES FINAIS

A DIPA é uma doença que acomete principalmente mulheres em idade reprodutiva. Tem alta prevalência mesmo sendo ainda muito subdiagnosticada. O quadro clínico é extremamente variável, podendo abranger desde pacientes graves até assintomáticas.

A patologia é polimicrobiana e tem íntima relação com IST, principalmente as associadas a *Neisseria gonorrhoeae* e a *Chlamydia trachomatis*. O diagnóstico pode ser realizado por meio de exame clínico e ginecológico. Exames complementares são largamente utilizados para auxiliar no diagnóstico e avaliar a gravidade. O tratamento deve ser instituído o mais precocemente possível, e o antimicrobiano de amplo espectro deve ser instituído de maneira precoce. A ecografia pélvica endovaginal é o exame de imagem que deve ser solicitado inicialmente. Dentre as principais consequências da DIPA, a infertilidade é a de maior impacto para as mulheres. A principal forma de prevenção é por meio da educação sexual e do estímulo do uso de *condom*. O médico deve ficar atento e fazer o rastreio na população de maior risco, além de enfatizar a importância do tratamento de todos os parceiros sexuais naquelas pacientes diagnosticadas com DIPA.

REFERÊNCIAS BIBLIOGRÁFICAS

1. Ford GW, Decker FC. Pelvic inflammatory disease. Dis Mon 2016; 62(8):301-5.
2. Llata E, Bernstein KT, Kerani RP et al. Management of pelvic inflammatory disease in selected U.S. sexually transmitted disease clinics: sexually transmitted surveillance network, january 2010-december 2011. Sex Transm Dis 2015; 42(8):429-33.
3. Centers for Disease Control and Prevention. Pelvic inflammatory disease: STD treatment guidelines. Atlanta: Department of Health and Human Services, 2015. Disponível em: http://www.cdc.gov/std/tg2015/pid.htm.
4. Brunham RC, Gottlieb SL, Paavonen J. Pelvic inflammatory disease. N Engl J Med 2015; 372(21):2039-48.
5. Carvalho NS, Carvalho BF, Linsingen RV, Takimura M. Doença inflamatória pélvica. In: Protocolos Febrasgo. Ginecologia n. 25, 2018.
6. Ness RB, Soper DE, Holley RL et al. Effectiveness of inpatient and outpatient treatment strategies for women with pelvic inflammatory disease: results from the Pelvic Inflammatory Disease Evaluation and Clinical Health (PEACH) Randomizes Trial. Am J Obstet Gynecol 2002; 186:929-37.
7. Cândido EB, Praça MSL, Silva Filho AL. Doença inflamatória pélvica. In: Urbanetz, AA (ed.). Urgências e emergências em ginecologia e obstetrícia. Barueri: Manole, 2019. p.743-55.
8. Goyal M, Hersh A, Luan X, Localio R, Trent M, Zaoutis T. National trends in pelvic inflammatory disease among adolescents in the emergency department. J Adolesc Health 2013; 53(2):249-52.
9. Tepper NK, Steenland MW, Gaffield ME, Marchbanks PA, Curtir KM. Retention of intrauterine devices in women who acquire pelvic inflammatory disease: a systematic review. Contraception 2013; 87:655-60.
10. Mitchell C, Prabhu M. Pelvic inflammatory disease: current concepts in pathogenesis, diagnosis and treatment. Infect Dis Clin North Am. 2013; 27(4):793-809.
11. Panisset K. Doença inflamatória pélvica. In: Urbanetz, AA (ed.). Ginecologia e obstetrícia Febrasgo para o médico residente. Barueri: Manole, 2016. p.158-80.
12. Quentin R, Verdon R. Microbiologic basis of diagnosis and treatment of pelvic inflammatory disease. J Gynecol Obstet Biol Reprod (Paris) 2012; 41(8):850-63.
13. Centers for Disease Control and Prevention. Pelvic inflammatory disease (PID): CDC fact sheet – detailed version. CDC Web site, 2014. Disponível em: http://www.cdc.gov/std/pid/stdfact-pid-detailed.htm.
14. Revzin MV, Mathur M, Dave HB, Macer ML, Spektor M. Pelvic inflammatory disease: multimodality imaging approach with clinical-pathologic correlation. RadioGraphics. 2016; 36:1579-96.
15. Brun JL et al. Updated french guidelines for diagnosis and management of pelvic inflammatory disease. Int J Gynecol Obstet 2016. Disponível em: http://dx.doi.org/10.1016/j.ijgo.2015.11.028.
16. Gaitán HG, Reveiz L, Farquhar C, Elias VM. Laparoscopy for themanagement of acute lower abdominal pain in women of childbearing age. Cochrane Database Syst Rev 2014; 5,CD007683.
17. Kirkcaldy RD, Bolan GA, Wasserheit JN. Cephalosporin-resistant gonorrhea in North America. JAMA 2013; 309:185-7.
18. Seña AC, Lensing S, Rompalo A et al. Chlamydia trachomatis, Mycoplasma genitalium, and Trichomonas vaginalis infection in men with nongonococcal urethritis: predictors and persistence after therapy. J Infect Dis 2012; 206:357-65.
19. Savaris RF, Fuhrich DG, Duarte RV, Franik S, Ross J. Antibiotic therapy for pelvic inflammatory disea-

se. Cochrane Database of Systematic Reviews 2017, Issue 4. Art. No.: CD010285.

20. Workowski KA, Bolan GA, Prevention CfDCa. Sexually transmitted diseases treatment guidelines, 2015. MMWR Recomm Rep. 2015; 64(RR-03):1-137.

21. Kinay T, Unlubilgin E, Cirik DA, Kayikcioglu F, Akgul MA, Dolen I. The value of ultrasonographic tubo-ovarian abscess morphology in predicting whether patients will require surgical treatment. Int J Gynaecol Obstet. 2016; 135(1):77-81.

22. Shigemi D, Matsui H, Fushimi K, Yasunaga H. Laparoscopic compared with open surgery for severe pelvic inflammatory disease and tubo-ovarian abscess. Obstet Gynecol 2019; 133:1224-30.

23. Lareau SM, Beigi RH. Pelvic inflammatory disease and tuboovarian abscess. Infect Dis Clin North Am 2008; 22:693-708.

24. Güngördük K, Guzel E, Asicio_glu O, Yildirim G, Ataser G, Ark C et al. Experience of tubo-ovarian abscess in western Turkey. Int J Gynaecol Obstet 2014; 124:45-50.

25. Zakher B, Cantor AG, Pappas M, Daegas M, Nelson HD. Screening for gonorrhea and chlamydia: a systematic review for the U.S. Preventive Services Task Force. Ann Intern Med 2014; 161:884-93.

26. Li HM, Sung FC, Li SC, Huang YK, Chang Y, Chang CC, Huang SJ, Lin CL, Kao CH. The effect of antibiotic prophylaxis for acute pelvic inflammatory disease after hysterosalpingography: a retrospective cohort study. Current Medical Research and Opinion 2018; 34(7):1271-6.

27. Shojai R, Ohannessian A, Maruani J, Agostini A. Prophylactic antibiotics and intrauterine procedures. J Gynecol Obstet Biol Reprod (Paris) 2012; 41(8):913-21.

CAPÍTULO 11

Processos inflamatórios e infecciosos da mama

Betina Vollbrecht
Isabela Albuquerque Severo de Miranda
Carolina Malhone
Antonio Luiz Frasson

INTRODUÇÃO

Os processos inflamatórios da mama, genericamente denominados como mastites, podem ser de origem infecciosa ou não infecciosa, sendo a primeira etiologia mais comum. São quadros cuja avaliação minuciosa é muito importante, pois, além de frequentes no consultório, por vezes são de difícil tratamento e apresentam diagnóstico diferencial com outras doenças, incluindo neoplasia de mama.

As infecções da mama afetam mais comumente mulheres entre 18 e 50 anos de idade, mas também podem ocorrer em neonatos. Nas mulheres adultas, a infecção mamária pode ser classificada em lactacional e não lactacional, podendo acometer a pele de forma primária ou secundária. Os principais microrganismos responsáveis pelas infecções da mama são: o *Staphylococcus aureus, Staphylococcus epidermidis*, estreptococos, enterococos e *Bacterioides sp*. A frequência desses agentes está relacionada ao tipo de processo infeccioso – neonatal, lactacional, associado à pele e não lactacional.

A base do tratamento das infecções mamárias é a administração precoce de antibióticos, a fim de evitar a formação de um abscesso (Tabela 1). Dessa forma, deve-se suspeitar da formação de um abscesso ou diferenciá-lo de um câncer de mama, caso o processo não regrida após um período de uso de antibióticos.

No Brasil, as infecções mamárias são frequentes, especialmente as relacionadas à lactação. Nos últimos anos, as taxas têm apresentado redução em virtude das políticas adotadas de orientações do aleitamento materno, assim como suporte oferecido na atenção básica.

CLASSIFICAÇÃO DOS PROCESSOS INFECCIOSOS DA MAMA

Mastite neonatal

A expansão continuada do broto mamário até a segunda semana de vida ocorre em aproximadamente 60% dos neonatos. Esse aumento de volume pode associar-se a uma infecção secundária, geralmente por *Staphylococcus aureus* (mais comum) ou *Escherichia coli*.

O tratamento da infecção inicial é baseado no uso de antibióticos – cefalexina e eritromicina. Nos casos em que há presença de coleção, pode ser necessária drenagem por aspiração, ou através de incisão na pele, o mais perifericamente possível, para não lesionar o broto mamário.

TABELA 1   Microrganismos responsáveis pelos diferentes tipos de infecção de mama e tratamento apropriado

Tipo de infecção	Microrganismo	Sem alergia à penicilina	Alergia à penicilina
Neonatal	*Staphylococus aureus* (raramente *E. coli*)	Cefalexina 500 mg 6/6 horas 10-14 dias	Eritromicina 500 mg 12/12 horas
Lactacional	*Staphylococus aureus* (raramente *S. epidermidis* e estreptococos)	Cefalexina 500 mg 6/6 horas 7-10 dias Cefadroxila 500 mg 12/12 horas 7-10 dias Amoxicilina-clavulanato 500/125 mg 8/8 horas 7-14 dias	Eritromicina 500 mg 12/12 horas Trimetoprim-sulfametoxazol 160/800 mg 12/12 horas Clindamicina 300 mg 6/6 horas Ciprofloxacino 500 mg 12/12 horas
Associada à pele	*Staphylococus aureus*	Cefalexina 500 mg 6/6 horas Amoxicilina-clavulanato 500/125 mg 8/8 horas 7-10 dias	Eritromicina 500 mg 12/12 horas Trimetoprim-sulfametoxazol 160/800 mg 12/12 horas
Não lactacional	*S.aureus*, enterococos, estreptococos anaeróbios, *Bacterioides sp.*	Cefalexina 500 mg 6/6 horas Amoxicilina-clavulanato 500/125 mg 8/8 horas 10-14 dias	Eritromicina 500 mg 12/12 horas Trimetoprim-sulfametoxazol 160/800 mg 12/12 horas Clindamicina 300 mg 6/6 horas Ciprofloxacino 500 mg 12/12 horas

Suspeita de anaeróbio: acrescentar metronidazol 400 mg 8/8 horas via oral ou metronidazol 500 mg 8/8 horas endovenoso.
Tratamento endovenoso:
Oxacilina 1-2 g 4/4 horas.
Cefalotina 1 g 4/4 horas.
Cefazolina 1 g 8/8 horas.

Infecções lactacionais

Estima-se que a mastite puerperal acometa 2-10% das mulheres que estão amamentando, ainda que alguns autores citem taxas de até 33%. É uma causa frequente de desmame precoce. A incidência dos casos que requerem hospitalização é baixa, estimada em 9 para 10 mil partos, segundo dado de estudo de coorte americano. É mais comum na primeira gestação e durante as primeiras 6 semanas de amamentação, podendo ocorrer também no desmame. O risco de recorrência entre mulheres com história prévia de infecção lactacional é maior do que nas pacientes sem história.

São considerados fatores de risco para mastite lactacional: drenagem deficiente do leite; história prévia de mastite; escoriações mamilares; uso de cremes no mamilo, especialmente os antifúngicos; e uso de bombas suctoras.

O processo geralmente inicia em decorrência de lesões no mamilo relacionadas à ama-mentação. O trauma acarreta um edema que comprime os ductos subareolares e rompe os mecanismos de defesa do organismo, predispondo a infecção pelas bactérias que habitam a pele. Essas bactérias entram no ducto mamário através do mamilo lesionado e colonizam os segmentos com drenagem deficiente.

As infecções lactacionais são divididas em dois grupos: epidêmicas e endêmicas.

- Epidêmica: causada por cepas altamente virulentas de *Staphylococcus aureus* produtor de penicilinase, caracterizando-se pelo aparecimento precoce (4º dia pós-parto). É menos frequente e pode estar associada à piodermite do recém-nascido.
- Endêmica: *Staphylococcus aureus* é o principal agente, presente em 60% das vezes, podendo também ser causada por *Staphylococcus epidermidis, Streptococcus, Escherichia coli*, entre outros. Geralmente é mais tardia, ocorrendo na 2ª semana pós-parto ou no desmame.

A sintomatologia é baseada em dor, eritema, tumefação e hipersensibilidade, mas podem ocorrer sinais sistêmicos de infecção, como mialgia, calafrios, mal-estar e febre. No exame clínico, a mama costuma estar ingurgitada, hiperemiada e com aumento de temperatura. Quando há formação de abscesso, pode ser identificada uma massa flutuante. Abscessos em região mais posterior ou profunda da mama podem não ser palpáveis (Figura 1).

O tratamento deve ser precoce e com antibióticos direcionados ao agente mais comum, que é o *Staphylococcus aureus*. É importante orientar a hidratação oral, esvaziamento da mama afetada (ordenha manual, mecânica ou elétrica), posicionamento adequado das mamas, avaliação da pega, analgésicos (paracetamol) e anti-inflamatórios (ibuprofeno, piroxicam). A amamentação deve ser mantida sempre que possível, pois é benéfica na resolução do quadro, uma vez que reduz o ingurgitamento mamário. Nos casos de toxemia ou queda do estado geral, sugere-se iniciar o tratamento endovenoso e hospitalar.

Na presença de abscesso, é possível realizar aspiração por agulha fina guiada por ultrassonografia, mas apenas nos casos de abscessos pequenos, nos quais seja possível o esvaziamento satisfatório e a pele sobrejacente esteja saudável. Caso a pele esteja muito fina ou necrosada, recomenda-se drenagem cirúrgica, sendo ocasionalmente indicada a colocação de drenos

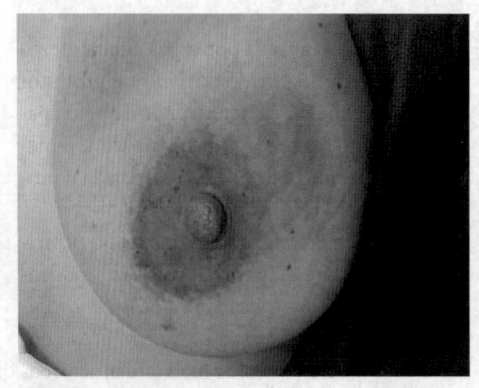

FIGURA 1   Galactocele infectada.

(Figuras 2 e 3). A punção ou drenagem são terapêuticas e também diagnósticas: o material deve ser encaminhado para coloração de Gram, cultura e antibiograma.

Os diagnósticos diferenciais incluem: ingurgitamento mamário severo, galactocele, obstrução do sistema ductal e carcinoma inflamatório de mama.

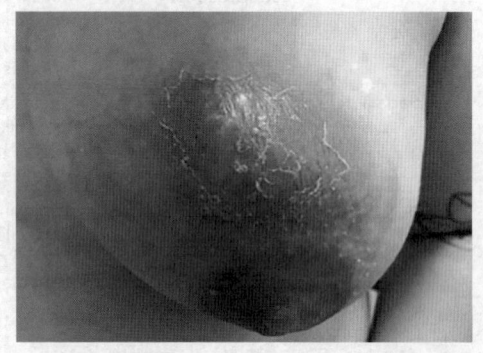

FIGURA 2   Abscesso mamário em iminência de ulceração.

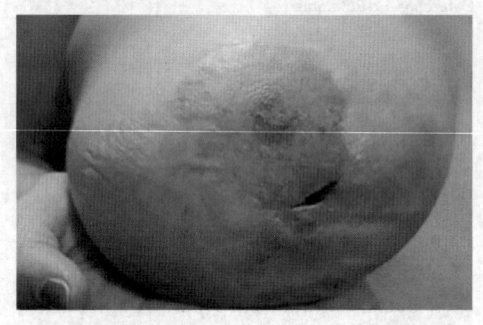

FIGURA 3   Abscesso mamário em resolução após drenagem cirúrgica.

Infecções não lactacionais

São diferenciadas em infecções centrais ou periareolares e periféricas. As infecções periareolares acometem geralmente mulheres jovens e tabagistas, em decorrência de uma mastite periductal causada por bactérias aeróbias e anaeróbias. Sabe-se que o tabagismo está associado ao dano dos ductos subareolares, com necrose tecidual e infecção subsequente. Clinicamente, identifica-se área de inflamação periareolar, associada a nódulo, abscesso ou fístula. O tratamento inicial é baseado no uso de antibióticos. Nos casos de abscesso localizado, indica-se a drenagem aspirativa ou incisional; e na formação de fístulas, a fistulectomia. Quando a infecção é recorrente, o que ocorre em até 50% das mulheres, pode ser recomendada a exérese dos ductos subareolares. As infecções periféricas geralmente estão relacionados a doenças sistêmicas, como diabetes, artrite reumatoide, traumatismos e tratamento à base de esteroides.

Mastite periductal ou plasmocitária

É uma afecção que se caracteriza pela dilatação dos ductos mamários subareolares com acúmulo de secreção rica em lipídios no seu interior, com inflamação periductal. A ruptura desses ductos libera a secreção no estroma adjacente, causando inflamação com componente plasmocitário predominante e necrose adiposa.

É mais comum em pacientes na peri e pós-menopausa, multíparas e mulheres que amamentaram; está associada ao tabagismo. Clinicamente, manifesta-se por mastalgia acíclica unilateral, secreção mamilar de coloração verde-escura ou serosa, retração do mamilo, massa subareolar com ou sem inflamação da mama sobrejacente, e até fístula mamilar.

O tratamento pode ser feito com antibióticos dirigidos aos microrganismos mais frequentes na vigência do quadro infeccioso. Nos casos de formação de fístula e de derrame papilar espontâneo que incomoda a paciente, a exérese cirúrgica é recomendada.

Abscesso subareolar crônico recidivante

Também chamado de metaplasia escamosa dos ductos lactíferos ou doença de Zenker. Está associado fortemente com tabagismo, diabetes e obesidade, mais comum em mulheres jovens, fora do ciclo grávido-puerperal.

É decorrente da produção de queratina em excesso no epitélio dos ductos lactíferos, o que provoca sua distensão e ruptura. Em consequên-

cia, ocorre resposta inflamatória intensa e formação de abscesso estéril, mas que pode infectar secundariamente. Clinicamente, ocorre inflamação da região subareolar, com formação de pequeno abscesso que tende a drenar de forma espontânea e fistulização secundária.

O tratamento nos casos iniciais se dá com antibióticos dirigidos a anaeróbios e aeróbios. Quando há formação de fístula, a exérese do trajeto fistuloso é recomendada, assim como a exérese dos ductos principais para reduzir o risco de recidiva. A cessação do tabagismo é fundamental.

Infecções associadas à pele

Englobam as celulites, eczema, cistos epidermoides, hidradenite supurativa, intertrigo e cistos pilonidais.

As celulites são incomuns na mama e apresentam-se principalmente com dor, eritema difuso, edema e aumento de temperatura local, sendo raros os sintomas sistêmicos. Linfadenopatia axilar reacional pode estar presente. São considerados fatores de risco: radioterapia de mama, celulite ou infecção mamária prévias, cirurgia mamária nos últimos 30 dias, lactação, trauma, lesões de pele – como dermatites, intertrigo, eczema e epidermólise bolhosa. Devem ser tratadas com antibióticos dirigidos aos germes comuns na pele, como *Staphylococcus aureus*, incluindo os meticilina-resistentes (MRSA), e estreptococos beta-hemolíticos. Anti-inflamatórios não esteroides e compressas frias também auxiliam na redução dos sintomas locais.

Os cistos epidermoides são comuns na pele da mama e podem se infectar, formando abscessos locais. A drenagem é o tratamento ideal.

O eczema caracteriza-se por espessamento de pele, liquenificação e pápulas escoriadas e fibróticas. O diagnóstico é dado pelas manifestações clínicas. É fator de risco para celulite secundária.

A hidradenite supurativa afeta as glândulas sudoríparas apócrinas, podendo resultar em infecções recorrentes e formação de abscessos na pele. As lesões acometem geralmente a região axilar e parte inferior da mama (sulco). O quadro é mais comum em fumantes e deve ser tratado com cuidados da pele, como mantê-la seca e limpa, além de cessar o tabagismo.

O intertrigo é uma inflamação da pele em consequência da umidade e maceração, mais comum no sulco inframamário, que pode estar relacionada a fungo ou infecção bacteriana da pele. Tende a ser um problema recorrente, especialmente em mulheres com mamas de grande volume e com ptose. O tratamento deve se basear em cuidados da pele.

Tuberculose mamária

A infecção pelo bacilo de Koch pode ocorrer primariamente na mama ou acometê-la por disseminação linfática. É mais comum em mulheres no fim do período reprodutivo. Em geral manifesta-se clinicamente com a formação de vários abscessos que podem ter evolução insidiosa, podendo apresentar fistulização e linfonodos axilares aumentados (Figura 4). O diagnóstico definitivo se dá pela biópsia da lesão, identificando granulomas caseosos e isolamento do bacilo álcool-ácido resistente (BAAR). As sensibilidades da pesquisa e da cultura são baixas, em geral menor que 50%.

Sífilis mamária ou mastite luética

Apresenta-se em geral com lesões cutâneas no complexo aréolo-mamilar, causadas pela inoculação do treponema, chamada de cancro duro. Na forma secundária, caracteriza-se por lesões maculosas que evoluem para pápulas. Na forma terciária, há nódulo endurecido que ulcera ou fistuliza.

O diagnóstico laboratorial é feito por testes treponêmicos – VDRL ou FTA-ABS – e/ou pela presença do treponema em microscopia de campo escuro. O diagnóstico diferencial pode ser realizado com doença de Paget, pelo acometimento do complexo areolomamilar. O tratamento se dá com penicilina G benzatina 2,4 milhões intramuscular, repetido em 7 dias.

Mastite viral

Pode estar relacionada a infecção por herpes simples ou herpes-zóster. Clinicamente, a infecção pelo herpes simples caracteriza-se por lesões na pele da mama, com vesículas dolorosas e recorrentes. As infecções pelo herpes-zóster provocam erupções de pele com vesículas muito dolorosas que seguem a linha de um dermátomo sobre a mama, associadas a sintomas sistêmicos 24-48 horas antes do surgimento das lesões cutâneas. O diagnóstico é clínico e o tratamento é baseado no uso de aciclovir e sintomáticos.

Mastite por micobactérias

São processos infecciosos de evolução extremamente lenta, que em geral acometem pacientes HIV positivas com CD4 menor que $50/mm^3$. Há relatos de infecções por *Mycobacterium intracellulare* em usuárias de implante de silicone.

O diagnóstico é dado por hemocultura ou cultura de secreção da mama, identificando-se micobactérias atípicas. O tratamento é realizado com associação de claritromicina, etambutol e rifabutina durante 6 meses. Nas usuárias de implantes, a retirada deste é recomendada, associada a antibioticoterapia prolongada.

CLASSIFICAÇÃO DAS LESÕES REATIVAS DA MAMA

Mastite granulomatosa idiopática

Doença crônica e rara, na qual se identifica uma condição inflamatória com alterações gra-

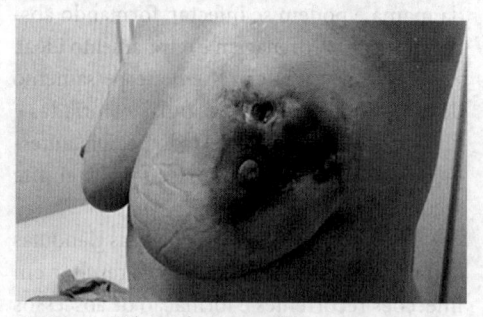

FIGURA 4   Tuberculose mamária.

nulomatosas que ocorrem em torno dos ductos e lóbulos mamários, formando abscessos não caseosos e microabscessos, na ausência de uma infecção específica, trauma ou corpo estranho. Uma característica importante é o acometimento lobular, permitindo a diferenciação da sarcoidose. Acomete principalmente mulheres entre 20-50 anos de idade, sendo mais comum dentro de 5 anos após gestação, e a taxa de recorrência pode variar de 16-50%.

Pode apresentar-se por massa firme ou por abscessos múltiplos e recorrentes, com mínima formação de pus e sempre presente em múltiplos lóculos que se comunicam por meio de pequenos canais. Quando a apresentação se dá por meio de massa firme irregular, com retração de mamilo, pode simular lesões malignas. Os achados de exames de imagens são inespecíficos – a ultrassonografia tipicamente evidencia massa sólida e a mamografia pode ser sugestiva de malignidade. O papel da ressonância nuclear magnética nessa doença ainda é questionável, em virtude da baixa especificidade.

O diagnóstico é estabelecido pela biópsia por agulha grossa da lesão sólida. O material deve ser enviado para coloração de Gram, cultura bacteriana, coloração e cultura de BAAR, coloração e cultura de fungos, bem como histopatologia. Os achados da biópsia geralmente demonstram lesões granulomatosas centradas no lóbulo da mama.

O diagnóstico diferencial inclui condições como: tuberculose, reação de corpo estranho, granulomatose com poliangeíte, histoplasmose ou raramente sarcoidose, que também podem induzir mastite granulomatosa. Essas etiologias devem ser identificadas na biópsia e/ou testes microbiológicos.

Não existe consenso sobre o melhor tratamento, visto que é um processo inflamatório que pode ser autolimitado, porém com resolução lenta. Pode ser utilizada corticoterapia em altas doses, como prednisona 60 mg/dia/via oral (0,5-1,0 mg/kg/dia na primeira semana, com redução gradual até completar 8 semanas), ou imunomoduladores como metotrexate 7,5-10 mg por semana (isolado ou em associação à prednisona) ou azatioprina. A excisão não é recomendada e deve ser evitada.

Mastite linfocitária/mastopatia diabética

Condição de patogênese não bem estabelecida, mas com provável componente autoimune. Acomete pacientes diabéticas insulinodependentes.

Caracteriza-se por fibrose densa à palpação, infiltrados linfocitários em associação a ductos e lóbulos, vasculite linfocítica e fibroblastos epitelióides no estroma. O tratamento é direcionado à doença de base.

Mastite esclerosante relacionada à Ig4

É uma alteração caracterizada pela formação de densos infiltrados linfoplasmocitários com formação de folículos linfoides, com componente de plasmócitos positivos para Ig4, esclerose do estroma e atrofia lobular. Clinicamente, pode apresentar-se como massas palpáveis discretas, uni ou bilaterais. É frequente o achado de lesões semelhantes em outros órgãos.

Sarcoidose

O envolvimento da mama pela sarcoidose é raro, ocorrendo em menos de 1% dos casos. Caracteriza-se pela formação de granulomas epitelioides não caseosos, com presença de células gigantes no tecido conjuntivo interlobular e intralobular. Clinicamente, pode apresentar-se como massa não dolorosa e móvel, de bordas lisas ou irregulares. Na mamografia, pode ser vista como lesão espiculada ou bem definida, única ou múltipla. O diagnóstico histológico mostra um granuloma não caseoso, com PPD (prova tuberculínica cutânea) negativa e teste de Kveim positivo.

O tratamento deve ser dirigido aos sintomas sistêmicos da doença, uma vez que geralmente já existe acometimento de outros órgãos quando do acometimento mamário. A ressecção da lesão não é necessária.

Doença de Mondor

É decorrente da flebite das veias superficiais da mama – veia toracoepigástrica e/ou suas tributárias. É uma doença autolimitada e de fisiopatologia não totalmente conhecida. Apresenta-se clinicamente como um cordão fibroso e doloroso subcutâneo, correspondendo ao trajeto do vaso acometido, causando mastalgia acíclica e unilateral. É mais comum em mulheres com mamas volumosas e pendulares, após trauma ou cirurgia; e também pode acometer gestantes. O tratamento é conservador, com anti-inflamatórios e analgésicos para alívio dos sintomas.

CONSIDERAÇÕES FINAIS

As infecções da mama são vistas com relativa frequência no consultório do ginecologista e do mastologista. Acometem mais comumente mulheres em idade jovem e no período puerperal, porém também podem ocorrer fora do período lactacional e apresentar recorrência. O princípio-guia no tratamento das infecções de mama é administrar antibióticos o mais precocemente possível para evitar a formação de abscesso. Sempre deve-se afastar a possibilidade de câncer quando não houver regressão dos sintomas com uso de antibióticos apropriados. É importante lembrar a todo tempo dos processos reativos/inflamatórios da mama, não tão frequentes na prática diária, mas que merecem atenção e sempre devem levar em consideração a doença de base para que seja feito o tratamento adequado.

REFERÊNCIAS BIBLIOGRÁFICAS

1. Grupo de Pesquisas em Mastologia. Processos infecciosos e inflamatórios da mama. In: Frasson A et al. (eds.). Doenças da mama. Guia de bolso baseado em evidências. 2.ed. São Paulo: Editora Atheneu, 2017. p.161-70.
2. Dixon MJ, Bundred NJ. Manejo dos transtornos do distema ductal e infecções. In: Harris JR, Lippman ME, Morrow M, Osborne CK (eds.). Doenças da mama. 5.ed. v.1. Brasil: DLivros, 2016. p.47-62.
3. Espínola-Docio B, Costa-Romero M, Díaz-Gómez NM, Paricio-Talayero JM. Mastitis update. Arch Argent Pediatr 2016; 114(6):576-84.
4. Angelopoulou A, Field D, Ryan CA, Stanton C, Hill C, Ross R. The microbiology and treatment of human mastitis. Medical Microbiology and Immunology 2018; 207(2):83-94.
5. Dixon JM. Lactational mastitis. Post TW, ed. UpToDate. Waltham, MA: UpToDate Inc. Disponível em: https://www.uptodate.com; acessado em: março de 2020.
6. Dixon JM. Primary breast abscess. Post TW, ed. UpToDate. Waltham, MA: UpToDate Inc. Disponível em: https://www.uptodate.com; acessado em: março de 2020.
7. Dixon JM, Pariser KM. Nonlactational mastitis in adults. Post TW, ed. UpToDate. Waltham, MA: UpToDate Inc. Disponível em: https://www.uptodate.com; acessado em: março de 2020.
8. Dixon JM, Baddour LM. Breast cellulitis and other skin disorders of the breast. Post TW, ed. UpToDate. Waltham, MA: UpToDate Inc. Disponível em: https://www.uptodate.com; acessado em: março de 2020).
9. Sheybani F, Sarvghad M, Naderi H, Gharib M. Treatment for and clinical characteristics of granulomatous mastitis. Obstet Gynecol 2015; 125(4):801-7.
10. Benson JR, Dumitru D. Idiopathic granulomatous mastitis: presentation, investigation and management. Future Oncology 2016; 12(11):1381-94.
11. Barreto DS, Sedgwick EL, Nagi CS, Benveniste AP. Granulomatous mastitis: etiology, imaging, pathology, treatment, and clinical findings. Breast Cancer Research and Treatment 2018; 171(3):527-34.
12. Ulitzsch D, Nyman MKG, Carlson RA. Breast abscess in lactating women: US-guided treatment. Radiology 2004; 232(30):904-9.

CAPÍTULO 12

Lesões precursoras do câncer de endométrio

Eduardo Batista Cândido
Thales Pardini Fagundes
Agnaldo Lopes da Silva Filho

INTRODUÇÃO E DEFINIÇÕES

Câncer de endométrio, citado por alguns autores como câncer uterino, é uma neoplasia maligna que se origina do endométrio, sendo a neoplasia originada no corpo uterino mais comum. O termo câncer uterino pode também se referir a neoplasias que acometem outros tecidos histológicos diferentes do endométrio, por exemplo o muscular. Hiperplasia endometrial é a principal lesão precursora do adenocarcinoma de endométrio, e o termo refere-se à proliferação excessiva do revestimento endometrial.

O estudo da hiperplasia é fundamental, visto que houve alterações recentes na maneira de classificá-la, em vista dos avanços na compreensão molecular do câncer de endométrio. O objetivo deste capítulo é revisar a abordagem de lesões precursoras do endométrio. Para entender melhor o assunto e a sua relevância, serão revisados pontos-chave sobre o câncer de endométrio.

EPIDEMIOLOGIA DO CÂNCER DE ENDOMÉTRIO

O carcinoma de endométrio é a neoplasia mais comum do corpo uterino, com cerca de 6.600 novos casos em 2018 (INCA, 2018). De acordo com estimativas recentes, ocupa o sétimo lugar dentre os cânceres mais comuns na mulher.

Já nos países desenvolvidos, trata-se do câncer ginecológico mais comum e ocupa o quarto lugar dentre as neoplasias em mulheres.[1]

O diagnóstico geralmente ocorre aos 63 anos de idade. O sangramento uterino anormal após a menopausa é a forma de apresentação mais comum. A prevalência de sangramento entre mulheres diagnosticadas com câncer de endométrio foi de 95% em uma metanálise de estudos observacionais publicados desde 1977 até 2017;[2] no mesmo estudo foi obtida uma incidência de 9% nas pacientes com sangramento em investigação.

1. Quais são os principais fatores de risco não genéticos para o câncer de endométrio?

Um ponto-chave na fisiopatologia do câncer endometrial é a exposição estrogênica. A partir desse conceito, é possível entender como nuliparidade, menarca precoce e/ou menopausa tardia, obesidade e tumores produtores de estrogênio são fatores tão relevantes.

- Terapia de resposição hormonal e estrogênio exógeno: o risco pode ser até cinco vezes maior se não houver algum progestágeno para contrabalancear a ação estrogênica.[3]
- Câncer de endométrio e tratamento de câncer de mama com tamoxifeno: estudos con-

duzidos pelo *The National Surgical Adjuvant Breast Project (NSABP)*, com 2.834 mulheres, demonstraram que, nos 24 casos diagnosticados com câncer de endométrio, mais de 95% ocorreram nas pacientes que estavam recebendo a hormonioterapia com tamoxifeno.[4]

- Estilo de vida e câncer de endométrio: hipertensão arterial sistêmica, diabetes *mellitus* e obesidade aumentam o risco, com destaque para o índice de massa corporal (IMC) elevado. Grupo de mulheres com valores de IMC superiores a 28 kg/m² apresenta um risco relativo de 1,5 em comparação ao de mulheres com IMC inferiores a 25 kg/m².

2. Quais fatores genéticos contribuem para o desenvolvimento de câncer endometrial?

As mutações de gene de reparo do material genético mais comuns são as que ocorrem nos genes *MSH2* e *MLH1*. O indivíduo nasce com uma mutação germinativa e tem seu outro alelo mutado esporadicamente, por exemplo via fenômenos epigenéticos. Consequentemente, há alterações na dinâmica do ácido desoxirribonucleico (DNA), o que favorece o aparecimento de carcinomas de endométrio antes da menopausa.

TIPOS DE CÂNCER DE ENDOMÉTRIO

Bokhman[5] sugeriu que há dois tipos de câncer de endométrio, baseados em características demográficas e patológicas (Tabela 1) e (Figura 3). Com o avanço do estudo de biologia molecular, hoje sabe-se que há diferenças marcantes entre os dois tipos quanto às vias de sinalização celular. Essas diferenças constituem o aspecto mais importante para a adequada compreensão das lesões que precedem a neoplasia endometrial.

Na Tabela 1, há dois tipos de câncer de endométrio e suas diferenças. O tipo I é o mais diagnosticado, está associado à obesidade, hiperlipidemia e exposição prolongada ao estrogênio. Atipias endometriais normalmente precedem sua evolução. Já o tipo II é um pouco mais raro e se desenvolve em contexto de atrofia do endométrio. O principal gene mutado nesse tipo é o *TP53*.

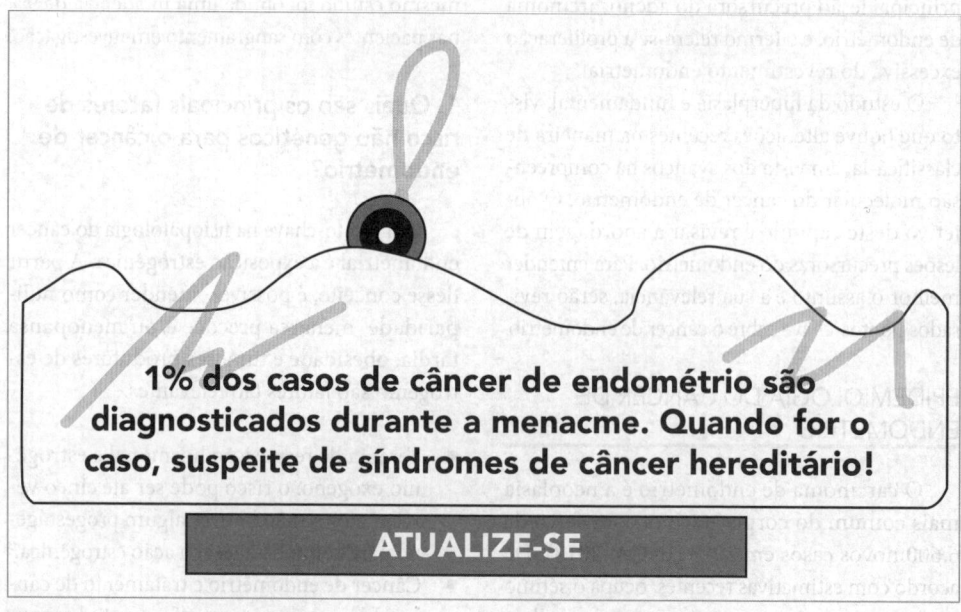

1% dos casos de câncer de endométrio são diagnosticados durante a menacme. Quando for o caso, suspeite de síndromes de câncer hereditário!

ATUALIZE-SE

FIGURA 1

CLASSIFICAÇÃO DAS LESÕES PRECURSORAS DO CÂNCER DE ENDOMÉTRIO

Os tumores de endométrio do tipo I, como já mencionado, normalmente surgem a partir de um endométrio com hiperplasia; tumores do tipo II aparecem no contexto de um endométrio atrófico e estão associados a carcinomas intrae-

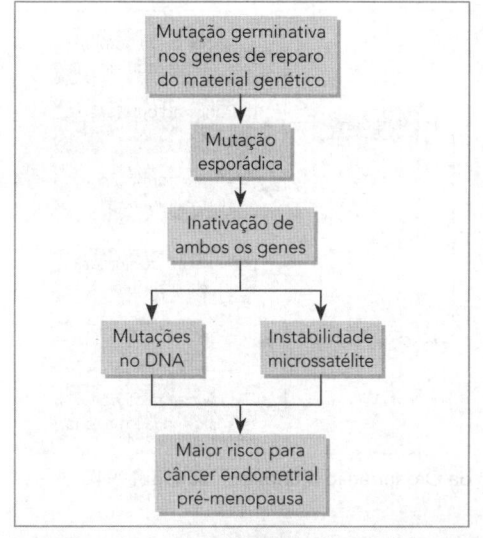

FIGURA 2   Fatores genéticos que contribuem para o desenvolvimento de câncer de endométrio.

piteliais. A presença de atipias eleva significativamente o risco de surpreender um adenocarcinoma após uma histerectomia. Tendo em vista a maior prevalência de tumores do tipo I, a discussão sobre a hiperplasia endometrial torna-se fundamental.

Há dois sistemas de classificação propostos para as lesões precursoras do câncer endometrial: um dos sistemas é o da Organização Mundial da Saúde (OMS), que foi elaborado em 1994 e é baseado na arquitetura tumoral e na presença de atipias em suas células (Figura 4); o outro foi publicado em 2014 e classifica as lesões em (1) hiperplasia sem atipia e (2) hiperplasia atípica ou neoplasia intraepitelial endometrioide (NIE). A classificação de 1994 determinava se a hiperplasia era ou não complexa a partir da densidade glandular.

Na Figura 4, há um sistema de classificação em quatro classes da Organização Mundial da Saúde. Classe 1: hiperplasia simples sem atipia; classe 2: hiperplasia complexa sem atipia; classe 3: hiperplasia atípica simples; classe 4: hiperplasia atípica complexa. Uma das grandes limitações desse sistema é a dificuldade de compreender a classe 3. As categorias 1 e 2 eram consideradas benignas e com alta probabilidade de regressão por meio do tratamento conservador.

TABELA 1   Diferenciação dos tipos de carcinoma de endométrio

	Tipo I	Tipo II
Histologia	Endometrioide	Contexto de atrofia do endométrio
Frequência de metástases	80%	20%
Comorbidades	Obesidade	Doenças não definidas
	Hiperlipidemia	
	Hiperestrogenismo	
Atipias endometriais	Mais comum	Menos comum
Invasão local	Mais restrita	Profunda
Frequência de metástases		Alta
Idade ao diagnóstico	Menor	Maior
Vias moleculares	K-ras, betacatenina, instabilidade de microssatélite	P53, amplificação de HER2/neu
Receptores de progesterona	Até 80% dos tumores	Até 59%

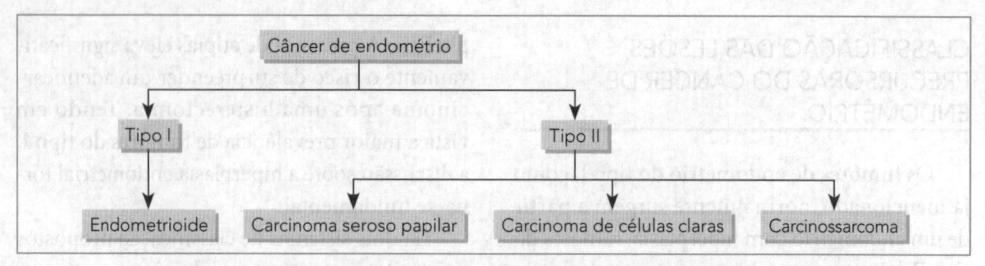

FIGURA 3 Tipos de câncer endometrial. O tipo I é o mais frequente. O tipo II inclui subtipos de neoplasia, é mais raro e apresenta um prognóstico mais reservado.

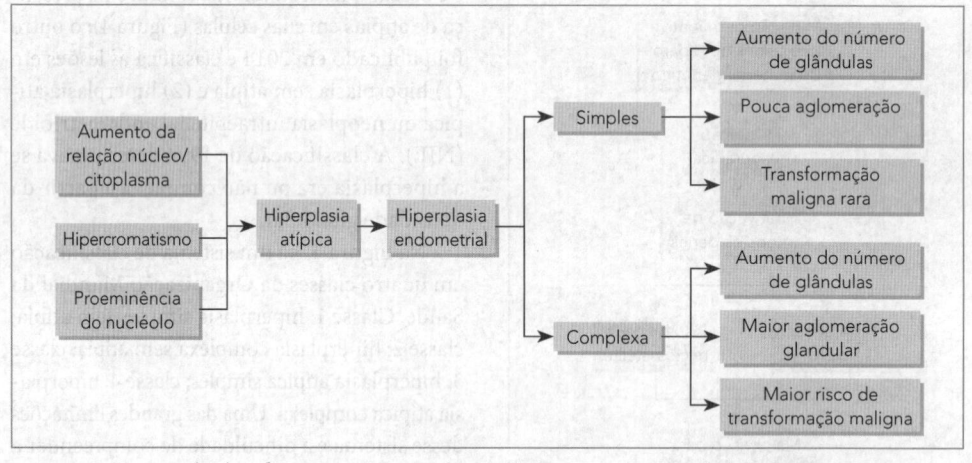

FIGURA 4 Sistema de classificação em quatro classes da Organização Mundial da Saúde (1994).

De acordo com essa classificação, essas lesões cursam com maior ou menor potencial de evolução para o câncer de endométrio, como mostra a Figura 5.

A nova classificação foi proposta em resposta aos avanços na compreensão molecular do câncer de endométrio. De fato, a informação mais importante que se deve ter diante do diagnóstico de carcinoma endometrial é a presença ou não de atipias, as quais compartilham as mutações discutidas anteriormente. O diagnóstico de neoplasia intraepitelial endometrioide (NIE) é feito a partir de critérios específicos (Tabela 2). A NIE tem um risco 45 vezes maior de evolução para neoplasia maligna em relação à hiperplasia benigna.[6] Portanto, a identificação das atipias é determinante para o tratamento definitivo da lesão (Figura 6).

MANIFESTAÇÕES CLÍNICAS

O sinal mais comumente encontrado em mulheres com câncer de endométrio é o sangramento uterino anormal (SUA). A grande parte das biópsias endometriais é realizada após o SUA. O exame físico geralmente não mostra alterações.

DIAGNÓSTICO E EXAMES COMPLEMENTARES

Todas as mulheres na pós-menopausa com sangramento uterino anormal devem ser investigadas para neoplasia maligna genital.

Portanto, até que se prove o contrário, ou que de fato se trata de uma lesão precursora, o sangramento uterino após a menopausa deverá alertar para um elevado risco de neoplasia.

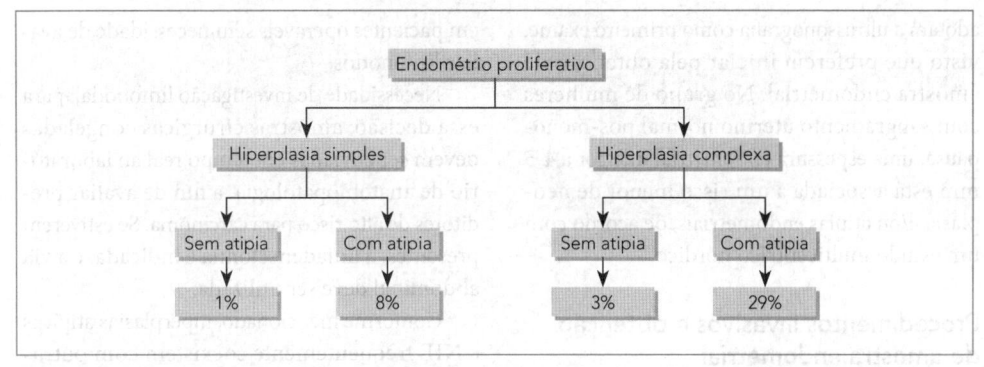

FIGURA 5   Potencial evolutivo das lesões precursoras do câncer de endométrio, de acordo com o arranjo arquitetural e com as atipias celulares (OMS, 1994).

TABELA 2   Critérios subjetivos de Mutter para o diagnóstico de neoplasia intraepitelial endometrioide (NIE). Todos os critérios devem ser preenchidos para o diagnóstico de NIE (2005)

Critérios	Comentários
Arquitetura	Área com glândulas superior à proporção de estroma
Citologia	Citologia diferente das áreas vizinhas
Diâmetro > 1 mm	Dimensão linear máxima da lesão
Exclusão de imitadores	Pólipos, alterações reacionais, metaplasias, entre outros
Exclusão de câncer	Glândulas em labirinto, áreas sólidas ou formação cribiforme

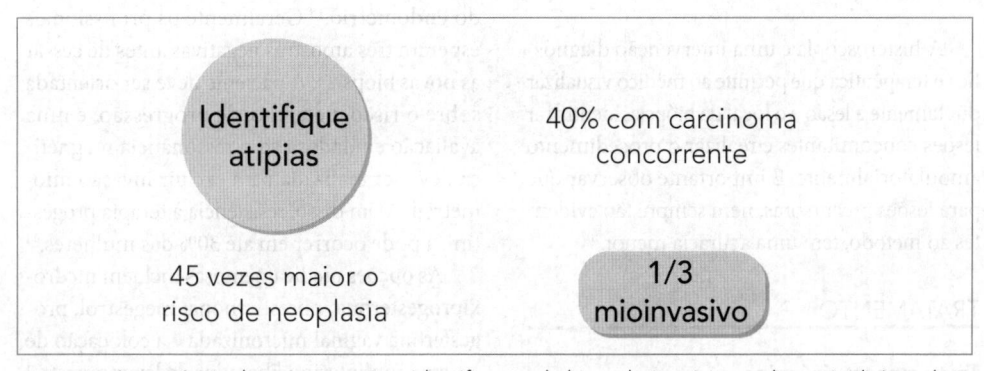

FIGURA 6   Importância da compreensão e identificação de hiperplasia atípica endometrioide/neoplasia intraepitelial endometrioide.

Citologia cervical

O exame Papanicolaou possui baixa acurácia para detecção de lesões precursoras ou câncer de endométrio. Uma das razões é que as células alteradas não são retiradas diretamente da lesão.

Ultrassonografia transvaginal

Pode ser o primeiro exame a ser solicitado em caso de sangramento após a menopausa, conforme uma advertência realizada pelo The American College of Obstetricians and Gynecologists (ACOG).[8] Nem todos os especialistas adotam a ultrassonografia como primeiro exame, visto que preferem iniciar pela obtenção de amostra endometrial. No grupo de mulheres com sangramento uterino normal pós-menopausa, uma espessura endometrial inferior a 4-5 mm está associada a um risco menor de neoplasia e/ou atipias endometriais, de acordo com um estudo multicêntrico nórdico.[9]

Procedimentos invasivos e obtenção de amostra endometrial

Para uma confirmação diagnóstica é necessária uma obtenção de amostra do endométrio. A dilatação e curetagem são opções existentes há mais tempo. Atualmente há a biópsia (aspiração) endometrial, que é uma alternativa amplamente empregada devido à rápida execução e à possibilidade de realização no ambulatório. Para isso, utilizam-se dispositivos como a Pipelle de Cornier, composta por polipropileno, flexível, com desconforto mínimo para a paciente.

Histeroscopia

A histeroscopia é uma intervenção diagnóstica e terapêutica que permite ao médico visualizar diretamente a lesão e o local da biópsia, identificar lesões concomitantes e realizar o procedimento ambulatorialmente. É importante observar que para lesões precursoras, nem sempre tão evidentes ao método, tem uma acurácia menor.[10]

TRATAMENTO

Tratamento cirúrgico

A histerectomia com ooforectomia é o tratamento preferido para pacientes com neoplasia intraepitelial endometrial ou hiperplasia atípica, desde que sejam operáveis e não desejem preservar fertilidade. A cirurgia minimamente invasiva é a abordagem de escolha. Nas pacientes inoperáveis, já muito debilitadas pela doença ou por outras condições, a via vaginal é uma alternativa. Esta também pode ser considerada

em pacientes operáveis sem necessidade de avaliar linfonodos.

Necessidade de investigação linfonodal: para essa decisão, amostras cirúrgicas congeladas devem ser enviadas em tempo real ao laboratório de anatomopatologia, a fim de avaliar preditores de alto risco para carcinoma. Se estiverem presentes, a linfadenectomia é indicada, e a via abdominal deve ser utilizada.

Conforme mencionado, hiperplasias atípicas e NIE frequentemente coexistem com outras lesões endometriais, por isso é necessário retirar todo o útero. Assim, não se deve realizar histerectomia subtotal em pacientes com hiperplasias atípicas e NIE.

Tratamento medicamentoso

Para as pacientes que desejam preservar a fertilidade, que não são candidatas ao tratamento cirúrgico ou que não apresentam regressão somente com a observação, uma opção é a terapia progestínica. Os retornos devem ocorrer a cada 3-6 meses seguidos de uma reamostragem do endométrio.[18] Geralmente os profissionais esperam três amostras negativas antes de cessar as novas biópsias. A paciente deve ser orientada sobre o risco, pequeno, de progressão, e uma avaliação cuidadosa com ressonância magnética deve ser realizada para excluir invasão miometrial. Além disso, resistência à terapia progestínica pode ocorrer em até 30% das mulheres.[11]

As opções medicamentosas incluem medroxiprogesterona, norestirenona, megestrol, progesterona vaginal micronizada e a colocação de sistema intrauterino liberador de levonorgestrel (SIU-LNG) por 5 anos (ver Tabela 3). Os efeitos adversos são comuns entre os progestágenos, incluindo cefaleia, retenção hídrica, acne, alterações metabólicas e gastrointestinais (ver Tabela 4).

As evidências sobre a terapia hormonal para neoplasia intraepitelial endometrial ainda são escassas, sendo limitadas a revisões sistemáticas de estudos observacionais. Uma revisão sistemática[12] com metanálise conduzida por pesquisadores franceses incluiu 370 pacientes provenientes de 24 estudos. No estudo, a probabilidade de remissão em 24 meses chegou a 81,4%. A taxa de recorrência nesse período foi de 29,2%. Gestação prévia (*odds ratio* [OR] 2,70, intervalo de confiança a 95% [IC 95%] 1,23-5,89), infertilidade (OR 2,26, IC 95% 1,05-4,97) e tratamento com acetato de megestrol (OR 2,70; IC 95% 1,20-6,02) foram associados a uma maior taxa de remissão.

Na Tabela 3, há progestágenos disponíveis para o tratamento medicamentoso de mulheres com neoplasia intraepitelial de endométrio.

Na Tabela 4, estão listados os principais efeitos adversos associados à terapia progestínica. Há uma pequena variação no relato entre os fármacos devido às diferenças de metodologias e estudos existentes e às propriedades farmacocinéticas e farmacodinâmicas de cada um.

CONSIDERAÇÕES FINAIS

- A hiperplasia endometrial é a principal lesão precursora do adenocarcinoma de endométrio.
- O adenocarcinoma de endométrio tipo I de Bokhman geralmente surge em endométrio com hiperplasia; o tipo II geralmente aparece em endométrio com atrofia.
- As lesões precursoras do câncer endometrioide foram classificadas de diversas formas. Atualmente dividem-se em (1) hiperplasia sem atipia e (2) hiperplasia atípica.
- A neoplasia intraepitelial de endométrio é diagnosticada por critérios demográficos e patológicos específicos e aumenta em mais de 40 vezes o risco de adenocarcinoma de endométrio.
- O diagnóstico de neoplasia intraepitelial de endométrio é feito por meio de esvaziamento endometrial (Pipelle, p. ex.) ou por histeroscopia.
- A histerectomia com ooforectomia é o tratamento preferido para pacientes com NIE ou hiperplasia atípica.
- A histerectomia abdominal minimamente invasiva é a via recomendada para a maioria das mulheres com câncer de endométrio.
- A opção pela investigação linfonodal se dá após avaliação de seções congeladas em cirurgia.

TABELA 3 Terapia hormonal para neoplasia intraepitelial do endométrio

Fármaco	Apresentação e nomes comerciais	Esquemas terapêuticos
Acetato de metroxiprogesterona	Comprimido simples (Provera®) Solução injetável 150 mg/mL (Depo Provera®, Contracep®, Demedrox®) Suspensão injetável 160 mg/mL (Sayana® e Depo provera®)	10 a 20 mg/dia Ciclo de 12 a 14 dias/mês 150 mg de 3 em 3 meses
Progesterona micronizada	Cápsula de gelatina mole 100 a 200 mg Via vaginal (Utrogestan® e Junno®)	100 a 200 mg/dia Ciclo de 12 a 14 dias/mês
Noretisterona	Comprimido de 0,35 mg (Norestin®)	10 a 15 mg/dia
Acetato de megestrol	Comprimido de 160 mg (Megestat® e Femigestrol®)	40 a 200 mg/dia
Sistema intrauterino liberador de levonorgestrel	Mirena® 52 mg	52 mg em reservatório de esteroide durante 5 anos

TABELA 4 Efeitos adversos dos progestágenos

Cefaleia
Ganho de peso
Retenção hídrica e edema
Acne
Dor abdominal
Piora de hiperlipidemia
Piora de intolerância à glicose
Fenômenos tromboembólicos
Hipertensão arterial
Sangramento uterino anormal
Amenorreia

REFERÊNCIAS BIBLIOGRÁFICAS

1. Siegel RL, Miller KD, Jemal A. Cancer statistics, 2019. CA Cancer J Clin 2019; 69(1):7-34.
2. Clarke MA, Long BJ, Del Mar Morillo A, Arbyn M, Bakkum-Gamez JN, Wentzensen N. Association of endometrial cancer risk with postmenopausal bleeding in women: a systematic review and meta-analysis. JAMA Intern Med 2018; 178(9):1210-22.
3. McPherson CP, Sellers TA, Potter JD, Bostick RM, Folsom AR. Reproductive factors and risk of endometrial cancer. The Iowa Women's Health Study. Am J Epidemiol 1996; 143(12):1195-202.
4. Fisher B, Costantino JP, Redmond CK, Fisher ER, Wickerham DL, Cronin WM. Endometrial cancer in tamoxifen-treated breast cancer patients: findings from the National Surgical Adjuvant Breast and Bowel Project (NSABP) B-14. J Natl Cancer Inst 1994; 86(7):527-37.
5. Bokhman J V. Two pathogenetic types of endometrial carcinoma. Gynecol Oncol 1983; 15(1):10-7.
6. Mallinger WD, Quick CM. Benign and premalignant lesions of the endometrium. Surg Pathol Clin 2019; 12(2):315-28.
7. Baak JPA, Mutter GL. EIN and WHO94. Vol. 58, Journal of Clinical Pathology. England: 2005. p.1-6.
8. ACOG Committee Opinion No. 440: The role of transvaginal ultrasonography in the evaluation of postmenopausal bleeding. Obstet Gynecol 2009; 114(2 Pt 1):409-11.
9. Karlsson B, Granberg S, Wikland M, Ylostalo P, Torvid K, Marsal K et al. Transvaginal ultrasonography of the endometrium in women with postmenopausal bleeding – a nordic multicenter study. Am J Obstet Gynecol 1995; 172(5):1488-94.
10. Clark TJ, Voit D, Gupta JK, Hyde C, Song F, Khan KS. Accuracy of hysteroscopy in the diagnosis of endometrial cancer and hyperplasia: a systematic quantitative review. JAMA 2002; 288(13):1610-21.
11. Trimble CL, Method M, Leitao M, Lu K, Ioffe O, Hampton M et al. Management of endometrial precancers. Obstet Gynecol 2012; 120(5):1160-75.
12. Koskas M, Uzan J, Luton D, Rouzier R, Darai E. Prognostic factors of oncologic and reproductive outcomes in fertility-sparing management of endometrial atypical hyperplasia and adenocarcinoma: systematic review and meta-analysis. Fertil Steril 2014; 101(3):785-94.

CAPÍTULO 13

A neoplasia intraepitelial cervical

Rita Maira Zanine

INTRODUÇÃO

O câncer de colo uterino é um problema de saúde pública. São estimados 16.370 casos novos dessa neoplasia para cada ano do biênio 2018-2019 no Brasil, com um risco estimado de 15,43 casos a cada 100 mil mulheres, sendo a terceira neoplasia mais frequente no sexo feminino.[1]

A incidência do carcinoma de colo uterino é maior nos países em desenvolvimento e corresponde a 75% dos casos registrados mundialmente. Essa neoplasia pode ser prevenida por meio do rastreamento e tratamento das lesões precursoras.[2]

As neoplasias intraepiteliais cervicais estão intimamente ligadas ao processo da carcinogênese do colo uterino, e correspondem às anormalidades do epitélio traduzidas por alterações na maturação e atipias celulares que poderão estar presentes em um, dois ou nos três terços da espessura do epitélio escamoso que recobre a cérvice uterina.[3]

O conceito de lesões precursoras do carcinoma cervical uterino teve início no século XIX, quando algumas áreas de atipias foram reconhecidas adjacentes a lesões invasoras. Broders (1932) introduziu o termo carcinoma *in situ* (CIS) para definir a presença de células com vários graus de atipia que estavam confinadas na totalidade da espessura do epitélio, não rompendo a membrana basal.[4] No final da década de 1950, Reagan descreveu o termo "displasia" para designar alterações intermediárias entre o epitélio normal e o CIS[5]. As alterações displásicas classificavam-se em leve, moderada e grave de acordo com o grau de acometimento da espessura epitelial. Durante muitos anos as lesões pré-neoplásicas cervicais foram descritas de acordo com as categorias de displasias e CIS.

Observou-se que alguns casos de displasia regrediam, outros persistiam e alguns progrediam para o carcinoma *in situ*. Essas observações criaram o conceito de um único processo patológico contínuo através do qual o epitélio escamoso normal evolui para as lesões precursoras e finalmente para a neoplasia invasora. Então, na década de 1960 o termo "neoplasia intraepitelial cervical" (NIC) foi introduzido para designar uma grande variedade de alterações celulares que estavam confinadas ao limite do epitélio.[6] Esse achado era dividido em graus 1, 2 e 3, correspondendo a displasia leve (NIC 1), displasia moderada (NIC 2) e displasia grave (NIC 3 e CIS).

Na década de 1980 as alterações anatomopatológicas correspondentes a atipia coilocitótica associada a infecção pelo papiloma vírus humano (HPV) foram descritas com uma frequência cada vez maior. Isso levou ao desenvolvimento de um sistema binário, mais simplificado para a nomenclatura histológica. Dessa maneira, em 1990 foi proposta uma terminologia histopatológica baseada em dois graus de doença, ou seja: NIC de baixo grau, que correspondia a anomalias compatíveis com NIC 1 e atipia coilocitótica, e NIC de alto grau, que correspondia a NIC 2 e NIC 3. As lesões de alto grau foram consideradas as verdadeiras precursoras do câncer de colo uterino.[7]

Em 1988, o Instituto Nacional do Câncer dos EUA realizou um simpósio na cidade de Bethesda para propor uma nova nomenclatura para os achados citológicos. Houve uma segunda revisão em 1991, e essa terminologia, que ficou conhecida como o Sistema Bethesda (SBT), criou o termo "lesão intraepitelial escamosa" (SIL) e um esquema binário, que foi dividido em lesão intraepitelial escamosa de baixo grau (LSIL), correspondendo às alterações citológicas causadas pelo HPV e pela NIC 1, e lesão intraepitelial escamosa de alto grau (HSIL), que engloba as categorias de NIC 2 e NIC 3.[8]

O SBT foi atualizado em 2001, e, apesar de ter sido criado para a notificação citológica, ele também é usado para a histopatologia.

ETIOPATOGENIA

Existem vários fatores de risco implicados no desenvolvimento das lesões precursoras do carcinoma de colo uterino. O agente etiológico mais importante é o HPV. A associação entre a presença do vírus e a neoplasia cervical é tão forte que outras variáveis socioeconômicas, comportamentais e sexuais são consideradas dependentes.[9]

A infecção pelo HPV é necessária, porém não suficiente para o desenvolvimento da neoplasia de colo uterino, haja vista que a maioria das mulheres infectadas pelo vírus não terá lesão de alto grau ao longo dos anos.[10]

Os tipos de HPV mais associados com a NIC são: 16, 18, 31, 33, 35, 39, 45, 51, 52, 56, 58, 59 e 68. A infecção é transmitida pelo contato sexual e tem caráter transitório na maioria das mulhe-

res, sendo associada com a idade. A taxa de detecção do HPV por grupo etário é de 24,5% nas mulheres entre 14 e 19 anos, 33,8% entre 20 e 24 anos, 27,4% entre 25 e 29 anos, 27,5% no grupo entre 30 e 34 anos, 25,2% entre 40 e 49 anos e 19,6% nas mulheres da faixa etária de 50 a 59 anos. Quanto ao pico de prevalência do vírus, ele se apresenta como uma curva bimodal, com uma elevação entre os 20 e os 30 anos (30 a 50%) e após os 50 anos (30%).[11]

A persistência da infecção pelo HPV, principalmente pelos tipos 16 e 18, está fortemente ligada ao processo da carcinogênese cervical, sendo considerada o fator de risco mais importante para o surgimento das lesões precursoras do carcinoma de colo uterino.[12]

O mecanismo pelo qual a infecção pelo HPV persiste em algumas mulheres ainda não foi bem estabelecido. Define-se como persistência a infecção que perdura por 12 meses ou mais. Vários fatores foram associados a infecção persistente, como idade e tipos de HPV oncogênicos.[11]

A infecção pelo HPV tem início nas células basais ou parabasais do epitélio metaplásico do colo uterino. Se ela persistir, poderá ocorrer a integração do genoma viral ao genoma da célula do hospedeiro. A diferenciação e a maturação do epitélio escamoso metaplásico imaturo em maduro serão interrompidas como resultado da ação das oncoproteínas virais E6 e E7. Esse processo poderá levar ao aparecimento de um epitélio atípico que dará origem às lesões intraepiteliais cervicais. Se esse evento não for interrompido, a NIC romperá a camada basal, dando lugar à doença invasora.[12]

HISTÓRIA NATURAL

Tendo como base a classificação histológica de Richart, pensava-se que as lesões intraepiteliais cervicais faziam parte de um processo contínuo. Uma NIC 1 se transformaria em NIC 2, que iria para a NIC 3 até finalmente romper a membrana basal e dar origem à doença invasora. Estudos longitudinais apontam o surgimento de lesão de alto grau sem a detecção prévia da lesão de baixo grau, e trabalhos também mostram que o comportamento biológico da NIC 1 é diferente da NIC 2 e da NIC 3.[13]

Vários estudos focaram a história natural da NIC com ênfase na progressão, persistência e regressão dessa patologia.[14,15] Eles mostraram que a maioria das lesões de baixo grau é de caráter transitório e regride à normalidade. Ao contrário, as lesões de alto grau têm um percentual baixo de regressão e uma probabilidade maior de progredir para o carcinoma invasor, sendo que o intervalo médio entre a neoplasia intraepitelial cervical e o surgimento da doença invasora é de 10-15 anos.[16]

Em análise de trabalhos realizada por Ostor (1993), cujo objetivo era avaliar as taxas de progressão, persistência e regressão da NIC, foi encontrado para a NIC 1,57% de regressão, para NIC 2,43% enquanto para a NIC 3 houve 32% de regressão. Quanto à persistência, o autor descreveu que 32% da NIC 1 persistiram, 35% das NIC 2 e cerca de 56% das NIC 3 mantiveram-se inalteradas. Na avaliação da progressão para doença de maior gravidade, 11% das NIC 1 progrediram e 22% das NIC. Em relação à doença invasora, 1% das NIC 1 tiveram esse curso, enquanto 1,5% das NIC 2 e 12% das NIC 3 também evoluíram para a invasão.

Em estudo realizado em 1999, os autores calcularam o risco relativo de progressão e regressão das NIC 2 e 3, tendo como referência a NIC 1 em um período de 24 meses. O risco de CIS para a NIC 2 foi de 8,1 enquanto para a NIC 3 foi de 22,7; quando o desfecho foi a neoplasia invasora, o risco da NIC 2 correspondeu a 4,5 e 20,7 para a NIC 3, sugerindo ter a displasia moderada um comportamento biológico diverso da severa.[15]

O mecanismo pelo qual algumas lesões progridem enquanto outras sofrem regressão ainda não está bem esclarecido. Estudos que utilizam marcadores tumorais poderão esclarecer quais os casos que evoluirão para formas mais graves da doença e quais as lesões que regredirão ao longo do tempo.[17]

DIAGNÓSTICO

O diagnóstico da NIC é feito por meio da citologia, que é o principal método de rastreio, da colposcopia, que tem por objetivo mostrar a topografia da lesão, sendo importante para a orientação da biópsia e também contribuindo para a definição de qual será a melhor abordagem terapêutica. A histologia é o exame padrão ouro para o diagnóstico das neoplasias intraepiteliais cervicais.

CITOLOGIA

O exame citopatológico continua sendo o melhor método para o diagnóstico das lesões precursoras e do carcinoma de colo uterino. A coleta deverá ser realizada com a espátula de Ayre e a escova endocervical para que seja possível a obtenção de um esfregaço de boa qualidade com a presença de células escamosas, glandulares e metaplásicas. Deve-se ter o cuidado de fazer a transferência para a lâmina de maneira suave e em uma passada para evitar a superposição de células. A lâmina deverá ser imersa o mais brevemente possível no líquido fixador para que não haja dessecamento do material a ser analisado. Cuidados deverão ser tomados para a correta identificação da paciente, da mesma maneira que o pedido de exame com os dados da mulher deverão ser criteriosamente preenchidos. O clínico deverá fazer um esforço para que as condições anteriormente citadas sejam feitas, pois dados de literatura mostram que o exame citopatológico tem um percentual de resultados falso-negativos que variam entre 15 e 50%, sendo a coleta de má qualidade responsável por 90% dessas taxas.[18]

De acordo com as Diretrizes Brasileiras para o Rastreamento do Câncer do Colo do Útero, o exame citopatológico deverá ser realizado trienalmente após dois resultados anuais negativos. A população-alvo compreende mulheres na faixa etária entre 25 anos, que já iniciaram sua atividade sexual, até os 64 anos e serão interrompidos quando, após essa idade, as mesmas apresentarem pelo menos dois exames citopatológicos negativos consecutivos nos últimos 5 anos.[19]

A classificação citológica utilizada mundialmente é a de Bethesda (SBT), atualizada em 2001, que preconiza que a citologia deve ser considerada um teste de rastreio, que em alguns casos podem servir como uma consulta médica, fornecendo uma interpretação capaz de levar a um diagnóstico.

Classificação de Bethesda – 2001

Anormalidades de células epiteliais

- Células escamosas
  - Células escamosas atípicas:
    - de significado indeterminado (ASCUS);
    - não é possível excluir lesão de alto grau (ASC-H).
  - Lesão intraepitelial escamosa de baixo grau (LSIL) abrangendo HPV/displasia leve/NIC 1.
  - Lesão intraepitelial de alto grau (HSIL) abrangendo displasia moderada e grave, CIS, NIC 2 e NIC 3.
  - Carcinoma de células escamosas.
- Células glandulares
  - Atípicas: células endocervicais, endometriais e glandulares.
  - Atípicas:
    - células endocervicais, possivelmente neoplásicas;
    - células glandulares, possivelmente neoplásicas.
  - Adenocarcinoma endocervical *in situ*.
  - Adenocarcinoma.

A variabilidade nas estimativas da sensibilidade do método, média de 58% (variação de 11 a 99%), e da especificidade, média de 65% (variação 14 a 97%), reflete a técnica da coleta do esfregaço, bem como a preparação das lâminas, além da qualidade do profissional que fará sua leitura.[3]

A citologia em meio líquido traz a vantagem de ter a representatividade da totalidade das células coletadas, pois estas sofrem um processo de centrifugação, e permite também a realização de métodos de biologia molecular para a detecção do HPV, porém a sensibilidade/especificidade não tem significância estatística em relação à citologia convencional, além de ter um custo mais elevado que a primeira.[19]

Colposcopia

A colposcopia é um método que permite a visualização do colo uterino através de vários aumentos, como 6x, 13x, 16x e 25x, tornando possível a visualização de lesões, bem como a delimitação topográfica da maioria delas. Esse exame possibilita o direcionamento das biópsias para as áreas de maior atipia e também o planejamento do tratamento das NIC, já que esse método demarca a zona de transformação, local onde a maioria das neoplasias tem sua origem.[20]

Para a otimização de um exame colposcópico é necessária a realização de certos quesitos, tais como:

1. Total visualização do colo uterino.
2. Identificar a junção escamocolunar (JEC) e a zona de transformação (ZT).
3. Identificar o tamanho, forma, contorno, relevo, localização e extensão da lesão.

A colposcopia tem uma sensibilidade de 94% e o valor da especificidade é de 51%. Uma das principais dificuldades que apresenta é a diferenciação entre os achados correspondentes a lesão de baixo grau e os aspectos normais do colo do útero.[21]

A nova nomenclatura colposcópica foi apresentada no Rio de Janeiro em 2011.

Terminologia colposcópica de colo uterino IFCPC (International Federation for Cervical Pathology and Colposcopy), 2011

Avaliação geral

- Colposcopia adequada ou inadequada.

- Visibilidade da junção escamocolunar: completamente visível, parcialmente visível e não visível.
- Zona de transformação (ZT) tipo 1, tipo 2 e tipo 3.

Achados colposcópicos normais

Epitélio escamoso original:

- Maduro.
- Atrófico.

Epitélio colunar:

- Ectopia.

Epitélio escamoso metaplásico:

- Cistos de Naboth.
- Orifícios abertos.
- Deciduose na gravidez.

Achados colposcópicos anormais
Princípios gerais

- Localização da lesão: dentro ou fora da ZT, conforme a posição do relógio.
- Tamanho da lesão: número de quadrantes do colo uterino envolvidos pela lesão e tamanho da lesão em porcentagem do colo uterino.
- Grau I (menor): epitélio acetobranco tênue, de borda irregular ou geográfica, mosaico fino, pontilhado fino.
- Grau II (maior): epitélio acetobranco denso, acetobranqueamento de aparecimento rápido, orifícios glandulares espessados, mosaico grosseiro, pontilhado grosseiro, margem demarcada, sinal da margem interna, sinal da crista (sobrelevado).
- Não específico: leucoplasia (queratose, hipequeratose), erosão, captação da solução de lugol: positiva (corado) ou negativa (não corado) (teste de Schiller positivo ou negativo).

Suspeita de invasão:

- Vasos atípicos.

- Sinais adicionais: vasos frágeis, superfície irregular, lesão exofítica, necrose, ulceração (necrótica), neoplasia tumoral/grosseira.

Miscelânea

- Zona de transformação congênita, condiloma, pólipo (ectocervical/endocervical), inflamação, estenose, anomalia congênita, sequela pós-tratamento, endometriose. Essa nomenclatura é a recomendada pela Federação Internacional de Patologia Cervical e Colposcopia e deverá ser empregada tanto para o diagnóstico como para orientar as decisões terapêuticas.

HISTOLOGIA

O diagnóstico final da NIC é estabelecido através do exame histopatológico do tecido obtido por meio de biópsia ou das peças cirúrgicas. A histologia classifica a doença como NIC 1 quando as anormalidades nucleares estão confinadas ao terço inferior do epitélio, como NIC 2 quando existe o comprometimento de dois terços epiteliais, e como NIC 3 se as três camadas do epitélio mostrarem indiferenciação.

O estudo histopatológico também permite o diagnóstico da doença invasora.[3]

MANEJO

O manejo da doença é realizado segundo a sua classificação.

Lesão intraepitelial de baixo grau

A lesão intraepitelial de baixo grau corresponde a 0,8% dos exames feitos no Brasil, correspondendo a 27,6% dos exames anormais, exigindo investigação e seguimento adicionais.

Cerca de 80% delas regridem em até 3 anos mesmo sem tratamento, porém 18% dessas lesões correspondem a lesão de alto grau.

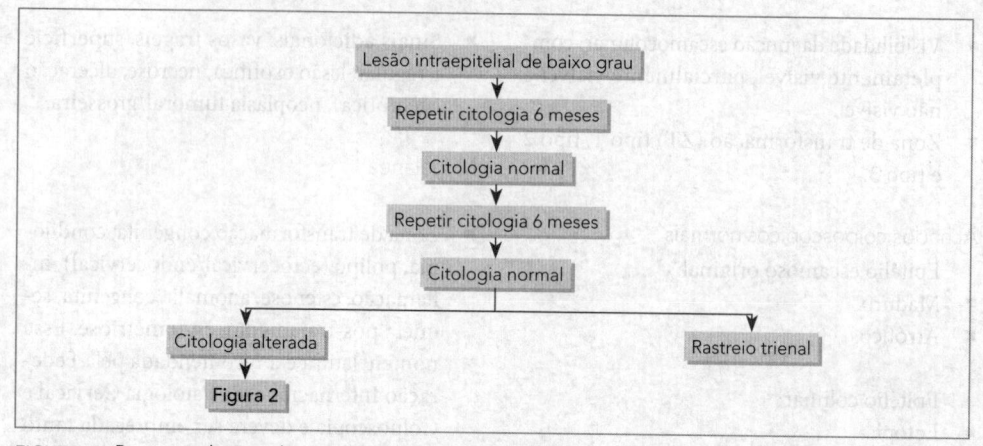

FIGURA 1   Recomendações de condutas para mulheres com diagnóstico citológico de LSIL.

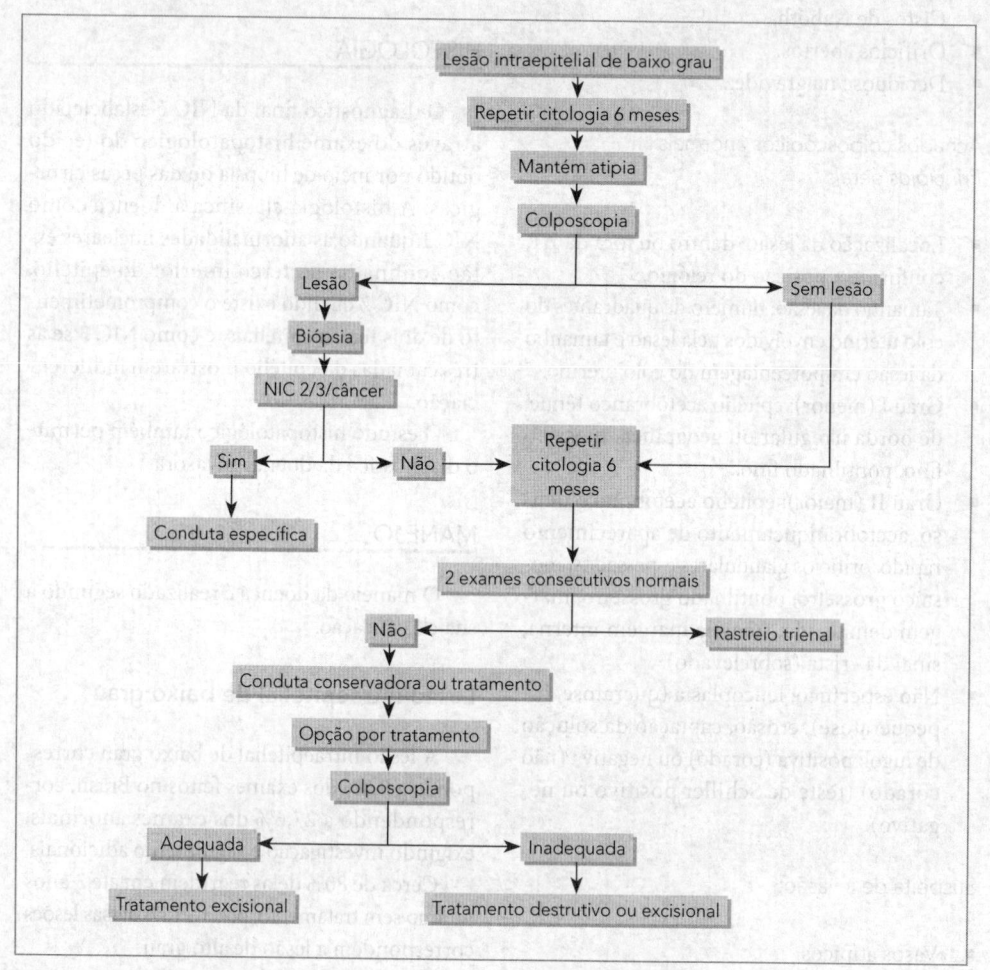

FIGURA 2   Recomendações de condutas para mulheres com diagnóstico citológico de LSIL.
NIC: neoplasia intraepitelial cervical.

Lesão intraepitelial de baixo grau em mulheres até 20 anos

A infecção pelo HPV é muito comum nas mulheres jovens, refletindo no achado citológico de lesão de baixo grau. A maioria delas é transitória, tendo uma remissão de 90% dos casos em até 3 anos.[10]

Mulheres de até 20 anos não fazem parte do grupo etário de rastreio, mas caso já estejam inseridas nele, deverão ter uma conduta conservadora para evitar um sobretratamento, que poderá trazer consequências deletérias para o futuro reprodutivo. Então, desde que já estejam no rastreio e tenham um resultado citológico compatível com LSIL, deverão fazer nova citologia em 3 anos. Se houver manutenção da referida atipia, a citologia deverá ser repetida trienalmente. No caso de novo exame normal, a paciente deverá ser orientada para reiniciar o rastreio aos 25 anos de idade. Se em qualquer momento apresentar citologia com achado mais grave, deverá ser submetida a exame colposcópico.

Caso a colposcopia mostre a presença de lesão, esta deverá ser biopsiada; se o resultado for compatível com NIC 1, a paciente deverá repetir a citologia em 3 anos até a mulher completar 25 anos. O tratamento excisional deverá ser evitado.

Lesão intraepitelial de baixo grau na gestação

As gestantes portadoras de LSIL não deverão ser encaminhadas para a colposcopia devido ao fato de as alterações do colo na gestação serem a causa de vários mimetismos que poderão causar condutas agressivas desnecessárias. Uma nova propedêutica deverá será realizada 90 dias após o parto.[19]

Lesão intraepitelial de baixo grau em imunossuprimidas

As mulheres imunossuprimidas deverão ser encaminhadas diretamente para a colposcopia

diante de qualquer anormalidade citológica. As lesões persistentes deverão ser tratadas pelos métodos excisionais. O acompanhamento após o tratamento deverá ser feito com citologia e colposcopia anualmente.[19]

Lesão intraepitelial de alto grau

A lesão de alto grau tem uma prevalência de 0,26% de todas as citologias realizadas no Brasil, correspondendo a 9,1% dos exames alterados.

Cerca de 75% dos casos serão confirmados pelo exame histológico. Essas lesões são consideradas o verdadeiro precursor do carcinoma cervical invasor. É de consenso que deverão ser tratadas. Os métodos terapêuticos podem ser os ablativos (destroem a lesão) ou os excisionais. Estes têm a preferência porque fornecem peça para o estudo anatomopatológico, sendo que os casos de invasão poderão ser excluídos e que também haverá possibilidade de avaliação do estado das margens cirúrgicas.[19]

Importante lembrar que toda paciente portadora de citologia de alto grau deve ser encaminhada para a colposcopia e que a conduta será adotada a partir do resultado do exame anatomopatológico de uma biópsia colpodirigida.[19]

Lesão intraepitelial de alto grau em mulheres até 20 anos

O carcinoma invasor é extremamente raro nesse grupo etário. Na vigência de resultado de citologia compatível com lesão de alto grau, encaminhar a mulher para colposcopia.

Na ausência de alteração colposcópica ou na presença de achados colposcópicos menores, a paciente deverá repetir novamente outra citologia em 1 ano, sendo que a nova conduta será realizada de acordo com o novo resultado desse exame. Após dois resultados negativos consecutivos da citologia realizada anualmente, a mulher poderá ser liberada para rastreio trienal.[19]

Se o exame colposcópico mostrar achado maior, a biópsia deverá ser realizada. Se a biópsia for negativa ou apresentar resultado de me-

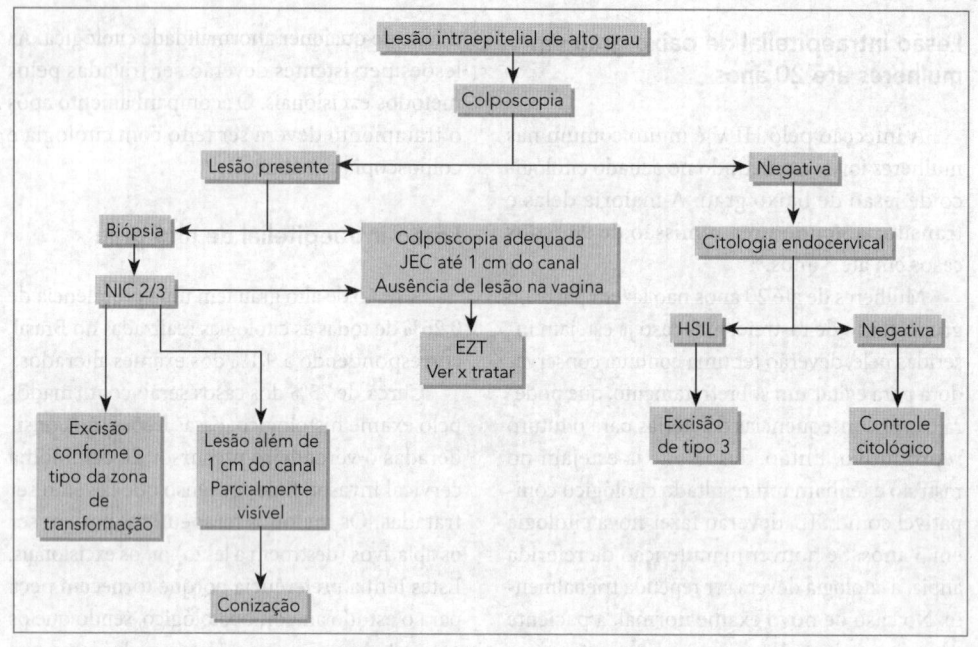

FIGURA 3 Recomendações de condutas para mulheres com diagnóstico citológico de HSIL.
NIC: neoplasia intraepitelial cervical; JEC: junção escamocolunar; EZT: excisão da zona de transformação; HSIL: lesão intraepitelial escamosa de alto grau.

nor gravidade, nova citologia deverá ser coletada no intervalo de 3-6 meses a partir da biópsia; adotar conduta específica de acordo com o novo resultado citológico.[19]

Se a biópsia mostrar NIC 2, a paciente deverá ser seguida com citologia acompanhada de colposcopia semestral durante 2 anos.

Após esse período, se a lesão persistir, a paciente poderá ser mantida em acompanhamento ou tratada de forma excisional ou destrutiva. A terapêutica destrutiva só será permitida no caso de a lesão estar presente na ectocérvice e sendo totalmente visualizada. Durante esse período, se não for mais observada presença de lesão, a mulher deverá ser mantida em acompanhamento citológico até a obtenção de dois exames consecutivos negativos com intervalo de 12 meses, e a seguir citologia trienal. Uma nova conduta deverá ser adotada caso haja nova alteração no resultado do exame citológico.[19]

Se a biópsia for negativa ou NIC 1, o exame citológico deverá ser repetido em 6 meses e a conduta será adotada de acordo com esse resultado.

No caso de o resultado da biópsia mostrar NIC 3 e se a mulher tiver menos de 20 anos de idade, a conduta conservadora com citologia e colposcopia deverá ter prioridade. Nas mulheres de 21 até 24 anos, o tratamento poderá ser realizado com métodos destrutivos ou excisionais, porém o acompanhamento com citologia e colposcopia até os 25 anos também é uma atitude aceitável.

Na presença de um exame colposcópico sem alterações, a vagina deverá ser exaustivamente examinada para excluir a possível localização da lesão. Sendo esse exame também negativo, outra citologia deverá ser feita em 6 meses. Se esse exame for novamente compatível com HSIL, um acompanhamento citológico e colposcópico deverá ser realizado semestralmente até a obtenção de dois resultados negativos, após os quais a paciente será encaminhada para o rastreio trienal. No caso de persistência, o acompanhamento semestral ou a abordagem excisional são aceitáveis. Caso o resultado citológico seja negativo, um acompanhamento semestral durante um ano é recomendado; em se mantendo negativo, a mulher deverá ser reencaminhada ao rastreio aos 25 anos.[19]

Lesão intraepitelial de alto grau na gestação

As lesões intraepiteliais de alto grau em gestantes apresentam um risco muito pequeno de progredir para a doença invasora, ao mesmo tempo que apresentam algum potencial para a regressão.[22]

O exame colposcópico poderá ser realizado em qualquer etapa da gestação, lembrando que a partir do segundo trimestre esse procedimento torna-se dificultoso devido ao edema gravídico, que prejudica em muito a correta avaliação do colo uterino. A biópsia pode ser realizada com segurança, devendo ser indicada quando existe a possibilidade de invasão.

Os procedimentos excisionais, aumentam o risco de abortamento, parto prematuro e sangramento excessivo. Dessa maneira, o tratamento das lesões de alto grau em gestantes deverá ser postergado para 90 dias após o parto, quando as condições retornam à normalidade. A presença da lesão de alto grau não muda a via de parto, sendo a indicação obstétrica a que prevalece.[19]

Lesão intraepitelial de alto grau em imunossuprimidas

As mulheres imunossuprimidas, principalmente as infectadas pelo vírus do HIV, têm maior chance de desenvolvimento da NIC, como também as recidivas após o tratamento são mais frequentes.

A conduta inicial para mulheres imunossuprimidas portadoras de citologia com lesão de alto grau é a mesma que para as demais mulheres. A modalidade de tratamento preconizada é a excisional; como essa população apresenta maior

número de recidivas, o acompanhamento após o tratamento é que deverá ser diferente, com exame citológico semestral durante 2 anos consecutivos e depois anual por tempo indeterminado.[19]

ACOMPANHAMENTO

A literatura demonstra evidências de risco de recorrência para neoplasia intraepitelial cervical e carcinoma invasor após o tratamento das lesões precursoras, mostrando que essas mulheres deverão ser acompanhadas de maneira diferente das demais.[23]

O principal fator de risco para a recidiva em pacientes submetidas a tratamento excisionais são as margens comprometidas.[24] A escolha da técnica a ser utilizada no tratamento, bem como a experiência do colposcopista, reduzem o percentual de comprometimento das margens.

Apesar de um resultado relatando margens comprometidas se traduzir em proporção maior de doença residual ou recorrente, cerca de 18%, a maioria não terá uma lesão residual, e assim não há justificativa para um novo tratamento imediato. O trauma gerado pela excisão e a cauterização do coto cirúrgico contribuem para a remissão da doença.[24]

Existem outros fatores que contribuem para a recorrência, como idade acima de 50 anos, grau de severidade da doença, persistência do HPV oncogênico, tabagismo, multiparidade, imunocomprometimento e lesões fora da zona de transformação.[25]

Na presença de laudo anatomopatológico de procedimento excisional que descreve a presença de margens comprometidas por NIC 2/3 tanto ectocervical como endocervical, a paciente deverá ser mantida em acompanhamento semestral com citologia e colposcopia durante 2 anos. Após esse período a mulher deverá realizar a coleta de citologia anual durante 5 anos consecutivos; sendo assegurada a ausência de doença residual/recorrente, deverá ser encaminhada para o rastreio trienal.[19]

Mulheres com margens livres nos exames histopatológicos deverão fazer acompanhamento com citologia semestral durante 1 ano, pois existe uma taxa de 3% de recorrência. Após esse período elas deverão coletar a citologia anualmente durante 5 anos, ao fim do qual, na ausência de doença, poderão ser encaminhadas para o rastreio trienal.[19]

CONSIDERAÇÕES FINAIS

As neoplasias intraepiteliais cervicais são lesões precursoras do carcinoma de colo uterino.

A infecção pelo HPV é necessária, porém não é suficiente para o desenvolvimento da neoplasia invasora de colo de útero.

A persistência da infecção, principalmente pelo tipo de HPV 16 e 18, está fortemente ligada ao processo da carcinogênese cervical uterina.

As lesões intraepiteliais cervicais não são parte de um processo contínuo como NIC 1, NIC 2, NIC 3, sendo que o comportamento biológico da NIC 1 é diferente da NIC 2, que é diverso da NIC 3.

Existe um potencial para a progressão e também para a regressão das NIC, dependendo de seu grau histológico.

A citologia é o principal método de rastreio. A colposcopia mostra a topografia da lesão, possibilitando o direcionamento da biópsia para as áreas de maior atipia. A histopatologia é responsável pelo diagnóstico final.

Cerca de 80% das LSIL irão regredir sem tratamento, portanto sua abordagem deverá ser em princípio conservadora.

A lesão de alto grau citológica terá sua confirmação em 75% dos casos pela histopatologia, sendo seu tratamento um consenso; dentre eles o excisional é o mais indicado, por fornecer peça para o estudo anatomopatológico, excluindo dessa maneira a presença de doença invasora e possibilitando o estudo das margens cirúrgicas.

As mulheres do grupo etário até 20 anos terão uma conduta particular tanto na vigência de LSIL quanto de HSIL.

As pacientes com NIC deverão ter um acompanhamento rigoroso conforme o grau da lesão e a faixa etária.

REFERÊNCIAS BIBLIOGRÁFICAS

1. Ministério da Saúde. Instituto Nacional do Câncer. Incidência do câncer no Brasil-2018/2019. Disponível em: www.inca.gov.br/estimativa/2019; acessado em 23 de outubro de 2019.

2. Derchain SFM, Longatto Filho A, Syrjanen KJ. Neoplasia intraepitelial cervical. Rev Bras Ginecol Obstet 2005; 27(7):425-33.

3. Aidé S, Almeida G, Do Val I, Vespa N, Campaner AB. Neoplasia intraepitelial cervical. J Bras Doenças Sex Transm 2009; 21(4):166-70.

4. Broders AC. Carcinoma in situ contrasted with benign penetrating epithelium. JAMA 1932; 99(20):1670-74.

5. Reagan JW. A study of in situ and squamous-cell cancer of the uterine cervix. Cancer 1953; 6: 200-14.

6. Richart RM. A modified terminology for cervical intraepithelial neoplasia. Obstet Gynecol 1990; 75(1):131-3.

7. Richart RM. Natural history of cervical intraepithelial neoplasia. Clin Obstet Gynecol 1968; 10:748-84.

8. Solomon D, Davey D, Kurman R, Moriarty A, O'Connor D, Prey M et al. The 2001 Bethesda system terminology for reporting results of cervical cytology. JAMA 2002; 287(16):2114-9.

9. Schiffman MH, Bauer HM, Hoover RN. Epidemiologic evidence showing that human papillomavirus infection causes most cervical intraepithelial neoplasia. J Natl Cancer Inst 1993; 85(12):958-64.

10. Moscicki AB, Cox JT. Practice improvement in cervical screening and management (PICSM): symposium on management of cervical abnormalities in adolescentes and young women. J Low Gen Tract Dis 2010; 14(1):73-80.

11. Bosch FX, Manos MM, Munoz N, Sherman M, Jansen A, Peto J. Prevalence of human papillomavirus in cervical cancer: a world-wide perspective. J Natl Cancer Inst 1995; 87(11):796-2.

12. Schiffman M, Herrero R, Desalle R, Hildesheim A, Wacholder S, Rodrigues AC. The carcinogenicity of human papillomavirus types reflects viral evolution. Virology 2005; 337(1):76-4.

13. Ostor AG. Natural history of cervical intraepitelial neoplasia: a critical review. Int J Gynecol Pathol 1993; 12(2):186-92.

14. Melnikow J, Nuovo J, Willan AR, Chan BKS, Howell LP. Natural history of cervical squamous intraepithelial lesions: a meta-analysis. Obstet Gynecol 1998; 92(4):727-34.

15. Holowaty P, Miller AB, Rohan T, To T. Natural history of dysplasia of the uterine cervix. J Natl Cancer Inst 1999; 91(3):252-8.

16. Mc Credie M, Sharplis K, Paul C, Brenanyai J, Medley G, Jones R et al. Natural history of cervical neoplasia

and risk of invasive cancer in women with cervical intraepithelial neoplasia 3: a retrospective cohort study. Lancet Oncol 2008; 9:425-34.

17. Lee S, Sabourin J, Gage J, Franko A, Nation JG, Duggan M. Squamous intraepithelial lesions in cervical tissue samples of limited adequacy and insuficiente for grading as low or hight grade: outcome, clinico-pathlogical correlates, and preditive role of p16 and Ki67 biomarker staining. J Low Gen Tract Dis 2015; 19(1):35-45.

18. Machado JP, Nascimento AJ, Leonart MSS. Citologia em meio líquido para exame de citologia cervicovaginal. Estudo comparativo sobre atividade fixadora de etanol e de formaldeído. Rev Int Adolfo Lutz 2008; 67(2):148-55.

19. Ministério da Saúde. Instituto Nacional do Câncer. Diretrizes brasileiras para o rastreamento do câncer do colo do útero. Rio de Janeiro; 2016. Disponível em: http://www1.inca.gov.br/inca/Arquivos/Diretrizes_rastreamento_cancer_colo_utero.pdf.

20. Reich O, Regauer S, McCluggage WG, Bergeron C, Redman C. Defining the cervical transformation zone and squamocolunar junction: can we reach a common colposcopic and histologic definition? Int J Gynecol Pathol 2017; 36(6):517-22.

21. Mitchell MF, Schottenfeld D, Tortolero-Luna G, Cantor S, Kortum RR. Colposcopy for the diagnosis of squamous intraepithelial lesions: a meta-analysis. Obstet Gynecol 1998; 91(4):626-31.

22. Hong DK, Kin SA, Lim KT, Lee KH, Kim TJ, So KA. Clinical outcome of high-grade cervical intraepithelial neoplasia during pregnancy: a 10-years experience. Eur J Obstet Gynecol Repro Biol 2019; 235(5):173-6.

23. Soutter WP, Sasieni P, Panoskaltsis T. Long-term risk of invasive cervical cancer after treatment of squamous cervical intraepithelial neoplasia. Int J Cancer 2006; 118(8):2048-55.

24. Ghaem-Maghami S, Sagi S, Majeed G, Soutter W. Incomplete exsicion of cervical intraepithelial neoplasia and risk of treatment failure: a meta-analysis. Lancet 2007; 8(11): 985-93.

25. Arbyn M, Redman CWE, Verdoodt F, Kyrgiou M, Tzafetas M, Ghaem-Maghami S et al. Incomplete excisional of cervical precancer as a predictor of treatment failure: a systematic review and meta-analysis. Lancet Oncol 2017; 18(12):1665-79.

CAPÍTULO 14

Lesões precursoras do câncer de vulva e vagina

Neila Maria de Góis Speck

INTRODUÇÃO E DEFINIÇÕES

O câncer de vulva é neoplasia pouco comum, representando 4 a 7% de todos os tumores malignos ginecológicos.[1,2] É doença da mulher após a quinta década de vida.[3]

A incidência mundial é 2,5:100.000 mulheres, com aumento de até 25:100.000 após os 75 anos.[4] No Brasil, em 2009, a incidência de câncer de vulva relacionado com o papilomavírus humano (HPV) foi 0,5 a 1,7:100.000 mulheres por ano, incidência de registros realizados em Brasília, Cuiabá, Goiânia e São Paulo.[5]

Já o câncer primário de vagina é raro, com taxa de 0,6:100.000 mulheres. Sua lesão precursora, neoplasia intraepitelial de vagina (NIVA), é 100 vezes menos frequente que a neoplasia de colo (NIC), com taxas 0,2:100.000 mulheres, e representa 0,5 a 1% das neoplasias intraepiteliais do trato genital inferior.[5]

A classificação é a semelhança das lesões do colo do útero em neoplasia intraepitelial vulvar (NIV) e neoplasia intraepitelial vaginal (NIVA), de baixo (lesão grau I) e alto grau (lesões grau II e III); não há evidência de que o processo seja evolutivo do grau I ao III. As lesões de baixo grau representam a reação atípica da infecção transitória produzida pelo HPV.

NEOPLASIA INTRAEPITELIAL DA VULVA

A Sociedade Internacional para Estudos de Doenças Vulvovaginais (ISSVD) atualizou a terminologia em 2004, passando a chamar a NIV I condiloma plano, processo viral reativo ou efeito citopático do HPV, e as NIV II e III foram agrupadas e denominadas NIV de tipo usual ou clássico. Esta, por sua vez, foi subdividida morfologicamente em condilomatosa ou verrucosa, basaloide ou mista. A NIV de tipo diferenciado foi separada das anteriores. Para casos não classificáveis nas categorias citadas, aplica-se NIV de tipo não escamoso, por exemplo, na doença de Paget e no melanoma *in situ* vulvar.[6,7,8,9] Já a Associação Americana de Colposcopia e Patologia Cervical (ASCCP) e o Colégio Americano de Patologistas (ACP) passaram a chamar de acordo com a terminologia LAST *(lower anogenital squamous terminology)*, em 2012, em neoplasia de baixo e alto grau, à semelhança da terminologia citológica de Bethesda.[9] Em 2015, a ISSVD adoto também o padrão da terminologia LAST. Porém, questiona essa terminologia devido ao fato de não incluir as NIV do tipo diferenciado, além do caráter benigno e autolimitado das lesões de baixo grau, tratando-se de excesso no diagnóstico e risco de tratamento, o que é desnecessário. Porém, colocam que a vantagem dessa terminologia está na padronização, tornando uniforme a classificação para clínicos e patologistas.[10]

TABELA 1   Terminologias das neoplasias intraepiteliais vulvares[7,9,10]

Nomenclatura ISSVD 1986	Nomenclatura ISSVD 2004	Terminologia LAST 2012 / ISSVD 2015
NIV I	Condiloma plano, processo viral	Lesão de baixo grau
NIV II e III	NIV usual: ▪ verrucoso ▪ basaloide ▪ misto	Lesão de alto grau
NIV III diferenciado ou simples	NIV diferenciado	NIV diferenciado

Epidemiologia

A incidência da lesão de alto grau da vulva vem aumentando em coincidência com a alta incidência da infecção pelo HPV. Representa 90% de todos os diagnósticos de NIV. Tem predileção por mulheres relativamente jovens, entre 30 e 40 anos de idade. O tabagismo está associado em 60 a 80% dos casos e é frequente em portadoras de imunossupressão. Condiloma, história de herpes genital e HIV são achados comuns nas mulheres com lesão de alto grau da vulva. A despeito do aumento da incidência de NIV, não se tem observado acréscimo dos casos de carcinoma espinocelular de vulva. O potencial de progressão dessas lesões é baixo, menor do que 10%, e, quando ocorre, é para o carcinoma do tipo basaloide ou verrucoso.[7,11]

A NIV diferenciada representa pequena proporção quando comparada a lesão de alto grau, com menos de 10% dos casos. Ocorre em mulheres na pós-menopausa, com média etária de 67 anos, e é frequente o seu achado adjacente ao carcinoma de células escamosas da vulva. Tem associação com as dermatoses vulvares, principalmente com o líquen escleroso e prová-

vel ao líquen plano. É lesão com alto potencial de malignidade, com risco de evolução para o carcinoma queratinizante, acima de 35%.[11]

Diagnóstico

Clínico

A queixa mais frequente é o prurido, presente em cerca de 60% dos casos, podendo ser intenso e com duração de vários anos. Ardência, desconforto ao coito, engrossamento da pele, edema local e mudanças da cor da pele da vulva também podem ser referidos. Aproximadamente 20% dos casos não apresentam sintomas.[9,12]

Exame ginecológico e vulvoscópico

A lesão de alto grau apresenta aspecto característico da infecção clínica provocada pelo HPV, com lesões verrucosas distribuídas em áreas principalmente sem pelos, com preferência pela região perineal (Figura 1). Em geral essas lesões são multifocais, com associação à NIC, NIVA e

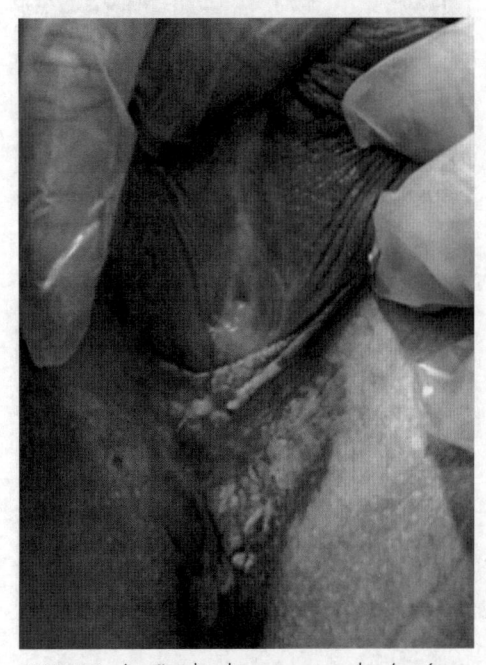

FIGURA 1   Lesão de alto grau na vulva (períneo, introito, perianal): aspecto papilar e pigmentação acinzentada, entremeada com áreas brancas.

NIA. Apresenta em geral coloração branco-acinzentada ou amarronzada (Figura 2). Após a aplicação do ácido acético a 5%, torna-se intensamente branca. O uso do colposcópio é importante para definição da extensão das lesões.[8]

A NIV diferenciada se apresenta como lesão branca espessada e queratótica, em geral unifocal, acometendo áreas com pelos, preferencialmente área periclitoridiana ou vestíbulo. Quando associada ao líquen, apresenta concomitantemente perda da pigmentação da pele, apagamento dos pequenos lábios, encapuzamento do clitóris, com hipocromia e liquenificação, associada ou não a escoriações, relativas ao prurido (Figura 3). O uso do colposcópio associado ao uso do ácido acético não se faz necessário, tendo importância o exame clínico da vulva com boa iluminação.

O padrão ouro no diagnóstico final da NIV é a histologia, de modo que a biópsia nas áreas suspeitas é obrigatória.

Histopatologia

Os achados histopatológicos das NIV são descritos pelos padrões morfológicos descritos pela ISSVD (2004, 2015).[6,7,10]

Na NIV usual de tipo condilomatoso/verrucoso/bowenoide, ou lesão de alto grau, observa-se padrão de crescimento condilomatoso com epitélio acantótico com papilomatose, paraqueratose, com figuras de mitose atípicas e células disqueratóticas isoladas de permeio.

A NIV usual de tipo basaloide caracteriza-se por lesão plana com pouca ou ausência de hiperceratose e paraceratose, constituída de pequenos queratinócitos displásicos, lembrando células epidérmicas basais sem ou com esparsas manifestações de efeitos citopáticos do HPV nas camadas mais superficiais.

A NIV usual mista caracteriza-se por lesão verrucosa com sobreposição ou associação das características basaloides e bowenoides.

O estudo imuno-histoquímico da p16 tem seu valor no diagnóstico da lesão de alto grau, correlacionado à presença do HPV de alto risco oncogênico. É positivo em quase 100% dos casos.

Na NIV diferenciada, verifica-se acantose com alongamento das cristas epiteliais e paraceratose, células atípicas e atividade mitótica confinadas à porção basal do epitélio. Em topografia parabasal observam-se queratinócitos prematuramente diferenciados, com abundante citoplasma eosinofílico, nucléolo e pontes intercelulares proeminentes, sem sinais morfológicos de infecção por HPV.[7]

O uso de estudo imuno-histoquímico pela p53 pode ter valor para diagnosticar a NIV diferenciada em casos de difícil conclusão. Há coloração da camada basal em mais de 90%, com extensão da coloração acima dessas células, em altas concentrações.[11]

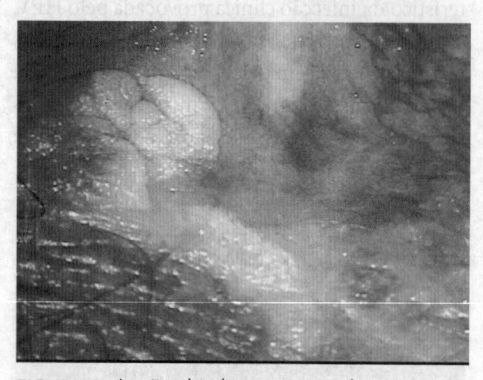

FIGURA 2 Lesão de alto grau na vulva (introito): aspecto papilar, placas brancas e pigmentadas.

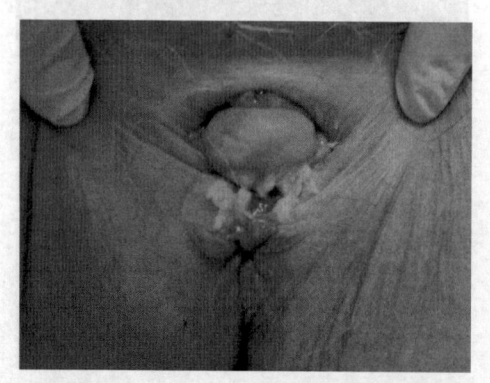

FIGURA 3 Neoplasia intraepitelial vulvar (NIV) diferenciada associada a líquen escleroso em paciente submetida a vulvectomia por CEC de vulva.

Tratamento

O objetivo do tratamento está em evitar a progressão para o carcinoma invasor, conservar a anatomia da região, minimizar os sintomas e as complicações.[13]

É importante caracterizarmos o tipo histológico da NIV, pois é por meio dele que adotaremos conduta mais ou menos radical. Também há diferença nas formas de tratamento quando a neoplasia atinge área pilificada.

Para NIV diferenciada, a melhor recomendação é a excisão com bisturi ou alça de alta frequência, com o objetivo de obter peça para estudo anatomopatológico devido ao risco de achado de microinvasão em cerca de 10 a 20% dos casos. Na técnica cirúrgica, estabelecer margens de segurança, em torno de 0,5 a 1 cm e profundidade de 1 mm, quando a lesão for em mucosa, e 3 mm, quando em pele.[6]

Já para as lesões de baixo grau, a conduta é expectante com controle, pois são lesões com potencial benigno e altas taxas de regressão espontânea. Para as lesões de alto grau, modalidades terapêuticas medicamentosas semelhantes às utilizadas para tratamento de condiloma, estão sendo utilizadas com o intuito de preservação do órgão, principalmente por acometer mulheres jovens. Os medicamentos listados a seguir não têm aprovação da Agência Nacional de Vigilância Sanitária (Anvisa) para esse fim, porém várias publicações têm demonstrado algum benefício (uso *off label*):

O 5-fluorouracil (5-FU) tópico pode ser aplicado sobre a lesão, 1 a 2 vezes por semana, no total de 6-10 semanas, tomando-se o cuidado de lavar após 2 horas. Só o utilizamos em caso de lesão recidivante e em pacientes imunossuprimidas.[14]

O ácido tricloroacético a 70 a 80% é utilizado para lesão pequena e unifocal, com aplicação local semanal no total de até 4 semanas.

O cidofovir é fármaco com amplo espectro de atividade antiviral, agindo por induzir a apoptose da célula infectada pelo HPV. Manipulado para uso local na forma de creme, tem mostrado em alguns estudos redução das lesões neoplásicas vulvares, porém o alto custo da medicação inviabiliza seu uso em nosso meio.[6]

Como tratamento imunomodulador, o imiquimode tem ganhado adeptos. O mecanismo de ação é induzir a imunidade inata e celular. A posologia de um sachê de 250 mg, aplicado sobre a vulva, 3 vezes por semana, no total de até 16 semanas, já tem o uso consagrado no tratamento de condilomas. Na lesão de alto grau tem sido relatado para preservação da anatomia da vulva, convertendo vulvectomias em simples excisões locais. Pode ser utilizado só, ou em combinação com outros tratamentos. Outros benefícios seriam a regressão a distância de outras lesões HPV, induzidas no trato genital inferior e menor taxa de recidiva. O imiquimode geralmente é bem tolerado, mas nas áreas de aplicação podem aparecer alguns efeitos colaterais, como eritema, edema, dor, prurido, descamação, vesículas, úlceras superficiais, formação de crostas. Eventualmente, podem ocorrer efeitos sistêmicos como sintomas *flu-like*, que incluem cefaleia, coriza e mialgia, em menos de 3% dos casos. Essas reações possivelmente são ligadas à liberação das citocinas pró-inflamatórias induzidas pelo medicamento, cuja associação com a eficácia do tratamento é positiva.[6,15] A resposta a essa medicação traduz a real natureza da lesão, sendo vista como um teste biológico, segundo metanálise não publicada; aquela lesão não responsível ao fármaco pode ser considerada a real lesão precursora do câncer, sendo necessária a sua exérese.[16]

Dentre as modalidades cirúrgicas, a vaporização a *laser* é a mais conservadora. A destruição tecidual ocorre pelo aumento da temperatura da célula até que a água intracelular se transforma em vapor, evaporando a célula. O resultado estético e funcional é excelente. A excisão da lesão pode também ser realizada com o laser de CO_2, com raio focalizado. A taxa de cura, conforme Penna et al.,[17] após uma sessão de vaporização, é de 76,9%, de excisão é de 78,4% e após 2 sessões é de 96,8%. As complicações são mínimas, só ocorrendo por uso inadequado do método.

A *skinning* vulvectomia é apropriada para a lesão de alto grau multifocal da mulher jovem. O tecido celular subcutâneo é preservado, mantendo o contorno da vulva.

A vulvectomia simples estaria indicada para a mulher idosa, com envolvimento extenso pela neoplasia.

Acompanhamento

As lesões de alto grau da vulva têm altas taxas de recidivas, 15% para lesão unifocal e 25% para enfermidade multifocal. Fatores de risco para novas lesões ou progressão para invasão são: multifocalidade, comprometimento de margens e microinvasão. Imunossupressão pelo HIV também representa risco três vezes maior de recidiva. Metade das mulheres após o tratamento com excisão ou *laser* requererá uma segunda intervenção terapêutica no prazo de 14 anos.[13]

O risco de progressão para carcinoma invasivo é incerto. A taxa de progressão da lesão de alto grau para CEC é estimada em menos de 10% dos casos; para NIV do tipo diferenciada é estimada em 30 a 35%.[12,18]

É recomendável maior vigilância em relação aos casos tratados nos primeiros 6 meses; a cada recidiva, as mesmas terapêuticas instituídas e descritas anteriormente podem ser utilizadas. O uso do imunomodulador imiquimode e do 5-fluorouracil são boas armas para casos recidivados e em pacientes imunossuprimidas na lesão de alto grau. Após o controle da doença é recomendável exame clínico de 6 em 6 meses nos primeiros 2 anos.[18,19]

NEOPLASIA INTRAEPITELIAL DA VAGINA

Epidemiologia

As neoplasias intraepiteliais da vagina (NIVA) são afecções provocadas pelo papilomavírus (HPV), em geral sincrônicas às lesões de colo do útero (NIC) e/ou vulva (NIV). Pacientes que representam grupo de risco para o aparecimento dessas lesões são: as imunossu-primidas, tabagistas, as tratadas por neoplasia intraepitelial ou invasora do colo do útero, pós-radioterapia de câncer cervical uterino e filhas de mães que usaram dietiletilbestrol (DES). A faixa etária de acometimento tem diminuído em decorrência da infecção por HPV, o que anteriormente era descrito na sexta década de vida.

Os tipos de HPV prevalentes são os de alto risco, sendo que nas neoplasias de alto grau predominam os tipos 16 e 18.

O potencial maligno dessas lesões é provável, porém a história natural não é bem definida. Conforme Aho et al. (1991), em 5 anos, se essas lesões não forem tratadas, 9% evoluem para carcinoma invasor, 13% persistem e 78% apresentam regressão espontânea. A lesão que tem risco progressivo é a NIVA III e merecedora de tratamento; já a NIVA I representa manifestação da infecção pelo HPV e com alta taxa de regressão espontânea.[20] Em outro estudo, a taxa de progressão em 205 mulheres diagnosticadas com lesão de alto grau foi de 5,8% com a média de 54,6 meses.[21]

Diagnóstico

Clínico

Em geral essas lesões são assintomáticas; o exame que alerta para a presença da NIVA é a citologia oncótica alterada em face de exame do colo normal.

Colposcopia

O local de maior acometimento é o terço superior da cavidade vaginal. A avaliação colposcópica da vagina deve compreender à inspeção das paredes laterais, anterior e posterior, utilizando o ácido acético a 3% e a solução de Schiller, esta tendo grande importância na identificação de tais lesões. As imagens mais frequentemente encontradas são as acetobrancas micropapilares, de caráter isolado ou difuso, e em cerca de 75% das vezes em concomitância com neoplasia intraepitelial de colo (NIC) (Figuras 4 e 5). De acordo com o agravo histológico, a lesão apresenta maior densidade do branco, com menor captação do iodo no teste de

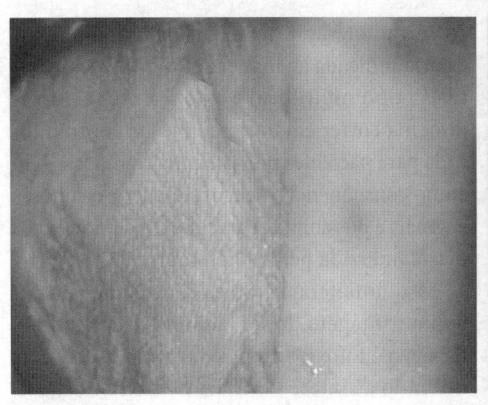
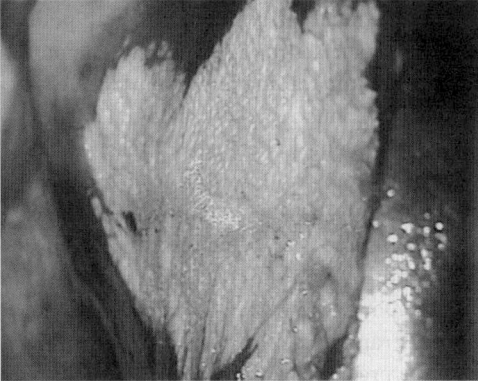

FIGURA 4   Neoplasia intraepitelial vaginal (NIVA) de alto grau em parede lateral direita, extensa, manifestando-se com epitélio acetobranco denso e micropapilar (visão colposcópica com ácido acético e o teste de Schiller).

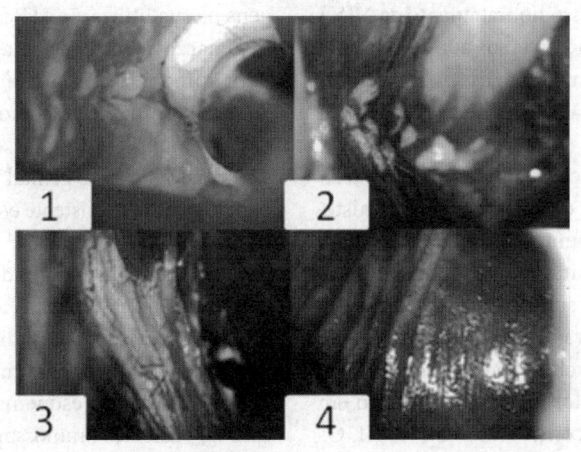

FIGURA 5   Neoplasia intraepitelial vaginal (NIVA) de alto grau, em parede lateral direita, visão colposcópica (1 e 2), o tratamento com vaporização a *laser* de CO_2 (3) e 4 semanas após o tratamento (4).

Schiller. Nas lesões de vagina em paciente histerectomizada, costuma ocorrer na linha de sutura da cúpula, e, nos ângulos vaginais de 3 e 9 horas, as conhecidas "orelhas de cachorro" (*dog ears*). Identificada a lesão, é necessária a biópsia para confirmação histopatológica.[22]

Histopatologia

É graduada, à semelhança das lesões de colo do útero, em grau I, II e III, ou de acordo com nova terminologia LAST (2012), NIVA de baixo e alto graus.[9]

Tratamento

Na condução terapêutica é necessária a preocupação com a preservação do órgão copulador. Assim, técnicas conservadoras devem ser utilizadas. Para as lesões grau I, que são consideradas manifestação da infecção pelo HPV, a conduta é expectante, com controle a cada 6 meses durante 2 anos. Caso após esse período haja persistência de lesão, conduta ativa pode ser indicada ou o acompanhamento também é aceitável.

O tratamento da NIVA de alto grau pode ser por meio da destruição ou excisão. É importante a demarcação da lesão com o teste de Schiller, facilitando a aplicação do tratamento.

As lesões únicas, bem delimitadas, podem ser tratadas com a utilização do ácido tricloroacético (ATA) a 70 ou 80%, com swab embebido, aplicando sobre a lesão, em sessões semanais, perfazendo um total de até quatro aplicações.

A vaporização a laser de CO_2 é excelente opção terapêutica, visto que o método é de extrema precisão cirúrgica, com seletividade sobre a área onde é aplicado, sem condução térmica, sem fibrose ou cicatriz (Figura 5). A profundidade de ablação é em torno de um milímetro.[23]

As taxas de sucesso no tratamento da NIVA com laser, conforme diversos autores, variam de 68 a 87% com uma ou mais sessões respectivamente. A recidiva ocorre, em geral, na doença multifocal.[22,23]

A colpectomia estaria indicada primariamente nas NIVA III de ápice vaginal pós-histerectomia. O tratamento com destruição para essas lesões apresenta o risco de deixar lesão residual na linha de sutura. A excisão cirúrgica também tem como vantagem, no caso, o estudo histopatológico, excluindo doença invasiva. Hoffman et al. relataram 28% de invasão em casos de pacientes consideradas NIVA III. Os trabalhos mostram baixa taxa de recidiva com essa modalidade de tratamento.[23] Tem como inconveniente na técnica cirúrgica a perda sanguínea e hematomas, encurtamento vaginal e estenoses, atrapalhando a função coital, atonia vesical e incontinência urinária e dificuldade de abordagem em pacientes irradiadas.[25]

A eletrocirurgia para lesão vaginal foi realizada por Fanning et al. (1999), analisando 15 casos de NIVA recidivante; obtiveram resposta completa em todos. Na técnica cirúrgica, recomenda-se injeção de anestésico local, para promover o levantamento da mucosa epitelial separando-a do tecido conjuntivo. A técnica não é indicada para NIVA de parede anterior e posterior pelo risco de lesar bexiga e reto.[26]

A radioterapia, na forma de braquiterapia, estaria indicada apenas em NIVA III recidivante, do tipo multifocal e extensa. As recidivas podem ocorrer em torno de 14%. É contraindicada para pacientes previamente irradiadas. Tem como consequência o encurtamento e estenoses vaginais e possibilita aparecimento de nova neoplasia induzida pela radioterapia.

A quimioterapia tópica com 5-fluorouracil tem a vantagem de ser facilmente aplicada. É fármaco citotóxico com efeito antiproliferativo, inibindo a síntese do DNA e do RNA celular, promovendo necrose da lesão. Tem efeito imunoestimulador, pois estimula a liberação de interferon endógeno local, ação antiviral, pois impede a replicação do HPV. Como desvantagens na sua utilização: desconforto local como inflamação e erosão do epitélio podem ocorrer, bem como a formação de úlceras crônicas e adenose vaginal. Tem como boa indicação pacientes imunossuprimidas, com síndrome pré-neoplásica do trato genital inferior e pacientes com neoplasia persistente e/ou recidivante após tratamento convencional.[14]

Recomendamos o uso de 2,5 g intravaginal com frequência quinzenal, após a utilização do 5FU, aplicação durante 3 dias consecutivos de acetato de clostebol para minimizar os efeitos colaterais. Fazer o esquema até 6 meses e, no caso de pacientes imunossuprimidas, manter o uso indefinidamente. Caso a paciente apresente muitos efeitos colaterais, é possível a manipulação do fármaco na concentração a 1% em gel hidrofílico.[27] Speck et al. (2004),[14] associando o 5FU após o tratamento com laser em pacientes imunossuprimidas e casos recidivantes, obtiveram resposta completa em 66%. Na Escola Paulista de Medicina, o 5FU faz parte de protocolo associado a laserterapia em pacientes imunossuprimidas.[14,22]

Outra modalidade atual terapêutica é o uso do imiquimode intravaginal. Não há aprovação do seu uso em vagina pela Anvisa, porém trabalhos mostram resultados satisfatórios, com melhora significativa das lesões multifocais, com diminuição da gravidade histológica e resolução, em lesões persistentes após laserterapia.[15] Em revisão sistemática e metanálise, em 6 estudos que avaliaram o uso do imiquimode vaginal, a resposta completa ocorreu em 76,5%, clareamento da infecção pelo HPV em 3 estudos de 52,5% e ausência de recidiva em 94,3%.[28]

COMENTÁRIOS FINAIS

Não há programas estabelecidos de rastreamento das neoplasias vulvares e vaginais. Estratégias baseadas na educação sexual, diminuição dos números de parceiros, uso de *condom* nas relações sexuais, diminuição do tabagismo e exames ginecológicos rotineiros são orientações básicas na prevenção dessas afecções. As vacinas profiláticas contra os tipos de HPV 16 e 18, isolados (vacina bivalente) ou em associação aos HPV 6 e 11 (vacina quadrivalente), ou mais recentemente a vacina nonavalente, que acrescenta os tipos 31, 33, 45, 52 e 58, têm mostrado eficácia de 100% na prevenção da NIV e da NIVA, provocadas por esses tipos virais.[8,29]

Apesar do aumento da incidência dessas neoplasias em mulheres jovens, não se tem observado aumento dos casos de câncer.

REFERÊNCIAS BIBLIOGRÁFICAS

1. Whitcomb BP. Gynecologic malignancies. Surg Clin N Am 2008; 88:301-17.
2. Smith JS, Backes DM, Hoots BE, Kurman RJ, Pimenta JM. Human pappilomavirus type: distribution in vulvar and vaginal cancers and their associated precursors. Obstet Gynecol 2009; 113:917-24.
3. Sarian LOZ, Marshall PS, Derchain SFM, Torres JCC, Santos ACP, Souza GA. Invasão linfática clinicamente não detectável do câncer vulvar. Rev Assoc Med Bras 2005; 51:228-32.
4. Jones RW, Baranyai J, Stables S. Trends in squamous cell carcinoma of the vulva: the influence of vulvar intraepithelial neoplasia. Obstet Gynecol 1997; 90:448-52.
5. Cancer Research UK. Latest UK Cancer Incidence (2008) and Mortality (2008). Summary. June 2011. European Age-Standardised (AS) Rate. Disponível em: http://www.cancerresearchuk.org/cancerinfo/prod_consump/groups/cr_common/@nre/@sta/ documents/generalcontent/cr_072108.pdf; acessado em: março de 2015.
6. Preti M, Scurry J, Marchitelli CE, Micheletti L. Vulvar intraepithelial neoplasia. Best Practice & Research Clin Obstet Gynaecol 2014; 28:1051-62.
7. ISSVD – International Society for the Study of Vulvovaginal Disease. Disponível em: www.issvd.org; acessado em: abril de 2015.
8. Cardial MFT, Speck NMG, Martins NV. Conduta terapêutica nas neoplasias intraepiteliais escamosas. In: Martins NV. Patologia do trato genital inferior. 1.ed. São Paulo: Roca, 2005. p.714-29.
9. Darragh TM, Colgan TJ, Cox JT, Heller DS, Henry MR, Luff RD et al.; members of LAST Project. The Lower Anogenital Squamous Terminology Standardization Project for HPV-Associated Lesions: background and consensus recommendations from the College of American Pathologists and the American Society for Colposcopy and Cervical Pathology. Arch Pathol Lab Med 2012; 136:1266-97.
10. Bornstein J, Bogliatto F, Haefner HK, Stockdale C, Preti M, Bohl TG, Reutter J, for the ISSVD Terminology of Vulvar Squamous Intraepithelial Lesions. J Lower Gen Tract Dis 2016; 20:11.
11. Van de Nieuwenhof HP, Van der Avoort IAM, Hullu JA. Review of squamous premalignant vulvar lesions. Critical Reviews in Oncology/Hematology 2008; 68:131-56.
12. Plantier F, Moyal-Barracco M. Comprende les néoplasies intraépithéliales vulvaires. Annales de Dermatologie et de Vénéréologie 2009; 136:145-51.
13. Jones RW, Rowan DM, Stewart AW. Vulvar intraepithelial neoplasia: aspects of the natural history and outcome in 405 women. Obstet Gynecol 2005; 106(6):1319-26.
14. Speck NMG, Ribalta JCL, Focchi J, Costa RRl, Kesselring F, Freitas CG. Low – dose 5 – fluorouracil adjuvant in laser therapy for HPV lesions in immunosuppressed patients and cases of difficult control. Eur J Gynaec Oncol 2004; 25:597-99.
15. Iavazzo C, Pitsouni E, Athanasiou S, Falagas ME. Imiquimod for treatment of vulvar and vaginal intraepithelial neoplasia. Int J Gynecol Obstet 2008; 101:3-10.
16. Preti E, Gandini S, Spolti N, Sideri M. Is topical imiquimod the first line treatment for usual vular intraepithelial neoplasia? A meta-analysis. 2014 not published. Apresentado no International Society for the Study of Vulvovaginal Disease XXV World Congress. 2019 Sept 18-20. Torino (Italy).
17. Penna C, Fallani MG, Fambrini M, Zipoli E, Marchionni M. CO2 Laser surgery for vulvar intraepithelial neoplasia: excisional, destructive and combined techniques. J Reprod Med 2002; 47:913-18.

18. Iyengar S, Acheson N. Premalignant vulval conditions. Obstetrics, Gynaecology and Reproductive Medicine 2008; 18:60-3.

19. Speck NMG, Costa RRL, Kesselring F, Freitas VG, Ribalta JCL, Kobata MP et al. Grade 3 vulvar and anal intraepithelial neoplasia in a HIV seropositive child: therapeutic. Case report. Clin Exp Obst & Gyn 2005; 32:138-40.

20. Aho M, Vesterinen E, Meyer B et al. Natural history of vaginal intraepithelial neoplasia. Cancer 1991; 68:195-7.

21. Sopracordevole F, Barbero M, Clemente N, Fallani MG, Cattani P et al. High-grade vaginal intraepithelial neoplasia and risk of progression to vaginal cancer: a multicentric study of the Italian Society of Colposcopy and Cervical-vaginal Pathology (SICP-CV). European Review for Medical and Pharmacological Sciences 2016; 20:818-24.

22. Ribalta JCL, Speck NMG. Condutas em patologia do trato genital inferior. São Paulo: Atheneu, 2013. v.3. p.129.

23. Yalcin OT, Rutherford TJ, Chambers SK et al. Vaginal intraepithelial neoplasia: treatment by carbon dioxide laser and risk factors for failure. Eur J Obstet Gynecol Repr Biol 2003; 106:64-8.

24. Hoffman JS, Kumar NB, Morley GW. Microinvasive squamous carcinoma of the vulva: search for definition. Obstet Ginecol 1983; 61:615-9.

25. Baquedano L, Lamarca M, José Y, Rubio P, Ruiz M A. Neoplasia vaginal intraepitelial. Rev Chil Obstet Ginecol 2013; 78:134-8.

26. Fanning J, Manahan KJ, Mclean SA. Loop electrosurgical excision procedure for partial upper vaginectomy. Am J Obstet Gynecol 1999; 181:1382-5.

27. Syed TA, Qureshi ZA, Ahmad SA, Ali SM. Management of intravaginal warts in women with 5-fluorouracil (1%) in vaginal hydrophilic gel: a placebo-controlled double-blind study. Int J STD & Aids 2000; 11:371-4.

28. Tranoulis A, Laios A, Mitsopoulos V, Lutchman-Singh A, Thomakos N. Efficacy of 5% imiquimod for the treatment of vaginal intraepithelial neoplasia: a systematic review of the literature and a meta-analysis. Eur J Obstet & Gynecol and Reprod Biol 2017; 218:129-36.

29. Zhai L, Tumban E. Gardasil-9: a global survey of projected efficacy. Antiviral Research 2016; 130:101-9.

CAPÍTULO 15

Leiomioma uterino

Rodolfo Strufaldi
Marcelo Luis Steiner
Luciano de Melo Pompei
César Eduardo Fernandes

INTRODUÇÃO

Os leiomiomas uterinos se constituem em uma das doenças ginecológicas mais prevalentes durante a vida das mulheres, principalmente durante o período reprodutivo, representando uma das principais indicações operatórias na prática do cirurgião ginecológico. São tumores monoclonais benignos de células miometriais de musculatura lisa e se constituem de grande quantidade de matriz extracelular contendo colágeno, proteoglicanos e fibronectina.[1]

A origem e o mecanismo de desenvolvimento desses tumores ainda não são completamente esclarecidos. As teorias a respeito do desenvolvimento e do crescimento dos leiomiomas envolvem múltiplos fatores, e uma das mais aceitas sugere que as células miometriais sofrem mutações somáticas que promovem a perda da regulação do crescimento, originando um grupo de células monoclonais que fazem parte da composição do nódulo de leiomioma. Esse crescimento é resultado de uma complexa interação entre os esteroides sexuais e os fatores de crescimento.[2]

Assim como o estrogênio, também a progesterona é considerada fator promotor do crescimento dos leiomiomas, tendo sido demonstradas maiores concentrações de estrogênio no tumor do que no miométrio imediatamente adjacente. Os efeitos mitogênicos do estrogênio são mediados comumente por outros fatores, com evidências de que o estrogênio estimula também os receptores de progesterona.[3]

Do ponto de vista epidemiológico, mais de 70% das histerectomias realizadas na América do Norte são realizadas para tratamento de doenças benignas do útero, entre elas o leiomioma representa aproximadamente 200.000 cirurgias por ano, com uma taxa de histerectomia de 1,9 por 1.000 mulheres por ano, associando-se a alta morbidade e mortalidade, resultando impacto econômico de gasto aproximado de 2,2 bilhões de dólares por ano.[4]

CONCEITO E CLASSIFICAÇÃO

A designação científica de leiomioma uterino (leio = liso; mio = músculo; oma = tumor benigno) é de um tumor benigno composto basicamente de fibras musculares lisas, entrelaçadas por tecido conectivo que cresce interna e externamente ao útero, podendo alterar seu formato. São os tumores pélvicos sólidos mais frequentemente detectados entre 35 e 50 anos de idade, podendo tornar-se sintomáticos em 20 a 50% das mulheres, sendo ainda assintomáticos para uma grande parcela da população feminina.[1]

De acordo com sua localização em relação ao miométrio, os leiomiomas podem ser classificados em corporais, em 98% dos casos, ou cervicais. Os corporais podem ser subdivididos em submucosos (subjacentes ao endométrio, podendo ser pediculados e exteriorizar-se pelo canal cervical, denominados leiomioma parido); intramurais (na espessura do miométrio) e subserosos (na superfície externa do útero, recobertos pelo peritônio e podendo ou não ser pediculados). Em 2011, a Federação Internacional de Ginecologia e Obstetrícia (FIGO) propôs uma classificação em tipos de leiomiomas de 0 a 8 para padronizar investigações clínicas, baseada em níveis de penetração dos tumores no miométrio, sendo os leiomiomas do tipo 8 aqueles sem nenhuma relação com o miométrio, incluindo lesões cervicais.[5]

EPIDEMIOLOGIA

A idade é o principal fator de risco, com maior incidência até os 50 anos e regressão dos leiomiomas após a menopausa natural ou cirúrgica. Estudos demográficos demonstram que a etnia negra tem risco relativo de 2 a 9 vezes maior em relação à raça branca, com os leiomiomas surgindo mais precocemente, sendo normalmente mais numerosos, maiores e apresentando frequentemente sintomas mais intensos.[6] Os antecedentes familiares de primeiro grau portadores de mioma aumentam o risco em 2,2 vezes.[5] A obesidade eleva a incidência de leiomioma em 20% a cada 10 kg de acréscimo no ganho ponderal. Esse aumento pode ser explicado pela diminuição da síntese hepática da proteína carreadora dos hormônios sexuais (SHBG) e a elevação do nível de estroma circulante, em decorrência da conversão periférica de androstenediona pela aromatase no tecido adiposo.[7]

Por outro lado, como fatores de proteção, pode-se citar a paridade, com diminuição do risco de desenvolver mioma a cada gestação, reduzindo a 1/5 após 5 gestações. Além disso, o uso de anticoncepcional hormonal combinado, pode reduzir em até 17% o risco de leiomioma a cada 5 anos de uso. Dados têm mostrado que o tabagismo promove um quadro de hipoestrogenismo relativo, resultando em 18% de redução de risco de leiomioma, quando o consumo de cigarros ultrapassa 10 cigarros por dia.[4]

ETIOPATOGENIA E FISIOPATOLOGIA

É conhecido que a predisposição genética e a presença dos esteroides sexuais possuem íntimo envolvimento na formação e no crescimento dos miomas. Frequentemente, estudos têm tentado mostrar a relação entre mutações somáticas, hormônios sexuais, fatores de crescimento e de citocinas na fisiopatologia dos leiomiomas.[7] Todavia, até o presente momento ainda permanece incerto se a ação dos esteroides sexuais estaria relacionada ao início da neoplasia ou se exclusivamente promoveria o crescimento do tumor.

Apesar de o estrogênio ser classicamente responsabilizado pelo crescimento do mioma, há evidências bioquímicas, patológicas e clínicas de que a progesterona tem fundamental papel na proliferação tumoral. Barbieri et al., em 1992, evidenciaram maior expressão de receptores de estradiol e de progesterona no tecido tumoral quando comparado ao miométrio adjacente.[8] Enquanto o estradiol estimula a produção de componentes da matriz extracelular, como o colágeno, proteoglicanos e fibronectina, a progesterona aumenta a atividade mitótica, inibindo a apoptose.[9]

Fatores de crescimento como o epidermoide (EGF) e o do endotélio vascular (VEGF) são expressos de forma aumentada no leiomioma, quando comparados com o miométrio adjacente, sendo essas expressões mediadas pelo estrogênio. A proteína Bcl-2, responsável pela inibição da apoptose celular, encontra-se expressa no leiomioma, e não no miométrio. Da mesma forma, o antígeno nuclear de proliferação celular (PCNA) e o Ki-67 (antígeno associado à proliferação celular) também têm sua expressão aumentada no leiomioma e estão vinculados à presença de progesterona.[10]

QUADRO CLÍNICO

Os leiomiomas são tumores uterinos de evolução lenta, e aproximadamente metade das mulheres portadoras de leiomiomas é assintomática. Quando apresentam sintomas, em sua grande maioria estão relacionados diretamente ao tamanho, ao número e à localização dos leiomiomas. Os subserosos, em sua maioria, não geram sintomas. Entretanto, quando volumosos, tendem a promover sintomas compressivos extrínsecos e a distorção anatômica de órgãos adjacentes. Os leiomiomas intramurais causam sangramento e dismenorreia, enquanto os miomas submucosos também promovem sangramentos irregulares, podendo ainda estar associados à disfunção reprodutiva.[11] A degeneração dos leiomiomas submucosos cervicais promovendo secreção vaginal sanguinolenta, derrame pleural, ascite, inversão uterina, estase de membros inferiores e tromboflebite secundária à compressão pélvica é outra manifestação citada com menor frequência na literatura. A transformação dos leiomiomas em lesões malignas, denominadas leiomiossarcoma, é um evento extremamente raro.[12]

Ocasionalmente, os leiomiomas podem acarretar dor pélvica aguda, após sofrer degeneração ou torção dos nódulos pediculados.[11] Cerca de 30% das pacientes podem apresentar manifestações clínicas como anemia, fadiga, taquicardia e astenia. Podem ainda cursar com dispneia, dor e edema de membros inferiores. Os leiomiomas podem também estar relacionados a intercorrências obstétricas, com aumento da incidência de abortamento, trabalho de parto prematuro e restrição do crescimento intrauterino.[13]

DIAGNÓSTICO

O diagnóstico do leiomioma uterino é realizado pela associação de uma rigorosa anamnese, dados do exame ginecológico e achados de exames de imagens. No exame físico, a palpação de tumores hipogástricos, bocelados, de consistência fibroelástica e às vezes com mobilidade laterolateral pode ser observada em face de massas volumosas. Nos casos de leiomioma parido, o exame especular pode visualizar o colo uterino entreaberto, com exteriorização do nódulo tumoral.

A gravidez se apresenta como diagnóstico de exclusão nos casos de metrorragia acompanhada de aumento do volume uterino em mulheres em idade reprodutiva. Além disso, o diagnóstico diferencial deve ser feito com outras afecções ginecológicas, adenomiose, adenomioma, pólipo endometrial, tumor anexial, endometriose, câncer de endométrio e sarcoma do útero.

Como o grande percentual de mulheres portadoras de leiomioma uterino é assintomático, o diagnóstico não raramente é um achado casual de exame físico ou ultrassonográfico. Quanto aos exames de imagens, são reconhecidos a importância e o destaque que ocupa a ultrassonografia, tendo grande valor no diagnóstico, acompanhamento e programação terapêutica. A histeroscopia e a ressonância nuclear magnética podem fornecer valiosas e minuciosas informações, principalmente nos casos em que o tratamento conservador em suas diversas modalidades passa a ser uma opção.

PROPEDÊUTICA COMPLEMENTAR

- Hemograma completo: importante exame na avaliação dos índices hematimétricos.
- Ultrassonografia pélvica ou transvaginal (USG): tem sido o exame mais empregado no estudo dos leimiomas, em razão de sua acessibilidade e relativo baixo custo. Quando realizada por profissionais experientes, é uma importante ferramenta na avaliação do tamanho e na localização dos leiomiomas, além do diagnóstico diferencial de grandes tumores anexiais. A abordagem transvaginal tem melhor acurácia para os miomas intramurais e submucosos, enquanto os subserosos volumosos podem ser mais bem observados com a utilização da via tran-

sabdominal. Nos casos de volumes uterinos extremamente aumentados, torna-se necessária a realização de ultrassonografia das vias urinárias para pesquisa de possível hidronefrose.[14]

- Ressonância nuclear magnética (RNM): embora de custo mais elevado, esse exame tem sido apontado como a modalidade mais sensível para a detecção em especial dos pequenos tumores uterinos.[14] A RNM como método diagnóstico possui sensibilidade de 85 a 99% e especificidade de 91 a 94%, e pode ser útil na diferenciação de leiomioma e da adenomiose focal, possibilitando diagnosticar nódulos de tamanho inferior a 5 mm, podendo demonstrar adequadamente a zona anatômica da submucosa, assim permitindo melhor planejamento cirúrgico. A principal indicação da RNM atualmente é para diferenciação de tumores pélvicos e para avaliação pré-miomectomia ou embolização das artérias uterinas.[15]

- Histerossonografia: exame ultrassonográfico realizado sob infusão de soro fisiológico na cavidade uterina. É uma modalidade complementar de imagem para a caracterização de massas uterinas focais, como pólipos e leiomiomas submucosos, com possibilidade de mensuração de extensão endometrial, com sensibilidade e especificidade de 90%.[16]

No entanto, por se tratar de uma técnica trabalhosa e com moderado desconforto para a paciente, tem sido uma alternativa pouco utilizada.[17]

- Histeroscopia: exame que consiste na introdução de uma ótica pelo canal cervical com o objetivo de avaliar a cavidade uterina, possibilitando a visão e a identificação precisa das lesões e o planejamento cirúrgico com a exérese de leiomiomas submucosos, pólipos endometriais e espessamento endometrial. Permite uma excelente avaliação endocavitária e dos nódulos submucosos, porém não permite a mensuração do com-

ponente intramural e da distância entre o nódulo e a serosa. Por esse motivo, a programação terapêutica está na dependência da soma dos achados na histeroscopia associados principalmente à ultrassonografia.[5]

TRATAMENTO

A indicação do tratamento leva em consideração inúmeros fatores, como sintomas, idade, número, tamanho e localização dos leiomiomas, desejo reprodutivo. Mulheres assintomáticas em sua maioria não necessitam de tratamento, apenas de acompanhamento clínico e exame ginecológico de rotina, exceto aquelas com leiomiomas muitos volumosos ou que venham a promover compressão ureteral. Como a imensa maioria das pacientes com leiomioma uterino torna-se assintomática após a menopausa, o tratamento medicamentoso pode tornar os sintomas aceitáveis até a parada completa do sangramento vaginal, evitando-se, assim, os riscos associados aos tratamentos cirúrgicos.[18]

Tratamento clínico

- Anticoncepcionais orais: não existem evidências de que o uso dos contraceptivos hormonais orais seja efetivo no tratamento de leiomiomas. Entretanto, tanto os anticoncepcionais combinados como aqueles com progestagênios isolados têm se mostrado eficazes na redução significativa do fluxo menstrual e na correção dos casos de sangramento uterino anormal.[19]

- Progestagênios: em função do baixo custo e da facilidade de administração, são utilizados no tratamento dos sangramentos relacionados à leiomiomatose. Os derivados da 19-norprogesterona apresentam maior efeito antiestrogênico, promovendo melhora nos casos de menorragia, usados tanto de forma contínua como ciclicamente, na segunda fase do ciclo menstrual. O acetato de medroxiprogesterona 150 mg, injetável intramuscular, trimestralmente, também pode ser utilizado por promover frequentemente amenorreia e controle do quadro de anemia. Habitualmente, os progestagênios não são utilizados para diminuir o volume dos leiomiomas, havendo evidências, inclusive, de que esse esteroide pode levar ao aumento no número e tamanho dos leiomiomas.[19]

- Atualmente, o dispositivo intrauterino contendo o progestagênio com levonorgestrel (DIU-LNG), originalmente utilizado como método anticoncepcional, tem sido muito valorizado em outras indicações não contraceptivas, podendo ser de grande valia no tratamento clínico do leiomioma, com redução do fluxo menstrual por ação direta do levonorgestrel sobre o endométrio.[21]

- Análogos agonistas do hormônio liberador das gonadotrofinas (a-GnRH): trata-se de medicações efetivas no tratamento clínico com sucesso no alcance de níveis de hipoestrogenismo, sendo a principal alternativa de tratamento conservador dos leiomiomas, como adjuvante das miomectomias, levando à redução de 35 a 60% do volume dos leiomiomas no período de até 3 meses.[22] Normalmente, sua utilização se faz com o objetivo de redução do volume pré-operatório dos leiomiomas. Em função dos efeitos provenientes do hipoestrogenismo, como sintomas vasomotores, perda de massa óssea, distúrbio do perfil lipídico e ressecamento vaginal, comumente não são utilizados durante período superior a 6 meses. A redução do volume do leiomioma pelo emprego do GnRH pré-operatório pode facilitar a ressecção histeroscópica de leiomiomas submucosos com menor perda sanguínea. Seus efeitos são transitórios, e os leiomiomas geralmente retornam ao tamanho pré-terapia após alguns meses da descontinuação do fármaco.[23]

- Moduladores seletivos dos receptores de progesterona (SPRM): são substâncias com ação nos receptores miometriais e endometriais, inibindo a ovulação sem produzir efeitos significativos nos níveis de estradiol. Um medicamento representante dessa classe é o acetato de ulipristal utilizado nas doses de 5 a 10 mg por dia, causando redução do volume do leiomioma. O mecanismo de ação está relacionado à inibição da proliferação celular, indução da apoptose e facilitação da reorganização da matriz extracelular. Não disponível no mercado brasileiro, esse medicamento no exterior é indicado como contraceptivo de emergência. Entretanto, seu uso a longo prazo demonstrou elevação dos níveis de creatinofosfoquinase (CPK), sem relação direta com eventos cardiovasculares, mas com alerta da agência regulatória europeia para grave hepatoxicidade, incluindo casos com indicação de transplante hepático. Aguardam-se, assim, maiores informações sobre seu perfil de segurança.[24]

- Anti-inflamatórios não esteroides (AINH): fármacos utilizados no tratamento e na redução de cerca de 30% do sangramento vaginal excessivo e na dismenorreia, por diminuição da síntese de prostaciclinas. Os mais utilizados são diclofenaco, ibuprofeno, naproxeno, ácido mefenâmico e piroxicam. Deve-se ficar atento ao uso em longo prazo, pois agentes podem produzir úlceras gástricas e hemorragias gastrointestinais.[25]

- Antifibrinolíticos: o ácido tranexâmico, derivado sintético da lisina, exerce o seu efeito por meio do bloqueio da fibrinólise na superfície endometrial, reversível dos locais de ligação da lisina sobre moléculas de plasminogênio, inibindo assim a ativação do plasminogênio em plasmina, que por sua vez é responsável pela degradação de fibrina. Tem sido usado como uma terapia não hormonal de primeira linha para o sangramento intenso associado com leiomiomas uterinos e sangramento, podendo ser utilizado associado ou não aos AINH. No entanto, o tratamento prolongado pode aumentar o risco de trombose de veias profundas.[26]

- Mifepristone (RU 486): apesar da descrição como possível utilização, este é um fármaco de rara utilização para o tratamento de leiomiomas. Atualmente apresenta-se disponível para tratamento de abortamento, quando administrada em baixas doses (2 a 5 mg/dia) em curto prazo, resultando em anovulação e inibição da menstruação em mais de 90% dos casos. Agentes como mifepristone antagonizam o efeito dos progestagênios nos seus receptores, diminuindo o volume dos leiomiomas de forma similar à dos agonistas do GnRH.[27]

Tratamento cirúrgico

- Histerectomia: representa o tratamento definitivo da miomatose sintomática. A manutenção dos sintomas, a falha no tratamento clínico associado a sangramento uterino anormal, em mulheres com prole constituída ou sem desejo de gestação, são as principais indicações da cirurgia. A mortalidade total por histerectomia é de 0,5 a 2 por 1.000, e em 1,5 a 2% dos casos podem ocorrer lesões viscerais. Pacientes que optaram pela histerectomia relatam melhora na qualidade de vida e têm índices de satisfação melhores do que em outros tratamentos.[28]
- Estudo de revisão da Cochrane avaliou as diferentes formas de histerectomia realizadas para tratamento de doença benigna do útero: histerectomia laparotômica abdominal (HTA), histerectomia vaginal (HV) e histerectomia videolaparoscópica (VLPC) e laparoscópica robô-assistida. Como resultado, a HV, em comparação à HTA, demonstrou ter menor tempo de internação hospitalar, breve retorno às atividades laborais e menor incidência de infecções. Outra discussão ainda remanescente é sobre a realização de histerectomia total *versus* a subtotal. A opção de preservação do colo uterino nas histerectomias subtotais não demonstra diferença em relação à capacidade de suporte do assoalho pélvico, função sexual, urinária e intestinal, entre a histerectomia total e a subtotal.[29] A comparação da abordagem

VLPC à HTA favoreceu a primeira em alta precoce, rápido retorno ao trabalho e menor incidência de febre no pós-operatório. Embora a abordagem VLPC tenha evoluído de maneira substancial, com evidente aprimoramento tecnológico, autores têm mostrado que a via vaginal comparada com a laparoscópica não oferece diferenças nas taxas de complicações intra e pós-operatórias imediatas ou tardias ou até o uso de analgésicos, levando a se considerar a HV como uma excelente opção minimamente invasiva no tratamento cirúrgico do leiomioma.[30]

- Miomectomia: consiste na exérese cirúrgica dos leiomiomas com preservação do útero, função menstrual e, muitas vezes, a possibilidade de gravidez futura. Essa técnica está na dependência do desejo da paciente, mas vale ressaltar que a recorrência de leiomiomas é estimada entre 15 e 30%, sendo que 8% das mulheres necessitam de uma nova intervenção futura.[31] A miomectomia múltipla é um procedimento complexo de grande tempo cirúrgico, com potencial alto de sangramento, maior formação de aderências e maior risco de complicações do que a retirada de nódulos únicos da realização de histerectomias.[32] A miomectomia pode ser laparotômica, via vaginal, histeroscópica, laparoscópica convencional ou robô-assistida, a depender da localização, do tamanho e do número de miomas a serem retirados.[33]
- O número de nódulos e sua localização são fatores de escolha no acesso laparoscópico. Tumores com diâmetro entre 7 e 10 cm, únicos ou acompanhados de até 4 a 6 menores, provavelmente podem ser tratados por laparoscopia. Preconiza-se restrição ao uso excessivo de eletrocoagulação, com o intuito de não prejudicar a cicatrização miometrial, dando-se preferência à hemostasia com pontos de sutura em planos e tensão adequada, a fim de reduzir também o risco de rompimento da cicatriz em gestação futura.[33]

- Há descrição de risco de rotura uterina por dificuldade da sutura por via laparoscópica e menor formação de aderências em relação à laparotomia. É importante orientar sempre a paciente sobre a possibilidade de conversão para laparotomia diante de dificuldades técnicas. Vale destacar que em casos complexos, independentemente da via de escolha, pode ser necessário o uso de técnicas para redução do sangramento intra e pós-operatório, como infusão de vasopressina intramiometrial, misoprostol via vaginal, oclusão das artérias uterinas ou do ligamento útero-ovariano e aplicação de hemostáticos.

- A miomectomia histeroscópica (HSC) tornou-se, nestes últimos anos, a principal opção terapêutica e via de acesso no tratamento dos miomas submucosos, especialmente em mulheres que ainda desejam engravidar. Atualmente, a HSC é a melhor forma de abordagem dos leiomiomas submucosos isolados ou com componente intramural, com melhora observada dos sintomas em 90% dos casos.[15] Algumas complicações apontadas na realização da HSC estão relacionadas à sobrecarga hídrica quando o meio líquido de distensão da cavidade uterina, como manitol, sorbitol ou glicina, é absorvido em grande quantidade, promovendo hiponatre-

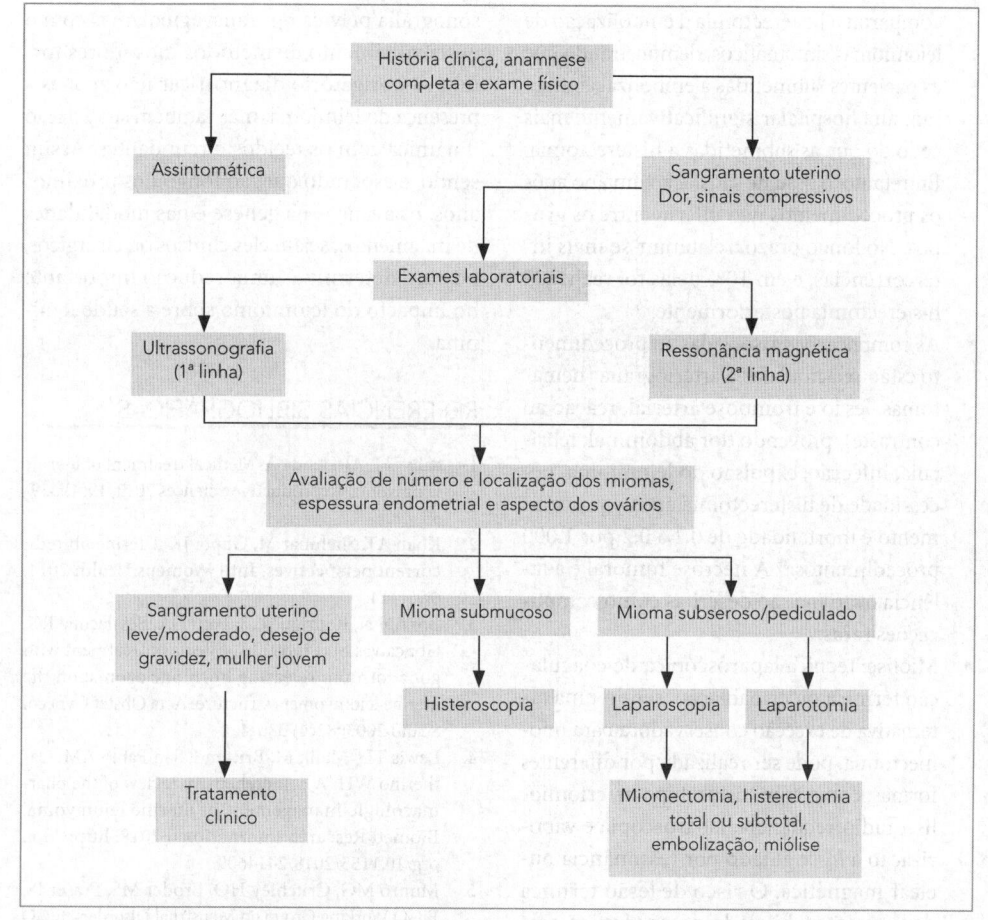

FIGURA 1 Fluxograma de manejo do leiomioma uterino.

mia, hipo-osmolaridade, arritmia ou insuficiência cardíaca congestiva e edema agudo de pulmão. Esse risco pode ser diminuído utilizando-se soro fisiológico para distensão e energia bipolar. Outra complicação, mas com menor frequência, é a perfuração uterina e a passagem de corrente elétrica.[34]

- Embolização: a embolização da artéria uterina é uma técnica radiointervencionista endovascular para o tratamento conservador de leiomiomas sintomáticos, consistindo na oclusão do leito arterial sanguíneo para os leiomiomas, utilizando-se de micropartículas (esferas, álcool polivinílico ou esponjas). Apresenta resultados positivos com redução do sangramento em curto prazo em 75 a 90% das pacientes.[35] Ensaio clínico randomizado comparou a histerectomia à embolização de leiomiomas sintomáticos, demonstrando que as pacientes submetidas a embolização tiveram alta hospitalar significativamente mais cedo do que as submetidas a histerectomia. Entretanto, o grau de satisfação um ano após os procedimentos não diferiu entre os grupos. No longo prazo, relataram-se mais intercorrências, e em 10% delas foi realizada histerectomia posteriormente.[36]

- As complicações associadas ao procedimento estão relacionadas à arteriografia (hematomas, lesão e trombose arterial, reação ao contraste), provendo dor abdominal, febrícula, infecção, expulsão do leiomioma, necessidade de histerectomia após o procedimento e mortalidade de 0,1 a 0,2 por 1.000 procedimentos.[36] A necrose tumoral e a falência ovariana são descritas como complicações raras.

- Miólise: técnica laparoscópica de coagulação térmica ou crioablação, sendo uma alternativa de exceção conservadora para miomectomia, pode ser realizada por diferentes formas, como com bisturi bipolar, criomiólise, radiofrequência, laparoscopia e vaporização a *laser* guiado por ressonância nuclear magnética. O risco de lesão térmica deve ser contabilizado nessa técnica pela proximidade com o intestino e a bexiga. Até a presente data, é desconhecido o prejuízo produzido pela miólise ao endométrio adjacente, sendo contraindicado para mulheres com desejo reprodutivo.[37]

CONSIDERAÇÕES FINAIS

Apesar de serem essencialmente benignos, os leiomiomas uterinos estão associados com morbidade significativa nas mulheres durante seus anos reprodutivos e, por vezes, após a menopausa. Mesmo tratando-se de um assunto muito estudado e objeto de inúmeras pesquisas, ainda se conhece muito pouco a respeito de sua origem e seu desenvolvimento. A modalidade de investigação mais prática tem sido a ultrassonografia pélvica ou transvaginal, mas com o desenvolvimento de métodos inovadores tornou-se obrigatório diagnosticar não apenas a presença do leimioma, mas também sua relação dinâmica com os tecidos circundantes. Assim sendo, é esperado que, ao longo dos próximos anos, os avanços na gênese e nas modalidades de tratamentos, sejam eles clínicos ou cirúrgicos, possam determinar uma redução importante no impacto do leiomioma sobre a saúde feminina.

REFERÊNCIAS BIBLIOGRÁFICAS

1. Sabry M, Al-Hendy A. Medical treatment of uterine leiomyoma. Reproductive Sciences 2012; 19(4):339-53.
2. Khan AT, Shehmar M, Gupta JK. Uterine fibroids: current perspectives. Int J Womens Health 2014; 6:95-114.
3. Bozzini N, Rodrigues CJ, Petti DA, Bevilacqua RG, Gonçalves SP, Pinotti JA. Effects of treatment with gonadotropin releasing hormone agonist on the uterine leiomyomata structure. Acta Obstet Gynecol Scand 2003; 82(4):330-4.
4. Lewis TD, Malik M, Britten J, San Pablo AM, Catherino WH. A comprehensive review of the pharmacologic management of uterine leiomyoma. Biomed Research International 2018. http://doi.org/10.1155/2018/2414609.
5. Munro MG, Critchley HO, Broder MS, Fraser IS; FIGO Working Group on Menstrual Disorders. FIGO

classification system (Palm-Coein) for causes of abnormal uterine bleeding in nongravid women of reproductive age. Int j Gynaecol Obstet 2011; 113(1):3-13.

6. Schwartz SM. Epidemiology of uterine leiomyomata. Clin Obstet Gynecol 2001; 44:316-26.

7. Okolo S. Incidence, aetiology and epidemiology of uterine fibroids. Best Practice & Research Clinical Obstetrics Gynecology 2008; 22(4):571-88.

8. Barbieri RL. Uterine leiomyomas: the somatic mutation theory. Sem Reprod Endocrinol 1992; 10:301.

9. Gomes MTV, Castro RA, Villanova FE, da Silva ID, Baracat EC, de Lima GR. The progesterone receptor gene polymorphism PROGINS, may be a fator related to the development of uterine fibroids. Fertil Steril 2007; 87(5):1116-21.

10. Matsuo H, Maruo T, Samoto T. Increased expression of Bcl-2 protein in human uterine leiomyoma and its up-regulation by progesterone. J Clin Endocrinol Metab 1997; 82(1):293-9.

11. Borah BJ, Nicholson WK, Bradley L, Stewart EA. The impact of uterine leiomyomas: a national suvey of affected women. Am J Obstet Gynecol 2013; 209(4):319.e1.e20.

12. Schwartz PE, Kelly MG. Malignant transformation of myomas: myth or reality? Obstet Gynecol Clin North Am 2006; 33(1):183-98.

13. Ezzedine D, Norwitz ER. Are women with uterine fibroids at increased risk for adverse pregnancy outcome? Clin Obstet Gynecol 2016; 59(1):119-27.

14. Levens ED, Wesley R, Premkumar A, Blocker W, Nieman LK. Magnetic resonance imaging and transvaginal ultrasound for determining fibroid burden: implications for research and clinical care. Am J Obstet Gynecol 2009; 200(5):537.

15. Duhan N. Current and emerging treatments for uterine myoma: an update. Int J Womens Health 2011; 3:231-41.

16. Weintraub JL, Romano WJ, Kirsch MJ, Sampaleanu DM, Madrazo BL. Uterine artery embolization: sonografic imaging findings. J Ultrasound Med 2002; 21(6):633-7.

17. Fleischer AC, Shappell HW. Color doppler sonohysterography of endometrial polyps and submucosal fibroids. J Ultrasound Med 2003; 22(6):601-4.

18. Islam MS, Protic O, Giannublio SR, Toti P, Tranquilli AL, Petraglia F. Uterine leiomyoma: available medical treatments and new possible therapeutic options. J Clin Endocrinol Metab 2013; 98(3):921-34.

19. Lefebvre G, Vilos G, Allaire C, Jeffrey J, Arneja J, Birch C et al. The management of uterine leiomyomas. J Obstet Gynaecol Can 2003; 25(5):396-418.

20. Lethaby A, Vollenhoven B. Fibroids (uterine myomatosis, leiomyomas). BMJ Clin Evid 2011; 2011:0814.

21. Mercorio F, De Simone R, Di Spiezo Sardo A. The effect o a levonorgestrel-releasing intrauterine device in the treatment of myoma related menorragia. Contraception 2003; 67(4):277-80.

22. Malik M, Britten J, Cox J, Patel A, Catherino W. Gonadotropin-releasing hormone analogues inhibit leiomyoma extracelular matrix despite presence of gonadal hormones. Fertil Steril 2016; 105(1):214-24.

23. DeFalco M, Staibano S, Mascolo M, Mignogna C, Improda L, Ciociola F et al. Leiomyoma pseudocapsule after presurgical treatment with gonadotropin releasing hormone agonists: relationship between clinical features and immunohistochemical changes. Eur J Obstet Gynecol Reprod Biol 2009; 144:44-7.

24. Simon JA, Catherino W, Segars JH, Blakesley RE, Chan A, Sniukiene V. Ulipristal acetate for treatment of symptomatic uterine leiomyomas:a randomized controlled trial. Obstet Gynecol 2018; 131(3):431-9.

25. Banu NS, Manyonda IT. Alternative medical and surgical options to hysterectomy. Best Pract Res Clin Obstet Gynaecol 2005; 19(3):431-49.

26. Lukes AS, Kouides PA, Moore KA. Tranexamic acid: a novel oral formulation for the treatment of heavy menstrual bleeding. Women's Health Journal 2011; 7(2):151-8.

27. Eisinger SH, Bonfiglio T, Fiscella K, Meldrum S, Guzick DS. Twelve-month safety and efficacy of low-dose mifepristone for uterine myomas. J Minim Invasive Gynecol 2005; 12(3):227-33.

28. Gupta S, Manyonda I. Hysterectomy for benign gynaecological disease. Curr Obstet Gynaecol 2006; 16(3):147-53.

29. Johnson N, Barlow D, Lethaby A, Tavender E, Curr E, Garry R. Surgical approach to hysterectomy for benign gynaecological disease. Cochrane Database Syst Rev 2006; (2):CD003677.

30. Kovac SR, Barhan S, Lister M, Tucker L, Bishop M, Das A. Guidelines for the selection of route of hysterctomy: application in a residente clinic population. Am J Obstet Gynecol 2002; 187(6):1521-7.

31. Rossetti A, Sizzi O, Sorana L, Cucinelli F, Mancuso S, Lanzone A. Long-term results of laparoscopic myomectomy: recurrence rate in comparison with abdominal myomectomy. Hum Reprod 2001; 16(4):770-4.

32. Olive DL, Lindheim SR, Pritts EA. Conservative surgical management of uterine myomas. Obstet Gynecol North Am 2006; 33(1):115-24.

33. Hurst BS, Matthews ML, Marshburn PB. Laparoscopic myomectomy for symptomatic uterine myomas. Fertil Steril 2005; 83(1):1-23.

34. Mencaglia L. Manual of hysteroscopy diagnostic, operative and office hysteroscopy. Tuttlingen: Endo-Press, 2013.

35. Ryu RK. Uterine artery emboliation: current impli-
     cations of embolic agente choice. J Vasc Inter Radiol
     2005; 16:1419-22.

36. Marshburn PB, Matthews ML, Hurst BS. Uterine
     artery embolization as a treatment option for uteri-
     ne myomas. Obstet Gynecol Clin North Am 2006;
     33(1):125-44.

37. Stewart EA, Gedroyc WM, Tempany CM, Quade BJ,
     Inbar Y, Ehrenstein T. Focused ultrasound treatment
     of uterine fibroid tumors: safety and feasibility of a
     non invasive thermoablative technique. Am J Obstet
     Gynecol 2003; 189(1):48-54.

CAPÍTULO 16

Tumores benignos do ovário

Etelvino de Souza Trindade

INTRODUÇÃO

O conceito de tumor, sob o ponto de vista clínico, é o aumento volumétrico localizado nos tecidos orgânicos. É diferente do conceito patológico do blastoma, que é a proliferação de células do tecido. Mas, quando se fala de tumor de uma forma genérica, o termo abrange ambos os conceitos.

Nos ovários, os tumores são muito frequentes, sendo a maioria não blastoma, ou seja, o tumor não é uma neoplasia. O risco de uma mulher ter tumor ovariano durante a vida é de 6 a 7%, taxa que varia de acordo com os continentes; 2/3 dos casos ocorrem durante a idade reprodutiva.[1]

Nos EUA, a estimativa é que entre 5 e 10% de todas as mulheres se submeterão a intervenção cirúrgica por suspeita de neoplasia ovariana durante a vida.[2]

No caso de suspeita de tumor ovariano, o médico deverá considerar dois aspectos: a possibilidade de a neoplasia ser maligna e a existência de sintoma e sua intensidade. No esclarecimento do primeiro aspecto e na avaliação do segundo, será estabelecida a conduta: expectante ou intervenção.

Os tumores benignos ovarianos estão relacionados na Tabela 1. Eles são classificados em

TABELA 1 Tumores ovarianos benignos

Não neoplásicos	Cistos funcionais	
	Cisto de inclusão	
	Luteoma da gravidez	
	Endometrioma/cisto endometriótico	
	Ovário policístico	
	Ovário policístico	
Derivados do epitélio celômico	Tumores císticos	Cistoadenoma seroso
		Cistoadenoma mucinoso
		Cistoadenomas mistos
		Tumor de Brenner
Derivados da célula germinativa	Teratoma maduro	Cisto dermoide
Derivados do estroma gonadal especializado	Tecoma	
Derivados do mesênquima não específico	Fibroma e adenofibroma	

não neoplásicos ou funcionais e neoplásicos. Os tumores não neoplásicos são muito frequentes e, na maioria das vezes, são assintomáticos e transitórios. Por isso, muitos não são diagnosticados e sua taxa de incidência é desconhecida.

Para fins de estabelecer abordagens adequadas, outra entidade nosológica deve ser pensada: a síndrome dos ovários policísticos, considerada em vista do achado de aumento do volume ovariano.

Os cistos foliculares podem ocorrer em qualquer idade, inclusive no período neonatal, quando podem atingir grandes dimensões. Juntamente com os cistos de corpo lúteo são chamados tumor-*like* pelos patologistas. A justificativa da denominação é o fato de eles não se enquadrarem nas características próprias das neoplasias. Como consequência, saíram da classificação geral dos tumores.[3] A resposta exagerada ao estímulo hormonal fisiológico é considerada o fator causal. Nos Estados Unidos, ocorrem 500 internações a cada 100 mil mulheres por ano, em decorrência dos cistos ovarianos não neoplásicos.[4] O uso de cigarro e maconha foi relacionado ao aumento da frequência desses cistos.[5]

O cisto folicular é o mais comum dos cistos ovarianos; está relacionado com ausência de ovulação e raramente atinge 8 cm de diâmetro, embora haja descrição de tamanhos maiores, de até 10 cm. O cisto lúteo geralmente contém sangue em seu interior e pode ser anormalmente volumoso. E o cisto tecaluteínico se forma como resultado do estímulo excessivo da gonadotrofina coriônica, não é frequente e está relacionado com a gestação molar e o coriocarcinoma.

O luteoma da gravidez, embora tenha consistência sólida e tamanho grande, não é uma neoplasia originada no ovário durante a gestação; trata-se de uma resposta hiperplásica coriônico-dependente. Sua presença está associada à masculinização da gestante e do feto. Muitas vezes sua existência não é percebida durante a gestação.

O endometrioma ou cisto endometriótico compromete os ovários com frequência, podendo se manifestar clinicamente de forma intensa ou discreta, e não há correlação entre a sintomatologia mais ou menos exuberante e o maior ou menor comprometimento pela doença.

Os ovários policísticos são uma desordem endócrina frequente na mulher em idade reprodutiva. Em todo o mundo, a doença afeta entre 5 e 10% das mulheres.[6] A origem é genética, comumente poligênica e/ou multifatorial.[7] Os ovários passam a conter múltiplos folículos císticos com hiperplasia e luteinização da teca interna, podendo atingir até 5 vezes seu tamanho usual, e a cápsula fica espessada.[2]

Os ovários são compostos por tecidos derivados do epitélio celômico, de células germinativas e do mesênquima. Quaisquer desses tecidos podem dar origem a tumores benignos e malignos.

Os maiores cistoadenomas descritos são mucinosos. O tipo seroso é mais frequente e costuma ter tamanho menor. Muitos desses tumores são mistos, contendo áreas serosas e mucinosas.

O tumor de Brenner é raro e está identificado grosseiramente com o fibroma. Sempre é benigno. Sua origem não é exclusiva de restos de células de Walthard, como se pensava originalmente, podendo vir de vários tecidos.[2]

O teratoma cístico maduro ou cisto dermoide é o tumor mais frequente entre as mulheres jovens; constitui cerca de 15% de todos os tumores ovarianos, e mais de 50% dos casos ocorrem em mulheres abaixo dos 20 anos de idade.[8] A origem é partenogênica. A neoplasia é bilateral entre 15 a 25% das vezes e contém componentes malignos em 2% dos casos.[2]

O tecoma tem aparência similar à dos tumores da célula da granulosa e pode estar associado a eles, mas o termo é reservado para o tumor exclusivamente benigno. Às vezes é classificado como intermediário entre ele mesmo e o fibroma. O tumor produz hormônio entre 15 e 37% dos casos, e 25% deles associam-se com adenocarcinoma do endométrio. Quase sempre é unilateral.[2]

O fibroma é originado do tecido conectivo ovariano. O tamanho é variável, podendo se apresentar como um pequeno nódulo na superfície do ovário ou atingir grandes tamanhos com centenas de gramas de peso. Pode ser causa da síndrome de Meigs – tumor no ovário, ascite e hidrotórax. Embora a síndrome seja relacionada ao fibroma, ocorre também com outros tumores, como no de Brenner e no de Krukenberg. A frequência do fibroma é maior na pós-menopausa.[2]

A variedade histológica dos tumores ovarianos é ampla, mas é importante sabê-las. Também se deve ter em mente que as taxas de incidência dos vários tumores variam de acordo com a faixa etária, tanto ao se considerar a frequência total quanto aos vários tipos histológicos.

Durante a infância e a adolescência, os cistos simples constituem a maioria dos casos.[9] Em vista de esses cistos serem tumor-*like*, o esclarecimento é impositivo para que se diagnostiquem as neoplasias. Nessas faixas etárias predominam os tumores da célula germinativa, na maioria das vezes o teratoma. Na infância, esse tumor corresponde entre 55 e 70% dos casos, podendo ser bilateral em 10% das vezes.[10] Em havendo o diagnóstico de cistoadenoma, é necessária a atenção ao seguimento porque é frequente a recidiva.[9]

Durante a menacma e na pré-menopausa ocorrem com frequência os cistos funcionais, endometrioma, teratoma maduro e também os ovários policísticos.[11]

Na gestante as massas anexiais são diagnosticadas como achados em exames ultrassonográficos com taxa de incidência variando entre 4,9 e 6,1%, geralmente durante o primeiro trimestre. A maioria desses tumores não necessita de intervenção, e se sabe que desaparecem espontaneamente em 71 a 89% dos casos. O cisto folicular predomina.[12] O corpo lúteo, visto como tumor anexial, é diagnosticado entre 13 e 17% dos casos.[13] Após o primeiro trimestre predomina o cisto dermoide (teratoma maduro).

Na pós-menopausa, os tumores ovarianos exigem mais atenção, devido ao aumento considerável da taxa de incidência de neoplasias malignas nessa fase da vida. Entre os tumores benignos predomina o teratoma maduro.[14]

QUADRO CLÍNICO

A clínica varia de acordo com a faixa etária da mulher. A anatomia da pelve da infante e pré-púbere favorece para que o tumor seja detectável no abdome, pelo aumento de volume e/ou pela palpação transparietal. A menina poderá ser assintomática ou relatar queixas relacionadas à função urinária e/ou digestiva, que se devem à compressão exercida pelo tumor. A queixa de dor aguda e forte geralmente está associada a torção ovariana ou ruptura do tumor. A torção é facilitada porque o tumor, ao crescer, estira os ligamentos ovarianos. Na idade adulta, a ocorrência torna-se incomum. A informação mais frequente é de dor abdominal inespecífica. O exame físico é muito importante, e, se possível, deve-se realizar o toque retovaginal, que pode esclarecer o diagnóstico. Muitas vezes ocorre demora no diagnóstico até a pré-puberdade, em razão de as queixas não serem características e pela não suspeita.[4]

A adolescente pode estar assintomática e a condição ser um achado de exame da pelve, físico ou ultrassonográfico, realizado por algum outro motivo. Ou pode haver queixa de dor aguda ou crônica. Sintomas vagos são relacionados à compressão do tumor sobre os órgãos adjacentes: constipação intestinal, desconforto abdominal, saciedade alimentar e aumento da frequência urinária. Obstruções ureteral e do colo vesical já foram relatadas.

Quando há queixa de dor aguda e intensa, a causa pode ser a torção, ruptura do cisto ou sangramento dentro do tecido ovariano. No caso da ruptura, o sangue na cavidade peritoneal é o fator irritativo causador da dor.[4]

A torção do ovário é um desafio diagnóstico e pode ocorrer mesmo sem haver tumor, embora muito mais raramente. A ultrassono-grafia pélvica pode não suscitar suspeita, embora seja bastante eficaz no diagnóstico.[15]

Em mulheres na idade reprodutiva a frequência dos tumores é difícil de ser determinada, porque ocorrem os cistos funcionais assintomáticos com grande frequência, com consequente ausência de diagnóstico. Tumores neoplásicos benignos constituem a maioria dos casos. Em artigo de revisão, 10% dos tumores retirados de mulheres abaixo de 30 anos de idade eram malignos.[4] Por isso, é imperativo afastar a possibilidade de malignidade.

O tumor mais encontrado em pacientes submetidas a cirurgia, no período reprodutivo, é o teratoma cístico maduro (cisto dermoide), com frequência de 1/3 dos casos, nas mulheres abaixo de 30 anos de idade.[4]

O endometrioma ou cisto endometriótico é encontrado em 1/4 das mulheres entre 31 e 49 anos de idade.[2]

Em torno de 2/3 dos diagnósticos de tumores ovarianos são realizados em mulheres entre 20 e 44 anos de idade, sendo 80 a 85% benignos.[16] A chance de um tumor ovariano ser maligno é de 1:15 em mulheres abaixo de 45 anos de idade.[4] A maioria das mulheres tem sintomas inespecíficos discretos ou de intensidade média, que incluem: distensão, desconforto, dor ou pressão abdominal e sintomas urinários ou gastrointestinais. Quando o tumor produz hormônios, podem ocorrer sinais e sintomas do efeito hormonal. A dor aguda pode ocorrer quando há torção, ruptura ou sangramento intracístico.

A percepção de massa ao exame pélvico pode fornecer algumas informações quanto a sua natureza benigna ou maligna. O tumor unilateral, cístico, móvel e de superfície regular geralmente é benigno. Quando é bilateral, sólido, fixo, com superfície irregular e acompanhado de ascite, possivelmente é maligno.[17]

Os cistos funcionais geralmente são assintomáticos. O folículo cístico passa a ser definido como cisto funcional (folicular) quando cresce além de 3 cm de diâmetro e costuma ser achado incidental do exame pélvico, embora possa romper e causar dor e sinais de irritação peritoneal.

O cisto do corpo lúteo é menos frequente que o folicular. Se romper, torna-se motivo de dor abdominal. Mesmo íntegro, pode ser causa de dor, presumivelmente em razão do sangramento dentro da cavidade cística. O sintoma às vezes é intenso e pode ser causa de confusão diagnóstica com a torção.

O cisto tecaluteínico é menos frequente. Geralmente bilateral, ocorre durante a gestação e pode estar associado a gemelaridade, mola hidatiforme, coriocarcinoma, diabetes *mellitus*, sensibilização Rh e uso de medicações como citrato de clomifeno, gonadotrofina coriônica humana, gonadotrofinas indutoras de ovulação e análogos GnRH. Esse cisto pode crescer muito, acima de 30 cm de diâmetro.

Mulheres com endometriose podem desenvolver cisto endometriótico ovariano, e o tamanho pode chegar de 6 a 8 cm de diâmetro.

Ovários aumentados e policísticos podem estar relacionados com a síndrome dos ovários policísticos.

A maioria dos teratomas císticos (cistos dermoides) ocorre durante a fase reprodutiva da mulher. Porém, há publicações informando frequência de até 25% de cistos dermoides na pós-menopausa e também casos em recém-nascidas.[4] Em avaliações de tumores retirados cirurgicamente, o teratoma cístico teve frequência de 62% em mulheres abaixo de 40 anos de idade e 66% abaixo dos 50 anos de idade. O risco de transformação maligna de teratomas císticos é menor que 2%, em todas as faixas etárias. O risco de torção é de 15%, taxa maior que a dos outros tumores ovarianos. Eles são bilaterais em 10% das vezes.[18]

Os tumores epiteliais aumentam em frequência à medida que a idade também aumenta. O cistoadenoma seroso ocorre em 20% nas mulheres até os 50 anos de idade. Dentre todos os tumores da linhagem epitelial, a maioria é benigna, 5 a 10% são de baixo potencial de malignidade e 20 a 25% são malignos.[18]

O tumor mucinoso pode atingir grande volume, tem superfície lobulada, o que é típico, multiloculado e ocorre bilateralmente em 10% dos casos. Entre 5 e 10% deles são malignos.[4]

Na mulher, após a menopausa, os ovários estão menores e geralmente não são percebidos no exame físico, pelo toque vaginal, pois seu tamanho médio é de $1,5 \times 1,0 \times 0,5$ cm.[2] O tamanho do ovário está relacionado à idade, estado menopausal, peso, altura e uso de hormônios exógenos. Pelo fato de estar com a população folicular esgotada, a possibilidade de haver cisto funcional é muito pequena após a menopausa. Nessa faixa etária, todo tumor deve ser rigorosamente pesquisado e muitos serão abordados cirurgicamente.

DIAGNÓSTICO

A mulher com tumor ovariano tem sintomas que variam, dependendo do seu tipo histológico e natureza e da possibilidade de haver compressão nas estruturas adjacentes ou distendendo a parede abdominal. A história e o exame pélvico são pontos críticos no diagnóstico. Entre os exames laboratoriais a serem solicitados no esclarecimento diagnóstico, o teste de gravidez é impositivo na idade reprodutiva, assim como o hemograma deve ser realizado na investigação de suspeita de processo inflamatório.

O toque retovaginal facilita o acesso ao ovário e a avaliação do tumor. As características clínicas da neoplasia benigna são: parede lisa, mobilidade, unilateralidade e dimensão menor que 8 cm no maior diâmetro.

O quadro mais favorável para benignidade é a paciente ser jovem, não apresentar sintomas como náuseas e perda de peso e o tumor ser cístico, unilateral e unilocular.

A idade é o fator preditivo independente mais importante. A descoberta de tumor na pré-menarca e na pós-menopausa exige mais atenção e deve ser investigado de imediato. Na pré-menarca, os tumores mais frequentes são os da célula germinativa. Na pós-menopausa ocorrem tumores estromais, da célula germinativa e epiteliais.

Na infância e adolescência, um painel de testes – marcadores tumorais – pode auxiliar no discernimento diagnóstico: CA 125, alfafetoproteína (alfa-FP), desidrogenase lática (DHL) e beta-hCG quantitativo. Esses testes são úteis, mas a ultrassonografia pélvica continua sendo o exame auxiliar fundamental. Nessas faixas etárias, o sintoma mais frequente é a dor abdominal. No exame físico, o achado mais comum é o tumor palpável no exame do abdome.

Em 22% dos casos, ocorre torção. O teratoma cístico benigno é o diagnóstico mais frequente e em mais da metade dos casos a radiografia abdominal mostra calcificação.[4] Porém, a radiografia simples do abdome não está incluída como procedimento diagnóstico de rotina. Quando realizada por outra indicação, a suspeita de tumor ovariano, principalmente o teratoma, ocorre quando contém osso, dente e cartilagem, ou quando se veem calcificações compatíveis com corpos de psamomas, no caso de cistoadenoma seroso.

Embora o exame ultrassonográfico transvaginal seja o melhor avaliador para o discernimento do tumor ovariano, ele é mal tolerado pelas adolescentes.

Muitos estudos sobre tumores ovarianos não fazem distinção entre as meninas pré-púberes, pré-menarca e pós-menarca. Isso implica um viés de resultados, porque, para fins práticos, o diagnóstico deve considerar o período puberal, por ser nessa época que os cistos funcionais aumentam em incidência, que continua após a menarca (Tabela 2). O risco de tumor maligno é menor nessas pacientes se comparadas com as crianças.

TABELA 2   Tumores ovarianos mais frequentes por faixa etária

Infância	Pré-puberal	Adolescência	Idade reprodutiva	Perimenopausa	Pós-menopausa
Cisto funcional	Cisto funcional	Cisto funcional	Cisto funcional	Tumor epitelial	Tumor epitelial
Tumor de célula germinativa	Tumor de célula germinativa	Cisto benigno	Tumor epitelial	Cisto funcional	Cisto funcional
		Teratoma Tumor de célula germinativa Tumor epitelial			

Fonte: modificada de Hillard, 2012.[4]

O exame mais usado para avaliar o tumor ovariano é a ultrassonografia transvaginal (USTV). Para os tumores que crescem além da pelve, a ultrassonografia transabdominal (USTA) é melhor e, para tumores dentro da pelve, a transvaginal fornece mais informações. Os tumores apresentam características na imagem ultrassonográfica que os definem como benignos, suspeitos de malignidade ou malignos (Tabela 3). Por isso, esse exame é a ferramenta de escolha na avaliação diagnóstica. Ele definirá se o tumor é puramente cístico, sólido ou sólido-cístico. Muitos estudos demonstraram que cistos simples e cistos simples com septo, sem nenhum componente sólido, são, quase sempre, benignos.

A USTA e a USTV são complementares. A USTV é vantajosa na obtenção de informações mais acuradas sobre a arquitetura interna do tumor. De modo geral, o exame é confiável para diagnóstico. A ultrassonografia informa muito bem e tem padrões entre benignidade e malignidade consistentes.[19]

Na busca pelo aperfeiçoamento diagnóstico e visando ao melhor planejamento terapêutico, é de grande utilidade o uso dos critérios ultrassonográficos, criados pelo grupo International Ovarian Tumor Analysis (IOTA), que definem com precisão os achados de imagens ultrassonográficas em três grupos: provavelmente benignas, provavelmente malignas e indeterminadas.[20]

O uso do Doppler colorido, adicionado ao exame com finalidade de avaliar risco de malignidade, é auxiliar, porém não é definidor de

TABELA 3   Características do tumor utilizadas no discernimento de benignidade ou malignidade

Benigno	X	Maligno
Cisto unilocular		Cisto multilocular
Ausência de componentes sólidos		Presença de componentes sólidos
Contorno regular		Bordas irregulares
Parede lisa		Parede irregular/ nodular
Ausência de ascite		Presença de ascite
Tumor unilateral		Tumor bilateral
Parede fina		Espessamento na parede
Sem septos internos		Com septos internos
Sem ecogenicidade interna		Com ecogenicidade interna

Fonte: modificada de Hillard, 2012.[4]

conduta. Diante de sinais de irritação peritoneal e dor, com suspeita de torção ovariana, o exame de ultrassonografia com Doppler pode auxiliar na avaliação do fluxo sanguíneo do ovário, embora haja torções sem alteração do [21]

Outros exames de imagens, como a tomografia computadorizada (TC) e a ressonância nuclear magnética (RNM), podem ser utilizados. No entanto, os estudos demonstram que a eficácia é similar à da ultrassonografia, além de serem mais onerosos e não tão vastamente disponíveis. Na Tabela 4 é mostrado o desempenho dos vários exames.[22,23]

A ressonância nuclear magnética pode ser uma alternativa à ultrassonografia, embora não deva ser entendida como substitutiva ou exame inicial na avaliação. Quando associada à ultrassonografia, aumenta a sensibilidade para o diagnóstico de doença maligna e a especificidade para os tumores benignos.[13]

Exames de imagens, exceto a ultrassonografia, raramente serão usados como propedêutica inicial no diagnóstico.

Não há marcador tumoral que identifique a existência de tumor maligno. O teste CA 125 é o mais usado na tentativa de discernir malignidade, por ser o mais acurado para o cistoadenocarcinoma seroso, que também é o câncer mais frequente. Contudo, antes da menopausa, é difícil interpretar o resultado, o que pode originar confusões.

Na mulher após a menopausa, todo tumor deve ser rigorosamente investigado, e é impositivo o teste CA 125. O exame físico da pelve dessas mulheres é restrito em informações, em razão da hipotrofia do ovário e, muitas vezes, por circunstâncias corporais da mulher, como sobrepeso e obesidade. Por ser a USTV muito mais acurada que o exame físico, tornou-se propedêutica rotineira para essas mulheres, dando origem a uma circunstância recente nos consultórios: o encontro de pequenos cistos ovarianos. Esses cistos, na maioria das vezes, não são funcionais e geralmente são assintomáticos, embora possam apresentar sintomas por causas similares às descritas para os cistos funcionais. A maior dificuldade correlacionada ao cisto benigno na pós-menopausa é não haver teste para distingui-lo, com segurança, das neoplasias malignas.

Em qualquer idade, caso o cisto seja unilocular e não cause sintomas, deve ser acompanhado sem intervenção, pois o risco de malignidade é muito baixo. Na eventualidade de concomitância de sintomas ou se a suspeita diagnóstica for incerta, passa a ser indicada a cirurgia. Na intervenção, é impositivo saber sobre qual é o interesse da paciente por seu futuro reprodutivo e prestar esclarecimentos quanto à função endócrina do ovário. Quanto à preservação da fertilidade, o foco é a prevenção de aderências no manuseio cirúrgico e o esforço para que seja conservada a maior quantidade possível de tecido ovariano. A realização de biópsia com histologia de congelação pode não ser segura no que se refere à certeza do diagnóstico e consome população folicular. Na maioria dos casos, a cirurgia conservadora pode ser realizada, e posteriormente, se necessário, será realizada uma nova intervenção, o que propiciará maior segurança, desde que se atenda a um pequeno espaço de tempo entre os procedimentos.

TABELA 4 Exames de imagem para a avaliação de tumores

Exame	Sensibilidade	Especificidade	Probabilidade de	
			Positivo	Negativo
US e Doppler	0,86%	0,91%	9,6	0,15
Ressonância magnética	0,91%	0,88%	7,6	0,10
Tomografia computadorizada	0,90%	0,75%	3,6	0,13
Marcador CA 125	0,78%	0,78%	3,5	0,28
Escala cinza USTV	0,82 a 0,91%	0,68 a 0,81%	3,3	0,19
PET-CT	0,67%	0,79%	3,2	0,42

US: ultrassonografia; USTV: ultrassonografia transvaginal; PET-CT: tomografia por emissão de pósitron.
Fonte: adaptada de ACOG, 2007.[19]

Os cistos funcionais, embora sejam assintomáticos na maioria dos casos, podem ser acompanhados de desconforto no baixo abdome, dor pélvica ou dispareunia. A suspeita pode existir quando há queixas vagas de desconforto abdominal. Porém, o mais comum é eles serem visualizados em imagem de ultrassonografia realizada por outro motivo. Quando há rompimento de cistos, pode ser causa de irritação peritoneal e/ou hemoperitôneo. Nesse caso, a dor pode ser intensa, similar à que pode ocorrer na torção ou no infarto de órgãos.

O desafio diagnóstico se apresenta quando os cistos são grandes e não podem ser facilmente distinguidos dos cistoadenomas. Na ultrassonografia, tipicamente o cisto folicular tem parede delgada, é anecoico, sem componente sólido e sem septos. Quando o cisto for hemorrágico, a imagem pode ser complexa, em razão da presença de sangue e fibrina. Esse cisto pode estar associado ao atraso menstrual.

Na presença de cisto endometriótico, a história clínica costuma ser sugestiva da doença e inclui dismenorreia e dor pélvica crônica. Muitas pacientes têm queixa de infertilidade. O exame físico pode revelar nódulos no fundo de saco vaginal, percebido no toque. O exame ultrassonográfico pode mostrar ecogenicidade homogênea e ser interpretado como uma massa sólida. Com frequência são vistos septos e nódulos na parede do cisto. O volume pode ser grande e atingir até 12 cm ou mais de diâmetro. O nível de CA 125 está consistentemente elevado. Na cirurgia, o cisto tem conteúdo semelhante a chocolate. Em 50% das vezes, ambos os ovários estão acometidos.[2]

As neoplasias benignas podem ser sólidas e císticas. O exame com ultrassom evidencia facilmente essas características. Os tumores correlatos mais comuns são os cistoadenomas seroso e mucinoso e o teratoma cístico.

O cistoadenoma seroso varia de tamanho entre 5 e 50 cm de diâmetro. As paredes são delgadas, e a forma é ovoide. Quando pequeno, é frequentemente uniloculado; se maior, pode ser multiloculado. Alguns apresentam componentes papilares na superfície, às vezes com aspecto de couve-flor. Em muitos casos, ocorrem granulações pequenas e calcificadas, os corpos de psamomas, que são vistos em radiografia simples do abdome. O conteúdo é aquoso e ligeiramente amarelado. A superfície geralmente é lisa. Os corpos de psamomas são característicos desse tumor. Muitos cistoadenomas serosos são assintomáticos, constituindo achados incidentais. Quando sintomáticos, as causas dos sintomas podem ser o tamanho, a pressão sobre a bexiga e o reto, ou ruptura, ou torção. A imagem ultrassonográfica é parecida com a do cisto funcional grande, unilocular e com parede fina.

O cistoadenoma mucinoso tem forma ovoide ou arredondada. A cápsula é lisa, brilhante, cinza-claro. No interior do cisto há septos que o dividem, formando vários lóculos que têm conteúdo líquido claro e viscoso. Raramente apresenta papilas. Em 10% dos casos há bilateralidade, diferente do cistoadenoma seroso, que só raramente é bilateral.[2]

O teratoma cístico benigno raramente tem grande tamanho, medindo geralmente em torno de 10 cm de diâmetro. Entre 15 e 25% dos casos ocorre a bilateralidade.[2]

Na maioria das vezes o tumor está situado anteriormente ao útero. A presença de estruturas calcificadas, como dentes e ossos, permite realizar o diagnóstico pré-operatório em alguns exames de imagens. A tomografia computadorizada é excelente para o diagnóstico. Na ultrassonografia, a imagem é complexa. Dentro do cisto há muitos componentes, sendo comuns cabelo, osso, dente, cartilagem, e há um fluido sebáceo. A parede é espessa, opaca e brancacenta. Pode ocorrer degeneração maligna em 1 a 3% dos casos.[2]

O fibroma tem consistência firme, contorno ligeiramente irregular e é móvel, características que podem ser observadas no exame físico. O tamanho é variável, desde dimensões diminutas até ocupar toda a pelve. Sua característica é a firmeza, que lembra a do fibromioma uterino.

O tumor de Brenner é mais raro e costuma ser diagnosticado incidentalmente em exame de imagem.

Nos tumores do cordão sexual com implicações do desenvolvimento sexual, a abordagem deve ser multidisciplinar, com atenção à genética e aos fatores psicológicos.[24]

Ovários aumentados ao exame físico podem não se caracterizar na imagem como tumores, mas possuir muitos cistos e serem descritos como policísticos. Eles constituem parte de síndrome endócrina e o diagnóstico pode ser suspeitado pela clínica e pelo exame ultrassonográfico; requerem a identificação de diferentes fenótipos que combinam critérios.[7]

TRATAMENTO

A conduta a ser instituída após o diagnóstico de tumor do ovário deve levar em consideração a idade da paciente e a correlação da clínica e das imagens, especialmente a ultrassonografia e uma eventual ressonância nuclear magnética. O objetivo é identificar situações emergenciais e o risco de malignidade. A individualização dos casos é importante, principalmente em relação à faixa etária, visando à preservação da saúde, ao eventual interesse reprodutivo e também ao desejo que a paciente vier a manifestar, se for considerado possível e seguro.[9,14,25,26]

Muitas cirurgias são realizadas pelo aumento de volume ovariano. Em cerca de 2/3 das operações realizadas em mulheres jovens, com menos de 20 anos de idade, não se constatou a presença de tumor.[2]

Em menores de 10 anos, 50% das massas anexiais são não neoplásicas e 2/3 daquelas que são diagnosticadas como tumores são benignas. Os resultados publicados apresentam viés, por se basearem em várias publicações, e pelo fato de as mais antigas não terem contado com o auxílio da ultrassonografia. Assim, muitos cistos funcionais foram abordados cirurgicamente e entraram nas estatísticas dos estudos realizados. Os relatos e as pesquisas incluíram cistos que ocorreram desde as recém-nascidas até a idade madura.[4]

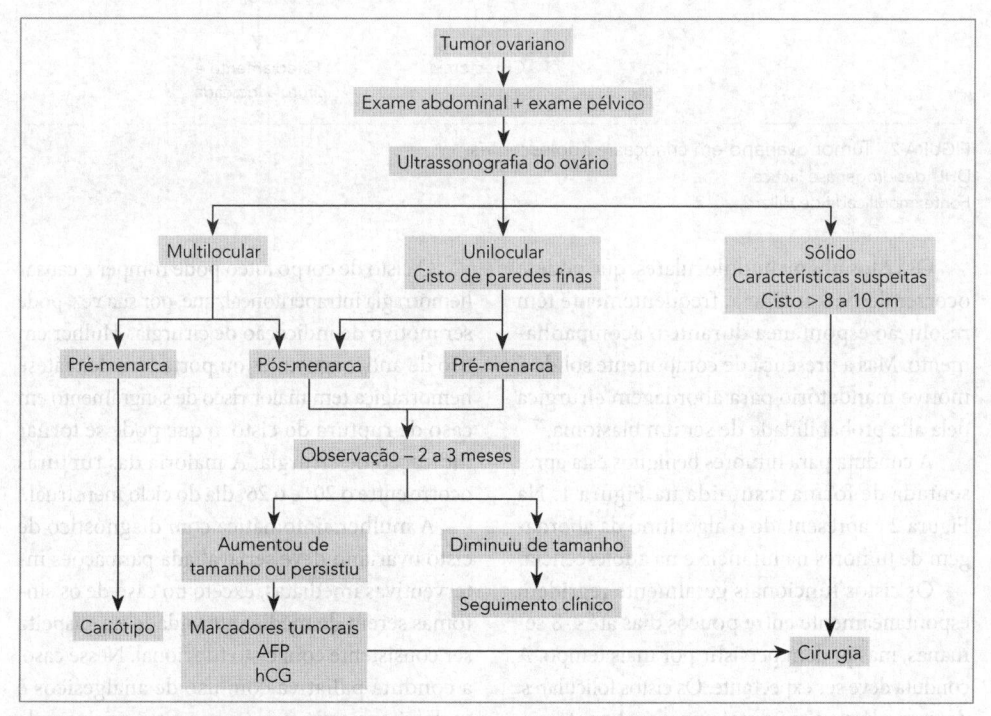

FIGURA 1 Tumor ovariano.
AFP: alfafetoproteína; hCG: gonadotrofina coriônica.
Fonte: modificada de Hillard, 2012.[4]

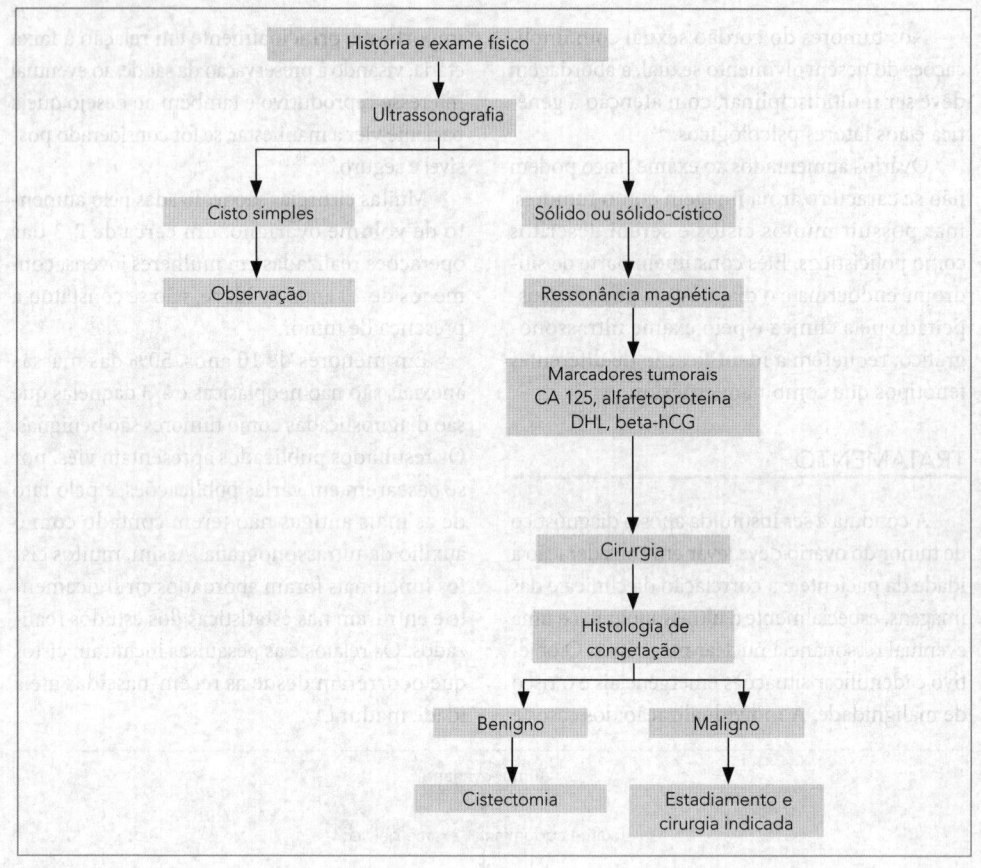

FIGURA 2 Tumor ovariano em crianças e adolescentes.
DHL: desidrogenase láctica.
Fonte: modificada de Hillard, 2012.[4]

Os cistos uni ou multiloculares, que podem ocorrer desde a infância, frequentemente têm resolução espontânea durante o acompanhamento. Mas a presença de componente sólido é motivo mandatório para abordagem cirúrgica pela alta probabilidade de ser um blastoma.[27]

A conduta para tumores benignos está apresentada de forma resumida na Figura 1. Na Figura 2 é apresentado o algoritmo da abordagem de tumores na infância e na adolescência.

Os cistos funcionais geralmente regridem espontaneamente entre poucos dias até 4-8 semanas, mas podem persistir por mais tempo. A conduta deve ser expectante. Os cistos foliculares, do corpo lúteo e teca luteínico, usualmente não são sintomáticos e não requerem tratamento.[4]

O cisto de corpo lúteo pode romper e causar hemorragia intraperitoneal, que, por sua vez, pode ser motivo de indicação de cirurgia. Mulher em uso de anticoagulantes ou portadora de diátese hemorrágica tem maior risco de sangramento em caso de ruptura do cisto, o que pode se tornar indicação de cirurgia. A maioria das rupturas ocorre entre o 20º e o 26º dia do ciclo menstrual.[4]

A mulher sintomática com diagnóstico de cisto ovariano deve ser avaliada para ações interventivas imediatas, exceto no caso de os sintomas serem de média intensidade e a suspeita ser consistente com cisto funcional. Nesse caso, a conduta paliativa com uso de analgésicos é melhor que a cirurgia, para evitar os riscos de complicações cirúrgicas, que inclui a prevenção de aderências na preservação do futuro reprodutivo de mulher.

Estudos mais antigos, realizados nas décadas de 1980 e 1990, recomendaram o uso de contraceptivo oral para tratar os cistos ovarianos funcionais. Em revisão da Cochrane, analisando 8 pesquisas randomizadas com o total de 686 mulheres tratadas com contraceptivos orais combinados, foi observado que eles não atuam na resolução de cistos ovarianos funcionais, fato concordante em todos os estudos. A maioria dos cistos regride, sem tratamento, em poucos ciclos menstruais. Se o cisto persiste, deve-se pensar em ser patológico, por exemplo, endometrioma ou cisto paraovariano, e não fisiológico. A conclusão da revisão é que, embora largamente usados no tratamento dos cistos ovarianos, os contraceptivos orais combinados não parecem propiciar benefícios para a mulher. O acompanhamento durante 2 ou 3 ciclos é apropriado. Caso o cisto persista, a conduta operatória é frequentemente aplicada.[28]

Um cisto que não regride no período de observação pode ser endometriótico. Para alívio da dor, procura de melhor desfecho reprodutivo e menor risco de recidiva, e, na indicação de cirurgia, sua excisão é melhor que a ablação.[29]

As neoplasias benignas não regridem espontaneamente. Todas devem ser retiradas. A abordagem laparoscópica, na maioria das vezes, é efetiva e vantajosa. Como a maioria das mulheres diagnosticadas com neoplasia ovariana está em idade reprodutiva, a cirurgia deve ser conservadora e cuidadosa para preservar o futuro reprodutivo.

O cistoadenoma mucinoso deve ser abordado com cautela para evitar ruptura e extravasamento do seu conteúdo na cavidade abdominal, o que pode ser causa de pseudomixoma peritoneal.

O teratoma cístico benigno deve ser abordado pela retirada completa do tumor e não por ooforectomia, mesmo que na exérese do tumor reste muito pouca quantidade de tecido ovariano.[30] Na cirurgia, é necessário que toda a cápsula do cisto seja removida, o que evita a recorrência. A bilateralidade deve ser pesquisada no pré-operatório com exame de imagem, pois é necessária a avaliação do ovário insuspeito. Não constitui boa conduta fazer incisão no ovário contralateral na procura de tumor bilateral. A ruptura do cisto dermoide com derramamento do conteúdo dentro da cavidade abdominal pode causar peritonite granulomatosa.[31] No caso de o diagnóstico ser realizado durante uma gestação, o tratamento deve ser postergado para depois do parto.

O fibroma pode ser diagnosticado em qualquer faixa etária, porém é mais comum na pós-menopausa. Na maioria das vezes, é unilateral. Na vigência da síndrome de Meigs, a retirada do tumor ovariano é seguida pela regressão rápida da ascite e do hidrotórax.

Os tumores funcionantes do cordão sexual devem ser abordados de acordo com a suspeita diagnóstica e a sintomatologia.

O tratamento do tecoma é a salpingo-ooforectomia bilateral, pelo risco de câncer endometrial. No entanto, se ocorrer em mulher jovem que deseja preservar o futuro reprodutivo, a cirurgia pode ser a salpingo-ooforectomia unilateral.

A conduta terapêutica mais adequada para os tumores ovarianos é tomada quando a qualidade do diagnóstico diferencial for observada, por meio de história clínica, exame físico e exames subsidiários acurados. Muitas vezes, os sintomas são os definidores da conduta. Por exemplo, os cistos simples, de tamanho intermediário, devem ser acompanhados; no entanto, se houver dor intensa, a abordagem cirúrgica passa a ser cogitada.

Quando houver dúvidas, algumas questões devem ser respondidas: se há necessidade de avaliação cirúrgica ou pode ser acompanhada; se foi escolhida a observação, quais são os intervalos para o acompanhamento; na opção pelo acompanhamento, quais parâmetros devem ser considerados e quais podem mudar o curso expectante; na opção cirúrgica, que estratégia será usada quanto aos eventuais achados de malignidade e, também na opção cirúrgica, considerar a faixa etária e o futuro reprodutivo da paciente para estabelecer a estratégia mais apropriada para ela, ou seja, individualizar o caso.

Alguns parâmetros epidemiológicos são importantes no planejamento. Na idade reprodutiva da mulher, 95% dos cistos ovarianos são menores que 5 cm de diâmetro e não são neoplásicos. Raramente ultrapassam 7 cm de diâmetro, e geralmente são unilaterais e móveis. De posse somente desses dados, é possível inferir, com grande possibilidade de acerto, que se trata de alteração funcional ou hiperplástica e não neoplasia do ovário.[2]

Cistos funcionais são transitórios. Esse conhecimento é de suma importância. A experiência demonstra que eles permanecem por alguns dias até poucas semanas. O reexame no fim do ciclo menstrual é confiável na confirmação diagnóstica. O uso de contraceptivos hormonais, no intuito de acelerar a regressão do cisto funcional, baseia-se na presunção de ele ser gonadotrópico dependente. Assim, o efeito inibitório do esteroide anticonceptivo sobre a liberação gonadotrófica hipofisária encurtaria sua vida útil e aceleraria a confirmação diagnóstica de ser funcional. No entanto, o efeito desses

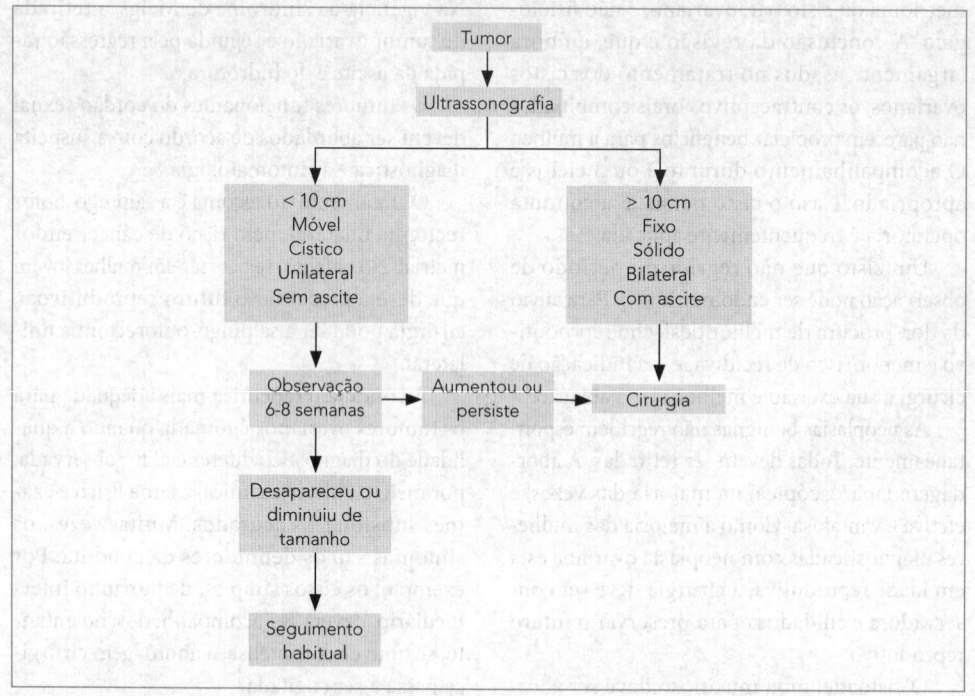

FIGURA 3   Tumor.
Fonte: adaptada de Gunderson CC et al., 2012.[2]

anticoncepcionais não foi confirmado em estudos, como relatado anteriormente.

De modo geral, os cistos com tamanho acima de 10 cm de diâmetro devem ser abordados cirurgicamente por três motivos. O primeiro é que cistos funcionais raramente atingem essa dimensão, portanto há grande possibilidade de

não serem funcionais. Segundo, para afastar malignidade, que pode ocorrer embora não seja frequente. Terceiro, a evidência dos estudos ao demonstrarem que cistos desse tamanho raramente têm resolução espontânea (Figura 3).

Na suspeita de cisto funcional em mulher jovem, o exame ultrassonográfico deve ser repetido após 6-8 semanas. Se houve regressão, a mulher não necessita de nenhuma terapêutica. Se o cisto persistir, é aconselhável ampliar a propedêutica, que pode chegar até a avaliação operatória.

O cisto unilocular na criança e na adolescente é quase sempre benigno e regride no tempo médio de 3-6 meses. Por isso, não se indica cirurgia, seja para ooforectomia ou para cistectomia. O risco de torção ovariana existe, o que torna necessário o controle rigoroso e a orientação para a família.

Estudos têm demonstrado que há cistos não funcionais que podem ser acompanhados sem cirurgia, como é o caso de detecção de cisto simples em mulheres na pós-menopausa. Os parâmetros para essa conduta são: o tamanho ser menor que 5 cm de diâmetro e o marcador CA 125 estar dentro dos valores normais. Nesse caso, o risco de malignidade é muito baixo, e muitos deles terão resolução espontânea. Alguns pesquisadores aceitam manejo expectante com cistos de até 10 cm de diâmetro.[16,26] Caso a opção seja pelo acompanhamen-

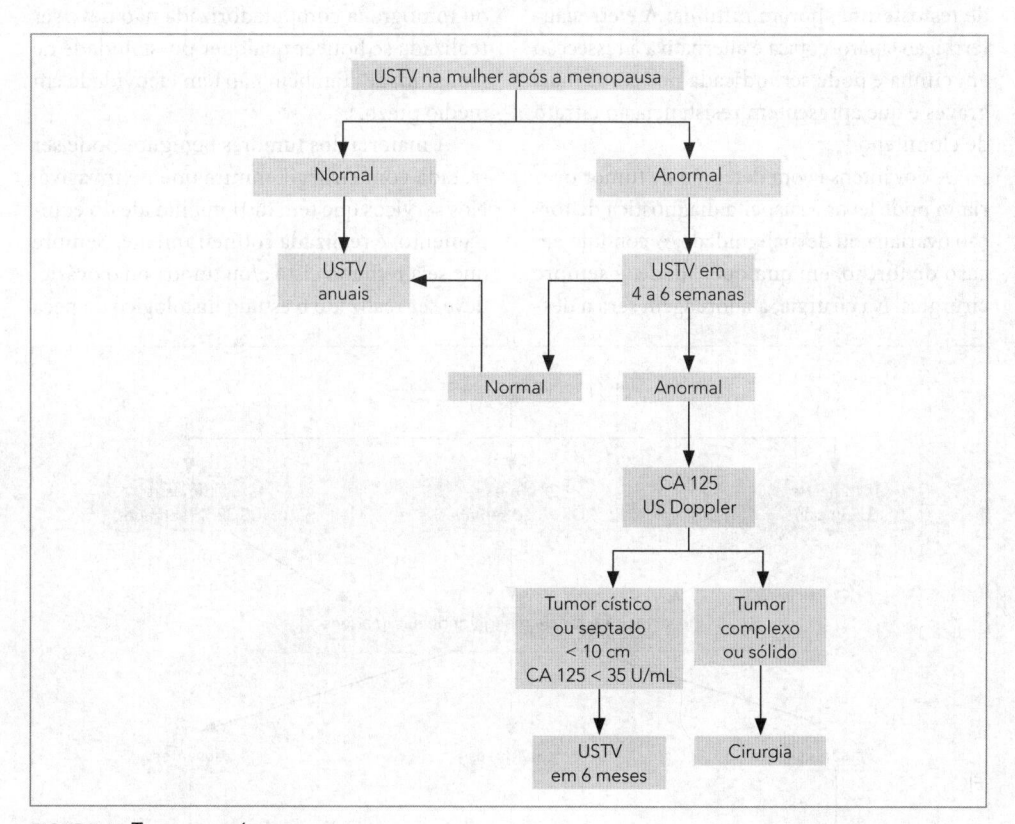

FIGURA 4   Tumor na pós-menopausa.
USTV: ultrassonografia transvaginal; US: ultrassonografia.
Fonte: adaptada de Nagel JR, 2014.[32]

to, o exame ultrassonográfico e o teste CA 125 devem ser repetidos em intervalos entre 3-6 meses. No acompanhamento, a exploração cirúrgica é indicada se houver alteração da mor-

fologia, aparecer complexidade ou aumentar o tamanho do cisto, e se o teste com o CA 125 mostrar elevação além do valor considerado normal (35 UI/mL).[33]

No caso do achado de cisto simples em mulher após a menopausa, pode ser indicada a cirurgia quando houver história familiar de câncer de ovário. Tumor com imagem complexa requer investigação cirúrgica (Figura 4).

Ovários policísticos têm tratamento clínico. De preferência, será individualizado dentro de escolhas que atendam às necessidades fenotípicas e individuais da paciente.[7] A ressecção em cunha do ovário promove redução transitória dos níveis plasmáticos de androstenediona e diminuição mais prolongada dos níveis de testosterona, porém mínima. A eletrocauterização laparoscópica é alternativa à ressecção em cunha e pode ser indicada nos casos mais graves e que apresentem resistência ao citrato de clomifeno.[4]

A dor intensa com detecção de tumor ovariano pode levar à suspeita diagnóstica de torção ovariana ou de malignidade. A conduta em caso de torção, em qualquer idade, é sempre cirúrgica. Na cirurgia, a abordagem será a des-

torção do ovário,[23] principalmente nas pacientes jovens que pretendam manter possibilidade de gestação. Isso deve ser realizado mesmo no caso em que, aparentemente, o ovário esteja com aspecto isquêmico intenso e extenso. Essa conduta é melhor que a ooforectomia. O resultado costuma ser bastante satisfatório, e é frequente a reconstituição da função ovariana, o que respalda a conduta.[34] A ooforopexia para prevenir torção recorrente não tem eficácia comprovada.

Aspiração de cisto assistida por ultrassom ou tomografia computadorizada não deve ser realizada se houver qualquer possibilidade de malignidade. Também não tem efetividade em médio prazo.

A maioria dos tumores benignos pode ser tratada com cirurgia minimamente invasiva. Nos serviços que têm disponibilidade do equipamento, é realizada rotineiramente. Sempre que seja retirado cisto e/ou tumor, ou o ovário, deve ser realizado o estudo histológico da peça

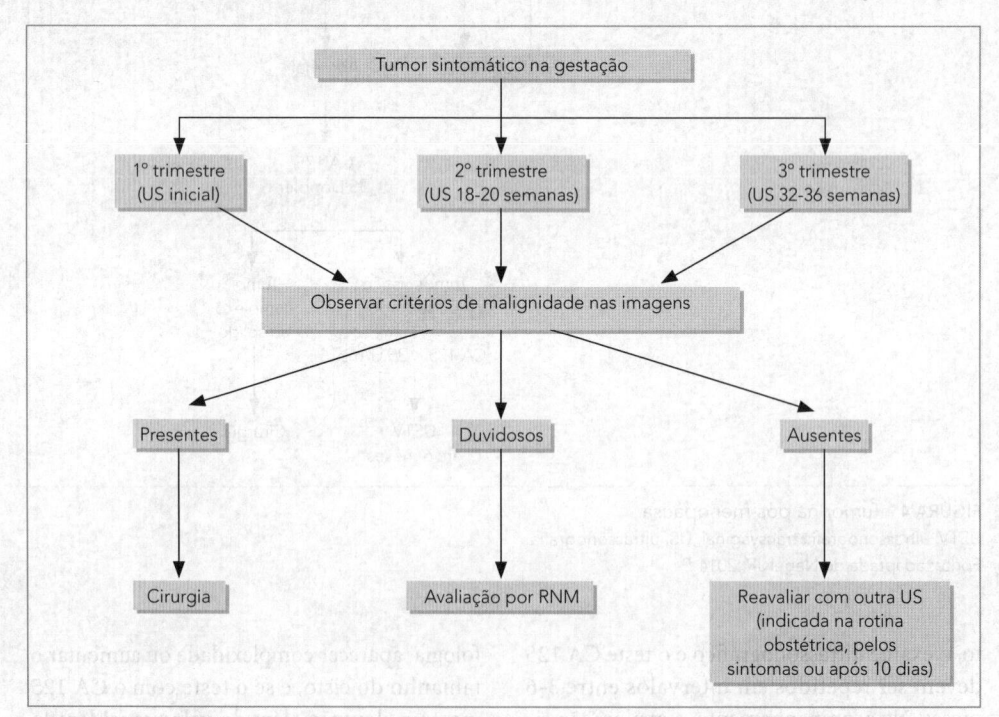

FIGURA 5 Tumor durante a gestação.
US: ultrassonografia; RNM: ressonância nuclear magnética.
Fonte: modificada de Agarwall B et al., 2011.[35]

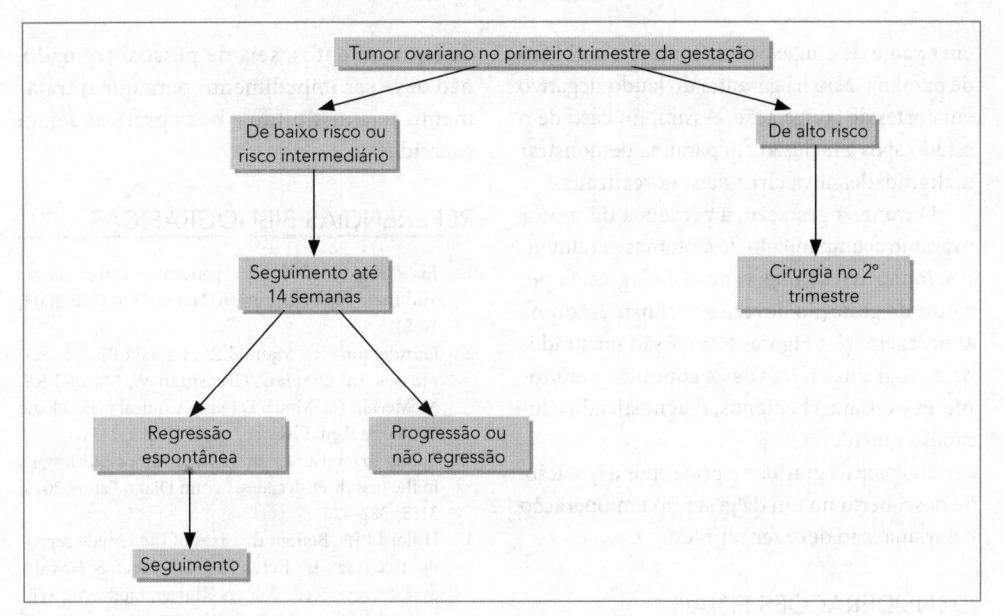

FIGURA 6   Tumor no primeiro trimestre.
Fonte: modificada de Agarwall B et al., 2011.[35]

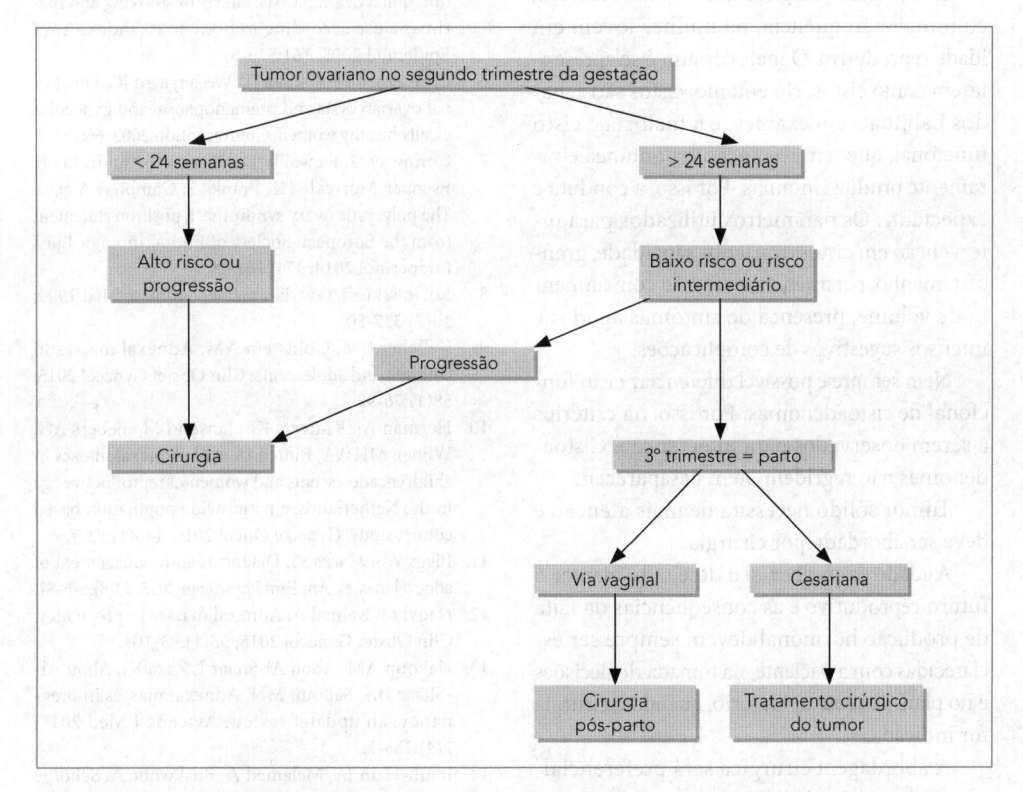

FIGURA 7   Tumor no segundo trimestre.
Fonte: modificada de Agarwall B et al., 2011.[35]

em exame de congelação e também no bloco de parafina. Não há garantia do laudo negativo em cortes de congelação. Assim, no caso de o estudo após a inclusão em parafina demonstrar malignidade, nova cirurgia será realizada.[4]

Durante a gestação, a presença de tumor ovariano acompanhado de sintomas geralmente é indicativo de intervenção cirúrgica. O período da gestação deverá ser considerado na abordagem. Nas Figuras 5, 6 e 7 são mostrados os fluxogramas relativos às condutas para tumores ovarianos benignos, diagnosticados durante a gravidez.[35]

Luteoma da gravidez regride após a gestação. Se descoberto no fim da gestação em operação cesariana, não deve ser retirado.

CONSIDERAÇÕES FINAIS

Os tumores benignos dos ovários ocorrem, com maior frequência, na mulher jovem em idade reprodutiva. O mais comum é se apresentarem como cistos. No entanto, cistos são achados habituais em exames, e a maioria é cisto funcional, que tem resolução espontânea e raramente produz sintomas. Por isso, a conduta é expectante. Os parâmetros utilizados para intervenção em cistos ovarianos são: idade, grande tamanho, persistência, evolução com aumento de volume, presença de sintomas agudos e intensos sugestivos de complicações.

Nem sempre é possível diferenciar cisto funcional de cistoadenomas. Por isso, há critérios a serem observados para intervenção. Cistoadenomas não regridem, nem desaparecem.

Tumor sólido necessita de mais atenção e deve ser abordado por cirurgia.

A idade da mulher, seu desejo de manter o futuro reprodutivo e as consequências da falta de produção hormonal devem sempre ser esclarecidas com a paciente, na tomada de decisões e no planejamento operatório, quando a cirurgia for indicada.

A abordagem cirúrgica será preferencialmente por método minimamente invasivo, contudo a não disponibilidade de recurso, seja de equipamentos, seja de pessoal treinado, não deve ser impedimento para que o tratamento seja instituído e boas práticas sejam exercidas.

REFERÊNCIAS BIBLIOGRÁFICAS

1. Jha R, Karki S. Histological pattern of ovarian tumors and their age distribution. Nepal Med Coll 2008; 10:81-5.
2. Gunderson CC, Mannel RS, Di Saia PJ. Adnexal masses. In: DiSaia P, Creasman W, Mannel RS, McMeekin DS, Mutch D (eds.). Clinical gynecologic oncology. 9.ed. Elsevier Inc, 2018. p.231-54.
3. Young RH. Ovarian tumors and tumor-like lesions in the first three decades. Semin Diagn Pathol 2014; 31(5):382-426.
4. Hillard PJA. Benign diseases of the female reproductive tract. In: Berek JS (ed.). Berek & Novak's gynecology. 15.ed. Wolters Kluwer, Lippincot, Williams & Wilkins, 2012. p.383-420.
5. Holt VI, Cushing-Haugen KL, Daling JR. Risk of functional ovarian cysts: effects of smoking and marijuana use according to body mass index. Am J Epidemiol 2005; 161:520-5.
6. Christensen JT, Boldsen JL, Westergaard JG. Functional ovarian cysts and premenopausal and gynecologically healthy women. Contraception 2002; 66:153-7.
7. Connway G, Dewailly D, Diamanti-Kandrakis E, Escobar-Morreale HF, Franks S, Gambieri A et al. The polycystic ovary syndrome: a position statement from the European Society of Endocrinology. Eur J Endocrinol 2014; 171(4):1-29.
8. Kozlowski KJ. Ovarian masses. Adolesc Med 1999; 10(2):337-50.
9. Kelleher CM, Goldstein AM. Adnexal masses in children and adolescents. Clin Obstet Gynecol 2015; 58(1):76-92.
10. Herman AJ, Kluivers KB, Jansen LM, Siebers AG, Wijnen MHWA, Butten JA et al. Adnexal masses in children, adolescents and women of reproductive age in the Netherlands: a nationwide population based cohort study. Gynecol Oncol 2016; 143(1):93-7.
11. Biggs WS, Marks ST. Diagnosis and management of adnexal masses. Am Fam Physcician 2016; 93(8):676-81.
12. Naqvi M, Kaimal A. Adnexal masses in pregnancy. Clin Obstet Gynecol 2015; 58(1):93-101.
13. Hakoun AM, Abou Al-Shaar I, Zaza KJ, Abou Al-Shaar HA, Salloun MN. Adnexal masses in pregnancy: an updatet review. Avicena J Med 2017; 7(4):153-7.
14. Rauh-Hain JA, Melamed A, Buskwofie A, Schorge JO. Adnexal mass in the postmenopausal patient. Clin Obstet Gynecol 2015; 58(1):53-65.

15. Servaes S, Zurakowski D, Laufer MR, Feins N, Chow JS. Sonographic findings of ovarian torsion in children. Pediatr Radiol 2007; 37:446-51.

16. Schem Ch, Bauerschiag DO, Meinhold-Heerlein, Fischer D, Friedrich M, Maass N. Benign and borderline tumors of the ovary. Ther Umsch 2007; 64(7):369-74.

17. Cannistra AS. Cancer of the ovary. New Engl J Med 2004; 351:2519-29.

18. Josshi R, Dunaif A. Ovarian disorders of pregnancy. Endocrinol Metabol Clin North Am 1995; 24:69.

19. ACOG Practice Bulletin. Management of adnexal masses. Obstet Gynecol 2007; 110:201-14.

20. Timmerman D, Van Calster B, Testa A, Savelli L, Flisherova D, Froyman W et al. Predicting the risk of malignancy in adnexal masses based on the Simple Rules from the International Ovarian Tumor Analysis group. Am J Obstet Gynecol 2016; 214(4):424-37.

21. Huchon C, Staraci S, Fauconnier A. Adnexal torsion: a predictive score for pre-operative diagnosis. Hum Reprod 2010; 25:2276-80.

22. Lin J, Xu Y, Wang J. Ultrasonography, computed tomography and magnetic resonance imaging for diagnosis of ovarian carcinoma. Eus J Radiol 2007; 62(3):328-34.

23. Medeiros LR, Rosa DD, da Rosa MI, Bozzetti MC. Accuracy of ultrasonography with color Doppler in ovarian tumor: a systematic quantitative review. Int J Gynecol Cancer 2009; 19(7):1214-20.

24. Cools M, Looijenga LH, Wolfenbuttel KP, Drop SL. Disorders of sex development: update on the genetic background, terminology and risk for the development of germ cell tumors. World J Pediat 2009; 5(2):93-102.

25. American College of Obstetricians and Gynecologists. Committee on practice Bulletins. Gynecology. Practice Bulletin n. 174. Evaluation and management of adnexal nasses. Obstet Gynecol 2016; 128(5):e210-26.

26. Hall TR, Randall TC. Adnexal masses in the premenopausal patient. Clin Obstet Gynecol 2015; 58(1):47-52.

27. Valentin L, Ameye L, Franchi D, Guerriero S, Jurkovic D, Savelli L et al. I. Risk of malignancy in unilocular cysts: a study of 1148 adnexal masses classified as unilocular cysts at transvaginal ultrasound and review of the literature. Ultrasound Obstet Gynecol 2013; 41:80-9.

28. Grimes DA, Jones LB, Lopez LM, Schulz KF. Oral contraceptives for functional ovarian cysts. Cochrane Database Syst Rev 2014 Apr 29; 4.

29. Brown J, Farquhar C. Endometriosis: an overview of Cochrane reviews. Cochrane Database Syst Rev 2014.

30. Templeman CL, Fallat ME, Lam AM, Perlman SE, Hertweck SP, O'Connor DM. Managing mature cystic teratomas of the ovary. Obstet Gynecol Surv 2000; 55:738-45.

31. Kondo W, Bourdel N, Cotte B, Tran X, Botchorishvili R, Jardon K et al. Does prevention of intraperitoneal spillage when removing a dermoid cyst prevent granulomatous peritonitis? Br J Obstet Gynecol 2010; 117:1027-30.

32. Nagell JR, Hoff JT. Transvaginal ultrasonography in ovarian cancer screening: current perspectives. Int J Womens Health 2014; 6:25-33.

33. Nunes N, Ambler G, Foo X, Naftalin J, Wiidschwendfer M, Jurkovic D. Use of IOTA simple rules for diagnosis of ovarian cancer: meta-analysis. Ultrasound Obstet Gynecol 2014; 44(5):503-14.

34. Agarwal P, Agarwal P, Bagdi P, Balagopal S, Ramasundaram M, Paramaswamy B. Ovarian preservation in children for adnexal pathology, current trends in laparoscopic management and our experience. J Indian Assoc Pediatr Surg 2014; 19(2):65-9.

35. Agarwall B, Kehoe S. Ovarian tumors in pregnancy: a literature review. Eur J Obstet Gynecol Reprod Biol 2011; 155(2):119-24.

CAPÍTULO 17

Endometriose

Ricardo Quintairos
Rômulo Müller dos Santos Melo

CONCEITO

A endometriose caracteriza-se pela presença de glândula e/ou estroma endometriais fora do sítio normal, a cavidade uterina, e neste caso sobre as estruturas e órgãos pélvicos, como peritônio, vísceras abdominais e ligamentos.

CLASSIFICAÇÃO

A endometriose se classifica, quanto à infiltração, em endometriose superficial, quando tem menos que 5 mm de profundidade, ovariana (endometriomas) e endometriose profunda, quando apresenta mais que 5 mm de profundidade[1,2,3] ou quando há comprometimento de ligamentos, órgãos como intestino, bexiga ou ureteres.[4]

Faltam elementos científicos que comprovem essas formas de doença no sentido que elas possam ser evolutivas ou três doenças diferentes, pois não é incomum encontrarmos pacientes que apresentem formas isoladas, por exemplo, a doença peritoneal ou somente endometriomas.

EPIDEMIOLOGIA

Quanto à prevalência de endometriose, segundo publicação da Sociedade Europeia de Reprodução Humana e Embriologia (ESHRE) de 2014, até 10% das mulheres em idade reprodutiva são portadoras de endometrioses.[5] The World Bank projetou em 2010 um quantitativo de 1.761.687.000 mulheres no mundo com idades entre 15 e 49 anos. Considerando 10% portadoras de endometriose, calcula-se portanto mais de 176 milhões de mulheres com essa doença.[6] Fazendo essa análise no mesmo período para o nosso país, cuja população correspondia a 190.755.799 habitantes, dos quais 39,3% eram mulheres em idade de 15 a 49 anos, consequentemente teríamos um total de 7.496.702 milhões de brasileiras portadoras de endometriose.[7,8]

Foi realizado um estudo epidemiológico no período de 2009-2013 identificando 51 milhões de internações no Brasil, das quais 71.818 (0,14%) em decorrência das endometrioses, com a maior parte no setor privado, correspondendo a 64,8%. O valor total dos gastos com todas as internações no Brasil no período de 2009-2013 foi de 51 bilhões de reais, sendo 0,09% com endometriose, ou seja, 47 milhões de reais. Com esses dados podemos estimar um gasto anual de 10,4 milhões/ano, devendo essa morbidade ser combatida como uma questão de saúde pública.[9]

ETIOLOGIA E FISIOPATOLOGIA

A etiologia da endometriose ainda é desconhecida, porém existem várias teorias que tentam explicar sua origem, sendo a primeira datada de

1927, feita por Sampson, teoria da menstruação retrógrada, que por muito tempo foi considerada a mais importante das teorias, porém não explicaria casos de endometriose, como a pleural e em mulheres sem útero. Surgiu então a teoria celômica[5] e posteriormente outras teorias foram emergindo e ganhando importante papel, como a teoria imunológica e a genética, comprovadas pela presença de vários artigos científicos que mostram, por exemplo, a alteração na apoptose celular em portadoras de endometriose e a presença de polimorfismos nas mulheres com endometriose, aumentando a incidência da doença em filhas de mulheres portadoras.[10] Considerando a diversidade de teorias, várias apresentações clínicas e comportamentos da doença, Nisolle e Donnez propuseram três formas clínicas já descritas acima: endometriose peritoneal, ovariana e infiltrativa profunda.[3]

A doença peritoneal tem vários aspectos nas lesões, mostradas por Khan et al., dando grande contribuição para compreender o surgimento das lesões superficiais e mostrando esquematicamente as mudanças no tamanho, formas e coloração das lesões. Essas lesões podem ter características diversas, tanto na coloração, indo do translúcido nas formas vesiculares iniciais, vermelhas quando há depósitos de hemoglobina no sangramento, quando já existe neoangiogenesis, até as lesões negras, quando ocorrem o desaparecimento do sangramento e a desoxigenação da lesão, com transformação da hemoglobina em metaemoglobina ou hemossiderina[11] (Figuras 1 e 2).

Os endometriomas têm origem controversa. Acredita-se que possam ocorrer por dois mecanismos: o primeiro devido a implantes na superfície do córtex do ovário na presença da menstruação retrógrada, e posteriormente essa cápsula ovariana sofreria uma invaginação e formaria um pseudocisto com hemossiderina no interior; a segunda forma seria a colonização pela célula endometrial menstrual dos cistos ovulatórios, corpo lúteo. Nessa situação haveria a formação de um cisto endometriótico verdadeiro, com cápsula e plano de clivagem com o tecido ovariano normal. Ambos são considerados endometriomas ovarianos. Importante salientar que essa forma de endometriose, segundo Chapron et al., é marcador de doença profunda em outros sítios, em especial a doença intestinal.[12]

A endometriose profunda mais importante é sem dúvida a intestinal, que tem comportamento semelhante à adenomiose, quando ocorre de forma lenta e infiltrante, inicialmente na serosa da alça intestinal; posteriormente penetra a muscular e forma nódulos de tamanhos variados que comumente respeitam a mucosa, porém podem causar mais tardiamente sinais de pseudo-oclusão ou mesmo oclusão, mais raramente. A doença profunda ureteral tem de ser avaliada sempre que há lesão nodular intestinal maior que 3 cm, pois, segundo Donnez et al., em 11,2% desses casos há comprometimento ureteral concomitante, e 11% dos casos apresentam exclusão renal, ou seja, perda renal.[13]

QUADRO CLÍNICO

A clínica apresentada na endometriose pélvica se caracteriza pela presença de dor ou infertilidade, ou de ambos. A dor deve ser avaliada pela escala analógica visual de dor, com pontuação de 1 a 10, em que 10 refere à dor máxima. Não menos importante será caracterizar as mais variadas formas de dor, que vão desde a dismenorreia, dispareunia à dor pélvica crônica, sendo que poderemos ter formas isoladas como somente dismenorreia em 12% dos casos e dispareunia isolada em 0,7% dos casos; porém, quando associamos os sintomas como dispareunia, dismenorreia e dor pélvica crônica, chegamos a 34,4%.[14] Janssen et al. (2013), em revisão sistemática, afirmam que 2/3 das pacientes adolescentes com dismenorreia apresentam endometriose em suas laparoscopias, mostrando a importância desse sintoma no diagnóstico clínico,[15] fato que foi reconhecido pela ESHRE, no *Guideline* de 2013, permitindo o tratamento empírico da endometriose apenas com diagnóstico clínico sem a confirmação laparoscópica.[16]

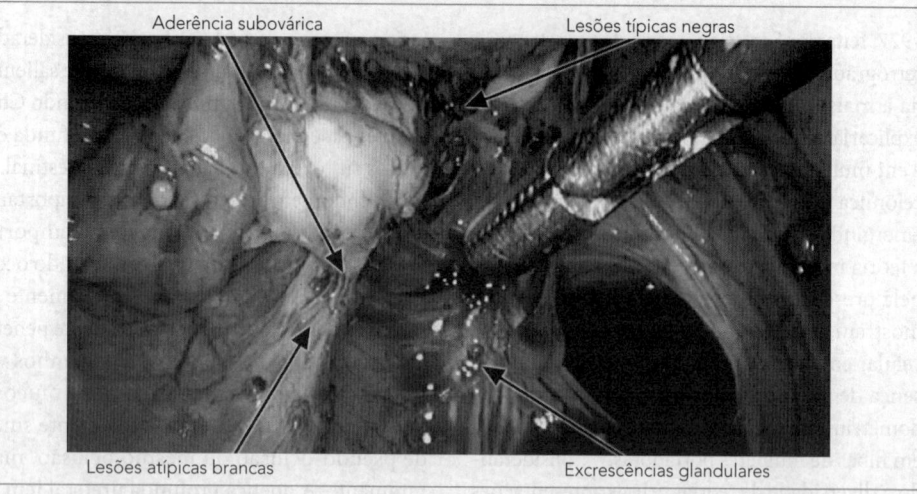

Aderência subovárica

Lesões típicas negras

Lesões atípicas brancas

Excrescências glandulares

FIGURA 1

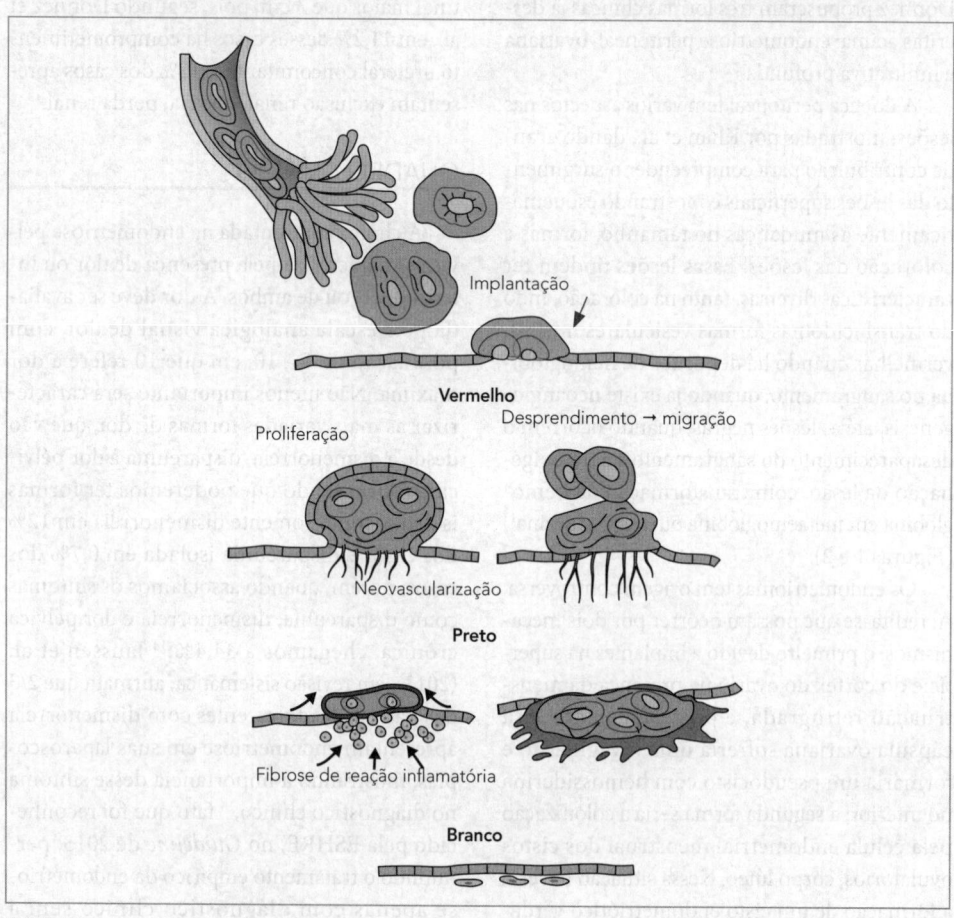

Implantação

Vermelho

Proliferação

Desprendimento → migração

Neovascularização

Preto

Fibrose de reação inflamatória

Branco

FIGURA 2

Devemos também valorizar os sintomas mais frequentes, que são, além da dismenorreia, dispareunia e dor pélvica crônica, a disquezia e a disúria formando um quadro doloroso típicos da doença pélvica, que dependendo da gravidade podem ser mais ou menos intensos. Existem sintomas menos frequentes, como dor nos membros inferiores, vulvodínia, dor na região glútea, retenção urinária e dor torácica. Essas sintomatologias estão relacionadas a dor miofascial e compressão de nervos, assim como infiltração diafragmática pela endometriose.

Na infertilidade, em torno de 25 a 50% das mulheres com endometriose são inférteis, e mulheres inférteis que ainda não têm o diagnóstico confirmado apresentam 6 a 8 vezes mais chances de ser portadoras de endometriose que as férteis.

Vários são os mecanismos pelos quais a endometriose contribui para a infertilidade, entre eles as alterações anatômicas da pelve, a diminuição da reserva folicular ovariana, alterações imunológicas relacionadas às células inflamatórias e hostilidade do fluido peritoneal, redução da qualidade embrionária, alterações hormonais e da receptividade endometrial são algumas, entre outras, que podem contribuir fortemente para a dificuldade de gestação.

Algumas condições cirúrgicas podem melhorar as taxas de gestação, principalmente na endometriose peritoneal e na falha de fertilização, na endometriose profunda intestinal, quando operada. Vários trabalhos mostram taxas superiores de gestação espontânea comparadas às de mulheres não submetidas ao procedimento cirúrgico, ou seja, há indicações clínicas formais para tratar a infertilidade com procedimentos cirúrgicos via laparoscopia.

DIAGNÓSTICO

Lamentavelmente, o atraso no diagnóstico da endometriose é um grande problema em nível mundial, e no Brasil não seria diferente. Arruda et al. mostraram um atraso no diagnóstico de 7 anos após o início dos primeiros sintomas, e esse atraso se deve principalmente ao desconhecimento da doença e à ausência de métodos diagnósticos mais simples, principalmente nas formas iniciais, quando a ultrassonografia pélvica, a ressonância nuclear magnética (RNM) ou marcadores bioquímicos não são capazes de detectar a doença. Muitas vezes é feito o diagnóstico clínico, pelos motivos descritos na valorização do quadro clínico, e neste a dismenorreia merece destaque.[17]

A ausência de efetividade dos marcadores bioquímicos, como o Ca 125, que não devem ser solicitados para diagnóstico da endometriose, segundo o *Guideline* da ESHRE 2013, e a falta de *expertise* no conhecimento da doença nos fazem pensar que a evolução para doença profunda poderia ser evitada, evitando com isso muito sofrimento e sequelas nas pacientes.

A forma mais segura e padrão-ouro no diagnóstico da endometriose seria a laparoscopia com biópsia. Porém, como é método invasivo e nem todas as pacientes conseguiriam realizar, o que criaria um problema de saúde pública, a ESHRE orienta que é permitido o tratamento empírico nas pacientes com quadro clínico compatível com a doença, ficando a laparoscopia restrita para o tratamento cirúrgico propriamente dito, ou seja, não recomendamos mais a laparoscopia diagnóstica, que outrora era padronizada.

Com a evolução do conhecimento da ultrassonografia pélvica e o aperfeiçoamento da técnica, vários trabalhos mostraram que o preparo intestinal concomitante ao exame permitiu visualizar e descrever melhor as lesões, fazendo um verdadeiro mapeamento da doença na pelve; é inclusive superior à ressonância nuclear magnética em muitos casos.

Na ultrassonografia transvaginal (USTV) a endometriose foi confirmada histologicamente em 98 de 104 (94,2%) pacientes. Com relação aos locais retossigmoide e retrocervical, respectivamente, o exame vaginal digital apresentou sensibilidade de 72 e 68%, especificidade de 54 e 46%, valor preditivo positivo (VPP) de 63 e 45%, valor preditivo negativo (VPN) de 64 e 69% e precisão de 63 e 55%. Para USTV, a sensibilidade foi de 98 e 95%, especificidade de 100 e 98%, PPV 100 e 98%, VPN de 98 e 97% e precisão de 99 e 97%. A RNM apresentou sensibilidade de 83 e 76%, especificidade de 98 e 68%, VPP de 98 e 61%, VPN de 85 e 81% e acurácia de 90 e 71%.[18]

Importante salientar que a ressonância nuclear magnética (RNM) tem melhor indicação nos casos de lesão parametrial, infiltração de nervos pélvicos sacrais, retossigmoide alto, endometriose diafragmática e intestino delgado.

A escolha entre USTV e RNM muitas vezes fica a critério da *expertise* de cada serviço, pois, como foi dito, ambas têm vantagens e desvantagens no diagnóstico radiológico da endometriose pélvica.

A ecocolonoscopia se faz necessária quando necessitamos realizar a real observação da circunferência intestinal na alça comprometida, pois a USTV e a RNM não mostram de forma confiável a possibilidade de obstrução, que é fato raro, mas descrito na literatura.

O enema com duplo contraste, muito utilizado em outros países, no Brasil não é utilizado de forma rotineira, mas alguns cirurgiões colorretais o utilizam com certa frequência, principalmente para avaliar o nível da lesão, assim como a possibilidade de estenose do retossigmoide com boa acurácia.[19]

TRATAMENTO CLÍNICO

O tratamento medicamentoso da endometriose pélvica tem o objetivo de eliminar o estímulo estrogênico, que é o responsável pela manutenção e pelo crescimento dos focos de endometriose. Não é o objetivo eliminar os focos de endometriose, apesar de que eventualmente isso possa ocorrer, e com o tratamento melhorar a dor e a qualidade de vida das pacientes. Os medicamentos podem ser classificados como os que eliminam a produção do estrogênio (análogo GnRH e inibidor da aromatase) e os que eliminam o efeito estrogênico por meio da pseudodecidualização (progestogênio puro ou combinado ao estrogênio).

O análogo do GnRH tem como efeito depletar o estoque e bloquear a produção do FSH e do LH, efeitos conhecidos como *flare up e down regulation,* respectivamente, fazendo o nível estrogênico chegar ao nível da pós-menopausa, e reduz o estímulo aos focos da doença, levando à atrofia destes.

Os análogos mais usados são: leuprolida, gosserrelina, buserelina, triptorelina e nafarelina. O Sistema Único de Saúde (SUS) oferece a gosserrelina na dose de 3,6 mg mensal ou 10,8 mg trimestral, uso via subcutânea, e o tempo de utilização não deve ultrapassar 6 meses, pelos efeitos colaterais decorrentes do hipoestrogenismo prolongado, como perda óssea, atrofia genital, insônia, irritabilidade, ondas de calor, entre outros, semelhantes aos sintomas da pós-menopausa.

Os progestagênios são fármacos de primeira linha no tratamento da endometriose, e têm como mecanismo de ação o bloqueio hipotalâmico, levando à anovulação, redução dos mastócitos, diminuindo a inflamação, redução dos receptores estrogênicos e redução do nível de prostaglandinas peritoneais. Os progestogênios têm alta eficácia, são bem tolerados, baratos e devem ser a primeira opção de tratamento, porém 10% das pacientes não respondem aos progestogênios. Nesses casos são indicadas outras formas de tratamento. Os progestogênios isolados mais usados são: dienogest, medroxiprogesterona, diidrogesterona, gestrinona, noretisterona e levonorgestrel, este último mais utilizado na forma de sistema intrauterino (SIU de levonorgestrel).

Os progestogênios associados aos estrogênios são anticoncepcionais, e seus mecanismos de ação são diversos, tais como reduzir a secreção dos esteroides sexuais, inibir a ovulação, reduzir a proliferação endometrial, reduzir o sangramento e a contratilidade uterina, reduzindo com isso os sintomas de dor e possivelmente os focos de endometriose. O nível de evidência, segundo a ESHRE (2013), é B, e os progestogênios isolados são nível de evidência A. Segundo Takamura et al., o uso de contraceptivos para endometriose, no sentido de evitar recidivas, deve ser realizado de forma contínua, pois de forma cíclica, ou seja, com intervalo de 7 dias entre as medicações, a recidiva foi maior, sendo na forma contínua de 2,9% e na cíclica de 14,3% em 2 anos.[20] A gestrinona é um derivado da 19 nortestosterona, e seus efeitos são antiestrogênio e antiprogesterona. Pode ser usada por via subdérmica ou vaginal na dose de 70 a 210 mg e ingestão oral 2 vezes por semana de 1,25 mg ou 2,5 mg. Seus efeitos colaterais, como pele oleosa, acne e ganho de peso, entre outros, são muitas vezes a causa da descontinuidade do tratamento.

O danazol é medicamento de ação androgênica, causando amenorreia, bloqueio da ovulação, hiperandrogenismo e hipoestrogenismo. Na década de 1980 era o fármaco de primeira linha, mas as altas doses, que eram de 800 mg/dia, foram reduzidas para 100 a 200 mg/dia com melhores resultados e menos efeitos colaterais comprovados.[21] Inibidora da aromatase, essa classe de medicação provoca bloqueio na enzima p450 aromatase, que é a responsável pela produção dos estrogênios convertidos pela ação sobre os androgênios. Podem ser utilizadas em duas condições: na endometriose que ocorre na pós-menopausa, fato raro, pela conversão periférica e formação estrogênica, ou ainda na menacme, quando há falta de resposta a outros medicamentos, por exemplo, a progestagênios, 10% dos casos, e sempre o uso dos inibidores da aromatase deve ser combinado a um contraceptivo hormonal ou mesmo ao análogo do GnRH, o que torna essa associação muito potente. Estudos mostram superioridade ao uso do análogo isolado. Os medicamentos mais usados são o letrozol, 2,5 mg via oral ao dia, e o anastrozol, 1 mg via oral ao dia.

TRATAMENTO CIRÚRGICO

Em 1997, Nisolle e Donnez distinguiram três formas de doença na endometriose pélvica. Não sabemos até estes dias se são formas evolutivas ou propriamente distintas. São elas: peritoneal, ovariana, profunda intestinal e adenomiose.[3]

A doença peritoneal, como mostrada pela fisiopatologia, pode se apresentar de várias formas, porém todas são tratadas cirurgicamente da mesma maneira: pela ablação ou exérese dos focos, pois ainda não existe suporte na literatura que nos mostre que uma seja melhor que a outra. Pela possibilidade de obter material para exame histopatológico e com isso fazer o diagnóstico de certeza da doença, parece que a exérese tem alguma vantagem nesse sentido, além de evitar o risco de lesão térmica quando a doença está muito próxima de estruturas com ureteres, nervos ou mesmo intestino que a ablação pode acarretar.

A indicação da laparoscopia no sentido de tratar a endometriose peritoneal deve ser motivada pela piora do quadro clínico, progressão da doença, infertilidade e situações especiais, como o comprometimento do diafragma, bexiga e intestino. A ressecção peritoneal pode melhorar a qualidade de vida e a taxa da fertilidade, fato comprovado por vários trabalhos publicados.

Os endometriomas podem ser assintomáticos e sintomáticos. Tanto em paciente com desejo reprodutivo como sem desejo reprodutivo a terapia hormonal é pouco eficaz, por isso somente será indicada em endometriomas menores que 3 cm e assintomáticos, ficando os maiores que 3 cm e sintomáticos para tratamento cirúrgico. Quanto à cirurgia, devemos ter critérios principalmente com a reserva ovariana, pois não é incomum que esta já esteja comprometida pela doença antes do tratamento cirúrgico. Por esse motivo, nos casos de endometriomas grandes e principalmente bilaterais, deve ser rigorosamente avaliada a reserva ovariana com FSH, LH, AMH (hormônio antimülleriano) e a contagem de folículos antrais, para depois, conjuntamente com a paciente, avaliar as possibilidades de resultados pós-cirúrgicos.

A técnica mais utilizada é a de *stripping* (tração e contratração), no sentido de retirar a cápsula (cistectomia), com o rigoroso cuidado de preservar o máximo possível o parênquima ovariano saudável, o que nem sempre é fácil. No sentido de facilitar a compreensão da exérese, muitos autores publicaram formas de realizar a retirada da cápsula, e nos parece que a técnica das 3 zonas, descritas por Canis em 2010 e posteriormente modificada por D. Miguel, criando a quarta zona, chamou de técnica das 4 zonas, mostrando características e dificuldades de cada uma delas no sentido de permitir ao final menor dano ovariano, e por conseguinte melhores resultados.[22,23]

A recidiva no tratamento cirúrgico dos endometriomas é comum, pois varia de 15 a 30% em 5 anos. Parece que o uso de contraceptivo contínuo reduz essa recorrência em relação a não usar ou fazê-lo de forma cíclica. Além do mais, do ponto de vista da infertilidade, os ovários operados apresentaram menos taxa de oócitos, menos folículos dominantes e menor qualidade embrionária que os ovários intactos, mas melhorou a taxa de gestação espontânea em paciente com subfertilidade prévia (Figura 3).

A endometriose intestinal é caracterizada quando há penetração da camada muscular própria, pois quando ocorre apenas o comprometimento da serosa esta se classifica como doença peritoneal.

A incidência de endometriose intestinal, segundo Chapron et al., seria de 9,5%. Redwine et al. publicaram até 25,4% em seus achados. De forma geral, podemos encontrar até 37% de doença intestinal em mulheres portadoras de endometriose pélvica. Os sítios principais são: reto, com 79%, sigmoide, com 24%, apêndice cecal, com 5%, íleo terminal, com 2%, e ceco, com 1%.[24]

O quadro clínico é variado, sendo que sintomas digestivos como distensão abdominal, flatulência, cólicas e sinais de semioclusão podem estar presentes, dependendo do tamanho da lesão e da localização. Apesar de incomum, a obstrução intestinal aguda ou subaguda pode ocorrer em 2% das pacientes, tratando-se de emergência cirúrgica.

Há, didaticamente, 3 técnicas para tratar a lesão intestinal: *shaving*, nodulectomia discoide ou linear e ressecção segmentar. Importante salientar que a indicação cirúrgica está inicialmente baseada não no simples achado da lesão, mas na sintomatologia apresentada pela paciente, ou seja, se assintomática, não teria indicação cirúrgica, porém deveria ficar em controle clínico periódico.

A indicação da melhor técnica para cada caso dependerá de vários fatores, entre eles o

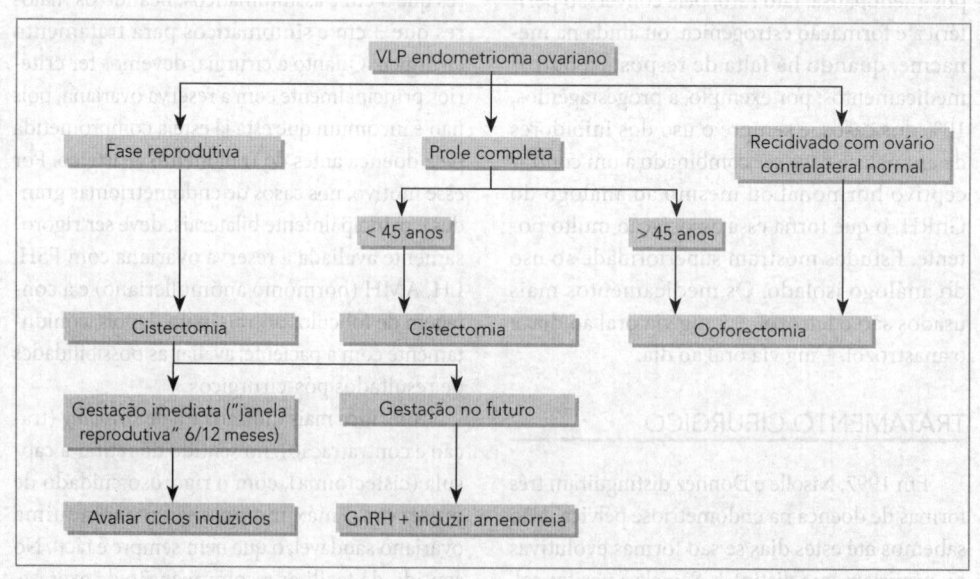

FIGURA 3 Algoritmo endometrioma ovariano.
VLP: videolaparoscopia.

tamanho da lesão, se maior ou menor que 3 cm, grau de acometimento da circunferência da alça intestinal, se maior ou menor que 40%, distância da borda anal, presença de lesões-satélite e grau de penetração nas camadas da parede intestinal. Por esses motivos, é fundamental um bom planejamento cirúrgico para obter o sucesso desejado, com menores taxas de complicações, mesmo porque deve ser conversado com a paciente e descrito todo o planejamento cirúrgico em termos de consentimento livre e informado, evitando assim problemas jurídicos advindos das eventuais complicações que possam ocorrer.

TÉCNICA DE SHAVING

O *shaving* foi a primeira técnica descrita, em 1991, com relatos publicados em 1995 por H. Reich na obliteração do fundo de saco posterior. Similarmente, Malzoni et al. relataram 670 casos com taxa de *shaving* de 62,9% contra ressecção segmentar de 37,1%. Vários trabalhos foram publicados por Koninckx et al., Roman et al. e Donnez et al., com baixas taxas de complicações como fístulas ou ostomias.[25-28]

Segundo Roman et al., houve 4% recorrência após 3 anos e 8,7% após 5 anos. A taxa de recorrência da dor foi menor que 10% nos pacientes operados por essa técnica, então, em casos de lesão superficial e única, parece que o *shaving* é bastante factível com bons resultados em curto e médio prazo.[28]

TÉCNICA DE NODULECTOMIA

A técnica de nodulectomia, descrita há mais de 20 anos, pode ser pela via retal chamada de discoide, pois a peça cirúrgica que sai é semelhante a um disco, não acometendo a parede posterior do retossigmoide, ou seja, retira-se apenas o nódulo da parede anterior. O equipamento usado nessa técnica é o *stapler* por via endoanal, fazendo um ponto por via laparoscópica na lesão e o abaixamento desta para dentro do *stapler* e retirando-a por dentro do reto. Na técnica linear, usa-se um *stapler* linear por lapa-

roscopia. Ambas as técnicas de retossigmoidectomia parcial (nodulectomia) estão indicadas para lesões que acometem o retossigmoide, em lesão única, menores que 3 cm e com menos de 40% da circunferência da alça acometida; caso contrário, pode haver a estenose cicatricial e por conseguinte oclusão ou semioclusão intestinal. Em casos excepcionais, pode ser realizado em lesões limítrofes de 3 cm, um pouco mais que isso, inicialmente um *shaving* para reduzir e caber nos grampeadores, que podem ser circulares, com retirada via retal, ou lineares, com retirada pelos acessos laparoscópicos. Importante ressaltar que ambas as técnicas podem ser realizadas por laparoscopia, obtendo melhores resultados, ou laparotomia.

As taxas de complicações como fístulas giram em torno de 3,6%, segundo Donnez e Roman, apesar de acharmos essas taxas extremamente altas, pois a maioria dos serviços, como Ribeiro et al., relatou 2%, e em nossa casuística pessoal 0% de fístula com nodulectomia usando *stapler* circular.[28,29]

TÉCNICA DE RESSECÇÃO SEGMENTAR

Os melhores resultados em relação às taxas de recorrência e melhora dos sintomas são conseguidos com essa técnica. Foi realizada inicialmente em 1990, como tratamento de primeira linha. Darai et al., De Cicco et al. e Kavallaris et al. descreveram melhoras nos sintomas dolorosos em mais de 90% dos casos; a taxa de gestação espontânea em pacientes abaixo de 30 anos de idade foi de 58% e de 45% nas de 30 a 34 anos de idade, e a taxa de recidiva da dor foi em torno de 9,7%.[30-32]

De Cicco et al. relataram complicações em torno de 22% e complicações maiores em 11% dos casos, 6,4% deles relacionados ao intestino, sendo deiscência 1,9%, fístula 1,8% e obstrução 2,7%.[30] Acreditamos que esses números retratam nossa realidade e são factíveis de serem atingidos com uma equipe multidisciplinar, respeitando o rigor que a técnica cirúrgica requer.

O gráfico a seguir, produzido por Kho et al., mostra de forma esquemática a maneira como devemos conduzir o tratamento cirúrgico da endometriose pélvica.[33]

CONCLUSÃO

A endometriose pélvica é uma doença enigmática, com mecanismos fisiopatológicos e etiologias diversas, com início provável na fase embrionária ou fetal, que causa grande impacto na vida da mulher, levando à desordem reprodutiva e à dor e deixando um importante motivo para má qualidade de vida.

O atraso diagnóstico e o desconhecimento da doença têm sido os fatores responsáveis pela piora na gravidade das lesões e dos sintomas, obrigando muitas vezes a cirurgias mutilantes e perigosas, pois as taxas de complicações não são baixas, principalmente se a assistência não for de qualidade, multidisciplinar e bem programada.

O processo diagnóstico precoce pode reduzir muito o sofrimento das pacientes, e a prevenção evitaria todas essas sequelas.

O tratamento clínico da dismenorreia, ainda na adolescência, poderia ser uma importante arma para a prevenção secundária e terciária da endometriose, assim como o controle clínico e radiológico, por meio da ultrassonografia pélvica com preparo intestinal ou RNM.

A assistência multidisciplinar é fundamental para a boa condução da paciente. O tratamento clínico e cirúrgico deve ser conduzido por equipes preparadas para conduzir as complicações inerentes a cada caso, por exemplo, fístulas, deiscências, obstrução intestinal e sequelas neurológicas produzidas pela doença ou por complicações cirúrgicas. O tratamento cirúrgico melhora a qualidade de vida, as taxas de gestação espontânea e a dor, condições muito importantes na vida das pacientes.

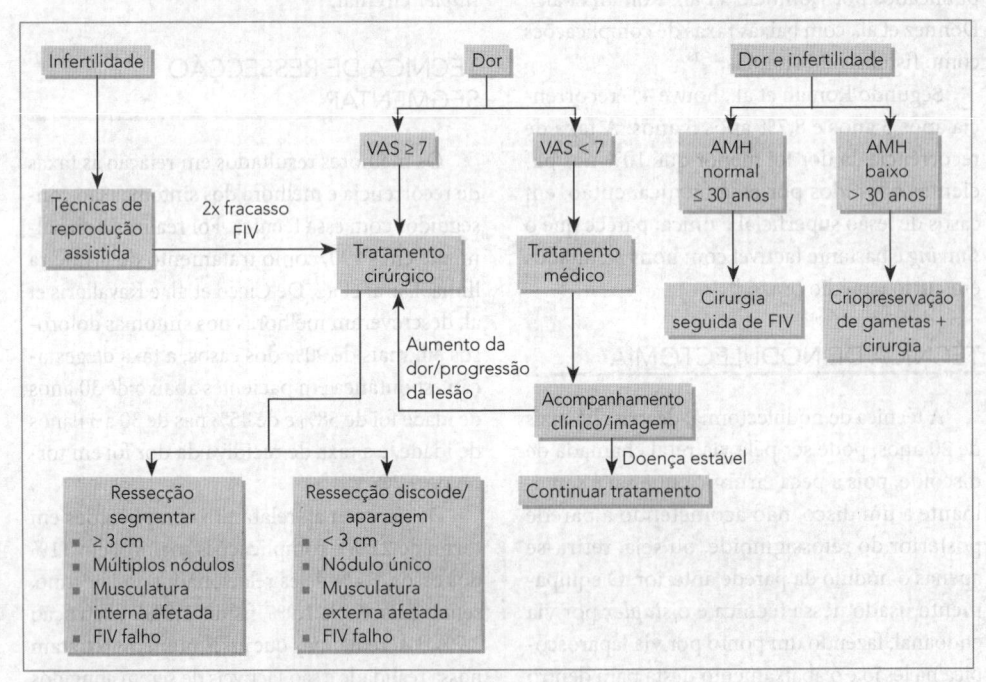

FIGURA 4 Endometriose profunda.
FIV: fertilização *in vitro*; VAS: escore analógico visual.
Fonte: adaptada de Kho et al.[33]

REFERÊNCIAS BIBLIOGRÁFICAS

1. Cornillie FJ, Oosterlynck D, Lauweryns JM, Koninckx PR. Deeply infiltrating pelvic endometriosis: histology and clinical significance. Fertil Steril 1990; 53(6):978-83.

2. De Paula Andres M, Borrelli GM, Kho RM, Abrão MS. The current management of deep endometriosis: a systematic review. Minerva Ginecol 2017 Dec; 69(6):587e96.

3. Nisolle M, Donnez J. Peritoneal endometriosis, ovarian endometriosis, and adenomyotic nodules of the rectovaginal septum are three different entities. Fertil Steril 1997 Oct; 68(4):585-96.

4. Chapron C, Barakat H, Fritel X, Dubuisson JB, Bréart G, Fauconnier A. Presurgical diagnosis of posterior deep infiltrating endometriosis based on a standardized questionnaire. Hum Reprod 2005; 20(2):507-13.

5. Gruenwald P, Origin of endometriosis from the mesenchyme of the celomic walls. Am J Obstet Gynecol 1942; 44:470-4.

6. Adamson GD, Kennedy S, Hummelshoj L. Creating solutions in endometriosis: global collaboration through the World Endometriosis Research Foundation. Journal of Endometriosis 2010; 2(1):3-6 ISSN 2035-9969.

7. https://www.ibge.gov.br/estatisticas/sociais/populacao/9662-censo-demografico-2010.html?edicao=9673&t=destaques.

8. Quase 40% das mulheres em idade fértil no Brasil não tiveram filhos. UOL 2012 Nov 28. Disponível em: https://noticias.uol.com.br/saude/ultimas-noticias/redacao/2012/11/28/quase-40-das-mulheres-em-idade-fertil-no-brasil-nao-tiveram-filhos.htm.

9. Podgaec S. Manual de endometriose – Febrasgo. Rio de Janeiro: Elsevier, 2014. p.11-23.

10. Anaya JM, Gomez L, Castiblanco J. Is there a common genetic basis for autoimmune diseases? Clin Dev Immunol 2006; 13(2-4):185-95.

11. Khan KN, Masuzaki H, Fujishita A, Kitajima M, Hiraki k et al. Peritoneal fluid and serum levels of hepatocyte growth factor may predict the activity of endometriosis. Acta Obstet Gynecol Scand 2006; 85(4):458-66.

12. Chapron C, Pietin-Vialle C, Borghese B, Davy C, Foulot H, Chopin N. Associated ovarian endometrioma is a marker for greater severity of deeply infiltrating endometriosis. Fertil Steril 2009; 92(2):453-7.

13. Donnez J, Nisolle M, Squifflet J. Ureteral endometriosis: a complication of rectovaginal endometriotic (adenomyotic) nodules. Fertil Steril 2002; 77(1):32-7.

14. Sinaii N, Plumb K, Cotton L et al. Differences in characteristics among 1,000 women with endome-triosis based on extent of disease. Fertil Steril 2008; 89:538-45. Disponível em: https://doi.org/10.1016/j.fertnstert.2007.03.069.

15. Janssen EB, Rijkers AC, Hoppenbrouwers K, Meuleman C, D'Hooghe TM. Prevalence of endometriosis diagnosed by laparoscopy in adolescents with dysmenorrhea or chronic pelvic pain: a systematic review. Hum Reprod Update 2013; 19(5):570-82.

16. Donselman GAJ, Vermulen N, Becker C et al. ESHRE guideline: management of women with endometriosis. Hum Reprod 2014; 29(3):400-12.

17. Arruda MS, Petta CA, Abrão MS, Benetti-Pinto CL. Time elapsed from onset of symptoms to diagnosis of endometriosis in a cohort study of Brazilian women. Hum Reprod Apr 2003; 18(4):756-9.

18. Abrao MS, Gonçalves MO, Dias JA JR, Podgaec S, Chamie LP, Blasbalg R. Comparison between clinical examination, transvaginal sonography and magnetic resonance imaging for the diagnosis of deep endometriosis. Hum Reprod 2007 Dec; 22(12):3092-7.

19. Ribeiro HSAA, Ribeiro PAA, Rodrigues FC, Donadio N, Auge APF, Aoki T. Double-contrast barium enema in the diagnosis of intestinal deeply infiltrating endometriosis. Rev Bras Ginecol Obstet 2008; 30(8):400-5.

20. Takamura M, Koga K, Osuga Y, Takemura Y et al. Post-operative oral contraceptive use reduces the risk of ovarian endometrioma recurrence after laparoscopic excision. Hum Reprod Dec 2009; 24(12):3042-8.

21. Beaumont HH, Augood C, Duckitt K, Lethaby A. Danazol for heavy menstrual bleeding. Cochrane Database of Syst Rev. 2007, Issue 3. Art. Nº: CD001017. Disponível em: https://doi.org/10.1002/14651858.CD001017.pub2.

22. Bourdel N, Lagrange E, Azuar AS, Jardon K, Rabischong B, Pouly JL et al. Comment je traite... un endométriome par cœlioscopie? How I treat... an endometrioma by laparoscopy? Gynécologie Obstétrique & Fertilité 38 (2010); 693-6.

23. Ribeiro DM, Ribeiro GM, Serafin P, Chamie L, Santos TP. Abordagem robótica no tratamento do endometrioma ovariano. Vídeo apresentado no 42 World Congress on Endometriosis – SP, 2014. Disponível em: https://youtu.be/ec0QXhUds1o.

24. Redwine DB, Sharpe DR. Laparoscopic segmental resection of the sigmoid colon for endometriosis. Journal of Laparoendoscopic Surgery 1991 Aug; 1(4):217-20.

25. Reich H, McGlynn F, Salvat J. Laparoscopic treatment of cul-de-sac obliteration secondary to retrocervical deep fibrotic endometriosis. J Reprod Med 1991; 36:516-22.

26. Malzoni M, Di Giovanni A, Exacoustos C, Lannino G, Capece R, Perone C et al. Feasibility and safety of laparoscopic-assisted bowel segmental resection for

deep infiltrating endometriosis: a retrospective cohort study with description of technique. J Minim Invasive Gynecol 2016; 23:512-25.

27. Koninckx PR, De Cicco C, Schonman R, Corona R, Betsas G, Ussia A. The recent article "Endometriosis lesions that compromise the rectum deeper than the inner muscularis layer have more than 40% of the circumference of the rectum affected by the disease". J Minim Invasive Gynecol 2008; 15:774-5.

28. Donnez O, Roman H. Choosing the right surgical technique for deep endometriosis: shaving, disc excision, or bowel resection? Fertil Steril 2017; 108(6):931-42.

29. Ribeiro PAA, Rodrigues FC, Kehdi IPA, Rossini L, Ribeiro HSAA, Donadio N, Aoki T. Laparoscopic resection of intestinal endometriosis: a 5-year experience. Journal of Minimally Invasive Gynecology 2006; 13:442-6.

30. Daraï E, Cohen J, Ballester M. Colorectal endometriosis and fertility. Eur J Obstet Gynecol Reprod Biol 2017; 209:86-94.

31. De Cicco C, Corona R, Schonman R, Mailova K, Ussia A, Koninckx Pr. Bowel resection for deep endometriosis: a systematic review. Br J Obstet Ginecol 2011 Feb; 118(3):285-91.

32. Kavallaris A, Mebes I, Evagyelinos D, Dafopoulos A, Beyer DA. Follow-up of dysfunctional bladder and rectum after surgery of a deep infiltrating rectovaginal endometriosis. Arch Gynecol Obstet 2011 May; 283(5):1021-6.

33. Kho RM, Andres MP, Borrelli GM, Neto JS, Zanluchi A, Abrão MS. Surgical treatment of different types of endometriosis: comparison of major society guidelines and preferred clinical algorithms. Best Practice & Research Clinical Obstetrics and Gynaecology 2018 Aug; 51:102-10.

CAPÍTULO 18

Tumores benignos da mama

Gil Facina
Andrei Alves de Queiroz

INTRODUÇÃO

As doenças benignas da mama incluem todas as condições não malignas e classicamente não aumentam o risco para malignidade. São condições que levam à consulta médica com o ginecologista devido a uma apresentação clínica variável e à ansiedade da paciente a respeito da possibilidade de malignidade.

Os tumores benignos de mama são responsáveis por boa parte das queixas no ambulatório de mastologia, representando até 31% dos casos referenciados ao ambulatório de especialidades do Sistema Único de Saúde (SUS).[1] Os dados epidemiológicos não são precisos, pois muitos pacientes permanecem assintomáticos e não realizam biópsia que confirme a histologia da lesão. Quando sintomáticos, a queixa mais comum é a de nódulo palpável, e, se assintomáticos, frequentemente procuram o mastologista por achado em exame de imagem.[2] Menos comuns são as pacientes que já são encaminhadas com diagnóstico histopatológico devido a achado incidental em peça cirúrgica (cirurgia plástica, por exemplo), procurando esclarecimentos sobre os riscos e conduta adicional.

Quando a paciente procura atendimento por lesão palpável, o médico deve realizar a anamnese a fim de identificar fatores de risco para câncer de mama, seguido da propedêutica mamária para caracterizar o nódulo. As principais diferenças entre nódulos de característica benigna e os suspeitos de malignidade estão descritas na Tabela 1.

TABELA 1 Características palpatórias dos nódulos benignos e malignos

Característica	Benigno	Maligno
Consistência	Fibroelástica	Endurecida
Limites	Regulares	Irregulares
Mobilidade	Móvel	Pouco móvel ou fixo

Após a confirmação do achado no exame físico, deve-se correlacionar o achado com exames de imagens. Para pacientes abaixo de 30 anos de idade é preconizada a ultrassonografia, e nas pacientes acima dos 40 anos deve-se realizar a mamografia, seguida de ultrassonografia. Nas pacientes de 30 a 39 anos pode ser feita a mamografia e/ou o ultrassom, a critério do médico assistente.[3] Os achados radiológicos podem, assim como na palpação, sugerir benignidade ou malignidade, e as principais características estão descritas na Tabela 2. A Figura 1 representa um nódulo com características benignas identificado ao estudo ultrassonográfico.

TABELA 2   Diferenças radiológicas entre nódulos benignos e malignos

Característica	Aspecto benigno	Aspecto maligno
Forma	Ovalado ou lobulado	Irregular
Orientação ao ultrassom (maior eixo da lesão)	Paralelo à pele	Indiferente ou perpendicular à pele
Margens	Bem delimitadas (circunscritas)	Mal definidas, anguladas ou espiculadas
Efeito acústico posterior (ao ultrassom)	Reforço acústico posterior	Sombra acústica posterior
Classificação BI-RADS	2 ou 3	4 ou 5

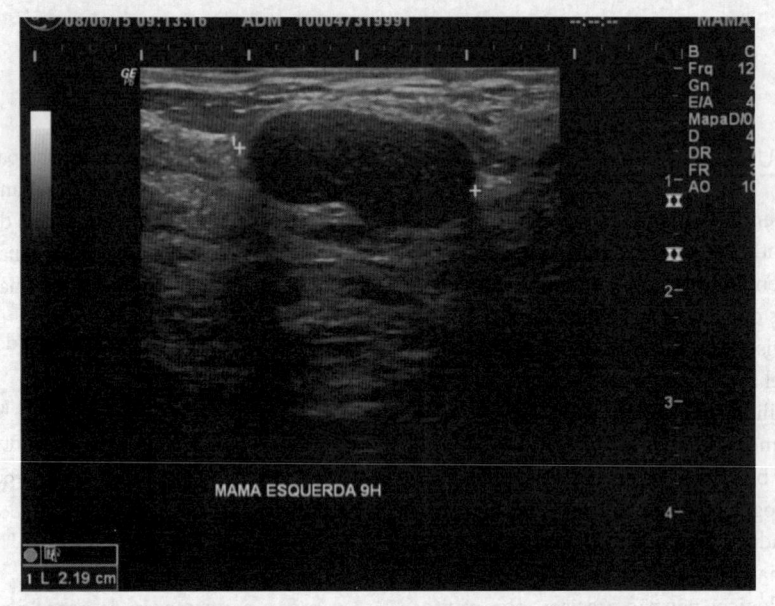

FIGURA 1   Nódulo com características benignas identificado em exame de ultrassonografia.

As pacientes com nódulos com características benignas devem, em sua maioria, ser acompanhadas com exames de imagens a cada 6 meses, sem a necessidade de investigação cito/histológica.[4] Em alguns casos, porém, recomenda-se biópsia. As principais indicações para o procedimento invasivo em tumores com características benignas estão descritas na Tabela 3.

Apesar do constante receio das pacientes de serem portadoras de neoplasia maligna, a maior parte dos tumores benignos não representa risco, e as condutas são diferentes para cada doença. A Organização Mundial da Saúde (OMS, 2012) classifica os tumores benignos em subgrupos conforme a histologia.[5] Os mais comuns serão discutidos neste capítulo.

TABELA 3   Indicações de biópsia em nódulos provavelmente benignos

Situações em que se recomenda a biópsia de nódulos com característica provavelmente benigna (categoria BI-RADS 3)
Idade: identificação após 35 anos de idade
Alto risco familiar para câncer de mama
Impossibilidade de seguimento semestral
Desejo de uso de terapia hormonal
Planejamento de gravidez
Cancerofobia
Pré-operatório de cirurgia estética mamária

TUMORES FIBROEPITELIAIS

Representam a maior parte dos tumores benignos. Apresentam-se clinicamente como nódulos, e histologicamente são formados por tecidos epitelial e estromal. Os fibroadenomas e os tumores filoides são os principais representantes dessa categoria. Porém, eles apresentam diferenças clínicas importantes.

Fibroadenoma

Fibroadenoma é o tumor benigno mais comum da mama e tipicamente ocorre em mulheres com idade inferior a 30 anos de idade. Representa cerca de 35% dos casos de nódulos com característica benigna. É tumor misto originado no lóbulo mamário, ou seja, apresenta componentes epitelial e estromal.[6]

Características clínicas

Apresenta-se como nódulo circunscrito de consistência fibroelástica, regular com superfície lisa ou lobulada, móvel e indolor. Geralmente são tumores únicos, porém em cerca de 15% dos casos encontram-se lesões múltiplas e, são bilaterais em 10% das vezes. Pode crescer rapidamente sobre influência hormonal como, por exemplo, durante a gravidez. O uso de ciclosporina em pacientes transplantados está associado com fibroadenomas múltiplos e bilaterais.[7] O fibroadenoma juvenil é comumente encontrado entre 10 e 18 anos de idade e geralmente tem crescimento rápido. Define-se como fibroadenoma gigante aquele maior que 5 cm. O fibroadenoma não eleva o risco para câncer de mama. Raramente há carcinoma *in situ* ou invasivo dentro do fibroadenoma. Critérios para excisão incluem tamanho maior que 2 a 3 cm, tumor sintomático e alterações em estudo ultrassonográfico, tais como bordas irregulares e vascularização aumentada.[4,5,8] Situações especiais podem corroborar a indicação cirúrgica, e dentre estas destaca-se idade maior que 35 anos de idade, alto risco familiar e cancerofobia.

Características radiológicas

O fibroadenoma pode ser detectado por exame de mamografia, ultrassonografia e ressonância nuclear magnética. O ultrassom mostra tumor ovalado, bem definido, com margens delimitadas com ecos internos fracos e homogêneos (hipoecogênico). Geralmente a orientação é paralela à pele. Se o nódulo for redondo ou não paralelo à pele, será considerado suspeito e deverá ser biopsiado.[4,6,8] Na ressonância nuclear magnética, o fibroadenoma apresenta realce lento e progressivo.

Características patológicas

Apesar do quadro clínico sugestivo, o diagnóstico definitivo é feito apenas com análise citológica ou histopatológica do nódulo, que pode ser realizada por:

- Punção aspirativa por agulha fina (PAAF).
- Biópsia de fragmento por agulha grossa (*core biopsy*).
- Biópsia assistida a vácuo (mamotomia).
- Biópsia incisional.
- Biópsia excisional.

Tratamento

O fibroadenoma é lesão benigna e não eleva o risco para o câncer de mama. Assim sendo, o acompanhamento clínico é conduta apropriada e frequente, principalmente em tumores menores. A exérese é recomendada em casos em que o nódulo apresenta aumento progressivo, muda suas características clínicas, traz desconforto a paciente ou quando atinge dimensões maiores que 3 cm. Quando indicada a cirurgia, deve-se remover o tumor sem tecido adjacente. Por tratar-se de neoplasia não infiltrativa, usualmente a cirurgia não causa deformidade mamária. A crioablação surge como alternativa para a ressecção cirúrgica.[9] Deve haver concordância diagnóstica tríplice (exame clínico, ultrassonográfico e estudo cito-histopatológico) para a paciente ser candidata a essa forma de tratamento. A crioablação é método percutâneo que destrói o tumor por meio de congelação. Essa técnica requer treinamento e equipamento específico. O fibroadenoma tende a involuir após a menopausa.[5]

Em situações em que há crescimento contínuo ou presença de nódulo identificado em idade não usual (após os 35 anos de idade), ou ainda em casos de cancerofobia, opta-se pela excisão do tumor.[4,6,8]

Tumor filoides

Tumor fibroepitelial raro, representa 2,5% das lesões fibroepiteliais e 0,3 a 1,0% dos tumores primários da mama.[7] É importante diagnóstico diferencial dos fibroadenomas.[10]

Características clínicas

Apesar de se tratar de tumor fibroepitelial benigno, apresenta diferenças importantes de um fibroadenoma simples. Geralmente se manifestam entre 40 e 50 anos de idade, podem ter crescimento contínuo e rápido.[4-6] Ao exame físico o nódulo é móvel, fibroelástico e regular, porém pode se apresentar com bordas lobuladas. O nódulo de grande volume pode causar isquemia da pele, seguido de necrose e ulceração.[5] Casos de tumor filoides múltiplos são raros. As diferenças entre os fibroadenomas e os tumores filoides estão resumidas na Tabela 4.

Diferentemente do fibroadenoma, o tumor filoide pode apresentar formas benignas (60 a 75%), intermediárias (15 a 20%) e malignas (10 a 20%), com metastatização por via hemática.[7] Fatores genéticos não são conhecidos, todavia têm sido descritos casos em portadoras da síndrome de Li-Fraumeni.[7]

Características radiológicas

Apresenta grande semelhança com o fibroadenoma, pois se trata de nódulo com margens circunscritas, de forma ovalada ou lobulada. Ao ultrassom, apresenta orientação paralela à pele e pode apresentar áreas císticas no seu interior, decorrente de necrose tecidual secundária ao crescimento rápido.[4,8,10]

Características patológicas

O tumor filoide (principalmente o benigno) se assemelha ao fibroadenoma, sendo difícil a diferenciação em material de biópsia de fragmento ou na citologia. Dessa maneira, sempre que houver suspeita de tumor filoide pelas características clínicas, o patologista deve ser informado. O diagnóstico final é realizado com a exérese do nódulo.[5,10] A característica anatomopatológica mais importante é a hipercelularidade do estroma, sendo esta também importante para auxiliar na diferenciação das diferentes variantes.

TABELA 4   Diferenças entre fibroadenomas e tumor filoides

Características	Fibroadenoma	Filoides
Idade	Abaixo dos 30 anos	Entre 40 e 50 anos
Incidência	Comum	Raro (0,3% dos tumores de mama)
Tamanho	Menor que 3 cm	Crescimento contínuo
Lesões múltiplas	Em até 20%	Raro
Recidiva após exérese	Não	Comum, principalmente se excisado sem margem de segurança

Tratamento

A exérese com margem de segurança é o tratamento padrão. Nos tumores volumosos a mastectomia está indicada. É fundamental a exérese com margens de segurança entre 1 e 2 cm, pois a margem cirúrgica comprometida pelo tumor é a principal causa de recidiva.[4,10] Em casos de tumor filoide maligno a abordagem axilar é desnecessária, pois a principal via de metástase é a hematogênica.

Hamartoma

O hamartoma é um tumor benigno caracterizado como massa encapsulada e contém todos os componentes do tecido mamário normal. Ocorre principalmente na quinta década de vida, porém pode ser encontrado em todas as idades. Os achados em exames de imagens são bastante característicos, sendo notado nódulo de conteúdo heterogêneo com densidade (na mamografia) e ecogenicidade (na ultrassonografia) semelhantes ao tecido mamário normal. Sua apresentação é variável segundo a idade e o tamanho. Não é recomendada biópsia nem exérese de lesões sugestivas de hamartoma.[5]

PROLIFERAÇÕES EPITELIAIS BENIGNAS

Adenose e adenose esclerosante

Essas lesões costumam ser achados microscópicos incidentais, algumas vezes identificados pela mamografia. Podem se manifestar por calcificações. A adenose esclerosante apresenta mínimo aumento de risco para câncer de mama. Devido a esse risco discreto, a setorectomia (exérese ampliada do local da biópsia) não é recomendada.[5]

Lesão esclerosante complexa e cicatriz radiada

Apesar de benignas, essas duas lesões apresentam características clínicas e/ou imaginológicas que mimetizam carcinoma invasivo da mama. Raramente são capazes de formar lesão palpável, mas no exame de imagem se apresentam como distorção ou ainda como pequeno nódulo com margens espiculadas. Essas lesões já foram consideradas como pré-malignas, entretanto os dados atuais contradizem tal afirmação. As lesões podem, no entanto, representar aumento de risco para câncer de mama. Em alguns casos se identifica carcinoma invasivo em associação. Sendo assim, quando o diagnosticado ocorre na biópsia de fragmento, recomenda-se a excisão completa da lesão a fim de descartar um carcinoma.[5]

Adenomas

O adenoma pode ser tubular, lactacional, apócrino, ductal ou pleomórfico, a depender do tipo de proliferação que ocorre. O quadro clínico, o padrão radiológico e a conduta se assemelham ao fibroadenoma.[5]

TUMORES MESENQUIMAIS

Os tumores benignos mesenquimais são neoplasias compostas principalmente por células mesenquimais, semelhantes aos que ocorrem nos tecidos moles e pele. Alguns, no entanto, ocorrem predominantemente na mama.

Hiperplasia estromal pseudoangiomatosa (PASH)

Geralmente é achado incidental, presente em até 23% das biópsias.[11] É uma proliferação de miofibroblastos estromais. Ocorre principalmente na pré-menopausa, como resultado de um desequilíbrio hormonal, mas pode se manifestar em qualquer idade ou sexo, sendo que em homens o PASH é identificado em 24 a 47% dos casos de ginecomastia.[11] Pode se manifestar como nódulo, principalmente em mulheres na pós-menopausa que utilizam terapia hormonal.[5] Dados sugerem que não existe risco de malignização e a exérese não é necessária, sendo recomendada apenas em alguns casos, a depender do volume, sintomas ou cancerofobia.

Lipoma

Tumor benigno composto por adipócitos maduros sem atipia. Clinicamente são semelhantes aos lipomas em outras partes do corpo, e não apresentam dificuldades para o diagnóstico. Não estão relacionados com câncer de mama e a exérese não é necessária.

LESÕES PAPILÍFERAS: PAPILOMA INTRADUCTAL

Lesões papilíferas da mama pertencem a um grupo heterogêneo de doenças caracterizadas pela presença de proliferação epitelial sobre um eixo fibrovascular. Pode medir desde poucos milímetros até vários centímetros.[12]

Características clínicas

O papiloma pode ser central ou periférico. O central se apresenta como lesão localizada no ducto principal, geralmente na região retroareolar. O quadro clínico característico é a presença de fluxo papilar sanguinolento, porém pode ser assintomático em até 62,6% dos casos.[13] Em alguns pacientes pode-se identificar nódulo palpável. O papiloma periférico costuma ocorrer em ductos periféricos e menos frequentemente apresentam achados clínicos.

Características radiológicas

Na mamografia pode-se identificar um nódulo ou ducto dilatado na região retroareolar. Ao ultrassom a imagem notada pode corresponder a cisto complexo, nódulo hipoecoico ou ducto dilatado com lesão sólida no interior.

Características patológicas

O papiloma é uma estrutura arborescente caracterizada por um eixo fibrovascular recoberto por uma camada de células epiteliais e mioepiteliais. Pode apresentar células atípicas, sendo que nesse caso existe aumento do risco para desenvolvimento do câncer de mama.[5]

Tratamento

O papiloma intraductal não é lesão maligna, porém existe aumento de risco de desenvolvimento de câncer de mama. Dados clássicos sugerem aumento de 2 a 3 vezes em lesões sem atipia, porém Moon et al. observaram um risco relativo de 4,8 vezes no período de 4 anos.[14] O aumento do risco em pacientes com lesões com atipia é de até 7 vezes.[5,14]

A maior controvérsia está relacionada à exérese completa quando o papiloma sem atipia é diagnosticado em biópsia de fragmento, devido ao risco de subdiagnóstico. Alguns autores defendem que não é necessária a exérese, pois as taxas de subdiagnóstico seriam pequenas,[15] enquanto outros são enfáticos em defender a excisão.[13,16,17] Bianchi et al., em sua revisão sobre papilomas, identificaram 54 séries de casos nos últimos 15 anos, num total de 3.032 lesões, com uma média de subestimação de 7,6%, variando de 0 a 29%. Nessa revisão, 57% dos estudos recomendavam excisão cirúrgica de toda a lesão devido ao risco de subdiagnóstico, enquanto 28% defendem o seguimento clínico.[18] A literatura atual recomenda a exérese de lesões com diagnóstico de papiloma, entretanto, recentemente autores relatam que pacientes jovens que apresentam lesões pequenas (até 10 mm) de localização central, sem atipias e sem achados suspeitos nos exames de imagens, poderiam ser candidatas ao seguimento.[19-21]

ADENOMA TUBULAR

É um tumor benigno raro e corresponde a cerca de 4% das neoplasias benignas da mama. São comumente encontrados em pacientes jovens. Suas características clínicas e radiológicas fazem parte do diagnóstico diferencial dos fibroadenomas.[22]

CONSIDERAÇÕES FINAIS

Apesar de frequentes e com baixa morbidade, os tumores benignos causam muita preocupação na população geral devido à cancerofobia. Abaixo, o fluxograma adotado para a investigação imaginológica para pacientes com lesão palpável (Figura 2).

A conduta sugerida para paciente com um nódulo novo palpável baseada no achado radio-lógico está descrita na Figura 3 (considerar PAAF nas pacientes com idade inferior a 35 anos em situações listadas na Tabela 3).

A conduta para cada tumor, baseado no achado histológico, pode ser identificada nas Tabelas 5, 6 e 7.

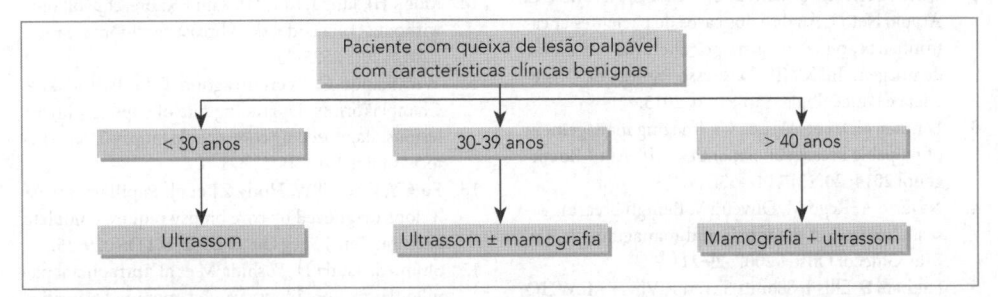

FIGURA 2   Investigação da paciente com lesão palpável com característica clínica benigna.

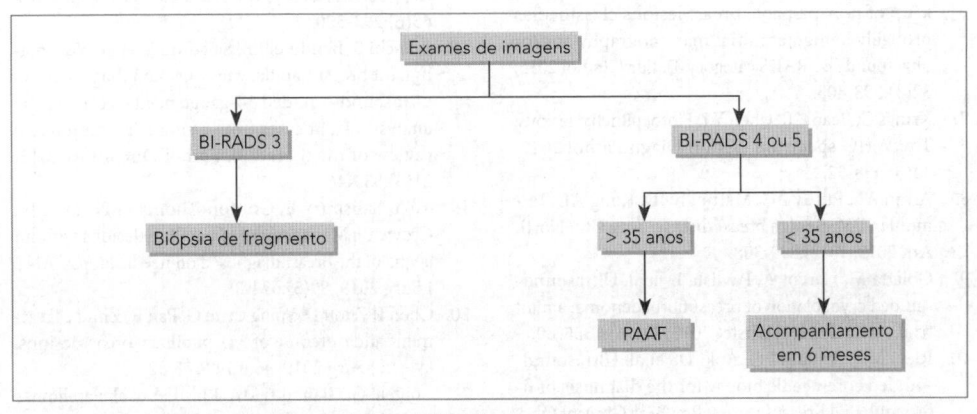

FIGURA 3   Condutas baseadas no achado radiológico.

TABELA 5   Tumores que não necessitam exérese

Adenose
Adenose esclerosante
Hamartoma
Lipoma

TABELA 6   Tumores em que a exérese pode ser considerada em casos especiais (idade acima de 35 anos, dimensões superiores a 3 cm)

Adenoma
Fibroadenoma
Hiperplasia estromal pseudoangiomatosa (PASH)

TABELA 7   Tumores em que é indicada exérese completa da lesão

Tumor filoide
Cicatriz radiada
Lesão esclerosante complexa
Papiloma intraductal

REFERÊNCIAS BIBLIOGRÁFICAS

1. Queiroz A, Elias S, Sanvido V, Facina G, Nazario AC, Araujo Neto J. Queixas, condutas e diagnósticos no ambulatório de mastologia do SUS da Escola Paulista de Medicina. In: XVIII Congresso Paulista de Obstetrícia e Ginecologia. São Paulo, 2013.

2. Queiroz A, Elias S, Sanvido S, Facina G, Nazário AC, Araujo Neto J. Análise dos casos de pacientes encaminhadas ao mastologista por alteração em exame de imagem. In: XVIII Congresso Paulista de Obstetrícia e Ginecologia. São Paulo, 2013.

3. Lehman CD, Lee AY, Lee CI. Imaging management of palpable breast abnormalities. AJR Am J Roentgenol 2014; 203(5):1142-53.

4. Nazario A, Rego M, Oliveira V. Benign breast masses: a review on diagnosis and management. Rev Bras Ginecol Obstet 2007; 29:211-9.

5. Lakhani S, Ellis I, Schnitt S, Tan P, Vijver M. WHO Classification of Tumours of the Breast. Lion, 2012.

6. Gruber R, Jaromi S, Rudas M et al. Histologic work-up of non-palpable breast lesions classified as probably benign at initial mammography and/or ultrasound (BI-RADS category 3). Eur J Radiol 2013; 82(3):398-403.

7. Krings G, Bean GR, Chen YY. Fibroepithelial lesions; The WHO spectrum. Semin Diagn Pathol 2017; 34(5):438-52.

8. Amin AL, Purdy AC, Mattingly JD, Kong AL, Termuhlen PM. Benign breast disease. Surg Clin North Am 2013; 93(2):299-308.

9. Golatta M, Harcos A, Pavlista D et al. Ultrasound-guided cryoablation of breast fibroadenoma: a pilot trial. Arch Gynecol Obstet 2015; 291(6):1355-60.

10. Ricci MD, Amaral PG, Aoki DS et al. Ultrasound-guided core needle biopsy for the diagnosis of fibroepithelial breast tumors. Rev Bras Ginecol Obstet 2011; 33(1):27-30.

11. Jaunoo SS, Thrush S, Dunn P. Pseudoangiomatous stromal hyperplasia (PASH): a brief review. Int J Surg 2011; 9(1):20-2.

12. Rakha EA, Ellis IO. Diagnostic challenges in papillary lesions of the breast. Pathology 2018; 50(1):100-10.

13. Rizzo M, Linebarger J, Lowe MC et al. Management of papillary breast lesions diagnosed on core-needle biopsy: clinical pathologic and radiologic analysis of 276 cases with surgical follow-up. J Am Coll Surg 2012; 214(3):280-7.

14. Moon HJ, Jung I, Kim MJ, Kim EK. Breast papilloma without atypia and risk of breast carcinoma. Breast J 2014; 20(5):525-33.

15. Wiratkapun C, Keeratitragoon T, Lertsithichai P, Chanplakorn N. Upgrading rate of papillary breast lesions diagnosed by core-needle biopsy. Diagn Interv Radiol 2013; 19(5):371-6.

16. Fu CY, Chen TW, Hong ZJ et al. Papillary breast lesions diagnosed by core biopsy require complete excision. Eur J Surg Oncol 2012; 8(11):1029-35.

17. Shiino S, Tsuda H, Yoshida M et al. Intraductal papillomas on core biopsy can be upgraded to malignancy on subsequent excisional biopsy regardless of the presence of atypical features. Pathol Int 2015; 65(6):293-300.

18. Bianchi S, Bendinelli B, Saladino V et al. Non-malignant breast papillary lesions – b3 diagnosed on ultrasound – guided 14-gauge needle core biopsy: analysis of 114 cases from a single institution and review of the literature. Pathol Oncol Res 2015; 21(3):535-46.

19. Yu Y, Salisbury E, Gordon-Thomson D, Yang JL, Crowe PJ. Management of papillary lesions without atypia of the breast diagnosed on needle biopsy. ANZ J Surg 2019; 89(5):524-8.

20. Chen P, Zhou D, Wang C, Ye G, Pan R, Zhu L. Treatment and outcome of 341 papillary breast lesions. World J Surg 2019; 43(10):2477-82.

21. Boufelli G, Giannotti MA, Ruiz CA et al. Papillomas of the breast: factors associated with underestimation. Eur J Cancer Prev 2018; 27(4):310-4.

22. Adrada BE, Krishnamurthy S, Carkaci S, Poseleman-Monetto FE, Ewere A, Whitman GJ. Unusual benign tumors of the breast. J Clin Imaging Sci 2015; 5:27.

CAPÍTULO 19

Sangramento uterino anormal

Sebastião Freitas de Medeiros
Márcia Marly Winck Yamamoto

INTRODUÇÃO

Define-se sangramento uterino anormal (SUA) como sangramento excessivo e/ou prolongado tendo como origem causas estruturais e causas não estruturais.[25,26] Na prática clínica, em considerável número de pacientes, não se consegue identificar algo incomum que justifique o sangramento anormal. Outra dificuldade é caracterizar corretamente o volume de sangue perdido, já que essa verificação é, na prática, feita a partir de informações fornecidas pela própria paciente e não por métodos objetivos. Sendo assim, é possível que até 40% das mulheres com sangramento excessivo considerem-no moderado ou escasso. Já cerca de 14% das mulheres que consideram ter fluxo menstrual excessivo têm, na verdade, perda de sangue escassa.[15] Esses resultados foram observados após avaliação do volume do fluxo menstrual por métodos objetivos.

Menstruação é o sangramento uterino normal, cíclico, repetitivo, que ocorre durante os anos reprodutivos. Epidemiologicamente, ocorre a cada 24 a 38 dias, tem duração entre 2 e 7 dias e o volume perdido é de 5 a 80 mL.[26,34] Esse sangramento é o resultado de uma complexa série de eventos envolvendo o eixo hipotalâmico-hipófise-ovariano-uterino. Qualquer desvio, em qualquer um dos compartimentos, pode resultar em sangramento uterino anormal. Na prática clínica devemos ter o foco nos parâmetros intervalo entre os ciclos e duração e volume do fluxo menstrual para direcionar o diagnóstico. Além disso, o aspecto físico do sangramento, ou seja, suas características, também norteia o diagnóstico.

É básico considerar que, se na história médica há alteração do parâmetro intervalo entre os sangramentos, a possibilidade de existir alguma alteração do eixo hipotalâmico-hipófise-ovariano como causa é grande; portanto de origem não estrutural. No entanto, sangramento anormal cíclico, sem alteração no intervalo, não nega a existência de disfunção do eixo reprodutor. Nesse cenário, o aspecto físico do sangue ajuda no diagnóstico. Sangramento normal que se prolonga por borras (*spotting*) além de 7 dias sugere a existência de insuficiência folicular com elevação lenta dos níveis de estradiol e retardo na reepitelização endometrial. Por outro lado, sangramento prolongado antecedido por sangramento borráceo e escasso (*spotting*) por alguns dias sugere desestabilização antecipada do endométrio por deficiência lútea e baixa secreção de progesterona.

MECANISMOS ENVOLVIDOS NO INÍCIO E SUSPENSÃO DO SANGRAMENTO

Os mecanismos envolvidos no início do sangramento menstrual normal ocorrem em sequência, como segue:[24]

- Diminuição da produção ovariana de estrogênio e progesterona pelo corpo lúteo.
- Rotura dos lisossomos das células endometriais com liberação da enzima fosfolipase A.
- Síntese de prostaglandinas (PG) a partir dos substratos ácidos araquidônico e eicosatrienoico encontrados nas membranas dessas células.
- Vasoconstrição e vasodilatação súbitas e rítmicas dos vasos endometriais, resultando em hipóxia tissular.
- Rotura dos vasos e da superfície epitelial do endométrio com extravasamento de sangue para a cavidade uterina.

Recentemente esse mecanismo sequencial tem sido detalhado na intimidade endometrial e conhecido de uma forma melhor.[6,30,33] Esses mecanismos adjuvantes à cascata araquidônica são resumidos na Figura 1, destacando os aspectos parácrinos e intrácrinos da fisiologia endometrial.

Já a suspensão do sangramento menstrual também exige integridade de outras condições morfofuncionais,[18] destacando a necessidade de foliculogênese, esteroidogênese e estrutura uterina normais (Figura 2).

TERMINOLOGIA PADRÃO DO SUA

O sistema de nomenclatura do SUA (sangramento uterino anormal) foi revisto e propôs-se que tenha alicerce em frequência, regularidade, duração e volume de sangramento.[11] Assim, os termos menorragia, opsomenorreia, polimenorreia, oligomenorreia, espaniomenorreia ou mesmo o sangramento uterino disfuncional passaram a ser não recomendados. O termo amenorreia

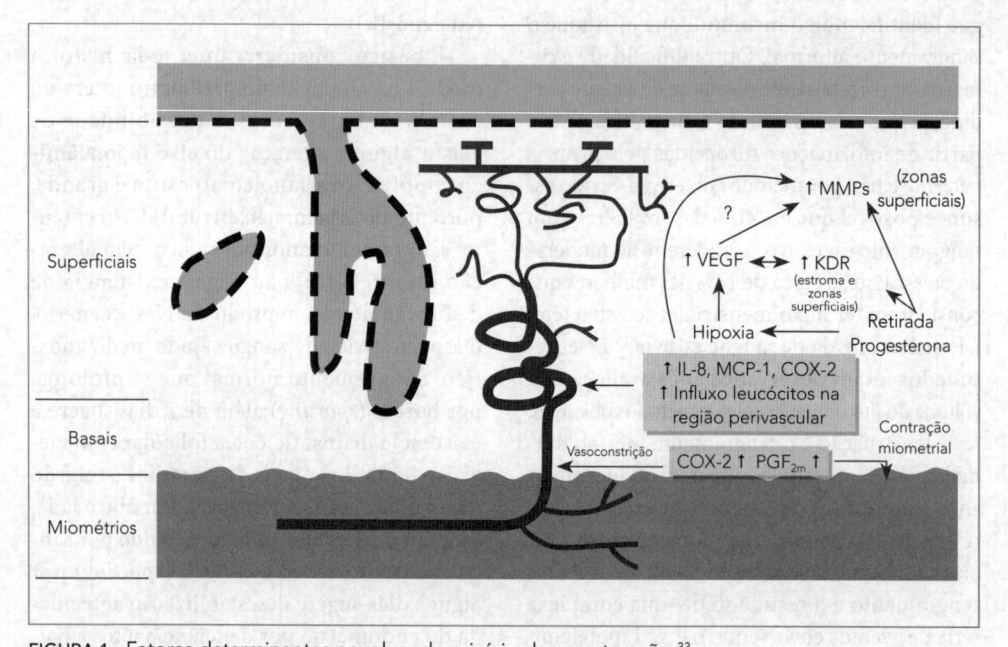

FIGURA 1 Fatores determinantes envolvendo o início da menstruação.[33]
MMP: metaloproteinases matriciais; VEGF: fator de crescimento do endotélio vascular; KDR: receptor de domínio da quinase (para o VEGP); MCP: proteína de quimoatração dos monócitos; PGF: prostaglandina F2 alfa; COX: ciclo-oxigenase-2.

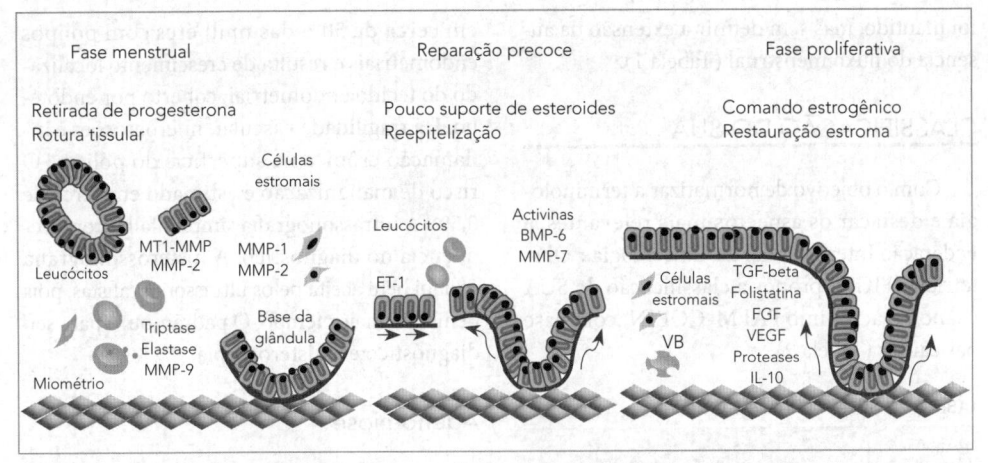

FIGURA 2   Mecanismos responsáveis pela parada da menstruação.[33]

MT1-MMP: metaloproteinase matriciais de membrana tipo 1; MMP: metaloproteinases matriciais; ET-1: endotelina-1; BMP-6: proteína morfogenética óssea; TGF-beta: fator de transformação do crescimento beta; FGF: fator de crescimento do fibroblasto; IL: interleucina; VB: vasos da basal.

TABELA 1   Definições da nomenclatura para o sangramento uterino anormal*

Alterações na frequência do sangramento menstrual (intervalo)
■ Menstruação normal (24 a 38 dias)
■ Menstruação ausente (ausência de sangramento, amenorreia)
■ Menstruação frequente (≤ 24 dias)
■ Menstruação infrequente (≥ 38 dias)

Alterações da duração do fluxo
■ Menstruação normal (até 8 dias)
■ Prolongado (≥ 8 dias)

Alteração na regularidade
■ Regular (encurtamento de até 9 dias ou atrasos de > 9 dias)
■ Irregular (encurtamento de até 10 dias ou atrasos de > 10 dias)

Volume do fluxo menstrual
Menstruação normal (5 a 80 mL)
Leve (< 5 ml)
Excessivo (> 80 ml)

Sangramento intermenstrual
■ Nenhum
■ Ao acaso
Cíclico, previsível
– no início do ciclo
– no meio do ciclo
– na fase secretora tardia
Cíclico, não previsível

Sangramento não programado com ou sem uso de esteroides sexuais
■ Sem uso de medicação hormonal
■ Ausente sem uso de medicação hormonal
■ Presente com uso de medicação hormonal

*Percentis 5º e 95º dos estudos epidemiológicos.
Fonte: adaptada de Fraser et al.[12,13]

foi mantido, mas sem definir a extensão da ausência do fluxo menstrual (Tabela 1).

CLASSIFICAÇÃO DO SUA

Com o objetivo de normatizar a terminologia e destacar os aspectos mais relevantes, a Federação Internacional de Ginecologia e Obstetrícia (FIGO) propôs a classificação do SUA usando o acrônimo PALM-COEIN, com base nas causas (Tabela 2).

TABELA 2   Sistema PALM-COEIN

PALM
■ **P**ólipo
■ **A**denomiose
■ **L**eiomioma
■ **M**alignidade, hiperplasia

COEIN
■ **C**oagulopatia
■ **O**vulação (disfunção)
■ **E**ndométrio
■ **I**atrogenia
■ **N**ão classificado
– exacerbação do sistema fibrinolítico
– desequilíbrio prostaglandinas vasodilatadoras e vasoconstritoras
– estrutura vascular anormal (varizes, *shunts*)

Tendo em conta essas observações iniciais, este capítulo tem como objetivos: a) descrever mecanismos fisiopatológicos do SUA; b) racionalizar o diagnóstico do SUA; e c) propor medidas terapêuticas. Por fim, qualquer estratégia utilizada para a correção do SUA exige obediência aos conhecimentos dos mecanismos envolvidos na indução e na suspensão do sangramento menstrual normal.

FISIOPATOLOGIA DO SUA POR CAUSAS ESTRUTURAIS

Pólipo endometrial

Número, tamanho e localização dos pólipos endometriais são importantes na gênese do sangramento anormal. Sangramento pode ocorrer em cerca de 50% das mulheres com pólipos endometriais e resulta de crescimento localizado do tecido endometrial, coberto por endotélio. Há fragilidade vascular, microerosões e inflamação crônica na superfície do pólipo.[9] O risco de malignização é estimado em cerca de 0,5%. A ultrassonografia simples falha com frequência no diagnóstico. A histerossonografia não foi bem aceita pelos ultrassonografistas, pois demanda maior tempo. O padrão-ouro para seu diagnóstico é a histeroscopia.

Adenomiose

O mecanismo do sangramento por adenomiose não é completamente conhecido. Parece haver maior vascularização miometral pela invasão do endométrio, dificuldade nas contrações do miométrio por desequilíbrio entre as prostaglandinas locais no tecido mioendometrial, ou simples aumento do volume uterino pelo aumento da área endometrial. A ultrassonografia pélvica endovaginal pode confirmar o diagnóstico, mas tem sensibilidade e especificidade baixas, dependendo da expertise do examinador.

Leiomioma

O sangramento depende de tamanho, número, localização e grau de vascularização (Figura 3). Há expressão elevada de fatores angiogênicos, fatores de crescimento do endotélio vascular (VEGF), fator ligante da heparina e fator de crescimento derivado das plaquetas no leiomioma quando comparado com o miométrio adjacente.[31]

Malignidades

Nas malignidades ou hiperplasia com aumento da espessura e massa endometrial, o sangramento é geralmente profuso. A vascularização é intensa com rotura endometrial. O sangramento não é programado, é intermitente e, às vezes, prolongado.

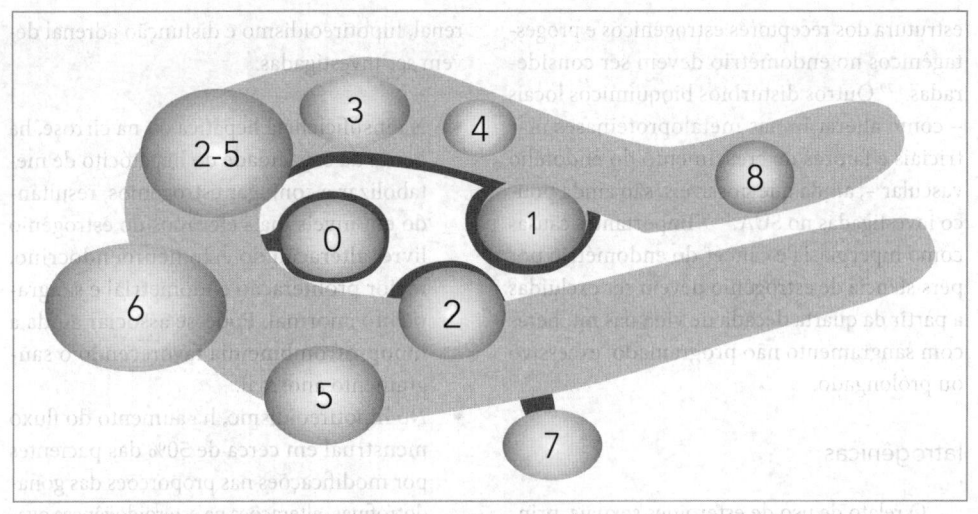

FIGURA 3   Classificação dos leiomiomas.
Submucoso – 0: pediculado; 1: > 50% intramural; 2: < 50% intramural. Intramural – 3: 100% intramural; 4: intramural. Subseroso – 5: > 50% intramural; 6: < 50% intramural; 7: pediculado. Outro – 8: cervical.

FISIOPATOLOGIA DO SUA E CAUSAS NÃO ESTRUTURAIS

Entre as causas não estruturais, têm destaque excesso de estrogênio, retirada do estrogênio, excesso de progesterona, retirada de progesterona, excesso de androgênios, elevação nas concentrações de prostaglandinas no endométrio, coagulopatias, exacerbação do sistema fibrinolítico, aumento da vascularização, elevação de fatores de crescimento, de citocinas e de metaloproteinases matriciais no endométrio.

Coagulopatia

Cerca de 10 a 48% das adolescentes com SUA têm alguma coagulopatia, sendo a mais relevante a doença de von Willebrand. O fator de von Willebrand é a proteína responsável pela adesão entre as plaquetas e formação do trombo.[8] Então, nessa condição, há sangramento profuso desde a menarca ou primeiras menstruações. É causa frequente da anemia mais grave nessa fase da vida da mulher.[3]

Ovulatórias

São frequentes alterações menstruais nos primeiros dois anos que seguem a menarca e em mulheres com mais de 40 anos de idade. Após dois anos da menarca, o sangramento frequente, excessivo ou prolongado deve ser considerado anormal. Embora haja discordância, na presença de ovulação pode haver sangramento no meio do ciclo, clinicamente manifestado por menstruações frequentes, prolongamento do sangramento por insuficiência folicular ou insuficiência lútea. Caso não haja perda da ciclicidade, considerar possível existência de causas estruturais, mais frequentes a partir da quarta década de vida.

Endometriais

Exacerbação do sistema fibrinolítico local ou aumento das prostaglandinas vasodilatadoras podem ser clinicamente responsáveis por volume excessivo, sangramento prolongado e, com frequência, manutenção da ciclicidade em padrão normal. Alterações na densidade e na estrutura dos receptores estrogênicos e progestagênicos no endométrio devem ser consideradas.[4,29] Outros distúrbios bioquímicos locais – como alteração nas metaloproteinases matriciais e fatores de crescimento do endotélio vascular –, ainda que possíveis, são ainda pouco investigadas no SUA.[17,32] Importantes causas como hiperplasia e câncer do endométrio por persistência de estrogênio devem ser excluídas a partir da quarta década de vida nas mulheres com sangramento não programado, excessivo ou prolongado.

Iatrogênicas

O relato de uso de esteroides sexuais, principalmente por diferentes prescritores, a cada episódio de sangramento é comum em pronto atendimento. Deve-se considerar como causas: dispositivos intrauterinos, tanto medicados como não medicados; uso oral de anticoagulantes ou preparações de heparina, ou medicações que reduzem os níveis circulantes de estrogênios e progesterona (ácido valproico, rifampicina, griseofulvina); uso de anabolizantes; ou, com menor possibilidade, o tabagismo.[26]

Não classificadas

Entre as causas estruturais devem-se considerar malformações arteriovenosas,[10,28] defeitos estruturais após cesárea (istmocele),[37] principalmente quando a camada miometrial não é suturada. Entre as não estruturais, devem-se considerar possíveis alterações bioquímicas envolvidas no sangramento: produtos dos neutrófilos, como citocinas, e fatores de crescimento.[21]

CAUSAS NÃO INCLUÍDAS NO SISTEMA PALM-COEIN

Outras causas não incluídas no sistema PALM-COEIN são também relevantes. Doenças sistêmicas que geralmente se manifestam com SUA devem ser consideradas. Assim, amiloidose, insuficiência hepática, cirrose, insuficiência renal, hipotireoidismo e disfunção adrenal devem ser investigadas.

- Na insuficiência hepática ou na cirrose, há perda da capacidade do hepatócito de metabolizar e conjugar estrogênios, resultando em níveis mais elevados do estrogênio livre, alteração do eixo neuroendócrino, maior proliferação endometrial e sangramento anormal. Pode-se associar ainda a hipoprotrombinemia favorecendo o sangramento anormal.
- No hipotireoidismo, há aumento do fluxo menstrual em cerca de 50% das pacientes por modificações nas proporções das gonadotrofinas, alterações na esteroidogênese ovariana e no metabolismo dos estrogênios.[7,36]
- Na insuficiência renal, há também aumento do fluxo menstrual com manutenção ou não da ciclicidade. Há nesses pacientes níveis mais elevados de hormônio luteinizante (LH), prolactina (PRL) e estradiol (E2).[5,7]
- Mulheres com amiloidose podem apresentar na história a síndrome do túnel carpiano, neuropatias compressivas, alopecia, macroglossia, aumento do volume uterino e fluxo menstrual excessivo. No anatomopatológico há extenso depósito de proteínas insolúveis entre as células musculares uterinas e vasculares.[20]

DIAGNÓSTICO DO SUA

Como em qualquer condição complexa, o diagnóstico da causa do sangramento uterino anormal exige detalhada história clínica, exame físico minucioso e definição de um protocolo racional a ser rigidamente seguido. Estabelecer protocolo minimiza os erros e as taxas de insucesso no tratamento.

História clínica e exame físico

Minuciosa avaliação é fundamental para a introdução do tratamento efetivo. Nesse aspecto é relevante certificar-se de que o sangramento é realmente excessivo. Caso a medida objetiva do volume da perda menstrual seja possível, pictogramas são mais facilmente aplicáveis que o método da hematina alcalina.[14,38]

Inicialmente, determinar o momento de início do sangramento e caracterizar o tipo do sangramento anormal em seus componentes volume, intervalo, duração e aspecto físico (coágulos, borras). Procurar possíveis condições associadas com o sangramento e estender o exame físico para marcadores de disfunções hipotalâmicas (pele de coloração amarelada) ou hipofisárias (galactorreia, lanugem) e outras condições clínicas, além de detalhar o exame ginecológico (Tabela 3).

TABELA 3   Diagnóstico do SUA

Anamnese
▪ História menstrual
▪ Estilo de vida, atividade, estresse
▪ Sono, sede, olfato, comportamento
▪ Perda de peso, vômitos, hábitos
▪ Sintomas de hipoestrogenismo
▪ Sintomas de hiperestrogenismo
▪ Uso de medicamentos, drogas

Exame físico
▪ Verificar pulso, pressão arterial
▪ Conformação corporal global
▪ Coloração amarelada da pele
▪ Presença de sinais de hiperandrogenismo
▪ Sinais de hipo ou hiperandrogenismo
▪ Exame ginecológico detalhado

Sistematização do diagnóstico

Considerando extenso rol de possíveis causas, há que se racionalizar o diagnóstico, com objetivos bem definidos e alicerce nos exames listados nas Tabelas 4 e 5, como segue:

TABELA 4   Objetivo no diagnóstico do SUA

▪ Excluir possíveis complicações da gravidez
▪ Excluir uso de medicamentos
▪ Identificar doenças sistêmicas intercorrentes
▪ Avaliar as condições dos órgãos pélvicos
▪ Verificar a função do eixo H-H-ovariano

RX: raio X; TC: tomografia computadorizada; RNM: ressonância nuclear magnética.

TABELA 5   Exames complementares no diagnóstico do SUA

▪ Glicemia jejum, insulina basal
▪ TSH, tiroxina livre, prolactina
▪ Ureia, creatinina, clearence creatinina
▪ TGO, TGP, bilirrubinas, proteínas
▪ Plaquetas, TTPA, agregação de plaquetas
▪ Antígeno von Willebrand
▪ Plaquetas, TTPA, agregação de plaquetas
▪ Antígeno von Willebrand
▪ Ultrassonografia, RX, TC, RNM
▪ Colpocitologia oncótica, inflamatória
▪ Colposcopia, biópsia de endométrio
▪ Ultrassonografia, histerossonografia
▪ Histerosalpingografia, curetagem fracionada
▪ Histeroscopia/laparoscopia

RX: raio X; TC: tomografia computadorizada; RNM: ressonância nuclear magnética.

1. Excluir possíveis complicações da gravidez

É essencial pensarmos na possibilidade de abortamento e gravidez ectópica; esta última leva aos erros mais frequentes. A dosagem quantitativa da gonadotrofina coriônica (hCG) ou sua subunidade beta (beta-hCG) deve ser obtida na primeira avaliação. A ultrassonografia transvaginal deve ser utilizada também na abordagem inicial.

2. Excluir uso de medicamentos

Nesse objetivo a história é suficiente. Lembrar sempre dos medicamentos que possam interferir com o metabolismo dos esteroides sexuais e com a produção de prolactina. O uso errático de estradiol e progesterona pode perpetuar o sangramento anormal. Nos casos de sangramento mais profuso é comum a paciente ser atendida inicialmente nos serviços do pronto atendimento, receber tratamento com esteroides sexuais sem que haja o acompanhamento do próximo fluxo (de supressão). Caso esse sangramento ainda seja volumoso, a paciente desavisada pode procurar outra unidade de assistência e a combinação estroprogestagênica (TEP) ser repetida sem a orientação para o próximo sangramento. Há que se quebrar esse ciclo fazendo o acompanhamento, pelo menos, do próximo fluxo de supressão.

3. Identificação de doenças sistêmicas intercorrentes

História e exame físico facilitam a identificação de coagulopatias, disfunções adrenais e hipo ou hipertireoidismo. Do mesmo modo, as insuficiências hepática e adrenal cursam com sinais objetivos ao exame físico (aranhas vasculares, edemas, coloração amarelada da pele e mucosas). Indica-se a dosagem de prolactina, androgênios (caso haja sinais clínicos de seu aumento) e hormônios tireoidianos. Provas de função hepática e renal devem ser solicitadas. Função plaquetária e dosagem do fator de von Willebrand complementam a investigação.

4. Avaliação dos órgãos genitais

Exame físico e exames de imagens são essenciais. É importante que o ginecologista assistente tenha em mente a estrutura pélvica sempre desenhada de cada paciente. Essa investigação só termina quando o médico assistente tem certeza das condições da vascularização pélvica (varizes, doença inflamatória pélvica crônica, malformações arteriovenosas), do endométrio (pólipos, leiomiomas, hiperplasia, carcinomas, endometrite) e do miométrio (adenomiose, leiomioma, adenomiomatose, amiloidose, hipertrofia miometrial, istmocele). A presença de endometriose também deve ser considerada. Nessa avaliação dos genitais, a ultrassonografia pélvica endovaginal, a histeroscopia e a histerossalpingografia facilitam o diagnóstico. A biópsia endometrial, hoje restrita às mulheres com idade mais avançada, deveria ter seu emprego alargado para revelar ao médico assistente qual tipo de endométrio (proliferativo, secretor, misto) tem cada paciente. Com certeza o conhecimento do tipo de endométrio orienta a terapia mais adequada.

5. Verificar a função do eixo hipotálamo-hipofisário

A verificação da função do eixo hipotálamo-hipofisário inclui observação da ciclicidade menstrual, observação de dados antropométricos, sinais de hiperandrogenismo e de possíveis modificações comportamentais, incluindo bulimia, anorexia e atividade física excessiva. A dosagem de prolactina, tiroxina livre e hormônio estimulador da tireoide (TSH) é essencial. As dosagens de gonadotrofinas e esteroides sexuais têm valor limitado; os androgênios podem ser dosados quando houver sinais clínicos de hiperandrogenismo. Caso possível, monitorar as fases do ciclo ovariano e uterino por ultrassonografia. Com essa medida, é possível determinar se o ciclo é ovulatório ou não, bem como a duração das fases folicular e lútea.

TRATAMENTO DO SUA

Tratamento clínico

A conduta deve obedecer a alguns princípios (Tabela 6) antes da individualização.

TABELA 6   Princípios gerais no tratamento do SUA

- Considerar forma da apresentação clínica
  - urgência
  - não urgência
- Considerar as metas das pacientes
  - reproduzir
  - não reproduzir
- Considerar histologia endometrial
  - proliferativo
  - hiperplásico
  - secretor
- Considerar etiologia
  - estrutural
  - não estrutural
  - outras

O tratamento de urgência (Tabela 7) deve ser acompanhado de exame físico em detalhes. Além das medidas clínicas de urgência, a dilatação e a curetagem uterinas são eficazes na parada rápida do sangramento, além de fornecer a histologia endometrial. Não sendo possível a ultrassonografia no primeiro atendimento, a curetagem deve ser considerada após teste de gravidez. Na indisponibilidade de estradiol venoso, deve-se prescrevê-lo em doses elevadas (2 a 4 mg, VO, a cada 4 horas) para se promover rápida reepitelização endometrial.

TABELA 7   Tratamento SUA – urgência: conduta inicial

- Hospitalizar
- Verificar sinais hemodinâmicos
- Cateterizar veia calibrosa
- Repor volemia: sangue, expansores, eletrólitos
- Parar o sangramento
  – estradiol oral, 2 a 4 g, até 4/4 h
  – dilatação e curetagem uterinas

Após o controle do sangramento emergencial, devem-se seguir as orientações mostradas na Tabela 8 para a manutenção do tratamento.

TABELA 8   Tratamento SUA – urgência: manutenção

- Manter estrogênio, VO, até a paciente
  – recuperar anemia e estado geral
  – ganhar confiança para menstruar novamente
- Acrescentar progesterona, progestagênio 12 a 14 dias
  – Estrogênio oral:
  » e. conjugados 1,25 mg/dia
  » valerato de estradiol 1 a 2 mg/dia
  » 17-b estradiol 1 a 2 mg/dia
  – Progesterona oral: 200 a 400 mg/dia
  – Progestagênio oral:
  » acetato de medroxiprogesterona, 5 a 10 mg/dia
  » nomegestrol, 5 a 10 mg/dia
  » noretisterona, 5 mg/dia
  » dienogeste, 20 mg/dia

No tratamento de urgência, recomenda-se uso isolado do estrogênio até a parada do sangramento. O estrogênio promove a síntese de receptores para ele mesmo e para a progesterona. Limita-se o uso de progesterona isolada ou combinada ao estrogênio porque a progesterona deleta ou bloqueia a síntese de receptores de estradiol necessários à reepitelização. É racional que prescrever a combinação estrogênio/progesterona deve ser num segundo momento, para acompanhamento (Tabela 9). Essa medida infelizmente não é aceita pela maioria dos ginecologistas devido aos resultados imediatos obtidos em muitas pacientes com o uso isolado de progestagênio ou estrogênio associado ao progestagênio, já no atendimento de urgência. É racional o uso sequencial: primeiro reepitelizar (fase proliferativa) e depois promover a modi-

ficação secretora em toda a cavidade uterina e permitir sangramento universal, como ocorre na menstruação normal.

TABELA 9   Recomendações para o tratamento do SUA – urgência

- Não utilizar associações estradiol e progestagênio nesta fase*
  (Estradiol reepitaliza, progestagênios inibem essa ação)
- Não liberar a paciente até concluir o primeiro ciclo de manutenção
- Acompanhar o primeiro sangramento de supressão e orientar para os próximos 3 a 6 meses

* Recomendação não universalmente aceita.

No tratamento que não exige urgência, primar por aguardar o diagnóstico definitivo. Algumas prescrições adjuvantes são permitidas desde o primeiro atendimento e antes do diagnóstico definitivo. O uso da doxiciclina inibe a síntese das metaloproteinases matriciais e pode dar maior estabilidade ao tecido endometrial (Tabela 10).

TABELA 10   Tratamento clínico do SUA – ambulatorial

- Inibidores de síntese de prostaglandinas (↓ fluxo 20 a 40%) (A)
- Ácido mefenâmico: 500 mg/3x ao dia
- Piroxican: 20 mg/2x ao dia
- Ibuprofeno: 600 mg/2x ao dia
- Inibidores de síntese de prostaglandinas e ↓ fragilidade plaquetária
- Etansilato: 500 mg/4x ao dia, 5 a 15 dias (A)
- Antifibrinolíticos (↓ fluxo 40 a 60%) (A)
- Ácido aminocaproico: 500 a 1.000 mg/2 a 4 dias (B)
- Ácido tranexâmico: 500 a 1.000 mg/2 a 4 dias (A)
- Inibidores de metaloproteinases matriciais
- Doxiciclina: 100 mg/2x ao dia, 10 a 14 dias
- Outros
- DIU com progestâgenio (↓ fluxo 65 a 97%) (B)
- Levonorgestrel (↓ fluxo 65%) (A)
- Progesterona (↓ fluxo 80 a 97%) (A)

Como é possível haver desequilíbrio entre as prostaglandinas vasoconstritoras e vasodilatadoras, podem-se prescrever os inibidores da síntese dessas prostaglandinas antes do diagnóstico definitivo. Não obtendo boa resposta. Como é possível, em algumas mulheres, a existência de exacerbação do sistema fibrinolítico, podem-se prescrever antifibrinolíticos na falha dos inibidores de prostaglandinas (Tabela 11).

TABELA 11   Tratamento clínico do SUA – ambulatorial

- Antifibrinolíticos (↓ fluxo 40 a 60%) (A)
- Ácido aminocaproico: 250 mg/2 cp/4x ao dia (B)
- Ácido tranexâmico: 250 mg/2 cp/4x ao dia (A)
- Ciclos ovulatórios anormais, ou anovulatórios, sem desejo de gravidez
- DIU com progestogênio: (↓ fluxo 65 a 97%)
- Levonorgestrel (LNG): (↓ 65%) (A)
- Progesterona (P): (↓ 80 a 97%) (A)

Na prevenção da recidiva, recomenda-se a mudança de hábitos e estilo de vida, estimular a perda de peso nas obesas, estimular técnicas de relaxamento e domínio do estresse, e seguir o tratamento com a combinação de estradiol/progestagênio durante 3 a 6 meses. Após o diagnóstico definitivo proceder à terapia, clínica ou cirúrgica, segundo a causa.

Tratamento cirúrgico

O parâmetro mais importante a ser seguido é o desejo da paciente em procriar ou não. Havendo desejo de gravidez, faz-se o tratamento conservador tanto para as lesões miometriais como para as lesões endometriais.[23]

Conservador

O tratamento cirúrgico é o de escolha para o leiomioma. No caso de leiomioma único, bem individualizado, pode-se fazer sua embolização arterial, tendo-se o cuidado de não lesar vasos ou artérias com potencial de diminuir a reserva ovariana. Muitos não a recomendam em mulheres que ainda desejam engravidar.[2] Técnicas introduzidas mais recentemente, como múltiplas ondas de foco de ultrassom convencional guiado ou não pela ressonância magnética (HIFU, MRgHFIU), também dependem do número e da localização dos leiomiomas.[19] A miomectomia atende às mulheres com múltiplos leiomiomas e pode ser realizada por laparotomia ou laparoscopia, na dependência de número, tamanho

do leiomioma e da habilidade do médico assistente. A desvantagem da miomectomia é a recidiva em 10 a 60% das vezes nos primeiros cinco a dez anos pós-cirurgia.[16,35]

Na adenomiose, o tratamento é geralmente clínico, mas a miometrectomia encontra indicação em lesões muito localizadas, volumosas, que levam à pronunciada assimetria entre as paredes anterior e posterior do corpo uterino. Nos pólipos endometriais, a histeroscopia cirúrgica com ressecção é o tratamento de escolha. Na hiperplasia endometrial, o tratamento é realizado com altas doses de progestagênio, escolhendo aqueles com maior impacto no endométrio. Após o tratamento, rever por histeroscopia e biopsiar o endométrio são medidas essenciais no controle.

Radical

A histerectomia é o tratamento de escolha na mulher com prole definida. No entanto, vale considerar a idade da mulher e a possibilidade de nova união no futuro, principalmente nos dias atuais. Histerectomia abdominal, histerectomia vaginal, histerectomia laparoscópica clássica ou por robótica dependem da estrutura da unidade de saúde e da *expertise* do médico assistente.[27] A ablação endometrial, por qualquer técnica, só tem indicação quando, definitivamente, a mulher não quer mais engravidar.

REFERÊNCIAS BIBLIOGRÁFICAS

1. Abbott JA. Adenomyosis and Abnormal Uterine Bleeding (AUB-A)-Pathogenesis, diagnosis, and management. Best Pract Res Clin Obstet Gynaecol 2017; 40:68-81.
2. American College of Obstetricians and Gynecologists. ACOG practice bulletin. Alternatives to hysterectomy in the management of leiomyomas. Obstet Gynecol 2008; 112(2 Pt 1):387-400.
3. Burns S, Parapia. Haematological causes of menorrhagia. Rev Gynecol Pract 2005; 5:8-14.
4. Chakraborty S, Khurana N, Sharma JB, Chaturvedi KU. Endometrial hormone receptors in women with dysfunctional uterine bleeding. Arch Gynecol Obstet 2005; 272(1):17-22.
5. Cochrane R, Regan L. Undetected gynaecological disorders in women with renal disease. Hum Reprod 1997; 12(4):667-70.

6. Critchley HO, Kelly RW, Brenner RM, Baird DT. The endocrinology of menstruation – a role for the immune system. Clin Endocrinol 2001; 55(6):701-10.

7. Evers JL, Rolland R. Primary hypothyroidism and ovarian activity evidence for an overlap in the synthesis of pituitary glycoproteins. Case report. Br J Obstet Gynaecol 1981; 88(2):195-202.

8. Federici AB. The von Willebrand factor from basic mechanisms to clinical practice. Blood Transfus 2011; 9(Suppl 2):s1-s2.

9. Ferenczy A. Pathophysiology of endometrial bleeding. Maturitas 2003; 45(1):1-14.

10. Fleming H, Ostor AG, Pickel H, Fortune DW. Arteriovenous malformations of the uterus. Obstet Gynecol 1989; 73:209-4.

11. Fraser IS, Critchley HO, Munro MG, Broder M; Writing Group for this Menstrual Agreement Process. A process designed to lead to international agreement on terminologies and definitions used to describe abnormalities of menstrual bleeding. Fertil Steril 2007; 87(3):466-76.

12. Fraser IS, Critchley HOD, Munro MG. Abnormal uterine bleeding: getting our terminology straight. Curr Opin Obstet Gynecol 2007a; 19(6):591-5.

13. Fraser IS, Critchley HOD, Munro MG, Broder M. Can we achieve international agreement on terminologies and definitions used to describe abnormalities of menstrual bleeding? Hum Reprod 2007b; 22(3):635-43.

14. Gerlinger C, Wessel J, Kallischnigg G, Endrikat J. Pattern recognition in menstrual bleeding diaries by statistical cluster analysis BMC Women's Health 2009; 9:21.

15. Hallberg L, Högdahl AM, Nilsson L, Rybo G. Menstrual blood loss – A population study. Variation at different ages and attempts to define normality. Acta Obstet Gynecol Scand 1966; 45:320-51.

16. Hanafi M. Predictors of leiomyoma recurrence after myomectomy. Obstet Gynecol 2005; 105:877-81.

17. Hickey M, Higham J, Sullivan M, Miles L, Fraser IS. Endometrial bleeding in hormone replacement therapy users: preliminary findings regarding the role of matrix metalloproteinase 9 (MMP-9) and tissue inhibitors of MMPs. Fertil Steril 2001; 75:288-96.

18. Jabbour HN, Kelly RW, Fraser HM, Critchley HO. Endocrine regulation of menstruation. Endocr Rev 2006; 27:17-46.

19. Ji Y, Hu K, Zhang Y, Gu L, Zhu J, Zhu L, Zhu Y, Zhao H. High-intensity focused ultrasound (HIFU) treatment for uterine fibroids: a meta-analysis. Arch Gynecol Obstet 2017; 296:1181-8.

20. Lee JA, Angus B. Amyloidosis of the uterine vessels: an unusual cause of menorrhagia. Br J Obstet Gynaecol 1993; 100:1056-7.

21. Livingstone M, Fraser IS. Mechanisms of abnormal uterine bleeding. Hum Reprod Update 2002; 8:60-7.

22. Mansfield PK, Voda A, Allison G. Validating a pencil-and-paper measure of perimenopausal menstrual blood loss. Womens Health Issues 2004; 14:242-7.

23. Marjoribanks J, Lethaby A, Farquhar C. Surgery versus medical therapy for heavy menstrual bleeding. Cochrane Database Syst Rev 2006; CD003855.

24. Markee JE. Menstruation in intraocular endometrial implants in the rhesus monkey. Contrib Embryol 1940; 28:219-308.

25. Munro MG, Lukes AS; Abnormal Uterine Bleeding and Underlying Hemostatic Disorders Consensus Group. Abnormal uterine bleeding and underlying hemostatic disorders: report of a consensus process. Fertil Steril 2005; 84:1335-7.

26. Munro MG. Practical aspects of the two FIGO systems for management of abnormal uterine bleeding in the reproductive years. Best Pract Res Clin Obstet Gynaecol 2017; 40:3-22.

27. Pardini T, Arruda B, Moura M, da Silva Filho AL, Cândido EB. Cirurgia robótica em ginecologia: atualidade e perspectivas. Femina 2020; 48:43-8.

28. Pastore AR, Pastore D, Carnevale FC, Moreira AM, Kano A, Cerri GG. Diagnóstico de malformação arteriovenosa uterina por meio da ultrassonografia com Doppler colorido e achados à angiorressonância magnética: relato de caso. Radiol Bras 2004; 37:377-80.

29. Rogers PA, Lederman F, Kooy J, Taylor NH, Healy DL. Endometrial vascular smooth muscle oestrogen and progesterone receptor distribution in women with and without menorrhagia. Hum Reprod 1996; 11:2003-8.

30. Salamonsen LA. Tissue injury and repair in the female human reproductive tract. Reproduction 2003; 125(3):301-11.

31. Stewart EA, Nowak RA Leiomyoma-related bleeding: a classic hypothesis update for the molecular era. Hum Reprod. Up date 1996; 2:295-306.

32. Tabibzadeh S. The signals and molecular pathways involved in human menstruation, a unique process of tissue destruction and remodelling. Mol Hum Reprod 1996; 2(2):77-92.

33. The ESHRE Capri Workshop Group. Endometrial bleeding. Hum Reprod Update 2007; 13:421-31.

34. Treloar AE, Boynton RE, Behn BG, Brown BW. Variation of the human menstrual cycle through reproductive life. Int J Fertil 1967; 12 (1Pt):77-126.

35. Vilos GA, Allaire C, Laberge PY, Leyland N; The special contributors. The management of uterine leiomyomas. J Obstet Gynaecol Can 2015; 37(2):157-78.

36. Wakim AN, Polizotto SL, Burholt DR. Augmentation by thyroxine of human granulosa cell gonadotrophin-induced steroidogenesis. Hum Reprod 1995; 10(1):2845-8.

37. Wang H, Li Q, Wang T, Yang G, Wang Y, Zhang X et al. A common polymorphism in the human aromatase gene alters the risk for polycystic ovary syndrome and modifies aromatase activity in vitro. Mol Hum Reprod 2011; 17 (6):386-91.

38. Wyatt KM, Dimmock PW, Walker TJ, O'Brien PM. Determination of total menstrual blood loss. Fertil Steril 2001; 76(1):125-31.

CAPÍTULO 20

Síndromes hiperandrogênicas

José Maria Soares Júnior
Maria Cândida Pinheiro Baracat
Lorena Ana Mercedes Lara Urbanetz
Sebastião Freitas de Medeiros
Edmund Chada Baracat

INTRODUÇÃO

O hiperandrogenismo cutâneo é causa de preocupação da mulher, pois o excesso de oleosidade cutânea, acne e pelos em pele glabra podem diminuir a autoestima e a feminilidade.[1] Essa afecção é um dos motivos para a procura de consulta médica. Em outras situações, a fertilidade é o medo das mulheres, pois podem apresentar irregularidade do ciclo menstrual, como ciclos longos, e até amenorreia, como ocorre nas mulheres com síndrome dos ovários policísticos.[2]

TERMINOLOGIA E FISIOPATOGENIA

O termo androgênio é amplo e envolve várias substâncias, como a testosterona (T); seu metabólito mais ativo, a di-hidrotestosterona (DHT), e também seus precursores, como a androstenediona (A), a deidroepiandrosterona (DHEA) e o sulfato de DHEA (S-DHEA). A DHT, a forma mais ativa, tem maior afinidade e potência sobre o receptor androgênico[3] (Figura 1).

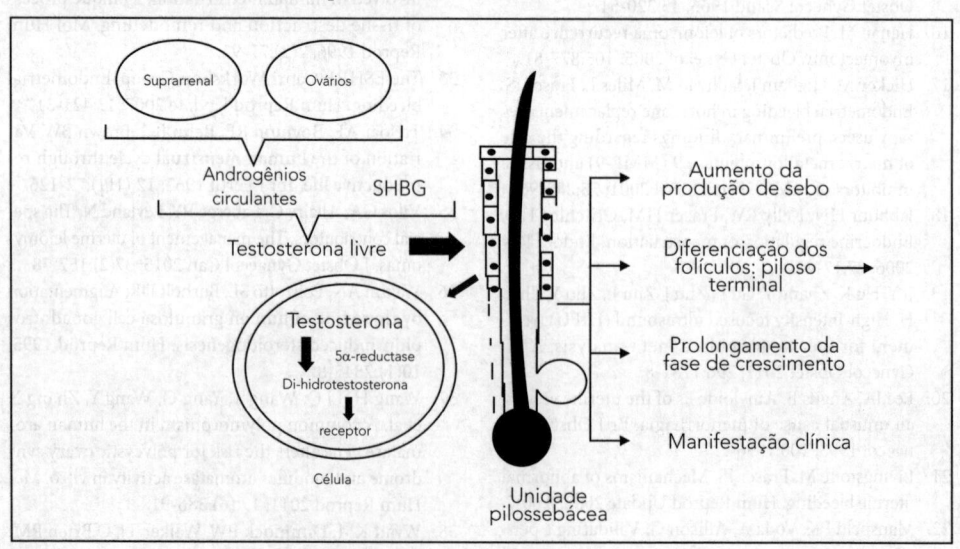

FIGURA 1 Produção e ação androgênica na unidade pilossebácea.

Há três fontes produtoras de androgênios: a) suprarrenal; b) ovário; e c) oriundo da conversão periférica de outras substâncias provenientes da suprarrenal e/ou ovário. A androstenediona vem 50% das suprarrenais e o restante dos ovários. Com relação à testosterona, 80% originam-se da conversão periférica de androstenediona e 20% da produção direta pelos ovários e pelas suprarrenais. Quanto à DHEA, 90% provêm das suprarrenais e quase 100% do S-DHEA tem também essa mesma origem. A maior parte da testosterona circulante está ligada a proteínas. Assim, 78% acham-se ligadas à SHBG (globulina ligadora de esteroides sexuais); os demais hormônios androgênicos ligam-se mais à albumina, com exceção da DHEA, da qual 60% ligam-se à SHBG. Enquanto houver a ligação com essas proteínas, esses hormônios não estarão ativos. Todavia, desnutrição e distúrbios hepáticos ou metabólicos podem determinar queda da síntese dessas proteínas, o que permite haver maior fração ativa dos androgênios atingindo o tecido-alvo, sem ocorrer incremento na produção destes. Consequentemente, as manifestações androgênicas apareceriam nessas mulheres.[4]

O androgênio livre exerce sua ação após o acoplamento aos seus receptores, porém há necessidade prévia de metabolização dos esteroides precursores: a) transformação de androstenediona e DHEA em testosterona; b) conversão intracelular de testosterona em di-hidrotestosterona (DHT), que tem maior afinidade pelo receptor de androgênio. Essa ação é determinada pela enzima 5-alfa-redutase (Figura 1).[4] Esse fenômeno ocorre no tecido-alvo, como a unidade pilossebácea. Contudo, a testosterona e a DHT podem ser transformadas em estrogênios e androsterona (metabólito inativo), respectivamente, pela aromatase e pela 3-beta-hidroxiesteroide desidrogenase. Essas etapas também limitam a ação da testosterona.[4,5]

Em certos tecidos (encéfalo, mamas, endométrio, células da granulosa), bem como em algumas afecções (endometriose e adenomiose), os androgênios sofrem aromatização e sua ação é menor, visto que são também convertidos, em maior quantidade, em estrogênios.[6]

Em algumas estruturas, a testosterona pode agir diretamente, como fígado, músculo, sistema nervoso central, osso e tecido colágeno, sem sofrer qualquer modificação prévia. Nesses locais, teria ação anabolizante, incrementando a síntese proteica. Alguns investigadores sugerem que atuem em outras vias de sinalização independentes do seu receptor, alterando microtúbulos, modulando a ação enzimática ou outros mecanismos que ainda não são bem esclarecidos.[4-6]

No hiperandrogenismo, pode haver aumento da síntese dos precursores androgênicos, bem como diminuição das proteínas ligadoras (SHBG) e/ou atividade maior do seu receptor. Tal fato determinaria o hiperandrogenismo na mulher.[4-6]

ETIOLOGIA

O hiperandrogenismo, em geral, representa o resultado final da invasão de androgênios biologicamente ativos na mulher. Esse estado pode ser consequência do incremento da produção de androgênios (suprarrenais e/ou ovários), alteração do transporte dos hormônios androgênicos (SHBG) para o sangue – e deste para os tecidos – e hiperatividade hormonal subsequente à maior sensibilidade local. Deve-se, ainda, citar que o emprego de fármacos com ação androgênica e/ou anabolizante pode também mimetizar o quadro de hiperandrogenismo cutâneo (hirsutismo iatrogênico).[7,8]

Nos ovários, as causas mais comuns são a anovulação crônica (aproximadamente 80% dos casos), a hiperplasia corticoestromal e os tumores produtores de androgênios (virilizantes).

O hiperinsulinismo pode aumentar os níveis de androgênios por estimulação do estroma ovariano. Decorre de grave resistência periférica à insulina por defeito nos receptores, alteração autoimune (anticorpos antirreceptor) ou quando há *acanthosis nigricans*, hiperandrogenismo e obesidade. Há uma entidade que engloba a acantose nigrante (AN) com hiperandrogenismo (HA) e resistência insulínica (IR), que é denominada síndrome "HAIR-AN". Discute-se que essa síndrome não seria uma variante da síndrome dos ovários policísticos.

O ovário pode também ser acometido secundariamente pela elevação dos androgênios. Portanto, a hiperandrogenemia pode determinar disfunção hipotalâmica, causando anovulia e maior produção androgênica. Isso pode levar a um círculo vicioso.

A hiperplasia corticoestromal dos ovários, que ocorre, sobretudo, na pós-menopausa devido aos altos teores sanguíneos de LH e, em certos casos, também de insulina, é a causa de elevação da produção de androgênios na mulher nesse período de vida.[7,8]

Os tumores ovarianos produtores de androgênios são neoplasias que aumentam expressivamente a produção desse esteroide, aproximando-se das concentrações séricas do sexo masculino. Entre eles, salientam-se os tumores de células hilares, de Sértoli-Leydig, de células esteroídicas (lipoídicas) e o luteoma estromal. Tumores muito diminutos, como os de células hilares, podem produzir intenso hiperandrogenismo e não ser detectados em exame por imagem. Ainda neoplasias produtoras de estrogênios podem sintetizar androgênios, e tumores epiteliais benignos podem igualmente produzir androgênios, por estímulo do estroma do ovário.[9,10]

Os tumores virilizantes produzem quadro clínico mais exuberante e de evolução rápida. Em alguns casos, podem ser microscópicos e não ser detectados em avaliação imagenológica, como ultrassonografia, ressonância magnética e tomografia. Nesses casos, o diagnóstico é feito após abertura das gônadas, durante a cirurgia. Além disso, a neoplasia pode ser de origem da suprarrenal, a qual também deve ser investigada nos casos de hiperandrogenismo.[9,10]

Outra etiologia é a hiperprolactinemia, que pode determinar também anovulação crônica. Pode ocorrer, concomitantemente, galactorreia. Assim, esse é um diagnóstico que também deve ser pesquisado.[9,10] Deve-se ainda pesquisar disfunção da tireoide, pois a hiperprolactinemia pode ser secundária ao hipotireoidismo.[9,10]

Nas suprarrenais, deparam-se com as hiperplasias congênitas (ou deficiência enzimática total) e os defeitos de síntese, de aparecimento tardio, bem como os tumores funcionantes e a síndrome de Cushing.[9,10]

Nas hiperplasias das suprarrenais não clássicas (manifestação clínica tardia), 90% dos casos se devem à deficiência da 21-hidroxilase; clinicamente, é representada por hirsutismo e alterações menstruais (disfunção ovulatória). O quadro é leve, porque a deficiência da enzima não é profunda, de tal modo que a síntese de glicocorticoides e de mineralocorticoides é quase normal. Essas mulheres podem ter períodos de piora do quadro clínico, bem como de melhora.

A síndrome de Cushing é rara e mais vista pelos endocrinologistas, mas deve-se sempre lembrar que as pacientes também podem apresentar depósitos de gordura no corpo, principalmente no tronco, estrias violáceas em grande quantidade, principalmente nas regiões de abdome, coxas, seios e braços, bem como dificuldade para cicatrização e pele mais frágil.[11] Nem sempre o seu quadro clínico é completo, o que dificulta o diagnóstico.

O hirsutismo idiopático pode ter vários graus de intensidade, porém, não há hiperandrogenemia. Alguns investigadores também referem que essas mulheres teriam ciclos menstruais regulares e não haveria ovários micropolicísticos pelos exames de imagens, o que diferencia da síndrome dos ovários policísticos. Existe ainda a possibilidade de ocorrer hiperatividade de 5-alfa-redutase e, pois, incremento da di-hidrotestosterona (DHT). O fato de os receptores citoplasmáticos terem muito mais avidez pela DHT do que pela T amplifica o efeito clínico. O caráter idiopático só deverá ser aceito quando as demais causas de hirsutismo forem afastadas, ou seja, é um diagnóstico de exclusão. A dosagem dos metabólitos da DHT (3-alfa e 3-beta-androstenediol) não é segura como teste diagnóstico. Esse tipo de hirsutismo se deve a causas genéticas (familiares, raciais) ou epigenéticas. O hirsutismo idiopático (5 a

15%) e aquele visto na síndrome anovulatória crônica (70 a 95%) são os mais comuns.[8-11]

QUADRO CLÍNICO

A procura da mulher por atendimento médico deve-se, em geral, ao aumento de oleosidade da pele, acne e aparecimento ou aumento de pelos que nem sempre refletem o hiperandrogenismo cutâneo.[12] Há situações em que a paciente tem hipertricose, que corresponde ao aumento de pilificação em regiões próprias da mulher, e que não necessita muitas vezes de tratamento medicamentoso antiandrogênico, pois não tem hirsutismo.

Em geral, ocorre o crescimento de lanugem (hipertricose) nos ombros e na fronte, e provocada por medicamentos (progestagênios, glicocorticoides, ciclosporinas, diazóxido, valpronatos, minoxidil, penicilamina) ou por doenças (hipotireoidismo, anorexia nervosa, porfiria, dermatomiosite) e até constitucional. Nesses casos, explicação sobre a hipertricose, tratamento da causa específica e orientação cosmética podem ser suficientes para amenizar a preocupação da paciente. Além disso, há situações dermatológicas que podem alterar a oleosidade e incrementar a acne, sem haver maior ação androgênica no folículo piloso. Portanto, o acompanhamento multidisciplinar seria importante nesses casos. Em geral, as síndromes hiperandrogênicas são decorrentes do desequilíbrio da produção e/ou ação dos androgênios.[12,13]

A dosagem isolada de androgênios na ausência de sinais clínicos evidentes de excesso androgênico deve ser evitada ou analisada cuidadosamente: nem sempre a elevação dos níveis séricos de androgênios (hiperandrogenemia) resulta em quadro clínico de hiperandrogenismo cutâneo e/ou hirsutismo. A explicação para esse fato estaria na presença de polimorfismo do receptor de androgênio que atenua a ação da testosterona e da di-hidrotestosterona.[3]

Pode ainda haver hiperandrogenismo cutâneo sem hiperandrogenemia, o hirsutismo idiopático. Esse diagnóstico é exclusão, quando se esgotam as possibilidades de outras afecções e não há alteração do ciclo menstrual. O fenômeno parece um enigma, mas a biologia molecular aponta para a ocorrência de alterações epigenéticas, mutações e/ou polimorfismos, os quais podem potencializar a ação dos androgênios. Em geral, os ciclos menstruais são regulares.[14] Acredita-se que pode ser um fenótipo da síndrome dos ovários policísticos (SOP).[15]

Nas mulheres sem o hirsutismo idiopático, as determinações de testosterona nem sempre conseguem detectar pequenas elevações de testosterona, o que pode causar confusão no diagnóstico. Portanto, esse exame complementar deve ser empregado para afastar tumores produtores de androgênios, que podem elevar os níveis séricos de testosterona acima de 200 ng/dL.[15,16] Pacientes com resistência insulínica acentuada e diabetes *mellitus* podem ainda ter produção androgênica muito elevada.[15,16] Em geral, essas mulheres também apresentarão alterações clínicas importantes, com incremento do hirsutismo, diminuição da feminilidade e virilização.

Nos quadros de hiperandrogenismo cutâneo, o hirsutismo é o primeiro (talvez o único) a aparecer. É mais evidente no rosto (lábio superior e face), na região intramamária, no abdome e nas nádegas. A acne é mais usual no rosto e no dorso. A voz torna-se mais grave (edema e espessamento das cordas vocais) e pode haver calvície frontal progressiva (os androgênios bloqueiam o crescimento de pelos nessa região, decrescendo o número e o volume dos folículos pilosos); depois – ou simultaneamente, e de forma lenta –, hipertrofia (diâmetro e comprimento) do clitóris. Nessa fase, a virilização está instalada e a paciente também pode ter aumento da massa e da força muscular.[15-17]

Com a piora do hirsutismo, as mulheres, durante o período reprodutivo, teriam perda da silhueta feminina, redução das mamas e atrofia do epitélio vaginal, que causa secura vaginal e dispareunia. Há ainda redução volumétrica do útero, e os ovários podem desenvolver espessamento da cortical e tornam-se esbranquiçados.

Em mulheres com a síndrome dos ovários policísticos, aquelas estruturas também adquirem grandes dimensões, ultrapassando o volume de 10 cm³ pelo exame do ultrassom pélvico.[17]

A elevação dos androgênios também determina alterações no metabolismo hepático, com redução da SHBG (que aumenta ainda mais a fração livre de androgênios), bem como de outras proteínas carreadoras de fatores de crescimento (pode aumentar o risco do surgimento de neoplasias). Há ainda mudança no perfil lipídico (queda do HDL-C e incremento do LDL-C) e piora da resistência à insulina. É oportuno salientar sobre a acantose, que é representada por manchas de coloração castanho-escura e espessada na pele, em geral, nas regiões de dobras (axila, pescoço, debaixo das mamas e regiões inguinais). Sua presença já indica haver hiperinsulinismo. Estas últimas podem ser importantes para aumentar a disfunção endotelial, predispondo ao maior risco de doença cardiovascular.[18]

Muitas mulheres com hirsutismo podem ter aumento do desejo sexual. Contudo, se sua autoimagem e autoestima estiverem baixas, pode ocorrer hipoatividade do desejo sexual.[1,19] Portanto, muitas mulheres irão necessitar de acompanhamento psicológico.

DIAGNÓSTICO

A propedêutica clínica e a avaliação complementar (dosagens hormonais e exames de imagens) são essenciais para diagnóstico e tratamento adequados. De forma geral, devem-se considerar o início e a progressão dos sintomas, pois hirsutismo de rápida progressão e com sinais de virilização pode sugerir a presença de tumor produtor de androgênios.[11-18]

No exame físico, em nosso serviço, empregamos a escala de Ferriman-Gallwey (FG), que tem pontos objetivos para avaliação e acompanhamento da pilificação. Recentemente, passou-se a aceitar que o índice total da escala FG com valor igual ou superior a 6, na população afrodescente ou caucasiana, seria indicativo de hirsutismo e,

na população asiática oriental (nipônica, chinesa e coreana), seria menor, ou seja, igual ou superior a 4.[12,15] Contudo, deve-se valorizar a queixa da paciente na decisão medicamentosa.

Para confirmação diagnóstica, podem-se dosar ainda os androgênios no sangue, porém, isso não é obrigatório. A simples presença de hirsutismo e acne persistente poderia indicar que a fração livre de testosterona está aumentada, bem como a testosterona total, excetuando-se o hirsutismo idiopático ou fenótipo ovulatório da SOP. Contudo, é importante descartar tumores funcionantes quando houver concentração sérica muito elevada de testosterona (200 ng/dL ou mais), além de lembrar que paciente com hiperinsulinemia muito elevada também pode ter níveis séricos acentuados de testosterona.[11-19]

Deve-se ainda investigar a existência de acantose nigricante, distribuição corporal de gordura e existência de estrias (avaliar a presença da síndrome de Cushing). Deve-se também verificar se há sinais de virilização: alteração da voz, aumento da massa muscular, queda de cabelo, alterações nas mamas e na genitália.[20]

Na suspeita de anovulação crônica ou quando há possibilidade de tumores,[20] fazer a ultrassonografia dos ovários e, se necessário, complementar com outros exames de imagens.

As determinações séricas hormonais ou de precursores na fase proliferativa precoce (2º ao 5º dia) do ciclo são importantes para identificar a etiologia. A dosagem da 17-alfa-hidroxiprogesterona (17-OHP) deve ser realizada quando se suspeita de deficiência enzimática da suprarrenal também na fase proliferativa inicial do ciclo menstrual. A taxa sérica normal é inferior a 200 ng/dL (2 ng/mL); quando estiver acima de 800 ng/dL (8 ng/mL), o diagnóstico é certo; quando entre 200 ng/dL e 800 ng/dL (2 ng/mL e 8 ng/mL), procede-se ao teste de estímulo com 250 μg de cortrosina ou 25 U de ACTH; dosa-se 17-OHP no tempo zero e uma hora após. Na deficiência enzimática, haverá aumento acima de 1.000 ng/dL (10 ng/mL). Para outras deficiências enzimáticas, é preciso medir pregnenolona, 17-alfa-hidroxipregnenolona, DHEA,

17-desoxicortisol, cortisol e testosterona.[11-20] Salienta-se que, para mulheres em amenorreia, recomenda-se também dosar a progesterona, pois, se esta estiver elevada, o aumento da 17-OH-progesterona pode ser devido à segunda fase do ciclo menstrual (fase lútea).

Ocasionalmente, é imprescindível o teste de supressão com cortisol. Tumores da suprarrenal são raros, porém podem ser descartados pelos métodos de imagem. Na suspeita de síndrome de Cushing, sugere-se a determinação sérica ou urinária. Em geral, solicitam-se duas dosagens para confirmação do diagnóstico.[11-20]

Na hiperprolactinemia, indica-se a determinação da prolactina sérica após repouso de 30 minutos da punção inicial em ambiente calmo, para efetuar a coleta do sangue. Conjuntamente, solicita-se TSH, pois o hipotireoidismo pode ser a causa de anovulação crônica (disfunção da tireoide) e também de hiperprolactinemia.[21]

Para diagnosticar a resistência periférica à insulina, o melhor é fazer o teste de tolerância à glicose com 75 g de glicose e coleta da glicemia após duas horas; valores acima de 140 mg/mL são indicativos de intolerância à glicose. Esse exame é mais seguro do que quantificar a insulina em jejum. As mulheres com esse diagnóstico têm grande benefício com os fármacos sensibilizadores do receptor de insulina. Contudo, os antecedentes familiares de diabetes *mellitus* ou pessoais, como diabetes na gestação, são fatores importantes que devem ser levados em consideração na interpretação do caso e na tomada da decisão terapêutica.[22] Outra opção é a determinação da hemoglobina glicada; quando estiver acima de 5,7%, pode ser indicativa de intolerância à glicose, bem como a glicemia de jejum acima de 100 mg/mL.[15]

Na prática diária, recomendamos avaliar a dislipidemia, principalmente quando a paciente tem síndrome dos ovários policísticos, síndrome metabólica, antecedentes familiares ou é obesa. Sugere-se a dosagem de colesterol total e das frações e de triglicérides. Nos serviços em que é possível, as dosagens séricas das apolipoproteínas A e B podem auxiliar na avaliação do risco cardiovascular e minimizar as complicações metabólicas futuras.[23]

TRATAMENTO

Em geral, o tratamento das alterações impostas pelo excesso de androgênios é realizado por longo prazo; às vezes, por mais de 2 anos, pois o hiperandrogenismo cutâneo nem sempre é de fácil ou rápida regressão. Em casos de virilização, a terapia é mais demorada e complexa. Portanto, quando mais cedo for realizado o diagnóstico e instituída a terapêutica adequada, melhor será o resultado.[15]

O tratamento básico consiste em suprimir as causas (hiperprolactinemia, disfunção da tireoide, deficiência enzimática da suprarrenal, tumores produtores de androgênios e uso de anabolizantes) e minimizar as afecções associadas, como a resistência insulínica, que pode ser feita com orientação nutricional adequada e atividade física, tanto em pacientes obesas como em pacientes magras, visto que a contração muscular pode ativar outras vias de sinalização celular, diminuindo a hiperinsulinemia (pela quinase dependente de AMP).[20-25]

Nos casos resistentes e/ou com intolerância à glicose comprovada, recomenda-se o emprego de fármacos sensibilizadores do receptor de insulina, como as glitazonas (pioglitazona), o mioinositol e a metformina. Em muitas mulheres com síndrome dos ovários policísticos, essa conduta pode restaurar os ciclos menstruais, bem como a fertilidade. Contudo, essa conduta é insuficiente para benefícios imediatos do hiperandrogenismo.[23-26]

No tratamento antiandrogênico, destacam-se agentes que bloqueiam a 5-alfa-redutase (finasterida e contraceptivos hormonais); os que impedem o acoplamento do androgênio ao receptor (ciproterona, espirolactona e flutamida) e os que bloqueiam sua produção gonadal (contraceptivos hormonais combinados ou com progestagênio isolado, ciproterona, espirolactona e flutamida) e/ou da suprarrenal (glicocorticoide). Outra forma de amenizar o quadro é diminuir a TL (testosterona livre), elevando os valores séricos da SHBG (contraceptivos hormonais por via oral).[27-29]

Os contraceptivos hormonais são muito eficazes, pois diminuem os teores de LH circulante e, portanto, a síntese androgênica de origem ovariana. Preferem-se os contraceptivos que possuem atividade antiandrogênica, como a ciproterona, a clormadinona e a drosperinona, para um efeito cosmético mais rápido. Além de bloqueio hipotálamo-hipofisário, eles também inibem a 5-alfa-redutase. Além disso, esses contraceptivos por via oral também podem elevar a SHBG e diminuir a fração livre de androgênios. Contudo, outros contraceptivos por longo prazo (mais de 2 anos) também podem ter benefícios similares, como o uso de levonorgestrel, que teria pequena ação androgênica.[27-29] Entretanto, muitas pacientes abandonam o tratamento quando os resultados não são bons a curto prazo. As recomendações da Sociedade de Excesso de Androgênios e Síndrome dos Ovários Policísticos colocam que os contraceptivos combinados orais deveriam ser a primeira linha de tratamento. Sugerem ainda não empregar as doses mais elevadas de etinilestradiol acima de 30 µg pelo maior risco de tromboembolismo.[15]

Após 6 meses com contraceptivos hormonais combinados, em casos de hiperandrogenismo persistente ou mais acentuado, sugere-se empregar associado com medicamentos antiandrogênicos como a finasterida, a espirolactona e a ciproterona.[15,27-29]

A espirolactona é antagonista da aldosterona e compete com os receptores de androgênios. A dose recomendada é de 50 a 200 mg/dia, podendo ser até menor quando associada a outros medicamentos.[27-29]

A finasterida desativa a 5-alfa-redutase (2,5 a 5 mg/dia) e não produz tantos efeitos colaterais; também pode ser ministrada concomitante a outros medicamentos, amenizando o hiperandrogenismo.[30] Pode ser uma opção para alopecia quando associada ao minoxil tópico.[31]

A ciproterona é uma boa opção, pois ocupa os receptores de androgênios. Recomenda-se a dose de 25 a 100 mg, principalmente na primeira fase do ciclo, durante 10 dias (do 5º ao 15º dia). Devido à irregularidade menstrual resultante desse tratamento, sugere-se a associação com contraceptivo hormonal combinado oral para estabilizar o endométrio.[27-29]

A flutamida tem várias ações, como interferência na síntese, bem como no bloqueio dos receptores de androgênios. Empregam-se doses de 250 mg/2x ao dia. Contudo, esse medicamento é hepatotóxico e deve ser monitorado frequentemente (a cada 3 meses); quando associado à ciproterona ou a outros fármacos, os resultados são gratificantes.[27-29]

Em geral, os medicamentos antiandrogênios podem ter efeitos colaterais no sistema gastrointestinal (diarreia, náuseas, vômitos, aumento de transaminases), no ciclo menstrual e na libido.[27-29]

Em relação ao bloqueio das suprarrenais nos defeitos enzimáticos, recomenda-se hidrocortisona, dexametasona e prednisona, em doses adequadas, para normalizar os níveis de 17-hidroxiprogesterona e melhorar os sintomas clínicos. A hidrocortisona tem menor impacto na massa mineral óssea da adolescente, mas pode ter efeito menor no hirsutismo.[32]

A prednisona pode ser empregada nas doses de 5,0 a 10 mg/dia. Outra opção é a dexametasona; a dose de 0,25 a 1 mg/dia quase sempre é suficiente (tomar o medicamento à noite). Como a causa não desaparece, o tratamento é crônico. Em alguns casos, pode-se interromper o tratamento e manter apenas a supressão de androgênios gonadais por longo período. Lembrar que o uso de corticoide durante longo prazo pode levar à alteração da massa mineral óssea da paciente.[33,34]

Nos casos de tumores, indica-se a extirpação cirúrgica; a ooforectomia é preconizada nos casos de hiperplasia corticoestromatosa dos ovários na pós-menopausa. Não se recomenda o *drilling* cirúrgico para o tratamento do hirsutismo na síndrome dos ovários policísticos, visto que esse tratamento não é eficaz para amenizar o hiperandrogenismo cutâneo e pode ser fator de infertilidade por diminuição folicular e/ou aderências pélvicas (fator peritoneal).[15]

Terapia complementar

Concomitantemente ao tratamento sistêmico, pode-se efetuar o tratamento tópico (local) com cremes contendo antiandrogênios, como ciproterona (2 a 5%), espirolactona (2 a 5%) e estrogênios. A eflornitina desacelera o crescimento dos pelos, pois age diretamente no folículo piloso.[34]

Após 6 meses de tratamento sistêmico e estabilização dos pelos, recomenda-se a depilação definitiva (elétrica ou a *laser*), que proporciona excelentes resultados. O tratamento antiandrogênico prévio diminui o crescimento de novos pelos.[34]

Finalmente, o apoio psicológico é fundamental para aderência ao tratamento e aumento da autoestima das mulheres.

REFERÊNCIAS BIBLIOGRÁFICAS

1. Silva JSP, Fonseca AM, Bagnoli VR, Cavalcanti AL, Soares Jr. JM, Baracat EC. Sexuality in women with polycystic ovary syndrome: a pilot study. Einstein 2010; 8(4 Pt 1):397-403.
2. Khomami MB, Tehrani FR, Hashemi S, Farahmand M, Azizi F. Of PCOS symptoms, hirsutism has the most significant impact on the quality of life of Iranian women. PLoS One 2015; 10(4):e0123608.
3. Lin LH, Baracat MC, Maciel GA, Soares JM Jr., Baracat EC. Androgen receptor gene polymorphism and polycystic ovary syndrome. Int J Gynaecol Obstet 2013; 120(2):115-8.
4. Dušková M, Pospíšilová H. The role of non-aromatizable testosterone metabolite in metabolic pathways. Physiol Res 2011; 60(2):253-61.
5. Zhang X, Lanter JC, Sui Z. Recent advances in the development of selective androgen receptor modulators. Expert Opin Ther Pat 2009; 19(9):1239-58.
6. Charlier TD, Cornil CA, Patte-Mensah C, Meyer L, Mensah-Nyagan AG, Balthazart J. Local modulation of steroid action: rapid control of enzymatic activity. Front Neurosci 2015; 9:83.
7. Hohl A, Ronsoni MF, Oliveira MD. Hirsutism: diagnosis and treatment. Arq Bras Endocrinol Metabol 2014; 58(2):97-107.
8. Peigné M, Villers-Capelle A, Robin G, Dewailly D. Hyperandrogenism in women. Presse Med 2013; 42(11):1487-99.
9. Markopoulos MC, Kassi E, Alexandraki KI, Mastorakos G, Kaltsas G. Hyperandrogenism after menopause. Eur J Endocrinol 2015; 172(2):R79-91.
10. Agapova SE, Cameo T, Sopher AB, Oberfield SE. Diagnosis and challenges of polycystic ovary syndrome in adolescence. Semin Reprod Med 2014; 32(3):194-201.
11. Rachoń D. Differential diagnosis of hyperandrogenism in women with polycystic ovary syndrome. Exp Clin Endocrinol Diabetes 2012; 120(4):205-9.
12. Soares Jr. JM, Sá MFS, Baracat EC. New criteria for the clinical diagnosis of hyperandrogenism in polycystic ovarian syndrome and the risk of overdiagnosis. Rev Bras Ginecol Obstet 2019; 41(6):361-2.
13. Lumezi BG, Pupovci HL, Berisha VL, Goçi AU, Gerqari A. Acne in hirsute women. Postepy Dermatol Alergol 2014; 31(6):356-61.
14. Simpson JL. Molecular approach to common causes of female infertility. Best Pract Res Clin Obstet Gynaecol 2002; 16(5):685-702.
15. Teede HJ, Misso ML, Costello MF, Dokras A, Laven J, Moran L, et al.; International PCOS Network. Recommendations from the international evidence-based guideline for the assessment and management of polycystic ovary syndrome. Hum Reprod 2018; 33(9):1602-18.
16. Pugeat M, Déchaud H, Raverot V, Denuzière A, Cohen R, Boudou P; French Endocrine Society. Recommendations for investigation of hyperandrogenism. Ann Endocrinol (Paris) 2010; 71(1):2-7.
17. Rehme MFB, Pontes AG, Corrente JE, Franco JG Jr., Pontes A. Contribution of hyperandrogenism to the development of metabolic syndrome in obese women with polycystic ovary syndrome. Rev Bras Ginecol Obstet 2013; 35(12):562-8.
18. Drosdzol-Cop A, Sidło-Stawowy A, Sajdak D, Skrzypulec-Plinta V. Diagnosing polycystic ovary syndrome in adolescent girls. Ginekol Pol 2014; 85(2):145-8.
19. Mayer SB, Evans WS, Nestler JE. Polycystic ovary syndrome and insulin: our understanding in the past, present and future. Womens Health (Lond Engl) 2015; 11(2):137-49.
20. Kowalczyk R, Skrzypulec-Plinta V, Nowosielski K, Lew-Starowicz Z. Sexuality in women with polycystic ovary syndrome. Ginekol Pol 2015; 86(2):100-6.
21. Housman E, Reynolds RV. Polycystic ovary syndrome: a review for dermatologists: Part I. Diagnosis and manifestations. J Am Acad Dermatol 2014; 71(5):847.e1-10
22. Atrio J. Accounting for anovulation and vaginal thinning during depot medroxyprogesterone acetate use. J Infect Dis 2015; 211(5):850.
23. Soares Jr. JM, Sa MF, Baracat EC. Should insulin resistance be always treated in polycystic ovary syndrome? Rev Bras Ginecol Obstet 2014; 36(2):47-9.
24. Daan NM, Louwers YV, Koster MP, Eijkemans MJ, de Rijke YB, Lentjes EW, et al. Cardiovascular and

metabolic profiles amongst different polycystic ovary syndrome phenotypes: who is really at risk? Fertil Steril 2014; 102(5):1444-51.e3.

25. Dumitrescu R, Mehedintu C, Briceag I, Purcărea VL, Hudita D. Metformin-clinical pharmacology in PCOs. J Med Life 2015; 8(2):187-92.

26. Iwata MC, Porquere L, Sorpreso IC, Baracat EC, Soares Jr. JM. Association of oral contraceptive and metformin did not improve insulin resistance in women with polycystic ovary syndrome. Rev Assoc Med Bras (1992) 2015; 61(3):215-9.

27. Medeiros SF, Yamamoto MMW, Souto de Medeiros MA, Barbosa BB, Soares Jr. JM, Baracat EC. Changes in clinical and biochemical characteristics of polycystic ovary syndrome with advancing age. Endocr Connect 2020; 9(2):74-89.

28. Trikudanathan S. Polycystic ovarian syndrome. Med Clin North Am 2015; 99(1):221-35.

29. Domecq JP, Prutsky G, Mullan RJ, Sundaresh V, Wang AT, Erwin PJ, et al. Adverse effects of the common treatments for polycystic ovary syndrome: a systematic review and meta-analysis. J Clin Endocrinol Metab 2013; 98(12):4646-54.

30. Lakryc EM, Motta EL, Soares Jr. JM, Haidar MA, Lima GR, Baracat EC. The benefits of finasteride for hirsute women with polycystic ovary syndrome or idiopathic hirsutism. Gynecol Endocrinol 2003; 17(1):57-63.

31. Chen L, Zhang J, Wang L, Wang H, Chen B. The efficacy and safety of finasteride combined with topical minoxidil for androgenetic alopecia: a systematic review and meta-analysis. Aesthetic Plast Surg 2020. doi: 10.1007/s00266-020-01621-5.

32. Reznik Y. Treatment of adrenal deficiency: To what issues? By which therapeutic means? Presse Med 2014; 43(4 Pt 1):438-43.

33. Conway G, Dewailly D, Diamanti-Kandarakis E, Escobar-Morreale HF, Franks S, Gambineri A, et al.; ESE PCOS Special Interest Group. The polycystic ovary syndrome: a position statement from the European Society of Endocrinology. Eur J Endocrinol 2014; 171(4):P1-29.

34. Setji TL, Brown AJ. Polycystic ovary syndrome: update on diagnosis and treatment. Am J Med 2014; 127(10):912-9.

CAPÍTULO 21

Exames hormonais na menacme

Gustavo Arantes Rosa Maciel

PRINCÍPIOS DAS DOSAGENS HORMONAIS

O sistema endócrino é complexo e o médico deve ter conhecimento dos princípios de identificação e dosagens hormonais, pois essas informações são essenciais na interpretação dos testes. Neste capítulo faremos uma breve introdução do tema, seguida de revisão sobre os testes que são mais usados no dia a dia da clínica ginecológica, bem como problemas e armadilhas de alguns deles. Optamos por não colocar os valores de referência, pois eles frequentemente são diferentes a depender dos laboratórios de análises clínicas, dos métodos utilizados e da versão/geração destes. O capítulo não tem a intenção de se aprofundar em cada item, mas, antes, apresentar informações de cunho prático para uso cotidiano.

PRINCÍPIOS

Durante muitos anos, a avaliação da ação hormonal no organismo humano limitou-se a observações de aspectos clínicos e fisiológicos e a ilações acerca do mecanismo das doenças. A introdução da técnica de radioimunoensaio (RIE), na década de 1960, revolucionou a endocrinologia.[1] O RIE é um dos métodos mais sen-síveis para a análise quantitativa de um analito e é baseado na marcação radioativa de um anticorpo ou antígeno e da formação de imuno-complexos.[2] A partir da criação do RIE, houve um grande salto de conhecimento sobre a fisiologia e a patologia do sistema endócrino, e isso foi seguido por um avanço expressivo nos métodos de dosagem hormonal e ainda hoje o método é utilizado. No entanto, dele derivaram vários tipos de imunoensaios, como quimioluminescência, eletroquimioluminescência, métodos fluorimétricos e enzimáticos (ELISA), que são amplamente utilizados para detecção de várias moléculas no contexto de medicina laboratorial. Os imunoensaios são testes bioquímicos amplamente usados para medir a concentração de determinada molécula em solução, por meio da adição um complexo antígeno-anticorpo. Podem medir esteroides, proteínas e peptídeos em amostra de soro, plasma e urina.[2] Os componentes básicos desses ensaios são o chamado analito, que é a molécula de interesse a ser quantificada, e os anticorpos, direcionados contra o analito e o marcador, que pode ser radioativo ou não.[2,3]

Os imunoensaios podem ser divididos em dois grandes grupos de testes baseados no mecanismo de interação dos anticorpos: ensaios competitivos e não competitivos.

ENSAIOS COMPETITIVOS

Esse tipo de teste faz uso de dois anticorpos contra determinada molécula. Uma quantidade limitada de anticorpo primário contra um analito é incubada no soro ou plasma do paciente com uma quantidade conhecida de analito marcado. O analito marcado e o do paciente competem para se ligar no anticorpo primário e, depois desse processo, um segundo anticorpo é adicionado; após isso, a fração ligada é separada por precipitação e então é medida. Assim, nos ensaios competitivos, quanto mais fraco o sinal, maior a quantidade de hormônios do paciente. Exemplos de ensaios competitivos são os desti-nados à detecção de cortisol, T4 livre e testos-terona[3] (Figura 1).

ENSAIOS NÃO COMPETITIVOS ("SANDUÍCHE")

Nesses ensaios, há uma fase sólida ou em solução, composta por um anticorpo direciona-do contra determinada molécula. Após a adição da solução contendo o analito de interesse, adi-ciona-se um anticorpo secundário marcado. Uma vez acoplados os dois anticorpos na molécula em questão, identifica-se o analito. Nesse ensaio, quanto maior a concentração da substância ana-lisada, maior o resultado da curva (Figura 2).

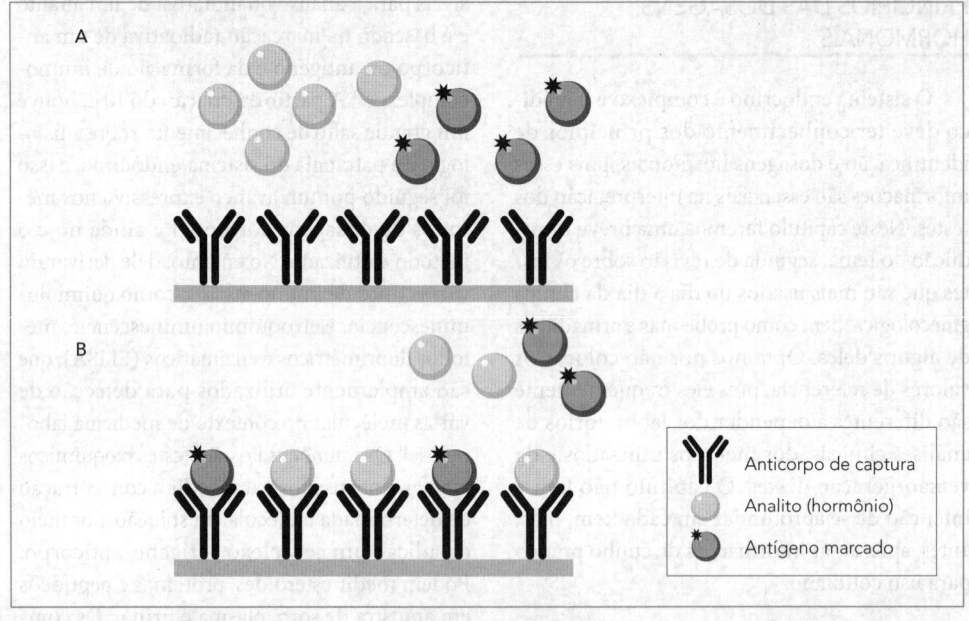

FIGURA 1 Ilustração de imunoensaio competitivo de etapa única. A. Em um imunoensaio competitivo de etapa única, os anticorpos de captura são incubados em uma fase sólida no tubo de ensaio. Deter-minada concentração de analito marcado (antígeno marcado pré-preparado) é adicionada ao tubo de ensaio com a amostra de sangue que contém o hormônio estudado. B. Tanto o analito estudado (o hormônio) como o analito marcado competem pelos locais de ligação dos anticorpos de captura. Depois de descartar o sobrenadante com analitos endógenos não ligados e marcados, o sinal restante de ana-lito marcado é medido. Quanto maior a concentração do hormônio (cinza-claro), menor quantidade de analito marcado será associada e, portanto, menos sinal será medido. Em outras palavras, quanto mais fraco o sinal, mais do hormônio endógeno está presente na amostra (i. e., a intensidade do sinal é inver-samente proporcional à concentração de hormônio).
Fonte: adaptada de Haddad, 2019.[3]

Legenda da figura:
- Anticorpo de captura
- Analito (hormônio)
- Antígeno marcado

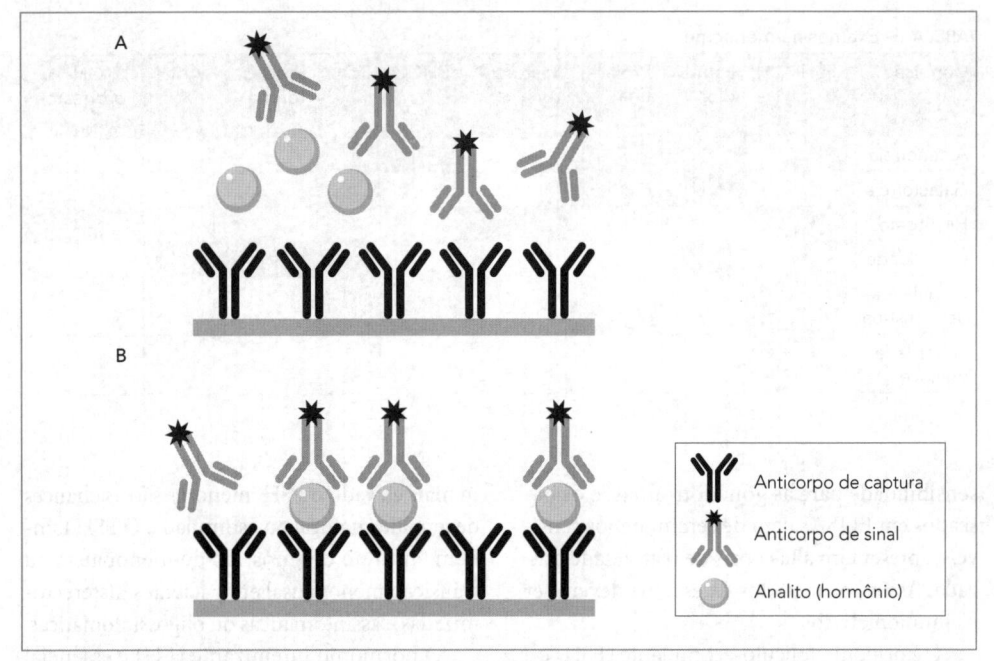

FIGURA 2   Ilustração de imunoensaio não competitivo "sanduíche". A. Em imunoensaio não competitivo "sanduíche", os anticorpos de captura são incubados a uma fase sólida no tubo de ensaio. Em seguida, a amostra contendo o hormônio analisado e os anticorpos de sinal são adicionados. B. O hormônio se liga ao anticorpo de captura de uma extremidade e ao anticorpo de sinal da outra extremidade, formando anticorpo-hormônio-anticorpo "sanduíche". Os anticorpos de sinal não ligados são então eliminados, e o sinal dos "sanduíches" restantes é medido. Quanto mais alta a concentração de hormônio (cinza-claro), mais "sanduíches" serão formados e, portanto, maior quantidade de sinal será medida. Em outras palavras, quanto mais forte o sinal, mais hormônio endógeno está presente na amostra e vice-versa (i. e., o sinal é diretamente proporcional à concentração de hormônio).
Fonte: adaptada de Haddad, 2019.[3]

ESTROGÊNIOS

Outra aplicação da dosagem de estradiol é no controle de tratamento de câncer de mama em pacientes em uso de inibidores de aromatase. Nesses casos, o alvo terapêutico é a supressão da produção estrogênica ao mínimo possível e, segundo as recomendações internacionais, o estradiol deve estar < 10 pmol/L (2,7 pg/mL).[4] É importante ressaltar que, nesses casos, devem-se evitar ensaios imunométricos diretos, uma vez que alguns inibidores de aromatase podem apresentar reação cruzada com os anticorpos antiestradiol e elevar falsamente os níveis desse

esteroide. Assim, nos casos de controle de tratamento, a determinação de estradiol deve ser realizada por RIE convencional ou por cromatografia a gás (ou líquida) seguidos de espectrometria de massas (GC-MS ou LC-MS e MS).[3]

GONADOTROFINAS

Dentre os hormônios solicitados na prática clínica, as gonadotrofinas estão entre os mais comumente usados. Sua interpretação, no entanto, pode apresentar vários desafios e detalhes que mudam a conduta. Em termos de métodos, sabe-que que o RIE tem baixa especificidade e

TABELA 1 Exames na menacme

Condição	FSH	LH	Estradiol	Prolactina	Testosterona	BHCG	TSH	Progesterona	AMH	17-OH-progesterona
Amenorreia		■			■	■	■	■		
Galactorreia				■	■	■				
Hirsutismo	■	■			■				■	■
Infertilidade	■	■	■			■	■	■		
Irregularidade menstrual	■	■	■	■	■	■	■			
Puberdade precoce	■	■								

sensibilidade para as gonadotrofinas, e os baseados em ELISA, além de serem menos sensíveis, apresentam altas taxas de reatividade cruzada. Assim, os métodos de escolha devem ser os imunométricos.

O hormônio folículo-estimulante (FSH) é a gonadotropina, responsável pelo crescimento folicular e pela proliferação das células da granulosa. Tem papel essencial na dominância e na esteroidogênese, especificamente na produção de estrogênios, por meio da modulação da enzima aromatase (CYP19). É secretado pela hipófise anterior em pulsos, sofre retrocontrole (*feedback*) do estradiol e da inibina, e esse padrão variável de secreção durante o ciclo é um dos fatores que dificultam sua interpretação. Na prática, é usado para identificar insuficiência ovariana prematura (IOP), investigar amenorreia, avaliar reserva ovariana e, eventualmente, auxiliar em ciclos de estimulação ovariana controlada. Deve ser avaliado na fase folicular precoce (1-3 dias do ciclo), sem uso concomitante de medicação. Na IOP, concentrações acima de 25 mUI/mL, medidas em duas ocasiões, num intervalo de 4 semanas, selam o diagnóstico. Nas amenorreias primárias ou secundárias, FSH elevado (> 30 mUI/mL) sugere causa gonadal de alguma natureza. Na avaliação laboratorial de reserva ovariana, FSH de 10 a 15 mUI/mL, parece indicar mau prognóstico reprodutivo, em se tratando de reprodução assistida. Quan-

to mais elevado o FSH, menores são as chances de gravidez natural ou estimulada. O FSH também é útil no diagnóstico de menopausa ou transição menopausal em pacientes histerectomizadas e assintomáticas ou oligossintomáticas.

O hormônio luteinizante (LH) é essencial no desencadeamento da ovulação, na maturação oocitária final e também na esteroidogênese, sendo o regulador principal da síntese de androgênios e tendo participação na produção de progesterona. Antes do período da puberdade, os níveis de gonadotrofina são muito baixos e a relação LH/FSH em geral é menor que 1. A determinação de LH está indicada no diagnóstico do pico ovulatório, na investigação de hipogonadismo primário e puberdade precoce. Durante o pico ovulatório, seus valores variam entre 15,0 a 100,0 mUI/mL. Quanto à classificação de puberdade precoce como dependente de gonadotrofinas, o LH é o teste com maior sensibilidade, e os valores de corte são 0,6 mUI/mL (ensaios fluorimétricos) ou 0,3 mUI/mL (eletroquimioluminescência). Um dos problemas dos testes de LH é a reatividade cruzada com hCG (gonadotrofina coriônica humana), mas métodos mais recentes conseguiram maior especificidade, e isso em geral não ocorre. É também usado no planejamento do momento de administração de medicamentos que desencadeiam a ovulação (gonadotrofina coriônica e análogos de GnRH).[5]

GONADOTROFINA CORIÔNICA HUMANA (HCG)

O hCG é um hormônio glicoproteico, que tem papel fundamental na fase inicial da gestação. Sua determinação laboratorial é uma das mais comumente utilizadas, mas não raro apresenta uma série de desafios que pode influenciar no cuidado médico e levar a condutas errôneas ou equivocadas. Ela é utilizada no diagnóstico de gravidez, no controle de doença trofoblástica e como marcador tumoral. O hCG é produzido em grande quantidade pela placenta, pelo trofoblasto, mas também por outras estruturas como a hipófise. O hCG hipofisário é secretado de modo pulsátil de forma semelhante ao LH; é mais comumente detectado em baixas concentrações em mulheres no período menopausal.

O que conhecemos genericamente por hCG se refere, na verdade, a várias frações diferentes: o hCG produzido pelo sinciciotrofoblasto; o hCG hiperglicosilado, produzido pelo citotrofloblasto; a subunidade livre, produzida comumente por tumores; o hCG hipofisário, entre outros. Os ensaios podem apresentar reações cruzadas com essas frações e confundir a interpretação clínica.

Durante a gestação, é possível identificar níveis detectáveis após a implantação, que, na prática, ocorre cerca de 10 dias após a fertilização (entre 6 e 12 dias). Nessa fase, o hCG aumenta rapidamente e dobra a cada 48 horas, aproximadamente. Após o terceiro mês, cai discretamente e permanece num platô até o final da gestação. Há grande variabilidade nas concentrações de hCG de pessoa para pessoa, por isso não se devem utilizar tabelas com valores desse analito para estimar a idade gestacional.[6] Nos casos de gravidez ectópica, é comum haver uma subida irregular. Já nos casos de doença trofoblástica gestacional, os níveis são, em geral, muito elevados.

Na prática:

- O diagnóstico de gravidez por meio do hCG sérico pode ser realizado de 10 a 12 dias após a fertilização.
- O hCG sobe rapidamente durante o início da gestação e dobra a cada 48 horas. Situações que não repliquem esse padrão devem ser investigadas.

PROLACTINA

A prolactina (PLR) é um hormônio proteico produzido principalmente pelos lactotrofos e secretado pela hipófise anterior.[2] A PRL é medida, em geral, por quimiluminescência, e suas concentrações normais variam entre 15 e 20 ng/mL, em homens, e 20 e 25 ng/mL, em mulheres. Os valores séricos podem ser influenciados por tumores hipofisários ou de origem central, estrogênios, medicamentos, gravidez, estresse, estimulação da mama, alimentação, entre outros fatores. A prolactina pode ter várias formas moleculares que são identificadas pelos testes e podem confundir a interpretação clínica. Em mulheres normais, 95% da PRL circulante é composta pela isoforma monomérica (23 KDa). O restante é formado por outras formas (a dimérica, a macroprolactina e outras), que não têm ação biológica, mas que são detectadas pelo método. A macroprolactina é uma forma de peso molecular maior que 100 KDa formada por uma molécula de PRL monomérica associada a uma molécula de IgG ou IgA – autoanticorpo para PRL. Nos casos de suspeita de presença de macroprolactina, devem-se adotar métodos para separar as diferentes isoformas. O modo mais simples é a adição de polietilenoglicol (PEG). O método mais acurado de separação é a cromatografia em gel seguida de detecção por espectrometria de massas, que consegue discernir as três isoformas e quantificá-las. No entanto, esse é um método caro e bastante trabalhoso, sendo restrito a casos mais complexos, em que as demais estratégias de identificação falharam. Durante a investigação de quadros de irregularidade menstrual, síndrome dos ovários policísticos, infertilidade ou galactorreia, deve-se solicitar a dosagem de prolactina.

Na prática:

- Indicações mais comuns de dosagem de prolactina: investigação de irregularidade menstrual, síndrome dos ovários policísticos, infertilidade ou galactorreia.
- Deve-se pedir pesquisa de macroprolactina em duas situações:
  - prolactina sérica elevada em pacientes assintomáticas;
  - mulheres com suspeita de síndrome dos ovários policísticos.

HORMÔNIO ANTIMÜLLERIANO (AMH)

O AMH é uma glicoproteína homodimérica da superfamília dos fatores de crescimento e transformação beta (TGF-beta). No sexo masculino, é produzido pelas células de Sertoli no testículo e tem papel essencial na diferenciação sexual masculina, promovendo a reabsorção das estruturas de Müller. Na mulher, é produzido no ovário pelas células da granulosa de folículos pré-antrais e antrais pequenos, e suas funções têm sido extensivamente estudadas nos últimos anos. Sabe-se que o AMH tem papel fundamental na manutenção da quiescência dos folículos primordiais (ou seja, impedindo-os de entrar em fase de crescimento), modula a ação do receptor de FSH e parece inibir a ação da enzima aromatase. Atualmente é medido por eletroquimioluminescência e por ELISA e, na mulher, apresenta valores muito baixos ao nascimento, aumentando gradualmente até a puberdade e assim permanecendo até o início do período reprodutivo. Atinge seu pico por volta da segunda década de vida e, após os 30 anos de idade, declina paulatinamente até ficar muito baixo

durante a transição menopausal.[2] Devido a essa característica, é considerado o marcador mais fidedigno de reserva ovariana e guarda excelente relação com o padrão-ouro, que é a contagem de folículos antrais (CFA). É utilizado também para predizer resposta a estímulo ovariano em ciclos de reprodução assistida. Na síndrome dos ovários policísticos, os valores são 2-3 vezes mais elevados que nas mulheres sem a síndrome.[6]

Na prática:

- O AMH é, juntamente com a contagem de folículos antrais, o marcador mais fidedigno da reserva ovariana, pois reflete o número de folículos pré-antrais e antrais pequenos.
- É também indicado na predição de resposta ovariana à estimulação controlada em ciclos de reprodução assistida.

PROGESTERONA

A progesterona é um esteroide secretado pelos ovários, pelas suprarrenais e pela placenta. Atinge, durante a fase lútea do ciclo menstrual, valores cerca de 10 a 20 vezes mais elevados que na fase folicular. Durante a gestação, a placenta produz grandes quantidades desse hormônio. Sua determinação tem como principal aplicação clínica o diagnóstico de ciclos anovulatórios, nos quais não há formação de corpo lúteo e, portanto, os níveis de progesterona permanecem baixos durante todo o ciclo. O encontro de níveis elevados do hormônio na segunda metade do ciclo indica que houve ovulação.[6] As concentrações de progesterona são muito variáveis durante a gestação, por isso, ela não deve ser usada para estimar a idade gestacional.

TESTOSTERONA E OUTROS ANDROGÊNIOS

Os testes foram desenhados originalmente para medir testosterona em concentrações mais elevadas (sexo masculino), e nesse caso apresentam boa sensibilidade e acurácia. A dosagem de testosterona na mulher apresenta muitos desafios. Devido ao tamanho da molécula desse esteroide sexual, muitos testes imunométricos apresentam sensibilidade menor em baixas concentrações. Os métodos mais acurados são a espectrometria de massas e, algumas vezes, o RIE. Além disso, muitas vezes, não há relação clínica clara entre baixos níveis de testosterona e sintomatologia. Muito frequentemente, mulheres procuram médicos ginecologistas com queixas de baixa libido, em busca de uma causa hormonal. No entanto, muitos estudos mostram fraca correlação entre esse achado e as concentrações de androgênios. Assim, a dosagem de androgênios, em especial testosterona total e livre, está indicada em casos de hiperandrogenismo clínico, suspeita de tumor produtor de hormônios e na investigação da síndrome dos ovários policísticos (que pode, numa parcela dos casos, cursar sem hiperandrogenismo).

FUNÇÃO SUPRARRENAL

Na prática clínica, a avaliação da suprarrenal envolve a avaliação da produção de glicocorticoides, mineralocorticoides e esteroides sexuais. Por razão de espaço, neste capítulo serão discutidas apenas disfunções relacionadas aos esteroides sexuais. A condição mais frequente dos distúrbios de produção dos hormônios sexuais é a deficiência enzimática da suprarrenal, também conhecida como hiperplasia adrenal congênita, formas clássica e não clássica (tardia). A deficiência mais comum é a da enzima 21-hidroxilase, codificada pelo gene *CYP21A*. Mutações e deleções nesse gene são responsáveis por mais de 90% das deficiências congênitas da suprarrenal. A investigação das condições que afetam a esteroidogênese dessa glândula faz parte do fluxo propedêutico dos quadros de hiperandrogenismo clínico e laboratorial. O rastreamento é feito por meio da determinação da 17-hidroxi-progesterona em fase inicial do ciclo menstrual.

A segunda condição a ser investigada em casos de excesso de androgênio importante e/ou virilização é o carcinoma de suprarrenal. A dosagem de sulfato de deidroepiandrosterona (SDHEA) com níveis muito elevados (> 700 ou 800 ug/dL) pode indicar a necessidade de realização de exames de imagens para avaliar a origem da produção androgênica.

DESAFIOS E ARMADILHAS NA INTERPRETAÇÃO DOS TESTES LABORATORIAIS

Vários fatores pré-analíticos, analíticos e pós-analíticos podem prejudicar a correta interpretação dos testes laboratoriais. O médico deve estar ciente desses fatores e, em caso de dúvida, entrar em contato com laboratório de sua confiança. É sempre importante ressaltar que os exames são ferramentas subsidiárias e não devem substituir a anamnese, os exames físico e ginecológico e o raciocínio clínico.

USO DE ANTICONCEPCIONAL HORMONAL E OUTROS MEDICAMENTOS

A maioria dos anticoncepcionais hormonais (ACOH) (sistêmicos) exerce sua ação anovulatória por inibição do eixo hipotálamo-hipófise-gonadal. Esse princípio faz com que qualquer avaliação do eixo e dos hormônios sexuais na vigência de ACOH seja prejudicada. Assim, em geral, há a possibilidade de avaliar supressão das gonadotrofinas, diminuição do estradiol, progesterona e testosterona. Caso haja necessidade de se avaliar esses hormônios, deve-se interromper essas medicações por cerca de três meses e realizar as dosagens.

MACROPROLACTINA

Em casos de elevação da prolactina sem quadro clínico compatível, a presença de macroprolactina deve ser investigada. Os sintomas mais frequentemente associados à hiperprolactinemia verdadeira são irregularidade menstrual, galactorreia, amenorreia, infertilidade e cefaleia.

BIOTINA

Biotina, ou vitamina B7, é uma vitamina hidrossolúvel envolvida em várias atividades enzimáticas do metabolismo de gorduras, carboidratos e aminoácidos. É encontrada em várias fontes alimentares e a ingestão diária recomendada é de cerca de 300 microgramas. Recentemente, a biotina tem sido utilizada em megadoses (3 a 10 mg) em compostos vitamínicos com o objetivo de melhorar a qualidade da pele, de cabelos e unhas.[7] Embora não haja comprovação de tal benefício, sabe-se que biotina em altas doses pode interferir nos imunoensaios, podendo ocasionar resultados mais baixos (ensaios sanduíche) ou mais elevados (ensaios competitivos) do que o real. A interferência é particularmente marcante em ensaios de hormônios tiroidianos,[7,8] mas deve-se orientar as pacientes a interromper o uso de complementos vitamínicos cerca de 48 horas antes das coletas de sangue.

CICLO MENSTRUAL

A maioria dos hormônios é secretada obedecendo a ciclos circadianos, menstruais e secreção pulsátil. Algumas dessas variações são importantes, e por isso a época do ciclo em que o hormônio foi colhido é muito importante para a interpretação. Por exemplo, marcadores de reserva ovariana como FSH e estradiol, devem ser colhidos durante a fase folicular precoce (entre os dias 1 e 4 do ciclo menstrual). O AMH sofre pequenas variações intraciclo e pode ser pedido em qualquer época. Já a dosagem de progesterona, para finalidade de comprovação da ovulação, deve ser realizada após o 21º dia do ciclo.[5]

REATIVIDADE CRUZADA DE HORMÔNIOS

Em algumas situações clínicas, hormônios com semelhança estrutural podem interferir nos ensaios. Por exemplo, nas hiperplasias congênitas de suprarrenal, esteroides intermediários, como 11-desoxicortisol ou 17-hidroxi-progesterona, podem estar elevados e falsear as dosagens de cortisol. Por outro lado, progesterona de origem do corpo lúteo pode interferir nas dosagens de 17-hidroxi-progesterona, usadas no rastreamento de deficiência de 21-hidroxilase.[4] Assim, deve-se inicialmente solicitar que esses testes de avaliação da função suprarrenal sejam feitos em fase folicular do ciclo menstrual e atentar para dosagens de cortisol que não estejam de acordo com a clínica.

UNIDADES DE MEDIDA E OUTROS

Um problema que muito comumente ocorre na interpretação são as unidades de medida adotadas pelos diferentes laboratórios e sociedades. A depender do laboratório, as concentrações séricas dos hormônios são expressas pelo sistema métrico, pelo sistema internacional, entre outros. Mesmo dentro de um sistema, às vezes os analitos são expressos em nanogramas por mililitros (ng/mL), nanogramas por decilitro (ng/dL), picomol por litro, e assim por diante. Desse modo, é importante o médico atentar para as unidades e as referências laboratoriais utilizadas para evitar equívocos.

Outros fatores que atrapalham a correta determinação dos hormônios incluem hemólise, má conservação das amostras, anticorpos heterófilos, efeito gancho por excesso do analito, interferência de substâncias desconhecidas, entre outros.

REFERÊNCIAS BIBLIOGRÁFICAS

1. Vieira JGH. Exames e testes diagnósticos úteis em endocrinologia. In: Saad M, Maciel RMG, Mendonça BB. Endocrinologia – Princípios e prática. São Paulo: Atheneu, 2016. p.1329.
2. Carmina E, Frank Z. Stanczyk, Lobo RA. Laboratory assessment. In: Yen & Jaffe's reproductive endocrinology: physiology, pathophysiology, and clinical management. 7.ed. Elsevier, 2014. p.822.
3. Haddad RA, Giacherio D, Barkan AL. Interpretation of common endocrine laboratory tests: technical

pitfalls, their mechanisms and practical considerations. Clin Diabetes Endocrinol 2019; 5:12.

4. Smith IE, Dowsett M, Yap YS, et al. Adjuvant aromatase inhibitors for early breast cancer after chemotherapy-induced amenorrhoea: caution and suggested guidelines. J Clin Oncol 2006; 24(16):2444-7.

5. Taylor H, Pal, Seli. Speroff's clinical gynecologic endocrinology and infertility. 9.ed. Elsevier, 2020.

6. Maciel GAR, Silva IDCG. Manual diagnóstico em saúde da mulher. Barueri: Manole, 2015.

7. Li D, Radulescu A, Shrestha RT, et al. Association of biotin ingestion with performance of hormone and nonhormone assays in healthy adults. JAMA 2017; 318(12):1150-60.

8. Biscolla RPM, Chiamolera MI, Kanashiro I, Maciel RMB, Vieira JGH. A single 10 mg oral dose of biotin interferes with thyroid function tests. Thyroid 2017; 27(8):1099-100.

9. Cole LA. hCG, five independent molecules. Clin Chim Acta 2012; 413(1-2):48-65.

CAPÍTULO 22

Síndrome dos ovários policísticos

Sebastião Freitas de Medeiros
José Maria Soares Júnior
Edmund Chada Baracat

CONCEITO

Na primeira tentativa de padronizar o diagnóstico da síndrome dos ovários policísticos (SOP), proposta em reunião de especialistas em abril de 1990, o Instituto Nacional de Saúde norte-americano (NIH) definiu como critérios: 1) anovulação crônica; 2) clínica de hiperandrogenismo (hirsutismo, acne, alopecia androgênica) e/ou hiperandrogenemia; e 3) exclusão de causas secundárias, como hiperprolactinemia, disfunções da tireoide, alterações da função suprarrenal e tumores de ovários ou suprarrenal produtores de androgênios.[1] Como essa definição não fazia menção aos aspectos ultrassonográficos ovarianos, não obteve grande aceitação na Europa. Assim, as Sociedades Norte-Americana de Medicina Reprodutiva (ASRM) e Europeia de Reprodução Humana e Embriologia (ESHRE) realizaram uma reunião para consenso em Roterdã (2003). Essa reunião resultou na proposta consensual de que o diagnóstico da SOP deve incluir pelo menos dois dos seguintes critérios: a) oligo--ovulação ou anovulação; b) sinais clínicos ou bioquímicos de hiperandrogenismo; c) ovários policísticos à ultrassonografia. Como proposto na ocasião, ovários policísticos têm, na definição, a presença, em pelo menos um ovário, de 12 ou mais folículos com diâmetros entre 2 a 9 mm e/ou aumento no volume ovariano > 10 mL. O consenso de Roterdã manteve os mesmos critérios de exclusão: hiperprolactinemia, disfunções de tireoide, hiperplasia adrenal congênita clássica e não clássica, síndrome de Cushing e tumores de ovário ou adrenal secretores de androgênios (Roterdã, 2004).

Os critérios de Roterdã expandiram então os do NIH, incluindo pacientes com mais dois fenótipos: a) pacientes com ovários policísticos, hiperandrogenismo e ovulação normal; e b) pacientes com ovários policísticos e oligo/anovulação, sem sinais de hiperandrogenismo. A possibilidade de que esses dois fenótipos deveriam, de fato, ser ou não considerados para diagnóstico da SOP foi examinada recentemente e constatou-se que, pela inexistência de dados robustos na literatura corroborando com a inclusão dos pacientes apenas com ovários policísticos à ultrassonografia sem sinais de hiperandrogenismo, ainda que possam ter oligo ou anovulação[2] (NIH, 2012) (Tabela 1). Por fim, têm-se atualmente como critérios para definir a SOP: a) hiperandrogenismo clínico ou bioquímico; b) oligo/anovulação e/ou ovários policísticos à ultrassonografia; e c) exclusão de hiperprolactinemia, disfunções da tireoide, hiperplasia adrenal de manifestação tardia e tumores de ovário e adrenal produtores de androgênios.[3] Contudo, a última recomendação da Sociedade de Excesso de Androgênios e Síndrome dos Ovários Policísticos sugere o uso dos critérios de Roterdã, mas com mudanças em alguns parâmetros de avaliação do hiperandrogenismo, da hiperandrogenemia e das imagens ultrassonográficas.[4]

EPIDEMIOLOGIA

A síndrome dos ovários policísticos (SOP) tem início entre os 15 e os 17 anos de idade, ou mesmo antes, seguindo a menarca. Achados clínicos e laboratoriais da SOP são observados em 2 a 15% das mulheres em idade reprodutiva (Tabela 2), em cerca de 10% das adolescentes[7,8,9] e em 1 a 7,5% da população geral.[10] Essa variabilidade é atribuída a vários fatores: etnia, difi-

culdade na padronização do diagnóstico e heterogeneidade na apresentação de sintomas e sinais clínicos adotados.

ETIOPATOGENIA

A causa da síndrome dos ovários policísticos (SOP) ainda não é conhecida, mas admite-se que seja multifatorial, podendo ser consequência de:

- Hiperativação do sistema relacionado ao estresse e à liberação hipotalâmica do hormônio liberador corticotrofina (CRH).
- Diminuição do tono dopaminérgico hipotalâmico.

TABELA 1   Critérios diagnósticos da síndrome dos ovários policísticos, segundo os Consensos NIH, Roterdã e Sociedade AE-SOP[A]

NIH[B]	Roterdã[C]	Sociedade AE-SOP[D]
Presença de dois critérios	Presença de dois dos três critérios	Presença de dois critérios
Disfunção menstrual	Disfunção menstrual	Disfunção menstrual e/ou ovários policísticos
Hiperandrogenemia e/ou hiperandrogenismo	Hiperandrogenemia e/ou hiperandrogenismo	Hiperandrogenemia e/ou hiperandrogenismo
	Ovários policísticos	

A. Para todos os consensos, a síndrome dos ovários policísticos é um diagnóstico de exclusão.
B. National Institute of Health Consensus Conference.[1]
C. The Rotterdam ESHRE/ASRM-sponsored PCOS consensus workshop group (2004).
D. The Androgen Excess and Polycystic Ovary Syndrome Society.[5,6]

TABELA 2   Prevalência da síndrome dos ovários policísticos em diferentes populações

País	População	Prevalência	Autores
Estados Unidos	18 a 45 anos brancas negras	4,7 3,4	Knochenhauer et al., 1998
Estados Unidos	18 a 45 anos brancas negras	8,0 4,8	Azziz et al., 2004
Grécia	17 a 45 anos	6,8	Diamanti-Kandarakis et al., 1999
Inglaterra	18 a 25 anos	8,0	Michelmore et al., 1999
Espanha	18 a 45 anos	6,5	Asunción et al., 2000
China	20 a 45 anos	2,2	Chen et al., 2008
Austrália	27 a 34 anos	11,9	March et al., 2010
Irã	18 a 42 anos	15,2	Mehrabian et al., 2011

- Alterações nos pulsos de liberação do hormônio liberador de gonadotrofinas (GnRH).
- Resistência à insulina com hiperinsulinismo.
- Hipersensibilidade das células ovarianas às gonadotrofinas.
- Ação local anormal dos moduladores (amplificadores e atenuadores) das gonadotrofinas.
- Ação da Kiss-peptina.[11]

Estudos recentes consideram ainda a hipótese genética, envolvendo mutações nos genes ligados à esteroidogênese (CYP17, CYP11A), ao metabolismo dos carboidratos (receptor insulina, insulina-variable nucleotide tandem repeat, fator de necrose tumoral alfa) ou na regulação e ação das gonadotrofinas (subunidades beta-LH, beta-FSH). Dentre os mecanismos propostos estão: a) transmissão autossômica dominante; b) dominância ligada ao cromossomo X; c) transmissão poligênica; d) influência de fatores ambientais.

As alterações no eixo hipotálamo-hipófise-ovariano com maior frequência dos pulsos de hormônio luteinizante (LH) resultam na elevação dos níveis basais dessa gonadotrofina, estímulo monotônico do LH sobre as células tecais e maior secreção de testosterona e androstenediona nessas células.[12] Como a ação do hormônio folículo-estimulante (FSH) não se modifica ou mesmo diminui, há menor aromatização dos androgênios na granulosa e acúmulo no ambiente folicular, bem como na circulação sanguínea.[13] Substâncias que atuam localmente nos ovários, como insulina e fatores do crescimento, podem amplificar a ação do LH e modular a ação das enzimas esteroidogênicas nas células da teca e da granulosa.[14]

Em relação à função do eixo hipotálamo-hipófise-adrenal na SOP, parece não haver alteração na pulsatilidade do CRH, permanecendo normais os níveis basais do hormônio adrenocorticotrófico (ACTH). No entanto, parece haver hiperatividade adrenal generalizada, com amplificação local do estímulo do ACTH[15] ou aceleração do catabolismo do cortisol,[16] como mecanismos responsáveis pela elevação dos androgênios adrenais na SOP, principalmente da de-hidroepiandrosterona (DHEA) e seu sulfato (DHEAS).[17]

Nas adrenais, a síntese de cortisol e de-hidroepiandrosterona (DHEA) requer ação das enzimas de clivagem das cadeias laterais do colesterol-P450scc (CYP11A1) e citocromo P450c17-alfa (CYP17A1). Apesar de a enzima P450c17-alfa ter maior expressão na camada fasciculada do que na reticulada, apenas a camada reticulada sintetiza androgênios.[18] A enzima P450c17-alfa possui atividades 17-alfa-hidroxilase e 17,20 liase,[19] sendo maior atividade 17-alfa-hidroxilase na fasciculada e atividades 17-alfa-hidroxilase e 17,20 liase equivalentes na camada reticulada.[19] Por ação 17-alfa-hidroxilásica, a P450c17-alfa liga e metaboliza rapidamente pregnenolona (PE) e progesterona (P4) em 17-alfa-hidroxipregnenolona (17-alfa-OHPE) e 17-alfa-hidroxiprogesterona (17-alfa-OHP4); mais lentamente, via 17,20 liase, converte esses dois substratos em DHEA e androstenediona (A)[20] (Figura 1).

DIAGNÓSTICO DA SOP

Quadro clínico

Em atendimento ao conceito, a SOP pode ter ampla gama de sinais e sintomas, podendo se manifestar por:

- Amadurecimento sexual mais precoce, principalmente pubarca precoce (57%).
- Obesidade androide (28 a 41%).
- Acne (19 a 37%).
- Acantose nigricante (5 a 50%).
- Hirsutismo (51 a 68%), nas caucasianas.
- Hirsutismo (10 a 20%), nas orientais.
- Alopecia androgênica (5 a 8%).
- Amenorreia primária associada à obesidade (14%).
- Amenorreia secundária (19 a 51%).
- Oligomenorreia, habitualmente desde a menarca (26 a 46%).
- Acrocórdones (1 a 5%).
- Abortamento habitual ou recorrente (30 a 50%).

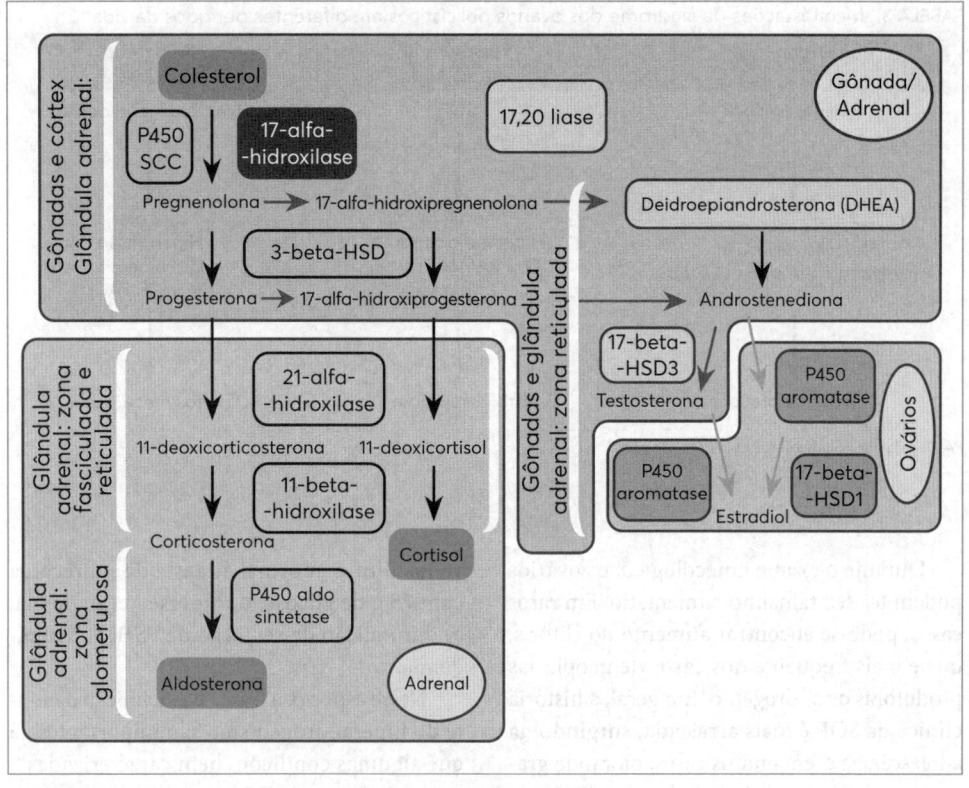

FIGURA 1   Representação esquemática da esteroidogênese adrenal e ovariana.
Fonte: modificada de Medeiros et al., 2013.[20]

A Tabela 3 apresenta algumas condições relacionadas à SOP que são potencialmente perigosas e devem ser reconhecidas precocemente.

A pubarca precoce pode ser o primeiro indicativo de que a criança teria predisposição à SOP.[21,22] Esse pode ser o primeiro sinal da síndrome dos ovários policísticos.

O exame físico pode auxiliar no diagnóstico; assim, devem-se procurar sinais clínicos de hiperandrogenismo, como acne, hirsutismo e alopecia. A simples presença de hipertricose não significa aumento da ação dos androgênios, pois são pelos do tipo lanugem que aparecem, em geral, no ombro e na fronte.[23] Em geral, a acne não tem um padrão característico, mas o hirsutismo pode ser aferido pelo índice de Ferriman-

-Gallwey-Lorenzo. Quando houver valores maiores ou iguais a 6, pode ser confirmado esse distúrbio em mulheres afrodescendentes e brancas. Nas asiáticas orientais, como japonesas, coreanas e chinesas, esse índice é menor, ou seja, somatória de 4 já fecha o diagnóstico.[24] A alopecia é definida como frontal e central e pode ser avaliada pela escala de Ludwig.[4]

Em relação à resistência insulínica, o sinal clínico mais importante é a acantose nigricante, que é um espessamento com escurecimento da pele em região de dobras. É determinada pela ação da insulina no tecido cutâneo. Contudo, aparece apenas em aproximadamente 20% das mulheres com resistência insulínica. Sua correlação é maior quando ocorre na região cervical posterior.[25]

TABELA 3   Manifestações da síndrome dos ovários policísticos em diferentes períodos da vida

Peripuberal	Pós-puberal Vida adulta	Climatério Senilidade
Adrenal precoce	SOP	Síndrome metabólica
↓	↓	↓
Elevação de androgênicos Elevação de insulina Hiperandrogenismo ovariano	Anovulação Hiperandrogenismo Ovários policísticos Obesidade	Diabetes Hipertensão Dislipidemia Elevação PAI-1
↓	↓	↓
Puberdade precoce	Distúrbios reprodutivos	Efeitos metabólicos

PAI-1: inibidor do ativador do plasminogênico.

Durante o exame ginecológico, os ovários podem ter seu tamanho aumentado. Em raros casos, pode-se encontrar aumento do clitóris, que é mais frequente nos casos de neoplasias produtoras de androgênio. Em geral, a história clínica da SOP é mais arrastada, surgindo na adolescência e, em muitos casos, piorando gradativamente com a obesidade e a resistência insulínica.[4]

No exame físico, recomendamos o emprego da escala de Ferriman-Gallway (FG), que tem pontos objetivos para avaliação e acompanhamento da pilificação. Aceita-se, recentemente, que o índice total da escala FG com valor igual ou superior a 6, na população afro-descendente ou caucasiana, seria indicativo de hirsutismo e, na população asiática oriental (japonesa, chinesa e coreana), seria menor, ou seja, igual ou superior a 4.[4,24] Contudo, deve-se valorizar a queixa da paciente na decisão medicamentosa.[24]

Exames complementares

Os principais aspectos laboratoriais das mulheres com SOP são: a) androgênios normais ou elevados; b) hiperinsulinemia basal; c) cur-va insulínica anormal ao teste de sobrecarga com 75 g de glicose; d) hipersecreção de LH; e) diminuição de secreção de FSH; f) dislipidemia.

Nesse aspecto, a busca e a definição da fonte do hiperandrogenismo são importantes, já que algumas condições bem caracterizadas – como síndrome de Cushing, tumor secretor de androgênios e deficiência enzimática clássica e não clássica, hiperprolactinemia e hipotireoidismo – devem ser excluídas para o correto diagnóstico da SOP[1,26] e programação de conduta terapêutica adequada.[27,28] Portanto, devem sempre ser afastadas outras afecções que produzem quadro clínico semelhante, pelas seguintes determinações: TSH e T4 (disfunção da tireoide), prolactina, testosterona total (tumor ovariano ou suprarrenal), 17-OH-progesterona (deficiência enzimática da suprarrenal – 21-hidroxilase), cortisol (síndrome de Cushing).[5]

Androgênios elevados são encontrados entre 75 a 82% das pacientes. Uma comparação dos aspectos hormonais em mulheres com SOP e androgênios normais ou elevados é mostrada na Tabela 4. Salienta-se que é importante a exclusão de tumores funcionantes, principalmente, nos quadros de hirsutismo acentuado, quando houver concentração sérica muito elevada de testosterona (200 ng/dL ou mais). Deve-se ainda lembrar que paciente com hiperinsulinemia muito elevada também pode ter níveis séricos acentuados de testosterona.[5,24] Aspectos laboratoriais e antropométricos relacionados ao dismetabolismo e risco da doença cardiovascular estão na Tabela 5.

Para o diagnóstico preciso da SOP, deve-se adotar uma investigação racional e sistemática.[29] Veja síntese na Tabela 6.

TABELA 4   Comparação das características hormonais em pacientes com síndrome dos ovários policísticos com e sem hiperandrogenismo

Hormônios	Pacientes normoandrogênicas			Pacientes hiperandrogênicas			
	n	x̄	DP	n	x̄	DP	p[b]
TSH (µUI/mL)	36	2,50	1,31	72	2,19	1,16	0,233
Tiroxina livre (pmol/L)[a]	35	14,56	1,16	62	14,23	1,46	0,224
Prolactina (nmol/L)*	37	0,48	0,25	75	0,43	0,21	0,268
LH (mUI/mL)[a]	38	6,66	1,91	74	9,32	1,69	< 0,0001
FSH (mUI/mL)[a]	38	6,10	1,49	74	5,64	1,39	0,118
LH: FSH ratio[a]	38	2,57	1,54	74	2,85	1,41	0,352
Testosterona total (nmol/L)*	35	1,50	0,50	74	2,20	1,04	< 0,0001
SHBG (nmol/L)[a]	35	39,35	1,67	43	25,38	1,70	< 0,0001
FAI (%)	31	4,16	1,77	63	10,17	5,86	< 0,0001
Cortisol (nmol/L)*	35	347,80	139,40	78	358,90	172,10	0,717
17-hidroxipregnenolona (nmol/L)*	17	4,98	2,80	34	6,07	3,55	0,239
17-hidroxiprogesterona (nmol/L)[a]*	35	3,36	1,60	76	4,74	1,66	< 0,0001
11-deoxicortisol (nmol/L)[a]*	32	61,3	17,3	44	72,9	17,1	0,004
DHEAS (µmol/L)*	36	3,74	1,54	71	5,31	2,70	0,0002
Androstenediona (nmol/L)*	34	5,15	1,51	75	11,49	4,96	< 0,001
Estradiol (nmol/L)*	31	162,51	64,80	50	191,97	97,0	0,105
Progesterona (nmol/L)*	31	2,23	1,46	61	1,86	1,15	0,224
Insulina (pmol/L)	32	61,29	1,92	71	82,14	1,96	0,0001

[a] Os dados foram transformados em logaritmo para atender à distribuição de Gauss.
[b] Welch teste não pareado.
* Para converter os valores internacionais gravimétricos (UI) para unidades, divide-se pelos fatores individuais como segue: 0,0347 para testosterona total; 0,0271 para DHEAS, 0,0301 para 17-OHPE, 0,0303 para 17-OHP4, 0,0349 para androstenediona, 0,02886 para 11-Doc, 27,59 para cortisol, 3,671 para estradiol, 3,18 para progesterona, 0,04348 para PRL, 12,87 para tiroxina livre, e 6,945 para insulina.[20]
TSH: hormônio estimulador da tireoide; LH: hormônio luteinizante; FSH: hormônio foliculoestimulante; SHBG: globulina ligadora de hormônios sexuais; FAI: índice de androgênios livres; DHEAS: sulfato de deidroepiandrosterona; DP: desvio padrão.

TABELA 5   Comparação das variáveis bioquímicas e antropométricas entre mulheres normais e mulheres com SOP

Variáveis*	Normais (n = 72)		PCOS (n = 179)		P**
	$\bar{x}$	SD	$\bar{x}$	SD	
Idade (anos)	30,50	5,10	27,08	5,45	< 0,001
Peso (kg)	62,33	8,68	76,72	18,04	< 0,001
IMC	23,92	3,30	30,24	7,06	< 0,001
Área sob o corpo (m²)	1,652	0,116	1,813	0,213	< 0,001
Cintura (cm)	73,59	9,80	88,92	16,15	< 0,001
Quadril (cm)	98,69	6,83	108,2	13,22	< 0,001
Razão cintura:quadril	0,736	0,068	0,814	0,08	< 0,001
Índice conicidade	1,080	0,88	1,176	0,109	< 0,001
Massa gorda (%)	35,9	29,89	38,69	7,9	0,077
HbA1C (%)	4,954	0,406	6,072	1,411	< 0,001
Glicose jejum (nmol/L)	4,65	0,406	5,14	0,82	< 0,001
Insulina jejum (nmol/L)	47,898	24,88	106,41	58,94	< 0,001
HOMA-IR	0,897	0,444	1,98	1,09	< 0,001
HOMA%B	101,89	38,523	140,94	52,66	< 0,001
HOMA%S	139,26	68,61	77,47	49,25	<0,001
HDL-C (mmol/L)	1,307	0,279	1,138	0,263	<0,001
TG (mmol/L)	1,11	1,06	1,468	0,785	0,019
Testosterona total (nmol/L)	1,051	0,495	2,05	0,88	<0,001
Testosterona livre (nmol/L)	0,0145	0,01	0,056	0,042	<0,001
FAI (%)	2,10	1,93	8,34	0,555	<0,001
C-peptídeo (nmol/L)	0,441	0,168	0,853	0,401	<0,001

* HbA1C: hemoglobina glicada; HDL-C: aumento da densidade lipoproteica associada colesterol; TG: triglicerídeos; IMC: índice de massa corpórea; FAI: índice de androgênio livre.
** Teste de Welch não pareado.
Para converter os valores internacionais gravimétricos (UI) para unidades, divide-se pelos fatores individuais, como segue: 0,0555 para glicose; 6,974 para insulina; 0,0347 para testosterona total e livre; 0,333 para C-peptídeo; 0,0301 para TG; 0,0259 para HDL-C.
Fonte: Medeiros et al., 2013.[20]

TABELA 6 Investigação sistemática da SOP

História e exame físico

1. Verificar início peripuberal da disfunção menstrual
2. Excluir outras causas de sangramento anormal
3. Excluir gravidez, nos casos com atraso menstrual ou amenorreia
4. Verificar sinais clínicos de hiperandrogenismo (hirsutismo, acne e alopecia)
5. Verificar sinais clínicos de hiperinsulinemia (acantose nigricante)
6. Determinar índice de massa corporal e razão cintura/quadril

Avaliação endócrina

1. Avaliar funções da adrenal e tireoide
2. Verificar existência de hiperprolactinemia
3. Quantificar androgênios e SHBG

Verificação da resistência à insulina

1. Estimar razão glicose jejum/insulina jejum
2. Calcular HOMA = $\dfrac{Go.Io}{K}$ (K= 22,5/mmol/L e mcU/mL): normal < 2,77
3. Calcular QUICK = $\dfrac{1}{\log Go + \log Io}$: normal > 0,357

Pesquisa da síndrome metabólica

1. Circunferência abdominal > 88 cm
2. Triglicerídeos ≥ 150 mg/dL
3. HDL-C < 50 mg/dL
4. Glicemia jejum 110-126 mg/dL
5. Glicemia 2h TTOG 140-149 mg/dL
6. Hemoglobina glicada > 5,7%
7. Pressão arterial ≥ 130/≥ 85 mmHG

Realização de ultrassonografia transvaginal

1. Avaliar aspecto e espessura endometrial
2. Examinar aspecto ovariano, número e distribuição de folículos antrais

SHBG: globulina ligadora dos hormônios sexuais; HOMA: *homeostasis model assessment*; QUICK: *quantitative insulin sensitivity check index*; TTOG: teste de tolerância oral à glicose.[29]

As determinações séricas hormonais ou de precursores devem ser feitas na fase proliferativa precoce (2º ao 5º dia) do ciclo. A dosagem da 17-alfa-hidroxiprogesterona (17-OHP) deve ser realizada quando se suspeita de deficiência enzimática da suprarrenal também na fase proliferativa inicial do ciclo menstrual. A taxa sérica normal é inferior a 200 ng/dL (2ng/mL); quando estiver acima de 800 ng/dL (8 ng/mL), o diagnóstico é certo; quando estiver entre 200 ng/dL e 800 ng/dL (2ng/mL e 8 ng/mL), procede-se ao teste de estímulo com 250 µg de cortrosina ou 25 U de ACTH; dosa-se 17-OHP no tempo zero e uma hora após. Na deficiência enzimática, haverá aumento acima de 1.000 ng/dL (10 ng/mL). Para outras deficiências enzimáticas, é preciso medir pregnenolona, 17-al-fa-hidroxipregnenolona, DHEA, 17-deoxicortisol, cortisol e testosterona. Salienta-se que, para mulheres em amenorreia, recomenda-se também dosar a progesterona, pois, se esta estiver elevada, o aumento da 17-OH-progesterona pode ser devido à segunda fase do ciclo menstrual (fase lútea).[30]

Para diagnosticar a resistência periférica à insulina, melhor será fazer o teste de tolerância à glicose com 75 g de glicose e colher glicemia após duas horas; valores acima de 140 mg/mL são indicativos de intolerância. Esse teste é mais preciso do que quantificar a insulina em jejum. As mulheres com esse diagnóstico têm grande benefício com os fármacos sensibilizadores do receptor de insulina. Contudo, os antecedentes familiares de diabetes *mellitus* ou pessoais, como diabetes na gestação, são fatores importantes que devem ser levados em consideração na interpretação do caso e na tomada da decisão terapêutica. Outra opção é a determinação da hemoglobina glicada: quando estiver acima de 5,7%, pode ser indicativo de intolerância à glicose, bem como a glicemia de jejum acima de 100 mg/mL.[4]

Recomendamos ainda avaliar a dislipidemia, principalmente quando a paciente tem síndrome dos ovários policísticos, síndrome metabólica, obesidade ou antecedentes familiares. Sugere-se a dosagem de colesterol total e das frações e de triglicérides.[4]

A ultrassonografia pélvica pode mostrar imagens de ovários com volume aumentado, em geral, acima de 10 cc^3 e/ou com mais 20 microcistos (menores que 1 cm com transdutor de 8Mhz) na periferia do ovário.[4] Todavia, a característica mais marcante é a hiperecogenicidade central refletindo a hiperplasia estromal, que não está bem caracterizada na literatura.[22] Contudo, a ultrassonografia isoladamente não faz o diagnóstico de SOP. Além disso, a Sociedade de Excesso de Androgênio e de Síndrome de Ovário Policístico sugere não realizar a ultrassonografia pélvica nos primeiros 8 anos após a menarca para não haver confusão com as características da imaturidade do eixo hipotalâmico-hipofisário-ovariano, bem como pelo volume da mulher jovem.[4] Isso é válido se a paciente tiver disfunção menstrual associada com hiperandrogenismo.

TRATAMENTO CLÍNICO DA SOP

Diretrizes gerais

As diretrizes para o tratamento da SOP devem obedecer aos princípios gerais a seguir:

- Proteger a mulher contra os fatores de risco de câncer endometrial, diabetes *mellitus*, hipertensão arterial e doenças cardiovasculares.
- Ter como alvo a etiologia.
- Considerar o desejo reprodutivo.

- Assegurar suplementação/produção de progesterona.
- Considerar a presença de: a) hiperlipidemia; b) hiperinsulinismo; c) obesidade androide; d) síndrome metabólica; f) elevação de androgênios.

Medidas gerais

O tratamento da SOP deve incluir medidas gerais e ser adequado ao perfil clínico, endócrino, metabólico e reprodutivo de cada paciente. Dentre essas medidas gerais, deve-se: a) recomendar mudança de hábitos, estilo de vida, diminuindo o tempo de sedentarismo com a prática de atividade física, de moderada a intensa, pelo menos 3 vezes na semana, durante 45 minutos, no mínimo; b) estimular a perda de peso (5 a 10%) com aumento da atividade física e dieta nutricional adequada e balanceada; c) indicar técnicas de relaxamento, domínio do estresse e psicoterapia de apoio; d) quando necessário, recomendar antidepressivos ou ansiolíticos (salienta-se a correta orientação sobre o uso de receptadores de serotonina por mais de 6 meses, pois podem aumentar o peso da paciente); e) aconselhar o uso de medidas cosméticas (dermatológicas).

Tratamento direcionado ao fenótipo da paciente

A. Entre as pacientes com sinais clínicos de hiperandrogenismo clínico isolado, a conduta pode variar entre: a) nenhum tratamento, quando o hirsutismo é leve e a paciente não se queixa dessa afecção; b) acompanhamento com as medidas gerais e avaliação da evolução do hirsutismo; c) contraceptivo hormonal e/ou medicamentos antiandrogênicos; d) medidas cosméticas (dermatológicas).
B. Nas pacientes com hiperandrogenismo bioquímico (hiperandrogenemia), a conduta inclui: a) uso de anticoncepcional hormonal oral que contenha progestogênios des-

tituídos de ação androgênica; b) prevalecendo androgênios de fonte adrenal, pode-se associar dexametasona à combinação estrogênio-progestogênio; c) medida cosmética conforme a manifestação clínica.

C. Nas pacientes que desejam engravidar, pode-se utilizar citrato de clomifeno (50 a 150 mg/dia) ou inibidores da aromatase, como letrozol (2,5 a 5mg/dia) no esquema do 3º ao 7º dia ou do 5º ao 9º dia do ciclo, ambos por 5 dias. Na falha destes, associam-se gonadotrofinas, em dias alternados, nos 10 dias iniciais do ciclo estimulado.

D. Nas pacientes obesas, a diminuição do tecido adiposo é a principal meta. Recomendam-se dieta hipocalórica e atividade física de modo regular. Havendo hiperandrogenismo, deve-se dar preferência à espironolactona, particularmente se houver elevação dos níveis pressóricos. Nos casos não responsivos, pode-se utilizar a liraglutida (3 mg ao dia) ou até indicar a cirurgia bariátrica, em casos de obesidade mórbida.

E. Nas pacientes com hiperinsulinismo, deve-se prescrever dieta hipocalórica e sensibilizadores da ação da insulina. A biguanida metformina inibe a produção hepática de glicose sem elevar a secreção de insulina, amplifica o efeito da insulina na captação de glicose no músculo esquelético e adipócito e diminui a absorção intestinal de glicose.

Clínica e laboratorialmente, com a administração de metformina, há:

- Restabelecimento dos ciclos ovulátorios em algumas pacientes.
- Pequena redução do peso corpóreo.
- Elevação da SHBG.
- Redução dos androgênios.
- Diminuição da insulina de jejum.
- Inibição da enzima 17-hidroxilase.

Os efeitos adversos gastrointestinais da metformina são minimizados pela sua ingestão durante as refeições e pelo aumento gradual da dose diária. Essa biguanida está contraindicada na insuficiência renal e deve ser suspensa 2 dias antes de anestesia geral e após uso de contrastes contendo iodo. É ainda a mais usada e estudada na literatura. Outros fármacos são pioglitazona (15 mg/dia) e mioinositol (4 g/dia).

A Tabela 7 resume o tratamento clínico da síndrome dos ovários policísticos conforme o perfil da paciente.

TABELA 7 Tratamento da SOP por fenótipo da paciente

Categoria de paciente	Conduta indicada
Sinais clínicos de hiperandrogenismo e androgênios normais	Nenhum tratamento Acompanhamento Medidas cosméticas Androgênios puros com ação na unidade pilossebácea
Hiperandrogenismo bioquímico adrenal	Medidas cosméticas Corticoterapia
Hiperandrogenismo ovariano	Medidas cosméticas Anticoncepcional hormonal oral
Irregularidade menstrual	Anticoncepcional hormonal oral
Obesidade	Dieta hipocalórica Atividade física regular Orlistate
Obesidade mórbida	Cirurgia bariátrica
Esterilidade pela anovulação	Citrato de clomifeno ou letrozol e, se necessário, gonadotrofinas
Resistência à insulina	Dieta hipocalórica Sensibilizadores da ação da insulina
Síndrome metabólica	Exercício físico Dieta pobre em carboidratos e lipídios Limitar consumo de álcool e sal Estatina, aspirina, anti-hipertensivo (se necessário)

TRATAMENTO COM HIPERANDROGENISMO CUTÂNEO

Os contraceptivos hormonais são muito eficazes, pois diminuem a síntese androgênica de origem ovariana. Preferem-se os contraceptivos que possuem atividade antiandrogênica, como a ciproterona, a clormadinona e a drosperinona, para um efeito cosmético mais rápido. Além de bloqueio hipotálamo-hipofisário, inibem também a 5-alfa-redutase. Além disso, esses contraceptivos por via oral também podem elevar a SHBG e diminuir a fração livre de androgênios.[31] Contudo, outros contraceptivos por longo prazo (mais de 2 anos) também podem ter benefícios similares, como o uso de levonorgestrel, que teria pequena ação androgênica.[22] Entretanto, muitas pacientes abandonam o tratamento quando os resultados não são bons em curto prazo. As recomendações da Sociedade de Excesso de Androgênios e Síndrome dos Ovários Policísticos indicam que os contraceptivos combinados orais deveriam ser a primeira linha de tratamento. Sugerem ainda não empregar as doses mais elevadas de etinilestradiol acima de 30 μg pelo maior risco de tromboembolismo.[4]

Após 6 meses com contraceptivos hormonais combinados, para casos de hiperandrogenismo persistente ou mais acentuado, sugere-se empregá-los associados com medicamentos antiandrogênicos como a finasterida, a espirolactona e a ciproterona.[4,22]

A espirolactona é antagonista da aldosterona e compete com os receptores de androgênios. A dose recomendada é de 50 a 200 mg/dia, podendo ser até menor quando associada a outros medicamentos, como os contraceptivos hormonais. A finasterida desativa a 5-alfa-redutase (2,5 a 5 mg/dia) e não produz tantos efeitos colaterais, podendo ser ministrada de maneira concomitante com outros medicamentos, o que ameniza o hiperandrogenismo. Pode ser uma opção para alopecia quando associada ao minoxil tópico.[32,33,34]

A ciproterona é uma boa opção, pois esta ocupa os receptores de androgênios. Recomenda-se a dose de 25 a 100 mg, principalmente na primeira fase do ciclo, por 10 dias (do 5º ao 15º dia). Devido à irregularidade menstrual que resulta desse tratamento, sugere-se a associação com contraceptivo hormonal combinado oral para estabilizar o endométrio.[33] A flutamida tem várias ações, como interferência na síntese e no bloqueio dos receptores de androgênios. Empregam-se doses de 250 mg/2x ao dia. Contudo, esse medicamento é hepatotóxico e deve ser monitorado frequentemente (a cada 3 meses); quando associado à ciproterona ou a outros fármacos, os resultados são gratificantes.[33]

Os medicamentos antiandrogênicos podem ter efeitos colaterais no sistema gastrointestinal (diarreia, náuseas, vômitos, aumento de transaminases), no ciclo menstrual e na libido.[33]

Em geral, a orientação para medidas dermatológicas ou cosméticas deve ocorrer após 6 meses do início do tratamento sistêmico (contraceptivo hormonal combinado oral), para evitar o surgimento de novos pelos e, com isso, aumentar a eficácia dessa medida.[22]

TRATAMENTO DA IRREGULARIDADE MENSTRUAL

A primeira opção para corrigir a disfunção menstrual na ausência de hiperandrogenismo cutâneo é o emprego isolado de progestagênios. Além disso, eles também podem ser usados em pacientes hipertensas ou com contraindicação para a associação estroprogestativa, conforme os critérios de elegibilidade da OMS. Quando há hirsutismo e não existe contraindicação para o uso estroprogestativo, a pílula contraceptiva pode ser usada.[22]

TRATAMENTO CIRÚRGICO DA SOP

O tratamento cirúrgico envolve técnicas múltiplas e deve ser de exceção.[35] Todavia, é aceitável, no caso de falhas das medidas clínicas. Em caso de opção pela cirurgia, é importante considerar o prejuízo sobre a reserva ovariana. Deve ser a última opção na infertilidade, pois pode diminuir o número de folículos, bem como aumentar o risco de surgimento de aderências pélvicas.

Na obesidade mórbida refratária às medidas clínicas, psicológicas e dietéticas, deve ser considerada a possibilidade de cirurgia bariátrica, que pode ser de dois tipos: a) gastrectomia parcial (*sleeve*); b) gastroplasita em Y de Roux. Aumenta a taxa de gestação espontânea, bem como a resposta aos tratamentos de infertilidade.[36]

CONCLUSÃO

A síndrome dos ovários policísticos acomete diversos sistemas, colocando a paciente ainda jovem em risco para desenvolver diabetes *mellitus* tipo 2 e doenças cardiovasculares. Nesse cenário, os aspectos clínicos mais relevantes incluem a presença de acne, hirsutismo, infertilidade, acantose nigricante, obesidade androide, disglicemia e dislipidemia. A conduta não deve ser generalizada, mas individualizada ao fenótipo de cada paciente.

REFERÊNCIAS BIBLIOGRÁFICAS

1. Zawadski JK, Dunaif A. Diagnostic criteria for polycystic ovary syndrome: towards a rational approach. In: Dunaif AGJ, Haseltine F (Eds.). Polycystic ovary syndrome. Baston: Blackwell Scientific 1992; 377-84.
2. Azziz R. Diagnostic criteria for polycystic ovary syndrome: A reappraisal. Fertil Steril 2005; 83(5):1343-6.
3. Fauser BCJM, Tarlatzis BC, Rebar RW, Legro RS, Balen AH, Lobo R, et al. Consensus on women's health aspects of polycystic ovary syndrome (PCOS): the Amsterdam ESHRE/ASRM-Sponsored 3rd PCOS Consensus Workshop Group. Fertil Steril 2012; 97(1):28-38.
4. Teede HJ, Misso ML, Costello MF, Dokras A, Laven J, Moran L, et al.; International PCOS Network. Recommendations from the international evidence-based guideline for the assessment and management of polycystic ovary syndrome. Hum Reprod 2018; 33(9):1602-18.
5. Azziz R, Carmina E, Dewailly D, Diamanti-Kandarakis E, Escobar-Morreale HF, Futterweit W, et al. Position statement: criteria for defining polycystic ovary syndrome as a predominantly hyperandrogenic syndrome – an androgen excess society guideline. J Clin Endocrinol Metab 2006; 91(11):4237-45.
6. Azziz R, Carmina E, Dewailly D, Diamanti-Kandarakis E, Escobar-Morreale HF, Futterweit W, et al. (Task force on the phenotype of the polycystic ovary syndrome of the androgen excess and PCOS society).

The androgen excess and PCOS society criteria for the polycystic ovary syndrome: the complete task force report. Fertil Steril 2009; 91(2):456-88.
7. Van Hooff MHA, Voorhorst FJ, Kaptein MBH, Hirasing RA, Koppenaal, Schoemaker J. Endocrine features of polycystic ovary syndrome in a random population sample of 14-16 year old adolecents. Human Reprod 1999; 14(9):2223-9.
8. Chen X, Yang D, Mo Y, Li L, Chen Y, Huang Y. Prevalence of polycystic ovary syndrome in unselected women from southern China. Eur J Obstet Gynecol Reprod Biol 2008; 139(1):59-64.
9. March WA, Moore VM, Willson KJ, Phillips DI, Norman RJ, Davies MJ. The prevalence of polycystic ovary syndrome in a community sample assessed under contrasting diagnostic criteria. Hum Reprod 2010; 25(2):544-51.
10. Futterweit W, Mechanick JL. Polycystic ovarian disease: etiology, diagnosis, and treatment. Compr Ther 1988; 14(11):12-20.
11. Araújo BS, Baracat MCP, Simões RS, Nuñes CO, Maciel GAR, Lobo RA, et al. Kisspeptin influence on polycystic ovary syndrome – A mini review. Reprod Sci 2020; 27(2):455-60.
12. Medeiros SF, Medeiros MMWY. Anovulação crônica hiperandrogênica. Reprod Clim 2001; 16(2):85-91.
13. Jakimiuk AJ, Weitsman SR, Brzechffa PR, Magoffin DA. Aromatase mRNA expression in individual follicles from polycystic ovaries. Mol Hum Reprod 1998; 4(1):1-8.
14. Gilling-Smith C, Story H, Rogers V, Franks S. Evidence for a primary abnormality of thecal cell steroidogenesis in the polycystic ovary syndrome. Clin Endocrinol 1997; 47(1):93-9.
15. Carmina E, Lobo RA. Pituitary-adrenal responses to ovine corticotropin-releasing factor in polycystic ovary syndrome and in other hyperandrogenic patients. Gynecol Endocrinol 1990; 4(4):225-32.
16. Gambineri A, Forlani G, Munarini A, Tomassoni F, Cognigni GE, Ciampaglia W, et al. Increased clearance of cortisol by 5beta-reductase in a subgroup of women with adrenal hyperandrogenism in polycystic ovary syndrome. J Endocrinol Invest 2009; 32(3):210-8.
17. Doi SAR, Towers PA, Scott CJ, Al-Shoumer KAS. PCOS: an ovarian disorder that leads to dysregulation in the hypothalamic-pituitary-adrenal axis. Eur J Obstet Gynecol Reprod Biol 2005; 118(1):4-16.
18. Suzuki T, Susano H, Takeyama J, Kaneko C, Freije WA, Carr BR, et al. Developmental changes in steroidogenic enzymes in human postnatal adrenal cortex: immunohistochemical studies. Clin Endocrinol 2000; 53(6):739-47.
19. Rainey WE, Carr BR, Sasano H, Suzuki T, Mason JI. Dissecting human adrenal androgen production. Trends Endocrinol Metab 2002; 13(6):234-9.

20. Medeiros SF, Gil Jr. AB, Barbosa JS, Isaias ED, Yamamoto MMW. New insights into steroidogenesis in normo- and hyperandrogenic polycystic ovary syndrome patients. Arq Bras Endocrinol Metab 2013; 57(6):437-44.

21. Ibáñez L, Díaz R, López-Bermejo A, Marcos MV. Clinical spectrum of premature pubarche: links to metabolic syndrome and ovarian hyperandrogenism. Rev Endocr Metab Disord 2009; 10(1):63-76.

22. Soares Jr. JM, Baracat MC, Maciel GA, Baracat EC. Polycystic ovary syndrome: controversies and challenges. Rev Assoc Med Bras (1992) 2015; 61(6):485-7.

23. Carmina E, Oberfield SE, Lobo RA. The diagnosis of polycystic ovary syndrome in adolescents. Am J Obstet Gynecol 2010; 203(3):201.e1-5.

24. Soares Jr. JM, Sá MF, Baracat EC. New criteria for the clinical diagnosis of hyperandrogenism in polycystic ovarian syndrome and the risk of overdiagnosis. Rev Bras Ginecol Obstet 2019; 41(6):361-2.

25. Soares Jr. JM, Sá MF, Baracat EC. Should insulin resistance be always treated in polycystic ovary syndrome? Rev Bras Ginecol Obstet 2014; 36(2):47-9.

26. Matheson E, Bain J. Hirsutism in women. Am Fam Physician 2019; 100(3):168-75.

27. Medeiros SF. Therapeutic aspects of hirsutism. Femina 1995; 23:611-20.

28. Gil Jr. AB, Rezende APR, Carmo AV, Duarte EI, Yamamoto MMW, Medeiros SF. Adrenal androgen participation in the polycystic ovary syndrome. Rev Bras Ginecol Obstet 2010; 32(11):541-8.

29. Medeiros SF. Síndrome dos ovários policísticos. PROAGO: Programa de Atualização em Ginecologia e Obstetrícia. Federação Brasileira das Associações de Ginecologia e Obstetrícia (Febrasgo). Porto Alegre: Artmed/Panamericana, 2004.

30. Marcondes JA. Hirsutism: differential diagnosis. Arq Bras Endocrinol Metabol 2006; 50(6):1108-16.

31. Medeiros SF, Yamamoto MMW, Medeiros MAS, Barbosa BB, Soares JM, Baracat EC. Changes in clinical and biochemical characteristics of polycystic ovary syndrome with advancing age. Endocr Connect 2020; 9(2):74-89.

32. Lakryc EM, Motta EL, Soares JM Jr, Haidar MA, de Lima GR, Baracat EC. The benefits of finasteride for hirsute women with polycystic ovary syndrome or idiopathic hirsutism. Gynecol Endocrinol 2003; 17(1):57-63.

33. Domecq JP, Prutsky G, Mullan RJ, Sundaresh V, Wang AT, Erwin PJ, et al. Adverse effects of the common treatments for polycystic ovary syndrome: a systematic review and meta-analysis. J Clin Endocrinol Metab 2013; 98(12):4646-54.

34. Chen L, Zhang J, Wang L, Wang H, Chen B. The efficacy and safety of finasteride combined with topical minoxidil for androgenetic alopecia: a systematic review and meta-analysis. Aesthetic Plast Surg 2020. doi: 10.1007/s00266-020-01621-5.

35. Medeiros SF, Medeiros MMWY. Tratamento cirúrgico/laparoscópico de síndrome dos ovários policísticos. Femina 2002; 30(6):347-9.

36. Soares Jr. JM, Lobel A, Ejzenberg D, Serafini PC, Baracat EC. Bariatric surgery in infertile women with morbid obesity: definitive solution? Rev Assoc Med Bras (1992) 2018; 64(7):565-7.

CAPÍTULO 23

Síndrome pré-menstrual e distúrbio disfórico pré-menstrual

Helena von Eye Corleta
Edison Capp

INTRODUÇÃO

A síndrome pré-menstrual (SPM) acomete milhões de mulheres durante a vida reprodutiva em todo o mundo. Estima-se que 85% das mulheres tenham pelo menos um episódio leve ou moderado de sintomas pré-menstruais; cerca de 20% terão sintomas moderados (síndrome pré-menstrual ou SPM) e cerca de 5% terão critérios diagnósticos para distúrbio disfórico pré-menstrual (DDPM).[1]

A SPM é um distúrbio crônico relacionado à ciclicidade menstrual, mais precisamente à fase lútea do ciclo, que costuma regredir após o início do fluxo menstrual.[2] Potenciais fatores biológicos incluem a sensibilidade do sistema nervoso central (SNC) a hormônios reprodutivos, fatores genéticos, e fatores psicossociais como estresse.[3] O tempo de início e momento dos sintomas no DDPM durante o ciclo menstrual sugere que a flutuação hormonal é um componente-chave na sua patogênese.

Diversos sintomas relacionados estão descritos, os quais variam em intensidade e abrangem alterações físicas, psicológicas e comportamentais. Para a maioria das mulheres, esses sintomas são autolimitados, no entanto, em torno de 15% podem ser de moderados a severos, afetando as atividades diárias e necessitando de atenção especial.[4] Segundo critérios do American College of Obstetricians and Gynecologists (ACOG), os sintomas devem começar, no mínimo, cinco dias antes da menstruação e desaparecer no prazo de quatro dias após seu início.[4,5] Os sintomas emocionais mais graves da SPM, que causam prejuízo importante às atividades diárias em 4 a 14% das mulheres, caracterizam o distúrbio disfórico pré-menstrual (DDPM).[6] O diagnóstico desse distúrbio está incluído na 5ª edição do *Manual diagnóstico e estatístico de desordens mentais* (DSM-V).[7]

EPIDEMIOLOGIA

A prevalência da SPM tem sido relatada em 20 a 30% e a de DDPM em 1,2 a 6,4% da população feminina.[8] A prevalência de SPM é maior na Ásia e menor na Europa e parece estar relacionada a fatores físicos e socioculturais das pacientes.[9] No Brasil, em mulheres de 15 a 49 anos, foi encontrada uma prevalência de 25,2%.[10] Quando os sintomas são intensos, afetam a qualidade de vida e podem prejudicar o desempenho econômico e social dessas mulheres.[9]

FISIOPATOLOGIA

As causas exatas dos distúrbios pré-menstruais são incertas, embora diversos fatores biológicos tenham sido indicados, entre eles estrogênio, progesterona e os neurotransmissores, ácido gama-aminobutírico (GABA) e serotonina e prostaglandinas.[4]

A ciclicidade ovariana é a teoria mais aceita, visto que os sintomas ocorrem na fase lútea e são aliviados quando ela termina. Além disso, a fisiopatologia não se correlaciona com o evento da menstruação, uma vez que pacientes histerectomizadas podem apresentar o distúrbio.[2] As pacientes com SPM parecem ser mais sensíveis às flutuações de estrogênio e progesterona e tendem a expressar mais sintomas mesmo com níveis normais desses hormônios.

O estrogênio e a progesterona são esteroides sexuais que interagem com os neurotransmissores serotonina, noradrenalina e ácido gama-aminobutírico (GABA). O estrogênio caracteriza-se por ser estimulante, enquanto as progestinas têm ação inibitória sobre o sistema nervoso central. Redução da atividade serotoninérgica na fase lútea foi descrita, podendo ser responsável pelos sintomas psicoemocionais da SPM.[4] Além disso, a progesterona tem propriedades antimineralocorticosteroides e o estrogênio parece ativar o sistema renina-angiotensina-aldosterona. O aumento da aldosterona e da atividade plasmática da renina faz parte da hipótese da fisiopatologia da retenção hídrica e dos sintomas relacionados ao edema na SPM.

Estudos controlados não encontraram diferenças nos níveis séricos de estrogênio, progesterona, hormônio luteinizante (LH), hormônio folículo-estimulante (FSH), globulina transportadora de hormônio sexual (SHBG), sulfato de deidroepiandrosterona (s-DHEA), prolactina (PRL), cortisol, magnésio, zinco, vitaminas A, E, B6 e tiamina.[2]

QUADRO CLÍNICO

O quadro clínico da SPM pode abranger sintomas bastante variados entre queixas físicas, emocionais e comportamentais, podendo variar em extensão e intensidade em diferentes ciclos.[9] Os sintomas costumam ser cíclicos, ocorrendo na fase lútea, e iniciam-se, geralmente, em torno de 5 dias antes da menstruação, resolvendo-se após o início do fluxo menstrual.[2,5,9] Os

TABELA 1 Critérios para diagnóstico de SPM conforme o American College of Obstetricians and Gynecologists (ACOG)[5]

Síndrome pré-menstrual	Distúrbio disfórico pré-menstrual
Presença de 1 ou mais sintomas: ■ Afetivos – depressão, raiva, irritabilidade, ansiedade, confusão e introversão ■ Somáticos – mastalgia, distensão abdominal, cefaleia e edema	Pelo menos 5 dos seguintes sintomas: ■ Depressão importante associada à desilusão ou à falta de solução para sua dor ■ Tensão e ansiedade em excesso ■ Importante labilidade emocional ■ Irritabilidade e raiva ■ Diminuição no interesse por atividades do cotidiano ou isolamento social ■ Falta de energia ■ Alteração em apetite (redução ou aumento) ■ Alteração em padrão do sono (hipersonia ou insônia) ■ Sensação de perda de controle ■ Dificuldade de concentração ■ Sintomas somáticos (distensão abdominal, mastalgia, cefaleia ou dores articulares)
Sintomas durante os 5 dias que precedem a menstruação em pelo menos um dos 3 últimos ciclos menstruais	
Sintomas aliviados em 4 dias do início da menstruação sem recorrência até o 13º dia do ciclo	
Sintomas presentes na ausência de uso de fármacos, hormônios, álcool ou drogas	
Presença de disfunção social ou econômica identificável	

sintomas importantes para o diagnóstico estão na Tabela 1. Sua intensidade e o período do ciclo menstrual em que ocorrem são fundamentais para o diagnóstico.

DIAGNÓSTICO

O diagnóstico, tanto da SPM como do DDPM, é clínico e baseado em anamnese e exame físico adequados (Figura 1). O ACOG recomenda que o diagnóstico seja realizado com base em um diário de sintomas (Tabela 2) anotados pela paciente por um período de 2 a 3 meses.[5,11] Além disso, outras desordens que podem apresentar sintomas semelhantes como depressão, ansiedade, hipotireoidismo, anemia, endometriose e cistos ovarianos devem ser excluídas.[11]

TRATAMENTO

O manejo inicial da SPM deve basear-se em educação e orientações de que a condição não é apenas imaginação da mulher. Mudanças no estilo de vida devem ser estimuladas, como a prática regular de exercícios aeróbicos, que, por aumentarem os níveis de endorfinas, podem auxiliar no alívio dos sintomas. Dieta equilibrada e rica em fibras deve ser adotada, evitando-se gorduras saturadas; doces e sal em excesso também devem ser evitados pois aumentam a retenção hídrica e o edema, queixas comuns na SPM.[2] Orientar a restrição de bebidas à base de cafeína e cola (estimulantes), que podem agravar a irritabilidade, a tensão e a insônia, bem como restringir o tabagismo, álcool e drogas ilícitas por agravarem os sintomas psicológicos. Anticoncepcionais cíclicos ou contínuos mantêm níveis hormonais mais constantes, suprimindo a estimulação ovariana, e podem ser utilizados como primeira linha de terapia em pacientes com SPM, principalmente naquelas que necessitam contracepção e têm sintomas de dismenorreia e mastalgia. Na Tabela 3 encontram-se os diversos medicamentos utilizados no manejo da SPM e DDPM.[2,13,14,18] A Food and Drug Administration (FDA) aprovou, para o tratamento de SPM, o uso de drospirenona (3 mg) associada ao etinilestradiol (20 µg). A drospirenona apresenta atividade antimineralocorticosteroide, principalmente nos primeiros três meses de uso, o que pode auxiliar no combate aos sintomas relacionados à retenção hídrica.[12,13]

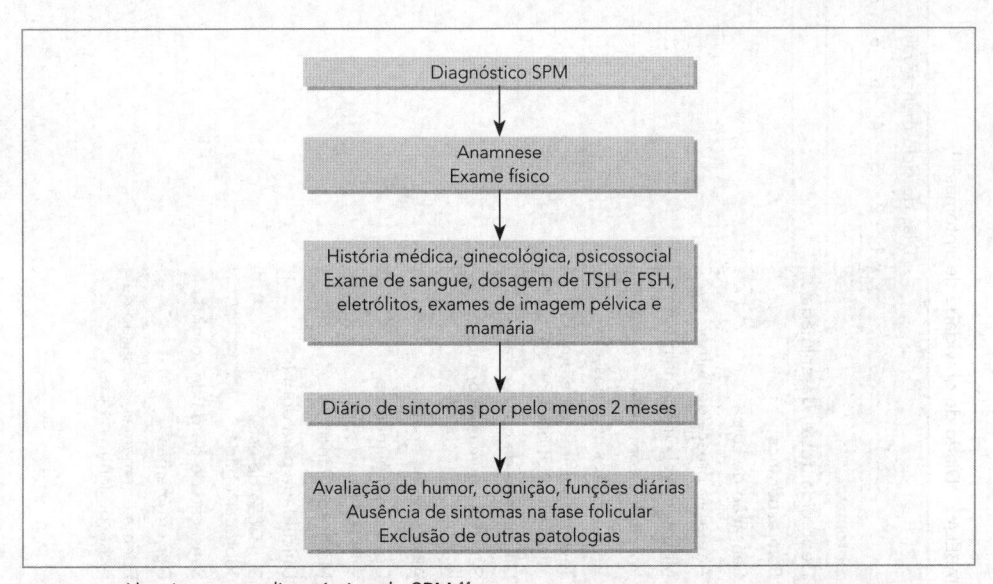

FIGURA 1   Algoritmo para diagnóstico de SPM.[11]

TABELA 2 Diário de gravidade de sintomas[5,11]

Sintomas	Dias do ciclo menstrual																											
	1	2	3	4	5	6	7	8	9	10	11	12	13	14	15	16	17	18	19	20	21	22	23	24	25	26	27	28
Deprimida, triste, desanimada																												
Sem esperança																												
Sensação de culpa																												
Alteração brusca de humor																												
Mais sensível emocionalmente																												
Irritada ou com raiva																												
Teve conflitos com pessoas																												
Teve menos interesse em atividades cotidianas																												
Dificuldade de concentração																												
Sensação de cansaço, fadiga, letargia, sem energia																												
Alteração do apetite																												
Desejo por alimentos específicos																												
Maior sonolência																												
Dificuldade para dormir																												
Sensação de estar sobrecarregada																												
Sensação de perda de controle																												
Dor em mamas																												
Edema em mamas, sensação de inchaço, ganho de peso																												

(continua)

TABELA 2 Diário de gravidade de sintomas[5,11] *(continuação)*

	Dias do ciclo menstrual																											
	1	2	3	4	5	6	7	8	9	10	11	12	13	14	15	16	17	18	19	20	21	22	23	24	25	26	27	28
Dor de cabeça																												
Dores musculares ou articulares																												
Pelo menos um dos sintomas acima reduziu a produtividade na escola, no trabalho ou na rotina																												
Pelo menos um dos sintomas acima interferiu no relacionamento com outras pessoas																												
Fluxo menstrual: intenso (I), moderado (M), leve ou escape (L/E). Deixar em branco em dias sem sangramento																												

Pontuar com nota de 1 a 6 em cada dia (1 = nem sempre; 2 = mínimo; 3 = leve; 4 = moderado; 5 = severo e 6 = extremo). Se a soma dos escores pontuar menos de 50, considerar outras hipóteses diagnósticas. Se o total for igual ou maior do que 50, repetir o diário por mais dois ciclos. Mais de três itens com escore acima de 3 (leve) durante a fase lútea ou escore da fase lútea 30% maior do que o escore da fase folicular podem indicar o diagnóstico de SPM ou DDPM.

Diuréticos como espironolactona e hidrocloro-tiazida para aliviar esses sintomas também podem ser prescritos.[4,12]

A primeira linha de tratamento farmacológico para DDPM são os inibidores seletivos da recaptação da serotonina (ISRS).[6] A fluoxetina, a paroxetina e a sertralina, em esquemas contínuos ou intermitentes (usados na fase lútea), estão aprovadas pelo FDA.[14] Outros antidepressivos que mostraram benefício no tratamento da DDPM são citalopram, clomipramina e venlafaxina.[15] Além desses, o uso em curto prazo de ansiolíticos como o alprazolam e a buspirona pode ser benéfico no controle sintomático de pacientes com ansiedade proeminente; no entanto, devem ser usados com cautela em pacientes com história de abuso desse tipo de substância.

Inibidores das prostaglandinas, como o ácido mefenâmico em doses de 250 a 500 mg via oral, a cada 8 horas, também podem auxiliar na terapia de pacientes com SPM que apresentam dismenorreia, cefaleia ou outras dores apenas no período sintomático.[2]

A suplementação de vitamina D,[16] cálcio e piridoxina (vitamina B6) para o tratamento da SPM comparada a pacientes com baixa ingesta e/ou placebo[17] foi eficaz em alguns estudos. Estimular o aumento da ingesta ou mesmo a suplementação dessas substâncias pode ser considerado na terapia da SPM.

CONSIDERAÇÕES FINAIS

A SPM engloba diversos sintomas físicos e psicossociais relacionados à segunda fase do ciclo menstrual, que variam em intensidade, de desconforto leve a alterações que prejudicam as atividades da paciente (nesse caso, sendo considerada DDPM). O diagnóstico é clínico e deve ser realizado com base em relato e/ou histórico médico de pelo menos 3 ciclos menstruais da paciente, após exclusão de outras comorbidades com sintomas semelhantes.

A terapia é multifatorial, abrangendo orientação, educação e mudanças em estilo de vida que beneficiem as pacientes independentemen-

TABELA 3   Tratamento da SPM e do DDPM[2,13,14,18]

Tratamento	Dose	Linha de tratamento	Observação
Fluoxetina	20 a 60 mg/dia	1ª	Podem ser utilizados de forma contínua ou apenas em metade do ciclo (fase lútea)
Sertralina	50 a 150 mg/dia	1ª	
Paroxetina*	20 a 30 mg/dia	1ª	
Venlafaxina	20 a 200 mg/dia	1ª	
Alprazolam	0,75 mg/dia	2ª	Apenas na fase lútea
Drosperinona/etinilestradiol	3 mg/20 µg/dia	1ª	
Levonorgestrel/etinilestradiol	90 µg/20 µg/dia	2ª	
Espironolactona	50 a 100 mg	2ª	Uso na fase lútea. Monitorar potássio periodicamente
Leuprolida	3,75 mg/mês ou 11,75 mg/3 meses	3ª	Máximo 3 a 6 meses. Risco de osteoporose. Eventual necessidade de terapia adicional com estrogênio e progesterona
Suplementação com cálcio	1.200 mg/dia	2ª	
Vitamina B6	50 a 100 mg/dia	4ª	Máximo 100 mg/dia devido ao risco de neuropatia periférica
Vitamina E	150 a 600 UI/dia	3ª	

* Risco de anomalias congênitas; deve ser evitado em mulheres que desejam engravidar.

te da SPM: dieta equilibrada, tempo de sono adequado, prática regular de exercícios, suspensão de tabagismo, etilismo e drogas ilícitas. Os contraceptivos hormonais são boa opção de tratamento para pacientes que desejam contracepção. Os ISRS são indicados em uso contínuo ou mesmo intermitente para controle dos sintomas psicoemocionais, embora, em alguns casos, possa ser necessária a terapia conjunta com psicoterapeutas e psiquiatras.

REFERÊNCIAS BIBLIOGRÁFICAS

1. Lanza di Scalea T, Pearlstein T. Premenstrual Dysphoric Disorder. Med Clin North Am 2019; 103(4):613-28.

2. Wender MCO, Oderich CL, Freitas F. Síndrome pré-menstrual. In: Passos EP, Ramos JGL, Martins-Costa SH, Magalhães JA, Menke CH, Freitas F, editors. Rotinas em ginecologia. Porto Alegre: Artmed, 2017.

3. Hantsoo L, Epperson CN. Premenstrual dysphoric disorder: epidemiology and treatment. Current Psychiatry Reports 2015; 17(11):87.

4. Hoffman BL, Schorge JO, Schaffer JI, Halvorson LM, Bradshaw KD, Cunningham FG. Distúrbios pré-menstruais. Ginecologia de Williams. São Paulo: Artmed, 2014. p. 362-6.

5. ACOG Practice Bulletin n. 15: Premenstrual syndrome. Obstetrics and gynecology 2000; 95(4):suppl 1-9.

6. Chung SH, Kim TH, Lee HH, Lee A, Jeon DS, Park J, et al. Premenstrual syndrome and premenstrual dysphoric disorder in perimenopausal women. Journal of Menopausal Medicine 2014; 20(2):69-74.

7. Epperson CN, Steiner M, Hartlage SA, Eriksson E, Schmidt PJ, Jones I, et al. Premenstrual dysphoric disorder: evidence for a new category for DSM-5. The American Journal of Psychiatry 2012; 169(5):465-75.

8. Yonkers KA, Simoni MK. Premenstrual disorders. American Journal of Obstetrics and Gynecology 2018; 218(1):68-74.

9. Direkvand-Moghadam A, Sayehmiri K, Delpisheh A, Kaikhavandi S. Epidemiology of Premenstrual Syndrome (PMS):A Systematic Review and Meta-Analysis Study. Journal of Clinical and Diagnostic Research (JCDR) 2014; 8(2):106-9.

10. Silva CML, Gigante DP, Carret MLV, Fassa AG. Estudo populacional de síndrome pré-menstrual. Revista de Saúde Pública 2006; 40:47-56.

11. Ryu A, Kim TH. Premenstrual syndrome: A mini review. Maturitas 2015; 82(4):436-40.

12. Pinkerton JV, Guico-Pabia CJ, Taylor HS. Menstrual cycle-related exacerbation of disease. American Journal of Obstetrics and Gynecology 2010; 202(3):221-31.

13. Lopez LM, Kaptein AA, Helmerhorst FM. Oral contraceptives containing drospirenone for premenstrual syndrome. Cochrane Database Syst Rev 2012; (2):CD006586.

14. Marjoribanks J, Brown J, O'Brien PM, Wyatt K. Selective serotonin reuptake inhibitors for premenstrual syndrome. Cochrane Database Syst Rev 2013; (6):CD001396.

15. Rapkin AJ, Winer SA. The pharmacologic management of premenstrual dysphoric disorder. Expert Opinion on Pharmacotherapy 2008; 9(3):429-45.

16. Bertone-Johnson ER, Chocano-Bedoya PO, Zagarins SE, Micka AE, Ronnenberg AG. Dietary vitamin D intake, 25-hydroxyvitamin D3 levels and premenstrual syndrome in a college-aged population. The Journal of Steroid Biochemistry and Molecular Biology 2010; 121(1-2):434-7.

17. Wyatt KM, Dimmock PW, Jones PW, Shaughn O'Brien PM. Efficacy of vitamin B-6 in the treatment of premenstrual syndrome: systematic review. Br Med J (Clinical research ed) 1999; 318(7195):1375-81.

18. Appleton SM. Premenstrual Syndrome: Evidence-based evaluation and treatment. Clin Obstet Gynecol 2018; 61(1):52-61.

CAPÍTULO 24

Hiperprolactinemia

Cristina Laguna Benetti Pinto
Daniela Angerame Yela

DEFINIÇÃO

A hiperprolactinemia é uma das causas mais frequentes de irregularidade menstrual. Define-se hiperprolactinemia como o aumento dos níveis séricos de prolactina (PRL), considerando-se os valores de referência dos testes laboratoriais. Pode ser resultante de causas fisiológicas, farmacológicas ou ainda de causas patológicas. Dependendo da causa e das consequências da elevação da PRL, é possível selecionar casos que requerem tratamento.

INTRODUÇÃO

Aspectos fisiológicos da produção de prolactina

A prolactina (PRL) é um hormônio sintetizado e secretado principalmente nos lactotrofos, células da hipófise anterior ou adeno-hipófise, porém sua produção também está descrita em ovários, células hematopoiéticas, tecido adiposo, linfócitos, células endometriais, decídua placentária, endotélio e cérebro. Embora com estrutura idêntica à PRL hipofisária, nesses locais o controle da secreção é "sítio-específico".

O controle da síntese e secreção da PRL é diferente de outros hormônios secretados na adeno-hipófise, sendo feito predominantemen-te por controle inibitório mediado pela dopamina, um neurotransmissor secretado no hipotálamo e que atinge a hipófise por meio do sistema portal. A dopamina atua através de ligação aos receptores dopaminérgicos tipo 2, presentes nos lactotrofos, reduzindo a secreção de PRL e inibindo a proliferação destes. A inibição causada pela dopamina, bem como sua ligação a esses receptores, constitui-se na base para o tratamento de condições não fisiológicas determinadas pela elevação dos níveis séricos de prolactina. Outro fator inibitório conhecido é o ácido gama-aminobutírico (GABA). Há ainda mecanismos liberadores, em especial o hormônio liberador de tirotrofina (TRH), mas também serotonina, hormônio liberador de gonadotrofina (GnRH), peptídeo intestinal vasoativo (VIP), opiáceos, angiotensina, estradiol[1,2,3] (Figura 1). Porém, não há o clássico mecanismo de controle de secreção hormonal, sendo que a própria PRL atua estimulando a produção de dopamina, isto é, inibindo sua própria secreção.

A principal ação da PRL se faz sobre a lactação, porém há grande diversidade de outras ações nem sempre bem entendidas e em muitas espécies animais, incluindo osmorregulação, efeitos no desenvolvimento e crescimento, efeitos metabólicos e ação na reprodução. Durante a gestação e lactação há hiperplasia dos

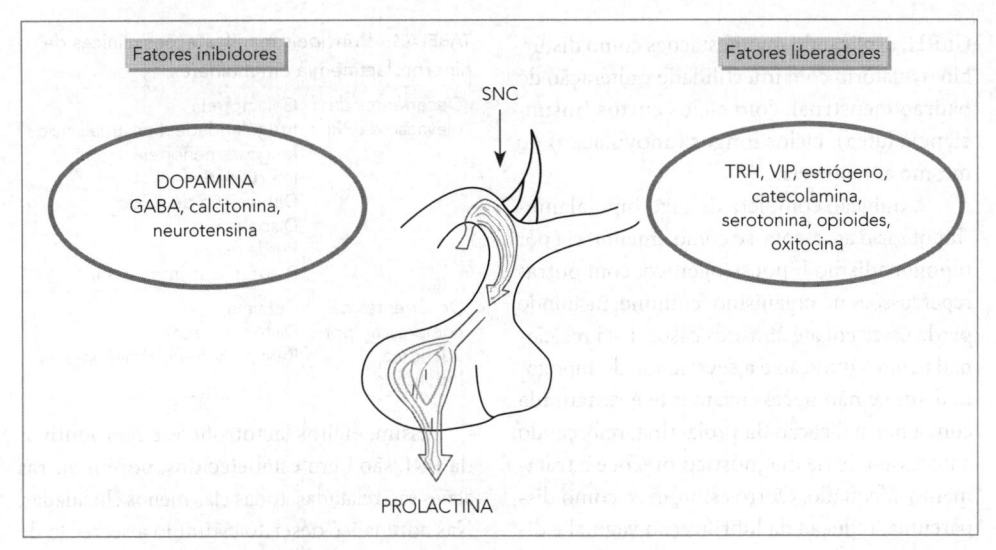

FIGURA 1 Principais fatores inibidores e liberadores da prolactina.

lactotrofos. Para manter o estado de hiperprolactinemia necessária durante a lactação para a produção de leite, aparentemente ocorre uma redução da sensibilidade ao mecanismo de *feedback* curto que a PRL exerce sobre a produção de dopamina, por vias não completamente estabelecidas.[2]

A prolactina também modula negativamente a secreção do GnRH, hormônio responsável pelo estímulo hipofisário para produção de gonadotrofina, tendo importante papel no sistema reprodutivo, agindo também no corpo lúteo e no endométrio decidualizado.

A prolactina é um hormônio polipeptídico, contendo 198 aminoácidos e com peso molecular entre 22.000 e 23.000 KD. Essa é a molécula mais biologicamente ativa e normalmente representa ao menos 90% da prolactina circulante. São conhecidas, porém, outras formas circulantes, classificadas de acordo com seu peso molecular ou com sua glicosilação. As formas de alto peso molecular, ou macroprolactinas, também chamadas de *big* ou *big-big* prolactinas, representam formas di, tri ou poliméricas da PRL ligadas à imunoglobulina (IgG). Essas moléculas grandes podem ser encontradas na circulação de indivíduos saudáveis

(representando até 10% da PRL circulante) ou em situações de hiperprolactinemia, porém têm menor ligação com os receptores no organismo humano, com menor poder biológico que as formas com menor peso molecular, mas são detectadas nos ensaios laboratoriais. Estes conceitos são importantes na interpretação dos exames laboratoriais em relação ao quadro clínico apresentado pelas mulheres.[2]

Hiperprolactinemia não fisiológica

A elevação anormal dos níveis séricos de prolactina é causa comum de disfunção do eixo hipotálamo-hipofisário, com maior prevalência no sexo feminino.[3-5] São manifestações clínicas da hiperprolactinemia em mulheres: galactorreia, alterações do ciclo menstrual e infertilidade, todas queixas que indicam a necessidade de investigação laboratorial dos níveis de prolactina.

O mecanismo pelo qual a PRL inibe o eixo reprodutivo não é totalmente compreendido, mas há evidências da ação sobre o GnRH. Assim, há uma marcada redução na frequência e amplitude dos pulsos de LH, alteração na secreção de FSH, indicativos de disfunção do

GnRH, explicando manifestações como distúrbio ovulatório com infertilidade e alteração do padrão menstrual, com ciclos curtos (insuficiência lútea), ciclos longos (anovulação) ou mesmo amenorreia.[3-5]

A inibição completa do eixo hipotálamo-hipofisário apresenta-se como amenorreia por hipogonadismo hipoestrogênico, com outras repercussões no organismo feminino, incluindo perda óssea em até 25% dos casos. Está relacionada com a duração e a severidade do hipogonadismo e não necessariamente é restaurada com a normalização da prolactina, reforçando a necessidade de diagnóstico precoce e tratamento adequado. Outros sintomas, como dispareunia, redução da lubrificação vaginal e diminuição de libido, também podem ocorrer nessa situação.[4]

Embora a galactorreia seja sempre lembrada, não está presente em muitos casos. A galactorreia é referida em 30 a 80% das mulheres com hiperprolactinemia, mas, segundo alguns autores, é necessário aumento de PRL e presença de estrógeno para que ocorra, isto é, quanto mais grave e prolongado o hipogonadismo, com deficiência estrogênica, menor a incidência de galactorreia.[3,6]

Na presença de grandes tumores podem estar presentes sintomas neurológicos decorrentes de compressão, como cefaleia e distúrbios visuais (perda de campo visual lateral) (Tabela 1).

TABELA 1 Principais manifestações clínicas da hiperprolactinemia em mulheres

Decorrentes da elevação da PRL	Galactorreia Irregularidade menstrual: ciclos longos/amenorreia Infertilidade Diminuição de libido Dispareunia Perda óssea Raros: hirsutismo e acne
Decorrentes da compressão por adenoma hipofisário	Cefaleia Distúrbio visual Raros: rinorreia, oftalmoplegia

Assim, efeitos lactotróficos e reprodutivos da PRL são bem estabelecidos, porém outras ações são relatadas, todas elas menos elucidadas. Nas adrenais é descrito estímulo à secreção de androgênios (DHEA, cortisol, aldosterona), implicações na ativação do eixo hipotálamo-hipófise-adrenal induzido por estresse, com aumento da secreção de ACTH. Discute-se ainda ação da PRL na resposta imune ao estresse, ação sobre mineralização óssea, ação vasoconstrictora com repercussão sobre pressão arterial e ação sobre absorção de água e sais.[7,8]

ETIOLOGIA

Fisiologicamente, a hiperprolactinemia ocorre em situações como amamentação, gravidez, coito, sono, alimentação, após exercício físico, estresse, estímulo repetido sobre os mamilos[3,4] (Tabela 2).

TABELA 2 Causas de hiperprolactinemia[8]

Fisiológicas	Patológicas	Farmacológicas	Outras
Ovulação	Prolactinoma	Antipsicótico/ neuroléptico	Idiopática
Gestação	Hipotireoidismo		Macroprolactinemia
Amamentação	Tumor selar ou para selar com compressão	Antidepressivos	
Estresse		Antieméticos	
Exercício	Insuficiência renal	Opioide	
Sono	Cirrose hepática	Anti-hipertensivo	
Estímulo nos mamilos ou lesão na parede torácica	SOP		
	Síndrome da sela vazia		
	Outras: lesões centrais, RT, hipofisite, doenças autoimunes		

SOP: síndrome dos ovários policísticos; RT: radioterapia.

As causas patológicas principais ocorrem por alteração no controle inibitório ou estimulatório da prolactina, ou ainda por alteração nas células produtoras de prolactina.[3,4,5] Como principais causas não fisiológicas citam-se: os adenomas hipofisários, o hipotireoidismo, o uso de algumas medicações e mesmo drogas ilícitas, a insuficiência renal e hepática, porém em muitos casos a hiperprolactinemia é diagnosticada como idiopática (Figura 2).

Prolactinomas: os prolactinomas (adenomas lactotrofos) são considerados a principal causa de elevação anormal dos níveis de prolactina e respondem por aproximadamente 32 a 66% dos adenomas hipofisários, com maior prevalência em mulheres entre os 16 e 48 anos de idade.[9]

Um prolactinoma é considerado um macroadenoma quando tem um ou mais centímetros de diâmetro (Figura 3). Tumores menores que um centímetro são chamados de microadenomas. Quando o adenoma tem mais de 4 centímetros, recebe a denominação de adenoma gigante.

Geralmente há correlação positiva entre o tamanho do adenoma produtor de prolactina e os níveis séricos desse hormônio, isto é, quanto maior o tamanho do tumor, níveis mais altos de PRL são esperados. Esse dado é relevante na avaliação diagnóstica.

Outros tumores hipofisários podem levar ao aumento da prolactina: tumores produtores de GH (em 40% deles há aumento de PRL), tu-

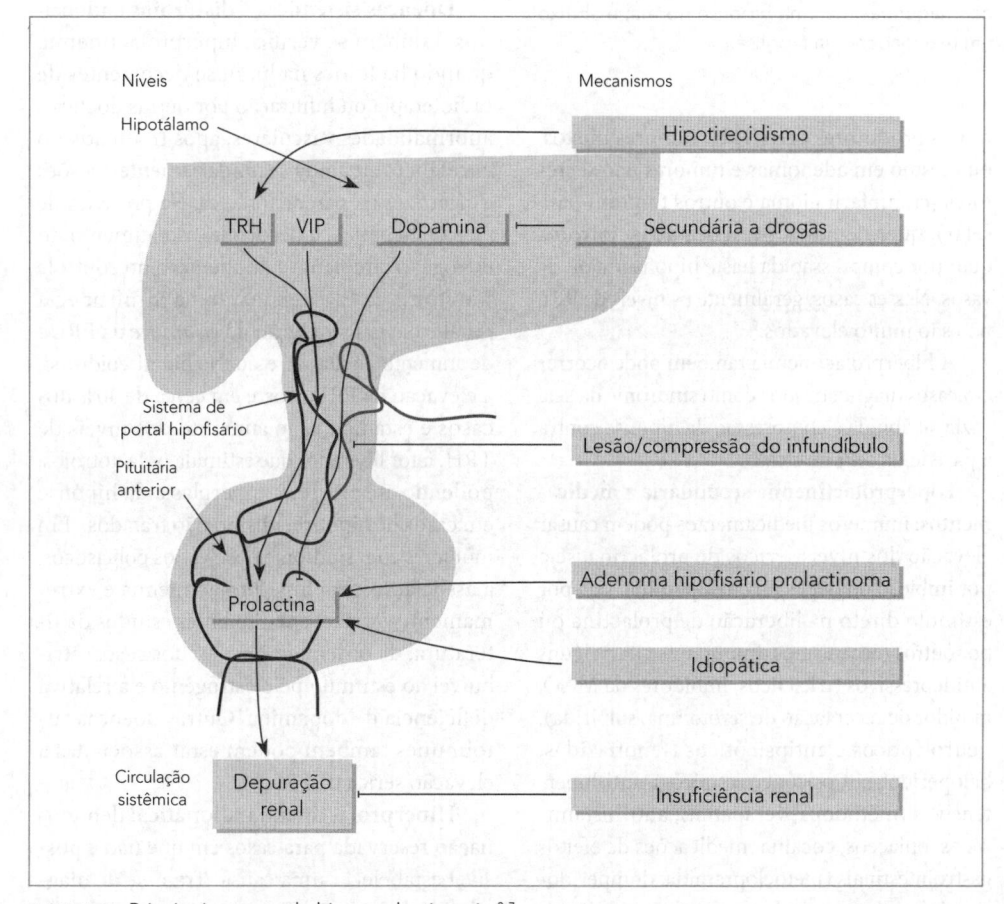

FIGURA 2   Principais causas de hiperprolactinemia.[3-7]

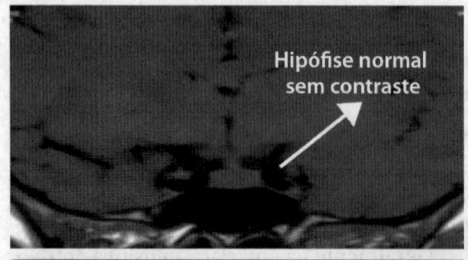

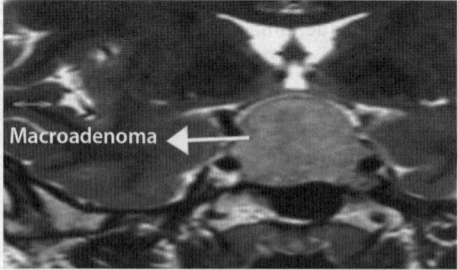

FIGURA 3   Tomografia de sela túrcica mostrando na imagem acima uma hipófise normal e abaixo um macroadenoma hipofisário.

mores produtores de ACTH, tumores mistos, ou mesmo em adenomas e tumores não secretores (craniofaringioma e outros tumores para selar), quer devido à presença de lactotrofos quer por compressão da haste hipofisária ou de vasos. Nesses casos, geralmente os níveis de PRL não são muito elevados.[9-11]

A hiperprolactinemia também pode ocorrer em casos diagnosticados como síndrome da sela vazia, atribuída à compressão da hipófise contra a parede da sela túrcica.[12]

Hiperprolactinemia secundária a medicamentos: inúmeros medicamentos podem causar elevação dos níveis séricos de prolactina, seja por inibição ou depleção da dopamina, seja por estímulo direto na liberação de prolactina ou por outros mecanismos. Importante citar: alguns antidepressivos (tricíclicos, inibidores da MAO, inibidor de receptação de serotonina, sulpirida), neurolépticos e antipsicóticos (fenotiazidas, haloperidol, antipsicóticos atípicos), anti-hipertensivos (metildopa, verapamil), anti-histamínicos, opiáceos, cocaína, medicações de efeitos gastrointestinais (metoclopramida, domperidona, cimetidina, ranitidina), estrogênios. Atual-

mente, com o aumento das prescrições de medicações, em especial antidepressivos, essa causa deve ser sempre investigada no diagnóstico da hiperprolactinemia[6,7] (Tabela 3).

TABELA 3   Prevalência de hiperprolactinemia com alguns antipsicóticos

Antipsicóticos de primeira geração	
Clorpromazina, haloperidol	33-87%
Antipsicóticos de segunda geração	
Amisulpirida	~100%
Aripiprazol	3,1-5%
Clozapina	< 5%
Olanzapina	6-40%
Quetiapina	0-29%
Risperidona	72-100%

Doenças sistêmicas e distúrbios endócrinos: também se verifica hiperprolactinemia quando há lesões na hipófise decorrentes de radioterapia ou infiltração por outras doenças, anormalidades vasculares, após traumatismo encefálico, ou ainda secundariamente a lesões e cicatrizes na parede torácica. Na presença de cirrose hepática, é decorrente do aumento do estrógeno circulante e de alteração no controle inibitório da PRL, enquanto na insuficiência renal é devida à redução do *clearance* da PRL e de aumento de sua secreção. No hipotireoidismo, a elevação da PRL ocorre em cerca de 40% dos casos e está ligada ao aumento dos níveis de TRH, fator liberador que estimula os lactotrofos, podendo até acarretar hiperplasia da hipófise em casos de hipotireoidismo não tratados. Em mulheres com síndrome dos ovários policísticos, a associação com hiperprolactinemia é extremamente variável em diferentes estudos da literatura, da ordem de 7 a 52% dos casos, atribuível ao estímulo pelo estrogênio e à relativa deficiência de dopamina. Outras doenças autoimunes também podem estar associadas à elevação sérica de PRL.[4,10]

Hiperprolactinemia idiopática: denominação reservada para casos em que não é possível estabelecer uma causa. Trata-se de diagnóstico de exclusão. Em muitos casos podemos estar frente a um adenoma muito pequeno, ainda não diagnosticado nos exames de imagens.

Macroprolactinemia: em situações em que os níveis medidos não têm correlação com os achados clínicos, deve ser investigada a presença de macroprolactina, isto é, formas "grandes" da prolactina, detectáveis nos exames laboratoriais, mas sem atividade biológica, que não necessitam tratamento.[6,13,14]

DIAGNÓSTICO

Quadro clínico

As principais manifestações clínicas da hiperprolactinemia em mulheres são: irregularidade menstrual, infertilidade e galactorreia espontânea ou à expressão. Menos frequentemente, pode ainda associar-se a hiperandrogenismo. Na hiperprolactinemia por tumores volumosos, podem haver queixa de cefaleia e alteração de campo visual (Figura 4).

O bloqueio do eixo hipotálamo-hipófise-ovariano causa amenorreia hipoestrogênica, isto é, hipogonadismo hipogonadotrófico, com manifestações clínicas decorrentes do hipoestrogenismo que incluem atrofia da mucosa vaginal, com queixa de dispareunia.

Diagnóstico laboratorial e exame de imagem

Em qualquer situação, o diagnóstico é estabelecido através de dosagem de prolactina, com níveis séricos acima do normal. Geralmente uma única dosagem é suficiente, porém níveis pouco elevados ou inconsistência entre o resultado e os sintomas clínicos indicam repetir a dosagem. Duas dosagens de prolactina acima dos níveis normais confirmam o diagnóstico.[4]

Para diagnóstico etiológico, dosar TSH para exclusão de hipotireoidismo, investigar concomitância com outras doenças como insuficiência renal, cirrose, doenças autoimunes. A dosagem de FSH pode auxiliar em casos de amenorreia para diagnóstico diferencial.

Na ausência dessas causas, está indicada a realização de exame de imagem da hipófise, preferencialmente ressonância magnética da sela túrcica. Campo visual está indicado apenas em grandes adenomas.

Armadilhas no diagnóstico

- Prolactina elevada em mulher assintomática ou com sintomas não compatíveis: nesses casos, sugere-se a pesquisa de macroprolactina, uma molécula de maior peso molecular que, embora presente na avaliação laboratorial, tem pouca atividade biológica, isto é, em gerar queixas clínicas. Nessa situação, após a dosagem inicial de prolactina, usa-se o teste de polietilenoglicol (PEG) para precipitar as moléculas grandes e novamente realiza-se a dosagem de prolactina no sobrenadante.
- Prolactina pouco elevada e paciente muito sintomática: nessa situação, o exame de imagem pode mostrar grandes tumores hipofi-

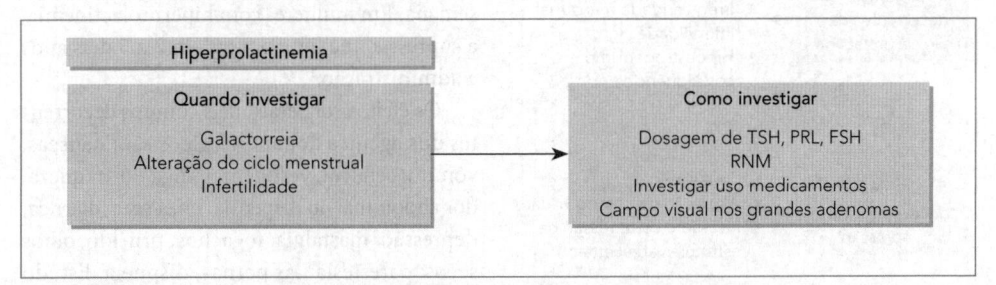

FIGURA 4 Principais indicações de investigação de hiperprolactinemia em mulheres e exames indicados para diagnóstico.[4,6,10-12]

sários. Nestes, os níveis excessivamente altos de prolactina podem estar acima da capacidade de reação do teste laboratorial. A indicação é de realizar dosagem de PRL com diluição do soro da paciente. Outra possibilidade em mulheres com sintomas decorrentes do tumor e prolactina abaixo do esperado é que o tumor seja um tumor não funcionante ou um tumor não produtor de prolactina, quando a elevação da prolactina se faz por compressão da haste hipofisária.

As "armadilhas diagnósticas" ressaltam a importância da correlação entre a clínica e os exames laboratoriais na tomada de decisão quanto à terapêutica.[13,14]

TRATAMENTO

Os objetivos do tratamento são o restabelecimento da função gonadal e da fertilidade, com correção dos sintomas e prevenção das consequências do hipoestrogenismo, e, em caso de adenoma, redução do volume tumoral e de efeitos compressivos (Figura 5).[4,6,10,11,15]

Os agonistas dopaminérgicos são a primeira linha de tratamento para pacientes com hiperprolactinemia idiopática ou com prolactinomas. Em uma observação de 4 a 6 anos, 93% dos microadenomas não mostraram tendência a crescimento, enquanto macroprolactinomas têm maior tendência a crescimento, porém ambos podem ser tratados clinicamente.[4,6,16,17]

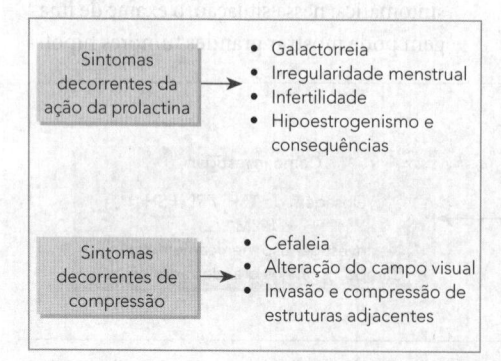

FIGURA 5   Indicações de tratamento da hiperprolactinemia.

Entre os agonistas dopaminérgicos, os mais utilizados são a cabergolina e a bromocriptina. A inibição dopaminérgica é mediada principalmente por receptores dopaminérgicos D2 presentes nos lactotrofos, reduzindo a secreção de prolactina, induzindo apoptose e diminuindo o volume dos tumores.[11,16]

A bromocriptina foi o primeiro agonista dopaminérgico do receptor D2 a ser utilizado. É um derivado semissintético do ergot, com meia-vida curta, devendo ser administrado em duas a três tomadas ao dia. Considerando-se que o tratamento da hiperprolactinemia é prolongado, essa posologia reduz a aderência ao tratamento, facilitando erros ou mesmo abandono da medicação. Como efeitos adversos mais comuns, citam-se: náuseas, vômitos, hipotensão ortostática, congestão nasal e raramente sintomas psicológicos como depressão. Para minimizar os efeitos colaterais, sugere-se que o tratamento seja iniciado com doses de 1,25 mg à noite, ao deitar (1/2 comprimido), que seriam aumentadas para 2,5 mg (1 comprimido) duas vezes ao dia após 7 a 10 dias. Os níveis de PRL seriam reavaliados em cerca de 8 semanas e a dose reajustada gradativamente até normalização dos níveis de PRL.

A cabergolina é um agonista seletivo para receptores D2, o que proporciona algumas vantagens em sua utilização, com profundo efeito inibitório sobre a secreção de prolactina *in vitro* e *in vivo* e efeitos colaterais menos frequentes. A cabergolina caracteriza-se por meia-vida plasmática longa, com ação prolongada, o que permite administração única ou em duas vezes por semana. Em mulheres com hiperprolactinemia, a supressão máxima ocorre em 2 a 5 dias após a administração.[18-22]

Os efeitos colaterais mais comuns decorrentes dos agentes dopaminérgicos são: náuseas, vômito, cefaleia, vertigem, fadiga ou fraqueza, dor abdominal ou dispepsia, boca seca, diarreia, depressão, mastalgia, fogachos, prurido, olhos secos, parestesia nas pernas, dispneia. Estudo comparativo mostra que os efeitos colaterais mais frequentes, náuseas e vômitos, são menos comuns com a cabergolina, o que parece estar relacionado à sua seletividade pelos receptores D2. Esse fato é de grande relevância na aderência ao tratamento, com menor taxa de descontinuação em mulheres tratadas com cabergolina quando comparadas a mulheres tratadas com bromocriptina.[21]

Esse mesmo estudo mostrou que a cabergolina foi significantemente mais efetiva que a bromocriptina em termos de resposta bioquímica completa – normalização nos níveis séricos de prolactina (83% *vs.* 58% respectivamente) e eficácia clínica (72 *vs.* 52%). Das mulheres estudadas, 76% mostraram completa resposta bioquímica com cabergolina com dosagem $\leq$ 0,5 mg duas vezes por semana.[21]

Em um estudo placebo controlado, o tratamento com cabergolina (0,125 a 1,0 mg/2x por semana) por 12 a 24 meses em pacientes com microadenomas mostrou normalização da prolactina em 95% dos casos, restauração dos ciclos menstruais em 82% das pacientes com amenorreia.[24] Em outro estudo, a normalização da prolactina foi obtida em 81% dos casos em 6 meses de tratamento, e a redução significativa do tumor em 92%.[18] Em estudo incluindo hiperprolactinemia idiopática e microadenomas, a normalização ocorreu respectivamente em 92 e 77% das pacientes com tais etiologias.

Comparando a cabergolina à bromocriptina, em um estudo que incluiu 459 mulheres com hiperprolactinemia em tratamento de 24 semanas, a cabergolina induziu normalização dos níveis de PRL em 83% comparado a 59% com bromocriptina, ciclos ovulatórios ou gravidez em 72% *vs.* 52% para a bromocriptina, além de efeitos colaterais menos frequentes, menos severos e de menor duração.[21] Outros estudos mostram resultados semelhantes, atestando a maior eficácia terapêutica da cabergolina em relação à bromocriptina.[23,24]

Como sugestão terapêutica, o tratamento com cabergolina pode ser iniciado com a dose de um comprimido de 0,5 mg em dose única semanal ou dividida em duas tomadas semanais.

Outras medicações citadas na literatura são: a quinagolida, pergolida, geralmente não utilizadas.

Cirurgia e radioterapia para macroadenomas são raramente indicadas e estão restritas à falta de resposta ao tratamento medicamentoso.

No acompanhamento das pacientes, sugere-se:

1. Medida periódica dos níveis séricos de prolactina, iniciando um a 2 meses após o início do tratamento.
2. Adequação gradativa da dose do agente dopaminérgico, guiada pelos resultados da dosagem de prolactina, até alcançar níveis séricos adequados de prolactina e reversão da sintomatologia e do hipogonadismo.
3. Repetição da ressonância magnética dependendo da causa da hiperprolactinemia e da necessidade clínica, sendo sugerida repetição em 3 meses para macroprolactinoma com aumento dos níveis de PRL após instituição do tratamento ou com novos sintomas, e em um ano para os demais casos. Realização de campo visual em pacientes com macroadenomas com risco de compressão do quiasma óptico. Avaliação de comorbidades, como perda óssea, por meio de densitometria em situações de hipoestrogenismo prolongado.[4]

A retirada da medicação é extremamente discutível, sem consenso na literatura. Estudos sugerem avaliar a possibilidade de descontinuação em pacientes que tenham sido tratadas durante pelo menos dois anos, com normalização dos níveis de prolactina e significante redução do tumor, porém alertam que o risco de recorrência é de 26 a 69%.[19,25,26] A descontinuação é feita com redução gradual da dose da medicação e controle laboratorial da PRL e dos sintomas clínicos. Em função da recorrência, devem-se acompanhar os pacientes após a suspensão da terapêutica.

Em caso de gravidez durante o tratamento, o agonista dopaminérgico deve ser descontinuado, exceto em casos selecionados de grandes adenomas. O risco de crescimento do adenoma durante a gravidez é de menos de 2% para microadenomas e ao redor de 18% para macroadenomas. O controle é por meio de sintomas clínicos e apenas em alguns casos o exame de imagem será indicado, nesse caso sem contraste. A amamentação não parece aumentar o risco de crescimento dos tumores. Assim, não há contraindicação à amamentação na imensa maioria dos casos em que houve estabilidade durante a gestação.

O tratamento cirúrgico dos prolactinomas estaria indicado quando a dose máxima do agonista dopaminérgico não foi efetiva para controle ou não foi tolerável, em casos de grandes tumores císticos com componente compressivo ou em tumores invasivos. A radioterapia é a terceira linha de tratamento, apenas para situações de falha do tratamento clínico e cirúrgico ou ainda em tumores agressivos.[27]

Hiperprolactinemia induzida por medicamentos: nessa situação, sempre que possível a indicação é descontinuar ou trocar a medicação, ou ainda redução da dose. Nem sempre essa estratégia é possível. Para casos em que o fármaco não possa ser interrompido ou substituído, não há consenso em relação à conduta. Em especial em pacientes com hipoestrogenismo, uma opção seria iniciar terapia hormonal substitutiva com estrogênio associado à progesterona, esta última em mulheres com útero. Deve-se ter cuidado com a administração de agonista dopaminérgico em situações de hiperprolactinemia secundária a medicação pelo risco de piora dos sintomas psiquiátricos.[4,28]

Na hiperprolactinemia associada ao hipotireoidismo, iniciar o tratamento pelo hipotireoidismo e, após normalização, reavaliar os níveis de prolactina.

Inibição e supressão da lactação

Por vezes é necessário inibir a instalação da lactação ou suprimir a lactação fisiológica. Essas situações ocorrem por condições adversas: óbito fetal ou doenças do recém-nascido, doenças maternas, ou mesmo por desejo da mulher.

Nessas situações frequentemente indica-se a utilização de agonistas dopaminérgicos. Estudos têm mostrado a superioridade da cabergolina sobre a bromocriptina com essa finalidade.[29,30] A dose indicada, nessas situações, é variável:

- Para inibição da lactação: dose recomendada de 1 mg (dois comprimidos de 0,5 mg), administrados em dose única, no primeiro dia após o parto.
- Para supressão da lactação estabelecida: dose recomendada de 0,25 mg (metade de um comprimido de 0,5 mg) a cada 12 horas durante dois dias (dose total de 1 mg).

CASO CLÍNICO

Mulher, 26 anos, procura atendimento referindo atividade sexual regular, sem método contraceptivo, há 2 anos, sem conseguir engravidar, o que causou a separação do casal. No momento está sem parceiro e sem atividade sexual.

Refere ter apresentado ciclos menstruais irregulares, a cada 45 a 90 dias, e há um ano está em amenorreia. Nega fogachos, nega galactorreia, nega dispareunia.

Nega doenças crônicas conhecidas, nega doença inflamatória pélvica, nega cirurgias anteriores. G0P0A0. IMC (índice de massa corpórea) = 24. Pilificação normal.

Hipóteses diagnósticas:

- Esterilidade primária há 2 anos (Causa hormonal/ovulatória? Causa tubária? Causa masculina?).
- Amenorreia secundária a esclarecer (Distúrbio ovulatório? Falência ovariana? Distúrbio central? Disfunção tireoidiana?).

Resultados de exames da paciente:

FSH = 2 mUI/mL
PRL = 80 ng/mL
TSH = 3,5

Ressonância magnética: tumor hipofisário de 8 mm.

Avaliação masculina: não disponível. Atualmente sem parceiro.

Avaliação tubária: não realizada. Atualmente sem desejo de gestação.

Diagnóstico final: amenorreia secundária a hiperprolactinemia por microadenoma hipofisário.

Tratamento: instituído tratamento medicamentoso com cabergolina, meio comprimido uma vez por semana. Solicitada nova dosagem de PRL em 2 meses.

1° retorno

Resultado de PRL: 42 ng/mL. Paciente ainda em amenorreia.

A dose foi reajustada para um comprimido por semana. Novo retorno em mais 2 meses com nova dosagem de PRL.

2° retorno

Paciente refere uma primeira menstruação após 70 dias do início do tratamento e segunda menstruação há dois dias. Dosagem de PRL sérica de 20 ng/mL (normal). A dose foi mantida e solicitado retorno em 4 meses com nova dosagem de PRL.

3° retorno

Paciente em tratamento há 8 meses, referindo ciclos menstruais regulares e normais há 5 meses. Nega efeitos colaterais da medicação. Nega cefaleia. Nega desejo de gestação e está bem com o tratamento.

Solicitado retorno em 4 meses com nova PRL e ressonância magnética.

4° retorno

Paciente refere ciclos menstruais regulares. RNM (ressonância nuclear magnética) mostra microadenoma de 4 mm. PRL = 4 ng/mL.

Recebe orientação de reduzir cabergolina para meio comprimido uma vez por semana. Nova dosagem em 2 meses.

5° retorno

Mantém ciclos menstruais regulares, sem outras queixas, PRL = 18 ng/mL. Mantida medicação.

Discussão do caso clínico

Mulheres com irregularidade menstrual e/ou esterilidade devem ser investigadas quanto à elevação dos níveis de prolactina. No diagnóstico diferencial de amenorreia secundária associada a esterilidade incluem-se: as anovulações crônicas (a síndrome dos ovários policísticos é a principal), a redução da reserva folicular e ou a falência ovariana (com diagnóstico por elevação dos níveis de FSH) e, menos frequentemente nas amenorreias secundárias, as disfunções hipotálamo-hipofisárias. Um outro diagnóstico diferencial são as disfunções da tireoide, que mais frequentemente cursam com irregularidade menstrual e não com a ausência prolongada das menstruações, mas cujo diagnóstico deve ser investigado. O tratamento de escolha nas mulheres que não desejam gestação é a cabergolina e o tratamento deve ser prolongado. Tanto a introdução da medicação quanto a retirada devem ser gradativas. Deve-se questionar, diante de longos períodos de irregularidade menstrual e amenorreia, a necessidade de avaliar massa óssea, uma vez que a amenorreia é hipoestrogênica, por bloqueio do eixo hipotálamo-hipófise-gonadal. Lembrar que no máximo 7% dos microadenomas têm caráter de evolução para macroadenomas. O restabelecimento do eixo gonadal pode levar inicialmente ao restabelecimento das menstruações, para só depois haver ovulação repetidamente ao longo dos meses.

REFERÊNCIAS BIBLIOGRÁFICAS

1. Marano RJ, Ben-Jonathan N. Minireview: extrapituitary prolactin: an update on the distribution, regulation, and functions. Mol Endocrinol 2014; 8(5):622-33.
2. Grattan D. 60 years of neuroendocrinology. The hypothalamus-prolactin axis. J Endocrinol 2015; 226(2):T101-22.

3. Capozzi A, Scambia G, Pontecorvi A, Lello S. Hyperprolactinemia: pathophysiology and therapeutic approach. Gynecol Endocrinol 2015; 31:506-10.

4. Melmed S, Casanueva F, Hoffman A, Kleinberg DA, et al. Diagnosis and treatment of hyperprolactinemia: an Endocrine Society Clinical Practice Guideline. J Clin Endocrinol Metab 2011; 96:273-88.

5. Cocks Eschler D, Javanmard P, Cox K, Geer EB. Prolactinoma through the female life cycle. Endocrine 2018; 59(1):16-2.

6. Casanueva FF, Molitch ME, Schlechte JA, Abs R, Bonert V, Bronstein MD, et al. Guidelines of the Pituitary Society for the diagnosis and management of prolactinomas. Clin Endocrinol (Oxf) 2006; 65(2):265-73.

7. Besnard I, Auclair V, Callery G, Gabriel-Bordenave C, Roberge C. Antipsychotic-drug-induced hyperprolactinemia: physiopathology, clinical features and guidance. Encephale 2014; 40(1):86-94.

8. Samperi I, Lighgow K, Karavitaki N. Hyperprolactinaemia. J Clin Med 2019; 8(12):2203.

9. Molitch ME. Diagnosis and treatment of pituitary adenomas: a review. JAMA 2017; 317(5):516-24.

10. Kyritsi EM, Dimitriadis GK, Angelousi A, Mehta H, Shad A, Mytilinaiou M, et al. The value of prolactin in predicting prolactinoma in hyperprolactinaemic polycystic ovarian syndrome. Eur J Clin Investig 2018; 48(7):e12961.

11. Guillam MP, Molitch ME, Lombardi G, Colao A. Advance in the treatment of prolactinomas. Endocr Rev 2006; 27(5):485-34.

12. Chiloiro S, Giampietro A, Bianchi A, Tartaglione T, Capobianco A, Anile C, et al. Diagnosis of endocrine disease: primary empty sella: a comprehensive review. Eur J Endocrinol 2017; 177(6):R275-85.

13. Vilar L, Fleseriu M, Bronstein MD. Challenges and pitfalls in the diagnosis of hyperprolactinemia. Arq Bras Endocrinol Metabol 2014; 58(1):9-22.

14. Vilar L, Vilar CF, Lyra R, Freitas MDC. Pitfalls in the diagnostic evaluation of hyperprolactinemia. Neuroendocrinol 2019; 109(1):7-19.

15. Schlechte J, el-Khoury G, Kathol M, Walkner L. Forearm and vertebral bone mineral in treated and untreated hyperprolactinemic amenorrhea. J Clin Endocrinol Metab 1987; 64(5):1021-6.

16. Rains CP, Bryson HM, Fitton A. Cabergoline. A review of its pharmacological properties and therapeutic potential in the treatment of hyperprolactinaemia and inhibition of lactation. Drugs 1995; 49(2):255-79.

17. Höfle G, Gasser R, Mohsenipour I, et al. Surgery combined with dopamine agonists versus dopamine agonists alone in long-term treatment of macroprolactinoma: a retrospective study. Exp Clin Endocrinol Diabetes 1998; 106:211-6.

18. Colao A, Di Sarno A, Landi ML, Scavuzzo F, Cappabianca P, Pivonello R, et al. Macroprolactinoma shrinkage during cabergoline treatment is greater in naïve patients than in patients pretreated with other dopamine agonist: a prospective study in 110 patients. J Clin Endocrinol Metab 2000; 85:2247-52.

19. Colao A, Di Sarno A, Cappabianca P, Di Somma, Pivonello R, Lombardi G. Withdrawal of long-term cabergoline therapy for tumoral and nontumoral hyperprolactinemia. N Engl J Med 2003; 349:2023-33.

20. Webster J. A comparative review of the tolerability profiles of dopamine agonists in the treatment of hyperprolactinaemia and inhibition of lactation. Drug Saf 1996; 14:228-38.

21. Webster J, Piscitelli G, Polli A, Ferrari CI, Ismail I, Scanlon MF. A comparison of cabergoline and bromocriptine in the treatment of hyperprolactinemic amenorrhea. Cabergoline Comparative Study Group. N Engl J Med 1994; 331:904-9

22. Mattei AM, Ferrari C, Baroldi P, Cavioni V, Paracchi A, Galparoli C, et al. Prolactin-lowering effect of acute and once weekly repetitive oral administration of cabergoline at two dose levels in hyperprolactinemic patients. J Clin Endocrinol Metab 1988; 66:193-8.

23. Melis GB, Gambacciani M, Paoletti AM, Mais V, Sghedoni D, Fioretti P. Reduction in the size of prolactin-producing pituitary tumor after cabergoline administration. Fertil Steril 1989; 52(3): 412-5.

24. Webster J, Piscitelli G, Polli A, D'Alberton A, Falsetti L, Ferrari C, et al. Dose-dependent suppression of serum prolactin by cabergoline in hyperprolactinaemia: a placebo controlled, double blind, multicentre study. European Multicentre Cabergoline Dose-finding Study Group. Clin Endocrinol (Oxf) 1992; 37:534-41.

25. Biswas M, Smith J, Jadon D, McEwan P, Rees DA, Evans LM, et al. Long-term remission following withdrawal of dopamine agonist therapy in subjects with microprolactinomas. Clin Endocrinol (Oxf) 2005; 63:26-31.

26. Kharlip J, Salvatori R, Yenokyan G, Wand GS. Recurrence of hyperprolactinemia after withdrawal of long-term cabergoline therapy. J Clin Endocrinol Metab 2009; 94:2428-36.

27. Maiter, D. Management of dopamine agonist-resistant prolactinoma. Neuroendocrinol 2019; 109:42-50.

28. Grigg J, Worsley R, Thew C, Gurvich C, Thomas N, Kulkarni J. Antipsychotic-induced hyperprolactinemia: synthesis of world-wide guidelines and integrated recommendations for assessment, management and future research. Psychopharmacol 2017; 234(22):3279-97.

29. European Multicentre Study Group for cabergoline in lactation inhibition. Single dose cabergoline versus bromocriptine in inhibition of puerperal lactation: randomized, double blind, multicenter study. BMJ 1991; 302(6789):1367-71.

30. Giorda G, de Vicentis S, Motta T, et al. Cabergoline versus bromocriptine in suppression of lactations after cesarean delivery. Gynecol Obstet Invest 1991; 31:93-6.

CAPÍTULO 25

Amenorreias

Mario Vicente Giordano
Luiz Augusto Giordano
Sandra Maria Garcia de Almeida
José Maria Soares Júnior
Edmund Chada Baracat
Mario Gáspare Giordano

INTRODUÇÃO

Amenorreia é distúrbio menstrual que acomete aproximadamente 5% da população geral. A menstruação regular pressupõe ausência de afecção comprometedora de todo o organismo, integridade do eixo hipotálamo-hipófise-gônada, sistema endócrino sem anormalidades e higidez do aparelho genital. Para que haja fluxo menstrual regular, é necessária intensa e complexa interação entre os vários sistemas do organismo feminino, desde o sistema nervoso central até a integridade anatômica dos órgãos genitais. Pode ser condição transitória, intermitente ou permanente.[1]

DEFINIÇÃO, CONCEITO E CLASSIFICAÇÃO

A amenorreia pode ser classificada como exposto na Tabela 1.

Quando presente manifestação clínica exuberante de provável doença conhecida, não é necessário aguardar as idades referidas na Tabela 1[1-3] para o início da investigação da amenorreia. Citem-se, como exemplo, mulheres com síndrome de Turner (com os clássicos estigmas somáticos), ou aquelas com agenesia uterina identificada antes dos 14 anos de idade, mas com caracteres sexuais secundários normais.[4]

TABELA 1 Classificação das amenorreias[1-3]

Primária	Ausência de fluxo menstrual aos 13/14 anos de idade sem desenvolvimento puberal ou aos 15/16 anos de idade com caracteres sexuais secundários desenvolvidos (mamas e pelos pubianos). Ainda, após 5 anos do aparecimento dos caracteres sexuais secundários, se estes surgiram antes dos 10 anos de idade.
Secundária	Ausência de fluxo menstrual, em mulheres previamente com ciclos regulares, em intervalo superior a 90 dias.

CAUSAS

Há várias etiologias que culminam com amenorreia, seja primária ou secundária. Há, também, diversas subclassificações para facilitar e identificar a provável origem do distúrbio. Na Tabela 2, estão organizadas as principais etiologias de acordo com o sistema orgânico comprometido.

TABELA 2 Etiologias das amenorreias relacionadas com os sistemas orgânicos comprometidos[1,2]

Sistema nervoso central – hipotalâmica
- Atraso puberal sem anormalidade evidente (constitucional ou idiopático)
- Defeitos genéticos/doenças autoimunes
- Traumatismos cranianos
- Processos inflamatórios, degenerativos e infecciosos
- Anorexia nervosa/desnutrição (síndrome de má absorção)
- Atletas (excesso de exercício)
- Estresse/emoções
- Pseudociese
- Tumores (hamartomas, germinomas)
- Síndrome de Kallman (amenorreia associada à anosmia)
- Síndrome adipogenital (ou de Froelich), com baixos níveis de GnRH

Hipofisária
- Traumatismos
- Síndrome de Sheehan (necrose hipofisária pós-parto)
- Adenomas (prolactinoma)
- Síndrome da sela vazia

Gonadal
- Síndrome dos ovários policísticos
- Falência ovariana prematura
- Síndrome de Turner (disgenesia gonadal com estigmas somáticos e cariótipo 45X0 ou mosaico)
- Síndrome de Swyer (disgenesia gonadal pura, sem estigmas somáticos, e com cariótipo 46XY)
- Agenesia ovariana isolada
- Deficiências enzimáticas (17-alfa-hidroxilase, 17,20 liase, aromatase)
- Tumores ovarianos (teca-granulosa, Brenner, Krukenberg), tumores de Sertoli-Leydig
- Síndrome de Savage (insensibilidade ovariana às gonadotrofinas hipofisárias – ovários resistentes)

(continua)

TABELA 2 Etiologias das amenorreias relacionadas com os sistemas orgânicos comprometidos[1,2] *(continuação)*

Anatômicas (uterina e das vias de escoamento do fluxo menstrual)
- Síndrome de Mayer-Rokitansky-Kuster-Hauser (agenesia uterina com cariótipo 46XX – ovários)
- Síndrome de Morris – insensibilidade androgênica (agenesia uterina com cariótipo 46XY – testículos)
- Síndrome de Asherman (sinéquia uterina pós-parto)
- Agenesia cervical
- Estenose cervical
- Septo vaginal transverso
- Hímen imperfurado
- Aplasia endometrial (congênita)

Diversas
- Hiperplasia virilizante da suprarrenal forma não clássica
- Doenças da tireoide (hiper ou hipotireoidismo)
- Doença de Cushing
- Insuficiência hepática
- Insuficiência renal
- Hiperprolactinemia idiopática
- Gravidez
- Iatrogênicas (uso de medicamentos)
- Deficiência da enzima 5-alfa-redutase (amenorreia fisiológica)

Entre as causas anatômicas de amenorreia, destacam-se o hímen imperfurado (1:1.000 mulheres), o septo vaginal transverso (1:80.000 mulheres), a agenesia ou estenose cervical, a agenesia uterovaginal (síndrome de Mayer-Rokitansky-Kuster-Hauser), a insensibilidade androgênica (as gônadas são testículos, mas há insensibilidade periférica aos hormônios masculinos e, com isso, a diferenciação sexual do seio urogenital será feminina) e as sinéquias uterinas (síndrome de Asherman – pós-curetagem uterina). A agenesia mülleriana (46XX, Rokitansky) habitualmente está associada com malformações urinárias (agenesia renal unilateral, rim pélvico, duplicação ureteral). É importante o diagnóstico diferencial com a insensibilidade androgênica (Tabela 3), pois em ambos há amenorreia primária e vagina curta em fundo cego. Indivíduos com insensibilidade androgênica têm fenótipo feminino, exceto pela escassez de pelos. Eventualmente poderão ser encontradas "tumorações" inguinais bilaterais (testículos).[5,6]

TABELA 3 Diagnóstico diferencial nos casos de amenorreia primária e agenesia dos ductos de Müller[2,6]

	Rokitansky	Insensibilidade androgênica
Vagina	Curta em fundo cego	Curta em fundo cego
Pelos pubianos	Normais	Ausentes ou escassos
Mamas	Normais	Normais
Cariótipo	46XX	46XY
Gônadas	Ovários	Testículos
Testosterona total	Normal	Elevada (para parâmetros femininos)

Os tumores ovarianos devem ser pesquisados quando há amenorreia, especialmente nos casos de virilização (p.ex., androblastomas). Os tumores da granulosa elevam o estradiol e determinam inibição hipofisária das gonadotrofinas (mecanismo de retrocontrole) com consequente amenorreia. Os tumores da granulosa são encontrados em todas as faixas etárias, desde a pré-puberdade até a pós-menopausa. Frequentemente há hiperplasia endometrial. Um dos principais marcadores tumorais, nesses casos, é a inibina.[3]

As disfunções ovarianas ainda podem ser causadas por anovulação/disovulia ou insuficiência ovariana prematura (IOP). A anovulação está presente em mulheres com amenorreia secundária e disfunções tireoidianas, síndrome dos ovários policísticos (SOP) ou hiperprolactinemia.[4]

A IOP (menopausa antes dos 40 anos de idade – hipogonadismo hipergonadotrófico) pode estar associada à síndrome do X frágil (pré-mutação do gene *FMR1*), doença de Addison (insuficiência adrenocortical autoimune), síndrome pluriglandular autoimune e de etiologia idiopática (degeneração acelerada dos folículos ovarianos ao longo dos anos). A radioterapia pélvica (câncer de colo uterino ou retossigmoide) pode determinar IOP pela destruição oocitária. A quimioterapia (ciclofosfamida, clorambucil e outros) para pacientes tratadas por câncer de mama, sobretudo após os 40 anos de idade, também pode ser nociva aos folículos primordiais.[7] Apesar de rara, a galactosemia (deficiência da enzima galactose 1-fosfato uridil transferase) também está associada à falência ovariana.[8]

As disgenesias gonadais são capítulo à parte. A clássica síndrome de Turner (cariótipo 45X0 ou mosaico) é diagnosticada pelos estigmas somáticos (pescoço alado, baixa estatura e tórax em barril, com gônadas disgenéticas). Na síndrome de Swyer (cariótipo 46XY) há tubas, útero, vagina e cérvice normais, com fenótipo feminino e amenorreia primária (mutação do gene SRY).[2]

Afecções hipofisárias mais frequentemente associadas com amenorreia: adenomas (prolactinomas), síndrome da sela vazia (pode ser secundária à remoção de adenomas), síndrome de Sheehan (necrose hipofisária após grave perda sanguínea, relacionada com parturição), processos infiltrativos hipofisários (hemocromatose, hipofisite linfocítica). A síndrome da sela vazia é condição associada à amenorreia, pois há hiperprolactinemia (não há inibição da síntese da prolactina pela dopamina).[1]

Entre as causas centrais (SNC-hipotálamo) de amenorreia destacam-se: anorexia nervosa, bulimia, excesso de atividade física, deficiência congênita do GnRH (síndrome de Kallman quando associada à anosmia) e mutação do receptor do GnRH.[1]

Entre as possíveis condições etiológicas expostas, destaca-se a anorexia nervosa, muito presente hoje, no afã de prevenir ganho de peso, muitas vezes inexistente. Inclusive poderá aparecer no grupo das amenorreias primárias. Além da amenorreia, secundária a níveis baixos de leptina e de pulsatilidade do LH, as jovens afetadas poderão ter outras afecções mentais, como depressão, ansiedade e, em grau extremo, pensamentos mórbidos até de suicídio.[9]

Entre as amenorreias de origem hipotalâmica, destaca-se a associada com amenorreia das atletas. Foi descrita uma entidade conhecida como tríade FAT (Female Athlete Triad) na língua inglesa (distúrbios alimentares, amenorreia e osteoporose). Há estudos que mostram aumento de mortalidade entre atletas com distúrbios alimentares.[10]

No grupo de doenças autoimunes, reforça-se que essas afecções podem ser determinantes para IOP. A doença autoimune tireoidiana (tireoidite de Hashimoto) foi a mais prevalente no estudo de Benita Grossmann et al.,[11] com incidência relativa de 32,7%. A síndrome poliglandular autoimune está associada eventualmente com a IOP. A condição autoimune associa-se com IOP em 40% dos casos.[11]

DIAGNÓSTICO

A identificação do agente responsável pela amenorreia por vezes não é tarefa simples. Anamnese, exame físico, dosagens hormonais e alguns exames subsidiários são etapas indispensáveis para o correto diagnóstico.[8]

Anamnese

As perguntas mais relevantes que auxiliam no diagnóstico das amenorreias estão listadas na Tabela 4. Esses questionamentos direcionam a solicitação de exames subsidiários que, eventualmente, confirmarão o diagnóstico.

TABELA 4 Anamnese dirigida às mulheres com amenorreia[2,3,7]

Houve menarca espontânea? Diferenciação entre amenorreia primária e secundária. Caracterizar intervalo dos ciclos e duração dos fluxos menstruais.
Os ciclos menstruais sempre foram longos? Mulheres com SOP apresentam oligoamenorreia de longa data, desde a menarca ou após alguns anos.
Há dor pélvica cíclica? Adolescentes com amenorreia e dor pélvica cíclica podem apresentar septo vaginal transverso, hímen imperfurado, malformações uterinas ou agenesia cervical.

(continua)

TABELA 4 Anamnese dirigida às mulheres com amenorreia[2,3,7] *(continuação)*

Uso de medicamentos? Quais? Pesquisar uso de antidepressivos tricíclicos, anticonvulsivantes, quimioterápicos, hormônios contraceptivos de depósito (especialmente medroxiprogesterona de depósito 150 mg trimestral).
História obstétrica: Tipo de parto, curetagens, intervenções ou manobras para extração de placentas acretas, processos infecciosos, hemorragia intra ou pós-parto necessitando de hemotransfusões.
Hábitos alimentares e prática de exercícios físicos: Qualidade e quantidade da ingestão de alimentos. Atividade física extenuante.
Procedimentos cirúrgicos prévios? Houve radioterapia pélvica? Curetagens, miomectomias, ablação endometrial podem associar-se à sinéquia uterina. Radioterapia pélvica habitualmente determina falência ovariana.
Há sintomas vasomotores? Podem sugerir falência ovariana com sinais e sintomas de hipoestrogenismo.
Há doenças associadas? Diabetes, nefropatias, hepatopatias, doença inflamatória intestinal, depressão, estresse intenso podem causar amenorreia.

A anamnese é o passo inicial básico e indispensável para elaboração de hipótese diagnóstica, a ser confirmada ou rejeitada pelos exames e testes subsidiários a serem solicitados. Na hipótese de exames não condizentes com a suspeita formulada inicialmente, a troca de informações com outros especialistas poderá auxiliar na confecção do correto diagnóstico.

Exame físico

Após anamnese minuciosa, o exame clínico auxilia na identificação do fator etiológico da amenorreia. Alguns tópicos estão expostos na Tabela 5.

TABELA 5   Exame físico direcionado às mulheres com amenorreia[7]

Peso, altura, IMC, circunferência abdominal, acantose nigricante?
Os valores estão compatíveis com a normalidade, de acordo com a faixa etária da paciente? Obesidade, acantose nigricante e oligoamenorreia podem estar associadas à disovulia (SOP, síndrome metabólica, hiperinsulinemia, uso de esteroides anabolizantes). Incluem-se aqui os distúrbios endócrinos anovulatórios.

Ectoscopia
Há gordura supraclavicular e estrias abdominais (síndrome de Cushing)? Há exoftalmia (hipertireoidismo)? Há baixa estatura com estigmas (síndrome de Turner)? Há hirsutismo ou acne (SOP)?

Caracteres sexuais secundários normais?
Definem o *status* estrogênico (mamas desenvolvidas) e androgênico (pelos pubianos normais).

Órgãos genitais normais?
Há vagina em fundo cego (insensibilidade androgênica, agenesia uterovaginal ou septo vaginal transverso)? Vagina com conteúdo (umidade) e rugosidade normais sugere ação estrogênica adequada. Avaliar perviedade do hímen (amenorreia primária). Hipertrofia de clitóris e virilização sugerem tumores produtores de androgênios (ovarianos ou adrenais). Pelos pubianos escassos ou ausentes sugerem insensibilidade androgênica.

Derrame papilar?
Derrame papilar lácteo multiductal e bilateral (presente apenas em 20 a 30% dos casos) sugere hiperprolactinemia.

Há hipertensão arterial?
Pode sugerir síndrome metabólica. Meninas com 8 a 10 anos de idade com hipertensão podem apresentar mutação do gene CYP17 com produção elevada de aldosterona (desvio da esteroidogênese adrenal). Síndrome de Cushing.

Há distúrbios visuais?
Tumores do SNC ou hipofisários podem comprimir o quiasma óptico, determinando hemianopsia bitemporal.

IMC: índice de massa corpórea; SOP: síndrome dos ovários policísticos.

Testes hormonais e outros

Alguns serviços de ginecologia realizam os testes hormonais com progestágenos e estrogênios associados aos progestágenos. Diversos medicamentos podem ser utilizados nesse teste (Figura 1). Para melhor compreensão, deve-se ter o conhecimento das interações entre os diversos sistemas que fazem parte da menstruação.[2]

O teste do progestágeno é realizado na primeira abordagem da mulher com amenorreia. Administra-se o hormônio (Figura 1) diariamente durante 10 dias e a presença de sangramento genital após sua interrupção é aguardada. Caso haja sangramento genital após a interrupção do medicamento, pode-se afirmar que a paciente tem níveis circulantes adequados de estrogênios, o endométrio estava desenvolvido (proliferativo) e o trato genital está pérvio e normal (síndrome dos ovários policísticos é a causa mais comum). O progestágeno irá atuar no endométrio previamente proliferado pela ação estrogênica (como não havia ovulação, não havia progesterona e, consequentemente, o endométrio estava em *status* proliferativo persistente, determinando amenorreia). Caso não haja sangramento genital, há hipoestrogenismo (endométrio atrófico ou hipotrófico) ou alteração anatômica (canalicular), da mucosa uterina (como nas sinéquias uterinas) ou agenesias uterovaginais. Para essa diferenciação é necessário continuar a investigação, realizando o teste com administração de estrogênios associados aos progestágenos.

O teste do estrogênio com o progestagênio consiste na administração do estrógeno por 20 dias, associando-se um progestágeno nos últimos 10 dias. Com isso, prolifera-se o endométrio inicialmente, para depois submetê-lo à ação progestacional (endométrio secretor). Com a interrupção, após 20 dias, espera-se o sangramento de deprivação. Caso não haja sangramento genital, pode-se concluir que há ausência uterina ou alteração anatômica (sinéquia, septo vaginal, entre outros). Surgindo sangramento, conclui-se que havia hipoestrogenismo, faltando determinar a origem: central (hipotalâmica) ou gonadal (ovariana). Nesse momento deve-se dosar o FSH (Figura 2).

A interpretação destes testes deverá ser cautelosa. É possível aparecer sangramento após uso do progestágeno em mulheres com ame-

INVESTIGAÇÃO AMENORREIA
TESTES HORMONAIS

Teste do progestágeno (10 dias)

Acetato de medroxiprogesterona 10 mg/dia
Didrogesterona 10 mg/dia
Progesterona natural micronizada 100 a 200 mg/dia
Acetato de nomegestrol 5 a 10 mg/dia
Acetato de noretisterona 10 mg/dia

Teste do estrógeno (20 dias) associado ao progestágeno (10 dias)

17-beta-estradiol 1 a 2 mg
Estrogênios equinos conjugados 1,25 a 2,25 mg/dia

FIGURA 1   Medicamentos que podem ser utilizados nos testes hormonais na investigação da amenorreia.

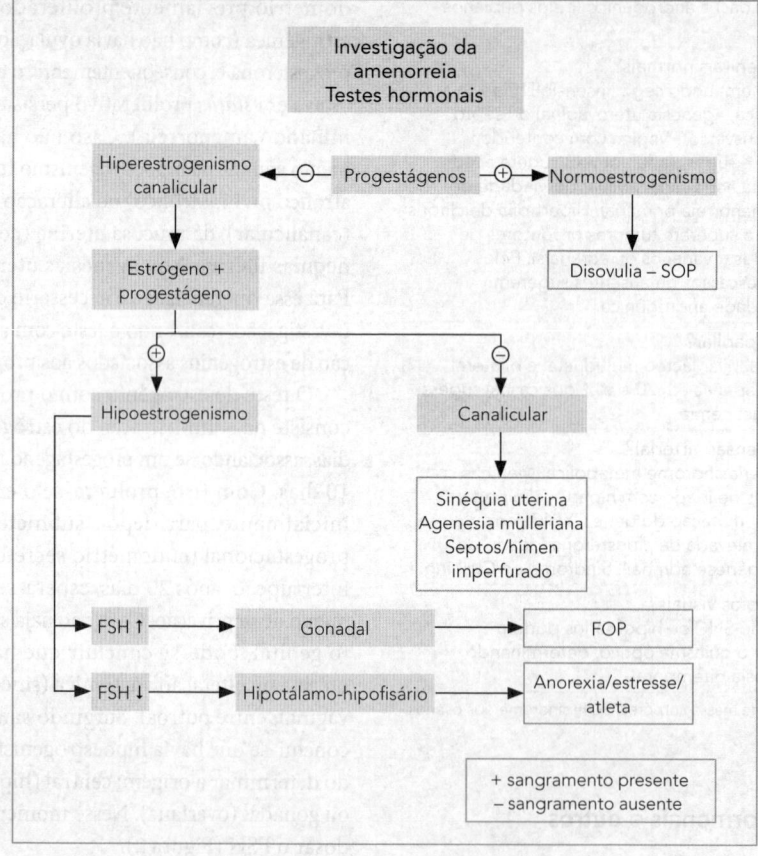

FIGURA 2   Interpretação dos testes hormonais utilizados nos casos de amenorreia.

norreia central, ou ausência de sangramento em mulheres com SOP (o hiperandrogenismo pode inibir a proliferação endometrial). No entanto, em alguns locais onde as mensurações hormonais não podem ser realizadas, o teste poderá fornecer subsídios para esclarecimento, pelo menos parcial, do caso.[5]

No diagnóstico de IOP por doença autoimune, serão solicitados anticorpos específicos para determinada glândula: tireoide e anticorpos de enzimas das adrenais (21 hidroxilase, 11 hidroxilase). Para casos específicos, será solicitado parecer de imunologista.

Dosagens hormonais

As dosagens hormonais devem ser realizadas de forma responsável, ou seja, com base nos achados de anamnese e exame físico que nortearam a suspeita diagnóstica. De forma sucinta e prática, mulheres com amenorreia secundária, na menacme, devem realizar beta-hCG quantitativo como primeiro exame (pensar, inicialmente, em gravidez tópica ou ectópica). Caso o resultado seja negativo, as mensurações de TSH, prolactina (PRL) e hormônio foliculoestimulante (FSH) são imprescindíveis na abordagem inicial.[2]

Na Tabela 6, são listados alguns hormônios e o período em que eles devem ser avaliados para auxiliar no diagnóstico de mulheres com amenorreia.

A PRL deve ser dosada em todas as pacientes com amenorreia. Quadros de hipotireoidismo comumente associam-se à hiperprolactinemia. Portanto, a dosagem do hormônio tireoestimulante (TSH) é obrigatória, simultânea à PRL. O tratamento do hipotireoidismo normaliza os níveis prolactinêmicos.[4,12]

O FSH é importante marcador da função hormonal das gônadas e do eixo hipotálamo-hipofisário (HH). Níveis elevados de FSH (> 40 mU/mL) indicam falência das gônadas, com mecanismo de retrocontrole compensatório (hipogonadismo hipergonadotrófico). São ne-

TABELA 6 Dosagens hormonais em mulheres com amenorreia[2,3]

Beta-hCG	Primeira dosagem hormonal solicitada em mulheres na menacme com amenorreia
PRL	Dosagem obrigatória em mulheres com amenorreia, com ou sem galactorreia (VR: 12 a 20 ng/dL)
FSH	Útil na determinação da função ovariana e central (hipotálamo-hipófise) (VR: 5 a 20 mU/mL)
TSH	Rastreio do hipotireoidismo clínico ou subclínico (VR: 0,5 a 4,5 mcU/mL)
T4L	Quando houver elevação do TSH, para identificação do hipotireoidismo clínico (VR: 0,8 a 2,5 ng/dL)
Insulina	Pode ser solicitada quando há suspeita de resistência insulínica. Os valores da normalidade não são acordes entre os autores (VR: 5 a 15 mcU/mL). O teste de HOMA-IR parece ser mais fidedigno ao diagnóstico
17OHP	Diagnóstico diferencial entre a SOP e a HVSR de início tardio (VR: 1 a 3 ng/mL)
SDHEA	Diagnóstico de hiperandrogenismo com origem na suprarrenal (VR: 80 a 350 mcg/dL)
A	Androstenediona é sintetizada metade pela adrenal e metade pelos ovários. No entanto pode configurar quadro de hiperandrogenismo laboratorial (VR: 600 a 300 ng/dL)
T total	Pode ser solicitado para o diagnóstico de hiperandrogenismo laboratorial (SOP vs tumores androgênicos) (VR: 20 a 80 ng/dL)
T livre	Calculado a partir da mensuração da testosterona total e do SHBG (VR: 100 a 200 pg/dL)
Estradiol	O perfil clínico (anamnese e exame genital) identifica o status estrogênico, mas alguns autores recomendam a dosagem (VR: 20 a 400 pg/mL)

Beta-hCG: hormônio gonadotrófico coriônico fração beta; PRL: prolactina; FSH: hormônio foliculoestimulante; TSH: hormônio tireoestimulante; T4L: tiroxina livre; 17OHP: 17-hidroxiprogesterona; SDHEA: sulfato de deidroepiandrosterona; A: androstenediona; T total: testosterona total; T livre: testosterona livre.

cessárias duas dosagens de FSH elevadas em intervalo mínimo de um mês. Níveis baixos de FSH (< 2-3 mU/mL) sugerem falência do eixo HH. Quando os níveis de FSH estão baixos, impõe-se, como mencionado, a repetição do exame, desta vez associado ao hormônio luteinizante (LH), para confirmação do hipogonadismo hipogonadotrófico. Os testes de estímulo com GnRH e posterior dosagem das gonadotrofinas hipofisárias (FSH e LH) seria conduta adequada para avaliação do eixo HH.

O hormônio antimülleriano (HAM) é produzido pelas células da granulosa dos folículos ovarianos antrais e pré-antrais e, à medida que os folículos vão amadurecendo e tornando-se dependentes do FSH, essa produção diminui. As concentrações do HAM são constantes ao longo do ciclo (e não flutuantes como o FSH e estradiol) e podem ser mensuradas em qualquer momento do ciclo menstrual com boa acurácia diagnóstica para avaliação da função ovariana. O mesmo pode ser dito da inibina-B, produzida nas células da granulosa, com função de reduzir os pulsos e a concentração de FSH hipofisário. Tanto o HAM como a inibina-B não são muito úteis para o diagnóstico da amenorreia, pois o FSH possibilita adequada interpretação da função ovariana e central, com custo inferior.[1]

Os androgênios devem ser avaliados quando há clínica compatível com hiperandrogenismo. São úteis nos casos de síndrome dos ovários policísticos (SOP), tumores ovarianos ou adrenais e hiperplasia virilizante da suprarrenal de manifestação tardia (HVSR). A testosterona total é um bom marcador laboratorial do hiperandrogenismo secundário à SOP. Valores de testosterona acima de 200 ng/dL sugerem tumor ovariano. O sulfato de deidroepiandrosterona (SDHEA) é sintetizado essencialmente pelas suprarrenais e valores elevados desse hormônio (> 700 mcg/dL) sugerem tumor adrenal. A 17-hidroxiprogesterona (17OHP) é elevada nos casos de HVSR, pela deficiência da enzima 21-hidroxilase (deficiência mais frequente), e é importante diagnóstico diferencial com a SOP. Valores intermediários são inconclusivos e o estímulo com a cortrosina (ACTH) pode ser necessário para confirmar o diagnóstico.[8]

Exames complementares

Alguns exames subsidiários serão úteis para a identificação etiológica da amenorreia. Ressalta-se que a anamnese e o exame físico irão direcionar a solicitação desses exames, não sendo necessária a realização de todos. Na Tabela 7, são listados alguns exames subsidiários úteis para a pesquisa da amenorreia.

CONDUTA E TRATAMENTO

O tratamento da amenorreia dependerá do diagnóstico etiológico e do desejo da paciente. Poderá ser clínico, cirúrgico ou apenas indicar acompanhamento (atraso fisiológico do desenvolvimento). Nas amenorreias primárias, o objetivo é garantir o desenvolvimento puberal normal, preservar a fertilidade (se possível) e

TABELA 7   Exames subsidiários para a pesquisa da amenorreia[2,3]

Cariótipo	Útil na amenorreia primária (disgenesias gonádicas) ou secundária (falência ovariana antes dos 30 anos de idade)
RNM	Crânio (anormalidade encefálica), sela túrcica (adenomas hipofisários), pélvica (malformações da genitália interna)
USG	Presença ou ausência de genitália interna. Um dos critérios para o diagnóstico da SOP. Pode ser útil na avaliação da adrenal e da tireoide
Histeroscopia	Sinéquias uterinas ou estenoses cervicais
Histerossonografia	Sinéquias uterinas ou estenoses cervicais

RNM: ressonância nuclear magnética; USG: ultrassonografia.

evitar as complicações relacionadas ao hipoestrogenismo (osteoporose, ente outras).

A estrogenoterapia (associada ou não à progestagenioterapia) é o tratamento de escolha quando há hipogonadismo com risco de osteoporose, ressecamento vaginal/dispareunia (insuficiência ovariana prematura) ou quando o objetivo é o desenvolvimento dos caracteres sexuais secundários (síndrome de Turner e outras disgenesias gonádicas). Quando houver gonadectomia (insensibilidade androgênica completa), a reposição estrogênica é indicada (útero rudimentar ou ausente, não havendo necessidade de progestagenioterapia).

Na síndrome de Turner, o tratamento é iniciado com doses baixas de estrogênio (EEC 0,300 a 0,625 mg/dia; 17-betaestradiol 0,5 a 1,0 mg/dia), isolado, durante 6 meses, visando ao desenvolvimento das mamas. Após esse período, ou quando houver sangramento genital, associa-se progestágeno 12 a 14 dias/mês. Após um a dois anos, a estrogenoterapia pode ser reformulada (EEC 1,25 a 2,5 mg/dia ou 17-betaestradiol 1,0 a 2,0 mg/dia), sempre associada ao progestágeno.[1,3]

Mulheres com IOP devem receber terapia estroprogestínica para prevenção da osteoporose, ressecamento vaginal e, possivelmente, prevenção de doenças cardiovasculares. Recomenda-se terapia hormonal semelhante à prescrita na pós-menopausa. A North American Menopause Society (NAMS) preconiza o uso de pílula anticoncepcional para essas mulheres, pois o etinilestradiol 20 a 30 mcg oferece melhores resultados biológicos, mais compatíveis com a idade (mulheres < 40 anos de idade).[13] A terapia hormonal deve permanecer até às cercanias da menopausa, que ocorreria, naturalmente, ao redor dos 50 anos de idade. É imperiosa a avaliação individual quanto às contraindicações gerais ao uso de pílula anticoncepcional combinada (tabagismo acima de 35 anos de idade, histórico de tromboembolismo venoso, doença cardiovascular instalada, diabetes com mais de 20 anos de evolução ou com vasculopatia, entre outras).[14]

Alguns estudos sugerem a administração de contraceptivos orais (CO) para atletas com idade igual ou superior a 16 anos com amenorreia hipotalâmica e perda óssea, associado a adequada nutrição. Atletas com osteoporose ou histórico de fraturas múltiplas e não responsivas a tratamentos não farmacológicos também poderão beneficiar-se dos CO. As jovens atletas não deverão ser tratadas com bisfosfonados. Esse grupo de fármacos, recomendado para mulheres na pós-menopausa, não tem eficácia e inocuidade comprovadas na pré-menopausa.[10] Para essas pacientes, recomenda-se a suplementação de 1.500 mg/dia de cálcio e 1.500 a 2.000 UI/dia de vitamina D.[10]

O hipotireoidismo deve ser tratado com administração de 50 a 112 mcg/dia de levotiroxina, na maioria dos casos. A resposta ao tratamento é monitorizada com a dosagem do TSH, entre 45 e 60 dias após o início do tratamento. O objetivo é manter o TSH nos limites normais.[8]

A hiperprolactinemia é tratada com a administração de agonista dopaminérgico. Recomenda-se a bromocriptina (2,5 a 10 mg via oral/dia) ou cabergolina (0,5 a 2,0 mg via oral/semana). A bromocriptina pode ser administrada duas a três vezes ao dia com taxas de sucesso entre 80 e 90% para os microprolactinomas e 60 a 70% para os macroprolactinomas. Os efeitos adversos são: náuseas, vômitos, boca seca, hipotensão postural, síncope e cefaleia. No intuito de minimizar esses efeitos, administram-se doses à noite, após a refeição. Iniciar com 2,5 mg e aumentar progressivamente a dose. Habitualmente os ciclos menstruais retornam em 30 a 60 dias. A cabergolina é o fármaco mais seletivo para o receptor D2. A eficácia é superior à bromocriptina e os efeitos adversos são inferiores. As doses terapêuticas habituais são de 0,5 a 1,0 mg uma a duas vezes por semana. A cabergolina pode reduzir o volume dos macroadenomas (20 a 50% de redução).[12]

Avaliação terapêutica à parte consiste na abordagem de mulheres com SOP. O tratamento baseia-se no desejo e clínica da paciente. Hirsutismo, irregularidade menstrual, proteção endometrial (hiperplasia e até câncer devido à anovulação) devem ser tratados com contraceptivos orais. Avaliar se há resistência insulínica e síndrome metabólica, importante fator de risco de doença metabólica (diabetes) e cardiovascular, analisando o uso de metformina. Ressalta-se que a primeira linha de tratamento de mulheres com SOP é a readequação alimentar e a atividade física. Havendo desejo reprodutivo, induz-se a ovulação (após identificação da permeabilidade tubária e avaliação espermática normal) com citrato de clomifeno, ainda o medicamento de primeira escolha. Doses de 50 a 150 mg via oral/dia, durante 5 dias, iniciando no 2º ou 3º dia do ciclo.[15]

A hiperplasia virilizante da suprarrenal forma tardia (um dos principais diagnósticos diferenciais da SOP) pode ser tratada com corticoterapia para bloqueio parcial do estímulo gonadal pelo ACTH, reduzindo a síntese de metabólitos androgênicos (deficiência de 21-hidroxilase é a forma mais comum).

Mulheres com transtorno alimentar, ou com prática excessiva de atividades físicas, devem modificar o estilo de vida. A anorexia nervosa é mais bem conduzida quando há interação entre psiquiatra, psicólogo, ginecologista e nutricionista (taxas consideráveis de morbidade e mortalidade associadas à anorexia nervosa). Atividade física extenuante promove amenorreia central com consequente hipoestrogenismo, e sequelas correlacionadas. Nos casos em que não seja possível a redução da prática (atletas), cogita-se a administração de estrogênios.[3]

Presente hipogonadismo hipogonadotrófico e desejo de gestação, impõe-se a indução da ovulação com gonadotrofinas. O clomifeno não deverá ser recomendado, pois não haverá maior liberação de FSH endógeno (o eixo neuroendócrino está suprimido).[2]

O tratamento cirúrgico estará indicado nas condições anatômicas anormais, habitualmente aquelas relacionadas com obstruções ao escoamento do fluxo menstrual (hímen imperfurado, septo vaginal transverso, agenesia cervical com útero presente). Na insensibilidade androgêni-

ca completa (síndrome de Morris), além da confecção de neovagina, indica-se a exérese das gônadas (testículos) pelo risco de malignização (25% de risco). Terapia estrogênica deve ser administrada posteriormente. No caso da agenesia uterovaginal (síndrome de Rokitansky), indica-se, se houver necessidade, a neovagina apenas, pois as gônadas são ovários (46XX) com síntese normal de esteroides.[16]

A sinéquia uterina é mais bem abordada por histeroscopia. Esse procedimento pode ser útil na maioria dos casos, com lise das sinéquias com tesoura (ou eletrodo, preferencialmente bipolar) e posterior administração de estrógenos para proliferação endometrial. Nova histeroscopia pode ser realizada após 30 a 45 dias para avaliação do resultado terapêutico e, se necessário, promover a lise de possíveis novas aderências. Não há consenso sobre o uso de dispositivo intrauterino (DIU) após o tratamento histeroscópico das sinéquias uterinas, pois a superfície do DIU de cobre é pequena para prevenir, mecanicamente, novas aderências. A maioria dos autores administra estrogenoterapia pós-operatória.[17]

CONCLUSÃO

A amenorreia pode ser manifestação de inúmeras doenças. O médico deve ter o conhecimento das principais condições determinantes, com minuciosa anamnese e acurado exame físico, com o intuito de identificar o sistema comprometido. A partir daí, solicitará exames subsidiários pertinentes para esclarecimento diagnóstico e instituição de terapia apropriada a cada caso.

CONSIDERAÇÕES FINAIS

As principais causas de amenorreia primária são: agenesia mülleriana (síndrome de Mayer-Rokitansky-Kuster-Hauser), disgenesias gonádicas e hipogonadismo hipogonadotrófico constitucional. Entre as causas secundárias destacam-se: gravidez, anorexia nervosa, falência ovariana prematura, hiperprolactinemia, amenorreia das atletas, síndrome dos ovários policísticos e doenças autoimunes.[6,16-18]

A abordagem prática da mulher com amenorreia primária deve seguir alguns passos: 1º – atenção a dados relevantes da anamnese e exame físico; 2º – exames laboratoriais básicos (USG para avaliar presença de genitália interna ou processos obstrutivos com acúmulo de sangue na cavidade endometrial); 3º – avaliar necessidade do cariótipo (46XX, 46XY, 45X0 ou mosaicismos) ou mensuração do FSH (agenesia ovariana, amenorreia central); 4º – tratamento da causa específica (habitualmente terapia hormonal estroprogestínica).

A abordagem prática da mulher com amenorreia secundária deve obedecer alguns passos: 1º – afastar gravidez; 2º – atenção aos dados da anamnese e do exame físico; 3º – dosagens hormonais obrigatórias (FSH, PRL e TSH) e eventuais (17OHP, SDHEA, TEST total); 4º – trata-mento específico da etiologia responsável pela amenorreia. Na Figura 3 é sintetizada a abordagem da mulher com amenorreia.

CASO CLÍNICO

Mulher, 32 anos, casada, apresenta amenorreia secundária há 6 meses. Relata ciclos irregulares (oligomenorreia) há 1 ano. Refere fadiga, astenia e palpitações. Nega uso de medicamentos regulares e doenças associadas. Menarca: 12 anos. Sexarca: 19 anos. G1 P0 A1 (espontâneo). Exame físico normal. Altura: 1,62 m. Peso: 58 kg. IMC: 22,1. PA: 120 × 80 mmHg. Pulso: 82 bpm. Sem atendimento médico há 3 anos.

1. Quais medidas propedêuticas (exames subsidiários) solicitaria, visando à assistência integral à saúde feminina? Justifique.
2. Cite quatro diagnósticos possíveis.

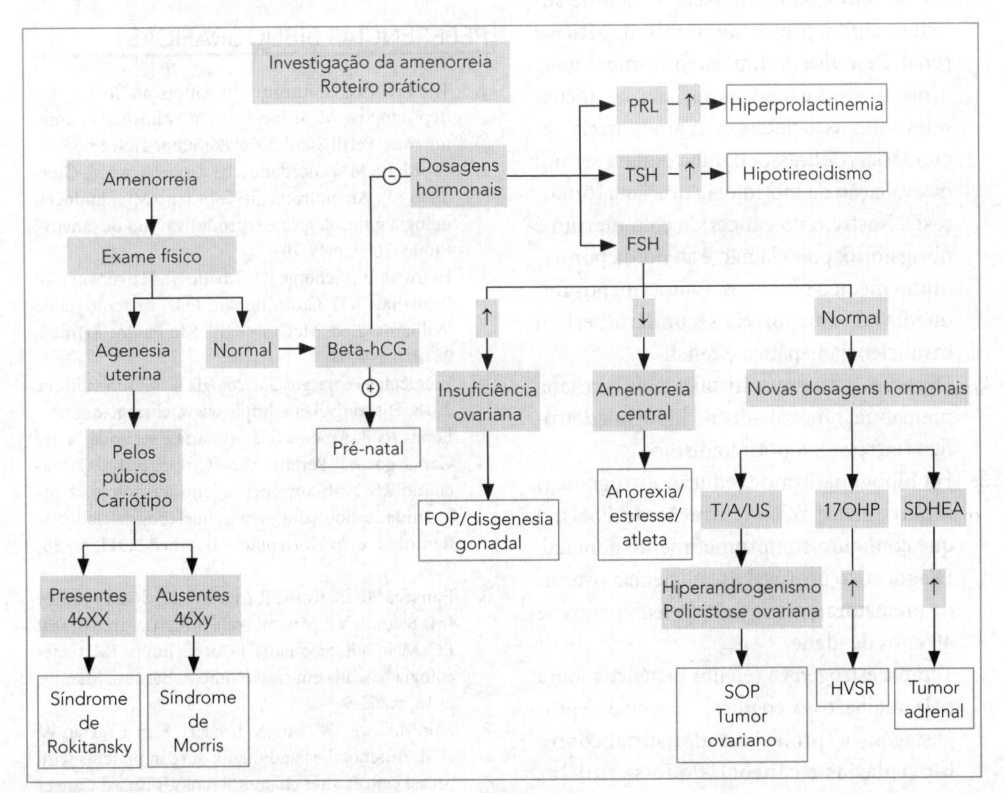

FIGURA 3 Roteiro prático, esquematizando a investigação da amenorreia.

A paciente retornou com o resultado dos exames. Beta-hCG: negativo; FSH: 58 mU/mL; LH 43 mU/mL; estradiol: 19 pg/mL; PRL: 8,8 ng/mL; TSH: 2,2 mU/mL; glicemia: 92 mg/dL; colesterol total: 215 mg/dL; HDL-c: 41 mg/dL; LDL-c: 168 mg/dL; triglicerídeos: 159 mg/dL. USG TV: útero AVF medindo 40 × 36 × 39 mm, endométrio com 2 mm de espessura. Ovário direito 19 × 21 mm e ovário esquerdo 18 × 20 mm.

1. Baseado nos resultados dos exames, qual o provável diagnóstico?
2. Qual o tratamento proposto? Justifique.
3. A paciente, ao final da consulta, refere desejo de gestar. Qual a recomendação?

Respostas do caso clínico

1. Beta-hCG quantitativo, TSH, FSH, PRL, E2, perfil lipídico, USG TV, colpocitologia oncótica, hemograma completo. Podem-se solicitar, ainda, provas de função hepática e renal. Pesquisa do hipotireoidismo, hiperprolactinemia e função ovariana, condições relevantes associadas com amenorreia secundária. A ultrassonografia poderá ser útil na avaliação da morfologia ovariana (tumores?). Rastreio do câncer de colo uterino é obrigatório, pois ela não é atendida por nenhum médico há 3 anos. Causas menos frequentes de amenorreia secundária seriam insuficiência hepática e renal.
2. Hiperprolactinemia, insuficiência ovariana prematura, hipogonadismo hipogonadotrófico (estresse), hipotireoidismo.
3. Há hipogonadismo (redução estrogênica) hipergonadotrófico (elevação do FSH), o que configura comprometimento gonadal. Diagnóstico provável: insuficiência ovariana prematura, pois a paciente tem menos de 40 anos de idade.
4. Terapia estrogênica (efeitos benéficos sobre pele, vagina, osso, cognição) associada à progestagênica (proteção endometrial contra hiperplasias e câncer). Pode-se utilizar 17-betaestradiol 2 mg associado a um pro-gestágeno (didrogesterona 10 mg, progesterona natural micronizada 100 a 200 mg, noretisterona 10 mg) em regime contínuo ou cíclico. Não há restrição, no caso, ao uso de pílula anticoncepcional combinada com 30 ou 20 mcg de etinilestradiol. A terapia hormonal deve permanecer até as cercanias de menopausa, ou seja, aproximadamente 50 anos de idade.
5. A dosagem do hormônio antimülleriano (HAM) poderá diferenciar insuficiência ovariana prematura da síndrome de insensibilidade dos ovários às gonadotrofinas (síndrome de Savage), que pode ter associação autoimune. Nessa síndrome os folículos se desenvolvem até o estágio primário (independentemente do FSH). Na insuficiência ovariana prematura, não haverá mais folículos. Recomendam-se técnicas de reprodução assistida com ovodoação.

REFERÊNCIAS BIBLIOGRÁFICAS

1. The Practice Committee of American Society for Reproductive Medicine. Current evaluation of amenorrhea. Fertil Steril 2006; 86(Suppl 4):S148-55.
2. Giordano MV, Giordano MG, Guerreiro EM, Giordano EB. Amenorreia. In: Giordano MG. Endocrinologia ginecológica e reprodutiva. Rio de Janeiro: Rúbio, 2009. p.49-70.
3. Hoffman BL, Schorge JO, Schaffer JI, Halvorson LM, Bradshaw KD, Cunningham FG. Ginecologia de Williams. 2.ed. McGraw-Hill. São Paulo: Artmed, 2014. p.440-59.
4. Protocolos Febrasgo. Ginecologia n. 38: Amenorreia. 2018. Disponível em: http://www.febrasgo.org.br
5. Lopes AVB. Amenorreia primária e secundária. In: Camargos AF, Pereira FAN, Cruzeiro IKDC, Machado RB. Anticoncepção, endocrinologia e infertilidade. Soluções para as questões da ciclidade feminina. Belo Horizonte: Coopmed, 2011. p.288-309.
6. Fonseca AM, Silva JSP, Arie WMY, Soares Júnior JM, Bagnoli VR. Amenorreia primária. In: Baracat EC, Melo NR, Salomão AJ, Soares Júnior JM. Ginecologia baseada em casos clínicos. Barueri: Manole, 2013. p.263-9.
7. Shin JJ, Choi YM, Jun JK, Lee KH, Kim TY, Han W, et al. Amenorrhea and menopause in patients with breast cancer after chemotherapy. J Breast Cancer 2019; 22(4):624-34.

8. Fritz MA, Speroff L. Clinical gynecologic endocrinologiy and infertility. 8.ed. Philadelphia: LWW, 2011.

9. The American College of Obstetricians and Gynecologists. Committee Opinion 740. Gynecologic care for adolescents and young women with eating disorders. Obstet Gynecol 2018; 131(6):e205-13.

10. Berz KDO, McCambridge T. Amenorrhea in the female athlete: what to do and when to worry. Pediatr Ann 2016; 45(3):e97-102.

11. Grossmann B, Saur S, Rall K, Pecher AC, Hübner S, Henes J, et al. Prevalence of autoimmune disease in women with premature ovarian failure. Eur J Contracept Reprod Health Care 2019; 25(1):72-5.

12. Melmed S, Casanueva F, Hoffman AR, Kleinberg DL, Montori VM, Schlechte JA, et al. Diagnosis and treatment of hyperprolactinemia: an Endocrine Society Clinical Practice Guideline. J Clin Endocrinol Metab 2011; 96(2):273-88.

13. The North American Menopause Society. The 2012 Hormone Therapy Position Statement. Menopause 2012; 19(3):257-71.

14. World Health Organization. Medical elegibility criteria for contraceptive use. WHO Library Cataloguing in Publication Data. 5.ed. 2015.

15. Azziz R, Carmina E, Dewailly D, Diamanti-Kandarakis E, Escobar-Morreale HF, Fetterweit W, et al. The androgen excess and PCOS society criteria for the polycystic ovary syndrome: the complete task force report. Fertil Steril 2009; 91:456-88.

16. Bombard II DS, Mousa SA. Mayer-Rokitansky-Kuster-Hauser Syndrome: complications, diagnosis, and possible treatment options: a review. Gynecol Endocrinol 2014; 30(9):618-23.

17. Myers EM, Hurst BS. Comprehensive management of severe Asherman syndrome and amenorrhea. Fertil Steril 2012; 97(1):160-4.

18. Cezarino PYA, Bagnoli VR, Souza MA, Soares Júnior JM, Fonseca AM. Amenorreia secundária. In: Baracat EC, Melo NR, Salomão AJ, Soares Jr. JM. Ginecologia baseada em casos clínicos. Barueri: Manole, 2013. p.271-6.

CAPÍTULO 26

Consulta da criança e da adolescente

Marta Francis Benevides Rehme
Zuleide Cabral
Ana Carolina Sater

INTRODUÇÃO

A consulta ginecológica da menina e da adolescente, embora tenha diversos pontos em comum da realizada na mulher adulta, possui algumas peculiaridades que a diferenciam. O American College of Obstetricians and Gynecologists (ACOG) recomenda que a visita inicial ao ginecologista seja realizada entre 13 e 15 anos de idade ou, idealmente, quando têm a primeira experiência sexual.[1]

Na infância, as meninas geralmente são encaminhadas por motivos específicos da especialidade e comparecem sempre acompanhadas de um de seus responsáveis, geralmente a mãe, que fornece a maioria das informações necessárias ao profissional. Essa mudança de ambiente e do profissional pode causar uma situação pouco confortável para a criança. Já a adolescente pode ser trazida por um de seus responsáveis, vir sozinha ou acompanhada por uma amiga ou pelo namorado. Em adição aos pediatras, os ginecologistas têm papel fundamental assim que se estabelece uma relação de confiança com a paciente, já que, seguindo a perspectiva da adolescente, os ginecologistas são a chave para a informação da saúde sexual.[1]

Os motivos de consulta em crianças envolvem vulvovaginites, sangramento genital, sinéquia de pequenos lábios ou desenvolvimento precoce de puberdade. Na adolescência, os problemas ligados a ciclo menstrual, anormalidades do desenvolvimento mamário, corrimento e contracepção são motivos frequentes de consulta.

Os principais motivos da consulta na infância e na adolescência[2] estão listados na Tabela 1.

TABELA 1   Principais motivos de consulta ginecológica em crianças e adolescentes

Crianças	Adolescentes
■ Corrimento	■ Acompanhamento de desenvolvimento puberal
■ Irritações e prurido genital	
■ Dor abdominal	■ Amenorreia
■ Desenvolvimento puberal precoce	■ Irregularidade menstrual, acne, hirsutismo
■ Sinéquia de pequenos lábios	■ Corrimento
■ Traumatismo genital	■ Cólicas menstruais
■ Suspeita de abuso	■ Desejo de contracepção
■ Dúvidas sobre anatomia dos órgãos genitais	■ Anormalidades do desenvolvimento mamário, como hipotrofia, hipertrofia, atelia, assimetrias

ANAMNESE DE CRIANÇAS

Na maioria das vezes, a criança é trazida à consulta sem saber o motivo pelo qual vai consultar e que tipo de médico vai atendê-la. Dar atenção a ela é um passo importante para que a consulta e o exame sejam bem-sucedidos. A anamnese será feita com as informações da mãe, mas, sempre que possível, a criança deve ser incluída na consulta.

A ficha de anamnese, além do motivo principal, deve contemplar perguntas inerentes a situações próprias da infância, como:

- Escolaridade.
- Vacinas.
- Doenças importantes.
- Quem cuida da higiene da criança (importante na avaliação dos casos de vulvovaginites).
- Aspectos do desenvolvimento e do crescimento.
- Alguma complicação durante a gestação e o parto da paciente.
- Relações familiares – atentar se há conflitos (pais separados, padrastos, irmãos mais velhos etc.), pois, muitas vezes, por trás de uma consulta de vulvovaginite há temores de que a criança possa estar sendo vítima de abuso.

EXAME FÍSICO E GINECOLÓGICO DA CRIANÇA

Durante o exame, é muito importante assegurar à criança que em nenhum momento ela será forçada a fazer algo com que não concorde. Muitas vezes, a mãe, na ânsia de preparar a filha para a consulta, pode assustá-la ainda mais com frases do tipo "você não vai chorar, né?", "não vai doer nada" ou "o(a) médico(a) só vai colher um exame", e como resultado temos uma paciente que chora e não se deixa examinar.

Na avaliação geral, medir peso e estatura, avaliar o estágio de desenvolvimento puberal, observar presença de marcas e cicatrizes (muitas vezes relacionados a abusos e maus-tratos). No exame ginecológico, avaliar o introito vaginal/formato do hímen e proceder à coleta de material em casos cujo motivo da consulta esteja relacionado a queixas vaginais, como corrimento ou prurido. Para o exame na criança, a posição uti-

lizada é a supina, com as pernas em posição semelhante às de uma rã e a cabeça elevada de forma que ela possa visualizar o examinador.

A vagina em meninas pré-púberes tem a elasticidade diminuída, a mucosa vaginal é fina, de coloração rosa-pálida e, pela ausência da ação estrogênica, é seca. Possui, por volta dos 7 a 8 anos de idade, o comprimento de 5 cm, aproximadamente.[3] É importante sempre incluir a mãe durante a avaliação dos órgãos genitais, mostrando aspectos da anatomia que podem gerar dúvidas, como aparência do hímen, hiperemia ou suspeita de malformação. Na infância, diferentemente da menina púbere, os grandes lábios possuem pouco tecido gorduroso e, em geral, não cobrem o introito vaginal,[4] favorecendo vulvovaginites por hábitos inadequados de higiene.

Se houver necessidade de coletar amostra vaginal e a criança for colaborativa, pode ser utilizado um *swab* umedecido com soro fisiológico. O material coletado servirá para análise de bacterioscopia, cultura e citologia.

O exame nunca deverá ser realizado utilizando de força, e, em situações nas quais não possa ser adiado, deverá ser realizado sob sedação assistida, em ambiente cirúrgico.[2] Lembrar de algumas regras básicas para diminuir o estresse (do médico e da paciente) no momento da consulta com crianças:

- Não perder a calma é o ponto principal!
- Não prometer nada que não possa cumprir ("eu não vou fazer nada" e acaba fazendo).
- Jamais ameaçar ("se não parar de chorar eu vou dar injeção").
- Não oferecer nenhum tipo de prêmio antecipado para que ela colabore ("se você não chorar eu vou dar um pirulito").
- Procurar manter o material de exame fora da vista da criança, para não assustá-la.

ANAMNESE DE ADOLESCENTES

Ao iniciar a entrevista, a cliente e seus responsáveis devem ser acolhidos, mas sempre priorizando a adolescente. Adolescentes têm o direito de ser atendidas sem a presença dos pais ou responsáveis na consulta, garantindo a confidencialidade e a execução dos procedimentos diagnósticos e terapêuticos necessários, desde que sejam capazes de avaliar seu problema e de conduzir-se por seus próprios meios para solucioná-lo.[5] O direito e os limites desse envolvimento à autonomia da adolescente devem ficar claros para a família e para a jovem, desde o primeiro contato.

No entanto, deverá ser esclarecido para a adolescente que, em algumas situações, o sigilo poderá ser quebrado. O profissional deve sempre encorajar a pacienre a envolver a família, oferecendo apoio na comunicação. Não havendo anuência da adolescente e mediante a necessidade de quebra de sigilo, ela será informada dos motivos de tal atitude antes do repasse de informações a seus pais e/ou responsáveis.[6]

Situações que justificam a quebra de sigilo na consulta de crianças e adolescentes:

- Drogadição (casos de experimentação: avaliar o contexto e a necessidade da quebra do sigilo).
- Déficit intelectual relevante.
- Percepção da ideia de suicídio, autoagressão.
- Percepção de ideia de homicídio.
- Casos em que haja referência explícita ou suspeita de abuso sexual.
- Recusa ao tratamento de uma doença de risco.
- HIV positivo.
- Doenças graves e necessidade de cirurgia.
- Gravidez na adolescência.
- Atividade sexual com menores de 14 anos.

A anamnese de adolescentes não difere muito da que é feita com mulheres adultas. O motivo da consulta habitualmente relaciona-se com a faixa etária, com os diversos órgãos sistêmicos e com o sistema reprodutor. Alguns tópicos devem ser incluídos na anamnese de adolescentes: escolaridade (importante saber se a adolescen-

te está periodizada na escola, e, em caso negativo, por quais razões); investigar experimentação de álcool, tabaco e drogas ilícitas; perfil nutricional, atentando para fatores de risco nutricional, como anorexia e obesidade, que podem interferir na saúde sexual e reprodutiva.[7] O ginecologista é a linha de frente para *screening* e diagnóstico de desordens alimentares em mulheres jovens e crianças, sendo a família parte importante do tratamento para aliviar a culpa e focar a recuperação.[8]

Na história menstrual, indagar a pacientes que não tiveram a menarca estabelecida se já iniciaram ou não os caracteres sexuais secundários. Naquelas que já tiveram menarca, perguntar sobre intervalo, duração e volume do fluxo menstrual, não esquecendo de anotar a data da última menstruação e ajudando a adolescente a relacionar com fatos do seu dia a dia quando ela não lembrar da data ("foi no fim de semana?" ou "foi no último feriado?").

A vida sexual é um item importante e deve ser abordada com cautela. Muitas vezes, a adolescente compartilha com a mãe o fato de estar namorando, porém mantém sigilo sobre sua vida sexual. Aguardar um momento de privacidade (que pode ser na hora do exame ginecológico) para abordar aspectos da vida sexual. Na oportunidade, certificar-se de que o uso do método anticoncepcional está correto, corrigir possíveis enganos, orientar, prescrever e enfatizar a dupla proteção. Menos da metade das meninas e mulheres entre 14 e 25 anos de idade estava em uso de pílula anticoncepcional antes do primeiro ato sexual.[1]

Para adolescentes que já engravidaram, indagar sobre os antecedentes obstétricos: número de gravidezes, partos e abortamentos. Histórico e vias de parto, peso do recém-nascido e possíveis complicações do ciclo grávídico-puerperal.

Nos antecedentes pessoais, questionar sobre cirurgias prévias e uso de medicamentos e/ou alergias. Lembrar que determinados medicamentos de uso crônico podem ter interação medicamentosa com os contraceptivos utilizados. É oportuno colher informações sobre as vacinas já realizadas, orientar sobre os reforços necessários e prescrever as próximas pertinentes à faixa etária,[9] como a vacina do HPV. Nos antecedentes familiares, investigar o estado de saúde dos pais e familiares mais próximos. Além disso, buscar informações sobre casos na família semelhantes ao quadro principal.[10]

É muito comum a mãe levar a filha ao ginecologista para uma sessão de conselhos práticos. Há também os pais que buscam, na consulta, descobrir se a filha já iniciou a vida sexual e, ainda, os que as levam para a constatação de virgindade. Nesta última situação, é necessário contextualizar o pedido, intermediar a discussão entre a adolescente e os responsáveis e esclarecer que laudos periciais são de responsabilidade de médicos legistas.[11]

EXAME FÍSICO E GINECOLÓGICO DA ADOLESCENTE

É importante que o profissional fique atento a situações de vergonha ou medo da adolescente e adote uma postura menos formal, mais acolhedora e compreensiva.[14]

Anotar peso, estatura, índice de massa corpórea (IMC), pressão arterial.[5] Observar a pele, as mucosas, a distribuição de pelos e a presença de acne. Acne e pelos discretos podem existir na puberdade normal, principalmente entre as pacientes com histórico familiar. Em pacientes com sobrepeso e com sinais de hiperandrogenismo clínico, investigar a presença de acantose nigricante.[9] Independentemente do motivo da consulta, deve-se realizar a avaliação clínica do estágio de desenvolvimento puberal para mamas e pelos, utilizando os critérios de Tanner[16] (Figura 1).

Na sequência, examinar as mamas, devendo ser cada etapa explicada para a paciente, principalmente para aquelas que consultam pela primeira vez, deixando o exame ginecológico para o final. Caso a paciente não queira realizar o exame ginecológico e a situação não seja indispensável pelo motivo da consulta, ele poderá ser realizado em outro momento. Essa conduta poderá reforçar a confiança entre a paciente e o profissional que a atende.[14]

As técnicas relacionadas para a inspeção e palpação do abdome de meninas e adolescentes não diferem das utilizadas na mulher adulta. A palpação superficial e profunda permite identificar regiões dolorosas, massas e hérnias inguinais.[17] Para as adolescentes, o exame ginecológico tem a mesma sequência utilizada para a mulher adulta. A paciente fica em decúbito dorsal com as pernas fletidas e as coxas em adução e flexão. Observar no exame:

- Monte de Vênus, grandes e pequenos lábios, vestíbulo vulvar. No início da puberdade, podem surgir hipertrofia e/ou assimetria dos pequenos lábios, motivo de consulta ou um achado durante o exame físico de uma consulta de rotina.[18]
- Clitóris e medida do volume clitoriano: entre 11 e 15 anos de idade – 3 x 3 mm, e entre 15 e 19 anos de idade – 5 x 5 mm.[19] No caso de hipertrofia clitoriana, investigar anomalias do desenvolvimento sexual, hiperplasia da suprarrenal e uso de hormônios virilizantes.[12]
- Hímen: existem hímens com duas aberturas (septados e cribiformes) e imperfurados.[18] Pólipos himenais também podem ser observados, geralmente revelando-se destituídos de importância clínica, não necessitando de tratamento.
- Aspecto de higiene com observação de depósito de secreção interlabial.
- Presença de lesões verrucosas, sinais de processo inflamatório, traumatismo, corrimento.[16]

Na integridade himenal, a coleta de material, se necessária, poderá ser feita com *swab*, uma sonda vesical estéril ou, dependendo do relaxamento himenal, utilizando-se um espéculo de virgem. Diante de uma situação em que a adolescente nega já ter tido relação sexual e no momento do exame físico é constatada ruptura

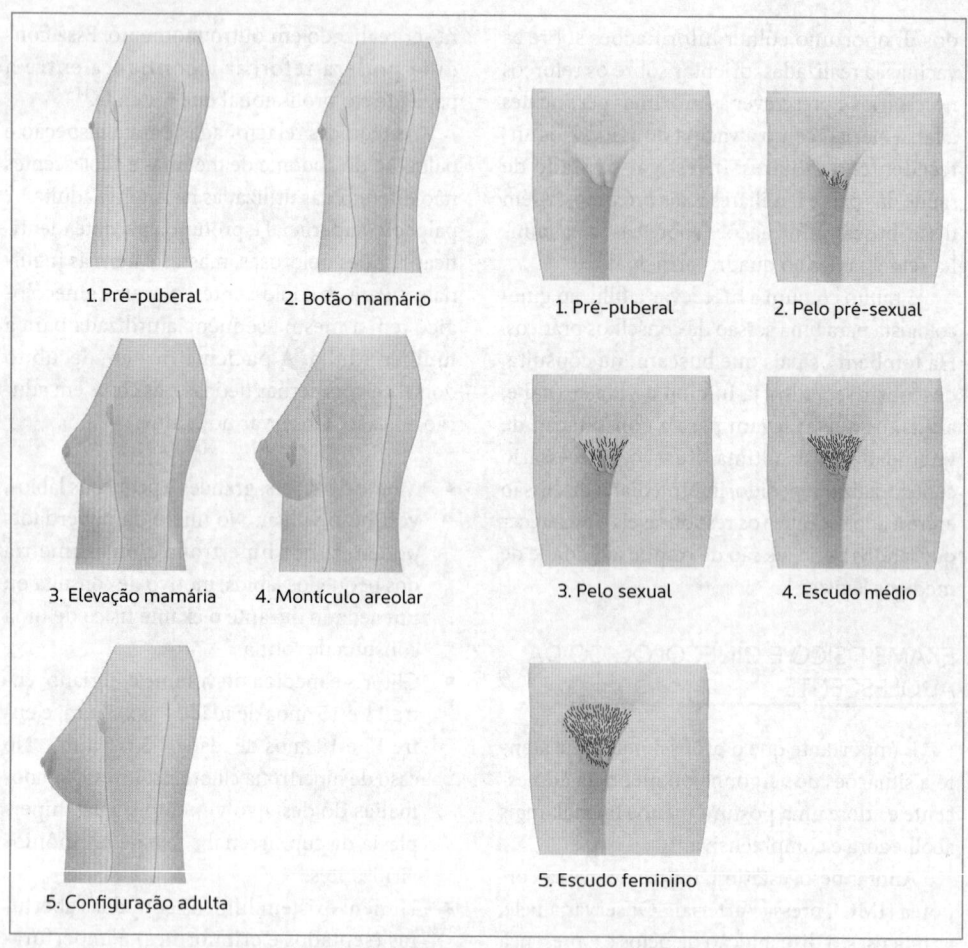

FIGURA 1 Estadiamento puberal de Marshall e Tanner.[13]

himenal, o profissional deve conduzir o exame como se o hímen fosse íntegro. À medida que se amplia a confiança entre adolescente e profissional, o assunto será discutido para o esclarecimento do motivo da omissão.[14] Caso a adolescente já tenha iniciado a relação sexual, o exame especular será semelhante ao da mulher adulta. A coleta do conteúdo vaginal será realizada com a utilização do espéculo vaginal.

Em crianças e adolescentes virgens, havendo a necessidade de exploração do canal vaginal, por sangramento genital, suspeita de corpo estranho ou tumor, a vaginoscopia poderá ser realizada utilizando-se espéculo de virgem, espéculo nasal, cistoscópio ou otoscópio infantil, colpovirgoscópio e histeroscópio.[2] Nem sempre é possível realizar esses procedimentos em nível ambulatorial por falta de consentimento ou colaboração da paciente, devendo ser realizados sob narcose em ambiente cirúrgico.

Nas pacientes que já iniciaram a relação sexual, realiza-se o toque bidigital e bimanual, em que se avaliam as paredes vaginais, o fundo de sacos laterais e posteriores, o colo uterino, seu tamanho, consistência, e a mobilidade, dolorosa ou não. O toque retal raramente é realizado, sendo praticamente substituído pela ultrassonografia pélvica ou transperineal.[2]

EXAMES COMPLEMENTARES

A anamnese bem elaborada e o exame físico bem realizado podem concluir o diagnóstico, ficando os exames complementares para confirmar e/ou solucionar os casos duvidosos, além de auxiliar no acompanhamento das doenças. De acordo com a queixa principal e os achados clínicos, os exames laboratoriais e os de imagens serão solicitados.

Avaliações hormonais são necessárias em algumas situações clínicas, como alterações do desenvolvimento puberal, amenorreia, distúrbios do ciclo menstrual, suspeita de doenças da tireoide e da glândula suprarrenal. A investigação para essas situações inclui as dosagens de hormônios plasmáticos: estradiol, hormônio folículo-estimulante (FSH), hormônio luteotrófico (LH), prolactina, hormônios tireoidianos, cortisol, sulfato de deidroepiandrosterona, deidroepiandrosterona, androstenediona, testosterona total e a 17-alfa-hidroxiprogesterona.

Pacientes que consultam por sangramento genital anormal, mesmo as que estejam sangrando no momento da consulta, devem ser submetidas a exames ginecológico, laboratoriais e de imagens, para afastar causas sistêmicas ou orgânicas dos órgãos genitais. Embora o sangramento menstrual irregular nos primeiros dois anos pós-menarca possa ser transitório, quando a perda sanguínea é profusa as causas hematológicas devem ser rastreadas.

As pacientes que referem sangramento excessivo, desde a menarca, história prévia de tratamento para anemia por perda sanguínea menstrual, antecedentes familiares de desordens hematológicas, histórico de sangramento excessivo por extração dentária, parto, aborto ou outros procedimentos cirúrgicos, devem ser avaliadas pelo hematologista.[20] As adolescentes com irregularidade do ciclo menstrual devem ser acompanhadas até que se estabeleça o diagnóstico e controle do quadro.

Na maioria dos casos de dismenorreia, o exame clínico e os de imagens são normais. No entanto, é importante afastar causas obstrutivas, como hímen imperfurado, septos e agenesia de vagina. O marcador tumoral Ca-125, para investigação de endometriose, tem pouca utilidade nessa faixa etária. Nos casos suspeitos de malformações e distúrbios do desenvolvimento sexual, o estudo do cariótipo, a ultrassonografia pélvica e de abdome total, a ressonância nuclear magnética e/ou a tomografia computadorizada e a ultrassonografia das vias renais somam-se às dosagens hormonais pertinentes.[9]

CONSIDERAÇÕES FINAIS

A consulta ginecológica da menina e da adolescente, embora tenha diversos pontos em comum com a realizada na mulher adulta, possui algumas peculariedades que a diferenciam. A qualidade do vínculo estabelecido entre o médico e sua paciente será determinante para que sejam abordadas questões pessoais dela. O exame físico geral é bastante semelhante ao da mulher adulta, e é importante que o profissional fique atento a situações de vergonha ou medo da criança/adolescente e adote uma postura menos formal, mais acolhedora e compreensiva.

REFERÊNCIAS BIBLIOGRÁFICAS

1. The American College of Obstetricians and Gynecologists. The initial reproductive health visit. Committee Opinion n. 598. American College of Obstetricians and Gynecologists. Obstet Gynecol 2014; 123:1143-7.
2. Magalhães MLC. Exame ginecológico na infância. In: Magalhães MLC, Andrade HHSM. Ginecologia infantojuvenil. Rio de Janeiro: Medsi, 1998. Cap. 8, p. 53-8.
3. Pendergrass PB, Reeves CA, Belovicz MW, Molter DJ, White JH. The shape and dimensions of the human vagina as seen in three-dimensional vinyl polysiloxane casts. Gynecol Obstet Invest 1996; 42: 178-82.
4. Zegueir BK. Examen en la primera y segunda infancia. In: Ginecologia infanto-juvenil. 2.ed. Buenos Aires: Medica Panamericana, 1987. p. 55-61.
5. Ministério da Saúde, Secretaria de Atenção à Saúde, Departamento de Ações Programáticas Estratégicas. Saúde do adolescente: competências e habilidades. Brasília (DF), 2008
6. Oselka, G, Troster, EJ. Aspectos éticos no atendimento médico do adolescente. Rev Paul de Pediatr. 1999; 17: 95-7.

7. Lourenço AM, Taquette SR, Hasselmann SR. Avaliação nutricional: antropometria e conduta nutricional na adolescência. Rev Adolesc Saúde 2011; 8(1):51-8.

8. Sieke EH, Rome ES. Eating disorders in children and adolescents: what does gynecologist need to know. Curr Opin Obstet Gynecol 2016; 28:381-92.

9. Febrasgo. Manual de ginecologia infantojuvenil. São Paulo, 2014: 22-34.

10. Magalhães MLC, Reis JTL. Vulvovaginites. In: Ginecologia infantojuvenil: diagnóstico e tratamento. Rio de Janeiro: Medbook, 2007. p. 67-81.

11. Cabral ZAF, Rehme MFB. Questões éticas e legais e a consulta ginecológica da adolescente: atendendo a adolescente no consultório. São Paulo. Febrasgo, 2012. Disponível em: https://www.febrasgo.org.br/media/k2/attachments/08-ATENDENDO_A_ADO-LESCENTE_NO_CONSULTOyRIO.pdf; acessado em: 28 de agosto de 2020.

12. Chun-Sen, H. Obesity and insulin resistance in women with polycystic ovary syndrome. Gynecol Endocrinol 2011; 27(5):300-6.

13. Marshall, WA, Tanner, JM. Variations in pattern of pubertal chang in girls. Arch Dis Child. 1969; 44 (235): 291-303.

14. Gomes VLO, Fonseca AD, Oliveira DC, Silva CD, Acosta DF, Pereira FW. Representações de adolescentes acerca da consulta ginecológica. Rev Esc Enferm USP 2014; 48(3):438-45.

15. Janssen CAH, Scholten PC, Heintz APM: Simple visual assessment technique to discriminate between menorrhagia and normal menstrual blood-loss. Obstet Gynecol 1995; 85(6):977- 82.

16. Cabral, ZAF. Vulvovaginites na infância e na adolescência. Revista da SOGIA-BR 2005; 6(1):12-4.

17. Cowell CA. The gynecologic examination of infants, children, and young adolescent, in pediatric and adolescent gynecology. Pediatr Clin North Am 1981; 28(2):246-66.

18. Bastos AC. Ginecologia infantojuvenil. O exame ginecológico na infância e na adolescência. 2.ed. São Paulo: Roca, 1988. p. 21-8.

19. Huffman JW et al. Examination of the premenarchial child. In: The gynecology of childhood and adolescence. 2.ed. Philadelphia: Sauders, 1981. p. 408-16.

20. Cabral, ZA. Estudo de um ciclo menstrual em adolescentes eumenorreicas [tese]. São Paulo: Universidade de São Paulo, 2003.

CAPÍTULO 27

Puberdade precoce – diagnóstico

Jaqueline Neves Lubianca
Érika Vieira Paniz

INTRODUÇÃO

As transformações biológicas que ocorrem na adolescência são conhecidas como puberdade. As mais evidentes são o crescimento em estatura e o desenvolvimento de caracteres sexuais secundários.

Em meninas, o primeiro sinal da puberdade costuma ser o aparecimento do botão ou broto mamário (telarca), seguido do surgimento dos pelos terminais (pubarca), do estirão de crescimento linear e, por último, da menarca. O botão mamário pode ser inicialmente unilateral, não caracterizando anormalidade. O intervalo entre a telarca e a pubarca costuma ser de 6 meses. Em meninas afrodescendentes, a pubarca pode preceder a telarca como um achado normal.

A classificação empregada até hoje para acompanhar o desenvolvimento puberal foi descrita na década de 1960 por Marshall e Tanner.[1] São descritas cinco categorias, com o estágio 1 correspondendo ao estágio pré-puberal, e o 5, ao desenvolvimento completo (forma adulta). Os estágios de Tanner (Figura 1) estabelecem padrões de normalidade, e desvios nesses parâmetros podem sinalizar situações como puberdade precoce e tardia.

A puberdade normal tem início entre 8 e 13 anos (média de 10,5 anos) de idade para meninas. A definição do desenvolvimento puberal normal é baseada nos achados de 95% da população ou até dois desvios padrão (DP) da média do início puberal. Apesar de ocorrerem pequenas variações individuais, tanto na época de início como na sequência da maturação sexual, o processo costuma durar em média 3 a 4 anos, em ambos os sexos. Afrodescendentes tendem a finalizar o processo em idade mais precoce do que meninas brancas. A duração média entre o início da puberdade (Tanner M2) e a menarca é de 2 anos e 6 meses.

DEFINIÇÃO/DESCRIÇÃO

Puberdade precoce (PP) é o início do desenvolvimento dos caracteres sexuais secundários antes do momento esperado para padrões considerados normais, ou seja, antes dos 8 anos de idade para meninas e dos 9 anos para meninos.[3] Ao atender uma paciente que se apresenta com desenvolvimento sexual precoce, o ginecologista deve se perguntar:

1. Essa menina é muito jovem para ter atingido esse nível do desenvolvimento puberal?
2. O que está causando esse desenvolvimento sexual precoce?

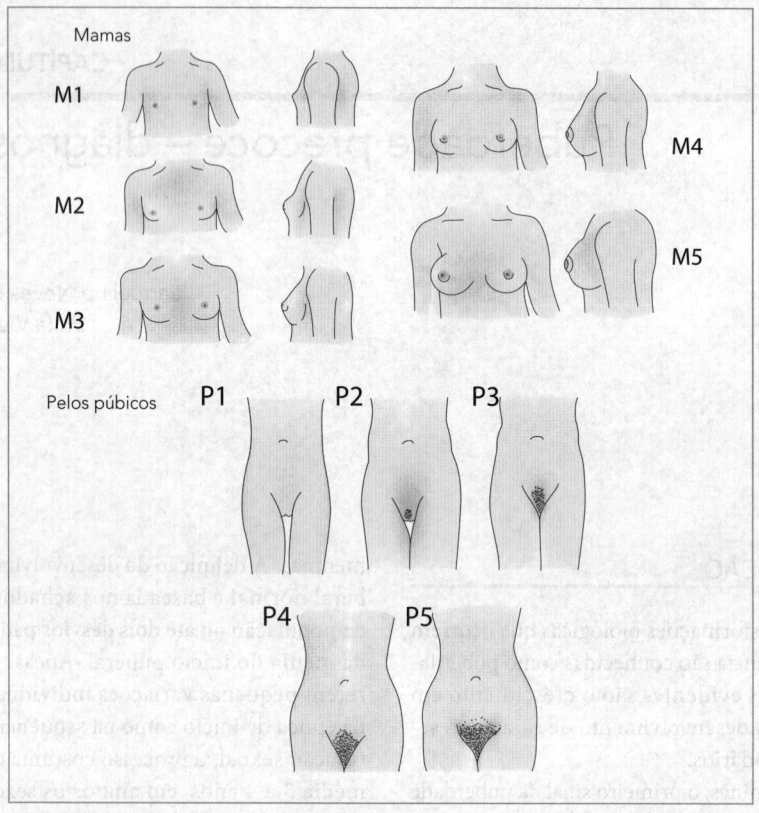

FIGURA 1   Estágios de Tanner.[2]

CLASSIFICAÇÃO

Puberdade precoce central ou dependente de gonadotrofinas (PPDG) ou verdadeira

É causada pela maturação precoce do eixo hipotálamo-hipófise-ovário (HHO). Caracteriza-se pela maturação sequencial das mamas e dos pelos púbicos em meninas. As características secundárias estão de acordo com o sexo genético da paciente, o que é, portanto, isossexual.

Puberdade precoce periférica ou independente de gonadotrofinas (PPIG) ou pseudopuberdade precoce

É causada pelo excesso de secreção dos hormônios sexuais (estrógenos ou andrógenos)

pelas gônadas ou adrenais, fontes exógenas de hormônios sexuais, ou produção ectópica de gonadotrofinas por um tumor de células germinativas (p.ex., gonadotrofina coriônica humana). Nessa forma, os caracteres sexuais secundários podem estar apropriados (isossexual) ou não (heterossexual) ao sexo genético, causando, nesse último caso, virilização em meninas.

Puberdade precoce incompleta

É definida como desenvolvimento mamário isolado em meninas (telarca prematura) ou características sexuais isoladas mediadas por andrógenos (como pelos púbicos e/ou axilares, acne e suor) que resultam do aumento da produção de andrógenos pela adrenal (pubarca/adrenarca prematura). Ambas são variantes da puberdade normal. Essas crianças devem ser acompanhadas regularmente, pois algumas podem progredir para PP completa.

QUADRO CLÍNICO

Puberdade precoce central ou dependente de gonadotrofinas (PPDG)

Causada pela ativação prematura do eixo HHO. Apesar do início precoce, o padrão e o tempo de aparecimento dos caracteres ocorrem na sequência normal. Essas crianças têm crescimento linear acelerado para a idade, avanço da idade óssea e níveis puberais de hormônio foliculoestimulante (FSH), hormônio luteinizante (LH) e estradiol.

Causas

1. Idiopática – PP central é idiopática em mais de 80% dos casos.
2. Lesões do sistema nervoso central (SNC) – essa associação torna mandatória a realização de ressonância magnética (RM) com contraste em todas as pacientes com PPDG, mesmo na ausência de anormalidades neurológicas.[4] Qualquer lesão intracraniana pode causar PP central, incluindo estas:
   - Hamartomas – hamartomas da *cinereum tuber* são tumores benignos e o principal tipo de tumor do SNC que causa PP em crianças. O mecanismo de ação seria a presença de neurônios produtores de GnRH, que agem como um foco hipotalâmico ectópico gerador de pulsos de GnRH.[5]
   - Outros tumores do SNC – incluem astrocitomas,[6] ependimomas, pinealomas e gliomas ópticos e hipotalâmicos.
   - Irradiação do SNC – PP causada por irradiação do SNC é frequentemente associada à deficiência de hormônio de crescimento (GH).[7] A reserva de GH deve ser pesquisada e, se deficiente, tratada com GH combinado à terapia com agonista do GnRH.
   - Outras lesões do SNC – PP tem sido associada com hidrocefalia, cistos, trauma, doenças inflamatórias do SNC e defeitos congênitos de linha média, como hipoplasia do nervo óptico.
3. Genéticas – os genes relacionados com puberdade precoce central e secreção precoce de GnRH são *KISS1*, seu receptor acoplado à proteína G, *GPR54 (KISS1R)*, *PROKR2*, *DLK1* e *MKRN3*.[8-11] A mutação autossômica dominante do gene *GPR54* foi a primeira mutação identificada que comprovadamente levava à ativação prolongada da secreção do GnRH através do seu ligante kisspeptina (*KISS1*).[8] Outro estudo identificou a mutação p.Pro74Ser no gene *KISS1*, defeito que leva à maior resistência da kisspeptina à degradação *in vitro* e consequente aumento da biodisponibilidade dessa proteína.[9] Assim, essas duas mutações de ganho de função foram as únicas mutações identificadas como causais em pacientes com puberdade precoce central, resultando em *upregulation* do sistema *KISS1/KISS1R* e levando à secreção de GnRH e ativação do eixo hipófise-hipotálamo-gonadal.[12] De maneira similar, uma mutação heterozigótica de ganho de função no gene *PROKR2* leva à puberdade precoce central por aumentar a atividade de proteínas selvagens.[13] *DLK1* foi o gene mais recentemente identificado como fator causador de puberdade precoce central, sendo também associado com a idade da menarca.[8,14] Atualmente, a causa genética mais comum de puberdade precoce central são as mutações de perda de função do gene *MKRN3*.[10] O gene *MKRN3* está localizado na região relacionada à síndrome de Prader-Willi no cromossomo 15. Todos os pacientes afetados com puberdade precoce familiar herdaram as mutações *MKRN3* de seus pais.[15]
4. Exposição prévia a excesso de esteroides sexuais – crianças expostas a elevados níveis de hormônios sexuais (p.ex., aquelas com hiperplasia adrenal congênita malcontrolada ou síndrome de McCune-Albright) podem, eventualmente, desenvolver PPDG superimposta, por efeito primário da PP

periférica (derivada da resposta do hipotálamo aos esteroides sexuais) ou por queda súbita dos níveis de hormônios sexuais com melhora do controle da PPIG.[16]

5. Hipotireoidismo primário – crianças com hipotireoidismo severo de longa data não tratado podem apresentar PP. Achados incluem: desenvolvimento mamário precoce, galactorreia e sangramento menstrual irregular.[17] Isso é tradicionalmente relatado como síndrome de *overlap* ou de Van Wyk--Grumbach. Os sinais de puberdade regridem com o uso da levotiroxina. O mecanismo proposto é o estímulo cruzado dos receptores de FSH pelos altos níveis de hormônio estimulante da tireoide (TSH).[18]

Puberdade precoce independente de gonadotrofinas ou periférica (PPIG)

Causas

É causada pelo excesso de secreção de hormônios (estrógenos ou andrógenos) produzidos pelas gônadas ou pelas adrenais ou ainda por fontes exógenas. Secundariamente, define-se se as características sexuais são apropriadas para o sexo (isossexual) ou inapropriadas (heterossexual), com virilização de meninas. Os níveis de FSH e LH estão suprimidos (níveis pré-puberais) e não aumentam com estímulo de GnRH. A sequência de progressão puberal não ocorre na ordem da puberdade normal (telarca, pubarca e menarca). O tratamento para PPIG depende da causa. O uso de agonista GnRH é ineficaz.

1. Cistos ovarianos – cisto folicular funcionante ovariano é a causa mais comum de PPIG. Pode apresentar-se com um episódio de sangramento vaginal. Esses cistos podem surgir e regredir espontaneamente, por isso o manejo conservador é apropriado. Cistos muito grandes podem predispor à torção do ovário.

2. Tumores ovarianos – causa rara de PPIG em meninas. Tumores de células da granulosa podem causar PPIG isossexual; tumores de células de Sertoli-Leydig (arrenoblastoma),

tumores puros de células de Leydig e gonadoblastomas podem produzir andrógenos e causar PPIG heterossexual.

3. Estrógenos exógenos – feminização tem sido atribuída à exposição excessiva a estrógenos por meio de cremes, pomadas e *sprays*. Familiares que utilizam estrógenos tópicos para tratar os sintomas da menopausa, por exemplo, podem facilitar o uso inadvertido de hormônios pela menina. Outras possíveis fontes de exposição de estrogênio incluem a contaminação dos alimentos com hormônios, os fitoestrógenos (p.ex., a soja), e remédios populares.

4. Doença adrenal – causas adrenais de excesso de andrógenos incluem tumores produtores de andrógenos e defeitos enzimáticos na biossíntese de esteroides adrenais (hiperplasia adrenal congênita – deficiência de 21-hidroxilase). A pubarca prematura pode ser a apresentação de um distúrbio hereditário do metabolismo de esteroides adrenais, incluindo deficiência de 11-beta-hidroxilase, deficiência de 3-beta-hidroxiesteroide desidrogenase tipo 2, deficiência de hexose--6-fosfato desidrogenase e deficiência de PAPSS2. Tumores adrenais produtores de estrógenos podem levar à feminização. Raramente, tumores adrenais produzem andrógenos e estrógenos.

5. Tumores hipofisários secretores de gonadotrofinas – extremamente raros em crianças e associados a níveis elevados de FSH e/ou LH.

6. Síndrome de McCune-Albright – a síndrome de McCune-Albright (SMA) é um distúrbio raro que se manifesta pela tríade de PP periférica, manchas café com leite na pele e displasia fibrosa óssea. Meninas afetadas tendem a produzir estrógenos excessivamente. A SMA deve ser considerada em meninas com formação recorrente de cistos foliculares e menstruações cíclicas.[19] As alterações de pele e as lesões ósseas podem aumentar ao longo do tempo. Em meninas que se apresentam com sangramento vagi-

nal, o aumento ovariano tem sido confundido com tumor de ovário, levando, muitas vezes, a ooforectomia inadvertida.[20] Por isso, meninas que se apresentam com sangramento via vaginal prematuro devem ser cuidadosamente avaliadas para descartar SMA.

Como em outras formas de PPIG, a sequência de progressão puberal pode ser anormal, com sangramento precedendo o desenvolvimento mamário. A exposição prolongada a níveis elevados de esteroides sexuais pode causar crescimento acelerado, avanço na maturação óssea e prejuízo da estatura final. Apesar de essa forma de PP ser tipicamente PPIG, um componente secundário de PPDG pode se desenvolver, em decorrência da exposição prolongada aos esteroides e da consequente ativação do eixo hipófise-gonadal.[21]

DIAGNÓSTICO DIFERENCIAL

Variantes da normalidade

O desenvolvimento precoce de caracteres sexuais secundários pode ser frequentemente considerado uma variante da normalidade. Radiografia de idade óssea não demonstra maturação epifisária acelerada (a idade óssea compatível é compatível com a cronológica). Se a idade óssea for normal ou apenas levemente avançada (inferior a 2 DP) e outras características clínicas forem típicas, nenhum outro teste é necessário. De qualquer forma, é importante manter monitoração dessas crianças para garantir que elas não desenvolverão PP.

Telarca prematura isolada

A maioria dos casos de telarca prematura é idiopática, apresenta-se ao redor dos 2 anos de idade (mas pode começar ao nascimento) e regride espontaneamente ou progride muito lentamente. A maioria dessas meninas não apresenta outros sinais de desenvolvimento puberal, e seu crescimento estatural é normal. As concentrações de estradiol estão em níveis pré-puberes. A causa é desconhecida. A telarca prematura pode progredir para PP isossexual em 14 a 20% das crianças.[22]

Características principais da telarca prematura isolada:

- Desenvolvimento mamário uni ou bilateral.
- Ausência de outros caracteres secundários.
- Crescimento linear normal.
- Idade óssea normal.

O outro pico da telarca prematura isolada é ao redor dos 6 a 8 anos de idade. É mais comum em meninas negras ou de origem hispânica, particularmente aquelas com sobrepeso.[23] Na maioria das vezes, não possui causa definida. Geralmente, a telarca prematura isolada não requer tratamento, apenas suporte. A paciente deve ser acompanhada a cada 6 meses para identificar qualquer progressão para PP. Devem ser realizadas curvas de crescimento e, se houver registro de aceleração da velocidade de crescimento, nova avaliação radiológica/hormonal deverá ser realizada. É necessário encaminhar para ginecologista infantopuberal ou endocrinologista se houver desenvolvimento progressivo dos caracteres sexuais secundários, aumento da velocidade de crescimento, aceleração da maturidade óssea ou início após os 3 anos de idade.

Recém-nascidos

Hipertrofia mamária pode ocorrer em recém-nascidos femininos ou masculinos. É causada por estímulo hormonal materno e é resolvida espontaneamente em poucas semanas ou meses. O desenvolvimento mamário pode ser proeminente e estar associado à galactorreia (leite das bruxas). A conduta é expectante, pois regride espontaneamente.

Adrenarca prematura isolada

É caracterizada pelo aparecimento de pelos púbicos (pubarca) e/ou axilares antes dos 8 anos de idade em meninas. É mais comum em indivíduos afrodescendentes e em indivíduos com obesidade ou resistência à insulina. É uma variante da puberdade normal, mas, por tratar-se de um fator de risco para ovários policísticos, o acompanhamento é recomendado.[24]

A avaliação começa com determinação da idade óssea. Se for normal ou abaixo de 2 DP, não necessita de investigação adicional, apenas monitoração para diagnosticar eventual progressão para PP. Se a idade óssea for acima de 2 DP da idade cronológica, deve-se prosseguir na avaliação.

O diagnóstico de pubarca prematura é mais bem embasado se forem documentados níveis normais de SDHEA (para o estágio dos pelos púbicos) e se os níveis matinais (8 a 9 h) de 17-hidroxiprogesterona e testosterona forem normais para a idade (excluir hiperplasia adrenal congênita não clássica).

DIAGNÓSTICO

A avaliação cuidadosa deve ser realizada em toda menina com caracteres sexuais secundários antes dos 8 anos de idade. A preocupação e a extensão da avaliação devem ser maiores quanto menor for a idade da criança.

Avaliação inicial

Verificar história e realizar exame físico seguido de radiografia de mão e de punho para idade óssea para medir a maturação da epífise óssea.

- Anamnese: tempo de início das primeiras modificações, idade de início do desenvolvimento puberal nos pais e nos irmãos, evidências de crescimento linear, presença de cefaleia, convulsões (alteração no SNC), dor abdominal (processo ovariano), história prévia de doença do SNC ou traumatismo cranioencefálico, exposição a esteroides (medicamentos ou cosméticos).
- Exame físico: peso, altura e cálculo da velocidade de crescimento (cm/ano). Fundoscopia para excluir papiledema (sugestivo de aumento de pressão intracraniana), avaliação de campo visual (restrito sugere massa no SNC) e ectoscopia, que busca manchas café com leite (neurofibromatose ou SMA).

- Estágios de Tanner (Figura 1): o desenvolvimento dos caracteres sexuais secundários deve ser registrado de forma objetiva, utilizando os estágios de Tanner para mamas e pelos púbicos. Pode-se também registrar o diâmetro do tecido glandular palpável e do complexo aréolo-mamilar.
- Idade óssea: se a idade óssea estiver acima de 2 DP da idade cronológica, deve-se proceder a avaliação adicional. Se a idade óssea for normal, é pouco provável que a paciente tenha PPDG e PPIG. Nos casos de variante da normalidade, mesmo com idade óssea normal, o acompanhamento periódico é necessário.

EXAMES LABORATORIAIS

Definido o diagnóstico de PP, a avaliação complementar é necessária para determinar sua causa e o tipo de tratamento necessário.

O primeiro passo é a dosagem de FSH e LH basais e, posteriormente, teste de estímulo com GnRH. Os resultados são empregados para diferenciar PPDG e PPIG e guiar os testes adicionais.

CONCENTRAÇÕES SÉRICAS DE LH APÓS ESTÍMULO COM AGONISTA DO GNRH

Crianças com PPDG distinguem-se daquelas com PPIG (e de crianças típicas pré-púberes) conforme a medida das concentrações séricas de LH, basal e após a administração de GnRH exógeno ou agonista GnRH. A interpretação das medidas basais de LH é atrapalhada pelo padrão de secreção de gonadotrofinas, que é pulsátil e predominantemente noturna no início da puberdade.

Entretanto, níveis de LH basais marcadamente elevados (p.ex., acima de 5 mIU/mL), em uma criança com sinais de PP, permitem o diagnóstico de PPDG sem a necessidade do teste de estímulo. Contudo, pacientes com níveis basais de LH baixos ou intermediários necessitam do teste de estímulo com GnRH para o diagnóstico.

Estudo retrospectivo realizado na Coreia do Sul mostrou que FSH e LH basais podem ser parâmetros de rastreio eficazes para puberdade precoce central em meninas menores de 8 anos de idade. O ponto de corte do LH basal de 0,245 UI/L teve sensibilidade de 88%, especificidade de 48%, valor preditivo positivo de 69% e valor preditivo negativo de 75%. O ponto de corte do FSH basal de 1,160 UI/L teve sensibilidade de 92%, especificidade de 43%, valor preditivo positivo de 67% e valor preditivo negativo de 80%. Ainda, esse estudo indicou que o volume ovariano visto na ultrassonografia também pode ser utilizado para rastreio de puberdade precoce central com ponto de corte de 1,67 mL com 62% de sensibilidade e 61% de especificidade. Outro achado do estudo foi a associação de índice de massa corpórea (IMC) elevado a uma menor resposta do LH ao teste de estimulação com GnRH em meninos e meninas com puberdade precoce central. Portanto, o resultado do teste de estimulação com GnRH deve ser interpretado com cautela em pacientes obesos, visto que o pico de LH pode não ser detectado em pacientes de IMC elevado.[25]

GnRH não está atualmente disponível para uso nos EUA e no Brasil; o agonista de GnRH pode ser empregado em substituição. Níveis de LH e de esteroides sexuais devem ser medidos com testes ultrassensíveis com limites de detecção adaptáveis à população pediátrica (p.ex., níveis de detecção do LH de 0,3 mIU/mL). Na maior parte dos laboratórios, valores pré-puberais de LH são inferiores a 0,1 mIU/mL.

Na PPDG, o LH e o FSH basais estão em níveis puberais e aumentam com estímulo do GnRH. Picos de LH acima de 5 a 8 mIU/mL sugerem o diagnóstico.

Na PPIG, o LH e o FSH basais são baixos (pré-puberais) e não aumentam com estímulo de GnRH.

Teste de estímulo com análogo de GnRH

1. Dosar LH, FSH e estradiol.
2. Administrar 20 mcg/kg de agonista de GnRH (acetato de leuprolida) em dose única.
3. Dosar LH em 60 minutos (ou, em alguns protocolos, em 30 minutos).[26] Protocolos variam no tempo da segunda coleta, cada 30 minutos a até 2 horas.
4. Ponte de corte para diagnóstico de PPDG: LH de 3,3 a 5 mIU/mL é o limite superior da normalidade para valores de LH após estímulo em crianças pré-púberes. Meninas com PP não progressiva tendem a apresentar um aumento lento, atrasado no LH e na relação LH/FSH em comparação com aquelas com PPDG.[27]
5. Medida auxiliar: dosar esteroides sexuais 24 horas após o acetato de leuprolida.

O FSH basal e o FSH pós-estímulo não são úteis em diferenciar crianças púberes das pré-púberes. Eles são medidos apenas para verificar a bioatividade da leuprolida injetável.

A especificidade e o valor preditivo positivo de altos níveis de LH basal e após estímulo para o diagnóstico de PPDG foi de 100% em estudo sobre o tema.[28]

EXAMES DE IMAGENS E LABORATORIAIS

PPDG

Pacientes com LH basal ou após estímulo elevados necessitam de exame de imagem para verificar se existe alguma causa identificável para PP no SNC.[29] O exame de escolha é a RM sem contraste: esse exame é suficiente na maioria dos casos, pois não há evidência clara de que os microadenomas de pituitária estejam associados à PP. Somente solicitar RM com contraste para detectar lesões hipotalâmicas ou infundibulares.[30]

É bastante controversa a realização de exames de imagens em meninas de baixo risco para PP ou em meninas com PP lentamente progressiva, como aquelas que se apresentam após os 6 anos de idade.[31] Em um estudo, nenhuma lesão de SNC foi evidenciada em um grupo de meninas com início da puberdade ao redor dos 6 anos de idade e concentrações de estradiol < 12 pg/mL,[32] enquanto outro estudo encontrou lesões de SNC em mais de 15% das meninas com início da puberdade entre 6 e 9 anos de idade.[33] Assim, existem poucos subsídios para excluir definitivamente esse grupo da investigação.

Adicionalmente, níveis de estradiol devem ser medidos para estabelecer o grau de avanço bioquímico da puberdade. No caso de qualquer suspeita clínica de hipotireoidismo, solicitar testes de tireoide. Além disso, crianças que receberam irradiação do SNC devem ser investigadas para deficiência concomitante de GH.

PPIG

Para identificar causas periféricas de PP, solicitar:

1. Testosterona e estradiol.
2. LH e FSH.
3. Cortisol (dosado à tarde, para descartar síndrome de Cushing, causa de hiperandrogenismo), DHEA, DHEAS e 17-hidroxiprogesterona.
4. Ultrassonografia abdominal e pélvica, para identificar a presença de cisto ou tumor de ovário. O exame pélvico também pode ser utilizado para monitorar a progressão puberal em meninas; alterações de volume uterino acima de 2 mL sugerem puberdade progressiva.

CONSIDERAÇÕES FINAIS

O principal objetivo do tratamento da PPDG é permitir que a criança cresça e atinja a altura normal do adulto, conforme prevista para seu potencial genético. Para pacientes com PP idiopática, a decisão de tratar depende da taxa de maturação sexual e da estimativa da altura final do adulto, conforme determinada pelo avanço da idade óssea. Algumas formas de PPDG são lentamente progressivas e não requerem tratamento.

O tratamento da PP pode ser visto no capítulo "Puberdade precoce – tratamento".

REFERÊNCIAS BIBLIOGRÁFICAS

1. Marshall WA, Tanner JM. Variations in pattern of pubertal changes in girls. Arch Dis Child 1969; 44:291-303.
2. Emans SJ, Laufer MR, Goldstein DP. Pediatric and adolescent gynecology. 4.ed. Philadelphia: Lippincott-Raven, 1998.
3. Boepple PA, Crowley WF Jr. Precocious puberty. In: Adashi EY, Rock JA, Rosenwaks Z (eds.). Reproductive endocrinology, surgery, and technology. v.1. Philadelphia: Lippincott-Raven, 1996. p.989.
4. Ng SM, Kumar Y, Cody D, Smith CS, Didi M. Cranial MRI scans are indicated in all girls with central precocious puberty. Arch Dis Child 2003; 88(5):414-8.
5. Mahachoklertwattana P, Kaplan SL, Grumbach MM. The luteinizing hormone-releasing hormone-secreting hypothalamic hamartoma is a congenital malformation: natural history. J Clin Endocrinol Metab 1993; 77(1):118-24.
6. Jung H, Carmel P, Schwartz MS, Witkin JW, Bentele KH, Westphal M, et al. Some hypothalamic hamartomas contain transforming growth factor alpha, a puberty-inducing growth factor, but not luteinizing hormone-releasing hormone neurons. J Clin Endocrinol Metab 1999; 84(12):4695-701.
7. Ogilvy-Stuart AL, Clayton PE, Shalet SM. Cranial irradiation and early puberty. J Clin Endocrinol Metab 1994; 78:1282.
8. Teles M, Bianco S, Brito V, Trarbach E, Kuohung W, Xu S, et al. A GPR54-activating mutation in a patient with central precocious puberty. N Engl J Med 2008; 358(7):709-15.
9. Silveira LG, Noel SD, Silveira-Neto AP, Abreu AP, Brito VN, Santos MG, et al. Mutations of the KISS1 gene in disorders of puberty. J Clin Endocrinol Metab 2010; 95(5):2276-80.
10. Abreu A, Dauber A, Macedo D, Noel S, Brito V, Gill J, et al. Central precocious puberty caused by mutations in the imprinted gene MKRN3. New England Journal of Medicine 2013; 368(26):2467-75.
11. Dauber A, Cunha-Silva M, Macedo D, Brito V, Abreu A, Roberts S, et al. Paternally inherited DLK1 deletion associated with familial central precocious puberty. The Journal of Clin Endocrinol e Metab 2017; 102(5):1557-67.
12. Bulcao Macedo D, Nahime Brito V, Latronico A. New causes of central precocious puberty: the role of genetic factors. Neuroendocrinology 2014; 100(1):1-8.
13. Fukami M, Suzuki E, Izumi Y, Torii T, Narumi S, Igarashi M, et al. Paradoxical gain-of-function mu-

tant of the G-protein-coupled receptor PROKR2 promotes early puberty. Journal of Cellular and Molecular Medicine 2017; 21(10):2623-2626.

14. Macedo DB, Franca MM, Montenegro LR, Cunha-Silva M, Best DS, Abreu AP, et al. Central precocious puberty caused by a heterozygous deletion in the MKRN3 promoter region. Neuroendocrinology 2018; 107(2):127-32.

15. Jong M, Gray T, Ji Y, Glenn C, Saitoh S, Driscoll D, et al. A novel imprinted gene, encoding a RING zinc-finger protein, and overlapping an-tisense transcript in the Prader-Willi syndrome critical region. Human Molecular Genetics 1999; 8(5):783-93.

16. Escovitz OH, Cassorla F, Comite F, et al. LHRH analog treatment of central precocious puberty complicating congenital adrenal hyperplasia. Ann N Y Acad Sci 1985; 458:174-81.

17. Cabrera SM, DiMeglio LA, Eugster EA. Incidence and characteristics of pseudoprecocious puberty because of severe primary hypothyroidism. J Pediatr 2013; 162(3):637-9.

18. Anasti JN, Flack MR, Froehlich J, Nelson LM, Nisula BC. A potential novel mechanism for precocious puberty in juvenile hypothyroidism. J Clin Endocrinol Metab 1995; 80(1):276-9.

19. Frisch LS, Copeland KC, Boepple PA. Recurrent ovarian cysts in childhood: diagnosis of McCune-Albright syndrome by bone scan. Pediatrics 1992; 90(1Pt 1):102-4.

20. Nabhan ZM, West KW, Eugster EA. Oophorectomy in McCune-Albright syndrome: a case of mistaken identity. J Pediatr Surg 2007; 42(9):1578-83.

21. Schmidt H, Kiess W. Secondary central precocious puberty in a girl with McCune-Albright syndrome responds to treatment with GnRH ana-logue. J Pediatr Endocrinol Metab 1998; 11(1):77-81.

22. Zhu SY, Du ML, Huang TT. An analysis of predictive factors for the conversion from premature thelarche into complete central precocious puberty. J Pediatr Endocrinol Metab 2008; 21(6):533-8.

23. Freedman DS, Khan LK, Serdula MK, Ogden CL, Dietz WH. Racial and ethnic differences in secular trends for childhood BMI, weight, and height. Obesity (Silver Spring) 2006; 14(2):301-8.

24. Saenger P. Premature adrenarche. In: Fineberg L, Kleinman R (eds.). Saunders Manual of pediatric

practice. 2.ed. Philadelphia: WB Saun-ders, 2002. p.833.

25. Heo S, Lee Y, Yu J. Basal serum luteinizing hormone value as the screening biomarker in female central precocious puberty. Annals of Pedia-tric Endocrinology & Metabolism 2019; 24(3):164-71.

26. Kandemir N, Demirbilek H, Özön ZA, Gönç N, Alikaşifoğlu A. GnRH stimulation test in precocious puberty: single sample is adequate for diagnosis and dose adjustment. J Clin Res Pediatr Endocrinol 2011; 3(1):12-7.

27. Chi CH, Durham E, Neely EK. Pharmacodynamics of aqueous leuprolide acetate stimulation testing in girls: correlation between clinical diag-nosis and time of peak luteinizing hormone level. J Pediatr 2012; 161(4):757-9.e1.

28. Brito VN, Batista MC, Borges MF, Latronico AC, Kohek MB, Thirone AC, et al. Diagnostic value of fluorometric assays in the evaluation of precocious puberty. J Clin Endocrinol Metab 1999; 84(10):3539-44.

29. Carel JC, Eugster EA, Rogol A, Ghizzoni L, Palmert MR; ESPE-LWPES GnRH Analogs Consensus Conference Group, et al. Consensus sta-tement on the use of gonadotropin-releasing hormone analogs in children. Pediatrics 2009;123(4):e752-62.

30. Bladowska J, Biel A, Zimny A, Lubkowska K, Bednarek-Tupikowska G, Sozanski T, et al. Are T2-weighted images more useful than T1-weighted contrast-enhanced images in assessment of postoperative sella and parasellar region? Med Sci Monit 2011; 17(10):MT83-90.

31. Carel JC, Léger J. Clinical practice. Precocious puberty. N Engl J Med 2008; 358(22):2366-77.

32. Chalumeau M, Chemaitilly W, Trivin C, Adan L, Bréart G, Brauner R. Central precocious puberty in girls: an evidence-based diagnosis tree to predict central nervous system abnormalities. Pediatrics 2002; 109(1):61-7.

33. Mogensen SS, Aksglaede L, Mouritsen A, Sørensen K, Main KM, Gideon P, et al. Pathological and incidental findings on brain MRI in a single-center study of 229 consecutive girls with early or precocious puberty. PLoS One 2012; 7(1):e29829.

CAPÍTULO 28

Puberdade precoce – tratamento

Jaqueline Neves Lubianca
Érika Vieira Paniz

PUBERDADE PRECOCE DEPENDENTE DE GONADOTROFINAS (PPDG) OU CENTRAL

1. Lesões e tumores do sistema nervoso central (SNC): deve-se tratar a causa subjacente, cirurgicamente, sempre que possível, exceto em hamartomas hipotalâmicos benignos, que podem ser deixados *in situ* e acompanhados radiologicamente ao longo do tempo.
2. Idiopática: a primeira opção são os análogos de GnRH, seguros e efetivos. Entretanto, nem todos os pacientes necessitam ser medicados. Os análogos de GnRH também podem ser empregados nas PPDG causadas por hamartoma hipotalâmico benigno e naquelas que inicialmente se apresentam com puberdade precoce independente de gonadotrofinas (PPIG), mas causam ativação secundária do eixo hipotálamo-hipófise-ovário (HHO).

O objetivo primário do tratamento para PPDG é permitir que a criança cresça e atinja a altura normal para o adulto. Assim, a decisão de tratar inclui a análise do ganho de altura previsto com o tratamento. Os pais mais frequentemente preocupam-se com o início precoce da menstruação, julgando ser estressante para crianças muito jovens. Entretanto, indicar o tratamento primariamente para evitar consequências psicossociais previstas para puberdade precoce (PP) deve ser visto com cautela, pela falta de estudos nessa área.

A decisão de tratar com análogos depende da idade da criança, da taxa de progressão puberal (maturação sexual), da velocidade de crescimento e da altura final estimada com base no avanço da idade óssea.

Considera-se avanço lento da progressão puberal quando não existir alteração no estágio de mamas, pelos púbicos ou desenvolvimento genital durante 6 ou mais meses de observação.[1]

A velocidade de crescimento estatural é considerada acelerada se for superior a 6 cm por ano.

As considerações a seguir podem orientar a decisão de se utilizar no manejo algum fármaco.

1. Idade: crianças com PPDG que se apresentam com idade muito baixa e têm rápida progressão da maturação terão fechamento precoce das epífises e redução da estatura final se não tratadas. São as crianças que mais se beneficiam do tratamento.[2] Por outro lado,

criancas que se apresentam com idade mais próxima à da puberdade normal ou que têm uma variante de PP lentamente progressiva podem não necessitar de nenhum tratamento.[3]

2. Em meninas, o tratamento com análogo do GnRH resulta em ganho de estatura final de 9 a 10 cm se o tratamento for iniciado antes dos 6 anos de idade e de 4 a 7 cm se o tratamento for iniciado entre 6 e 8 anos de idade.[2] Entretanto, se a criança já tiver idade óssea muito avançada, o ganho ficará no limite inferior dessa variação.

3. Taxa de maturação: se a PP é lentamente progressiva, é improvável que vá comprometer o potencial de altura final (adulto). Em um estudo com 16 meninas que foram acompanhadas durante 12 anos sem tratamento, todas atingiram a altura prevista para o adulto.[3] Apesar do início precoce do desenvolvimento mamário, a menarca ocorreu na idade normal (em média aos 11 anos de idade). A experiência clínica tem demonstrado que muitos casos, principalmente em meninas com início após os 6 anos de idade, a PP será lentamente progressiva.

4. Predição da estatura: se a predição de estatura (baseada na altura e na velocidade de crescimento, combinada com a idade óssea) é acima de 150 cm em meninas, o tratamento provavelmente não é necessário para atingir a estatura final do adulto, e um manejo conservador é adequado.

Exemplo: uma criança apresentando-se com PPDG antes dos 6 anos de idade com desenvolvimento mamário e de pelos públicos, idade óssea avançada e velocidade de crescimento acelerada provavelmente irá se beneficiar do tratamento com agonista do GnRH. Já no caso de uma criança com início precoce da puberdade e história de lenta progressão de desenvolvimento puberal e estatural, o mais adequado é monitorar, sem tratamento, por 3 a 6 meses para estabelecer o ritmo da progressão puberal antes de tomar a decisão de tratar.[2]

TRATAMENTO COM ANÁLOGO DE GNRH

Puberdade precoce dependente de gonadotrofinas (PPDG) ou central

A administração do análogo de GnRH resulta em estímulo inicial na secreção das gonadotrofinas pela hipófise, seguido de um bloqueio completo, mas reversível, do eixo hipófise-gonadal. Seu uso desacelera a puberdade e melhora o ganho de estatura quando comparado à previsão de altura pré-tratamento. Deve ser empregado até o momento em que seja seguro e apropriado deixar a puberdade seguir.

1. Efeito na estatura: a eficácia do tratamento em longo prazo com análogo está embasada em um relato de 98 crianças com PPDG. O início precoce do tratamento leva às melhores respostas. Em 54 pacientes que tinham menos de 2 anos de intervalo entre o início da puberdade e o início do tratamento, a estatura final foi similar à prevista pela altura dos pais, sugerindo que o tratamento é eficaz em preservar o potencial de crescimento. Vinte e uma crianças excederam a altura prevista.[4]

2. Formulações e dosagem: o análogo de GnRH pode ser empregado em doses mensais ou trimestrais. As diferentes formulações não foram testadas em ensaios clínicos, portanto a escolha recai sobre a preferência clínica e a disponibilidade local. As apresentações possíveis de tratamento são:
   - triptorrelina 11,25 mg a cada 3 meses;
   - acetato de leuprorrelina 3,75 mg mensalmente.

3. Monitoração do tratamento: o acompanhamento do uso do análogo do GnRH deve demonstrar que o objetivo do tratamento está sendo atingido, isto é, obter supressão do eixo, lentificação do processo puberal e do avanço da idade óssea e melhora do ganho de estatura final. O acompanhamento para a avaliação do desenvolvimento puberal e do

crescimento deverá ser realizado a cada 3 a 6 meses. A idade óssea deve ser medida radiograficamente a cada 6 a 12 meses. Se o tratamento está adequado, o desenvolvimento mamário deve cessar, e a velocidade de crescimento e a taxa de avanço da idade óssea devem diminuir. O desenvolvimento de pelos pubianos pode prosseguir apesar do uso do análogo, pois ele não age na produção de andrógenos pela adrenal.

Recomenda-se a realização de medidas seriadas de LH e de estradiol 2 meses após o início do tratamento e após qualquer ajuste de dose. As medidas são realizadas sempre imediatamente antes da próxima administração do análogo do GnRH. Em geral, a supressão do LH e do estradiol a níveis pré-puberes sugere que a dose empregada está correta.

Se ocorrer progressão puberal clinicamente evidente, um dos métodos a seguir deve ser empregado para determinar se a dose do agonista está suficiente:

- Teste de estímulo com análogo de GnRH: usado para avaliar o grau de supressão do eixo hipófise-ovário. Quando a supressão for completa, não existe aumento do LH em resposta à administração do análogo. Por outro lado, se o eixo não estiver completamente suprimido (por dose inadequada ou má adesão ao tratamento), os níveis de LH subirão em 2 horas (em resposta ao estímulo provocado pelo agonista), pois os gonadotrofos da hipófise não estão totalmente dessensibilizados.
- Medida das concentrações de LH após a dose terapêutica do análogo do GnRH: deve-se dosar LH 30 a 90 minutos após a injeção terapêutica do análogo de GnRH para avaliar a resposta ao tratamento.[2] Uma dosagem de LH < 2,5 mIU/mL 90 minutos após a administração do análogo de GnRH confirma a supressão puberal adequada com sensibilidade e especificidade de 100% e 88%, respectivamente (quando comparada com o padrão-ouro, que é o teste de estímulo com GnRH intravenoso).[5] Pacientes com níveis séricos de LH acima dessa concentração devem aumentar a dose do tratamento. Não deve ser realizado nos primeiros meses de tratamento, pois o LH não estará ainda totalmente suprimido (efeito agonista, antes do efeito antagonista, estará subindo ainda após cada dose do agonista).

Acompanhamento

Tratamento com análogo de GnRH não causa efeitos em longo prazo sobre o eixo hipófise-gonadal. A supressão é reversível após a suspensão da medicação. O uso do análogo não afeta a função gonadal, ou seja, meninas tratadas ou não tratadas apresentam mesmos níveis hormonais, mesmo volume uterino e ovariano. A densidade mineral óssea pode diminuir durante terapia prolongada, mas a massa óssea é recuperada após o tratamento e o pico de massa óssea é atingido normalmente. Assim, a monitoração da massa óssea não é recomendada durante o tratamento. Sugere-se apenas adequada ingestão de cálcio durante e após o tratamento.

A puberdade normal tipicamente retorna dentro de 1 ano após o término do uso do análogo mensal. Em um estudo, a menarca ocorreu 17,5 ± 11,2 meses após a última injeção do análogo, sendo um pouco mais precoce em meninas que já tinham menstruado antes do início do tratamento quando comparada à das que não tinham menstruado.[6]

A escolha da formulação do análogo de GnRH depende da preferência da paciente, do médico e da medicação que é dispensada pela Secretaria da Saúde (Divisão de Medicamentos Especiais), em cada estado. A dose deve ser ajustada para resposta clínica. A família deve ser informada que um pequeno sangramento vaginal poderá ocorrer após o início do tratamento com análogo, decorrente da queda dos níveis de progesterona.

No Ambulatório Infantopuberal do Hospital de Clínicas de Porto Alegre (HCPA), utiliza-se acetato de leuprorrelina depósito (Lupron Depot®

mensal) via intramuscular (IM), 1 vez a cada 28 dias, iniciando com uma dose de 3,75 mg (até 15 kg) ou 7,5 mg (25 kg), dependendo do peso da criança (cerca de 0,3 mg/kg/dose). Crianças menores de 8 anos de idade podem necessitar de maiores doses por quilo do que crianças maiores.

Outros estudos apontam dados diferentes. Uma pesquisa realizada com 220 meninas demonstrou que o tratamento com acetato de leuprolida na dose de 3,75 mg a cada 28 dias é eficaz em suprimir o eixo hipotálamo-hipófise-gonadal em 88,6% das meninas com puberdade precoce central idiopática. Essa opção de tratamento também é mais custo-efetiva que uma dose inicial mais alta de 7,5 mg a cada 28 dias. A dose maior foi preferida em pacientes apenas com peso maior ou igual a 36 kg (sensibilidade 100% e especificidade de 66,7%) ou desvio padrão de IMC (índice de massa corpórea) maior ou igual a 1,6 (sensibilidade de 100% e especificidade de 71,2%) para supressão eficaz do eixo HHG (hipotálamo-hipófise-gonadal). Pacientes em uso de dose mais alta requerem acompanhamento clínico mais próximo, pois o uso de altas doses de agonista de GnRH pode ter duas consequências importantes, que são risco de supressão do crescimento e diminuição do acúmulo mineral ósseo. Outros parâmetros que sugeriram o emprego de maior dosagem foram IMC de 20,7 kg/m² (sensibilidade de 94% e especificidade de 74%), LH basal de 1,5 UI/L (sensibilidade de 68% e especificidade de 67%), estradiol basal de 41 pg/mL (sensibilidade de 100% e especificidade de 68%) e pico de LH após estimulação de 17,6 UI/L (sensibilidade de 68% e especificidade de 67%). Doses maiores de análogo de GnRH também podem ser necessárias para supressão puberal em estágios avançados de puberdade.[7]

Uma alternativa é o emprego de preparações trimestrais de leuprolida (Lupron Depot® 11,25 mg) para famílias que desejam administrações menos frequentes, apesar de essa forma de administração não ter sido tão estudada. Para a maioria dos pacientes, inicia-se com uma dose de 11,25 mg, e ajustes são realizados se o eixo não for adequadamente suprimido.

A resposta é monitorada acessando o desenvolvimento puberal e o crescimento a cada 3 meses, ajustando-se a dose do agonista se a progressão puberal não estiver suprimida. Cerca de 3 meses após o início da terapia, dosam-se os níveis de LH imediatamente antes da administração da próxima dose (ver item "Monitoração do tratamento").

Geralmente, mantém-se o tratamento até 11 anos de idade nas meninas, ou ao atingir uma idade óssea de 12 anos de idade. A decisão de continuar o uso do análogo deve ser individualizada, considerando-se a idade da criança, a idade óssea e a previsão de altura pela idade óssea, a altura final prevista e o desejo de pertencer ao seu grupo social.

Puberdade precoce independente de gonadotrofinas (PPIG) ou periférica

PPIG não responde à terapia com análogos de GnRH. O tratamento é dirigido para a causa subjacente, visando a interromper a produção excessiva de hormônios ovarianos ou adrenais ou fontes exógenas.

1. Cisto folicular funcionante: é a causa mais comum de PPIG em meninas. O cisto se desenvolve e regride espontaneamente, assim, o manejo conservador sem cirurgia é o indicado na maioria dos casos. Pacientes devem ser acompanhadas até a regressão do cisto.

2. Tumores de adrenais ou ovarianos: necessitam de cirurgia. Pacientes com tumores secretantes de hCG (gonadotrofina coriônica humana) podem necessitar de cirurgia, radioterapia e quimioterapia, dependendo do sítio e do tipo histológico.

3. Exposição exógena a esteroides sexuais: deve-se identificar e remover. Após a retirada do agente, as alterações puberais costumam regredir.

4. Hiperplasia adrenal congênita não clássica: defeito de esteroidogênese adrenal, que deve ser tratado com glicocorticosteroides.

A Síndrome de McCune-Albright requer abordagem diferente, pois é causada por uma mutação que resulta em hiperestímulo dos tecidos que produzem esteroides sexuais. Para preservar a fertilidade, as crianças precisam ser tratadas com medicamentos que inibem a esteroidogênese ou a ação dos hormônios gonadais.

5. Síndrome de McCune-Albright: o tratamento para meninas com essa síndrome inclui estratégias para bloquear a biossíntese de estrógenos com inibidores da aromatase ou bloqueadores estrogênicos. Testolactona, uma nova geração de inibidores da aromatase, é parcialmente efetivo em reduzir a recorrência de cistos ovarianos e lentificar a progressão puberal,[8] mas perde sua eficácia ao longo do tempo. O uso de inibidores de aromatase de gerações mais antigas como fadrozole, anastrozole ou letrozole é ineficaz para tratamento de longo prazo. Tratamento com tamoxifeno, um modulador seletivo do receptor estrogênico (SERM), não parece ser mais eficaz que os inibidores de aromatase.

Algumas pacientes com PPIG podem desenvolver um componente de PPDG, decorrente da exposição prolongada a hormônios sexuais. Normalmente, encontra-se nelas um avanço de idade óssea, e o tratamento coadjuvante com análogo de GnRH pode ser necessário.

Puberdade precoce incompleta

Pacientes com telarca prematura isolada ou adrenarca prematura não necessitam de terapia, mas devem ser examinadas periodicamente, para excluir a forma completa em desenvolvimento (PPDG).

CONSIDERAÇÕES FINAIS

O principal objetivo do tratamento da PPDG é permitir que a criança cresça e atinja a altura normal do adulto, prevista para seu potencial genético. Para pacientes com PP idiopática, a decisão de tratar depende da taxa de maturação sexual e da estimativa da altura final do adulto, conforme determinada pelo avanço da idade óssea. Algumas formas de PPDG são lentamente progressivas e não requerem tratamento.

Se o tratamento para PPDG for recomendado, análogo de GnRH está indicado (grau de evidência 1B). Para crianças com PPDG rapidamente progressiva, o início precoce da terapia está associado com maiores benefícios em relação à estatura.

Aumentos significativos em estatura podem ser atingidos com vários análogos de GnRH, e os dados são insuficientes para recomendar uma fórmula em relação a outra. A escolha depende da paciente, do médico e dos órgãos fornecedores. No ambulatório do HCPA, emprega-se acetato de leuprorrelina IM a cada 28 dias.

Durante o tratamento com análogo de GnRH, as pacientes devem ser avaliadas periodicamente para o desenvolvimento puberal, o crescimento e a idade óssea para determinar a adequação da dose. A dosagem de LH e estradiol (imediatamente antes da próxima dose de análogo) deve ser realizada 2 meses após o início do tratamento.

O tratamento da PPIG consiste na remoção da fonte produtora de hormônios e não responde ao uso de análogo de GnRH.

Puberdade precoce incompleta é uma variante da normalidade e não exige tratamento. Entretanto, como uma parte dessas pacientes pode vir a desenvolver puberdade precoce, deve ser avaliada regularmente.

Caso clínico

Identificação:
- paciente com idade de 7 anos e 3 meses (em 18/09/2002);
- estudante da 2ª série.

Motivo da consulta:
- aumento das mamas, que iniciou em agosto (6 anos e 9 meses), achando que se tratava apenas de gordura;

- há presença de secreção vaginal;
- nega aparecimento de pelos públicos;
- relata suor há alguns meses.

História médica pregressa:
- nasceu de parto normal;
- peso 3.645 g;
- recebeu alta juntamente com a mãe;
- história de fusão de pequenos lábios;
- usou estrógenos equinos conjugados até os 3 anos de idade.

História familiar:
- mãe: 43 anos de idade, 1,74 m de altura, menstruou aos 13 anos de idade, possui histórico de cálculo de vesícula biliar;
- pai: 35 anos de idade, 1,73 m de altura, possui aumento dos níveis de triglicérides e de colesterol.

História psicossocial:
- fazia natação na escola por 30 minutos, 2 vezes por semana;
- no momento, está sem realizar atividade física;
- alimentação: sempre repete toda a comida;
- mãe afirma que a paciente se alimenta bem.

Exames complementares:
- Radiografia de idade óssea, realizada em 06/11/2009:
  - idade cronológica: 7 anos e 1 mês (85 meses).
  - idade óssea: 8 anos e 4 meses (100 meses).
  - desvio padrão (DP): 8,3 meses.
  - soma: 85 meses + 8,3 + 8,3 (2 DP) = 101,6 ou 100 85 = 15/8,3 = 1,80.
- Exames de laboratório, realizados em 16/11/2009:
  - hemograma dentro dos parâmetros da normalidade;
  - TSH: 1,44;
  - 17-OH: 0,46 ng/mL;
  - E2 16,6 pg/mL;
  - LH 0,00 UI/mL.

Exame físico:

- peso: 35,4 kg;
- estatura: 1,34 m;
- IMC: 19,7 kg/m2 (sobrepeso);
- PA: 80/60 mmHg;
- axilas: sem pelos;
- tireoide palpável;
- AC: RR, 2t, BNF;
- abdome: plano, sem massas, sem hirsutismo;
- mamas: mínimo botão à direita (< 1 cm), Tanner II;
- vulva: sem pelos públicos, Tanner I, sem fusão de lábios menores;
- hímen íntegro, permeável.

Altura potencial: 1,65 m (média da altura dos pais menos 8 cm).

Impressão: telarca precoce isolada? Puberdade precoce (idade óssea limítrofe)?

Conduta: dosar LH, FSH. Repetir radiografia de idade óssea em 3 meses. Revisão clínica em 3 meses. Aumentar exercícios físicos. Perder peso.

Exames realizados em 07/01/2010:
- LH: 0,04 mUI/mL;
- FSH: 1,50 mUI/mL (em crianças de 6 a 10 anos: entre 0,2 e 1,3 mUI/mL) método: quimioluminescência.

Repetir radiografia em março/2010.

A paciente retornou em maio/2010.

Consulta realizada em 27/05/2010:
- notou pequeno aumento das mamas;
- não notou pelos axilares ou públicos;
- suor ocasional;
- pequena leucorreia;
- não realizou radiografia de idade óssea.

Exame físico:
- peso: 37,3 kg;
- altura: 1,36 m;
- IMC: 20,1 kg/m²;
- sem pelos axilares ou públicos;
- mamas: botão bilateral;
- abdome: plano, deposição central gordura.

Impressão: telarca precoce isolada? Puberdade precoce (idade óssea limítrofe)?

Conduta: dosar LH, FSH. Repetir radiografia de idade óssea em 3 meses. Perder peso.

Exames realizados em 07/01/2010:

- LH 0,04 mUI/mL; FSH 1,50 mUI/mL (crianças 6 a 10 anos 0,2 a 1,3) método quimioluminescência. Repetir radiografia de idade óssea em março/2010.

Impressão: puberdade precoce (central).

Conduta: teste com análogo de GnRH. Ecografia pélvica. Discutido tratamento com análogo GnRH.

Teste com análogo de GnRH realizado em 26/10/2010 (paciente com 8 anos de idade):

- FSH basal: 5,3;
- LH basal: 0, 4 e 120 minutos após análogo, 20,2 mUI/mL hiper-resposta do LH.

RNM (ressonância nuclear magnética) realizada em 28/10/2010:

- sem lesão intracraniana ou coleções extra-axiais;
- sem desvio da linha média, ventrículos dilatados em posição normal;
- aqueduto pérvio;
- demais sem particularidades I: ventriculomegalia infra e supratentorial;
- fundo de olho e campimetria normais.

Ecografia pélvica realizada em 03/09/2010 (paciente com 8 anos de idade):

- útero AVF (anteversoflexão) tubular 3,6 x 1,2 x 1,4 (v. 3,14 cm³);
- endométrio visível: 0,2 cm;
- relação corpo/colo: 2;
- ovários com 5 ou mais folículos, com volumes de 1,57 e 1,18 cm³.
- impressão: puberdade precoce isossexual central, alteração do SNC (sistema nervoso central).
- conduta: foi prescrito análogo de GnRH acetato de leuprorrelina 3,75 mg a cada 28 dias.

Radiografia de idade óssea realizada em dezembro/2011:

- IC: 9 anos e 3 meses;
- IO (idade óssea): 9 anos e 8 meses;
- idade óssea apenas 1 DP acima da média.

Conduta: LH suprimido. Tratamento durante 1 ano.

Exame físico após última dose em 07/12/2011:

- Peso: 45,5 kg;
- altura: 1,46 m;
- IMC: 21,36 kg/m²;
- mama Tanner II e pelos púbicos Tanner I.

REFERÊNCIAS BIBLIOGRÁFICAS

1. Carel JC, Léger J. Clinical practice. Precocious puberty. N Engl J Med 2008; 358:2366.
2. Carel JC, Eugster EA, Rogol A, Ghizzoni L, Palmert MR; ESPE-LWPES GnRH Analogs Consensus Conference Group, et al. Consensus sta-tement on the use of gonadotropin-releasing hormone analogs in children. Pediatrics 2009; 123(4):e752-62.
3. Palmert MR, Malin HV, Boepple PA. Unsustained or slowly progressive puberty in young girls: initial presentation and long-term follow-up of 20 untreated patients. J Clin Endocrinol Metab 1999; 84(2):415-23.
4. Klein KO, Barnes KM, Jones JV, Feuillan PP, Cutler GB Jr. Increased final height in precocious puberty after long-term treatment with LHRH agonists: the National Institutes of Health experience. J Clin Endocrinol Metab 2001; 86(10):4711-6.
5. Demirbilek H, Alikasifoglu A, Gonc NE, Ozon A, Kandemir N. Assessment of gonadotrophin suppression in girls treated with GnRH analo-gue for central precocious puberty; validity of single luteinizing hormone measurement after leuprolide acetate injection. Clin Endocrinol (Oxf) 2012; 76(1):126-30.
6. Tanaka T, Niimi H, Matsuo N, Fujieda K, Tachibana K, Ohyama K, et al. Results of long-term follow-up after treatment of central precocious puberty with leuprorelin acetate: evaluation of effectiveness of treatment and recovery of gonadal function. The TAP--144-SR Japanese Study Group on Central Precocious Puberty. J Clin Endocrinol Metab 2005; 90(3):1371-6.
7. Vuralli D, Alikasifoglu A, Iyigun I, Canoruc D, Ozon A, Gonc N, et al. Treatment with depot leuprolide acetate in girls with idiopathic precocious puberty: What is the best parameter to decide the initial dose? Journal of Clinical Research in Pediatric Endocrinology 2019 [epub ahead of print]. doi:104274/jcrpe.galenos.2019.2019.0060.
8. Feuillan PP, Foster CM, Pescovitz OH, Hench KD, Shawker T, Dwyer, A et al. Treatment of precocious puberty in the McCune-Albright syndrome with the aromatase inhibitor testolactone. N Engl J Med 1986; 315(18):1115-9.

CAPÍTULO 29

Infecção urinária na mulher

Marair Gracio Ferreira Sartori
Natália Staut Pinhal
Leonel Issa Neto

INTRODUÇÃO

A infecção do trato urinário (ITU) é a invasão de microrganismos que se multiplicam nos órgãos do sistema urinário. As ITU incluem a cistite (ou infecção da bexiga/trato urinário baixo) e a pielonefrite (infecção dos rins/trato urinário alto). Utiliza-se, portanto, o termo "cistite aguda" quando se considera que a infecção não avançou além da bexiga e, portanto, não há sinais e sintomas de uma ITU complicada, como dor lombar, febre e outros sinais de doença sistêmica, como astenia, mal-estar, calafrios, incluindo a sepse. Quando a mulher apresenta 2 ou mais episódios em 6 meses, ou 3 ou mais em 1 ano, caracteriza-se como ITU recorrente.[1]

Define-se, ainda, bacteriúria assintomática quando há duas culturas de urina positivas (ou seja, acima de 100.000 UFC/mL com até duas espécies de microrganismos), com isolamento do mesmo microrganismo e na ausência de sintomas.

Esses termos também se aplicam para pacientes com doenças ou malformações urológicas, imunocomprometidos ou com diabetes *mellitus* descontrolada. Entretanto, esses pacientes podem apresentar manifestações clínicas mais sutis e, tendo em vista que estão sob maior risco de uma infecção grave, devem ser acompanhados com mais rigor.

EPIDEMIOLOGIA

A cistite é a doença bacteriana mais frequente em mulheres. A pequena distância entre a uretra e o ânus explica por que as mulheres estão sob maior risco de ITU que os homens. Segundo o CDC (Center for Disease Control), até 60% das mulheres têm pelo menos um episódio de ITU sintomática durante a vida. Cerca de 10% das mulheres nos EUA têm um ou mais episódios de ITU por ano. A maior incidência de ITU está em mulheres jovens e sexualmente ativas, entre 18-24 anos de idade. Nesse grupo, a ITU atinge uma taxa anual de 25% das mulheres.[2]

FISIOPATOGENIA

A infecção urinária é decorrente da fixação bacteriana no epitélio urinário. O agente microbiano atinge o urotélio, em geral, por via canalicular ascendente. Portanto, fatores do hospedeiro que propiciem a ascensão e a fixação das bactérias no trato urinário, bem como fatores ligados à virulência dos agentes bacterianos, são implicados na fisiopatologia da ITU (Tabela 1).

Para que se desenvolva uma infecção urinária, os uropatógenos devem colonizar o introito vaginal, ascender ao trato urinário e aderir ao urotélio, ultrapassando os mecanismos de defesa do organismo. Realçam-se, entre os prin-

TABELA 1   Fatores envolvidos na fisiopatologia da infecção do trato urinário

Fatores relacionados ao hospedeiro	Fatores relacionados aos agentes bacterianos
Osmolaridade da urina	Fímbrias
Alta concentração de ureia na urina	Produção de hemolisinas
Alta concentração de ácidos orgânicos na urina	Produção de aerobactinas
Camada de glicosaminoglicanos na bexiga	Produção de agentes ureteroplégicos
Micção periódica	Formação de biofilme
Lactobacilos vaginais	
Imunidade celular e humoral	

cipais elementos de defesa, o pH da vagina e da urina, a flora vaginal normal, assim como os anticorpos e o fluxo normal de muco e de urina.

A maior suscetibilidade de algumas mulheres à infecção urinária não é de todo explicada; sabe-se, contudo, que existe maior facilidade de colonização do introito vaginal e diminuição da resposta imunológica aos uropatógenos. Sabe-se que questões comportamentais são importantes na incidência da ITU, como relação sexual, uso de diafragmas e espermicidas. Comorbidades como diabetes *mellitus* e alterações anatômicas do trato urinário também contribuem para o aumento do risco.

A via de infecção hematogênica é mais comum no período neonatal, determinando ITU grave e podendo evoluir para sepse.

Fatores que facilitam a ITU

1. Atividade sexual: a relação sexual é tida como o principal fator predisponente, pois facilita a entrada de microrganismos patogênicos na bexiga, a partir do terço distal da uretra. De fato, mulheres com intensa atividade sexual têm até 40 vezes mais risco de desenvolver infecção urinária do que aquelas que não têm relação sexual; saliente-se, também, que a maioria dos episódios de infecção urinária desenvolve-se nas 12 horas seguintes ao coito. Outro aspecto a ser citado é que os espermicidas com 9-nonoxinol facilitam a colonização bacteriana do introito vaginal por alterar o pH local, diminuir o número de lactobacilos e aumentar a aderência bacteriana ao epitélio vaginal.

2. Uso de antibióticos: acarretam alteração de flora vaginal, facilitando a colonização vaginal por uropatógenos.

3. Hipoestrogenismo: alteração de microbiota vaginal, diminuição do número de lactobacilos e elevação de pH aumentam o risco de colonização por uropatógenos.

4. Distopias genitais: principalmente prolapso de parede vaginal anterior, que pode cursar com falha de esvaziamento vesical e resíduo pós-miccional elevado.

5. Aspectos imunológicos: assumem fundamental importância nas pacientes com infecção recorrente. As relações entre o hospedeiro e a bactéria devem ser analisadas, pois há indícios de que mecanismos de defesa deficientes do organismo e a agressividade bacteriana encontram-se entre as causas de recidivas.

6. Fatores bacterianos: entre os aspectos patogênicos das bactérias, destacam-se os pili (ou fímbrias), a produção de hemolisinas, de aerobactinas e os fatores ureteroplégicos e os citotóxico-necrosantes. Entre os principais determinantes da agressividade da *E. coli*, sobressaem as fímbrias ou pili e os apêndices bacterianos. As fímbrias P ligam-se aos glicolipídeos da membrana de células uroteliais.

Fatores protetores

1. Micção periódica: promove a eliminação das bactérias pelo fluxo de urina.

2. Atividade bactericida do urotélio: secreção urinária de IgA que dificulta a aderência bacteriana.

3. Flora bacteriana normal: além de competir com as bactérias uropatogênicas por alimento e de produzir acidificação do pH vaginal, os lactobacilos diminuem a aderência dos uropatógenos ao urotélio, em particular as cepas de lactobacilos produtoras de substâncias biossurfactantes.

4. Imunidade celular: relata-se que ratos com déficit funcional do gene LPS (*Lipopolysaccharide*) são mais suscetíveis à infecção por *Escherichia coli* do que animais normais, sugerindo haver alteração genética. A diminuição da atividade das células T e da produção de interleucinas, portanto da imunidade, está associada ao aumento da letalidade das infecções urinárias e com a reativação de infecções lactentes.[3]

ETIOLOGIA

O patógeno mais frequentemente associado à ITU é a *Escherichia coli* (75-95% dos casos). Outras espécies incluem: *Klebisiella pneumoniae*, *Proteus mirabilis* e *Staphylococcus saprophyticus*. O espectro microbiano pode ser mais amplo, no caso de pacientes com história de tratamento antibiótico, internação hospitalar ou manipulações do trato urinário, como cirurgias ou cateterização. Nesse caso, incluem-se bactérias gram-negativas, como *Pseudomonas*, *Enterococcus* e *Staphylococcus*.

Cada vez mais surgem cepas bacterianas resistentes aos antibióticos de uso comum no tratamento de ITU. O uso irregular e mal indicado de antibióticos pode contribuir para esse resultado. Grandes estudos avaliam as taxas de resistência nos EUA e na Europa. Em geral, taxas de resistência maiores que 20% são observadas para ampicilina e trimetoprim. As quinolonas, como a ciprofloxacina, têm taxas que aumentaram de 3% para 17% entre 2000 e 2010.[4,5]

MANIFESTAÇÕES CLÍNICAS

Os sintomas clássicos da cistite aguda consistem em disúria, aumento de frequência miccional, urgência miccional e dor abdominal, além de hematúria. A sintomatologia pode ser menos evidente em mulheres idosas e pacientes debilitados. Sintomas e sinais mais generalizados, como queda ou mudança do exame neurológico ou flutuações dos níveis de consciência, são frequentemente encontrados em pacientes com ITU. A presença de sinais como febre e mal-estar deve aventar a possibilidade de doença sistêmica, como ITU complicada ou pielonefrite.[6]

O exame físico deve excluir a presença de corrimento genital e irritação vaginal. Urina turva ou com odor forte pode estar associada a bacteriúria. Porém, outros fatores podem influenciar a cor, a consistência e o odor da urina, como a ingestão de determinados alimentos e a desidratação. É importante observar cuidadosamente o caso e orientar o aumento da ingestão de líquidos para os pacientes que se queixam de mudanças no padrão da urina.

DIAGNÓSTICO

Avaliação clínica

O diagnóstico clínico se baseia na presença de sinais e sintomas clássicos, como disúria, polaciúria, urgência miccional e/ou dor suprapúbica, principalmente na ausência de sintomas vulvovaginais, como corrimento, pus, prurido e úlceras. Deve-se questionar a presença de sintomas e sinais de gravidade, como febre, calafrios e dor lombar.

O exame físico geralmente não evidencia nenhum sinal patognomônico da cistite aguda, mas é muito importante para o afastamento de ITU complicada ou diagnósticos diferenciais, como a uretrite. A avaliação do abdome inclui dor à palpação abdominal, sua flacidez e presença de sinais de irritação peritoneal. A avaliação da dor ao realizar a manobra punho-percussão, se positiva, direciona o diagnóstico para a pielonefrite.

A maior parte das mulheres pode ser diagnosticada apenas com a anamnese e o exame físico, no caso da presença de sinais e sintomas clássicos, sem a necessidade de exames subsidiários. Quando há sintomas incomuns, ou no caso de pacientes sob risco de infecção por microrganismo resistente, são necessários exames complementares para diagnóstico.[7]

Subsidiários

A análise do sedimento urinário, tanto via microscópica quanto por método de tira, permite avaliar a leucocitúria. O resultado é sugestivo de piúria quando há mais de 10 leucócitos por microlitro de urina. A piúria ou leucocitúria, em paciente sintomática, tem alto valor preditivo, e entre 90-95% das pacientes com urocultura com mais de 100 mil unidades formadoras de colônias/mL de urina têm piúria e apenas 7% das mulheres com infecção urinária não têm.

Outro aspecto importante da análise do sedimento urinário são a hematúria microscópica e a proteinúria, presentes em parcela significativa dos exames de mulheres com infecção urinária e ausentes nas outras causas de disúria, como vaginites ou uretrites por clamídia. A hematúria não é um preditor de infecção complicada e não modifica a terapêutica.

Vários métodos foram propostos para agilizar e baratear o custo do diagnóstico dessa infecção, como a pesquisa da atividade das esterases leucocitárias e a conversão de nitratos em nitritos pelas bactérias, porém a sensibilidade desses testes é diretamente proporcional ao número de bactérias presentes na urina. O valor preditivo positivo do teste das esterases é da ordem de 94-98%, ao passo que o falso-negativo oscila entre 4-26%.[8]

O exame considerado padrão-ouro para o diagnóstico é a urocultura, que identifica o patógeno envolvido e sua sensibilidade aos antimicrobianos. É indispensável saber se a coleta da urina foi realizada com adequada assepsia, de primeiro jato, de jato médio, por cateterismo, punção suprapúbica ou em coletor; e deve-se considerar a sintomatologia da paciente e o tipo de bactéria isolada.

Considera-se bacteriúria significante a identificação de pelo menos 100 mil unidades formadoras de colônias (UFC) por mililitro de urina na urocultura. Embora esse critério tenha alta especificidade, a sensibilidade é relativamente baixa. O crescimento de bactérias com pelo menos 10^3 UFC/mL aumenta a especificidade do método. Atualmente, admitem-se valores superiores a 100 unidades formadoras de colônias/mL de urina como positivos em pacientes com sintomas típicos e quando a bactéria isolada é uropatógeno conhecido. O crescimento de flora mista sugere contaminação da amostra, mas deve-se sempre levar em conta a contagem de colônias. Além disso, o aparecimento de bactérias comumente associadas a contaminação (lactobacilos, *Streptococcus* do grupo B, *Enterococcus*, entre outros) pode indicar o agente etiológico, no caso de urina coletada de jato médio e com altas contagens de crescimento de apenas uma bactéria.

Muito se discute, no momento, sobre a real necessidade da urocultura para diagnóstico e confirmação de cura em todas as pacientes. Considerando o custo e a possível demora no início do tratamento decorrente do atraso na coleta da urina, concorda-se com a não necessidade de solicitar urocultura pré-tratamento em mulheres jovens, com sintomas típicos, sem fatores de risco e com leucocitúria, já que nessas mulheres o agente etiológico da infecção urinária e sua sensibilidade antimicrobiana são previsíveis.

Em algumas situações clínicas, julga-se adequada a solicitação de urocultura antes da introdução do tratamento, como: diabetes; doenças consumptivas; pacientes hospitalizadas e/ou cateterizadas, transplantadas; infecção urinária recorrente; ou sinais de infecção alta. Porém, como regra geral, não se aguarda o resultado da urocultura para não postergar o início do tratamento e, com isso, aumentar o desconforto e o risco de complicações. A cultura de urina como controle de cura pós-tratamento não é sempre necessária.

DIAGNÓSTICOS DIFERENCIAIS

Existem diversas afecções que cursam com sintomatologia semelhante à de infecção do trato urinário. Para tanto, anamnese e exame físico minucioso, especialmente em pacientes nas quais não se identifica um patógeno urinário, podem contribuir para o diagnóstico. Exames complementares como coleta de secreção vaginal, cistoscopia e ultrassom pélvico, em casos selecionados, podem auxiliar na avaliação. Dentre os possíveis diagnósticos diferenciais, destacam-se uretrite, corrimento genital, síndrome da bexiga dolorosa e doença inflamatória pélvica.

TRATAMENTO

Deve-se sempre orientar medidas gerais associadas com a antibioticoterapia, como a hidratação não excessiva (1,5-2 litros por dia), pois a urina muito diluída perde fatores de defesa local, como a osmolaridade e a diluição de fatores inibidores de crescimento bacteriano. O hábito de urinar após as relações sexuais deve ser estimulado. A micção periódica faz parte das orientações, bem como evitar duchas vaginais ou desodorantes íntimos, para não alterar a flora vaginal.

Quanto à antibioticoterapia, considerando que as cistites são processos não complicados e que as bactérias mais frequentemente associadas são sensíveis à maior parte dos antimicrobianos, utilizam-se aqueles com elevada excreção urinária, com menor frequência de efeitos colaterais e com menor chance de resistência aos germes habituais. A escolha do tratamento deve ser individualizada com base nas características de cada paciente (alergias, tolerabilidade e aderência à terapia), disponibilidade da medicação, custo, resistência bacteriana local. Dá-se preferência aos tratamentos de curta duração ou em dose única. Entretanto, no caso de pacientes imunocomprometidas, com anormalidades do trato urinário ou diabetes *mellitus* descontrolado, é sensato o uso de terapias mais prolongadas, durante sete dias.[9]

As opções de primeira linha de tratamento empírico da cistite aguda são nitrofurantoína e fosfomicina-trometamol. A nitrofurantoína pode

ser prescrita na dose de 100 mg, via oral, a cada 12 horas, por cinco dias. Ensaios clínicos randomizados sugerem uma taxa de cura de 79-92% com regime de 5-7 dias de tratamento, com mínima resistência bacteriana. Deve ser evitada se houver suspeita de pielonefrite ou *clearance* de creatinina menor que 30 mL/minuto.[10]

A fosfomicina-trometamol deve ser oferecida na dose de 3 g na forma de sachê dissolvido em água, como dose única por via oral. Deve ser evitada também no caso de pielonefrite. Mulheres jovens (< 40 anos) têm 90% de chance de cura nesse esquema de dose única, diferenciando-se daquelas com mais de 40 anos de idade, que têm apenas 46% de cura.

Se por algum motivo as terapias de primeira linha forem contraindicadas, podem-se utilizar os betalactâmicos, como amoxicilina-clavulanato (500 mg, a cada 12 horas), cefpodoxima (100 mg, a cada 12 horas), cefadroxila (500 mg, a cada 12 horas), todos administrados por via oral durante 5-7 dias. É aceito o uso de cefalexina (500 mg, via oral a cada 12 horas), mas ampicilina e amoxicilina não devem ser utilizadas como tratamento empírico devido à alta taxa de resistência bacteriana.

Se os betalactâmicos não puderem ser utilizados, as quinolonas se tornam uma opção razoável. Entretanto, o aumento da taxa de resistência bacteriana a antibióticos dessa classe, somado a seus eventos adversos, faz com que sejam indicados apenas se os antibióticos anteriores não puderem ser utilizados ou quando guiado por urocultura. Como opções desse grupo, citam-se ciprofloxacina (500 mg a cada 12 horas) ou levofloxacina (250 mg/dia), ambas por via oral durante três dias.

A necessidade de cultura após três dias de tratamento em paciente assintomática é discutível; deve ser solicitada nas pielonefrites agudas ou quando os sintomas persistirem. A posterior avaliação do trato urinário em mulheres com ITU recorrente é controversa, pois apenas 5% delas apresentam alguma alteração. A indicação de investigação deverá ser individualizada para cada paciente a depender da história clínica, dos exames, das doenças associadas e, especialmente, da evolução. Nesse sentido, a ultrassonografia de vias urinárias e a urografia excretora podem ser indicadas.

PIELONEFRITE AGUDA

A pielonefrite se caracteriza pela infecção do trato urinário superior, com acometimento dos rins, por via ureteral, hematogênica ou linfática. É um tipo de complicação da infecção do trato urinário inferior, cujos principais sintomas incluem, além dos tipos de infecção de trato urinário inferior, febre, dor em flanco, náuseas e vômitos. A suspeita de pielonefrite deve ser excluída mesmo na ausência de sintomas de cistite.[11]

Os patógenos são semelhantes aos causadores de ITU não complicada, como *Escherichia coli, Klebisiella spp, Proteus spp, Pseudomonas*, entre outros.

As complicações da pielonefrite abrangem: sepse, choque séptico, insuficiência renal, abscesso renal, pielonefrite enfisematosa, pielonefrite xantogranulomatosa e necrose papilar. Pacientes com anormalidades urológicas, gestantes ou imunocomprometidas apresentam maior risco de complicações, e devem ser seguidas mais de perto.

Em relação ao diagnóstico, tanto o quadro clínico quanto o exame físico são essenciais. Em mulheres sexualmente ativas, é importante incluir avaliação pélvica, para diagnóstico diferencial com anexite. Deve-se atentar que, em mulheres idosas ou debilitadas, os sinais e sintomas da pielonefrite podem ser inespecíficos, como somente alteração cognitiva.

Exames laboratoriais incluem urina tipo 1 e urocultura com antibiograma. A piúria está presente na maioria das pacientes, e a urocultura ajuda a avaliar a melhor escolha para o tratamento. Exames de sangue, como hemograma e eletrólitos, são necessários em caso de internação hospitalar. Se houver suspeita de sepse, incluir hemoculturas.

Avaliação por exames de imagens é necessária nos casos de doença grave, persistência de sintomas durante 48-72 horas com tratamento adequado ou se houver suspeita de obstrução de trato urinário ou abscesso renal. A tomografia computadorizada é o exame de escolha, podendo ser substituída por ultrassom dos rins e vias urinárias, se houver risco de exposição à radiação ou contraste endovenoso.

O tratamento inicial deve ser empírico e iniciado prontamente. A internação hospitalar é essencial em pacientes sépticas, com febre ou dor persistentes, naquelas com impossibilidade de ingestão de líquidos ou medicação via oral e na suspeita de obstrução urinária. Na maioria dos casos, o tratamento domiciliar com antibioticoterapia via oral e observação clínica rigorosa é resolutivo.

A escolha para tratamento empírico inclui avaliar uroculturas anteriores, o perfil da paciente (alergia, uso prévio de antibióticos), os custos e o perfil de resistência antimicrobiana na comunidade. Em pacientes internadas sem suspeita de obstrução urinária ou sepse, pode-se iniciar antibioticoterapia endovenosa com ceftriaxone ou piperacilina-tazobactam. Tanto ciprofloxacino quanto levofloxacino são alternativas se houver opção por antibioticoterapia via oral, caso o perfil de resistência comunitário seja favorável. A terapia definitiva deve seguir o resultado da urocultura com antibiograma, quando disponível.

Quando quinolonas podem ser utilizadas, o uso de ciprofloxacino ou levofloxacino é um tratamento adequado. Se a taxa de resistência comunitária for elevada, pode-se iniciar a terapia com um agente de longa duração, como o ceftriaxone intramuscular, 1 grama em dose única ao dia. Outras opções são sulfametoxazol-trimetoprim, amoxicilina-clavulanato e cefadroxila. A duração do tratamento varia de acordo com a escolha do agente. Quinolonas são utilizadas por 5-7 dias, sulfametoxazol-trimetropim durante 7-10 dias e betalactâmicos durante 10-14 dias.

O seguimento das pacientes ambulatoriais deve incluir avaliação clínica a cada 48-72 horas. Se houver persistência, piora ou recorrência dos sintomas, deve-se realizar exame de imagem e nova urocultura com antibiograma. Em pacientes que inicialmente apresentaram hematúria, é importante reavaliar a persistência do sinal após o tratamento.

ABSCESSO RENAL E PERINÉFRICO

Os abscessos renal e perinéfrico podem ser uma complicação de infecção urinária ou ocorrer por disseminação hematogênica (principalmente devido a *Staphylococcus aureus*). É comum a presença de anormalidades anatômicas, que predispõem a paciente à infecção, como litíase renal ou refluxo vesicoureteral.

Os abscessos iniciam-se com necrose tecidual. O abscesso renal forma uma cavidade bloqueada, enquanto o abscesso perinéfrico se apresenta como uma liquefação difusa entre a cápsula renal e a fáscia de Gerota. Os patógenos mais comuns são: *Escherichia coli*, *Staphylococcus aureus* e *Klebsiella pneumoniae*.

O abscesso apresenta-se clinicamente com o aparecimento insidioso de febre, dor lombar e abdominal, palidez, fadiga, sudorese e perda de peso. Sintomas típicos de infecção do trato urinário, como disúria e aumento de frequência urinária, são incomuns, e nem sempre relatados pelos pacientes. O abscesso perinéfrico pode atingir estruturas adjacentes aos rins e cursar com sintomatologia correspondente à área atingida, como dor em hipocôndrio ou em região torácica (abscesso subfrênico).

Nos exames subsidiários encontra-se, com frequência, leucocitose, aumento de PCR (proteína C reativa) e VHS (velocidade de hemossedimentação).

O exame de urina em geral demonstra piúria com bacteriúria, porém em alguns casos não há comunicação do abscesso com o sistema coletor, portanto não há alteração do exame urinário. Isso também pode ser observado nos casos de abscesso perinéfrico por disseminação hematogênica. Quando há essa suspeita, as hemoculturas são consideradas importantes para a identificação do patógeno.

O diagnóstico por imagem é amplo. A radiografia simples pode revelar massa abdominal, rim aumentado, perda da margem do músculo psoas, cálculos radiopacos e/ou sombra renal pouco definida. A ultrassonografia de rins e vias urinárias demonstra uma cavidade de paredes espessas preenchida com fluido, lembrando que pus pode ser difícil de diferenciar de sangue ou urina. O exame é altamente sugestivo de supuração quando há uma separação horizontal de um fluido menos denso (urina) e outro mais denso (pus).

A tomografia computadorizada é o melhor exame para identificação de abscessos renais e perinéfricos e avaliação de sua extensão para estruturas adjacentes. Os abscessos renais aparecem como cavidades intrarrenais, espessamento da fáscia de Gerota, aumento do tamanho renal, inflamação parenquimatosa, atenuação renal diminuída e necrose lobar. Os abscessos periféricos geralmente são confinados no espaço perinéfrico pela fáscia de Gerota, mas podem se estender ao retroperitônio ou ao sistema coletor.

O tratamento se baseia na antibioticoterapia em associação com drenagem percutânea do abscesso, se necessário. Se houver fator obstrutivo, deve ser corrigido prontamente. O tratamento com antibióticos pode ser definido de forma empírica na presença de pielonefrite e direcionado às enterobactérias.

A drenagem percutânea é indicada para os abscessos renais com mais de 5 cm de diâmetro e para aqueles com menos de 5 cm que não apresentaram melhora após terapia antimicrobiana. Todos os abscessos periféricos têm indicação de drenagem percutânea para auxílio diagnóstico (culturas) e tratamento.

PIELONEFRITE CRÔNICA

A pielonefrite xantogranulomatosa é um exemplo de pielonefrite crônica e ocorre principalmente relacionada à obstrução causada por litíase. Tem maior incidência em mulheres com história de infecções recorrentes do trato urinário.

As manifestações clínicas mais comuns são: dor lombar, febre, mal-estar, anorexia e perda de peso. Ao exame físico, pode-se palpar massa unilateral em topografia renal. Os exames laboratoriais são inespecíficos, e podem revelar anemia, aumento de VHS e de enzimas hepáticas, o que denota retenção biliar leve. A urinálise detecta piúria e bacteriúria. Na urocultura, são encontradas *Enterobacteriaceae*, entre elas *Escherichia coli*, *Proteus mirabilis*, *Pseudomonas*, *Enterococcus faecalis* e *Klebsiella*.

O diagnóstico radiológico confirma a pielonefrite xantugranulomatosa. A tomografia computadorizada substituiu a angiografia renal como exame padrão-ouro para o diagnóstico, mostrando substituição do tecido renal por áreas circulares de baixa densidade, cercadas por um aro de realce devido ao meio de contraste, gerando um aspecto multiloculado. Esses achados correspondem aos cálices renais dilatados associados a tecido xantomatoso necrótico, estendendo-se ao parênquima renal. O conjunto dos achados também é chamado de "sinal da pata de urso" devido à aparente semelhança com a pegada desse animal.

A tomografia também pode determinar a extensão da lesão na área ao redor do rim e classificá-la em três estágios: estágio 1, com doença confinada ao parênquima renal; estágio 2, com extensão da inflamação para a gordura perinéfrica; e estágio 3, com extensão para espaço perinéfrico ou parede abdominal. Além disso, esse exame pode demonstrar a presença de litíase renal, frequentemente associada, e auxiliar no diagnóstico diferencial de neoplasia maligna renal.

A pielonefrite xantogranulomatosa é uma doença quase sempre unilateral e associada à destruição completa do rim. O tratamento é cirúrgico e consiste em nefrectomia em bloco, após curso de antibioticoterapia para controle da infecção local.

CONSIDERAÇÕES FINAIS

1. A infecção urinária na mulher é muito frequente.

2. O quadro clínico típico em mulheres sem fatores de risco é suficiente para iniciar o tratamento, sem necessidade de urocultura, tanto antes como após o uso da medicação.

3. Não há necessidade de exames de imagens em mulheres sem infecção urinária de repetição.

4. Para o tratamento empírico, devem ser usados antibióticos eficazes que impliquem menos resistência bacteriana, como nitrofurantoína e fosfomicina.

5. Tratamentos de curta duração ou em dose única são mais adequados que os de longa duração, que devem ser evitados.

REFERÊNCIAS BIBLIOGRÁFICAS

1. Franco AV. Recurrent urinary tract infections. Best Pract Res Clin Obstet Gynaecol 2005; 19(6):861-73.
2. Foxman B. Urinary tract infection syndromes: occurrence, recurrence, bacteriology, risk factors, and disease burden. Infect Dis Clin North Am 2014; 28(1):1-13.
3. Ha US, Cho YH. Immunostimulation with escherichia coli extract: prevention of recurrent urinary tract infections. Int J Antimicrob Agents 2008; 31 (Suppl 1):S63-7.
4. Schito GC, Naber KG, Botto H, Palou J, Mazzei T, Gualco L et al. The ARESC study: an international survey on the antimicrobial resistance of pathogens involved in uncomplicated urinary tract infections. Int J Antimicrob Agents 2009; 34(5):407-13.
5. Sanchez GV, Master RN, Karlowsky JA, Bordon JM. In vitro antimicrobial resistance of urinary Escherichia coli isolates among U.S. outpatients from 2000 to 2010. Antimicrob Agents Chemother 2012; 56:2181-3.
6. Czaja CA, Scholes D, Hooton TM, Stamm WE. Population-based epidemiologic analysis of acute pyelonephritis. Clin Infect Dis 2007; 45:273-80.
7. Bent S, Nallamothu BK, Simel DL et al. Does this woman have an acute uncomplicated urinary tract infection? JAMA 2002; 287:2701.
8. Wilson ML, Gaido L. Laboratory diagnosis of urinary tract infections in adult patients. Clin Infect Dis 2004; 38:1150-8.
9. Lutters M, Vogt-Ferrier NB. Antibiotic duration for treating uncomplicated, symptomatic lower urinary tract infections in elderly women. Cochrane Database Syst Rev 2008; CD001535.
10. Huttner A, Verhaegh EM, Harbarth S et al. Nitrofurantoin revisited: a systematic review and meta-a-

nalysis of controlled trials. J Antimicrob Chemother 2015; 70:2456-64.

11. Gupta K, Hooton TM, Naber KG et al. International clinical practice guidelines for the treatment of acute uncomplicated cystitis and pyelonephritis in women: a 2010 update by the Infectious Diseases Society of America and the European Society for Microbiology and Infectious Diseases. Clin Infect Dis 2011; 52:e103-20.

12. Czaja CA, Scholes D, Hooton TM, Stamm WE. Population-based epidemiologic analysis of acute pyelonephritis. Clin Infect Dis 2007; 45(3):273-80.

13. Nicolle LE. A pratical guide to antimicrobial management of complicated urinary tract infection. Drugs Aging 2001; 18(4):243-54.

14. Liu XQ, Wang CC, Liu YB, Liu K. Renal and perinephric abscesses in West China Hospital: 10-year retrospective-descriptive study. World J Nephrol 2016; 5(1):108-14.

15. Demertzis J, Menias CO. State of the art: imaging of renal infections. Emerg Radiol 2007; 14:13.

16. Meng MV, Mario LA, McAninch JW. Current treatment and outcomes of perinephric abscesses. J Urol 2002; 168(4Pt 1):1337-40.

17. Lee SH, Jung HJ, Mah SY, Chung BH. Renal abscesses measuring 5 cm or less: outcome of medical treatment without therapeutic drainage. Yonsei Med J 2010; 51(4):569-73.

18. Malek RS, Elder JS. Xanthogranulomatous pyelonephritis: a critical analysis of 26 cases and of the literature. J Urol 1978; 119 (5):589-93.

19. Wu ST. Bear paw sign: classic presentation of xanthogranulomatous pyelonephritis. QJM 2019; 112(6):461-2.

CAPÍTULO **30**

Tratamento da incontinência urinária

Márcia Salvador Géo
Rachel Silviano Brandão Corrêa Lima
Cláudia Lourdes Soares Laranjeira

INTRODUÇÃO

Incontinência urinária (IU) é sintoma frequente em ambulatórios e consultórios de ginecologia, daí a importância do conhecimento de suas causas e do manejo adequado de cada uma delas. Estima-se que, no Brasil, entre 11 e 23% das mulheres apresentem IU, podendo chegar a 35% em idosos (maiores de 60 anos).[1,2]

A IU pode ser um sintoma, quando a paciente ou seu cuidador relata a perda urinária, mas também pode ser um sinal, quando se demonstra essa perda.

Em 1976 foi fundada a Sociedade Internacional de Continência (ICS), que padroniza a nomenclatura e os procedimentos relacionados à IU em todas as fases da vida. Em 1999, juntamente com a ICS e a Organização Mundial da Saúde (OMS), foi criada a International Consultation on Incontinence (ICI), que realiza profundas revisões bibliográficas baseadas em evidências para estabelecer o tratamento mais adequado da IU.[3] O tratamento apresentado para a IU é baseado nas recomendações da ICI (Figura 1).[3]

TRATAMENTO

Ao iniciar a conduta na mulher com IU, é estritamente necessária uma avaliação clínica detalhada, juntamente com exames físicos abdominal, pélvico e perineal minuciosos. A realização de um diário urinário de três dias (em que a paciente anota as micções com seus volumes e horários) muitas vezes se impõe para que se consiga avaliar a frequência da queixa e as ocasiões em que ocorre perda. Por meio do diário urinário é possível separar as mulheres que ingerem muito líquido ou que urinam frequentemente por hábito.

Deve-se, também, avaliar a presença de prolapso genital e a de resíduo pós-miccional aumentado. Depois dessa primeira avaliação, exclui-se o grupo chamado de "incontinência urinária complicada": com IU recidivada, volume residual aumentado (> 100 mL), presença de tumores pélvicos que possam causar disfunção miccional, radioterapia ou cirurgia pélvica radical prévias ou presença de doença neurológica. Esse grupo deve receber tratamento especializado já na abordagem inicial. O restante é dividido em pacientes com perda urinária aos esforços, pacientes com quadro de bexiga hiperativa e pacientes com sintomas mistos. Todas elas devem ser encaminhadas primeiramente à fisioterapia do assoalho pélvico.

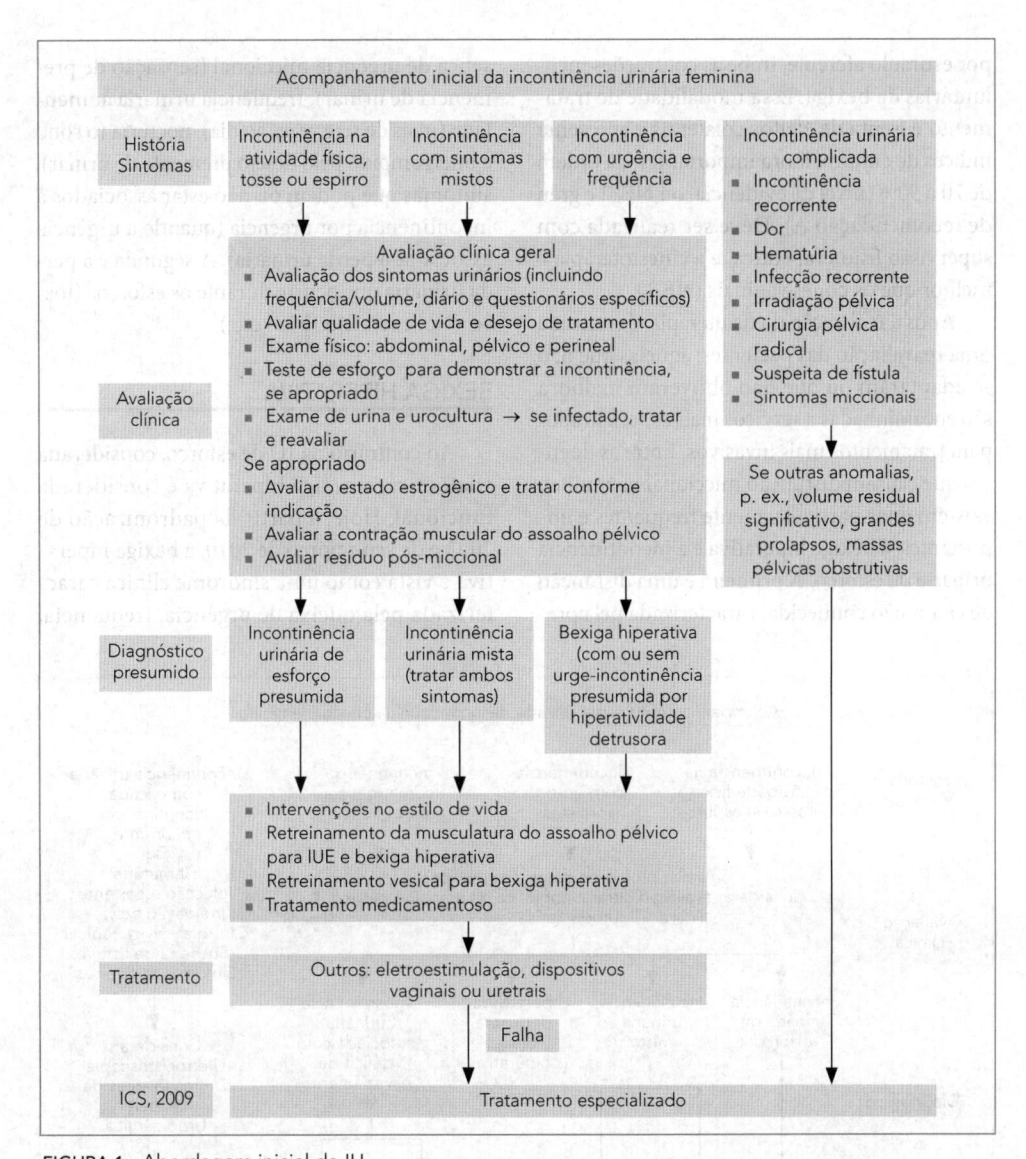

FIGURA 1   Abordagem inicial da IU.

FISIOTERAPIA DO ASSOALHO PÉLVICO

A base do tratamento fisioterapêutico é a reaprendizagem de um importante reflexo de contração da musculatura do assoalho pélvico diante do aumento da pressão abdominal. Portanto, deve ser oferecido a toda e qualquer paciente portadora de IU, de esforço ou de urgência. O tratamento conservador consiste no treinamento da contração voluntária do assoalho pélvico, que pode ser feito com exercícios (cinesioterapia) ou com estímulo elétrico das paredes vaginais nas mulheres que não são capazes de realizar a contração voluntária desse grupo muscular (eletroestimulação). A eletroestimulação é especialmente útil no controle da urgência miccional e da incontinência por urgência, pois utiliza corrente elétrica de baixa amplitude que, por estímulo aferente, inibe as contrações involuntárias da bexiga. Essa modalidade de tratamento é isenta de efeitos colaterais e apresenta índices de cura/melhora importantes, da ordem de 70 a 90% (nível de evidência, ou NE, 2 e grau de recomendação A). Deve ser realizada com supervisão fisioterapêutica, e a cinesioterapia é melhor que os cones vaginais (NE 1).

Após a realização da fisioterapia, é realizada uma reavaliação das pacientes; aquelas que não se adaptaram ou que não obtiveram melhora são encaminhadas a serviços mais especializados para tratamentos mais invasivos. Entre as doenças que causam disfunção miccional na mulher, existem duas particularmente frequentes e importantes: a bexiga hiperativa e a incontinência urinária de esforço. A primeira é uma disfunção de causa não conhecida, caracterizada pela presença de urgência miccional (sensação de premência de urinar), frequência urinária aumentada (mais de sete vezes ao dia), noctúria (o sono é interrompido pelo desejo premente de urinar), sintomas que podem ou não estar associados à incontinência por urgência (quando a urgência associa-se à perda urinária). A segunda é a perda urinária que ocorre durante os esforços (tosse, riso, exercício físico etc.).

BEXIGA HIPERATIVA

Ao contrário da IU de esforço, considerada anatômica, a bexiga hiperativa é considerada funcional. Hoje, a partir da padronização de 2002 e de seu reforço de 2010, a bexiga hiperativa é vista como uma síndrome clínica caracterizada pela queixa de urgência, frequência,

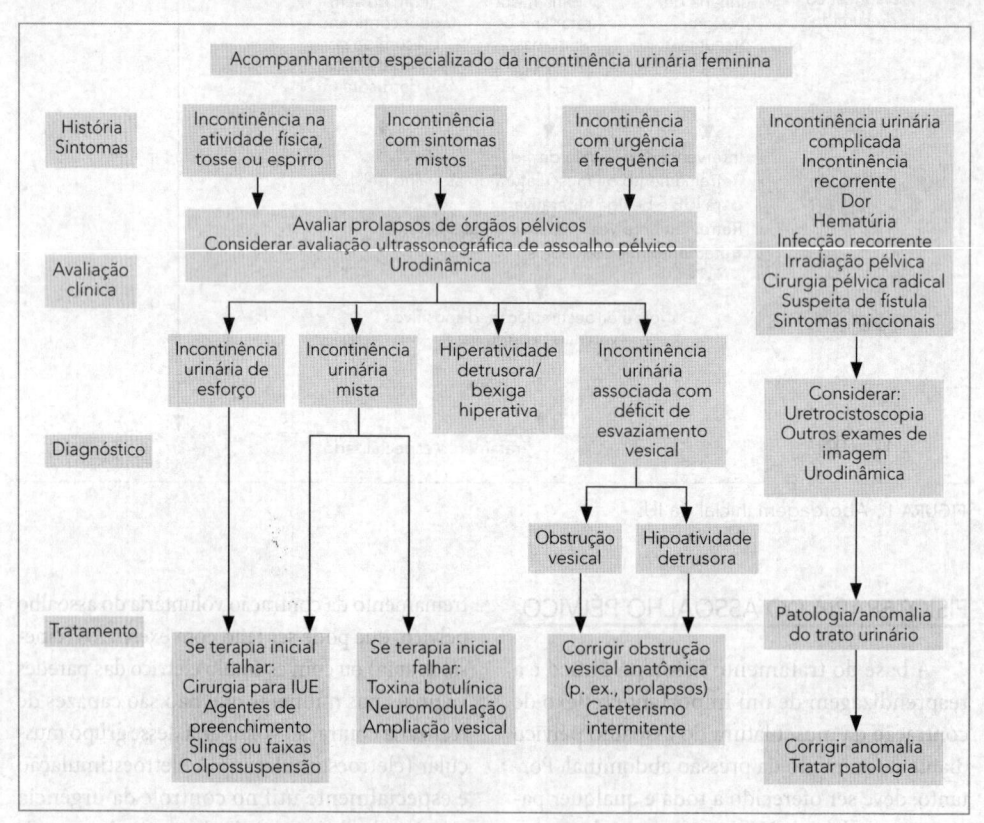

FIGURA 2   Abordagem especializada da IU feminina.[3]
Fonte: ICS, 2009.

noctúria associada ou não à incontinência de urgência. Esse novo conceito autoriza a iniciar o tratamento sem a necessidade do estudo urodinâmico. Quando este é realizado e demonstra a presença de contrações não inibidas do detrusor associadas à sensação de premência de urinar (urgência), trata-se de hiperatividade do detrusor, que pode ser idiopática ou neurológica (ou seja, existe uma doença neurológica influenciando o aparecimento dessas contrações). Em aproximadamente 90% dos casos não se encontra doença nenhuma ou causa primária para esse distúrbio funcional do músculo detrusor. Várias são as teorias e as pesquisas nessa área, mas até o momento não se conseguiu esclarecer a verdadeira causa da bexiga hiperativa. Alguns pesquisadores a consideram um distúrbio eminentemente psicossomático, outros, um desequilíbrio de neurotransmissores. O fato é que essa doença é de tratamento basicamente clínico, mediante medicamentos ou técnicas comportamentais ou ainda uma associação de ambos. Os índices de sucesso variam de 40 a 80%. Além dessas modalidades de tratamento, deve-se sempre lembrar das medidas gerais que podem melhorar ou até mesmo curar a paciente sem que seja necessária a introdução de medicamentos.

A literatura destaca, cada vez mais, a importância dessas medidas como parte fundamental no tratamento da bexiga hiperativa associada à orientação dos pacientes.

Evidências científicas sugerem que podem ser fatores de risco:

- Obesidade: é fator de risco independente para IU com NE 1. A perda de peso, além da melhora de outras comorbidades, podem diminuir a incidência de IU (grau de recomendação A).[4]
- Tabagismo: existe evidência ainda fraca de que o fumo aumenta a incidência de IU como fator independente (NE 3).
- Ingestão hídrica: se em excesso (demonstrada no diário urinário), sua diminuição melhora a frequência de episódios. No en-

tanto, a restrição hídrica não parece vantajosa como arma terapêutica (grau de recomendação C).
- Cafeína: essa substância tem demonstrado exacerbar os sintomas (NE 2). A redução da ingestão de cafeína tem grau de recomendação B.
- Constipação intestinal: essa disfunção pode ser um fator de risco para incontinência pelo esforço evacuatório crônico que acarreta (NE 3). Mais estudos são necessários para elucidar o real impacto do esforço evacuatório crônico na IU.

A maior parte dos medicamentos usados para tratamento da bexiga hiperativa age bloqueando os receptores colinérgicos/muscarínicos na bexiga. No entanto, em razão da ação não específica para receptores M3 (responsáveis pela contração detrusora), os efeitos adversos são numerosos e responsáveis pela descontinuidade do tratamento em muitos casos (Figura 1). Recentemente foi introduzido um novo fármaco no mercado cujo mecanismo de ação é o estímulo dos receptores beta-adrenérgicos, mais especificamente beta 3. Tem sido amplamente utilizado naqueles pacientes com intolerância e/ou contraindicação aos antimuscarínicos ou mesmo como primeira escolha em casos selecionados.

Os principais medicamentos utilizados no tratamento da hiperatividade detrusora são:

- Anticolinérgicos: brometo de propantelina, 15 a 30 mg, via oral (VO) a cada 6 horas; brometo de emeprônio, 100 a 200 mg, VO a cada 6 horas (NE 2; grau de recomendação B).
- Ação mista (antiespasmódicos e anticolinérgica): cloridrato de oxibutinina, VO, 2,5 a 10 mg, 3 a 4 vezes/dia; a oxibutinina de absorção lenta se mostrou mais bem tolerada e tem sido amplamente utilizada na bexiga hiperativa (NE 1; grau de recomendação A); flavoxato 200 mg, VO, 4 vezes/dia (NE 2; grau de recomendação D) e tolterodina de

liberação lenta, VO, 4 mg/dia, em uma tomada diária. Recentemente, foram introduzidos dois fármacos com ação mais específica em receptores M3: darifenacina e solifenacina (ambos de liberação lenta, com NE 1 e grau de recomendação A). Além de terem ação mais específica nos receptores presentes na bexiga, eles ultrapassam pouco a barreira hematoencefálica, minimizando o efeito de queda da função cognitiva vista nos idosos.

- Antidepressivos tricíclicos: imipramina, 10 a 25 mg, VO, 3 vezes/dia; cloridrato de amitriptilina, 10 a 25 mg, VO, 3 vezes/dia (NE 3; grau de recomendação C).
- Bloqueadores dos canais de cálcio: terodilina, 12,5 a 25 mg, VO a cada 12 horas (não disponível no Brasil – NE 2; grau de recomendação D).
- Inibidores da prostaglandina: indometacina, 25 a 50 mg, VO, 4 vezes/dia (NE 2; grau de recomendação C).
- Beta 3 adrenérgicos: recentemente foi lançado um novo fármaco B3 adrenérgico para o tratamento da bexiga hiperativa – o mirabegron, com NE 1 e grau de recomendação A, vem se tornando uma ótima opção para pacientes que não toleram os medicamentos com algum efeito antimuscarínico ou que têm contraindicação ao seu uso. Além disso, passa a ser uma boa opção na associação com agentes antimuscarínicos, permitindo a associação de dois fármacos com mecanismos de ação diferentes. Inicialmente houve uma preocupação em relação ao aumento da pressão arterial como efeito colateral, mas esta se mostrou rara na prática, tornando o mirabegron bem seguro nos pacientes idosos.

A primeira linha de tratamento da hiperatividade vesical é definida por terapia comportamental com modificação do hábito miccional associada aos medicamentos antimuscarínicos mais seletivos, como darifenacina e solifenacina ou ainda mirabegron (beta 3 adrenérgico). Esses fármacos podem ser associados, se necessário for, para aumentar a eficácia.

O tratamento de segunda linha é composto por medicamentos alternativos: imipramina, amitriptilina, trospium, propantelina e desmopressina.

As técnicas comportamentais incluem:

- Retreinamento vesical: também denominado micção com hora marcada, consiste na orientação à paciente sobre a disfunção associada à micção de horário, ou seja, a paciente será orientada a urinar em intervalos rígidos, com aumento de 15-30 minutos por semana, na medida em que os episódios de incontinência urinária não acontecem. Ainda não se estabeleceu na literatura um protocolo para o retreinamento vesical; estudos mostram, com NE 1, que se trata de tratamento efetivo para bexiga hiperativa, mas a falta de protocolos e a dificuldade de adesão das pacientes tornam o retreinamento vesical ainda pouco utilizado (grau de recomendação C).
- Cinesioterapia com ou sem *biofeedback*: o *biofeedback* é uma maneira de a paciente visualizar sua evolução durante o tratamento fisioterapêutico.

Ainda não há evidência do real papel do *biofeedback* na melhora do resultado (grau de recomendação A). A cinesioterapia demonstrou ser melhor que placebo no tratamento da bexiga hiperativa (NE 1). A cinesioterapia associada a retreinamento vesical é efetiva e deve ser recomendada para pacientes incontinentes (grau de recomendação A). O retreinamento vesical associado à cinesioterapia é efetivo e considerado a primeira linha do tratamento conservador (grau de recomendação C).

- Eletroestimulação: método de estimulação elétrica da parede vaginal que leva à inibição do detrusor e à melhora significativa dos sintomas. As taxas de sucesso da literatura variam de 30 a 77%. Existem poucos estudos direcionados para sintomas de bexiga hiperativa especificamente. A eletroestimulação é melhor que nenhum tratamento (NE 1), mas não se mostrou melhor que a cinesioterapia como primeira linha de tratamento.

Os estudos futuros deverão direcionar mais a eletroestimulação na melhora dos sintomas de bexiga hiperativa (NE 2). O maior problema dos estudos é a grande variação de protocolos de estímulos elétricos, o que tem dificultado muito o entendimento do impacto da eletroestimulação na bexiga hiperativa/hiperatividade do detrusor.

- Neuroestimulação do nervo tibial posterior (PTNS): é uma forma de neuroestimulação periférica usada para os sintomas de bexiga hiperativa. Por meio dela se acessam indiretamente as raízes sacrais mediante estímulo elétrico intermitente do nervo tibial posterior que passa atrás do maléolo medial. É um tratamento minimamente invasivo, que envolve a inserção de agulhas perto do nervo, ou não invasivo, usando eletrodos de superfície na área do maléolo medial. Recentes estudos randomizados têm demonstrado eficácia da PTNS no tratamento da bexiga hiperativa – NE 2 com grau de recomendação C.
- Acupuntura: até o momento existem dois estudos randomizados endereçados à eficácia da acupuntura na bexiga hiperativa. São estudos com um número pequeno de pacientes, grau de recomendação B quando comparados ao placebo e D quando comparados à oxibutinina. São necessários mais trabalhos de boa qualidade e com amostras maiores para que haja uma recomendação mais ampla desse tratamento.

Nos casos de falha no tratamento comportamental e dos medicamentos ou de impossibilidade de uso ou, ainda, de não tolerância a esses medicamentos, mesmo que associados,

indica-se a segunda linha de tratamento. Nesse momento, o estudo urodinâmico impõe-se para que se confirme o diagnóstico e para o estudo da micção. A injeção de toxina botulínica intravesical, inicialmente em pacientes com obstrução uretral e mais tarde em pacientes com hiper-reflexia do detrusor (NE 1 – grau de recomendação A), apresenta resultados animadores inclusive para a hiperatividade detrusora idiopática refratária (NE 1 – grau de recomendação A). O sucesso é animador; existe um risco de retenção urinária com pico 14 dias após a injeção que gira em torno de 5 a 10% dos casos. Os estudos da toxina botulínica a colocam como uma opção interessante nos casos refratários de difícil tratamento, com a ressalva característica do fármaco: necessidade de repetir o procedimento, pois o bloqueio da placa motora é transitório. Nos casos de injeção intravesical, esse tempo mostrou-se mais alto que nos músculos estriados, de 9-12 meses. A técnica é realizada por meio de uretrocistoscopia, em que são realizadas vinte injeções de 1 mL de toxina botulínica diluída em um total de 100 UI na submucosa e muscular de todo o corpo da bexiga.[4] Como terceira linha de tratamento, dispõe-se de neuromodulação sacral, também inicialmente utilizada nos casos de hiper-reflexia do detrusor (causa neurológica), com ótimos resultados, e que atualmente tem sido amplamente usada na hiperatividade do detrusor, com índices de cura/melhora de 70 a 80%. Consiste no implante de eletrodos nas raízes sacrais, ligados a um neuromodulador implantado na região da nádega, cujo mecanismo de ação ainda não está totalmente esclarecido. O neuromodulador funciona como um marca-passo, modulando a resposta sacral aos estímulos cerebrais. Os estudos têm demonstrado sua eficácia no alívio dos sintomas da bexiga hiperativa (NE 2 e grau de recomendação B). O fator limitante dessa modalidade de tratamento é o custo elevado do dispositivo. Mas se trata de boa opção nos casos mais refratários com sintomas importantes. A neuromodulação tem sido amplamente utilizada no tratamento da incontinência fecal, com resultados expressivos (em torno de 90% de sucesso). Os casos de dupla incontinência constituem uma boa indicação para neuromodulação (incontinência fecal associada a bexiga hiperativa).

O tratamento cirúrgico baseado em técnicas de ampliação vesical não é mais recomendado no tratamento da bexiga hiperativa.

INCONTINÊNCIA DE ESFORÇO

Se, após o tratamento fisioterapêutico, não houver a melhora esperada, o estudo urodinâmico se faz necessário para confirmar o diagnóstico e começar o tratamento cirúrgico.

O tratamento cirúrgico continua sendo aquele com taxas de sucesso maiores, entretanto pode levar à morbidade, seja pelo risco inerente aos procedimentos cirúrgicos, seja por causar outros distúrbios do assoalho pélvico (bexiga hiperativa e prolapso genital). Várias são as técnicas utilizadas para o tratamento da IU de esforço. A seguir discutiremos as técnicas mais utilizadas para o tratamento cirúrgico da incontinência urinária de esforço:

1. Cirurgias via vaginal: a clássica e amplamente utilizada é a de Kelly-Kennedy, descrita no início do século e hoje pouco preconizada no tratamento da IU. Essa técnica caiu em desuso após a demonstração na literatura de taxas de cura/melhora muito baixas para a IU (40%); no entanto, continua sendo utilizada em casos de prolapso. A colporrafia anterior não deve ser utilizada no tratamento da IU de esforço (grau de recomendação A).[3]

2. Cirurgias retropúbicas: são as mais utilizadas por ginecologistas, e as principais técnicas são a colpossuspensão à Burch e a cistopexia à Marshall-Marchetti-Krantz. A principal diferença entre as duas técnicas citadas é a de que na técnica de Burch se fixa a fáscia vaginal ao ligamento de Cooper, e na de Marshall-Marchetti-Krantz se fixa o tecido periuretral ao periósteo da sínfise púbica. Em termos de literatura, têm altos índices de sucesso, de 70 a 90%, e de durabilidade, com sucesso de 70 a 80% em cinco anos. O procedimento de Marshall-Marchetti-Krantz tem a desvantagem de causar osteíte púbica em aproximadamente 2 a 4% dos casos.

Segundo as principais revisões sistemáticas, essa técnica não deve ser utilizada para o tratamento da IU de esforço (grau de recomendação A).

Já a técnica de Burch pode acarretar prolapso de parede posterior da vagina, pela mudança no eixo desta (anteriorização), principalmente enterocele, em até 20% dos casos. Ambas as técnicas podem causar instabilidade do detrusor em 11 a 15% dos casos, dificuldade miccional e obstrução uretral.

A técnica descrita por Burch é a cirurgia mais estudada, com estudos de muito longo prazo, o que a torna clássica no tratamento da IU de esforço. Com o surgimento das técnicas de *sling* sintético, ela não tem sido tão realizada como antes, mas continua sendo uma técnica consagrada (NE 1A). Atualmente, os *slings* sintéticos são mais utilizados que a técnica de Burch por acarretar menos morbidade e obter sucesso semelhante, como descrito a seguir.

3. *Slings*: trata-se da colocação de materiais sintéticos ou tecidos autólogos suburetrais com o objetivo de sustentar e alongar a uretra. Essa técnica era reservada para casos recorrentes, e seu índice de sucesso girava em torno de 50 a 60%. A partir do final dos anos 1990, vários trabalhos na literatura foram publicados com a utilização do *sling* autólogo de fáscia de músculo reto abdominal como técnica de primeira escolha. Em 1998 foi lançado no mercado um *kit* para realização de um *sling* sintético (faixa de prolene) – denominado *tension free vaginal tape* (TVT) –, sem necessidade de abertura da parede abdominal, pois a faixa é colocada sem tensão, não necessitando de fixação em estrutura alguma. A partir daí, vários centros no mundo passaram a utilizar essa téc-

nica, descrita por Ulmsten e patenteada pela Johnson. Na atualidade, portanto, as técnicas de *sling* vêm sendo bastante estudadas e as mais utilizadas no tratamento de IU, com taxas de sucesso comparáveis às da colposuspensão à Burch e às de *slings* autólogos (NE 1/2).

Mais recentemente, uma variação da técnica de *sling* transvaginal foi descrita por Delorme et al. (2001) com passagem da agulha através do forame transobturatório de um lado e do outro, evitando o risco de lesão vesical e uretral, comum às técnicas transvaginais. Vem sendo amplamente utilizada por serviços especializados com resultados semelhantes (NE 1/2). Alguns estudos sugerem que a via transobturatória é menos obstrutiva, com menor taxa de retenção pós-operatória (NE 3). No entanto, ainda há um questionamento se essa técnica seria a via adequada para os casos de IU de esforço mais graves, com baixa resistência uretral. Entre os ginecologistas, a via transobturatória tem sido a mais utilizada hoje, apesar de ainda não haver, na literatura, grande número de trabalhos em longo prazo (acima de cinco anos). Os *slings* autólogos de faixa de aponeurose estão listados como técnica alternativa, muito utilizada, com sucesso semelhante à de Burch, mesmo nos casos primários (grau de recomendação A).

4. Injeções periuretrais: reservadas aos casos recorrentes e àqueles com ausência de mobilidade do colo vesical, têm o objetivo de aumentar a pressão uretral. As substâncias já utilizadas com resultados promissores são o colágeno, partículas de carbono e a gordura autóloga. Durante a década de 1990, foram usadas e estudadas, mostrando resultados pouco favoráveis. A média de repetição das injeções foi em torno de 1,5 injeção por paciente, o que tornou o método proibitivo por causa do seu alto custo. Atualmente, essa modalidade de tratamento só deve ser considerada em casos muito específicos e desde que a paciente esteja ciente de que a durabilidade é pequena (grau de recomendação C).

O sucesso de uma técnica cirúrgica vai depender da experiência da equipe. De modo geral, em termos de literatura, devem sempre ser analisados de forma crítica trabalhos com resultados apenas subjetivos e sem urodinâmica pré-operatória. Os critérios de cura devem ser rígidos, pois muitas pacientes, apesar de relatarem cura, ainda perdem urina de forma frequente. Dois métodos não invasivos vêm sendo muito utilizados na avaliação de resultado cirúrgico: os questionários de sintomas e qualidade de vida e o *patient global impression* (PGI).

TABELA 1 Drogas para tratamento da hiperatividade vesical e níveis de evidência científica

Droga	Nível de evidência	Grau de recomendação
Tolterodina	Nível 1	A
Oxibutinina		
Solifenacina		
Dariferacina		
Desmopressina		
Trospium		
Propantelina	Nível 2	B
Imipramina	Nível 3	C

TABELA 2 Localização de receptores muscarínicos e efeitos adversos de drogas antimuscarínicas

Localização	Efeitos adversos
Íris/corpo ciliar	Borramento de visão
Glândulas lacrimais	Olhos secos
Glândulas salivares	Boca seca
Coração	Taquicardia
Vesícula biliar	Reduz a atividade secretora
Estômago	Dispepsia
Cólon	Constipação
Bexiga	Retenção urinária
Cérebro	Déficit de memória e de função cognitiva

TABELA 3 Nível de evidência das modalidades terapêuticas de IU de esforço e de bexiga hiperativa

Disfunção	Tratamento	Nível de evidência/ Grau de recomendação
Incontinência de esforço	Fisioterapia	NE 4 – GR A
	Técnica de Burch	NE 1 – GR A
	Sling autólogo	NE 1 – 2 GR A
	Sling sintético retropúbico	NE 1 – 2 GR A
	Sling sintético transobturatório	NE 1 – 2 GR A
Bexiga hiperativa	Duloxetina	NE 2 – GR C
	Medidas gerais	NE 3 – GR B
	Retreinamento vesical	NE 1 – GR A
	Fisioterapia	NE 1 – GR A
	Botox®	NE 1 – GR B

REFERÊNCIAS BIBLIOGRÁFICAS

1. Tamanini JT, Lebrão ML, Duarte YA, Santos JL, Laurenti R. Analysis of the prevalence of and factors associated with urinary incontinence among elderly people in the Municipality of São Paulo, Brazil: SABE Study (Health, Wellbeing and Aging). Cad Saúde Pública 2009; 25(8):1756-62.
2. Amaro JL, Macharelli CA, Yamamoto H, Kawano PR, Padovani CV, Agostinho AD. Prevalence and risk factors for urinary and fecal incontinence in Brazilian women. Int Braz J Urol 2009; 35(5):592-7; discussion 598.
3. Abrams P, Cardozo L, Wagg A, Wein A et al. Sixth International Consultation on Incontinence, Tokyo, Sept/2016 – 6.ed. 2017. 3. 6th International Consultation on Incontinence. Recommendations of the International Scientific Committee: evaluation and treatment of urinary incontinence, pelvic organ prolapse and faecal incontinence.
4. Dumoulin C, Adewuyi T, Booth J, Bradley C, Burgio K, Thakar R et al. Adult conservative management. In: Abrams P, Cardozo L, Wagg A, Wein A et al. Sixth International Consultation on Incontinence, 6.ed. 2017.
5. Rovner E, Athanasiou S, Monga A, DmochowskiR, Gomes C, Sand P. Surgery for urinary incontinence in women. In: Abrams P, Cardozo L, Wagg A, Wein A et al. Sixth International Consultation on Incontinence, 6.ed. 2017.
6. Andersson KE, Cardozo L, Cruz F, Lee KS, Sahai A, Wein AJ. Pharmacological treatment of urinary incontinence. In: Abrams P, Cardozo L, Wagg A, Wein A et al. Sixth International Consultation on Incontinence, 6.ed. 2017.

LEITURA SUPLEMENTAR

1. Cardozo L, Staskin D. Textbook of female urology and urogynecology. 4.ed. CRC Press, 2017.

2. Walters MD, Karram MM. Urogynecology and reconstructive pelvic surgery. 4.ed. Elsevier, 2015.

3. Girão MJBC, Sartori MG, Ribeiro RM, Castro RA, Jarmy-Di-Bella ZIK. Uroginecologia e disfunções do assoalho pélvico. Barueri: Manole, 2014.

CAPÍTULO 31

Síndrome da bexiga dolorosa

Manoel João Batista Castello Girão
Eduardo R. C. Girão
João Henrique R. C. Girão
José Sebastião Afonso
Marair Gracio Ferreira Sartori

A síndrome da bexiga dolorosa ou dor vesical, outrora denominada cistite intersticial crônica, já recebeu várias outras denominações, como síndrome uretral, síndrome de urgência-frequência ou cistite abacteriana. É afecção de etiologia obscura e pouco conhecida. Tem, em geral, evolução lenta e insidiosa. Cumpre mencionar que muito se discute sobre sua nomenclatura, e a atual traz em seu bojo uma mudança de enfoque com nítida implicação no diagnóstico e na conduta terapêutica. Caracterizar essa afecção como uma síndrome muda os parâmetros diagnósticos para aspectos clínicos, abrindo mão da necessidade da cistoscopia e da biópsia para sua confirmação. Assim, reserva-se o termo "cistite intersticial crônica" para os casos com cistoscopia típica e exame anatomopatológico compatível.

Dessa forma, a Sociedade Internacional de Continência (ICS) define essa síndrome por dor suprapúbica relacionada com o enchimento vesical, acompanhada de sintomas como polaciúria e noctúria, na ausência de outra afecção, como infecção urinária, tumores ou endometriose. Outras sociedades possuem definições com pequenas variações. A European Society for the Study of Intersticial Cystitis a define como sensação de desconforto relacionada à bexiga, com sintomas urinários associados, durante pelo menos seis semanas, na ausência de infecção urinária ou outra causa que justifique o quadro clínico.

Numerosas vezes as pacientes são erroneamente diagnosticadas como tendo infecção urinária recorrente, sem contudo conseguir isolar o agente bacteriano em muitos dos episódios, o que, associado à não remissão completa dos sintomas com o uso de antibióticos, deve levantar a suspeita da síndrome.

O impacto na qualidade de vida é, em geral, intenso e progressivo. Há relatos dramáticos sobre o intenso desconforto causado pelo retardo no diagnóstico e início do tratamento. Um dos aspectos da qualidade de vida muito atingido é a sexualidade, com relatos de intensa dispareunia, por vezes impedindo qualquer relacionamento sexual.

Sua baixa prevalência pode estar ligada ao fato de ser subdiagnosticada e pouco conhecida pelos profissionais de saúde, o que acarreta atrasos no diagnóstico. Depreende-se, portanto, a grande importância que tem conhecer essa síndrome, para assim diminuir o tempo e o sofrimento das nossas pacientes até o diagnóstico e início do tratamento.

Fica evidente a importância de excluir outros diagnósticos antes de rotularmos uma paciente como tendo cistite intersticial. Por esse motivo, apesar de a caracterização da síndrome se basear em critérios clínicos, torna-se mandatória a exclusão de comorbidades.

A cistite intersticial crônica foi descrita no início do século passado por Hunner, mas permaneceu relegada a plano secundário até que surgiram critérios mais objetivos para seu diagnóstico. Dentre estes salientamos a identificação de petéquias e/ou glomerulações após hidrodistensão vesical, como descreveremos com mais detalhes a seguir.

EPIDEMIOLOGIA E FISIOPATOLOGIA

Apesar de ser descrita há mais de um século, temos poucos dados a respeito de sua incidência e/ou prevalência. Tal fato decorre da dificuldade diagnóstica, dos critérios diagnósticos e do desconhecimento por parte dos profissionais de saúde da sua existência. Estima-se uma incidência de 1,2 caso por 100.000 habitantes/ano e uma prevalência de 10 casos por 100.000. Contudo, a depender dos critérios utilizados para o diagnóstico, há relatos que descrevem uma prevalência de 2.600 casos em 100.000 mulheres, oscilando de cerca de 0,5% da população adulta até 17% em populações específicas. Em nosso país, desconhecemos a existência de dados consolidados sobre sua frequência. É mais prevalente entre as mulheres e rara em crianças. Pode estar associada com outras afecções, como as doenças inflamatórias intestinais, lúpus, síndrome de Sjögren, endometriose, fibromialgia, síndrome da fadiga crônica, vulvodínea, histórico de depressão e distúrbios de ansiedade.

Um critério diagnóstico mais rígido como o proposto pelo National Institute of Diabetes and Digestive and Kidney Diseases pode deixar de diagnosticar mais da metade dos casos, porém, por outro lado, evita que se rotulem pacientes como tendo cistite intersticial e se iniciem tratamentos longos e caros. Descreveremos mais à frente como temos nos orientado após vários anos acompanhando pacientes com essa síndrome.

Há várias etiologias descritas, dentre as quais sobressaem a infecciosa, a imunológica, a infla-matória e a neurológica. Merecem ainda serem lembradas como possíveis causas a hipóxia e a mastocitose. Como a fisiopatologia não é totalmente conhecida, há nítida dificuldade no seu manejo terapêutico. No entanto, todo o conhecimento até o momento aponta para uma base comum, que é a perda de integridade da barreira de glicosaminoglicanos (GAGs) existente na superfície interna da bexiga e que funciona como uma camada impermeabilizante, evitando que substâncias irritantes da urina entrem em contato com a parede vesical. Assim, a perda de integridade dessa barreira natural levaria a resposta inflamatória na submucosa, com ativação de mastócitos e consequente liberação de mediadores inflamatórios como a histamina e leucotrienos.

Outra possibilidade é alteração no metabolismo do óxido nítrico e na produção da proteína de Thamm-Hosfall, essenciais para a homeostase e a proteção do urotélio. Por fim, deve ser mencionada a predisposição genética, pois existe maior frequência em mulheres (17 vezes maior) quando há casos em parentes de primeiro grau e em gêmeos monozigóticos.

Todas as etiologias propostas são hipotéticas, pois há poucos dados clínicos disponíveis e não existe um modelo experimental para estudar adequadamente sua fisiopatologia.

Descreve-se em até 50% dos pacientes aumento nos autoanticorpos, como o fator antinúcleo (FAN), que poderia levar a injúria crônica do epitélio vesical e por conseguinte a falha na produção de GAGs. Importante salientar que o quadro vesical poderá ser a primeira manifestação de uma doença autoimune.

Admite-se também que repetidos episódios de infecção bacteriana podem levar a falhas na barreira de GAGs e com isso justificar o desenvolvimento da síndrome, o que pode confundir e retardar o diagnóstico. É uma teoria muito aceita, porém difícil de ser confirmada, pois muitas vezes o quadro clínico de uma se confunde com o de outra. Contudo, é plenamente possível, pois o nosso conhecimento sobre a capacidade de algumas bactérias produzirem biofilmes e penetrarem entre as células do epitélio vesical é muito incipiente. É possível que no futuro identifiquemos agentes microbianos na cistite intersticial crônica com papel semelhante ao do *Helicobacter pillori* nas úlceras gástricas.

Por fim, a teoria neurológica justifica o aparecimento dos sintomas pela existência de um tônus catecolaminérgico aumentado, o que leva à vasoconstricção prolongada e com isso a uma isquemia relativa. Merece mencionar que, como causa ou consequência dos sintomas, muitas vezes nos deparamos com quadros de ansiedade intensa, que merecem atenção e devem ser tratados concomitantemente.

QUADRO CLÍNICO/DIAGNÓSTICO

Os sintomas são, em geral, insidiosos, com instalação lenta e progressiva, fato que gera muitas vezes dúvida diagnóstica. O sintoma central é a dor com aumento de frequência urinária, que pode ser descrita em hipogástrio, região inguinal ou perineal, ou até mesmo irradiando para a região anal, com puxo ou tenesmo. Saliente-se que 2/3 das pacientes não relatam disuria como sintoma significativo. Por vezes a paciente tem dificuldade em definir as características da dor e sua localização precisa, relatando apenas sensação de inflamação pélvica, com intenso desconforto e por vezes sintomas vagos descritos como sensação de desfalecimento.

Importante mencionar que a urgência sensorial é progressiva, com aumento da frequência urinária por vezes incapacitante e com grande impacto na qualidade de vida, pois ao retardar a micção surge significativo desconforto, com dor intensa. Com a evolução do quadro, o processo inflamatório da submucosa vesical leva a fibrose com diminuição da capacidade vesical. Nos quadros mais intensos nos deparamos com pacientes que precisam esvaziar a bexiga a cada 15/20 minutos, praticamente inviabilizando seu convívio social.

Um aspecto atual e muito importante é possibilidade de a síndrome da bexiga dolorosa poder coexistir com endometriose pélvica em até 60% dos casos, fato que pode confundir e retardar o diagnóstico. Por essa possível associação ou simplesmente pela maior estase sanguínea que ocorre no período pré-menstrual, algumas pacientes relatam piora dos sintomas urinários nos dias que antecedem a menstruação e nos dias iniciais do fluxo catamenial, fato que por si só não deve excluir o diagnóstico. Outro aspecto que pode gerar dúvida diagnóstica é o fato de alguns alimentos poderem desencadear os sintomas, tais como alimentos ácidos, condimentos, álcool e café.

Interessante anotar que os sintomas podem se iniciar sem uma causa desencadeante ou surgir após um trauma físico ou emocional ou pós-cirurgias, em particular histerectomias, pós-infecção urinária ou genital. Temos nos deparado com quadros de uretrites e/ou inflamações das glândulas periuretrais como desencadeantes dessa síndrome.

Os exames físicos geral e ginecológico são pobres, por vezes existindo apenas desconforto de intensidade variável ao toque da parede vaginal anterior na topografia da bexiga urinária. No entanto, deve-se realizar um pormenorizado exame físico com o objetivo de excluir outras causas de dor pélvica. Particular atenção para os quadros de cervicite e demais processos inflamatórios pélvicos de origem genital, em especial para as infecções por clamídia, micoplasma e ureaplasma, que podem passar despercebidas se não forem adequadamente pesquisadas. Buscar sempre sinais de endometriose no exame ginecológico.

Há esforço constante na busca por biomarcadores, tanto de diagnóstico quanto de prognóstico, e talvez com o progresso do conhecimento identificar-se-ão marcadores, tais como a dosagem dos GAGs na urina, os fatores de crescimento nervoso (fator de crescimento nervoso) e epidérmico *like,* o fator inibidor de macrófagos e alguns genes.

A análise do sedimento urinário e da urocultura é tempo obrigatório, mas no geral não desvela qualquer anormalidade. O exame urodinâmico pode ser realizado para a confirmação da pequena capacidade vesical e para excluir o diagnóstico de bexiga hiperativa, mas não deve ser considerado tempo obrigatório da avaliação, pois tem importância secundária nessas pacientes.

O teste do potássio, também conhecido como teste de Parsons, outrora recomendado como método simples e indicado para triagem, não é mais indicado como avaliação padrão da cistite intersticial pela maioria dos grupos que estudam essa afecção. A proposta era avaliar a permeabilidade do urotélio ao potássio, assim nos casos positivos desencadearia dor pela despolarização das terminações nervosas.

O exame subsidiário de maior relevância para o diagnóstico da cistite intersticial é, sem dúvida, a uretrocistoscopia, que deve ser realizada sob sedação para proceder a uma hidrodistensão algo prolongada (por cerca de 10 minutos) e com uma pressão intravesical de 60 a 80 cm de água, o que será muito desconfortável para as pacientes com cistite intersticial. Busca-se com esse procedimento identificar petéquias/glomerulações que surgirão pela ruptura de vasos neoformados e, portanto, mais frágeis na submucosa vesical. Utiliza-se como critério diagnóstico a identificação de pelo menos dez petéquias ou glomerulações por quadrante da bexiga, presente em pelo menos três quadrantes, excluindo o trajeto do cistoscópio. A úlcera de Hunner, quando presente, também fecha diagnóstico, porém se admite que esteja presente em menos de 5% dos casos. Associa-se, em geral, a sintomas mais intensos. Saliente-se que, apesar do termo "úlcera", nem sempre há uma lesão ulcerada e sim uma área avermelhada com vasos dispostos de forma radiada com sinais inflamatórios.

A uretrocistoscopia serve, também, para excluir outros diagnósticos, como os tumores vesicais. A biópsia vesical, quando realizada, pode revelar a presença de mastocitose, ou seja, aumento do número de mastócitos na submucosa. No entanto, não é tempo obrigatório e deve ser realizada apenas para elucidação de eventual diagnóstico diferencial. Cumpre mencionar que só se deve biopsiar depois da realização da hidrodistensão, isso para não criar uma solução de continuidade no epitélio vesical antes de hiperdistender a bexiga.

Um aspecto que pode ser observado com a hidrodistensão é que um percentual significativo das pacientes com cistite intersticial relata melhora transitória dos sintomas.

Por fim, admitimos que para a caracterização da cistite intersticial deve-se levar em consideração os critérios estabelecidos pelo National Institute of Arthritis, Diabetes, Digestive and Kidney Diseases (NIDDKD), quais sejam:

1. Critérios de inclusão: presença da úlcera de Hunner ou de petéquias após hidrodistensão associada com dor pélvica e aumento de frequência urinária com urocultura negativa.
2. Critérios de exclusão do diagnóstico: capacidade vesical normal (acima de 350 mL); cistites bacterianas, químicas, actínicas, tuberculosa ou viral; herpes genital ativo; tumores do trato urinário ou cálculos; divertículo uretral ou alívio dos sintomas com antibióticos ou anticolinérgicos/antiespasmódicos; câncer ginecológico ou infecção genital.

TRATAMENTO

A síndrome da bexiga dolorosa é afecção de evolução crônica, com piora em surtos. Pouco se evoluiu no tratamento nas últimas décadas. Conseguimos controlar os sintomas na maioria das pacientes, porém não há cura conhecida. Observam-se, por vezes, remissões durante grande intervalo de tempo e outras vezes recorrências frequentes.

Atenção deve ser dada a mudanças nos hábitos de vida, com especial ênfase na diminuição da ingesta de substâncias irritantes vesicais, tais como condimentos, agrotóxicos, álcool, excesso de cafeína, corantes, adoçantes, entre outros. Outro cuidado a ser estimulado é a diminuição do estresse com a introdução de atividades físicas e técnicas de relaxamento. Ponto central nas medidas iniciais é conscientizar a paciente sobre a doença, sua evolução e a importância da mudança de hábitos de vida.

O tratamento medicamentoso ocupa posição de realce, quer seja sistêmico, quer seja intravesical. Como opções de fármacos sistêmicos pode-se tentar o uso de anti-histamínicos, estabilizadores de membrana dos mastócitos, antagonistas do receptor de leucotrienos, anti-inflamatórios esteroides ou não e análogos da heparina (estes na tentativa de refazer a película de GAGs). A melhora com as drogas sistêmicas é, em geral, parcial, com pequeno impacto no quadro clínico e na qualidade de vida das pacientes. Dentre estas mencionamos a amitriptilina, a duloxetina, o hidroxizine e a gabapentina.

Por esse motivo, assumem grande relevância terapêutica os medicamentos de uso intravesical. Dentre estes aquele com o qual temos maior experiência é o dimetilsulfóxido (DMSO) a 50% em solução aquosa. Adotamos a seguinte rotina: após a paciente esvaziar a bexiga, instilam-se 50 mL de DMSO a 50% por sonda vesical; a paciente permanece em decúbito por 20 minutos, mudando de posição a cada 5 minutos entre decúbito dorsal, lateral esquerdo, ventral e lateral direito. Depois desse período a paciente deve esvaziar a bexiga. Essas aplicações devem ocorrer semanalmente por 8 a 12 vezes. As pacientes devem ser alertadas sobre dois aspectos: nas primeiras duas aplicações pode ocorrer ligeira piora dos sintomas, que regridem com o aumento do número de sessões; outro alerta é que é bastante comum a paciente permanecer exalando um odor de alho durante 12-24 horas, fato que não deve gerar preocupação, mas pode criar situações constrangedoras se não devidamente orientadas.

Outros fármacos podem ser utilizados para esse fim, como o ácido hialurônico, o sulfato de condroitina e o nitrato de prata, contudo não temos experiência com a sua utilização, talvez pelo bom resultado que obtemos com o DMSO.

Outras modalidades terapêuticas descritas são a toxina botulínica, a ciclosporina, a neuromodulação pélvica e as cirurgias de ampliação vesical e até a cistectomia. Porém, devem ser reservadas para situações muito excepcionais e somente após a avaliação de vários profissionais ser realizadas, em centros terciários especializados.

LEITURA SUPLEMENTAR

1. Badenoch AW. Chronic intersticial cystitis. Br J Urol 1971; 43:718.
2. Berry et al. In: Pama PCR et al. Síndrome da bexiga dolorosa: conceito, epidemiologia, classificação, diagnóstico e tratamento. In: Girão et al. Tratado de uroginecologia e disfunções do assoalho pélvico. Barueri: Manole, 2015.
3. Dodson AI. Hunner's ulcer of the bladder: a report 10 cases. Virginia Med Monthly 1926; 53:305 apud Parsons CL. Intersticial cystitis. In: Ostergard DR, Bent AE (eds.). Urogynecology and urodynamics: theory and practice. Baltimore: Williams & Wilkins, 1996.
4. Gillenwater JY, Wein AJ. Summary of the National Institute of Arthritis, Diabetes, Digestive and Kidney Diseases workshop on intersticial cystitis, National Institutes of Health. Bethesda, Maryland, 1987. J Urol 1988; 140:203-6.
5. Hunner GL. A rare type of bladder ulcer in women: report of cases. Boston Med Surg J 1915; 172:660-4 apud Parsons CL. Intersticial cystitis. In: Ostergard DR, Bent AE (eds.). Urogynecology and urodynamics: theory and practice. Baltimore: Williams & Wilkins, 1996.
6. Magalhaes TF et al. Biomarkers in the diagnosis and symptom assessment of patients with bladder pain syndrome: a systematic review. Int Urogynecol J 2019; 30(11):1785-94.
7. Martins SB et al. Síndrome da bexiga dolorosa. In: Girão MJBC, Baracat EC, Rodrigues de Lima G. Tratado de ginecologia. São Paulo: Atheneu, 2017.
8. Oravisto KJ. Epidemiology of interstitial cystitis. In: Hanno et al. Interstitial cystitis. Londres: Springer, 1990.
9. Pama PCR et al. Síndrome da bexiga dolorosa: conceito, epidemiologia, classificação, diagnóstico e tratamento. In: Girão et al. Tratado de uroginecologia e disfunções do assoalho pélvico. Barueri: Manole, 2015.
10. Pape J et al. Variations in bladder pain syndrome/interstitial cystitis (IC) definitions, pathogenesis, diagnostics and treatment: a systematic review and evaluation of national and international guidelines. Int Urogynecol J 2019; 30:1795-805.
11. Parsons C et al. Epithelial dysfunctions in non bacterial cystitis. J Urol 1991; 145:732-5.
12. Parsons CL. Intersticial cystitis. In: Ostergard DR, Bent AE (eds.). Urogynecology and urodynamics: theory and practice. Baltimore: Williams & Wilkins, 1996.

CAPÍTULO 32

Prolapso genital

Thais Villela Peterson
Raphael F. Haddad
Jorge Milhem Haddad

INTRODUÇÃO

O aumento da expectativa de vida na população em geral permite maior observação de afecções mais prevalentes na faixa etária mais avançada, tais como o prolapso de órgãos pélvicos (POP). O prolapso genital é uma condição ginecológica que não ameaça a vida, mas é causa importante de morbidade. É uma doença comum, que pode afetar intensamente a qualidade de vida das pacientes, causando impacto psicológico, social e financeiro.[1]

DEFINIÇÃO/DESCRIÇÃO

O POP é definido como o deslocamento permanente das vísceras pélvicas de sua posição habitual. A International Urogynecological Association (IUGA) e a International Continence Society (ICS) definem prolapso genital como o descenso da parede vaginal anterior e/ou posterior, ou do ápice da vagina (útero ou cúpula vaginal em pacientes histerectomizadas).[2]

QUADRO CLÍNICO

Clinicamente, pacientes com POP podem ser assintomáticas ou apresentar sintomas como abaulamento vaginal ou sensação de pressão pélvica. Sintomas urinários, intestinais e sexuais podem estar associados. Classicamente, a paciente com POP queixa-se de peso ou sensação de bola na vagina.[3] Pacientes com prolapso em estádios iniciais podem ser assintomáticas. Geralmente o prolapso se torna sintomático quando ultrapassa a carúncula himenal.

No prolapso de parede vaginal anterior ou apical em estádios iniciais é comum a coexistência de incontinência urinária de esforço. À medida que o prolapso vai evoluindo, sintomas obstrutivos tornam-se mais comuns devido ao acotovelamento da uretra, podendo acarretar a denominada incontinência urinária oculta. Além disso, a paciente pode se queixar de sensação de esvaziamento vesical incompleto e de obstrução infravesical, com necessidade de mudança de posição e até de redução do prolapso para urinar. Outros sintomas, como infecções recorrentes do trato urinário, urgência miccional, perda urinária por urgência, dor pélvica e dispareunia, podem ocorrer.

No prolapso de parede vaginal posterior, a paciente geralmente queixa-se de sensação de peso ou bola na vagina e dor pélvica. Pode haver sensação de esvaziamento retal incompleto, urgência ou incontinência fecal, dificuldade de eliminação das fezes ou evacuação obstruída, com necessidade do uso de digitopressão a fim de expulsá-las do reto. De acordo com a teoria integral de Petros, é possível que pacientes com prolapso de parede vaginal posterior apresentem sintomas vesicais, como hiperatividade, com melhora após a correção do prolapso de parede vaginal posterior.

Pacientes com prolapso frequentemente têm aumento do hiato genital e podem queixar-se de frouxidão vaginal e redução da sensibilidade durante o coito. Além disso, podem se queixar de ulcerações vaginais com ou sem sangramento, dificuldade ao coito e lombalgia. A Tabela 1 resume os principais sintomas relacionados ao POP.

CAUSAS

O prolapso genital é uma enfermidade decorrente do desequilíbrio entre as forças encarregadas de manter os órgãos pélvicos em sua posição normal e aquelas que tendem a expeli--los para fora da pelve. O conhecimento da anatomia e da fisiologia das estruturas do assoalho pélvico é de suma importância para a compreensão da etiopatogenia dos prolapsos dos órgãos pélvicos. As principais teorias que explicam o desenvolvimento das disfunções do assoalho pélvico são a teoria integral da mulher, proposta em 1990 por Petros e Ulmsten,[4] e a de DeLancey, que, em 1992, introduziu novos conceitos anatomofuncionais que serão descritos.[5,6]

A teoria integral da mulher propõe que a estática pélvica é mantida pela ação sinérgica entre músculos, fáscias, ligamentos e componentes nervosos. Petros sugeriu uma analogia como uma ponte suspensa para explicar a interdependência das estruturas pélvicas, pois a estática pélvica é mantida pelo tensionamento de cabos de aço suspensos (ligamentos).

Em 1992, DeLancey demonstrou como é realizado o suporte da vagina utilizando dissecções de cadáveres para que se pudesse estudar tanto a relação do suporte vaginal para apoio uterino quanto a da cúpula vaginal. Avaliou a sustentação dos órgãos pélvicos, classificando-a didaticamente em três níveis.[5] Considerando as espinhas isquiáticas como ponto de referência anatômica, logo acima delas depara-se com o nível I de sustentação (apical), que compreende a porção proximal da vagina e é representado pelos ligamentos cardinais, uterossacros e pelo anel pericervical. Portanto, lesões no nível I são responsáveis pelo aparecimento dos prolapsos totais ou parciais do útero ou da cúpula vaginal.

O nível II localiza-se abaixo das espinhas isquiáticas e acima da uretra, na porção média da vagina. Nesse nível, o paracolpo fixa a vagina lateralmente, entre a bexiga e o reto. No terço distal do nível II, a linha branca (arco tendíneo da fáscia endopélvica) bifurca-se. Sua porção posterior é denominada arco tendíneo do levantador do ânus e recebe a expansão lateral da fáscia retovaginal (FRV). Lesões ou traumas que determinem rotura, excesso de distensão com relaxamento consecutivo e/ou desinserções dessas fáscias na linha branca determinarão o apa-

TABELA 1 Principais sintomas relacionados ao prolapso de órgão pélvico

"Saliência"	Sintomas intestinais
"Bola" na vagina	Incontinência fecal
■ Sensação	Evacuação obstruída
■ Visão	Força para evacuar
Pressão pélvica ou vaginal	Urgência fecal
Peso pélvico ou vaginal	Digitação
	Compressão vagina/períneo
Sintomas urinários	
Incontinência	Sintomas sexuais
Frequência, urgência	↓ lubrificação, ↓ desejo, ↓ orgasmo
Jato fraco, prolongado	
Hesitância	Dor
Esvaziamento incompleto	Dor vaginal, bexiga, reto, pélvica, lombar
Reduzir o prolapso/mudar de posição	

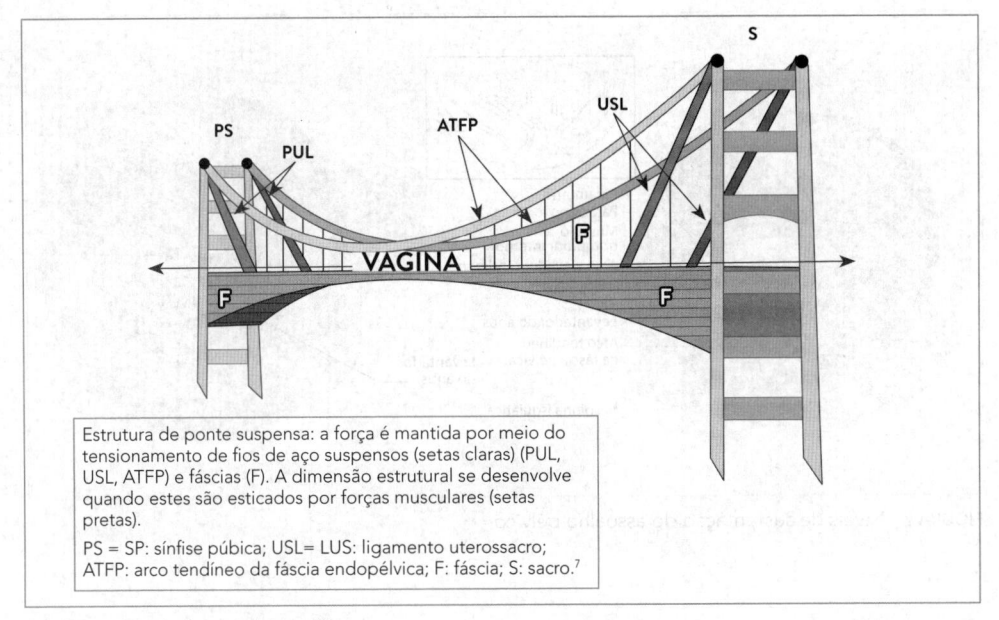

Estrutura de ponte suspensa: a força é mantida por meio do tensionamento de fios de aço suspensos (setas claras) (PUL, USL, ATFP) e fáscias (F). A dimensão estrutural se desenvolve quando estes são esticados por forças musculares (setas pretas).

PS = SP: sínfise púbica; USL= LUS: ligamento uterossacro; ATFP: arco tendíneo da fáscia endopélvica; F: fáscia; S: sacro.[7]

FIGURA 1   Teoria integral da mulher.

recimento de prolapsos de parede vaginal posterior (retoceles) em seus mais variados tipos.

Ainda no nível II, se houver ruptura da fáscia pubocervical (FPC), pode ocorrer prolapso de parede vaginal anterior, que é definido como a observação de descenso da parede vaginal anterior em direção ao lúmen da vagina. Quando esse prolapso envolve a protrusão da bexiga, pode ser denominado cistocele. A enterocele pode manifestar-se através da parede vaginal anterior, mas é anatomicamente classificada como prolapso apical, pois se origina da desinserção da FPC do anel pericervical.

A lesão pode ocorrer de três formas: 1) defeito central, quando ocorre ruptura da porção central da fáscia e há prolapso de bexiga por esse defeito fascial central; 2) defeito lateral, quando a FPC se desconecta do arco *tendineus fascia pelvis* (ATFP), criando um espaço herniário lateral; e 3) defeito transverso, quando a fáscia se desconecta do anel pericervical, ou seja, de sua inserção apical. O defeito transverso é o mais comum, sendo associado a prolapsos volumosos. Sua correção implica a dissecção da fáscia aco-

metida e sua reinserção junto ao anel pericervical: colo uterino e ligamento cardinal se FPC, e colo uterino e ligamento uterossacro, se FRV.

Inferiormente, a porção distal da vagina (nível III), também conhecida como área de fusão, pela presença do corpo perineal, é responsável pela fixação da vagina em sua porção distal. Ruptura ou lesões na fáscia pubocervical podem originar o descenso da uretra no lúmen vaginal, denominado uretrocele. Lesões na FRV nesse nível originam também as retoceles ou descenso perineal. Lesões no corpo perineal, bem como na musculatura perineal em que se inserem, podem originar ruptura perineal.

A Figura 2 representa esquematicamente os níveis de sustentação do assoalho pélvico propostos por DeLancey.

FATORES DE RISCO

Paridade, idade avançada e obesidade são os principais fatores de risco para disfunções do assoalho pélvico.[8] O risco de POP aumenta com a paridade, e é maior após o parto normal em

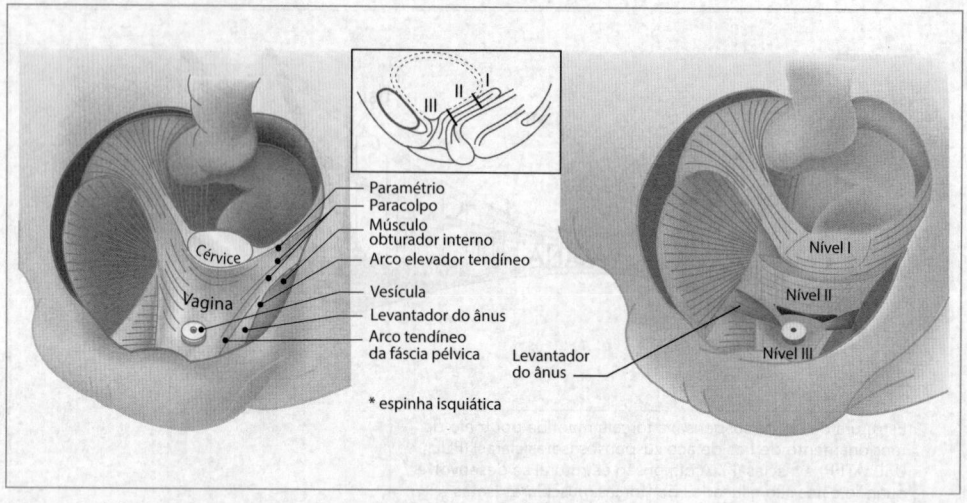

FIGURA 2 Níveis de sustentação do assoalho pélvico.[5]

relação à cesárea. Ressaltamos, porém, que não se recomenda a realização de cesárea eletiva como prevenção primária de disfunções do assoalho pélvico. Alterações na composição do colágeno, como observado em algumas doenças genéticas (síndrome de Marfan e Ehlers-Danlos), ou relacionadas ao hipoestrogenismo, também estão associadas à presença de disfunções do assoalho pélvico.

Em relação à etnia, mulheres negras e asiáticas apresentam um risco menor de POP, enquanto as hispânicas apresentam um risco maior. Outras condições que estariam associadas a um maior risco de POP seriam aquelas em que a mulher é submetida a um aumento da pressão intra-abdominal cronicamente, como obesidade, constipação crônica, pneumopatia crônica e levantamento repetitivo de peso.[9] A atividade física, principalmente exercícios de alto impacto, também pode ser um dos fatores de risco, podendo acarretar incontinência urinária de esforço (IUE) e/ou prolapso genital, conforme descrito por revisão sistemática publicada por Mattos Lourenço et al.[10]

A Tabela 2 representa os principais fatores de risco para POP.

TABELA 2 Fatores de risco para prolapso de órgão pélvico

Gravidez	Trauma pélvico
Partos vaginais	Fatores genéticos
Menopausa	Raça
Idade	Doenças do tecido conjuntivo
Hipoestrogenismo	Histerectomia
Aumento crônico da pressão intra-abdominal	Obesidade
DPOC (doença pulmonar obstrutiva crônica)	Constipação

AVALIAÇÃO DA QUALIDADE DE VIDA

Os sintomas relacionados ao POP podem impactar significativamente as condições físicas e emocionais das pacientes acometidas, alterando expressivamente sua qualidade de vida.

Para que se tenha instrumentos de medida objetiva da qualidade de vida e da gravidade do incômodo dessas pacientes, questionários de avaliação têm sido propostos na literatura médica. O P-QoL – *Prolapse Quality of Life Ques-*

tionnaire é um exemplo de questionário de qualidade de vida relacionado ao prolapso que pode ser utilizado. O *Pelvic Floor Distress Inventory* (PFDI) e o *Pelvic Floor Impact Questionnaire* (PFIQ) são questionários globais para avaliação de sintomas relacionados ao assoalho pélvico. Todos eles podem trazer informações importantes e são muito utilizados em pesquisas científicas, porém sua utilidade em um ambiente clínico é mais restrita, já que são relativamente longos e difíceis de interpretar rapidamente. O *Pelvic Floor Bother Questionnaire* é uma ferramenta global mais concisa para avaliação da percepção do incômodo de todas as disfunções do assoalho pélvico, que incluem prolapso genital, incontinência urinária e disfunção defecatória, em apenas nove questões, podendo ser utilizado tanto em pesquisas como em ambiente clínico. Peterson et al. validaram esse questionário para o português em 2018.[11]

A Tabela 3 resume os principais instrumentos utilizados para avaliação da qualidade de vida/percepção do paciente relacionados ao prolapso.

TABELA 3   Questionários utilizados para avaliação da qualidade de vida/percepção do paciente ao prolapso

Questionário	Descrição	Número de questões
Prolapse Quality of Life (P-QoL)	Acessa a gravidade dos sintomas e a qualidade de vida relacionada ao POP	20
Pelvic Floor Distress Inventory (PFDI) e Pelvic Floor Impact Questionnaire (PFIQ)	Acessa a presença de qualidade de vida relacionada a DAP. Tem três escalas (urinária, colorretal e prolapso)	21 e 20
Pelvic Floor Bother Questionnaire (PFBQ)	Acessa a presença de qualidade de vida relacionada a DAP	9

DAP: disfunção do assoalho pélvico; POP: prolapso de órgão pélvico.

CLASSIFICAÇÃO

É de extrema importância a classificação do prolapso genital. A avaliação mais utilizada é a recomendada pela International Continence Society, o *Pelvic Organ Prolapse Quantification* (POP-Q).[12-14] Esse sistema de avaliação do POP avalia separadamente os compartimentos vaginais anterior, apical e posterior de acordo com sua posição em relação ao anel himenal, que é um ponto anatômico fixo de fácil identificação. A partir desse ponto, as posições são descritas por seis pontos definidos e as medidas expressas em centímetros. Os valores positivos referem-se a posições abaixo ou distais ao hímen, os valores negativos acima ou proximais ao hímen; se a localização for no nível do hímen, denomina-se zero.

Os seis pontos são localizados originalmente com referência ao plano himenal e são avaliados durante a manobra de Valsalva, sendo dois na parede anterior da vagina (pontos Aa e Ba), dois na parte vaginal superior (pontos C e D) e dois na parede vaginal posterior (Pontos Ap e Bp). Medidas estáticas também são avaliadas e incluem o hiato genital (GH ou HG), que é a medida do ponto médio do meato uretral até o ponto posterior da fúrcula vaginal, e o corpo perineal (PB ou CP), que é a medida da margem posterior do hiato genital até a metade da abertura anal. O comprimento total da vagina (TVL ou CVT) se estende do hímen até o ponto mais alto da vagina, no fundo do saco posterior, quando há colo do útero; ou na cicatriz da cúpula vaginal, quando este está ausente.

Os pontos avaliados estão representados na Figura 3, e são:

- Ponto Aa (ponto A da parede vaginal anterior): localizado na linha média da parede anterior da vagina. Sua posição varia de –3 cm a +3 cm.
- Ponto Ba (ponto B da parede vaginal anterior): representa o ponto de maior prolapso na parede vaginal anterior. Para sua de-

terminação utiliza-se espéculo de Sims a fim de afastar a parede vaginal posterior e pede-se para a paciente fazer esforço; o ponto que mais se exteriorizar será o ponto Ba.

- Ponto C: ponto mais distal do colo uterino ou da cúpula vaginal pós-histerectomia em relação ao anel himenal.
- Ponto D: localizado no fórnice vaginal posterior, no nível de inserção dos ligamentos uterossacros. Na ausência do útero, esse ponto é omitido.
- Ponto Ap: localizado na linha média da parede vaginal posterior, análogo ao ponto Aa.
- Ponto Bp: representa o ponto de maior prolapso da parede vaginal posterior, análogo ao ponto Ba.
- Comprimento vaginal total (TVL ou CVT): medida da maior profundidade vaginal. Avaliado ao repouso.
- Hiato genital: medida do meato uretral externo até a linha posterior do hímen ou fúrcula.
- Corpo perineal: medida da fúrcula até o centro do orifício anal.
- Utilizando o sistema de avaliação descrito acima, os estádios são determinados:

- Estádio 0: ausência de prolapso. Os pontos Aa, Ap, Ba e Bp estão em –3 cm, e os pontos C e D estão entre o CVT e o CVT –2 cm.
- Estádio I: o ponto de maior prolapso está localizado até 1 cm para dentro da carúncula himenal (–1 cm).
- Estádio II: o ponto de maior prolapso está localizado entre –1 cm e +1 cm (entre 1 cm acima e 1 cm abaixo do hímen).
- Estádio III: o ponto de maior prolapso está mais de 1 cm para fora do hímen, porém sem ocorrer eversão total.
- Estádio IV: eversão total do órgão prolapsado. O ponto de maior prolapso fica, no mínimo, no comprimento vaginal –2 cm.

DIAGNÓSTICO

A anamnese é essencial para a investigação de possíveis fatores de risco de POP e prognósticos para a melhor escolha terapêutica. Os pontos mais importantes que devem ser investigados encontram-se na Tabela 4.

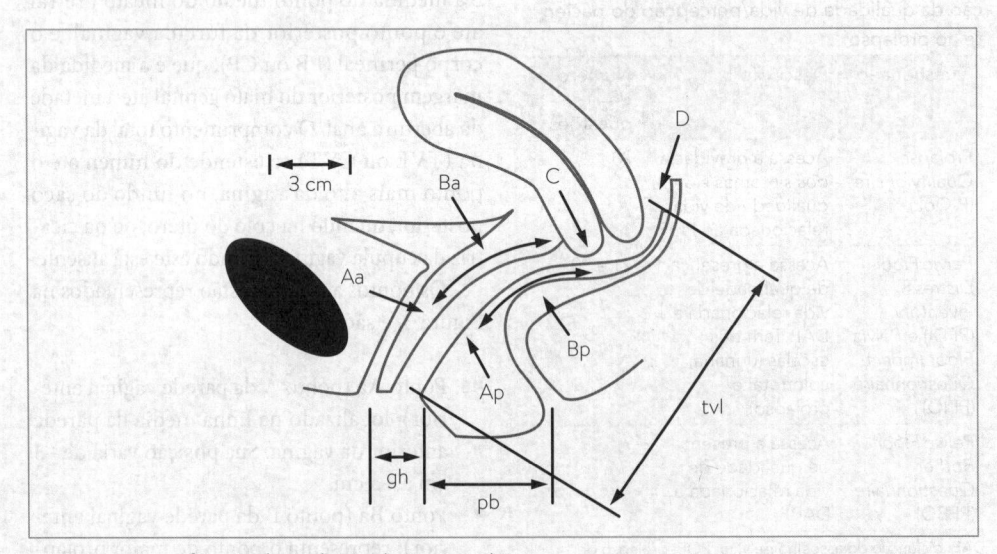

FIGURA 3 Quantificação do prolapso de órgão pélvico.
Aa: parede vaginal anterior; Ba: parede vaginal anterior; C: colo uterino ou cúpula; gh: hiato genital; pb: corpo perineal; tvl: comprimento vaginal total; Ap: parede vaginal posterior; Bp: parede vaginal posterior; D: fórnice posterior.

TABELA 4   Anamnese dirigida para pacientes com POP

Identificação	Antecedentes ginecológicos
■ Idade ■ Profissão (pesquisar levantamento crônico de peso) ■ Religião (interfere na decisão da conduta cirúrgica)	■ Antecedentes de cirurgias ginecológicas, principalmente histerectomia ■ Idade da menopausa e uso de terapia hormonal
	Antecedentes familiares ■ POP e hérnia
História da moléstia atual ■ Ganho de peso ■ Necessidade de redução manual do prolapso ■ Sintomas urinários e intestinais associados	**Antecedentes obstétricos** ■ Número de gestações ■ Paridade ■ Tempo do último parto ■ Via de cada parto ■ Fetos macrossômicos ■ Episiotomia
Antecedentes pessoais ■ Obstipação ■ Doenças neurológicas ■ Doenças do colágeno ■ Antecedentes de hérnias ■ Tosse crônica ■ Tabagismo	**Antecedentes sexuais** ■ Atividade sexual atual ■ Dispareunia

No exame físico é essencial avaliar o peso e calcular o índice de massa corpórea (IMC), já que são diretamente ligados à incidência, gravidade e recorrência do prolapso devido ao aumento da pressão intra-abdominal. É preciso realizar o exame abdominal completo.

Para investigação do prolapso, deve-se examinar a paciente ao repouso e ao esforço.

Durante o exame externo, é necessário atentar para o trofismo vaginal e a perda urinária ao esforço. A perda urinária com a redução do prolapso sugere incontinência urinária oculta. Reflexos sacrais (cutâneo anal e bulbo cavernoso) podem ser testados. A seguir, o POP é avaliado detalhadamente à manobra de Valsalva.

No exame especular, avaliar trofismo, presença de lesões, sangramento ou sinais de infecção e presença de colo. É fundamental avaliar defeito da fáscia endopélvica: central, lateral ou paravaginal, onde a fáscia se desinsere da linha branca, transverso distal, cujo defeito é no corpo perineal, e transverso proximal com desinserção do anel pericervical. Este último é muito prevalente nos casos de grandes prolapsos como cistoceles, retoceles altas e enteroceles, associados ou não aos prolapsos uterinos e de cúpula

vaginal. O melhor modo de avaliar as paredes vaginais durante a realização do POP-Q é separando o espéculo e utilizando apenas uma das espátulas, de modo a isolar a parede vaginal anterior e o ápice para avaliação individualizada da parede posterior e vice-versa durante a manobra de esforço.

Ainda, é importante a avaliação funcional do assoalho pélvico (AFA). Os métodos dinâmicos mais utilizados para essa avaliação são os propostos por Contreras Ortiz e a escala de Oxford modificada.[15,16] Devem ser realizados durante o exame de toque bidigital vaginal durante contração voluntária de assoalho pélvico.

TABELA 5   Escalas de avaliação funcional da musculatura do assoalho pélvico

Escala	Contreras Ortiz	Oxford modificada
0	Ausente	Nenhuma pressão: ausência de resposta muscular dos músculos perivaginais
1	Reconhecível	Esboço de contração muscular não sustentada

(continua)

TABELA 5   Escalas de avaliação funcional da musculatura do assoalho pélvico (*continuação*)

Escala	Contreras Ortiz	Oxford modificada
2	Reconhecível	Presença de contração de pequena intensidade, mas que se sustenta com resistência
3	Sem resistência	Contração moderada: sentida com aumento de pressão intravaginal, que comprime os dedos do examinador com pequena elevação cranial da parede vaginal
4	Com resistência < 5" (resistência não mantida)	Contração satisfatória: aquela que aperta os dedos do examinador com elevação da parede vaginal em direção à sínfise púbica
5	Com resistência > 5" (resistência mantida)	Contração forte: compressão firme dos dedos do examinador com movimento positivo em direção à sínfise púbica

DIAGNÓSTICO DIFERENCIAL

O mais importante quanto aos diagnósticos diferenciais é identificar o tipo de prolapso. A distinção do prolapso de parede anterior, posterior, apical ou ruptura perineal, bem como a classificação quanto ao grau do prolapso, são fundamentais para a proposição terapêutica.

O sintoma "bola na vagina" referido pela paciente pode estar relacionado a outros diagnósticos, como cisto de Bartholin, cisto de Skeene, cistos müllerianos, neoplasias vulvares, entre outros. O prolapso da parede vaginal anterior tem também como diagnóstico diferencial o cisto de uretra. Os principais diagnósticos diferenciais do POP estão representados na Tabela 6.

TABELA 6   Diagnósticos diferenciais do prolapso de órgão pélvico

Prolapso retal
Cisto/massa vaginal
Massa pélvica
Hérnia (inguinal/femoral)
Incontinência urinária
Infecção do trato urinário, cistite intersticial
Hemorroida
Atrofia genital, vulvodínia, disfunção sexual

EXAMES COMPLEMENTARES

O diagnóstico do POP não demanda exames laboratoriais, contudo é necessária uma avaliação complementar de possíveis afecções concomitantes.

Para diagnosticar afecções urinárias, solicita-se o sedimento urinário e urocultura com antibiograma no diagnóstico de infecção urinária. Excluída a infecção urinária, é importante a realização do teste urodinâmico para diagnóstico de possível incontinência urinária, que, se estiver presente, poderá ser corrigida no mesmo tempo cirúrgico.

O exame de colpocitologia oncótica é imprescindível antes de uma abordagem cirúrgica ginecológica. O resultado alterado poderá modificar a conduta cirúrgica ou contraindicar o procedimento cirúrgico para a correção de POP.

Alguns exames complementares podem auxiliar no diagnóstico diferencial de retocele e enterocele e orientar a terapêutica desses prolapsos, sendo utilizados principalmente em pacientes com queixa de defecação obstruída. Defecografia, ultrassom e ressonância magnética são os mais utilizados. A ultrassonografia (USG) de assoalho pélvico pode ser realizada por via transperineal, transvaginal ou transretal, possuindo alta sensibilidade no diagnóstico da enterocele e em sua diferenciação em relação à retocele e à hipermobilidade perineal. Tem baixo custo e não expõe a paciente a radiação.

Em geral, o exame de imagem não é necessário para o diagnóstico de POP, no entanto é preciso realizá-lo no caso de suspeita de afecções ginecológicas associadas. A USG pélvica transvaginal ou transabdominal pode diagnosticar, por exemplo, espessamento endometrial, pólipo endometrial ou cistos ovarianos, que poderão ser abordados em conjunto com a correção do POP. A USG transvaginal poderá ser realizada nos casos de dúvida diagnóstica com cistos de uretra.

Porém, em casos mais complexos, com cirurgias prévias ou dúvidas quanto às alterações anatômicas, a ressonância e a USG dinâmicas podem ser de grande utilidade.

CONDUTA/TRATAMENTO/ ACOMPANHAMENTO

O tratamento do POP geralmente é indicado para as pacientes sintomáticas.[17] A escolha do tipo de tratamento é individual, de acordo com os sintomas apresentados e seu impacto na qualidade de vida. Esse tratamento pode ser expectante, conservador ou cirúrgico.

Os tratamentos conservadores, incluindo o uso de pessários, modificações no estilo de vida e exercícios do assoalho pélvico, apresentam inúmeros benefícios, como baixo custo e baixo índice de efeitos adversos. Esses tratamentos são considerados de primeira linha e podem ser oferecidos a todas as pacientes com POP.[18]

Pessários são dispositivos usados para o suporte dos órgãos pélvicos. Há inúmeros tipos e tamanhos, e a maior parte é feita de silicone, podendo existir também os de látex e policarbonato. Constituem uma excelente opção para o tratamento conservador do POP.

No Brasil, os pessários ainda são subutilizados. Uma pesquisa realizada durante Jornada de Uroginecologia da Universidade de São Paulo (USP) e Congresso Paulista de Ginecologia e Obstetrícia, em 2017, apontou que apenas 47% dos médicos prescreviam o uso de pessários, e que os mais jovens, os que tiveram treinamento em uroginecologia, médicos com doutorado e os com grande volume de atendimento de pacientes com POP foram os maiores prescritores.[19]

As principais indicações e contraindicações para o uso de pessários encontram-se na Tabela 7.

TABELA 7 Indicações e contraindicações para o uso de pessários

Indicações	Contraindicações
Paciente que não deseja tratamento cirúrgico	Infecção local
Comorbidades que contraindicam procedimento cirúrgico	Impossibilidade de acompanhamento
Necessidade de postergar a cirurgia em semanas ou meses	Incapacidade de manipulação do pessário durante atividade sexual
Paciente que não deseja ser submetida a nova cirurgia após recorrência do prolapso	Alergia a látex (para pessários de látex)
Gestação	
Desejo reprodutivo (o benefício de um procedimento cirúrgico pode ser anulado pela gestação e parto)	

Não há na literatura estudos randomizados que foquem a influência das intervenções no estilo de vida no POP. Estudos observacionais, entretanto, descrevem que o excesso de peso e o aumento crônico da pressão intra-abdominal estão relacionados ao POP sintomático. Assim, parece lógico que modificações dessas atividades beneficiem as pacientes com POP. Dentre as principais mudanças no estilo de vida, a perda de peso, a redução de atividades que causem aumento crônico da pressão intra-abdominal (como levantamento de peso e tosse) e o tratamento da obstipação merecem destaque por evitar a progressão do prolapso, reduzindo a pressão intra-abdominal (Tabela 8).

TABELA 8   Recomendações de modificações no estilo de vida

Evitar a obstipação
Perder peso
Evitar o levantamento de peso
Evitar exercícios de alto impacto
Cessar o tabagismo

O mecanismo de ação do treinamento da musculatura do assoalho pélvico no POP não é totalmente conhecido. Nesses exercícios, a paciente é treinada a contrair a musculatura do assoalho pélvico antes e durante aumentos na pressão intra-abdominal, o que teoricamente contribui para a prevenção ou não evolução do prolapso. O treinamento visa aumentar o volume muscular, elevar o platô dos levantadores e diminuir o hiato genital, promovendo melhor suporte para os órgãos pélvicos.[20,21]

Exercícios para a musculatura do assoalho pélvico envolvem a contração voluntária dos músculos levantadores do ânus. Para realizá-los, a paciente deve ser orientada a esvaziar a bexiga, pois a repleção vesical pode agravar disfunções miccionais.

Para melhorar a eficácia desses exercícios, cones vaginais podem ser utilizados a fim de aumentar a resistência contra a musculatura do assoalho pélvico.

A eletroestimulação pode ser uma opção para os exercícios do assoalho pélvico. Um probe vaginal pode ser inserido para promover estímulo de baixa frequência sobre os músculos levantadores do ânus.

Outra técnica que pode ser utilizada é a de *biofeedback*. Por meio dela, pode-se medir os sinais fisiológicos, tais como a tensão muscular, e exibi-los a um paciente em tempo real. Em geral, uma sonda vaginal estéril que mede as alterações de pressão no interior da vagina durante a contração do músculo levantador do ânus é normalmente utilizada. As sessões são individualizadas, e modificadas com base na resposta ao tratamento.

O tratamento cirúrgico do POP pode ser reconstrutivo ou obliterativo. O primeiro visa ao restabelecimento da anatomia do assoalho pélvico e é descrito a seguir.

Cirurgias reconstrutivas

Parede vaginal anterior

A FPC se estende como uma membrana larga entre o colo vesical e o anel pericervical ou cúpula vaginal e lateralmente, nos ATFP. Herniações causadas por lesão dessa fáscia podem estar localizadas na linha média (cistocele), lateralmente (defeito paravaginal ou lateral – desinserção do ATFP) ou na sua inserção no anel pericervical (defeito transverso).

Classicamente, o prolapso do compartimento anterior da vagina era corrigido pela colporrafia anterior. Mais recentemente, com o melhor conhecimento dessas alterações anatômicas, a correção sítio-específica passou a ser o procedimento mais realizado. A utilização de telas é especialmente indicada para aquelas pacientes com recidiva e grandes prolapsos e portadoras de tecidos naturais de qualidade pobre. As telas podem ser sintéticas ou biológicas, podendo as primeiras ser compostas de material absorvível (poligalactina, ácido poliglicólico) ou inabsorvível (polipropileno, polietileno). As telas sintéticas ideais são as de polipropileno tipo I – macroporosas e monofilamentares.

No compartimento anterior da vagina, as telas podem apresentar resultados anatômicos superiores às correções sem seu uso, entretanto os resultados subjetivos por meio de questionários de qualidade de vida são semelhantes.

Deve-se ressaltar que o uso de telas pode estar relacionado a complicações, sendo as principais a exposição, granulomas, dispareunia, fístulas vesicovaginais e dor pélvica crônica. Por isso, recomenda-se o uso de telas sintéticas na parede anterior em casos de cistocele recorrente com prolapso genital estádios 3 e 4 e tecido autólogo de má qualidade.

Uma revisão sistemática e metanálise sobre o uso de tela anterior efetuada para publicação do Comitê de Uroginecologia da Febrasgo demonstrou, no grupo de tela, uma taxa de cura objetiva superior – OR 1,28 (1,07-1,53, p = 0,00001) –, porém com maior perda sanguínea – diferença média (MD) 45,98 (9,72-82,25, p = 0,01) – e maior tempo cirúrgico – MD 15,08 (0,48-29,67, p = 0,04). Além disso, esse grupo apresentou menor recorrência – OR 0,22 (0,13-0,38, p = 0,00001) –, porém, sem apresentar maior resolução dos sintomas – OR 1,93 (0,83-4,51, p = 0,15). Dispareunia, taxa de reoperação e análise da qualidade de vida não foram diferentes entre grupos. Esse estudo revelou uma taxa média de 7,4% de erosão de tela (3,2-19%).[22]

Outro fato a ser levado em consideração nos grandes defeitos da parede anterior é a frequente associação com defeitos apicais. Sua identificação e correção são essenciais para reduzir as taxas de recidiva de correções de cistoceles. Na correção de defeitos anteriores, a restauração da integridade da FPC com o anel pericervical é fundamental.

Mulheres com prolapso da parede vaginal anterior estádio 3 (POP-Q) têm até 98% de chance de ter um prolapso de útero ou cúpula vaginal de, pelo menos, estádio 1. No entanto, essa associação e sua correção não foram levadas em consideração em muitos estudos avaliados na metanálise citada anteriormente. Além disso, a heterogeneidade dos estudos, a grande diferença na avaliação da qualidade de vida, o curto acompanhamento para o aparecimento de certas complicações tardias, como extrusão e recidiva da tela, e a falta de uma clara avaliação do prolapso apical concomitante são fatores limitantes desses estudos.

Assim, trabalhos com maior tempo de acompanhamento e inclusão de uma avaliação completa do compartimento apical são necessários para melhor esclarecer o papel definitivo das telas vaginais no tratamento do compartimento anterior.

Parede vaginal posterior

Prolapsos da parede vaginal posterior são causados por rupturas da fáscia (defeito central), desinserções da FRV do anel pericervical ou corpo perineal (defeitos transversos) ou, late-ralmente, dos arcos tendíneos dos músculos levantadores do ânus (MLA). O prolapso posterior pode ser uma retocele ou uma enterocele, dependendo do segmento intestinal comprometido. Deve-se, portanto, diagnosticar esses defeitos para o tratamento sítio-específico adequado.

A abordagem cirúrgica dos prolapsos do compartimento posterior pode ser feita por via vaginal, transperineal ou transanal.

A colporrafia posterior e o reparo sítio-específico são as técnicas mais utilizadas. A colporrafia posterior visa reconstruir a camada fibromuscular entre o reto e a vagina através de sua plicatura na linha média. Geralmente, a perineoplastia é realizada concomitantemente, para estreitar o hiato genital e prevenir recorrência. No reparo sítio-específico, o defeito fascial, que pode ser na linha média, lateral, distal ou superior, é identificado e reparado. Sua vantagem teórica reside na restauração da anatomia normal, em vez da plicatura do tecido fibromuscular na linha média.

Paraiso et al. compararam, com estudo randomizado controlado, a colporrafia posterior, o reparo sítio-específico e o reparo sítio-específico reforçado com tela de submucosa intestinal porcina. Os resultados anatômicos da colporrafia tradicional e do reparo sítio-específico foram semelhantes após um ano de acompanhamento (4/28 e 6/27). Taxas de cura subjetiva e dispareunia também foram semelhantes entre os grupos.[23]

Visando à redução da recorrência dos prolapsos, inúmeros materiais, como aloenxerto, xenoenxerto, ou malha sintética, têm sido utilizados em conjunto com a colporrafia posterior e o reparo sítio-específico. Geralmente o enxerto é colocado após a conclusão do reparo.

Paraiso et al. (2006) randomizaram 105 mulheres para a colporrafia posterior, reparo sítio-específico ou reparo sítio-específico reforçado com tela absorvível de submucosa de delgado porcina. Após um ano, o grupo da tela apresentou uma taxa de falha anatômica significativamente maior (46%) do que as pacientes que foram submetidas apenas ao reparo sítio-específico (22%) ou a colporrafia posterior (14%).[23]

Sung et al. obtiveram resultados semelhantes após comparar correção tradicional (colporrafia ou reparo sítio-específico) com a colocação de tela de submucosa intestinal porcina em pacientes com retocele. Falha anatômica (definida como Bp > = −1) foi relatada em 12% *versus* 9% nos grupos de correção com tela e convencional, respectivamente. Sintomas defecatórios também foram avaliados nesse estudo, e os grupos obtiveram resultados semelhantes.[24]

Em relação ao emprego de telas sintéticas, Sokol et al., em estudo prospectivo randomizado que comparou a correção do prolapso com e sem tela sintética de polipropileno tipo I (Prolift®), reportaram resultados da parede vaginal posterior semelhantes entre os grupos (recorrência de 21,9% *versus* 18,2%, p = 0,61) após um ano de acompanhamento.[25]

Withagen et al. avaliaram o uso de tela sintética de polipropileno em pacientes com prolapso recidivado (com estadiamentos II ou mais), comparando o uso das telas com a colporrafia posterior. Após um ano de acompanhamento, houve mais falhas anatômicas no grupo submetido a cirurgia convencional [14/57 (24,5%) *versus* 2/49 (4,1%), p = 0,003]. Não houve diferença em relação à cura subjetiva, por meio do emprego de questionários validados ou da percepção global da paciente. A taxa de erosão com o uso de telas foi de 16,9%.[26]

Mais recentemente, Glazener et al. publicaram o estudo PROSPECT (*Prolapse Surgery: Pragmatic Evaluation and randomised Controlled Trials*), multicêntrico, randomizado, incluindo 35 centros do Reino Unido, para avaliação do reparo transvaginal do prolapso da parede vaginal anterior e posterior. O estudo compara o reparo sítio-específico e seu reforço com telas sintéticas ou biológicas. Após dois anos de acompanhamento, não houve benefício do uso de telas em relação à eficácia e à qualidade de vida, porém, mais de uma em cada dez mulheres teve uma complicação devida à tela. A taxa de exposição da tela após dois anos foi de 12%.[27]

O mesmo grupo publicou, em 2020, uma subanálise desse estudo, avaliando apenas cirurgias por prolapso recorrente. Não houve vantagem adicional com o emprego de telas sintéticas e biológicas sobre o reparo sítio-específico para essas cirurgias.[28]

O benefício do uso de telas para a correção de prolapso de parede vaginal posterior não foi demonstrado. As taxas de sucesso da cirurgia tradicional relatadas na literatura são bastante favoráveis, e a vantagem do uso das telas deve ser confrontada com os potenciais riscos dessa cirurgia. O uso de telas sintéticas não tem benefícios para essa correção. Para defeitos apicais, a FRV deve ser reconectada aos ligamentos uterossacros.

Prolapso apical

O prolapso apical é causado pelo enfraquecimento do LC e/ou ligamento uterossacro (LUS) e, muitas vezes, acompanhado de enfraquecimento dos MLA e da fáscia endopélvica.

Sua correção inclui o tratamento do prolapso de cúpula vaginal ou do útero e pode ser realizada por via vaginal ou abdominal (técnicas aberta, laparoscópica ou robótica). Técnicas abdominais incluem histerectomia ou histeropexia com fixação em ligamentos como o longitudinal anterior da coluna, o sacroespinhal ou a suspensão dos ligamentos uterossacros.

Procedimentos cirúrgicos por via vaginal incluem a fixação do ligamento sacroespinhal ou a suspensão dos ligamentos uterossacros. Tais procedimentos apresentam resultados e eficácia comparáveis, com um padrão de complicações diferente, porém baixo, e um perfil de custo-benefício favorável. A colpossacrofixação, independentemente da técnica, apresenta boa durabilidade e melhora da qualidade de vida das pacientes. As técnicas minimamente invasivas foram tão eficazes quanto as técnicas abdominais abertas, e não houve diferença na taxa de exposição da tela. Os custos com implantes de telas foram maiores em comparação com as operações com tecido autólogo. Além disso, estudos adicionais de longo prazo de evolução e desfechos bem definidos são recomendados para avaliar as taxas de cura reais e suas possíveis complicações. Deve-se ainda considerar que a via laparoscópica requer treinamento específico.

Uma revisão sistemática com 43 estudos randomizados sobre a correção do prolapso apical demonstrou variação substancial nos resultados relatados e nos métodos de avaliação, o que dificulta comparações entre ensaios clínicos.[10] A lesão da bexiga e a do ureter foram as complicações intraoperatórias mais comumente relatadas (19/31 estudos; 61%).

Com relação à preservação uterina, há grande diversidade entre os estudos. Kapoor et al. (2017), em estudo de metanálise comparando a histeropexia com fixação no ligamento sacroespinhal e a histerectomia com posterior reparo da cúpula nesse ligamento, observaram que não houve diferença estatística entre as duas técnicas, mas há uma tendência à superioridade da técnica com histerectomia. Outro estudo publicado no JAMA em 2019 comparando a histeropexia vaginal com colocação de tela e a histerectomia vaginal com encurtamento de LUS mostrou resultados semelhantes entre as técnicas quanto à cura anatômica em três anos.

A Federação Internacional de Ginecologia e Obstetrícia (FIGO) publicou recomendações com base em uma extensa revisão sobre o tratamento do prolapso apical. Nessa revisão, foi demonstrado que o prolapso apical tratado pela histerectomia, seja vaginal ou abdominal, requer técnicas de suspensão, ou seja, remover o útero em uma paciente com prolapso uterino não garante suporte apical. Existem diferentes pontos de fixação apical em ligamentos, como o ligamento longitudinal anterior da coluna, o ligamento sacroespinhal e o ligamento uterossacro, que devem ser utilizados para redução da taxa de recidiva.[29]

Uso de telas

Um estudo randomizado multicêntrico comparou a cirurgia sítio-específica (grupo 1) com o uso de telas de polipropileno (grupo 2) para pacientes com prolapso estádios 3 e 4 com acompanhamento de cinco anos, de acordo com a qualidade de vida, a função sexual, a taxa de cura anatômica e complicações.

Pacientes que usaram telas tinham um número significativamente maior de cirurgias pélvicas e de histerectomia prévias. Os grupos foram semelhantes no pré-operatório quanto ao compartimento do POP e à gravidade deste (estadiamentos 3 e 4). A primeira publicação dos resultados desse estudo (2015), com 184 pacientes randomizadas, apontou para uma superioridade quanto à eficácia do uso de telas apenas nos casos de prolapso da parede anterior, porém maior taxa de complicações.[30]

Com cinco anos de acompanhamento, 122 pacientes foram avaliadas, sendo 59 no grupo 1 e 63 no grupo 2. Cura anatômica foi estabelecida com ponto de POP-Q $\leq$ 0. A análise comparativa entre os grupos demonstrou cura significativamente maior para o grupo 2, somente para o ponto Ba (compartimento anterior). O mesmo foi observado para as pacientes na análise com intenção de tratamento, e não houve diferença na cura das pacientes estudadas nem na análise com intenção de tratamento para as pacientes com cirurgias pélvicas prévias.

Na avaliação do escore de qualidade de vida, as pacientes do grupo 2 tiveram melhores resultados. A sexualidade foi semelhante. O grupo 1 apresentou uma taxa de recidivas significativamente maior que a do grupo 2, e a maior parte ocorreu entre seis meses e um ano. Com relação às complicações, a taxa de extrusão foi significativamente maior para o grupo tela, o que fez que não houvesse diferença na taxa de reoperação entre os dois grupos.

Concluíram que, em cinco anos de acompanhamento, houve maior eficácia no grupo de tela quanto ao prolapso anterior e apical, porém não houve diferença na análise do prolapso posterior. As complicações foram significativamente em maior número no grupo de telas.

Assim, mais estudos multicêntricos randomizados de longo período de acompanhamento são necessários para se estabelecer a melhor terapêutica para o POP acentuado.[30]

Cirurgias obliterativas

Para uma população específica, de mulheres idosas, debilitadas e sem desejo de manter a funcionalidade da vagina, os tratamentos obstrutivos são uma boa opção, por apresentarem menor tempo cirúrgico, com consequente menor morbidade, altas taxas de sucesso e baixos índices de complicações.

Com relação às complicações desse procedimento, muitas são decorrentes da idade, como complicações cardíacas, pulmonares e vasculares, ocorrendo em aproximadamente 2% dos casos. Complicações maiores, como necessidade de transfusão e pielonefrite, são relatadas em aproximadamente 4% e normalmente estão associadas à histerectomia concomitante.

PREVENÇÃO

O POP é decorrente de uma associação de fatores. Assim, não há uma maneira única de prevenção. Atualmente, uma paciente não pode mudar seu risco genético, o que influencia a qualidade de seu tecido conjuntivo, porém as mulheres podem fazer modificações no estilo de vida para ajudar a reduzir o risco de desenvolver POP (Tabela 9).

TABELA 9   Ações para prevenção do POP

Cessação do tabagismo
Manutenção do peso ideal
Dieta rica em fibras e ingesta hídrica ▪ Dieta com abundância de fibras e líquidos ajuda a manter a função intestinal. ▪ Constipação aumenta o risco de POP.
Exercícios físicos e perineais ▪ Atividade física regular auxilia na manutenção do peso e no funcionamento intestinal regular. ▪ Exercícios para os músculos do assoalho pélvico melhoram sua força e limitam a progressão do prolapso. ▪ Evitar exercícios extenuantes, que envolvam carregamento excessivo de peso.

CONSIDERAÇÕES FINAIS

O POP é uma condição muito comum na população feminina, e os sintomas relacionados são principalmente causados por alterações na composição dos tecidos de sustentação, lesões teciduais ou enfraquecimento dos ligamentos pélvicos. O entendimento da anatomia do assoalho pélvico e a fisiopatologia dessa condição são fundamentais para o diagnóstico correto. Com base nesse conceito, pode-se proceder à correção específica dos defeitos fasciais e ligamentares e, assim, restabelecer a integridade anatômica da pelve. O tratamento cirúrgico ideal deve ser individualizado para cada paciente de acordo com a idade, complicações clínicas, recidiva e existência de tecido nativo para reconstrução anatômica, podendo assim devolver a qualidade de vida dessas pacientes.

REFERÊNCIAS BIBLIOGRÁFICAS

1. Lowder JL, Ghetti C, Nikolajski C, Oliphant SS, Zyczynski HM. Body image perceptions in women with pelvic organ prolapse: a qualitative study. Am J Obstet Gynecol 2011; 204(5):441.e1-441.e5.
2. Haylen BT, Ridder D FR et al. IUGA/ICS Joint Report on the Terminology for Female Pelvic Floor Dysfunction. Standardisation and Terminology Committees IUGA and ICS, Joint IUGA/ICS Working Group on Female Terminology. 2010.
3. Jelovsek JE, Maher C, Barber MD. Pelvic organ prolapse. Lancet 2007; 369(9566):1027-38.
4. Petros PEP, Ulmsten UI. An integral theory of female urinary incontinence. Acta Obstet Gynecol Scand 1990; 69(S153):7-31.
5. DeLancey JOL. Anatomic aspects of vaginal eversion after hysterectomy. Am J Obstet Gynecol 1992; 166(6):1717-28.
6. Haddad JM. Novos conceitos anatomofuncionais do assoalho pélvico no tratamento cirúrgico do prolapso genital e incontinência urinária de esforço [Livre-Docência – Disciplina de Ginecologia]. São Paulo: Faculdade de Medicina da Universidade de São Paulo; 2019.
7. Petros, Papa EP. The female pelvic floor: function, dysfunction and management according to the integral theory. 2.ed. Berlim: Springer, 2007.

8.   Nygaard I. Prevalence of symptomatic pelvic floor disorders in US women. JAMA 2008; 300(11):1311.

9.   Bodner-Adler B, Shrivastava C, Bodner K. Risk factors for uterine prolapse in Nepal. Int Urogynecol J 2007; 18(11):1343-6.

10. de Mattos Lourenco TR, Matsuoka PK, Baracat EC, Haddad JM. Urinary incontinence in female athletes: a systematic review. Int Urogynecol J 2018; 29(12):1757-63.

11. Peterson TV, Pinto RA, Davila GW, Nahas SC, Baracat EC, Haddad JM. Validation of the Brazilian Portuguese version of the pelvic floor bother questionnaire. Int Urogynecol J 2019; 30(1):81-8.

12. Chen GD CS. Updated definition of female pelvic organ prolapse. Incont Pelvic Floor Dysfunct 2007; 1(4):121-4.

13. Bump RC, Mattiasson A, Bø K, Brubaker LP, DeLancey JOL, Klarskov P et al. The standardization of terminology of female pelvic organ prolapse and pelvic floor dysfunction. Am J Obstet Gynecol 1996; 175(1):10-7.

14. Haylen BT, Maher CF, Barber MD, Camargo S, Dandolu V, Digesu A et al. An International Urogynecological Association (IU-GA)/International Continence Society (ICS) joint report on the terminology for female pelvic organ prolapse (POP). Int Urogynecol J 2016; 27(2):165-94.

15. Ortiz OC, Gutnisky R, Nunez FC CG. Valoración dinámica de la disfunción perinal en la mujer: propuesta de clasificación. Obstet Ginec Lat Americ 1994; 52(1):92-8.

16. Sanches PRS, Ramos JGL SA et al. Correlação do escore de Oxford modificado com as medidas perineométricas em pacientes incontinentes. Rev HCPA 2010; 30(2):125-30.

17. Handa VL, Garrett E, Hendrix S, Gold E, Robbins J. Progression and remission of pelvic organ prolapse: a longitudinal study of menopausal women. Am J Obstet Gynecol 2004; 190(1):27-32.

18. Culligan PJ. Nonsurgical management of pelvic organ prolapse. Obstet Gynecol 2012; 119(4):852-60.

19. Coelho SA, Brito LGO, de Araújo CC, Aguiar LB, Haddad JM, Giraldo PC et al. Factors associated with the prescription of vaginal pessaries for pelvic organ prolapse. Clinics 2019; 74.

20. Bø K. Can pelvic floor muscle training prevent and treat pelvic organ prolapse? Acta Obstet Gynecol Scand 2006; 85(3):263-8.

21. Hagen S, Stark D. Conservative prevention and management of pelvic organ prolapse in women. Cochrane Database Syst Rev 2011; (12)CD003882.

22. Juliato C, Santos Júnior L, Haddad JM, Castro R, Lima M, Castro E. Mesh surgery for anterior vaginal wall prolapse: a meta-analysis. Rev Bras Ginecol e Obstet 2016; 38(07):356-64.

23. Paraiso MFR, Barber MD, Muir TW, Walters MD. Rectocele repair: a randomized trial of three surgical techniques including graft augmenta-tion. Am J Obstet Gynecol 2006; 195(6):1762-71.

24. Sung VW, Rardin CR, Raker CA, LaSala CA, Myers DL. Porcine subintestinal submucosal graft augmentation for rectocele repair. Obstet Gynecol 2012; 119(1):125-33.

25. Arouca MAF, Duarte TB, Lott DAM, Magnani PS, Nogueira AA, Rosa-e-Silva JC et al. Validation and cultural translation for Brazilian Portuguese version of the Pelvic Floor Impact Questionnaire (PFIQ-7) and Pelvic Floor Distress Inventory (PFDI-20). Int Urogynecol J 2016; 27(7):1097-106.

26. Withagen MI, Milani AL, den Boon J, Vervest HA, Vierhout ME. Trocar-guided mesh compared with conventional vaginal repair in recur-rent prolapse. Obstet Gynecol 2011; 117(2, Part 1):242-50.

27. Glazener CM, Breeman S, Elders A, Hemming C, Cooper KG, Freeman RM et al. Mesh, graft, or standard repair for women having primary transvaginal anterior or posterior compartment prolapse surgery: two parallel-group, multicentre, randomised, controlled trials (PROS-PECT). Lancet 2017; 389(10067):381-92.

28. Glazener C, Breeman S, Elders A, Hemming C, Cooper K, Freeman R et al. Mesh inlay, mesh kit or native tissue repair for women having re-peat anterior or posterior prolapse surgery: randomised controlled trial (PROSPECT). BJOG An Int J Obstet Gynaecol 2020; 1471-0528.16197.

29. Betschart C, Cervigni M, Contreras Ortiz O, Doumouchtsis SK, Koyama M, Medina C et al. Management of apical compartment prolapse (uterine and vault prolapse): a FIGO Working Group report. Neurourol Urodyn 2017; 36(2):507-13.

30. Dos Reis BSS, de Jármy-Di Bella ZI, Nastri F, Kawabata MG, da Silva Carramão S, Rodrigues CA et al. Estudo multicêntrico, randomizado da correção do prolapso dos órgãos pélvicos com e sem o uso de tela: cinco anos de seguimento [Internet]. [São Paulo]: Universidade de São Paulo, 2019. Disponível em: http://www.teses.usp.br/teses/disponiveis/5/5139/tde-14112019-122932/; acessado em: 29 de agosto de 2020.

CAPÍTULO 33

Complicações das cirurgias no tratamento da incontinência urinária

Aljerry Dias Rego

O tratamento cirúrgico da incontinência urinária de esforço (IUE) pode ser realizado pelas técnicas de colpossuspensão (Burch), *sling* de aponeurose, *slings* sintéticos e agentes de preenchimento uretral.[1]

Estudo com seguimento médio de vinte anos mostrou taxa de cura da cirurgia de Burch entre 65 e 70%. As principais complicações são: prolapso genital (retocele: 11 a 25%; enterocele: 4 a 10%), urgência de novo (5 a 27%), disfunção no esvaziamento vesical (22%), hematoma (2%), lesão vesical (0,4 a 9,6%), lesão uretral (0,2 a 2%), infecção do trato urinário (ITU) (4 a 10,8%), retenção urinária por mais de um mês (0,7 a 7%) e dispareunia (2 a 4%).[2] A Tabela 1 ilustra esses dados.

TABELA 1 Principais complicações da cirurgia de Burch

Retocele	11 a 25%
Enterocele	4 a 10%
Urgência de novo	5 a 27%
Disfunção no esvaziamento vesical	22%
Hematoma	2%
Lesão vesical	0,4 a 9,6%
ITU	4 a 10,8%
Retenção urinária (> 1 mês)	0,7 a 7%
Dispareunia	2 a 4%

ITU: infecção do trato urinário.

O *sling* de aponeurose tem taxa de cura em seguimento de dez anos de 75,4%. Entre as principais complicações temos: retenção urinária (12,1%), perfuração vesical (6,6%), trombose venosa profunda (1,5%), urgência de novo (19%), hematoma suprapúbico (4%), dispareunia (2,6%), infecção local (5,5%), ITU (18,7%) e extrusão vaginal (7%).[1,3] Na Tabela 2 são apresentadas as principais complicações da cirurgia de *sling* aponeurose.

TABELA 2 Principais complicações da cirurgia de *sling* aponeurose

Urgência de novo	19%
Lesão vesical	6,6%
ITU	18,7%
Retenção urinária	12,1%
Dispareunia	2,6%
Hematoma suprapúbico	4%
Extrusão vaginal	7%
Infecção local	5,5%

ITU: infecção do trato urinário.

O *sling* de uretra média (sintético) por via retropúbica (RP) tem taxa de cura de 77% em seguimento de onze anos,[4] e, na via transobturadora (TO), de 69,8% em seguimento de 56 meses.[5]

Na Revisão Cochrane de 2017, com 8.652 pacientes, comparando RP e TO, a taxa de perfuração vesical foi de 4,5 × 0,6%. Os fatores de risco para lesão vesical durante a passagem da agulha são: experiência do cirurgião, cesariana anterior, colpossuspensão prévia, retocele e anestesia local.[6] Portanto, devido ao risco de perfuração vesical, a cistoscopia é obrigatória durante a cirurgia de *sling*.

Em caso de transfixação vesical, a conduta é retirar a agulha, passar novamente e fazer nova cistoscopia. A sonda vesical deve permanecer durante 3-7 dias.[7]

Outras conclusões da revisão Cochane (2017): em relação ao tempo de cirurgia, lesão vascular e intestinal, perda de sangue e disfunção miccional no pós-operatório, foi menor no transobturador (TO). Porém, a dor na perna foi significativamente maior na via TO ($6,4 \times 1,3\%$). A taxa de erosão/extrusão de tela para a vagina foi similar (RR = 1,13). A necessidade de repetir a cirurgia foi maior no TO (RR = 8,79%).[6]

As disfunções miccionais pós-cirurgia de *sling* são comuns e podem variar de retenção urinária, dificuldade de esvaziamento vesical, modificação de postura para iniciar ou completar a micção, sensação de esvaziamento vesical incompleto a sintomas de bexiga hiperativa.[8] É mais frequente na via RP quando comparada com TO (RR 0,65 $\times$ 0,53). Entre os fatores de risco para ocorrência das disfunções miccionais podemos citar: via RP, presença e intensidade dos sintomas no pré-operatório, cirurgia de prolapso de órgão pélvico (POP) associada e alteração de fluxometria no pré-operatório.[7] É importante excluir ITU e fator obstrutivo infravesical.[8]

A retenção urinária no pós-operatório ocorre principalmente devido a tensão excessiva da faixa. A primeira conduta é a sondagem vesical por 7-10 dias. Se a retenção urinária se mantiver, além da sondagem de demora ou do cateterismo intermitente, pode ser necessário tratamento cirúrgico, como o reposicionamento/tração da tela (10-14 dias do pós-operatório) e secção da tela na linha média ou remoção da tela (após quatro semanas da cirurgia). E em último caso realizar a uretrólise.[7,8]

A taxa de retenção urinária foi similar entre as duas técnicas (RP 2,7% e TO 2,4%). Outra complicação é a extrusão da faixa para a vagina (1 a 3%), que pode ser resolvida com estrogênio local

(estriol ou promestriene ou estrogênio conjugado) durante três meses ou se persistir extrusão da tela após o uso de estrogênio vaginal, a conduta é a remoção parcial ou total da tela. Os fatores de risco para extrusão de tela são: atrofia genital, cirurgia de POP associada, diabetes *mellitus* e tabagismo.[9] Os *slings* sintéticos têm um risco cumulativo em nove anos de 2,5% de erosão da tela para a vagina e de 3,7% para remoção da tela.[10]

Revisão sistemática de 2019 com análise de 21.598 pacientes, comparando vias RP e TO, mostrou taxa de lesão vascular, lesão de bexiga e urgência de novo maior na via RP ($2,4 \times 0,5\%$; $5 \times 0,2\%$; $9,5 \times 7,6\%$). Extrusão de tela para vagina e ITU foram semelhantes ($2,2 \times 2,4\%$ e $5,6 \times 6,6\%$). A dor na coxa foi superior na via TO ($6,3 \times 1,3\%$).[11]

A dor pode ter relação com contratura da tela, inflamação e infecção local, trauma direto de tecidos e nervos, formação de hematoma, exposição tela, tensão excessiva da tela e ITU. A passagem da fita através de um músculo pode resultar em síndrome miofascial. O tratamento pode consistir em anti-inflamatórios, estrogênio vaginal, injeção local de anestésico ou corticoide, fisioterapia e massagem local ou acupuntura.[12]

Outra complicação, porém rara, é a ASIA, síndrome inflamatória/autoimune induzida por dispositivos, que provoca quadro de dor intensa local que pode levar até mesmo ao suicídio. Desenvolvimento de doenças autoimunes (p. ex., artrite/Sjögren) após o implante.[13]

A Tabela 3 mostra a comparação entre as principais complicações entre a via RP e a TO.

TABELA 3 Principais complicações do *sling* sintético, retropúbico e transobturador

Sling sintético	Retropúbico	Transobturador
Urgência de novo	9,5%	7,6%
Lesão vesical	5%	0,2%
Lesão vascular	2,4%	0,5%
ITU	5,6%	6,6%
Retenção urinária (> 1 mês)	2,7%	2,4%
Dor na coxa	1,3%	6,3%
Extrusão de tela	2,2%	2,4%

ITU: infecção do trato urinário.

Em uma revisão Cochrane de 2017, o *sling* sintético de incisão única (*minisling*), em 3.290 mulheres, mostrou taxa de cura de 77 a 81%, com persistência de IUE em 41% das pacientes (comparada com 26% do *sling* sintético retropúbico, TVT). Entre as complicações: perfuração vesical e retenção urinária (menor que 4%), extrusão de tela (5,4%) e urgência de novo (22%).[14] Ver a Tabela 4.

TABELA 4 Principais complicações de *sling* sintético de incisão única (*minisling*)

Urgência de novo	22%
Lesão vesical	> 4%
ITU	11%
Retenção urinária	> 4%
Extrusão de tesla	5,4%

Estudo comparando um tipo de agente de preenchimento uretral (Bulkamid – hidrogel poliacrilamida) com *sling* sintético retropúbico (TVT) mostrou os seguintes resultados: taxa de satisfação de 59,8 × 95% e taxa de cura objetiva de 66,4 × 95% em seguimento de um ano. As principais complicações dos agentes de preenchimento uretral são: ITU, 8,4%; retenção urinária, 2,8%; urgência de novo, 9,3%; dor local (uretra), 4 a 14%; hematúria, 0,9%.[15]

TABELA 5 Principais complicações dos agentes de preenchimento uretral

Urgência de novo	9,3%
Dor local	4 a 14%
ITU	8,4%
Retenção urinária	2,8%
Hematúria	0,9%

Revisão sistemática nacional mostrou diferenças entre as taxas de complicações nas principais cirurgias para IUE,[16] conforme o Quadro 1.

A Tabela 6 mostra a comparação de taxas de cura entre as cirurgias para correção de IUE.

A Tabela 7 mostra um resumo das principais complicações das cirurgias para IUE.

QUADRO 1

Sling de uretra média x Burch
Taxa de erosão e perfuração vesical: *sling* > Burch.
ITU e taxa geral de complicações: *sling* < Burch.
Dor, hematoma, retenção urinária e urgência de novo: sem diferença significativa.

Sling pubovaginal x Burch
Retenção urinária: sling > Burch.

Sling pubovaginal x *sling* de uretra média
Não houve diferença significativa quanto à perfuração vesical e à retenção urinária.

Sling de uretra média retropúbico x transobturador
Via RP apresentou maiores taxas de lesão vascular, hematoma, perfuração vesical e retenção urinária; via TO: dor na perna, lesão de nervos e perfuração vaginal.
Erosão vaginal, ITU, perfuração uretral e urgência de novo: sem diferença significativa.

ITU: infecção do trato urinário; RP: retropúbica; TO: transobturadora.

TABELA 6 Taxa de cura das cirurgias para correção de IUE

Burch	*Sling* aponeurose	*Sling* RP	*Sling* TO	*Minisling*	Bulkamid
65 a 70% (20 anos)	75,4% (10 anos)	77% (11 anos)	69,8% (6,6 anos)	77 a 81% (3 anos)	66,4% (1 ano)

RP: retropúbico; TO: transobturador.

TABELA 7 Principais complicações das cirurgias para incontinência urinária de esforço

	Burch	*Sling* aponeurose	*Sling* RP	*Sling* TO	Minisling
Lesão vesical	0,4 a 9,6%	6,6%	4,5%	0,6%	0,8%
Retenção urinária	0,7 a 7%	12,1%	2,7%	2,4%	3,3%
ITU	4 a 10,8%	18,7%	11%	4,2%	11%
Extrusão vaginal	–	7%	2,1%	2,4%	5,4%
Dor na perna	–	–	1,3%	6,4%	–
Urgência de novo	5 a 27%	19%	6,9%	5,3%	22%

CONSIDERAÇÕES FINAIS

As cirurgias para correção de IUE são seguras e apresentam reduzida taxa de complicações. Em seguimento de longo prazo, tem taxa de cura e melhora superior a 70%. Entre as técnicas analisadas, o *minisling* tem menor tempo de seguimento e piores resultados (41% de persistência de IUE).

Os agentes de preenchimento têm curto tempo de seguimento, dificultando uma análise mais criteriosa quanto à eficácia, complicações e necessidade de repetição do procedimento.

REFERÊNCIAS BIBLIOGRÁFICAS

1. Shimpf MO, Rahn DD, Wheeler TL, Patel M, White AB, Orejuela FO et al. Sling surgery for stress urinary incontinence in women: systematic review and metaanalysis. Am J Obstet Gynecol 2014; 211:71. e1-27.
2. Sohlberg EM, Elliott CS. Burch colposuspension. Urol Clin N Am 2019; 46(1):53-9.
3. Bang SL, Belal M. Autologous pubvaginal sling: back to the future or lost art? Research and Reports in Urology 2016; 8:11-20.
4. Nilson CG, Palva K, Rezapour M, Falcon C. Eleven years prospective follow-up of the tension-free vaginal tape procedure for treatment of stress urinary incontinence. Int Urogynecol J 2008; 19(8):1043-7.
5. Chua ME, Zuckerman L, Mason JB, Delong J, Virasoro R, Tonkin J et al. Long-term success durability of transobturador male sling. Urology 2019; 133:222-8.
6. Ford AA, Rogerson L, Cody JD, Aluko P, Ogah J. Mid-urethral sling operations for stress urinary incontinence in women. Cochrane Database Syst Rev 2017; 7(7):CD006375.
7. Linder BJ, Elliot DS. Synthetic midurethral sling: roles, outcomes and complications. Urol Clin North Am 2019; 46:17-30.
8. Bazi T, Kerkholf MH, Takahashi SI, Abdel FM. Management of post-midurethral sling voiding dysfunction. Int Urogynecol J 2018; 29(1):23-8.
9. Giusto LL, Zahner PM, Goldman HB. Management of the exposed or perforated midurethral sling. Urol Clin North Am 2019; 46(1):31-49.
10. Funk MJ, Siddiqui NY, Amundsen CL, Wu JM. Sling revision/removal for mesh erosion and urinary retention: long-term risk and predictors. Am J Obstet Gynecol 2013; 208(1):73.e 1-7.
11. Imamura M, Hudson J, Wallace SA, Maclennam G, Shimonovich M, Omar MI et al. Surgical interventions for women with stress urinary incontinence: systematic review and meta-analysis of randomize controlled trial. MBJ 2019; 365:1-15.
12. Duckett J, Bodner BA, Rachaneni S, Latthe P. Management of complications arising from the use of mesh for stress urinary incontinence. Int Urogynecol J 2019; 30(9):1413-7.
13. Shoenfeld Y, Levin NA. ASIA – autoimmune/inflammatory syndrome induced by adjuvants. Journal of Autoimmunity 2011; 36(1):4-8.
14. Nambiar A, Cody JD, Stephen T, Aluko P. Single-incision sling operations for urinary incontinence in women. Cochrane Systematic Review 2017; 7(7):CD008709.
15. Freitas AMI, Mentula M, Rahkola S, Tolokas S, Mikkola TS. Tension free vaginal surgery versus polyacrylamide hydrogel injection for primary stress urinary incontinence: a randomized clinical trial. J Urology 2020; 203(2):372-8.
16. Oliveira ML, Dias MM, Martins SB, Haddad JM, Girão MJBC, Castro RA. Surgical treatment for stress urinary incontinence in women: a systematic review and meta-analysis. Rev Bras Ginecol Obstet 2018; 40:477-90.

CAPÍTULO 34

Perimenopausa: quadro clínico, diagnóstico e conduta

Rivia Mara Lamaita
Carolina Soares Barros de Melo

INTRODUÇÃO

A perimenopausa constitui um período fisiológico associado ao declínio da função ovariana, que ocasiona oscilação e diminuição dos hormônios sexuais nos diversos sistemas orgânicos da mulher até o momento em que não houver atividade reprodutiva ovariana. Durante a perimenopausa acontece a menopausa, correspondendo ao último ciclo menstrual reconhecido depois de passados 12 meses.[1]

Os efeitos sistêmicos das alterações hormonais, geralmente, causam desconforto físico e emocional na maioria das mulheres, apesar de fazerem parte do envelhecimento saudável feminino. Com as modificações do perfil etário brasileiro e o aumento da expectativa de vida, cada vez mais mulheres estão vivenciando a perimenopausa, sendo necessário reformular a imagem de inatividade e incapacidade relacionadas ao envelhecimento reprodutivo, garantindo sua ocorrência de forma saudável e com qualidade de vida.[1]

A idade média da menopausa esperada para a maioria das mulheres seria 51 anos e para menos de 1% delas poderia acontecer antes dos 40 anos de idade. O envelhecimento da população é uma situação que deve ser contabilizada juntamente com seu crescimento, constituindo, assim, problemas sociais muito importantes.[1]

CONCEITOS E LIMITES CRONOLÓGICOS

Em 2001, a Sociedade Norte-Americana de Menopausa (NAMS) definiu cinco estágios durante a vida reprodutiva feminina, de acordo com as variações qualitativas do ciclo menstrual e as alterações hormonais, denominados STRAW (*stages of reproductive aging workshop*).[2] Com base em evidências científicas atualizadas, os critérios foram revisados e novamente divulgados 10 anos após a publicação original, como STRAW + 10, pelos Institutos Norte-Americano de Saúde (NIH) e Norte-Americano de Envelhecimento (NIA) em conjunto com a NAMS. Os dados constam na Tabela 1.

É importante salientar que os critérios de STRAW + 10 não devem ser utilizados em pacientes com falência ovariana prematura, pós--histerectomia, ooforectomia unilateral, quimioterapia, ablação endometrial, ou em portadoras de doenças crônicas e síndrome dos ovários policísticos.[2]

A perimenopausa constitui o período da transição menopausal até o primeiro ano após a menopausa. Em média, ela varia entre 4 e 5 anos, embora algumas mulheres apresentem o intervalo mais curto e outros intervalos com mais de 10 anos.[2]

TABELA 1   Recomendações de estágio de envelhecimento reprodutivo (STRAW + 10)[2]

Estágios	-5	-4	-3b	-3a	-2	-1	+1a	+1b	+1c	+2
Terminologia	Idade reprodutiva				Transição menopausal		Pós-menopausa			
	Inicial	Pico	Tardia		Inicial	Tardia	Inicial			Tardia
					Perimenopausa					
Duração	Variável				Variável	1-3 anos	2 anos (1+1)		3-6 anos	Até a morte
Critério principal										
Ciclo menstrual	Variável a irregular	Regular	Regular	Diferença sutil no fluxo/duração	Duração variável ≥ 7 dias em ciclos consecutivos	Amenorreia ≥ 60 dias				
Outros critérios										
Hormônio foliculoestimulante (FSH)			Baixo	Variável	Variável/Alto	Alto > 25 IU/L	Alto		Estável	
Hormônio antimülleriano (AMH)			Baixo	Baixo	Baixo	Baixo	Baixo		Muito baixo	
Inibina B				Baixo	Baixo	Baixo	Baixo		Muito baixo	
Contagem de folículo antral			Baixa	Baixa	Baixa	Baixa	Muito baixa		Muito baixa	
Características descritivas										
						Sintomas vasomotores (provável)	Sintomas vasomotores (muito provável)			Piora dos sintomas urogenitais

O estágio reprodutivo tardio (-3) marca o início do declínio reprodutivo, embora nem todas as mulheres percebam alterações físicas. A perimenopausa inicia junto com a transição menopausal (idade estimada entre 44-48 anos), tendo como marco inicial as alterações do ciclo menstrual e as flutuações hormonais, podendo evoluir com sintomas no estágio tardio.[2]

A menopausa marca a falência ovariana e ocorre com idade estimada entre 45-55 anos. Quando acontece antes dos 45 anos de idade é considerada precoce, antes dos 40 anos de ida-de é denominada insuficiência ovariana prematura, e após os 55 anos de idade, menopausa tardia.[1]

Os principais fatores associados à idade mais precoce da menopausa são: tabagismo, menarca precoce, histerectomia, paridade e baixo peso.[3]

FISIOLOGIA DO CLIMATÉRIO

Todo o processo de produção hormonal e recrutamento ovariano inicia com a liberação pulsátil de GnRH pelo hipotálamo, que estimula a adeno-hipófise a produzir as gonadotrofinas (FSH/LH), impulsionando a produção de esteroides (estrogênio, progesterona e testosterona) pelos ovários. A diminuição da capacidade de produção dos esteroides gera aumento da liberação do FSH e LH, assim como os principais sintomas relacionados ao período.[3]

A perimenopausa é um processo fisiológico de declínio da função ovariana. Primariamente, acontece diminuição progressiva do número de folículos por atresia e dos subsequentes ciclos ovulatórios, estabelecendo diminuição do estrogênio e, de forma mais pronunciada, da progesterona circulante por volta dos 37-38 anos de idade. A partir dos 45 anos de idade, em geral, o desequilíbrio entre estrogênio e progesterona na circulação (alterações no chamado "mecanismo de retroalimentação – *feedback*") começa a ser notado em razão dos ciclos anovulatórios, diminuindo as chances de ovulação em torno de 50% em cada ciclo, ou pela irregularidade menstrual que se instala.[4]

A insuficiência gametogênica se reflete na diminuição do hormônio antimülleriano (AMH) liberado pela granulosa, independentemente de gonadotrofinas, das inibinas e dos hormônios esteroides. A concentração de FSH pode chegar a níveis 20 vezes maiores quando comparados ao período pré-perimenopausal, desencadeando a liberação de ativina, pectíneo responsável por aumentar os receptores de FSH nos folículos remanescentes. O aumento de FSH, somado a maior sensibilidade folicular, gera uma hiperestimulação com maturação folicular acelerada e maior propensão a atresia. Clinicamente, o intervalo entre os ciclos torna-se mais curto e os ciclos, anovulatórios. A presença de estrogênios, mesmo em baixa concentração, sem contraposição da progesterona, desencadeia instabilidade endometrial e propensão a sangramentos uterinos anormais até que o endométrio sofra atrofia, gerando a amenorreia após a menopausa.[3]

O estrogênio e a progesterona são os principais hormônios esteroides sexuais femininos derivados do colesterol, são carreados na circulação por proteínas e apresentam receptores próprios em praticamente todas as células do organismo. Os principais estrogênios são: estradiol, estrona e estriol, sendo o estradiol o estrogênio mais metabolicamente potente. O estradiol é produzido pela granulosa dos ovários, e a progesterona pelo corpo lúteo. Com o declínio folicular, a estrona (estrogênio menos ativo) passa a ser o esteroide predominante, por meio da aromatização periférica dos androgênios oriundo das suprarrenais, e a progesterona sofre abrupta queda dos seus níveis. Com o tempo, a camada cortical e os vasos ovarianos sofrem atrofia progressiva e o estroma ovariano hipertrofia em resposta ao hiperestímulo do FSH.[4]

QUADRO CLÍNICO E DIAGNÓSTICO

O quadro clínico geralmente inicia com a irregularidade menstrual e, posteriormente, podem surgir outros sintomas, como: ressecamento da vagina, aumento da sensibilidade mamária, alterações do peso corporal, fogachos ("ondas de calor"), distúrbios do sono, perda urinária involuntária, queda do cabelo, ressecamento e perda da elasticidade da pele, fadiga, alterações do humor (principalmente depressão e irritabilidade), déficit de memória, dificuldade de concentração e diminuição da libido.[5]

O diagnóstico é essencialmente clínico, já que os sintomas podem preceder os achados laboratoriais. Embora os marcadores de hipogonadismo hipergonadotrófico sejam as dosagens séricas de FSH > 30 IU/L e estradiol < 20 pg/mL, eles só se alteram nos estágios mais tardios da perimenopausa (após a menopausa).[5]

Sintomas vasomotores

O hipoestrogenismo no hipotálamo gera desregulação dos centros termorreguladores, em virtude de alterações na liberação de serotonina e noradrenalina, responsáveis pelo surgimento dos sintomas vasomotores em aproximadamente 60-80% das mulheres ocidentais durante a perimenopausa. A baixa de estrogênio está relacionada com a diminuição dos níveis da serotonina cerebral e suprarregulação dos receptores 5-HT2, principalmente no córtex e hipotálamo, desencadeando a liberação pulsátil de catecolaminas que levam à vasodilatação periférica, responsável pela aparência corada e as ondas de calor (fogachos), transpiração excessiva e aumento da frequência cardíaca, seguidos de arrepio frio após a dissipação do calor.[6]

Os fogachos geralmente acontecem durante a noite e são descritos como uma sensação súbita de calor na face, região cervical e parte superior do tórax, que se generaliza entre 2-40 minutos, acompanhada de sudorese profusa e palpitações. A frequência e a duração dos sintomas são variáveis de acordo com fatores genéticos, ambientais e antropométricos e tentem a melhorar espontaneamente com o tempo. Dessa forma, o tratamento só deve ser pensado quando existir comprometimento da qualidade de vida da mulher.[6]

Entre as possibilidades terapêuticas estão os fitoterápicos à base de soja como as isoflavonas, que estão relacionados à diminuição apenas dos fogachos, e medicamentos receptadores de serotonina, como a paroxetina, agonistas alfa-adrenérgicos como a clonidina e a terapia de reposição hormonal.[7]

Sintomas geniturinários

O estrogênio é o hormônio responsável pela maturação do epitélio e manutenção da microbiota vaginal. Concentrações ideais desse hormônio levam à produção fisiológica de muco glandular e de glicogênio pelo epitélio, que é transformado em ácido láctico pelos *Lactobaccillus doderlein* responsável pelo pH vaginal ácido (entre 3,8-4,5). Esse pH protege da invasão e crescimento de bactérias patogênicas. O hipoestrogenismo, portanto, está relacionado à síndrome geniturinária por levar ao afinamento do epitélio vaginal (atrofia), perda da elasticidade, aumento do pH vaginal (redução da produção glicogênica e de ácido láctico), redução da lubrificação e alterações da sensibilidade genital, que são descritos pela mulher como

ressecamento vaginal, queimação, aumento da frequência de vulvovaginites, dispareunia e prolapsos genitais.[6]

Entre os sintomas urinários comuns estão: o aumento da frequência urinária, urgência, noctúria, disúria, incontinência e infecções do trato urinário. Eles são progressivos e afetam 25-50% das mulheres, apesar de apenas 10% receberem algum tratamento. Os sintomas urinários também estão relacionados ao estrogênio endógeno, que tem receptores próprios no trígono vesical e nas porções anterior e posterior da uretra, promovendo a renovação celular e aporte sanguíneo adequado para todo o tecido, que são fundamentais para gerar a pressão de fechamento uretral.[8]

Entre os tratamentos propostos que melhoram a síndrome geniturinária estão: o uso de hidratantes vaginais, tratamento com estrogênio vaginal local, fisioterapia do assoalho pélvico e laserterapia.[7]

Sexualidade

A disfunção sexual acomete até dois terços das mulheres durante a perimenopausa, principalmente pela diminuição da libido, diminuição da sensibilidade dos tecidos vulvares à estimulação sexual somada à atrofia urogenital, transtornos emocionais e mudanças corporais que afetam a autoimagem. Destas, 75% relacionam as mudanças do período com a incapacidade de alcançar prazer sexual, 70% com dor durante o ato sexual e 66% com a redução da espontaneidade durante o sexo.[9]

Os androgênios circulantes são os principais hormônios que contribuem direta ou indiretamente para o desejo sexual feminino. Sua circulação depende da produção pelo ovário e a conversão periférica dos pré-androgênios produzidos pela glândula suprarrenal em androgênios, como a testosterona. Evidências científicas atuais relacionam o uso de testosterona transdérmica à melhora, após semanas de utilização, dos distúrbios de desejo sexual hipoativo na perimenopausa e após a menopausa. Entretanto, não existem estudos sobre a segurança do seu uso em longo prazo.[9,7]

Terapias alternativas dependem da queixa principal e incluem: terapia sexual, fisioterapia ginecológica na dispareunia, reposição hormonal e até uso da bupropiona e da tibolona na diminuição do desejo sexual.[7]

Sistema osteoarticular

O estrogênio circulante é capaz de suprimir a reabsorção óssea. Após sua queda fisiológica, a reabsorção excede a produção, favorecendo a perda anual média de 3-5% de massa óssea, o que contribui para o desenvolvimento de osteopenia e osteoporose na pós-menopausa. A reabsorção óssea inicial é intensa e predominante na porção óssea trabecular, e, posteriormente, quando também se instala o hiperparatireoidismo secundário, pode ocorrer reabsorção cortical associada.[10]

Evidências mostram que o estrogênio é capaz de estimular a liberação de citocinas pelos monócitos e células T, diminuindo a diferenciação de progenitores dos osteoclastos que sofrem apoptose. Ele também atua diretamente, diminuindo a produção de proteases por essas células por agir sobre a via RANK/RANKL/OPG (receptor ativador de fator nuclear-kB/ligante de RANK/osteoprotegerina), relacionada à formação dos osteoclastos. Acrescido a isso, os osteoblastos e osteócitos possuem receptores próprios para estrogênio, o que estimula a produção de matriz óssea.[10]

Embora aconteça diminuição da massa óssea, não é recomendado o rastreamento com densitometria óssea em mulheres na pré-menopausa, já que não existe associação evidente entre os valores da densitometria encontrados e o aumento do risco de fraturas. A partir dos 40 anos de idade, o risco de fratura nos próximos 10 anos pode ser calculado e avaliado por meio da ferramenta FRAX (*fracture risk assessment tool*) e a densitometria só deve ser utilizada a partir dos 65 anos de idade, como método de rastreio.[10]

Acredita-se que a transição menopáusica esteja relacionada com dores e inflamações poliarticulares, já que existem receptores ER-beta (receptor de estrogênio beta) do estrogênio nas membranas sinoviais, responsivos às flutuações hormonais séricas.[1,5]

A estrogenioterapia e o uso da tibolona apresentam benefício por aumentar a densidade mineral óssea, sendo eficaz na prevenção de fraturas vertebrais e não vertebrais, embora o uso de hormônio não apresente indicação clara apenas para esse uso.[7]

Risco cardiovascular

Após a menopausa, acontece aumento substancial do risco cardiovascular global. O estrogênio é considerado cardioprotetor por garantir aporte sanguíneo para os leitos vasculares, promovendo resposta antioxidante e antiagregante plaquetário endotelial. Além disso, existem receptores de estrogênio nas camadas musculares dos vasos onde ele atua como vasodilatador direto ou indireto, por estimular a liberação de prostaciclina. A redução estrogênica está relacionada diretamente com a disfunção endotelial, pois receptores de estrogênio (ER-beta) no endotélio são capazes de aumentar a expressão do gene Notch1 quando estimulados, reduzindo a liberação do TNF-alfa (fator de necrose tumoral alfa), sinalizador de apoptose nas células endoteliais.[11]

Além de gerar um estado vasoconstritor, o hipoestrogenismo está relacionado à hipercoagulabilidade por aumentar os níveis de fator VII, fator VIII, inibidor de ativador de plasminogênio-1 e fibrinogênio. Também acontece aumento do colesterol total, à custa da lipoproteína de baixa densidade (LDH), lipoproteína de muito baixa densidade (VLDL) e das apolipoproteínas A e B, compondo um perfil lipídico mais aterogênico.[6]

Até o momento, a terapia de reposição estrogênica que visa à redução do risco cardiovascular só apresenta resultados quando iniciada precocemente na transição menopáusica (janela de oportunidade), embora os benefícios não justifiquem o seu uso apenas para isso.[7]

Ganho de peso

Baixos níveis de estrogênio levam ao aumento do consumo alimentar e diminuição do gasto energético relacionados ao ganho de peso. Há tendência à obesidade androide (circunferência abdominal/quadril > 0,8) em virtude da redistribuição da gordura corporal. Estudos atuais evidenciam retorno do perfil ginecoide após uso de terapia de reposição hormonal, embora seu uso para isso seja desaconselhado por não ter benefícios claros.[4]

Declínio cognitivo e transtornos emocionais

Cerca de 60% das mulheres apresentam prejuízos da concentração, memória e função executiva, principalmente durante a perimenopausa. Baixos níveis e flutuações de estrogênio estão relacionados com piores desempenhos neurocognitivos, especialmente relacionados a memória, fluência verbal e função cognitiva, independentemente dos sintomas vasomotores, distúrbios do sono, depressão ou ansiedade. Tais sintomas tendem a melhorar após a transição menopáusica e a reposição de estrogênio e não estão relacionados a maiores chances de demência senil. As alterações cognitivas também podem ser influenciadas, nesse período, pelo uso de bebidas alcoólicas, tabagismo e escolaridade.[12]

O estrogênio é capaz de atuar nos sistemas serotoninérgicos e dopaminérgicos por modular a expressão de receptores nucleares e de membrana presentes no corpo do neurônio e nos terminais pré-sinápticos. Além disso, ele age sobre a acetilcolina-transferase, aumentando a produção da acetilcolina nas fendas, neurotransmissor fundamental para os processos motores e cognitivos. Com a diminuição do estrogênio circulante as sinapses ficam prejudicadas, causando diminuição da produtividade laboral e alterações emocionais. O estrogênio e a progesterona são capazes de reduzir inflamação e aumentar a neurogênese, além de participar da regeneração neuronal.[13]

Os hormônios gonadais também interagem com o eixo hipotálamo-hipófise-adrenal e durante a perimenopausa, em que há flutuação hormonal; o eixo cortical pode ficar desregulado, favorecendo a depressão, ansiedade e sensibilidade exacerbada a situações de estresse nesse período.[14]

Durante a transição menopáusica as mulheres têm risco três vezes maior de apresentarem quadro depressivo ou de recaídas de quadros depressivos prévios. Embora existam muitos sintomas sobrepostos entre a depressão maior e a depressão que ocorre durante a transição da menopausa, também existem diferenças significativas que levam a crer que a depressão perimenopáusica pode ser um subtipo diferente. Já existe escala validada para classificar e analisar o subconjunto de sintomas físicos e psicológicos da depressão perimenopáusica, a Meno-D,[15] um questionário que analisa a severidade dos sintomas tais como dor muscular, ganho de peso, cansaço excessivo, diminuição da autoestima, sentimento de isolamento, comprometimento cognitivo e diminuição da libido.

TERAPIA HORMONAL (TH)

A TH não deve ser utilizada como rotina, e seu uso deve ser desencorajado nas mulheres assintomáticas e sem comprometimento da qualidade de vida, visto que existem riscos relacionados ao uso prolongado de hormônio.[16]

A estrogenioterapia é a TH mais usada no tratamento dos sintomas climatéricos, e o uso associado de progestagênios é mandatório em mulheres com útero intacto para proteção endometrial, contrabalançando os efeitos proliferativos do estrogênio no endométrio, o que aumenta os riscos de hiperplasias e carcinomas quando usado isoladamente nessa população. O uso de TH combinada também é indicado em casos de mulheres com história prévia de endometriose, objetivando alívios dos sintomas.[16]

As dosagens e via de administração variam de acordo com o perfil da paciente, a intensidade e tipo de sintoma, podendo ser via oral ou parenteral em baixa ou baixíssima dose. A recomendação atual é o uso com as menores doses possíveis para o tratamento adequado de acordo com cada paciente.[7]

O uso de progestagênios antagoniza alguns benefícios obtidos pelo estrogênio, principalmente em relação à proteção cardiovascular e da massa óssea, e esse efeito parece variar de acordo com a classe da progesterona utilizada, embora não existam diretrizes claras que definam a escolha do tipo de progesterona em cada caso.[17]

A progesterona disponível para a TH pode ser a natural ou a sintética, que é produzida a partir da molécula de progesterona, testosterona ou espironolactona, e a dosagem deve ser a menor possível capaz de proteger o endométrio. Os dados sobre a progesterona estão descritos na Tabela 3.

TABELA 2 Estrogênio na TH

Via oral	Dose
Estrogênio conjugado	0,3 a 0,45 – 0,625 mg/dia
17-betaestradiol micronizado	1-2 mg/dia
Valerato de estradiol	1-2 mg/dia
Estriol	1-8 mg/dia
Via parenteral	Dose
Estradiol transdérmico	25/50/100 mg 2 vezes por semana
Estradiol percutâneo	0,5/0,75/1,0/1,5/3 mg por dia
Implantes de estradiol	25 mg por 6 meses

TABELA 3 Progesterona na TH

Progesterona natural	Dose (via de administração)
Progesterona micronizada	100; 200 e 300 mg/dia (vaginal ou oral)
Progesterona sintética	Dose (via de administração)
Relacionados à progesterona Derivados da 17OH progesterona: Acetato de medroxiprogesterona Acetato de ciproterona Retroprogesterona Didrogestona Derivados da 19-norprogesterona Trimegestona	 1,5; 2,5; 5,0 e 10 mg/dia (oral) 1,0 mg/ dia (oral) 5,0 e 10,0 mg/dia (oral) 0,125 e 0,25 mg/ dia (oral)
Relacionados à testosterona Estranos Acetato de norprogesterona (NETA) Acetato de nomegestrol (NOMAC) Gonanos Levonorgestrel Dienogest	 0,5; 1,0 mg/dia (oral) – 125; 140 e 250 mg/dia (transdérmica) 0,35; 0,5 e 1,0 mg/dia (oral) 5,0 mg/dia 0,25 mg/dia (oral ou intrauterino) 2,0 e 3,0 mg/dia (oral)
Relacionados à espironolactona Drosperinona	2,0 mg/dia (oral)

A TH estroprogestacional pode ser sequencial, quando a progesterona é usada durante 12-14 dias consecutivos durante o mês, ou contínua (uso diário). Durante a perimenopausa é sugerido o uso sequencial, já que o uso contínuo é associado a sangramentos imprevisíveis.[18]

Os progestagênios mais seletivos, como a trimegestona, são menos antagônicos aos efeitos protetores do estrogênio, já os relacionados à testosterona diminuem os benefícios sobre o perfil lipídico e cardiovascular.[17]

A drosperinona é uma antagonista do receptor de aldosterona, com atividade mineralocorticoide e antiandrogênica, relacionada com a diminuição da pressão arterial em mulheres hipertensas. Por apresentar disponibilidade transdérmica, o acetato de noretisterona e o uso vaginal da progesterona natural micronizada apresentam baixas doses circulantes e reduzido risco tromboembólico, além de mais segurança sobre o tecido mamário. É possível notar a diversidade de progestagênios isolados, e o seu uso deve ser pensado caso a caso de acordo com a disponibilidade e perfil de cada paciente.[17]

CONTRACEPÇÃO NA PERIMENOPAUSA

Embora exista importante declínio nas taxas de fertilidade da mulher na perimenopausa, é imprescindível a utilização de métodos contraceptivos, já que ainda é possível que ocorram ovulações ocasionais, e a gestação nesse período é considerada de alto risco por apresentar maiores índices de complicações maternas e fetais. Entre as principais opções estão os métodos combinados de estrogênio e progesterona, métodos de progesterona isolada e a esterilização cirúrgica, dependendo do perfil de cada paciente.[16]

As pacientes sem contraindicação para o uso de contraceptivos combinados são favorecidas com a diminuição dos sintomas presentes na perimenopausa, proporcionando uma transição mais suave durante o período.[16]

TABELA 4 Recomendações e nível de evidência da terapia hormonal

Recomendação	Nível de evidência
Não existem evidências científicas que justifiquem o uso da terapia hormonal em mulheres saudáveis com o objetivo de redução do risco cardiovascular no climatério	AI
A terapia hormonal é capaz de controlar os sintomas vasomotores, e essa é a sua principal indicação	AI
Risco de acidente vascular encefálico é mais relacionado à via oral de terapia hormonal. O estrogênio transdérmico não aumenta o risco tromboembólico	BI
Estrogenioterapia transdérmica deve ser a primeira escolha em mulheres obesas com sintomas climatéricos	BII
Estrogenioterapia isolada não aumenta o risco de câncer de mama	AI
Estrogenioterapia isolada está relacionada a hiperplasia endometrial com relação dependente da dose e duração do tratamento	AI
Terapia hormonal reduz o risco de câncer colorretal, mas ela não deve ser utilizada apenas com esse intuito	AI
Dosagens sérica ou salivar dos hormônios não são utilizadas para monitorização da eficácia da terapia hormonal	BI
O uso de testosterona na diminuição da libido deve ser descontinuado após 6 meses de uso se não houver melhora significativa dos sintomas	AI

AI: intervenção benéfica, sem recomendação para mais estudos; BI: intervenção prejudicial, sem recomendação para mais estudos; BII: intervenção provavelmente prejudicial, com recomendação para mais estudos.

REFERÊNCIAS BIBLIOGRÁFICAS

1. Sociedade Portuguesa de Ginecologia. Consenso Nacional sobre Menopausa. Coimbra: SPG, 2016.

2. Harlow SD, Gass M, Hall JE, Lobo R, Maki P, Rebar RW et al. Executive summary of the Stages of Reproductive Aging Workshop + 10: addressing the unfinished agenda of stagin reproductive aging. J Clin Endocrinol Metab 2012; 97(4):1159-68.

3. Delamater L, Santori N. Management of the perimenopause. Clin Obstet Gynecol 2018; 61(3):419-32.

4. Wong JCH, O'Neill S, Beck BR, Forwood MR, Khoo SK. A 5-year longitudinal study of changes in body composition in women in the perimenopause and beyond. Maturitas 2020; 132(2):49-56.

5. Santoro N. Perimenopause: from research to practice. J Womens Health 2016; 25(4):332-9.

6. Gracia CR, Freeman EW. Onset of the menopause transition: The earliest signs and symptoms. Obstet Gynecol Clin North Am 2018; 45(4):585-97.

7. Valadares ALR. Tratamento do climatério. In: Manual SOGIMIG de Ginecologia e Obstetrícia. 6.ed. v.1. Rio de Janeiro: Medbook, 2017. p.373-9.

8. Baptista PV, Marchitell C, Haefner HK, Donders G, Perez-Lopes F. Deconstructing the genitourinary syndrome of menopause. Int Urogynecol J 2017; 38(5):675-9.

9. Achilli C, Pundir J, Ramanathan P, Sabatini L, Hamoda H, Panay, N. Efficacy and safety of transdermal testosterone in postmenopausal women with hypoactive sexual desire disorder: a systematic review and meta-analysis. Fertil Steril 2017; 107(2):475-82.

10. Langdahl BL. Osteoporosis in perimenopausal women. Curr Opin Reumatol 2017; 29(4):410-5.

11. Fortini F, Sega FVD, Caliceti C, Lambertini E, Pannuti A, Peiffer DS et al. Estrogen-mediated protection against coronary heart disease: the role of the notch pathway. Journal of Steroid Biochemistry and Molecular Biology 2019; 189(5):87-100.

12. Melo CSB, Souza TS, Teodoro LI, Legramanti S, Fanton SV, Ruckl S. Declínio cognitivo e perimenopausa: revisão sistemática. Reprod Clim 2017; 32(2):132-7.

13. Tuomisto H, Salo P, Saarinen R, Kalleinen N, Polo-Kantola P. The association of serum oestradiol level, age, and education with cognitive performance in peri- and late postmenopausal women. Maturitas 2012; 71(2):173-9.

14. Morgan HN, Derby CA, Gleasen CE. Cognitive changes with reproductive aging, perimenopause, and menopause. Obstet Gynecol Clin N Am 2018; 45(4):751-63.

15. Kulkarni J, Gavrilidis E, Hudaib AR, Bleeker C, Worsley R, Gurvich C. Development and validation of a new rating scale for perimenopausal depression – The Meno-D. Translational Psychiatry 2018; 123(8):1-9.

16. The North American MenopauseSociety 3rd Utian Translational Science Symposium. A conversation about hormone therapy: is there as appropriate dose, route, and duration of use? Menopause 2017; 24(11):1221-35.

17. Federação Brasileira das Associações de Ginecologia e Obstetrícia (Febrasgo). Série Orientações e recomendações Febrasgo. In: Papel dos progestagênios na terapia hormonal do climatério v1. São Paulo: Editora Connexomm, 2017. p.1-49.

18. The American College of Obstetricians and Gynecologists. FAQ162: perimenopausal bleeding and bleeding after menopause. 2018. Disponível em: https://www.acog.org/patient-resources/faqs/gynecologic-problems/perimenopausal-bleeding-and-bleeding-after-menopause; acessado em 04 de fevereiro de 2020.

CAPÍTULO 35

Terapêutica hormonal do climatério

César Eduardo Fernandes
Marcelo Luis Steiner
Rodolfo Strufaldi
Luciano de Melo Pompei

INTRODUÇÃO

A assistência médica no período do climatério ao longo das últimas décadas tem se revestido de grande importância, especialmente em função da longevidade e do contingente cada vez maior de mulheres que aportam a essa etapa da vida e que buscam a manutenção de uma saúde física e mental adequada e qualidade de vida.

No período do climatério ocorre uma diminuição brusca dos níveis de estrogênio, ocasionada pelo declínio da função ovariana. Essa redução dos níveis estrogênicos plasmáticos é observada em todas as mulheres que passam pela transição menopáusica, fazendo que em média 60% sejam acometidas pelos sintomas próprios desse período. Dentre eles, os mais característicos e denunciativos da deficiência hormonal são os sintomas vasomotores. A terapêutica hormonal (TH) é considerada o melhor tratamento para esses sintomas, sendo indicada com grande frequência como medida terapêutica para aliviá-los nessa etapa da vida, com benefícios consideráveis para a qualidade de vida das pacientes que recebem esse tratamento.[1,2]

A TH não é uma medida isolada e única, por isso deve ser parte de uma estratégia global que inclui, entre outras ações, recomendações sobre o estilo de vida relativas a dieta, exercícios, tabagismo e álcool com o objetivo de manter a saúde das mulheres na pós-menopausa.

A terapêutica deve ser individualizada e ajustada de acordo com os sintomas, as necessidades de prevenção, a história pessoal e familiar, os resultados de investigações pertinentes, as preferências da mulher e suas expectativas.[2] A partir de 2002, como consequência da publicação do estudo *Women's Health Initiative* (WHI)[3] e do intenso debate científico gerado por seus resultados, a prescrição da terapia hormonal passou a seguir algumas recomendações específicas.

Assim, definiram-se os critérios de indicação, de contraindicação, estabeleceu-se o conceito da "janela de oportunidade", que será abordado mais adiante, preconizou-se o uso da menor dose terapêutica e utilização enquanto os benefícios superam os riscos.[3]

INDICAÇÕES DA TH

A TH tem indicação nas seguintes situações clínicas:[1,2]

- Tratamento dos sintomas vasomotores graves e moderados: a TH é o tratamento mais efetivo para os sintomas vasomotores na peri e na pós-menopausa, sendo especialmente indicada para mulheres sintomáticas, abaixo dos 60 anos de idade e com menos de dez anos de menopausa.

- Tratamento dos sintomas relacionados à atrofia urogenital: a terapia estrogênica vaginal é efetiva e preferível para o tratamento de sintomas isolados da atrofia vaginal e dispareunia.
- Tratamento e prevenção de fraturas osteoporóticas em mulheres na pós-menopausa.
- Tratamento de mulheres com hipogonadismo, falência ovariana primária ou menopausa precoce cirúrgica sem contraindicações, com benefícios nos sintomas vasoativos, na prevenção de perda de massa óssea, na cognição, sintomas emocionais e, de acordo com estudos observacionais, doença cardíaca.
- Ressalte-se, porém, que, além dessas indicações, a TH agrega benefícios que não estão no rol de suas indicações. Evidências demonstram, por exemplo, efeito positivo no humor e no sono na transição menopausal, redução do risco de diabetes *mellitus*, redução de câncer colorretal (terapia combinada, ou seja, estrogênio associado a progestagênio), redução do risco de Alzheimer quando iniciada na pós-menopausa recente e melhora da qualidade de vida das mulheres sintomáticas.[2]

CONTRAINDICAÇÃO DA TERAPÊUTICA HORMONAL

São consideradas contraindicações absolutas para TH:[4,5]

- Doença trombótica ou tromboembólica venosa atual (levar em conta a via de administração).
- Doença hepática descompensada.
- Câncer de mama aguardando tratamento.
- Sangramento vaginal de causa desconhecida.

São contraindicações relativas à TH os antecedentes pessoais de:

- Câncer de mama (primeiro grau).
- Câncer de endométrio.
- Adenocarcinoma cervicouterino.
- Sarcoma do estroma endometrial.
- Lesão precursora para o câncer de mama.
- Meningeoma – apenas para progestagênio.
- Doença cardiovascular instalada.
- Doença trombótica ou tromboembólica venosa ou presença de fatores de risco elevado.
- Calculose biliar.
- Lúpus eritematoso sistêmico.
- Porfiria.

JANELA DE OPORTUNIDADE

A redução do risco de doença cardiovascular (DCV) em mulheres no período de transição menopáusica ou de pós-menopausa não é o principal objetivo da TH. Entretanto, existem evidências de benefícios cardiovasculares, quando a TH é iniciada na transição menopáusica ou nos primeiros anos de pós-menopausa, e de riscos cardiovasculares, quando iniciada tardiamente.[5]

De maneira semelhante, evidências demonstram efeitos negativos na cognição e risco para demência se iniciada após a idade de 65 anos.[6] A observação de que, caso o início da TH se dê no momento mais próximo do período menopausal, maior será o benefício alcançado para o qual ela foi indicada, originou o conceito de janela de oportunidade.[7] O raciocínio baseia-se na prevenção dos efeitos deletérios do hipoestrogenismo nos tecidos-alvo, quando a TH é iniciada precocemente.

No desfecho clínico relacionado à doença coronariana, por exemplo, há: início precoce, menor dano inflamatório no endotélio vascular, menor probabilidade de desenvolvimento de aterosclerose e menor chance de infarto do miocárdio. Vale acrescentar que, em reanálise do estudo WHI, percebeu-se que as mulheres que tiveram maior benefício com o uso da TH, incluindo redução da incidência de DCV e da mortalidade, foram aquelas com idades entre 50 e 59 anos de idade ou com menos de dez anos de pós-menopausa.[8]

POR QUANTO TEMPO MANTER A TERAPÊUTICA HORMONAL

A duração do tratamento da sintomatologia climatérica com a TH na pós- menopausa continua sendo um assunto desafiador. A controvérsia baseia-se na avaliação do tempo de tratamento em que a TH é benéfica e supera a ocorrência de eventuais riscos.

Entre os riscos que podem ser motivos para limitar o tempo de utilização da TH, o câncer de mama é o mais importante. O estudo WHI demonstrou um aumento do risco de câncer de mama em usuárias de TH estroprogestativa [estrogênio equino conjugado (EEC) associado a acetato de medroxiprogesterona (AMP)] por mais de cinco anos (RR: 1,24; IC95%: 1,01 a 1,54).[9]

Entretanto, em usuárias de TH usando somente EEC durante em média sete anos, foi demonstrada uma redução no risco de câncer de mama (RR: 0,8; IC95%: 0,62 a 1,04). Em análise de um subgrupo das pacientes desse grupo, houve redução significativa no risco de câncer de mama invasivo (RR: 0,71; IC95%: 0,52 a 0,99).[10]

Ressalte-se que o risco de câncer de mama associado ao uso da TH é pequeno, com incidência anual de menos de um caso em cada mil mulheres. Metanálise de estudo observacional realizada sobre o assunto considerou que esse risco é maior, mas o banco de dados avaliado foi composto por estudos antigos, que não correspondem a práticas atuais da TH, e o risco parece superestimado.[11]

Os dados existentes não permitem estabelecer diferenças relativas ao risco de acordo com tipo, dose e vias de administração. Todavia, é possível que diferentes progestagênios presentes nos regimes de TH influenciem diferentemente os riscos de desenvolver câncer de mama. Estudos de observação mostram aumento de risco pequeno com o emprego de estrogênicos isolados e risco um pouco maior quando o regime é estroprogestativo.[4]

Acerca de outras situações clínicas relacionadas ao uso da TH, dados obtidos no acompanhamento por três anos de mulheres que participaram do estudo WHI indicam que as ex-usuárias de EEC associado a AMP (acetato de medroxiprogesterona) tinham risco de DCV, fraturas e câncer de cólon equivalente às mulheres que haviam sido alocadas no grupo placebo.[11]

Por outro lado, mulheres sem útero usuárias somente de estrogênio e acompanhadas por três anos após a suspensão do tratamento não demonstraram aumento ou redução do risco de DCV, trombose venosa profunda, fratura de colo femoral, câncer de colón ou mesmo aumento da mortalidade.[12,13]

Estudo observacional avaliando dados acumulados do seguimento do WHI durante dezoito anos concluiu que o uso médio de 5,6 anos de EEC associado a AMP ou de 7,2 anos de EEC isolado não se associou ao risco de morte por qualquer causa, cardiovascular ou câncer.[14]

Assim, o tempo de manutenção da TH deve ser considerado de acordo com os objetivos da prescrição e também com os critérios de segurança na utilização. O uso da TH é uma decisão individualizada, para a qual a qualidade de vida e fatores de risco como idade, tempo de pós--menopausa, risco individual de tromboembolismo, DCV e câncer de mama devem sempre ser avaliados.

COMO SUSPENDER A TERAPÊUTICA HORMONAL

Existem poucas evidências na literatura que podem servir de modelo para a suspensão do uso da TH. As suspensões imediata ou gradativa são as modalidades geralmente propostas.

Entretanto, não há comprovação de que a suspensão gradativa ofereça maior benefício com relação à melhora da sintomatologia climatérica ou ao retorno do uso quando comparada à descontinuação imediata.

Um estudo aberto controlado avaliou 91 mulheres de 48 a 73 anos de forma randomizada e divididas em um grupo com suspensão imediata e outro com suspensão gradativa, com redução de um comprimido por semana por mês. Após três meses de descontinuação da TH, o grupo de suspensão imediata demonstrou maior severidade dos sintomas climatéricos do que o grupo gradual. Após seis meses de descontinuação, as mulheres do grupo gradativo apresentaram piora dos sintomas de hipoestrogenismo, especialmente os sintomas vasomotores em comparação ao grupo imediato. No entanto, 9-12 meses após a suspensão da TH, não havia diferença entre os grupos, pois ambos apresentavam a mesma taxa de recorrência da sintomatologia climatérica.[15]

Recentemente, estudo demonstrou que, quando se faz uma redução gradual diária de estrogênio na TH por 2-4 meses, o retorno dos sintomas vasomotores é igual ao da retirada abrupta da terapêutica.[16]

PRESCRIÇÃO DA TERAPIA HORMONAL: FUNDAMENTOS, RACIONALIDADE E REGIMES TERAPÊUTICOS

A escolha da TH baseia-se em informações relacionadas a dose, regime terapêutico, via de administração e composição do medicamento. Ressalta-se que, diante dos inúmeros regimes de administração e das diferentes formas de apresentação, a prescrição deve ser individualizada, não sendo possível padronizar o tipo de tratamento utilizado.

Na perimenopausa, o principal sintoma é a irregularidade menstrual. O substrato fisiopatológico refere-se a um estado anovulatório, e, nesse sentido, para a correção dos ciclos menstruais e a prevenção das hiperplasias endometriais, são utilizados progestagênios em regime cíclico, durante 10-14 dias de cada mês. Citam-se entre eles: acetato de medroxiprogesterona,

acetato de norestisterona, acetato de nomegestrol e didrogesterona, igualmente efetivos.[17]

Quando a sintomatologia vasomotora está presente no período perimenopáusico, a utilização de estrogênios em associação a progestagênios de forma cíclica parece ser a conduta mais adequada – esse regime é denominado "combinado sequencial".

Na pós-menopausa, várias são as possibilidades terapêuticas. Pacientes histerectomizadas dispensam o emprego de progestagênios, cuja função primordial em TH é a prevenção dos estados hiperplásicos do endométrio. Nessa situação, o uso de estrogênios contínuos isoladamente (terapia com estrogênio isolado) contempla de forma satisfatória os objetivos da TH.

Nas mulheres que apresentam o útero intacto, utilizam-se estrogênios em associação com os progestagênios (terapia estroprogestativa ou terapia combinada). Quando usados de maneira sequencial, os progestagênios determinam fluxo menstrual regular e, muitas vezes, não são aceitos por algumas pacientes, principalmente aquelas com maior tempo de pós-menopausa. Visando contornar o sangramento dos regimes sequenciais, podem-se utilizar estrogênios continuamente em associação a pequenas doses de progestagênios, no regime denominado combinado contínuo. Nesse regime, o uso contínuo de progestagênios propicia atrofia endometrial ao longo do tempo, refletindo em amenorreia na maioria das usuárias.

DOSE E VIAS DE ADMINISTRAÇÃO

Os estrogênios utilizados na TH precisam atingir concentrações plasmáticas de estradiol que possibilitem a melhora dos sintomas e a prevenção óssea. Os progestagênios, por sua vez, devem ser utilizados nas doses mínimas necessárias para a efetiva proteção endometrial.

A utilização de doses menores de estrogênios e progestagênios tem sido proposta em substituição às doses convencionais empregadas até uma década e meia atrás, com o propósito de reduzir os eventos adversos e melhorar a adesão ao tratamento. As doses costumam ser reduzidas em 50% em comparação às empregadas nos tradicionais regimes convencionais e recebem a denominação, nesses casos, de TH de baixa dose.[3]

Entretanto, ressalta-se que o objetivo maior é buscar a menor dose terapêutica, ou seja, a dose que traz o benefício esperado para a paciente com o menor risco de eventos adversos. Se os sintomas persistirem na dose reduzida, há indicação de aumentá-la. São disponíveis formulações de baixa dose pela via transdérmica e oral, expostas na Tabela 1.

TABELA 1 Principais formulações em TH de baixa dose

Via oral
Estradiol 1 mg/drospirenona 2 mg
Estradiol 1 mg/trimegestona 125 mcg
Estradiol 1 mg/didrogesterona 5 mg
Estradiol 1 mg/acetato de noretisterona 0,5 mg
Estradiol 1 mg/norgestimato 90 mg (alternados a cada 3 dias)*
Estrogênios conjugados 0,45 mg/acetato de medroxiprogesterona 1,5 mg
Via transdérmica
Estradiol 25 mcg
Estradiol 25 mcg/noretisterona 125 mcg
Estradiol 1 mg/trimegestona 0,5 g

* Saiu do mercado brasileiro.

Há formulações consideradas de dose ultrabaixa com 0,5 mg de estradiol/dia, por via oral, com resposta adequada no tratamento de sintomas climatéricos. Entretanto, essas formulações não estão disponíveis no mercado brasileiro.[18] Os estrogênios, por seu turno, podem ser administrados por via oral ou não oral, representadas pelas vias nasal, vaginal, transdérmica (adesivos ou gel) e por implantes subcutâneos.[19]

A diferença fundamental entre as vias de administração de hormônios se dá pelo fato de que, quando administrados por via oral, os esteroides sexuais são absorvidos pelo tubo digestivo, e praticamente toda dose administrada chega ao fígado pelo sistema porta antes de atingir a circulação sistêmica. Esse fenômeno é conhecido como "primeira passagem hepática". Por meio da administração oral, observam-se níveis de estradiol nos sinusoides hepáticos que chegam a quatro vezes os níveis encontrados no plasma. Esses níveis suprafisiológicos de estrogênios que aportam ao fígado modulam a expressão de muitas proteínas hepáticas, com consequências clínicas que podem ser favoráveis, mas, na maioria das vezes, são desfavoráveis.

Contrariamente, quando a via de administração é não oral, o hormônio administrado não faz essa primeira passagem hepática e chega diretamente à circulação sistêmica. Os níveis hepáticos observados são baixos e mimetizam, dessa forma, o que se observa durante o período da menacme, com a liberação e o transporte de estradiol produzido pelo ovário durante os anos reprodutivos.[20]

O efeito distinto sobre o perfil lipídico e o risco de evento tromboembólico são exemplos clínicos da ação estrogênica dependente da via de administração. A via oral possui maior potência na elevação do colesterol HDL e na diminuição do colesterol LDL. Entretanto, age elevando de 20 a 25% os níveis de triglicerídeos (TG) e de VLDL, provavelmente por estimular a expressão do RNA mensageiro da apolipoproteína B (ApoB) hepática.[19] Há estudos que não demonstram a elevação de TG, principalmente nas doses mais baixas de estrogênio. Já a via transdérmica, apesar de ser menos potente em relação à elevação da HDL e na diminuição da LDL, não causa aumento de TG.[21,22]

O risco de tromboembolismo venoso (TEV) é aumentado entre as usuárias de TH, particularmente entre as usuárias de estrogênios por via oral.[22] Os efeitos dos estrogênios, em decorrência da primeira passagem hepática, sobre os mecanismos de coagulação sanguínea e de fibrinólise parecem ser os responsáveis por esse aumento do risco tromboembólico. O uso de 17-betaestradiol por via transdérmica não parece acrescentar risco de TEV. Estudo caso-controle encontrou aumento de risco para episódios

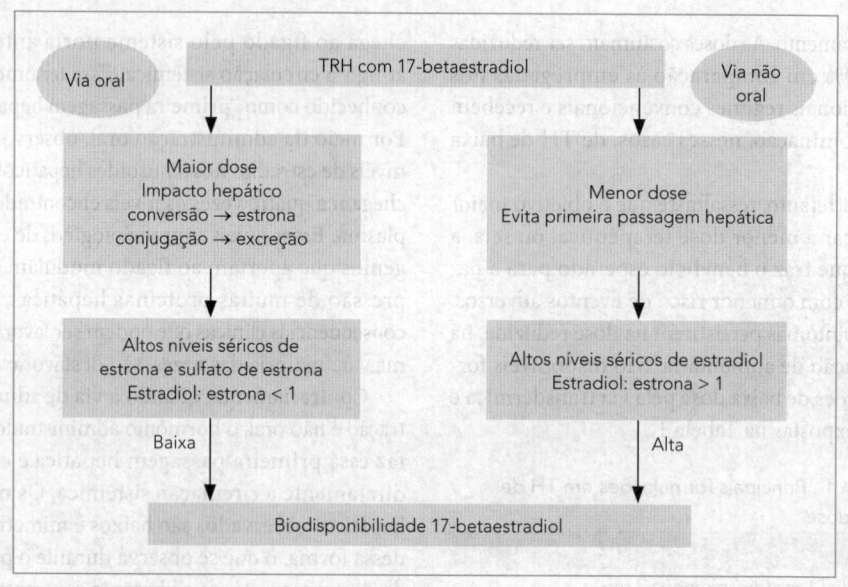

FIGURA 1   Comparação entre as vias oral e não oral.
TRH: terapia de reposição hormonal.

tromboembólicos em usuárias de TH por via oral [RR = 4,2 (1,5 a 11,6)], mas não entre usuárias de estrogênios por via transdérmica [RR = 0,9 (0,4 a 2,1)].[23] Ensaios clínicos randomizados se fazem necessários para caracterizar melhor os diferentes efeitos dos estrogênios por via não oral no risco de eventos tromboembólicos. No entanto, há evidência crescente, proveniente de estudos observacionais, de que a terapia transdérmica estrogênica pode estar associada a menor risco de trombose venosa profunda, acidente vascular cerebral e infarto do miocárdio.[24]

	Casos	Controles	OR ajustado (95% IC)		
	(n = 259)	(n = 603)		Ajustamento 1	Ajustamento 2
Não usuária	146	384	1	1	1
Usuária de estrogênio oral	45	39	3,6 (1,5–8,8)	4,0 (1,6–10,1)	4,2 (1,5–11,6)
Usuária de estrogênio transdérmico	67	180	0,8 (0,4–1,6)	0,8 (0,4–1,8)	0,9 (0,4–2,1)

Ajustamento 1: ajustamento para estado de obesidade, história familiar de TEV e histórico de varizes.
Ajustamento 2: ajustamento para estado de obesidade, história familiar de TEV, histórico de varizes, educação, idade da menopausa, histerectomia e tabagismo.

FIGURA 2   Impacto da via de administração de hormônios e risco de tromboembolismo em mulheres na pós-menopausa.[22]
TEV: tromboembolismo venoso.

TABELA 2 Efeitos comparativos das vias oral e transdérmica/percutânea

	Estrogênio oral	Estrogênio transdérmico/ percutâneo
Farmacocinética	Níveis séricos são variáveis, havendo elevações e decréscimos	Níveis séricos relativamente constantes. No caso do gel podem ocorrer variações.
Perfil lipídico	↑ TG / ↑ HDL / ↓ LDL	↓ TG/HDL e LDL: neutro
Marcadores inflamatórios	↑	Neutro
Fatores de coagulação	↑	Neutro
SHBG	↑↑↑	↑
Sistema renina-angiotensina-aldosterona	↑	Neutro

TG: triglicerídeos.

PROGESTAGÊNIOS UTILIZADOS EM TH

Os progestagênios mais frequentemente utilizados e as doses mínimas efetivas diárias para proteção endometrial podem ser observados na Tabela 3. A adição dos progestagênios à terapêutica estrogênica destina-se à prevenção dos estados hiperplásicos endometriais. Dessa forma, são indicados para mulheres com o útero intacto.

TABELA 3 Progestagênios: doses e vias de administração

Via oral	Dose
Acetato de medroxiprogesterona (AMP)	1,5-2,5-5,0-10 mg/dia
Acetato de ciproterona (AC)	1 a 2 mg/dia
Acetato de noretisterona (NETA)	0,35-0,5-0,7-1,0 mg/dia
Acetato de nomegestrol (ANG)	2,5 a 5,0 mg/dia
Didrogesterona	5,0 a 10 mg/dia
Drospirenona	2,0 mg/dia
Norgestimato	90 mcg a cada 3 dias
Progesterona micronizada	100-200-300 mg/dia
Trimegestona	0,5 mg/dia
Via transdérmica	
Acetato de noretisterona (NETA)	140-170-250 mcg/dia a cada 1,5 dia
Via vaginal	
Progesterona micronizada	50-100-200-300 mg

Há preocupação de que a adição de progestagênios à estrogenoterapia possa influenciar negativamente os efeitos favoráveis obtidos no perfil lipídico e lipoproteico, no metabolismo dos carboidratos e nos mecanismos de resistência vascular. Nesse sentido, a escolha do progestagênio reveste-se de importância e deve estar de acordo com as características individuais de cada paciente.[2,4]

HORMÔNIOS ESPECIAIS, ANDROGÊNIOS E ASSOCIAÇÕES ESTROANDROGÊNICAS

Incluem-se neste grupo a tibolona, os androgênios e as associações estroandrogênicas de uso intramuscular.

A tibolona, embora se classifique quimicamente como um progestagênio, apresenta características teciduais específicas com atuação estrogênica, progestacional e androgênica. Há questionamento quanto ao risco de câncer de mama em usuárias desse medicamento.[1,5]

Um estudo observacional com mais de um milhão de mulheres, conhecido como *Million Women Study*, revelou acréscimo desse risco, com RR de 1,45 (IC 95%: 1,25 a 1,68). Todavia, é possível ter havido viés de seleção para essa substância, já que o estudo era de observação.[25] Já o estudo *Long-Term Intervention on Fractures with Tibolone* (LIFT) teve como objetivo primário avaliar a redução de fraturas em mulheres osteoporóticas com mais de 60 anos de idade e secundariamente avaliar os riscos de câncer de mama. Esse estudo randomizado e duplo-cego examinou o efeito de tibolona 1,25 mg ao dia comparado ao placebo em 4.534 mulheres. A pesquisa foi interrompida precocemente, após duração média de 34 meses, em decorrência do aumento de risco para acidente vascular cerebral. No grupo tibolona, houve diminuição do risco para câncer de mama, com RR de 0,32 (IC 95%: 0,13 a 0,80), com base em apenas 6 casos no grupo tibolona e 19 no grupo placebo.[26]

Há apenas um estudo randomizado que avaliou o risco em mulheres tratadas de câncer de mama, o *Livial Intervention Following Breast Cancer: Efficacy, Recurrence And Tolerability Endpoints* (Liberate), que foi interrompido antes do término previsto para sua duração em função do aumento de eventos relacionados a câncer de mama no grupo que recebeu a tibolona. Foram avaliadas 3.098 mulheres tratadas de câncer de mama que receberam tibolona 2,5 mg ao dia ou placebo, e, após acompanhamento mediano de 3,1 anos, 15,2% das mulheres no grupo hormonal tiveram alguma recorrência comparada a 10,7% no grupo placebo, correspondendo a RR de 1,40 (IC 95%: 1,14 a 1,70).

Em verdade, a diferença de recorrência entre os grupos se deu fundamentalmente por maior ocorrência de metástases a distância, 171 *vs.* 121 ocorrências nos grupos tibolona e placebo, respectivamente, com RR de 1,38 (IC95%: 1,09 a 1,74), sem diferenças estatisticamente significativas para as recorrências locais ou contralaterais.[27]

Quanto à indicação do uso de androgênios na pós-menopausa, sempre que se pensa em sua utilização, depara-se com a inexistência ou a paucidade em praticamente todo o mundo de opções ou preparações terapêuticas destinadas ao uso em mulheres. Obviamente, essa dificuldade está baseada nas questões de segurança, ainda não muito claras, em particular para uso em longo prazo, fazendo que os órgãos regulatórios tenham dificuldade para aprovar as distintas modalidades de terapia androgênica (TA).[28,29]

O objetivo principal da TA é prover uma quantidade de hormônios que propicie concentrações plasmáticas de testosterona (T) dentro da faixa de normalidade encontrada para o sexo feminino no período reprodutivo, fora do pico ovulatório.

A presença de eventos adversos com a TA está relacionada com a via de administração, dose empregada e sensibilidade individual. As manifestações desfavoráveis sobre o perfil lipídico e lipoproteico estão restritas à via oral, praticamente não ocorrendo com a via parenteral de administração de T. A indicação primária para o uso de T na pós-menopausa, excluídas outras causas, é o tratamento das queixas sexuais, como desejo e excitação. Os androgênios são úteis ainda na TH em situações em que são encontrados sinais clínicos e/ou laboratoriais da insuficiência androgênica feminina (SIA), particularmente na pós-ooforectomia. Os indícios clínicos da SIA são alterações no bem-estar geral, diminuição de energia, desordens do humor, fadiga e quadros de depressão leve.

Vale ressaltar que, embora controverso, habitualmente não se recomenda indicar a TA em pacientes que não estejam adequadamente estrogenizadas. A via transdérmica, através de adesivos, cremes e gel, parece ser preferível à via oral. As mesmas considerações e contraindicações para a TE são válidas e aplicáveis para a TA.[30] A seguir, a Tabela 4 expõe os androgênios mais comumente utilizados na prática clínica e suas principais características.

CONSIDERAÇÕES FINAIS

As principais indicações para TH na menopausa são alívio dos sintomas vasomotores, conservação do trofismo urogenital e prevenção de osteoporose nas pacientes de risco.

É fundamental a introdução da terapia no momento adequado, segundo o conceito de "janela de oportunidade", período que se refere aos primeiros cinco anos pós-menopausa, em que benefícios cardiovasculares e cognitivos podem ser observados.

TABELA 4 Preparações utilizadas na terapêutica androgênica feminina[27]

Fármaco	Via de administração	Dose	Características
Undecanoato de testosterona	Oral	40 mg	Meia-vida curta; 3 doses/dia; prejudica parâmetros lipídicos; promove níveis plasmáticos variáveis de testosterona
Metiltestosterona	Oral	1,25 a 2,5 mg	Meia-vida curta; 3 a 5 doses/dia; hepatotóxica; níveis suprafisiológicos de testosterona após absorção
Oxandrolona	Oral	2,5 mg	Administração diária; análogo sintético da testosterona; não sofre aromatização
DHEA	Oral	25 a 50 mg	Farmacocinética favorável; precursor de androgênios; não aprovado pela FDA
Cipionato/enantato de testosterona	Injetável	200 mg	Intramuscular; induz a níveis de testosterona suprafisiológicos
Implante de testosterona	Subcutâneo	50 a 100 mg	Longa duração; inserção a cada 6 meses; não aprovado por órgãos regulatórios; dosagens excessivas e níveis suprafisiológicos
Gel/adesivo de testosterona	(Gel, adesivo) transdérmico	1,25 a 2,5 mg/dose; 150 a 300 mcg/dose	Preparação preferencial; farmacocinética mais favorável; meia-vida variável com o tipo de preparação; uso diário; melhor perfil metabólico e ajuste de dose

DHEA: desidroepiandrosterona; FDA: Food and Drug Administration.

O tratamento por mais de cinco anos não acrescenta risco clinicamente significativo para câncer de mama, mas diminui significativamente o risco de fratura osteoporótica.

Quando a TH é apropriada, após avaliação individualizada, os benefícios, habitualmente, superam os riscos. Os médicos devem sempre tomar suas decisões terapêuticas com base nos riscos e nos benefícios individuais de cada paciente, tendo a responsabilidade e o dever de promover as condições para a mulher atravessar a transição menopáusica com qualidade de vida.

REFERÊNCIAS BIBLIOGRÁFICAS

1. SOBRAC – Consenso Brasileiro Multidisciplinar de Assistência à Saúde da Mulher Climatérica. In: Fernandes CE (ed.). Menopausa: diagnóstico e tratamento. São Paulo: Segmento, 2003. p.219-70.
2. The 2017 hormone therapy position statement of The North American Menopause Society. Menopause 2017; 24(7):728-53.
3. Manson JE, Hsia J, Johnson KC, Rossouw JE, Assaf AR, Lasser NL et al. Women's Health Initiative Investigators. Estrogen plus progestin and the risk of coronary heart disease. N Engl J Med 2003; 349(6):523-34.
4. Barber RJ, Panay N, Fenton A; IMS Writing Group. 2016 IMS recommendations on women's midlife health and menopause hormone therapy. Climacteric 2016; 19(2):109-50.
5. Pompei LM, Machado RB, Wender MCO, Fernandes CE. Consenso Brasileiro de Terapêutica Hormonal da Menopausa – Associação Brasileira de Climatério (SOBRAC). In: Quais indicações para terapêutica hormonal da menopausa. São Paulo: Leitura Médica, 2018.
6. Shumaker AS, Legault C, Rapp SR et al. Estrogen plus progestin and the incidence of dementia and mild cognitive impairment in postmenopausal women: the Women's Health Initiative Menomery Study (WHIMS). JAMA 2003; 289:2651:72.
7. Fait T, Vrablik M. Coronary heart disease and hormone replacement therapy: from primary and secondary prevention to the window of opportunity. Neuro Endocrinol Lett 2012; 33(Suppl 2):17-21.
8. Rossouw JE, Prentice RL, Manson JE, Wu L, Barad D, Barnabei VM et al. Postmenopausal hormone therapy and risk of cardiovascular disease by age and years since menopause. JAMA 2007; 297(13):1465-77.
9. Chlebowski RT, Hendrix SL, Langer RD, Stefanick ML, Gass M, Lane D et al. Influence of estrogen plus progestin on breast cancer and mammography in healthy postmenopausal women: the Women's Health Initiative Randomized Trial. JAMA 2003; 289(24):3243-53.

10. Collaborative Group on Hormonal Factors in Breast Cancer. Type and timing of menopausal hormone therapy and breast cancer risk: individual participant metaanalysis of the worldwide epidemiological evidence. Lancet 2019; 394(10204):1159-68.

11. Heiss G, Wallace R, Anderson GL, Aragaki A, Beresford SA, Brzyski R et al. Health risks and benefits 3 years after stopping randomized treatment with estrogen and progestin. JAMA 2008; 299(9):1036-45.

12. Stefanick ML, Anderson GL, Margolis KL, Hendrix SL, Rodabough RJ, Paskett ED et al. Effects of conjugated equine estrogens on breast cancer and mammography screening in postmenopausal women with hysterectomy. JAMA 2006; 295(14):1647-57.

13. LaCroix AZ, Chlebowski RT, Manson JE et al. Health outcomes after stopping conjugated equine estrogens among postmenopausal women with prior hysterectomy: a randomized controlled trial. JAMA 2011; 305(13):1305-14.

14. Manson JE, Aragaki AK, Rossouw JE et al. Therapy and long-term all-cause and cause-specific mortality: the women's health initiative randomized trials. JAMA 2017 Sep 12; 318(10):927-38.

15. Haimov-Kochman R, Barak-Glantz E, Arbel R et al. Gradual discontinuation of hormone therapy does not prevent the reappearance of climacteric symptoms: a randomized prospective study. Menopause 2006; 13(3):370-6.

16. Cunha EP, Azevedo LH, Pompei LM, Strufaldi R, Steiner ML, Fernandes CE. Effect of abrupt discontinuation versus gradual dose reduction of postmenopausal hormone therapy on hot flushes. Climacteric 2010; 13(4):362-7.

17. Machado RB. Efeitos do acetato de nomegestrol sobre o endométrio e sobre o padrão menstrual em pacientes na perimenopausa com irregularidade menstrual [dissertação de mestrado]. São Paulo: Faculdade de Ciências Médicas da Santa Casa de São Paulo; 1999.

18. Bachmann GA, Schaefers M, Uddin A, Utian WH. Lowest effective transdermal 17beta-estradiol dose for relief of hot flushes in postmenopausal women: a randomized controlled trial. Obstet Gynecol 2007; 110:771-9.

19. Samsioe G. Transdermal hormone therapy: gels and patches. Climacteric 2004; 7(4):347-56.

20. Cignarella A, Kratz M, Bolego C. Emerging role of estrogen in the control of cardiometabolic disease. Trends Pharmacol Sci 2010; 31(4):183-9.

21. Godsland IF, Manassiev NA, Felton CV, Proudler AJ, Crook D, Whitehead MI et al. Effects of low and high dose oestradiol and dydrogesterone therapy on insulin and lipoprotein metabolism in healthy postmenopausal women. Clin Endocrinol 2004; 60:541-9.

22. Vrablik M, Fait T, Kovar J, Poledne R, Ceska R. Oral but not transdermal estrogen replacement therapy changes the composition of plasma lipoproteins. Metabolism 2008 Aug; 57(8):1088-92.

23. Canonico M, Plu-Bureau G, Lowe GD, Scarabin PY. Hormone replacement therapy and risk of venous thromboembolism in postmenopausal women: systematic review and meta-analysis. BMJ 2008; 336(7655):1227-31.

24. Scarabin P, Oger E, Plu-Bureau G. Estrogen and thromboembolism risk study group: differential association of oral and transdermal oestrogen replacement therapy with venous thromboembolism risk. Lancet 2003; 362:428-32.

25. Beral V, Million Women Study Collaborators. Breast cancer and hormone-replacement therapy in the Million Women Study. Lancet 2003; 362(9382):419-27.

26. Cummings SR, Ettinger B, Delmas PD, Kenemans P, Stathopoulos V, Verweij P et al. The effects of tibolone in older postmenopausal women. N Engl J Med 2008; 359(7):697-708.

27. Kenemans P, Bundred NJ, Foidart JM et al. Safety and efficacy of tibolone in breast-cancer patients with vasomotor symptoms: a double-blind, randomised, non-inferiority trial. Lancet Oncol 2009; 10(2):135-46.

28. Ferreira E, Brown TER. Therapeutics: prescription drugs. Canadian Consensus Conference on Menopause. J Soc Obstet Gynaecol Can 2006; 28(2): S66-S112.

29. Somboonporn W, Bell RJ, Davis SR. Testosterone for peri and postmenopausal women. Cochrane Database Syst Rev 2015; 2:CD004509.

30. Kulay Jr J, Anjos JGG, Donne RDD. Terapia de reposição androgênica na pós-menopausa. In: Fernandes CE, Pompei LM (eds.). Barueri: Manole, 2016. p.883-90.

CAPÍTULO 36

Manejo não hormonal dos fogachos no climatério

Maria Celeste Osorio Wender
Isabella Osorio Wender
Mona Lúcia Dall'Agno

INTRODUÇÃO

Os sintomas vasomotores (SVM), mais conhecidos como fogachos e suores noturnos, são os sintomas mais representativos da transição menopausal e da pós-menopausa inicial. A prevalência é variável conforme a população estudada, porém, no geral, assume-se que cerca de 80% das mulheres nesse período apresentam SVM, sendo em sua maioria de intensidade moderada a grave.[1]

Atualmente, sabe-se que esses sintomas permanecem, em média, por 7,4[2] a 10 anos,[3] impactando de forma significativa a qualidade de vida dessas mulheres. Outras repercussões conhecidas são o aumento do risco cardiovascular[4] e a perda de massa óssea.[5]

A terapia hormonal (TH) é o tratamento de escolha para os SVM devido a sua alta eficácia e segurança, sendo recomendada por diferentes sociedades médicas nacionais e internacionais, como a Sociedade Brasileira de Climatério (SOBRAC),[6] a North American Menopause Society (NAMS)[7] e a International Menopause Society (IMS).[8] Porém, existem critérios para seu uso, não sendo o tratamento com hormônios indicado em todos os casos.[7] Outras opções são necessárias especialmente para mulheres sintomáticas que apresentam contraindicações médicas ao uso de hormônios (ver capítulo específico) ou que, por preferência pessoal, não desejam usar TH. Também devem ser considerados para aquelas que apresentam recorrência dos sintomas após o término do tratamento com TH.

A escolha deve ser baseada no padrão dos fogachos e na associação de outros sintomas, comorbidades ou no uso concomitante de outras medicações.[9]

TRATAMENTO NÃO MEDICAMENTOSO

Mudanças de estilo de vida

A identificação de gatilhos específicos para os fogachos com a intenção de evitá-los foi proposta, contudo sem fortes evidências.[11] Outras recomendações são sugeridas para alívio dos fogachos, apesar de não termos dados que comprovem sua eficácia: diminuir a temperatura central corporal utilizando vestimentas leves que possam ser facilmente retiradas, uso de ventiladores, evitar alimentos condimentados, o consumo de bebidas frias ou geladas e parar de fumar. O consumo de bebidas alcoólicas é frequentemente relatado como gatilho para os fogachos, porém essa associação não foi comprovada.[11]

Redução do peso corporal

Estudos longitudinais já indicaram que um índice de massa corporal (IMC) elevado é fator de risco para SVM na menopausa.[10] Ainda, o IMC e a circunferência da cintura foram positivamente associados aos SVM na menopausa inicial.[12] A NAMS afirma que a perda de peso nas pacientes com sobrepeso pode beneficiar as mulheres sintomáticas.[9]

Atividade física

A prática de exercício físico pode reduzir os SVM, no entanto, grande parte dos estudos que avaliaram esse efeito é observacional. De acordo com uma revisão sistemática da Cochrane, que analisou apenas estudos controlados, a evidência ainda é insuficiente para sugerir esse efeito positivo,[13] apesar de trazer outros benefícios à saúde dos praticantes, como influência positiva no humor e na qualidade de vida.[11,13]

Técnicas de relaxamento e respiração, tai chi e yoga

Apesar de estudos recentes sugerirem melhor controle dos SVM com essas terapias, não há evidências de qualidade disponíveis.[14] Sabe-se que a yoga pode exercer efeito positivo sobre a qualidade do sono, o humor e a qualidade de vida. Porém, sua eficácia na melhora dos sintomas da menopausa não foi comprovada.[15]

Suplementos nutricionais

O uso da vitamina E (800 UI/dia) repercutiu de forma positiva, diminuindo de forma discreta a frequência dos fogachos (menos de um episódio ao dia) em um ERC (estudo randomizado e controlado) com 105 mulheres com câncer de mama. Não apresentou efeitos colaterais nessa dosagem no período do estudo.[16]

Na mesma linha, recente estudo japonês analisou a associação entre a ingestão de vitamina B6, óleo de peixe e SVM. Altas doses desses suplementos parecem estar relacionadas a fogachos de menor intensidade.[17]

Terapia cognitivo-comportamental (TCC)

A TCC em grupo, ou mesmo individual, mostrou redução significativa dos SVM em três ensaios clínicos com mais de seiscentas mulheres participantes (saudáveis e com câncer de mama). A melhora é mantida a longo prazo (26 semanas), e essa prática é recomendada pela NAMS e em *guidelines* internacionais como o de NICE (National Institute of Health and Care Excellence).[18]

Hipnose

A hipnose é recomendada pela NAMS para o tratamento dos SVM[9] em mulheres com e sem história de câncer de mama. Com base em ERC, houve diminuição significativa na frequência dos fogachos após cinco semanas de sessões conjuntas e práticas individuais em casa. Houve redução na frequência dos fogachos em 74% *versus* controle de 17%, e também em sua severidade.[19,20]

Medicina alternativa complementar

Medicina herbal chinesa, *black cohosh* e fitoestrógenos têm de moderada a baixa indicação, segundo as evidências atuais.

A medicina herbal chinesa não tem suporte pelas evidências atuais de ser recomendada no tratamento dos SVM. Uma revisão sistemática recente com 22 ECR (2.902 mulheres) não mostrou efetividade em seu uso, além de não haver certeza quanto a seu efeito na interação medicamentosa e na segurança de seus compostos.[21]

Black cohosh (*Cimicifuga racemosa* ou *Actaea racemosa*) não deve ser recomendada pelo risco de hepatotoxicidade.[22] Uma revisão sistemática da Cochrane não mostrou diferença significativa entre seu uso e placebo (MD, 0,07 *flushes per day*; 95% CI -0,43 para 0,56 *flushes per day*; P = 0,79).[23]

Fitoestrógenos, encontrados em isoflavonas – semente de soja, linhaça, lentilha –, são componentes sugestivos de ação estrogênica, semelhantes em estrutura química ao estrógeno de mamíferos. Diversos estudos já foram conduzidos com esses compostos na dieta, com resultados variáveis, mas sugerindo melhora nos SVM. No entanto, os estudos dietéticos são limitados pela inconsistência no desenho dos estudos e na duração. O extrato ou a formulação sintética de isoflavonas reduziu a severidade e a frequência dos fogachos, mas não de forma conclusiva.[24,25] Uma análise comparativa da eficácia de isoflavonas na sintomatologia menopausal, suportada pela Agency for Healthcare Research and Quality, concluiu que a evidência é muito fraca para afirmar a melhora nos SVM em comparação com o placebo.[26]

Além disso, não está recomendado o uso de *black cohosh* e fitoestrógenos em mulheres com câncer de mama.[10]

A acupuntura ainda tem seu efeito indefinido, segundo recente revisão de 2019 que analisou oito revisões sistemáticas e metanálise. Parece existir algum benefício logo após a intervenção, contudo, em longo prazo não há evidência de que ele permaneça.[27]

Bloqueio do gânglio estrelado

Gânglio estrelado (ou gânglio cervicotorácico) é um agrupamento de nervos simpáticos localizados na região cervical, abaixo da artéria subclávia. O bloqueio simpático desse gânglio, com anestésico local, vem sendo utilizado para controle de dor de origem neuronal crônica. Seu uso foi testado em mulheres com contraindicação ao uso de TH e SVM, com melhora na frequência e intensidade dos fogachos e na qualidade do sono.[28,29,30] Apesar dos bons resultados, é um procedimento invasivo, de custo elevado e que não está amplamente disponível na prática clínica.[10]

TRATAMENTO MEDICAMENTOSO NÃO HORMONAL

Inibidores seletivos da recaptação de serotonina (ISRS) e inibidores seletivos da recaptação de noradrenalina (ISRN)

Embora apenas a paroxetina seja aprovada pelo Food and Drug Administration (FDA) para o tratamento medicamentoso não hormonal dos SVM moderados a intensos e a qualidade do sono,[31,32] a maioria dos ISRS e ISRN quando comparados com placebo tem sua eficácia comprovada. Os medicamentos dessa classe são, atualmente, as alternativas farmacológicas não hormonais mais efetivas no tratamento dos sintomas da pós-menopausa, tendo seu efeito demonstrado em ensaios clínicos controlados por placebo e metanálises.[9,10,11,33,34]

Os ISRS, como paroxetina, escitalopram e citalopram, e os ISRN, como venlafaxina e desvenlafaxina, diminuem a frequência e a severidade dos fogachos de forma significativa e similar.[35,36,37] Apesar de não haver estudos que façam comparações entre eles, comparações indiretas foram realizadas, concluindo-se que são igualmente efetivos.[33]

O mecanismo de ação envolve o aumento nos níveis de serotonina e de norepinefrina, ambos fatores importantes na fisiopatologia dos fogachos. As dosagens utilizadas para SVM são menores que aquelas para tratamento de transtornos do humor, garantindo menos efeitos colaterais e maior tolerabilidade ao tratamento (ver Tabela 1). A resposta clínica é observada em aproximadamente duas semanas, com redução de 25 a 69% na frequência e de 27 a 61% na severidade dos SVM. Não há diferença na resposta para pacientes com menopausa natural ou cirúrgica. Tampouco há evidência de eficácia em longo prazo.[10] Resultados menos consistentes foram relacionados a fluoxetina e sertralina.[9]

Ainda que todos possam causar efeitos adversos como náusea, tontura, cefaleia, xerostomia, constipação e sonolência,[34] estes tendem a desaparecer após algumas semanas de uso.[9] A utilização dessas medicações, principalmente aquelas com efeito serotoninérgico, também pode levar a disfunção sexual, interferindo no desejo, excitação e orgasmo. As taxas de disfunção sexual são altas e estão mais relacionadas à fase de adaptação.[38]

Apesar da eficácia comprovada, a NICE sugere que esses medicamentos não sejam indicados como terapia única na primeira linha de tratamento.[39]

Essas medicações são muito utilizadas em pacientes em tratamento para câncer de mama, devendo sempre ser observado o tipo de terapia utilizada. A paroxetina e a fluoxetina não devem ser prescritas às pacientes em uso de tamoxifeno, visto que prejudicam o metabolismo da CYP2D6, reduzindo seu efeito.[40]

Gabapentina e pregabalina

A gabapentina e a pregabalina são anticonvulsivantes também usados para dor neuropática. Em uma revisão sistemática com treze ECR, encontrou-se que o uso da gabapentina (3 vezes/dia, 300 mg) reduziu a frequência e a severida-de dos SVM nas pacientes sobreviventes de câncer de mama.[40] Seu efeito adverso é dose-dependente, e sabe-se que doses maiores que 900 mg/dia podem provocar sonolência, fadiga e tontura.[41] A pregabalina mostrou em um estudo fase III, randomizado, duplo-cego e controlado, que sua utilização em dose baixa (75 mg, 2 vezes/dia) diminuiu os fogachos, apesar de serem necessários mais estudos.[42,43]

As dosagens e posologias sugeridas podem ser vistas na Tabela 1.

Clonidina

Trata-se de um agonista alfa-2-adrenérgico anti-hipertensivo que já se comprovou eficaz na redução dos SVM depois de três meses de uso. Um estudo duplo-cego, randomizado e controlado comparando clonidina, venlafaxina e placebo mostrou a superioridade dos medicamentos na redução dos sintomas.[44] Os efeitos adversos podem incluir tontura, hipotensão, cefaleia, constipação e xerostomia.

As dosagens e posologias sugeridas podem ser vistas na Tabela 1.

TABELA 1   Opções farmacológicas, dosagens e posologias sugeridas, disponíveis no Brasil, para tratamento não hormonal dos SVM da menopausa

Medicamento	Dose e posologia sugerida
ISRS e ISRN	
Paroxetina	10 a 25 mg/dia
Escitalopram	10 a 20 mg/dia
Citalopram	10 a 20 mg/dia
Desvenlafaxina	100 a 150 mg/dia
Venlafaxina	37,5 a 150 mg/dia
Gabapentinoides	
Gabapentina	900 a 2.400 mg/dia (dividida em 3 tomadas)
Pregabalina	150 a 300 mg/dia (dividida em 2 tomadas)
Agonista alfa-adrenérgico	
Clonidina	100 a 150 mcg/dia (dividida em 2 ou 3 tomadas)
Anticolinérgico	
Oxibutinina	5 a 10 mg/dia (dividida em 2 tomadas)

ISRN: inibidores seletivos da recaptação de noradrenalina; ISRS: inibidores seletivos da recaptação de serotonina.

Sulpirida

Antagonista dopaminérgico cujo efeito sobre os fogachos foi recentemente demonstrado em um ECR pequeno que testou baixa dose de sulpirida (50 mg/dia) *versus* placebo. Houve melhora significativa em frequência e intensidade após 4 e 8 semanas de tratamento (redução de 25,8 pontos *versus* 10,2 pontos após 4 semanas, e de 32,5 pontos *versus* 10,4 pontos após 8 semanas, p = 0,019), com efeitos adversos mínimos nesse período.[45] O efeito da sulpirida sobre os fogachos precisa ser testado em maior número de mulheres, bem como seus potenciais efeitos adversos.

Oxibutinina

Anticolinérgico com eficácia comprovada no tratamento dos SVM em ECR recentes que compararam oxibutinina 2,5 mg e 5 mg 2 vezes/dia com placebo. O uso de oxibutinina foi relacionado com melhora do número de episódios e intensidade dos fogachos, com efeito dose-dependente.[46,47] Os efeitos colaterais mais comuns são ressecamento de mucosas (boca seca) e dificuldade miccional.

Neuroquininas

São novas medicações, ainda em desenvolvimento, que agem na regulação fisiológica do controle da secreção do hormônio liberador de gonadotrofinas (GnRH) na hipófise, elemento-chave na mediação dos SVM.[48]

Ainda com evidências limitadas, os antagonistas da neuroquinina B e antagonistas do receptor da neuroquinina 1 e 3 agem de forma rápida, diminuindo a percepção dos fogachos intensos e número de episódios diurnos e noturnos. Sua eficácia se equipara à do tratamento hormonal.[49,50]

São necessários mais estudos, com comprovação de segurança de utilização em longo prazo, mas representam um possível avanço promissor no tratamento não hormonal nos sintomas da menopausa.

CONSIDERAÇÕES FINAIS

Os SMV são uma das queixas mais comuns na transição menopausal e no período pós-menopausa, podendo interferir negativamente na qualidade de vida dessas mulheres. O manejo dos SMV é de extrema importância e deve ser realizado de maneira individualizada, levando em consideração a sintomatologia, a história médica pregressa e o desejo da paciente. Apesar de sabermos da eficácia e segurança da TH, estar a par das opções não hormonais é fundamental, visto que há um número considerável de mulheres que necessitarão de tratamentos livres de hormônios.

REFERÊNCIAS BIBLIOGRÁFICAS

1. Thurston RC. Vasomotor symptoms: natural history, physiology, and links with cardiovascular health. Climacteric 2018 Apr; 21(2):96-100.
2. Avis NE, Crawford SL, Greendale G et al. Duration of menopausal vasomotor symptoms over the menopause transition. JAMA Intern Med 2015; 175(4):531-9.
3. Freeman EW, Sammel MD, Sanders RJ. Risk of long-g-term hot flashes after natural menopause: evidence from the Penn Ovarian Aging Study cohort. Menopause 2014; 21:924-32.
4. Dam V, Dobson AJ, Onland-Moret NC, van der Schouw YT, Mishra GD. Vasomotor menopausal symptoms and cardiovascular disease risk in midlife: a longitudinal study. Maturitas 2020; 133:32-41.
5. Crandall CJ, Tseng CH, Crawford SL et al. Association of menopausal vasomotor symptoms with increased bone turnover during the menopausal transition. J Bone Miner Res 2011; 26(4):840-9.
6. Pompei LM, Machado RB, Wender MCO, Fernandes CE. Consenso Brasileiro de Terapêutica Hormonal da Menopausa – Associação Brasileira de Climatério (SOBRAC). São Paulo: Leitura Médica, 2018.
7. The NAMS 2017 Hormone Therapy Position Statement Advisory Panel. The 2017 hormone therapy position statement of the North American Menopause Society. Menopause 2017 Jul; 24(7):728-53.
8. Baber RJ, Panay N, Fenton A, the IMS Writing Group. 2016 IMS Recommendations on women's midlife health and menopause hormone therapy. Climacteric 2016; 19(2):109-50.
9. NAMS Society. Nonhormonal management of menopause-associated vasomotor symptoms: 2015 position statement of the North American Meno-

pause Society. Menopause 2015; 22(11):1155-72, quiz 1173-4.

10. Hickey M, Szabo RA, Hunter MS. Non-hormonal treatments for menopausal symptoms. BMJ 2017; 359:j5101.

11. Pinkerton JV, Santen RJ. Managing vasomotor symptoms in women after cancer. Climacteric 2019; 22(6):544-52.

12. Gold EB, Crawford SL, Shelton JF et al. Longitudinal analysis of changes in weight and waist circumference in relation to incident vasomotor symptoms: the Study of Women's Health Across the Nation (SWAN). Menopause 2017; 24:9-26.

13. Daley A, Stokes-Lampard H, Thomas A, MacArthur C. Exercise for vasomotor menopausal symptoms. Cochrane Database Syst Rev 2014; 11:CD006108.

14. Goldstein KM, Shepherd-Banigan M, Coeytaux RR et al. Use of mindfulness, meditation and relaxation to treat vasomotor symptoms. Climacteric 2017; 20:178-82.

15. Lee MS, Kim JI, Ha JY, Boddy K, Ernst E. Yoga for menopausal symptoms: a systematic review. Menopause 2009; 16:602-8.

16. Barton DL, Loprinzi CL, Quella SK et al. Prospective evaluation of vitamin E for hot flashes in breast cancer survivors. J Clin Oncol 1998; 359:495-500.

17. Odai T, Terauchi M, Hirose A, Kato K, Akiyoshi M, Miyasaka N. Severity of hot flushes is inversely associated with dietary intake of vitamin B6 and oily fish. Climacteric 2019; 22(6):617-21.

18. NICE guidance on menopause: cognitive behavioural therapy is an effective non-hormonal intervention for managing vasomotor symptoms. BMJ 2015; 351:h6434.

19. Elkins G, Marcus J, Stearns V et al. Randomized trial of a hypnosis intervention for treatment of hot flashes among breast cancer survivors. J Clin Oncol 2008; 359:5022-6.

20. Elkins GR, Fisher WI, Johnson AK, Carpenter JS, Keith TZ. Clinical hypnosis in the treatment of post-menopausal hot flashes: a randomized controlled trial. Menopause 2013; 359:291-8.

21. Zhu X, Liew Y, Liu ZL. Chinese herbal medicine for menopausal symptoms. Cochrane Database Syst Rev 2016; 359:CD009023.

22. Mahady GB, Dog TL, Barrett ML, Chavez ML, Gardiner P, Ko R et al. United States Pharmacopeia review of the black cohosh case reports of hepatotoxicity. Menopause 2008 Jul-Aug; 15(4 Pt 1):628-38.

23. Leach MJ, Moore V. Black cohosh (Cimicifuga spp.) for menopausal symptoms. Cochrane Database Syst Rev 2012 Sep; 2012(9):CD007244.

24. Lethaby A, Marjoribanks J, Kronenberg F, Roberts H, Eden J, Brown J. Phytoestrogens for menopausal vasomotor symptoms. Cochrane Database Syst Rev 2013; 12:CD001395.

25. Roberts H, Lethaby A. Phytoestrogens for menopausal vasomotor symptoms: a Cochrane review summary. Maturitas 2014; 78:79-81.

26. Grant MD, Marbella A, Wang AT, Pines E, Hoag J, Bonnell C, Ziegler KM, Aronson N. Menopausal symptoms: comparative effectiveness of therapies. Rockville MD: Agency for Healthcare Research and Quality (US), 2015.

27. Guo PP, Li P, Zhang XH et al. Complementary and alternative medicine for natural and treatment-induced vasomotor symptoms: an overview of systematic reviews and meta-analyses. Complement Ther Clin Pract 2019 Aug; 36:181-94.

28. Rahimzadeh P, Imani F, Nafissi N, Ebrahimi B, Faiz S. Comparison of the effects of stellate ganglion block and paroxetine on hot flashes and sleep disturbance in breast cancer survivors. Cancer Manag Res 2018; 10:4831-7.

29. Lipov EG, Joshi JR, Sanders S et al. Effects of stellate-ganglion block on hot flushes and night awakenings in survivors of breast cancer: a pilot study. Lancet Oncol 2008; 9:523-32.

30. Lipov EG, Joshi JR, Xie H, Slavin KV. Updated findings on the effects of stellate-ganglion block on hot flushes and night awakenings. Reflection and reaction. Lancet Oncol 2008; 9:819-20.

31. Simon JA, Portman DJ, Kaunitz AM et al. Low-dose paroxetine 7.5mg for menopausal vasomotor symptoms: two randomized controlled trials. Menopause 2013; 20:1027-35.

32. Pollack Andrew. F.D.A. approves a drug for hot flashes. The New York Times [online] 2013 Jun 28. Disponível em: https://www.nytimes.com/2013/06/29/business/fda-approves-a-drug-for-hot-flashes.html; acessado em: 24 de janeiro de 2020.

33. Rada G, Capurro D, Pantoja T, Corbalán J, Moreno G, Letelier LM et al. Non-hormonal interventions for hot flushes in women with a history of breast cancer. Cochrane Database Syst Rev 2010(9); CD004923.

34. Nelson HD, Vesco KK, Haney E, Fu R, Nedrow A, Miller J et al. Nonhormonal therapies for menopausal hot flashes: systematic review and meta-analysis. JAMA 2006; 295(17):2057-71.

35. Shams T, Firwana B, Habib F et al. SSRIs for hot flashes: a systematic review and meta-analysis of randomized trials. J Gen Intern Med 2014; 29:204-13.

36. Carpenter JS, Storniolo AM, Johns S et al. Randomized, double-blind, placebo-controlled crossover trials of venlafaxine for hot flashes after breast cancer. Oncologist 2007; 12:124-35.

37. Gallagher JC, Strzinek RA, Cheng RF, Ausmanas MK, Astl D, Seljan P. The effect of dose titration and dose tapering on the tolerability of desvenlafaxine in women with vasomotor symptoms associated with menopause. J Women's Health 2012; 21:188-98.

38. Lorenz T, Rullo J, Faubion S. antidepressant-induced female sexual dysfunction. Mayo Clin Proc 2016 Sep; 91(9):1280-86.

39. Lumsden MA, Davies M, Sarri G. Guideline development group for menopause: diagnosis and management (NICE Clinical Guideline No. 23). Diagnosis and management of menopause: the National Institute of Health and Care Excellence (NICE) guideline. JAMA Intern Med 2016; 359:1205-6.

40. Johns C, Seav SM, Dominick SA et al. Informing hot flash treatment decisions for breast cancer survivors: a systematic review of randomized trials comparing active interventions. Breast Cancer Res Treat 2016; 359:415-26.

41. Hervik JB, Stub T. Adverse effects of non-hormonal pharmacological interventions in breast cancer survivors, suffering from hot flashes: a systematic review and meta-analysis. Breast Cancer Res Treat 2016; 359:223-36.

42. Loprinzi CL, Qin R, Balcueva EP et al. Phase III, randomized, double-blind, placebo-controlled evaluation of pregabalin for alleviating hot flashes, N07C1. J Clin Oncol 2010; 28:641-7.

43. Shan D, Zou L, Liu X, Shen Y, Cai Y, Zhang J. Efficacy and safety of gabapentin and pregabalin in patients with vasomotor symptoms: a systematic review and meta-analysis. Am J Obstet Gynecol 2020; 222(6):564-79.e12.

44. Boekhout AH, Vincent AD, Dalesio OB et al. Management of hot flashes in patients who have breast cancer with venlafaxine and clonidine: a randomized,

double-blind, placebo-controlled trial. J Clin Oncol 2011; 29:3862-8.

45. Borba CM, Ferreira CF, Ferreira FV, Pérez-López FR, Wender MCO. Effect of sulpiride on menopausal hot flashes: a randomized, double-blind, placebo-controlled clinical trial. Gynecol Endocrinol 2020; 36(3):247-51.

46. Leon-Ferre RA, Novotny PJ, Wolfe EG et al. Oxybutynin versus placebo for hot flashes in women with or without breast cancer: a randomized, double-blind clinical trial (ACCRU SC1603). JNCI Cancer Spectr 2019; 4(1):pkz088.

47. Simon JA, Gaines T, LaGuardia KD. Extended-release oxybutynin therapy for VMS Study Group. Extended-release oxybutynin therapy for vasomotor symptoms in women: a randomized clinical trial. Menopause 2016; 23:1214-21.

48. Anderson RA, Skorupskaite K, Sassarini J. The neurokinin B pathway in the treatment of menopausal hot flushes. Climacteric 2019; 22:51-4.

49. Prague JK, Roberts RE, Comninos AN et al. Neurokinin 3 receptor antagonism rapidly improves vasomotor symptoms with sustained duration of action. Menopause 2018; 25:862-9.

50. Skorupskaite K, George JT, Veldhuis JD, Millar RP, Anderson RA. Neurokinin 3 receptor antagonism reveals roles for neurokinin B in the regulation of gonadotropin secretion and hot flashes in postmenopausal women. Neuroendocrinology 2018; 106:148-57.

CAPÍTULO 37

Como escolher o progestagênio na terapia hormonal na fase do climatério

Marco Aurélio Albernaz
Renata Duarte Gomes
Brenda Battestin
Ludmilla Rebouças Nunes do Nascimento

INTRODUÇÃO

Hormônios são substâncias produzidas por glândulas endócrinas e lançadas na corrente sanguínea para atuarem em células-alvo. Entre outras classificações, dividem-se em naturais e sintéticos. A progesterona, por exemplo, é um hormônio esteroide natural importante na manutenção da gravidez. Já os sintéticos, ditos progestagênios, têm suas funções definidas a partir da sua molécula de origem.[1]

A forma ativa da progesterona é a livre, ou seja, que não está ligada a proteína carreadora dos hormônios sexuais (SHBG), e representa menos de 1% da progesterona total. Os progestagênios ligam-se a receptores específicos das células-alvo, presentes no núcleo destas (como "chave" e "fechadura"). Ao ocorrer a ligação hormônio-receptor, alterações estruturais ativam mecanismos no interior da célula.[1]

A concentração de hormônio livre no plasma, a concentração de receptores e a afinidade da ligação a diferentes receptores determinam a intensidade da resposta do tecido ao hormônio. Isso justifica os diferentes efeitos dos diferentes progestagênios.[2]

Embora os progestagênios sejam projetados para serem agonistas potentes e de alta afinidade ao receptor de progesterona, os quais imitam as ações biológicas do ligante natural, progesterona, muitos deles se ligam, também, a outros membros da família dos receptores de esteroides, que inclui: mineralocorticoide, glicocorticoide, estrogênico e androgênico. Além disso, essa ligação pode desencadear atividade agonista ou antagonista.[2]

As atividades observadas são: ação antiestrogênica (*down-regulation*), androgênica (relacionada ao surgimento de acne, piora do perfil lipídico e hirsutismo), antiandrogênica (inibição da 5-alfarredutase), glicocorticoide (edema, retenção hídrica e salina) e/ou antimineralocorticoide (diminuição da retenção hídrica e salina).[3]

A progesterona natural é produzida pelo corpo lúteo, placenta e córtex adrenal. Já os progestagênios, ditos sintéticos, são produzidos à semelhança da molécula da progesterona ou da testosterona. Os sintéticos estruturalmente relacionados à progesterona dividem-se em relacionados à 17-hidroxiprogesterona e 19-norprogesterona, enquanto os estruturalmente relacionados à testosterona são os relacionados à 19-nortestosterona, subdivididos em estranos (noretisterona, noretindrona, acetato de noretindrona, noretinodrel, linestrenol e etinodiol) e gonanos (norgestrel e levonorgestrel).[1]

Entre os estruturalmente relacionados à 17-hidroxiprogesterona, os mais utilizados são o acetato de medroxiprogesterona, acetato de megestrol, acetato de clormadinona e acetato de ciproterona (fortemente antiandrogênico). Os estruturalmente relacionados à 19-nortestosterona têm como principais representantes a promegestona, a dimegestona, a trimegestona e o acetato de nomegestrol.[1]

A retroprogesterona, representada pela di-hidrogesterona, é um estereoisômero da progesterona natural altamente seletivo pelo receptor de progesterona, porém com menor afinidade pelo seu receptor, o que a torna menos potente que a progesterona natural. Mais recentemente, foi sintetizada a drospirenona, "derivada" da espironolactona.

Os progestagênios são ainda classificadas em gerações:

- Primeira geração: mimetizam o efeito antigonadotrófico da progesterona natural.
- Segunda geração: representada pelos gonanos, que têm maior atividade progestagênica que os estranos.
- Terceira geração: apresentam maior seletividade, comumente usados em combinação com etinilestradiol na anticoncepção oral.
- Quarta geração: assim como os progestagênios de terceira geração, foram produzidos com o intuito de se obter os benefícios da progesterona natural, sem os efeitos androgênicos indesejáveis.[1]

Dessa forma, de acordo com as características moleculares do progestagênio, pode-se ter efeitos clínicos variados a depender da capacidade de ligação aos diversos receptores esteroidais. Os progestagênios estruturalmente semelhantes à 19-nortestosterona podem exercer algum tipo de atividade androgênica, e alguns apresentam efeito estrogênico. Entre os semelhantes à 17-alfa-hidroxiprogesterona ou à 19-norprogesterona, o acetato de ciproterona é um potente antiandrogênico, e o acetato de medroxiprogesterona apresenta leve efeito androgênico e exerce efeito glicorticoide em altas doses. Drospirenona é essencialmente antimineralocorticoide e exerce algumas funções antiandrogênicas.[1]

Estudos e pesquisas atuais buscam desenvolver progestagênios com maior seletividade, alta afinidade por receptores endometriais, que tenham uma boa capacidade de transformar o endométrio proliferativo em secretor e com poucos efeitos colaterais.[3]

A via de administração oral é a mais utilizada. De uma maneira geral os progestagênios têm rápida absorção, atingem uma concentração sérica máxima em 1-3 horas e têm meia-vida maior do que a da progesterona. Após a ingestão atingem o fígado através do sistema porta, onde enzimas hepáticas promovem a metabolização, e sua excreção se dá pela urina e bile. Por via parenteral não há a primeira passagem hepática, nela se encaixam a via vaginal (progesterona micronizada), a percutânea (adesivos transdérmicos) e sistema intrauterino liberador de levonorgestrel.[3]

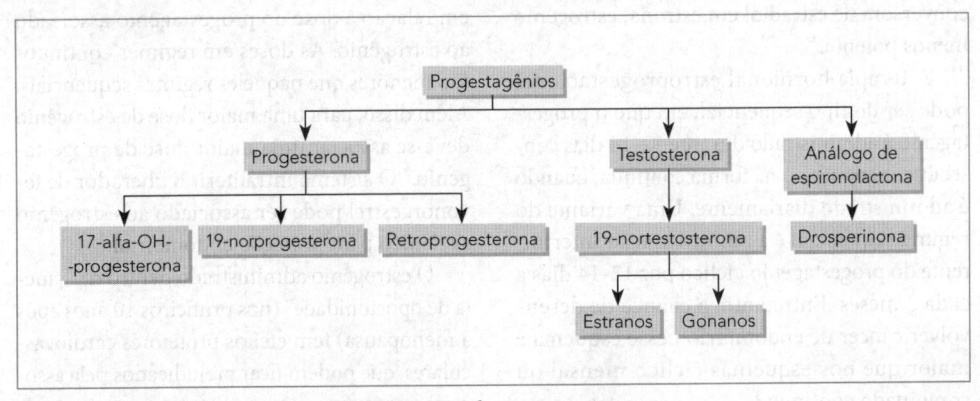

FIGURA 1 Organograma dos progestagênios conforme sua origem.

TABELA 1   Classificação das progesteronas sintéticas conforme origem e geração (primeira geração: *; segunda geração: **; terceira geração: ***; quarta geração: ****)

19-Nortestosterona	19-Norprogesterona (C-20	17-alfa-OH-progesterona (C-21	Análogo da espironolactona
Noretisterona (NET)*	Medrogestona****	Acetato de Medroxiprogesterona (AMP)*	Drospirenona****
Noretindrona*	Promegestona****	Acetato de ciproterona*	
Acetato de noretindrona (NETA)*			
Noretinodre*	Demegestona****	Acetato de clormadinona*	
Linestrenol*	Normegestrol****	Acetato de megestrol*	
Etinodiol*	Trimegestona****		
Dienogeste (DNG)****	Nestorona****		
Levonorgestrel (LNG)**			
Norgestrel (NG)**			
Desogestrel (DSG)***			
Gestodene (GES)***			
Norgestimato***			

ATIVIDADE DOS PROGESTAGÊNIOS NOS DIVERSOS ÓRGÃOS E SISTEMAS

Endométrio

O progestagênio na terapia hormonal (TH) tem como principal e, praticamente, único objetivo impedir que o estrogênio promova proliferações endometriais, hiperplasias pré-malignas e câncer de endométrio. Sua função é reduzir a atividade mitótica nuclear induzida por estrogênios e aumentar a 17-hidroxidesidrogenase, conversora de estradiol em estrona, estrogênio menos potente.[2]

A terapia hormonal estroprogestacional pode ser do tipo sequencial, em que o progestagênio é administrado durante 12-14 dias consecutivos ao mês ou na forma contínua, quando é administrado diariamente. Uma variante do regime sequencial é a administração intermitente do progestagênio cíclico por 12-14 dias a cada 3 meses. Entretanto, a chance de desenvolver câncer de endométrio nesse esquema é maior que nos esquemas cíclico mensal ou combinado contínuo.[3]

Muitos estudos têm afirmado que progestagênios conferem a mesma proteção endometrial com menores doses que a progesterona natural. Uma revisão sistemática atual concluiu que o regime combinado contínuo é o ideal para mulheres menopausadas de longa data, enquanto mulheres menopausadas há pouco tempo ou na perimenopausa beneficiam-se de regimes sequenciais em virtude dos padrões de sangramento imprevisíveis e de difícil aceitação, comuns nos esquemas contínuos.[4]

Os regimes contínuo e sequencial variam em relação à dose do progestagênio associado ao estrogênio. As doses em regimes contínuos são menores que naqueles regimes sequenciais. Além disso, para uma maior dose de estrogênio deve-se associar uma maior dose de progestagênio.[2] O sistema intrauterino liberador de levonorgestrel pode ser associado ao estrogênio sistêmico para proteção endometrial.[2]

O estrogênio administrado dentro da "janela de oportunidade" (nos primeiros 10 anos após a menopausa) tem efeitos protetores cardiovasculares, que podem ficar prejudicados pela associação com progesterona natural ou progestagênios. Aqueles mais semelhantes à progesterona podem ter menor influência sobre os efeitos estrogênicos.3. Entretanto, faltam estudos de longo prazo que comparem essas diferentes associações.

Sistema cardiovascular

A combinação entre progesterona ou seus derivados e o estrogênio pode reduzir a capacidade do estrogênio de minimizar os aumentos dos níveis pressóricos comuns na pós-menopausa. Contudo, estudos relatam que estrogênio associado a progesterona, didrogesterona, dienogeste, clormadinona, acetato de medroxiprogesterona e acetato de noretindrona foram neutros sobre os níveis pressóricos. No entanto, a associação com a drospirenona (que possui efeito antialdosterona) demonstrou redução dos níveis pressóricos.[5]

Isoladamente, a progesterona natural e os progestagênios não estão associados a aumento de risco tromboembólico. Entretanto, alguns estudos sugerem que o risco de tromboembolismo venoso é maior entre mulheres usuárias de terapia hormonal combinada do que com estrogênio isolado. Há também estudos que sugerem que o uso de estrogênio transdérmico é mais seguro do que o estrogênio oral, ao se comparar o risco de trombose.[3] O estudo ESTHER (*Estrogen and Thromboembolism Risk*) compara o risco de tromboembolismo venoso entre mulheres em uso de terapia hormonal e não usuárias. A progesterona e os derivados pregnanos (didrogesterona, medrogestona, acetato de clormadinona, acetato de ciproterona e acetato de medroxiprogesterona) se mostraram mais seguros. Os derivados norpregnanos (acetato de nomegestrol ou promegestona) se associaram a risco quatro vezes maior de TVP (tromboembolismo venoso profundo).[6]

Sistema nervoso central

A progesterona também atua sobre o sistema nervoso central, havendo um grande número de receptores de progesterona (RP) distribuídos nos núcleos hipotalâmicos, córtex cerebral e estruturas subcorticais.[3] A ativação do receptor inibitório GABA-A na TH justifica sintomas como sonolência, alteração do humor e depressão. Estudos ainda não esclareceram totalmente a influência negativa dos progestagênios sobre o estado de ânimo.[10] Uma possível justificativa é a potencialização que esteroides como o acetato de medroxiprogesterona causam sobre a atividade da monoamina oxidase (MAO) e sobre a ação inibidora do GABA. Mas nem todos os progestagênios apresentam esses efeitos, a exemplo da trimegestona, a qual, quando comparada à noretisterona em pesquisas clínicas, mostrou ser melhor para distúrbios do sono e de humor depressivo.[3]

Os efeitos da TH combinada sobre a cognição foram alvo de poucos estudos. De forma geral, a conclusão a que se chegou foi que TH na pós-menopausa tem melhores efeitos cognitivos quando se utiliza estrogênio isoladamente, em comparação ao uso de regimes combinados, o que sugere que os progestagênios poderiam antagonizar os efeitos estrogênicos.[10] Contudo, não há grandes estudos sobre a cognição de mulheres pós-menopausadas com progestagênios.

Sistema endócrino-metabólico

A TH apenas com estrogênio é capaz de reduzir o colesterol total e o LDL-colesterol, aumentar o HDL-colesterol e os triglicérides, principalmente se administrada por via oral. A associação com o progestagênio pode, a depender de suas características, piorar os efeitos sobre o HDL-colesterol e o LDL-colesterol. Uma revisão mostrou que os efeitos da progesterona e dos derivados da 19-norprogesterona não reduziram os efeitos benéficos trazidos pelo estrogênio sobre o perfil lipídico. Já os derivados da 19-nortestosterona e alguns derivados de 17-hidroxiprogesterona podem ter alguma influência sobre esses efeitos.[3]

Enquanto o estrogênio aumenta a secreção pancreática de insulina em resposta à glicose, os progestagênios em doses elevadas podem aumentar a resistência insulínica, levando à hiperinsulinemia. Até o presente momento, a influência dos progestagênios sobre o metabolismo dos carboidratos não foi totalmente comprovada. Há poucos estudos, e um deles verificou que o uso isolado de estrogênio conjugado ou associado ao acetato de medroxiprogesterona produziu respostas melhores às não usuárias de TH sobre as concentrações de glicose, insulina de jejum e resposta da glicose e da insulina de jejum ao teste de estímulo.[3]

Mamas

Em associação com o estrogênio, os vários progestagênios têm diferentes efeitos no crescimento das células tumorais da mama. A depender do tipo do progestagênio, da dose e da duração da TH, pode haver predomínio de proliferação e diferenciação celular ou de apoptose sobre o tecido mamário.[3] Pensando-se nas mamas, os mais indicados na TH de mulheres na pós-menopausa seriam os que possuem ação antiproliferativa e pró-apoptóticos.

Três estudos revelam que o uso na TH de alguns progestagênios eleva o risco de câncer de mama, enquanto o uso de progesterona micronizada ou didrogesterona não aumentou significativamente o risco.[4] Um braço do estudo *European Prospective Investigation into Cancer and Nutrition* (EPIC) mostrou que não houve aumento significativo no risco com estrogênios, tanto por via oral como por via transdérmica, associados à progesterona micronizada (RR = 1,00; IC 95%: 0,83-1,22) e à didrogesterona (RR = 1,16; IC 95%: 0,94-1,43). Em contraste, observou-se maior risco com estrogênio combinado a outros progestagênios agrupados (RR = 1,69; IC 95%: 1,50-1,91).[3]

Um grande estudo observacional conduzido na Finlândia indicou que, em todos os grupos etários, a incidência do câncer de mama entre 17.360 mulheres que utilizaram o sistema intrauterino de levonorgestrel (SIU-LNG) não diferiu da população geral, como observado a partir dos dados de uma população feminina finlandesa, *Finnish Cancer Registry*, para mulheres entre 30-54 anos de idade. Entretanto,

ainda não está claro o efeito do SIU-LNG sobre o risco do câncer de mama.[3]

A metanálise que reuniu 58 estudos, incluindo 143.887 mulheres na pós-menopausa com câncer de mama e 424.972 mulheres sem câncer de mama, comparou o uso da TH e o risco de desenvolver câncer. Nesse estudo observou-se que, para as preparações estrogênio-progestagênio, os riscos geralmente não diferiam entre diferentes constituintes progestagênicos, incluindo a progesterona micronizada, mas parecia ser discretamente menor em comparação a combinações contendo di-hidrogesterona.[8]

No entanto, não existem dados suficientes de estudos clínicos para avaliar completamente as possíveis diferenças na incidência de câncer de mama usando diferentes tipos, doses e vias de administração de estrogênios com progestagênios.[4] Apesar de alguns autores sugerirem que a progesterona micronizada e a di-hidrogesterona parecem ser opções mais seguras, ainda há baixa evidência e poucos estudos.[9]

Como escolher a progesterona da TH

As regras gerais para uso e escolha do progestagênio devem incluir:

1. Associar o progestegênio somente naquelas pacientes que possuem útero intacto.
2. Deve-se usar a menor dose necessária para atingir o objetivo de proteção endometrial.
3. Escolher progestagênios com menores efeitos adversos sistêmicos.
4. Dar preferência aos progestagênios com maior seletividade pelo receptor da progesterona.
5. Usar progestagênios com menor efeito na mama.

O progestagênio ideal é aquele que tem adequada potência progestacional, segurança endometrial e que possa preservar os benefícios estrogênicos com mínimos efeitos colaterais. Por exemplo, os progestagênios estruturalmente relacionados à testosterona, como a noretisterona, podem diminuir os benefícios sobre o perfil lipídico.[9]

A via de administração da progesterona/progestagênio na TH pode ser feita via oral (maioria das opções disponíveis), vaginal (progesterona micronizada) e transdérmica (acetato de noretisterona). O sistema intrauterino liberador de levonorgestrel (SIU-LNG) tem sido empregado como opção na TH, visto que há segurança bem documentada no seguimento ao longo dos anos do uso empregado na contracepção.[3] Além disso, há relato de que é mais eficaz que o MPA (acetato de medroxiprogesterona) sequencial e quando comparável a outros regimes sistêmicos de progestagênio para proteção endometrial em mulheres na perimenopausa e pós-menopausa em tratamento com estrogênio.[4] Em metanálise que reuniu 518 pacientes os autores observaram melhor resposta sobre a qualidade de vida e sintomas climatéricos entre as usuárias de estradiol associado ao SIU-LNG. E os autores sugerem que o SIU-LNG tem a vantagem de ser mais tolerado que o tratamento sistêmico, o que proporcionaria melhor adesão ao tratamento.[3]

Por convenção, são considerados progestagênios "antigos" os de primeira, segunda e terceira geração, previamente mencionados. Os progestágenos "novos", de quarta geração, foram lançados no mercado recentemente (drospirenona, dienogeste, trimegestona e acetato de nomegestrol) ou ainda estão em desenvolvimento.[3]

TABELA 2 Progestagênios de quarta geração e sua principal característica

Progestagênio	Característica
Dienogeste	Antiandrogênico
Drosperinona	Antimineralocorticoide
Acetato de nomegestrol	Alta potência antigonadotrópica
Trimegestona	Alta potência progestacional

A progesterona natural na forma cristalina é pobremente absorvida pela via oral. Quando quebrada em partículas menores, chamada de micronizada, apresenta maior absorção. Mesmo assim, tem baixa biodisponibilidade pelo intenso metabolismo de primeira passagem. Porém, quando administrada pela via vaginal, a progesterona natural micronizada apresenta benefício adicional, uma vez que se observaram altas concentrações de progesterona em amostra endometrial e baixas concentrações séricas se comparada à administração intramuscular ou sistêmica. Isso acontece graças ao transporte direto ou "primeira passagem uterina". Portanto, a via vaginal deve ser lembrada, pois promove redução dos efeitos colaterais sem comprometer a segurança endometrial, além de minimizar o impacto metabólico, estando associada ao menor risco de tromboembolismo e maior segurança sobre o tecido mamário.[3] A dose usual é de 200 mg/dia de forma cíclica ou 100 mg/dia de modo contínuo; 200 mg/dia durante 12 dias é a dose mais cuidadosamente estudada.[10]

A di-hidrogesterona também difere dos outros progestagênios, pois é um esteroide sintético não androgênico com estrutura química relacionada à progesterona, com configuração invertida nos carbonos C9 e C10. Possui maior biodisponibilidade oral quando comparada à progesterona micronizada, permitindo o uso de doses 10-20 vezes menores. Apresenta alta seletividade pelo receptor de progesterona, sem afinidade pelos receptores androgênicos, estrogênicos ou glicocorticoides.[1] As doses recomendadas são 5 mg de forma contínua ou 10 mg em regimes cíclicos.[3]

O acetato de medroxiprogesterona (AMP) foi o progestagênio mais prescrito no passado, administrado em doses cíclicas (5-10 mg/dia) ou contínuas (1,25-2,5 mg/dia). A maioria dos estudos sobre a eficácia da TH, incluindo a *Women's Health Initiative* (WHI), foi realizada com esse composto. Embora o AMP tenha demonstrado eficácia na prevenção da hiperplasia endometrial, parece estar associado a um risco excessivo de câncer de mama e, possivelmente, de doença cardíaca coronariana. Além disso, tem efeitos desfavoráveis nos lipídios.[10]

A trimegestona (TMG) é um progestagênio estruturalmente semelhante ao 19-norpregnano com propriedades potentes e seletivas. Em estudos pré-clínicos, a TMG demonstrou fornecer alta seletividade endometrial. Além disso, a TMG possui alta afinidade e seletividade para o receptor de progesterona e carece dos efeitos agonistas em outros receptores esteroides. Em estudos clínicos, a TMG demonstrou ter alta segurança endometrial e um perfil de sangramento melhor, além de tolerabilidade aprimorada em comparação com outros progestagênios. E, também, a TMG não impede os efeitos benéficos do estrogênio, principalmente no osso, e não compromete a qualidade de vida. Os achados pré-clínicos da falta de atividade mineralocorticoide da TMG foram apoiados nos achados clínicos, com efeito neutro no peso corporal. Da mesma forma, o menor efeito da TMG no sistema GABA-A (ácido gama-aminobutírico) em estudos pré-clínicos é consistente com a melhoria dos efeitos relacionados ao sistema nervoso central no humor deprimido e na qualidade do sono em estudos clínicos. São utilizadas em regimes de doses baixas de estradiol/TMG contínua (0,125 mg) ou estradiol/TMG sequencial (0,250 mg).[11]

A drosperinona é o progestagênio que possui a maior atividade antimineralocorticoide. A afinidade ao receptor da aldosterona é cerca de cinco vezes maior que a própria aldosterona. Além disso, a drosperinona apresenta efeito antiandrogênico, atinge 30% da potência da ciproterona (o progestágeno de maior potência antiandrogênica) e é mais potente que a clormadinona. Por causa desse efeito antimineralocorticoide, a drosperinona está associada à diminuição da pressão arterial em mulheres hipertensas.[2] A dose de 2 mg de drosperinona associada a 1 mg de estradiol apresenta adequada proteção endometrial.[3]

O acetato de nomegestrol (NOMAC) em combinação com estradiol (E2), é utilizado como TH na dosagem de 5 mg durante 12-14 dias para TH sequencial e em doses de 2,5, 3,75 ou 5 mg para TH combinada contínua.[21] O NOMAC demonstrou ser um agonista muito forte do receptor de progesterona, possui atividade antiandrogênica moderada e nenhuma atividade androgênica. Mostrou também pouca ou nenhuma atividade no receptor glicocorticoide e nenhuma afinidade para o receptor de mineralocorticoide nos rins de ratos.[12,13]

Foi demonstrado que a noretisterona ou noretindrona (NET) via oral após metabolização é capaz de formar quantidades significativas de etinilestradiol em mulheres na pós-menopausa. De fato, estimou-se que a administração oral de uma dose de 0,5-1,0 mg de noretindrona combinada com etinilestradiol pode adicionar até 2-10 mcg de etinilestradiol à dose existente.[14] Esses progestagênios, quando usados na TH, devem ser, preferencialmente, administrados por via parenteral (adesivos transdérmicos).

O sistema intrauterino liberador de levonorgestrel (SIU-LNG) é um agente contraceptivo que também é eficaz e aprovado para proteção endometrial de mulheres na pós-menopausa que usam estrogênio. O SIU-LNG fornece altas concentrações intrauterinas, porém doses mais baixas sistêmicas de levonorgestrel. Quase todas as mulheres desenvolvem um endométrio atrófico não proliferativo. O SIU-LNG também é uma opção atraente para mulheres na perimenopausa que precisam de contracepção, estão com sangramentos anormais ou ambos. No Brasil encontramos o SIU-LNG, que contém 52 mg de levonorgestrel, liberando inicialmente 20 mcg/dia.[10]

As doses recomendadas da progesterona/progestogênio, abaixo relacionadas, para proteção endometrial são baseadas nas potências estabelecidas pela análise de King e Whitehead. A dose específica recomendada também depende o progestogênio ser administrado de forma sequencial por 12-14 dias/mês ou em regime contínuo, bem como do tipo e dose do estrogênio administrado simultaneamente.[2] O desenvolvimento da hiperestimulação endometrial com o uso de estrogênio aumenta com doses e duração mais altas de estrogênio sem oposição da progesterona.[2]

CONSIDERAÇÕES FINAIS

Os progestagênios são moléculas estruturalmente semelhantes à progesterona ou à tes-

TABELA 3   Via de administração e dose das principais progesteronas comercializadas no Brasil

Vias de administração	Dose
Oral	
Acetato de ciproterona	1,0 mg/dia
Acetato de medroxiprogesterona (AMP)	1,5; 2,5; 5,0; 10 mg/dia
Acetato de nomegestrol (NOMAC)	2,5 e 5 mg/dia
Acetato de noretisterona (NETA)	0,35; 0,5 e 1,0 mg/dia
Didrogesterona	5 e 10 mg/dia
Drosperinona	2,0 mg/dia
Gestodeno	0,025 mg/dia
Levonorgestrel	0,25 mg/dia
Progesterona micronizada	100; 200 e 300 mg/dia
Trimegestona	0,125 e 0,25 mg/dia
Transdérmica	
Acetato de noretisterona (NETA)	125; 140 e 250 mg/dia
Vaginal	
Progesterona micronizada	100; 200 e 300 mg/dia
Intrauterina	
Sistema intrauterino liberador de levonorgestrel	Libera 20 mcg/dia

tosterona. São desenvolvidas à semelhança da 17-hidroxiprogesterona e da 19-norprogesterona, enquanto os da testosterona são os estruturalmente relacionados à 19-nortestosterona.

De acordo com a semelhança estrutural com esses esteroides e com a afinidade aos receptores esteroidais, os progestagênios podem assumir diferentes ações: antiestrogênica, androgênica, antiandrogênica, glicocorticoide e/ou antimineralocorticoide.

A via de administração da progesterona/progestagênio na TH pode ser realizada por via oral, vaginal, transdérmica ou por meio do SIU-LNG.

O progestagênio pode ser administrado de duas formas: durante 12-14 dias consecutivos ao mês ou na forma contínua, quando o progestagênio é administrado diariamente.

Devemos associar o progestagênio apenas com a intenção de proteção endometrial, ou seja, em paciente com útero intacto. Além disso, lembrar: deve-se usar a menor dose necessária para atingir o objetivo de proteção endometrial, optar pelo progestagênio com menores efeitos

adversos sistêmicos, dar preferência aos progestagênios com maior seletividade pelo receptor da progesterona, usar progestagênios com menor efeito na mama.

Portanto, devemos estar atentos durante a prescrição da TH, das particularidades de cada progestagênio aliadas às comorbidades da paciente. Assim, a TH deve ser individualizada, buscando alcançar os efeitos desejáveis, respeitando-se o limite de tolerabilidade de cada paciente aos efeitos adversos.

REFERÊNCIAS BIBLIOGRÁFICAS

1. Vigo F, Lubianca JN, Corleta HE. Progestógenos: farmacologia e uso clínico. Femina Março 2011; 39(3):128-37.
2. Stanczyk FZ, Hapgood JP, Winer S, Mishell DR Jr. Progestogens used in postmenopausal hormone therapy: differences in their pharmacological properties, intracellularactions, and clinical effects. Endocr Rev 2013; 34(2):171-208.
3. Federação Brasileira das Associações de Ginecologia e Obstetrícia (Febrasgo). São Paulo. Papel dos progestagênios na terapia hormonal do climatério. Série

Orientações e Recomendações Febrasgo número 2, 2017.

4. Allen NE, Tsilidis KK, Key TJ, Dossus L, Kaaks R, Lund E et al. Menopausal hormone therapy and risk of endometrial carcinoma among postmenopausal women in the European Prospective Investigation into Cancer and Nutrition. Am J Epidemiol 2010; 172(12):1394-403.

5. Cannoletta M, Cagnacci A. Modification of blood pressure in post menopausal women: role of hormone replacement therapy. Int J Womens Health 2014; 6:745-57.

6. Canonico M, Oger E, Plu-Bureau G, Conard J, Meyer G, Levesque H et al. Estrogen and Thromboembolism Risk (ESTHER) Study Group. Hormone therapy and venous thromboembolism among post menopausal women: impact of the route of estrogen administration and progestogens: the ESTHER study. Circulation 2007; 115(7):840-5.

7. Melcangi RC, Giatti S, Calabrese D, Pesaresi M, Cermenati G, Mitro N et al. Levels and actions of progesterone and its metabolites in the nervous system duringphysiological and pathological conditions. Prog Neurobiol 2014; 113:56-69.

8. Collaborative Group on Hormonal Factors in Breast Cancer. Type and timing of menopausal hormone therapy and breast cancer risk: individual participant meta-analysis of the worldwide epidemiological evidence. The lancet 2019; 394(10204):1159-68. Disponível em: https://www.thelancet.com/journals/lancet/article/PIIS0140-6736(19)31709-X/fulltext#articleInformation; acessado em: 22 de outubro de 2019.

9. Sood R, Faubion SS, Kuhle CL, Thielen JM, Shuster LT. Prescribing menopausal hormone therapy: an evidence-based approach. Int J Womens Health 2014; 11(6):47-57.

10. Martin KA, Barbieri RL. Preparations for menopausal hormone therapy. UptoDate 2018. Disponível em: https://www.uptodate.com/contents/preparations-for-menopausal-hormone-therapy; acessado em: 14 de julho de 2020.

11. Sitruk-Ware R, Bossemeyer R, Bouchard P. Preclinical and clinical properties of trimegestone: a potent and selective progestin. Gynecol Endocrinol 2007; 23(6):310-9.

12. Schindler AE. The "newer" progestogens and postmenopausal hormone therapy (HRT). J Steroid Biochem Mol Biol 2014; 142:48-51.

13. Ruan X, Seeger H, Mueck AO. The pharmacology of nomegestrol acetate. Maturitas 2012; 71(4) 345-53.

14. Sitruk-Ware R, El-Etr MM. Progesterone and related progestins: potential new health benefits. Climacteric 2013; 16(sup1):69-78.

CAPÍTULO 38

Regimes terapêuticos no climatério

Lucia Helena Simões da Costa Paiva
Anna Valéria Gueldini de Moraes
Thamara Donato

INTRODUÇÃO

A terapêutica hormonal (TH) continua sendo o tratamento mais eficaz para os sintomas vasomotores e para a síndrome geniturinária da menopausa. Demonstrou melhorar a perda óssea e diminuir o risco de doenças coronarianas. Tais benefícios ocorrem quando a TH é iniciada em um período denominado "janela de oportunidade" em que os benefícios superam os riscos. Esse período oportuno compreende mulheres na pós-menopausa com idade inferior a 60 anos de idade ou aquelas com menos de 10 anos de menopausa[1] (Figura 1). O tratamento deve ser individualizado para cada paciente.

INDICAÇÕES

Sintomas vasomotores

Os sintomas vasomotores são caracterizados como a presença de calor na região do tórax e da face, rubor facial e sudorese que ocorrem principalmente durante a noite. Interfere na qualidade do sono, leva à irritabilidade e dificuldade de concentração. Acomete de 60-80% das mulheres na menopausa e é a principal indicação de TH.[2] Tais sintomas podem persistir, em média, por 7,4 anos após o início da menopausa e os riscos e benefícios devem ser balanceados quando se pretende manter a TH em mulheres com mais de 60 anos de idade.[3] Com

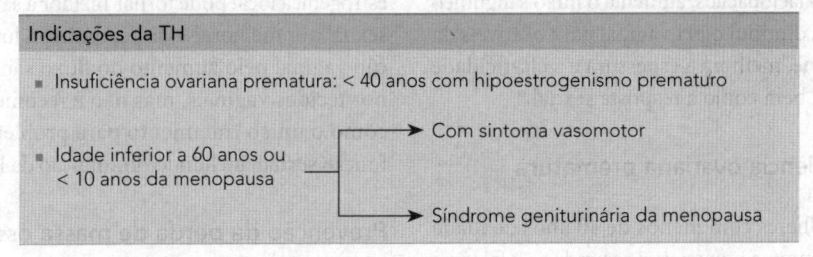

Indicações da TH

- Insuficiência ovariana prematura: < 40 anos com hipoestrogenismo prematuro

- Idade inferior a 60 anos ou < 10 anos da menopausa
  - → Com sintoma vasomotor
  - → Síndrome geniturinária da menopausa

FIGURA 1   Indicações da TH.

o objetivo de avaliar a eficácia da TH no tratamento dos sintomas vasomotores, um estudo de revisão da Cochrane Library, que incluiu 24 ensaios clínicos, demonstrou redução de 75% na ocorrência e de 87% na intensidade dos sintomas em relação ao placebo, independentemente da associação do progestagênio.[4]

Síndrome geniturinária da menopausa

O hipoestrogenismo em região genital e urinária leva à atrofia local e aos sintomas de ressecamento vaginal, queimação, irritação, desconforto ao sentar, menor lubrificação, dispareunia, disúria, urgência miccional e infecção recorrente do trato urinário.[3] O estudo VIVA (*Vaginal Health: Insights, Views and Attitudes*), um estudo multicêntrico internacional, avaliou por meio de um questionário eletrônico a saúde vaginal de 3.250 mulheres (europeias, norte-americanas e canadenses) com idade entre 55-65 anos. Esse estudo constatou que 80% das mulheres relataram sintomas de ressecamento vaginal e 50% dispareunia. As mulheres referiram que a atrofia vulvovaginal trouxe consequências negativas sobre a vida sexual em 80%, das quais 68% se sentem menos sensuais, com interferência no relacionamento em 40% e piora da qualidade de vida em 25%.[5] A terapia para essas mulheres deve ser, de preferência, tópica via vaginal, podendo ou não se associar a reposição hormonal sistêmica, uma vez que não atinge níveis plasmáticos. Promove o crescimento celular vaginal e a maturação celular, recolonização com lactobacilos, aumenta o fluxo sanguíneo vaginal, diminui o pH vaginal para os níveis da menacme, melhora a espessura e a elasticidade vaginal, bem como a resposta sexual.[6]

Insuficiência ovariana prematura

Mulheres com menos de 40 anos de idade que entram na menopausa secundária à falência ovariana precoce, radioterapia, quimioterapia, ooforectomia bilateral, sofrem todas as consequências secundárias ao hipoestrogenismo e apresentam maior risco de morbimortalidade. A reposição hormonal nessas pacientes deve ser avaliada com o propósito de melhorar a qualidade de vida, proteção cardiovascular, menor perda de massa óssea, além da melhora dos sintomas urogenitais. A TH nesse grupo deve ser introduzida até a idade média natural de início da menopausa.[7,8]

CONTRAINDICAÇÕES

A terapia hormonal deve ser contraindicada nas seguintes situações: doença hepática descompensada, câncer de mama, câncer de endométrio, lesões precursoras de câncer de mama, câncer de ovário endometrioide, porfiria, sangramento vaginal de causa desconhecida, doenças coronarianas e cerebrovasculares, doenças tromboembólicas, lúpus eritematoso sistêmico, meningeoma (contraindica o uso de progesterona). Pode ser indicada quando: hipertensão arterial controlada, diabetes *mellitus* controlado, hepatite C, antecedente pessoal de neoplasia hematológica, após câncer de pele, câncer de ovário (exceto subtipo endometrioide), câncer de colo de útero não adenocarcinoma, câncer vaginal, vulvar, colorretal, pulmonar, tireoidiano, hepático, renal ou gástrico.[9]

BENEFÍCIOS ADICIONAIS

Função sexual

TH sistêmica ou com baixas doses de terapia estrogênica local pode tornar melhor a satisfação sexual por melhorar a dispareunia e a lubrificação vaginal pelo aumento do fluxo sanguíneo nos tecidos vaginais, mas não é recomendada como o único tratamento para problemas da função sexual, incluindo diminuição da libido.[10]

Prevenção da perda de massa óssea

O hipoestrogenismo altera a função dos osteócitos, bem como aumenta a atividade dos osteoclastos, promovendo diminuição da densidade óssea. Contudo, a terapia estrogênica tem forte efeito no metabolismo ósseo e se mostrou eficaz na prevenção de perda de massa óssea e diminuição do risco de fraturas ósseas, principalmente na região vertebral e no colo do fêmur. Uma metanálise que avaliou o efeito da TH na prevenção e tratamento da osteoporose incluiu 57 ensaios clínicos randomizados controlados com placebo e demonstrou que a TH foi eficaz em manter ou melhorar a densidade mineral óssea (DMO), com acréscimo médio em dois anos de 6,8% na DMO da região lombar da coluna e de 4,1% no colo do fêmur.[11] As evidências da TH na prevenção da perda de DMO existem tanto para doses convencionais como para baixas doses, por via oral (estrogênios conjugados e 17-betaestradiol) e transdérmica (17-betaestradiol).[6] TH pode ser considerada uma das terapias de primeira linha para prevenir osteoporose em mulheres na pós-menopausa, com idade inferior a 60 anos de idade, especialmente naquelas com sintomas menopáusicos. Iniciar TH com o único propósito de prevenir fraturas após os 60 anos de idade não é recomendado. Além disso, continuar a TH após os 60 anos, com esse propósito, deve levar em conta os riscos em longo prazo, em comparação com outras terapias não hormonais de comprovada eficácia.[1]

Evidências atuais sugerem outros benefícios da TH sobre a redução de doença cardiovascular, diabetes, distúrbios cognitivos, além de melhorar a qualidade de vida. Esses benefícios, embora reconhecidos, não são considerados suficientes para indicar o uso da TH na ausência das indicações consagradas.

RISCOS

As principais preocupações em relação aos riscos da terapia hormonal da menopausa são o câncer de mama e o tromboembolismo. O possível aumento do risco de câncer de mama associado à TH é pequeno e estimado em menos de 0,1% ao ano, ou seja, uma incidência absoluta de menos de um caso por 1.000 mulheres por ano de uso. Esse risco é semelhante ou menor do que o aumento do risco associado a fatores como inatividade física, obesidade e consumo de álcool.[6] Tal risco está associado ao tipo de TH prescrita, dose, via, regime e características individuais, sendo maior com o regime combinado com a adição de um progestagênio do que com estrogênio isolado.[1,12]

Os dados do estudo WHI mostraram risco aumentado de TEV (tromboembolismo venoso) com uso da TH oral com estrogênio conjugado isolado ou associado a acetato de medroxiprogesterona, de sete casos adicionais por 10 mil mulheres/ano e de 18 casos adicionais por 10 mil mulheres/ano, respectivamente, e com maior risco nos primeiros dois anos de tratamento.[13] Para as mulheres que iniciaram TH com idade inferior a 60 anos de idade, o risco absoluto de TEV foi raro, mas aumentava significativamente com a idade.[12]

REGIMES TERAPÊUTICOS

Existem diversos esquemas terapêuticos e vias de administração da TH, podendo ser por via oral, transdérmica, percutânea, nasal, implantes ou via vaginal. Quanto aos regimes terapêuticos, podem ser TE (terapia estrogênica) isolada, combinada (estrogênio associado a progestagênio), cíclica ou contínua.

Esquema isolado e combinado

A terapia hormonal pode ser realizada apenas com estrogênio (terapia estrogênica isolada contínua) ou pode ser feita com a associação de estrogênio com progestagênio, que pode ser contínua ou sequencial (Figura 2).

A TH com estrogênio isolado é indicada apenas para as mulheres que não têm útero, pois o uso do estrogênio isolado em mulheres com útero pode levar à hiperplasia endometrial e até mesmo ao câncer de endométrio.

A TH combinada com estrogênio associado ao progestagênio administrados diariamente é indicada para aquelas mulheres com útero e mulheres histerectomizadas com passado de endometriose. O estrogênio para TH está disponível como EEC (estrógeno equino conjugado), valerato de estradiol e 17-betaestradiol. Pode ser administrado por via oral, via percutânea (gel) e via transdérmica (adesivo).[1,12]

Existem diferentes tipos de progestagênios para serem associados ao estrogênio. A escolha de um progestagênio para essa associação é discutida mais adiante neste capítulo. Nos casos de terapia com estrogênio tópico vaginal, não é preciso associar progestagênios, nem se recomenda monitoração endometrial porque as baixas doses, usualmente aplicadas, das preparações vaginais, em teoria, não apresentam absorção sistêmica significativa.

Regime sequencial ou cíclico

Caracterizado pela associação entre estrogênio e progestagênio, na qual o uso de estrogênio é contínuo e o progestagênio é administrado na segunda metade do ciclo durante 12-14 dias. Esse método é usado em mulheres não histerectomizadas e que estejam na transição menopáusica com ciclos menstruais ainda irregulares.[13] O benefício desse regime é regularizar o sangramento menstrual e expor a mama ao menor tempo de ação do progestagênio, mimetizando o ciclo menstrual, uma vez que tais pacientes irão apresentar sangramento de privação após o término do progestagênio. Uma outra opção é o regime cíclico longo, no qual o progestagênio é utilizado apenas a cada 3 meses para manter a proteção endometrial, o que faz a mulher apresentar sangramento de privação apenas 4 vezes ao ano, podendo melhorar a adesão ao tratamento em algumas situações.[14] Entretanto, estudos mostram que esse regime terapêutico pode não levar a uma adequada proteção endometrial, sendo descrito um aumento do risco de alterações endometriais além da necessidade de monitoramento endometrial periódico.[15]

Regime contínuo com estrogênio e progestagênio

No regime contínuo, o estrogênio e o progestagênio são administrados diariamente sem pausa, sendo o regime mais utilizado em mulheres na pós-menopausa. Pode promover sangramento de escape em algumas mulheres na pós-menopausa, particularmente nos primeiros meses de administração, que tende a melhorar com o uso regular.[13,16]

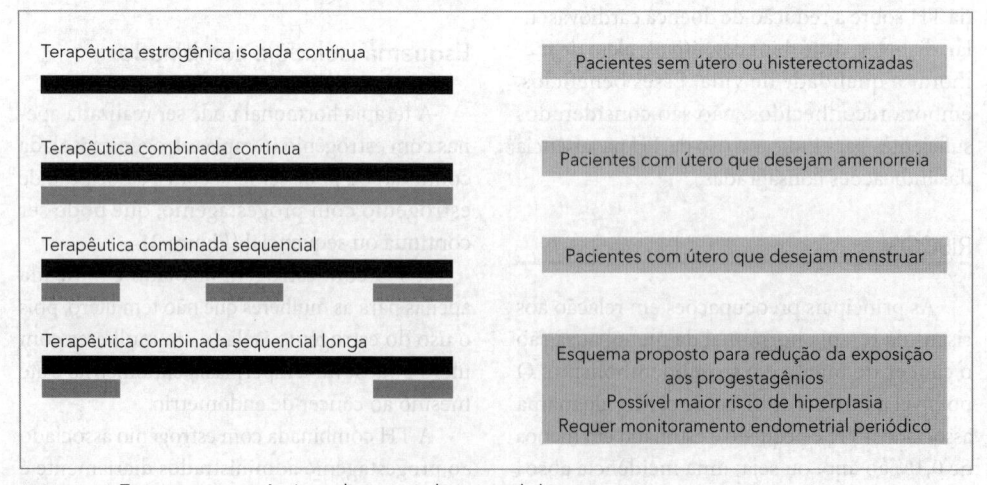

FIGURA 2   Esquemas terapêuticos da terapia hormonal da menopausa.

Estudo realizado entre mulheres finlandesas avaliou o risco de câncer endometrial nos diferentes regimes terapêuticos em mulheres com mais de 50 anos de idade que usaram terapia com estrogênio e progestagênio (n: 224.015) de 1994 a 2006. O estudo observou que o regime contínuo durante 3 anos ou mais está associado à diminuição do risco de câncer de endométrio em 76%. Quando utilizado o esquema cíclico durante pelo menos 5 anos esse risco aumentou para 69% e, quando utilizado o regime cíclico longo, observou-se aumento em 276% no risco de câncer de endométrio. Os riscos não diferem em relação à via de administração oral ou transdérmica.[15]

VIAS DE ADMINISTRAÇÃO

A terapia hormonal (TH) da menopausa pode ser administrada por via oral e não oral (Figura 3). Desde que sejam dadas doses equivalentes, todas as formas de TH podem igualmente aliviar os sintomas da menopausa e prevenir os efeitos do hipoestrogenismo em longo prazo, como a perda óssea e, por consequência, a osteoporose. Diferentes vias de administração terão efeitos metabólicos diferentes.

A via oral é a mais popular, fácil de ser administrada e tem menor custo. Após a administração via oral, o estrogênio é absorvido pelo sistema digestivo e chega ao fígado pelo sistema porta para depois ser levado pela circulação sanguínea aos outros órgãos. Assim, nessa primeira passagem hepática, o fígado recebe toda dose de estrogênio absorvido para ser metabolizado. Na via oral os níveis de globulina transportadora dos hormônios sexuais (SHBG) são elevados, o que leva a menores níveis de estrogênios e androgênios livres para exercerem seu efeito. O fígado metaboliza o estrogênio absorvido, transformando-o em estrogênios menos potentes, como a estrona, o que acarreta uma menor biodisponibilidade de estrogênios e a necessidade de doses maiores do que na via não oral.[17] Na via oral, o efeito de primeira passagem hepática pode produzir benefícios, incluindo reduções maiores no colesterol das lipoproteínas de baixa densidade (LDL), na lipoproteína A e na insulina além de maiores aumentos no colesterol das lipoproteínas de alta densidade (HDL). Entretanto, apresenta efeitos indesejados, como aumento de triglicerídeos, ativação dos fatores de coagulação e ativação do sistema renina-angiotensina-aldosterona.

Os estrogênios administrados por via não oral atingem diretamente a circulação sanguínea e, desta forma, os níveis que atingem o fígado são menores. Ao evitar o metabolismo de pri-

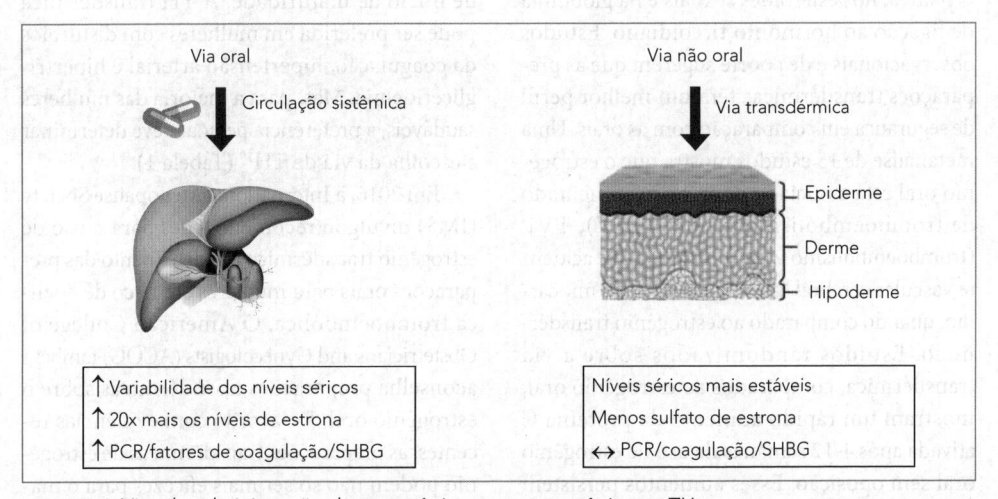

FIGURA 3 Vias de administração de estrogênios e progestagênios na TH.

meira passagem, a via de administração não oral ocasiona efeitos menos pronunciados na síntese de proteínas hepáticas, como marcadores inflamatórios, marcadores de coagulação e fibrinólise, enquanto a terapia hormonal oral tem efeitos hipercoagulantes mais pronunciados e aumenta a síntese de proteína C reativa e marcadores fibrinolíticos. Ao evitar o metabolismo hepático, a via não oral parece resultar em níveis séricos mais estáveis de estradiol, com menor oscilação sérica e menor chance de concentrações suprafisiológicas no fígado.[18]

Os efeitos cardiovasculares das vias de administração oral e não oral parecem ser bastante semelhantes, com melhorias na função endotelial vascular, na atividade da enzima conversora de angiotensina e na maioria dos marcadores de inflamação. Há uma escassez de estudos sobre os efeitos da TH transdérmica nos resultados cardiovasculares, mas os poucos dados disponíveis sugerem efeitos semelhantes aos da TH oral, sendo a dose, e não a via de administração, provavelmente mais importante a esse respeito.[19]

Preparações transdérmicas apresentam menos efeitos metabólicos com quantidade menor de efeitos adversos nos fatores de coagulação (fibrinogênio, proteína C, antitrombina III), na pressão arterial, nos triglicerídeos, na proteína C reativa, nos esteroides sexuais e na globulina de ligação ao hormônio tireoidiano. Estudos observacionais e de coorte sugerem que as preparações transdérmicas têm um melhor perfil de segurança em comparação com as orais. Uma metanálise de 15 estudos mostra que o estrogênio oral está associado a um risco aumentado de tromboembolismo venoso (TEV), TVP (tromboembolismo venoso profundo) e acidente vascular cerebral, mas não infarto do miocárdio, quando comparado ao estrogênio transdérmico. Estudos randomizados sobre a via transdérmica, comparados ao estrogênio oral, mostram um rápido aumento da proteína C ativada após 4-12 semanas de uso de estrogênio oral sem oposição. Esses aumentos persistem durante pelo menos um ano de terapia e não

são totalmente revertidos dentro de quatro ciclos após a descontinuação do 17-betaestradiol oral. Os efeitos sobre a proteína C ativada foram mais pronunciados com 17-betaestradiol oral, com diferenças significativas entre o estrogênio oral e o transdérmico. Níveis elevados de proteína C provavelmente são responsáveis pelo aumento do risco de TEV e embolia pulmonar associada a preparações orais de estrogênio. Além disso, outro estudo não mostrou alteração nos níveis do inibidor da coagulação antitrombina III nas formulações transdérmicas, em comparação com uma diminuição observada com estrogênio oral, levando a um maior risco teórico de formação de coágulos. Também existem dados que comparam a terapia oral e transdérmica de estrogênio e o risco de doença da vesícula biliar em grandes estudos observacionais, sugerindo que a via transdérmica está associada a menor risco de colecistectomia. Curiosamente, os efeitos do estrogênio no fígado são semelhantes, independentemente do método de entrega e, portanto, deve-se ter cautela em todos os pacientes com doença hepática subjacente. Assim, a escolha da via de administração deve levar em conta todos esses efeitos.

A TH oral pode ser preferida em mulheres com evidência de resistência à insulina, como na síndrome metabólica ou no diabetes *mellitus* de início de maturidade. A TH transdérmica pode ser preferida em mulheres com distúrbios da coagulação, hipertensão arterial e hipertrigliceridemia. Mas, para a maioria das mulheres saudáveis, a preferência pessoal deve determinar a escolha da via de TH[19] (Tabela 1).

Em 2016, a International Menopause Society (IMS) divulgou recomendações para o uso de estrogênio transdérmico em detrimento das preparações orais para mulheres em risco de doença tromboembólica. O American College of Obstetricians and Gynecologists (ACOG) também aconselha preparações transdérmicas sobre o estrogênio oral. De acordo com evidências recentes, as preparações transdérmicas de estrogênio podem não só ser mais eficazes para o manejo dos sintomas, mas também mais seguras.[17]

TABELA 1 Vantagens e desvantagens das diferentes vias de administração da terapia hormonal da menopausa

Via oral		Via não oral	
Vantagens	Desvantagens	Vantagens	Desvantagens
Conveniência	↑ fatores coagulação	Evita 1ª passagem hepática	Pode causar irritação cutânea
Menor custo	↑ síntese triglicerídeos	Não altera SHBG	Pode causar reações alérgicas (2-24%)
Menos alergênica	↑ SHBG	Não altera triglicérides	Gel pode ser desconfortável
↑ HDL	↓ fração livre esteroides	Não altera fatores coagulação	Maior custo
↓ LDL		Concentração sérica estável	

Fonte: baseada nos consensos: IMS Recommendations on HT, 2016;[6] NAMS, 2017;[1] SOBRAC – Consenso em Terapia Hormonal, 2018.[12]

A terapêutica hormonal por via vaginal não melhora os sintomas vasomotores, não devendo ser prescrita para essa indicação, entretanto, é a mais eficaz em reverter o trofismo vaginal e melhorar os sintomas relacionados ao ressecamento vaginal na síndrome geniturinária da menopausa. Estudos de revisão sistemática mostram que o estrogênio tópico por via vaginal é superior ao placebo e aos hidratantes vaginais no alívio desses sintomas. As composições comercialmente disponíveis podem ter estriol, estrógenos equinos conjugados ou promestrieno. Embora ocorra absorção por via vaginal, os níveis séricos quando se administram estriol ou estrógenos conjugados via vaginal são muito baixos. Com o promestrieno a absorção é desprezível. Portanto, na administração tópica vaginal torna-se desnecessária a administração de progestagênio. Assim, a via vaginal é a preferível quando as queixas vaginais são o único sintoma do hipoestrogenismo. As terapias por via nasal ou implante subcutâneo atualmente não são comercializadas no Brasil.[20]

TIPOS E DOSES DE HORMÔNIOS USADOS EM TERAPIA HORMONAL DA MENOPAUSA

A TH é realizada por meio da administração de um estrogênio isolado ou associado a um progestagênio. A tibolona também pode ser utilizada. Em casos especiais, particularmente em mulheres menopausadas com desejo sexual hipoativo que não melhoraram com a TH convencional e medidas gerais, pode ser acrescentado um androgênio em doses fisiológicas.[21]

As doses de terapia hormonal variam de acordo com o tipo de estrogênio e vias de administração, variando de terapias de ultrabaixa dose até doses altas (Tabela 2). A escolha da dose e da via de administração depende de varios aspectos, como intensidade das ondas

TABELA 2 Doses e tipos de estrogênios empregados na TH

Tipos de estrogênio	Ultrabaixa dose	Baixa dose	Dose convencional	Dose alta
17-betaestradiol	0,25-0,5 mg	1,0 mg	2,0 mg	> 2,0 mg
Valerato de estradiol	–	1,0 mg	2,0 mg	> 2,0 mg
Estrogênios conjugados	–	0,3-0,45 mg	0,625 mg	1,25 mg
Estradiol transdérmico	–	25 µg	50 µg	100 µg
Estradiol gel	–	0,5 mg	1,0-1,5 mg	3 mg

de calor, idade da paciente e a presença de comorbidades que possam agregar riscos. Assim, a terapêutica precisa ser individualizada, utilizando-se a menor dose eficaz para controle dos sintomas. A recomendação atual é de se iniciar com regimes de baixas doses, aumentando a dose caso não haja adequado controle dos sintomas naquelas não responsivas às doses inicias. A TH deve ser iniciada com doses baixas de estrogênio (estrogênios conjugados 0,3 mg, 17-betaestradiol 1 mg e 17-betaestradiol transdérmico 0,025 mg), podendo ser via oral ou transdérmica e pelo menor tempo necessário. O efeito da medicação pode demorar de 6-8 semanas, quando a mulher começa e referir melhora dos sintomas vasomotores.[1] Mulheres com menopausa cirúrgica submetidas a ooforectomia ou mulheres jovens com insuficiência ovariana prematura podem necessitar doses mais elevadas.[8,22] Os estrogênios mais utilizados em TH na prática clínica são o 17-betaestradiol, o valerato de estradiol e os estrógenos conjugados. O estriol é um estrogênio fraco, utilizado por via vaginal.

Tipos e doses de progestagênios

Progestagênios são compostos que exibem atividade progestacional e incluem não apenas o composto natural único, a progesterona, mas também uma variedade de compostos derivados sintéticos. O papel da progesterona na terapia hormonal, fundamentalmente, é conferir proteção endometrial contra a ação continuada dos estrogênios, evitando, assim, proliferação endometrial, que pode contribuir para o sangramento uterino anormal, para a hiperplasia e câncer endometrial. Os progestagênios exercem seu efeito protetor, diminuindo a atividade mitótica nuclear induzida pelos estrógenos. A hiperestimulação endógena do estrogênio está diretamente relacionada à dose e duração da terapia.[23,24] Portanto, a utilização dos agentes progestacionais na terapia hormonal é mandatória para mulheres com útero. Com algumas exceções, como história prévia de endometrio-

se extensa e mulheres sem útero, não é preciso associar progestagênio a estrogenioterapia. A terapia hormonal estroprogestacional pode ser do tipo sequencial, em que o progestagênio é administrado durante 12-14 dias consecutivos ao mês ou na forma contínua, quando o progestagênio é administrado diariamente. Uma variante do regime sequencial é a administração intermitente do progestagênio cíclico por 12-14 dias a cada 3-6 meses. Entretanto, a chance de desenvolver hiperplasia e/ou câncer de endométrio nesse esquema é maior que nos esquemas cíclico mensal ou combinado contínuo.[12]

Alguns benefícios obtidos pelo estrogênio podem ser antagonizados pela adição do progestagênio à TH, o que acaba por interferir não só na própria ação progestacional desejada como também no ocasionamento de alguns efeitos colaterais. Por essa razão, as pesquisas têm procurado desenvolver progestagênios que apresentem maior seletividade pelos receptores endometriais e com menos efeitos colaterais.

Há uma grande variedade de progestagênios que podem ser utilizados na terapia hormonal da menopausa. A escolha deve ser individualizada, preconizando-se segurança endometrial, mínimos efeitos colaterais indesejáveis e adequada potência progestacional (Tabela 3). De acordo com a ação biológica de cada composto, os progestagênios podem apresentar efeito androgênico parcial (levonorgestrel, gestodeno e acetato de noretisterona) ou antiandrogênico parcial (ciproterona, dienogest e drospirenona), efeito glicocorticoide parcial (acetato de medroxiprogesterona), antimineralocorticoide parcial (drospirenona) ou serem agonistas puros do receptor para progesterona (didrogesterona, trimegestona e progesterona micronizada).[25]

Os progestagênios mais seletivos, como a didrogesterona e progesterona micronizada, são menos antagônicos ao efeito de melhora do perfil lipídico observado com os estrogênios. Por outro lado, os progestagênios estruturalmente relacionados à testosterona, como a noretisterona, podem diminuir os benefícios sobre o perfil lipídico.[26]

TABELA 3 Progestagênios utilizados na terapia hormonal pós-menopausa

Progestagênio	Via de administração	Dose	Principal efeito
Acetato de ciproterona	Oral	1,0 mg/dia	Antiandrogênico parcial
Acetato de medroxiprogesterona (AMP)	Oral	1,5/2,5/5,0 ou 10 mg/dia	Glicocorticoide
Acetato de nomegestrol (NOMAC)	Oral	2,5 ou 5,0 mg/dia	Antigonadotrófico
Acetato de noretisterona (NETA)	Oral	0,35/0,5 ou 1,0 mg/dia	Androgênico parcial
Didrogesterona	Oral	5 ou 10 mg/dia	Progestacional (agonista puro)
Drosperinona	Oral	2 mg/dia	Antimineralocorticoide
Gestodeno	Oral	0,025 mg/dia	Androgênico parcial
Levonorgestrel	Oral	0,25 mg/dia	Androgênico parcial
Levonorgestrel SIU	Intrauterino	Libera 20 mg/dia	Androgênico parcial
Progesterona micronizada	Oral	100/200 ou 300 mg/dia	Progestacional (agonista puro)
Progesterona micronizada	Vaginal	100/200 ou 300 mg/dia	Progestacional (agonista puro)
Trimegestona	Oral	0,125 ou 0,250 mg/dia	Progestacional (agonista puro)
Acetato de noretisterona (NETA)	Transdérmica	125/140 ou 250 mg/dia	Androgênico parcial

Fonte: adaptada de Stanczyk FZ et al. Endocr Rev 2013.

Vários estudos observacionais e randomizados analisaram a frequência de hiperplasia endometrial em mulheres tratadas por estrogênios e progesterona micronizada via oral. Lane et al. analisaram o efeito de três doses de progesterona micronizada, utilizada 10 dias por mês, combinadas com 1,25 mg de EEC administrados continuamente. Dezessete pacientes utilizaram 300 mg por dia, 18 usaram 200 mg e 15 pacientes tomaram 100 mg.[27] Houve um efeito dose-dependente na proliferação endometrial e em vários parâmetros bioquímicos. Eles concluíram que a progesterona micronizada foi administrada por via oral para proteger o endométrio dos efeitos estrogênicos e que 300 mg seria a dose ideal. É importante notar que a dose de EEC utilizada nesse estudo foi alta e a duração do tratamento com a progesterona subótima. Uma outra análise detalhada da literatura disponível sobre progesterona e endométrio no tratamento pós-menopausa foi publicada recentemente.[28] Dos 17 estudos que relatam biópsias endometriais, 8 eram ensaios clínicos randomizados. Estudos de tamanho pequeno ou curta duração não foram incluídos. Os autores concluíram que não houve evidência de hiperplasia nos estudos baseados em biópsias com critérios utilizados pela EMEA (European Medicines Agency) com base no número de amostras e duração suficiente da observação.

A administração vaginal da progesterona natural micronizada resulta em concentração endometrial elevada e nível sérico baixo, que é referido como "primeira passagem uterina", atribuída à rica rede de artérias e veias que ligam a vagina ao útero.[29] A progesterona vaginal é uma alternativa para redução dos efeitos colaterais dos progestagênios, sem comprometer a segurança endometrial. Em virtude da primeira passagem uterina, ocorre mínimo impacto metabólico, associando-se a menor risco de tromboembolismo, além de conferir maior segurança sobre o tecido mamário. Existem poucos estudos que avaliaram o uso da progesterona micronizada por via vaginal associada ao estradiol e estes apresentaram resultados favoráveis. Em estudo prospectivo cujo objetivo foi descrever o efeito da administração intermitente de progesterona vaginal e de uma dose baixa de estradiol na estabilidade endometrial, avaliada pela taxa de amenorreia e estimulação endometrial, com três anos de seguimento, 30 mulheres na pós-menopausa foram tratadas com uma combinação de adesivos que administravam 25 µg/dia de estradiol e comprimidos vaginais contendo 100 mg de progesterona micronizada. O estudo concluiu que a carga de progestagênio substancialmente reduzida determinada por essa combinação alcançou uma incidência aceitável de *spottings* ou sangramento quando associada a uma dose estrogênica baixa. Não houve estimulação endometrial aparente. Estudos adicionais são necessários para confirmar essa observação. Portanto, a progesterona micronizada vaginal evita a proliferação endometrial em curto prazo, mas os efeitos de longo prazo na TH ainda precisam ser estabelecidos.[28]

Dentre os progestagênios, apenas o acetato de noretisterona está disponível para uso via transdérmica em adesivos. O uso de progesterona na forma de administração transdérmica via cremes ou géis tópicos tem sido motivo de preocupação em razão da especulação de que os baixos níveis séricos de progesterona alcançados por esta via podem resultar em um efeito secretório insuficiente no endométrio. Essas diferenças farmacocinéticas podem atrasar a excreção e aumentar a exposição do tecido ao efeito estrogênico, assim como podem explicar a ocorrência de efeitos colaterais.[30] No entanto, apesar dos baixos níveis séricos, foi demonstrado um efeito antiproliferativo no endométrio, sugerindo que os níveis de progesterona no soro não refletem necessariamente os dos tecidos.[31]

O sistema intrauterino liberador de levonorgestrel (SIU-LNG) libera 20 µg/dia de levonorgestrel e tem se mostrado uma opção interessante para proteção endometrial durante a terapia estrogênica, podendo ser empregado como forma alternativa de proteção endometrial em regime de estrogenioterapia. Um estudo recente foi realizado para revisar a segurança endometrial e a aceitação pela paciente do uso em longo prazo do sistema de liberação intrauterina de levonorgestrel combinado ao uso de estrogênio transdérmico contínuo em mulheres na pós-menopausa. Cento e cinquenta e três mulheres que utilizaram o regime por 2 ciclos de SIU foram acompanhadas durante um período de 10 anos. A histologia do endométrio foi avaliada no final desse período para verificar a segurança endometrial e a aceitabilidade do método. O regime foi muito bem tolerado e não ocorreram expulsões do SIU-LNG. O quadro histológico endometrial dominante foi o do endométrio inativo caracterizado por atrofia glandular e decidualização do estroma (classificação de Kurman 5b). Não foram encontrados casos de hiperplasia endometrial. Os autores concluíram que a baixa absorção sistêmica de LNG pode ser desejável, permitindo assim a maximização dos benefícios. Se iniciado antes dos 60 anos de idade, esse regime pode ser recomendado para a prevenção ao longo da vida de doenças cardiovasculares, associadas a outras medidas preventivas. Foi demonstrado que o SIU-LNG se opõe efetivamente aos efeitos secundários do estrogênio sistêmico no tecido do endométrio, resultando em forte supressão durante todo o período da EPT (terapia estroprogestativa).[28]

Estudo clínico prospectivo de 6 meses foi realizado para comparar os efeitos do SIU-LNG associado a 1 mg oral de 17-betaestradiol/dia (n = 30) com a TH oral contendo 2 mg de drospirenona e 1 mg de 17-betaestradiol diariamente (n = 60) sobre a qualidade de vida (*Euro Quality Life Visual Analogue Scale*, EQ-VAS) e os sintomas climatéricos (índice de Kupperman) em mulheres na pós-menopausa. Os autores observaram melhor resposta sobre a qualidade de vida e sintomas climatéricos entre as usuárias de estradiol associado ao SIU-LNG do que no grupo com drosperinona. Os autores sugerem que o SIU-LNG tem a vantagem de ser mais tolerado que o tratamento sistêmico, o que proporcionaria melhor adesão ao tratamento.[32] Os dados sobre o risco de câncer de mama entre as usuárias de SIU-LNG são controversos.[33-35]

Estudos observacionais relataram um risco diferente de câncer de mama em mulheres que utilizaram TH combinada com progesterona micronizada/didrogesterona ou progestagênios sintéticos. O derivado do pregnano, chamado retroprogesterona ou didrogesterona, tem algumas propriedades em comum com a progesterona micronizada. É um progestagênio fraco, com uma afinidade menor que a progesterona pelo seu receptor, mas com uma meia-vida mais longa através de seu metabólito, 20-alfa-diidro-didrogesterona. É desprovido de efeitos androgênicos e estrogênicos. Atualmente, existem estudos que relatam nenhum ou menor risco de câncer de mama com esses dois compostos. O estudo de coorte francês E3N relatou, em publicações sucessivas, que a terapia hormonal combinada com progesterona micronizada (RR 0,9, IC 95% 0,7-1,2) ou com didrogesterona não foi associada a nenhum aumento no risco de câncer de mama, enquanto progestagênios sintéticos foram associados a um aumento significativo no RR de 1,4 (IC 95% 1,2-1,7).[36,37] Em um acompanhamento mais recente dessa coorte, foi relatado que ao longo de 5 anos de utilização (uso médio de 8,7 anos), o RR aumentou mesmo com progesterona micronizada e didrogesterona mas foi de 1,31 (IC 95% 1,15-1,48), enquanto era de 2,02 (IC 95% 1,86-2,26) com progestinas sintéticas.[38] O risco desapareceu assim que o tratamento foi interrompido e também diminuiu rapidamente no grupo de mulheres que usavam progestagênios sintéticos. Em resumo, a progesterona age de maneira diferente no tecido mamário normal e nas células de câncer de mama. Não há dados de ensaios clínicos mostrando que a progesterona natural está associada a um aumento definitivo no risco relativo de câncer de mama.[39]

Com relação ao câncer de endométrio, os resultados estão disponíveis apenas no estudo WHI (EEC + AMP), realizado em mulheres sem histerectomia prévia. Durante a fase de intervenção, as mulheres do grupo EEC + AMP em comparação ao grupo placebo apresentaram uma taxa de risco (HR) de 0,83 (0,49-1,40). O monitoramento realizado pós-intervenção mostrou um risco reduzido de câncer endometrial com EEC + MPA (pós-intervenção: HR = 0,58

[0,40-0,86] e para acompanhamento cumulativo: HR = 0,67 [0,49-0,91]). O exame da histologia endometrial das participantes com estrogênio/progestagênio mostrou uma proteção endometrial consistente em todos os grupos de tratamento, consistindo em EEC combinada com MPA administrada de forma contínua (0,625 mg EEC/2,5 mg MPA) ou sequencial (0,625 mg EEC/10 mg de MPA) ou 0,625 mg de EEC mais 200 mg de progesterona micronizada, em comparação com placebo (o grupo placebo teve um caso de adenocarcinoma endometrial).[40] Estudos observacionais constatam consistentemente um aumento substancial na incidência de câncer de endométrio com o uso isolado de estrogênio.[41,42] Tomado em conjunto com os resultados do WHI, o estrogênio isolado comparado ao estrogênio mais progestagênio tem efeitos opostos no câncer de mama e no câncer endometrial em comparação com as não usuárias.[43] Portanto, com relação à proteção endometrial, o uso da dosagem correta de progestagênios específicos em administração contínua proporciona melhor segurança endometrial que a administração sequencial.[26]

Tolerância ao uso dos progestagênios

Sangramento vaginal irregular é o efeito adverso mais comum do uso de progestagênio. Os padrões de sangramento vaginal em mulheres na pós-menopausa podem variar de acordo com os esquemas utilizados. Embora o sangramento seja em geral leve, qualquer sangramento vaginal é eventualmente incômodo para a maioria das mulheres na pós-menopausa, e é uma das principais razões para a descontinuação dessa forma de terapia. Durante a terapia cíclica, na maioria das mulheres, o sangramento ocorre após a última dose de progestagênio, mas até 25% a fazem enquanto ainda tomam os progestagênios.[44] A maioria das mulheres acaba mudando para regimes combinados contínuos para evitar sangramento via vaginal. Os regimes combinados contínuos estroprogestativos (ambos os hormônios administrados todos os dias), diferentemente da terapia cíclica, induzem amenorreia na maioria das usuárias (o progestagênio diário resulta em um endométrio atrófico).[45] A sensibilidade mamária também já foi bem estabelecida com o uso da progesterona. A combinação de estradiol com drospirenona foi recentemente bem estudada em relação à tolerância. A dor na mama seguida de cefaleia foi a principal queixa relatada pelas pacientes nos grupos tratados com estradiol/drospirenona, enquanto no grupo placebo cefaleia e dor abdominal foram as principais queixas.[46] Os efeitos adversos nos grupos tratados foram mastalgia (experimentada por 1,7%) e sangramento vaginal (1,6%).[47] Em outro estudo, o efeito adverso mais frequente foi dor na mama seguida por dor abdominal.[48] As mulheres que receberam doses de 0,5 e 2 mg de drospirenona mais estradiol mantiveram ou até perderam peso (0,4 e 0,8 kg, respectivamente) em comparação com a linha de base.[49] Em outro estudo, que avaliou 225 mulheres pós-menopáusicas saudáveis, não foram encontradas alterações no peso entre os diferentes grupos drospirenona e estradiol.[46] Outros efeitos colaterais dos progestagênios estão listados na Tabela 3. Muitos desses efeitos relatados são baseados em dados limitados. Apesar da variedade de fatores que podem influenciar o humor, a memória e o sono, a relação de tolerância ao adicionar um progestagênio ao estrogênio na TH não é clara. Não há estudos que comparem os diferentes progestagênios em relação à tolerância. Sangramento vaginal e mastalgia parecem estar relacionados a progestagênios e são claramente a razão mais importante para a interrupção ou troca do tratamento. Outros sintomas de tolerância podem depender da suscetibilidade individual[50] (Tabela 4).

Outros hormônios

A tibolona é um progestágenio sintético derivado do noretinodrel que, após metabolizado, apresenta capacidade de ligação aos receptores estrogênicos, progestagênicos e de androgênicos. A tibolona foi classificada como um regulador seletivo da atividade estrogênica do tecido (STEAR). Por ter essa característica farmacológica, reduz sintomas vasomotores, pode melhorar a libido, melhora a atrofia vaginal, mas não afeta o endométrio. Tem um efeito protetor na massa óssea. Reduz a proliferação de células epiteliais da mama e não aumenta a densidade mamográfica. Situações especiais em que a tibolona torna-se uma escolha em potencial são mulheres com antecedente de endometriose, as ooforectomizadas, mulheres com mamas densas, mulheres que apresentam mastalgia com TH convencional, e mulheres jovens com queixa de redução na libido. A tibolona encontra-se disponível na apresentação oral, nas doses de 1,25 mg e 2,5 mg.[51,52]

Existe uma nova classe de terapia hormonal que associa o estrogênio conjugado (EC) na dose de 0,45 mg a um modulador seletivo dos recep-

TABELA 4　Possíveis problemas relacionados ao uso dos progestagênios

Bem estabelecidos	Outros
Sangramento vaginal por retirada	Cefaleia
Mastalgia/sensibilidade mamária	Náusea
	Sonolência
	Fadiga
	Ganho ponderal
	Edema
	Acne/hirsutismo

Fonte: adaptada de Palacios, 2016.[50]

tores de estrogênio (SERM), o bazedoxifeno, na dose de 20 mg. Essa classe de medicamento pertence ao complexo estrogênico tecido seletivo (TSEC) que tem ações específicas tecido-dependente, com ação antagonista no endométrio e neutra na mama. É uma forma de terapia hormonal sem a necessidade de progestagênio para mulheres com útero, em razão do fato de o bazedoxifeno atuar como antagonista dos receptores de estrogênio no útero. Essa associação do estrogênio conjugado com o bazedoxifeno tem uma ação agonista estrogênica em outros sítios, melhorando os sintomas vasomotores e prevenindo a perda de massa óssea. Já está aprovada para uso nos Estados Unidos, mas no Brasil, embora esteja aprovada pela Anvisa, ainda não é comercializada.[53,54]

CONSIDERAÇÕES FINAIS

A terapia hormonal da menopausa com estrogênios isolados, ou estrogênios associados a progestagênio, é o tratamento mais eficaz para os sintomas climatéricos. Existe uma grande variedade de hormônios que podem ser administrados em diferentes doses, regimes terapêuticos e vias de administração. A escolha da dose, via de administração ou regime terapêutico deve ser realizada de forma individualizada, levando-se em consideração características clínicas, perfil, risco-benefício e preferências da paciente. Atualmente, recomenda-se a utilização das menores doses eficazes para tratar esses sintomas, a fim de diminuir os riscos e efeitos adversos dessa terapêutica. Novas formulações que contêm TSEC já estão disponíveis em alguns países e representam um avanço nessa modalidade terapêutica.

Grandes avanços no conhecimento da terapia hormonal (TH) da menopausa prometem no futuro um emprego mais seguro para as mulheres climatéricas. Entre os principais avanços destacam-se:

1. Iniciar a TH na janela crítica ou "janela de oportunidade" antes dos 60 anos de idade ou nos 10 anos seguintes à menopausa, du-rante os quais os benefícios da TH em mulheres saudáveis excedem os riscos.

2. Empregar a menor dose eficaz para controle dos sintomas, reduzindo os riscos de efeitos adversos.

3. Uso de administração transdérmica em vez de oral de estrogênio produz menos efeitos metabólicos e menor risco de tromboembolismo venoso.

4. Uso de progestagênios cada vez mais seletivos para os receptores de progesterona e a investigação do uso de progesterona micronizada oral e vaginal para prevenir hiperplasia e carcinoma endometrial, com menor risco de câncer de mama e do tromboembolismo venoso em mulheres na pós-menopausa que recebem estrogênio, além de potencialmente minimizar os efeitos adversos.

5. Desenvolvimento de moduladores seletivos com efeito estrogênico e/ou progestagênico seletivos visando a potencializar os benefícios e minimizar os riscos da TH.

REFERÊNCIAS BIBLIOGRÁFICAS

1. NAMS 2017 Hormone Therapy Position Statement Advisory Panel. The 2017 hormone therapy position statement of The North American Menopause Society. Menopause 2017; 24(7):728-53.
2. Stuenkel CA, Davis SR, Gompel A, Lumsden MA, Murad MH, Pinkerton JV et al. Treatment of symptoms of the menopause: an endocrine society clinical practice guideline. J Clin Endocrinol Metab 2015; 100(11):3975-4011.
3. Avis NE, Crawford SL, Greendale G, Bromberger JT, Everson-Rose SA, Gold EB et al. Duration of menopausal vasomotor symptoms over the menopause transition. JAMA Intern Med 2015; 175(4):531-9.
4. MacLennan A, Lester S, Moore V. Oral oestrogen replacement therapy versus placebo for hot flushes. Cochrane Database Syst Rev 2001; (1):Cd002978.
5. Nappi RE, Kokot-Kierepa M. Vaginal health: insights, views & attitudes (VIVA) – results from an international survey. Climacteric 2012; 15(1):36-44.
6. Baber RJ, Panay N, Fenton A. 2016 IMS Recommendations on women's midlife health and menopause hormone therapy. Climacteric 2016; 19(2):109-50.
7. Sturdee DW, Pines A, Archer DF, Baber RJ, Barlow D, Birkhauser MH et al. Updated IMS recommendations on postmenopausal hormone therapy and

preventive strategies for midlife health. Climacteric 2011; 14(3):302-20.

8.   ACOG Committee Opinion No. 698: hormone therapy in primary ovarian insufficiency. Obstet Gynecol 2017; 129(5):e134-e41.

9.   Pompei LM, Melo NR, Fernandes CE. Terapêutica hormonal da menopausa: princípios gerais, indicações, contraindicações, vias de administração, doses e esquemas. Barueri: Manole, 2016.

10.   NAMS. Management of symptomatic vulvovaginal atrophy: position statement of The North American Menopause Society. Menopause 2013; 20(9):888-902.

11.   Barnabei VM, Cochrane BB, Aragaki AK, Nygaard I, Williams RS, McGovern PG et al. Menopausal symptoms and treatment-related effects of estrogen and progestin in the Women's Health Initiative. Obstet Gynecol 2005; 105(5 Pt 1):1063-73.

12.   Wender MCO PL, Fernandes CE. Consenso Brasileiro de Terapêutica Hormonal da Menopausa – Associação Brasileira de Climatério (Sobrac). São Paulo, 2018.

13.   Shifren JL, Gass ML. The North American Menopause Society recommendations for clinical care of midlife women. Menopause 2014; 21(10):1038-62.

14.   Ghazal S, Pal L. Perspective on hormone therapy 10 years after the WHI. Maturitas 2013; 76(3):208-12.

15.   Jaakkola S, Lyytinen H, Pukkala E, Ylikorkala O. Endometrial cancer in postmenopausal women using estradiol-progestin therapy. Obstet Gynecol 2009; 114(6):1197-204.

16.   Reid R, Abramson BL, Blake J, Desindes S, Dodin S, Johnston S et al. Managing menopause. J Obstet Gynaecol Can 2014; 36(9):830-3.

17.   Beck KL, Anderson MC, Kirk JK. Transdermal estrogens in the changing landscape of hormone replacement therapy. Postgrad Med 2017; 129(6):632-6.

18.   Canonico M, Scarabin PY. Oral versus transdermal estrogens and venous thromboembolism in postmenopausal women: what is new since 2003? Menopause 2016; 23(6):587-8.

19.   Goodman MP. Are all estrogens created equal? A review of oral vs. transdermal therapy. J Womens Health (Larchmt) 2012; 21(2):161-9.

20.   Lethaby A, Ayeleke RO, Roberts H. Local oestrogen for vaginal atrophy in postmenopausal women. Cochrane Database Syst Rev 2016; (8):Cd001500.

21.   Davis SR, Baber R, Panay N, Bitzer J, Perez SC, Islam RM et al. Global Consensus Position Statement on the use of testosterone therapy for women. J Clin Endocrinol Metab 2019; 104(10):4660-6.

22.   Sarrel PM, Sullivan SD, Nelson LM. Hormone replacement therapy in young women with surgical primary ovarian insufficiency. Fertil Steril 2016; 106(7):1580-7.

23.   Rarick L. United States regulatory considerations for intrauterine progestins for hormone replacement therapy. Contraception 2007; 75(6 Suppl):S140-3.

24.   Ettinger B, Wang SM, Leslie RS, Patel BV, Boulware MJ, Mann ME et al. Evolution of postmenopausal hormone therapy between 2002 and 2009. Menopause 2018; 25(11):1306-12.

25.   Sitruk-Ware R. New progestogens: a review of their effects in perimenopausal and postmenopausal women. Drugs Aging 2004; 21(13):865-83.

26.   Gompel A. Progesterone, progestins and the endometrium in perimenopause and in menopausal hormone therapy. Climacteric 2018; 21(4):321-5.

27.   Lane G, Siddle NC, Ryder TA, Pryse-Davies J, King RJ, Whitehead MI. Dose dependent effects of oral progesterone on the oestrogenised postmenopausal endometrium. Br Med J (Clin Res Ed) 1983; 287(6401):1241-5.

28.   Stute P, Neulen J, Wildt L. The impact of micronized progesterone on the endometrium: a systematic review. Climacteric 2016; 19(4):316-28.

29.   Cicinelli E, de Ziegler D, Bulletti C, Matteo MG, Schonauer LM, Galantino P. Direct transport of progesterone from vagina to uterus. Obstet Gynecol 2000; 95(3):403-6.

30.   Stanczyk FZ, Paulson RJ, Roy S. Percutaneous administration of progesterone: blood levels and endometrial protection. Menopause 2005; 12(2):232-7.

31.   Leonetti HB, Wilson KJ, Anasti JN. Topical progesterone cream has an antiproliferative effect on estrogen-stimulated endometrium. Fertil Steril 2003; 79(1):221-2.

32.   Pirimoglu ZM, Ozyapi AG, Kars B, Buyukbayrak EE, Solak Y, Karsidag AY et al. Comparing the effects of intrauterine progestin system and oral progestin on health-related quality of life and Kupperman index in hormone replacement therapy. J Obstet Gynaecol Res 2011; 37(10):1376-81.

33.   Dinger J, Bardenheuer K, Minh TD. Levonorgestrel-releasing and copper intrauterine devices and the risk of breast cancer. Contraception 2011; 83(3):211-7.

34.   Soini T, Hurskainen R, Grenman S, Maenpaa J, Paavonen J, Joensuu H et al. Levonorgestrel-releasing intrauterine system and the risk of breast cancer: A nationwide cohort study. Acta Oncol 2016; 55(2):188-92.

35.   Siegelmann-Danieli N, Katzir I, Landes JV, Segal Y, Bachar R, Rabinovich HR et al. Does levonorgestrel-releasing intrauterine system increase breast cancer risk in peri-menopausal women? An HMO perspective. Breast Cancer Res Treat 2018; 167(1):257-62.

36.   Fournier A, Berrino F, Riboli E, Avenel V, Clavel-Chapelon F. Breast cancer risk in relation to different

types of hormone replacement therapy in the E3N--EPIC co-hort. Int J Cancer 2005; 114(3):448-54.

37. Fournier A, Berrino F, Clavel-Chapelon F. Unequal risks for breast cancer associated with different hormone replacement therapies: results from the E3N cohort study. Breast Cancer Res Treat 2008; 107(1):103-11.

38. Fournier A, Mesrine S, Dossus L, Boutron-Ruault MC, Clavel-Chapelon F, Chabbert-Buffet N. Risk of breast cancer after stopping menopausal hormone therapy in the E3N cohort. Breast Cancer Res Treat 2014; 145(2):535-43.

39. Gompel A, Plu-Bureau G. Progesterone, progestins and the breast in menopause treatment. Climacteric 2018; 21(4):326-32.

40. Effects of hormone replacement therapy on endometrial histology in postmenopausal women. The Postmenopausal Estrogen/Progestin Interventions (PEPI) Trial. The Writing Group for the PEPI Trial. JAMA 1996; 275(5):370-5.

41. Allen NE, Tsilidis KK, Key TJ, Dossus L, Kaaks R, Lund E et al. Menopausal hormone therapy and risk of endometrial carcinoma among postmenopausal women in the European Prospective Investigation Into Cancer and Nutrition. Am J Epidemiol 2010; 172(12):1394-403.

42. Karageorgi S, Hankinson SE, Kraft P, De Vivo I. Reproductive factors and postmenopausal hormone use in relation to endometrial cancer risk in the Nurses' Health Study cohort 1976-2004. Int J Cancer 2010; 126(1):208-16.

43. Manson JE, Chlebowski RT, Stefanick ML, Aragaki AK, Rossouw JE, Prentice RL et al. Menopausal hormone therapy and health outcomes during the intervention and extended poststopping phases of the Women's Health Initiative randomized trials. JAMA 2013; 310(13):1353-68.

44. Archer DF, Pickar JH, Bottiglioni F. Bleeding patterns in postmenopausal women taking continuous combined or sequential regimens of conjugated estrogens with medroxyprogesterone acetate. Me-

nopause Study Group. Obstet Gynecol 1994; 83(5 Pt 1):686-92.

45. Udoff L, Langenberg P, Adashi EY. Combined continuous hormone replacement therapy: a critical review. Obstet Gynecol 1995; 86(2):306-16.

46. Schurmann R, Holler T, Benda N. Estradiol and drospirenone for climacteric symptoms in postmenopausal women: a double-blind, randomized, placebo-controlled study of the safety and efficacy of three dose regimens. Climacteric 2004; 7(2):189-96.

47. Archer DF, Thorneycroft IH, Foegh M, Hanes V, Glant MD, Bitterman P et al. Long-term safety of drospirenone-estradiol for hormone therapy: a randomized, double-blind, multicenter trial. Menopause 2005; 12(6):716-27.

48. Lee BS, Kang BM, Yoon BK, Choi H, Park HM, Kim JG. Efficacy and tolerability of estradiol 1 mg and drospirenone 2 mg in postmenopausal Korean women: a double-blind, randomized, placebo-controlled, multicenter study. Maturitas 2007; 57(4):361-9.

49. Archer DF. Drospirenone and estradiol: a new option for the postmenopausal woman. Climacteric 2007; 10(Suppl 1):3-10.

50. Palacios S, Mejia A. Progestogen safety and tolerance in hormonal replacement therapy. Expert Opin Drug Saf 2016; 15(11):1515-25.

51. Kenemans P, Speroff L. Tibolone: clinical recommendations and practical guidelines. A report of the International Tibolone Consensus Group. Maturitas 2005; 51(1):21-8.

52. Fait T. Menopause hormone therapy: latest developments and clinical practice. Drugs Context 2019; 8:212551, DOI: 107573/dic212551.

53. Pickar JH, Boucher M, Morgenstern D. Tissue selective estrogen complex (TSEC): a review. Menopause 2018; 25(9):1033-45.

54. Mirkin S, Pinkerton JV, Kagan R, Thompson JR, Pan K, Pickar JH et al. Gynecologic safety of conjugated estrogens plus bazedoxifene: pooled analysis of five phase 3 trials. J Womens Health (Larchmt) 2016; 25(5):431-42.

CAPÍTULO 39

Fitoestrogênios

Suelen Maria Parizzoto Furlan
Almir Antonio Urbanetz *(in memoriam)*
Lorena Ana Mercedes Lara Urbanetz

INTRODUÇÃO

Fitoestrogênios são substâncias encontradas em plantas que possuem tanto ação estrogênica como antiestrogênica, dependendo da concentração, dos hormônios sexuais endógenos e dos órgãos-alvo. São classificados em: isoflavonas, lignanas e cumestanos; entre essas, a isoflavona é a que que tem mais efeito estrogênico.[1] Além disso, a isoflavona é a que tem mais afinidade pelo receptor beta de estrogênio; em contrapartida, a lignana tem mais afinidade pelo receptor alfa.

Fitoterapia é definida literalmente como o tratamento profiláctico e paliativo por meio de plantas medicinais. Tem sido objeto de estudo desde os médicos ancestrais (Hipócrates, Paracelsus, Avicena) até a contemporaneidade, sendo frequente, entre os adeptos da prática, o relato de resultados satisfatórios.

A crença do produto natural como isento de riscos à saúde, somada à sua possível eficácia, constituem as bases da ampla aceitação da fitoterapia na prática médica atual e, sobretudo, entre o público leigo, atordoado frente aos efeitos adversos das medicações industrializadas.[2,3]

Uma enorme parte do atual arsenal terapêutico é extraída de plantas a partir de processos laboratoriais que isolam e caracterizam fórmulas químicas e concentrações definidas da substância isolada, determinando e testando seu mecanismo de ação e sua potência terapêutica, o que nem sempre é possível à fitoterapia.

Entre as principais fontes de fitoestrogênios, destacam-se:[4]

- As isoflavonas (presentes na soja, na lentilha, na ervilha verde, no feijão).
- Os cumestanos (presentes no broto de feijão, no broto de alfafa, no broto de soja).
- As lignanas (encontradas em legumes, no arroz integral, na aveia, no trigo, na cevada, no farelo de trigo).
- Os flavonoides (encontrados na linhaça, na maçã, na pera, em sementes de flores, na cenoura, na cebola, no alho, no azeite de oliva).

A isoflavona é dividida em três tipos: genisteína, gliciteína e daidzeína. Ainda pode ser encontrada em duas formas: não conjugada (agliconas) e conjugada (glicosiladas).[1] Na Tabela 1 estão listados os tipos de fitoestrogênios.

TABELA 1 Tipos de fitoestrogênios

Isoflavonas
■ Genisteína
■ Gliciteína
■ Daidzeína
■ Bioquanina A
■ Formononetina
Lignanas
Cumestanos

METABOLISMO DA ISOFLAVONA

Nos alimentos são encontradas na forma de genisteína, gliciteína e daidzeína. Após a digestão no sistema gastrointestinal elas são convertidas da forma conjugada para a não conjugada (agliconas), e só assim poderão ser absorvidas pelo intestino. As agliconas ainda passam por processo de transformação antes de atuarem nos tecidos, em substâncias chamadas: equol ou O-desmetilangolensina (produtos da daidzeína), p-etinilfenol (produto da genisteína). Após ser absorvida, a isoflavona cai na circulação linfática e depois no sangue, e então é direcionada aos tecidos para exercer a função estrogênica/antiestrogênica.[1] A excreção é realizada principalmente pelo fígado, via bile, porém, uma parcela também é excretada pelo rim.

A microflora do trato digestivo é composta de bactérias, leveduras, vírus e outros microrganismos, geralmente conhecida como microbioma. O microbioma exibe considerável variabilidade entre os indivíduos, com até dois terços da microflora diferindo entre esses indivíduos. Por esse motivo, a variável microflora intestinal é responsável por muitas diferenças nos processos metabólicos, hormonais e imunológicos em humanos e animais. Diferenças significativas foram observadas no metabolismo de fitoestrogênios. Portanto, a atividade dos fitoestrogênios é fortemente dependente do microbioma e, em virtude da variabilidade do microbioma, existe uma grande diferença do efeito dos fitoestrogênios entre as pessoas.[5]

MECANISMO DE AÇÃO

Fitoestrogênios são ligantes mais fracos nos receptores de estrogênio (RE) do que 17-betaestradiol. Sua ingestão, no entanto, pode chegar a centenas de miligramas por dia, o que lhes permite atingir concentrações efetivas em fluidos corporais (dezenas de nanomoles em micromoles por litro). As isoflavonas têm uma afinidade várias vezes maior para RE-beta do que para RE-alfa, e, assim, atuam como moduladores parcialmente seletivos de RE. Isso é uma vantagem, já que ainda não está compreendida a maioria das causas dos tumores malignos dependentes de estrogênios, que mais parecem estar associadas a atividades de RE-alfa, enquanto muitas funções fisiológicas do estrogênio podem ser moduladas por RE-beta.[6]

Fitoestrogênios também podem influenciar outros sistemas de sinalização. A genisteína inibe as proteínas tirosinas quinases e, portanto, modula as atividades de hormônios usando a fosforilação da tirosina para transferências de sinal intracelular (p. ex., insulina, IGF, EGF) e diminui, assim, as atividades de vários mitógenos.[7] Porém, para esse efeito são necessárias concentrações de magnitude muito maior do que as disponíveis por meio da ingestão alimentar usual.[5]

Fitoestrogênios também podem influenciar a disponibilidade biológica dos hormônios sexuais por meio da inibição da sulfatase e sulfotransferase. Outro impacto importante é a atividade reduzida de CYP24, enzima que desempenha um papel na degradação de calcitriol. Algumas isoflavonas, genisteína em particular, podem inativar o fator de transcrição NF-κB, que induz a expressão de múltiplos genes participantes do processo de inflamação. Semelhante a outros polifenóis, fitoestrógenos também são antioxidantes e captadores de radicais livres.[8]

Após a administração oral, as isoflavonas sofrem primariamente ação de enzimas da flora intestinal, ocorrendo hidrólise dos éteres, que libera a genisteína, a daidzeína e a gliciteína. Estas são submetidas a um metabolismo secundário, quando ocorre a perda do grupo hidroxila, formando a di-hidrogenisteína, 6-hidroxi-O-desmetilangolensina, equol e O-desmetilangolensina, que são absorvidas através do epitélio intestinal.[9-11] Em seguida, elas passam pela circulação êntero-hepática, sendo metabolizadas e excretadas na bile em forma de glucorono e sulfo conjugados.[10,12] Sua excreção se dá preferencialmente pela urina, mas uma pequena parte também é excretada pelas fezes.[12]

A isoflavona, por fazer parte do grupo dos polifenóis, tem um anel fenólico com um radical hidroxila ligado ao terceiro carbono, essa característica confere um alto potencial de ligação ao receptor beta de estrogênio.[13] As isoflavonas têm ação principalmente em órgãos como o sistema nervoso central, osso, vasos sanguíneos e trato urinário, justamente por terem afinidade maior pelo receptor beta.[14] Em contrapartida, os fitoestrogênios têm menos atuação no endométrio e na mama, em razão do predomínio do receptor alfa de estrogênio nesses tecidos.[13]

INDICAÇÕES CLÍNICAS

A hormonioterapia tem como principal indicação clínica a presença de fogachos na pós-menopausa, correção do distúrbio menstrual na transição menopáusica e tratamento da atrofia urogenital, porém, também em algumas situações, quando iniciada precocemente, tem o objetivo de prevenção de fraturas e de eventos cardiovasculares. Mas há contraindicações importantes ao uso de hormônios no climatério, como: história pessoal ou alto risco para cânceres mediados por estrogênio (de endométrio e de mama), sangramento uterino anormal de causa desconhecida, doença hepática, história pessoal de tromboembolismo, doença trombótica ou tromboembólica venosa, lúpus eritematoso sistêmico, porfiria, doença coronariana. Frente a isso é importante que haja alternativa para pacientes que não possam usar hormonioterapia.

As estratégias terapêuticas atuais concentram-se na minimização dos sintomas da menopausa e na prevenção em longo prazo de complicações. Embora os tratamentos com hormonioterapia sejam aceitáveis, as complicações causadas pelo tratamento incluem: tromboembolismo, hiperplasia uterina, câncer uterino, aumento do risco de câncer de mama, ovário e endométrio, doença coronariana e acidente vascular cerebral.[15]

Há uma grande atenção voltada para as isoflavonas nas últimas décadas no que tange à substituição da reposição hormonal pós-menopausa. Como elas têm a capacidade de se ligar aos receptores de estrogênio beta, as isoflavonas funcionam como um modulador seletivo dos receptores de estrogênio, e assim há um efeito hormonal nos tecidos.[16]

Isso foi evidenciado, pois se observou que havia uma menor incidência de sintomas vasomotores em mulheres asiáticas, nas quais a ingesta de isoflavonas fica em torno de 8-50 mg/d; em contrapartida, no Ocidente está entre 0,1-3,3 mg/d.[14]

Ainda há muita controvérsia na literatura no que tange aos resultados e à eficácia no tratamento de sintomas climatéricos com a isoflavona, porém, já se percebe um grande aumento nas indicações clínicas, uma vez que não há evidências de aumento de risco de câncer de mama e endométrio, e também há uma maior busca pelas pacientes de métodos não hormonais para alívio dos sintomas.

HORMONIOTERAPIA COM ISOFLAVONAS

Em razão dessa ação seletiva no receptor de estrogênio, espera-se que as isoflavonas atuem nos tecidos específicos para melhora dos sintomas climatéricos, que são os vasos sanguíneos, ossos, sistema nervoso central e trato urinário.[14] Da mesma forma, poupam a ação estrogênica nos tecidos em que não são desejadas, como endométrio e mama.

Entre as isoflavonas usadas no tratamento dos sintomas da menopausa, a genisteína tem sido amplamente utilizada em virtude de suas propriedades e pelo fato de ser responsável por cerca de 60% das isoflavonas totais encontradas na soja.[17]

Genisteína e seus efeitos terapêuticos

A genisteína é uma isoflavona que possui vinte vezes mais seletividade ao receptor de estrogênio RE-beta do que para RE-alfa,[18] o que poderia ser uma propriedade benéfica dos fitoestrogênios, considerando que acredita-se que os efeitos colaterais associados aos estrógenos sejam estabelecidos via ligação com RE-alfa, enquanto efeitos benéficos são estabelecidos poreio da ligação ao RE-beta. As estruturas químicas da genisteína e do 17-betaestradiol, o principal estrogênio de ação, são mostrados na Figura 1.

Os vários efeitos da genisteína estão resumidos na Tabela 2.

Fogachos

O fogacho é o sintoma climatérico mais comum, sendo relatado por aproximadamente 85% das mulheres, em diferentes intensidades. Inicia normalmente na perimenopausa e reduz cerca de 10 anos após a última menstruação.[26] Constitui, ainda, a principal indicação de início de reposição hormonal, porém, há diversas contraindicações ao uso de hormônio na pós--menopausa, além de muitas pacientes não a desejarem pelo risco de câncer de mama e tromboembolismo venoso. Frente a isso, os fitoestrogênios se apresentam como uma alternativa.

Os estudos ainda são controversos sobre o uso da isoflavona, mas o que tem prevalecido nas pesquisas é uma melhora dos sintomas va-

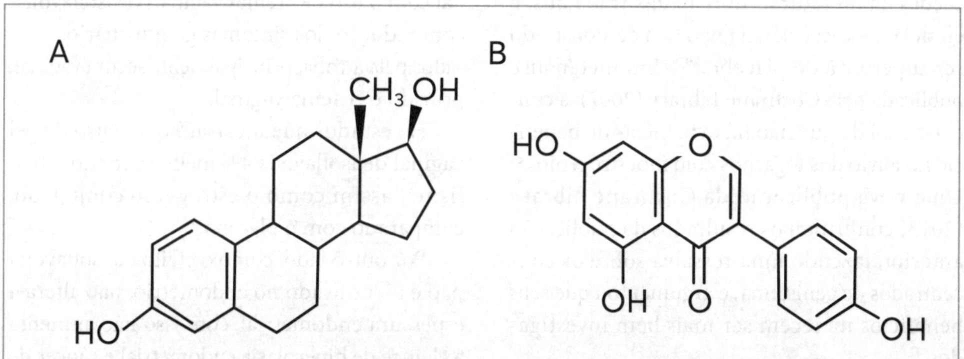

FIGURA 1 Estrutura química do betaestradiol (A) e da genisteína (B).
Fonte: adaptada de Thangavel et al., 2019.[17]

TABELA 2 Efeitos da genisteína nos sintomas da menopausa e doenças relacionadas[19-25]

Sintomas/doença	Efeitos da genisteína
Vasomotor	Redução dos fogachos, sudorese noturna, distúrbios do sono, sintomas de depressão e perda de memória.
Cardiovascular	Redução da necrose miocárdica, dos níveis séricos de macrófagos e TNF-alfa, severidade da aterosclerose e incidência de infarto do miocárdio.
Obesidade	Redução das concentrações séricas do colesterol total, LDL, triglicerídeos.
Diabetes	Redução da glicemia em jejum, da resistência insulínica e do metabolismo glicêmico.
Câncer	Redução da incidência de câncer de mama, hepatocelular, pulmão, gástrico e de ovário.
Resposta ao estresse	Melhora o metabolismo do 5-HT, estabiliza atividade MAO, a relação de *turnover* 5-HIAA/5-HT

5-HIAA: ácido 5-hidroxiindolacético; 5-HT: serotonina; HDL: lipoproteína de alta densidade; LDL: lipoproteína de baixa densidade ; MAO: monoamine oxidase; TNF-fator de necrose tumoral alfa.

somotores em relação ao placebo, principalmente fogachos intensos diurnos e sudorese com a ingesta de isoflavonas durante pelo menos 6 meses. Melhores resultados nos fogachos têm sido associados a suplementos de isoflavonas que contêm uma maior taxa de genisteína. Porém, os resultados não foram tão bons quando avaliado o fogacho noturno, que parece não ter melhora com os fitoestrogênios.[27] Essa contrariedade vista nos estudos, quanto aos resultados nos sintomas vasomotores, pode ser justificada, pois são usadas diferentes formas, fontes e dosagens das isoflavonas.

As isoflavonas têm sido indicadas para tratamento das queixas de ondas de calor no climatério, com embasamento em várias publicações da literatura.[28] Em alguns trabalhos, a eficácia dessa substância não tem demonstrado ser superior à do placebo.[29,30] Em metanálise publicada pela Cochrane Library (2007), a conclusão foi de que não há evidências de benefício no alívio dos fogachos com fitoestrogênios.[31] Uma nova publicação da Cochrane Library (2013) confirmou os resultados da publicação anterior, fazendo uma ressalva sobre os concentrados de genisteína, e argumentou que seus benefícios merecem ser mais bem investigados.[32]

No *guideline* da NICE (2015), a conduta descrita é orientar as mulheres que, embora haja alguma evidência de que as isoflavonas ou cohosh preto podem aliviar os sintomas vasomotores, as diferentes preparações podem ter apresentações variadas e foram relatadas interações com outros medicamentos.[33]

Em estudo randomizado, duplo-cego, em mulheres na menopausa, foi observado que a administração de 30 mg de genisteína por 12 semanas reduziu as ondas de calor em 51% (9,4-4,7/dia), enquanto o grupo placebo experimentou apenas uma redução de 27% (9,9-7,1/dia).[23] Além disso, um estudo randomizado com duração de um ano demonstrou que o consumo alimentar de 54 mg por dia de genisteína foi eficaz no alívio dos sintomas agudos de ondas de calor da menopausa.[34]

Atrofia vaginal

A atrofia genital é um sintoma muito comum no climatério e ocorre em até 50% das mulheres pós-menopausa.[1]

Estudos que avaliam a ação da isoflavona na vagina em mulheres menopausadas são escassos.[35] Estudos epidemiológicos de mulheres na pós-menopausa que usaram isoflavona em gel relataram melhora no trofismo vaginal com melhora concomitante nos sintomas vaginais, pH e aumento da expressão do receptor de estrogênio, indicando que as isoflavonas são possivelmente uma boa opção terapêutica para alívio da atrofia vulvovaginal.[36]

Observa-se uma melhora no trofismo vaginal com o uso de cremes vaginais de isoflavona, com redução dos sintomas geniturinários causados pela atrofia, principalmente secura vaginal, prurido e eritema vaginal.

Há estudos que mostram que o uso de gel vaginal de isoflavona 4% melhora muito o trofismo, assim como o estrogênio conjugado, comparado com o placebo.[37]

Por outro lado, como o efeito da isoflavona não é identificado no endométrio, não altera a espessura endometrial, com isso não aumenta a chance de hiperplasia endometrial e câncer de endométrio.

Além das isoflavonas, outros fitoestrogênios se mostraram eficazes na melhora da atrofia vaginal. Entre eles o creme vaginal de Pueraria Mirifica, que nos estudos foi superior ao placebo.[37]

Desordens do assoalho pélvico

Incontinência urinária, fecal e prolapso uterino são sintomas que aumentam consideravelmente com o envelhecimento e na pós-menopausa. Em virtude desse fato e também por se observar receptores de estrogênio na bexiga, assoalho pélvico e esfíncter anal, acredita-se que o estrogênio tem um papel importante na manutenção dessas estruturas.[38]

Observou-se que uma maior concentração urinária de fitoestrogênios está associada a menor índice de incontinência urinária mista e urge-incontinência.[38]

Além disso, os estudos mostraram um fator protetor no uso de fitoestrogênio contra incontinência fecal, especificamente com o uso de isoflavonas (lignanas não mostraram diferença estatística nesse aspecto).[38]

Quando analisado o prolapso genital, na maioria dos estudos não foi observada melhora com o uso de isoflavonas, apesar de alguns estudos mostrarem melhoras em prolapso grau II a IV e melhora na expressão de elastina e colágeno tipo I e III.[38]

Osteoporose/osteopenia

A osteoporose é uma doença caracterizada por baixa massa óssea e microarquitetura deteriorada do tecido ósseo, levando ao aumento da fragilidade óssea e do risco de fratura.[39] Isso é um fenômeno especialmente relacionado à idade e ocorre com frequência em mulheres na pós-menopausa e homens idosos.[40]

Uma mudança importante que ocorre no corpo da mulher no climatério é o aumento da reabsorção óssea, pela falta de estrogênio e, por consequência, osteoporose e aumento da incidência de fraturas. As fraturas por osteoporose constituem uma importante causa de morbidade e mortalidade em mulheres pós menopausa. A osteopenia está presente em aproximadamente 15% das mulheres jovens, e essa porcentagem aumenta no climatério por dois fatores: envelhecimento e deficiência hormonal.

Tem-se observado uma melhora na prevenção de descalcificação óssea com o uso de isoflavonas, isso ocorre porque as isoflavonas, assim como o estrogênio, atuam suprimindo a formação de osteoclastos. Há evidências de aumento de 25-hidroxivitamina D sérica, diminuição dos marcadores de metabolismo ósseo (fosfatase alcalina, osteocalcina sérica e desoxipiridinolina urinária) e melhora da densidade óssea. Porém, muitos estudos também evidenciaram que não há bons resultados na prevenção de fratura óssea com o uso de isoflavonas.[14]

Um estudo foi realizado no período de 2011-2014, no Serviço de Emergência Clínica do Hospital do Condado de Oradea – Ambulatório Ginecológico-Obstétrico e em consultórios particulares de ginecologia e obstetrícia do condado de Bihor (noroeste da Romênia) em 325 mulheres na pós-menopausa, divididas em três grupos. O primeiro grupo (95 pacientes) recebeu TH (1 mg de estradiol e 0,5 mg de NETA (acetato de noretisterona) via oral/dia. O segundo grupo (124 pacientes) foi tratado com fitoestrogênios (extrato padronizado a 40% com 20 mg de isoflavonas de soja (genisteína e daidzeína), duas cápsulas, o que significa 40 mg via oral/dia. O grupo de controle (106 pacientes) não recebeu tratamento. Os critérios de inclusão no estudo foram status fisiológico pós-menopausa (mínimo de um ano e no máximo cinco anos) com sintomas vasomotores e sem osteoporose. Na avaliação de um ano, observaram normalização do T-escore em um pequeno número de casos (5,26%, 2,42% e 0,00%, respectivamente). Os valores médios de D-Pir (deoxipiridinolina) diminuíram 11,38% no grupo com fitoestrógenos ($p < 0,05$) e 15,32% no grupo com TH ($p < 0,05$); aumentou 4,38% no grupo de controle ($p > 0,05$). Ambas as terapias têm efeitos benéficos no metabolismo ósseo, levando a uma diminuição significativa na evolução da reabsorção óssea, e não há grandes diferenças entre a eficácia da TH e dos fitoestrogênios em termos dos efeitos na DMO (densidade mineral óssea) e na reabsorção óssea. Conclusões: ambas as terapias, TH e fitoestrogênios, têm efeitos benéficos no metabolismo ósseo, causando uma diminuição significativa no processo de reabsorção óssea.[41] A incidência de osteopenia e osteoporose foi mínima no caso do grupo de TH, insignificativamente menor do que no grupo fitoestrogênios, mas significativamente menor do que no grupo de controle.[41]

Função cognitiva e depressão

As mudanças hormonais no climatério, especialmente a queda do estrogênio, predispõem a mulher a um risco maior de desenvolver depressão. Ainda há poucos estudos que abordam o uso de fitoestrogênios e a melhora dos sintomas depressivos pós-menopausa, porém, as evidências já mostram uma eficácia significativa na melhora do humor.[42]

Em um estudo duplo-cego controlado, foi avaliado se a suplementação crônica com resveratrol (um fitoestrogênio) poderia melhorar a função cerebrovascular, cognição e humor em mulheres na pós-menopausa. Oitenta mulheres na pós-menopausa com idade entre 45-85 anos foram randomizadas para tomar trans-resveratrol (75 mg duas vezes ao dia) ou placebo durante 14 semanas e foram avaliados os efeitos no desempenho cognitivo, velocidade do fluxo sanguíneo cerebral e índice de pulsatilidade (uma medida da rigidez arterial) na artéria cerebral média (usando o ultrassom Doppler transcraniano), e a resposta cerebrovascular (RCV) aos testes cognitivos e à hipercapnia foram avaliadas. Questionários de humor também foram realizados. Comparado ao placebo, o resveratrol provocou aumentos de 17% na RCV, tanto para hipercapnia (p = 0,010) como para estímulos cognitivos (p = 0,002). Melhorias significativas foram observadas no desempenho de tarefas cognitivas no domínio da memória verbal (p = 0,041) e no desempenho cognitivo geral (p = 0,020), que se correlacionou com o aumento da RCV (r = 0,327; p = 0,048). O humor apresentou tendência de melhora, embora não significativa. Esses resultados indicam que o consumo regular de uma dose modesta de resveratrol pode melhorar os níveis de ambos: função cerebrovasculares e cognição em mulheres na pós-menopausa, potencialmente reduzindo seu risco aumentado de declínio cognitivo acelerado e oferecendo um tratamento terapêutico promissor para declínio cognitivo relacionado à menopausa. Enquanto os mecanismos exatos ainda precisam ser confirmados, os autores demonstraram que o resveratrol diário durante 14 semanas não foi apenas tolerável, mas também capaz de melhorar o humor e o desempenho cognitivo; e este último pode ser pelo menos

parcialmente mediado por melhorias na capacidade de resposta dos vasos cerebrais à dilatação durante as demandas cognitivas.[43]

Outros benefícios

Por fim observou-se ainda uma redução nos níveis de pressão arterial em pacientes previamente hipertensas, na PAS em torno de 5,94 mmHg e na PAD de 3,35 mmHg, não sendo possível notar diferença estatisticamente significativa nas pacientes normotensas.[44]

Fitoestrogênios podem ter efeitos vantajosos no diabetes em mulheres. Foi realizada uma revisão sistemática e metanálise para determinar o efeito dos fitoestrogênios na homeostase da glicose e risco de diabetes *mellitus* tipo 2 (DM2) em mulheres. Foram incluídos ensaios clínicos randomizados (ECR) e estudos observacionais prospectivos que avaliaram a associação de fitoestrogênios (suplementação, ingestão alimentar ou biomarcadores) com glicemia de jejum ou insulina, resistência à insulina (HOMA-IR) ou com risco de DM2. Foram identificados 18 ensaios clínicos randomizados (n = 1.687) que investigaram o efeito da suplementação de fitoestrogênio na homeostase da glicose e 9 estudos prospectivos de base populacional (n = 212.796 indivíduos) que examinaram a associação entre a ingestão de fitoestrogênio e o risco de DM2. Comparada com o placebo, a suplementação de fitoestrogênio resultou em melhorias na glicemia de jejum e no HOMA-IR. Embora não tenha havido diminuição significativa dos níveis de insulina com suplementação com fitoestrogênio, a diferença média combinada nas alterações foi de –0,99 pmol/L (IC 95%: –4,65, 2,68 pmol/L). Contudo, os resultados dos ensaios clínicos randomizados variaram de acordo com o tipo de fitoestrogênio: as isoflavonas derivadas da soja e a genisteína melhoraram a homeostase da glicose, enquanto isoflavone mix e daidzeína não tiveram efeito ou foram associadas a um perfil glicêmico adverso. Maior consumo de fitoestrogênio na dieta foi associado a um risco 10% menor de desenvolver DM2 em estudos observacionais (RR combinado: 0,90; IC95%: 0,85, 0,96; para o mais alto comparado com o mais baixo quartil). Os resultados foram semelhantes quando as análises foram restritas apenas a estudos de média e alta qualidade. No geral, os fitoestrogênios podem ter uma influência positiva na glicemia e ser usados na prevenção de diabetes em mulheres. No entanto, para alguns tipos individuais de fitoestrogênios, como isoflavonas mistas, é necessária cautela ao recomendar seu uso, porque ele pode levar a um perfil glicêmico adverso em mulheres. Em conclusão, os dados da literatura disponíveis sugerem que a ingestão ou suplementação dietética de fitoestrogênio pode ter um efeito benéfico na prevenção da resistência à insulina e DM2 entre as mulheres. No entanto, os estudos de intervenções aqui revisados são de qualidade abaixo do ideal e, portanto, são necessários mais estudos rigorosos com acompanhamento de longo prazo para determinar o papel de subgrupos específicos de fitoestrogênios na prevenção de diabetes.[45]

O estrogênio tem papel fundamental na pele, pois aumenta a espessura, melhora a qualidade do colágeno, reduz envelhecimento, melhora a taxa de cicatrização e a vascularização. Com a menopausa, espera-se uma queda de 2,1% da qualidade de colágeno na pele e de 1,3% na espessura. As isoflavonas, além de atuarem no receptor beta de estrogênio, ainda atuam no receptor de androgênio e possuem ação antioxidante e anti-inflamatória (por serem polifenóis), essas características conferem à isoflavona um grande potencial para conservar a estrutura da pele no período pós-menopausa.[46]

A produção excessiva de radicais livres pode criar ambiente inadequado para condições fisiológicas normais, dando origem a várias doenças do sistema reprodutivo feminino, incluindo endometriose, síndrome dos ovários policísticos (SOP) e infertilidade, sem causa aparente.[1] As isoflavonas também são conhecidas por seu efeito antioxidante, com capacidade de regular a expressão e atividade enzimática do sistema antioxidante e inibir a oxidação dos componentes celulares por meio do sequestro direto de radicais livres por seus anéis fenólicos ou por sua capacidade de quelar os metais íons envolvidos no processo oxidativo.[47] No sistema reprodutivo feminino, os radicais livres desempenham um papel fundamental na regulação de várias sinalizações na foliculogênese e maturação de oócitos, nas mudanças cíclicas no endométrio e no implante de embriões. Portanto, o estresse oxidativo exerce sua influência na capacidade reprodutiva da mulher e modula o declínio da fertilidade com o passar dos anos.[48] Em pacientes na menacme inférteis, o uso de isoflavonas associadas a tratamento com fertilização in vitro foi associado a um aumento na taxa de sucesso gestacional.[1]

Contraindicações

Há estudos que evidenciam que pacientes que são de alto risco para câncer de mama por via genética, ou que já tiveram esse tipo de câncer, devem evitar o consumo exagerado de isoflavonas, isso porque mostrou-se que o excesso de genisteína no sangue poderia induzir superexpressão de genes que estimulam a proliferação celular.[26] Outros estudos, porém, mostraram que a isoflavona não estimula a proliferação de células mamárias, ao contrário, atuam como fator protetor pelas alterações enzimáticas, como aumento da enzima p53, e por um aumento na síntese de SHBG, reduzindo, assim, o estrogênio biodisponível no plasma, independentemente da dose e do tempo de uso.[1] Em virtude dessa contradição nos estudos, ainda não se indica a terapia com fitoestrogênios para pacientes que já tiveram ou têm alto risco para câncer de mama, nesses casos o indicado para melhora dos sintomas climatéricos seriam os inibidores seletivos da recaptação de serotonina ou inibidores seletivos da recaptação de serotonina e noradrenalina.[26]

Foi realizada uma revisão sistemática e metanálise, incluindo 30 ECR (com um total de 3.497 mulheres) para avaliação da espessura endometrial e quatro ensaios clínicos randomizados (com um total de 674 mulheres) para avaliação da densidade mamária. Concluíram que os fitoestrogênios não afetaram a espessura endometrial ou densidade mamária, quando administrado em diversas doses e por várias durações, em mulheres na perimenopausa e pós-menopausa. No entanto, a alta heterogeneidade dos estudos torna necessária a realização de ensaios clínicos randomizados com menos risco de erro sistemático.[20]

Apesar disso, a Sociedade Americana contra o Câncer e o Instituto Americano de Pesquisa em Câncer concordam que o consumo de soja e seus derivados são seguros e melhoram o prognóstico de pacientes que já tiveram câncer de mama.[46]

CONSIDERAÇÕES FINAIS

O climatério é um período de grandes transformações para a mulher, e a busca por melhor qualidade de vida e redução dos efeitos colaterais pela falta de estrogênio nessa fase, assim como a presença de contraindicações, a hormonioterapia e o desejo das mulheres de se abster do uso de hormônio, fizeram com que os fitoestrogênios ganhassem atenção. Apesar de serem ainda incipientes os estudos sobre esse tema, já se tem evidências de bons resultados com o uso da isoflavona no que tange à melhora de fogachos, atrofia genital, redução de absorção óssea, redução dos sintomas geniturinários e melhora do humor. Além disso, diferentemente da hormonioterapia, os fitoestrogênios parecem não aumentar o risco de câncer de mama e de endométrio, apesar de ainda não serem utilizados para pacientes com histórico pessoal.

A indicação clínica dos fitoestrogênios tem crescido, porém, ainda mais estudos são necessários para avaliar a eficácia, assim como os efeitos colaterais e as contraindicações.

A microbiota afeta significativamente várias transformações metabólicas de diversos fitoestrógenos.

Dependendo da composição microbiana, os precursores podem ser transformados com maior ou menor eficácia em seus metabólitos ativos, como no caso daidzeína – S-equol. Por esse motivo, mulheres que usam produtos fitoestrogênicos para sintomas da menopausa podem ser produtoras ou não produtoras, o que leva a variações no sucesso do tratamento.[5]

REFERÊNCIAS BIBLIOGRÁFICAS

1. Carbonel AA, Simoes RS, Girao JHC, Sasso GRS, Bertoncini CRA, Sorpreso ICE et al. Isoflavones in gynecology. Rev Assoc Med Bras 2018; 64(6): 560-4.
2. Murkies AL, Wilcox G, Davis SR. Phytoestrogens. J Clin Endocrinol Metab 1998; 83(2):297-303.
3. Tham DM, Gardner CD, Haskell WL. Potential health benefits of dietary phytoestrogens: a review of the clinical, epidemiological and a mechanistic evidence. J Clin Endocrinol Metab 1998; 83(7):2223-35.
4. Miyahira H, Freitas LR. Evidências atuais sobre os fitoestrogênios. In: Federação Brasileira das Associações de Ginecologia e Obstetrícia, Urbanetz AA, Luz SH (orgs.). Proago Programa de atualização em ginecologia e obstetrícia: Ciclo 14. Porto Alegre: Artmed Panamericana, 2018. p.33-58. (Sistema de Educação Continuada a Distância, v. 4)
5. Kolátorová L, Lapčík O, Stárka L. Phytoestrogens and the Intestinal Microbiome. Physiol Res 2018; 67(Suppl.3): S401-S408.
6. Hartman J, Ström A, Gustafsson JA. Estrogen receptor beta in breast cancer – diagnostic and therapeutic implications. Steroids 2009; 74(8):635-41.
7. Amanat S, Eftekhari MH, Fararouei M, Fankarani KB, Massoumi SJ. Genistein supplementation improves insulin resistance and inflammatory state in non-alcoholic fatty liver patients: a randomized, controlled trial. Clin Nutr 2018; 37(4):1210-5.
8. Lapčík O, Stárka L: Phytoestrogens (in Czech). In: Pokroky v endokrinologii. Stárka L (ed.). Maxdorf-Jessenius, Praha, 2007. p.201-12.
9. Tsourounis C. Clinical effects of phytoestrogens. Clin Obstet Gynecol 2001; 44(4):836-42.
10. Sirtori CR. Risks and benefits of soy phytoestrogens in cardiovascular diseases, cancer, climacteric symptoms and osteoporosis. Drug Safety 2001; 24(9):665-82.
11. Nachtigall LE. Isoflavones in the management of menopause. J British Menopause Society 2001; S1:8-11.
12. Naftolin F, Stanbury MG. Phytoestrogens: are they really estrogen mimics? Fertil Steril 2002; 77(1):15-7.
13. Poluzzi E, Piccinni C, Raschi E, Rampa A, Recanatini M, De Ponti F. Phytoestrogens in postmenopause: the state of the art from a chemical pharmacolo-

gical and regulatory perspective. Current Medicinal Chemistry 2014; 21(4):417-36.

14. Salinas CM, Lopez-Sobaler AM. Beneficios de la soja em la salud femenina. Nutr Hosp 2017; 34(4):36-40.

15. Mintziori G, Lambrinoudaki I, Goulis DG, Ceausu I, Depypere H, Erel CT et al. EMAS position statement: non-hormonal management of menopausal vasomotor symptoms. Maturitas 2015; 81(3):410-3.

16. Daily JW, Ko BS, Ryuk J, Liu M, Zhang W, Park S. Equol decreases hot flashes in postmenopausal women: a systematic review and meta-analysis of randomized clinical trials. J Med Food 2019; 22(2):127-39.

17. Thangavel P, Puga-Olguín A, Rodríguez-Landa JF, Zepeda RC. Genistein as potential therapeutic candidate for menopausal symptoms and other related diseases. Molecules 2019; 24(21):3892.

18. Pintova S, Dharmupari S, Moshier E, Zubizarreta N, Ang C, Holcombe RF. Genistein combined with FOLFOX or FOLFOX–Bevacizumab for the treatment of metastatic colorectal cancer: Phase I/II pilot study. Cancer Chemother Pharmacol 2019; 84(3):591-8.

19. Guo PP, Li P, Zhang XH, Liu N, Wang J, Chen DD et al. Complementary and alternative medicine for natural and treatment-induced vasomotor symptoms: an overview of systematic reviews and meta-analyses. Complement Ther Clin Pract 2019; 36:181-94.

20. Mareti E, Abatzi C, Vavilis D, Lambrinoudaki I, Goulis DG. Effect of oral phytoestrogens on endometrial thickness and breast density of perimenopausal and postmenopausal women: a systematic review and metaanalysis. Maturitas 2019; 124:81-88.

21. Mukund V, Behera SK, Alam A, Nagaraju GP. Molecular docking analysis of nuclear factor-B and genistein interaction in the context of breast cancer. Bioinformation 2019; 15(1):11-7.

22. Pons DG, Vilanova-Llompart J, Gaya-Bover A, Alorda-Clara M, Oliver J, Roca P et al. The phytoestrogen genistein affects inflammatory-related genes expression depending on the ER-alfa/ER-beta ratio in breast cancer cells. Int J Food Sci Nutr 2019; 70(8):941-9.

23. Braxas H, Rafraf M, Hasanabad SK, Jafarabadi MA. Effectiveness of genistein supplementation on metabolic factors and antioxidant status in postmenopausal women with type-2 diabetes mellitus. Can J Diabetes 2019; 43(7):490-7.

24. Nayeem F, Chen NW, Nagamani M, Anderson KE, Lu LJ. Daidzein and genistein have differential effects in decreasing whole body bone mineral density but had no effect on hip and spine density in premenopausal women: a 2-year randomized, double-blind, placebo-controlled study. Nutr Res 2019; 68:70-81.

25. Kageyama A, Sakakibara H, Zhou W, Yoshioka M, Ohsumi M, Shimoi K et al. Genistein regulated serotonergic activity in the hippocampus of ovariectomized rats under forced swimming stress. Biosci Biotechnol Biochem 2010; 74(10):2005-10.

26. Biglia N, Bounous VE, De Seta F, Lello S, Nappi RE, Paoletti AM. Non-hormonal strategies for managing menopausal symptoms in cancer survivors: an update. Ecancer 2019; 13:909. Disponível em: https://ecancer.org/en/journal/article/909-non-hormonal--strategies-for-managing-menopausal-symptoms--in-cancer-survivors-an-update; acessado em: 11 de novembro de 2019.

27. Franco OH, Chowdhury R, Troup J, Voortman T, Kunutsor S, Kavousi M et al. Use of plant-based therapies and menopausal symptoms: a systematic review and meta-analysis. JAMA 2016; 315(23):2554-63.

28. Mendes MC. Terapias não hormonais para os sintomas vasomotores. In: Wender MCO, Fernandes CE, Silva de Sá MF. Climatério e menopausa. Rio de Janeiro: Elsevier, 2019. p.407-19.

29. Santen RJ, Loprinzi CL, Casper RF. Menopausal hot flashes. UpToDate, 2016. Disponível em: https://www.uptodate.com/contents/menopausal-hot-flashes; acessado em: 5 de julho de 2020.

30. Drewe J, Bucher KA, Zahner C. A systematic review of non-hormonal treatments of vasomotor symptoms in climacteric and cancer patients. Springerplus 2015; 4:65.

31. Lethaby AE, Brown J, Marjoribanks J, Kronenberg F, Roberts H, Eden J. Phytoestrogens for vasomotor menopausal symptoms. Cochrane Database Syst Rev 2007 Oct 17; (4):CD001395.

32. Lethaby AE, Marjoribanks J, Kronenberg F, Roberts H, Eden J, Brown J. Phytoestrogens for menopausal vasomotor symptoms . Cochrane Database Syst Rev . 2013 Dec 10; (12):CD001395.

33. NICE Guideline 2015. Menopause: diagnosis and management. Disponível em: https://www.nice.org.uk/guidance/ng23; acessado em: 5 de julho de 2020.

34. Crisafulli A, Marini H, Bitto A, Altavilla D, Squadrito G, Romeo A et al. Effects of genistein on hot flushes in early postmenopausal women: a randomized, double-blind EPT-and placebo-controlled study. Menopause 2004, 11(4):400-4.

35. Tedeschi C, Benvenuti C, Research Group EG. Comparison of vaginal gel isoflavones versus no topical treatment in vaginal dystrophy: results of a preliminary prospective study. Gynecol Endocrinol 2012; 28(8):652-4.

36. Lima SMRR, Campaner AB, Auge APF. Isoflavones derived from Glycine max (L.) Merr. in the treatment of vaginal atrophy: a new frontier. Rev Assoc Med Bras 2017; 63(9):727-8.

37. Dizavandi FR, Ghazanfarpour M, Roozbeh N, Kargarfard L, Khadivzadeh T, Dashti S. An overview of the phytoestrogen effect on vaginal health and dyspaurenia in peri and post menopausal women. Post Reproductive Health 2019; 25(1):11-20.

38. Cardenas-Trowers O, Meyer I, Richter HE, Addis I, Markland AD. Association of urinary phytoestrogens with pelvic organ prolapse and fecal incontinence symptoms in post-menopausal women. Female Pelvic Med Reconstr Surg 2019; 25(2):161-6.

39. Finkelstein JS, Brockwell SE, Vinay M, Greendale GA, Sowers MR, Ettinger B et al. Bone mineral density changes during the menopause transition in a multiethnic cohort of women. J Clin Endocrinol Metab 2008; 93(3):861-8.

40. Sambrook P, Cooper C. Osteoporosis. Lancet 2006, 367(9527):2010-8.

41. Tit DM, Bungau S, Iovan C, Cseppento DCN, Endres L, Sava C et al. Effects of the hormone replacement therapy and of soy isoflavones on bone resorption in postmenopause. J Clin Med 2018; 7(10):297.

42. Su BYW, Tung TH, Chien WH. Effects of phytoestrogens on depressive symptoms in climacteric women: a meta-analysis of randomized controlled trials. J Altern Complement Med 2018; 24(8):850-1.

43. Evans HM, Howe PRC, Wong RHX. Effects of resveratrol on cognitive performance, mood and cerebrovascular function in post-menopausal women; a 14-week randomised placebo-controlled intervention trial. Nutrients 2017; 9(1):27.

44. Liu XX, Li SH, Chen JZ, Sun K, Wang XJ, Wang XG et al. Effect of soy isoflavones on blood pressure: a meta-analysis of randomized controlled trials. Nutr Metab Cardiovasc Dis 2012; 22(6):463-70.

45. Glisic M, Kastrati N, Gonzalez-Jaramillo V, Bramer WM, Ahmadizar F, Chowdhury R et al. Associations between phytoestrogens, glucose homeostasis, and risk of diabetes inwomen: a systematic review and meta-analysis. Adv Nutr 2018; 9(6):726-40.

46. Setchell KDR. The history and basic science development of soy isoflavones. Menopause: The journal of The North American Menopause Society 2017; 24(12):1338-50.

47. Erba D, Casiraghi MC, Martinez-Conesa C, Goi G, Massaccesi L. Isoflavone supplementation reduces DNA oxidative damage and increases O-β-N-acetyl-l-D-glucosaminidase activity in healthy women. Nutr Res. 2012;32(4):233-40.

48. De Bruin JP, Dorland M, Spek ER, Posthuma G, van Haaften M, Looman CW et al. Ultrastructure of the resting ovarian follicle pool in healthy young women. Biol Reprod 2002; 66(4):1151-60.

CAPÍTULO 40

Hormônios bioidênticos

Almir Antonio Urbanetz *(in memoriam)*
Paula Vieira de Mello
Lorena Ana Mercedes Lara Urbanetz

DEFINIÇÃO

Hormônios bioidênticos, um termo de *marketing* não reconhecido pelo Food and Drug Administration dos EUA (FDA), refere-se a hormônios exógenos bioquimicamente semelhantes aos produzidos pelo corpo humano e incluem:[1]

- 17-alfaestradiol (estrógeno predominante antes da menopausa).
- Estrona (estrogênio predominante após a menopausa).
- Estriol (da placenta).
- Progesterona (ovários, placenta e glândulas adrenais).
- Testosterona (ovários e glândulas suprarrenais) e seus conjugados.

São derivados de precursores de soja e inhame e devem ser processados quimicamente para tornar-se capazes de serem absorvidos pelo corpo humano.[1]

Terapias de reposição hormonal tradicionais consistem em estrogênio conjugado, estradiol e progestágenos contendo agrupamentos estruturais adicionais, sem alterar suas propriedades moleculares. Hormônios bioidênticos não possuem tais agrupamentos, possuindo estrutura química e molecular idêntica aos hormônios endógenos. Embora sejam divulgados como naturais, são sintetizados em laboratórios a partir de produtos da soja ou do inhame.[2]

Nos últimos anos, o uso de terapia de reposição hormonal bioidêntica manipulada tem se tornado cada vez mais popular.

Estudos demonstrando possíveis riscos do uso de reposição hormonal no climatério culminaram com o estudo WHI (*Women's Health Initiative*), de 2002, no qual foi relatado que os riscos seriam maiores que os benefícios na prevenção de doenças crônicas em pacientes de 50 a 79 anos em uso de estrogênio conjugado com acetato de medroxiprogesterona por mais de 5 anos. Apesar de muitos estudos subsequentes terem questionado tais resultados e demonstrado o uso seguro de reposição hormonal no climatério, o emprego de hormônios aprovados pelo FDA caiu de 19% em 2000 para 4,8% em 2009.[3] Pacientes e prescritores buscaram, então, fórmulas que prometiam uso mais seguro e natural.

Apesar de alguns hormônios bioidênticos isolados terem sido aprovados pelo FDA (estradiol em cápsula, adesivo, gel, emulsão, *spray* e anel vaginal, progesterona micronizada em cápsula),[2] os HB (hormônios bioidênticos) compostos manipulados não são aprovados por agências de fiscalização como o FDA e a Anvisa. Podem conter diversas combinações dos hormônios supracitados, ser "biestrogênicos" ou "triestrogênicos", com progesterona ou testosterona bioidênticos, ou o precursor deidroepiandrosterona (DHEA), que são combinados em uma única formulação oral, transdérmica ou vaginal.[2]

O termo "bioidêntico", em sua forma mais estrita, é reservado, em geral, às substâncias de origem vegetal que tiveram modificação química em sua estrutura, tornando-se indistinguíveis dos hormônios humanos:[4-7]

A. Estrogênio (17-betaestradiol, estrona e estriol).
B. Progesterona.
C. Androgênios (testosterona e deidroepiandrosterona).

De forma mais ampla, Cirigliano considera ainda que os compostos que se tornam semelhantes ao hormônio original também devem ser considerados bioidênticos, por exemplo, valerato e cipionato de estradiol, bem com os ésteres da testosterona.[7]

Salienta-se que esses compostos não incluem os fito-hormônios, como derivados não alterados em laboratório da soja, do trevo-vermelho, do inhame mexicano ou outros. O bioidêntico contrasta com os estrogênios oriundos da urina de égua prenha e dos derivados sintéticos do estrogênio (como promestrieno) e da progesterona (progestagênios).[6-8]

Os defensores da THB (terapia hormonal bioidêntica) afirmam que, devido à sua estrutura molecular, dosagem personalizada e origem vegetal "natural", a THB é mais eficaz e tem melhor perfil de segurança para riscos em longo prazo para a saúde do que os hormônios convencionais, regulados pela FDA.[9] E alguns afirmam que a THB restaura os níveis hormonais de forma semelhante à de mulheres mais jovens, protegen-

do-as de doenças relacionadas à idade. No entanto, ainda não há evidências claras que apoiem essas alegações de baixo risco ou benefício.[8-10]

Estudos foram realizados comparando progesterona micronizada e progestágenos, demonstrando melhor tolerabilidade da progesterona, e até mesmo alguns estudos in vitro de combinações específicas, em doses padrão, de estrogênios e progesteronas bioidênticas com bons resultados,[3] mas esses estudos dificilmente podem ser extrapolados para o uso de combinações manipuladas, sem fiscalização ou padrão de dose.

Para obter aprovação pelo FDA, os fabricantes de produtos aprovados devem realizar testes extensivos para provar que uma medicação é eficaz e segura para uso humano, e devem seguir padrões rigorosos para fabricação.[11] Portanto, as terapias aprovadas pelo FDA documentaram segurança e eficácia, ao contrário dos HB, que não foram rigorosamente testados. A FDA recomenda o uso de um medicamento aprovado quando possível, devido às suas preocupações sobre segurança e eficácia.

DADOS EPIDEMIOLÓGICOS

Em contraste com as terapias hormonais aprovadas, o uso de THB manipulado não é facilmente estimável.[3] Uma pesquisa realizada em farmácias dos EUA em 2016 estimou que 26 a 33 milhões de receitas de THB são realizadas todos os anos, com um total de vendas estimado entre 1,3 e 1,6 bilhão de dólares.[12]

Estima-se que entre 1 milhão e 2,5 milhões de mulheres de 40 anos de idade ou mais nos EUA utilizem THB, representando 28 a 68% de todas as prescrições de terapia hormonal realizadas anualmente.[13] Outro estudo encontrou resultados semelhantes: ao todo, 9% das mulheres utilizavam terapia de reposição hormonal, das quais aproximadamente 1/3 estava em uso de THB.[13] Entre mulheres de 40 a 44 anos de idade o uso de THB é semelhante ao uso de TH aprovada pelo FDA.[14]

COMPOSTOS INDIVIDUALIZADOS

Todavia, o tema mais polêmico é a comprovação científica da superioridade das substâncias bioidênticas e seu menor risco à saúde da mulher.

Alguns investigadores sugerem que haveria uma dose mais adequada do bioidêntico para cada mulher, o que necessitaria de uma conduta mais personalizada com suporte laboratorial mais frequente. Assim, a monitorização por dosagens hormonais após a administração dos medicamentos seria quase obrigatória. Salienta-se que ainda não há comprovação científica que mostre que esse procedimento mais caro traria mais benefícios às mulheres.[15]

Outro desafio seria a determinação hormonal adequada a cada indivíduo. Em geral, a dose padrão dos hormônios da terapia hormonal habitualmente prescrita pode ser mantida ou modificada conforme a sintomatologia da mulher.[16]

Assim, a determinação hormonal e a biodisponibilidade para cada indivíduo, baseadas em dados laboratoriais, seria processo quase inviável economicamente na população e de benefício bastante duvidoso (detecção pela saliva).[15]

Esse método de prescrição difere do consenso de que a dose ideal a ser prescrita é a menor dose que consiga aliviar significativamente os sintomas da paciente. Além disso, muitos estudos demonstram que os níveis de hormônio encontrados na saliva diferem dos níveis séricos devido à sua flutuação baseada em horário do dia, dieta e outras variáveis.[17]

TESTE DA SALIVA

- O teste hormonal com saliva não é considerado útil.
- Os níveis hormonais na saliva variam de acordo com a absorção do hormônio, a variação diurna, o hormônio específico a ser testado e outras variáveis.
- Os níveis hormonais na saliva não têm correlação com a eficácia, a segurança e o ajuste das doses da terapia hormonal.[10,18,19]

TIPOS DE HORMÔNIOS BIOIDÊNTICOS

TABELA 1 Hormônios bioidênticos mais comumente usados durante o climatério

Classe	Hormônio	Principais indicações
Estrogênios	Estradiol Valerato de estradiol Estriol	Sintomas vasomotores e urogenitais Prevenção de fratura osteoporótica Insuficiência ovariana primária
Progesterona	Progesterona micronizada	Proteção endometrial
Androgênios	Testosterona Ésteres da testosterona	Desejo hipoativo

Fonte: Soares Jr. et al., 2017.[16]

Estrogênios

- Estradiol-17b (transdérmico ou oral, micronizado).
- Estrona (sulfato de estrona sulfato): ingrediente ativo naturalmente presente nas preparações de estrogênio conjugado e em preparações sintéticas de estrogênio conjugado.
- Estriol: não aprovado pelo FDA, mas presente em algumas combinações hormonais na Europa e na Ásia.[17]

Defensores da THB afirmam que estriol e estrona são estrógenos mais seguros e fracos que o estrogênio, porém foi demonstrado que ambos não são necessariamente mais fracos em sua ação na expressão gênica e nos efeitos proliferativos no câncer de mama.[17]

A incorporação de estriol nos THB foi baseada em estudos em animais que datam de mais de 35 anos (Lemon et al., 1975) que demonstraram efeito protetor para neoplasias, porém esse efeito não foi replicado em modelos humanos. Faltam estudos clínicos controlados de grande escala para avaliar a eficácia e a segurança do uso de estrona e estriol.[17]

Os limitados estudos disponíveis para avaliação de risco sugerem que tanto o estrogênio conjugado como o estrogênio bioidêntico aumentam a proliferação celular no câncer de mama, mas que o estrogênio tem maior efeito. Pelo menos três estudos disponíveis já compararam os efeitos de estriol, estrogênio e estrona com diferentes resultados; demonstraram que o estrogênio bioidêntico é o mais potente, porém não ficou claro quanto ao efeito proliferativo do estriol e da estrona em comparação ao estrogênio.[17]

Progestágenos

Progesterona (oral, micronizada ou gel vaginal ou inserção). Independentemente do tipo de preparação, as diferentes formulações disponíveis, farmacodinâmica e individualidade de cada paciente são fatores que devem ser levados em consideração ao usar terapia hormonal na menopausa.

A progesterona micronizada em cápsula é uma forma comum de progestágeno isolado utilizado em diversas formulações de terapia hormonal, algumas delas já aprovadas pelo FDA. Na THB, porém, comumente é prescrita em cremes manipulados em combinação com outros hormônios.

Estudos demonstraram que cremes de progesterona não foram capazes, após doze semanas de uso, de aliviar sintomas vasomotores, alterações de humor, redução de libido ou inibir o efeito proliferativo do estrogênio no endométrio, provavelmente por baixa absorção.[17]

A progesterona micronizada via oral parece ter maior tolerabilidade aos progestágenos como o acetato de medroxiprogesterona (AMP) e o estrogênio equino conjugado (CEE). Em estudo publicado por Ryan e Rosner em 2001 com pacientes usando CEE e progesterona micronizada (n = 89) ou AMP (n = 93), o grupo de progesterona teve menos dias de sangramento e menor fluxo de sangue. Resultados no *Women's Health Questionnaire* mostraram também melhor qualidade de vida no domínio de dificuldades

cognitivas; o sono, igualmente, foi significativamente melhor no grupo da progesterona micronizada após seis meses de uso.[20]

O achado clínico de melhora do padrão de sangramento elucidado em estudos *in vitro* em células endometriais demonstrou que progestágenos, mas não progesterona natural, podem alterar o equilíbrio entre fatores angiogênicos ou antiangiogênicos, podendo induzir uma atividade pró-angiogênica nos plexos capilares endometriais, com consequente vasculogênese aberrante, podendo resultar em sangramento anormal.[3]

Estudos observacionais demonstraram que estrogênios orais com progesterona micronizada têm menor risco de câncer de mama em relação a outras progesteronas sintéticas.[3] Uma análise detalhada do estudo francês E3N demonstrou que estrogênios com didrogesterona aumentaram o risco de carcinoma lobular e que outras progestinas aumentaram o risco de câncer ductal, lobular puro ou ductal/lobular, mas a progesterona micronizada não aumentou o risco de nenhum desses subtipos.[3]

Androgênios

A maioria dos estudos sobre os efeitos dos androgênios bioidênticos (DHEA e testosterona) foi realizada em homens com quadro de deficiência androgênica. Isso dificulta a interpretação desses dados em relação à saúde feminina. Os estudos controlados com DHEA são mais escassos do que com aqueles com testosterona.[21-23]

É considerada bioidêntica a testosterona (inalatória, sublingual, bucal, gel, adesivo), bem como os ésteres (enantato, cipionato e undecanoato). Apesar de a metiltestosterona por via oral ter impacto na sexualidade, não se pode considerá-la um HB.[21-23]

Apesar de o FDA não aprovar o emprego dos androgênios em mulheres, a Endocrine Society considera o desejo hipoativo uma indicação desses hormônios.[23-24]

O uso para fins estéticos de testosterona é citado como benéfico para aumento de colágeno tipo III na pele de mulheres pós-menopausa. Cita-se também DHEA para efeito *anti-aging*, aumento de produção sebácea da pele e produção de pró-colágeno.[25]

Existem muitos estudos com a via transdérmica com observação, em geral, de curto prazo. Os principais efeitos adversos são acne e hiperandrogenismo cutâneo. Porém, faltam estudos em longo prazo sobre sua segurança cardiovascular, endometrial e mamária. Embora haja trabalhos acerca dos efeitos do DHEA sobre a disfunção sexual feminina, a Endocrine Society não recomenda seu uso para melhorar a função sexual.[23]

É importante salientar que os riscos do uso da testosterona pós-menopausa vão além dos efeitos cutâneos e da possível alteração de timbre da voz. Os níveis séricos de testosterona não apresentam importante diminuição no climatério, diferentemente do estrogênio e da progesterona. A testosterona como reposição pode ser aromatizada em estrogênio no tecido mamário, resultando em doses mais elevadas do que o prescrito de estrogênio e elevando o risco de efeitos adversos mais graves, como câncer de mama e endométrio.[17]

USO DERMATOLÓGICO DOS HORMÔNIOS BIOIDÊNTICOS

A THB é receitada, assim como a terapia de reposição hormonal tradicional, com o objetivo de redução de sintomas vasomotores, alteração de humor e libido e atrofia genital. Recentemente, tem aparecido também como terapia estética, receitada por dermatologistas na tentativa de reverter os efeitos da menopausa na pele.[2,25]

Sabe-se que as manifestações cutâneas da deficiência estrogênica incluem:[2]

- Decomposição acelerada de colágeno, diminuição de elastina, desidratação, que resultam em pele mais flácida, seca, pruriginosa, frágil e com rugas mais profundas e numerosas.
- Prejuízo na cicatrização, especificamente na inflamação e regranulação.

- Hirsutismo, presente em 39% das mulheres, sendo o queixo o local mais comum.
- Queda de cabelo difusa e generalizada, presente em 26% das mulheres pós-menopausa.
- Rubor cutâneo, que ocorre em 70 a 85% das pacientes na perimenopausa por disfunção central no sistema catecolaminérgico, podendo estar associado a náusea, despertar noturno e dor latejante no pescoço e na cabeça.
- *Keratoderma climacterium*, uma hiperceratose de palmas e solas dos pés.

Sabe-se que a terapia de reposição hormonal (TRH) tradicional tem efeitos positivos comprovados sobre tais manifestações. Wolff et al. demonstram que mulheres usando TRH a longo prazo possuem pele mais elástica e menos rugas que pacientes que nunca a utilizaram. Outro estudo demonstrou que o tratamento com estrogênio conjugado durante doze meses aumentou espessura da pele; a função de barreira e a capacidade de retenção de água foram parcialmente restauradas.[3] Foi demonstrado, também, que o estrogênio acelera a cicatrização por meio do aumento de TGF-beta-1.[2]

Os dermatologistas que defendem a THB receitam, além do estrogênio para os efeitos supracitados e da progesterona para proteção dos efeitos proliferativos, a testosterona com objetivo estético.

A suplementação de DHEA tem múltiplos efeitos positivos, incluindo o aumento da produção sebácea. Um estudo clínico randomizado demonstrou que a atrofia cutânea em pacientes pós-menopausa foi significativamente reduzida com a suplementação oral de DHEA 50 mg/dia por um ano, principalmente no dorso das mãos.[2]

Foi demonstrado que o uso de testosterona em combinação com estrogênio aumenta a quantidade de colágeno tipo III na pele.[25] Mulheres em uso de implantes de estrogênio em combinação com testosterona apresentaram um conteúdo de colágeno 48% maior que mulheres que não fizeram uso em um estudo de Brincat et. al.[25]

O estudo, no entanto, não incluiu qualquer avaliação dos riscos do seu uso em curto ou longo prazo.[25]

Além dos riscos constantemente enfatizados do uso de hormônios manipulados não regularizados, alguns efeitos adversos cutâneos podem ocorrer pela combinação e doses desses hormônios.[2]

A maior parte dos eventos adversos cutâneos descritos do uso da THB está relacionada a doses aberrantes de testosterona e seus derivados: hirsutismo, acne, alopecia androgênica. Relatos de efeitos adversos com o uso de DHEA incluem aumento da oleosidade da pele e cabelo, pigmentação cutânea, redução da produção sebácea e aumento da sudorese durante exercícios.[2]

Poucos efeitos são relatados com o uso de estrogênios, raros relatos de eritema ou irritação local na aplicação tópica.[3] Apesar da falta de relatos, o melasma deve ser considerado um efeito colateral possível, devido a sua associação com altos níveis hormonais.[2]

Os profissionais que defendem o uso utilizam como base evidências isoladas da segurança de hormônios, como o estrogênio conjugado e a progesterona micronizada, sem levar em consideração os riscos adicionais da testosterona e da manipulação.[25]

HORMÔNIOS BIOIDÊNTICOS E O QUE MOSTRAM AS EVIDÊNCIAS

Um estudo de coorte observacional publicado em 2011 por Ruiz et al.[26] acompanhou 296 mulheres menopausadas com sintomas vasomotores e psicológicos que receberam formulações manipuladas de THB contendo estrogênios e/ou progesterona (tópica: 72%; oral: 43%; vaginal: 23%; sublingual: 4%) em seis farmácias comunitárias, durante 7,3 anos, nos EUA.

O objetivo era avaliar a efetividade dessa modalidade de TH nesse grupo de mulheres por um período de seis meses. Conclusão: mesmo ocorrendo diminuição percentual dos sintomas vasomotores após seis meses de seguimento, não houve significância estatística durante o tempo de acompanhamento (nível de evidência: C).

Revisão Cochrane (Gaudard et al., 2016)[27]

Essa avaliação considera sintomas vasomotores com os diferentes esquemas terapêuticos.

- THB *patch versus* placebo:
  - Quatro ensaios clínicos randomizados (ECR) relataram dados adequados para análise. Houve menos ondas de calor no grupo BHT, com um tamanho de efeito de moderado a grande. Quatro ECR com 793 mulheres demonstraram baixa qualidade de evidência. Houve heterogeneidade moderada, mas uma direção consistente de efeito. Sete ECR relataram dados inadequados para análise; todos relataram um benefício no grupo de intervenção.
  - Eventos adversos (como cefaleia, sangramento vaginal, sensibilidade mamária e reações cutâneas) foram mais comuns no grupo de intervenção. Nove ECR com 1.822 mulheres demonstraram evidência de baixa qualidade. Houve heterogeneidade moderada, mas uma direção consistente de efeito. Em um estudo, cinco mulheres no grupo de intervenção desenvolveram hiperplasia endometrial, demonstrando que não são tão inócuos.
- THB gel *versus* placebo:
  - Frequência dos fogachos: três ECR relataram um benefício no grupo THB, mas os dados não eram adequados para análise.
  - Efeitos adversos: os eventos adversos foram mais comuns no grupo THB. Três ECR com 1.086 mulheres incluídas nessa análise demonstraram moderada qualidade de evidência.
- THB oral *versus* placebo:
  - Frequência dos fogachos: dois estudos relataram dados analisáveis. Houve menos

ondas de calor no grupo THB, sendo considerado seu efeito de moderado a grande. Dois ECR com 356 mulheres demonstraram evidência de baixa qualidade.

- Efeitos adversos: não houve evidência de diferença entre os grupos. Apresentaram baixa qualidade de evidência).

- THB emulsão tópica *versus* placebo:
  - Frequência dos fogachos: um estudo com dados inadequados para análise relatou um benefício no grupo de intervenção.
  - Efeitos adversos: não houve evidência de diferença entre os grupos. Um ECR com 200 mulheres demonstrou evidência de baixa qualidade.

- THB intranasal *versus* placebo:
  - Frequência dos fogachos: apenas um estudo relatou dados analisáveis. Houve menos ondas de calor por dia no grupo THB. Um estudo com 458 mulheres demonstrou moderada qualidade de evidência.
  - Efeitos adversos (como cefaleia, sensibilidade mamária, artralgia e náuseas) foram mais comuns no grupo de intervenção. Um ECR com 458 mulheres demonstrou moderada qualidade de evidência.
  - As análises de subgrupos por dose de THB sugeriram que doses mais elevadas podem estar associadas a maior eficácia, mas também maior risco de efeitos adversos.

- THB *patch versus* 0,625 mg CEE (estrogênio equino conjugado):
  - Dois ECR relataram essa comparação, mas os dados não foram adequados para análise.
  - Frequência dos fogachos: nenhum dos dois ECR relatou evidência de diferença entre os grupos.
  - Efeitos adversos: os achados foram inconsistentes. Em uma comparação (0,1 mg de BHT *versus* CEE), a mastalgia e o sangramento vaginal foram mais frequentes no grupo THB.

- THB oral *versus* 0,625 mg CEE:
  - Frequência dos fogachos: um estudo com dados inadequados para análise não relatou evidência de diferença entre os grupos.
  - Efeitos adversos: não houve evidência de diferença entre os grupos. Um ECR com 103 mulheres demonstrou qualidade muito baixa de evidência.

Conclusão dessa Revisão Cochrane (Gaudard et al., 2016)[27]

- Evidência de baixa a moderada qualidade de que a THB em várias formas e doses é mais eficaz do que o placebo para tratamento de ondas de calor de intensidade moderada a severa.

- Evidência de baixa a moderada qualidade de maiores taxas de efeitos adversos, cefaleia, sangramento vaginal, sensibilidade mamária e reações cutâneas no grupo THB.

- Algumas evidências sugerem que doses mais elevadas de THB estão associadas a maior eficácia, mas também a maior risco de efeitos adversos. Embora todos os estudos incluídos tenham utilizado estrogênio sem progestágeno, recomenda-se usar a terapia associada com progestágeno em mulheres com útero intacto para evitar hiperplasia endometrial, independentemente da fonte do estrogênio.

- Ainda não estão disponíveis dados sobre a segurança da THB em longo prazo em relação à ocorrência de infarto agudo do miocárdio, acidente vascular cerebral e câncer de mama.

- Não houve boa evidência da diferença na efetividade entre THB e CEE, e os achados em relação aos efeitos adversos foram inconsistentes. A qualidade da evidência era muito baixa para chegar a conclusões definitivas.

- As principais limitações na qualidade da evidência foram o estudo do risco de viés (principalmente devido à má notificação de métodos), a imprecisão e a falta de dados adequados para análise.

SEGURANÇA DOS HORMÔNIOS BIOIDÊNTICOS

O uso de THB combinado tem riscos semelhantes à TRH habitual como tromboembolismo, câncer de mama e endométrio, somados aos riscos adicionais da falta de regulação do processo de manipulação: contaminação, inconsistência de dose e falta de esterilidade do processo.[2]

Não existem dados comprovados cientificamente quanto à segurança dos chamados HB (manipulados). Estas são algumas das evidências para essa afirmação:

- Falta de testes para eficácia, segurança e controle de qualidade.
- A principal diferença entre o hormônio aprovado pela FDA e produtos que atendem à definição de bioidêntico *versus* compostos personalizados está no fato de que os bioidênticos foram testados quanto à sua pureza, potência e eficácia, e comercializados com informações do produto aprovadas pelo FDA, que incluem avisos nas caixas. Dados de eficácia e segurança requeridos para obter indicações de produtos de manipulação foram demonstrados em ensaios clínicos randomizados e clínicos com relatórios publicados por pares para bioidênticos aprovados pela FDA, mas não para compostos personalizados.[28]
- Não foram realizados grandes estudos de longo prazo para determinar a eficácia, segurança ou efeitos adversos dos HB personalizados. Em 2008, por falta de conhecimento de dados científicos sobre estriol, a FDA afirmou que as farmácias não devem manipular medicamentos contendo estriol a menos que o prescritor tenha uma investigação validada sobre essa substância.[28]
- Os dados da literatura sugerem que a segurança e o risco dos bioidênticos são semelhantes aos de outros hormônios empregados no climatério, não parecendo haver vantagens sobre as variantes com hormô-

nios não bioidênticos. Faltam estudos para comprovar sua superioridade.[26]

- Subdose de progesterona em terapia hormonal pode aumentar o risco de câncer de endométrio. Foram relatados casos de mulheres com sangramento vaginal irregular e câncer de endométrio após terem utilizado terapia com HB contendo estrogênio e progesterona por vários anos.[29-31]
- Os riscos da manipulação de medicamentos tornaram-se claros após relatos de 64 mortes e 750 casos de meningite fúngica ligados ao uso de esteroides intratecais manipulados em uma farmácia no estado de New England, EUA.[32]
- Atualmente, estamos diante da possibilidade de HB combinados em dose padrão, que cumprem as exigências de segurança das agências de fiscalização. Uma formulação em cápsula de 17-betaestradiol e progesterona natural está em fase 3 de estudo. Caso aprovada, surgirá como uma alternativa ideal para as pacientes que preferem hormônios "naturais".[3]

POSIÇÃO DAS AGÊNCIAS DE FISCALIZAÇÃO (FDA, EMAS E ANVISA) COM RELAÇÃO AOS HORMÔNIOS BIOIDÊNTICOS

Deve-se salientar ainda que as agências (FDA, EMAS e Anvisa) de fiscalização de medicamentos não regulamentaram a produção e a comercialização baseadas em critérios individualizados.[16]

Não há estudos, também, que comprovem segurança maior da terapêutica com HB em comparação às doses convencionais, empregados na terapia de reposição hormonal, mesmo quando a comparação se faz em relação aos HB, como o estradiol.[16]

CONSIDERAÇÕES FINAIS

Terapia hormonal bioidêntica é aquela realizada por meio de hormônios com estrutura química idêntica à observada naqueles naturalmente produzidos pelas mulheres. Todavia, o termo tem sido utilizado erroneamente apenas para os hormônios formulados em laboratórios de manipulação.[8]

Não há evidências científicas suficientes para sugerir e apoiar as alegações de que as manipulações dos denominados "hormônios bioidênticos" sejam mais seguras ou eficazes para tratar os sintomas vasomotores e a atrofia urogenital associada à síndrome climatérica (nível de evidência: D).[8]

As entidades Endocrine Society, The North American Menopause Society, American Congress of Obstetricians and Gynecologists, American Society for Reproductive Medicine e International Menopause Society Australian Menopause Society não recomendam o uso de HB e se manifestam contra o uso de THB por qualquer pessoa sem condição médica que os impeça de usar a terapia hormonal aprovada pelo FDA. Além disso, também emitiram cautela contra o uso combinado de fármacos. Preocupações incluem evidências inadequadas de eficácia e segurança, variável pureza e potência e rotulagem insuficiente.[1,6,33] A FDA fez uma declaração sobre THB (2008): "A FDA está preocupada com a segurança, eficácia e superioridade desses medicamentos e acredita que estão enganando pacientes, médicos e outros profissionais de saúde.[28]

Pacientes que usam hormônios manipulados devem discutir as opções de terapia hormonal com seus médicos para determinar se fármacos combinados são a melhor opção para suas necessidades médicas específicas".

Alguns prescritores de THB usam testes salivares ou de soro para avaliação dos níveis hormonais, mas esses testes são considerados sem dados farmacocinéticos, e nenhum ECR encontrou níveis correlacionados de hormônios na saliva ou no soro.

Uma declaração da FDA sobre testes de saliva para avaliar THB diz que os níveis hormonais na saliva não refletem com precisão a quantidade de hormônios que uma mulher tem em seu corpo para o propósito de ajustar os níveis da dose de terapia hormonal.[6,30,34-36]

O FDA também alerta acerca dos compostos utilizados, preocupações com a falta de evidências sobre eficácia e segurança e variação na pureza e potência.[28]

Testes salivares para quantificar os níveis de esteroides sexuais não devem ser utilizados com o objetivo de adequar e individualizar as doses de hormônios administrados, por demonstrarem imprecisão e não possuírem efetiva correspondência com valores hormonais séricos (nível de evidência: D).[8]

REFERÊNCIAS BIBLIOGRÁFICAS

1. The Endocrine Society. Position Statement: Bioidentical Hormones. Disponível em: www.endocrine.org/~/media/endosociety/Files/Advocacy%20and%20Outreach/Position%20Statements/All/BH_Position_Statement_final_10_25_06_w_Header.pdf; acessado em: 15 de maio de 2020.

2. Borda LJ, Wong LL, Tosti A. Bioidentical hormone therapy in menopause: relevance in dermatology. Dermatol Online J 2019; 5(1):13030/qt4c20m28z. Published 2019 Jan 15.

3. Stuenkel CA, Manson JE. Compounded bioidentical hormone therapy: does the regulatory double standard harm women? JAMA Intern Med 2017; 177(12):1719-20.

4. Mirkin S, Amadio JM, Bernick BA, Pickar JH, Archer DF. 17β-estradiol and natural progesterone for menopausal hormone therapy: REPLENISH phase 3 study design of a combination capsule and evidence review. Maturitas 2015; 81(1):28-35.

5. Holtorf K. The bioidentical hormone debate: are bioidentical hormones (estradiol, estriol, and progesterone) safer or more efficacious than commonly used synthetic versions in hormone replacement therapy? Postgrad Med 2009; 121(1):73-85.

6. North American Menopause Society. The 2012 hormone therapy position statement of: The North American Menopause Society. Menopause 2012; 19(3):257-71.

7. Cirigliano M. Bioidentical hormone therapy: a review of the evidence. Journal of Women's Health 2007; 16:600-31.

8. Wender MCO, Pompei LM, Fernandes CE. Consenso Brasileiro de Terapêutica Hormonal da Menopausa: Associação Brasileira de Climatério (Sobrac). São Paulo: Leitura Médica, 2014.

9. Fugh-Berman A, Bythrow J. Bioidentical hormones for menopausal hormone therapy: variation on a

theme. J Gen Intern Med 2007 Jul; 22(7):1030-4. Epub 2007 Mar 7.

10. Boothby LA, Doering PL. Bioidentical hormone therapy: a panacea that lackssupportive evidence. Curr Opin Obstetrics Gynecol 2008; 20:400-7.

11. FDA New Drug Application (NDA). US Food and Drug Administration. Disponível em: http://www.fda.gov/Drugs/DevelopmentApprovalProcess/HowDrugsareDevelopedandApproved/ApprovalApplications/NewDrugApplicationNDA/default.htm; acessado em: 14 de abril de 2020.

12. Pinkerton JV, Constantine GD. Compounded non--FDA-approved menopausal hormone therapy prescriptions have increased: results of a pharmacy survey. Menopause 2016; 23(4):359-67.

13. Pinkerton JV, Santoro N. Compounded bioidentical hormone therapy: identifying use trends and knowledge gaps among US women. Menopause 2015; 22(9):926-36.

14. Gass ML, Stuenkel CA, Utian WH et al. Use of compounded hormone therapy in the United States: report of The North American Menopause Society Survey. Menopause 2015; 22(12):1276-84.

15. Davison S. Salivary testing opens a Pandora's box of issues surrounding accurate measurement of testosterone in women. Menopause 2009; 16(4):630-1.

16. Soares Jr JM, Maciel GAR, Sorpreso ICE, Fernandes CE, Baracat EC. Evidências atuais para utilização de hormônios bioidênticos na pós-menopausa. In: Federação Brasileira das Associações de Ginecologia e Obstetrícia; Urbanetz AA, Luz SH (orgs.). Proago – Programa de Atualização em Ginecologia e Obstetrícia: Ciclo 14. Porto Alegre: Artmed Panamericana, 2017. p.9-25.

17. Perkins MS, Louw-du Toit R, Africander D. Hormone therapy and breast cancer: emerging steroid receptor mechanisms. J Mol Endocrinol 2018; 61(4):R133-R160.

18. The North American Menopause Society. Bioidentical hormone therapy: custom-compounded vs government-approved. Disponível em: http:// www.menopause.org/docs/for-women/mnbioidenticals.pdf; acessado em: 11 de abril de 2020.

19. US Food and Drug Administration. FDA takes action against compounded menopause hormone therapy drugs. Silver Spring (MD): FDA; 2008. Disponível em: http://www.fda.gov/NewsEvents/Newsroom/PressAnnouncements/2008/ucm116832.htm. ; acessado em: 15 de fevereiro de 2012.

20. Ryan N, Rosner A. Quality of life and costs associated with micronized progesterone and medroxyprogesterone acetate in hormone replacement therapy for non hysterectomized, postmenopausal women. Clin Ther 2001; 23:1099-115.

21. Penteado SR, Fonseca AM, Bagnoli VR, Abdo CH, Júnior JM, Baracat EC. Effects of the addition of methyltestosterone to combined hormone therapy with estrogens and progestogens on sexual energy and on orgasm in postmenopausal women. Climacteric 2008 Feb; 11(1):17-25.

22. Bhasin S, Cunningham GR, Hayes FJ, Matsumoto AM, Snyder PJ, Swerdloff RS et al.; Task Force, Endocrine Society. Testosterone therapy in men with androgen deficiency syndromes: an Endocrine Society clinical practice guideline. J Clin Endocrinol Metab 2010; 95(6):2536-59.

23. Santoro N, Braunstein GD, Butts CL, Martin KA, McDermott M, Pinkerton JV. Compounded bioidentical hormones in endocrinology practice: an Endocrine Society Scientific statement. J Clin Endocrinol Metab 2016; 101(4):1318-43.

24. Wierman ME, Arlt W, Basson R, Davis SR, Miller KK, Murad MH et al. Androgen therapy in women: a reappraisal: an Endocrine Society clinical practice guideline. J Clin Endocrinol Metab 2014; 99(10):3489-510.

25. Brincat M, Moniz CF, Studd JW, Darby AJ, Magos A, Cooper D. Sex hormones and skin collagen content in postmenopausal women. Br Med J (Clin Res Ed) 1983; 287(6402):1337-8.

26. Ruiz AD, Daniels KR, Barner JC et al. Effectiveness of compounded bioidentical hormone replacement therapy: an observational cohort study. BMC Womens Health 2011; 11:27.

27. Gaudard AMIS, Silva de Souza S, Puga MES, Marjoribanks J, da Silva EMK, Torloni MR. Bioidentical hormones for women with vasomotor symptoms. Cochrane Database of Systematic Reviews 2016, Issue 8. Art. No.: CD010407.

28. US Food and Drug Administration. FDA takes action against compounded menopause hormone therapy drugs [press release]. January 9, 2008. Disponível em: www.fda.gov/newsevents/newsroom/pressannouncements/2008/ucm116832.htm. Last updated April 16, 2013; acessado em: 15 de maio de 2020.

29. Boothby LA, Doering PL. Bioidentical hormone therapy: a panacea that lacks supportive evidence. Curr Opin Obstet Gynecol 2008; 20:400-7.

30. Committee on Gynecologic Practice and the American Society for Reproductive Medicine Practice Committee. Committee opinion no.532: compounded bioidentical menopausal hormone therapy. Obstet Gynecol 2012; 120:411-5.

31. Davis R, Batur P, Thacker HL. Risks and effectiveness of compounded bioidentical hormone therapy: a case series. J Womens Health (Larchmt) 2014; 23:642-8.

32. International Academy of Compounding Pharmacists. The International Academy of Compounding Pharmacists responds to meningitis outbreak tied to compounding pharmacy [news release]. Disponível em: http://c.ymcdn.com/sites/www.iacprx.org/

resource/resmgr/imported/IACP%20Responds%20 to%20Meningitis%20Outbreak%20Release%20Oc-tober%202012.pdf; acessado em: 20 de junho de 2020.

33. Australian Menopause Society. Bioidentical hormones for menopausal symptoms. Disponível em: http:// www.menopause.org.au/consumers/information--sheets/34-bioidentical-hormones-for-menopausal--symptoms; acessado em: 10 de abril de 2020.

34. Eden JA, Hacker NF, Fortune M. Three cases of endometrial câncer associated with "bioidentical"

hormone replacement therapy. Med J Aust 2007; 187:244-5.

35. Moyer VA, US Preventive Services Task Force. Menopausal hormone therapy for the primary prevention of chronic conditions: US Preventive Services Task Force recommendation statement. Ann Intern Med 2013; 158:47-54.

36. Panay N, Hamoda H, Arya R et al. The 2013 British Menopause Society & Women's Health Concern recommendations on hormone replacement therapy. Menopause Int 2013; 19:59-68.

CAPÍTULO 41

Diagnóstico e conduta na vigência de sangramento uterino anormal com anticoncepção hormonal e terapia hormonal no climatério

Sheldon Rodrigo Botogoski
Ana Carolina Possebom

INTRODUÇÃO

O sangramento uterino anormal (SUA) é uma entidade clínica que acomete cerca de 14% das mulheres não grávidas em idade reprodutiva[1] e até 50% das mulheres na perimenopausa,[2] com impactos na saúde física e emocional das pacientes de ambos os grupos. É a quarta maior causa de encaminhamento aos serviços de pronto atendimento ginecológico em todo o mundo, devido ao grande impacto no dia a dia da mulher.[3]

Devido ao impacto na saúde feminina e às diversas causas que podem levar ao SUA, a Federação Internacional de Ginecologia e Obstetrícia (FIGO), em 2011,[4] por meio de um grupo internacional de investigadores clínicos, propôs um novo sistema de classificação do SUA, pois já se utilizam nomenclaturas e classificações em outras áreas da ginecologia – como na oncologia, há mais de 90 anos, na endometriose, nos prolapsos genitais – com sucesso e excelentes facilitadores na prática clínica.[4,5]

Quando utilizamos o novo sistema classificatório proposto pela FIGO para o SUA, precisamos ter certeza da ausência de gravidez na mulher. Vale lembrar que o SUA é um sinal/sintoma clínico, ou seja, não é um diagnóstico; para isso, devemos utilizar o acrônimo PALM-COEIN para definir a causa do SUA e propor um tratamento à paciente. Ao definir pelo acrônimo que a paciente é portadora de SUA-P, diagnosticamos que ela apresenta um sangramento uterino anormal causado por pólipo, e assim sucessivamente para os demais: SUA-A (adenomiose); SUA-L (leiomioma); SUA-M (malignidade – ficar atento também à hiperplasia neste quesito); SUA-C (coagulopatia); SUA-O (disfunção ovulatória); SUA-E (endometrial); SUA-I (iatrogênico) e SUA-N (não classificado).

Neste capítulo abordaremos o modo como conduzir o SUA-I, dando ênfase às causas iatrogênicas, que se referem a medicamentos como pílulas contraceptivas hormonais, que impactam diretamente no endométrio, interferem no sistema de coagulação ou influenciam no controle da ovulação.[4]

Para obter sucesso no tratamento desse sinal clínico, existem diversas opções terapêuticas. Nos Estados Unidos, a histerectomia é a cirurgia ginecológica mais realizada pelos especialistas – cerca de 400.000 anualmente. Porém, a ascensão de alternativas conservadoras tem se mostrado altamente capaz de controlar o sangramento, sem elevar a morbidade da paciente quando comparada ao procedimento cirúrgico radical.[10]

O uso de terapia hormonal oral é uma alternativa eficaz no manejo do SUA em médio e em longo prazos, proporcionando à paciente uma redução significativa no volume e na duração do fluxo, além de possibilitar, em alguns casos, a cessação do sangramento.[11] Por essa razão, tem sido objeto de estudo dos especialistas e vem sendo cada vez mais utilizada em detrimento da estratégia cirúrgica.[1,6,7] Entretanto, mesmo com as elevadas taxas de sucesso, há uma quantidade significativa de mulheres que evoluem com quadros de SUA na vigência do uso de pílulas orais.

SANGRAMENTO UTERINO ANORMAL

O SUA é uma desordem comum e progressivamente debilitante, e apresenta as mais diversas etiologias. De acordo com a proposta classificatória da FIGO, as principais causas seriam representadas pela siga em inglês "PALM-COEIN" (*Polyp, Adenomyosis, Leiomyoma, Malignancy and hyperplasia, Coagulopathy, Ovulatory dysfunction, Endometrial, Iatrogenic and Not yet classified*)[6] em mulheres não grávidas.

A prevalência dessas possíveis causas na população feminina varia de acordo com a faixa etária.[8] No período neonatal, a principal causa seria a privação brusca do estrogênio materno. Na infância, corpo estranho, abuso sexual e infecções merecem destaque. Na adolescência, a imaturidade do eixo hipotálamo-hipófise-gonadal causa quadros anovulatórios que resultam em sangramentos inespecíficos. Na menacme, sempre lembrar de anormalidades da gestação – abortamentos, prenhez ectópica e gestação molar e ginecopatias como pólipos, leiomiomas e adenomiose. Na perimenopausa, a anovulação volta a ocupar posição de destaque. E, por fim, após a menopausa, há três principais etiologias que não podem ser esquecidas: terapia de reposição hormonal, em 30% das mulheres, vaginite atrófica e/ou endometrite, em 30%, e câncer de endométrio, em 15%.

A investigação diagnóstica deve sempre começar com uma anamnese bem detalhada e um exame físico minucioso. Exames laboratoriais devem ser solicitados apenas quando houver suspeita de doenças associadas. São eles: dosagens séricas de beta-hCG quantitativo, TSH, T4 livre, prolactina, coagulograma, contagem de plaquetas e provas de função hepática.[1] Para análise com exames complementares, a investigação com uso da ultrassonografia transvaginal (USGTV) como primeira escolha é mandatório, uma vez que permite avaliar o miométrio e a espessura endometrial, forma e volume do útero e dos anexos. Lembrando que as evidências científicas não mostraram vantagens da ressonância nuclear magnética da pelve sobre a USGTV na avaliação inicial. A histeroscopia, método padrão-ouro para investigação endometrial, será utilizada apenas quando a USGTV for inconclusiva na procura do diagnóstico ou quando houver necessidade de realização de biópsia endometrial.

A abordagem do tratamento apresenta inúmeras possibilidades, como terapia não hormonal, terapia hormonal, ablação endometrial, histeroscopia e histerectomia.[10] Com o objetivo de reduzir as técnicas invasivas, será dado destaque ao tratamento clínico do SUA com o uso de pílulas contraceptivas orais e a iatrogenia que pode ser causada pelo uso delas, levando a quadros de SUA.

TERAPIA HORMONAL

A terapia hormonal apresenta uma grande variedade de possibilidades de administração: oral, intramuscular, subdérmica, tópica. Aqui, será priorizado o estudo das pílulas anticoncepcionais orais.

O manejo medicamentoso via oral pode se apresentar com estrogênio e progesterona, isoladamente ou em combinação.

SANGRAMENTO UTERINO ANORMAL NA VIGÊNCIA DO USO DE ANTICONCEPCIONAIS ORAIS

Estrogênio associado a progestogênio

O mecanismo de ação dessa combinação é reduzir o FSH (hormônio folículo estimulante), por meio de retrocontrole negativo sobre a hipófise, e prevenir o desenvolvimento de um folículo dominante ovariano. Além disso, promove estabilidade e crescimento endometrial, aumentando a ação da progesterona. Esta última inibe o pico de LH e, consequentemente, a ovulação, além de criar um ambiente endometrial atrófico, que ocasiona redução no sangramento.

A progesterona está mais relacionada ao efeito contraceptivo, enquanto o estrogênio é responsável primariamente por estabilizar o padrão de sangramento, uma vez que um endométrio atrófico pode resultar em um sangramento irregular.[33]

A única combinação aprovada pelo FDA (Food and Drug Administration) e submetida a um ensaio clínico randomizado significativo é a que apresenta um estrogênio natural (valerato de estradiol) associado a um progestagênio (Dienogeste[1,11]) em regime dinâmico tetrafásico. Porém, existem outros produtos utilizados e que se mostraram eficazes em controlar o sangramento, como: estrogênio sintético (Etinilestradiol 10 µg) associado a progestagênio (Noretindrona 2 mg) divididos em três vezes ao dia durante uma semana e seguidos de uma vez ao dia por mais três semanas.[12] Estudos mostraram que o sangramento foi interrompido em 88% e em 76% dos casos, respectivamente.[12] Além disso, a combinação trifásica oral composta por etinilestradiol associado a norgestimato se mostrou eficaz no tratamento de SUA, inclusive no sangramento intermenstrual das mulheres com disfunção ovulatória.[1,13]

Progestagênio

Contraceptivos à base apenas de progestagênio são alternativas ideais para mulheres que apresentam contraindicação ao uso de estrogênio. O mecanismo de ação desse hormônio é amplo e consiste em estabilizar a fragilidade endometrial, inibir a angiogênese, estimular a conversão do estradiol em estrona de menor atividade.[1,14] Além disso, inibe a ovulação e a esteroidogênese ovariana, interrompendo a pro-

dução de receptores de estrogênio e levando a uma atrofia endometrial. E é exatamente devido a um endométrio atrófico e instável que ocorre o SUA na vigência de pílulas progestágenas.[33]

O progestagênio pode ser administrado pelas mais variadas vias, mas daremos destaque à via oral. O uso de progestagênios orais é determinado pelo *status* ovulatório da paciente. Naquelas com SUA de origem ovulatória, o uso de acetato de medroxiprogesterona (2,5 a 10 mg por dia), ou noretindrona (2,5 a 5 mg por dia), ou acetato de megestrol (40 a 160 mg por dia), ou progesterona natural micronizada (200 a 400 mg por dia), de maneira contínua ou cíclica, todos via oral (a progesterona micronizada pode ser utilizada via vaginal), promove o controle do ciclo e a redução do sangramento menstrual.[15,16] O uso de progestagênio de fase lútea nessas mulheres não se mostrou eficaz, enquanto nas pacientes com SUA de origem anovulatória essas opções de tratamento conseguem controlar cerca de 50% das perdas sanguíneas. Em casos agudos, o uso de acetato de medroxiprogesterona 20 mg via oral, três vezes ao dia durante uma semana, seguido de uma vez ao dia por mais três semanas, pode ajudar a reduzir significativamente o sangramento.

As mulheres que optarem por métodos contendo apenas progestágenos devem estar cientes de que um padrão regular de sangramento é improvável após uso por longo período de tempo.[33]

Danazol

É um hormônio sintético que inibe a secreção hipofisária de FSH e LH (hormônio luteinizante), levando a um adelgaçamento ou até à atrofia do tecido endometrial. Os estudos mostraram que esse tratamento é superior aos progestagênios de fase lútea e aos anti-inflamatórios não esteroidais (AINES).[17] Apesar de ajudar no controle do sangramento em até 80%, apresenta inúmeros efeitos colaterais que limitam o uso, como: ganho de peso, acne e efeitos androgênicos.[18]

Agonistas do GnRH

Agonistas do hormônio liberador de gonadotrofinas (GnRH), por mecanismo de *feedback* negativo, inibem a secreção de gonadotrofinas (FSH e LH) e levam a um estado de hipogonadismo, que resulta em um quadro de atrofia endometrial. Esse tratamento é uma opção eficaz quando o sangramento é consequência de leiomiomatose uterina e o objetivo é usar em curto prazo, apenas para reduzir o volume do leiomioma e, consequentemente, o volume total do útero. Isso porque os efeitos colaterais – como sintomas vasomotores, atrofia vaginal e osteopenia – são, muitas vezes, intoleráveis pelas pacientes, limitando seu uso.[19] O medicamento mais descrito na literatura é o acetato de leuprolida, que pode reduzir o volume uterino em até 30 a 60% e consegue, inclusive, melhorar a anemia das pacientes com sangramento em grande quantidade.[1] Também disponível o acetato de gosserrelina nas doses de 3,6 mg para uso mensal ou 10,8 mg para uso trimestral, aplicado no tecido celular subcutâneo periumbilical.

Apesar da variedade de combinações existentes, o uso desses fármacos via oral pode trazer consequências desagradáveis às usuárias. Entre elas, a mais desconfortável é aquela que cursa com sangramento na vigência do uso de pílula hormonal, excetuando-se o que ocorre no intervalo do medicamento e continua até 1 a 4 dias após reiniciar o método.[21]

SUA na vigência de pílula

A patogênese desse sangramento ainda não está completamente compreendida. Teoriza-se que a natureza desse quadro é explicada pela transição de um endométrio proliferado para um relativamente fino, resultado, principalmente, da ação progestacional dentre todos os hormônios. Com o uso contínuo, acredita-se ser o último passo para ativar um processo complexo de exposição contínua a esteroides sexuais, em especial a progesterona. Nesse cenário, o endométrio desenvolve uma rede de veias superficiais e capilares pequenos e dilatados, que, pelo processo de remodelação pelo qual passam, tornam-se frágeis e sujeitos a sangramento focal. A alteração na atividade da matriz metaloproteinase (MMP) parece desempenhar um papel importante nesse remodelamento. Além disso, parecem estar relacionadas ao quadro mudanças na perfusão endometrial, hemostasia vascular local, processos pró e antioxidantes.[22,23]

Para iniciar o uso desses medicamentos, as mulheres devem ser orientadas sobre a existência de diversos padrões de sangramento associados às mais diversas opções de contracepção e também sobre o fato de que não existe evidência de que o sangramento na vigência do uso de pílula esteja associado a uma redução na eficácia do método. Se a paciente estiver ciente de todas essas informações, a escolha do melhor método, individualmente, será mais fácil e a adesão terapêutica será mais efetiva, uma vez que ficará claro que sangramentos irregulares podem ocorrer, e isso não implica a alteração da eficácia do método. As usuárias de métodos anticoncepcionais de curta duração – atualmente classificados como SARC (*Short-Acting Reversible Contraception*) como pílula hormonal, injetável mensal e trimestral, adesivo ou anel vaginal – devem ter conhecimento de que o atraso ou a falta do uso, da aplicação ou da troca pode levar a um sangramento fora do esperado.[21]

O manejo do SUA na usuária de pílula hormonal oral deve seguir cinco passos primordiais:

- 1º passo: história clínica
  Para uma história clínica completa, 9 perguntas devem ser realizadas para as mulheres que apresentam sinal/sintoma de SUA na vigência do uso de pílula:[21,23]

  I. Quais são as suas principais preocupações com esse sangramento?
  II. Como era o seu padrão de sangramento antes do início da pílula e em que ele está diferente agora?

III. Quantos dias você sangra em um mês, qual a intensidade e quantos episódios de sangramento?

IV. O sangramento está associado à relação sexual, antes ou depois, apresenta dor ou sintomas urinários? (Se a resposta a esta pergunta for sim, dificilmente terá alguma relação com o método utilizado; vale lembrar que a busca por outra causa de sangramento – como vaginites, colpite, DIP (doença inflamatoria pélvica), endometrioses, neoplasia – se faz necessária.)

V. Faz uso de medicações ou drogas ilícitas? Quais? (Medicamentos que reduzem a eficácia contraceptiva são: antiepiléticos, como carbamazepina, eslicarbamazepina, fenitoína, oxcarbazepina, fenobarbital, fosfenitoína, primidona, rufinamida e topiramato; antibacterianos, como rifabutina e rifampicina; antiretrovirais, como efavirenze, nevirapina e ritonavir; fitomedicamentos, como erva-de-são-joão; e outros, como modafinila, bosentana, aprepitanto, lamotrigina e griseofulvina.[24])

VI. Como está usando o método? Explique. (Se na explicação a paciente relatar que deixou de tomar ou alterou o horário, devemos lembrá-la de que provavelmente o SUA se deve a isso.)

VII. É tabagista ou iniciou o consumo de tabaco? (O cigarro pode afetar o sangramento nas usuárias de pílula.[25])

VIII. Está com algum novo parceiro ou apresenta comportamento de risco? (Cervicite, colpite e doença inflamatória pélvica podem causar sangramento.)

IX. Quando realizou a última coleta de citologia do colo uterino?

A avaliação será iniciada com base nas respostas a essas perguntas e no tipo de contraceptivo que está sendo utilizado. O SUA é mais comum e até esperado nas pacientes usuárias de contraceptivos somente com progestagênio. Uma investigação mais aprofundada não será necessária, a não ser que algum dado da história clínica sugira outra alternativa. Nas pacientes que preferem contraceptivos orais combinados, o sangramento pode ocorrer, mas, em geral, se resolve com o tempo. Sangramentos irregulares são comuns nos primeiros 3 a 4 meses do uso do contraceptivo oral combinado, podendo ocorrer em 30% das pacientes no primeiro ciclo.[26] Nenhuma intervenção clínica medicamentosa dentro dos primeiros 6 meses deve ser realizada, exceto uma história clínica e exame físico.[21,23]

■ 2º passo: considerar infecções sexualmente transmissíveis (IST)

É necessário sempre considerar a possibilidade de rastrear infecções sexualmente transmissíveis em todas as mulheres que usam contracepção hormonal, apresentam SUA e possuem fatores de risco (idade menor que 25 anos, novo parceiro sexual, mais de um parceiro sexual no último ano). A bactéria *Chlamydia trachomatis* é a mais prevalente – até 70% – e, embora a maioria das pacientes mantenha-se assintomática, SUA pode ser uma das manifestações clínicas. A melhor maneira de identificar a bactéria é por meio da coleta de um *swab* vaginal, que já consegue identificar tanto a *C. trachomatis* como a *Neisseria gonorrhoeae*.[33,34]

■ 3º passo: rastreamento de câncer de colo uterino

A história de rastreamento cervical deve ser verificada para garantir que a mulher está participando dos programas de *screening* propostos pelo Ministério da Saúde e, particularmente, porque os achados do exame podem explicar o SUA.[34]

■ 4º passo: teste de gravidez

O teste de gravidez deve ser realizado em mulheres sexualmente ativas e que apresentam SUA em uso de contracepção hormonal. Entretanto, a paciente deve estar ciente de que não há evidências que comprovem que o SUA na vigência do uso ideal de pílula esteja associado a um maior risco de gravidez.[34,35]

É importante que, mesmo em uso dos métodos mais eficazes, a gravidez seja considerada quando houver mudança significativa no padrão do sangramento ou se houver sintomas como náusea, aumento da sensibilidade das mamas, fadiga, entre outros. Ambos estão presentes nos quadros de gestação e uso contínuo de contraceptivos orais.[21]

Já a amenorreia relacionada ao uso de contracepção hormonal, a princípio, não necessita de tratamento. A gravidez deve ser descartada e, se houver indicação clínica, solicitar beta-hCG quantitativo.

- 5º passo: exame clínico
  Quando não precisa ser realizado:
  - Se o SUA iniciou dentro dos primeiros três meses de uso do método contraceptivo hormonal, uma vez que esse é um sintoma comum nesse período e tende a ser autolimitado.[33,34,35]
  - Se a paciente apresentar-se em dia com o rastreamento para câncer de colo uterino.[34]
  - Se a paciente não apresentar fatores de risco para IST.[34]

É importante lembrar que, embora o exame clínico não seja realizado, o acompanhamento dessas pacientes deve ser contínuo.

Quando ele deve ser realizado

- Se o SUA persistir por mais de 3 meses.[24,33,34]
- Se surgirem novos sintomas ou se mudar o padrão de sangramento após 3 meses de uso.[24,34]
- Se não estiver realizando rastreamento regular.[33,34]
- Se a paciente desejar.[34]
- Se houver falha dos tratamentos clínicos disponíveis.[34]

Importante!

Em mulheres acima de 35 anos de idade que iniciam com SUA, o ideal é realizar uma biópsia endometrial antes de começar o uso de método hormonal. Além disso, está indicada biópsia em casos de hiperplasia endometrial e para aquelas pacientes que passaram um longo período sob estímulo estrogênico sem oposição da progesterona.

Os métodos disponíveis são:

1. Pílula combinada
  * Padrão do sangramento: pode ocorrer em até 30% das mulheres e regride dentro de 3 meses em cerca de 10% delas. Ensaios clínicos mostraram que a tendência maior é ocorrer em métodos com dose de estrogênio mais baixa, ou seja, menor ou igual a 20 mcg de etinilestradiol. Não há evidências de redução da eficácia contraceptiva se a paciente mantiver o uso ideal.

Mulheres que fazem uso de contraceptivo combinado contínuo e apresentam sangramento irregular por 3 ou mais dias devem ser orientadas a suspender o uso do contraceptivo por 4 dias para descamar o endométrio e retomar a pílula de onde pararam.[27]

* Manejo: reforçar a necessidade de uso diário e sempre no mesmo horário, pois em até 70% dos sangramentos isso pode ocorrer devido à inadequação do uso. Cessar tabagismo é outro fator que controla o ciclo menstrual.[28,29] Além disso, deve-se reforçar a importância de se manter o uso do método combinado durante, pelo menos, 3 meses, uma vez que o sangramento tende a estabilizar nesse período.[34,35]

Não há evidências que comprovem que a mudança na formulação da pílula combinada altere o padrão de sangramento, exceto se a dose de estrogênio for menor ou igual a 20 mcg de etinilestradiol.[29-31] Nesse caso, pode ser considerada a troca do etinilestradiol para doses de 30, 35 ou 40 mcg.[31] Doses maiores não são recomendadas devido ao aumento do risco tromboembólico e maiores efeitos colaterais. Outra alternativa seria a mudança da via do contraceptivo combinado para a via vaginal, já que os sangramentos irregulares são menos comuns quando comparados com 30 mcg de etinilestradiol e levonorgestrel.[32]

Se houver persistência do sangramento, causas estruturais (PALM) devem ser avaliadas e também sangramentos devidos a processos infecciosos.[30]

Vale lembrar!

Dobrar ou triplicar temporariamente a dose diária do contraceptivo oral não apresenta estudos que comprovem essa alternativa e isso pode, até, aumentar os efeitos colaterais e os riscos à paciente.[21] Também não há evidência científica de que pílulas com regime trifásico são mais vantajosas em relação aos regimes monofásicos.

Interessante!

Alguns ensaios clínicos randomizados, embora não apresentassem população amostral grande o suficiente, mostraram eficácia do uso profilático de Doxiciclina 40 mg/dia em conjunto com os métodos combinados hormonais orais. Isso porque a Doxiciclina é um potente inibidor da MMP e contribui, assim, para a redução dos índices de sangramento. Lembrando que esse medicamento não se mostrou eficaz se o SUA já teve início, apenas de modo profilático.[35]

2. Pílula isolada de progestagênio

* Padrão do sangramento: as pílulas isoladas de progestagênio devem ser tomadas todos os dias e é esperado manter o sangramento, embora o efeito sobre a ovulação seja imprevisível. Aproximadamente 40 a 50% das mulheres apresentarão ciclos menstruais normalmente, 40% terão ciclos irregulares e 10% apresentarão amenorreia.[21]

Manejo: usar as pílulas isoladas de progestagênio todos os dias no mesmo horário pode reduzir a frequência de sangramentos não programados. Entretanto, não está definido ainda em quanto tempo o sangramento deve cessar.[35]

Atenção!

Em mulheres que não apresentam contraindicação ao uso de estrogênio, uma estratégia eficaz é associar à pílula de progestagênio, temporariamente, uma dose de estrogênio.

REFERÊNCIAS BIBLIOGRÁFICAS

1. Bradley LD, Gueye NA. The medical management of abnormal uterine bleeding in reproductive-aged women. Am J Obstet Gynaecol 2016; 214(1):31-44.
2. Whitaker L, Critchley HOD. Abnormal uterine bleeding. Best practice & research clinical obstetrics & gynaecology 2016; 34:54-65.
3. Munro MG, Critchley HOD, Fraser IS. The FIGO classification of causes of abnormal uterine bleeding. International Journal of Gynecology & Obstetrics 2011; 113:1. Disponível em: https://doi.org/10.1016/j/ijgo.2011.01.001; acessado em: 15 de junho de 2018.
4. Munro MG, Critchley HOD, Broder MS, Fraser IS, FIGO working group on menstrual disorders. FIGO classification system (PALM-COEIN) for causes of abnormal uterine bleeding in nongravid women of reproductive age. International Journal of Gynecology and Obstetrics 2011; 113:3-13.
5. Woolcock JG, Critchley HO, Munro MG, Broder MS, Fraser IS. Review of the confusion in current and historical terminology and definitions for disturbances of menstrual bleeding. Fertil Steril 2008; 90(6):2269-80.
6. Febrasgo: Sangramento uterino anormal. São Paulo: Federação Brasileira das Associações de Ginecologia e Obstetrícia (Febrasgo), 2017. Série Orientações e Recomendações Febrasgo, n. 7, 2017; 37p. ISSN 2525-6416.
7. Frick KD, Clark MA, Steinwachs DM, Langenberg P, Stovall D, Munro MG, et al. Financial and quality-of-life burden of dysfunctional uterine bleeding among women agreeing to obtain surgical treatment. Womens Health Issues 2009; 19(1):70-8.
8. Cole LA, Ladner DG, Byrn FW. The normal variabilities of the menstrual cycle. Fertil Steril 2009; 91(2):522-7.
9. Matteson KA, Raker CA, Clark MA, Frick KD. Abnormal uterine bleeding, health status, and usual source of medical care: analyses using the Medical Expenditures Panel Survey. Journal of Womens Health 2013; 22(11):959-65.
10. Corona LE, Swenson CW, Sheetz KH, Shelby G, Berger MB, Pearlmen MD, et al. Use of other treatments before hysterectomy for benign conditions in a statewide hospital collaborative. Am J Obstet Gynecol 2015; 212:304.e1-7.
11. Jensen JT, Parke S, Mellinger U, Machlitt A, Fraser IS. Effective treatment of heavy menstrual bleeding with estradiol valerate and dienogest: a randomized controlled trial. Obstet Gynecol 2011; 117:777-87.
12. Munro MG, Mainor N, Basu R, Brisinger M, Barreda L. Oral medroxyprogesterone acetate and combination oral contraceptives for acute uterine blee-

ding: a randomized controlled trial. Obstet Gynecol 2006; 108:924-9.

13. Davis A, Godwin A, Lippman J, Olson W, Kafrissen M. Triphasic norgestimate-ethinyl estradiol for treating dysfunctional uterine bleeding. Obstet Gynecol 2000; 96:913-20.

14. Fritz MA, Speroff L. Clinical gynecologic endocrinology and infertility. Philadelphia: Lippincott Williams & Wilkins, 2012.

15. Varner RE, Ireland CC, Summitt RL Jr. Medicine or surgery (Ms): a randomized clinical trial comparing hysterectomy and medical treatment in premenopausal women with abnormal uterine bleeding. Control Clin Trials 2004; 25:104-18.

16. Pinkerton JV. Pharmacological therapy for abnormal uterine bleeding. Menopause 2011; 18:453-61.

17. Bonduelle M, Walker JJ, Calder AA. A comparative study of danazol and norethisterone in dysfunctional uterine bleeding presenting as menorrhagia. Postgrad Med J 1991; 67:833-6.

18. Beaumont HH, Augood C, Cuckitt K, Lethaby A. Danazol for heavy menstrual bleeding. Cochrane Database Syst Rev 2007: CD001017.

19. Cetin NN, Karabacak O, Korucuoglu U, Karabacak N. Gonadotropin-releasing hormone analog combined with a low-dose oral contraceptive to treat heavy menstrual bleeding. Int J Gynaecol Obstet 2009; 104:236-9.

20. Speroff L, Darney PD. A Clinical Guide For Contraception. 54th ed. Philadelphia: Lippincott Williams & Wilkins, 2011.

21. Edelman A, Kaneshiro B, Zieman M, Barss VA. Management of unscheduled bleeding in women using contraception. UpToDate, 2011. Disponível em: www.uptodate.com; acessado em: 15 de junho de 2018.

22. Hickey M, d'Arcangues C. Vaginal bleeding disturbances and implantable contraceptives. Contraception 2002; 65:75.

23. Crawford P. Interactions between antiepileptic drugs and hormonal contraception. CNS Drugs 2002; 16:263.

24. FSRH – The Faculty of Sexual and Reproductive Healthcare. Clinical guidance: drug interactions with hormonal contraception. FSRH 2018; 12. Disponível em: www.fsrh.org; acessado em: 15 de julho de 2018.

25. Rosenberg MJ, Waugh MS, Stevens CM. Smoking and cycle control among oral contraceptive users. Am J Obstet Gynecol 1996; 174(2):628-32.

26. Wallach M, Grimes DA, Chaney EJ, et al. Modern oral contraception: updates from the contraceptive report. Totowa, NJ: Emron, 2000; p.70-6.

27. Jensen JT, Garie SG, Trummerr D, Eliesen J. Bleeding profile of a flexible extended regimen of ethinylestradiol/drospirenone in US women: an open-label, three-arm, active-controlled, multicenter study. Contraception 2012; 86(2):110-8.

28. Curtis KM, Jatlaoui TC, Tepper NK, Zapata LB, Horton LG, Jamieson DJ, Whiteman MK. U.S. selected practice recommendations for contraceptive use, 2016. MMWR Recomm 2016; 65(4):1-66.

29. Thorneycroft IH. Cycle control with oral contraceptives: a review of the literature. Am J Obstet Gynecol 1999; 180:280.

30. Krettek JE, Arkin SI, Chaisilwattana P, Monif GR. Chlamydia trachomatis in patients who used oral contraceptives and had intermenstrual spotting. Obstet Gynecol 1993; 81:728-31.

31. Gallo MF, Nanda K, Grimes DA, Schulz KF. 20 mcg versus >20 mcg estrogen combined oral contraceptives for contraception. Cochrane Database Syst Rev 2005; CD003989.

32. Klipping C, Duijkers I, Fortier MP, Marr J, Trummer D, Elliesen J. Long-term tolerability of ethinylestradiol 20µg/drospirenone 3mg in a flexible extended regimen: results from a randomized, controlled, multicenter study. J Fam Plann Reprod Health Care 2012; 38(2):84-93.

33. Foran, T. The management of irregular bleeding in women using contraception. Australian family physician 2017; 46(10):717.

34. FSRH. Problematic bleeding with hormonal contraception: clinical effectiveness unit. Faculty of Sexual & Reproductive Healthcare Clinical Guidance, 2015.

35. Kaneshiro B, Edelman A, Dash C, Pandhare J, Soli FM, Jensen JT. Effect of oral contraceptives and doxycycline on endometrial MMP-2 and MMP-9 activity. Contraception 2016; 93(1):65-9.

Sangramento uterino anormal durante o uso de terapia hormonal no climatério

Terapia de reposição hormonal (TRH) é comumente utilizada para tratar os sintomas vasomotores e a síndrome genitourinária da menopausa. Existem várias formas de realizar a reposição, nas mais diversas vias de administração, de acordo com a opção da paciente.[1]

Diversos podem ser os efeitos adversos ao uso de TRH, como oscilações de humor, mastalgia, náuseas ou vômitos, sangramento. Este último será o objeto de estudo a seguir.[2]

ESTRÓGENOS

As formulações estrogênicas estão disponíveis em várias vias de administração: oral, transdérmica, anel vaginal, gel tópico, soluções, subcutânea. Mulheres com sintomas vasomotores devem ser tratadas com terapia sistêmica, enquanto aquelas com atrofia vulvovaginal devem ser medicadas com tratamento tópico.[1,3,4]

PROGESTÁGENOS

Hiperplasia e câncer endometriais podem ocorrer em até seis meses de uso de estrogênio sem oposição da progesterona em mulheres não histerectomizadas. Em pacientes que realizaram o procedimento, o uso de progesterona não deve ser encorajado. É importante ressaltar que qualquer progesterona, independentemente da via de administração, é eficaz na prevenção de hiperplasia e de câncer de endométrio.[1,5]

PADRÕES DE SANGRAMENTO

Os padrões de sangramento das mulheres usuárias de TRH variam conforme o tipo de terapia utilizado.[1,6,7]

1. Estrogênio isolado: mulheres com útero não devem fazer uso dessa terapia isolada, pelo risco aumentado de câncer de endométrio. Em raras situações, nas quais a paciente não tolera qualquer forma de terapia progestagênica, pode ser usado, desde que seja realizada biópsia endometrial anualmente. Entretanto, desde o surgimento do sistema intrauterino liberador de levonogestrel, a opção anterior quase nunca deverá ser utilizada.[1,7]

A maior parte das mulheres não histerectomizadas cursa com amenorreia após o início de terapia estrogênica isolada. Contudo, não significa que a hiperplasia endometrial possa ser descartada. Infelizmente, o padrão de sangramento não corresponde ao achado histológico da biópsia endometrial. Assim, biópsias anuais devem ser realizadas nessa situação.[1,8]

2. Regimes combinados cíclicos: o regime combinado mais utilizado é o que associa estrogênio conjugado 0,625 mg diariamente (contínuo) e 5 mg de medroxiprogesterona (ou 200 mg de progesterona natural) do 1º ao 14º dia do mês.[1,8,9]

Cerca de 90% das pacientes que optam por esse regime cursam com sangramento uterino mensal, geralmente em pequena quantidade e de curta duração. Em geral, o sangramento inicia após a última dose da progesterona. Entretanto, muitas mulheres referem desconforto em apresentar o sintoma após a menopausa, sendo umas das maiores justificativas para descontinuar a terapia.[9]

3. Regimes combinados contínuos: ao contrário do que ocorre com o uso cíclico, o regime combinado contínuo – estrógeno e progestágenos diariamente – evolui com amenorreia na maior parte das mulheres. Comumente, são ingeridas pílulas separadas dos dois tipos de hormônio, embora existam as formulações combinadas em um único comprimido.[1]

Se a dose padrão de estrogênio for utilizada (1 mg de estradiol oral ou 0,05 mg de estradiol transdérmico), a dose recomendada de progesterona seria de 2,5 mg por dia de medroxiprogesterona ou 100 mg por dia de progesterona natural.[1,10]

Embora a maioria das mulheres entre em amenorreia, existem aquelas que evoluem com sangramento uterino anormal. Usualmente, ocorre um período de sangramento irregular que pode persistir por meses até atingir a amenorreia. Dados do grupo de menopausa mostraram que o sangramento mostrou-se mais prevalente nas pacientes que iniciaram a TRH antes de completar três anos de menopausa quando comparadas àquelas que iniciaram após esse período. Acredita-se que o grau de atrofia endometrial já é maior nas pacientes com mais tempo de pós-menopausa.[8,10]

Monitorização endometrial

Qualquer sangramento vaginal em pacientes usuárias de TRH requer investigação do endométrio para descartar hiperplasia.[11]

Nas pacientes usuárias de estrogênio isolado – sem oposição da progesterona –, o monitoramento endometrial deve ser realizado anualmente por meio de biópsia endometrial. É importante ressaltar que, antes de prescrever a terapia isolada, deve-se encorajar a paciente a utilizar o sistema intrauterino liberador de levonogestrel.[1,12]

Como já foi descrito, o uso de TRH combinada pode cursar com sangramento vaginal irregular por alguns meses. Nessas pacientes, o acompanhamento deve ser realizado da seguinte forma:

- Mulheres pós-menopausa apresentando sangramento uterino anormal antes de iniciar a TRH devem ser submetidas a biópsia endometrial para descartar hiperplasia ou câncer.[1,11]
- Se o sangramento persistir por um período superior a 6 meses após o início de terapia combinada, uma biópsia endometrial deve ser realizada para descartar hiperplasia ou câncer.[1,11]
- Pacientes que cursem com sangramento uterino anormal após período de amenorreia devem realizar biópsia endometrial devido ao aumento relativamente significativo de doenças intrauterinas (hiperplasia, carcinoma, pólipos, miomas).[1,11]
- O ultrassom transvaginal (USTV) pode ser utilizado para monitoramento endometrial. Porém, não é tão confiável quanto a biópsia para excluir hiperplasia/câncer, uma vez que a espessura endometrial na paciente usuária de TRH é controversa. Assim, as indicações para realização de USTV nas pacientes na vigência de TRH devem ocorrer se houver necessidade de avaliação de região anexial ou se a biópsia endometrial levar tempo longo demais para ser executada[1,11,13]

4. Outras formulações hormonais:

Androgênios: o uso de androgênios, como a testosterona, nas mulheres pós-menopausa teria como finalidade a melhoria na disfunção sexual. Não há dados suficientes na literatura que corroborem a contribuição no aumento de massa mineral óssea, na redução dos fogachos e na redução das oscilações de humor,[14,15]

Quanto ao efeito no endométrio, a maioria dos androgênios é aromatizada a estrogênios. Assim, os riscos de hiperplasia endometrial e de câncer são possíveis nas usuárias desses métodos, embora os dados da literatura sejam limitados.[1,15]

Tibolona: é um esteroide sintético, cujos metabólitos apresentam propriedades estrogênicas, progestagênicas e androgênicas. A tibolona reduz a intensidade dos fogachos quando comparada ao placebo, entretanto possui efeito inferior à TRH. A medicação apresenta ainda um efeito positivo no aumento da massa mineral óssea e na redução dos sintomas de disfunção sexual. Em contrapartida, aumenta o risco de recorrência em pacientes com história de câncer de mama e de eventos cerebrovasculares nas mulheres acima de 60 anos de idade.[1,16]

A tibolona apresenta porcentagem de mulheres que cursam com sangramento uterino anormal significativamente menor quando comparada à TRH – aproximadamente 10% das usuárias do medicamento evoluem com sangramento vaginal. A maioria das pacientes permanece em amenorreia.[1,17]

REFERÊNCIAS BIBLIOGRÁFICAS

1. Martin KA, Barbieri RL. Preparations for menopausal hormone therapy. Snyder, PJ (Ed.). Waltham: UpToDate, 2016.
2. Martin KA, Barbieri RL, Synder PJ, Crowley, WF. Menopausal hormone therapy: benefits and risks. UpToDate, 2017.
3. Baker VL (1994). Alternatives to oral estrogen replacement. Transdermal patches, percutaneous gels, vaginal creams and rings, implants, other methods of delivery. Obstet Gynecol Clin North Am 1994; 21(2):271-97.
4. Walsh BW, Schiff I, Rosner B, Greenberg L, Ravnikar V, Sacks FM. Effects of postmenopausal estrogen replacement on the concentrations and metabolism of plasma lipoproteins. New England Journal of Medicine 1991; 325(17):1196-204.
5. Clisham PR, Cedars MI, Greendale GAIL, Fu YS, Gambone JOSEPH, Judd HL. Long-term transdermal estradiol therapy: effects on endometrial histology and bleeding patterns. Obstet Gynecol 1992; 79(2):196-201.
6. Writing Group for the Women's Health Initiative Investigators. Risks and benefits of estrogen plus progestin in healthy postmenopausal women: principal results from the Women's Health Initiative randomized controlled trial. JAMA 2002; 288(3):321-33.
7. Schiff I, Sela HK, Cramer D, Tulchinsky D, Ryan KJ. Endometrial hyperplasia in women on cyclic or continuous estrogen regimens. Fertil and Steril 1982; 37(1):79-82.
8. Archer DF, Pickar JH, Bottiglioni F. Bleeding patterns in postmenopausal women taking continuous combined or sequential regimens of conjugated estrogens with medroxyprogesterone acetate. Obstet Gynecol 1994; 83(5):686-92.
9. Whitehead MI, Townsend PT, Pryse-Davies J, Ryder T, Lane G, Siddle NC, King RJ. Effects of various types and dosages of progestogens on the postmenopausal endometrium. J Reprod Med 1982; 27(8 Suppl):539-48.
10. Udoff L, Langenberg P, Adashi EY. Combined continuous hormone replacement therapy: a critical review. Obstet Gynecol 1995; 86(2):306-16.
11. Feldman S. Evaluation of the endometrium for malignant or premalignant disease. UpToDate, 2018. Disponível em: http://www.uptodate.com; acessado em: 15 de fevereiro de 2018.
12. Greendale GA, Lee NP, Arriola ER. The menopause. The Lancet 1999; 353(9152):571-80.
13. Steiner AZ, Xiang M, Mack WJ, Shoupe D, Felix JC, Lobo RA, Hodis HN. Unopposed estradiol therapy in postmenopausal women: results from two randomized trials. Obstet Gynecol 2007; 109(3):581-7.
14. Udoff LC, Barbieri RL, Crowley Jr. W. Overview of androgen deficiency and therapy in women. UpToDate, 2018.
15. Shufelt CL, Braunstein GD. Safety of testosterone use in women. Maturitas 2009; 63(1):63-6.
16. Banks E, Reeves G, Beral V, Bull D, Crossley B, Simmonds M, et al. Hormone replacement therapy and false positive recall in the Million Women Study: patterns of use, hormonal constituents and consistency of effect. Breast Cancer Research 2005; 8(1):R8.
17. Beral V. Million Women Study Collaborators. Breast cancer and hormone-replacement therapy in the Million Women Study. Lancet 2003; 362:419-27.

CAPÍTULO 42

Terapêutica hormonal no climatério e câncer

Edson Santos Ferreira Filho
Nilson Roberto de Melo

INTRODUÇÃO

Na transição menopáusica, os sintomas vasomotores podem causar grande impacto na qualidade de vida. A terapêutica hormonal (TH) é uma excelente estratégia terapêutica na redução dos fogachos. Entretanto, uma das principais preocupações das pacientes e da equipe de saúde que lhe presta assistência é a relação entre a TH e o risco de neoplasias malignas. Neste capítulo, discutiremos o impacto da TH em diferentes tipos de câncer: mama, endométrio, ovário, colo uterino e colorretal.

CÂNCER DE MAMA

A relação entre TH e câncer de mama é complexa e se torna ainda mais complicada pela desinformação, percepção e generalização excessiva dos dados.[1] Para melhor compreendê-la, é imprescindível realçar que existem diferentes formulações, tipos e doses de estrogênio e progestagênio, e que há diferenças em relação ao momento de início da TH e sua duração, além de características individuais da mulher. Lembremos também que alguns estudos são reanálises feitas a partir de resultados com análises estatísticas diferentes das predeterminadas, nem todos os estudos observaram adequadamente possíveis variáveis confundidoras, eventuais

vieses de seleção, *performance* e detecção são possíveis, alguns resultados parecem não apresentar plausibilidade biológica e há diferenças conforme o uso prévio de esteroides sexuais exógenos ao longo da vida. Portanto, no momento de oferecer informação à paciente, é imprescindível mostrar os dados de maneira clara e objetiva, sem exagero e sem obscurecer os resultados e seus significados. Uma recomendação é oferecer a informação por meio das medidas de risco absoluto (RA) e risco atribuível (RAt), em vez de risco relativo, pois isso permite melhor compreensão da informação, sobretudo para o público leigo.[2] Neste texto abordaremos dados de alguns estudos clássicos sobre o tema: *Nurses' Health Study, Women's Health Initiative, Million Women Study* e *European Prospective Investigation into Cancer and Nutrition*. Uma vez que os dados apresentados são diretamente oriundos da respectiva publicação, algumas informações serão dadas em formato de risco relativo (RR), *hazard ratio* (HR) e *odds ratio* (OR); é necessário interpretá-los com parcimônia.

A coorte do *Nurses' Health Study* se iniciou em 1976 com 121.700 enfermeiras entre 30 e 55 anos de idade que foram seguidas por questionários sobre fatores de risco para câncer, incluindo terapia hormonal. Durante 725.550 pessoas-ano de acompanhamento, foram identificados 1.935 casos de câncer de mama em mulheres pós-menopausa. Foi observado um discreto aumento no risco relativo de câncer de mama entre mulheres que usaram TH durante cinco anos ou mais, sobretudo acima dos 55 anos. Esse risco foi evidenciado tanto para o uso de estrogênio isolado (RR: 1,32, IC95% 1,14-1,54) quanto para estrogênio associado a progestagênio (RR: 1,41, IC95% 1,15-1,74).[3]

Ciente dos vieses de estudos observacionais, a comunidade científica clama por um ensaio clínico randomizado para responder a essa questão. Nesse contexto, o WHI surge como o ensaio clínico randomizado que colocaria fim às dúvidas em relação à segurança da TH: no braço E + P, 16.608 mulheres foram randomizadas para receber estrogênios equinos conjugados (EEC) 0,625 mg/dia + acetato de medroxiprogesterona (AMP) 2,5 mg/dia ou placebo; no braço E isolado, 10.739 mulheres receberam aleatoriamente EEC 0,625 mg/dia ou placebo. Os desfechos primários foram doença cardiovascular e câncer de mama. Nesse estudo, observou-se aumento da incidência de câncer de mama entre usuárias de TH estroprogestativa (HR: 1,26, IC95% 1,00-1,59), mas não com estrogenioterapia isolada (HR: 0,77, IC95% 0,59-1,01).[4,5] Apesar de haver randomização nesse estudo, algumas críticas podem ser realizadas ao seu desenho: eram mulheres com idade média de 63,3 anos e 12 anos desde a menopausa, com um índice de massa corporal (IMC) médio de 28,5 kg/m² (sobrepeso); 34,1% tinham IMC > 30 kg/m².[1] É essencial destacar ainda que esse estudo foi interrompido antes da duração originalmente prevista e que cerca de 40% das participantes já haviam abandonado a pesquisa no momento da interrupção e da análise dos dados.[6]

Outros estudiosos analisaram a relação entre TH e câncer de mama. Por exemplo, no *Million Women Study*, todas as mulheres do Reino Unido entre 50 e 64 anos de idade foram convocadas pelo National Health Service Breast Screening Programme (NHSBSP) para rastreamento mamográfico. Entre 1996 e 2001, os centros participantes do estudo incluíram seu questionário, juntamente com a carta-convite para mamografia de rotina. Identificou-se que as usuárias atuais de TH apresentaram maior probabilidade de desenvolver câncer de mama (RR: 1,66, IC95% 1,58-1,75) e de morrer por isso (RR: 1,22, IC95% 1,00-1,48). Esse aumento ocorreu em usuárias de preparações contendo somente estrogênio (RR: 1,30, IC95% 1,21-1,40), estrogênio mais progestagênio (RR: 2,00, IC95% 1,88-2,12) e tibolona (RR: 1,45, IC95% 1,25-1,68). Contudo, mulheres que relataram uso prévio de TH não apresentaram risco aumentado de câncer de mama (RR: 1,01, IC95% 0,94-1,09) ou morte (RR: 1,05, IC95% 0,82-1,34).[7]

Baseados nas limitações do WHI em relação ao estudo de uma única formulação de estrogênio e uma de progestagênio, estudiosos da coorte *European Prospective Investigation into Cancer and Nutrition* (EPIC), em especial da coorte E3N-EPIC, considerando crucial avaliar o efeito de diferentes esquemas de TH no risco de câncer de mama e identificar as preparações mais seguras, publicaram dois estudos, em 2005 e 2008, abordando esse tópico. Na verdade, a E3N é uma coorte prospectiva iniciada em 1990, cujo objetivo é investigar fatores de risco para câncer em mulheres. Nela, 80.377 mulheres na pós-menopausa, com idade média de 53,1 ± 4,5 anos foram acompanhadas por 8,1 ± 3,9 anos. Foram acumuladas 652.972 pessoas-ano e foram indicados 2.354 casos de câncer de mama invasivo, dos quais 2.243 (95,3%) foram confirmados por laudos anatomopatológicos. Nesse estudo, o risco de câncer de mama invasivo foi significativamente menor com TH contendo estrogênio associado a progesterona natural micronizada (RR: 1,00, IC95% 0,83-1,22) ou didrogesterona (RR: 1,16, IC95% 0,94-1,43), em relação aos outros progestagênios (RR: 1,69, IC95% 1,50-1,91), quando em comparação a mulheres que nunca usaram TH. Também foi observado um risco significativamente aumentado de câncer de mama com o uso exclusivo de estrogênio (RR: 1,29, IC95% 1,02-1,65).[8,9]

Em revisão sistemática de estudos observacionais, 108.647 mulheres na pós-menopausa desenvolveram câncer de mama durante o acompanhamento, com idade média de 65 ± 7 anos, das quais 55.575 (51%) usaram TH. Todos os tipos de TH, exceto os estrogênios vaginais, foram associados a aumento de risco de câncer de mama, que aumentaram constantemente com a duração do uso e foram maiores para formulações combinadas (estrogênio + progestagênio) do que para preparações apenas com estrogênio: durante os anos 1 a 4 (E + P: RR: 1,60, IC95% 1,52-1,69; E: RR: 1,17, IC95% 1,10-1,26) e nos anos 5 a 14 (E + P: RR: 2,08, IC95% 2,02-2,15; E: RR: 1,33, IC95% 1,28-1,37). Os riscos de E + P durante os anos 5 a 14 foram maiores com o uso diário (RR: 2,30, IC95% 2,21-2,40) do que com o uso intermitente (RR: 1,93, IC95% 1,84-2,01) de progestagênio.[10]

Com base nesses estudos e em outras casuísticas, a principal mensagem a ser apresentada às pacientes é a de que existe um possível risco de câncer de mama associado ao uso da terapia hormonal, porém há esquemas que podem ser considerados mais seguros e nos quais, na relação risco-benefício, é possível usar TH com parcimônia, ajustando a utilização à necessidade da paciente, conforme os sintomas vasomotores e considerando os potenciais benefícios (cardiovascular, ósseo, colorretal e neurológico).

CÂNCER DE ENDOMÉTRIO

Os primeiros indícios de que o uso de estrogênio pode aumentar o risco de câncer de endométrio são oriundos de estudo caso-controle estadunidense; nele, entre 317 mulheres com câncer de endométrio, 152 tinham usado TH em comparação a 54 mulheres no grupo controle, o que gera um risco relativo não ajustado de 4,5.[11] Essa relação continuou a ser estudada, e posteriormente se percebeu que, em comparação com não usuárias, estrogênio isolado aumentou o risco de câncer de endométrio (RR: 2,3, IC95% 2,1-2,5), em especial se houver duração prolongada do uso (RR: 9,5, IC95% 7,4-12,3, para dez anos ou mais de utilização). O risco de morte por câncer de endométrio foi

elevado entre usuárias de estrogênio sem oposição (RR: 2,7, IC95% 0,9-8,0). Entre as usuárias de estrogênio e progestagênio, notou-se diminuição do risco de câncer de endométrio (RR: 0,4, IC95% 0,2-0,6).[12]

Achados semelhantes resultaram também de ensaios clínicos. Por exemplo, resultados do *Postmenopausal Estrogen/Progestin Interventions (PEPI) Trial*, um estudo multicêntrico com duração de três anos, randomizado, duplo-cego e placebo-controlado, em que as participantes receberam placebo, EEC, EEC + AMP de forma cíclica, EEC + AMP de forma contínua ou EEC + progesterona micronizada (Pm) de forma cíclica, evidenciaram que a administração de estrogênio isolado aumentou a incidência de hiperplasia atípica de endométrio, bem como a necessidade de biópsia e curetagem uterina em comparação ao placebo, o que foi evitado quando da combinação com AMP ou Pm.[13] Provavelmente o tempo de acompanhamento não foi longo o suficiente para observação de neoplasia maligna, apenas de lesões precursoras do câncer de endométrio.

Sob uma perspectiva mais encorajadora, a ideia de que a TH combinada possa proteger de câncer de endométrio é resultado, dentre outras, de reanálise do WHI. Após 5,6 anos de intervenção e 13 anos de acompanhamento, houve menos cânceres endometriais entre usuárias de TH combinada em comparação com o grupo placebo (HR: 0,65, IC95% 0,48-0,89). Em relação à morte por câncer de endométrio, a redução não apresentou significância estatística (HR: 0,42, IC95% 0,15-1,22), provavelmente em razão do pequeno número de casos.[14]

Achados semelhantes já tinham sido apontados em estudos observacionais, como o *Million Women Study*: 716.738 mulheres no Reino Unido, sem câncer ou histerectomia anterior, na pós-menopausa, foram recrutadas e receberam informações sobre o uso de TH. Foram acompanhadas por uma média de 3,4 anos, durante os quais 1.320 cânceres endometriais foram diagnosticados. Comparado com não usuárias de TH, o risco foi reduzido com o uso de preparações combinadas contínuas (RR: 0,71, IC95% 0,56-0,90), aumentou com o uso de tibolona (RR: 1,79, IC95% 1,43-2,25) e estrogênio isolado (RR: 1,45, IC95% 1,02-2,06), mas não foi significativamente alterado com o uso cíclico de preparações combinadas (RR: 1,05, IC95% 0,91-1,22).[15]

Também o dispositivo intrauterino liberador de levonorgestrel (DIU-LNG) foi estudado na proteção endometrial. Revisão sistemática trouxe achados de seis estudos que incluíram 578 mulheres em que não foram observados câncer ou hiperplasia endometrial durante o acompanhamento.[16] No maior desses estudos, duzentas mulheres na perimenopausa receberam aleatoriamente um DIU-LNG combinado com estradiol oral ou um regime oral cíclico de acetato de noretisterona e estradiol. A eficácia na proteção endometrial foi avaliada durante 26 ciclos. Durante o tratamento, não foram encontrados casos de hiperplasia endometrial em nenhum dos grupos de tratamento; o intervalo de confiança de 95% (IC95%) para proteção endometrial eficiente contra hiperplasia induzida pela terapia com estrogênio foi de 95,26 a 100% para o DIU-LNG.[17]

Em resumo, diz-se que a adição de progestagênio à estrogenioterapia neutraliza o eventual risco de câncer de endométrio – ou mesmo reduz sua incidência. Isso ocorre tanto com regime cíclico quanto contínuo; a decisão entre os dois esquemas depende mais do desejo da mulher de apresentar sangramento periódico ou não. O uso contínuo de progestagênio pode ser feito também através do DIU-LNG. Sempre que houver padrão desfavorável de sangramento, recomenda-se avaliação endometrial – seja com ultrassonografia pélvica endovaginal e/ou biópsia de endométrio – para continuar o uso da TH com segurança.

CÂNCER DE OVÁRIO

Os resultados do WHI mostraram que, em 5,6 anos de acompanhamento, houve 32 casos de câncer invasivo de ovário, em proporção discretamente maior entre usuárias de TH combinada em comparação com o grupo placebo (20 versus 12, HR: 1,58, IC95% 0,77-3,24); não foram encontradas diferenças consideráveis nas distribuições quanto a histologia, estágio ou grau dos tumores.[18] Em razão do baixo número de casos, não se pode atribuir nenhuma relação causal entre terapia hormonal e câncer de ovário nesse trabalho.

Em uma casuística maior, 948.576 mulheres pós-menopáusicas da coorte do Million Women Study sem diagnóstico prévio de câncer e sem ooforectomia bilateral foram acompanhadas durante 5,3 anos para câncer de ovário incidente e durante 6,9 anos para morte. Os riscos relativos para câncer de ovário foram calculados, estratificados por idade e status quanto a histerectomia, e ajustados por área de residência, grupo socioeconômico, tempo desde a menopausa, paridade, IMC, consumo de álcool e uso de contraceptivos orais. Durante o acompanhamento, foram registrados 2.273 casos de câncer de ovário e 1.591 mortes. Usuárias atuais de TH tiveram probabilidade discretamente maior de desenvolver câncer de ovário (RR: 1,20, IC95% 1,09-1,32) e de morrer em decorrência dessa doença (RR: 1,23, IC95% 1,09-1,38) do que não usuárias. Não houve diferença significativa de acordo com o tipo de preparação utilizada, sua composição ou seu modo de administração. Em contrapartida, mulheres que referiram uso prévio de TH não apresentavam risco aumentado de desenvolver (RR: 0,98, IC95% 0,88-1,11) ou morrer (RR: 0,97, IC95% 0,84-1,11) por câncer de ovário. Em risco atribuível, em cinco anos, ocorreu um caso extra de câncer de ovário em aproximadamente 2.500 usuárias de TH; e uma morte extra por câncer de ovário em aproximadamente 3.300 usuárias[19].

Os dinamarqueses publicaram dados semelhantes. Estudo de coorte prospectivo incluindo todas as mulheres dinamarquesas de 50 a 79 anos de idade, com dados resgatados dos registros nacionais de estatísticas de medicamentos, de câncer e de patologia, analisou 909.946 mulheres sem diagnóstico prévio de câncer hormônio-sensível ou ooforectomia bilateral. Após uma média de oito anos de acompanhamento (totalizando 7,3 milhões de mulheres-ano), foram detectados 3.068 cânceres ovarianos, dos quais 2.681 eram cânceres epiteliais. Em comparação com mulheres que nunca fizeram TH, as usuárias atuais de TH apresentaram maior incidência para câncer de ovário (RR: 1,38, IC95% 1,26-1,51), o que também foi observado especificamente em relação ao subtipo epitelial (RR: 1,44, IC95% 1,30-1,58). Para usuárias atuais, o risco de câncer de ovário não diferiu significativamente com diferentes esquemas de terapias hormonais ou duração do uso. As taxas de incidência nas usuárias atuais, e nunca de hormônios, foram de 0,52 e 0,40 por mil anos, respectivamente, gerando um risco atribuível extremamente baixo (RAt: 0,12, IC95% 0,01-0,17). Isso também pode ser interpretado da seguinte maneira: há um caso extra de câncer de ovário para aproximadamente 8.300 mulheres em terapia hormonal por ano.[20]

Na coorte *European Prospective Investigation into Cancer and Nutrition*, a associação entre TH e o risco de câncer de ovário foi avaliada em 126.920 mulheres pós-menopáusicas; após uma média de nove anos de acompanhamento, 424 cânceres de ovário foram diagnosticados. Discreto aumento de risco de câncer de ovário foi associado ao uso atual de qualquer TH (HR: 1,29, IC95% 1,01-1,65), mas não ao uso prévio (HR: 0,96, IC95% 0,70-1,30). Isso ficou mais nítido no uso de TH contendo apenas estrogênio (HR: 1,63, IC95% 1,08-2,47) e com tibolona (HR: 2,19, IC95% 1,06-4,50), mas não na terapia hormonal combinada (HR: 1,20, IC95% 0,89-1,62).[21]

Dados de diversos estudos observacionais foram compilados em revisões sistemáticas e metanálises. A partir de 52 estudos epidemiológicos, totalizando um acompanhamento prospectivo em que 12.110 mulheres na pós-menopausa, das quais 55% (6.601) usaram TH, desenvolveram câncer de ovário, identificou-se aumento de risco de câncer de ovário (RR: 1,37, IC95% 1,29-1,46). Isso ficou mais evidente para os subtipos serosos (RR: 1,35, IC95% 1,40-1,66) e endometrioide (RR: 1,42, IC95% 1,20-1,67), e persistiu mesmo dez anos após a interrupção do uso de TH (RR: 1,25, IC95% 1,07-1,46). No entanto, é importante ressaltar que elevações discretas podem ser decorrentes de associações espúrias, e, caso haja relação causal, há cerca de um câncer de ovário extra por 1.000 usuárias de TH, com uma morte extra por 1.700 usuárias de TH.[22] Em revisão sistemática publicada por um grupo chinês, entre 180 estudos identificados, 12 foram incluídos na metanálise: 9 coortes (incluindo 2.350.546 mulheres e 7.549 casos de câncer de ovário) e 3 estudos de caso-controle (incluindo 1.347 casos e 2.052 controles). Terapia estrogênica isolada (HR/RR: 1,37, IC95% 1,19-1,58), estroprogestativa contínua (HR/RR: 1,27, IC95% 1,18-1,36) e cíclica (HR/RR: 1,55, IC95% 1,05-2,30) foram associadas a um risco aumentado de câncer de ovário, em regimes contínuo (HR/RR: 1,27, IC95% 1,04-1,54) e sequencial (HR/RR: 1,31, IC95% 1,08-1,58). Tal aumento foi específico para o subtipo seroso (HR/RR: 1,46, IC95% 1,28-1,67), mas não de células claras, endometrioide ou mucinoso.[23]

Portanto, ao se considerar a relação entre TH e risco de câncer de ovário, deve-se enfatizar que o risco atribuível é bastante baixo e não é motivo para deixarmos de prescrevê-la nas mulheres sintomáticas, dentro da janela de oportunidade.

CÂNCER DE COLO UTERINO

Na década de 1970, houve registros de aumento do adenocarcinoma cervical, concomitante com o aumento do uso de TH. Isso motivou a realização de alguns estudos sobre essa temática. Estudo multicêntrico de caso-controle, com 124 mulheres com adenocarcinomas, 139 com carcinomas espinocelular e 307 controles saudáveis pareados por idade, etnia e residência foram analisados. Apenas 13 casos de adenocarcinoma (10,5%), 7 casos de carcinoma escamoso (5%) e 20 controles (6,5%) usaram TH. Ter utilizado TH foi associado a adenocarcinomas (OR: 2,10, IC95% 0,95-4,60), mas não a carcinomas escamosos (OR: 0,85, IC95% 0,34-2,10). A associação permaneceu positiva (OR: 2,00, IC95% 0,39-10,70), sem significância estatística, quando as análises foram restritas aos controles positivos para HPV.[24]

Essa relação foi posteriormente analisada pelos finlandeses. Todas as mulheres com 50 anos ou mais de idade que usaram TH combinada durante pelo menos seis meses (n = 243.857) foram identificadas no Registro Nacional de Reembolso Médico e vinculadas ao Registro Finlandês de Câncer. O uso de TH combinada não se associou à incidência de lesões pré-cancerosas, mas o risco de carcinoma de células escamosas diminuiu (SIR, razão de incidência padronizada: 0,41, IC95% 0,28-0,58) e o de adenocarcinoma aumentou (SIR: 1,31, IC95% 1,01-1,67). Isso fica mais evidente após cinco anos de uso: o risco de carcinoma de células escamosas diminuiu (SIR: 0,34, IC95% 0,16-0,65) e o risco de adenocarcinomas aumentou (SIR: 1,83, IC95% 1,24-2,59). Tal dado pode ser interpretado como: o uso durante mais de cinco anos entre 10 mil mulheres seguidas por dez anos significaria cerca de dois a três casos a menos de carcinoma de células escamosas cervicais, mas cerca de dois casos extras de adenocarcinoma.[25]

Um estudo de caso-controle dentro da coorte EPIC foi realizado para permitir o ajuste por marcadores sorológicos de HPV e outras infecções sexualmente transmissíveis, mesmo que com menos participantes. Tanto no caso-controle (OR: 0,3, IC95% 0,1-0,7) quanto na coorte (HR: 0,5, IC95% 0,4-0,8), o uso de TH em algum momento diminuiu significativamente o risco de carcinoma invasivo de colo uterino em comparação a não usuárias de TH. Isso também ficou evidente na análise das usuárias atuais de TH (caso-controle: OR: 0,2, IC95% 0,1-0,5; coorte: HR: 0,5, IC95% 0,3-0,8) em comparação a mulheres que nunca usaram TH, em especial para uso acima de cinco anos (caso-controle: OR: 0,1, IC95% 0,03-0,6; coorte: HR: 0,4, IC95% 0,2-0,9).[26]

Nesse sentido, encontra-se uma discordância entre os dados dos diferentes estudos, mostrando que tais resultados são suscetíveis a vieses. São trabalhos oriundos de épocas diferentes, em populações de países diferentes, em que informar-se sobre o uso de preservativo, vacinar-se contra HPV e evitar fatores de risco para câncer de colo uterino – como tabagismo, múltiplas experiências sexuais desprotegidas e imunossupressão – podem se distribuir de maneira distinta. Mais que isso, é importante ressaltar que, dentro de algumas populações, a oportunidade de ser seguida dentro de uma coorte aumenta a oferta de assistência à saúde, o que pode enviesar os resultados. Assim, a relação com câncer de colo uterino não é majoritária na decisão quanto ao uso de TH.

CÂNCER COLORRETAL

Partindo da observação de que a TH em mulheres na pós-menopausa pode diminuir o risco de desenvolver câncer colorretal, pesquisadores do *Cancer Prevention Study II* levantaram os dados após sete anos de acompanhamento: 897 mortes por câncer de cólon foram observadas em uma coorte de 422.373 mulheres na pós-menopausa que estavam livres de câncer no início do estudo. O uso de TH foi associado a um risco menor de câncer de cólon fatal (RR: 0,71, IC95% 0,61-0,83), sobretudo entre usuárias atuais (RR: 0,55, IC95% 0,40-0,76); essas associações não foram alteradas nas análises multivariadas controlando outros fatores de risco.[27]

Nos dados do *Nurses' Health Study*, 59.002 mulheres foram acompanhadas; dessas, 470 desenvolveram câncer colorretal. O uso atual de TH foi associado a uma diminuição do risco de câncer colorretal (RR: 0,65, IC95% 0,50-0,83), o que se manteve mesmo após a exclusão de mulheres que relataram ter feito sigmoidoscopia (RR: 0,64, IC95% 0,49-0,82), o que sugere ser improvável que a proteção aparente seja devida a um rastreamento mais intensivo entre as usuárias de TH. Esse efeito protetor, no entanto, foi perdido após cinco anos de suspensão da TH (RR: 0,92, IC95% 0,70-1,21).[28]

Achados semelhantes foram encontrados em dados combinados de dois estudos de caso-controle realizados na Itália, incluindo 994 mulheres com câncer de cólon, 542 com câncer retal e 3.110 controles. O uso de TH foi inversamente associado ao câncer do cólon (OR: 0,64, IC95% 0,46-0,88) e do reto (OR: 0,46, IC95% 0,29-0,72).[29] Revisão sistemática incluindo os estudos supracitados consolidou a ideia de que o uso recente de TH foi associado a uma redução de 33% no risco de câncer de cólon (RR: 0,67, IC95% 0,59-0,77), e a duração do uso não foi significativa. O risco de morte por câncer de cólon em usuárias de TH foi diminuído (RR: 0,72, IC95% 0,64-0,81) em comparação com não usuárias.[30] No mesmo ano, outra revisão sistemática constatou uma redução de 20% no câncer de cólon (RR: 0,80, IC95% 0,74-0,86) e uma redução de 19% no câncer de reto (RR: 0,81, IC95% 0,72-0,92) entre as mulheres que já usaram TH em comparação com mulheres que nunca usaram TH. A duração do uso também não modificou essa relação; no entanto, o possível efeito protetor fica concentrado nas mulheres em uso atual de TH combinada (RR: 0,66, IC95% 0,59-0,74).[31]

Posteriormente, o estudo *Darmkrebs: Chancen der Verhütung durch Screening* (DACHS) avaliou o uso de TH e a relação com o IMC em 208 mulheres com câncer colorretal e 246 controles. Ter usado TH se associou à redução do risco de câncer colorretal (OR: 0,41, IC95% 0,25-0,67); o IMC não foi associado ao risco de câncer colorretal entre as usuárias de TH, apenas entre não usuárias.[32] O mesmo grupo mostrou que a redução do risco ocorre tanto na TH apenas com estrogênio (OR: 0,42, IC95% 0,23-0,78) quanto combinada (OR: 0,60, IC95% 0,41-0,87), seja com adesivos hormonais (OR: 0,40, IC95% 0,17-0,90) ou via oral (OR: 0,59, IC95% 0,39-0,90), especialmente quando o progestagênio utilizado era noretisterona (OR: 0,52, IC95% 0,27-0,89), mas não com progesterona micronizada (OR: 0,76, IC95% 0,39-1,46) ou levonor-

gestrel (OR: 0,27, IC95% 0,06-1,31), possivelmente porque os números na maioria das análises de subgrupos desse estudo eram muito pequenos para detectar uma redução fraca ou moderada de risco.[33]

Em resumo, a redução de risco de câncer colorretal com uso de TH é entendida como um benefício – embora não seja uma indicação – para o uso desse arsenal terapêutico no alívio dos sintomas vasomotores. Alguns mecanismos podem explicar tal fenômeno, como o fato de que a ativação de processos mediados por receptor de estrogênico tipo beta, predominante no cólon humano, tem efeito antineoplásico, além da modulação da expressão do receptor de vitamina D na mucosa do cólon pelo estrogênio.[6]

CONSIDERAÇÕES FINAIS

É importante discutir claramente com a paciente os riscos e benefícios associados ao uso de terapia hormonal – seja estrogênio isolado ou combinado a progestagênio. Isso auxiliará a paciente no processo de decisão. Os riscos e benefícios apontados não devem ser apresentados como clara indicação ou contraindicação ao uso; pelo contrário, a indicação será pautada pelo quadro clínico da mulher, em especial os sintomas vasomotores.

O uso de estrogênio isolado em mulheres com útero aumenta o risco de câncer endometrial; por esse motivo, associa-se o progestagênio. A combinação estroprogestativa pode ter efeito deletério na mama, com aumento discreto de risco relativo, em comparação a não usuárias de terapia hormonal. O mesmo pode ser verificado em relação ao risco de câncer de ovário. No entanto, a TH tem efeito protetor sobre o câncer colorretal.

Quanto ao câncer de colo uterino, não há consenso na literatura, mas os riscos ou benefícios são discretos e provavelmente subsequentes a vieses.

Com isso em mente, a paciente poderá ponderar sobre os eventuais riscos e os prováveis benefícios de uso da TH, como controle dos fogachos, melhora da massa óssea, redução de risco cardiovascular e melhora da qualidade de vida.

REFERÊNCIAS BIBLIOGRÁFICAS

1. Hodis HN, Sarrel PM. Menopausal hormone therapy and breast cancer: what is the evidence from randomized trials? Climacteric 2018; 21(6):521-8.

2. Machado RB, Santana N, Arruda LF, Reggi N, Gandolpho AC, Moraes SS. How can information on the risk of breast cancer and hormone therapy be better understood. Climacteric 2015; 18:1-6.

3. Colditz GA, Hankinson SE, Hunter DJ, Willett WC, Manson JE, Stampfer MJ et al. The use of estrogens and progestins and the risk of breast cancer in postmenopausal women. N Engl J Med 1995; 332(24):1589-93.

4. Rossouw JE, Anderson GL, Prentice RL, LaCroix AZ, Kooperberg C, Stefanick ML et al.; Writing Group for the Women's Health Initiative Investigators. Risks and benefits of estrogen plus progestin in healthy postmenopausal women: principal results from the Women's Health Initiative randomized controlled trial. JAMA 2002; 288(3):321-33.

5. Anderson GL, Limacher M, Assaf AR, Bassford T, Beresford SA et al. Women's Health Initiative Steering Committee: effects of conjugated equine estrogen in postmenopausal women with hysterectomy: the Women's Health Initiative randomized controlled trial. JAMA 2004; 291(14):1701-12.

6. Pompei LM, Bonassi RM, Wender MCO, Fernandes CE. Consenso Brasileiro de Terapêutica Hormonal da Menopausa – Associação Brasileira de Climatério (SOBRAC). São Paulo: Leitura Médica, 2018.

7. Beral V; Million Women Study collaborators. Breast cancer and hormone-replacement therapy in the Million Women Study. Lancet 2003; 362(9382):419-27.

8. Fournier A, Berrino F, Riboli E, Avenel V, Clavel-Chapelon F. Breast cancer risk in relation to different types of hormone replacement therapy in the E3N-EPIC cohort. Int J Cancer 2005; 114(3):448-54.

9. Fournier A, Berrino F, Clavel-Chapelon F. Unequal risks for breast cancer associated with different hormone replacement therapies: results from the E3N cohort study. Breast Cancer Res Treat 2008; 107(1):103-11.

10. Collaborative Group on Hormonal Factors in Breast Cancer. Type and timing of menopausal hormone therapy and breast cancer risk: individual participant meta-analysis of the worldwide epidemiological evidence. Lancet 2019; 394(10204):1159-68.

11. Smith DC, Prentice R, Thompson DJ, Herrmann WL. Association of exogenous estrogen and endometrial carcinoma. N Engl J Med 1975; 293(23):1164-7.

12. Grady D, Gebretsadik T, Kerlikowske K, Ernster V, Petitti D. Hormone replacement therapy and endometrial cancer risk: a meta-analysis. Obstet Gynecol 1995; 85(2):304-13.

13. The Writing Group for the PEPI Trial. Effects of hormone replacement therapy on endometrial histology in postmenopausal women. The Postmenopausal Estrogen/Progestin Interventions (PEPI) Trial. JAMA 1996; 275(5):370-5.

14. Chlebowski RT, Anderson GL, Sarto GE, Haque R, Runowicz CD, Aragaki AK et al. Continuous combined estrogen plus progestin and endometrial cancer: the Women's Health Initiative Randomized Trial. J Natl Cancer Inst 2015; 108(3).

15. Beral V, Bull D, Reeves G; Million Women Study Collaborators. Endometrial cancer and hormone-replacement therapy in the Million Women Study. Lancet 2005; 365(9470):1543-51.

16. Wan YL, Holland C. The efficacy of levonorgestrel intrauterine systems for endometrial protection: a systematic review. Climacteric 2011; 14(6):622-32.

17. Boon J, Scholten PC, Oldenhave A, Heintz AP. Continuous intrauterine compared with cyclic oral progestin administration in perimenopausal HRT. Maturitas 2003; 46(1):69-77.

18. Anderson GL, Judd HL, Kaunitz AM, Barad DH, Beresford SA, Pettinger M et al. Women's Health Initiative Investigators. Effects of estrogen plus progestin on gynecologic cancers and associated diagnostic procedures: the Women's Health Initiative randomized trial. JAMA 2003; 290(13):1739-48.

19. Beral V; Million Women Study Collaborators, Bull D, Green J, Reeves G. Ovarian cancer and hormone replacement therapy in the Million Women Study. Lancet 2007; 369(9574):1703-10.

20. Mørch LS, Løkkegaard E, Andreasen AH, Krüger-Kjaer S, Lidegaard O. Hormone therapy and ovarian cancer. JAMA 2009; 302(3):298-305.

21. Tsilidis KK, Allen NE, Key TJ, Dossus L et al. Menopausal hormone therapy and risk of ovarian cancer in the European prospective investigation into cancer and nutrition. Cancer Causes Control 2011; 22(8):1075-84.

22. Collaborative Group on Epidemiological Studies of Ovarian Cancer, Beral V, Gaitskell K, Hermon C, Moser K, Reeves G, Peto R. Menopausal hormone use and ovarian cancer risk: individual participant meta-analysis of 52 epidemiological studies. Lancet 2015; 385(9980):1835-42.

23. Shi LF, Wu Y, Li CY. Hormone therapy and risk of ovarian cancer in postmenopausal women: a systematic review and meta-analysis. Menopause 2016; 23(4):417-24.

24. Lacey JV Jr, Brinton LA, Barnes WA, Gravitt PE, Greenberg MD, Hadjimichael OC et al. Use of hormone replacement therapy and adenocarcinomas and squamous cell carcinomas of the uterine cervix. Gynecol Oncol 2000; 77(1):149-54.

25. Jaakkola S, Pukkala E, K Lyytinen H, Ylikorkala O. Postmenopausal estradiol-progestagen therapy and risk for uterine cervical cancer. Int J Cancer 2012; 131(4):E537-43.

26. Roura E, Travier N, Waterboer T, de Sanjosé S et al. The influence of hormonal factors on the risk of developing cervical cancer and pre-cancer: results from the EPIC Cohort. PLoS One 2016; 11(1):e0147029.

27. Calle EE, Miracle-McMahill HL, Thun MJ, Heath CW Jr. Estrogen replacement therapy and risk of fatal colon cancer in a prospective cohort of postmenopausal women. J Natl Cancer Inst 1995; 87(7):517-23.

28. Grodstein F, Martinez ME, Platz EA, Giovannucci E, Colditz GA, Kautzky M et al. Postmenopausal hormone use and risk for colorectal cancer and adenoma. Ann Intern Med 1998; 128(9):705-12.

29. Fernandez E, La Vecchia C, Braga C, Talamini R, Negri E, Parazzini F et al. Hormone replacement therapy and risk of colon and rectal cancer. Cancer Epidemiol Biomarkers Prev 1998; 7(4):329-33.

30. Nanda K, Bastian LA, Hasselblad V, Simel DL. Hormone replacement therapy and the risk of colorectal cancer: a meta-analysis. Obstet Gynecol 1999; 93(5 Pt 2):880-8.

31. Grodstein F, Newcomb PA, Stampfer MJ. Postmenopausal hormone therapy and the risk of colorectal cancer: a review and meta-analysis. Am J Med 1999; 106(5):574-82.

32. Hoffmeister M, Raum E, Winter J, Chang-Claude J, Brenner H. Hormone replacement therapy, body mass, and the risk of colorectal cancer among postmenopausal women from Germany. Br J Cancer 2007; 97(11):1486-92.

33. Hoffmeister M, Raum E, Krtschil A, Chang-Claude J, Brenner H. No evidence for variation in colorectal cancer risk associated with different types of postmenopausal hormone therapy. Clin Pharmacol Ther 2009;8 6(4):416-24.

CAPÍTULO 43

Osteoporose pós-menopáusica

Ben-Hur Albergaria

INTRODUÇÃO

A osteoporose representa hoje um dos maiores problemas de saúde pública em todo o mundo. As fraturas ósseas dela decorrentes, em particular as do quadril, são causa importante de morbidade e mortalidade, com repercussões sociais e econômicas significativas.[1]

Dentro da abordagem multidisciplinar da osteoporose, o ginecologista tem um papel muito importante. Como clínico da mulher em todas as fases de sua vida, encontra-se em posição privilegiada para atuar ativamente na prevenção, diagnóstico precoce e tratamento oportuno dessa doença, e, assim, deve incorporar o combate à osteoporose como uma de suas atividades prioritárias.

CONCEITO E EPIDEMIOLOGIA

Definimos atualmente a osteoporose como "uma desordem esquelética caracterizada por resistência óssea comprometida, predispondo a um risco aumentado de fratura", reconhecendo que a resistência óssea é uma função tanto da "quantidade óssea" – estimada por meio da medição da densidade mineral óssea (DMO) – quanto da "qualidade óssea", um conjunto complexo e multidimensional de propriedades incluindo microarquitetura óssea, taxa de re-modelação, grau de mineralização e normalidade da matriz osteoide[2] (Figura 1).

A osteoporose é a doença óssea mais comum nos seres humanos, afetando um número enorme de pessoas, de ambos os sexos e todas as raças. Sua prevalência aumenta à medida que a população envelhece. Estima-se que 200 milhões de mulheres em todo o mundo tenham essa condição.[3] É um importante problema de saúde pública por causa dos resultados potencialmente devastadores das fraturas; com efeito, em mulheres caucasianas, o risco de desenvolvimento de uma fratura de quadril é maior do que aquele de desenvolver câncer de mama.[4]

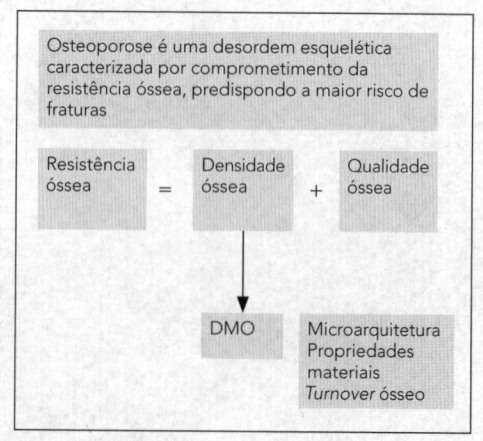

FIGURA 1 Definição atual da osteoporose.
DMO: densidade mineral óssea.

As fraturas vertebrais, do quadril e do antebraço distal são consideradas as fraturas osteoporóticas típicas (Figura 2).

As fraturas vertebrais são as fraturas osteoporóticas mais frequentes, com um risco maior iniciando em mulheres de 50 a 55 anos de idade e aumentando linearmente com o envelhecimento. Elas apresentam consequências importantes: dor lombar, perda de estatura, deformidade (cifose, protrusão abdominal), redução da função pulmonar, diminuição da qualidade de vida e aumento da mortalidade. Um estudo realizado em cinco países da América Latina (Argentina, Brasil, Colômbia, México e Porto Rico) encontrou uma prevalência de fraturas vertebrais morfométricas (11,18%; 95% CI 9,23-13,4) semelhante aos dados de Pequim e de algumas regiões da Europa. Especificamente no Brasil, a população estudada mostrou uma prevalência média de 14,8% de fraturas vertebrais morfométricas.[5] Extrapolando esses dados e considerando a população de mulheres de 50 anos de idade ou mais (estimada, no Brasil, em 21 milhões), cerca de 3 milhões dessas mulheres podem estar vivendo com fraturas vertebrais.

As fraturas de quadril são o resultado mais devastador da osteoporose; elas levam à hospitalização obrigatória e podem causar incapacidade grave, além de excesso de mortalidade. A maioria dessas fraturas ocorre após uma queda, e sua incidência aumenta exponencialmente com a idade. Há uma variação substancial nas taxas de fratura de quadril entre as populações. Estudos brasileiros que avaliaram a epidemiologia descritiva da fratura de fêmur em nosso país mostram taxas globais de incidência de fratura de quadril entre 153 e 343 por 100 mil pessoas com idades entre 50 e 55 ou mais.[6-9] Estima-se que existam atualmente 121 mil fraturas de quadril por ano no Brasil, com projeções de que esse número seja cada vez maior: 140 mil e 160 mil, respectivamente, nos anos de 2020 e 2050.[5,7]

Sabe-se que 15 a 30% dos pacientes com fraturas de quadril morrem durante o primeiro ano após o evento, geralmente devido a complicações tais como infecção, trombose venosa e úlceras de pressão, ou condições associadas, em especial as doenças cardiovasculares. Além disso, esses pacientes têm um risco aumentado de se tornar dependentes ou institucionalizados após a fratura.

As fraturas de antebraço distal apresentam um padrão diferente de ocorrência das fraturas de quadril e vertebrais. Há um aumento na incidência de mulheres entre as idades de 45 e 60 anos, seguido por uma estabilização de sua ocor-

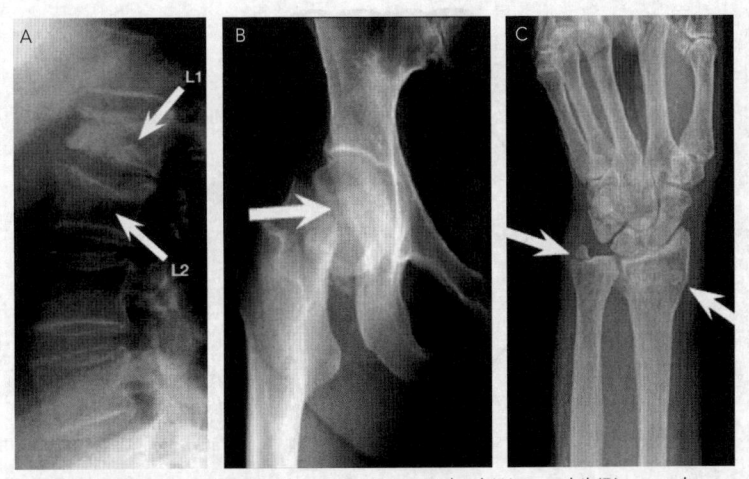

FIGURA 2 Fraturas osteoporóticas típicas: vertebral (A), quadril (B) e antebraço (C).

rência ou de aumento mais atenuado em seguida. A maioria das fraturas de pulso acontece em mulheres, das quais 50% têm mais de 65 anos de idade.

Fraturas osteoporóticas também impõem um grande peso econômico sobre os sistemas de saúde em todo o mundo. Mais recentemente, os custos anuais combinados de todas as fraturas osteoporóticas foram estimados em vinte bilhões de dólares nos EUA e em cerca de trinta bilhões de dólares na União Europeia.[10] Não se dispõe de dados acurados sobre o custo econômico das fraturas osteoporóticas no Brasil até o presente momento. Os custos diretos com a hospitalização por fraturas de quadril por osteoporose em indivíduos com mais de 50 anos de idade internados em hospitais privados do país são relatados como 12 mil dólares, principalmente relacionados à instrumentação médica e cirúrgica. O impacto econômico anual dessas fraturas para as empresas de seguro de saúde foi estimado em cerca de 6 milhões de dólares.[11]

FISIOPATOLOGIA

Para compreender a origem da fragilidade esquelética na pós-menopausa, é necessário rever brevemente o processo de remodelação óssea.[12] A integridade mecânica do esqueleto é mantida pela remodelação óssea, que ocorre ao longo da vida. Esse processo de regeneração, degradação e reparação permite que o osso danificado seja substituído por osso novo. A remodelação pode ser dividida em quatro fases: reabsorção, reversão, formação e quiescência. Em qualquer momento, aproximadamente 10% da superfície óssea no esqueleto adulto está em remodelação ativa. A duração do ciclo de remodelação é de cerca de seis meses, com a fase de reabsorção durando de 10-14 dias, e a de formação, cerca de 150 dias (Figura 3). O processo de remodelação óssea envolve osteoblastos, as células formadoras de osso; os osteoclastos, responsáveis pela reabsorção óssea; e os osteócitos, que são osteoblastos terminalmente diferenciados com papel crítico de coordenação dessa unidade básica multicelular.

O estrogênio desempenha um papel central na remodelação fisiológica normal, por isso a deficiência desse hormônio esteroide após a menopausa resulta em um desequilíbrio de remodelação, levando a um aumento substancial do *turnover* ósseo com predomínio da reabsorção óssea sobre a formação. Esse desequilíbrio

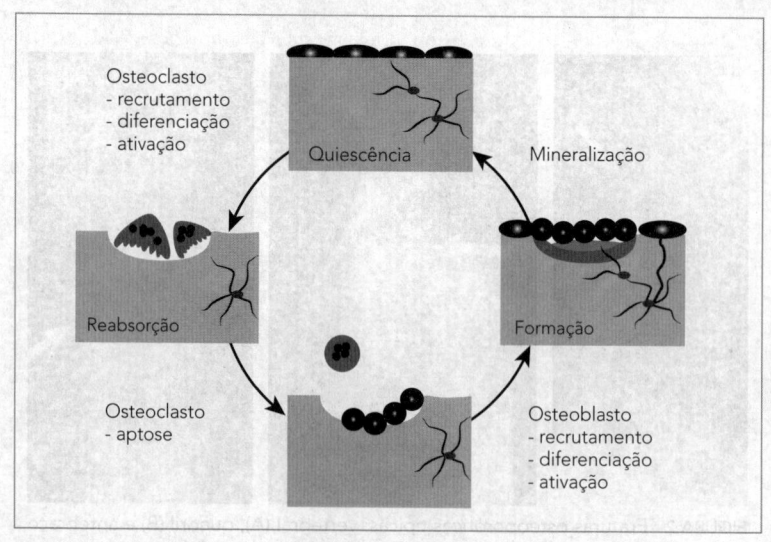

FIGURA 3 Ciclo de remodelação óssea.

provoca uma perda progressiva de osso trabecular, em parte por causa do aumento da osteoclastogênese. O processo de recrutamento, ativação e diferenciação de osteoclastos parece ser o resultado do aumento da elaboração de citocinas pró-inflamatórias osteoclastogênicas, tais como a interleucina-1 (IL-1) e o fator de necrose tumoral beta (TNF-beta), que são regulados negativamente pelo estrogênio.[13] O hipoestrogenismo também reduz a produção de fator de crescimento transformante beta (acelerador da apoptose de osteoclastos), aumentando assim a sobrevida dos osteoclastos.[14]

Nossa compreensão das bases moleculares de remodelação óssea tem avançado rapidamente nos últimos anos. O ativador do receptor de NFkB (RANK), o seu ligante (RANKL) e a osteoprotegerina são agora conhecidos por serem reguladores-chave da reabsorção óssea mediada pelos osteoclastos *in vitro* e *in vivo*.[15] Os osteoblastos expressam RANKL constitutivamente em sua superfície celular; o RANKL interage com o seu receptor cognato, RANK, que é expresso em precursores de osteoclastos e promove o recrutamento e a diferenciação de osteoclastos. A interação do RANKL com o RANK nos osteoclastos maduros resulta em sua ativação e sobrevivência prolongada. A osteoprotegerina é secretada principalmente pelos osteoblastos e pelas células estromais; *in vivo*, a osteoprotegerina bloqueia a interação do RANKL com o RANK e, portanto, atua como um regulador fisiológico de remodelação óssea. O estrogênio também pode exercer parte de seus efeitos antirreabsortivos no osso por meio da estimulação da expressão osteoprotegerina em osteoblastos e osteócitos[16] (Figura 4).

DIAGNÓSTICO E AVALIAÇÃO DE RISCO DE FRATURA

É recomendável uma abordagem abrangente para o diagnóstico da osteoporose e a avaliação do risco de fratura. Uma história detalhada e um exame físico completo, juntamente com a mensuração da DMO, a imagenologia vertebral para diagnosticar fraturas vertebrais, a avaliação laboratorial da remodelação óssea e também dirigida para identificação de causas secundárias, e, quando for o caso, a aplicação de algoritmos para cálculo de risco absoluto de fratura em dez anos (FRAX-OMS), devem ser utilizados para estabelecer o risco individual da paciente.[17]

História e exame físico

A história clínica e o exame físico devem identificar fatores clínicos de risco para a osteo-

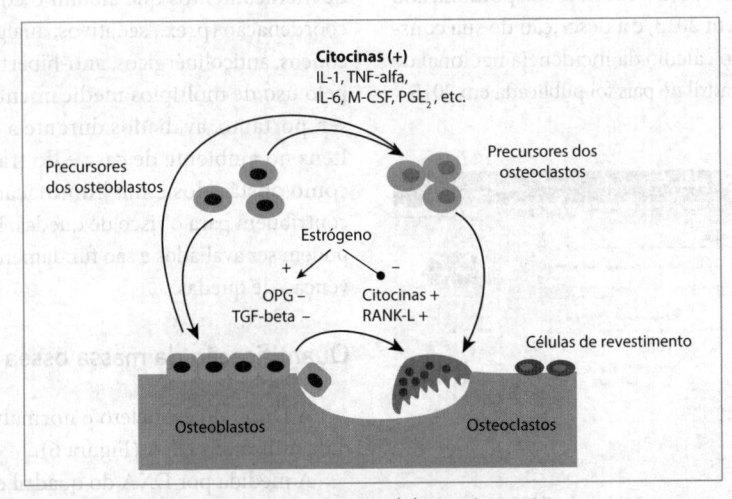

FIGURA 4 Papel do estrógeno na remodelação óssea.

porose e a fratura, além de avaliar causas secundárias de osteoporose e fratura por fragilidade. Com relação aos fatores de risco, a Organização Mundial da Saúde (OMS) realizou recentemente uma metanálise da relação entre diversos fatores de risco clínicos da fratura usando dados de doze estudos de coorte que incluíram 60 mil pacientes. Um total de dez fatores de risco significativos foi identificado: idade, gênero, índice de massa corporal, história pessoal de fratura por fragilidade após os 40 anos, história parental de fratura de fêmur, tabagismo corrente, alcoolismo ($\geq$ 3 doses por dia), uso de glicocorticoides, artrite reumatoide e presença de outras causas secundárias. Esses fatores de risco, com uso opcional da DMO do colo femoral, foram, então, utilizados para criar uma plataforma chamada FRAX com o objetivo de calcular o risco absoluto de fratura de quadril ou de outra fraturas osteoporóticas maiores (fratura clínica vertebral, quadril, antebraço e úmero) nos próximos dez anos[18] (Figura 5). Essa ferramenta, usada com orientações para os limiares de tratamento, é muito útil na identificação de candidatos para a farmacoterapia. Os modelos FRAX estão atualmente disponíveis para 63 países e 32 idiomas, cobrindo 79% da população mundial com 50 anos ou mais. Modelos específicos de etnia estão disponíveis apenas nos EUA e em Cingapura. O modelo FRAX para o Brasil foi disponibilizado na internet em 2013, e a descrição de sua construção com o cálculo da incidência nacional de fratura de quadril no país foi publicada em 2015.[19]

O FRAX Brasil, e seus respectivos limiares de intervenção e avaliação, pode ser acessado no endereço eletrônico https://abrasso.org.br/calculadora/calculadora/.

A presença de uma fratura de fragilidade, identificada pela história ou exame físico, também pode indicar um diagnóstico clínico de osteoporose. Perda de altura e cifose podem ser sinais de fratura vertebral. Há evidências de que a perda de altura superior a 2 cm (em medidas sequenciais) ou a 4 cm (referidas pela paciente) aumenta a probabilidade de que uma fratura vertebral tenha ocorrido.[20] Portanto, a altura deve ser medida anualmente, com um método preciso, como uma régua de parede ou um estadiômetro. Perdas significativas como as mencionadas acima devem ser avaliadas por uma radiografia toracolombar lateral ou por meio da avaliação de fratura vertebral (VFA) por DXA para identificar fraturas vertebrais.

Ainda durante a história médica, o risco de quedas deve ser avaliado. Fatores clínicos relacionados com um aumento do risco de quedas incluem os seguintes: história de quedas, desmaio ou perda de consciência; fraqueza muscular; tontura, problemas de coordenação ou de equilíbrio; artrite ou neuropatia dos membros inferiores; diminuição da acuidade visual. O risco de quedas também é aumentado pelo uso de medicamentos que afetam o equilíbrio e a coordenação (p. ex., sedativos, analgésicos narcóticos, anticolinérgicos, anti-hipertensivos) ou pelo uso de múltiplos medicamentos. Devem ser, portanto, avaliados durante a anamnese. Itens no ambiente de casa e do trabalho, tais como obstáculos e má iluminação, também contribuem para o risco de quedas. Esses riscos podem ser avaliados e são fundamentais na prevenção de quedas.

Quantificação da massa óssea

A DMO do esqueleto é normalmente medida utilizando DXA (Figura 6).

A medida por DXA do quadril e da coluna vertebral é usada para estabelecer ou confirmar

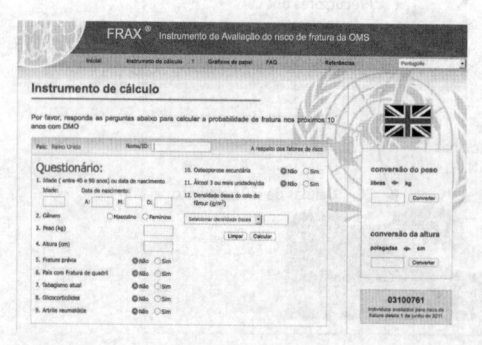

FIGURA 5 Ferramenta FRAX da OMS.

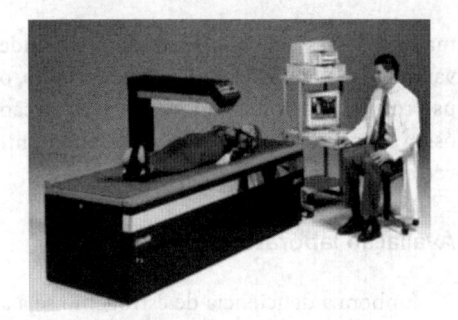

FIGURA 6 Densitometria óssea (DXA).

um diagnóstico de osteoporose, predizer o risco de fraturas no futuro e monitorar os pacientes. A DMO areal é expressa em termos absolutos de gramas de mineral por centímetro quadrado (g/cm²) e comparada com a DMO média de uma população de referência de adultos jovens (T-*score*) e com uma população de referência de mesma idade, sexo e etnia (Z-*score*). Na classificação diagnóstica da OMS para mulheres na transição menopausal e pós-menopausa nos valores de T-*score*, as pacientes podem estar nas categorias normal [T-*score* ≥ –1 desvio-padrão (DP)], baixa massa óssea ou osteopenia (T-*score* entre –1 e –2,5 DP) ou osteoporose (T-*score* ≤ –2,5 DP). As pacientes com T-*score* ≤ –2,5 DP e presença de fratura por fragilidade são classificadas como osteoporose estabelecida[18] (Tabela 1).

TABELA 1 Classificação da OMS de osteoporose pós-menopáusica

	T- *score* (DP)
Normal	≥ -1,0
Osteopenia	Entre -1,0 e -2,5
Osteoporose	≤ -2,5
Osteoporose estabelecida	≤ -2,5 com fraturas

DP: desvio-padrão.

A decisão de solicitar uma densitometria óssea deve ser baseada no perfil de risco da mulher, em situações nas quais os resultados desse exame influenciarão o manejo clínico. Recentemente, um consenso nacional estabeleceu critérios de indicação de densitometria óssea (DXA)[19] (Tabela 2).

TABELA 2 Indicações para solicitação de DXA

Mulheres a partir de 65 anos
Mulheres pós-menopausa abaixo de 65 anos com fatores de risco para fraturas
Mulheres durante a transição menopausal (40 a 50 anos) com fatores de risco para fraturas
Adultos com fraturas por fragilidade
Adultos com condições ou doenças associadas à baixa massa óssea
Adultos em uso de medicamentos indutores de perda óssea
Qualquer candidato a tratamentos (ósseos)
Qualquer um em tratamento, para monitorar sua efetividade

Medidas seriadas de DMO podem demonstrar a eficácia do tratamento, detectando estabilidade ou ganho de DMO, bem como podem identificar ausência de resposta ao tratamento, caso seja observada perda de DMO, sugerindo a necessidade de ser reavaliada a opção terapêutica, bem como a necessidade de investigar a presença de causas secundárias de osteoporose e perda óssea. O período de intervalo entre exames deve ser determinado de acordo com a condição clínica de cada paciente. Habitualmente, um ano após o início ou mudança do tratamento, nova medida de DMO é apropriada. Maiores intervalos deverão ser observados quando a eficácia terapêutica já estiver estabelecida.[19]

Avaliação vertebral por imagem

Uma fratura vertebral é consistente com um diagnóstico clínico de osteoporose, mesmo na ausência de DXA, e é uma indicação para o tratamento farmacológico da osteoporose a fim de reduzir o risco de fraturas subsequentes.[19] A maioria das fraturas vertebrais é assintomática quando de sua ocorrência inicial, e muitas vezes não são diagnosticadas. A avaliação vertebral por imagem proativamente é a única maneira de diagnosticar essas fraturas. Seu reconhecimento pode alterar a classificação diagnóstica, alterar a predição ao risco de fratura e certamente afeta as decisões terapêuticas.

Avaliação vertebral por imagem pode ser realizada utilizando-se raio X lateral de coluna torácica e lombar ou pela avaliação de fratura vertebral (VFA) por DXA, disponível na maioria dos densitômetros atuais (Figura 7). A VFA pode ser convenientemente realizada no mesmo momento da avaliação densitométrica convencional, com exposição radiológica significativamente menor que aquela produzida pela radiologia vertebral convencional.

Marcadores bioquímicos da remodelação óssea

Os marcadores bioquímicos de remodelação óssea podem ser medidos no soro ou na urina. São utilizados para avaliar tanto a reabsorção óssea [produtos de degradação do colágeno tipo I no osso: N-telopéptidos (NTX), C-telopéptidos (CTX) e desoxipiridinolina] quanto a atividade formadora osteoblástica [fosfatase alcalina óssea, pró-peptídeo N-terminal do pró-colágeno tipo I (P1NP), osteocalcina]. Há evidência na literatura de que esses marcadores podem ser úteis para predizer o risco de fraturas em pacientes não tratadas; monitorar o tratamento farmacológico da osteoporose; ajudar a determinar a adesão e a persistência à terapia medicamentosa.[21]

Entretanto, há reconhecida limitação da utilidade clínica dos marcadores bioquímicos da remodelação óssea devido ao fato de que a maioria desses marcadores apresenta grande variabilidade biológica e analítica. Portanto, o uso rotineiro dos marcadores da reabsorção óssea é ainda tema de debate, não sendo universalmente endossado.

Avaliação laboratorial

Embora a deficiência de estrogênio seja a causa mais comum de osteoporose em mulheres na pós-menopausa, há muitas outras condições que podem acompanhar a deficiência de estrogênio e contribuir para a diminuição da resistência óssea nessa população (Tabela 3). A avaliação laboratorial para detectar causas secundárias que levam a distúrbios no metabolismo ósseo em pacientes na pós-menopausa, portanto, é uma etapa fundamental na avaliação das pacientes osteoporóticas.[22]

Apesar de não haver consenso absoluto na literatura a respeito de quais exames devam ser solicitados, de maneira geral se consideram, como testes iniciais na avaliação de pacientes com baixa massa óssea: hemograma completo, cálcio, fósforo, fosfatase alcalina, creatinina e hormônio estimulante da tireoide (TSH). Exames como 25-hidroxi-vitamina D e calciúria de 24 horas podem ser úteis para detectar pacientes com deficiência/insuficiência de vitamina e hipercalciúria, respectivamente. Em circunstâncias clínicas especiais, deve-se incluir eletroforese de

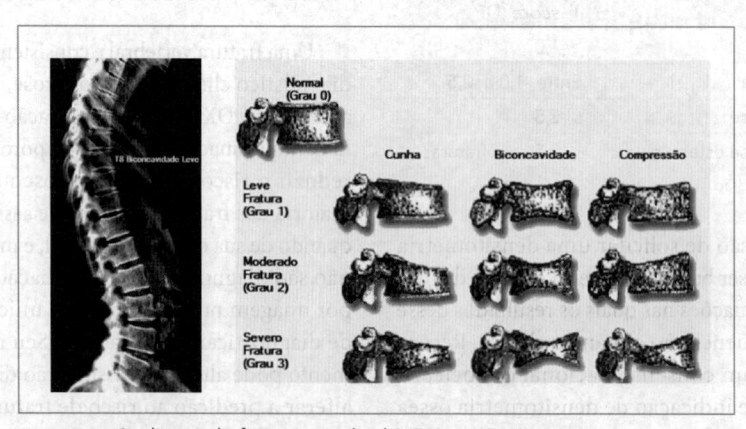

FIGURA 7 Avaliação de fratura vertebral (VFA) por DXA.

proteínas, cortisol livre na urina de 24 horas, anticorpo antitransglutaminase e hormônio da paratireoide (PTH).[23]

TABELA 3   Causas de osteoporose secundária

Causas básicas	Situações clínicas
Doenças do aparelho digestivo	Gastrites, pancreatites, doenças hepáticas, enterocolopatias crônicas, etilismo
Cirurgias	Gastrectomia, gastroplastia, derivação jejuno-ileal
Doenças inflamatórias crônicas	Espondiloartropatias soronegativas, artrite reumatoide, esclerose sistêmica, lúpus eritematoso sistêmico, psoríase disseminada, epidermólise bolhosa, pênfigo foliáceo, grande queimado
Endocrinopatias	Hipogonadismo, síndrome de Turner, disgenesia gonadal, distúrbios da hipófise, tireoidopatias, hiperparatireoidismo primário ou secundário, diabetes, síndrome de Cushing, doença de Adison
Doenças hematológicas	Mastocitose, anemia crônica, talassemias, leucoses
Doenças infecciosas	Osteomielites, hanseníase, lues, paracoccioidomicose
Osteoporose por desuso ou imobilização prolongada	Recolhimento em leito por períodos crônicos, imobilizações ortopédicas
Osteoporose induzida por fármacos	Glicocorticoide intramuscular ou oral por mais de 3 meses, heparina, lítio, anticonvulsivantes, agonistas da morfina, retinoides, agentes citostáticos, inibidores de aromatase, alumina, medroxiprogesterona intramuscular

Tratamento

Abordagem não farmacológica

Várias medidas não farmacológicas podem reduzir o risco de desenvolvimento de osteoporose pós-menopáusica, as quais, em geral, devem ser recomendadas para todas as mulheres e incluem exercícios e prevenção de quedas, uma dieta rica em cálcio, parar de fumar e evitar a ingestão excessiva de álcool.

Exercícios e prevenção de quedas

Exercícios físicos melhoram a qualidade de vida de pessoas com osteoporose, em particular nos domínios da função física e da dor, além de aumentar a força muscular e o equilíbrio.[24] Embora não haja prova definitiva de que programas de exercícios sejam efetivos para reduzir fraturas, pelo menos um estudo mostrou que um programa de caminhada moderada a vigorosa reduziu o risco de fraturas de quadril.[25] Exercícios envolvendo treinamento de resistência apropriada para a idade do indivíduo e sua capacidade funcional e exercícios aeróbicos devem ser recomendados para pessoas com osteoporose ou em risco de osteoporose.

Além da atividade física, e da manutenção de níveis adequados de vitamina D, como veremos a seguir, várias estratégias têm se mostrado capazes de reduzir as quedas. Estas incluem intervenções multifatoriais como a avaliação individual de risco, tai chi e outros programas de exercícios, avaliação de segurança em casa e modificação, especialmente quando feita por um terapeuta ocupacional, avaliando sempre a retirada gradual de medicação psicotrópica, se possível. A correção adequada de deficiência visual poderá melhorar a mobilidade e reduzir o risco de quedas.

Cálcio e vitamina D

O Institute of Medicine (IOM) norte-americano realizou recentemente uma ampla revisão das evidências de cálcio e vitamina D com relação a desfechos de saúde esquelética, fornecendo uma base sólida para a determinação dos requisitos de ingestão desses elementos.[26]

Entretanto, dietas deficientes em cálcio são muito comuns nas populações, e a deficiência de vitamina D também é cada vez mais reconhecida como extremamente frequente, em especial nas mulheres menopausadas com osteoporose.[27] Portanto, a suplementação de cálcio e vitamina D faz parte do arsenal terapêutico para grande parte dos pacientes com osteoporose, uma vez que significativa parcela dessa população não consegue atingir as metas de ingestão recomendada para tais nutrientes.

Os suplementos de cálcio, na verdade, representam uma variedade de diferentes sais de cálcio. Durante a digestão, esses sais dissolvem-se e o cálcio se torna disponível para ser absorvido. O cálcio encontrado nesses sais é chamado de cálcio elementar. Diferentes sais de cálcio são utilizados na suplementação, incluindo o carbonato, o fosfato, o citrato, o gluconato e o lactato. A porcentagem de cálcio elementar encontrada em um suplemento pode variar grandemente dependendo do tipo de sal utilizado. O carbonato de cálcio é o sal com a maior porcentagem de cálcio biodisponível (40% de cálcio elementar), seguido pelo fosfato de cálcio tribásico (38%), citrato de cálcio (21%), citrato malato de cálcio (13%), lactato de cálcio (13%) e gluconato de cálcio (9%).[27] As principais indicações clínicas de cada tipo específico de sal de cálcio estão sumarizados na Figura 8.[26]

As necessidades diárias de vitamina D raramente são alcançadas por meio da dieta e da exposição solar, sendo de grande importância a suplementação desse nutriente. Insuficiência de vitamina D parece ser comum especialmente em idosos, indivíduos institucionalizados, indivíduos afrodescendentes, pessoas com exposição solar limitada, obesos, pacientes com osteoporose ou que estejam tomando medicamentos que aceleram o metabolismo da vitamina D (como os anticonvulsivantes) e doentes com síndromes de má absorção, incluindo doença inflamatória intestinal e doença celíaca.

Em suplementos, a vitamina D está disponível em duas formas: ergocalciferol (vitamina D2) e colecalciferol (vitamina D3), que diferem quimicamente apenas sua estrutura de cadeia lateral. As duas formas têm sido tradicionalmente consideradas equivalentes.[28]

Tem sido uma prática clínica comum prescrever 600 a 800 UI/dia de vitamina D3 para manutenção do nível-alvo de 30 ng/mL de 25-OH vitamina D (suficiência de vitamina D); para os indivíduos de alto risco, com os níveis séricos de 25-OH vitamina D de 20 a 30 ng/mL (insuficiência de vitamina D), a suplementação com doses iniciais de 800 a 1.000 UI de vitamina D3 diária pode ser suficiente para atingir o nível desejado. Pacientes com deficiência de vitamina D (concentrações séricas de 25-OH vitamina D < 20 ng/mL) podem necessitar de até 50.000 UI da vitamina D3 por via oral, uma vez por semana, durante 6-8 semanas, seguida de dose de manutenção diária de 2.000 UI de vitamina D3.[29]

Tratamento farmacológico

Os medicamentos utilizados para o tratamento da osteoporose podem ser classificados em anticatabólicos (antirreabsortivos), anabólicos (pró-formadores) e de ação mista (Figura 9). Recentemente, uma diretriz multidisciplinar

Carbonato	Citrato	Fosfato
Crianças	Homens e mulheres	Homens e mulheres
Adolescentes	em qualquer idade	com mais de 70 anos
Grávidas	com:	de idade com:
Nutrizes	– gastrite atrófica	– baixa ingestão de
Homens e mulheres	– câncer gástrico	fósforo:
em qualquer idade	– acloridria	– dietas restritivas
	– litíase renal	– má nutrição
	– cirurgia bariátrica	

FIGURA 8   Indicações clínicas para os vários sais de cálcio.

nacional estabeleceu os critérios para indicação de tratamento farmacológico da osteoporose pós-menopáusica, com as seguintes recomendações:[30]

1. Pacientes com história de fratura de fragilidade prévia devem ser considerados para tratamento farmacológico sem a necessidade de uma avaliação adicional com a medida da DMO, embora esta possa ser apropriada, particularmente em mulheres pós-menopáusicas mais jovens, e com finalidade de monitoramento do tratamento.
2. Pacientes com T-*score* igual ou menor do que −2,5 DP na coluna lombar, colo femoral, fêmur total ou rádio 33% devem ser considerados para terapia farmacológica.
3. Em pacientes com osteopenia sem fraturas de fragilidade prévias que apresentem risco de fratura em dez anos, calculado pelo FRAX Brasil, que esteja acima do limiar de intervenção.

Terapia hormonal

Com relação à redução do risco de fraturas, evidências provenientes tanto de estudos observacionais como de ensaios clínicos randomizados (ECR) são unânimes em demonstrar o efeito benéfico da terapia hormonal (TH). Dois grandes estudos observacionais, o estudo *National Osteoporosis Risk Assessment* (Nora)[31] e o *Million Women Study*,[32] evidenciaram que o uso corrente de TH reduzia o risco de fraturas os-teoporóticas. Esses resultados foram confirmados no *Woman's Health Initiative* (WHI), o maior ECR delineado para avaliar o balanço de risco e benefícios da TH em mulheres na pós-menopausa. Em ambos os braços do estudo houve redução do risco de fraturas. No braço de terapêutica hormonal estrogênica (THE), demonstrou-se uma redução de 30 a 39% nas taxas de fraturas. O braço de terapia hormonal estroprogestativa (THEP) apresentou resultados similares, reduzindo o risco de fraturas vertebrais clínicas em 35%, de fraturas de quadril de 33% e de 24% nas fraturas totais.[33]

O estudo *Long-Term Intervention on Fractures with Tibolone* (Lift)[34] foi delineado para avaliar a eficácia antifratura da tibolona. As pacientes foram randomizadas para receber placebo ou 1,25 mg de tibolona, e, após um seguimento médio de 2,7 anos, a tibolona reduziu a incidência de fraturas vertebrais em 45% e a de fraturas não vertebrais em 26%.

Com relação aos eventos adversos da TH, houve uma considerável controvérsia acerca dos efeitos extraesqueléticos de estrogênio, particularmente no que diz respeito a doenças cardiovasculares e ao câncer de mama. O estudo WHI, no braço de combinação estrogênio mais progestogênio, sugeriu um aumento do risco de tromboembolismo, eventos cardiovasculares e cerebrovascular, bem como do câncer de mama, embora a relação risco-benefício estivesse próxima da neutralidade.[31] No braço de estrogênio isolado do WHI não houve aumento do risco

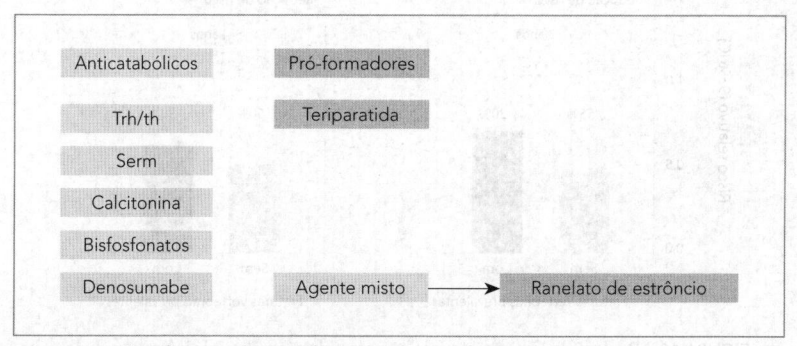

FIGURA 9   Classificação dos medicamentos para osteoporose.

de eventos cardiovasculares ou de câncer de mama.[35]

Em síntese, a TH aumenta a DMO e, em doses convencionais [EC (estrogênio conjugado) 0,625 mg ou equivalente em outras formulações], reduz o risco de fraturas osteoporóticas em mulheres menopausadas (redução demonstrada mesmo em população não especificamente selecionada por estar em alto risco de fratura). Assim sendo, na TH pode ser considerada medicação de primeira linha para mulheres com osteoporose ou alto risco de fratura, apresentando sintomatologia climatérica no período inicial da pós-menopausa e sem contraindicações absolutas à TH. A indicação da tibolona na prevenção e tratamento da osteoporose segue, em linhas gerais, as mesmas considerações da TH.

Cuidados especiais da administração: contraindicada nos seguintes casos: alto risco de doenças trombóticas arteriais ou venosas; sangramento genital anormal não diagnosticado; câncer de mama ou outro câncer sensível a estrogênio ou progestágeno; tumores ou doença hepática.[36]

Moduladores seletivos dos receptores do estrogênio (SERM)

Esses medicamentos não esteroides exercem sua ação farmacológica por meio da ligação com os receptores estrogênicos, agindo como agonistas/antagonistas estrogênicos.[37] O raloxifeno (RLX) é ainda o único SERM aprovado para prevenção e tratamento da osteoporose no Bra-

sil. No estudo *Multiple Outcomes of Raloxifene Evaluation* (More),[38] que incluiu 7.705 mulheres pós-menopausadas com osteoporose, idade média de 67 anos, randomizadas para duas doses de RLX (60 e 120 mg) ou placebo, houve um aumento da DMO de 2,6 e 2,1% na coluna lombar e no quadril, respectivamente. A capacidade do raloxifeno para reduzir fraturas osteoporóticas também foi demonstrada no estudo. Nesse ECR, o raloxifeno reduziu o risco de fraturas vertebrais, após três anos, em 55% em mulheres com osteoporose sem fraturas prévias e em 30% naquelas com fratura vertebral prevalente. Uma extensão de um ano do estudo More demonstrou que esse efeito na redução do risco de fraturas vertebrais persistia em ambos os grupos, com reduções de 50 e 38%, respectivamente[39] (Figura 10). Não se evidenciou, nesse estudo primário, capacidade de redução de fraturas do fêmur ou não vertebrais. Em adição aos efeitos ósseos, o raloxifeno tem sido associado com a redução do risco de câncer invasivo de mama em mulheres pós-menopausadas com osteoporose. No estudo More,[35] a incidência geral de câncer de mama invasivo foi reduzida em 76% em três anos. Em uma extensão de quatro anos do More – o estudo *Continuing Outcomes Relevant to Evista* (Core) –, o risco depois de oito anos era 59% mais baixo nas pacientes em uso de raloxifeno; o risco de câncer invasivo de mama positivo para receptores de estrogênio era 66% mais baixo.[40] No estudo *Stu-*

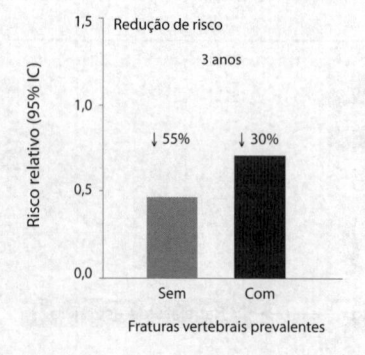
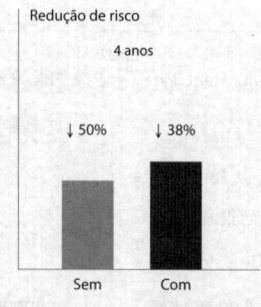

FIGURA 10   Redução do risco de fraturas vertebrais com raloxifeno.

dy of Tamoxifen and Raloxifene (Star), em cerca de 19 mil pacientes com alto risco de câncer de mama, o raloxifeno demonstrou a mesma redução no risco de ocorrência de câncer invasivo que o tamoxifeno.[41]

Um aumento no risco de doença tromboembólica, comparável com aquele presente com a utilização da TH, foi identificado nos ECR com o raloxifeno.[35] Nos estudos More-Core não se detectaram efeitos negativos cardiovasculares (coronarianos e cerebrovasculares).[35,37] No estudo *Raloxifene Use for the Heart* (Ruth), o raro risco de acidente cerebrovascular fatal relatado parece estar confinado a mulheres com risco aumentado para acidente vascular cerebral (AVC) já no início do estudo (*Framingham Stroke Risk Score* ≥ 13).[42] A terapia com raloxifeno pode estar associada com um aumento de sintomas vasomotores (fogachos) e cãibras.[35]

Cuidados especiais da administração do raloxifeno: contraindicado nos seguintes casos: em pacientes com história atual ou pregressa de episódios tromboembólicos venosos, incluindo trombose venosa profunda, embolia pulmonar e trombose de veia retineana; pacientes com hipersensibilidade ao raloxifeno ou aos excipientes do comprimido. Precauções devem ser tomadas no uso do raloxifeno nas situações clínicas de: mulheres na pós-menopausa com histórico de AVC ou outros fatores de risco significantes de AVC, como acidente isquêmico transitório ou fibrilação atrial; insuficiência renal ou hepática; hipertrigliceridemia induzida por estrógeno.[36]

Calcitonina

A calcitonina está aprovada apenas para tratamento de osteoporose da pós-menopausa, mas não para prevenção. Disponível como um *spray* nasal (apresentação mais utilizada) e como injeção subcutânea, esse fármaco é um inibidor da reabsorção óssea. Na prática clínica, porém, a redução da remodelação óssea por ela produzida é inferior àquela promovida pelos outros antirreabsortivos. No estudo clínico Prevenção de Recorrência de Fraturas Osteoporóticas

(PROOF *Study – Prevent Recurrence of Osteoporotic Fractures*),[43] doses de calcitonina *spray* intranasal de 200 UI/dia, durante cinco anos, reduziram o risco de uma nova fratura vertebral em 33%. Nenhum efeito foi demonstrado na ocorrência de fraturas de quadril ou não vertebral; nenhum efeito foi demonstrado na DMO do quadril. Os efeitos adversos relacionados a sua utilização incluem náuseas, irritação local (quando administrada por via nasal), rubor facial ou de mãos quando da administração injetável.[44]

Cuidados especiais da administração da calcitonina: contraindicada nos seguintes casos: a pacientes com hipersensibilidade conhecida à calcitonina sintética de salmão ou a qualquer outro componente das formulações. Por ser a calcitonina de salmão um peptídeo, existe a possibilidade de reações alérgicas sistêmicas e reações do tipo alérgica, incluindo casos isolados de choque anafilático em pacientes que estejam recebendo calcitonina.[36]

Bisfosfonatos

Os bisfosfonatos são potentes inibidores da reabsorção óssea com relativamente poucos efeitos colaterais. Consequentemente, essa classe terapêutica é amplamente utilizada para a prevenção e tratamento da osteoporose (Tabela 4).

TABELA 4 Características gerais dos bisfosfonatos

Classe: anticatabólico (antirreabsortivo)
DMO: aumenta a DMO em várias regiões esqueléticas
Marcadores do remodelamento ósseo: diminuem
Fraturas: reduz o risco de fraturas vertebrais, não vertebrais e de quadril
Considerações extraesqueléticas ■ Necessidade de doses específicas ■ Disponibilidade de diferentes intervalos entre doses – diária, semanal: alendronato, risedronato – mensal, trimestral: ibandronato; mensal: risedronato – anual: zolendronato
Ocasional irritação gastrointestinal
Raro - osteonecrose de mandíbula ■ Fraturas atípicas, fibrilação atrial

O alendronato 70 mg uma vez por semana e o risedronato 35 mg uma vez por semana são os bisfosfonatos mais comumente usados em todo o mundo. No estudo *Fracture Intervention*, o alendronato demonstrou reduzir a incidência de fraturas vertebrais em 50% e a de antebraço e do colo do fêmur em aproximadamente 30% em mulheres com fraturas vertebrais prévias.[45] Em mulheres sem fraturas vertebrais prévias, não houve diminuição significativa nas fraturas clínicas na população total do estudo, mas a redução foi significativa em um terço dos pacientes que apresentavam um T-*score* menor do que –2,5 DP já no início do estudo.[46] O risedronato, em mulheres com fraturas vertebrais prévias, demonstrou reduzir a incidência de fraturas vertebrais e não vertebrais em 40-50% e 30-36%, respectivamente.[47,48] Em uma grande população de mulheres idosas, o risedronato diminuiu o risco de fraturas de quadril significativamente, em 30%, um efeito ainda maior em mulheres osteoporóticas desse estudo que apresentavam idade entre 70 e 79 anos (40% de redução), enquanto a diminuição não foi significativa em mulheres com mais de 80 anos sem evidência documentada da osteoporose.[49] Há atualmente a dose de risedronato 150 mg para uso mensal, que demonstrou ser equivalente às apresentações anteriores.[50]

Ibandronato administrado diariamente (2,5 mg) reduz o risco de fraturas vertebrais em 50 a 60%, ao passo que um efeito sobre fraturas não vertebrais só foi demonstrado em uma análise *post hoc* de mulheres com T-*score* abaixo de –3 SD.[51] Estudos complementares mostraram que o ibandronato 150 mg uma vez por mês é equivalente ou superior ao ibandronato diário no aumento da DMO e na redução dos marcadores bioquímicos de remodelação óssea, dando origem a sua aprovação para a prevenção de fratura vertebral em osteoporose pós-menopausa.[52] Da mesma forma, estudos complementares comparando ibandronato intravenoso intermitente ao tratamento oral diário levaram à aprovação do ibandronato intravenoso 3 mg a cada três meses para a mesma indicação.[53]

Com base no resultado de um grande ensaio clínico de fase III em mais de 7.700 doentes com osteoporose pós-menopausa, avaliou-se a eficácia da infusão anual de ácido zoledrônico 5 mg ao longo de três anos. Em comparação com o grupo placebo, o ácido zoledrônico reduziu a incidência de fraturas vertebrais em 70% e de fraturas do quadril em 40%,[54] e está agora disponível para o tratamento da osteoporose pós-menopáusica (Figura 11).

O perfil de segurança global de bisfosfonatos é favorável. Bisfosfonatos orais estão associados

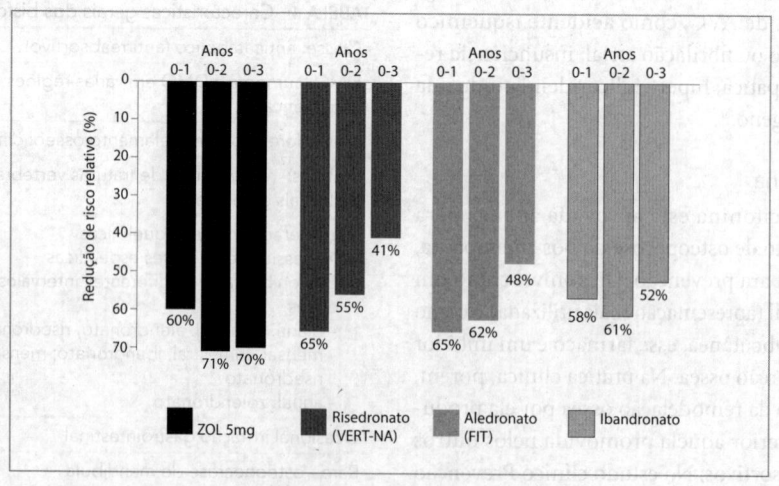

FIGURA 11 Redução do risco de fraturas vertebrais com bisfosfonatos.

a distúrbios gastrointestinais leves, podendo raramente causar esofagite.[42] Bisfosfonatos intravenosos podem induzir uma reação de fase aguda transitória, com febre e dores ósseas e musculares que melhoram ou desaparecem após a continuação subsequente.[51] A osteonecrose da mandíbula tem sido descrita em pacientes com câncer que recebem altas doses de pamidronato intravenoso ou zoledronato. A incidência em pacientes com osteoporose tratados com bisfosfonatos orais e intravenosos parece ser muito rara (na ordem de 1/100.000 casos), e sua relação causal com a terapia com bisfosfonatos não foi confirmada.[55] Recentemente, foram levantadas dúvidas sobre uma possível associação entre tratamento com bisfosfonatos e fibrilação atrial. Estudos subsequentes têm produzido resultados conflitantes, mas não se excluiu a possibilidade de uma associação desse tipo, e uma investigação mais aprofundada se justifica.[56] Por fim, o uso de bisfosfonatos pode estar associado a fraturas subtrocantéricas atípicas, mas a relação de causalidade não está definitivamente comprovada e exige mais investigação.[57] Conclui-se, então, que a relação risco-benefício continua a ser favorável para o uso de bisfosfonatos na prevenção de fraturas.

Cuidados especiais da administração dos bisfosfonatos:

- Orais: contraindicados nas anormalidades do esôfago que atrasam o esvaziamento, como estenose ou acalasia; incapacidade de ficar de pé durante pelo menos 30 minutos; pacientes com doença gastrointestinal superior ativa; *clearance* de creatinina inferior a 35 mL/min; hipersensibilidade a qualquer componente dos produtos.
- Endovenoso: *clearance* de creatinina inferior a 30 mL/min; hipersensibilidade a qualquer componente dos produtos.

Podem ocorrer com bisfosfonatos orais ou endovenosos: hipersensibilidade a qualquer componente dos produtos; dor óssea, articular ou muscular grave. Interrompa o uso se sintomas graves se desenvolverem. Osteonecrose da mandíbula e fraturas atípicas foram relatadas raramente.[36]

Denosumabe

Denosumabe é um anticorpo monoclonal totalmente humano contra o RANKL, reduzindo a diferenciação de células precursoras em osteoclastos maduros, além de diminuir a função e a sobrevida dos osteoclastos maduros ativados. O denosumabe é aplicado por injeção subcutânea de 60 mg uma vez a cada seis meses. Ele está disponível em seringa pré-cheia de dose única.

O denosumabe foi avaliado em um grande ECR multicêntrico (*Fracture Reduction Evaluation of Denosumab in Osteoporosis Every 6 Months* – estudo Freedom).[58] Demonstrou-se nesse estudo aumento significativo e sustentado da DMO em todos os sítios mensurados, diminuição dos marcadores da remodelação e redução significativa da incidência de fraturas vertebrais (68%), não vertebrais (20%) e de quadril (40%) (Figura 12).

Estudo de duração de até dez anos com essa medicação indica um bom perfil de segurança.[59] A hipocalcemia pode ser um risco e deve ser corrigida antes do início da terapia. Infecções graves, incluindo de pele, podem ocorrer. Os pacientes devem ser aconselhados a procurar atenção médica imediata se sinais ou sintomas de infecção, incluindo a celulite, se desenvolverem. Dermatites, erupções cutâneas e eczema foram relatados; considerar a interrupção do uso do denosumabe se sintomas graves se desenvolverem. Em pacientes tratados com denosumabe, osteonecrose de mandíbula tem sido relatada. Supressão de renovação óssea de significado clínico incerto também tem sido demonstrada. Efeito rebote de elevação dos biomarcadores da remodelação óssea pode acontecer após a descontinuação do denosumabe, aumentando o risco de múltiplas fraturas vertebrais.

Cuidados especiais da administração do denosumabe: contraindicado nos seguintes casos: hipocalcemia; hipersensibilidade conhecida ao

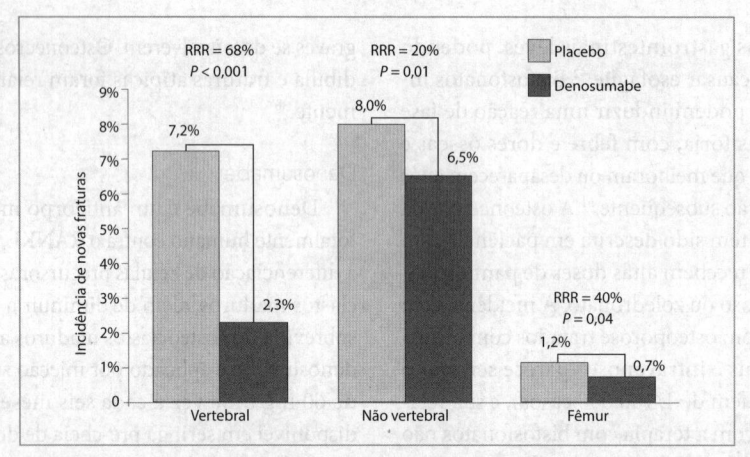

FIGURA 12   Redução do risco de fraturas com denosumabe.

denosumabe. Precauções devem ser tomadas no uso do denosumabe nas situações clínicas de: infecções sérias, incluindo infecções cutâneas; reações anafiláticas; dermatites, erupções cutâneas e eczema; dor óssea, articular ou muscular grave pode ocorrer. Interrompa o uso se sintomas graves se desenvolverem. Osteonecrose da mandíbula, fraturas atípicas e múltiplas fraturas vertebrais, estas em caso de descontinuação do denosumabe, foram relatadas raramente.[36]

Teriparatida

A teriparatida (PTH 1-34 recombinante humano) tem aprovação para tratamento da osteoporose em mulheres menopausadas com alto risco de fratura. O principal estudo que suporta essa indicação é o *The Fracture Prevention Trial of PTH 1-34*; nele, 1.637 mulheres menopausadas com fratura vertebral prévia foram randomicamente arroladas para receber teriparatida (20 ou 40 mcg/dia, por via subcutânea) ou placebo.[60] Após um seguimento médio de dezoito meses de tratamento, no grupo de 20 mcg (dose comercializada), houve um aumento da DMO, em relação ao placebo, de 9 e 3% na coluna lombar e no colo femoral, respectivamente. Demonstrou-se também redução do risco de fraturas vertebrais em 65% e de fraturas não vertebrais em 53%. O estudo não teve poder

para detectar redução nas fraturas de quadril especificamente.

Os eventos adversos relacionados ao uso do PTH nesses ensaios clínicos mencionados incluem cãibras musculares, náuseas e infrequente hipercalcemia. Altas doses de tratamento com teriparatida (muito superiores às administradas em humanos – até sessenta vezes maiores – e com exposição prolongada) promoveram tumores ósseos (osteossarcomas) em modelos experimentais com ratos, embora o significado em humanos seja incerto. A teriparatida não deveria ser administrada para pacientes com hipercalcemia, metástases ósseas, doença de Paget e naquelas submetidas a radiação esquelética prévia. Seu uso máximo aprovado é de 24 meses.

Cuidados especiais da administração da teriparatida: contraindicada nos seguintes casos: hipersensibilidade à substância ativa ou a qualquer um dos excipientes; gravidez e aleitamento; hipercalcemia; insuficiência renal grave (*clearance* de creatinina < 30 mL/min); doenças ósseas metabólicas que não a osteoporose primária (incluindo hiperparatiroidismo e doença de Paget do osso); aumentos inexplicáveis da fosfatase alcalina; prévia radioterapia do esqueleto externa ou por implante; doentes com neoplasias ósseas ou metástases ósseas devem ser excluídos do tratamento com teriparatida. Precauções devem ser tomadas no uso da teriparatida nas situações clínicas de: hipercalciúria, litíase renal e distúrbios do metabolismo do ácido úrico.[36]

Ranelato de estrôncio

O ranelato de estrôncio (RE) é um agente oralmente ativo, consistindo em dois átomos de estrôncio associados ao ácido ranélico. Seu mecanismo de ação, demonstrado em estudos experimentais e evidenciado em humanos, consiste em um simultâneo estímulo da formação e inibição da reabsorção óssea, desacoplando, dessa maneira, a remodelação óssea.[61] Sua atuação parece se dar, nos osteoblastos, através dos receptores sensíveis de cálcio (CaSR),[62] e, nos osteoclastos, pela modulação no sistema RANK--RANKL.[62] A administração envolve a dissolução de 2 g de ranelato de estrôncio em água e tomada antes de se deitar.

Sua aprovação para o tratamento e a prevenção da osteoporose pós-menopausal se fundamenta em um extenso programa de ECR em que se destacam os trabalhos *Study of Osteoporosis Treatment Intervention* (Soti)[63] e o estudo *Treatment of Peripheral Osteoporosis* (Tropos);[64] ambos demonstraram que o ranelato de estrôncio promoveu ganhos significativos de DMO e de redução no risco de fraturas vertebrais, não

vertebrais e de quadril (Figura 13). Uma metanálise[65] (que incluiu também os estudos mencionados acima) também confirmou a evidência de que o RE é efetivo na redução do risco de fraturas vertebrais e não vertebrais.

Os eventos adversos observados com o ranelato de estrôncio são geralmente leves e transitórios. Os eventos adversos mais comuns são a náusea e a diarreia, que são comumente relatadas no início do tratamento e desaparecem após o terceiro mês. Um aumento na incidência de tromboembolismo venoso (TEV) (risco relativo, 1,42; intervalo de confiança, IC, 1,02, 1,98) foi relatado.[66] A relação causal com TEV e a utilização do ranelato de estrôncio não foram definitivamente estabelecidas. No entanto, o ranelato de estrôncio é contraindicado em pacientes com história de tromboembolismo venoso ou em alto risco para tal condição. A vigilância de dados pós-comercialização dos pacientes tratados com o ranelato de estrôncio relatou casos de síndrome de reação à droga com eosinofilia e sintomas sistêmicos (< 20 para 570 mil pacientes/anos de exposição), mas uma ligação causal não foi firmemente estabelecida.[67] Recentemente, a Agência Europeia de Medicamentos (EMA) atualizou sua avaliação contraindicando o uso do RE em pacientes com história

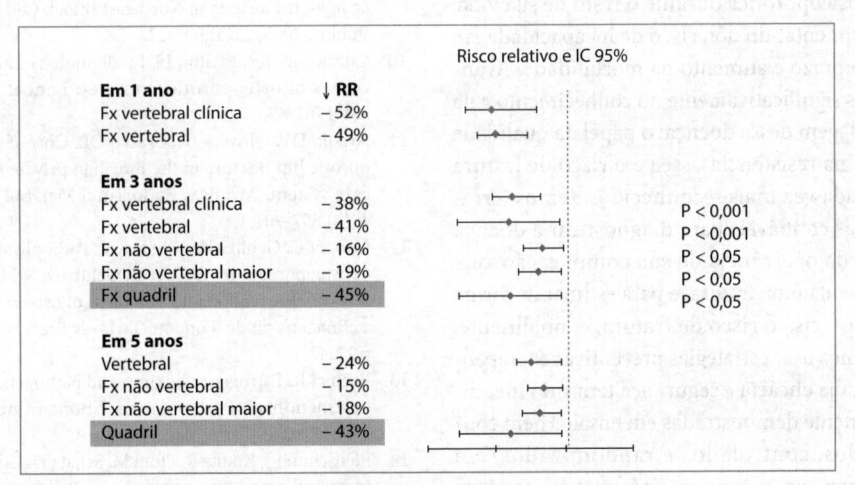

FIGURA 13 Redução do risco de fraturas com ranelato de estrôncio.
Fx: fratura.

atual ou passada de evento tromboembólico venoso, doença isquêmica cardíaca, doença arterial periférica, doença cerebrovascular e/ou em caso de hipertensão não controlada ou de imobilização temporária ou permanente.[68]

Cuidados especiais da administração do ranelato de estrôncio: contraindicado nos seguintes casos: hipersensibilidade à substância ativa ou a qualquer um dos componentes da fórmula; eventos tromboembólicos venosos (TEV) atuais ou anteriores, incluindo trombose venosa profunda ou embolismo pulmonar; imobilização temporária ou permanente devida, por exemplo, a recuperação pós-cirúrgica ou a estar acamado de forma prolongada; estabelecido, atual ou histórico médico de doença isquêmica cardíaca, doença arterial periférica e/ou doença cerebrovascular; hipertensão não controlada. A fabricação dessa medicação foi descontinuada recentemente no Brasil.[36]

CONSIDERAÇÕES FINAIS

Com a tendência de aumento da expectativa de vida, as mulheres provavelmente viverão mais de um terço de suas vidas no estado de deficiência estrogênica que caracteriza a menopausa. Com a idade de 50 anos, uma em cada duas mulheres está em risco de sofrer uma fratura osteoporótica durante o resto de sua vida, experimentando dor, risco de incapacidade em longo prazo e aumento da mortalidade. Avançamos significativamente no conhecimento e na abordagem dessa doença: o papel da qualidade óssea na resistência óssea e o risco de fratura são cada vez mais reconhecidos; temos ferramentas confiáveis para diagnosticar a doença antes da ocorrência de sua complicação, que representa uma fratura, e para estimar de forma mais precisa o risco de fratura; e, finalmente, podemos usar estratégias preventivas e terapêuticas cuja eficácia e segurança têm sido inequivocamente demonstradas em ensaios bem conduzidos, controlados e randomizados, em mulheres com osteoporose pós-menopausa, com a incidência de fraturas como desfecho primário.

REFERÊNCIAS BIBLIOGRÁFICAS

1. Office of the Surgeon General (US). Bone health and osteoporosis: a report of the Surgeon General. Office of the Surgeon General (US), Rockville (MD), 2004. Disponível em: http://www.ncbi. nlm.nih.gov/books/NBK45513/; acessado em: 21 de agosto de 2020.
2. Klibanski A, Adams-Campbell L, Bassford T et al. NIH consensus development panel on osteoporosis prevention, diagnosis and treatment. Osteoporosis prevention, diagnosis, and therapy. JAMA 2001; 285:785-95.
3. Kanis JA. WHO Technical Report, University of Sheffield, UK, 2007. p. 66.
4. Van Staa TP, Dennison EM, Leufkens HE, Cooper C. Epidemiology of fractures in England and Wales. Bone 2001; 29:517-22.
5. Clark P, Cons-Molina F, Deleze M, Ragi S, Haddock L, Zanchetta JR et al. The prevalence of radiographic vertebral fractures in Latin American countries: the Latin American Vertebral Osteoporosis Study (LAVOS). Osteoporos Int 2009; 20(2):275-82.
6. Schwartz AV, Kelsey JL, Maggi S, Tuttleman M, Ho SC, Jonsson PV et al. International variation in the incidence of hip fractures: cross-national project on osteoporosis for the World Health Organization Program for Research on Aging. Osteoporos Int 1999; 9(3):242-53.
7. Komatsu RS, Ramos LR, Szejnfeld VL. Incidence of proximal femur fractures in Marilia, Brazil. J Nutr Health Aging 2004; 8(5):362-7.
8. Castro da Rocha FA, Ribeiro AR. Low incidence of hip fractures in an equatorial area. Osteoporos Int 2003; 14(6):496-9.
9. Silveira VA, Medeiros MM, Coelho-Filho JM, Mota RS, Noleto JC, Costa FS et al. Hip fracture incidence in an urban area in Northeast Brazil. Cad Saude Publica 2005; 21(3):907-12.
10. Cummings SR, Melton LJ. Epidemiology and outcomes of osteoporotic fractures. Lancet 2002; 359:1761-67.
11. Araujo DV, Oliveira JH, Bracco OL. Cost of osteoporotic hip fracture in the Brazilian private health care system. Arq Bras Endocrinol Metabol 2005; 49(6):897-901.
12. Cooper C, Gehlbach S, Lindsay R. Pathophysiology of osteoporosis. In: Cooper C, Gehlbach S, Lindsay R (eds.). Prevention and treatment of osteoporosis: a clinician's guide. London: Taylor & Francis, 2005. p.27-42.
13. Pacifici R. Estrogen, cytokines and pathogenesis of postmenopausal osteoporosis. J Bone Miner Res 1996; 11:1043-51.
14. Pfeilschifter J, Koditz R, Pfohl M, Schatz H. Changes in proinfl ammatory cytokine activity after menopause. Endocr Rev 2002; 23:90-119.

15. Boyle WJ, Scott Simonet W, Lacey DL. Osteoclast differentiation and activation. Nature 2003; 423:337-42.

16. Bord S, Ireland DC, Beavan SR, Compston JE. The effects of estrogen on osteoprotegerin, RANKL, and estrogen receptor expression in human osteoblasts. Bone 2003; 32:136-41.

17. Kanis JA, on behalf of the World Health Organization Scientific Group Assessment of osteoporosis at the primary health care level. Technical Report. World Health Organization Collaborating Center for Metabolic Bone Diseases. University of Sheffield, 2007.

18. Kanis JA, Melton LJ 3rd, Christiansen C, Johnston CC, Khaltaev N. The diagnosis of osteoporosis. J Bone Miner Res 1994; 9(8):1137-41.

19. Zerbini CAF, Szejnfeld VL, Albergaria BH, Johansson H, Harvey N, Kanis JA, McCloskey EV. Incidence of hip fracture in Brazil and the development of a FRAX model. Archives of Osteoporosis 2015; 10: 28.

20. Brandão CM, Camargos BM, Zerbini CA, Plapler PG, Mendonça LM, Albergaria BH et al. 2008 official positions of the Brazilian Society for Clinical Densitometry – SBDens. Arq Bras Endocrinol Metabol 2009 Feb; 53(1):107-12.

21. Burch J, Rice S, Yang H, Neilson A, Stirk L, Francis R et al. Systematic review of the use of bone turnover markers for monitoring the response to osteoporosis treatment: the secondary prevention of fractures, and primary prevention of fractures in high risk groups. Health Tecnol Assess 2014; 18(11):1-180.

22. National Osteoporosis Foundation. Physician's guide to prevention and treatment of osteoporosis. National Osteoporosis Foundation, Washington, DC, 2005.

23. Painter SE, Kleerekoper M, Camacho PM. Secondary osteoporosis: a review of the recent evidence. Endocr Pract 2006; 12:436-45.

24. Li WC, Chen YC, Yang RS et al. Effects of exercise programmes on quality of life in osteoporotic and osteopenic postmenopausal women: a systematic review and meta-analysis. Clin Rehabil 2009; 23:888-96.

25. Moayyeri A. The association between physical activity and osteoporotic fractures: a review of the evidence and implications for future research. Ann Epidemiol 2008; 18:827-35.

26. Institute of Medicine. Dietary reference intakes for calcium and vitamin D. Washington DC: The National Academies Press, 2010.

27. Straub D. Calcium supplementation in clinical practice: a review of forms, doses, and indications. Nutr Clin Pract June 2007; 22:286-96.

28. Peters BS, Martini LA. Nutritional aspects of the prevention and treatment of osteoporosis. Arq Bras Endocrinol Metabol 2010 Mar; 54(2):179-85.

29. Holick MF. Vitamin D deficiency. N Engl J Med 2007; 357:266-81.

30. Radominski SC, Bernardo W, Paula AP, Albergaria BH, Moreira C, Fernandes CE et al. Brazilian guidelines for the diagnosis and treatment of postmenopausal osteoporosis. Rev Bras Reumatol Engl Ed 2017; 57(Suppl 2):452-66.

31. Siris ES, Miller PD, Barrett-Connor E et al. Identification and fracture outcomes of undiagnosed low bone mineral density in postmenopausal women: results from the National Osteoporosis Risk Assessment. JAMA 2001; 286:2815-22.

32. Banks E, Beral V, Reeves G, Balkwill A, Barnes I, for the Million Women Study Collaborators. Fracture incidence in relation to the pattern of use of hormone therapy in postmenopausal women. JAMA 2004; 291:2212-20.

33. Writing Group for the Women's Health Initiative Investigators. Risks and benefits of estrogen plus progestin in healthy postmenopausal women: principal results from the Women's Health Initiative Randomized Controlled Trial. JAMA 2002; 288(3):321-33.

34. Cummings SR, Ettinger B, Delmas PD, Kenemans P, Stathopoulos V, Verweij et al. LIFT Trial Investigators: the effects of tibolone in older postmenopausal women. N Engl J Med 2008 Aug 14; 359(7):697-708.

35. The Women's Health Initiative Steering Committee. Effects of Conjugated Equine Estrogen in Postmenopausal Women with Hysterectomy: the Women's Health Initiative Randomized Controlled Trial. JAMA 2004; 291(14):1701-12.

36. Pedro AO, Albergaria BH, Steiner ML. Diagnóstico e tratamento da osteoporose na pós-menopausa. São Paulo: Federação Brasileira das Associações de Ginecologia e Obstetrícia (Febrasgo), 2018. (Protocolo Febrasgo – Ginecologia, no. 58/Comissão Nacional Especializada em Osteosporose.)

37. Riggs BL, Hartmann LC. Selective estrogen-receptor modulators – mechanisms of action and application to clinical practice. N Engl J Med 2003; 348:618.

38. Ettinger B, Black DM, Mitlak BH et al. Reduction of vertebral fracture risk in postmenopausal women with osteoporosis treated with raloxifene: results from a 3-year randomized clinical trial. Multiple Outcomes of Raloxifene Evaluation (MORE) Investigators [see comments]. JAMA 1999; 282:637.

39. Delmas PD, Ensrud KE, Adachi JD et al. Efficacy of raloxifene on vertebral fracture risk reduction in postmenopausal women with osteoporosis: four-year results from a randomized clinical trial. J Clin Endocrinol Metab 2002; 87:3609.

40. Siris ES, Harris ST, Eastell R et al. Skeletal effects of raloxifene after 8 years: results from the Continuing Outcomes Relevant to Evista (CORE) Study. J Bone Miner Res 2005; 20:1514.

448 PARTE I Ginecologia

41. Vogel VG, Costantino JP, Wickerham DL et al. Effects of tamoxifen vs raloxifene on the risk of developing invasive breast cancer and other disease outcomes: the NSABP Study of Tamoxifen and Raloxifene (STAR) P-2 trial. JAMA 2006; 295:2727.

42. Barrett-Connor E, Mosca L, Collins P et al. Effects of raloxifene on cardiovascular events and breast cancer in postmenopausal women. N Engl J Med 2006; 355:125.

43. Chesnut CH, Silverman S, Andriano K et al. A randomized trial of nasal spray salmon calcitonin in postmenopausal women with established osteoporosis: the prevent recurrence of osteoporotic fractures study. Am J Med 2000; 109:267.

44. Reginster JY, Franchimont P. Side effects of synthetic salmon calcitonin given by intranasal spray compared with intramuscular injection. Clin Exp Rheumatol 1985; 3:155.

45. Black DM, Cummings SR, Karpf DB et al. Randomised trial of effect of alendronate on risk of fracture in women with existing vertebral fractures. Lancet 1996; 348:1535.

46. Cummings SR, Black DM, Thompson DE et al. Effect of alendronate on risk of fracture in women with low bone density but without vertebral fractures: results from the fracture intervention trial. JAMA 1998; 280:2077.

47. Harris ST, Watts NB, Genant HK et al. Effects of risedronate treatment on vertebral and nonvertebral fractures in women with postmenopausal osteoporosis: a randomized controlled trial. Vertebral Efficacy With Risedronate Therapy (VERT) Study Group. JAMA 1999; 282:1344.

48. Reginster J, Minne HW, Sorensen OH et al. Randomized trial of the effects of risedronate on vertebral fractures in women with established postmenopausal osteoporosis. Vertebral Efficacy with Risedronate Therapy (VERT) Study Group. Osteoporos Int 2000; 11:83.

49. McClung MR, Geusens P, Miller PD et al. Effect of risedronate on the risk of hip fracture in elderly women. N Engl J Med 2001; 344(5):333-40.

50. Delmas PD1, McClung MR, Zanchetta JR, Racewicz A, Roux C, Benhamou CL et al. Efficacy and safety of risedronate 150 mg once a month in the treatment of postmenopausal osteoporosis. Bone 2008 Jan; 42(1):36-42.

51. Chesnut CH, Ettinger MP, Miller PD et al. Ibandronate produces significant, similar antifracture efficacy in North American and European women: new clinical findings from BONE. Curr Med Res Opin 2005; 21:391.

52. Reginster JY, Adami S, Lakatos P et al. Efficacy and tolerability of once-monthly oral ibandronate in postmenopausal osteoporosis: 2 year results from the MOBILE study. Ann Rheum Dis 2006; 65:654.

53. Delmas PD, Adami S, Strugala C et al. Intravenous ibandronate injections in postmenopausal women with osteoporosis: one-year results from the dosing intravenous administration study. Arthritis Rheum 2006; 54:1838.

54. Black DM, Delmas PD, Eastell R et al. Once-yearly zoledronic acid for treatment of postmenopausal osteoporosis. N Engl J Med 2007; 356:1809.

55. Rizzoli R, Burlet N, Cahall D et al. Osteonecrosis of the jaw and bisphosphonate treatment for osteoporosis. Bone 2008; 42:841-7.

56. Pazianas M, Compston J, Huang CL. Atrial fibrillation and bisphosphonate therapy. J Bone Miner Res 2010; 25:2-10.

57. Shane E, Burr D, Ebeling PR et al. Atypical subtrochanteric and diaphyseal femoral fractures: report of a task force of the American Society for Bone and Mineral Research. J Bone Miner Res 2010; 25:2267-94.

58. Cummings SR, San Marin J, McClung MR, Siris ES, Eastell R, Reid IR et al.; Freedom trial. Denosumab for prevention of fractures in postmenopausal women with osteoporosis. N Engl J Med 2009 Aug 20; 361(8):756-65.

59. Bone HG, Wagman RB, Brandi ML, Brown JP, Chapurlat R, Cummings SR et al. 10 years of denosumab treatment in postmenopausal women with osteoporosis: results from the phase 3 randomised FREEDOM trial and open-label extension. Lancet Diabetes Endocrinol 2017 Jul; 5(7):513-23.

60. Neer RM, Arnaud CD, Zanchetta JR et al. Effect of parathyroid hormone (1-34) on fractures and bone mineral density in postmenopausal women with osteoporosis. N Engl J Med 2001; 344:1434.

61. Brennan TC, Rybchyn MS, Halbout P et al. Strontium ranelate effects in human osteoblasts support its uncoupling effect on bone formation and bone resorption. Calcif Tissue Int 2007; 80(5 Suppl. 1):S72.

62. Chattopadhyay N, Quinn SJ, Kifor O, Brown EM. The calcium-sensing receptor (CaR) is involved in strontium ranelate-induced osteoblast proliferation. Biochem Pharmacol 2007; 74:438-47.

63. Meunier PJ, Roux C, Seeman E et al. The effects of strontium ranelate on the risk of vertebral fracture in women with postmenopausal osteoporosis. N Engl J Med 2004; 350:459.

64. Reginster JY, Seeman E, De Vernejoul MC et al. Strontium ranelate reduces the risk of nonvertebral fractures in postmenopausal women with osteoporosis: Treatment of Peripheral Osteoporosis (TROPOS) study. J Clin Endocrinol Metab 2005; 90:2816.

65. O'Donnell S, Cranney A, Wells G et al. Strontium ranelate for preventing and treating postmenopausal osteoporosis. Cochrane Database Syst Rev 2006; 3:CD005326.51-70.

66. Stevenson M, Davis S, Lloyd-Jones M, Beverley C. The clinical effectiveness and cost-effectiveness of

strontium ranelate for the prevention of osteoporotic fragility fractures in postmenopausal women. Health Technol Assess 2007; 11:1-134.

67. EMA. Questions and answers on the safety of Protelos/Osseor (strontium ranelate). European Medicines Agency, 2007. Disponível em: https://www.ema.europa.eu/en/documents/medicine-qa/questions-answers-safety-protelos/osseor-strontium-ranelate_en.pdf; acessado em: 24 de janeiro de 2012.

68. Recommendation to restrict the use of Protelos/Osseor (strontium ranelate) EMA/258269/2013. Disponível em: https://www.ema.europa.eu/en/news/recommendation-restrict-use-protelos-osseor-strontium-ranelate; acessado em: 21 de agosto de 2020.

CAPÍTULO 44

Conduta farmacológica na osteoporose

César Eduardo Fernandes
Marcelo Luis Steiner
Rodolfo Strufaldi
Luciano de Melo Pompei

INTRODUÇÃO

A abordagem de mulheres com baixa massa óssea ou risco aumentado para fratura por fragilidade deve ser ampla e multidisciplinar. O tratamento farmacológico é apenas uma das intervenções possíveis. Aspectos como orientação nutricional, de fortalecimento muscular, de prevenção de quedas, de suplementação mineral e vitamínica devem ser considerados.

O tratamento farmacológico permite a prevenção da perda de massa óssea e a prevenção primária e secundária de fraturas por fragilidade. Basicamente, mulheres com risco aumentado de fratura por fragilidade beneficiam-se do tratamento farmacológico. Entretanto, avaliar o risco futuro de uma fratura e quando os benefícios do tratamento superam os riscos não é simples e exige adequado conhecimento por parte do médico.

As recomendações para tratamento de mulheres pós-menopausadas acima dos 50 anos de idade, sugeridas pelos *guidelines* internacionais, são as seguintes:[1,2]

1. História prévia de fratura por fragilidade de quadril ou vértebra. A fratura pode ser clínica ou radiológica.

2. Densitometria óssea com *T-score* ≤ −2,5 desvios-padrão (DP) em quadril, colo do fêmur ou coluna vertebral.

3. Baixa massa óssea (osteopenia – *T-score* ≤ −1,5 DP e ≥ −2,5 DP) associada a fatores de risco para fraturas. Neste item, os *guidelines* americano e europeu recomendam a utilização do *Fracture Risk Assesment Tool* (FRAX), instrumento de avaliação do risco de fratura da Organização Mundial da Saúde (OMS). No Brasil recomenda-se a interpretação do resultado do FRAX de acordo com a faixa etária, seguindo a orientação do National Osteoporosis Guideline Group (NOGG).[3] A Associação Brasileira de Avaliação Óssea e Osteometabolismo disponibiliza, no seu *site*, todas as etapas para esse cálculo que presta grande auxílio no estabelecimento ou não da intervenção terapêutica.[4] A avaliação clínica dos fatores de risco para determinar o risco de fratura é recomendável, apesar de ser subjetiva.

A escolha de um medicamento dentre as diferentes opções existentes deve ser pautada por aspectos clínicos da paciente, eficácia antifratura nos diferentes sítios ósseos avaliados, posologia, custo e capacidade de aderência da paciente. A seguir serão apresentadas as opções terapêuticas para osteoporose e discutidos os aspectos relevantes do seu uso clínico.

TRATAMENTO FARMACOLÓGICO

Os medicamentos disponíveis para tratar mulheres com risco de fratura por fragilidade podem ser divididos em dois grupos: medicamentos anticatabólicos (antirreabsortivos) e pró-formadores (anabólicos).

Os medicamentos antirreabsortivos agem no remodelamento ósseo, diminuindo a reabsorção óssea (aumentada na pós-menopausa) por meio da atuação na ação biológica dos osteoclastos. Pertencem a esse grupo de medicamentos: os bisfosfonatos (BF), a terapia de reposição hormonal (TRH), os moduladores seletivos do receptor do estrogênio (SERM), a calcitonina, o denosumabe e o ranelato de estrôncio.[1,2]

Os medicamentos anabólicos estimulam a formação óssea e também possuem ação antirreabsortiva. Eles permitem a restauração da microarquitetura óssea, com melhor conectividade trabecular e maior espessura cortical. Novos medicamentos dessa classe estão em processo final de desenvolvimento e comercialização, e, até o momento, o único representante disponível no Brasil é a teriparatida. Há expectativa de que o romosozumab seja liberado pela Anvisa no primeiro semestre de 2020. Há autores que consideram o ranelato de estrôncio um medicamento de ação mista, com efeito tanto anabólico quanto antirreabsortivo.

Bisfosfonatos

Os BF são considerados medicamentos de primeira linha na prevenção de fratura por fragilidade. Utilizados há longa data e com adequada evidência científica, demonstram boa eficácia terapêutica, segurança farmacológica e facilidade de administração.

Todos os BF são análogos sintéticos do pirofosfato inorgânico, cujo átomo de oxigênio, que liga os dois fosfatos, é substituído por um átomo de carbono.

Essa substituição torna-os resistentes à degradação biológica e aptos ao uso clínico. Na configuração molecular composta pelo átomo de carbono ligado aos dois átomos de fosfato, há a presença de duas cadeias laterais (R1 e R2), que permitem a formulação de diferentes tipos de BF. A substituição do radical 1 por um grupo hidroxila aumenta a afinidade da molécula pelos cristais de cálcio, e a do radical 2 por um átomo de nitrogênio leva ao aumento da potência clínica e determina seu mecanismo de ação.[5]

Os BF têm afinidade por hidroxiapatita, que está presente em grande quantidade no tecido ósseo. Do total absorvido, aproximadamente 50% chega ao tecido ósseo, concentrando-se nos sítios de remodelação ativa, e o restante é excretado pela urina.[6]

Nos sítios de remodelação óssea, os BF são absorvidos pelos osteoclastos. Nessas células, eles bloqueiam a cadeia enzimática do mevalonato, pela inibição da enzima farnesil sintetase. A consequência é a ocorrência de uma desorganização citoesquelética, que afeta a capacidade biológica e da apoptose dos osteoclastos.[5,6]

A ação dos BF nos osteoclastos determina decréscimo na taxa de remodelamento ósseo, primeiramente pela diminuição da reabsorção óssea e posteriormente pela diminuição na formação óssea, já que ambos os processos (formação e reabsorção) são acoplados. Além de diminuir o remodelamento ósseo, os BF também podem melhorar a arquitetura trabecular e cortical ao agir na hipomineralização relacionada à osteoporose, aumentando a densidade mineral e reduzindo a taxa de apoptose de osteócitos.[5,6]

A absorção intestinal dos BF orais é baixa (cerca de 1%) e diminui na presença de alimentos, sais de cálcio ou outros minerais. Sendo assim, a administração deve ser feita em jejum mínimo de trinta minutos, antes da primeira refeição e com um copo cheio d'agua. Não voltar a deitar.

Os BF disponíveis para o tratamento da osteoporose são: o alendronato de sódio (ALN), nas doses orais de 10 mg por dia ou 70 mg por semana; o risedronato de sódio (RIS), nas doses orais de 5 mg por dia, 35 mg por semana ou 150 mg por mês; o ibandronato de sódio (IBN), na dose oral de 150 mg por mês; e o ácido zoledrônico (AZ), com opção única endovenosa de 5 mg uma vez ao ano.[1,2]

A eficácia dos BF é avaliada pela sua capacidade de diminuir o risco de fraturas vertebrais e não vertebrais. De maneira geral, todos os BF, ministrados de maneira adequada, reduzem significativamente o risco de fraturas vertebrais. Ensaios clínicos demonstram redução no risco de fratura vertebral entre 35 e 70%.[7-9]

Da mesma forma, o ALN, o RIS e o AZ apresentam eficácia comprovada na diminuição do risco de fraturas não vertebrais. Metanálise da Cochrane Collaboration, avaliando mulheres com osteoporose, relatou diminuição do número de fraturas não vertebrais em 23% com ALN e em 20% com RIS.[10,11] E um ensaio clínico comparando AZ com placebo encontrou diminuição de 25% após três anos de acompanhamento.[12] Já o IBN apresentou benefício no tratamento de fraturas não vertebrais em uma população de alto risco (baixa densidade mineral óssea de colo femoral – *T-score* < –3,0 DP), por análise *post hoc*.[13]

A opção entre um dos BF disponíveis não deve ser baseada na comparação de eficácia. Estudos frontais (*head-to-head*) para comparar a diferença de eficácia entre eles são escassos e pouco robustos. A escolha deve basear-se em critérios clínicos, posologia e capacidade de aderência ao tratamento. Os BF são compostos seguros, e seus benefícios superam os potenciais riscos. O principal evento adverso relacionado ao uso dos compostos orais é a toxicidade gastrointestinal. Pode produzir esofagite química, náuseas, prisão de ventre, flatulência etc. Há maior incidência nas usuárias de doses diárias e preparações genéricas. Por causa desses efeitos, recomenda-se que a paciente ingira o medicamento com um copo cheio d'água e não fique em decúbito horizontal antes de 30 minutos. Relatos de casos sugeriram uma relação entre BF orais e câncer de esôfago, mas essa relação não foi encontrada na análise de grandes bancos de dados.[14]

No medicamentoso intravenoso, os efeitos adversos comuns são: febre, calafrios, dor muscular e articular, sintomas de gripe (síndrome *flu-like*), vômitos e sintomas de fase aguda. Costumam ter intensidade de leve a moderada, com remissão em no máximo três dias após a aplicação. Há relatos da ocorrência de fibrilação atrial em usuários de AZ, principalmente durante a infusão do medicamento, sendo importante ponderar a indicação desse medicamento em pacientes com arritmias.[9] A principal via de eliminação dos BF é a renal, sendo assim contraindicado o seu uso em pacientes com insuficiência renal grave.

Os BF, como mencionado anteriormente, diminuem a taxa de remodelamento ósseo. Há preocupação de que esse efeito sobre o tecido ósseo, em longo prazo, comprometa a estrutura óssea e diminua sua resistência. Usuárias desses medicamentos apresentam maior incidência das chamadas fraturas atípicas de fêmur (fraturas subtrocantéricas/femorais diafisárias incomuns de baixa energia) quando comparadas às não usuárias. Entretanto, a relação causal dessas fraturas com os BF não foi estabelecida.[15] Da mesma forma, estudos experimentais, com modelos animais, não confirmam a hipótese da supressão excessiva do remodelamento ósseo com BF ("osso congelado"), e, ainda, não se observa nos ensaios clínicos aumento da incidência de fraturas não vertebrais em mulheres tratadas com BF por longo período.[16,17]

A osteoporose é uma doença crônica, e o tratamento para diminuição do risco de fratura deve ser contínuo. Mesmo quando se considera o risco de fraturas atípicas, o tratamento farmacológico continuado se justifica. Para cada fratura atípica dependente da continuidade do tratamento medicamentoso, são prevenidas 1.200 fraturas de fragilidade, incluindo 135 fraturas de quadril.[15] Entretanto, há na literatura estudos recomendando a interrupção do tratamento com BF por um período determinado (tempo livre da droga ou *drug holiday*). O objetivo seria diminuir os efeitos negativos da supressão excessiva e contínua no remodelamento ósseo e prevenir o risco de eventos como as fraturas atípicas. Isso é plausível no tratamento com BF, pois eles possuem eliminação lenta do esqueleto, que determina, mesmo após sua interrupção, um retardo na reversão de seus efeitos biológicos sobre o tecido ósseo. A realização do *drug holiday* deve ser criteriosa, obedecendo principalmente ao risco de fratura da paciente e às características farmacológicas de cada tipo de BF. Mulheres consideradas de alto risco para fratura não têm indicação para tempo livre do medicamento (Figura 1).[3] O monitoramento é realizado anualmente por meio do exame de densitometria óssea, sendo recomendado o retorno do medicamento na ocorrência de perda significativa de massa óssea.[18]

TERAPIA DE REPOSIÇÃO ESTROGÊNICA

O estrogênio exerce efeitos benéficos sobre o tecido ósseo. A terapia de reposição estrogê-nica (TRH), independentemente da via e mesmo em pequenas doses, possui efeito preventivo na perda de massa óssea, que chega a taxas de 5% ao ano nos primeiros anos de pós-menopausa.[19]

Ensaios clínicos demonstram eficácia da TRH na prevenção primária de fratura por fragilidade. O *Women's Health Initiative* (WHI) demonstrou redução de fraturas vertebrais e de quadril em 34% e de outras fraturas clínicas em 23%.[20] O estrogênio atua estimulando a produção de osteoprotegerina (OPG), que impede a ativação e a maturação dos osteoclastos.

A indicação da TRH para osteoporose ou prevenção primária de fratura deve ser criteriosa e considerar todos os riscos e os benefícios associados a essa terapia. Para mulheres com idade inferior a 60 anos, com sintomas climatéricos e risco de fratura, ela deve, na ausência de contraindicações, ser considerada a melhor opção terapêutica.[21] Ressalta-se que a TRH não tem indicação para a prevenção secundária de fratura e os benefícios esqueléticos desaparecem

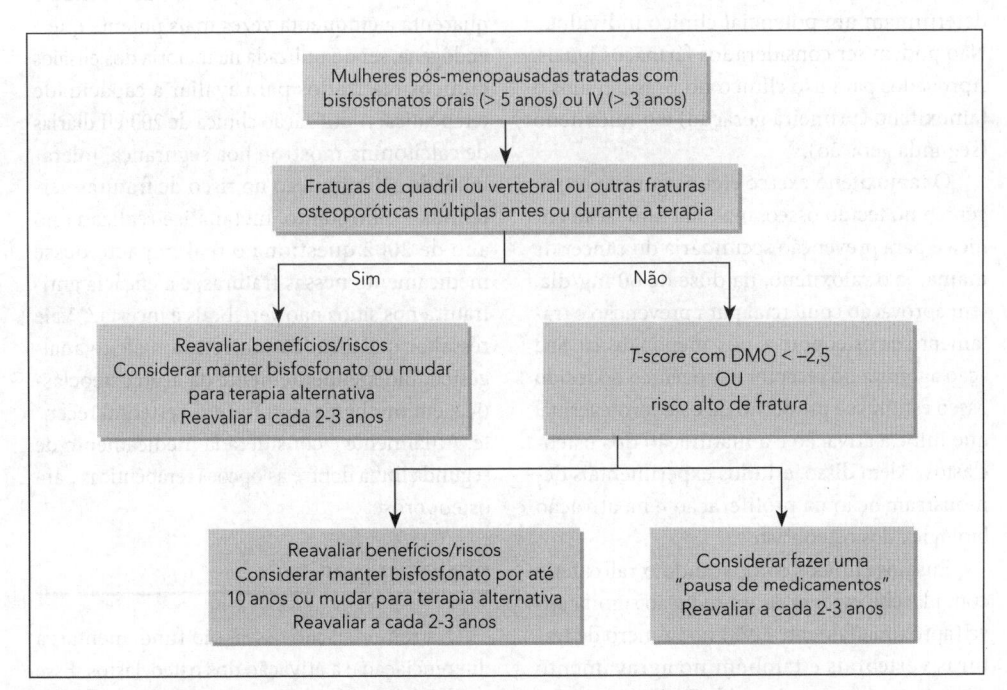

FIGURA 1 Algoritmo de recomendação para uso prolongado de bisfosfonatos.
Fonte: adaptada de Radominski, 2017.[3]

depois de um ano de interrupção, mas não há o efeito de rebote, com aumento do risco de fratura em ex-usuárias.[21,22]

Mulheres utilizando TRH por motivo extraesquelético e com osteoporose devem ter seu risco de fratura monitorado. Normalmente, a associação com outro fármaco antifratura é dispensável, sendo restrita a casos específicos de mulheres com alto risco de fratura e com sintomas climatéricos. Entretanto, no momento de descontinuação da TRH em mulheres osteoporóticas, recomenda-se iniciar o uso de outro medicamento antirreabsortivo.[1,2]

MODULADOR SELETIVO DO RECEPTOR DE ESTRÓGENO (SERM)

Os SERM são um grupo de moléculas com estruturas distintas e com capacidade de ligação ao receptor estrogênico. Dependendo do tecido-alvo, podem ter ação agonista ou antagonista ao estrogênio. Cada SERM possui propriedades farmacológicas específicas, que determinam um potencial clínico individual. Não podem ser considerados fármacos iguais. Aprovados para uso clínico no Brasil, temos o tamoxifeno (primeira geração) e o raloxifeno (segunda geração).[23]

O tamoxifeno exerce efeito agonista estrogênico no tecido ósseo, mas sua indicação clínica é para prevenção secundária do câncer de mama. Já o raloxifeno, na dose de 60 mg/dia, tem aprovação comercial para prevenção e tratamento da osteoporose pós-menopáusica. Sua ação agonista no receptor estrogênico do tecido ósseo estimula a produção de osteoprotegerina, que inibe a ativação e a maturação dos osteoclastos. Além disso, estudos experimentais demonstram ação na proliferação e na ativação biológica dos osteoblastos.[24]

Ensaios clínicos comparando o raloxifeno com placebo evidenciaram redução significativa (aproximadamente 30%) no número de fraturas vertebrais e também no agravamento delas. Entretanto, a redução de fratura de quadril e fraturas não vertebrais (RR = 0,9; IC95% 0,8-1,1) não foi significativa quando comparada com a do placebo.[25,26]

O raloxifeno exerce ação de prevenção primária para câncer de mama em mulheres com risco aumentado para essa doença e com osteoporose pós-menopáusica. Dessa forma, sua principal indicação é para pacientes com idade inferior a 65 anos, que apresentam menor risco para fraturas não vertebrais e que tenham risco pessoal ou familiar para câncer de mama.[21]

No acompanhamento de mulheres usando esse medicamento durante oito anos, observou-se diminuição de 66% (HR = 0,34; IC95% 0,22-0,50) de câncer invasivo. No entanto, sua utilização associa-se a aumento da ocorrência de fogachos e risco aumentado para tromboembolismo venoso (RR = 3,1; IC95% 1,5-6,2).[25,26]

CALCITONINA

Calcitonina é um peptídeo hormonal endógeno capaz de inibir a ação biológica dos osteoclastos. A calcitonina derivada do salmão é quarenta a cinquenta vezes mais potente que a endógena, sendo utilizada na maioria dos ensaios clínicos realizados para avaliar a capacidade terapêutica. A utilização clínica de 200 UI diárias de calcitonina mostrou boa segurança, tolerabilidade e diminuição no risco de fraturas vertebrais.[27] Entretanto, metanálise realizada no ano de 2002 questiona o real impacto desse medicamento nessas fraturas, e a eficácia antifratura nos sítios não vertebrais é incerta.[28] Vale ressaltar que estudos sugerem um efeito analgésico, independentemente da ação osteoclástica, em mulheres com fratura vertebral recente. Atualmente é considerada medicamento de segunda linha dentre as opções terapêuticas para osteoporose.

DENOSUMABE

Na remodelação óssea, são fundamentais a diferenciação e a ativação dos osteoclastos. Esse evento depende de três moléculas: o fator estimulador de colônia dos macrófagos (M-CSF), o ativador do receptor do fator kappa B nuclear (RANK) e o seu ligante (RANK-L). A interação RANK-RANK-L é primordial para a maturação e a atuação dos osteoclastos e é contrarregulada, por meio da inibição dessa ligação, pela OPG.

Tanto o RANK como a OPG são sintetizados pelos osteoblastos, que, dependendo do tipo de sinalização, podem estimular ou inibir a reabsorção.[29] Quando há estímulo para aumentar a reabsorção óssea, ocorre a produção do RANKL, que, liberado na corrente sanguínea, encontra seu receptor RANK na superfície de monócitos (pré-osteoclastos de origem hematopoiética) e estimula sua migração para o tecido ósseo. Na superfície óssea ocorre a fusão de alguns monócitos para formar o osteoclasto maduro – célula multinucleada e com uma de suas bordas na forma de escova.

O denosumabe é um anticorpo humano contra o RANK-L. Ele tem alta afinidade e ligação potente com o RANK-L e impede sua interação com o RANK, inibindo a formação do osteoclasto. Ensaio clínico comparando com placebo a dose de 60 mg de denosumabe injetados via subcutânea a cada seis meses demonstrou redução de 68% nas fraturas vertebrais, de 20% nas fraturas não vertebrais e de 40% nas de quadril, após 36 meses de tratamento. Há evidências de manutenção do efeito terapêutico nas mulheres acompanhadas durante dez anos.[30,31]

O ensaio clínico *Fracture Reduction Evaluation of Denosumab in Osteoporosis Every 6 Months* – estudo Freedom – e seu estudo de extensão de monitoramento fornecem a avaliação mais consistente sobre a utilização clínica desse medicamento. Ele pode ser considerado seguro, com eventos adversos relacionados à frequência de infecções, ocorrência de doenças cardiovasculares ou de neoplasias similares ao número encontrado nas pacientes tratadas com placebo. Todos os eventos adversos encontrados no ensaio clínico apresentaram diminuição de sua frequência no estudo de extensão.[30,31] Ressalta-se que erupções cutâneas e eczemas foram mais frequentes nas usuárias de denosumabe (3%)

em comparação com o placebo (1%) (p < 0,001). A ocorrência de celulite não relacionada ao local da punção também foi mais frequente (doze episódios com denosumabe *versus* 1 com o placebo). O risco de doenças cutâneas relacionado ao uso da medicação diminuiu após o terceiro ano de uso.[32] A ocorrência de osteonecrose de mandíbula é 5,2 casos para cada 10 mil pacientes/ano.[31]

A excreção do denosumabe não é via renal, tornando-o uma opção interessante para pacientes com insuficiência renal. Há preocupação relativa à supressão excessiva do remodelamento ósseo por longo período. Na comparação com o ALN, o denosumabe é um inibidor mais potente de marcadores do remodelamento ósseo.[33]

Diferentemente do ocorrido com os BF, os efeitos terapêuticos no tecido ósseo conquistados com o denosumabe perdem-se após um ano de suspensão da medicação. Recentemente, relatos de casos associaram sua descontinuação com um aumento na incidência de fraturas vertebrais.[34] Efeito rebote de elevação dos biomarcadores da remodelação óssea pode acontecer após a descontinuação do denosumabe.

Análise das pacientes participantes do estudo Freedom e sua extensão, que utilizaram pelo menos duas ou mais doses do medicamento, demonstrou que a descontinuação do denosumabe está associada a um aumento na taxa de fraturas vertebrais comparada ao uso de placebo. Entre os indivíduos que apresentaram nova fratura vertebral após a interrupção do tratamento, a ocorrência de múltiplas fraturas vertebrais foi maior que no grupo placebo. E aqueles com fratura vertebral prévia mostraram ter risco aumentado para uma nova fratura com a descontinuação.[35] Assim, recomenda-se a transição para outro tratamento antifratura com a interrupção do tratamento com denosumabe, sendo os bisfosfonatos os mais indicados.

Ranelato de estrôncio

O ranelato de estrôncio compreende um ânion orgânico (ranelato) e dois cátions estáveis de estrôncio. O estrôncio é um elemento vestigial no corpo humano, dos quais 99% encontram-se no tecido ósseo. A dose terapêutica de 2 g diários por via oral fornece 8 mmols desse cátion, e sua excreção é por via renal. O mecanismo de ação no tecido ósseo permanece desconhecido.[2]

Ensaios clínicos com duração superior a cinco anos demonstraram que o ranelato de estrôncio possui ação antifratura vertebral e não vertebral. Esse efeito terapêutico ocorreu independentemente da população selecionada, que variou desde mulheres com osteopenia, mulheres com idade superior a 80 anos, a mulheres com osteoporose associada ou não a fratura vertebral prévia.[36,37] A diminuição do risco de fratura vertebral com o uso do ranelato de estrôncio foi de 49% ao final do primeiro ano e de 24% após cinco anos. E as fraturas não vertebrais diminuíram 16% após três anos e 18% após cinco anos.[38]

A absorção do ranelato de estrôncio é diminuída pela ingesta concomitante de comida, leite e derivados. Orienta-se a ingesta antes de dormir, 2 horas após a última refeição. A utilização por pacientes com insuficiência renal grave (*clearance* de creatinina < 30 mL/min) é contraindicada, e os eventos adversos mais comuns são: náuseas e diarreia, que tendem a cessar após três meses de uso. Na avaliação conjunta dos resultados dos estudos fase III para tratamento de osteoporose, observou-se aumento da incidência de tromboembolismo venoso (RR = 1,42; IC95% 1,02-1,98). A relação causal entre a ação biológica do medicamento e o desfecho de tromboembolismo é desconhecida. Recentemente, foram registrados casos da síndrome da erupção cutânea, com eosinofilia e sintomas sistêmicos (DRESS), que exigem suspensão imediata da medicação.[39] A Agência Europeia de Medicamentos (EMA) atualizou sua avaliação contraindicando seu uso em pacientes com história atual ou passada de evento tromboembólico venoso, doença isquêmica cardíaca, doença arterial periférica, doença cerebrovascular e/ou em caso de hipertensão não

controlada ou imobilização temporária ou permanente. Vale citar que o fabricante do ranelato de estrôncio anunciou a parada de sua fabricação e comercialização no Brasil em 2018.[40]

Teriparatida

Entre as medicações disponíveis para o tratamento da osteoporose, a teriparatida é a única que possui mecanismo de ação anabólico. Trata-se de um fragmento aminoterminal do hormônio paratireoidiano (PTH) (1-34) humano bioquimicamente sintetizado. O PTH estimula a formação e a reabsorção e pode aumentar ou diminuir a massa óssea, dependendo da forma de administração.

Sua administração contínua resulta no aumento persistente da concentração sérica do PTH, o que leva a um aumento da reabsorção óssea.

A administração diária determina elevações transitórias na concentração desse hormônio, estimula de maneira intermitente o osteoblasto e tem ação anabólica no tecido ósseo.[41]

A dose da teriparatida é de 20 mcg em injeções subcutâneas diárias. O efeito anabólico permite a restauração da microarquitetura óssea, incluindo melhor conectividade trabecular e maior espessura cortical. Há também benefício relacionado à diminuição no risco de fratura vertebral e não vertebral.

Ensaio clínico avaliando mulheres com fraturas prévias e idade média de 70 anos utilizando randomicamente teriparatida ou placebo demonstrou uma diminuição de 65% no risco de fratura vertebral e de 40% de fratura não vertebral quando comparada ao placebo.[42]

Os efeitos colaterais mais encontrados são: tonturas, cãibras nas pernas, vermelhidão e irritação no local da injeção, dor de cabeça, náuseas, artralgias, mialgias, letargias e fraqueza. Estudos realizados em roedores mostraram que a administração de altas doses aumentou o risco para osteossarcoma.[42]

Pacientes candidatas a esse tratamento têm alto risco de fraturas relacionadas à osteoporo-

TABELA 1   Eficácia antifratura dos tratamentos mais comuns para osteoporose pós-menopáusica conforme ensaios clínicos

	Efeito no risco de fratura vertebral		Efeito no risco de fratura não vertebral	
	Osteoporose	Osteoporose estabelecida[a]	Osteoporose	Osteoporose estabelecida[a]
Alendronato	+	+	ENA	+ (inclui quadril)
Risendronato	+	+	ENA	+ (inclui quadril)
Ibandronato	ENA	+	ENA	+[b]
Ácido zoledrônico	+	+	ENA	+[c]
TRH	+	+	+	+ (inclui quadril)
Raloxifeno	+	+	ENA	ENA
Teriparatida	ENA	+	ENA	+
Ranelato de estrôncio	+	+	+[b] (inclui quadril)	+ (inclui quadril)[b]
Denosumabe	+	+[c]	+ (inclui quadril)	+

ENA: evidência não disponível; +: droga efetiva.
[a] Mulheres com fratura vertebral prévia.
[b] Evidência em grupos específicos (análise *post hoc*).
[c] Grupo misto de mulheres com e sem fraturas vertebrais prévias.
Fonte: adaptada de Kanis, 2013.[2]

se, incluindo fraturas por compressão vertebral, associado a densidade mineral óssea na faixa da osteoporose ou a densitometria óssea com *T-score* inferior a –3,0 DP. Ou seja, são mulheres com o tecido ósseo comprometido e/ou com potencial de tratamento por medicamento antirreabsortivo diminuído. O curso do tratamento com teriparatida é de 18-24 meses, em função da duração dos testes iniciais de fraturas e em virtude de o efeito parecer diminuir após esse período.[42]

REFERÊNCIAS BIBLIOGRÁFICAS

1. Cosman F, de Beur SJ, LeBoff MS, Lewiecki EM, Tanner B, Randall S et al. Clinician's guide to prevention and treatment of osteoporosis. Osteoporos Int 2014; 25(10):2359-81.
2. Kanis JA, McCloskey EV, Johansson H, Cooper C, Rizzoli R, Reginster JY et al. European guidance for the diagnosis and management of osteoporosis in postmenopausal women. Osteoporos Int 2013; 24(1):23-57.
3. Radominski SC, Bernardo W, Paula AP, Albergaria BH, Moreira C, Fernandes CE et al. Brazilian guideline for the diagnosis and treatment of postme-

nopausal osteoporosis. Rev Bras Reumatol Engl Ed 2017; 57(suppl 2): 452-66.
4. Disponível em: https://abrasso.org.br/calculadora/calculadora/; acessado em 4 de fevereiro de 2020.
5. Papapoulos SE. Bisphosphonates actions: physical chemistry revisited. Bone 2006; 38:613-16.
6. Rogers MJ. From molds and macrophages to mevalonate: a decade of progress in understanding the molecular mode of action of bisphosphonates. Calcif Tissue Int 2004; 75:451-61.
7. Black DM, Cummings SR, Karpf DB, Cauley JA, Thompson DE, Nevitt MC et al. Randomised trial of effect of alendronate on risk of fracture in women with existing vertebral fractures. Fracture Intervention Trial Research Group. Lancet 1996; 348(9041):1535-41.
8. Harris ST, Watts NB, Genant HK, McKeever CD, Hangartner T, Keller M et al. Effects of risedronate treatment on vertebral and nonvertebral fractures in women with postmenopausal osteoporosis: a randomized controlled trial. JAMA 1999; 282(14):1344-52.
9. Black DM, Delmas PD, Eastell R, Reid IR, Boonen S, Cauley JA et al. Once-yearly zoledronic acid for treatment of postmenopausal osteoporosis. N Engl J Med 2007; 356(18):1809-22.
10. Wells GA, Cranney A, Peterson J, Boucher M, Shea B, Robinson V et al. Risedronate for the primary and secondary prevention of osteoporotic fractures in postmenopausal women. Cochrane Database Syst Rev 2008 Jan 23; (1):CD004523.

11. Wells GA, Cranney A, Peterson J, Boucher M, Shea B, Robinson V et al. Alendronate for the primary and secondary prevention of osteoporotic fractures in postmenopausal women. Cochrane Database Syst Rev 2008; (1):CD001155.

12. Lyles KW, Colon-Emeric CS, Magaziner JS, Adachi JD, Pieper CF, Mautalen C et al. Zoledronic acid and clinical fractures and mortality after hip fracture. N Engl J Med 2007; 357(18):1799-809.

13. Chesnut III CH, Skag A, Christiansen C, Recker R, Stakkestad JA, Hoiseth A et al. Effects of oral ibandronate administered daily or intermittently on fracture risk in postmenopausal osteoporosis. J Bone Miner Res 2004; 19(8):1241-9.

14. Pazianas M1, Abrahamsen B. Safety of bisphosphonates. Bone 2011; 49(1):103-10.

15. Black DM, Abrahamsen B, Bouxsein ML, Einhorn T, Napoli N. Atypical fêmur fractures: review of epidemiology, relationship to bisphosphonates, prevention, and clinical management. Endocr Rev 2019 Apr 1; 40(2):333-68.

16. Allen MR, Iwata K, Phipps R, Burr DB. Alterations in canine vertebral bone turnover, microdamage accumulation, and biomechanical properties following 1-year treatment with clinical treatment doses of risedronate or alendronate. Bone 2006; 39(4):872-9.

17. Chapurlat RD, Arlot M, Burt-Pichat B, Chavassieux P, Roux JP, Portero-Muzy N et al. Microcrack frequency and bone remodeling in postmenopausal osteoporotic women on long-term bisphosphonates: a boné biopsy study. J Bone Miner Res 2007; 22(10):1502-9.

18. Watts NB, Diab DL. Long-term use of bisphosphonates in osteoporosis. J Clin Endocrinol Metab 2010; 95(4):1555-65.

19. Khosla S, Riggs BL. Pathophysiology of age-related bone loss and osteoporosis. Endocrinol Metab Clin North Am 2005; 34(4):1015-30.

20. Cauley JA, Robbins J, Chen Z. Effects of estrogen plus progestin on risk of fracture and bone mineral density: the Women's Health Initiative randomized trial. JAMA 2003; 290(13):1729-38.

21. The 2017 hormone therapy position statement of The North American Menopause Society. The NAMS 2017 Hormone Therapy Position Statement Advisory Panel. Menopause 2017 Jul; 24(7):728-53.

22. Gallagher JC, Rapuri PB, Haynatzki G, Detter JR. Effect of discontinuation of estrogen, calcitriol, and the combination of both on bone density and bone markers. J Clin Endocrinol Metab 2002; 87(11):4914-23.

23. Hadji P. The evolution of selective estrogen receptor modulators in osteoporosis therapy. Climacteric 2012; 15(6):513-23.

24. Taranta A, Brama M, Teti A, De Luca V, Scandurra R, Spera G et al. The selective estrogen receptor modulator raloxifene regulates osteoclast and osteoblast activity in vitro. Bone 2002; 30(2):368-76.

25. Ettinger B1, Black DM, Mitlak BH, Knickerbocker RK, Nickelsen T, Genant HK et al. Reduction of vertebral fracture risk in postmenopausal women with osteoporosis treated with raloxifene: results from a 3-year randomized clinical trial. Multiple Outcomes of Raloxifene Evaluation (MORE) Investigators. JAMA 1999; 282(7):637-45.

26. Siris ES, Harris ST, Eastell R, Zanchetta JR, Goemaere S, Diez-Perez A et al. Skeletal effects of raloxifene after 8 years: results from the continuing outcomes relevant to Evista (CORE) study. J Bone Miner Res 2005; 20(9):1514-24.

27. Plosker GL, McTavish D. Intranasal salcatonin (salmon calcitonin): a review of its pharmacological properties and role in the management of postmenopausal osteoporosis. Drugs Aging 1996; 8:378-400.

28. Cranney A, Guyatt G, Griffith L, Wells G, Tugwell P, Rosen C. Meta-analyses of therapies for postmenopausal osteoporosis. IX: summary of meta-analyses of therapies for postmenopausal osteoporosis. Endocr Rev 2002; 23:570-8.

29. Zupan J, Komadina R, Marc J. The relationship between osteoclastogenic and anti-osteoclastogenic pro-inflammatory cytokines differs in human osteoporotic and osteoarthritic bone tissues. J Biomed Sci 2012; 19(1):28.

30. Cummings SR, San Martin J, McClung MR, Siris ES, Eastell R, Reid IR et al. Denosumab for prevention of fractures in postmenopausal women with osteoporosis. N Engl J Med 2009; 361(8):756-65.

31. Bone HG, Wagman RB, Brandi ML, Brown JP, Chapurlat R, Cummings SR et al. 10 years of denosumab treatment in postmenopausal women with osteoporosis: results from the phase 3 randomised FREEDOM trial and open-label extension. Lancet Diabetes Endocrinol 2017 Jul; 5(7):513-23.

32. Papapoulos S, Chapurlat R, Libanati C, Brandi ML, Brown JP, Czerwiński E et al. Five years of denosumab exposure in women with postmenopausal osteoporosis: results from the first two years of the FREEDOM extension. J Bone Miner Res 2012; 27(3):694-701.

33. Brown JP, Prince RL, Deal C, Recker RR, Kiel DP, de Gregorio LH et al. Comparison of the effect of denosumab and alendronate on BMD and biochemical markers of bone turnover in postmenopausal women with low bone mass: a randomized, blinded, phase 3 trial. J Bone Miner Res 2009; 24(1):153-61.

34. Lamy O, Gonzalez-Rodriguez E, Stoll D, Hans D, Aubry-Rozier B. severe rebound associated vertebral fractures after denosumab discontinuation: 9 clinical cases report. J Clin Endocrinol Metab 2017 Feb 1; 102(2):354-8.

35. Cummings SR, Ferrari S, Eastell R, Gilchrist N, Jensen JB, McClung M et al. Vertebral fractures after discon-

tinuation of denosumab: a post hoc analysis of the randomized placebo-controlled FREEDOM trial and Its extension. J Bone Miner Res 2018 Feb; 33(2):190-8.

36. Meunier PJ, Roux C, Seeman E, Ortolani S, Badurski JE, Spector TD et al. The effects of strontium ranelate on the risk of vertebral fracture in women with postmenopausal osteoporosis. N Engl J Med 2004; 350:459-68.

37. Reginster JY, Seeman E, De Vernejoul MC, Adami S, Compston J, Phenekos C et al. Strontium ranelate reduces the risk of nonvertebral fractures in postmenopausal women with osteoporosis: Treatment of Peripheral Osteoporosis (TROPOS) Study. J Clin Endocrinol Metab 2005; 90(5):2816-22.

38. Marie PJ, Felsenberg D, Brandi ML. How strontium ranelate, via opposite effects on bone resorption and formation, prevents osteoporosis. Osteoporos Int 2011; 22(6):1659-67.

39. Stevenson M, Davis S, Lloyd-Jones M, Beverley C. The clinical effectiveness and cost-effectiveness of strontium ranelate for the prevention of osteoporotic fragility fractures in postmenopausal women. Health Technol Assess 2007; 11:1-134.

40. Disponível em: https://servier.com.br/comunicacao--de-cancelamento-de-produto-protos-ranelato-de--estroncio/; acessado em: 4 de fevereiro de 2020.

41. Jiang Y, Zhao JJ, Mitlak BH, Wang O, Genant HK, Eriksen EF. Recombinant human parathyroid hormone (1- 34) [teriparatide] improves both cortical and cancellous bone structure. J Bone Miner Res 2003; 18(11):1932-41.

42. Neer RM, Arnaud CD, Zanchettan JR. Effect of parathyroid hormone (1-34) on fractures and bone mineral density in postmenopausal women with osteoporosis. N Engl J Med 2001; 344(19):1434-41.

CAPÍTULO 45

Videolaparoscopia

Reginaldo Guedes Coelho Lopes
Rodrigo Tadeu Russo Gonçalves

INTRODUÇÃO

O modo de acesso à cavidade abdominal vem sofrendo mudanças profundas nos últimos anos. A evolução da tecnologia tem permitido imagens de melhor qualidade, instrumental de corte e coagulação cada vez mais seguros e precisos, possibilidade de gravação das cirurgias, tudo isso resultando em recuperação pós-operatória mais rápida, se comparada à tradicional laparotomia. A primeira tentativa de utilização de instrumental óptico para visualização abdominal foi realizada por Kelling, em 1907, em cães. Sua aplicação em seres humanos demorou muito para tornar-se realidade, e foi o francês Raoul Palmer, nos anos 1950, que começou a aplicar essa técnica em mulheres, principalmente para estudo de afecções tubárias e ovarianas. A partir dos trabalhos de Palmer e da grande evolução tecnológica que a humanidade experimentou, o desenvolvimento da videolaparoscopia foi explosivo. O grande salto deve-se ao desenvolvimento da tecnologia de vídeo, que permitiu a passagem da laparoscopia para a videolaparoscopia. Isso fez com que diversos procedimentos que só podiam ser realizados pela laparotomia pudessem ser realizados por videolaparoscopia.

Há diversos marcos na história da videolaparoscopia, como a realização da primeira histerectomia total videolaparoscópica por Reich, nos Estados Unidos, em 1989. Querleu, em 1991, na França, fez a primeira linfonodectomia pélvica em câncer do colo uterino. O desenvolvimento ganhou o mundo com a reprodução de cirurgias laparoscópicas antes só realizadas por laparotomia. No Brasil não foi diferente, com o surgimento de diversos ginecologistas que aderiram à nova tecnologia, realizando estágios e cursos no exterior. Surgiram inúmeras publicações e várias associações médicas. O futuro se abre cada vez mais às técnicas cirúrgicas minimamente invasivas, contribuindo para a melhora dos resultados e melhor recuperação das pacientes.

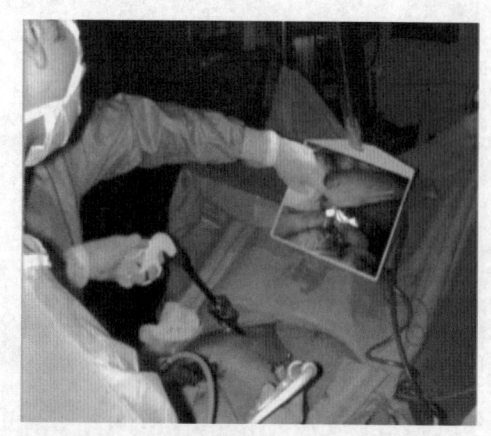

FIGURA 1   Três trocartes já inseridos e monitor de vídeo sobre a paciente.

CUIDADOS PRÉ-OPERATÓRIOS EM VIDEOLAPAROSCOPIA

O sucesso da cirurgia videolaparoscópica depende da correta indicação, do preparo da paciente, da experiência da equipe cirúrgica, do bom funcionamento dos equipamentos (insuflador de CO_2, monitor de TV, endocâmera, eletrocautério, fonte de luz e gravador de DVD) e da utilização de instrumental cirúrgico apropriado (trocartes, pinças para dissecção, preensão, hemostasia etc.).

Deve-se explicar exaustivamente à paciente sobre a indicação e a técnica cirúrgica, riscos e limitações da laparoscopia, complicações e a possibilidade de conversão para laparotomia. É necessário obter o consentimento expresso, por escrito, da paciente autorizando o procedimento, especialmente nos casos de esterilização definitiva e de cirurgias ablativas, como ooforectomia, histerectomia e salpingectomia. As pacientes devem receber também instruções impressas sobre cuidados no pré e no pós-operatório.[1]

A avaliação da paciente precisa incluir anamnese completa, exame físico minucioso e a hipótese diagnóstica que definiu a indicação cirúrgica.

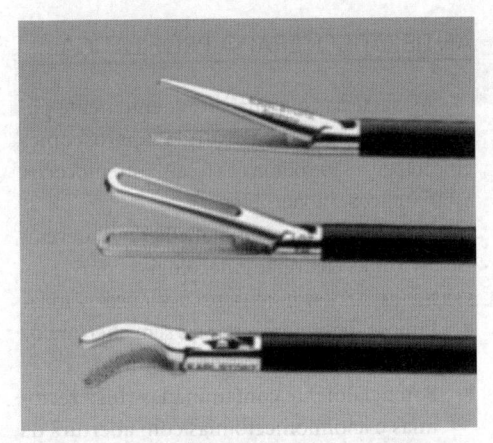

FIGURA 2   Exemplos de pinças laparoscópicas.

EXAMES PRÉ-OPERATÓRIOS

Solicitar exames pré operatórios comuns a qualquer outra cirurgia:

- Tipagem sanguínea.
- Hemograma completo.
- Coagulograma.
- Eletrocardiograma.
- Radiografia de tórax.
- Bioquímica: ureia, creatinina, sódio, potássio e glicemia de jejum.
- Sorologias para hepatites B e C e para HIV.
- Urina tipo I.
- Colpocitologia oncológica.

É preciso encaminhar a paciente com os resultados dos exames para consulta pré-operatória com um anestesista.

Devem-se solicitar exames específicos, dependendo da afecção diagnosticada:

- Sistema urinário: cistoscopia, urocultura e urografia excretora.
- Sistema digestório: parasitológico de fezes, enema opaco e endoscopia gastrointestinal.
- Sistema reprodutivo: cultura cervical, marcadores tumorais, ressonância nuclear magnética, ultrassonografia transvaginal, histeroscopia e histerossalpingografia.

A ultrassonografia transvaginal aliada à dopplerfluxometria oferece grande auxílio na avaliação dos tumores pélvicos, para detecção de calcificações ou vegetações, para caracterização de estruturas sólidas, císticas ou mistas e sua vascularização.

A dosagem de marcadores tumorais pode ser solicitada em algumas situações. O mais comum é o CA 125, que está elevado nos tumores epiteliais de ovário, com boa sensibilidade e especificidade na pós-menopausa. Outros marcadores podem ser solicitados em alguns tumores ovarianos. A gonadotrofina coriônica humana (hCG) quantitativa pode estar aumentada na doença trofoblástica gestacional e no disgerminoma, e a alfafetoproteína, nos tumores embrionários.

MEDICAÇÕES NO PRÉ-OPERATÓRIO

Dependendo da doença a ser abordada cirurgicamente, é importante o uso de medicações específicas. Por exemplo, em pacientes com leiomioma do útero, a utilização de medicação supressiva ovariana pode ser indicada, como os agonistas do GnRH. Eles diminuem a produção de hormônios esteroides ovarianos, suprimem a menstruação, inibem a ovulação e controlam o sangramento persistente, auxiliando na restauração dos níveis de hemoglobina de pacientes anêmicas. Em geral, são utilizados durante os três meses prévios à cirurgia de acordo com cada caso. Os leiomiomas podem diminuir 30 a 50% de seu volume, podendo sofrer degeneração hialina.

A paciente deve ser submetida a dieta sem resíduos e laxante nos dois dias que antecedem a cirurgia ou fazer um Fleet® enema na véspera para facilitar a abordagem pélvica e diminuir os riscos de lesão de alças intestinais.

Nos casos com suspeita ou confirmação de acometimento intestinal, como na endometriose profunda, na endometriose retrocervical e do septo retovaginal e ainda nos processos aderenciais extensos, há necessidade de preparo intestinal meticuloso com o objetivo de diminuir ou eliminar o conteúdo fecal intestinal, e necessidade de utilização de antibióticos para diminuir a população bacteriana. Para o preparo intestinal, diversos medicamentos podem ser utilizados:

- Manitol a 20% diluído em suco de laranja + hidratação venosa.
- Solução oral de polietilenoglicol.
- Solução oral de fosfato de sódio 45 mL na véspera e 45 mL no dia da cirurgia.
- Sulfato de sódio 30 g via oral, 14 e 8 horas antes da cirurgia.
- Enemas salinos.

Os antibióticos mais utilizados são a neomicina 1 g via oral associada ao metronidazol 500 mg via oral a cada 8 horas na véspera da cirurgia. Antibióticos no pré-operatório são recomendados para profilaxia de endocardite em pacientes com valvulopatias cardíacas.

Nesses casos, é importante a avaliação pré-operatória multidisciplinar para possível abordagem cirúrgica conjunta. Deve-se comunicar à paciente sobre a eventual necessidade de transfusão sanguínea. Essa informação deve ser fornecida com antecedência a fim de a paciente decidir se irá fazer reserva do seu próprio sangue ou não.

INFORMAÇÕES GERAIS

Se a paciente for bem esclarecida e orientada, pode ser internada no dia da cirurgia em jejum de 8 horas, a não ser que tenha de fazer o preparo intestinal já descrito. A tricotomia não é necessária, pois aumenta a taxa de infecção, especialmente se realizada com lâmina, por causa das lesões provocadas na pele.

É importante reconhecer os fatores de risco para trombose venosa profunda. Assim sendo, deve-se fazer profilaxia da embolia pulmonar por meio de drenagem postural, mobilização e deambulação precoce, uso de meias elásticas e compressão pneumática no ato operatório. Nas pacientes com risco moderado, deve-se instituir profilaxia com heparina em baixas doses.

ANTIBIOTICOTERAPIA PROFILÁTICA

As bactérias que mais frequentemente podem contaminar uma cirurgia laparoscópica ginecológica são coliformes fecais, estreptococos, estafilococos e anaeróbios.

Para estabelecer a antibioticoterapia, devem-se dividir as cirurgias ginecológicas em:

- Limpas (leiomiomectomias sem abertura da cavidade uterina e cistos de ovário).
- Potencialmente contaminadas (histerectomias e leiomiomectomias com abertura da cavidade uterina).
- Contaminadas (abertura de alça intestinal).

- Infectadas (pelviperitonite, abscesso pélvico).

A antibioticoprofilaxia está indicada nas cirurgias potencialmente contaminadas, e a terapêutica, nas cirurgias contaminadas e infectadas. As cirurgias limpas têm baixo índice de infecção pós-operatória (menor que 5%) e não necessitam de antibiótico profilático. Contudo, existem fatores que aumentam significativamente o risco de infecção, como baixo nível socioeconômico, duração do tempo cirúrgico maior que 2 horas, câncer ginecológico e maior número de procedimentos realizados. Na presença desses fatores, mesmo em cirurgias limpas, é conveniente a utilização de antibiótico profilático. Esquematicamente, as cirurgias com indicação são estas:

- Cirurgias com manipulação vaginal:
  - Laparoscopia em que se realiza colpotomia.
  - Histeroscopia.
- Cirurgias realizadas em pacientes com fatores facilitadores de infecção:
  - Idade avançada.
  - Obesidade.
  - Diabetes *mellitus*.
  - Imunossupressão.

Os esquemas antibióticos podem ser os seguintes:

- Esquema preferencial: cefazolina (Kefazol®): 2 g, intravenosa (IV), na indução anestésica.
- Esquemas alternativos:
  - Cefalotina (Keflin®): 2 g, IV, na indução anestésica.
  - Cefoxitina (Mefoxin®): 2 g, IV, na indução anestésica.

Em cirurgias prolongadas, com mais de 4 horas de duração, são necessárias doses adicionais durante o procedimento. Utilizar 1 g do antibiótico, IV, a cada 4 horas de cirurgia, quando houver uso de cefazolina ou cefoxetina. No caso de utilizar cefalotina, repetir a cada 2 horas.

PROCEDIMENTOS INICIAIS

Cuidados pré-operatórios em sala cirúrgica

A videolaparoscopia inicia-se pela verificação do funcionamento dos equipamentos e dos instrumentais. É também responsabilidade da equipe cirúrgica o posicionamento adequado da paciente. Ela deve permanecer com os braços ao longo do corpo, em posição semiginecológica (evitar flexão muito acentuada dos membros inferiores), com a pelve ultrapassando cerca de 10 cm a extremidade da mesa para permitir melhor mobilização do manipulador uterino durante a cirurgia. O manipulador uterino facilita a apresentação das estruturas pélvicas e não é utilizado apenas em pacientes com histerectomia prévia e em virgens. Faixa de fixação torácica é aconselhada pela utilização frequente da posição de Trendelenburg durante a cirurgia, sendo as ombreiras proscritas devido ao risco de lesão de plexo braquial. A sondagem vesical de demora e a colocação de sonda nasogástrica devem ser procedimentos de rotina.

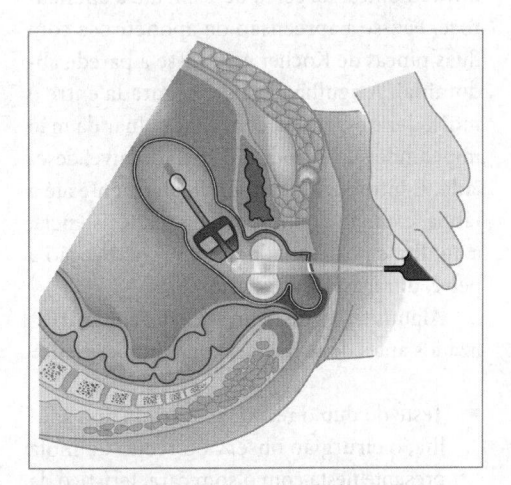

FIGURA 3 Exemplo de manipulador uterino.

Realização do pneumoperitônio

O pneumoperitônio funciona como o afastador do laparoscopista. Sua instalação pode ser realizada pelas técnicas fechada, aberta, semiaberta ou direta. Cada cirurgião deve utilizar aquela com a qual tem maior experiência e levar em consideração a complexidade do caso, a existência de cicatrizes prévias e a suspeita de aderências, procurando assim evitar lesões indesejadas.[2]

A técnica fechada com o uso da agulha de Veress é a mais empregada. O ponto mais usado para instalação do pneumoperitônio é a borda inferior da cicatriz umbilical, com incisão vertical intraumbilical de 1 cm, por ser mais estética e por representar menor resistência à introdução da agulha, uma vez que esse é o local de maior proximidade entre o peritônio e a pele. Outros pontos que podem ser utilizados são as regiões suprapúbica, supraumbilical ou o ponto de Palmer, localizado na linha hemiclavicular esquerda, dois dedos abaixo do rebordo costal. Há ainda citações de cirurgiões que fazem o pneumoperitônio por punção no fundo do saco vaginal posterior.

A agulha deve ser inicialmente testada quanto à sua permeabilidade. Uma agulha de Veress em bom estado permite um fluxo mínimo de 1 L/minuto. A seguir, procede-se à incisão vertical infraumbilical de cerca de 1 cm até a aponeurose. Faz-se a apreensão da aponeurose com duas pinças de Kocher e eleva-se a parede abdominal. A agulha deve ser segurada entre o indicador e o polegar, com a face ulnar da mão impedindo sua introdução além do nível desejado. É introduzida perpendicularmente até a fáscia, e, uma vez ultrapassada sua resistência, a agulha é posicionada em 45° em direção à pelve, ultrapassando o peritônio.

Alguns testes de segurança devem ser realizados antes de se iniciar o pneumoperitônio:

- Teste do duplo recuo: ao introduzir a agulha, o cirurgião observa o recuo da mola presente nesta com o som característico da passagem pela aponeurose e peritônio parietal. O teste é considerado positivo quando os dois recuos/sons são observados.
- Teste de aspiração: neste teste conecta-se uma seringa de 5 ou 10 mL com soro fisiológico na agulha com a válvula aberta. Inicia-se com aspiração para assegurar que não houve lesão vascular ou de víscera oca. A seguir, injetam-se 5 mL de soro contido dentro da seringa na cavidade abdominal, o que deve acontecer com mínima resistência. Por fim, aspira-se novamente a seringa para garantir que não haja o retorno do soro injetado, o que significa localização extraperitoneal da agulha.
- Teste da gota: similar ao teste da aspiração, coloca-se uma gota pequena de soro na abertura da agulha de Veress com a válvula aberta e, conforme a parede abdominal é levantada, observa-se a entrada da gota através da agulha na cavidade peritoneal.
- Medidas seriadas da pressão intra-abdominal: após a introdução da agulha e a conexão da mangueira de insuflação, as primeiras medidas observadas normalmente se situam entre –4 e +4 mmHg. O teste é considerado positivo quando a pressão é inferior a 10 mmHg.

Após a realização dos testes de segurança, procede-se à infusão do gás a uma velocidade de 1 L/min até que seja infundido 1 L. A seguir, eleva-se para 2 a 4 L/min até atingir 25 mmHg, pressão que deve ser utilizada apenas para realização da primeira punção. Essa pressão permite uma segurança maior para a introdução do trocarte umbilical, aumentando a distância entre a parede abdominal anterior e os vasos retroperitoneais. Durante a progressão da distensão da parede abdominal, a macicez hepática desaparece e percebe-se o timpanismo difuso e igual em todo o abdome.

INTRODUÇÃO DO PRIMEIRO TROCARTE

Quanto à escolha do local da inserção dos trocartes, são de extrema importância a avaliação e o planejamento de sua localização, levando em consideração aspectos relacionados à paciente e ao procedimento programado. Uma anamnese bem detalhada trará informações sobre cirurgias prévias, história de infecção ginecológica, alertando sempre sobre a possibilidade de aderências. No exame físico, a presença de cicatrizes, visceromegalias, hérnias ou até mesmo aneurismas pulsáteis pode ser identificada. Audebert e Gomel[3] avaliaram a presença de aderências na região umbilical de 814 pacientes submetidas à cirurgia laparoscópica. As pacientes foram divididas em quatro grupos: sem cirurgia prévia, com laparoscopia prévia, com laparotomia transversa prévia e com laparotomia mediana prévia. A prevalência de aderências encontrada foi de 0,68, 1,6, 19,8 e 51,7% respectivamente, entre os grupos.

Uma vez locada a agulha de Veress, a entrada de CO2 na cavidade abdominal se dá por fluxo contínuo normalmente entre 1 e 2 L/min. Atingida a pressão definida (10 a 15 mmHg), retira-se a agulha e introduz-se o primeiro trocarte com uma angulação de 45º em direção à pelve, mantendo-se a parede superiormente tracionada como descrito para inserção da agulha. Os trocartes são inseridos apoiando-os na palma da mão e com o dedo indicador esticado ao longo da sua extensão, para maior controle do movimento. De regra, paciente fixa à mesa a zero grau. Trocartes descartáveis são mais delicados e devem ser preferidos para a realização da primeira punção, especialmente aqueles com mecanismo de travamento de segurança da bainha cortante. A incidência de lesões por agulha de Veress e trocartes é estimada em 0,2 a 0,3%. A lesão vascular durante a primeira punção é uma das principais causas de morte na laparoscopia, responsável por 15% da taxa de mortalidade.[4] Obrigatório o inventário da cavidade após a realização da primeira punção, especialmente atentando à região logo abaixo do ponto de entrada à procura de sangramento ou outras injúrias decorrentes da introdução da agulha de Veress ou do trocarte.

A técnica aberta tem a vantagem de induzir o pneumoperitônio sob visão direta da cavidade, sem punção às cegas. Pode ser realizada em qualquer região da parede abdominal através de incisão na pele de aproximadamente 12 mm, explorando-se até o peritônio. A inserção do trocarte através da incisão e subsequente reparação do peritônio a sua volta com sutura em bolsa precede a insuflação de gás. Como inconveniente, esta técnica por vezes produz incisão maior que o necessário para a locação do trocarte, levando a vazamento de gás através da parede abdominal durante todo o ato cirúrgico.

A técnica semiaberta consiste na abertura da pele no interior da cicatriz umbilical com incisão no ligamento umbilical e exposição da gordura pré-peritoneal. Realiza-se a seguir a inserção de uma pinça hemostática romba de forma suave a partir de pequena abertura de 3 a 5 mm, visando vencer a resistência peritoneal. Essa pinça deve ser discretamente aberta, permitindo dilatação do orifício, e nunca deve ser fechada na cavidade às cegas para evitar apreensão inadvertida de alça intestinal, omento ou qualquer outra estrutura. Repara-se a aponeurose dos dois lados e introduz-se o trocarte rombo sem o mandril cortante de 5 mm. Após a realização de pneumoperitônio, troca-se o trocarte de 5 mm por outro definitivo de 10-12 mm. Como variação, pode-se introduzir o trocarte de 10-12 mm diretamente através de orifício justo franqueado com a pinça hemostática.

Na técnica direta, a introdução do primeiro trocarte, seja ele de 5 ou 10-12 mm, ocorre sem a realização prévia de pneumoperitônio, nem a abertura dos planos até a cavidade abdominal. Após incisão apenas cutânea na região periumbilical, o cirurgião introduz diretamente o trocarte na cavidade abdominal em ângulo aproximado de 30º, realizando tração manual conjunta com seu auxiliar superiormente na parede abdominal. Apesar do aparente risco de lesão de víscera oca ou injúria vascular, não se encontram tais relatos na literatura.

Ainda como alternativa à técnica direta, podemos citar a técnica direta sob visão, utilizando instrumentos desenvolvidos para permitir a visualização dos planos da parede abdominal à medida que estes vão sendo atravessados pelo trocarte. Entre esses dispositivos temos o Endotip® (permanente) e instrumentos descartáveis como Visiport®, Endopath® e Optiview®, cada um com sua particularidade na técnica de inserção. Como vantagem, esses dispositivos podem ser inseridos em qualquer local da parede abdominal, ao contrário da punção direta simples, que obrigatoriamente deve ser realizada na região periumbilical.

Não houve diferença significativamente estatística entre as técnicas utilizadas para introdução do primeiro trocarte quanto à segurança e complicações, segundo revisão sistemática da Cochrane de 2008.[4] Nesse estudo foi observada superioridade da técnica direta sobre a técnica fechada com agulha de Veress quanto à frequência de insuflação extraperitonial e quanto à falha de punção. Quanto a sangramento no sítio de punção, observaram-se melhores resultados com trocartes de expansão radial. Porém, devido ao pequeno número de participantes nos estudos, não foi possível apontar método mais seguro para a realização da primeira punção.

Segundo Vilos et al., são três as medidas que diminuem sobremaneira a possibilidade de complicações: a medida da pressão inicial com a agulha de Veress, a introdução do trocarte umbilical com alta pressão abdominal e o uso do trocarte umbilical, que permite sua introdução com visualização pela óptica.[5]

PUNÇÕES ACESSÓRIAS

Quanto às punções acessórias subsequentes, cabe salientar a importância da identificação dos vasos mais calibrosos da parede abdominal através da transiluminação com a óptica com fonte de luz pelo interior da cavidade ao redor do ponto desejado de inserção do trocarte. Essa manobra reduz em 64% o risco de lesão de vasos epigástricos.[6] Após incisão com bisturi na pele, a introdução do trocarte se dá com obrigatória observação da ponta do mandril pela câmera, 1/3 da câmera vendo o trocarte e 2/3 vendo as estruturas logo abaixo do ponto de entrada. O

sentido da inserção deve ser o do alvo anatômico. Algumas vezes, após a passagem da ponta do mandril pelo peritônio pode ser modificado o direcionamento do trocarte, objetivando evitar lesão vascular ou de víscera oca. Punção inadequada está relacionada não só a dificuldade técnica adicional, mas também a maior tração à parede abdominal durante todo o procedimento e consequente injúria ao plano muscular, aponeurótico e peritonial, trazendo mais dor e desconforto pós-operatório. Após a inserção de todos os trocartes, novo inventário completo da cavidade deve ser feito à procura de intercorrências relacionadas às punções e identificação das áreas de interesse em face da doença de base, com elaboração de estratégia cirúrgica adequada ao caso.

Ao término da cirurgia, retiram-se primeiro os trocartes acessórios sob visão direta, observando se há sangramento que necessite de hemostasia. Esvazia-se o pneumoperitônio, desconectando-se a mangueira do CO_2 do trocarte e abrindo-se a válvula. Por fim, retira-se o trocarte umbilical. Quando o EndoTIP® é utilizado, ele é retirado sob visão direta pela óptica. Incisões da aponeurose de 10 mm ou mais devem ser suturadas. Há autores que instilam anestésico local na cavidade abdominal antes da retirada dos trocartes, como tentativa de diminuir a dor no pós-operatório. Pode-se também fazer anestesia local nas incisões para que, ao despertar, a paciente não sinta dor nos locais de punção.

NOVOS INSTRUMENTAIS

A indústria de equipamentos lança no mercado, todos os anos, novos instrumentais e equipamentos. A maioria é incorporada ao conjunto de recursos do ginecologista. Por exemplo, o trocarte umbilical, que permite também a introdução de pinças cirúrgicas (cirurgia de punção única), e as pinças de 3 mm de calibre, possibilitando punções com trocartes menos calibrosos. O termo "microlaparoscopia" é reservado às videolaparoscopias realizadas com instrumentais de calibre inferior a 5 mm. Os manipuladores uterinos mais recentes permitem o delineamento da cúpula vaginal, possibilitando a realização de histerectomias totais com muito mais segurança. A corrente elétrica é a cada dia mais segura, com pinças que só aplicam a corrente necessária para cada tecido. As bolsas plásticas para retirada de material da cavidade abdominal (*endobags*) também melhoraram muito em qualidade e resistência. Os fios de sutura mais recentes permitem suturas sem necessidade de nós. Diversas substâncias são utilizadas para prevenção aderencial, pois invariavelmente se trata de pacientes em idade fértil com desejo reprodutivo. Os grampeadores lineares e circulares permitem secções e suturas intestinais com segurança que antes exigiam horas de trabalho. A cirurgia robótica ocupa um espaço cada dia maior na videolaparoscopia, não só oferecendo visão tridimensional ao cirurgião, mas também liberdade de movimentos nas pontas dos instrumentais semelhantes aos movimentos do punho, o que facilita sobremaneira as manobras cirúrgicas. Enfim, são inúmeros os avanços, e com certeza os próximos anos mostrarão que a videolaparoscopia, com sua elegância, segurança e eficácia, veio para estabelecer uma nova era na cirurgia em geral e na ginecológica em particular.

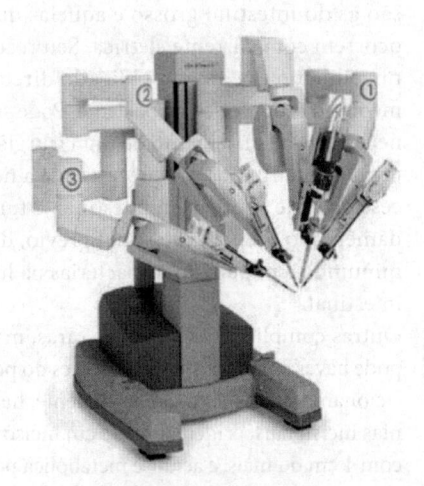

FIGURA 4 Robô utilizado em videolaparoscopias.

INDICAÇÕES E CONTRAINDICAÇÕES DA VIDEOLAPAROSCOPIA

Indicações

- Diagnóstico e tratamento da endometriose.
- Investigação da dor pélvica crônica.
- Tratamento da gravidez ectópica.
- Tratamento dos leiomiomas do útero.
- Histerectomias.
- Diagnóstico e tratamento dos tumores anexiais.
- Infertilidade.
- Esterilização tubária.
- Tratamento da doença inflamatória pélvica aguda (DIPA).
- Tratamento do câncer de colo uterino, endométrio e ovário.
- Lise aderencial.
- Tratamento complementar em algumas técnicas de neovagina.
- Realização de ooforectomias e salpingectomias.
- Tratamento de distopias genitais como prolapso de cúpula vaginal e prolapso uterino.
- Diagnóstico e tratamento de anomalias müllerianas.
- Tratamento da síndrome dos ovários policísticos.

Contraindicações

- Absolutas: doença cardiorrespiratória grave, choque hipovolêmico e algumas situações de obstrução intestinal.
- Relativas: gravidez avançada e grandes tumores pélvicos.

COMPLICAÇÕES

Complicação pode ser definida como evento inesperado inerente a qualquer procedimento, seja ele laparotômico ou laparoscópico, podendo ocorrer no peri ou no pós-operatório. Seu conhecimento é fundamental no sentido de minimizar os riscos de sua ocorrência, assim como diagnosticar e tratar precocemente pacientes eventualmente acometidos. Podemos relacionar algumas complicações diretamente à via de acesso (laparoscópica) ou à cirurgia propriamente dita, a depender da doença de base e das condições clínicas de cada paciente. Sua ocorrência pode variar conforme a experiência da equipe médica com a via de acesso, assim como com a qualidade do material utilizado.

Estudos sugerem que os índices de complicação e conversão estão diretamente relacionados à *expertise* do cirurgião e à complexidade do procedimento.[7] Deve-se entender a conversão como uma mudança na tática cirúrgica necessária para salvaguardar a segurança da paciente e o resultado da cirurgia, não como insucesso no procedimento. A paciente deve sempre ser informada a respeito dessa possibilidade, e um termo de consentimento livre e esclarecido deve ser assinado por ela ou por seu representante legal antes de qualquer procedimento invasivo.

Cerca de metade das complicações acontece no primeiro tempo da videolaparoscopia (realização do pneumoperitônio e introdução do trocarte umbilical).[8] Essa constatação reforça a necessidade da obediência sistemática às regras técnicas desse tempo cirúrgico. A prevalência de complicações é variável na literatura, com autores citando percentuais que variam desde 0,5 até 8% total de cirurgias laparoscópicas. A maioria constitui-se de complicações sem maiores consequências às pacientes, mas algumas são graves, podendo ocorrer até o óbito.[9] Serviços que realizam cirurgias mais complexas tendem a ter complicações mais graves, embora elas dependam em muito da experiência da equipe cirúrgica. Também é mais frequente o número de complicações em serviços de ensino, pois a curva de aprendizado é lenta até se obter a experiência necessária para a realização dos procedimentos laparoscópicos. Tão importante é a ocorrência de complicações quanto seu diagnóstico e o conhecimento de como lidar com elas. Por exemplo, uma lesão de alça intestinal reconhecida e tratada no momento em que aconteceu tem prognóstico muito melhor que seu diagnóstico tardio. É muito importante o conhecimento de fatores de risco que podem levar à maior ocorrência de complicações. Fatores como obesidade extrema, cirurgias prévias, pelviperitonite anterior e endometriose grave aumentam a possibilidade de ocorrência de complicações:[10,11]

- Complicações vasculares: as mais graves são as lesões dos grandes vasos retroperitoneais, que, em geral, exigem a presença de um cirurgião vascular e a realização de laparotomia imediata. Pequenas lesões sem instabilidade hemodinâmica podem ter tratamento conservador. Na introdução dos trocartes auxiliares, pode ocorrer lesão dos vasos epigástricos inferiores, que em geral são de fácil resolução. As lesões das ilíacas são mais raras, mas podem ser graves.
- Complicações do trato urinário: as lesões de bexiga e ureteres são mais frequentes na histerectomia total e nas cirurgias de endometriose severa. O fundamental é o reconhecimento intraoperatório da lesão e sua correção. Por vezes, dependendo da gravidade da lesão, é importante a participação de um urologista.
- Complicações intestinais: as mais graves são as do intestino grosso e aquelas que ocorrem com corrente elétrica. Seu reconhecimento imediato está ligado diretamente ao prognóstico da paciente. Pode ser necessária a participação de um cirurgião geral. Nas cirurgias em que se avalia a necessidade de abordagem intestinal, é fundamental o preparo intestinal prévio, diminuindo a população de bactérias na luz intestinal.
- Outras complicações: são mais raras, mas pode haver complicações decorrentes do posicionamento inadequado da paciente, hérnias incisionais, principalmente em incisões com 1 cm ou mais, e acidose metabólica por absorção peritoneal do gás carbônico.

A melhor maneira de prevenir complicações é a boa técnica cirúrgica, o conhecimento de cada instrumental utilizado e da corrente elétrica em uso. Mesmo com cirurgiões experientes, as complicações podem acontecer e seu reconhecimento é fundamental, para estabelecer o tratamento imediato e com isso melhorar o prognóstico da paciente.[12]

As novas tecnologias em geral são bem-vindas para a prática cirúrgica. No entanto, é preciso ter atenção e utilizá-las com extremo rigor. Por exemplo, o morcelador é de grande valia para retirada de leiomiomas da cavidade abdominal, assim como do corpo uterino em histerectomias subtotais. Mas, na presença de sarcomas não diagnosticados previamente, a morcelação pode piorar o prognóstico da paciente.[13]

A videolaparoscopia é um dos grandes avanços recentes da medicina e, se realizada por mãos habilitadas, utilizada dentro da técnica adequada a cada caso e com indicações corretas, traz à humanidade benefícios como melhores resultados e rápido retorno às atividades cotidianas. Sem dúvida, é a grande técnica cirúrgica do fim do século XX e início do XXI.[14,15]

REFERÊNCIAS BIBLIOGRÁFICAS

1. Fonseca MF, Assad AR, Nogueira EA, Sanches MV. Cuidados perioperatórios. In: Crispi CP, Oliveira FMM, Damian Jr JC, Oliveira MAP, Ribeiro PAG (eds.). Tratado de endoscopia ginecológica e cirurgia minimamente invasiva. 3.ed. Rio de Janeiro: Revinter, 2012.

2. Oliveira FMM, Pereira TRD, Demôro AVE. Punções, pneumoperitônio e inventário da cavidade. In: Crispi CP, Oliveira FMM, Damian Jr JC, Oliveira MAP, Ribeiro PAG (eds.). Tratado de endoscopia ginecológica e cirurgia minimamente invasiva. 3.ed. Rio de Janeiro: Revinter, 2012.

3. Audebert AJ, Gomel V. Role of microlaparoscopy in the diagnosis of peritoneal and visceral adhesions and in the prevention of bowel injury associated with blind trocar insertion. Fertil Steril 2000; 73(3):631-35.

4. Ahmad G, Duffy JM, Phillips K et al. Laparoscopic entry techniques. Cochrane Syst Rev 2008:CD006583.

5. Vilos GA, Vilos AG, Abu-Rafea B, Hollett-Caines J, Nikkhah-Abyaneh Z, Edris F. Three simple steps during closed laparoscopic entry may minimize major injuries. Surg Endosc 2009; 23(4):758-64.

6. Hurd WW, Amesse LS, Gruber JJ et al. Visualization of epigastric vessels and bladder before laparoscopic trocar placement. Fertil Steril 2003; 80:209-12.

7. Campos FG, Valarini R. Evolution os laparoscopic colorectal surgery in Brazil results of 4744 patients from the national registry. Surgv Laparosc Endosc Percutan Tech 2009; 19(3):249-54.

8. Cuss A, Bhatti M, Abbott J. Coming to terms with the fact that the evidence for laparoscopic entry is as good as it gets. J Minim Invasive Gynecol 2015; 22(3):332-41.

9. Reis Jr PSS, Duarte AM, Buonora SN, Resende Jr JAD. Complicações na cirurgia laparoscópica. In: Crispi CP, Oliveira FMM, Damian Jr JC, Oliveira MAP, Ribeiro PAG (eds.). Tratado de endoscopia ginecológica e cirurgia minimamente invasiva. 3.ed. Rio de Janeiro: Revinter, 2012.

10. Gunderson CC, Java J, Moore KN, Walker JL. The impact of obesity on surgical staging, complications, and survival with uterine cancer: a Gynecologic Oncology Group LAP2 ancillary study. Gynecol Oncol 2014; 133(1):23-7.

11. Tarjanne S, Heikinheimo O, Mentula M, Härkki P. Complications and long-term follow-up on colorectal resections in the treatment of deep infiltrating endometriosis extending to bowel wall. Acta Obstet Gynecol Scand 2015; 94(1):72-9.

12. Radosa MP, Meyberg-Solomayer G, Radosa J, Vorwergk J, Oettler K, Mothes A et al. Standardised registration of surgical complications in laparoscopic-gynaecological therapeutic procedures using the Clavien–Dindo classification. Geburtshilfe Frauenheilkd 2014; 74(8):752-8.

13. Milad MP, Milad EA. Laparoscopic morcellator-related complications. J Minim Invasive Gynecol 2014; 21(3):486-91.

14. Passos EP, Balbinotto RP, Vigo FM, Trombetta RM, Philipsen VR, Magno V. Videolaparoscopia. In: Freitas F, Menke CH, Rivoire WA, Passos EP (eds.). Rotinas em ginecologia. 6.ed. Porto Alegre: Artmed, 2011.

15. Peng C, Jin H, Sun X, Yang X, Lu Y, Zhou Y. Analysis of the complications of gynecological laparoscopic operation within 10 years. Zhonghua Fu Chan Ke Za Zhi 2014; 49(3):179-82.

CAPÍTULO 46

Histeroscopia

Ricardo Bassil Lasmar
Bernardo Portugal Lasmar

INTRODUÇÃO

A histeroscopia é o método de excelência para o estudo das lesões intracavitárias uterinas. Atualmente, a maioria dos serviços inicia o exame com a vaginoscopia, não necessitando do uso do espéculo nem da pinça de Pozzi. O procedimento pode ser ambulatorial ou hospitalar, e no último a paciente é submetida ao procedimento sob anestesia.

INDICAÇÕES

Todas as alterações ou suspeitas de alterações que acometam o canal cervical e a cavidade uterina.

As indicações deste procedimento estão descritas na Tabela 1.

A histeroscopia está contraindicada em pacientes com infecção pélvica aguda e deve ser evitada em pacientes com perfuração uterina recente e naquelas que não aceitem o procedimento ambulatorial por receio de dor. Nesse caso deverá ser proposta a histeroscopia hospitalar.

TABELA 1 Indicações de histeroscopia

Sangramento uterino anormal.

Infertilidade.

Malformações uterinas.

Espessamento endometrial em ultrassonografia.

Achados em ultrassonografia a esclarecer.

Alterações citológicas (AGUS, ASUS e outros).

Classificação de leiomioma submucoso.

Oclusão tubária com aplicação de dispositivo.

Restos ovulares.

DIU: colocação, reposicionamento ou retirada.

Corpo estranho.

Avaliação da extensão de câncer do endométrio para o canal cervical.

Biópsia dirigida (sob visão direta).

Diagnóstico de endometrite (único método diagnóstico).

Polipectomia endocervical e endometrial.

Leiomiomectomia de leiomioma submucoso.

Lise de sinéquias.

Septoplastia.

Desobstrução tubária proximal.

Fertilização.

Acompanhamento pós-gestação molar.

DIU: dispositivo intrauterino; AGUS: células glandulares atípicas de significado indeterminado; ASUS: células escamosas atípicas de significado indeterminado.

EQUIPAMENTOS

Os equipamentos necessários para a realização da histeroscopia, tanto a ambulatorial quanto a hospitalar, são os mesmos. Na hospitalar os geradores de energia podem ser um pouco diferentes.

Compõem os equipamentos básicos para a realização da histeroscopia um sistema de microcâmera com processador, fonte de luz, cabo de fibra ótica, monitor e um sistema de gravação do procedimento e elaboração das imagens do exame. A esse grupo podem ser acrescentados um sistema de bomba de infusão do meio de distensão líquido e um gerador de energia monopolar, bipolar ou *laser*.

O sistema de iluminação é composto por dois itens: uma fonte de luz e um cabo de fibra ótica para transmiti-la. A função do cabo é levar a luz da fonte ao histeroscópio. Seu comprimento varia de 180 a 250 cm, com diâmetro entre 3 e 6 mm. A manipulação dos cabos deve ser extremamente cuidadosa, evitando dobrá-los para que não sejam danificados e não tenham diminuída sua luminosidade.

O ideal é que a microcâmera tenha mais de uma saída de imagem para que se possa conectar um cabo diretamente ao monitor e outro ao sistema de gravação de geração de imagens.

O meio de distensão pode ser o gasoso ou o líquido, com equipamentos distintos de infusão. O dióxido de carbono (CO_2) apresenta a desvantagem de misturar-se com o sangue e o muco, formando bolhas e dificultando a visão. Por esse motivo, é preferível o uso de meio líquido, ionizado ou não ionizado, dependendo de suas indicações.

Os meios líquidos de baixa viscosidade e com características eletrolíticas são o soluto fisiológico e o ringer lactato, ideais para a realização de histeroscopia cirúrgica ambulatorial ou diagnóstica e ainda nos casos de histeroscopia hospitalar e de uso de energia bipolar. Com baixa viscosidade, mas sem condução elétrica, tem-se a glicina, o sorbitol e o manitol, ideais para o uso de energia monopolar. Permitem boa

visão nos casos de sangramento do campo cirúrgico, e são conhecidas suas características biomoleculares, podendo-se prever as alterações causadas nos casos de intravasamento.

Hoje os serviços que realizam a histeroscopia ambulatorial utilizam apenas o meio de distensão líquido, o soluto fisiológico, pois, além de permitir a realização do procedimento nos casos de sangramento uterino anormal, maior indicação do procedimento, permite a realização de cirurgia no mesmo momento do diagnóstico, método denominado *see and treat*.

INSTRUMENTAL

Existem muitos modelos de histeroscópios, de diâmetros variáveis, permitindo visão panorâmica e/ou de contato. O diâmetro do histeroscópio varia de 2 a 4 mm, protegido externamente por uma camisa interna com cerca de 25 cm de comprimento e 3 a 5 mm de diâmetro, através da qual passará o meio de distensão líquido, com um canal operatório de 5 ou 7 Fr, no qual entrarão os instrumentos (pinças, tesouras e outros) para a realização de biópsias ou procedimentos cirúrgicos.

Os instrumentos utilizados pelo canal operatório podem ser mecânicos, com 1,6 mm (5 Fr) de diâmetro e 34 cm de comprimento, como pinças de apreensão, pinças para biópsia, tesouras e cateteres; ou probes eletrocirúrgicos (alça, esfera e eletrodos) e fibra de *lasers*.

Caso haja necessidade de maior troca do meio de distensão (sangramento, muco turvo), acoplamos a camisa externa, o que pode levar o histeroscópio ao diâmetro de 4 a 7 mm. Nes-

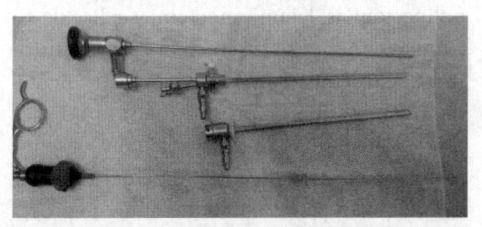

FIGURA 1 Ópticas, camisa interna, camisa externa do histeroscópio e pinça de 5 Fr.

se caso, é possível fazer o fluxo contínuo do meio de distensão.

Em nosso serviço, realizamos quase todas histeroscopias apenas com a camisa interna como canal operatório, levando menos desconforto para a paciente e ampliando o número de procedimentos e cirurgias. Isso é possível devido ao fato de a camisa interna ser oval, fazendo o líquido retornar pelo espaço entre o colo e a camisa interna.

Na histeroscopia cirúrgica hospitalar utilizamos com frequência o ressectoscópio, instrumento oriundo da urologia (ressecção da próstata), adaptado para as propostas cirúrgicas da cavidade uterina. Os eletrodos mais usados são os que têm formato de "U" e "L" para ressecção e aqueles em esferas (*roller bar* ou *rollerball*) para coagulação. São diferentes os ressectoscópios para uso com corrente monopolar e bipolar.

HISTEROSCOPIA AMBULATORIAL

A melhor época para realização do exame, seja diagnóstico ou cirúrgico, na mulher que menstrua é logo após o período menstrual, até o décimo quinto dia do ciclo. Nessa fase, o muco cervical claro e a hipotonia ístmica facilitam a progressão na cavidade uterina. Mulheres na pós-menopausa ou que usam anticoncepcional hormonal não necessitam de agendamento em uma data específica.

A possibilidade de atuar com pinças, fibras *laser*, morceladores e outros instrumentos através do canal operatório permitiu a transformação da histeroscopia ambulatorial em histeroscopia cirúrgica ambulatorial. A realização em regime ambulatorial de procedimentos como polipectomias, leiomiomectomias e lise de sinéquias tem traduzido a melhor relação custo--benefício da histeroscopia. Com instrumental de menor calibre, o procedimento pode ser realizado em nível ambulatorial com desconforto mínimo, usando butilbrometo de escopolamina (Buscopan*) 30 minutos antes do procedimento. Dessa forma, aproveita-se o momento do diagnóstico para realizar a retirada da lesão.

A histeroscopia ambulatorial é geralmente um procedimento rápido e de execução, sem desconforto ou com desconforto mínimo para a paciente.

O toque bimanual tem indicação para que se diagnostique, previamente, a posição do colo do útero, anteversão ou retroversão acentuada e fixa, assim como os laterodesvios.

Técnica de exame

A paciente é posicionada em mesa ginecológica com perneiras, com as nádegas um pouco afastadas da mesa.

Inicia-se o exame pela vaginoscopia, possibilitando a investigação da vagina e do colo do útero, evitando o desconforto da colocação de espéculo e a tração do colo do útero com a pinça de Pozzi.

A entrada no orifício externo é normalmente tranquila, aguardando-se alguns segundos para distensão a fim de que seja investigado em 360 graus. A passagem do histeroscópio pelo orifício interno é fator de desconforto em grande número de pacientes. A informação prévia de que esse desconforto ocorrerá, que será apenas na passagem, e a solicitação para a paciente fazer uma pressão manual na pelve, diminuem significativamente o desconforto, permitindo a realização da histeroscopia com tranquilidade. Parece que a participação ativa da paciente diminui a atenção para a percepção de desconforto ou dor.

Ao chegar à cavidade uterina, é necessário regular a pressão, evitando que seja alta, pois esta poderá levar a desconforto do tipo cólica; parar de movimentar o histeroscópio até a distensão permitir a visão. A visão dos dois óstios tubários é determinante para garantir que o histeroscópio está na cavidade uterina. Fazer movimentos suaves de aproximação e afastamento e girar 180 graus para cada lado, investigando toda a cavidade. Caso seja encontrada uma alteração, continuar a investigação da cavidade até completar todas as paredes e depois retornar para avaliar a lesão e fazer a biópsia dirigida pela visão.

A melhor técnica de biópsia é a direta sob visão histeroscópica, utilizando pinças pelo canal operatório, retirando-se material da área mais representativa da lesão para estudo anatomopatológico. Para nós, a histeroscopia não é só a melhor técnica para estudar a cavidade uterina; é também a melhor técnica para fazer a biópsia da lesão intrauterina. Quando a biópsia for realizada no endométrio, a aplicação do histeroscópio sobre este, no sentido orifício interno – fundo uterino, permite a formação de uma lâmina endometrial que é facilmente apreendida pela pinça no canal operatório. Havendo necessidade de mais material, deve-se retornar o histeroscópio à cavidade uterina e repetir a biópsia. O histeroscopista deve colocar o material no frasco com formol, para que nenhum fragmento fique perdido na pinça de biópsia, assim o examinador terá a perfeita correlação entre o que foi biopsiado e o que está no frasco.

É possível progredir para a cirurgia histeroscópica ambulatorial utilizando os mesmos princípios técnicos da histeroscopia ambulatorial com biópsia dirigida. Na cirurgia, a pinça ou tesoura é dirigida para a base da lesão, e dessa forma se retira a lesão totalmente e não apenas uma parte dela, para a biópsia. Deve-se começar por lesões pequenas apenas para treinamento, pois o que determina a possibilidade de cirurgia ambulatorial não é o tamanho da lesão e sim o tamanho de sua base.

Na miomectomia ambulatorial, utilizamos a mesma técnica de abordagem da pseudocápsula e mobilização direta, fazendo a abordagem com tesoura ou saca-bocado, incisando o endométrio e a fibrose, até chegar à pseudocápsula. Depois, com a pinça ou mesmo com o histeroscópio, libera-se o leiomioma do miométrio. A retirada do nódulo só acontece se seu diâmetro for menor que o do orifício interno; caso contrário ele poderá ser deixado na cavidade uterina, sendo espontaneamente expulso em algumas horas ou dias.

Alguns tratamentos deverão ser realizados sob anestesia em centro cirúrgico, com o uso

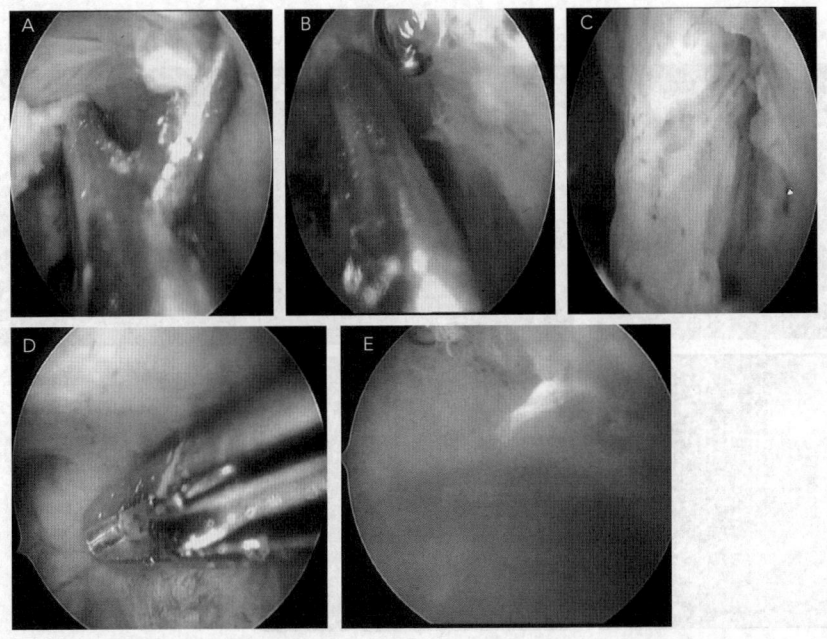

FIGURA 2 Polipectomia histeroscópica ambulatorial.

de ressectoscópio. Seriam as ablações endometriais, as miomectomias de miomas submucosos com componentes intramurais, as polipectomias endometriais múltiplas, os pólipos com bases largas e outras doenças que necessitem de maior tempo operatório ou em pacientes com maior morbidade que precisem de suporte clínico. Nas cirurgias hospitalares é necessária a realização de exames pré-operatórios. Normalmente o procedimento é realizado com sedação pelo anestesista, sendo o bloqueio peridural reservado para as miomectomias de miomas com maior complexidade cirúrgica, aqueles em que o tempo operatório poderá ser longo.

TÉCNICA CIRÚRGICA

Recomenda-se a realização da histeroscopia diagnóstica antes da cirurgia para confirmar o diagnóstico pré-operatório e para dilatar o colo do útero com a passagem do histeroscópio, diminuindo a possibilidade de perfuração do útero no momento da dilatação do colo, já que se inicia a dilatação com a vela número 4. A

seguir, faz-se o pinçamento do colo do útero com a pinça de Pozzi e a dilatação com as velas de Hegar até o diâmetro do ressectoscópio.

Após a introdução do ressectoscópio, deve-se investigar a cavidade quanto à perfuração, distendendo-se a cavidade com a entrada sob pressão do meio de distensão. Como já foi dito, pode-se usar bomba de infusão ou, como realizamos regularmente, meio líquido a 1 m acima do nível da paciente na torneira de infusão e aspirador na torneira de saída do meio líquido. A regulagem da entrada e a aspiração fazem a distensão e limpeza da cavidade uterina.

Com a visão estável, a lesão bem identificada, movimenta-se a alça de ressecção, como um gatilho de revólver, sem energia, simulando o movimento de ressecção. Após esse momento, inicia-se a ressecção da lesão com a alça energizada, mono ou bipolar, sempre do fundo para o colo do útero, se possível, abordando diretamente a base da lesão.

A lesão mais frequente é o pólipo endometrial ou endocervical. A técnica cirúrgica mais utilizada é a do fatiamento, isto é, com a alça

A base da histeroscopia é a base da lesão.

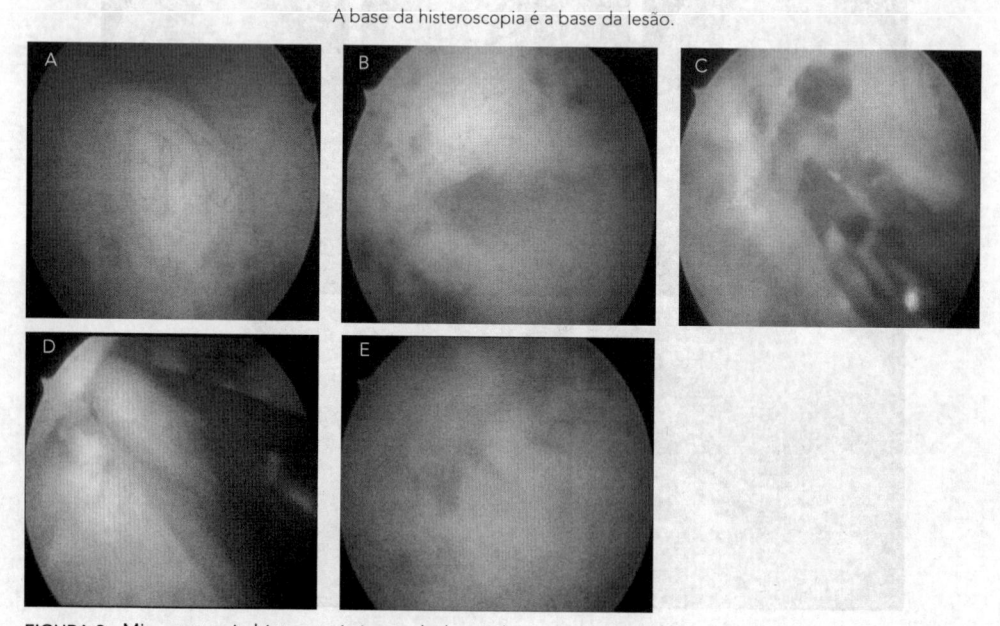

FIGURA 3 Miomectomia histeroscópica ambulatorial.

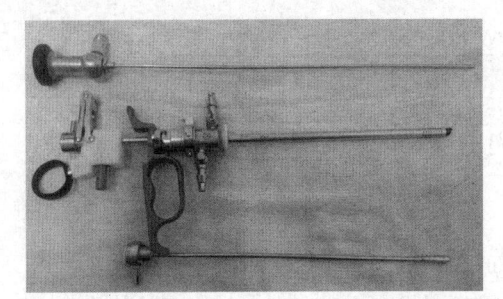

FIGURA 4   Óptica, instrumento de trabalho do ressectoscópio.

dirigida à extremidade da lesão, faz-se o corte de cada porção do pólipo, até chegar a sua base.

Em nosso serviço temos como objetivo seccionar a base da lesão e retirar o pólipo inteiro ou fatiá-lo após a sua liberação. Para tanto, em grande número de casos utilizamos a alça em "L", facilitando esse tipo de abordagem.

Com o ressectoscópio e a alça em "U" é possível fazer a ressecção parcial ou quase total do endométrio. Esta tem indicação nos casos de sangramento uterino anormal em pacientes com prole completa.

A cirurgia histeroscópica de maior complexidade é a miomectomia histeroscópica, por isso o mioma deverá ser classificado antes da cirurgia e o cirurgião deverá ter mais experiência na técnica.

A classificação de mioma mais utilizada é da Sociedade Europeia de Cirurgia Endoscópica (ESGE), que tem três níveis, relacionados à porção do mioma na cavidade uterina (Tabela 2).

TABELA 2   Classificação dos miomas submucosos (ESGE)

Nível	Porção do mioma na cavidade uterina
0	Totalmente na cavidade
1	Mais de 50% na cavidade
2	Menos de 50% na cavidade

ESGE: Sociedade Europeia de Cirurgia Endoscópica.

Em 2005, nosso grupo publicou uma nova classificação para melhor sinalizar a complexidade da miomectomia e, com isso, orientar antecipadamente a paciente sobre a dificuldade cirúrgica, a possibilidade de miomectomia histeroscópica em dois tempos operatórios e estratificar a cirurgia pela *expertise* do cirurgião. Essa classificação, conhecida como STEPW ou classificação de Lasmar, tem cinco parâmetros:

1. Tamanho do mioma.
2. Localização.
3. Base do mioma em relação à parede acometida.
4. Porção na cavidade uterina.
5. Parede uterina.

Da mesma forma, na cirurgia histeroscópica hospitalar busca-se a abordagem da base da lesão, usando algum tipo de energia, inicialmente liberando-a da parede uterina, para em seguida reduzir seu volume e retirá-la da cavidade. Essa técnica agiliza o procedimento, diminuindo o tempo operatório, com menor sangramento e menor absorção do meio de distensão, além de causar menor dano à parede uterina. É útil nos casos de pólipo endocervical ou endometrial, sendo realizada com pouca dificuldade. No mioma, utiliza-se a técnica da abordagem da pseudocápsula, da mesma forma que é realizada na laparotomia e na laparoscopia. Nesta, com uma alça no formato de "L", secciona-se o endométrio circundante e a fibrose em volta do nódulo, seguindo-se a mobilização direta do nódulo com sua liberação parcial ou total. Por fim, procede-se ao fatiamento do mioma. O uso da pseudocápsula facilita a movimentação do mioma no miométrio, diminuindo o tempo operatório, com menor sangramento e absorção do meio de distensão, usando menos energia e, consequentemente, minimizando o dano à cavidade uterina.

Deve-se ter mais atenção à miomectomia histeroscópica, pois é essa a cirurgia com maior risco de complicações de maior gravidade.

É aconselhável interromper o procedimento na presença de perfuração uterina. Além da dificuldade de estabilização da distensão uteri-

TABELA 3 Classificação de mioma submucoso (STEPW – Lasmar)

	Penetração	Tamanho	Base	Terço	Parede lateral
0	0	≤ 2 cm	≤ 1/3	Inferior	
1	≤ 50%	> 2 a 5 cm	> 1/3 a 2/3	Médio	+1
2	> 50%	> 5 cm	> 2/3	Superior	
Escore		+	+	+	+	=

Escore	Grupo	Conduta sugerida
0 a 4	I	Miomectomia histeroscópica com baixa complexidade.
5 e 6	II	Miomectomia complexa. Pensar em preparo com análogo do GnRH e/ou cirurgia em dois tempos.
7 a 9	III	Indicar outra técnica não histeroscópica.

Fonte: Lasmar RB et al, 2005.[25]

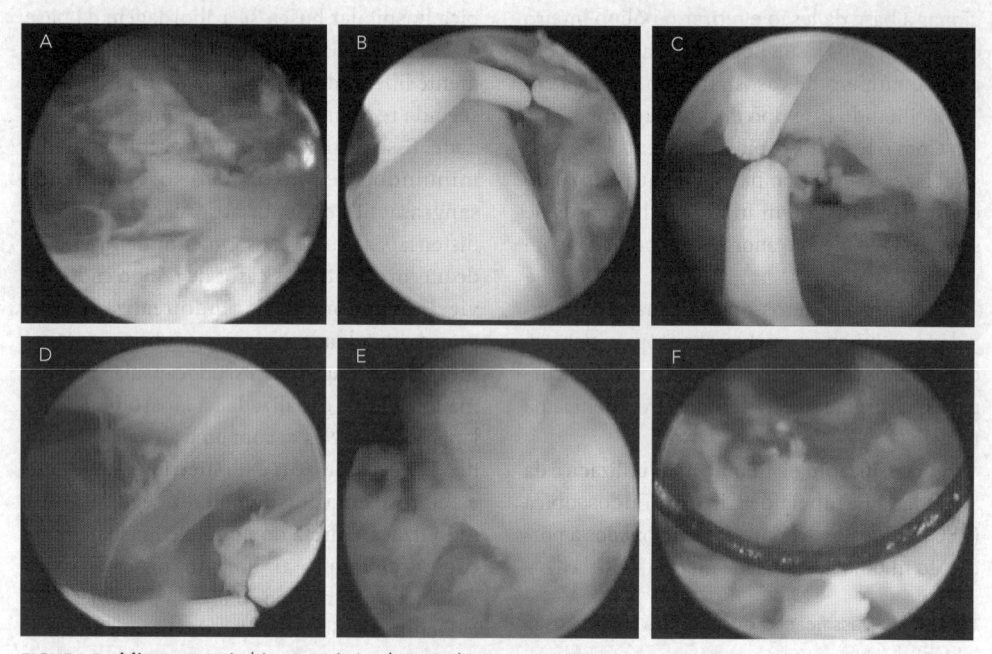

FIGURA 5 Miomectomia histeroscópica hospitalar – com energia.

na, há possibilidade de lesão térmica em estruturas próximas. Quando essa perfuração acontece com o uso de energia, está indicada a investigação da cavidade pélvica e abdominal (ver o item "Complicações").

Normalmente o sangramento no ato operatório é bem controlado, utilizando-se a própria alça energizada para a hemostasia, a coagulação. No pós-operatório, o controle ocorre pela própria compressão das paredes uterinas após o término da distensão.

O procedimento tem baixo risco e complicação, mas deverá ser realizado após treinamento e com supervisão adequada.

COMPLICAÇÕES

As complicações na histeroscopia ambulatorial são raras; na maioria das vezes são reações vagais, ao ultrapassar o orifício interno, dor e sangramento.[8] Todas se resolvem com a interrupção do procedimento. Os casos de perfuração uterina, sem uso de energia, geralmente são de resolução clínica, apenas acompanhamento durante 2 horas e contato telefônico posterior. O próprio miométrio sem distensão tende a diminuir o sangramento. O orifício da perfuração é de pequeno diâmetro, e mesmo que o histeroscópio tenha chegado à cavidade abdominal é muito rara a ocorrência de lesão de alguma estrutura. A vantagem da histeroscopia ambulatorial sem anestesia é o fato de que o falso pertuito e a perfuração causam muita dor à paciente. Portanto, nesse caso temos grande chance de estarmos progredindo, com o histeroscópio, fora do canal cervical ou da cavidade uterina. Sendo assim, poderemos mudar a direção e encontrar o caminho correto ou interromper o procedimento.

Na cirurgia histeroscópica hospitalar, pode-se ter sangramento, laceração do colo do útero no momento da dilatação, perfuração uterina e síndrome de intravasamento. Nesta última ocorre a absorção de grande volume de líquido pelos vasos sanguíneos, em pouco espaço de tempo, podendo acarretar complicações graves ou mesmo a morte. No caso de perfuração uterina na cirurgia com uso de energia, deve-se avaliar a paciente de forma mais ativa, considerando a indicação de laparoscopia para investigar possível dano de alça intestinal, vasos pélvicos ou mesmo bexiga. A lesão de bexiga apresenta hematúria com frequência. As lesões de vasos pélvicos levam a instabilidade hemodinâmica, porém, quando ocorre em alça intestinal, o quadro de abdome agudo poderá demorar de 2 a 3 dias para se apresentar. Por isso, mais vale uma laparoscopia, mesmo que branca, do que a possibilidade de uma complicação grave. A Tabela 4 apresenta as formas de condução das intercorrências.

TABELA 4 Como conduzir as intercorrências durante a histeroscopia

Intercorrência	Condutas
Histeroscopia ambulatorial sem energia	
Sangramento	Observação
Falso pertuito	Reposicionar o histeroscópio
Perfuração	Observação 1 a 2 horas
Histeroscopia com energia	
Sangramento	Coagulação
Falso pertuito	Reposicionar ou interromper
Perfuração	Avaliação clínica rigorosa, sonda vesical e laparoscopia ou laparotomia

CONSIDERAÇÕES FINAIS

A histeroscopia é o melhor método diagnóstico das doenças do canal cervical e da cavidade uterina, permitindo o tratamento conservador da maioria das doenças que acometem essas regiões.

See and treat, ver e tratar, é o que caracteriza a histeroscopia ambulatorial, estando a histeroscopia hospitalar indicada nas pacientes que precisem ser anestesiadas em razão do baixo limiar à dor e naquelas em que a base ou o tamanho da lesão não permitam a cirurgia ambulatorial.

REFERÊNCIAS BIBLIOGRÁFICAS

1. Lasmar R, Barroso PRM. Histeroscopia: uma abordagem prática. Rio de Janeiro: Medsi, 2001.
2. Nezhat C. Nezhat's hystory of endoscopy: a hystorical analysis endoscopy's ascension since antiquity. Tuttlingen: Endo Press, 2011.
3. Cooper JM, Brady RM. Hysteroscopy in the management of abnormal uterine bleeding. Obstet Gynecol Clin North Am 1999 Mar; 26(1):217-36.
4. Lindemann HJ. The future of the hysterocopy. Obstet Gynecol Clin North Am 1995; 22(3):617-20.
5. Damian BB, Damian Jr JC, Cardoso MM, Crispi CP, Raymundo TS. Técnica da video-histeroscopia ambulatorial. In: Crispi CP. Tratado de videoendoscopia e cirurgia minimamente invasiva. Rio de Janeiro: Revinter, 2007. p.770-91.
6. Lasmar RB, Dias R, Barrozo PR, Oliveira MA, Coutinho E da S, da Rosa DB. Prevalence of hysterosco-

pic findings and histologic diagnoses in patients with abnormal uterine bleeding. Fertil Steril 2008 Jun; 89(6):1803-7.

7. De Angelis C, Carnevale A, Santoro G, Nofroni I, Spinelli M, Guida M et al. Hysteroscopic findings in women with menorrhagia. J Minim Invasive Gynecol 2013 Mar-Apr; 20(2):209.

8. Gkrozou F, Dimakopoulos G, Vrekoussis T, Lavasidis L, Koutlas A, Navrozoglou I et al. Hysteroscopy in women with abnormal uterine bleeding: a meta-analysis on four major endometrial pathologies. Arch Gynecol Obstet 2015 Jun; 291(6):1347-54.

9. Lasmar RB, Barrozo PR, Parente RC, Lasmar BP, da Rosa DB, Penna IA et al. Hysteroscopic evaluation in patients with infertility. Rev Bras Ginecol Obstet 2010 Aug; 32(8):393-7.

10. Lasmar RB, Lasmar BP, Thirteen steps for office hysteroscopy with minimal discomfort. Clin J Obstet Gynecol 2019 Jun; 34-7.

11. Pundir J, Pundir V, Omanwa K, Khalaf Y, El-Toukhy T. Hysteroscopy prior to the first IVF cycle: a systematic review and meta-analysis. Reprod Biomed Online 2014 Feb; 28(2):151-61.

12. El-Toukhy T, Sunkara SK, Coomarasamy A, Grace J, Khalaf Y. Outpatient hysteroscopy and subsequent IVF cycle outcome: a systematic review and meta-analysis. Reprod Biomed Online 2008 May; 16(5):712-9.

13. Bosteels J, Kasius J, Weyers S, Broekmans FJ, Mol BW, D'Hooghe TM. Hysteroscopy for treating subfertility associated with suspected major uterine cavity abnormalities. Cochrane Database Syst Rev 2015 Feb 21; 2.

14. Cicinelli E, Parisi C, Galantino P et al. Reliability, feasibility, and safety of minihysteroscopy with a vaginoscopic approach: experience with 6,000 cases. Fertil Steril 2003; 80(1):199-202.

15. Angelis CD, Santoro G, Re ME, Nofroni I. Office hysterocopy and compliance: mini-hysteroscopy versus traditional hysteroscopy randomized trial. Hum Reprod 2003; 18(11):2441-5.

16. Bettocchi S, Nappi L, Ceci O, Selvaggi L. What does "diagnostic hysteroscopy" mean today? The role of the new techniques. Curr Opin Obstet Gynecol 2003 Aug; 15(4):303-8.

17. Di Spiezio Sardo A, Zizolfi B, Lodhi W, Bifulco G, Fernandez L, Spinelli M et al. "See and treat" outpatient hysteroscopy with novel fibreoptic "Alphascope". J Obstet Gynaecol 2012 Apr; 32(3):298-300.

18. Wamsteker K, Emanuel MH, de Kruif JH. Transcervical hysteroscopic resection of submucous fibroids for abnormal uterine bleeding: results regarding the degree of intramural extension. Obstet Gynecol 1993 Nov; 82(5):736-40.

19. Lasmar RB, Lasmar BP, Celeste RK, da Rosa DB, Depes D de B, Lopes RG. A new system to classify submucous myomas: a Brazilian multicenter study. J Minim Invasive Gynecol 2012 Sep-Oct; 19(5):575-80.

20. Nagele F, Connor HO, Davies A et al. 2500 Outpatient diagnostic hysteroscopies. Obstet Gynecol 1996; 88:87-92.

21. Perez-Medina T et al. Six thousand office diagnostic-operative hysteroscopies. Int J Obstet Gynec 2000 Oct; 71(1):33-8.

22. Varol N, Maher P, Vancaillie T et al. A literature review and update on the prevention and management of fluid overload in endometrial resection and hysteroscopic surgery. Gynecol Endosc 2002; 11:19-26.

23. Aydeniz B, Gruber IV, Schauf B et al. A multicenter survey of complications associated with 21,676 operative hysteroscopies. Eur J Obstet Gynecol Reprod Biol 2002; 104:60.

24. Jansen FW, Vredevoogd CB, van Ulzen K et al. Complications of hysteroscopy: a prospective, multicenter study. Obstet Gynecol 2000; 96(2):266-70.

25. Lasmar RB et al. Hysteroscopic Myomectomy. J Minim Invasive Gynecol. 2005 Jul-Aug; 12(4):308-11.

CAPÍTULO 47

Complicações da videolaparoscopia e histeroscopia

Carlos Augusto Pires Costa Lino
Talitha Alves Araujo

INTRODUÇÃO

A cirurgia minimamente invasiva tem sido o método de escolha para abordagem das doenças ginecológicas pélvicas e intrauterinas. A videolaparoscopia na ginecologia começou a ser citada no ano de 1973, tendo a esterilização tubária como principal indicação cirúrgica.[1] Atualmente, a grande maioria dos procedimentos cirúrgicos ginecológicos, como histerectomia, miomectomia, tratamento da endometriose e tumores anexiais, é realizada pela via laparoscópica, visando menor tempo de internação, menos sangramento e recuperação mais rápida da paciente.[2] A histeroscopia, por sua vez, permite a visualização da cavidade uterina, podendo ser realizada em ambiente ambulatorial ou hospitalar, tendo o sangramento uterino anormal como a principal situação clínica a ser investigada.[3] A histeroscopia ambulatorial tem ganhado força pela sua acessibilidade e menores custos, possibilitando o diagnóstico de doenças uterinas e o tratamento, conhecida como *see and treat*. A histeroscopia hospitalar é a técnica de escolha nas doenças cirúrgicas, não possibilitadas pelo método ambulatorial ou nas pacientes que não toleraram a realização ambulatorial, pela dor ou estenose do canal endocervical.[3] Tanto a laparoscopia como a histeroscopia trazem benefícios às pacientes; no entanto, com-

plicações são possíveis, inerentes às técnicas, curva de aprendizado médica e complexidade do procedimento. Neste capítulo abordaremos as principais complicações na laparoscopia e histeroscopia, com orientações sobre sua prevenção e tratamento.

COMPLICAÇÕES NA LAPAROSCOPIA

Com o advento da tecnologia e o aprimoramento das técnicas cirúrgicas, existe uma tendência à redução dos números de complicações em decorrência da cirurgia laparoscópica. No entanto, o aperfeiçoamento cirúrgico conduziu à realização gradual de procedimentos cada vez mais complexos, que, por sua vez, estão relacionados com maiores possibilidades de complicações.[2] As cirurgias laparoscópicas podem ser classificadas, de acordo com a sua complexidade, em diagnóstica (utilizada para diagnóstico de determinadas doenças não confirmadas por exame de imagem e possibilidade de biópsia, para confirmação anatomopatológica), inferior (lise de aderências pélvicas e esterilização tubária), superior (abordagem de tumores anexiais, gravidez ectópica e distopias uterinas) e avançada (histerectomia, miomectomia, endometriose e lise de aderências complexas).[4] De acordo com a complexidade cirúrgica, materiais elétricos são utilizados para aprimoramento da técnica e redução do tempo cirúrgico, como as tesouras de energia monopolar, bipolar, ultrassônica e morcelador. As complicações ocorrem em 10% dos casos, estando diretamente relacionadas à complexidade cirúrgica e presença de cirurgias abdominais prévias, em associação com o material laparoscópico utilizado.[2,5] Podem ser ocasionadas pelo acesso à cavidade abdominal, pela punção com a agulha de Veress, pela confecção do pneumoperitônio e inserção dos trocartes (34%), ou decorrente do trauma direto, mecânico ou elétrico, de órgãos do sistema urológico (13,1%), do trato gastrointestinal (32,5%) e vascular (48,9%), mais comumente acometidos na cirurgia ginecológica.[4]

Lesões por acesso à cavidade abdominal

O acesso à cavidade abdominal pode ser realizado por meio da técnica fechada, com o auxílio da agulha de Veress; pelas técnicas abertas, com introdução do trocarte após abertura peritoneal ou conforme a técnica de Hasson.[6] A punção com agulha de Veress para confecção do pneumoperitônio e a primeira punção com trocarte estão relacionadas com acidentes de punção, podendo ocasionar lesões de estruturas como intestino e grandes vasos, bem como insuflação de gás no espaço extraperitoneal.[6,7] Medidas de segurança devem ser realizadas a fim de confirmar o posicionamento da agulha de Veress e prevenir complicações: duplo clique que identifica a passagem através da aponeurose e peritônio, aspiração sem conteúdo hemático e visualização da passagem de solução salina através da agulha, teste da seringa, pressão abdominal negativa.[6] Cirurgias prévias, incluindo múltiplas laparotomias, apendicectomia por apendicite supurada e doença inflamatória pélvica, estão ligadas a aderências na circunferência da cicatriz umbilical com maior risco de acidentes de punção.[8] Nas situações de suspeita de aderência em torno da cicatriz umbilical, em pacientes obesas e extremamente magras, a punção de Palmer (3 cm abaixo do rebordo costal,

na linha hemiclavicular) deve ser avaliada como alternativa à punção umbilical.[6,8] A punção inadvertida do intestino, sendo o delgado a porção mais comumente acometida, com a agulha de Veress deve ser suspeitada na presença do gás com odor fecal ou sob visualização direta da lesão com a óptica. Conforme o diâmetro e a localização da lesão, o reparo pode ser realizado por meio da sutura laparoscópica ou pela segmentectomia, que poderá demandar conversão da técnica para laparotomia. A lesão de grandes vasos provoca uma hemorragia intensa que comumente reflui através do sítio de punção, levando a uma situação emergencial com necessidade de uma equipe multidisciplinar para intervenção rápida, pela via laparotômica. Cerca de 10% das laparoscopias apresentam aderências em virtude de cirurgias anteriores, sendo as incisões medianas responsáveis por 42% dos processos de aderências.[6] Cerca de 30-50% das lesões intestinais e 13-50% das lesões vasculares não são identificadas no intraoperatório, e a lesão intestinal é mais comum que a vascular.[6] As punções acessórias na laparoscopia costumam ser laterais à linha média, onde passam os vasos epigástricos.[9] As principais complicações nas punções acessórias são lesões intestinais, principalmente por aderência, e hematoma decorrente da injúria de vasos epigástricos. A fim de prevenir complicações, as punções acessórias devem ser realizadas sob visualização direta, após identificação dos vasos epigástricos através da transluminação da parede abdominal.[9] O embolismo por monóxido de carbono pode ocorrer através do pneumoperitônio no espaço pré-peritoneal; é raro, 0,002%, tem relação com a técnica fechada, e não existem relatos da sua ocorrência em punções abertas.[6,10]

Lesões por material elétrico

O aumento da complexidade nas cirurgias laparoscópicas está atrelado ao instrumental elétrico que reduz o tempo e facilita a técnica cirúrgica. A eletrocirurgia consiste na transformação da corrente elétrica em térmica, possibilitando funções de corte e coagulação nos tecidos.[11] As formas de energia utilizadas na laparoscopia podem ser por correntes monopolares, bipolares e de energia ultrassônica, transmitidas a partir de pinças laparoscópicas que funcionam como eletrodos.[12] Além das pinças energizadas, os morceladores também são instrumentos elétricos, utilizados para fragmentar estruturas volumosas, permitindo sua retirada da cavidade abdominal sem necessidade de incisões laparotômicas.[13] A utilização desse material elétrico demanda o conhecimento de toda a equipe cirúrgica com relação ao funcionamento dos aparelhos e as possíveis complicações que podem vir a ocorrer com o seu uso.

As correntes utilizadas para eletrocirurgia podem ser a monopolar e a bipolar. A corrente monopolar consiste em um circuito elétrico do gerador de energia até a pinça (eletrodo), utilizando o paciente como condutor, com efeito de coagulação e corte no tecido pressionado. Com intuito de prevenir a dissipação inadvertida de energia térmica, deve ser posicionada no paciente uma placa de isolamento e realizada a retirada de objetos metálicos do contato com o corpo. A principal complicação da energia monopolar é a dissipação energética, seja pelo contato direto de estruturas ou condução através do próprio material. O uso inadequado da placa de isolamento pode gerar queimaduras no paciente, muitas vezes identificadas ao fim da cirurgia por conta dos campos estéreis. A energia acoplada em uma pinça laparoscópica pode ser dissipada na ponta da pinça (eletrodo), no tecido que se deseja atuar, no seu comprimento, causando lesão inadvertida de estruturas, ou no sítio de entrada que, em contato com trocartes metálicos provoca queimadura na área de contato.[14]

As pinças de energia bipolar têm função de coagulação e agem no tecido envolto pelas pás. Diferentemente da corrente monopolar, a energia térmica na corrente bipolar é gerada entre as pás da pinça, reduzindo o risco de dissipação de energia.[11] No entanto, por produzir energia térmica, após ativação a pinça não deve ser logo utilizada para manusear os demais tecidos, visto que pode estar com a temperatura elevada e ocasionar queimadura. Pacientes com cirurgia prévia e consequente processo aderencial cursam com maiores danos referentes ao uso da energia. As lesões térmicas intestinais ocorrem em 75% dos casos e normalmente não são identificadas no intraoperatório, os sintomas surgem do quarto ao décimo dia após o procedimento.[7]

A morcelação laparoscópica por meio do morcelador elétrico é uma técnica indicada para remoção de tecidos volumosos do abdome sem ampliação da incisão do sítio de entrada da cavidade. Na ginecologia é mais utilizada nas histerectomias, em úteros que não saem através do canal vaginal, e leiomiomas volumosos. Seu uso na pelve traz como principal complicação o morcelamento de estruturas inadvertidas: omento, intestino, ureter, bexiga e vasos nobres. Entre os cuidados que diminuem os danos do uso do morcelador estão: conhecimento do material, principalmente os de ativação manual, que estão mais relacionados com ativação inadvertida; afastar doenças malignas; reduzir o Trendelemburg; utilizar o saco protetor; avaliar o posicionamento da punção de acesso do morcelador e garantir que esteja afastada de órgãos vitais; visualização adequada dos órgão da pelve e da estrutura a ser morcelada; levar o tecido ao morcelador, sem o movimento contrário.[13]

Lesões do trato urinário

As lesões do trato urinário decorrentes de cirurgias laparoscópicas ginecológicas possuem uma incidência que varia de 0,2-1,6%.[15] Correspondem a lesões da bexiga e do ureter, inerentes à abordagem cirúrgica ginecológica em razão da proximidade com os tecidos envolvidos na técnica e semelhança com diversas estruturas. A lesão vesical ocorre três vezes mais do que a ureteral e é decorrente, principalmente, da histerectomia laparoscópica, seguida da histerectomia pela via vaginal, em decorrência da dissecção do peritônio vesicouterino. O ureter possui maior chance de injúria no tratamento cirúrgico da endometriose, em função de sua distorção anatômica ocasionada pela doença, e, menos comumente, nas histerectomias.[16] A histerectomia pela via vaginal está mais vinculada à lesão ureteral, enquanto a via laparoscópica ocasiona mais lesões na bexiga. Tem-se discutido a realização da cistoscopia para diagnóstico precoce das lesões do trato urinário por meio da visualização direta do dano na parede vesical e pela ausência do refluxo urinário no meato ureteral; no entanto, a literatura não mostra aumento da significância estatística na detecção das lesões que justifique os gastos com o procedimento.[15] Cerca de 84% das lesões vesicais são diagnosticadas no intraoperatório e 60% das lesões ureterais no pós-operatório, independentemente da realização da cistoscopia.[17] As principais causas de danos do trato urinário são oriundas da dissecção de estruturas e processos aderenciais com o próprio material laparoscópico, com e sem energia (tesoura e pinças), da sutura laparoscópica, das cirurgias pela via vaginal e pelas punções com a agulha Veress e/ou trocartes. O tratamento das lesões vesicais consiste na sutura laparoscópica do sítio de lesão, e o das lesões ureterais se dá por meio das técnicas de reanastomose. Cerca de 48% das cirurgias que cursam com lesões ureterais são convertidas para reparo pela via laparotômica.[15] Fístulas podem ocorrer em decorrência do diagnóstico tardio, tanto das lesões ureterais como vesicais, no entanto são raras, compreendendo apenas 0,02% das complicações.[15]

Lesões do trato gastrointestinal

A incidência da lesão intestinal na laparoscopia é de 0,13% e o intestino delgado é a porção mais comumente acometida. Nas cirurgias ginecológicas a incidência é de 1 em 769.[18] Conforme já descrito no tópico das lesões por acesso à cavidade abdominal, o intestino pode ser lesionado a partir da punção com agulha Veress, trocarte, uso de energia e na lise de aderências. Com relação ao risco de lesão intestinal através do acesso à cavidade abdominal, não houve su-

perioridade da técnica de Hasson à punção com Veress. A técnica aberta proporcionou o diagnóstico mais precoce da lesão com menores taxas de mortalidade.[18] O diagnóstico precoce das lesões intestinais mostra-se crucial para melhor desfecho clínico, no entanto, menos da metade são identificadas no intraoperatório.[5] Os sintomas da injúria intestinal em geral surgem de 12-36 horas do pós-operatório, mas podem ocorrer sete dias após, principalmente se decorrentes de lesão térmica.[11] Nos casos de lesão térmica de diagnóstico imediato, a área intestinal acometida deve ser ressecada com uma margem de 5 cm ou realizada a segmentectomia da porção intestinal, quando existe mais de 50% de acometimento do lúmen ou envolvimento do suprimento vascular mesentérico.[5]

Lesões vasculares

As lesões vasculares têm como principal causa a primeira punção da cirurgia laparoscópica e, apesar de raras, podem ser fatais. A incidência é de 0,4 a cada 1.000 laparoscopias, com óbito de 12-23% dos casos.[19] As principais lesões vasculares ocorrem do lado direito, sendo a artéria ilíaca o vaso mais comumente acometido.[20]

COMPLICAÇÕES NA HISTEROSCOPIA

A histeroscopia possibilita a avaliação da cavidade uterina e do canal endocervical com maior acurácia do que a ultrassonografia transvaginal.[21] Sangramento uterino anormal, decorrente de pólipo endometrial ou leiomioma, e infertilidade são as principais indicações. O exame pode ser realizado em ambiente ambulatorial para diagnóstico e realização de pequenos procedimentos, seguindo o protocolo *see and treat*, em que pólipos, septos e leiomiomas submucosos de até 1 cm podem ser retirados, sem necessidade de dilatação cervical.[3] Nos casos de estenose do colo, intolerância à dor ou neoformações intracavitárias que impossibilitem a realização ambulatorial, a histeroscopia é realizada no ambiente hospitalar.[3] As complicações decorrentes da histeroscopia são mínimas, menos de 1%, e estão relacionadas com o material utilizado, energia, meio de distensão da cavidade uterina, experiência do cirurgião e tipo de cirurgia realizada.[22,23] Os procedimentos cirúrgicos com acometimento vascular, como miomectomia e ablação, estão mais relacionados com complicações do que a histeroscopia diagnóstica ou histeroscopia cirúrgica com neoformações polipoides.[24]

Histeroscopia cirúrgica

Com a evolução da tecnologia, redução do diâmetro dos histeroscópios e energia mais segura, os índices de complicação decorrentes da histeroscopia cirúrgica estão cada vez menores. Menos de 1% dos procedimentos pode ocasionar complicações, entre elas endometrite, perfuração uterina, síndrome do intravasamento de líquido (*overload*), sangramento ou injúria de órgão adjacente.[23]

Síndrome do intravasamento de líquido (*overload*)

A realização da histeroscopia depende da distensão da cavidade uterina a partir de um meio líquido ou gasoso. A distensão gasosa utiliza o gás carbônico, solúvel na corrente sanguínea e relacionado com a ocorrência de embolismo venoso e óbito. O gás carbônico tem sido pouco utilizado por sua indicação restrita ao procedimento diagnóstico ou cirúrgico sem energia e pelo comprometimento da imagem por bolhas, quando em contato com algum tipo de secreção (sangue ou muco), bem como pela queixa de dor pelas pacientes.[24] O meio líquido, no entanto, apesar de mais aceito por formar melhores imagens e ter menos efeitos colaterias, também está relacionado com complicações, que, apesar de raras, podem ter alta morbimortalidade.

As complicações decorrentes da distensão líquida vão variar conforme o procedimento cirúrgico, material e tipo de líquido a ser utilizado.[22] O líquido pode ser absorvido a partir do refluxo pelas tubas uterinas (extravasamento), com absorção peritoneal, ou por absorção através dos vasos sanguíneos (intravasamento). Quando a pressão intrauterina está acima da pressão arterial média da paciente o risco de extravasamento é ainda maior, exigindo o uso da menor pressão possível para distensão da cavidade com segurança.[23]

As cirurgias realizadas com energia monopolar devem usar soluções de baixa viscosidade, que não conduzem corrente elétrica, para distensão da cavidade uterina. As soluções mais comumente utilizadas são o sorbitol 3%, glicina 5%, manitol e soluções combinadas. A consequência do uso dessas substâncias são seus metabólitos que ocasionam o distúrbio hidroeletrolítico com edema cerebral e risco de morte. O manitol gera uma solução isotônica ao ser metabolizado, sendo seu uso mais seguro do que o da glicina, que no fígado é convertida em amônia e água. O advento da tecnologia com o surgimento da corrente bipolar na histeroscopia permitiu o uso de solução salina para distensão da cavidade, que pode levar à absorção demasiada de líquido, mas não ocasiona os distúrbios hidroeletrolíticos, associados a maior morbidade.[22]

O morcelador histeroscópico é indicado para tratamento de massas intracavitárias, pólipo e leiomioma submucoso, criando um sistema de irrigação e sucção da solução salina utilizada para distensão da cavidade. Estudos mostram que a ressecção com o morcelador é mais rápida e mais segura do que a ressecção com a alça do ressectoscópio, evitando a síndrome do *overload*.[22]

A prevenção da síndrome do intravasamento se dá a partir do controle do balanço hídrico, em que a absorção não deve superar 2,5L, e tempo cirúrgico, que acima de 30 minutos está relacionado com maior absorção e risco.[25] Evidências mostram que o uso de análogo de GnRh em pacientes na pré-menopausa, no pré-operatório, e a administração local de vasopressina no intraoperatório, reduzem o risco da síndrome do *overload*.[23,24]

Perfuração uterina

Cerca de 50% das complicações histeroscópicas são decorrentes da dificuldade de acesso à cavidade uterina, principalmente por estenose do colo e presença de septos intrauterinos.[23] Menos de 1% das histeroscopias, tanto cirúrgicas como diagnósticas, causam falso trajeto durante a inserção do histeroscópio.[22]

A perfuração uterina é decorrente da dilatação cervical em 70% dos casos, no entanto, pode ser causada pela utilização de energia durante o procedimento cirúrgico.[22,23,24] A região fúndica é o principal local acometido e, nos casos em que não houve perfuração com energia ou sangramento, a conduta é conservadora. O acometimento das paredes laterais está relacionado com maior risco de sangramento e hematoma no ligamento largo em razão dos ramos das artérias uterinas, devendo ser investigadas, de preferência pela via laparoscópica. Nas perfurações ocasionadas por energia é preciso avaliar a cavidade abdominal por laparoscopia ou laparotomia por causa do risco da injúria de órgãos adjacentes. Lesões causadas pela energia costumam se manifestar após duas semanas, dificultando o diagnóstico precoce.[23]

O diagnóstico da perfuração pode ser dado a partir da visualização direta do trauma, pela dificuldade de distensão da cavidade uterina ou na presença de sangramento intenso.[22,23] O uso de 200 mcg de misoprostol, 12 horas antes do procedimento cirúrgico, associado ao uso vaginal de estrogênio tópico durante duas semanas, estão relacionados com redução do risco de falso trajeto, nos casos de estenose do colo em pacientes menopausadas.[23]

Histeroscopia ambulatorial

A seguir estão descritas as principais complicações decorrentes da histeroscopia ambulatorial, indicada tanto para diagnóstico como para tratamento de pequenas neoformações intrauterinas.[3]

- Reação vasovagal: associada ao pródromo de tontura, sudorese, palidez, náusea e bradicardia. O tratamento consiste em retirar o estímulo, ocasionado pelo histeroscópio, deixar a paciente na posição de Trendelemburg por alguns minutos e, caso não haja melhora, administrar 10 mg de atropina subcutânea e oxigênio, seguida de transferência para a unidade hospitalar.
- Toxicidade a anestesia local: quando administrada, a anestesia local pode levar a reação anafilática, tratada com epinefrina ou difenidramina, ou a administração intravascular inadvertida. Os sintomas mais comuns são sensação metálica na boca, turvação visual, parestesia ou tontura. Parada cardíaca, depressão respiratória e bradicardia são sintomas improváveis, mas podem ocorrer. Uma equipe de emergência deve ser acionada para estabilização e transporte da paciente para a unidade hospitalar.
- Perfuração uterina: pode ser notada a partir do comprometimento da distensão uterina durante o exame ou visualização do mesentério. O manejo da perfuração sem o uso da energia varia conforme localização: 1) Fúndica – requer observação; 2) Parede anterior – observar se houve lesão de bexiga por meio da cistoscopia; 3) Parede posterior – observar se houve lesão do reto; 4) Paredes laterais – observar lesão da artéria uterina ou ramificações que podem levar a hematoma do ligamento largo, por meio da laparoscopia.
- Hemorragia uterina: pode ser contida com a inserção de balão Foley de 4-24 horas.
- Falso trajeto: a identificação precoce diminui o risco de perfuração uterina. Pode ser decorrente da retroversão uterina, estenose do colo uterino ou presença de septos intrauterinos.

CONSIDERAÇÕES FINAIS

A cirurgia minimamente invasiva trouxe a melhora da abordagem cirúrgica com benefícios na recuperação do paciente. Tanto a laparoscopia como a histeroscopia possibilitam o tratamento de doenças de uma forma menos agressiva, o que tem impacto no retorno precoce das pacientes ao trabalho, menos sangramento e sintomas álgicos. No entanto, a evolução permitiu que procedimentos mais complexos sejam realizados, trazendo como consequência maiores índices de complicação. É importante que o cirurgião tenha conhecimento técnico da abordagem cirúrgica e saiba manejar os possíveis efeitos adversos ocasionados pelo uso desses equipamentos, a fim de minimizar maiores danos que podem ser causados aos pacientes.

REFERÊNCIAS BIBLIOGRÁFICAS

1. Frangenheim H. On the development of gynecologic laparoscopy. A recording of human ovulation. J Reprod Med 1973; 10(5):227-9.
2. Fuentes MN, Rodríguez-Oliver A, Rilo JCN, Paredes AG, Romero MTA, Parra JF. Complications of laparoscopic gynecologic surgery. JSLS 2014; 18(3).
3. Salazar CA, Isaacson KB. Office operative hysteroscopy: an update. J Minim Invasive Gynecol 2018; 25(2):199-208.
4. Chapron C, Querleu D, Bruhat MA, Madelenat C, Fernandez H, Pierre F et al. Surgical complications of diagnostic and operative gynaecological laparoscopy: a series of 29,966 cases. Hum Reprod 1998; 13(4):867-72.
5. Elbiss HM, Abu-Zidan FM. Bowel injury following gynecological laparoscopic surgery. Afr Health Sci 2017; 17(4):1237-45.
6. Vilos GA, Ternamian A, Dempster J, Laberge PY. No. 193-Laparoscopic entry: a review of techniques, technologies, and complications. J Obstet Gynaecol Can 2017; 39(7):E69-E84.
7. Wu MP, Ou CS, Chen SL, Yen EY, Rowbotham R. Complications and recommended practices for electrosurgery in laparoscopy. Am J Surg 2000; 179(1):67-73.
8. Van Goor H. Consequences and complications of peritoneal adhesions. Colorectal Dis 2007; 9(suppl 2):25-34.
9. Hurd WW, Bude RO, DeLancey JO, Newman JS. The location of abdominal wall blood vessels in relationship to abdominal landmarks apparent at laparoscopy. Am J Obstet Gynecol 1994; 171(3):642-6.
10. Bonjer HJ, Hazebroek EJ, Kazemier G, Giuffrida MC, Meijer WS, Lange JF. Open versus closed establishment of pneumoperitoneum in laparoscopic surgery. Br J Surg 1997; 84(5):599-602.
11. Vilos GA, Rajakumar C. Electrosurgical generators and monopolar and bipolar electrosurgery. J Minim Invasive Gynecol 2013; 20(3):279-87.
12. Law KS, Abbott JA, Lyons SD. Energy sources for gynecologic laparoscopic surgery: a review of the literature. Obstet Gynecol Surv 2014; 69(12):763-76.
13. Milad MP, Milad EA. Laparoscopic morcellator-related complications. J Minim Invasive Gynecol 2014; 21(3):486-91.
14. Odell RC. Surgical complications specific to monopolar electrosurgical energy: engineering changes that have made electrosurgery safer. J Minim Invasive Gynecol 2013; 20(3):288-98.
15. Wong JMK, Bortoletto P, Tolentino J, Jung MJ, Milad MP. Urinary tract injury in gynecologic laparoscopy for benign indication: a systematic review. Obstet Gynecol 2018; 131(1):100-8.
16. Chan JK, Morrow J, Manetta A. Prevention of ureteral injuries in gynecologic surgery. Am J Obstet Gynecol 2003; 188(5):1273-7.
17. Visco AG, Taber KH, Weidner AC, Barber MD, Myers ER. Cost-effectiveness of universal cystoscopy to identify ureteral injury at hysterectomy. Obstet Gynecol 2001; 97(5):685-92.
18. Llarena NC, Shah AB, Milad MP. Bowel injury in gynecologic laparoscopy: a systematic review. Obstet Gynecol 2015; 125(6):1407-17.
19. Jansen FW, Kapiteyn K, Trimbos-Kemper T, Hermans J, Trimbos JB. Complications of laparoscopy: a prospective multicentre observational study. Br J Obstet Gynaecol 1997; 104(5):595-600.
20. Asfour V, Smythe E, Attia R. Vascular injury at laparoscopy: a guide to management. J Obstet Gynaecol 2018; 38(5):598-606.
21. Palancsai Siftar J, Sobocan M, Takac I. The passage of fluid into the peritoneal cavity during hysteroscopy in pre-menopausal and post-menopausal patients. J Obstet Gynaecol 2018; 38(7):956-60.
22. McGurgan PM, McIlwaine P. Complications of hysteroscopy and how to avoid them. Best Pract Res Clin Obstet Gynaecol 2015; 29(7):982-93.
23. Cholkeri-Singh A, Sasaki KJ. Hysteroscopy safety. Curr Opin Obstet Gynecol 2016; 28(4):250-4.
24. Munro MG, Storz K, Abbott JA, Falcone T, Jacobs VR, Muzii L et al. AAGL Practice Report: practice guidelines for the management of hysteroscopic distending media (replaces hysteroscopic fluid monitoring guidelines. J Am Assoc Gynecol Laparosc 2000; 7:167-8.) J Minim Invasive Gynecol 2013; 20(2):137-48.
25. Alexandroni H, Bahar R, Chill HH, Karavani G, Ben-Yossef O, Shushan A. Reducing fluid-related complications during operative hysteroscopy: use of a new mandatory fluid-balance form. J Minim Invasive Gynecol 2017; 24(6):1014-9.

CAPÍTULO **48**

Anticoncepção na adolescência

Cristina Aparecida Falbo Guazzelli
Márcia Barbieri

A adolescência é uma fase do desenvolvimento que marca a transição entre a infância e a vida adulta, evidenciada por transformações físicas, hormonais, sexuais, psicológicas, sociais, entre outras, determinadas por fatores genéticos e ambientais que capacitam o corpo para seu crescimento físico, acompanhado da maturação sexual. Compreende um período etário entre 10 e menos de 20 anos de idade completos, segundo a Organização Mundial da Saúde (OMS). A importância da anticoncepção nesse período apresenta relevância social constatada pela ocorrência da gravidez e pela vulnerabilidade de exposição às infecções sexualmente transmissíveis (IST).[1]

ATENDIMENTO DA ADOLESCENTE

A adolescente tem direito à informação e à orientação sobre métodos contraceptivos. Sua consulta ginecológica, independentemente da idade, deve obedecer a alguns critérios éticos, como o direito ao sigilo médico, à confidencialidade, à privacidade, à autonomia e à individualidade.

Algumas situações são consideradas de exceção, como adolescentes com déficit intelectual, falta de crítica (distúrbios psiquiátricos, drogadição) e referência explícita ou suspeita de abuso sexual. Nesses casos, além de ser determinante a quebra de sigilo, imediatamente deverá fazer parte da consulta outro profissional da equipe de saúde, com a intenção de salvaguardar o médico que atende a adolescente.

A primeira consulta pode ser realizada entre os 13 e os 15 anos de idade (American College of Obstetricians and Gynecologists).[2] O objetivo principal dessa consulta é prestar serviços de saúde preventiva, incluindo orientações sobre anatomia do aparelho reprodutor feminino, utilizando, para tal fim, materiais visuais. Quanto à presença do pai ou da mãe, é a paciente quem deve decidir, uma vez que a privacidade é um direito que a adolescente possui. Um histórico médico da paciente deve ser realizado, incluindo antecedentes pessoais, familiares (tromboembolismo venoso, infecções cardiovasculares e doenças ginecológicas) e situação da imunização.

Aconselhamento sobre anticoncepção e prevenção das infecções sexualmente transmissíveis deve ser realizado para aquelas que têm vida sexual ativa ou estão para iniciá-la.

O exame físico da adolescente deve ser realizado com discrição, e deve ser perguntado se ela deseja alguém da família presente. Em geral, o exame médico inclui avaliação física geral, associada ao exame das mamas e genitais externos.

ASPECTOS LEGAIS

A Constituição brasileira de 1988, no artigo 226, já garantia ao cidadão o direito ao planejamento familiar livre de coerção. O Estatuto da Criança e do Adolescente (Lei n. 8.069, de 1990) prevê o direito à maternidade segura e ao acesso universal e igualitário para promoção, proteção e recuperação da saúde por meio do Sistema Único de Saúde.[3,4]

Nesse âmbito, a Lei n. 9.263, de 1996, assegura o planejamento familiar como um direito de todo cidadão brasileiro, incluindo os adolescentes. O Código de Ética Médica e a Lei do Planejamento Familiar não fazem nenhuma menção à idade e à oferta de serviços dessa natureza.

ORIENTAÇÃO SOBRE ANTICONCEPÇÃO

Apesar das controvérsias quanto à anticoncepção na adolescência, deve-se considerar que a utilização adequada de qualquer método é preferível às repercussões de uma gravidez inoportuna. A adolescente precisa ser informada sobre todas as opções contraceptivas, suas vantagens, desvantagens, indicações e contraindicações.

A conversa deve ser clara e objetiva, dando oportunidade para ela se expressar e perguntar livremente sobre os métodos. Sua escolha dependerá principalmente da eficácia, mas também da inocuidade, reversibilidade e aceitação, não devendo ser imposta pelo médico. Outros fatores também deverão ser considerados, como custo e disponibilidade do método, cooperação do parceiro e acompanhamento posterior adequado.

O Departamento de Saúde Reprodutiva da OMS divulga desde 1996 seus critérios médicos de elegibilidade para a escolha de métodos anticoncepcionais. Apresenta como principal objetivo garantir que, além da opção livre e informada, ela seja adequada para as condições de saúde das mulheres, de modo a diminuir os riscos do uso do contraceptivo.[5]

Os métodos anticoncepcionais podem ser classificados em quatro categorias para uso, a saber:[5]

1. Condição que não significa nenhuma restrição para o uso do método.

2. Condição na qual os benefícios do uso do método geralmente são maiores que os riscos provados ou teóricos que seu uso poderia acarretar.

3. Condição na qual os riscos teóricos e provados de usar o método geralmente superam os benefícios.

4. Condição na qual o uso do método representa um risco de saúde inaceitável.

Pelos critérios de elegibilidade médica da OMS publicados em 2015, a idade não constitui restrição para o uso de qualquer método contraceptivo. Dessa forma, *todos* os métodos devem ser apresentados e discutidos com a adolescente.[5]

QUANDO INICIAR O USO DE MÉTODOS ANTICONCEPTIVOS

A orientação do uso de métodos anticoncepcionais de *alta* eficácia deve ser enfatizada para diminuir o risco de gravidez não planejada, sempre associada ao uso de métodos de barreira como o preservativo masculino ou feminino para se obter realmente *"sexo seguro"* em ambos os sentidos, não engravidar e não contrair infecções sexualmente transmissíveis.

A adolescente precisa ser ouvida, e *a escolha do método deve ser dela*, obedecendo sempre às contraindicações.

A adolescente necessita de atenção constante. Seus atendimentos devem ocorrer com intervalo curto de duração. O retorno para controle do uso do método deve ser feito um mês após o início do anticoncepcional e a cada três meses, para ser reforçado seu uso.

BARREIRAS PARA O NÃO USO DE MÉTODOS ANTICONCEPCIONAIS ENTRE AS ADOLESCENTES

As principais barreiras ao uso de contraceptivo incluem:

- Preocupações sobre confidencialidade e notificação dos pais.

- Custo.
- Mitos em relação aos métodos hormonais – ideias errôneas sobre o risco de engravidar, eficácia do método, contraindicações e efeitos adversos (ganho de peso, alteração de fertilidade, malformação em recém-nascidos).
- Ausência de conhecimento do uso dos métodos pelos profissionais de saúde.

A remoção dessas barreiras parece estar associada ao aumento do uso de métodos contraceptivos mais eficazes e à diminuição das taxas de gravidez, sem aumentar a frequência do coito ou o número de parceiros sexuais masculinos.[6,7]

Todos os métodos devem ser apresentados e explicados à adolescente (ver Tabela 1).

MÉTODOS DE BARREIRA

O método de barreira mais utilizado entre os adolescentes é o *condom* masculino, que apresenta eficácia moderada e cujo uso costuma não ser constante. Sua utilização deve ser estimulada para todas as relações, para proteção de IST, de preferência associado a métodos mais eficazes.

MÉTODOS HORMONAIS

O anticoncepcional hormonal combinado oral é um dos mais conhecidos e usados entre as adolescentes. Atualmente seu emprego pode ser realizado independentemente do tempo decorrido desde a menarca (idade ginecológica). Para sua indicação, devem ser respeitados os critérios de elegibilidade médica para uso de contraceptivos hormonais.[5]

Atualmente, há uma variedade de anticoncepcionais hormonais que podem ser oferecidos, com diferentes doses de estrogênio e tipos de progestagênios. Dessa forma, o médico necessita valorizar e individualizar os benefícios dos métodos contraceptivos antes da prescrição. Os benefícios mais procurados nessa faixa etária são a melhora da dismenorreia, da regularização do ciclo menstrual, da diminuição da duração e da intensidade do fluxo sanguíneo, da acne, do hirsutismo e da tensão pré-menstrual.

Os contraceptivos hormonais orais, usados preferencialmente, são os combinados monofásicos de baixa dose hormonal, que contêm associação de estrogênio ($\leq$ 30 mcg de etinilestradiol) e progestagênios (levonorgestrel, gestodene, desogestrel ou drospirenona).

Para adolescentes com acne e hirsutismo, está indicada a associação do etinilestradiol com um progestagênio menos androgênico como acetato de ciproterona, clormadinona, drospirenona ou desogestrel.

Mais recentemente foram introduzidos no mercado métodos contraceptivos hormonais combinados contendo como componente estrogênico o estradiol ou o valerato de estradiol, que são uma opção interessante por apresentarem menor incidência de alguns efeitos colaterais.

Apesar de serem conhecidos e muito utilizados, a taxa de continuidade de uso dos métodos hormonais orais é baixa. É imperioso ressaltar a necessidade de ingestão regular dos comprimidos, para que não ocorra queda da eficácia do método.[8] A incidência de falha por esquecimento ou uso incorreto pode atingir 9% no primeiro ano de uso, com 28% das jovens de 15 a 17 anos de idade referindo que esqueceram duas ou mais pílulas nos últimos ciclos.[9]

Para tentar diminuir o esquecimento das orientações sobre o uso correto do método, alguns autores têm preconizado o início no mesmo dia da consulta (*quick start*)[10-12] (Figura 1). A vantagem é que a adolescente fica mais propensa para iniciar e continuar utilizando o método.

O anticoncepcional hormonal oral só com progestagênio pode ser usado, mas a adolescente deve ser advertida sobre a maior frequência de irregularidade de sangramentos e de que poderá evoluir para a amenorreia.

ANTICONCEPÇÃO HORMONAL: OUTRAS VIAS

As adolescentes buscam métodos mais fáceis, práticos, seguros e de alta eficácia. A informação

TABELA 1 Métodos que podem ser utilizados entre adolescentes

Características	DIU cu	SIU-LNG	AHCO Anel vaginal transdérmico inj. combinado	Implante	Injetável trimestral acetato medroxiprogesterona	*Condom*
Taxa de falha 1° ano de uso	< 1	< 1	9	< 1	6	18
Duração	10 anos	5 anos	Diário Mensal Semanal Mensal	3 anos	3 meses	Só uma vez no momento da relação
Hormônio	Nenhum	Progestagênio	Estrogênio Progestagênio	Progestagênio	Progestagênio	Nenhum
Efeito na menstruação	↑ fluxo ↑ duração	Sangramento irregular ↓ fluxo ↓ duração	Sangramento irregular no início ↓ fluxo ↓ duração	Sangramento irregular ↓ fluxo ↓ duração	Sangramento irregular ↓ fluxo ↓ duração	Sem alteração
Sangramento não programado	Sim	Sim	Sim	Sim	Sim	Não
Contraindicado	Malformações uterinas Dismenorreia Anemia Doença inflamatória pélvica	Malformações uterinas Doença inflamatória pélvica Não deseja amenorreia	Hipertensão arterial Enxaqueca com aura Câncer de mama	Não deseja amenorreia ou sangramento irregular Câncer de mama	Não deseja amenorreia ou sangramento irregular Apresenta alteração de massa óssea Câncer de mama	Dificuldade na disciplina Dificuldade no uso
Acesso	Inserção ambulatorial	Inserção ambulatorial	Prescrição	Inserção ambulatorial	Prescrição	Prescrição
Complicações da inserção	Perfuração ↑ risco de infecção nos primeiros 20 dias de uso	Perfuração ↑ risco de infecção nos primeiros 20 dias de uso	–	Hematoma Infecção local	Hematoma Infecção local	–
Vantagens	Alta eficácia e tempo de uso	Alta eficácia ↓ fluxo sanguíneo ↓ dismenorreia	↓ fluxo sanguíneo ↓ dismenorreia ↓ acne ↓ hirsutismo	Alta eficácia Facilidade no uso	Boa eficácia Facilidade no uso	Proteção contra IST

DIU cu: dispositivo intrauterino de cobre; SIU LNG: sistema intrauterino de levonorgestrel; AHCO: anticoncepção hormonal combinado oral; Inj: injetável; IST: infecções sexualmente transmissíveis.

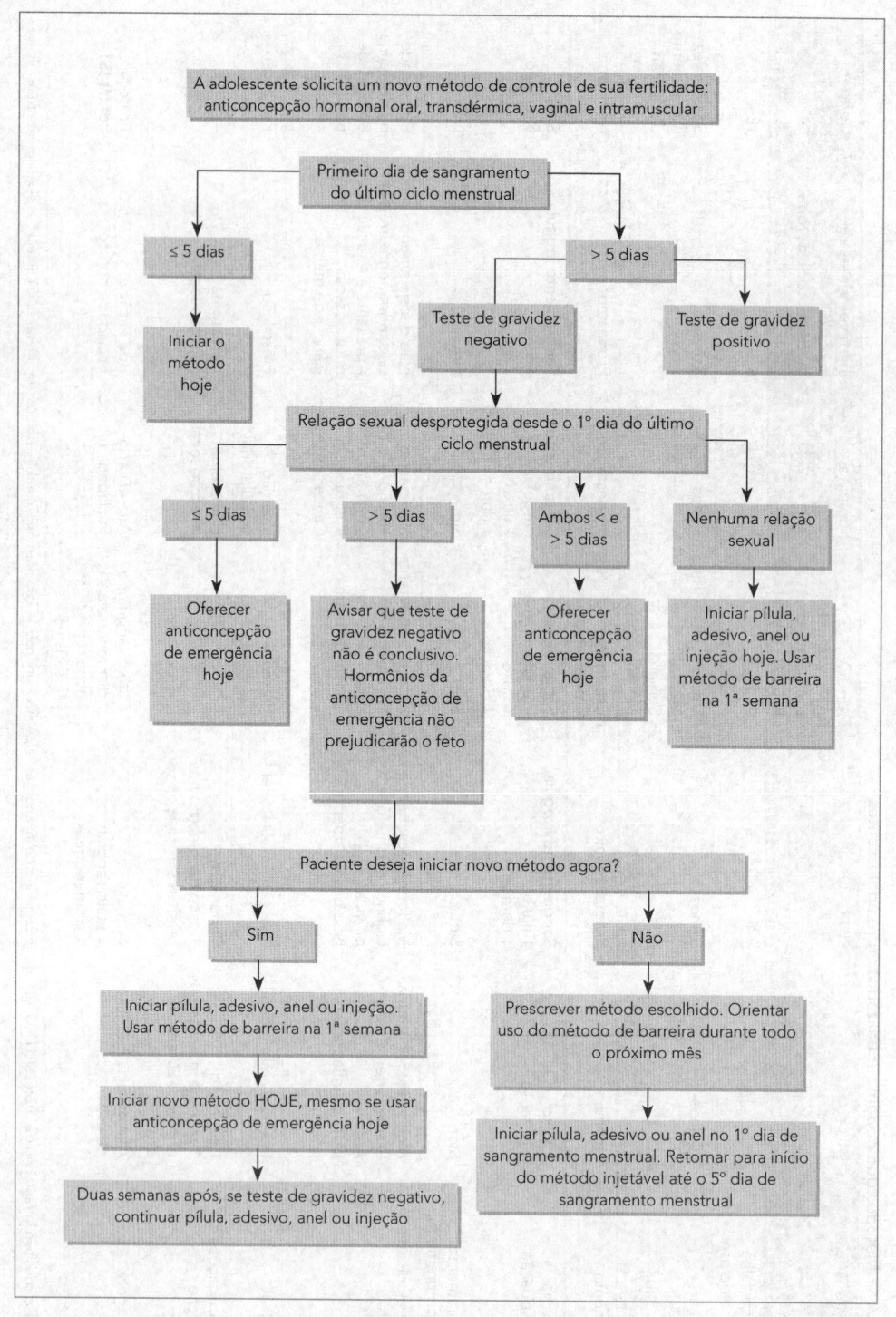

FIGURA 1 Quando iniciar um método contraceptivo.
Fonte: Hartman LB et al., 2012.[10]

sobre outras vias de administração pode aumentar a satisfação e, com isso, melhorar a taxa de continuidade.

Via intramuscular

Podem ser utilizados os constituídos exclusivamente de progestagênios ou os associados com estrogênio.

Os injetáveis hormonais combinados (mensais) são métodos de grande aceitabilidade entre as adolescentes, podendo ser prescritos observando-se as contraindicações, que são semelhantes às dos anticoncepcionais hormonais combinados orais. Como vantagens, apresentam a facilidade de uso, por não dependerem de ingestão diária regular pela paciente. Em estudo realizado no setor de Planejamento Familiar da Escola Paulista de Medicina da Universidade Federal de São Paulo (Unifesp), esse método mostrou boa taxa de aceitação e satisfação entre as adolescentes, com alta eficácia, bom controle do ciclo menstrual, melhora da dismenorreia e da irritabilidade.[13]

O injetável trimestral compreende o uso de um progestagênio isolado, o acetato de medroxiprogesterona. Apresenta praticidade, facilidade de uso, alta eficácia e um retorno à fertilidade que pode demorar de 6-8 meses. Esse método apresenta indicação precisa para a jovem que está amamentando, é portadora de alguma doença, como anemia falciforme, epilepsia, retardo mental, ou tenha contraindicação para uso de estrogênio.[14,15]

Estudos têm demonstrado alteração, como perda de massa óssea, durante sua utilização em longo prazo. Porém, a literatura tem observado que após a parada de uso há um ganho de massa óssea, com retorno aos valores iniciais. Algumas sociedades, como World Health Organization (WHO), Society for Adolescent Medicine, Society of Obstetrics and Gynecology of Canada (SOGC) e American College of Obstetricians and Gynecologists (ACOG), têm orientado seu uso sem restrição de tempo para as adolescentes.[15,16] As usuárias devem receber recomendação para in-

gerir dieta com quantidade adequada de cálcio e vitamina D e ser estimuladas a praticar exercícios.

Via vaginal

O anel vaginal é um contraceptivo hormonal combinado que contém etinilestradiol e etonogestrel. É um método anticoncepcional de alta eficácia, praticidade e facilidade de uso. Apresenta bom controle de ciclo, com poucos efeitos colaterais. Está indicado principalmente para aquelas jovens que se esquecem de tomar os comprimidos ou que apresentam intolerância gástrica.

Via transdérmica

Uma opção contraceptiva hormonal combinada composta de etinilestradiol e norelgestromina. É constituída de três adesivos, que devem ser usados a partir do primeiro dia de menstruação e trocados a cada sete dias, até completar 21 dias, seguidos de uma semana sem adesivo por ciclo. Como vantagens, apresentam alta eficácia e facilidade de uso.[17,18]

MÉTODOS ANTICONCEPCIONAIS DE LONGA DURAÇÃO

Métodos de longa duração são aqueles cuja administração é maior ou igual a três anos. Não necessitam de motivação diária das pacientes para obter alta eficácia, uso adequado e boa taxa de continuidade. São eles: o implante de etonogestrel e o DIU (dispositivo intrauterino) de cobre ou o que contém levonorgestrel.[19]

A eficácia desses métodos é maior que a dos hormonais administrados por via oral, vaginal ou transdérmica e não é modificada na usuária adolescente.[9,19]

Os métodos de longa duração reduzem a incidência de gravidez não planejada em grupos de alto risco, como entre adolescentes e usuárias de droga ilícita.[20]

Uma revisão sistemática recente que avaliou doze estudos com mulheres com idade inferior a 25 anos de idade mostrou alta taxa de continuidade entre as 4.131 usuárias de dispositivos intrauterinos e 755 de implantes. A taxa de continuidade durante doze meses para o dispositivo intrauterino foi de 74%, e para o implante foi de 84%.[19]

O Colégio Americano de Ginecologia e Obstetrícia (American College of Obstetricians and Gynecologists – ACOG) e a Academia Americana de Pediatria recomendam essa escolha devido à alta eficácia, maiores taxas de continuidade e satisfação de uso em comparação com os de curta ação. Referem ainda que as complicações de DIU e implantes contraceptivos são raras e praticamente não diferem das que acometem as mulheres adultas.[20,21]

Dispositivo intrauterino (DIU) e sistema intrauterino com levonorgestrel (SIU)

Os DIU atuais são métodos seguros e eficazes. Os estudos que avaliam seu uso em adolescentes apresentam bons resultados, com dados semelhantes aos observados nas mulheres adultas.[19]

A utilização do DIU (com cobre) em adolescentes vem crescendo. O ACOG e a OMS recomendam seu uso independentemente da idade e ou paridade.[20,21]

As usuárias de DIU necessitam ser informadas de que podem evoluir com alterações nos padrões de sangramento, especialmente nos primeiros meses de uso.[20]

Os profissionais de saúde desempenham papel importante no aumento da conscientização e atitudes positivas em relação ao DIU. Por ser um método seguro, conveniente e prático, ele pode ser oferecido como primeira opção de escolha, especialmente nas pacientes em risco de gravidez indesejada.[20]

O exame pélvico bimanual com inspeção cervical deve ser realizado antes da inserção de um dispositivo intrauterino.

Implante

O implante contendo etonogestrel (Implanon®) pode oferecer anticoncepção de alta eficácia por tempo prolongado (três anos de duração) e é de fácil utilização. Está indicado para todas as que queiram utilizá-lo e para as que apresentam contraindicação para o uso de estrogênio, por exemplo, pacientes hipertensas, com enxaqueca com aura ou que estão amamentando. De forma semelhante a todos os métodos que contêm apenas progestagênio, apresentam padrão de sangramento imprevisível, e a adolescente deve ter conhecimento dessas alterações. Em trabalho realizado por nós no setor de Planejamento Familiar da Unifesp, 38,6% das usuárias evoluíram em amenorreia e menos de 5% delas apresentaram sangramento prolongado (sangramento por mais de catorze dias) ou frequente (mais de quatro episódios de sangramento em noventa dias) após um ano de seguimento. Não houve gravidez ou desejo de retirar o implante, mostrando bom grau de satisfação com o método.[22]

ANTICONCEPÇÃO DE EMERGÊNCIA

A anticoncepção de emergência (AE) é definida como a utilização de um fármaco ou dispositivo para evitar a gravidez após uma atividade sexual desprotegida. Deve ser indicada em situações especiais, como em casos de violência sexual, relação sexual desprotegida, erro de uso ou falha de outros métodos (Tabela 2).[23] Todas as adolescentes necessitam receber informação sobre AE. Atualmente, recomenda-se o uso de pílula com progestágeno, contendo 1,5 mg de levonorgestrel em dose única. A prescrição e o uso desse método são aprovados pelo Ministério da Saúde.

Como conclusão, a adolescente necessita conhecer e ter acesso a todos os métodos contraceptivos. Atualmente, ressalta-se que a indicação de métodos de longa duração apresenta elevada eficácia e conveniência, devendo fazer parte do arsenal de contraceptivos indicados para a adolescente com vida sexual ativa e sendo preferencialmente a primeira escolha.

TABELA 2   Indicações para o uso da contracepção de emergência

Indicar o uso quando a paciente teve relação sexual, porém:
- Não utilizou nenhum método contraceptivo.
- Usou incorretamente o preservativo ou este rompeu.
- Nao usou três ou mais pílulas consecutivas do anticoncepcional hormonal combinado na primeira semana.
- Tomou pílula só com progestagênio com atraso > 3 horas (minipílula) ou mais de 12 horas (pílula desogestrel 75 mcg).
- Esqueceu de tomar duas ou mais pílulas combinadas.
- Tomou com atraso ≥ a duas semanas a injeção de acetato de medroxiprogesterona.
- Houve descolamento, atraso na colocação ou remoção precoce do contraceptivo transdérmico ou anel vaginal hormonal.
- Ocorreu a expulsão do DIU.

REFERÊNCIAS BIBLIOGRÁFICAS

1. Organización Mundial de la Salud. El embarazo y el aborto en la adolescencia. Serie de Informes Técnicos, 1975, n. 538.

2. The American College of Obstetricians and Gynecologists (ACOG). Committee Opinion. N. 598. Committee on Adolescent Health Care: the initial reproductive health visit. Obstet Gynecol 2014; 123(5):1143-7.

3. Conselho Federal de Medicina. Código de Ética Médica. Cap. IX: Sigilo profissional. Artigo 74. 2010. Disponível em: http://www.portalmedico.org.br/novocodigo/integra_9.asp; acessado em: 22 de agosto de 2020.

4. Brasil. Lei n. 8.069, de 13 de julho de 1990. Dispõe sobre o Estatuto da Criança e do Adolescente e dá outras providências. Diário Oficial da União, Poder Executivo, Brasília, DF, 16 jul. 1990. Disponível em: http://www.planalto.gov.br/ccivil_03/leis/l8069.htm; acessado em: 22 de agosto de 2020.

5. Organização Mundial da Saúde. Medical eligibility criteria for contraceptive use. 5.ed. Geneva: WHO, 2015. Disponível em: https://apps.who.int/iris/bitstream/handle/10665/181468/9789241549158_eng.pdf?sequence=9; acessado em: 22 de agosto de 2020.

6. Pritt NM, Norris AH, Berlan ED. Barriers and facilitators to adolescents' use of long-acting reversible contraceptives. J Pediatr Adolesc Gynecol 2017; 30(1):18-22.

7. Oringanje C, Meremikwu MM, Eko H et al. Interventions for preventing unintended pregnancies among adolescents. Cochrane Database Syst Rev 2016; 2:CD005215.

8. Bitzer J. Oral contraceptives in adolescent women. Best Practice & Research Clinical Endocrinology & Metabolism 2013; 27(1):77-89.

9. Trussell J. Contraceptive failure in the United States. Contraception 2011; 83(5):397-404.

10. Hartman LB, Monasterio E, Hwang LY. Adolescent contraception: review and guidance for pediatric clinicians. Curr Probl Pediatr Adolesc Health Care 2012; 42(9):221-63.

11. Faculty of sexual & reproductive healthcare (FSRH). Quick starting contraception. 2017. Disponível em: http://www.fsrh. org/documents/fsrh-clinical-guidance-quick-starting-contraception-april-2017/; acessado em: 22 de agosto de 2020.

12. The Center for Reproductive Health Education in Family Medicine (RHEDI). Quick start algorithm. Disponível em: https://www.reproductiveaccess.org/wp-content/uploads/2014/12/QuickstartAlgorithm.pdf; acessado em: 22 de agosto de 2020.

13. Jacobucci MSB, Guazzelli CA, Barbieri M, Araujo F, Moron A. Bleeding patterns of adolescents using a combination contraceptive injection for 1 year. Contraception 2006; 73(6):594-7.

14. Cromer BA, Scholes D, Berenson A, Clark MK, Kaunitz AM, Society for Adolescent Medicine. Depot medroxyprogesterone acetate and bone mineral density in adolescents – the black box warning: a position paper of the Society for Adolescent Medicine. J Adolesc Health 2006; 39(2):296-301.

15. American College of Obstetricians and Gynecologists. Use of hormonal contraception in women with coexisting medical conditions. ACOG Practice Bulletin n. 73. Obstet Gynecol 2006; 107(6):1453-72.

16. Depot medroxyprogesterone acetate and bone effects (joint with the Committee on Gynecologic Practice). Obstet Gynecol 2014; 123(6):1398-402.

17. Archer DF, Cullins V, Creasy GW, Fisher AC. The impact of improved compliance with a weekly contraceptive transdermal system (Ortho Evra®) on contraceptive efficacy. Contraception 2004; 69(3):189-95.

18. Harel Z, Riggs S, Vaz R, Flanagan P, Dunn K, Harel D. Adolescents' experience with the combined estrogen and progestin transdermal contraceptive method Ortho Evra. J Pediatr Adolesc Gynecol 2005;18(2):85-90.

19. Diedrich JT, Klein DA, Peipert JF. Long-acting reversible contraception in adolescents: a systematic review and metaanalysis. Am J Obstet Gynecol 2017 Apr; 216(4):364.e1e364.e12.

20. Committee on Adolescent Health Care Long-Acting Reversible Contraception Working Group. American College of Obstetricians and Gynecologists. Committee opinion n. 539: adolescents and long-acting

reversible contraception: implants and intrauterine devices. Obstet Gynecol 2012; 120(4):983-8.

21. Curtis KM, Tepper NK, Jatlaoui TC, Whiteman MK. Removing medical barriers to contraception – evidence-based recommendations from the Centers for Disease Control and Prevention. Contracept 2016; 94(6):579e81.

22. Guazzelli CA, Queiroz FT, Barbieri M, Torloni MR, Araujo FF. Etonogestrel implant in postpartum adolescents: bleeding pattern, efficacy and discontinuation rate. Contraception 2010; 82(3):256-9.

23. Organização Mundial da Saúde. Selected practice recommendations for contraceptive use. 3.ed. Geneva: World Health Organization, 2016.

CAPÍTULO 49

Contracepção reversível de longa ação

Ricardo Vasconcellos Bruno
Ênio Luis Damaso
Carolina Sales Vieira

INTRODUÇÃO

O planejamento reprodutivo foi um dos principais responsáveis pela maior participação feminina na sociedade e no mercado de trabalho. A introdução da contracepção permitiu à mulher escolher se deseja ou não ter filhos e, em caso positivo, o momento em que considera seu desejo propício.

Entretanto, gravidez não planejada ainda é um problema de saúde pública e uma preocupação mundial. No Brasil, cerca de 55,4% das gestações não são planejadas.[1] Essas implicam um maior risco de morbimortalidade materna e neonatal,[2] além do prejuízo na esfera socioeconômica com impacto no nível da educação da mulher e na renda dessas famílias.[3]

Parte das altas taxas de gestações não planejadas pode ser decorrente do baixo uso de contraceptivos de maior efetividade, como os contraceptivos reversíveis de longa ação (LARC – *long-acting reversible contraceptives*).[3,4] Apenas 2% das mulheres brasileiras, que usam contraceptivos, estão em uso de LARC.[5] Muitas são as razões para o baixo uso de LARC, entre elas: apenas um tipo de LARC (dispositivo intrauterino de cobre, DIU-Cu) está disponível gratuitamente no sistema público de saúde, falta de treinamento em inserção e manejo desses mé-todos na maioria dos programas de residência médica, falta de conhecimento das mulheres sobre as vantagens desses métodos e desinformação de alguns profissionais da saúde que criam barreiras para uso desses métodos.

Os LARC são métodos contraceptivos em que o intervalo de administração é igual ou superior a três anos.[4] Com uma efetividade maior que 99%, os LARC são considerados os contraceptivos reversíveis mais efetivos e possuem alta taxa de continuidade.[6] São representados pelos dispositivos intrauterinos e pelos implantes.

O estudo *Contraceptive CHOICE*[6] foi uma coorte prospectiva que removeu as barreiras de custo, acesso e informação sobre os LARC para avaliar quais métodos seriam mais escolhidos, quais teriam mais continuidade, a efetividade dos métodos em cenário de vida real e seu impacto nos desfechos de saúde feminina, especialmente da adolescente. De 9.256 mulheres aconselhadas sobre todos os métodos contraceptivos a serem fornecidos gratuitamente, 75% das mulheres participantes do estudo escolheram um LARC. No final de um ano de acompanhamento, 86% das usuárias de LARC ainda usavam o método contra 55% das usuárias de métodos reversíveis de curta duração, como as pílulas e os injetáveis.[6] Nesse estudo as usuárias de LARC tiveram uma alta taxa de satisfação e baixa taxa de gravidez não planejada, chamando a atenção para o impacto dos LARC na redução das gestações não planejadas.[6]

TIPOS DE LARC DISPONÍVEIS

No Brasil, os LARC disponíveis são o implante liberador de etonogestrel (ENG), o dispositivo intrauterino de cobre (DIU-Cu) e o DIU liberador de levonorgestrel (DIU-LNG).

Os dispositivos intrauterinos (DIU) modernos são pequenos dispositivos em forma de T, feitos de plástico e que liberam cobre ou progestagênio para garantir a sua ação contraceptiva. No Brasil, existem dois tipos de dispositivos: o DIU-Cu e o DIU-LNG (também conhecido por sistema intrauterino liberador de levonorgestrel, SIU-LNG).

O DIU-Cu é um dispositivo com fios de cobre envolvendo a área plástica. Há DIU com as mais variadas quantidades de cobre, variando de 200-380 mm². Desses, o DIU-Cu T380A é considerado o mais eficaz.[7] O DIU-Cu disponível no sistema público é o T380A com 380 mm² de cobre e efeito contraceptivo em bula por 10 anos, mas existem estudos que mostram até 12 anos de proteção contra gestação[8,9] (Figura 1). Recentemente, foi incorporado o DIU de prata, que na verdade é um DIU contendo 380 mm² de cobre, com prata entremeada no cobre. A presença de prata existe apenas para estabilizar o cobre, teoricamente impedindo a corrosão que pode ocorrer com o cobre pelo contato com o fluido intrauterino. Os estudos do DIU de prata (T380 Ag) são das décadas de 1980 e 1990, e em nenhum houve a comparação direta com o DIU T380A, apenas indireta.[7]

O SIU-LNG ou DIU-LNG (Figura 2) contém um reservatório de silicone que armazena 52 mg de um progestagênio chamado levonorgestrel (LNG) (Mirena®). Esse reservatório permite uma liberação de 20 µg de LNG/dia. Esse DIU tem ação contraceptiva por 5 anos pela bula, existindo estudos que demonstram proteção contra gestação por até 7 anos de uso.[9]

Em 2020, será incorporado outro SIU-LNG ao mercado brasileiro. Trata-se de um dispositivo com 19,5 mg de LNG (Kyleena®), com liberação de 12 µg de LNG/dia, duração de 5 anos e menor (30 × 28 mm) que o SIU-LNG tradicional.[10] O DIU-LNG não está disponível no Sistema Único de Saúde (SUS), estando disponível apenas no mercado privado ou em universidades como doações.

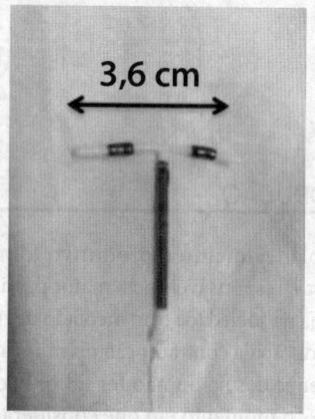

FIGURA 1 DIU de cobre modelo T380A.
Fonte: arquivo pessoal da Profa. Dra. Carolina Sales Vieira (FMRP-USP) (gentilmente cedida).

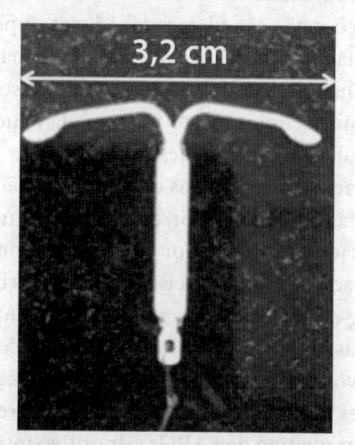

FIGURA 2 DIU de levonorgestrel (liberação de 20 µg/dia).
Fonte: arquivo pessoal da Profa. Dra. Carolina Sales Vieira (FMRP-USP) (gentilmente cedida).

A Tabela 1 resume as caraterísticas dos dois DIU mais usados no Brasil.

TABELA 1 Resumo das características dos dispositivos intrauterinos (DIU) disponíveis no Brasil

Característica	DIU de cobre (T380A)	DIU-LNG (52 mg de LNG)
Conteúdo	380 mm² de cobre	Libera diariamente 20 µg/dia de LNG no útero
Comprimento da haste vertical (cm)	3,2	3,2
Comprimento da haste horizontal (cm)	3,6	3,2
Tempo de uso (proteção contra gestação em bula)	10 anos	5 anos
Taxa de falha em uso típico (primeiro ano de uso do método)[11]	8 falhas em cada 1.000 usuárias	2 falhas em cada 1.000 usuárias
Taxa de falha em uso perfeito (primeiro ano de uso do método)[11]	6 falhas em cada 1.000 usuárias	2 falhas em cada 1.000 usuárias
Taxa cumulativa de falha em 5 anos de uso do método[9]	18,5 falhas em cada 1.000 usuárias	5 falhas em cada 1.000 usuárias

No Brasil, no que se refere a implante contraceptivo, o único liberado pela Anvisa é o implante liberador de ENG, que é um contraceptivo que contém apenas progestagênio (Figura 3) (Implanon NXT®). O implante consiste em uma haste única de 40 mm por 2 mm, feita de plástico e que libera o progestagênio etonogestrel, que é o metabólito ativo do desogestrel (sendo este presente em pílulas que contém apenas progestagênio). Ele é inserido normalmente no braço não dominante em região subdérmica, em face interna, em cima do tríceps.

Inicialmente, o implante libera 60-70 µg de ENG/dia, diminuindo para 35-45 µg de ENG/dia no fim do primeiro ano, chegando a 25-30 µg de ENG/dia no fim do terceiro ano.[12] Esse método tem duração contraceptiva de pelo menos 3 anos (de acordo com a bula), porém, há estudos

que mostram eficácia de 5 anos de utilização.[13] No Brasil, ele não é distribuído gratuitamente pelo SUS, sendo adquirido na rede privada ou em programas públicos municipais especiais para adolescentes ou população vulnerável.

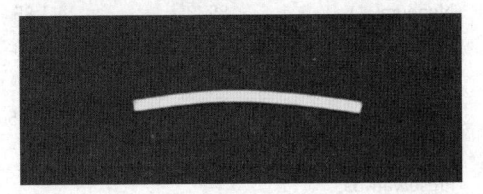

FIGURA 3 Implante liberador de etonogestrel.
Fonte: arquivo pessoal da Profa. Dra. Carolina Sales Vieira (FMRP-USP) (gentilmente cedida).

EFICÁCIA

Os LARC são considerados os contraceptivos reversíveis mais efetivos que existem, muitas vezes apresentando taxas de falha igual ou inferiores à da laqueadura tubária.[11,14]

O DIU-LNG é mais eficaz quando comparado ao DIU-Cu[9] (Tabelas 1 e 2). Entre os dois DIU-LNG (52 mg e 19,5 mg), a eficácia é similar. A taxa de falha do DIU-LNG que contém 19,5 mg de LNG é de 0,16%, ou seja, 1,6 falha em cada 1.000 usuárias.[15]

Quanto ao implante de ENG, este é o método contraceptivo de maior eficácia disponível atualmente (Tabela 2). O risco de gravidez é igual em seu uso perfeito e típico, sendo descritos 5 casos de gravidez em cada 10.000 mulheres que usam o método.[11]

As baixas taxas de falha dos LARC ocorrem principalmente pelo fato de esses métodos não dependerem da motivação da usuária para serem eficazes. Assim, a taxa de falha desses contraceptivos em uso típico (ou seja, aquele do uso da vida real) é, em geral, igual à do seu uso perfeito (aquele uso recomendado pelo fabricante do método).[11]

A Tabela 2 mostra a taxa de falha dos diversos métodos contraceptivos a depender do tipo de uso.

TABELA 2   Taxas de falha dos métodos contraceptivos durante o primeiro ano de uso (típico ou perfeito) e de continuidade ao final do primeiro ano de uso

Método	Falhas (gravidezes) do método no primeiro ano de uso (em cada 100 mulheres que usam o método)		Mulheres que mantêm o uso do método após 1 ano do início do método (em cada 100 que começaram)
	Uso típico	Uso perfeito	
Nenhum	85	85	n/a
Espermicida	28	18	42
Coito interrompido	22	4	46
Abstinência periódica	24	3-5	47
Diafragma	12	6	57
Preservativos			
Feminino	21	5	41
Masculino	18	2	43
Pílulas	9	0,3	67
Adesivo/anel	9	0,3	67
Injetáveis	6	0,2	56
DIU			
DIU-cobre	0,8	0,6	78
DIU-LNG	0,2	0,2	80
Implante de ENG	0,05	0,05	84
Cirúrgicos			
Vasectomia	0,15	0,1	100
LT	0,5	0,5	100

DIU: dispositivos intrauterinos; DIU-LNG: dispositivo intrauterino liberador de levonorgestrel; ENG: etonogestrel; LT: laqueadura tubária.
Fonte: adaptada de Trussell et al, 2011.[11]

MECANISMO DE AÇÃO

O progestagênio presente no DIU-LNG (levonorgestrel) e no implante de ENG (etonogestrel) causam modificações no muco cervical (alterando sua quantidade e viscosidade) e na tuba uterina, dificultando a migração espermática e inibindo a fertilização. Os progestagênios também inibem a ovulação, a depender da dose. No caso do implante liberador de ENG, o principal mecanismo contraceptivo é a inibição da ovulação em quase a totalidade dos meses de uso. Essa ação contraceptiva, local e sistêmica, mantém a eficácia do implante mesmo que a ovulação não seja consistentemente inibida, como no final dos 3 anos de uso.[16] Já em relação ao levonorgestrel presente no DIU-LNG, em virtude da pequena quantidade liberada diariamente, a maioria das mulheres mantém sua ovulação mesmo que fique em amenorreia.[17]

O cobre presente no DIU-Cu é tóxico para o espermatozoide, alterando sua motilidade no muco cervical e sua capacidade de penetrar no óvulo, impedindo, assim, a ocorrência da fecundação. Além disso, é tóxico para o óvulo, reduzindo o tempo que este é adequado para ser fertilizado. A ovulação não é impactada pela presença do cobre.[17]

INDICAÇÕES

A maioria das mulheres é candidata ao uso de LARC. Com poucas contraindicações, podem ser indicados para qualquer mulher que queira um método contraceptivo efetivo, de longa duração e reversível. São particularmente adequados para mulheres com dificuldade de lembrar do uso diário das pílulas, mulheres de baixa adesão aos métodos de curta ação (como adolescentes), contraindicação aos métodos combinados (p. ex., presença de hipertensão arterial sistêmica e de enxaqueca com aura), para mulheres que não desejam o uso de métodos hormonais (no caso, o DIU-Cu é adequado) e para mulheres que queiram um método discreto que não seja visível no momento da relação sexual.[4]

O fato de uma mulher não ter tido filhos não deve ser uma barreira ao uso dos DIU, uma vez que os estudos mais atuais mostram que não há maior taxa de falhas, expulsão, infecção ou perfuração quando comparado ao uso em mulheres que já tiveram filho, independentemente da idade.[18] Por isso a Organização Mundial da Saúde (OMS) não restringe o uso de DIU entre nulíparas e adolescentes.[19]

O êxito dos LARC em reduzir as taxas de gravidez não planejada e aumentar o intervalo intergestacional pode ser potencializado se estimulado o início desses métodos no pós-parto imediato (entende-se antes da alta hospitalar no puerpério). Respeitando-se as contraindicações, os DIU e o implante de ENG devem ser oferecidos como métodos seguros e eficazes para contracepção no puerpério imediato, contando, ainda, com os benefícios de garantir que a mulher não está grávida e retirando a barreira da visita médica (a mulher já está no hospital).[20]

CONTRAINDICAÇÕES

Há poucas contraindicações ao uso dos LARC. De uma forma geral, a maioria das mulheres com doenças crônicas (hipertensão arterial sistêmica, diabetes *mellitus*, doenças cardiovasculares, trombose anterior etc.) poderá usar esses métodos.[19]

A prescrição de qualquer método contraceptivo deve ser baseada nos critérios médicos de elegibilidade da Organização Mundial da Saúde (OMS). Esses critérios avaliam o uso de contraceptivos em diversas situações clínicas, mostrando quando são indicados e quando são contraindicados, por meio da classificação em categorias (Tabela 3). Essas orientações são revistas periodicamente, e a última revisão foi realizada em 2014 e publicada em 2015. Elas estão disponíveis gratuitamente no site da OMS.[19]

A presença de câncer de mama atual ou de gestação são as únicas duas situações consideradas categoria 4 pela OMS para o uso de implante.[19] A Tabela 4 apresenta algumas situações consideradas categoria 4 pela OMS para uso dos DIU.[19] Lembrar que nas situações categoria 4 não devemos prescrever o método.

TABELA 3   Critérios de elegibilidade médica para os métodos contraceptivos segundo a Organização Mundial da Saúde

Categoria	Classificação	Julgamento clínico
1	Não há restrição ao uso do método contraceptivo	Utilize o método em quaisquer circunstâncias
2	As vantagens em utilizar-se o método geralmente superam aos riscos, teóricos ou provados	Utilizar de modo geral o método
3	Os riscos, comprovados ou teóricos, superam as vantagens do uso do método	Não é recomendado uso do método, a menos que métodos mais adequados não estejam disponíveis ou não sejam aceitáveis
4	Risco de saúde inaceitável caso o método anticoncepcional seja utilizado	Não utilizar o método (proibido)

Fonte: adaptada de OMS, 2015.[19]

TABELA 4   Situações consideradas categoria 4 (contraindicação absoluta) para o uso dos DIU

- Gestação em curso
- Presença de DIP ou cervicite purulenta no momento da inserção
- Sepse puerperal
- Cavidade uterina sabidamente distorcida (por septo, malformação uterina, leiomioma submucoso, pólipo etc.)
- Câncer de colo de útero ou de endométrio aguardando tratamento
- Câncer de mama atual (apenas para o DIU-LNG, o de cobre é liberado para uso)
- Sangramento uterino anormal que ainda não foi investigado

DIP: doença inflamatória pélvica.
Fonte: adaptada de OMS, 2015.[19]

RISCOS E EFEITOS ADVERSOS

Relacionados aos DIU e implantes

Falhas

Como já mencionado, os LARC de forma geral são métodos contraceptivos com alta eficácia, mas, como todos os demais, apresentam risco de falha em prevenir uma gestação não planejada.[11]

O implante de ENG é o método com a menor taxa de falhas disponível, sendo o risco de gravidez igual a 5 casos de gravidez em 10.000 mulheres[11,21] (Tabela 2). Em caso de gravidez, o implante deve ser retirado.

Em relação aos DIU, no primeiro ano de uso, são descritas 6-8 falhas em cada 1.000 inserções do DIU-Cu e 2 falhas em cada 1.000 inserções do DIU-LNG.[11] Em 5 anos, a taxa de falha acumulada é de 18,5 falhas em cada 1.000 inserções do DIU-Cu e 5 falhas em cada 1.000 inserções do DIU-LNG[9] (Tabelas 1 e 2).

Quando ocorre uma falha nas usuárias de DIU, cerca de 15-27% das gestações são ectópicas (normalmente nas trompas).[20] Ainda assim, a chance de uma usuária de DIU ter uma gestação ectópica é menor que o da população que não usa contraceptivos ou da população geral. Comparado a não usuárias de métodos contraceptivos, o uso de DIU reduz em mais de 80% o risco de uma gestação ectópica.[22] Mas, haven-

do falha do DIU, na presença de teste de gestação positivo, é importante descartar gestação ectópica mediante a realização de ultrassonografia transvaginal.[22]

No caso de uma gestação intrauterina, é importante retirar o DIU o mais rápido possível em caso de o fio estar visível. Isso porque a gestação com um DIU na cavidade tem maiores riscos de complicações como aborto espontâneo, parto pré-termo e ruptura prematura das membranas. A retirada do DIU reduz o risco dessas complicações em pelo menos 70%, mas não o elimina completamente.[23] Não se deve fazer nenhuma tentativa invasiva de retirar o fio do DIU, apenas puxá-lo se este for visível.

Efeitos hormonais

Em relação ao implante, o etonogestrel é absorvido, atingindo níveis sistêmicos suficientes para inibir a ovulação e, consequentemente, trazer alguns efeitos adversos. As queixas mais frequentes em usuárias em relação à presença do hormônio são: cefaleia (16%), ganho de peso (12%), acne (12%), mastalgia (10%), labilidade emocional (6%).[24]

Em relação ao DIU-LNG, a absorção sistêmica do LNG ocorre em concentrações bem inferiores às encontradas quando o LNG é ingerido como pílula. Ainda assim existem efeitos sistêmicos pela presença hormonal. Esses efeitos podem ser acne, sensibilidade mamária, edema, cefaleia, alteração na libido e alteração de humor, entre outros. Destes, o mais comum é a acne.[9] No entanto, deve-se ficar atento, pois, como o DIU-LNG não inibe a ovulação, existem sintomas descritos que podem ser relacionados a um quadro de tensão pré-menstrual (TPM) ou não ter relação nenhuma com o LNG, mas são erroneamente associados ao uso do DIU-LNG. Isso acontece porque mesmo usuárias de DIU-Cu reclamam de efeitos hormonais que não têm nenhuma relação com a presença do DIU-Cu. Em um estudo da OMS, entre 971 usuárias de DIU-Cu, 33,6% se queixaram de cefaleia e 13,1% se queixaram de acne pelo menos uma vez em 3 anos do uso desse contraceptivo.[21] Deve ficar claro que o DIU-Cu não provoca nenhum desses efeitos.

Padrão de sangramento

Mudança no padrão de sangramento é o efeito adverso mais comum e a principal razão de descontinuidade dos métodos que contêm apenas progestagênio.[9,10,21,24]

Definem-se os padrões de sangramento de acordo com a duração e a frequência de sangramento ou escape em 90 dias. O termo escape (*spotting*) significa um sangramento de pequena quantidade, tipo mancha, que não necessita de uso de absorvente ou necessita, no máximo, de um protetor de roupa íntima ao dia. Esse termo é usado erroneamente como sinônimo de sangramento irregular. Considera-se amenorreia quando há ausência de sangramento/escape em 90 dias; sangramento infrequente quando ocorre 2 ou menos episódios de sangramento/escape em 90 dias; normal: 3-5 episódios de sangramento em 90 dias; frequente: quando há mais de 5 episódios de sangramento em 90 dias. Quanto à duração, considera-se sangramento prolongado quando há 14 ou mais dias consecutivos de sangramento.[25,26] Os padrões de sangramento desfavoráveis e que mais causam descontinuação são os sangramentos frequentes e prolongados.[25,26]

A causa do sangramento desfavorável associado ao uso de métodos de progestagênios isolados não é completamente conhecida e não está associada a risco de doença uterina ou falha do método. O sangramento não ocorre por atrofia endometrial e sim instabilidade endometrial, da qual não se sabe a causa.[25,26]

De forma geral, o volume de sangramento em usuárias do implante é menor que o habitual e a possibilidade de o contraceptivo provocar sangramento infrequente ou amenorreia pode ser vista como uma vantagem. De uma forma geral, 80% das mulheres vão apresentar um padrão de sangramento favorável, ou seja, amenorreia ou sangramento infrequente ou normal.[25,26] O padrão de sangramento favorável com o uso do implante nos três primeiros meses prediz a manutenção desse padrão. Das que apresentam um padrão favorável nos primeiros três meses de uso do implante, 84,6% manterão um padrão favorável no trimestre seguinte e 60,6% manterão o padrão favorável durante todo o ano de uso do implante. Daquelas que têm um padrão desfavorável (frequente e/ou prolongado) nos primeiros três meses de uso do implante, 55,7% manterão o padrão desfavorável e até 50% mudarão para um padrão favorável durante o primeiro ano de uso do implante.[25]

As usuárias do SIU-LNG apresentam uma redução do volume menstrual de 74-98% e aumento dos níveis de hemoglobina, o que faz desse DIU um tratamento para mulheres que apresentam sangramento uterino aumentado.[27,28] No final do primeiro ano de uso, mais de 80% das mulheres vão apresentar um padrão de sangramento favorável (amenorreia ou sangramento infrequente ou normal).[29] No entanto, nos primeiros 3 meses após a inserção desse DIU, em torno de 75% das mulheres podem apresentar sangramento frequente e/ou prolongado. Esse tipo de sangramento melhora a partir do segundo trimestre e, ao final de 12 meses, cerca de 10% das usuárias ainda mantêm sangramento frequente e/ou prolongado.[29] No primeiro mês após a inserção do SIU-LNG, espera-se média de 16 dias de sangramento, que vai reduzindo com o tempo de utilização, chegando a 4 dias de sangramento por mês ao final de 12 meses de uso do SIU-LNG.[30]

O DIU-Cu também está associado a alteração do padrão de sangramento. A alteração mais comum é o aumento do número de dias e da quantidade de sangramento durante o período menstrual. No primeiro mês após a inserção do DIU-Cu, espera-se média de 13 dias de sangramento menstrual, que vai reduzindo com o tempo de uso, chegando a 8 dias de sangramento menstrual ao final de 12 meses de uso do DIU-Cu.[30] O volume menstrual pode aumentar cerca de 65% (não ocorre em todas as mulheres),[31] o que pode levar à redução dos níveis de hemoglobina.[28] Essa redução da hemoglobina não é suficiente para provocar anemia em mulheres saudáveis e sem anemia prévia à inserção do DIU.[24] Já para mulheres com anemia não é contraindicado o DIU-Cu, mas deve-se ponderar o impacto que o aumento de sangramento menstrual trará em relação à anemia que a mulher apresenta.[28,31]

Embora essa mudança no padrão de sangramento não tenha impacto sobre a saúde das usuárias, ela pode interferir com as atividades diárias e ter impacto no bem-estar, aumentando as taxas de descontinuidade. Portanto, vale ressaltar que o aconselhamento prévio e durante o uso pode aumentar a adesão e continuidade da utilização do método.[6]

Cistos foliculares

A presença de cistos foliculares é observada em mulheres usuárias de métodos que contêm apenas progestagênios (incluindo implante ENG[32] e DIU-LNG[33]), o que não significa que houve ovulação. Essa condição é transitória, mas alguns profissionais e mesmo usuárias podem interpretar como um efeito adverso nocivo. O uso do DIU-Cu não é associado ao desenvolvimento de cistos foliculares.[33]

Em relação ao DIU-LNG, é observada a presença de cistos foliculares em 20 a 30% das usuárias.[33] Em usuárias de implante ENG observam-se cistos foliculares em torno de 5% após 3 meses da inserção, aumentando para 26% em 1 ano após a inserção.[32]

Esses cistos são assintomáticos na maioria das mulheres, desaparecem de forma espontânea em 3 meses geralmente e não causam nenhum risco à saúde da mulher.[33] Não é necessário associar medicações, a não ser que haja dor que necessite prescrição de analgésicos.[33] Não é indicado monitorizar os ovários de mulheres usuárias de DIU-LNG ou de implante de ENG para avaliar presença de cistos foliculares, dado o fato de estes serem benignos e transitórios.[33]

Trombose venosa e arterial

O risco absoluto de trombose venosa profunda (TVP) em mulheres, sem fatores de risco, durante a menacme é muito baixo (< 5 casos/10.000 mulheres), sendo considerado um efeito adverso muito raro. Sabe-se que os contraceptivos hormonais (CH) combinados aumentam de 2-4 vezes o risco de TVP comparados a não usuárias de contraceptivos hormonais, mesmo os CH combinados não orais.[34,35] Por outro lado, os CH somente de progestagênios (incluindo o implante e o DIU-LNG) não alteram o risco de TVP,[36] podendo ser prescritos para mulheres com passado de TVP e/ou trombofilia.[19]

A trombose arterial é representada pelo infarto agudo do miocárdio (IAM) e acidente vascular cerebral (AVC), doenças ainda mais raras durante a menacme, mas que também apresentam associação com métodos hormonais combinados. Por outro lado, os CH somente de progestagênios parecem não estar associados com risco de IAM e AVC,[36] podendo ser prescritos para mulheres com essas enfermidades.[19]

Dessa forma, em mulheres com risco para trombose venosa ou arterial, ou mesmo com passado de ocorrência de alguns desses eventos, tanto o implante de ENG como os DIU (Cobre e LNG) podem ser usados segundo a OMS.[19]

Peso

Um dos grandes receios das usuárias de contraceptivos hormonais é o ganho de peso e essa preocupação pode ser motivo de descontinuidade. No entanto, a idade e mudanças metabólicas associadas à idade causam aumento de peso que é interpretado como resultado do uso de contraceptivos hormonais.

Estudos mostraram que não há diferença de ganho de peso e da composição corporal (massas gorda e magra) entre usuárias de LARC.[37]

Relacionados apenas aos DIU

Perfuração uterina

A perfuração uterina pode ser parcial (também conhecida como DIU embebido no miométrio) ou completa. A parcial é aquela que uma ou mais hastes horizontais ou a haste vertical penetra no miométrio, sem ultrapassar a serosa.

Já a perfuração completa significa que uma parte ou todo o DIU ultrapassou a serosa uterina.[33]

A perfuração uterina completa é uma complicação rara que pode ocorrer durante a inserção de um DIU, sendo importante reconhecê-la o mais precocemente possível.

A chance de ocorrer uma perfuração completa é de 0,4 a 1,4 em cada 1.000 inserções, sem diferença entre os tipos de DIU.[29,38] É importante mencionar que, mesmo em grandes estudos, como o de acompanhamento de 61.448 usuárias de DIU (70% DIU-LNG e 30% DIU-Cu), nenhuma das perfurações encontradas foi associada a complicações graves ou a lesão nos órgãos abdominais.[38]

As perfurações podem ocorrer com a passagem do histerômetro ou durante a inserção do DIU. A maioria das perfurações é diagnosticada no acompanhamento das mulheres, usualmente nos primeiros 2 meses após a inserção do DIU, sendo poucas reconhecidas no momento da inserção (menos de 20% dos casos).[38] No momento da inserção, uma inserção difícil (com dificuldade de passagem do histerômetro e/ou do insertor do DIU) associada a dor muita intensa pode ser sinal de perfuração.

Quando ocorre uma perfuração uterina, geralmente os fios do DIU não são visualizados no colo uterino. Mais de 70% das usuárias de DIU que tiveram uma perfuração uterina descoberta durante o acompanhamento do DIU apresentavam sintomas leves como sangramento anormal ou dor abdominal mantida. No entanto, até 30% das perfurações podem ser assintomáticas (sem sintomas), descobertas pelo exame clínico que mostra os fios do DIU não visualizados.[40]

O risco de perfuração é maior (mas ainda menor que 10 perfurações em cada 1.000 inserções de DIU) entre profissionais de saúde inexperientes ou que inserem poucos DIU por ano, entre mulheres que estão amamentando (independentemente do tempo após o parto), entre mulheres que tiveram parto há menos de 9 meses e úteros com anteverso ou retroversoflexão acentuadas, entretanto, é menor que 10 perfurações em cada 1.000 inserções de DIU.[39]

Infecções

Estudos antigos associavam o uso dos DIU com aumento de risco para ocorrência de doença inflamatória pélvica (DIP), o que levou a muitas condutas inadequadas e barreiras em relação a esses métodos.[41] Muitos acreditavam que o fio do DIU poderia contribuir para a ascensão de bactérias da vagina para o útero/trompas. No entanto, isso se aplicava a um tipo de DIU que não existe no Brasil (chamado Dalkon Shields), que possuía fio multifilamentar.[42] Os DIU existentes atualmente (DIU-Cu e DIU-LNG) possuem fio monofilamentar, o que pode explicar a baixa incidência de DIP em usuárias de DIU.

Reanalisando 13 estudos da OMS, mostrou-se que existe um aumento do risco de DIP nos primeiros 20 dias após inserção do DIU. Passado esse período, o risco de DIP é semelhante ao de não usuárias de DIU.[43] Atualmente, os estudos mais recentes mostram uma baixa incidência de DIP (menos de 1 caso em cada 1.000 usuárias de DIU) em usuárias de DIU,[44,45] semelhante à encontrada em mulheres não usuárias de DIU. Mesmo em adolescentes, a taxa de DIP em usuárias de DIU é baixa.[45]

Não há benefício em fornecer antibióticos profilácticos de rotina no momento da inserção do DIU.[40] Deve-se lembrar que, se há DIP ou endocervicite purulenta no momento da inserção do DIU, infecções sintomáticas causadas pela clamídia e/ou gonococo, não podemos inserir qualquer DIU, sendo necessário o tratamento adequado e esperar a cura para programar a inserção do DIU.[46] Mas quando existe presença de clamídia assintomática descoberta em exame de *swab* endocervical, a chance de DIP ainda é muito baixa, não contraindicando a inserção, podendo ser feito tanto o tratamento como a inserção do DIU no mesmo dia.[44,47]

Expulsão

A expulsão dos DIU ocorre em uma pequena parcela dos dispositivos inseridos, sendo mais frequente no primeiro ano de uso, especialmente nos 3 primeiros meses após a inserção.[8] O tipo de DIU não tem influência no risco de expulsão, sendo descrita uma taxa de expulsão acumulada em 5 anos de 6,3% para o DIU-LNG e 7,3% para o DIU-Cu no maior estudo randomizado publicado.[8]

A presença de sangramento aumentado, ter tido expulsão anterior de DIU, presença de leiomiomatose ou adenomiose, dismenorreia e ser adolescente aumentam o risco de expulsão do DIU, mas, ainda assim, não são contraindicações para inserção do DIU, pois mesmo com a presença desses fatores de risco, a maioria dos DIU nessas populações não será expulsa e o risco é aceitável.[33,48] Já a nuliparidade não aumenta a chance de expulsão de qualquer DIU.[48]

Dor pélvica e dismenorreia

As usuárias de DIU podem apresentar dor pélvica não relacionada ao ciclo menstrual e dismenorreia.

Ao final de 5 anos, de 4,2-6,5% das mulheres que inseriram o DIU-Cu ou o DIU-LNG os retiraram pela presença de dor pélvica, sem diferença entre os tipos de DIU.[9,30]

Já em termos de dismenorreia, o DIU-LNG pode reduzir a dismenorreia em mulheres com ou sem endometriose/adenomiose.[33,49] O DIU-Cu pode ter efeito neutro ou piorar a dismenorreia.[49,50] Quando ocorre dismenorreia com o uso de DIU-Cu em mulheres que não possuíam dismenorreia, essa tende a ser transitória.[46]

BENEFÍCIOS NÃO CONTRACEPTIVOS

Em relação aos benefícios não contraceptivos, a maioria dos descritos para os contraceptivos hormonais foi pesquisada e descrita para a pílula combinada, assim, faltam estudos para dizer que os demais contraceptivos hormonais (inclusive o implante de ENG e DIU-LNG) mantêm o mesmo perfil de benefícios.[51] O conhecimento desses benefícios não contraceptivos é importante para a adesão ao método.

É provável que o implante tenha papel na redução da síndrome pré-menstrual (TPM), do volume menstrual e, provavelmente, na redução dos riscos de câncer de ovário e endométrio, porém, faltam estudos. As evidências atuais mostram que o uso do implante reduz a dismenorreia em usuárias,[26] incluindo pacientes com endometriose.[52]

Em relação aos DIU, na Tabela 5 se resumem os benefícios não contraceptivos associados ao uso de cada um dos dispositivos.

TABELA 5　Benefícios não contraceptivos associados ao uso de cada DIU

DIU-Cu	DIU-LNG
Redução do risco de câncer de endométrio (de 19-46%)[53,54]	Redução do risco de câncer de endométrio (de 47-78%)[55,56]
Redução do risco de câncer de colo de útero (em 36%)[57]	Redução do risco de câncer de ovário (de 41-47%)[55,58]
	Redução do risco de câncer de colo de útero (em 36%)[57]
	Redução de 74-98% do volume de sangramento uterino, aumento dos níveis de hemoglobina e da qualidade de vida de mulheres com sangramento uterino anormal não estrutural[27]
	Redução do volume de sangramento em mulheres com leiomiomatose (sem distorção da cavidade) e adenomiose[59,60]
	Redução da dor pélvica associada à endometriose e à adenomiose[52,60]

QUANDO INSERIR OS DIU OU O IMPLANTE?

Os LARC podem ser inseridos em qualquer momento do ciclo menstrual. Não é necessário estar menstruada para a inserção, desde que o profissional de saúde tenha uma certeza razoável (não absoluta) de que a mulher não esteja grávida.[46] Quando há certeza razoável de que a mulher não está grávida, não é necessário realizar teste de gravidez. Essa certeza razoável é avaliada por meio de uma *checklist* recomendada pela OMS (Tabela 6). Uma revisão sistemática comparou a *checklist* com o teste de gravidez, mostrando valor preditivo negativo da *checklist* de 99 a 100%, ou seja, quando ela diz que a mulher não está grávida, ela tem 99 a 100% de chance de estar correta.[61] No entanto, quando não há essa certeza, deve-se realizar o teste de gravidez quando a mulher está em amenorreia. Quando a mulher está fora da janela de segurança de certeza razoável de que não está grávida e não existe um atraso menstrual, o teste de gravidez não consegue excluir uma gravidez que tenha ocorrido nesse ciclo.[46] Nesse sentido, há duas condutas que podem ser adotadas, sendo uma delas mais conservadora e a outra chamada de *quick-start*, que pode ser usada para métodos hormonais que não sejam intrauterinos (neste capítulo, aplica-se apenas para o implante). A conduta conservadora consiste em aguardar o próximo ciclo menstrual para inserir o LARC (DIU-LNG e implante: até o 7º dia do ciclo; DIU-Cu: até 12º dia do ciclo).[46] Para o *quick-start*, faz-se o teste de gravidez, mesmo sabendo que não há como excluir gravidez. Se o teste for negativo, insere-se o implante e agenda-se retorno em 2 a 4 semanas para realizar novo teste de gravidez. Se negativo, a paciente continua com o método. Se positivo, retira-se o implante. Essa conduta é mais interessante para mulheres que não conseguem retornar posteriormente (p. ex., por vulnerabilidade) para inserir o implante e é preconizada pela OMS, CDC e pelo Reino Unido, pois não se detectou risco de aborto ou malformações quando o feto é submetido a exposição temporária de COC ou implante de ENG. Além disso, ganha-se muito em evitar uma gestação não planejada que poderia ocorrer na espera do uso do método em um outro ciclo.[62] Com relação aos DIU, não se preconiza essa conduta de inserir o método quando não se tem uma certeza razoável de que a mulher não está gravida, pois a inserção fora das situações colocada no *checklist* aumenta a chance de complicações em caso de uma gravidez.[46] Sempre deve-se discutir com a mulher essas duas possibilidades.

TABELA 6   *Checklist* de situações nas quais há certeza razoável de que a mulher não está grávida (nessas situações não há necessidade de realizar teste de gestação)

1. Nos 7 primeiros dias de um ciclo menstrual normal sem uso de métodos contraceptivos (o DIU-Cu pode ser inserido até o 12º dia do ciclo menstrual sem necessidade de teste de gestação)
2. Se a mulher está sem relação sexual há mais de um ciclo menstrual
3. Se ela está usando o método contraceptivo de maneira consistente (ou seja, não esqueceu nenhum dia e nem usou de maneira inadequada)
4. Nos 7 primeiros dias após um aborto de primeiro ou segundo trimestre de gestação (espontâneo ou induzido)
5. Até 4 semanas após o parto, independentemente da amamentação
6. Em caso de amamentação exclusiva nos seis primeiros meses do parto e mantendo amenorreia

A resposta afirmativa a qualquer uma dessas situações é suficiente para excluir uma gravidez.
Fonte: adaptada de OMS, 2018.[46]

Em relação ao DIU, foi consagrada a inserção durante a menstruação, pois seria mais fácil excluir que a mulher não estivesse grávida, mas as evidências mostram que não há qualquer mudança da segurança, facilidade de inserção, eficácia e riscos quando o método é inserido fora do período menstrual da mulher.[61] Assim, o fato de a mulher não estar menstruada (amenorreia pós-parto, uso de métodos contraceptivos hormonais de forma contínua ou mulheres com anovulação crônica, por exemplo) não deve ser uma barreira para a não inserção dos LARC, especialmente dos DIU.[46,63]

O DIU-cobre nunca precisa de método adicional após sua inserção, pois é um contraceptivo de emergência e já exerce seu efeito assim que é inserido.[46] Já para o DIU-LNG e o implante de ENG, caso tenham sido inseridos dentro das situações consideradas de certeza razoável da mulher não estar grávida, não há necessidade de uso de métodos adicionais (ou de recomendar abstinência). No entanto, quando inseridos fora dessas situações, é necessária a recomendação de uso de contraceptivo adicional (p. ex., preservativo) ou de realizar abstinência durante 7 dias.[46]

A Tabela 6 resume as recomendações da OMS em relação à inserção dos LARC e a necessidade de métodos adicionais.

TABELA 7 Momento de inserção dos LARC e necessidade de método contraceptivo adicional

Momento	Quando inserir
A) No ciclo menstrual sem uso de métodos hormonais (pode estar sem usar nenhum método contraceptivo ou estar em uso de métodos não hormonais)	1) DIU-LNG e implante * ≤ 7º dia do início da menstruação: inserir (sem necessidade de teste de gravidez). Sem necessidade de método adicional ou abstinência. * > 7º dia do início da menstruação: pode-se inserir desde que se tenha certeza razoável da mulher não estar grávida (Tabela 6), que seria em um ciclo natural estar em abstinência, uso de preservativo de forma consistente ou DIU-cobre desde o começo do ciclo atual. Caso contrário (não há certeza razoável de que a mulher está grávida), aguardar próximo ciclo e inserir até o 7º dia do ciclo (para o implante pode-se discutir o *quick-start* após teste de gravidez). Em caso de inserção, recomendar a abstinência ou uso de método adicional por 7 dias. 2) DIU-Cu * ≤ 12º dia do início da menstruação: inserir (sem necessidade de teste de gestação). Sem necessidade de método adicional ou abstinência. > 12º dia do início da menstruação: pode-se inserir desde que se tenha certeza razoável de a mulher não estar grávida (Tabela 6), que seria em um ciclo natural estar em abstinência, uso de preservativo de forma consistente ou DIU-Cobre desde o começo do ciclo atual. Caso contrário, aguardar próximo ciclo e inserir até o 12º dia do ciclo. Em caso de inserção, não há necessidade de abstinência ou método adicional.
B) Pós-parto (normal ou cesariana)	≤ 4 semanas do parto (amamentando ou não): todos os LARC podem ser inseridos (desde que observados os critérios de elegibilidade da OMS). Não há necessidade de realizar teste de gestação, nem de recomendar o uso de método adicional ou a abstinência. > 4 semanas do parto: pode-se inserir desde que se tenha certeza razoável de a mulher não estar grávida (Tabela 6). Para DIU-Cu não é necessário recomendar abstinência ou contracepção adicional. Para o DIU-LNG e implante deve-se recomendar abstinência ou uso de método adicional durante 7 dias. Quando não há certeza razoável de que ela não está grávida, há 2 situações. *Tendo ocorrido a menstruação (com ou sem amamentação exclusiva, independentemente do tempo após o parto): seguir o que é preconizado para inserção durante o ciclo menstrual sem método hormonal. * Não tendo ocorrido a menstruação, mas estando em amamentação mista ou > 6 meses do parto: realizar teste de gravidez; se negativo, inserir o LARC. Para DIU-Cu não é necessário recomendar abstinência ou contracepção adicional. Para o DIU-LNG e implante, deve-se recomendar abstinência ou uso de método adicional por 7 dias.
C) Pós-aborto	Seguir as mesmas orientações para o ciclo menstrual sem uso de métodos hormonais.
D) Em uso de outros métodos contraceptivos hormonais	Se está em uso adequado do método hormonal, todos LARC podem ser inseridos a qualquer tempo, sem necessidade de esperar algum sangramento ou de fazer teste de gestação. Não é necessário recomendar o uso de método adicional/abstinência para nenhum LARC nessa situação.

CONSIDERAÇÕES FINAIS

Os LARC são métodos contraceptivos reversíveis, altamente efetivos e associados a altas taxas de continuidade e satisfação quando a mulher é adequadamente aconselhada. Por todas essas razões, os LARC têm grande impacto nos indicadores de saúde feminina, em especial de adolescentes, com redução de mais de 75% nas taxas de aborto provocado e de gestação em adolescentes em comparação com as taxas observadas em adolescentes que usam predominantemente métodos de curta duração.[6] A Tabela 8 resume as principais características dos LARC disponíveis no Brasil.

TABELA 8   Comparação entre os diferentes LARC existentes no Brasil

	DIU-cobre	Implante de etonogestrel	DIU-LNG
Duração	10 anos (T380A)	3 anos	5 anos
Taxa de falhas	6-8 em cada 1.000 usuárias	0,5 em cada 1.000 usuárias	2 em cada 1.000 usuárias
Conteúdo	Cobre	Etonogestrel	Levonorgestrel
Mecanismos de ação (principais)	Tóxico para os gametas	Inibição da ovulação e efeito local (especialmente muco cervical)	Efeito local (especialmente muco cervical)
Principais efeitos positivos	Não tem hormônios, barato, poucas contraindicações	Mais efetivo, poucas contraindicações, redução da dismenorreia	Poucas contraindicações, redução da dismenorreia e do volume menstrual
Principais efeitos adversos/riscos	Alteração menstrual, dismenorreia, expulsão	Alteração menstrual e acne	Alteração menstrual, acne e expulsão

REFERÊNCIAS BIBLIOGRÁFICAS

1. Viellas EF, Domingues RMSM, Dias MAB, Gama SGN, Theme filha MM, Costa JV et al. Assistência pré-natal no Brasil. Cad Saúde Pública 2014; 30 (Suppl 1); S1-S15.
2. Singh A, Singh A, Mahapatra B. The consequences of unintended pregnancy for maternal and child health in rural India: evidence from prospective data. Matern Child health J 2013; 17(3):493-500.
3. Parks C, Peipert JF. Eliminating health disparities in unintended pregnancy with long-acting reversible contraception (LARC). Am J Obstet Gynecol 2016; 214(6):681-8.
4. Committee on Gynecologic Practice Long-Acting Reversible Contraception Working Group. Committee Opinion No. 642: increasing access to contraceptive implants and intrauterine devices to reduce unintended pregnancy. Obstet Gynecol 2015; 126(4):e44-e48.
5. Ponce de Leon RG, Ewerling F, Serruya SJ, Silveira MF, Sanhueza A, Moazzam A et al. Contraceptive use in Latin America and the Caribbean with a focus on long-acting reversible contraceptives: prevalence and inequalities in 23 countries. Lancet Glob Health 2019; 7:e227-35.
6. McNicholas C, Tessa M, Secura GM, Perpert JF. The contraceptive CHOICE project round up: what we did and what we learned. Clin Obst Gynecol 2014; 57(4):635-43.
7. O'Brien PA, Kulier R, Helmerhorst FM, Usher-Patel M, d'Arcangues C. Copper-containing, framed intrauterine devices for contraception: a systematic review of randomized controlled trials. Contraception 2008; 77(5):318-27.
8. Long-term reversible contraception. Twelve years of experience with the TCu380A and TCu220C. Contraception 1997; 56(6):341-52.
9. Rowe P, Farley T, Peregoudov A, Piaggio G, Boccard S, Landoulsi S et al. IUD Research Group of the UNDP/UNFPA/WHO/World Bank Special Programme of Research; Development and Research Training in Human Reproduction. Safety and efficacy in parous women of a 52-mg levonorgestrel-medicated intrauterine device: a 7-year randomized comparative study with the TCu380A. Contraception 2016; 93(6):498-506.
10. Nelson AL. LNG-IUS 12: a 19.5 levonorgestrel-releasing intrauterine system for prevention of pregnancy for up to five years. Expert Opin Drug Deliv 2017;14(9):1131-40.
11. Trussell J. Contraceptive failure in the United States. Contraception 2011; 83(5):397-404.
12. Wenzl R, van Beek A, Schnabel P, Huber J. Pharmacokinetics of etonogestrel released from the contraceptive implant Implanon. Contraception 1998; 58(5):283-8.

13. Ali M, Akin A, Bahamondes L, Brache V, Habib N, Landousi S et al. Extended use up to 5 years of the etonogestrel-releasing subdermal contraceptive implant: comparison to levonorgestrel-releasing subdermal implant. Hum Reprod 2016; 31(11):2491-8.

14. Winner B, Peipert JF, Zhao Q, Buckel C, Madden T, Allsworth JE et al. Effectiveness of long-acting reversible contraception. N Engl J Med 2012; 366(21):1998-2007.

15. Nelson A, Apter D, Hauck B, Schmelter T, Rybowski S, Rosen K et al. Two low-dose levonorgestrel intrauterine contraceptive systems: a randomized controlled trial. Obstet Gynecol 2013; 122(6):1205-13.

16. Meckstroth KR, Darney PD. Implant contraception. Semin Reprod Med 2001; 19(4):339-54.

17. Ortiz ME, Croxatto HB. Copper-T intrauterine device and levonorgestrel intrauterine system: biological bases of their mechanism of action. Contraception 2007; 75(6 Suppl):S16-30.

18. Aoun J, Dines VA, Stovall DW, Mete M, Nelson CB, Gomez-Lobo V. Effects of age, parity, and device type on complications and discontinuation of intrauterine devices. Obstet Gynecol 2014; 123(3):585-92.

19. Organização Mundial da Saúde (OMS). Medical eligibility criteria for contraceptive use. 5.ed. Geneva: WHO, 2015. Disponível em: www.who.int/reproductivehealth/publications/family_planning/MEC-5/en/; acessado em: 13 de julho de 2020.

20. American College of Obstetricians and Gynecologists. Committee Opinion No. 670: immediate postpartum long-acting reversible contraception. Obstet Gynecol 2016; 128(2):e32-7.

21. Bahamondes L, Brache V, Meirik O, Ali M, Habib N, Landoulsi S. WHO Study Group on Contraceptive Implants for Women. A 3-year multicentre randomized controlled trial of etonogestrel- and levonorgestrel-releasing contraceptive implants, with non-randomized matched copper-intrauterine device controls. Hum Reprod 2015; 30(11):2527-38.

22. Li C, Zhao WH, Meng CX, Ping H, Qin GJ, Cao SJ et al. Contraceptive use and the risk of ectopic pregnancy: a multi-center case-control study. PLoS One. 2014; 9(12):e115031.

23. Ozgu-Erdinc AS, Tasdemir UG, Uygur D, Aktulay A, Tasdemir N, Gulerman HC. Outcome of intrauterine pregnancies with intrauterine device in place and effects of device location on prognosis. Contraception 2014; 89(5):426-30.

24. Darney P, Patel A, Rosen K, Shapiro LS, Kaunitz AM. Safety and efficacy of a single-rod etonogestrel implant (Implanon): results from 11 international clinical trials. Fertil Steril 2009; 91(5):1646-53.

25. Mansour D, Fraser IS, Edelman A, Vieira CS, Kaunitz AM, Korver T et al. Can initial vaginal bleeding patterns in etonogestrel implant users predict subsequent bleeding in the first 2 years of use? Contraception 2019; 100(4):264-8.

26. Mansour D, Korver T, Marintcheva-Petrova M, Fraser IS. The effects of Implanon on menstrual bleeding patterns. The European Journal of Contraception and Reproductive Health Care 2008; 13(S1):13-28.

27. Lethaby A, Hussain M, Rishworth JR, Rees MC. Progesterone or progestogen-releasing intrauterine systems for heavy menstrual bleeding. Cochrane Database Syst Rev 2015 Apr 30; (4):CD002126.

28. Lowe RF, Prata N. Hemoglobin and serum ferritin levels in women using copper-releasing or levonorgestrel-releasing intrauterine devices: a systematic review. Contraception 2013; 87(4):486-96.

29. Goldthwaite LM, Creinin MD. Comparing bleeding patterns for the levonorgestrel 52 mg, 19.5 mg, and 13.5 mg intrauterine systems. Contraception 2019; 100(2):128-31.

30. Andersson K, Odlind V, Rybo G. Levonorgestrel-releasing and copper-releasing (Nova T) IUDs during five years of use: a randomized comparative trial. Contraception 1994; 49(1):56-72.

31. Milsom I, Andersson K, Jonasson K, Lindstedt G, Rybo G. The influence of the Gyne-T 380S IUD on menstrual blood loss and iron status. Contraception 1995; 52(3):175-9.

32. Hidalgo MM, Lisondo C, Juliato CT, Espejo-Arce X, Monteiro I, Bahamondes L. Ovarian cysts in users of Implanon and Jadelle subdermal contraceptive implants. Contraception 2006; 73:532-6.

33. Black A, Guilbert E, Costescu D, Dunn S, Fisher W, Kives S et al. Canadian Contraception Consensus (Part 3 of 4): Chapter 7 – Intrauterine Contraception. J Obstet Gynaecol Can 2016; 38(2):182-222.

34. Dragoman MV, Tepper NK, Fu R, Curtis KM, Chou R, Gaffield ME. A systematic review and meta-analysis of venous thrombosis risk among users of combined oral contraception. Int J Gynaecol Obstet 2018; 141(3):287-94.

35. Lidegaard O, Nielsen LH, Skovlund CW, Løkkegaard E. Venous thrombosis in users of non-oral hormonal contraception: follow-up study, Denmark 2001-10. BMJ. 2012; 344:e2990.

36. Tepper NK, Whiteman MK, Marchbanks PA, James AH, Curtis KM. Progestin-only contraception and thromboembolism: a systematic review. Contraception 2016; 94(6):678-700.

37. Dos Santos PNS, Madden T, Omvig K, Peipert JF. Changes in body composition in women using long-acting reversible contraception. Contraception 2017; 95(4):382-9.

38. Heinemann K, Reed S, Moehner S, Minh TD. Risk of uterine perforation with levonorgestrel-releasing and copper intrauterine devices in the European Active Surveillance Study on Intrauterine Devices. Contraception 2015; 91(4):274-9.

39. Kaislasuo J, Suhonen S, Gissler M, Lahteenmaki P, Heikinheimo O. Intrauterine contraception: inci-

dence and factors associated with uterine perforation – a population-based study. Hum Reprod 2012; 27(9):2658-63.

40. American College of Obstetricians and Gynecologists' Committee on Gynecologic Practice, Long-Acting Reversible Contraceptive Expert Work Group. Committee Opinion No 672: clinical challenges of long--acting reversible contraceptive methods. Obstet Gynecol 2016; 128(3):e69-77.

41. Grimes DA. Intrauterine device and upper-genital--tract infection. Lancet 2000; 356(9234):1013-9.

42. Tatum HJ, Schmidt FH, Phillips D, McCarty M, O'Leary WM. The Dalkon Shield controversy. Structural and bacteriological studies of IUD tails. JAMA 1975; 231(7):711-7.

43. Farley TM, Rosenberg MJ, Rowe PJ, Chen JH, Meirik O. Intrauterine devices and pelvic inflammatory disease: an international perspective. Lancet 1992; 339(8796):785-8.

44. Sufrin CB, Postlethwaite D, Armstrong MA, Merchant M, Wendt JM, Steinauer JE. Neisseria gonorrhea and Chlamydia trachomatis screening at intrauterine device insertion and pelvic inflammatory disease. Obstet Gynecol 2012; 120(6):1314-21.

45. Jatlaoui TC, Riley HE, Curtis KM. The safety of intrauterine devices among young women: a systematic review. Contraception 2017; 95(1):17-39.

46. Organização Mundial da Saúde (OMS). Family Planning – a global handbook for providers. WHO, 2018. Disponível em: http://www.who.int/reproductivehealth/publications/fp-global-handbook/en; acessado em: 13 de julho de 2020.

47. Turok DK, Eisenberg DL, Teal SB, Keder LM, Creinin MD. A prospective assessment of pelvic infection risk following same-day sexually transmitted infection testing and levonorgestrel intrauterine system placement. Am J Obstet Gynecol 2016 Nov; 215(5):599.e1-599.e6.

48. Madden T, McNicholas C, Zhao Q, Secura GM, Eisenberg DL, Peipert JF. Association of age and parity with intrauterine device expulsion. Obstet Gynecol 2014; 124(4):718-26.

49. Lindh I, Milsom I. The influence of intrauterine contraception on the prevalence and severity of dysmenorrhea: a longitudinal population study. Hum Reprod 2013; 28(7):1953-60.

50. Kelekci S, Kelekci KH, Yilmaz B. Effects of levonorgestrel-releasing intrauterine system and T380A intrauterine copper device on dysmenorrhea and days of bleeding in women with and without adenomyosis. Contraception 2012; 86(5):458-63.

51. Bahamondes L, Bahamondes MV, Shulman LP. Non--contraceptive benefits of hormonal and intra-uterine reversible contraceptive methods. Hum Reprod Update 2015; 21(5):640-51.

52. Carvalho N, Margatho D, Cursino K, Benetti-Pinto CL, Bahamondes L. Control of endometriosis-associated pain with etonogestrel-releasing contraceptive implant and 52-mg levonorgestrel-releasing intrauterine system: randomized clinical trial. Fertil Steril 2018; 110(6):1129-36.

53. Felix AS, Gaudet MM, La Vecchia C, Nagle CM, Shu XO, Weiderpass E et al. Intrauterine devices and endometrial cancer risk: a pooled analysis of the Epidemiology of Endometrial Cancer Consortium. Int J Cancer 2015; 136(5):E410-22.

54. Beining RM, Dennis LK, Smith EM, Dokras A. Meta-analysis of intrauterine device use and risk of endometrial cancer. Ann Epidemiol 2008; 18(6):492-9.

55. Jareid M, Thalabard J-C, Aarflot M, Bøvelstad HM, Lund E, Braaten T. Levonorgestrel-releasing intrauterine system use is associated with a decreased risk of ovarian and endometrial cancer, without increased risk of breast cancer. Results from the NOWAC Study. Gynecol Oncol 2018; 149(1):127-32.

56. Soini T, Hurskainen R, Grénman S, Mäenpää J, Paavonen J, Pukkala E. Cancer risk in women using the levonorgestrel-releasing intrauterine system in Finland. Obstet Gynecol 2014; 124(2 Pt 1):292-9.

57. Cortessis VK, Barrett M, Brown Wade N, Enebish T, Perrigo JL, Tobin J et al. Intrauterine device use and cervical cancer risk: a systematic review and meta-analysis. Obstet Gynecol 2017; 130(6):1226-36.

58. Soini T, Hurskainen R, Grénman S, Mäenpää J, Paavonen J, Pukkala E. Impact of levonorgestrel-releasing intrauterine system use on the cancer risk of the ovary and fallopian tube. Acta Oncol Stockh Swed 2016; 55(11):1281-4.

59. Zapata LB, Whiteman MK, Tepper NK, Jamieson DJ, Marchbanks PA, Curtis KM. Intrauterine device use among women with uterine fibroids: a systematic review. Contraception 2010; 82(1):41-55.

60. Shaaban OM, Ali MK, Sabra AMA, Abd El Aal DEM. Levonorgestrel-releasing intrauterine system versus a low-dose combined oral contraceptive for treatment of adenomyotic uteri: a randomized clinical trial. Contraception 2015; 92(4):301-7.

61. Tepper NK, Marchbanks PA, Curtis KM. Use of a checklist to rule out pregnancy: a systematic review. Contraception 2013; 87(5):661-5.

62. Faculty of Sexual & Reproductive Healthcare. FSRH 2017. Quick Starting Contraception. Disponível em: https://www.fsrh.org/standards-and-guidance/documents/fsrh-clinical-guidance-quick-starting-contraception-april-2017/; acessado em: 13 de julho de 2020.

63. Whiteman MK, Tyler CP, Folger SG, Gaffield ME, Curtis KM. When can a woman have an intrauterine device inserted? A systematic review. Contraception 2013; 87(5):666-73.

CAPÍTULO 50

Anticoncepção em situações especiais

Danielle Medeiros Teixeira Miyague
Marcela de Alencar Coelho Neto

INTRODUÇÃO

A prescrição de contraceptivos é uma das práticas mais frequentes na rotina de um consultório de ginecologia. A possibilidade de planejamento familiar é a principal motivadora das usuárias de métodos contraceptivos. Porém, o interesse pelos benefícios não contraceptivos dos métodos hormonais – como controle de ciclo, melhora da acne e redução de fluxo e dismenorreia – é justificativa frequente para o início e continuação do uso.

Além disso, o médico deve ter sempre em mente que a prescrição racional de contraceptivos tem um impacto importante na redução de mortalidade materno-infantil, por meio do aumento do intervalo interpartal e da redução do número de gestações não planejadas e de abortamentos provocados e praticados de maneira irregular.

Entretanto, deve-se estar sempre atento à combinação de algumas situações clínicas com o método de eleição da paciente, pois essas situações podem aumentar o risco ou inviabilizar o uso de algum método.

A escolha do método ideal deve ser sempre individualizada, pesando o desejo da paciente, possíveis benefícios não contraceptivos, riscos do uso (e interação do método com situações clínicas preexistentes) e os riscos de uma gestação, caso o método escolhido apresente falha.

A Organização Mundial da Saúde (OMS) e o Centers for Disease Control and Prevention (CDC) organizam de forma sistemática essa combinação de fatores de risco, condições preexistentes e métodos contraceptivos em seus manuais de critérios de elegibilidade.[1,2] Ambos podem ser acessados nas respectivas *webpages* e dividem os métodos em quatro categorias, com diferentes interpretações clínicas (Tabela 1).

TABELA 1   Critérios de elegibilidade para o uso de contraceptivos

Categoria	Interpretação	Julgamento clínico
1	Não há restrição ao uso do método	O método pode ser utilizado
2	As vantagens superam os riscos	
3	Os riscos superam as vantagens de utilização do método	O método não é recomendado
4	Os riscos são inaceitáveis	

Fonte: adaptada de OMS, 2015.[2]

PUERPÉRIO

Existem benefícios na provisão de contracepção após parto no âmbito individual e de saúde pública, como evitar a ocorrência de nova gestação em intervalo curto (< 18 meses) e a prevenção de parto pré-termo. Puérperas que fazem utilização de métodos contraceptivos de longa ação reversíveis (LARC), como dispositivo intrauterino (DIU) ou implante contraceptivo, têm menor risco de nova gestação em curto intervalo de tempo quando comparadas às usuárias de pílulas e, principalmente, quando comparadas àquelas que usam métodos de barreira. Instituir método contraceptivo no pós-parto imediato assegura a contracepção, visto que 40% das puérperas não irão comparecer à visita de revisão do parto (realizada por volta de seis semanas após o parto). É preciso ainda considerar que até 40% das mulheres retomam a atividade sexual antes desse período e menos da metade delas estará em uso de método contraceptivo na ocasião.[3]

Imediatamente após o parto, é possível inserir DIU de cobre ou sistema intrauterino liberador de levonorgestrel (SIU-LNG), idealmente até dez minutos após a expulsão da placenta ou antes do fechamento da histerotomia na cesárea, sendo possível inseri-lo até 48 horas após o parto. Caso essa oportunidade inicial para a inserção seja perdida, os dispositivos intrauterinos podem ser inseridos quatro semanas após o parto.[2] A inserção imediatamente após o parto está associada a maior taxa de expulsão (maior no pós-parto normal ao se comparar com inserção em cesárea), mas é um índice baixo quando se leva em conta o risco de uma gestação não planejada, caso não se institua contracepção adequada.[3] É contraindicado inserir dispositivo intrauterino na presença de sepse puerperal (categoria 4)[2] ou hemorragia pós-parto.[3] O implante de etonorgestrel e a pílula oral de progestágeno também podem ser iniciados logo após o parto.

O injetável trimestral só deve ser iniciado seis semanas após o parto por mulheres que estão amamentando, pois antes desse período faltam estudos que avaliem sua segurança. Mulheres que não estão amamentando podem iniciá-lo após o parto (categoria 1).[2]

Métodos combinados não devem ser iniciados no pós-parto imediato por aumentarem o risco de eventos tromboembólicos, uma vez que o estado gravídico-puerperal já cursa com um risco aumentado de eventos trombóticos, decorrentes de alterações hematológicas da gestação. Esse risco começa a declinar três semanas após o parto, portanto não se deve iniciar métodos combinados antes desse período.[3] Para mulheres que não estão amamentando e não têm outros fatores de risco para trombose, os métodos combinados podem ser iniciados três semanas após o parto. Caso a paciente não esteja amamentando e tenha outros fatores de risco para eventos tromboembólicos (como hemorragia ou transfusão pós-parto, obesidade, parto cesariano, tabagismo ou pré-eclâmpsia), os métodos combinados só devem ser iniciados seis semanas após o parto. Para mulheres que estão em aleitamento materno exclusivo, os métodos combinados podem ser iniciados seis meses após o parto.[2]

ADOLESCENTES

A gravidez na adolescência é uma condição de extrema importância na gestão de saúde, mundialmente. Dados do Ministério da Saúde[4] mostram que cerca de 430 mil nascidos vivos/ano são decorrentes de gestações de mães que têm entre 15 e 19 anos de idade. Ao longo dos últimos 20 anos, esses números vêm sofrendo uma queda importante, embora ainda sejam muito preocupantes. O Brasil possui a maior taxa de mães adolescentes da América Latina: são 68,4 nascimentos para cada mil adolescentes mulheres. Além disso, dois terços das gestações em adolescentes não são planejadas.[4]

A prevenção da gravidez na adolescência é, portanto, uma questão de saúde pública, que deve ser abordada de maneira sistêmica: pediatras, médicos de família e ginecologistas envolvidos no cuidado a essas pacientes têm um papel de extrema importância. O manejo dessas pacientes deve contemplar três etapas essenciais:[5,6]

- Confidencialidade e consentimento.
- Avaliação das práticas sexuais.
- Aconselhamento em contracepção e prevenção de IST (infecções sexualmente transmissíveis): todas as adolescentes, independente-

mente de terem iniciado a atividade sexual, devem receber orientações sobre a existência e a disponibilidade de métodos contraceptivos. Por se tratar de métodos com maior eficácia e maiores taxas de adesão, os LARC devem ser os primeiros a serem oferecidos.[5,6] Métodos comportamentais e de percepção da fertilidade devem ser desencorajados nessa fase de vida, devido às altas taxas de falha e à dificuldade de adesão nesse grupo. A orientação de abstinência sexual também é alvo de severas críticas, uma vez que essa política falha em demonstrar os benefícios aos quais se propõe, e pode privar adolescentes do acesso adequado às informações de saúde.[7]

- Quanto à indicação de uso de métodos contraceptivos, é preciso saber que nenhum deles deve deixar de ser prescrito apenas pela idade da paciente. O clínico deve discutir todas as opções disponíveis, com ênfase nos LARC, pesar riscos e benefícios e permitir que a paciente escolha aquele que melhor atenda às suas necessidades. Nenhuma adolescente deve ser coagida (pelos pais, parceiro ou equipe de saúde) para o início do uso de métodos contraceptivos.

Outro ponto importante é discutir e permitir o acesso à contracepção de emergência. As pacientes devem ser desencorajadas a usá-la de maneira frequente e a instituir o uso de outros métodos contraceptivos. Porém, é importante que elas saibam da sua existência e, se possível, sejam adequadamente orientadas sobre o seu uso em caso de necessidade.[6]

IDADE AVANÇADA

Embora o aumento da idade esteja relacionado a um declínio da fertilidade, mulheres com idade reprodutiva mais avançada que não desejam engravidar devem usar método contraceptivo até a menopausa.[8] Apesar de incomuns, gestações em idade avançada estão associadas a maior risco de hipertensão, diabetes *mellitus* e morte materna.[9]

A idade é um fator de risco independente para doença cardiovascular e tromboembolismo venoso, mas, isoladamente, não contraindica o uso de nenhum método contraceptivo.[2] Deve-se estar atento às condições que podem estar associadas ao aumento da idade, e que contraindicariam o uso de métodos combinados (tabagismo, obesidade, hipertensão, diabetes *mellitus*, enxaqueca, entre outras).

Os métodos contraceptivos devem ser mantidos até a menopausa ou até que se complete a idade de 55 anos.[10] O diagnóstico de menopausa em uma paciente em uso de contracepção hormonal pode ser desafiador, porque alguns métodos podem levar a amenorreia (progestágenos isolados) ou mascarar sintomas climatéricos (métodos quem contêm estrogênio).[9] A Tabela 2 resume as recomendações para a suspensão da contracepção em mulheres com idade avançada.

HIPERTENSÃO ARTERIAL SISTÊMICA

Os contraceptivos hormonais contendo etinilestradiol interferem no sistema renina-angiotensina-aldosterona, por meio do aumento da síntese hepática de angiotensinogênio. Essa elevação pode ser clinicamente importante em mulheres predispostas,[11] e, por essa razão, contraceptivos hormonais combinados costumam ser proscritos em mulheres hipertensas.[1,2]

Além do efeito sobre o controle pressórico, devemos estar atentos ao fato de que as hipertensas têm maior chance de apresentar eventos tromboembólicos. Esse risco, somado ao aumento do risco de eventos tromboembólicos dos contraceptivos combinados, também justifica a contraindicação desses métodos em pacientes hipertensas, mesmo que controladas com medicação.

DIABETES *MELLITUS*

Estima-se que 2 a 4% das mulheres entre 20 e 39 anos de idade sejam portadoras de diabetes *mellitus*.[12] O controle glicêmico pré-gestacional

TABELA 2 Recomendações para a interrupção da contracepção

Método contraceptivo	40 a 50 anos	> 50 anos
Não hormonais	Interromper após 2 anos de amenorreia.	Interromper após 1 ano de amenorreia.
Métodos combinados	Pode ser continuado.	Interromper aos 50 anos e mudar para métodos não hormonais ou de progestágeno isolado.
Acetato de medroxiprogesterona de depósito (AMPD)	Pode ser continuado.	As mulheres devem ser aconselhadas a mudar para métodos não hormonais ou outros métodos de progestágeno isolado.
Implante de progestágeno pílula oral de progestágeno SIU-LNG	Pode ser mantido até os 50 anos ou mais.	Interromper aos 55 anos, quando se pode inferir perda da capacidade reprodutiva. Para interromper entre 50 e 55 anos, deve-se dosar FSH: FSH > 30 IU/L: descontinuar o método após 1 ano. FSH em níveis pré-menopausa: manter o método e checar FSH novamente em 1 ano. SIU-LNG: se inserido após os 45 anos, pode ser mantido até os 55.

SIU-LNG: sistema intrauterino liberador de levonorgestrel.
Fonte: adaptada de FSRH Guideline, 2017.[10]

é mandatório para a redução do risco de malformações fetais e eventos adversos na gestação. Dessa maneira, o aconselhamento pré-concepcional é de suma importância, e, nesse contexto, a contracepção eficaz tem papel de destaque.

Ao prescrever contraceptivos para esse grupo de pacientes, deve-se ter em mente que a doença pode aumentar o risco de fenômenos tromboembólicos arteriais, como acidente vascular cerebral (AVC) e infarto agudo do miocárdio (IAM).[12] Portanto, deve-se avaliar a combinação das características da doença, especialmente ao utilizar métodos combinados, uma vez que o componente estrogênico também se associa a maior risco de eventos tromboembólicos.

De uma forma simples, o uso de contraceptivos combinados é proscrito nas pacientes que possuam lesões de órgãos-alvo decorrentes do diabetes *mellitus* (nefropatia, neuropatia e retinopatia). Além disso, deve-se presumir algum grau de lesão de órgão-alvo, mesmo que não documentada, naquelas em que a doença já tem mais de vinte anos de evolução; estas, portanto, também não devem usar métodos combinados.[1,2] O uso de acetato de medroxiprogesterona também deve ser evitado nesses grupos de risco.

TABAGISMO

O tabagismo aumenta significativamente o risco de infarto e demais eventos tromboembólicos.[13]

Contraceptivos hormonais combinados podem ser usados por mulheres com menos de 35 anos de idade que não apresentem outros fatores de risco para doença cardiovascular. Para mulheres com mais de 35 anos, métodos combinados devem ser evitados.[2]

Fumar tem outros efeitos associados, como a aceleração do metabolismo do etinilestradiol no citocromo p450; essa pode ser a razão de mulheres tabagistas apresentarem episódios hemorrágicos. O metabolismo da nicotina também é acelerado pelo uso de pílulas combinadas, o que pode reforçar a dependência em relação à nicotina.[13]

OBESIDADE

A obesidade e o sobrepeso promovem aumento do risco cardiovascular de duas vezes do risco de eventos tromboembólicos. Pelos critérios de elegibilidade da OMS,[2] a obesidade não contraindica o uso de nenhum método contraceptivo. O que torna proibitivo o uso de métodos combinados é a associação com outros fatores de risco para doença cardiovascular (idade avançada, tabagismo, hipertensão, diabetes *mellitus* e dislipidemia).[14]

Caso se opte pelo uso de métodos combinados em pacientes obesas, deve-se pensar no uso de menores doses de etinilestradiol, ou pílulas com valerato de estradiol, e escolher progestágenos menos trombogênicos (como o levonorgestrel), já que o estrogênio também aumenta o risco de eventos tromboembólicos (aumenta quatro vezes). O uso do acetato de medroxiprogesterona de depósito (AMPD) deve ser repensado nessas pacientes pela possibilidade de piora do perfil lipídico. Os adesivos (combinados) devem ser evitados em mulheres com peso acima de 90 kg, pois estão associados a maior falha contraceptiva.[14]

DISLIPIDEMIAS

Aumento do colesterol total, da lipoproteína de alta densidade (HDL) e da lipoproteína de baixa densidade (LDL) são fatores de risco para doença cardiovascular. Apesar de o uso de contraceptivos hormonais combinados aumentar o risco de infarto do miocárdio e de acidente vascular cerebral de mulheres em idade reprodutiva, esse risco permanece baixo para mulheres que têm dislipidemia sem outros fatores de risco para doença cardiovascular. O rastreio de dislipidemias não está recomendado pela raridade da condição e pelo custo dessa estratégia.[2]

O diagnóstico prévio de dislipidemia sem outros fatores de risco para doença cardiovascular não impede o uso de nenhum tipo de contraceptivo.[2]

Para mulheres que têm outros fatores de risco para doença cardiovascular além das dislipidemias (idade avançada, tabagismo, diabetes *mellitus*, hipertensão, obesidade), todos os métodos combinados são categoria 3/4, portanto não devem ser utilizados. Os progestágenos isolados podem ser usados nesses casos (todos

são categoria 2), exceto o AMPD (que é categoria 3), uma vez que tem risco de piorar o perfil lipídico.[2]

HISTÓRIA DE TROMBOSE E TROMBOFILIAS

O uso de contraceptivos hormonais combinados está associado ao aumento de risco de eventos tromboembólicos de cinco vezes quando se compara às não usuárias, mas em menor magnitude que o risco de eventos tromboembólicos associados à gestação. O aumento de risco é maior nos primeiros seis meses de utilização, e pode ser maior de acordo com a dose de estrogênio (pílulas com menos de 50 mcg de etinilestradiol têm menor risco) e com o tipo e dose do progestágeno utilizado na combinação (desogestrel, gestodeno e drospirenona teriam maior risco do que o levonorgestrel, por exemplo).[15]

Em caso de trombose venosa prévia, o uso de métodos combinados está proscrito. Pode-se usar todos os métodos de progesterona. Na trombose venosa aguda há recomendação de só se iniciar método contraceptivo de progestágeno isolado após estabelecer anticoagulação.[2]

Diante de tromboembolismo em território arterial (IAM, AVC isquêmico em território arterial, trombose arterial), métodos combinados também estão proibidos. Se a paciente não estava em uso de progestágeno isolado durante o evento, pode-se iniciar progestágeno isolado após estabelecida a anticoagulação. Se estava em uso de um progestágeno (pílula oral de progestágeno, AMPD, implante de etonorgestrel) durante o evento, aquele método deve ser descontinuado (iniciar: categoria 2; continuar: categoria 3). Segundo os critérios de elegibilidade da OMS,[2] se a paciente teve infarto agudo do miocárdio em uso de sistema intrauterino liberador de levonorgestrel (SIU-LNG), ele deve ser descontinuado (continuar: categoria 3). Se a paciente teve AVC isquêmico em uso de SIU-LNG, ele pode ser mantido (categoria 2). Nos casos de eventos tromboembólicos em território arterial, não se deve usar injetável trimestral, pelo risco potencial de piora do perfil lipídico.[2]

Nas trombofilias hereditárias (mutação do fator V Leiden, mutação do gene da protrombina, deficiência de proteína C, deficiência de proteína S e deficiência de antitrombina), não se deve usar métodos combinados (métodos combinados aumentam o risco de trombose nessas pacientes em 2 a 20 vezes). A presença de anticorpos antifosfolipídeos está associada a grande aumento do risco para trombose arterial e venosa, portanto o uso de contraceptivos combinados também está contraindicado nesse grupo de pacientes. Para pacientes com anticorpos antifosfolipídeos, segundo os critérios de elegibilidade da OMS, os progestágenos isolados (pílula oral de progestágeno, AMPD, implante de etonorgestrel e até o SIU-LNG) não devem ser prescritos (categoria 3).[2] Porém, métodos de progestágenos isolados na presença de anticorpos antifosfolipídeos podem ser usados eventualmente (categoria 3), já que não há métodos hormonais categoria 2 para essas pacientes (apenas o DIU de cobre é categoria 1, e seu uso pode ser problemático para algumas pacientes, que podem apresentar aumento de fluxo menstrual).[16]

A presença de veias varicosas, embora traga grande dúvida na prática clínica, não contraindica o uso de nenhum método hormonal.[17]

ENXAQUECA

Existem dois tipos de enxaqueca: com aura e sem aura. Enxaqueca com aura está associada a um aumento de duas vezes no risco de AVC isquêmico.[18] Esse risco pode ser aumentado em outras duas vezes pelo uso de contraceptivos hormonais combinados.[19]

Segundo os critérios de elegibilidade da OMS,[2] mulheres com enxaqueca sem aura e menos de 35 anos de idade podem usar contraceptivos hormonais combinados (caso não haja piora dos sintomas após o início do uso, eles podem ser mantidos); acima de 35 anos, os métodos combinados devem ser evitados. Na presença de enxaqueca com aura, o uso dos contraceptivos combinados é proibitivo, independentemente da idade. Para as situações em que o estrogênio não está recomendado, pode-se prescrever métodos contraceptivos que contenham apenas progesterona. Os métodos de progesterona isolada, em pacientes que apresentam aura, devem ser suspensos caso haja piora dos sintomas.

Em mulheres que têm enxaqueca menstrual (sem aura), regimes contínuos de contraceptivo hormonal combinado ou que minimizem a queda nos níveis de estrogênio (intervalo de quatro dias) podem ajudar a evitar crises.[18]

HEPATOPATIAS

Mulheres que têm hepatite viral aguda ou crônica podem fazer uso de métodos contraceptivos hormonais que contenham apenas progesterona ou DIU de cobre (todos os métodos são categoria 1). Diante de quadro de hepatite viral aguda ou de hepatite crônica agudizada, não é recomendado iniciar métodos hormonais combinados (caso a paciente já esteja em uso, é permitido mantê-lo).[2] Para pacientes com hepatite crônica e função hepática normal, não há contraindicação ao uso de métodos hormonais.

Em casos de cirrose hepática leve (com função hepática compensada), não há contraindicação ao uso de qualquer método contraceptivo (todos os métodos são categoria 1). Quando há descompensação da função hepática ou cirrose grave, nenhum método hormonal deve ser utilizado (combinados são categoria 4; métodos só de progesterona são categoria 3).[2]

Caso a paciente apresente antecedente de colestase após o uso de métodos combinados, estes devem ser evitados (categoria 3). Nessa situação, métodos de progestágeno e DIU de cobre estão liberados (categoria 1). Para pacientes com antecedente de colestase na gestação, não há restrição quanto à escolha do método contraceptivo.[2]

CONTRACEPÇÃO EM SOBREVIVENTES DE CÂNCER

A discussão sobre contracepção em pacientes que sobrevivem ao câncer é um assunto que vem ganhando importância nas últimas décadas. É fato que a maioria dos tumores é infrequente em pacientes em idade reprodutiva. Porém, os avanços terapêuticos têm possibilitado maior sobrevida às pacientes que recebem esse diagnóstico na infância ou na menacme e, portanto, necessitarão de contracepção ao longo da vida pós-tratamento.

A eleição do método contraceptivo deve levar em conta o risco relacionado à associação da neoplasia ao método e o risco que uma gestação não planejada pode oferecer à continuidade do tratamento e das taxas de sobrevida dessa mulher.

De maneira geral, a fase aguda das neoplasias envolve risco aumentado de tromboembolismo venoso, portanto métodos combinados devem ser prescritos com cautela. A anemia também pode ser uma condição frequente, causada pelo tumor ou pelo tratamento.[20] Nesses casos, é importante priorizar métodos que possam contribuir para a redução do volume menstrual (como os métodos de progestágeno).

Dentre as neoplasias, destacamos três, pelas particularidades na interação com os contraceptivos ou pela frequência em pacientes na menacme:

1. Câncer de mama: os tumores de mama contraindicam o uso de qualquer método hormonal após seu diagnóstico. Para essas pacientes, apenas o DIU de cobre se mostrou seguro. Alguns estudos questionam a possibilidade do uso de métodos hormonais em tumores com receptores hormonais negativos. Porém, as evidências são escassas, e eles são classificados como categoria 4, na fase aguda, ou 3, nos cinco anos que sucedem a cura.[1,2]

2. Câncer de colo uterino: os tumores de colo apenas contraindicam o início do uso de dispositivos intrauterinos antes da instituição do tratamento. Nenhum método hormonal é proscrito em vigência desse tipo de neoplasia.[1,2]

3. Adenoma hepatocelular e hepatoma: em ambos os casos o uso de métodos hormonais é contraindicado. Os adenomas, apesar de consistirem em lesões benignas, podem apresentar crescimento em vigência de contraceptivos orais combinados; por falta de evidência, a recomendação é estendida aos outros métodos hormonais.[1,2]

OUTRAS SITUAÇÕES

Diversas outras situações se mostram presentes e desafiadoras na prática diária. Em especial o uso de medicações e o receio de que elas possam interferir na eficácia ou segurança dos contraceptivos.

Para uma prática segura e baseada em evidências, recomenda-se que as possíveis interações sejam avaliadas e analisadas em *guidelines* atualizados, disponíveis nos sites da OMS e do CDC.

TABELA 3 Categorias de elegibilidade para o uso de contraceptivos (OMS)

Condição	Combinados		Progestágenos isolados			Não hormonal
	Oral/vaginal/ transdérmico	Injetável mensal	Oral/ implante	AMPD	SIU-LNG	DIU-Cu
Puerpério						
Sem aleitamento materno:						
< 21 dias	3/4	3/4	1	1		

(continua)

TABELA 3 Categorias de elegibilidade para o uso de contraceptivos (OMS) *(continuação)*

Condição	Combinados		Progestágenos isolados			Não hormonal
	Oral/vaginal/ transdérmico	Injetável mensal	Oral/ implante	AMPD	SIU-LNG	DIU-Cu
21a 42 dias	2/3	2/3	1	1		
> 42 dias	1	1	1	1		
Com aleitamento materno:						
< 6 semanas	4	4	2	3		
6 semanas a 6 meses	3	3	1	1		
> 6 meses	2	2	1	1		
Pós-parto:						
< 48 horas					1	1/2
48 horas a 4 semanas					3	3
> 6 meses					1	1
Sepse puerperal					4	4
Idade	1/2	1/2	1	1/2	1/2	1/2
HAS	3/4	3/4	1/2	2/3	1/2	1
Diabetes *mellitus*:						
História de diabetes gestacional	1	1	1	1	1	1
SEM lesão de órgão-alvo	2	2	2	2	2	1
COM lesão de órgão-alvo ou > 20 anos de doença	3/4	3/4	2	3	2	1
Tabagismo:						
< 35 anos	2	2	1	1	1	1
> 35 anos	3/4	2/3	1	1	1	1
Obesidade	2	2	1	1/2	1	1
Dislipidemias	2	2	2	2	2	1
TVP/TEP:						
Prévia	4	4	2	2	2	1
Aguda	4	4	3	3	3	1
Anticoagulada	4	4	2	2	2	1
Trombofilias	4	4	2	2	2	1
IAM/AVC	4	4	2(I)/3(C)	3	2(I)/3(C)	1
Múltiplos fatores de risco CV	3/4	3/4	2	3	1	2
Enxaqueca:						
SEM aura:						
< 35 anos	2(I)/3(C)	2(I)/3(C)	1(I)/2(C)	2	2	1
> 35 anos	3(I)/4(C)	3(I)/4(C)	1(I)/2(C)	2	2	1

(continua)

TABELA 3   Categorias de elegibilidade para o uso de contraceptivos (OMS) *(continuação)*

Condição	Combinados		Progestágenos isolados			Não hormonal
	Oral/vaginal/transdérmico	Injetável mensal	Oral/implante	AMPD	SIU-LNG	DIU-Cu
COM aura	4	4	2(I)/3(C)	2(I)/3(C)	2(I)/3(C)	1
Neoplasia de colo (aguardando tratamento)	2	2	1	2	4(I)/2(C)	4(I)/2(C)
Câncer de mama	3/4	3/4	3/4	3/4	3/4	1
Hepatopatias:						
Adenoma hepatocelular	4	3	3	3	3	1
Hepatoma	4	3/4	3	3	3	1
Cirrose:						
Compensada	1	1	1	1	1	1
Descompensada	4	3	3	3	3	1

AMPD: acetato de medroxiprogesterona de depósito; SIU-LNG: sistema intrauterino liberador de levonorgestrel; DIU-Cu: dispositivo intrauterino de cobre; I (iniciar); C (continuar); HAS: hipertensão arterial sistêmica; TVP: tromboembolismo venoso; TEP: tromboembolismo pulmonar; IAM: infarto agudo do miocárdio; AVC: acidente vascular cerebral.
Fonte: adaptada de OMS, 2015.[2]

REFERÊNCIAS BIBLIOGRÁFICAS

1. Curtis KM, Tepper NK, Jatlaoui TC, Berry-Bibee E, Horton LG, Zapata LB et al. U.S. Medical eligibility criteria for contraceptive use, 2016. MMWR Recomm Rep 2016; 65(3):1-103.
2. Organização Mundial da Saúde. Medical eligibility criteria for contraceptive use. 5.ed. Geneva: World Health Organization, 2015.
3. Taub RL, Jensen JT. Advances in contraception: new options for postpartum women. Expert Opin Pharmacother 2017; 18(7):677-88.
4. Brasil. Ministério da Saúde. Prevenção de gravidez na adolescência é tema de campanha nacional. 2020. Disponível em: https://www.saude.gov.br/noticias/agencia-saude/46276-prevencao-de-gravidez-na-adolescencia-e-tema-de-campanha-nacional; acessado em: 12 de abril de 2020.
5. Committee on A. Contraception for adolescents. Pediatrics 2014; 134(4):e1244-56.
6. Committee on Adolescent Health C. Committee Opinion n. 710: counseling adolescents about contraception. Obstet Gynecol 2017; 130(2):e74-e80.
7. Society for Adolescent Health and Medicine. Abstinence-only-until-marriage policies and programs: an updated position paper of the Society for Adolescent Health and Medicine. J Adolesc Health 2017; 61(3):400-3.
8. Allen RH, Cwiak CA. Contraception for midlife women. Menopause 2016; 23(1):111-3.
9. Long ME, Faubion SS, MacLaughlin KL, Pruthi S, Casey PM. Contraception and hormonal management in the perimenopause. J Womens Health (Larchmt) 2015; 24(1):3-10.
10. FSRH Guideline. Faculty of sexual & reproductive healthcare. Contraception for women aged over 40 years. 2017, 69p.
11. Oelkers WK. Effects of estrogens and progestogens on the renin-aldosterone system and blood pressure. Steroids 1996; 61(4):166-71.
12. O'Brien SH, Koch T, Vesely SK, Schwarz EB. Hormonal contraception and risk of thromboembolism in women with diabetes. Diabetes Care 2017; 40(2):233-8.
13. Romer T. Medical eligibility for contraception in women at increased risk. Dtsch Arztebl Int 2019; 116(45):764-74.
14. Rocha ALL, Campos RR, Miranda MMS, Raspante LBP, Carneiro MM, Vieira CS et al. Safety of hormonal contraception for obese women. Expert Opin Drug Saf 2017; 16(12):1387-93.
15. Committee on Gynecologic P. ACOG Committee Opinion Number 540: risk of venous thromboem-

bolism among users of drospire-none-containing oral contraceptive pills. Obstet Gynecol 2012; 120(5):1239-42.

16. Andreoli L, Bertsias GK, Agmon-Levin N, Brown S, Cervera R, Costedoat-Chalumeau N et al. EULAR recommendations for women's health and the management of family planning, assisted reproduction, pregnancy and menopause in patients with systemic lupus erythematosus and/or antiphospholipid syndrome. Ann Rheum Dis 2017; 76(3):476-85.

17. Organização Mundial da Saúde. Medical eligibility criteria for contraceptive use. Geneva: World Health Organization, 2015. p. 276. Summary published with technical document number WHO/RHR/15.07.

18. Calhoun AH, Batur P. Combined hormonal contraceptives and migraine: an update on the evidence. Cleve Clin J Med 2017; 84(8):631-8.

19. Tepper NK, Whiteman MK, Zapata LB, Marchbanks PA, Curtis KM. Safety of hormonal contraceptives among women with migraine: a systematic review. Contraception 2016; 94(6):630-40.

20. Gompel A, Ramirez I, Bitzer J, European Society of Contraception Expert Group on Hormonal C. Contraception in cancer survivors: an expert review Part I. Breast and gynaecological cancers. Eur J Contracept Reprod Health Care 2019; 24(3):167-74.

CAPÍTULO 51

Anticoncepção pós-cirurgia bariátrica

Mariane Nunes de Nadai
Carolina Sales Vieira

CIRURGIA BARIÁTRICA E IMPACTOS NA SAÚDE REPRODUTIVA

Entre os tratamentos para perda de peso em pacientes obesas, a cirurgia bariátrica é indicada em diversas situações, sendo um dos métodos mais eficazes de promoção de perda de peso em pacientes com obesidade grave, podendo ainda auxiliar no controle e tratamento de comorbidades associadas, tais como diabetes e hipertensão arterial.

As técnicas cirúrgicas empregadas no tratamento da obesidade grave são classicamente classificadas em restritivas, disabsortivas e mistas. Na atualidade, as técnicas mais comumente aplicadas são a gastrectomia vertical e o *bypass*,[1] podendo ser realizadas por via aberta ou por laparoscopia. Desde a década de 1970, as técnicas puramente disabsortivas não são mais utilizadas, por altos índices de complicações nutricionais e metabólicas. As técnicas puramente restritivas também são pouco aplicadas nos dias atuais.[2] Entre os pacientes que realizam o procedimento, cerca de 50% são mulheres em idade fértil.[3]

Existem inúmeros fatores de interferência da cirurgia bariátrica na saúde reprodutiva da mulher. A perda de peso promovida pela cirurgia tem efeito positivo na fertilidade, principalmente nas mulheres com síndrome dos ovários policísticos.[4] Os desfechos gestacionais em mulheres obesas também apresentam melhora, reduzindo o risco de diabetes gestacional, pré-eclâmpsia e macrossomia. Alguns desfechos, porém, podem ter impactos negativos decorrentes da desnutrição e alterações corporais rápidas, como índices elevados de prematuridade e maior incidência de fetos pequenos para a idade gestacional, sobretudo em mulheres que engravidam precocemente depois da cirurgia, antes de dois anos.[5] Nesse sentido, a avaliação dessas pacientes por profissionais de saúde especializados em saúde da mulher é de fundamental importância.[6]

Dados de um estudo americano mostraram que, entre as pacientes candidatas a cirurgia bariátrica, o planejamento de uma gravidez futura era importante para 30% das mulheres em idade reprodutiva. Um terço dessas mulheres relatou intenção de engravidar dentro de dois anos da cirurgia. Além disso, grande parte das mulheres candidatas a cirurgia bariátrica considera aspectos de fertilidade uma das causas para realização do procedimento cirúrgico.[7]

Existe discussão acerca do tempo ideal para concepção após bariátrica.[8] Há alguns possíveis riscos maternos e fetais em uma gravidez no pós-operatório precoce, tais como anemia, restrição de crescimento intrauterino e parto pré-

-termo.[9] Assim, em virtude das preocupações com o aumento desses riscos, algumas sociedades profissionais obstétricas e bariátricas, entre elas o American College of Obstetricians and Gynecologists (ACOG – Colégio Americano de Ginecologia e Obstetrícia) e a American Society for Metabolic & Bariatric Surgery (ASMBS – Sociedade Americana de Cirurgia Metabólica e Bariátrica), recomendam que as mulheres evitem a gravidez por 12-18 meses após a cirurgia bariátrica, principalmente pelas alterações nutricionais e metabólicas durante a fase de perda de peso acentuada.[5,6,10,11] Para que isso ocorra, é necessário propiciar a orientação e o aconselhamento correto sobre formas eficazes e seguras de contracepção durante esse período.

ANTICONCEPÇÃO EM MULHERES SUBMETIDAS À CIRURGIA BARIÁTRICA

Existem algumas barreiras para atender às necessidades de planejamento reprodutivo das mulheres durante o aconselhamento perioperatório de cirurgia bariátrica. Muitos estudos evidenciaram que, embora a grande maioria dos profissionais de saúde que trabalham com cirurgia bariátrica recomende adiar a gravidez após a cirurgia, a maioria deles não se sente confortável em realizar orientações sobre a escolha dos métodos contraceptivos, não inicia as discussões sobre esse tema e relata não ter conhecimento contraceptivo adequado.[12-14] Em um estudo americano que analisou orientações contraceptivas oferecidas para mulheres após a cirurgia bariátrica, os cirurgiões foram citados mais comumente como quem realizou essas orientações.[15] Nesse mesmo estudo, apenas 66% das participantes relataram usar um método anticoncepcional (MAC) em algum momento nos primeiros 12 meses após a cirurgia e, entre o grupo de usuárias de MAC, 27% delas usavam contraceptivos por via oral.[15] Em um estudo realizado com profissionais de saúde, que atendiam pacientes em tratamento para cirurgia bariátrica, pouquíssimos entrevistados responderam adequadamente às questões relacionadas

à eficácia dos contraceptivos ou a questões relacionadas ao ganho de peso com o uso de métodos específicos. Isso sugere a necessidade de treinamento contraceptivo para profissionais que trabalham com cirurgia bariátrica, bem como de orientações para que encaminhem essas mulheres para avaliação de ginecologistas ou de serviços de planejamento familiar.[7]

A anticoncepção em mulheres que vão se submeter à cirurgia bariátrica deve levar em conta as comorbidades existentes, o preparo para a cirurgia bariátrica e a potencial interferência da cirurgia bariátrica na efetividade dos anticoncepcionais.

Com relação às comorbidades existentes, é fato que todas as candidatas à cirurgia bariátrica são obesas. Embora com alguns resultados controversos, a maioria dos estudos acerca desse assunto não evidenciou maiores taxas de falhas na contracepção de mulheres obesas.[16] A obesidade não contraindica nenhum contraceptivo, de acordo com os critérios de elegibilidade da Organização Mundial da Saúde (OMS).[17] Essas orientações são revistas periodicamente, e a última revisão foi feita em 2014 e publicada em 2015; e estão disponíveis gratuitamente no site da OMS.[17] No entanto, existe uma maior frequência de comorbidades associadas à obesidade,[18-20] e estas, por sua vez, podem influenciar na escolha dos métodos contraceptivos. Doenças como hipertensão arterial sistêmica (HAS),[20] dislipidemia,[21,22] diabetes,[23] tromboses arterial e venosa[24,25] podem estar associadas ao quadro de obesidade, mudando a elegibilidade dos contraceptivos. Sendo assim, é de extrema importância a observação e avaliação cuidadosa de riscos associados para a adequada prescrição de métodos contraceptivos para pacientes obesas. Constatando-se outras comorbidades associadas à obesidade, é importante buscar nos critérios médicos de elegibilidade da OMS se existe alguma restrição para prescrição de métodos contraceptivos.[17]

Considerando o preparo para a realização da cirurgia, alguns fatores devem ser levados em consideração. Procedimentos cirúrgicos de maior porte, como a bariátrica, podem levar por si sós a aumento dos índices de trombose.[26] Associado a isso existe também um aumento do risco de tromboembolismo venoso e arterial relacionado ao uso de contraceptivos combinados.[27,28] Esse risco nos sugere que se oriente a descontinuação dos contraceptivos combinados durante 4-6 semanas antes do procedimento.[20,25] Diferentemente dos métodos combinados, os métodos que contêm apenas progestagênio não estão associados ao aumento de risco para trombose venosa e arterial.[29] Assim, teremos dois cenários: as mulheres que chegam necessitando de prescrição de contraceptivos e têm uma programação de cirurgia bariátrica em curto prazo (menos de 6 meses) e aquelas que chegam já em uso de contraceptivos. No primeiro cenário, vale a pena evitar métodos combinados, preferindo métodos que contenham apenas progestagênio ou métodos não hormonais. No segundo cenário, é importante avaliar se a mulher está em uso de contraceptivo combinado e, caso esteja, mudar para métodos contraceptivos que contêm apenas progestagênio ou métodos não hormonais. Outro ponto interessante da substituição do método antes da cirurgia bariátrica é que alguns efeitos adversos decorrentes do uso do novo método contraceptivo podem ser experimentados e resolvidos antes das mudanças impostas pela cirurgia, evitando a adição de situações estressantes.

A cirurgia bariátrica pode alterar a absorção, distribuição, metabolismo ou eliminação de medicamentos administrados por via oral, em virtude de alterações anatômicas e funcionais no trato gastrointestinal, no peso corporal e composição do tecido adiposo. Em especial, na contracepção em pacientes pós-cirurgia bariátrica, alguns fatores precisam ser levados em conta. Em geral, os contraceptivos orais são dissolvidos no estômago e absorvidos pela mucosa intestinal.[30] Assim, sua absorção pode ser afetada por procedimentos bariátricos, em especial os disabsortivos. A OMS não apresenta recomendação específica para mulheres que foram submetidas à cirurgia bariátrica, mas os Centers for Disease Control and Prevention (CDC – Centros de Controle e Prevenção de Doenças) dos Estados Unidos têm uma recomendação específica para essa condição. Em decorrência das preocupações relacionadas à diminuição da eficácia em razão da má absorção, o CDC classifica os contraceptivos orais como categoria 3 (os riscos, comprovados ou teóricos, superam as vantagens do uso do método) para as mulheres que fizeram cirurgia bariátrica disabsortiva.[31] A cirurgia bariátrica parece não impactar a eficácia dos métodos não orais. Estudos que avaliaram o implante subdérmico liberador de etonogestrel mostraram que ele é um método contraceptivo seguro em mulheres submetidas a cirurgia bariátrica.[32-34] Os contraceptivos intrauterinos (como o dispositivo intrauterino de cobre e o sistema intrauterino liberador de levonorgestrel [SIU-LNG]), por não dependerem de absorção ou passagem gástrica, não têm sua eficácia alterada pela cirurgia. Os injetáveis, por sua vez, também têm seu uso liberado em pacientes pós-bariátrica.[17] As Tabelas 1 e 2 ilustram os critérios de elegibilidade para prescrição de contraceptivos em mulheres que fizeram a cirurgia bariátrica. Em virtude de maiores taxas de eficácia e segurança contraceptiva, não aumento do risco de tromboembolismo venoso e arterial, menor interação com doenças associadas e com o procedimento cirúrgico em si (não são orais), os métodos contraceptivos reversíveis de longa ação (LARC) devem ser prioritariamente oferecidos a essas pacientes.[35]

É bom ressaltar também que a mudança de aparência após a cirurgia pode levar a mudanças de autoestima e, consequentemente, nos relacionamentos amorosos. Dessa forma, os métodos contraceptivos definitivos devem ser desencorajados nesse momento, a não ser que existam outras razões médicas ou pessoais para se evitar uma futura gestação.[12] Além disso, conforme ocorre a perda de peso, pode haver redução ou controle de comorbidades associadas, tais como hipertensão arterial, dislipidemia e alterações glicêmicas. Portanto, reavaliar o diagnóstico dessas doenças pode aumentar a gama de possibilidades contraceptivas para a paciente.[12]

TABELA 1   Critérios de elegibilidade médica para os métodos contraceptivos

Categoria	Classificação	Julgamento clínico
1	Não há restrição ao uso do método contraceptivo	Utilize o método em quaisquer circunstâncias
2	As vantagens em utilizar-se o método geralmente superam os riscos, teóricos ou provados	Utilizar de modo geral o método
3	Os riscos, comprovados ou teóricos, superam as vantagens do uso do método	Não é recomendado o uso do método, a menos que, métodos mais adequados não estejam disponíveis ou não sejam aceitáveis
4	Risco de saúde inaceitável caso o método anticoncepcional seja utilizado	Não utilizar o método (proscrito)

Fonte: adaptada de OMS, 2015.[17]

TABELA 2   Critérios de elegibilidade médica para uso de contraceptivos em pacientes pós-cirurgia bariátrica[31]

Condição	COC	Anel/adesivo	POP	AMPD	Implante	SIU-LNG	DIU-Cu
Cirurgia bariátrica							
Restritiva	1	1	1	1	1	1	1
Disabsortiva	3	1	1	1	1	1	1

AMPD: acetato de medroxiprogesterona de depósito; COC: contraceptivo oral combinado; DIU-Cu: dispositivo intrauterino de cobre; POP: pílula apenas de progestagênio; SIU-LNG: sistema intrauterino liberador de levonorgestrel.

Por último, é importante avaliar as necessidades não contraceptivas, como redução de sintomas pré-menstruais e redução do volume menstrual. Apesar de alguns estudos mostrarem pouca ou nenhuma alteração no padrão menstrual das pacientes pós-cirurgia bariátrica,[36,37] o próprio procedimento de gastroplastias pode levar a quadros de anemia, decorrentes do efei-

to disabsortivo da cirurgia. Nesse contexto, métodos contraceptivos, como o SIU-LNG,[38] que reduzem a perda sanguínea no período menstrual, podem ser interessantes para parte dessas mulheres que manifestam o desejo de redução de fluxo.

A Figura 1 resume as orientações contraceptivas no contexto da cirurgia bariátrica.

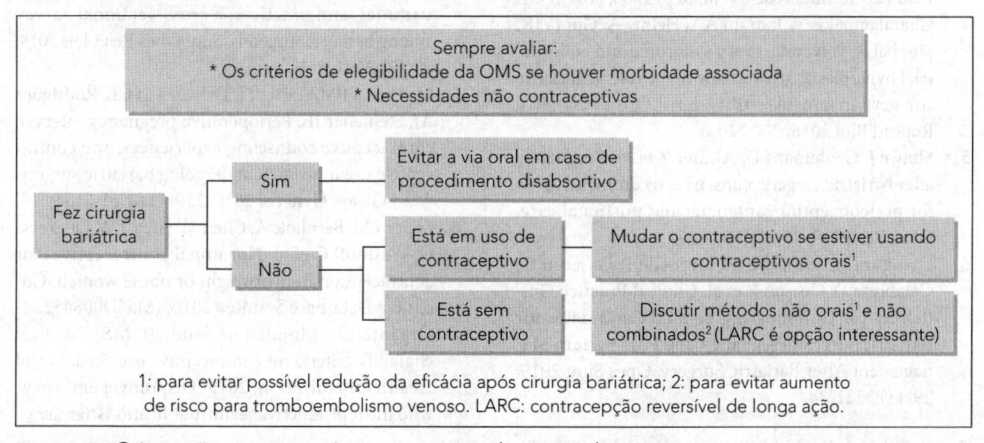

1: para evitar possível redução da eficácia após cirurgia bariátrica; 2: para evitar aumento de risco para tromboembolismo venoso. LARC: contracepção reversível de longa ação.

FIGURA 1   Orientações contraceptivas no contexto da cirurgia bariátrica.

CONSIDERAÇÕES FINAIS

Com o aumento global dos índices de obesidade, houve um grande aumento do número de cirurgias bariátricas, especialmente em mulheres em idade reprodutiva. A cirurgia bariátrica pode potencialmente resultar em uma mudança transitória na absorção dos contraceptivos orais.[32] É importante orientar a candidata à cirurgia bariátrica sobre esses aspectos, oferecendo métodos alternativos aos de via oral, preferencialmente utilizando LARC. Além disto, é essencial levar em conta as comorbidades associadas, o risco de tromboembolismo venoso e as necessidades não contraceptivas.

A abordagem multidisciplinar no acolhimento e atendimento das candidatas a cirurgia bariátrica tem papel fundamental no preparo, realização e posterior acompanhamento e reavaliação da saúde e do planejamento reprodutivo dessas mulheres.

REFERÊNCIAS BIBLIOGRÁFICAS

1. Wolfe BM, Kvach E, Eckel RH. Treatment of obesity: weight loss and bariatric surgery. Circ Res 2016; 118(11):1844-55.
2. DeWind LT, Payne JH. Intestinal bypass surgery for morbid obesity: long-term results. JAMA 2014; 312(9):966.
3. Shekelle PG, Newberry S, Maglione M, Li Z, Yermilov I, Hilton L et al. Bariatric surgery in women of reproductive age: special concerns for pregnancy. Evid Rep Technol Assess (Full Rep) 2008; (169):1-51.
4. Charalampakis V, Tahrani AA, Helmy A, Gupta JK, Singhal R. Polycystic ovary syndrome and endometrial hyperplasia: an overview of the role of bariatric sur-gery in female fertility. Eur J Obstet Gynecol Reprod Biol 2016; 207:220-6.
5. Shawe J, Ceulemans D, Akhter Z et al. Pregnancy after bariatric surgery: consensus recommendations for periconception, antenatal and postnatal care. Obes Rev 2019; 20(11):1507-22.
6. Ciangura C, Coupaye M, Deruelle P, Gascoin G, Calabrese D, Cosson E et al. Clinical Practice Guidelines for Childbearing Female Candidates for Bariatric Surgery, Pregnancy, and Post-partum Management After Bariatric Surgery. Obes Surg 2019; 29(11):3722-34.
7. Jatlaoui TC, Cordes S, Goedken P, Jamieson DJ, Cwiak C. Family planning knowledge, attitudes and practices among bariatric healthcare providers. Contraception 2016; 93(5):455-62.
8. Parent B, Martopullo I, Weiss NS, Khandelwal S, Fay EE, Rowhani-Rahbar A. Bariatric surgery in women of childbearing age, timing between an operation and birth, and associated perinatal complications. JAMA Surg 2017; 152(2):128-35.
9. Kwong W, Tomlinson G, Feig DS. Maternal and neonatal outcomes after bariatric surgery; a systematic review and meta-analysis: do the benefits outweigh the risks? Am J Obstet Gynecol 2018; 218(6):573-80.
10. Mechanick JI, Youdim A, Jones DB, Garvey WT, Hurley DL, McMahon M et al. Clinical Practice Guidelines for the Perioperative Nutritional, Metabolic, and Non-surgical Support of the Bariatric Surgery Patient—2013 Update: Cosponsored by American Association of Clinical Endocrinologists, The Obesity Society, and Ame-rican Society for Metabolic & Bariatric Surgery. Obesity (Silver Spring) 2013; 21(0 1):S1-27.
11. American College of Obstetricians and Gynecologists. ACOG practice bulletin no. 105: bariatric surgery and pregnancy. Obstet Gynecol 2009; 113(6):1405-13.
12. Graham YNH, Mansour D, Small PK, Hinshaw K, Gatiss S, Mahawar KK et al. A Survey of Bariatric Surgical and Reproductive Health Professionals' Knowledge and Provision of Contraception to Reproductive-Aged Bariatric Surgical Patients. Obes Surg 2016; 26(8):1918-23.
13. Chor J, Chico P, Ayloo S, Roston A, Kominiarek MA. Reproductive health counseling and practices: a cross-sectional survey of bariatric surgeons. Surg Obes Relat Dis 2015; 11(1):187-92.
14. Ben Porat T, Yuval JB, Elchalal U, Shushan A, Sakran N, Elazary R et al. Reproductive health counseling, attitudes, and practices: a cross-sectional survey among bariatric surgeons. Surg Obes Relat Dis 2019; 15(12):2101-6.
15. Mengesha BM, Carter JT, Dehlendorf CE, Rodriguez AJ, Steinauer JE. Perioperative pregnancy interval, contraceptive counseling experiences, and contraceptive use in women undergoing bariatric surgery. Am J Obstet Gynecol 2018; 219(1):81.e1-81.e9.
16. Lopez LM, Bernholc A, Chen M, Grey TW, Otterness C, Westhoff C et al. Hormonal contraceptives for contraception in overweight or obese women. Cochrane Data-base Syst Rev 2016; (8):CD008452.
17. Organização Mundial da Saúde (OMS). Medical eligibility criteria for contraceptive use. 5.ed. World Health Organization; 2015. Disponível em: www.who.int/reproductivehealth/publications/family_

planning/MEC-5/en/; acessado em: 5 de maio de 2020.

18. Organização Mundial da Saúde (OMS). Obesity and overweight. Disponível em: https://www.who.int/news-room/fact-sheets/detail/obesity-and-over-weight; acessa-do em: 19 de fevereiro de 2020.

19. Flegal KM, Graubard BI, Williamson DF, Gail MH. Cause-specific excess deaths associated with under-weight, overweight, and obesity. JAMA 2007; 298(17):2028-37.

20. Bray GA. Health hazards of obesity. Endocrinol Me-tab Clin North Am 1996; 25(4):907-19.

21. Van Itallie TB. Health implications of overweight and obesity in the United States. Ann Intern Med 1985; 103(6 (Pt 2)):983-8.

22. Vekic J, Zeljkovic A, Stefanovic A, Jelic-Ivanovic Z, Spasojevic-Kalimanovska V. Obesity and dyslipide-mia. Metab Clin Exp 2019; 92:71-81.

23. Malone JI, Hansen BC. Does obesity cause type 2 diabetes mellitus (T2DM)? Or is it the opposite? Pediatric Diabetes 2019;20(1):5-9.

24. Strazzullo P, D'Elia L, Cairella G, Garbagnati F, Cap-puccio FP, Scalfi L. Excess body weight and inciden-ce of stroke: meta-analysis of prospective studies with 2 mil-lion participants. Stroke 2010; 41(5):e418-26.

25. Rocha ALL, Campos RR, Miranda MMS, Raspante LBP, Carneiro MM, Vieira CS et al. Safety of hor-monal contraception for obese women. Expert Opin Drug Saf 2017; 16(12):1387-93.

26. Jamal MH, Corcelles R, Shimizu H, Kroh M, Safdie FM, Rosenthal R et al. Thromboembolic events in bariatric surgery: a large multi-institutional referral center ex-perience. Surg Endosc 2015; 29(2):376-80.

27. Practice Committee of the American Society for Reproductive Medicine. Electronic address: ASRM@asrm.org, Practice Committee of the American So-ciety for Re-productive Medicine. Combined hor-monal contraception and the risk of venous throm-boembolism: a guideline. Fertil Steril 2017; 107(1):43-51.

28. Dragoman MV, Tepper NK, Fu R, Curtis KM, Chou R, Gaffield ME. A systematic review and meta-a-nalysis of venous thrombosis risk among users of combined oral contraception. Int J Gynaecol Obstet 2018; 141(3):287-94.

29. Tepper NK, Whiteman MK, Marchbanks PA, James AH, Curtis KM. Progestin-only contraception and thromboembolism: a systematic review. Contracep-tion 2016; 94(6):678-700.

30. Edelman AB, Cherala G, Stanczyk FZ. Metabolism and pharmacokinetics of contraceptive steroids in obese women: a review. Contraception 2010; 82(4):314-23.

31. Curtis KM, Tepper NK, Jatlaoui TC, Berry-Bibee E, Horton LG, Zapata LB et al. U.S. medical eligibility criteria for contraceptive use, 2016. MMWR Recomm Rep 2016; 65(3):1-103.

32. Schlatter J. Oral contraceptives after bariatric surgery. Obes Facts 2017; 10(2):118-26.

33. Ciangura C, Corigliano N, Basdevant A, Mouly S, Declèves X, Touraine P et al. Etonorgestrel concen-trations in morbidly obese women following Roux--en-Y gastric bypass surgery: three case reports. Contraception 2011; 84(6):649-51.

34. McNicholas C, Swor E, Wan L, Peipert JF. Prolonged use of the etonogestrel implant and levonorgestrel intrauterine device: 2 years beyond Food and Drug Adminis-tration-approved duration. Am J Obstet Gynecol 2017; 216(6):586.e1-586.e6.

35. Busetto L, Dicker D, Azran C, Batterham RL, Far-pour-Lambert N, Fried M et al. Practical recommen-dations of the obesity management task force of the European Association for the study of obesity for the post-bariatric surgery medical management. Obes Facts 2017; 10(6):597-632.

36. Teitelman M, Grotegut CA, Williams NN, Lewis JD. The impact of bariatric surgery on menstrual pat-terns. Obes Surg 2006; 16(11):1457-63.

37. Luyssen J, Jans G, Bogaerts A, Ceulemans D, Matthys C, Van der Schueren B et al. Contraception, mens-truation, and sexuality after bariatric surgery: a prospective cohort study. Obes Surg 2018; 28(5):1385-93.

38. Gupta J, Kai J, Middleton L, Pattison H, Gray R, Daniels J. Levonorgestrel intrauterine system versus medical therapy for menorrhagia. N Engl J Med 2013; 368(2):128-37.

CAPÍTULO 52

Câncer de vulva

Jan Pawel Andrade Pachnicki

INTRODUÇÃO E EPIDEMIOLOGIA

Em todo o mundo, o carcinoma vulvar é raro, constituindo aproximadamente 4% de todas as doenças malignas em ginecologia. No entanto, as taxas de novos casos de câncer de vulva têm aumentado cerca de 0,6% a cada ano, nos últimos 10 anos. As taxas de mortalidade também têm aumentado, à média de 1,2% ao ano entre 2005 e 2014.[1]

Cerca de 43% dos carcinomas vulvares são decorrentes do vírus do papiloma humano (HPV). O HPV 16 e o 33 são os subtipos predominantes, representando 55,5% de todos esses cânceres relacionados ao HPV. Mais de 60% de todos os cânceres vulvares ocorrem nos países mais desenvolvidos, sendo que o carcinoma de células escamosas constitui 70% desses cânceres.[2]

Existem dois padrões histológicos distintos de carcinoma vulvar, com diferentes perfis de fatores de risco.

As lesões basaloides/verrugas são mais comuns em mulheres jovens, sendo comumente associadas ao DNA do HPV (75 a 100%). Esse subtipo simula o perfil de fatores de risco para o câncer cervical.

Os carcinomas vulvares queratinizados representam a maioria das lesões vulvares (> 60%). Ocorrem mais frequentemente em mulheres mais idosas e raramente estão associados ao HPV.

As outras histologias menos comuns são: melanoma, célula basal, adenocarcinoma da glândula de Bartholin, sarcoma e doença de Paget.

O risco de desenvolver carcinoma vulvar está relacionado a diferentes aspectos comportamentais, reprodutivos, hormonais e genéticos. Fatores que aumentam o risco incluem outros cânceres genitais, doenças inflamatórias crônicas da vulva, tabagismo, histórico de verrugas genitais e neoplasia intraepitelial vulvar.[1]

Em razão da raridade do câncer e da falta de estudos randomizados, o manejo dessa doença agressiva está envolto em dilemas e controvérsias. Embora a cirurgia tenha permanecido a pedra angular no tratamento do carcinoma vulvar, especialmente nos estágios iniciais, as morbidades associadas não podem ser negligenciadas. Isso levou à mudança de paradigmas no manejo cirúrgico e dos procedimentos de mutilação radical em bloco para as técnicas de tripla incisão, e às excisões locais radicais, principalmente para manter a identidade sexual e a imagem corporal satisfatória da paciente afetada e diminuir a morbidade associada à cirurgia.[3]

APRESENTAÇÃO CLÍNICA E PATOGÊNESE

O câncer vulvar é mais comum entre mulheres acima de 65 anos, mas pode se apresentar em mulheres consideravelmente mais jovens.

A apresentação varia de acordo com o estágio da doença. As pacientes geralmente têm dificuldade em relatar sintomas vulvares aos médicos, sendo que todas as mulheres com sintomas vulvares devem ser examinadas.[4] A apresentação geralmente vem em uma das seguintes categorias:

Incidental: às vezes, o câncer vulvar é diagnosticado no exame físico, durante outro procedimento, por exemplo, colposcopia ou cateterismo. Frequentemente não são assintomáticos, mas as mulheres não referiram queixa para o diagnóstico ou não foram encaminhadas adequadamente para seguimento.

Durante o acompanhamento de doenças vulvares preexistentes: por exemplo, líquen escleroso ou neoplasia intraepitelial vulvar (NIV).

Sintomático: os sintomas do câncer vulvar incluem prurido vulvar, irritação ou dor. As mulheres também podem notar um nódulo, sangramento ou secreção.

Na Tabela 1, demonstra-se a diversidade de apresentações clínicas das neoplasias malignas da vulva, correlacionando seu tipo histopatológico.

PREVENÇÃO DO CÂNCER VULVAR

Prevenção primária (vacinação)

Bem como se observa nas lesões pré-malignas cervicais que predispõem ao câncer do colo do útero, a infecção persistente pelo HPV, particularmente pelo subtipo 16, tem sido associada ao desenvolvimento, a longo prazo, de lesão intraepitelial escamosa de alto grau (HSIL) e de carcinoma de células escamosas (CEC) da vulva.[5] A introdução da vacinação contra o HPV como estratégia de prevenção primária no câncer do colo do útero também reduz a prevalência de lesões pré-malignas não cervicais entre mulheres vacinadas. As análises de tendências de longo prazo pelo *Norwegian Cancer Register* também mostram estimativas promissoras de redução nos casos de câncer vulvar HPV associados nos próximos anos, entre as comunidades vacinadas contra o HPV.[6]

Prevenção secundária (rastreamento)

Não há evidências para rastreamento específico do câncer vulvar. O autoexame em mulheres com líquen escleroso, uma condição relacionada ao desenvolvimento do câncer de vulva, deve ser incentivado. Além disso, deve haver avaliação precoce de qualquer paciente com sinais (p. ex., lesões pigmentadas, úlceras irregulares) ou sintomas (p. ex., prurido vulvar crônico), comumente associados à doença vulvar, que pode ser candidata à biópsia de pele.

Finalmente, as mulheres com lesões intraepiteliais escamosas (SIL) do colo do útero, vagina ou ânus devem fazer uma inspeção da vulva como parte de suas visitas de seguimento em colposcopia.[7]

Prevenção terciária (manejo das lesões pré-malignas)

Uma estratégia eficaz para reduzir a incidência de câncer vulvar é o tratamento oportuno de lesões predisponentes e pré-neoplásicas associadas ao desenvolvimento dessa doença. Existem duas principais vias patológicas que levam ao CEC vulvar:

1. O CEC queratinizante geralmente ocorre em mulheres mais idosas e é frequentemente associado a líquen escleroso e/ou neoplasia intraepitelial vulvar diferenciada (dVIN).
2. O CEC verrucoso/basaloide geralmente ocorre em mulheres mais jovens, causado por infecção persistente por cepas oncogênicas do HPV (particularmente HPV 16, 18, 31 e 33) e tem a SIL como sua lesão precursora. As lesões são frequentemente multifocais e

TABELA 1 Apresentações clínicas das neoplasias malignas da vulva

Tipo	% de casos	Localização típica	Faixa etária (década)	Apresentação clínica
Tumores epiteliais				
Tumores queratinizados				
Carcinoma de células basais	2-4	Grandes lábios	7ª	Pápula ou placa solitária rosa ou cor da pele; também pode ser pigmentado, bilateral ou multifocal; pode ter ulceração ou hemorragia
Carcinoma de células escamosas	90	Grandes lábios	6ª-7ª	Massa elevada, ulcerada plana, tipo placa, polipoide ou verrucosa, que pode ser da cor da pele, branca, eritematosa ou pigmentada; pode ter hemorragia com doença invasiva
Tumores glandulares				
Doença de Paget	1-2	Qualquer região	7ª	Aparência de morangos e creme: placa irregular, eritematosa ou eczematosa, bem demarcada, com hipo e hiperpigmentação e escama, crosta, exsudato ou ulceração; tipicamente multifocal
Carcinoma da glândula de Bartholin	2-7	Metade posterior da vulva	5ª-6ª	Massa indolor na metade posterior da vulva e profunda nos lábios; menos frequentemente tem sangramento, queimação ou prurido; pode ser confundido com abscesso/cisto de Bartholin
Adenocarcinoma mamário	< 1	Grandes lábios	4ª-8ª	Nódulo eritematoso e sensível, frequentemente com ulceração; 60% têm metástase de linfonodos regionais no momento da apresentação
Adenocarcinoma (glândula de Skene)	< 1	Região periuretral	4ª-7ª	Massa solitária grande (> 2 cm) com áreas de hemorragia e necrose, confinada à região periuretral; um terço dos pacientes apresenta linfonodos palpáveis e > 90% são metastáticos no diagnóstico
Adenocarcinoma intestinal	< 1	Vestíbulo vulvar	4ª-7ª	Nódulo exofítico, endurecido, avermelhado e com prurido
Adenocarcinoma da glândula sudorípara	< 1	Grandes lábios	5ª-7ª	Pápula ou nódulo de crescimento lento indolor na pele vulvar; pode ter prurido ou eritema
Carcinoma sebáceo	< 1	Grandes lábios	3ª-8ª	Nódulos ulcerados firmes e amarelados; pode ser encontrado na síndrome de Muir-Torre ou sobreposto à doença de Bowen
Tumor phyllodes maligno	< 1	Grandes lábios	3ª-6ª	Nódulo exofítico de crescimento rápido com superfície ulcerada e necrose; pode ser pediculado
Tumores neuroendócrinos (NE)				
Carcinoma NE de alto grau	< 1	Grandes lábios	7ª-8ª	Massa eritematosa com erosão superficial; pode ter prurido ou dor; tipicamente um subtipo do carcinoma de pequenas células
Tumor de células de Merkel	< 1	Grandes lábios	3ª-7ª	Massa móvel firme e de rápido crescimento (média 7,5 cm); pode ter dor, eritema, prurido, edema ou ulceração
Tumores melanocíticos				
Melanoma	5-10	Pele glabra	5ª-7ª	Mácula, pápula ou nódulo > 6 mm com bordas irregulares e coloração; pode ter ulceração ou sangramento

(continua)

TABELA 1   Apresentações clínicas das neoplasias malignas da vulva *(continuação)*

Tipo	% de casos	Localização típica	Faixa etária (década)	Apresentação clínica
Tumores neuroectodérmicos				
Sarcoma de Ewing	< 1	Grandes ou pequenos lábios	1ª-4ª	Massa dolorosa, firme e de rápido aumento (média de 5,8 cm) com contornos suaves e bem definidos
Tumores de partes moles				
Sarcomas	1-3	Grandes lábios (pode envolver clitóris ou glândula de Bartholin)	2ª-6ª	Massa vulvar assintomática; pode ter desconforto local inespecífico; se de longa data ou em estágios avançados, pode ter prurido, dor, sangramento ou ulceração
Tumores de células germinativas				
Tumor do saco vitelínico	< 1	Grande lábio direito	0-3ª	Massa labial firme e indolor (média 4,2 cm); preferência pelo grande lábio direito, embora possa ocorrer à esquerda
Tumores linfoides e mieloides				
Linfomas	< 1	Grandes ou pequenos lábios	4ª-7ª	Massa de crescimento progressivo; às vezes confinado ao clitóris ou glândula de Bartholin; destruição generalizada de áreas vulvares ou perineais pode ocorrer se não for tratada; primariamente linfoma não Hodgkin
Neoplasias mieloides	< 1	Grandes lábios	1ª-7ª	Massa vulvar de rápido crescimento, firme e indiferenciada; pode ser isolada ou preceder, coincidir com ou representar uma recorrência da leucemia mieloide aguda
Tumores secundários				
Metástases de outra lesão primária	5-8	Grandes lábios	3ª-7ª	Nódulos singulares ou múltiplos, ou massas, de aumento progressivo, no cenário de câncer primário, em outros sítios (p. ex., mama, colo do útero, ovário, endométrio, rim, cólon); pode ter ulceração, dor, inchaço, sangramento ou desconforto

Fonte: adaptada de Tan et al., 2019.[21]

podem estar associadas à SIL em outras partes do trato genital inferior (p. ex., colo do útero, vagina, ânus). A infecção pelo HIV e o tabagismo também são fatores predisponentes comuns.[8]

Conforme mostrado na Tabela 2, a terminologia e as definições para lesões pré-malignas ou precursoras do câncer vulvar foram revisadas e alteradas nas últimas décadas. Atualmente, essas lesões decorrentes da vulva e do ânus são todas incluídas e nomeadas como "lesões intraepiteliais escamosas anogenitais inferiores". Sob essa classificação, três subtipos são distinguidos para a vulva: lesões intraepiteliais escamosas de baixo grau (LSIL), lesões intraepiteliais escamosas de alto grau (HSIL) e variante diferenciada. Essa distinção correlaciona-se com o risco de desenvolver câncer ao longo do tempo.[9]

Até o momento, não há tratamento definitivo para condições como o líquen escleroso. As medidas básicas incluem evitar a exposição a

TABELA 2   Terminologia da neoplasia intraepitelial vulvar (NIV)

ISSVD 1986	ISSVD 2004	LAST (*lower anogenital squamous terminology*) 2012
NIV 1	Condiloma plano ou efeito HPV	LSIL (lesão intraepitelial escamosa de baixo grau)
NIV 2 e NIV 3	NIV, tipo usual: – NIV, tipo verrucoso – NIV, tipo basaloide – NIV, misto	HSIL (lesão intraepitelial escamosa de alto grau)
NIV diferenciado	NIV, tipo diferenciado	NIV diferenciado (NIVd)

ISSVD: International Society for the Study Vulvovaginal Diseases.
Fonte: adaptada de Rogers e Cuello, 2018.[8]

fatores precipitantes (p. ex., trauma por irritantes locais, ambiente úmido oclusivo) e o uso de corticosteroides tópicos potentes e ultrapotentes. As opções alternativas incluem o uso de inibidores tópicos de calcineurina (p. ex., tacrolimus) ou retinoides e terapia fotodinâmica para casos selecionados e/ou casos resistentes à terapia com corticosteroides. A cirurgia é restrita a processos de cicatrização que levam ao comprometimento funcional.

A NIVd representa menos de 5% das lesões pré-neoplásicas da vulva. No entanto, é caracterizada por uma maior taxa de progressão para carcinoma vulvar escamoso, menor intervalo de tempo até a progressão e maior taxa de recorrência do que a HSIL. Raramente está associada à infecção persistente por HPV (menos de 2%). A excisão (com margens de 0,5-1 cm) constitui o tratamento de escolha, para permitir avaliação e exclusão adequadas da invasão oculta.

Existem várias modalidades de tratamento para o manejo da HSIL, mas a excisão simples com margens de 5 mm e profundidade de 4 mm é a mais comum. A excisão tem a vantagem de excluir a invasão histologicamente, mas a falta de preservação da pele vulvar resulta em morbidade psicossexual, principalmente em mulheres mais jovens. Uma opção alternativa para preservar a anatomia é o *laser* de dióxido de carbono, mas isso carece da avaliação da invasão oculta. Uma opção menos destrutiva é o uso de imiquimod 5% para evitar cicatrizes e disfunção sexual, principalmente em lesões menores. Evidências de qualidade moderada mostram que as taxas de resposta com imiquimod e cidofovir, outro tratamento tópico, são semelhantes aos seis meses em comparação com o manejo cirúrgico ou a vaporização a *laser*. Há muito pouca evidência da eficácia do tratamento tópico para HSIL em mulheres imunocomprometidas. Independentemente do tratamento escolhido e do *status* da margem, há risco de recorrência (até 40%). Portanto, recomenda-se um acompanhamento próximo durante pelo menos 2 a 3 anos.[8]

DIAGNÓSTICO

A pedra angular do diagnóstico é o exame físico cuidadoso e a biópsia diagnóstica. Embora a necessidade de obter um histórico completo seja evidente, questionamentos específicos também serão necessários. As mulheres costumam automedicar-se com preparações tópicas sem receita que podem exacerbar os sintomas do câncer vulvar. Os conselhos sobre o cuidado da vulva e a omissão desses medicamentos são parte importante do manejo.

As características clínicas que indicam fortemente o câncer vulvar incluem massa irregular e fungosa, úlcera irregular ou linfonodos aumentados. Essas pacientes devem ser encaminhadas urgentemente para um centro de referência no atendimento ao câncer, sem aguardar o resultado da biópsia.

Todos os diagnósticos devem se basear em uma biópsia representativa do tumor, que precisa incluir a área do epitélio onde há uma transição de tecido normal para anormal. As biópsias diagnósticas devem ter tamanho suficiente (profundidade superior a 1 mm para permitir a diferenciação entre tumores superficialmente invasivos e francamente invasivos) e ser orientadas para permitir uma interpretação patológica de qualidade. As biópsias devem ser encaminhadas a um patologista especializado em patologia ginecológica.

Pode haver exceções a essas regras. Por exemplo, uma mulher idosa com problemas médicos graves e apresentando uma lesão severamente sintomática poderia ser conduzida com uma pequena biópsia por punção sob anestesia local, a qual forneceria informações diagnósticas adequadas para permitir o planejamento da terapia definitiva. Em certas situações em que o diagnóstico clínico é aparente e o paciente muito sintomático, ou seja, sangramento intenso ou dor, pode ser realizada uma cirurgia definitiva da lesão vulvar, mas a biópsia por congelação é recomendada antes de prosseguir com qualquer procedimento radical.[4]

ESTADIAMENTO

O câncer vulvar foi classificado utilizando o sistema de estadiamento TNM e da Federação Internacional de Ginecologia e Obstetrícia (FIGO), levando-se em consideração o tamanho do tumor (T), disseminado para os linfonodos (N) e disseminado para locais distantes (M). A profundidade da invasão é geralmente definida a partir da junção epitelial-estromal da papila dérmica adjacente mais superficial até o ponto mais profundo de invasão do tumor. A doença se dissemina inicialmente para os linfonodos inguinais e femorais, considerados locais regionais. O envolvimento dos linfonodos pélvicos é considerado uma metástase a distância. Como parte da revisão no sistema de estadiamento FIGO, foi recomendado que o número de linfonodos com metástase, mas também o tamanho da metástase e a presença ou ausência de propagação extranodal, sejam especificados pelo patologista.[10]

A Tabela 3 resume o estadiamento proposto pela Federação Internacional de Ginecologia e Obstetrícia, utilizado para nortear o tratamento a ser adotado.

TABELA 3 Estadiamento do carcinoma vulvar (FIGO)

Estadiamento FIGO	Descrição
I	Tumor confinado à vulva
IA	Lesões ≤ 2 cm, confinadas à vulva ou ao períneo e com invasão estromal ≤ 1 mm, sem metástase nodal
IB	Lesões > 2 cm ou com invasão estromal > 1 mm, confinadas à vulva ou ao períneo, linfonodos negativos
II	Tumor de qualquer tamanho com extensão a estruturas perineais adjacentes (terço distal da uretra, terço distal da vagina, ânus), linfonodos negativos
III	Tumor de qualquer tamanho com ou sem extensão a estruturas perineais adjacentes (terço distal da uretra, terço distal da vagina, ânus), com linfonodos inguinofemorais positivos
IIIA	1 metástase linfonodal (≥ 5 mm), ou 1-2 metástases linfonodais (< 5 mm)
IIIB	2 ou mais metástases linfonodais (≥ 5 mm), ou 3 ou mais metástases linfonodais (< 5 mm)
IIIC	Com linfonodos positivos e propagação extranodal
IV	Tumor invade outras estruturas regionais (dois terços proximais da uretra, dois terços proximais da vagina) ou a distância
IVA	Tumor invade qualquer das seguintes estruturas: – Uretra proximal e/ou mucosa vaginal, mucosa vesical, mucosa retal, ou fixo à parede pélvica, ou – Linfonodos inguinofemorais fixos ou ulcerados
IVB	Qualquer metástase a distância, incluindo linfonodos pélvicos

Fonte: adaptada de Pecorelli, 2009.[10]

FATORES PROGNÓSTICOS

O manejo do carcinoma vulvar é amplamente guiado pelo estádio e pelos fatores prognósticos. Embora o fator prognóstico mais importante seja a presença e o número de metástases nos linfonodos inguinais, outros fatores incluem a extensão extranodal, diâmetro do tumor, profundidade da invasão, espessura do tumor e invasão do espaço linfovascular. O *status* da margem, o grau do tumor e a idade do paciente também são de significância considerável na previsão do prognóstico. Os tratamentos oferecidos no carcinoma vulvar também diferem de acordo com esses dados. A idade do paciente merece ênfase particular, uma vez que, de acordo com a literatura recente, verificou-se um aumento da incidência de câncer vulvar em mulheres mais jovens. Essa mudança no padrão de incidência pode ser atribuída parcialmente a um número crescente de infecções por HPV em mulheres mais jovens e sexualmente ativas. Portanto, cirurgias menos mórbidas e menos radicais estão sendo consideradas para esses pacientes jovens. A dissecção completa dos linfonodos inguinofemorais, por exemplo, leva a altas taxas de linfedema (30 a 70%) e deiscência da ferida (20 a 40%).[11]

TRATAMENTO DO CÂNCER VULVAR

Tratamento cirúrgico

O manejo do carcinoma vulvar em estádio inicial é predominantemente cirúrgico. A extensão da cirurgia, a dissecção dos linfonodos e a avaliação da região inguinal, juntamente com as margens, são questões importantes que precisam ser individualizadas na abordagem.

Até a década de 1990, todos os pacientes com câncer vulvar foram submetidos a vulvectomia radical em bloco e linfadenectomia inguinofemoral bilateral por meio de uma incisão em borboleta. O objetivo era remover todos os tecidos possíveis, incluindo a ponte de pele entre a vulva e as regiões inguinais. Esse procedimento foi associado às altas taxas de sobrevida, mas também à morbidade significativa, como má cicatrização de feridas, linfedema e efeitos adversos na imagem corporal e na função sexual.

Em 1962, Byron et al.[12], pela primeira vez, introduziram a cirurgia por meio de três incisões nas regiões inguinais e vulvares separadas no lugar da incisão da borboleta. Isso foi chamado de técnica de tripla incisão e era menos extenso que a técnica mais antiga. Estudos de Ansink e van der Velden e de Heaps et al.[13] confirmaram que essa técnica cirúrgica produziu resultados gerais semelhantes, com morbidade e recorrências na ponte cutânea reduzidas. Porém, apesar da melhor técnica cirúrgica, havia um interesse crescente em cirurgias menos radicais para evitar as morbidades e melhorar a qualidade de vida. Em 1995, Burke et al.[14] e Farias-Eisner et al.[15] estabeleceram que a ampla excisão local (AEL) no lugar da vulvectomia total no câncer vulvar em estágio inicial produzia resultados iguais sem comprometer a segurança oncológica.[1]

Lesões com diâmetro menor que 2 cm e confinadas à vulva, com invasão estromal inferior ou igual a 1 mm (estádio IA da FIGO) e sem invasão do espaço linfático, são gerenciadas pela AEL apenas com uma margem livre de tumor de pelo menos 1 cm. Com estruturas próximas da linha média, como clitóris, uretra ou ânus, margens menos amplas podem ser consideradas.

O *status* da margem também tem sido objeto de controvérsias. Embora vários estudos tenham, no passado, demonstrado que uma distância da margem menor que 8 mm pode causar maior risco de recorrência, estudos mais recentes, como o de Woelber et al., mostram uma importância mínima da margem livre de tumor.[16]

No entanto, prevalece um consenso em relação à dissecção dos linfonodos na região inguinal, que pode ser evitado nos estádios iniciais, pois o risco de metástases linfonodais é insignificante nesse grupo. A dissecção inguinofemoral ipsilateral deve ser incluída se a profundidade da invasão for maior que 1 mm no relatório final da patologia. Quando a profundidade da invasão for maior que 1 mm (estádio IB da FIGO ou mais) ou o diâmetro máximo do tumor for maior que 2 cm, a dissecção dos linfonodos inguinofemorais deve ser obrigatória. Isso ocorre porque o risco de metástase linfonodal aumenta quando a profundidade de invasão ultrapassa 1 mm (7 a 8% para invasão de 1,1 a 3,0 mm, e 26 a 34% para invasão superior a 3 mm).[17]

Em casos mais avançados, a recorrência local na região inguinal acarreta uma mortalidade muito alta. Portanto, a gestão apropriada dessa região é de extrema importância. No caso de linfonodos aumentados, pode-se considerar a linfadenectomia inguinofemoral seguida de radioterapia ou a remoção dos linfonodos seguida de radioterapia. A dissecção bilateral inguinofemoral é recomendada para tumores da linha média e grandes tumores laterais, especialmente aqueles que envolvem os pequenos lábios anteriores. A dissecção bilateral também é indicada se os linfonodos ipsilaterais forem positivos. Quando a imagem mostra linfonodos pélvicos aumentados, recomenda-se a avaliação deles. Para linfonodos clinicamente positivos, sugere-se não proceder à linfadenectomia total, uma vez que a dissecção inguinal com irradiação pós-operatória tem potencial para causar linfedema grave. Nesses casos, sempre que possível, apenas os maiores linfonodos podem ser removidos cirurgicamente antes que o paciente seja submetido à radioterapia pós-operatória.[1]

O PAPEL DO LINFONODO SENTINELA (LS)

Aproximadamente 25 a 30% dos pacientes com carcinoma vulvar apresentam metástases linfonodais no diagnóstico. A taxa de recorrência da região inguinal pode ser reduzida para inferior a 1% pela dissecção completa desta, embora com morbidades significativas.

As últimas recomendações também indicam que aproximadamente 80 a 90% das pacientes

com carcinoma vulvar com invasão menor que 2 mm podem ser poupados das morbidades da dissecção inguinofemoral. O papel da dissecção do LS é provavelmente importante nesse grupo de pacientes. Existem alguns grandes estudos prospectivos que confirmam a alta sensibilidade da dissecção do LS em comparação com a linfadenectomia. Uma metanálise mostrou uma sensibilidade geral de 92% para a identificação de metástases de linfonodos sentinela usando a dissecção completa dos linfonodos inguinofemorais como referência, resultando em um valor preditivo negativo de 97 a 98%. A sensibilidade foi ainda mais aprimorada com o uso de corante azul e Tc-99m, para tamanho de tumor inferior a 4 cm e lesões localizadas a mais de 2 cm da linha média. A sensibilidade foi menor em pacientes com linfonodos inguinais clinicamente palpáveis.

A literatura sugere que as taxas de recorrência para pacientes submetidos à dissecção do LS são comparáveis com as para pacientes com linfadenectomia. O Estudo Internacional Groningen sobre LS em câncer vulvar (GROINSS-V) foi o primeiro grande estudo multicêntrico prospectivo que estudou pacientes com tamanho de tumor vulvar inferior a 4 cm, invasão estromal maior que 1 mm e LS negativos. O estudo comparou pacientes submetidos à biópsia do LS com aqueles submetidos à linfadenectomia superficial. O estudo encontrou uma taxa de recorrência de 2,3% durante um período médio de acompanhamento de 35 meses e uma taxa muito baixa de complicações cirúrgicas no grupo do LS.[18]

Recomenda-se imagem antes da biópsia do LS para descartar linfonodos muito afetados. Quaisquer linfonodos comprometidos têm diminuição da captação de radiotraçador ou corante e, portanto, podem não ser identificados como sentinela. Com base nos dados atuais, as mulheres que tiveram um LS negativo podem ser observadas sem qualquer avaliação adicional. No entanto, deve-se ter cuidado ao realizar dissecções de LS em tumores maiores que 4 cm e localizados na linha média. Além disso, a dissecção bilateral do LS deve ser considerada em lesões localizadas até 2 cm da linha média e em todas as lesões que cruzam a linha média. Se ele não for encontrado, recomenda-se uma dissecção completa, e, se o LS for positivo, recomenda-se a dissecção bilateral. São necessárias informações adicionais sobre o tratamento adequado de LS positivos e, em particular, sobre o gerenciamento de micrometástases.[1]

RADIOTERAPIA NO CÂNCER VULVAR

Em razão da baixa incidência deste câncer, ausência de ensaios clínicos randomizados e baixo nível de evidências, não há indicações e recomendações padrão para as diferentes modalidades de tratamento adjuvante. Com os dados disponíveis, pacientes com câncer vulvar em estádio inicial, sem metástase nodal e prognóstico favorável, geralmente não necessitam de tratamento adjuvante.

Mas o tratamento do câncer vulvar localmente avançado pode exigir modalidades adicionais de tratamento, como radioterapia e quimioterapia adjuvante à cirurgia, para melhorar a taxa de controle local e a sobrevida. Metástases nodais, tumores primários grandes, invasão profunda, invasão linfovascular e margens cirúrgicas exíguas estão associados ao aumento do risco de recorrência. Mas o papel da radioterapia adjuvante nesses pacientes ainda não está claro. Em vários estudos, um benefício substancial foi alcançado com a adição de radioterapia pós-operatória em casos com linfonodos inguinais positivos.[19]

De acordo com as evidências atuais, a radioterapia adjuvante em região inguinal e pelve deve ser recomendada após a linfadenectomia radical quando houver dois ou mais linfonodos afetados ou no caso de uma metástase linfonodal com disseminação extracapsular ou de tamanho grande. Isso pode ser explicado pelo fato de que em 20 a 30% dos pacientes com metástases linfonodais inguinofemorais os linfonodos pélvicos também estão afetados. Nesses pacientes, a irradiação da vulva também pode ser considerada, embora existam poucas evidências. No caso de apenas uma metástase intracapsular, o papel da radioterapia atualmente não é claro e precisa de mais investigação. O papel da quimiorradiação adjuvante também não é tão bem definido em carcinomas vulvares com metástase linfonodal, como em outros carcinomas de células escamosas, por exemplo, carcinoma do colo do útero e canal anal. Isso é provavelmente devido à baixa incidência desta doença.[1]

TRATAMENTO NEOADJUVANTE EM CÂNCER DE VULVA AVANÇADO

O conceito de quimiorradiação neoadjuvante seguida de cirurgia parece promissor e uma opção atraente em carcinomas vulvares avançados. A quimiorradiação pode reduzir o volume do tumor e, portanto, ajudar a obter a ressecabilidade do tumor. Cirurgias radicais e mutilantes, como exenteração anterior ou posterior, também podem ser evitadas após isso. No entanto, nenhum estudo randomizado foi realizado para estudar essa opção. De acordo com uma revisão recente da Cochrane, sugere-se que não há diferença significativa nas taxas gerais de sobrevida ou em eventos adversos relacionados ao tratamento quando a quimiorradiação (primária ou neoadjuvante) foi comparada com a cirurgia primária no carcinoma vulvar localmente avançado, estádios III e IV. Em grupos selecionados pode, ainda, melhorar a operabilidade, favorecendo a preservação de órgãos.[20]

MANEJO DAS RECORRÊNCIAS

A identificação dos fatores prognósticos importantes para as recorrências e a administração de terapia adjuvante apropriada em casos designados, além de um acompanhamento próximo, podem ajudar na prevenção e diagnóstico precoce das recorrências. Foi observado um risco aumentado de recorrência em pacientes com metástases nodais, tumores de grande volume, invasão profunda, invasão linfovascular e margens cirúrgicas exíguas ou comprometidas.

O gerenciamento adequado da recorrência é determinado pela sua localização, qual seja uma recorrência local, inguinofemoral ou a distância. A maioria dos pacientes com recidiva local é submetida a nova excisão cirúrgica e reconstrução com retalho, seguida de radioterapia (nos casos em que não tenha sido administrada anteriormente). Em pacientes com recorrência inguinofemoral, a excisão dos linfonodos envolvidos é seguida por radioterapia. Metástases a distância são tratadas utilizando-se quimioterapia.[1]

CONSIDERAÇÕES FINAIS

As neoplasias vulvares têm aumentado em frequência, especialmente o CEC associado ao HPV em mulheres mais jovens. Muitas delas são inicialmente diagnosticadas erroneamente como condições inflamatórias, atrasando seu diagnóstico e piorando seu prognóstico. É importante estar familiarizado com o câncer de vulva e considerá-lo durante o exame e quando os pacientes apresentam sintomas vulvares inespecíficos. Isso é especialmente importante quando as lesões não respondem ao tratamento conforme o esperado. Os médicos assistentes devem procurar minimizar o atraso na realização do diagnóstico correto, pois o tratamento e a intervenção precoces geralmente levam a um prognóstico mais favorável. A compreensão das características epidemiológicas, clínicas e prognósticas de cada entidade clínica pode facilitar as decisões apropriadas de diagnóstico e tratamento. Esse tratamento é determinado principalmente pelo estádio do tumor no diagnóstico inicial e pelos fatores prognósticos. Em decorrência da baixa incidência da doença, o nível de evidência para as várias modalidades de tratamento é muito escasso. Em cânceres vulvares localmente avançados, o papel da quimioterapia neoadjuvante ou quimiorradiação parece atraente. Também no câncer precoce, é necessário desenvolver protocolos de preservação de órgãos. Portanto, ensaios clínicos prospectivos são ur-

gentemente necessários para melhorar os resultados dessa doença relativamente rara e agressiva. Segue exemplo de algoritmo observado no tratamento do câncer de vulva (Tabela 4).

TABELA 4   Estadiamento do carcinoma vulvar e tratamento (FIGO)

Estádio	Tratamento
IA	Sem invasão angiolinfática, exérese ampla da lesão sem linfadenectomia. Lesões centrais ou com invasão angiolinfática, realizar vulvectomia radical. Radioterapia inguinal pode ser considerada em linfonodos clinicamente negativos: 45 Gy a 50 Gy com frações diárias de 1,8 Gy a 2,0 Gy.
IB	Sem invasão angiolinfática, em lesões não centrais, com invasão estromal < 5 mm, realizar exérese ampla da lesão com linfadenectomia unilateral. Sem invasão angiolinfática, em lesões centrais, com invasão estromal < 5 mm, realizar vulvectomia simples. Lesões centrais ou com invasão angiolinfática, realizar vulvectomia radical. Radioterapia inguinal pode ser considerada em linfonodos clinicamente negativos na dose de 45 Gy a 50 Gy com frações diárias de 1,8 Gy a 2,0 Gy.
II	Vulvectomia radical. Radioterapia adjuvante vulvar se margens exíguas (< 8 mm) ou comprometidas, invasão angiolinfática e invasão estromal maior de 5 mm. Radioterapia inguinal pode ser considerada em linfonodos clinicamente negativos (45 Gy a 50 Gy com frações diárias de 1,8 Gy a 2,0 Gy). Radioterapia exclusiva ou associada à quimioterapia com dose em doença macroscópica de 65 Gy a 70 Gy.
III	Vulvectomia radical. Radioterapia adjuvante (45 Gy a 50 Gy) em vulva, se lesões primárias grandes, margens exíguas, invasão angiolinfática e invasão estromal maior que 5 mm. Radioterapia adjuvante inguinal e pélvica (45 Gy a 50 Gy), se houver dois ou mais linfonodos inguinais comprometidos. Radioterapia neoadjuvante (45 Gy a 50 Gy) +/- quimioterapia neoadjuvante. Radioterapia radical exclusiva com doses de 65 Gy a 70 Gy em doença macroscópica e 45 Gy a 50 Gy em doença subclínica associada à quimioterapia.

(continua)

TABELA 4   Estadiamento do carcinoma vulvar e tratamento (FIGO) *(continuação)*

Estádio	Tratamento
IV	Vulvectomia radical e exenteração pélvica (anterior e/ou posterior). Vulvectomia higiênica. Radioterapia adjuvante (45 Gy a 50 Gy) em vulva, se lesões primárias grandes, margens exíguas, invasão angiolinfática e invasão estromal maior que 5 mm. Radioterapia adjuvante inguinal e pélvica (45 Gy a 50 Gy), se dois ou mais linfonodos inguinais comprometidos. Radioterapia neoadjuvante (45 Gy a 50 Gy) + quimioterapia. Radioterapia exclusiva associada à quimioterapia.

Fonte: adaptada de Febrasgo, 2010.[22]

REFERÊNCIAS BIBLIOGRÁFICAS

1. Mitra S, Sharma MK, Kaur I, Khurana R, Modi KB, Narang R, et al. Vulvar carcinoma: dilemma, debates, and decisions. Cancer Manag Res. 2018;10:61-8.
2. de Martel C, Ferlay J, Franceschi S, et al. Global burden of cancers attributable to infections in 2008: a review and synthetic analysis. Lancet Oncol. 2012;13(6):607-15.
3. Singh N, Negi N, Srivastava K, Agarwal G. A cohort study of vulvar cancer over a period of 10 years and review of literature. Indian J Cancer. 2016;53(3):412-5.
4. Royal College of Obstetricians and Gynaecologists. Guidelines for the Diagnosis and Management of Vulval Carcinoma. Clinical Guideline – British Gynaecological Cancer Society. London: 2014.
5. Serrano B, de Sanjose S, Tous S, et al. Human papillomavirus genotype attribution for HPVs 6, 11, 16, 18, 31, 33, 45, 52 and 58 in female anogenital lesions. Eur J Cancer. 2015;51:1732-41.
6. Hansen BT, Campbell S, Nygard M. Long-term incidence trends of HPV-related cancers, and cases preventable by HPV vaccination: a registry-based study in Norway. Br Med J Open. 2018;8:e019005.
7. Palumbo AR, Fasolino C, Santoro G, et al. Evaluation of symptoms and prevention of cancer in menopause: the value of vulvar exam. Transl Med UniSa. 2016;15:74-9.
8. Rogers LJ, Cuello MA. Cancer of the vulva. Int J Gynecol Obstet. 2018;143(2):4-13.
9. Bornstein J, Bogliatto F, Haefner HK, et al. The 2015 International Society for the Study of Vulvovaginal Disease (ISSVD) terminology of vulvar squamous intraepithelial lesions. Obstet Gynecol. 2016;127:264-8.
10. Pecorelli S. Revised FIGO staging for carcinoma of the cervix, vulva and endometrium. Int J Gynaecol Obstet. 2009;105(2):103-4.
11. Beller U, Quinn MA, Benedet JL, et al. Carcinoma of the vulva. Int J Gynecol Obstet. 2006;95:S7-S27.
12. Byron S, Lamb E, Yonemoto R, Kase S. Radical inguinal node dissection in the treatment of cancer. Surg Gynecol Obstet. 1962;114:401-8.
13. Ansink A, van der Velden J. Surgical interventions for early squamous cell carcinoma of the vulva. Cochrane Database Syst Rev. 2000;2:CD002036.
14. Burke TW, Levenback C, Coleman RL, Morris M, Silva EG, Gershenson DM. Surgical therapy of T1 and T2 vulvar carcinoma: further experience with radical wide excision and selective inguinal lymphadenectomy. Gynecol Oncol. 1995;57(2):215-20.
15. Farias-Eisner R, Cirisano F, Grouse D, et al. Conservative and individualized surgery for early squamous carcinoma of the vulva: the treatment of choice for stage I and II (T1-2 N0-1 M0) disease. Gynecol Oncol. 1994;53(1):55-8.
16. Woelber L, Trillsch F, Kock L, Grimm D, Petersen C, Choschzick M, Jaenicke F, Mahner S. Management of patients with vulvar cancer: a perspective review according to tumour stage. Ther Adv Med Oncol. 2013;5(3):183-92.
17. Imoto S, Inamine M, Kudaka W, et al. Prognostic factors in patients with vulvar cancer treated with primary surgery: a single-center experience. Springerplus. 2016;5:125.
18. Hassanzade M, Attaran M, Treglia G, Yousefi Z, Sadeghi R. Lymphatic mapping and sentinel node biopsy in squamous cell carcinoma of the vulva: systematic review and meta-analysis of the literature. Gynecol Oncol. 2013;130(1):237-45.
19. Viswanathan AN, Pinto AP, Schultz D, Berkowitz R, Crum CP. Relationship of margin status and radiation dose to recurrence in post-operative vulvar carcinoma. Gynecol Oncol. 2013;130(3):545-9.
20. Shylasree TS, Bryant A, Howells RE. Chemoradiation for advanced primary vulval cancer. Cochrane Database Syst Rev. 2011;4:CD003752.
21. Tan A, Bieber AK, Stein JA, Pomeranz MK. Diagnosis and management of vulvar cancer: a review. J Am Acad Dermatol. 2019;81(6):1387-96.
22. Febrasgo – Federação Brasileira das Associações de Ginecologia e Obstetrícia. Câncer de Vulva. Manual de Orientação – Ginecologia Oncológica. Rio de Janeiro: 2010.

CAPÍTULO 53

Câncer de vagina

Walquíria Quida Salles Pereira Primo

INTRODUÇÃO

O carcinoma primário de vagina é um tumor raro. Corresponde a 1 a 2% dos tumores malignos ginecológicos e ocupa o quinto lugar em incidência do trato genital. Globalmente, cerca de 15 mil casos de câncer vaginal são diagnosticados em mulheres todos os anos.[1]

Define-se como tumor primário o tumor que se origina na vagina e não acomete a vulva nem o colo do útero, além de não ter história de câncer cervical por cinco anos, antes do diagnóstico inicial. Cerca de 70 a 80% das pacientes têm mais de 60 anos de idade, com exceção dos tumores associados à exposição ao dietilestilbestrol (DES) intraútero (adenocarcinoma de células claras), que aparecem entre os 17 e os 21 anos de idade.[2]

Em razão da localização anatômica e das extensas interconexões linfáticas, a vagina é propensa a metástases de outros cânceres ginecológicos ou à infiltração de tumores em locais adjacentes. Logo, as lesões metastáticas são duas a três vezes mais frequentes que o carcinoma primário e são provenientes do colo, endométrio, ovário, vulva, reto, uretra, bexiga e do coriocarcinoma.[2]

O carcinoma de células escamosas representa 85% dos casos, seguido pelos adenocarcinomas, sarcomas, como os leiomiossarcomas, os tumores botrioides/rabdomiossarcomas botrioides, que ocorrem no período da infância e da adolescência, os angiossarcomas e o tumor mesodermal misto em pacientes expostas à radioterapia, além dos melanomas.[2,3] A invasão inicial é para a parede vaginal e posteriormente para os tecidos paravaginais e paramétrios. As metástases a distância ocorrem comumente para fígado e pulmões. Os fatores de risco são a exposição ao HPV (papilomavírus humano) de alto risco, sobretudo o HPV 16, e a irradiação prévia. Cerca de 80% dos casos surgem em mulheres previamente tratadas por câncer de colo uterino, e os 20% restantes, após histerectomia por lesões benignas.[4,5,6,7]

DIAGNÓSTICO

A história clínica deve investigar passado de câncer, radioterapia e cirurgia. Os sinais e sintomas do carcinoma vaginal são semelhantes aos do câncer do colo do útero, corrimento vaginal, sangramento após relação sexual ou após a menopausa. A maioria das lesões encontra-se no terço superior, no ápice vaginal e mais comumente na parede posterior, logo, o exame ginecológico deve constar da inspeção direta e cautelosa, rodando o espéculo de maneira delicada a fim de visualizar toda a extensão da parede vaginal, além da realização da colpocitologia, colposcopia e biópsia. O toque vaginal e o retal são importantes para avaliar paracolpos e paramétrios.[2]

Na maioria dos casos o diagnóstico é tardio porque o câncer da vagina é assintomático nos estádios iniciais, acrescido da pouca frequência de consultas ginecológicas.

O estadiamento descreve a extensão da doença e ajuda na definição do tipo de tratamento e avaliação prognóstica. Como o estadiamento do carcinoma vaginal é primariamente clínico e não cirúrgico, deve ser solicitada a cistoscopia, a urografia excretora, a retossigmoidoscopia e radiografia do tórax, com o propósito de avaliar a extensão da doença. A ressonância magnética substitui a cistoscopia, a urografia excretora e a retossigmoidoscopia. A tomografia computadorizada por emissão de pósitrons (PET-TC) é mais sensível para detectar tumor vaginal primário e linfonodos inguinais e pélvicos.[2,8,9]

ESTADIAMENTO CLÍNICO (FIGO-2009)

- Estádio 0: carcinoma *in situ* – NIVA.
- Estádio I: tumor confinado à parede vaginal.
- Estádio II: o tumor invade o tecido subvaginal, mas não se estende à parede pélvica.
- Estádio III: o tumor se estende à parede pélvica ou está localizado nos dois terços superiores da vagina com metástase para os linfonodos pélvicos ou está localizado no terço inferior da vagina com metástase unilateral para os linfonodos inguinais.
- Estádio IV: o carcinoma se estende além da pelve verdadeira ou comprometendo a mucosa vesical ou retal.
- Estádio IVa: o tumor invade a uretra superior, a mucosa da bexiga, a mucosa do reto, osso pélvico e/ou linfonodos regionais bilaterais; comprometimento dos órgãos adjacentes.
- Estádio IVb: qualquer metástase a distância.

TRATAMENTO

A escolha do tratamento deve ser baseada no estadiamento, na localização do tumor, no tamanho e no tipo histológico, além das condições clínicas da paciente, podendo ser cirúrgico, quimioterápico, radioterápico ou a associação de tratamentos.

Muitos estudos mostraram sobrevida melhor e diminuição de recorrência em pacientes com lesão na metade proximal em relação às lesões em metade distal. Chyle et al. (1996) notaram que lesões menores que 5 cm têm 20% de recorrência local em dez anos quando comparadas com lesões maiores de 5 cm, 40%.[10] Estudos mostram que o tipo histológico de adenocarcinoma tem aumento de recorrência, maior incidência de metástases e menor sobrevida em dez anos quando comparado ao carcinoma escamoso de vagina.[10,11] Conforme o estudo de Kucera et al. (2001) ao analisar 190 pacientes com câncer de vagina, em todos os estádios, todas foram tratadas apenas com radioterapia, com sobrevida em cinco anos de 41%.[12] Outro estudo, com 41 pacientes, também em todos os estádios, mostrou sobrevida estimada em cinco anos de 40,6%.[13] Os resultados clínicos foram fortemente influenciados pelo estágio do tumor, conforme revisão sistemática de treze estudos sobre tratamento do câncer de vagina.[14]

Em relação ao tratamento cirúrgico, a localização do tumor é de fundamental importância. Optando por indicação cirúrgica, as pacientes devem ser selecionadas dando preferência àquelas que apresentam estádios I e II com lesões no terço superior, posterior ou lateral, além do fato de a cirurgia promover um controle local da doença e cura.[15] Nos tumores pequenos do terço superior da vagina, a cirurgia indicada é Wertheim-Meigs com colpectomia parcial. No terço inferior indica-se vulvectomia radical e colpectomia com linfadenectomia inguinofemoral. No terço médio ou lesões extensas que atinjam outro terço, a melhor opção terapêutica é a radioterapia exclusiva, pois a cirurgia combinada apresenta morbidade elevada.[2]

A associação de cisplatina e radioterapia para o tratamento do câncer primário de vagina mostrou sobrevida em cinco anos de 66% considerando todos os estádios, sendo o estudo realizado com seis pacientes EC II (50%), quatro (33%) EC III e duas (17%) EC IVA.[16]

Tratamento de acordo com o estadiamento:

- Estádio I – cirurgia: tumor localizado nos terços superior e inferior. Quando localizado no terço médio, está indicada radioterapia.
- Estádios II a IV – quimiorradioterapia concomitantes.

Exanteração pélvica é um tratamento aceitável em termos de sobrevida na doença avançada ou na recorrência, mas deve ser considerada a morbidade desse procedimento. Há relatos de 75% de complicações pós-operatórias imediatas e 85% de complicações tardias, com uma sobrevida global em cinco anos de 40%.[17] O seguimento após o tratamento, no primeiro ano, deve ser de quatro em quatro meses, a seguir de seis em seis meses, com avaliação clínica e exame ginecológico. No primeiro controle após o tratamento e anualmente, realizar radiografia de tórax, ultrassonografia pélvica e abdominal ou outros exames de imagens que estiverem disponíveis, como tomografia computadorizada, ressonância magnética ou PET-TC.

CONSIDERAÇÕES FINAIS

O principal determinante do prognóstico no câncer de vagina é o estágio da doença no momento do diagnóstico. Fatores adicionais que influenciam o prognóstico no subtipo escamoso são o tamanho do tumor (> 4 cm), sua localização no terço superior da vagina e o estado do HPV. Outros aspectos, como a idade, as funções reprodutivas e sexuais e as condições clínicas, podem influenciar a escolha dos tratamentos específicos e consequentemente afetar a sobrevida.[8,18]

REFERÊNCIAS BIBLIOGRÁFICAS

1. De Martel C, Plummer M, Vignat J, Franceschi S. Worldwide burden of cancer attributable to HPV by site, country and HPV type. Int J Cancer 2017 Aug 15; 141(4):664-70.
2. Disaia PPJ, Creasman WTT. Clinical gynecology. 9.ed. Missouri: Mosby, 2018. p.631.
3. Sanjosé S, Bruni L, Alemany L. HPV in genital cancers (at the exception of cervical cancer) and anal cancers. Presse Med 2014; 43(12Pt2):e 423-8.
4. Brinton LA, Nasca PC, Mallin K, Schairer C, Rosenthal J, Rothenberg R et al. Case control study of in situ and invasive carcinoma of the vagina. Gynecol Oncol 1990; 38(1):49-54.
5. Dittmer C, Katalinic A, Mundhenke C, Thill M, Fischer D. Epidemiology of vulvar and vaginal cancer in Germany. Arch Gynecol Obstet 2011; 248(1):168-74.
6. Sand FL, Munk C, Jensen SM et al. Long-term risk for noncervical anogenital cancer in women with previously diagnosed high-grade cervical intraepithelial neoplasia: a Danish nationwide cohort study. Cancer Epidemiol Biomarkers Prev 2016 Jul; 25(7):1090-7.
7. Bertoli HK, Thomsen LT, Iftner T, Kjaer SK. Risk of vulvar, vaginal and anal high-grade intraepithelial neoplasia and cancer according to cervical human papillomavirus (HPV) status: a population-based prospective cohort study. Gynecol Oncol 2020 May; 157(2):456-62.
8. Berek JS, Hacher NE. Gynecologic oncology. 6.ed. Plyladelphia: Wolters Kluwer, 2015. p.608-24.
9. American Cancer Society. Vaginal cancer stages. Disponível em: https://www.cancer.org/cancer/vaginal-cancer/detection-diagnosis-staging/staging.html; acessado em: 10 de maio de 2010.
10. Chyle V, Zagars GK, Wheeler JA et al. Definitive radhioterapy for carcinoma of the vagina. Int J Radiat Oncol Biol Phys 1996; 35:891-905.
11. Hellman K, Lundell M et al. Clinical and histolopathologic factores realated to prognosis in primary squamous cell carcinoma of the vagina. Int J Gyn Cancer 2006; 16;1201-11.
12. Kucera H, Mock U, Knocke TH, Kucera E, Potter R. Radiotherapy alone for invasive vaginal cancer: outcome with intracavitary high dose rate brachytherapy versus conventional low dose rate brachytherapy. Acta Obstet Gynecol Scand 2001; 80(4):355-60.
13. Hegemann S, Schafer U, Lelle R, Willich N, Micke O. Long-term results of radiotherapy in primary carcinoma of the vagina. Strahlenther Onkol 2009; 185(3):184-9.

14. Guerri S, Perrone AM, Buwenge M et al. Definitive radiotherapy in invasive vaginal carcinoma: a systematic review. Oncologist 2019 Jan; 24(1):132-41.

15. Vandana JMS, Rupinder S et al. Role of radical surgery in early stages of vaginal cancer: our experience. Int J Gyn Cancer 2016; 26(6):1176-81.

16. Samant R, Lau BEC, Le T, Tam T. Primary vaginal cancer treated with concurrent chemoradiation using cisplatinum. Int J Radiat Oncol Biol Phys 2007; 69(3):746-50.

17. Roos EJ, Van Eijekeren, MA. Pelvic exenteration as treatment of recurrent or advanced gynecologic and urologic cancer. Int J Gyn Cancer 2005; 15(4);624-9.

18. Adams TS, Cuello MA. Cancer of the vagina. Int J Gynecol Obstet 2018; 143(Suppl 2):14-21.

CAPÍTULO 54

Câncer do colo do útero

Etelvino de Souza Trindade

INTRODUÇÃO

O câncer mais frequente do colo do útero tem origem no epitélio de revestimento; inicia comprometendo o estroma subjacente e pode invadir estruturas e órgãos contíguos ou a distância. Na dependência do epitélio que o origina ocorrem o carcinoma epidermoide ou escamoso, mais incidente, provindo do epitélio de revestimento externo; e o adenocarcinoma, mais raro e que acomete o epitélio glandular, do canal endocervical. Além desses tipos histológicos, existem outras neoplasias malignas raras.

A doença geralmente se desenvolve lentamente, sendo assintomática por muito tempo.

Esse câncer tem agente causal conhecido e prevenção eficaz, porém ainda é um problema grave de saúde pública no mundo e no Brasil; há aproximadamente 570 mil casos novos por ano no mundo (3,2% de todos os cânceres), e é o quarto tipo de câncer mais comum entre as mulheres. Também é a quarta causa mais frequente de morte feminina por neoplasia maligna, com 311 mil óbitos por ano.[1]

No Brasil, o risco estimado para o ano de 2020 é de 12,6 casos por 100 mil mulheres, ou seja, são esperados 16.590 casos novos. Isso faz desse câncer a terceira incidência primária e de mortalidade por câncer em mulheres no país, sem considerar os tumores de pele não melanoma.[2]

Em se considerando a distribuição geográfica, o câncer do colo do útero é o segundo mais incidente nas regiões Norte (21,20/100 mil), Nordeste (17,62/100 mil) e Centro-Oeste (15,92/100 mil); na região Sul ocupa a quarta posição (17,48/100 mil), e, na região Sudeste, a quinta colocação (12,01/100 mil).[2]

Em 2017, ocorreram 6.385 óbitos por essa neoplasia, representando uma taxa ajustada de mortalidade de 5,14/100 mil mulheres.[2]

A idade média de ocorrência do câncer do colo do útero nos EUA é 47 anos, sendo a distribuição de casos bimodal, com picos entre 39 a 49 anos e 60 a 64 anos de idade. A explicação é a mudança de comportamento sexual da população, associada à longevidade com vida saudável.

Na Tabela 1 estão listados os fatores de risco para o câncer do colo do útero. O papilomavírus humano (HPV) é comprovado ser o agente causador em 99% dos casos. Antes dessa descoberta foram aventadas outras infecções de risco, como o herpes simples humano e a *Chlamydia trachomatis*. Atualmente são consideradas cofatores.[3]

TABELA 1   Fatores de risco para o câncer do colo do útero

Baixo nível socioeconômico
Cor
Idade da primeira relação sexual (menor que 16 anos)
Infecção pelo papilomavírus humano (HPV)
Imunossupressão crônica
Multiparidade
Multiplicidade de parceiros sexuais
Não realização de rastreamento
Tabagismo
Uso prolongado de contraceptivos hormonais

Atualmente muitos dos fatores de risco, ainda referidos, não são considerados tão graves. Mas o tabagismo continua sendo importante. Também existe risco para o tabagista passivo, quando há exposição por três horas ou mais, por dia.[4]

O uso de contraceptivo hormonal oral durante cinco anos ou mais, comparado com o não uso, tem risco relativo (RR) de 1,90, conforme reanálise colaborativa de 24 trabalhos.[5] O risco diminui quando da interrupção e, após dez anos, se torna o mesmo da população em geral.[5]

Caso a mulher nunca tenha realizado rastreamento do câncer do colo uterino, o fato se torna um fator de risco importante, observado em cerca da metade dos casos da doença.[6]

ETIOPATOGENIA E PATOLOGIA

O fato de o câncer do colo do útero ter agente causal conhecido não significa que a presença do HPV seja determinante para a doença; há outros fatores que contribuem, retardam ou mesmo impedem a carcinogênese. Por isso, o entendimento deve ser de que o HPV é o agente causal necessário, mas não determinante na gênese do câncer. A infecção genital por esse vírus é muito frequente e não promove o desenvolvimento do câncer no hospedeiro na maioria das vezes.

A International Agency for Research on Cancer (IARC) e a Organização Mundial da Saúde (OMS) revisaram a classificação dos tumores do colo do útero e a atualizaram recentemente – Classificação da OMS/IARC 2020. Por ser extensa e fugir ao escopo desta exposição,

aos interessados está disponível online: *Sunassee A. Cervix carcinoma. WHO classification of cervical tumors. Topic completed: 1 June 2016. Revised: 20 February 2020. PubMed Search: WHO classification of cervical tumors.*

Os tumores malignos não epiteliais são muito raros.

PROPAGAÇÃO/DISSEMINAÇÃO

Após a neoplasia ultrapassar a membrana basal do epitélio, inicia-se a disseminação, com três possibilidades: i) invasão direta do estroma do colo ou do corpo do útero, da vagina e dos paramétrios; ii) metástases por via linfática; e iii) metástases disseminadas por via sanguínea.[2] A propagação por continuidade e contiguidade faz o comprometimento locorregional do câncer, quando aparentemente não há existência de doença a distância. Nesse momento, o tumor estará deformando o colo do útero, constatado ao exame especular, com aspectos exofítico, polipoide ou endofítico. Quando o tumor se desenvolve dentro do canal cervical, pode apresentar o aspecto de colo em barril, circunstância grave, tanto para o diagnóstico como para o tratamento. Essa apresentação é mais comum no adenocarcinoma.

Ao mesmo tempo que o tumor cresce no colo do útero, pode estar comprometendo os tecidos próximos, sendo mais frequentes os paramétrios e a porção superior da vagina. Os paramétrios são invadidos tanto por continuidade como pelo comprometimento dos linfonodos aí existentes, podendo ocorrer ainda por êmbolos tumorais. A circunstância pode ser observada no exame físico, quando se palpam nodularidades ou retrações nos paramétrios. Quando ocorre, pode ser causa de obstrução ureteral. O crescimento tumoral em direção às paredes vaginais, anterior e posterior, implica a possibilidade de haver o comprometimento da parede da bexiga e do reto.

A disseminação para além do útero ocorre principalmente por via linfática, atingindo os linfonodos pélvicos. Os linfonodos, situados acima deles, podem ser comprometidos, mas é mais comum que o sejam depois do acometimento dos linfonodos pélvicos.[6]

As rotas da disseminação estão resumidas na Tabela 2.

TABELA 2   Principais rotas de disseminação do câncer do colo do útero

1. Dentro da mucosa vaginal, estendendo-se microscopicamente para baixo, além da doença visível ou palpável.
2. Dentro do endométrio ou do segmento uterino inferior; mais comuns quando há lesões originando-se na endocérvice.
3. Dentro dos linfáticos paracervicais e deles para os linfonodos pélvicos: obturadores, hipogástricos e ilíacos externos.
4. Extensão direta dentro dos tecidos adjacentes ou paramétrios, podendo atingir a fáscia obturadora e a parede da pelve verdadeira. A extensão da doença para a bexiga ou reto pode existir com ou sem a ocorrência de fístula (vesicovaginal e/ou retovaginal).

Fonte: modificada de Di Saia et al., 2017.[7]

A prevalência do acometimento de linfonodos está relacionada com o estágio da doença: 15 a 20% no estágio I, 25 a 40% no estágio II e, no estágio III, pelo menos 50%.[7]

Em estudo do Gynecologic Oncology Group (GOG) com 545 pacientes com câncer do colo do útero, estagiadas cirurgicamente, foram encontrados 18,2% de casos com envolvimento dos linfonodos periaórticos no estádio IIa e acima de 33% quando o estádio foi o IVa.[8]

O tamanho do tumor também tem correlação com o comprometimento linfonodal, conforme mostrado na Tabela 3.

TABELA 3   Tamanho da lesão cervical e metástase linfonodal no estádio Ib do câncer do colo do útero

Tamanho (cm)	Pacientes (N)	Pacientes com metástases (N)	%	
≤ 1	22	4	18,1	} 22,1
2 a 3	72	16	22,1	
4 a 5	45	16	35,1	} 35,2
≥ 6	6	3	50	

Fonte: Di Saia et al., 2017.[7]

ADENOCARCINOMA

O adenocarcinoma do colo do útero ocorre com taxas entre 20 e 25%. Os registros do Surveillance, Epidemiology, and End Results Program (SEER) têm demonstrado o fato, a despeito do declínio da incidência de câncer de colo do útero.[9]

Na verdade, existe uma dificuldade na consolidação das taxas, por controvérsias entre os patologistas, o que aponta para a ineficiência do rastreamento convencional para esse tumor.

Ele provém do epitélio mucoso endocervical, cujas células são produtoras de muco. Por isso, pode desenvolver-se por período prolongado sem ser diagnosticado clinicamente. Em sendo o crescimento dentro do canal cervical, torna-se a maior causa do câncer em forma de barril. A disseminação ocorre da mesma forma que o tumor escamoso. As recidivas são mais frequentes, e o adenocarcinoma é considerado mais resistente à radioterapia, porém cabe uma explicação para a observação, em vista de ser diagnosticado tardiamente e de estar com maior volume no momento do tratamento, principalmente quando tem desenvolvimento endofítico e vem a tomar a forma de barril.

O adenocarcinoma, na realidade, abrange um grupo heterogêneo de neoplasias com padrões histológicos diferentes, e a classificação histológica é baseada no tipo celular dominante. Em frequência, o tipo usual, também referido como tipo mucinoso, é o mais comum, seguindo o tipo endometrioide.[6]

DIAGNÓSTICO

O câncer do colo do útero inicia sem sintomas. Por isso a importância do rastreamento, que propicia a possibilidade de cura quando se diagnostica a doença mínima. Alguns cânceres do colo do útero crescem rapidamente, enquanto outros são mais lentos, identicamente ao que ocorre com as outras neoplasias malignas. Mas, mesmo naqueles que se desenvolvem lentamente, haverá um momento em que se tornarão incuráveis. Ocorre também o inverso: os que avançam rapidamente, se diagnosticados em momento oportuno, serão curáveis.

Sintomas

A mulher com sintomas de câncer do colo do útero tem idade entre 45 e 55 anos. Provavelmente a primeira observação seja a descarga vaginal discreta aquosa, tinta por sangue, não bem caracterizada. Classicamente, os sintomas são intermitentes, com sangramento ou somente sinal sanguíneo (*spot*) sem dor, que ocorre após o coito ou o uso de ducha vaginal. Com o tempo os episódios se tornam mais intensos e mais frequentes. A paciente também pode reclamar que sua menstruação está mais abundante, com tendência a ser contínua. Os sintomas mais tardios geralmente são associados à doença mais avançada. Algumas pacientes se queixam de dor referida ao flanco ou aos membros inferiores, o que pode significar o comprometimento periureteral ou da parede pélvica, e dos tecidos situados na rota do nervo ciático. Disúria e hematúria apontam para a invasão da bexiga; sangramento retal ou obstipação podem significar o comprometimento do reto.

As metástases a distância e o edema de uma ou de ambas as extremidades inferiores são o resultado do bloqueio venoso e linfático, quando há doença primária extensa, até a parede pélvica, ou se trata de manifestação da recidiva. Hemorragia massiva e aparecimento de uremia podem ocorrer, e também pode ser a apresentação inicial de sintomas.[7]

O corrimento malcheiroso se deve à proliferação de germes anaeróbios vaginais nos tecidos necróticos, frequentemente encontrado nos tumores de maior volume.

Os casos iniciais, na maioria das vezes assintomáticos, muitas vezes requerem a colposcopia para o diagnóstico.

Exame físico

Ao espéculo o colo poderá estar aumentado de volume, ou há o tumor que sangra ou não, às vezes ulcerado. O toque vaginal pode demonstrar o aumento volumétrico do colo e também o aumento de sua consistência. A presença de nódulos no paramétrio, mais bem percebida pelo toque retal, indica comprometimento parametrial.

O exame físico é fundamental: auxilia no diagnóstico, é indispensável para o estadiamento clínico e embasa a programação terapêutica. No toque vaginal, procura-se avaliar as características e o volume do tumor, sua extensão para a vagina (fórnices e paredes vaginais), além de aferir a mobilidade do colo e do corpo uterino. O toque retal é indicado para a avaliação dos paramétrios, passo extremamente importante, que define o estadiamento clínico e, em consequência, o tratamento que será instituído.

O colo com lesão exofítica é o encontro mais comum. Usualmente o tumor está na ectocérvice e frequentemente cresce, formando uma grande massa polipoide e friável que pode sangrar profusamente. Algumas vezes essa massa pode provir do canal endocervical, distendendo e dando ao colo a forma de barril. Outra aparência do colo decorre da infiltração tumoral, sem úlcera ou massa exofítica, caracterizada pela consistência pétrea. Uma terceira aparência é a úlcera, quando o tumor promove a erosão do tecido, que termina substituindo o colo junto com a cúpula da vagina por uma grande úlcera; associa-se com infecção e descarga seropurulenta.

Na Tabela 4 está resumida a avaliação clínica da paciente com câncer do colo do útero.

Quando o colo é tumoral, a biópsia costuma ser suficiente para o diagnóstico. Nos casos iniciais a aparência do colo pode ser normal, e às vezes se necessita da colposcopia para a realiza-

TABELA 4   Avaliação clínica de pacientes com câncer do colo do útero

História clínica	Revisão dos sistemas	Exame físico geral
Fatores de risco	Descarga ou sangramento vaginal anormal	Linfadenopatia periférica
Citologia prévia anormal e tratamento(s)	Dor: pélvica, nos flancos, ciática, óssea Hematúria/sangramento retal Perda de peso/anorexia	

Avaliação	Exames que confirmam	Procedimentos específicos indicados
Câncer invasor	Biópsia do colo/conização do colo Curetagem endocervical	Diagnóstico histológico exigido
Tamanho do tumor	–	–
Envolvimento dos tecidos e/ou órgãos adjacentes: vagina, paramétrios	Exame pélvico sob anestesia	RM (melhor que TC)
Anemia	Hemograma completo	–
Falência renal	Bioquímica sanguínea	–
Hematúria	Exame sumário de urina	–
Envolvimento da bexiga	Cistoscopia (biópsia) e citologia urinária	TC/RM da pelve
Infiltração retal	Proctoscopia (biópsia)	TC/RM/enema baritado da pelve
Hidronefrose	Pielografia intravenosa	US/TC do abdome
Metástase pulmonar	RX de tórax	TC/PET-scan/RM
Envolvimento de linfonodos pélvicos	–	Linfoangiografia/TC/RM/PET-scan

RM: ressonância magnética; TC: tomografia computadorizada; US: ultrassonografia; PET-scan: tomografia de emissão de pósitrons; RX: raio X.
Fonte: modificada de Di Saia et al., 2017.[7]

ção da biópsia dirigida e a avaliação do canal cervical. Caso essas alternativas não consigam estabelecer o diagnóstico conclusivo, a conização poderá ser necessária. Isso é mais frequente nos casos de adenocarcinoma.

ESTADIAMENTO

O estadiamento tem a finalidade de avaliar a extensão da doença; é realizado antes do tratamento e determina o planejamento terapêutico.

Para fins de manter a coerência das informações e por haver muitos serviços que tratam o câncer do colo do útero com carência de recursos, a Federação Internacional de Ginecologia e Obstetrícia (FIGO) estabelece os exames que são usados para a realização do estadiamento, além

da avaliação clínica e do exame físico geral e ginecológico, que inclui a retossigmoidoscopia e a cistoscopia na suspeita de invasão do intestino terminal e/ou da bexiga, e também são autorizadas a pielografia intravenosa e a urografia excretora em suspeita de comprometimento tumoral em tecidos adjacentes ao ureter, com comprometimento de sua função excretora.

Para determinar o estágio do câncer, procura-se responder às questões: i) quão desenvolvido está o tumor; ii) se a neoplasia invadiu tecidos/órgãos próximos; iii) se o câncer se disseminou para linfonodos ou órgãos a distância.[10]

O uso de exames como ressonância magnética (RM), tomografia computadorizada (TC), tomografia por emissão de pósitrons (PET-scan), ultrassonografia (US), bem como técnicas invasivas (laparoscopia e punção aspirativa com agulha fina – PAAF – de linfonodos suspeitos de conterem metástases, assistida por imagem), é muito útil para o planejamento terapêutico. Porém, não é aplicado para definir o estágio do câncer, por não estarem disponíveis em muitos centros de tratamento. No caso de serem utilizados, devem ser informados no estadiamento tumor/linfonodo/metástase (TNM).

A RM, quando disponível, é o exame de escolha na avaliação do planejamento terapêutico, por ser mais fidedigna em relação ao comprometimento locorregional do tumor quanto ao volume e extensão para vagina e/ou corpo do útero, e por ter o melhor valor preditivo negativo (VPN), quando se procura por invasão da bexiga e do reto, o que pode dispensar exames invasivos como a cistoscopia e a retossigmoidoscopia. Além disso, diagnostica o envolvimento parametrial e a extensão para a parede pélvica. Outra vantagem desse exame é permitir saber o epicentro do tumor, de grande importância quando se origina do canal endocervical.

Dois estadiamentos estão disponíveis: o sistema FIGO, que usa critérios clínicos para determinar a extensão da doença, e o sistema do American Joint Committee on Cancer (AJCC), que considera não só os dados clínicos, mas também os radiológicos e histopatológicos, do tumor: linfonodos e metástases. O sistema FIGO é o mais utilizado. A Tabela 5 mostra os dois sistemas. O estadiamento FIGO é a última revisão, de 2017, aprovada em 2018 no Rio de Janeiro, e o sistema AJCC é a oitava edição, revisada em 2019.

TABELA 5 Estadiamento do câncer do colo do útero – TNM/AJCC e FIGO

TNM	FIGO	Descrição
TX	–	Tumor primário não identificado.
T0	–	Nenhuma evidência de tumor primário.
Tis	–	Carcinoma pré-invasor.
T1	I	O tumor está restrito ao colo do útero (a extensão para o corpo do útero não é considerada).

(continua)

TABELA 5 Estadiamento do câncer do colo do útero – TNM/AJCC e FIGO (*continuação*)

TNM	FIGO	Descrição
T1a	Ia	Carcinoma invasor que pode ser diagnosticado somente por microscopia com profundidade da invasão menor que 5 mm.*
T1a1	Ia1	A invasão do estroma, em profundidade, é menor que 3 mm.
T1a2	Ia2	A invasão do estoma, em profundidade, é igual ou maior que 3 mm e menor que 5 mm.
T1b	Ib	Carcinoma invasor com profundidade de invasão estromal igual ou maior que 5 mm (maior que o estádio Ia); a lesão está limitada ao colo do útero.**
	Ib1	Carcinoma invasor com profundidade de invasão estromal igual ou maior que 5 mm e menor que 2 cm no maior diâmetro.
T1b	Ib2	Carcinoma invasor igual ou maior que 2 cm e menor que 4 cm no maior diâmetro.
T1b2	Ib3	Carcinoma invasor igual ou maior que 4 cm no maior diâmetro.
T2	II	Carcinoma invasor que invade tecidos além do útero, mas não atingiu o terço inferior da vagina ou a parede pélvica.
T2a	IIa	Envolvimento está limitado aos dois terços superiores da vagina sem comprometimento parametrial.
T2a1	IIa1	Carcinoma invasor menor que 4 cm no maior diâmetro.
T2a2	IIa2	Carcinoma invasor igual ou maior que 4 cm no maior diâmetro.
T2b	IIb	Envolvimento parametrial, mas não atinge a parede pélvica.
T3	III	Carcinoma envolve o terço inferior da vagina e/ou estende-se para a parede pélvica e/ou causa hidronefrose e/ou rim não funcionante e/ou envolve a parede pélvica e/ou compromete os linfonodos paraórticos.***
T3a	IIIa	Carcinoma envolve o terço inferior da vagina, sem haver extensão para a parede pélvica.
T3b	IIIb	Extensão para a parede pélvica e/ou hidronefrose ou rim não funcionante (a não ser que seja devido a outra causa conhecida).

(continua)

TABELA 5 Estadiamento do câncer do colo do útero – TNM/AJCC e FIGO (*continuação*)

TNM	FIGO	Descrição
N	IIIc	Envolvimento de linfonodos pélvicos e/ou paraórticos, independentemente do tamanho do tumor e de sua extensão (com ou sem as anotações "r" e "p").***
	IIIc1	Metástases somente em linfonodos pélvicos.
	IIIc2	Metástases para linfonodos paraórticos.
T4	IV	O carcinoma estendeu-se além da pelve verdadeira ou invadiu (comprovado com histopatologia de biópsia) a mucosa da bexiga ou do reto. O edema bolhoso da bexiga (como observação única) não permite que o caso seja colocado no estágio IV.
	IVa	Extensão do crescimento tumoral aos órgãos adjacentes.
M1	IVb	Disseminação para órgãos distantes.
NX		Linfonodos regionais não podem ser determinados.
N0		Nenhuma metástase em linfonodos regionais.
N1		Metástase em linfonodo regional.
M0		Nenhuma metástase a distância.
M1		Metástases a distância (incluindo peritoneal); envolvimento de linfonodos supraclaviculares, mediastinais ou paraórticos, pulmão, fígado ou osso.

* Quando disponíveis, podem ser utilizados dados fornecidos por imagem e patologia para suplementar os encontros clínicos a respeito do tamanho e extensão do tumor, em todos os estágios.
** O envolvimento dos espaços vasculares e linfáticos não muda o estágio. A extensão lateral da lesão não é mais considerada.
*** Adicionar as notações: "r" (imagem) e "p" (patologia) para indicar que são usados para colocar o caso no estágio IIIc. Por exemplo, se a imagem indica metástase de linfonodo pélvico, a informação do estágio deve ser IIIcr, e, se confirmada pelo estudo patológico, o estágio a ser anotado é IIIcp. O tipo do método de imagem ou a técnica patológica usada devem ser documentados. Quando houver dúvida, o estágio a ser designado deve ser o menor.
Fonte: UICC. TNM Classification of the Malignant Tumors;[11] FIGO Staging Committee Report.[12]

O estadiamento FIGO é o mais usado pelos médicos que tratam câncer ginecológico, sendo aplicado para quaisquer tipos histológicos. Após realizado o estadiamento, não será mais alterado, mesmo sendo encontrados outros comprometimentos que indiquem o equívoco inicial. Se houver dúvida durante o estadiamento, deve-se colocar no estágio menor.

Além do estadiamento clínico, quando o tratamento é cirúrgico pode-se classificar o tumor pelo estadiamento patológico ou cirúrgico, que tem como base os exames realizados anteriormente, e se acrescem a observação cirúrgica e os relatórios patológicos das peças operatórias retiradas. Em consequência, às vezes, as duas avaliações não são idênticas e o estágio patológico fica maior que o clínico. Em caso de alteração, o novo estágio terá utilidade para o prognóstico.

TRATAMENTO

Após diagnosticar e estadiar, faz-se o planejamento terapêutico. A Figura 1 mostra as condutas a serem seguidas em cada caso.

A radioterapia pode ser usada no tratamento do câncer em todos os estágios, e a cirurgia é limitada aos estádios I a IIa. De modo geral, as pacientes mais jovens se beneficiam da cirurgia, que permite a preservação dos ovários, e a radioterapia pode ocasionar problemas para a bexiga e o intestino,[13] muitas vezes de difícil resolução por serem resultado da fibrose e da diminuição da irrigação sanguínea. Lesões de órgãos em cirurgia usualmente podem ser corrigidas imediatamente sem complicações.

A disfunção sexual pode ocorrer após cirurgia e também após radioterapia. Quando após radioterapia, a tendência é ocorrer incapacidade funcional devido ao encurtamento, fibrose e atrofia. A cirurgia deixa um encurtamento vaginal que se adequará, em se mantendo a atividade sexual, além da possibilidade de o tecido vaginal, que não sofreu dano pela irradiação, responder à terapêutica com hormônios sexuais.

Pacientes que têm tumor grande, com o maior diâmetro, acima de 4 cm, são mais bem

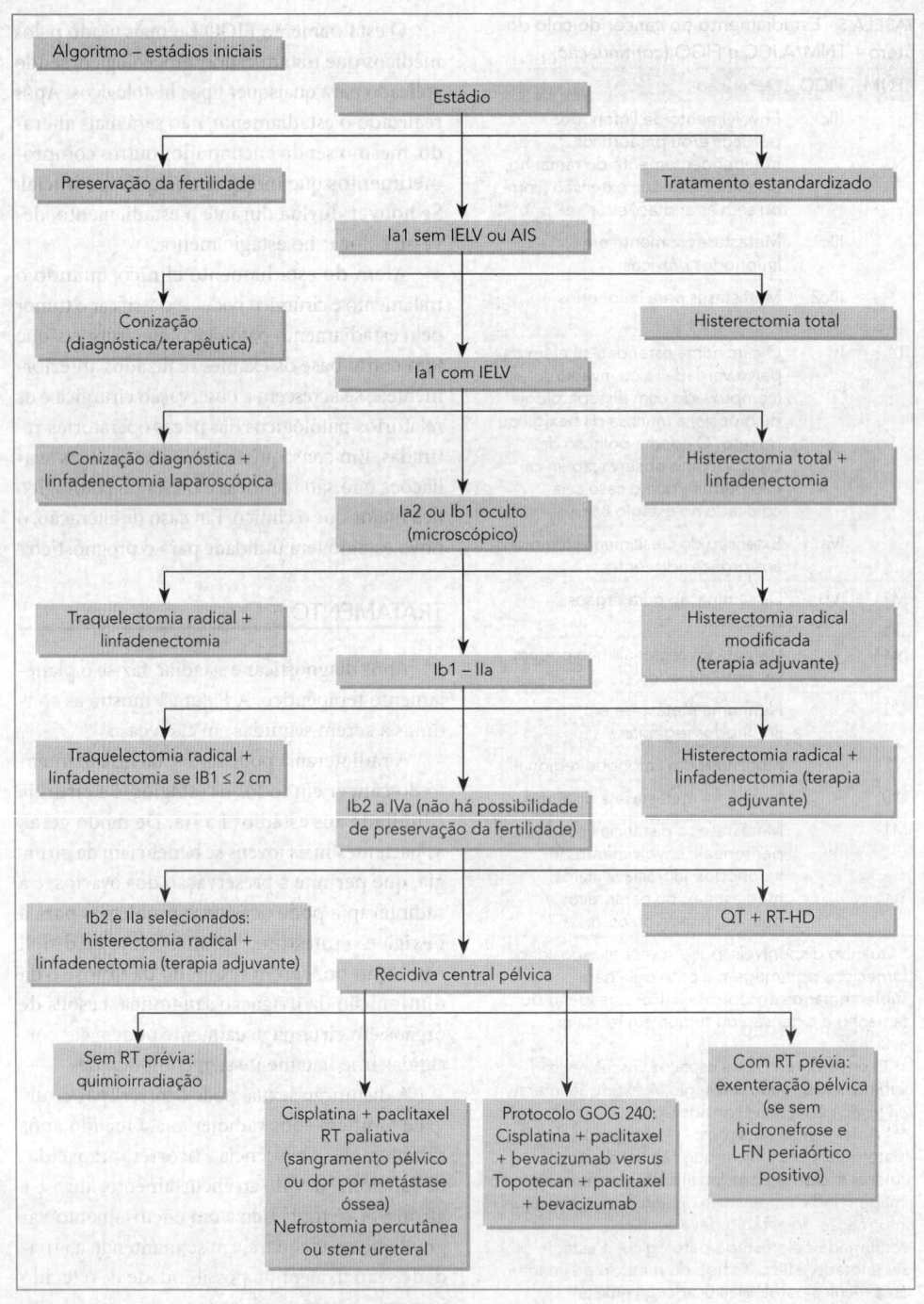

FIGURA 1 Tratamento do câncer do colo do útero.

IELV: invasão do espaço linfovascular; AIS: adenocarcinoma *in situ*; QT: quimioterapia; RT-HD: radioterapia de alta dose; LFN: linfonodo.

Fonte: modificada de DiSaia et al. 2017.[7]

abordadas pela radioterapia exclusiva, pois a maioria necessitará da irradiação pós-operatória.

Quando se necessita da conização do colo do útero para o diagnóstico, no estágio Ia1, o procedimento pode ser também a terapêutica definitiva, nos casos em que a mulher desejar gravidez no futuro. Nesse caso, é necessário garantir que não haja invasão tumoral do espaço linfovascular e que as margens da peça operatória estejam livres de doença. Para o carcinoma escamoso, quando as margens vaginal (inferior) e superior do colo não estão comprometidas, o risco de recidiva é de 4%; quando a margem superior está comprometida, o risco passa a ser de 22%, e, quando ambas as margens estão comprometidas, o risco irá para 33%.[14]

No planejamento do tratamento devem ser levados em consideração: idade, estado geral de saúde da paciente, extensão da doença e aspectos relativos a cada paciente que possam significar possibilidades de complicações.

De modo geral, nos estágios precoces não há diferença na taxa de sobrevida das pacientes tratadas por cirurgia exclusiva ou radioterapia exclusiva. A radioterapia pode ser aplicada em praticamente todas as mulheres, e a cirurgia pode ser contraindicada em algumas, por comorbidades que as classificam como inoperáveis. Nos estágios mais avançados e para os tumores localmente avançados o tratamento é a quimioirradiação externa e intracavitária, sendo o fármaco a cisplatina.[7]

O tratamento do estágio Ia1 se apoia no conhecimento de que, na profundidade de invasão de até 3 mm, a possibilidade de metástase linfonodal é menor que 1%,[7] ressalvando que a invasão do espaço linfovascular (IELV) poderia ser de maior risco. A indicação terapêutica é a histerectomia total sem linfadenectomia. Os ovários são preservados, mas as tubas uterinas devem ser retiradas, como prevenção do câncer do ovário. A conização como tratamento definitivo pode ser a opção para pacientes que desejam engravidar no futuro. Para tanto, é necessário assegurar a ausência de comprometimento das margens do cone e realizar avaliação rigorosa do canal endocervical, que deve estar livre de neoplasia. Em havendo invasão do espaço linfovascular, deve ser avaliada a possibilidade de histerectomia simples ou histerectomia radical modificada com linfadenectomia. A tendência atual é não considerar esse envolvimento como fator preditivo de metástase linfonodal, nem de recorrência da doença. No entanto, ainda persistem controvérsias.[7]

A Tabela 6 mostra os achados que motivam as controvérsias.

As pacientes com tumor no estágio Ia2 têm 3 a 8% de possibilidade de comprometimento linfonodal pélvico.[7] Isso torna impositiva a realização da linfadenectomia pélvica. O tratamento é a histerectomia radical modificada com linfadenectomia.[16] Ao considerar os riscos da cirurgia radical e as taxas de encontros de metástases linfonodais, parece razoável avaliar o papel da cirurgia mais conservadora para essas pacientes. E isso está sendo testado: os linfonodos pélvicos seriam avaliados em abordagem laparoscópica ou cirurgia pela técnica de Mitra. Na ausência da comprovação de metástase linfonodal, a paciente poderia realizar a histerectomia e mesmo a conização. O tratamento con-

TABELA 6   Metástase linfonodal, recorrências e mortes no câncer do colo do útero, estádio Ia

Invasão/ profundidade em mm	Número de pacientes	Número e % de invasão/ recorrência	Mortes por câncer	Número e % de IELV	Número e % com LFN positivos
0 a 3	5.017	35 (0,7%)	10 (0,2%)	182 (3,6%)	8/666 (1,2%)
3 a 5	674	25 (4%)	13 (2%)	124 (18,4%)	14/221 (6,3%)

IELV: invasão do espaço linfovascular (espaço vascular-like); LFN: linfonodos.
Fonte: modificada de Östör AG.[15]

servador para o carcinoma microinvasor pode ser entendido como razoável, pois há trabalhos que propõem o tratamento conservador para tumor no estádio Ib inicial, microscópico até macroscópico menor que 2 cm no maior diâmetro, associando conização à linfadenectomia pélvica com linfonodos negativos para neoplasia, com bons resultados.[17] Nas pacientes que desejam preservar o futuro reprodutivo será indicada a traquelectomia radical.

Nos estágios Ib1, Ib2 e IIa o tratamento é a histerectomia radical com retirada do manguito vaginal superior e linfadenectomia pélvica. Para pacientes que desejam preservar o futuro reprodutivo, pode ser realizada a traquelectomia radical, desde que as pacientes estejam enquadradas como de baixo risco, o tumor não tenha mais que 2 cm no maior diâmetro, haja margens livres na peça amputada (colo do útero), os paramétrios não estejam comprometidos e os linfonodos estejam livres de metástases. Em pacientes de risco intermediário estará indicada a radioterapia adjuvante. Nas pacientes de alto risco a escolha é a quimioirradiação. A atenção aos linfonodos é muito importante. Na Tabela 7 estão as taxas de comprometimento linfonodal, tanto os pélvicos quanto os periaórticos.

TABELA 7 Porcentagem de aumento de metástases linfonodais, pélvicas e periaórticas, baseado no estadiamento clínico (estudo GOG)

Estádio clínico	Linfonodos pélvicos positivos	Linfonodos periaórticos positivos
I	15,4%	6,3%
II	28,6%	16,5%
III	47,0%	8,6%

Fonte: Di Saia et al., 2017.[7]

Nos casos classificados como estágio Ib3, a melhor opção é a quimioirradiação como tratamento exclusivo. A maioria das pacientes, se forem irradiadas pré-operatoriamente, necessitará de adjuvância. Portanto, aumenta-se o risco, sem a contrapartida da diminuição da morbidade e do ganho na eficácia curativa.

A quimioirradiação é a indicação para os estágios IIb, IIIb e IIIc.

Nos estágios IVa e IVb, a exenteração pode ser indicada. Porém, na prática é raramente realizada. Assim, essas pacientes geralmente são tratadas com quimioterapia e radioterapia pélvica paliativas. O objetivo da abordagem é realizar o controle da doença com a menor morbidade possível e proporcionar bem-estar à paciente.

O pouco conhecimento acerca do adenocarcinoma do colo do útero faz dele um campo favorável a controvérsias quanto à conduta a ser adotada. Alguns entendem que o tipo celular significa pior prognóstico, comparado ao tumor de células escamosas. Então se discute sobre qual seria o melhor tratamento para os estágios iniciais: cirurgia radical, radioterapia ou a combinação delas. Muitos estudos foram realizados sem dirimir a controvérsia. Um único dado chama a atenção: a incidência de tumor residual, após tratamentos radioterápicos intracavitários, nas peças de histerectomia, é muito maior nos adenocarcinomas que nos carcinomas de células escamosas, 30% *versus* 11%.[7] Para muitos, esse dado é um forte argumento para a decisão pelo tratamento cirúrgico nos estágios iniciais.

A histerectomia radical é um procedimento de risco, por isso deve ser realizada por cirurgião experiente, o que torna a morbidade aceitável, e que ocorre entre 1 e 5% dos casos.[2] A cirurgia consiste na retirada do útero junto com 25% da porção superior da vagina, na retirada total dos ligamentos uterossacros e uterovesicais e dos paramétrios e na linfadenectomia pélvica das cadeias ureterais, obturadoras, hipogástricas e ilíacas, até as ilíacas comuns. Os ovários podem ser preservados por serem muito raras as metástases nessas gônadas.

As cirurgias usadas para o tratamento do câncer do colo do útero são classificadas com dois sistemas, que levam os nomes de seus propositores: Piver e Querleu. Ambos estão disponíveis on-line. Em 2017 foi publicada uma proposta de alteração da classificação da histerectomia radical, que provavelmente passará a ser adotada, por atender a algumas questões existentes sobre as classificações citadas. Para os que se interessam, a referência é Querleu D, 2017.[18]

ABORDAGEM VIDEOLAPAROSCÓPICA

A videolaparoscopia na abordagem do câncer do colo do útero começou a ser muito utilizada por apresentar vantagens sobre a cirurgia aberta. Isso fez com que essa técnica e a cirurgia robótica avançassem muito, chegando, em alguns centros, a constituir a via de acesso cirúrgica mais usada.

As vantagens relatadas são a visão ampliada, menos perda sanguínea, menor tempo de hospitalização, recuperação pós-operatória e das funções orgânicas mais rápida, menos formação de aderências, melhor resultado cosmético e diminuição de complicações para a ferida operatória (infecção e hérnia).

Recentemente foram publicados estudos que compararam os desfechos da cirurgia aberta com a minimamente invasiva, quanto à recorrência de doença e à sobrevida das pacientes. Os resultados mostraram que a cirurgia minimamente invasiva tem taxas duas vezes mais altas de mortalidade e recorrência, comparada com a cirurgia radical laparotômica, no estágio Ib. Mas isso não ocorre para os estágios Ia e II ou mais.[19] Os protocolos do NCCN/2019 e outros estudos também apontam esses resultados de forma consistente. A questão parece se dever ao manipulador, que permanece por longo tempo no colo, com um tumor francamente invasor. Para os casos de microcarcinoma, a cirurgia minimamente invasiva não está sendo questionada.

POUPAR NERVOS NA HISTERECTOMIA RADICAL ("NERVE-SPARING")

O racional dessa abordagem é a preservação da inervação com o objetivo de manter as funções urogenital, anorretal e sexual preservadas. As fibras simpáticas que inervam o útero, vagina, bexiga e reto provêm dos seguimentos T-11 a L-2 da coluna vertebral e formam o plexo hipogástrico superior. As fibras parassimpáticas vêm dos seguimentos S-2 a S-4 na parede pélvica como nervo esplâncnico pélvico. Suas fibras emergem e formam o plexo hipogástrico inferior e têm ramos que inervam o útero e a bexiga. A realização dessa abordagem aumenta o tempo cirúrgico, mas os resultados são animadores.[7]

LINFONODO SENTINELA

O risco de haver metástase linfonodal em pacientes com tumor pequeno e em estágios iniciais é pequeno. Mas isso não é suficiente para permitir que não se faça a linfadenectomia pélvica bilateral. No intuito de evitar a morbidade cirúrgica, foi proposta a aplicação da pesquisa do linfonodo sentinela na cirurgia. Muitos estudos foram realizados e continuam a ser feitos para dar suporte a sua aplicação.

A técnica é a injeção de fármaco corante (azul patente) ou de um coloide isotópico (traçador radioativo) no colo do útero, ao redor do tumor, antes da cirurgia. O aconselhamento é que se usem os dois marcadores. No caso de haver linfonodo sentinela somente em uma das cadeias linfonodais (de um único lado), é recomendada a realização da linfadenectomia bilateral. Em não havendo comprometimento do linfonodo sentinela no estudo histológico, a linfadenectomia não será realizada.

Na Tabela 8 estão informados os resultados de alguns trabalhos sobre a técnica.

COMPLICAÇÕES DA CIRURGIA RADICAL

A taxa de mortalidade cirúrgica e a ocorrência de fístulas, atualmente, situa-se abaixo de 1%.[7] As complicações da histerectomia radical são agudas, subagudas e crônicas e estão listadas na Tabela 9.

TABELA 8   Estudos sobre detecção do linfonodo sentinela no câncer do colo do útero

Referência	Números	Técnica de detecção	Taxa de %	Metástases	Falsos negativos (%)
Frumovitz et al.	831	B/R	89,8	20,5	8,2
Bats et al.	71	B/R	87,3	25,8	11
Altgatsen et al.	590	B/R	88,6	15,7	22,6
Diaz-Feijoo et al.	50	B/R	100	SI	0
Kara et al.	32	B/R	100	28,1	0
Fader et al.	38	B/R	92,1	15,7	16,7
Van De Linde et al.	58	B/R	96,6	21,4	0
Pluta et al.	60	B/R	100	8,3	0

B: corante azul; R: radioativa.
Fonte: modificada de Oonk MHM et al.[20]

TABELA 9   Complicações cirúrgicas

Agudas	Subagudas	Crônicas
Sangramento (800 mL)	Disfunção vesical pós-operatória (25 a 50%)*	Hipotonia/atonia vesical (4%)**
Fístula ureterovaginal (1 a 2%)	Morbidade febril (5 a 50%)**	Osbtrução de ureter (1%)***
Fístula vesicovaginal (1%)	Linfocisto (3%)	
Embolia pulmonar (1 a 2%)		
Obstrução do intestino delgado (1%)		
Infecção (5%)****		

* A mais frequente. A paciente não tem a sensação de urgência pela bexiga cheia e também perde a capacidade de esvaziar completamente a bexiga sem o auxílio da manobra de Credé.
** A febre ocorre: 10% dos casos por infecção pulmonar, 7% por celulite pélvica e 6% na infecção do trato urinário.
*** Geralmente se deve à presença de linfocisto ou recorrência do tumor, quando não houve radioterapia complementar.
**** Engloba: ferida operatória, abscesso pélvico e flebite.
Fonte: modificada de Orr Jr WJ et al., 1982,[21] e Di Saia et al., 2017.[7]

TERAPÊUTICA ADJUVANTE PÓS-OPERATÓRIA

A indicação se aplica quando a paciente se enquadra, na avaliação cirúrgico-patológica, como de risco intermediário e de alto risco. Esses riscos foram definidos no estudo Gynecology Oncology Group – GOG 92. O risco intermediário foi definido para o estágio Ib com mais de um terço de invasão do estroma, invasão do espaço linfovascular e tumor de grande diâmetro (maior que 4 cm), sem comprometimento linfonodal.[22]

O alto risco é quando pacientes nos estágios Ia2, Ib e IIa se encontram com invasão linfonodal pélvica, margens cirúrgicas microscopicamente comprometidas pela neoplasia e/ou doença presente no paramétrio. O estudo GOG 109 mostrou que a quimioirradiação concorrente aumentou a sobrevida das pacientes de modo significativo.[23]

RADIOTERAPIA

O tratamento radioterápico é efetivo em 70% para o estágio I, 60% para o estágio II, 43% para o estágio III e 18% para o estágio IV.[7,24]

Casos de tumores resistentes à irradiação são muito poucos, e os radioterapeutas adquiriram melhores performances, que limitam a agressão do tratamento, especialmente pelo uso de dosagens moderadas nos tumores iniciais. A segurança quanto à cura, tanto do tumor quanto das metástases linfonodais regionais, é elevada.

O maior efeito é obtido quando existe uma vascularização boa e intacta que provê a adequada oxigenação para as células. A paciente selecionada para receber irradiação terá melhor resultado se não estiver anêmica e se tiver os valores de proteínas normais.

Os tecidos que recebem irradiação têm limites próprios para suportá-la sem maior dano: a mucosa vaginal, na área da cúpula, suporta até 20.000 a 25.000 cGy; o septo retovaginal pode receber 6.000 cGy, ministradas entre 4-6 semanas; a mucosa da bexiga pode receber até 7.000 cGy. A tolerância das alças intestinais delgadas é menor, entre 4.000 e 4.200 cGy, referido para as alças dentro da pelve. Quando se necessita irradiar o abdome, as alças delgadas não suportam irradiação acima de 2.500 cGy.

Os tratamentos são individualizados. Não se trata o câncer pelo estágio, mas sim pelo tamanho do tumor e pelos locais onde ele se localiza.

A recidiva de tumores tratados por radioterapia exclusiva, nos estádios Ia, IIa e IIb, aumenta quando o tumor tem maior diâmetro

Geralmente a função sexual no tratamento do câncer do colo do útero é ignorada, mas será grandemente comprometida. Quando se aplicam radioterapia externa e braquiterapia, haverá diminuição da função sexual, resultante da diminuição gradativa do calibre vaginal e da fibrose, que termina em sua obliteração completa, além da falência da função ovariana.[25]

Complicações da radioterapia

Entre as desvantagens da radioterapia deve ser considerada a agressão aos tecidos que sediam o câncer e a possibilidade de uma segunda malignidade ocorrer na área do tumor.

A morbidade aguda ocorre pelo efeito ionizante da radioterapia nos epitélios do intestino e da bexiga. Os sintomas incluem diarreia, cólica abdominal, náusea, poliúria e ocasionalmente sangramento da mucosa vesical e/ou intestinal.

A morbidade crônica é o resultado da indução radioterápica sobre os vasos e tecidos, provocando vasculite e fibrose. São mais graves que as morbidades agudas e ocorrem após meses ou até anos do tratamento.

Quando da colocação do tandem, pode ocorrer perfuração do útero. Isso constitui um problema no caso de pacientes mais idosas e naquelas que se submeteram a conização prévia. Se for reconhecida no momento do procedimento, o tandem deve ser retirado imediatamente e a paciente fica em observação para sangramento e infecção (peritonite).

A febre também pode ocorrer após a inserção do tandem ou do ovoide intracavitário, é resultante da infecção do tecido necrótico do tumor e ocorre cerca de duas a seis horas após o procedimento.

A fístula intestinal ocorre em 1,4% dos casos, e a vesical, em 5,3%.[26-28]

A proctossigmoidite pode necessitar de colostomia.

Fístula retovaginal ou estreitamento retal ocorrem em menos de 2% dos casos. Em algumas dessas ocorrências é possível a cirurgia com a ressecção e a reanastomose das extremidades.[7]

Complicações para as alças intestinais delgadas ocorrem, sendo mais comuns em pacientes que tiveram cirurgia abdominal prévia com formação de aderências pélvicas. O íleo terminal é particularmente suscetível à complicação, devido a sua situação fixa junto ao ceco.

Fístulas no intestino delgado podem ocorrer e não fecham espontaneamente, mesmo com nutrição parenteral.

Complicações para o trato urinário ocorrem entre 1 e 5% das pacientes tratadas, dependendo da dose de irradiação que é recebida pela base da bexiga.[7] A complicação mais ocorrente é a fístula vesicovaginal, e geralmente necessita de desvio supravesical. Estreitamento ureteral pode ser devido à recidiva da doença. Por isso, pode ser necessária laparotomia exploradora, para afastar a possibilidade. Em sendo decorrente da fibrose, a colocação de *stent* no ureter alivia os sintomas.

QUIMIOTERAPIA E QUIMIOIRRADIAÇÃO

A quimioterapia neoadjuvante é proposta de tempos em tempos e se realizam estudos a respeito, mas continua não compondo protocolos correntes de tratamento. Os resultados não conseguem ser homogêneos entre os trabalhos publicados. O tratamento como adjuvância não é uma indicação usual, pela eficácia da radioterapia. Os quimioterápicos são bem indicados quando em conjunto com a radioterapia, a quimioirradiação.

A radioterapia exclusiva no tratamento do câncer do colo do útero falha entre 35 e 90% dos casos de doença localmente avançada.[7] A associação com quimioterapia foi introduzida na tentativa de obter melhores resultados, o que se comprovou na prática. O racional da quimioirradiação tem base na comprovação de que a radiossensibilidade do tumor aumenta por meio da interação da cisplatina com o DNA celular. Muitos estudos, revisões e metanálises mostraram a superioridade da quimioirradiação sobre a radioterapia exclusiva.

A quimioterapia adjuvante, utilizando a cisplatina e a radioterapia, é a terapêutica padrão também para o câncer localmente avançado.

OUTROS TIPOS HISTOLÓGICOS DE CÂNCERES DO COLO DO ÚTERO

O *tumor neuroendócrino* (de pequenas células) ocorre em menos de 5% dos casos de neoplasias malignas no colo do útero; constitui um desafio terapêutico por apresentar metástases linfonodais precoces, além de metástases a distância, por via hematogênica.[7] A sobrevida por cinco anos é de 29%, não havendo descrição de casos de pacientes que sobreviveram ao tumor em estádios acima de Ib1.[7] O papel da cirurgia no tratamento é limitado e aplicado somente para os estádios I e II, embora haja questiona-

mentos sobre o valor da cirurgia. Praticamente todos os casos são tratados com radioterapia e quimioterapia, como terapêutica única ou em adjuvância à cirurgia.

O *tumor de células claras* é adenoescamoso pouco diferenciado, não frequente e associado com mau prognóstico. As recorrências após tratamento são frequentes e ocorrem no prazo de 24 meses, chegando a 50% no estágio I.[7]

O *linfoma*, na maioria das vezes, acompanha-se de descarga vaginal ou sangramento, mas pode ocorrer dor pélvica e dispareunia. A suspeição diagnóstica nem sempre é clara, por isso compõe o diagnóstico diferencial: inflamação crônica, carcinoma pouco diferenciado e de pequenas células, sarcoma e lesão linfoma-símile. Para discernir o diagnóstico, muitas vezes se torna necessário o estudo imuno-histoquímico. O linfoma extranodal tem prognóstico pior que o nodal, devido à demora ou ao equívoco no diagnóstico. Quando o diagnóstico é feito precocemente, o resultado do tratamento costuma ser bom. Embora não seja muito claro, parece que a cirurgia é a melhor abordagem terapêutica. A maioria dos autores indica poliquimioterapia CHOP (ciclofosfamida, doxirrubicina, vincristina e prednisona).[7]

O *melanoma* é um tumor raro. Um exame geral detalhado da paciente é necessário para pesquisa de uma possível origem primária. Cerca de 90% das pacientes são assintomáticas, e em 10% ocorre sangramento vaginal.[7] A maioria das lesões se apresenta como uma massa exofítica escura. A imuno-histoquímica pode ser utilizada no diagnóstico, que irá identificar os grânulos de melanina. Não há consenso quanto à melhor abordagem terapêutica, embora a maioria das pacientes seja submetida à histerectomia radical com ou sem linfadenectomia pélvica e retirada da porção superior da vagina. A eficácia da radioterapia não está estabelecida, porém a irradiação tem sido usada como paliação ou adjuvância. O uso da quimioterapia é controverso. Não há trabalhos sobre o uso de imunoterapia. A sobrevida de cinco anos é baixa: 40% para o estágio I e 14% para o estágio II.[7]

CIRURGIA PARA PRESERVAÇÃO DA FERTILIDADE

Muitas mulheres com câncer do colo do útero desejam gravidez. Para atender a essa parcela da população, foram propostos e realizados tratamentos que preservam o útero e permitem resultados satisfatórios.

As pacientes selecionadas para cirurgia conservadora da fertilidade devem ter assegurado não haver qualquer evidência clínica de dificuldade para gravidez.

Para as pacientes com carcinoma microinvasivo, o procedimento conservador poderá ser realizado, na dependência da profundidade da invasão. Para invasão inicial, estágio Ia1, poderá ser indicada a conização cervical ou a traquelectomia radical com linfadenectomia pélvica, se houver invasão do espaço linfovascular. Para o estágio Ia2, adenocarcinoma Ia, estágio Ib com tumor menor que 2 cm, limitado envolvimento da endocérvice e comprovação de não haver metástase linfonodal, pode ser indicada a traquelectomia radical com linfadenectomia.

A conização como tratamento conservador da fertilidade para o adenocarcinoma *in situ*, e microcarcinoma estágio Ia1, aparentemente poderia ser instituída e ser suficiente, quando assegurada a inexistência de comprometimento de margens ecto e endocervicais. Essa conduta já foi testada, e comprovou-se a possibilidade. Mas sua aplicação para pacientes que desejam gestação deve ser cautelosa, portanto fica restrita para casos rigorosamente selecionados.

Os resultados publicados sobre desfechos da traquelectomia radical são satisfatórios, com 62% de partos ocorrendo no terceiro trimestre.[29] Um ponto importante é que o esforço e o objetivo do tratamento não visam somente à gravidez, mas ter uma criança viva em casa.[29]

CÂNCER NO COLO RESTANTE (APÓS HISTERECTOMIA SUBTOTAL)

A situação não é comum, por não ser a histerectomia subtotal frequente. Na eventualidade da ocorrência, depara-se com dificuldades. A indicação de radioterapia tem limitação, pois a ausência do corpo uterino não permite a aplicação da dose ótima intracavitária, por não haver espaço suficiente para a colocação do tanden central para a irradiação. Isso vai interferir na dose da irradiação, tanto para a área central quanto para as paredes pélvicas laterais.

A opção cirúrgica também é limitada. A bexiga e o reto estarão firmemente aderidos ao colo do útero restante e também podem estar aderidos um ao outro. Também haverá maior dificuldade na dissecção dos ureteres dentro do tecido parametrial, devido à fibrose consequente à cirurgia prévia. No final haverá aumento significativo de morbidade pelo risco de complicações cirúrgicas para os ureteres, bexiga e reto.

DIAGNÓSTICO INCIDENTAL DE CÂNCER DO COLO DO ÚTERO EM PEÇA DE HISTERECTOMIA TOTAL

A situação parece inusitada, mas pode ocorrer, devido à avaliação pré-operatória inadequada ou quando a cirurgia foi realizada em situação emergencial, sem a avaliação prévia do colo do útero. Caso o tumor seja grande, o prognóstico é ruim. A irradiação completa não poderá ser realizada, devido ao fato de estarem o colo e o corpo do útero ausentes. A situação será ainda mais ominosa caso tenha ocorrido a retirada do útero, quando na cirurgia a exérese da peça operatória cortou o próprio tumor, ou seja, ficou tumor residual. O prognóstico se torna bastante pobre, pois a cura não é conseguida pela cirurgia já realizada, e também a cura pela radioterapia estará grandemente comprometida. Muitos serviços optam por nova cirurgia, realizando a parametrectomia radical, a colpectomia superior e a linfadenectomia. A justificativa é as pacientes serem geralmente novas, sendo almejável a preservação da função sexual e a manutenção da produção hormonal dos ovários. Acresce ainda o risco radioterápico pela possibilidade, não desprezível, de terem ocorrido aderências de alças intestinais delgadas pós-operatórias, com o efeito deletério da irradiação sobre essas alças, que estarão possivelmente com limitação de mobilidade.

CÂNCER DO COLO DO ÚTERO E GRAVIDEZ

Na Tabela 10 estão listadas algumas questões que são consideradas na gestante com câncer.

O câncer do colo do útero complica uma em cada 1.200 gestações.[7] A diminuição de ocorrências de câncer invasor foi balanceada pelo aumento dramático das lesões precursoras, que chegam a atingir entre 0,5 e 5%, em alguns locais; devido a esse fato, o rastreamento desse câncer faz parte dos cuidados pré-natais.

Quando for observada a presença de um tumor na gestante, a biópsia está indicada, porque a citologia, colhida diretamente sobre o tumor, poderá mostrar apenas células inflamatórias.

Na suspeita de invasão, entra em cogitação a realização da conização para diagnóstico de carcinoma microinvasor ou invasor microscópico. O risco materno do procedimento é a hemorragia imediata ou tardia, que ocorre em 14% dos casos, no terceiro trimestre, com perda sanguínea excedendo 400 mL.[7] Também não podem ser desprezados os riscos para o feto, como o aborto espontâneo após o procedimento, a infecção uterina e o parto pré-termo. De modo geral, a conização durante a gestação está associada ao risco de 3 a 6% de morte perinatal em decorrência de hemorragia profusa ou de parto pré-termo muito precoce, motivado por incompetência istmocervical.[7] Outro ponto importante é que a conização durante a gestação não pode ser considerada um tratamento, pois em 30 a 57% dos casos haverá lesão intraepitelial ou carcinoma microinvasor nas margens da peça operatória.[7]

Muitos autores reservam a conização somente para os seguintes casos: i) quando a zona de transformação não tenha sido completamente visualizada (raro), ii) quando a biópsia informou microinvasão, iii) ou quando a invasão foi suspeitada na colposcopia.

A colocação de seis pontos de sutura ao redor do colo everte ainda mais a mucosa endocervical, permite um plano de corte menos profundo e faz profilaxia para sangramentos profusos. A cerclagem do colo do útero deve ser feita logo após a conização.

Em havendo carcinoma invasor, o estadiamento é o mesmo usado para mulher não gestante. A avaliação do sistema urinário é mais bem realizada com ultrassonografia, para preservar irradiação ao feto. O tratamento deve levar em consideração o estágio da doença, o estado dos linfonodos, o subtipo histológico do tumor, a idade da gestação no momento do diagnóstico e o desejo da gestante pela continuação da gravidez.

O carcinoma microinvasor no estádio Ia1 permite que a gestação continue, desde que as margens da peça operatória (cone) estejam livres de neoplasia. A via do parto será por definição obstétrica, não sendo indicada a cesariana pela

TABELA 10 Questões a considerar na mulher com câncer durante a gestação

Oncológicas	Obstétricas	Éticas, religiosas, médico-legais e socioeconômicas
Momento para realizar a cirurgia.	Efeitos do tratamento sobre o feto.	Interrupção da gravidez.
Tipo de tratamento.	Acompanhamento fetal anteparto.	Defesa do feto (da vida).
Efeitos do tratamento sobre a gestante.	Administração de corticoide.	Viabilidade fetal.
Acompanhamento materno.	Amniocentese.	Risco materno.
Tratamento para preservar a fertilidade.	Via de parto.	Custos.
	Efeitos neonatais do tratamento.	Princípio da beneficência.
	Efeitos a longo prazo do tratamento.	Direito à autonomia.
		Prognóstico da mãe.*

* É importante ter em mente o tempo estimado de sobrevida da mãe, bem como sua capacidade de cuidar do filho.
Fonte: modificada de Di Saia et al., 2017.[7]

situação neoplásica. Nos estágios Ia2 e Ib1 microscópico, a gestação seguirá até a demonstração de maturidade pulmonar fetal e será interrompida por cesariana, seguida, de imediato, pela histerectomia radical com linfadenectomia pélvica bilateral.

Os estágios Ia não microscópico e IIa serão tratados por histerectomia radical e linfadenectomia em qualquer idade gestacional, mas deve-se levar em conta o desejo da gestante, que definirá a época do tratamento. A cirurgia é a preferência da maioria dos cirurgiões por preservar os ovários e manter uma melhor função sexual futura.

A radioterapia é o tratamento para estágios mais avançados (Ib2 a IV). Nos primeiro e segundo trimestres, a irradiação externa é realizada com o feto no útero. Geralmente ocorre aborto espontâneo em até 35 dias. Depois do aborto se completa a irradiação intracavitária. Em caso de não ocorrer o aborto, a alternativa é a cesariana, com a retirada do feto morto e a complementação radioterápica após duas semanas.

Historicamente, quando havia o diagnóstico de câncer durante a gestação antes de vinte semanas, recomendava-se o tratamento imediato. Esse conceito tem sido desafiado na última década, e muitos serviços têm deixado a gestação evoluir deliberadamente, quando é do interesse da gestante, para permitir a sobrevivência do feto. Os resultados são aceitáveis em sendo o estágio Ia1 até Ib1. Nos estágios a partir de Ib1 o tratamento deve ser oferecido de imediato. No entanto, uma nova abordagem também tem sido utilizada para os casos de câncer localmente avançado, quando a paciente recusa o tratamento: a quimioterapia neoadjuvante com vincristina e cisplatina, durante o primeiro e o segundo trimestres, com interrupção da gestação por cesariana ao ser assegurada a maturidade pulmonar. Essa abordagem ainda é experimental.[7]

PROGNÓSTICO

O prognóstico de pacientes portadoras de câncer, de modo geral, é reservado. No entanto, há alguns aspectos que permitem uma proximidade da formulação prognóstica. Nessa procura por certezas são cotejadas informações sobre o tumor: grau (baixo, intermediário e alto), tipo celular, localização e marcadores imuno-histoquímicos.

A sobrevida após tratamento do câncer do colo do útero, no estágio I, é de 85%, tanto com a radioterapia quanto com a cirurgia. Nos estágios iniciais dependerá dos fatores de risco para recorrência, que são:

1. Fatores de risco intermediário:
   A. grande tamanho;
   B. invasão do estroma cervical em mais de um terço (médio para profundo);
   C. invasão do espaço linfovascular; e
2. Fatores de alto risco:
   A. margens da peça cirúrgica comprometidas;
   B. linfonodos com metástases;
   C. envolvimento microscópico do paramétrio.

As pacientes com risco intermediário têm 30% de recidiva em três anos, enquanto as de alto risco têm 40%.[30-32]

O tamanho da lesão é um preditor independente de sobrevida. Quando o tumor é maior que 2 cm de diâmetro, a sobrevida é de 60%.[33] Quando o tumor primário tem diâmetro maior que 4 cm, a sobrevida cai para 40%.[34,35]

Pacientes que têm tumor com a profundidade da invasão menor que 1 cm têm sobrevida de cinco anos em torno de 90%, mas, se a profundidade da invasão for maior, a sobrevida cai para 63 a 78%.[30,36-40]

O envolvimento parametrial permite sobrevida de cinco anos de 69%, enquanto não ocorrendo o comprometimento passa a 95%. Em havendo comprometimento parametrial e linfonodos positivos, a sobrevida cai para 39 a 40%.[41,42]

O envolvimento do espaço linfovascular é controverso quanto ao resultado da sobrevida da paciente. Alguns trabalhos mostram que a sobrevida de cinco anos fica entre 50 e 70% e será de 90% sem a invasão, enquanto outros estudos não demonstram influência decorrente da invasão do espaço linfovascular.[7]

A metástase linfonodal é a variável preditiva mais importante para a sobrevida da paciente, tendo valor independente. Com linfonodos negativos a sobrevida de cinco anos é de 85 a 90%, e com gânglios positivos cai para 20 a 74%, dependendo do número de linfonodos comprometidos, de sua localização e tamanho.[7]

Quando os linfonodos ilíacos comuns estão comprometidos, a sobrevida de cinco anos é de 25%, comparada com 65% quando somente os gânglios ilíacos apresentam metástases.[41,43,44] Se os linfonodos pélvicos estão comprometidos de um só lado, a sobrevida de cinco anos é de 59 a 70%, enquanto se há metástase de ambos os lados a sobrevida cai para 22 a 40%.[43,44] Em havendo mais de três linfonodos com metástase, a taxa de recorrência do tumor é de 68%, comparada com 30 a 50% de recorrência se houver menor número deles.[45,46] Quando se encontram somente êmbolos tumorais nos linfáticos pélvicos, a sobrevida de cinco anos é de 82,5%, mas, se houver invasão microscópica, cai para 62,1% e a invasão macroscópica cai ainda mais, para 54%.[47]

RECIDIVA

A estimativa é de que 35% dos casos de câncer do colo do útero terão recorrência ou persistência após o tratamento. Na Tabela 11 estão as taxas de recorrência do Hospital MD Anderson. Muitas vezes é difícil diagnosticar uma recorrência.

TABELA 11   Taxas de recorrência após radioterapia do Hospital MD Anderson

Estádio	Porcentagem
Estádio I	1,5%
Estádio IIb	5%
Estádio IIIa	7,5%
Estádio IIIb	17%

Fonte: Di Saia et al., 2017.[7]

O quadro clínico da paciente com recidiva da doença é variável e frequentemente insidioso, havendo pacientes que cursam com uma síndrome devastadora, ao longo de semanas ou meses, e a caquexia se torna evidente. Geralmente isso ocorre após um período de bom estado de saúde, depois do tratamento, que dura em média um ano.

Após histerectomia radical, um quarto das pacientes apresenta recorrência na porção superior da vagina, e após a radioterapia 27% das pacientes apresentam a recorrência no colo do útero, no corpo do útero ou na porção superior da vagina; 6% no terço inferior da vagina; 43% nos paramétrios, incluindo a parede pélvica; 16% a distância; e em 8% não se consegue determinar o local. Frequentemente ocorre obstrução ureteral, que em 95% das vezes se deve ao tumor e raramente a fibrose pós-radioterapia.[7]

A definição de persistência de tumor, após radioterapia, é a evidência de tumor na área em que foi diagnosticado antes do tratamento, ou o aparecimento de um novo tumor na pelve durante o período de tratamento.

A definição de recorrência, após radioterapia, é o aparecimento de um tumor na pelve ou distal ao tumor anteriormente tratado (no colo ou vagina).

A definição de persistência, após cirurgia, é haver um tumor grosseiramente visível na área cirúrgica, não ressecado, ou a presença de tumor na área operada dentro de um ano da cirurgia inicial.

A definição de recorrência, após cirurgia, é a evidência de tumor após a remoção de todo o tumor inicial com suas margens cirúrgicas livres de neoplasia.

A definição de um novo câncer de colo do útero é o diagnóstico de lesão neoplásica no local do câncer tratado após dez anos do tratamento primário.

A tríade perda de peso, edema de membros inferiores e dor pélvica é extremamente ominosa. O edema é o resultado da progressiva obstrução linfática e do sistema venoso ileofemoral, ou ambos. Geralmente é devido ao crescimento tumoral, embora possa se dever a uma tromboflebite. A dor é referida pela paciente, irradiando para o terço superior das coxas ou as nádegas. Algumas pacientes referem a dor na região central da pelve. A presença de descarga ou sangramento vaginal sugere fortemente a existência de recidiva central.

Metástase pulmonar ocorre em menos de 15% das pacientes.[7] Quando existente, geralmente é acompanhada de tosse, hemoptise e, às vezes, dor torácica. Em muitos casos há aumento dos linfonodos supraclaviculares, especialmente do lado esquerdo.

Metástase óssea com queixas clínicas é muito rara. Os casos, quando ocorrem, se devem ao comprometimento dos linfonodos periaórticos e ao envolvimento dos corpos vertebrais adjacentes.

De modo geral, a maioria das mortes ocorre no primeiro ano após o tratamento e depois decresce: 50% no primeiro ano, 25% no segundo e 15% no terceiro ano.[7] Acima de 75% dos casos as recidivas são clinicamente evidentes nos primeiros dois anos.[7] Por isso, o seguimento rigoroso das pacientes é mandatório. No primeiro ano se recomenda controle a cada três ou quatro meses, quando se deve realizar a colpocitologia e se dedica especial atenção à área dos paramétrios com o exame de toque retovaginal. Quando o tratamento foi radioterápico, nos exames de seguimento pode ser observada a fibrose progressiva nos paramétrios. Em cada exame também deve ser realizada uma cuidadosa palpação abdominal à procura de massas periaórticas, hepatomegalia e outras massas não explicadas, além da palpação das áreas supraclaviculares.

O prognóstico para as pacientes com recorrência depende da localização da doença. Dentre as pacientes com recorrência, os casos em que ela é central são os mais favoráveis para tratar. Essas pacientes são candidatas à exenteração pélvica. A maioria dos casos de recorrência se enquadra para tratamentos paliativos.

Em pacientes que foram tratadas por radioterapia, a histerectomia radical tem sido a esco-lha, quando a recorrência é central e o tumor é pequeno. Ocorrem complicações graves em 42% dos casos; 28% terão lesão no trato urinário.[7]

EXENTERAÇÃO PÉLVICA

Quando indicada, a exenteração total é a escolhida, após tratamento radioterápico e recidiva central; são retiradas todas as vísceras pélvicas. Em casos selecionados, pode-se realizar a exenteração anterior ou a posterior. Pacientes que sobrevivem à cirurgia podem ser reabilitadas e usufruir uma vida útil, embora com limitações.

A seleção das pacientes deve ser rigorosa. A presença de metástase fora da pelve, diagnosticada no pré-operatório ou durante a cirurgia, é contraindicação absoluta do procedimento. A tríade edema de membros inferiores, dor pélvica e obstrução ureteral é patognomônica de doença não ressecável.

Durante a cirurgia, toda a cavidade abdominal deve ser rigorosamente avaliada em busca de metástases, que, se existentes, serão motivo de cancelamento do procedimento.

URGÊNCIAS NO CÂNCER DO COLO DO ÚTERO

O *hematometra* pode ser tratado pela dilatação do colo e drenagem do sangue e não interfere no tratamento. O *piometra* pode ser tratado do mesmo modo, mas necessita de cobertura antibiótica. O uso de uma sonda com balão no colo do útero, algumas vezes realizado, não é eficaz, pois geralmente ocorre a obstrução da própria sonda. Por isso a dilatação do colo com aspiração a cada dois a três dias é mais efetiva.[27]

Eventualmente, a paciente com câncer do colo do útero poderá ser atendida por causa de *hemorragia* via vaginal. Se não houve ainda o diagnóstico histológico, realiza-se a biópsia e se faz tamponamento, bem apertado sobre o colo e a cúpula vaginal, com compressa embebida em solução de Monsel (sulfato férrico). A cobertura antibiótica é necessária, e se avalia a necessidade de reposição hemática e volumétrica. Essa conduta é preferível à cirurgia para ligar vasos, se a paciente não recebeu tratamento anteriormente. Na sequência a paciente deverá ser tratada por radioterapia. A abordagem por embolização vascular é possível e substituiria a cirurgia para ligadura de vasos.[27]

O tratamento da *obstrução ureteral* e da *uremia*, em pacientes ainda sem tratamento, será realizado com base na avaliação individualizada. Não havendo sinal de doença distal ureteral, a colocação de cateter via vesical ou percutâneo permite o tratamento radioterápico. Em pacientes com metástases pode-se ofertar *stent* ureteral, nefrostomia percutânea, radioterapia e quimioterapia.[27]

Quadros de *dor* de forte intensidade são frequentes nas pacientes com câncer avançado ou recidivante. O tratamento seguirá a escada analgésica, iniciando com os analgésicos comuns. Não sendo suficientes, introduzir os analgésicos opioides fracos (tramadol, codeína) e fortes (morfina), e ainda se pode indicar a associação dos analgésicos com antidepressivos. Medicamentos por via oral devem ser a preferência.

REFERÊNCIAS BIBLIOGRÁFICAS

1. Organização Mundial da Saúde. International Agency for Research on Cancer. Globocan, 2020. Disponível em: gco.iarc.fr, acessado em: 10 de abril de 2020.
2. Instituto Nacional de Câncer (Brasil). Estimativa 2020. Incidência de câncer no Brasil. Rio de Janeiro: Inca, 2020. Disponível em: https://www.inca.gov.br/sites/ufu.sti.inca.local/files/media/document/estimativa-2020-incidencia-de-cancer-no-brasil.pdf; acessado em: 10 de abril de 2020.
3. Miller C, Elkas JC. Cervical and vaginal cancer. In: Berek JS. Berek & Novak's gynecology. 15.ed. Philadelphia: Wolters Kluwer, Lippincott Williams & Wilkins, 2011.
4. Su B, Qin W, Xue F, Wel X, Guan Q, Jiang W et al. The relation of passive smoking with cervical cancer: a systematic review and meta-analysis. Medicine (Baltimore) 2018 Nov.; 97(46):e13061.
5. International collaboration of epidemiological studies of cervical cancer. Appleby P, Beral V, de González AB et al. Cervical cancer and hormonal contraceptives collaborative reanalysis of individual data for 16573 women with cervical cancer and 35509 women without cervical cancer from 24 epidemiological studies. The Lancet 2007 Nov.; 370(9599):1609-21.
6. Marques RM, Gonçalves WJ. Neoplasia invasora do colo uterino. In: Gonçalves WJ, Stavale JN, Smaletz O, Segreto RA. Ginecologia oncológica. São Paulo: Atheneu, 2014.
7. Tewari KS, Monk BJ. Invasive cervical cancer. In: Di Saia PJ, Creasman WT, Mannel RS, McMeekin, Mutch DG. Clinical gynecologic oncology. 9.ed. Elsevier, 2017.
8. Lagasse M, Creasman WT, Shingleton HM, Ford JH, Blessing JA. Results and complications of operative staging in cervical cancer: experience of the Gynecologic Oncology Group. Gynec Oncol 1980 Feb; 9(1):90-8.
9. Howlader N, Noone AM, Krapcho M, Miller D, Brest A, Yu M et al. (eds). SEER Cancer Statistics Review (CSR), 1975-2016. Updated 2020 April 9 (revision history). NHI, National Cancer Institute. Bethesda. Based on November 2018 SEER data submission, posted to the SEER website, April 2019. Disponível em: https://seer.cancer.gov/csr/1975_2016/; acessado em: 21 de abril de 2020.
10. American Cancer Society. Disponível em: https://www.cancer.org/cancer/cervical-cancer/detection-diagnosis-staging/staged.html; acessado em: 24 de abril de 2020.
11. UICC. TNM Classification of the Malignant Tumors. 8.ed. Revised on October first 2019. Blackwell W, Otero-García MM, Oliveira AM-A, Lobato NPB, Basta-Nikolic M, Llano-Ortega RM et al. Role of the MR in staging and follow-up of the endometrial and cervical cancer: pitfalls and mimikers. Insights into Imaging 2019 Dec; 10(1).
12. Bhatla N, Berek JS, Fredes MC, Denny LA, Grenman S, Karunaratne K et al. Revised FIGO staging for carcinoma of the cervix uteri. FIGO Committee Report. Int J Obstet Gynecol 2019 Apr; 145(1):129-35.
13. Bradley KA, McHaffie DR. Treatment-related toxicity from the use of radiation therapy for gynecologic malignancies. Up to date Feb 25th 2020. Disponível em: https://www.uptodate.com/contents/treatment-related-toxicity-from-the-use-of-radiation-therapy-for-gynecologic-malignancies; acessado em: 25 de abril de 2020.
14. Roman LD, Felix JC, Muderspach LI, Agahjanian A, Qian D, Morrow P. Risk of residual invasive disease in women with microinvasive squamous cancer in a conization specimen. Obstet Gynecol 1997 Nov; 90(5):759-64.
15. Östör AG. Pandora's box or Ariodne's thread? Definition and prognostic significance of microinvasion

into uterine cervix squamous lesions. Pathol Annu 1995; 30(Pt2):103-36.

16. Marin F, Plesca M, Bordea CI, Moga MA, Blidaru A. Types of radical hysterectomies. From Thoma Ionescu and Wertheim to present day. J Med Life 2014 Jun; 7(2):172-6.

17. Shepherd JH, Miliken DA. Conservative surgery for carcinoma of the cervix. Clin Oncol (R Coll Radiol) 2008 Aug; 20(6):395-400.

18. Querleu D, Cibula D, Abu-Rustum NR. 2017 Update on the Querleu–Morrow classification of radical hysterectomy. Proposed updated classification. Ann Surg Oncol 2017 Oct; 24(11):3406-12.

19. Cusimano MC, Baxter NN, Gien LT, Moineddin R, Liu N, Dossa F et al. Impact of surgical approach on oncologic outcomes in women undergoing radical histerectomy for cervical cancer. Am J Obstet Gynecol 2019; 221(6):619.e1-619.e24.

20. Oonk MHM, Van Der Newvenhal HP, De Hullu JA, Van der Zee AGJ. The role of sentinel node biopsy a gynecological câncer: a review. Curr Opin Onc 2009 Sep; 21(5):425-32.

21. Orr Jr WJ, Shingleton HM, Hatch KD. Correlation of perioperative morbidity and conization to radical hysterectomy interval. Obstet Gynecol 1982 Jun; 59(6):726-31.

22. Sedlis A, Bundy BN, Rotman MZ, Lentz SS, Muderspach LI, Zaino RJ. Gynecol Oncol 1999 May; 73(2):177-83.

23. Rogers L, Siu SSN, Luesley D, Bryant A, Dickinson HO. Radiotherapy and chemoradiation after surgery for early cervical cancer. Cochrane Database Syst Rev 2012; 5:CD007583.

24. Petterson F. Annual report on results of treatment in gynecological cancer. Radiuhemmet. Stckholm. Sweden International Federation of Gynecology and Obstetrics (FIGO), 1994. p.132-68.

25. Andersen BL, Van-Der-Does J. Surviving gynecologic cancer and coping with sexual morbidity: an international problem. Int J Gynecol Cancer 1994 Jul; 4(4):225-40.

26. Van Nagell Jr, Parker Jr JC, Maruyama Y, Utley J, Luckett P. Bladder or rectal injury following radiation therapy for cervical cancer. Am J Obstet Gynecol 1974 Jul; 119(6):727-32.

27. Hatch KT, Parham G, Shingleton HM, Orr Jr LW, Austin Jr JM. Ureteral strictures and fistulas following radical hysterectomy. Gynecol Oncol 1984 Sep; 19(1):17-23.

28. Bradley KA, McHaffie DR. Treatment-related toxicity from the use of radiation therapy for gynecologic malignancies. UpToDate. Disponível em: https://www.uptodate.com/contents/treatment-related-toxicity-from-the-use-of-radiation-therapy-for-gynecologic-malignancies; acessado em: 25 de abril de 2020.

29. Plante M. Vaginal radical trachelectomy: an update. Gynecol Oncol 2008 Nov; 111(2 Suppl):S105-10.

30. Morrow P, Shingleton HM, Austin JM, Averette HE, Girtanner RE, Webb MJ et al. Panel report. Is pelvic irradiation beneficial in the post operative management of the stage Ib squamous cell carcinoma of the cervix with pelvic node metastasis treated by radical hysterectomy and pelvic lymphadenectomy? A report from the presential panel at the 1979 Annual Meeting of the Society of Gynecologi Oncologists. Gynecol Oncol 1980 Aug; 10(1):105-10.

31. Sedlis A, Bundy BN, Rotman MZ, Lentz SS, Muderspach LI, Zaino RJ. A randomized trial of pelvic radiation therapy versus no further therapy in selected patients with stage Ib carcinomaof the cervix after radical hysterectomy and pelvid lymphadenectomy: a Gynecologic Oncology Group study. Gynecol Oncol 1999 May; 73(2):177-83.

32. Peters WA, Liu PY, Barrett 2nd RJ, Stock RJ, Monk BJ, Berek JS et al. Concurrent chemotherapy and pelvic radiation therapy compared with pelvic radiation therapy alone as adjuvant therapy after radical surgery in the high-risk early-stage cancer of the cervix. J Clin Oncol 2000 Apr; 18(8):1606-13.

33. Van Nagell J, Donaldson E, Parker J. The prognostic significance of cell type and lesion size in patients with cervical cancer treated by radical surgery. Gynecol Oncol 1977; 5:142-51.

34. Chung C, Nahhas W, Stryker J. Analysis of factors contributing to treratment failures in stage Ib and IIa carcinoma of the cervix. Am J Obstet Gynecol 1980; 138:550-6.

35. Alvarez RD, Soong SJ, Kinney WK. Identification of prognostic factors and risk groups in patients found to have nodal metastasis at the time of radical hysterectomy for early stage squamous carcinoma of the cervix. Gynecol Oncol 1989 Nov; 35(2):130-5.

36. Burghardt E, Holzer E. Diagnosis and treatment of microinvasive carcinoma of the cervix uteri. Obstet Gynecol 1977; 49:641-53.

37. Lohe KJ, Burghardt E, Hillemanns HG, Kauffman C, Ober KG, Zander J. Early squamous cell carcinoma of the uterine cervix. II, Clinical results of a cooperative study in the management of 419 patients with early stromal invasion and microcarcinoma. Gynecol Oncol 1978 Feb; 6(1):31-50.

38. Van Nagell Jr J, Greenwell N, Powell D. Microinvasive carcinoma of the cervix. Am J Obstet Gynecol 1983; 145:981-91.

39. Fuller AF, Elliott N, Kosloff C, Hoskins WJ, Lewis Jr JL. Determinant of increased risk for recurrence in patients undergoing radical hysterectomy for early stage Ib and IIa carcinoma of the cervix. Gynecol Oncol 1989 Apr; 33(1):34-9.

40. Potter ME, Alvarez RD, Shingleton HM, Soong SJ, Hatch KD. Early invasive cervical cancer with pelvic

lymph node involvement: to complete or not to complete radical hysterectomy? Gynecol Oncol 1990 Apr; 37(1):78-81.

41. Pilleron J, Durand J, Hamelin J. Prognostic value of node metastasis in cancer of the uterine cervix. Am J Obstet Gynecol 1974 Jun; 119:458-62.

42. Inoue T, Okumura M. Prognostic significance of parametrial extension in patients with cervical carcinoma stage Ib, IIa and IIIb. Cancer 1984; 54:1714-9.

43. Hsu CT, Cheng YS, Su SC. Prognosis of uterine cervical cancer with extensive lymph node metastasis. Am J Obstet Gynecol 1972; 114:954-62.

44. Piver M, Chung W. Prognostic significance of cervical lesions size and pelvic node metastasis in cervical carcinoma. Cancer 1975 Oct; 46(5):507-10.

45. Martinbean P, Kjorstat K, Iversen I. Stage Ib carcinoma of the cervix: the Norwegian Radium Hospital. II. Results when pelvic nodes are involved. Obstet Gynecol 1982 Jul; 60(2):215-8.

46. Nahhas W, Sharkey F, Whitney C. The prognostic significance of vascular channel involvement in deep stromal penetration in early cervical carcinoma. Am J Obstet Gynecol 1983; 6:259-64.

47. Bidus MA, O'Boyle JD, Elkas JC. Sentinel lymph node detection in gynecologic malignacies. Postgrad Obtet Gynecol 2004; 24:1-5.

CAPÍTULO 55

Câncer do corpo uterino: diagnóstico e tratamento

Eduardo Schunemann Junior

Dos tumores malignos do corpo do útero mais de 90% correspondem ao câncer de endométrio, enquanto a incidência dos sarcomas varia, na literatura, de 1 a 8%.

CÂNCER DE ENDOMÉTRIO

Introdução

O câncer de endométrio é o câncer ginecológico mais comum em países desenvolvidos. Nos EUA ocorreram em 2013 49.560 casos novos e 8.190 óbitos; no Brasil a estimativa do Instituto Nacional do Câncer (Inca) para 2014 foi de 5.900 casos novos. Houve aumento da sua incidência, que em parte se deve à maior expectativa de vida da mulher. A obesidade nos dias de hoje tornou-se uma epidemia e figura como um dos maiores fatores de risco para o desenvolvimento do câncer de endométrio. Podem-se citar ainda como fatores de risco o diabetes *mellitus*, a hipertensão, a nuliparidade, o uso de tamoxifeno e a reposição hormonal estrogênica sem oposição progestagênica. Sua incidência aumentou em 21% desde 2008 e a mortalidade aumentou em 100% nas últimas duas décadas.[1] Ocorre duas vezes mais em mulheres brancas em relação à etnia negra, e a grande maioria dos casos incide na pós-menopausa. Apenas 10%

dos casos de câncer de endométrio ocorrem antes da menopausa.

Clínica

A maior parte dos cânceres de endométrio é diagnosticada em estádio inicial e tem bom prognóstico. O mais frequente sinal do câncer de endométrio é o sangramento vaginal pós-menopausa, estando presente em 90% dos casos, mas é importante lembrar que mucorreia persistente também chama a atenção para o diagnóstico, pois se trata de adenocarcinoma, no qual as glândulas produzem muco. Em todos os casos de pacientes pós-menopausa com metrorragia, deve-se obrigatoriamente investigar câncer do endométrio. Felizmente a grande maioria é diagnosticada em fase precoce e o prognóstico é bom.

Diagnóstico

A pronta avaliação do sangramento vaginal ou mucorreia na pós-menopausa é essencial para o diagnóstico. As três principais armas para o diagnóstico são: a história e o exame ginecológico, a ecografia pélvica endovaginal e a dilatação e curetagem ou histeroscopia (padrão-ouro no diagnóstico do câncer de endométrio). Em pacientes pós-menopausa com metrorragia, diabéticas, hipertensas e obesas, a suspeita clínica é de neoplasia endometrial. A ecografia pélvica endovaginal avalia a espessura endometrial, sua regularidade e também a vascularização por meio do eco-Doppler. A maior parte dos trabalhos demonstra que, apresentando até 5 mm de espessura sem reposição hormonal ou até 8 mm com reposição, o endométrio é considerado normal. A partir desses níveis de espessura e/ou com sangramento, está indicada a investigação da doença endometrial. Com o uso de tamoxifeno, é considerada normal a espessura endometrial até 10/12 mm. Espessuras endometriais acima de 18/20 mm na pós-menopausa e com sangramento são suspeitas muito fortes de câncer de endométrio.

A avaliação histológica do endométrio é realizada pelo exame do material obtido por histeroscopia ou dilatação e por curetagem uterina. A dilatação e a curetagem uterina, em razão de serem exames sem visualização, obtêm uma amostragem incompleta do endométrio e por isso apresentam resultado falso-negativo que varia de 2 a 6%, principalmente em lesões menores.

O sangramento na pós-menopausa é um sinal mais importante do que o espessamento endometrial, já que alguns tipos de câncer de endométrio (tipo II) não costumam apresentar espessamento e a ecografia mostra endométrio fino ou indistinto. Portanto, o sangramento vaginal ou mucorreia, mesmo na ausência de espessamento endometrial no exame ecográfico,

exigem avaliação histológica endometrial. A grande disponibilidade do exame ecográfico trouxe um problema que é o aumento de imagens endometriais alteradas em pacientes assintomáticas. Nesses casos a conduta é bastante controversa, e alguns autores acham que 11 mm determina o mesmo risco para câncer de endométrio que em pacientes com espessura maior que 5 mm e sintomáticas (sangramento), mas esse é um tema ainda controverso.[2]

Tipos de câncer de endométrio

Em 1883 o câncer de endométrio foi classificado em dois tipos: tipo I e tipo II.[3] O tipo I é responsável por mais de 80 a 90% dos casos. É classificado histologicamente como adenocarcinoma endometrioide, bem ou moderadamente diferenciado (G1-G2); está relacionado com hiperestrogenismo e obesidade; tem a hiperplasia glandular atípica como lesão precursora; ocorre em pacientes mais jovens; tem melhor prognóstico e apresenta mutações no gene de supressão tumoral *PTEN* e oncogene *K-ras*. O tipo II é responsável por 10 a 20% dos casos; os tipos histológicos são: serosos, de células claras, escamoso, carcinoma indiferenciado e carcinosarcoma; não está ligado ao hiperestrogenismo; ocorre em pacientes mais idosas e magras; não tem lesão precursora definida; o prognóstico é pior e está associado a mutação do gene supressor tumoral *p53*.[4] As principais diferenças entre os tipos I e II estão resumidas na Tabela 1.

TABELA 1 Diferenças entre o câncer de endométrio tipos I e II

Tipo I	Tipo II
80 a 90% dos casos	10 a 20% dos casos
Adenocarcinoma endometrial G1/G2	Endometrioide G3, serosopapilífero, carcinoma de células claras, carcinossarcoma
Hiperestrogenismo e obesidade	Sem perfil estrogênico, magras
Pacientes mais jovens	Pacientes mais idosas
Prognóstico bom	Prognóstico ruim
PTEN e *K-ras*	P53
Lesão precursora de hiperplasia	Sem lesão precursora definida

Além dos tipos I e II, o câncer de endométrio, de acordo com o resultado histopatológico, estadiamento e clínico, é classificado em baixo, médio e alto risco para ocorrência de metástases e recidiva, de acordo com os parâmetros especificados na Tabela 2.

TABELA 2 Fatores de risco para recidiva e metástases no câncer de endométrio

	Alto risco	Médio/baixo risco
Idade	Mais de 70	Menos de 70/60
Invasão miometrial	Mais de 50%	Até 50%
Invasão linfovascular	Sim	Não
Grau de diferenciação	G3	G2/G1
Tamanho do tumor	Maior que 2 cm	Menor que 2 cm
Estádio	III/IV	II/I

Mais recentemente, em 2015, o câncer de endométrio foi classificado em quatro subgrupos moleculares que demonstraram comportamento e evolução clínica diferentes entre si:[5] a) Pole, pode ser usado para os carcinomas endometrioides e que têm excelente prognóstico, independentemente dos achados histopatológicos e estadiamento; b) instabilidade microssatélite (MSI), usado também para os endometrioides, mas sua evolução e seu prognóstico dependem dos achados histopatológicos e do estadiamento; c) *P53* selvagem, também usado para os endometrioides, e a evolução e o prognóstico também dependem dos achados histopatológicos e do estadiamento. São mais agressivos do que o MSI; d) *P53* mutado: são os de pior prognóstico, geralmente indiferenciados, bastante agressivos e ligados às histologias com prognóstico pior (serosos, células claras, carcinossarcomas).

Diagnóstico diferencial

Deve ser feito levando-se em conta as causas de sangramento na pós-menopausa e na perimenopausa. As principais são: endométrio atrófico, pólipos endometriais, hiperplasias endometriais, adenomiose, leiomioma, sarcomas uterinos, câncer de colo uterino e discrasias sanguíneas. A história, o exame físico, a ecografia pélvica endovaginal e a amostra endometrial são capazes, na maior parte das vezes, de comprovar o diagnóstico definitivo.

Disseminação do câncer do endométrio

O acometimento linfonodal[6] no câncer de endométrio é diretamente relacionado à profundidade da invasão miometrial e ao grau de diferenciação tumoral, isto é, quanto mais indiferenciado e maior a invasão miometrial, maior a chance de metástases linfonodais. A disseminação linfática se dá para cadeias ilíacas internas e externas, obturadoras e para-aórticas. A disseminação transtubal, pela tuba uterina, ocorre para ovários e para a cavidade peritoneal. A disseminação por extensão direta pode ocorrer para o colo, a vagina, o miométrio e os paramétrios. A disseminação hematogênica é principalmente para pulmões, fígado e ossos.[7] O tipo 2 tem tendência a disseminação precoce, mesmo com mínima invasão miometrial.

Estadiamento

Em 2009, foi criado um novo estadiamento da Federação Internacional de Ginecologia e Obstetrícia (FIGO) para câncer do endométrio[8] baseado em resultados obtidos em trabalhos randomizados. A principal mudança no estádio I foi a de que havia pouca diferença no prognóstico se não houvesse invasão, ou se ela ocorresse em menos da metade do miométrio. Por esse motivo, o estádio I foi subdividido em IA (menos da metade do miométrio) e IB (mais da metade do miométrio). O estádio II (invasão do colo) só é considerado quando há invasão do estroma, não sendo mais considerado II quando ocorre apenas invasão de glândulas. No estádio III foi acrescentado o comprometimento do paramétrio e separado o comprometimento de linfonodos em pélvicos e retroperitoneais, pela diferença de prognóstico. O novo estadiamento da FIGO está resumido na Tabela 3.

TABELA 3   Estadiamento da FIGO 2009 para câncer de endométrio

Estádio I – Confinado ao corpo
- IA – Só endométrio ou com invasão de menos da metade do miométrio
- IB – Invasão da metade ou mais do miométrio

Estádio II – Invade estroma cervical (se invadir só glândulas, é estádio I)

Estádio III – Disseminação local ou regional
- IIIA – Serosa uterina ou anexos
- IIIB – Invasão vaginal ou parametrial
- IIIC – Linfonodo pélvico ou para-aórtico
  - IIIC1 – pélvico
  - IIIC2 – para-aórtico

Estádio IV – Invasão de bexiga ou mucosa do reto ou a distância
- IVA – Bexiga ou mucosa retal
- IVB – Metástases a distância incluindo gânglio inguinal

Fatores de risco e de proteção para o câncer de endométrio

O principal fator de risco para o câncer de endométrio tipo I é a exposição prolongada ao estrogênio, que leva à hiperplasia endometrial com atipia e o posterior desenvolvimento do câncer. As principais causas de hiperestrogenismo estão relacionadas na Tabela 4.[4]

TABELA 4   Causas de exposição prolongada ao estrógeno

| Obesidade – aromatase transformando androstenediona em estrona |
| Menarca precoce e menopausa tardia |
| Terapia hormonal (TH) sem oposição progestagênica |
| Ciclos anovulatórios |
| Síndrome dos ovários policísticos (SOP) |
| Diabetes *mellitus* |
| Fármacos como o tamoxifeno |
| Insuficiência hepática (menor metabolismo do estrógeno) |
| Tumores funcionantes do ovário |

Certas condições têm efeitos protetores sobre o câncer de endométrio tipo I como: TH combinada com progesterona; anticoncepcional hormonal; tabagismo (diminui o metabolismo hepático do estrogênio); atividade física e dieta adequada. A paciente portadora da síndrome de Linch que possui mutação dos gens *MLH1, MSH2, MSHG* e que clinicamente se manifesta com câncer de cólon hereditário não polipose apresenta risco de ter câncer de endométrio de 21 a 76%.[8]

Tratamento

Como na maioria das vezes o diagnóstico é realizado em estádios iniciais e cerca de 80% dos casos são do tipo I, a cirurgia por si só é tratamento curativo na maior parte dos casos. Outros tratamentos, como a radioterapia, a quimioterapia e a hormonioterapia, também podem ser empregados em casos mais avançados, no tipo II e em casos de recidiva.

Cirurgia

A recomendação de 2005 do American College of Obstetrician and Gynecologists (ACOG) foi que o câncer de endométrio deveria ser tratado com histerectomia total com salpingooforectomia bilateral e estadiamento cirúrgico. O estadiamento cirúrgico inclui: linfanedectomia pélvica e para-aórtica, lavado peritoneal, biópsias peritoneais randomizadas e omentectomia. As razões para esse tipo de cirurgia são baseadas em: a) linfonodo comprometido é o fator prognóstico mais importante no câncer de endométrio. Cinquenta por cento das recidivas ocorreram em pacientes com metástase linfonodal; b) melhor estadiamento cirúrgico permite melhor adjuvância, eliminando a necessidade de radioterapia externa nos pacientes com doença localizada no útero; c) parece haver pequena vantagem na sobrevida de quem foi submetido a linfadenectomia. A extensão da cirurgia além da pan-histerectomia e anexectomia nos tumores tipo I iniciais considerados de baixo risco (estádios IAG1 ou G2) é bastante controversa na literatura, pois grande parte dos autores acredita que a extensão do procedimento cirúrgico não aumenta a sobrevida. Nos casos de tumores do tipo I que invadem mais da metade do miométrio, o aumento da extensão cirúrgica parece trazer algum benefício quanto à sobrevida (assunto bastante controverso).[9,10] Nos cânceres do tipo II a cirurgia deve ser extensa (igual à cirurgia de ovário), e existe maior unanimidade no entendimento de que o procedimento mais extenso parece trazer benefícios quanto à sobrevida.[11] Mais recentemente tem-se realizado o procedimento de linfonodo sentinela (LS) para o câncer de endométrio. Tem-se identificado o LS em torno de 84% dos casos. No estádio I com a realização do LS ocorre um *upstage* em 10% dos casos de baixo risco e em 15% nos de risco intermediário. Não é recomendado LS para os endometrioides G1/G2, para invasão miometrial menor que 50% e tumores menores que 2 cm.[12] Nos tumores de médio risco o procedimento de LS é bastante aceito. Nos tumores de alto risco a conduta mais aceita é o procedimento extenso, inclusive com esvaziamento ganglionar pélvico e para-aórtico.[13]

Alguns autores, mais recentemente, sugeriram a realização do esvaziamento ganglionar seletivo de acordo com a avaliação pré-operatória dos linfonodos com ressonância nuclear magnética e/ou PET CT e com avaliação intraoperatória, sendo retirados apenas os gânglios suspeitos à palpação. Em caso de esses gânglios serem positivos à congelação, parece que o esvaziamento ganglionar não traz benefícios em relação ao prognóstico da paciente.[14]

Radioterapia

Nos casos de estádios IA G1/2 (tumores de baixo risco), há consenso de que a adjuvância com radioterapia não traz benefícios. Nos casos de risco intermediário (IB/IIA GI/2), os trabalhos indicam que braquiterapia com radiomoldagem traz benefícios quanto à recidiva local, e é contraditória quanto à sobrevida.[14] Nos casos do tipo I com invasão de linfonodos há indicação de radioterapia externa. Nos casos do tipo II está indicada radioterapia externa e braquiterapia, e isso parece diminuir a recidiva local e a aumentar a sobrevida.[13,15]

Quimioterapia

Parece que há alguma resposta nos tumores avançados e recidivados, principalmente nos do tipo II. A carboplatina associada com paclitaxel obtém respostas de até 63%.[16] Está em estudo o uso de várias terapias-alvo, como trastuzumabe, antiangiogênicos e inibidores da Parp.

Tratamento hormonal

As respostas à hormonioterapia em doença avançada e/ou recidivada são limitadas. A maior taxa de respostas ocorre nos tumores do tipo I, que têm receptores hormonais. A associação de progesterona e tamoxifeno pode alcançar respostas de até 33%.[17] Podem também ser usados como progestágeno isolado o acetato de megestrol e o acetato de medroxiprogesterona.

Conclusões finais sobre câncer do endométrio

É muito importante investigar a causa de sangramento ou corrimento aquoso em pacientes na pós ou perimenopausa.

A maior parte dos cânceres de endométrio (75 a 85%) é do tipo I, diagnosticada em estádio inicial e tem bom prognóstico.

A maior parte dos tumores do tipo I de baixo risco não necessita de estadiamento cirúrgico, nem tratamento adjuvante.

Os tumores de alto risco e do tipo II são de pior prognóstico, necessitam de estadiamento cirúrgico completo e adjuvância com quimio e radioterapia.

A radioterapia parece diminuir a recidiva local, mas não parece aumentar a sobrevida.

A quimioterapia obtém respostas melhores no câncer de endométrio tipo II.

O tratamento hormonal tem resposta limitada, e só temos algum resultado quando usado no tipo I.

SARCOMAS UTERINOS

Introdução

Os sarcomas uterinos são tumores raros cuja incidência na literatura varia de 1 a 8%. Em geral são tumores de evolução rápida, agressivos e com prognóstico reservado.

Sobre os fatores de risco (etiologia):

- A radioterapia prévia pélvica é considerada fator etiológico dos sarcomas em aproximadamente 1/3 dos casos.
- Degeneração sarcomatosa de leiomiomas pode ocorrer em 0,1 a 0,8% dos casos.
- O estímulo estrogênico parece aumentar o risco de sarcomas uterinos, principalmente do sarcoma do estroma endometrial.
- O tamoxifeno parece estar relacionado com adenossarcoma após 8 anos de uso.[18]

Disseminação

Os sarcomas em geral originam metástases via hematogênica (principalmente pulmões), e o órgão mais acometido é o pulmão. Mais raramente se disseminam via linfática.

Quadro clínico

O sangramento é o sintoma mais comum e ocorre em 80% dos casos. A tríade dor, aumento rápido do útero e sangramento em pacientes pós-menopausa sugere o diagnóstico de sarcoma. O diagnóstico diferencial com leoimioma e com degeneração leiomiomatosa em uma paciente pré-menopausa é muito difícil.

Diagnóstico

Geralmente é realizado pela história, pelo exame clínico, pelos exames de imagens e pela dilatação e curetagem uterina. Em alguns casos, porém, a confirmação definitiva do diagnóstico ocorre somente após a cirurgia com o estudo anatomopatológico.

Tipos de sarcomas uterinos

O leiomiossarcoma é o mais frequente, e sua incidência gira ao redor de 50 a 60% dos casos. A recidiva local é frequente, bem como as metástases hematogênicas.[19]

O sarcoma do estroma endometrial tem crescimento lento e indolente, sendo 60 a 87% positivos para receptores hormonais de estrogênio e progesterona. A faixa etária mais acometida vai dos 40 aos 55 anos de idade (76% dos casos ocorrem na fase reprodutiva). As recidivas são tardias, e, como se trata de um sarcoma de baixo grau, o prognóstico é relativamente bom. Responde a tratamento hormonal com progesterona e tamoxifeno.[20]

O sarcoma indiferenciado é um tumor bastante agressivo com prognóstico ruim e alto índice de recidivas e metástases. A maioria dos pacientes não sobrevive 2 anos.[21]

O carcinossarcoma atualmente não é mais considerado um sarcoma, mas sim um câncer de endométrio tipo II, com metaplasia sarcomatosa.[22]

Tratamento

A histerectomia total com salpingooforectomia bilateral é o tratamento de escolha para os sarcomas uterinos. Como as metástases são preferencialmente hematogênicas, não há necessidade de esvaziamento ganglionar de rotina. A radioterapia pélvica como tratamento adjuvante parece diminuir a recidiva pélvica, mas não aumenta a sobrevida. Em geral os sarcomas são quimiorresistentes, porém os mais indiferenciados podem ter alguma resposta à quimioterapia.

CONCLUSÕES

Os sarcomas uterinos são raros, sendo que sua incidência nos tumores do corpo uterino varia na literatura de 1 a 8%.

Em geral são tumores agressivos com metástases preferencialmente por via hematogênica.

O sarcoma do estroma endometrial é um tumor mais indolente, com recidivas tardias e que pode responder à hormonioterapia.

O tratamento principal é o cirúrgico.

A radioterapia adjuvante parece diminuir a recidiva local, mas não altera a sobrevida.

REFERÊNCIAS BIBLIOGRÁFICAS

1. Sorosky JI. Endometrial cancer. Obstet Gynecol 2012; 120(2Pt1):383-97.

2. Silva JM, Stein AT, Pessini SA, Dib RP, Rosa DP, Bernd FF et al. Rastreamento e diagnóstico do carcinoma de endométrio. Revista da AMRIGS 2009; 53(1):64-71.

3. Yong HP, Wientzensen N, Tabert B, Gierach GL, Felix AS, Gunter MJ et al. Endometrial cancer risk factor by 2 main histological subtype: The NIH – AARD Diet and Health Study. Am J Epidemiol 2013; 177(2):142-51.

4. Bendifallah S, Koskas M, Ballester M, Genin AS, Darai E, Rouzier R. The survival impact of systematic linphanenectomy in endometrial cancer with use of propensity score match analysis. Am J Obste Gynecol 2012; 206(6):500.e1-11.

5. Talhouk A, McConechi MK, Leung S, Li-Chang HH, Kwon JS, Melnyk N et al. A clinically applicable molecular-based classification for endometrial câncer. Breast J Cancer 2015; 113(2):299-310.

6. Ribeiro R, Silva DP. Estadiamento cirúrgico do cancro de endométrio. Acta Obst Ginecol Portuguesa 2010; 4(2):88-100.

7. Mutch DG. The new FIGO staging of cancers of vulva, cervix, endometrium and sarcomas. Gynecol Oncol 2009; 115(3):325-8.

8. Helder-Woolderink JM, De Bock GH, Sijmons RH, Holleme H, Muritz MJE. The adicional value of endometrial sampling in the early detection of endometrial cancer with Linch syndrome. Gynecol Oncol 2013; 131(2)304-8.

9. Tuomit T, Pasanen A, luomaranta A, Leminen A, Bütlow R, Loukovaara M. Risk-stratification of endometrial carcinoma revisited: a combined preoperative and intraoperative score system for a reliable prediction of an advanced disease. Gynecol Oncol 2015; 137(1):23-7.

10. Koskas M, Rouzier R, Amant F. Staging for endometrial cancer: the controvesy around lymphade-nectomy: can this be resolved? Best Prac Res Clin Obstet Gynaecol 2015; 29(6):845-57.

11. Shah MM, Wright JD. Management of endometrial cancer in young women. Clin Obstet Gynecol 2011; 54(2):219-25.

12. Burke WM, Orr J, Leitão M, Salom E, Gehrig P, Olawaye AB et al. Endometrial cancer: a review and current management strategies: part I. Gynecol Oncol 2014; 134(2):385-92.

13. Fanning J, Nanavati PJ, Hilgers RD. Surgical staging and high dose braquitherapy for endometrial cancer: limiting external radiotherapy to node positive tumors. Obstet Gynecol 1996; 87(6):1041-4.

14. Subramaniyan R, Sree HT, Vyjaynadh O. Nodal metastasis in gynecologic malignancies: update on imaging and management. Clin Imaging 2020; 59:(2)157-66.

15. Burke WM, Orr J, Leitão M, Salom E, Gehrig P, Olawaye AB et al. Endometrial cancer: a review and current management strategies: part II. Gynecol Oncol 2014; 134(2): 393-402.

16. Akram T, Masfelall P, Fanning J. Carboplatin and paclitaxel for the treatment of advancer or recurrent endometrial cancer. Am J Obstet Gynecol 2005; 192(5):1365-7.

17. Whitney CW, Brunetto VL, Zaino RJ, Lentz SS, Sorosky J, Armstrong DK et al. Phase II study of medroxiprogesterone acetate plus tamoxifen in advancer endome-trial cancer: a gynecologic Oncology Group Study. Gynecol Oncol 2004; 92(1):4-9.

18. Brooks SE, Zham M, Cote T, Basquet CR. Surveillance and epidemiology and end results analysis of 2667 cases of uterine sarcomas, 1989-1999. Gynecol Oncol 2004; 93(1):204-8.

19. Ylisauko-Oja SK, Kiuru M, Lehtonen HJ, Lehtonen R, Pykalla E. Analysis of fumarate hydratase mutation in a population-base series of early onset uterine leimyosarcomas patients. Int J Cancer 2006; 119(2):283-7.

20. Chu MC, Mort G, Lin C, Zeng W, Parkash V, Schuartz PE. Low grade endometrial stromal sarcomas: hormonal aspects. Gynecol Oncol 2003; 90(1): 170-6.

21. Abeler VM, Royne O, Thoresen S, Danielsen KHE, Nesland JM, Kristensen CB. Uterine sarcomas in Norway: a histopathological prognostic survey of a total popu-lation from 1970 to 2000, including 419 patients. Histopathology 2009; 54(3):355-64.

22. Korander KR, Butzow R, Koivisto AM, Keminen A. Clinical outcome and prognostic factors in 100 cases of uterine sarcomas: experience in Helsinque University Hospital 1990-2001. Gynecol Oncol 2008; 111(1):74-81.

CAPÍTULO 56

Tumores malignos do ovário

Luiz Carlos Zeferino
Diama Bhadra Andrade Peixoto do Vale

O câncer de ovário é um tumor ginecológico que acomete mulheres especialmente na pós-menopausa, com uma média de idade ao diagnóstico de 63 anos.[1] No Brasil, estima-se anualmente o diagnóstico de 6.650 casos novos e 3.879 óbitos por câncer de ovário. Entre as mulheres, representa a sétima neoplasia mais comum e a décima causa de óbito por câncer.[2] A principal característica dessa neoplasia é o estádio avançado ao diagnóstico: cerca de 75% das mulheres se apresentam quando já há disseminação da doença para abdome.[3] A sobrevida nos estádios avançados é de apenas 30% em cinco anos.[1]

HISTOGÊNESES E CLASSIFICAÇÃO DOS CARCINOMAS DO OVÁRIO

As neoplasias malignas do ovário são constituídas por variados tipos histológicos, classificados de acordo com a histogênese ou a célula de origem. Cerca de 90% é epitelial, com vários tipos morfológicos. Os outros correspondem às neoplasias de células germinativas, dos cordões sexuais, do estroma ovariano e tumores metastáticos. Vale ressaltar que o ovário é também sede frequente de metástases de outras neoplasias, que podem apresentar o tumor ovariano como a primeira manifestação da doença, fato que deve ser sempre lembrado no diagnóstico diferencial.

O conhecimento mais atual indica que os carcinomas (epiteliais) tradicionalmente considerados primários do ovário seriam originados em outros órgãos e envolveriam os ovários secundariamente. Os carcinomas serosos de baixo e alto graus têm sua origem na tuba, assim como carcinomas com histologia similar diagnosticados como primários do peritônio. As evidências para essa teoria se baseiam no fato de que lesões displásicas tubárias (carcinomas serosos intraepiteliais da tuba, STIC) têm o mesmo perfil biomolecular que esses carcinomas.[4]

Os carcinomas endometrioide, de células claras e seromucinoso (tumores mistos müllerianos) têm sido associados às células endometriais e endometriose.[5] Dados preliminares sugerem que os carcinomas mucinoso e os tumores de Brenner surgiriam por metaplasia de células epiteliais transicionais localizadas na junção tubomesotelial. Kurman e Shih propuseram uma classificação dualística dos carcinomas epiteliais de ovário, com base em diferenças clínicas, histológicas e distintas vias de patogênese, apoiadas por achados moleculares e genéticos.[5,6]

TABELA 1 Classificação e características das neoplasias malignas do ovário

Linhagem epitelial: 90% das neoplasias malignas do ovário[5]	
Tipo I	Tipo II
Carcinoma seroso de baixo grau Carcinoma endometrioide Carcinoma de células claras Carcinoma seromucinoso (carcinoma mülleriano misto) Carcinoma mucinoso Tumor de Brenner	Carcinoma seroso de alto grau Carcinossarcoma (tumores müllerianos malignos mistos) Carcinoma indiferenciado Carcinoma peritoneal primário
Apresentação clínica em estádio inicial	Apresentação clínica em estágio mais avançado
Baixa instabilidade genética, progressão mais lenta, acumulando menos mutações	Mutações sucessivas em genes supressores tumorais e de reparo ao DNA
Mutações mais frequentes: *K-Ras, BRAF, PI3KCA* e *PTEN*	Mutações mais frequentes: *TP53, BRCA1* e *BRCA2*
Melhor prognóstico	Pior prognóstico
Resposta à quimioterapia razoável	Boa resposta à quimioterapia
Linhagem das células germinativas	
Disgerminoma Tumor do seio endodérmico (tumor do saco vitelino) Carcinoma embrionário Teratoma imaturo Coriocarcinoma ovariano	
Linhagem dos tumores dos cordões sexuais e estroma ovariano	
Tumor das células da granulosa Tumor das células de Sertoli-Leydig (androblastoma) Fibrossarcoma	
Metastáticos (de vários sítios primários)	
Mama (50% bilaterais) Ginecológicos (tuba, endométrio e colo do útero) Trato gastrointestinal (tumor de Krukenberg), tireoide e linfoma	

FATORES DE RISCO

Os fatores de risco mais conhecidos são aqueles associados ao carcinoma do ovário de origem epitelial e incluem história familiar, endometriose (especialmente para os tipos endometrioide e de células claras), terapia de reposição hormonal com ou sem progesterona e obesidade. Alguns fatores que reduzem o risco de desenvolver o carcinoma de ovário, são o uso de contraceptivos hormonais orais, ligadura tubária e salpingectomia com ou sem a oforectomia bilateral. É incerto o risco de hiperestimulação ovariana para tratamento de infertilidade no desenvolvimento do câncer de ovário.[7-12]

Síndrome do câncer hereditário mama ovário

A síndrome do câncer hereditário mama ovário é uma condição clínica em que o risco está aumentado para ambos os carcinomas em mulheres com história familiar ou naquelas famílias em que se observa que vários membros estão afetados por esses cânceres. O heredograma revela um padrão compatível com herança hereditária autossômica dominante mediada por mutações em células germinativas. Cerca de 20 a 25% dos carcinomas do ovário são familiares.[13,14]

Um importante órgão de saúde preventiva dos Estados Unidos (USPSTF) recomenda que

TABELA 2   Risco acumulado (% e IC95%) aos 80 anos para carcinomas da mama e do ovário em portadores de mutação nos genes *BRCA1* e *BRCA2*

	Câncer de mama		Câncer de ovário	
	BRCA1	*BRCA2*	*BRCA1*	*BRCA2*
Kuchenbaecker et al. (2017)	72% (65-79)	69% (61-77)	44% (36-53)	17% (11-25)

a decisão de realizar testes para a detecção de mutações nos genes *BRCA1* e *BRCA2* deve ser tomada por profissional qualificado em aconselhamento genético. Esse profissional pode utilizar instrumentos de avaliação de risco que calculam a probabilidade de a mulher ser portadora de mutação. Devem ser encaminhadas para aconselhamento genético mulheres que tenham parentes com câncer de mama, ovário, tuba ou peritônio.[15]

Redução de risco para carcinoma de ovário

Os indivíduos sob suspeita para síndrome de câncer hereditário mama-ovário devem fazer controles periódicos. O rastreamento para detectar carcinoma de mama deve se iniciar aos 25 a 30 anos de idade com ressonância nuclear magnética. Dos 30 aos 75 anos a mamografia pode ser considerada um método de escolha. Para ovário recomenda-se ultrassonografia transvaginal e dosagem de CA-125 após os 30 a 35 anos. O uso de contraceptivo hormonal oral reduz o risco de câncer de ovário, mas as evidências sobre o câncer de mama são incertas. As vantagens e desvantagens da salpingo-ooforectomia profilática após os 35 anos de idade ou após o estabelecimento da prole devem ser discutidas com as mulheres com teste de mutação positiva.[16]

Quase todos os tumores de ovário relacionados com mutações nos genes *BRCA1* e *BRCA2* são do tipo serosos de alto grau.[3] Considerando a hipótese de origem tubária dos carcinomas serosos de alto grau, mulheres que são submetidas à histerectomia por qualquer razão deveriam sempre ser submetidas à salpingectomia. De fato, o risco de câncer de ovário é reduzido quando portadoras de mutações nos genes *BRCA1* e *BRCA2* são submetidas à salpingo-ooforectomia profilática. Terapia de reposição hormonal deve ser considerada se a cirurgia for realizada em idade muito jovem, para contrabalançar os efeitos sobre o risco cardiovascular.[4,16]

RASTREAMENTO

A detecção de câncer em estádios iniciais geralmente possibilita a adoção de tratamento em momento oportuno. Quando um tumor ovariano é detectado em um exame de imagem, o volume da doença costuma ser elevado. Além disso, o diagnóstico diferencial entre a doença benigna x maligna só é definitivo por meio do exame anatomopatológico do tumor retirado cirurgicamente. Dessa forma, a realização indiscriminada de exames de imagens em mulheres assintomáticas levaria a um grande número de falso-positivos, com consequentes cirurgias realizadas desnecessariamente.[17]

Quando o marcador CA-125 é associado ao exame de imagem, a *performance* do rastreamento melhora. Entretanto, esse marcador é pouco específico e tem mais valor quando realizado de forma seriada do que isoladamente. Outros biomarcadores estão sendo avaliados, e os melhores resultados são aqueles que consideram um painel de testes.[17-20]

Dois ensaios clínicos controlados que incluíram mulheres de risco usual entre 55 e 74 anos são as principais evidências de que o rastreamento dos tumores ovarianos não reduz a mortalidade das populações estudadas. O ensaio norte-americano *Prostate, Lung, Colorectal and Ovarian Cancer Screening Randomized Controlled Trial* (PLCO) testou mulheres com ultrassonografia transvaginal anual por quatro anos, associado a CA-125 anual por seis anos, versus cuidado usual

TABELA 3 Resultados dos principais ensaios clínicos randomizados para o rastreamento de tumores ovarianos

	Média de acompanhamento	Casos x controles	Desfecho	Riscos
PLCO[21]	14,7 anos	39.105 x 39.111	Razão de mortalidade câncer-específica: 1,06 (0,87-1,30) Razão de mortalidade geral: 1,01 (0,97-1,05)	
UKCTOCS[22] Braço US	11,1 anos	50.639 x 101.359	Incidência de câncer de ovário: casos 57/100.000 x controles 57/100.000 Redução da mortalidade em 14 anos: 11% (p = 0,21)	Taxa de cirurgias falso-positivas: 14/10.000 Complicações maiores após cirurgia: 3,1%
UKCTOCS[22] Braço multimodal		50.640 x 101.359	Incidência de câncer de ovário: casos 62/100.000 x controles 57/100.000 Redução da mortalidade em 14 anos: 15% (p = 0,10)	

(controle).[21] O *UK Collaborative Trial of Ovarian Cancer Screening* (UKCTOCS) alocou as mulheres em três braços: um braço com CA-125 anual e um algoritmo de risco de câncer de ovário (ROCA), com ultrassonografia caso o índice de risco fosse anormal (rastreamento multimodal); um braço com ultrassonografia anual e um terceiro braço com cuidado usual (controle).[22] O desenho e resultados destes estudos podem ser observados na Tabela 3.

APRESENTAÇÃO E AVALIAÇÃO CLÍNICA

As neoplasias malignas dos ovários que se apresentam clinicamente como tumores de grande volume são geralmente aquelas em que o diagnóstico é realizado em estágios iniciais. Do contrário, quando a disseminação ocorre precocemente, o quadro clínico é caracterizado por sintomatologia tardia e inespecífica. Os sintomas vagos contribuem para o diagnóstico em estágio avançado e, consequentemente, alta letalidade. O diagnóstico também pode ser um achado de exame clínico ou ultrassonográfico, principalmente para aqueles tumores de crescimento lento.

A avaliação inicial inclui história e exame clínico detalhados, ultrassonografia e marcadores séricos: CA-125, CA 19,9 e CEA. Se a mulher for jovem, pode-se solicitar também gonado-

trofina coriônica (HCG), alfafetoproteína (AFP) e a lactato desidrogenasse (LDH). Em mulheres na pré-menopausa somente níveis maiores que 200 U/mL de CA-125 teriam valor diagnóstico.

A avaliação do trato gastrointestinal por endoscopia digestiva alta e a colonoscopia estão indicadas quando a mulher apresenta sintomatologia e sinais relacionados ao aparelho digestivo, anemia ou emagrecimento importante, ou quando o CEA estiver aumentado. Também são indicações de avaliação do trato gastrointestinal tumores bilaterais, sólidos, de pequenas dimensões, multisseptados ou multiloculados, e aqueles cujo conteúdo sugere mucina pelos exames de imagens.

A tomografia computadorizada e a ressonância nuclear magnética permitem avaliar a extensão do tumor na cavidade abdominopélvica, ainda que com baixa sensibilidade. Esses exames permitem investigar com mais detalhamento as regiões preferenciais para disseminação neoplásica: cúpulas diafragmáticas, espaço de Morrison (entre fígado e rim direito), mesentério, hilos hepático e esplênico, goteiras parietocólicas, omento, bexiga e retroperitônio. Radiografia ou tomografia de tórax é necessária para pesquisar derrame pleural e metástases.

A International Ovarian Tumor Analysis (IOTA) padronizou a descrição da imagem ultrassonográfica da massa anexial com o objetivo de melhor classificá-la antes da cirurgia como provavelmente benigna ou suspeita para malignidade. Essa sistemática utiliza dados de história pessoal e familiar, exame clínico, imagem ultrassonográfica, estudo Doppler e CA-125. Genericamente, os fatores reconhecidos como prognósticos independentes para malignidade são: idade, história familiar de câncer de ovário, diâmetro máximo da lesão, maior diâmetro do componente sólido, presença de ascite, presença de fluxo sanguíneo em alguma projeção sólida intracística, tumor predominantemente sólido e paredes internas de massa cística com irregularidade.[23]

Outra alternativa para a mesma finalidade é o cálculo do índice de risco para malignidade (*risk of malignancy index* [RMI]). A proposta é de que o ginecologista-geral calcule esse índice com a finalidade de apontar o risco de malignidade da massa anexial e com isso referencie as pacientes portadoras de tumores suspeitos a serviços oncológicos. O índice é calculado pela multiplicação da pontuação atribuída aos achados ultrassonográficos, ao estado menopausal da mulher e ao valor da dosagem sérica de CA-125.[24]

Diante de um tumor suspeito, a análise histopatológica é mandatória e deve ser realizada mediante cirurgia.

TABELA 4   Sintomas e sinais associados ao diagnóstico de tumores malignos de ovário

Sintomas
Dor abdominal (leve a moderada)
Sintomas "dispépticos": empachamento – saciedade gástrica precoce; distensão abdominal pós-prandial; diminuição do apetite; vômitos após alimentação
Alteração do padrão do hábito intestinal: constipação ou diarreia; afilamento das fezes; alteração da consistência do material fecal
Sensação de inchaço em membros inferiores; sangramento vaginal; dispneia

(continua)

TABELA 4   Sintomas e sinais associados ao diagnóstico de tumores malignos de ovário *(continuação)*

Sinais clínicos
Estado nutricional: emagrecimento; sinais de desnutrição
Edema de membros inferiores: uni ou bilateral por compressão de vasos retroperitoneais na pelve, dificultando o retorno venoso
Aumento do volume abdominal: ascite; massas palpáveis (geralmente de consistência solidocística e pouco móveis); linfonodomegalias inguinais
Exame do tórax: abafamento do murmúrio vesicular; chiados e sibilos durante o ciclo respiratório; linfonodomegalias axilares e supraclaviculares
Exame ginecológico: caracterizar a massa: dimensões, mobilidade e consistência; fundo de saco vaginal: nódulos palpáveis a escavação retrouterina indicam carcinomatose peritoneal. Toque retal: avaliar compressões extrínsecas, integridade da mucosa e paramétrios

NEOPLASIAS MALIGNAS DO OVÁRIO DE LINHAGEM EPITELIAL

Carcinomas serosos

Representam 75% dos carcinomas ovarianos. Aqueles de alto grau teriam como lesão precursora o carcinoma seroso intraepitelial da tuba (STIC), enquanto os de baixo grau estariam associados aos carcinomas serosos *borderlines*. Mulheres com tumores serosos de baixo grau geralmente são mais jovens e têm sobrevida global maior. Os carcinomas serosos de alto grau são caracterizados por quimiossensibilidade, mas com subsequente aquisição de resistência a cada recorrência. Devido a seu comportamento mais indolente, as mulheres com carcinoma seroso de baixo grau respondem menos à quimioterapia, e, por isso, a cirurgia é a principal terapêutica, devendo ser empenhado o esforço em obter a citorredução completa (ausência de doença macroscópica). Os carcinomas de baixo grau são frequentemente bilaterais.[3,5,25]

Carcinoma de células claras

É o segundo tipo histológico mais comum e parece ter origem nas células endometriais. O diagnóstico ocorre em idade um pouco mais precoce, e o prognóstico é pior que o dos carcinomas serosos. O carcinoma de células claras comumente é quimiorresistente.[3,5,25]

Carcinoma do tipo endometrioide

Constitui cerca de 11% dos carcinomas ovarianos, e a maioria é bem diferenciada. O diagnóstico costuma ser realizado em estágios iniciais, e é comum sua associação com endometriose e com carcinoma endometrioide do endométrio. O perfil imuno-histoquímico revela padrão semelhante ao do adenocarcinoma endometrioide do endométrio.[3,5,25]

Carcinomas mucinosos

Constituem uma entidade clínica específica e incluem um espectro de desordens: cistoadenoma, tumor *borderline*, carcinoma mucinoso francamente invasor e pseudomixoma peritoneal. Os tumores mucinosos *borderlines* são do tipo intestinal e apresentam células mucinosas caliciformes, semelhantes às do epitélio do intestino. Outro tipo de tumor mucinoso *borderline,* chamado de endocervical ou mülleriano, tem outra via de patogênese e foi atualmente separado como uma entidade distinta na classificação da Organização Mundial da Saúde (OMS) de 2014, denominado tumor seromucinoso, que frequentemente se associa à endometriose. Cerca de 11% dos carcinomas mucinosos são de origem ovariana, mas essa frequência é superestimada, pois em muitas situações a lesão primária intestinal não é detectada. Aqueles tumores unilaterais e com mais de 10 cm de diâmetro são primários do ovário em 80% dos casos; já os bilaterais são metastáticos em cerca de 94% dos casos. Os sítios primários de carcinoma mucinoso que disseminam para o ovário incluem: carcinomas gastrintestinais (45%), pancreáticos (40%), do colo do útero (13%) e da mama (8%). Na avaliação histológica dos carcinomas mucinosos, a coexistência de componentes benignos, de teratoma ou elementos de tumor de Brenner é indicativa de lesão primária ovariana. Em contrapartida, o encontro do envolvimento da superfície do ovário, invasão vascular, envolvimento do hilo e extenso padrão infiltrativo são mais sugestivos de lesão metastática ovariana. De maneira geral, os carcinomas mucinosos apresentam melhor prognóstico, pois geralmente são unilaterais e atingem grandes dimensões, sendo diagnosticados em estádios precoces. A principal estratégia terapêutica é a cirurgia citorredutora. Apendicectomia é útil, pois pode abrigar foco neoplásico primário oculto.[3,5,25,26]

Carcinomas de baixo potencial de malignidade

Conhecidos como *borderlines*, correspondem a cerca de 15% de todas as neoplasias epiteliais malignas. A maioria está no estádio I no momento do diagnóstico. O prognóstico e o tratamento são diferentes dos carcinomas francamente invasores. Mesmo quando em estágios II e III, a sobrevida em 10 e 15 anos é alta. As causas principais de morte são complicações benignas da doença, como obstrução intestinal, e mais raramente transformação maligna da lesão. A quimioterapia só está indicada na presença de componente invasor.[3,5,25,27]

ESTADIAMENTO CIRÚRGICO

Na ausência de doença metastática que caracterize estádio IV, o estadiamento deve ser feito por cirurgia. Os objetivos principais da abordagem cirúrgica são: fornecer material para diagnóstico histopatológico preciso, fazer inventário cuidadoso das cavidades abdominal e pélvica, remover a maior quantidade de tecido neoplásico possível (evidências apontam a citorredução ótima como ausência de neoplasia residual) e definir o estadiamento. O estadiamento será definido com base na avaliação conjunta da descrição minuciosa e detalhada de todos os achados intraoperatórios e do resultado da análise histopatológica dos espécimes retirados.

A última revisão da Federação Internacional de Ginecologia e Obstetrícia (FIGO) estendeu o estadiamento do ovário ao peritônio e à tuba de falópio. No estadiamento cirúrgico o local primário, sempre que possível, deve ser identificado ou então relatar como não identificável.[28,29]

TABELA 5 Estadiamento do câncer de ovário, tuba de falópio e peritônio (FIGO)[28]

Estádio	Características
Estádio I	Doença limitada aos ovários ou tuba de falópio
	IA: limitada a um ovário ou tuba de falópio; sem tumor na superfície do ovário ou da tuba
	IB: ambos os ovários afetados ou tubas de falópio; sem tumor na superfície do ovário ou da tuba
	IC: tumor limitado a um ou dois ovários ou tubas de falópio com presença de um dos seguintes eventos: cápsula rota na cirurgia (IC1); tumor na superfície ovariana (de um ou de ambos os ovários) ou tuba de falópio ou, então, cápsula rota antes da cirurgia (IC2); citologia da ascite ou lavado peritoneal positivo para células neoplásicas (IC3)
Estádio II	A doença envolve um ou ambos os ovários ou tubas de falópio com extensão para pelve ou, então, carcinoma primário do peritônio
	IIA: doença afetando o útero e/ou tubas e/ou ovários
	IIB: extensão para outros tecidos pélvicos intraperitoneais
Estádio III*	A doença envolve um ou ambos os ovários ou tubas de falópio, ou carcinoma primário de peritônio, com doença além da pelve ou para linfonodos retroperitoneais, sempre com confirmação citológica ou histológica
	IIIA1: linfonodos retroperitoneais positivos:
	■ IIIA1(i): metástases até 10 mm em sua maior dimensão
	■ IIIA1(ii): metástases maior do que 10 mm em sua maior dimensão

(continua)

TABELA 5 Estadiamento do câncer de ovário, tuba de falópio e peritônio (FIGO)[28] *(continuação)*

Estádio	Características
Estádio III*	IIIA2: envolvimento peritoneal extrapélvico, com ou sem linfonodos retroperitoneais positivos
	IIIB: metástases peritoneais macroscópicas fora da pelve de até 2 cm em sua maior dimensão, com ou sem linfonodos retroperitoneais positivos
	IIIC: metástases peritoneais macroscópicas fora da pelve maior do que 2 cm em sua maior dimensão, com ou sem linfonodos retroperitoneais positivos
Estádio IV	Metástase a distância excluindo metástase peritoneal
	IVA: derrame pleural com citologia positiva para células neoplásicas
	IVB: metástases intraparenquimatosas e para órgãos extra-abdominais (incluindo linfonodos inguinais e fora da cavidade abdominal)**

* Envolvimento da superfície hepática (cápsula do órgão) considerado estágio III.
** Linfonodos inguinais comprometidos são definidos como estágio IV, bem como demais linfonodos acometidos fora da cavidade abdominal (supraclaviculares, axilares).

TABELA 6 Recomendações para abordagem cirúrgica de massa anexial suspeita para malignidade[30,31]

Profilaxia de fenômenos tromboembólicos
■ Uso de meias elásticas e/ou equipamento para compressão pneumática durante a cirurgia.
■ Considerar profilaxia medicamentosa (anticoagulante) no pós-operatório e durante o período de convalescença.

Incisão longitudinal
■ Melhor acesso tanto a órgãos pélvicos quanto a abdome superior.
■ Campos cirúrgicos incisionais auxiliam na redução da possibilidade de implantes secundários na cicatriz e na infecção de ferida operatória.

Coleta de ascite e/ou lavado peritoneal
■ Após a celiotomia parietal, antes da manipulação de órgãos ou massas.
■ Se não houver ascite, proceder à instilação de solução fisiológica aquecida e coletar líquido proveniente das goteiras parietocólicas, superfície diafragmática e pelve.

(continua)

TABELA 6 Recomendações para abordagem cirúrgica de massa anexial suspeita para malignidade[31,31] *(continuação)*

Inventário minucioso da pelve e da cavidade abdominal, descrevendo:
- Presença de ascite.
- Características da massa principal: dimensões, integridade da cápsula (se há rotura), presença de implantes na superfície da cápsula e consistência do tumor anexial principal (sólido, cístico ou solidocístico).
- Presença de implantes visíveis sobre as superfícies de peritônio pélvico e visceral de órgãos abdominais, atentar para implantes sobre a superfície da parede de delgado e cólon. Sempre definir as dimensões dos implantes.
- Presença de aderências, descrevendo sua localização, retirá-las sempre que possível e enviá-las para exame anatomopatológico.
- Palpação de linfonodos retroperitoneais: descrever localização, número, tamanho e consistência dos linfonodos suspeitos.

Biópsia de congelação
- Iniciar o procedimento pela excisão do tumor principal, preservando as superfícies íntegras, e enviá-lo para biópsia de congelação. Se o resultado for positivo para malignidade, realizar os demais procedimentos que compõem o estadiamento cirúrgico completo.

A cirurgia considerada como tratamento inclui a histerectomia total com anexectomia bilateral, linfadenectomia pélvica e para-aórtica sistemática (retirada de todos os linfonodos, e não apenas alguns selecionados – linfadenectomia seletiva), omentectomia infracólica (e supracólica, se houver comprometimento pela neoplasia), biópsias múltiplas de peritônio (cúpulas diafragmáticas, goteiras parietocólicas e escavações reto e vesicouterinas). Para tumores mucinosos, a apendicectomia deve ser considerada para investigação de possível sítio primário apendicular. Se a doença estiver limitada aos ovários ou pelve, deve-se coletar lavado peritoneal e examinar, biopsiar ou coletar material para avaliação citológica do diafragma, das goteiras parietocólicas e do peritônio pélvico.

Quando a mulher for jovem, a cirurgia conservadora com objetivo principal de preservação da fertilidade pode ser considerada, o que inclui a coleta de lavado peritoneal, anexectomia, omen-tectomia infracólica e linfadenectomia pélvica e para-aórtica. Embora na literatura não haja consenso a respeito das indicações para cirurgia conservadora, julga-se adequado realizá-la para estádio clínico IA, cápsula tumoral íntegra, ausência de linfonodos aumentados ou suspeitos na avaliação intraoperatória. Se essas condições clínicas patológicas não forem constatadas, a mulher precisará submeter-se a uma segunda cirurgia para completar a ressecção padrão para o tratamento do carcinoma do ovário.[32]

A intervenção tem como meta retirar toda a doença, pois o ideal é que não haja doença residual (citorredução completa). A excisão completa de todos os focos de doença permite maior eficácia da quimioterapia por dois principais motivos: redução do volume tumoral (o que diminui a recorrência da ascite, retirada das grandes massas e implante que possam promover sintomas gastrointestinais e consequentemente maior alívio sintomático) e diminuição do número de clones neoplásicos que possam vir a adquirir novas mutações e resistência a agentes quimioterápicos.

Como os melhores resultados oncológicos são obtidos com a citorredução completa, a equipe cirúrgica precisa estar preparada para abordagem de superfícies diafragmáticas, exploração de retroperitônio com manipulação de vias urinárias (ureteres), vasos pélvicos, além da ressecção de lesões de intestino delgado ou do cólon. É frequente a necessidade de ressecção do retossigmoide. Deve-se dar preferência às anastomoses primárias quando possível, o que tem sido cada vez mais facilitado pelo desenvolvimento de suturas mecânicas e grampeadores.

A possibilidade de ressecção completa de toda a doença pode ficar comprometida em função das condições clínicas da paciente e da extensão do acometimento neoplásico. Idade avançada e comorbidades frequentemente se associam, o que pode impedir que a paciente seja submetida a procedimentos cirúrgicos extensos. Doença muito avançada, como carcinomatose peritoneal acometendo diversos órgãos, necessidade de grandes e múltiplas ressecções (esplenectomia, ressecção hepática, anastomoses do trato urinário e intestinal), acarretam elevada morbidade cirúrgica. Nessas situações, o recomendável é que a exploração cirúrgica cumpra o papel de definir o estadiamento clínico e obtenha amostra de tecido para análise histopatológica e diagnóstico definitivo.[33,34]

Pacientes classificadas como sem condições de cirurgia citorredutora primária são submetidas a quimioterapia neoadjuvante. A avaliação da extensão da doença após a terapia neoadjuvante definirá se a paciente seguirá para cirurgia citorredutora. Evidências indicam que pacientes submetidas a quimioterapia neoadjuvante seguida de cirurgia citorredutora tiveram, em termos de sobrevida livre de doença e sobrevida global, resultados semelhantes aos do grupo de pacientes que foram submetidas a cirurgia citorredutora primária. A quimioterapia neoadjuvante adiciona benefício ao propiciar que, após seu término, a doença tenha melhores condições para ressecabilidade completa, com menor morbidade cirúrgica.[34-37]

É recomendado que se avalie previamente a possibilidade de ressecar o tumor pela cirurgia. Níveis muito elevados de CA-125 (acima de 500 U/mL) estão associados a maior dificuldade de ressecção completa. Presença de ascite e massa endurecida e fixa ao exame clínico também sugere doença inoperável. Dados da tomografia computadorizada ou ressonância nuclear magnética também colaboram para essa avaliação.

A laparoscopia pode ser utilizada para avaliar a ressecabilidade do tumor e para obter amostras de tecido neoplásico para estudo histopatológico, se a laparotomia não se justificar. Os achados laparoscópicos que sugerem inoperabilidade são: envolvimento do omento (*omental cake*, que pode ser visto nos exames de imagens); carcinomatose peritoneal; acometimento do hilo hepático; acometimento pancreático; carcinomatose diafragmática; acometimento do mesentério; infiltração intestinal e/ou gástrica extensa; múltiplas metástases hepáticas. A laparoscopia para estadiamento cirúrgico do câncer de ovário tem sido indicada para evitar grandes incisões e permitir a avaliação do andar superior do abdome, com menor perda sanguínea, recuperação mais rápida e menor intervalo de tempo para início da quimioterapia.[38]

TRATAMENTO

O tratamento para pacientes de qualquer estádio para carcinoma do ovário, tuba de falópio e primário de peritônio consiste em cirurgia e quimioterapia baseada em platina. A cirurgia é considerada completa quando inclui histerectomia, anexectomia bilateral, linfadenectomia pélvica e para-aórtica sistemática, omentectomia infracólica de rotina (e supracólica, se há comprometimento pela neoplasia) e biópsias múltiplas de peritônio (cúpulas diafragmáticas, goteiras parietocólicas e escavações reto e vesicouterinas). Se a cirurgia atingiu o objetivo de retirar toda a doença macroscópica (citorredução completa), realiza-se a quimioterapia adjuvante para a maioria dos casos, idealmente iniciada dentro de quatro a seis semanas. Utiliza-se em maior escala a carboplatina porque apresenta menos efeitos tóxicos. A adição do paclitaxel revelou aumento do tempo de sobrevida livre de doença, bem como da sobrevida global. O docetaxel pode ser uma alternativa válida, pois revelou toxicidades e resultados semelhantes.[39]

Doença em estágio inicial

Ainda que seja uma situação rara, não precisariam submeter-se à terapia adicional (quimioterapia) os carcinomas IA ou IB, bem ou moderadamente diferenciados, desde que a cirurgia tenha sido completa (histerectomia, anexectomia bilateral, linfadenectomia pélvica e para-aórtica sistemática, omentectomia infracólica, biópsias múltiplas de peritônio – cúpulas diafragmáticas, goteiras parietocólicas e escavações reto e vesicouterinas).

Após cirurgia citorredutora completa, a quimioterapia deve ser considerada na presença dos seguintes fatores: estágio IA ou IB e carcinoma pouco diferenciado, carcinoma de células claras e estágio IC, independentemente do grau tumoral.

Doença avançada

Quimioterapia neoadjuvante

Mulheres com carcinoma de ovários, tuba ou peritônio estádio IIIC ou IV, quando a cirurgia citorredutora (*debulking*) primária não é possível, devem receber seis ciclos de quimioterapia com paclitaxel e carboplatina. A vantagem da quimioterapia neodjuvante é a maior probabilidade de viabilizar cirurgia citorredutora com menos morbidade e mortalidade peri e pós-operatórias do que quando a cirurgia é tentada antes da quimioterapia. Iniciada a quimioterapia neoadjuvante, a cirurgia pode ser realizada quando houver evidências de que as condições de operabilidade são boas. O fator preditor mais potente para sobrevida mais longa é a ausência de tumor residual depois da cirurgia, seja ela como citorredutora primária ou após a quimioterapia neoadjuvante.[36,37]

Quimioterapia adjuvante

Pacientes com doenças nos estágios II a III com citorredução completa, devem receber seis a oito ciclos de quimioterapia adjuvante com carboplatina e paclitaxel.[39]

Quimioterapia intraperitoneal hipertérmica (HIPEC)

Está consagrada como modalidade terapêutica útil em casos de pseudomixoma peritoneal e mesotelioma de peritônio. Consiste na infusão intraoperatória de soluções contendo agentes quimioterápicos a uma temperatura entre 40°C e 42°C por 30 a 90 minutos, geralmente após o término da citorredução. As vantagens incluem: maior concentração dos fármacos no local da doença, maior contato do fármaco com toda a superfície peritoneal pela ausência de aderências ao final da cirurgia citorredutora, ação dos fármacos em células neoplásicas flutuantes, reduzindo os implantes especialmente nas áreas cruentas, efeito direto do calor sobre as células

tumorais, aumento da permeabilidade capilar, maior efeito citotóxico local e redução da citotoxicidade sistêmica.[39]

DOENÇA RECORRENTE

A doença recorrente pode ser detectada por diferentes alternativas. O indicativo mais precoce de recidiva pode ser a elevação dos níveis séricos de CA-125, que precede em 3 a 4 meses o aparecimento de sintomas e sinais clínicos. A tomografia computadorizada e até mesmo o PET-CT podem detectar precocemente uma recidiva tumoral assintomática, ainda que não sejam habitualmente utilizados como rotina no acompanhamento, mas sim quando há sintomas ou presença de massa clinicamente palpável ao exame físico.

A maioria das pacientes com recidiva tumoral é submetida a quimioterapia, porém se admite uma nova abordagem cirúrgica quando se trata de um tipo histológico resistente à quimioterapia, quando o volume de doença é pequeno e as possibilidades de ressecabilidade são boas. Em alguns casos, especialmente quando a recidiva estiver associada a obstrução intestinal, por exemplo, a opção pela cirurgia acaba sendo a modalidade preferencial.

O esquema quimioterápico de escolha para os casos de doença recorrente depende da sensibilidade à platina. Pacientes consideradas resistentes à platina são as que apresentam recidiva antes de seis meses após o término da quimioterapia, ou persistência da doença durante o tratamento.

Para as pacientes platinossensíveis, os esquemas quimioterápicos dirigidos para o tratamento das recidivas têm a platina como agente principal em associação aos seguintes fármacos: paclitaxel, docetaxel, gencitabina e doxorrubicina lipossomal. Para doença platinorresistente prefere-se agente único não baseado em platina.[39]

ACOMPANHAMENTO (FOLLOW-UP)

Como a maioria das pacientes faz o diagnóstico em estágios avançados, o risco de recorrência é alto, e, por isso, o acompanhamento clínico deve ser rigoroso. É consenso que nos dois primeiros anos o acompanhamento deva ser a cada três ou quatro meses, semestral por mais três anos e anual posteriormente. Não há nenhuma evidência científica que sustente efetuar exames subsidiários sem justificativa clínica. A história e o exame físico são as principais ferramentas no acompanhamento. O CA-125 para os carcinomas serosos e o CEA para os mucinosos são os principais marcadores, principalmente quando estavam elevados no início do tratamento.[40]

NEOPLASIAS MALIGNAS DE LINHAGEM DE CÉLULAS GERMINATIVAS

As neoplasias malignas não epiteliais perfazem 7% dos tumores malignos ovarianos e são originadas da linhagem de células germinativas ou da linhagem dos tumores dos cordões sexuais e estroma ovariano. As neoplasias de células germinativas são diagnosticadas nas primeiras décadas de vida, enquanto as do estroma ocorrem mais em mulheres na menacme e na pós-menopausa. Aproximadamente 80% das neoplasias malignas em meninas antes da menarca são de linhagem de células germinativas, tendo o ápice de sua incidência antes da segunda década de vida. Correspondem a 35 a 40% de todas as neoplasias encontradas no primeiro mês de vida, e a maioria corresponde ao teratoma maduro, entretanto, em 5% dos casos há componente maligno (tumor do seio endodérmico é a variante maligna comum). São neoplasias malignas de rápido crescimento, unilaterais e na maioria das vezes sensíveis a quimioterapia. Os marcadores tumorais da linhagem germinativa são: gonadotrofina coriônica, alfafetoproteína e a lactato desidrogenasse (LDH). Cerca de 50 a 70% dos casos no momento do diagnóstico se apresentam no estádio I, e a taxa de sobrevida em cinco anos é de 60 a 80%.[41,42]

O estadiamento cirúrgico segue o recomendado pela FIGO, sem diferenças em relação às neoplasias malignas epiteliais. A abordagem cirúrgica para as neoplasias malignas de linhagem de células germinativas inclui: coleta de lavado peritoneal, salpingo-ooforectomia unilateral do lado do tumor, inventário sistemático da cavidade pélvica e abdominal, omentectomia, múltiplas biópsias das superfícies peritoneais, linfadenectomia ipsilateral e remoção de todos os implantes. Como acomete faixas etárias mais jovens, a cirurgia conservadora com objetivo principal de preservação da fertilidade sempre deve ser considerada. São muito sensíveis à quimioterapia, e o esquema mais utilizado é o BEP: bleomicina, etoposide e platina. Outros protocolos incluem VBP: vimblastina, bleomicina e platina e VAC: vimblastina, actinomicina e cytoxan.[41,43]

TABELA 7   Neoplasias malignas de linhagem de células germinativas: características clínicas

Disgerminoma
- É o mais frequente entre os tumores das células germinativas.
- Responsáveis por 5 a 10% dos tumores malignos em pacientes abaixo dos 20 anos de idade.
- 75% dos casos diagnosticados no estádio IA.
- Principal marcador é a desidrogenase láctica (LDH).
- Pode estar associado a disgenesia gonadal, síndrome da insensibilidade androgênica e Turner. O cariótipo faz parte da propedêutica.

Tumor do seio endodérmico (tumor do saco vitelino)
- Idade média: 15 a 19 anos.
- O principal marcador é a alfafetoproteína (AFP).
- Rápido crescimento, podendo desencadear necrose e hemorragia infratumoral. A primeira manifestação pode ser dor aguda.
- Quimioterapia indicada para todas as pacientes após a cirurgia.

Teratoma imaturo
- 20% dos tumores malignos das células germinativas.
- Variante maligna dos teratomas maduros ou cistos dermoides.
- Prognóstico relacionado ao grau tumoral – percentual de tecido imaturo.
- Quimioterapia indicada para todas as pacientes, exceto no estádio I, grau I.

NEOPLASIAS MALIGNAS DE LINHAGEM DOS TUMORES DOS CORDÕES SEXUAIS E ESTROMA OVARIANO

Essas neoplasias malignas correspondem a aproximadamente 5% das neoplasias malignas de ovário, e, como a maioria dos tumores desse grupo é funcionante, apresentam manifestações clínicas relacionadas ao padrão hormonal correspondente, tais como alteração do ciclo menstrual, hirsutismo e virilização e hiperplasia endometrial com sangramento via vaginal.

TABELA 8 Neoplasias malignas de linhagem dos tumores dos cordões sexuais e estroma ovariano

Tumor de células da granulosa
- Produtor de estradiol. Pode estar associado com hiperplasia endometrial ou carcinoma de endométrio.
- Baixo grau de malignidade, 90% se apresenta no estádio I ao diagnóstico e o tratamento é cirúrgico.
- O acompanhamento pode ser feito por dosagens hormonais (LH, FSH, hormônio antimülleriano).
- Podem apresentar recidiva após muitos anos do tratamento: acompanhamento clínico de longo prazo.

Tumor de células de Sertoli-Leydig (androblastoma)
- Raro e acomete preferencialmente mulheres na segunda e terceira décadas de vida.
- Presença de estruturas testiculares produtoras de androgênio: manifestações clínicas podem ser decorrentes da virilização.

Fibrossarcoma
- É a variante maligna rara do fibroma.
- Ocorre entre 30 e 50 anos de idade.
- Não hormonalmente ativos.
- Cirurgia é a principal forma de abordagem.

NEOPLASIAS MALIGNAS METASTÁTICAS

Geralmente são neoplasias primárias de tumores ginecológicos, mamários ou do trato gastrintestinal. Ocorrem por disseminação hematogênica, linfática, por continuidade ou por via transcelômica.

1. Tumor de Krukenberg: é a metástase de neoplasia do trato gastrointestinal em ovários. Apesar do uso comum e consagrado do epônimo, o tumor de Krubenberg se restringe aos tumores constituídos por células em anel de sinete e têm como sítio primário na maioria dos casos o adenocarcinoma gástrico (60 a 93%). Outros sítios gastrointestinais sede de neoplasias primárias metastáticas para ovário são: colón (14%), pâncreas e vias biliares (5%) e apêndice (2%). Geralmente são bilaterais.

2. Neoplasia de mama em ovários: em mais de 50% dos casos o acometimento é bilateral.

3. Neoplasia ginecológica: endométrio e, mais raramente, colo do útero.

4. Linfoma: o mais comum é o linfoma não Hodgkin. Em face de uma massa ovariana cuja análise por congelação suspeitar de linfoma, deve-se proceder a todo o estadiamento cirúrgico padrão e depois a abordagem cirúrgica, quimioterapia específica para linfoma.

REFERÊNCIAS BIBLIOGRÁFICAS

1. National Cancer Institute Cancer of the Ovary. In: SEER. Disponível em: https://seer.cancer.gov/statfacts/html/ovary.html; acessado em: 8 de fevereiro de 2020.
2. Brasil. Instituto Nacional do Câncer (2018). Estimativas de câncer 2020. Inca. Instituto Nacional de Câncer. Disponível em: https://www.inca.gov.br/numeros-de-cancer; acessado em: 8 de fevereiro de 2020.
3. Jayson GC, Kohn EC, Kitchener HC, Ledermann JA. Ovarian cancer. Lancet Lond Engl 2014; 384:1376-88.
4. Bergsten TM, Burdette JE, Dean M. Fallopian tube initiation of high grade serous ovarian cancer and ovarian metastasis: mechanisms and therapeutic implications. Cancer Lett 2020; 476:152-60.
5. Kurman RJ, Shih I-M. The dualistic model of ovarian carcinogenesis: revisited, revised, and expanded. Am J Pathol 2016; 186:733-47.
6. Prahm KP, Karlsen MA, Høgdall E et al. The prognostic value of dividing epithelial ovarian cancer into type I and type II tumors ba-sed on pathologic characteristics. Gynecol Oncol 2015; 136:205-11.
7. Poole EM, Lin WT, Kvaskoff M et al. Endometriosis and risk of ovarian and endometrial cancers in a

large prospective cohort of U.S. nurses. Cancer Causes Control CCC 2017; 28:437-45.

8. Collaborative Group on Epidemiological Studies of Ovarian Cancer, Beral V, Gaitskell K et al. Menopausal hormone use and ovarian cancer risk: individual participant meta-analysis of 52 epidemiological studies. Lancet Lond Engl 2015; 385:1835-42.

9. Iversen L, Fielding S, Lidegaard Ø et al. Association between contemporary hormonal contraception and ovarian cancer in women of reproductive age in Denmark: prospective, nationwide cohort study. BMJ 2018; 362:k3609.

10. Lawrie TA, Kulier R, Nardin JM. Techniques for the interruption of tubal patency for female sterilisation. Cochrane Database Syst Rev 2016; 2016(8):CD003034.

11. Fortner RT, Ose J, Merritt MA et al. Reproductive and hormone-related risk factors for epithelial ovarian cancer by histologic pathways, invasiveness and histologic subtypes: results from the EPIC cohort. Int J Cancer 2015; 137:1196-208.

12. Feng L-P, Chen H-L, Shen M-Y. Breastfeeding and the risk of ovarian cancer: a meta-analysis. J Midwifery Womens Health 2014; 59:428-37.

13. Kuchenbaecker KB, Hopper JL, Barnes DR et al. Risks of Breast, ovarian, and contralateral breast cancer for BRCA1 and BRCA2 mutation carriers. JAMA 2017; 317:2402-16.

14. Minion LE, Dolinsky JS, Chase DM et al. Hereditary predisposition to ovarian cancer, looking beyond BRCA1/BRCA2. Gynecol Oncol 2015; 137:86-92.

15. US Preventive Services Task Force, Owens DK, Davidson KW et al. Risk assessment, genetic counseling, and genetic testing for BRCA-related cancer: US Preventive Services Task Force Recommendation Statement. JAMA 2019; 322:652-65.

16. Daly MB, Pilarski R, Yurgelin MB et al. National Comprehensive Cancer Network Genetic/Familial High-Risk Assessment: breast, ovarian, and pancreatic. J Natl Compr Can Netw 2020; 18(4):380-91.

17. Basu P, Vale D. Screening for Epithelial ovarian cancer: an updated review. Indian J Gynecol Oncol 2017; 15:9.

18. Cramer DW, Bast RC, Berg CD et al. Ovarian cancer biomarker performance in prostate, lung, colorectal, and ovarian cancer scree-ning trial specimens. Cancer Prev Res Phila Pa 2011; 4(3):365-74.

19. Simmons AR, Clarke CH, Badgwell DB et al. Validation of a biomarker panel and longitudinal biomarker performance for early de-tection of ovarian cancer. Int J Gynecol Cancer 2016; 26(6):1070-7.

20. Moore LE, Pfeiffer RM, Zhang Z et al. Proteomic biomarkers in combination with CA 125 for detection of epithelial ovarian cancer using prediagnostic serum samples from the Prostate, Lung, Colorectal, and Ovarian (PLCO) Cancer Screening Trial. Cancer 2012; 118(1):91-100.

21. Pinsky PF, Yu K, Kramer BS et al. Extended mortality results for ovarian cancer screening in the PLCO trial with median 15years fol-low-up. Gynecol Oncol 2016; 143:270-5.

22. Jacobs IJ, Menon U, Ryan A et al. Ovarian cancer screening and mortality in the UK Collaborative Trial of Ovarian Cancer Screening (UKCTOCS): a randomised controlled trial. Lancet 2016; 387(10022):945-56.

23. Kaijser J, Bourne T, Valentin L et al. Improving strategies for diagnosing ovarian cancer: a summary of the International Ovarian Tu-mor Analysis (IOTA) studies. Ultrasound Obstet Gynecol 2013; 41(1):9-20.

24. Stukan M, Dudziak M, Ratajczak K, Grabowski JP. Usefulness of diagnostic indices comprising clinical, sonographic, and biomarker data for discriminating benign from malignant ovarian masses. J Ultrasound Med Off J Am Inst Ultrasound Med 2015; 34:207-17.

25. Groen RS, Gershenson DM, Fader AN. Updates and emerging therapies for rare epithelial ovarian cancers: one size no longer fits all. Gynecol Oncol 2015; 136:373-83.

26. Brown J, Frumovitz M. Mucinous tumors of the ovary: current thoughts on diagnosis and management. Curr Oncol Rep 2014; 16:389.

27. Morice P, Uzan C, Fauvet R et al. Borderline ovarian tumour: pathological diagnostic dilemma and risk factors for invasive or lethal recurrence. Lancet Oncol 2012; 13:e103-115.

28. Prat J, FIGO Committee on Gynecologic Oncology. Staging classification for cancer of the ovary, fallopian tube, and peritoneum. Int J Gynaecol Obstet 2014; 124:1-5.

29. Prat J, FIGO Committee on Gynecologic Oncology Staging Classification for Cancer of the Ovary, Fallopian Tube, and Peritoneum: Abridged Republication of Guidelines From the International Federation of Gynecology and Obstetrics (FIGO). Obstet Gynecol 2015; 126:171-4.

30. Dodge JE, Covens AL, Lacchetti C et al. Preoperative identification of a suspicious adnexal mass: a systematic review and meta-analysis. Gynecol Oncol 2012; 126:157-66.

31. Covens AL, Dodge JE, Lacchetti C et al. Surgical management of a suspicious adnexal mass: a systematic review. Gynecol Oncol 2012; 126:149-56.

32. Ditto A, Martinelli F, Bogani G et al. Long-term safety of fertility sparing surgery in early stage ovarian cancer: comparison to stan-dard radical surgical procedures. Gynecol Oncol 2015; 138:78-82.

33. Wahner Hendrickson AE, Hawthorne KM, Goode EL et al. Assessment of published models and prognostic variables in epithelial ovarian cancer at Mayo Clinic. Gynecol Oncol 2015; 137:77-85.

34. Leary A, Cowan R, Chi D et al. Primary surgery or neoadjuvant chemotherapy in advanced ovarian

cancer: the debate continues... Am Soc Clin Oncol Educ Book 2016; 35:153-62.

35. van Meurs HS, Tajik P, Hof MHP et al. Which patients benefit most from primary surgery or neoadjuvant chemotherapy in stage IIIC or IV ovarian cancer? An exploratory analysis of the European Organisation for Research and Treatment of Cancer 55971 ran-domised trial. Eur J Cancer Oxf Engl 1990, 2013; 49:3191-201.

36. Wright AA, Bohlke K, Armstrong DK et al. Neoad-juvant chemotherapy for newly diagnosed, advanced ovarian cancer: Society of Gynecologic Oncology and American Society of Clinical Oncology Clinical Practice Guideline. Gynecol Oncol 2016; 143:3-15.

37. Kehoe S, Hook J, Nankivell M et al. Primary chemo-therapy versus primary surgery for newly diagnosed advanced ovarian cancer (CHORUS): an open-label, randomised, controlled, non-inferiority trial. Lancet Lond Engl 2015; 386:249-57.

38. Fagotti A, Vizzielli G, Fanfani F et al. Introduction of staging laparoscopy in the management of advan-ced epithelial ovarian, tubal and peritoneal cancer:

impact on prognosis in a single institution experien-ce. Gynecol Oncol 2013; 131:341-6.

39. Daly MB, Pilarski R, Yurgelin MB et al. National Comprehensive Cancer Network Guidelines Insights: Genetic/Familiar High Risk Assessment: breast, ovarian and pancreatic version 1. J Natl Compr Canc Net, 2020; 18(4):380-91.

40. Clarke T, Galaal K, Bryant A, Naik R. Evaluation of follow-up strategies for patients with epithelial ova-rian cancer following comple-tion of primary treat-ment. Cochrane Database Syst Rev 2014; CD006119.

41. Zhang M, Jiang W, Li G, Xu C. Ovarian masses in children and adolescents: an analysis of 521 clinical cases. J Pediatr Adolesc Gynecol 2014; 27:e73-77.

42. Baert T, Storme N, Van Nieuwenhuysen E et al. Ova-rian cancer in children and adolescents: a rare di-sease that needs more attention. Maturitas 2016; 88:3-8.

43. Lin KY, Bryant S, Miller DS et al. Malignant ovarian germ cell tumor: role of surgical staging and gonadal dysgenesis. Gynecol Oncol 2014; 134:84-9.

CAPÍTULO 57

Câncer de mama

Alfredo Carlos Simões Dornellas de Barros

No Brasil estima-se em torno de 66 mil novos casos de câncer de mama (CM) por ano, e essa incidência não para de crescer, como acontece no mundo todo.[1] Felizmente, com diagnóstico precoce e tratamento adequado, as chances de cura são muito elevadas, mais de 90%.

FATORES DE RISCO

Sexo e idade

O maior fator de risco para câncer de mama é ser mulher, visto que a incidência desse tumor no homem corresponde a 1% da população feminina.

Com o passar dos anos, a mulher fica mais sujeita ao CM. Comparando-se com a idade de 30 a 40 anos, a mulher de 40 a 60 tem sete vezes mais chance de desenvolver a neoplasia, e, acima de 70 anos, 15 vezes mais.

Fatores hormonais e reprodutivos

Elevam o risco: menarca precoce (< 10 anos), idade do primeiro parto > 35 anos, nuliparidade, ausência de lactação e menopausa tardia (> 55 anos). Nas casuísticas publicadas a respeito,

o risco relativo (RR) para câncer de mama oscila entre 1,1 e 1,7 em qualquer dessas condições.

O uso de anticoncepcionais orais aumenta o risco mesmo na população geral; RR: 1,20, chegando até RR:1,38 nas usuárias por mais de 10 anos, segundo grande estudo prospectivo realizado na Dinamarca.[2] Isto faz com que se analise para cada caso a relação risco/benefício da anticoncepção hormonal, procurando-se sempre usá-la pelo menor número de anos possível. Por outro lado, é mais inseguro o uso de anticoncepcionais em mulheres com câncer de mama em parentes de primeiro grau e/ou mutação genética predisponente, tipo *BRCA1/2*.[3]

A terapia de reposição hormonal na população geral eleva discretamente o risco, se for exclusivamente com estrogênios ou tibolona (RR: 1,1, uso por tempo superior a 10 anos). O risco fica bem maior na combinação de estrogênios com progesterona (RR: 1,4 a 2,5, segundo dados da literatura), aumentando depois de 5 anos de uso e especialmente depois de 10 anos. A prescrição de reposição hormonal deve também levar em conta a relação individual risco/benefício, sendo mais liberal em quem teve pelo menos dois filhos antes dos 35 anos, e ao contrário, contraindicada diante de alto risco hereditário, hiperplasia atípica ou carcinoma lobular *in situ* ou antecedente pessoal de CM, salvo condições de exceção, por sintomatologia climatérica exuberante e refratária às medidas não hormonais.

A hiperestimulação ovariana para reprodução assistida também pode levar a pequeno acréscimo, e isso deve ser considerado na mulher de alto risco para CM.

Síndrome metabólica, obesidade e estilo de vida

A síndrome metabólica inclui obesidade (IMC > 30 kg/m^2), resistência à insulina e intolerância à glicose. Aumenta o risco relativo em torno de 40%, via mecanismos que incluem maior produção de insulina, IGF-1, leptina e estradiol, todos com ação proliferativa na célula mamária, e mediadores inflamatórios, tipo interleucinas, que estimulam o crescimento tumoral.

O risco se reduz na mulher que faz atividade física pelo menos três vezes por semana, se alimenta com frutas e verduras e corrige seu peso corpóreo.

Hereditariedade

Deve-se suspeitar de risco hereditário quando existir mãe ou irmã com CM, outras parentes com a neoplasia antes dos 40 anos de idade, CM em homem na família ou câncer de ovário ou trompas em parentes de primeiro grau.

As mutações herdadas ao nascimento mais importantes são de *BRCA1/2*, que conferem risco cumulativo de CM de cerca de 70 e 50%, respectivamente, e para câncer de ovário os riscos são estimados em 30 e 10%. A mutação de *BRCA2* implica incremento de risco de CM no homem, e de neoplasias de pâncreas, estômago e melanoma.

Além destes, muitos outros conferem predisposição hereditária ao CM. Pesquisas de amplos painéis genético-hereditários são feitas por meio de sequenciamento completo do DNA e de pesquisa de alterações estruturais nos cromossomos. O material é colhido em amostra de sangue ou saliva.

Lesões proliferativas marcadoras de alto risco

As hiperplasias sem atipias praticamente não modificam a chance de CM, entrementes aquelas com atipias multiplicam por quatro o risco, traduzindo maior reatividade aos estrogênios.

Hiperplasias ductais ou lobulares atípicas e carcinoma lobular *in situ* (que não é câncer, e sim um marcador de risco) estão relacionados com chance de aparecimento de CM de 30% no futuro.

Outros fatores

Alcoolismo continuado, a partir de um *drink* de alto teor alcoólico diariamente, associa-se a 10% de acréscimo de risco. Quanto mais bebida, mais risco, na proporção de aumento aproximado de 10% de risco por dose diária de álcool (10 g). O mecanismo básico de ação é a diminuição de globulina ligadora de hormônios sexuais (SHBG).

A alta densidade mamográfica, sobretudo depois da menopausa, traduz um campo fértil para CM. Além da influência estrogênica, está relacionada à ativação de genes de transição epitélio-mesênquima.

CARCINOGÊNESE E DESENVOLVIMENTO TUMORAL

Iniciação neoplásica

O CM inicia-se em uma única célula, do tipo tronco, que passa a se multiplicar descoordenadamente, com capacidade de autorrenovação. Sua iniciação é evento genético (basicamente mutações celulares) e/ou epigenético. As mutações são classificadas em somáticas e germinativas: as somáticas ocorrem só em células do órgão doente e são adquiridas durante a vida;

as germinativas são herdadas pelas gerações de indivíduos filhos e podem ser identificadas desde o nascimento em qualquer célula do corpo.

Por via epigenética ocorre a transmissão de alterações independentes de modificações na sequência do DNA. Os mecanismos envolvidos são metilação do DNA, modificações no complexo histonas-cromatina e microRNA, que são suscetíveis a fatores ambientais e de estilo de vida. Podem ser desencadeados por poluentes orgânicos, bisfenóis, ftalatos, parabenos, anabolizantes e agrotóxicos.

A origem genética do CM decorre de alteração esporádica (não familiar) em 90 a 95% dos casos, ou hereditária (familiar) em 5 a 10%, quando existe ao nascimento perda de um gene supressor em um dos cromossomos.

Os genes supressores regulam a síntese de proteínas que controlam a proliferação das células neoplásicas, estimulam sua senescência e morte e induzem ao bloqueio do seu ciclo de divisão celular. Funcionam como antioncogenes. Sua participação na iniciação da carcinogênese (esporádica ou hereditária) requer perda de função recessiva, implicando sua inativação nos dois cromossomos homólogos. Knudson propôs a teoria dos dois *hits* para o determinismo da carcinogênese por perda de ação de genes supressores. Para isso é necessário que ocorra um dano genético no mesmo *locus* dos dois cromossomos homólogos.[4] Nos tumores esporádicos são precisos dois danos em células somáticas na mama durante a vida, ao passo que nos hereditários basta um, visto que o indivíduo já nasce com uma alteração germinativa em um dos alelos. Para a inativação da outra cópia normal ocorre perda de heterozigose no cromossomo da célula iniciadora do câncer (Figura 1).[5]

Alguns genes supressores com mutação germinativa herdada tornarão elevado o risco cumulativo de CM durante a vida: > 50% – *BRCA1/2*, *STK11* e *TP53*; entre 20 e 50% – *PTEN*, *CDH1*, *PALB2*, *ATM*, *BRIP1*, *CHECK2*.

No CM esporádico estão implicados cerca de 40 *genes driver* em seu desenvolvimento.[6] Entre estes, *TP53*, *PIK3CA*, *GATA3*, *HER-2*, *MYC*, *FGFR1/Z NF703* e *CCND1* aparecem mutados em mais de 10% dos tumores. Juntos são responsáveis por 58% das *driver mutations*, enquanto outros 33 genes intervêm em 42% dos casos.

Uma força antagônica aos genes supressores é exercida pelos oncogenes (os principais são *HER-2*, *INT-2* e *MYC*, ciclina *D1*, *ras* e *bcl-2*). São

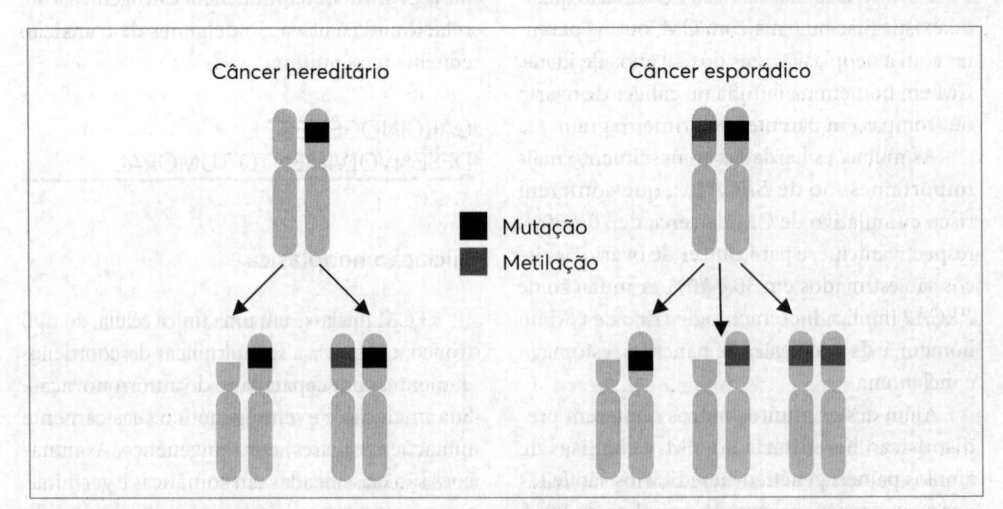

FIGURA 1   Processos genéticos e epigenéticos para silenciamento dos genes supressores de carcinogênese.[5]

ativados por amplificação, mutação pontual (*ras*) ou translação (*bcl-2*). A alteração dos oncogenes é do tipo dominante, uma modificação em um alelo é suficiente para que uma proteína deletéria seja produzida. No caso do *HER-2* é feita uma proteína receptora transmembrana, sensível a fatores de crescimento, que, ativada, estimula tirosinoquinases multiplicadoras das células.

Influência do meio ambiente

A carcinogênese mamária resulta da interação entre genética e fatores ambientais. É possível até que mesmo indivíduos hereditariamente predispostos não desenvolvam câncer se não forem submetidos a agentes indutores exógenos, os carcinógenos ambientais. Carcinógenos são substâncias externas ao corpo humano, que por sua exposição ao organismo podem elevar o risco de câncer. Existem três tipos de carcinógenos ambientais: químicos (orgânicos, inorgânicos, fibras minerais e hormônios), físicos (radiação) e biológicos (vírus).

Os carcinógenos químicos orgânicos são mutagênicos por meio de modificações nas bases nitrogenadas, incorporação de radicais epóxidos e desarranjos cromossômicos. Exemplos de carcinógenos químicos: benzeno (solvente de combustíveis e fumaça de cigarro), hidrocarbonetos policíclicos aromáticos (exaustão automotiva, óleos minerais, fuligem, cigarro e carne carbonizada), aflatoxina B1 (produzida por fungos em castanhas e grãos), aminas aromáticas (corantes), nitrosaminas, aminas heterocíclicas (conservantes de alimentos, vernizes, fumo e carne queimada), hidróxido de sódio (alisantes de cabelos).[7,8] O dimetilbenzantraceno, o carcinógeno químico mais usado em modelos animais para indução de CM, é um hidrocarboneto policíclico aromático.[9]

Cromo, arsênico, cádmio, níquel, mercúrio e chumbo são carcinógenos inorgânicos. A exposição se dá por inalação, ingestão, contato direto ou contato indireto via efluentes na água. Esses metais podem ser encontrados como resíduo ambiental de manufaturas de couro, indústrias de aço, fábricas de minérios e cerâmicas, aparelhos eletrônicos, matérias plásticas, tintas, baterias e águas minerais contaminadas. Esses elementos inorgânicos, além de genotóxicos, podem alterar a expressão oncogenes e de genes de reparo, induzir estresse oxidativo ou induzir alterações epigenéticas.[8]

Hormônio mutagênico típico é o dietilestilbestrol. Os demais hormônios esteroides endógenos ou exógenos (reposição hormonal e anticoncepção) e os disruptores endócrinos agem principalmente nas etapas de promoção e progressão de neoplasias hormônio-dependentes. Outrossim, os disruptores endócrinos, que são agentes exógenos com potencial para interferir na síntese, atividade e metabolismo dos hormônios naturais, participam também da iniciação genética. São exemplos de disruptores endócrinos: compostos organoclorados (pesticidas e agrotóxicos), substâncias polifluoradas (limpeza doméstica) e bisfenol A, ftalatos e parabenos, (presentes em plásticos, panelas antiaderentes, perfumes, cosméticos, cápsulas de medicamentos e latas de refrigerante) e dioxinas (queima de substâncias químicas).

Promoção hormonal

Com base na teoria de Farber e Cameron,[10] existem três etapas sequenciais na formação de um câncer: iniciação, promoção e progressão (Figura 2). Depois do desencadear genético, surgem as multiplicações desordenadas impulsionadas por hormônios estrogênicos. A maioria dos cânceres de mama, mais de 70%, é estimulada por esses hormônios.

O impulso hormonal é mediado primariamente pela proteína receptora de estrogênios RE-alfa, que participa em todos os *hallmarks* do CM, com ênfase na sinalização para proliferação celular, além de participar na invasão e metastatização, angiogênese, instabilidade genômica, inflamação, evasão imunitária, apoptose e desregulação energética.[11]

A sinalização via RE-alfa pode se dever a mecanismos genômicos (interação com DNA)

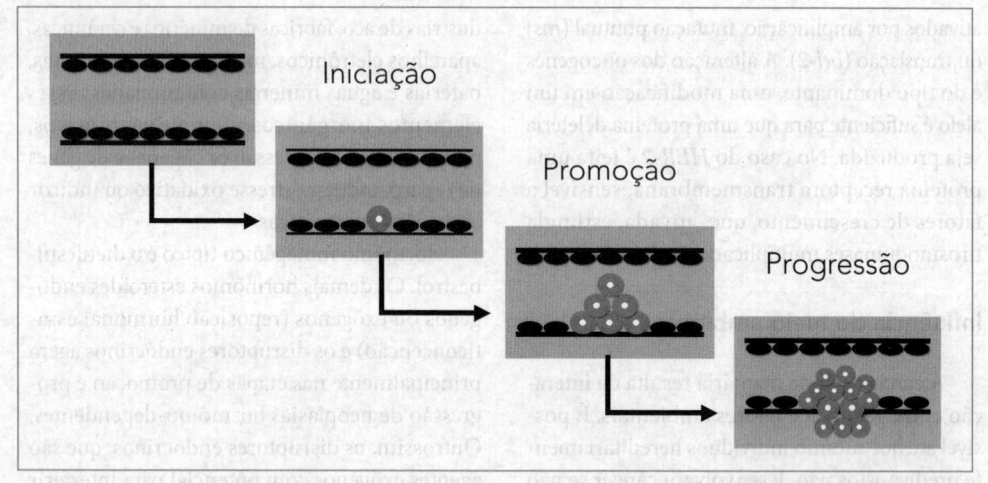

FIGURA 2 Etapas da carcinogênese, segundo Farber e Cameron.[10]

e não genômicos (ativação no citoplasma e sinalização por uma cascata de quinases), sendo o primeiro bem mais importante.

Os RE-alfa, de forma inativa, encontram-se ligados a um grupo de proteínas HSP 90, das quais se dissociam quando ativados por ligação com o estradiol (E). Sucedem-se mudanças conformacionais no RE e sua dimerização e formam-se dímeros dos complexos E-RE, que vão ao núcleo das células, exercer atividade de fator de transcrição em sequências definidas de DNA. Depois do acesso à cromatina e da junção com o DNA, sobrevém a transcrição da mensagem via RNA-polimerase II, RNA mensageiro e, por fim, síntese proteica. Os peptídeos formados são fatores de crescimento, e os principais são TGF-alfa, IGF-1, VEGF, PDGF e IRSD1. Os fatores de crescimento são liberados pelas células, e vão atuar no tecido estromal (efeito parácrino) ou em suas próprias células epiteliais produtoras (efeito autócrino), mediante ligação com receptores de membrana, desencadeando a sinalização intracelular proliferativa, via tirosina-quinases.[12]

Progressão tumoral

Na fase de carcinoma ductal *in situ*, a proliferação de células malignas está confinada à luz do sistema ductulolobular. Para sua progressão, as células adquirem fenótipo invasivo e adquirem a capacidade de permear a membrana basal subepitelial e a camada das células mioepiteliais. A invasão é definida como sendo a passagem das células pela membrana basal e a infiltração pelo estroma subjacente.

Precedendo a invasão, ocorre a transição epitélio-mesênquima (TEM), com perda de polarização das células epiteliais luminais, induzida por modificações nas células mioepiteliais e pela aquisição de fenótipo mesenquimal. As células epiteliais que passam a apresentar morfologia fusiforme rearranjam o citoesqueleto, logram obter capacidade migratória, exibem marcadores mesenquimais (fibronectina e vimentina) e começam a degradar a matriz extracelular, que é constituída por proteínas fibrosas (colágeno e elastina), compostos proteoglicanos (ácido hialurônico e sulfato de condroitina) e proteínas moduladoras matricelulares (trombospondinas e tenascinas).

A neoangiogênese é essencial para a progressão da neoplasia. Os fatores de crescimento VEGF e PDGF são liberados pelo tumor e pelo estroma e novos microvasos são gerados para sustentar o crescimento neoplásico. Pericitos (células mesenquimais indiferenciadas) mantêm a integridade da parede dos vasos. A neoformação vascular conduz oxigênio, nutrientes e células hematopoiéticas. Ocorre também linfan-giogênese, regulando a homeostasia e o trânsito de células imunitárias. Os vasos linfáticos são permeáveis às células malignas, constituindo importante porta de entrada para a disseminação metastática.

Resposta imunitária

A reação imunitária do organismo é dividida em três fases: eliminação, equilíbrio e evasão.[13]

Na fase de eliminação, a imunovigilância é exercida pela imunidade inata que procura eliminar as primeiras células neoplásicas. Pela resposta inata, células dendríticas reconhecem antígenos tumorais e desencadeiam resposta de células T efetoras, principalmente as NK (*natural killers*).

Na fase de equilíbrio, a reação do hospedeiro deve-se basicamente a mecanismos imunes adaptativos: células T, interleucinas (principalmente a 12) e interferons (principalmente beta e gama). Os linfócitos T são de dois tipos, conforme a expressão de moléculas coestimulatórias CD4 e CD8. Os CD4+ são chamados de *helpers* e direcionam a resposta imune; os CD8+ são citotóxicos e têm a função de destruir as células-alvo. A resposta adaptativa pode neutralizar os tumores, e a fase de equilíbrio pode durar muitos anos.

Na fase de evasão, células resistentes à resposta imune, com reduzida imunogenicidade (perda de epítopos antigênicos, resistência à citotoxidade e redução da expressão de moléculas de superfície), podem subsistir e replicar-se, escapando dos linfócitos citotóxicos (CD8+). Ademais, os tumores podem desencadear, ao contrário do início, ambiente imunossupressivo, por recrutamento de células T reguladoras (Tregs), favorecendo a evasão. As células Treg correspondem a uma parte dos linfócitos CD4+, que tem a propriedade de bloquear a atração dos outros linfócitos T efetores. As células Treg transmitem sinais negativos para as células dendríticas por meio de duas proteínas de superfície: PD-1 (*programmed cell death-1*) e CTLA-4 (*cytotoxic T lymphocyte-associated antigen 4*).

As Tregs ligam-se às células dendríticas e impedem o reconhecimento de antígenos. A via do *checkpoint* PD-1/PD-L1 inibe a resposta das células T. O PD-1 é expresso em diversas células imunes: monócitos, células dendríticas, linfócitos T, células NK, linfócitos B e TILs (*tumor infiltrate lymphocytes*). Quando o PD-1 liga-se ao receptor PD-L1, desencadeia a inibição de função linfocitária, com redução de sua ativação e sobrevida e interferência na secreção de interferons e interleucinas.[14] O PD-L1 é expresso em células tumorais e células apresentadoras de antígenos.

Metastatização

A rota para a disseminação do CM é circulatória, principalmente via sistema linfático, que desemboca em veias centrais, daí para a circulação arterial pulmonar, bomba cardíaca e circulação arterial sistêmica. Outra possibilidade é o alcance direto dos êmbolos neoplásicos à microcirculação tecidual ou ainda ao *bypass* linfonodos-microcirculação.

O CM tem direcionamento para focos metastáticos em linfonodos, ossos, pulmões, fígado e cérebro. Embora esse fenômeno do tropismo seja inquestionável, não se pode explicá-lo de maneira clara.

No processo de disseminação neoplásica ocorre uma sequência de eventos denominada cascata de metastatização: intravasão linfática, transporte circulatório, extravasão para parênquima do sítio metastático e colonização neoplásica. O processo todo, felizmente, é altamente ineficiente, sendo passível de bloqueio nos vários *steps* da cascata de metastatização. Estima-se que somente uma para cada 10 mil células tumorais circulantes acabe gerando um foco de colonização metastática.

As células tumorais disseminadas apresentam intervalo temporal entre a infiltração e a efetiva colonização, que é o chamado tempo de latência metastática. Para superar a morte no microambiente metastático, a célula tumoral pode entrar em estado de dormência, sendo que as células tipo tronco podem permanecer em fase G0 por muitos e muitos anos. A dormência pode ser secundária ao processo de imunoedição, quando a resposta imunitária não chega a eliminar o câncer, porém impede sua progressão. Durante a dormência, as células podem se modificar biologicamente ou o microambiente ser alterado, favorecendo a progressão. A interrupção da dormência é impulsionada quando as células perdem imunogenicidade e escapam do sistema imune e quando existe suficiente neoangiogênese.

RASTREAMENTO E DIAGNÓSTICO

A principal medida é mamografia anual depois de 40 anos de idade. Deve-se estimular o autoexame mensal e o exame clínico anual após os 25 anos de idade. A validade da ultrassonografia em assintomáticas é questionável, porém, particularmente, recomendamos que seja realizada anualmente depois dos 30 anos. Como complemento, é indicada quando a densidade mamográfica for elevada.

Para mulheres de alto risco familiar é prudente iniciar a propedêutica anual, incluindo ressonância magnética (RM), desde a idade de 10 anos antes daquela em que a mãe ou irmã tiveram o diagnóstico.

A mamografia permite detecção a partir de 1 mm de tumor, e autoexame e exame físico a partir de 1 cm. Um laudo mamográfico deve informar: densidade do parênquima, presença de nódulos (localização, tamanho, contorno, densidade e associação com microcalcificações), presença de microcalcificações (tamanho (micro ou macro), localização, número, distribuição, morfologia e alterações estruturais (retração ou espessamento cutâneo, distorção de arquitetura, linfadenopatia axilar e hipervascularização).

As microcalcificações têm comprimento inferior a 2 mm e são suspeitas quando forem agrupadas, pleomórficas, irregulares ou do tipo linear ou vermiforme.

A ultrassonografia identifica muito bem os nódulos (sólidos ou císticos), mas é pobre na detecção das microcalcificações. Os nódulos suspeitos mostram bordas irregulares, textura heterogênea, diâmetro vertical maior que o horizontal e pequena atenuação sônica posterior.

Tanto os achados mamográficos como os ultrassonográficos são classificados pelo sistema BI-RADS (*breast imaging reporting and data system*), com resultados expressos de 1 a 5 (Tabela 1). Os achados BI-RADS 4 e 5 precisam ser biopsiados.

TABELA 1   Classificação BI-RADS e recomendação de conduta

	Achado imaginológico	Conduta
I	Normal	Seguimento periódico
II	Normal	Seguimento periódico
III	Provavelmente benigno	Repetição de exame em 6 meses
IV	Suspeito de malignidade	Biópsia
V	Sugestivo de malignidade	Biópsia

A *core-biopsy* é indicada principalmente para lesões sólidas, sob orientação palpatória ou ultrassonográfica. É biópsia de fragmento realizada com um sistema de disparo de uma agulha grossa. Na mamotomia o disparo é automático e acoplado a uma máquina geradora de vácuo. Consegue-se fragmento maior (1 a 1,5 cm) também com agulha grossa, e está indicada em microcalcificações ou pequenos nódulos não palpáveis, sob orientação por mamografia, ultrassom ou RM. A punção aspirativa por agulha fina só proporciona exame citológico, com resultado negativo não confiável: é pouco usada quando há suspeita de câncer.

As biópsias cirúrgicas de lesões não palpáveis requerem um método para localização intraoperatória do alvo. Este pode ser radioguiado por injeção prévia de tecnécio radioativo e captação intraoperatória por meio de um detector portátil de radiação (ROLL – *radioguided occult lesion localization*) ou guiado pela inserção de fio guia metálico; tanto um como outro têm de ser aplicados sob orientação de métodos de imagem. São eficientes, entretanto sempre requerem radiografia da peça para confirmação de acerto na remoção.[15]

ANATOMIA PATOLÓGICA E CLASSIFICAÇÃO MOLECULAR

Os carcinomas infiltrativos de mama mais comuns são os sem outras especificações (SOE), antes denominados ductais infiltrativos. Correspondem a 70 a 80% e são tumores heterogêneos, constituídos por células epiteliais poligonais em agrupamentos coesos invadindo o estroma, com desmoplasia e infiltrado de linfócitos. A presença dos TIL (*tumor infiltrating lymphocites*) marcadores de imunogenicidade está associada a melhor prognóstico, particularmente em casos triplo-negativos e *HER-2* positivos, tratados com antracíclicos e herceptina.

O segundo em frequência é o carcinoma lobular infiltrativo (15%), composto geralmente por células em "fila indiana". São células descoesas que perdem a expressão da E-caderina, proteína de adesão intercelular.

Existem subtipos morfológicos especiais com menor agressividade, como tubular, cribriforme, mucinoso e medular; ou maior agressividade, como metaplásico e micropapilar. Existem, ainda, as neoplasias mesenquimais (*filodes* maligno e sarcomas).

Para classificação molecular dos cânceres de mama é necessário painel imuno-histoquímico, compreendendo receptores estrogênicos (RE), receptores de progesterona (RP) e oncogene *HER-2* e *Ki-67*, que é uma proteína que reflete a atividade proliferativa.

Os cânceres de mama são geneticamente heterogêneos. Por meio da tecnologia de *microarray*, que permite análise de todo o DNA genômico, os tumores de mama foram classificados em sete subtipos intrínsecos:

1. Luminal A: origina-se em células epiteliais ricas em RE e RP, com ausência de *HER-2* e baixa proliferação (*Ki-67* < 20%). É muito sensível à hormonioterapia, sendo o que tem melhor prognóstico e também o mais comum (± 40%).

2. Luminal B: tem a mesma origem e exibe RE em alta porcentagem. Os RP costumam ter baixa frequência, o *Ki-67* é elevado (> 20 %) e o *HER-2* pode estar expresso.

3. Superexpressor de *HER-2*: corresponde a 15% dos casos. Geralmente RE e RP são negativos. Sua evolução natural é complicada, panorama que foi mudado pela introdução de terapia-alvo com herceptina.

4. Basaloide: cerca de 20% dos tumores são deste subtipo. Sua grande maioria (80%) é triplo-negativo em imuno-histoquímica (RE, RP e *HER-2*). Apresenta algumas características de células mioepiteliais (CK5, CK6). É tumor de mau prognóstico em termos de evolução espontânea, porém é bem sensível à quimioterapia. Nem todo tumor basaloide é triplo-negativo e vice-versa, contudo, no dia a dia, ausentes os testes de *microarray*, são termos empregados analogamente.

5. *Normal-like*: é tumor com genes comuns ao epitélio normal.

6. Claudina-baixa: são triplo-negativos, com baixa expressão de claudinas, proteínas de adesão. São ricos em marcadores de células--tronco e de transição epitélio-mesênquima. Bastante agressivos.

7. Molecular apócrino: também são triplo-negativos, porém ricos em receptores androgênicos. Seu poder de disseminar metástases precocemente é reconhecido, porém seu prognóstico parece ser o melhor dentre os triplo-negativos.

TRATAMENTO CIRÚRGICO

O tratamento cirúrgico tem enfoque locorregional, e seus objetivos são erradicar no local as células-tronco iniciadoras do câncer e fornecer informações para terapêutica complementar e para prognóstico. Vários procedimentos são possíveis de combinação na mama e na axila (Figura 3).

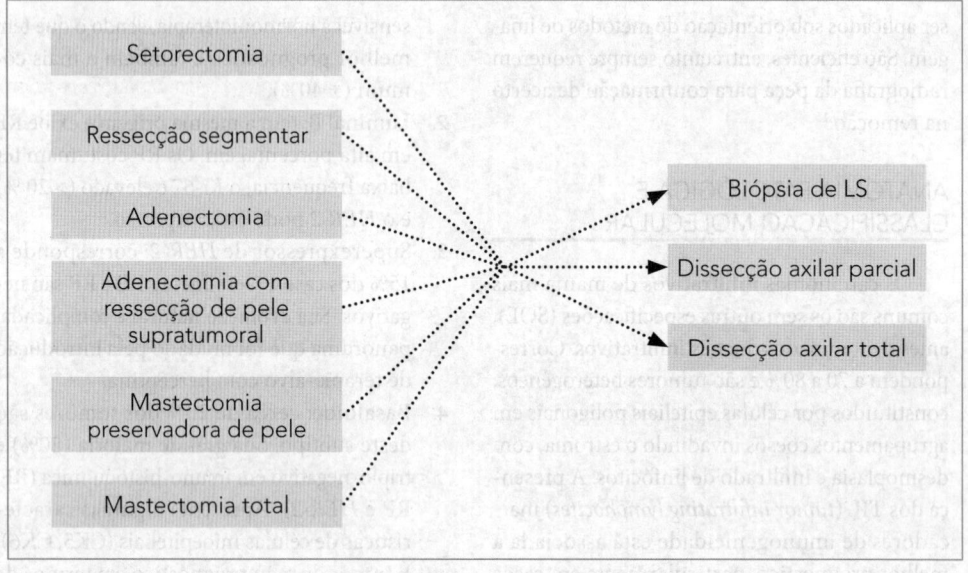

FIGURA 3   Combinação de cirurgias para tratamento local e regional.

CIRURGIAS NA MAMA

Existem vários procedimentos cirúrgicos locais na mama, com indicações individualizadas e nomenclatura distinta, que padronizamos da seguinte maneira:

- Setorectomia: ressecção do tumor, com distância tumor-margem de pelo menos 2 cm macroscopicamente, sem remover pele.
- Ressecção segmentar (quadrantectomia): ressecção com distância tumor-margem macroscópica de 2 cm; remove-se a pele sobre o tumor e a fáscia do músculo peitoral maior.
- Adenectomia: remoção do tecido mamário glandular e subcutâneo rente à pele, preservando-se o complexo areolopapilar (CAP).
- Adenectomia com ressecção de pele supratumoral: idem à cirurgia anterior, acrescentando-se a retirada de pele na projeção cutânea do tumor.
- Mastectomia preservadora de pele: remoção da mama, do CAP e porção de pele adjacente à aréola, preservando-se a maior parte da pele.

- Mastectomia total: remoção da mama, da ampla porção de pele e do CAP.

A setorectomia é recomendada para lesões muito iniciais, menores que 1 cm, profundamente insinuadas (distância lesão-pele $\geq$ 3 cm) e margens livres. Como regra geral, resseca-se uma esfera com a lesão no centro e distância da borda tumoral à superfície do setor de pelo menos 2 cm.

A ressecção segmentar (Figura 4) é indicada para neoplasias até 4 a 5 cm, dependendo do tamanho da mama. Resultados estéticos excelentes ou bons são vistos em 90% das vezes,com auxílio da reparação oncoplástica e simetrização da mama oposta. Os critérios de planejamento de extensão da ressecção do parênquima adjacente são os mesmos da setorectomia, acrescentando-se à pele pelo menos 1 cm de cada lado da projeção cutânea do tumor. Nas mamas densas (idade < 50 anos) a RM é importante para avaliar bem a extensão da doença e investigar multicentricidade/multifocalidade.

Nas cirurgias conservadoras (setorectomia e ressecção segmentar), preconiza-se a avaliação

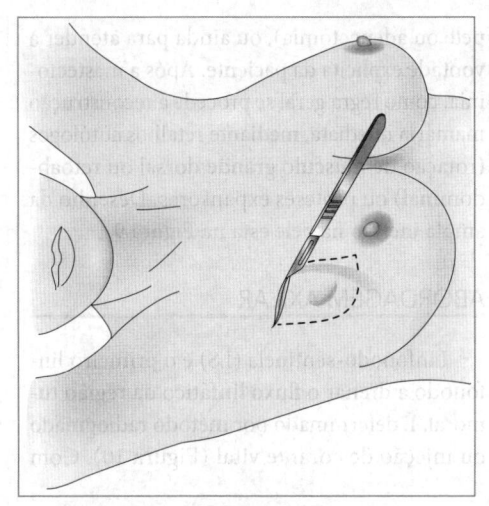

FIGURA 4   Ressecção segmentar de mama.

Para uma adenectomia, a distância do tumor ao complexo areolopapilar (CAP) deve ser ≥ 2 cm por RM, e as margens retroareolares precisam estar livres (Figura 5). Temos preferido incisão vertical mediana entre a aréola e o sulco inframamário, com prolongamento periareolar (1/4 da circunferência) para o lado da axila, dissecando-se os retalhos com fina espessura de no máximo 5 mm (Figura 6), e removendo-se os ductos intrapapilares. Resultados estéticos insatisfatórios são observados em 20 a 30% dos casos, geralmente consequentes à isquemia do CAP e complicações com o silicone. Essa cirurgia pode ser combinada com ressecção de pele supratumoral, à semelhança de uma ressecção segmentar, quando existir um foco neoplásico próximo à pele (Figura 7).[17]

intraoperatória das margens cirúrgicas (AIMC) topograficamente identificadas, que precisam estar livres, sem células neoplásicas atingindo a superfície do espécime.[16]

Em casos de neoplasias de perfil triplo-negativo ou expressoras de *HER-2*, geralmente medindo mais do que 2 cm, ou em casos com mais de 5 cm de diâmetro em que se desejar evitar uma mastectomia, é possível tratar precocemente as micrometástases e reduzir a extensão da cirurgia com a quimioterapia neoadjuvante. Havendo resposta favorável, mesmo nos casos inicialmente medindo mais que 5 cm, monitorizando a regressão tumoral por RM e as margens cirúrgicas, pode-se realizar uma cirurgia conservadora.

Para mulheres com menos de 35 anos, antecedente familiar de CM, com *BRCA1/2* mutados, multicentricidade/multifocalidade (com focos ≤ 2 cm) ou microcalcificações suspeitas espalhadas, pode ser considerada a adenectomia mamária, muitas vezes bilateral (profilática do lado oposto), seguida da reconstrução com prótese de silicone. São basicamente condições em que as cirurgias conservadoras proporcionam taxas de recidivas locais mais elevadas, ou que um tratamento mais radical proporcione tranquilidade emocional.

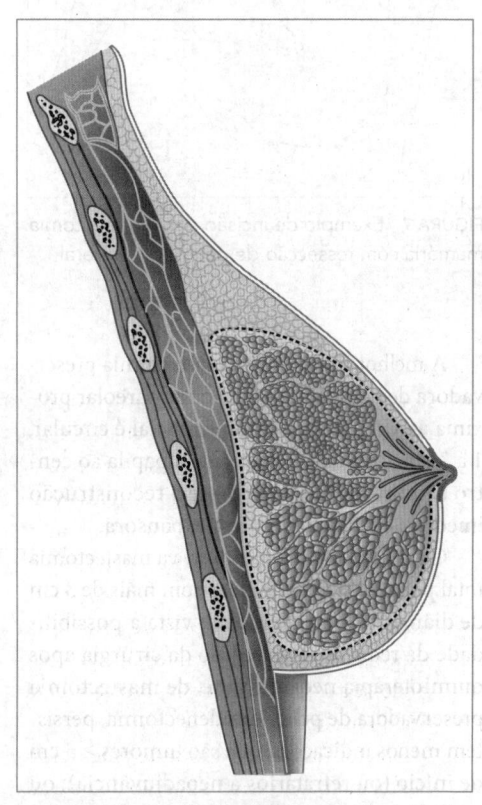

FIGURA 5   Esquema da remoção tecidual na adenectomia mamária.

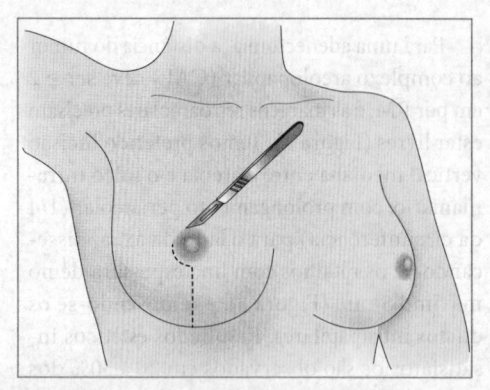

FIGURA 6 Incisão para adenectomia mamária.

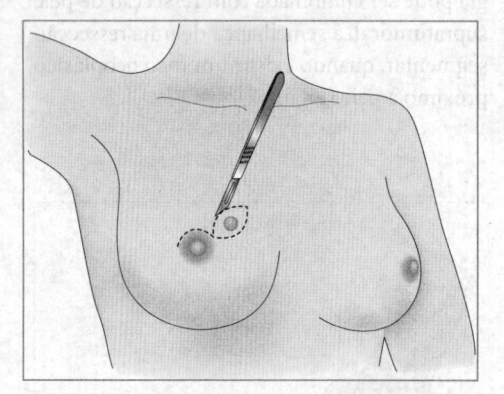

FIGURA 7 Exemplo de incisão para adenectomia mamária com ressecção de pele supratumoral.

A melhor indicação da mastectomia preservadora de pele é a tumoração retroareolar próxima ao CAP. A incisão preferencial é circular, 1 a 3 cm além da aréola, tendo a papila ao centro (Figura 8). Quase sempre a reconstrução imediata é feita com prótese expansora.

Classicamente se preconizava a mastectomia total para todas as neoplasias com mais de 3 cm de diâmetro. Hoje, tendo em vista a possibilidade da redução da extensão da cirurgia após quimioterapia neoadjuvante, de mastectomia preservadora de pele e de adenectomia, persistem menos indicações, que são tumores ≥ 5 cm de início (ou refratários à neoadjuvância), ou medindo mais do que 3 cm e distantes do CAP (inviabilizando mastectomia preservadora de

pele ou adenectomia), ou ainda para atender à vontade explícita da paciente. Após a mastectomia, como regra geral se procede à reconstrução mamária imediata, mediante retalhos autólogos (rotação de músculo grande dorsal ou retoabdominal) ou próteses expansoras. Desenho da ampla incisão na pele está na Figura 9.

ABORDAGEM AXILAR

Linfonodo-sentinela (LS) é o primeiro linfonodo a drenar o fluxo linfático da região tumoral. É determinado por método radioguiado ou injeção de corante vital (Figura 10). Com

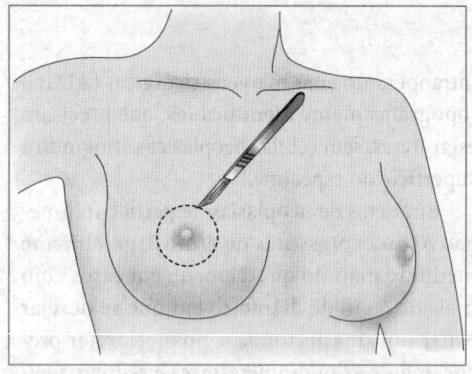

FIGURA 8 Incisão para mastectomia preservadora de pele.

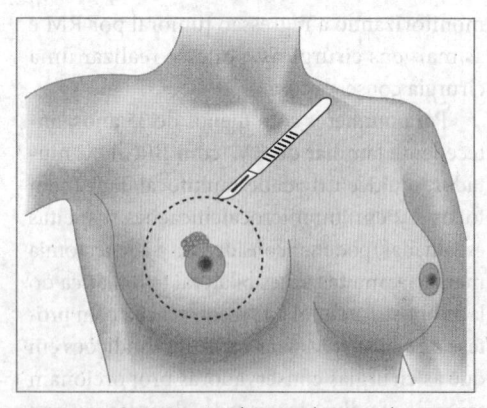

FIGURA 9 Incisão circular ampla na pele para a mastectomia total, a ser seguida por reconstrução mamária com tecido autólogo.

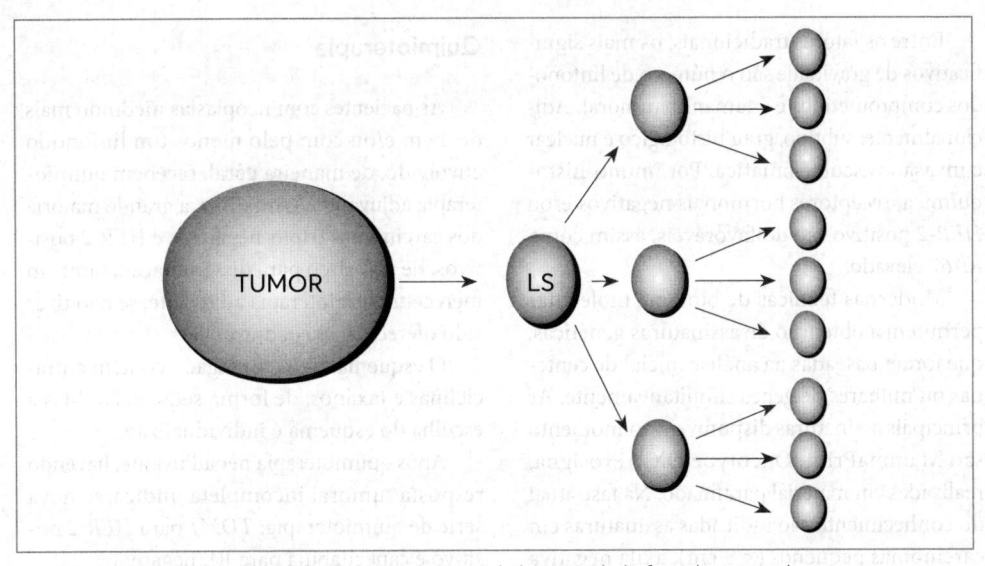

FIGURA 10 Representação do fundamento teórico da biópsia de linfonodo-sentinela.

ausência de linfonodos axilares suspeitos, se o LS estiver livre por exame cito-histopatológico intraoperatório, os demais linfonodos axilares devem ser preservados em carcinomas iniciais até 4 a 5 cm, quando a porcentagem de LS falso-negativo é baixa.[18]

A biópsia de LS, se for guiada por injeção de radioisótopo e monitorização por gama-probe, é realizada pela mesma incisão empregada na mama, com auxílio de válvulas longas e iluminadoras.[15] Usando-se corante, é necessário pequena incisão axilar.

Se o exame intraoperatório evidenciar a positividade do LS, a conduta atual é controversa, quando se realiza uma cirurgia conservadora e radioterapia complementar. Prefere-se estender a cirurgia no mesmo momento, retirando pelos menos os níveis linfonodais axilares 1 e 2. Um trabalho multicêntrico americano (ACOSOG Z0011), mostrou não inferioridade de evolução nos casos em que não se retiraram mais linfonodos, porém a pesquisa teve inúmeras limitações metodológicas, o que levou à contestação de seus resultados; daí a controvérsia.[19] Se o LS for descoberto comprometido só no exame definitivo por cortes em inclusão de parafina, a conduta deve ser particularizada. Se forem mi-

crometástases (de 0,2 a 2 mm), não é necessário fazer mais nada, mas, se se tratar de macrometástase, ou se seguem as conclusões do estudo ACOSOG Z0011, ou se reopera a paciente, ou se irradia a axila, conforme ilação da pesquisa AMAROS.[20] Particularmente empregamos a última opção.

Para tumores não compatíveis com biópsia de LS existe necessidade de dissecção axilar dos níveis I e II, e às vezes também do III, quando existir suspeita de linfadenopatia nessa região.[18]

Para a dissecção axilar não é preciso na maioria das vezes retirar músculos peitorais, podendo-se fazer a *toilette* do ápice axilar por mobilização do peitoral menor. Abre-se a fáscia clavicoracoaxilar, é exposta a veia axilar e se disseca o tecido linfoadiposo da fossa axilar, contendo no mínimo quinze linfonodos.[21]

FATORES PROGNÓSTICOS E ASSINATURAS GENÉTICAS

Os fatores prognósticos contribuem para a previsão da evolução do caso e a orientação do tipo de terapia complementar, especialmente quimioterapia adjuvante.

Entre os fatores tradicionais, os mais significativos de gravidade são o número de linfonodos comprometidos e o tamanho tumoral. Adicionalmente: subtipo, grau histológico e nuclear e invasão vascular-linfática. Por imuno-histoquímica, receptores hormonais negativos e/ou HER-2 positivo são desfavoráveis, assim como Ki-67 elevado.

Modernas técnicas de biologia molecular permitem a obtenção de assinaturas genéticas, que foram baseadas na análise inicial de centenas ou milhares de genes simultaneamente. As principais assinaturas disponíveis no momento são MammaPrint, Oncotype DX e Prosigna, realizadas em material parafinado. Na fase atual do conhecimento são indicadas assinaturas em carcinomas pequenos (< 3 cm), axila negativa ou com apenas um ou dois linfonodos positivos, receptores estrogênicos positivos e HER-2 negativos, com a função principal de contraindicar a quimioterapia adjuvante, nos casos de resultado favorável. São feitas por técnica de PCR (polymerase chain reaction). Trata-se de exames dispendiosos, cerca de 4 mil dólares cada caso. Não existe disponível comparação de eficiência entre as assinaturas, para estabelecer a superioridade de uma delas.

TRATAMENTO COMPLEMENTAR RADIOTERÁPICO E ADJUVANTE SISTÊMICO

Radioterapia

Após cirurgia conservadora, é sempre indicada. Reduz em quase 50% a taxa de recidiva local. Após mastectomia é recomendada quando houver pelo menos quatro linfonodos afetados ou o tumor medir mais que 5 cm ou acometer pele. Fora dessas condições, pode ser considerada em jovens ou diante de invasão vascular.

Tendo sido a axila bem dissecada, não se irradia. De modo geral, diante de pelo menos um linfonodo comprometido se irradia a fossa supraclavicular; com pelo menos quatro, irradia-se também a cadeia torácica interna.

Quimioterapia

As pacientes com neoplasias medindo mais de 2 cm e/ou com pelo menos um linfonodo envolvido, de maneira geral, recebem quimioterapia adjuvante. Além disso, a grande maioria dos carcinomas triplo-negativos e HER-2 positivos, de alto risco para disseminação, também merecem quimioterapia adjuvante, se não tiver sido oferecida a neoadjuvância.

O esquema mais empregado contém antraciclinas e taxanos, de forma sequencial. Mas a escolha do esquema é individualizada.[22]

Após quimioterapia neoadjuvante, havendo resposta tumoral incompleta, indica-se nova série de quimioterapia: TDM1 para HER-2 positivo e capecitabina para RE negativo.[22]

Trastuzumabe e pertuzumabe

Os anticorpos monoclonais antirreceptor de HER-2 são usados em combinação com quimioterapia, exceto durante antraciclinas, devido à potencialização de toxicidade, ou em esquema alternativo sem esse grupo de fármacos. Normalmente são prescritos pelo período de um ano.[22]

Hormonioterapia

É empregada para tumores com receptores estrogênicos positivos. A duração padrão de uso é de 5 anos, que pode ser estendida até 10 anos em casos mais agressivos.

Na pré-menopausa receita-se tamoxifeno. Em situações de maior risco a associação de agonistas de GnRH com inibidor de aromatase é mais eficaz.

Na pós-menopausa usa-se inibidor de aromatase (letrozol, exemestane ou anastrozol) e/ou tamoxifeno. A estratégia mais usada é 2 a 3 anos de inibidor seguido de tamoxifeno até 5 anos (pode ser o contrário), ou ainda tamoxifeno por 5 anos seguido de inibidor durante mais 5 anos. Não existe definição sobre a melhor alternativa.

PREVENÇÃO PRIMÁRIA

A correção de hábitos e dieta é sempre recomendável para baixar o risco. É importante praticar exercícios físicos (pelo menos 4 horas por semana) e controlar o peso corpóreo (IMC ≤ 30 kg/m²). A dieta deve ser farta em fibras, vegetais e frutas.

Para alto risco hereditário deve ser discutido o uso de medicamentos antiestrogênicos (SERM ou inibidores de aromatase) ou cirurgia profilática. Com *BRCA1* mutado, a maior parte dos tumores não exibe RE, portanto os fármacos têm papel maior só nos *BRCA2* mutados.

A adenectomia mamária bilateral com retirada de todo o corpo glandular da mama, preservando-se o envelope cutâneo, reduz o risco em 90 a 95%. Todavia, tem complicações, tipo desfecho local insatisfatório em 30% (assimetrias, endurecimento de prótese, necrose do CAP) e insensibilidade papilar em quase todas.

Em hiperplasias com atipias ou carcinoma lobular *in situ*, marcadores de alto risco, a adenectomia é considerada exagerada. Ótimos resultados são obtidos com tamoxifeno por 5 anos, ou ainda com raloxifeno, se a mulher estiver na pós-menopausa. O raloxifeno praticamente não tem efeitos colaterais, contudo tem eficiência um pouco inferior, e só está recomendado na pós-menopausa. O tamoxifeno para redução do risco é recomendado na dose baixa de 10 mg, via oral, em dias alternados, praticamente sem reações colaterais.[23]

SITUAÇÕES ESPECIAIS

Carcinoma ductal *in situ*

É cada vez mais frequente na época atual da cobertura mamográfica, tratado preferencialmente por ressecção segmentar da mama (com margens livres) e radioterapia. Cirurgias maiores (adenectomia ou mastectomia) são praticadas em lesões extensas (> 4,0 cm).

A biópsia de LS é realizada em casos especiais: a) diagnóstico feito por punção (pode existir invasão na peça final em lesões de alto grau nuclear e/ou comedonecrose); b) nódulos palpáveis; e c) lesões extensas tratadas por adenectomia/mastectomia. Hormonioterapia com tamoxifeno é útil para reduzir recidivas em mamas tratadas conservadoramente, em esquema de baixa dose.

Doença de Paget

É reconhecida como lesão mamilar tipo eczema unilateral. Seu diagnóstico é confirmado por biópsia com bisturi. A propedêutica por imagem, incluindo RM, geralmente detecta imagem suspeita intraparenquimatosa, que pode corresponder a carcinoma ductal *in situ* ou infiltrativo. O tratamento segue em linhas gerais o recomendado para outras formas de CM.

Câncer de mama na gravidez

Quando descoberta durante a gestação, a neoplasia tende a ser mais grave, por diagnóstico mais tardio, estado imunossupressivo e circulação acelerada. No primeiro trimestre da gestação evita-se cirurgia conservadora (não se permite radioterapia até depois do parto), a qual, no entanto, pode ser feita nos outros trimestres para tumores pequenos. A dissecção axilar segue a orientação padrão. Quimioterapia pode ser realizada com segurança fetal à base de antraciclinas a partir do segundo trimestre. A segurança dos taxanos tem sido admitida, mas trastuzumabe e hormonioterapia não devem ser prescritos devido ao risco de complicações fetais.

Para a mulher que deseja gravidez após o tratamento do CM, hoje se sabe que não existe piora de prognóstico, e a gravidez pode ser liberada. É prudente, se possível, apenas evitar os 2 ou 3 primeiros anos para facilitar eventual diagnóstico de recidiva local. Em casos avançados, outrossim, deve-se ponderar com franqueza a expectativa prognóstica da mãe.

Carcinoma inflamatório

É diagnosticado pelos sinais clínicos de edema de pele e rubor cutâneo, envolvendo mais de um terço de mama, fruto de embolização linfática subdérmica maciça. Tumor de alta agressividade. O diagnóstico requer biópsias múltiplas por *punch*, retirando-se pele e tecido por debaixo. O tratamento é primariamente quimioterápico, associado ou não à terapia-alvo. Havendo boa resposta, recomenda-se operar (mastectomia e dissecção axilar) e completar com radioterapia local e das vias de drenagem linfática.

Tumor *filodes* maligno e sarcomas

Os tumores malignos mesenquimais são tratados basicamente por cirurgia local, ampla o suficiente para assegurar margens livres. Como sua disseminação é hematogênica, a dissecção axilar é secundária. Não costumam responder bem a outras formas de tratamento. O prognóstico é variável, dependendo da extensão da lesão, do grau histológico e do subtipo de sarcoma.

REFERÊNCIAS BIBLIOGRÁFICAS

1. Inca. Ministério da Saúde. Brasil. Estimativas 2020. Disponível em: http://www.inca.gov.br.
2. Morch LS, Skovlund CW, Hannaford PC, Iversen L, Fielding S, Lidegaard O. Contemporary hormonal contraception and the risk of breast cancer. N Engl J Med 2017; 377:2228-39.
3. Huber D, Seitz S, Kast K, Emons G, Ortmann O. Use of oral contraceptives in BRCA mutation carriers and risk of ovarian and breast cancer: a systematic review. Arch Gynecol Obstet 2020; 301:875-84.
4. Knudson AG. Two genetic hits (more or less) to cancer. Nat Rev 2001; 1:157-62.
5. Esteller M. Epigenetics in cancer. N Engl J Med 2008; 358:1148-59.
6. Stephens PJ, Tarpey PS, Davies H et al. The landscape of cancer genes and mutational processes in breast cancer. Nature 2012; 486:399-404.
7. Eberle CE, Sandler DP, Taylor KW, White AJ. Hair dye and chemical straightener use and breast cancer risk in a large US population of black and white women. Int J Cancer 2020; 147 (2):383-391.
8. Gray JM, Rasanayagam S, Engel C, Rizzo J. State of the evidence 2017: an update on the connection between breast cancer and the environ-ment. Environmental Health 2017; 16(1):94.
9. Barros ACSD, Muranaka E, Mori LJ et al. Induction of experimental mammary carcinogenesis in rats with 7,12-dimethylbenz(1)anthracene. Rev Hosp Clin Fac Med S Paulo 2004; 59(5):257-61.
10. Farber E, Cameron R. The sequential analysis of cancer development. Adv Cancer Res 1980; 31:125-226.
11. Hanahan D, Weinberg RA. Hallmarks of cancer: the next generation. Cell 2011; 144:646-74.
12. Fuentes N, Silveyra P. Estrogen receptor signaling mechanisms. Adv Protein Chem Struct Biol 2019; 116:135-70.
13. Dunn GP, Old LJ, Schreiber RD. The three Es of cancer imunoediting. Ann Rev Immunol 2004; 22:329-60.
14. Alsaab HO, Sau S, Alzhrani R et al. PD-1 and PD-L1 Checkpoint signaling inhibition for cancer immunotherapy: mechanism, combinations, and clinical outcome. Front Pharmacol 2017; 8:561.
15. Barros ACSD, Barros MAC, Andrade FE et al. Combined radioguided nonpalpable lesion localization and sentinela lymph node biopsy for early breast carcinoma. Ann Surg Oncol 2007; 14:1472-7.
16. Barros ACSD, Pinotti M, Ricci MD, Nisida AC, Pinotti JA. Imediate effects of intraoperative evaluation of surgical margins over the trea-tment of early infiltrating breast carcinoma. Tumori 2003; 89:45-5.
17. Barros ACSD, Carvalho HA, Andrade FEM et al. Mammary adenectomy followed by immediate reconstruction for treatment of patients with early-infiltrating breast carcinoma: a cohort study. São Paulo Med J 2019; 137:36-42.
18. Mamounas EP. Optimal management of the axilla: a look at the evidence. Adv Surg 2016; 50:29-40.
19. Giuliano AE, Ballman KV, McCall L et al. Effect of axillary dissection vs no axillary dissection on 10-year overall survival among women with invasive breast cancer and sentinel node metastasis: the ACOSOG Z0011 (Alliance) randomized clinical trial. JAMA 2017; 318:918-26.
20. Donker M, van Tienhoven G, Straver ME et al. Radiotherapy or surgery of the axilla after a positive sentinel node in breast cancer (EORTC 10981-22023 AMAROS): a randomised, multicentre, open-label, phase 3 non-inferiority trial. Lancet Oncol 2014; 15:1303-10.
21. Barros ACSD, Andrade FE, Bevilacqua JLB et al. Radicality effect of adding an interpectoral to a subpectoral approach for dissection of level III axillary lymph nodes in breast cancer. Tumori 2013; 99:500-4.
22. Harbeck N, Penault-Lorca F, Carter J et al. Breast Cancer. Nat Rev Dis Primers 2019; 5:66.
23. DeCensi A, Puntoni M, Guerrieri-Gonzaga A et al. Randomized placebo controlled trial of low-dose tamoxifen to prevent local and contralateral recurrence in breast epithelial neoplasia. J Clin Oncol 2019; 37(19):1629-37.

CAPÍTULO 58

Hormônios e função sexual

Gerson Pereira Lopes
Fabiene Bernardes Castro Vale

INTRODUÇÃO

A compreensão dos aspectos culturais, sociais, psicológicos e biológicos que influenciam a saúde sexual da mulher por parte do ginecologista pode contribuir para que este atue na promoção, prevenção e tratamento dos transtornos sexuais, diga-se de passagem, de alta prevalência. Na medicina moderna, independentemente da área de atuação, o profissional tem que se preocupar com a qualidade de vida do paciente. De acordo com a Organização Mundial da Saúde (OMS), a sexualidade segura e prazerosa é um dos indicadores de qualidade de vida de uma população. A mesma OMS define saúde sexual como "um estado físico, mental, um bem-estar social em relação à sexualidade, exigindo uma abordagem positiva e respeitosa com a sexualidade, com as relações sexuais, bem como com a possibilidade de se ter prazer e experiências sexuais seguras".[1]

O conhecimento atualizado sobre a resposta sexual identifica e reforça o papel de substratos biológicos sobre a função sexual, cujo estudo é relevante para a compreensão de seu comportamento funcional e disfuncional.[2] Por outro lado, sabe-se que fatores psicológicos (nível mental), como o estresse, podem afetar a produção de hormônios (nível biológico), o que,

então, poderia desencadear mudanças na resposta sexual.[3]

Neste capítulo propomos analisar um dos aspectos biológicos que envolve a função sexual feminina, que são os hormônios, no caso, os esteroides sexuais ou esteroides gonadais.

ESTEROIDES SEXUAIS E NEUROTRANSMISSORES

Os esteroides sexuais (ES) – estrogênios, progestagênios e androgênios – guardam uma relação importante com a função sexual, seja modulando o cérebro a responder seletivamente aos estímulos sexuais, via neurotransmissores (NT), seja atuando sobre o eixo hipotálamo-hipofisário e órgãos pélvicos. Os esteroides sexuais sensibilizam os receptores específicos cerebrais responsáveis pela liberação de diferentes neurotransmissores que ativam a resposta sexual. Isso cria um estado neuroquímico mais propenso a induzir excitação e, posteriormente, a inibição da resposta sexual (RS).[4] Também exercem um efeito trófico sobre os órgãos genitais e modulam o limiar da resposta do tecido aos estímulos externos e internos ao longo de uma vasta variedade de moléculas – por exemplo, peptídeo intestinal vasoativo (VIP), neuropeptídeo Y, óxido nítrico etc. –, com vasoatividade, neuroatividade e propriedades imunoativas, que atualmente são considerados alvos adequados para possíveis tratamentos, visando melhorar a excitação genital e o orgasmo.[5]

O meio neuroendócrino é um dos determinantes substanciais da função sexual feminina, sendo o principal na função reprodutiva, evidenciado pelo seus marcos mais importantes: menarca, gravidez, menopausa. A função sexual normal envolve a ação de NT e esteroides sexuais nos órgãos genitais, estruturas internas da pelve e no sistema nervoso central (SNC), principalmente o hipocampo, hipotálamo, sistema límbico e área pré-óptica medial.[6] Vale reforçar que os esteroides sexuais atuam na síntese e liberação dos neurotransmissores, e as ações destes são modificadas e influenciadas pelo ambiente endócrino fornecido pelo estrogênio, a progesterona e a testosterona.[7]

NEUROTRANSMISSORES E FUNÇÃO SEXUAL

O sistema neuroendócrino da resposta sexual é gerenciado por NT excitatórios – dopamina, noradrenalina, melanocortinas e ocitocina –, assim como NT inibitórios – serotonina, endocanabinoides e opioides. A partir de um estímulo sexual são ativados no SNC neurotransmissores (NT) excitatórios, e cada um deles tem funções específicas sobre a RS. A dopamina promove a vontade de iniciar a atividade sexual. A noradrenalina excita o aumento da atividade cerebral do impulso sexual e ativa o sistema nervoso autônomo, desencadeando alteração das funções viscerais, como a frequência cardíaca e a pressão arterial. As melanocortinas potencializam o desejo sexual a partir da interação com os receptores dopaminérgicos. A ocitocina estimula o aumento do fluxo sanguíneo, aumentando a deflagração dos NT pelo sistema nervoso autônomo parassimpático, que provoca alterações físicas generalizadas no organismo, desencadeando a excitação sexual. Durante a excitação sexual, sinais parassimpáticos liberam acetilcolina, óxido nítrico e polipeptídeo intestinal vasoativo (VIP) nas terminações nervosas, aumentando o fluxo sanguíneo dos órgãos pélvicos, lubrificando e alongando o canal vaginal. Reações extragenitais também são observadas, como o aumento dos ritmos respiratório e cardiovascular, rubor sexual, ereção mamilar e miotonias generalizadas. A seguir, quando as sensações de motivação sexual são sustentadas pelos sinais nervosos centrais e a estimulação sexual local atinge a intensidade máxima, são acionados os neurotransmissores inibitórios como a serotonina, endocanabinoides e opioides. Inicia-se a fase do orgasmo, na qual a serotonina tem ação inibidora nas regiões superiores do sistema nervoso, principalmente da dopamina e noradrenalina, proporcionando relaxamento e sonolência. Já os endocanabinoides induzem a refratariedade e a saciedade sexual. Os opioides – endorfinas e encefalinas – inibem regiões hipotalâmicas associadas à excitação sexual e ao desejo. A partir disso, ocorre a liberação de toda a tensão corporal, relaxamento e a sensação de satisfação e bem-estar. De maneira sucinta, assim descreveu o canadense James Pfaus (Center for Studies in Behavioral Neurobiology, Department of Psychology, Concordia University, Montréal) sobre os "caminhos do desejo sexual".[8]

ESTEROIDES SEXUAIS E FUNÇÃO SEXUAL

Antes de relatar questões hormonais e função sexual, é vital esclarecer que nos seres humanos o comportamento sexual é mais definido por questões psicológicas, sociais e culturais do que biológicas/hormonais, porém, este compartimento tem que estar íntegro e integrado aos demais.

Sabe-se que o cérebro, além de possuir receptores para hormônios esteroides, é um órgão cujos neurônios e células da glia realizam esteroidogênese. Como foi dito anteriormente, os esteroides sexuais parecem "preparar o terreno" para as modificações, atuando na síntese e liberação de neurotransmissores envolvidos na função sexual. De acordo com Pfaus,[8] hormônios esteroides e sistemas neuroquímicos cerebrais diversos participam dos mecanismos de excitação sexual.

Já há algum tempo a famosa sexóloga Helen Singer Kaplan, da Universidade de Cornell (NY/EUA), relatava que a ação central do estrogênio sobre o cérebro torna as mulheres receptivas, enquanto a ação periférica as torna atraentes, entretanto, considera que o hormônio de sua libido seja o mesmo do homem, a testosterona.[9] Com relação ao papel do estrogênio na função sexual, desde o início do século passado sabe-se da importância dele no processo da excitação sexual fisiológica na mulher, ou seja, na lubrificação.

O papel da testosterona na função sexual parece mais claro. Em sua ausência ou diminuição há escasso desejo sexual em ambos os sexos. Isso é percebido na experiência clínica, mas os motivos ainda precisam ser esclarecidos. A administração de testosterona em mulheres com deficiência hormonal aumenta o desejo e a resposta excitatória, mas doses extras de testosterona em pessoas saudáveis não provocam alteração no desejo.

Segundo Brotto et al.,[7] a ação de esteroides sexuais em regiões específicas do hipotálamo podem ser mais relevantes para o desejo sexual das mulheres do que se imaginava. O equilíbrio entre os diferentes hormônios é fundamental, e uma disfunção sexual pode ocorrer por um desequilíbrio entre eles, não apenas por uma testosterona plasmática diminuída. Isso se verifica nos casos de hiperprolactinemia, hipotireoidismo/hipertireoidismo etc.[8] A ligação dos androgênios, estrogênios e progesterona nos complexos de receptores hormonais específicos leva à síntese de diferentes NT. Isso cria um estado neuroquímico no qual os estímulos sexuais são atendidos de forma seletiva e são mais suscetíveis a induzir resposta sexual.[8]

A maioria dos estudos não consegue encontrar uma correlação significativa entre o desejo/resposta sexual e níveis de testosterona entre as mulheres, e isso em parte pode ser explicado pelas limitações em metodologias de pesquisas, ou por diferenças individuais (número de receptores).[7]

O desejo sexual, a excitação genital e a resposta emocional ao estímulo sexual mudam nas diferentes fases do ciclo menstrual. Rupp et al.[10] observaram que as mulheres relatam que seu desejo sexual aumenta, de forma constante, durante a semana que antecede a ovulação e ocorre, em picos, momentos antes de ovular.

Naturalmente é de se esperar que o cérebro "sofra" com a menopausa em decorrência da falência ovariana, porém, nem sempre isso acontece. Muitos outros fatores entram em jogo que as levariam a se sentirem satisfeitas ou insatisfeitas sexualmente. Davison et al.[11] relatam em um estudo transversal que mulheres sexualmente satisfeitas na pré-menopausa narram mais frequência de pensamentos, interesses e eventos sexuais por mês em comparação com mulheres satisfeitas sexualmente na pós-menopausa. Chamam a atenção para a importância da qualidade do relacionamento e para o fato de que o uso de contraceptivos hormonais orais e a terapia hormonal pareceram ter efeitos contrastantes na função sexual.

A capacidade de ativação de estruturas límbicas e corticais é reduzida após a menopausa, mas pode ser restaurada a níveis pré-menopausa, após terapia hormonal (estradiol e testosterona), com subsequente recuperação do desejo sexual e da atividade sexual em mulheres pós-menopáusicas que sofreram a perda do desejo.[7,8]

CONSIDERAÇÕES FINAIS

Acreditamos que seria interessante trazer ao ginecologista as duas dúvidas ou questões mais usuais na clínica sobre o binômio hormônios e função sexual feminina: dosar ou não testosterona na disfunção do desejo sexual e o uso dela (quando e como?).

Diante da queixa de desejo sexual hipoativo generalizado, ou seja, ausência ou falta significativa dele em todas as situações, vale a pena pedir testosterona total e livre? Aqui temos ainda uma questão controversa. Davis,[12] assim como outros *experts* em endocrinologia feminina, relatam que as medidas dos níveis séricos dos esteroides sexuais podem não ter uma boa correlação com seus efeitos fisiológicos. Entretanto, Vale et al.[13] encontraram importante associação entre níveis de testosterona total e livre com disfunções sexuais em mulheres na pré-menopausa.

A segunda consideração está relacionada ao uso de androgênios/testosterona no desejo sexual hipoativo (DSH) sem causa psicológica. Vejamos o que diz a esse respeito o protocolo da Febrasgo sobre "Tratamento das disfunções sexuais no consultório do ginecologista".[14]

1. A aplicação de testosterona (T) transdérmica é efetiva no tratamento do DSH em mulheres na pós-menopausa (Grau de evidência A), bem como para mulheres nos últimos anos da menacme (Grau de evidência B).
2. A resposta terapêutica à T em mulheres com DSH pode ocorrer após semanas de seu uso (Grau de evidência A).
3. Caso não haja resposta terapêutica em até seis meses, o uso da T deve ser descontinuado (Grau de evidência A).

Que preparação à base de testosterona usar? No momento, nenhuma preparação para a terapia de reposição de testosterona foi licenciada pela Federal Drug Administration (FDA) dos Estados Unidos da América (EUA). Em 2006, a Agência Europeia de Medicamentos licenciou o adesivo de testosterona (Intrinsa®, Livensa® e AndroFeme®) para o DSH em mulheres na pós-menopausa cirúrgica. No Brasil não há formulação disponível pela Anvisa, mas podemos fazer uso *off-label* de algumas preparações tópicas, como mostra Lara et al.[15]

- Propionato de testosterona 2% com pentravan 0,5 mg – aplicar na vulva 1 vez à noite.
- Propionato de testosterona 2 mg em 0,5 g de um creme neutro – aplicar na vulva 1 vez à noite.

- Creme de testosterona 1 g (300 µg de propionato de testosterona preparado com o uso do pó de testosterona micronizado em um creme emoliente com silicone) – aplicar na vulva 1 vez à noite, 3 vezes por semana.
- Testosterona 300 µg em *patch* ou pentravan em creme – aplicação transdérmica 1 vez ao dia.

Outra opção de tratamento hormonal é a Tibolona oral na dose de 2,5 mg/dia (esteroide sintético derivado da noretisterona que tem ações específicas nos receptores tissulares que sintetizam estrogênio, progesterona e androgênio). Recomendado para as pacientes na pós-menopausa dentro da janela de oportunidade com DSH.[16]

REFERÊNCIAS BIBLIOGRÁFICAS

1. Organização Mundial da Saúde. Health Topics – Sexual Health. Disponível em: http://www.who.int/topics/sexual_health/en; acessado em: 5 de outubro de 2019.
2. Burnett AL, Goldstein I, Andersson K-E, Argiolas A, Christ G, Park K et al. Future sexual medicine physiological treatment targets. J Sex Med 2010; 7(10):3269-304.
3. Basson R. Women's sexual desire-disordered or misunderstood. J Sex Marital Ther 2002; 28(S1):17-28.
4. Davis SR, Davison SL, Donath S et al. Circulating androgen levels and self-reported sexual function in women. JAMA 2005; 294(1):91-96.
5. Munarriz R, Kim NN, Goldstein I, Abdul M Traish. Biology of female sexual function. Urol Clin North Am 2002; 29(3):685-93.
6. Wierman ME, Nappi RE, Avis N, Labrie F, Rosner W, Shifren JL et al. Endocrine aspects of women's sexual function. J Sex Med 2010; 7(1):561-85.
7. Brotto LA, Bitzer J, Laan E, Leiblum S, Luria M. Women's Sexual Desire and Arousal Disorders. J Sex Med 2010; 7:(1 Pt 2):586-614.
8. Pfaus JG. Pathways of sexual desire. J Sex Med 2009; 6(6):1506-53.
9. Kaplan HS. A nova terapia do sexo: o desejo sexual e novos conceitos e técnicas da terapia do sexo. Rio de Janeiro: Nova Fronteira, 1983.
10. Rupp HA, James TW, Ketterson ED, Sengelaub DR, Janssen E, Heiman JR. Neural activation in the orbitofrontal cortex in response to male faces increases

during the follicular phase. Hormon Behav 2009; 56(1):66-72.

11. Davison SL, Bell RJ, LaChina M, Holden S, Davis SR. Sexual function in well women: stratification by sexual satisfaction, hormone use, and menopause status. J Sex Med 2008; 5(5):1214-22.

12. Davis SR. Androgen therapy in women, beyond libido. Climacteric 2013; 16(S1):18-24.

13. Vale FBC, Coimbra BB, Lopes GP, Geber S. Sexual dysfunction in premenopausal women could be related to hormonal profile. Gynecol Endocrinol 2017; 33(2):145-7.

14. Lara LAS, Lopes GP, Scalco SCP, Vale FBC, Rufino AC, Troncon JK et al. Tratamento das disfunções sexuais no consultório do ginecologista. Femina 2019; 47(2):66-74.

15. Lara LAS, Scalco SCP, Troncon JK, Lopes GP. A model for the management of female sexual dysfunctions. Rev Bras Ginecol Obstet 2017; 39(4):184-94.

16. Genazzani AR, Pluchino N, Bernardi F, Centofanti M, Luisi M, et al. Beneficial effect of tibolone on mood, cognition, well-being, and sexuality in menopausal women. Neuropsychiatr Dis Treat 2006; 2 (3): 299-307.

CAPÍTULO 59

Anovulação crônica: diagnóstico e conduta

Rui Alberto Ferriani

INTRODUÇÃO

Pacientes que menstruam irregularmente apresentam um quadro sindrômico de anovulação crônica (AC), caracterizada por distúrbios dos intervalos menstruais, variando desde pequenos atrasos até períodos longos de amenorreia. Antigamente utilizavam-se termos como oligomenorreia e espaniomenorreia, mas hoje a melhor padronização foi estabelecida pelo *último* consenso de síndrome dos ovários policísticos (SOP).[1] O diagnóstico de anovulação depende muito da faixa etária da mulher, assim como do tempo de duração do atraso menstrual. Até um ano após a menarca considera-se uma fase de imaturidade do eixo reprodutivo e, assim, qualquer atraso é considerado normal. No período de um a três anos após a menarca, considera-se anovulação quando os ciclos são menores do que 21 ou maiores do que 45 dias e no período da menacme, ou seja, três anos após a menarca até o período de perimenopausa, quando houver menos de oito ciclos ao ano ou os intervalos forem menores do que 21 ou maiores do que 35 dias. Em qualquer época da vida da mulher, se houver atraso de 90 dias já é considerado amenorreia.

OBJETIVOS

O diagnóstico sindrômico de AC é facilmente realizado após uma avaliação clínica. Neste capítulo, objetivamos apresentar um fluxograma com orientações de anamnese, exame físico, propedêutica laboratorial e conduta para uma avaliação racional, baseada em dados clínicos e pedidos laboratoriais essenciais e necessários para a tomada de decisão. Ao final do capítulo, o leitor seria capaz de:

- Racionalizar o pedido de exames hormonais.
- Avaliar o diagnóstico diferencial da anovulação crônica.
- Propor terapêuticas para as anovulações crônicas.

ANOVULAÇÃO CRÔNICA

Diante de um quadro de AC, a maioria dos casos se enquadra em grandes grupos com características clínicas e laboratoriais bem definidas. As duas causas mais frequentes são a SOP ou anovulação hiperandrogênica e a disfunção hipotalâmica ou central, que compreende vários distúrbios em nível central. Menos frequentes e com quadros clínicos mais definidos, temos ainda as hiperprolactinemias e insuficiências ovarianas (periférica) ou hipotálamo-hipofisária (central) (Figura 1).[2]

Uma boa anamnese e exame físico são fundamentais para um diagnóstico diferencial, e a solicitação de exames deve ser direcionada pela

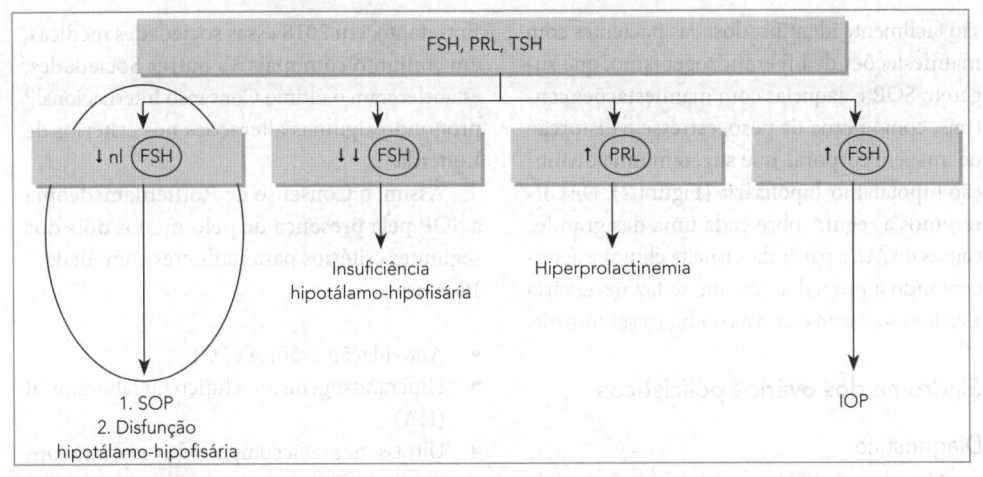

FIGURA 1   Principais diagnósticos relacionados à anovulação crônica.[2]

FSH: hormônio foliculoestimulante; IOP: insuficiência ovariana prematura; PRL: prolactina; SOP: síndrome dos ovários policísticos; TSH: hormônio tireoestimulante.

suspeita clínica após uma boa história. Não há sentido em pedir perfis hormonais extensos, pois eles pouco contribuem para a elucidação diagnóstica e encarecem sobremaneira o sistema de saúde. Quem muito pede pouco sabe!

Manifestações de hiperandrogenismo (alopecia, hirsutismo, acne, oleosidade de pele) assim como obesidade ou sobrepeso sugerem fortemente SOP. Uma história de estresse crônico físico ou psíquico, acompanhado de perda de peso significativa ou exercício físico intenso, excesso de preocupação com a imagem corporal e hábitos alimentares bulímicos sugerem uma disfunção central. Um quadro de galactorreia associado a AC sugere hiperprolactinemia. Um pouco mais raras, porém possíveis, manifestações de hipoestrogenismo fazem pensar em falência do eixo reprodutivo, a mais frequente por uma causa ovariana (insuficiência ovariana prematura – IOP). Falência central, além do distúrbio menstrual, pode se associar a sintomas de compressão hipofisária, como cefaleia ou perda de campo visual.

Com o diagnóstico de AC feito apenas pela história clínica, recomendam-se as dosagens de FSH e PRL inicialmente, que, aliadas às demais manifestações clínicas, direcionam a suspeita causal e a propedêutica complementar necessá-

ria, conforme se vislumbra na Figura 1. Em razão da forte prevalência de disfunções tireoidianas em mulheres, a dosagem de TSH deve ser realizada independentemente de queixa clínica, pois pode mascarar alguns dos sintomas reprodutivos. Note que não há necessidade de dosagem de progesterona para confirmar uma AC, se houver uma história de alterações de intervalo menstrual como elencadas anteriormente. Também as dosagens de LH e estradiol pouco acrescentam ao diagnóstico diferencial, e as dosagens de androgênios devem ser feitas apenas se houver suspeita de hiperandrogenismo ou SOP. Portanto, não há sentido em pedir perfis hormonais de todas as pacientes, e sim pedir o que é necessário conforme a avaliação clínica.

Dessa forma, a avaliação inicial, aliada ao quadro clínico, compreende situações bem definidas de alterações das dosagens hormonais, como níveis baixos de FSH (insuficiência central), níveis altos de FSH (IOP) e níveis elevados de PRL (síndrome hiperprolactinêmica). Na maioria dos casos, entretanto, os níveis de FSH e PRL estarão dentro da normalidade ou levemente diminuídos, caracterizando então o principal grupo de causas de AC, as chamadas causas funcionais. Nesse caso, dois grandes grupos são facilmente identificados: das pacientes com manifestações de hiperandrogenismo, que sugerem SOP, e daquelas com manifestações centrais, como perda de peso, estresse e distorção de imagem corporal, que sugerem uma disfunção hipotálamo-hipofisária (Figura 2). Discorreremos a seguir sobre cada uma das grandes causas de AC, a partir da suspeita clínica e acrescentando a propedêutica que se faz necessária a cada caso, assim como a conduta a ser tomada.

Síndrome dos ovários policísticos

Diagnóstico

No grupo de FSH normal, o mais frequente é a SOP. Essas pacientes apresentam, na maioria das vezes, além da AC, sinais e sintomas de hiperandrogenismo, e são mais frequentemente obesas ou com sobrepeso. Em virtude da heterogeneidade entre as pacientes, diversos consensos ao longo do tempo tentaram estabelecer critérios para o diagnóstico de SOP, e o Consenso de Rotterdam (2004) foi elaborado pela European Society for Human Reproduction and Embriology (ESHRE)[3] e pela ASRM (American Society for Reproductive Medicine), tendo feito um grande avanço na padronização diagnóstica.

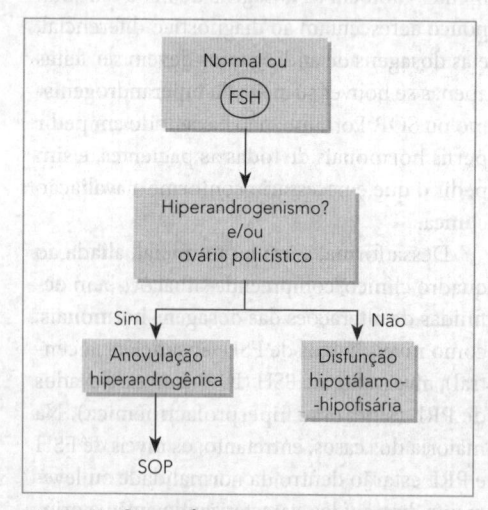

FIGURA 2 Causas funcionais de AC – presença de hiperandrogenismo sugere SOP e sua ausência sugere disfunção central.

Entretanto, em 2018 essas sociedades médicas, em conjunto com mais 35 outras Sociedades, estabeleceram o último Consenso Internacional,[1] propondo algumas alterações nos critérios de Rotterdam.

Assim, o Consenso de Rottterdam[3] definia a SOP pela presença de pelo menos dois dos seguintes critérios para mulheres com idade ≥ 19 anos:

- Anovulação crônica (AC).
- Hiperandrogenismo clínico ou laboratorial (HA).
- Ultrassonografia compatível com ovário policístico (OP).

O Consenso atual[1] diminuiu bastante a importância da US (ultrassonografia) nos critérios diagnósticos, e, quando a combinação de hiperandrogenismo e disfunção ovulatória está presente, a US de ovários deixou de ser necessária para o diagnóstico de SOP em mulheres adultas. Também o Consenso atual enfatizou que há excesso de diagnóstico de SOP em adolescentes e propôs critérios mais rígidos nessa faixa etária. Para o diagnóstico de SOP em mulheres jovens com até 8 anos pós-menarca, é necessária a combinação de hiperandrogenismo e disfunção ovulatória, com US de ovários não recomendada, em razão da sobreposição com fisiologia ovariana. Sugere-se que adolescentes com algumas características clínicas da SOP, mas sem um diagnóstico claro, devem ser consideradas de "risco" e ser acompanhadas, e não simplesmente rotuladas com SOP, rótulo este que pode persistir a vida toda e pode ser equivocado. Assim, em adolescentes com ciclos irregulares, o melhor seria discutir o melhor tempo para o diagnóstico, levar em conta desafios diagnósticos desse estágio de vida e fatores culturais e psicossociais. Nesse "risco aumentado" estariam então adolescentes com características de SOP que não fecham o critério diagnóstico e que devem ser reavaliadas 8 anos pós-menarca. Incluem-se nesse grupo de risco de SOP pacientes com essas características presentes antes do uso de contraceptivos hormonais e ganho de peso significante durante a adolescência.

Portanto, o critério diagnóstico leva em conta as três características (AC, HA e US), mas com ênfase maior no hiperandrogenismo, ficando apenas um pequeno grupo de pacientes com AC e OP apenas, ou com HA e OP apenas, e diminuindo os casos que eram muito diagnosticados apenas pelo US, principalmente durante a adolescência.

AC – O diagnóstico de AC foi padronizado no período de um a três anos após a menarca, quando os ciclos são menores do que 21 ou maiores do que 45 dias e no período entre três anos após a menarca até o período de perimenopausa, quando houver menos de oito ciclos ao ano ou os intervalos forem menores do que 21 ou maiores do que 35 dias. Em qualquer época da vida da mulher, se houver atraso de 90 dias já é considerado amenorreia.

HA – O diagnóstico de HA clínico não é bem definido, porém, no consenso de SOP considera-se a acne de qualquer grau, a alopecia (utilizar critério de Ludwig) e o hirsutismo (Ferriman-Gallwey[4], o mais utilizado, e no último consenso já é considerada hirsutismo a presença de valores superiores de 4-6). A oleosidade da pele não entra no consenso de Rotterdam como critério de diagnóstico. Deve-se observar se houve tratamento prévio e a origem étnica da paciente, pois interferem nesses escores.

O HA laboratorial é útil apenas quando os sinais de HA clínico não são evidentes. Ressalta-se que a dosagem não deve ser realizada sob uso de contraceptivos hormonais e, se for necessário dosar, retirar durante pelo menos 3 meses o contraceptivo. O que se recomenda dosar:

- Testosterona total ou testosterona livre ou índice de testosterona livre (obtido por meio da dosagem da testosterona total e da SHBG, globulina ligadora de esteroides sexuais). Desses, o melhor exame é a testosterona total.[5] Não deve ser utilizado o ensaio direto de testosterona livre, por radioimunoensaio ou ELISA.

- A dosagem de sulfato de deidroepiandrosterona (DHEAS) e androstenediona não tem valor para diagnóstico de SOP, e deve ser feita apenas se a testosterona for normal ou para o diagnóstico diferencial de tumores produtores de androgênio.[3]

OP – O US para o diagnóstico de SOP não deve ser utilizado antes de 8 anos pós-menarca, e os limites devem ser revisados sempre de acordo com a tecnologia e de acordo com idade; foram padronizados valores para uma frequência de transdutor de 8 MHz, de > 20 folículos e/ou volume > 10 mL, desde que não tenha corpo lúteo, cistos ou folículos dominantes. Como dito, se houver AC e HA presentes, o US não é necessário para o diagnóstico de SOP. A fim de evitar excesso de diagnósticos nem sempre compatíveis, o consenso também estabeleceu que deve haver protocolos claros para relatar o número de folículos por ovário e volume ovariano, com padrões mínimos de relatórios, contendo: último período menstrual, frequência de largura de banda do transdutor, abordagem/rota avaliada, número total de folículos por ovário, medindo 2-9 mm, três dimensões e volume de cada ovário, notificação da espessura e aparência endometrial e relato de outras doenças ovarianas e uterinas, bem como cistos ovarianos, corpo lúteo, folículos dominantes ≥ igual a 10 mm. Dessa forma, o que se pretende é evitar diagnósticos excessivos baseados apenas em US, sem a devida padronização e sem uma característica clínica evidente de SOP.

O diagnóstico diferencial de SOP se faz com a exclusão de outras causas de hiperandrogenismo, que podem ter o quadro clínico semelhante à SOP. Assim, o diagnóstico de SOP só é fechado após a exclusão das seguintes condições:[1,2,3]

- Hiperplasia da suprarrenal (a mais comum é por deficiência da 21-hidroxilase, dessa forma dosar 17-OH-progesterona).
- Tumor ovariano produtor de androgênio (suspeitar quando o nível de testosterona total for duas vezes maior que o limite superior de normalidade).

- Tumor adrenal produtor de androgênio (suspeitar quando o nível de DHEAS for duas vezes maior que o limite superior de normalidade).
- Tireoidopatia (dosar o TSH): controverso em pacientes hiperandrogênicas.
- Hiperprolactinemia (dosar PRL).
- Síndrome de Cushing: sinais clínicos (estrias violáceas, fácies em lua cheia etc.), não sendo necessária nenhuma dosagem hormonal adicional.

Deve ser notado que não faz parte dos critérios diagnósticos de SOP a presença de obesidade, embora esta seja mais frequente em pacientes com SOP. Também a dosagem de AMH (hormônio antimülleriano) não é critério, embora se saiba que ele pode estar mais aumentado na SOP, mas ainda não há padronização suficiente para adotá-lo como critério. Ressalta-se mais uma vez que não há necessidade de dosagem de LH, FSH, progesterona e estradiol para definir o diagnóstico de SOP.

O fenótipo da SOP é dependente da etnia da paciente. Assim, o fenótipo é relativamente suave em caucasianos; o IMC (índice de massa corpórea) mais alto em mulheres caucasianas, especialmente na América do Norte e na Austrália; o hirsutismo mais severo em mulheres do Oriente Médio, hispânicas e mediterrâneas; há aumento da adiposidade central, resistência à insulina, diabetes, riscos metabólicos e *acantosis nigricans* em asiáticos do sudeste e em australianos indígenas; um menor IMC e hirsutismo moderado em asiáticos orientais e maior IMC e características metabólicas em africanos.

Repercussões da SOP

Se fazer o diagnóstico de SOP não é tão oneroso ou complicado, avaliar as repercussões da SOP é algo de extrema importância, tendo em vista ser essa uma doença crônica, de etiologia provavelmente genética e sem cura definitiva, mas que pode trazer repercussões ao longo da vida da mulher. A Tabela 1 apresenta um resumo das principais repercussões da SOP. Se para uma adolescente ter acne e hirsutismo pode ser algo extremamente importante para sua autoestima, o que não deve ser desvalorizado pelo médico, o impacto do risco metabólico é também muito importante, com aumento de risco cardiovascular, aumento de risco quando engravidam e piora de sua qualidade de vida. Portanto, é uma doença que exige cuidados desde a menarca até a pós-menopausa.

Toda paciente com SOP deveria ser avaliada quanto a riscos cardiovasculares, com monitorização de peso corporal e PA a cada visita, em geral a cada 6-12 meses. Considerando que mulheres portadoras de SOP apresentam maior

TABELA 1   Principais repercussões clínicas da SOP[1]

Curto prazo	Longo prazo
Irregularidades menstruais	Diabetes *mellitus* tipo II
Hirsutismo e acne	Pré-diabetes
Infertilidade	Síndrome metabólica
Obesidade	Fatores de risco cardiovascular
Psicossocial	Hiperplasia endometrial
■ Depressão, ansiedade	Câncer endometrial
■ Imagem corporal	Gestacional
■ Autoestima	■ Diabetes gestacional
■ Diminuição da qualidade de vida	■ Prematuridade
	■ Pré-eclâmpsia
	■ Aborto
	■ Tempo mais longo para concepção
	■ Desenvolvimento embrionário anormal
	■ Menor taxa de implantação
	■ SHO
	■ Gravidez ectópica

risco de distúrbios metabólicos, cabe ao ginecologista, como médico geral da maioria das mulheres, fazer as orientações e rastreamento das principais comorbidades associadas à SOP e elaborar orientações para prevenir fatores de risco, como obesidade, tabagismo, dislipidemia, hipertensão arterial, intolerância à glicose e sedentarismo. Deve-se ficar atento à presença de síndrome metabólica, e por isso a avaliação metabólica deve ser realizada em todas as pacientes com SOP, mesmo as magras (Tabela 2). A presença de *acantosis nigricans* é um forte indicador de resistência insulínica, fator de risco metabólico importante.

Além da glicemia de jejum, o teste de tolerância à glicose deve ser feito. Discute-se a utilidade de solicitação da hemoglobina glicada, mas ela não foi incorporada ainda em consensos atuais. Além da avaliação metabólica, deve-se valorizar outras repercussões da SOP, como maior prevalência de apneia do sono, piora da autoestima e repercussões sobre a qualidade de vida, com mais depressão, ansiedade, função psicossocial, pobre imagem corporal e transtornos alimentares.

Tratamento

Considerando que não se sabe a etiologia da SOP, não há tratamento curativo. A abordagem se restringirá a reduzir sintomas e sinais indesejáveis, bem como diminuir o risco associado às complicações metabólicas das mulheres com SOP. Nesse sentido, o tratamento irá se dividir em orientações para melhora dos hábitos de vida, tratamento do fenótipo (irregularidade menstrual e hiperandrogenismo) e abordagem do desejo de gestação.

Orientações de mudança de estilo de vida (MEV)

Visando à melhoria da qualidade de vida e redução do risco das várias disfunções metabólicas associadas à SOP, o ginecologista deve orientar:

- Exercícios físicos: considerando as portadoras de SOP, os exercícios físicos podem ajudar na prevenção de doença cardiovascular (DCV) e/ou emagrecimento, a depender da intensidade, frequência e duração da atividade. Para prevenção de DCV, preconizam-se exercícios aeróbicos por 30-60 minutos/dia (ou 150 min/sem) na frequência de 3-5 vezes por semana (preferência de que o exercício seja diário). Sempre estimular aumento das atividades físicas do cotidiano como jardinagem, subir escadas, caminhada até o trabalho. Já para perda de peso, são necessários 300 minutos de atividade física aeróbica/semana.[7,8]
- Dieta: caso a paciente necessite de perda de peso, o ideal é o acompanhamento conjunto com nutricionista para orientação mais sistematizada. De forma geral, deve-se orientar dieta fracionada (6 vezes ao dia), com redução da ingestão de carboidratos e gorduras (especialmente saturada e trans); aumento das porções de frutas e adição de fibras.[7,8]
- Perda de peso: pequenas perdas de peso (5%) em mulheres obesas com SOP podem ser suficientes para restaurar a regularidade do ciclo menstrual e melhorar o hiperandrogenismo. Além disso, já reduzem o risco de DCV. Encorajar a perda de peso por meio

TABELA 2 Critérios diagnósticos para a síndrome metabólica (3 de 5 critérios fazem o diagnóstico)

Fator de risco	Valor de corte
Circunferência abdominal (cm)	≥ 88
Triglicérides (TG) (mg/dL)	≥ 150*
HDL (mg/dL)	< 50*
Pressão arterial (mmHg)	Sistólica ≥ 130 ou diastólica ≥ 85*
Glicemia de jejum (mg/dL)	≥ 100*, #

* Também é considerado um critério se o indivíduo estiver fazendo uso de medicações para o tratamento dessas alterações.
# O valor de corte do NCEP/ATP III6 para glicemia é 110 mg/dL, porém foi proposta a redução para 100 mg/dL.[8]

de dieta e exercício físico, porém outras abordagens (medicação ou cirurgia bariátrica) podem ser necessárias.[7]

Tratamento das comorbidades

- Hipertensão arterial sistêmica (HAS): a paciente deverá ser encaminhada ao clínico para controle da doença. O controle da HAS envolve MEV e medicação anti-hipertensiva.

- Distúrbios do metabolismo de glicose: os distúrbios do metabolismo de glicose podem variar desde RI (resistência insulínica), glicemia de jejum alterada (GJA), intolerância à glicose (IG) até diabetes *mellitus* (DM).
  - RI: até o presente momento, não está indicado o rastreamento de RI, uma vez que os testes diagnósticos não apresentam valores de corte bem definidos e não guardam correlação com eventos clínicos futuros.[2,6] Apenas as pacientes com SOP que tiverem IG devem receber metformina.
  - IG e GJA: em teoria, neste grupo todas as mulheres devem receber a orientação de MEV; destas, as não obesas começam também o uso de metformina, e as obesas apenas em caso de não adesão ao MEV.[7,8] Como na realidade a adesão ao MEV é lenta, opta-se por introduzir metformina e MEV em todas as mulheres deste grupo.
    - Antes do início da metformina, é necessário pedir exames de creatinina, bilirrubinas, TGO (AST) e TGP (ALP). Em caso de aumento das transaminases, comuns na esteato-hepatite não alcoólica (NASH), que é um achado frequente em portadoras de SOP, pedir o INR (*international normalized ratio*) (ou tempo de protrombina), para comprovar normalidade da função hepática. Comprovando-se normalidade da função hepática (INR normal), a dose de metformina a ser utilizada é:
      > Obesas: metformina 850 mg por tomada (2-3 vezes/dia, totalizando

1.700-2.550 mg/dia) ou metformina XR (liberação lenta) 500 mg – 3-4 comprimidos (1.500 mg-2.000 mg/dia) em dose única, sempre pós-prandial. Começar com doses pequenas (425-500 mg) e ir aumentando gradualmente (a cada 2-4 semanas) até chegar na dose esperada para evitar sintomas gastrointestinais. Sempre que possível, usar metformina XR, pois está associada a menor taxa de efeitos adversos e sua posologia de dosagem única apresenta maior comodidade.

> Não obesas: metformina 850 mg por tomada (2 vezes, totalizando 1.700 mg/dia) ou metformina XR (liberação lenta) 500 mg – 3 comprimidos (1.500 mg/dia) em dose única, sempre pós-prandial.

- Em caso de DM, referenciar para o clínico fazer o acompanhamento da paciente, pois a portadora de DM exige uma série de cuidados que vão desde MEV, introdução de medicação, até rastreamento de comorbidades próprias da doença.

> Dislipidemia: há possibilidade de aumento de LDL, de não HDL colesterol, de triglicérides e de redução do HDL. Todas as portadoras de dislipidemia devem ser orientadas a MEV e encaminhadas para nutricionista para dieta específica. Para o tratamento do aumento de LDL, temos que proceder à categorização do risco e, pelo risco da paciente, existem padrões sobre quando tratar com medicação (normalmente uma estatina). No entanto, MEV deve ser orientada a todas as mulheres com SOP.

> Obesidade: é uma comorbidade muito frequente em portadoras de SOP, podendo inclusive potencializar o aparecimento de outras comorbidades que elevam o risco cardiovascu-

lar dessas mulheres. A intervenção para essas pacientes deve ser multidisciplinar. A meta seria redução de pelo menos 5% do peso corporal, inicialmente com MEV (dieta e exercício físico). A intervenção psicoterápica é essencial. Muitas vezes, será necessária medicação e/ou cirurgia bariátrica (IMC ≥ 40 kg/m² ou IMC ≥ 35 kg/m² mais comorbidades, após insucesso no tratamento clínico).[8]

Tratamento do fenótipo

As mulheres com SOP, que não desejem engravidar, deverão utilizar medicações que controlem o ciclo menstrual e reduzam as manifestações hiperandrogênicas.

A primeira linha de tratamento para esses fins são os contraceptivos hormonais (CH). Todos os contraceptivos hormonais (combinados ou não) que bloqueiam a ovulação, independentemente de sua formulação, são capazes de reduzir o hiperandrogenismo, já que inibem a hipersecreção de LH (responsável por manter o estímulo de produção de androgênios pela teca ovariana). Além desse efeito, os CH combinados também aumentam a síntese de SHBG (pela presença do estrogênio), reduzindo a testosterona livre que efetivamente exerce os efeitos que caracterizam o hiperandrogenismo.[6] Essa ação pode ser potencializada pela capacidade antiandrogênica do progestagênio associado, pois alguns têm capacidade de antagonizar o efeito androgênico diretamente no receptor ou mesmo bloquear a 5-alfa redutase.[8] As formulações combinadas a um progestagênio com propriedades antiandrogênicas, como acetato de ciproterona, dienogeste, clormadinona e drospirenona, poderiam potencializar esse efeito, porém, estudos não demonstraram superioridade destes em relação aos demais progestagênios para o controle do hirsutismo, apesar do número de estudos ser escasso para essa conclusão.[9]

Os contraceptivos que contêm apenas progestagênios (pílula que contém apenas proges-

tagênio, dispositivo intrauterino medicado com levonorgestrel, implante subdérmico de etonogestrel e injetável trimestral) podem ser utilizados, especialmente em situações nas quais o uso de estrogênio pode implicar aumento inaceitável de risco (passado de trombose venosa ou arterial anterior, HAS descontrolada, DM com acometimento vascular, hipertrigliceridemia).[10] Nesse caso, se o contraceptivo de progestagênio isolado não for suficiente para reduzir o hiperandrogenismo, ele deverá ser associado a um medicamento antiandrogênico.[14]

Os fármacos antiandrogênicos (Tabela 3) podem ser utilizados em associação com os CH e de forma isolada. O uso isolado dessas medicações deve ser evitado caso a mulher esteja exposta à gravidez sem método contraceptivo, pelo risco de teratogenicidade. A espironolactona, a flutamida, a finasterida e o acetato de ciproterona são os mais potentes, desses a espironolactona apresenta menos efeitos adversos e é mais barata. A metformina não deve ser usada como agente antiandrogênico, pois seu efeito é muito fraco para esse fim. Já a flutamida deve ser a última opção pela hepatoxicidade, que não é rara.

A associação entre contraceptivo hormonal e medicamento antiandrogênico deve ser feita em casos de hiperandrogenismo severo e/ou falha do CH em melhorar o hiperandrogenismo em pelo menos 6 meses de tratamento.

A associação com técnicas dermatológicas para abordagem dos pelos, como depilação a *laser*, produz melhores resultados do que apenas as medicações. A Tabela 4 resume as opções de tratamento na mulher que não quer engravidar.

Desejo de gestação

É mandatório solicitar espermograma e avaliação da permeabilidade tubária antes de decidir pelo tipo de tratamento a ser empregado para a paciente com SOP. Inicialmente deve-se realizar o aconselhamento pré-concepcional, identificando-se fatores de risco relacionados à infertilidade (hipertensão arterial, obesidade, dislipidemia, uso de medicações) e controlando o risco de alteração glicêmica, pois essas mu-

TABELA 3   Fármacos antiandrogênicos[1]

Fármaco	Posologia
Espironolactona	25-200 mg/dia (para pele, a dose ideal é 100 mg/dia)
Acetato de ciproterona	12,5-100 mg/dia, do 5° ao 14° dia do ciclo
Finasterida	2,5-7,5 mg/dia (dose padrão de 5 mg/dia)
Flutamida	250-750 mg/dia (pode dividir em 3 tomadas)

TABELA 4   Opções de tratamento para SOP caso não haja desejo de engravidar[1]

Metformina:
- Apenas para obesas com ITG sem melhora com MEV
- Magras com IGT
- Dose: até 2.000-2.500 mg/d

Obesidade:
- MEV: dieta (nutrição, exercícios físicos, psicologia)
- Medicação: orlistate ou encaminhar
- Cirurgia: fluxo para bariátrica

Dislipidemia:
- Iniciar uso de estatina, se indicado

Contracepção:
- Seguir critérios da OMS[10]
- Sem recomendação de tipos específicos – seguir critérios de elegibilidade[10]
- 35 g EE + acetato de ciproterona não deve ser considerado primeira linha
- Doses efetivas mais baixas de estrogênio (20-30 ug EE ou equivalente e estrogênio natural
- Considerar fatores de risco específicos para SOP, como alto IMC, hiperlipidemia e hipertensão
- Nenhum progestogênio é superior a outro
- Se após 6 meses ainda estiver sem melhora do hiperandrogenismo, associar espironolactona 100 mg/dia

ITG: infecção do trato genital; IGT: intolerância à glicose.

lheres têm maior risco de diabetes gestacional, e iniciar uma gestação já descontrolada do ponto de vista glicêmico é fator de risco importante. Recomenda-se também que, uma vez grávida, essa paciente faça acompanhamento pré-natal de risco com controle de morbidades associadas.

As intervenções propostas para o tratamento da infertilidade em mulheres com SOP são: modificações do estilo de vida, tratamento de baixa complexidade (coito programado e inseminação intrauterina), *drilling* ovariano e tratamento de alta complexidade (fertilização *in vitro* [FIV] e injeção intracitoplasmática do espermatozoide [ICSI]). A decisão de qual modalidade adotar depende de outros fatores, como idade da mulher, fatores masculinos ou tuboperitoneais associados, tempo de infertilidade e acesso ao tratamento.

A Tabela 5 apresenta as ações a serem tomadas em termos de tentativa de indução de ovulação em mulheres com SOP. O Consenso Internacional de 2018 colocou o letrozole como primeira linha, ao lado do clomifeno, embora sejam ainda medicação *off label* em boa parte dos países. A metformina tem ação ovulatória, porém deve ser colocado que há indutores mais eficazes, como o clomifeno e o letrozole.

A seguir, foi elaborado um fluxograma para abordagem prática do tratamento da infertilidade em mulheres com SOP. Deve-se lembrar de que o casal infértil merece abordagem particularizada, focando-se outros fatores de infertilidade que podem estar associados à SOP, bem como características psicoemocionais e econômicas desses casais (Figura 3).

Anovulação crônica de origem central

É um estado disfuncional caracterizado por alterações menstruais (aciclicidade ou amenorreia), resultantes de repetidas falhas na ovulação, com origem no eixo sistema nervoso central (SNC)-hipotálamo-hipófise. Trata-se de distúrbio funcional supra-hipofisário, caracterizando uma doença psiconeuroendócrina, que enquadra casos de anovulação psicogênica, pseudociese, exercícios físicos extremos, anorexia nervosa, bulimia e desnutrição, com mecanismos etiopatogênicos apenas parcialmente elucidados.

A anovulação psicogênica é uma causa bastante frequente de irregularidade menstrual, é desencadeada por estresse psicológico na ausência de doença orgânica, sendo autolimitada, com resolução espontânea, na maioria dos casos. Ocorre, provavelmente, por aumento da atividade dos neurônios dopaminérgicos e dos opiá-

ceos endógenos, que levam a uma redução na frequência e na amplitude dos pulsos do GnRH.

Na pseudociese pode-se detectar níveis elevados de LH e PRL, provavelmente por uma redução da atividade dopaminérgica. Existe também a hipótese de uma disfunção da betaendorfina no SNC.

A anovulação crônica observada em mulheres que se submetem a exercícios físicos extenuantes é provocada, provavelmente, por alterações dos neurotransmissores. O mecanismo neuroendócrino não está completamente esclarecido. Os exercícios induzem disfunção ovariana por deficiência do GnRH, então se discute a participação dos opiáceos endógenos em sua etiologia.

A anorexia nervosa não tem etiologia conhecida em sua totalidade, sendo provavelmente multifatorial, com a ocorrência de uma desordem biopsicossocial. Existe uma inatividade temporária do GnRH com perda de secreção pulsátil adequada e consequente diminuição do LH.

A etiologia da anovulação por desnutrição não está completamente elucidada. Havendo a desnutrição e perda de peso, altera-se a secreção

TABELA 5 Indução de ovulação na SOP[1]

Primeira linha letrozole
Citrato de clomifeno
Metformina
Citrato de clomifeno + metformina
Segunda linha Gonadotrofinas
Cirurgia
Terceira linha FIV

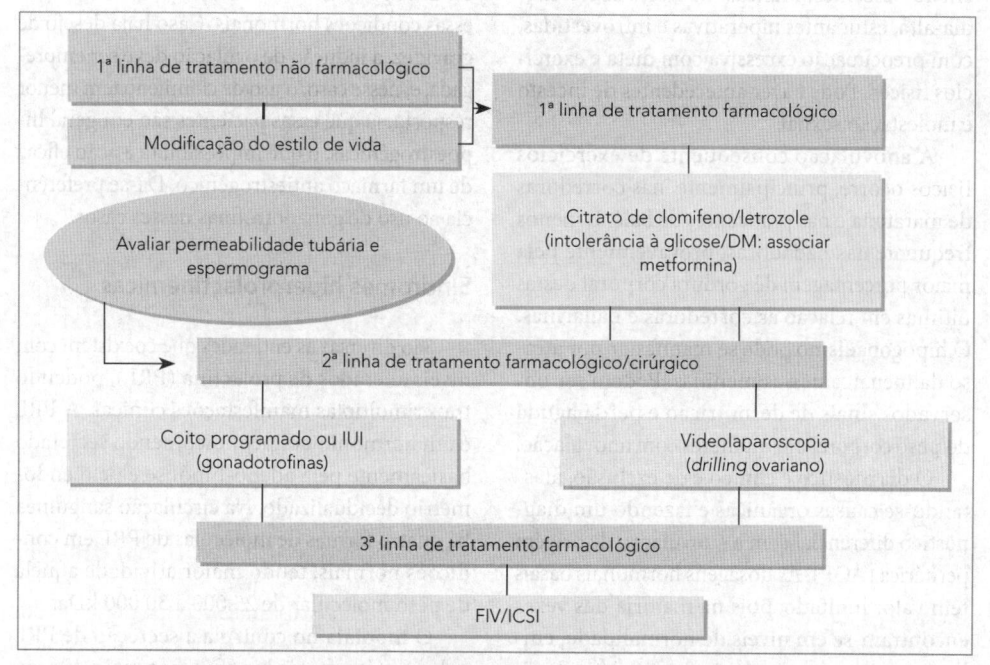

FIGURA 3 Fluxograma de atendimento da mulher infértil com SOP.

de GnRH, reduzindo-se a atividade pulsátil do LH. É provável que existam alterações nos neurotransmissores.

Diagnóstico

Alterações menstruais, geralmente, estão presentes e expressam o estado de anovulação crônica. Comumente apresentam-se como amenorreia ou oligomenorreia, podendo também se apresentar como ciclos menstruais curtos ou perda sanguínea irregular, com ou sem aumento de fluxo sanguíneo.

A amenorreia psicogênica é mais comum em mulheres solteiras, magras e com profissões consideradas "intelectuais", geralmente com história anterior de problemas psicossexuais e traumas socioambientais. A pseudociese é caracterizada pela presença de sinais e sintomas de gravidez (náuseas e vômitos, aumento do volume abdominal, ganho de peso, amenorreia, aumento do volume mamário e colostro). Na anorexia nervosa observamos a instalação de um hipogonadismo severo associado a perda de peso e desnutrição. Ocorre com mais frequência em adolescentes, brancas, de classe social média-alta, estudantes hiperativas e introvertidas, com preocupação excessiva com dieta e exercícios físicos. Pode haver antecedentes de incesto e molestação sexual.

A anovulação consequente de exercícios físicos ocorre, principalmente, nas corredoras de maratona e nas praticantes de balé. É menos frequente nas nadadoras, provavelmente pela maior porcentagem de gordura corporal destas últimas em relação às corredoras e bailarinas. O hipogonadismo pode se manifestar por atraso da menarca nessas meninas. Podem ser observados sinais de desnutrição e perda aguda do peso corporal em mulheres com anovulação.

O diagnóstico é clínico e de exclusão, afastando-se causas orgânicas e fazendo um diagnóstico diferencial com a anovulação de origem periférica (AOP). As dosagens hormonais basais têm valor limitado, pois na maioria das vezes encontram-se em níveis de normalidade, embora em alguns casos mais severos haja diminuição das gonadotrofinas e um hipoestrogenismo instalado. Essas pacientes têm alteração da pulsatilidade das gonadotrofinas, o que do ponto de vista prático não pode ser avaliado, em virtude das inúmeras amostras sanguíneas necessárias. As pacientes que apresentam hipoestrogenismo e consequente amenorreia secundária, geralmente não apresentam sangramento após o teste de progesterona (10 mg de medroxiprogesterona/dia, por 5-10 dias). Esse achado pode auxiliar na diferenciação com as mulheres amenorreicas com SOP.

Conduta

O tratamento causal é difícil e envolve mudança de hábitos de vida e psicoterapia, já que a origem do distúrbio é supra-hipofisária e funcional. Pode haver reversão, desde que sejam reconstituídas as condições emocionais. Caso isso não ocorra, a conduta é sintomática, com uso de reposição hormonal para os casos graves, a fim de restabelecer o nível estrogênico e promover ciclicidade menstrual. Caso haja desejo de contracepção, os anticoncepcionais hormonais combinados podem ser usados, já que restabelecem essas condições hormonais. Caso haja desejo de gravidez, a indução de ovulação deve ser empregada, e, nesse caso, o uso de clomifeno tem menor resposta, já que essas pacientes são em geral hipoestrogênicas, o que impossibilita a ação eficaz de um fármaco antiestrogênico. Dá-se preferência ao uso de gonadotrofinas nesses casos.

Síndromes hiperprolactinêmicas

São diversas as entidades que coexistem com níveis alterados de prolactina (PRL), podendo trazer múltiplas manifestações clínicas. A PRL é um hormônio polipeptídico, sendo secretado basicamente pela adeno-hipófise e pelo endométrio decidualizado. Na circulação sanguínea há quatro formas de moléculas de PRL em condições normais, tendo maior atividade aquela de peso molecular de 25.000 a 30.000 kDa.

O hipotálamo controla a secreção de PRL pelos lactótrofos da hipófise, por meio de ação predominantemente inibitória da dopamina (DA), que é sintetizada nos neurônios tuberoinfundibulares, sendo liberada na circulação porta-hipofisária, e que atinge os lactótrofos acoplando-se a receptores específicos presentes na membrana.

Sabe-se que diversos fatores podem estimular a síntese e a liberação de PRL, como o TRH (hormônio liberador de tireotrofina), VIP (peptídio vasoativo intestinal), GnRH (hormônio liberador de gonadotrofina) e GABA. Além disso, outros agentes também podem influenciar a secreção, como estrogênios, serotonina, opioides, histamina, vasopressina, neurotensina, substância P, peptídio histidina-metionina.

A ação da PRL é múltipla, sendo descritos cerca de 90 efeitos em diversos animais, principalmente os relacionados à regulação do mecanismo hidroeletrolítico. Em humanos, sua principal função é a estimulação da lactogênese durante o período gestacional e puerpério.

Quando elevada, a PRL pode estimular a secreção láctea (galactorreia) e provocar distúrbios menstruais. Os mecanismos responsáveis por essas alterações menstruais relacionam-se principalmente a um distúrbio da secreção hipotalâmica de GnRH e consequente alteração da pulsatilidade do LH e do FSH.

Etiologia

Há um grande número de causas de síndromes hiperprolactinêmicas (Tabela 6). A hiperprolactinemia provocada por tumor hipofisário, em geral tumor secretor (prolactinoma), é causa frequente. Quando o diâmetro do tumor for menor do que 10 mm é chamado microadenoma, e macroadenoma quando maior ou igual a isso. Trata-se de tumor benigno de crescimento em geral lento e, excepcionalmente, pode comprimir as estruturas vizinhas (sobretudo o trato óptico), tornando-se motivo de preocupação. Ocasionalmente, tumores não secretores de PRL se desenvolvem dentro ou acima da hipófise; e, se grandes, comprimem o talo hipofisário, bloqueando o fluxo de DA (dopamina) do hipotálamo para a hipófise. Constitui causa também importante

de hiperprolactinemia patológica o hipotireoidismo primário, em que há aumento dos níveis de TRH e, portanto, estímulo da síntese de PRL. Afastadas as causas fisiológicas, farmacológicas e patológicas mais frequentes, em grande parte os casos são rotulados como idiopáticos.[11]

Manifestações clínicas

Entre as manifestações clínicas na mulher, assinalam-se a galactorreia, as alterações menstruais e a infertilidade. A galactorreia é encontrada em 30-80% dos casos e os distúrbios menstruais são os mais diversos, variando desde alterações de intervalo (curto ou longo) até amenorreia. A infertilidade decorre, sobretudo, do estado de anovulação crônica.

Em fases mais avançadas, pode ocorrer redução dos níveis de estrogênios com diminuição do trofismo dos genitais, com útero reduzido nas suas dimensões, vagina seca e atrófica. Poderá suceder também, tardiamente, o aparecimento de osteoporose.

Na existência de macroadenoma hipofisário são comuns a cefaleia e as alterações decorrentes da compressão de estruturas vizinhas pela massa tumoral, por exemplo, o comprometimento de campo visual.

Nos homens, o aumento dos níveis de PRL induz a diminuição dos níveis dos androgênios, redução da libido, impotência e poderá surgir também galactorreia com quadros de hipogonadismo e infertilidade.

O diagnóstico baseia-se nos dados clínicos e na determinação da PRL basal. No exame físico, deve-se reforçar a pesquisa da galactorreia e do trofismo genital. No início da investigação devem-se afastar outras causas, como gravidez, uso de fármacos, hipotireoidismo (pela dosagem de TSH) e insuficiência renal crônica. A determinação sérica dos níveis basais de PRL geralmente é feita pela manhã, em jejum e evitando-se o "estresse" da punção venosa, aguardando-se alguns minutos pós-punção para a colheita. Níveis de 5-25 ng/mL são normais, valores superiores a 100 ng/mL são sugestivos de tumores, e maiores que 200 ng/mL são confirmatórios.

TABELA 6   Causas de hiperprolactinemia[11]

Fisiológicas	Farmacológicas	Patológicas
Gravidez	Antagonistas dopaminérgicos	Tumores hipofisários
Amamentação	■ Fenotiazinas (lorpramazina)	■ Prolactinomas
Estresse	■ Butirofenomas (haloperidol)	■ Acromegalia
Manipulação	■ Benzamidas (metoclopramida,	■ Síndrome da sela vazia
mamária	sulpiride, veralipride)	■ Secção de haste hipofisária
Coito	Drogas que causam depleção	■ Tumores não secretores
Sono	da dopamina	Lesões hipotalâmicas
Exercício	■ Alfametildopa	■ Histiocitose, sarcoidose, granuloma
Período neonatal	■ Reserpina	eosinofílico
	Outros mecanismos	■ Tumores-craniofaringeomas, meningeomas,
	■ Estrogênios	disgerminoma
	■ TRH	■ Radioterapia
	■ Antidepressivos (tricíclicos,	Hipotireoidismo primário
	inibidores de MAO)	Insuficiências renal crônica, hepática e suprarrenal
	■ Opiáceos	neurogênica periférica
	■ Cocaína	Lesões da parede torácica (herpes-zóster etc.)
		Lesão medular
		Idiopática

A investigação radiológica da sela turca, por meio da tomografia computadorizada ou da ressonância magnética nuclear, quando disponíveis, completa o procedimento diagnóstico nos casos em que há suspeita de tumor. Na impossibilidade desses exames, o raio X simples de sela pode detectar alterações selares de grande extensão. Nos casos com macroprolactinoma recomenda-se o exame neuro-oftalmológico, bem como a avaliação do campo visual (campimetria).

A conduta a ser tomada depende da causa que se estabeleceu. Sempre avaliar medicações concomitantes e, se presentes, avaliar se podem ser retiradas. Também é mandatório tratar eventual hipotireoidismo caso o TSH esteja alto. Para os tumores, e também para os casos idiopáticos, os medicamentos de escolha são os agonistas dopaminérgicos, particularmente a cabergolina e a bromocriptina. Elas têm grande ação terapêutica, inclusive reduzindo o tamanho dos prolactinomas, e por isso são a primeira linha de tratamento em todos os casos. A cabergolina está associada a menor intensidade de efeitos colaterais, principalmente os gastrointestinais. O tempo de uso não é definido, e a paciente deve ser monitorada ao longo do tempo, até que o desmame do fármaco seja iniciado e não tenha repercussão clínica.

Insuficiência ovariana prematura

Insuficiência ovariana prematura (IOP) é a perda da função gonadal temporária ou definitiva que acontece após a menarca e antes dos 40 anos de idade, com níveis elevados de gonadotrofinas.[12] Ocorre em aproximadamente 0,9% na população geral e entre 5-15% das mulheres com amenorreia secundária.

Em boa parte dos casos não se conhece a etiologia exata (idiopáticas), mas há um esforço para se determinar os determinantes genéticos da IOP, com descrições de casos de mutações de alguns genes responsáveis pela função ovariana (Figura 4). Outras causas genéticas também podem estar presentes, com casos de ocorrência familiar, de alterações estruturais ou ausência do cromossomo X, trissomia X com ou sem mosaicismo, associação com miotonia distrófica e ataxia telangiectásica e até defeitos enzimáticos (deficiência da 17-alfa-hidroxilase, galactosemia). Casos de agressões ao tecido ovariano também são causas de IOP, como radiação ionizante, uso de agentes quimioterápicos, infecções virais, tabagismo e cirurgias, como ooforectomia ou ooforoplastia bilateral extensa indicada por endometriose ou infecções pélvicas. Nos dias de hoje, com a alta chance de cura de diversas neoplasias, esse tem se tornado um problema, já que mulheres jovens submetidas a quimioterapia sobrevivem de sua doença de base e depois apresentam desejo reprodutivo, mas têm uma falência gonadal. Para evitar esse transtorno, pode-se propor o congelamento de tecido ovariano ou de oócitos, a fim de preservar a fertilidade dessas mulheres.

Há relatos de causas imunes como responsáveis pela IOP, já que há associação frequente com distúrbios autoimunes, e, em alguns casos, a IOP é a primeira manifestação de uma doença autoimune. Mais raramente, defeitos estruturais ou de ação das gonadotrofinas (com mutações de receptores) podem provocar uma IOP.

O quadro clínico é caracterizado por distúrbios do padrão menstrual decorrentes da hipofunção ovariana, que vão desde o aparecimento de ciclos oligomenorreicos até a instalação da amenorreia secundária, em geral acompanhados de sintomas de hipoestrogenismo, como sintomas vasomotores (ondas de calor e sudorese), alterações psicossomáticas (insônia, intolerância ao frio ou ao calor, irritabilidade e cefaleia), alterações nos órgãos-alvo gonadais e em outras glândulas endócrinas (atrofia do trato genital, ganho ponderal e em longo prazo, osteoporose, aterosclerose e coronariopatias).[13,14]

O diagnóstico está fundamentado na anamnese e no exame físico. Impõe-se a avaliação dos antecedentes familiares e pessoais (consanguinidade, quimioterapia, radiação, cirurgia etc.). No exame físico são avaliados sinais de hipoestrogenismo e de doenças associadas (hipotireoidismo, micose cutânea, artrite reumatoide etc.) (Tabela 7).

O diagnóstico é confirmado por altos níveis de FSH. A avaliação complementar é feita com dosagem de TSH e tiroxina livre, pesquisa de autoanticorpos, como antitireoidianos, antitireoglobulina, fator antinúcleo (FAN) e fator reumatoide. A avaliação genética básica, em casos de mulheres mais jovens, inclui um cariótipo, já que ainda não há avaliação gênica disponível.

TABELA 7 Critérios diagnósticos da IOP (ESHRE[13,14])

Idade ≤ 40 anos
Amenorreia/oligomenorreia
FSH elevado (> 25 mil em pelo menos 2 medidas com > 4 semanas de intervalo)
Se ≥ 15 mIU/mL, repetir
Diagnóstico não é definitivo

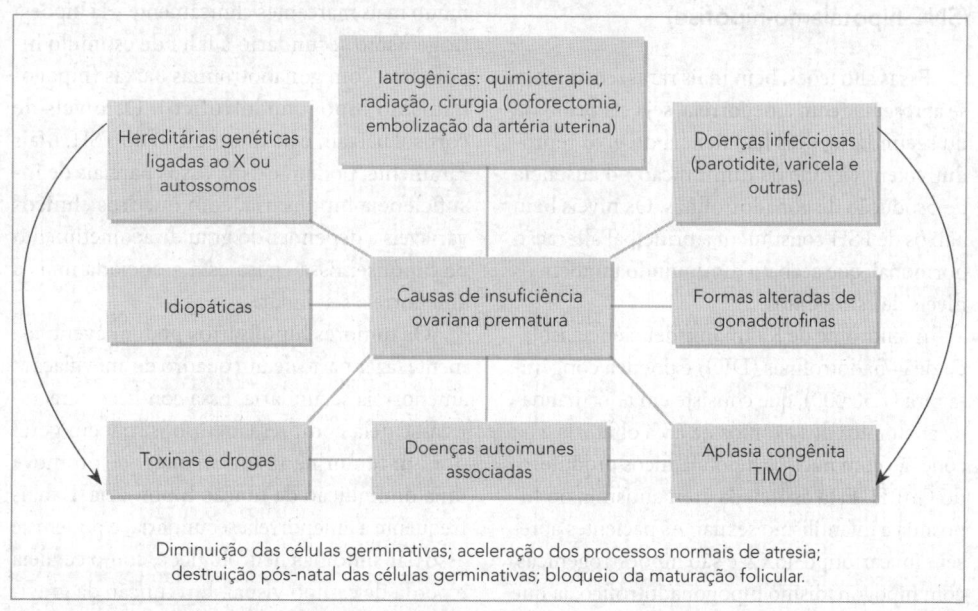

FIGURA 4 Causas de insuficiência ovariana prematura.[12]

Mulheres com IOP deveriam ser informadas de que as chances de uma gestação espontânea são muito pequenas. Mesmo assim, mulheres com IOP que não desejam uma gravidez devem ser aconselhadas a usar métodos contraceptivos, pois o quadro pode ser reversível. Também ser informadas de que não há intervenção confiável que melhore a função ovariana, levando à concepção natural.[13] A doação de oócito é uma opção bem estabelecida para a fertilidade, uma vez que quando a IOP já está bem estabelecida não há mais oportunidade de preservação da fertilidade.

O tratamento deve ser feito com terapia de reposição hormonal (TRH), para corrigir os sintomas associados ao hipoestrogenismo na IOP.[14] A TRH tem um papel primário sobre a sintomatologia e na prevenção de doenças cardiovasculares, bem como para a proteção óssea em longo prazo. Além disso, promove um alívio dos sintomas, como instabilidade vasomotora, disfunção sexual, distúrbios do humor, fadiga e alterações da pele. Em geral é utilizada até os 50 anos, e, além disso, devem ser avaliados os riscos em contraponto aos benefícios possíveis.

Insuficiência central (SNC-hipotálamo-hipófise)

Essas situações, bem mais raras, costumam se apresentar com amenorreia, seja ela primária ou secundária, pois há falência do eixo reprodutivo em virtude da diminuição ou ausência de produção de gonadotrofinas. Os níveis bem baixos de FSH constituem a principal alteração hormonal, que acabam diminuindo também os níveis de estrogênios.

A síndrome de Kallmann/deficiência isolada de gonadotrofinas (DIG) é doença congênita rara (1:50.000), que consiste em anormalidade anatômica dos axônios na área olfatória e na conexão com núcleos hipotalâmicos produtores do GnRH. Está associada com anosmia ou hiposmia e infantilismo sexual. As pacientes apresentam cariótipo 46XX e são hipoestrogênicas, com hipogonadismo hipogonadotrófico, já que há déficit da produção de gonadotrofinas. Os

órgãos pélvicos são normais, e seus ovários são capazes de responder ao uso de gonadotrofinas exógenas. Como quadro clínico, apresentam puberdade retardada e amenorreia primária, e, pela falta de fechamento ósseo epifisário na época certa, apresentam membros longos em relação ao tronco (hábitos eunucoides). Se não forem submetidas a reposição hormonal, apresentarão em longo prazo risco de osteoporose e maior risco de mortalidade por causa cardiovascular. Essa causa está, portanto, associada a amenorreia primária e não AC.

A síndrome de Sheehan ou falência hipofisária está associada a amenorreia secundária e menos a AC. Essa falência se instala por isquemia hipofisária, resultante de choque hipovolêmico no momento do parto. Em virtude do crescimento hipofisário durante a gestação, decorrente do estímulo dos hormônios placentários, a fim de promover um aumento da reserva de PRL, a hipófise cresce e fica mais suscetível à isquemia. Essas pacientes, em razão dessa insuficiência hipofisária que se instala, apresentarão falta de lactação pela ausência de PRL, permanecerão em amenorreia secundária, associada a manifestações de hipotireoidismo e hipoadrenalismo, muito mais marcantes clinicamente. Há hipoestrogenismo secundário à falta de estímulo hipofisário, com gonadotrofinas baixas (hipogonadismo hipogonadotrófico). Os níveis de cortisol baixam e há diminuição do TSH. Mais raramente, podem existir casos parciais de insuficiência hipofisária, com quadros clínicos variáveis a depender do grau de acometimento da hipófise. Essa causa está associada mais a amenorreia secundária.

Os tumores hipofisários podem eventualmente fazer parte de um quadro de anovulação/amenorreia secundária. Essa condição caracteriza-se pela compressão hipofisária, em geral por um tumor não funcionante, que promove uma diminuição da função hipofisária. É mais frequente a amenorreia secundária, e podem se associar sintomas neurológicos, como cefaleia e perda de campo visual. Em função da gravidade do caso, em todos os casos de amenorreia secundária com níveis baixos de FSH é mandatória a investigação por imagem da hipófise, com ressonância magnética. A terapêutica é cirúrgica na maioria dos casos.

CONSIDERAÇÕES FINAIS

Os distúrbios menstruais, caracterizados por alterações do intervalo dos ciclos menstruais, são facilmente enquadrados como uma situação de anovulação crônica. As dosagens hormonais realizadas de maneira sistemática (perfis hormonais) não acrescentam muitas informações, devendo ser evitadas e solicitadas apenas após a suspeição do quadro etiológico, a fim de confirmar a hipótese clínica. As causas mais frequentes envolvem a SOP e a disfunção hipotálamo-hipofisária, sendo a primeira mais frequente em mulheres com sobrepeso e manifestações de hiperandrogenismo, e a segunda em mulheres mais magras, estressadas e com comprometimento de imagem corporal. O diagnóstico diferencial deve ser feito ainda com situações menos frequentes e mais definidas do ponto de vista de níveis hormonais, quais sejam, a hiperprolactinemia (PRL elevada), a insuficiência ovariana (FSH elevado) e a insuficiência central (FSH diminuído). A abordagem depende de cada caso e envolve o tratamento sintomático na maioria das vezes.

REFERÊNCIAS BIBLIOGRÁFICAS

1. Teede HJ, Misso ML, Costello MF, Dokras A, Laven J, Moran L et al. International Recommendations from the international evidence-based guideline for the assessment and management of polycystic ovary syndrome. PCOS Network. Hum Reprod 2018 Sep 1; 33(9):1602-18.
2. Practice Committee of American Society for Reproductive Medicine. Current evaluation of amenorrhea. Fertil Steril 2008; 90(5 Suppl):S219-25.
3. Rotterdam-PCOS-Consensus. Revised 2003 consensus on diagnostic criteria and long-term health risks related to polycystic ovary syndrome (PCOS). Hum Reprod 2004; 19(1):41-7.
4. Ferriman D, Gallwey J. Clinical assessment of body hair growth in women. J Clin Endocrinol Metab 1961; 21:1440-7.
5. Pugeat M, Déchaud H, Raverot V, Denuzière A, Cohen R, Boudou P. French Endocrine Society. Recommendations for investigation of hyperandrogenism. Ann Endocrinol (Paris) 2010; 71(1):2-7.
6. National Cholesterol Education Program (NCEP) Expert Panel on Detection, Evaluation, and Treatment of High Blood Cholesterol in Adults (Adult Treatment Panel III) final report. Circulation 2002; 106(25):3143-421.
7. Mosca L, Benjamin EJ, Berra K, Bezanson JL, Dolor RJ, Lloyd-Jones DM et al. Effectiveness-based guidelines for the prevention of cardiovascular disease in women – 2011 update: a guideline from the American Heart Association. J Am Coll Cardiol 2011 Mar 22; 57(12):1404-23. Erratum in: J Am Coll Cardiol 2012 May 1; 59(18):1663.
8. Fauser BC, Tarlatzis BC, Rebar RW, Legro RS, Balen AH, Lobo R et al. Consensus on women's health aspects of polycystic ovary syndrome (PCOS): the Amsterdam ESHRE/ASRM-Sponsored 3rd PCOS Consensus Workshop Group. Fertil Steril 2012; 97(1):28-38.
9. Halperin IJ, Kumar SS, Stroup DF, Laredo SE. The association between the combined oral contraceptive pill and insulin resistance, dysglycemia and dyslipidemia in women with polycystic ovary syndrome: a systematic review and meta-analysis of observational studies. Hum Reprod 2011; 26(1):191-201.
10. Organização Mundial da Saúde. Medical eligibility criteria for contraceptive use. 4.ed. Geneva: World Health Organization, 2009. Disponível em: http://www.who.int/reproductivehealth/publications/family_planning/en/index.html; acessado em: 30 de junho de 2020.
11. Diagnosis and treatment of hyperprolactinemia: an Endocrine Society Clinical Practice Guideline. J Clin Endocrinol Metab 2011; 96:273-88.
12. Kalu E, Panay N. Spontaneous premature ovarian failure: management challenges. Gynecol Endocrinol 2008; 24(5):273-9.
13. Cox L, Liu JH. Primary ovarian insuficiency. Int J Women Health 2014; 6:235-43 – ESHERE – Guidelines POI – 2015.
14. Vujovic S, Brincat M, Erel T, Gambacciani M, Lambrinoudaki I, Moen MH et al. EMAS position statement: managing women with premature ovarian failure. Maturitas 2010; 67(1):91-3.

CAPÍTULO 60

Insuficiência ovariana prematura

Daniela Angerame Yela
Cristina Laguna Benetti Pinto

DEFINIÇÃO

A insuficiência ovariana prematura (IOP) é definida pela perda da atividade ovariana, ou seja, pela incapacidade de produção hormonal pelos ovários antes dos 40 anos de idade. Dessa forma, a IOP caracteriza-se pela presença de distúrbios menstruais, referidos como ciclos menstruais longos e irregulares ou como amenorreia primária ou secundária. Laboratorialmente, é caracterizada como um estado de hipogonadismo hipergonadotrófico.[1]

A primeira descrição foi feita por Albright et al. em 1942,[2] recebendo diversas denominações ao longo dos anos, como menopausa precoce (termo definitivamente abandonado), falência ovariana prematura, insuficiência ovariana primária e insuficiência ovariana prematura, esta última utilizada pela European Society of Human Reproduction and Embriology (ESHRE),[1] e é a nomenclatura que tem sido empregada nos dias atuais.

"Insuficiência" é um termo que se adapta bem às condições de completa perda da função ovariana (falência), mas também ao estado evolutivo da perda, uma vez que a redução da função e da reserva ovariana pode ocorrer gradativamente. Por outro lado, enquanto "prematura" está mais claramente ligado ao conceito do momento em que ocorre, isto é, antes dos 40 anos de idade, e ao longo período de vida em que as consequências podem advir, o termo "primária" não define adequadamente a síndrome, uma vez que variadas etiologias estão incluídas. Os ovários podem deixar de funcionar secundariamente à ação, por exemplo, de agentes externos, como quimioterapia.

A prevalência da IOP é estimada em 1 a 1,1%. Acomete uma a cada 10 mil mulheres dos 18 aos 25 anos de idade, uma em cada mil mulheres dos 25 aos 30 anos e uma a cada cem mulheres ao redor dos 40 anos. A história familiar está presente em 4%.[3,4] Entre as mulheres com amenorreia primária a frequência da IOP é de 10 a 28%, e, entre aquelas com amenorreia secundária, de 4 a 18%.[5]

ETIOPATOGENIA

Insuficiência ovariana é a redução da reserva ovariana, isto é, a redução da capacidade ovariana na produção de óvulos e hormônios sexuais. Entende-se, assim, que há uma alteração quantitativa e qualitativa na função das gônadas femininas.

Em ovários com desenvolvimento normal, o número de oócitos é o mais alto na fase de vida intrauterina, com declínio ao longo da vida reprodutiva das mulheres, além de ter capacidade para responder à estimulação das gonadotrofinas para produção dos esteroides sexuais.[6,7]

A IOP pode ser causada por defeitos genéticos e cromossômicos (defeitos estruturais ou numéricos dos cromossomos, síndrome do X frágil, defeitos autossômicos), distúrbios autoimunes (isolados ou associados), por agentes infecciosos ou iatrogênicos (incluindo cirurgia, quimioterapia, radioterapia), porém frequentemente a causa não é diagnosticada, constituindo a IOP idiopática.

Em todas essas situações, a IOP decorre da depleção e/ou da disfunção folicular. Na depleção não há folículos primordiais capazes de manter adequada função ovariana cíclica, enquanto na disfunção ovariana os folículos estão presentes, mas há incapacidade dos ovários para responder às gonadotrofinas. Essas duas situações são diferenciadas apenas mediante estudo anatomopatológico. Como a manifestação clínica e as consequências são rigorosamente as mesmas, não há indicação atualmente para a biópsia ovariana com o intuito de caracterizá-las.[8]

ETIOLOGIA

As causas da IOP são múltiplas e resultam em redução no número de folículos e/ou defeitos nos mecanismos de estímulo ao desenvolvimento folicular. Do ponto de vista etiológico, a IOP pode ser classificada em duas categorias: depleção folicular e disfunção folicular. A depleção folicular pode ser devida ao número inicial de folículos deficientes (idiopática) ou a atresia folicular acelerada (associada a causas genéticas, doenças autoimunes, agentes externos e iatrogênicos).[9] Com relação à deficiência no número de folículos, a maioria das mulheres apresenta cariótipo normal, e não está ainda estabelecido o mecanismo que explique a apoptose oocitária com consequente diminuição dos oócitos ovarianos ao nascimento. Assim, esses casos são classificados como IOP idiopática e representam grande parte das IOP.[10] A disfunção folicular pode ser idiopática (síndrome dos ovários resistentes ou síndrome de Savage) ou ter como causa deficiência enzimática.[9]

Causas genéticas

As causas genéticas são responsáveis por 10,8% das IOP[11] e podem ser divididas em dois grupos principais: cromossômico e por anomalias genéticas. A monossomia do cromossomo X, a síndrome de Turner, é a anormalidade mais comum no primeiro grupo. Clinicamente, manifesta-se com amenorreia primária, baixa estatura e alterações fenotípicas características como pescoço alado ou *cubitus valgus*, entre outras. As gônadas são disgenéticas e consistem em tecido fibroso. A incidência é de 1:2.500 nascidos vivos do sexo feminino. Geneticamente, 57% apresentam cariótipo 45 X, sendo os 43% restantes representados por deleções completas do braço curto do cromossomo X, resultando em isocromossomia para o braço longo do cromossomo X [46,Xi (Xq)] e deleção parcial do braço curto do X [46,X (Xp)]. O mosaicismo mais frequente é 46 XX/45 X, e em 80% dos casos o X perdido é de origem paterna.[12] Essa condição ilustra o fato de que a função ovariana normal requer dois cromossomos X eficientes.[11,13]

Por outro lado, a presença de trissomia do cromossomo X também pode resultar em disfunção ovariana.[14] Outra causa frequente é a síndrome do X frágil (FRAXA), causada pela expansão das repetições CGC na região 5' não traduzida (UTR) do gene *FMR1* (*fragile 1 mental retardation*) no braço longo do cromossomo X (Xq27.3). O número de repetições CGC (microssatélite de trinucleotídeos citosina, guanina, guanina) é altamente variável na população normal, mas considera-se que há pré-mutação quando ocorrem 60 a 200 repetições, porque alelos pré-mutados são suscetíveis de expansão quando passam de uma geração a outra. A mutação é definida por um número de repetições CGC superior a 200, causando hipermetilação da região promotora do gene *FMR1* e consequentemente o silenciamento de sua transcrição. Este resulta no fenótipo de retardo mental mais frequente nos homens. Estudos têm demonstrado que, na IOP familial, a incidência dessa pré-mutação está em torno de 13%, enquanto na IOP esporádica está em apenas 3%. Em 28% das IOP a herança é paterna, e em 4%, materna. Assim, a investigação genética na IOP familial para a pré-mutação do gene *FMR1* está indicada, visando ao aconselhamento genético das famílias. Nesse sentido, a identificação de uma mulher como carreadora de permutação para FRAXA deve levar ao rastreamento de irmãs e primas que são ainda férteis, além de excluir eventual familiar afetada como potencial doadora de oócitos.[15]

Outros genes importantes cujas mutações levam à IOP são a *BMP15* (*bone morphogenetic protein 15*), responsável pela produção de fatores de crescimento e diferenciação que estão envolvidos com a foliculogênese e o crescimento das células da granulosa, e o *GDF9* (*factor growth differentiation 9*), um fator de crescimento secretado por ovócitos que tem impacto na diferenciação de células ovocíticas, granulosas e teca.[16] O gene da *BMP15* está localizado no Xp11.2, uma região que foi descrita recentemente como crítica para a manutenção da função ovariana, uma vez que deleções de Xp11.2-11.4 são acompanhadas de amenorreia primária, secundária ou infertilidade. Uma mutação no gene da *BMP15* pode levar à ausência de resposta oocitária e à consequente falência desse gene.[17]

Genes menos comuns incluem: *XIST* (transcrito específico de inativação de X), envolvido na inativação de um dos cromossomos X, *POLG* (DNA polimerase mitocondrial gama), *CENPI, PGMRC1, AR, FOXO4, AGTR2, BHLHB9, FSHR, GNAS, FOXL2, GALT, AIRE, STAR, CYP17A1, CYP19A1, eIF2B, NOG, ATM, PMM1* e *BMPR1B*.[11]

Associação com doenças autoimunes

A associação da IOP com doenças autoimunes é bem conhecida e pode atingir até 30% dos casos. As doenças autoimunes da tireoide estão presentes em até 20% dos casos de IOP. Outras alterações, tais como hipoparatireoidismo, in-

suficiência adrenal (3%), diabetes *mellitus* tipo 1 (2,5%) e hipofisite, também são relatadas. São conhecidas ainda associações com doenças autoimunes não endócrinas, como púrpura trombocitopênica idiopática, vitiligo, alopecia, anemia perniciosa, lúpus eritematoso sistêmico, síndrome de Sjögren, hepatite crônica ativa, anemia autoimune hemolítica, doença de Crohn e artrite reumatoide. Entretanto, a presença de ooforite ao exame histológico encontra-se praticamente restrita aos casos de doença de Addison, ocorrendo em menos de 3% na ausência dessa doença.[18]

A fisiopatologia relacionada a esses fenômenos autoimunes é complexa e está ligada aos efeitos imunomodulatórios do estradiol.

Causas iatrogênicas e associadas a agentes externos

Entre as causas iatrogênicas, a radioterapia, a quimioterapia e as cirurgias pélvicas são as mais comuns. Os efeitos adversos da radiação ionizante sobre a função gonadal dependem da dose, área de irradiação e idade, pois os ovários na pré-puberdade apresentam maior grau de resistência a esse tipo de toxicidade. Uma dose de radiação ovariana maior ou igual a 600 cGy produz IOP em praticamente todas as mulheres com mais de 40 anos de idade, mas há diferenças significativas na sensibilidade entre os indivíduos. As diversas classes de quimioterápicos, frequentemente utilizadas de forma associada, também comprometem as gônadas, principalmente a estrutura e a função das células da granulosa e dos oócitos. Esse efeito é fármaco, dose e idade-dependente. Os medicamentos mais associados a danos ovarianos são mecloretamina, mostarda L-fenilalanina, clorambucil, ciclofosfamida, melfalam, busulfam, procarbazina e dacarbazina. As cirurgias pélvicas também podem levar à IOP a partir do comprometimento do suprimento sanguíneo ou como sequela de processos inflamatórios. Mais recentemente, a embolização da artéria uterina para o tratamento dos leiomiomas tem sido associada à diminuição da fertilidade e a complicações durante a gestação, assim como à diminuição da função ovariana e à IOP em até 14% dos casos.[14]

Os agentes externos podem ser ambientais ou infecciosos. Uma recente metanálise indica que os poluentes ambientais e as toxinas também podem exercer influência na patogênese da IOP. As substâncias que podem estar envolvidas na patogênese da IOP são: bisfenol A (usado para embalagem de alimentos como componente de plástico), hidrocarbonetos aromáticos policíclicos, bifenilos policlorados, pesticidas, dioxinas, genisteína ou fumaça de cigarro. No entanto, não existem evidências claras do impacto ambiental na IOP, exceto estudos sobre tabagismo.[19]

Dentre as doenças infecciosas, destacam-se a parotidite, a rubéola e a varicela. Mais recentemente, foi descrito que mulheres com HIV positivas apresentam maior prevalência de IOP.

Deficiência enzimática

A deficiência de enzimas deve estar relacionada à alteração na síntese de estradiol. A redução na estrogenemia por deficiência enzimática causa retardo puberal, amenorreia primária e níveis aumentados de gonadotrofinas, apesar da presença de folículos primordiais no ovário. Enzimas cujas deficiências estão envolvidas com a redução na síntese ovariana de estradiol são a colesterol-desmolase, a 17-20 desmolase e a 17-a-hidroxilase.[20]

PROPEDÊUTICA

O diagnóstico de IOP é baseado na história clínica e na demonstração de níveis elevados de gonadotrofinas. Entretanto, frequentemente o diagnóstico é atrasado pela demora na avaliação diagnóstica dessas mulheres. Cerca de 76% das pacientes com IOP mantêm a menstruação regular na puberdade e na idade adulta, seguida por interrupções nos ciclos posteriormente.[21] A função ovariana na IOP pode ser intermitente e imprevisível, levando a ovulações espontâneas em 20% e a concepções em cerca de 5 a 10% das mulheres.[22] Entre os sintomas clínicos, inicialmente, e dependendo do grau de comprometimento ovariano, podem ser mais evidentes os sintomas vasomotores, como fogachos e sudorese, alteração de humor e insônia, evoluindo mais tardiamente para a atrofia do trato urogenital, com maior propensão para vaginites, cistites e dispareunia.[10,23] No entanto, esses sintomas não ocorrem em todas as mulheres e são menos frequentes no caso de amenorreia primária.[24]

Anamnese

Descartada a gravidez, os casos de amenorreia secundária devem abordar várias questões, por exemplo, há algum declínio na saúde geral, como diabetes *mellitus* não controlado, doença celíaca e doenças autoimunes (incluindo hipotireoidismo, insuficiência adrenal e hipoparatireoidismo), que possa estar relacionado a uma síndrome poliglandular autoimune, síndrome de Sjögren, miastenia grave, artrite reumatoide ou lúpus eritematoso sistêmico. Avaliar se há excesso de exercício, ingestão calórica inadequada ou estresse emocional. Verificar o histórico de radioterapia ou quimioterapia prévia. Observar se há galactorreia ou sinais de excesso de andrógenos. História familiar da síndrome do X frágil, deficiência mental, demência, tremores ou ataxia ou sintomas semelhantes aos associados à doença de Parkinson podem apontar para uma pré-mutação no gene X frágil (*FMR1*).

Os sintomas da deficiência de estrogênio se desenvolvem em muitas mulheres, como sintomas vasomotores, distúrbios do sono e dispareunia. Os sintomas vasomotores são queixas que podem estar presentes nas mulheres com amenorreia secundária, porém não devem ser esperados para que a suspeita diagnóstica seja aventada. Nem todas têm deficiência de estrógeno em tempo suficiente para que haja repercussões clínicas, e um exame vaginal muitas vezes mostra trofismo genital conservado e ausência de sinais de atrofia urogenital.[10,23]

Exame físico

O exame físico pode revelar indícios de um distúrbio associado, tais como características da síndrome de Turner (baixa estatura, implantação baixa de cabelo, palato em ogiva, peito em escudo com mamilos amplamente espaçados, pescoço alado, quarto e quinto metacarpos curtos), ptose palpebral (tem sido associada com uma forma familiar rara de IOP), bócio (consistente com tiroidite de Hashimoto ou doença de Graves), hiperpigmentação ou vitiligo (associado com insuficiência adrenal autoimune). Nesse caso, a hipotensão ortostática também pode estar presente. Pode haver sinais de vaginite atrófica, embora o exame vaginal seja normal, incluindo o muco cervical normal e índice de maturação vaginal, se tiver havido função ovariana recente.

Exames complementares

Solicitar inicialmente as dosagens de hormônio folículo estimulante (FSH), prolactina e hormônio estimulante da tireoide (TSH). Níveis séricos de FSH maiores do que 25 mUI/mL, repetidos pelo menos duas vezes, com intervalo de trinta dias, são fundamentais para o diagnóstico.[1]

Uma vez realizado o diagnóstico, pode-se solicitar exames mais específicos para tentar elucidar a etiologia, incluindo a pesquisa de doenças autoimunes e o rastreamento para poliendocrinopatias autoimunes.

A ultrassonografia pélvica (preferencialmente transvaginal) na maioria das vezes mostra os ovários reduzidos de volume ou em fita, porém em cerca de 25 a 40% das mulheres com IOP folículos ovarianos podem ser evidenciados. Por outro lado, o papel da biópsia ovariana, no diagnóstico e prognóstico da IOP, é controverso e há relatos de gestações ocorridas em pacientes com biópsia negativa.

Quanto à análise citogenética, no passado somente as mulheres com IOP em amenorreia primária ou em amenorreia secundária com idade inferior a 30 anos de idade eram consideradas para realizar o cariótipo. Entretanto, com estudos posteriores demonstrando a presença de anormalidades cromossômicas em pacientes que iniciaram a IOP com idade superior a 30 anos, a realização do cariótipo tem sido sugerida em todas as mulheres com IOP. Deve-se realizar densitometria óssea para avaliar a massa óssea dessas mulheres.

REPERCUSSÕES

IOP pode ter impacto na morbidade e na mortalidade prematura devido ao hipoestrogenismo severo, que ocasiona efeitos deletérios em diversos sistemas do organismo feminino. As consequências da IOP não tratada podem se mostrar em curto e em longo prazo. As repercussões de curto prazo são os sintomas vasomotores (fogachos, sudorese e palpitações) e os decorrentes da atrofia urogenital (ressecamento vaginal, dispareunia, prurido, infecção urinária recorrente). As consequências em longo prazo são a infertilidade, doenças cardiovasculares e neurológicas, osteoporose e aumento do risco de morte prematura.[25]

TRATAMENTO

Considerando que na IOP o organismo feminino deixa de produzir adequadamente hormônios sexuais pelo ovário em fase precoce da vida, o tratamento baseia-se fundamentalmente na administração de tais hormônios. Porém, a terapêutica hormonal (TH) representa um enorme desafio, em especial pela relativa escassez de estudos da literatura apontando bases sólidas que a direcionem. Esbarra ainda na resistência de algumas pacientes e de profissionais da saúde que erroneamente transferem resultados de estudos com mulheres mais velhas, após a menopausa, para mulheres jovens com IOP. A TH é indicada para o tratamento de sintomas vasomotores e geniturinários em mulheres com IOP. Também é recomendado manter a saúde óssea e prevenir a osteoporose, e pode ter um papel na prevenção primária de doenças cardiovasculares.[26]

A reposição estrogênica pode ser feita basicamente a partir de três tipos de estrogênio: 17-betaestradiol, estrogênios conjugados e etinilestradiol (este um estrogênio sintético). A preferência é pelo primeiro, já que o objetivo da TH é mimetizar a função ovariana. A dose a ser utilizada depende da idade e da presença ou não de caracteres sexuais secundários. Os progestagênios são administrados para proteção endometrial. Não há estudos comparando o uso dos vários progestagênios disponíveis para essa população. A reposição androgênica é menos estudada, e o fato de não haver produtos com doses adequadas à mulher em nosso país dificulta ainda mais sua utilização. A deficiência androgênica é mais clara em mulheres ooforectomizadas e nas disgenesias gonadais. Nas pacientes com IOP após amenorreia secundária, os dados são conflitantes, provavelmente relacionados ao momento em que a deficiência androgênica foi avaliada (no início da sintomatologia ou após anos de falência gonadal).[27]

A Tabela 1, elaborada com base na literatura, apresenta sugestões de tratamento estroprogestativo para as diferentes fases da vida. Na puberdade as doses são menores, com introdução gradativa na tentativa de "mimetizar" a puberdade, favorecendo o desenvolvimento mamário.[27-29]

Se a gravidez não é desejada, o uso de contraceptivos combinados pode ser indicado, e muitos contêm etinilestradiol. Quando utilizados, sugere-se que o uso contínuo possa ser preferido para reduzir o tempo de hipoestrogenismo que ocorre nas pausas.

Independentemente do uso da TH, mulheres com IOP devem receber orientações dietéticas, de atividade física, avaliação e suporte emocional e sexual e, quando necessário, orientação quanto ao tratamento reprodutivo. Dieta

TABELA 1

Idade	Tratamento	Medicações
12 a 13 anos	Caracteres sexuais secundários ausentes e FSH elevado: iniciar doses baixas de estrogênio	17-betaestradiol (E2) ■ Transdérmico: 6,25 mcg/dia E2 ■ Oral: E2 0,25 mg/dia
12,5 a 15 anos	Aumentar E2 a cada 6 a 12 meses durante 2 a 3 anos até a dose adulta	E2 transdérmico: 12,5 a 25- 37,5- 50- 75-100 mcg/dia (a dose na fase adulta é 100 a 200 mcg/dia) E2 oral: 0,5- 1,0- 1,5-; 2,0 mg/dia (a dose para fase adulta é 2 a 4 mg/dia)
14 a 16 anos	Iniciar progestagênio após 2 anos ou quando ocorrer o primeiro sangramento (o que ocorrer antes)	Adicionar progesterona oral micronizada 100 a 200 mg/dia ou didrogesterona 5 a 10 mg/dia durante 14 dias do mês
16 a 40 anos	Doses plenas de estrogênio	VO: E2 2 a 4 mg Transdérmico: E2 100-200 µg + Progestagênio sequencial: VO ■ Progesterona micronizada: 200 mg/d 10 dias ou 100 mg/dia 12-14 dias ■ AMP: 10 mg/dia 10-12 dias Regime contínuo: VO ■ NETA 1 mg/dia ■ AMP 2,5 mg/dia
40 a 50 anos	Avaliar a dose de E2 para garantir a proteção de massa óssea e sintomas	
> 50 anos	Uso de TH baseada nas considerações para mulher após a menopausa	

AMP: acetato de medroxiprogesterona; E2: estradiol; NETA: acetato de noretisterona; TH: terapêutica hormonal; VO: via oral.

rica em cálcio, suplementação de cálcio e vitamina D, quando necessários, aliados a atividade física, hábitos saudáveis e redução do tabagismo, podem minimizar o risco de perda óssea. Estilo de vida saudável e dieta são medidas indicadas também para redução do risco de doença cardiovascular.

Em mulheres sem prole constituída e que desejem gestação, é preciso orientar que o risco de concepção espontânea é raro. Procedimentos de reprodução assistida com doação de oócito são a opção terapêutica.[1]

Quando a investigação genética revelar a presença de cromossomo Y, a gonadectomia deve ser realizada, pelo risco de malignização da gônada.

Quando a terapêutica estroprogestativa for contraindicada, os sintomas vasomotores podem ser minimizados com o uso de medicações como os inibidores da receptação da serotonina (por exemplo, paroxetina, venlaflaxina, sertralina), a clonidina e a gabapendina. Para os sintomas geniturinários, os estrogênios tópicos e os lubrificantes vaginais podem ser indicados.

CONSIDERAÇÕES FINAIS

A IOP é uma síndrome clínica definida pela perda da atividade ovariana, isto é, pela incapacidade de produção hormonal pelos ovários, antes dos 40 anos de idade.

Na maioria dos casos de IOF, a etiologia é idiopática. Caracteriza-se pela presença de distúrbio menstrual (ciclos menstruais longos/irregulares ou como amenorreia primária ou secundária), podendo estar presentes os sintomas vasomotores e os sintomas associados a atrofia urogenital.

Laboratorialmente, é caracterizada como um estado de hipogonadismo hipergonadotrófico, com níveis elevados de gonadotrofinas (FSH > 25 mUI/mL), repetidos pelo menos duas vezes, com intervalo de trinta dias.

A TH é o tratamento de escolha na IOP, e deve ser mantida até a idade da menopausa natural. Essa terapêutica previne a doença cardiovascular e a diminuição da densidade mineral óssea, restaura a função cognitiva e trata os sintomas da atrofia urogenital. A terapia hormonal não tem efeito contraceptivo.

A IOP está associada a função ovariana intermitente e imprevisível, podendo ocorrer gestação. Portanto, mulheres com IOP devem ser aconselhadas a usar contracepção se desejarem evitar a gravidez.

A fertilização *in vitro* com doação de oócitos é o tratamento comprovado e recomendado para mulheres com IOP que desejam engravidar.

REFERÊNCIAS BIBLIOGRÁFICAS

1. Webber L, Davies M, Anderson R, Bartlett J, Braat D, Cartwright B et al. ESHRE guideline: management of women with premature ovarian insufficiency. The ESHRE Guideline Group on POI. Hum Reprod 2016; 31:926-37.
2. Albright F, Smith P, Fraser R. A syndrome characterized by primary ovarian insufficiency and decreased stature: report of 11 cases with a digression on hormonal control of axillary and pubic hair. Am J Med Sci 1942; 204:625-48.
3. Coulam CB, Adamson SC, Annegers JF. Incidence of premature ovarian failure. Obstet Gynecol 1986; 67:604-6.
4. Luborsky JL, Meyer P, Sowers MF, Gold EB, Santoro N. Premature menopause in a multi-ethnic population study of the menopause transition. Hum Reprod 2003; 18:199-206.
5. Rudnicka E, Kruszewska J, Klicka K, Kowalczyk J, Grymowicz M, Skórska J et al. Premature ovarian insufficiency: aetiopathology, epidemiology, and diagnostic evaluation. Prz Menopauzalny 2018; 17(3):105-8.
6. Faddy MJ, Gosden RG. A mathematical model of follicle dynamics in the human ovary. Hum Reprod 1995; 10: 770-5.
7. Gold EB, Crawford SL, Avis NE, Crandall CJ, Matthews KA, Waetjen LE et al. Factors related to age at natural 157 menopause: longitudinal analyses from SWAN. Am J Epidemiol 2013; 178:70-83.
8. Anasti JN, Kalantaridou SN, Kimzey LM, Defensor LA, Nelson LM. Bone loss in young women with karyotypically normal spontaneous premature ovarian failure. Obstet Gynecol 1998; 91:12-5.
9. DeVos M, Devroey P, Fauser BC. Primary ovarian insufficiency. Lancet 2010 Sep 11; 376(9744):911-21.
10. Nelson LM. Clinical practice: primary ovarian insufficiency. N Engl J Med 2009; 360(6):606-14.

11. Lakhal B, Braham R, Berguigua R et al. Cytogenetic analyses of premature ovarian failure using karyotyping and interphase fluorescence in situ hybridization (FISH) in a group of 1000 patients. Clin Genet 2010; 78:181-5.

12. Miguel-Neto J, Carvalho AB, Marques-de-Faria AP, Guerra-Júnior G, Maciel-Guerra AT. New approach to phenotypic variability and karyotype-phenotype correlation in Turner syndrome. J Pediatr Endocrinol Metab 2016; 29(4):475-9.

13. Cordts EB, Christofolini DM, Dos Santos AA et al. Genetic aspects of premature ovarian failure: a literature review. Arch Gynecol Obstet 2011; 283:635-43.

14. Jin M, Yu Y, Huang H. An update on primary ovarian insufficiency. Sci China Life Sci 2012; 55:677-86.

15. Hoyos LR, Thakur M. Fragile X premutation in women: recognizing the health challenges beyond primary ovarian insufficiency. J Assist Reprod Genet 2017; 34(3):315-23.

16. Otsuka F, McTavish K, Shimasaki S. Integral role of GDF-9 and BMP-15 in ovarian function. Mol Reprod Dev 2011; 78:9-21.

17. Di Pasquale E, Rossetti R, Marozzi A, Bodega B, Borgato S, Cavallo L et al. Identification of new variants of human BMP15 gene in a large cohort of women with premature ovarian failure. J Clin Endocrinol Metab 2006; 91(5):1976-9.

18. Nelson LM, Covington SN, Rebar RW. An update: spontaneous premature ovarian failure is not an early menopause. Fertil Steril 2005; 83(5):1327-32.

19. Vabre P, Gatimel N, Moreau J et al. Environmental pollutants, a possible etiology for premature ovarian insufficiency: a narrative review of animal and human data. Environ Health 2017; 16:37.

20. Auchus RJ. Steroid 17-hydroxylase and 17,20-lyase deficiencies, genetic and pharmacologic. J Steroid Bioch Mol Biol 2017; 165(Pt A):71-8.

21. Bachelot A, Rouxel A, Massin N et al. Phenotyping and genetic studies of 357 consecutive patients presenting with premature ovarian failure. Eur J Endocrinol 2009; 161:179-87.

22. Komorowska B. Autoimmune premature ovarian failure. Menopause Rev 2016; 15:210-4.

23. Mendoza N, Juliá MD, Galliano D, Coronado P, Díaz B, Fontes J et al. Spanish consensus on premature menopause. Maturitas 2015; 80(2):220-5.

24. Kovanci E, Schutt AK. Premature ovarian failure: clinical presentation and treatment. Obstet Gynecol Clin North Am 2015; 42:153-61.

25. Luisi S, Orlandini C, Regini C, Pizzo A, Vellucci F, Petraglia F. Premature ovarian insufficiency: from pathogenesis to clinical management. J Endocrinol Invest 2015; 38(6):597-603.

26. Webber L, Anderson RA, Davies M, Janse F, Vermeulen N. HRT for women with premature ovarian insufficiency: a comprehensive review. Hum Reprod Open 2017; 12(2):hox007.

27. Cartwright B, Robinson J, Rymer J. Treatment of premature ovarian failure trial: description of an ongoing clinical trial. Menopause Int 2010; 16:18-22.

28. Panay N, Kalu E. Management of premature ovarian failure. Best Practice Research Clinical Obstetric and Gynaecology 2009; 23:129-40.

29. Torrealday S, Kodaman P, Pal L. Premature ovarian insufficiency: an update on recent advances in understanding and management. F1000Res 2017; 29;6:2069.

CAPÍTULO 61

Ultrassonografia em reprodução humana

Wellington de Paula Martins
David Barreira Gomes Sobrinho
Danielle Medeiros Teixeira Miyague
Marcela de Alencar Coelho Neto
Marina Wanderley Paes Barbosa
Walter Costa Borges

INTRODUÇÃO

A primeira descrição publicada do uso clínico do ultrassom em ginecologia e obstetrícia (GO) data de 1958 e descreve o valor dessa nova tecnologia para o diagnóstico de massas abdominais, especificamente cistos ovarianos. Desde então, seu uso aumentou exponencialmente e é onipresente na prática diária de GO; e igualmente floresce na medicina reprodutiva. A utilização de ultrassonografia em reprodução humana contribuiu substancialmente para seu desenvolvimento por permitir avaliação diagnóstica, influenciando na conduta e na abordagem terapêutica. Desde os primeiros exames realizados na década de 1970, o aperfeiçoamento dos transdutores endocavitários, o Doppler colorido, o tridimensional e os exames contrastados e invasivos, possibilitaram uma avaliação mais detalhada e uma acurácia diagnóstica da função reprodutiva feminina.[1]

A ultrassonografia se desenvolveu notavelmente e se tornou uma ferramenta indispensável na medicina reprodutiva. Várias novas técnicas foram desenvolvidas nos últimos anos e são úteis para o diagnóstico de importantes condições relacionadas à fertilidade. Além disso, simplificou-se a implementação das técnicas de reprodução assistida, monitorizando, quase que exclusivamente, o desenvolvimento folicu-lar e endometrial, prevendo a resposta e o risco de complicações decorrentes da estimulação ovariana, bem como orientando os procedimentos invasivos.[2]

Neste capítulo abordaremos o papel da ultrassonografia para avaliação da reserva ovariana, investigação de condições miometriais e endometriais, malformações uterinas, permeabilidade tubária, diagnóstico e mapeamento de endometriose e da receptividade endometrial; e ainda sua aplicabilidade nos procedimentos terapêuticos com captação de óvulos e transferência embrionária. Apesar de desafiador, procuramos oferecer uma avaliação crítica sobre o uso do ultrassom na prática diária da medicina reprodutiva.

CONTAGEM DE FOLÍCULOS OVARIANOS

A contagem de folículos antrais (CFA) é um dos melhores marcadores para avaliação da reserva ovariana, pois fornece uma estimativa direta da responsividade ovariana,[3] uma vez que não existe um marcador direto para avaliar a verdadeira reserva ovariana.[4] A CFA é avaliada em mulheres em idade reprodutiva para predizer risco de menopausa, avaliar disfunção ovulatória secundária ao hiperandrogenismo e predizer resposta à estimulação ovariana de mulheres que irão se submeter a tratamento de fertilização *in vitro* (FIV).[4] A interpretação da contagem de folículos antrais pode ser feita conforme a Tabela 1.

Comparada à dosagem do hormônio mülleriano (AMH), a CFA tem a vantagem de ser não invasiva, ter menor custo, fácil acesso e permitir avaliação de cada ovário separadamente.[4]

Os folículos antrais são estruturas anecoicas vistas à ultrassonografia transvaginal bidimensional (US-2D) ou tridimensional (US-3D), que medem entre 2-10 mm em seu diâmetro médio. O exame para avaliação da CFA é tradicionalmente realizado no período menstrual, mas pode ser realizado a qualquer momento do ciclo.[4]

A avaliação por US-2D pode ser em tempo real (Figura 1A e 1B) ou em *cine-loop* (ou clipe), que pode ser salvo para análise posterior.[4] A aquisição de imagens para o modo 3D é realizada de forma automática, resultando em blocos de volume que podem ser armazenados para análise subsequente pelo modo manual ou multiplanar

(Figura 1C), como também pelo modo SonoAVC (Figura 1D), que permite contar e medir folículos de forma automática[4,5] (ver Figura 1).

Como realizar

Para realização de ultrassonografia transvaginal bidimensional, a paciente deve estar posicionada em posição de litotomia, com bexiga vazia. Deve-se varrer o ovário nos planos longitudinal e coronal, utilizando-se um transdutor transvaginal com frequência mínima de 7 MHz, para identificar a melhor imagem. O ovário deve ser centralizado na tela e o equipamento ajustado para obtenção de melhor qualidade de imagem, tentando maximizar o contraste entre o fluido folicular e o estroma ovariano (ajusta-se ganho, profundidade, magnificação e uso de harmônica; harmônica é uma ferramenta que aumenta o contraste entre as áreas vizinhas porque reduz os artefatos) (Figura 1B). O ovário deve ocupar 50% ou mais da tela. Todas as estruturas foliculares que medem 2-10 mm de

TABELA 1 Sugestão de como interpretar a contagem folicular na prática clínica e antes da estimulação ovariana

Nomenclatura	NFPO	Interpretação na prática clínica
Baixa contagem de folículos antrais (oligofolicular)	1-3	Baixa reserva ovariana e aumento do risco de a menopausa acontecer nos próximos 7 anos
Contagem folicular normal (normofolicular)	4-19 4-24	Contagem de folículos normal em mulheres em idade reprodutiva
Contagem folicular elevada (multifolicular)	≥ 20*	Elevado risco de disfunção ovulatória
Nomenclatura	CFA total	Interpretação para estimulação ovariana
Muito baixa reserva ovariana ou número muito baixo de folículos antrais recrutáveis	0-4	Risco muito elevado de baixa resposta à estimulação ovariana e chance reduzida de gravidez
Baixa reserva ovariana ou pequeno número de folículos recrutáveis	5-8	Risco elevado de baixa resposta à estimulação ovariana
Reserva ovariana funcional normal ou número normal de folículos recrutáveis	9-19	Provável resposta normal à estimulação ovariana
Reserva ovariana aumentada ou grande número de folículos recrutáveis	≥ 20*	Risco elevado de resposta exagerada à estimulação ovariana e de síndrome da hiperestimulação ovariana

NFPO: número de folículos por ovário; CFA: contagem de folículos antrais.
*na referida tabela, o limite para NFPO para definir contagem folicular elevada era 25, mas em publicação mais recente,[6] o limite foi sugerido como 20.
Fonte: adaptada de Coelho Neto et al., 2018.[4]

diâmetro devem ser identificadas enquanto se varre o ovário de uma margem à outra. Quando houver dúvida em relação ao tamanho, o diâmetro interno médio da área sonolucente deverá ser considerado.[4]

Para avaliação ultrassonográfica tridimensional, deve-se primeiro fazer uma avaliação de cada ovário por ultrassonografia bidimensional em dois planos para escolher o plano que provê melhor qualidade de imagem para a aquisição automática do bloco de US-3D. O ovário deve ser centralizado na tela. A aquisição deve ser realizada em máxima qualidade de imagem e ângulo máximo de aquisição (120°) para garantir que todo o ovário seja incluído na aquisição. A aquisição é automática e fornece a visualização do ovário nos três planos ortogonais que estão mutuamente relacionados, com um ponto central que intercepta os três planos (mover um plano significa mover os demais) (Figura 1C). Após o bloco 3D ser armazenado, a contagem de folículos pode ser realizada na máquina de ultrassom ou em um computador, sem requerer a presença da paciente. Para realizar a contagem de folículos usando SonoAVC, a região de interesse deve ser ajustada para conter apenas o ovário. A análise automática leva 6 segundos e os folículos são identificados automaticamente por um modo renderizado colorido com o número de folículos e suas dimensões (Figura 1D). Essa avaliação costuma ser imperfeita e requer pós-processamento manual de imagem para correção de problemas (Figura 1E).[4]

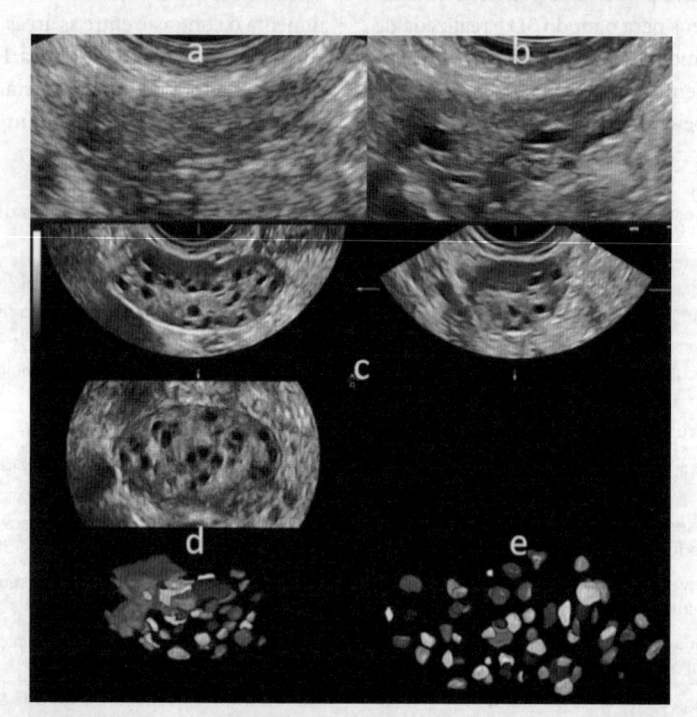

FIGURA 1 Imagens ultrassonográficas das diferentes técnicas utilizadas para a contagem de folículos antrais. (A) US-2D sem harmônica; (B) US-2D com harmônica; (C) modo multiplanar; (D) modo SonoAVC sem processamento manual da imagem; (E) modo SonoAVC após processamento manual da imagem.

Considerações técnicas (dicas, limitações, interpretação)

Sugere-se que um observador faça 20-40 exames como treinamento, para que execute bem a contagem de folículos antrais.[4]

Apesar de a avaliação por US-2D requerer a presença da paciente durante todo o exame e ser dependente do examinador, é melhor para identificar se determinada estrutura é mesmo um folículo, ela permite o uso do Doppler colorido/Power Doppler para diferenciar folículos de estruturas vasculares.[4] Avaliação por US-3D é realizada em menor intervalo de tempo, permite armazenamento dos dados para análise posterior e tem maior confiabilidade entre diferentes observadores,[3,4] mas sua realização requer aparelhos com maior tecnologia, o que limita sua disponibilidade.

ENDOMETRIOSE OVARIANA E ENDOMETRIOSE PROFUNDA INFILTRATIVA

A endometriose profunda representa até 30% das formas de endometriose e está associada a sintomatologia importante em boa parte das portadoras. A identificação dessas lesões e de sua extensão permite, além do diagnóstico, planejamento pré-operatório para as pacientes com indicação cirúrgica.[7]

Técnica – em 2016 o grupo IDEA propôs uma sistematização do exame pélvico para pesquisa de endometriose profunda ao ultrassom (Tabela 2). Além da padronização de nomenclaturas, medidas e definições, o grupo sugeriu a organização do exame em quatro etapas básicas: avaliação do útero e anexos; pesquisa de sinais indiretos (marcadores leves) de aderências; avaliação do fundo de saco de Douglas por meio do sinal do deslizamento ("*sliding sign*"); análise dos compartimentos anterior (bexiga, ureteres e uretra) e posterior (vagina, septo retovaginal, ligamentos uterossacros e retossigmoide),[8] Figuras 2 e 3. A utilização de técnicas complementares como preparo intestinal e uso de meios de contraste (salina/gel) vaginal e retal parece não melhorar a performance do método em mãos experientes.[9]

Diferentes publicações sugerem que a acurácia diagnóstica da ecografia transvaginal é superior ao exame físico/ultrassonografia transretal e equivalente à ressonância nuclear magnética.[10] Quando comparada à laparoscopia, frequentemente considerada como "padrão-ouro", também apresenta sensibilidade e especificidade elevadas, podendo sofrer algumas variações dependendo da região avaliada.[10] Entretanto, deve-se considerar que a laparoscopia não consegue detectar focos de endometriose profunda em algumas regiões sem adequada dissecção. Em virtude de sua performance, baixo custo e disponibilidade, muitos autores recomendam que a ecografia transvaginal seja utilizada como método de primeira linha para o mapeamento de lesões de endometriose profunda na pelve.[11]

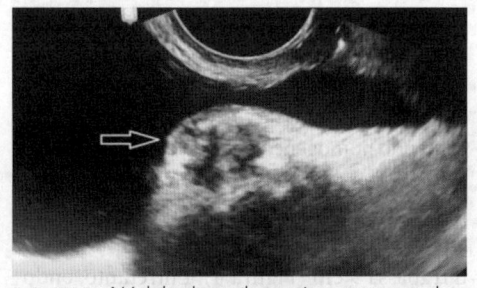

FIGURA 2   Nódulo de endometriose transmural na base da bexiga estendendo a parede uterina anterior.

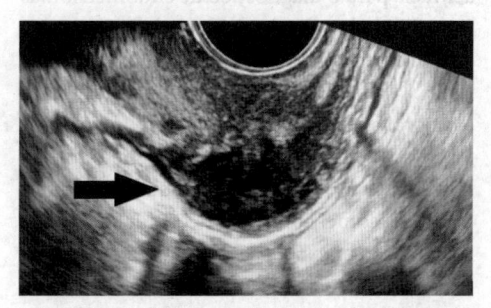

FIGURA 3   Nódulo de endometriose na parede do reto com comprometimento do septo retovaginal.

TABELA 2   Sistematização do exame de ultrassonografia para o diagnóstico de endometriose
profunda em 4 etapas

Etapa 1	Avaliação rotineira do útero e anexos; pesquisar sinais de adenomiose e endometriomas
Etapa 2	Pesquisa de marcadores indiretos de endometriose/aderências por meio da avaliação da mobilidade dos ovários em relação às estruturas adjacentes
Etapa 3	Avaliação do comprometimento do fundo de saco de Douglas pela avaliação da mobilidade do útero em relação às estruturas adjacentes: sinal do deslizamento
Etapa 4	Pesquisa de endometriose profunda nos compartimentos anterior e posterior

Os ovários são a localização mais comum de endometriose. A identificação de um endometrioma permite o diagnóstico de endometriose e o reconhecimento de um subgrupo de portadoras com maior risco de lesões infiltrativas profundas concomitantes, perda de reserva ovariana e alguns subtipos de neoplasia maligna ovariana.[12]

No ultrassom um endometrioma clássico ou típico é uma lesão cística unilocular com conteúdo homogêneo em aspecto de "vidro fosco", sem componente sólido ou projeções papilares internas, hipo/avascular ao Doppler (IOTA *scores* 1 e 2) e cujo maior diâmetro raramente ultrapassa 9 cm (Figura 4). Entretanto, endometriomas atípicos podem ter qualquer apresentação ecográfica[13] (Figuras 5 e 6).

A ultrassonografia endovaginal tem boa acurácia para o diagnóstico de endometriomas (sensibilidade 84%; especificidade 96%), particularmente nos casos em que a apresentação é típica.[13] Nestes casos, a correspondência entre a ecografia e o diagnóstico anatomopatológico é alta. A menor sensibilidade do método está relacionada às formas atípicas, quando a hipótese de endometrioma não é considerada frente a uma lesão anexial. Os casos atípicos são particularmente mais comuns em pacientes acima dos 35 anos de idade e na pós-menopausa, quando correspondem até a 50% dos casos.[14]

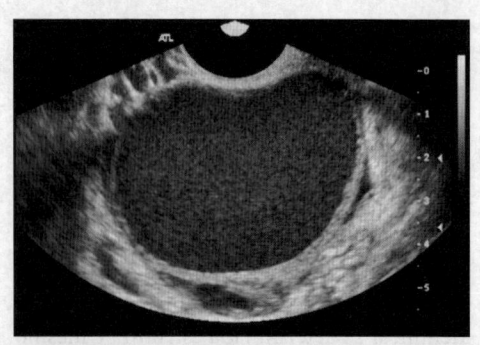

FIGURA 4   Endometrioma típico/clássico.

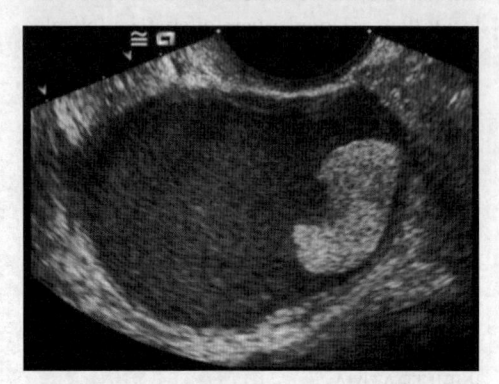

FIGURA 5   Endometrioma atípico com componente sólido (parte mais ecogênica representa um coágulo).

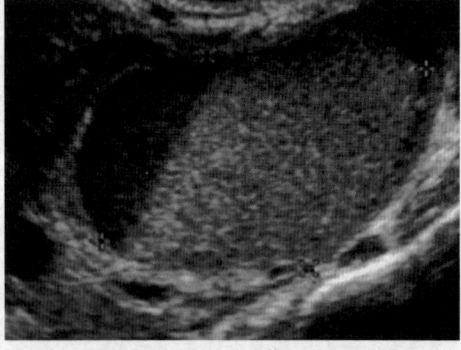

FIGURA 6   Endometrioma atípico com conteúdo de ecogenicidade mista.

LEIOMIOMAS E ADENOMIOSE

Leiomiomas são os tumores benignos mais comuns encontrados em mulheres, chegando a acometer cerca de 70-80% delas.[15] Apesar de a maioria das mulheres ser assintomática, lesões intracavitárias podem diminuir as taxas de gravidez e causar sangramento.[16]

No exame ultrassonográfico, leiomiomas aparecem como lesões sólidas, bem definidas e arredondadas.[17] A ecogenicidade varia de acordo com a proporção entre células de músculo liso e estroma fibroso no interior da lesão, sendo mais comum o aparecimento como lesões uniformes, hipoecogênicas, com sombreamento acústico das bordas.[17] No caso de degeneração lipomatosa, leiomiomas podem se apresentar uniformemente hiperecogênicos, enquanto apenas a cápsula hiperecogênica é sugestiva de calcificação, mais frequente na pós-menopausa.[17]

Em relação à vascularização, é preferível fazer o estudo com o uso do Doppler de amplitude, por ser superior ao Doppler colorido na detecção de pequenos vasos, com fluxo de baixa velocidade.[18] Normalmente as lesões leiomiomatosas apresentam padrão vascular circunferencial, com intensidade que deve ser descrita de forma subjetiva, variando de 1 (ausência de fluxo) a 4 (fluxo muito intenso).[18]

Na prática clínica geral, o laudo ultrassonográfico deve descrever o número de lesões (1, 2, 3 ou estimativa em caso de mais de 4 lesões).[18] A maior lesão ou a clinicamente mais relevante (p. ex., leiomioma submucoso) deve ser caracterizada com mais detalhes, com a descrição da sua localização, da sua topografia conforme classificação FIGO, e do seu tamanho, com medida do diâmetro máximo da lesão.[19] Na avaliação pré-operatória de miomectomia, todas as lesões devem ser descritas de modo pormenorizado, bem como a margem interna e externa livre de lesão, a fim de facilitar o planejamento cirúrgico[18] (Tabela 3 e Figura 7).

A adenomiose é causada pela proliferação de tecido endometrial (estroma e glândulas) dentro do miométrio.[16] Sua incidência em mulheres inférteis é de aproximadamente 25% e há bastante controvérsia sobre o impacto dessa condição sobre os resultados de reprodução assistida/FIV.[20]

A adenomiose é normalmente identificada pela presença de lesões mal delimitadas, mas pode ser caracterizada na ultrassonografia por diferentes achados, provavelmente em razão da diferente organização histológica das lesões e as diferentes proporções entre tecidos glandular, estromal e muscular.[18] São considerados achados ultrassonográficos de adenomiose: volume uterino aumentado globalmente; assimetria de paredes miometriais; lesões miometriais mal definidas, não uniformes, de ecogenicidade mista, com vascularização intralesional; sombreamento acústico "em leque"; miométrio heterogêneo (cistos miometriais, ilhas hiperecogênicas); zona juncional espessada, mal definida ou interrompida; estrias e brotos subendometriais; sinal do "ponto de interrogação" (curvatura exagerada da linha endometrial).[18,21,22]

A presença de mais de um achado ultrassonográfico no exame aumenta a probabilidade diagnóstica.[21] De acordo com a distribuição no miométrio, a adenomiose pode ser classificada como difusa, com acometimento disperso pelas

TABELA 3   Descrição de lesões leiomiomatosas

Característica	Descrição
Número	Número de lesões (1, 2, 3 ou estimativa em caso de mais de 4 lesões)
Localização	Localização da(s) lesão(ões) maior ou clinicamente mais relevante: parede anterior, posterior, fúndica, lateral direita, lateral esquerda, global
Topografia	Topografia da(s) lesão(ões) maior ou clinicamente mais relevante conforme classificação da FIGO
Tamanho	Diâmetro máximo da(s) lesão(ões) maior ou clinicamente mais relevante
Pré-operatório	Descrição de todas as lesões, com a medida adicional da margem interna e externa livre de lesão

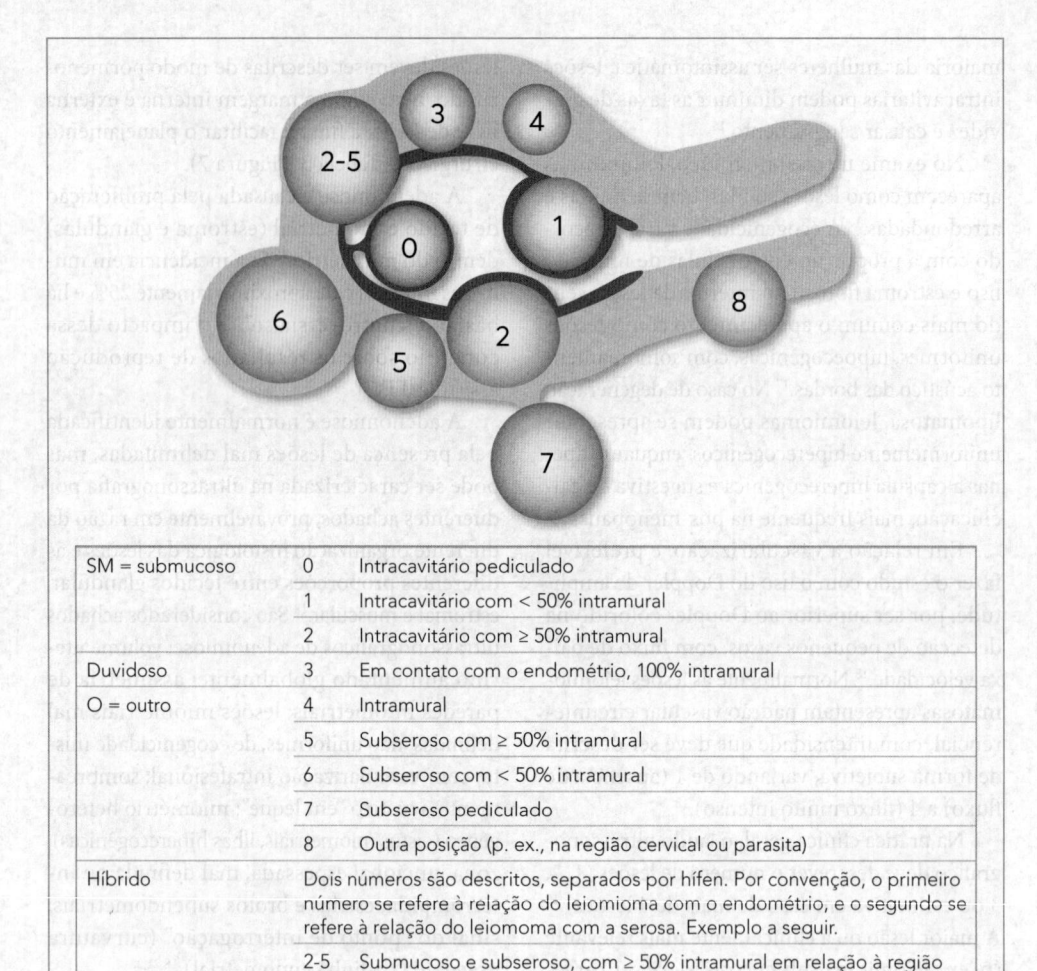

SM = submucoso	0	Intracavitário pediculado
	1	Intracavitário com < 50% intramural
	2	Intracavitário com ≥ 50% intramural
Duvidoso	3	Em contato com o endométrio, 100% intramural
O = outro	4	Intramural
	5	Subseroso com ≥ 50% intramural
	6	Subseroso com < 50% intramural
	7	Subseroso pediculado
	8	Outra posição (p. ex., na região cervical ou parasita)
Híbrido		Dois números são descritos, separados por hífen. Por convenção, o primeiro número se refere à relação do leiomioma com o endométrio, e o segundo se refere à relação do leiomoma com a serosa. Exemplo a seguir.
	2-5	Submucoso e subseroso, com ≥ 50% intramural em relação à região intracavitária e peritoneal

FIGURA 7   Sistema FIGO de subclassificação de leiomiomas.
Fonte: adaptada de Munro et al., 2018.[19]

paredes miometriais, ou focal, quando o acometimento acontece em uma parede uterina.[18] É importante diferenciar adenomiose focal de adenomioma, sendo este último descrito como uma lesão hipoecogênica com hipertrofia hiperecogênica do miométrio circundante.[18]

MALFORMAÇÕES UTERINAS

As malformações uterinas decorrem de alterações no desenvolvimento dos ductos mülerianos, têm uma prevalência de 4-7% e podem estar relacionadas a problemas reprodutivos.[23]

Existem vários sistemas de classificações para as malformações uterinas, sendo dois os mais usados: o da American Fertility Society's (AFS),[24] baseado em definições subjetivas (Figura 10) e o do ESHRE-ESGE (European Society of Human Reproduction and Embriology e European Society Gynaecological Endoscopy, respectivamente), publicado em 2013[23] e atualizado em 2016,[25] que propõe definições mais

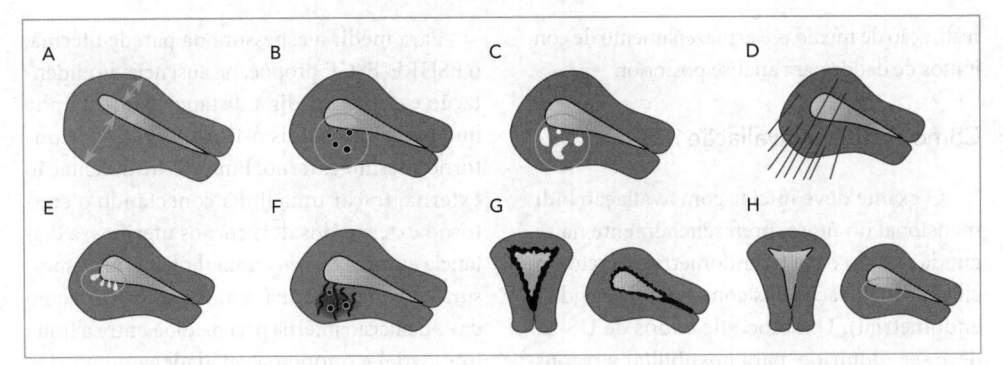

FIGURA 8   Ilustrações esquemáticas dos achados ultrassonográficos considerados atualmente como típicos de adenomiose: assimetria de paredes (A), cistos miometriais (B), ilhas hiperecogênicas (C), sombreamento acústico em leque (D), estrias e brotos subendometriais (E), vascularização intralesional (F), zona juncional irregular (G) e interrompida (H).
Fonte: adaptada de Van den Bosch et al., 2015.[18]

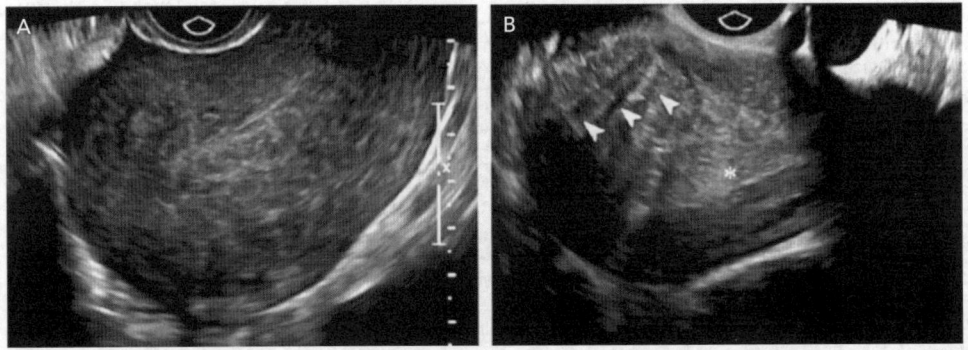

FIGURA 9   (A) Adenomiose difusa, com volume uterino globoso e heterogeneidade difusa do miométrio; (B) adenomiose focal em parede anterior, com espessamento assimétrico de parede anterior, miométrio heterogêneo, sombreamento acústico em leque e zona juncional anterior mal delimitada.
Fonte: adaptada de Cunningham et al., 2018.[22]

objetivas para os subtipos de malformações uterinas (Figura 11). Em 2016, a American Society for Reproductive Medicine (ASRM) publicou uma diretriz apenas sobre útero septado,[26] propondo uma definição diferente da anteriormente proposta pelo ESHRE-ESGE (Figura 12). Em 2018, o grupo CUME propôs uma nova metodologia para definir critérios objetivos mensuráveis para as malformações uterinas, com base na opinião de diversos especialistas, iniciando pelo útero septado (Figura 13)[27] e posteriormente pelo útero em "T".[28]

Ultrassonografia bidimensional (US-2D) não é um método adequado para diagnóstico das malformações uterinas, uma vez que não permite a visualização dos contornos externos do útero nem permite diferenciar útero septado de útero bicorno. Ultrassonografia tridimensional (US-3D), um método não invasivo, tem a vantagem de mostrar o plano coronal do útero, em que é possível a visualização de detalhes da cavidade uterina, como também do contorno externo do útero, o que é primordial para o diagnóstico das malformações uterinas,[25] além de possibilitar a realização de medidas e armazenamento de conjuntos de dados para análise posterior.

Como realizar a avaliação

O exame deve iniciar com avaliação bidimensional do útero, preferencialmente na segunda fase do ciclo (o endométrio secretor facilita a visualização dos contornos da cavidade endometrial). Um bloco de dados de US-3D deve ser adquirido, para possibilitar a reconstrução do plano coronal do útero, o que permite a visualização dos contornos da cavidade uterina, dos contornos externos do útero e dos óstios tubários.[25] Deve-se orientar a paciente que segure a respiração e não faça movimentos durante a aquisição. Um ângulo de varredura de 120° deve ser selecionado e o ângulo aproximado entre o feixe de ultrassom e o eixo uterino de 90°.[27] Dois modos de renderização foram considerados os preferidos pelos especialistas do estudo CUME, o *OmniView* com *volume contrast imaging* (VCI) e o modo *HD-LIVE*.[27]

Para medir a espessura da parede uterina, o ESHRE-ESGE propõe, na ausência de endentação externa, medir a distância entre a linha que passa pelos dois óstios tubários e o contorno uterino externo. Em caso de indentação externa, traçar uma linha conectando o contorno externo dos dois corpos uterinos; a distância entre as duas referidas linhas será a espessura da parede uterina. Estimar o comprimento da endentação interna pela medida entre a linha interostial e o topo da cavidade endometrial. Para medir a espessura da parede uterina lateral, deve-se medi-la em um ângulo de 90° para a linha que passa pela borda miométrio-endométrio e o contorno lateral externo.[25] Como ponto de referência para o "topo" da cavidade uterina, o grupo CUME propõe o ponto mais alto da cavidade endometrial (linha intercornual interna) em vez de linha interostial, argumentando que a posição do óstio tubário nem sempre é identificada e para algumas pacientes não seria possível realizar as medidas.[27]

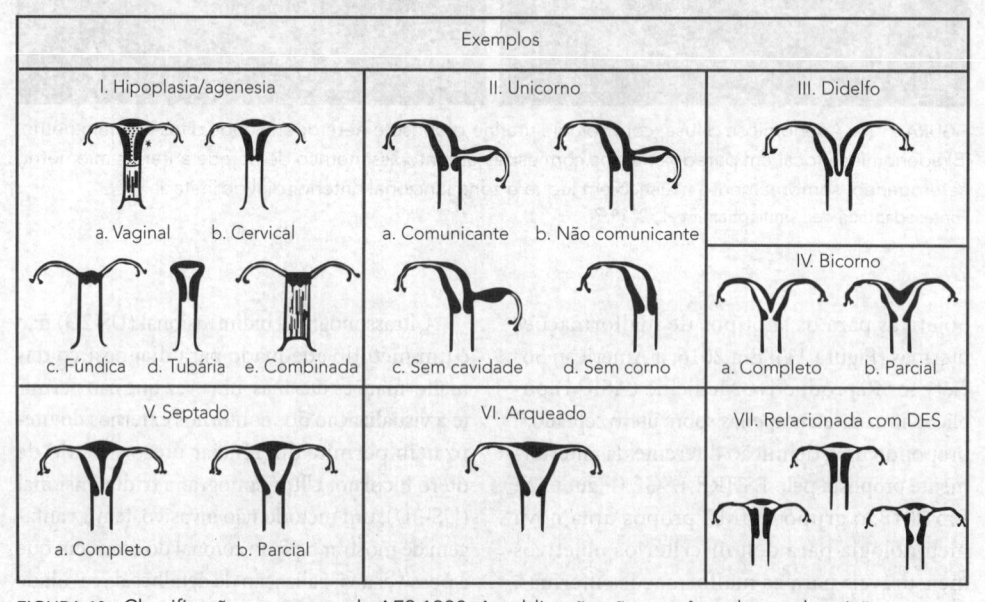

FIGURA 10 Classificação proposta pela AFS 1988. A publicação não provê nenhuma descrição em texto das malformações apresentadas. A classificação propõe apenas análise subjetiva.
Fonte: extraída de AFS 1988.[24]

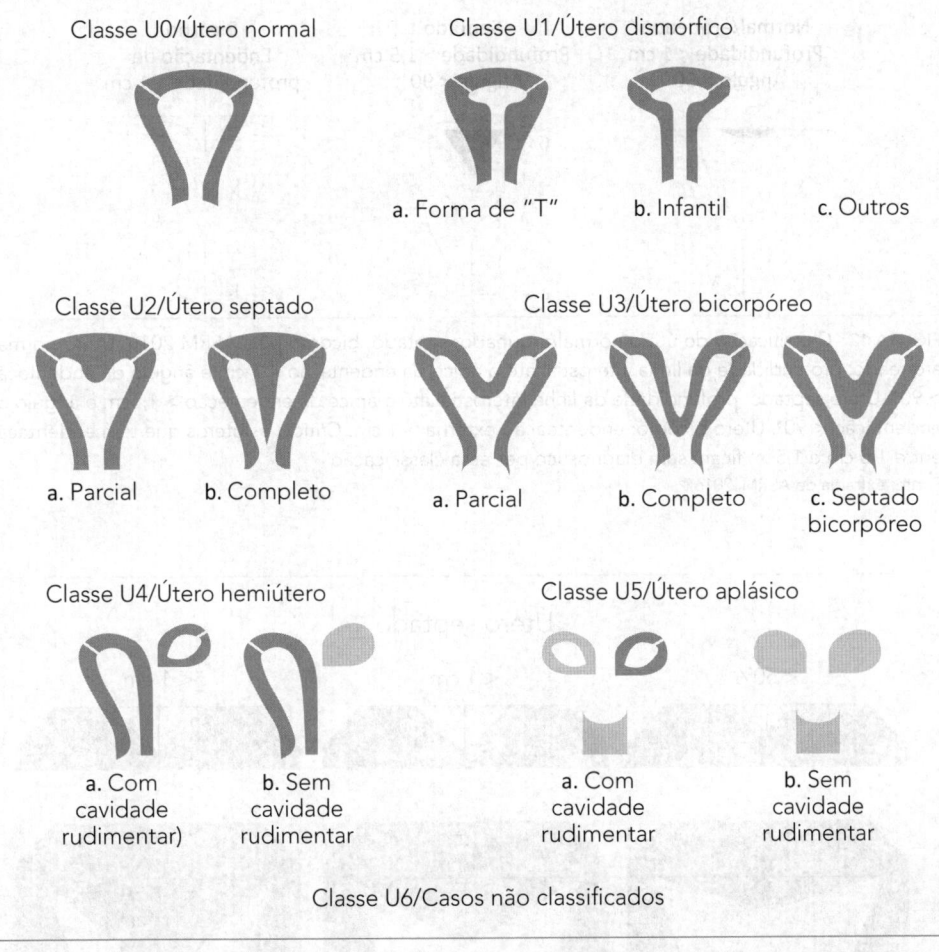

FIGURA 11   Classificação ESHRE/ESGE 2013. Classe U0 ou normal: linha interostial externa reta ou curva, mas com uma endentação interna que não excede 50% da espessura da parede uterina. Classe U1 ou útero dismórfico: inclui úteros com contorno externo normal, mas com formato anormal da cavidade uterina excluindo-se septo. U1a ou útero em "T": cavidade endometrial estreita em virtude de paredes laterais espessadas com uma correlação 2/3 corpo uterino e 1/3 cérvice. U1c ou útero infantil: cavidade endometrial estreita sem paredes laterais espessadas com uma correlação inversa 1/3 corpo uterino e 2/3 cérvice. U1c ou outros: inclui defeitos menores da cavidade uterina incluindo aqueles com endentação interna < 50% (conceito semelhante ao do útero normal). Classe U2 ou útero septado: contorno externo normal e endentação interna > 50% da espessura da parede uterina. Classe U2a: septo divide parcialmente a cavidade uterina acima do nível do orifício cervical interno (OCI) e Classe U2b: septo divide completamente a cavidade até o nível do OCI. Classe U3 ou útero bicorno: contorno uterino externo apresentando endentação externa > 50% da espessura da parede do útero. A endentação pode dividir parcial (U3A) ou totalmente o corpo uterino (U3b). Classe U3c ou útero bicorno septado: endentação interna > 150% da espessura da parede uterina. Classe U4 ou hemi-útero: apenas um corno desenvolvido, o outro pode ser rudimentar (U4a) ou ausente (U4b). Classe U5 inclui todos os casos de aplasia uterina.
Fonte: extraída de Grimbizis et al., 2013.[23]

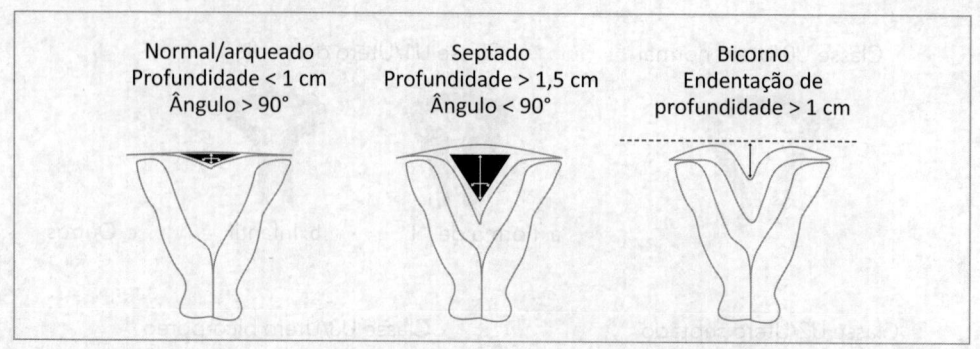

FIGURA 12 Classificação de útero normal/arqueado, septado, bicorno pela ASRM 2016. Útero normal/arqueado: profundidade da linha interostial até o ápice da endentação < 1 cm e ângulo da endentação > 90°. Útero septado: profundidade da linha interostial até o ápice da endentação > 1,5cm e ângulo de endentação < 90°. Útero bicorno: endenteação externa > 1 cm. Crítica: os úteros que tem endentação entre 1,0 cm e 1,5cm ficam sem diagnóstico por essa classificação.
Fonte: extraída de ASRM, 2016.[26]

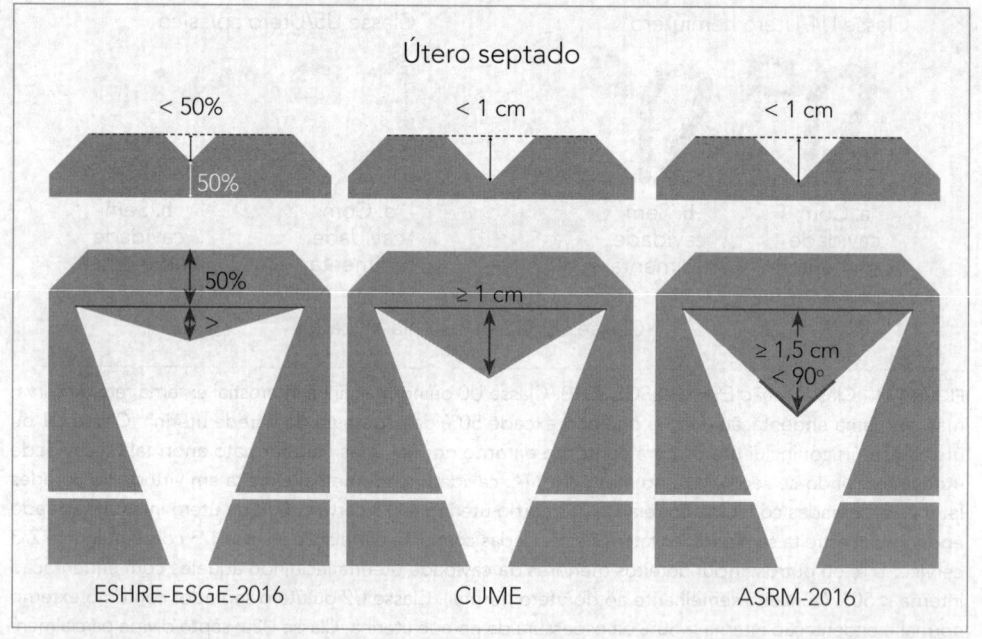

FIGURA 13 Definição do útero septado de acordo com as principais classificações (ESHRE-ESGE 2016; CUME e ASRM-2016). ESHRE-ESGE 2016: a razão da endentação interna pela espessura da parede uterina > 50%; CUME: profundidade da endentação ≥ 10 mm; angulada endentação < 140° e razão da endentação interna pela espessura da parede uterina > 110%.
Fonte: extraída de Ludwin et al., 2019.[29]

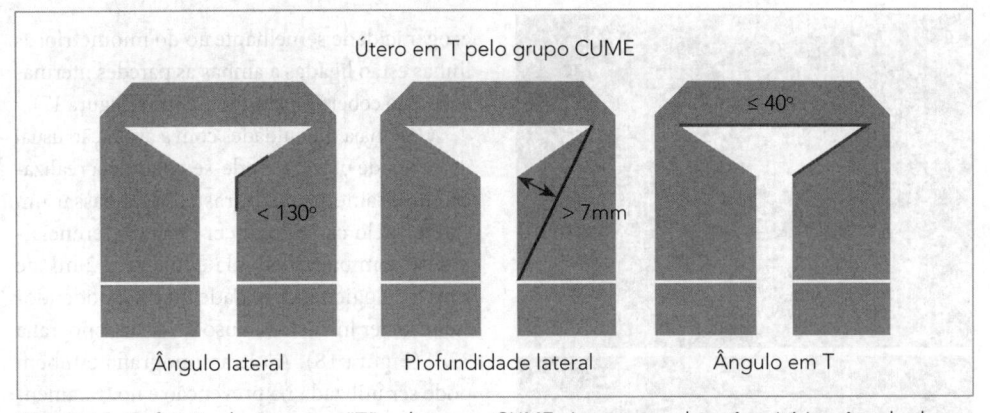

FIGURA 14 Definição do útero em "T" pelo grupo CUME. A presença dos três critérios: ângulo de endentação lateral, profundidade da endentação lateral e ângulo "T" com os pontos de corte descritos definem o útero em "T". Os critérios descritos tomaram como base para o seu desenvolvimento a opinião subjetiva de diversos especialistas.
Fonte: extraída de Ludwin et al., 2019.[28]

AVALIAÇÃO DA CAVIDADE UTERINA

O estudo ultrassonográfico da cavidade uterina é de suma importância na avaliação de pacientes inférteis, visto que anormalidades da cavidade são encontradas em 11-40% delas.[16] De preferência o exame deve ser realizado na fase folicular,[30] principalmente for considerado o uso da salina como contraste, que melhora de forma considerável a precisão diagnóstica.[31] Em relação à técnica do exame, o útero deve ser avaliado no plano sagital, com ângulo de 90° entre o transdutor transvaginal e a linha endometrial, com magnificação da imagem para visualização apenas do corpo uterino.[30]

As principais anormalidades da cavidade uterina incluem: leiomiomas submucosos, pólipos endometriais e sinéquias intrauterinas,e todas essas podem diminuir as chances de sucesso da FIV.[16]

Pólipos endometriais são crescimentos focais da mucosa uterina que consistem em glândulas endometriais, estroma e vasos sanguíneos. Na ultrassonografia, os pólipos aparecem como estruturas hiperecogênicas, com um vaso nutridor (Figura 15).[30] A lesão deve ser descrita como extensa quando envolve 25% ou mais da superfície endometrial, ou localizada, quando acomete menos de 25% da superfície.[30] O tipo de lesão localizada depende da relação entre o diâmetro da base da lesão ao nível do endométrio (A) e o diâmetro transversal máximo da lesão (B): a lesão é considerada pediculada quando a/b < 1, e séssil quando essa relação for maior que 1 (Figura 16).[30]

Sinéquias uterinas, ou aderências intrauterinas, podem acometer aproximadamente 1% das pacientes inférteis, podendo causar obstrução total ou parcial da cavidade uterina.[33] A maior causa dessas aderências intrauterinas se dá após abortamento espontâneo, mas também podem acontecer em virtude de dano endometrial secundário à manipulação intrauterina (curetagem, aspiração manual intrauterina, miomectomia, polipectomia), uso de dispositivo intrauterino, doença inflamatória pélvica e tuberculose genital.[16]

Na ultrassonografia, as sinéquias aparecem como linhas finas ou grossas de tecido que cruzam a cavidade endometrial, geralmente com

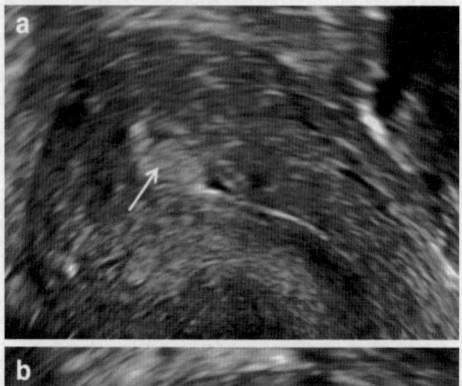

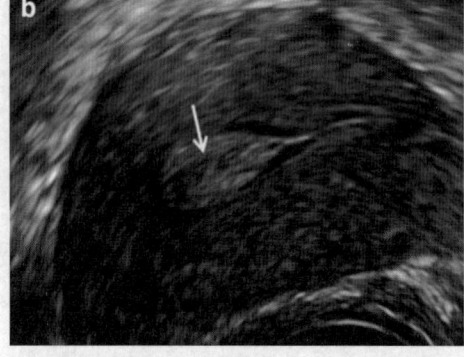

FIGURA 15 Ultrassonografia transvaginal 2D mostrando pólipos endometriais.[32]

ecogenicidade semelhante ao do miométrio; as linhas estão ligadas a ambas as paredes uterinas e não são cobertas pelo endométrio (Figura 17).[30]

Caso haja dificuldades com a avaliação usual da cavidade uterina, pode-se optar pela realização do exame com contraste; basta passar um cateter pelo canal endocervical, preferencialmente com balão/válvula e injetar 1-2 mL de soro fisiológico na cavidade uterina, podendo-se recorrer inclusive ao uso de ultrassonografia 3D[34] (Figura 18). A ultrassonografia também pode ser utilizada na prevenção e no tratamento das sinéquias uterinas: a ultrassonografia permite colocar com segurança uma sonda de Foley no interior da cavidade uterina e insuflar 1-5 mL e remover logo após, técnica conhecida como dilatação da cavidade uterina por balão.[29]

PERMEABILIDADE TUBÁRIA – ASPECTO DIAGNÓSTICO E TERAPÊUTICO

Há quase 40 anos a ultrassonografia (histe-rossonosalpingografia) é estudada como método capaz de analisar a permeabilidade das trom-

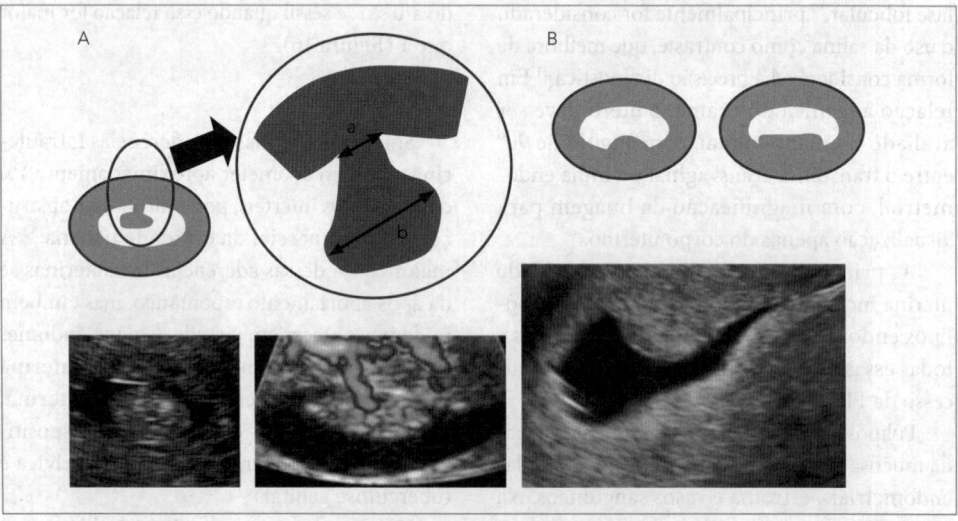

FIGURA 16 Tipo de lesão endometrial localizada: razão a/b < 1 indica lesão pediculada (A) e razão a/b > 1 indica lesão séssil.
Fonte: adaptada de Leone et al., 2010.[30]

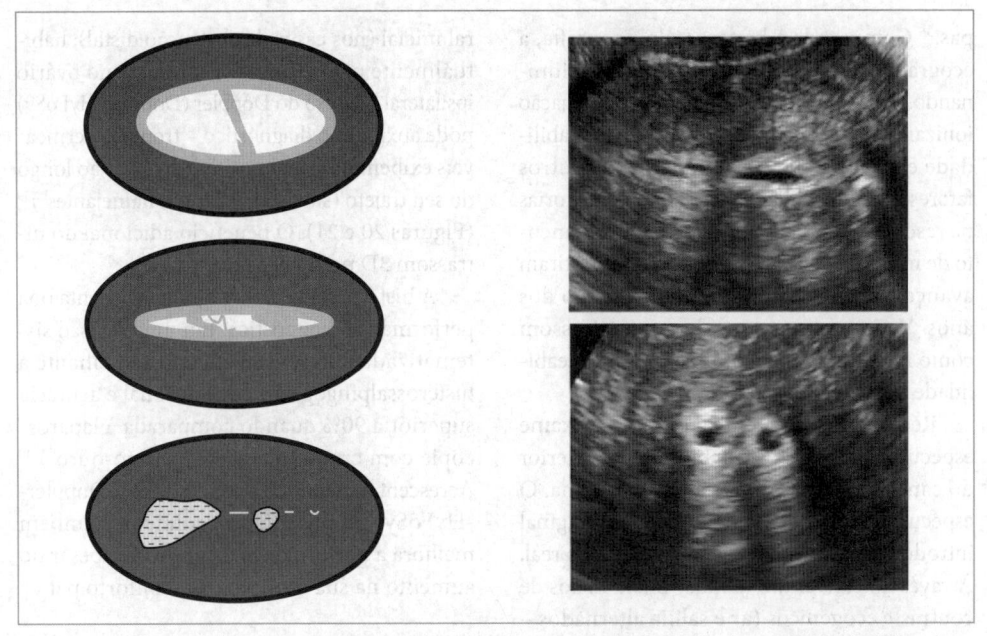

FIGURA 17 Aparência ultrassonográfica de sinéquias uterinas, quando há fluido na cavidade: linhas finas ou grossas, que atravessam a cavidade uterina, com ecogenicidade semelhante ao miométrio.
Fonte: adaptada de Leone, 2010.[30]

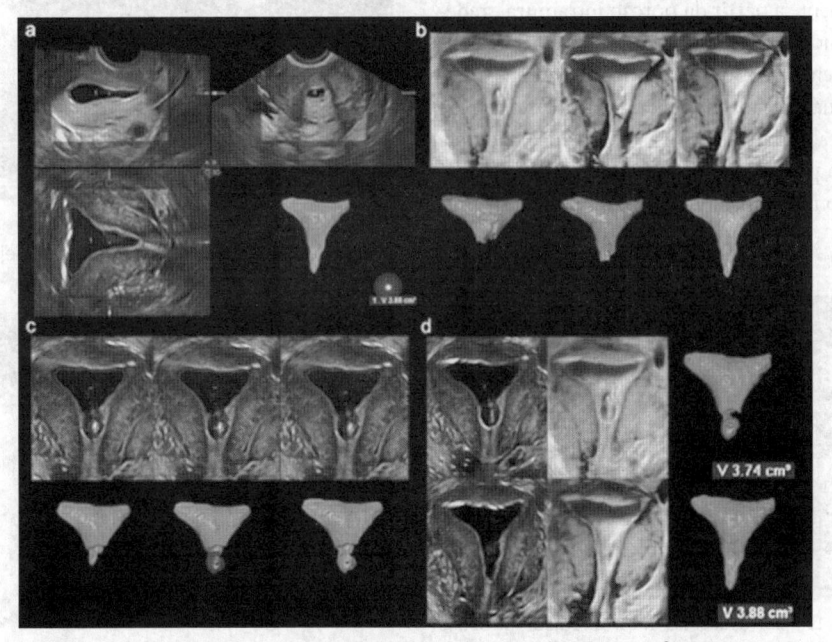

FIGURA 18 Avaliação da cavidade uterina utilizando contraste e ultrassonografia 3D e reconstrução automática do volume de contraste injetado na cavidade.
Fonte: adaptada de Ludwin et al., 2017.[34]

pas.[35] Comparada à histerossalpingografia, a ecografia não utiliza contraste iodado (eliminando o risco de hipersensibilidade) ou radiação ionizante, apresenta melhor perfil de tolerabilidade e permite análise simultânea de outros fatores de subfertilidade. Além disso, melhorias na resolução dos aparelhos e o desenvolvimento de meios de contraste ecogênicos permitiram avanços na eficácia do método ao longo dos anos. Vários autores consideram o ultrassom como método de triagem inicial da permeabilidade tubária.[36]

Recomendação técnica: durante o exame especular um cateter é estabilizado no interior do canal endocervical ou cavidade uterina. O espéculo é removido e uma sonda endovaginal introduzida para monitorização em tempo real. Através do cateter um auxiliar injeta meios de contraste ecogênicos (ar e salina alternados – HyCoSy; espuma – HyFoSy) enquanto o ecografista acompanha o fluxo do contraste em corte axial ao nível dos cornos uterinos[37] (Figura 19).

Em uma trompa permeável o contraste flui livremente a partir da porção intramural, redesenhando o trajeto tubário. A presença de contraste envolvendo o ovário ipsilateral, instantes após sua injeção, também é um sinal indireto de permeabilidade. Trompas obstruídas não permitem progressão do meio de contraste ou o interrompem instantes após um fluxo transmu-

ral inicial (nos casos de obstrução distal); habitualmente não se observa contraste no ovário ipsilateral.[38] O uso do Doppler (Doppler-HyFoSy) pode auxiliar no diagnóstico – trompas permeáveis exibem um sinal positivo de fluxo ao longo do seu trajeto (sinal das "trompas flamejantes")[39] (Figuras 20 e 21). O benefício adicional do ultrassom 3D permanece controverso.[40]

A histerossonosalpingografia apresenta boa performance diagnóstica. Em uma revisão sistematizada apresentou eficácia semelhante à histerossalpingografia convencional e acurácia superior a 90% quando comparada à laparoscopia com cromotubagem ("padrão-ouro").[40] Acrescentar etapas (HyCoSy, HyFoSy, Doppler-HyFoSy) no mesmo procedimento também melhora a performance diagnóstica, apesar do aumento na sua duração e desconforto para a

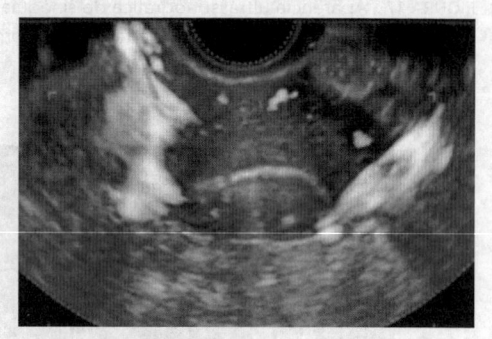

FIGURA 20   Avaliação da permeabilidade uterina por meio do exame Doppler "trompas flamejantes".

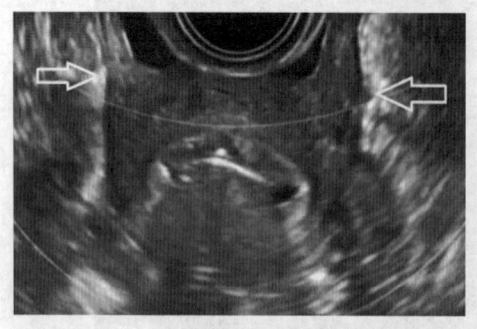

FIGURA 19   Corte axial do útero, a região dos óstios tubários pode ser identificada por estar próxima ao fundo do útero ou pelo afunilamento do miométrio (setas).

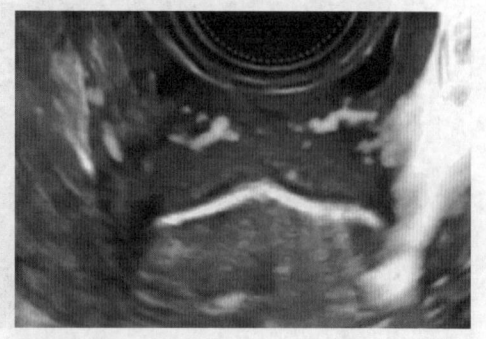

FIGURA 21   Avaliação da permeabilidade tubária utilizando Doppler, mostrando fluxo unilateral à esquerda (provável obstrução tubária à direita).

paciente. Vale ressaltar que o resultado é particularmente confiável em trompas nitidamente permeáveis (valor preditivo negativo alto); falsos-positivos são relativamente comuns e estão associados a espasmo tubário e/ou pseudo-obstruções por rolha celular/muco e coágulos.[41]

A ultrassonografia também pode ter função terapêutica. O contraste injetado sob pressão pode promover abertura do lúmen tubário e remoção de pseudo-obstruções, como rolhas celulares e de muco e/ou alterar a receptividade endometrial. Alguns estudos observacionais relataram aumento nas taxas de gravidez espontânea após o procedimento, particularmente nos primeiros três meses após sua realização.[42]

TABELA 4 Sequência de etapas sugeridas para o estudo da permeabilidade tubária ao exame de ultrassonografia

Etapa 1	Identificação e antissepsia do colo uterino por exame especular
Etapa 2	Estabilização do cateter com sua ponta colocada após o orifício interno
Etapa 3	Ultrassonografia transvaginal, preferencialmente em corte·axial do útero ao nível dos óstios tubários
Etapa 4	Avaliação em tempo real do contraste através do trajeto das trompas, podendo recorrer ao uso de Doppler colorido ou de amplitude

ULTRASSONOGRAFIA PARA CAPTAÇÃO DE ÓVULOS

A captação de óvulos tem o objetivo de recuperar oócitos após ciclo de estimulação ovariana controlada para fertilização *in vitro* (FIV). Há diferentes termos usados na prática clínica, como aspiração folicular, punção folicular ou coleta de óvulos para descrever o mesmo procedimento. Os primeiros procedimentos de FIV obtiveram os óvulos por laparoscopia e, por isso, a descrição do procedimento guiado por ecografia por via transvaginal, realizada em 1983 por Norbert Gleicher, foi um marco notabilizado por simplificar a coleta de óvulos para FIV com vantagens irrefutáveis em relação à laparoscopia ou à punção abdominal guiada por ultrassonografia.[2]

A ESHRE publicou em 2019 as recomendações de boas práticas para recuperação de óvulos por ultrassonografia, baseada nas evidências disponíveis (revisaram 190 trabalhos) e na opinião de especialistas, elaborando *guideline* com os pontos mais relevantes.[43]

A captação de óvulos é realizada em ambiente cirúrgico adequado com a paciente em posição de litotomia (ou semilitotomia) sob sedação anestésica, com técnica asséptica, guiada por ultrassonografia transvaginal em que o líquido folicular é aspirado através de agulha conectada a bomba de sucção calibrada com pressão entre 100-220 mmHg, conforme Figura 22. O procedimento é realizado entre 34-38 horas após o *trigger* (desencadeamento medicamentoso do amadurecimento ovular/ovulação) e permite a recuperação de oócitos em cerca de 80% dos folículos com potencial de maturidade (geralmente, maiores que 13 mm). Após o procedimento é importante a revisão da hemostasia para identificar se há sinais de sangramento abdominal por meio da avaliação ultrassonográfica dos ovários e da pelve, bem como exame especular para identificação de sangramento vaginal.[43]

Não há consenso quanto ao treinamento e capacitação dos profissionais para realização do procedimento, porém, nos EUA os serviços recomendam realização de 30 captações sob su-

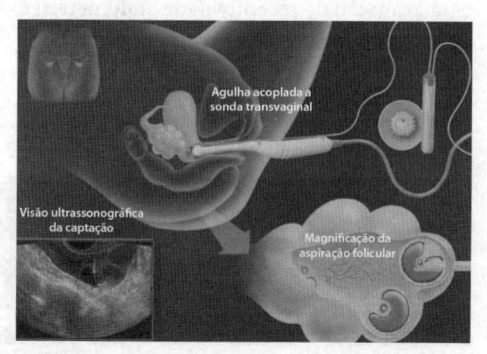

FIGURA 22 Esquema de captação de óvulos guiada por ultrassonografia com sistema coletor.

pervisão, mais 50 para qualificação e ao menos 250 para ser considerado especialista, a fim de reduzir os riscos de complicações. Durante a monitorização do crescimento folicular é possível a avaliação da acessibilidade dos ovários para a realização do procedimento, bem como identificação de dificuldades técnicas potenciais, como sinais de aderências, endometriose e outras. Essa avaliação auxilia o planejamento adequado do procedimento e a prevenção de complicações, que são raras, estimadas entre 0,17-0,7%, incluindo hemorragias, infecções e outras menos frequentes. Antibioticoterapia está indicada apenas nos casos de hematoma, sangramento ou infecção. Então, a técnica de captação de óvulos guiada por ultrassonografia transvaginal é considerada simples, segura e eficiente.[43]

ULTRASSONOGRAFIA PARA AVALIAÇÃO DA RECEPTIVIDADE ENDOMETRIAL

A implantação embrionária é uma etapa crucial para o sucesso do tratamento de reprodução assistida. O processo completo não é inteiramente entendido, mas a interação adequada entre o endométrio e o embrião parece ser essencial.[44] Especula-se que haja um intervalo ideal de tempo em que o endométrio encontra-se favorável à implantação embrionária. Porém, a determinação clínica da "janela de implantação" ainda carece de definições.

Atualmente, o único método não invasivo para avaliação da receptividade endometrial é a ultrassonografia. Por meio dela podemos avaliar a morfologia do endométrio, sua espessura,

seu volume, a vascularização endometrial e subendometrial, bem como a presença de contrações uterinas.

A morfologia e a espessura endometrial são os parâmetros mais comumente usados nessa avaliação. Os padrões proliferativo e trilaminar são considerados os marcadores de receptividade (Figura 23). A espessura endometrial é habitualmente medida com a sonda 2D transvaginal. A paciente deve estar com a bexiga vazia e a medida deve ser realizada no corte longitudinal. Não existe uma definição sobre a melhor porção a ser medida: a de maior espessura ou na junção do terço superior com os terços inferiores; também não há uma definição sobre o melhor momento para essa avaliação: no momento do *triggering*, no dia da punção folicular ou no dia da transferência embrionária. Os valores de corte para se considerar a espessura endometrial como adequada e preditora de receptividade endometrial também são bastante controversos; a espessura menor do que 6 mm parece se correlacionar a piores resultados; porém, diferentes estudos usam *cut-offs* de 7-17 mm como ideais para a implantação embrionária.[45]

Ainda com o uso da US, é possível avaliar a vascularização endometrial e subendometrial com índices dopplerfluxométricos. Porém, ainda não há consenso sobre a relação desses índices e os desfechos favoráveis em reprodução assistida.[45,46] O mesmo se aplica à avaliação do volume endometrial, por meio da US tridimensional. Mais estudos são necessários para definir os valores de corte ideais para essa avaliação e para determinar a aplicabilidade prática da US 3D na avaliação da receptividade endometrial.

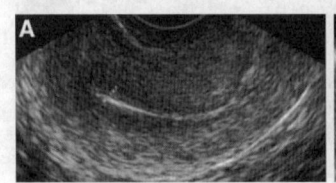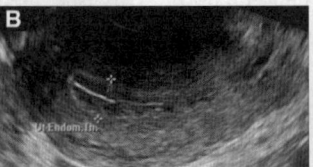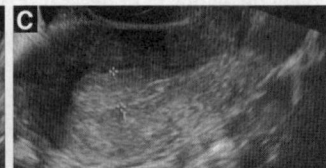

FIGURA 23 Padrões endometriais ao longo do ciclo menstrual. (A) Padrão proliferativo; (B) padrão trilaminar; (C) padrão secretor.

ULTRASSONOGRAFIA PARA TRANSFERÊNCIA DE EMBRIÕES

A transferência de embriões é a etapa final dos tratamentos de reprodução assistida. Consiste na passagem de um cateter pelo canal endocervical para a deposição dos embriões dentro da cavidade uterina. O uso da ultrassonografia (US), embora opcional, é praticamente uma rotina nos centros de reprodução humana.

O procedimento pode ser guiado por US transvaginal (USTV) ou transabdominal (US-TA). Na maioria dos centros de reprodução humana, a via transabdominal é utilizada. Para tal, a paciente deve estar com a bexiga confortavelmente cheia (200-500 mL), o que favorece a visualização da cavidade uterina. A US é usada para medir a distância entre os orifícios cervicais interno (OCI) e externo (OCE) e entre o OCE e o fundo uterino. O espéculo vaginal é então introduzido, é realizada a limpeza do colo uterino e, na sequência, realiza-se a introdução do cateter guia pelo OCE. O examinador do US consegue visualizar a ponta do cateter e sua progressão pelo canal endocervical e orientar o médico sobre o melhor ângulo para posicionar e introduzir o cateter. Além disso, a distância da ponta do cateter ao fundo uterino pode ser medida (habitualmente, de 3-4 cm acima do OCI). Apenas após a visualização do correto posicionamento do cateter guia os embriões são carregados no cateter de transferência. A deposição dos embriões no fundo da cavidade uterina também pode ser visualizada em tempo real. Na sequência, observa-se a retirada lenta e gradual do cateter (Figura 24).

Uma boa qualidade da imagem é importante para o sucesso do procedimento. Deve-se ajustar o ganho, a profundidade, o foco e o zoom. As medidas das distâncias de interesse devem ser feitas imediatamente antes do procedimento, uma vez que elas podem sofrer alterações com diferentes volumes de repleção vesical.

Apesar da necessidade de um segundo operador durante o procedimento de transferência embrionária e do potencial desconforto causado pela repleção vesical, a utilização da US para guiar o procedimento parece ter relação direta com a chance de nascido vivo após o procedimento.[47-49]

A USTV, embora menos utilizada e tecnicamente mais difícil de se realizar, parece ser comparável à US-TA.[48]

Mais estudos ainda são necessários para se avaliar o benefício de novas tecnologias, como o US 3D e 4D durante o procedimento.

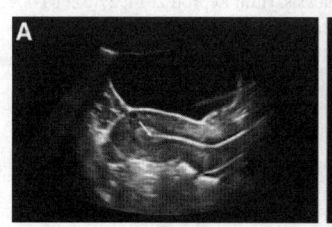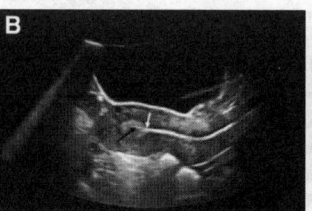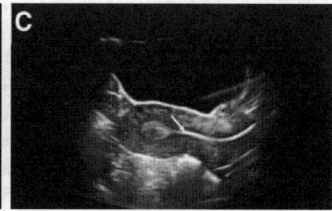

FIGURA 24 (A) Avanço da ponta do cateter através do OCI; (B) O êmbolo da seringa é levemente pressionado, depositando o conteúdo do cateter no fundo uterino; (C) remoção lenta do cateter. (A seta branca indica a ponta do cateter; a seta preta indica o conteúdo depositado no fundo uterino). Fonte: adaptada de Schoolcraft, 2016.[50]

REFERÊNCIAS BIBLIOGRÁFICAS

1. Stadtmauer LA, Laurel A, Tur-Kaspa I. Ultrasound imaging in reproductive medicine. Springer, 2019.
2. Guerriero S, Martins WP, Alcazar JL. Managing ultrasonography in human reproduction. Springer, 2017.
3. Broekmans FJ, de Ziegler D, Howles CM, Gougeon A, Trew G, Olivennes F. The antral follicle count: practical recommendations for better standardization. Fertil Steril 2010; 94(3):1044-51.
4. Coelho Neto MA, Ludwin A, Borrell A, Benacerraf B, Dewailly D, da Silva Costa F et al. Counting ovarian antral follicles by ultrasound: a practical guide. Ultrasound Obstet Gynecol 2018; 51(1):10-20.
5. Raine-Fenning N, Jayaprakasan K, Clewes J, Joergner I, Bonaki SD, Chamberlain S et al. SonoAVC: a novel method of automatic volume calculation. Ultrasound Obstet Gynecol 2008; 31(6):691-6.
6. Teede HJ, Misso ML, Costello MF, Dokras A, Laven J, Moran L et al. Recommendations from the international evidence-based guideline for the assessment and management of polycystic ovary syndrome. Hum Reprod 2018; 33(9):1602-18.
7. Reid S, Condous G. Update on the ultrasound diagnosis of deep pelvic endometriosis. Eur J Obstet Gynecol Reprod Biol 2017; 209:50-4.
8. Guerriero S, Condous G, van den Bosch T, Valentin L, Leone FP, Van Schoubroeck D et al. Systematic approach to sonographic evaluation of the pelvis in women with suspected endometriosis, including terms, definitions and measurements: a consensus opinion from the International Deep Endometriosis Analysis (IDEA) group. Ultrasound Obstet Gynecol 2016; 48(3):318-32.
9. Guerriero S, Ajossa S, Orozco R, Perniciano M, Jurado M, Melis GB et al. Accuracy of transvaginal ultrasound for diagnosis of deep endometriosis in the rectosigmoid: systematic review and meta-analysis. Ultrasound Obstet Gynecol 2016; 47(3):281-9.
10. Guerriero S, Saba L, Pascual MA, Ajossa S, Rodriguez I, Mais V et al. Transvaginal ultrasound vs magnetic resonance imaging for diagnosing deep infiltrating endometriosis: systematic review and meta-analysis. Ultrasound Obstet Gynecol 2018; 51(5):586-95.
11. Bazot M, Malzy P, Cortez A, Roseau G, Amouyal P, Darai E. Accuracy of transvaginal sonography and rectal endoscopic sonography in the diagnosis of deep infiltrating endometriosis. Ultrasound Obstet Gynecol 2007; 30(7):994-1001.
12. Marasinghe JP, Senanayake H, Saravanabhava N, Arambepola C, Condous G, Greenwood P. History, pelvic examination findings and mobility of ovaries as a sonographic marker to detect pelvic adhesions with fixed ovaries. J Obstet Gynaecol Res. 2014; 40(3):785-90.
13. Guerriero S, Van Calster B, Somigliana E, Ajossa S, Froyman W, De Cock B et al. Age-related differences in the sonographic characteristics of endometriomas. Hum Reprod 2016; 31(8):1723-31.
14. Exacoustos C, Zupi E, Piccione E. Ultrasound imaging for ovarian and deep infiltrating endometriosis. Semin Reprod Med 2017; 35(1):5-24.
15. Munro MG, Critchley HOD, Broder MS, Fraser IS, FIGO Working Group on Menstrual Disorders. FIGO Classification System (PALM-COEIN) for causes of abnormal uterine bleeding in nongravid women of reproductive age. Int J Gynaecol Obstet 2011; 113(1):3-13.
16. Arya S, Kupesic Plavsic S. Preimplantation 3D ultrasound: current uses and challenges. J Perinat Med 2017; 45(6):745-58.
17. Testa AC, Di Legge A, Bonatti M, Manfredi R, Scambia G. Imaging techniques for evaluation of uterine myomas. Best Pract Res Clin Obstet Gynaecol 2016; 34:37-53.
18. Van den Bosch T, Dueholm M, Leone FP, Valentin L, Rasmussen CK, Votino A et al. Terms, definitions and measurements to describe sonographic features of myometrium and uterine masses: a consensus opinion from the Morphological Uterus Sonographic Assessment (MUSA) group. Ultrasound Obstet Gynecol 2015; 46(3):284-98.
19. Munro MG, Critchley HOD, Fraser IS, Committee FMD. The two FIGO systems for normal and abnormal uterine bleeding symptoms and classification of causes of abnormal uterine bleeding in the reproductive years: 2018 revisions. Int J Gynaecol Obstet 2018; 143(3):393-408.
20. Vercellini P, Consonni D, Dridi D, Bracco B, Frattaruolo MP, Somigliana E. Uterine adenomyosis and in vitro fertilization outcome: a systematic review and meta-analysis. Hum Reprod 2014; 29(5):964-77.
21. Andres MP, Borrelli GM, Ribeiro J, Baracat EC, Abrao MS, Kho RM. Transvaginal ultrasound for the diagnosis of adenomyosis: systematic review and meta-analysis. J Minim Invasive Gynecol 2018; 25(2):257-64.
22. Cunningham RK, Horrow MM, Smith RJ, Springer J. Adenomyosis: a sonographic diagnosis. radiographics. 2018; 38(5):1576-89.
23. Grimbizis GF, Gordts S, Di Spiezio Sardo A, Brucker S, De Angelis C, Gergolet M et al. The ESHRE/ESGE consensus on the classification of female genital tract congenital anomalies. Hum Reprod 2013; 28(8):2032-44.
24. The American Fertility Society classifications of adnexal adhesions, distal tubal occlusion, tubal occlusion secondary to tubal ligation, tubal pregnancies, mullerian anomalies and intrauterine adhesions. Fertil Steril 1988; 49(6):944-55.
25. Grimbizis GF, Di Spiezio Sardo A, Saravelos SH, Gordts S, Exacoustos C, Van Schoubroeck D et al.

The Thessaloniki ESHRE/ESGE consensus on diagnosis of female genital anomalies. Hum Reprod 2016; 31(1):2-7.

26. Practice Committee of the American Society for Reproductive Medicine. Electronic address: ASRM@asrm.org; Practice Committee of the American Society for Reproductive Medicine. Uterine septum: a guideline. Fertil Steril 2016; 106(3):530-40.

27. Ludwin A, Martins WP, Nastri CO, Ludwin I, Coelho Neto MA, Leitao VM et al. Congenital Uterine Malformation by Experts (CUME): better criteria for distinguishing between normal/arcuate and septate uterus? Ultrasound Obstet Gynecol 2018; 51(1):101-9.

28. Ludwin A, Coelho Neto MA, Ludwin I, Nastri CO, Costa W, Acién M et al. Congenital Uterine Malformation by Experts (CUME): diagnostic criteria for T-shaped uterus. Ultrasound Obstet Gynecol 2020; 55(6):815-29.

29. Ludwin A, Martins WP, Ludwin I. Ultrasound-guided repeat intrauterine balloon dilatation for prevention of adhesions. Ultrasound Obstet Gynecol 2019; 54(4):566-8.

30. Leone FP, Timmerman D, Bourne T, Valentin L, Epstein E, Goldstein SR et al. Terms, definitions and measurements to describe the sonographic features of the endometrium and intrauterine lesions: a consensus opinion from the International Endometrial Tumor Analysis (IETA) group. Ultrasound Obstet Gynecol 2010; 35(1):103-12.

31. Ludwin A, Ludwin I, Martins WP. Robert's uterus: modern imaging techniques and ultrasound-guided hysteroscopic treatment without laparoscopy or laparotomy. Ultrasound Obstet Gynecol 2016; 48(4):526-9.

32. Al Chami A, Saridogan E. Endometrial polyps and subfertility. J Obstet Gynaecol India 2017; 67(1):9-14.

33. Abrao MS, Muzii L, Marana R. Anatomical causes of female infertility and their management. Int J Gynaecol Obstet 2013; 123(Suppl 2):S18-24.

34. Ludwin A, Martins WP, Ludwin I. Uterine cavity imaging, volume estimation and quantification of degree of deformity using automatic volume calculation: description of technique. Ultrasound Obstet Gynecol 2017; 50(1):138-40.

35. Richman TS, Viscomi GN, deCherney A, Polan ML, Alcebo LO. Fallopian tubal patency assessed by ultrasound following fluid injection. Work in progress. Radiology 1984; 152(2):507-10.

36. Lim CP, Hasafa Z, Bhattacharya S, Maheshwari A. Should a hysterosalpingogram be a first-line investigation to diagnose female tubal subfertility in the modern subfertility workup? Hum Reprod 2011; 26(5):967-71.

37. Ludwin I, Martins WP, Nastri CO, Ludwin A. Pain intensity during ultrasound assessment of uterine cavity and tubal patency with and without painkillers: prospective observational study. J Minim Invasive Gynecol 2017; 24(4):599-608.

38. Exalto N, Emanuel MH. Clinical aspects of HyFoSy as tubal patency test in subfertility workup. Biomed Res Int 2019; 2019:4827376.

39. Ludwin A, Nastri CO, Ludwin I, Martins WP. Hysterosalpingo-lidocaine-foam sonography combined with power Doppler imaging (HyLiFoSy-PD) in tubal patency assessment: 'flaming tube' sign. Ultrasound Obstet Gynecol 2017; 50(6):808-10.

40. Maheux-Lacroix S, Boutin A, Moore L, Bergeron ME, Bujold E, Laberge P et al. Hysterosalpingosonography for diagnosing tubal occlusion in subfertile women: a systematic review with meta-analysis. Hum Reprod 2014; 29(5):953-63.

41. Rajesh H, Lim SL, Yu SL. Hysterosalpingo-foam sonography: patient selection and perspectives. Int J Womens Health 2017; 9:23-32.

42. Tanaka K, Chua J, Cincotta R, Ballard EL, Duncombe G. Hysterosalpingo-foam sonography (HyFoSy): tolerability, safety and the occurrence of pregnancy post-procedure. Aust N Z J Obstet Gynaecol 2018; 58(1):114-8.

43. ESHRE Working Group on Ultrasound ART, D'Angelo A, Panayotidis C, Amso N, Marci R, Matorras R et al. Recommendations for good practice in ultrasound: oocyte pick up(dagger). Hum Reprod Open 2019; 2019(4):hoz025.

44. Macklon NS, Brosens JJ. The human endometrium as a sensor of embryo quality. Biol Reprod 2014; 91(4):98.

45. Craciunas L, Gallos I, Chu J, Bourne T, Quenby S, Brosens JJ et al. Conventional and modern markers of endometrial receptivity: a systematic review and meta-analysis. Hum Reprod Update 2019; 25(2):202-23.

46. Bonilla-Musoles F, Raga F, Osborne NG, Castillo JC, Bonilla F Jr. Endometrial receptivity: evaluation with ultrasound. Ultrasound Q. 2013; 29(1):3-20.

47. Brown J, Buckingham K, Buckett W, Abou-Setta AM. Ultrasound versus 'clinical touch' for catheter guidance during embryo transfer in women. Cochrane Database Syst Rev 2016; 3:CD006107.

48. Cozzolino M, Vitagliano A, Di Giovanni MV, Lagana AS, Vitale SG, Blaganje M et al. Ultrasound-guided embryo transfer: summary of the evidence and new perspectives. A systematic review and meta-analysis. Reprod Biomed Online 2018; 36(5):524-42.

49. Teixeira DM, Dassuncao LA, Vieira CV, Barbosa MA, Coelho Neto MA, Nastri CO et al. Ultrasound guidance during embryo transfer: a systematic review and meta-analysis of randomized controlled trials. Ultrasound Obstet Gynecol 2015; 45(2):139-48.

50. Schoolcraft WB. Importance of embryo transfer technique in maximizing assisted reproductive outcomes. Fertil steril 2016; 105(4):855-60.

CAPÍTULO 62

Endometriose e infertilidade

Paulo Arantes Laginha
Marina de Paula Andres
Fernanda Vieira Lins Arcoverde
Mauricio Simões Abrão

INTRODUÇÃO

A endometriose é caracterizada por ser uma doença inflamatória benigna, crônica, estrógeno-dependente e progressiva, que acomete, principalmente, mulheres na menacme. A infertilidade conjugal é definida como a incapacidade de iniciar uma gestação espontânea após 12 ou 6 meses de relação sexual frequente sem o uso de métodos contraceptivos para mulheres com idade até 34 anos de idade, ou a partir de 35 anos de idade, respectivamente.[1] Ambas se correlacionam, de forma que entre mulheres com diagnóstico de infertilidade a prevalência de endometriose pode chegar a 50% e, nas mulheres com diagnóstico de endometriose, 30-50% apresentam quadro de infertilidade.[1] Em um cenário global com mulheres que adiam a maternidade, associada a alta prevalência da endometriose em mulheres que justamente se encontram na menacme, este é um tema bastante relevante e com grande impacto na sociedade atual.

No Brasil, não há dados epidemiológicos sobre a prevalência da endometriose na população feminina. Mundialmente, estima-se que a endometriose ocorra em até 15% das mulheres na idade reprodutiva. Calcula-se que a prevalência de endometriose assintomática seja de 1-7% em pacientes que procuram serviços de esterilidade, de até 60% entre mulheres em idade reprodutiva com dor pélvica crônica e de 50-60% de mulheres e adolescentes com dor pélvica e/ou infertilidade inexplicada.[1] A taxa de fecundidade nos casais em idade reprodutiva normal é estimada em cerca de 15-20%, enquanto a taxa de fecundidade em mulheres com endometriose não tratada é estimada em 2-10%.[2] Conclui-se, portanto, que a endometriose não torna a mulher infértil, mas reduz a probabilidade de gestação por meio de alterações multifatoriais que serão abordadas neste capítulo.

CLASSIFICAÇÃO DA ENDOMETRIOSE

A classificação da endometriose é um tema de grande debate. Por ser uma enfermidade que pode apresentar um amplo espectro de acometimento, diferentes classificações foram propostas para padronizar o estadiamento e o tratamento da endometriose; e em todas a laparoscopia é mandatória.

Atualmente, umas das classificações mais utilizadas é a que foi proposta pela Sociedade Americana de Medicina Reprodutiva (ASRM) em 1979, a qual foi revisada e atualizada em 1996. Essa classificação caracteriza-se por sistema de pontuação baseado na localização e tamanho dos implantes e extensão das aderências. A somatória da pontuação final define a endometriose em quatro classes: endometriose mínima e leve – corresponde a doença peritoneal superficial; moderada – corresponde a endometriose ovariana, um endometrioma > 3 cm; grave – corresponde a endometriomas bilaterais e/ou obliteração completa de Douglas. Enquanto as aderências afetam substancialmente a atribuição de pontos, as lesões profundas importantes não recebem pontos específicos e, embora amplamente utilizado, esse esquema não demonstrou estar relacionado à frequência e gravidade dos sintomas ou ao prognóstico reprodutivo.[3]

Outra classificação muito utilizada é a descrita por Donnez, que diferencia a endometriose em peritoneal, ovariana e profunda.[4] A endometriose peritoneal é a doença superficial e se caracteriza por variados tipos de lesão diferentes – vermelhas, negras e brancas. A endometriose ovariana corresponde aos endometriomas, que são cistos de conteúdo achocolatado formados por tecido endometriótico. A endometriose profunda tem como definição clássica lesões que infiltram o peritônio > 5 mm.[3]

Em se tratando de infertilidade, a classificação mais recente proposta é o índice de fertilidade da endometriose (EFI). Esse sistema de classificação é baseado nos escores de pontos do sistema ASRM associados a informações adicionais de anamnese e pós-cirúrgicas. O EFI pontua de zero a dez pontos, e a pontuação prediz resultados gestacionais. Após seguimento de três anos, pacientes com uma pontuação de 0-3 apresentam 10% de probabilidade de engravidar, já aquelas com a pontuação mais alta, de 9-10 pontos, possuem uma taxa de sucesso de aproximadamente 75% para gestação espontânea.[5]

FISIOPATOLOGIA

Atualmente, sabe-se que há uma relação direta entre o grau de acometimento da endometriose e a taxa de infertilidade. Entre as mulheres com endometriose mínima/leve, aproximadamente 50% irão conceber sem tratamento, enquanto nas mulheres com doença moderada, apenas 25% conceberão espontaneamente, e na doença severa poucas concepções espontâneas acontecem.[6] Considera-se que a fisiopatologia da redução da fecundidade causada pela endometriose seja de caráter multifatorial, podendo acometer uma ou mais etapas, sendo elas: anatomia pélvica distorcida, função peritoneal alterada, anormalidades endócrinas e ovulatórias e implantação prejudicada.

Anatomia pélvica distorcida

A distorção anatômica causada pela endometriose deve-se ao processo inflamatório crônico peritoneal induzido pelos focos de endometriose estimulados pelos hormônios. A inflamação é a resposta fisiológica a um dano ou tecido ectópico, resultando em um desfecho inicial comum: isquemia tecidual. Após o início da inflamação/isquemia, há aumento da permeabilidade vascular nos vasos que suprem a área acometida, seguido de exsudação de células e citocinas pró-inflamatórias, levando à formação de um tecido fibrinoso cicatricial (aderências).[7] A constante formação de aderências promove retração e distorção da anatomia dos órgãos pélvicos como tubas e/ou ovários, impedindo a captação e o transporte do óvulo pelas fímbrias e tubas.[8,9] Exemplos de distorção da anatomia são a imperviedade tubária diagnosticada no exame de histerossalpingografia (prova de Cotte negativa) ou a presença de *kissing ovaries* visualizada na ultrassonografia pélvica endovaginal.

Função peritoneal alterada

A cavidade peritoneal é imersa em líquido peritoneal, que provém, principalmente, do exsudato ovariano produzido pelo desenvolvimento de folículos e corpo lúteo. O volume e conteúdo variam significativamente em diferentes fases do ciclo menstrual. Muitos estudos demonstram que o volume de líquido peritoneal é significativamente maior em mulheres inférteis com endometriose do que naquelas sem a doença, bem como elevada celularidade do sistema imune e concentrações aumentadas de prostaglandinas, proteases e citocinas inflamatórias – IL (interleucinas)-1, IL-6, TNF-alfa (fator de necrose tumoral alfa) – e citocinas angiogênicas – IL-8 e VEGF (fator de crescimento endotelial vascular).[10] Dessa forma, mediadores inflamatórios no fluido peritoneal podem influenciar diretamente o processo de fertilização, por exemplo, prejudicar a mobilização ou danificar o DNA de espermatozoides por estresse oxidativo, alterar a motilidade ciliar tubária ou impedir a fusão espermatozoide-oócito.[11]

Anormalidades ovulatórias e qualidade dos oócitos

Estudos demonstram uma redução das respostas ovarianas em razão do aumento do estresse oxidativo pelas reações inflamatórias peritoneais e ao redor dos endometriomas.[8] Fisiologicamente, o folículo dominante rompe e libera o oócito dentro de 24-36 horas após o pico de LH. Na endometriose, o crescimento folicular anormal e picos de LH prematuros podem induzir a síndrome do folículo luteinizado não roto (LUF), o folículo sofre luteinização, mas falha em romper e liberar o óvulo.[11]

Endometriomas promovem alterações estruturais, como a perda do estroma ovariano, e promovem um efeito prejudicial na foliculogênese em virtude da redução do suprimento sanguíneo para os folículos. O conteúdo cístico dentro de um endometrioma é uma fonte rica em citocinas pró-inflamatórias, ferro, espécies reativas de oxigênio e metaloproteases, que podem comprometer estruturas ovarianas adjacentes.[12] Foram identificadas, no tecido adjacente a endometriomas ovarianos, menor densidade folicular, maior fibrose e redução de tecido cortical ovariano.[12] Além disso, biópsias corticais de ovários contendo endometriomas revelaram atresia precoce de folículos, no entanto, nos ovários contralaterais sem endometrioma, a biopsia não demonstrou atresia precoce.[12]

Segundo a ASRM, pacientes com endometriose moderada/grave (estágios III/IV) apresentam menor reserva ovariana e menor resposta à estimulação ovariana. Em uma metanálise que examinou 1.039 pacientes, aquelas com endometriose apresentaram diminuição da captação de oócitos, menor número de oócitos da metáfase II e menos embriões formados em comparação com o grupo de controle.[13] Uma revisão dos estudos de doação de oócitos constatou que pacientes que recebem oócitos de doadoras com endometriose atingem taxas mais baixas de implantação e gravidez, enquanto o *status* do receptor não influencia o resultado do tratamento.[14]

Implantação prejudicada

Evidências sugerem que os distúrbios da função endometrial podem contribuir para a diminuição da fecundidade observada em mulheres com endometriose.[11] Morfologicamente, o endométrio de uma mulher com endometriose é idêntico ao de uma mulher sem essa doença, porém, ele exibe respostas bioquímicas alteradas durante a implantação. Em termos gerais, propõe-se que o endométrio eutópico de mulheres com endometriose apresente um ambiente pró-inflamatório, influenciando negativamente o processo de nidação.

A secreção normal de progesterona, seguida da resposta endometrial durante a fase lútea são essenciais para a transição do endométrio proliferativo para secretório e receptivo. A progesterona promove atividade anti-inflamatória e, em circunstâncias normais, ocorre uma resposta inflamatória após a queda da progesterona na fase secretora tardia do ciclo menstrual. Além disso, a progesterona induz a expressão da enzima 17-beta-hidroxiesteroide desidrogenase tipo 2 (HSD17B2), a qual metaboliza o estradiol biologicamente potente em estrona, menos potente. Na endometriose, há expressão reduzida de receptores de progesterona no endométrio, o que pode levar a uma resistência progestagênica, e essa resistência promove uma redução da atividade da enzima HSD17B2 e simula a fase secretora tardia. O ambiente hiperestrogênico induz respostas inflamatórias no endométrio, caracterizado por níveis elevados de citocinas inflamatórias.[15] Foi demonstrado que a endometriose pode promover alterações na densidade populacional e funcional de células imunológicas no endométrio durante as fases do ciclo menstrual, levando a um ambiente impróprio para implantação de embriões.[15]

TRATAMENTO

As opções de tratamento da infertilidade relacionada a endometriose descritas na literatura incluem, de forma isolada ou em associação, o tratamento cirúrgico da endometriose, a fertilização *in vitro* (FIV) e as técnicas de estimulação ovariana controlada associadas a inseminação intrauterina (EOC + IIU).

Endometriose peritoneal

Os *guidelines* da European Society of Human Reproduction and Embriology (ESHRE), American College of Obstetricians and Gynecologists (ACOG) e ASRM sugeriam superioridade da EOC + IIU para pacientes com endometriose estádios I/II com infertilidade associada, quando em comparação com a conduta expectante e a FIV.[11] Entretanto, o uso da IIU vem sendo questionado, uma vez que estudos mais recentes não mostraram benefícios desta técnica quando comparada a conduta expectante em pacientes com endometriose estádios I/II, além de a chance de gestação no primeiro ciclo de FIV ser significativamente maior que a taxa cumulativa de gestação em seis ciclos de IIU. Alguns estudos também sugeriram que a IIU pode estar associada a recidiva de lesões de endometriose.[16] Diante dessas evidências, recomenda-se que essa modalidade não seja indicada para pacientes com infertilidade associada a endometriose, visto "se tratar de procedimento questionável *per se*, ter resultados insignificantes e, possivelmente, expor as pacientes a risco aumentado de recorrência", com exceções a casais que tenham objeções sociais, culturais ou religiosas à FIV.[16]

Com relação ao impacto do tratamento cirúrgico da endometriose mínima ou leve nas taxas de gestação, dois ensaios clínicos randomizados mostraram resultados favoráveis ao grupo submetido a cirurgia, sendo calculado um número necessário para tratar (NNT) de 12 pacientes com endometriose superficial.[11] Considerando que endometriose superficial está presente em aproximadamente 30% das pacientes com infertilidade assintomática, seria necessário tratar cerca de 40 pacientes para atingir uma gestação. Assim, a maioria das sociedades, incluindo a ASRM, ESHRE e National Institute for Health Care and Care Excelence (NICE), não recomenda cirurgia para pacientes inférteis que não tenham sintomas com objetivo único de afastar o diagnóstico de endometriose.[17]

Essa recomendação é mantida no artigo recente do Endometriosis Treatment Italian Club (ETIC), que sugere a FIV, com taxas de sucesso em torno de 25% (NNT 4), como melhor alternativa para casais inférteis sem causa aparente. A cirurgia pode ser considerada, entretanto, em pacientes com dor pélvica moderada a severa e que prefiram conceber sem ajuda de técnicas de reprodução assistida.[16] Caso a laparoscopia seja realizada, deve-se proceder com ablação ou excisão do foco. As técnicas de ablação, eletrocirurgia ou *laser* apresentam desfechos semelhantes.[11]

No setor de Endometriose do HC-FMUSP, pacientes com quadro de dor e/ou infertilidade são submetidas a USTV (ultrassonografia transvaginal) com preparo intestinal. A endometriose superficial é suspeitada na ausência de achados sugestivos de endometriose profunda ou ovariana. Para tratamento da infertilidade é oferecida a terapia de reprodução assistida. A laparoscopia, com excisão dos possíveis focos superficiais, é oferecida apenas quando há falha em duas tentativas de fertilização *in vitro*, ou em pacientes com dor intensa (EVA [escala visual analógica] ≥ 7) associada a infertilidade (Figura 1).[18]

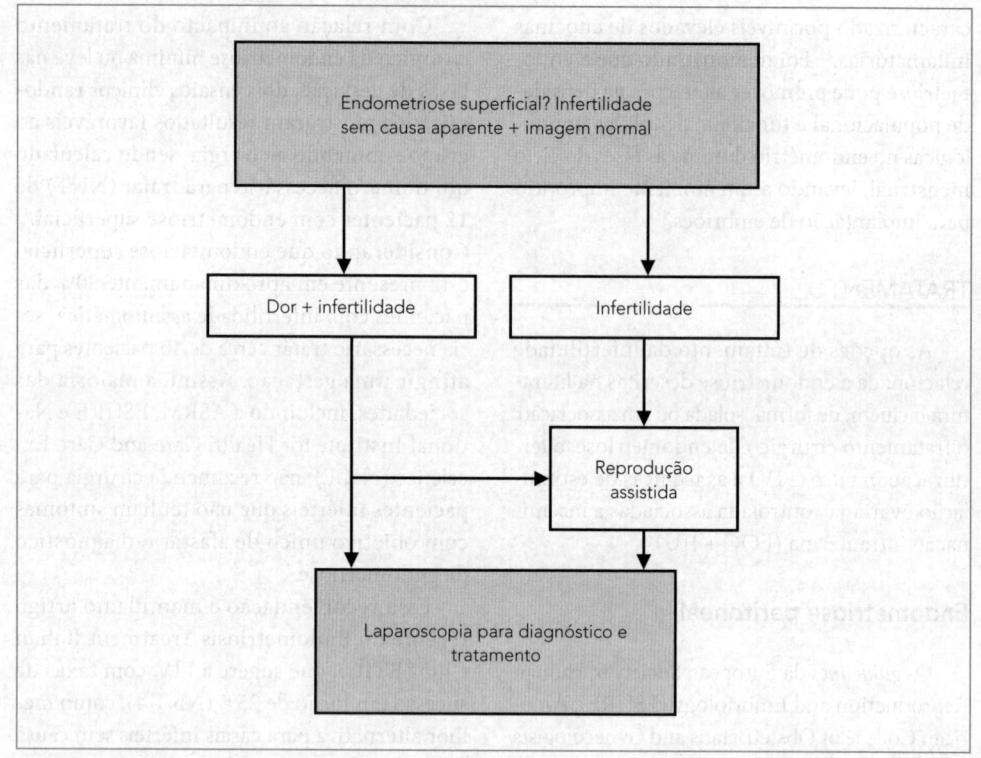

FIGURA 1 Algoritmo de tratamento para infertilidade associada à endometriose mínima ou leve.
Fonte: adaptada de Kho, 2018.[18]

Endometriose ovariana

Conforme mencionado, a presença de endometrioma (OMA) pode ser causa de redução da fertilidade e classifica-se como estágio III ou IV, em caso de bilateralidade. Nesse cenário, não há indicação formal para EOC+IIU, tendo em vista a baixa resposta ovariana e o comprometimento da gametogênese associado a um ambiente pélvico desfavorável à fecundação.[19] O tratamento do endometrioma associado a infertilidade pode, então, ser cirúrgico, FIV ou ambos.

Dentre as opções cirúrgicas para infertilidade, a cistectomia (remoção do endometrioma com cápsula) é a técnica mais recomendada pelas sociedades ESHRE, ACOG (The American College Obstetricians Gynecologist), ASRM e SOGC (The Society of Obstetricians and Gynecologist of Canada) em comparação à drena-

gem e drenagem/coagulação, pois a cistectomia está associada a menor recorrência de dor e de novo OMA.[18] De acordo com o *guideline* mais recente da ESHRE (2014) e estudos observacionais, em mulheres jovens com OMA estágio III/IV que não apresentam outros fatores de infertilidade identificáveis, ausência de cirurgia ovariana prévia e adequada reserva ovariana, quando indicado, o tratamento cirúrgico conservador laparoscópico (cistectomia) pode aumentar a fertilidade. No entanto, a depender da idade da paciente, *status* da reserva ovariana e tempo cirurgia-FIV, as técnicas de drenagem ou drenagem/coagulação, tornam-se viáveis. Independentemente da técnica, consequências adversas como redução da reserva ovariana e perda do ovário devem ser abordadas com as pacientes.[2] O tratamento cirúrgico do OMA nos impõe um problema antagônico, pois, da mesma maneira que a cirurgia pode elevar as taxas de gravidez espontânea, ela também pode danificar os ovários.

Segundo ETIC (2019) e ASRM (2012), a excisão de pequenos OMA (< 4 cm) antes da FIV é desencorajada em casos de idade avançada, baixas dosagens de AMH (hormônio antimülleriano), cirurgias prévias ou cistos bilaterais decorrentes de possível redução da reserva ovariana. No entanto, a presença de achados ultrassonográficos não tranquilizadores e em mulheres com dor pélvica crônica moderada a grave associada a OMA > 4 cm, a cirurgia é indicada para se obter diagnóstico histológico de possível neoplasia, tratamento dos sintomas, evitar risco de punção e ruptura do cisto e possível aumento do sucesso da FIV quando indicada.[16,18]

Considerando-se que as chances de sucesso da cirurgia e da FIV são semelhantes, mulheres com idade avançada e inférteis que apresentam diagnóstico de OMA podem ser encaminhadas diretamente para FIV sem cirurgia prévia. No entanto, em razão da falta de dados robustos e de ensaios clínicos randomizados que comparem a excisão laparoscópica com o tratamento expectante antes dos ciclos de FIV, a decisão entre cirurgia e FIV deve ser discutida e compartilhada com a paciente, considerando também que a FIV está associada a complicações como a síndrome de hiperestimulação ovariana, entre outros fatores como: sintomas (dor), idade da paciente ou reserva ovariana, desejo de fertilidade, histórico de tratamento, tamanho do OMA, bilateralidade, cirurgia ovariana prévia e suspeita de malignidade.[2]

Endometriose profunda

De acordo com as recomendações da ESHRE 2013 e ASRM 2012, em pacientes com infertilidade associada a endometriose estádios III/IV, a laparoscopia pode ser considerada em oposição ao tratamento expectante, principalmente em pacientes jovens, de acordo com estudos que mostraram aumento nas taxas de gestação espontânea. As técnicas de reprodução assistida (TRA) seriam uma alternativa a pacientes com idade avançada ou pacientes sem sucesso reprodutivo após tratamento cirúrgico. Porém, o impacto da ressecção cirúrgica de nódulos profundos prévios no tratamento de TRA, em pacientes com infertilidade associada a endometriose, não está bem estabelecido em relação ao desfecho reprodutivo.[20]

Uma revisão mais recente ressalta, entretanto, que enquanto alguns estudos observacionais sugerem melhora de até 45% nas taxas de gravidez espontânea após cirurgia para endometriose profunda, outros mostram lesão ovariana com redução no número de folículos antrais. Além disso, apesar de o tratamento cirúrgico com ressecção dos focos de endometriose profunda melhorar a dor e a qualidade de vida, também está associado a taxa de complicações considerável (menor 1,1%; maior 3,9%), particularmente em casos com comprometimento intestinal (menor 1%; maior 6,3%).[18,21]

De acordo com o *guideline* francês de 2018, os resultados das técnicas de FIV atuais, referentes a taxas de gestação e nascidos vivos, não são negativamente afetados pela existência de endometriose. Além disso, a estimulação ovariana controlada durante a FIV não causa piora dos sintomas relacionados a endometriose, não acelera a progressão de doença preexistente, nem aumenta taxas de recorrência.[22]

Diante de evidências por vezes conflitantes, o algoritmo sugerido pelo autor, que é o mesmo utilizado no setor de endometriose do HC-FMUSP, preconiza que mulheres com endometriose profunda associada a dor e infertilidade realizem avaliação da sua reserva ovariana com a dosagem do hormônio antimülleriano (AMH) e a contagem de folículos antrais. Pacientes com boa reserva ovariana e idade < 30 anos, sem antecedentes de cirurgia ovariana, são submetidas a tratamento cirúrgico e então encaminhadas a TRA. A criopreservação de gametas prévia ao tratamento cirúrgico é a opção para as pacientes com idade > 30 anos de idade, com baixa reserva ou antecedente cirúrgico ovariano. Pacientes com infertilidade e sem queixas álgicas são encaminhadas para TRA e, apenas após falha de duas tentativas de FIV, a cirurgia é considerada (Figura 2).[18]

CONSIDERAÇÕES FINAIS

- A endometriose não torna a mulher infértil, mas reduz a probabilidade de gestação por meio de alterações multifatoriais.
- A estimulação ovariana controlada associada à inseminação intrauterina não deve ser considerada uma opção para o tratamento de infertilidade associada a endometriose.
- No tratamento da infertilidade sem causa aparente, não é recomendada cirurgia para objetivo único de afastar o diagnóstico de endometriose. A cirurgia pode ser considerada, entretanto, em pacientes com dor pélvica moderada a severa, e que prefiram conceber sem ajuda de técnicas de reprodução assistida.

- O tratamento da infertilidade relacionada a endometrioma ovariano leva a decisão terapêutica delicada e deve ser individualizado, considerando fatores como: sintomas (dor), idade da paciente ou reserva ovariana, desejo de fertilidade, tamanho do cisto, bilateralidade, cirurgia ovariana prévia e suspeita de malignidade.
- Em relação ao tratamento de endometriose estádios III/IV associada a infertilidade, a laparoscopia pode ser considerada em oposição ao tratamento expectante, principalmente em pacientes jovens. As técnicas de reprodução assistida são uma alternativa em pacientes com idade avançada, pacientes sem sucesso reprodutivo após tratamento cirúrgico, ou podem ser a primeira linha em pacientes que tenham acesso à TRA.

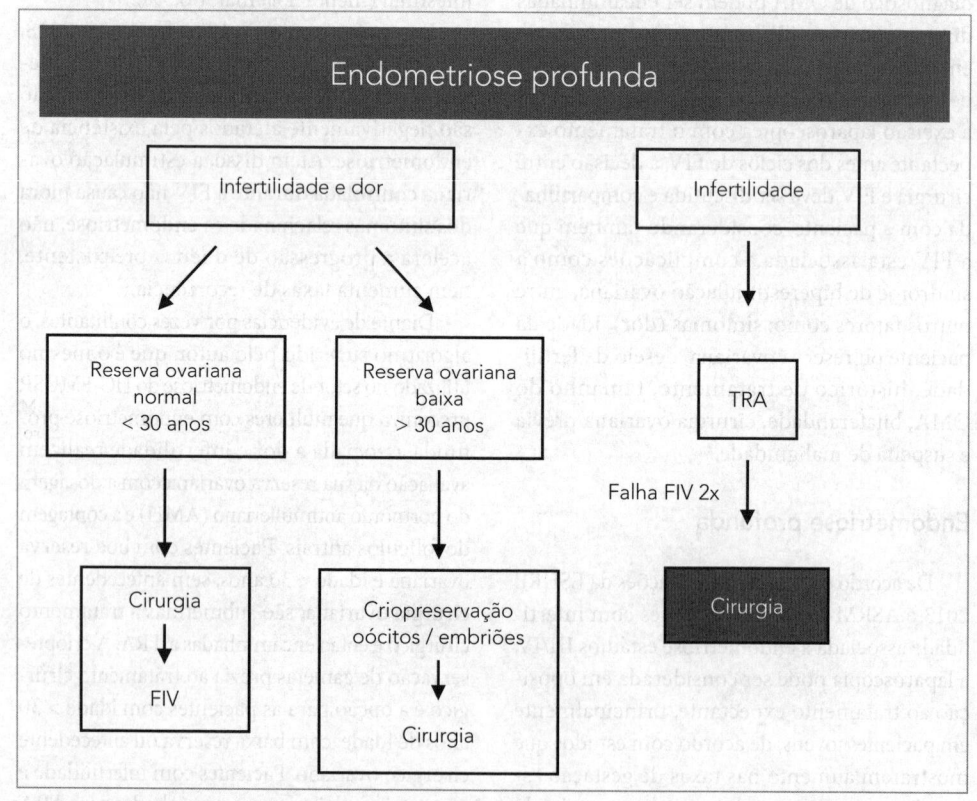

FIGURA 2 Algoritmo de tratamento da infertilidade associada à endometriose profunda.

REFERÊNCIAS BIBLIOGRÁFICAS

1. Taylor HS, Fritz MA, Pal L, Seli E. Speroff's – clinical gynecologic endocrinology and infertility. 9.ed. Philadelphia, PA: Wolters Kluwer, 2020.

2. Practice Committee of the American Society for Reproductive Medicine. Diagnostic evaluation of the infertile female: a committee opinion. Fertil Steril 2015; 103(6):e44-50.

3. Andres MP, Borrelli GM, Abrão MS. Endometriosis classification according to pain symptoms: can the ASRM classification be improved? Best Pract Res Clin Obstet Gynaecol 2018; 51:111-8.

4. Nisolle M, Donnez J. Peritoneal endometriosis, ovarian endometriosis, and adenomyotic nodules of the rectovaginal septum are three different entities. Fertil Steril 1997; 68(4):585-96.

5. Tomassetti C, Geysenbergh B, Meuleman C, Timmerman D, Fieuws S, D'Hooghe T. External validation of the endometriosis fertility index (EFI) staging system for predicting non-ART pregnancy after endometriosis surgery. Hum Reprod 2013; 28(5):1280-8.

6. Olive DL, Stohs GF, Metzger DA, Franklin RR. Expectant management and hydrotubations in the treatment of endometriosis-associated infertility. Fertil Steril 1985; 44(1):35-41.

7. Imudia AN, Kumar S, Saed GM, Diamond MP. Pathogenesis of intra-abdominal and pelvic adhesion development. Semin Reprod Med 2008; 26(4):289-97.

8. Macer ML, Taylor HS. Endometriosis and infertility: a review of the pathogenesis and treatment of endometriosis-associated infertility. Obstet Gynecol Clin North Am 2012; 39(4):535-49.

9. Lin YH, Chen YH, Chang HY, Au HK, Tzeng CR, Huang YH. Chronic niche inflammation in endometriosis-associated infertility: current understanding and future therapeutic strategies. Int J Mol Sci 2018; 19(8).

10. Vallvé-Juanico J, Houshdaran S, Giudice LC. The endometrial immune environment of women with endometriosis. Hum Reprod Update 2019; 25(5):564-91.

11. Practice Committee of the American Society for Reproductive Medicine. Endometriosis and infertility: a committee opinion. Fertil Steril 2012; 98(3):591-8.

12. Sanchez AM, Viganò P, Somigliana E, Panina-Bordignon P, Vercellini P, Candiani M. The distinguishing cellular and molecular features of the endometriotic ovarian cyst: from pathophysiology to the potential endometrioma-mediated damage to the ovary. Hum Reprod Update 2014; 20(2):217-30.

13. Hauzman EE, Garcia-Velasco JA, Pellicer A. Oocyte donation and endometriosis: What are the lessons? Semin Reprod Med 2013; 31(2):173-7.

14. Bulun SE, Cheng YH, Yin P, Imir G, Utsunomiya H, Attar E et al. Progesterone resistance in endometriosis: link to failure to metabolize estradiol. Mol Cell Endocrinol 2006; 248(1-2):94-103.

15. Lessey BA, Kim JJ. Endometrial receptivity in the eutopic endometrium of women with endometriosis: it is affected, and let me show you why. Fertil Steril 2017; 108(1):19-27.

16. ETIC Endometriosis Treatment Italian Club. When more is not better: 10 'don'ts' in endometriosis management. Hum Reprod Open 2019; 2019(3):hoz009.

17. Kuznetsov L, Dworzynski K, Davies M, Overton C, Guideline Committee. Diagnosis and management of endometriosis: summary of NICE guidance. BMJ 2017; 358:j3935.

18. Kho RM, Andres MP, Borrelli GM, Neto JS, Zanluchi A, Abrão MS. Surgical treatment of different types of endometriosis: Comparison of major society guidelines and preferred clinical algorithms. Best Pract Res Clin Obstet Gynaecol 2018; 51:102-10.

19. Vercellini P, Viganò P, Somigliana E, Fedele L. Endometriosis: pathogenesis and treatment. Nat Rev Endocrinol 2014; 10(5):261-75.

20. Dunselman GA, Vermeulen N, Becker C, Calhaz-Jorge C, D'Hooghe T, De Bie B et al. ESHRE guideline: management of women with endometriosis. Hum Reprod 2014; 29(3):400-12.

21. Bassi MA, Podgaec S, Dias JA, D'Amico Filho N, Petta CA, Abrao MS. Quality of life after segmental resection of the rectosigmoid by laparoscopy in patients with deep infiltrating endometriosis with bowel involvement. J Minim Invasive Gynecol 2011; 18(6):730-3.

22. Santulli P, Collinet P, Fritel X, Canis M, d'Argent EM, Chauffour C et al. Management of assisted reproductive technology (ART) in case of endometriosis related infertility: CNGOF-HAS Endometriosis Guidelines. Gynecol Obstet Fertil Senol 2018; 46(3):373-5.

CAPÍTULO 63

Adenomiose e infertilidade

Daniel Bier Caraça
Alexandre Lobel
Sérgio Podgaec

INTRODUÇÃO

A adenomiose é uma doença uterina benigna, estrogênio-dependente, conhecida desde o século XIX. Sua primeira descrição foi realizada por um patologista alemão chamado Carl Von Rokitansky, que em 1860 descreveu a presença de glândulas endometriais no miométrio como cistossarcoma adenoide uterino. Em 1908, Cullen descreveu o termo adenomioma como uma condição em que glândulas e estroma endometriais se encontravam intramiometriais de forma difusa ou isolada. O primeiro autor a utilizar o termo adenomiose uterina foi Frankl em 1925, porém, a definição moderna da doença foi realizada somente em 1972, por Bird, que citou uma invasão benigna do endométrio no miométrio, produzindo um útero aumentado de forma difusa que exibe microscopicamente glândulas e estroma endometriais ectópicos, não neoplásicos, cercados por miométrio hipertrófico e hiperplásico.[1] Ela se manifesta um espectro de lesões que pode variar de uma zona funcional levemente espessada a adenomiose uterina com espessura total do miométrio.

A patogênese da doença ainda hoje é desconhecida. Diversas teorias foram propostas, sendo as principais:

- Teoria da invaginação – pacientes com adenomiose apresentam uma produção suprafisiológica de estrógeno, principalmente endometrial. Esse estado de hiperestrogenismo promove uma maior atividade uterina com proliferação endometrial alterada e microtraumatismo tecidual induzido por hiperperistaltismo na zona juncional. Esses repetidos ciclos de autotraumatização (mecanismo de lesão e reparo tecidual) levam à constante ruptura das fibras musculares na parede miometrial, aumentando a invaginação da camada basal do endométrio para o miométrio, o que leva ao estabelecimento de lesões.[2]
- Teoria da metaplasia – lesões adenomióticas resultam da metaplasia de restos müllerianos pluripotentes embrionários ou da diferenciação de células-tronco adultas.[2]

A real incidência da adenomiose é desconhecida e de difícil avaliação na população feminina, com estudos que variam de 1-70%. A maior parte dos trabalhos sobre a doença se baseia em mulheres submetidas a histerectomia e, portanto, exclui pacientes assintomáticas. Além disso, esses estudos criam um viés relacionado à idade, visto que dificilmente mulheres jovens seriam submetidas a procedimentos radicais e, assim, não entrariam na estatística da doença.[3]

FATORES DE RISCO

Conforme descrito anteriormente, a etiologia da adenomiose, ainda hoje, é foco de discussão, porém, o suporte para as teorias vem dos fatores de risco que comumente são encontrados na doença.[4]

- Exposição ao estrogênio – menacme precoce, normalmente antes dos 10 anos de idade, ciclos menstruais curtos (< 24 dias), índice de massa corpórea (IMC) elevado e o uso do tamoxifeno são encontrados em pacientes com adenomiose. O tamoxifeno se liga a receptores seletivos de estrogênio e pode estimular o tecido endometrial normal e ectópico, ajudando no desenvolvimento da doença. O papel dos anticoncepcionais como fator de risco ainda é incerto, sendo de difícil avaliação a hipótese de haver uma relação de causa ou uma associação com a doença. Estudos demonstram uma incidência aumentada em pacientes com adenomiose que utilizam anticoncepcionais, porém, como os principais sintomas relacionados com a doença podem ser controlados com o uso dessas medicações, a relação fica prejudicada, não sendo possível avaliar se as pacientes desenvolvem a doença por utilizarem o anticoncepcional ou se estão tratando os sintomas.
- Multiparidade – invasão trofoblástica no miométrio, assim como a elevação dos níveis de estrogênios durante a gestação.
- Cirurgias uterinas – o mecanismo de trauma durante cirurgias uterinas anteriores pode facilitar a invasão endometrial no miométrio.
- Fatores genéticos – foi observada uma relação entre certos disruptores endócrinos, como o ftalato, que em conjunto com certas deleções gênicas pode originar a adenomiose.[2]

QUADRO CLÍNICO

O quadro clínico representado por paciente com adenomiose apresenta uma variedade de sintomas e intensidades, o que pode dificultar e atrasar o diagnóstico por parte do ginecologista. Nenhum sintoma é específico da doença e pode ser confundido com outras doenças ginecológicas, como leiomiomas ou mesmo endometriose. Médicos que tratam da saúde feminina devem conhecer os principais sintomas e, associados ao exame físico ginecológico, suspeitar da adenomiose. Normalmente, a intensidade das queixas está relacionada com o grau de comprometimento uterino pelas lesões (profundidade e densidade), porém, embora de difícil caracterização de sua incidência, é importante citar que muitas pacientes que apresentam adenomiose são assintomáticas.

Os principais sintomas observados são: dismenorreia, dor pélvica crônica, infertilidade, dispareunia de penetração e sangramento uterino anormal, normalmente associados a aumento importante do fluxo menstrual ou sangramento intermenstrual.[5]

Os sinais comumente observados no exame físico são: o útero aumentado difusamente, secundário a proliferação do tecido endometrial ectópico, amolecido e muitas vezes doloroso ao toque. Nódulos adenomióticos focais podem ser observados, porém, normalmente são confundidos com leiomiomas.

DIAGNÓSTICO

Após anamnese dirigida e exame físico adequado, o ginecologista deve suspeitar da adenomiose, porém, eles apresentam uma limitação em estabelecer o diagnóstico definitivo e a extensão do comprometimento uterino.

Até recentemente, o padrão-ouro no diagnóstico era realizado pelo exame anatomopatológico de úteros retirados em histerectomias, porém, com o avanço tecnológico, a ressonância nuclear magnética (RNM) e o ultrassom (USG) pélvico e transvaginal têm se tornando muito importantes na investigação, possibilitando, inclusive, o diagnóstico em fases iniciais da doença.

Os sinais ultrassonográficos refletem a localização e a quantidade de glândulas ou estroma endometriais no miométrio, além da hipertrofia e hiperplasia musculares típicas da doença. Os principais achados descritos são: espessamentos assimétricos das paredes uterinas, aumento da heterogeneidade, irregularidade na zona juncional, presença de áreas hipoecoicas e heterogêneas, cistos miometriais em áreas mal definidas com textura de eco anormal são altamente específicos para adenomiose, porém, estão presentes apenas em 40-60% dos casos. O Doppler pode ajudar na diferenciação entre leiomiomas e adenomiomas.[6]

A principal vantagem da RNM é definir com precisão a zona juncional e assim avaliar espessura e irregularidades desse local, além disso, possibilita a observação de um útero aumentado regular ou assimétrico com ausência de lesões focais.

Dueholm e Lundorf, em uma revisão da literatura que comparou o USG com a RNM no diagnóstico da adenomiose, obtiveram uma sensibilidade de 74 e 81% e uma especificidade de 87 e 91%.[6]

Ambos os exames são igualmente eficazes no diagnóstico da adenomiose. O ultrassom deve ser a escolha natural inicial em virtude da facilidade na realização e menor valor financeiro, sendo a RNM utilizada para adicionar informações e desempenho no diagnóstico.

A histeroscopia pode ser usada no diagnóstico da doença, porém, ela é um exame invasivo que não permite a avaliação da extensão e profundidade da adenomiose. As alterações que podem ser observadas são: áreas de coloração acastanhadas ou amarronzadas no endométrio, pequenos orifícios na parede uterina, áreas hipervascularizadas, aumento importante da cavidade uterina e áreas de retração endometrial.

TRATAMENTO

O tratamento da adenomiose depende do quadro clínico e da gravidade da doença, assim como do desejo reprodutivo.

Usualmente, pacientes que não desejam ser submetidas a procedimentos cirúrgicos, que apresentem contraindicação ou que queiram manter sua fertilidade, podem realizar, no início, tratamento clínico. Os principais fármacos são:[3,5,7]

- Anti-inflamatórios não esteroides (AINE) – pacientes com adenomiose que cursam com dismenorreia e dor pélvica crônica apresentam elevação das prostaglandinas. A inibição da ciclo-oxigenase por meio dos anti-inflamatórios pode melhorar os sintomas álgicos.
- Anticoncepcionais orais combinados ou progestágenos – estes medicamentos podem ser utilizados de forma contínua e, assim, induzem amenorreia, decidualização e atrofia endometrial.
- Dispositivo intrauterino liberador de levonorgestrel – muito efetivo no tratamento de adenomiose, promove decidualização do endométrio e, assim, diminui o fluxo menstrual. Além disso, acredita-se que ele possa agir nos focos de adenomiose, diminuindo a atividade dos receptores de estrógeno.
- Implantes subcutâneos – os implantes de etonogestrel que são inseridos normalmente no antebraço e têm duração de 3 anos. O principal objetivo é atrofia do endométrio, provocando amenorreia.
- Outras medicações menos utilizadas são: danazol, análogo do GnRH e inibidores da aromatase.

TRATAMENTO CIRÚRGICO

Histerectomia é a opção terapêutica definitiva para pacientes com adenomiose sintomática que apresentam prole constituída ou que não apresentam melhora com o tratamento clínico; entretanto, muitas mulheres apresentam desejo de preservar sua fertilidade futura, e a cirurgia conservadora tem ganhado espaço nos últimos anos.

Pacientes com adenomiose focal podem se beneficiar do tratamento conservador, e, similarmente à leiomiomectomia, o nódulo de adenomiose pode ser retirado por completo. Porém, na adenomiose difusa, pela própria característica da doença (glândulas e estroma endometriais dispersos por todo o miométrio circunscritos por tecido normal), torna-se impossível a ressecção completa. A cirurgia citorredutora que visa remover o máximo possível de lesões de adenomiose é ainda muito controversa, visto que potencialmente tem o risco de ressecar o miométrio saudável e funcional, além de frequentemente acometer a cavidade uterina.[8]

Novas técnicas não cirúrgicas têm ganhado importância no tratamento de adenomiose visando a preservação do útero. O *high intensity focused ultrasound* (HIFU) é uma técnica não invasiva que pode ser realizada tanto por ultrassom como por ressonância nuclear magnética. Feixes de ultrassom ou da ressonância são focados na lesão e causam coagulação e consequente necrose celular, preservando assim o tecido normal subjacente.[9]

INFERTILIDADE

O impacto da adenomiose na infertilidade ainda é desconhecido, por alguns fatores que prejudicam uma análise detalhada do tema. A prevalência da adenomiose ainda é desconhecida, mesmo na população geral; e nos casos de infertilidade, visto que o diagnóstico definitivo é obtido apenas com a histerectomia. A propedêutica complementar, com exames de imagens, auxilia no diagnóstico, mas ainda faltam estudos para determinar o número real de pacientes acometidas pela doença.[10]

A concomitância entre adenomiose e endometriose pélvica também dificulta o estabelecimento da correlação da adenomiose e da infertilidade. A associação entre endometriose e adenomiose em pacientes com diagnóstico de infertilidade foi de 27-97%, dependendo dos critérios diagnósticos adotados.[4] Essa associação dificulta a análise isolada da influência da adenomiose na fertilidade feminina.

Os mecanismos propostos, que explicam a associação entre a fertilidade e a adenomiose,

sugerem a alteração de peristaltismo uterino, o que dificultaria o transporte de sêmen e a implantação embrionária. Teoriza-se também que o aumento de radicais livres e alterações no sistema imune uterino em mulheres com adenomiose também explicariam a dificuldade de essas pacientes conseguirem uma gestação.

A relação entre infertilidade e adenomiose foi estudada em uma metanálise que evidenciou uma redução de 28% da chance de gestação após fertilização *in vitro* (FIV), com redução de 30% de nascidos vivos e risco relativo de abortamento de 2,12 (IC 1,20-3,75). Entretanto, os resultados devem ser analisados com cautela pela grande heterogeneidade entre os estudos incluídos.[11] Achados similares foram encontrados em estudo retrospectivo com 973 pacientes submetidas a FIV, no qual a taxa de nascidos vivos em pacientes com fator tubário foi de 27,4%, enquanto nas pacientes com adenomiose foi de 12,5%.[12]

A adenomiose também foi relacionada com piores desfechos obstétricos e perinatais. Uma metanálise de 2019 demonstrou aumento de risco para elevação dos níveis pressóricos durante a gestação, DHEG (doença hipertensiva específica da gravidez), prematuridade e recém-nascidos pequenos para idade gestacional, sugerindo alterações na placentação das gestantes portadoras de adenomiose.[13]

Tratamento da infertilidade

O tratamento da adenomiose sintomática é realizado com o bloqueio do eixo hipotálamo-hipofisário-ovariano, com supressão da ovulação e redução dos níveis estrogênicos, utilizando tratamento hormonal com contraceptivos combinados ou progestágenos isolados. Porém, nas mulheres que desejam a gestação, essa conduta não pode ser indicada.

A supressão temporária do eixo hipotálamo-hipófise-ovariano com agonistas de antes da FIV poderia ser uma opção para melhora das taxas de gravidez, pela potencial redução das lesões adenomióticas e também por reduzir a expressão de peroxinitrito, prejudicial para a implantação e o desenvolvimento embrionário. Alguns trabalhos em pacientes com diagnóstico de endometriose demonstraram benefício com o uso de análogo de GnRH durante 3-6 meses antes da FIV,[14] mas novos estudos em pacientes com adenomiose são necessários para validar tal prática.

O uso da cirurgia também pode ser uma abordagem interessante para o diagnóstico e tratamento de outras doenças que comprometeriam o resultado reprodutivo, como a endometriose e aderências pélvicas.

Para os casos de adenomiose difusa, o tratamento é muito mais desafiador. Osada (2018) publicou uma revisão da técnica cirúrgica para metroplastia em pacientes com adenomiose.[15] A técnica preconiza exérese de grande parte do miométrio acometido pela doença e reconstrução anatômica. O autor recomenda a ressecção laparotômica e descreve mais de duas mil cirurgias, realizadas principalmente no Japão. Houve redução importante da dor e sangramento (82 e 68,8%, respectivamente) e a taxa de gestação variou, de acordo com a série de casos, de 17,5-72,7%, e a FIV contribuiu positivamente com esses resultados. Foram descritas 363 gestações, e a complicação mais temida, que é a rotura uterina, ocorreu em 3,6% dos casos.

Outras alternativas terapêuticas, como a embolização de artéria uterina e HIFU, podem ser apropriadas para as pacientes com adenomiose e infertilidade, porém hoje existem apenas relatos de casos de gestações após o uso dessas técnicas. Novos estudos devem ser realizados para validar esses tratamentos.

CONSIDERAÇÕES FINAIS

A adenomiose é uma doença desafiadora para o ginecologista, com uma gama variada de manifestações clínicas que têm o potencial de reduzir significativamente a qualidade de vida das pacientes acometidas, além de interferir na fertilidade futura. Com os avanços tecnológicos, o diagnóstico da adenomiose atualmente vem sendo cada vez mais realizado com o auxílio de métodos de imagens, principalmente o ultrassom e a RNM, e, assim, possibilita o melhor tratamento e seguimento dessa doença. A infertilidade é uma manifestação importante da adenomiose, porém, intervenções com reprodução assistida, assim como novos métodos cirúrgicos, que visam a preservação da fertilidade, vêm ganhando espaço no tratamento complexo dessas pacientes.

REFERÊNCIAS BIBLIOGRÁFICAS

1. Bird CC, McElin TW, Manalo-Estrella P. The elusive adenomyosis of the uterus – revisited. Am J Obstet Gynecol 1972; 112(5):583-93.
2. Garcia-Solares J, Donnez J, Donnez O, Dolmans MM. Pathogenesis of uterine adenomyosis: invagination or metaplasia? Fertil Steril 2018; 109(3):371-9.
3. Matalliotakis IM, Kourtis AI, Panidis DK. Adenomyosis. Obstet Gynecol Clin North Am 2003; 30(1):63-82, viii.
4. Struble J, Reid S, Bedaiwy MA. Adenomyosis: a clinical review of a challenging gynecologic condition. J Minim Invasive Gynecol 2016; 23(2):164-85.
5. Podgaec S. Endometriose. 1.ed. Coleção Febrasgo. Brasil: Elsevier Editora Ltda., 2014.
6. Dueholm M, Lundorf E. Transvaginal ultrasound or MRI for diagnosis of adenomyosis. Curr Opin Obstet Gynecol 2007; 19(6):505-12.
7. Alabiso G, Alio L, Arena S, Prun A, Bergamini V, Berlanda N et al. Adenomyosis: what the patient needs. J Minim Invasive Gynecol 2016; 23(4): 476-88.
8. Horng HC, Chen CH, Chen CY, Tsui KH, Liu WM, Wang PH et al. Uterine-sparing surgery for adenomyosis and/or adenomyoma. Taiwan J Obstet Gynecol 2014; 53(1):3-7.
9. Zhang L, Zhang W, Orsi F, Chen W, Wang Z. Ultrasound-guided high intensity focused ultrasound for the treatment of gynaecological diseases: a review of safety and efficacy. Int J Hyperthermia 2015; 31(3):280-4.
10. Campo S, Campo V, Benagiano G. Adenomyosis and infertility. Reprod Biomed Online 2012; 24(1):35-46.
11. Younes G, Tulandi T. Effects of adenomyosis on in vitro fertilization treatment outcomes: a meta-analysis. Fertil Steril 2017; 108(3):483-90 e3.
12. Sharma S, Bathwal S, Agarwal N, Chattopadhyay R, Saha I, Chakravarty B. Does presence of adenomyosis affect reproductive outcome in IVF cycles? A retrospective analysis of 973 patients. Reprod Biomed Online 2019; 38(1):13-21.
13. Razavi M, Hajiagha AM, Sepidarkish M, Rouholamin S, Hashiani AA, Rezaeinejad M. Systematic review

and meta-analysis of adverse pregnancy outcomes after uterine adenomyosis. Int J Gynaecol Obstet 2019; 145(2):149-57.

14. Dunselman GA, Vermeulen N, Becker C, Jorge CC, Hooghe TD, Bie BD et al. ESHRE guideline: management of women with endometriosis. Hum Reprod 2014; 29(3):400-12.

15. Osada H. Uterine adenomyosis and adenomyoma: the surgical approach. Fertil Steril 2018; 109(3):406-17.

CAPÍTULO 64

Preservação de fertilidade

Pedro Augusto Araujo Monteleone
Pedro Felipe Magalhães Peregrino
Tatiana Carvalho S. Bonetti

INTRODUÇÃO

A preservação da fertilidade é um tema que vem ganhando cada vez mais destaque na última década. Pode ser definida como a aplicação de procedimentos médicos, cirúrgicos ou laboratoriais para a preservação do potencial de paternidade/maternidade biológica em adultos ou crianças com risco de esterilidade precoce (antes do final do período reprodutivo natural). Esses procedimentos podem atingir as esferas médicas e sociais. Entre as condições médicas, a fertilidade pode ser prejudicada devido a agentes gonadotóxicos terapêuticos ou doenças que afetem os órgãos reprodutivos. A preservação da fertilidade social vem sendo cada vez mais procurada por mulheres que planejam a maternidade tardia e desejam preservar sua fertilidade antes da ocorrência do envelhecimento ovariano natural em razão da idade avançada.[1]

Apesar de a preservação da fertilidade abranger um grande número de situações médico-sociais, que requerem uma abordagem individual e multiprofissional, o grande foco tem sido pacientes com diagnóstico de câncer. O diagnóstico precoce associado ao aumento das taxas de sobrevida de mulheres com câncer faz com que as consequências da doença e do tratamento mereçam atenção. A partir dessa condição, surge uma nova área de pesquisa e atuação médica denominada oncofertilidade, área de atuação multidisciplinar dedicada à preservação da fertilidade, resultante de uma associação de profissionais da medicina reprodutiva, oncologia, cirurgia, pesquisas básica e aplicada, psicologia, enfermagem e outras disciplinas médicas e paramédicas. Diante dessa realidade, o interesse pelo aprimoramento das técnicas de preservação da fertilidade aumenta constantemente, não somente com o intuito de preservar a fertilidade em si, podendo assegurar uma futura gestação, mas também promovendo melhoria da qualidade de vida e autoestima de mulheres que estão em risco de infertilidade e consequente impossibilidade de gerar filhos biológicos.[2]

PRESERVAÇÃO DA FERTILIDADE SOCIAL

A primeira gestação com oócito criopreservado foi relatada em 1986, utilizando a tecnologia de congelamento lento. Entretanto, os resultados dessa técnica não eram eficientes, e ela era considerada um procedimento experimental. Com o desenvolvimento da tecnologia de vitrificação, no final do ano de 2012, a Sociedade Americana de Medicina Reprodutiva (American Society for Reproductive Medicine – ASRM) e a Sociedade para Tecnologia de Reprodução Assistida (Society for Assisted Reproductive Technology – SART) consideraram que a criopreservação de óvulos não deveria ser encarada como uma prática experimental e poderia ser utilizada na rotina clínica. Apesar de inicialmente as sociedades não se posicionarem favoravelmente à utilização dessa tecnologia para preservação da fertilidade social, essa prática passou a ser cada vez mais utilizada em todo o mundo.[3]

Essa indicação abrange o grupo de mulheres que por algum motivo deseja postergar a gestação. É tipicamente realizada em mulheres abaixo dos 38 anos de idade que desejam preservar a opção de ter um filho biológico tardiamente, evitando assim os efeitos da queda da qualidade ovular em razão do avanço da idade. Sabe-se que a reserva ovariana passa de 1 a 2 milhões de óvulos ao nascimento para aproximadamente mil na transição climatérica, provocando a falência ovariana ao redor dos 45 anos de idade. Entretanto, uma queda mais acentuada da reserva ovariana começa a partir dos 35 anos de idade, e, paralelamente, há uma redução na qualidade dos óvulos, levando a maiores chances de alterações genéticas dos embriões. Essa realidade justifica a indicação das mulheres que desejam preservar a fertilidade até 38 anos de idade.

PRESERVAÇÃO DA FERTILIDADE PARA DOENÇAS ONCOLÓGICAS

As doenças oncológicas em pacientes jovens vêm aumentando ao longo dos últimos anos, com aproximadamente 1 em cada 20 mulheres sendo diagnosticada com câncer antes dos 50 anos de idade. Por outro lado, as taxas de sobrevida em 5 anos em alguns tipos de câncer, como testículo, mama e hematológico, chegam a 90% ou mais. No entanto, os tratamentos realizados são muitas vezes prejudiciais à função reprodutiva, tanto em homens quanto em mulheres. A fertilidade feminina pode ser prejudicada tanto pela cirurgia como pelos tratamentos de quimioterapia e radioterapia.[4]

O dano ovariano é fármaco e dose-dependente e está relacionado à idade e ao tempo de tratamento. Diversos agentes quimioterápicos podem levar a alterações gênicas nas células germinativas, diminuir a fertilidade e até aumentar as taxas de abortamento e anomalias congênitas na prole de pacientes que foram expostas. Quando agentes alquilantes, como a ciclofosfamida, são administrados, podem levar a danos definitivos no oócito e nas células da granulosa. Outros agentes intermediários, como doxorrubicina, cisplatina e carboplatina, provocam danos menores nos ovários.[5] As lesões e danos por ação da radioterapia podem levar a mutações ou à destruição de tecidos e órgãos, devido à ação de substâncias emissoras de íons. Estão intimamente relacionados à carga utilizada, e a dose de 5 a 20 grays (Gy) administrada aos ovários é suficiente para alterar significativamente sua função. A diminuição da reserva e da função ovariana ocorre por destruição dos folículos primordiais, e, quanto mais avançada a idade no início da radioterapia, maior a chance de falência ovariana.[6] Assim, a abordagem da paciente com câncer quanto à fertilidade deve ser sempre individual e multidisciplinar.

A Sociedade Americana de Oncologia Clínica recomenda que os profissionais de saúde que cuidam de adultos e crianças com câncer devem esclarecer sobre a possibilidade de infertilidade antes do início do tratamento e encaminhar o paciente interessado na preservação da fertilidade para um especialista em reprodução humana. Sendo a preservação da fertilidade possível, mas requerendo diferentes intervenções a depender de cada caso, recomenda-se o encaminhamento tão cedo quanto possível e sempre antes do início do tratamento oncológico.[7]

PRESERVAÇÃO DA FERTILIDADE PARA DOENÇAS NÃO ONCOLÓGICAS

Existem outras condições não oncológicas que podem levar a uma insuficiência ovariana prematura. Entre elas, doenças benignas que também podem exigir tratamentos de quimioterapia ou radioterapia, doenças autoimunes e hematológicas. Outras afecções, como endometriose ovariana, torção de ovário e tumores de ovário benignos, também podem ser causas de diminuição de reserva ovariana pós-tratamento cirúrgico e podem ser indicações de preservação da fertilidade previamente à cirurgia. Além desses exemplos, em casos de doenças genéticas como a síndrome de Turner e a síndrome do X frágil, que levam à insuficiência ovariana prematura, o congelamento de óvulos pode ser oferecido.[8]

MÉTODOS PARA PRESERVAÇÃO DA FERTILIDADE

A principal forma de preservar a fertilidade continua sendo o congelamento de gametas e tecidos. Na década de 1970 foram estabelecidos os bancos de sêmen, resultantes da descoberta das propriedades crioprotetoras do glicerol na década anterior, o que beneficia homens com câncer que desejam preservar a fertilidade por um método simples e barato. Entretanto, as mulheres não tinham essa opção até a década de 1980, quando as técnicas de fertilização in vitro foram consolidadas. A partir de então, passou a estar disponível inicialmente apenas a criopreservação de embriões, mas, pelo fato de esse procedimento depender de um parceiro ou do uso de sêmen de doador, o congelamento de óvulos sempre foi o alvo para a preservação da fertilidade em mulheres. A técnica, apesar de ser realizada há décadas, apresentava baixa eficiên-

cia e apenas a partir do surgimento da vitrificação como método de congelamento, nos anos 2000, passou a ser utilizada com segurança.[1]

Por outro lado, a estimulação ovariana com gonadotrofinas necessária para a coleta dos oócitos já maduros para criopreservação não se aplica a alguns casos, como o dos pré-púberes. Além disso, altos níveis séricos de estradiol resultantes do desenvolvimento de múltiplos folículos podem ser prejudiciais para as pacientes com tumores sensíveis aos estrogênios. Ainda, a prorrogação do início da quimioterapia, já que a estimulação ovariana e a coleta de oócitos levam em torno de 8-14 dias, faz com que a vitrificação de óvulos nem sempre seja uma opção plausível.[9,10]

Alternativamente à indução da ovulação com gonadotrofinas, podemos considerar a maturação in vitro (MIV) dos oócitos, entretanto ainda considerada experimental. Assim, a criopreservação de tecido ovariano para posterior autotransplante é atualmente a melhor alternativa para a preservação da fertilidade em mulheres com câncer quando há contraindicação da estimulação ovariana para coleta de óvulos maduros. Tem como desvantagem o fato de requerer intervenção cirúrgica, na maioria das vezes por meio de laparoscopia, para a obtenção do material, que será, no futuro, reimplantado.[10] A Tabela 1 resume os métodos de preservação da fertilidade utilizados atualmente.

TABELA 1   Métodos para preservação de fertilidade em mulheres

Método	Definição/etapas	Considerações
Criopreservação de oócitos	▪ Estimulação ovariana. ▪ Coleta de oócitos. ▪ Vitrificação dos oócitos maduros.	▪ Tecnologia bem estabelecida. ▪ Requer 10-14 dias de estimulação ovariana. ▪ Procedimento cirúrgico para coleta dos oócitos.
Criopreservação de tecido ovariano	▪ Retirada cirúrgica de tecido ovariano. ▪ Criopreservação do tecido ovariano. ▪ Reimplante do tecido ovariano após o término do tratamento e a cura.	▪ Indicado a pacientes com restrições para estimulação ovariana com hormônios. ▪ Procedimento cirúrgico para coleta do tecido ovariano. ▪ Não factível em casos de câncer ou metástase ovariana.
Criopreservação de embriões	▪ Estimulação ovariana. ▪ Coleta de oócitos. ▪ Fertilização in vitro. ▪ Cultura embrionária. ▪ Criopreservação de embriões.	▪ Tecnologia bem estabelecida. ▪ Requer 10-14 dias de estimulação ovariana. ▪ Procedimento cirúrgico para coleta dos oócitos. ▪ Requer parceiro ou sêmen doado.

Criopreservação de óvulos e embriões

A criopreservação de óvulos, como dito anteriormente, é o método de escolha para preservação de fertilidade social e oncológica, quando possível. Já o congelamento embrionário, apesar de ser uma técnica consagrada há quase 30 anos, exige a participação de um parceiro ou a doação de sêmen, o que muitas vezes não é o desejo da mulher naquele momento e pode implicar questões éticas e legais no processo de descarte embrionário em casos de óbito ou separação do casal.

A tecnologia utilizada para criopreservação, tanto dos óvulos quanto de embriões, mais utilizada atualmente é a vitrificação, que se demonstra altamente eficiente e com taxas de fertilização, gestação, resultados obstétricos e perinatais semelhantes aos do uso de oócitos e embriões a fresco.[11] Entretanto, ambas, criopreservação de óvulos e embriões, exigem a realização da estimulação ovariana para a obtenção de múltiplos folículos e subsequente captação dos óvulos. Quando a preservação da fertilidade é realizada por indicações benignas ou sociais, a criopreservação de oócitos é claramente a estratégia de maior benefício e não há contraindicações. Já para mulheres com câncer, algumas considerações devem ser feitas: tempo para início da quimioterapia (necessidade de 12-15 dias para estímulo ovariano e captação dos oócitos); uso de protocolo específico para estimulação ovariana controlada compatível com o tipo de câncer.[6]

A estimulação ovariana acontece, de modo geral, da mesma forma como é realizada em pacientes submetidas a ciclos de fertilização *in vitro*, utilizando protocolos personalizados. Utilizam-se gonadotrofinas exógenas purificadas da urina de mulheres menopausadas ou sintetizadas a partir de matrizes de engenharia genética, a partir do terceiro dia do ciclo menstrual, e bloqueio hipofisário com agonista ou antagonista do GnRH. O acompanhamento do desenvolvimento folicular é realizado por ultrassonografia transvaginal seriada, e a maturação folicular final com hCG (gonadotrofina coriônica humana) ou agonista do GnRH, seguida da punção ovariana via vaginal guiada por ultrassom para coleta dos óvulos a serem criopreservados por vitrificação. Nos casos de preservação de fertilidade em mulheres com câncer, é comum a associação do inibidor de aromatase a fim de diminuir os níveis de estradiol. Além disso, em pacientes com câncer pode-se iniciar o estímulo ovariano em qualquer dia do ciclo menstrual, com o intuito de reduzir o tempo até a coleta de óvulos.[12]

Criopreservação de tecido ovariano

A criopreservação do tecido ovariano e o retransplante são uma opção para a preservação da fertilidade em mulheres com câncer que precisam de tratamento quimioterápico imediato ou quando está contraindicada a estimulação ovariana, e são a única opção para pacientes pré-púberes com câncer. O primeiro caso de retransplante de tecido ovariano criopreservado aconteceu em 1999,[13] e desde então grandes avanços têm sido feitos. Apesar de ser uma tecnologia ainda considerada experimental, a primeira gravidez relatada após o retransplante de tecido ovariano foi relatada em 2004,[14] e em 2015 já havia 60 bebês nascidos por essa tecnologia.[15] Esse número vem crescendo a cada ano, mostrando tendência para, em breve, passar a ser considerada uma prática clínica estabelecida.[16,17]

A biópsia de tecido ovariano ou ooforectomia unilateral (realizada em pacientes com alto risco de falência gonadal) é, em geral, realizada por via laparoscópica. O tecido retirado do córtex ovariano é fragmentado em pequenos blocos de 1 a 2 mm de espessura e criopreservado. A grande vantagem e benefício é o congelamento de tecido com folículos primordiais, que podem ter sua função endócrina restabelecida após o retransplante desse material.[18] O retransplante pode ser realizado na pelve (ortotópico), na medula do ovário contralateral ou no peritônio pélvico, ou em outras regiões (heterotópico), como o antebraço ou a parede abdominal. Após o reimplante do tecido ovariano na cavidade pélvica, a atividade ovariana é restaurada em mais de 95% dos casos. A duração média da função ovariana após o reimplante é de 4-5 anos, mas pode persistir por até 7 anos, dependendo da densidade folicular na época do reimplante. Entretanto, para a obtenção de gestação é comum a necessidade de ciclo de fertilização *in vitro*, com uma taxa cumulativa de nascidos vivos de até 60% em casos não oncológicos e de até 34% em casos oncológicos. Um último aspecto importante a ser considerado antes do retransplante de tecido ovariano é a possibilidade de reintrodução de células doentes em casos oncológicos. Há muitos estudos em andamento, mas a literatura sugere que o procedimento é contraindicado em alguns casos, como leucemia.

Diante dessa condição, sempre que disponível, é importante o rastreamento do tecido ovariano com marcadores para células malignas antes do retransplante para reduzir os riscos de reintrodução de células malignas.[19]

CONSIDERAÇÕES FINAIS

A preservação da fertilidade é uma realidade nos dias atuais, abrangendo casos com indicações médicas (oncológicas ou não) e sociais. Já existem tecnologias bem estabelecidas e outras ainda são consideradas experimentais, conforme representado na Figura 1. Entretanto, cada caso deve ser avaliado individualmente para que a técnica mais adequada seja utilizada, proporcionando melhores taxas de sucesso para essas pacientes.

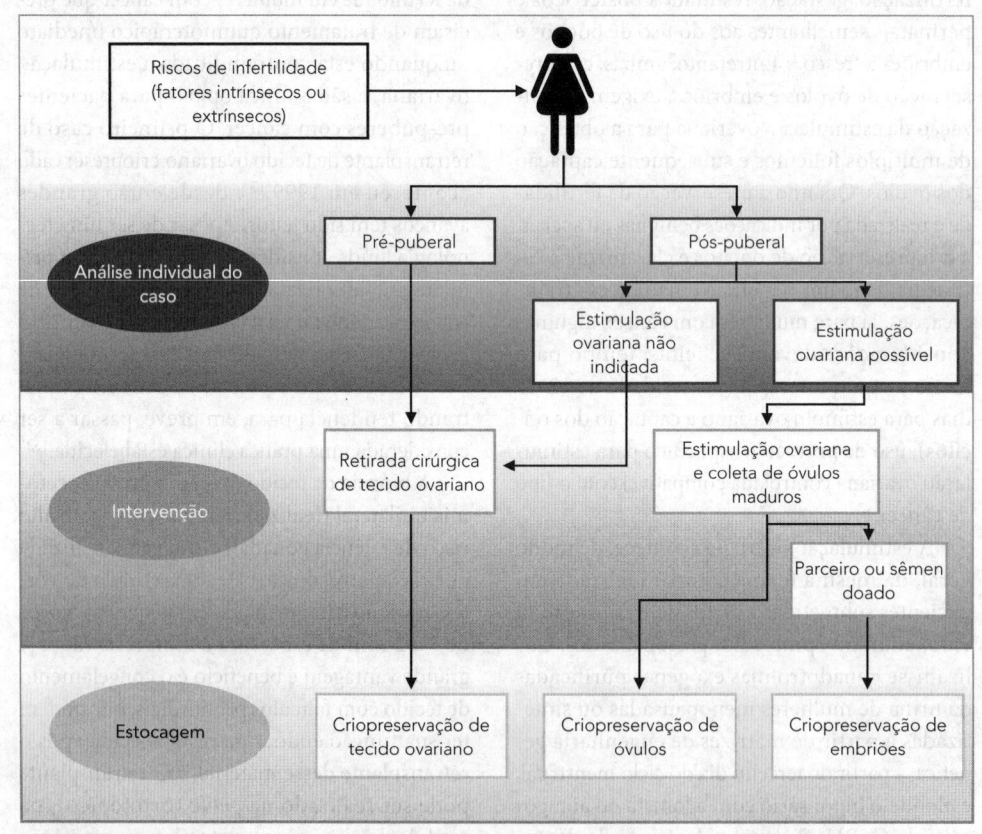

FIGURA 1   Esquema representativo das indicações das técnicas de preservação da fertilidade para pacientes com indicações médicas e sociais em mulheres adultas e pré-púberes.
Fonte: adaptada de Anderson et al., 2017.[20]

REFERÊNCIAS BIBLIOGRÁFICAS

1. Gosden RG. Fertility preservation: definition, history, and prospect. Semin Reprod Med 2009; 27(6):433-7.
2. Woodruff TK. Oncofertility: a grand collaboration between reproductive medicine and oncology. Reproduction 2015; 150(3):S1-10.
3. Practice Committees of American Society for Reproductive Medicine, Society for Assisted Reproductive Technology. Mature oocyte cryopreservation: a guideline. Fertil Steril 2013; 99(1):37-43.
4. Ethics Committee of the American Society for Reproductive Medicine. Fertility preservation and reproduction in patients facing gonadotoxic therapies: an Ethics Committee opinion. Fertil Steril 2018; 110(3):380-6.
5. Meirow D, Nugent D. The effects of radiotherapy and chemotherapy on female reproduction. Hum Reprod Update 2001; 7(6):535-43.
6. Donnez J, Dolmans MM. Preservation of fertility in females with haematological malignancy. Br J Haematol 2011; 154(2):175-84.
7. Loren AW, Mangu PB, Beck LN, Brennan L, Magdalinski AJ, Partridge AH et al. Fertility preservation for patients with cancer: American Society of Clinical Oncology clinical practice guideline update. J Clin Oncol 2013; 31(19):2500-10.
8. Martinez F, International Society for Fertility Preservation E-AEWG. Update on fertility preservation from the Barcelona International Society for Fertility Preservation-ESHRE-ASRM 2015 expert meeting: indications, results and future perspectives. Fertil Steril 2017; 108(3):407-15 e11.
9. American College of Obstetricians and Gynecologists. ACOG Committee Opinion No. 405: ovarian tissue and oocyte cryopreservation. Obstet Gynecol 2008; 111(5):1255-6.
10. Practice Committee of American Society for Reproductive Medicine. Ovarian tissue cryopreservation: a committee opinion. Fertil Steril 2014; 101(5):1237-43.
11. Rienzi L, Gracia C, Maggiulli R, LaBarbera AR, Kaser DJ, Ubaldi FM et al. Oocyte, embryo and blastocyst cryopreservation in ART: systematic review and meta-analysis comparing slow-freezing versus vitrification to produce evidence for the development of global guidance. Hum Reprod Update 2017; 23(2):139-55.
12. Cakmak H, Katz A, Cedars MI, Rosen MP. Effective method for emergency fertility preservation: random-start controlled ovarian stimulation. Fertil Steril 2013; 100(6):1673-80.
13. Oktay K, Karlikaya G. Ovarian function after transplantation of frozen, banked autologous ovarian tissue. N Engl J Med 2000; 342(25):1919.
14. Donnez J, Dolmans MM, Demylle D, Jadoul P, Pirard C, Squifflet J et al. Livebirth after orthotopic transplantation of cryopreserved ovarian tissue. Lancet 2004; 364(9443):1405-10.
15. Donnez J, Dolmans MM. Ovarian cortex transplantation: 60 reported live births brings the success and worldwide expansion of the technique towards routine clinical practice. J Assist Reprod Genet 2015; 32(8):1167-70.
16. Donnez J, Dolmans MM, Diaz C, Pellicer A. Ovarian cortex transplantation: time to move on from experimental studies to open clinical application. Fertil Steril 2015; 104(5):1097-8.
17. Meirow D, Ra'anani H, Shapira M, Brenghausen M, Derech Chaim S, Aviel-Ronen S et al. Transplantations of frozen-thawed ovarian tissue demonstrate high reproductive performance and the need to revise restrictive criteria. Fertil Steril 2016; 106(2):467-74.
18. Jensen AK, Rechnitzer C, Macklon KT, Ifversen MR, Birkebaek N, Clausen N et al. Cryopreservation of ovarian tissue for fertility preservation in a large cohort of young girls: focus on pubertal development. Hum Reprod 2017; 32(1):154-64.
19. Donnez J, Martinez-Madrid B, Jadoul P, Van Langendonckt A, Demylle D, Dolmans MM. Ovarian tissue cryopreservation and transplantation: a review. Hum Reprod Update 2006; 12(5):519-35.
20. Anderson RA, Wallace WHB, Telfer EE. Ovarian tissue cryopreservation for fertility preservation: clinical and research perspectives. Hum Reprod Open 2017; 2017(1):hox001.

CAPÍTULO 65

Indução da ovulação

Mariangela Badalotti
Marta Ribeiro Hentschke
Vanessa Devens Trindade
Alvaro Petracco

INTRODUÇÃO

Entre as causas da infertilidade estão aquelas relacionadas às desordens ovulatórias. Atribuem-se ao fator ovulatório isolado aproximadamente 20% dos problemas relacionados à infertilidade, definido tal fator como distúrbios da ovulação, anovulação ou oligovulação.[1] Acredita-se que uma paciente que menstrue regularmente deva ovular em torno de 95% dos ciclos, embora isso não garanta a qualidade dos óvulos. Em geral, ciclos com menos de 23 dias ou maiores que 36 dias são anovulatórios; já um padrão menstrual de ciclos curtos (21 dias) deve alertar para insuficiência ovariana prematura (IOP).

Os distúrbios ovulatórios podem ser corrigidos com indução da ovulação (IO). Para aumentar a eficácia do tratamento, orienta-se o casal a manter relações sexuais no período fértil, o que se denomina coito programado (CP). Acredita-se que, se a ovulação for o único fator associado à infertilidade, a maior parte dos casais obterá uma gestação dentro de 3-6 meses de correção da disovulia.[2]

É importante ressaltar que a IO deve ser diferenciada daquela realizada para o estímulo ovariano controlado (EOC), com desenvolvimento de múltiplos folículos, em protocolos de técnicas de reprodução assistida, TRA (fertilização *in vitro*, FIV; injeção intracitoplasmática de espermatozoides, ICSI), que não será abordada neste capítulo.

A IO consiste em um tratamento que induz e coordena o crescimento folicular conjuntamente com o desenvolvimento endometrial durante as fases proliferativas e secretoras do ciclo menstrual, proporcionando a correta maturação e a ruptura folicular; pode também induzir o desenvolvimento de maior número de folículos, com liberação de mais oócitos maduros na janela de fertilidade do ciclo menstrual, e, ainda, corrigir defeitos da fase lútea clinicamente evidentes.

INDICAÇÕES E PREPARO PARA IO

A principal indicação do IO com CP é a presença de ciclos anovulatórios. A Organização Mundial da Saúde (OMS) classificou a anovulação em três grupos principais. Essa classificação parece ser adequada para definir e tratar distúrbios anovulatórios de acordo com a disfunção endócrina subjacente, sendo eles: classe I, anovulação hipoestrogênica hipogonadotrófica; classe II, anovulação normoestrogênica normogonadotrófica; e classe III: anovulação hipoestrogênica hipergonadotrófica. A classe I acomete 5-10% dos casos de amenorreia; são mulheres com disfunção hipotalâmica, etiologias funcionais como exercício físico excessivo ou baixo peso corporal. A classe II é a mais comum, ocorrendo em 70-85% dos casos; contempla pacientes com síndrome do ovário policístico (SOP). Por fim, a classe III, que ocorre em 10-30% dos casos, é de mulheres com IOP, sendo a disgenesia gonadal o melhor exemplo nesses casos. A anovulação hiperprolactinêmica pertence a uma categoria separada, sendo as concentrações de gonadotrofinas nessas condições usualmente normais ou diminuídas.

Causas não ovulatórias também podem vir a representar algum benefício. Nesses casos, busca-se o desenvolvimento de mais de um folículo. Dentre essas causas, a presença de endometriose em graus leves (mínima/moderada), o fator masculino leve ou, ainda, a esterilidade sem causa aparente (ESCA).[1] O benefício, nesses casos, além do aumento de oócitos liberados, parece estar na aparente correção de pequenas disfunções ovarianas, na exata programação do tempo para a ocorrência da ovulação e na possível correção da fase lútea. A indicação de IO com CP é considerada primeira linha de tratamento para essas pacientes devido à segurança do procedimento e a seu baixo custo, devendo ser encorajada antes da indicação das TRA. É importante ressaltar que, na presença de infertilidade por fator tuboperitoneal com obstrução tubária bilateral, fator masculino severo, endometriose grave, as TRA devem ser a primeira opção de tratamento.

A IO geralmente é acompanhada por CP. Também é utilizada para a realização da inseminação intrauterina (IIU) com a finalidade de aumentar a eficácia desses procedimentos.

Antes de oferecer IO é importante realizar uma seleção dos casais que de fato se beneficiarão com o procedimento, considerando a causa e a gravidade da doença associada à infertilidade; avaliar o ciclo menstrual da paciente (duração e fluxo) para melhor programação do seguimento folicular e seu período fértil (quando o ciclo não for regular, descartar doenças que possam estar provocando tal alteração, principalmente hipotireoidismo e hiperprolactinemia); certificar-se de que as trompas uterinas foram

avaliadas e estão pérvias (mediante exames como histerossalpingografia ou histerotomografia, ou mesmo por meio da videolaparoscopia). Ainda, é importante certificar-se das possíveis contraindicações ao uso de medicações utilizadas para IO. O fator masculino deve ser avaliado já na primeira consulta da paciente, e, diante de uma concentração de espermatozoides < 15 milhões/mL (oligospermia),[3] confirmada em segundo exame com intervalo de 3 meses do primeiro, a IO/CP deve ser desencorajada. Na Tabela 1 apresenta-se um *checklist* a ser realizado antes de se indicar a IO/CP, a fim de evitar a realização do tratamento em casais que não terão benefício para essa conduta.

TABELA 1   *Checklist* a ser realizado antes de se indicar a indução da ovulação com coito programado para um casal infértil

- Uso de ácido fólico
- Revisão do calendário vacinal
- Avaliação da permeabilidade tubária
- Avaliação do fator masculino (espermograma)
- Descarte de outras causas de disovulia (hipotireoidismo e hiperprolactinemia)
- Avaliação das condições para a realização do controle ecográfico (pelo menos três ecografias seriadas), ao menos no primeiro ciclo sem gonadotrofinas, ou em todos com gonadotrofinas

A IO pode seguir diferentes protocolos, podendo ser usada uma série de medicações, isoladas ou em associação, com ou sem medicamentos responsáveis pelo *trigger* (auxílio na maturação final do folículo e ruptura deste).

PROTOCOLOS DE INDUÇÃO DA OVULAÇÃO

Indução da ovulação para correção de anovulação do grupo II da OMS

Nesses casos, busca-se a ovulação monofolicular. Como já foi dito, a grande causa do grupo II é a SOP. É importante salientar que, para mulheres obesas com SOP, mudanças de estilo de vida e perda de peso são a estratégia inicial para restaurar os ciclos ovulatórios. Até mesmo perdas modestas de peso (5-10%) já podem ser efetivas.[4,5]

Essas pacientes apresentam níveis normais – ou elevados – de estrogênio, com liberação anormal de gonadotrofinas. Ao induzir a ovulação nesses casos, utilizam-se fármacos que levem à liberação correta, fisiológica ou suprafisiológica de hormônio liberador de gonadotrofina (GnRH) e gonadotrofinas, por meio da percepção de hipoestrogenismo pelo hipotálamo e pela hipófise, ou da indução real de hipoestrogenismo. Dois grupos de fármacos determinam essa ação: os moduladores seletivos dos receptores estrogênicos (SERM), também conhecidos como antiestrogênicos, e os inibidores da aromatase. Nas Tabelas 2 e 3 estão apresentadas as principais medicações e suas características farmacológicas, assim como modelos de protocolos utilizados para IO nas pacientes desse grupo.

TABELA 2 Protocolo com moduladores seletivos dos receptores estrogênicos (SERM)

Principal medicamento: citrato de clomifeno (CC)
Mecanismo de ação: ação competitiva com o estrogênio por meio do bloqueio de receptor, com consequente supressão do *feedback* negativo sobre hipotálamo e hipófise, levando à liberação sustentada de gonadotrofinas.
Indicações: anovulação com níveis estrogênicos normais (grupo II da OMS); insuficiência luteínica; falha dos inibidores da aromatase.
Forma de uso: via oral, na dose de 50-150 mg ao dia, por 5 dias consecutivos. O tratamento pode ser iniciado do 3° ao 5° dia do ciclo menstrual.* A dose recomendada para o primeiro ciclo é de 50 mg. Se não ocorrer ovulação, a dose deve ser aumentada em 50 mg/dia, até a dose máxima.
Vantagens: baixo custo, uso oral, seguro, pouca necessidade de monitorização.
Efeitos colaterais: ação antiestrogênica sobre o muco cervical (redução da quantidade e qualidade) e o endométrio (impedindo a proliferação endometrial adequada para a correta nidação).

*Sangramento espontâneo ou induzido por progestágenos. Também pode ser iniciado a qualquer tempo, se não houver folículos dominantes e o endométrio estiver fino.[5]

No primeiro ciclo de uso de citrato de clomifeno (CC), deve ser feita a avaliação clínica do muco cervical, pois a ovulação não resolverá se houver impedimento de ascensão dos espermatozoides.

Na dose de 50 mg/dia de CC, cerca de 52% das mulheres ovulam, e esse índice atinge 75% com a dose de 150 mg/dia. A taxa cumulativa de gestação em 6 ciclos é de 55-73%.[4,5] A falta de resposta a 3 ciclos caracteriza resistência ao CC.

Para pacientes resistentes ao CC, a associação com metformina (MTF) parece aumentar a taxa de ovulação e de gravidez. A MTF é um agente sensibilizador da insulina que diminui a absorção dos carboidratos no nível intestinal, reduz a produção de glicose pelo fígado e aumenta a captação da glicose periférica, melhorando a ligação da insulina aos seus receptores. Estudos mostram que 40% das pacientes resistentes ao CC ovulam com a associação com MTF, e 25% delas engravidam. A MTF isolada aumenta as taxas de ovulação, porém não aumenta taxas de gravidez ou de nascidos vivos. Portanto, a MTF não deve ser considerada primeira linha de escolha para IO como tratamento isolado, devendo seu uso ser sempre individualizado. Pode-se considerar o uso da MTF associado ao CC desde o primeiro ciclo nas pacientes obesas e naquelas com idade superior a 35 anos. A dose preconizada para pacientes com SOP é de 1.500-2.500 mg\dia, e deve ser administrada de forma gradual em um período de 1 mês, a fim de diminuir os efeitos adversos (como diarreia, cólicas, enjoo).[6,7]

Nos casos de resistência mesmo após a associação com MTF, está indicado o uso dos inibidores da aromatase ou a associação com gonadotrofinas.

Espera-se ovulação em cerca de 70% das mulheres em resposta ao tratamento com 5 mg/dia.[1,4] Pode-se ou não utilizar medicações para induzir a ruptura folicular.

ATENÇÃO: Ambas as medicações, CC ou letrozol, devem ser descontinuadas se não ocorrer ovulação em três ciclos ou se não for obtida gestação após seis ciclos ovulatórios.[8] No caso de resistência a esses medicamentos mesmo após associação com MTF, está indicada a associação com gonadotrofinas, no mesmo esquema utili-

TABELA 3 Protocolo com inibidores da aromatase

Principal fármaco: letrozol
Mecanismo de ação: inibe a conversão de androgênios em estrogênio; o hipoestrogenismo resultante leva à liberação de níveis fisiológicos de gonadotrofinas, com manutenção do *feedback* negativo.
Indicações: anovulação com níveis estrogênicos normais (grupo II da OMS); e, nos casos de resistência ao CC, falta de gestação com esse medicamento ou efeitos colaterais negativos dele.
Forma de uso: via oral, na dose de 2,5-7,5 mg ao dia, utilizado por 5 dias, iniciando-se do 3° ao 5° dia do ciclo menstrual. A dose recomendada para o primeiro ciclo é de 2,5 mg/dia. Se não ocorrer ovulação, a dose deve ser aumentada em 2,5 mg/dia até a dose máxima recomendada de 7,5 mg/dia.
Vantagens: indução de ovulação monofolicular; não apresenta efeito deletério sobre o muco cervical e o endométrio, por não ter ação antiestrogênica; uso oral.
Efeitos colaterais: fogachos, cefaleia, náusea, vômito, sangramento vaginal, dor lombar e cãibras em membros inferiores.

zado para IIU ou em pacientes ovulatórias, como será visto mais adiante.

Um estudo realizado no Hospital São Lucas da PUCRS que comparou ciclos de IO de pacientes com SOP observou maior taxa de ovulação com letrozol, porém sem diferença estatística.[9] Uma metanálise recente mostrou que a comparação entre letrozol e CC apresentou chance de síndrome de hiperestimulação ovariana, SHO (enfermidade iatrogênica, resultante de efeito indesejado do uso de estimuladores da função ovariana), aborto e gravidez múltipla similar entre ambas as medicações.[10] Outra metanálise, que comparou os resultados de letrozol e CC em pacientes com SOP que realizaram IO com CP ou IIU, mostrou que o letrozol forneceu maiores taxas de ovulação, gestação e nascidos vivos.[11] Como observado, o letrozol tem apresentado melhores resultados quando comparado ao CC. No entanto, seu uso ainda é considerado *off-label* para IO, devendo ser autorizado pelas pacientes. A partir dos últimos estudos, atualmente, os inibidores da aromatase são considerados a primeira linha de tratamento para pacientes com SOP anovuladoras, devido às melhores taxas de ovulação, gravidez e nascidos vivos.[4,10]

Indução da ovulação para correção de anovulação do grupo I da OMS

Uma vez que essas pacientes já têm níveis baixos de estrogênio, os fármacos descritos anteriormente não se aplicam a tais situações. Como nesses casos ocorre falta de liberação de gonadotrofinas, a IO é realizada com o uso desses hormônios (Tabela 4).

Pode-se usar a gonadotrofina menopáusica humana (hMG) ou o hormônio foliculoestimulante (FSH). Esses medicamentos são de uso subcutâneo, diário, em doses que variam de 25-75 IU ao dia. É obrigatório o monitoramento ecográfico a cada 3 dias após o início da medicação, para adequar a dose (que vai subindo gradualmente até que se obtenha resposta do ovário), para evitar dar seguimento a ciclo com excesso de folículos em evolução (risco de hiperestímulo e de gestação múltipla) e para determinar o momento do *trigger* (ver item específico a seguir).

TABELA 4 Características das gonadotrofinas

Gonadotrofinas: hormônio foliculoestimulante recombinante (FSHr) ou urinário (FSHu); gonadotrofina menopáusica humana (hMG – 75 UI FSH+75 UI LH).
Mecanismo de ação: substituição das gonadotrofinas endógenas.
Indicações: anovulação com níveis estrogênicos baixos (grupo I OMS); e nos casos de resistência ao CC/letrozol e para obtenção de maior número de óvulos.
Forma de uso: via subcutânea, em posologia adequada para cada caso.
Vantagens: eficácia; ausência de efeitos deletérios sobre muco e endométrio.
Desvantagens: alto custo; complexidade posológica.
Riscos: hiperestimulação ovariana; gestação múltipla.

Indução da ovulação para inseminação intrauterina ou para pacientes ovuladoras em que se queira aumentar o número de óvulos liberados

Como foi visto no início do capítulo, em algumas situações aumentar o número de óvulos liberados pode trazer algum benefício, como nos casos da IIU, endometriose e fatores masculinos leves.

Os protocolos mais utilizados são a associação de CC (50 a 100 mg/dia, do 2°-3° ao 6°-7° dia do ciclo) ou de letrozol (2,5-5 mg/dia, do 2°-3° ao 6°-7° dia do ciclo) com gonadotrofinas, na dose de 75 UI diários, em dias alternados a partir do 4° dia do ciclo.

Importante salientar que, com a utilização desses protocolos, é mandatória a realização de controle ecográfico, pelos mesmos motivos citados no item anterior. Pode haver necessidade de menor intervalo entre as ecografias de controle. O momento do CP ou da IIU será explicado a seguir.

Fármacos utilizados para induzir o pico de hormônio luteinizante

O pico de hormônio luteinizante (LH) é responsável pela maturação final do oócito, pelo seu desprendimento da parede do folículo, pela ruptura do folículo e pela sua luteinização. Fármacos que induzem o pico de LH podem ser utilizados em ciclos de IO e IIU para induzir a ruptura folicular. O principal medicamento é a gonadotrofina coriônica humana (hCG), que pode ser recombinante (hCGr) ou urinária (hCGu).

O hCG, de uso subcutâneo, é administrado quando o folículo tem 18-20 mm de diâmetro. Em casos de ovulação múltipla, pode ser administrado quando os folículos atingirem diâmetro médio de 18 mm, na dose de 5.000-10.000 UI (urinário) ou 250 µg (recombinante). É prudente não administrar hCG quando houver mais de três folículos ≥ 16 mm, ou um a dois folículos ≥ 16 mm associados a dois ou mais folículos ≥ 14 mm de diâmetro.

A ovulação é esperada após cerca de 36 horas da aplicação do hCG, quando a IIU deve ser realizada. Em casos de IO com CP, as relações sexuais são orientadas entre 12-48 horas da aplicação.[4]

Quando o hCG não for utilizado, devemos orientar relações sexuais quando o maior folículo atingir 18-20 mm, diárias ou em dias intercalados, uma vez que a maior chance de gravidez é atingida com relações sexuais 24-48 horas antes da ovulação.[12] É importante salientar que, na presença de 4 ou mais folículos dominantes, o ciclo deve ser suspenso devido ao risco de gestação múltipla.

Fármacos utilizados para suplementar a fase lútea

É controversa a necessidade de utilização de progesterona para manutenção da fase lútea. Entretanto, alguns estudos demonstram que, em pacientes submetidas à IO, diversos mecanismos podem levar a uma baixa produção de progesterona e outros mostram que a produção de integrinas e a formação de pinopodes ficam prejudicadas em ciclos induzidos, em ambos os casos com consequente inadequado preparo endometrial, diminuindo a chance de implantação embrionária.[13] Podem ser utilizadas cápsulas vaginais de progesterona micronizada, na dose de 200 mg ao dia, ou di-hidroprogesterona 10 mg via oral ao dia, a partir da comprovação da ovulação ou, em caso de uso de hCG, 36 horas após sua aplicação. Pode ser mantida até 8-12 semanas de gravidez. Sintomas como sonolência, constipação, tontura, edema, aumento de peso, instabilidade no humor, mastalgia, cefaleia, secreção e prurido vaginais podem ser observados.

Correção da disovulia em casos de hiperprolactinemia ou hipotireoidismo

São situações clínicas especiais, que merecem atenção. No caso de anovulação hiperprolactinêmica, a melhor estratégia é a correção dos níveis de prolactina com agonistas de dopamina, como a bromocriptina ou a cabergolina.

A bromocriptina, um derivado do ergot, deve ser utilizada na dose de 2,5-5 mg, via oral, 2 vezes ao dia. O retorno aos ciclos normais ocorre em 60-100% dos casos. Os efeitos colaterais mais comuns são: hipotensão postural, constipação, depressão, náusea e vômito. O início da medicação com doses mais baixas e somente noturnas minimiza esses efeitos. Pode-se optar pelo uso vaginal para reduzir os sintomas gástricos.

A cabergolina, agonista específico do receptor dopaminérgico D2, tem meia-vida prolongada, o que permite seu uso duas vezes por semana, habitualmente nas doses de 0,25-0,5 mg via oral a cada tomada. A retomada dos ciclos ovulatórios ocorre em 80-90% das pacientes. Além da posologia mais amigável, os efeitos colaterais são bem menos intensos que os da bromocriptina.[14]

Se a ovulação não retornar após três meses da correção da hiperprolactinemia, deve-se aplicar os protocolos de IO para pacientes com níveis estrogênicos normais.

Nos casos de disfunção ovulatória por hipotireoidismo, deve-se utilizar levotiroxina. Uma vez normalizada a função tireoidea, se não houver ovulação, deve-se também aplicar os protocolos que se utilizam para pacientes com níveis estrogênicos normais.

Observações:

1. Para pacientes com insuficiência ovariana prematura, nenhuma estratégia de IO tem se mostrado eficaz (TRA com oócitos doados apresenta altas taxas de sucesso).
2. De acordo com as evidências atuais, os fármacos indutores de ovulação não parecem estar associados a aumento no risco de desenvolvimento de câncer de ovário, endométrio, mama ou outros.[15]

MONITORIZAÇÃO DA INDUÇÃO DA OVULAÇÃO E ACHADOS ECOGRÁFICOS

A resposta à IO está na comprovação de que a paciente ovulou. A forma completa de obtermos essa informação é o controle ecográfico, realizado desde o início do estímulo ovariano, até o aparecimento (ou não) das modificações fisiológicas decorrentes da ovulação. A dosagem de progesterona também poderia ser utilizada para comprovação da ovulação, mas não tem os benefícios do controle ecográfico.

A monitorização ecográfica permite o acompanhamento do desenvolvimento folicular – o número de folículos e seu crescimento determinam a dose diária das medicações – e o dia da aplicação do hCG ou sua contraindicação – para evitar SHO e risco de gestação múltipla. Assim, torna também possível programar o momento da relação sexual do casal ou da IIU, como visto anteriormente.[1,4]

Na prática, para a realização da monitorização ecográfica da ovulação, o exame deve ser realizado por profissional treinado em ecografia, com foco no crescimento dos folículos, na evolução do endométrio e nas modificações do canal cervical, e na correta correlação ecográfica entre eles.

Apresentaremos a seguir os esquemas dos protocolos de indução de ovulação mais utilizados e os achados ecográficos ao longo da monitorização do ciclo.[1,4,16] Para indução com protocolos sem uso de gonadotrofinas (Figura 1), programa-se a monitorização ecográfica em três momentos: no início do ciclo, para comprovar repouso ovariano e endometrial (Figura 2); no período pré-ovulatório, para avaliar o desenvolvimento folicular e estimar o período fértil (Figura 3); e no período pós-ovulatório, para comprovar a ovulação (Figura 4).

Ecografia 1: entre o 2º e o 3º dia do ciclo menstrual (Figura 2).

Na primeira ecografia, avalia-se se os ovários e o endométrio estão em repouso. O normal é haver folículos antrais, com até 10 mm de diâmetro (Figura 2A). É importante observar que, na presença de um folículo com diâmetro médio maior do que 10 mm (folículo residual), deve-se avaliar a atividade folicular (produção de estradiol), pois, diante de cistos ovarianos funcionais, que estão fora de sincronia com o ciclo menstrual, não se recomenda o início do programa de IO, devido ao menor índice de sucesso.

A espessura endometrial depende do nível de estradiol. No momento do início da fase folicular, o endométrio apresenta-se como uma imagem ecogênica linear (cavidade endometrial virtual) com espessura entre 2-4 mm (Figura 2B).

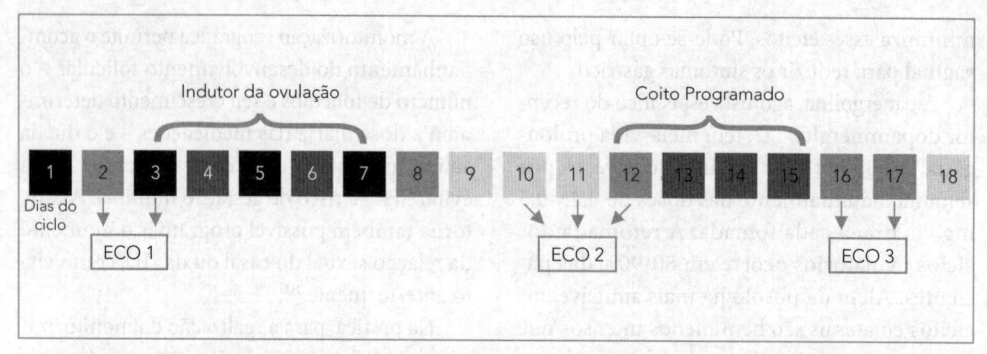

FIGURA 1 Esquema prático de indução da ovulação com citrato de clomifeno ou letrozol e coito programado, sob monitorização ecográfica.

ECO: ecografia transvaginal. Indução da ovulação com citrato de clomifeno ou letrozol. Número 1: 1° dia da menstruação. ECO 1 – no 2° ou 3° dia do ciclo, para avaliar o repouso ovariano e endometrial; se ecografia normal, inicia-se o uso do indutor da ovulação: citrato de clomifeno 50 mg/dia ou letrozol 2,5 mg/dia, ambos por 5 dias (do 3° ao 7° dia do ciclo). ECO 2 – entre o 10° e o 12° dia do ciclo, para avaliar o crescimento folicular e estimar o período fértil, orientando o coito; pode-se optar pelo uso de hCG para auxiliar na ruptura folicular. ECO 3 – em torno do 16° dia do ciclo, para avaliar a presença de corpo lúteo ou outro sinal ovulatório.

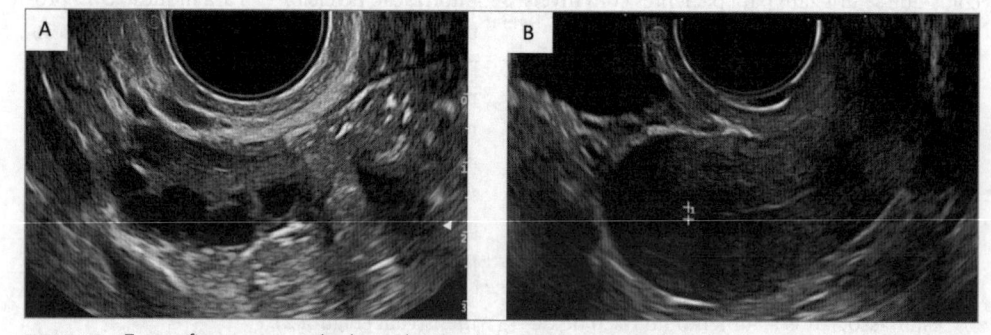

FIGURA 2 Ecografia para controle da ovulação entre o 2° e o 3° dia do ciclo.

Fase folicular inicial. (A): ovários em repouso, com folículos antrais. (B): espessura endometrial de 3 mm, compatível com o início do ciclo menstrual.

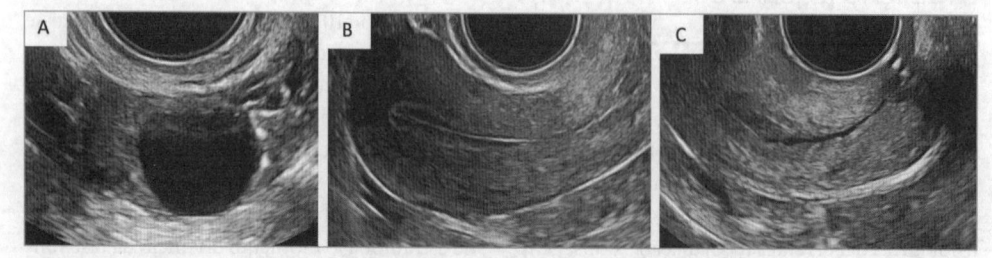

FIGURA 3 Ecografia para controle da ovulação entre o 10° e o 12° dia do ciclo.

Período pré-ovulatório. (A): folículo pré-ovulatório com 20 mm de diâmetro médio. (B): endométrio de aspecto trilaminar, com espessura de 8 mm, compatível com o período pré-ovulatório. (C): muco em canal cervical, característico de período pré-ovulatório.

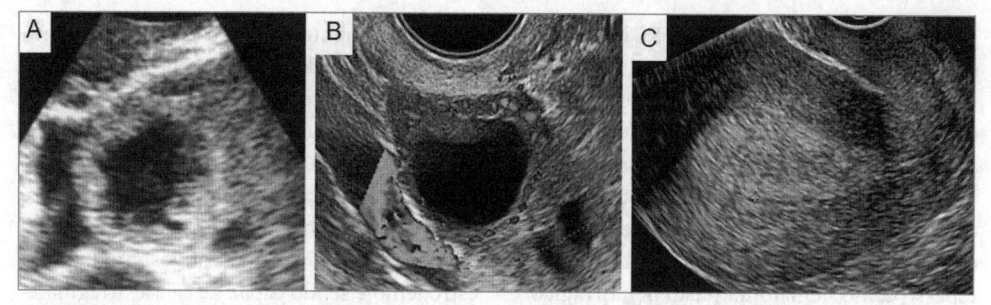

FIGURA 4   Ecografia para controle da ovulação entre o 16º e o 18º dia do ciclo.
Fase lútea. (A): folículo colapsado. (B): corpo lúteo ao Doppler – halo de fogo. (C): endométrio espessado, ecogênico, compatível com a fase lútea.

A espessura aumenta progressivamente no decorrer da fase proliferativa à custa do edema (eco negativo) produzido em torno dele pela hipervascularização do tecido.

Ecografia 2: entre o 10º e o 12º dia do ciclo menstrual (Figura 3).

Nesta ecografia, verifica-se se houve resposta ao indutor da ovulação. Se houve, avalia-se o diâmetro folicular (usar a média das medidas dos dois maiores diâmetros encontrados). Em algumas situações, nesta ecografia, já se pode observar um folículo pré-ovulatório (Figura 3A), o que permite calcular ou desencadear a ovulação. Caso não exista folículo pré-ovulatório, e se não houver condições de repetir a ecografia em 2 dias, pode-se calcular quando o folículo existente atingirá esse estágio – considerando um crescimento 1-1,5 mm ao dia, até 18-20 mm – e então orientar o uso do hCG e do CP – relações sexuais diárias ou em dias intercalados, uma vez que a maior chance de gravidez é atingida com relações sexuais 24-48 horas antes da ovulação, conforme citado previamente.[12] Nos casos de IIU, preconiza-se que a injeção de gametas masculinos capacitados seja realizada de forma sincrônica com o fenômeno da ovulação, pois não se conhece plenamente o tempo de sobrevivência e a capacidade de fertilização dos espermatozoides colocados na cavidade uterina.

Nesse período, observa-se endométrio mais espesso, trilaminar (3 linhas ecogênicas entremeadas por espaços menos ecogênicos), sendo esse considerado o aspecto ideal, e que se relaciona aos melhores resultados de gravidez (Figura 3B). É importante nesse momento realizar uma avaliação do colo uterino, mais precisamente do muco cervical. Na ecografia, o muco cervical no canal endocervical no período pré-ovulatório tem aspecto anecogênico (Figura 3C).

Alguns sinais ecográficos pré-ovulatórios nos permitem predizer melhor o momento da ovulação:

1. O aparecimento do *cumulus oophorus,* em torno de 36 horas antes da ovulação. Pode ser observada uma pequena imagem ecogênica, que se projeta a partir do bordo interno da parede do folículo.

2. Sinal do halo: simultaneamente ao aparecimento do pico de LH, o tecido tecal torna-se hipervascularizado e edematoso, ocasionando a separação das células da camada granulosa. Esse fenômeno pode ser detectado pelo aparecimento de um halo de menor reflexibilidade, que rodeia parcialmente o folículo nas 24 horas que antecedem a ovulação. Esse sinal está associado ao aumento plasmático de progesterona.

3. Ainda, uma pequena zona econegativa por trás do *cumulus* (edema retrocúmulo) pode ser observada em raras ocasiões em torno de 2 horas antes da ovulação. Indica a proximidade do desprendimento do oócito.[16]

Ecografia 3: entre o 16º e o 18º dia do ciclo menstrual (Figura 4).

Avaliação de ovulação e/ou da presença de corpo lúteo. Como sinal ecográfico de ovulação, a forma do folículo torna-se irregular e enrugada (Figura 4A). Algumas vezes, poucas horas após a ovulação, esse folículo se enche de sangue e apresenta uma aparência ecográfica de líquido espesso como hematoma (cisto hemorrágico/corpo lúteo hemorrágico); a presença de líquido livre em fundo de saco de Douglas pode ser observada, mas não é conclusiva quanto à presença de corpo lúteo, pois 70% das pacientes apresentam líquido livre na pelve. O uso do Doppler identifica o corpo lúteo por meio da vascularização periférica, o que constitui o "anel de fogo" (Figura 4B). No endométrio ocorre um borramento das três linhas relatadas anteriormente, tornando-o homogeneamente ecogênico devido ao edema provocado pela progesterona (Figura 4C). Nessa fase não se observa alteração da espessura endometrial. Não parece haver uma relação linear entre níveis plasmáticos de estradiol, progesterona e espessura endometrial, mas pode haver variações pessoais ou variações causadas pelos diferentes medicamentos utilizados na estimulação ovariana.

Outra forma de avaliar a ocorrência de ovulação é por meio da dosagem de progesterona na segunda fase do ciclo (entre o 5º e o 9º dia após a ovulação). Níveis de progesterona iguais ou superiores a 5 ng/mL apontam para ovulação e atividade normal do corpo lúteo.

Existem algumas situações clínicas observadas ao longo dos ciclos monitorizados que é importante relatar: 1. Síndrome do folículo não roto (LUFS – do inglês, *luteinized unrupured follicle syndrome*), na qual se observam sinais de luteinização precoce antes da ruptura do folículo. É mais frequente em pacientes portadoras de endometriose e só pode ser observada quando temos avaliação ecográfica diária dos folículos. 2. Atresia folicular precoce, folículo em desenvolvimento que interrompe o seu crescimento e leva a atrofia e desaparecimento do folículo em 24-72 horas. 3. Folículo retido: seria um folículo dominante que apresenta crescimento normal, atingindo diâmetro entre 18-35 mm, porém não ocorre luteinização ou ruptura folicular, levando a um ciclo monofásico, anovulatório. Esse folículo não sofre atresia e persiste após a menstruação por tempo indeterminado, às vezes por vários meses, e aqueles com vasos nas cápsulas serão os mais ativos, produzindo estrogênio e sendo capaz de causar irregularidade menstrual. A atividade vascular acompanha a evolução do cisto e desaparece quando este se torna inativo. 4. Folículo hidrópico: seria aquele com crescimento rápido, atingindo > 35 mm e podendo desaparecer em torno de 30-90 dias. Nesses casos, pode-se acelerar sua involução usando pílula anticoncepcional por 3 ciclos. Esses cistos são mais comuns nos extremos da vida reprodutiva em função de alteração funcional do eixo hipotálamo-hipófise-ovário.

Para os protocolos com o uso de gonadotrofinas (Figura 5), programa-se a primeira ecografia para o início do ciclo, como mostrado anteriormente; a segunda ecografia é realizada no 8º dia do ciclo, para avaliar a resposta à medicação e fazer ajuste de dose; dessa ecografia em diante, a monitorização será realizada de acordo com a evolução do ciclo. Dentro de uma resposta esperada, faz-se uma terceira ecografia no período pré-ovulatório para orientar o uso do hCG, e o momento do CP ou da IIU. Pode-se fazer uma última ecografia em torno do 16º dia do ciclo, para avaliar a ocorrência de ovulação.

CONSIDERAÇÕES FINAIS

É importante salientar que:

- Para o sucesso do processo de IO com CP ou com IIU é fundamental descartar outros fatores de infertilidade, como fator masculino grave e fator tuboperitoneal antes de iniciar o tratamento.
- Em pacientes obesas com SOP, a primeira medida terapêutica deve ser a mudança de estilo de vida e a perda de peso, o que vai ser extremamente importante não só para

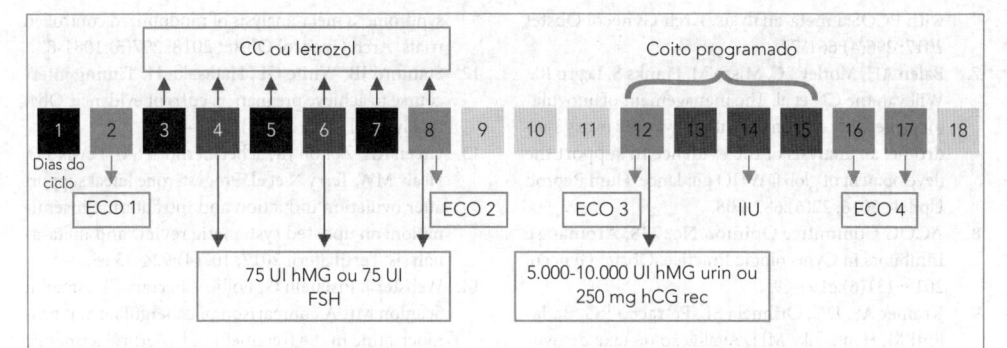

Indução da ovulação com gonadotrofinas. Número 1 – primeiro dia da menstruação. ECO 1 – no 2º ou 3º dia do ciclo, para avaliar o repouso ovariano e endometrial; se ecografia normal, inicia-se a indução da ovulação: citrato de clomifeno 50 mg/dia ou letrozol 2,5 mg/dia, ambos por 5 dias (do 3º ao 7º dia do ciclo) e gonadotrofinas em dias alternados (hMG ou FSH 75 UI ao dia, iniciando no 3º ou 4º dia), geralmente 3 aplicações. ECO 2 – no 8º ou 9º dia do ciclo, para avaliar a resposta à medicação – número e crescimento dos folículos –, e fazer ajuste da dose da medicação. A partir de então, a monitorização ecográfica ocorre de forma dinâmica, dependendo da resposta ovariana. ECO 3 – em um ciclo padrão, no período pré-ovulatório, no 12º dia do ciclo, para definir o melhor momento para uso do hCG (aplicar quando até 3 folículos apresentarem diâmetro médio de 17-20 mm; se 4 folículos ou mais, o ciclo deve ser suspenso) e orientar o coito ou marcar a IIU. Pode ser realizada uma última ecografia em torno do 16º dia do ciclo, para confirmar a ovulação.

FIGURA 5 Esquema prático de indução da ovulação com citrato de clomifeno ou letrozol, e gonadotrofinas para coito programado ou inseminação intrauterina, sob monitorização ecográfica.
ECO: ecografia transvaginal; CC: citrato de clomifeno; hMG: gonadotrofina menopáusica humana; FSH: hormônio folículo estimulante; hCG: gonadotrofina coriônica humana; IIU: inseminação intrauterina.

o retorno dos ciclos ovulatórios como para uma gestação saudável.

- O letrozol, apesar de *off-label*, deve ser considerado primeira linha na IO de pacientes com anovulação e níveis estrogênicos normais (grupo II da OMS).
- A MTF pode ser utilizada em adjuvância ao CC em pacientes resistentes ao medicamento, bem como ao letrozol.
- A monitorização ecográfica nos processos de IO são de extrema relevância. Indicar a ecografia basal para determinar folículos persistentes ou recrutados precocemente; a ecografia pré-ovulatória, para orientação do momento correto da ovulação e assim do período fértil, e, por fim, a ecografia para comprovar a ovulação são fundamentais para o sucesso do método.
- É fundamental saber as indicações para realizar IO, da mesma forma que é extremamente importante saber quando parar o tratamento, repensar as indicações e orientar corretamente os possíveis planos para reprodução assistida.

REFERÊNCIAS BIBLIOGRÁFICAS

1. Pastore AR. Ultrassonografia em ginecologia e obstetrícia 1. Revinter, 2003. p.966.
2. Rotterdam EA-SPcwg. Revised 2003 consensus on diagnostic criteria and long-term health risks related to polycystic ovary syndrome (PCOS). Hum Reprod 2004; 19(1):41-7.
3. Cooper TG, Noonan E, von Eckardstein S, Auger J, Baker HW, Behre HM et al. World Health Organization reference values for human semen characteristics. Hum Reprod Update 2010; 16(3):231-45.
4. Lazar Junior FGM, Monteleone PAA. Indução e monitorização da ovulação na baixa complexidade: coito programado e inseminação intrauterina. Medicina Reprodutiva SBRH: Segmento Farma, 2019. p.160-9.
5. Practice Committee of the American Society for Reproductive M. Use of clomiphene citrate in infertile women: a committee opinion. Fertil Steril 2013; 100(2):341-8.
6. Xu Y, Wu Y, Huang Q. Comparison of the effect between pioglitazone and metformin in treating patients

with PCOS:a meta-analysis. Arch Gynecol Obstet 2017; 296(4):661-77.

7.   Balen AH, Morley LC, Misso M, Franks S, Legro RS, Wijeyaratne CN et al. The management of anovulatory infertility in women with polycystic ovary syndrome: an analysis of the evidence to support the development of global WHO guidance. Hum Reprod Update 2016; 22(6):687-708.

8.   ACOG Committee Opinion No. 738: Aromatase Inhibitors in Gynecologic Practice. Obstet Gynecol 2018; 131(6):e194-e9.

9.   Kramer AS, DC, Orihuela SL, Petracco RG, Badalotti M, Hentschke MH. Avaliação da taxa de ovulação sob controle ecográfico comparando indução com letrozol versus citrato de clomifeno. 2019.jul 4-6; Gramado, Brasil. Disponível em: http://www.plenariumcongressos.com.br/congressos/ginecol2019/?menu=16&titulo=Trabalhos+Cient%EDficos; acessado em: 30 de março de 2020.

10. Franik S ES, Kremer JAM, Kiesel L, Farquhar C. Aromatase inhibitors (letrozole) for subfertile women with polycystic ovary syndrome. Cochrane Database of Systematic Reviews 2018; 5(5)CD 010287.

11. Hu S, Yu Q, Wang Y, Wang M, Xia W, Zhu C. Letrozole versus clomiphene citrate in polycystic ovary syndrome: a meta-analysis of randomized controlled trials. Arch Gynecol Obstet 2018; 297(5):1081-8.

12. Stanford JB, White GL, Hatasaka H. Timing intercourse to achieve pregnancy: current evidence. Obstet Gynecol 2002; 100(6):1333-41.

13. Green KA, Zolton JR, Schermerhorn SM, Lewis TD, Healy MW, Terry N et al. Progesterone luteal support after ovulation induction and intrauterine insemination: an updated systematic review and meta-analysis. Fertil Steril 2017; 107(4):924-33 e5.

14. Webster J, Piscitelli G, Polli A, Ferrari CI, Ismail I, Scanlon MF. A comparison of cabergoline and bromocriptine in the treatment of hyperprolactinemic amenorrhea. Cabergoline Comparative Study Group. N Engl J Med 1994; 331(14):904-9.

15. Del Pup L, Peccatori FA, Levi-Setti PE, Codacci-Pisanelli G, Patrizio P. Risk of cancer after assisted reproduction: a review of the available evidences and guidance to fertility counselors. Eur Rev Med Pharmacol Sci 2018; 22(22):8042-59.

16. Badalotti MTC, Petracco A. Fertilidade e infertilidade humana. Medsi, 1997.

CAPÍTULO 66

Tratamento de baixa complexidade para o casal infértil

Cristiano Eduardo Busso
Mariana Oliva Cassará Carvalho
Newton Eduardo Busso

As técnicas de reprodução assistida podem ser conceituadas como um conjunto de procedimentos médicos que visam auxiliar a reprodução humana e podem ser classificadas em dois grupos:[1]

1. Técnicas de baixa complexidade, nas quais o encontro do óvulo e dos espermatozoides ocorre *in vivo*, ou seja, a fecundação se faz no próprio organismo feminino e não em laboratório de manipulação de gametas. Os principais tratamentos são: a relação sexual programada (coito programado) e a inseminação intrauterina (IIU).
2. Técnicas de alta complexidade, nas quais a fecundação ocorre em laboratório de manipulação de gametas, como a fertilização *in vitro* (FIV) e suas várias modalidades.

Os tratamentos de baixa complexidade são indicados para casais selecionados após avaliação básica da infertilidade, mulheres com desejo de produção independente e casais homoafetivos femininos. Após essa avaliação, casais/pacientes que cumprirem os critérios mínimos podem ser submetidos a essas técnicas. São eles: cavidade uterina normal, ao menos uma trompa permeável e sêmen normal ou com alterações consideradas leves. Como as técnicas de baixa complexidade têm baixa eficácia, os melhores resultados são obtidos em mulheres com até 38 anos de idade, boa reserva ovariana, ambas as trompas permeáveis e sêmen com mais de 5 milhões de espermatozoides com motilidade progressiva após processamento seminal.[2]

TABELA 1   Pré-requisitos para tratamentos de baixa complexidade

- Boa reserva ovariana
- Trompas pérvias
- Espermograma > 5 milhões móveis após processamento seminal

COITO PROGRAMADO

O coito programado (CP) consiste no acompanhamento do ciclo menstrual, preferencialmente por meio de ultrassonografias transvaginais seriadas, para monitoramento da ovulação, e orientação ao casal quanto ao melhor momento para a relação sexual.[3]

O CP pode ser realizado em ciclo natural ou em ciclo estimulado com citrato de clomifeno ou baixas doses de gonadotrofinas.

A indução da ovulação com CP é o tratamento considerado de primeira linha em mulheres com síndrome dos ovários policísticos (SOP) e distúrbios ovulatórios. Também pode ser indicado na infertilidade sem causa aparente (ISCA) e nos casais com baixa frequência sexual. É importante ressaltar que o uso de citrato de clomifeno em pacientes ovuladoras não melhora as chances de gestação.[4]

A ovulação pode ser desencadeada espontaneamente ou por injeção de hCG (gonadotrofina coriônica humana).

O número de ciclos recomendados por casal é de até seis, e a ausência de gravidez após esse período indica a necessidade de investigação adicional da infertilidade e de provável aumento de complexidade do tratamento.[4]

INSEMINAÇÃO INTRAUTERINA

Inseminação intrauterina é uma técnica de inseminação artificial em que o sêmen, previamente preparado em laboratório, é inserido na cavidade uterina. Assim como nos ciclos de CP, a IIU pode ser realizada em ciclo natural ou estimulado. O objetivo do tratamento é otimizar as etapas iniciais do processo reprodutivo: otimizar o potencial fértil da amostra seminal, superar barreiras naturais à subida dos espermatozoides no trato genital feminino, aumentar a oferta de ovócitos (em ciclos estimulados), diminuir o tempo entre o encontro dos gametas, dar suporte para a fase lútea.[5]

Atualmente, a IIU é mais comumente indicada nos casos de ISCA e fator masculino leve. Quando a IIU é realizada com sêmen doador, as principais indicações são azoospermia, casais homoafetivos femininos e mulheres sem parceiro (gestação independente).[6]

Esse tratamento é indicado para casais selecionados (Tabela 2), com taxas clínicas de gravidez por ciclo variando de 10 a 20%.

As taxas de gravidez são significativamente mais baixas após o terceiro ciclo de IIU, independentemente do método de estimulação ovariana. Por essa razão, não são recomendados, na maioria dos casos, mais de três ciclos de IIU. Nessa situação, o casal deve ser direcionado para tratamentos de alta complexidade.[5]

As principais indicações da inseminação são listadas na Tabela 2.

TABELA 2 Indicações da inseminação intrauterina

1. Fator masculino leve
2. Disfunções ejaculatórias: ejaculação retrógrada, disfunção erétil ou alterações anatômicas como hipospádia
3. Fator cervical
4. Infertilidade sem causa aparente
5. Endometriose leve ou mínima
6. Casais sorodiscordantes
7. Fator ovulatório
8. Necessidade de uso de sêmen doador por azoospermia irreversível, como a de causa genética ligada ao cromossomo Y; distúrbio hereditário ou genético que confere alto risco de transmissão à prole; Rh positivo com esposa gravemente isoimunizada; casais homoafetivos e gestação independente

O procedimento de IIU é simples e realizado em ambiente ambulatorial. É necessário o suporte de laboratório de preparo de sêmen. Nele se realiza o processamento seminal, que consiste na separação dos espermatozoides móveis do líquido seminal e secreções prostáticas e sua ressuspensão em meio de cultura. Após higienização do colo uterino, o sêmen preparado é inserido na cavidade uterina com cateter apropriado.

PROTOCOLOS DE ESTIMULAÇÃO OVARIANA

A inseminação e o CP podem ser realizados com ou sem estimulação ovariana. No entanto, ciclos estimulados aumentam o número de ovócitos disponíveis para a fecundação, o que aumenta as chances de gestação, mas também de gemelaridade. Possibilitam ainda adequar o momento ideal para o procedimento pela administração exógena da hCG, que substitui o pico espontâneo de hormônio luteinizante (LH). Em quatro ensaios clínicos randomizados com pacientes com ISCA, as taxas de gravidez foram maiores quando a IIU foi realizada em ciclos estimulados em relação aos ciclos naturais, 25 *versus* 14%.[5]

MEDICAÇÕES

Citrato de clomifeno

O citrato de clomifeno (CC) é o medicamento oral de indução da ovulação mais antigo, sendo amplamente utilizado. Atua como um modulador seletivo dos receptores de estrogênio (SERM) e é capaz de promover o desenvolvimento folicular em pacientes anovuladoras. Seu uso é desencorajado em mulheres ovuladoras ou com ISCA.[4,7]

A dose inicial é de 50 mg ao dia durante cinco dias, iniciando entre o segundo e o quinto dia do ciclo. Na ausência de resposta, a dose pode ser aumentada em 50 mg ao dia, em cada ciclo subsequente, até 150 mg ao dia.

O tratamento pode ser realizado sem monitorização ultrassonográfica. No entanto, recomenda-se que esta seja realizada para avaliar a resposta, o risco de ovulação múltipla e o melhor momento para o desencadeamento da ovulação. O cancelamento do ciclo deve ser considerado na presença de mais que três folículos com mais de 14 mm de diâmetro médio.

Os resultados com essa medicação são melhores do que em ciclo natural, porém menores quando comparados aos obtidos com as gonadotrofinas e os inibidores da aromatase.

O CC tem sido tradicionalmente o tratamento de primeira linha para mulheres anovulatórias e oligo-ovulatórias, principalmente nas mulheres com a SOP. Entre as pacientes que respondem ao CC, as chances de gestação por ciclo se aproximam de 15% e as taxas de gravidez cumulativa chegam a 75%, durante seis a nove ciclos de tratamento.[8]

A indução da ovulação com o CC aumenta a probabilidade de gravidez múltipla: gêmeos foram relatados em 6,9 a 9% das gestações, trigêmeos em 0,3 a 0,5%, quádruplos em 0,3%. O risco de gravidez múltipla pode ser reduzido pela monitorização por ultrassom e pelo cancelamento de ciclo quando mais de dois folículos maiores de 15 mm de diâmetro forem observados.[9]

A maioria dos estudos[10-13] sugere que não há aumento da frequência de malformações congênitas ou abortos após o uso do CC.

Seus efeitos colaterais incluem: fogachos, distensão abdominal, náuseas, cefaleia, distúrbios visuais, urticária e nervosismo.

A metformina pode ser associada aos tratamentos com CC, visando melhorar a resposta em mulheres com SOP e o aumento da resistência insulínica ou intolerância à glicose.[3]

Inibidores da aromatase

Os inibidores da aromatase (IA) bloqueiam a conversão de andrógenos em estrógenos, criando um ambiente hipoestrogênico. Dessa forma, por mecanismo de *feedback*, o hipotálamo altera a secreção pulsátil do hormônio liberador de gonadotrofinas (GnRH), que por sua vez aumenta a liberação de FSH pela hipófise, desencadeando o desenvolvimento folicular, de maneira semelhante ao CC.

O principal IA utilizado é o letrozol. Diferentemente do CC, o letrozol tem meia-vida curta (45 horas), não tem efeito antiestrogênico e, portanto, não produz efeito negativo no muco cervical e no endométrio. Já o CC se acumula no corpo devido a sua longa meia-vida (duas semanas) e atua como antagonista do estrogênio durante todo o ciclo, o que pode prejudicar a fase proliferativa endometrial.[14,15]

Além disso, os níveis de estrogênio aumentam imediatamente após a suspensão do letrozol, o que causa uma diminuição mais abrupta do FSH e torna o ciclo de indução mais fisiológico, com tendência a ciclos monofoliculares e a um endométrio receptivo.

O letrozol é prescrito habitualmente a uma dose inicial de 5 mg/dia por cinco dias e pode ser iniciado do segundo ao quinto dia do ciclo, assim como o CC.

Apesar de o CC ter sido utilizado por várias décadas como indutor da ovulação oral de escolha, o letrozol parece ser mais efetivo. Segundo a última revisão da Cochrane,[16] o letrozol parece aumentar as taxas de nascidos vivos e de gravidez em mulheres subférteis com SOP, em comparação com o CC. Há evidência de alta qualidade de que as taxas de síndrome de hiperestímulo ovariano (SHO) são semelhantes ao letrozol ou ao CC, assim como não há diferença nas taxas de aborto ou de gravidez múltipla. Por esse motivo, está se tornando o fármaco de escolha.

É importante salientar que o uso dos IA é *off-label* (fora de bula), por isso as pacientes devem ser informadas para que possam entender e consentir o tratamento.

A segurança do uso dos IA para indução da ovulação foi questionada por muitos anos devido ao risco hipotético de malformação fetal. No entanto, estudos publicados na última década não demonstraram aumento de malformações. Dentre eles se destaca um estudo canadense com mais de novecentos nascimentos que comparou os defeitos congênitos de filhos nascidos de mães que utilizaram letrozol *versus* CC e encontraram taxas de malformação estatisticamente semelhantes.[17]

Gonadotrofinas

O estímulo ovariano com gonadotrofinas está indicado em casos de ISCA e de falha em ciclos de indução da ovulação com CC ou letrozol. É, ainda, a primeira escolha em ciclos de IIU.

O estímulo também é iniciado entre o segundo e o quinto dia do ciclo, e as doses iniciais variam entre 50 e 100 UI (Tabelas 3 e 4), sempre após a realização de ultrassonografia que descarte a presença de cistos ou folículos em atividade (> 10 mm).

O primeiro controle deve ser realizado após cinco ou seis dias de estímulo, e as doses devem ser ajustadas e individualizadas de acordo com a resposta.

TABELA 3 Dose de gonadotrofina em pacientes sem ciclo prévio

SOP	rFSH 50 UI/dia
Idade ≤ 35 anos e boa reserva ovariana	rFSH 50 UI/dia
Idade ≥ 35 anos ou reserva ovariana comprometida	rFSH ou hMG 75 UI/dia

TABELA 4 Dose de gonadotrofina em pacientes com ciclo prévio

Resposta anterior excessiva (≥ 4 folículos com diâmetro médio ≥ 15 mm)	Diminuir dose inicial: de 50 UI/dia para 37,5 UI/dia de 75 UI/dia para 50 UI/dia de 100 UI/dia para 75 UI/dia
Resposta anterior adequada (1 a 4 folículos com diâmetro médio ≥ 15 mm)	Manter dose inicial anterior
Resposta anterior inadequada (nenhum folículo com diâmetro médio ≥ 15 mm)	Aumentar a dose inicial: de 50 UI/dia para 75 UI/dia de 75 UI/dia para 100 UI/dia

CANCELAMENTO DO CICLO

Os ciclos devem ser monitorados até o momento do desencadeamento da ovulação (quando o folículo dominante mede entre 18 e 20 mm de diâmetro médio). Neste momento, se existem mais do que três folículos com mais de 14 mm, o ciclo deve ser cancelado e o casal orientado a manter abstinência sexual, pelo risco de gestação múltipla.

DESENCADEAMENTO DA OVULAÇÃO

Em condições fisiológicas, o pico de LH promove a maturação oocitária final e a ruptura folicular. Nos ciclos de CP é possível esperar por uma ovulação espontânea ou administrar hCG por via subcutânea quando os folículos dominantes atingem diâmetro médio de 18 a 20 mm. A ovulação deve ocorrer a partir de 38 horas após a aplicação.

Em ciclos de IIU recomenda-se o uso de hCG para maior sincronia entre momento da ovulação e a realização do procedimento.

A medicação utilizada é o hCG, urinário ou recombinante nas doses de 5.000 UI e 250 mg, respectivamente.[18,19]

SUPORTE DE FASE LÚTEA

Diferentemente dos tratamentos de alta complexidade, em que a suplementação de progesterona na fase lútea se faz mandatória, nos tratamentos de baixa complexidade ainda existe debate sobre sua real necessidade, assim como doses utilizadas e duração.[20] Em IIU, estudos mostram resultados favoráveis ao uso de progesterona.[21]

Quando indicado, o suporte lúteo é realizado com progesterona micronizada por via vaginal, na dose de 200 mg/dia, e mantido até a confirmação de gestação clínica.

RESULTADOS

Os resultados dos tratamentos em reprodução assistida dependem de diferentes variáveis, entre elas diagnóstico do casal, idade da mulher, adequada indicação do tratamento e tipo de tratamento.

Espera-se que os ciclos de CP alcancem resultados entre 14 e 23%.[22] Em IIU as chances de gestação variam entre 10 e 20%.[23] São tratamentos que requerem repetição na maioria dos casos. Nos casos de falha, deve-se discutir com o casal a necessidade de aumentar a complexidade do tratamento.

CONSIDERAÇÕES FINAIS

Apesar de serem processos de baixo rendimento e de cada vez mais estarem sendo substituídos pela FIV, os tratamentos de baixa complexidade têm indicação e devem ser oferecidos aos casais aptos a eles, uma vez que a intervenção, os custos e as taxas de complicação são menores que nos tratamentos de alta complexidade.

Os avanços nos resultados da FIV e a manutenção das taxas de gestação em tratamentos de baixa complexidade recomendam considerar a relação custo-benefício das técnicas. A escolha definitiva deve individualizar diagnóstico, resultados e custos.

REFERÊNCIAS BIBLIOGRÁFICAS

1. Corleta H von E. Fertilização in vitro: mais de 4 milhões de crianças nascidas e um Prêmio Nobel. Clinical & Biomedical Research 2010 Nov; v. 30, n. 4. ISSN 2357-9730.
2. Veltman-Verhulst SM, Hughes E, Ayeleke RO, Cohlen BJ. Intra-uterine insemination for unexplained subfertility. Cochrane Database Syst Rev 2016 Feb 19; 2:CD001838.
3. Practice Committee of the American Society for Reproductive Medicine. Role of metformin for ovulation induction in infertile patients with polycystic ovary syndrome (PCOS): a guideline. Fertil Steril 2017 Sep; 108(3):426-41.
4. Practice Committee of the American Society for Reproductive Medicine. Use of clomiphene citrate in infertile women: a committee opinion. Fertil Steril 2013 Aug; 100(2):341-8.
5. Veltman-Verhulst SM, Cohlen BJ, Hughes E et al. Intra-uterine insemination for unexplained subfertility. Cochrane Database Syst Rev 2012; (4):CD001838.
6. Ombelet W, Van Robays J. Artificial insemination history: hurdles and milestones. Facts Views Vis Obgyn 2015; 7(2):137-43.
7. Hughes E, Brown J, Collins JJ, Vanderkerchove P. Clomiphene citrate for unexplained subfertility in women. Cochrane Database Syst Rev 2010 Jan 20; (1):CD000057.
8. Imani B, Eijkemans MJ, te Velde ER, Habbema JD, Fauser BC. Predictors of chances to conceive in ovulatory patients during clomiphene citrate induction of ovulation in normogonadotropic oligoamenorrheic infertility. J Clin Endocrinol Metab 1999 May; 84(5):1617-22.
9. McDowell S, Kroon B, Yazdani A. Clomiphene ovulation induction and higher-order multiple pregnancy. Aust N Z J Obstet Gynaecol 2013 Aug; 53(4):395-8.
10. Kurachi K, Aono T, Minagawa J, Miyake A. Congenital malformations of newborn infants after clomiphene-induced ovulation. Fertil Steril 1983 Aug; 40(2):187-9.
11. Dickey RP, Taylor SN, Curole DN, Rye PH, Pyrzak R. Incidence of spontaneous abortion in clomiphene pregnancies. Hum Reprod 1996 Dec; 11(12):2623-8.
12. Sørensen HT, Pedersen L, Skriver MV, Nørgaard M, Nørgard B, Hatch EE. Use of clomifene during early pregnancy and risk of hypospadias: population based case-control study. British Medical Journal 2005; 330(7483):126-7.
13. Reefhuis J, Honein MA, Schieve LA, Rasmussen SA; National Birth Defects Prevention Study. Use of clomiphene citrate and birth defects, National Birth Defects Prevention Study, 1997-2005. Hum Reprod 2011 Feb; 26(2):451-7.
14. Lipton A, Demers LM, Harvey HA, Kambic KB, Grossberg H, Brady C et al. Letrozole (CGS 20267): a phase I study of a new potent oral aromatase inhibitor of breast cancer. Cancer 1995 Apr 15; 75(8):2132-8.

15. Young SL, Opsahl MS, Fritz MA. Serum concentrations of enclomiphene and zuclomiphene across consecutive cycles of clomiphene citrate therapy in anovulatory infertile women. Fertil Steril 1999 Apr; 71(4):639-44.

16. Franik S, Eltrop SM, Kremer JA, Kiesel L, Farquhar C. Aromatase inhibitors (letrozole) for subfertile women with polycystic ovary syndrome. Cochrane Database Syst Rev 2018 May 24; 5:CD010287.

17. Tulandi T, Martin J, Al-Fadhli R, Kabli N, Forman R, Hitkari J et al. Congenital malformations among 911 newborns conceived after infertility treatment with letrozole or clomiphene citrate. Fertil Steril 2006 Jun; 85(6):1761-5.

18. Chang P, Kenley S, Burns T, Denton G, Currie K, DeVane G et al. Recombinant human chorionic gonadotropin (rhCG) in assisted reproductive technology: results of a clinical trial comparing two doses of rhCG (Ovidrel) to urinary hCG (Profasi) for induction of final follicular maturation in vitro fertilization-embryo transfer. Fertil Steril 2001 Jul; 76(1):67-74.

19. Vlahos NF, Coker L, Lawler C, Zhao Y, Bankowski B, Wallach EE. Women with ovulatory dysfunction undergoing ovarian stimulation with clomiphene citrate for intrauterine insemination may benefit from administration of human chorionic gonadotropin. Fertil Steril 2005 May; 83(5):1510-6.

20. Van der Linden M, Buckingham K, Farquhar C, Kremer JA, Metwally M. Luteal phase support for assisted reproduction cycles. Cochrane Database Syst Rev 2015 Jul 7; (7):CD009154.

21. Erdem A, Erdem M, Atmaca S, Guler I. Impact of luteal phase support on pregnancy rates in intrauterine insemination cycles: a prospective randomized study. Fertil Steril 2009 Jun; 91(6):2508-13.

22. Manders M, McLindon L, Schulze B, Beckmann MM, Kremer JA, Farquhar C. Timed intercourse for couples trying to conceive. Cochrane Database Syst Rev 2015 Mar 17; (3):CD011345.

23. Duran HE, Morshedi M, Kruger T, Oehninger S. Intrauterine insemination: a systematic review on determinants of success. Hum Reprod Update 2002 Jul-Aug; 8(4):373-84.

CAPÍTULO 67

Tratamento de alta complexidade para o casal infértil

Joji Ueno
Marise Samama
Luciana Kiyoko Nacano
Lorena Ana Mercedes Lara Urbanetz
Fabio Ikeda

INTRODUÇÃO

O primeiro bebê do mundo proveniente de fertilização *in vitro* (FIV) nasceu em julho de 1978 no Reino Unido.[1] Os responsáveis por essa conquista, que foi um marco na medicina reprodutiva, foram o biólogo Robert Geoffrey Edwards (1925-2013), que recebeu o Prêmio Nobel de Medicina em 2010, e o ginecologista Patrick Chistopher Steptoe (1913-1988).

Desde então ocorreu grande evolução na reprodução humana, e após esse acontecimento já são milhões de crianças nascidas em todo o mundo como resultado da FIV[2] (Figura 1).

A injeção intracitoplasmática de espermatozoides (ICSI) possibilitou a fertilização de óvulos com espermatozoides de homens antes incapazes de serem pais biológicos. Os primeiros nascimentos foram publicados por Gianpiero Palermo, et al. em 1992.[3]

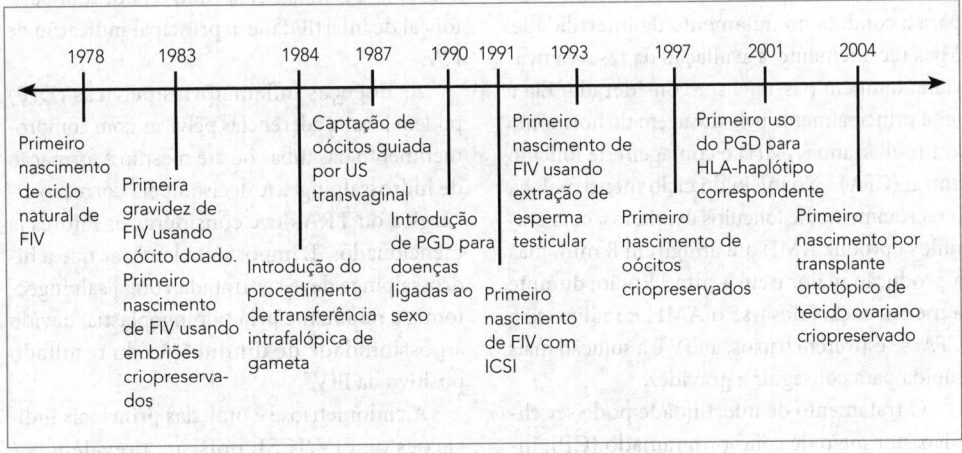

FIGURA 1 Cronograma dos principais marcos na medicina reprodutiva humana.[2]
HLA: antígeno leucocitário humano; ICSI: injeção intracitoplasmática de espermatozoides; FIV: fertilização *in vitro*; PGD: diagnóstico genético pré-implantacional.

As tecnologias evoluíram e se expandiram, propiciando resultados comparáveis entre os melhores centros de reprodução assistida de países desenvolvidos ou em desenvolvimento. Logicamente, o acesso à alta complexidade depende bastante do fator econômico, determinando, assim, proporcionalmente maior quantidade de casos realizados em países desenvolvidos.[4]

FERTILIZAÇÃO *IN VITRO* (FIV) E INJEÇÃO INTRACITOPLASMÁTICA DE ESPERMATOZOIDES (ICSI)

Indicações

Para indicação precisa da técnica de reprodução assistida (TRA) é necessário o diagnóstico da causa da infertilidade, nem sempre possível. As causas de infertilidade podem ser por fator masculino (40%), feminino (40%) ou ambos (20%). O fator masculino de infertilidade deverá ser abordado com mais detalhes em outro capítulo. Há a necessidade de levar em conta vários aspectos para indicar as técnicas de reprodução assistida: idade, reserva ovariana, tecnologia disponível, questões socioeconômicas e desejo da paciente.

A idade é fator relevante a ser considerado para a conduta no tratamento da infertilidade. Mais recentemente, a avaliação da reserva ovariana também passou a ser considerada. Ela é feita principalmente pela dosagem de hormônio antimülleriano (AMH) e contagem de folículo antral (CFA).[5] No início do ciclo menstrual, há o recrutamento de folículos ovarianos, cuja granulosa produz AMH até atingirem 8 mm, mas a produção maior é até 4 mm.[6] Então, durante a menstruação, dosa-se o AMH e realiza-se a CFA; se estiverem baixos, a FIV é a solução mais rápida para conseguir a gravidez.

O tratamento de infertilidade pode ser clínico, por meio de coito programado (CP), inseminação intrauterina (IIU), cirurgias ou a FIV/ICSI. Prefere-se utilizar primeiramente os tratamentos mais simples e menos onerosos.

Porém, a decisão nem sempre é fácil, porque a FIV e a ICSI apresentam as vantagens de terem ótimos resultados e a gravidez pode ser conseguida mais rapidamente, então o custo é algo relevante na decisão.

É inquestionável que a FIV apresenta melhor taxa de gravidez que a IIU, mas em casos bem indicados a IIU tem melhor custo-benefício para a obtenção da gestação, sendo objeto de estudo de diversos autores. A IIU é indicada antes da FIV por ter bom resultado para pacientes com 38 anos de idade ou menos, tubas permeáveis e contagem de espermatozoides móveis de 10 milhões após processamento. Em infertilidade sem causa aparente e fator masculino leve, a IIU é tão eficaz e menos onerosa que a FIV. Já foi demonstrado que quatro ciclos estimulados, combinados com IIU, apresentam melhores resultados e significam uma solução menos custosa do que uma FIV. Ainda, quando utilizado o mesmo protocolo de estimulação, o custo por gravidez com IIU pode ser menos do que a metade do custo de FIV.[7,8] Por outro lado, a reserva ovariana, o desejo da paciente, entre outros fatores, acabam interferindo na decisão da conduta.

As infecções pélvicas, endometriose e cirurgias anteriores podem determinar mal funcionamento das tubas, causando o fator tuboperitoneal de infertilidade, a principal indicação de FIV.

As doenças inflamatórias pélvicas (DIP) podem levar a aderências pélvicas com comprometimento das tubas ou até mesmo à formação de hidrossalpinge. A decisão pela correção cirúrgica ou TRA deve considerar os fatores já mencionados. É importante lembrar que a hidrossalpinge deve ser tratada com a salpingectomia e raramente pela salpingoplastia, devido à possibilidade de diminuição do resultado positivo da FIV.[9]

A endometriose é uma das principais indicações de FIV/ICSI, pois sua prevalência é grande e a indicação cirúrgica para restaurar a fertilidade é a exceção. Em pacientes com endometrioma e indicação de FIV, recomenda-se proceder diretamente à FIV para reduzir o tempo de gravidez, evitar possíveis complicações cirúrgicas e limitar os custos da paciente. A cirurgia deve ser realizada apenas na presença de cistos grandes (levando-se em conta o limite de operar ou não de acordo com a localização do cisto no ovário), para tratar sintomas de dor concomitantes refratários a tratamentos clínicos ou quando a malignidade não puder ser descartada com segurança.[10] Logicamente, havendo possibilidade de alcançar a gravidez com tratamentos menos complexos do que a FIV, esses são preferíveis.

No Brasil, as laqueaduras tubárias também são fatores importantes de infertilidade em classes sociais menos favorecidas. Porém, apesar dos bons resultados da reversão de laqueadura, a FIV é mais utilizada devido aos custos da internação hospitalar, mão de obra médica especializada para realização da reversão microcirúrgica e a popularização da FIV, com consequente diminuição dos valores cobrados. A taxa de gravidez após a reversão da esterilização é de 42 a 69%. Ela é indicada em pacientes mais jovens e reserva-se a FIV para pacientes com idade mais avançada. A FIV pode ser uma alternativa mais econômica do que a reversão da esterilização. No entanto, faltam dados comparativos e não se pode afirmar uma idade de corte.[11]

Em pacientes com idades superiores a 37 anos e/ou baixa reserva ovariana, há maior tendência de utilizar-se a FIV/ICSI, independentemente da causa da infertilidade. Porém, deve-se ter certeza de que a solução não poderia ser mais simples e rápida, como o tratamento clínico ou pequenas cirurgias. Não é recomendado indicar a FIV para mulheres acima de 44 anos utilizando os próprios óvulos, devido à baixa possibilidade de nascidos vivos, baixa possibilidade de sucesso e aumento de abortamento espontâneo.[12] Acima dessa idade, recomenda-se o recebimento de óvulos de doadora, mas esta alternativa geralmente não é aceita pelas pacientes de imediato, mesmo com o argumento de que a probabilidade de gestação

passa a ser semelhante à da doadora. Com a ovodoação, pode-se tentar a gravidez até os 50 anos da mulher. Para pacientes com idade superior aos 50 anos, há necessidade de consentimento da mulher e do obstetra que a acompanhará no pré-natal e parto, devido aos riscos da gravidez em idade avançada.[13]

A infertilidade sem causa aparente (ISCA) tem indicação de FIV/ICSI. Outros procedimentos mais simples devem ser tentados antes dos procedimentos de alta complexidade, desde que seja possível.

O desenvolvimento das tecnologias tem ampliado as indicações de tratamentos de alta complexidade em reprodução assistida; como exemplos, o diagnóstico genético pré-implantacional (PGD), testes genéticos para aneuploidia (PGT-A) e a vitrificação de óvulos ou congelamento de tecido ovariano para utilização futura.

Estimulação ovariana para FIV/ICSI

O objetivo da estimulação é conseguir o recrutamento de mais folículos, além do folículo dominante, para aspiração do máximo de óvulos com qualidade, evitando-se as complicações, como a síndrome de hiperestimulação ovariana. A resposta varia de paciente para paciente, mas, de maneira geral, desde o início do estímulo até a retirada dos óvulos tem-se um período de 10 a 12 dias.

Para planejar a estimulação ovariana, alguns fatores são importantes na escolha das medicações a serem utilizadas. Dentre estes fatores, podemos citar: idade e peso da paciente, exames de predição da reserva ovariana (como dosagem de AMH e contagem de folículos antrais) e histórico de estimulações ovarianas prévias.

Didaticamente, é possível dividir um ciclo de estimulação ovariana para FIV em bloqueio hipofisário, estimulação ovariana propriamente dita e maturação oocitária final (*trigger*).

As principais medicações utilizadas para o bloqueio hipofisário são os análogos agonistas de GnRH e os antagonistas de GnRH. Quando se utiliza o análogo agonista de GnRH, existem dois protocolos clássicos: o ciclo longo e o ciclo curto, também chamado de *Flare Up*. No ciclo longo, o início do análogo de GnRH se dá na fase lútea do ciclo anterior e a estimulação ovariana é iniciada com a hipófise já bloqueada. No ciclo curto, o análogo agonista de GnRH é introduzido no início da menstruação, com o intuito de aproveitar o chamado efeito *Flare Up* do análogo, a fim de aumentar o estímulo ovariano com os hormônios endógenos da paciente produzidos por essa estimulação hipofisária.

Uma outra opção é o uso dos antagonistas de GnRH (Figura 2). Neste caso, no início do ciclo menstrual, não há bloqueio hipofisário, o que permite que a estimulação ovariana seja realizada tanto pelas gonadotrofinas hipofisárias da paciente quanto pelas gonadotrofinas exógenas. O início do uso dos antagonistas, neste caso, acontece em uma fase mais adiantada do ciclo para evitar uma ovulação precoce. Os antagonistas de GnRH podem ser administrados de maneira fixa no sexto dia da estimulação ovariana, ou quando se verifica a presença de folículos em torno de 13 a 14 mm de diâmetro médio, sendo esta última maneira a mais utilizada. Quando os folículos atingem 18 mm, administra-se hormônio para a maturação oocitária final e, 36 horas após, realiza-se a captação. Em relação às taxas de gestação, não há diferenças entre os ciclos em que se utiliza os análogos agonistas e os antagonistas de GnRH.[14]

A escolha entre essas medicações ocorre pelas características da paciente. Como exemplo, pode-se citar o caso de uma paciente com endometriose e reserva ovariana normal, em que o ciclo longo com análogos de GnRH seja o protocolo de eleição; já uma paciente com baixa reserva ovariana, deve-se utilizar o ciclo curto com análogos de GnRH (*Flare Up*); e aquela com risco de hiperestímulo ovariano, em pacientes com síndrome dos ovários policísticos, utilizar um protocolo antagonista.

A estimulação ovariana para FIV/ICSI é realizada principalmente com as gonadotrofinas, que podem ser de origem urinária ou recombinante. Existem apresentações contendo somente FSH, somente LH ou a combinação de FSH e LH. A dose utilizada, a relação entre FSH e LH, assim como a escolha entre o uso de medicações urinárias ou recombinantes depende muito da experiência de cada médico.

A utilização de mais de 300 UI diárias de gonadotrofinas parece não trazer vantagens para a paciente e não justifica o aumento dos custos. Nas normorrespondedoras, o aumento da dose diária acima de 200 a 250 UI não melhora as taxas de gravidezes. Em pacientes com suspeita de diminuição da reserva ovariana, aumentar a dose diária acima de 450 UI (até 600 UI) não melhora o resultado da fertilização *in vitro* e é ineficaz em relação à taxa de nascidos vivos. Portanto, um limite superior de dose total de 3.000 UI/ciclo ou uma dose diária de 450 UI

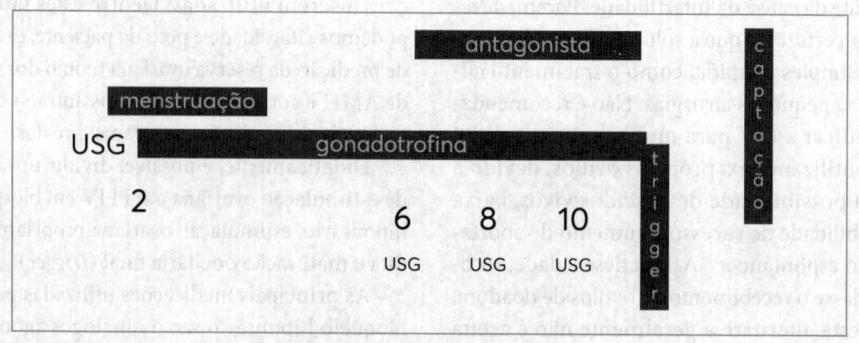

FIGURA 2 Protocolo antagonista para estimulação ovariana.
Fonte: elaborada pelos autores.

devem ser considerados em pacientes com suspeita de baixa resposta ovariana.[15]

Outros fármacos alternativos utilizados em uma estimulação ovariana são o citrato de clomifeno e os inibidores da aromatase (principalmente o uso de letrozol). O uso dessas medicações não é rotineiro em um ciclo de FIV, sendo frequentemente utilizadas em casos de preservação de fertilidade devido a razões oncológicas e em pacientes com baixa reserva ovariana. O uso de clomifeno ou letrozol ocasiona redução na quantidade de gonadotrofinas necessária e diminui a incidência da síndrome de hiperestimulação ovariana. No entanto, a utilização de citrato de clomifeno ou letrozol pode estar associada a um aumento significativo na incidência de cancelamentos do ciclo, bem como a reduções no número médio de oócitos recuperados na população geral de FIV e nas más respondedoras. Há a necessidade de estudos randomizados maiores e de alta qualidade para chegar a uma conclusão definitiva antes de serem adotados na prática clínica de rotina.[16]

A fase final da estimulação ovariana é a maturação oocitária. Nesta etapa, a finalidade é a mimetização do pico fisiológico de LH, que deflagra a ovulação. É utilizada a gonadotrofina coriônica, que possui uma semelhança grande com a estrutura do LH. Existem disponíveis a gonadotrofina coriônica humana e a recombinante. Mais recentemente também é utilizado o análogo de GnRH. Neste caso, o efeito *Flare Up* da medicação na hipófise pode deflagrar a maturação final oocitária. Esta conduta é indicada nos casos em que haja risco de uma complicação da estimulação ovariana, chamada de síndrome do hiperestímulo ovariano, e, para ser usada, a paciente deve estar utilizando o protocolo antagonista. Em casos específicos, também é possível fazer o chamado *Dual Trigger* e o *Double Trigger*, quando se utiliza tanto a gonadotrofina coriônica quanto o análogo de GnRH. Pode ser realizado com a finalidade de recrutar um número maior de oócitos maduros.[17]

A estimulação ovariana pode iniciar em qualquer fase do ciclo menstrual, como é realizada na preservação da fertilidade em paciente jovem com câncer. Assim, realiza-se a vitrificação imediatamente, por exemplo, diante do aparecimento de uma viagem com caráter profissional. Os resultados são semelhantes em termos de quantidade e qualidade de óvulos.[18] No respectivo capítulo de preservação da fertilidade há descrição detalhada dos diferentes protocolos.

Captação

A captação ou aspiração folicular deve ser realizada em ambiente cirúrgico, com a paciente submetida a sedação leve e em posição ginecológica. A assepsia vaginal é realizada utilizando-se soro fisiológico, e com uma agulha guiada por ultrassom transvaginal o conteúdo dos folículos ovarianos é aspirado e examinado no laboratório de fertilização para identificação dos óvulos.

Duas horas após a aspiração folicular, os óvulos podem ser submetidos à FIV clássica, em que os espermatozoides são colocados junto ao óvulo, ocorrendo a fertilização. Alternativamente, o espermatozoide poderá ser introduzido através da zona pelúcida do óvulo pela ICSI.

As técnicas laboratoriais da FIV e ICSI

Os passos iniciais para a realização da ICSI são os mesmos que os realizados para a FIV convencional, diferindo apenas na técnica de fertilização.

Na FIV colocam-se 50.000 a 100.000 espermatozoides, previamente capacitados em laboratório, junto ao óvulo em meio de cultivo. O espermatozoide atravessa a zona pelúcida do óvulo e assim ocorrerá a singamia. Após um período de 16 a 18 horas de incubação dos gametas, é possível observar dois pró-núcleos (masculino e feminino). Porém, as fertilizações podem ser anormais (três pró-núcleos, um pró-núcleo) ou os óvulos podem degenerar, sendo descartados.

Na ICSI, o espermatozoide é introduzido no interior do citoplasma do óvulo com o auxílio de um micromanipulador acoplado a um microscópio,[3] e a fertilização normal ocorre em torno de 80% dos casos (Figura 3).

Pacientes vasectomizados ou azoospérmicos podem ser submetidos a diferentes técnicas de obtenção cirúrgica de espermatozoides do epidídimo ou do testículo com ótimos resultados após ICSI. Os espermatozoides podem ser retirados diretamente do epidídimo pela PESA (*percutaneous epididymal sperm aspiration*), MESA (*microsurgical epidymal sperm aspiration*), ou dos testículos pela TESE (*testicular sperm extraction*), TESA (*testicular sperm aspiration*), por punção ou microcirurgia.

Transferência embrionária

A transferência embrionária é um procedimento ambulatorial aparentemente simples, mas exige experiência para um ótimo resultado. Em um mesmo centro de reprodução humana, a taxa de gravidez pode variar de acordo com o médico que realiza o procedimento. Para realizá-lo, a paciente deve estar em posição ginecológica e não há necessidade de anestesia. A transferência é feita com embriões a fresco entre o segundo e o sexto dia após a fertilização, geralmente no D3 (5 a 8 células) ou D5 (blastocisto), ou após o descongelamento de embriões que foram vitrificados anteriormente.

Quando a paciente é submetida à estimulação ovariana, no dia da captação (D0) ou no dia seguinte (D1) inicia-se a progesterona microni-

zada vaginal na dosagem de 400 mg a cada 12 horas. A progesterona também pode ser administrada por via oral, intramuscular ou retal, com eficácia semelhante para cada via de administração.[19]

Quando a transferência é de embriões descongelados, há necessidade de preparo do endométrio. Administra-se valerato de estradiol em doses diárias de 6 mg, desde o início do ciclo menstrual; após uma semana, realiza-se a medida do endométrio pela ultrassonografia transvaginal e é possível aumentar a dose caso o endométrio não tenha atingido 7 mm. Alternativamente, pode-se iniciar com doses de 2 mg e ir aumentando gradativamente ou utilizar adesivo de estradiol. Geralmente a transferência é realizada por volta do 18º ou 19º dia do ciclo, com administração prévia de progesterona.[20]

Recomenda-se realizar a transferência com a paciente de bexiga cheia. A taxa de gravidez é significativamente maior com bexiga cheia, provavelmente devido ao fácil deslizamento do cateter, causado pela retificação do útero anterovertido.[21] Assim, a maioria defende o ultrassom pélvico para guiar a transferência. O útero retrovertido não exige bexiga tão cheia e a bexiga deve estar vazia na transferência de embriões realizada com auxílio da ultrassonografia transvaginal (USTV). A transferência com ajuda do ultrassom transvaginal pode aumentar a taxa de gravidez em relação à não utilização da USTV.[22]

O número de embriões a serem transferidos vai depender da paciente, mas a quantidade má-

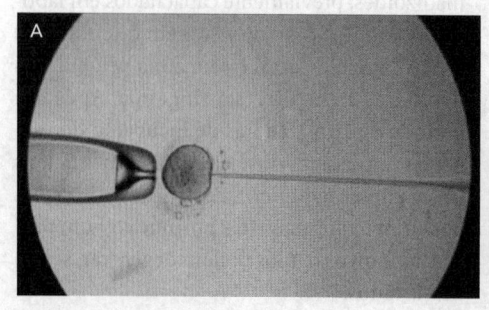
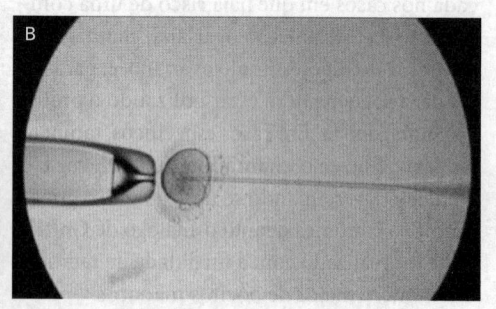

FIGURA 3 Injeção intracitoplasmática de espermatozoide (ICSI).
Fonte: foto dos autores.

xima não deve ser superior ao determinado pelo Conselho Federal de Medicina: a) mulheres até 35 anos: até 2 embriões; b) mulheres entre 36 e 39 anos: até 3 embriões; c) mulheres com 40 anos ou mais: até 4 embriões; d) nas situações de doação de oócitos e embriões, considera-se a idade da doadora no momento da coleta dos oócitos.[13]

O beta-hCG quantitativo é solicitado para o D14 e D16, e o valor deve dobrar a cada dois dias.

DIAGNÓSTICO GENÉTICO PRÉ-IMPLANTACIONAL E TESTE GENÉTICO PARA ANEUPLOIDIA

O diagnóstico genético pré-implantacional (PGD) é um exame que investiga alterações cromossômicas e genéticas em embriões *in vitro* com o objetivo de selecionar embriões sem alterações, as quais poderiam afetar o seu desenvolvimento ou diminuir as chances de implantação.[23]

No final dos anos 1980, o PGD era solicitado para casais férteis com risco de transmitir doenças ligadas ao cromossomo X,[24] e desde meados dos anos 1990 essa técnica tem sido empregada como uma ferramenta de seleção de embriões para pacientes submetidos à FIV/ICSI, e então denominada triagem genética pré-implantacional (PGS).[25]

Nas últimas décadas, as tecnologias genéticas evoluíram a partir do diagnóstico de doença monogênica a uma ampla gama de indicações, incluindo doenças genéticas hereditárias, translocações robertsonianas e aneuploidias cromossômicas. A aplicação dos conhecimentos já disponíveis sobre o diagnóstico de aneuploidias na triagem genética pré-implantacional (PGS) foi uma progressão natural do diagnóstico genético do embrião, e então denominado teste genético pré-implantacional para aneuploidia (PGT-A).[24,25]

As doenças comumente investigadas são: fibrose cística, doença de Huntington, betatalassemia, doença falciforme, síndrome de X-frágil, distrofia miotônica, atrofia muscular espinhal, distrofia muscular de Duchenne, hemofilia A, polipose adenomatosa familiar, síndrome de Dravet, início precoce da doença de Alzheimer, síndrome de Hurler, distrofia muscular de Becke.[24]

A técnica de PGD envolve a biópsia de blastocisto (quinto dia de desenvolvimento), em que algumas células são aspiradas pelo embriologista com o auxílio de uma pipeta. A biópsia no estágio de clivagem (terceiro dia de desenvolvimento) pode impactar a viabilidade embrionária e o potencial de implantação, por isso não é recomendada. Adicionalmente, após os resultados desanimadores associados à biópsia do embrião do dia 3, pesquisadores começaram a desenvolver uma nova tecnologia para PGT-A. As mudanças incluem principalmente dois fatores: o teste genético com métodos abrangentes de triagem de cromossomos, com a capacidade de avaliar simultaneamente o *status* de todos os 23 pares de cromossomos, e a mudança da biópsia embrionária do estágio de clivagem para a biópsia de trofectoderma (TEB) no estágio de blastocisto (Figura 4).[26] Depois da biópsia em D5, o blastocisto é vitrificado e o material colhido é enviado para o laboratório de genética. Após resultado favorável, procede-se com o preparo de endométrio e transfere-se o embrião. Atualmente, quase não se utiliza transferir o embrião que teve a biópsia realizada no D3 ou D5, com transferência no dia seguinte.

A FIV/ICSI com PGD ou PGT-A pode ser muito estressante; os pacientes são emocionalmente vulneráveis e, após várias falhas, frequentemente se apresentam dispostos a experimentar novas opções. Um aconselhamento genético preciso é absolutamente crucial; os pacientes devem ser informados sobre as vantagens e desvantagens dessa técnica e precisam entender o uso da triagem genética e sua eficiência clínica.[27]

Os embriões analisados são diagnosticados alterados ou normais, mas podem não representar a realidade devido ao mosaicismo. Assim, há possibilidade de nascimento de bebês saudáveis ou doentes mesmo com resultado do exame indicando ausência ou presença de alterações na biópsia embrionária.[28,29]

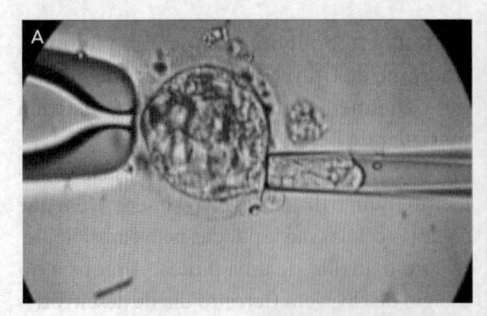
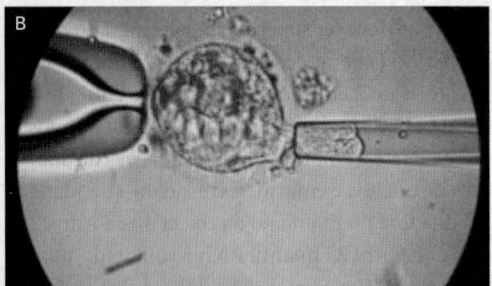
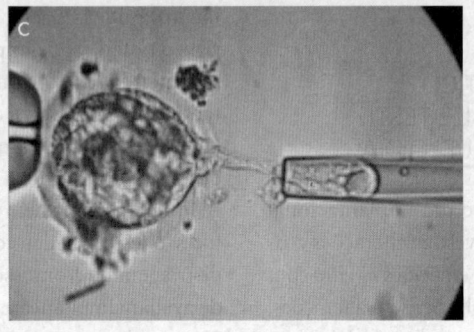

FIGURA 4 Biópsia de blastocisto para exame genético.
Fonte: fotos dos autores.

Embriões em mosaico, caracterizados pela presença de uma mistura de linhas celulares diploides e aneuploides, geralmente não são transferidos porque são considerados anormais. O efeito do mosaicismo na implantação e no potencial de desenvolvimento desses embriões não é conhecido, porém é razoável supor que o mosaicismo reduz a probabilidade de sucesso da FIV.[26] A transferência de embriões em mosaico com aneuploidias supostamente "viáveis" deve ser considerada com extrema cautela.[28]

Apesar de o PGD ser um procedimento bem estabelecido, a PGT-A ainda está em debate, e sua aceitação continuará evoluindo com uma melhor compreensão sobre o desenvolvimento embrionário humano e dependerá do sucesso das estratégias de biópsia usadas em combinação com a análise genética. O mosaicismo é menos problemático ao realizar a biópsia do trofectoderma em comparação com a biópsia do embrião no estágio de clivagem. Por fim, atualmente não existem dados sobre os efeitos nas crianças nascidas após a biópsia do embrião, e serão necessários estudos e acompanhamento a longo prazo desses bebês.

Recentemente, os termos "diagnóstico genético pré-implantação" (PGD) e "triagem" (PGS) foram substituídos pelo teste genético pré-implantação (PGT). É um teste realizado para analisar o DNA de oócitos (corpos polares) ou embriões (estágio de clivagem ou blastocisto) para tipagem de HLA ou para determinar anormalidades genéticas. Estes incluem: PGT para aneuploidias (PGT-A); PGT para defeitos monogênicos/de gene único (PGT-M); e PGT para cromossômicos rearranjos estruturais (PGT-SR).[30]

Criopreservação

A criopreservação de óvulos e embriões melhorou muito com a vitrificação, antes realizada com congelamento lento. Assim, a vitrificação tem sido utilizada em casos de risco de síndrome de hiperestimulação ovariana, para aguardar resultado do estudo genético dos embriões após biópsia de blastocisto e para o congelamento com objetivo de preservação da fertilidade. Recomenda-se que mulheres jovens, diagnosticadas com câncer e que passarão por tratamento com medicamentos gonadotóxicos, sejam encaminhadas para orientação quanto à preservação da fertilidade, pelo congelamento de óvulos/embriões ou tecido ovariano.[13] Apesar de ainda ser necessária uma melhor conscientização dessas pacientes, com o desenvolvimento da vitrificação, podemos observar grande aumento no número de pacientes que buscam preservar a fertilidade (Figura 5).[31]

A vitrificação de todos os óvulos diante de falha de implantação, altos níveis de progesterona no dia do gatilho, doenças maternas avançadas, idade e endometriose ainda carecem de evidências para apoiar seu uso rotineiro.[32]

OVODOAÇÃO

São de 1983 os primeiros casos de sucesso com obtenção de gravidez após transferência de óvulos doados e fertilizados.[33]

Nos dias atuais, a ovodoação é um procedimento rotineiro na maioria das clínicas de reprodução humana. As principais pacientes beneficiadas com o recebimento de óvulos de outras mulheres são aquelas com idade mais avançada e consequente diminuição da capacidade reprodutiva, com taxa de gravidez quase igual à taxa de gravidez referente à idade da doadora (Figura 6).[34]

Novamente, a idade é um fator limitante para o sucesso das TRA. Os resultados da FIV começam a piorar de maneira mais significativa aos 35 anos, com queda acentuada aos 37 anos e grande piora aos 40 anos de idade.

A ovodoação pode ser realizada em qualquer fase da vida reprodutiva da mulher, desde que

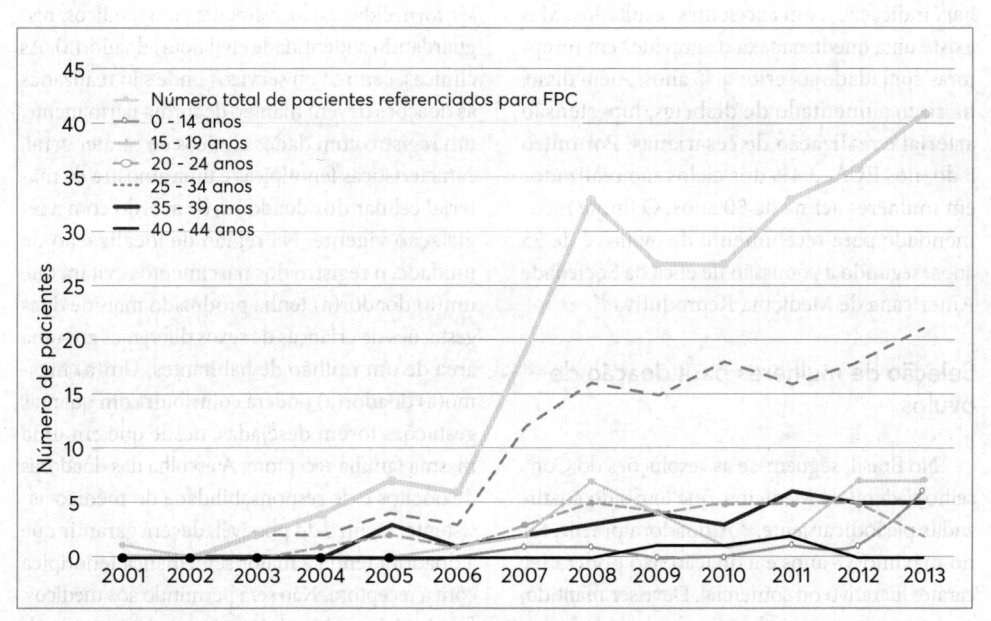

FIGURA 5 Aumento do número de pacientes para preservação da fertilidade.
Fonte: Bastings L. et al.[31]

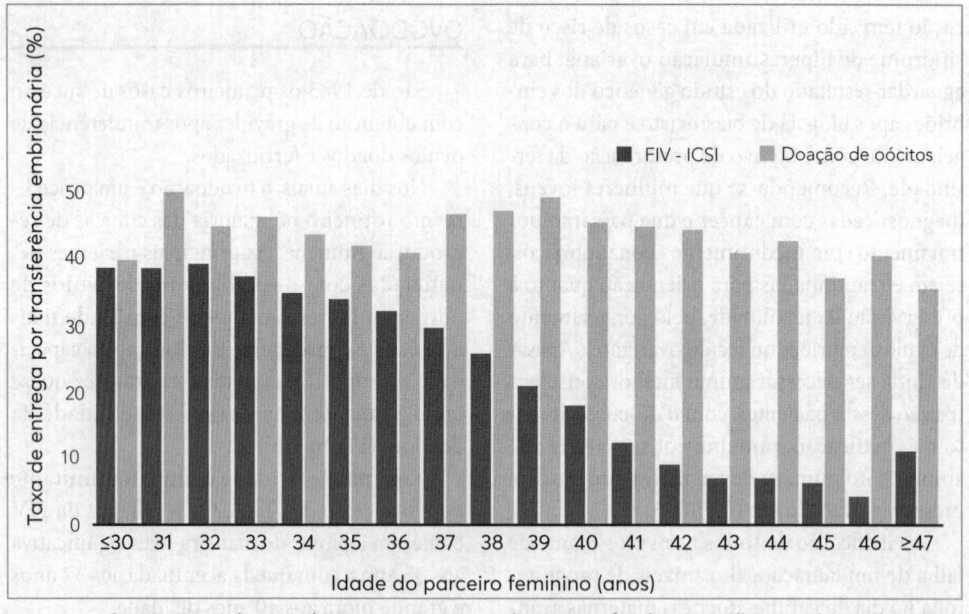

FIGURA 6   Comparação de taxa de nascimento por embrião transferido em mulheres submetidas à FIV/ICSI e ciclos com doação de óvulos a fresco (Rede Latino-Americana de Reprodução Assistida, 2014). Fonte: Zegers-Hochschild F et al.[34]

haja indicação, com excelentes resultados. Mas existe uma queda na taxa de gravidez em receptoras com idade superior a 45 anos. Além disso, há risco aumentado de diabetes, hipertensão arterial e realização de cesarianas. Por outro lado, nos EUA, 3,4% dos ciclos são realizados em mulheres acima de 50 anos. O limite recomendado para recebimento de óvulos é de 55 anos, segundo a comissão de ética da Sociedade Americana de Medicina Reprodutiva.[35]

Seleção de mulheres para doação de óvulos

No Brasil, seguem-se as resoluções do Conselho Federal de Medicina, que têm sido atualizadas periodicamente.[13] A doadora precisa ter no máximo 35 anos e a doação não poderá ter caráter lucrativo ou comercial. Deve ser mantido, obrigatoriamente, sigilo sobre a identidade dos doadores de gametas e embriões, bem como dos receptores. Em situações especiais, informações sobre os doadores, por motivação médica, podem

ser fornecidas exclusivamente para médicos, resguardando a identidade civil do(a) doador(a). As clínicas, centros ou serviços onde são realizadas as doações devem manter, de forma permanente, um registro com dados clínicos de caráter geral, características fenotípicas e uma amostra de material celular dos doadores, de acordo com a legislação vigente. Na região de localização da unidade, o registro dos nascimentos evitará que um(a) doador(a) tenha produzido mais de duas gestações de crianças de sexos diferentes em uma área de um milhão de habitantes. Um(a) mesmo(a) doador(a) poderá contribuir com quantas gestações forem desejadas, desde que em uma mesma família receptora. A escolha das doadoras de oócitos é de responsabilidade do médico assistente. Dentro do possível, deverá garantir que a doadora tenha a maior semelhança fenotípica com a receptora. Não será permitido aos médicos, funcionários e demais integrantes da equipe multidisciplinar das clínicas, unidades ou serviços participar como doadores nos programas de reprodução assistida. É permitida a doação voluntária de gametas, bem como a situação identificada como doação compartilhada de oócitos em reprodução assistida, em que doadora e receptora, participando como portadoras de problemas de reprodução, compartilham tanto do material biológico quanto dos custos financeiros que envolvem o procedimento de reprodução assistida. A doadora tem preferência sobre o material biológico que será produzido.

Assim, quando a mulher tem idade até 35 anos e consente em doar óvulos, deve ser avaliada clinicamente e realizar exames para certificar a viabilidade de ovodoação. Após, deve ser solicitada, dentre outros exames pertinentes, a avaliação da reserva ovariana, o cariótipo com banda G, a tipagem sanguínea e as sorologias. Cerca de 10% das mulheres aos 30 anos já descobrem que não podem ser doadoras, devido à baixa reserva, e essa porcentagem aumenta com a idade.[36]

Portanto, todas as doadoras devem fazer avaliação da reserva ovariana, que deve estar dentro da normalidade. Atualmente, consiste principalmente na dosagem do hormônio AMH e na contagem de folículos antrais.

É considerada baixa reserva ovariana quando AMH < 1 ng/dL.[6] A mulher tem baixa contagem de folículos antrais quando se encontram 4 a 10 folículos de 2 a 10 mm, sendo assim ela provavelmente terá baixa reserva e pouca resposta à estimulação ovariana.[37] Portanto, após os exames iniciais, algumas já não podem ser doadoras ou podem passar a ser receptoras.

Há necessidade da semelhança fenotípica. Assim, algumas etnias têm mais dificuldade de terem doadoras. O Brasil é muito grande e com muita mistura de raças, o que pode ser um problema se o casal não possui essa miscigenação, pois poderá nascer um mestiço. Nem todos os casais querem contar para o filho que ele foi produto de ovodoação, então é preciso tomar todos os cuidados, inclusive em relação ao tipo sanguíneo da doadora para que o bebê tenha o sangue compatível com o dos pais.

Mais recentemente, tanto gametas femininos como masculinos podem ser adquiridos de doadores internacionais.

Estimulação ovariana em doadora de óvulos

As pacientes doadoras devem ser submetidas à estimulação ovariana controlada para doação compartilhada ou voluntária; isso quer dizer que doadora e receptora compartilham o material genético e os custos. Deve-se evitar a estimulação excessiva ou a resposta exagerada, como ocorre em pacientes com ovários micropolicísticos, pois, como consequência, é possível que haja a síndrome da hiperestimulação ovariana (SHEO), que pode ser grave e levar à internação da paciente ou até mesmo ao óbito.

Essa complicação séria pode ocorrer em 0,87% dos casos, mas consegue ser reduzida substancialmente com protocolos específicos de estimulação ovariana, que incluem a utilização de agonista do GnRH para fazer o *trigger* em vez do hCG (alfacoriogonadotrofina ou gonadotrofina coriônica (HCG) altamente purificada).[38]

Os protocolos agonista ou antagonista do GnRH apresentam os mesmos resultados na estimulação ovariana em termos de quantidade de óvulos captados e taxas de gravidez.[39] Assim, o protocolo de escolha é o antagonista pela possibilidade de utilizar o agonista para a maturação final dos óvulos e diminuir os riscos de SHEO.

As gonadotrofinas apresentam resultados semelhantes em termos de produção de quantidade de óvulos, mas as gonadotrofinas urinárias (HMG) têm menor custo do que no caso de haver a associação com recombinante (FSHrec) ou se utiliza somente o FSH rec.[40] Por outro lado, as pacientes podem responder diferentemente a cada tipo de gonadotrofina, justificando-se a existência e utilização dos diversos tipos de gonadotrofinas, individualizando-se as pacientes. A estimulação com gonadotrofinas começa com 150 a 300 UI no segundo dia do ciclo (Figura 2). A monitorização é realizada com a ultrassonografia transvaginal, ajustando-se a dose, geralmente diminuindo a quantidade de gonadotrofinas ou mantendo a dose inicial, e orienta-se o início da administração do antagonista quando o folículo estiver com 14 mm.

Por volta do 8º dia do estímulo (9º dia do ciclo), realiza-se uma última ultrassonografia transvaginal, quando é determinada a captação de óvulos pela administração do hCG ou análogo do GnRH. Se for feita a transferência na doadora e não houver risco de SHEO, administra-se o hCG. Caso contrário (se não for transferir ou houver risco de SHEO), utiliza-se o análogo do GnRH que pode ser o acetato de triptorrelina na dose de 0,2 mg SC. Vale a pena lembrar que não se deve fazer o *trigger* com análogo do GnRH, caso o ciclo seja conduzido com agonista.

Indicações para recepção de óvulos

Nos últimos anos, observamos um movimento de postergar a maternidade. Cerca de 20% das mulheres começam a tentar engravidar após os 35 anos de idade, e, devido a isso, nós nos deparamos com o crescimento dos programas de ovodoação. Adicionalmente, as principais indicações para a ovodoação são: 27% – idade avançada; 24% – más respondedoras; 15% – falência ovariana prematura; 9% – combinações de fatores; 6% – falha recorrente de implantação; 6% – endometriose; 4% – má qualidade dos óvulos; 3% – menopausa; 3% – causas genéticas; 2% – abortos recorrentes e 1% – menopausa cirúrgica.[41]

A estimulação ovariana, o preparo do endométrio para transferência de embrião e a importância da sincronização entre doadora e receptora

Uma vez que a mulher tenha a indicação de receber óvulos de doadora e aceitou essa condição, deverá se cadastrar para que a clínica de reprodução humana encontre a doadora segundo as normas vigentes no Brasil.[13] A doadora será submetida a estimulação ovariana controlada para retirar os óvulos, e a receptora terá o preparo para a transferência. A transferência será realizada para ambas, portanto é importante a atenção da equipe para que haja uma sincronização entre doadora e receptora.

A sincronização entre doadora e receptora é realizada com a ajuda de pílula anticoncepcional (ACO) ou análogos do GnRHa (Figura 7). O ACO é mais utilizado e deve ser interrompido oportunamente, para que após a interrupção ocorra a menstruação e inicie-se a estimulação ovariana de maneira habitual em esquema antagonista e o preparo do endométrio conforme relatado anteriormente. Existem diversos protocolos com resultados semelhantes.[42,43,44]

Geralmente, programa-se a transferência da receptora por volta do 18º dia (D3) ou 20º dia (D5).[45,46] O preparo do endométrio da receptora é feito com estradiol via oral ou adesivo transdérmico, em torno de quatro a cinco dias antes do início do estímulo da doadora. A dose inicial pode ser de 2 mg a 6 mg via oral, e após uma semana realiza-se o primeiro com controle ultrassonográfico. Se o endométrio estiver acima de 7 a 8 mm, é possível pensar em programar a transferência, que será determinada pela utilização da progesterona. Geralmente, programa-se a transferência por volta do 18º ou 19º dia do preparo endometrial. Se necessário, aumenta-se a dose do estradiol para 8 mg.[47,48,49] Os adesivos de 100 mcg podem ser trocados a cada dois ou três dias. As duas formas de administração de estradiol têm os mesmos resultados em termos de taxa de nascidos vivos.[42] A suplementação com estrogênio pode ser de no mínimo 12 dias a um máximo de 63 dias, dependendo do dia em que os embriões estavam disponíveis para transferência.[42]

O desenvolvimento da criopreservação possibilita maior maleabilidade das datas. Assim, pode-se evitar a sincronização entre doadora e receptora. Os espermatozoides são congelados e, quando a doadora ceder os óvulos, descongelam-se os espermatozoides e fertilizam-se os óvulos. Os embriões produzidos são criopreservados e posteriormente transferidos ao útero. Isso é possível porque os resultados da transferência de embriões congelados são tão bons quanto a fresco.[50] Ainda não há consenso sobre a superioridade ou reais benefícios da estratégia de congelamento de todos os embriões, além de

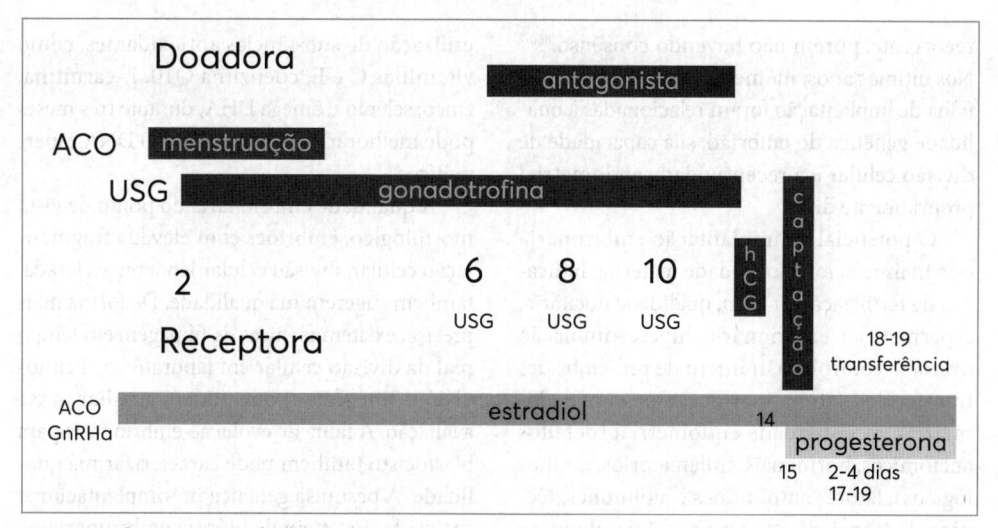

FIGURA 7   Sincronização da doadora com a receptora.
Fonte: elaborada pelos autores.

não haver seguimento a longo prazo das pessoas nascidas de descongelamentos de embriões.[51]

Para transferência em ciclo natural modificado, acompanha-se o crescimento folicular e a captação dos óvulos é realizada quando houver a ovulação. Alternativamente, quando o folículo chegar a 18 mm, administra-se o hCG e a ovulação ocorrerá por volta de 40 horas após a administração. Consideramos esse o dia zero (D0), e os óvulos são colocados para fertilizar, tanto para a doadora como para a receptora, com os respectivos espermatozoides dos companheiros ou do banco de sêmen. Ainda no D0, inicia-se a progesterona na receptora e a transferência é programada.[20] A transferência pode ser realizada no D3 ou D5, tanto para a doadora como para a receptora.

O beta-hCG quantitativo é solicitado no D14 e repetido no D15 ou D16. O valor deve dobrar a cada 2 dias.

Tanto o estradiol como a progesterona permanecem de 10 a 12 semanas de gestação, quando serão interrompidos.

A possibilidade de receber óvulos ou embriões de outra mulher aumenta as chances de a receptora conseguir ter seu filho. Há vários anos já sabemos que a taxa de gravidez volta a crescer a patamares semelhantes à da idade da doadora e, cumulativamente em 4 vezes, consegue-se praticamente 90% de sucesso.[52,53] A possibilidade de utilizar óvulos ou embriões congelados com altas taxas de gravidez amplia e facilita a resolução dos casos de ovodoação. Mas é necessário sempre estar atento para não transgredir as normas éticas e utilizar o bom senso para a resolução de cada caso.[54]

FALHA DE IMPLANTAÇÃO RECORRENTE

A implantação embrionária é um processo no qual o embrião penetra no endométrio por meio de um fenômeno inflamatório, levando a uma placentação hemocoreal. Na prática clínica, considera-se implantação bem-sucedida a presença ultrassonográfica de saco gestacional intrauterino. A não ocorrência de implantação embrionária após tratamento de fertilização *in vitro* é definida como falha de implantação. A ausência de implantação embrionária após três ou mais transferências de embriões de alta qualidade, ou dez ou mais embriões transferidos em múltiplas transferências, são algumas das definições aceitas para a falha de implantação recorrente, porém não havendo consenso.[66,67] Nos últimos anos, inúmeras possíveis causas de falha de implantação foram relacionadas à qualidade genética do embrião, sua capacidade de divisão celular e à receptividade endometrial propriamente dita.

O potencial de implantação embrionária está mais relacionado a: idade materna, indicação da fertilização *in vitro*, qualidade oocitária, espermática e embrionária, hiperestimulação ovariana controlada, número de pré-embriões transferidos, fatores uterinos, espessura endometrial, receptividade endometrial (defeitos anatômicos, hormonais, inflamatórios, imunológicos), fatores autoimunes e aloimunes, técnica de transferência embrionária, doenças clínicas maternas (obesidade, diabetes *mellitus*, lúpus, doenças crônicas).

A qualidade oocitária pode estar comprometida devido à idade avançada da mulher, levando a defeitos na divisão celular, como a não disjunção cromossômica, e defeitos no DNA mitocondrial que acarretam aneuploidias. A hiperestimulação ovariana agressiva também pode levar a níveis elevados de estradiol e à alteração das células do *cumulus oophorus*, levando a oócitos de má qualidade.[68] Endometriose, causas hormonais, tabagismo, estresse, quimioterapia, causas idiopáticas, também podem comprometer a qualidade e a quantidade oocitária. A avaliação da reserva ovariana por meio de contagem ultrassonográfica de folículos antrais e a dosagem do AMH são métodos utilizados, porém não avaliam a qualidade do oócito.

A qualidade espermática pode estar afetada pela idade paterna, quando acima de 50 anos, também por infecções, por radioterapia ou quimioterapia, varicocele, cirurgias, tabagismo, uso de drogas, obesidade, causas ambientais e idiopáticas. A avaliação é realizada pelo espermograma completo, processamento seminal e teste de fragmentação do DNA espermático. A correção da varicocele pode melhorar a qualidade espermática, assim como a suspensão do tabagismo, uso de drogas e perda de peso. A utilização de substâncias antioxidantes, como vitaminas C e E, coenzima Q10, L-carnitina, zinco, selênio e ômega DHA, durante três meses pode melhorar a fragmentação do DNA espermático.[69]

A qualidade embrionária do ponto de vista morfológico, embriões com elevada fragmentação celular, divisão celular lenta ou acelerada, também sugerem má qualidade. De forma mais precisa, existem técnicas de filmagem em tempo real da divisão celular em laboratório (Primovision® *time-lapse*) que podem auxiliar nessa avaliação. A falha de evolução embrionária para blastocisto também pode caracterizar má qualidade. A pesquisa genética pré-implantacional realizada por meio de biópsia embrionária na fase de blastocisto e da técnica de NGS (*Next Generation Sequency*) é utilizada para avaliação genética embrionária. É importante estar ciente de que a biópsia embrionária é realizada no trofectoderma, e não na massa celular interna. Existem estudos mostrando o nascimento de crianças normais após transferência de blastocistos mosaicos aneuploides,[28] concluindo-se que embriões normais podem ser descartados por essa técnica. Também é realizado de rotina no laboratório, em mulheres acima de 38 anos, o chamado *assisted hatching*. Trata-se da eclosão assistida da zona pelúcida, que é mais espessa nessa faixa etária, a fim de facilitar a saída do blastocisto para implantação.[70] Pode ser realizado no caso de falha de implantação.

Os fatores uterinos são diversos, a presença de leiomiomas uterinos, adenomiose, pólipos endometriais e malformações uterinas pode comprometer a implantação embrionária. Os métodos diagnósticos mais utilizados para essa avaliação são a ultrassonografia pélvica transvaginal, a ressonância nuclear magnética e a vídeo-histeroscopia diagnóstica, sendo esta última padrão-ouro para avaliação da cavidade uterina. Ao se diagnosticarem tais alterações, o tratamento cirúrgico pode melhorar as taxas de implantação. Ainda na avaliação endometrial por vídeo-histeroscopia, podem ser vistos micropólipos, que sugerem o diagnóstico de endometrite. Existem estudos recentes mostrando que as endometrites podem levar à falha de implantação, porém não há consenso quanto ao tratamento. A investigação de agentes infecciosos por meio de bacterioscopia, cultura de secreção vaginal, PCR *Chlamydia trachomatis*, *Neisseria gonorrhea*, *Micoplasma* sp, *Ureaplasma* sp, é realizada para tentar identificar o agente da endometrite, e o tratamento específico melhora as taxas de implantação.[71,72] Outro método que ajuda no diagnóstico da endometrite é a realização de biópsia de endométrio com estudo imuno-histoquímico para pesquisa de plasmócitos. A espessura endometrial também é fator importante para implantação embrionária; espessuras superiores a 7 mm têm maior chance de implantação embrionária. Em mulheres que possuem endométrio mais fino, não há consenso no tratamento, e está descrita a utilização de ácido acetilsalicílico, sildenafila e altas doses de estradiol.

Alterações na janela de implantação têm sido estudadas numa tentativa para melhorar e corrigir as falhas de implantação. Mais recentemente, tem-se estudado a distribuição de células linfocitárias endometriais, mais especificamente as células *natural killer*, que podem estar aumentadas ou reduzidas, levando a falha de implantação recorrente. Alguns tratamentos têm sido sugeridos com corticoides ou Intralipid®, porém há poucos estudos sobre o tema.[73]

Os fatores autoimunes e aloimunes têm sido estudados como causa de falha de implantação. A autoimunidade tem sido descrita como fator de impacto negativo na implantação embrionária. A doença autoimune mais comum é a doença de Hashimoto, devido à presença de anticorpos antitireoidianos e seus efeitos na receptividade endometrial. A tireoidite autoimune é prevalente em 4% das mulheres em idade fértil. O tratamento é realizado com levotiroxina. Também a presença de anticorpos antinúcleo tem sido relacionada a pacientes inférteis, assim como anticorpos antifosfolípides clássicos e não clássicos, como anticorpo anticardiolipina IgG, IgM, IgA, antifosfatidil serina IgG, IgM e IgA, anti-fosfatidil etanolamina IgG, IgM, IgA, antifosfatidil glicerol e ácido fosfatídico IgG, IgM e IgA.[74] A presença de mutação de fator II e V está relacionada a trombofilias hereditárias e também foi associada em alguns estudos com falha de implantação embrionária.[75] O diagnóstico da trombofilia adquirida ou hereditária indica o uso de enoxaparina sódica durante o ciclo de fertilização *in vitro* e gestação. Os fatores aloimunes estão relacionados ao paradoxo imunológico da tolerância do útero ao embrião que é semialogênico. O sistema imunológico materno deve reconhecer o HLA paterno no embrião, e não o destruir. O não reconhecimento do HLA paterno faz com que haja um desequilíbrio de citoquinas TH1/TH2, levando a mais citoquinas inflamatórias, ocorrendo a destruição do embrião. As células T reguladoras fazem esse equilíbrio entre citoquinas TH1 inflamatórias e TH2 anti-inflamatórias para manutenção da gestação.[76] Existem exames descritos em alguns estudos que dosam a relação entre citoquinas TH1/TH2. No intuito de ativar esse sistema imunológico endometrial, também foi descrita a técnica de *scratching*, que é uma biópsia de endométrio realizada na fase lútea média do ciclo precedente à FIV, podendo melhorar as taxas de implantação embrionária em alguns casos, mas não há consenso sobre quem iria se beneficiar.[77]

A transferência embrionária precisa acontecer de forma atraumática, preferencialmente guiada por ultrassonografia pélvica transvaginal. A transferência deve ser realizada posicionando o cateter de transferência numa distância de 1 a 2 cm do fundo uterino. Sangramentos e dificuldades técnicas podem levar à falha de implantação.[78]

A implantação embrionária representa o passo mais crítico para o processo reprodutivo. Trata-se de fenômeno biológico único, no qual o blastocisto torna-se intimamente conectado à superfície do endométrio materno, requerendo um sincronizado diálogo do embrião com o endométrio, que deve ocorrer precisamente na janela de implantação. A investigação visa principalmente o estudo da receptividade endometrial. Não há estudos robustos prospectivos randomizados homogêneos para falha de implantação, acarretando, portanto, o uso de tratamentos empíricos.

CESSÃO TEMPORÁRIA DE ÚTERO

É definida como a técnica na qual uma mulher cede seu útero temporariamente para receber um embrião proveniente de FIV de gametas dos pais que não podem gestar, tendo um grau de parentesco de até quarto grau, segundo o Conselho Federal de Medicina, Resolução n. 2.168/2017,[13] não podendo haver benefício financeiro para a mulher que cede o útero. As clínicas, centros ou serviços de reprodução humana estão autorizados a usar técnicas de reprodução assistida para criarem a situação identificada como gestação de substituição, desde que exista um problema médico que impeça ou contraindique a gestação na doadora genética ou em caso de união homoafetiva. As cedentes temporárias do útero devem pertencer à família de um dos parceiros com parentesco consanguíneo até o quarto grau (avó, mãe, filha, tia, sobrinha, prima). Pessoas solteiras também têm direito a recorrer à cessão temporária de útero.

Trata-se de procedimento que envolve muitas pessoas, recomendando-se os serviços de um advogado especializado. Este vai ajudar quanto aos documentos necessários e orientações: Termo de Consentimento Informado, assinado pelos pacientes (pais genéticos ou legais) e pela doadora temporária do útero; contrato entre os pacientes (pais) e a cedente temporária do útero (que recebeu o embrião em seu útero e deu à luz), estabelecendo claramente a questão da filiação da criança (o contrato deverá ser assinado por todas as partes envolvidas e registrado em cartório com firma reconhecida de todas as assinaturas); relatório médico com o perfil psicológico, atestando adequação clínica e emocional da cedente temporária do útero; descrição pelo médico assistente, pormenorizada e por escrito, dos aspectos médicos envolvendo todas as circunstâncias da aplicação de uma técnica de reprodução assistida, com dados de caráter biológico, jurídico, ético e econômico, bem como os resultados obtidos naquela unidade de tratamento com a técnica proposta; explicar os aspectos biopsicossociais envolvidos no ciclo gravídico-puerperal e riscos inerentes à maternidade, a impossibilidade de interrupção da gravidez após iniciado o processo gestacional, salvo em casos previstos em lei ou autorizados judicialmente, e a garantia de tratamento e acompanhamento médico, inclusive por equipes multidisciplinares, se necessário, à mãe que cederá temporariamente o útero, até o puerpério; orientar quanto à garantia do registro civil da criança pelos pacientes (pais), devendo essa documentação ser providenciada durante a gravidez: declaração com firma reconhecida do diretor técnico da clínica, centro ou serviço de reprodução assistida, indicando a técnica adotada, o nome dos pais e da cedente. Se a cedente temporária do útero for casada ou viver em união estável, deverá apresentar, por escrito, a aprovação do cônjuge ou companheiro.

As indicações podem ser diversas: malformações müllerianas uterinas, sinéquias uterinas graves (síndrome de Asherman sem melhora após tratamento), pacientes histerectomizadas, indicação clínica séria que contraindique a gestação.[79]

É necessária a avaliação clínica e ginecológica da cedente, sorologias para hepatite B, C, HIV, sífilis, HTLV1 e 2, Zika vírus IgM, pesquisa infecciosa endocervical para a cedente do útero e dos gametas, análise seminal do pai.

O embrião formado com os gametas dos pais biológicos é transferido para o útero da cedente em ciclo natural, natural modificado ou após preparo endometrial, conforme detalhado em outro local. Resumidamente: avaliam-se os ovários por ultrassonografia, dosagem hormonal de LH e progesterona, o dia da ovulação para programação do dia da transferência embrionária. Em ciclo artificial, administra-se estradiol por via oral (4 a 6 mg) ou via transdérmica (100 mcg) durante aproximadamente 10 a 14 dias até atingir espessura endometrial de 7 mm ao ultrassom transvaginal, a seguir administrar progesterona via vaginal (progesterona micronizada, na dose diária de 600 a 800 mg) ou oral (didrogesterona, dose diária de 30 mg), e no 3º ou 5º dia (de acordo com o dia da criopreservação do embrião), procedimento similar ao da transferência de embrião congelado.[18]

COMPLICAÇÕES EM TÉCNICAS DE ALTA COMPLEXIDADE

As complicações relacionadas aos tratamentos de reprodução assistida podem ser divididas em imediatas, tardias e relacionadas à gestação.[55] As complicações imediatas são relatadas na literatura médica em 2% dos ciclos de reprodução assistida, incluindo os casos de síndrome da hiperestimulação ovariana, responsáveis por metade desses casos.[56] As complicações mais sérias são raras.[57]

As principais complicações imediatas são: síndrome do hiperestímulo ovariano, tromboembolismo, sangramento, infecção e torção ovariana.

A síndrome da hiperestimulação ovariana (SHO) é uma complicação iatrogênica da fase lútea e/ou da gestação inicial, provocada após estimulação ovariana, que leva a um aumento do volume dos ovários e à perda de fluido do espaço intravascular para o terceiro espaço, devido ao aumento da permeabilidade vascular e neoangiogênese ovariana, ocasionadas principalmente pelo fator de crescimento endotelial vascular (VEGF). Além do VEGF, também estão relacionados direta ou indiretamente com sintomas da SHO: interleucina 1 beta, interleucina 6, angiotensina II, fator de crescimento transformador beta, sistema renina-angiotensina.[58] Essa complicação geralmente é autolimitada, podendo durar alguns dias ou se prolongar, principalmente quando associada à ocorrência de gestação.[59]

Os sintomas e dados laboratoriais podem classificar a SHO em leve, moderada, severa e crítica.[59] Assim, pode variar desde distensão abdominal/desconforto até ascite, hidrotórax, derrame pericárdico, anúria e morte.

A forma precoce ocorre até sete dias após o *trigger* da ovulação e decorre de uma resposta exacerbada do ovário ao hCG exógeno utilizado. Já a forma tardia ocorre dez dias após o *trigger* e é causada pelo aumento do hCG endógeno produzido por uma gestação inicial.

A forma tardia tende a ser mais intensa e mais prolongada do que a precoce,[59] visto que o hCG no início da gestação é rapidamente crescente.

O tratamento da SHO irá depender da classificação do estágio da doença e se a paciente está ou não grávida. A depender, pode ser feito seguimento ambulatorial ou pode até haver necessidade de internação para suporte em Unidade de Terapia Intensiva (UTI).

Uma forma eficaz de prevenir as formas mais graves de SHO é definir quais pacientes têm maior risco. De forma geral, pacientes com síndrome de ovário policístico,[60] AMH superior a 3,4 ng/mL, CFA > 24, desenvolvimento durante estímulo de mais de 25 folículos, estradiol no dia do *trigger* superior a 3.500 pg/mL ou mais de 24 oócitos aspirados estão em risco aumentado de desenvolver a síndrome.[61]

Para essas pacientes com risco aumentado de desenvolvimento de SHO podem ser adotadas medidas para prevenção das formas mais graves. Num dos grupos de risco, pacientes com SOP, recentemente, uma metanálise incluindo dez estudos clínicos randomizados concluiu que metformina reduziria o risco de desenvolver SHO (OR 0,27, 95% CI 0,16-0,46).[62] Outro ponto do tratamento que poderíamos modificar seria o *trigger* da ovulação. Enquanto há insuficientes evidências de que o uso de doses mais baixas de hCG para maturação oocitária final reduziria risco de SHO, há suficientes evidências para recomendar o uso de agonista de GnRH como *trigger* para reduzir tal risco. Dessa forma, o protocolo de estimulação de escolha nesse grupo seria o protocolo com antagonista do GnRH. Por fim, pode-se também recomendar, como forma de reduzir a incidência de SHO, o uso de agonista dopaminérgico (cabergolina) no dia do *trigger* com hCG e prosseguir o uso durante os dias subsequentes. Isso se deve ao mecanismo de ação dessa classe de medicamento, reduzindo a produção do VEFG, agindo na base da fisiopatologia da SHO.[61]

Sua real incidência é desconhecida pelo fato de não ser uma afecção de notificação compulsória e pela ausência de uma classificação de consenso internacional, o que torna difícil a comparação de casos de diversas clínicas. Casos leves podem acometer até um terço dos ciclos de FIV, enquanto casos moderados a severos vão desde 3,1 até 8% dos ciclos.

As outras complicações imediatas são raras, mas podem eventualmente ter consequências sérias, como casos de infecção e sangramento abdominal, levando a abdome agudo hemorrágico.[63]

Apesar de haver várias metanálises com grande número de pacientes observadas, as complicações tardias são ainda incertas, havendo necessidade de futuros estudos para relacionar a realização de FIV com aumento de chance de desenvolvimento de câncer nas mulheres e nas crianças nascidas de reprodução assistida, assim como malformações congênitas.[64,65]

Em relação às complicações relacionadas à gestação, há um aumento de incidência de gestação múltipla, mas com um progressivo decréscimo nos últimos anos, devido à redução do número de embriões transferidos. Além disso, há um risco maior para prenhez ectópica, abortamento e morbidade e mortalidade perinatal.[65]

REFERÊNCIAS BIBLIOGRÁFICAS

1. Steptoe PC, Edwards RG. Birth after the reimplantation of a human embryo. Lancet 1978; 2(8085):366.
2. Wang J, Sauer MV. In vitro fertilization (IVF): a review of 3 decades of clinical innovation and technological advancement. Ther Clin Risk Manag 2006; 2(4):355-64.
3. Palermo G. Pregnancies after intracytoplasmic injection of single spermatozoon into an oocyte. Lancet 1992; 340(8810):17-8.
4. Duarte-Filho OB, Bianchi PH de M, Lobel ALS, Peregrino PFM, Piccinato C de A, Podgaec S. Assisted Reproductive Technologies in Latin America and Europe: a Comparative Analysis of Reported Databases for 2013. Rev Bras Ginecol Obstet 2019; 41(8):493-9.
5. Tobler KJ, Shoham G, Christianson MS, Zhao Y, Leong M, Shoham Z. Use of anti-mullerian hormone for testing ovarian reserve: a survey of 796 infertility clinics worldwide. J Assist Reprod Genet 2015; 32(10):1441-8.
6. Parry JP, Koch CA. Ovarian Reserve Testing. In: Feingold KR, Anawalt B, Boyce A, Chrousos G, Dungan K, Grossman A et al. (Org.). Endotext [Internet]. South Dartmouth (MA): MDText.com, Inc.; 2000 [cit. 04/11/2019]. Disponível em: http://www.ncbi.nlm.nih.gov/books/NBK279058/; acessado em: 27 de agosto de 2020.
7. Van Voorhis BJ, Sparks AE, Allen BD, Stovall DW, Syrop CH, Chapler FK. Cost-effectiveness of infertility treatments: a cohort study. Fertil Steril 1997; 67(5):830-6.
8. Goverde AJ, McDonnell J, Vermeiden JP, Schats R, Rutten FF, Schoemaker J. Intrauterine insemination or in-vitro fertilisation in idiopathic subfertility and male subfertility: a randomised trial and cost-effectiveness analysis. Lancet 2000; 355(9197):13-8.
9. Ng KYB, Cheong Y. Hydrosalpinx – Salpingostomy, salpingectomy or tubal occlusion. Best Pract Res Clin Obstet Gynaecol 2019; 59:41-7.
10. Garcia-Velasco JA, Somigliana E. Management of endometriomas in women requiring IVF: to touch or not to touch. Hum Reprod 2008; 24(3):496-501.
11. Van Seeters JAH, Chua SJ, Mol BWJ, Koks CAM. Tubal anastomosis after previous sterilization: a systematic review. Hum Reprod Update 2017; 23(3):358-70.
12. Cetinkaya MB, Siano LJ, Benadiva C, Sakkas D, Patrizio P. Reproductive outcome of women 43 years and beyond undergoing ART treatment with their own oo-cytes in two Connecticut university programs. J Assist Reprod Genet 2013; 30(5):673-8.
13. Termo de Atesto – 2168_2017.pdf [Internet]. [cit. 04/11/2019]. Disponível em: https://sistemas.cfm.org.br/normas/visualizar/resolucoes/BR/2017/2168; acessado em: 27 de agosto de 2020.
14. Bodri D, Sunkara SK, Coomarasamy A. Gonadotropin-releasing hormone agonists versus antagonists for controlled ovarian hyperstimulation in oocyte donors: a systematic review and meta-analysis. Fertil Steril 2011; 95(1):164-9.
15. Friedler S, Meltzer S, Saar-Ryss B, Rabinson J, Lazer T, Liberty G. An upper limit of gonadotropin dose in patients undergoing ART should be advocated. Gynecol Endocrinol 2016; 32(12):965-9.
16. Kamath MS, Maheshwari A, Bhattacharya S, Lor KY, Gibreel A. Oral medications including clomiphene citrate or aromatase inhibitors with gonadotropins for con-trolled ovarian stimulation in women undergoing

in vitro fertilisation. Cochrane Gynaecology and Fertility Group, organizador. Coch Data Syst Rev [Internet]. 2 de novembro de 2017 [cit. 04/11/2019]. Disponível em: http://doi.wiley.com/10.1002/14651858. CD008528.pub3; acessado em: 27 de agosto de 2020.

17. Vermeulen N, Le Clef N, D'Angelo A, Tilleman K, Veleva Z, Nelen W. Manual for ESHRE guideline development. Grimbergen: European Society of Human Reproduction and Embryology, 2017. p. 1-70.

18. Cakmak H, Rosen MP. Random-start ovarian stimulation in patients with cancer. Curr Opin Obstet Gynecol 2015; 27(3):215-21.

19. Barbosa MWP, Silva LR, Navarro PA, Ferriani RA, Nastri CO, Martins WP. Dydrogesterone vs progesterone for luteal-phase support: systematic review and me-ta-analysis of randomized controlled trials: Dydrogesterone for assisted reproduction. Ultrasound Obstet Gynecol 2016; 48(2):161-70.

20. Mackens S, Santos-Ribeiro S, van de Vijver A, Racca A, Van Landuyt L, Tournaye H, et al. Frozen embryo transfer: a review on the optimal endometrial prepara-tion and timing. Hum Reprod 2017; 32(11):2234-42.

21. Lewin A, Schenker JG, Avrech O, Shapira S, Safran A, Friedler S. The role of uterine straightening by passive bladder distension before embryo transfer in IVF cycles. J Assist Reprod Genet 1997; 14(1):32-4.

22. Larue L, Keromnes G, Massari A, Roche C, Moulin J, Gronier H, et al. Transvaginal ultrasound-guided embryo transfer in IVF. J Gynecol Obstet Hum Reprod 2017; 46(5):411-6.

23. Vaiarelli A, Cimadomo D, Capalbo A, Orlando G, Sapienza F, Colamaria S, et al. Preimplantation genetic testing in ART: who will benefit and what is the evidence? J Assist Reprod Genet 2016; 33(10):1273-8.

24. Sciorio R, Tramontano L, Catt J. Preimplantation genetic diagnosis (PGD) and genetic testing for aneuploidy (PGT-A): status and future challenges. Gynecol Endocrinol 2019; 36(1):1-6.

25. Van Echten-Arends J, Mastenbroek S, Sikkema-Raddatz B, Korevaar JC, Heineman MJ, van der Veen F, et al. Chromosomal mosaicism in human preimplanta-tion embryos: a systematic review. Hum Reprod Update 2011; 17(5):620-7.

26. Scott RT, Upham KM, Forman EJ, Zhao T, Treff NR. Cleavage-stage biopsy significantly impairs human embryonic implantation potential while blastocyst biopsy does not: a randomized and paired clinical trial. Fertil Steril 2013; 100(3):624-30.

27. Garcia-Velasco JA, Fauser BCJM. Preimplantation genetic screening - what a wonderful world it would be! Reprod Biomed Online 2016; 32(4):337-8.

28. Greco E, Minasi MG, Fiorentino F. Healthy Babies after Intrauterine Transfer of Mosaic Aneuploid Blastocysts. N Engl J Med 2015; 373(21):2089-90.

29. Munné S. Status of preimplantation genetic testing and embryo selection. Reprod Biomed Online 2018; 37(4):393-6.

30. Zegers-Hochschild F, Adamson GD, Dyer S, Racowsky C, de Mouzon J, Sokol R et al. The International Glossary on Infertility and Fertility Care, 2017. Fertil Steril 2017; 108(3):393-406.

31. Bastings L, Baysal O, Beerendonk CCM, Braat DDM, Nelen WLDM. Referral for fertility preservation counselling in female cancer patients. Hum Reprod 2014; 29(10):2228-37.

32. Roque M, Nuto Nóbrega B, Valle M, Sampaio M, Geber S, Haahr T, et al. Freeze-all strategy in IVF/ICSI cycles: an update on clinical utility. Panminerva Med 2019; 61(1):52-7.

33. Trounson A, Leeton J, Besanko M, Wood C, Conti A. Pregnancy established in an infertile patient after transfer of a donated embryo fertilised in vitro. Br Med J (Clin Res Ed) 1983; 286(6368):835-8.

34. Zegers-Hochschild F, Schwarze JE, Crosby JA, Musri C, Urbina MT. Assisted reproductive techniques in Latin America: The Latin American Registry, 2014. JBRA Assisted Reproduction [Internet]. 2017[cit. 05/11/2019];21(3). Disponível em: http://www.gnresearch.org/doi/10.5935/1518-0557.20170034; acessado em: 27 de agosto de 2020.

35. Ethics Committee of the American Society for Reproductive Medicine. Electronic address: ASRM@asrm.org1; Ethics Committee of the American Society for Repro-ductive Medicine. Oocyte or embryo donation to women of advanced reproductive age: an Ethics Committee opinion. Fertil Steril 2016; 106(5):3-7.

36. Tremellen K, Savulescu J. Ovarian reserve screening: a scientific and ethical analysis. Hum Reprod 2014; 29(12):2606-14.

37. Christianson MS, Shoham G, Tobler KJ, Zhao Y, Cordeiro CN, Leong M et al. Measurement of antral follicle count in patients undergoing in vitro fertilization trea-tment: results of a worldwide web-based survey. J Assist Reprod Genet 2015; 32(10):1435-40.

38. Bodri D, Guillen JJ, Polo A, Trullenque M, Esteve C, Coll O. Complications related to ovarian stimulation and oocyte retrieval in 4052 oocyte donor cycles. Reprod Biomed Online 2008; 17(2):237-43.

39. Bodri D, Sunkara SK, Coomarasamy A. Gonadotropin-releasing hormone agonists versus antagonists for controlled ovarian hyperstimulation in oocyte donors: a systematic review and meta-analysis. Fertil Steril 2011; 95(1):164-9.

40. Melo M, Bellver J, Garrido N, Meseguer M, Pellicer A, Remohí J. A prospective, randomized, controlled trial comparing three different gonadotropin regimens in oocyte donors: ovarian response, in vitro fertilization outcome, and analysis of cost minimization. Fertil Steril 2010; 94(3):958-64.

41. Budak E, Garrido N, Soares SR, Melo MAB, Meseguer M, Pellicer A et al. Improvements achieved in an oocyte donation program over a 10-year period: sequential increase in implantation and pregnancy rates and decrease in high-order multiple pregnancies. Fertil Steril 2007; 88(2):342-9.

42. Madero S, Rodriguez A, Vassena R, Vernaeve V. Endometrial preparation: effect of estrogen dose and administration route on reproductive outcomes in oocyte do-nation cycles with fresh embryo transfer. Hum Reprod 2016; 31(8):1755-64.

43. Glujovsky D, Pesce R, Fiszbajn G, Sueldo C, Hart RJ, Ciapponi A. Endometrial preparation for women undergoing embryo transfer with frozen embryos or em-bryos derived from donor oocytes. Coch Data Syst Rev 2010; (1):CD006359.

44. Devroey P, Pados G. Preparation of endometrium for egg donation. Hum Reprod Update 1998; 4(6):856-61.

45. Serhal PF, Craft IL. Ovum donation: a simplified approach. Fertil Steril 1987; 48(2):265-9.

46. Serhal PF, Craft IL. Oocyte donation in 61 patients. Lancet 1989; 1(8648):1185-7.

47. Cobo A, Garrido N, Pellicer A, Remohí J. Six years' experience in ovum donation using vitrified oocytes: report of cumulative outcomes, impact of storage time, and development of a predictive model for oocyte survival rate. Fertil Steril 2015; 104(6):1426-34.e1-8.

48. Yarali H, Polat M, Mumusoglu S, Yarali I, Bozdag G. Preparation of endometrium for frozen embryo replacement cycles: a systematic review and meta-analysis. J Assist Reprod Genet 2016; 33(10):1287-304.

49. Soares SR, Troncoso C, Bosch E, Serra V, Simón C, Remohí J et al. Age and uterine receptiveness: predicting the outcome of oocyte donation cycles. J Clin Endocrinol Metab 2005; 90(7):4399-404.

50. Roque M, Valle M, Guimarães F, Sampaio M, Geber S. Freeze-all policy: fresh vs. frozen-thawed embryo transfer. Fertil Steril 2015; 103(5):1190-3.

51. Zolghadri J, Momtahan M, Aminian K, Ghaffarpasand F, Tavana Z. The value of hysteroscopy in diagnosis of chronic endometritis in patients with unexplained re-current spontaneous abortion. Eur J Obstet Gynecol Reprod Biol 2011; 155(2):217-20.

52. Paulson RJ, Hatch IE, Lobo RA, Sauer MV. Cumulative conception and live birth rates after oocyte donation: implications regarding endometrial receptivity. Hum Reprod 1997; 12(4):835-9.

53. Sundström P, Saldeen P. Cumulative delivery rate in an in vitro fertilization program with a single embryo transfer policy. Acta Obstet Gynecol Scand 2009; 88(6):700-6.

54. Kushnir VA, Gleicher N. Fresh versus cryopreserved oocyte donation. Curr Opin Endocrinol Diabetes Obes 2016; 23(6):451-7.

55. Vloeberghs V, Peeraer K, Pexsters A, D'Hooghe T. Ovarian hyperstimulation syndrome and complications of ART. Best Pract Res Clin Obstet Gynaecol 2009; 23(5):691-709.

56. De Sutter P, Gerris J, Dhont M. Assisted reproductive technologies: how to minimize the risks and complications in developing countries? ESHRE Monogr 2008; 2008(1):73-6.

57. Bennett SJ, Waterstone JJ, Cheng WC, Parsons J. Complications of transvaginal ultrasound-directed follicle aspiration: a review of 2670 consecutive procedures. J Assist Reprod Genet 1993; 10(1):72-7.

58. Geva E, Jaffe RB. Role of vascular endothelial growth factor in ovarian physiology and pathology. Fertil Steril 2000; 74(3):429-38.

59. Practice Committee of American Society for Reproductive Medicine. Ovarian hyperstimulation syndrome. Fertil Steril 2008; 90(5 Suppl):S188-93.

60. Luke B, Brown MB, Morbeck DE, Hudson SB, Coddington CC, Stern JE. Factors associated with ovarian hyperstimulation syndrome (OHSS) and its effect on assisted reproductive technology (ART) treatment and outcome. Fertil Steril 2010; 94(4):1399-404.

61. Practice Committee of the American Society for Reproductive Medicine. Electronic address: ASRM@asrm.org, Practice Committee of the American Society for Re-productive Medicine. Prevention and treatment of moderate and severe ovarian hyperstimulation syndrome: a guideline. Fertil Steril 2016; 106(7):1634-47.

62. Palomba S, Falbo A, La Sala GB. Effects of metformin in women with polycystic ovary syndrome treated with gonadotrophins for in vitro fertilisation and intracytoplasmic sperm injection cycles: a systematic review and meta-analysis of randomised controlled trials. Br J Obstet Gynecol 2013; 120(3):267-76.

63. El-Shawarby S, Margara R, Trew G, Lavery S. A review of complications following transvaginal oocyte retrieval for in-vitro fertilization. Hum Fertil (Camb) 2004; 7(2):127-33.

64. Del Pup L, Peccatori FA, Levi-Setti PE, Codacci-Pisanelli G, Patrizio P. Risk of cancer after assisted reproduction: a review of the available evidences and guidance to fertility counselors. Eur Rev Med Pharmacol Sci 2018; 22(22):8042-59.

65. Zollner U, Dietl J. Perinatal risks after IVF and ICSI. J Perinat Med 2013; 41(1):17-22.

66. Macklon N. Recurrent implantation failure is a pathology with a specific transcriptomic signature. Fertil Steril 2017; 108(1):9-14.

67. Laufer N, Simon A. Recurrent implantation failure: current update and clinical approach to an ongoing challenge. Fertil Steril 2012; 97(5):1019-20.

68. Coughlan C, Ledger W, Wang Q, Liu F, Demirol A, Gurgan T et al. Recurrent implantation failure: de-

finition and management. Reprod Biomed Online 2014; 28(1):14-38.

69. Agarwal A, Panner Selvam MK, Baskaran S, Cho C-L. Sperm DNA damage and its impact on male reproductive health: a critical review for clinicians, reproducti-ve professionals and researchers. Expert Rev Mol Diagn 2019; 19(6):443-57.

70. Practice Committee of the American Society for Reproductive Medicine, Practice Committee of the Society for Assisted Reproductive Technology. Role of assisted hat-ching in in vitro fertilization: a guideline. Fertil Steril 2014; 102(2):348-51.

71. Cicinelli E, Matteo M, Trojano G, Mitola PC, Tinel-li R, Vitagliano A et al. Chronic endometritis in patients with unexplained infertility: Prevalence and effects of anti-biotic treatment on spontaneous conception. Am J Reprod Immunol 2018; 79(1).

72. Crosera AMLV, Schor E, Ueno J. A influência da endometrite crônica nas pacientes com falhas de implantação recorrentes após fertilização in vitro. Femina 2012; 40(6):319-24.

73. Lédée N, Petitbarat M, Chevrier L, Vitoux D, Vezmar K, Rahmati M et al. The Uterine Immune Profile May Help Women With Repeated Unexplained Embryo Implantation Failure After In Vitro Fertilization. Am J Reprod Immunol 2016; 75(3):388-401.

74. Kim NY, Cho HJ, Kim HY, Yang KM, Ahn HK, Thornton S, et al. Thyroid autoimmunity and its association with cellular and humoral immunity in women with reproductive failures. Am J Reprod Immunol 2011; 65(1):78-87.

75. Ricci G, Bogatti P, Fischer-Tamaro L, Giolo E, Luppi S, Montico M et al. Factor V Leiden and prothrombin gene G20210A mutation and in vitro fertilization: pros-pective cohort study. Hum Reprod 2011; 26(11):3068-77.

76. Alijotas-Reig J, Llurba E, Gris JM. Potentiating maternal immune tolerance in pregnancy: a new challenging role for regulatory T cells. Placenta 2014; 35(4):241-8.

77. Van Hoogenhuijze NE, Torrance HL, Mol F, Laven JSE, Scheenjes E, Traas MAF et al. Endometrial scratching in women with implantation failure after a first IVF/ICSI cycle; does it lead to a higher live birth rate? The SCRaTCH study: a randomized controlled trial (NTR 5342). BMC Womens Health 2017; 17(1):47.

78. Practice Committee of the American Society for Reproductive Medicine. Electronic address: ASRM@asrm.org, Practice Committee of the American Society for Re-productive Medicine. Performing the embryo transfer: a guideline. Fertil Steril 2017; 107(4):882-96.

79. Söderström-Anttila V, Wennerholm U-B, Loft A, Pinborg A, Aittomäki K, Romundstad LB et al. Surrogacy: outcomes for surrogate mothers, children and the re-sulting families-a systematic review. Hum Reprod Update 2016; 22(2):260-76.

CAPÍTULO 68

Marcadores tumorais em ginecologia

Adriana Yoshida
Sophie Françoise Mauricette Derchain

INTRODUÇÃO

O marcador tumoral é uma molécula biológica produzida por células tumorais ou por estruturas/tecidos humanos que pode ser medida e servir como indicador de processo cancerígeno no corpo. Além disso, pode indicar a progressão da doença ou resposta à terapia. Pode servir como rastreamento, estadiamento, monitoramento, fator preditivo e prognóstico.[1]

O marcador tumoral pode ser ácido desoxirribonucleico (DNA) germinativo ou somático, ácido ribonucleico (RNA), proteína, peptídeo, hormônio, metabólito e até mesmo processos biológicos como apoptose, angiogênese ou proliferação. Pode ser detectado por meio de amostra sanguínea ou em secreções como urina, fezes, escarro, descarga papilar ou outros fluidos humanos, obtidos de modo não invasivo, como o antígeno tumoral da bexiga dosado na urina; ou mediante biópsia ou ressecção cirúrgica, como os receptores de estrógeno e progesterona, detectados no tecido mamário por meio de imuno-histoquímica e que são marcadores utilizados como fatores prognósticos e preditivos do câncer de mama.[1]

Mas o marcador tumoral também pode ser produzido e quantificado em condições não neoplásicas. Este capítulo irá explorar os marcadores tumorais mais conhecidos, dentro de algumas condições ginecológicas mais comuns na prática clínica.

MASSAS ANEXIAIS

As massas anexiais são achados frequentes em ginecologia, sobretudo com a ampla utilização da ultrassonografia pélvica/transvaginal na prática clínica. As massas anexiais podem ser de origem ginecológica ou não. Entre as afecções ginecológicas benignas podem ser citados: cisto ovariano funcional, endometrioma, abscesso tubo-ovariano, teratoma maduro, cistoadenoma seroso ou mucinoso, hidrossalpinge, cisto paratubário, leiomioma. Entre as malignas estão: o carcinoma (tumor maligno epitelial) de ovário, tumor de células germinativas, tumor do cordão sexual ou estromal, câncer metastático nos ovários. Outras entidades não ginecológicas benignas podem se apresentar como massa pélvica: abscesso diverticular, abscesso ou mucocele em apêndice, tumor da bainha nervosa, divertículo ureteral, rim pélvico, divertículo de bexiga. Há também outras entidades não ginecológicas malignas: câncer gastrointestinal, sarcoma retroperitoneal, câncer metastático.[2]

O marcador tumoral *Cancer Antigen* 125, o CA125, é uma grande glicoproteína transmembrana da classe mucinas associadas às membranas, é também conhecido como MUC 16 e foi descrito em 1981. É produzido pelo epitélio celômico e é o marcador tumoral mais conhecido e utilizado na investigação pré-operatória de massas anexiais. No entanto, a Food and Drug Administration (FDA) não contempla esse papel e só estabelece a sua utilização nas seguintes situações:

1. Como monitoramento do tratamento das pacientes com carcinoma de ovário.
2. Na detecção de doença residual ou recorrente, no seguimento das mulheres com carcinomas de ovário tratadas com a primeira linha de terapêutica e que são candidatas a outros tratamentos (cirúrgico ou quimioterápico).[1]

É o marcador mais estudado para o carcinoma seroso do ovário, tuba e peritônio; e, apesar de ser utilizado amplamente no manejo das massas anexiais, possui sensibilidade e especificidade baixas.[3] O último *guideline* publicado pelo The American College of Obstetricians and Gynecologists (ACOG) coloca como valor alterado para o CA125 > 35 U/mL na pós-menopausa, mas para a pré-menopausa não está estabelecido um ponto de corte baseado em evidência, devendo-se levar em consideração o valor de CA125 com outros fatores clínicos.[2] A sensibilidade e o valor preditivo positivo são modestos sobretudo nas mulheres com carcinomas em estágios iniciais e é pouco específico, principalmente na menacme, pois se encontra aumentado em mulheres com: endometriose, gravidez inicial (primeiro trimestre), leiomiomatose uterina, menstruação, doenças hepatobiliares e outras neoplasias.[4] Uma metanálise com 51 estudos, utilizando um ponto de corte do CA125 ≥ 35 U/mL, mostrou sensibilidade de 78,7% e especificidade de 77,9% globais.[5]

Em relação aos demais tipos e subtipos histológicos de câncer de ovário, existem outros marcadores tumorais séricos que podem estar elevados: antígeno carcinoembrionário (CEA) nos carcinomas mucinosos; lactato desidrogenase (LDH) nos disgerminomas, tumores de células germinativas mistos e teratomas imaturos; a betagonadotrofina coriônica humana (beta-hCG) no coriocarcinoma e tumores de células germinativas mistos; a inibina B e estradiol nos tumores das células da granulosa, alfafetoproteína (AFP) nos tumores do saco vitelino, teratoma imaturo e carcinoma embrionário; testosterona no tumor de Sertoli Leydig.[2,3]

A evidência disponível apoia o uso do CEA no seguimento pós-operatório de pacientes com câncer colorretal. Entretanto, não há evidência para o uso do CEA no rastreamento nem no diagnóstico da neoplasia colorretal. O CEA pode estar normal em pacientes com esse câncer e elevado em inúmeras outras condições benignas (tabagismo, hipotireoidismo, cirrose hepática, hepatite, pancreatite, doença inflamatória intestinal e outras) ou neoplásicas (câncer ovariano, cervical, de pulmão, de esôfago, gástrico, de intestino delgado, hapatobiliar, de mama, melanoma, linfoma, de bexiga, de próstata e outros).[6] Uma revisão sistemática, cujo objetivo foi avaliar o papel do CEA em pacientes com câncer colorretal, envolveu 34 estudos e mostrou que níveis elevados de CEA no pré-operatório foram associados com doença avançada ou metastática, portanto, com prognóstico pior. No pós-operatório, níveis não normalizados de CEA foram indicativos de doença residual ou recorrente.[6]

Em 1976, sua utilização foi descrita em pacientes com câncer de ovário.[3] Na investigação de massas anexiais, a dosagem do CEA é controversa, tanto no diagnóstico de metástases ovarianas como na investigação de massa anexial suspeita. Os carcinomas metastáticos correspondem a aproximadamente 15% dos tumores malignos que envolvem o ovário, sendo os sítios primários mais comuns: estômago, intestino grosso, apêndice, mama, útero, pulmão e pele.[7] Diante de massa anexial suspeita com CEA elevado, a história clínica e o exame físico são fundamentais, e exames complementares podem ser necessários, como endoscopia digestiva alta, colonoscopia, tomografia computadorizada, outros marcadores tumorais, mamografia, cistoscopia e ultrassonografia.[6] Um estudo retrospectivo que envolveu 495 pacientes mostrou que o CEA associado ao CA125 não apresentou desempenho superior ao CA125 sozinho na discriminação de massas anexiais benignas das malignas. Entretanto, um dado relevante para a prática clínica foi de que a relação CA125/CEA ≥ 25 mostrou um risco relativo (RR) significativo (RR = 2,4, intervalo de confiança [IC]95%, 1,3-4,6) de o tumor ser ovariano primário e não metastático. Nesse mesmo estudo os tumores malignos mucinosos (n = 8) expressaram níveis mais elevados de CEA do que os tumores malignos não mucinosos (n = 190), porém, em razão do baixo número de casos mucinosos, mais estudos são necessários.[7]

Mais recentemente, em 2003, foi descrito que a proteína *Human Epididymis Protein* 4 (HE4) é superexpressa nos carcinomas ovarianos. O marcador HE4 é uma glicoproteína que pertence à família das proteínas ácidas do soro. Os principais genes que codificam as proteínas ácidas do soro estão localizados no cromossomo 20q12–13.1. O HE4 parece ter um papel na maturação do esperma e foi isolado inicialmente no epidídimo. É fracamente expresso nos tecidos epiteliais dos tratos respiratório e reprodutivo, mas é superexpresso nos carcinomas endometrioides de ovário. Além disso, sua expressão aumenta com a idade e na insuficiência renal.[8]

Alguns estudos mostraram que o HE4 é um marcador mais sensível e específico do que o CA125 na detecção de carcinoma de ovário em estágio inicial, apesar de essa taxa de diagnóstico em estágio precoce ser ainda muito baixa.[9]

Uma metanálise que avaliou o papel do HE4 no diagnóstico do câncer de ovário e envolveu 18 estudos, publicados entre 2008 e 2016, mostrou que o HE4 apresentou uma sensibilidade combinada de 81% (IC95% 77-85%) e uma especificidade combinada de 91% (IC95% 86-93%). No geral, a razão de verossimilhança positiva foi de 8,2 (IC95% 5,6-12) e a razão de verossimilhança negativa foi 0,21 (IC95% 0,17-0,26), a razão de chances foi de 39 (IC95% 25-62), a área sob curva (AUC) *summary receiver operating characteristic* (SROC) foi de 0,91; mostrando que o HE4 é um marcador útil no diagnóstico clínico de câncer de ovário.[9]

O papel do HE4 também já foi avaliado na detecção de recorrência dessa neoplasia. Classicamente, o CA125 tem sido utilizado para monitoramento da resposta ao tratamento e na detecção de recorrência. Nesse contexto, o CA125 é altamente específico, mas pode não ser sensível o suficiente para monitorar a resposta após a terapia inicial, pois nem todos os carcinomas de ovário produzem níveis elevados de CA125.[10] Uma revisão sistemática que envolveu 7 estudos concluiu que o HE4 se mostrou um marcador mais precoce de recorrência de câncer de ovário do que o CA125. Apesar de as estratégias de seguimento ainda não estarem completamente padronizadas, mesmo com a elevada taxa de recorrência dessa neoplasia, o FDA aprovou o uso do HE4 junto com CA125 no seguimento das pacientes tratadas por câncer de ovário.[10]

O *risk of ovarian malignancy algorithm* (ROMA) é um algoritmo que classifica as mulheres com massas anexiais em baixo ou alto risco de malignidade. Ele combina o CA125, o HE4 e o estado menopausal (pré ou pós-menopausa). O ROMA foi descrito por Moore et al. em 2009. Nesse estudo inicial com 352 tumores benignos, 129 carcinomas, 22 tumores *borderline* de ovário, 6 tumores malignos não epiteliais e 22 cânceres não ovarianos, a sensibilidade combinada do ROMA foi de 88,7% e especificidade combinada de 74,7%. A sensibilidade e a especificidade para mulheres na pré-menopausa foram de 76,5% e 74,8%, respectivamente. Já para as mulheres na pós-menopausa, a sensibilidade e a especificidade foram 92,3% e 74,7%, respectivamente.[11] Uma revisão sistemática e metanálise publicada em 2019 comparou o ROMA com o RMI-I (algoritmo que envolve parâmetros ultrassonográficos, estado menopausal e CA125) e envolveu 8 estudos que incluíram no total 2.662 mulheres (1.319 pré e 1.343 pós-menopausadas). O ROMA e o RMI--I apresentaram desempenhos diagnósticos semelhantes nas mulheres pós-menopausadas (sensibilidade combinada 87% *versus* 77% e especificidade 75% *versus* 85%, respectivamente; p = 0,29). Nas mulheres pré-menopausadas, o RMI-I mostrou uma melhor especificidade que o ROMA (89% *versus* 78%, respectivamente; p = 0,022) com sensibilidade semelhante (73% *versus* 80%, respectivamente; p = 0,27). No entanto, os autores advertem que se observou alto risco de viés de seleção de pacientes para a maioria dos estudos e, portanto, esses resultados devem ser interpretados com cautela.[12] O ROMA foi aprovado pela FDA para uso na diferenciação pré-operatória de massas pélvicas. Além disso, um *guideline* francês recente recomenda a utilização do CA125, HE4 e ROMA para o auxílio diagnóstico de massa anexial suspeita em exame de imagem, grau de recomendação A.[13]

Em um estudo brasileiro publicado em 2016, envolvendo 384 mulheres, o desempenho do ROMA foi comparado ao do *Copenhagen Index* (CPH-I), que é um algoritmo que combina os valores de CA125, HE4 e a idade das pacientes em vez do estado menopausal, e que foi inicialmente proposto por Karlsen et al. A dosagem de HE4 aumenta com a idade e é um dado mais acessível do que o estado menopausal.[14] Nesse estudo de Karlsen et al., o CPH-I apresentou melhor desempenho que o ROMA no estudo de treinamento, com a população da Dinamarca (AUC ROC 0,960 para CPH-I e 0,954 para ROMA) e validação, que envolveu um estudo multicêntrico (0,925 para CPH-I e 0,920 para ROMA) na discriminação de tumores benignos dos carcinomas ovarianos. Vale ressaltar que esse estudo original incluiu somente carcinomas (dentre os tumores malignos) nas populações estudadas.[14] No estudo brasileiro, os desempenhos do CPH-I e ROMA foram semelhantes (AUC ROC 0,94 e 0,93, respectivamente, p = 0,3) tanto na discriminação dos carcinomas dos tumores benignos ovarianos como na discriminação dos carcinomas + tumores malignos não epiteliais + tumores *borderline* do ovário dos tumores benignos (AUC ROC 0,84 e 0,82 respectivamente, p = 0,15).[15] Poucos estudos validaram o CPH-I na investigação das massas anexiais, e o *guideline* francês por enquanto não recomenda o uso desse algoritmo nesse cenário.[13]

Outros testes aprovados pela FDA que envolveram vários marcadores séricos para diferenciação pré-operatória das massas anexiais são o OVA-1 e o Overa. Esses dois testes também são conhecidos como *multivariate index assay* (MIA) e não foram testados por estudos nacionais. O OVA-1 é um algoritmo que combina os valores de CA125 de segunda geração (CA125-II) com transferrina, beta-2 microglobulina, apolipoproteína A-1 e transtiretina, e o seu resultado classifica as mulheres com massas anexiais em baixo ou alto risco de malignidade, possibilitando o correto referenciamento das pacientes de alto risco para os centros oncológicos.[16]

O estudo que inicialmente apresentou e testou o OVA-1 mostrou que houve um acerto na predição de malignidade de 91,4% (IC95% 77,6-97,0) dos casos em estágio inicial, comparados a 65,7% (IC95% 49,2-79,2) do CA125. O OVA-1 também foi superior na predição de ausência de malignidade com um valor preditivo negativo (VPN) de 98,1% (IC95% 95,2-99,2). Portanto, o OVA-1 apresentou uma alta sensibilidade e alto VPN para identificar o câncer de ovário, mas com limitações em relação à especificidade, que foi de 53,5% (IC95% 48,6-58,3) e valor preditivo positivo (VPP) de 31,3% (IC95% 26-37).[16]

Já o Over, combina os valores do CA125, HE4, apolipoproteína A-1, hormônio folículo-estimulante (FSH) e transferrina.[17] No estudo de Coleman et al., que primeiramente validaram o Overa, esse teste mostrou uma sensibilidade de 91,3% (IC95% 83,8-95,5), especificidade de 69,1% (IC95% 64,4-73,4), VPP de 40,4% (IC95% 33,9-47,2) e VPN de 97,2% (IC95% 94,6-98,6). A especificidade e o VPP foram significativamente maiores que os do OVA-1 nessa coorte – especificidade de 54% (IC95% 48,7-58,4) e VPP de 31% (IC95% 26,1-37,1) para o OVA-1.[17]

Critica-se o fato de que o OVA-1 e o Overa não tiveram, até o momento, seus algoritmos publicados para análises independentes e validações, como o ROMA e o CPH-I. Além disso, questiona-se o benefício de se adicionar vários marcadores ao teste para cálculo do risco. Moore et al. recentemente mostraram que uma combinação dos marcadores CA125, HE4, YKL-40, transtiretina, ApoA1, Beta 2 microglobulina, transferrina, ácido lisofosfatídico (LPA) e estado menopausal não apresentou desempenho superior ao ROMA na diferenciação dos carcinomas dos tumores benignos.[18] É importante ressaltar que nesse estudo há uma predominância de mulheres brancas (91%); e validações desses marcadores são necessárias, sobretudo, em países que apresentam uma maior miscigenação de raças como o Brasil.

Outros marcadores menos conhecidos em ginecologia também já foram avaliados na investigação de massas anexiais, como o CA19-9. O CA19-9 é um monosialogangliosídeo e seu ensaio tem demonstrado especificidade e sensibilidade altas para o diagnóstico de adenocarcinoma gastrointestinal, sobretudo o de pâncreas. Em relação às doenças ovarianas, foram relatados níveis elevados desse marcador em pacientes com carcinoma mucinoso de ovário, teratoma maduro e endometrioma, além de outras condições não neoplásicas como artrite reumatoide.[19] Entretanto, um estudo retrospectivo com revisão da literatura mostrou que a combinação do CA19-9 com CA125 não contribuiu significativamente para a detecção de malignidade das massas anexiais quando comparado ao CA125 isolado.[19] Uma revisão sistemática e metanálise incluiu 7 estudos com 995 mulheres com teratomas maduros e dosagens de CA19-9. Os tumores eram significativamente maiores e apresentavam taxas de torção mais altas no grupo com CA19-9 elevado. No entanto, os autores concluem que o valor diagnóstico do CA19-9 é limitado, podendo servir somente como ferramenta de auxílio diagnóstico em pacientes com teratoma maduro.[20]

O CA15-3 é um marcador tumoral que pode ser usado em pacientes com câncer de mama para monitorar terapêutica em pacientes com doença metastática. Como o ensaio de CA15-3 é baseado na detecção de proteína mucina-1, que é expressa na maioria do epitélio glandular humano, seus níveis estão elevados em pacientes com câncer de mama, mas com outras neoplasias também.

Além disso, seus níveis podem estar aumentados em condições benignas ginecológicas, por exemplo, endometriose e tecoma, assim como em condições não malignas como: cirrose, hepatite, doenças autoimunes e afecções benignas da mama.[21] Os resultados dos estudos são conflitantes em relação ao aumento de CA15-3 nas mulheres com metástases ovarianas de câncer de mama; dois estudos encontraram níveis elevados do CA15-3 nas mulheres com metástases ovarianas de neoplasia de mama, e outro não. E, apesar da necessidade de mais estudos, sugere-se que diante de paciente com massa anexial e CA15-3 elevado, exame físico, mamografia e ultrassonografia mamária sejam realizados.[21] Um estudo retrospectivo com mulheres operadas por massas anexiais mostrou que a combinação de CA125 com CA15-3 aumentou a sensibilidade do CA125 isolado, mas reduziu a especificidade na diferenciação dos casos malignos dos benignos. Além disso, o ponto de corte ideal do CA15-3 não está estabelecido; nesse estudo o valor acima de 44,5 U/mL esteve relacionado a diagnóstico de malignidade, na maioria das vezes, a tumores malignos ovarianos primários.[21] Entretanto, até o momento, não há evidência para solicitar o CA15-3 na investigação pré-operatória de massas anexiais.

ENDOMETRIOSE

A endometriose é uma afecção inflamatória caracterizada por tecido semelhante ao endometrial em locais fora do útero e afeta 10% das mulheres em idade reprodutiva.[22] Os sintomas mais comuns são: dor pélvica crônica, dismenorreia, dispareunia e infertilidade. A prevalência estimada de endometriose na população sintomática é de 35-50%. As lesões de endometriose podem ocorrer em diversos locais, como o peritônio pélvico e o ovário, podendo penetrar estruturas pélvicas abaixo da superfície do peritônio (endometriose profunda infiltrativa). Mais raramente, os implantes endometrióticos podem ser encontrados em regiões mais distantes como: pulmões, fígado, pâncreas e cicatriz cirúrgica.[22]

Mulheres com endometriose têm maior risco de desenvolver vários cânceres e distúrbios autoimunes. A teoria de patogênese mais conhecida é a de que a menstruação retrógrada leva tecido endometrial que se implanta em locais ectópicos na cavidade pélvica e órgãos abdominais; e, apesar de existir evidência de que fatores ambientais, imunológicos, genéticos e hormonais estão associados à endometriose, a patogênese ainda é desconhecida.[22]

As mulheres têm em média 6-12 anos de sintomas antes de obter o diagnóstico histológico por meio de laparoscopia (padrão-ouro) ou laparotomia. A endometriose não tratada está associada a diminuição de qualidade de vida, depressão, incapacidade laboral, disfunção sexual e perda da oportunidade de engravidar. A doença é progressiva em até 50% das mulheres e o diagnóstico precoce é de fundamental importância para o tratamento e prevenção da progressão.[22]

Diversos marcadores tumorais, além de outros testes que utilizam imagem pélvica, características de endométrio eutópico, marcadores urinários ou componentes do fluido peritoneal já foram testados com a finalidade de auxiliar o diagnóstico de endometriose de forma não invasiva.[22]

A última revisão sistemática e metanálise da Cochrane que avaliou diversos marcadores no diagnóstico não invasivo da endometriose foi publicada em 2016. Foram eles:

1. Fatores de crescimento e angiogênese, e seus receptores (glicodelina, proteína 3 de ligação ao fator de crescimento semelhante à insulina [IGFBP-3], fator de crescimento endotelial vascular [VEGF], urocortina). Marcador de apoptose (survivina).

2. Moléculas de adesão celular e outras proteínas relacionadas à matriz (forma solúvel da molécula de adesão intercelular 1 [sICAM-1], laminina 1).

3. Marcadores moleculares de "alto nível" (metabolômica por ESI-MS/MS, proteômica por SELDI-TOF-MS).

4. Marcador hormonal (prolactina).

5. Marcadores do sistema imunológico e inflamatório (anticorpo antiendometrial, autoanticorpo antilaminina, CD23 solúvel, proteína quimiotática de monócitos 1 [MCP-1], copeptina, proteína C reativa ultrassensível, interferon gama, fator inibidor de migração de macrófago, fator de necrose tumoral alfa, neutrófilos, razão neutrófilo sobre linfócito, leucócitos, interleucina 1 beta, interleucina 4, interleucina 6, interleucina 8).

6. Outros peptídios e proteínas (folistatina, sintaxina-5).

7. Marcadores do estresse oxidativo (carbonila, paraoxonase-1, tióis).

8. MicroRNAs (miR-9, miR-17-5, miR-20a, miR-22, miR-122, miR-141, miR-145, miR-199a, miR-532-3p).

9. Marcadores tumorais (CA15-3, CA 19-9, CA-72 [antígeno de câncer 72], CA125).

10. Várias combinações entre todos esses marcadores citados.

11. A conclusão foi de que nenhum dos marcadores avaliados na metanálise preencheu critérios para teste diagnóstico de triagem. No geral, nenhum dos marcadores apresentou acurácia suficiente para ser utilizado na prática clínica.[22]

LEIOMIOMA E SARCOMA UTERINO

Aproximadamente 70% das mulheres desenvolvem leiomiomas uterinos.[23] Por outro lado, os sarcomas uterinos são raros e correspondem a 3-7% das neoplasias malignas uterinas. São tumores mesenquimais que compreendem: leiomiossarcoma, sarcoma do estroma endometrial, sarcoma do estroma endometrial indiferenciado e adenossarcoma.[23] O leiomiossarcoma é o tipo mais comum de sarcoma uterino e corresponde a 1-2% das neoplasias malignas do útero.[24] Raramente causam sintomas no estágio inicial e são mais frequentemente diagnosticados em estágio avançado.[25]

A cirurgia minimamente invasiva é a via de abordagem de escolha para leiomiomas. Comparada à cirurgia aberta, ela é associada a menos complicações cirúrgicas, menor perda sanguínea, recuperação mais precoce, diminuição dos dias de internação e menos reincidência de internações.[23]

Em 2014, a FDA desencorajou o uso de morcelação durante a laparoscopia no procedimento de histerectomia ou miomectomia para leiomioma uterino em razão do risco de disseminação neoplásica no caso de diagnóstico inesperado de sarcoma uterino, o que poderia piorar o prognóstico da paciente, com disseminação local e recorrência.[24]

No entanto, a diferenciação nem sempre é possível por meio dos exames pré-operatórios. Existem várias características no ultrassom pélvico, ressonância nuclear magnética e tomografia computadorizada que podem levantar a suspeita, mas até o momento não existe uma modalidade diagnóstica definida.[23] A ressonância nuclear magnética é o exame com maior sensibilidade para detectar o leiomiossarcoma, porém não é solicitada caso a suspeita seja apenas de leiomioma.[24] A biópsia endometrial consegue diagnosticar o leimiossarcoma em 35% dos casos, e o sarcoma do estroma endometrial em 25% somente. A dilatação com curetagem não oferece resultados mais animadores; portanto, o diagnóstico histológico definitivo surge somente após a histerectomia ou miomectomia.[23] Em uma coorte de 212 mulheres diagnosticadas com leiomiossarcomas uterinos, aproximadamente 54% não foram identificadas com malignidade antes da cirurgia.[26] Os marcadores tumorais poderiam ser uma ferramenta de auxílio diagnóstico nesses casos.[24]

Proteínas

Há um número limitado de estudos com biomarcadores em mulheres com sarcoma uterino. Em uma revisão recente, a dosagem de CA125 sérico foi significativamente mais alta em mulheres com sarcoma uterino comparada àquelas com leiomioma, na maioria dos estudos. Entretanto, dois estudos mostraram que, quando comparadas mulheres com sarcoma uterino em estágio inicial com mulheres com leiomioma, houve uma sobreposição significativa dos resultados de dosagens de CA125.[25]

Foram encontrados níveis mais altos de lactato desidrogenase em mulheres com sarcoma uterino comparados àquelas com leiomioma. Pacientes com leiomiossarcoma apresentaram níveis elevados de proteína C reativa (CRP) e D-dímero. O fator de diferenciação de crescimento 15 (GDF-15) também se mostrou útil na diferenciação entre o sarcoma uterino e o leiomioma.[25]

Esses biomarcadores também se correlacionaram com prognóstico. Níveis elevados de proteína C reativa pré-tratamento se correlacionaram com diminuição de sobrevida em pacientes com leiomiossarcomas uterinos. Níveis basais elevados de fibrinogênio plasmático (relacionado à inflamação) se correlacionaram com estágio avançado, maior tamanho tumoral e maior grau histológico em pacientes com leiomiossarcoma uterino. Mulheres com leiomiossarcoma uterino com aumento dos níveis de gama-glutamil transferase (GGT) pré-tratamento (> 17,99 U/L), como medida do estresse oxidativo, tiveram piora das taxas de sobrevida global em 5 anos.[25]

Células tumorais circulantes (CTC)

Não há estudos que avaliaram a presença das CTC em mulheres com sarcomas uterinos isoladamente, somente estudos que incluíram vários tipos de sarcomas ou aqueles que envolveram sarcoma de partes moles.[25]

DNA tumoral circulante (ctDNA)

O DNA tumoral circulante (ctDNA) é uma parte específica do DNA livre de células que resulta da apoptose e necrose do tumor. O ctDNA é mais sensível e mais específico por causa da maior concentração comparada às CTC e em virtude da presença de mutações somáticas na ctDNA específicas para determinado tumor. Em estudo com 16 pacientes com leiomiossarcoma, os níveis mais altos de ctDNA se correlacionaram com tamanho do tumor > 5 cm e progressão da doença.[25]

MicroRNAs (miRNAs ou miRs)

Os microRNAs (miRNAs) são reguladores pós-transcricionais, envolvidos em várias funções celulares, incluindo carcinogênese e resistência ao tratamento. Os microRNAs são relativamente estáveis no soro e podem ter atividade oncogênica ou supressora tumoral. Até o momento não há estudos que avaliaram os miRNAs circulantes em sarcoma uterino, apenas alguns estudos que avaliaram a expressão de miRNAs em amostras de tecidos.[25]

Sistema imunológico

O sistema imunológico está envolvido na carcinogênese. Ele pode suprimir o crescimento tumoral por meio da destruição de células ou inibição do seu crescimento; pode também promover a progressão tumoral, selecionando as células tumorais que estão mais aptas a sobreviver em um hospedeiro imunocompetente ou estabelecendo condições dentro do microambiente tumoral que facilitam o crescimento do tumor.[27] Quando o sistema imunológico falha no controle do crescimento cancerígeno, mudanças da assinatura imunológica podem ser medidas.[25] Há poucos estudos que avaliaram o papel das células circulantes do sistema imunológico em sarcoma uterino. Somente dois estudos avaliaram a razão neutrófilo sobre linfócito pré-tratamento em pacientes com sarcoma uterino. Em um deles o aumento da razão neutrófilo sobre linfócito > 2,1 foi útil para a discriminação entre sarcoma e leiomioma uterino. No outro, mostrou-se que a razão neutrófilo sobre linfócito apresentou melhor desempenho no diagnóstico pré-operatório de sarcoma uterino

do que o CA125. Além disso, a razão neutrófilo sobre linfócito se relacionou a progressão e recorrência com mais acurácia do que o CA125 nessas pacientes com sarcoma uterino.[25] Apesar desses resultados promissores, ainda não há evidência para uso de marcadores tumorais na diferenciação pré-operatória de sarcoma de leiomioma uterino.

CÂNCER DE ENDOMÉTRIO

O câncer de endométrio é, na maioria das vezes, diagnosticado em estágio inicial graças a um sintoma clássico, o sangramento pós-menopausa. No entanto, menos frequentemente pode se manifestar com sangramento uterino anormal na menacme. É eficazmente diagnosticado por meio de procedimentos minimamente invasivos como a biópsia de endométrio por cânula de Pipelle®, dilatação e curetagem ou histeroscopia com biópsia. Portanto, a relevância dos marcadores tumorais circulantes no sangue para o carcinoma de endométrio está relacionada mais com prognóstico, monitoramento de recorrência do que com diagnóstico.[25]

Entretanto, para uma minoria de casos em que não há sintoma típico, com maior risco de diagnóstico em estágio avançado, o biomarcador poderia ter um papel. Uma metanálise que comparou o HE4 com o CA125 na detecção do câncer de endométrio envolveu 12 estudos com 1.106 pacientes e 1.480 controles. O nível de HE4 sérico apresentou melhor desempenho do que o CA125 no diagnóstico de câncer de endométrio. A sensibilidade combinada do HE4 foi de 0,71 (IC95% 0,56-0,82) e a do CA125 0,35 (IC95% 0,25-0,46). A especificidade combinada de HE4: 0,87 (IC95% 0,80-0,92) foi semelhante à do CA125: 0,83 (IC95% 0,71-0,91). A área sob curva ROC foi de 0,88 (IC95% 0,85-0,91) para HE4 e 0,58 (IC95% 0,54-0,63) para CA125.[28]

Uma metanálise e revisão sistemática publicada em 2019 envolveu 25 estudos que avaliaram a acurácia diagnóstica do HE4 combinada com CA125 no câncer de endométrio. A sensibilidade global foi de 66% (IC95% 60-72), e a especificidade global foi de 92% (IC95% 88-95). A razão de probabilidade positiva global foi de 8,03 (IC95% 5,36-12,04), a razão de probabilidade negativa global foi de 0,37 (IC95% 0,31-0,44), a razão de chances de diagnóstico global (DOR na sigla em inglês) foi de 19,59 (IC95% 12,25-31,32), ou seja, a chance de resultado positivo de HE4 e CA125 foi 19,59 vezes maior entre as mulheres com câncer de endométrio comparada com aquelas sem câncer de endométrio. A área sob curva SROC foi alta, 0,86; IC95% 0,83-0,89. Como conclusão, a metanálise e revisão sistemática indicaram que o HE4 combinado com CA125 apresentou alta acurácia para o diagnóstico de câncer de endométrio.[29]

Quanto ao uso de marcadores proteicos na avaliação prognóstica das mulheres com câncer de endométrio, uma revisão da literatura recente apontou diversos estudos. Níveis de estradiol pré e pós-operatórios se correlacionaram inversamente com sobrevida global em mulheres com câncer de endométrio.[25]

Um estudo prospectivo mostrou que níveis de CA125 elevados se correlacionaram com estágio avançado, invasão miometrial profunda e metástases linfonodais, além de diminuição de sobrevida relacionada à doença. Outro estudo mostrou que o HE4 foi identificado como fator preditivo de invasão miometrial profunda após a correção da taxa de filtração glomerular das pacientes.[25]

Em pacientes com câncer de endométrio, a presença de células tumorais circulantes, que são células descamadas dos tumores na circulação periférica, foi relacionada a intervalo mais curto de recorrência, histologia não endometrioide, tamanho do tumor maior que 5 cm, invasão miometrial profunda, envolvimento linfonodal e invasão cervical.[25]

Em relação aos estudos com DNA livre de células, já foi descrita a mutação de p53 em carcinomas de endométrio do tipo seroso e mutação KRAS em carcinoma de endométrio endometrioide grau 2. Altos níveis de DNA circulante tumoral foram encontrados em carcinoma de endométrio de alto grau. Dosagens seriadas de DNA circulante tumoral em pacientes com câncer ginecológico (39% com câncer uterino) detectaram progressão de doença mais precoce do que os exames de imagens clássicos; e níveis indetectáveis de DNA circulante tumoral após a terapia inicial para esses mesmos cânceres ginecológicos foram um fator prognóstico favorável.[25]

MicroRNAs

Até o momento não há uma assinatura validada clinicamente para os microRNAs para o manejo clínico confiável de pacientes com carcinoma de endométrio.[25]

Marcadores de inflamação

A dosagem elevada de marcadores de inflamação, como a razão neutrófilo sobre linfócito e razão plaqueta sobre linfócito, tem sido identificada como um preditor de menor sobrevida em diversas neoplasias. Uma revisão sistemática com metanálise que envolveu 9 artigos, totalizando 3.390 pacientes, analisou o efeito da razão neutrófilo sobre linfócito e razão plaqueta sobre linfócito na sobrevida de pacientes com câncer de endométrio. A razão neutrófilo sobre linfócito mais alta que o ponto de corte foi associada com menor sobrevida global (razão de risco combinada = 2,22; IC95% 1,77-2,78) e menor sobrevida livre de progressão (razão de risco combinada = 1,81; IC95% 1,35-2,41). Pacientes com razão plaqueta sobre linfócito aumentada tiveram maior risco de menor sobrevida global (razão de risco combinada = 1,99; IC95% 1,51-2,61) e menor sobrevida livre de progressão (razão de risco combinada = 2,02; IC95% 1,45-2,80). Como conclusão, os aumentos da razão neutrófilo sobre linfócito e razão plaqueta sobre linfócito no momento do pré-tratamento são marcadores de prognóstico pobre em pacientes com câncer de endométrio.[30] Entretanto, ainda não existe evidência para o uso de marcadores tumorais na rotina, tanto para diagnóstico como na avaliação prognóstica de mulheres com câncer de endométrio. O HE4 parece ser o marcador mais promissor nesse cenário.[31]

DOENÇA TROFOBLÁSTICA GESTACIONAL (DTG)

A doença trofoblástica gestacional é um grupo de entidades raras associadas à gestação, composto pela mola hidatiforme parcial, mola hidatiforme completa, consideradas pré-malignas; assim como pela mola invasora, coriocarcinoma, tumor trofoblástico do sítio placentário, tumor trofoblástico epitelioide, que são as formas malignas e conhecidas por neoplasia trofoblástica gestacional. A doença trofoblástica gestacional também abrange o nódulo do sítio placentário atípico. Com exceção destas últimas 3 entidades, que têm a produção do biomarcador beta-hCG variável, as outras formas de doença trofoblástica gestacional produzem bem o beta-hCG.[32]

O beta-hCG é utilizado para detecção de progressão da doença e para avaliar a resposta ao tratamento durante o seguimento. O platô ou aumento dos níveis desse marcador possibilitam a detecção da progressão da mola hidatiforme completa ou parcial para a neoplasia trofoblástica gestacional que ocorre em 15-20% e 0,5-5% dos casos, respectivamente.[32]

A mola parcial ocorre em 1 em 700 gestações, enquanto a mola completa ocorre em 1 em 2.000 gestações.[33] O tratamento recomendado quando se suspeita de gestação molar por meio dos achados ultrassonográficos é a evacuação uterina (aspiração com curetagem, idealmente sob visualização ultrassonográfica), sendo a histerectomia aceitável em casos de prole completa. A quimioterapia profilática após a evacuação uterina diminui a incidência de neoplasia trofoblástica gestacional depois da gravidez molar, mas é reservada para casos em que o risco de neoplasia trofoblástica gestacional após gestação molar é muito maior que o normal, ou quando um seguimento adequado com beta-hCG não é factível.[32]

O beta-hCG sérico é utilizado após o procedimento para detecção de doença residual ou progressão de doença.[33] A Federação Internacional de Ginecologia e Obstetrícia (FIGO) recomenda a monitorização com beta-hCG sérico a cada 1-2 semanas até a sua normalização.[32] A neoplasia trofoblástica gestacional pós-molar raramente ocorre após o retorno espontâneo dos níveis de beta-hCG para o normal.[33] Mesmo assim, uma dosagem adicional confirmatória 1 mês após o primeiro beta-hCG sérico normal é recomendada para a mola parcial; e dosagens mensais, durante 6 meses, são preconizadas após a normalização do marcador na mola completa. O contraceptivo oral é seguro para esta fase de monitoramento, e a interrupção de gravidez não é mandatória, caso a paciente engravide acidentalmente, durante o seguimento, após o nível de beta-hCG ter voltado ao normal.[32]

Cerca de 50% das neoplasias trofoblásticas gestacionais ocorrem após gestação molar, e as demais ocorrem após aborto espontâneo, gravidez ectópica ou gravidez a termo. Os sintomas incluem: sangramento vaginal anormal, ou sangramento em sítios metastáticos como fígado, baço, intestino, pulmão ou cérebro, além de sintomas pulmonares ou sinais neurológicos decorrentes das metástases.[32]

Estes são os critérios da FIGO para o diagnóstico da neoplasia trofoblástica gestacional após gestação molar:

1. Quando o platô de beta-hCG permanece por 4 dosagens em um período de 3 ou mais semanas: dias 1, 7, 14, 21; ou
2. Quando ocorre um aumento de beta-hCG por 3 semanas consecutivas em um período de 2 semanas ou mais: dias 1, 7, 14; ou
3. Se há um diagnóstico histológico de coriocarcinoma.[32]

Uma revisão sistemática e metanálise publicada após essa recomendação da FIGO avaliou o risco de neoplasia trofoblástica gestacional depois da normalização de beta-hCG no seguimento pós-tratamento de gravidez molar. Considerando 19 estudos, houve um aumento de risco significativo de neoplasia trofoblástica gestacional após mola completa comparada à mola parcial (risco relativo combinado [RR] 4,72, IC95% 1,81-12,3; p = 0,002). Dos casos de mola completa que evoluíram para neoplasia trofoblástica gestacional após normalização de beta-hCG no seguimento, 89,6% ocorreram quando o tempo entre a evacuação e a normalização do marcador foi maior ou igual a 56 dias, dos quais 60,7% foram diagnosticados após os 6 meses de seguimento.[33]

Como somente 5 casos de neoplasia trofoblástica gestacional ocorreram após normalização de beta-hCG entre 15 mil casos de mola parcial, os autores da revisão sistemática e metanálise recomendam que essas pacientes sejam liberadas do seguimento após 1 dosagem confirmatória do nível normal de beta-hCG. Como o risco global de neoplasia trofoblástica gestacional após normalização do marcador em mola completa foi de 0,35%; e quase 90% desses casos foram diagnosticados quando o tempo entre a evacuação até a normalização de beta-hCG foi maior ou igual a 56 dias, então aquelas mulheres que tiveram a normalização do marcador em menos do que 56 dias poderiam ser dispensadas do seguimento após uma única dosagem confirmatória de beta-hCG normal. Mas, para aquelas com mola completa com normalização do marcador após 56 dias ou mais, um seguimento mais estendido seria necessário. Os mesmos autores propõem um maior intervalo entre as dosagens do marcador, porém com seguimento por mais tempo, ou seja, de 3 em 3 meses durante 1 ano.[33]

CONSIDERAÇÕES FINAIS

Apesar da sensibilidade e especificidade baixas, o CA125 continua sendo o marcador tumoral mais utilizado na investigação pré-operatória de massa anexial suspeita. No Brasil, o HE4 e o ROMA ainda não são utilizados na prática clínica. As recomendações oriundas dos Estados Unidos e França de uso do CA125, HE4 e ROMA, nesse contexto, precisam passar por uma discussão e adequação à realidade nacional. Além disso, o CA125 e o HE4 podem ser utilizados na detecção de recidivas após tratamento de carcinoma de ovário, conforme orientações provenientes desses países de alta renda.

Nenhum marcador até o momento mostrou acurácia suficiente para o diagnóstico clínico não invasivo de endometriose.

Ainda não há evidência para o uso de marcadores tumorais na diferenciação pré-operatória de sarcoma de leiomioma uterino.

Não existe evidência para o uso de marcadores tumorais na rotina, tanto no diagnóstico como na avaliação prognóstica de mulheres com câncer de endométrio. O HE4 parece ser o marcador mais promissor nesse cenário.

O beta-hCG é utilizado para detecção de progressão da doença e para avaliar a resposta ao tratamento durante o seguimento após gestação molar. O platô ou aumento dos níveis desse marcador possibilitam a detecção da progressão da mola hidatiforme completa ou parcial para a neoplasia trofoblástica gestacional.

REFERÊNCIAS BIBLIOGRÁFICAS

1. Scatena R (ed.). Advances in cancer biomarkers. From biochemistry to clinic for a critical revision, vol. 867. Springer, 2015.
2. American College of Obstetricians and Gynecologists' Committee on Practice Bulletins – Gynecology. Practice Bulletin No. 174: evaluation and management of adnexal masses. Obstet Gynecol 2016 Nov; 128(5):e210-e226.
3. Ueland FR. A perspective on ovarian cancer biomarkers: past, present and yet-to-come. Diagnostics (Basel) 2017 Mar 8; 7(1). pii: E14.
4. Piovano E, Cavallero C, Fuso L, Viora E, Ferrero A, Gregori G et al. Diagnostic accuracy and cost-effectiveness of different strategies to triage women with adnexal masses: a prospective study. Ultrasound Obstet Gynecol 2017 Sep; 50(3):395-403.
5. Dodge JE, Covens AL, Lacchetti C, Elit LM, Le T, Devries-Aboud M et al. Preoperative identification of a suspicious adnexal mass: a systematic review and meta-analysis. Gynecol Oncol 2012 Jul; 126(1):157-66.
6. Hall C, Clarke L, Pal A, Buchwald P, Eglinton T, Wakeman C et al. A review of the role of carcinoem-

bryonic antigen in clinical practice. Ann Coloproctol 2019 Dec; 35(6):294-305.

7. Sagi-Dain L, Lavie O, Auslander R, Sagi S. CEA in evaluation of adnexal mass: retrospective cohort analysis and review of the literature. Int J Biol Markers 2015 Nov 11; 30(4):e394-400.

8. Dochez V, Caillon H, Vaucel E, Dimet J, Winer N, Ducarme G. Biomarkers and algorithms for diagnosis of ovarian cancer: CA125, HE4, RMI and ROMA, a review. J Ovarian Res 2019 Mar 27; 12(1):28.

9. Huang J, Chen J, Huang Q. Diagnostic value of HE4 in ovarian cancer: a meta-analysis. Eur J Obstet Gynecol Reprod Biol 2018 Dec; 231:35-42.

10. Capriglione S, Luvero D, Plotti F, Terranova C, Montera R, Scaletta G et al. Ovarian cancer recurrence and early detection: may HE4 play a key role in this open challenge? A systematic review of literature. Med Oncol 2017 Aug 20; 34(9):164.

11. Moore RG, McMeekin DS, Brown AK, DiSilvestro P, Miller MC, Allard WJ et al. A novel multiple marker bioassay utilizing HE4 and CA125 for the prediction of ovarian cancer in patients with a pelvic mass. Gynecol Oncol 2009 Jan; 112(1):40-6.

12. Chacón E, Dasí J, Caballero C, Alcázar JL. Risk of ovarian malignancy algorithm versus risk malignancy index-I for preoperative assessment of adnexal masses: a systematic review and meta-analysis. Gynecol Obstet Invest 2019; 84(6):591-8.

13. Bendifallah S, Body G, Daraï E, Ouldamer L. Diagnostic and prognostic value of tumor markers, scores (clinical and biological) algorithms, in front of an ovarian mass suspected of an epithelial ovarian cancer: article drafted from the French Guidelines in oncology entitled "Initial management of patients with epithelial ovarian cancer" developed by FRANCOGYN, CNGOF, SFOG, GINECO-ARCAGY under the aegis of CNGOF and endorsed by INCa. Gynecol Obstet Fertil Senol 2019 Feb; 47(2):134-54.

14. Karlsen MA, Høgdall EV, Christensen IJ, Borgfeldt C, Kalapotharakos G, Zdrazilova-Dubska L et al. A novel diagnostic index combining HE4, CA125 and age may improve triage of women with suspected ovarian cancer – an international multicenter study in women with an ovarian mass. Gynecol Oncol 2015 Sep; 138(3):640-6.

15. Yoshida A, Derchain SF, Pitta DR, Andrade LA, Sarian LO. Comparing the Copenhagen index (CPH-I) and risk of ovarian malignancy algorithm (ROMA): two equivalent ways to differentiate malignant from benign ovarian tumors before surgery? Gynecol Oncol 2016 Mar; 140(3):481-5.

16. Bristow R, Smith A, Zhang Z, Chan D, Crutcher G, Fung E et al. Ovarian malignancy risk stratification of the adnexal mass using a multivariate index assay. Gynecol Oncol 2013, 128(2):252-9.

17. Coleman R, Herzog T, Chan D, Munroe D, Pappas T, Smith A et al. Validation of a second-generation multivariate index assay for malignancy risk of adnexal masses. Am J Obstet Gynecol 2016; 215:82.e1-82.e11

18. Moore RG, Blackman A, Miller MC, Robison K, DiSilvestro PA, Eklund EE et al. Multiple biomarker algorithms to predict epithelial ovarian cancer in women with a pelvic mass: can additional makers improve performance? Gynecol Oncol 2019 Jul; 154(1):150-5.

19. Sagi-Dain L, Lavie O, Auslander R, Sagi S. CA 19-9 in evaluation of adnexal mass: retrospective cohort analysis and review of the literature. Int J Biol Markers 2015 Jul 22; 30(3):e333-40.

20. Prodromidou A, Pandraklakis A, Loutradis D, Haidopoulos D. Is there a role of elevated CA 19-9 levels in the evaluation of clinical characteristics of mature cystic ovarian teratomas? A systematic review and meta-analysis. Cureus 2019 Dec 10; 11(12):e6342.

21. Sagi-Dain L, Lavie O, Auslander R, Sagi S. Clinical use and optimal cutoff value of Ca15-3 in evaluation of adnexal mass: retrospective cohort study and review of the literature. Am J Clin Oncol 2018 Sep; 41(9):838-44.

22. Nisenblat V, Bossuyt PM, Shaikh R, Farquhar C, Jordan V, Scheffers CS et al. Blood biomarkers for the non-invasive diagnosis of endometriosis. Cochrane Database Syst Rev 2016 May 1; (5):CD012179.

23. Glorie N, Baert T, Van den Bosch T, Coosemans AN. Circulating protein biomarkers to differentiate uterine sarcomas from leiomyomas. Anticancer Res 2019 Aug; 39(8):3981-9.

24. Nishigaya Y, Kobayashi Y, Matsuzawa Y, Hasegawa K, Fukasawa I, Watanabe Y et al. Diagnostic value of combination serum assay of lactate dehydrogenase, D-dimer, and C-reactive protein for uterine leiomyosarcoma. J Obstet Gynaecol Res 2019 Jan; 45(1):189-94.

25. De Bruyn C, Baert T, Van den Bosch T, Coosemans A. Circulating Transcripts and Biomarkers in Uterine Tumors: Is There a Predictive Role? Curr Oncol Rep 2020 Jan 29; 22(2):12.

26. Skorstad M, Kent A, Lieng M. Preoperative evaluation in women with uterine leiomyosarcoma. A nationwide cohort study. Acta Obstet Gynecol Scand 2016 Nov; 95(11):1228-34.

27. Schreiber RD, Old LJ, Smyth MJ. Cancer immunoediting: integrating immunity's roles in cancer suppression and promotion. Science 2011 Mar 25; 331(6024):1565-70.

28. Li J, Wang X, Qu W, Wang J, Jiang SW. Comparison of serum human epididymis protein 4 and CA125 on endometrial cancer detection: a meta-analysis. Clin Chim Acta 2019 Jan; 488:215-20.

29. Huang GQ, Xi YY, Zhang CJ, Jiang X. Serum human epididymis protein 4 combined with carbohydrate antigen 125 for endometrial carcinoma diagnosis: a

meta-analysis and systematic review. Genet Test Mol Biomarkers 2019 Aug; 23(8):580-8.

30. Ni L, Tao J, Xu J, Yuan X, Long Y, Yu N et al. Prognostic values of pretreatment neutrophil-to-lymphocyte and platelet-to-lymphocyte ratios in endometrial cancer: a systematic review and meta-analysis. Arch Gynecol Obstet 2020 Jan; 301(1):251-61.

31. Hutt S, Tailor A, Ellis P, Michael A, Butler-Manuel S, Chatterjee J. The role of biomarkers in endometrial cancer and hyperplasia: a literature review. Acta Oncol 2019 Mar; 58(3):342-52.

32. Ngan HYS, Seckl MJ, Berkowitz RS, Xiang Y, Golfier F, Sekharan PK et al. Update on the diagnosis and management of gestational trophoblastic disease. Int J Gynaecol Obstet 2018 Oct; 143(Suppl 2):79-85.

33. Albright BB, Shorter JM, Mastroyannis SA, Ko EM, Schreiber CA, Sonalkar S. Gestational trophoblastic neoplasia after human chorionic gonadotropin normalization following molar pregnancy: a systematic review and meta-analysis. Obstet Gynecol 2020 Jan; 135(1):12-23.

CAPÍTULO 69

Manejo da dor em pacientes oncológicos

Walquíria Quida Salles Pereira Primo

INTRODUÇÃO

A dor é definida como "uma experiência sensorial e emocional desprazerosa associada a real ou potencial lesão de tecido ou descrita em termos de tal lesão", pela International Association for the Study of Pain. A dor não é concreta, nem palpável, e sim uma experiência, ou seja, está além do conceito físico e fisiológico.[1]

O encéfalo não é passivo em relação às informações coletadas no meio externo e interno das pessoas. Aspectos da vida pregressa e presente do paciente, experiências pessoais e o ambiente interagem de modo significativo com a percepção e a expressão da dor, portanto é difícil e complexo operacionalizar um conceito de dor. Para melhor entendimento, é necessário estudar a multidimensionalidade. As três dimensões se baseiam na lesão tecidual (a causa orgânica específica), no sensorial (ou seja, o mecanismo fisiológico da percepção, que não é diretamente proporcional ao estímulo) e no emocional (que envolve o afeto, a cognição e o comportamento). Por conseguinte, os componentes da experiência de dor são:

1. Sensório-discriminativo: mapeia a intensidade, a localização, a distribuição e a duração do estímulo doloroso.

2. Afetivo-emocional: associa respostas emocionais, como a ansiedade, a raiva, o medo e a expectativa de limitar a duração e a intensidade da dor.

3. Cognitivo-interpretativo: relaciona a dor ao contexto e ao significado biopsicossocial. Compara-a com experiências anteriores e estratégias de enfrentamento.

Essas três categorias de atividades interagem entre si a fim de proporcionar as informações perceptivas sobre a localização, a magnitude e as propriedades temporoespaciais da dor. O processo de dor não começa apenas com a estimulação dos receptores. A lesão produz sinais nervosos que penetram no sistema nervoso, que é o substrato das experiências pregressas, da cultura, de ansiedade e de depressão.[2]

MECANISMOS NEUROLÓGICOS DA DOR

A percepção corporal da dor é denominada nocicepção. Esse termo neurofisiológico refere-se aos mecanismos neurológicos desencadeados por uma lesão. A base neural da dor é dividida em vários componentes:

1. Mecanismos periféricos: o primeiro passo na sequência de eventos que originam o fenô-

meno sensitivo-doloroso é a transformação dos estímulos lesivos em potenciais de ação, que serão transmitidos ao sistema nervoso central (SNC) através das fibras nervosas periféricas. Nociceptor é um termo empregado para descrever terminações nervosas livres ou não encapsuladas de fibras aferentes primárias que conduzem o estímulo nociceptivo até a medula espinal. A maioria das fibras aferentes primárias que inervam os tecidos abaixo do nível da cabeça tem corpos celulares localizados no gânglio da raiz dorsal dos nervos espinais (neurônios de primeira ordem). As fibras nociceptivas aferentes viscerais são as fibras mielínicas finas Aδ e amielínicas C. A dor é considerada nociceptiva quando resulta da ativação de nociceptores; as fibras Aδ reagem à estimulação mecânica e térmica, e as C, à estimulação mecânica, térmica e química. As terminações nociceptivas inervam uma ampla variedade de tecidos, incluindo o sistema urogenital. A lesão ocasiona a liberação ou a formação de substâncias químicas, denominadas algogênicas, que sensibilizam ou ativam os nociceptores. Essas substâncias são: bradicinina, serotonina, histamina, leucotrieno, substância P, prostaglandinas (PG), interleucinas, acetilcolina, íons, óxido nítrico, dentre outras. As substâncias algogênicas são liberadas no ambiente tecidual do interior dos mastócitos e outros leucócitos, vasos sanguíneos e/ou células traumatizadas. As PG provocam vasodilatação, eritema e hiperalgesia quando liberadas em resposta ao trauma.

2. Mecanismos centrais de transmissão: as fibras aferentes primárias penetram na medula espinal através do trato posterolateral, veiculando a informação nociceptiva tegumentar, visceral e musculoesquelética para o SNC. Fazem sinapse com os neurônios nociceptivos localizados na substância cinzenta do corno dorsal da medula espinal (neurônios de segunda ordem), os quais são divididos em neurônios de projeção, que transmitem o estímulo nociceptivo a centros mais elevados, em interneurônios excitatórios, que são responsáveis pela propagação da informação a outros neurônios e em interneurônios inibitórios, que controlam a transmissão sensorial. Os neurônios de segunda ordem estão localizados nas lâminas de Rexed, que são laminações da substância cinzenta do corno dorsal medular com diferentes constituições. As mais envolvidas na via nociceptiva são as lâminas I e V a VIII. O sistema ascendente nociceptivo é constituído por tratos medulares. Os principais são: espinotalâmicos, espinorreticular e espinomesencefálico. A inter-relação entre neurônio espinal, excitabilidade e inibição determina a mensagem que é transmitida para os centros supraespinais (tálamo, substância reticular, sistema límbico e córtex). A substância P, o glutamato, o aspartato e a neurocinina são os neurotransmissores excitatórios do corno dorsal da medula espinal, e os inibitórios são a encefalina, a serotonina, a noradrenalina, o ácido gama-aminobutírico (GABA), a glicina e a acetilcolina. O glutamato e o aspartato atuam no receptor N-metil-D-aspartato (NMDA). O alfa-amino-3-hidroxi-5-metillisoxazole-4-ácido propiônico (AMPA) e os receptores cainatos são acionados após a liberação de aminoácidos excitatórios e estão envolvidos no mecanismo de localização temporoespacial e de quantificação da dor. Os estímulos que chegam à medula espinal, além de ativarem o segundo neurônio da dor, ativam os neurônios do sistema simpático e motor, ocasionando vasoconstrição e contratura muscular.

3. Centros de processamento: a dor é detectada quando a informação nociceptiva, após o percurso medular, alcança as estruturas nervosas superiores (neurônios de terceira ordem). Entre essas estruturas se incluem a formação reticular, o tálamo, o hipotálamo, o sistema límbico e o córtex. A integração e o processamento do estímulo doloroso en-

volvem os componentes discriminativos, afetivos e da memória da dor. O componente discriminativo permite que o cérebro defina a localização dos estímulos dolorosos. Já o componente afetivo associa respostas emocionais, e o componente da memória da dor a compara com as experiências anteriores.

4. Modulação da dor: a modulação da dor, no sentido amplo, é o processo pelo qual a transmissão nociceptiva é inibida ou facilitada. Os mecanismos inibitórios envolvem inibição medular e controle descendente supramedular. A neurofisiologia da modulação medular é realizada por três mecanismos: o bloqueio dos receptores das substâncias neurotransmissoras liberadas pelas fibras aferentes primárias, a inibição da liberação dos neurotransmissores e o impedimento dos processos de transmissão nociceptiva. As estruturas envolvidas na inibição descendente da dor são o hipotálamo anterior, a área septal inferior, o núcleo centro-mediano do tálamo, a cápsula interna, a substância cinzenta periaquedutal e o núcleo da rafe. A formação reticular apresenta o controle eferente da sensibilidade, modulando a passagem dos impulsos nervosos nas vias aferentes específicas, destacando-se as fibras que inibem a penetração dos impulsos dolorosos no SNC. Os neurotransmissores envolvidos na modulação da dor são constituídos pela acetilcolina, pelas catecolaminas e pela serotonina. Os peptídeos opioides endógenos foram identificados em várias regiões do sistema nervoso, principalmente no mesencéfalo, ponte, bulbo e medula espinal, os quais também estão envolvidos no mecanismo de supressão da dor. Dentre eles, destaca-se a beta-endorfina, que exerce atividade supressora nas terminações nervosas teciduais. O estresse, a própria dor e a sugestão também são capazes de ativá-los.[2,3,4.]

A dor pode ser nociceptiva ou neuropática. A dor nociceptiva é resultante da ativação dos nociceptores, que são as fibras Aδ e C, e pode ser somática: sensação dolorosa rude, exacerbada ao movimento, bem localizada e variável, conforme a lesão básica ou visceral: mal localizada, profunda, opressiva e constritiva. Os estímulos que provocam dor visceral decorrem de espasmos musculares, contrações, distensões, desenvolvimento de isquemia, estímulo mecânico ou químico aplicado à mucosa, tração, compressão e torção. A dor neuropática é classificada como central ou periférica, dependendo do local da lesão que está ocasionando a dor, podendo ser devida à lesão ou disfunção do SNC ou SNP (sistema nervoso periférico). A dor neuropática se manifesta como queimação, agulhadas, choques, formigamento ou adormecimento. É uma situação comum na prática clínica, e pode ser difícil quantificar a dor em razão de problemas para defini-la e avaliá-la.[2,3,4,5.]

Quando se analisa a dor em relação ao tempo, pode ser aguda ou crônica. A dor aguda é aquela relacionada temporalmente à lesão causadora, isto é, deve desaparecer durante o período esperado de recuperação do organismo ao evento que está causando a dor, sendo tratada com analgésicos e suporte terapêutico da causa desencadeante da dor. Não há um limite preciso estabelecido para sua duração na literatura mundial, variando entre 3-6 meses. A dor crônica é aquela com duração acima superior a seis meses.[6]

DOR ONCOLÓGICA

A dor relacionada ao câncer, relatada por mais de 70% dos pacientes, é um dos sintomas mais comuns e problemáticos que afetam os pacientes com câncer, ou seja, a dor oncológica é prevalente e heterogênea, e o tratamento efetivo começa com sua avaliação.[7]

As principais causas de dor em paciente com câncer são: progressão tumoral e doença a ela relacionada (lesão neurológica); procedimentos terapêuticos ou diagnósticos invasivos (cirurgia, quimioterapia e radioterapia); infecções e outras doenças concomitantes ao câncer; e dores musculares ocasionadas por atividade física limitada.

As pacientes com câncer experimentam muitas síndromes de dor aguda e crônica, cuja identificação é importante na avaliação e no tratamento da dor. As síndromes de dor mais comuns estão diretamente relacionadas ao tumor. As síndromes de dor neuropática podem envolver lesões relacionadas ao câncer em algum nível do SNP. As síndromes dolorosas relacionadas ao tratamento podem seguir qualquer tipo de terapia antineoplásica.[8]

As síndromes de dor aguda relacionadas ao câncer mais frequentes são infiltração ou perfuração de víscera oca, fratura óssea, obstrução da veia cava superior, hemorragia intratumoral e tromboembolismo. Mucosite oral, cefaleia, neuropatia, mialgia, artralgia, dor óssea e alterações cutâneas são situações que podem ocorrer em decorrência de terapias antineoplásicas. Aproximadamente três quartos das pacientes com câncer experimentam dor crônica e têm um quadro nociceptivo (somática e visceral) ou síndromes neuropáticas que representam efeitos diretos da neoplasia.[8]

AVALIAÇÃO DA DOR

A avaliação inicial da dor envolve avaliar sua intensidade e características:[9]

1. Padrão temporal:
   – Quando começou?
   – Com que frequência ocorre?
   – Mudou a intensidade?
2. Localização:
   – Onde é sentida?
   – Há mais de uma localização?
3. Descrição:
   – Que palavra usaria para descrevê-la?
4. Intensidade:
   – Escala numérica: varia de 0 (= nenhuma dor) até 10 (= pior dor que possa ter sentido).
   – Qual a "nota" que daria para os períodos de menor dor?
5. Fatores de piora e alívio.
6. Tratamento prévio.

7. Efeitos da dor:
   – Como a dor afeta sua função física e social?

Avaliação psicossocial

8. Efeito e grau de compreensão do diagnóstico do câncer e do seu tratamento.
9. Episódios passados de dor e seu significado para o paciente e sua família.
10. Respostas típicas do paciente à tensão e à dor.
11. Conhecimento dos interesses, preferências e expectativas do paciente acerca dos métodos para o manejo da dor.
12. Opinião do paciente sobre opioides, ansiolíticos e estimulantes.
13. Impacto econômico da dor e seu tratamento.

Enfim, a dor provocada por estímulos semelhantes é percebida de maneira distinta em cada pessoa, porque o estímulo doloroso é modulado pelo SNC. Para estudar a dor em pessoas é necessária uma base científica para mensurá-la. Não existe uma forma direta e objetiva para avaliar a intensidade da dor. A mensuração será sempre inexata, considerando se tratar de um sintoma subjetivo e individual. É possível usar escalas numéricas, verbais ou visuais. São métodos práticos que propiciam mensurações simples, eficientes e minimamente invasivas da intensidade da dor, atribuindo-lhe um valor numérico.

Um estudo clínico e epidemiológico utilizou seis tipos de escalas analógicas visuais e numéricas e analisou três sintomas, com intervalo de dois meses. O objetivo dessa pesquisa foi investigar se as variações nos tipos de escalas comprometem os estudos clínicos randomizados. Os pesquisadores concluíram que as características das escalas não afetaram as medidas e que não houve diferença quanto à precisão na detecção dos sintomas em tempos diferentes.[10]

A escala de gradação numérica consiste em uma série de números que variam de 0 a 10, com as extremidades representando os extremos possíveis da experiência dolorosa, ou seja, 0 corresponde a "sem dor" e 10 a "pior dor possível". O paciente escolhe o número que melhor indique a sua intensidade de dor, ou melhor, o quanto de dor ele está sentindo. A dor pode ser leve (de 1 a 3), moderada (de 4 a 6) e acentuada (de 7 a 10). A escala de quantificação numérica é um dos instrumentos de escolha para avaliar a dor, demonstrando confiabilidade e validade.[9] As Figuras 1 e 2 mostram dois exemplos de escalas que podem ser utilizadas com o objetivo de sistematização e de realizar avaliações seriadas comparativas.

TRATAMENTO

Apesar da disponibilidade de tratamentos eficazes, a dor relacionada ao câncer pode ser inadequadamente controlada em até 50% dos pacientes. O manuseio da dor estende-se além desta e engloba aspectos importantes da qualidade de vida. Além de avaliar a intensidade da dor e a etiologia, é importante determinar o mecanismo fisiopatológico subjacente, nociceptivo ou neuropático ou misto, para que sejam

definidas as opções de tratamento mais adequadas.

O tratamento medicamentoso deve ser prescrito conforme a escada analgésica da Organização Mundial da Saúde (OMS), que padronizou o tratamento analgésico da dor baseado em uma escada de três degraus, de acordo com a intensidade de dor que o paciente refere. O primeiro degrau refere-se ao uso de analgésicos simples (dipirona/paracetamol) e anti-inflamatórios não esteroides (AINE) para as dores leves. O segundo degrau sugere opioides fracos, que podem ser associados aos analgésicos simples ou aos anti-inflamatórios não esteroides, para as dores moderadas. O terceiro degrau recomenda o uso de opioides fortes, associados ou não aos analgésicos simples ou anti-inflamatórios não esteroides para dores severas. Os medicamentos adjuvantes podem ser usados nos três degraus da escada. A escada de três degraus indica classes de medicamentos e não fármacos específicos, proporcionando ao médico flexibilidade e possibilidade de adaptação de acordo com as particularidades de seu paciente[11] (ver Figura 3).

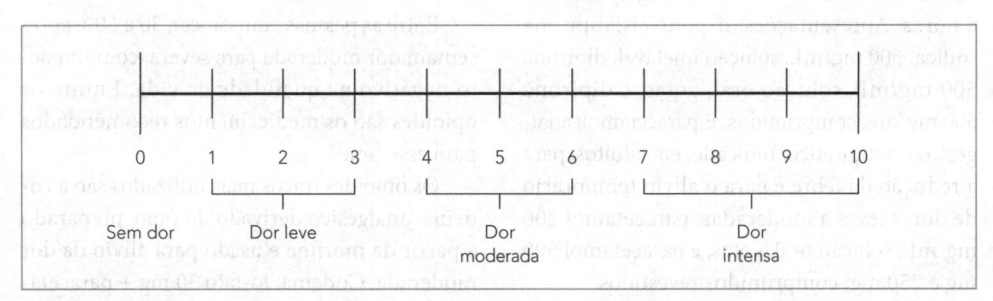

FIGURA 1 Escala numérica.

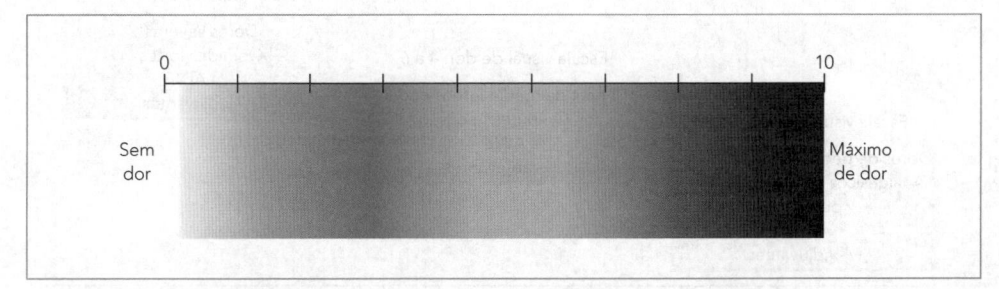

FIGURA 2 Escala visual analógica.

Os princípios básicos do tratamento medicamentoso envolvem administrar as medicações preferencialmente por via oral. Isso evitará que o paciente fique limitado ao leito e facilitará a administração do tratamento domiciliar; usar a dose adequada para o paciente oncológico. Os analgésicos muitas vezes necessitam de doses maiores do que quando administrados aos doentes com dor crônica; administrar as medicações segundo um horário estabelecido e não somente quando houver dor intensa; administrar dose de reforço, se necessário, fazendo a redistribuição dessa dose nas 24 horas seguintes (10% da dose total nas 24 horas); adequar as medicações e as doses a cada indivíduo de acordo com seus hábitos de vida e a evolução da doença, e se necessário revisar e reavaliar o esquema terapêutico. Também é importante prescrever medicações de menor custo possível, mas que sejam eficientes para o uso prolongado e adequadas à intensidade da dor apresentada.

Os analgésicos comuns da baixa potência são a dipirona sódica: analgésico e antipirético. A dose antipirética é menor que a dose analgésica: recomenda-se 500 a 1.000 mg a cada 4 ou 6 horas. Apresentações disponíveis: dipirona sódica, 500 mg/mL, solução injetável; dipirona 500 mg/mL, solução oral, gotas, e dipirona 500 mg/mL, comprimidos. E paracetamol: analgésico e antipirético. Indicado, em adultos, para a redução da febre e para o alívio temporário de dores leves a moderadas. paracetamol 200 mg/mL, solução oral, gotas, e paracetamol 500 mg e 750 mg, comprimidos revestidos.

Os anti-inflamatórios não esteroides são os analgésicos mais utilizados no mundo. São eficazes para o alívio da dor de intensidade leve ou moderada; aguda ou crônica. Para os casos de dor severa, estão indicados em associação com outros agentes. Os AINE são ácidos orgânicos fracos. Ligam-se de forma significativa à albumina plasmática (95 a 99% ligados), são metabolizados pelo fígado e têm depuração renal baixa (menos de 10%). O mecanismo de ação dos AINE é a inibição da biossíntese das PG. O ácido araquidônico é estocado sob a forma de fosfolipídeo na membrana celular, e é a substância responsável pela biossíntese das PG, por meio da ação da enzima ciclo-oxigenase (COX). A inibição da COX-1 está associada a aumento do risco de sangramentos e a danos no trato gastrointestinal. Os inibidores seletivos e específicos de COX-2 foram desenvolvidos na tentativa de diminuir a incidência dos efeitos adversos da inibição da COX-1.[12] Existem inúmeras classes de AINE; ao escolher um fármaco, é preciso pesar riscos e benefícios. Exemplos de AINE: diclofenaco, ibuprofeno, naproxeno, nimesulida, entre outros.

Entre as pessoas com câncer, 30 a 50% apresentam dor moderada para severa, com impacto negativo na qualidade de vida. Enfim, os opioides são os medicamentos recomendados para esse fim.[13]

Os opioides fracos mais utilizados são a codeína, analgésico derivado do ópio, preparado a partir da morfina e usado para alívio da dor moderada. Codeína, fosfato 30 mg + paraceta-

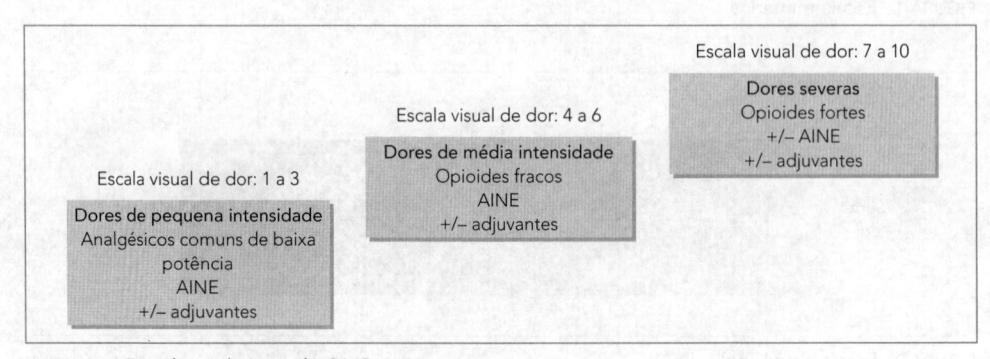

FIGURA 3　Escada analgésica da OMS.

mol 500 mg, comprimido, e tramadol, um analgésico opioide que age no sistema nervoso central. Cloridrato de tramadol: 50 mg/mL, solução injetável. Cloridrato de tramadol: via oral, 50 a 100 mg, comprimidos. Importante ressaltar que o cloridrato de tramadol tem dose-teto: a dose total diária de 400 mg não deve ser excedida. É recomendável especial atenção aos medicamentos em associação, pois devem ser observadas reações adversas ocasionadas dos diferentes princípios ativos.

A morfina é um opioide forte e está indicada para dor severa, ou seja, de forte intensidade. As pacientes com dor intensa podem ser tratadas com medicação oral ou intravenosa, devendo ser avaliadas a cada 30 minutos e se necessário hospitalizadas. Sulfato de morfina sulfato, 1 mg/mL, solução injetável. Sulfato de morfina 30 mg, via oral, comprimidos.[13,14]

A oxicodona é um agonista opioide. Tem apresentações com 10, 20 e 40 mg, via oral, comprimidos revestidos de liberação prolongada. Dose inicial de 10 mg de a cada 12 horas quando associado com um AINE. Caso seja descontinuado o AINE, é possível que a dose de oxicodona deva ser aumentada.[14]

A buprenorfina e o fentanil estão disponíveis nas apresentações em adesivos transdérmicos. A buprenorfina pode ser iniciada em pacientes que nunca usaram opioides, e o fentanil, apenas em pacientes experimentados.[14]

Os pacientes oncológicos podem apresentar quadros de dor mista, em que estão presentes tanto o componente nociceptivo quanto o neuropático. Para situações de dor neuropática, os anticonvulsivantes, antidepressivos, antipsicóticos e ansiolíticos têm papel fundamental e são comumente indicados.

O manejo da dor neuropática na paciente com câncer pode ser instituído com os seguintes anticonvulsivantes: pregabalina, 300 a 600 mg/dia, ou gabapentina, 900 a 3.600 mg/dia, ou carbamazepina, 200 a 1.200 mg/dia. Com os antidepressivos tricíclicos amitriptilina, 25 a 100 mg/dia, ou nortriptilina, 25 a 100 mg/dia. Além de outros antidepressivos, como a venlafaxina, 75 a 225 mg/dia, ou duloxetina, 60 a 120 mg/dia.[5]

A alteração no padrão da dor e o desenvolvimento de uma nova dor desencadeiam a necessidade de avaliação diagnóstica e de modificação no planejamento terapêutico.

De modo geral, no tratamento da dor oncológica deve-se dar sempre preferência ao manejo mais simples e menos invasivo. Quando necessário, os tratamentos não medicamentosos, psicológicos e fisioterápicos, podem também ser considerados.

CONSIDERAÇÕES FINAIS

O sofrimento que acomete pacientes oncológicas, no sentido de padecerem de uma dor que pode ser física, psicológica, moral e social, foi denominado "dor total" pela médica inglesa Cecily Saunders. Ela acrescentou ao conhecimento da dor o conceito de dor total, com base no qual admite que uma pessoa sofra não apenas pelos danos físicos de que padeça, mas também pelas consequências emocionais, sociais e espirituais em sua vida. A dor pode ir além da representação simbólica e chegar ao ponto de toda a pessoa se tornar dor, situação que não dignifica o ser humano. Enfim, o controle de todos os aspectos da dor inclui maior sensação de conforto e melhora a capacidade da pessoa no desempenho das atividades do cotidiano.[15]

Concluindo, para se obter um bom resultado no tratamento da dor oncológica, alguns pontos-chave devem ser considerados ao se desenvolver um programa formal de controle de qualidade na prestação de serviços para o alívio da dor:

- A satisfação dos pacientes ao receberem o tratamento da dor e seu impacto na qualidade de vida.
- A satisfação da família com o tratamento da dor recebido pelo paciente.
- A indicação de profissionais responsáveis pelo controle da dor.

- A avaliação sistemática da dor por câncer em todos os setores em que os pacientes são tratados.
- O uso de técnicas diagnósticas adequadas para o tratamento das síndromes dolorosas comuns no câncer.
- A disponibilidade e adequação de opções do controle da dor em cada setor em particular.
- A efetividade das opções utilizadas para prevenir e tratar a dor.
- A avaliação da prevalência e intensidade dos efeitos secundários e das complicações associadas com o controle da dor.

REFERÊNCIAS BIBLIOGRÁFICAS

1. IASP. Pain terminology. Disponível em: http://www.iasp-pain.org/terms-p.html; acessado em: janeiro de 2020.
2. Teixeira MJ, Figueirá JAB. Epidemiologia, avaliações, síndromes dolorosas e tratamento. São Paulo: Grupo Editorial Moreira Jr., 2001.
3. Coda BA, Bonica JJ. General consideration of acute pain. In: Loeser JD, Butler SH, Chapman CR, Turk DC. Bonica's management of pain. 3.ed. Philadelphia: Lippincott Williams & Wilkins, 2001. p.228-39.
4. Teixeira MJ, Figueirá JAB, Yeng LT, Andrade DC. Dor: manual para o Clínico. 2.ed. São Paulo: Atheneu, 2019. p.879.
5. Zilliox LA. Neuropathic pain. Continnum 2017 Apr; 23(2):512-32.
6. Loeser JD, Butler SH, Chapman CR, Turk DC. Bonica's management of pain. 3.ed. Philadelphia: Lippincott Williams & Wilkins, 2001. p.2178.
7. Neufeld NJ, Elnahal SM, Alvarez RH. Cancer pain: a review of epidemiology, clinical quality and value impact. Future Oncol 2017 Apr; 13(9):833-41.
8. Portenoy RK, Ahmed E. Cancer pain syndromes. Hematol Oncol Clin North Am 2018 Jun; 32(3):371-86.
9. Disaia PPJ, Creasman WTT. Clinical gynecology. 9.ed. Missouri: Mosby, 2018. p.631.
10. Paul-Dauphin A, Guillemin F, Virion JM, Briançon S. Bias and precision in visual analogue scales: a randomized controlled trial. Am J Epidemiol 1999; 150(10):1117-27.
11. Brasil. Ministério da Saúde. Instituto Nacional de Câncer. Cuidados paliativos oncológicos: controle da dor. Rio de Janeiro: Inca, 2002. Disponível em: http://bvsms.saude.gov.br/bvs/publicacoes/inca/manual_dor.pdf; acessado em: 11 de dezembro de 2019.
12. Brune K, Hinz B. Selective cyclooxygenase-2 inhibitors: similarities and differences. Scand J Rheumatol 2004; 33(1):1-6.
13. Wiffen PJ, Wee B, Derry S, Bell RF, Moore RA. Opioids for cancer pain: an overview of Cochrane reviews. Cochrane Database Syst Rev 2017 Jul 6; 7:CD012592.
14. NCCN clinical practice guidelines in oncology (NCCN Guidelines®). Adult Cancer Pain Version 1.2020.
15. Sugden C. Total pain: a multidisciplinary approach. Scottish Journal of Healthcare Chaplaincy 2001; 4(2):2-7.

CAPÍTULO 70

Doenças da tireoide e endocrinologia feminina

Gisah Amaral de Carvalho
Tayane Muniz Fighera

INTRODUÇÃO

A relação entre o eixo gonadotrófico e a função tireoidiana pode ser observada em diferentes períodos da vida da mulher. Na pré-menopausa, os hormônios tireoidianos (HT) afetam indiretamente a função reprodutiva ao aumentar a síntese da globulina ligadora dos hormônios sexuais (SHBG), testosterona e androstenediona, bem como estimular a conversão de androgênios em estrona. Além disso, os HT atuam juntamente com o hormônio foliculoestimulante (FSH) na síntese de progesterona pelas células da granulosa. A pós-menopausa, definida pela suspensão permanente da menstruação durante 12 meses relacionada à perda da função ovulatória, é um período de alta prevalência de desordens na tireoide. Nessa fase, o diagnóstico pode ser desafiador em função da presença frequente de sintomas climatéricos, como fogachos, ganho de peso, insônia e palpitações. Também é possível que comorbidades e múltiplas medicações, mais frequentes com o processo de envelhecimento, interfiram na avaliação dos testes de função tireoidiana.[1]

Neste capítulo, as principais desordens da tireoide que acometem mulheres em diferentes fases da vida são comentadas de forma objetiva, com base nas evidências atuais para seu diagnóstico e manejo clínico.

TIREOIDITES E AUTOIMUNIDADE

O termo tireoidite refere-se a diferentes doenças caracterizadas por um processo inflamatório da tireoide, que podem levar à disfunção tireoidiana transitória e, mais raramente, à disfunção permanente (Tabela 1). De forma geral, apresentam predomínio em mulheres, frequentemente estão relacionadas à autoimunidade e são classificadas em agudas, subagudas ou crônicas de acordo com sua evolução clínica.2

Tireoidite de Hashimoto

A tireoidite de Hashimoto (TH) é a disfunção tireoidiana autoimune mais comum. Está associada a um processo inflamatório crônico que leva ao hipotireoidismo em 20-30% dos casos, com maior prevalência em áreas suficientes em iodo. Epidemiologicamente, a prevalência de hipotireoidismo decorrente de TH é 3,5-5 casos/1.000 mulheres (média de idade 57 anos) e 0,6-1 caso/1.000 homens.[3] A etiologia dessa condição é multifatorial e depende de uma combinação entre suscetibilidade genética e fatores ambientais que possam influenciar a tolerância imunológica.[4] Uma vez ativadas, as células T induzem a síntese de anticorpos antitireoidianos, sendo os principais antígenos a tireoglobulina e a tireoperoxidase. Contudo, esses anticorpos po-

TABELA 1   Características dos principais tipos de tireoidite

Característica	Tireoidite de Hashimoto	Tireoidite pós-parto	Tireoidite linfocítica subaguda	Tireoidite aguda supurativa	Tireoidite de Riedel
Idade de início (anos)	Todas as idades Pico 30-50	Pós-parto	Todas as idades Pico 30-40	Crianças Pico 20-40	30-60
Sexo (F:M)	8-9:1	-	2:1	1:1	3-4:1
Causa	Autoimune	Autoimune	Autoimune	Infecciosa	Desconhecida
Achados patológicos	Infiltrado linfocítico, fibrose	Infiltrado linfocítico	Infiltrado linfocítico	Abscessos	Fibrose
Função tireoidiana	Hipotireoidismo	Tireotoxicose, hipotireoidismo ou ambos	Tireotoxicose, hipotireoidismo ou ambos	Eutireoidismo	Eutireoidismo
Anticorpos ATPO	Títulos elevados e persistentes	Títulos elevados e persistentes	Títulos elevados e persistentes	Ausente	Usualmente presente
Captação de iodo 131 em 24 horas	Variável	< 5%	< 5%	Normal	Baixa ou normal

F:M: feminino:masculino; ATPO: anticorpo antitireoperoxidase.
Fonte: adaptada de Pearce et al., 2003.[2]

dem estar presentes em aproximadamente 10% da população geral, chegando a 25% em mulheres com mais de 60 anos de idade.[2] Considerando a elevada incidência da autoimunidade tireoidiana em mulheres, é possível que os esteroides sexuais tenham um papel na etiopatogenia dessa condição. Como a prevalência aumenta com o envelhecimento, é provável que a presença/ausência de estrogênio tenha uma importância limitada. Contudo, alguns autoantígenos tireoidianos estão localizados no cromossoma X e podem estar relacionados à maior incidência de doenças tireoidianas autoimunes no sexo feminino.[4]

O diagnóstico de TH pode ser confirmado por meio da presença de anticorpos (especialmente antitireoperoxidase e antitireoglobulina), avaliação da função tireoidiana e achados clássicos de tireoidite no ultrassom. Contudo, o ultrassom não é um exame necessário para o diagnóstico, assim como citologia e cintilografia de tireoide. No exame físico, a tireoide encontra-se firme e discretamente aumentada à palpação, porém, pode não ser palpável em pacientes com a forma atrófica da TH. Mulheres jovens raramente apresentam a forma atrófica, que predomina após os 50 anos. Disfonia, disfagia e dispneia podem estar presentes em pacientes com bócio difuso e compressão de estruturas locais adjacentes. Aproximadamente 25-30% dos pacientes apresentarão disfunção tireoidiana, desde hipotireoidismo subclínico (com níveis normais de HT e elevação do TSH) até hipotireoidismo franco. Nesses casos, sintomas sistêmicos do hipotireoidismo podem estar presentes.[4]

O tratamento é expectante para a maior parte dos casos. A reposição de levotiroxina está recomendada em pacientes que evoluam com hipotireoidismo, não estando indicado o seu uso em pacientes com TH em eutireoidismo.[2,4] Apesar de a tireoide ser o principal reservatório de selênio do corpo, as evidências atuais não suportam a indicação de suplementação em casos de TH e/ou hipotireoidismo.[5]

Tireoidite pós-parto e tireoidite linfocítica subaguda

A tireoidite pós-parto é definida por um processo inflamatório linfocítico na tireoide que ocorre alguns meses após o parto, com incidência variável (aproximadamente 10% das mulheres). A doença é mais comum em mulheres com títulos elevados de anticorpos durante o primeiro trimestre de gestação ou imediatamente após o parto, ou ainda em mulheres com outras doenças autoimunes como diabetes *mellitus* tipo 1 ou história familiar de doença tireoidiana autoimune.[2]

O padrão trifásico clássico pode ocorrer em um terço das pacientes – inicialmente pode ocorrer tireotoxicose decorrente do extravasamento de HT na circulação em função da lesão das células foliculares. Essa fase ocorre entre 1-6 meses após o parto e dura de 1-2 meses e pode ser seguida por um período de hipotireoidismo que inicia 4-8 meses após o parto e dura 4-6 meses. Cerca de 80% das mulheres recuperam a função tireoidiana em 1 ano, contudo, muitas pacientes podem desenvolver hipotireoidismo nos anos subsequentes. Hipotireoidismo persistente é mais provável em mulheres multíparas e naquelas com história de aborto espontâneo. Após o primeiro episódio de tireoidite pós-parto, há um risco de 70% de recorrência em gestações futuras.[2]

O diagnóstico pode ser estabelecido pela história médica de puerpério, associada a títulos elevados de anticorpos antitireoidianos. A velocidade de hemossedimentação é normal. A captação de iodo[123] em 24 horas é útil na distinção entre tireoidite pós-parto e doença de Graves (DG), uma vez que nesta última a captação será elevada. Entretanto, como o iodo radioativo é secretado pelo leite materno, a indicação desse teste é limitada.[2]

Casos leves de tireotoxicose raramente necessitam de terapia, mas em casos mais graves podem ser prescritos betabloqueadores. Terapia com fármacos antitireoidianos é ineficaz porque não há excesso de produção de HT. O tratamento da fase de hipotireoidismo usualmente não é necessário, porém, em situações de hipotireoidismo prolongado ou sintomas pode ser recomendada reposição de levotiroxina. Nesses casos, a medicação deve ser suspensa após alguns meses de tratamento para reavaliar a integridade da função tireoidiana.[2]

A tireoidite pós-parto e a tireoidite linfocítica subaguda são indistinguíveis exceto pela relação da primeira com a gestação. Ambas podem representar uma forma subaguda da tireoidite de Hashimoto. A tireoidite linfocítica subaguda é responsável por 1% dos casos de tireotoxicose, com curso clínico muito semelhante à tireoidite pós-parto. Apesar de a maior parte dos pacientes evoluir com normalização da função tireoidiana, aproximadamente 20% apresentam hipotireoidismo residual persistente.[2]

Tireoidite aguda

A tireoidite aguda supurativa está frequentemente associada à infecção bacteriana, embora qualquer outro agente infeccioso possa desencadear o processo. Essa é uma situação incomum, pois a tireoide apresenta diversos mecanismos protetores que a tornam resistente às infecções, como a rica vascularização e drenagem linfática, a elevada concentração de iodo e a presença de uma cápsula. Dessa forma, a tireoidite aguda usualmente ocorre em pacientes com doença tireoidiana preexistente (câncer de tireoide, tireoidite de Hashimoto ou bócio nodular), portadores de anomalias congênitas como fístula de seio piriforme (principal causa de infecção em crianças), indivíduos debilitados ou imunossuprimidos. O quadro clínico costuma ser agudo com febre, disfagia, disfonia, dor e eritema local. Nos exames laboratoriais, leucocitose e aumento da velocidade de hemossedimentação são achados compatíveis. A punção aspirativa permite a coleta de material e cultura, e o tratamento é baseado em antibioticoterapia e drenagem do abscesso.[2]

Tireoidite de Riedel

A tireoidite de Riedel é uma manifestação local de um processo sistêmico de fibrose. A fibrose que tem início no tecido tireoidiano é progressiva e pode comprometer os tecidos adjacentes. É uma condição rara, responsável por apenas 0,05% dos casos de cirurgia de tireoide.

A causa é desconhecida, sendo a presença de anticorpos antitireoidianos detectada em mais da metade dos casos. Contudo, é incerto se a autoimunidade é causa ou consequência da destruição da tireoide. Os pacientes apresentam quadro de compressão local progressiva, com bócio doloroso e pétreo, disfagia, dispneia e hipoparatireoidismo. O diagnóstico só pode ser confirmado por meio de biópsia a céu aberto, e o tratamento definitivo é cirúrgico, porém, existem relatos de resposta ao metotrexato, tamoxifeno e glicocorticoides.[2]

HIPOTIREOIDISMO

O hipotireoidismo primário é caracterizado por uma deficiência na produção dos hormônios pela glândula tireoide. No hipotireoidismo declarado ou manifesto os níveis séricos de TSH estão aumentados na presença de níveis séricos reduzidos dos hormônios tireoidianos, enquanto no hipotireoidismo subclínico ou na insuficiência tireoidiana mínima há um aumento dos níveis séricos de TSH e níveis séricos normais ou no limite inferior da normalidade dos hormônios tireoidianos.[6]

No hipotireoidismo primário a causa mais frequente é a tireoidite autoimune crônica, TH. O hipotireoidismo também pode ser congênito ou secundário ao tratamento cirúrgico do bócio nodular, ou do hipertireoidismo, ou secundário ao tratamento com radioiodo. Várias formas de tireoidite podem causar hipotireoidismo permanente ou transitório, bem como doenças infiltrativas ou infecciosas e radioterapia. Tanto a deficiência como o excesso de iodo podem causar hipotireoidismo, assim como o uso de certos fármacos como amiodarona, lítio, interferon alfa, inibidores da tirosina-quinase, entre outros.

O hipotireoidismo central é mais raro e pode ser causado por tumores, doenças infecciosas ou infiltrativas, traumas ou defeitos na biossíntese ou liberação do TSH.[7]

Diagnóstico clínico e laboratorial

Muitos dos sintomas do hipotireoidismo são inespecíficos (Tabela 2) e o diagnóstico deve sempre ser confirmado com exames laboratoriais. Os principais sinais e sintomas são: pele seca, queda de cabelo, edema (que pode ser generalizado e frequentemente compromete as pálpebras), ganho de peso, alteração na memória, desânimo, sintomas depressivos, intolerância ao frio, constipação, fala lenta, rouquidão e bradicardia. Nas mulheres podem ser observados ciclos menstruais irregulares ou amenorreia (parada da menstruação), infertilidade e galactorreia.[8]

Quando devemos avaliar a função tireoidiana em geral?[8]

- História prévia de disfunção tireoidiana, tireoidectomia ou radioterapia cervical.
- Presença de bócio ou manifestações clínicas sugestivas de disfunção tireoidiana.
- Presença de outras doenças autoimunes (diabetes *mellitus* tipo 1, vitiligo, anemia perniciosa, insuficiência adrenal primária etc.).
- Uso prévio de levotiroxina ou medicamentos antitireoidianos.
- Uso de medicações: lítio, citocinas, amiodarona, agentes contrastados.
- História familiar de doença tireoidiana ou outra doença autoimune.

TABELA 2 Diagnóstico no hipotireoidismo leve e subclínico

Fadiga, fraqueza	Bradicardia
Aumento de peso	Intolerância ao frio
Bócio	Baixa estatura
Indisposição, depressão	Mixedema
Rouquidão, pele seca	Reflexos profundos
Unhas e cabelos fracos	lentos
Anormalidades	Anemia
menstruais	Constipação
Infertilidade	Galactorreia
Parto prematuro	Abortamentos

Fonte: adaptada de Brenta et al., 2013.[8]

- Presença de alterações laboratoriais que sugerem hipotireoidismo: hipercolesterolemia, hiponatremia, anemia, elevações de creatinofosfoquinase e lactato disedrogenase, hiperprolactinemia.
- Presença de comorbidades como apneia do sono, depressão e demência.

Quando devemos avaliar a disfunção tireoidiana na gestação além das já mencionadas?[9,10]

- Idade acima de 30 anos.
- Positividade para anticorpos antitireoidianos, antitireoperoxidase (ATPO) ou antitireoglobulina (AATg).
- Obesidade mórbida.
- Diabetes *mellitus* tipo 1 ou outras doenças autoimunes.
- Histórico de infertilidade, abortamentos ou prematuridade.
- Residência em área com insuficiência de iodo.

Existe uma controvérsia sobre quando rastrear o hipotireoidismo na gestação: se todas as gestantes (rastreamento universal) ou apenas aquelas que apresentam fatores de risco para disfunção tireoidiana.[9,10] Não existem estudos com elevado grau de evidências que justifiquem a recomendação para o *screening* universal, entretanto, considerando-se os benefícios do tratamento com levotiroxina para a evolução obstétrica, bem como o elevado número de casos perdidos quando a investigação é direcionada apenas para os casos de alto risco, uma boa parte dos autores recomenda a realização da triagem para disfunção tireoidiana em todas as gestantes (triagem universal).[11]

Exames laboratoriais

O TSH é o teste mais robusto para o diagnóstico do hipotireoidismo primário. Existe uma relação log-linear inversa entre as concentrações séricas do TSH e hormônios tireoidianos, ou seja, pequenas alterações nos níveis séricos de T4 e T3 causam grandes aumentos no TSH. Para

o diagnóstico do hipotireoidismo devem ser solicitados o TSH e o T4 livre. O intervalo normal de valores de TSH em indivíduos sem doença tireoidiana é de 0,45-4,5 mU/L. O limite superior dos valores de TSH pode aumentar com a idade, e o tratamento deve ser individualizado quando o TSH > 4,5 e < 10 mU/L em indivíduos com mais de 65 anos de idade.[12] Com exceção das gestantes, o TSH deve ser reavaliado dois ou três meses após a avaliação inicial para descartar elevações transitórias. Recomenda-se dosar TSH, T4 livre e ATPO para confirmar doença autoimune.

Na gestação (Figura 1), para o diagnóstico do hipotireoidismo, o ideal é que sejam utilizadas faixas de referência para o TSH população e trimestre-específicas.[11] Uma vez confirmado o nível elevado de TSH, a dosagem de T4 livre auxilia na categorização do hipotireoidismo em manifesto ou subclínico. Na ausência de valores de referência locais para o TSH, têm sido recomendadas, como limites superiores da normalidade, concentrações de 4,0 mUI/L, ou 0,5 abaixo do limite superior do fabricante.[6] Entretanto, a faixa de normalidade para o TSH é controversa. A Sociedade Europeia de Endocrinologia considera que as gestantes com TSH ≥ 2,5 mUI/L devem ser tratadas com levotiroxina, enquanto a Sociedade Latino-Americana de Tireoide recomenda que se pode considerar o tratamento em pacientes com TSH ≥ 2,5 mUI/L e anticorpo antitireoperoxidase positivo (Figura 1).[9,11]

Não é recomendado tratamento com levotiroxina em gestantes com evidências de autoimunidade tireoidiana em eutireoidismo, mas elas devem ser monitoradas para o aparecimento de hipotireoidismo durante a gestação.[9]

Tratamento

Após a confirmação do diagnóstico de hipotireoidismo clínico ou subclínico, a reposição hormonal deve ser realizada com o intuito de deixar o paciente eutireoidiano. Recomenda-se que os níveis-alvo de TSH sejam estabelecidos de acordo com a idade do paciente – em pacien-

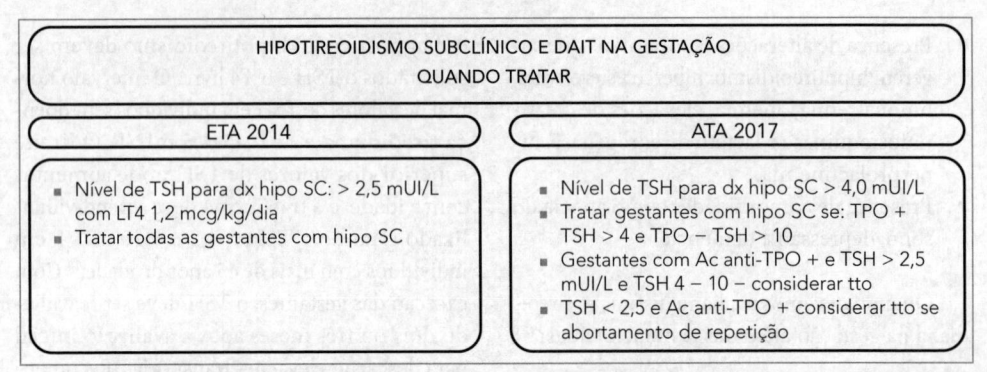

FIGURA 1 Tratamento do hipotireoidismo subclínico na gestação segundo os *guidelines* da American Thyroid Association (ATA)[9] e European Thyroid Association (ETA).[11]

dx: diagnóstico; hipo SC: hipotireoidismo subclínico; tto: tratamento; DAIT: doença autoimune da tireoide.

tes abaixo de 65 anos o TSH deve ser de 0,5 a 2,5 mU/L, para pacientes entre 65-75 anos o alvo do TSH deve ser de 3-4 mU/L e em pacientes com mais de 75 anos o alvo deve ser de 4-6 mU/L.[13]

O tratamento de reposição deve ser feito com levotiroxina sódica (L-tiroxina). A absorção intestinal da L-tiroxina aumenta com o jejum e pH gástrico ácido. Dessa forma, ela deve ser tomada pela manhã e com jejum de 30 minutos.[14] Formas alternativas para tomar a L-tiroxina, como tomar **à** noite ou próximo ao café da manhã, podem ser usadas para melhorar a adesão do paciente.[9]

No hipotireoidismo clínico a dose diária deve ser de 1,6-1,8 mcg/kg de peso corporal ideal. No hipotireoidismo subclínico deve-se iniciar com uma dose menor, de 1-1,2 mcg/kg de peso corporal ideal. Em idosos e/ou pacientes com doença cardíaca deve-se iniciar a terapia com doses mais baixas de L-tiroxina, 12,5-25 mcg/dia.[15] Para as gestantes, as doses iniciais entre 1,0-1,6 mcg/kg de peso atual/dia para o hipotireoidismo subclínico e de 1,5-2,9 mcg/kg de peso atual/dia para o hipotireoidismo manifesto podem ser necessárias.[16]

Vale lembrar que a L-tiroxina é um fármaco de intervalo terapêutico estreito, ou seja, pequenas variações na dose podem causar efeitos deletérios consequentes do sub ou supertratamento. Portanto, não existe bioequivalência entre os produtos genéricos e as marcas originais

e nem entre as marcas originais. Mudanças na L-tiroxina durante o tratamento devem ser evitadas e, caso ocorram, os testes de função tireoidiana devem ser solicitados após 6 e 8 semanas.[17]

A terapia com L-tiroxina deve ser monitorada avaliando os níveis séricos de TSH e T4 livre 6-8 semanas após cada ajuste de dose. Quando o paciente estiver eutireoidiano, poderemos aumentar o intervalo de avaliação para 6 meses. Existem situações que exigem um controle mais rigoroso, como gestantes, pacientes com doenças intercorrentes, associação com outras medicações e pacientes com câncer.[8]

Na gestação, após a introdução da levotiroxina, o TSH deve ser avaliado com 4-6 semanas do uso da dose plena e, durante o seguimento, as concentrações séricas do hormônio devem ser reavaliadas a cada 4 semanas.[11] A meta do tratamento deve ser a normalização do TSH para dentro de faixas de referência trimestre-específicas[8] ou, na falta de referenciais locais, tendo como limites superiores de normalidade: 2,5 mUI/L.[9]

Quando o hipotireoidismo foi diagnosticado antes da gestação, as doses da levotiroxina após o parto podem ser reduzidas para as mesmas utilizadas anteriormente **à** gestação.[11] Nos casos de hipotireoidismo manifesto diagnosticado durante a gravidez, uma possibilidade seria a manutenção da dose utilizada nesta fase e sua readequação de acordo com o

TSH dosado 30 dias pós-parto. Nos casos de hipotireoidismo subclínico diagnosticado durante a gestação, a função tireoidiana deveria ser avaliada 6 e 12 meses após o parto para verificar a necessidade da manutenção do tratamento com levotiroxina.[11]

HIPERTIREOIDISMO

O hipertireoidismo é caracterizado pelo aumento da síntese e secreção de HT, enquanto a tireotoxicose se refere à síndrome clínica de excesso de HT na circulação, independentemente da fonte. A causa mais comum de hipertireoidismo em áreas suficientes em iodo é a DG (doença de Graves), seguida pelo bócio multinodular tóxico. Apresenta predomínio em mulheres e aumento da incidência com a idade. Outras causas importantes de tireotoxicose incluem: tireoidites, disfunção tireoidiana induzida por iodo ou drogas e tireotoxicose factícia.

Doença de Graves

Representa a causa mais comum de hipertireoidismo em áreas suficientes em iodo, com predomínio em mulheres e prevalência de 1,0-1,5% na população em geral. Aproximadamente 3% das mulheres e 0,5% dos homens desenvolverão DG ao longo da vida, com pico de incidência entre 30-60 anos de idade. A etiologia é multifatorial, com redução da imunotolerância e desenvolvimento de autoanticorpos que se ligam ao receptor de TSH e estimulam as células foliculares da tireoide. Outros fatores possivelmente envolvidos incluem: estresse psicológico, tabagismo, sexo feminino e predisposição genética individual, com alguns genes imunorregulatórios identificados (*HLA, CD 40, CTLA4, PTPN22, FCRL3*). Considerando a elevada prevalência dessa condição em mulheres, esteroides sexuais e fatores cromossômicos podem estar associados, contudo, o mecanismo exato dessa associação é incerto.[18,19]

Bócio nodular tóxico

O bócio nodular tóxico é a segunda causa mais comum de hipertireoidismo, sendo a primeira causa a DG. A prevalência de nódulos autônomos aumenta com a idade e é rara em regiões suficientes em iodo, correspondendo a apenas 3-10% dos casos de tireotoxicose. Por outro lado, em áreas com deficiência de iodo, nódulos autônomos podem representar até 60% dos casos de tireotoxicose (10% bócio uninodular e 50% bócio multinodular).[18]

Usualmente os pacientes com bócio nodular tóxico apresentam histórico de bócio nodular atóxico por muitos anos. Nesse caso, os nódulos desenvolvem autonomia e passam a produzir HT independentemente dos níveis de TSH ou da presença de anticorpos antirreceptor de TSH. A base patogenética, na grande maioria dos casos, é uma mutação pontual somática no gene do receptor do TSH, gerando uma expansão clonal das células foliculares afetadas e sua hiperfunção.[18]

Diagnóstico

O excesso de HT afeta diferentes órgãos e sistemas. Sintomas comuns incluem: palpitações, fadiga, tremores, ansiedade, distúrbios do sono, perda de peso, intolerância ao calor, sudorese e polidipsia. Ao exame físico, são achados frequentes: taquicardia, tremores de extremidades e perda de peso. Pacientes idosos podem apresentar febre e sintomas menos pronunciados, porém são mais propensos a desenvolver complicações cardiovasculares, como fibrilação atrial e insuficiência cardíaca. Outras complicações associadas ao hipertireoidismo incluem osteoporose e alterações do sistema reprodutivo, como ginecomastia em homens e disfunção menstrual e infertilidade em mulheres.[18]

Alguns sinais e sintomas podem ser específicos e, portanto, sugestivos da causa do hipertireoidismo. A presença de bócio difuso, sopro ou frêmito na tireoide sugerem o diagnóstico de DG. A oftalmopatia ocorre em 25% dos pacientes com DG e suas manifestações incluem: proptose, edema periorbital e diplopia. Já a dermopatia é um achado raro, caracterizado por espessamento e hiperpigmentação da pele em região pré-tibial, presente em 1-4% dos pacientes com DG e oftalmopatia estabelecida. Por outro lado, sintomas compressivos como disfagia, desvio de traqueia e ortopneia são sugestivos de bócio multinodular. Dor à palpação cervical pode ocorrer em pacientes com tireoidite subaguda.[18]

O primeiro exame a ser solicitado na suspeita de disfunção da tireoide é o TSH, pois apresenta maior sensibilidade e especificidade para diagnóstico. Se baixo, recomenda-se avaliação das concentrações de T4 livre e T3 total. O hipertireoidismo pode ser classificado em clínico, quando há supressão do TSH associada a aumento dos níveis de T3 e T4, ou subclínico, quando a redução do TSH é acompanhada de níveis normais de HT.[18]

Uma vez confirmada a presença de hipertireoidismo, o próximo passo será estabelecer a etiologia. Nessa situação, a escolha do teste a ser utilizado depende do custo, disponibilidade e experiência local. Em pacientes com aumento difuso da tireoide associado à oftalmopatia, o diagnóstico de DG é provável e não há necessidade de investigação adicional. Na ausência desses sinais, a medida do TRAb (anticorpo antirreceptor de TSH) pode ser útil para o diagnóstico diferencial da DG de outras causas de hipertireoidismo. Títulos elevados de TRAb no momento de descontinuação das drogas antitireoidianas (DAT) em pacientes com DG são preditores de recidiva, e sua dosagem pode ser útil nessa situação. Também é útil para detecção de tireotoxicose fetal ou neonatal em mulheres com DG, uma vez que esses anticorpos atravessam a placenta. A cintilografia de tireoide pode auxiliar no diagnóstico diferencial, mostrando captação de iodo difusamente elevada em pacientes com DG, enquanto pacientes com bócio nodular tóxico apresentam captação normal ou elevada com distribuição irregular e assimétrica no parênquima tireoidiano. Em casos de adenoma tóxico, a captação está localizada junto ao nódulo enquanto

o restante do parênquima está suprimido. A ecografia de tireoide apresenta elevada acurácia para avaliação de nódulos, baixo custo e ausência de exposição à radiação. Nas mãos de um profissional experiente, a ecografia com estudo complementar por Doppler pode demonstrar aumento da vascularização difusa em pacientes com DG ou sinais de tireoidite.[20]

Tratamento

Deve-se considerar tratamento para todos os pacientes com hipertireoidismo franco e aqueles com hipertireoidismo subclínico e mais de 65 anos de idade e/ou doença óssea ou cardiovascular estabelecida.[21] As três opções de tratamento disponíveis são: DAT, ablação com iodo radioativo e cirurgia. Todas as opções terapêuticas são efetivas em pacientes com DG, enquanto para casos de bócio nodular tóxico recomenda-se preferencialmente terapia com cirurgia ou iodo radioativo, uma vez que estes pacientes raramente entram em remissão. Contudo, mesmo nesses casos, o uso de DAT pode ser considerado para restabelecer a função tireoidiana antes do tratamento definitivo, ou ainda para pacientes com alguma restrição às demais terapias disponíveis, como baixa expectativa de vida. O uso de betabloqueadores pode ser recomendado para alívio dos sintomas de tireotoxicose.[18,20]

As DAT disponíveis são propiltiouracil e metimazol. Atuam inibindo a síntese dos HT ao inibir a oxidação e organificação do iodo na célula folicular. Além disso, o propiltiouracil, mas não o metimazol, atua reduzindo a conversão de T4 em T3 nos tecidos periféricos. A longo prazo, é possível que esses fármacos tenham ação anti-inflamatória e imunossupressora sobre a tireoide. Exceto no primeiro trimestre de gestação, o metimazol é a DAT de escolha em pacientes com DG, em função da maior eficácia, maior meia-vida, menos efeitos adversos e comodidade posológica em uma tomada única diária. A dose inicial de metimazol pode variar entre 10-40 mg/dia, dependendo do volume tireoidiano e gravidade do hipertireoidismo, com reavaliação da função tireoidiana após 4-6 semanas. Os níveis de TSH podem permanecer suprimidos por muitos meses após início do tratamento e, a curto prazo, os níveis de T3 e T4 refletem melhor a resposta ao tratamento. Uma vez que o paciente esteja eutireoidiano, a dose pode ser progressivamente reduzida até uma dose mínima (5-10 mg/dia) que deve ser mantida de preferência durante 12-18 meses.[18,20]

O tratamento com iodo radioativo é seguro e custo-efetivo. As contraindicações absolutas incluem: gravidez, amamentação e incapacidade de aderir às recomendações de segurança para realização do procedimento. Pacientes com oftalmopatia grave associada a DG podem apresentar piora do quadro oftalmológico. A dose sugerida é de aproximadamente 10-15 mCi para DG e 10-20 mCi para bócio nodular tóxico, com monitorização da função tireoidiana após 1-2 meses da dose. A reposição de levotiroxina deve ser iniciada em pacientes com quadro de hipotireoidismo pós-iodo.[18]

A tireoidectomia é reservada para casos de bócio nodular tóxico com sintomas compressivos, suspeita de câncer de tireoide e pacientes com oftalmopatia moderada a severa, em que o tratamento com iodo radioativo é contraindicado.[18]

DOENÇA NODULAR DA TIREOIDE

Nódulos palpáveis ocorrem aproximadamente em 4-7% da população, mas apenas 8-16% dos nódulos são malignos. Utilizando ultrassom de tireoide, nódulos podem ser detectados em 19-67% da população, com predomínio em mulheres. A incidência de nódulos tireoidianos aumenta com a idade e, apesar da história natural variável, a maior parte dos nódulos benignos apresenta tamanho relativamente estável durante a vida.[22]

O grande desafio na apresentação de um nódulo tireoidiano é excluir malignidade. Usualmente os nódulos de tireoide não causam sintomas compressivos ou desconforto estético. Com relação à funcionalidade, em grande parte os pacientes são eutireoidianos. Contudo, alguns pacientes podem apresentar hipertireoidismo decorrente do desenvolvimento de autonomia em nódulos que passam a produzir HT, independentemente dos níveis de TSH. Recomenda-se avaliação de fatores de risco clínicos para todos os pacientes com nódulos palpáveis (Tabela 3), bem como estudo complementar com ultrassom de tireoide.[23]

O ultrassom é um excelente método de detecção de nódulos de tireoide, com sensibilidade de aproximadamente 95%, superior a outros métodos como tomografia computadorizada ou ressonância magnética. Permite a avaliação das características do nódulo, composição, tamanho, presença de linfonodos suspeitos e invasão de estruturas adjacentes. Além disso, pode ser utilizado para fins diagnósticos, guiando a punção para coleta de material para citologia, e terapêuticos, para aplicação de etanol ou terapia com *laser*. Algumas características ecográficas estão associadas a maior risco de malignidade, como hipoecogenicidade, microcalcificações, margens

TABELA 3 Fatores de risco clínicos que sugerem malignidade em pacientes com nódulos de tireoide

Sexo masculino, idade < 20 ou > 70 anos; história de exposição a radiação ionizante ou radioterapia da região cervical na infância ou adolescência; diagnóstico prévio de câncer de tireoide tratado com tireoidectomia parcial.
História familiar de câncer de tireoide em parentes de primeiro grau.
Síndromes hereditárias como neoplasia endócrina múltipla tipo 2, síndrome de Cowden, síndrome de Pendred, síndrome de Werner, complexo de Carney e polipose adenomatosa familiar.
Nódulos com crescimento rápido; nódulos volumosos com sintomas compressivos.
Nódulos endurecidos, aderidos aos tecidos adjacentes; paralisia de corda vocal ipsilateral; adenopatia cervical.

Fonte: adaptada de Rosária et al., 2013.[24]

irregulares, vascularização central do Doppler, diâmetro anteroposterior maior que o transverso e linfonodos suspeitos. Contudo, nenhuma dessas características permite a diferenciação absoluta entre nódulos benignos e malignos.[24] Para otimizar a estratificação dos nódulos de acordo com o risco de malignidade, foi desenvolvido um escore de risco a partir de uma combinação de achados ecográficos suspeitos, o *Thyroid Imaging Reporting and Data Systems* (TI-RADS).[25]

Nódulos com diâmetro < 5 mm, em geral, podem ser monitorizados sem investigação adicional. Recomenda-se que a punção aspirativa com agulha fina (PAAF) seja considerada para nódulos com diâmetro ≤ 10 mm apenas na presença de sinais suspeitos ao ultrassom e/ou fatores de risco clínicos para malignidade. PAAF também é recomendada para nódulos com > 10 mm sem características ecográficas sugestivas de benignidade. Tais casos incluem: nódulos isoecoicos, espongiformes ou predominantemente císticos, em que se recomenda a PAAF apenas para nódulos com diâmetro ≥ 20 mm. Para nódulos funcionantes à cintilografia, não há recomendação de PAAF, exceto na presença de sinais suspeitos ao ultrassom.[23]

Nódulos com citologia benigna podem ser acompanhados com ultrassom. A maior parte dos pacientes não tem indicação de tratamento com levotiroxina, reservada para casos em que coexiste o diagnóstico de hipotireoidismo. Nova PAAF é recomendada ao longo do seguimento na presença de aumento de volume do nódulo > 50% ou aparecimento de características ecográficas suspeitas. Pacientes com bócio volumoso sintomático podem ser candidatos à cirurgia ou terapia com radioiodo. Injeção percutânea de etanol pode ser considerada em situações especiais, sobretudo para lesões predominantemente císticas. Nódulos malignos ou suspeitos para malignidade devem ser encaminhados para cirurgia.[23]

CARCINOMA DIFERENCIADO DE TIREOIDE

O carcinoma diferenciado de tireoide (CDT), apesar de ser o tumor endócrino mais frequente e com taxas de incidência aumentada nas últimas décadas (Figura 2), é raro (cerca de 1% de todas as neoplasias) e apresenta uma alta taxa de cura.[26] Estudos de seguimento do CDT indicam que após acompanhamento de 10 anos do diagnóstico, aproximadamente 90% dos pacientes adultos tratados permanecem vivos.[27] A estimativa é de que nos EUA a incidência seja de 5-9 casos por 100.000 mulheres e 2-4 casos por 100.000 homens.[9] A prevalência de câncer de tireoide em gestantes é de 14,4/100.000. A prevalência de microcarcinomas papilíferos de tireoide (MCPT) é bem maior do que a de neoplasias clinicamente aparentes. Cerca de 2-36% dos MCPT são encontrados em achados de necrópsia, de 3-7% em pacientes submetidos a tireoidectomia por bócio multinodular e ou por DG.[27] Mesmo sendo uma neoplasia considerada rara, a importância clínica do CDT é grande. A prevalência de nódulos clinicamente palpáveis na população geral adulta é de 4-7%, achado clínico relativamente comum, e a apresentação clínica do CDT se faz por meio da detecção de um nódulo palpável.[27] A frequência do câncer de tireoide vem aumentando em várias partes do mundo. A maioria dos pacientes com CDT tem bom prognóstico, mas alguns apresentam doença agressiva, evidenciando a importância do diagnóstico, tratamento e seguimento adequados.[27]

Classificação de risco para mortalidade e de recidiva/persistência do CDT

Em função das mudanças epidemiológicas na incidência do CDT, atualmente são utilizadas novas classificações de estadiamento e estratificação de risco para o CDT. O sistema de estadiamento mais antigo e mais conhecido, e que determina a taxa de mortalidade, é a classifica-

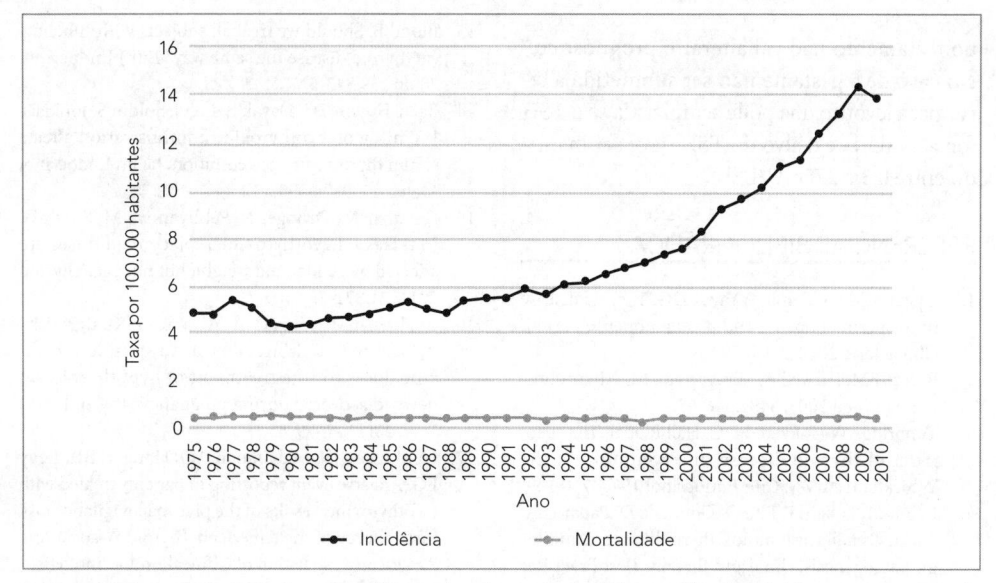

FIGURA 2 Taxas de incidência e mortalidade do câncer de tireoide nos Estados Unidos entre os anos de 1975 e 2010. Dados do programa SEER.[26]

ção TNM (AJCC, American Joint Comission on Cancer).[28] A classificação TNM serve como ferramenta para homogeneizar o prognóstico de sobrevida do paciente portador de CDT, enquanto as novas estratificações de risco avaliam o risco de recorrência da doença. Nessa estratificação de risco de recorrência, são utilizados vários critérios que avaliam o subtipo histológico, extensão do tumor, ressecção do tumor completa ou não, invasão de vasos, invasão de estruturas vizinhas, acometimento de linfonodos, número e tamanho dos linfonodos, bem como presença de metástases a distância. De acordo com essa estratificação de risco de recorrência, o câncer é classificado em muito baixo, baixo, intermediário ou alto, de acordo com as diversas Sociedades de Tireoide e Endocrinologia.[29] O CDT não sofre nenhum impacto em termos de sobrevida quando diagnosticado durante a gestação ou período após o parto.[9]

Tratamento

O tratamento a ser instituído depende da classificação de risco do paciente. De acordo com as diretrizes da Sociedade Brasileira de Endocrinologia e Metabologia, o tratamento de escolha em todos os pacientes com CDT é a tireoidectomia total (TT).[25] Essa conduta torna desnecessária a eventual reintervenção cirúrgica (para totalização) caso sejam identificadas metástases de linfonodos ou tipos histológicos de comportamento mais agressivo. Além disso, a TT possibilita o seguimento do paciente por meio da dosagem sérica da tireoglobulina (TG). Entretanto, a lobectomia em casos de tumores de baixo risco e muito baixo risco, como os tumores papilíferos < 1,0 cm, únicos e isolados e sem acometimento linfonodal, tem sido aceita pelas diversas Sociedades de Endocrinologia.[30]

Na gestação o prognóstico do CDT, na grande maioria dos casos, não é alterado quando a cirurgia é adiada para o período após o parto. Em casos de carcinoma anaplásico, medular ou CDT avançado (aumento de volume importante ou acometimento linfonodal) a tireoidectomia pode ser realizada no segundo trimestre, sendo um procedimento seguro. Entretanto, em sua maioria os casos de CDT devem ser operados no período do pós-parto, visto que esse atraso no tratamento não vai alterar o prognóstico.[9] No caso de a gestante não ser submetida a cirurgia, a levotiroxina pode ser iniciada se o TSH for > 2 mU/L, e o alvo do TSH deve ser mantido entre 0,3 e 2,0 mU/L.[31]

REFERÊNCIAS BIBLIOGRÁFICAS

1. Uygur MM, Yoldemir T, Yavuz DG. Thyroid disease in the perimenopause and postmenopause period. Climacteric 2018; 21(6):542-8.
2. Pearce EM, Farwell AP, Braverman LE. Thyroiditis. N Eng J Med 2003; 348:2646-55.
3. Tunbridge WM, Evered DC, Hall R et al. The spectrum of thyroid disease in a community: the Whickham survey. Clin Endocrinol 1977; 7:481e9.
4. Ragusa F, Fallahi P, Elia G, Gonnella D, Paparo SR, Giusti C et al. Hashimotos' thyroiditis: epidemiology, pathogenesis, clinic and therapy. Best Pract Res Clin Endocrinol Metab 2019; 33(6):101367.
5. Van Zuuren EJ, Albusta AY, Fedorowicz Z, Carter B, Pijl H. Selenium supplementation for Hashimoto's thyroiditis. Cochrane Database Syst Rev 2013; 6:CD010223.
6. Biondi B, Cooper DS. The clinical significance of subclinical thyroid dysfunction. Endocr Rev 2008; 29:76-131.
7. Wiersinga W. 2010 Adult hypothyroidism. In: Thyroid Disease Manager. Disponível em: www.thyroidmanager.org/chapter/adult-hypothyroidism/#toc-9-2-definition-and-epidemiology-of-hypothyroidism; acessado em: 16 de novembro de 2011.
8. Brenta G, Vaisman M, Sgarbi JA, Bergoglio LM, Andrada NC, Bravo PP et al. Clinical practice guidelines for the management of hypothyroidism. Arq Bras Endocrinol Metabol 2013 Jun; 57(4):265-91.
9. Alexander EK, Pearce EN, Brent GA, Brow RS, Chen H, Dosiou C et al. Guidelines of the American Thyroid Association for the diagnosis and management of thyroid disease during pregnancy and postpartum. Thyroid 2017; 27(3):315-89.
10. De Groot L, Abalovich M, Alexander EK, Amino N, Barbour L, Cobin RH et al. Management of thyroid dysfunction during pregnancy and postpartum: an Endocrine Society clinical practice guideline. J Clin Endocrinol Metab 2012 Aug; 97(8):2543-65.
11. Lazarus J, Brown RS, Daumerie C, Hubalewska-Dydejczyk A, Negro R, Vaidya B. 2014 European thyroid association guidelines for the management of subclinical hypothyroidism in pregnancy and in children. Eur Thyroid J 2014 Jun; 3(2):76-94.
12. Boucai L, Hollowell JG, Surks MI. An approach for development of age, gender, and ethnicity-specific thyrotropin reference limits. Thyroid 2011; 21:5-11.
13. Biond B. Should we treat all subjects with subclinical thyroid disease the same way? Eur J Endocrinol 2008; 159:343-5.
14. Bach-Huynh TG, Nayak B, Loh J, Soldin S, Jonklaas J. Timing of levothyroxine administration affects serum thyrotropin concentration. J Clin Endocrinol Metab 2009; 94:3905-12.
15. Devdhar M, Drooger R, Pehlivanova M, Singh G, Jonklaas J. Levothyroxine replacement doses are affected by gender and weight, but not age. Thyroid 2011; 21:821-7.
16. Abalovich M, Vázquez A, Alcaraz G, Kitaigrodsky A, Szuman G, Calabrese C et al. Adequate levothyroxine doses for the treatment of hypothyroidism newly discovered during pregnancy. Thyroid 2013 Nov; 23(11):1479-83.
17. Hennessey JV, Malabanan AO, Haugen BR, Levy EG. Adverse event reporting in patients treated with levothyroxine: results of the pharmacovigilance task force survey of the American Thyroid Association, American Association of Clinical Endocrinologists, and the Endocrine Society. Endocr Pract 2010; 16:357-70.
18. Leo SD, Lee SY, Braverman LE. Hyperthyroidism. Lancet 2016; 388(10047):906-18.
19. Kahaly GJ, Bartalena L, Hegedüs L, Leenhardt L, Poppe K, Pearce SH. European Thyroid Association Guideline for Management of Grave's Hyperthyroidism. Eur Thyroid J 2018; 7:167-86.
20. Ross DS, Burch HB, Cooper DS, Greenlee MC, Laurberg P, Maia AL et al. American Thyroid Association Guidelines for diagnosis and management of hyperthyroidism and other causes of thyrotoxicosis. Thyroid 2016; 26(10):1343-1443.
21. Donangelo I, Suh SY. Subclinical hyperthyroidism: when to consider treatment. Am Fam Physician 2017; 95(11):710-6.
22. Burman KD, Wartofsky L. Thyroid nodules. N Eng J Med 2015; 373(24):2347-56.
23. Gharib H, Papini E, Garber JR, Duick DS, Harrell RM, Hegedüs L et al. American Association of Clinical Endocrinologists, American College of Endocrinology, and Associazione Medici Endocrinologi Medical Guidelines for Clinical Practice for the Diagnosis and Management of Thyroid Nodules – 2016 Update. Endocr Pract 2016; 22(5):622-39.
24. Rosário PW, Ward LS, Carvalho GA, Graf H, Maciel RMB, Maciel LMZ et al. Thyroid nodules and differentiated thyroid cancer: update on the brazilian consensus. Arq Bras Endocrinol Metabol 2013; 57(4):240-64.
25. Tessler FN, Middleton WD, Grant EG, Hoang JK, Berland LL, Teefey AS et al. ACR Thyroid Imaging, Reporting and Data System (TI-RADS): white paper of the ACR TI-RADS Committee. J Am Coll Radiol 2017; 14(5):587-95.

26. Howlader N, Noone AM, Krapcho M, Garshell J, Miller D, Altekruse SF et al. SEER Cancer Statistics Review, 1975-211. National Cancer Institute. Disponível em: http://seer.cancer.gov/csr/1975_2011; acessado em: 28 de junho de 2020.

27. Rosário PW, Maciel RMB, Moura E, Vilar L. Câncer de tireoide; classificação e diagnóstico. In: Endocrinologia clínica. 5.ed. Ed. Lucio Vilar, Editora Guanabara Koogan, 2013. p.272-80.

28. Edge SB, Compton CC. The American Joint Committee on Cancer: the 7th edition of the AJCC cancer staging manual and the future of TNM. Ann Surg Oncol 2010 Jun; 17(6):1471-4.

29. Momesso DP, Tuttle RM. Update on differentiated thyroid cancer staging. Endocrinol Metab Clin North Am 2014; 43(2):401-21.

30. Cooper DS, Doherty GM, Haugen BR, Kloos RT, Lee SL, Mandel SJ et al. Revised American Thyroid Association management guidelines for patients with thyroid nodules and differentiated thyroid cancer. Thyroid 2009; 19(11):1167-214.

31. McLeod DS, Watters KF, Carpenter AD, Ladenson PW, Cooper DS, Ding EL. Thyrotropin and thyroid câncer diagnosis: a systematic review and dose-response metaanalysis. J Clin Endocrinol Metab 2012; 97(8):2682-92.

CAPÍTULO 71

Pólipos uterinos

Isabela Chaves Monteiro Soares
Almir Antonio Urbanetz *(in memoriam)*
Lorena Ana Mercedes Lara Urbanetz

INTRODUÇÃO

Pólipos uterinos são projeções de tecidos formadas por glândulas, estroma e vasos sanguíneos provenientes do revestimento da cavidade uterina, o endométrio. Tais projeções podem ser únicas ou múltiplas, têm tamanhos que variam de milímetros a centímetros, podendo até mesmo ocupar toda a cavidade uterina. São chamados de sésseis quando possuem base larga; quando possuem base estreita, denominam-se pediculados. Podem ser encontrados tanto no período reprodutivo como no pós-menopausa, são mais frequentes entre os 40-49 anos de idade.[1]

Muitas classificações são utilizadas para categorizar os pólipos endometriais, tais como: adenomatosos, císticos, fibrosos, vasculares, inflamatórios e fibromiomatosos. Outra classificação inclui: pólipos hiperplásicos, atróficos, funcionais, adenomiomatosos ou pseudopólipos.[2]

Considerando a visão histeroscópica, Vanni et al., 1993,[3] apresentam a seguinte classificação:

- Fibrosos ou fibrocísticos: têm características atróficas. O estroma fibroso predomina em relação à parte vascular e glandular. Ocorrem com mais frequência nas mulheres idosas e é provável que sejam uma regressão do pólipo funcional ou hiperplásico.

- Funcionais ou mucosos: são considerados pseudopólipos e, quando menores que 1 cm, podem descamar com a menstruação.

- Adenomatosos: o seu estroma é constituído principalmente por músculo liso.

- Hiperplásicos: predominam na perimenopausa. À visão histeroscópica, podem apresentar-se com vascularização aumentada e irregular.

A maior parte dos pólipos uterinos localiza-se no fundo do útero, frequentemente cornuais, mas podem estar presentes em qualquer área da cavidade uterina. Algumas mulheres tendem a desenvolver pólipos endometriais recorrentes, mas a incidência atual dessa afecção permanece desconhecida.[4] Pólipos ditos cervicais são aqueles que se exteriorizam pelo endocérvice, são mais comuns após os 40 anos de idade e comumente são confundidos com leiomiomas paridos. Podem coexistir com hiperplasia endometrial ou com pólipos endometriais.

Costumam ser lisos, esféricos ou cilíndricos e possuir coloração amarelada. O endométrio varia da ciclicidade habitual à hiperplasia endometrial simples e até a hiperplasia endometrial complexa, na presença de pólipo endometrial, sendo raramente encontrado câncer de endométrio nessas formações.[5] Pólipos uterinos podem ser assintomáticos; quando apresentam sintomas, o mais comum é o sangramento uterino anormal. Menos comumente, apresentam-se como infertilidade.[6]

PREVALÊNCIA

Na população que abrange mulheres entre 20-74 anos, a prevalência de pólipos uterinos é de aproximadamente 8%. São mais raramente encontrados nas populações jovens e prevalecem em idades mais avançadas; predominando em mulheres acima dos 50 anos de idade. Quanto à exposição hormonal, quando comparadas usuárias de contraceptivos hormonais orais e usuárias de terapia hormonal (TH), sabe-se que a grande maioria das portadoras de pólipos é usuária de TH, em detrimento daquelas em uso de contraceptivo hormonal. Entretanto, a faixa etária influencia nesta análise, visto que a TH normalmente é recomendada a mulheres climatéricas, ou seja, em média acima dos 50 anos de idade.[7] Pólipos endometriais são encontrados em aproximadamente 24% das mulheres.[8] As taxas de malignidade e pré-malignidade nos pólipos é de aproximadamente 5-6%, dependendo da idade e da sintomatologia.[9]

PATOGÊNESE E ETIOLOGIA

Possuem etiologia pouco conhecida, com a causa exata de seu aparecimento ainda incerta. Entretanto, diversas teorias buscam explicar a gênese das formações polipoides do útero. Acredita-se que seu surgimento esteja relacionado ao estímulo estrogênico, que poderia ser resultado de uma concentração aumentada de receptores de estrogênio (RE), predominantemente RE-alfa, nas células glandulares dos pólipos, em comparação ao endométrio normal; e à expressão reduzida de receptores de progesterona (RP), mais especificamente receptores A e B de progesterona ao se comparar com o endométrio normal.[10] Os pólipos endometriais contêm concentrações de ambos, RE e RP, mais elevadas no epitélio glandular do pólipo endometrial quando comparados com o endométrio normal.[11] Tal

relação seria responsável por evitar que o estroma do pólipo seja submetido às alterações deciduais e descamação menstrual, que são visualizadas no restante do endométrio.[12]

Observou-se aumento da expressão do marcador Bcl-2, um inibidor da apoptose, nos pólipos endometriais. Isso ajudaria a explicar o fato de não serem submetidos às apoptoses cíclicas e, assim, posterior descamação menstrual. A expressão da proteína Ki-67, marcador de proliferação celular, foi observada predominantemente na fase proliferativa, sobretudo no epitélio glandular. Na porção estromal, a expressão predomina na fase secretória, entretanto, em menor proporção se comparada à fase proliferativa do epitélio glandular. Tais achados corroboram o fato de esse epitélio não ser submetido às alterações cíclicas e descamações esperadas do epitélio endometrial normal.[7] Translocações cromossômicas, expressão da p63, aromatase P450 e *steroidogenic factor-1* (SF-1) são outras alterações estudadas que também se relacionaram à gênese dos pólipos endometriais.[5]

Deve-se salientar o papel do tamoxifeno e da TH no surgimento dos pólipos uterinos. Tamoxifeno é um agonista estrogênico usado no tratamento do câncer de mama com RE positivo em mulheres pré e pós-menopausa. Ele tem efeitos estrogênicos sobre o útero; sabe-se que a incidência de pólipos endometriais, hiperplasia endometrial e câncer de endométrio em mulheres em uso de tamoxifeno é maior do que no restante da população. O mecanismo pelo qual esse fármaco leva à formação dos pólipos endometriais é diferente dos anteriores citados, e estes pólipos diferem histologicamente dos demais. Observou-se que o uso do tamoxifeno leva a uma diminuição dos níveis de RE e aumento dos níveis de RP, além de atuar diminuindo o número de células apoptóticas. Assim, a hipótese é de que o tamoxifeno promove o crescimento de pólipos pela inibição da apoptose, seja por um mecanismo relacionado à progesterona ou por atuação direta nas células apoptóticas.[13] Em um estudo retrospectivo que analisou 821 biópsias em pacientes que receberam tamoxifeno para câncer de mama, foram diagnosticados 7 casos de hiperplasia endometrial e 7 casos de câncer de endométrio, 173 casos de pólipo endometrial e 634 mulheres com histologia endometrial normal. A conclusão do estudo: paridade, espessamento endometrial e presença de sangramento uterino anormal (SUA), porém, não idade, índice de massa corpórea (IMC) e estado menopausal podem estar associados com patologia endometrial em usuárias de tamoxifeno e mulheres com câncer de mama. Limitações do estudo: 1) retrospectivo, vários vieses no desenho do estudo; 2) não foi abordado o risco real de desenvolver patologia endometrial, contudo, o aumento de risco de desenvolver patologia endometrial é bem conhecido; 3) os números de hiperplasia endometrial e câncer foram relativamento pequenos.[14] A idade e o estado menopausal nessa avaliação não foram associados com patologias endometriais, o que difere de estudo anterior que relatou aumento de risco de câncer de endométrio em mulheres mais idosas e menopausadas.[15] O risco de malignidade aumenta com a idade, tamanho do pólipo e tamoxifeno.[2]

Mulheres na pós-menopausa em uso de TH também apresentam maior incidência de pólipos uterinos. Acredita-se que seja pela estimulação contínua do endométrio pelo estrogênio.[5]

Inflamação crônica endometrial também pode estar envolvida na formação dos pólipos. Mastócitos iniciam e controlam as reações inflamatórias por meio da liberação de citocinas e fatores de crescimento. A COX-2, enzima responsável pela produção de prostaglandinas nos mastócitos, foi encontrada em níveis aumentados nos pólipos uterinos, em comparação com o endométrio normal. Observou-se que o número de mastócitos encontrados nas células dos pólipos foi maior, sendo eles, em sua maioria, ativos. Sabe-se que reações inflamatórias atuam na angiogênese e crescimento tecidual.[5]

QUADRO CLÍNICO

Embora normalmente sejam lesões silenciosas, pólipos uterinos podem apresentar-se por meio de diversos sintomas. Sangramento uterino anormal (SUA) é o sintoma mais comum associado a pólipos uterinos, podendo estar presente em até 68% das mulheres pré e pós-menopausa portadoras de pólipos.[16] O sangramento ocorre pela congestão no estroma, que leva à estase venosa e necrose do ápice do pólipo. O SUA aumenta com a idade, sendo mais comum na pós-menopausa. Entretanto, tal achado pode tratar-se de viés, uma vez que mulheres na pós-menopausa com SUA tendem a ser submetidas a investigação com mais frequência.[7] Pode estar acompanhado de dor pélvica no baixo ventre, que normalmente ocorre quando grandes pólipos se insinuam pelo orifício cervical, levando à dilatação da cérvice; nestes casos, o sangramento também costuma ser mais abundante.[4]

A infertilidade, primária ou secundária, também é um sintoma que pode estar relacionado aos pólipos uterinos, embora esses pólipos normalmente sejam encontrados ao acaso, quando da propedêutica para infertilidade. Sua incidência nos casos de infertilidade primária varia de 3,8-38,5%; na infertilidade secundária, de 1,9-24%. Entretanto, a associação de pólipos com infertilidade é controversa, visto que muitas portadoras de pólipos possuem fertilidade preservada e conseguem engravidar sem dificuldades.[17] As possíveis causas da infertilidade atribuída a pólipos são variadas; pode ocorrer por obstrução mecânica, tanto da passagem como da superfície de adesão para o embrião. A presença do pólipo também pode favorecer a instauração de um ambiente pró-inflamatório, que dificultaria a implantação do embrião. Além disso, sabe-se que efeitos bioquímicos da presença de pólipos, com atuação de citocinas e metaloproteinases de matriz, causam desequilíbrio endometrial, que também prejudica a implantação de embriões[18].

Em um estudo foram detectados níveis elevados de glicodelina no lavado uterino e no plasma na fase proliferativa do ciclo menstrual (5º-14º dia) em mulheres com pólipos endometriais, o que pode prejudicar a fertilização e implantação do embrião.[18]

Pólipo endometrial é uma anormalidade frequentemente encontrada na cavidade uterina que pode interferir na implantação normal do embrião. Um estudo caso-controle foi elaborado com 56 mulheres com pólipos endometriais, diagnosticados incidentalmente por meio de ecografia pélvica transvaginal na sala de histeroscopia, durante FIV (fertilização *in vitro*) (grupo 1) e 112 controles de FIV pareados pela idade e selecionados aleatoriamente no mesmo período (grupo 2). Embriões criopreservados foram transferidos no grupo 1, enquanto embriões frescos foram transferidos no grupo 2, sendo isso uma limitação do estudo. Polipectomia histeroscópica foi realizada nas pacientes do grupo 1, seguida de transferência de embriões criopreservados após 1-7 meses. Os resultados evidenciaram que a taxa de gravidez foi maior no grupo 1 que no grupo 2 (63% *versus* 41%), porém, as taxas de implantação embrionária não foram diferentes entre os dois grupos (26% *versus* 20%). No grupo 1 as taxas de gravidez (64%, 69% e 53%, respectivamente) e as taxas de implantação embrionária (30%, 24% e 23%, respectivamente) foram similares entre mulheres submetidas a transferência de embriões criopreservados nos meses 1, 2 e 3 ou depois da polipectomia histeroscópica. A conclusão do trabalho foi que, em mulheres com pólipo endometrial diagnosticado incidentalmente durante FIV, a evolução da gravidez não foi comprometida após polipectomia histeroscópica seguida de transferência de embriões criopreservados. Os diferentes embriões usados na transferência nos grupos 1 e 2 podem ter influenciado os dados da evolução da gravidez. A transferência de embriões criopreservados 1-2 meses após polipectomia é recomendada, antes de ocorrer recorrência dos pólipos endometriais.[19]

Em uma metanálise que comparou a ressecção histeroscópica de pólipos endometriais e o não tratamento em técnicas de reprodução assistida (TRA), foram incluídos 8 estudos com um total de 2.267 pacientes. Os resultados mostraram que a ressecção histeroscópica de pólipos endometriais (tamanho médio < 2 cm) foi associada com aumento da taxa de gravidez clínica em pacientes submetidas a inseminação intrauterina. Não foi observado benefício claro nas taxas de gravidez clínica, nascidos vivos, abortamento ou implantação nas pacientes submetidas a ciclos de FIV/injecção intracitoplasmática de esperma. Em conclusão, o efeito da polipectomia histeroscópica na evolução da gravidez em pacientes submetidas a TRA permanece não esclarecida, e mais estudos de controles, prospectivos e randomizados são necessários para determinar o tratamento apropriado.[20]

RISCO DE MALIGNIDADE

Pequena parcela dos pólipos pode tornar-se hiperplásica ou sofrer transformação maligna. A prevalência de hiperplasia sem atipia em pólipos endometriais varia de 0,2-23,8%; já a hiperplasia atípica de endométrio é descrita em 6,7% dos pólipos.[6] Cerca de 3% das pacientes apresentam condições malignas relacionadas a pólipos endometriais. Entretanto, na presença de sangramento vaginal sintomático e *status* pós-menopausa, esse risco pode aumentar para 5%. Os subtipos mais comuns de câncer derivados desses pólipos são o adenocarcinoma endometrioide e o adenocarcinoma seroso. O risco de transformação maligna parece associar-se aos seguintes fatores: pólipos sintomáticos, idade avançada, obesidade, hipertensão, tamanho do pólipo, uso prévio de tamoxifeno ou de TH e pós-menopausa.[21]

Uma revisão sistemática e metanálise que incluiu 10.572 pacientes que foram submetidas a polipectomia com análise histopatológica mostrou 3,57% de malignidade nos pólipos. Com respeito ao estado menopausal, neoplasia endometrial foi identificada em 5,42% das mulheres com pólipo endometrial, em comparação com 1,70% de mulheres na pré-menopausa. Quanto ao SUA, 4,47% das mulheres foram sintomáticas, ao se comparar com 1,51% sem referir SUA.[21]

Em um estudo multicêntrico retrospectivo, que envolveu 13 centros de pesquisa italianos, foram avaliados 1.992 pacientes na pós-menopausa com pólipo endometrial. Todos os pólipos foram extirpados por via histeroscópica. O tamanho dos pólipos foi definido pela ultrassonografia pélvica. Dados demográficos como idade, *status* menopausal, sintomatologia, IMC (índice de massa corpórea), hipertensão e diabetes foram levantados. Após regressão multivariada, o único fator independente para a malignização do pólipo endometrial foi o tamanho do pólipo maior que 18 mm.[22] Lasmar e Lasmar (2013),[23] em um estudo retrospectivo, corroboram os dados da literatura, mostrando ser segura a conduta conservadora em pacientes assintomáticas e na menacme com pólipos menores que 15 mm. Também foi identificado que o único fator correlacionado com hiperplasia endometrial nos casos de pólipos endometriais em pacientes na menacme e assintomáticas foi o tamanho do pólipo maior que 15 mm.

Um estudo observacional e retrospectivo investigou 472 mulheres pós-menopausa submetidas a polipectomia histeroscópica. Encontraram 11 casos de lesões pré-malignas e malignas, sendo 4 casos (0,84%) de carcinoma endometrial e 7 casos (1,49%) de hiperplasia endometrial atípica. A incidência de lesões pré-malignas e malignas variou entre os diversos tamanhos de pólipos (10, 15 e 20 mm) e não foi significativamente diferente.[24]

Em um estudo retrospectivo mulheres com 45 anos de idade ou mais foram submetidas a polipectomia histeroscópica. Foram incluídas 631 pacientes, das quais 30 apresentaram doença maligna (4,75%); 579 pacientes (91,7%) tiveram pólipos simples, 11 casos de hiperplasia simples sem atipia (1,74%) e 11 casos de hiperplasia complexa sem atipia (1,74%). Na análise univariada a idade isolada demonstrou ser estatisticamente significativa, com a idade acima de 59 anos. Na análise multivariada, os fatores preditivos de risco de malignidade foram: idade, SUA e história familiar. Nem a análise univariada nem a multivariada foram capazes de demonstrar significância estatística com respeito à espessura endometrial. O risco de malignidade foi de 12,3% em pacientes com 59 anos de idade ou mais com SUA. Para todos os outros subgrupos o risco variou entre 2,8% e 3,78%.[25]

O mecanismo da transformação maligna de pólipos parece estar relacionado à COX-2, coenzima produtora de prostaglandinas. O citoplasma de células tumorais desses tumores contém quantidade aumentada dessa coenzima. Ademais, sabe-se que os níveis de p53 e Ki67 encontrados nessas células foram significativamente aumentados, além de, nesses casos, estarem relacionados a tumores em estágios mais avançados e invasivos.[26]

MÉTODOS DIAGNÓSTICOS

A ultrassonografia transvaginal (USG-TV) consiste na principal ferramenta para diagnóstico de pólipo endometrial. Sua realização no início da fase proliferativa, quando o endométrio está fino, facilita a visualização.[17] Na imagem ecográfica aparecem como lesão hiperecogênica com contornos regulares. Em geral são visualizados como massas focais ou espessamentos inespecíficos e podem ser facilmente confundidos com leiomiomas submucosos.

A adição do estudo com Doppler pode ajudar no diagnóstico de pólipos uterinos. O uso do Doppler favorece a diferenciação do padrão de vascularização dos pólipos comparado ao padrão peculiar às hiperplasias endometriais e lesões malignas, melhorando, assim, a sensibilidade e especificidade do estudo.

Em estudo realizado na cidade de Ankara (Turquia), com 266 mulheres pós-menopausa sem sangramento vaginal submetidas a avaliação histeroscópica e amostragem endometrial, foram incluídas no estudo pacientes com espessamento endometrial igual ou maior que 6 mm (dupla camada), evidenciado pela ecografia transvaginal sem nenhum sintoma. O achado mais frequente detectado na lesão intrauterina focal em mulheres assintomáticas foi pólipo endometrial 168 (63,1%) casos; 24 (9%) foram diagnosticadas com hiperplasia simples; 4 (1%) hiperplasia atípica e 8 (3%) de adenocarcinoma endometrial. Os autores sugerem um valor de corte de 10,5 mm de espessamento endometrial e recomendam histeroscopia seguida de dilatação e curetagem para aumentar a eficácia diagnóstica e providenciar tratamento definitivo em pacientes pós-menopáusicas com espessamento de endométrio.[27]

Na USG-TV, os pólipos podem ser identificados como espessamentos difusos ou focais da camada endometrial, ou estar associados a áreas císticas de permeio, que corresponderiam à dilatação glandular com acúmulo de líquido proteináceo, própria do pólipo (Salim et al., 2011).[16]

O Doppler tem sido bastante empregado na caracterização de pedículos vasculares, podendo indicar possíveis processos de neovascularização em alguns casos.[28]

A histerossonografia consiste na avaliação endometrial por meio da infusão de contraste de solução salina. Atua aumentando o contraste na cavidade endometrial, melhorando a visão das dimensões, localizações e demais características da lesão observada. Permite observar lesões de tamanhos diminutos, que na ecografia

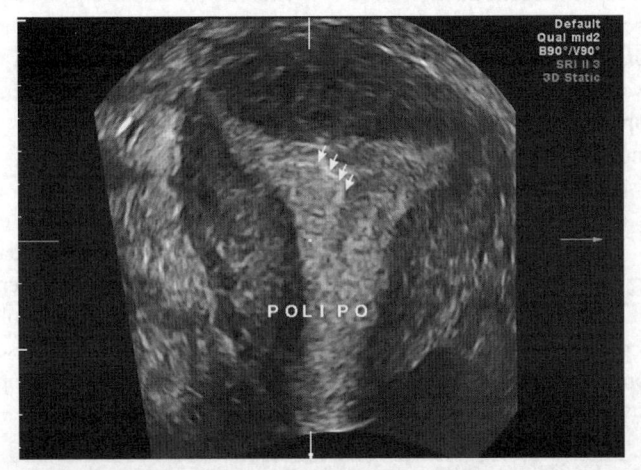

FIGURA 1 Imagem de ecografia endovaginal de pólipo endometrial.
Fonte: imagem cedida gentilmente pela Dra. Camila Fernanda de Oliveira Gomes Bruns. Fetalmed – Curitiba – PR.

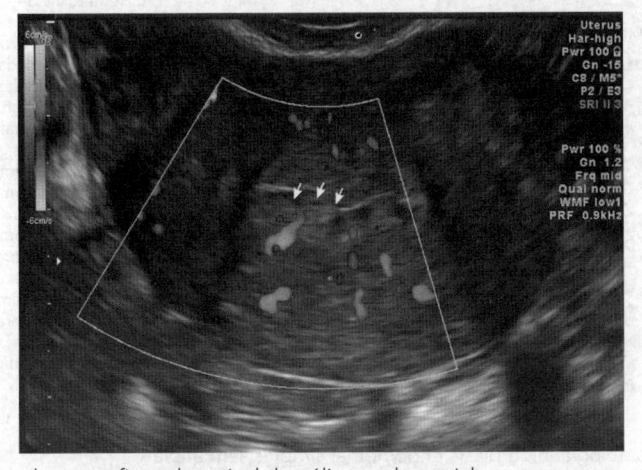

FIGURA 2 Imagem de ecografia endovaginal de pólipo endometrial.
Fonte: imagem cedida gentilmente pela Dra. Camila Fernanda de Oliveira Gomes Bruns. Fetalmed – Curitiba – PR.

convencional passariam despercebidas. Também ajuda na diferenciação entre pólipos e lesões leiomiomatosas.

Quando se compara a histerossonografia com a USG-TV, a histerossonografia apresenta uma melhor acurácia no diagnóstico dos pólipos endometriais. A USG-TV tem uma sensibilidade de 71% (IC 95% 58-82) e uma especificidade de 60% (IC 95% 47-72).[29] A histerossonografia consiste na avaliação endometrial por meio da infusão de contraste de solução salina. Em uma metanálise e revisão sistemática concluiu-se que a sensibilidade e especificidade da histerossonografia na detecção de pólipos endometriais foram de 93% (IC 95% 89-96) e 81% (IC 95% 76-86), respectivamente.[30]

A histeroscopia permanece como padrão-ouro para diagnóstico, além de ser método de tratamento.[17] Esse método será discutido com mais detalhes na seção "Tratamento".

DIAGNÓSTICO HISTOLÓGICO

O diagnóstico complementar ocorre após realização de biópsia dos pólipos. Esta pode ser realizada por meio de curetagem, que retira fragmentos de pólipos e endométrio, ou por histeroscopia, que apresenta maior sensibilidade e especificidade. Histologicamente, visualizam-se fragmentos estruturalmente diferentes do endométrio cíclico normal. O estroma é denso e fibroso, há um arranjo paralelo das glândulas endometriais no epitélio superficial, com estrutura glandular anormalmente dilatada e com formatos pouco usuais, além de tecido conjuntivo e vasos com paredes espessadas. A maioria dos pólipos endometriais é composta por endométrio imaturo, que não responde às variações hormonais, e usualmente possui aparência de hiperplasia cística durante todas as fases do ciclo menstrual.[31,32]

TRATAMENTO

O tratamento de pólipos uterinos depende da sintomatologia apresentada, risco de malignidade e desejo gestacional em pacientes com problemas de fertilidade.[5] Pólipos pequenos e assintomáticos tendem a se resolver espontaneamente; nesses casos pode-se optar por acompa-

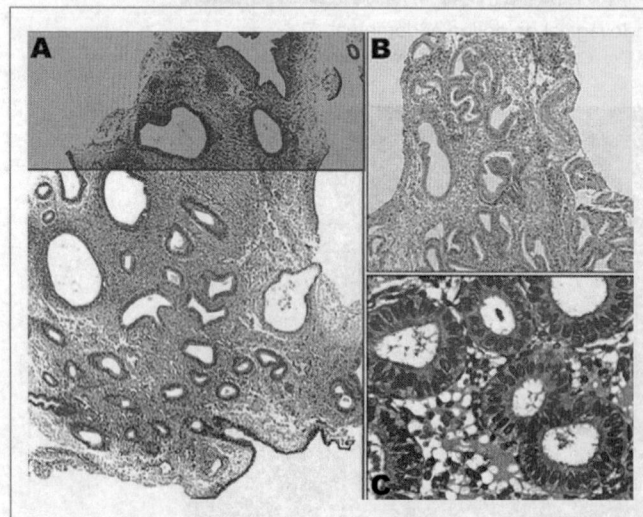

Hiperplasia endometrial simples sem atipias

A. Hematoxilina-eosina, 10×. Aumento na proporção de glândulas em relação ao estroma, com áreas de glândulas cistificadass e áreas de pequenas glândulas aglomeradas, com pequena quantidade de estroma entre elas. B. Hematoxilina-eosina, 10×. As glândulas geralmente são alongadas ou redondas, mas irregularidades em tamanho e forma e dilatação cística são comuns, porém, não há complexidade arquitetural (na hiperplasia simples). C. Hematoxilina-eosina, 40×. O epitélio de revestimento lembra morfologia proliferativa, com células pseudoestratificadas com núcleos alongados, sem atipia citológica.

FIGURA 3   Histopatologia: hiperplasia endometrial simples sem atipia.
Fonte: imagens cedidas gentilmente pela Dra. Larissa Uhlmann Wendling, patologista consultora do Centro de Citologia e Patologia do Paraná (Citopar).

nhamento sem maiores intervenções.[33] Estudos têm demonstrado que pólipos com menos de 10 mm podem sofrer regressão espontânea em até 27% dos casos, indicando que, em mulheres assintomáticas, a mera conduta expectante, por período de 12 meses, pode ser manejo razoável.[34] A literatura respalda o acompanhamento clínico de pacientes assintomáticas, na menacme, com pólipos menores de 10 mm, em virtude da taxa de regressão aproximada de 25% ao ano nesses casos. No entanto, esses pólipos são facilmente ressecados em ambiente ambulatorial, sem ne-

cessidade de analgesia, eliminando a necessidade de acompanhamento seriado desses casos.[35]

Polipectomia histeroscópica

É o tratamento cirúrgico de escolha para remoção de pólipos endometriais. Por meio da remoção da camada basal do pólipo, diminui-se sua recidiva. Tem efeitos positivos na diminuição do sangramento uterino anormal e baixa taxa de complicações.[6] Entretanto, deve-se atentar para a possibilidade de algumas complicações, como

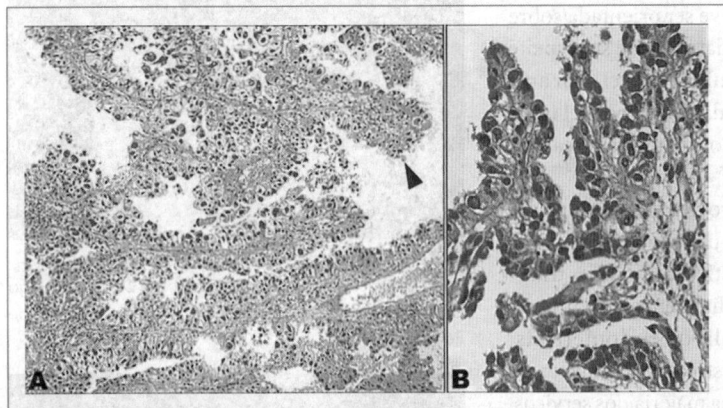

FIGURA 4   Histopatologia. Carcinoma seroso.
Fonte: imagens cedidas gentilmente pela Dra. Larissa Uhlmann Wendling. Patologista consultora do Centro de Citologia e Patologia do Paraná (Citopar).

Carcinoma seroso
A. Hematoxilina-eosina, 10×. Proliferação epitelial lembrando carcinoma seroso ovariano, com presença de túbulos e papilas bem formadas (cabeça de seta). B. Hematoxilina-eosina, 40×. Células tumorais altamente pleomórficas, com nucléolos proeminentes, podendo haver células claras, apoptoses e figuras de mitoses frequentes.

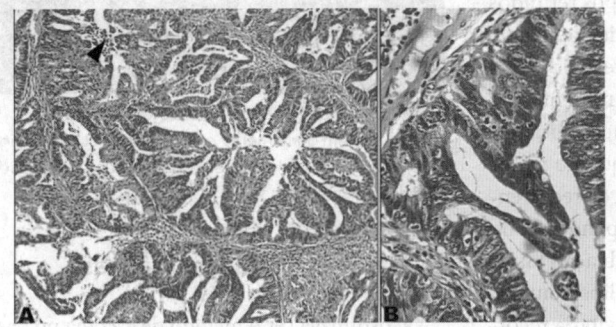

FIGURA 5   Histopatologia. Adenocarcinoma endometrioide.
Fonte: imagens cedidas gentilmente pela Dra. Larissa Uhlmann Wendling, patologista consultora do Centro de Citologia e Patologia do Paraná (Citopar).

Adenocarcinoma endometrioide
A. Hematoxilina-eosina, 10×. Proliferação exagerada de glândulas endometriais com arquitetura complexa, com áreas formando vilos ou ramificações luminais e presença de debris necróticos (cabeça de seta). B. Hematoxilina-eosina, 40×. Células neoplásicas com atipias celulares, pleomorfismo moderado e nucléolos proeminentes.

infecções, sangramento, doença inflamatória pélvica, perfuração uterina, lesão de colo uterino e afecções decorrentes dos gases ou fluidos usados para expandir a cavidade uterina.[5]

A polipectomia histeroscópica pode ser realizada em ambulatório ou no centro cirúrgico. O tratamento ambulatorial pode ser feito durante o diagnóstico do pólipo – *see and treat* –, utilizando-se pinças de apreensão/corte e/ou meios de energia de pequeno diâmetro "minirressectoscópio" ou laser. O grande limitador da polipectomia endometrial é o tamanho da base da lesão. Lesões com bases muito extensas costumam gerar desconforto maior durante a polipectomia. A paciente deve ser orientada sobre o procedimento e é mandatório que se respeite o limiar da dor, que é muito variável. Em ambiente hospitalar, com sedação, é possível utilizar instrumentais de maior diâmetro e realizar ressecções mais amplas.[35]

A polipectomia eletrocirúrgica (mono ou bipolar) histeroscópica é um procedimento seguro, tanto para diagnóstico como para tratamento. É o método mundialmente mais utilizado na remoção dos pólipos endometriais. Permite uma avaliação histológica completa e é realizada com segurança na maioria dos serviços. É importante ressaltar que o pólipo deve ser removido inteiro (sem fragmentar) e com margem de segurança, seja o pólipo pediculado ou séssil, pois, se houver uma transformação maligna, esta se encontra na base/pedículo da lesão.[2]

A taxa de recorrência dos pólipos retirados por esse método depende da técnica utilizada, experiência do cirurgião e características dos pólipos removidos. Além disso, influencia na recorrência a quantidade de pólipos retirados, bem como o tempo de análise; e quanto maior o tempo de *follow-up*, maior a taxa de recorrência, que pode variar de 15-25%, dependendo do estudo analisado.[4] A ressecção e ablação histeroscópicas do endométrio após polipectomia já se mostrou um método útil para evitar a recorrência de pólipos, principalmente em mulheres que têm fatores de risco para tal, como aquelas em tratamento com tamoxifeno.[4]

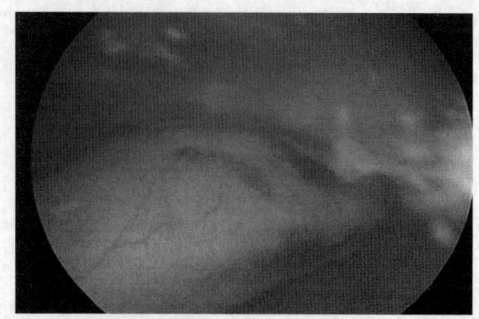

FIGURA 6   Pólipo endometrial.
Fonte: imagem gentilmente cedida pelo Dr. Luiz Rodrigo Guimarães Ferreira – Hospital de Clínicas da Universidade Federal do Paraná.

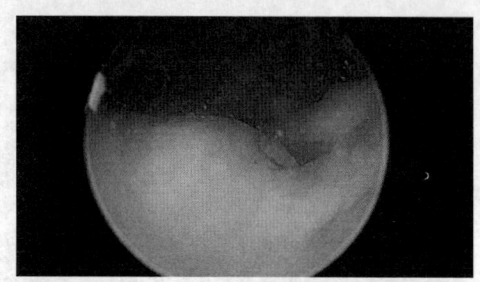

FIGURA 7   Hiperplasia endometrial simples.
Fonte: imagem gentilmente cedida pelo Dr. Luiz Rodrigo Guimarães Ferreira – Hospital de Clínicas da Universidade Federal do Paraná.

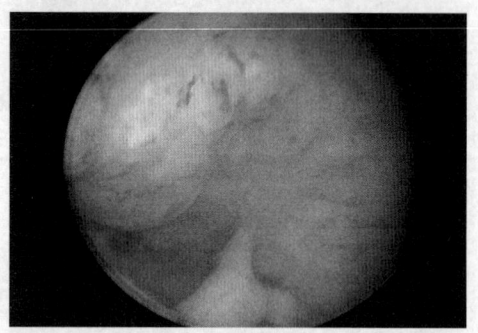

FIGURA 8   Adenocarcinoma de endométrio.
Fonte: imagem gentilmente cedida pelo Dr. Luiz Rodrigo Guimarães Ferreira – Hospital de Clínicas da Universidade Federal do Paraná.

Dilatação e curetagem uterinas

Costumava ser o método de escolha no passado, entretanto, possui a desvantagem de que alguns pólipos podem ser deixados no interior da cavidade uterina, visto que não há visualização direta desta. Possui riscos inerentes, como: sangramento uterino vultuoso, infecção uterina ou de outros órgãos pélvicos, perfuração uterina, laceração cervical, além da realização de procedimento incompleto que requeira nova abordagem.[5]

Dispositivo intrauterino de levonorgestrel

Estudou-se o efeito do DIU de levonorgestrel na prevenção do desenvolvimento de pólipos endometriais em mulheres em tratamento com tamoxifeno ou naquelas que realizam TH. Porém, ainda não há evidências que demonstrem que esse dispositivo possa ser utilizado no controle do sangramento uterino anormal em mulheres portadoras de pólipos, necessitando de mais evidências para esse tipo de utilização.[36] Arnes et al. (2014)[37] relataram 100% de regressão com DIU-LNG 52 mg em mulheres com pólipo endometrial hiperplásico, independentemente do grupo de risco, após 6 meses de terapia.

Em estudo piloto de pacientes portadoras de pólipo endometrial hiperplásico foi avaliada a utilização do DIU com levonorgestrel (LNG) contendo 13,5 mg de LNG durante 6 meses ou 4-10 semanas, dependendo das características do pólipo endometrial hiperplásico. Foram incluídas 37 mulheres: 33 com baixo-médio risco e 4 de alto risco para câncer de endométrio. A resposta terapêutica foi definida como remissão completa das glândulas hiperplásicas vista na biópsia endometrial pós-terapia. Todas as mulheres com baixo a médio risco obtiveram resposta terapêutica, e somente 1 das 4 pacientes com alto risco responderam à terapia. Nenhuma das mulheres foi diagnosticada com câncer de endométrio e não ocorreram sérios efeitos adversos durante o período de estudo. Os autores concluem que esse é o primeiro estudo com DIU com baixa dose de LNG em que as pacientes responderam após 6 meses de uso com regressão do pólipo endometrial hiperplásico de baixo a médio risco para câncer de endométrio. São necessários mais estudos com número maior de pacientes.[38]

Dienogeste e danazol

Estudo comparando desogestrel e danazol como forma de preparo endometrial, previamente a procedimentos cirúrgicos para remoção de pólipos, mostrou que o desogestrel provocou menos efeitos colaterais e induziu atrofia endometrial, o que permitiu um melhor manejo intraoperatório com menos efeitos indesejáveis durante o tratamento.[39] Dienogeste com relação ao danazol mostrou um melhor preparo do endométrio em pacientes submetidas a cirurgia histeroscópica por leiomiomas submucosos e com menos efeitos colaterais.[40]

CONSIDERAÇÕES FINAIS

Os pólipos endometriais podem ser causa de sangramento uterino anormal, além de estarem implicados na infertilidade feminina e também poderem ser precursores de doenças malignas do corpo uterino. Apesar de ainda existirem muitas informações controversas acerca do tema, seu estudo fornece dados importantes sobre processos biológicos do aparelho reprodutor feminino.

A abordagem dos pólipos uterinos deve ser individualizada e depende da sintomatologia, fase do período reprodutivo e fatores de risco apresentados pela paciente. Atualmente, existe uma gama variada de métodos diagnósticos que permitem o entendimento dessa doença, mas a histopatologia mantém-se de fundamental importância na propedêutica dos pólipos uterinos. A histeroscopia é o padrão-ouro para diagnóstico e tratamento.

REFERÊNCIAS BIBLIOGRÁFICAS

1. Hamani Y, Eldar I, Sela HY, Voss E, Haimov-Kochman R. The clinical significance of small endometrial polyps. Eur J Obstet Gynecol Reprod Biol 2013; 170(2):497-500.
2. Resende LSA, Derchain SFM. Pólipos endometriais. In: Urbanetz AA, Luz SH. Proago (Programa de atualização em ginecologia e obstetrícia da Febrasgo). 2018; Volume 15. Ciclo 1, 17 p.9-25.

3. Vanni R, Dal Cin P, Marras S, Moerman P, Andria M, Valdes E et al. Endometrial polyp: another benign tumor characterized by 12q13-q15 changes. Cancer Genet Cytogenet 1993; 68(1):32-3.

4. Jiménez-Lopez JS, Miguel AGS, Tejerizo-Garcia A, Muñoz-Gonzalez JL, Lopez-Gonzalez G. Effectiveness of transcervical hysteroscopic endometrial resection based on the prevention of the recurrence of endometrial polyps in post-menopausal women. BMC Women's Health 2015;15(1):1-6.

5. Nijkang NP, Anderson L, Markham R, Manconi F. Endometrial polyps: pathogenesis, sequelae and treatment. SAGE Open Med 2019; 7:205031211984824.

6. Lieng M, Istre O, Qvigstad E. Treatment of endometrial polyps: a systematic review. Acta Obstet Gynecol Scand 2010; 89(8):992-1002.

7. Dreisler E, Stampe Sorensen S, Ibsen PH, Lose G. Prevalence of endometrial polyps and abnormal uterine bleeding in a Danish population aged 20-74 years. Ultrasound Obstet Gynecol 2009; 33(1):102-8.

8. Mittal K, Da Costa D. Endometrial hyperplasia and carcinoma in endometrial polyps: clinicopathologic and follow-up findings. Int J Gynecol Pathol 2008; 27(1):45-8.

9. Golan A, Cohen-Sahar B, Keidar R, Condrea A, Ginath S. Sagiv R. Endometrial polyps: symptomatology, menopausal status and malignancy. Ginecol Obstet Invest 2010; 70:107-12.

10. Peng X, Li T, Xia E, Xia C, Liu Y, Yu D. A comparison of oestrogen receptor and progesterone receptor expression in endometrial polyps and endometrium of premenopausal women. J Obstet Gynaecol 2009; 29(4):340-6.

11. Lopes RGC, Baracat EC, de Albuquerque Neto LC, Ramos JFD, Yatabe S, Depesr DB, Lippi UG. Analysis of estrogen – and progesterone – receptor expression in endometrial polyps. J Minim Invasive Gynecol 2007; 14(3):300-3.

12. Inceboz US, Nese N, Uyar Y, Ozcakir HT, Kurtul O, Baytur YB et al. Hormone receptor expressions and proliferation markers in postmenopausal endometrial polyps. Gynecol Obstet Invest 2006; 61(1):24-8.

13. Gokmen Karasu AF, Sonmez FC, Aydin S, Adanir I, Marasli M, Ilhan GK. Survivin expression in simple endometrial polyps and tamoxifen-associated endometrial polyps. Int J Gynecol Pathol 2018; 37(1):27-31.

14. Jeon J, Kim SE, Lee DY, Choi DS. Factors associated with endometrial pathology during tamoxifen therapy in women ith breast cancer : a retrospective analysis of 821 biopsies. Breast Cancer Research and Treatment 2019; 179:125-30.

15. Iqbal J, Ginsburg OM, Howell A, Evans G, Sestak I, Narod SA. Endometrial cancer and venous thromboembolism in women under age 50 who take ta-moxifen for prevention of breast cancer: a systematic review. Cancer Treat Rev 2012; 38(4):318-28.

16. Salim S, Won H, Nesbitt-Hawes E, Campbell N, Abbott J. Diagnosis and management of endometrial polyps: a critical review of the literature. J Minim Invasive Gynecol 2011; 18(5):569-81.

17. Al Chami A, Saridogan E. Endometrial polyps and subfertility. J Obstet Gynecol India 2017; 67(1):9-14.

18. Richlin SS, Ramachandran S, Shanti A, Murphy AA, Parthasarathy S. Glycodelin levels in uterine flushings and in plasma of patients with leiomyomas and polyps: implications for implantation. Hum Reprod 2002; 17(10):2742-7.

19. Yang JH, Yang PK, Chen MJ, Chen SU, Yang YS. Management of endometrial polyps incidentally diagnosed during IVF: a case – control study. RBM Online 2017; 34:285-90.

20. Zhang H, He X, Tian W, Song X, Zhang H. Hysteroscopic resection of endometrial polyps and assisted reproductive technology pregnancy outcomes compared with no treatment. J Minim Invasive Gynecol 2019; 26(4):618-27.

21. Lee SC, Kaunitz AM, Sanchez-Ramos L, Rhatigan RM. The oncogenic potential of endometrial polyps: a systematic review and meta-analysis. Obstet Gynecol 2010; 116(5):1197-205.

22. Ferrazzi E, Zupi E, Leone FP, Savelli L, Omodei U, Moscarini M et al. How often are endometrial polyps malignant in asymptomatic postmenopausal women? A multicenter study. Am J Obstet Gynecol 2009; 200(3):235.e1-6.

23. Lasmar BP, Lasmar RB. Endometrial polyp size and polyp hyperplasia. Int J Gynaecol Obstet 2013; 123(3):236-9.

24. Namazov A, Gemer O, Bem-Arie A, Israeli O, Bart O, Saphier O et al. Endometrial polyp size and the risk of malignancy in asymptomatic Postmenopausal Woment. Obstet Gynaecol Can 2019; 41(7):912-5.

25. Bel S, Billard C, Godet J, Viviani V, Akladios Ch, Host A et al. Risk of malignancy on suspicion of polyps in menopausal women. European Journal of Obstetrics & Ginecology and Reproductive Biology 2017; 216:138-42.

26. Giordano G, Gnetti L, Merisio C, Melpignano M. Postmenopausal status, hypertension and obesity as risk factors for malignant transformation in endometrial polyps. Maturitas 2007; 56(2):190-7.

27. Ozelci R, Dilbaz B, Akpinar F, Kinay T, Baser E, Aldemir O et al. The significance of sonographically thickened endometrium in asymptomatic postmenopausal women. Obstet Gynecol Sci 2019; 62(4):273-9.

28. Lieng M, Qvigstad EGFD, Lstre O. Flow differences between endometrial polyps and cancer: a prospective study using intravenous contrast-enhanced transvaginal color flow Doppler and three-dimen-

sional Doppler ultrasound. Ultrasound Obstet Gynecol 2008; 32(7):935-40.

29. Wanderley MD, Álvares MM, Vogt MF, Sazaki LM. Accuracy of transvaginal ultrasonography, hysteroscopy and uterine curettage in evaluating endometrial pathologies. Rev Bras Ginecol Obstet 2016 Oct; 38(10):506-11.

30. Bittencourt CA, Simões RDS, Bernardo WM, Fuchs LFP, Soares Júnior JM, Pastore AR et al. Accuracy of saline contrast sonohysterography in detection of endometrial polyps and submucosal leiomyoma in women of reproductive age with abnormal uterine bleeding: a systematic review and meta-analysis. Ultrasound Obstet Gynecol. 2017 Jul; 50(1):32-9.

31. Nogueira AA, Dos Reis FJC, Silva JCRE, Netto OBP, de Freitas Barbosa H. Endometrial polyps: a review. J Gynecol Surg 2007; 23(3): 111-6.

32. Kim KR, Peng R, Ro JY, Robboy SJ. A diagnostically useful histopathologic feature of endometrial polyps: the long axis of endometrial glands arranged parallel to surface epithelium. Am J Surg Pathol 2004; 28(8):1057-62.

33. Dewaay DJ, Syrop CH, Nygaard IE, Davis WA, Voorhis BJ Van. Natural history of uterine polyps and leiomyomata . Obstet Gynecol 2002; 100(1):3-7.

34. Spadoto-Dias D, Bueloni-Dias F, Kondo W, Modotti WP. Pólipo endometrial. In: Lasmar RB, Bruno RV, Carvalhosa dos Santos RL, Lasmar BP. Tratado

de ginecologia. Rio de Janeiro: Guanabara Koogan, 2017. p.117-26.

35. Lasmar RB, Lasmar BP, Zagury DBR, Bruno R, Cardeman L. Polipo uterino. In: Fernandes CE, de Sá MFS. Tratado de ginecologia Febrasgo. Rio de Janeiro: Elsevier Editora Ltda, 2019. p.339-48.

36. Fraser IS. The promise and reality of the intrauterine route for hormone delivery for prevention and therapy of gynecological disease. Contraception 2007; 75(6 Suppl.):112-7.

37. Arnes M, Hvingel B, Orbo A. Levonorgestrel-impregnated Intrauterine device reduces occurrence of hyperplastic polyps: a population-based follow-up cohort study. Anticancer Res 2014; 34:2319-24.

38. Sletten ET, Arnes M, Vereide AB, Orbo A. Intrauterine progestin therapy as a new approach to premalignant endometrial polyps: a prospective observational study. Anticancer Research 2019; 39:4897-903.

39. Lagana AS, Palmara V, Granese R, Ciancimino L, Chiofalo B, Triolo O. Desogestrel versus danazol as preoperative treatment for hysteroscopic surgery: a prospective, randomized evaluation. Gynecol Endocrinol 2014; 30(11):794-7.

40. Lagana AS, Giacobbe V, Triolo O, Granese R, Frangez HB, Vrtacnik-Bokal E et al. Dienogest as preoperative treatment of submucous myomas for hysteroscopic surgery: a prospective, randomized study. Gynecol Endocrinol 2016; 32(5):408-11.

CAPÍTULO 72

Vaginoses e vaginites

Dulcimary Dias Bittencourt

INTRODUÇÃO

Vaginites e vaginoses são problemas comuns vistos diariamente nos consultórios médicos, responsáveis por 40% das consultas. A infecção mais prevalente é a vaginose bacteriana (50%), seguida de candidíase (30%) e tricomoníase (20%). Infecções menos comuns incluem: vaginite inflamatória descamativa, vaginite atrófica, vaginite citolíca, vaginite aeróbica, corpo estranho, vaginite por *Streptococcus* e causas idiopáticas.[1,2]

As afecções do trato genital inferior afetam negativamente a qualidade de vida da mulher, em virtude da frequência com que ocorrem, sintomatologia, repercussão na sexualidade, além de facilitar a aquisição e transmissão de infecções sexualmente transmissíveis (IST).[2]

VAGINOSE BACTERIANA

A vaginose bacteriana (VB) é a causa mais comum de corrimento na mulher. Foi descrita na década de 1950 por Gardner e Dukes como *Gardnerella vaginalis*. O termo vaginose surgiu na literatura em 1964, mas foi em 1981 que se usou o termo vaginose bacteriana.[3]

Estudos epidemiológicos mostram que a prevalência da VB é variável entre os países e dentro dos países. É mais prevalente no continente africano comparado com Ásia e Europa, e mulheres brancas são mais propensas a ter a doença.[4]

A vaginose bacteriana é caracterizada por uma substituição de lactobacilos dominantes na flora vaginal por anaeróbios. Ainda é desconhecido se a perda de lactobacilos precede ou é seguida da elevação da flora da VB.[5]

Apenas algumas mulheres são sintomáticas, apresentando corrimento de odor fétido e coloração acinzentada. Em razão da ausência de inflamação, é chamada de vaginose, não vaginite, porque não há dor, coceira, dispareunia, vermelhidão ou leucocitose, apenas uma flora convertida em patógenos anaeróbios.[5]

Porém, a VB está relacionada com aquisição e transmissão de IST, com resultados adversos obstétricos, como abortamento, trabalho de parto prematuro, parto pré-termo, ruptura prematura das membranas, corioamnionite, endometrite, endometrite pós-parto e doença inflamatória pélvica.[5]

A VB está relacionada com atividade sexual, embora não seja considerada uma IST, e associada com maior número de parceiros sexuais, mulheres que praticam sexo com mulheres, tabagistas, sexo oral, coitarca precoce, uso de dispositivo intrauterino, abuso de drogas e portadores de IST.[4,6]

A composição da flora na VB é variável entre os indivíduos, e pode incluir *Gardnerella*,

Atopobium, Mycoplasma, Prevotella, Bifidobacterium, Megasphaera, Leptotrichia, Sneathia, Dialister, Clostridium e em associação bacteriana na vaginose bacteriana (BVAB). Recentemente, o *Atopobium vaginalis* foi associado a VB, o qual estimula a resposta do sistema imune inato das células epiteliais, levando à concentração de IL-6 e IL-8 e produção de peptídios antimicrobianos beta-defensina após a ativação do receptor *toll-like* 2, e isso provavelmente contribui para a patogênese da VB.[5]

Na VB há presença de biofilmes, os quais são formados por colônias de microrganismos que se aderem entre si e recobrem uma superfície sólida, principalmente a *G. vaginalis* e *A. vaginalis*, criando um ambiente favorável a outros anaeróbios, podendo ascender até o endométrio, o que pode explicar os desfechos adversos na gestação e também impedir a ação dos antibióticos.[7]

Para o diagnóstico da VB levam-se em consideração dois métodos: critérios de Amsel e critérios de Nugent.

Os critérios de Amsel levam em conta as características clínicas (Tabela 1), enquanto os de Nugent são baseados na coloração de Gram (Tabela 2).[3,6]

TABELA 1   Critérios de Amsel

Corrimento	Corrimento homogêneo e fino, branco acinzentado
pH vaginal	> 4,5
KOH 10%	Positivo
Clue cell	Presentes

TABELA 2   Critérios de Nugent

Score	Número de Lactobacilos ssp.	Número de GV e Mobiluncus	Número de bacilos curvos
zero	> 30	zero	zero
1	5-30	< 1	1-2
2	1-4	1-4	3-4
3	< 1	5-30	
4	Zero	> 30	

Um *score* de 0-3 é negativo, de 4-6 intermediário e 7-10 positivo para VB.

O National Institute of Health (NIH) considera diagnóstico de VB os critérios de Nugent (pelo menos *score* 7) e 1 dos critérios de Amsel.[3]

O tratamento da VB é classicamente realizado com metronidazol ou clindamicina e ambos podem ser utilizados na gravidez e amamentação. A Tabela 3 demonstra as diretrizes seguidas pelos Centers for Disease Control.

TABELA 3   Tratamento da vaginose bacteriana

Tratamento	Regime
Recomendado	
Metronidazol	500 mg de 12/12 h, via oral (VO), durante 7 dias
Metronidazol 0,75% gel	5 g 1x/dia, intravaginal, por 5 noites
Clindamicina 2% creme	5 g 1x/dia, intravaginal, durante 7 noites
Alternativo	
Tinidazol	2 g VO/dia
Tinidazol	1 g/dia durante 5 dias
Clindamicina	300 mg, VO, de 12/12 h, durante 7 dias
Secnidazol	2 g VO/dia

CANDIDÍASE

Em torno de 75% das mulheres desenvolvem candidíase vulvovaginal pelo menos 1 vez na vida, com mais de 130 milhões de casos em 1 ano e uma prevalência anual global de 3.871 por 100.000 mulheres.[8]

A cândida vulvovaginal é uma vaginite sintomática, que causa eritema, coceira, corrimento branco grumoso ou aquoso, ardência vulvar, edema e, algumas vezes, é acompanhada de disúria e dispareunia.[9]

A *Candida albicans* causa a candidíase vulvovaginal em torno de 85-90% das vezes e pode permanecer latente no trato genital inferior em forma de blastoporos e transformar-se em sintomáticos *pseudomycelium* (hifas).[10]

As cândidas não albicans (NAC), são frequentemente encontradas em candidíases mais complicadas. A maioria das NAC é decorrente de *C. glabrata, C. krusei, C. parapsilosis, C. tro-*

picalis, C. dubliniensis, sendo a *C. glabrata* mais comum entre as NAC.[11]

Gravidez, uso de anticoncepcionais, diabetes *mellitus*, uso de antibióticos, hábitos de vestuário, alimentação e imunossupressão (HIV, corticoides, transplante etc.) são fatores de risco associados à cândida vaginal.[12]

Ao exame físico se observa edema, hiperemia e fissuras na vulva; ao especular visualiza-se corrimento branco grumoso aderido às paredes vaginais.[9]

A presença da infecção fúngica pode ser identificada por meio de pesquisa a fresco ou coloração de Gram e confirmada por cultura (de preferência em meio de Sabouraud) ou PCR.

O tratamento da candidíase não complicada, isto é, aquela que ocorre esporadicamente e de intensidade leve a moderada, se encontra na Tabela 4.

CANDIDÍASE VULVOVAGINAL RECORRENTE

A candidíase vulvovaginal recorrente (CVR) é definida como 3 ou mais episódios de candidíase durante 12 meses. Estima-se que afete cerca de 138 milhões de mulheres no mundo durante 1 ano e 492 milhões durante toda a vida.[13]

Vários fatores são associados à CVR, tais como: genéticos (polimorfismo, familiar, etnia), mecanismos imunes (HIV, diabetes *mellitus*, esteroides, antibióticos, terapia de reposição hormonal), comportamentais (sexo oral, contraceptivos, relações sexuais frequentes) e idiopáticos.[14]

O diagnóstico é feito pelos testes tradicionais, como: exame a fresco em solução salina ou com KOH 10% e exame de Gram; se houver suspeita de CVR, o exame de cultura deve ser realizado, ou PCR, que é mais sensível e identifica a espécie de cândida, porém mais caro.[13]

O tratamento para CVR pode oferecer a melhora clínica, mas nem sempre a cura. O tratamento para *C. albicans, C. tropicalis* e *C. parapsilosis* pode ser com fluconazol 150 mg por 3 dias e manutenção com 150 mg semanal durante 6 meses ou itraconazol 200 mg/dia por 3 dias e manutenção 100 mg/dia durante 6 meses. Se optar por tratamento tópico, pode-se usar

TABELA 4 Tratamento da cândida não complicada

Tratamento tópico	Regime
Fenticonazol creme 0,02 g/g	1 aplicação durante 7 noites
Fenticonazol óvulo 600 mg	1 aplicação em dose única
Clotrimazol creme 10 mg/g	1 aplicação durante 7 noites
Clotrimazol comprimido 500 mg	1 aplicação em dose única
Miconazol creme 20 mg/g	1 aplicação durante 14 noites
Econazol creme 10 mg/g	1 aplicação durante 14 noites
Butoconazol creme 20 mg/g	1 aplicação em dose única
Terconazol creme 8 mg/g	1 aplicação durante 5 noites
Tioconazol creme 20 mg/g	1 aplicação durante 7 noites
Tioconazol óvulo 300 mg	1 aplicação em dose única
Nistatina creme 25.000 UI/g	1 aplicação durante 14 noites
Tratamento sistêmico	Regime
Fluconazol 150 mg	1 cápsula dose única, via oral
Itraconazol 100 mg	2 cápsulas de 12/12 h em único dia, via oral
Cetoconazol 200 mg	1 comprimido de 12/12 h por 5 dias, via oral

qualquer regime que foi citado no tratamento da cândida não complicada (exceto a nistatina) e fazer manutenção com miconazol semanal por 6 meses. No caso da *C. Glabrata*, o tratamento se faz com ácido bórico, óvulos de 600 mg 1 vez ao dia durante 14 dias ou nistatina 100.000 UI/dia por 14 dias. Na *C. crusei* utilizar qualquer regime, exceto fluconazol. Outros: anfotericina B creme 5-10% durante 14 noites, flucitosina creme 17% por 14 dias ou combinação de anfoterecina e flucitosina.[13]

O fluconazol é contraindicado durante a gravidez, principalmente no primeiro trimestre, devendo-se dar preferência aos tratamentos tópicos.

TRICOMONÍASE

Trichomonas vaginalis é um protozoário que parasita o trato genital humano e causa a mais prevalente curável IST no mundo, com estimativa de 276,4 milhões de casos.[15]

Ao penetrar na vagina, o *T. vaginalis* adere ao epitélio, ligando uma proteína de superfície à membrana da célula, e adquire nutrientes fagocitando bactérias, fungos e células do hospedeiro.

Os sintomas são: corrimento abundante, amarelo-esverdeado, ardor, queimação, prurido e dispareunia. Ao exame ginecológico, observa-se o corrimento em grande quantidade, bolhoso, paredes vaginais hiperemiadas e colo com aspecto de morango. O pH encontra-se elevado e o teste das aminas é positivo. O melhor método para o diagnóstico é o exame a fresco, em que se visualizam os protozoários. A bacteroscopia também identifica o protozoário. A cultura em meio de Diamond e PCR podem ser utilizadas quando há suspeita e os exames anteriores foram negativos.

O esquema de tratamento recomendado para o tratamento da tricomoníase são o metronidazol 2 g (ou 500 mg de 12/12 h durante 7 dias) ou tinidazol 2 g em doses únicas. O metronidazol, fármaco de classe B, pode ser utilizado na gravidez em qualquer período. Deve-se orientar para abstenção de álcool por 24 horas

após o tratamento com metronidazol e 72 horas após tinidazol e encaminhar o parceiro para o tratamento.[1,2]

VAGINOSE CITOLÍTICA

A vaginose citolítica é caracterizada pelo excesso de produção de lactobacilos, pela redução do pH e pela citólise. Os fatores desencadeantes são desconhecidos.

A clínica é caracterizada por: prurido, irritação, corrimento branco e espesso semelhante ao visto na candidíase, porém, sinais inflamatórios são menos intensos e o pH é 4,5 ou menor.

O diagnóstico é presumido pelos sintomas, que são semelhantes aos da cândida com ausência de fungos na cultura, e o esfregaço mostra abundantes lactobacilos e grande número de células epiteliais fragmentadas com núcleo desnudo.

O tratamento se faz com alcalinização vaginal, duchas com 30-60 g de bicarbonato de sódio em 1 litro de água 2-3 vezes por semana.[2,12]

VAGINITE INFLAMATÓRIA DESCAMATIVA

A vaginite inflamatória descamativa (VID) é uma rara e severa forma de vaginite purulenta, descrita por Gray e Barnes em 1965. A causa é desconhecida e ocorre principalmente na perimenopausa, o que leva a pensar na falta do estrogênio como fator desencadeante.

A microscopia revela aumento das células inflamatórias, predomínio dos leucócitos polimorfonucleares, células vaginais parabasais e pH acima de 4,5.

A clínica cursa com corrimento purulento e dispareunia, no exame há intensa hiperemia de introito vaginal e copiosa leucorreia.[16]

Na suspeita de VID procura-se excluir *A. streptococcus* ou *A. aureus* por cultura e *Trichomonas* por PCR.

O tratamento é realizado com clindamicina creme vaginal 2% ou hidrocortisona creme 10% diariamente durante 4-6 semanas ou combinação de clindamicina com corticoide e estrogênio tópico.[17]

VAGINITE AERÓBICA

O termo vaginite aeróbica (VA) foi descrito por Donders em 2002 para descrever uma condição semelhante à VB com crescimento de anaeróbios, porém, com inflamação, poucos lactobacilos e atrofia.

A flora da VA é composta das seguintes bactérias: *Escherichia coli, Staphylococcus aureus, S. epidermidis, Streptococcus do grupo B, Enterococcus faecalis* e *Streptococcus viridans*.

A clínica se apresenta com inflamação, vermelhidão de introito e vagina, com áreas de erosão e pontos vermelhos, bem como corrimento purulento com odor de podre, porém, não de peixe.

O diagnóstico é realizado por meio da microscopia de 400×, utilizando 5 critérios: grau bacilar, número de leucócitos, leucócitos tóxicos, flora de fundo e células parabasais. A graduação da flora bacilar é obtida conforme o número de lactobacilos e outras bactérias: a flora tipo I é normal, com predomínio de lactobacilos e ausência de bactérias cocoides, a III com numerosas bactérias e ausência de lactobacilos e a II é uma fase intermediária entre I e III. Cada um tem um *score* de 0-2, a soma de todos permite o diagnóstico: se for entre 1-2 é normal, de 3-4 é VA leve, de 5-6 moderada e acima de 6 severa, e, especificamente, entre 8-10 seria a própria vaginite inflamatória descamativa (ver Tabela 5).[18,19]

O tratamento da VA é o mesmo da vaginite inflamatória descamativa, ou tratamento específico, caso sejam identificados patógenos como *Streptococcus pyogenes* ou *Staphylococcus aureus*.[19]

VAGINITE ATRÓFICA

A atrofia vaginal é uma causa comum de vaginite na pós-menopausa, causando sintomas de secura, coceira, queimação, dispareunia, disúria e corrimento amarelado ou aquoso, ou, por vezes, manchado de sangue. O tratamento é feito com estrogênio tópico, mesmo aquelas pacientes que usam terapia de reposição hormonal sistêmica podem apresentar um quadro de vaginite atrófica.[17]

Os estrogênios recomendados são: estrogênio conjugado 0,625 mg/g, com aplicação de 1 g/dia por 21 dias e depois manutenção 2×/semana para não ocorrer volta dos sintomas, ou creme de estriol na mesma posologia. O creme de estrogênio conjugado não está disponível para comercialização, então deverá ser manipulado. Nas pacientes portadoras de câncer mamário o uso deve ser avaliado individualmente.[20]

CONSIDERAÇÕES FINAIS

As vaginites e vaginoses são afecções comuns responsáveis por 40% da procura na clínica diária, cursam com muito desconforto e, às vezes, consequências graves, como efeitos adversos na gravidez ou aquisição de HIV.

TABELA 5 Critérios para diagnóstico da vaginite aeróbica

Score	Grau bacilar	N leucócitos	Leucócitos tóxicos	Flora de fundo	Células parabasais
0	I e IIa	≤ 10/CGC	0 ou esporádico	Citólise ou não avaliada	0 ou < 1%
1	IIb	> 10/CGC e ≤ 10/células	≤ 50% dos leucócitos	Pequenos bacilos	≤ 10%
2	III	> 10/CGC	> 50% dos leucócitos	Cocos	> 10%

CGG: campo de grau aumentado.

O diagnóstico se baseia na história, exame físico e outros meios como fita de pH, exame a fresco, bacterioscopia, Gram, cultura e PCR.

No tratamento da vaginose bacteriana e tricomoníase, o medicamento de escolha é o metronidazol, considerado medicamento de classe B, podendo ser utilizado na gravidez.

O diagnóstico da candidíase vulvar de repetição deve ser confirmado por cultura em virtude de os sintomas se assemelharem à vaginose citolítica, e as pacientes por vezes se autodiagnosticam como portadoras de candidíase de repetição.

O fluconazol é o medicamento de escolha para tratamento da candidíase, porém, é contraindicado durante a gravidez, na qual optamos pelo tratamento tópico.

A tricomoníase é uma IST, com isso, o parceiro deve ser encaminhado para tratamento.

A vaginite inflamatória descamativa e a vaginite aeróbica são afecções mais raras sem causa aparente e cursam com corrimento purulento; é provável que a vaginite descamativa seja o último grau da vaginite aeróbica.

A vaginite atrófica ocorre geralmente na pós-menopausa em virtude da queda hormonal, e o tratamento preferível consiste em estrogênios tópicos (estrogênio conjugado ou estriol).

REFERÊNCIAS BIBLIOGRÁFICAS

1. Ferracin I, Oliveira RMW De. Corrimento vaginal: causa, diagnóstico e tratamento farmacológico. Infarma – Ciências Farm 2013; 17(5/6):82-6. Disponível em: http://revistas.cff.org.br/?journal=infarma&page=article&op=view&path[]=276; acessado em: 15 de outubro de 2019.

2. Linhares IM, Amaral RL, Robial R, Eleutério Junior J. Vaginites e vaginoses. São Paulo: Federação Brasileira das Associações de Ginecolo-gia e Obstetrícia (Febrasgo), 2018. (Protocolo Febrasgo – Ginecologia, nº 24/ Comissão Nacional Especializada em Doenças Infectocontagi-osas).

3. Vazquez F, Fernández-Blázquez A, García B. Vaginosis. Vaginal microbiota. Enferm Infecc Microbiol Clin 2019; 37(9):592-601. Disponível em: https://doi.org/10.1016/j.eimce.2019.06.001; acessado em: 15 de outubro de 2019.

4. Javed A, Parvaiz F, Manzoor S. Bacterial Vaginosis: An insight into the prevalence, alternative regimen treatments and it's associated resis-tance patterns. Microb Pathog 2019; 127:21-30. Disponível em: https://doi.org/10.1016/j.micpath.2018.11.046; acessado em: 15 de outubro de 2019.

5. Mendling W, Palmeira-de-Oliveira A, Biber S, Prasauskas V. An update on the role of Atopobium vaginae in bacterial vaginosis: what to consider when choosing a treatment? A mini review. Arch Gynecol Obstet 2019; 300(1):1-6. Disponível em: https://doi.org/10.1007/s00404-019-05142-8; acessado em 15 de outubro de 2019.

6. Falconi McCahill A. Bacterial vaginosis: a clinical update with a focus on complementary and alternative therapies. J Midwifery Womens Health 2019; 64(5):578-91.

7. Linhares IM, Giraldo PC, Baracat EC. New findings about vaginal bacterial flora. Rev Assoc Med Bras 2010; 56(3):370-4. Disponível em: http://www.ncbi.nlm.nih.gov/pubmed/20676549; acessado em: 15 de outubro de 2019.

8. Denning DW, Kneale M, Sobel JD, Rautemaa-Richardson R. Global burden of recurrent vulvovaginal candidiasis: a systematic review. Lancet Infect Dis 2018; 18(11):e339-47. Disponível em: http://dx.doi.org/10.1016/S1473-3099(18)30103-8; acessado em: 15 de outubro de 2019.

9. Martin Lopez JE. Candidiasis (vulvovaginal). BMJ Clin Evid 2015; 2015:1-23.

10. Donders GGG, Sobel JD. Candida vulvovaginitis: a store with a buttery and a show window. Mycoses 2017; 60(2):70-2.

11. Makanjuola O, Bongomin F, Fayemiwo SA. An update on the roles of non-albicans candida species in vulvovaginitis. J Fungi 2018; 4(121):1-17.

12. Lobo MMO, Neves NA, Aguiar L. Issn 2237-4574. Rev Bras Patol do Trato Genit Infer E Colposc 2012;2(4):168-84.

13. Sobel JD. Recurrent vulvovaginal candidiasis. Am J Obstet Gynecol 2016; 214(1):15-21. Disponível em: http://dx.doi.org/10.1016/j.ajog.2015.06.067; acessado em: 15 de outubro de 2019.

14. Lírio J, Giraldo PC, Amaral RL, Sarmento ACA, Costa APF, Goncalves AK. Antifungal (oral and vaginal) therapy for recurrent vulvovagi-nal candidiasis: A systematic review protocol. BMJ Open 2019; 9(5):1-6.

15. Edwards T, Burke P, Smalley H, Hobbs G. Trichomonas vaginalis: clinical relevance, pathogenicity and diagnosis. Critical Reviews in Micro-biology 2016; 42(3):406-17.

16. Sobel JD, Reichman O, Misra D, Yoo W. Prognosis and treatment of desquamative inflammatory vaginitis. Obstet Gynecol 2011; 117(4):850-5.

17. Nyirjesy P. Management of persistent vaginitis. Obstet Gynecol 2014; 124(6):1135-46.

18. Donders GGG, Bellen G, Grinceviciene S, Ruban K, Vieira-Baptista P. Aerobic vaginitis: no longer a stranger. Res Microbiol 2017; 168(9-10):845-58. Disponível em: https://doi.org/10.1016/j.resmic.2017.04.004; acessado em: 15 de outubro de 2019.

19. Mason MJ, Winter AJ. How to diagnose and treat aerobic and desquamative inflammatory vaginitis. Sex Transm Infect 2017; 93(1):8-10.

20. Ministério da Saúde. Instituto Nacional de Câncer (Inca). Diretrizes brasileiras para o rastreamento do câncer do colo do útero. 2.ed. revista, ampliada e atualizada. Rio de Janeiro, RJ: Inca, 2016. Disponível em: http://www.citologiaclinica.org.br/site/pdf/documentos/diretrizes-para-o-rastreamento-do-cancer-do-colo-do-utero_2016.pdf; acessado em: 27 de outubro de 2019.

CAPÍTULO 73

Úlceras genitais

Maria Auxiliadora Budib
Henrique Budib Dorsa Pontes
Larissa Michellis

INTRODUÇÃO

Várias doenças podem se manifestar como úlcera genital, sendo essa apresentação motivo de intensa preocupação por parte dos pacientes. As causas mais comuns e mais estudadas são as infecções sexualmente transmissíveis (IST), das quais classicamente ganham destaque cinco entidades: a sífilis, o linfogranuloma venéreo, a infecção herpética, o cancro mole e a donovanose. O diagnóstico diferencial entre essas moléstias, bem como o reconhecimento de outros diagnósticos, é ferramenta essencial para a prática clínica atualmente.

Neste capítulo serão abordadas primeiro as etiologias, separadamente em suas nuances e detalhes. Posteriormente, uma abordagem geral das úlceras genitais, objetivando a diferenciação entre as principais entidades clínicas, consolidação da abordagem sindrômica e do manejo geral das IST.

AS ENTIDADES CLÍNICAS

Sífilis

A sífilis é uma doença sistêmica causada pela bactéria *Treponema pallidum*, de transmissão sexual, parenteral e vertical, representando grande impacto na saúde pública mundial. Dados da Organização Mundial da Saúde de 2016 estimaram 6,3 milhões de casos novos de sífilis,[1] aproximadamente 1 milhão de gestantes com sífilis ativa, resultando em mais de 350.000 eventos adversos perinatais, estimando-se que 200.000 casos resultaram em natimortalidade ou mortalidade neonatal.[2]

A doença, se não tratada, possui curso crônico e previsível, mas com um amplo leque de manifestações e complicações. Sua evolução é classicamente dividida em estágios, que, além da didática, orientam o tratamento e o acompanhamento. Portanto, é preciso que o médico conheça os termos e conceitos envolvidos nos estágios da sífilis.[3]

- Sífilis primária: em seu estágio primário, a sífilis se apresenta como uma úlcera única e indolor, que involui espontaneamente, podendo o paciente apenas relatar seu aparecimento, não estando presente no exame físico deste. A úlcera aparece no sítio da infecção, tipicamente nos genitais.
- Sífilis secundária: em sua forma secundária suas manifestações incluem – mas não se restringem a – aparecimento de condilomas planos, exantema difuso (roséolas sifilíticas), lesões mucocutâneas e linfadenopatia generalizada.

- Sífilis terciária: já sua forma terciária apresenta lesões cardíacas, gomas sifilíticas, *tabes dorsalis* e paresia generalizada.
- Sífilis latente: sífilis diagnosticada laboratorialmente, na ausência de sinais clínicos atuais, caracteriza fase latente. Se adquirida há menos de 1 ano (relato da úlcera típica) ao diagnóstico, é designada sífilis latente precoce; os outros casos são classificados como sífilis de duração indeterminada.4

Nesse momento é importante que o médico entenda que a infecção do sistema nervoso central pelo *Treponema pallidum*, isto é, a neurossífilis, pode ocorrer em qualquer estágio da doença, fazendo-se necessário um minucioso exame neurológico qualquer que seja a duração dos sintomas e, se necessário, avaliação complementar.[4]

Diagnóstico

O método padrão-ouro para o diagnóstico da sífilis em seus estágios iniciais é o exame de campo escuro.[5]

Para o diagnóstico presuntivo de sífilis são necessários dois testes diferentes em associação, sendo um deles treponêmico (*fluorescent treponemal antibody absorbed* [FTA-ABS], *T. pallidum passive particle agglutination* [TP-PA], exames de imunoensaio [EIA], *chemiluminescence immunoassays, immunoblots*, testes rápidos treponêmicos) e o outro não treponêmico (*venereal disease research laboratory* [VDRL] ou *rapid plasma reagin* [RPR]).[4]

Para a correta interpretação e manejo dos casos é importante que o médico saiba as nuances e limitações desses testes.

Os testes não treponêmicos (p. ex., VDRL) possuem baixa especificidade, podendo apresentar títulos elevados em condições como doenças autoimunes, gestação e idade avançada, sendo assim, é sempre necessário um teste treponêmico para confirmar o diagnóstico.

Os testes não treponêmicos trazem resultados quantitativos, e uma mudança de 4 aumentos de campos (p. ex., aumento de 1:8 para 1:32) é considerada clinicamente significante.

Possuem correlação com a atividade da doença, sendo os testes de escolha para o acompanhamento da resposta ao tratamento. Tendem a declinar com o tratamento e, na maioria dos casos, tornam-se não reagentes, entretanto, podem persistir por longo período de tempo.

Os testes treponêmicos são testes qualitativos, e na maioria dos casos persistem reagentes mesmo com o tratamento e cura da doença (apenas 15-25% dos pacientes apresentam exame não reagente após 2-3 anos). Sendo assim, os testes treponêmicos não guardam correlação com a atividade da doença e, portanto, não são utilizados para acompanhamento do tratamento.

Quando um teste treponêmico é positivo, deve-se solicitar um teste não treponêmico para guiar as decisões terapêuticas.

Se o teste não treponêmico for negativo, é indicada a solicitação de um segundo teste treponêmico, diferente do primeiro. Se o 2º teste treponêmico for negativo, o primeiro exame tratava-se de um falso-positivo.

No caso de o 2º teste treponêmico vir positivo, deve-se avaliar se o paciente tem histórico de tratamento anterior para sífilis e o risco de reexposição.

Caso o paciente nunca tenha se tratado anteriormente, oferecer o tratamento.

Se já foi tratado e não possui risco de reexposição, não é necessário prosseguir com investigação ou tratamento.

Se já foi tratado anteriormente, entretanto possui risco de reexposição, é recomendado repetir teste não treponêmico em 2-4 semanas para avaliar infecção recente.

Na gestação, um dos testes positivos já autoriza o início do tratamento, sendo, ainda assim, necessária a confirmação do diagnóstico com o outro teste.

Tratamento

Para todos os estágios da sífilis o tratamento preferencial é feito com penicilina G administrada por via parenteral.

A preparação utilizada (benzatina, cristalina, procaína), a dose e a duração do tratamento dependem do estágio da moléstia e suas manifestações clínicas.

Para sífilis primária, secundária e sífilis latente recente o tratamento recomendado é: penicilina G benzatina 2.400.000 UI IM (intramuscular) em dose única.

Para a sífilis terciária e sífilis latente de duração indeterminada o tratamento recomendado é: penicilina G benzatina 2.400.000 UI IM 3 doses, com intervalo de 1 semana entre as doses, totalizando 7.200.000 UI.

Algumas preparações de penicilina G não têm boa penetração no líquido cefalorraquidiano (LCR) e no humor aquoso, sendo assim, o tratamento recomendado para neurossífilis deve ser: penicilina G cristalina 3.000.000 a 4.000.000 UI IV (intravenosa) a cada 4 horas ou em infusão contínua, totalizando 18.000.000 a 24.000.000 UI por dia, durante 10-14 dias.

Acompanhamento

O paciente deve retornar para reavaliação clínica e laboratorial após 3, 6, 9 e 12 meses (trimestral).[6]

Critérios de cura ainda carecem de estudos e não são estabelecidos.[4]

De uma maneira geral, considera-se a queda de pelo menos quatro campos de aumento em 12 meses.

Casos que não atingem essa meta são classificados como falha do tratamento. Aproximadamente 20% dos pacientes com tratamento adequado não atingem esse objetivo.[7,8]

Em pacientes com persistência ou recorrência dos sintomas, ou aumento dos títulos do teste não treponêmico persistindo por mais de 2 semanas, deve-se considerar falha do tratamento ou reinfecção. Esses pacientes devem ser tratados novamente para sífilis, reavaliados para infecção pelo HIV e investigados para neurossífilis por meio da coleta do LCR.

Para pacientes com queda inferior a quatro campos de aumento no teste não treponêmico ainda não há consenso quanto à melhor conduta. Estes devem continuar o acompanhamento clínico e sorológico e testados novamente para HIV. Se o acompanhamento é incerto, recomenda-se novo tratamento com 3 doses de 2.400.000 UI com intervalo semanal. Pode-se considerar avaliação do LCR nesses casos.

Considerações especiais

Regimes alternativos em casos de alergia a penicilina

Diversas terapias são efetivas para sífilis primária e secundária em pacientes não gestantes e alérgicas a penicilina:

- Doxiciclina 100 mg, VO (via oral), 2x/dia por 14 dias.
- Tetraciclina 500 mg, VO, 4x/dia durante 14 dias.[4]
- Ceftriaxone 1-2 g IM ou IV durante 14 dias.[4]

Considerações sobre a sífilis na gestação

O rastreio para sífilis deve ser universal durante a gestação. No Brasil, recomenda-se a solicitação de sorologias na 1ª consulta de pré-natal e no início do 3º trimestre (por volta das 28 semanas de gestação). Preconiza-se também a realização de teste rápido antes do parto.[6,9]

Mulheres com história de óbito fetal > 20 semanas devem ser investigadas para sífilis também.[4]

Gestante com sorologia reagente para sífilis deve ser considerada infectada, a menos que tenha história de tratamento adequado documentado com clareza no prontuário e os títulos dos exames não treponêmicos tenham declinado apropriadamente.[4]

Em caso de positividade de um teste para sífilis, deve-se confirmar o diagnóstico com o outro tipo de teste, entretanto, o tratamento deve ser iniciado de imediato.

A penicilina G é o único tratamento efetivo durante a gestação, que previne a infecção fetal e trata o concepto infectado.[10]

O esquema do tratamento é definido pelo estágio da sífilis:

- Sífilis primária, secundária ou latente recente: penicilina G benzatina 2.400.000 UI IM dose única.
- Sífilis terciária ou latente de tempo indeterminado: penicilina G benzatina 2.400.000 UI IM 3 doses com intervalo semanal, totalizando 7.200.000 UI ao fim do tratamento.

Não há nenhuma evidência de medicamento que possa substituir a penicilina G nos casos de sífilis na gestação. A gestante que possui alergia a penicilina deve ser dessensibilizada e tratada com penicilina.

No caso da sífilis da gestação não é tolerado nenhum atraso na aplicação de nova dose, devendo, no caso de dose não aplicada na data adequada, ser repetido todo o curso do tratamento.

O acompanhamento subsequente deve ser mensal, com exames não treponêmicos em série.

O correto esquema de tratamento documentado e a queda dos títulos do exame não treponêmico tem implicações importantes para o neonato. Em caso de mãe tratada incorretamente ou com tratamento ineficaz, o neonato é considerado caso de sífilis congênita e deverá ser conduzido como tal.

Para o tratamento ser considerado correto deve ser realizado com penicilina G, em esquema apropriado para a fase clínica da sífilis, deve ter sido finalizado pelo menos 30 dias antes do parto e deve haver declínio apropriado dos níveis de VDRL.

Linfogranuloma venéreo

Doença causada pela *Chlamydia trachomatis* do sorotipo L1, L2 e L3.[11,12] Apresenta-se clinicamente como linfadenopatia inguinofemoral tipicamente unilateral, que pode fistulizar e apresentar o clássico aspecto em "bico de regador", associado a úlcera genital indolor. Assim como a sífilis, a úlcera do linfogranuloma venéreo desaparece sozinha, podendo não estar presente durante o exame físico, devendo ser questionada ao paciente.

Em pacientes com exposição retal pode se manifestar como uma proctocolite, apresentando dor anal, tenesmo, constipação, febre e descarga mucossanguinolenta retal, mimetizando doença inflamatória intestinal.[13,14]

Diagnóstico

O diagnóstico deve ser clínico, levando em conta dados epidemiológicos e exclusão de outras causas de linfadenopatia, úlcera genital ou proctocolite.[4]

Tratamento

Doxiciclina 100 mg 2x/dia por 21dias.[4]

A aspiração ou drenagem do linfonodo pode ser necessária para evitar ulcerações.[4]

Herpes genital

O herpes genital é um uma infecção viral crônica. Os sorotipos mais prevalentes e mais estudados são o HSV-1 e o HSV-2. Os casos de recorrência são em sua maioria atribuídos ao HSV-2.[15]

A maioria das pessoas infectadas não tem o diagnóstico estabelecido, já que em muitos casos a infecção apresentou-se de forma leve e inespecífica, entretanto, esses indivíduos podem transmitir a doença. É comum o HSV ser transmitido por uma pessoa assintomática.

Diagnóstico

A apresentação clínica clássica do herpes genital é o aparecimento de lesões vesiculares e ulceradas, múltiplas e dolorosas, de fundo limpo. Alguns pacientes podem não manifestar esse quadro, tornando o diagnóstico difícil.

O quadro pode apresentar recorrências, mais comumente nas infecções pelo HSV-2.[16,17]

Tratamento

Terapia antiviral sistêmica oferece benefícios clínicos, controlando parcialmente os sinais e sintomas da infecção, tanto na primoinfecção como nos episódios de recorrência. Além disso, pode ser usada como terapia de supressão para prevenir as recorrências. Todavia, essas medicações não são capazes de erradicar o vírus latente, tampouco interferem no risco, frequência ou gravidade das recorrências quando descontinuadas.

Estudos randomizados comprovam o benefício com três antivirais:

- Aciclovir, valaciclovir e famciclovir.[18-23]
- Terapia tópica oferece benefícios mínimos e é desencorajada.[4]

A primoinfecção herpética pode evoluir com quadro clínico prolongado, com grave ulceração genital e envolvimento neurológico, mesmo nos pacientes com manifestações leves inicialmente. Sendo assim, todos os casos de primoinfecção herpética devem ser tratados com terapia antiviral. Esquemas recomendados:

- Aciclovir 400 mg, VO, 3x/dia durante 7-10 dias.
- Aciclovir 200 mg, VO, 5x/dia por 7-10 dias.
- Valaciclovir 1 g, VO, 2x/dia durante 7-10 dias.
- Famciclovir 250 mg, VO, 3x/dia por 7-10 dias.

O tratamento pode ter duração prolongada se após 10 dias de tratamento a cura não for completa.

Para pacientes que apresentam recorrências, são possíveis duas estratégias: tratar as recorrências episodicamente, para alívio e diminuição da duração do episódio, ou realizar terapia de supressão, para reduzir sua frequência, com o benefício adicional de diminuir a chance de transmissão para parceiros suscetíveis.[24,25]

A terapia de supressão para herpes genital recorrente reduz a frequência de recidiva da manifestação em até 70-80% dos pacientes.[26-29]

Esquemas de tratamentos recomendados para a terapia de supressão para o herpes genital recorrente:

- Aciclovir 400 mg, VO, 2x/dia.

- Valaciclovir 1 g, VO, 1x/dia.
- Famciclovir 250 mg, VO, 2x/dia.

O médico assistente deve discutir anualmente com o paciente a continuação ou descontinuação da terapia de supressão.[4]

A terapia episódica para herpes genital recorrente deve ser iniciada em até 1 dia após o início da instalação da lesão ou durante os pródromos que antecedem a lesão. Deve-se providenciar ao paciente medicação ou prescrição com essa instrução. São esquemas recomendados:[4]

- Aciclovir 400 mg, VO, 3x/dia por 5 dias.
- Aciclovir 800 mg, VO, 2x/dia durante 5 dias.
- Aciclovir 800 mg, VO, 3x/dia por 2 dias.
- Valaciclovir 500 mg, VO, 2x/dia durante 3 dias.
- Valaciclovir 1 g, VO, 1x/dia por 5 dias.
- Famciclovir 125 mg, VO, 2x/dia durante 5 dias.
- Famciclovir 1 g, VO, 2x/dia por 1 dia.
- Famciclovir 500 mg, VO, dose única, seguida de 250 mg 2x/dia durante 2 dias.

Infecção herpética grave

Pacientes com manifestações graves da doença, tais como infecção disseminada, pneumonite, hepatite, meningoencefalite, devem ser hospitalizados e tratados com terapia antiviral endovenosa. O esquema recomendado é:

Aciclovir 5-10 mg/kg IV a cada 8 horas durante 2-7 dias até que seja observada melhora clínica, seguido de antiviral VO até completar ao menos 10 dias de tratamento. Meningoencefalite herpética deve ter curso de tratamento prolongado, totalizando 21 dias de terapia antiviral endovenosa.

Aconselhamento

O aconselhamento do paciente com infecção pelo HSV é um ponto crítico do tratamento e por diversas vezes negligenciado pelo médico assistente. O efeito psicológico dessa entidade clínica acontece por diversos motivos, sendo os principais a cronicidade da doença, as recorrências frequentes, a possibilidade de transmissão durante o ato sexual e de complicações durante a gestação.

Deve-se abordar com a paciente a história natural da doença, os possíveis episódios de recorrência e a transmissão por via sexual em períodos assintomáticos.

É imprescindível que o médico discuta com a paciente as possibilidades de tratamento e de supressão da doença, explicando detalhadamente os benefícios e eficácia de cada método.

A paciente deve ser informada sobre o aumento do risco de infecção pelo HIV e as possibilidades de complicações durante a gestação e no período neonatal.

Considerações sobre o herpes genital na gestação

O risco de transmissão vertical é alto (30-50%) em mulheres que adquiriram o herpes genital próximo ao parto e baixo (1%) em mulheres com infecção antes da gestação ou durante a primeira metade da gestação.[4]

A estratégia de prevenção do herpes neonatal deve se basear em evitar o contágio durante a segunda metade da gestação e evitar a exposição do neonato às lesões herpéticas.

Mulheres sem história de infecção herpética devem ser aconselhadas a adotar a abstinência sexual no terceiro trimestre, se o parceiro sexual for sabidamente portador do vírus ou suspeito. Essa recomendação inclui evitar receber sexo oral de parceiro portador ou suspeito de herpes orolabial.[4]

No início do trabalho de parto, todas as mulheres devem ser interrogadas minuciosamente a respeito de sintomas de herpes genital e sintomas prodrômicos. Um exame físico cuidadoso em busca de lesões herpéticas é fundamental. A suspeita de infecção herpética pode determinar a via de parto.

Apesar de a cesárea não eliminar por completo o risco de transmissão vertical do HSV, mulheres com lesões herpéticas no início do trabalho de parto devem ser submetidas a cesárea para diminuir o risco de transmissão.

Aciclovir pode ser usado com segurança em todas as fases da gestação e do aleitamento.[30,31]

Cancro mole

Cancro mole é uma doença causada pela bactéria *Haemophilus ducreyi*. Apresenta-se como úlcera genital dolorosa e de aspecto sujo, associada a linfadenopatia inguinal supurativa, com fistulização em orifício único.

O diagnóstico é eminentemente clínico.

O tratamento é capaz de eliminar a infecção, resolver os sintomas clínicos e impedir a transmissão da bactéria. Esquemas preconizados:

- Azitromicina 1g, VO, dose única.
- Ceftriaxona 250 mg IV dose única.

Donovanose

Donovanose é uma doença infecciosa causada pela bactéria Gram-negativa *Klebsiella granulomatis* que cursa com ulceração genital. Apresenta-se clinicamente como uma lesão ulcerada indolor de crescimento progressivo e lento, que, por ser hipervascularizada, adquire aspecto descrito como bife sangrante (*beefy red appearance*). Pode apresentar granulomas subcutâneos (pseudobulbos).

Por suas características clínicas, semelhantes a lesões neoplásicas, é indicada a coleta de tecido para biópsia. A presença de corpúsculos de Donovan confirma o diagnóstico.

Esquemas de tratamento recomendados: Escolha:

- Azitromicina 500 mg 1x/dia durante pelo menos 3 semanas até que as lesões tenham se curado por completo.

Alternativos:

- Doxiciclina 100 mg, VO, 2x/dia durante pelo menos 3 semanas até que as lesões tenham se curado por completo.

- Ciprofloxacina 750 mg, VO, 2x/dia por pelo menos 3 semanas até que as lesões tenham se curado por completo.

Doenças que cursam com úlcera genital não relacionadas a IST

Existem doenças que podem se manifestar com lesões ulcerosas genitais e não são IST e que fogem ao grupo das causas clássicas de úlcera genital. Essas entidades devem fazer parte do leque de diagnósticos diferenciais do médico assistente, especialmente em situações em que não há história consistente de exposição sexual perigosa. Serão discutidas sucintamente as principais entidades envolvidas, entretanto uma discussão aprofundada desse tema não é o objetivo do capítulo.

As úlceras genitais não relacionadas às IST podem ser infecciosas e não infecciosas.[32]

As causas infecciosas não relacionadas a IST são extremamente raras. Causas infecciosas raras incluem amebíase, leishmaniose, tuberculose, herpes-zóster e infecções fúngicas.

A amebíase cutânea é uma manifestação incomum da *Entamoeba histolytica*, mesmo em regiões endêmicas.[33]

Leishmaniose que cursa com lesões genitais é rara, mas foi descrita na América do Sul entre mineradores e fazendeiros, com relatos de casos e de úlceras vulvovaginais.[34]

A tuberculose cutânea (TBC) assume importância na era contemporânea do HIV. Clinicamente, nódulos edematosos, avermelhados ou amarelados aparecem na área anogenital. Esses nódulos se quebram rapidamente para formar úlceras dolorosas, circulares e irregulares com bordas comprometidas.[35]

Essas úlceras extremamente dolorosas são sempre revestidas com pseudomembrana e podem perfurar o tecido subjacente.[36]

O vírus varicela-zóster que acomete a região sacral pode afetar a vulva. Isso pode ser acompanhado por disfunção intestinal e da bexiga.[37]

Entre os patógenos fúngicos, existem relatos raros de ulceração genital com paracoccidioi-

domicose, zigomicose e histoplasmose. A infecção por cândida pode, muito raramente, levar a lesões erosivas na vulva.[32]

Úlceras genitais podem ser um processo de reação (úlcera reativa) desencadeado por uma infecção a distância. A esse fenômeno dá-se o nome de úlceras genitais reativas agudas não relacionadas a transmissão sexual, ou pelo epônimo úlcera de Lipschutz.

A úlcera de Lipschutz é uma entidade frequentemente encontrada e negligenciada, afetando meninas e mulheres jovens. O desenvolvimento de úlcera genital aguda e dolorosa, geralmente precedida por sintomas prodrômicos inespecíficos, é a apresentação usual em uma mulher sexualmente inativa. A entidade tem sérias consequências socioculturais, pois pode invariavelmente ser diagnosticada como uma infecção sexualmente transmissível.[32]

As infecções descritas como relacionadas a esse fenômeno são mais frequentemente atribuídas ao Epstein-Barr vírus (EBV).[38,39] Além do citomegalovírus (CMV), *Salmonella typhi*, *Salmonella paratyphi*, o vírus *influenza* e *Mycoplasma*.[40-44]

O diagnóstico da úlcera de Lipschutz é principalmente clínico, o que requer a exclusão de outras causas comuns de ulceração genital. Uma úlcera genital aguda que se desenvolve em uma adolescente saudável, sem histórico sexual e antecedentes de febre ou doença sistêmica aguda, sugere o diagnóstico.[46]

Como o EBV e o CMV foram demonstrados como agentes associados à úlcera de Lipschutz, sua sorologia pode ser solicitada, se disponível. Isso inclui anticorpos IgG e IgM para o CMV e anticorpos IgM para o antígeno do capsídeo do EBV.[38,40]

A úlcera desaparece espontaneamente dentro de 16-21 dias, em geral sem cicatrizes.[47] O alívio da dor e as medidas de suporte são as condutas a serem tomadas, podendo-se prescrever analgésicos e anestésicos tópicos.

A lista de causas não infecciosas é muito mais abrangente, englobando reações a fármacos, desordens imunológicas e doenças neoplásicas.

Entre estas, ganha destaque a doença de Behçet, vasculite sistêmica de origem ainda obscura, que cursa com sintomas multissistêmicos, sendo a úlcera genital um de seus critérios diagnósticos,[48] podendo ser a manifestação inicial da doença.[49] Sua apresentação pode variar de pequenas lesões assintomáticas a úlceras severamente sintomáticas, levando a complicações secundárias, sobretudo em mulheres,[50] as úlceras são ovais ou redondas, bem delimitadas com base necrótica amarelada ou acinzentada e halo eritematoso. As úlceras genitais de Behçet são geralmente mais profundas que as úlceras orais e costumam ser precedidas por linfadenopatia.

O tratamento tópico das úlceras genitais da doença de Behçet inclui corticosteroides e anestésicos.

Entre as causas neoplásicas, o carcinoma de células escamosas é a neoplasia mais comum da vulva. Pode se desenvolver a partir de neoplasia intraepitelial vulvar, causada pela infecção pelo papilomavírus humano, ou pode se desenvolver a partir de distúrbios epiteliais vulvares não neoplásicos, como resultado de inflamação crônica.[51] O sintoma mais frequentemente relatado de câncer vulvar é uma longa história de prurido. Sintomas menos comuns de apresentação incluem: sangramento vulvar, corrimento, disúria e dor.[52]

A lesão geralmente é elevada e pode ter aparência de carne viva, ulcerada, leucoplásica ou verruga.[52]

A maioria dos carcinomas de células escamosas é unifocal e ocorre nos grandes lábios.

Aproximadamente 5% dos casos são multifocais, e os pequenos lábios, clitóris ou períneo podem estar envolvidos como locais primários.[51]

O melanoma maligno da vulva pode apresentar ulcerações, assim como o carcinoma basocelular, que é ocasionalmente observado nos genitais.

O líquen plano (LP) mucoso erosivo é uma variante bem estabelecida de LP caracterizada pela formação de lesões ulcerativas, que envolvem predominantemente a mucosa oral e genital. Nas mulheres, envolve o orifício vaginal e frequentemente os pequenos lábios.

As lesões são eritematosas, parcialmente erosivas e descamativas, às vezes cercadas por uma borda pálida. Causam sintomas graves como queimação, dor, prurido e dispareunia.[53] O LP vulvovaginal pode causar cicatrizes, levando ao estreitamento da vagina e dos pequenos lábios.[54]

O tratamento é desafiador e geralmente prolongado. Esteroides tópicos e tacrolimus são eficazes. A terapia sistêmica pode ser justificada em casos graves e inclui: esteroides sistêmicos, acitretina, metotrexato e ciclosporina.[53,55,56]

Úlceras genitais podem fazer parte da apresentação clínica de síndromes dermatológicas induzidas por medicamentos. O eritema multiforme (EM) raramente está associado a lesões genitais, enquanto lesões orais estão quase sempre presentes.[32] A genitália é mais frequentemente afetada na síndrome de Stevens-Johnson (SJS) e na necrólise epidérmica tóxica (NET), em geral com erosões.[32]

Abordagem geral das úlceras genitais

O primeiro passo do atendimento é a realização de uma minuciosa anamnese seguida de exame físico, detalhando os pormenores da história clínica, ou seja, avaliação minuciosa. Por meio destes, o médico deve determinar:

- Início e duração dos sintomas.
- Lesão dolorosa ou indolor, outros sintomas associados (prurido, corrimento vaginal, febre).
- Lesões múltiplas ou única.
- Aspecto da lesão; determinar se houve ou há presença de vesículas.
- Presença de linfonodopatia inguinal associada, com ou sem sinais flogísticos.
- Evolução da lesão, se a lesão está presente ou desapareceu.

Durante o atendimento é importante determinar a história pregressa da paciente, com ênfase na identificação de IST prévias e tratamentos realizados. O médico deve ser capaz de avaliar o risco de IST e exposição recente, recomenda-se a seguinte estratégia, conhecida pelo mnemônico 5P's (adaptado do CDC):[4] Parceiros, Práticas, Prevenção da gestação, Proteção contra IST e Passado médico de IST.

Parceiros

- "Você tem relações sexuais com homens, mulheres, ou os dois?"
- "Nos últimos 2 meses, quantos parceiros sexuais você teve?"
- "Nos últimos 12 meses, quantos parceiros sexuais você teve?"
- "É possível que algum desses parceiros tenha tido relação sexual com outra pessoa enquanto mantinha relação com você?"

Práticas

- "Para compreender o seu risco de exposição a IST, eu preciso entender que tipo de sexo você fez recentemente."
- "Você teve relação sexual vaginal, quero dizer, penetração do pênis na vagina?", se sim, "Você usa preservativos: nunca, às vezes ou sempre?"
- "Você teve relação sexual anal, quero dizer, penetração do pênis no ânus?", se sim, "Você usa preservativos: nunca, às vezes ou sempre?"
- "Você teve relação sexual oral, quero dizer, boca em contato com pênis ou vagina?"

Para as respostas sobre o preservativos:

- Se "nunca": "Por que você não faz uso?"
- Se "às vezes": "Em que tipo de situação ou com quem você usa preservativos?"

Prevenção da gestação

- "O que você faz para prevenir gravidez?"

Proteção contra IST

- "O que você faz para se proteger contra IST e HIV?"

Passado médico de IST

- "Você já teve alguma IST?"
- "Algum parceiro sexual já teve IST?"

ABORDAGEM SINDRÔMICA

Diante de uma paciente com queixa de lesão ulcerosa genital, o médico deve ser capaz de, por meio do reconhecimento de sinais e sintomas de fácil identificação, orientar o tratamento adequado, sem a necessidade de avaliação laboratorial complementar. Isso é chamado de abordagem sindrômica.[57]

Para tal abordagem, é utilizado um algoritmo para a tomada de decisões (Figura 1).[6]

A determinação de IST como causa provável, partindo da avaliação do risco da paciente, autoriza a tomada de decisões da seguinte forma:

- Se há presença de vesículas ativas na lesão presume-se herpes genital.

Primoinfecção:

- Aciclovir 200 mg, 2 comprimidos, VO, 3x/dia, durante 7-10 dias.
- Aciclovir 200 mg, 1 comprimido, VO, 5x/dia (7 h, 11 h, 15 h, 19 h, 23 h, 7 h...), por 7-10 dias.

Recidiva:

- Aciclovir 200 mg, 2 comprimidos, VO, 3x/dia, durante 5 dias.
- Aciclovir 200 mg, 4 comprimidos, VO, 2x/dia, por 5 dias.

Na ausência de vesículas determina-se a duração da lesão.

Se a lesão tem menos de 4 semanas indica-se o tratamento para sífilis primária e cancro duro:

- Benzilpenicilina benzatina 2,4 milhões UI, IM, dose única (1,2 milhão UI em cada glúteo).

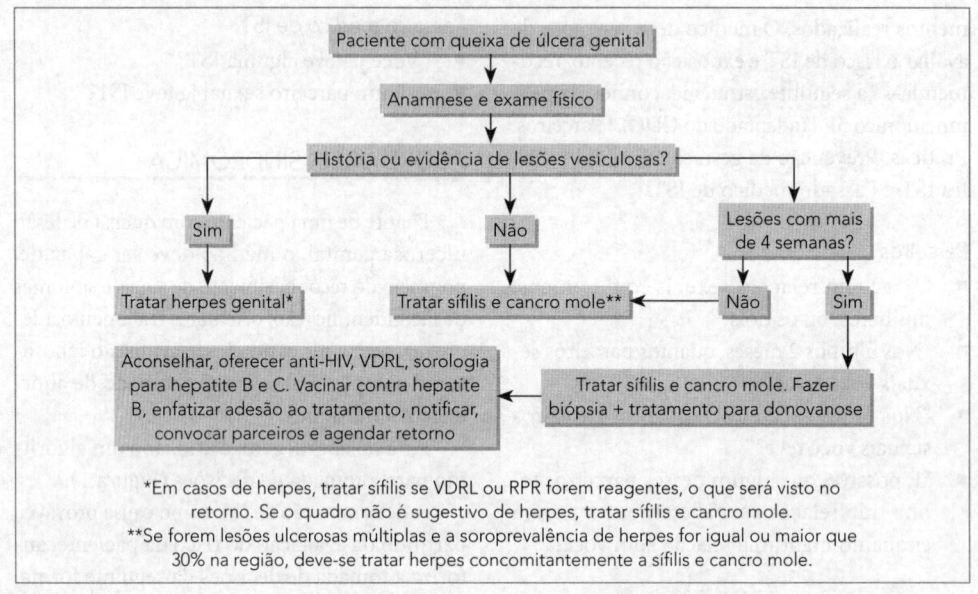

FIGURA 1 Fluxograma para manejo de infecções que causam úlcera genital.

- Azitromicina 500 mg, 2 comprimidos, VO, dose única.

Se a lesão estiver presente por mais de 4 semanas deve ser biopsiada, e a paciente tratada para sífilis, cancro duro, linfogranuloma venéreo e donovanose:

- Benzilpenicilina benzatina 2,4 milhões UI, IM, dose única (1,2 milhão UI em cada glúteo).
- Azitromicina 500 mg, 2 comprimidos, VO, dose única.
- Doxiciclina 100 mg, VO, 1 comprimido, 2x/dia, durante 21 dias.

Toda paciente com risco ou diagnóstico de IST deve ser rastreada sorologicamente para HIV, sífilis e hepatite B.

Recomenda-se a convocação e avaliação clínica dos parceiros sexuais da paciente. Os contatos sexuais dos últimos 60 dias devem ser avaliados e, se diagnosticados, tratados com o mesmo esquema indicado para a paciente índice.

O médico assistente deve providenciar material escrito para o paciente fornecer aos seus parceiros sexuais. O documento deve conter informações sobre as IST, incluindo notificação de que o parceiro sexual foi exposto ao risco e deve buscar ajuda médica para avaliação clínica. Além disso, devem ser abordados os riscos do tratamento, como alergias e efeitos adversos, bem como sinais e sintomas que sugerem complicações.

Deve-se dar ênfase à prevenção das IST, idealmente em todas as consultas ginecológicas, sobretudo na consulta da paciente com suspeita de IST. O aconselhamento deve abranger informações sobre as IST, sua prevenção e prática de sexo seguro por meio do uso de preservativos.

O aconselhamento pode melhorar a capacidade das pessoas de reconhecer os sintomas das IST e aumentar a probabilidade de procurarem atendimento ou incentivarem um parceiro sexual a fazê-lo.

CONSIDERAÇÕES FINAIS

As úlceras genitais possuem um amplo leque de diagnósticos diferenciais, devendo o médico estar preparado para o reconhecimento das principais entidades envolvidas, bem como seus respectivos tratamentos e medidas. A abordagem sindrômica em casos de pacientes com risco para IST é ferramenta fundamental para a prática clínica atual, assim como a habilidade de aconselhamento e amparo psicológico e a capacidade de educar e informar os pacientes

REFERÊNCIAS BIBLIOGRÁFICAS

1. Rowley J, Vander HS, Korenromp E, Low N, Unemo M, Abu-Raddad LJ et al. Global and regional estimates of the prevalence and incidence of four curable sexually transmitted infections in 2016. WHO Bulletin. June 2019. Disponível em: https://www.who.int/bulletin/online_first/BLT.18.228486.pdf; acessado em 15 de janeiro de 2020.

2. Korenromp EL, Rowley J, Alonso M, Mello MB, Wijesooriya NS, Mahiané SG et al. (2019) Global burden of maternal and congenital syphilis and associated adverse birth outcomes – Estimates for 2016 and progress since 2012. PLoS One 2019; 14(2):e0211720. Disponível em: https://journals.plos.org/plosone/article?id=10.1371/journal.pone.0211720; acessado em 15 de janeiro de 2020.

3. Patrick F. BMJ 2007; 334:143-7. Disponível em: https://www.ncbi.nlm.nih.gov/pmc/articles/PMC1779891/; acessado em: 15 de janeiro de 2020.

4. Kimberly AW, Gail AB. Sexually Transmitted Diseases Treatment Guidelines, 2015. MMWR Recomm Rep 2015 June 5; 64(RR-03):1-137. Disponível em: https://www.ncbi.nlm.nih.gov/pmc/articles/PMC5885289/; acessado em 15 de janeiro de 2020.

5. Association of Public Health Laboratories. Laboratory diagnostic testing for Treponema pallidum, Expert Consultation Meeting Summary Report Jan 13-15, 2009. Atlanta, GA. Disponível em: https://www.aphl.org/programs/infectious_disease/std/Documents/ID_2009Jan_Laboratory-Guidelines--Treponema-pallidum-Meeting-Report.pdf; acessado em: 07 de julho de 2020.

6. Brasil. Ministério da Saúde. Secretaria de Vigilância em Saúde. Departamento de Doenças de Condições Crônicas e Infecções Sexualmente Transmissíveis. Protocolo Clínico e Diretrizes Terapêuticas para Atenção Integral às Pessoas com Infecções Sexualmente Transmissíveis (IST). Brasília: Ministério da Saúde, 2019. p.248.

7. Rolfs RT, Joesoef MR, Hendershot EF, Rompalo AM, Augenbraun MH, Chiu M et al A randomized trial of enhanced therapy for early syphilis in patients with and without human immunodeficiency virus infection. The Syphilis and HIV Study Group. N Engl J Med 1997; 337(5):307-14.

8. Sena AC, Wolff M, Martin DH, Behets F, Van Damme K, Leone P et al. Predictors of serological cure and serofast state after treatment in HIV-negative persons with early syphilis. Clin Infect Dis 2011; 53(11):1092-9.

9. US Preventive Services Task Force. Screening for syphilis infection in pregnancy: reaffirmation recommendation statement. Ann Intern Med 2009; 150(10):705-9.

10. Alexander JM, Sheffield JS, Sanchez PJ, Mayfield J, Wendel GD. Efficacy of treatment for syphilis in pregnancy. Obstet Gynecol 1999; 93:5-8.

11. Mabey D, Peeling RW. Lymphogranuloma venereum. Sex Transm Infect 2002; 78(2):90-2.

12. White JA. Manifestations and management of lymphogranuloma venereum. Curr Opin Infect Dis 2009; 22(1):57-66.

13. Ward H, Martin I, Macdonald N, Alexander S, Simms I, Fenton K et al. Lymphogranuloma venereum in the United Kingdom. Clin Infect Dis 2007; 44(1):26-32.

14. Martin-Iguacel R, Llibre JM, Nielsen H, Heras E, Matas L, Lugo R et al. Lymphogranuloma venereum proctocolitis: a silent endemic disease in men who have sex with men in industrialised countries. Eur J Clin Microbiol Infect Dis 2010; 29(8):917-25.

15. Bradley H, Markowitz LE, Gibson T, McQuillan GM. Seroprevalence of herpes simplex virus types 1 and 2–United States, 1999-2010. J Infect Dis 2014; 209:325-33.

16. Benedetti J, Corey L, Ashley R. Recurrence rates in genital herpes after symptomatic first-episode infection. Ann Intern Med 1994; 121(11):847-54.

17. Engelberg R, Carrell D, Krantz E, Corey L, Wald A. Natural history of genital herpes simplex virus type 1 infection. Sex Transm Dis 2003; 30(2):174-7.

18. Leone PA, Trottier S, Miller JM. Valacyclovir for episodic treatment of genital herpes: a shorter 3-day treatment course compared with 5-day treatment. Clin Infect Dis 2002; 34(7):958-62.

19. Wald A, Carrell D, Remington M, Kexel E, Zeh J, Corey L. Two-day regimen of acyclovir for treatment of recurrent genital herpes simplex virus type 2 infection. Clin Infect Dis 2002; 34(7):944-8.

20. Aoki FY, Tyring S, Diaz-Mitoma F, Gross G, Gao J, Hamed K et al. Single-day, patient-initiated famciclovir therapy for recurrent genital herpes: a randomized, double-blind, placebo-controlled trial. Clin Infect Dis 2006; 42(1):8-13.

21. Chosidow O, Drouault Y, Leconte-Veyriac F, Aymard M, Ortonne JP, Pouget F et al. Famciclovir vs. aciclovir in immunocompetent patients with recurrent genital herpes infections: a parallel-groups, rando-

mized, double-blind clinical trial. Br J Dermatol 2001; 144(4):818-24.

22. Bodsworth NJ, Crooks RJ, Borelli S, Vejlsgaard G, Paavonen J, Worm AM et al. Valaciclovir versus aciclovir in patient initiated treatment of recurrent genital herpes: a randomised, double blind clinical trial. International Valaciclovir HSV Study Group. Genitourin Med 1997; 73(2):110-6.

23. Fife KH, Barbarash RA, Rudolph T, Degregorio B, Roth R. Valaciclovir versus acyclovir in the treatment of first-episode genital herpes infection: results of an international, multicenter, double-blind, randomized clinical trial. The Valaciclovir International Herpes Simplex Virus Study Group. Sex Transm Dis 1997; 24(8):481-6.

24. Romanowski B, Marina RB, Roberts JN, Valtrex HS230017 Study Group. Patients' preference of valacyclovir once-daily suppressive therapy versus twice-daily episodic therapy for recurrent genital herpes: a randomized study. Sex Transm Dis 2003; 30(3):226-31.

25. Corey L, Wald A, Patel R, Sacks SL, Tyring SK, Warren T et al. Once-daily valacyclovir to reduce the risk of transmission of genital herpes. N Engl J Med 2004; 350(1):11-20.

26. Diaz-Mitoma F, Sibbald RG, Shafran SD, Boon R, Saltzman RL. Oral famciclovir for the suppression of recurrent genital herpes: a randomized controlled trial. Collaborative Famciclovir Genital Herpes Research Group. JAMA 1998; 280(10):887-92.

27. Mertz GJ, Loveless MO, Levin MJ, Kraus SJ, Fowler SL, Goade D et al. Oral famciclovir for suppression of recurrent genital herpes simplex virus infection in women: a multicenter, double-blind, placebo-controlled trial. Collaborative Famciclovir Genital Herpes Research Group. Arch Intern Med 1997; 157(3):343-9.

28. Reitano M, Tyring S, Lang W, Thoming C, Worm Am, Borelli S et al. Valaciclovir for the suppression of recurrent genital herpes simplex virus infection: a large-scale dose range-finding study. International Valaciclovir HSV Study Group. J Infect Dis 1998; 178(3):603-10.

29. Romanowski B, Marina RB, Roberts JN, Valtrex HS230017 Study Group. Patients' preference of valacyclovir once-daily suppressive therapy versus twice-daily episodic therapy for recurrent genital herpes: a randomized study. Sex Transm Dis 2003; 30(3):226-31.

30. Briggs GC, Freeman RK, Yaffe SJ. Drugs in pregnancy and lactation. 9.ed. Philadelphia, PA: Lippincott Williams & Wilkins, 2011.

31. Stone KM, Reiff-Eldridge R, White AD, Cordero JF, Brown Z, Alexander ER et al. Pregnancy outcomes following systemic prenatal acyclovir exposure: conclusions from the international acyclovir pregnancy registry, 1984-1999. Birth Defects Res A Clin Mol Teratol 2004; 70(4):201-7.

32. Sehgal VN, Pandhi D, Khurana A. Nonspecific genital ulcers. Clinics in Dermatology 2014; 32(2):259-74. Disponível em: https://sci-hub.tw/10.1016/j.clindermatol.2013.08.024; acessado em: 15 de janeiro de 2020.

33. Mylius RE, Ten Seldam RE. Venereal infection by Entamoeba histolytica in a New Guinea couple. Trop Geogr Med 1962; 14:20-6.

34. Cabello I, Caraballo A, Millan Y. Leishmaniasis in the genital area. Rev Inst Med Trop Sao Paulo 2002; 44:105-7.

35. Sehgal VN, Wagh SA. Cutaneous tuberculosis. Current concepts. Int J Dermatol 1990; 29:237-49.

36. Chen YJ, Shieh PP, Shen JL. Orificial tuberculosis and Kaposi's sarcoma in an HIV-negative individual. Clin Exp Dermatol 2000; 25(5):393-7.

37. Pandhi D, Reddy BS. Childhood herpes zoster complicated by neurogenic bladder dysfunction. Pediatr Dermatol 2004; 21(3):279-80.

38. Taylor S, Drake SM, Dedicoat M, et al. Genital ulcers associated with acute Epstein-Barr virus infection. Sex Transm Infect 1998; 74(4):296-7.

39. Sárdy M, Wollenberg A, Niedermeier A, Flaig MJ. Genital ulcers associated with Epstein-Barr virus infection (ulcus vulvae acutum). Acta Derm Venereol 2011; 91(1):55-9.

40. Martín JM, Godoy R, Calduch L, Villalon G, Jordá E. Lipschutz acute vulval ulcers associated with primary cytomegalovirus infection. Pediatr Dermatol 2008; 25(1):113-5.

41. Roberts DW, Barron SL. Typhoid fever with vulvovaginitis. Lancet 1958; 2(7055):1043-4.

42. Pelletier F, Aubin F, Puzenat E, Deprez P, Blanc D, Estavoyer J-M et al. Lipschütz genital ulceration: a rare manifestation of paratyphoid fever. Eur J Dermatol 2003; 13(3):297-8.

43. Wetter DA, Bruce AJ, MacLaughlin KL, Rogers RS. Ulcus vulvae acutum in a 13-year-old girl after influenza A infection. Skinmed 2008; 7:95-8.

44. Korting GW, Hinterberger G. Ulcus vulvae acutum with cold-agglutinin-positive, Mycoplasma-caused atypical pneumonia. Hautarzt 1979; 30:550-2.

45. Farhi D, Wendling J, Molinari E, Raynal J, Carcelain G, Morand P et al. Non-sexually related acute genital ulcers in 13 pubertal girls: a clinical and microbiological study. Arch Dermatol 2009; 145(1):38-45.

46. Lehman JS, Bruce AJ, Wetter DA, Ferguson SB, Rogers RS. Reactive nonsexually related acute genital ulcers: review of cases evaluated at Mayo Clinic. J Am Acad Dermatol 2010; 63(1):44-51.

47. Huppert JS. Lipschutz ulcers: evaluation and management of acute genital ulcers in women. Dermatol Ther 2010; 23(5):533-40.

48. Alpsoy E, Zouboulis CC, Ehrlich GE. Mucocutaneous lesions of Behcet's disease. Yonsei Med J 2007; 48(4):573-85.

49. Zouboulis CC. Epidemiology of adamantiades-Behçet's disease. Ann Med Interne (Paris) 1999; 150(6):488-98.

50. Ghate JV, Jorizzo JL. Behcet's disease and complex apthosis. J Am Acad Dermatol 1999; 40(1):1-18.

51. Canavan TP, Cohen D. Vulvar cancer. Am Fam Physician 2002; 66:1269-74.

52. Hacker NF. Vulvar cancer. In: Berek JS, Hacker NF (eds.). Practical gynecologic oncology. 3.ed. Philadelphia: Williams & Wilkins, 2000. p.553-96.

53. Kortekangas-Savolainen O, Kiilholma P. Treatment of vulvovaginal erosive and stenosing lichen planus by surgical dilatation and methotrexate. Acta Obstet Gynecol Scand 2007; 86(3):339-43.

54. Helgesen ALO, Gjersvik P, Jebsen P, Kirschner R, Tanbo T. Vaginal involvement in genital erosive lichen planus. Acta Obstet Gynecol Scand 2010; 89(7):966-70.

55. Usatine RP, Tinitigan M. Diagnosis and treatment of lichen planus. Am Fam Physician 2011; 84(1):53-60.

56. Schmitt EC, Pigatto PD, Boneschi V, Bigardi AS, Finzi AF. Erosive lichen planus of the glans penis. Treatment with cyclosporin A. Hautarzt 1993; 44(1):43-5.

57. Organização Mundial da Saúde. Global Health Sector Strategy on Sexually Transmitted Infections, 2016-2021. Disponível em: https://www.who.int/reproductivehealth/publications/rtis/ghss-stis/en/; acessado em: 15 de janeiro de 2020.

CAPÍTULO 74

Cervicites e uretrites

Maria Auxiliadora Budib
Henrique Budib Dorsa Pontes
Larissa Michellis

INTRODUÇÃO

Cervicite é o termo que define a inflamação do colo uterino. Pode ser causada por mecanismos infecciosos e não infecciosos, com destaque para a infecção pelos agentes clássicos: *Chlamydia trachomatis* e *Neisseria gonorrhoeae*, e os agentes emergentes como o *Mycoplasma genitalium*. Frequentemente é assintomática e, talvez por isso, muitas vezes é negligenciada por pacientes e médicos. Apesar do quadro clínico variável ou ausente, se não diagnosticadas e tratadas em tempo hábil, as cervicites possuem alta morbidade em longo prazo, com destaque para alterações na fertilidade, complicações obstétricas e facilitação para o contágio de outras infecções sexualmente transmissíveis (IST), como o papilomavírus humano (HPV) e o vírus da imunodeficiência humana (HIV).[1]

Uretrite, por sua vez, é caracterizada por inflamação do canal uretral e possui causas e consequências semelhantes às das cervicites, com abordagem investigativa e tratamento idênticos, assim como as demais condutas. Será abordada em paralelo durante o capítulo.[2]

ETIOLOGIA

As cervicites são divididas em infecciosas e não infecciosas. Vamos discutir brevemente as causas não infecciosas e, logo após, as causas infecciosas serão abordadas mais profundamente, por serem mais comuns e mais importantes para a prática clínica.

As cervicites não infecciosas devem ser consideradas em pacientes com cervicite cuja etiologia não foi esclarecida a despeito da investigação apropriada. Nesse contexto os efeitos dos hormônios femininos ganham destaque. Há participação dos estrógenos e da progesterona na manutenção da integridade da mucosa cervicovaginal, bem como na regulação da resposta inflamatória local (estrogênio aumenta e progesterona diminui). Sendo assim, mulheres com baixos níveis estrogênicos, destaque para pós-menopausa e pós-parto, têm risco aumentado para vaginite atrófica, e sua incapacidade de manter o pH vaginal abaixo de 4,5 pode causar erosão gradual da mucosa endocervical.[4]

A paciente deve ser interrogada durante a anamnese sobre o uso de substâncias potencialmente irritativas, como cremes vaginais, desodorantes e espermicidas (nonoxynol-9).[1]

Algumas doenças autoimunes podem causar inflamação cervical, com destaque para a doença de Behçet e sarcoidose.[1]

As cervicites infecciosas são causadas principalmente por bactérias e vírus e são mais importantes para a prática clínica. É notável a relação das cervicites com as IST, sendo a principal via de transmissão dos agentes etiológicos.

Mais de 1 milhão de IST são adquiridas todos os dias. Em 2016, a OMS estimou 376 milhões de novas infecções por estas quatro agentes: clamídia (127 milhões), gonorreia (87 milhões), sífilis (6,3 milhões) e tricomoníase (156 milhões).[3]

Classicamente, os principais agentes etiológicos das cervicites são: a *Chlamydia trachomatis* e a *Neisseria gonorrhoeae*. Ainda que sejam os principais agentes etiológicos, atualmente sabe-se que correspondem a menos da metade dos casos de cervicite, sendo necessário o estudo das demais causas, com ênfase nos agentes emergentes como o *Mycoplasma genitalium*.[2]

Para esse fim dividem-se didaticamente as causas de cervicite infecciosas em:

- Cervicites causadas por clamídias e gonococo.
- Cervicites não causadas por clamídias e gonococo.

As cervicites infecciosas causadas por clamídias e gonococos constituem o principal grupo, representando de um terço a metade dos casos, sendo a *Chlamydia trachomatis* o principal agente implicado. São os agentes etiológicos mais estudados e merecem considerações especiais.

Acometem principalmente jovens de 15-25 anos de idade, com prevalência semelhante entre os sexos.[5,6,7]

A principal forma de transmissão se dá por meio do contato sexual por sexo vaginal, anal e oral, mas também ocorre por via vertical (durante o parto da mãe para o filho) e por via parenteral.

As cervicites infecciosas não causadas por clamídias e gonococos constituem uma miscelânea de agentes etiológicos, sendo os principais:

- *Trichomonas vaginalis*: classicamente um dos agentes causadores de vulvovaginites,

pode acometer o colo uterino. O exame especular com colo em aspecto de framboesa sugere este diagnóstico. O *T. vaginalis* causa inflamação erosiva no epitélio ectocervical, levando a um largo espectro de lesões, desde pequenas petéquias até grandes hemorragias, além disso, demonstra associação com aumento do risco de transmissão de HIV.[8,9]

- Bactérias do gênero *Mycoplasma* (*Mycoplasma genitalium* e *Mycoplasma hominis*) e do gênero *Ureaplasma* (*Ureaplasma urealyticum* e *Ureaplasma parvum*): destaque para o *M. Genitalium*, microrganismo identificado na década de 1980 e reconhecido por ser causa importante de uretrite infecciosa no sexo masculino, representando cerca de 20-25% das uretrites não relacionadas aos agentes típicos (*C. trachomatis*, *N. gonorrhoeae*), e 30% dos casos de uretrite recorrente, sendo mais comum do que a *N. gonorrhoeae* na maioria dos segmentos populacionais. Em uma metanálise recente, Lis et al. estudaram a associação entre a infecção pelo *M. genitalium* e diversas síndromes do trato genital feminino e demonstraram significativa associação com cervicite, DIP (doença inflamatória pélvica), parto pré-termo, risco de abortamento e infertilidade.[10]

- Vírus: herpes-vírus (HSV) do tipo 1 e 2 com destaque para os sorotipos HSV do tipo 2. Caracterizado pela presença de vesículas e ulcerações hemorrágicas do epitélio ectocervical. Estima-se que 15-20% das mulheres em primoinfecção herpética apresentam cervicite clinicamente evidente. Geralmente vem acompanhado de lesões no epitélio vulvar e introito vaginal. Sintomas sistêmicos e inespecíficos como febre, mialgia e astenia reforçam a suspeita diagnóstica. As pacientes com reativação do HSV tipo 2 podem apresentar cervicite, com quadro clínico menos exuberante.[11]

- Parasitas: *Schistosoma haematobium*, causador da esquistossomíase na forma genitocervical, causa importante de cervicite em países de baixo desenvolvimento socioeconômico, principalmente África subsaariana. Atinge aproximadamente 40 milhões de meninas e mulheres no continente. A doença é transmitida por contato com água contaminada pela cercária (larva helmíntica). Essa entidade tem sido foco de preocupação nesses países em decorrência do estigma social, já que é confundida com uma infecção sexualmente transmissível e pode causar destruição do hímen.[12]

- *Mycobacterium tuberculosis*: causa rara, geralmente diagnosticada em fase avançadas da investigação.

No caso das uretrites os principais agentes etiológicos são basicamente os mesmos: *N. gonorrhoeae, C. trachomatis, M. genitalium*.

APRESENTAÇÃO CLÍNICA

As cervicites, na maioria dos casos (aproximadamente 70%), são assintomáticas.

Quando sintomática, as principais queixas incluem: corrimento vaginal anormal, sangramento intermenstrual, sinusorragia e dispareunia.

Ao exame físico com espéculo, dados que sugerem cervicite são mucorreia purulenta ou não, se exteriorizando pelo orifício do colo uterino, sinais flogísticos como colo hiperemiado e edemaciado, podendo apresentar dor na mobilização ao toque vaginal, além de friabilidade do colo (sangra com facilidade ao ser manipulado).

Atentar para presença de outros achados que possam sugerir etiologias não clamidianas e não gonocócicas, como vesículas e úlceras, que podem sugerir infecção pelo HSV-2.

Difere das cervicites na apresentação clínica, sendo seu sintoma protagonista o corrimento uretral, podendo cursar com prurido, estrangúria, polaciúria e odor fétido.

A síndrome do corrimento uretral masculino é doença de notificação compulsória.[2]

DIAGNÓSTICO

Diagnóstico clínico

O diagnóstico clínico de cervicite, classicamente, é realizado na presença de achados sugestivos durante um exame especular minucioso (cérvice edemaciado, saída de secreção pelo orifício do colo uterino). Os sinais e sintomas são variáveis, portanto, deve-se considerar os fatores de risco relacionados a transmissão de IST.

Para o diagnóstico clínico das cervicites são considerados sinais maiores[1] a presença de exsudato purulento visível na endocérvice ou no *swab* endocervical e sangramento cervical sustentado induzido por delicada introdução com *swab* de algodão no canal cervical. Um desses sinais presente caracteriza o diagnóstico clínico.[2]

Na ausência de sinais de vulvovaginite inflamatória, a caracterização de leucorreia demonstra alta sensibilidade e alto valor preditivo negativo, sendo a cervicite improvável na ausência de leucorreia.[7,8]

Para confirmar leucorreia pode-se lançar mão de recursos de microscopia óptica, por meio da quantificação de polimorfonucleares (PMN) na secreção endocervical pelo método de Gram. Não há número cabalístico para essa definição, sendo o número de corte variável na literatura. Contagem maior do que 10-30 PMN por campo é considerada significativa. A combinação dos achados clínicos e microscopia significativa tem alto valor preditivo positivo.[7,13,14] A desvantagem dessa associação para a definição de caso é uma sensibilidade menor para os principais patógenos.[15]

Diagnóstico etiológico

O principal agente etiológico é a clamídia e, por ser uma bactéria intracelular obrigatória, não se desenvolve em culturas convencionais. Para esse fim é utilizada a cultura em meio celular, que, além da maior dificuldade técnica e logística, ainda carece de sensibilidade.[2]

O método de Gram pode ser útil no diagnóstico de cervicite gonocócica (exame que identifica a presença de diplococos Gram-negativos). Entretanto, esse teste possui baixa sensibilidade e especificidade.

Em virtude da baixa sensibilidade do método de Gram para os principais agentes etiológicos e problemas inerentes à cultura celular, como o tempo prolongado para o diagnóstico, coleta e transportes inadequados, entre outros desafios, testes de amplificação pelo método da reação em cadeia polimerase (PCR) ganham importância nesse contexto.

O exame padrão-ouro e recomendado é a amplificação de ácidos nucleicos (NAAT) que apresenta alta sensibilidade (> 90%) e alta especificidade (> ou = 99%).[16] Outra vantagem desse método é que pode ser testado em qualquer espécime coletada (primeiro jato de urina, *swabs* uretral, cervical e vaginal). Amostras coletadas na vagina apresentam sensibilidade e especificidade semelhantes às amostras endocervicais, podendo ser obtidas amostras até mesmo pela própria paciente (autoexame).[17]

M. genitalium é um organismo de crescimento lento, podendo o resultado da cultura levar 6 meses para que se confirme o diagnóstico. Sendo assim, o método diagnóstico preferível é a NAAT.[18,19,20] Na ausência de teste específico (NAAT indisponível), *M. genitalium* deve ser suspeitado em casos de uretrite ou cervicite persistentes ou recorrentes.

A NAAT também é o teste recomendado para o diagnóstico dos outros agentes etiológicos, como a *T. vaginalis*, HSV-1 e HSV-2.[1]

A captura híbrida é um método diagnóstico possível, possui sensibilidade menor que o NAAT, é bem menos disponível e seu uso tem sido abandonado.[21]

Testes sem recomendação:

A imunofluorescência direta (IFD) não é recomendada para o uso de rotina em casos de suspeição de espécimes geniturinárias, apesar de ser o método mais validado pelo FDA para a forma ocular da *Chlamydia trachomatis*.[21]

Testes de imunoensaio enzimático (ELISA): nenhum dos seus testes é tão específico e sensível como NAAT, sendo seu uso desencorajado.[21]

As sorologias possuem utilidade para avaliação de cervicites crônicas, mas não nos casos agudos. Ainda na cervicite crônica possui papel limitado.

PROPEDÊUTICA

Mesmo com as vantagens das técnicas de amplificação (NAAT), recomenda-se a coleta de amostras para cultura, pois, além de possibilitar a análise do perfil de resistência para antibióticos, pode adquirir conotação jurídica.

Para o diagnóstico etiológico é necessária a realização do exame especular cuidadoso, com coleta de amostras de secreção vaginal e endocervical. O examinador deve coletar pelo menos 2 amostras de *swab* de cada região, alocando as amostras em frascos separados, um destinado a microscopia e cultura e o outro para testes de amplificação (NAAT).

As culturas devem incluir meios seletivos de crescimento, como Thayer-Martin para a *N. gonorrhoeae*.[1,22]

RASTREIO (CDC)

Em razão do grande potencial de morbidade em longo prazo, o CDC (Centers of Disease Control and Prevention) recomenda o rastreio para clamídia em populações específicas, anualmente, priorizando gestantes, jovens sexualmente ativas com menos de 25 anos de idade e mulheres maiores de 25 anos de idade com fator de risco para IST (múltiplos parceiros, infecções por outras IST, sexarca precoce, mudança recente de parceiro sexual e história pregressa de DIP).

Essa indicação não é contemplada pelo Ministério da Saúde.

CONDUTA

O tratamento deve ser orientado para o agente etiológico causador, de acordo com o resultado do exame complementar utilizado.

Na impossibilidade da realização de teste específico (NAAT indisponível) deve-se considerar o tratamento empírico.

O tratamento empírico também pode ser considerado em populações de alto risco, como mulheres com menos de 25 anos de idade ou história pregressa de outras IST ou DIP etc.

Ainda devem-se considerar fatores relacionados ao parceiro sexual, como troca recente de parceiro, parceiro com história de IST, parceiro que possui outros relacionamentos sexuais e que fazem uso de drogas injetáveis, sendo indicado o tratamento empírico nesses casos.[1,23]

Tratamento empírico (CDC)

- Ceftriaxone 250 mg IM dose única + azitromicina 1 g VO dose única (CDC).

Esquemas de tratamento para patógenos específicos

Chlamydia trachomatis

- Azitromicina 1 g VO (via oral) dose única (tratamento de escolha).
- Doxiciclina 100 mg VO 2x/dia durante 7 dias (contraindicado em gestantes no 2º e 3º trimestres de gestação).
- Amoxicilina 500 mg VO, 3x/dia por 7 dias (alternativa para gestantes).

Neisseria gonorrhoeae

- Ceftriaxone 500 mg IM (intramuscular) dose única + azitromicina 1 g VO dose única.
- Cefotaxima 1.000 mg IM dose única.

Classicamente, a infecção pelo N. gonorrhoeaea foi tratada com o esquema ciprofloxacino 500 mg VO dose única + azitromicina 1 g VO dose única, entretanto, a tendência mundial é evitar o esquema. O uso de ciprofloxacino é contraindicado em pacientes gestantes e em pacientes com menos de 18 anos de idade. Além disso, tem sido contraindicado por conta de relatórios recentes elencarem o uso indiscriminado de quinolonas como fator crucial para o aumento do número de cepas de N. gonorrhoeae resistentes a múltiplos fármacos.

Micoplasmas e ureaplasmas

- Azitromicina 1 g VO dose única.
- Doxiciclina 100 mg VO 2x/dia durante 7 dias.

M. genitalium não possui parede celular, sendo assim, antibióticos cujo mecanismo de ação se relaciona à biossíntese da parede celular, como as penicilinas e cefalosporinas, são inefetivos.

Em dois estudos randomizados o esquema de azitromicina 1 g em dose única se mostrou significativamente mais efetivo contra o M. genitalium que a doxiciclina, sendo a opção preferível.[2,24,25,26]

Em casos de cervicite ou uretrite persistente, se demonstrada por meio de testes específicos a persistência da infecção por M. genitalium, devem ser tratados com quinolona. Não são recomendados testes para controle de cura em pacientes assintomáticos.[2]

A paciente com coinfecção pelo vírus do HIV deve receber o mesmo tratamento das demais pacientes.

ORIENTAÇÕES (CDC)

Deve-se recomendar abstinência sexual até que se complete o esquema terapêutico, ou no mínimo 7 dias após a administração de medicação de dose única, minimizando, assim, as chances de reinfecção nesse período.

Além do tratamento específico, a paciente deve ser rastreada para outras IST, tornando-se mandatória a solicitação de sorologias para hepatite B, sífilis e HIV. Alternativa interessante é o uso de testes rápidos para o rastreio destas.

Recomenda-se a convocação e avaliação clínica dos parceiros sexuais da paciente. Os contatos sexuais dos últimos 60 dias devem ser avaliados e, se diagnosticados, tratados com o mesmo esquema indicado para a paciente índice.

Para mulheres em tratamento, deve-se agendar consulta de retorno, para que se avalie a resposta ao tratamento, comunicação dos resultados dos testes obtidos, bem como as recomendações necessárias para cada situação. Deve-se programar seguimento adicional, com retorno 3 meses após o fim do tratamento, para realização de novos testes, em virtude da alta taxa de reinfecção, independentemente do tratamento ou não dos parceiros sexuais.[27]

As altas prevalências de infecção por *C. trachomatis* em indivíduos tratados recentemente é alarmante. A maioria das infecções pós-tratamento não resulta de falha terapêutica, sendo o principal motivo o não tratamento do parceiro sexual ou início de atividade sexual com novo parceiro. Esses dados reforçam a necessidade de uma abordagem mais efetiva para com os parceiros sexuais, tanto no âmbito do tratamento como na educação sexual.[27,28,29]

O médico assistente deve providenciar material escrito para o paciente fornecer aos seus parceiros sexuais. O documento deve conter informações sobre as IST, incluindo notificação de que o parceiro sexual foi exposto ao risco e deve buscar ajuda médica para avaliação clínica. Além disso, devem ser abordados os riscos do tratamento, como alergias e efeitos adversos, além de sinais e sintomas que sugerem complicações.

Deve-se dar ênfase à prevenção das IST, idealmente em todas as consultas ginecológicas, sobretudo na consulta da paciente com suspeita de IST. O aconselhamento deve abranger aconselhamento sobre as IST, sua prevenção, sexo seguro mediante uso de preservativos.

O aconselhamento pode melhorar a capacidade das pessoas de reconhecer os sintomas das IST e aumentar a probabilidade de procurarem atendimento ou incentivar um parceiro sexual a fazê-lo.

COMPLICAÇÕES

As cervicites infecciosas apresentam diversas complicações com alto potencial de morbimortalidade.

Infecções causadas por clamídia e gonococo podem ascender e evoluir para endometrite, salpingite e doença inflamatória pélvica.[30,31]

As cervicites aumentam as chances de transmissão de outras IST. O processo inflamatório da cérvice desempenha papel importante na transmissão do vírus do HIV, aumentando tanto a chance de transmitir o vírus (fonte) como de contrair o vírus (receptor).[32]

A infecção pela *Chlamydia trachomatis* possui característica especial, pois, por cursar com inflamação crônica e causar danos à barreira mucosa, aumenta o risco de infecção pelo HPV, havendo evidências de associação com carcinoma escamoso de colo uterino.[33]

Pelo fato de a maioria dos casos ser assintomática, as cervicites podem evoluir para doença inflamatória pélvica crônica silenciosa (assintomática), com destaque para endometrites e alterações tubárias, cursando com alterações na fertilidade e consequente diminuição da chance reprodutiva.

As complicações das cervicites durante a gestação também ganham destaque, aumentando o risco de parto pré-termo, corioamnionite e baixo peso ao nascer. Nas mulheres grávidas, a infecção por *C. trachomatis* tem sido associada a um aumento no risco de gravidez ectópica, parto prematuro, ruptura prematura de membranas, aborto espontâneo e morbidade infantil.[34,35] Existe evidência de associação estatisticamente significativa entre a infecção por *C. trachomatis* e o risco de aborto espontâneo em uma população com alta prevalência de infecção por essa bactéria (17,4%).[36]

Adultos e recém-nascidos expostos a infecção por clamídia e gonococo podem apresentar também conjuntivite.[37]

O médico experiente deve lembrar da possibilidade de pneumonia afebril do lactente em bebês expostos a clamídia ao nascer, quadro esse que se apresenta tardiamente, por volta do 3º mês de vida, constituindo um quadro de pneumonia atípica.[38]

Em adultos, além dos quadros de conjuntivite, o médico deve atentar para a possibilidade de artrites inflamatórias.

A infecção pelo *N. Gonorrhoeae* pode levar a um quadro de artrite inflamatória seguido por artrite séptica gonocócica. Destaque para a síndrome artrite-dermatite.[39]

A infecção por clamídia pode levar à síndrome de Reiter, caracterizada pela tríade uretrite + conjuntivite + artrite reativa (tipicamente uma oligoartrite assimétrica).[40]

CONSIDERAÇÕES FINAIS

Cervicites e uretrites são doenças prevalentes e subdiagnosticadas em nosso meio. As potenciais complicações envolvidas justificam a preocupação atual, devendo o médico estar preparado para o diagnóstico clínico etiológico e para a abordagem terapêutica eficaz, desde a medicação até as medidas de controle para as IST.

REFERÊNCIAS BIBLIOGRÁFICAS

1. Ortiz-de la Tabla V, Gutiérrez F. Cervicitis: etiology, diagnosis and treatment. Enfermedades infecciosas y microbiología clínica (English Ed.) 2019; 37(10):661-7.
2. Workowski KA, Bolan GA. Centers for Disease Control and Prevention. Sexually transmitted diseases treatment guidelines, 2015 [published correction appears in MMWR Recomm Rep. 2015 Aug 28;64(33):924]. MMWR Recomm Rep 2015; 64(RR-03):1-137. Disponível em: https://www.ncbi.nlm.nih.gov/pmc/articles/PMC5885289/; acessado em: 10 de janeiro de 2020.
3. Rowley J, Vander Hoorn S, Korenromp E, Low N, Unemo M, Abu-Raddad LJ et al. Global and regional estimates of the prevalence and incidence of four curable sexually transmitted infections in 2016. WHO Bulletin. June 2019. Disponível em: https://www.who.int/bulletin/online_first/BLT.18.228486.pdf; acessado em: 10 de janeiro de 2020.
4. Morrison CS, Bright P, Wong EL, Kwok C, Yacobson I, Gaydos CA et al. Hormonal contraceptive use, cervical ectopy, and the acquisition of cervical infections. Sex Transm Dis 2004; 31:561-7.
5. Brunham RC, Paavonen J, Stevens CE, Kiviat N, Kuo CC, Critchlow CW et al. Mucopurulent cervicitis – the ignored counterpart in women of urethritis in men. N Engl J Med 1984; 311(1):1-6.
6. Currie MJ, Bowden FJ. The importance of chlamydia infections in obstetrics and gynaecology: an update. Aust N Z J Obstet Gynaecol 2007; 47(1):2-8.
7. Lusk MJ, Konecny P. Cervicitis: a review. Curr Opin Infect Dis 2008; 21(1):49-55.
8. Marrazzo JM, Martin DH. Management of women with cervicitis. Clin Infect Dis 2007; 44(Suppl.3):S102-10.
9. Gaydos CA. Rapid tests for sexually transmitted diseases. Curr Infect Dis Rep 2006; 8(2):115-24.
10. Lis R, Rowhani-Rahbar A, Manhart LE. Mycoplasma genitalium infection and female reproductive tract disease: a meta-analysis. Clin Infect Dis 2015; 61(3):418-26.
11. Corey L, Wald A. Genital herpes. In: Holmes KK, Mardh SP, Lemon P-A, Stamm SM, Piot WE, Wasserheit PJ (eds.). Sexually transmitted diseases. 3.ed. New York: McGraw-Hill, 1999. p.285-312.
12. Hotez PJ, Engels D, Gyapong M, Ducker C, Malecela MN. Female genital schistomiasis. E Engl J Med 2019; 381(26): 2493-5.
13. Manhart LE, Critchlow CW, Holmes KK, Dutro SM, Eschenbach DA, Stevens CE et al. Mucopurulent cervicitis and Mycoplasma genitalium. J Infect Dis 2003; 187:650-7.
14. Nugent RP, Hillier SL. Mucopurulent cervicitis as a predictor of Chlamydia infection and adverse pregnancy outcome. Sex Transm Dis 1992; 19(4):198-202.
15. Lusk MJ, Garden FL, Rawlinson WD, Naing ZW, Cumming RG, Konecny P. Cervicitis etiology and case definition: a study in Australian women attending sexually transmitted infection clinics. Sex Transm Infect 2016; 92(3):175-81.
16. Watson EJ, Templeton A, Russell I, Paavonen J, Mardh PA, Stary A et al. The accuracy and efficacy of screening tests for Chlamydia trachomatis: a systematic review. J Med Microbiol 2002; 51(12):1021-31.
17. Papp JR, Schachter J, Gaydos CA, van der Pol B. Recommendations for the laboratory-based detection of Chlamydia trachomatis and Neisseria gonorrhoeae. MMWR Recomm Rep. 2014; 63(RR-02):1-19.
18. Taylor-Robinson D, Jensen JS, Svenstrup H, Stacey CM. Difficulties experienced in defining the microbial cause of pelvic inflammatory disease. International journal of STD and AIDS. 2012; 23(1):18-24.
19. Wiesenfeld HC, Hillier SL, Meyn L et al. Mycoplasma genitalium – is it a pathogen in acute pelvic inflammatory disease (PID)? STI & AIDS World Congress 2013 (Joint Meeting of the 20th ISSTDR and 14th IUSTI Meeting); July 14-27, 2013; Vienna, Austria.
20. Bjartling C, Osser S, Persson K. Mycoplasma genitalium and Chlamydia trachomatis in laparoscopically diagnosed pelvic inflammatory disease. STI & AIDS World Congress 2013 (Joint Meeting of the 20th ISSTDR and 14th IUSTI Meeting); July 14-17, 2013; Vienna, Austria.
21. Recommendations for the Laboratory-based detection of Chlamydia trachomatis and Neisseria gonorrhoeae – 2014 John R. Papp, PhD, Julius Schachter, PhD, [...], and Barbara Van Der Pol, PhD. Disponí-

vel em: https://www.ncbi.nlm.nih.gov/pmc/articles/PMC4047970/#__ffn_sectitle; acessado em: 10 de janeiro de 2020.

22. Alonso R, Galán JC, Gutiérrez Fernández J, Rodriguez-Dominguez M, Salinas J, Sanbonmatsu Gámez S. Diagnóstico microbiológico de las infecciones por Chlamydia spp. y especies relacionadas. In: Galán JC, Cercenado Mansilla E, Cantón Moreno R (eds.). Procedimientos en microbiología clínica. Sociedad Española de Enfermedades Infecciosas y Microbiología Clínica (SEIMC); 2012.

23. Workowski KA, Bolan GA. Centers for Disease Control and Prevention. Sexually Transmitted Diseases Treatment Guidelines. MMWR Recomm Rep 2015; 64(RR-03):1-137.

24. Björnelius E, Anagrius C, Bojs G, Carlberg H, Johannisson G, Johansson E et al. Antibiotic treatment of symptomatic Mycoplasma genitalium infection in Scandinavia: a controlled clinical trial. Sex Transm Infect 2008; 84(1):72-6.

25. Anagrius C, Lore B, Jensen JS. Treatment of Mycoplasma genitalium: observations from a Swedish STD clinic. PLoS One. 2013; 8(4):e61481.

26. Schwebke JR, Rompalo A, Taylor S, Seña AC, Martin DH, Lopez LM et al. Re-evaluating the treatment of nongonococcal urethritis: emphasizing emerging pathogens a randomized clinical trial. Clin Infect Dis 2011; 52(2):163-70.

27. Hosenfeld CB, Workowski KA, Berman S, Zaidi A, Dyson J, Mosure D et al. Repeat infection with chlamydia and gonorrhea among females: a systematic review of the literature. Sex Transm Dis 2009; 36(8):478-89.

28. Fung M, Scott KC, Kent CK, Klausner JD. Chlamydial and gonococcal reinfection among men: a systematic review of data to evaluate the need for retesting. Sex Transm Infect. 2007; 83(4):304-9

29. Whittington WL, Kent C, Kissinger P, Oh MK, Fortenberry JD, Hillis SE et al. Determinants of persistent and recurrent Chlamydia trachomatis infection in young women: results of a multicenter cohort study. Sex Transm Dis 2001; 28(2):117-23.

30. Stamm WE, Guinan ME, Johnson C, Starcher T, Holmes KK, McCormack WM. Effect of treatment regimens for Neisseria gonorrhoeae on simultaneous infection with Chlamydia trachomatis. N Engl J Med 1984; 310(9):545-9.

31. Rees E. Treatment of pelvic inflammatory disease. Am J Obstet Gynecol 1980; 138(7Pt):1042-7.

32. Rosai J. Female reproductive system. In: Goldblum J, Lamps L, Kenney J, Myers J (eds.). Rosai and Ackerman's surgical pathology. 10.ed. St. Louis: Mosby, 2011. p.1439.

33. Bhatla N, Puri K, Sreenivas V. Association of Chlamydia trachomatis infection with human papillomavirus (HPV) & cervical intraepithelial neoplasia – a pilot study. Indian J Med Res 2013; 137(3):533-9.

34. Wilkowska-Trojniel M, Zdrodowska-Stefanow B, Ostaszewska-Puchalska I, Redzko S, Przepiesc J, Zdrodowski M. The influence of Chlamydia trachomatis infection on spontaneous abortions. Adv Med Sci 2009; 54(1):86-90.

35. Rours GI, Duijts L, Moll HA, Arends LR, de Groot R, Jaddoe VW et al. Chlamydia trachomatis infection during pregnancy associated with preterm delivery: a population-based prospective cohort study. Eur J Epidemiol 2011; 26(6):493-502.

36. Ahmadi A, Khodabandehloo M, Ramazanzadeh R, Farhadifar F, Roshani D, Ghaderi E et al. The relationship between Chlamydia trachomatis genital infec- tion and spontaneous abortion. J Reprod Infertil 2016; 17(2):110-6.

37. Jones BR, Al-Hussaini MK, Dunlop EM. Infection of the eye and the genital tract by the TRIC agent. Br J Vener Dis 1964; 40:19-24.

38. Bedran RM. Pneumonias adquiridas na comunidade na infância e adolescência. Rev Med Minas Gerais 2012; 22(Supl 7):S40-S47.

39. Sullivan VF. Gonococcal Arthritis Jan 12, 2019; Chief Editor: Herbert S Diamond. Disponível em: https://emedicine.medscape.com/article/333612-overview; acessado em: 10 de janeiro de 2020.

40. Carter JD, Hudson AP. The evolving story of Chlamydia-induced reactive arthritis. Curr Opin Rheumatol 2010; 22(4):424-30.

CAPÍTULO 75

Malformações genitais femininas

Mauri José Piazza
Almir Antonio Urbanetz *(in memoriam)*
Arcélio C. Teixeira

INTRODUÇÃO

As malformações genitais femininas compreendem um complexo e amplo tópico que necessita de um grande e conveniente conhecimento, o que tem motivado a ocorrência de frequentes erros na investigação e nas condutas terapêuticas.

Essas malformações genitais femininas incluem: as anomalias que poderão existir nas tubas, útero, colo uterino, vagina/vulva e nos ovários, as quais poderão estar ou não associadas a anormalidades no aparelho urinário, bem como sistêmicas ou esqueléticas.

A sua ocorrência poderá ser mais frequente, mas muitas vezes, por serem assintomáticas, não são detectadas, sendo assim motivo de subnotificação e, desse modo, a causa de possíveis erros metodológicos.

As anomalias uterinas, também chamadas müllerianas, têm uma ocorrência de 0,1-3% na população feminina, de 4% nas inférteis e de 15% naquelas com abortamentos de repetição.[1]

ETIOPATOGENIA

A causa – ou causas – direta é difícil e até mesmo quase impossível de estabelecer, apesar de muitas teorias e hipóteses. A incidência familiar parece existir, sendo sua comprovação bastante difícil.

Sabe-se que a análise dos cariótipos pouco tem auxiliado na detecção, mas, até o presente, anormalidades gênicas (HOXA-13), tóxicas (como pelo DES [dietilestilbestrol]) ou ambientais poderão ser responsabilizadas.

ORIGENS EMBRIOLÓGICAS DO APARELHO GENITAL FEMININO

Os embriões nos seus primórdios do desenvolvimento não têm testículos ou ovários, sendo entre a 5ª e 6ª semanas de gestação que as gônadas são bipotenciais e indiferenciadas. Tal diferenciação será determinada pelo padrão cromossômico-gênico. Todos os fatores determinantes são interdependentes e, quando da diferenciação sexual masculina com padrão cromossômico 46, XY, ocorre o desenvolvimento testicular, daí a produção androgênica da testosterona e do fator AMH (fator antimülleriano) pelas células de Sertoli que condicionarão a inibição das estruturas müllerianas e também, assim, a diferenciação dos genitais internos e externos.

Para que ocorra o desenvolvimento testicular, faz-se necessária a expressão do gene SRY (*sex determining region Y*), o qual está localizado no braço curto do cromossomo Y no loci Yp11.[2]

Na 6ª semana de gestação e nos indivíduos geneticamente 46, XX, quando do crescimento da crista germinal, ocorrerá em direção a esta a migração de células germinativas originárias do mesentério do saco vitelino. Há a seguir intensa proliferação mitótica, ocorre a 1ª meiose e na sequência desses processos há um aumento dessas células germinativas. Em torno da 20ª semana de gravidez o número delas está em torno de 6-7 milhões. Por sua vez, entre 18-20 semanas da gestação ocorrerá nos ovários a diferenciação das células da teca-granulosa, sendo as células tecais as responsáveis pela produção dos androgênios ovarianos.

Na 6ª semana da vida embrionária, ainda na fase indiferenciada e antes da diferenciação sexual dos embriões, tanto os masculinos como os femininos possuem dois pares de estruturas que são os primórdios dos ductos müllerianos e dos wolffianos. A diferenciação dependerá de estar sendo produzido ou não o AMH (hormônio antimülleriano) nas células de Sertoli dos testículos fetais na 8ª semana de gestação. Pela ação do AMH ocorre a inibição e a regressão das estruturas de Müller, também ditas estruturas paramesonéfricas. A diferenciação sexual feminina ocorrerá pelo desenvolvimento das estruturas de Müller e, por sua vez, os ductos mesonéfricos – ou de Wolff – começam a regredir e a degenerar em torno da 10ª semana de gravidez.

As estruturas de Müller originam-se do epitélio celômico-mesoderma e estão dispostas longitudinalmente. Em torno da 9ª semana de gestação sofrem um alongamento e ocorre a abertura na sua parte superior que dará origem aos óstios das tubas uterinas. O útero rudimentar nesse período possui aspecto bicorno e na 12ª semana há um maior abaulamento do seu fundo, adquirindo daí aspecto piriforme; nessa fase há também fusão e aproximação dessas duas estruturas com reabsorção de parte das paredes medianas. Ocorre, assim, a formação de uma estrutura mediana e única.[3]

Por sua vez, pela união da porção inferior das estruturas müllerianas com o seio urogenital e também a ocorrência de uma cavitação de cima para baixo formar-se-á a união com a vagina. Pela teoria embriológica, são as estruturas de origem mülleriana fundidas que formarão todo o útero até o nível do orifício cervical externo.

O desenvolvimento dos genitais externos inicia na 4ª semana de gravidez com a formação do tubérculo genital na porção ventral da membrana cloacal. No entanto, seu aspecto final se concretizará na 12ª semana de gestação, quando lateralmente se formam as pregas urogenitais. O tubérculo genital dará origem ao falo, que na ausência dos fatores indutores da masculinização tornar-se-á o clitóris, enquanto as pregas genitais formarão os lábios maiores. As pregas uretrais e urogenitais que não se fundem constituirão os lábios menores, e, mais tardiamente, formar-se-á a abertura uretral e vaginal pela fenestração da membrana urogenital.[3]

Na sequência analisaremos todos os grupos de diferentes anomalias genitais.

Anomalias na diferenciação dos ovários

São diversas as entidades e entre elas temos:

- Disgenesias e agenesias dos ovários.
- Insuficiência ovariana primária.
- Síndrome dos ovários resistentes.

Disgenesias gonadais

Gônadas disgenéticas são aquelas que não sofreram uma adequada diferenciação e têm um aspecto macroscópico como gônadas em estria, que habitualmente são desprovidas de células germinativas.

São três as entidades com características distintas: disgenesia gonadossomática (DGS), disgenesia gonadal pura (DGP), disgenesia gonadal mista (DGM).

Tanto as pacientes com disgenesia gonadossomática como as com disgenesia gonadal pura apresentam gônadas como estrias conjuntivas e desprovidas de células germinativas. O aspecto clínico de ambas caracteriza-se pela ausência do desenvolvimento puberal e dos caracteres sexuais secundários. Nas DGS coexistem também inúmeras anomalias somáticas caracterizadas como estigmas; e entre estas observa-se a baixa estatura, pescoço alado, anomalias oculares e cardíacas, além de linfedema nos membros inferiores. Também foram detectadas em ambas diversas anormalidades cromossômicas como seja 45 X ou 45 X/46, XX na DGS-síndrome de Turner e 46, XX ou 46, XY na DGP, sendo este último cariótipo nominado também como síndrome de Swyer.[4,5]

O estudo genético torna-se imperativo principalmente nas portadoras de DGP, sendo nestas o cariótipo 46, XX o mais frequente. No entanto, quando determinada a presença de cariótipo contendo um padrão 46, XY, ou mesmo sendo detectada presença de fragmento do cromossomo Y, recomenda-se a gonadectomia bilateral pela possibilidade de ocorrer o surgimento de neoplasias tipo: gonadoblastoma, disgerminomas ou tumores do seio endodérmico.

Na DGM, disgenesia gonadal mista, temos de um lado uma gônada em estria e no outro lado a presença de um testículo. Por consequência, teremos ao lado da gônada em estria a presença das estruturas müllerianas; e do outro lado, havendo a produção pelas células de Sertoli do testículo da substância antimülleriana (AMH), ocorrerá a inibição do desenvolvimento das estruturas de Müller. Os genitais externos desse indivíduo terão graus variáveis de masculinização e poderão apresentar desde o aspecto masculino até o ambíguo, com diversos graus de hipospadia ou até genitais externos femininos. A gônada disgenética em estria deverá ser ressecada em razão do seu potencial oncológico e iniciada em época oportuna a terapia de reposição hormonal conforme a orientação sexual anteriormente estabelecida.

Os protocolos terapêuticos para as disgenesias gonadais constam basicamente da terapia de reposição hormonal estroprogestogênica, que deverá ser instituída desde a fase puberal. Recomenda-se inicialmente por 1 ano o emprego somente de estrogênios e depois a reposição com estrogênio e derivado progesterônico.

Quanto à ressecção cirúrgica das gônadas, deverá ser procedida quando houver maior risco para o desenvolvimento de neoplasias e pela presença de Y ou fragmento deste no cariótipo.

Quanto ao aspecto reprodutivo, poderá ser recomendado o emprego de métodos de reprodução assistida, como o uso de doação de oócitos ou o estímulo e coleta de oócitos com o congelamento destes, que estão raramente presentes nas gônadas disgenéticas. Faz-se necessário o importante acompanhamento clínico e cardiológico em gestações que ocorram nas pacientes com DGS, pois eventos graves e mesmo fatais podem acontecer, como aneurismas da aorta abdominal, havendo risco de ruptura destes principalmente a partir do 2° trimestre da gravidez.

A síndrome de Noonan, de ocorrência rara em homens e mulheres, é uma entidade na qual são detectados diversos estigmas da síndrome de Turner, mas esses indivíduos são geneticamente normais e férteis. Sua causa seria devida a uma anomalia cromossômica autossômica.

Insuficiência ovariana prematura (falência ovariana precoce [FOP])

Constitui-se na interrupção precoce e antes dos 40 anos de idade da função ovariana. As manifestações clínicas serão consequentes ao hipoestrogenismo, coexistindo também níveis elevados de FSH-LH e níveis baixos do hormônio antimülleriano (AMH).

Diversos agentes causais são responsabilizados, sejam causas genéticas, autoimunes, tóxico-ambientais como os fármacos quimioterápicos alquilantes, radioterapia ou mesmo procedimentos cirúrgicos.

As causas ditas genéticas induzem uma degradação precoce do *pool* de folículos primordiais dos ovários e também uma aceleração no processo de atresia e apoptose com consequente falha na maturação folicular.[6]

Entre as causas genéticas devemos investigar a monossomia do X, 45 X na síndrome de Turner, na qual por falhas gênicas há aceleração e perda precoce das células germinativas ovarianas.

Outras anomalias cromossômicas, como os mosaicismos 45, X/46, XX ou 45, X/47, XXX ou translocações de fragmentos com perdas parciais de cromossomos, são causas da insuficiência ovariana prematura. Localizam-se no braço curto do cromossomo X os genes que induzem a perfeita diferenciação dos ovários.

Outras anormalidades gênicas poderão também ser associadas a essa insuficiência ovariana, como a mutação do FMR1-gene FMR1 (*fragil mental retardation*).[7] Esse gene está situado no braço longo do cromossomo X no loci Xq27.3, e essa mutação é conhecida também como X frágil, na qual se associam a insuficiência ovariana com o retardo mental. Outro sítio de fragilidade caracterizado como FMR2 foi estabelecido no loci Xq28 com as mesmas manifestações clínicas do anterior. Também há anormalidades nos cromossomos ditos autossômicos, como os genes desencadeadores da galactosemia, e por este erro inato do metabolismo há uma incapacidade de converter a galactose em glicose, com consequente acúmulo da galactose. Em razão de tal acúmulo da galactose e dos seus metabólitos, há infiltração ovariana com aceleração de processo degenerativo nas oogonias.

Outras entidades, como a síndrome da blefarofimose, ptose e epicanto e a de outras mutações gênicas associadas a poliendocrinopatia pela anormalidade do gene AIRE, que se encontra localizado no cromossomo 21q22.3, induzem a possibilidade de doenças autoimunes com a destruição de tecidos endócrinos das suprarrenais, paratireoide e são passíveis de condicionar a insuficiência ovariana prematura.

Como causa também muito frequente de FOP tem-se estabelecido que os medicamentos quimioterápicos ditos alquilantes, como methotrexate, ciclofosfamida e 5-fluoracil, quando empregados em diversos esquemas na terapêutica de doenças oncológicas, induzem severos danos ovarianos. Os procedimentos radioterápicos sobre os ovários são capazes também de condicionar a castração radioterápica, mas isso dependerá da dose de radioterapia empregada e da idade dessas pacientes.

TABELA 1 Causas genéticas da insuficiência ovariana precoce[6]

1. Causas ligadas ao cromossomo X
A. Alterações estruturais/mutações ou ausência de um X (com ou sem estigmas da síndrome de Turner)
B. Trissomia do X com ou sem mosaicismos

2. Mutações associadas com cariótipo 46, XY
A. Mutações no Xp22.11-p21.2 (síndrome de Swyer)
B. Mutações no centrômero do cromossomo 5

3. Causas autossômicas
A. Mutações envolvendo enzimas (galactosemia cromossomo 9p.13 ou 17 alfa-hidroxilase cr.10.q24.3)
B. Mutações nos receptores do FSH cr.2p21-p16 nos receptores do LH e HCG cr.2p21
C. Outras mutações
a. Blefarofimose, ptose e epicanto cr.3q23
b. Insuficiência ovariana prematura 5 cr.5
c. Síndrome da poliendocrinopatia autoimune cr.21q 22.3
d. Insuficiência ovariana prematura com leucodistrofia cerebral cr.2p.23

Havendo a instalação de todo o quadro clínico consequente ao hipoestrogenismo, poderão ocorrer alterações cardiovasculares, urogenitais, metabólicas e cerebrais. Torna-se essencial nessas pacientes o início da terapia de reposição hormonal substitutiva em doses convenientes, contendo estrogênio e progestogênio; e também, nas desejosas, a avaliação do seu potencial reprodutivo. Diversos exames laboratoriais são necessários, como as dosagens de FSH-LH, estradiol e hormônio antimülleriano, mas a conclusão definitiva somente será estabelecida com a biópsia ovariana, no intuito de investigar a existência ou não de oócitos.

Síndrome dos ovários resistentes

Trata-se de entidade rara e anteriormente descrita com o epônimo de síndrome de Savage por Jones e Moraes.[8] Seus critérios diagnósticos são: amenorreia 1ª ou 2ª, desenvolvimento normal dos caracteres sexuais secundários, níveis elevados de FSH e LH, útero e vagina intactos, cariótipo 46, XX, presença de folículos ovarianos primordiais e inexistência de doenças autoimunes e resistência aos fármacos indutores da ovulação, como as gonadotrofinas. Inúmeras causas foram responsabilizadas, mas o mecanismo mais aceito seria um defeito pós-receptor ovariano aos hormônios FSH e LH. Os possíveis esquemas terapêuticos com medicamentos indutores de ovulação direcionam-se à obtenção de ciclos ovulatórios com maiores doses de gonadotrofinas hipofisárias, mas os resultados têm sido insatisfatórios. Atualmente, com esquemas de doação de oócitos, têm sido obtidos melhores resultados e/ou a sua resolução.

Anomalias das estruturas müllerianas

São entidades relativamente frequentes e contribuem sobremaneira para gerar dificuldades na vida sexual e reprodutiva dessas pacientes. Essas anomalias originam-se por déficits de fusão das estruturas müllerianas na linha média, nas anormalidades em sua não conexão conveniente com o seio urogenital, nas alterações do seu "lúmen" nas porções superiores da vagina e do útero ou pelas agenesias dessas estruturas.

Em decorrência disso e pela ampla gama de anormalidades que podem ocorrer, inúmeras classificações foram propostas nos séculos XIX, XX e XXI (Cruveilhier 1842, Foerster 1853, von Rokitansky 1859, Ombredanne e Martin 1905, Strassmann 1907, Piquand 1910, Forgue and Massabuau 1917, Kaufmann 1922, Stoeckel and Reifferscheid 1926, De Lee 1938, Way 1945, Jarcho 1946, Buttram and Gibbons 1979,[10] Buttram 1983,[11] American Fertility Society 1988,[12] Acien et al. 2004, Grimbizis and Campo 2010,[13] Grimbizis and Gord 2013[14]), nas quais são analisadas amplas e diversas características.

Assim, conforme Acien et al.,[9] uma classificação, para ser considerada conveniente, deverá conter os seguintes grupos:

- Anomalias contendo agenesia total ou parcial: útero unicorno, agenesia uterovaginal.
- Anomalia com deficiência parcial ou total de fusão: útero didelfo ou bicorno.
- Anomalia com falta de reabsorção do septo entre as estruturas: útero septado.

- Anomalia decorrente de falta ou atraso no desenvolvimento: útero hipoplásico ou útero em T em razão do emprego do DES (dietilestilbestrol) durante a gestação.
- Combinação de diferentes anomalias, como as associadas com o aparelho urinário.

Como observamos, muitas classificações foram criadas progressivamente, e Ludwin e Ludwin[15] analisaram em estudo comparativo as classificações da ESHRE (European Society of Human Reproduction and Embriology) com a da ASRM (American Society for Reproductive Medicine), tendo sido realizada a análise pelo emprego dos diversos métodos diagnósticos. No total 388 pacientes foram eleitas, mas somente 262 foram incluídas. Os autores observaram que pela classificação da ESHRE ocorreu um grande incremento à detecção diagnóstica dos úteros septados, mas a classificação da AFS (American Fertility Society)/ASRM revelou-se mais simples quanto ao seu emprego no diagnóstico.

Em estudo de Ludwin e Martins[16] foi avaliado qual o melhor método diagnóstico que deveria ser utilizado para distinguir entre os úteros normais/arqueados e o útero septado. Foram estudadas 100 pacientes, sendo 18 com útero septado e 82 com úteros normais ou arqueados. Pela análise de dois experientes ultrassonografistas observou-se que o método diagnóstico da ultrassonografia pélvica permite que seja feita uma conveniente distinção entre os úteros normais/arqueados com aqueles que contêm septos intrauterinos. Sugere-se que, quando existe a identação fúndica mais profunda e superior a 10 mm, há maior possibilidade pela definição entre essas duas entidades.

Também Reyes-Munoz et al.[17] evidenciaram a ocorrência e a prevalência de anomalias müllerianas em um grupo de 4.005 pacientes submetidas a métodos como a laparoscopia e a histeroscopia em uma clínica de fertilidade em estudo tipo coorte. A prevalência total nesse grupo foi de 4,4% (n = 177) e a prevalência dos diversos grupos foi de: útero septado 54,2% (n = 96), útero arqueado 15,8% (n = 28), útero bicorno 10,7% (n = 19), útero unicorno 8,5% (n = 15), útero didelfo 6,2% (n = 11), hipoplasia/agenesia 3,4% (n = 6) e não classificados 1,1% (n = 2).

A classificação proposta por Buttram[11] e aceita pela AFS – hoje ASRM (American Society of Reproductive Medicine)[12] – considera 7 classes:

- Classe 1: agenesias e hipoplasias.
- Classe 2: útero unicorno.
- Classe 3: útero didelfo.
- Classe 4: útero bicorno.
- Classe 5: útero septado.
- Classe 6: útero arqueado.
- Classe 7: anomalias uterinas condicionadas pelo DES (dietilestilbestrol).

TABELA 2 Classificação das anomalias müllerianas

Classificação AFS-ASRM[11,12]
Classe 1 Agenesias e hipoplasias: tubas-útero-cérvice-vagina. Associadas: útero e vagina
Classe 2 Útero unicorno único ou com 1 corno rudimentar, sendo este cavitado ou não (sólido)
Classe 3 Útero didelfo. Septo vaginal longitudinal ou oblíquo
Classe 4 Útero bicorno parcial ou completo
Classe 5 Útero septado parcial ou completo
Classe 6 Útero arqueado
Classe 7 Útero em T ou hipotrófico. Induzido pelo DES (dietilestilbestrol)

Baseados nessa classificação ASRM, analisaremos as diversas entidades. Assim, temos:

Classe 1 Agenesias e hipoplasias: e dentro destas temos a agenesia uterovaginal (síndrome de Mayer-Rokitansky-Kuster-Hauser), cuja ocorrência é de 1:4.500 a 5.000 mulheres. As manifestações clínicas serão variáveis e dependerão das diversas áreas envolvidas como parte dos diversos tipos de agenesias. Outras áreas anatômicas poderão estar envolvidas e poderemos ter agenesia: vaginal, cervical, uterina fúndica, tubária ou total agenesia uterovaginal. Na agenesia vaginal e uterina ocorre na fase puberal todo o desenvolvimento dos caracteres sexuais secundários, mas não ocorrerá a menarca. Na agenesia vaginal e cervical, além da não ocorrência do fluxo menstrual, sendo este retido, surgem as manifestações álgicas em vista da obstrução e não há drenagem catamenial. A resolução preconizada se dará inicialmente na agenesia uterovaginal, mediante manobras dilatadoras do introito vaginal para a ampliação vaginal, conforme preconizado por Frank antes do início das atividades sexuais, usando-se molde dilatador rígido. Não havendo sucesso com esse método, recomendam-se procedimentos cirúrgicos pela técnica da neovaginoplastia, utilizando-se diversos tipos de enxertia para a confecção de uma neovagina, o que possibilitará na sequência o adequado relacionamento sexual. Atualmente o transplante uterino tem sido executado em algumas clínicas no sentido de propiciar fertilidade e gestações a essas pacientes.[1,8,19,20]

Casos de agenesia vaginal foram também associados a erro enzimático, como a falha da GALT (galactose 1-fosfato-uridiltransferase), pois pela existência excessiva da galactose seria esta o fator desencadeante da agenesia vaginal. Outras anormalidades, como a perda da função gênica do Wnt4 ou do HOXA 9 e HOXA 13, que seriam os indutores de possíveis anomalias das tubas, útero, cérvice e do 1/3 superior da vagina.

Classe 2 Anormalidades como útero unicorno apresentam-se quando ocorre o desenvolvimento somente de uma das estruturas müllerianas ou, além do desenvolvimento unilateral, poderá associar-se um corno rudimentar contralateral, podendo conter ou não uma hemicavidade uterina rudimentar que contém ou não endométrio. Essas pacientes poderão ter uma evolução inadequada quando grávidas, desde que a gestação ocorra em um hemiútero, havendo maior risco para uma interrupção precoce da gravidez. Por sua vez, além do hemiútero, se existirem restos no rudimento uterino contralateral com endométrio responsivo poderá haver retenção de sangue menstrual, com dores e massa pélvica de aumento progressivo neste sítio. A extirpação cirúrgica desse unicorno e/ou do rudimento será necessária.[21-23]

Classe 3 Útero didelfo ocorre quando há total falha e não aproximação e fusão das duas estruturas müllerianas. Os 2 hemiúteros contêm 2 colos que desembocam em 2 vaginas, as quais acham-se separadas por um septo vaginal longitudinal. Nessa circunstância inexiste retenção do fluxo menstrual, e a única manifestação clínica poderá ser alguma dificuldade no relacionamento sexual pela existência desse septo vaginal. Em outra entidade, conhecida como síndrome de Wunderlich, há também total duplicação uterina, mas o septo longitudinal da vagina é oblíquo e oclui uma das hemivaginas. No lado em que o septo vaginal oclui há concomitante agenesia de um dos rins. Nessa eventualidade, se existir retenção do fluxo menstrual de um hemiútero, ocorrerão também hematocolpos e hematometra unilateralmente com distensão vaginal e pélvica, acompanhados de dores pélvicas de aumento progressivo. A única terapêutica recomendada é a extirpação do septo vaginal oblíquo, havendo, consequentemente, resolução total da sintomatologia.[24]

Classe 4 Útero bicorno ocorre quando há um defeito na fusão das 2 estruturas müllerianas e existe somente um colo uterino e os 2 cornos que estão separados parcial ou totalmente, havendo uma chanfradura fúndica nesse útero. Nessa eventualidade poderemos ter um útero bicorno parcial ou total. As manifestações obstétricas poderão ou não ocorrer, com abortamentos tardios ou partos prematuros; e a resolução cirúrgica seria a realização de cirurgias tipo metroplastias conforme as técnicas conhecidas como Strassman 1 ou 2.

Classe 5 Útero septado ocorre quando há um déficit na reabsorção do septo mediano entre as estruturas müllerianas. Tal ocorrência dividirá a cavidade uterina em 2 hemicavidades, sendo esse útero septado parcial ou total. Esse septo poderá se propagar ao colo uterino e vagina, havendo assim graus variáveis de septos vaginais longitudinais. O septo uterino é causa de infertilidade e poderá favorecer a ocorrência

de abortamentos fetais ou partos pré-termo. A ressecção histeroscópica é recomendada quando do diagnóstico.[25]

Classe 6 Útero arqueado se apresenta quando ocorre a detecção de uma discreta curvatura fúndica no útero. Não apresenta alterações clínicas e/ou anormalidades reprodutivas nessa situação.

Classe 7 Útero em T ou hipoplásico é outra anormalidade induzida pelo DES (dietilestilbestrol). Foi evidenciada essa anomalia em filhas de mães que empregaram o DES durante fase inicial da gestação como tratamento para a ameaça de abortamento. O útero em forma de T é um útero hipoplásico e coexiste com chance reduzida de gestar pelo seu menor tamanho e, em caso de gravidez, poderá haver maior possibilidade de ocorrência de prenhez ectópica. Inexistem tais casos no Brasil.[28,29]

Outras anomalias

Septo vaginal longitudinal

Como já caracterizamos, essa condição se deve à incompleta reabsorção do septo que separa as duas estruturas müllerianas, e sua ocorrência poderá estar associada a outros defeitos na fusão e não aproximação dessas estruturas. A manifestação clínica poderá ser a dispareunia quando do início das atividades sexuais. Duas síndromes genéticas poderão estar associadas, como a síndrome de Edwards-Gale, que é autossômica dominante, e a síndrome de Johanson-Blizard, que é uma síndrome autossômica recessiva. A remoção desse septo deverá ser realizada quando da sua detecção.

Septo vaginal transverso

De ocorrência esporádica e de etiologia desconhecida. Poderá ser totalmente oclusivo com obstrução à drenagem do fluxo menstrual ou fenestrado com drenagem progressiva e lenta. As manifestações clínicas são: dores pélvicas, hematocolpos e hematometra quando ocluir totalmente a drenagem do mênstruo ou dispareunia e dificuldade no relacionamento sexual.

Esse septo poderá estar também associado a anomalias cardíacas e a polidactilia na síndrome de Mckusik-Kaufman. O diagnóstico diferencial deverá ser feito com a agenesia vaginal segmentar ou parcial, e a ressecção cirúrgica do septo, com o restabelecimento do canal vaginal pérvio, é essencial.

Hímen imperfurado

Deve-se pela ausência de fenestração da membrana urogenital, sendo também de incidência esporádica, e ocorre em 0,1% dos RN (recém-nascidos) do sexo feminino. Quando do diagnóstico precoce, ele deverá ser aberto para permitir a drenagem de secreções mucoides vaginais e cervicais ou, posteriormente, para a drenagem e esvaziamento de hematocolpos. O diagnóstico diferencial deverá ser realizado com a aplasia/agenesia parcial da vagina.

Disgenesias cloacais

Ocorrem pela persistência do seio urogenital e pela partição anômala da cloaca e do septo urorretal. Nessas situações também estão associadas anomalias urogenitais e são descritos cinco tipos de anomalias da cloaca ou malformações anorretais: fístula retocloacal, fístula retovaginal, fístula retovestibular, ânus imperfurado e ânus ectópico. Felizmente são de ocorrência bastante rara.

Anomalias dos genitais externos

São também de ocorrência infrequente e compreendem a duplicação clitoridiana, agenesia ou hipertrofia-fusão dos grandes e pequenos lábios e até duplicação total da vulva.

Outras anomalias de causas genéticas

Com estudos cromossômicos e gênicos tem sido possível determinar que tais anomalias são determinadas à custa destas mutações.

- Gene HOXA 13 e demais genes dessa família: são determinantes para induzir o perfeito desenvolvimento das estruturas müllerianas. O gene HOXA 9 atua no correto desenvolvimento das tubas, HOXA 10 e 11 no desenvolvimento do útero até sua porção inferior e do endométrio. O HOXA 13 também age induzindo ações até a ectocérvice, esta família do gene HOXA 13 está localizada no cromossomo 7-loci 14-15 e sua mutação induz doença autossômica descrita como síndrome mão-pé-útero.[26]

- Gene CFTR (*cystic fibrosis transmembrane conductance regulator*): apresenta pela sua mutação a capacidade de induzir fibrose cística pulmonar, com a ocorrência simultânea de anomalias müllerianas e outras alterações como a insuficiência pancreática. Sua ocorrência propicia um grande índice de letalidade.

- Gene WT1: sua anormalidade maior é a capacidade de condicionar o surgimento do neuroblastoma de Wilms em crianças. Sua localização já foi determinada ao nível do cromossomo 11p13, com ocorrência estimada de 1:1000 dos recém-nascidos. Pela sua ocorrência em crianças poderá acompanhar-se de retardo mental, hipoplasia ou agenesia da íris e de malformações genitais. Na ocorrência de uma expressão precoce ou mutação gênica, há uma inapropriada ação do fator inibidor dos ductos de Müller com regressão parcial destes.

- Gene da AMHR (*Müllerian inihibiting substance*): este gene situa-se no cromossomo 19 nas bandas 13.2 e 13.3 e possui a capacidade de codificar a glicoproteína que é produzida nas células de Sertoli do testículo fetal que induzem, por sua vez, a inibição do desenvolvimento das estruturas de Müller. Nos fetos femininos a sua presença é capaz também de induzir uma diminuição da atividade da aromatase nas células da granulosa dos ovários.[27] A deficiência do seu sinal ou ausência do receptor da substância inibidora mülleriana (MIS) (*Müllerian inihibiting substance*) terá a capacidade de permitir o desenvolvimento das estruturas de Müller em homens, enquanto a expressão gênica inapropriada resultará em uma regressão anormal dos ductos de Müller, como o que acontece na agenesia uterovaginal.

Anomalias gênicas decorrentes de fatores ambientais

Desde há muito tempo são conhecidas as ações deletérias exercidas pela talidomida e pelo DES (dietilestilbestrol). O DES empregado no tratamento das ameaças de abortamento foi capaz de induzir anomalias nas estruturas müllerianas e condicionar nessas meninas o surgimento de úteros em forma de T ou com severos graus de hipoplasia. Além dessas anomalias foi também causador de neoplasias vaginais e cervicais, como os tumores de células claras, e acredita-se que essa substância interfere e exerce ações em genes da família HOXA 10 e 11.[28,29]

A talidomida, por seus efeitos teratogênicos, é capaz de induzir anomalias nos membros superiores do tipo focomelia, mas também é capaz de induzir malformações tipo útero bicorno, septos longitudinais e até graus de agenesia mülleriana.

Anomalias urinárias associadas

Como embriologicamente as estruturas mesonéfricas e paramesonéfricas têm idêntica época de desenvolvimento, essas malformações coexistem com relativa frequência. Diversos estudos anteriormente publicados listam as diferentes anomalias urinárias e essas ocorrências associadas situam-se entre 30-40%.

São descritas anomalias como a agenesia renal unilateral, a duplicação dos ureteres, a presença de um rim pélvico único e outras anormalidades menos frequentes.

MÉTODOS DIAGNÓSTICOS

Uma conveniente análise das manifestações clínicas torna-se essencial antes de procedermos à indicação de diferentes métodos laboratoriais utilizados no diagnóstico de possível malformação geniturinária. A suspeição clínica, principalmente nos casos de amenorreia primária, com a existência ou não do desenvolvimento dos caracteres sexuais secundários e a associação ou não de quadro álgico pélvico, deverá sempre ser questionada. Também deve constar na procura diagnóstica um perfeito exame pélvico detalhado com a inspeção dos genitais externos e internos.

Outros procedimentos

Ultrassonografia pélvica é um procedimento essencial e tem a capacidade de detectar a existência de anormalidades pélvicas, como a duplicação uterina e os processos obstrutivos à eliminação dos catamênios como a agenesia cervical e vaginal, os septos vaginais transversos e o hímen imperfurado. Sua execução poderá ser feita tanto por via abdominal como vaginal, mas esta segunda via de acesso permite uma maior sensibilidade diagnóstica.

Histerossonografia também é indicada como conveniente no auxílio diagnóstico e na diferenciação entre o útero bicorno e o útero septado.

Histerossalpingografia é um método bastante sensível e auxiliar ao diagnóstico, principalmente na suspeição de útero unicorno, na avaliação do útero didelfo, quando duas cânulas cervicais serão inseridas com a injeção de contraste simultâneo.

Ressonância nuclear magnética da pelve permite ótima avaliação do aparelho genital e urinário e configura com grande segurança a detecção de anormalidades. Também a urografia excretora e o RX da porção lombossacral da coluna para a detecção de anomalias esqueléticas devem fazer parte dos procedimentos investigatórios.

Laparoscopia e histeroscopia são importantes elementos para o diagnóstico das malformações genitais, principalmente nos casos de agenesia ou hipoplasia.

Cistoscopia também poderá ser necessária na evidenciação de agenesia renal ou inserção anormal dos ureteres com a presença de fenômenos obstrutivos urinários ou de incontinência urinária.

Cariótipo de células sanguíneas periféricas é essencial nos quadros de insuficiência ovariana primária, nas disgenesias gonadais tipo síndrome de Turner ou de Swyer, para acompanhamento e avaliação do risco de degeneração tumoral dessas gônadas disgenéticas. Outras entidades por anormalidades gênicas descritas anteriormente são também necessárias no seu acompanhamento, como os erros gênicos das famílias HOXA 11-13, evitando-se assim sua recorrência.

TABELA 3 Anomalias do aparelho genital

Classificação da ESHRE/ESGE (European Society Gynaecology Endoscopy)[13,14]	
Anomalias uterinas:	
Classe principal	Subclasses
U 0 Útero normal	
U 1 Útero dismórfico	forma de T infantil outras formas
U 2 Útero septado	parcial completo
U 3 Útero bicorporal	parcial completo bicorporal septado
U 4 Hemiútero	com cavidade rudimentar (corno comunicante ou não sem cavidade rudimentar
U 5 Útero aplástico	com cavidade rudimentar sem cavidade rudimentar e sem remanescentes uterinos
U 6 Anomalias não Müllerianas associadas	
Anomalias cervicais e vaginais:	
C 0 Cérvice normal	V 0 Vagina normal
C 1 Cérvice septada	V 1 Septo longitudinal não obstrutivo
C 2 Cérvice normal e dupla	V 2 Septo longitudinal obstrutivo
C 3 Aplasia cervical unilateral	V 3 Septo vaginal transverso/hímen imperfurado
C 4 Aplasia cervical	V 4 Aplasia vaginal

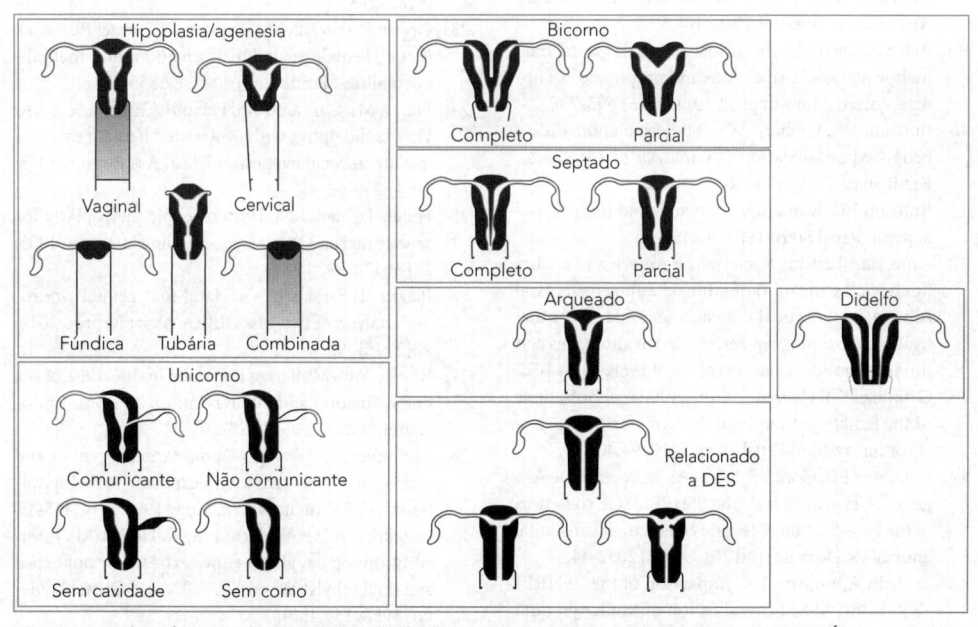

FIGURA 1 Classificação da ASF/ASRM.[11,12] Classe 1 Agenesias e hipoplasias; Classe 2 Útero unicorno com ou sem corno acessório; Classe 3 Útero didelfo com septo vaginal longitudinal/oblíquo; Classe 4 Útero bicorno parcial ou completo; Classe 5 Útero septado parcial ou completo; Classe 6 Útero arqueado; Classe 7 Útero em T ou hipotrofiado em razão do DES.

REFERÊNCIAS BIBLIOGRÁFICAS

1. AcienP. Incidence of Mullerian defects in fertile and infertile women. Hum Reprod 1997; 12:1372-6.
2. Page DC, Mosher R, Simpson EM et al. The sex-determining region of the human chromossome encodes a finger protein. Cell 1987; 51:1091-44.
3. Silvany Filho A. As origens do aparelho genital feminino. In: Tourinho CR, Bastos AC, Moreira AJ (eds.). Ginecologia da infância e adolescência. Rio de Janeiro: Fundo Editorial Bik-Procienx, 1977. p. 1-14.
4. Turner HH. A syndrome of infantilism, congenital webbed neck and cubitus valgus. Endocrinology 1938; 28:566-74.
5. Simpson JL. Gonadal dysgenesis and abnormalities of the human sex chromossomes: current status of phenotypic-kariotypic correlations. Birth Defects Orig Artic Ser 1975; 11:23-59.
6. Tucker EJ, Grover SR, Bachelot A, Touraine P, Sinclair AH. Premature ovarian insufficiency: new perspectives on genetic cause and phenotypic spectrum. Endocrine Reviews 2016; 37(6)609-35.
7. Hunter JE, Epstein MP, Tinker SW, Charen KH, Sherman SL. Fragile X associated ovarian insufficiency evidence for addition genetic contribution to severity. Genet Epidemiol 2008; 32:553-9.
8. Jones GS, Moraes-Ruehsen M. A new syndrome of amenorrhea in association with hypergonadotropism and apparently normal ovarian folicular apparatus. Am J Obstet Gynecol 1969; 104:597.
9. Acien P, Acien MI. The history of female genital tract malformation classifications and proposal of an update system. Hum Reprod 2011; 17(5):693-705.
10. Buttram VC, Gibbons WE. Mullerian anomalies: a proposed classification (an analysis of 144 cases). Fertil Steril 1979; 32:40-6.
11. Buttram VC. Mullerian anomalies and their management. Fertil Steril 1983; 40:159-63.
12. American Fertility Society. The American Fertility Society classification of adnexal adhesions, distal tubal oclusion, tubal oclusion secondary to tubal ligation, tubal pregnancies, mullerian anomalies and intrauterine adhesions. Fertil Steril 1988; 49:944-55.
13. Grimbizis GF, Campo R. Congenital malformations of the female genital tract: the need for a new classification system. Fertil Steril 2010; 94:401-7.
14. Grimbizis FG, Gordts S, Sardo AS, Brucker S, De Angelis C, Gergolet M et al. The ESHRE/ESGE consensus of the classification of female genital tract congenital anomalies. Hum Reprod 2013; 28(8):2032-44.
15. Ludwin A, Ludwin I. Comparison of the ESHRE-ESGE and ASRM classification of Mullerian duct anomalies in everyday practice. Hum Reprod 2015; 30(3):569-80.
16. Ludwin A, Martins WP, Nastri CO, Ludwin I, Coelho Neto MA, Leitão VM et al. Congenital uterine malformations by experts (CUME): better criteria for distinguishing between normal/arcuate and septate uterus. Ultrasound Obstet Gynecol 2018; 51:101-9.
17. Reyes-Munoz E, Vitale SG, Alvarado-Rosales D, Iyune-Cojab E, Vitagliano A et al. Mullerian anomalies prevalence diagnosed by hysteroscopy and laparoscopy in mexican infertile women: results from a cohort study. Diagnostics 2019; 9(4):149.
18. Fageeh W, Raffa H, Jabbad H, Marzouki A. Transplantation of the human uterus. Int J Gynecol Obstet 2002; 76:245-51.
19. Brannstrom M, Johannesson L, Dahm-Kahler P, Enskog A, Moine J et al. First clinical uterus transplantation trial: a six month reort. Fertil Steril 2014; 101:1228-36.
20. Brannstrom M, Enskog A, Kvarnstrom N, Ayoubi JM, Dahm-Kahler P. Global results of human uterus transplantation and strategies for pre-transplantation screeming of donos. Fertil Steril 2019; 112:3-10.
21. Bagnoli VR, Fonseca AM, Fassolas G, Arie MHA, Arie WMY, Baracat EC. Conduta frente às malformações genitais uterinas: revisão baseada em evidências. Femina 2010; 38:217-28.
22. Souza Ferreira JA, Azevedo LH, Fernandes CE, Pompei LM. Malformações genitais congênitas. In: Endocrinologia feminina. Barueri: Manole, 2016. p.183-213.
23. Oppelt P, Von Have M, Paulsen M, Strissel PL, Strick R et al. Female genital malformations and their abnormalities. Fertil Steril 2007; 87:335-42.
24. Piazza MJ, Carvalho NS, Peixoto AP, Urbanetz AA. Uterus didelphys with obstructed hemivagina and ipsilateral renal agenesis. J Brasil Ass Reprod 2015; 19(4):259-62.
25. Fedele L, Bianchi S. Hysteroscopic metroplasty for septate uterus. Obstet Gynecol Clin North Am 1995; 22(3):473-89.
26. Piazza MJ, Urbanetz AA. Hand-foot-genital syndrome-analysis of two cases. JBRA Assist Reprod 2018; 22(2):157-9.
27. Rey R. Anti-Mullerian hormone in disorders of sex determination and differentiation. Arq Bras Endocrinol Metab 2005; 49:26-36.
28. Mittendorf R. Teratogen update: carcinogenesis and teratogenesis associated with exposure to diethylstilbestrol (DES) in utero. Teratology 1995; 51(6)435-45.
29. Senekjian EK, Potkul RK, Frey K, Herbst AL. Infertility among daughters either exposed or not exposed do diethylstilbestrol (DES). Am J Obstet Gynecol 1988; 153:493-8.

CAPÍTULO 76

Ultrassonografia em ginecologia

Glaucy Lane Neme

INTRODUÇÃO

A ultrassonografia (US) ou ecografia é um método imaginológico de inestimável valor no campo da ginecologia. Ele permite a realização da imagem em tempo real, com a vantagem de ter a paciente ao lado para obtenção de dados clínicos e a possibilidade de utilizar a mão livre para palpação abdominal de encontro ao transdutor, o que pode melhorar o acesso ecográfico em diversas situações e permitir manobras dinâmicas associadas. Tem ainda como benefícios a acessibilidade, a portabilidade, a ausência de radiação ionizante e o baixo custo. Muitos procedimentos são cada vez mais guiados pela US. Devemos lembrar, porém, que é exame operador dependente, e sua eficiência depende muito das habilidades e do conhecimento do ultrassonografista.

Este capítulo abordará de forma sucinta os princípios físicos do método ecográfico, a técnica do estudo ginecológico, suas principais indicações clínicas e os achados à US das alterações ginecológicas fisiológicas ao longo da vida da mulher e das patologias mais frequentes na prática diária e/ou de maior relevância clínica.

PRINCÍPIOS FÍSICOS DA ULTRASSONOGRAFIA

A US é uma técnica de imagem que utiliza radiação acústica (não ionizante). As imagens do corpo humano são obtidas a partir da reflexão ou do espalhamento de um feixe sonoro pulsado de alta frequência (tipicamente de 2 a 15 MHz) que é enviado de um transdutor móvel.[1]

De forma bastante sucinta, o feixe de ultrassom se origina de oscilações mecânicas de numerosos cristais em um transdutor, que é excitado por pulsos elétricos (efeito piezoelétrico). O transdutor converte um tipo de energia em outro. As ondas de ultrassom (pulsos de som) enviadas do transdutor propagam-se através de diferentes tecidos e retornam ao transdutor como ecos refletidos. Os ecos retornados são convertidos novamente em impulsos elétricos pelos cristais do transdutor e são processados para formar a imagem de ultrassom apresentada na tela. Os transdutores ou sondas contêm uma faixa de frequências de ultrassom, denominada largura de banda. Por exemplo, 3 a 5 MHz para imagens abdominais e 4 a 11 MHz para imagens endocavitárias. Quanto maior a frequência, menor a profundidade do campo de visão do transdutor, porém maior sua resolução.

As ondas de ultrassom são refletidas nas superfícies entre os tecidos de diferentes densidades, sendo a reflexão proporcional à diferença de impedância. Quanto maior a diferença de densidade, maior a reflexão do som e menor a sua propagação. Se a diferença na densidade do tecido for muito diferente, o som será completamente refletido, resultando em sombreamento acústico total, que ocorre em estruturas calcificadas, como ossos e cálculos (pedras nos rins, vesícula biliar etc.). Ecos não são produzidos se não houver diferença em um tecido ou entre tecidos. Líquidos homogêneos como sangue em movimento, bile, urina, conteúdo de cistos simples, ascite e derrame pleural são vistos como estruturas livres de eco, denominadas anecoides, e aparecem pretos na imagem ultrassonográfica. Se uma estrutura gerar muitos ecos, é chamada hiperecogênica ou hiperecoide, e aparecerá mais branca na imagem. Uma estrutura ou tecido que gere menos ecos será chamado de hipoecoide e aparecerá mais cinza. Os ecos contêm informações espaciais e de contraste, e reúnem dados suficientes para formar uma imagem bidimensional em escala de cinza.

Algumas características dos ecos retornados do tecido podem ser selecionadas para fornecer informações adicionais além de uma imagem em escala de cinza. A técnica Doppler, por exemplo, pode detectar uma mudança de frequência nos ecos e determinar se o tecido está se movendo na direção ou contra o transdutor.

Assim, Doppler colorido e o *power* Doppler (de potência) representam técnicas ecográficas para visualizar o fluxo sanguíneo. Enquanto o Doppler colorido permite a diferenciação da direção do fluxo, o modo de potência é capaz de detectar fluxo lento em vasos sanguíneos menores e se mostra valioso na detecção da neoangiogênese tumoral com baixos índices de resistência.[2]

Funções adicionais à US incluem imagens tridimensionais (3D) e o uso de contraste com microbolhas. Mais recentemente, o modo de elastografia foi inserido em equipamentos clínicos, e é conhecido pela capacidade de avaliar de forma sensível e não invasiva a rigidez e as propriedades mecânicas dos tecidos.[3] A rigidez do tecido pode ser estimada avaliando-se a tensão no tecido sob estresse ou visualizando as ondas de cisalhamento e as ondas mecânicas.[4] Com elasticidade alterada nos tecidos moles, processos patológicos específicos podem ser detectados por elastografia, por exemplo, a diferenciação de tumores sólidos de tecidos normais. Assim, a maioria dos estudos utilizando elastografia em ginecologia visa à diferenciação de lesões benignas e malignas, no entanto a técnica ainda não tem uso disseminado nos dias atuais.

Ultrassonografia tridimensional (3D): a US3D é uma técnica usada há décadas, que facilita a conversão de uma imagem bidimensional (2D) em uma imagem em tempo real baseada em volume. A vantagem de usar a US3D se dá pela aquisição anatômica de um volume, em vez de obter uma fatia.[5] Isso pode reduzir o tempo de varredura, pois o conjunto de dados do volume adquirido pode ser explorado e avaliado sem o paciente.[6] Para adquirir e renderizar imagens, sondas e *software* especiais são necessários.

O plano coronal do útero é facilmente obtido com US3D, mas não com 2D, melhorando a visualização do útero, principalmente da cavidade uterina. Isso melhorou a capacidade da US para diagnosticar anomalias uterinas,[5] facilitar a identificação do mau posicionamento de um dispositivo intrauterino (DIU)[7] e de anormalidades endometriais (Figura 1). Outra utilidade da US3D é a avaliação da integridade do assoalho pélvico.

Estando a técnica disponível no aparelho, a avaliação 3D deve ser realizada de rotina durante os exames transvaginais.

Histerossonografia (HIS): procedimento no qual um pequeno volume de soro fisiológico é instilado na cavidade uterina através do canal cervical com o uso de um cateter com balão a fim de proporcionar uma visualização endometrial aprimorada durante a ultrassonografia transvaginal (USTV). A técnica melhora a detecção da patologia endometrial, como pólipos, hiperplasia, câncer, leiomiomas submucosos e

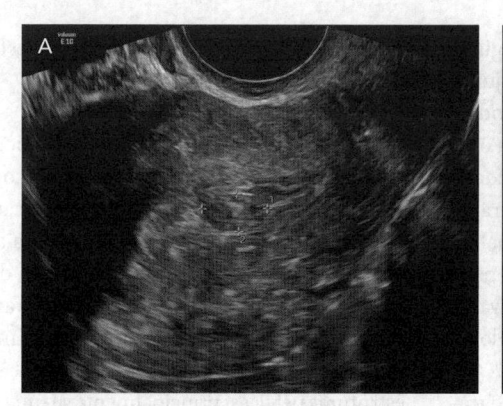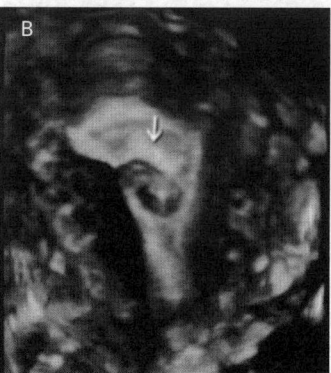

FIGURA 1 Mioma submucoso à USTV. (A) Corte longitudinal do útero demonstrando nódulo submucoso hipoecoide bem delimitado na região corporal da cavidade uterina. (B) Reconstrução 3D demonstrando a utilidade dessa técnica para identificação de lesões intracavitárias.

sinéquias, contribuindo para reduzir procedimentos invasivos de diagnóstico, além de otimizar o processo de triagem pré-operatória das mulheres que necessitam de intervenção terapêutica. É realizada de maneira fácil e rápida a um custo mínimo, bem tolerado pelas pacientes e praticamente sem complicações.[8] Contraindicações absolutas para sua realização são gestação, vigência de doença inflamatória pélvica e presença de DIU. Contraindicações relativas incluem a estenose do canal cervical e o período menstrual.

Histerossalpingossonografia: procedimento realizado de forma similar à HIS. A patência tubária é confirmada pela visualização da passagem de meio de contraste ultrassonográfico (contraste, ar ou solução salina estéril) pelas tubas, que lhes confere um aspecto hiperecoide. O uso associado do Doppler pode melhorar a precisão diagnóstica. O líquido que tende a sair da cavidade uterina é bloqueado pelo cateter-balão dentro do canal cervical. Contudo, a patência tubária nem sempre está correlacionada com o seu funcionamento normal. Talvez haja necessidade da histerossalpingografia por raio x para delinear de forma mais acurada a anatomia das tubas em determinadas indicações, exame que ainda é considerado de primeira linha para avaliação da patência tubária em mulheres inférteis.[9]

PREPARO E TÉCNICA DO ESTUDO ECOGRÁFICO GINECOLÓGICO

A avaliação ginecológica pode ser realizada pelas vias transabdominal, transvaginal, translabial/transperineal e transretal. O acesso à via transabdominal, comumente denominada US pélvica, é realizado por meio de transdutores com baixa frequência (3 a 5 MHz) e, portanto, com maior campo de visão, e sua qualidade depende de uma repleção vesical adequada e de condições relacionadas à paciente, como a espessura do tecido subcutâneo. Panículo adiposo muito espesso e a presença de cicatrizes cirúrgicas na parede abdominal podem levar à atenuação do feixe sonoro e distanciar as estruturas de interesse do transdutor, prejudicando o estudo. O útero, os anexos e a cavidade pélvica podem ser examinados com grande detalhe usando a USTV, na qual o transdutor tem maior frequência e fica bastante próximo dos órgãos de interesse, sendo a via preferencial e de maior utilidade para avaliação ginecológica. As contraindicações à USTV incluem pacientes pré-púberes e virgens; importante estenose vaginal na pós-menopausa; e dor intensa não tolerável pela paciente. O acesso transretal pode ser uma alternativa útil na impossibilidade da utilização da via transvaginal, como em pacientes idosas com estenose vaginal e em anormalidades congênitas do canal vaginal. A US via abdominal deve ser usada em conjunto com a via transvaginal se o útero for grande e para evitar a perda de uma grande patologia ovariana ou tubária devido à menor profundidade do campo de visão da USTV. Abordagem transperineal/translabial tem utilidade principal na avaliação do assoalho pélvico e de doenças perineais, mas também pode ser uma alternativa na avaliação do colo uterino e se a imagem endovaginal estiver contraindicada.

As principais indicações do estudo ecográfico ginecológico estão relacionadas a seguir:[10]

- Avaliação de dor pélvica.
- Avaliação de dismenorreia.
- Avaliação de massas pélvicas.
- Avaliação de anormalidades endócrinas, incluindo ovários policísticos.
- Avaliação de amenorreia.
- Avaliação de sangramento uterino anormal.
- Avaliação de sangramento pós-menopausa.
- Avaliação de atraso menstrual.
- Avaliação, monitoramento e/ou tratamento de pacientes com infertilidade.
- Acompanhamento de uma anormalidade detectada anteriormente.
- Avaliação quando há um exame clínico limitado da pelve.
- Avaliação de sinais ou sintomas de infecção pélvica.
- Caracterização adicional de uma anormalidade pélvica observada em outro estudo de imagem.
- Avaliação de anomalias congênitas do útero e trato genital inferior.
- Avaliação de sangramento excessivo, dor ou sinais de infecção após cirurgia pélvica, parto ou aborto.
- Localização de um DIU.
- Triagem para malignidade em pacientes de alto risco.
- Avaliação da incontinência ou prolapso de órgão pélvico.
- Orientação para procedimentos intervencionistas ou cirúrgicos.

- Avaliação pré e pós-operatória das estruturas pélvicas.

De acordo com os parâmetros práticos recomendados para a realização de uma ecografia da pelve feminina pelo Instituto Americano de Ultrassom em Medicina (AIUM),[10] para a avaliação pélvica transabdominal a bexiga da paciente deve estar distendida a fim de afastar o intestino do campo de visão e fornecer uma janela acústica ideal para melhor visualização das estruturas pélvicas, principalmente se um exame transvaginal não pode ser realizado (Figura 2). Ocasionalmente, a excessiva distensão da bexiga pode comprometer a análise, e uma nova avaliação deve ser feita após o esvaziamento parcial vesical. Anormalidades da bexiga urinária devem ser pesquisadas e relatadas mesmo num estudo com foco ginecológico. Para a avaliação transvaginal, a bexiga urinária deverá estar preferencialmente vazia a fim de evitar artefatos na imagem e o desconforto da paciente.

Útero

A vagina e o útero fornecem marcos anatômicos que podem ser usados como pontos de referência para outras estruturas pélvicas. Ao examinar o útero, deve-se avaliar: o tamanho uterino, forma e orientação; o endométrio, o miométrio e o colo. A vagina pode ser avaliada

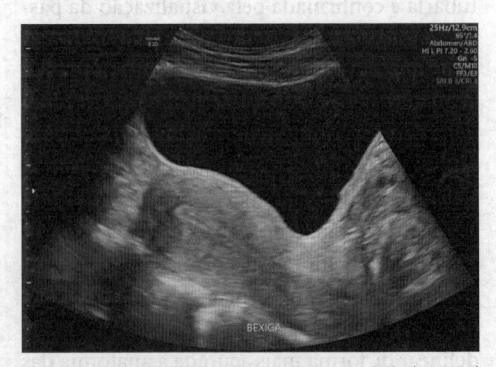

FIGURA 2 US pélvica realizada por via abdominal num corte longitudinal demonstrando a adequada repleção vesical, útil como janela acústica para melhor visualização uterina.

durante a introdução do transdutor e pode ser um marco para o colo do útero. Se avaliações da mucosa vaginal, fórnices e do septo retovaginal são desejadas, a introdução de gel estéril na vagina com distensão dos fórnices pode ser útil.

O comprimento total do útero é avaliado no plano sagital do fundo ao colo (até o orifício externo). A profundidade do útero (dimensão anteroposterior) é medida no mesmo plano sagital, perpendicular ao comprimento. A largura máxima é medida na visão transversal ou coronal (Figuras 3A e B). O volume uterino é calculado multiplicando-se os valores obtidos de suas três medidas pela constante 0,52 por tratar-se de estrutura semelhante à elipse.

O miométrio e o colo do útero devem ser avaliados em toda a extensão quanto a alterações de contorno, ecogenicidade, presença de massas e cistos. O tamanho e a localização das lesões clinicamente relevantes devem ser documentados. Massas que podem requerer acompanhamento ou intervenção devem ser medidas em pelo menos 2 dimensões, reconhecendo-se que geralmente não é necessário medir todos os miomas uterinos.

O endométrio deve ser analisado em toda a extensão quanto à sua espessura, ecotextura, anormalidades focais, e presença e características de líquido ou massas na cavidade. A parte mais espessa do endométrio deve ser medida perpendicularmente ao seu plano longitudinal no diâmetro anteroposterior entre suas bordas mais ecogênicas (Figura 3D). O miométrio hipoecoide adjacente e o líquido na cavidade devem ser excluídos. Em pacientes em idade reprodutiva, a espessura endometrial pode variar com as fases do ciclo menstrual e com suplementação hormonal. A HIS pode ser um complemento útil para avaliar pacientes com sangramento uterino anormal ou endométrio anormalmente espessado e para melhor avaliação de um endométrio mal visualizado. Se a paciente tiver DIU, sua localização deve ser fornecida. A técnica 3D, sempre que disponível, deve ser realizada e pode contribuir com a avaliação da relação de lesões com a cavidade endometrial.

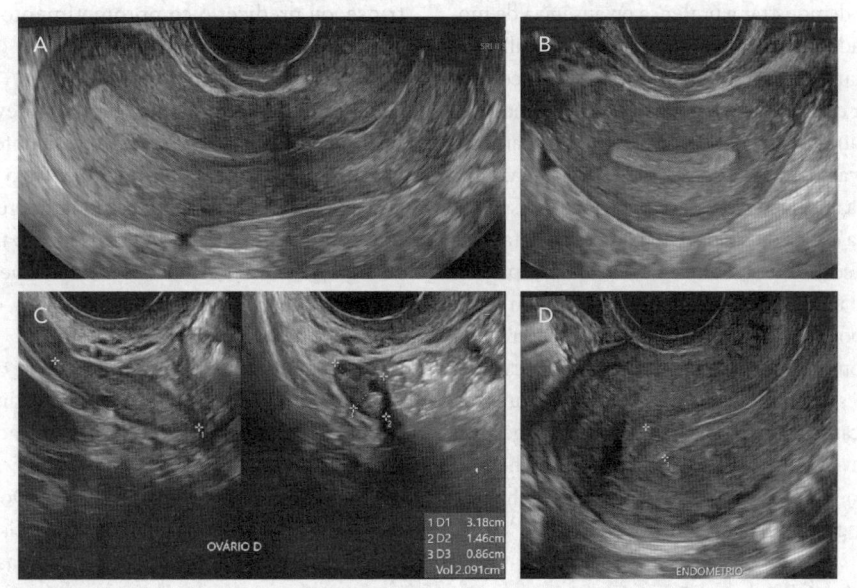

FIGURA 3   Imagens ecográficas dos planos para mensuração do útero, ovários e endométrio. (A) Corte longitudinal do útero. (B) Corte transversal do útero. (C) Planos ortogonais dos ovários. (D) Corte sagital do útero: mensuração do endométrio na sua porção mais espessa.

Anexos (ovários e trompas de Falópio)

Ao avaliar o anexo, deve-se tentar a identificação inicial dos ovários porque eles podem servir como ponto de referência importante para avaliar a presença de patologia anexial. O tamanho do ovário deve ser determinado medindo-o em três dimensões (diâmetros longitudinal, transversal e anteroposterior) em imagens obtidas em dois planos ortogonais, com cálculo do volume de forma idêntica à do útero (Figura 3C). Os ovários podem não ser identificados em alguns pacientes. Isso pode ocorrer com mais frequência após a menopausa, quando os ovários são menores e/ou folículos não estão presentes para servir como marco; ou na presença de um grande útero miomatoso; ou obscurecidos pelo gás intestinal. Como orientação, deve-se tentar acompanhar o trajeto do anexo a partir da sua emergência junto ao útero até alcançar a imagem do ovário.

Se uma anormalidade anexial é notada, sua relação com os ovários e útero deve ser avaliada. O uso da palpação manual abdominal associada pode demonstrar a presença ou ausência de mobilidade das estruturas anexiais. Uma localização ovariana anormal, como no fundo de saco posterior com aderência, pode indicar endometriose ou outras causas de aderências, ou deslocamento do ovário no cenário de torção ovariana. Uma massa anexial deve ser avaliada quanto a sua natureza cística ou sólida. Uma descrição detalhada das lesões deve ser fornecida, incluindo a presença ou ausência de septações (espessa ou fina), componentes sólidos, nódulos murais, excrescências ou projeções papilares e características vasculares ao estudo Doppler. Muitas lesões anexiais têm características ultrassonográficas sugestivas de um diagnóstico específico, como cisto hemorrágico, endometrioma, teratoma maduro, hidrossalpinge ou um leiomioma pediculado.

Fundo de saco de Douglas

O fundo de saco posterior deve ser avaliado quanto à presença de líquido livre ou coletado/ septado, ou de massas ou nódulos. Se uma massa ou nódulo é detectado, seu tamanho, posição, forma, características ecográficas e relação com os ovários e o útero devem ser fornecidos. O reto será visualizado em situação posterior à vagina, e poderá ser acompanhado até a visualização do sigmoide. Atenção especial ao fundo de saco posterior deve ser dada em mulheres com dor pélvica, retroflexão fixa do útero, evidência ecográfica de infiltração miometrial posterior por endometriose e naquelas com endometriose conhecida ou clinicamente suspeita. À avaliação dinâmica, deve-se realizar uma manobra imprimindo uma pressão suave seguida da retirada da sonda ecográfica para avaliar se o reto desliza livremente em relação ao útero, colo e fórnice vaginal no plano sagital médio. Além disso, a mão livre do examinador pode ser colocada no abdome da paciente para aplicar pressão externa contra o transdutor. A ausência de um deslizamento entre essas estruturas ("sinal do deslizamento" negativo) pode indicar a presença de aderências no fundo de saco de Douglas, sua obliteração por endometriose, ou predizer o comprometimento retal por tal patologia.[11]

Essa manobra dinâmica também deve ser realizada na avaliação do recesso vesicouterino, pesquisando o livre deslizamento entre o útero e a bexiga, visando à identificação de aderências pós-cesárea ou por endometriose. As paredes vesicais devem ser estudadas inclusive pela via transvaginal em busca de anormalidades, como nódulos de endometriose profunda.

A USTV pode ser útil na avaliação de outras fontes de dor pélvica, como apendicite, diverticulite ou litíase urinária próxima à junção ureterovesical.

O mapeamento de fluxo colorido (Doppler colorido) deve ser aplicado a qualquer cisto ou massa para evitar oportunidades perdidas para um diagnóstico preciso.[12]

A documentação ultrassonográfica precisa, completa e bem realizada é essencial para o atendimento de alta qualidade.

ALTERAÇÕES GINECOLÓGICAS FISIOLÓGICAS NA US

A aparência dos órgãos ginecológicos normais à US muda intensamente ao longo da vida da paciente, refletindo a influência dos hormônios nesses órgãos, e o reconhecimento dessas variações é importante.[13]

Etapas da vida neonatal e pediátrica

O útero neonatal é relativamente proeminente como resultado da exposição a hormônios maternos e é bem representado à US. Os comprimentos uterinos nas diferentes fases de vida da mulher são mostrados na Tabela 1. O colo do útero é desproporcionalmente grande e bulboso. À medida que os níveis hormonais diminuem nos meses seguintes, o útero torna-se mais estreito e mais curto, e o colo uterino torna-se igual em proporção ao corpo uterino, produzindo uma forma tubular, com relação corpo-colo de 1:1. Uma pequena quantidade de líquido livre no fundo do saco é considerada normal em meninas de todas as idades. Depois de 1 ano de idade, o comprimento uterino aumenta gradualmente, com um período de crescimento rápido próximo à puberdade. Na puberdade, o corpo uterino torna-se mais espesso e arredondado, descrito em forma de pera, com uma relação corpo-colo uterino aproximada de 1,5:1, igual à de mulheres em idade reprodutiva. O endométrio pós-púbere varia em espessura com a fase do ciclo menstrual.

Os ovários também variam em tamanho e aparência, dependendo da idade cronológica da criança e das influências hormonais. Os níveis de gonadotrofina influenciam o número de folículos individuais e o tamanho do ovário. O nível hormonal que estimula os folículos aumenta abruptamente ao nascer devido à diminuição nos níveis de estrogênio e progesterona que ocorre com a separação da placenta do recém-nascido, cai para níveis baixos após 3 meses e permanece baixa até o início do desenvolvimento sexual. Os volumes ovarianos esperados são mostrados na Tabela 1. Os aumentos mais notáveis no volume ovariano ocorrem em dois estágios: no início da telarca ou no desenvolvimento da mama, com aproximadamente 8 anos de idade; e pouco antes do início da puberdade. Ovários imaturos e maduros podem ter folículos em estágios variados de desenvolvimento, e podem até ser observados na fase intrauterina à US obstétrica. Folículos < 9 mm são quase sempre visíveis no ovário neonatal superficialmente localizado. Em meninas de 1 a 7 anos de idade, os ovários podem parecer homogêneos ou ter alguns poucos folículos visíveis. Volume ovariano > 4 cm³ e presença de 6 ou mais folículos em meninas < 7 anos devem suscitar preocupação pelo desenvolvimento sexual prematuro.

O desenvolvimento de cistos fisiológicos ovarianos maiores (> 1 cm) pode ocorrer nos estágios da vida fetal, neonatal e pré-puberal. Como o risco de malignidade é extremamente baixo em crianças e a maioria dos cistos se re-

TABELA 1 Tamanho, formato uterino e volume ovariano normais por estágio de vida da mulher

Estágio	Comprimento uterino (cm)	Relação corpo x colo uterino	Volume ovariano (cm³)
Neonatal	3,5	2 : 1	1-3,5
Pediátrico	1-3	1 : 1	0,5-1,5
Pré-púbere	3-4,5	1-1,5 : 1	1-3
Púbere	5-8	1,5-2 : 1	2-6
Reprodutivo	8-9	2 : 1	4-10
Pós-menopausa	3,5-7,5	1-1,5 : 1	1,2-5

Fonte: adaptada de Langer, 2012.[13]

solve espontaneamente, a intervenção é indicada apenas quando o cisto persistir, a paciente for sintomática ou a complexidade da estrutura suscitar preocupação. Cistos fetais > 4 cm podem estar associados a um risco aumentado de torção do útero e alguns defendem a aspiração pré-natal para reduzir esse risco.

Fase reprodutiva

O tamanho uterino normal durante a fase reprodutiva varia com a idade e a paridade, sendo o útero multíparo maior que o nulíparo em até 1 cm em cada dimensão. O útero é tipicamente em forma de pera, com a relação corpo-colo de 2:1. O contorno externo do fundo uterino é normalmente plano ou ligeiramente convexo, e o contorno do miométrio interno junto ao canal endometrial é normalmente plano. A forma normal da cavidade uterina, mais bem exibida no plano coronal na US3D, é aproximadamente triangular. O útero normal pode assumir várias posições, que são descritas conforme o ângulo do eixo longo do corpo uterino em relação ao colo (flexão) e do eixo longo do colo em relação ao eixo longo da vagina (versão). As posições mais comuns são a anteversão ou anteflexão. O miométrio normal tem ecogenicidade relativamente homogênea com margens externas suaves. O colo uterino é homogêneo em ecotextura e semelhante em ecogenicidade ao corpo uterino, com o canal central hipoecoico. Os cistos de Naboth ou de retenção, formados pelo acúmulo de muco nas glândulas endocervicais, são achados comuns, geralmente medem menos de 2 cm e contêm líquido simples, ou ocasionalmente espesso com "debris" ou hemorragia.

A espessura e aparência do endométrio variam com a fase do ciclo menstrual:[7]

- Fase menstrual (tipicamente dias 1 a 4): o endométrio aparece como uma linha ecogênica fina, de 1 a 4 mm. Conteúdo espesso hipoecogênico, representando sangue ou coágulos, pode ser observado no interior da cavidade uterina.

- Fase proliferativa (tipicamente dias 6 a 13 do ciclo): o endométrio torna-se mais espesso (5 a 7 mm) e mais ecogênico que o miométrio.
- Fase periovulatória (tipicamente dias 13 a 16): o endométrio pode medir até 11 mm de espessura e apresenta um padrão trilaminar, representado por uma linha ecogênica central (interface entre as camadas endometriais anterior e posterior opostas), uma camada hipoecoica mediana e uma camada periférica mais hiperecoica (camada basal).
- Na fase secretora (tipicamente dias 16 a 28): o padrão trilaminar é substituído por ecogenicidade progressivamente maior, e a espessura endometrial varia de 7 a 16 mm.

Uma pequena quantidade de líquido dentro da cavidade endometrial ou canal cervical é um achado normal, mas coleções de líquidos consideráveis ou coágulos sanguíneos ecogênicos retidos podem indicar obstrução ao fluxo menstrual, como visto nas aderências, estenose cervical, tumores (cervicais ou endometriais) ou sangramento excessivo. Nas mulheres em uso de contraceptivos hormonais, inclusive DIU liberador de progesterona, o endométrio geralmente é fino durante todo o ciclo menstrual.

O ovário normal em mulheres em idade reprodutiva também tem uma aparência variável ao longo do ciclo menstrual. Folículos em desenvolvimento e imaturos podem ser vistos ao longo de todo o ciclo e aparecem como cistos uniloculares com diâmetros de 2 a 9 mm. Na primeira metade de cada ciclo menstrual, um ou mais folículos dominantes crescerão para um diâmetro de aproximadamente 20 a 25 mm (Figura 4A) e depois se romperão na ovulação, liberando o oócito. Na US, o folículo dominante pré-ovulatório pode demonstrar o oócito e suas estruturas de suporte (isto é, o *cumulus oöphorus*), que aparecerão como uma septação curvilínea dentro do folículo (aspecto de um pequeno cisto dentro de cisto). Após a ovulação, caracteriza-se o corpo lúteo, que à US pode ter aspectos variados, como um cisto simples ou uma formação cística com paredes mais espessas e hiperecoicas, podendo ter contornos anfractuosos, sempre com fluxo sanguíneo circunferencial de baixa resistência ao mapeamento Doppler colorido (aspecto em "anel de fogo"). Centralmente, pode apresentar conteúdo líquido hipoecoico, com ecos, ou conteúdo com aspecto rendilhado representando conteúdo hemorrágico (Figuras 4B, C e D). Normalmente, o corpo lúteo é < 3 cm, mas com menor frequência pode ser maior. No próximo ciclo, o remanescente do corpo lúteo pode ser detectável na US como uma pequena imagem hiperecogênica, conhecida como corpo *albicans*, que pode ser confundida com um pequeno teratoma. Em um pequeno número de mulheres, um folículo maduro às vezes falha na ovulação e continua a crescer no próximo ciclo menstrual, ocasionalmente crescendo acima de 5 cm; esses folículos são descobertos com maior frequência em mulheres assintomáticas com histórico clínico de irregularidade menstrual. Um cisto folicular aparece como um cisto simples, unilocular ou minimamente complicado, com paredes finas, bordas bem definidas e líquido homogêneo. Essas lesões fisiológicas não devem ter vascularização interna. A presença de elementos sólidos vascularizados ou septos suscita a preocupação de que um cisto pode ser uma neoplasia.

Com o avanço da tecnologia de imagens, em aparelhos ecográficos de ponta e sob mãos experientes, tornou-se possível a visualização ecográfica das trompas normais, ou pelo menos parte delas, apresentando-se como uma estrutura alongada entre o útero e o ovário, com a porção ampolar levemente mais ecogênica que o parênquima ovariano. A presença de líquido perianexial facilita sua visualização. As fímbrias normais podem ser vistas como curtas projeções ecogênicas quando rodeadas por líquido (Figura 5).

Menopausa

O declínio mais rápido do tamanho uterino ocorre nos primeiros 10 anos após a menopau-

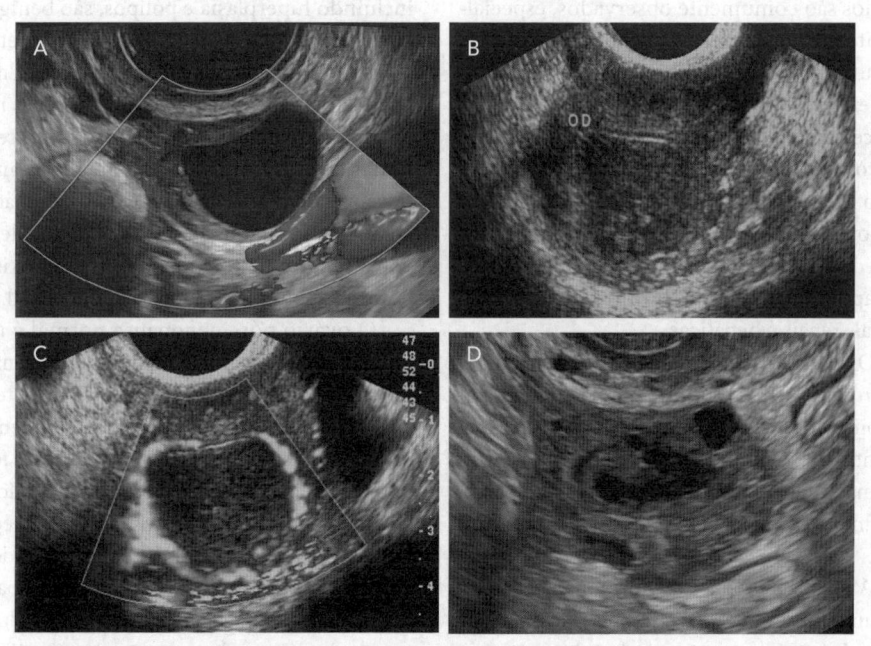

FIGURA 4   Cistos ovarianos funcionais. (A) Folículo dominante. (B, C e D) Corpos lúteos: cisto com paredes e conteúdo espessos em B; com halo de intensa vascularização ao Doppler de potência em C; e com paredes espessas ecogênicas e anfractuosas em D.

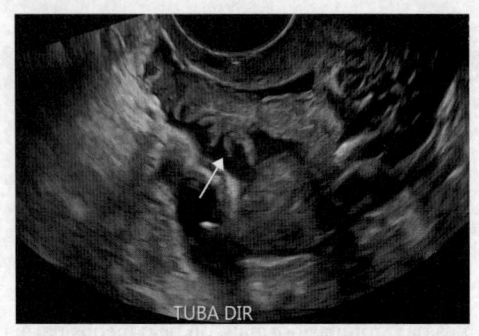

FIGURA 5 Imagem ecográfica por via transvaginal da trompa normal, com destaque para as fímbrias caracterizadas como pequenas projeções ecogênicas. A presença de líquido perianexial facilita a identificação tubária.

sa, sendo mais gradual nas fases subsequentes. O útero, no entanto, pode variar de tamanho, refletindo sobretudo a presença de doença uterina preexistente, como adenomiose e miomas. A aparência miometrial é frequentemente mais heterogênea, e a proporção corpo-colo se aproxima de 1:1. Os vasos arqueados uterinos calcificados são comumente observados, especialmente em mulheres com diabetes, doença vascular, hipertensão ou hipercalcemia. O líquido peritoneal livre é ocasionalmente visto e não é necessariamente patológico quando pequeno em volume e simples na aparência, especialmente na menopausa precoce. O líquido livre na menopausa tardia pode estar relacionado a uma variedade de condições, incluindo malignidade intraperitoneal e ascite devido a doenças cardíacas, renais e hepáticas.

O endométrio pós-menopausa é tipicamente atrófico e aparece como uma fina linha hiperecoica, medindo 1 a 2 mm. Uma pequena quantidade de líquido endometrial de aspecto laminar pode ser observada na pós-menopausa, geralmente como resultado de estenose cervical leve.

A terapia de reposição hormonal afeta a espessura do endométrio. A terapia sequencial de estrogênio e progesterona induz alterações endometriais cíclicas e sintomas semelhantes aos que ocorrem em pacientes na pré-menopausa.

Nessas pacientes, é melhor realizar a USTV no início do ciclo, quando se espera que o endométrio esteja mais fino. O uso de esquemas contínuos de estrogênio e progesterona leva à atrofia endometrial; portanto, as medidas da espessura endometrial geralmente se encontram dentro da faixa normal. A terapia com estrogênio sem oposição está associada a um risco aumentado de hiperplasia ou carcinoma endometrial. O tamoxifeno tem se mostrado eficaz no tratamento do câncer de mama, mas está associado ao aumento da incidência de doença endometrial pelo seu efeito estrogênico no útero. Estudos mostram uma correlação direta entre o uso de tamoxifeno e o aumento na espessura do endométrio, mais notável após os três anos de terapia. O tamoxifeno faz com que o endométrio pareça espessado, irregular e cístico na US. Quase metade das mulheres na pós-menopausa em tratamento com tamoxifeno tem espessura endometrial > 8 mm e a maioria é assintomática, sem sangramento vaginal anormal. Os achados histopatológicos mais comuns, incluindo hiperplasia e pólipos, são benignos, com risco baixo de carcinoma endometrial. Como o espessamento endometrial é geralmente devido a causas benignas em pacientes recebendo tamoxifeno, não há consenso sobre um limiar de espessura para recomendar a amostragem endometrial em mulheres assintomáticas. De forma geral, qualquer paciente que desenvolva sangramento enquanto usa tamoxifeno deve ser submetida a biópsia endometrial.

O ovário pós-menopausa normal é mais hipoecogênico, menor e com poucos ou nenhum folículo e, portanto, pode ser difícil de detectar à US. Focos ecogênicos puntiformes podem ser observados, sobretudo na periferia. Esses focos podem ser calcificações distróficas em folículos atrésicos ou diminutos cistos de inclusão epitelial de superfície que produzem artefato de reverberação. Em mulheres na pós-menopausa, assim como em pacientes em idade reprodutiva, esses achados geralmente não têm significado clínico. Os vasos pélvicos ou alças intestinais estacionárias podem ser confundidos com ovários na pós-menopausa, e o ecografista pode usar o mapeamento Doppler colorido ou exercer pressão manual na parede abdominal para deslocar as alças intestinais e melhorar a visualização.

O tamanho do ovário se correlaciona com o *status* hormonal e a duração da menopausa. O volume ovariano médio na pós-menopausa varia de 1,2 a 5,0 cm³. Um ovário duas vezes maior que o contralateral, independentemente do tamanho absoluto, deve ser considerado anormal.

Embora a foliculogênese tenha cessado, os ovários pós-menopáusicos podem não ser tão inativos. O cisto simples observado na menopausa precoce provavelmente representa um evento ovulatório ocasional ou um folículo atrésico. No entanto, quaisquer lesões anecoicas nos ovários na pós-menopausa devem geralmente ser referidas como cistos. Embora a ovulação seja rara na menopausa tardia, cistos ≤ 1 cm podem ser vistos.

ANORMALIDADES MIOMETRIAIS

Leiomiomas

A US é a modalidade de imagem de primeira linha na detecção e avaliação de leiomiomas uterinos.[15] A USTV tem alta sensibilidade para detectá-los, no entanto a sua precisa localização é limitada no útero maior ou quando existem muitos nódulos. Os leiomiomas são vistos à US geralmente como nódulos hipoecoicos bem delimitados, que causam quantidade variável de sombra acústica (Figuras 6A e B). Quando grandes, múltiplos e/ou periféricos, determinam aumento de volume e lobulação dos contornos uterinos. Contudo, podem apresentar-se isoecoides, dificultando a diferenciação do miométrio normal, ou menos frequentemente hiperecoides. Leiomiomas degenerados apresentam-se mais heterogêneos, podendo ter quantidades variadas de componentes císticos. Calcificações ocorrem predominantemente em pacientes na pós-menopausa e são caracterizadas como focos ecogênicos com sombreamento, que podem aparecer aglomeradas ou como um halo nas bordas do nódulo. Às vezes, apenas a calcificação é vista e não o componente tecidual. Essas calcificações podem ser vistas ao exame radiográfico como calcificações em "pipoca" na pelve.

Os diagnósticos diferenciais dos leiomiomas na imagem incluem principalmente adenomiose, pólipos endometriais e tumores anexiais. Nas mulheres com adenomiose, a US geralmente mostra um útero difusamente aumentado, globular e de contornos lisos. No entanto, adenomiose e miomas comumente coexistem, dificultando sua diferenciação. Os adenomiomas, que não são tão bem delimitados, também podem mimetizar miomas ou múltiplos miomas pequenos aglomerados. Uma ferramenta que pode ser bastante útil nessa diferenciação é o Doppler colorido, que mostrará nos leiomiomas uma vascularização predominantemente periférica,

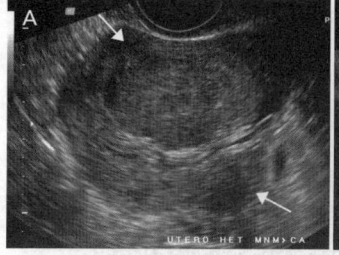
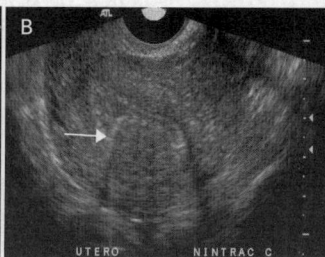
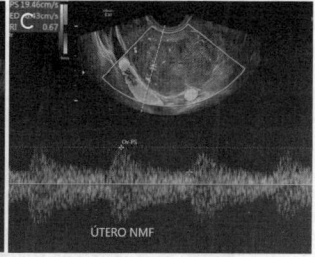

FIGURA 6   Miomas uterinos: nódulos hipoecoides bem delimitados. (A) Intramural na parede anterior e subseroso posterior. (B) Submucoso intracavitário. (C) Ao Doppler colorido, observa-se o deslocamento dos vasos miometriais circundantes e com pouca vascularização de permeio.

com deslocamento de vasos miometriais adjacentes (Figura 6C). Na adenomiose e adenomiomas, há maior vascularização de permeio, com os vasos miometriais seguindo seu trajeto através da lesão (Figura 10D). Na diferenciação de leiomiomas submucosos com pólipos endometriais, estes costumam apresentar maior ecogenicidade, e a caracterização de um pedículo vascular ao Doppler colorido oriundo do miométrio e penetrando a lesão corrobora o diagnóstico de pólipo (Figura 7). A elastografia de deformação pode ser útil, mostrando as diferenças de rigidez entre pólipos endometriais e leiomiomas submucosos.[15] Em relação à diferenciação de miomas subserosos pediculados ou predominantemente extrauterinos com tumores anexiais, manobras de palpação durante a avaliação ecográfica dinâmica na tentativa de se caracterizar o afastamento da lesão em relação ao anexo, no caso dos miomas uterinos, ou o afastamento da lesão em relação ao útero, no caso de tumor anexial, po-

dem ser úteis. O Doppler colorido também poderá evidenciar a origem do suprimento arterial da lesão, seja a partir dos vasos uterinos/miometriais para os miomas (Figura 8), ou das artérias ovarianas para os tumores anexiais.

O sarcoma também é difícil de diferenciar na imagem. O sarcoma uterino é raro e tem um prognóstico ruim. Tanto leiomioma quanto sarcoma uterino se apresentam como massas focais no miométrio. Existem vários tipos histológicos de sarcoma uterino. O principal tipo de sarcoma que pode se assemelhar a um leiomioma intramural é o leiomiossarcoma, que se apresenta como uma massa miometrial, geralmente com sangramento uterino anormal. Já o sarcoma do estroma endometrial se apresenta como uma massa endometrial e pode ter uma aparência semelhante a um leiomioma submucoso. Diferenciar leiomiomas benignos de sarcomas uterinos é um desafio clínico, e a maioria dos sarcomas não é detectada no pré-operatório. A

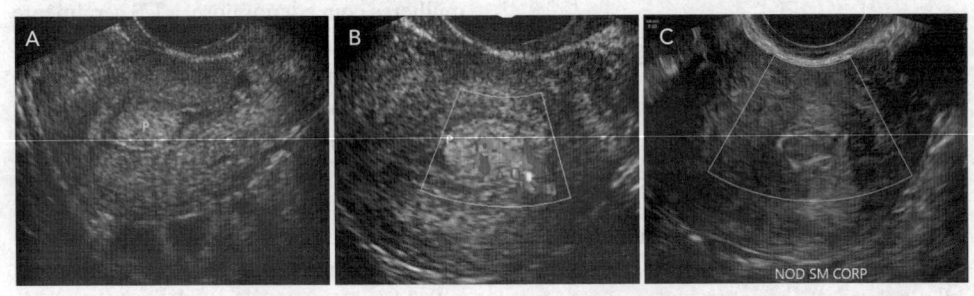

FIGURA 7 (A) Pólipo endometrial: formação hiperecogênica no interior da cavidade uterina. (B) Ao Doppler colorido, a demonstração do vaso nutridor do pólipo endometrial. (C) Mioma submucoso hipoecoide: notar a diferença de ecogenicidade em relação ao pólipo endometrial.

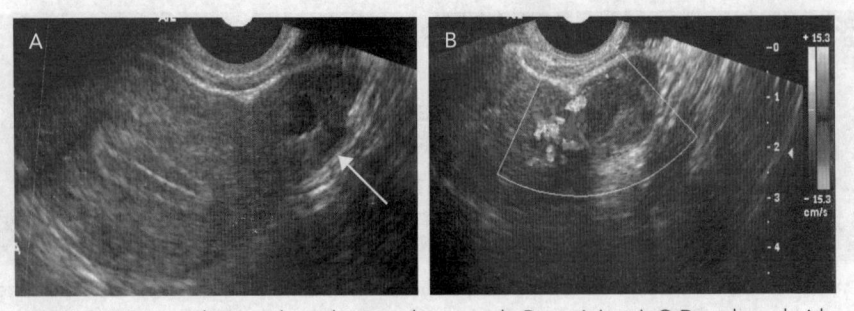

FIGURA 8 Mioma subseroso lateral esquerdo ao modo B em A (seta). O Doppler colorido demonstra a origem do suprimento vascular da lesão a partir de vasos miometriais em B.

avaliação ultrassonográfica de uma massa uterina pode identificar características sugestivas de sarcoma (maior heterogeneidade, áreas de necrose central e achados ao Doppler de distribuição irregular de vasos, baixa impedância ao fluxo e alta velocidade de pico sistólico); no entanto, muitas dessas características também podem ser encontradas em leiomiomas benignos[16] (Figura 9). Estudos de ressonância magnética (RM) vêm demonstrando alguma utilidade deste método nessa diferenciação.[17,18,19] Se houver suspeita de sarcoma uterino, devem ser evitadas técnicas operatórias que perturbem a amostra, como miomectomia e morcelamento.

Os leiomiomas são uma condição comum, portanto pode-se presumir que uma paciente tenha miomas em vez de uma neoplasia rara do músculo liso. Isso inclui variantes do leiomioma que manifestam algumas facetas de malignidade e não possuem outras. Por exemplo, eles podem sofrer metástases, mas não ser localmente invasivos e ser histologicamente benignos. Algumas dessas variantes não mostram facetas de malignidade. Essas lesões parecem ser extremamente raras.[16]

Adenomiose

Com a melhoria tecnológica dos aparelhos ecográficos, a precisão diagnóstica da US tornou-se comparável com a da RM para o diagnóstico de adenomiose, de modo que a USTV

deve ser considerada a principal modalidade de imagem para esse fim. A adenomiose pode ser focal ou difusa e os achados histológicos podem ser divididos em três categorias, que estão em correspondência com os aspectos ecográficos:[20]

1. Glândulas e estroma endometriais ectópicos: manifestam-se como nódulos ecogênicos periendometriais ou estrias ecogênicas irradiando do endométrio para o miométrio. Quando as glândulas contêm líquido, pequenos cistos miometriais podem ser visíveis na US.
2. Hiperplasia/hipertrofia muscular: evidências por um espessamento miometrial heterogêneo focal ou difuso e aumento uterino globular, geralmente com sombras acústicas finas (aspecto de "sombras de persiana").
3. Aumento da vascularização: com vasos penetrantes e tortuosos de permeio ao miométrio heterogêneo ao Doppler colorido (Figura 10).

A combinação desses achados resulta em um miométrio heterogêneo, podendo estar associado a indefinição ou irregularidades dos limites endometriais. Os microcistos, estrias e pequenos nódulos hiperecogênicos subendometriais são os achados ecográficos mais específicos.[21]

A HIS também pode ser uma ferramenta útil para o diagnóstico da adenomiose. A infusão de soro fisiológico pode preencher direta-

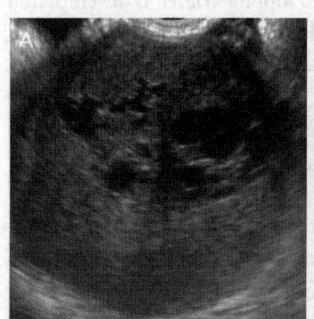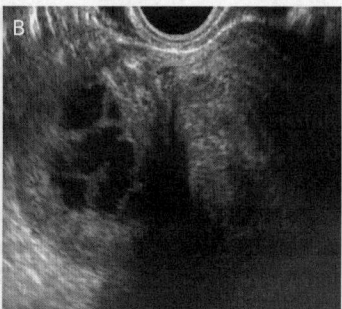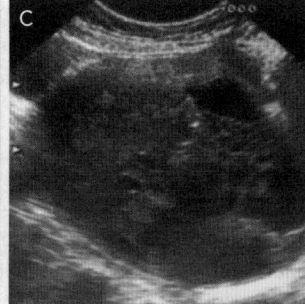

FIGURA 9 Notar o aspecto ecográfico superponível das lesões miometriais: (A) Leiomioma com áreas de degeneração. (B) Variante de leiomioma. (C) Sarcoma.

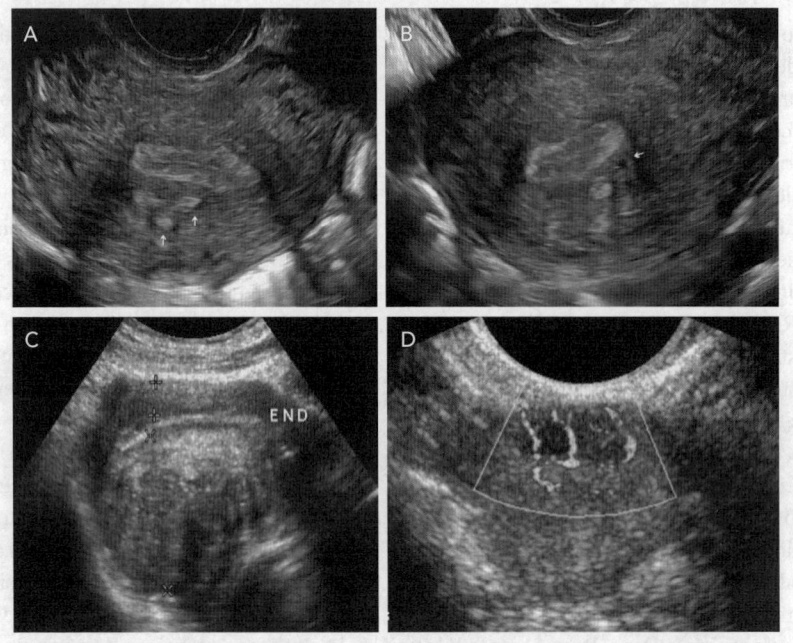

FIGURA 10 Adenomiose à US. (A) Nódulos hiperecogênicos periendometriais representando tecido endometrial ectópico. (B) Microcisto periendometrial na mesma paciente. (C) Miométrio heterogêneo determinando a formação de sombras finas (aspecto "em persiana") e com aumento da espessura da parede posterior. (D) Área nodular parcialmente demitada na parede uterina anterior, com vasos miometriais seguindo seu trajeto através da lesão.

mente as glândulas endometriais em continuidade com a cavidade endometrial com líquido, de maneira semelhante ao contraste na histerossalpingografia.[20]

Os principais diferenciais da adenomiose na imagem incluem leiomiomas (particularmente nos casos de adenomiose focal ou adenomiomas), contrações uterinas, neoplasias endometriais e malformações vasculares. Pacientes com leiomiomas e adenomiose frequentemente apresentam sintomas semelhantes como aumento uterino, menorragia, dismenorreia e anemia, e os achados à US também podem ser semelhantes. No entanto, a diferenciação precisa dessas duas entidades é importante porque seus tratamentos diferem. Como um leiomioma possui uma pseudocápsula, ele se manifesta como um nódulo bem delimitado, enquanto a adenomiose focal tem limites mal definidos, comumente

com microcistos de permeio. Outros recursos úteis são a presença de eventuais calcificações e componentes císticos maiores em leiomiomas degenerados. Embora ambos possam causar sombra acústica, estas costumam ser oriundas das bordas nos leiomiomas, e difusas e finas na adenomiose. O Doppler colorido desempenha um papel fundamental na diferenciação dos leiomiomas da adenomiose focal e já foi mencionado acima. Em alguns casos, adenomiose pode ser negligenciada na presença de leiomiomas grandes e a RM pode ser necessária, principalmente quando se pensa em tratamento.

Uma contração uterina focal pode se manifestar como uma área semelhante a massa hipoecoica no miométrio, simulando um leiomioma ou adenomiose focal. No entanto, elas podem ser diferenciadas da verdadeira doença miometrial por sua natureza transitória.[20]

Nas malformações vasculares miometriais, observam-se áreas císticas miometriais ao modo B, mas que se traduzem por espaços vasculares ao Doppler colorido, técnica que permitirá a diferenciação com adenomiose.

Se um câncer endometrial invade o miométrio, oblitera a interface endométrio-miometrial e causa heterogeneidade do miométrio de maneira semelhante à da adenomiose. Achados da neoplasia endometrial que ajudam na diferenciação são o espessamento endometrial associado e o aspecto mais lobulado e com efeito de massa da extensão tumoral no miométrio. No entanto, essa diferenciação pode ser bastante difícil, e as pacientes com sangramento perimenopausa ou pós-menopausa podem exigir avaliação adicional com RM ou biópsia endometrial.[20]

MALFORMAÇÕES UTERINAS

A avaliação diagnóstica das anomalias müllerianas passa quase sempre pela USTV ou pélvica para investigação de dor ou massa pélvica, e pela histerossalpingografia em decorrência de infertilidade. À USTV, a avaliação 3D já pode fornecer informações suficientes, muitas vezes dispensando a necessidade de investigação adicional. A RM tem sido considerada o "padrão ouro" para diagnosticar anomalias do trato reprodutivo, mas deve ser reservada para os casos em que os achados da US2D e 3D não são conclusivos e quando um diagnóstico definitivo alteraria a conduta. Também é o método de escolha em pacientes virgens. A histerossalpingografia por raio x fornece informações sobre a cavidade uterina e as trompas, mas não avalia o contorno externo uterino, dificultando a diferenciação entre útero septado e bicorno. Também não diagnostica o corno uterino não comunicante e não pode ser usada em obstruções vaginais e cervicais. A histeroscopia proporciona informações confiáveis sobre a vagina, canal cervical e cavidade uterina, mas também não avalia o contorno externo e não diferencia o útero septado do bicorno.[22]

Existem algumas classificações dessas anomalias, mas nenhuma é universalmente aceita.

Elas se baseiam na embriologia e no desenvolvimento dos ductos de Müller, e as mais utilizadas são as da American Society for Reproductive Medicine (ASRM) e da The European Society of Human Reproduction and Embryology e European Society of Gynaecological Endoscopy (ESHRE/ESGE).[22] É importante notar que os sistemas de classificação funcionam como uma estrutura para a descrição de anomalias, para facilitar a comunicação entre os médicos e para a comparação entre as várias modalidades terapêuticas. No entanto, existem anomalias que incluem características de duas ou mais classes e não podem ser adequadamente categorizadas. Essas anomalias devem ser descritas de acordo com suas partes componentes, visando orientar a melhor abordagem clínica e regime terapêutico.[23]

Para avaliação dessas anomalias, a US deve ser realizada na fase secretora do ciclo menstrual, o que melhora a visualização do endométrio. Os principais achados ecográficos são:

Útero unicorno

- Útero com volume reduzido, desviado para um dos lados da cavidade pélvica.
- Ausência de uma das regiões cornuais, assumindo configuração em "banana" à US3D (Figura 11A).
- Pode ou não ser visualizado um corno rudimentar contralateral. O corno rudimentar pode estar distendido por sangue e ter aspecto distrófico, e não deve ser confundido com uma massa anexial ou mioma subseroso.

Útero didelfo

- Dois cornos uterinos divergentes e dois colos, com duplicidade completa das cavidades endometrial e cervical, que não se comunicam. O exame especular mostra dois orifícios externos cervicais.
- Pode ou não haver septo vaginal longitudinal, que pode ser mais bem avaliado ao exame físico e/ou RM com distensão da cavidade vaginal por gel.

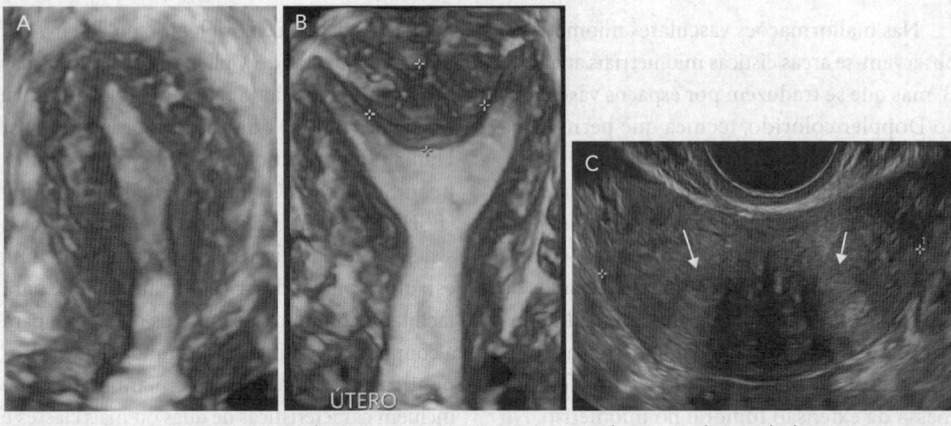

FIGURA 11   (A) Reconstrução 3D de útero unicorno: aspecto em "banana" da cavidade uterina, com visualização de um único corno. (B) Reconstrução 3D de útero septado: contorno externo uterino mantido e presença de septo fúndico com extensão longitudinal de 1,5 cm. (C) Útero septado: corte transversal uterino ao modo B demonstrando a divisão da cavidade endometrial na região fúndica (setas apontando os ecos endometriais).

Útero bicorno

- Cornos uterinos divergentes, com canal endocervical único ou duplo. Quando há duplicidade do canal endocervical, difere do útero didelfo pela presença de algum grau de comunicação entre as cavidades uterinas.
- Grande abertura/endentação do fundo uterino.

Útero septado

- Contorno externo do fundo uterino mantido ou leve concavidade (máximo de 1 cm).
- Faixa hipoecoide dividindo a cavidade endometrial, representando o septo, que pode ser parcial ou completo (Figuras 11B e C). Quando completo, prolonga-se até o canal cervical.

O útero arqueado é considerado uma variante da normalidade. O contorno externo uterino é normal e há uma leve endentação da parede fúndica sobre a cavidade endometrial com extensão < 1 cm.

Nas mulheres com anomalias obstrutivas uterovaginais, com agenesia vaginal ou hímen imperfurado, é comum a constatação de hematocolpo e/ou hematometra, e às vezes hematossalpinge.

Dada a alta frequência de alterações renais nas pacientes com defeitos müllerianos, a avaliação ecográfica adicional dos rins está indicada.

ANORMALIDADES ENDOMETRIAIS

Endometrite

Embora a aparência ecográfica do útero e endométrio possa ser normal na endometrite, os achados podem incluir um endométrio espessado e heterogêneo; irregularidade dos limites ou indefinição endometriais; e presença de gás, líquido ou "debris" intracavitários. Ao Doppler colorido, pode ser evidente um aumento da vascularização do endométrio e do miométrio profundo.

Pólipo endometrial

Pólipos geralmente se mostram como formações ecogênicas (ecogenicidade semelhante à do endométrio), contendo um vaso nutridor ao Doppler colorido,[24] de aspecto pediculado ou séssil, sempre inteiramente dentro da cavidade uterina (Figura 7). Podem apresentar pequenos espaços císticos no seu interior. A realização do exame logo após terminada a fase menstrual facilita sua identificação. Miomas submucosos, focos de hiperplasia endometrial ou carcinoma endometrial podem imitar pólipos, e focos de hiperplasia atípica às vezes são encontrados nos pólipos.[14] O endométrio na fase secretora pode simular pólipos endometriais, e uma reavaliação ecográfica no início da fase proliferativa pode ser indicada.

Sinéquia uterina

O diagnóstico de aderências uterinas ou sinéquias não é sempre possível sem a distensão da cavidade uterina. À US, podem ser vistas como linhas hipoecoicas cortando o endométrio ecogênico ou como bandas ecogênicas conectando a cavidade uterina, com ou sem retração miometrial adjacente (Figura 12). Quando grossas e fibróticas, podem impedir a distensão uterina completa.[14] Embora possam ser suspeitadas pela imagem, a histeroscopia é necessária para o diagnóstico e tratamento definitivos.

Líquido intrauterino

Embora uma pequena quantidade de líquido dentro do canal endometrial possa ser considerada normal, uma quantidade significativa de líquido é anormal e requer avaliação cuidadosa uterina e anexial para achados associados. Ela pode estar associada aos cânceres endometrial e cervical, e um tumor obstrutivo deve ser excluído. Em pacientes na pré-menopausa, o líquido intracavitário está mais comumente associado à menstruação, gestação inicial ou pseudossaco gestacional em uma gravidez ectópica. Outras causas benignas que levam à produção de líquido intrauterino incluem pólipos, infecção e miomas submucosos. Em pacientes pré-púberes, o líquido no canal endometrial pode representar hematometrocolpo. A aparência do líquido pode variar (anecoide, hipoecoide ou hiperecoide), dependendo de ser composto de soro, mucina ou sangue.[14]

Neoplasia endometrial

Os sinais ecográficos de carcinoma endometrial incluem heterogeneidade e espessamento endometrial irregular, podendo ter áreas císticas de permeio. Esses sinais são inespecíficos e podem ser observados na hiperplasia endometrial e nos pólipos. No entanto, os tumores tendem a causar espessamento mais difuso e irregular do que um pólipo benigno e mais heterogeneidade que a hiperplasia endometrial. Um sinal mais específico é a irregularidade da interface endo-

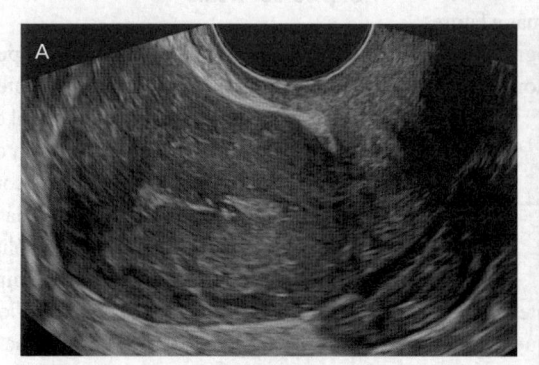
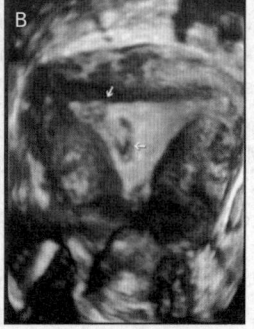

FIGURA 12 Sinéquias uterinas. (A) Corte longitudinal uterino demonstrando banda hipoecoide cruzando o endométrio, conectando e retraindo as paredes miometriais. (B) Reconstrução 3D da mesma paciente demonstrando as sinéquias na cavidade uterina.

métrio-miométrio, achado que denota invasão miometrial. Uma quantidade maior de líquido intrauterino em uma paciente na pós-menopausa, embora possivelmente relacionada à estenose cervical, deve suscitar preocupação com o carcinoma endometrial (ou cervical).[14]

Quanto ao valor do uso do Doppler, há sobreposição significativa dos valores de picos de velocidade sistólica, índices de resistividade e de pulsatilidade nos processos endometriais benignos e malignos, o que reduz o valor da técnica para essa diferenciação. Ocasionalmente, o Doppler colorido e de potência podem ajudar a determinar a presença e a extensão da invasão tumoral para o miométrio ou estroma cervical.

Na pós-menopausa, foi demonstrado que uma espessura endometrial ≤ 5 mm está associada a achados histopatológicos benignos na maioria dos casos,[25] independentemente dos sintomas. Esse limiar serve como um guia útil para determinar quais pacientes devem ser submetidas a biópsia endometrial. Portanto, pacientes na pós-menopausa com sangramento vaginal e com espessura endometrial > 5 mm devem ser encaminhadas para avaliação adicional para excluir carcinoma endometrial. Em pacientes na pós-menopausa sem sangramento, advoga-se a amostragem de tecidos apenas quando a espessura do endométrio excede 8 mm. Em pacientes na pós-menopausa sem sangramento vaginal e com endométrio entre 5 e 8 mm, a conduta deve ser baseada nos sintomas e fatores de risco individuais, e exames ecográficos sequenciais podem ser úteis para monitorar de perto a espessura do endométrio.

ANORMALIDADES CERVICAIS

Cervicite

Na US, o colo uterino em pacientes com cervicite aguda de qualquer causa frequentemente mostra uma alteração textural da mucosa e do estroma, com aspecto mais hipoecogênico heterogêneo, e vascularização difusamente aumentada. Portanto, o uso do Doppler colorido é re-comendado diante dessa suspeita. No entanto, a hipervascularização também é um achado do carcinoma cervical, e a ausência de uma área mais nodular ajuda a diferenciar de malignidade. Contudo, devido à natureza inespecífica dessa aparência, a determinação da causa subjacente requer um histórico completo do paciente e provável correlação microbiológica e/ou histológica.[26]

Cistos de Naboth

A maioria dos cistos de Naboth aparece como cistos anecoicos simples no colo uterino, sem vascularização. No entanto, podem variar na aparência devido ao conteúdo proteico ou hemorrágico, aglomeração de cistos justapostos e extensão profunda no estroma cervical, às vezes aumentando o colo uterino. A variante "tunnel cluster", que decorre da dilatação multicística das glândulas endocervicais, aparece como uma formação multicística que pode mimetizar uma neoplasia cervical rara chamada adenocarcinoma de desvio mínimo. Embora a diferenciação confiável de lesões pseudoneoplásicas de malignidade seja difícil tanto no exame de imagem quanto no patológico,[27] as características da US que aumentam a preocupação com a malignidade incluem um componente sólido e fluxo vascular acentuado na lesão ao Doppler colorido.[28]

Pólipos cervicais

Na US em escala de cinza, os pólipos endocervicais geralmente parecem levemente hiperecogênicos em relação à mucosa normal e podem ser móveis na imagem dinâmica com o uso da pressão do transdutor. O Doppler em cores pode revelar uma haste vascular oriunda da mucosa endocervical, que se estende para o pólipo, confirmando a origem endocervical. É importante visualizar a sua origem para diferenciá-lo de uma lesão que surge no corpo uterino e se estende para o canal endocervical, particularmente um leiomioma intracavitário ou pólipo endometrial (que é uma entidade histológica distinta de um pólipo endocervical). Essa distinção é importante porque o manejo de lesões uterinas ou endometriais prolapsadas pode ser mais complicado devido à maior fixação e maior suprimento sanguíneo. A visualização da origem endocervical pode ser auxiliada pela HIS. Os pólipos endocervicais podem sofrer alterações císticas e podem ser confundidos com cistos de Naboth.[26]

Leiomiomas cervicais

O estroma cervical é suscetível à formação de leiomiomas, que na imagem são semelhantes aos seus homólogos do corpo uterino. Como menos de 10% de todos os leiomiomas uterinos surgem no colo, deve-se tomar cuidado para determinar que um nódulo visualizado na região cervical não seja um leiomioma prolapsado da cavidade uterina. A visualização de uma haste vascularizada que surge do canal endometrial e se estende ao leiomioma ao Doppler colorido indica a origem do corpo uterino.[26]

Endometriose cervical

O envolvimento cervical por endometriose pode ocorrer pela extensão da lesão de endometriose profunda do compartimento posterior que infiltra o estroma cervical. Na US, o achado é de um tecido hipoecoide irregular retrocervical ou no fundo de saco de Douglas que penetra a serosa cervical posterior e causa alteração textural do estroma com padrão hipoecoide. Pode simular uma malignidade cervical invasiva, no entanto a demonstração de outros achados de endometriose na pelve e a menor vascularização ao Doppler colorido do tecido endometriótico permitem a diferenciação.

Neoplasia cervical

Os tumores precoces são difíceis de detectar à US devido ao seu pequeno tamanho e ecogenicidade semelhante à da mucosa cervical normal. No entanto, em pacientes com carcinoma cervical invasivo, até 93% são visíveis à US.[29] Com o aumento do tamanho, é provável que o tumor cause alteração da ecotextura cervical habitual; com esboço de uma massa, distorção da morfologia e aumento do volume cervicais. Em casos avançados, o colo do útero normal pode ser totalmente substituído por tumor, e a chave para a detecção é identificar o apagamento da arquitetura cervical normal, com ou sem distorção morfológica, ou a identificação de sinais de invasão local. O Doppler colorido pode facilitar a visualização e a delimitação do tumor, visto que 95% dos carcinomas cervicais são hipervasculares.[29] As margens mal definidas e lobuladas, a vascularização difusa e a falta de sombra acústica ajudam a diferenciar essa massa de um leiomioma.[26] Embora uma massa cervical hipervascular com margens irregulares seja suspeita para carcinoma cervical, o exame histopatológico ou citológico é necessário para firmar o diagnóstico.

Embora a US não seja fundamental para o estadiamento do carcinoma cervical, a invasão local pode ser detectada ecograficamente pela visualização da massa além das margens anatômicas do colo diretamente nos tecidos paracervicais e/ou fórnices vaginais, e pela perda de mobilidade do tumor em relação ao reto. A invasão vesical pode ser suspeitada à manobra dinâmica com pressão da sonda pela perda de mobilidade da bexiga em relação ao tumor e é diagnosticada quando o tumor interrompe a parede da bexiga e/ou aparece como protrusões nodulares no lúmen da bexiga.[26]

Diante do achado de suspeição de carcinoma cervical à US, dados úteis a serem fornecidos são o maior eixo da lesão e a extensão da invasão local. A imagem do retroperitônio também deve ser realizada para avaliar linfonodomegalias e hidronefrose.

ANORMALIDADES ANEXIAIS

Doença inflamatória pélvica

Os achados ultrassonográficos podem ser bastante variados na doença inflamatória pélvica (DIP), e alterações mínimas são observadas em mulheres com DIP não complicada. Com a evolução, os sinais iniciais inespecíficos incluem líquido livre na cavidade pélvica, espessamento endometrial pela endometrite, distensão da cavidade endometrial por líquido e borramento dos limites do útero e ovários. Na salpingite, as trompas tornam-se edematosas e espessadas, ficando mais evidentes à US, e o Doppler colorido pode demonstrar aumento da vascularização pela hiperemia tubária. A infecção com obstrução sobreposta da trompa leva à piossalpinge, que à US é caracterizada por uma estrutura tubular distendida com líquido hipoecogênico e "debris", com paredes espessas. Pode haver periooforite concomitante com aumento ovariano, contornos indistintos e líquido periovariano. A inflamação pélvica circundante pode ser vista como aumento da ecogenicidade da gordura pélvica.[30]

A progressão da infecção e inflamação resulta na destruição das estruturas normais com a formação de uma coleção inflamatória abrangendo a trompa e o ovário, o abscesso tubo-ovariano. A US pode ajudar no diagnóstico dessa formação e orientar sua conduta, determinando se é passível de drenagem percutânea, e servindo como guia para esse procedimento. Os achados ecográficos são de uma formação anexial complexa, com conteúdo espesso hipoecogênico, paredes espessas e septos internos regulares, sem a individualização da trompa e do ovário como entidades distintas (Figura 13). Pode haver irregularidade mural e nível líquido –líquido espesso. Embora o gás interno seja incomum, é um achado relativamente específico. O líquido pélvico livre geralmente está presente, mas não é específico. A inflamação adjacente pode atingir os ligamentos uterinos e o peritônio, que vão se apresentar espessados. Pode haver envolvimento secundário de estruturas próximas (p. ex., íleo, hidroureteronefrose, abscessos intraperitoneais secundários à ruptura).[30]

Hidrossalpinge

A hidrossalpinge geralmente decorre da obstrução do segmento ampolar da trompa, e a

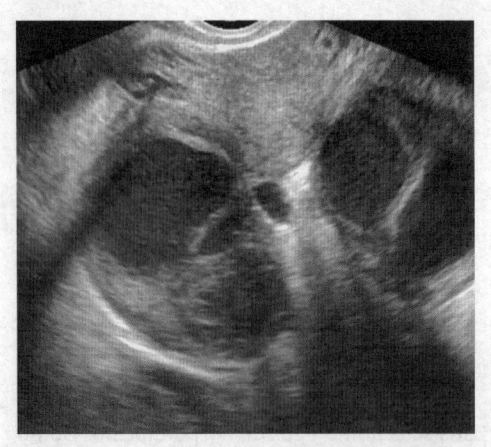

FIGURA 13 Abscessos tubo-ovarianos bilaterais: formações anexiais com conteúdo, paredes e septos espessos.

causa mais comum decorre de aderências por episódios anteriores de DIP.[31] Outras causas incluem endometriose e malignidade tubária. As pacientes podem ser assintomáticas ou apresentar dor pélvica ou infertilidade. Uma ou ambas as trompas podem ser afetadas. A hidrossalpinge pode mimetizar uma neoplasia cística do ovário, obstrução intestinal ou veias pélvicas dilatadas. O diagnóstico, no entanto, pode ser feito com segurança à US como uma estrutura tubular anecoica, com paredes finas ou espessas, separada e distinta do útero e do ovário. Quando distendida, a trompa dobra-se sobre si mesma, resultando em septos incompletos, que podem ser confundidos com nódulos murais em imagens transversais, com aspecto denominado sinal da "roda dentada" (Figura 14A). Se reconhecida, porém, a presença de dobras longitudinais, é patognomônica para hidrossalpinge.[30] Pode ser diferenciada das alças intestinais pela falta de peristaltismo e de veias pélvicas pela ausência de fluxo ao Doppler.

Torsão anexial

Na torção anexial, que pode ser do ovário e/ou da trompa, graus variáveis de oclusão arterial, venosa e linfática ocorrem, causando congestão maciça e edema, com o infarto he-

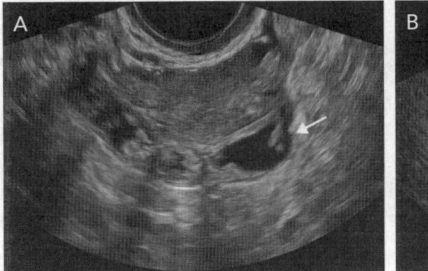 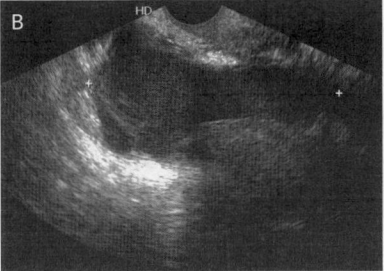

FIGURA 14 (A) Hidrossalpinge: formação alongada anexial, adjacente ao ovário, apresentando conteúdo líquido e septos incompletos. (B) Hematossalpinge: formação alongada anexial, apresentando conteúdo com ecos internos (espesso) em uma paciente com endometriose.

morrágico podendo surgir posteriormente. Essa fisiopatologia explica os achados ecográficos:

- Ovário arredondado, globoso e aumentado em comparação com o ovário contralateral.
- Heterogeneidade do estroma ovariano.
- Deslocamento periférico dos folículos, conferindo aspecto em "colar de pérolas". Essa característica também é observada na síndrome do ovário policístico, no entanto nessa situação o estroma é mais ecogênico centralmente, o ovário não parece edemaciado e a paciente não apresenta dor aguda.
- Localização ovariana anormal, que, em vez de lateral ao útero, pode estar em situação mais alta ou anterior.
- Vascularização diminuída ou ausente dentro do ovário. No entanto, como o ovário tem suprimento sanguíneo duplo, o fluxo pode estar presente mesmo na presença de torção.
- "Sinal do redemoinho", representando o pedículo vascular torcido, que é visualizado como uma estrutura hiperecoica redonda com linhas hipoecoicas concêntricas ou uma estrutura tubular com ecos internos heterogêneos ao modo B, e como um redemoinho de cores entre o ovário e o útero ao Doppler colorido.
- A US costuma ser a modalidade de imagem inicial em uma mulher com dor pélvica aguda, no entanto a sensibilidade relatada des-

te método para o diagnóstico de torção ovariana é bastante variada e a RM pode ser útil se os achados ecográficos forem duvidosos.

Nas mulheres adultas, um cisto ou uma neoplasia no ovário torcido podem ser encontrados, representando o fator predisponente da torção. Lesões que estão associadas a aderências, como endometriomas, parecem ter menor probabilidade de causar torsão. A torção também pode ocorrer no ovário normal, particularmente em meninas pré-púberes, que apresentam o ligamento útero-ovariano normalmente alongado.[32]

A torção isolada da trompa é extremamente rara e geralmente afeta adolescentes e mulheres em idade reprodutiva. Os fatores de risco incluem anormalidades tubárias intrínsecas ou extrínsecas, incluindo mesossalpinge longa ou congesta, grandes hidátides de Morgagni, tumores tubários e paratubários, hidrossalpinge, DIP e trauma. A torção da trompa direita é mais comum, um fato que se acredita estar relacionado à fixação da tuba esquerda na hemipélvis esquerda pelo cólon sigmoide e pelo mesentério. A torção da trompa aparece como dilatação tubária fusiforme com extremidades cônicas, líquido livre e inflamação ao redor. A trompa pode ter paredes ecogênicas espessadas e "debris" internos. A mesossalpinge edemaciada pode ser vista como um componente sólido central circundado pela trompa dilatada.[31]

Endometriose tubária

A endometriose tubária pode ser dividida em dois tipos com base na localização do implante:[33]

1. Endometriose serosa: ocorre por implantes de tecido endometrial na superfície peritoneal das trompas. Ciclos repetidos de hemorragia resultam em fibrose e cicatrizes na tuba.
2. Endometriose intraluminal: é menos comum e decorre da implantação ectópica do endométrio na mucosa do lúmen tubário. A hemorragia cíclica dos implantes pode causar distensão com sangue (hematossalpinge), que na US se traduz por uma estrutura tubular com ecos internos, sem fluxo ao Doppler (Figura 14B).

Pequenos implantes ou áreas de fibrose que afetam a superfície serosa das trompas geralmente não são visualizados na imagem. Se a cicatriz resultar em obstrução, hidrossalpinge pode ser observada.[30]

Cistos paratubários

Os cistos paratubários ou paraovarianos geralmente são assintomáticos e descobertos incidentalmente.[30] Os sintomas podem se desenvolver devido ao grande tamanho (> 5 cm), torção, ruptura ou hemorragia. A US demonstra um cisto unilocular, com paredes finas, separado do ovário ipsilateral normal. Ao contrário dos cistos ovarianos, os cistos paratubários não regridem com o tempo.

Tumores tubários

Embora incomuns, massas benignas e malignas podem ser vistas nas trompas de Falópio. Os tumores benignos incluem leiomioma, fibroma, teratoma e pólipo da mucosa. Neoplasias malignas são mais comumente adenocarcinomas.

O carcinoma primário da trompa tem sido tradicionalmente considerado o menos comum de todas as malignidades ginecológicas. No entanto, sua prevalência pode ser subestimada devido à dificuldade em diferenciá-lo do carcinoma epitelial de ovário, especialmente em casos avançados. Na verdade, uma teoria sugere que a extremidade fimbrial da trompa pode ser a origem de muitos, senão de todos, os casos de carcinoma seroso de ovário agressivo.[34] O tipo histológico mais comum de malignidade primária da trompa é o carcinoma seroso papilar, que é histologicamente idêntico ao adenocarcinoma seroso do ovário. Ele geralmente se origina na ampola e seu padrão de crescimento pode ser nodular, papilar, infiltrativo ou semelhante a uma massa. O tumor produz grande quantidade de líquido seroso, o que leva à distensão tubária e hidrossalpinge. Os pacientes geralmente se apresentam na 6ª ou 7ª décadas de vida, e o tumor costuma ser insidioso e inespecífico na apresentação. Os pacientes podem apresentar dor, sangramento ou secreção vaginal, ou uma massa anexial. A tríade Latzko de sintomas clássicos é observada em apenas 15% das pacientes e consiste em corrimento vaginal serossanguinolento abundante e intermitente, cólica ou dor pélvica aliviada pelo corrimento vaginal e uma massa anexial. O quadro clínico patognomônico do *hydrops tubae profluens* é a descarga intermitente de líquido claro ou sanguinolento, espontâneo ou por pressão, seguida de retração da massa anexial.[30] A presença desses sintomas pode ser explicada pelo fato de o tumor produzir grande quantidade de secreção serosa, que distende a trompa, levando a uma massa pélvica palpável, que se reduz após a drenagem do líquido por qualquer uma das extremidades da tuba.

O carcinoma primário da trompa é difícil de diagnosticar radiologicamente, e a maioria dos casos é interpretada no pré-operatório como carcinoma ovariano. A sua aparência na imagem depende se o componente sólido ou a hidrossalpinge é o componente dominante. Quando esse é o componente dominante, a lesão se manifesta como uma formação cística alongada com componentes sólidos nodulares ou papilares vascularizados ao Doppler. Outra possível aparência é de uma massa predominantemente cística multiloculada. Achados associados úteis são líquido peritoneal e líquido uterino intracavitário decorrentes da drenagem da trompa por uma de suas extremidades pérvias.

Ovários com morfologia policística

Os critérios para o diagnóstico da morfologia ovariana policística à US incluem um número de folículos ≥ 20 por ovário e/ou um volume ovariano ≥ 10 cm³ em qualquer ovário, garantindo que nenhum corpo lúteo, cisto ou folículo dominante estejam presentes. Esses critérios são válidos desde que sejam utilizados transdutores transvaginais mais modernos, com uma frequência que inclui 8 MHz. Na US pélvica via abdominal, o relatório é mais focado no volume ovariano ≥ 10 cm³, dada a dificuldade de avaliar com segurança o número de folículos

por essa abordagem, e ao aspecto ovariano em "colar de contas" devido à distribuição comumente periférica dos folículos (Figura 15). Em pacientes com ciclos menstruais irregulares e hiperandrogenismo, uma US ovariana não é necessária para o diagnóstico da síndrome dos ovários policísticos; no entanto, o achado ecográfico da morfologia policística caracterizará o fenótipo completo da síndrome.[35]

Cistos de inclusão peritoneal

Os pseudocistos peritoneais aparecem principalmente como cistos multiloculares, contendo líquido anecoico e septos regulares, assumindo formato amorfo, que se amolda aos órgãos pélvicos ou escavações pélvicas. Os septos são mais frequentemente completos e finos (Figura 16). Em contraste com os septos dentro dos cistos ovarianos verdadeiros, os septos nos cistos de inclusão geralmente se "movem" quando a área cística é cutucada pela sonda de ultrassom transvaginal.

Patologias tumorais do ovário

A US é o procedimento inicial e frequentemente o único realizado na avaliação de lesões ovarianas. Uma forma de abordagem no diagnóstico ecográfico das lesões tumorais do ovário

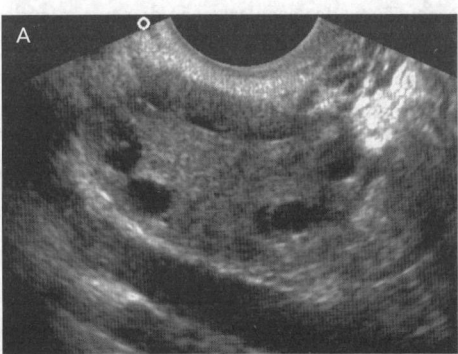
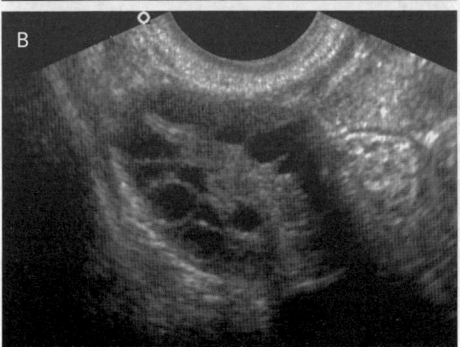

FIGURA 15 Ovários com morfologia policística: volume aumentado e múltiplos folículos periféricos.

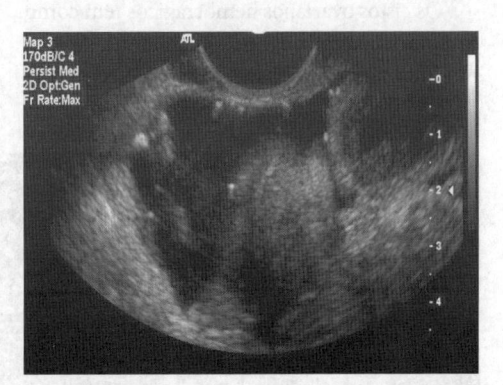

FIGURA 16 Cisto de inclusão peritoneal: formação cística com septos regulares, que se amolda à cavidade pélvica.

é sistematizar o estudo no sentido de reconhecer e classificar alguns padrões básicos:

Cistos simples

Os achados ecográficos são de cistos uniloculares anecoides, com paredes lisas e regulares, ausência de ecos internos e reforço acústico. Na grande maioria, correspondem a cistos funcionais (folicular ou lúteo) reconhecidos como tal por suas dimensões e transformações cíclicas. Os cistos foliculares geralmente medem entre 1 e 3 cm (Figura 4A), no entanto podem atingir 5 cm. Essa medida pode servir como um indicador da necessidade de acompanhamento.[36] Os cistos simples uniloculares < 5 cm de diâmetro são considerados raramente malignos, mesmo em mulheres na pós-menopausa. Os cistos de corpo lúteo tendem a ser maiores que os foliculares e em geral são unilaterais, mas podem ser múltiplos. Podem ser anecoicos na sua evolução, mas mais comumente apresentam conteúdo espesso e podem mostrar aparências variáveis em razão de sangramento e retração do coágulo. No entanto, a caracterização de um anel vascular ao Doppler colorido, com índice de resistividade baixo (< 0,4), peculiar dessa entidade, associado ao grupo etário desse achado, corrobora o diagnóstico (Figuras 4B, 4C e 4D). Em caso de grande dúvida, o seu aspecto involutivo fecha o diagnóstico.[37]

Cistos hemorrágicos

Os cistos ovarianos hemorrágicos têm como característica morfológica peculiar as rápidas modificações no seu aspecto ecográfico decorrentes da fase de degradação do seu conteúdo sanguíneo. Nas fases iniciais, apresenta conteúdo com aspecto rendilhado (Figura 17), que rapidamente se altera e assume aspecto heterogêneo, com material ecogênico amorfo e irregular intracístico, representando coágulo em organização. Esse conteúdo não demonstra fluxo ao Doppler colorido.

Endometriomas

Caracterizados como cistos ovarianos com conteúdo espesso hipoecogênico ou levemente ecogênico, homogêneo, com aparência típica de vidro fosco ou ecos de baixo nível. Níveis líquido-líquido e focos ecogênicos murais podem estar presentes devido a sangramento recorrente e coágulos sanguíneos retráteis, respectivamente. Septos, embora incomuns, podem ser vistos (Figura 18). Alguns cistos repletos de sangue podem parecer sólidos, com padrão interno formado por muitos ecos de pequena intensidade. A presença de leve reforço acústico e a ausência de vascularização do seu conteúdo ao Doppler colorido podem ser úteis nessa distinção. Eventualmente, a diferenciação com cistoadenomas ou teratomas pode ser difícil.

Teratomas maduros

Pela diversidade dos tecidos que podem compor os teratomas, o seu aspecto ultrassonográfico pode ser variado. A presença de conteúdo ecogênico, produtor de sombra acústica, representando o componente gorduroso, é o achado mais sugestivo. Podem ainda apresentar

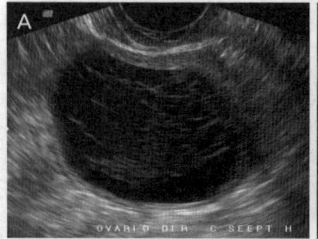
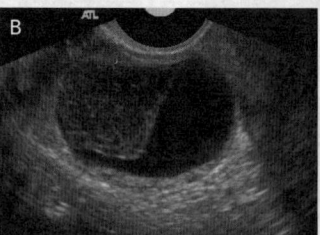
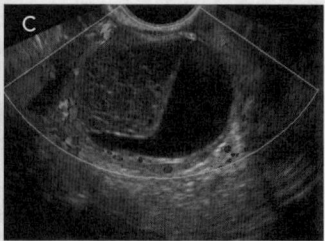

FIGURA 17   Cistos hemorrágicos: aspecto rendilhado da fase inicial em A, com retração parcial do conteúdo em B. Notar a vascularização periférica ao Doppler colorido, característico de um corpo lúteo hemorrágico em C. Não há fluxo vascular no interior do cisto.

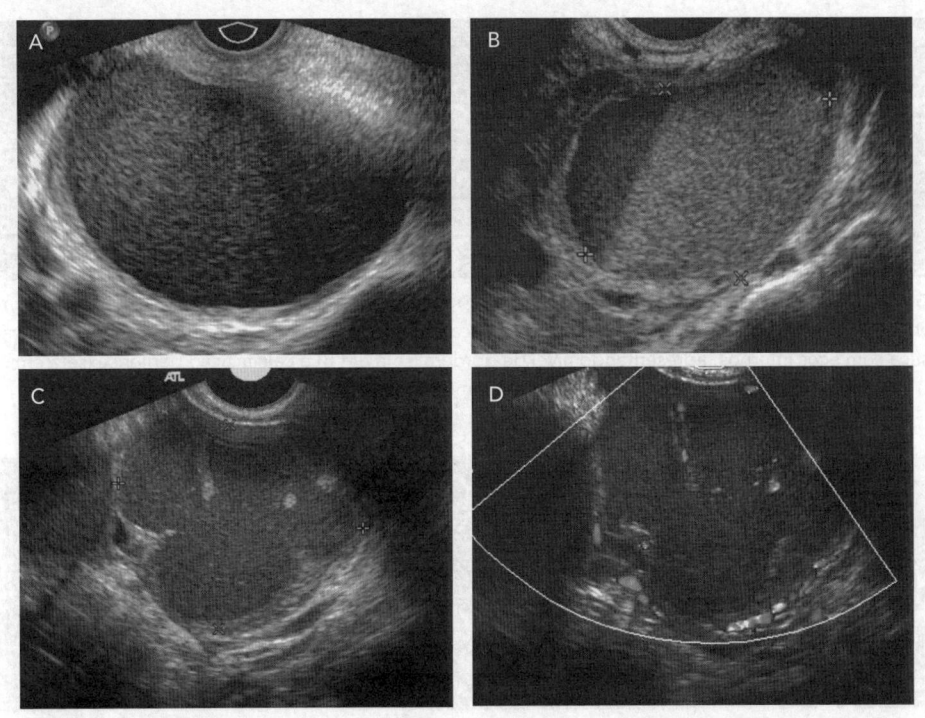

FIGURA 18   Endometriomas: (A) Cisto espesso homogêneo, com aspecto em vidro fosco. (B) Cisto com nível líquido-líquido inferindo sangramentos em diferentes fases. (C) Cisto com nódulos ecogênicos murais e septos incompletos. (D) Doppler colorido demonstrando fluxos parietal e septal. Não há fluxo no interior do cisto, nem nos nódulos ecogênicos murais.

componentes císticos (nem sempre anecoicos), circundados por nódulos murais ecogênicos, calcificações e níveis de gordura (Figura 19). Ressalta-se que, quando volumosos e com conteúdo ecogênico semelhante à gordura pélvica, podem ser de difícil reconhecimento à US.[37]

Tumores epiteliais

Os cistoadenomas serosos aparecem como formações císticas anecoicas, podendo ser grandes, geralmente uniloculares, entrando no diferencial de cistos simples. Neste contexto, a sua persistência ou aumento volumétrico em exames evolutivos o diferenciam de um cisto simples funcional. Podem ter ecos internos, septações finas e, raramente, pequenos nódulos murais (Figuras 20A e B). Os cistadenomas mucinosos também são císticos, e tendem a ser multiloculados, com múltiplas septações internas, líquido mais ecogênico de baixa densidade e níveis líquidos (Figura 20C). Tênues excrescências papilares podem estar presentes. Em geral, nem cistoadenomas serosos nem mucinosos estão associados a vascularização significativa.

Os cistoadenocarcinomas têm um aspecto diferenciado devido à presença de septos grosseiros, projeções papilares e componentes sólidos, que se mostram vascularizados ao estudo Doppler. Portanto, os achados ecográficos que podem indicar malignidade são:

- Cistos multiloculares com espessura de parede > 3 mm.
- Septações > 3 mm de espessura.
- Nodularidade mural e projeções papilares.
- massas sólidas ou com componentes sólidos, com presença de fluxo sanguíneo central ao Doppler (Figura 21).

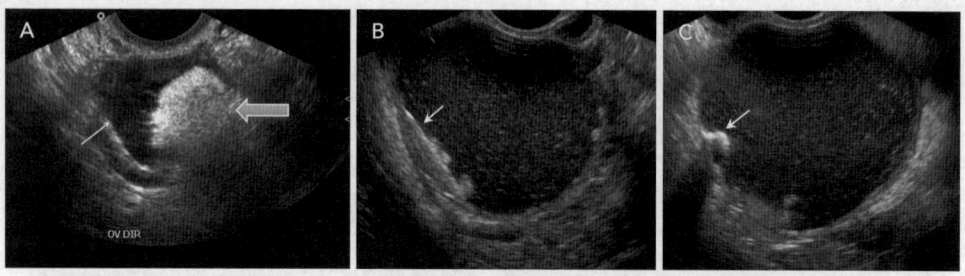

FIGURA 19 Teratomas: (A) Formação nodular heterogênea, com componente cístico (seta fina) e componente hiperecogênico produtor de sombra acústica (seta grossa). (B e C – mesma paciente) Formação cística com ecos internos, apresentando nível de gordura (seta em B) e calcificação periférica (seta em C) – o aspecto à US pode se sobrepor ao de um endometrioma.

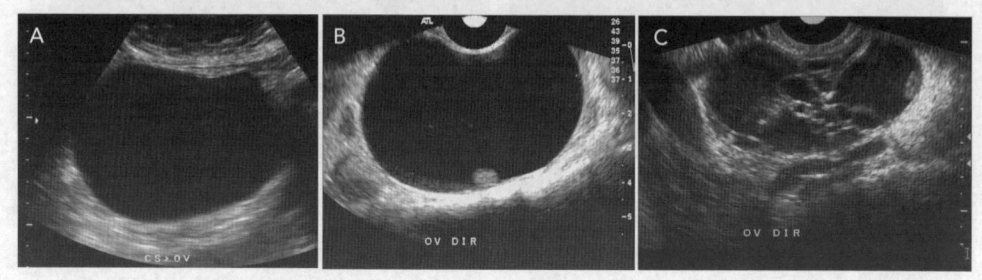

FIGURA 20 Cistoadenomas ovarianos: (A) Tipo seroso: formação cística unilocular homogênea. (B) Tipo seroso: formação cística com pequena projeção mural. (C) Tipo mucinoso: formação cística multiloculada, com conteúdo espesso e pequena excrecência papilar na parede lateral esquerda.

A característica ultrassonográfica mais preditiva de malignidade em massas císticas são as projeções papilares.

Dentre os parâmetros do Doppler, o modo colorido provavelmente reflete a vascularização do tumor melhor que qualquer outro. A impressão global dessa vascularização reflete tanto o número como o tamanho dos vasos. Em relação ao modo espectral, os índices de resistência (IR) e de pulsatilidade (IP) têm sido usados na avaliação de massas ovarianas devido à baixa impedância esperada e ao alto fluxo sanguíneo diastólico observado nos vasos sanguíneos que irrigam o tumor maligno. Normalmente, um IR < 0,4 a 0,6 e um IP < 1 são considerados sugestivos de malignidade. No entanto, considerando a sobreposição de parâmetros vasculares entre neoplasias malignas e lesões benignas, não é possível definir o diagnóstico diferencial com base apenas nessa avaliação.[37]

As neoplasias epiteliais invasivas primárias do ovário em estágio inicial compartilham características ecográficas semelhantes aos tumores limítrofes (*borderlines*), mas diferem significativamente em estágios posteriores, quando apresentam maior proporção de componente sólido.

Metástases ovarianas

Há uma variedade de carcinomas metastáticos no ovário que podem mimetizar tumores ovarianos primários. Os achados de imagem em lesões metastáticas são inespecíficos, consistindo em componentes predominantemente sólidos ou uma mistura de áreas císticas e sólidas (Figura 22). Vale lembrar, porém, que a detecção de projeções papilares é rara em tumores metastáticos.[38]

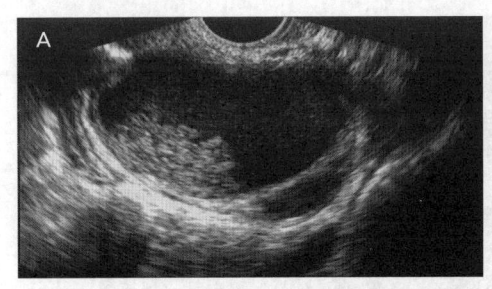
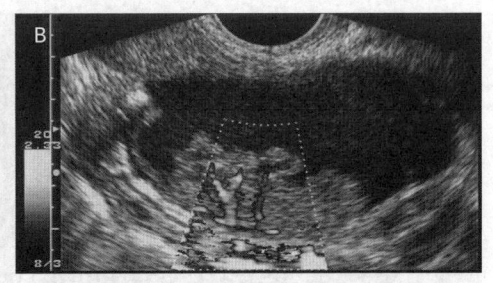

FIGURA 21 Lesão ovariana com características de malignidade: (A) Formação cística com componente sólido/excrescência de padrão papilar. (B) Ao Doppler colorido, há vascularização central no componente sólido.

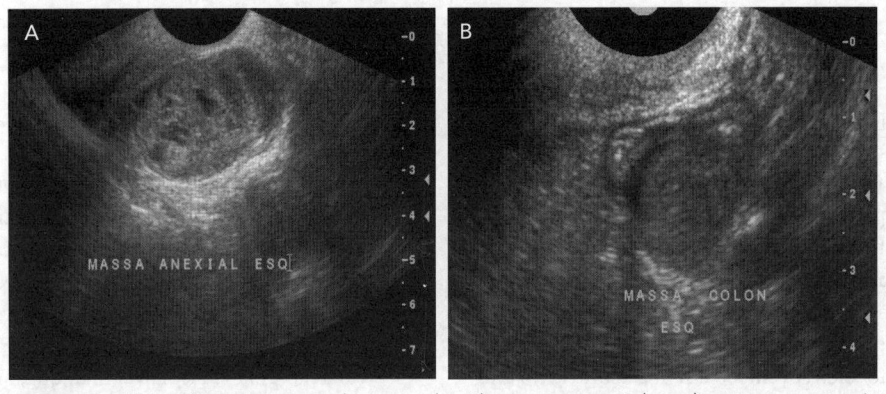

FIGURA 22 (A) Metástase ovariana de tumor de cólon: massa anexial predominantemente sólida. (B) Lesão primária no cólon: formação nodular hipoecogênica.

Fibromas, fibrotecomas e tecomas

Tumores benignos que na ultrassonografia se manifestam como massas sólidas ovaladas hipoecoides, bem delimitadas, com atenuação do feixe sonoro, e hipovascularizadas ao Doppler colorido (Figura 23). Tal aspecto pode simular um leiomioma uterino subseroso pediculado, e dicas para essa diferenciação foram descritas previamente neste capítulo. Alguns tumores podem ter componentes císticos de permeio.[37]

Como mensagens finais em relação à avaliação ovariana, a US oferece uma capacidade única de combinar escala de cinza e imagem vascular. Essa combinação fornece informações sobre a morfologia e a vascularização de uma lesão. Formações anexiais císticas muitas vezes são descritas como "massas complexas". Infelizmente, a palavra "complexo" não fornece nenhuma informação específica sobre a etiologia da massa, pois um câncer e um corpo lúteo hemorrágico podem ser denominados lesões complexas. A imagem com Doppler colorido pode mapear a vascularização da lesão e demonstrar o fluxo circunferencial do tipo "anel de fogo" do corpo lúteo ou vascularização interna abundante em um tumor invasivo. O coágulo em um cisto hemorrágico é avascular, como é um teratoma e um endometrioma. Uma massa sólida pode ter um fluxo sanguíneo abundante, como uma malignidade, ou pode haver uma escassez de fluxo com sombreamento linear, como nos fibromas ovarianos.[39]

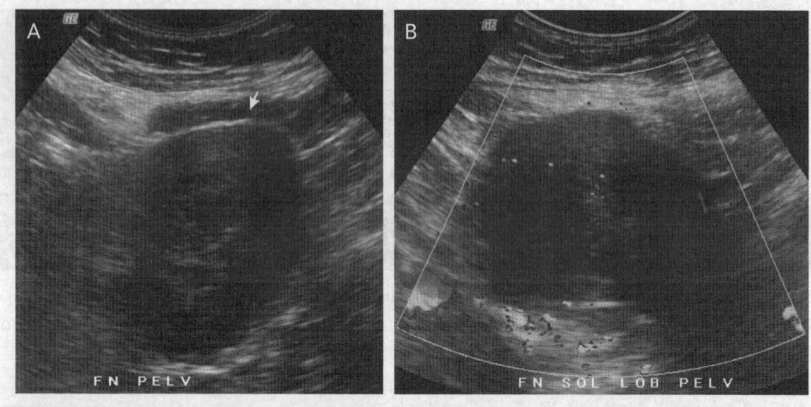

FIGURA 23 Fibroma ovariano: massa sólida hipoecogênica anexial à avaliação ecográfica suprapúbica em A, com pouca vascularização ao Doppler colorido em B.

ENDOMETRIOSE

O diagnóstico de endometriose é difícil e frequentemente esquecido em um exame ecográfico ginecológico de rotina. No entanto, estudos mostram que métodos de imagem, como a US e a RM, quando realizados por um especialista dedicado à pelve feminina e com protocolo específico, têm boa acurácia no diagnóstico da endometriose profunda (EP). Nos anos mais recentes, com o maior conhecimento e reconhecimento da doença pela imagem, a laparoscopia com fins diagnósticos não é mais recomendada em centros avançados.[40] A cirurgia, por outro lado, tem sido a base para o tratamento da endometriose sintomática, e o estadiamento pré-operatório é crucial para a obtenção de melhores resultados cirúrgicos, objetivando a remoção radical de todas as lesões e redução da doença residual.[41] Considerando-se as vantagens da US, esta deve ser a modalidade de imagem de primeira linha para investigação da endometriose e mapeamento confiável dos locais afetados.

O estudo ecográfico dirigido para pesquisa de endometriose exige um protocolo específico, que inclui:

- Preparo intestinal: solicitado com a finalidade de melhorar a detecção de lesões intestinais, bem como de outros locais afeta-

dos por artefatos oriundos da presença de gás e resíduos fecais intestinais;
- Avaliação pela via abdominal: mais frequentemente com o uso de transdutor linear de alta resolução, em busca de focos da doença em locais distantes da pelve, como diafragma e segmentos intestinais como ceco, apêndice, íleo e sigmoide alto.
- Avaliação pela via transvaginal: que, além do útero e anexos, faz uma varredura de toda a cavidade pélvica, incluindo os locais mais comuns da doença, como região retrocervical, fundo de saco de Douglas, vagina, septo retovaginal, retossigmoide, peritônio vesicouterino, bexiga e ureteres.

Os principais achados de imagem da EP podem ser compartimentalizados e incluem:[41]

Compartimento anterior

Bexiga: nódulos hipoecogênicos, de contornos irregulares, normalmente localizados na parede posterossuperior vesical, na linha média ou paramedianos, infiltrando profundamente o músculo detrusor (Figura 24A). As lesões são frequentemente heterogêneas devido a áreas císticas e focos hiperecogênicos. Para o planejamento cirúrgico, informações importantes que precisam ser fornecidas incluem as dimensões do nódulo, o grau de infiltração no músculo detrusor e a distância do nódulo ao trígono vesical e aos orifícios ureterais.

Espaço vesicouterino e ligamentos redondos: as lesões nessa topografia são comuns e podem ser vistas como placas, espessamentos alongados ou nódulos hipoecogênicos, frequentemente contendo microcistos ou focos hiperecogênicos aderidos à serosa uterina anterior e segmentos proximais dos ligamentos redondos (Figura 24B). Eles podem estar associados a lesão de bexiga e a obliteração do fundo de saco anterior. Infiltração profunda do miométrio secundário à EP afetando o terço proximal dos ligamentos redondos pode ser observada e, quando bilateral e confluente, manifesta-se como uma lesão tipo placa que cobre a parede uterina anterior. A distância entre o miométrio infiltrado e o endométrio é informação relevante para o cirurgião devido a possíveis complicações obstétricas quando a ressecção radical é realizada.

Compartimento médio

Endometriomas: já descritos previamente neste capítulo, podem ser uni ou bilaterais, muitas vezes múltiplos, e estão frequentemente associados a um ovário fixo e medianizado. Quando ambos os ovários estão localizados posteriormente ao útero e adjacentes um ao outro, a condição é chamada de "ovários em beijo" e é considerada um sinal valioso de EP subjacente. Endometriomas são considerados um marcador para endometriose grave e estão associados a um risco aumentado de EP multifocal. Informações a serem fornecidas são o seu maior diâmetro, lateralidade e a contagem de folículos antrais nos ovários.

Fossa ovárica: o peritônio da fossa ovárica pode ser afetado pela EP, especialmente quando um endometrioma está presente. As lesões peritoneais se manifestam como placas hipoecogênicas acoladas à cápsula ovariana. Dado importante para o planejamento cirúrgico inclui a distância da lesão ao ureter.

Ureteres: os segmentos distais dos ureteres podem ser comprometidos por EP por envolvimento intrínseco devido à infiltração direta de

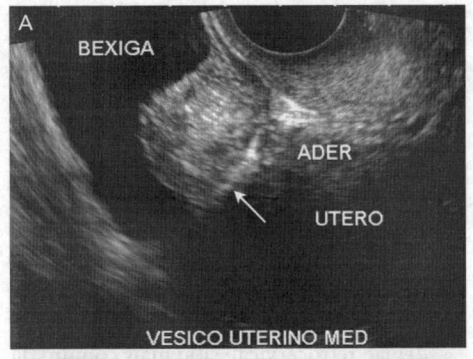
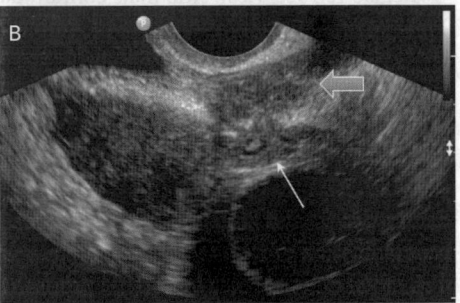
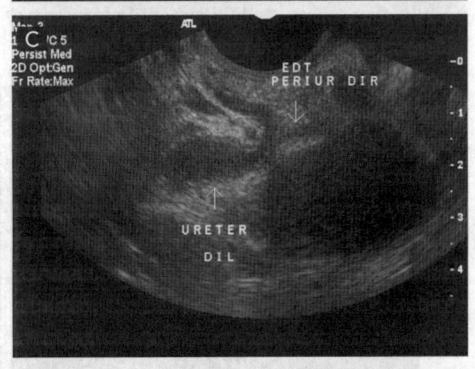

FIGURA 24   (A) Endometriose profunda (EP) vesical: nódulo hipoecogênico no teto vesical aderido ao útero. (B) Lesão de EP comprometendo o peritônio vesicouterino, infiltrando a emergência do ligamento redondo esquerdo (seta fina) e a parede vesical (seta grossa). (C) Lesão de EP retrocervical envolvendo o ureter e determinando dilatação ureteral a montante.

suas paredes, ou, mais comumente, por envolvimento extrínseco por uma grande lesão retro ou paracervical (Figura 24C). A infiltração ureteral geralmente é assintomática e pode levar a perda silenciosa da função renal. No envolvimento intrínseco pode ser mais óbvio um espessamento parietal assimétrico ou circunferencial associado à estenose focal e a dilatação ureteral a montante. Em casos graves, a hidronefrose crônica pode ser vista. Informação útil na decisão entre reimplante e reanastomose ureteral é a distância entre o local afetado e a junção ureterovesical.

Compartimento posterior

Região retrocervical: sítio mais comum da EP, inclui os ligamentos uterossacros e o torus uterino. As lesões podem ter apresentações variadas, desde pequenas placas hipoecogênicas subperitoneais com contornos regulares ou irregulares a grandes nódulos com contornos irregulares e áreas císticas (Figura 25A). Extensão inferior através do fundo de saco de Douglas para a parede vaginal posterior é um achado frequentemente associado. As dimensões do nódulo ou a espessura do ligamento uterossacro anormal devem ser fornecidas. Pode também ocorrer infiltração profunda do miométrio adjacente pelo tecido endometriótico, e a US demonstrará uma faixa miometrial hipoecogênica subjacente à serosa, com margens mal definidas, contendo microcistos e focos hiperecogênicos (Figura 25C). Retroflexão retrátil do útero é um resultado associado comum e a espessura do miométrio livre de doença deve ser fornecida.

Espaço retovaginal: espaço localizado abaixo da reflexão peritoneal e é afetado pela EP principalmente por extensão inferior de uma lesão retrocervical. As lesões se apresentam como tecido hipoecogênico com margens mal definidas, frequentemente associadas à infiltração vaginal.

Fórnice vaginal: as lesões se apresentam como nódulos hipoecogênicos que podem infiltrar de forma superficial ou toda a espessura parietal, frequentemente com focos císticos de permeio (Figura 25D). As dimensões do nódulo devem ser fornecidas.

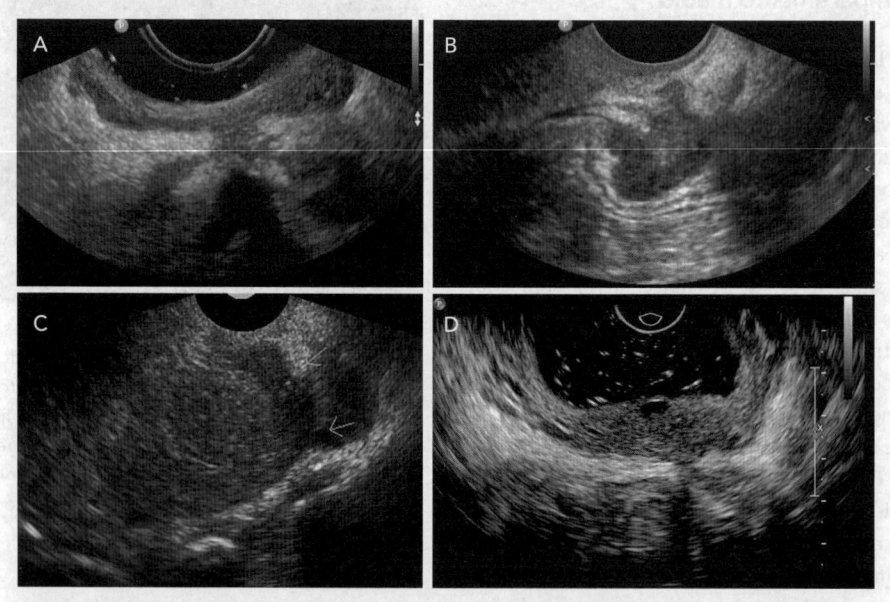

FIGURA 25   (A) Endometriose profunda (EP) retrocervical, comprometendo o torus uterino e os ligamentos uterossacros. (B) EP no reto (mesma paciente de A): nódulo hipoecogênico na parede da alça (com aspecto em C), aderido à lesão retrocervical. (C) Infiltração miometrial na parede posterior por endometriose: faixa hipoecogênica subserosa. (D) EP no fórnice vaginal posterior: nódulo hipoecogênico comprometendo as camadas muscular e mucosa da vagina (toda a espessura parietal), com focos císticos de permeio.

Endometriose intestinal: lesões intestinais profundas estão presentes quando a camada muscular do intestino é afetada. O retossigmoide é o segmento mais acometido, seguido pelo apêndice, íleo terminal e ceco. A EP intestinal pode ser multifocal (lesões múltiplas no mesmo segmento) ou multicêntrica (lesões múltiplas afetando vários segmentos intestinais). As lesões intestinais se manifestam como nódulos hipoecogênicos com bordas afiladas, aderidos à parede intestinal, infiltrando profundamente a alça de fora para dentro. Eles podem ser restritos à camada muscular ou infiltrar a camada submucosa subjacente. A infiltração da mucosa é rara. Lesões grandes e retráteis exibirão um típico formato em C (Figura 25B), com acotovelamento da alça. Focos císticos são incomuns. As lesões retais estão frequentemente aderidas a um nódulo retrocervical com obliteração parcial ou completa do fundo de saco de Douglas ("sinal do deslizamento" negativo). O exame ecográfico dirigido fornece uma avaliação meticulosa do intestino desde a borda anal à transição do cólon sigmoide com o descendente, permitindo a detecção de pequenos nódulos < 1 cm e múltiplas lesões, sendo superior à RM nessa avaliação. Informações relevantes a respeito das lesões intestinais para o planejamento cirúrgico incluem suas três dimensões em planos ortogonais, a distância da borda anal, as distâncias entre os nódulos, a circunferência da alça acometida e as camadas intestinais afetadas. Nódulos isolados e pequenos podem ser tratados por raspagem ou ressecção discoide. Lesões > 3 cm, que comprometem > 40% da circunferência da alça ou múltiplas lesões intestinais são preferencialmente tratadas com ressecção segmentar e reanastomose. Para lesões intestinais multifocais, o comprimento total do intestino envolvido deve ser medido.

Fossa ilíaca direita: a endometriose pode afetar os segmentos intestinais da região ileocecal em 25% de todos os casos intestinais. Avaliação completa das lesões de EP afetando o ceco, íleo e apêndice deve, portanto, ser realizada. A endometriose apendicular se apresenta como espessamento focal/nodular mais comumente na ponta, mas que também podem ocorrer na base ou no corpo (Figura 26A). Quando a lesão infiltra a válvula ileocecal ou a lesão de íleo está localizada a < 3 cm da válvula ileocecal, recomenda-se frequentemente uma hemicolectomia direita. Também deve ser pesquisada a presença de dilatação de segmentos intestinais a montante da lesão endometriótica ileal (Figura 26B), o que sugere obstrução luminal.[40]

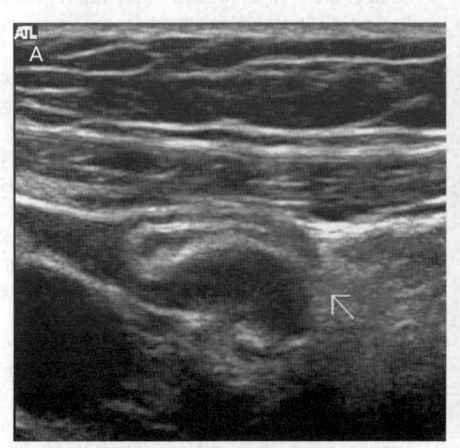 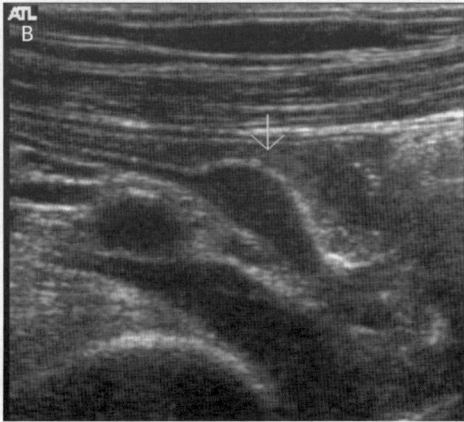

FIGURA 26 Endometriose profunda do apêndice cecal em A e do íleo distal em B: espessamentos nodulares hipoecogênicos parietais.

Agradecimento

A autora agradece a inestimável contribuição dos Drs. Manoel Orlando Gonçalves e Leandro Accardo de Mattos pela cessão de parte das imagens.

REFERÊNCIAS BIBLIOGRÁFICAS

1. Papaléo RM, Souza DS. Ultrassonografia: princípios físicos e controle da qualidade. Revista Brasileira de Física Médica 2019; 13(1):14-23.

2. Honemeyer U, Kurjak A. Advanced obstetrical and gynecological ultrasound: imaging with new technologies. Donald School J Ultrasound Obstet Gynecol 2013; 7(1):51-65.

3. Sigrist RMS, Liau J, El Kaffas A, Chammas MC, Willmann JK. Ultrasound elastography: review of techniques and clinical applications. Theranostics 2017; 7(5):1303-29.

4. Gennisson JL, Deffieux T, Fink M, Tanter M. Ultrasound elastography: principles and techniques. Diagn Interv Imaging 2013; 94:487-95.

5. Bermejo C, Martínez Ten P, Cantarero R et al. Three-dimensional ultrasound in the diagnosis of Müllerian duct anomalies and concordance with magnetic resonance imaging. Ultrasound Obstet Gynecol 2010; 35(5):593-601.

6. Honemeyer U, Kurjak A. Advanced obstetrical and gynecological ultrasound: imaging with new technologies. Donald School J Ultrasound Obstet Gynecol 2013; 7(1):51-65.

7. Benacerraf BR, Shipp TD, Bromley B. Three-dimensional ultrasound detection of abnormally located intrauterine contraceptive devices which are a source of pelvic pain and abnormal bleeding. Ultrasound Obstet Gynecol 2009; 34(1):110-5.

8. Steven RG. Saline infusion sonohysterography. Disponível em: https://www.uptodate.com/contents/saline-infusion-sonohysterography; acessado em: 8 de agosto de 2020.

9. Callen, Peter W. Ultrassonografia em ginecologia e obstetrícia. 5.ed. Tradução Maurício Saito et al. Rio de Janeiro: Elsevier, 2009.

10. AIUM practice parameter for the performance of an ultrasound examination of the female pelvis. J Ultrasound Med 2020; 39:E17-E23.

11. Hudelist G, Fritzer N, Staettner S, Tammaa A, Tinelli A, Sparic R E et al. Uterine sliding sign: a simple sonographic predictor for presence of deep infiltrating endometriosis of the rectum. Ultrasound Obstet Gynecol 2013; 41:692-5.

12. Timmerman D, Van Calster B, Testa A et al. Predicting the risk of malignancy in adnexal masses based on the Simple Rules from the International Ovarian Tumor Analysis group. Am J Obstet Gynecol 2016; 214:424-37.

13. Langer JE, Oliver ER, Lev-Toaff AS, Coleman BG. Imaging of the female pelvis through the life cycle. RadioGraphics 2012; 32(6):1575-97.

14. Nalaboff KM, Pellerito JS, Ben-Levi B. Imaging the endometrium: disease and normal variants. RadioGraphics 2001; 21(6):1409-24.

15. Woźniak A, Woźniak S. Ultrasonography of uterine leiomyomas. Prz Menopauzalny 2017; 16(4):113-7.

16. Elizabeth AS, Shannon KL-T. Uterine fibroids (leiomyomas): epidemiology, clinical features, diagnosis, and natural history. Disponível em: https://www.uptodate.com/contents/uterine-fibroids-leiomyomas-epidemiology-clinical-features-diagnosis-and-natural-history; acessado em: 8 de agosto de 2020.

17. Bazot M et al. How to differentiate benign from malignant myometrial tumours using MR imaging. European Radiology 2013; 23(8):2306-14.

18. Li HM et al. Diffusion-weighted imaging for differentiating uterine leiomyosarcoma from degenerated leiomyoma. J Comput Assist Tomogr 2017; 41:599-606.

19. Takeuchi M et al. Preliminary observations and clinical value of lipid peak n high-grade uterine sarcomas using in vivo proton MR spectroscopy. Eur Radiol 2013; 23(9):2358-63.

20. Cunningham RK, Horrow MM, Smith RJ, Springer J. Adenomyosis: a sonographic diagnosis. Radiographics 2018; 38(5):1576-89.

21. Bazot M, Darai E, Rouger J, Detchev R, Cortez A, Uzan S. Limitations of transvaginal sonography for the diagnosis of adenomyosis, with histopathological correlation. Ultrasound in Obstetrics & Gynecology: the Official Journal of the International Society of Ultrasound in Obstetrics and Gynecology 2002; 20(6):605-11.

22. Passos IMP, Britto RL. Diagnosis and treatment of müllerian malformations. Taiwanese Journal of Obstetrics & Gynecology 2020; 59:183-8.

23. Troiano RN, McCarthy SM. Müllerian duct anomalies: imaging and clinical issues. Radiology 2004; 233(1):19-34.

24. Lin MY, Dobrotwir A, McNally O, Abu Rustum NR, Narayan K. Role of imaging in the routine management of endometrial cancer. Int J Gynecol Obstet 2018; 143:109-17.

25. Bennett GL, Andreotti RF, Lee SI et al. ACR appropriateness criteria(*) on abnormal vaginal bleeding. J Am Coll Radiol 2011; 8(7):460-8.

26. Wildenberg JC, Yam BL, Langer JE, Jones LP. US of the nongravid cervix with multimodality imaging correlation: normal appearance, pathologic conditions, and diagnostic pitfalls RadioGraphics 2016; 36(2):596-617.

27. Sugiyama K, Takehara Y. MR findings of pseudo-neoplastic lesions in the uterine cervix mimicking adenoma malignum. Br J Radiol 2007; 80(959):878-83.

28. Park SB, Moon MH, Hong SR et al. Adenoma malignum of the uterine cervix: ultrasonographic findings in 11 patients. Ultrasound Obstet Gynecol 2011; 38(6):716-21.

29. Testa AC, Ludovisi M, Manfredi R et al. Transvaginal ultrasonography and magnetic resonance imaging for assessment of presence, size and extent of invasive cervical cancer. Ultrasound Obstet Gynecol 2009; 34(3):335-44.

30. Rezvani M, Shaaban AM. Fallopian tube disease in the nonpregnant patient. RadioGraphics 2011; 31(2):527-48.

31. Benjaminov O, Atri M. Sonography of the abnormal fallopian tube. AJR Am J Roentgenol 2004; 183(3):737-42.

32. Marc RL. Ovarian and fallopian tube torsion. Disponível em: https://www.uptodate.com/contents/ovarian-and-fallopian-tube-torsion; acessado em: 8 de agosto de 2020.

33. Kim MY, Rha SE, Oh SN et al. MR imaging findings of hydrosalpinx: a comprehensive review. RadioGraphics 2009; 29(2):495--507.

34. Karst AM, Drapkin R. Ovarian cancer pathogenesis: a model in evolution. J Oncol 2010; 2010:932371. Epub 2009 Sep 6.

35. Teede HJ, Misso ML, Costello MF et al. Recommendations from the international evidence-based guideline for the assessment and management of polycystic ovary syndrome. Fertil Steril 2018; 110(3):364-79.

36. Simple Adnexal Cysts: SRU Consensus Conference Update on Follow-up and Reporting. Radiology 2019; 293:2. p.359-71.

37. Pastore AR, Cerri, GG. Ultrassonografia em ginecologia e obstetrícia. 2.ed. Revinter, 2010 (Série Ultrassonografia).

38. Brown DL, Zou KH, Tempany CM et al. Primary versus secondary ovarian malignancy: imaging findings of adnexal masses in the Radiology Diagnostic Oncology Group Study. Radiology 2001; 219:213-8.

39. Benacerraf BR. Gynecologic ultrasound primer: how not to miss the diagnosis. June 18, 2019. Disponível em: https://www.contemporaryobgyn.net/view/gynecologic-ultrasound-primer-how-not-miss-diagnosis; acessado em: 31 de julho de 2020.

40. Mattos LA, Goncalves MO, Andres MP et al. structured ultrasound and magnetic resonance imaging reports for patients with suspected endometriosis: guide for imagers and clinicians. J Minim Invasive Gynecol 2019; 26(6):1016-25.

41. Chamié LP. Ultrasound evaluation of deeply infiltrative endometriosis: technique and interpretation. Abdom Radiol 2020; 45:1648-58.

CAPÍTULO 77

Ressonância magnética em ginecologia

Adriano Basso Dias
Felipe Lobato da Silva Costa
Nicolau Faria Correia Guerreiro
Vicente Bohrer Brentano
Publio Cesar Cavalcante Viana

INTRODUÇÃO

A ressonância magnética (RM) é um método de diagnóstico por imagem que apresenta excelente resolução para a avaliação estrutural dos tecidos, permitindo analisar o que predomina na sua composição (água, gordura, sangue, fibrose etc.), o que a torna uma ferramenta valiosa e com diversas aplicações na ginecologia, como a avaliação de neoplasias uterinas e ovarianas, endometriose, avaliação endometrial, malformações uterinas e o estudo do assoalho pélvico.

As sequências básicas mais utilizadas na RM da pelve são as ponderadas em T2, em que a água e a gordura apresentam sinal elevado (sequência mais anatômica); T1, em que a gordura e conteúdos hiperproteicos/hemáticos apresentam sinal elevado; difusão, em que tecidos que restringem a livre difusão de moléculas de água apresentam alto sinal; T1 pós-contraste, em que é avaliada a vascularização das estruturas pélvicas (Figura 1).

O estudo de RM da pelve feminina pode ser satisfatoriamente realizado em aparelhos de 1,5 Tesla ou de 3,0 Tesla. Os fatores mais determinantes para que sejam obtidas imagens com boa qualidade diagnóstica são: a escolha de um protocolo de estudo adequado, preparo adequado e colaboração da paciente.

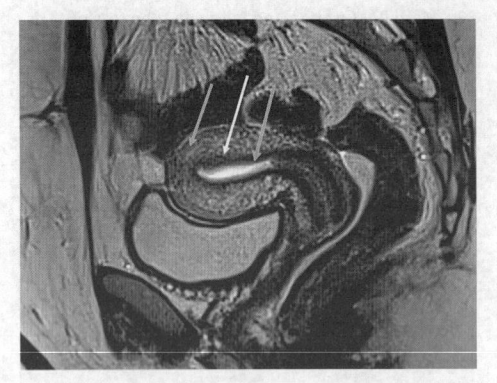

FIGURA 1 Imagem ponderada em T2, sequência com grande resolução anatômica, capaz de diferenciar miométrio (seta à esquerda), zona juncional (seta branca) e endométrio (à direita).

É importante ressaltar que não existe um protocolo de exame único que avalie bem todas as doenças pélvicas, já que um exame para avaliação de endometriose apresenta protocolo diferente de outro para avaliação de neoplasia de colo uterino. Portanto, o fornecimento de dados clínicos adequados pelo ginecologista torna possível que o radiologista escolha o melhor protocolo de estudo, aumentando a acurácia diagnóstica.

Para determinados protocolos é necessário que a paciente faça uso de gel vaginal, o que permite a avaliação das paredes da vagina, do fórnice da vagina, colo uterino e septo retovaginal. Quando é necessária a avaliação de tecidos sólidos e potencialmente neoplásicos, o contraste endovenoso à base de gadolínio deve ser utilizado. Fármacos antiperistálticos como a hioscina devem ser aplicados no momento do exame, pois o movimento peristáltico de alças intestinais degrada as imagens obtidas. É válido frisar que muitas pacientes se recusam a fazer o preparo adequado, prejudicando o exame, e o fato de o ginecologista citar que o gel vaginal, o contraste e o agente antiperistáltico poderão ser utilizados pode aumentar as chances de a paciente aderir ao preparo.

Por fim, é importante ressaltar que a RM é um método de diagnóstico por imagem avaliador-dependente, em que dois radiologistas com graus de experiência semelhantes podem ter opiniões divergentes e que um contato direto entre o ginecologista e o radiologista tem o poder de elucidar dúvidas de ambas as partes e extrair um diagnóstico mais preciso.

DOENÇAS BENIGNAS

Malformações uterinas

Os ductos müllerianos (ou paramesonéfricos) são estruturas embriológicas pareadas derivadas do mesoderma intermediário. Na ausência de testosterona, os ductos de Müller se desenvolvem com fusão e reabsorção entre a 6ª e a 11ª semana de gestação. Eles dão origem às tubas uterinas, corpo e colo uterinos e aos dois terços superiores da vagina. A falha ou interrupção do desenvolvimento embriológico normal resulta em um amplo espectro de anormalidades congênitas denominadas anomalias do ducto de Müller. A prevalência relatada varia de 1-5% da população geral e é de 13-25% em mulheres com perda recorrente de gravidez. O diagnóstico das anomalias do ducto de Müller é importante, pois, embora incomuns, geralmente são causas tratáveis de infertilidade. Além da infertilidade, as mulheres também têm

uma incidência aumentada de aborto espontâneo repetido, RCIU (restrição do crescimento intrauterino), má posição fetal, trabalho de parto prematuro e retenção de produtos placentários.

Há prevalência de 30-50% de malformações renais associadas às malformações müllerianas, incluindo agenesia, ectopia e má rotação renal. Outras anomalias associadas incluem: alterações da medula espinal e malformações cardíacas. As malformações do ducto de Müller não são associadas a anomalias ovarianas ou da genitália externa.

Pacientes que apresentam amenorreia primária, dor pélvica e/ou infertilidade podem ser investigadas por meio de estudos de imagens.

A ultrassonografia (US) é o método de imagem inicial para pacientes com suspeita diagnóstica de anomalias do ducto de Müller. A RM é reservada para casos complexos ou indeterminados (Figura 2). A histerossalpingografia, embora apresente papel na avaliação de infertilidade, não é usualmente utilizada para avaliação de anomalias müllerianas. Não há papel dos estudos de TC (tomografia computadorizada) ou medicina nuclear para avaliação dessas malformações.

A RM é o método de imagem geral preferido em virtude das informações anatômicas detalhadas.[1] Estudos demonstraram excelente concordância entre a RM e o diagnóstico clínico do subtipo malformação do ducto de Müller. O estudo do abdome superior pode ser incluído em razão da alta prevalência de malformações renais associadas.

Em pacientes que menstruam, o momento ótimo para realização de estudos de imagens é a fase secretória, que permite melhor delineação da cavidade endometrial.

Existem vários sistemas de classificação disponíveis para malformações do ducto de Müller, nenhum dos quais é perfeito. A mais utilizada é a classificação da Sociedade Americana de Medicina Reprodutiva (1988), embora classificações mais recentes atendam a algumas das limitações dessa classificação.

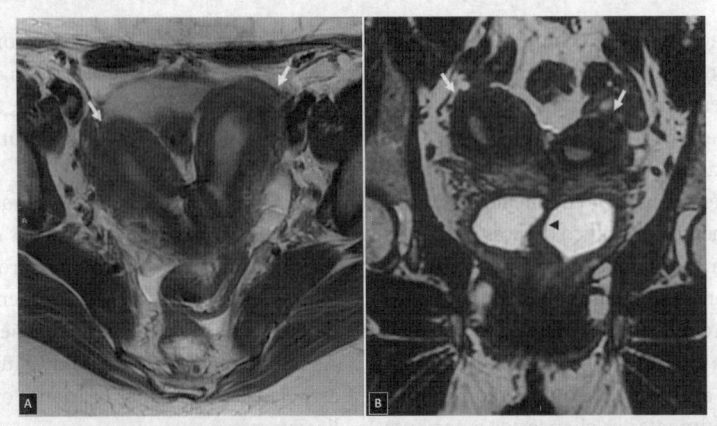

FIGURA 2 RM de pelve, sequências ponderadas em T2 nos planos axial (A) e coronal (B) evidencia duplicação dos corpos e colos uterinos (setas), sem comunicação entre as cavidades, compatível com útero didelfo. Associa-se septo vaginal incompleto (cabeça de seta).

Endometriose

A endometriose é uma doença crônica que afeta predominantemente mulheres na idade reprodutiva, com uma prevalência de aproximadamente 10%, e que pode causar dor pélvica, dispareunia e infertilidade, sendo inclusive, muitas vezes, assintomática. A endometriose é caracterizada por glândulas endometriais funcionantes ectópicas fora do útero, principalmente na pelve, sendo a endometriose extrapélvica uma condição rara. O diagnóstico definitivo dessa doença é feito por meio de laparoscopia com avaliação histopatológica, entretanto, a RM tem se mostrado um ótimo método não invasivo para o diagnóstico e avaliação da extensão da endometriose. Há três formas de endometriose: forma peritoneal superficial diagnosticada na laparoscopia e não detectável por exames de imagens; o endometrioma ovariano; e a forma infiltrativa, que é a invasão da superfície peritoneal além de 5 mm de profundidade por glândulas endometriais, esta última é a forma que contribui para a dor e a infertilidade, podendo ser avaliada mediante RM.

A RM é um bom exame para avaliar os diversos locais de acometimento da endometriose pélvica, como o fundo de saco, ovário (endometrioma), ligamentos uterinos, espaço vesicoute-rino, bexiga e retossigmoide, inclusive podendo avaliar endometriose extrapélvica, como na parede abdominal e diafragma. A utilização de meio de contraste intravenoso não é necessária para avaliação de endometriose, e a utilização de gel vaginal é indicada pela maioria dos centros para melhor avaliação do fórnice da vagina e do espaço retovaginal.

Endometriomas são facilmente reconhecidos no exame de RM (especificidade de 95% e sensibilidade de 91%) como uma lesão cística ovariana com alto sinal em T1 (conteúdo hemático), entretanto, muitas vezes pode ser de difícil distinção de um cisto hemorrágico funcional.[2] Algumas características de imagem ajudam nessa diferenciação, como o "T2 shading", que é a formação de nível líquido-líquido no interior do endometrioma em decorrência das diferentes fases de degradação da hemoglobina (Figura 3A), pelo sangramento cíclico; outra característica que favorece a possibilidade de endometrioma é a bilateralidade e multiplicidade de lesões.

A endometriose pélvica profunda pode ser caracterizada na RM como um tecido retrátil com baixo sinal nas sequências em T1 e T2 (Figura 3B), em razão de seu componente fibrótico, e a presença de sangue de permeio com a lesão endometriótica (focos de alto sinal em T1) aumenta a especificidade do diagnóstico (Figura 3C).

As sequências de difusão e pós-injeção de contraste intravenoso não têm auxílio diagnóstico na maioria dos casos de endometriose. A maioria das lesões peritoneais de endometriose está localizada na região retrocervical, local onde podem ter contato ou invadir a parede do retossigmoide, sendo a alça intestinal mais comumente afetada. Os implantes endometrióticos normalmente invadem a camada serosa (camada mais externa) do retossigmoide e raras vezes invadem a camada mucosa, e a US transvaginal com preparo intestinal é o melhor método de imagem para avaliação do grau de profundidade da lesão na parede do retossigmoide.

As lesões peritoneais de endometriose formam aderências por fibrose, podendo retrair as estruturas da cavidade pélvica, determinando medianização dos ovários, os quais podem estar juntos na linha média retrouterina (*kissing ovaries*). O envolvimento das tubas uterinas pela endometriose pode ocasionar hidrossalpinge decorrente das adesões peritoneais, sendo a hematossalpinge um achado muito sugestivo de endometriose.[3]

Adenomiose

Adenomiose é uma doença ginecológica não neoplásica caracterizada pela presença de glândulas endometrias ectópicas no interior do miométrio. Essa condição afeta tipicamente mulheres na pré-menopausa, em geral multíparas, sendo os sintomas mais comuns: dismenorreia, menorragia e sangramento uterino anormal. A RM da pelve é um método não invasivo com alta sensibilidade e especificidade para o diagnóstico de adenomiose.[4]

Os achados típicos de imagem de adenomiose na RM são espessamento mal delimitado da zona juncional do útero com baixo sinal em T2 e pequenos focos de alto sinal em T2 de permeio (Figura 4A), bem como o aumento do volume uterino associado. Salienta-se que não é necessário o uso do meio de contraste intravenoso (gadolínio) para o diagnóstico dessa doença, pois a adenomiose demonstra diferentes graus de realce após a injeção do contraste, não auxiliando na acurácia diagnóstica.

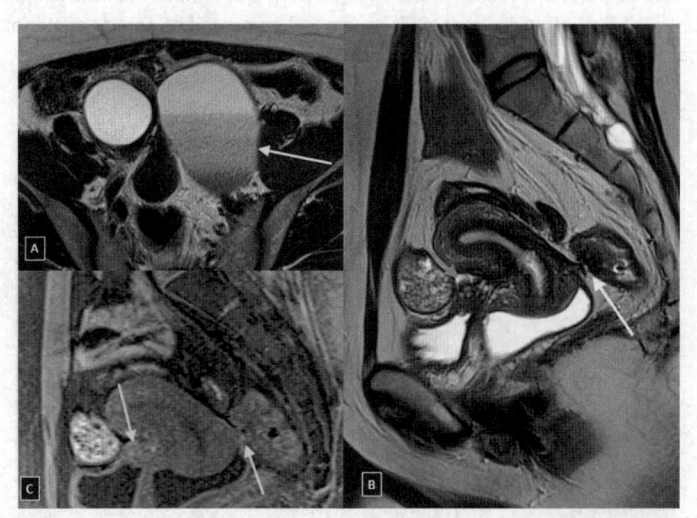

FIGURA 3   (A) Imagem axial da pelve na sequência em T2 demonstrando o sinal de "T2 *shading*" em um endometrioma no ovário esquerdo. (B) Imagem sagital da pelve na sequência em T2 demonstrando foco de endometriose com baixo sinal na região retrocervical e vesicouterina, sendo que o foco retrocervical infiltra a parede anterior do reto. (B) Imagem sagital da pelve na sequência em T1 com saturação de gordura demonstrando pequenos focos hemorrágicos (alto sinal em T1) de permeio com as lesões endometrióticas.

Classicamente, o espessamento da zona juncional maior ou igual a 12 mm na RM era um parâmetro para o diagnóstico de adenomiose, entretanto, estudos mais recentes demonstraram que a presença de focos de alto sinal em T2 e irregularidade da zona juncional são melhores parâmetros para o diagnóstico dessa condição.[5] A adenomiose pode ter uma forma localizada, com aspecto de massa, que é o adenomioma (Figura 4B), podendo este ser submucoso, intramural ou subseroso.

Lesões císticas periuretrais/perivaginais

A maioria das lesões císticas periuretrais/perivaginais é assintomática, entretanto, em alguns casos, pode gerar sintomas decorrentes de infecção, hemorragia, ruptura ou aumento volumétrico significativo.[6] Tais cistos apresentam aspectos de imagens característicos (Figura 5) e podem ser incluídos nos seguintes grupos:

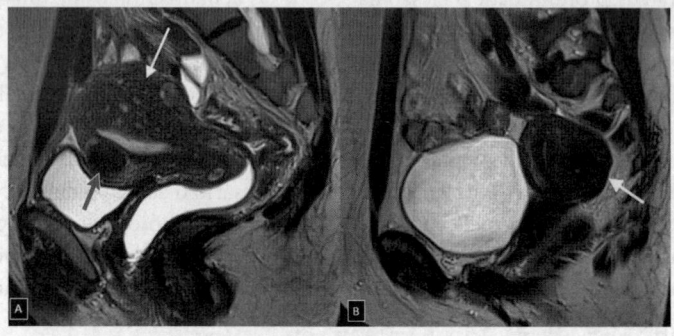

FIGURA 4 Imagens em sagital da pelve em sequência T2. (A) Adenomiose (seta branca) na parede posterior do útero com baixo sinal e focos de alto sinal de permeio, também se nota leiomioma uterino na parede anterior (seta cinza). (B) Adenomioma (seta branca) intramural na parede posterior do útero, com efeito de massa, tendo como diagnóstico diferencial o leiomioma uterino.

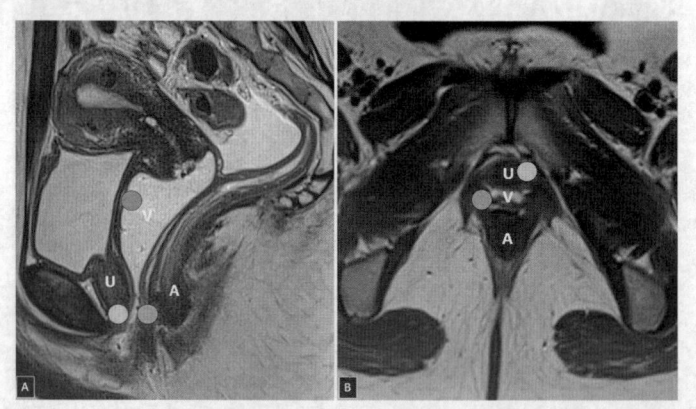

FIGURA 5 Cistos periuretrais e perivaginais representados nas imagens sagital (A) e axial (B) de RM (ponderação T2). Localização típica do cisto de Gartner (cinza-escuro) na parede anterolateral da vagina, acima da sínfise púbica; cisto de Bartholin (cinza) na parede posterolateral da vagina, no terço distal, próximo ao introito vaginal; e cisto periuretral ou de Skene (cinza-claro), adjacentes ao terço distal da uretra.
A: ânus; U: uretra; V: vagina.

A. Cisto do ducto de Gartner

Estes cistos estão relacionados à involução incompleta da porção vaginal do ducto mesonéfrico e podem estar associados a malformações do trato urogenital. Localizam-se na parede anterolateral e superior da vagina, acima da sínfise púbica (Figura 6).[7,8]

B. Cisto das glândulas de Skene

Estes cistos originam-se da obstrução ou infecção das glândulas periuretrais (Skene), que se localizam adjacentes à borda inferior da uretra distal.[8] Essas glândulas são equivalentes à próstata masculina e as principais produtoras de PSA (antígeno prostático específico) nas mulheres.[6,7] Estes cistos localizam-se lateralmente ao meato uretral externo, abaixo da sínfise púbica (Figura 7).[7]

C. Cisto das glândulas de Bartholin

Estes cistos originam-se da obstrução ou infecção das glândulas de Bartholin, que derivam do seio urogenital e normalmente são secretores de muco. Localizam-se na região do introito vaginal, abaixo da sínfise púbica (Figura 8).[6,7]

Divertículo uretral

Divertículos uretrais (DU) correspondem a dilatações focais da uretra.[9] São mais comuns em mulheres, entre 30-60 anos de idade, com prevalência de 0,6-6%. Cerca de 20% dos pacientes são assintomáticos e o quadro clínico clássico consiste na tríade: disúria, dispareunia e gotejamento pós-miccional.[9] Essa tríade, entretanto, está presente na menor parte dos casos, o que contribui para que frequentemente essa doença seja subdiagnosticada, exigindo do ginecologista um alto índice de suspeição clínica.[9] O terço médio da uretra é o local mais acometido e 96% dos óstios diverticulares se localizam posterolateralmente. Em geral os DU medem menos que 2 cm, podendo ser únicos ou múltiplos, simples ou multiloculados, localmente restritos ou circundantes à uretra (aspecto em "ferradura"), com um ou vários óstios estreitos ou amplos.[6] Inflamação crônica e estase urinária nos DU acarretam complicações, como cálculos,

infecção e malignização, com as seguintes histologias: adenocarcinomas (49-61%), carcinomas de células transicionais (27-30%) e de células escamosas (10-12%).[9]

A avaliação por imagem pode ser realizada mediante uretrocistografia miccional, com acurácia de cerca de 85%, demonstrando preenchimento do divertículo pelo meio de contraste e falhas de enchimento, sugerindo cálculos ou tumores.[6] Entretanto, esse método pode não caracterizar facilmente os DU com óstios pequenos.[6] A RM é o método de eleição, com sensibilidade acima de 90%, sendo geralmente capaz de caracterizar pequenos DU e eventuais neoplasias associadas (Figura 9).[6] Nas sequências ponderadas em T2, os DU demonstram hipersinal, podendo ser hipointensos se tiverem conteúdo espesso.[6] Componentes sólidos tumorais apresentam-se como lesões vegetantes com sinal intermediário em T2 e T1, podendo restringir a difusão e apresentar realce após a administração intravenosa de meio de contraste.[6]

Leiomiomas uterinos

Os leiomiomas uterinos são tumores benignos frequentes do músculo liso, que ocorrem em aproximadamente 20-30% das mulheres em idade reprodutiva. Eles geralmente são diagnosticados de forma incidental, mas podem estar associados a queixas ginecológicas, obstétricas e/ou urinárias.

As indicações incluem: menorragia, dor pélvica, sintomas do trato urinário em virtude de efeitos compressivos, infertilidade e complicações obstétricas, incluindo abortamento.[10]

A US é a primeira linha de investigação para detecção de leiomiomas, permitindo caracterização e localização dessas lesões. A via de acesso transvaginal permanece a modalidade preferida para avaliação de leiomiomas, podendo ser complementada com US transabdominal em casos de leiomiomas grandes. Na maioria dos casos nenhum estudo de imagem adicional é necessário.

A RM é geralmente reservada para melhor caracterização de achados ultrassonográficos; por

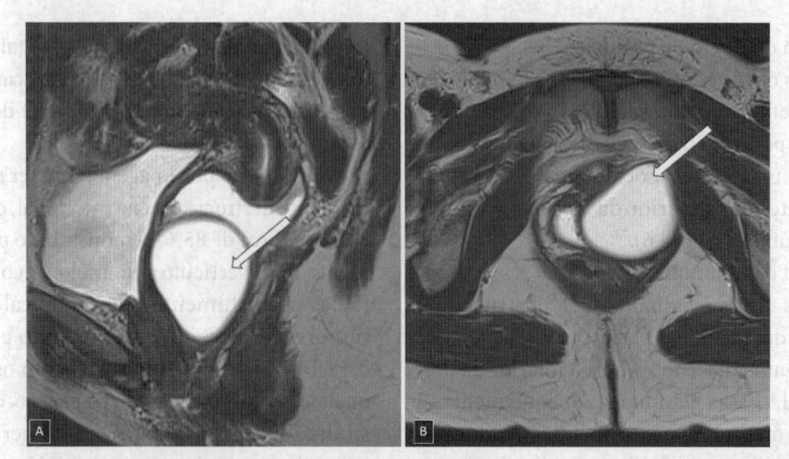

FIGURA 6 Volumoso cisto de Gartner representado nas imagens sagital (A) e axial (B) de RM (ponderação T2).

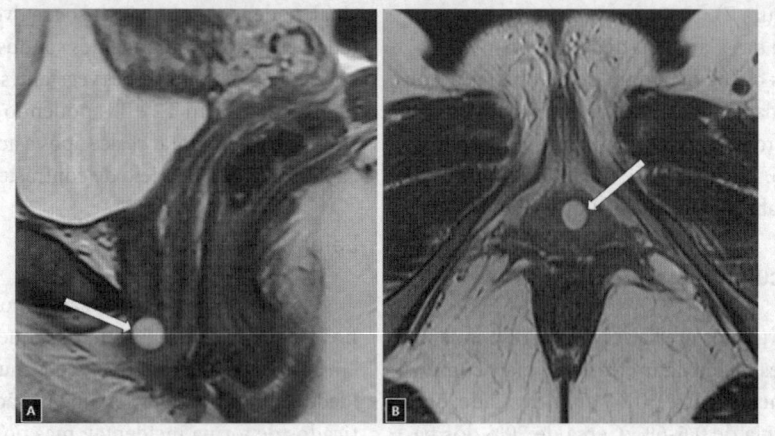

FIGURA 7 Cisto periuretral (Skene) representado nas imagens sagital (A) e axial (B) de RM (ponderação T2).

exemplo, uma massa anexial indeterminada ao US, permitindo a distinção entre um leiomioma subseroso pediculado e uma massa ovariana sólida como os fibrotecomas. A RM pode fornecer informações em casos sintomáticos agudos, por exemplo, suspeita de degeneração ou torção de leiomiomas. A RM está também indicada para pacientes candidatos a cirurgias poupadoras uterinas ou embolização da artéria uterina.

Além das sequências padrão da pelve feminina ponderadas em T1 e T2, poderão ser adquiridas sequências adicionais ponderadas em T2 coronal e axial-oblíqua ("eixo longo")

para localizar com precisão as lesões e estabelecer sua origem uterina. Achados como o "sinal da garra" ou "sinal do bico" e a presença de um pedículo vascular são úteis para estabelecer a origem uterina de um leiomioma. O papel das sequências de difusão não está estabelecido para avaliação de leiomiomas. Nas pacientes selecionadas para embolização da artéria uterina, a angiografia por RM das artérias pélvicas pode ser incluída no protocolo de imagem. Sequências dinâmicas após a injeção do contraste paramagnético (gadolínio) permitem avaliar a característica de realce do leio-

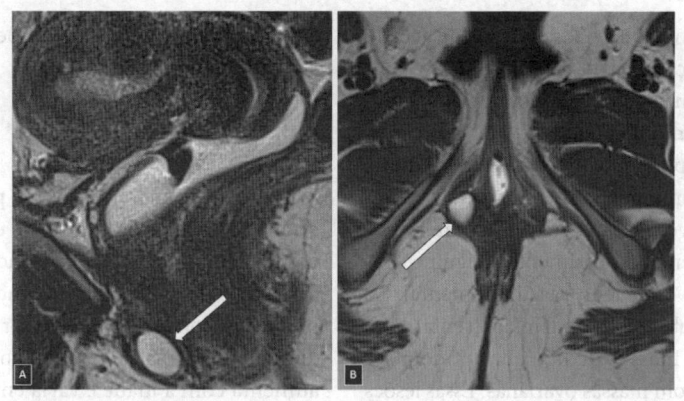

FIGURA 8   Cisto de Bartholin representado nas imagens sagital (A) e axial (B) de RM (ponderação T2).

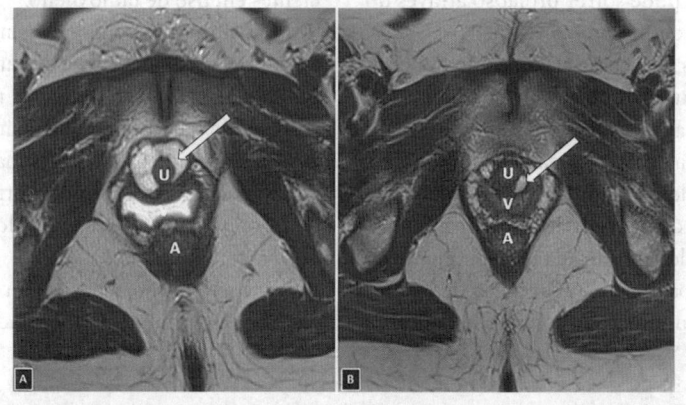

FIGURA 9   Divertículos uretrais em pacientes diferentes, evidenciados nas imagens axiais (ponderação T2), com apresentações diferentes: aspecto "em ferradura" (A) e aspecto de divertículo simples (B).
A: ânus; U: uretra; V: vagina.

mioma em comparação ao miométrio normal adjacente e a viabilidade da lesão. Sequências do abdome superior podem ser úteis em casos selecionados para avaliação dos efeitos compressivos dos leiomiomas sobre órgãos parenquimatosos, por exemplo, para excluir hidronefrose secundária à compressão do ureter por um grande leiomioma. Ascite pode ser encontrada em lesões muito grandes. No caso raro de leiomiossarcoma como diagnóstico diferencial, a imagem do retroperitônio pode ajudar a avaliar linfadenopatias.

Na RM os leiomiomas apresentam margens hipointensas nas imagens ponderadas em T1 e T2 (Figura 10). Eventualmente podem apresentar uma pseudocápsula hiperintensa nas imagens ponderadas em T2, secundária à compressão do miométrio adjacente. Nos leiomiomas degenerados, áreas de hipersinal podem ser visualizadas em sequências ponderadas em T1 e T2. A RM permite selecionar candidatas para embolização de leiomiomas, assim como identificar as mulheres nas quais a embolização está associada a maior risco de complicações. Informações sobre localização, tamanho, padrão de vascularização/realce dos leiomiomas fornecem informações prognósticas significativas sobre o potencial sucesso de intervenções.

Os leiomiomas são classificados de acordo com a localização, com os subserosos e intramurais sendo os mais comuns. Leiomiomas submucosos representam cerca de 5-10% dos casos. Eles também podem ocorrer no colo do útero. É raro um leiomioma poder estar localizado no ligamento largo ou ser destacado do útero por inteiro, recebendo o suprimento sanguíneo geralmente através de leito vascular omental. Os leiomiomas subserosos podem apresentar uma haste, e essas massas pediculadas podem ser confundidas com massas ovarianas. Essas lesões correm risco de torção. Leiomiomas submucosos também podem apresentar pedículo, e a lesão intracavitária pode sofrer prolapso através do canal cervical ou mesmo na vagina.

Em alguns serviços, a classificação FIGO de leiomiomas é usada rotineiramente (Figura 11).

Na maioria dos casos, uma vez feito o diagnóstico, não haverá necessidade de seguimento. Se a imagem de *follow-up* for recomendada, US será a técnica de imagem de primeira escolha.

A RM pode ser indicada no seguimento de massas com aparência de imagem atípica e também para monitorar a resposta de leiomiomas a terapias intervencionistas, especialmente em casos de sintomas persistentes.

Pólipos endometriais

Os pólipos endometriais são protrusões nodulares benignas da superfície endometrial e constituem uma das doenças incluídas nos diferenciais de espessamento endometrial. Os pólipos endometriais podem ser sésseis ou pediculados. A prevalência de pólipos endometriais aumenta com a idade e varia entre 5-30% das mulheres em idade fértil. Os pólipos endometriais são frequentemente observados em pacientes em uso de tamoxifeno.

A maioria dos pólipos é assintomática, embora possa ser uma causa de sangramento na pós-menopausa. Em mulheres na pré-menopausa pode causar sangramento intermenstrual, metrorragia e infertilidade. Há maior incidência de acometimento das regiões cornuais uterinas, e os pólipos podem ser múltiplos em até 20% dos casos.

Os métodos de imagens têm função na detecção incidental de pólipos endometriais em

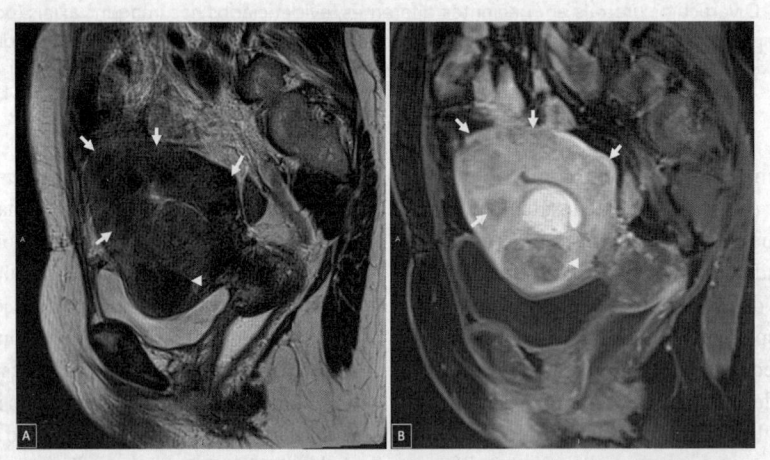

FIGURA 10 RM da pelve, sequências ponderadas em T2 (A) e T1 pós-contraste (B) no plano sagital evidencia nódulos miometriais com baixo sinal em T2 sugestivos de leiomiomas. A maioria das lesões é hipovascularizada e com localização intramural (setas brancas), uma delas na parede corporal anterior com extensão subserosa (cabeça de seta branca). Há uma lesão hipervascularizada intramural que apresenta extensão submucosa, localizada na parede corporal anterior (seta cinza).

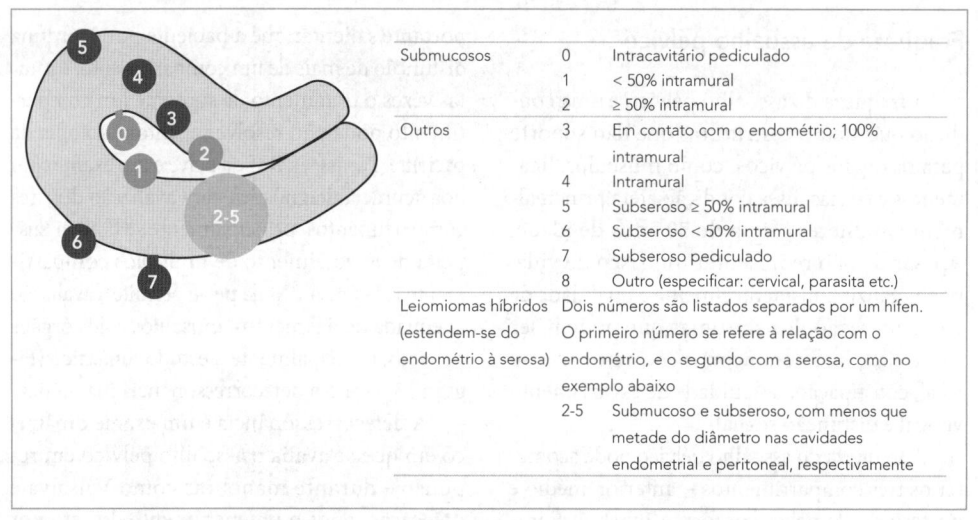

Submucosos	0	Intracavitário pediculado
	1	< 50% intramural
	2	≥ 50% intramural
Outros	3	Em contato com o endométrio; 100% intramural
	4	Intramural
	5	Subseroso ≥ 50% intramural
	6	Subseroso < 50% intramural
	7	Subseroso pediculado
	8	Outro (especificar: cervical, parasita etc.)
Leiomiomas híbridos (estendem-se do endométrio à serosa)		Dois números são listados separados por um hífen. O primeiro número se refere à relação com o endométrio, e o segundo com a serosa, como no exemplo abaixo
	2-5	Submucoso e subseroso, com menos que metade do diâmetro nas cavidades endometrial e peritoneal, respectivamente

FIGURA 11 Sistema de classificação da FIGO (2011) para leiomiomas uterinos.

pacientes assintomáticas ou como parte da investigação de sangramento uterino anormal.

A US por via transvaginal é considerada o método inicial na investigação, podendo ser complementada ainda com a realização de sono-histerografia, que consiste na realização da US transvaginal combinada com distensão da cavidade endometrial por infusão salina.

Caso não seja possível a caracterização do pólipo como causa de espessamento endometrial nos estudos ultrassonográficos, a RM pode ser utilizada como forma de avaliação complementar (Figura 12). Em razão de sua excelente resolução de contraste de tecidos moles e capacidade multiplanar, a RM pode demonstrar características morfológicas e a extensão das lesões, que são úteis na tomada de decisões para ressecções cirúrgicas ou histeroscópicas.[11] A RM pode, ainda, distinguir a maioria dos pólipos endometriais dos carcinomas com base em características morfológicas.

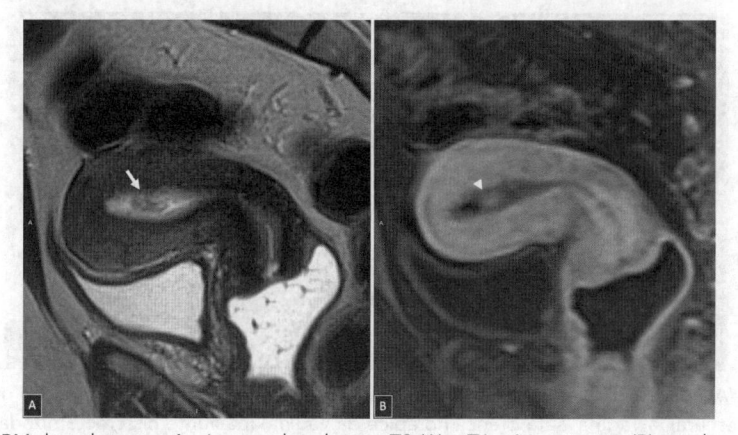

FIGURA 12 RM da pelve, sequências ponderadas em T2 (A) e T1 pós-contraste (B) no plano sagital evidenciam protrusão nodular da superfície endometrial na parede corporal posterior para o interior da cavidade uterina. A lesão apresenta baixo sinal em T2 (seta) e impregnação pelo meio de contraste (cabeça de seta), compatível com pólipo endometrial.

Fraqueza do assoalho pélvico

A fraqueza do assoalho pélvico é uma condição que afeta as estruturas que dão suporte para os órgãos pélvicos, como músculos, ligamentos e fáscias. Essa condição afeta principalmente mulheres acima de 50 anos de idade. Apesar de não representar um risco de vida, pode reduzir consideravelmente a qualidade de vida, em razão dos sintomas que podem ser variáveis, como dor, incontinência urinária ou fecal, constipação, dificuldade de esvaziamento vesical e disfunção sexual.[12]

A fraqueza do assoalho pélvico pode acometer os três compartimentos – anterior, médio e posterior – da pelve, conforme Tabela 1. É importante salientar que a paciente pode ter uma disfunção de mais de um compartimento, e muitas vezes o tratamento de somente um compartimento pode não resolver a sintomatologia da paciente. Por isso, a RM da pelve é um exame com boa acurácia diagnóstica para avaliação dos três compartimentos, principalmente se houver suspeita de envolvimento de múltiplos compartimentos. Assim, a RM da pelve permite a avaliação adequada de ligamentos, músculos e dos órgãos pélvicos, principalmente o estudo dinâmico (Figura 13) como a defecorressonância magnética.

A defecorressonância é um exame dinâmico em que se avalia o assoalho pélvico em repouso e durante manobras como Valsalva e defecação, após o preenchimento do reto por

TABELA 1 Compartimentos pélvicos com seus conteúdos e o acometimento de cada compartimento pela fraqueza do assoalho pélvico

	Anterior	Médio	Fundo de saco (espaço retovaginal)	Posterior
Conteúdo	Bexiga Uretra	Útero Colo Vagina	Virtual	Ânus Canal anal Reto
Acometimento	Cistocele Hipermobilidade uretral	Prolapso uterino Prolapso vaginal	Enterocele Peritoneocele Sigmoidocele	Retocele Intussuscepção

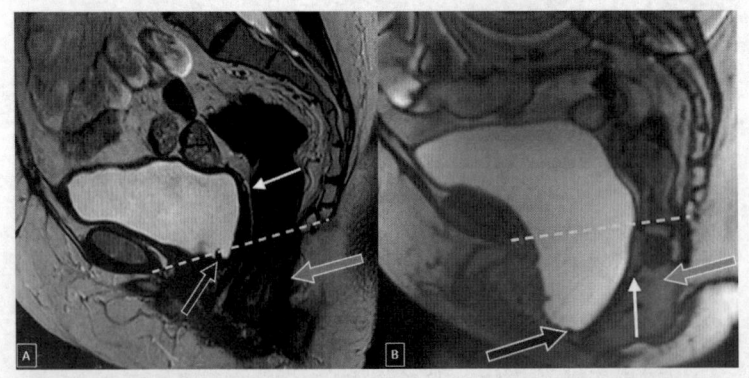

FIGURA 13 (A) Imagem sagital da pelve na sequência em T2 em repouso, demonstrando o colo vesical (seta cinza-escura), a vagina (seta branca no ápice da vagina) (paciente histerectomizada) e a junção anorretal (seta cinza-clara), também é demonstrado um marco anatômico, linha pubococcígea (linha pontilhada). (B) Imagem sagital em sequência dinâmica durante manobra de Valsalva, demonstrando descenso tricompartimental do assoalho pélvico com colpocele (seta cinza-escura), prolapso vaginal (seta branca) e descenso da junção anorretal (seta cinza-clara).

gel, e não é necessário o uso de contraste intravenoso. Uma das desvantagens é que o paciente realiza as manobras em posição de decúbito dorsal, não fisiológica, com estudos contraditórios que mostram subestimação de prolapso e outros que não acharam diferenças estatísticas. Esse exame melhora não só a avaliação do compartimento posterior, como também do prolapso em outros compartimentos.[13]

Doença inflamatória pélvica

Doença inflamatória pélvica (DIP) representa um espectro de condições clínicas que acometem o trato genital superior, em geral decorrentes de infecção ascendente de germes provenientes da vagina.[14] Cervicite, endometrite, salpingite, piossalpinge e abscesso tubo-ovariano são algumas condições que fazem parte desse espectro.[14] O exame clínico é essencial no diagnóstico e, frequentemente, a US auxilia em casos duvidosos. A RM pode ser útil quando o quadro clínico é inespecífico, a US inconclusiva, ou quando há suspeita de complicações.[14] A RM pode evidenciar alguns achados, tais como espessamento tubário, densificação dos planos adiposos pélvicos, líquido livre no fundo de saco peritoneal, linfonodomegalias pélvicas e retroperitoneais reacionais, e sinais de peritonite e peri-hepatite.[14] Em casos de abscesso tubo-ovariano, a apresentação frequentemente é de massa anexial sólido--cística, com realce parietal e septal pelo meio de contraste, além de componentes com restrição à difusão, representando conteúdo purulento (Figura 14).[14]

DOENÇAS MALIGNAS

Neoplasia do colo uterino

O estadiamento da neoplasia de colo uterino é clínico. Entretanto, a avaliação por imagem é fortemente recomendada para estratificar grupos de risco com diferentes prognósticos e selecionar as pacientes que se beneficiarão do tratamento cirúrgico daquelas que seguirão tratamento com quimioterapia e radioterapia. Idealmente, a RM é o método para o estadiamento local e o PET-CT para o estadiamento linfonodal, entretanto, a indisponibilidade ou dificuldade em obter a avaliação por imagem

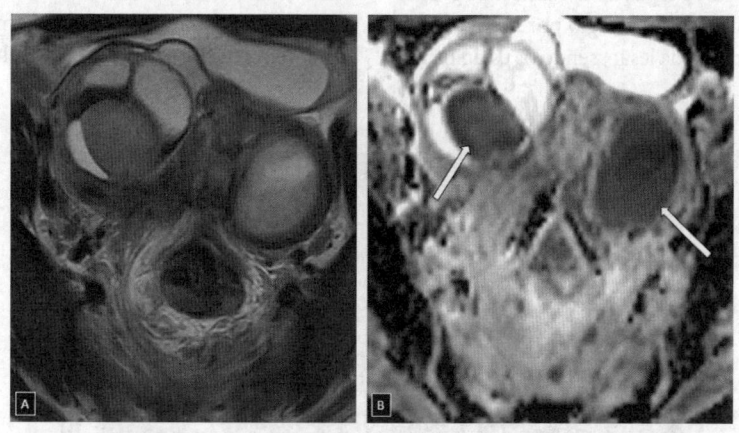

FIGURA 14 Abscessos tubo-ovarianos bilaterais, representados nas imagens axiais, ponderação T2 (A) e ADC (B). Apresentação típica como massas complexas bilaterais em paciente com dados clínicos e laboratoriais compatíveis com doença inflamatória pélvica. Note que as lesões ovarianas apresentam loculações com baixo sinal no ADC (setas), representando conteúdo com restrição à difusão (conteúdo purulento).

jamais deve atrasar significativamente o tratamento da paciente.[15,16]

O protocolo de RM da pelve para a avaliação de neoplasia do colo uterino é baseado nas sequências anatômicas T2, devendo ser anguladas no eixo verdadeiro do colo uterino, e inclui também sequências de difusão e pós-contraste. A paciente deve utilizar o gel vaginal e o agente antiperistáltico no momento do exame.

Na solicitação do exame, o ginecologista deve fornecer os dados da biópsia realizada, e o exame deve ser agendado no mínimo após 10 dias do procedimento, visto que alterações inflamatórias podem mimetizar até mesmo invasão parametrial. O resultado anatomopatológico também é de extrema importância (se adenocarcinoma, carcinoma ou neoplasia intraepitelial de alto grau), o que melhora a acurácia diagnóstica do radiologista.[17]

Baseado no estadiamento da FIGO (2019) os tumores estágio IA são os restritos ao colo uterino e medem até 5 mm, sendo geralmente não caracterizados nos estudos de RM.[16]

Os tumores no estágio IB, maiores que 5 mm e restritos ao colo uterino, são caracterizados na RM como lesões com moderado hipersinal em T2, restrição à difusão e realce heterogêneo pelo contraste. A RM é capaz de estratificar os grupos de risco dentro desse estágio por meio da medida do tamanho da lesão, sendo os estágios IB1 (5 mm-2 cm) e IB2 (2-4 cm) em geral abordados cirurgicamente e o estágio IB3 (> 4cm *bulky tumor*) com quimioterapia e radioterapia.

Os tumores do estágio II são aqueles que apresentam extensão além do colo uterino e poupam o terço inferior da vagina e parede pélvica lateral. O estágio IIa não apresenta invasão parametrial, e o estágio IIb é caracterizado pela invasão tumoral do paramétrio (Figura 15), ponto crucial na avaliação da neoplasia de colo uterino, em que o tratamento cirúrgico classicamente já não se torna a primeira opção.

A avaliação da invasão parametrial é muitas vezes difícil e deve ser realizada por radiologista experiente. Os fatores indicativos de acometimento são a descontinuidade do estroma cervical do colo uterino e extensão direta de sinal tumoral ao paramétrio nas sequências T2, difusão e pós-contraste. Em casos de dúvida, é recomendável que o radiologista opte sempre pelo menor estágio, para que a paciente não deixe de receber um potencial tratamento curativo.[16,17]

Os tumores estágio III são os que apresentam extensão ao terço inferior da vagina (IIIa), à parede pélvica lateral ou hidronefrose (IIIb) e a linfonodos pélvicos (IIIc1) e retroperitoneais (IIIc2). A definição de linfonodos acometidos é baseada no tamanho (> 1,0 cm no menor eixo), sinal heterogêneo ou tumoral e alteração na

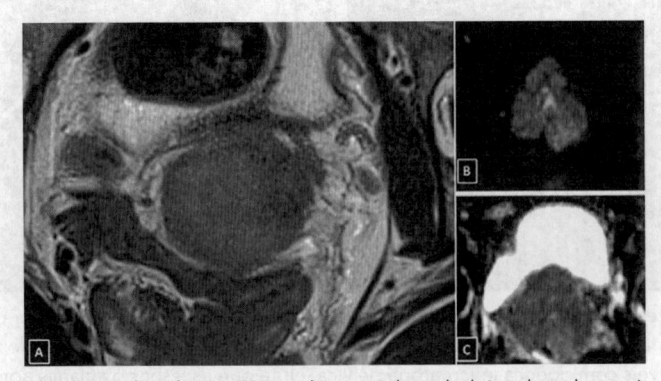

FIGURA 15   (A) Imagem ponderada em T2 no plano axial verdadeiro do colo uterino demonstrando ruptura do anel estromal com sinal tumoral no paramétrio à esquerda. (B) e (C) outra paciente com lesão infiltrativa e com extensão parametrial caracterizada nas sequências de difusão.

forma do linfonodo. Destaca-se que, apesar da alta especificidade, a RM não possui uma alta sensibilidade para linfonodos acometidos menores que 1,0 cm, sendo o PET-CT o melhor método para a avaliação linfonodal.[16,18]

No estágio IV há invasão direta de outros órgãos pélvicos, como o reto e a bexiga (IVa), geralmente por extensão direta tumoral via ligamentos uterossacros, e de outros órgãos a distância (IVb). Deve-se ter em mente que o tumor causa extensa alteração inflamatória pélvica, que pode mimetizar acometimento neoplásico do reto e da bexiga, fato que poderá ser excluído por estudos dirigidos de cistoscopia e retossigmoidoscopia.

A RM também é um excelente método para o seguimento dessas pacientes após o tratamento, seja este quimioterápico, radioterápico ou cirúrgico, sendo possível avaliar a resposta ao tratamento ou a recidiva da doença (Figura 16).[15,16]

Neoplasia do endométrio

O estadiamento da neoplasia endometrial é eminentemente cirúrgico, visto que de modo ideal todas as pacientes serão submetidas a histerectomia e salpingo-oforectomia. Nesse contexto a avaliação por meio da RM serve para estratificar pacientes com doença em estágio inicial que apresentam alto risco de acometi-

mento ou recidiva linfonodal, indicando quais pacientes se beneficiarão da linfadenectomia pélvica e retroperitoneal e também para indicar locais de acometimento extrauterino em casos de doenças avançadas, facilitando o planejamento cirúrgico.[19,20]

A principal sequência utilizada para a avaliação da neoplasia endometrial é o T2, em que o tecido tumoral apresenta moderado hipossinal em relação ao endométrio, sendo possível diferenciá-lo do endométrio e do miométrio. Nesse contexto, as imagens devem ser obtidas no eixo sagital verdadeiro do útero, axial verdadeiro do fundo e corpo uterino e outra sequência axial dedicada ao colo uterino. As sequências de difusão e pós-contraste são auxiliares e podem ajudar a melhor delimitar a extensão tumoral, principalmente em casos em que a anatomia da zona juncional esteja distorcida, como em casos de adenomiose ou de leiomiomas. Sequências com campo de visão ampliado em T2 e de difusão são úteis para a avaliação de linfonodomegalias.[21,22]

Para a realização do exame, a paciente deve fazer uso de gel vaginal, o que permite a adequada avaliação do colo uterino e da vagina, de contraste endovenoso (gadolínio) e de agente antiespasmódico intestinal.[21]

O exame deve ser agendado após a realização da histeroscopia e biópsia, e o resultado

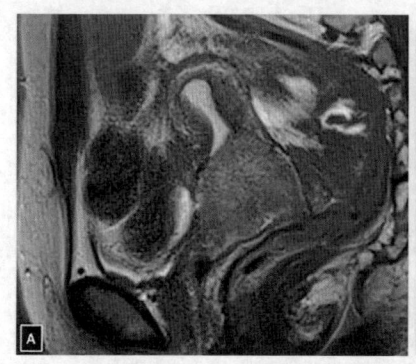
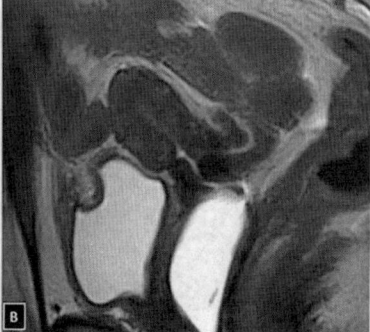

FIGURA 16 Imagens ponderadas em T2 mostrando neoplasia do colo uterino em estágio IIb por invasão parametrial antes do tratamento (A) e após o tratamento (B) com quimioterapia e radioterapia, onde se observa apenas sinal de fibrose no colo uterino, sem evidência de tecido neoplásico.

anatomopatológico deve ser fornecido para o radiologista, pois a depender do subtipo histológico há maior probabilidade pré-teste de infiltração miometrial profunda, acometimento cervical, extrauterino e linfonodal, e, desta forma, o radiologista pode variar sua sensibilidade e especificidade em relação aos achados de imagens, melhorando a acurácia diagnóstica.[21,22]

É válido ressaltar que a interpretação das imagens é avaliador-dependente e que dois radiologistas com graus de experiência semelhantes podem ter opiniões divergentes. Um bom contato entre o ginecologista e o radiologista pode sanar dúvidas de ambas as partes e guiar a paciente para a conduta mais adequada.

A estratificação das pacientes com doença em estágio inicial e que se beneficiarão ou não da linfadenectomia pélvica e retroperitoneal e de pacientes com doença avançada que requerem linfadenectomia, omentectomia e lavagem peritoneal segue critérios histopatológicos e de imagem.

Segundo o estadiamento da FIGO (2009), pacientes em estágio inicial apresentam doença restrita ao útero, sem invasão do estroma cervical. Estágio IA são as lesões com invasão inferior a 50% da espessura miometrial e IB com invasão superior a 50%.

Pacientes no estágio IA que apresentem resultado anatomopatológico de adenocarcinoma endometrioide graus 1 e 2 são classificadas como de baixo risco e não se beneficiam da linfadenectomia.[19-22]

Pacientes no estágio IA que apresentam resultado anatomopatológico de adenocarcinoma endometrioide grau histológico 3 e estágio IB com graus histológicos 1 e 2 são pacientes de risco intermediário e provavelmente não se beneficiarão da linfadenectomia pélvica.[19,23]

Pacientes no estágio IB com grau histológico 3 ou qualquer histologia não endometriótica, como células claras ou seroso papilar, são classificadas como de alto risco e devem ser submetidas a linfadenectomia pélvica e retroperitoneal, podendo estar associada a lavagem peritoneal e omentectomia.[19-23]

Guidelines europeus como da ESMO (European Society for Medical Oncology) não consideram o grupo de risco intermediário, incluindo estas pacientes juntamente com o grupo de alto risco que será submetido a linfadenectomia.[23]

O estágio II é caracterizado por invasão do estroma cervical uterino, sendo importante a diferenciação de lesões que apresentam extensão ao canal endocervical, sem sinais de invasão do estroma (Figura 17).[19-23]

O estágio III representa extensão extrauterina, sendo subdividido em IIIa, no qual há extensão para a serosa; IIIb, em que há invasão da vagina ou do parâmetrio; IIIc, no qual há

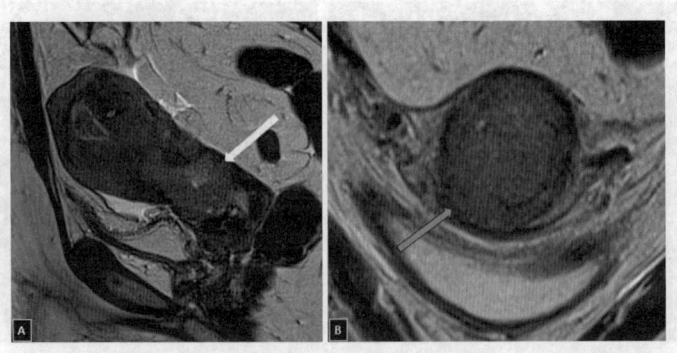

FIGURA 17   (A) Imagem sagital ponderada em T2 demonstrando lesão endometrial expansiva com sinais de invasão do estroma cervical (seta branca). (B) Imagem ponderada em T2 no plano axial verdadeiro do colo uterino com disrupção do estroma cervical e potencial invasão parametrial (seta cinza).

acometimento linfonodal (IIIc1 pélvico e IIIc2 retroperitoneal). O acometimento linfonodal é avaliado por meio da análise das dimensões (1,0 cm), morfologia e característica de sinal dos linfonodos.[19-23]

O estágio IV é definido como acometimento de outros órgãos, sendo IVa órgãos pélvicos e IVb órgãos a distância.[19-23]

Neoplasia de ovário

O câncer de ovário é a sexta doença maligna mais comum entre as mulheres nos Estados Unidos, respondendo por mais da metade de todas as mortes por câncer genital.[24] A maioria das mulheres apresenta-se com doença em estágio avançado: III-IV.[24] O papel dos exames por imagem tem sido a caracterização da massa ovariana, a determinação da extensão da doença e a predição do grau de ressecabilidade do tumor.[24]

O primeiro exame para caracterização de massas ovariana é a US, sendo eficaz na diferenciação de cistos, lesões sólido-císticas e lesões sólidas.[24] A tomografia é reservada para o estadiamento N e M de neoplasias malignas, sendo limitada para a avaliação da lesão primária ovariana.[24] A RM é utilizada para melhor caracterização de lesões ovarianas indeterminadas na US.[24]

Algumas lesões císticas ovarianas apresentam características típicas na RM, tais como cisto simples, cisto hemorrágico, endometrioma e teratoma.[24,25]

Uma lesão ovariana muito comumente encontrada em exames de RM é o teratoma cístico maduro (cisto dermoide) (Figura 18), que se trata de lesão benigna.[24,25] Quando maligna, recebe a designação de teratoma imaturo, mas essa diferenciação não é realizada de forma precisa pelos exames de imagens.[24,25] Na RM, os teratomas apresentam-se como lesões císticas

uni ou multiloculares, com conteúdo gorduroso (sebáceo), calcificações (em 60% dos casos) e nódulos sólidos parietais (nódulos de Rokitanski ou plug dermoide). Essas lesões são bilaterais em cerca de 15% dos casos.[24,25]

Outras lesões císticas complexas, inespecíficas na US, permanecem como indeterminadas na RM.[24,25] Na maior parte dos casos, trata-se de tumores de linhagem epitelial, frequentemente lesões dos subtipos seroso (Figura 19) ou mucinoso, que correspondem às neoplasias ovarianas mais comuns.[24,25] Algumas características de imagem podem ajudar a diferenciar esses dois subtipos (Tabela 2), embora o diagnóstico preciso seja apenas histopatológico. Independentemente do subtipo, alguns achados estão relacionados a maior probabilidade de malignidade: grande volume, septos espessos, projeções papilares (nódulos sólidos parietais), paredes espessadas e irregulares e alguns achados secundários (ascite, linfonodomegalias e nódulos peritoneais).[24,25] O papel da RM, portanto, não é estabelecer com precisão o diagnóstico histológico da lesão, mas fornecer os aspectos de imagem citados a fim de indicar ao ginecologista o potencial de malignidade de uma massa ovariana, para que possa ser realizado o tratamento cirúrgico.[24,25]

Por fim, um último detalhe sobre lesões ovarianas sólidas vale a pena ser lembrado. Quando tais lesões apresentam sinal muito baixo em T2, são altamente sugestivas de neoplasias de natureza fibrosa (p. ex., fibroma, tecoma, fibrotecoma) (Figura 20).[24,25] Nesses casos, um diagnóstico diferencial importante a ser considerado é o de uma lesão extraovariana que mimetiza uma lesão ovariana (leiomioma uterino pediculado ou leiomioma do ligamento largo), que também se trata de lesões sólidas, frequentemente com muito baixo sinal em T2 e que podem se projetar à região anexial.[24,25]

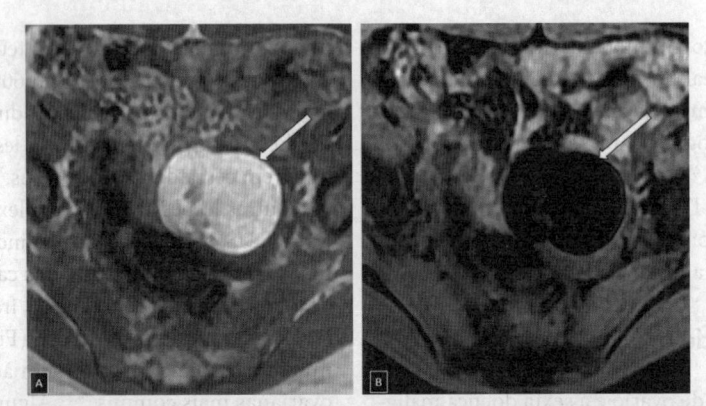

FIGURA 18 Teratoma no ovário esquerdo representado nas imagens axiais de RM, ponderação T1 sem saturação de gordura (A) e com saturação de gordura (B). Note que a lesão apresenta componente gorduroso, evidenciado pela queda do seu sinal na sequência com saturação de gordura. Esse achado é compatível com lesão de natureza teratodermoide.

TABELA 2 Características nos exames de imagens frequentemente encontradas nas neoplasias císticas serosas e mucinosas ovarianas

	Seroso	Mucinoso
Septos e lóculos	Em geral unilocular	Multilocular, lóculos com aspecto em faveolamento
Projeções papilares	Frequente	Raro
Calcificações	Comum (psamomatosas)	Raro (lineares)
Bilaterais	Frequente	Raro
Carcinomatose	Mais comum	Pseudomixoma peritoneal

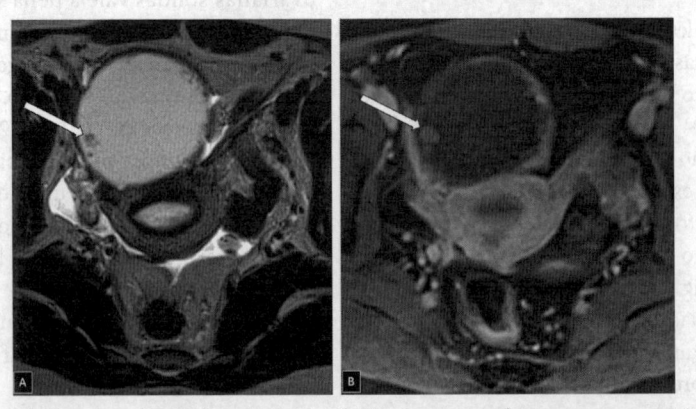

FIGURA 19 Neoplasia serosa *borderline* do ovário direito representada nas imagens axiais de RM, ponderação T2 (A) e T1 pós-contraste (B). Note que a lesão apresenta componentes sólidos parietais realçados pelo meio de contraste (projeções papilares) (setas), achado comumente observado em neoplasias serosas e que conferem maior suspeição para malignidade a estas lesões ovarianas.

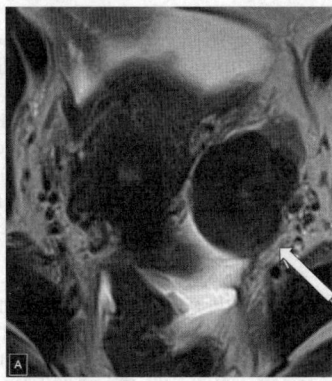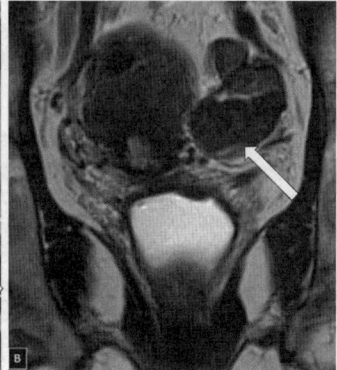

FIGURA 20 Fibroma no ovário esquerdo representado nas imagens axial (A) e coronal (B) de RM, ponderação T2. Note que esta lesão ovariana sólida apresenta sinal muito baixo nas sequências em T2, sugestivo de lesão de natureza fibrosa (p. ex., fibroma, tecoma e fibrotecoma).

REFERÊNCIAS BIBLIOGRÁFICAS

1. European Society of Urogenital Radiology. ESUR Quick Guide to Female Pelvis Imaging 1.0. ESUR Female Pelvis Imaging Working Group Abril 2019. Disponível em: http://www.esur.org/fileadmin/content/2019/ESUR_2019_-_ESUR_Quick_Guide_to_Female_Pelvis_Imaging.pdf; acessado em: 25 de junho de 2020.
2. Foti PV, Farina R, Palmucci S, Vizzini IAA, Libertini N, Coronella M et al. Endometriosis: clinical features, MR imaging findings and pathologic correlation. Insights into Imaging 2018; 9:149-72.
3. Siegelman ES, Oliver ER. MR imaging of endometriosis: Ten imaging pearls. Radiographics 2012; 32(6):1675-91.
4. Takeuchi M, Matsuzaki K. Adenomyosis: usual and unusual imaging manifestations, pitfalls, and problem-solving MR imaging techniques. Radiographics 2011; 31(1).
5. Tellum T, Matic GV, Dormagen JB, Nygaard S, Viktil E, Qvigstad E et al. Diagnosing adenomyosis with MRI: a prospective study revisiting the junctional zone thickness cutoff of 12 mm as a diagnostic marker. European Radiology 2019; 29(12):6971-81.
6. Hahn WY, Israel GM, Lee VS. MRI of female urethral and periurethral disorders. AJR Am J Roentgenol 2004; 182(3):677-82.
7. Ferreira DM, Bezerra ROF, Ortega CD, Blasbalg R, Viana PCC, Menezes MR et al. Ressonância magnética da vagina: uma visão geral para os radiologistas, com enfoque na decisão clínica. Radiol Bras 2015; 48(4):249-59.
8. Walker DK, Salibian RA, Salibian AD et al. Overlooked diseases of the vagina: a directed anatomic-pathologic approach for imaging assessment. Radiographics 2011; 31(6):1583-98.
9. Chou CP, Levenson RB, Elsayes KM et al. Imaging of female urethral diverticulum: an update. Radiographics 2008; 28(7):1917-30.
10. Munro MG1, Critchley HO, Broder MS, Fraser IS. FIGO Working Group on Menstrual Disorders. FIGO classification system (PALM-COEIN) for causes of abnormal uterine bleeding in nongravid women of reproductive age. Int J Gynaecol Obstet 2011; 113(1):3-13.
11. Hase S, Mitsumori A, Inai R, Takemoto M, Matsubara S, Akamatsu N et al. Endometrial polyps: MR imaging features. Acta Med Okayama 2012; 66(6):475-85.
12. del Salto LG, Criado JM, del Hoyo LFA, Velasco LG, Rivas PF, Paradela MM et al. MR imaging-based assessment of the female pelvic floor. Radiographics 2014; 34(5):1417-39.
13. Flusberg M, Sahni VA, Erturk SM, Mortele KJ. Dynamic MR defecography: assessment of the usefulness of the defecation phase. American Journal of Roentgenology 2011; 196(4):394-9.
14. Revzin M, Mathur M, Dave H, Macer M, Spektor M. Pelvic inflammatory disease: multimodality imaging approach with clinical-pathologic correlation. Radiographics 2016; 36(5):1579-96.
15. Jolly S, Uppal S, Bhatla N, Johnston C, Maturen K. Improving global outcomes in cervical cancer: the time has come for the International Federation of Obstetrics and Gynecology staging to formally incorporate advanced imaging. J Global Oncol 2017; 4:1-6.
16. Bhatla N, Berek JS, Cuello Fredes M et al. Revised FIGO staging for carcinoma of the cervix uteri. Int J Gynaecol Obstet 2019; 145(1):129-35.

17. Raithatha A, Papadopoulou I, Stewart V, Barwick TD, Rockall AG, Bharwani N. Cervical cancer staging: a resident's primer: women's imaging. Radiographics 2016; 36(3):933-4.

18. Choi H, Ju W, Myung SK, Kim Y. Diagnostic performance of CT, MRI, and PET or PET/CT for detection of metastatic lymph nodes in patients with cervical cancer: meta- analysis. Cancer Sci 2010; 101(6):1471-9.

19. Creasman W. Revised FIGO staging for carcinoma of the endometrium. Int J Gynaecol Obstet 2009; 105(2):109.

20. Benedetti Panici P, Basile S, Maneschi F et al. Systematic pelvic lymphadenectomy vs. no lymphadenectomy in early-stage endometrial carcinoma: randomized clinical trial. J Natl Cancer Inst 2008; 100 (23):1707-16.

21. Freeman SJ, Aly AM, Kataoka MY et al. The revised FIGO staging system for uterine malignancies: implications for MR imaging. Radiographics 2012; 32(6):1805-27.

22. Beddy P, O'Neill A, Yamamoto AK et al. FIGO Staging system for endometrial cancer: added benefits of MR imaging. Radiographics 2012; 31(1):241-55.

23. Nougaret S, Horta M, Sala E et al. Endometrial cancer MRI staging: updated guidelines of the European Society of Urogenital Radiology. Eur Radiol 2019; 29(2):792-805.

24. Foti PV, Attinà G, Spadola S et al. MR imaging of ovarian masses: classification and differential diagnosis. Insights Imaging 2016; 7(1):21-41.

25. Jung SE, Lee JM, Rha SE et al. CT and MR imaging of ovarian tumors with emphasis on differential diagnosis. Radiographics 2002; 22(6):1305-25.

PARTE II

Obstetrícia

CAPÍTULO 78

Assistência pré-natal baseada em evidências

Fernanda Garanhani Surita

INTRODUÇÃO

Definição

O atendimento pré-natal (PN) pode ser definido como o atendimento prestado por profissionais de saúde qualificados para mulheres e adolescentes grávidas a fim de garantir as melhores condições de saúde para a mãe e o bebê durante a gravidez, parto e período após o parto. O PN qualificado inclui: identificação de risco, prevenção e gestão de doenças específicas da gestação ou condições patológicas preexistentes e também educação e promoção da saúde.[1]

Histórico

Por volta de 1900, poucas gestantes tinham contato com um médico antes de entrar em trabalho de parto. No final do século XX, a hospitalização do parto e uma série de tecnologias biomédicas, que vão desde a pílula anticoncepcional, a fertilização *in vitro* e o ultrassom obstétrico até o diagnóstico pré-natal, estenderam dramaticamente o alcance da ciência e da medicina na reprodução humana.[2] Lançada por volta de 1923, a primeira publicação científica que aborda os cuidados pré-natais é o *Manual of antenatal pathology and hygiene: the foetus*, de John William Ballantyne, que mostra que o início de tudo foi uma preocupção médica com o feto. Mas desde então entendeu-se que para um recém-nascido ser saudável a gestação deveria seguir sem comorbidades, e assim foi valorizado o cuidado da gestante. Dessa forma, o cuidado pré-natal por muitas décadas teve como foco o resultado da gestação. Com novas abordagens nos estudos da mortalidade materna, morbidade materna grave e complicações clínicas durante o pré-natal, houve o entendimento de que o impacto da saúde da mulher da forma mais abrangente possível (física, psicológica, social) tem impacto sobre a gestação.

Apesar dessa distorção no cuidado da saúde da mulher gestante, que ocorreu por décadas e que visava muito mais à saúde do recém-nascido do que de ambos, hoje o cuidado centrado na mulher e as experiências positivas durante a gestação, parto e período pós-parto são elementos valorizados e difundidos por órgãos mundialmente reconhecidos como a Organização Mundial da Saúde (OMS) e o American College of Obstetricians and Gynecologists (ACOG – Colégio Americano de Ginecologia e Obstetrícia).[1,3]

EVIDÊNCIAS E RECOMENDAÇÕES

Este capítulo baseia-se fundamentalmente nas recomendações da OMS[1] e, pela especificidade de algumas condições, vários temas aqui abordados serão discutidos de forma mais aprofundada em outros capítulos, por exemplo, imunização da gestante, complicações da gestação como diabetes e hipertensão gestacional, entre outros.

De forma muito prática, a OMS faz as recomendações para o seguimento da gestação divididas em cinco tópicos, descritos a seguir e que serão abordados no decorrer do capítulo:

1. Intervenções nutricionais.
2. Avaliação materna e fetal.
3. Medidas preventivas.
4. Intervenções para os sintomas fisiológicos comuns.
5. Intervenções nos sistemas de saúde para melhorar a utilização e qualidade do PN.

Intervenções nutricionais

O estado nutricional materno é determinante para a definição da conduta nutricional a ser adotada a fim de reduzir a ocorrência de desfechos perinatais desfavoráveis para a saúde materna e fetal. A avaliação antropométrica é um dos principais instrumentos para avaliação do estado nutricional, por ser um método não invasivo, rápido e de baixo custo. O índice de massa corpórea (IMC) pré-gestacional é uma das ferramentas mais utilizadas para classificação nutricional das gestantes, por ser simples, fácil de ser aplicado e amplamente conhecido pelos profissionais da área da saúde.[4]

A partir da avaliação antropométrica da gestante estima-se o ganho de peso adequado para o período gestacional. Assim, a avaliação antropométrica precoce da gestante permite, também, a identificação daquelas sob risco nutricional e auxilia na detecção das que estão com ganho de peso inadequado (insuficiente ou excessivo) para a idade gestacional (IG).

Os pontos de corte definidos pela Organização Mundial da Saúde (OMS, 1995) e pelo Institute of Medicine (IOM, 1990) para classificação nutricional de gestantes adultas e ganho de peso recomendado de acordo com IMC estão descritos na Tabela 1.[4,5]

Na gestação e lactação as necessidades energéticas, de macronutrientes e micronutrientes, estão aumentadas a fim de atender às demandas requeridas para o adequado desenvolvimento fetal e de estruturas maternas como: placenta, útero, glândulas mamárias e sangue. Além disso, parte do aumento das necessidades nutricionais são destinadas à formação de depósitos energéticos na mãe que serão utilizados no puerpério, durante a lactação. Essas necessidades serão influenciadas pelo peso pré-gestacional, índice de massa corpórea (IMC), idade materna, nível de atividade física e fase da gestação. As necessidades de carboidrato e lipídio não sofrem alterações durante a gestação, a necessidade de proteína requerida pelo feto au-

TABELA 1   Classificação do estado nutricional pré-gestacional e recomendação de ganho de peso

IMC pré-gestacional Peso pré-gestacional (kg)/altura (m²)	Classificação nutricional	Ganho de peso total durante 1° trimestre (kg)	Ganho de peso semanal no 2° e 3° trimestres (kg)	Ganho de peso total durante a gestação (kg)
< 18,5	Baixo peso	2,3	0,5	12,5-18
18,5-24,9	Eutrofia	1,6	0,4	11-16
25,0-29,9	Sobrepeso	0,3	0,3	7-11,5
≥ 30,0	Obesidade	0	0,2	5-9

Fonte: adaptada de IOM, 2009.[5]

menta no decorrer da gestação, exigindo o adicional de 1 g/dia no primeiro trimestre, 9 g/dia no segundo trimestre e 31 g/dia no terceiro trimestre gestacional.

As necessidades de determinados micronutrientes (vitaminas e minerais) estão aumentadas durante a gestação. Salientamos a necessidade de suplementação de alguns micronutrientes:

- Ácido fólico: vitamina hidrossolúvel do complexo B, cuja deficiência pode levar a defeitos do tubo neural, anemia megaloblástica, aborto, prematuridade e pré-eclâmpsia. Assim, recomenda-se a suplementação de 400 mcg/dia até o fim da gestação.[1]
- Ferro: em virtude do aumento do volume sanguíneo total, ocorre também o aumento das necessidades nutricionais do mineral ferro. Sua deficiência está relacionada ao desenvolvimento de anemia, restrição fetal, prematuridade e sepse puerperal. Recomenda-se a suplementação de 30-60 mg/dia de ferro, do início da gestação até o terceiro mês pós-parto. Faz-se importante a orientação dos alimentos que prejudicam a absorção do ferro pelo organismo, que são suplementos de cálcio e café, além da importância da ingestão de alimentos fonte de vitamina C (laranja, morango, limão) para melhor absorção.[1]
- Cálcio: apesar de não apresentar necessidade aumentada em relação a mulheres adultas não grávidas, o consumo via alimentação do mineral cálcio está abaixo do recomendado em grande parte da população brasileira, e sua deficiência no período gestacional está relacionada com edema, aumento da pressão arterial, pré-eclâmpsia, menor massa óssea no feto e diminuição da massa óssea da mulher, com aumento do risco de osteoporose e fratura de quadril na vida adulta. Portanto, recomenda-se a suplementação de 1,5-2,0 g/dia em mulheres que apresentarem risco nutricional, podendo-se reduzir essa dose se a mulher conseguir aumentar sua ingesta diária de cálcio por meio da alimentação.[1,6]

A suplementação de outras vitaminas não é recomendada como rotina pela OMS, a menos que haja deficiência comprovada; também não são recomendados polivitamínicos que não apresentem as doses recomendadas.[1]

Ainda é importante citar a restrição da cafeína e a orientação de "álcool zero" durante a gestação; além disso, orienta-se aumento do consumo de alimentos *in natura* ou minimamente processados e redução no consumo de alimentos ultraprocessados para garantir uma dieta mais saudável.[1,7]

Avaliação materna e fetal

Avaliação clínica com história clínica e exame físico geral e específico detalhados, a fim de reconhecer risco materno. Exames laboratoriais de rotina que incluem: grupo sanguíneo e fator Rh, *coombs* indireto (se gestante Rh negativo e parceiro Rh positivo ou ignorado), hemograma completo, glicemia de jejum, sorologia para sífilis, anti-HIV, hepatite B e toxoplasmose, urina tipo I; urocultura com antibiograma, protoparasitológico de fezes. Deve-se realizar a ultrassonografia obstétrica idealmente até 12-14 semanas para datação, avaliação de translucência nucal e identificação de gestação múltipla. Entre 18-22 semanas, deve ser realizada uma ultrassonografia morfológica de triagem para identificação de malformações, rastreamento de cromossomopatias e localização placentária. Ultrassonografias adicionais no 3º trimestre podem ser solicitadas a critério clínico.[8] A cardiotocografia fetal e a dopplerfluxometria não são recomendadas de rotina para gestações de risco habitual.[1]

Além dessas recomendações básicas, a OMS salienta a importância da abordagem durante o pré-natal da avaliação do risco ou ocorrência de violência pelo parceiro íntimo e do uso de substâncias psicoativas, questões que muitas vezes não são abordadas nas consultas, mas que são importantes para melhores resultados materno-fetais, e da oportunidade para abordar questões complexas.[1]

Medidas preventivas

Na Tabela 2 estão resumidas algumas medidas preventivas que devem ou podem ser utilizadas durante o pré-natal no sentido de melhorar os resultados materno-fetais.[1,3,4]

Intervenções para os sintomas fisiológicos comuns

O corpo da mulher passa por mudanças substanciais na gravidez, provocadas por efeitos hormonais e mecânicos. Essas mudanças levam a uma variedade de sintomas comuns, como náusea e vômitos, dor lombar e pélvica, azia, varizes, constipação e cãibras, que em algumas mulheres causam desconforto severo e afetam negativamente sua experiência de gravidez.

Em geral, sintomas associados a efeitos mecânicos, como dor pélvica, azia e varizes, pioram à medida que a gravidez avança. Sintomas de náuseas e vômito estão presentes em cerca de 70% das gestantes e geralmente ocorrem no primeiro trimestre de gravidez. A ocorrência de lombalgia e dor pélvica está estimada em metade das mulheres grávidas. Sintomas de azia ocorrem em dois terços das grávidas e podem ser piores depois de comer e deitar. As varizes geralmente ocorrem nas pernas, mas também podem ocorrer na vulva e no reto e podem estar associadas com dor e longos períodos em pé. A constipação intestinal pode ser muito problemática e complicada por hemorroidas. Cãibras nas pernas frequentemente ocorrem à noite e podem ser muito dolorosas, afetando o sono e as atividades diárias.[1]

Algumas abordagens sugeridas para gerenciar sintomas fisiológicos comuns incluem uma variedade de medicamentos não farmacológicos e farmacológicos. A gestante não deve se automedicar, e o pré-natalista deve orientá-la sobre o que é fisiológico, bem como utilizar as medidas efetivas e com o menor risco materno-fetal para melhora dos sintomas.

Na Tabela 3 seguem algumas sugestões com evidência científica e para alívio dos sintomas comuns da gestação, evitando-se, assim, o uso de sintomáticos farmacológicos de forma indiscriminada.

TABELA 2   Medidas preventivas na gestação que podem impactar os resultados materno-fetais

Medidas	Recomendação
Bacteriúria assintomática	Recomenda-se antibioticoterapia durante 7 dias para prevenção da bacteriúria persistente, parto prematuro e baixo peso ao nascimento
Profilaxia nas infecções urinárias recorrentes	Antibioticoprofilaxia é recomendada nas infecções recorrentes do trato urinário*
Imunoglobulina anti-D	Profilaxia pré-natal com imunoglobulina anti-D em gestantes Rh-negativas não sensibilizadas com 28 e 34 semanas de gestação para prevenir a aloimunização por RhD*
Tratamento anti-helmíntico	Em áreas endêmicas, o tratamento anti-helmíntico preventivo é recomendado para mulheres grávidas após o primeiro trimestre como parte de programas de redução de infecção por vermes
Toxoide tetânico	A vacinação contra o toxoide tetânico é recomendada para todas as mulheres grávidas, dependendo da exposição anterior à vacinação contra o tétano, para prevenir mortalidade por tétano
Profilaxia pré-exposição (PrEP) para prevenção do HIV	A profilaxia oral de pré-exposição (PrEP) contendo tenofovir disoproxil fumarato (TDF) deve ser oferecida como uma opção adicional de prevenção para mulheres grávidas com risco substancial de infecção pelo HIV, como parte das abordagens de prevenção combinada

*Recomendado pelo MS (Ministério da Saúde) e ACOG (American College of Obstetricians and Gynecologists), recomendado pela OMS (Organização Mundial da Saúde) em contexto de pesquisa.
Fonte: adaptada de OMS, 2016.[1]

TABELA 3 Recomendações não farmacológicas para sintomas comuns da gestação

Sintoma	Recomendação
Náusea e vômitos	Gengibre, camomila, vitamina B6 e/ou acupuntura são recomendados para o alívio da náusea no início da gravidez, com base nas preferências da mulher e nas opções disponíveis.
Azia	Recomenda-se aconselhamento sobre dieta e estilo de vida para prevenir e aliviar a azia na gravidez. Preparações antiácidas podem ser oferecidas às mulheres com sintomas mais graves que não são aliviados pela modificação do estilo de vida.
Cãibras	As opções de tratamento com magnésio, cálcio ou não farmacológico podem ser usadas para o alívio das cãibras nas pernas na gravidez, com base nas preferências da mulher e nas opções disponíveis.
Dor lombar e pélvica	Recomenda-se exercício regular durante toda a gravidez para evitar dor lombar e dor pélvica. Existem vários tratamentos e diferentes opções que podem ser usadas, como fisioterapia, cintas de apoio e acupuntura, com base nas preferências da mulher e disponibilidade.
Constipação	Farelo de trigo ou outros suplementos de fibra podem ser usados para aliviar a constipação na gravidez, se a condição não responder à modificação da dieta, com base nas preferências da mulher e nas opções disponíveis.
Varizes e edema de membros inferiores	Opções não farmacológicas, como meias de compressão, elevação das pernas e imersão em água, podem ser usadas para o gerenciamento de varizes e edema na gravidez, com base nas preferências da mulher e nas opções disponíveis.

Fonte: adaptada de OMS, 2016.[1]

Intervenções nos sistemas de saúde para melhorar a utilização e qualidade do PN

São ainda descritas algumas ações que podem melhorar a experiência da mulher no pré-natal em vários níveis, algumas muito simples e outras mais complexas que podem ou não ser atendidas na dependência da organização do serviço de saúde onde se insere a atenção PN.

- Cartão de pré-natal: garantir que toda gestante tenha consigo um cartão de pré-natal, adequadamente preenchido e que auxilie na sua avaliação. É importante anotar as consultas e procedimentos de urgência. Nunca utilizar termos estigmatizantes ou constrangedores no cartão. Nos casos de cartão de pré-natal eletrônico, disponibilizar para a gestante o *link* de acesso.[1]
- Cronograma de consultas: atenção pré-natal com um mínimo de 8 consultas é recomendada para reduzir a mortalidade perinatal e melhorar a experiência de cuidado para as mulheres.[1]

- Pré-natal em grupo: é uma nova abordagem de PN, como alternativa ao atendimento individual. Requer infraestrutura (sala grande, local para exame) e equipe de saúde com olhar ampliado para o atendimento PN. Tem como vantagens reduzir o tempo de atendimento para o profissional e aumentar o tempo das mulheres em atendimento, menor tempo em sala de espera, menor desgaste profissional e maior qualidade da informação transferida – por conta de o profissional não necessitar repetir várias vezes a mesma orientação. Além disso, as mulheres se apoiam mutuamente, ficando mais à vontade para relatar queixas e discutir sobre problemas. Deve centrar-se nas necessidades da gestante e ser multidisciplinar. Associa-se à melhor experiência relatada pelas mulheres.[1,9,10]
- Ter um profissional de saúde liderando os cuidados no pré e pós-natal: um ou um grupo de enfermeiros/obstetrizes/médicos que apoiem a mulher durante todo o período pré-natal, intraparto e após o parto. Trata-se de uma recomendação para contextos

com programas de obstetrícia bem estruturados. É uma forma de organizar o serviço de saúde e facilitar o aceso.[1]

- Ações na comunidade ou redes de apoio: mobilização da comunidade por meio de ciclos de aprendizagem participativa e ação com grupos de mulheres, visando melhorar a saúde materna e neonatal. É uma ação importante em ambientes rurais com baixo acesso aos serviços de saúde.[1]
- Descentralizar a prestação de cuidados pré-natais: é recomendado compartilhar algumas ações do atendimento pré-natal e incluir agentes de saúde leigos, enfermeiras auxiliares, enfermeiras, obstetrizes e médicos para funções como distribuição de suplementos nutricionais recomendados, vacinação, orientações de hábitos de vida saudável etc.[1]

CONSIDERAÇÕES FINAIS

A gestação é uma janela de oportunidades para as ações de promoção de saúde, pois as mulheres, mais que em qualquer outra fase de suas vidas, estão próximas aos serviços e profissionais de saúde, daí a importância de um PN qualificado. Além da quantidade de consultas e atendimentos, elas estão na maioria das vezes muito sensibilizadas e dispostas a colocar em prática o que geralmente se sabe sobre promoção de saúde, mas não se pratica. Os profissionais de saúde, por sua vez, precisam estar atentos a isso e aproveitar a oportunidade das consultas do PN, usar esse tempo conjunto e trabalhar das mais diversas formas para que esse momento seja um ponto de partida para aquisição de hábitos de vida saudáveis durante a gestação e que idealmente se perpetuem após o parto, tudo isso dentro das possibilidades de cada população.

"Para alcançar a visão 'Every Woman Every Child' e a Estratégia Global para a Saúde da Mulher, Criança e Adolescente, precisamos de abordagens inovadoras e baseadas em evidências para o atendimento pré-natal. Acolho com satisfação essas diretrizes que visam colocar as mulheres no centro do atendimento, aprimorando sua experiência na gravidez e garantindo que os bebês tenham o melhor começo de vida possível."

Ban Ki-moon, secretário-geral da Organização das Nações Unidas (2007-2017), em OMS, 2016.[1]

REFERÊNCIAS BIBLIOGRÁFICAS

1. Organização Mundial da Saúde (OMS). WHO recommendations on antenatal care for a positive pregnancy experience, 2016. Disponível em: https://apps.who.int/iris/bitstream/handle/10665/250796/9789241549912-eng.pdf;jsessionid=E15FAE016E07E0B15DB6D0D5223BB51D?sequence=1; acessado em 9 de março de 2020.
2. Al-Gailani S, Davis A. Introduction to "Transforming pregnancy since 1900". Stud Hist Philos Biol Biomed Sci 2014 Sep; 47 Pt B(Pt B):229-32.
3. Abalos E, Chamillard M, Diaz V, Tuncalp Ö, Gülmezoglu AM. Antenatal care for healthy pregnant women: a mapping of interventions from existing guidelines to inform the development of new WHO guidance on antenatal care. Br J Obstet Ginecol 2016 Mar; 123(4):519-28.
4. Brasil. Ministério da Saúde. Orientações para coleta e análise de dados antropométricos em serviços de saúde: Norma técnica do Sistema de Vigilância Alimentar e Nutricional (Sisvan). Brasília: Ministério da Saúde, 2011.
5. Institute of Medicine (US) and National Research Council (US) Committee to Reexamine IOM Pregnancy Weight Guidelines; Rasmussen KM, Yaktine AL, editors. Weight gain during pregnancy: reexamining the guidelines. Washington (DC): National Academies Press (US); 2009. Disponível em: https://www.ncbi.nlm.nih.gov/books/NBK32813/ doi: 10.17226/12584; acessado em: janeiro de 2020.
6. Camargo EB, Moraes LFS, Souza CM, Akutsu R, Barreto JM, Silva AMK et al. Survey of calcium supplementation to prevent preeclampsia: the gap between evidence and practice in Brazil. BMC Pregnancy Childbirth 2013; 13:206.
7. Sartorelli DS, Crivellenti LC, Zuccolotto DCC, Franco LJ. Relationship between minimally and ultra-processed food intake during pregnancy with obesity and gestational diabetes mellitus. Cad Saúde Pública 2019 May 2; 35(4):e00049318.
8. Governo do Estado de São Paulo. Secretaria da Saúde. Pré-natal e puerpério – Manual Técnico. Manual de consulta rápida para os profissionais de saúde, 2016.

9. Byerley BM, Haas DM. A systematic overview of the literature regarding group prenatal care for high-risk pregnant women. BMC Pregnancy and Childbirth 2017; 17:329.

10. Catling CJ, Medley N, Foureur M, Ryan C, Leap N, Teate A et al. Group versus conventional antenatal care for women. Cochrane Database of Syst Rev 2015 Feb 4; 2015(2):CD007622.

CAPÍTULO 79

O aborto na legislação brasileira

Marcelo Marquardt
Jorge Rufino Ribas Timi

INTRODUÇÃO

O aborto é um tema que gera discussão em todas as sociedades, sendo umas mais permissivas e outras mais restritivas. No meio médico isso não é diferente, e o profissional deve se guiar pelo Código de Ética Médica (CEM) e pela legislação brasileira sobre o tema.

O CEM aborda o assunto em seus arts. 14, 15, 30, que dizem ser vedado ao médico:

> Art. 14. Praticar ou indicar atos médicos desnecessários ou proibidos pela legislação vigente no País.
> Art. 15. Descumprir legislação específica nos casos de transplantes de órgãos ou de tecidos, esterilização, fecundação artificial, abortamento, manipulação ou terapia genética.
> Art. 30. Usar da profissão para corromper costumes, cometer ou favorecer crime.[1]

Por isso, o médico necessita conhecer a legislação vigente na questão do aborto no Brasil.

As leis existem para regular a vida em sociedade, tanto dos indivíduos entre si como da conduta exigível pela coletividade. Em raras e questionáveis vezes a legislação avança na liberdade individual, regulando condutas individuais mesmo quando estas não possuem relação com outrem, por exemplo, a proibição de uso de substâncias entorpecentes ou a restrição da esterilização nas condições legais.

No que tange ao aborto, a filosofia jurídica pode dividir entendimentos entre ser a sua proibição uma afronta à liberdade individual da mulher e, de outro lado, uma proteção à vida daqueles que ainda não nasceram. Encontramos na sociedade todo tipo de posição em relação ao aborto, cada qual baseado em suas convicções de certo e errado.

O Código Penal Brasileiro (Decreto-lei n. 2.848, de 7 de dezembro de 1940) trata como fato típico, ou seja, como crime, o aborto provocado pela gestante ou por terceiro, contemplando algumas exceções.[2]

É interessante que até o século XVIII o aborto, em geral, era tido como um fato no qual a sociedade não possuía qualquer intervenção, com exceção de algumas civilizações que previram requisitos para sua realização. Cabia tão somente à mulher a decisão sobre a continuidade da gestação, cujos métodos de interrupção se mostravam rudimentares. Curiosamente, as proibições ao aborto na Antiguidade ocorreram somente em razão da propriedade do pai sobre o herdeiro, a exemplo de Roma. Como hoje, não houve na Antiguidade um consenso sobre o aborto; entretanto, a organização social ainda não desenvolvida acabava por não absorver toda demanda normativa.

A discussão sobre o aborto teve nova importância com a evolução da ciência e dos conhecimentos médicos, quando então a sociedade passou a dominar as questões de reprodução. As soluções antigas, como a proposta por Tomás de Aquino de que a vida iniciava 60 dias após a concepção ou outras de que a vida começava quando a mãe sentia os movimentos do feto, ficaram ultrapassadas, trazendo nova discussão sobre o início da vida e sua interrupção intraútero.

A religião católica se posicionou formalmente contra o aborto em 1869, quando o Papa Pio IV declarou todos os abortos como assassinatos. A posição ocorreu após uma campanha criada por médicos do século XIX de que "a vida começa no momento da concepção". Ainda assim, prevaleceu o entendimento da existência de diferenciação legal entre o homicídio e o aborto.

Muitos países proibiram o aborto. Alguns, entretanto, depois de um amadurecimento da discussão, iniciaram um processo reverso com a liberação do aborto, a começar pela União Soviética em 1920. Atualmente, muitos países têm o aborto liberado, com algumas condições, em geral restrições quanto ao tempo de gestação. Alemanha, França, Inglaterra, Itália, Japão, Holanda, Hungria, Canadá, entre outros, têm o aborto liberado, cada qual com suas condições. Entre os países onde o aborto é proibido estão: Brasil, Chile, Paraguai, Venezuela, Colômbia, Nigéria, Somália, Irã, também cada um com suas particularidades e exceções.

No que tange à história jurídica do aborto no Brasil, a posição legal proibitiva deriva da influência da igreja católica no contexto social brasileiro. De qualquer modo, a figura do aborto sofreu modificações no curso legislativo. No Código Penal do Império de 1830 já havia a tipificação penal para o aborto provocado por terceiro, e a pena para o aborto sem o consentimento da gestante era o dobro daquela prevista para o aborto com o consentimento. É interessante notar que no art. 199 dessa antiga lei não havia menção ao aborto provocado pela própria gestante, de modo que este fato não configurava crime. O art. 200 do referido Código também punia o fornecimento de meios abortivos.

Essa situação é similar ao que ocorre com a eutanásia atualmente no Brasil. Se um doente sozinho tenta a eutanásia, por qualquer de suas formas, não poderá ser punido porque não há na legislação o crime de suicídio (que por razões óbvias somente permitiria punição por tentativa). De outro lado, uma pessoa que pratica a eutanásia em outrem estará cometendo o crime de homicídio doloso. Já aquele que auxilia de qualquer modo o doente ao suicídio pratica o crime do art. 122 do Código Penal, que trata do induzimento, instigação ou auxílio ao suicídio.

Em 1890, a legislação brasileira, com o advento do Código Penal, atualmente revogado, em seu art. 301 previu o aborto provocado pela própria gestante como fato criminoso. Havia situação atenuante caso o aborto ocorresse para ocultar desonra. No mesmo Código foi mantida a pena para aborto provocado por terceiro, dividindo-se em com ou sem expulsão do feto; caso ocorresse o óbito materno a pena era aumentada.

Passados mais cinquenta anos, o presidente Getúlio Vargas decretou um novo Código Penal por meio do Decreto-lei n. 2.848/1940, que, com sucessivas alterações legislativas, está vigente até os dias atuais. No que tange à redação referente ao crime de aborto, o Código Penal permanece inalterado desde a sua criação.

Inicialmente é importante trazer à baila os dispositivos constitucionais que possam nortear a matéria. A atual Constituição Federal[3] foi aprovada em 1988 e entrou em vigor no ano de 1989. Com a evolução histórica das declarações de direitos, em especial aquelas em vigor, a Constituição Federal sofreu influência da Declaração Americana dos Direitos e Deveres do Homem de 1948, chamado de "Pacto de Bogotá", e da Convenção Americana dos Direitos Humanos de 1969, o "Pacto de San José de Costa Rica". Disso decorreu o fato de que o bem jurídico maior protegido pela Constituição Federal de

1988 é indiscutivelmente o direito à vida. O professor José Afonso da Silva esclareceu sobre o assunto:

A vida humana que é o objeto do direito assegurado no art. 5º, *caput*, integra-se de elementos materiais (físicos e psíquicos) e imateriais (espirituais). A "vida é a intimidade conosco mesmo, saber-se e dar-se conta de si mesmo, um assistir a si mesmo e um tomar posição de si mesmo". Por isso é que ela constitui a fonte primária de todos os outros bens jurídicos.[4]

Esclarece adiante que o direito se estende à integridade física:

Agredir o corpo humano é um modo de agredir a vida, pois esta se realiza naquele. A integridade físico-corporal constitui, por isso, um bem vital e revela um direito fundamental do indivíduo.[4]

Não há dúvida de que o aspecto central da organização social é o bem-estar do ser humano. Por isso, a pessoa constitui a importância principal de um sistema, mesmo quando analisado sob o contexto social – o bem-estar da maioria.

A Constituição Federal põe a salvo a vida humana, não havendo disposição sobre outros tipos de vida. No que tange ao direito à vida do feto, o texto constitucional não o aborda diretamente. Vale a lembrança histórica, para análise teleológica da questão, apresentada por José Afonso da Silva:

Aborto – É outro tema controvertido, que a Constituição não enfrentou diretamente. Houve três tendências no seio da Constituinte. Uma queria assegurar o direito à vida, desde a concepção, o que importava em proibir o aborto. Outra previa que a condição de sujeito de direito se adquiria pelo nascimento com vida sendo que a vida intrauterina, inseparável do corpo que a concebesse ou a recebesse, é responsabilidade da mulher, o que possibilitava o aborto. A terceira entendia que a Constituição

não deveria tomar partido na disputa, nem vedando nem admitindo (op. cit. p.203).[4]

O texto da Constituição foi assim aprovado:

Art. 5º. Todos são iguais perante a lei, sem distinção de qualquer natureza, garantindo-se aos brasileiros e aos estrangeiros residentes no País a inviolabilidade do direito à vida, à liberdade, à igualdade, à segurança e à propriedade, nos termos seguintes: (...)[3]

A Constituição distribui o direito aos brasileiros e estrangeiros residentes no país, sem qualquer menção aos nascituros, o que dá a entender que o direito à vida, garantido pela Carta, é conferido a quem possui nacionalidade, ou seja, aquela já nascida, embora haja respeitável divergência de entendimentos na doutrina jurídica.

Considerando que a Constituição Federal nada dispõe acerca do aborto, o início da vida e a extensão de seu direito, o tema ficou aberto para enfrentamento na legislação infraconstitucional, especialmente a legislação penal.

Então, diante do texto constitucional, a regra vigente no Brasil desde 1940, da proibição do aborto com exceções legais, figura plenamente válida por ter sido recepcionada pela Constituição Federal de 1988.

O Código Penal prevê como crime a realização do aborto em suas várias formas, tanto para a gestante como para terceiros que realizam aborto, sejam profissionais ou não. O primeiro artigo refere-se justamente à gestante que provoca aborto em si mesma – autoaborto – ou que permite que alguém o faça:

Art. 124. Provocar aborto em si mesma ou consentir que outrem lho provoque.
Pena – detenção, de um a três anos.[2]

Esse artigo é tipicamente doloso, exige que a gestante provoque o aborto de maneira proposital. Se a gestante vier a causar aborto de maneira não intencional, mesmo que haja algum elemento de culpa como negligência ou imprudência, este fato não é considerado crime.

Se, apesar do ato, a morte do feto não ocorrer por motivo alheio à vontade da gestante, ainda assim será punível como aborto, na modalidade tentada, quando a pena será reduzida de 1/3 a 2/3. Outro fato interessante é que esse crime admite participação. Quem de algum modo ajudar para a concretização do crime pode ser punido também. Delmanto (2002, p.268) escreve que "quem apenas auxilia a gestante, induzindo, indicando, instigando, acompanhando, pagando etc., será copartícipe do crime do art. 124".[5]

O segundo fato típico do aborto é conhecido como aborto provocado por terceiro, classificado em duas formas, uma sem o consentimento da gestante, outra com o seu consentimento, conforme abaixo se transcreve:

Art. 125. Provocar aborto, sem o consentimento da gestante:
Pena – reclusão, de três a dez anos.
Art. 126. Provocar aborto com o consentimento da gestante:
Pena – reclusão, de um a quatro anos.
Parágrafo único. Aplica-se a pena do artigo anterior, se a gestante não é maior de quatorze anos, ou é alienada ou débil mental, ou se o consentimento é obtido mediante fraude, grave ameaça ou violência.[2]

A primeira hipótese é o aborto provocado sem o consentimento da gestante, por exemplo, por alguma substância abortiva em sua alimentação ou quando o profissional de saúde, ou qualquer outra pessoa, proceder ao aborto alegando ser outro procedimento ou com a gestante sedada ou imobilizada, ou ainda por meio de violência direta.

A segunda ocorre quando a gestante concorda que o agente efetue algum ato com finalidade abortiva. Em ambos os casos não se exige que o agente seja profissional da saúde, pode ser qualquer pessoa, médico, enfermeiro, curandeiro, religioso ou qualquer pessoa que realize o aborto ou sua tentativa por qualquer método eficaz.

O consentimento livre da gestante é necessário para que o crime de aborto provocado por terceiro seja considerado aquele previsto no art. 126, e a autorização dada por qualquer outro, ainda que responsável pela gestante, não tem validade para essa classificação. O parágrafo único dispõe que o consentimento de menor de 14 (quatorze) anos, com doença que comprometa a compreensão ou obtida mediante fraude, ameaça ou violência, não terá validade, de modo que se considerará a pena do art. 125, ou seja, como se não houvesse consentimento.

No caso de abortos praticados em clínicas clandestinas, todos os envolvidos são coautores ou partícipes do crime, mesmo que não executem o aborto propriamente dito.

Em ambos os casos pode haver qualificadora, uma situação de agravamento do fato e da pena, quais sejam: a lesão grave da gestante ou seu óbito.

Art. 127. As penas cominadas nos dois artigos anteriores são aumentadas de um terço, se em consequência do aborto ou dos meios empregados para provocá-lo, a gestante sofre lesão corporal de natureza grave; e são duplicadas, se por qualquer dessas causas lhe sobrevém a morte.[2]

Assim, a morte da gestante durante algum ato abortivo não é considerada homicídio culposo, que teria uma pena menor, mas aborto qualificado pelo óbito da gestante com a pena duplicada.

Também não existe, no caso de aborto provocado por terceiro, o aborto culposo. Isso porque não há previsão desse fato como crime na lei. Tal fato é atípico e, portanto, não é punível na esfera criminal. Entretanto, um aborto provocado por negligência, imprudência ou imperícia pode certamente ter consequências éticas, caso o agente seja profissional de saúde; e cíveis, quando a família requerer indenização pelo fato.

No caso de ocorrência de óbito do nascituro no trabalho do parto, na ocorrência de culpa profissional, a jurisprudência vem entendendo tratar-se de homicídio culposo e não de aborto.

O Código Penal excetua expressamente dois casos de aborto, o aborto necessário e o aborto sentimental, cada qual com suas características:

> Art. 128. Não se pune o aborto praticado por médico
> Aborto necessário
> I – se não há outro meio de salvar a vida da gestante;
> Aborto no caso de gravidez resultante de estupro
> II – se a gravidez resulta de estupro e o aborto é precedido de consentimento da gestante ou, quando incapaz, de seu representante legal.[2]

Ao dispor que os abortos não são puníveis nesses casos, a Lei entende que há elementos que os tornam lícitos e, em decorrência, juridicamente aceitos. Segundo Celso Delmanto, a Lei retira a antijuridicidade (elemento injusto) do fato, tal qual um corte inerente ao procedimento cirúrgico que não deixa de ser uma lesão, mas é uma lesão lícita.[5]

Isso também não quer dizer que o aborto seja obrigatório nesses casos, mas tão somente que a sua ocorrência é aceita como um ato legítimo, albergado pela lei. Além das hipóteses legais, o aborto terapêutico no caso de feto portador de anencefalia também é considerado legal em razão da decisão judicial proferida pelo Supremo Tribunal Federal na Arguição de Descumprimento de Preceito Fundamental (ADPF) n. 54.[6]

O ABORTO NECESSÁRIO

O aborto necessário, ou terapêutico, ocorre nos casos em que há risco de vida para a gestante. A exceção sopesa dois bens jurídicos relevantes, a vida da mãe e a vida do concepto, e a princípio se põe em guarda a vida da mãe. A gestante é pessoa humana, nascida e portadora de todos os direitos a ela atribuídos, enquanto o feto constitui apenas uma expectativa no campo jurídico. Ademais, pode-se pensar que a gestante poderá ter nova gestação ou terá que cuidar de sua família já existente, assim o bem jurídico relevante é aquele já existente no momento, qual seja a vida da gestante.

Outro viés importante é a possibilidade de a própria gestante, juntamente com sua família e seu médico, avaliarem a questão. E assim o direito não estaria a valorizar mais a vida da gestante, mas simplesmente admitindo não ser exigível a ela arriscar sua própria vida. Nessa linha confere a faculdade de preservar sua própria vida.

No mesmo sentido, o Direito Penal possui como regra geral de exclusão de ilicitude o estado de necessidade, que estabelece a inexistência de crime nos atos de pessoa com o intuito de salvar-se. Interessante que a excludente geral poderia ser utilizada no caso do aborto necessário, mas o legislador preferiu que a sua possibilidade fosse expressamente estipulada, evitando interpretações, em especial na situação do aborto, sempre sujeita a polêmica.

As condições de autorização do aborto terapêutico são que a gestante corra perigo de vida e que não haja outra alternativa segura de tratamento senão o encerramento da gestação. A lei não dispõe sobre qualquer procedimento prévio necessário para a sua realização. Portanto, caberá à equipe médica a avaliação incontroversa de que a gravidez traz grave risco de vida à gestante, fazer a indicação do aborto e assim proceder.

Caso o risco de vida não seja iminente e haja tempo para consultar a gestante, o médico deverá sempre fazê-lo como em qualquer outro procedimento, devendo ser respeitada a vontade da gestante. Já na hipótese excepcional de risco de vida imediato, não havendo a possibilidade de consulta, poderá o médico proceder à interrupção da gravidez independentemente de qualquer consentimento, conforme disposição geral do Código Penal, que autoriza a prática médica em situações de atuação imediata:

> Art. 146. Constranger alguém, mediante violência ou grave ameaça, ou depois de lhe haver reduzido, por qualquer outro meio, a capacida-

de de resistência, a não fazer o que a lei permite, ou a fazer o que ela não manda:

Pena – detenção, de três meses a um ano, ou multa.

Aumento de pena

§ 1º As penas aplicam-se cumulativamente e em dobro, quando, para a execução do crime, se reúnem mais de três pessoas, ou há emprego de armas.

§ 2º Além das penas cominadas, aplicam-se as correspondentes à violência.

§ 3º Não se compreendem na disposição deste artigo:

I – a intervenção médica ou cirúrgica, sem o consentimento do paciente ou de seu representante legal, se justificada por iminente perigo de vida;

II – a coação exercida para impedir suicídio.[2]

Portanto, seja a paciente atendida no âmbito privado ou público, a avaliação de sua equipe médica quanto ao risco de vida se mostra suficiente para a realização do aborto, independentemente de qualquer outro requisito.

O ABORTO EM CASO DE VIOLÊNCIA SEXUAL

A segunda hipótese legal do aborto permitido reside nos casos em que a gravidez resulta de estupro ou outra violência sexual. Por isso esse tipo de aborto é também chamado de aborto sentimental. A lei visa preservar a saúde psicológica da mãe. De fato não é difícil imaginar as consequências nefastas de uma gestação oriunda de crime sexual. Em que pese as posições em contrário a esse tipo de aborto, em sua grande maioria baseadas em convicções religiosas, obrigar uma mulher a gerar um filho decorrente de estupro pode ser considerado a continuidade do crime, ou melhor, de seu efeito direto, do sofrimento inefável da vítima. Não poderia mesmo a sociedade racional impedir a interrupção dos efeitos desse crime bárbaro.

Nessa hipótese de interrupção a lei é clara ao exigir o consentimento expresso da gestante para a sua realização. Ao contrário do aborto necessário, que poucas dúvidas geram sobre o seu procedimento, no caso do aborto decorrente de estupro a situação se mostra mais complexa.

Isso porque sempre surge a dúvida sobre se a gravidez decorreu mesmo de estupro, no sentido de ser verdadeira a alegação da gestante, se a violência realmente ocorreu ou se a concepção coincide com a violência ou é anterior ou posterior. De fato os questionamentos são absolutamente pertinentes.

Em análise fria, poder-se-ia exigir que a violência fosse noticiada à autoridade policial para que se presumisse verdadeiro o fato. Ocorre que os crimes sexuais afetam tão profundamente suas vítimas que o Estado e o sistema legal não exigem o registro desse tipo de violência. A ausência dessa exigência visa preservar a intimidade da vítima, já tão violada. Não raro as vítimas não querem comparecer à autoridade policial, ser submetidas a questionamentos e exames de corpo de delito de um fato tão doloroso e pessoal. Por questões humanísticas não deve ser exigível que a vítima efetue a denúncia e, portanto, não seria equânime exigir o registro policial do fato para possibilitar a interrupção da gravidez decorrente de estupro.

A lei não estabeleceu requisitos de procedimento para autorizar o aborto, de modo que do ponto de vista normativo caberia à equipe médica avaliar se a gravidez decorre de estupro e proceder à sua interrupção. A regulamentação do aborto sentimental ocorreu no âmbito da saúde pública, para pacientes do Sistema Único de Saúde, mediante a Portaria n. 1.508, de 1º de setembro de 2005, do Ministério da Saúde.

No sistema público a portaria determina que a gestante faça um relatório chamado Termo de Relato Circunstanciado, escrito, perante dois profissionais da saúde. A segunda fase se dá com atendimento médico que originará um Parecer Técnico após consulta e exames complementares. A paciente será avaliada por equipe multiprofissional composta por obstetra, anestesista, enfermeiro, assistente social e/ou psicólogo. A equipe multiprofissional também emitirá parecer.

A seguir a gestante ou, sendo menor, seu responsável, assinará um Termo de Responsabilidade pelas suas declarações de ter sofrido violência e, por fim, a assinatura de Termo de Consentimento Livre e Esclarecido contendo informações e a concordância da gestante para o aborto. Todos os documentos possuem modelo nos anexos do Parecer.

Sem dúvida, sempre haverá a possibilidade de fraude, mas o direito não deve deixar de existir pela simples possibilidade de fraude, o que, aliás, pode ocorrer em todos os campos da cidadania. O fato inverídico poderia existir mesmo se exigisse o registro policial do crime. O direito regula-se pela boa-fé, e a má-fé não deve ser presumida, mas sim evitada e punida no caso concreto. Sobre a inexigibilidade da participação da autoridade policial, ensina o professor Dr. Rosires Pereira de Andrade:

A palavra da mulher que afirma ter sofrido violência deve ser recebida com presunção de veracidade. Não há necessidade de boletim de ocorrência, muito menos de autorização judicial.[7]

Apesar de não haver protocolo nos atendimentos privados e no sistema de saúde suplementar, nada impede a utilização do protocolo do sistema público, ainda que não exigível, até para proteger o profissional médico de eventuais questionamentos sobre o aborto realizado.

Outra questão importante é a liberdade do médico em não efetuar por convicções pessoais ou religiosas. Essa é a garantia constitucional dita escusa de consciência, inserta no art. 5º:

VIII – ninguém será privado de direitos por motivo de crença religiosa ou de convicção filosófica ou política, salvo se as invocar para eximir-se de obrigação legal a todos imposta e recusar-se a cumprir prestação alternativa, fixada em lei.[3]

Não pode a lei, salvo no caso de risco de vida imediato para a mãe, exigir por qualquer forma que o médico pratique o aborto contrário a sua convicção.

Também o Código de Ética Médica, no art. IX, diz ser direito do médico:

IX – Recusar-se a realizar atos médicos que, embora permitidos por lei, sejam contrários aos ditames de sua consciência.[1]

Nessa situação, cabe ao diretor técnico da instituição encontrar, entre os médicos do corpo clínico, um que possa realizar o procedimento sem se sentir incluso no preceito do artigo citado.

Portanto, o aborto em caso de estupro não é considerado crime, nem para a gestante, nem para o médico, nem para qualquer pessoa que participe, sendo dispensável a comunicação da violência à autoridade policial, processo penal ou sentença condenatória. Também não é exigida qualquer intervenção judicial para autorizar o procedimento. Basta a convicção médica, ainda que diligente, e, no caso do âmbito público, a observância dos requisitos já mencionados.

O ABORTO DE ANENCÉFALO

Outra situação que ganhou corpo a partir da evolução da tecnologia e dos meios diagnósticos médicos é a autorização de abortamento em casos da anencefalia.

Esse tipo de deformidade é considerado incompatível com a vida, uma vez que o feto pode viver apenas algumas horas após o parto e não possui sistema nervoso desenvolvido. Com os diagnósticos de anencefalia mais comuns, ainda que sejam raros, iniciou-se uma busca de autorizações judiciais para a interrupção da gravidez. Durante vários anos, gestantes que receberam o diagnóstico de anencefalia intentavam ações judiciais para possibilitar a interrupção da gravidez. Essa situação se mostrava tormentosa, para todos os envolvidos, em especial porque a decisão necessitava de rapidez por motivos óbvios, e a autorização dependia da convicção de cada juiz que decidisse a causa.

Foi então que a Confederação Nacional dos Trabalhadores da Saúde apresentou, no STF (Supremo Tribunal Federal), um procedimento judicial de controle de constitucionalidade chamado Arguição de Descumprimento de Preceito Fundamental que recebeu o n. 54 e foi relatada pelo Ministro Marco Aurélio de Mello.

A ação teve como objetivo obter do STF um pronunciamento geral, que tivesse efeito para toda a população e entidades públicas, sobre a inconstitucionalidade de se considerar o aborto de feto anencéfalo um fato criminoso.

A questão, deveras importante, foi levada a debate popular por meio de audiências públicas, com vozes de várias entidades a favor e contra o aborto no caso discutido. A situação acabou julgada procedente, quando a corte entendeu ser inconstitucional considerar-se crime o aborto de anencéfalo.

O julgamento e votos proferidos constituem-se de argumentos jurídicos profundos que não se pretende repetir. Três aspectos, entretanto, se mostraram relevantes no julgamento. Os ministros partiram do princípio de que o Estado é laico e, portanto, nenhuma convicção religiosa deveria ser considerada no julgamento, até porque seus efeitos recaem sobre todos, inclusive aqueles que não possuem qualquer religião. Considerando ainda que o aborto não é obrigatório, muito pelo contrário, apenas uma faculdade da gestante que se depara com a triste situação de gestar um filho que não possui qualquer chance de vida, cada qual poderá observar seus preceitos religiosos em sua decisão.

Entenderam os ministros, salvo os dois votos contrários, que por não ter qualquer condição de vida do feto, a interrupção da gravidez seria uma mera antecipação do fato futuro, parto e óbito, fazendo com que o fato não fosse penalmente relevante. Ou seja, se o feto não tem condições de vida fora do útero materno e tampouco possui formação neurológica compatível com consciência, a interrupção da gravidez não altera a incompatibilidade com a vida e, talvez, nem aborto se possa considerar.

Juntamente com a inviabilidade da vida, os julgadores entenderam que não seria aceitável obrigar a gestante a passar por todo o período da gestação, com todas as suas peculiaridades, sabendo que o filho não sobreviveria. Então, o abalo psicológico da mãe e até mesmo dos outros membros da família em vivenciar uma gestação que culmina em óbito é bastante aparente e chocante. Os julgadores consideraram que, se é aceitável o aborto em caso de gravidez resultante de violência para salvaguardar a saúde psicológica da mãe, o mesmo raciocínio vale para o feto anencéfalo, já que a mãe também sofre abalo psicológico importante.

Pelo julgamento da ADPF n. 54, o aborto nos casos de anencefalia não pode ser considerado fato criminoso, juntando-se às duas exceções previstas no Código Penal. Pelo efeito geral do julgado, para o procedimento, fica dispensada qualquer autorização judicial ou administrativa. O julgamento, na sua ementa, dispõe:

> Estado. Laicidade. O Brasil é uma república laica, surgindo absolutamente neutro quanto às religiões. Considerações:
> Feto anencéfalo. Interrupção da gravidez. Mulher. Liberdade sexual e reprodutiva. Saúde. Dignidade. Autodeterminação. Direitos fundamentais. Crime. Inexistência. Mostra-se inconstitucional interpretação de a interrupção da gravidez de feto anencéfalo ser conduta tipificada nos arts. 124, 126 e 128, incisos I e II, do Código Penal.[6]

Durante o julgamento, decidiu-se que a decisão não iria abordar qualquer formalidade anterior para a verificação da anencefalia, de modo que, tal qual no caso de risco de vida para a gestante, sua verificação e confirmação é atribuição da equipe médica que assiste à paciente.

Fato importante que permeou a discussão diz respeito à evolução da medicina e da tecnologia, que não se poderia prever ao tempo em que o Código Penal foi decretado, em 1940. E assim o legislador daquela época não previu a hipótese de diagnóstico de anencefalia ou qualquer outra deformidade incompatível com a vida. Apesar disso, o julgado do STF não é extensivo a outras deformidades que, caso ocorram, são passíveis de autorização judicial a critério do magistrado sentenciante.

Ressalte-se que a legislação brasileira não admite o aborto eugênico, de modo que a existência de doenças, síndromes ou deformidades compatíveis com a vida não constituem fato suficiente para o aborto legal.

Em linhas gerais, a legislação brasileira não admite o aborto, salvo em casos excepcionais.

REFERÊNCIAS BIBLIOGRÁFICAS

1. Código de Ética Médica. Resolução do Conselho Federal de Medicina n. 2.217, de 01 de novembro de 2018.
2. Código Penal Brasileiro. Decreto-lei n. 2.848, de 07 de dezembro de 1940.
3. Constituição da República Federativa do Brasil, de 05 de outubro de 1988.
4. Silva JA. Curso de Direito Constitucional Positivo. 29.ed. São Paulo: Malheiros Editores, 2007.
5. Delmanto C, Delmanto R, Delmanto Jr R, Delmanto FMA (eds.). Código Penal Comentado. 6.ed. Rio de Janeiro: Renovar, 2002.
6. Supremo Tribunal Federal (STF). Arguição de Descumprimento de Preceito Fundamental ADPF n. 54 julgada em 12 de abril de 2012. Disponível em: https://jurisprudencia.stf.jus.br/pages/search/sjur229171/false; acessado em: 16 de julho de 2020.
7. Andrade RP de. Violência sexual contra mulheres: aspectos médicos, psicológicos, sociais e legais do atendimento. Andrade RP (ed.). Curitiba: Faculdade de Medicina da Universidade Federal do Paraná, 2017.

LEITURA SUPLEMENTAR

1. Lei dos Planos de Saúde. Lei n. 9.656, de 03 de junho de 1998.
2. Timi JRR, Mercer PG, Marquardt M. A influência do direito no exercício da medicina. Rio de Janeiro: Revinter, 2004.
3. Noronha EM. Direito Penal. V.1, 31.ed. São Paulo: Saraiva, 1995. v.1.

CAPÍTULO 80

Aspectos éticos e legais em reprodução humana

Jorge Rufino Ribas Timi
Marcelo Marquardt

O planejamento familiar é uma preocupação das mulheres desde épocas remotas, se intensificando com a educação e a participação da mulher no mercado de trabalho. A partir das últimas décadas do século XX, as técnicas de reprodução assistida trouxeram a esperança de gravidez para aquelas que não podiam gerar por meios naturais. Em comum, ambas as questões apresentam situações éticas e legais que necessitam serem conhecidas e, por consequência, respeitadas. Para tanto, o médico deve estar atento aos preceitos do Código de Ética Médica (CEM) e à legislação do país.

A introdução de um novo Código de Ética Médica pela Resolução CFM n. 2.217, de 1º de novembro de 2018, que revisa o Código de Ética Médica de 2009, não traz alterações em relação ao tema aqui abordado. Em relação ao planejamento familiar, o CEM aborda a questão nos seus arts. 14, 15, 22 e 42.[1]

O art. 14 do CEM diz ser vedado ao médico "praticar ou indicar atos médicos desnecessários ou proibidos pela legislação vigente no País". O art. 15 diz ser vedado ao médico "descumprir legislação específica nos casos de transplantes de órgãos ou de tecidos, esterilização, fecundação artificial, abortamento, manipulação ou terapia genética". Portanto, o art. 14 e o art. 15 remetem à necessidade de o médico conhecer a legislação brasileira sobre o tema.

Ainda, o médico deve respeitar os preceitos dos arts. 22 e 42 do CEM, que dizem ser vedado ao médico:

Art. 22. Deixar de obter consentimento do paciente ou de seu representante legal após esclarecê-lo sobre o procedimento a ser realizado, salvo em caso de risco iminente de morte.

Art. 42. Desrespeitar o direito do paciente de decidir livremente sobre método contraceptivo, devendo sempre esclarecê-lo sobre indicação, segurança, reversibilidade e risco de cada método.[1]

Qualquer procedimento médico exige que o paciente, após ser esclarecido, dê o consentimento para a sua realização. Nos casos de método contraceptivo, a paciente deve ser esclarecida sobre todas as circunstâncias de cada opção, cabendo à paciente a decisão final de qual método utilizar.

O planejamento familiar no Brasil está expresso na Lei n. 9.263, de 12 de janeiro de 1996.[2] É importante conhecer os arts. 9º a 21 da Lei.

Os arts. 9º a 14 abordam as situações de permissibilidade de esterilização cirúrgica, sendo que os arts. 15 a 21 tipificam as diversas situações penais e as suas respectivas penas. O art. 9º mostra as condições gerais para a realização de uma laqueadura, estando alinhado com os arts. 22 e 42 do CEM:

Art. 9º Para o exercício do direito ao planejamento familiar, serão oferecidos todos os métodos e técnicas de concepção e contracepção cientificamente aceitos e que não coloquem em risco a vida e a saúde das pessoas, garantida a liberdade de opção.

Parágrafo único. A prescrição a que se refere o *caput* só poderá ocorrer mediante avaliação e acompanhamento clínico e com informação sobre os seus riscos, vantagens, desvantagens e eficácia.[2]

O art. 10 define, de forma clara, as condições em que pode ocorrer uma laqueadura:

Art. 10. Somente é permitida a esterilização voluntária nas seguintes situações:

I – em homens e mulheres com capacidade civil plena e maiores de vinte e cinco anos de idade ou, pelo menos, com dois filhos vivos, desde que observado o prazo mínimo de sessenta dias entre a manifestação da vontade e o ato cirúrgico, período no qual será propiciado à pessoa interessada acesso a serviço de regulação da fecundidade, incluindo aconselhamento por equipe multidisciplinar, visando desencorajar a esterilização precoce;

II – risco à vida ou à saúde da mulher ou do futuro concepto, testemunhado em relatório escrito e assinado por dois médicos.

§ 1º É condição para que se realize a esterilização o registro de expressa manifestação da vontade em documento escrito e firmado, após a informação a respeito dos riscos da cirurgia, possíveis efeitos colaterais, dificuldades de sua reversão e opções de contracepção reversíveis existentes.

§ 2º É vedada a esterilização cirúrgica em mulher durante os períodos de parto ou aborto, exceto nos casos de comprovada necessidade, por cesarianas sucessivas anteriores.

§ 3º Não será considerada a manifestação de vontade, na forma do § 1º, expressa durante ocorrência de alterações na capacidade de discernimento por influência de álcool, drogas, estados emocionais alterados ou incapacidade mental temporária ou permanente.

§ 4º A esterilização cirúrgica como método contraceptivo somente será executada através da laqueadura tubária, vasectomia ou de outro método cientificamente aceito, sendo vedada através da histerectomia e ooforectomia.

§ 5º Na vigência de sociedade conjugal, a esterilização depende do consentimento expresso de ambos os cônjuges.

§ 6º A esterilização cirúrgica em pessoas absolutamente incapazes somente poderá ocorrer mediante autorização judicial, regulamentada na forma da Lei.[2]

Portanto, a laqueadura só pode ser realizada em mulheres com mais de 25 anos, com plena capacidade civil, que tenham dois filhos e que tenham consentindo, por escrito, sessenta dias antes do procedimento cirúrgico, ou nos casos de risco de vida da mãe ou do futuro concepto. Esta situação deve ser acompanhada de um atestado assinado por dois médicos.

É vedada a laqueadura durante as cesarianas, exceto nas situações de risco para a mãe, bem como é vedada a realização de cesariana eletiva com fins de realização de laqueadura.

Não é permitida a esterilização cirúrgica através de ooforectomia ou histerectomia. A esterilização cirúrgica pode ser realizada apenas através da laqueadura tubária.

Sempre que houver qualquer tipo de relacionamento conjugal, além de assinatura da mulher no termo de consentimento, o cônjuge também deverá assiná-lo.

O médico que realiza uma esterilização cirúrgica deve comunicar o fato à direção do Sistema Único de Saúde (SUS). Mesmo que a paciente tenha realizado a laqueadura custeada por si ou por plano de saúde suplementar, de acordo com o art. 11:

Art. 11. Toda esterilização cirúrgica será objeto de notificação compulsória à direção do Sistema Único de Saúde.[2]

O médico não pode instigar a pratica da esterilização cirúrgica, bem como não pode exigir atestado de esterilização ou teste de gravidez, com o se vê nos arts. 12 e 13:

Art. 12. É vedada a indução ou instigamento individual ou coletivo à prática da esterilização cirúrgica.
Art. 13. É vedada a exigência de atestado de esterilização ou de teste de gravidez para quaisquer fins.[2]

O cadastro e a fiscalização das instituições autorizadas a realizar a contracepção cirúrgica cabem ao Sistema Único da Saúde. Entretanto, somente podem realizar esterilizações cirúrgicas as instituições que ofereçam opções de meios e métodos de reversibilidade:

Art. 14. Cabe à instância gestora do Sistema Único de Saúde, guardado o seu nível de competência e atribuições, cadastrar, fiscalizar e controlar as instituições e serviços que realizam ações e pesquisas na área do planejamento familiar.
Parágrafo único. Só podem ser autorizadas a realizar esterilização cirúrgica as instituições que ofereçam todas as opções de meios e métodos de contracepção reversíveis.[2]

O capítulo II da Lei de Planejamento Familiar aborda os crimes e suas penalidades nos casos inerentes à laqueadura em seus arts. 15 a 21:

CAPÍTULO II
DOS CRIMES E DAS PENALIDADES
Art. 15. Realizar esterilização cirúrgica em desacordo com o estabelecido no art. 10 desta Lei.
Pena – reclusão, de dois a oito anos, e multa, se a prática não constitui crime mais grave.
Parágrafo único – A pena é aumentada de um terço se a esterilização for praticada:
I – durante os períodos de parto ou aborto, salvo o disposto no inciso II do art. 10 desta Lei.
II – com manifestação da vontade do esterilizado expressa durante a ocorrência de alterações na capacidade de discernimento por influência de álcool, drogas, estados emocionais alterados ou incapacidade mental temporária ou permanente;
III – através de histerectomia e ooforectomia;
IV – em pessoa absolutamente incapaz, sem autorização judicial;
V – através de cesária indicada para fim exclusivo de esterilização.
Art. 16. Deixar o médico de notificar à autoridade sanitária as esterilizações cirúrgicas que realizar.
Pena – detenção, de seis meses a dois anos, e multa.
Art. 17. Induzir ou instigar dolosamente a prática de esterilização cirúrgica.
Pena – reclusão, de um a dois anos.
Parágrafo único – Se o crime for cometido contra a coletividade, caracteriza-se como genocídio, aplicando-se o disposto na Lei n. 2.889, de 1º de outubro de 1956.
Art. 18. Exigir atestado de esterilização para qualquer fim.
Pena – reclusão, de um a dois anos, e multa.
Art. 19. Aplica-se aos gestores e responsáveis por instituições que permitam a prática de qualquer dos atos ilícitos previstos nesta Lei o disposto no caput e nos §§ 1º e 2º do art. 29 do Decreto-lei n. 2.848, de 7 de dezembro de 1940 – Código Penal.[3]
Art. 20. As instituições a que se refere o artigo anterior sofrerão as seguintes sanções, sem prejuízo das aplicáveis aos agentes do ilícito, aos co-autores ou aos partícipes:
I – se particular a instituição:
a) de duzentos a trezentos e sessenta dias-multa e, se reincidente, suspensão das atividades ou descredenciamento, sem direito a qualquer indenização ou cobertura de gastos ou investimentos efetuados;
b) proibição de estabelecer contratos ou convênios com entidades públicas e de se beneficiar de créditos oriundos de instituições governamentais ou daquelas em que o Estado é acionista;
II – se pública a instituição, afastamento temporário ou definitivo dos agentes do ilícito, dos gestores e responsáveis dos cargos ou funções ocupados, sem prejuízo de outras penalidades.

Art. 21. Os agentes do ilícito e, se for o caso, as instituições a que pertençam ficam obrigados a reparar os danos morais e materiais decorrentes de esterilização não autorizada na forma desta Lei, observados, nesse caso, o disposto nos arts. 159, 1.518 e 1.521 e seu parágrafo único do Código Civil,[4] combinados com o art. 63 do Código de Processo Penal.

Portanto, o médico deve estar a tento à legislação para não responder ética, penal e civilmente pela realização de laqueaduras em desconformidade com a Lei.

A reprodução assistida trouxe esperança de maternidade a um grande grupo de mulheres que não conseguiam a fecundação por método natural. Ao contrário do planejamento familiar, a reprodução assistida não tem uma lei que a regula, porém tem resolução específica do Conselho Federal de Medicina. Por isso, o médico deve respeitar os preceitos do CEM e da resolução específica sobre o tema, que é Resolução CFM n. 2.168, de 10 de novembro de 2017.[5]

Em relação à reprodução assistida, o CEM aborda a situação em seus arts. 15, §§ 1º a 3º, e 22. Este último, que exige o consentimento informado da paciente, diz ser vedado ao médico:

Art. 22. Deixar de obter consentimento do paciente ou de seu representante legal após esclarecê-lo sobre o procedimento a ser realizado, salvo em caso de risco iminente de morte.[1]

Já o art. 15 exige ao médico a observância da legislação vigente, que, no caso, é a Resolução CFM n. 2.168/17, específica sobre o tema. O art. 15 veda ao médico:

Art. 15. Descumprir legislação específica nos casos de transplantes de órgãos ou de tecidos, esterilização, fecundação artificial, abortamento, manipulação ou terapia genética.[1]

Os três parágrafos do art. 15 já delimitavam as condições gerais para a prática da reprodução assistida:

§ 1º No caso de procriação medicamente assistida, a fertilização não deve conduzir sistematicamente à ocorrência de embriões supranumerários.

§ 2º O médico não deve realizar a procriação medicamente assistida com nenhum dos seguintes objetivos:

I – criar seres humanos geneticamente modificados;

II – criar embriões para investigação;

III – criar embriões com finalidades de escolha de sexo, eugenia ou para originar híbridos ou quimeras.

§ 3º Praticar procedimento de procriação medicamente assistida sem que os participantes estejam de inteiro acordo e devidamente esclarecidos sobre o mesmo.

Fica claro que não se devem gerar embriões supranumerários, nem para investigação. Também não se podem produzir modificações genéticas ou originar seres híbridos, bem como criar embriões para escolha de sexo ou eugenia.

Nesta situação de reprodução assistida, não basta apenas o esclarecimento da mulher, mas devem ser esclarecidos todos os participantes no processo, já que todos devem dar o seu consentimento por escrito.

Pela importância do tema da reprodução assistida, o Conselho Federal de Medicina editou, no final de 2010, a Resolução n. 1.957, específica sobre o tema. Essa Resolução foi revogada pela de número 2.013/2013, que foi revogada pela Resolução CFM n. 2.121/2015. Esta última foi revogada pela já citada Resolução CFM n. 2.168/2017, que é a resolução que está em vigor e diz nos seguintes termos:

RESOLUÇÃO CFM n. 2.168/2017. Publicada no D.O.U. de 10 nov. 2017, Seção I, p. 73. Adota as normas éticas para a utilização das técnicas de reprodução assistida.

– sempre em defesa do aperfeiçoamento das práticas e da observância aos princípios éticos e bioéticos que ajudam a trazer maior segurança e eficácia a tratamentos e procedimentos médicos

– tornando-se o dispositivo deontológico a ser seguido pelos médicos brasileiros e revogando a Resolução CFM n. 2.121, publicada no D.O.U. de 24 de setembro de 2015, Seção I, p. 117.

O CONSELHO FEDERAL DE MEDICINA, no uso das atribuições conferidas pela Lei n. 3.268, de 30 de setembro de 1957, alterada pela Lei n. 11.000, de 15 de dezembro de 2004, regulamentada pelo Decreto n. 44.045, de 19 de julho de 1958, e pelo Decreto n. 6.821, de 14 de abril de 2009, e associada à Lei n. 12.842, de 10 de julho de 2013, e ao Decreto n. 8.516, de 10 de setembro de 2015,

CONSIDERANDO a infertilidade humana como um problema de saúde, com implicações médicas e psicológicas, e a legitimidade do anseio de superá-la;

CONSIDERANDO o aumento das taxas de sobrevida e cura após os tratamentos das neoplasias malignas, possibilitando às pessoas acometidas um planejamento reprodutivo antes de intervenção com risco de levar à infertilidade;

CONSIDERANDO que as mulheres estão postergando a maternidade e que existe diminuição da probabilidade de engravidarem com o avanço da idade;

CONSIDERANDO que o avanço do conhecimento científico já permite solucionar vários casos de problemas de reprodução humana;

CONSIDERANDO que o pleno do Supremo Tribunal Federal, na sessão de julgamento de 5 de maio de 2011, reconheceu e qualificou como entidade familiar a união estável homoafetiva;

CONSIDERANDO a necessidade de harmonizar o uso dessas técnicas com os princípios da ética médica; e

CONSIDERANDO, finalmente, o decidido na sessão plenária do Conselho Federal de Medicina realizada em 21 de setembro de 2017,

RESOLVE:

Art. 1º
Adotar as normas éticas para a utilização das técnicas de reprodução assistida anexas a pre-

sente resolução, como dispositivo deontológico a ser seguido pelos médicos.

Art. 2º
Revogar a Resolução CFM n. 2.121, publicada no D.O.U. de 24 de setembro de 2015, Seção I, p. 117 e demais disposições em contrário.

Art. 3º
Esta resolução entra em vigor na data de sua publicação.

Brasília, 21 de setembro de 2017.
CARLOS VITAL TAVARES CORRÊA LIMA
Presidente
HENRIQUE BATISTA E SILVA
Secretário-Geral

NORMAS ÉTICAS PARA A UTILIZAÇÃO DAS TÉCNICAS DE REPRODUÇÃO ASSISTIDA

I – PRINCÍPIOS GERAIS

1. As técnicas de reprodução assistida (RA) têm o papel de auxiliar na resolução dos problemas de reprodução humana, facilitando o processo de procriação.

2. As técnicas de RA podem ser utilizadas na preservação social e/ou oncológica de gametas, embriões e tecidos germinativos.

3. As técnicas de RA podem ser utilizadas desde que exista probabilidade de sucesso e não se incorra em risco grave de saúde para o(a) paciente ou o possível descendente.

§ 1º A idade máxima das candidatas à gestação por técnicas de RA é de 50 anos.

§ 2º As exceções a esse limite serão aceitas baseadas em critérios técnicos e científicos fundamentados pelo médico responsável quanto à ausência de comorbidades da mulher e após esclarecimento ao(s) candidato(s) quanto aos riscos envolvidos para a paciente e para os descendentes eventualmente gerados a partir da intervenção, respeitando-se a autonomia da paciente.

4. O consentimento livre e esclarecido será obrigatório para todos os pacientes submetidos às técnicas de RA. Os aspectos médicos envolven-

do a totalidade das circunstâncias da aplicação de uma técnica de RA serão detalhadamente expostos, bem como os resultados obtidos naquela unidade de tratamento com a técnica proposta. As informações devem também atingir dados de caráter biológico, jurídico e ético. O documento de consentimento livre e esclarecido será elaborado em formulário especial e estará completo com a concordância, por escrito, obtida a partir de discussão bilateral entre as pessoas envolvidas nas técnicas de reprodução assistida.

5. As técnicas de RA não podem ser aplicadas com a intenção de selecionar o sexo (presença ou ausência de cromossomo Y) ou qualquer outra característica biológica do futuro filho, exceto para evitar doenças no possível descendente.

6. É proibida a fecundação de oócitos humanos com qualquer outra finalidade que não a procriação humana.

7. Quanto ao número de embriões a serem transferidos, fazem-se as seguintes determinações de acordo com a idade:

a) mulheres até 35 anos: até dois embriões;

b) mulheres entre 36 e 39 anos: até 3 embriões;

c) mulheres com 40 anos ou mais: até 4 embriões;

d) nas situações de doação de oócitos e embriões, considera-se a idade da doadora no momento da coleta dos oócitos. O número de embriões a serem transferidos não pode ser superior a quatro.

8. Em caso de gravidez múltipla decorrente do uso de técnicas de RA, é proibida a utilização de procedimentos que visem a redução embrionária.

II – PACIENTES DAS TÉCNICAS DE RA

1. Todas as pessoas capazes, que tenham solicitado o procedimento e cuja indicação não se afaste dos limites desta resolução, podem ser desde que os participantes estejam de inteiro acordo e devidamente esclarecidos, conforme legislação vigente.

2. É permitido o uso das técnicas de RA para relacionamentos homoafetivos e pessoas solteiras, respeitado o direito a objeção de consciência por parte do médico.

3. É permitida a gestação compartilhada em união homoafetiva feminina em que não exista infertilidade. Considera-se gestação compartilhada a situação em que o embrião obtido a partir da fecundação do(s) oócito(s) de uma mulher é transferido para o útero de sua parceira.

III – REFERENTE ÀS CLÍNICAS, CENTROS OU SERVIÇOS QUE APLICAM TÉCNICAS DE RA.

As clínicas, centros ou serviços que aplicam técnicas de RA são responsáveis pelo controle de doenças infectocontagiosas, pela coleta, pelo manuseio, pela conservação, pela distribuição, pela transferência e pelo descarte de material biológico humano dos pacientes das técnicas de RA. Devem apresentar como requisitos mínimos:

1. Um diretor técnico (obrigatoriamente um médico registrado no Conselho Regional de Medicina de sua jurisdição) com registro de especialista em áreas de interface com a RA, que será responsável por todos os procedimentos médicos e laboratoriais executados;

2. Um registro permanente (obtido por meio de informações observadas ou relatadas por fonte competente) das gestações, dos nascimentos e das malformações de fetos ou recém-nascidos provenientes das diferentes técnicas de RA aplicadas na unidade em apreço, bem como dos procedimentos laboratoriais na manipulação de gametas e embriões;

3. Um registro permanente dos exames laboratoriais a que são submetidos os pacientes, com a finalidade precípua de evitar a transmissão de doenças;

4. Os registros deverão estar disponíveis para fiscalização dos Conselhos Regionais de Medicina.

IV – DOAÇÃO DE GAMETAS OU EMBRIÕES

1. A doação não poderá ter caráter lucrativo ou comercial.

2. Os doadores não devem conhecer a identidade dos receptores e vice-versa.

3. A idade limite para a doação de gametas é de 35 anos para a mulher e de 50 anos para o homem.

4. Será mantido, obrigatoriamente, sigilo sobre a identidade dos doadores de gametas e embriões, bem como dos receptores. Em situações especiais, informações sobre os doadores, por motivação médica, podem ser fornecidas exclusivamente para médicos, resguardando-se a identidade civil do(a) doador(a).

5. As clínicas, centros ou serviços onde são feitas as doações devem manter, de forma permanente, um registro com dados clínicos de caráter geral, características fenotípicas e uma amostra de material celular dos doadores, de acordo com legislação vigente.

6. Na região de localização da unidade, o registro dos nascimentos evitará que um(a) doador(a) tenha produzido mais de duas gestações de crianças de sexos diferentes em uma área de um milhão de habitantes. Um(a) mesmo(a) doador(a) poderá contribuir com quantas gestações forem desejadas, desde que em uma mesma família receptora.

7. A escolha das doadoras de oócitos é de responsabilidade do médico assistente. Dentro do possível, deverá garantir que a doadora tenha a maior semelhança fenotípica com a receptora.

8. Não serão permitidos aos médicos, funcionários e demais integrantes da equipe multidisciplinar das clínicas, unidades ou serviços participar como doadores nos programas de RA.

9. É permitida a doação voluntária de gametas, bem como a situação identificada como doação compartilhada de oócitos em RA, em que doadora e receptora, participando como portadoras de problemas de reprodução, compartilham tanto do material biológico quanto dos custos financeiros que envolvem o procedimento de RA. A doadora tem preferência sobre o material biológico que será produzido.

V – CRIOPRESERVAÇÃO DE GAMETAS OU EMBRIÕES

1. As clínicas, centros ou serviços podem criopreservar espermatozoides, oócitos, embriões e tecidos gonádicos.

2. O número total de embriões gerados em laboratório será comunicado aos pacientes para que decidam quantos embriões serão transferidos a fresco, conforme determina esta Resolução. Os excedentes, viáveis, devem ser criopreservados.

3. No momento da criopreservação, os pacientes devem manifestar sua vontade, por escrito, quanto ao destino a ser dado aos embriões criopreservados em caso de divórcio ou dissolução de união estável, doenças graves ou falecimento de um deles ou de ambos, e quando desejam doá-los.

4. Os embriões criopreservados com três anos ou mais poderão ser descartados se esta for a vontade expressa dos pacientes.

5. Os embriões criopreservados e abandonados por três anos ou mais poderão ser descartados. Parágrafo único: Embrião abandonado é aquele em que os responsáveis descumpriram o contrato pré-estabelecido e não foram localizados pela clínica.

VI – DIAGNÓSTICO GENÉTICO PRÉ-IMPLANTACIONAL DE EMBRIÕES

1. As técnicas de RA podem ser aplicadas à seleção de embriões submetidos a diagnóstico de alterações genéticas causadoras de doenças – podendo nesses casos ser doados para pesquisa ou descartados, conforme a decisão do(s) paciente(s) devidamente documentada em consentimento informado livre e esclarecido específico.

2. As técnicas de RA também podem ser utilizadas para tipagem do sistema HLA do embrião, no intuito de selecionar embriões HLA-com-

patíveis com algum irmão já afetado pela doença e cujo tratamento efetivo seja o transplante de células-tronco, de acordo com a legislação vigente.

3. O tempo máximo de desenvolvimento de embriões *in vitro* será de até 14 dias.

VII – SOBRE A GESTAÇÃO DE SUBSTITUIÇÃO (CESSÃO TEMPORÁRIA DO ÚTERO)

As clínicas, centros ou serviços de reprodução assistida podem usar técnicas de RA para criarem a situação identificada como gestação de substituição, desde que exista um problema médico que impeça ou contraindique a gestação na doadora genética, em união homoafetiva ou pessoa solteira.

1. A cedente temporária do útero deve pertencer à família de um dos parceiros em parentesco consanguíneo até o quarto grau (primeiro grau – mãe/filha; segundo grau – avó/irmã; terceiro grau – tia/sobrinha; quarto grau – prima). Demais casos estão sujeitos à autorização do Conselho Regional de Medicina.

2. A cessão temporária do útero não poderá ter caráter lucrativo ou comercial.

3. Nas clínicas de reprodução assistida, os seguintes documentos e observações deverão constar no prontuário da paciente:

3.1. Termo de consentimento livre e esclarecido assinado pelos pacientes e pela cedente temporária do útero, contemplando aspectos biopsicossociais e riscos envolvidos no ciclo gravídico-puerperal, bem como aspectos legais da filiação;

3.2. Relatório médico com o perfil psicológico, atestando adequação clínica e emocional de todos os envolvidos;

3.3. Termo de Compromisso entre o(s) paciente(s) e a cedente temporária do útero (que receberá o embrião em seu útero), estabelecendo claramente a questão da filiação da criança;

3.4. Compromisso, por parte do(s) paciente(s) contratante(s) de serviços de RA, de tratamento e acompanhamento médico, inclusive por equipes multidisciplinares, se necessário, à mãe que cederá temporariamente o útero, até o puerpério;

3.5. Compromisso do registro civil da criança pelos pacientes (pai, mãe ou pais genéticos), devendo esta documentação ser providenciada durante a gravidez;

3.6. Aprovação do cônjuge ou companheiro, apresentada por escrito, se a cedente temporária do útero for casada ou viver em união estável.

VIII – REPRODUÇÃO ASSISTIDA *POST--MORTEM*

É permitida a reprodução assistida *post-mortem* desde que haja autorização prévia específica do (a) falecido (a) para o uso do material biológico criopreservado, de acordo com a legislação vigente.

IX – DISPOSIÇÃO FINAL

Casos de exceção, não previstos nesta resolução, dependerão da autorização do Conselho Regional de Medicina da jurisdição e, em grau recursal, ao Conselho Federal de Medicina.

EXPOSIÇÃO DE MOTIVOS DA RESOLUÇÃO CFM n. 2.168/2017

No Brasil, até a presente data, não há legislação específica a respeito da reprodução assistida (RA). Tramitam no Congresso Nacional, há anos, diversos projetos a respeito do assunto, mas nenhum deles chegou a termo.

O Conselho Federal de Medicina (CFM) age sempre em defesa do aperfeiçoamento das práticas e da obediência aos princípios éticos e bioéticos, que ajudam a trazer maior segurança e eficácia a tratamentos e procedimentos médicos. O uso das técnicas de reprodução assistida para preservação social e oncológica de gametas, embriões e tecidos germinativos amplia as oportunidades de aplicação no sentido de propiciar melhor planejamento reprodutivo.

A preservação social diz respeito a pessoas saudáveis, sem indicação médica para assistência à fertilidade, no sentido de promover congelamento dos seus gametas, possibilitando a condição reprodutiva posterior.

A permissão da doação de oócitos além dos casos compartilhados contempla a questão da isonomia de gêneros.

A Lei de Biossegurança (Lei n. 11.105, de 24 de março de 2005) permitiu a utilização para pesquisa de embriões congelados há três anos ou mais, na data da publicação da Lei (28.03.2005). Assim, por analogia, a alteração passa de cinco para três anos o período de descarte de embriões.

Os aspectos médicos envolvendo a totalidade das circunstâncias da aplicação da reprodução assistida foram detalhadamente expostos nesta revisão, realizada pela Comissão de Revisão da Resolução CFM n. 2.121/2015 em conjunto com representantes da Sociedade Brasileira de Reprodução Assistida, da Federação Brasileira das Sociedades de Ginecologia e Obstetrícia, da Sociedade Brasileira de Reprodução Humana e da Sociedade Brasileira de Genética Médica, sob a coordenação do conselheiro federal José Hiran da Silva Gallo.

Esta é a visão da comissão formada que trazemos à consideração do plenário do Conselho Federal de Medicina.

DF, 21 de setembro de 2017.

JOSÉ HIRAN DA SILVA GALLO
Coordenador da Comissão para Revisão da
Resolução CFM n. 2.121/2015

A Resolução n. 2.168/17 é uma resolução tecnicamente muito simples, pois só tem três artigos. Ainda assim, mantém as normas éticas para a utilização das técnicas de reprodução assistida, que devem ser rigorosamente seguidas por todos os médicos envolvidos na questão.

Ao se interessar e atuar em casos de reprodução assistida, o médico deve ter consigo todas as normas da Resolução CFM n. 2.168/17, relendo-as a cada vez que tiver qualquer dúvida. Caso a dúvida persista, o médico deverá fazer uma consulta formal ao Conselho Federal de Medici-na que é o órgão para dirimi-las e, caso se trate de alguma exceção, autorizá-la, se possível.

A Resolução n. 2.168/17 trouxe no seu bojo as seguintes modificações em relação à resolução revogada n. 2.013/13:

A. Limitou a idade máxima da mulher para receber a doação de embriões até 50 anos. Entretanto, abriu a possibilidade de que mulheres com mais de 50 anos também os recebam, desde que respeitando-se critérios técnicos e científicos fundamentados pelo médico assistente.

B. Limitou a idade máxima para a doação de espermatozoides em 50 anos.

C. Permitiu a doação compartilhada, para efeitos de custeio do tratamento, sendo que nestes casos a doadora não pode ter mais que 35 anos.

D. Citou textualmente que relações homoafetivas e solteiros são elegíveis para técnicas de reprodução assistida.

E. Permitiu que as instituições possam descartar os embriões após três anos ou destiná-los para estudos, cabendo à mãe esta decisão, que deve ser manifestada na contração dos serviços.

F. Permitiu que as técnicas de reprodução assistida possam ser utilizadas acopladas à seleção de embriões submetidos a diagnóstico de alterações genéticas causadoras de doenças.

G. Permitiu também que possam ser utilizadas para tipagem do sistema HLA do embrião, com o intuito de seleção de embriões HLA-compatíveis com algum filho(a) do casal já afetado por doença, doença esta que tenha como modalidade de tratamento efetivo o transplante de células-tronco ou de órgãos.

H. Permitiu que as técnicas de reprodução assistida possam ser aplicadas com a intenção de selecionar o sexo, quando se trate de evitar doenças ligadas ao sexo do filho que venha a nascer.

I. Ampliou do segundo para o quarto grau de parentesco as doadoras temporárias de útero.

Como hoje não existe uma lei específica sobre a reprodução assistida, porém existem vários projetos sobre o tema tramitando no Congresso Nacional, o médico envolvido em reprodução assistida deve ficar atento às mudanças da legislação e às alterações das normas do Conselho Federal de Medicina sobre o assunto.

REFERÊNCIAS BIBLIOGRÁFICAS

1.   Conselho Federal de Medicina. Código de Ética Médica. Resolução n. 2.217, de 1º de novembro 2018.

2.   Brasil. Lei do Planejamento Familiar. Lei n. 9.263, de 12 de janeiro 1996.

3.   Brasil. Código Penal Brasileiro. Decreto-lei n. 2.848, de 7 de dezembro 1940.

4.   Brasil. Código Civil Brasileiro. Lei n. 10.406, de 10 de janeiro 2002.

5.   Resolução de Reprodução Assistida. Resolução CFM n. 2.168, de 10 de novembro de 2017.

6.   Constituição da República Federativa do Brasil, de 05 de outubro de 1988.

CAPÍTULO 81

Hiperêmese gravídica

Emilcy Rebouças Gonçalves
Denise Ellen Francelino Cordeiro
Francisco Edson de Lucena Feitosa

INTRODUÇÃO

Náuseas e vômitos na gestação (NVG) são queixas comuns no meio obstétrico, principalmente nas primeiras 20 semanas de idade gestacional, com pico maior de frequência entre 10 e 16 semanas. Costuma acometer de 70 a 80% das gestantes, com resolução espontânea, na maioria dos casos, ainda no primeiro trimestre.[1] Além de ser bastante frequente, as NVG podem constituir uma doença com significativa repercussão social, por vezes interferindo negativamente nas relações sociais e de trabalho da gestante.[2]

Casos graves de NVG ocorrem em 0,3% a 3,6% das gestações e são descritos como hiperêmese gravídica (HG).[3] É a causa mais comum de hospitalização no primeiro trimestre, sendo responsável por cerca de 36.000 internações por ano nos Estados Unidos. Quando não tratada, essa entidade pode levar a alta morbidade maternofetal.[1]

DEFINIÇÃO E QUADRO CLÍNICO

A HG, também conhecida como "vômitos perniciosos da gravidez", é uma condição grave dentro dos casos de NVG. É definida pela presença de náuseas e vômitos persistentes, levando a desidratação, distúrbio hidreletrolítico, distúrbio acidobásico, deficiência nutricional, perda de peso igual ou superior a 5% do peso corpóreo pré-gravídico e/ou cetonúria.[1,2]

A Tabela 1 apresenta as principais características que diferenciam um caso simples de NVG de HG.

TABELA 1 Náuseas e vômitos na gestação *versus* hiperêmese gravídica

Náuseas e vômitos na gestação	Hiperêmese gravídica
Perda de peso mínima	Perda de peso > 5%
Ingestão adequada na maioria dos dias	Ingestão inadequada por semanas ou meses
Náuseas e vômitos são incômodos, mas não limitam as atividades diárias	Náuseas e vômitos são incapacitantes limitando as atividades diárias
Mudanças na dieta e no estilo de vida aliviam os sintomas	Tratamentos médicos, como medicamentos e terapia intravenosa, são necessárias
Os sintomas geralmente diminuem até 14 semanas de gestação	Os sintomas podem aliviar ou persistir até o parto

Fonte: adaptada de Fejzo et al., 2019.[4]

CAUSAS

A patogênese de NVG não está clara, mas aparentemente é multifatorial, podendo estar relacionada a variações hormonais e metabólicas. Alguns dados mostram associação com pico de gonadotrofina coriônica humana (hCG), que coincide com a época de maior incidência das náuseas e vômitos, no primeiro trimestre.[1] Condições que cursam com níveis de hCG elevados, como doença trofoblástica gestacional (DTG), feto com trissomia do 21 e gestações múltiplas, também costumam estar mais associadas a casos de HG.[1,5]

Os hormônios ovarianos também têm sido relacionados à patogênese de NVG e HG. Observou-se uma maior prevalência de HG em situações de maiores níveis de estrógeno circulantes, como adiposidade, primigestação e fetos em que não ocorreu a descida dos testículos.[1,5] O estrógeno parece estimular a produção de óxido nítrico pela via óxido nítrico sintetase, o que promove o relaxamento da musculatura lisa, lentificação do trânsito intestinal e do esvaziamento gástrico.[1] Além disso, náuseas são efeitos colaterais frequentes em terapias que utilizam estrógeno em sua composição, o que reforça essa hipótese.[5] A progesterona, em associação ao estrógeno, pode participar da fisiopatologia das náuseas, ainda que isoladamente não pareça aumentar a incidência de NVG.[5] A disfunção tireoidiana também é vista como uma das possíveis causas dessa doença, uma vez que dosagens anormais dos hormônios da tireoide são encontradas em dois terços das mulheres com HG.[1]

É descrita, ainda, a hipótese de que haveria uma produção deficiente de hormônio adrenocorticotrófico (ACTH) ou uma inabilidade do eixo hipotálamo-hipófise-adrenal em responder ao aumento de demanda na produção da adrenal no início da gestação.[5,6] Isso justificaria o uso de corticoterapia no tratamento de alguns casos de HG, conforme será descrito a seguir.

Outros fatores que podem estar relacionados a quadro de NVG são: infecção por *Helicobacter pylori*, deficiência nutricional, aumento do hormônio leptina e causas psicológicas.

DIAGNÓSTICO

O diagnóstico dessa entidade é clínico, baseado em achados de anamnese e exame físico, e na exclusão de outras doenças que possam levar a quadro de vômitos na gestação. Por isso, é imprescindível o estabelecimento de diagnósticos diferenciais. Em geral, suspeita-se de HG quando uma gestante, especialmente com idade gestacional entre 10 e 16 semanas, procura a assistência médica com relato de náuseas e vômitos incoercíveis, com achado de desidratação, perda ponderal e alteração de sinais vitais à avaliação. Como auxílio no diagnóstico e na determinação da gravidade do quadro, devem-se solicitar exames complementares, conforme citados na Tabela 2.

TABELA 2   Exames complementares na investigação de náuseas e vômitos na gestação

Exames hematológicos	Exames urinários	Ultrassonografia
Hemograma	Urina tipo I e urinocultura	Descartar doença trofoblástica gestacional, gestação múltipla, doenças hepáticas e das vias biliares
Eletrólitos, ureia e creatinina		
Glicemia		
Cálcio, fosfato e magnésio		
Enzima hepáticas e bilirrubinas		
Amilase e lipase		
Hormônio estimulante da tireoide (TSH) e tiroxina (T4) livre		
Exame toxicológico		

Fonte: adaptada de Zugaib, 2012.[5]

DIAGNÓSTICO DIFERENCIAL

Durante a avaliação inicial, deve-se investigar a presença de sintomas que levem à suspeita de outras doenças que causam êmese, como dor abdominal, vômitos biliosos, hiporexia, febre, queixas urinárias e alterações do hábito intestinal. Os possíveis diagnósticos diferenciais são descritos na Tabela 3.

TABELA 3   Diagnósticos diferenciais para náuseas e vômitos na gestação

Origem primária	Etiologia
Abdominal/ gestacional	Síndrome dispéptica
	Gastroparesia
	Hérnia hiatal
	Gastroenterocolite aguda
	Hepatite
	Síndrome HELLP/pré-eclâmpsia
	Esteatose hepática aguda gestacional
	Doença das vias biliares
	Pancreatite
	Apendicite
	Obstruções intestinais
Sistema nervoso central	Hidrocefalia sem hipertensão intracraniana
	Enxaqueca
Vestibular	Labirintopatia
Sistêmica	Infecções (trato urinário)
	Endócrina (cetoacidose diabética, tireotoxicose, insuficiência adrenal, hiperparatireoidismo)
	Metabólica (uremia)
	Intoxicação medicamentosa (antibióticos, suplementação vitamínica)
Transtornos psiquiátricos	Bulimia
	Anorexia nervosa
	Ruminação

Fonte: adaptada de Zugaib, 2012.[5]

TRATAMENTO

O tratamento dos quadros de náuseas e vômitos visa à minimização dos sintomas, buscando garantir menor repercussão fetal possível. Nos casos mais leves, a abordagem inicial consiste em aumento da ingesta hídrica, orientações dietéticas e suspensão do uso de polivitamínicos que contenham compostos de ferro, podendo associar ou não à terapia antiemética.

O tratamento farmacológico consiste em várias categorias de fármacos, incluindo vitaminas, anti-histamínicos, anticolinérgicos, antagonistas de dopamina, butirofenonas, antagonistas de serotonina e corticosteroides.[6] A Tabela 4 resume as classes de fármacos e doses mais utilizadas.

A ondasetrona tem se tornado um dos antieméticos mais prescritos para náuseas e vômitos na gestação, devido a sua superioridade no alívio dos sintomas e baixos efeitos colaterais. Entretanto, dois estudos recentes com resultados conflitantes colocaram em dúvida sua segurança para uso na gestação. O primeiro demonstrou um discreto aumento no risco de fendas orais e sem aumento no risco para defeitos cardíacos. Já o segundo demostrou um aumento de defeitos cardíacos e sem associação com fendas orais. Esses dados devem ser interpretados com cautela, e mais estudos são necessários para esclarecer a associação da ondasetrona com malformações fetais. Seu uso deve ser indicado, preferencialmente, quando medidas de apoio e dietéticas associadas a outras medicações não obtiverem sucesso.[7,8]

Uma terapia alternativa para NVG é o uso de gengibre, cujos efeitos foram analisados em uma meta-análise, que concluiu que seu uso pode ser benéfico na redução dos sintomas de náuseas, embora não tenha impacto significativo quanto à redução dos episódios de vômitos.[9] Outras terapias alternativas são: hipnose, acupuntura e psicoterapia.[6]

Nos casos de HG, a hospitalização é mandatória, com instituição de jejum durante 24 a 48 horas.[5,9] Em virtude da frequente desidratação da gestante com hiperêmese, a reposição hídrica vigorosa deve ser iniciada imediatamente por meio de acesso venoso periférico calibroso, de preferência com solução glicofisiológica, sempre observando o aspecto e o volume da

TABELA 4   Antieméticos e sedativos utilizados no tratamento de náuseas e vômitos na gravidez

Mecanismo de ação	Fármaco	Dose	Categoria na gestação (FDA*)
Antiemético com ação anti-histamínica (antagonista de receptor H1)	Prometazina	25 mg (1 comprimido), VO, a cada 4 horas 50 mg (1 ampola de 2 mL), IM, a cada 8 horas	C
	Meclizina	25 mg (1 comprimido), VO, a cada 6 horas	B
Antiemético com ação antagonista da dopamina (receptores centrais D2 e periféricos)	Metoclopramida	10 mg (1 comprimido), VO, a cada 8 horas 10 mg (1 ampola de 2 mL), IV, a cada 8 horas	B
Antiemético com ação antagonista no receptor de 5-hidroxitriptamina	Ondansetrona	4 mg (1 ampola de 2 mL), IV, a cada 12 horas 4 mg, VO ou sublingual, a cada 6 horas Casos refratários: utilizar 8 mg, VO, a cada 6 ou 8 horas	B
Sedativo da classe das fenotiazinas	Levomepromazina	3 mg (solução 4% – 3 gotas), VO, a cada 8 horas	B/C
Sedativos da classe dos benzodiazepínicos	Diazepam	5 mg (1 comprimido), VO, a cada 8 horas 10 mg (1 ampola de 2 mL), IV, a cada 8 horas	B/C
Corticoesteroides	Metilprednisolona	16 mg (1 ampola de 1 mL), IV, a cada 8 horas	C

*FDA: Food and Drug Administration. Categoria A: medicamentos cujos estudos controlados em mulheres não demonstraram risco para o feto quando administrados no primeiro ou nos demais trimestres, sendo a possibilidade de lesão fetal remota. Categoria B: medicamentos cujos estudos na reprodução animal não demonstraram risco fetal, mas não há estudos controlados em mulheres. Categoria C: medicamentos cujos estudos em animais revelaram efeitos adversos em fetos, mas não há estudos em mulheres. Categoria D: medicamentos cuja evidência é positiva para risco fetal humano, porém os benefícios terapêuticos heroicos do uso em gestantes justificam o uso. Categoria X: medicamentos cujos estudos em animais e em seres humanos revelaram efeitos deletérios sobre o concepto que ultrapassam o benefício terapêutico almejado.
VO: via oral; IM: intramuscular; IV: intravenoso.

diurese e com atenção aos sinais de hipervolemia.[5] Deve-se, também, providenciar a correção de distúrbios hidreletrolíticos e acidobásicos, quando presentes. Em casos de difícil controle dos sintomas, pode-se optar por início de nutrição parenteral (Figura 1).[2]

PROGNÓSTICO

Enquanto o desfecho maternofetal para casos de NVG é, em geral, favorável, nos casos de HG há considerável aumento da morbidade materna e fetal. Entre as repercussões maternas, pode haver perda ponderal, desidratação, deficiência de micronutrientes e fraqueza muscular. Em casos graves, pode-se observar encefalopatia de Wernicke, com ou sem psicose de Korsakoff, mielinólise pontina central (como consequência de reposição rápida de sódio), hemorragia retiniana, necrose tubular aguda, ruptura esofagiana e pneumomediastino espontâneo.[1,5,10] Além disso, essa condição traz importante impacto psicossocial para a mãe, que por vezes tem dificuldade em aceitar uma nova gestação pelo temor de vivenciar novamente o quadro.

O desfecho fetal costuma ser mínimo, contudo pode haver associação com restrição de crescimento fetal (RCF), parto pré-termo e pré-eclâmpsia.[1,10] Pouco se sabe acerca da saúde no longo prazo de crianças oriundas de gestações complicadas por HG.[10]

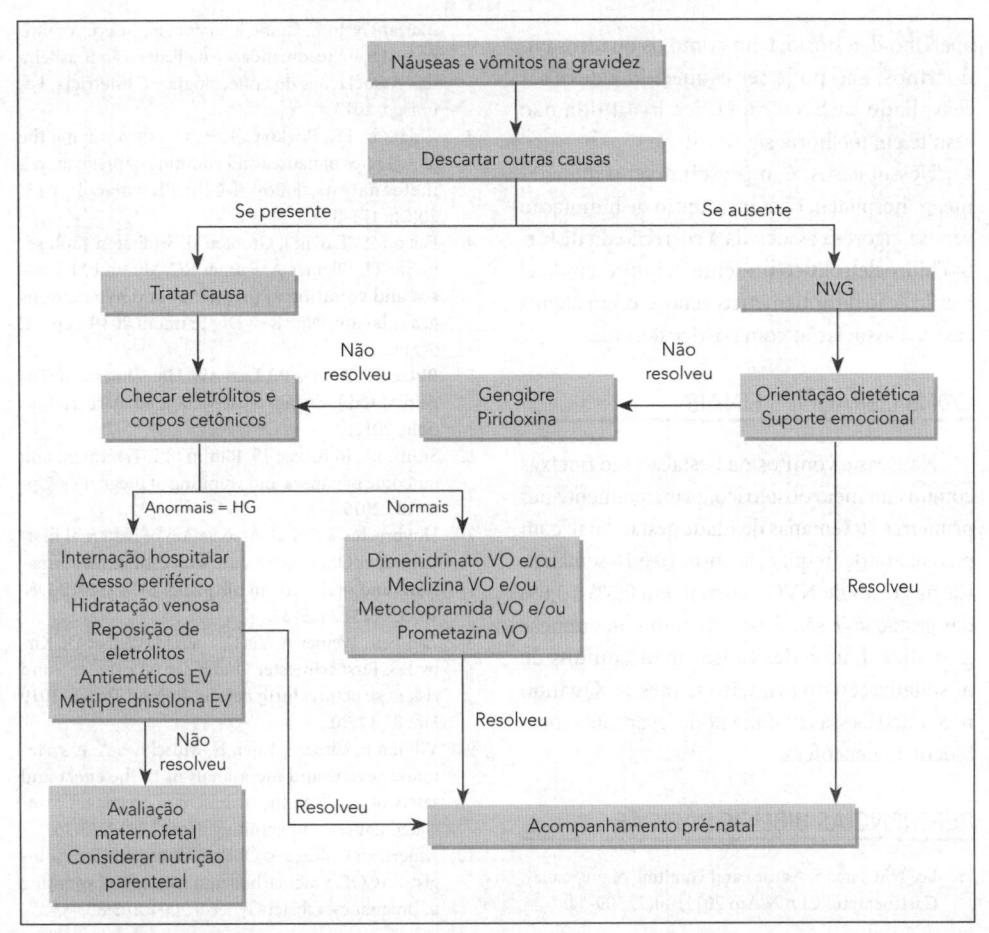

FIGURA 1 Fluxograma de abordagem terapêutica de náuseas e vômitos na gestação.
NVG: náuseas e vômitos na gestação; HG: hiperêmese gravídica; EV: endovenoso; VO: via oral.

CASO CLÍNICO

Gestante de 23 anos, gesta 2, para 0, aborto 1, idade gestacional de 16 semanas, procura a emergência obstétrica com relato de episódios frequentes de vômitos desde o início da gestação, associados a dificuldade para aceitar dieta e perda ponderal de 5 kg (peso inicial: 42 kg). Na avaliação, estado geral regular, desidratada 3+/4, hipocorada 1+/4, pulso 113 bpm, PA 100 × 70 mmHg, enchimento capilar de 3 segundos. Fundo uterino palpável abaixo da cicatriz umbilical, com batimentos cardíacos do feto audíveis.

Exames complementares: Hb 10,5 g, Ht 36%, glicemia de jejum 73 mg/dL, creatinina 1,1, TSH 0,9, T4 livre 0,7, TGO 55, TGP 74, plaquetas 180.000, amilase e lipase discretamente elevadas. A dosagem de eletrólitos revela hiponatremia, hipocalemia e hipocloremia. No sumário de urina identifica-se elevação da densidade e cetonúria. Ultrassonografia obstétrica mostra feto com idade gestacional estimada pela biometria atual de 16 semanas com placentação normal.

Apesar de o quadro clínico e laboratorial sugerir hiperêmese gravídica, o diagnóstico diferencial citado anteriormente, como causas de aparelho digestório, bem como os quadros endócrinos, não pode ser esquecido e deve ser reavaliado caso a terapêutica instituída não resulte em melhoria significativa.

Nesses casos, é imprescindível o internamento hospitalar, com instituição de hidratação venosa vigorosa associada à correção do distúrbio hidroeletrolítico presente. É imprescindível a utilização de antiemético venoso e, em alguns casos, a associação com corticosteroide.

CONSIDERAÇÕES FINAIS

Náuseas e vômitos na gestação são queixas comuns no meio obstétrico, principalmente nas primeiras 20 semanas de idade gestacional, com pico maior de frequência entre 10 e 16 semanas. Casos graves de NVG ocorrem em 0,3% a 3,6% das gestações e são descritos como hiperêmese gravídica. É uma das causas mais comuns de hospitalização no primeiro trimestre. Quando não tratada, essa entidade pode levar a alta morbidade maternofetal.

REFERÊNCIAS BIBLIOGRÁFICAS

1. Lee NM, Saha S. Nausea and vomiting of pregnancy. Gastroenterol Clin N Am 2011; 40(2):309-34.

2. Mariani Neto C. Como lidar com náuseas e vômitos na gestação: recomendação da Federação Brasileira das Associações de Ginecologia e Obstetrícia. Febrasgo, 2013.

3. Einarson TR, Piwko C, Koren G. Quantifying the global rates of nausea and vomiting of pregnancy: a metaanalysis. J Popul Clin Pharmacol 2013; 20(2):e171-83.

4. Fejzo MS, Trovik J, Grooten IJ, Sridharan K, Roseboom TJ, Vikanes Å, Painter RC, Mullin PM. Nausea and vomiting of pregnancy and hyperemesis gravidarum. Nat Rev Dis Primers 2019 Sep 12; 5(1):62.

5. Bittar RE, Pereira PP, Lico AW. Hiperêmese. In: Zugaib M (ed.). Zugaib obstetrícia. 2.ed. Barueri: Manole, 2012.

6. Smith JA, Refuerzo JS, Ramin SM. Treatment and outcome of nausea and vomiting of pregnancy. Uptodate 2019.

7. Huybrechts KF et al. Association of maternal first-trimester Ondansetron use with cardiac malformations and oral clefts in offspring. JAMA 2018 Dec 18; 320(23):2429-37.

8. Zambelli-Weiner A, Via C, Yuen M, Weiner DJ, Kirby RS. First trimester Ondansetron exposure and risk of structural birth defects. Reprod Toxicol 2019 Jan; 83:14-20.

9. Viljoen E, Visser J, Koen N, Musekiwa A. A systematic review and meta-analysis of the effect and safety of ginger in the treatment of pregnancy associated nausea and vomiting. Nutr J 2014; 13:20.

10. American College of Obstetricians and Gynecologists. ACOG practice bulletin: nausea and vomiting of pregnancy. Obstet Gynecol 2004; 103:803-14.

CAPÍTULO 82

Ultrassonografia do primeiro trimestre

Alexandra Pires Grossi
Adriane de Assis Fischer Astori
Andre Hadyme Miyague

INTRODUÇÃO

De acordo com a Sociedade Internacional de Ultrassonografia em Obstetrícia e Ginecologia (ISUOG), o primeiro trimestre se refere ao período gestacional que inicia a partir do momento em que a viabilidade foi confirmada, ou seja, desde a presença de um saco gestacional na cavidade uterina com um embrião demonstrando atividade cardíaca, até 13 semanas + 6 dias de gestação.[1]

No início da gravidez, é essencial confirmar a viabilidade, estabelecer a idade gestacional com precisão, determinar o número de fetos e, na presença de uma gravidez múltipla, avaliar corionicidade e amnionicidade.[2,3] A corionicidade deve ser determinada no primeiro trimestre, quando a identificação é mais confiável.[4,5.]

O primeiro sinal de gestação é a presença do saco gestacional (SG) tópico, que pode ser visualizado pela ultrassonografia endovaginal com 4,5 a 5 semanas de gestação. É caracteriza-do por uma imagem cística, de conteúdo anecoico, medindo 2 a 3 mm de diâmetro, localizado excentricamente no endométrio (Figura 1A). O SG cresce em torno de 1,3 mm ao dia.[6] Na sequência, visualiza-se a vesícula vitelínica (VV), que é a primeira estrutura aparecer no interior do saco gestacional, confirmando o diagnóstico de gestação embrionada. A VV deve ser identificada entre 5 a 6 semanas de gestação, aparecendo como uma estrutura redonda, de paredes ecogênicas e conteúdo anecoico, medindo de 3 a 5 mm de diâmetro localizado excentricamente no interior do SG (Figura 1B).[7]

O embrião é visível pela primeira vez com aproximadamente 6 semanas como uma estrutura ecogênica de 1-2 mm na extremidade da vesícula vitelínica.[8,9] A biometria do embrião é realizada por meio do comprimento crânio-nádegas (CCN) (Figura 1C), sendo que a acurácia do CCN é maior quanto mais cedo realizado durante o primeiro trimestre.[9]

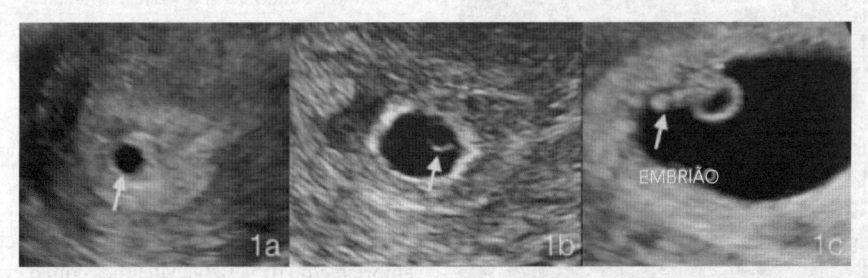

FIGURA 1   (A) Saco gestacional com 4 semanas. (B) Visualização da vesícula vitelínica com 5-6 semanas. (C) Embrião de 6 semanas e 3 dias, que corresponde a uma estrutura ecogência adjacente à vesícula vitelínica.

TÉCNICA DO COMPRIMENTO CRÂNIO-NÁDEGAS

A medida do CCN pode ser realizada pela via abdominal ou transvaginal. Os seguintes critérios devem ser respeitados para a aquisição do CCN (Figura 2):[10,11]

1. A seção sagital mediana de todo o embrião/feto deve ser obtida, de preferência, com o embrião/feto orientado horizontalmente na tela, perpendicularmente ao feixe de ultrassom.
2. A imagem do concepto suficientemente ampliada para preencher a maior parte da tela.
3. O concepto deve estar em uma posição neutra, ou seja, nem muito fletida, nem muito estendida. A fim de assegurar que o feto não esteja fletido, deve-se observar uma pequena quantidade de fluido amniótico entre o queixo e o tórax fetal (Figura 2).
4. A imagem deve conter o coração fetal.
5. Os limites da cabeça e da nádega devem estar bem definidos, devendo-se tomar cuidado para evitar a inclusão de outras estruturas, como a vesícula vitelínica.

Entre 6 a 9 semanas a flexura embrionária é acentuada, sendo que o maior comprimento embrionário é o pescoço-nádegas, que ainda sim deve ser chamado de CCN.[1] A margem de erro do CCN é de aproximadamente 5 dias até 9 semanas e de 7 dias entre 9 e 13 semanas e 6 dias.

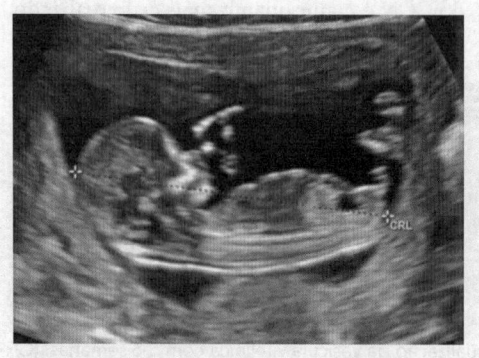

FIGURA 2   O comprimento crânio-nádegas.

A partir de 14 semanas a acurácia do CCN reduz, sendo recomendada a utilização dos parâmetros biométricos de segundo trimestre (i. e., diâmetro biparietal, circunferência craniana, circunferência abdominal e comprimento do fêmur).[12]

A VIABILIDADE DA GESTAÇÃO

Viabilidade fetal ultrassonográfica é o termo usado para confirmar a presença de um embrião com atividade cardíaca no momento do exame. A atividade cardíaca embrionária pode ser detectada por volta da 6ª semana de gestação. Considerando os diferentes tipos de equipamentos ultrassonográficos, foi estabelecido que um embrião com 7 mm ou mais de CCN deve, obrigatoriamente, ter atividade cardíaca detectável.[13] Os critérios diagnósticos de inviabilidade gestacional estão discriminados na Tabela 1. Previamente, o embrião com CCN de 5 mm ou mais, sem atividade cardíaca, era considerado como critério de gestação inviável; contudo, foi demonstrado em uma série de casos que essa conduta resultou em uma taxa de falso positivo de 8,3%.[7,14]

TABELA 1   Achados ultrassonográficos de inviabilidade gestacional

1. CCN medindo ≥ 7 mm sem atividade cardíaca
2. DMSG medindo 25 mm sem embrião
3. Ausência de embrião com atividade cardíaca 2 ou mais semanas após ultrassonografia mostrando SG sem vesícula vitelínica
4. Ausência de embrião com atividade cardíaca 11 dias ou mais após ultrassonografia demonstrando SG com vesícula vitelínica

CCN: comprimento crânio-nádegas; DMSG: diâmetro médio do saco gestacional; SG: saco gestacional.

A GESTAÇÃO ANEMBRIONADA

Também conhecida como "ovo cego", a gestação anembrionada é definida pela ausência do embrião e/ou da vesícula vitelínica com o evoluir da gestação.[15] Os critérios 2, 3 e 4 da Tabela 1 definem o diagnóstico de gestação anembrionada.

Em razão da variabilidade interobservador das medidas endovaginais do SG, o ponto de corte de 25 mm para o diâmetro médio do SG aumenta a especificidade do diagnóstico de viabilidade para 100%.[16] Contudo, recomenda-se, em casos em que haja achados duvidosos ou mesmo aferições potencialmente imprecisas, repetir o exame em 1 a 2 semanas para a avaliação evolutiva da gestação.

OS MARCOS DO DESENVOLVIMENTO EMBRIONÁRIO/FETAL

A morfologia embrionária é pouco expressiva até a 7ª-8ª semana de gestação, quando a coluna pode ser visualizada. Ao redor da 8ª semana, a curvatura da cabeça é distinta do corpo e os quatro brotos dos membros tornam-se aparentes.[17] O romboencéfalo, uma estrutura cística e anecoica no polo cefálico do embrião, é o precursor do cérebro posterior e é um marco proeminente do desenvolvimento embrionário entre 8 e 10 semanas de gestação.[18] Já os movimentos somáticos embrionários podem ser vistos com 8-8,5 semanas.

Os achados ultrassonográficos descritos na Tabela 2 estabelecem os sinais de uma evolução adequada da gestação, sendo que qualquer achado discordante da cronologia esperada pode ser um indicativo do insucesso gestacional.[19]

TABELA 2 Achados normais do desenvolvimento em gestação inicial

0 semanas	A paciente apresenta apenas a data da última menstruação (DUM)
2 semanas	Concepção
4,5-5 semanas	Aparecimento do saco gestacional
5,5-6 semanas	Aparecimento da vesícula vitelínica
6 semanas	Embrião aparece; atividade cardíaca começa, com atividade inferior a 100 batimentos por minuto

(continua)

TABELA 2 Achados normais do desenvolvimento em gestação inicial (continuação)

6,5-7 semanas	Aparecimento da membrana amniótica, o limite inferior da atividade cardíaca é de 120 batimentos por minuto
7-8 semanas	A coluna se desenvolve
8 semanas	Ocorre distinção da cabeça e do corpo, aparecimento dos quatro brotos dos membros
8-8,5 semanas	Aparecem os movimentos embrionários
8-10 semanas	Desenvolvimento do romboencéfalo

O RASTREAMENTO DE ANEUPLOIDIAS NO PRIMEIRO TRIMESTRE

Introdução

As aneuploidias são causas importantes de morte perinatal e deficiências da infância. Consequentemente, a detecção de desordens cromossômicas são a indicação mais frequente de testes invasivos na gestação. A diferença entre métodos de diagnóstico e de rastreio de cromossomopatias muitas vezes gera erro na interpretação de seus resultados. O teste de rastreio tem como objetivo selecionar, em uma população, indivíduos que possuem maior risco de acometimento para uma determinada doença. Já o teste de diagnóstico determina a presença ou não de determinada doença em um indivíduo.

Na década de 1970, a triagem era feita a partir da idade materna, considerando-se de risco aumentado as gestações a partir dos 35 anos de idade (na época, isso correspondia a 5% das gestações). Nos anos 1980, houve a ascensão da ultrassonografia de segundo trimestre na procura por marcadores de aneuploidias. Paralelamente, introduziu-se a quantificação sérica materna de dois produtos fetoplacentários, a fração livre da subunidade beta do hormônio gonadotrofina coriônica (beta-hCG) e a proteína A plasmática associada à gestação (PAPP-A). Especialmente a partir da década de 1990, procurou-se dimensionar ainda mais o risco fetal para, então, indicar os procedimentos invasivos em um menor número de casos. O método de escolha para o rastreamento de aneuploidias no primeiro trimestre passou a ser o chamado teste combinado: a associação da medida da translucência nucal (TN), a idade materna e a pesquisa bioquímica sérica materna. Essa combinação resulta numa taxa de detecção aproximada de 90%, com 5% de falsos positivos.[20]

Nos 10 anos seguintes, outros marcadores ultrassonográficos de primeiro trimestre (ausência do osso nasal; aumento da impedância do fluxo no ducto venoso e refluxo na valva tricúspide) foram descritos e melhoraram as taxas de detecção (Figura 3), bem como reduziram os índices de falso positivos. A adição desses marcadores ao teste combinado denominou-se teste combinado estendido.[20,21]

Atualmente, com o surgimento da pesquisa do DNA fetal livre no sangue materno para rastreio de aneuploidias, surgem novas discussões sobre a propedêutica a ser aplicada, e o que se observa é uma mudança paulatina de paradigmas, visto que o DNAfl possui altíssimas taxas de detecção associadas à baixíssimas taxas de falso positivo.[22]

A translucência nucal

Contexto

O termo translucência nucal (TN) corresponde à imagem ultrassonográfica do acúmulo de fluido na região da nuca do feto, no primeiro trimestre da gestação.[23] Aproximadamente 75% dos fetos portadores da trissomia do cromossomo 21 (T21) têm a medida da translucência nucal (TN) aumentada. Além do seu papel na avaliação do risco dessa trissomia, a medida da TN também pode contribuir para a detecção de outras anomalias cromossômicas, de malformações cardíacas, de displasias esqueléticas e de outras síndromes genéticas.[20] Pode ser realizada em gestações únicas ou múltiplas, considerando-se nesses casos, para análise final, a corionicidade.

A implementação da medida da TN requer vários elementos, incluindo o equipamento adequado, aconselhamento e conduta, bem como profissionais com formação especializada e certificação continuada.[20,24]

No primeiro trimestre de gravidez, o termo TN é genérico, sendo utilizado independentemente da presença de septações, e podendo restringir-se ao pescoço ou englobar todo o feto. A TN tende a desaparecer após as 14 se-

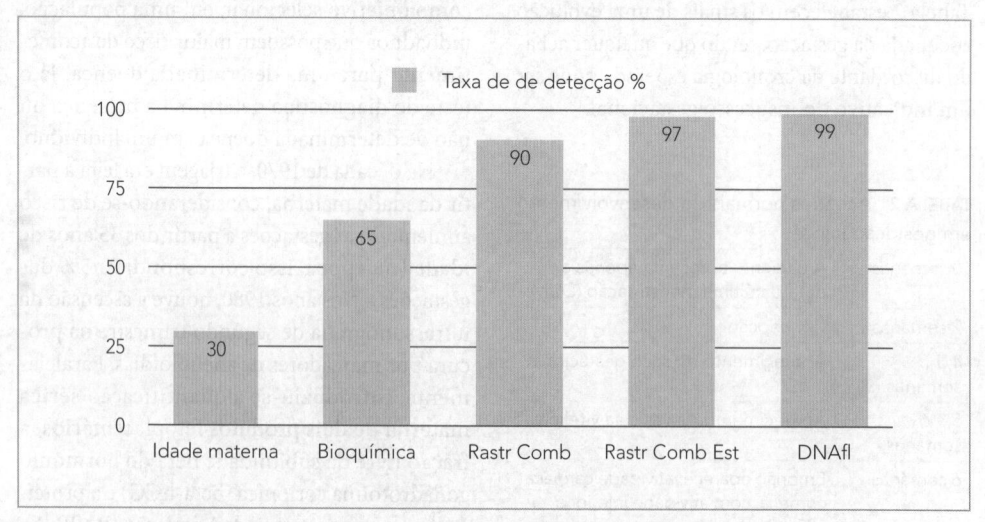

FIGURA 3 Comparação entre a taxa de detecção (TD), para uma taxa de falso positivo de 5%, de diferentes métodos de rastreamento da trissomia do cromossomo 21.[20,22]

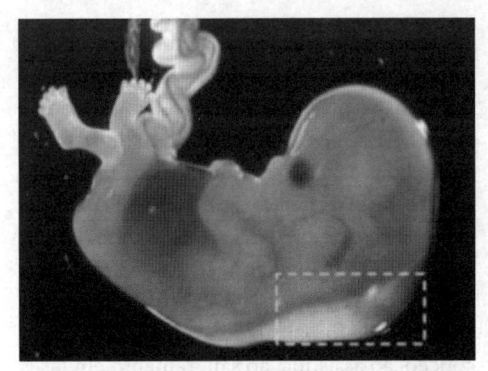

FIGURA 4 Feto com acúmulo subcutâneo de fluido na região cervical posterior.
Fonte: imagem obtida pela Dra. Eva Pajkrt, da Universidade de Amsterdã.

manas de gravidez, mas, em alguns casos, evolui para edema nucal ou higromas císticos com ou sem hidropisia fetal. A incidência e o prognóstico das anomalias não podem ser previstos pela aparência ultrassonográfica da lesão. A incidência dessas anomalias está relacionada à medida da TN, não à sua aparência. Ademais, é possível padronizar-se um exame e realizar-se auditoria de resultados de medidas, mas não de resultados subjetivos.[20,24]

Técnica de medida da translucência nucal

A gestação deve estar entre 11 a 13 semanas + 6 dias, e o CCN deve medir entre 45 mm e 84 mm. Essa janela de idade gestacional é recomendada porque o tamanho fetal já permite o diagnóstico de algumas malformações e geralmente o feto ainda não se encontra verticalizado, dificultando a abordagem tecnicamente correta.[20,24]

A TN pode ser obtida satisfatoriamente por via transabdominal em aproximadamente 95% dos casos; nos demais, é necessário realizar o exame por via endovaginal.

Segundo a Fetal Medicine Foundation (FMF), a técnica para a aquisição da TN deve respeitar os seguintes critérios:[20]

1. Somente a cabeça e a região superior do tórax do feto devem ser incluídas na imagem para a medida da TN (Figura 5A).
2. Um corte sagital mediano do feto, como o utilizado para a aferição do CCN, deve ser obtido. Nesse corte devem ser vistos a pele ecogênica sobre o osso nasal, a ponta ecogênica do nariz e a área intracraniana correspondente ao diencéfalo; não deve ser visto o processo lateral do osso zigomático, que corresponde a uma linha ecogênica que comunica a base do nariz ao palato (Figura 5B).
3. A TN deve ser medida com o feto em posição neutra, pois a hiperextensão cervical poderá acarretar um aumento da medida, ao passo que a flexão poderá diminuí-la.

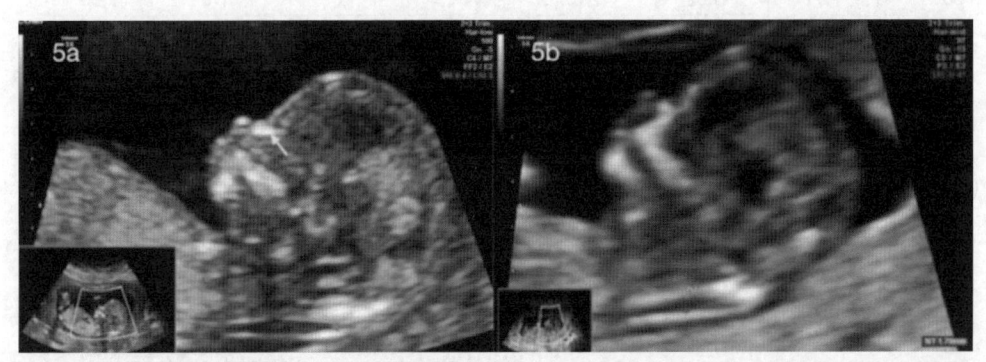

FIGURA 5 (A) Corte sagital mediano da face fetal demostrando a aquisição correta da translucência nucal e do osso nasal. (B) Corte sagital da face fetal em posição incorreta para avaliação da translucência nucal (TN). O feto não se encontra horizontalizado em relação ao feixe ultrassonográfico, sendo observado também o ventrículo lateral e o processo zigomático entre o palato e o osso do nariz (ambas estruturas não devem ser vistas na aquisição da TN). As linhas que delimitam a TN estão pouco precisas.

4. A espessura máxima do espaço anecoico (translucência) entre a pele e o tecido celular subcutâneo que recobre a coluna cervical deve ser medida. Os calibradores de medida devem ser posicionados sobre as linhas que definem a TN. A linha horizontal do marcador deve ser posicionada de tal maneira que se torne pouco visível ao fundir-se com a linha ecogênica da borda, sem posicioná-la na área correspondente ao fluido nucal.
5. Durante o exame, mais de uma medida da TN deve ser obtida, e a maior delas é a que deve ser utilizada. Deve-se distinguir cuidadosamente a pele do feto da membrana amniótica porque, nessa fase da gestação, ambas apresentam-se como finas linhas hiperecogênicas.

Ocasionalmente, o cordão umbilical encontra-se em torno da região cervical do feto (5-10% dos casos), o que pode levar à falsa impressão de que a TN está aumentada. Nessas circunstâncias, as medidas da TN cranialmente e caudalmente ao cordão são diferentes e, para o cálculo do risco, é mais seguro que se utilize a média entre as duas.

Não existem diferenças clínicas relevantes na medida da TN com relação à etnia, à paridade, ao hábito de fumar, ao controle do diabetes, à concepção assistida, ao sangramento em fases iniciais da gestação, bem como ao sexo do feto. Foi demonstrado que a variação inter e intra-observador das medidas da TN é de cerca de de 0,1 mm, o que a torna reprodutível e altamente confiável, respeitadas as normativas técnicas.[25,26] Consideram-se alterados valores da TN acima do percentil 95 para a idade gestacional (Tabela 3).

TABELA 3   Estudo multicêntrico realizado pela Fetal Medicine Foundation (FMF). Distribuição normal da espessura da translucência nucal em fetos com comprimento cabeça-nádegas (CCN) de 45 a 85 mm

CCN (mm)	Percentil 50	Percentil 75	Percentil 95	CCN (mm)	Percentil 50	Percentil 75	Percentil 95
45	1,26	1,56	2,10	65	1,61	1,91	2,30
46	1,27	1,57	2,10	66	1,63	1,94	2,50
47	1,29	1,58	2,10	67	1,64	1,95	2,50
48	1,30	1,60	2,10	68	1,65	1,95	2,50
49	1,31	1,61	2,10	69	1,66	1,96	2,50
50	1,33	1,62	2,10	70	1,67	1,98	2,50
51	1,34	1,63	2,10	71	1,68	1,99	2,50
52	1,36	1,64	2,10	72	1,69	2,00	2,50
53	1,37	1,66	2,20	73	1,69	2,00	2,50
54	1,39	1,69	2,20	74	1,70	2,00	2,50
55	1,41	1,70	2,20	75	1,71	2,00	2,60
56	1,43	1,72	2,20	76	1,72	2,00	2,60
57	1,46	1,75	2,20	77	1,72	2,00	2,60
58	1,48	1,77	2,30	78	1,71	2,00	2,60
59	1,50	1,79	2,30	79	1,71	2,00	2,60
60	1,52	1,81	2,30	80	1,71	2,00	2,60
61	1,54	1,83	2,30	81	1,72	2,00	2,60
62	1,57	1,86	2,30	82	1,72	2,00	2,60
63	1,58	1,88	2,40	83	1,72	2,00	2,60
64	1,59	1,89	2,40	84	1,90	2,10	2,70

OUTROS MARCADORES ULTRASSONOGRÁFICOS NO PRIMEIRO TRIMESTRE

Outros marcadores podem ser pesquisados durante o primeiro trimestre da gestação. Entre eles, o osso nasal, o ducto venoso e a pesquisa de regurgitação da valva tricúspide. No caso do T21, as taxas de detecção são substancialmente maiores quando adicionados os outros marcadores.[27]

Osso nasal

Contexto

Estudos antropométricos em pacientes com síndrome de Down relataram que a raiz nasal era anormalmente curta em 50% dos casos.[28] O osso nasal não é visível em 60 a 70% dos fetos com T21, em cerca de 50% dos fetos com trissomia do cromossomo 18 (T18) e em 30% dos fetos com trissomia do cromossomo 13 (T13). Já nos fetos cromossomicamente normais, a incidência do osso nasal ausente é menor do que 1% em população caucasiana e encontra-se ao redor de 10% em pacientes de origem afro-caribenha.

Técnica para análise do osso nasal

De acordo com a FMF, os seguintes requisitos devem ser respeitados para a correta aquisição do osso nasal.

1. A idade gestacional deve estar entre 11 e 13 semanas + 6 dias e o CCN deve medir entre 45 e 84 mm.
2. A magnificação deve permitir que somente a cabeça e a parte superior do tórax do feto sejam visíveis.
3. Corte sagital mediano adequado, com a cabeça fetal em posição neutra.
4. Feixe acústico apresentando uma incidência de 90° com o osso do nariz.
5. Identificação de 3 linhas distintas ao nível do osso do nariz, sendo elas a pele (mais superior), o osso nasal (abaixo da pele) e a ponta do nariz.

O osso nasal é considerado presente quando o osso do nariz for mais ecogênico que a pele (Figura 5A). O osso nasal é considerado ausente quando não for visualizado ou hipoplásico quando apresentar ecogenicidade igual ou menor que a da pele (Figura 6).

Doppler do ducto venoso

Contexto

O ducto venoso (DV) é uma derivação única, que direciona o sangue bem oxigenado direto da veia umbilical para o átrio direito. O fluxo sanguíneo no ducto tem um padrão característico com fluxo de alta velocidade durante a sístole (onda S) e a diástole ventricular (onda D), e fluxo anterógrado de baixa velocidade durante a contração atrial (onda a) (Figura 7). Habitualmente o padrão espectral do DV é referido como trifásico (isto é, onda S, D e a); contudo, na verdade o padrão é tetrafásico, visto que o período de relaxamento ventricular (onda v) também figura como um componente de análise.[29]

O fluxo anormal no ducto venoso (onda "a" ausente ou reversa) é observado em cerca de 5%

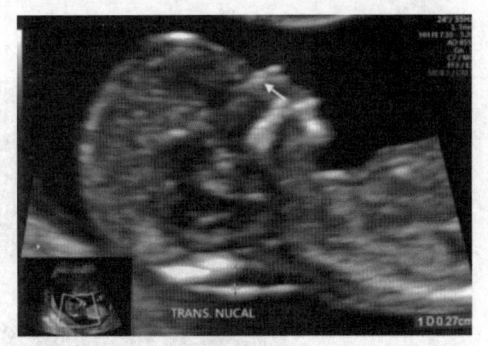

FIGURA 6   Corte sagital mediano da face fetal demostrando a translucência nucal aumentada em um feto de 12 semanas e 6 dias (CCN de 64 mm). Nessa idade o 95º percentil é de 2,4 mm. Na ponta da seta observa-se um osso nasal hipoplásico às custas de uma ecogenicidade semelhante à da pele adjacente (seta). Apesar dos achados, o feto, cuja mãe tinha 32 anos, tinha cariótipo normal e nasceu sem anomalias congênitas.

dos fetos cromossomicamente normais e em cerca de 80% dos acometidos pela T21.[30] O fluxo anormal também pode ser observado em casos de malformações cardíacas e em casos de síndrome da transfusão fetofetal nas gestações gemelares monocoriônicas. No segundo e terceiro trimestres da gestação, o fluxo anormal, com onda "a" ausente ou reversa, pode ser visto na vigência de falência cardíaca franca.[29]

A associação entre a TN aumentada e o fluxo anormal no ducto venoso é fraca ou inexistente. Esses achados indicam que a avaliação do ducto venoso pode ser combinada à medida da TN para melhorar a eficácia do rastreamento precoce da T21 por meio de exame ultrassonográfico.[24]

Técnica para a análise do ducto venoso

Para a sua avaliação é necessário aguardar um período de repouso fetal, sendo necessário observar os seguintes parâmetros, de acordo com a FMF[31] (Figura 7):

1. A imagem deve ser magnificada de maneira que apenas o tronco e o abdome fetal ocupem toda a tela.
2. Deve-se obter um corte sagital mediano do tronco e por meio do Doppler colorido identificar a veia umbilical, o ducto venoso e o coração fetal.
3. A amostra do Doppler espectral deve ser de 0,5-1,0 mm, para evitar contaminação com vasos adjacentes e deve ser posicionada sobre a área de *aliasing* (isto é, área de mistura de cores, que indica fluxo de alta velocidade) entre o coração e a veia umbilical.
4. O ângulo de insonação precisa ser menor que 30° em relação ao fluxo da veia umbilical.
5. O filtro deve ser otimizado em baixa frequência (50-70 Hz).
6. A velocidade de varredura (*sweep speed*) deve ser alta: 2-3 cm/s, devendo haver 3 a 6 ondas espectrais ocupando a área de análise.

Além da análise qualitativa da onda a, a análise do fluxo no DV por meio do índice de pulsatilidade (IP) permite quantificar a impedância do fluxo, além de estimar a deterioração da função cardíaca anterógrada.[9]

Regurgitação tricúspide

Contexto

A regurgitação tricúspide (RT) detectada durante o exame ultrassonográfico de 11 a 14 semanas é um achado comum nos fetos com

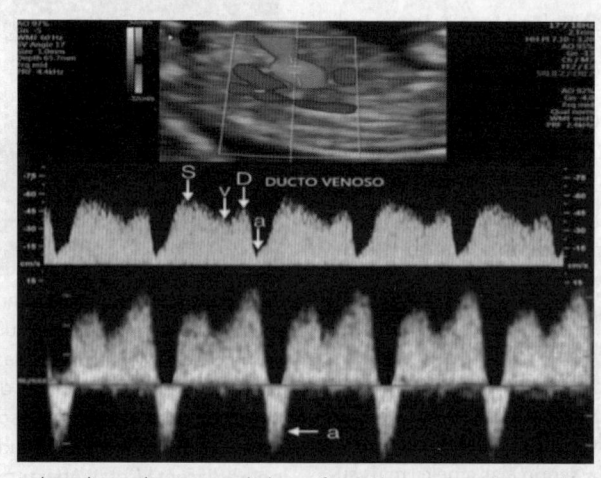

FIGURA 7 Corte sagital mediano do tórax e abdome fetal, demonstrando a avaliação do ducto venoso. Na porção superior, o espectro normal da onda do ducto venoso. Na porção inferior observa-se a presença da onda a reversa.

trissomia do 21, 18 e 13, além de estar associada a defeitos cardíacos maiores. Foi demonstrado, em estudo prospectivo, que a RT está presente em 55% dos fetos com trissomia do 21, um terço dos fetos com trissomia do 18, 13 e monossomia do X, e em aproximadamente 1% dos fetos euploides.[32] Além dos defeitos cardíacos, que incluem a anomalia de Ebstein, displasia da valva tricúspide, atresia pulmonar e defeito do septo atrioventricular, a TR está associada a cardiomegalia, arritmia, hidropisia não imune, diabetes materno, exposição à indometacina, entre outros.[33]

Em metanálise, foi demonstrado que a RT isolada no primeiro trimestre não é um forte preditor de cardiopatias congênitas.[34] Dessa forma, sua avaliação deve ser considerada como complementar ao teste combinado.

Foi verificado que a prevalência da RT está associada com o tabagismo materno (aumenta com o tabagismo), peso materno (diminui conforme o peso aumenta) e, principalmente, com a translucência nucal (aumenta conforme a TN aumenta). A associação de RT com TN, tanto em fetos aneuploides quanto euploides, pode estar relacionada com a presença de cardiopatias congênitas tal como o aumento da pré e pós-carga.[35] A inclusão da RT no teste combinado aumentou a taxa de detecção de T21 de 91% para 96% com a mesma taxa de falso positivo de 3%, detectando simultaneamente quase todos os casos de T18, T13 e monossomia do X.[32]

Técnica

A técnica do exame segue os preceitos da Fetal Medicine Foundation:[31]

1. A idade gestacional deve ser de 11 a 13 + 6 semanas.
2. O exame deve ser realizado durante a quiescência fetal.
3. A imagem deve ser magnificada, de modo que o tórax fetal ocupe maior parte da imagem (Figura 8).
4. A aquisição deve conter um corte de quatro câmaras apical, podendo a coluna estar anterior ou posteriormente.
5. O volume de amostra do Doppler-pulsado deve ser entre 2,0 e 3,0 mm, e deve ser posicionado sobre a valva tricúspide respeitando uma angulação menor que 30º em relação ao eixo perpendicular à valva.
6. A velocidade de varredura das ondas espectrais deve ser alta (2-3 cm/s), de modo a exibir de 3 a 5 ondas por tela (Figura 9).

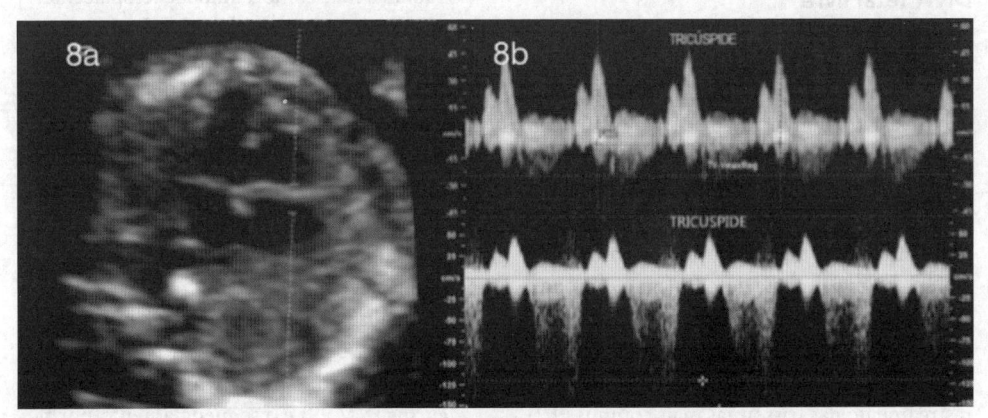

FIGURA 8 (A) Magnificação do tórax fetal de modo que ocupe a maior parte da tela. Aquisição apical do corte de 4 câmaras. (B) Foto superior: análise espectral do fluxo tricúspide mostrando um fluxo tricúspide normal, com regurgitação sistólica com velocidade menor que 60 cm/s. Foto inferior: presença de regurgitação tricúspide com refluxo valvar durante toda a fase sistólica (holossistólica) com velocidade maior que 60 cm/s.

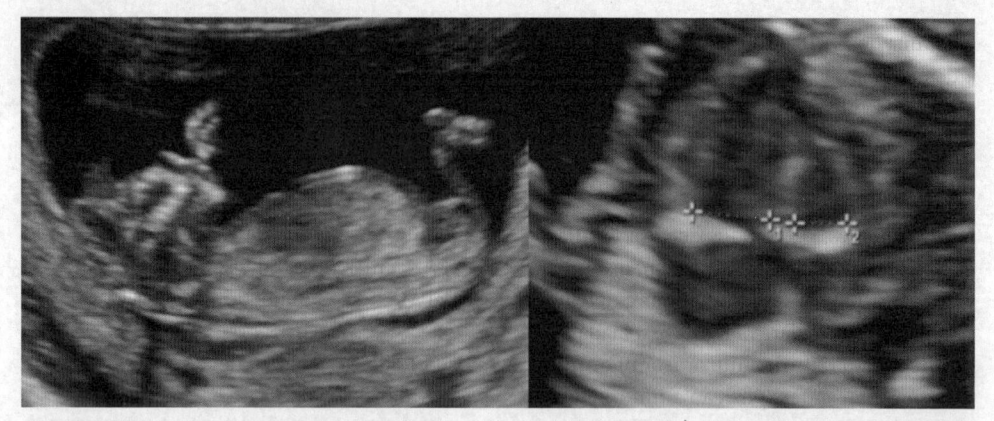

FIGURA 9 Exemplos de anomalias identificadas no primeiro trimestre. À direita, um quadro de acrania em um feto com 13 semanas e 6 dias. À esquerda, um caso de síndrome da hipoplasia do ventrículo esquerdo. Em ambos os casos os fetos tinham cariótipo normal.

7. A RT é considerada quando a velocidade durante a sístole é maior que 60 cm/s, visto que a velocidade máxima do fluxo aórtico ou pulmonar é de 50 cm/s.

8. A amostra do Doppler-pulsado deve percorrer toda a valva tricúspide de modo a avaliar as três cúspides. Recomenda-se no mínimo 3 aquisições para avaliar toda a valva.

DNA fetal livre

Introdução

Antigamente denominado "teste pré-natal não invasivo" (conhecido pela sigla NIPT, *non-invasive prenatal test*), o DNA fetal livre (DNAfl) no plasma materno tem mudado o cenário do rastreamento pré-natal das aneuploidias desde a sua introdução na prática clínica em 2011. O DNAfl foi inicialmente descrito em 1997, quando pesquisadores encontraram fragmentos de cromossomo Y na circulação de mulheres gestantes.[36] Sua aplicabilidade clínica é restrita ao rastreamento das trissomias mais comuns (T21, T18, T13) e também das aneuploidias de cromossomos sexuais.[22] Nos últimos anos, o DNAfl tem sido alvo de múltiplas pesquisas, além de intenso interesse comercial, podendo ser utili-

zado de duas formas: primeiro, como estratégia primária no rastreamento de aneuploidias, sendo aplicado a toda população; segundo, como método complementar ao rastreamento de aneuploidias convencional, sendo o DNAfl aplicado nas pacientes cujo resultado tenha sido considerado como de alto risco para a ocorrência de aneuploidias.

Origem do DNA livre e técnicas de análise

Tanto a mãe como a unidade fetoplacentária produzem DNA livre. A fração fetal do DNA livre na circulação materna é oriunda da apoptose das células do citotrofoblasto,[37] enquanto a fração materna tem origem nas células hematopoiéticas da mãe. Outra fonte menor de DNA fetal livre é a apoptose de eritroblastos fetais, sendo que o DNA livre produto dessa fragmentação celular atinge a circulação materna por via transplacentária.[39,40]

A análise do DNAfl é realizada por meio de três técnicas: o *shotgun massively parallel sequencing* (s-MPS), o *targeted massively parellel sequencing* (t-MPS) e o sequenciamento por polimorfismos de nucleotídeo único (*single nucleotide polymorphisms*, SNP). Os dois primeiros comparam a quantidade atual com a esperada de DNA no soro materno, ou seja, se a porcentagem de cromossomo 21, por exemplo, encontrado no sangue materno for maior do que o esperado (na gestação, a porcentagem de cromossomos 21 é de 1,3% se ambos a mãe e o feto são euploides), o resultado é fornecido como de alto risco para aneuploidia. No entanto, essas técnicas não são capazes de distinguir se o DNA livre é materno ou fetal. Em contrapartida, a terceira técnica utiliza diferenças nos polimorfismos de nucleotídeo único entre o DNA materno e o fetal, no intuito de determinar o risco de aneuploidias por meio da amplificação direcionada e análise de milhares de SNP nos cromossomos 21, 18, 13, X e Y.[38]

Performance no rastreamento das aneuploidias

Atualmente, existem evidências robustas de que o DNAfl, em gestações únicas, é superior a quaisquer combinações de outros métodos de rastreamento de aneuploidias (isto é, idade materna, marcadores ecográficos e bioquímicos de primeiro e segundo trimestre), em virtude das altas taxas de detecção e baixíssimas taxas de falsos positivos. Além disso, foi demonstrado que a performance do DNAfl no rastreamento de aneuploidias em gestações gemelares é semelhante àquela descrita em gestações únicas e superior ao teste de rastreamento combinado ou ao teste bioquímico de segundo trimestre.[39] As taxas de detecção e de falso positivo das principais aneuploidias estão descritas na Tabela 4.

TABELA 4 Taxa de detecção do DNAfl e taxa de falso positivo correspondente, para cada aneuploidia analisada[22]

Aneuploidia	Taxa de detecção	Taxa de falso positivo
Trissomia do 21	99,7%	0,04%
Trissomia do 18	97,9%	0,04%
Trissomia do 13	99,0%	0,04%
Monossomia do X	95,8%	0,14%
Outras aneuploidias de cromossomos sexuais	100%	0,004%

Interpretando os resultados

Um importante desafio ao clínico é a grande variabilidade de como os resultados são relatados tanto ao clínico como ao paciente. Não há uniformidade entre os laboratórios, e um teste com rastreamento positivo pode ser relatado como "positivo", "de alto risco", "aneuploidia detectada" e "aneuploidia suspeitada". Da mesma forma, a mesma problemática é encontrada quando o resultado é negativo.

A fração fetal e a falha no rastreamento

O fator determinante na confiabilidade do DNAfl é a fração fetal. O DNA livre pode ser isolado na circulação materna a partir da quinta semana de gestação, sendo, contudo, encontrado quase sempre a partir da nona semana. A concentração relativa é de aproximadamente 10% na 10ª semana, aumentando modestamente à taxa de 0,1% por semana até a 20ª semana, quando passa a aumentar rapidamente até o termo, à taxa de 1% por semana. Habitualmente, os laboratórios relatam o resultado somente quando a fração fetal é igual ou superior a 4%.[40]

A fração fetal baixa é causa mais comum de falha no rastreamento e ocorre de 1 a 8% das vezes, a depender da metodologia e do laboratório utilizado. Sabe-se que a fração fetal é dependente da idade gestacional, do peso materno e da presença de aneuploidia fetal. No caso de mulheres obesas, há o aumento da fração de DNA materno na circulação às custas da apoptose dos adipócitos maternos, sendo que esse aumento reduz proporcionalmente a fração fetal.

É de extrema importância que a taxa de DNAfl esteja aumentada em casos de trissomia do 21 (T21); contudo, nos casos de trissomia do 18 e do 13 a fração fetal é menor, e a taxa de falha no teste de DNAfl é maior quando comparada com gestações sem alterações. Isto é, casos cujos resultados sejam inconclusivos podem ser considerados de alto risco para T18 ou T13.

Adicionalmente, a falha na obtenção de um resultado também pode se dar por problemas na coleta e transporte do sangue materno (isto é, volume sanguíneo inadequado, hemólise, falha na identificação do tubo de coleta e atraso na entrega ao laboratório) e por problemas intrínsecos do laboratório responsável (isto é, falha na extração, amplificação e sequenciamento do DNA fetal).[22]

Resultados falsos positivos e falsos negativos

Em 10% dos casos, os resultados relatados são discordantes do cariótipo fetal. As razões para o resultado falso positivo (ou seja, o feto é normal, mas o teste indica anomalia cromossômica) incluem: mosaicismo placentário confinado, óbito de um gemelar (no caso aneuploide), cariótipo materno alterado e câncer materno. Já as razões para resultados falsos negativos (ou seja, o feto é alterado, mas o teste indica ausência de anomalias cromossômicas) incluem: mosaicismo placentário confiando (nesse caso o feto é aneuploide e a placenta normal, principalmente nos casos de T18 e T13), fração fetal limítrofe (entre 3 e 5%), deleções nos cromossomos maternos e questões técnicas.

Implicações clínicas

Em casos de resultados de DNAfl positivo ou de alto risco, o teste deve ser confirmado por estudo invasivo. Um resultado negativo é praticamente confirmativo de que o feto não é portador da trissomia em investigação. Já em casos de resultados inconclusivo, como descrito acima, é necessário investigar o motivo do resultado, visto que a taxa de falha em um segundo teste pode chegar a 40 a 50 %.[41,42]

O risco corrigido pode ser calculado multiplicando o risco basal (aquele inerente às características maternas) pelos valores de verossimilhança obtidos em metanálise;[22] os riscos de T21, T18 e T13 são reduzidos pelo fator de 333, 47 e 100 respectivamente. Por exemplo, se o risco basal de uma paciente para T21 é de 1 para 100 e o DNAfl indica baixo risco para aneuploidia, o risco do bebê ser afetado por T21 é de 1 para 333.

Análise morfológica no primeiro trimestre

Contexto

Entre 11 a 13 semanas e 6 dias, além do rastreio das principais aneuploidias, é realizada uma análise morfológica do feto que objetiva a detecção de algumas anomalias congênitas passíveis de serem identificadas no estudo ultrassonográfico precoce. Essa análise, que faz parte do exame de primeiro trimestre de rotina em diversos serviços de medicina fetal pelo mundo, representa uma importante estratégia no planejamento da gestação. Isso porque, em países onde a realização do abortamento terapêutico tem menos restrições quando comparados ao Brasil, a detecção de uma anomalia congênita (AC) maior representa uma importante causa de terminação da gestação. Em nosso país, contudo, a detecção precoce de uma AC, à exceção da sequência acrania-exencefalia-anencefalia, permite a extensão na propedêutica investigativa além do aconselhamento e melhor preparo da gestante/casal.

Classificação

De modo geral, a análise morfológica no primeiro trimestre é fundamentada nos estudos de Argyro Syngelaki et al.,[43,44] que, compilados, avaliaram aproximadamente 146 mil gestantes. Os autores classificaram as anomalias congênitas no primeiro trimestre em três categorias:

1. Sempre detectáveis, ou seja, devem sempre serem diagnosticadas durante o exame ecográfico.
2. Potencialmente detectáveis, ou seja, são diagnosticadas em > 50% dos casos. Esses casos dependem de variáveis como tempo de exame, experiência e *expertise* do operador e qualidade do aparelho de ultrassonografia. Além disso, em muitos casos são necessários a presença de marcadores "fáceis" para que o operador possa suspeitar de alguma alteração subjacente, como a translucência nucal (TN) aumentada ou a alteração no fluxo da tricúspide ou do ducto venoso.

3. Indetectáveis, ou seja, não são detectáveis ou porque são estruturas cuja formação termina somente no segundo trimestre, ou porque são alterações que se desenvolvem apenas a partir do segundo ou terceiro trimestres, ou porque a expressão fenotípica torna-se aparente somente com o desenvolver da gestação.

As anomalias referentes a cada uma das categorias estão discriminadas na Tabela 5. Um fator de interesse levantado pelos autores é que a incidência de TN acima do 95° percentil é maior nos fetos com cardiopatia congênita.

Aqui é importante salientar que o processo de formação e desenvolvimento fetal é contínuo ao longo da gestação. Dessa forma, a análise morfológica deve ser sistematicamente revisada em todos os exames ecográficos realizados na gestação.

Técnica

Primeiramente, é preciso que o leitor saiba que a execução de qualquer exame com finalidade morfológica demanda tempo, técnica e qualidade de imagem ultrassonográfica. Assim, na falta de qualquer um desses fatores recomenda-se que a gestante seja encaminhada em tempo hábil para um serviço capacitado.

O exame morfológico de primeiro trimestre segue as diretrizes da Fetal Medicine Foundation e da International Society of Ultrasound in Obstetrics and Gynecology (ISUOG):[24,45]

1. Corte transverso da cabeça: demonstrar o calvário, a linha média, os plexos coroides (em formato de borboleta), órbitas, lábio superior e palato.
2. Corte sagital da face (perfil): demonstrar o osso nasal, mesencéfalo e tronco cerebral. Nesse corte é possível a avaliação subjetiva do quarto ventrículo por meio da translucência intracraniana.[46]
3. Corte sagital da coluna vertebral: demonstrar a espinha e a pele sobrejacente.
4. Corte transverso do tórax: visualização das 4 câmaras e com o auxílio do Doppler colorido visualizar o fluxo diastólico ventricular e as vias de saída durante a fase sistólica. Colocar o Doppler espectral sobre a valva tricúspide à procura de regurgitação.
5. Corte transverso, coronal e sagital do tronco e extremidades: visualização do estômago, rins, bexiga, inserção do cordão umbilical, todos os ossos longos, mãos e pés.

O RASTREAMENTO DA PRÉ-ECLÂMPSIA

A pré-eclâmpsia (PE) é doença associada a uma alta taxa de morbidade e mortalidade tanto

TABELA 5 Anomalias congênitas no primeiro trimestre conforme a categoria de detecção

Sempre detectáveis	Potencialmente detectáveis	Indetectáveis
■ Acrania	■ Espinha bífida aberta	■ Agenesia do corpo caloso
■ Holoprosencefalia alobar	■ Síndrome do ventrículo esquerdo hipoplásico	■ Microcefalia
■ Encefalocele	■ Defeito do septo atrioventricular	■ Ventriculomegalia
■ Atresia de valva tricúspide ou pulmonar	■ Defeitos cardíacos complexos	■ Tumores fetais
■ Pentalogia de Cantrell	■ Isomeria atrial esquerda	■ Cisto ovariano
■ Ectopia cordis	■ Obstrução baixa do trato urinário	■ Malformação congênita das vias aéreas
■ Onfalocele	■ Ausência de extremidades	■ Fenda labial isolada
■ Gastrosquise	■ Dequência de acinesia fetal	■ Cistos abdominais
■ Anomalia de *body-stalk*	■ Displasia esquelética letal	■ Rins policísticos
		■ Hidronefrose
		■ Duplicidade ureteral
		■ Tálipes
		■ Hipospádia

materna como fetal/neonatal. A incidência da PE varia da doença com a maior relação caso-fatalidade entre as entidades obstétricas. Aproximadamente 70 mil mulheres morrem todos os anos em decorrência da PE/eclâmpsia. Além disso, a PE é também um importante fator de risco para doenças cardiovasculares, diabetes e obesidade. Ademais, essa síndrome hipertensiva representa um custo exorbitante ao sistema público e suplementar; estima-se que no ano de 2017 a PE custou ao erário americano 2,18 bilhões de dólares.[47]

Frente a essa problemática, pesquisadores de todo o mundo têm se esforçado para determinar fatores de rastreio e principalmente de prevenção da gênese da PE. Todo esse esforço culminou com o *Aspirin for Evidence-Based Preeclampsia Prevention* (ASPRE), um ensaio randomizado, duplo-cego, placebo-controle, multicêntrico, que demonstrou uma redução de 62% na incidência de PE pré-termo em mulheres que utilizaram aspirina durante a gestação.[48] Adicionalmente, foi observado que quando a complacência ao uso de aspirina era maior que 90%, a redução na incidência de PE pré-termo foi de 75%, ou seja, agora, 3 em cada 4 mulheres de risco não desenvolverão a doença com o uso adequado da aspirina.[49]

O rastreio objetiva detectar a PE pré-termo, ou seja, abaixo de 37 semanas de gravidez, visto que o quadro clínico nesse caso é mais grave, e, além disso, postula-se que a etiologia da PE após 37 semanas de gestação está mais atrelada a fatores cardiovasculares maternos do que à placenta propriamente dita.[50]

Componentes do rastreio da pré-eclâmpsia

Atualmente o rastreio da PE no primeiro trimestre (isto é, entre 11 + 0 e 13 + 6 semanas) é feito pela associação da idade materna, pressão arterial média, Doppler das artérias uterinas e dosagem sérica do fator de crescimento placentário (PlGF). A combinação desses fatores permite uma taxa de detecção de 82,4%,[51] muito maior do que o método de rastreio preconizado

pelo órgão de saúde do Reino Unido, o National Institute for Health and Care Excellence (NICE), cuja taxa de detecção para casos severos de PE é em torno de 40%.

No entanto, considerando as limitações de muitos países no que concerne ao acesso à dosagem bioquímica de marcadores de PE, já foi demonstrado que a combinação entre características maternas, história de pré-eclâmpsia e Doppler das artérias uterinas permite uma taxa de detecção superior a 80%, ou seja, semelhante ao modelo considerado padrão nos dias atuais.[52] Melhor ainda, Plasencia et al. demonstraram que a associação entre variáveis maternas, Doppler das artérias uterinas no primeiro trimestre e as alterações do Doppler das artérias uterinas entre o primeiro trimestre e o segundo trimestre (isto é, 21 + 0 até 24 + 6 semanas), permitiram contribuições independentes significativas na predição da PE, com uma impressionante taxa de detecção de 90,9% a uma taxa de falso positivo de 5%.[52] No entanto, o rastreamento da PE no segundo trimestre não permite a profilaxia da doença, e o maior benefício de detectar a PE a partir do segundo trimestre é o preparo por parte do clínico, que deverá ofertar uma assistência ajustada à condição.

REFERÊNCIAS BIBLIOGRÁFICAS

1. Salomon LJ, Alfirevic Z, Berghella V, Bilardo C, Hernandez-Andrade E et al. Practice guidelines for performance of the routine mid-trimester fetal ultrasound scan. Ultrasound Obstet Gynecol 2011; 37:116-26.

2. Deter RL, Buster JE, Casson PR, Carson SA. Individual growth patterns in the first trimester: evidence for difference in embryonic and fetal growth rates. Ultrasound Obstet Gynecol 1999; 13:90-8.

3. Blaas HG. The examination of the embryo and early fetus: how and by whom? Ultrasound Obstet Gynecol 1999; 14:153-8.

4. Lewi L, Jani J, Blickstein I, Huber A, Gucciardo L et al. The outcome of monochorionic diamniotic twin gestations in the era of invasive fetal therapy: a prospective cohort study. Am J Obstet Gynecol 2008; 199:514 e 511-8.

5. Dias T, Arcangeli T, Bhide A, Napolitano R, Mahsud-Dornan S et al. First-trimester ultrasound de-

termination of chorionicity in twin pregnancy. Ultrasound Obstet Gynecol 2011; 38:530-2.

6. Nyberg DA, Mack LA, Laing FC, Patten RM. Distinguishing normal from abnormal gestational sac growth in early pregnancy. J Ultrasound Med 1987; 6:23-7.

7. Rodgers SK, Chang C, DeBardeleben JT, Horrow MM. Normal and abnormal US Findings in early first-trimester pregnancy: review of the Society of Radiologists in Ultrasound 2012 Consensus Panel recommendations. Radiographics 2015; 35:2135-48.

8. Bree RL, Edwards M, Bohm-Velez M, Beyler S, Roberts J et al. Transvaginal sonography in the evaluation of normal early pregnancy: correlation with HCG level. AJR Am J Roentgenol 1989; 153:75-9.

9. Hadlock FP, Shah YP, Kanon DJ, Lindsey JV. Fetal crown-rump length: reevaluation of relation to menstrual age (5-18 weeks) with high-resolution real-time US. Radiology 1992; 182:501-5.

10. Sladkevicius P, Saltvedt S, Almstrom H, Kublickas M, Grunewald C et al. Ultrasound dating at 12-14 weeks of gestation. A prospective cross-validation of established dating formulae in in-vitro fertilized pregnancies. Ultrasound Obstet Gynecol 2005; 26:504-11.

11. Salomon LJ, Bernard M, Amarsy R, Bernard JP, Ville Y. The impact of crown-rump length measurement error on combined Down syndrome screening: a simulation study. Ultrasound Obstet Gynecol 2009; 33:506-11.

12. ACOG Practice Bulletin No. 200 Summary: Early Pregnancy Loss. Obstet Gynecol 2018; 132:1311-13.

13. Doubilet PM, Benson CB, Bourne T, Blaivas M, Society of Radiologists in Ultrasound Multispecialty Panel on Early First Trimester Diagnosis of M et al. Diagnostic criteria for nonviable pregnancy early in the first trimester. Ultrasound Q 2014; 30:3-9.

14. Abdallah Y, Daemen A, Kirk E, Pexsters A, Naji O et al. Limitations of current definitions of miscarriage using mean gestational sac diameter and crown-rump length measurements: a multicenter observational study. Ultrasound Obstet Gynecol 2011; 38:497-502.

15. Simpson JL. Causes of fetal wastage. Clin Obstet Gynecol 2007; 50:10-30.

16. Pexsters A, Luts J, Van Schoubroeck D, Bottomley C, Van Calster B et al. Clinical implications of intra- and interobserver reproducibility of transvaginal sonographic measurement of gestational sac and crown-rump length at 6-9 weeks' gestation. Ultrasound Obstet Gynecol 2011; 38:510-5.

17. Doubilet PM. Ultrasound evaluation of the first trimester. Radiol Clin North Am 2014; 52:1191-9.

18. Cyr DR, Mack LA, Nyberg DA, Shepard TH, Shuman WP. Fetal rhombencephalon: normal US findings. Radiology 1988; 166: 691-2.

19. Kalish RB, Chervenak FA. Sonographic determination of gestational age. The Ultrasound Review of Obstetrics and Gynecology 2005; 5:254-8.

20. Nicolaides KH. Screening for fetal aneuploidies at 11 to 13 weeks. Prenat Diagn 2011; 31:7-15.

21. Alldred SK, Takwoingi Y, Guo B, Pennant M, Deeks JJ et al. First trimester ultrasound tests alone or in combination with first trimester serum tests for Down's syndrome screening. Cochrane Database Syst Rev 2017; 3:CD012600.

22. Gil MM, Accurti V, Santacruz B, Plana MN, Nicolaides KH. Analysis of cell-free DNA in maternal blood in screening for aneuploidies: updated meta-analysis. Ultrasound Obstet Gynecol 2017; 50:302-14.

23. Nicolaides KH, Azar G, Byrne D, Mansur C, Marks K. Fetal nuchal translucency: ultrasound screening for chromosomal defects in first trimester of pregnancy. BMJ 1992; 304:867-9.

24. Salomon LJ, Alfirevic Z, Bilardo CM, Chalouhi GE, Ghi T et al. ISUOG practice guidelines: performance of first-trimester fetal ultrasound scan. Ultrasound Obstet Gynecol 2013; 41:102-13.

25. Abele H, Hoopmann M, Wright D, Hoffmann-Poell B, Huettelmaier M et al. Intra- and interoperator reliability of manual and semi-automated measurement of fetal nuchal translucency by sonographers with different levels of experience. Ultrasound Obstet Gynecol 2010; 36:417-22.

26. Kagan KO, Abele H, Yazdi B, Boer B, Pintoffl K et al. Intraoperator and interoperator repeatability of manual and semi-automated measurement of increased fetal nuchal translucency according to the operator's experience. Prenat Diagn 2011; 31:1229-33.

27. Abele H, Wagner P, Sonek J, Hoopmann M, Brucker S et al. First trimester ultrasound screening for Down syndrome based on maternal age, fetal nuchal translucency and different combinations of the additional markers nasal bone, tricuspid and ductus venosus flow. Prenat Diagn 2015; 35:1182-6.

28. Farkas LG, Katic MJ, Forrest CR. Surface anatomy of the face in Down's syndrome: age-related changes of anthropometric proportion indices in the craniofacial regions. J Craniofac Surg 2002; 13:368-74.

29. Seravalli V, Miller JL, Block-Abraham D, Baschat AA. Ductus venosus Doppler in the assessment of fetal cardiovascular health: an updated practical approach. Acta Obstet Gynecol Scand 2016; 95:635-44.

30. Nicolaides KH. Nuchal translucency and other first-trimester sonographic markers of chromosomal abnormalities. Am J Obstet Gynecol 2004; 191:45-67.

31. Minnella GP, Crupano FM, Syngelaki A, Zidere V, Akolekar R et al. Diagnosis of major heart defects by routine first-trimester ultrasound examination: association with increased nuchal translucency, tricuspid regurgitation and abnormal flow in the duc-

tus venosus. Ultrasound Obstet Gynecol 2020: 55(5):637-44.

32. Kagan KO, Valencia C, Livanos P, Wright D, Nicolaides KH . Tricuspid regurgitation in screening for trisomies 21, 18 and 13 and Turner syndrome at 11+0 to 13+6 weeks of gestation. Ultrasound Obstet Gynecol 2009; 33:18-22.

33. Messing B, Porat S, Imbar T, Valsky DV, Anteby EY et al. Mild tricuspid regurgitation: a benign fetal finding at various stages of pregnancy. Ultrasound Obstet Gynecol. 2005; 26:606-9; discussion 610.

34. Scala C, Morlando M, Familiari A, Leone Roberti Maggiore U, Ferrero S et al. Fetal Tricuspid Regurgitation in the First Trimester as a Screening Marker for Congenital Heart Defects: Systematic Review and Meta-Analysis. Fetal Diagn Ther 2017; 42:1-8.

35. Faiola S, Tsoi E, Huggon IC, Allan LD, Nicolaides KH. Likelihood ratio for trisomy 21 in fetuses with tricuspid regurgitation at the 11 to 13 + 6-week scan. Ultrasound Obstet Gynecol 2005; 26:22-7.

36. Lo YM, Corbetta N, Chamberlain PF, Rai V, Sargent IL et al. Presence of fetal DNA in maternal plasma and serum. Lancet 1997; 350:485-7.

37. Hochstenbach R, Nikkels PG, Elferink MG, Oudijk MA, van Oppen C et al. Cell-free fetal DNA in the maternal circulation originates from the cytotrophoblast: proof from an unique case. Clin Case Rep 2015; 3:489-91.

38. Nicolaides KH, Syngelaki A, Gil M, Atanasova V, Markova D. Validation of targeted sequencing of single-nucleotide polymorphisms for non-invasive prenatal detection of aneuploidy of chromosomes 13, 18, 21, X, and Y. Prenat Diagn 2013; 33(6):575-79.

39. Gil MM, Galeva S, Jani J, Konstantinidou L, Akolekar R et al. Screening for trisomies by cfDNA testing of maternal blood in twin pregnancy: update of The Fetal Medicine Foundation results and meta-analysis. Ultrasound Obstet Gynecol 2019; 53:734-42.

40. Grace MR, Hardisty E, Dotters-Katz SK, Vora NL, Kuller JA. Cell-free DNA screening: complexities and challenges of clinical implementation. Obstet Gynecol Surv 2016; 71:477-87.

41. Committee opinion n. 640: cell-free DNA screening for fetal aneuploidy. Obstet Gynecol 2015; 126:e31-7.

42. Dar P, Curnow KJ, Gross SJ, Hall MP, Stosic M et al. Clinical experience and follow-up with large scale single-nucleotide polymorphism-based noninvasive prenatal aneuploidy testing. Am J Obstet Gynecol 2014; 211:517e521-7.

43. Syngelaki A, Hammami A, Bower S, Zidere V, Akolekar R et al. Diagnosis of fetal non-chromosomal abnormalities on routine ultrasound examination at 11-13 weeks' gestation. Ultrasound Obstet Gynecol 2019; 54:468-76.

44. Syngelaki A, Chelemen T, Dagklis T, Allan L, Nicolaides KH. Challenges in the diagnosis of fetal non-chromosomal abnormalities at 11-13 weeks. Prenat Diagn 2011; 31:90-102.

45. Syngelaki A, Cimpoca B, Litwinska E, Akolekar R, Nicolaides KH . Diagnosis of fetal defects in twin pregnancies at routine 11-13 week ultrasound examination. Ultrasound Obstet Gynecol 2019. Disponível em: https://doi.org/10.1002/uog.21938.

46. Chaoui R, Benoit B, Mitkowska-Wozniak H, Heling KS, Nicolaides KH. Assessment of intracranial translucency (IT) in the detection of spina bifida at the 11-13-week scan. Ultrasound Obstet Gynecol 2009; 34:249-52.

47. Stevens W, Shih T, Incerti D, Ton TGN, Lee HC et al. Short-term costs of preeclampsia to the United States health care system. Am J Obstet Gynecol 2017; 217:237-48 e 216.

48. Rolnik DL, Wright D, Poon LCY, Syngelaki A, O'Gorman N et al. ASPRE trial: performance of screening for preterm pre-eclampsia. Ultrasound Obstet Gynecol 2017; 50:492-5.

49. Wright D, Poon LC, Rolnik DL, Syngelaki A, Delgado JL et al. Aspirin for Evidence-Based Preeclampsia Prevention trial: influence of compliance on beneficial effect of aspirin in prevention of preterm preeclampsia. Am J Obstet Gynecol 2017; 217:685e681-5.

50. Thilaganathan B. The ASPRE pre-eclampsia trial: implications for basic research and clinical practice. Cardiovasc Res 2018; 114:e60-1.

51. Tan MY, Wright D, Syngelaki A, Akolekar R, Cicero S et al. Comparison of diagnostic accuracy of early screening for pre-eclampsia by NICE guidelines and a method combining maternal factors and biomarkers: results of SPREE. Ultrasound Obstet Gynecol 2018; 51:743-50.

52. Plasencia W, Maiz N, Poon L, Yu C, Nicolaides KH. Uterine artery Doppler at 11 + 0 to 13 + 6 weeks and 21 + 0 to 24 + 6 weeks in the prediction of pre-eclampsia. Ultrasound Obstet Gynecol 2008; 32:138-46.

CAPÍTULO 83

Hemorragias no primeiro trimestre da gravidez

Sue Yazaki Sun
Rosiane Mattar
Julio Elito Junior
Antonio Braga

INTRODUÇÃO

As hemorragias no primeiro trimestre da gravidez correspondem a três tipos de doença: abortamento, gravidez ectópica e mola hidatiforme, aqui listados na sua ordem de frequência. Embora agrupadas como doenças hemorrágicas do primeiro trimestre, o aperfeiçoamento e disponibilidade dos exames para detecção do hormônio gonadotrofina coriônica humana (hCG) e a ultrassonografia (US) permitem que seus diagnósticos, por vezes, ocorram antes mesmo do aparecimento do sangramento genital. No início do primeiro trimestre seus quadros clínicos são semelhantes, e o conhecimento das particularidades de cada uma delas é importante para o diagnóstico correto e oportuno, levando ao melhor tratamento, com diminuição da morbidade e mortalidade maternas. O abortamento corresponde à interrupção da gravidez abaixo de 20-22 semanas ou com feto pesando 500 gramas ou menos. A gravidez ectópica (GE) é aquela em que a implantação e o desenvolvimento do ovo ocorrem fora da sede normal, ou seja, da grande cavidade corporal do útero. Gravidez heterotópica (combinada) designa a simultaneidade de gestação tópica e ectópica. A mola hidatiforme é a gestação caracterizada pela proliferação exagerada e anormal do trofoblasto, com ausência de embrião, no caso da mola hidatiforme completa (MC), ou com concepto triploide, incompatível com a vida, no caso da mola hidatiforme parcial (MP).

EPIDEMIOLOGIA

Os abortamentos ocorrem em cerca de 10% das gestações diagnosticadas. Considerando-se as perdas antes da implantação, 50% dos óvulos fertilizados não resultam em nascimentos. A taxa de abortamento aumenta a partir de 35 anos de idade materna, quintuplicando após os 45 anos de idade.[1] A GE ocorre em 1,3 a 2% das gestações espontâneas e em 2 a 5% daquelas resultantes de fertilização *in vitro*.[2] A mola hidatiforme é a menos frequente das três doenças, ocorrendo no Brasil em 1 a cada 200-400 gestações (0,25 a 0,5% das gestações).[3] No entanto, aproximadamente 20% das MC e 1 a 5% das MP evoluem para neoplasia trofoblástica gestacional, tumor maligno oriundo do trofoblasto. A MC tem maior frequência nos extremos da vida reprodutiva, notadamente acima dos 40 anos de idade. A MP tem distribuição homogênea entre as faixas etárias.

ETIOLOGIA/FISIOPATOLOGIA

Os abortamentos são classificados de acordo com a idade gestacional: precoces, quando acontecem até 12 semanas, e tardios, quando acima desta idade gestacional. Oitenta por cento dos abortamentos são precoces, e destes, aproximadamente 50% são decorrentes de anomalias cromossômicas, o que justifica o aumento da taxa de abortamento com o avançar da idade materna.[1] Além da idade materna, entre outros fatores de risco relacionados ao abortamento podemos citar: tabagismo, uso de cocaína, uso prolongado de anti-inflamatório não hormonal, uso de isotretinoína e obesidade. São causas de abortamento as infecções tais como: toxoplasmose, listeriose, parvovirose, rubéola, herpes simples, citomegalovirose, zika etc. Doenças endócrinas (hipotireoidismo, diabetes *mellitus* tipo I descompensado) e imunológicas (trombofilias adquiridas e hereditárias, doenças autoimunes – lúpus eritematoso sistêmico) também são causas de abortamento. O abortamento, em decorrência de manipulação uterina no intuito de provocá-lo, pode ser complicado por infecção. A pesquisa de fatores causais do abortamento é justificável no abortamento espontâneo de repetição (AER), caracterizado pela repetição de três perdas consecutivas. A GE, embora tenha etiologia ainda desconhecida, possui fatores de risco bem definidos, tais como aqueles que alteram a anatomia da tuba (GE prévia, doença inflamatória pélvica, endometriose, cirurgia tubária) e o peristaltismo da tuba (tabagismo, uso de contracepção hormonal de emergência, uso de pílula de progesterona), além do uso de dispositivo intrauterino. A MC é gravidez diploide androgenética (todos os cromossomos são de origem paterna), em 80% das vezes 46 XX, e no restante, 46 XY. A MP é triploide, sendo um haploide materno e dois paternos. Observa-se que a MC ocorre mais entre as mulheres asiáticas.

QUADRO CLÍNICO

Diante de sangramento no primeiro trimestre da gravidez é importante detalhada anamnese, em especial quanto a antecedentes menstruais e uso de contraceptivos. Por vezes, a data da última menstruação informada corresponde a sangramento durante uma gravidez vigente, sendo a idade gestacional maior que a inicialmente calculada. Para evitar esse equívoco, sugerimos perguntar à paciente seu padrão de sangramento menstrual, e, considerando seu padrão, qual a data da última menstruação normal. Quanto ao uso de contraceptivo hormonal, indagar sobre a forma do seu uso, porque o uso irregular predispõe a falha do método; perguntar ativamente, vez que é informação no geral omitida, sobre o uso de pílula do dia seguinte, que é fator de risco para GE. Entre os antecedentes obstétricos, lembrar que dois abortamentos precoces consecutivos aumentam a chance de um terceiro abortamento; o antecedente de GE e mola hidatiforme favorecem a ocorrência de novos episódios. Antecedente de dois ou mais partos cesáreos aumenta a chance de gravidez ectópica em cicatriz de cesárea. Quanto ao quadro clínico, esmiuçar: o tipo de sangramento – vermelho-escuro, em borra (volume pequeno), vermelho-vivo (volume grande) ou coágulos (volume muito grande); se o sangramento é acompanhado de cólicas e sua intensidade; a presença de sinais subjetivos de gravidez – enjoos, vômitos, alteração do paladar, sonolência e dolorimento das mamas. Pacientes com ameaça de abortamento referem manutenção dos sinais subjetivos de gravidez, sangramento com cólica de pequena intensidade e sangramento em pequena intensidade. No abortamento inevitável, os sinais da gravidez desaparecem, o sangramento e a cólica aumentam progressivamente até atingir o máximo, momento da expulsão da gravidez, a partir de quando há melhora desses sintomas. Na GE a paciente tem quadro clínico semelhante à ameaça de abortamento enquanto ela está íntegra, momento ideal para seu diagnóstico. Caso progrida para ruptura, culminará com dor abdominal aguda, em facada, no baixo ventre, espalhando-se pelo restante do abdome, acompanhada por sinais de hipovolemia. Na mola hidatiforme chama a atenção a exuberância dos sinais subjetivos de gravidez. O exame físico deve incluir medida dos sinais vitais, cálculo do índice choque (relação entre frequência cardíaca e pressão arterial sistólica – se acima de 0,9, indica sangramento volumoso com risco de transfusão maciça), ausculta cardíaca, pulmonar e exame de abdome. Pacientes com mola hidatiforme avançada, devido à hiperestimulação da tireoide pelo hCG, poderão apresentar olhar brilhante, temperatura aumentada da pele, taquicardia e sudorese. Quanto ao exame tocoginecológico: ao exame especular, observar se há sangramento exteriorizando-se pelo canal cervical, sua presença e quantidade coletada em fundo de saco vaginal. Retirar o sangramento coletado para permitir visibilização do colo uterino – sua forma, presença de lesões friáveis, vegetantes, polipoides – excluindo ginecopatias causadoras de sangramento. Ao toque: avaliar temperatura vaginal – aumentada em casos de abortamento infectado; consistência e permeabilidade do colo – orifício interno aberto, acompanhado de sangramento, denota abortamento inevitável; tamanho e forma do corpo uterino – nos abortamentos, o corpo uterino tem tamanho compatível com o atraso menstrual, na GE, tamanho pouco aumentado, e na mola hidatiforme, o tamanho pode ser igual ou maior que o esperado para a idade gestacional. Avaliar a região anexial bilateralmente. Em casos de GE tubárea, em mulheres com baixo índice de massa corpórea, por vezes identifica-se massa tumoral corresponde à GE. Na mola hidatiforme no segundo trimestre, os ovários podem estar aumentados, ocupando fundo de saco vaginal, fossas ilíacas e projetar-se para o abdome.

DIAGNÓSTICO E EXAMES COMPLEMENTARES

Toda paciente com sangramento no primeiro trimestre da gestação deverá realizar ultrassonografia de pelve por via transvaginal (USTV) e ter verificada sua tipagem sanguínea ABO-Rh, respectivamente, a fim de ter esclarecido seu diagnóstico e para profilaxia da aloimunização Rh, naquelas que são Rh negativo. A visibilização do saco gestacional (SG) à USTV é possível a partir da quinta semana de idade gestacional. Corresponde a estrutura arredondada, anecoica, no interior da cavidade uterina. Por vezes, a depender da experiência do examinador, confunde-se um "pseudossaco gestacional" – pequena coleção intrauterina – com um verdadeiro SG. O esclarecimento diagnóstico apoia-se na repetição da USTV aliada à dosagem quantitativa do hCG. O hCG é detectável na urina materna em torno de 8 a 10 dias após a fecundação, ou seja, antes mesmo do atraso menstrual. Informação relevante é o valor discriminatório do hCG, acima de 2.000 a 3.500 mUI/mL, a partir do qual deve-se observar saco gestacional intrauterino à USTV. Valores superiores a esses, com cavidade uterina vazia, sugerem gravidez ectópica. Em 50% das gestantes com gravidez intrauterina viável o hCG dobra a cada 48 horas.[2] Associados à ausência de SG intrauterino, na GE podemos encontrar em topografia anexial: anel tubário, embrião vivo ou hematossalpinge. Quando não se encontra a gravidez, em topografia anexial, ou qualquer outra, com hCG acima de 3.500 mUI/mL, diagnosticamos gravidez de localização desconhecida (em inglês, *pregnancy of unknown location*, PUL) (Figura 1).

Alguns conhecimentos básicos acerca das características da USTV no primeiro trimestre são os achados diagnósticos e os achados sugestivos de perda gestacional precoce. São achados diagnósticos de perda: saco gestacional acima de 25 mm sem embrião; embrião com medida acima de 7 mm sem batimento cardíaco; ausência de embrião duas ou mais semanas após ultrassonografia que mostrou saco gestacional sem vesícula vitelínica, ou 11 dias após ultrassonografia que mostrou saco gestacional com vesícula vitelínica. Achados sugestivos, mas não diagnósticos de perda gestacional, são: ausência de embrião seis semanas ou mais contadas a partir da data da última menstruação, vesícula vitelínica maior que 7 mm; saco gestacional pequeno em relação ao tamanho do embrião (diferença menor que 5 mm entre o diâmetro médio do SG e do comprimento cabeça nadégas

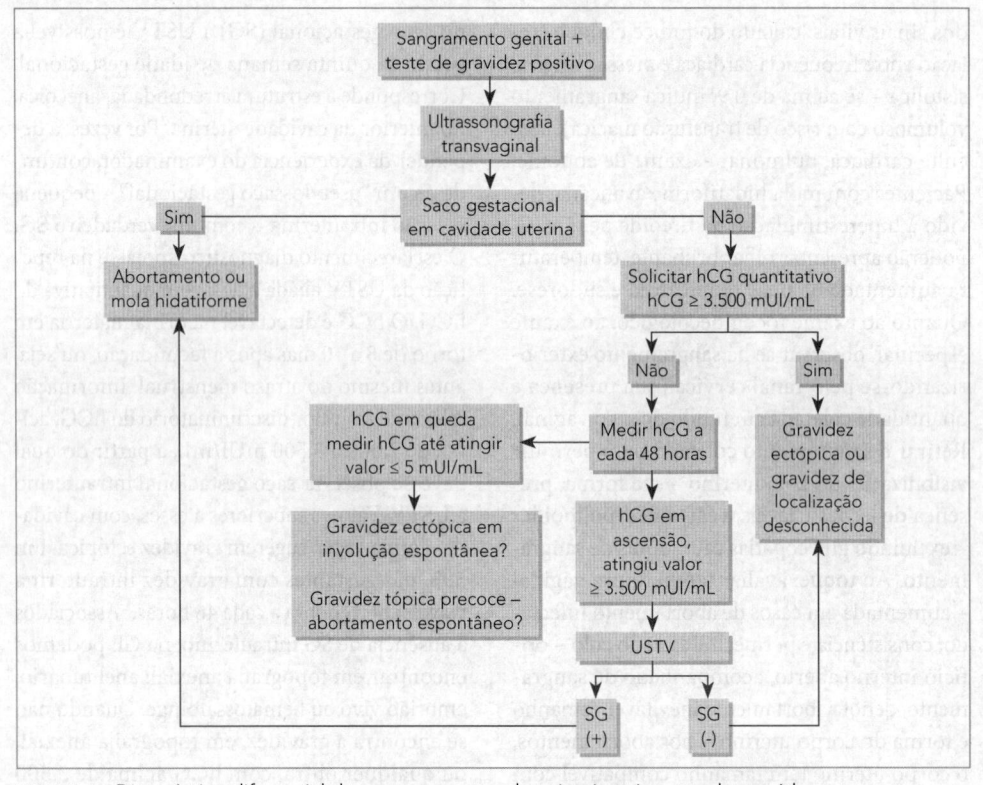

FIGURA 1   Diagnóstico diferencial dos sangramentos do primeiro trimestre da gravidez.

(CNN).[1] Considerando a diversidade da qualidade dos exames ultrassonográficos em nosso meio, recomendamos a repetição do exame em sete dias, antes de orientar tratamento, principalmente na ausência de sangramento importante. A ultrassonografia da MC no segundo trimestre é típica, com ausência de concepto e mostrando toda cavidade uterina preenchida por material com áreas císticas entremeadas com áreas hiperecoicas. Os ovários podem estar transformados em tumores císticos maiores que 6 centímetros. Até oito semanas de gravidez, a MC apresenta-se com características de gravidez não evolutiva, havendo registro de casos em que foi detectada vesícula vitelínica. O edema do vilo corial começa a acontecer a partir de oito ou nove semanas, a partir de quando áreas císticas no trofoblasto passam a ser visibilizadas à USTV.[4] Em torno de 75% dos casos de MP têm diagnóstico posterior ao esvaziamento uterino, baseado no exame histopatológico. Isso acontece devido ao seu quadro clínico oligossintomático. A idade média esvaziamento uterino na MP é 12 semanas, coincidindo com a ocasião da ultrassonografia obstétrica morfológica do primeiro trimestre, momento em que se detecta a morte do concepto.[5]

TRATAMENTO

A Tabela 1 resume o quadro clínico, laboratorial e o tratamento das hemorragias do primeiro trimestre da gravidez.

Ameaça de abortamento: orientações, acolhimento, suporte emocional e ultrassonografia seriada para acompanhamento da gravidez. O uso de progestógenos não mostra diferença na taxa de nascimentos com 34 ou mais semanas em pacientes que apresentam ameaça de abortamento.[6]

Abortamento inevitável completo: aquele no qual a cavidade uterina mostra-se sem restos ovulares, dispensando curetagem uterina (eco

TABELA 1   Quadro clínico, laboratorial e tratamento das hemorragias do primeiro trimestre da gravidez

	Náuseas/ mastalgia	Sangramento	Dor	Colo	Ultrassonografia	hCG	Conduta
Ameaça de abortamento	Presente	Pequeno	Pouca	Fechado	SG regular, BCF presente	Em queda	Acolhimento, suporte emocional, acompanhamento ultrassonográfico da gravidez
Abortamento em curso/ inevitável incompleto	Ausente	Grande	Intensa	Aberto	SG ou material amorfo em cavidade	Em queda	Esvaziamento uterino por AMIU ou curetagem
Abortamento inevitável completo	Ausente	Pequeno	Pouca	Fechado	Eco endometrial homogêneo ≤ 15 mm	Em queda	Cuidados pós-abortamento
Gestação não evolutiva sem sangramento	Ausente	Ausente	Ausente	Fechado	SG irregular com embrião sem BCF, SG sem embrião, material amorfo	Em queda	Aguardar eliminação espontânea da gravidez por 15 dias
Gestação não evolutiva sem sangramento/ CCN ≥ 11 semanas	Ausente	Pequeno	Ausente	Fechado	SG irregular com embrião sem BCF, CCN ≥ 11 semanas	Em queda	Indução imediata do abortamento com misoprostol seguido por curetagem uterina
Abortamento incompleto infectado localizado	Ausente	Pequeno/ odor fétido	Intensa	Aberto	Material amorfo em cavidade uterina/sinais de comprometimento miometrial	Em queda	Antibioticoterapia (clindamicina + gentamicina) + AMIU
Abortamento incompleto infectado repercussão sistêmica	Ausente	Pequeno/ odor fétido	Intensa	Aberto	Material amorfo em cavidade uterina/sinais de comprometimento miometrial	Em queda	Acionar equipe clínica para atendimento de emergência/ coletar exames/ hidratação, oxigenioterapia, antibioticoterapia
Gravidez ectópica íntegra	Presente	Pequeno	Pouca	Fechado	Ausência de SG em cavidade uterina	≥ 3.500 mUI/ mL, em ascensão	Medicamentosa ou cirúrgica
Gravidez ectópica rota	Presente	Abdome agudo hemorrágico	Intensa	Fechado	Líquido livre em cavidade pélvica/ abdominal	≥ 3.500 mUI/ mL, em ascensão	Cirúrgica

(continua)

TABELA 1   Quadro clínico, laboratorial e tratamento das hemorragias do primeiro trimestre da gravidez *(continuação)*

	Náuseas/mastalgia	Sangramento	Dor	Colo	Ultrassonografia	hCG	Conduta
Mola hidatiforme completa ≤ 9 semanas	Presente	Pequeno ou ausente	Pouca ou ausente	Fechado	SI irregular, sem embrião, *bump* coriónico	Elevado e em ascenção	Esvaziamento uterino por vácuo-aspiração
Mola hidatiforme completa com 10 ou mais semanas	Presente	Médio	Moderada	Fechado	Imagens císticas em cavidade uterina/pode haver cistos ovarianos	Elevado e em ascenção	Esvaziamento uterino por vácuo-aspiração
Mola hidatiforme parcial	Presente	Ausente na maioria dos casos	Ausente	Fechado	Concepto malformado com ou sem BCF, imagem císticas distribuídas em placenta	Elevado	Esvaziamento uterino/interrupção da gravidez, se feto vivo após afastar displasia mesenquimal placentária e gemelar de feto normal + mola completa

SG = saco gestacional
BCF= batimento cardíaco fetal

endometrial medido à ultrassonografia, homogêneo e menor que 20 mm; se eco endometrial heterogêneo ou maior que 20 mm, considerar como abortamento incompleto). Recomenda-se contracepção nos primeiros trinta dias e medida de hCG quantitativo 30 dias após a perda gestacional para assegurar que essa medida esteja normal (abaixo de 5 mUI/mL), excluindo mola hidatiforme.

Abortamento inevitável incompleto: esvaziamento da cavidade uterina, preferencialmente utilizando-se vácuo aspiração, disponível no Brasil apenas na forma manual aspiração manual intrauterina (AMIU), com envio do material para histopatológico. Nos locais onde não se dispõe da AMIU, utilizar a curetagem uterina evacuadora (CUE).

Gravidez não evolutiva, na ausência de sangramento: como dito anteriormente, a popularização da USTV e da medida quantitativa do hCG tornou possível o diagnóstico de falência da gravidez antes do início do processo de abortamento, marcado por cólicas e sangramento genital. Mais da metade dessas gestações, em 15 dias, evoluirão com abortamento.[7] Assim, em gestações até 10 semanas, recomendamos aguardar 15 dias a partir do diagnóstico de falência gestacional, e, caso não ocorra abortamento, internação para esvaziamento uterino. Importante salientar que, nos casos em que os sinais de gravidez estejam exacerbados e/ou hCG crescente, apesar da inviabilidade ultrassonográfica da gravidez, recomendamos esvaziamento uterino imediato por possibilidade de mola hidatiforme. O esvaziamento uterino deve ser feito preferencialmente por AMIU com introdução via vaginal de 400 mcg de misoprostol, não mais que três horas antes do procedimento, para preparo do colo. Em caso de gestações não evolutivas, cujo concepto tem medidas compatíveis com 11 ou mais semanas, recomendamos internação imediata, com indução de abortamento utilizando-se misoprostol 200 mcg via vaginal a cada quatro horas associado a analgesia, seguido de curetagem uterina evacuadora após eliminação da gravidez. O risco de sangramento volumoso é maior nesses abortamentos, justificando tal conduta.

Nos casos em que a paciente com abortamento inevitável se apresentar com febre associada a: secreção oriunda do colo uterino de aspecto hemático purulento e odor fétido, aumento da temperatura vaginal, além de dor à mobilização de colo e corpo uterino ao toque combinado, consideraremos o diagnóstico de abortamento infectado. A causa da infecção é, na maioria das vezes, a manipulação uterina imprópria (uso de sondas, agulhas, outros instrumentos pontiagudos), clandestina, na tentativa desesperada de interromper gestação indesejada. O abortamento infectado pode estar localizado na pelve ou ter repercussão sistêmica, com comprometimento importante do estado geral da paciente. Nos casos localizados, prescrever clindamicina 900 mg endovenoso (EV) 8/8 horas + gentamicina 3 a 5 mg/kg/dia e realizar o esvaziamento uterino o mais breve possível. Hemograma, hemocultura nos picos febris e cultura do conteúdo vaginal são importantes subsídios no tratamento e acompanhamento dessas pacientes. Nos casos de comprometimento sistêmico (pressão sistólica menor ou igual a 90 mmHg, oligúria, rebaixamento do nível de consciência, agitação, necessidade de O_2 para manter $SpO_2 > 90\%$), coletar exames laboratoriais e iniciar imediatamente o protocolo sepse ("pacote 1 hora").* Coletar exames laboratoriais para pesquisa de disfunções orgânicas: gasometria e lactato arterial, hemograma completo, creatinina, bilirrubina, hemoculturas, coagulograma, e iniciar imediatamente: hidratação (30 mL/kg de solução cristaloide) e antibioticoterapia penicilina 4 milhões UI EV 6/6 horas + metronidazol 500 mg EV, 8/8 horas + gentamicina 3 a 5 mg/kg/dia. No geral, nesses

casos, o acometimento uterino pela infecção é extenso e pode ser não responsivo ao esvaziamento da cavidade uterina e à antibioticoterapia, necessitando ser complementado pela histerectomia total abdominal. Atendimento rápido e multiprofissional, incluindo médicos intensivistas, é fundamental para a diminuição da mortalidade materna nesses casos.

Gravidez ectópica íntegra: observar critérios de elegibilidade para tratamento medicamentoso com metotrexate e oferecê-lo para a paciente, esclarecendo riscos e benefícios.[8] O tratamento de eleição para a gravidez ectópica tubária íntegra é a salpingostomia por laparoscopia.

Gravidez ectópica rota: laparatomia ou laparoscopia conforme disponibilidade (ver maiores detalhes no capítulo sobre gravidez ectópica).

Mola hidatiforme completa e parcial: esvaziamento uterino com vacuoaspiração. Iniciar o seguimento pós-molar com medida quantitativa semanal de hCG, na semana posterior ao esvaziamento, e prescrever contracepção imediata (preferencialmente hormonal, salvo contraindicação) antes mesmo da liberação do exame histopatológico. Estudos mostram que o seguimento pós-molar realizado em centros de referência minimizam a morbidade e mortalidade materna pela doença. Os centros de referência encontram-se distribuídos por todo território nacional** (ver maiores detalhes no capítulo sobre doença trofoblástica gestacional).

O resultado histopatológico de material de curetagem após gravidez intrauterina deve conter restos deciduais (endométrio modificado pela ação hormonal da gravidez) e ovulares (trofoblasto, membranas, embrionários). A ausência de material ovular deve chamar a atenção para a possibilidade de gravidez extrauterina.

---

* Ver https://www.ilas.org.br/.

** Ver lista de locais em https://www.febrasgo.org.br/ pt/noticias/item/206-onde-a-paciente-com-mola-deve--ser-tratada.

CONSIDERAÇÕES FINAIS

1. USTV é exame indispensável no atendimento de gestantes com sangramento no primeiro trimestre da gravidez para diagnóstico diferencial entre ameaça de abortamento, gravidez ectópica íntegra e mola hidatiforme precoce.

2. Tipagem sanguínea é indispensável no atendimento de gestantes com sangramento no primeiro trimestre da gravidez para profilaxia da aloimunização Rh, nos casos de mulheres Rh negativas com Coombs indireto negativo. Essas mulheres deverão receber imunoglobulina anti-D o mais precocemente possível.

3. Medida sérica de hCG ≥ 3.500 mUI/mL é o ponto discriminatório para visibilização de saco gestacional à USTV. Em aproximadamente 50% das gestações intrauterinas o hCG dobra a cada 48 horas.

4. Após abortamento espontâneo completo – ou quando o exame histopatológico de material proveniente da curetagem uterina não foi realizado –, solicitar hCG quantitativo 30 dias após a perda gestacional ou curetagem. Se positivo, medir hCG quantitativo a cada 7 ou 15 dias até obter valor normal (abaixo de 5 mUI/mL).

5. Pacientes após três ou mais abortamentos consecutivos devem ser encaminhadas para investigação de possíveis fatores causais antes da próxima gravidez.

6. Pacientes após gravidez ectópica tubárea deverão realizar histerossalpingografia antes da próxima gravidez.

7. Pacientes após esvaziamento molar devem iniciar seguimento pós-molar e contracepção na semana seguinte ao esvaziamento, com medida seriada de hCG quantitativo, a cada sete dias, até ocorrer sua normalização (após três valores semanais normais, passar para controle mensal, durante seis meses).

REFERÊNCIAS BIBLIOGRÁFICAS

1. ACOG Practice Bulletin n. 200. Obstet Gynecol 2018; 132(5):e197-207.

2. Mukul V, Teal SB. Current management of ectopic pregnancy. Obstet Gynecol Clin North Am. 2007; 34(3):403-19.

3. Braga A, Uberti EMH, Fajardo MC, Viggiano M, Sun SY, Grilo BM et al. Epidemiologia report on the treament of patients with gestational trophoblastic disease in 10 Brazilian referral centers. J Reprod Med 2014; 59:241-7.

4. Jauniaux E, Memtsa M, Johns J, Ross JA, Jurkovic D. New insights in the pathophysiology of complete hydatidiform mole. Placenta 2018; 62:28-33.

5. Sun SY, Melamed A, Joseph NT, Gockley AA, Goldstein DP, Bernstein MR et al. Clinical presentation of complete hydatidiform mole and partial hydatidiform mole at a regional trophoblastic disease center in the United States over the past 2 decades. Int J Gynecol Cancer 2015; 26(2):367-70.

6. Coomarasamy A, Devall AJ, Cheed V, Harb H, Middleton LJ, Gallos ID et al. A randomized trial of progesterone in women with bleeding in early pregnancy. N Engl J Med 2019; 380:1815-24.

7. Condous G, Okaro E, Bourne T. The conservative managemente of early pregnancy complications: a review of the literature. Ultrasound Obstet Gynecol 2003; 22(4):420-30.

8. Cecchino GN, Araujo Júnior E, Elito Júnior J. Methotrexate for ectopic pregnancy: when and how. Arch Gynecol Obstet 2014; 290(3):417-23.

CAPÍTULO 84

Gravidez ectópica

Julio Elito Junior

INTRODUÇÃO

Define-se gravidez ectópica quando a implantação e o desenvolvimento do blastocisto ocorrem fora da sede normal, ou seja, da grande cavidade corporal do útero. A palavra deriva do radical grego *ektopos*, que significa fora de lugar.

DADOS EPIDEMIOLÓGICOS

A incidência desta entidade é de 1 a 2% e de 10-20/1.000 nascidos vivos. Observa-se uma discreta tendência de aumento nessas taxas, relacionada não só ao incremento nos casos de doença inflamatória pélvica, principalmente infecções por *Chlamydia*, mas também às técnicas de fertilização assistida e ao tabagismo. A gravidez ectópica ainda é um desafio para a saúde pública e responde por 6 a 13% das mortes relacionadas ao período gestacional. Além disso, é considerada a principal causa de mortalidade materna no primeiro trimestre da gravidez. Em estudo realizado em nosso meio com 9.555 casos de morbidade materna, 312 casos (3,3%) foram complicações após gravidez ectópica, sendo 286 (91,7%) de condições potencialmente ameaçadoras da vida, 25 (8,0%) *near miss* e 1 (0,3%) morte materna.[1]

É importante ressaltar que, após a ocorrência do primeiro quadro de gravidez ectópica, a recorrência é de cerca de 15%; já nas mulheres com dois ou mais episódios prévios de gestação ectópica, esta taxa é de pelo menos 25%.[2]

LOCALIZAÇÃO

A localização mais frequente é a tubária (90 a 95% dos casos). No entanto, a gestação ectópica pode ocorrer também na porção intersticial da tuba, no ovário, na cérvix, na cicatriz da cesárea e na cavidade abdominal.

QUADRO CLÍNICO

No quadro clínico, é preciso dar ênfase, pela frequência e gravidade, à gravidez tubária complicada (aborto ou ruptura). A dor, sintoma principal, é sincopal e lancinante na ruptura tubária e em caráter de cólicas no aborto. O hemoperitônio que se estabelece acentua e generaliza a dor a todo o abdome, com ocorrência de náuseas e vômitos. Em alguns casos, há dor escapular. No exame físico geral, destacam-se sinais que caracterizam estado hipovolêmico: palidez cutâneo-mucosa sem perda sanguínea visível; taquicardia; e hipotensão arterial. No exame físico especial, podem-se evidenciar reação peritoneal, descompressão brusca dolorosa e diminuição de ruídos hidroaéreos intestinais. No exame dos genitais internos, há intensa dor

– grito de Douglas (sinal de Proust). O útero apresenta-se ligeiramente aumentado e amolecido e, nos anexos, tumoração palpável só é detectada em metade dos casos.

Para evitar que a paciente evolua para quadro grave de abdome agudo hemorrágico devido à ruptura tubária, é preciso atentar-se para a realização do diagnóstico precoce, ou seja, de gestação tubária íntegra. Nessas situações, a história clínica é pouco esclarecedora, podendo, às vezes, cursar com a tríade clássica de dor abdominal, atraso menstrual e sangramento genital. O exame clínico muitas vezes não é elucidativo. Deve-se lançar mão de exames subsidiários, como a dosagem quantitativa da fração beta do hormônio gonadotrópico coriônico (beta-hCG) e a ultrassonografia transvaginal (USTV).

FATORES DE RISCO

Pacientes com fatores de risco como gravidez ectópica prévia, doença inflamatória pélvica, infertilidade, endometriose, uso de dispositivo intrauterino (DIU), anticoncepção de emergência, tabagismo e cirurgia tubária prévia (esterilização feminina, reanastomose tubária) devem receber cuidados especiais.[2]

DIAGNÓSTICO

O diagnóstico precoce da gravidez ectópica é importante para reduzir o risco de ruptura tubária, além de melhorar o sucesso das condutas conservadoras.

Na vigência de atraso menstrual, sangramento genital e/ou dor abdominal são sintomas sugestivos de gravidez ectópica. Nesses casos, deve ser realizado acompanhamento cuidadoso até o diagnóstico ser elucidado. Na paciente de risco para gravidez ectópica, hemodinamicamente estável, a doença deve, em geral, ser diagnosticada de forma não invasiva pela ultrassonografia, isto é, sem a necessidade da laparoscopia e antes de ocorrer a ruptura tubária. O diagnóstico precisa ser complementado com a realização de exames subsidiários como a evolução dos títulos

da beta-hCG, a ultrassonografia transvaginal (USTV) e, excepcionalmente, com a curetagem (CTG) uterina, realizada com o objetivo de verificar a presença da reação de Arias-Stella ou descartar o diagnóstico mediante a presença de restos ovulares.

O emprego da ultrassonografia no diagnóstico da gravidez ectópica deve ser realizado de preferência pela via transvaginal. O exame consiste em primeiro analisar a cavidade uterina, com o intuito de descartar uma gravidez tópica pela visibilização do saco gestacional ou de restos ovulares. A USTV consegue visibilizar o saco gestacional intrauterino com cinco semanas de gravidez. Posteriormente, devem ser avaliados os ovários, procurando identificar, sempre que possível, o corpo lúteo. Por fim, o exame consiste em analisar a presença de massa anexial, que deve ser caracterizada conforme o seu aspecto (hematossalpinge, anel tubário e embrião vivo). É frequente o achado de líquido livre na cavidade peritoneal. Em alguns casos em que o beta-hCG é positivo e a USTV não consegue identificar a localização da gestação, ou seja, não se visibiliza saco gestacional na cavidade uterina e nem massa anexial, definimos como gravidez de localização desconhecida. Nessas situações, devem-se associar, na investigação, os valores quantitativos da beta-hCG, cujo valor discriminatório é 2.000 mUI/mL – ou seja, com valores superiores a este, a gestação intrauterina deveria ser confirmada à USTV. A ausência de imagem de gestação tópica com valores da beta-hCG acima da zona discriminatória é indicativa de gestação anormal, exceto nos casos de gravidez múltipla – dado o risco de se interromper uma gestação viável, alguns protocolos aumentam o valor discriminatório da beta-hCG para 3.500 mUI/ml.[3] Contudo, se os valores iniciais da beta-hCG forem inferiores aos da zona discriminatória e a USTV não visualizar gravidez tópica ou ectópica, é necessária a dosagem seriada da beta-hCG. Os valores da beta-hCG tendem a aumentar a cada 48 horas na gravidez tópica viável: o ritmo de evolução é um aumento de 49% quando o beta-hCG é inferior a 1.500 mUI/mL, um aumento de 40% quando o beta-hCG está entre 1.500 e 3.000 mUI/mL e um aumento de 33% quando o beta-hCG é superior a 3.000 mUI/mL.[3]

Quando os valores da beta-hCG ultrapassarem o valor discriminatório, a USTV deve ser realizada para documentar a presença ou a ausência de gravidez intrauterina. A ausência de saco gestacional tópico com beta-hCG acima da zona discriminatória, ou com curva de evolução anormal, ou títulos em declínio, sugere uma gravidez inviável; na maioria dos casos, a USTV consegue distinguir a gravidez ectópica de um abortamento. Esses conceitos foram resumidos no fluxograma de diagnóstico não invasivo da gravidez ectópica, demonstrado na Figura 1.

TRATAMENTO

Com o aprimoramento do diagnóstico da gravidez ectópica, realizado de forma mais precoce e, em geral, com métodos não invasivos, a apresentação clínica da gravidez ectópica tem mudado de uma situação de risco à vida, com necessidade de cirurgia de emergência, para outra com condições mais favoráveis e com emprego de condutas mais conservadoras. Esse cenário resultou em uma grande mudança na conduta, com mais opções terapêuticas. Entre elas, destacam-se a cirurgia (salpingectomia ou salpingostomia via laparotômica ou laparoscópica) e o tratamento clínico (conduta expectan-

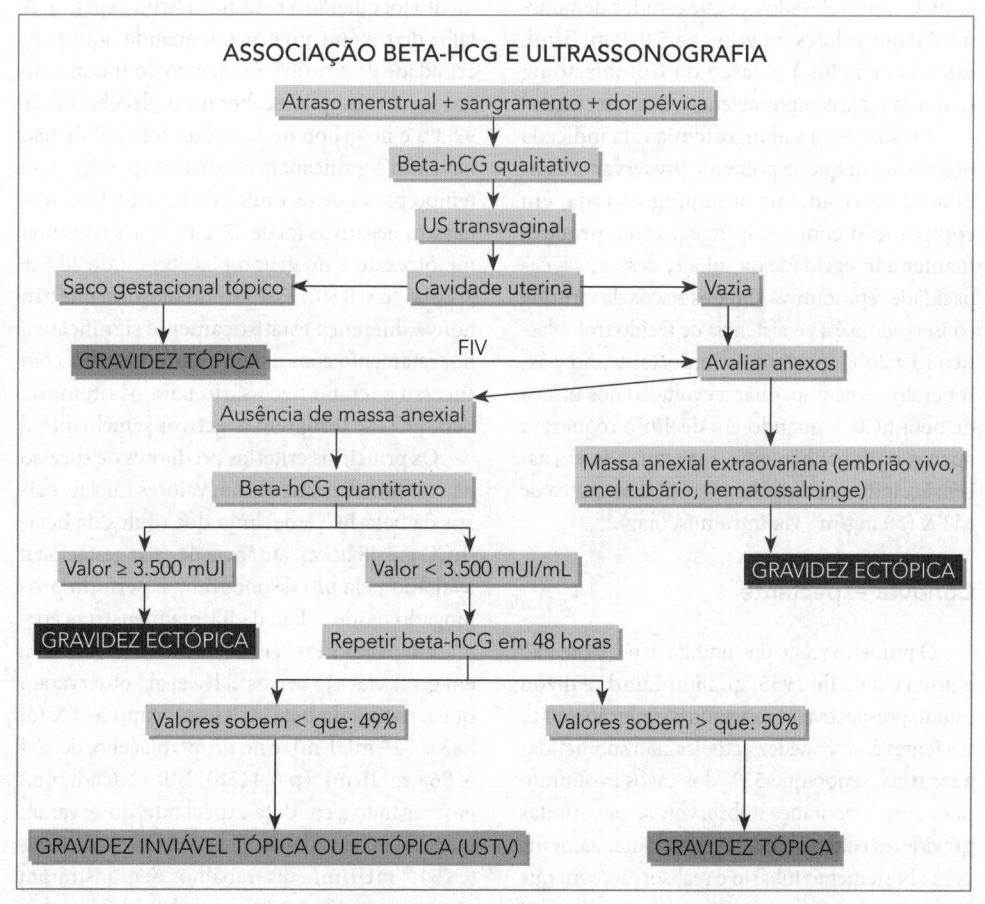

ASSOCIAÇÃO BETA-HCG E ULTRASSONOGRAFIA

Atraso menstrual + sangramento + dor pélvica
→ Beta-hCG qualitativo
→ US transvaginal
→ Cavidade uterina

- Saco gestacional tópico → GRAVIDEZ TÓPICA
- Vazia → Avaliar anexos

FIV

Avaliar anexos:
- Ausência de massa anexial → Beta-hCG quantitativo
  - Valor ≥ 3.500 mUI → GRAVIDEZ ECTÓPICA
  - Valor < 3.500 mUI/mL → Repetir beta-hCG em 48 horas
    - Valores sobem < que: 49% → GRAVIDEZ INVIÁVEL TÓPICA OU ECTÓPICA (USTV)
    - Valores sobem > que: 50% → GRAVIDEZ TÓPICA
- Massa anexial extraovariana (embrião vivo, anel tubário, hematossalpinge) → GRAVIDEZ ECTÓPICA

FIGURA 1 Associação entre beta-hCG e ultrassonografia.[4]

te e tratamento medicamentoso com metotrexato [MTX] sistêmico ou local guiado por USTV).

Tratamento cirúrgico

A cirurgia é a conduta padrão no tratamento da gravidez ectópica. A laparotomia deve ser realizada nos casos de ruptura tubária com instabilidade hemodinâmica; nas outras situações, a via preferencial é a laparoscópica, por inúmeras vantagens – entre elas, menor tempo de internação, recuperação mais rápida e menores custos.

A salpingectomia está indicada nos seguintes casos: pacientes com prole constituída; lesão tubária irreparável; tentativas de salpingostomia com sangramento persistente; recidiva de gravidez ectópica na mesma tuba; e títulos da beta-hCG muito elevados, já que estudos demonstraram que valores superiores a 5.000 mUI/mL estão associados à invasão do trofoblasto na serosa da tuba, comprometendo sua preservação.[5]

Por sua vez, a salpingostomia está indicada nos casos em que se pretende preservar a fertilidade. Teoricamente, a salpingostomia, em comparação com a salpingectomia, procura manter a integridade da tuba e, destarte, a capacidade reprodutiva. Um dos riscos da cirurgia conservadora é a persistência de tecido trofoblástico (3 a 20%), portanto é importante, no pós-operatório, acompanhar a evolução dos títulos de beta-hCG – quando em declínio requerem apenas acompanhamento, mas, quando em ascensão, indica-se tratamento com dose única de MTX (50 mg/m^2, via intramuscular).[4]

Conduta expectante

O primeiro relato da conduta expectante não é novo e data de 1955, quando Lund realizou estudo prospectivo observando a evolução de 119 pacientes com gravidez ectópica não submetidas à cirurgia, sendo que 57% dos casos evoluíram para cura espontânea. Observou-se que muitas gravidezes ectópicas evoluem espontaneamente para abortamento tubário e reabsorção, sem que haja sangramento importante ou ruptura da tuba.

A conduta expectante na gravidez ectópica não está bem estabelecida como o tratamento sistêmico com metotrexato.[2] A revisão da Cochrane avaliando a eficácia da conduta expectante foi inconclusiva, uma vez que a maioria dos estudos não tinha uma boa metodologia.[6]

Mediante essa lacuna da literatura, Silva et al.[7] realizaram trabalho duplo-cego na literatura utilizando placebo e metotrexato na dose única de 50 mg/m^2 intramuscular. Os autores realizaram estudo duplo-cego, randomizado, cujos critérios de inclusão foram: estabilidade hemodinâmica, beta-hCG inicial < 2.000 mUI/mL, títulos de beta-hCG em declínio em 48 horas, massa anexial < 5,0 cm e desejo de gravidez futura. O critério de exclusão foi presença de embrião vivo. O critério de sucesso do tratamento foi quando a beta-hCG ficou negativa. A falha do tratamento ocorreu quando houve necessidade de cirurgia. O sucesso do tratamento nas pacientes que receberam o placebo foi de 92,3% e no grupo metotrexato foi de 90% não havendo significância estatística (p > 0,99). O tempo para que os títulos de beta-hCG se tornassem negativos foi de 22 ± 15,4 dias no grupo metotrexato e no grupo placebo foi de 20,6 ± 8,4 dias (p = 0,80). Esse estudo mostrou que não houve diferença estatisticamente significativa no tratamento com metotrexato e placebo, com sucesso e tempo necessário para os títulos da beta-hCG se tornarem negativos semelhantes.[7]

Os principais critérios preditores de sucesso da conduta expectante são: valores iniciais baixos da beta-hCG, declínio dos títulos da beta-hCG em 48 horas, ausência de saco gestacional avaliado pela ultrassonografia e período prolongado desde a data da última menstruação.

Em relação aos valores iniciais da beta-hCG, em geral, eles são baixos. Silva et al.[7] observaram que a média da beta-hCG no grupo MTX foi 883 + 729 mUI/mL e no grupo placebo, de 794 + 868 mUI/mL (p 0,4458). Elito e Camano,[8] empregando a conduta expectante, observaram que a média dos títulos da beta-hCG foi de 648.8 ± 754.7 mUI/mL. Os trabalhos demonstraram que os valores foram baixos da beta-hCG, o que corrobora a segurança do tratamento em pacientes com títulos da beta-hCG inferiores a 2.000 mUI/mL.[9]

Um dos principais critérios de seleção para conduta expectante é declínio dos títulos da beta-hCG em 48 horas. Silva et al.[7] observaram que a média da queda dos níveis da beta-hCG em 48 horas foi de 20,3% no grupo MTX e de 31,1% no grupo placebo. O declínio dos títulos da beta-hCG reflete a involução da gestação. O tempo necessário para regressão dos títulos da beta-hCG para níveis pré-gravídicos é ao redor de três a cinco semanas.[7,8]

Os dados das pesquisas demonstram que as pacientes com GE com títulos baixos da beta-hCG e com declínio dos títulos em 48 horas apresentam maior segurança para serem submetidas a conduta expectante, sem a necessidade de expor a paciente ao uso de um quimioterápico, diminuindo, assim, os riscos à gestante e, ao mesmo tempo, reduzindo os custos hospitalares decorrentes do tempo de internação.

Tratamento medicamentoso

Protocolos para o tratamento medicamentoso da gravidez ectópica com MTX foram estabelecidos no final da década de 1980. Os principais critérios para sua indicação são: estabilidade hemodinâmica; diâmetro da massa anexial; ≤ 3,5 cm; ausência de dor abdominal; desejo de gravidez futura; e termo de consentimento assinado. As contraindicações são: gravidez intrauterina; imunodeficiência; anemia, leucopenia (leucócitos < 2.000 cel/mm^3) ou trombocitopenia (plaquetas < 100.000); sensibilidade prévia ao MTX; na vigência de doença pulmonar; disfunção importante hepática e renal; amamentação; imagem de gravidez ectópica com embrião apresentando batimentos cardíacos; beta-hCG inicial > 5.000 mUI/mL; declínio dos títulos da beta-hCG no intervalo de 24/48 horas antes do tratamento; recusa em receber transfusão sanguínea; e impossibilidade de dar continuidade ao acompanhamento. Antes de iniciar a terapêutica, devem-se realizar os exames de rotina: hemograma completo, enzimas hepáticas (TGO e TGP), creatinina e tipagem sanguínea ABO-Rh.[10]

Existem dois esquemas consagrados para ministração do MTX: o de dose única; e o de múltiplas doses. No primeiro, o MTX é ministrado na dose de 50 mg/m^2 por via intramuscular (IM). O acompanhamento se faz por dosagens da beta-hCG, realizadas no quarto e no sétimo dias após o emprego do medicamento. As pacientes com redução dos títulos de beta-hCG acima de 15%, apurada entre o quarto e o sétimo dias, apresentam bom prognóstico, devendo ser acompanhadas com dosagens semanais da beta-hCG, até se atingirem os níveis pré-gravídicos. Quando a redução for menor que 15%, no sétimo dia após o emprego do MTX, é ministrada nova dose de MTX, seguindo a mesma sistematização predita. Caso não ocorra queda dos títulos, pode ser administrada até uma terceira dose de MTX.[10]

O protocolo de múltiplas doses consiste na aplicação IM de MTX na dose de 1 mg/kg (nos dias 1, 3, 5 e 7) alternando com leucovorin (ácido folínico) na dose de 0,1 mg/kg (nos dias 2, 4, 6 e 8). O acompanhamento é feito com dosagem de beta-hCG no dia da aplicação inicial do MTX e sempre realizada antes de uma nova aplicação de MTX; caso os títulos caiam mais do que 15% nesse intervalo, não é necessária nova dose de MTX – nesse protocolo, não se deve dar mais do que quatro doses de MTX. O insucesso do tratamento é caracterizado por queda inferior a 15% dos títulos da beta-hCG após a última dose de MTX. Aproximadamente 50% das pacientes não necessitarão do tratamento completo de quatro doses do MTX.[10]

O acompanhamento nos dois protocolos (dose única e de múltiplas doses), quando os títulos estão em declínio, é realizado com a dosagem semanal da beta-hCG até os títulos ficarem negativos. Em geral, isso acontece em quatro semanas; no entanto, casos com títulos iniciais da beta-hCG elevados podem necessitar de seis a oito semanas para os níveis regredirem.[10]

Diversos estudos publicados demonstraram a eficácia de ambos os esquemas de tratamento com MTX. Artigo de revisão concluiu que o sucesso do tratamento medicamentoso com MTX oscila de 78 a 96% em pacientes bem selecionadas. Após o tratamento, a porcentagem de permeabilidade tubária avaliada pela histerossalpingografia é de 84%. O índice de gravidez intrauterina é de 65%, e a recidiva de ectópica, de 13%.[10]

Em nosso ponto de vista, a vantagem da dose única é o fato de se tratar de um tratamento mais simples, com menos efeitos colaterais e, em geral, ser a primeira opção nos casos de gravidez tubária quando, na maioria dos casos, os títulos da beta-hCG são inferiores a 5.000 mUI/mL. Contudo, nos casos de localização atípica da gravidez ectópica, como a gestação intersticial, cervical ou a da cicatriz de cesariana, que, em geral, cursam com títulos da beta-hCG elevados, superiores a 5.000 mUI/mL, o protocolo com múltiplas doses é imperativo e sua indicação é reforçada devido à alta morbimortalidade, além do problema de as intervenções cirúrgicas serem mutiladoras.

Recomenda-se evitar durante o tratamento: relações sexuais até os títulos da beta-hCG ficarem negativos; exposição solar para diminuir o risco de dermatites pelo MTX; bebidas alcoólicas; ácido acetilsalicílico; comidas e vitaminas que contenham ácido fólico. Deve-se também evitar nova concepção até o desaparecimento da gravidez ectópica na USTV e por período de três meses após a utilização do MTX (risco de teratogenicidade).[10]

A USTV seriada após o tratamento com MTX é desnecessária, pois as alterações detectáveis no exame são incapazes de demonstrar ou predizer a falha do tratamento – exceto quando existe suspeita de ruptura tubária recente. Os efeitos adversos mais observados do tratamento com MTX são: distensão abdominal; aumento da beta-hCG entre o primeiro e o quarto dias após o MTX; sangramento genital; e dor abdominal. Os efeitos colaterais mais relatados são: irritação gástrica, náuseas, vômitos, estomatites, tontura, neutropenia, alopecia reversível e pneumonite.[10]

Apesar de os resultados com o tratamento medicamentoso serem muito favoráveis, com índices ao redor de 80%, a falha de 20% é preocupante. Para minimizar essa situação, diversos pesquisadores têm estudado os fatores preditivos de sucesso do tratamento com MTX.

Entre os parâmetros orientadores, destacam-se o aumento dos títulos da beta-hCG em 48 horas[11] e os parâmetros ultrassonográficos, como diâmetro da massa anexial, aspecto da imagem à USTV (hematossalpinge, anel tubário e embrião vivo), espessura endometrial,[12] líquido livre na cavidade peritoneal e vascularização da massa anexial avaliada pelo Doppler colorido.[10,12]

De todos esses parâmetros, o mais promissor para predizer o sucesso é o título inicial da beta-hCG. Não existe consenso na literatura em relação ao valor de corte. Revisão sistemática incluindo trabalhos que correlacionaram os valores de beta-hCG com a falha do tratamento concluiu que o risco de insucesso é 5,4 vezes maior quando os valores da beta-hCG são superiores a 5.000 mUI/mL.[13]

Os parâmetros orientadores de falha do tratamento mais comuns são: embrião vivo; beta-hCG inicial > 5.000 mUI/mL; massa anexial com diâmetro maior do que 4 cm; presença de líquido livre na cavidade peritoneal; e aumento acima de 50% dos títulos da beta-hCG em 48 horas antes do MTX.[10]

Com o intuito de minimizar os riscos, foi elaborado o "índice orientador de Elito-Camano" para o tratamento sistêmico com a dose única de MTX (Tabela 1). Quando o escore for superior a cinco, a situação é muito favorável para a realização do tratamento sistêmico da GE com dose única de MTX. Quando o escore for inferior ou igual a cinco, não se aconselha o tratamento sistêmico, mas a videolaparoscopia com a possibilidade, dependendo das condições da pelve, de se realizar cirurgia conservadora.[14]

Tratamento local com MTX

O MTX pode ser ministrado localmente na gravidez ectópica, em geral guiado por USTV. Para realizar este procedimento é necessário sedar a paciente e realizar a injeção com agulha calibre 20 ou 22 acoplada à sonda vaginal. A dose do MTX é de 1 mg/kg. Esta técnica comparada com o tratamento sistêmico apresenta desvantagens, pois o tratamento sistêmico é mais prático, fácil de ministrar, menos dependente das habilidades do especialista e é totalmente não invasivo. A principal indicação para o tratamento local é a presença de embrião vivo ou a localização atípica da gravidez ectópica.[10]

LOCALIZAÇÃO ATÍPICA DA GRAVIDEZ ECTÓPICA

As gravidezes ectópicas não tubárias representam menos de 10% de todas as ectópicas, mas estão associadas a elevada morbidade.[10] A cirurgia é a conduta usual; no entanto, pelo risco de elas serem mutiladoras, o tratamento clínico com metotrexato passou a ser uma alternativa terapêutica importante.

Nos casos de gravidez ectópica de localização atípica foram descritos outros tipos de tratamento, com destaque para o tratamento local com aplicação do MTX no saco gestacional guiado por ultrassonografia transvaginal, a embolização convencional da artéria uterina associada ao uso de MTX intra-arterial (quimioembolização), dilatação e curetagem, ou mesmo a histerectomia na falha dos tratamentos conservadores.

Gravidez intersticial

A gravidez intersticial representa elevada morbidade, com taxa de 2,2% de mortalidade materna. Aproximadamente 4,7% das ectópicas implantam no segmento intersticial da tuba.

Estes casos cursam com elevados títulos da beta-hCG. Quando o embrião está vivo, o tratamento local com cloreto de potássio e MTX está indicado. Nos casos de embrião morto com títulos elevados da beta-hCG, o tratamento sistêmico com múltiplas doses de MTX é a opção terapêutica preferencial. A ressecção cornual ou a histerectomia em situações de emergência podem ser necessárias.[10]

Gravidez cervical

A gestação ectópica cervical é definida pela implantação e desenvolvimento do concepto no canal cervical. Entre todas as gestações ectópicas, a cervical é a mais rara, representando cerca de 0,4% dos casos. Acompanha-se de elevada morbimortalidade, podendo acarretar hemorragia intensa, pela rica vascularização do colo do útero e pouca quantidade de fibras musculares. A etiologia não está bem estabelecida, porém, alguns fatores predisponentes foram relacionados, como: curetagens uterinas e cesáreas prévias, síndrome de Asherman, antecedente de cirurgias no útero e colo do útero, e fertilização *in vitro*. O diagnóstico é aventado mediante história e exame físico e confirmado pela ultrassonografia. A paciente com atraso menstrual e teste de gravidez positivo pode encontrar-se assintomática, com queixa de sangramento vaginal, ou até apresentando intensa hemorragia vaginal. Ao exame vaginal o colo se mostrará aumentado e congesto, com tumoração dolorosa (colo em tonel). Acrescente-se, porém, que muitas vezes as queixas e o exame físico são inespecíficos, tornando-se difícil o diagnóstico clínico.

TABELA 1   Índice orientador de Elito-Camano do tratamento sistêmico com dose única de metotrexato (50 mg/m² IM)[14]

Parâmetros	Pontuação		
	0	1	2
Beta-hCG mUI/mL	> 5.000	1.500-5.000	< 1.500
Aspecto da imagem ecográfica	Embrião vivo	Anel tubário	Hematossalpinge
Diâmetro máximo da massa anexial em cm	> 3,0-3,5	2,6-3,0	< 2,5
Doppler colorido	Elevado risco	Médio risco	Baixo risco

O diagnóstico precoce é realizado com a ultrassonografia, contribuindo para o sucesso das terapias conservadoras. Os achados ultrassonográficos incluem: cavidade uterina vazia; eco endometrial espessado em razão da reação decidual; útero em formato de ampulheta; canal cervical aumentado; saco gestacional no interior do canal exibindo ou não batimentos cardíacos; tecido placentário circundando o saco gestacional; orifício interno do colo fechado.

Com o desenvolvimento de protocolos de tratamentos conservadores, a necessidade de histerectomias vem diminuindo. As opções de tratamentos conservadores podem ser categorizadas em: tamponamento, que é realizado com balão intracervical após curetagem; cerclagem para redução do fluxo sanguíneo das artérias cervicais associado a aspiração manual intrauterina do colo uterino; redução do suprimento sanguíneo, através da embolização ou ligadura arterial uterina; exérese do tecido trofoblástico, pela ressecção histeroscópica, cervicotomia; feticídio intra-amniótico, através de injeção local de cloreto de potássio (KCL) e metrotexato e quimioterapia sistêmica, realizada com metrotexato intramuscular.

Nos casos de embrião morto com títulos elevados da beta-hCG, o tratamento sistêmico com múltiplas doses de MTX é a opção terapêutica preferencial.[10] Quando o embrião está vivo está indicado o tratamento local com cloreto de potássio e MTX. Elito et al. publicaram uma série de oito casos de gravidez cervical com embrião vivo tratadas com a punção do saco gestacional guiada por US transvaginal e injeção de MTX (1 mg/kg).[15] Não houve necessidade de outras intervenções nesta série de casos.

Gravidez ectópica de cicatriz de cesárea

A gravidez na cicatriz de cesárea é a forma mais rara de gravidez ectópica. Desde o primeiro caso descrito em 1978 até 2001, houve apenas 19 casos relatados. Em 2006, havia 155 casos e em 2011 o número de casos descritos na literatura foi de 751, o que mostra um rápido aumento na incidência deste tipo de gravidez. A incidência estimada é de 1 em 1.800 até 1 em cada 2.216 gestações, com taxa de 6,1% de todas as gestações ectópicas em mulheres com história de cesariana prévia.[10] A base da fisiopatologia é a invasão do blastocisto no miométrio através de uma comunicação mínima entre a cicatriz de cesárea anterior e a cavidade endometrial. A gravidez ectópica cicatriz de cesárea tende a ter um comportamento mais agressivo por causa do risco de ruptura uterina e sangramento no primeiro e segundo trimestres da gravidez. Os fatores de risco são: o número de cesarianas anteriores, curto intervalo de tempo entre a cesariana e a gravidez atual, útero retrovertido, que pode levar a uma maior deiscência da cicatriz de cesariana, aumentando a chance de implantação do saco gestacional nesta região. A ultrassonografia transvaginal permite o diagnóstico precoce da doença antes de resultados trágicos, como a ruptura do útero ou sangramento excessivo, e permite a realização do tratamento conservador em vez de cirurgias mutiladoras, como a histerectomia, poupando fertilidade. Existem dois tipos de gravidez ectópica na cicatriz de cesárea: endógeno e exógeno. No tipo endógeno, a implantação do saco gestacional ocorre na cicatriz da cesárea, com o desenvolvimento da gravidez para dentro da cavidade uterina. O tipo exógeno ocorre com implante mais profundo do saco gestacional na cicatriz cesariana, o que, com a progressão da gravidez, pode levar a ruptura e hemorragia no primeiro trimestre de gravidez.

O tratamento cirúrgico pode se dar através de curetagem uterina ou histerectomia. Pode-se realizar a embolização das artérias uterinas.[16] O tratamento não cirúrgico pode se dar pela conduta expectante ou medicamentoso com metotrexato sistêmico ou local.

Ainda não há um consenso sobre o melhor modo de tratamento no caso de gravidez ectópica na cicatriz de cesárea. A conduta em nosso serviço é o tratamento medicamentoso e acompanhamento ambulatorial com exames semanais da beta-hCG até a resolução. Apenas é realizada a intervenção cirúrgica na presença de sangramento intenso e, nessas circunstâncias, se possível, deve-se tentar realizar a embolização das artérias uterinas antes do procedimento.

Conduta nas gestações de localização atípica

A conduta nos casos de gravidez intersticial, cervical e de cicatriz de cesárea deve ser sempre individualizada. Em nossa óptica, o tratamento clínico surgiu como uma luz para essas situações, evitando cirurgias que comprometem o futuro reprodutivo. O tratamento sistêmico com MTX é realizado nos casos em que o embrião não apresenta batimentos cardíacos. O esquema do tratamento dependerá do título inicial da beta--hCG. Com títulos inferiores a 5.000 mUI/mL, empregamos a dose única do MTX 50 mg/m^2 IM. Por outro lado, se os títulos da beta-hCG forem superiores a 5.000 mUI/mL, utilizamos o protocolo com múltiplas doses de MTX. A dose do MTX é de 1 mg/kg IM nos dias 1, 3, 5 e 7, alternando com ácido folínico IM na dose de 0,1 mg/kg nos dias 2, 4, 6 e 8.

Quando o embrião está vivo, realizamos o tratamento local guiado por USTV, com injeção intracardíaca de KCL 2 mEq/mL e MTX no interior do saco gestacional na dose de 1 mg/kg. Quando os títulos da beta-hCG são maiores que 5.000 mUI/mL, complementamos o tratamento com o protocolo de múltiplas doses via sistêmica, iniciando no dia seguinte ao da punção.

GRAVIDEZ OVARIANA E ABDOMINAL

Em ambas as situações, o diagnóstico, na maioria das vezes, é realizado durante o intraoperatório. Dessa forma, o tratamento com MTX é utilizado de forma esporádica.

Na gestação abdominal (1,5% dos casos), ocorre gestação livre na cavidade peritoneal. Como as condições para o concepto são precárias, sucumbem na maioria das vezes.

Quando a gestação evolui, a placenta desenvolve-se em qualquer porção ou órgão da cavi-

dade abdominal. Observamos frequentemente sintomas digestivos de suboclusão e excessiva dor abdominal aos movimentos fetais. A superficialidade do feto é nítida à palpação, bem como a ausculta dos batimentos cardíacos fetais. A US poderá demonstrar que o útero está vazio e comprimido pelo feto e pela placenta.

No que diz respeito ao tratamento, estando o feto vivo será expectante até a 36ª semana de gestação. Na presença de feto morto e após a 36ª semana, quando vivo, impõe-se a laparotomia. Deve-se dispor de volume apreciável de sangue e de veias cateterizadas que permitam infundir grande volume rapidamente, controle de pressão venosa central e diurese. Na cirurgia, uma vez retirado o feto, observa-se a placenta e, em particular, o sítio de sua implantação.[17] Nos casos onde a placenta está aderida a grandes vasos pode-se deixar a placenta para evitar hemorragias maciças. O cordão é ligado bem próximo ao seu local de implantação. Evidentemente, há possibilidade de complicações, de infecção, formação de abscesso, bridas e obstrução intestinal.

GRAVIDEZ HETEROTÓPICA

É quando ocorre uma gestação intrauterina combinada com uma extrauterina. A incidência é de 1/30.000 gestações espontâneas.[18] Com as técnicas de reprodução assistida, a incidência atual é de 1% dos casos de ectópica pós-FIV. Infelizmente, 50% dos casos são diagnosticados após a ruptura tubária. A conduta mais utilizada é a cirurgia; caso o diagnóstico seja feito com a tuba íntegra, a laparoscopia é a via preferencial. O tratamento clínico com MTX está contraindicado.

FUTURO REPRODUTIVO

Deve-se salientar os aspectos relacionados à fertilidade futura após tratamento da gravidez ectópica, a qual pode ser determinada diretamente por gestação subsequente espontânea e, indiretamente, através da histerossalpingografia.

Diversos estudos compararam a eficácia da salpingectomia ou da salpingostomia em relação ao futuro reprodutivo. Existe grande controvérsia na literatura, não havendo consenso. Outros estudos comparam o futuro reprodutivo entre o tratamento clínico e o cirúrgico. O índice de gravidez intrauterina é de 65% e a recidiva de ectópica de 13%.[19]

Alguns estudos já demonstraram que o tratamento clínico não afeta a permeabilidade tubária, sendo observado que 84% dos casos tratados com MTX e 78% com a conduta expectante apresentaram tubas pérvias.[19] Valores elevados da beta-hCG, acima de 5.000 mUI/mL, foram correlacionados com a invasão do trofoblasto na parede da tuba até atingir a serosa e maior risco de ruptura tubária.[5] Além disso, existe uma relação de proporcionalidade entre altos níveis de beta-hCG tratados clinicamente e maior risco para obstrução tubária.[20] No Departamento de Obstetrícia da Unifesp/EPM, recomendamos que após a conduta seja realizada a histerossalpingografia. Pacientes submetidas a salpingectomia com obstrução da tuba remanescente são encaminhadas para tratamento com fertilização in vitro (FIV). Nas condutas cirúrgicas conservadoras realizamos a histerossalpingografia após dois meses da salpingostomia, e após três a seis meses do tratamento com MTX ou conduta expectante. A histerossalpingografia deve ser realizada após o tratamento clínico quando a imagem da gestação tubária desaparece na USTV.

CONSIDERAÇÕES FINAIS

O diagnóstico da gravidez ectópica deve ser realizado precocemente, antes de ocorrer a ruptura, combinando a ultrassonografia tansvaginal com a dosagem da beta-hCG. Diversas opções de tratamento podem ser utilizadas. Devemos respeitar as indicações tanto das intervenções cirúrgicas como do tratamento clínico. Elaboramos um fluxograma com o objetivo de orientar a conduta, o qual adotamos no Departamento de Obstetrícia da Unifesp/EPM (Figura 2). A laparotomia está indicada nos casos de instabilidade hemodinâmica. A laparoscopia é a via

preferencial para o tratamento da gravidez tubária. O tratamento com MTX é uma conduta consagrada, podendo ser indicado como primeira opção de tratamento. Os principais critérios para indicação do MTX são: massa anexial ≤ 3,5 cm, beta-hCG ≤ 5.000 mUI/mL e ausência de embrião vivo. A dose única 50 mg/m² IM é a preferencial. O protocolo com múltiplas doses deve ficar restrito para os casos de localização atípica com valores de beta-hCG > 5.000 mUI/mL. A conduta expectante deve ser indicada nos casos de declínio dos títulos da beta-hCG em 48 horas antes do tratamento e quando os títulos iniciais são inferiores a 2.000 mUI/mL. As evidências apontam para uma tendência crescente na escolha do tratamento clínico para casos de gravidez ectópica. No tratamento sistêmico com metotrexato na gravidez tubária, comprovou-se maior eficácia nos casos com baixas titulações de beta-hCG e massas com diâmetro reduzido. Em relação à conduta expectante, as pesquisas demonstram que as pacientes com gravidez ectópica com títulos baixos da beta-hCG e com declínio dos títulos em 48 horas apresentam maior segurança para serem submetidas a esta conduta. Os casos de gravidez ectópica de localização atípica (não tubária) estão associados com maior morbidade e podem ser tratados com MTX sistêmico ou injeção local guiada por ultrassonografia. O tratamento clínico da gravidez não tubária evita cirurgias mutiladoras. A escolha do tratamento depende em grande parte da experiência do serviço e do desejo reprodutivo da mulher.

No epílogo das considerações finais gostaria de realçar os aspectos mais importantes da gravidez ectópica:

1. A gravidez ectópica é a principal causa de morte materna no primeiro trimestre da gestação.
2. Sua principal localização é a gravidez tubária, representando mais de 95% do total de casos de gravidez ectópica.
3. Seu diagnóstico deve ser suspeitado nos casos que apresentam a tríade clínica de atra-

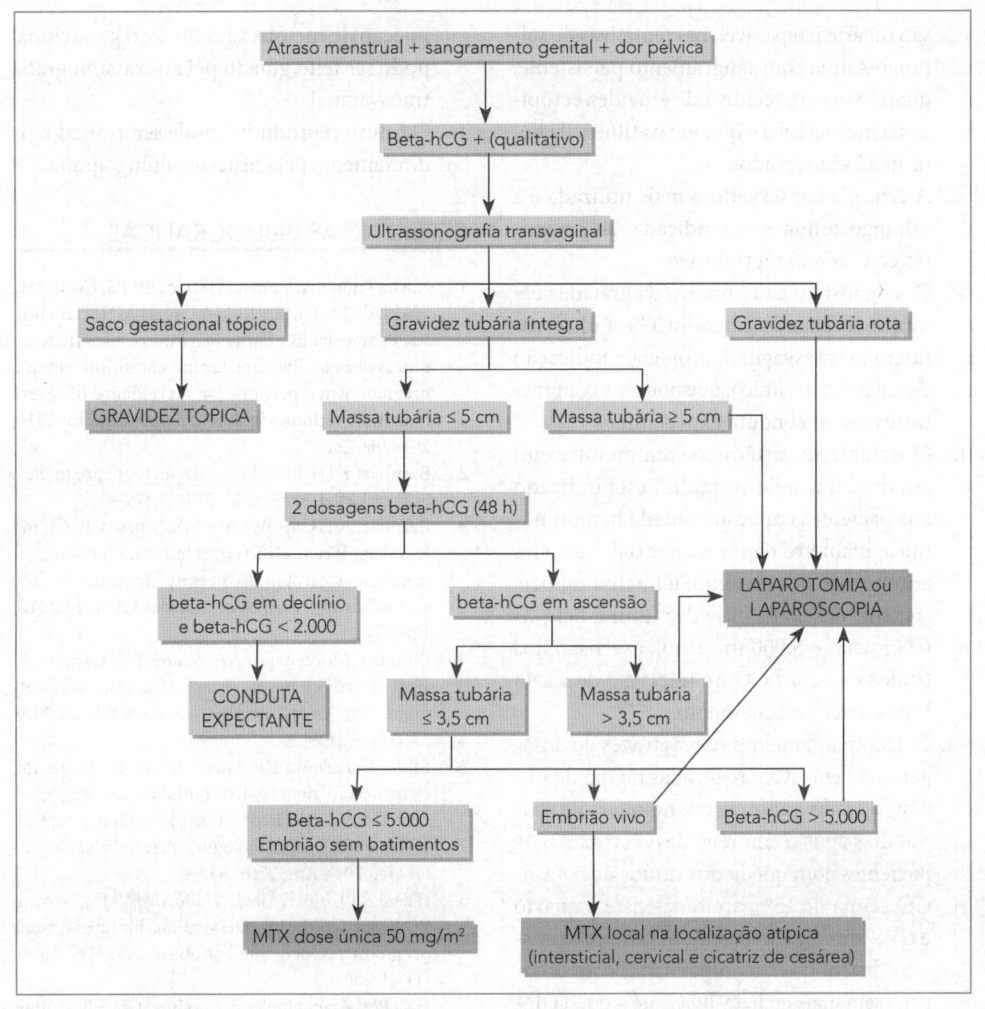

FIGURA 2   Fluxograma para o tratamento da gravidez ectópica.[4]

so menstrual, dor abdominal e sangramento genital; complementando-se com a dosagem sérica da beta-hCG e a ultrassonografia transvaginal.

4. O principal fator de risco para gravidez tubária é já ter tido uma gravidez ectópica prévia. O risco de recidiva aumenta em 15 vezes.

5. O valor discriminatório da beta-hCG é de 3.500 mUI/mL, ou seja, acima deste valor a ultrassonografia transvaginal visibiliza saco gestacional intrauterino.

6. A presença de massa anexial extraovariana na ultrassonografia transvaginal com aspec-to de hematossalpinge, anel tubário e embrião vivo representam forte indício para o diagnóstico de gravidez tubária.

7. Pacientes submetidas a tratamento de infertilidade, mesmo apresentando gravidez intrauterina, devem ser avaliadas com cuidado para afastar a possibilidade de gravidez heterotópica.

8. A via cirúrgica de eleição é a laparoscópica, exceto nos casos de instabilidade hemodinâmica.

9. A salpingectomia está indicada nas pacientes com prole constituída, nos casos de le-

são tubária irreparável, nas tentativas de salpingostomia com sangramento persistente, quando ocorre recidiva de gravidez ectópica na mesma tuba e quando os títulos da beta-hCG são elevados.

10. A cirurgia conservadora mais utilizada é a salpingostomia e está indicada nas pacientes com desejo reprodutivo.

11. O diagnóstico não invasivo da gravidez ectópica, utilizando a beta-hCG e a ultrassonografia transvaginal, propicia a indicação do tratamento clínico, que pode ser com metotrexato ou conduta expectante.

12. O tratamento sistêmico com metotrexato em dose única de 50 mg/m^2 está indicado nas pacientes com estabilidade hemodinâmica, diâmetro da massa anexial $\leq$ 3,5 cm, ausência de dor abdominal intensa ou persistente, desejo de gravidez futura, beta-hCG inicial < 5.000 mUI/mL, ascensão dos títulos da beta-hCG no intervalo de 24/48 horas antes do tratamento.

13. O acompanhamento se faz através de dosagens da beta-hCG, realizadas no dia da ministração do metotrexato, no quarto e sétimo dias após o emprego desse fármaco. As pacientes com queda dos títulos de beta-hCG acima de 15%, apurada entre o quarto e o sétimo dias, apresentam bom prognóstico, devendo ser acompanhadas com dosagens semanais da beta-hCG, até a queda dos valores a níveis pré-gravídicos.

14. A conduta expectante pode ser indicada nos casos com estabilidade hemodinâmica, declínio dos títulos de beta-hCG no intervalo de 24-48 horas sem tratamento, beta-hCG < 2.000 mUI/mL, ultrassonografia transvaginal com ausência de embrião vivo, massa tubária inferior a 5,0 cm e desejo de gravidez futura.

15. Nas localizações atípicas intersticial, cervical, cicatriz de cesárea e ovariana, o tratamento medicamentoso com metotrexato é alternativa terapêutica importante para evitar cirurgias mutiladoras. Nesses casos, se o embrião está vivo o tratamento local com injeção de metotrexato no saco gestacional pode ser feito guiado pela ultrassonografia transvaginal.

16. O futuro reprodutivo pode ser avaliado indiretamente pela histerossalpingografia.[18,19]

REFERÊNCIAS BIBLIOGRÁFICAS

1. Rocha Filho EA, Santana DS, Cecatti JG, Costa ML, Haddad SM, Parpinelli MA, Sousa MH, Camargo RS, Pacagnella RC, Surita FG, Pinto e Silva JL. Awareness about a life-threatening condition: ectopic pregnancy in a network for surveillance of severe maternal morbidity in Brazil. Biomed Res Int 2014; 2014:965724.

2. Barnhart KT. Clinical practice. Ectopic pregnancy. N Engl J Med 2009 Jul 23; 361(4):379-87.

3. Barnhart KT, Guo W, Cary MS, Morse CB, Chung K, Takacs P et al. Differences in serum human chorionic gonadotropin rise in early pregnancy by race and value at presentation. Obstet Gynecol 2016; 128:504-11

4. Elito Jr J, Montenegro NA, Soares RC, Camano L. Unruptured ectopic pregnancy: diagnosis and treatment. State of art. Rev Bras Ginecol Obstet 2008 Mar; 30(3):149-59.

5. Elito J Jr, Ferreira DF, Araujo Júnior E, Stavale JN, Camano L. Values of beta-human chorionic gonadotrofin as a risk factor for tubal pregnancy rupture evaluated by histopathology. J Matern Fetal Neonatal Med 2014 Apr; 27(6):637-9.

6. Hajenius PJ, Mol F, Mol BWJ, Bossuyt PMM, Ankum WM, van der Veen F. Interventions for tubal ectopic pregnancy. Cochrane Database Syst Rev 2009; (1):CD000324.

7. Silva PM, Araujo Júnior E, Cecchino GN, Elito Júnior J, Camano L. Effectiveness of expectant management versus methotrexate in tubal ectopic pregnancy: a double-blind randomized trial. Arch Gynecol Obstet 2015 Apr; 291(4):939-43.

8. Elito Junior J, Camano L. Unruptured tubal pregnancy: different treatments for early and late diagnosis. São Paulo Med J 2006; 124(6):321-4

9. van Mello NM, Mol F, Adriaanse AH, Boss EA, Dijkman AB, Doornbos JPR et al. Methotrexate or expectant management in women with ectopic pregnancy of unknown location and low serum hCG concentrations? A randomised comparison. Human Reproduction 2013; 28(1):60-7.

10. Cecchino GN, Araujo Júnior E, Elito Júnior J. Methotrexate for ectopic pregnancy: when and how. Arch Gynecol Obstet 2014 Sep; 290(3):417-23.

11. da Costa Soares R, Elito J Jr, Camano L. Increment in beta-hCG in the 48-h period prior to treatment:

a new variable predictive of therapeutic success in the treatment of ectopic pregnancy with methotrexate. Arch Gynecol Obstet. 2008 Oct; 278(4):319-24.

12. da Costa Soares R, Elito J Jr, Han KK, Camano L. Endometrial thickness as an orienting factor for the medical treatment of unruptured tubal pregnancy. Acta Obstet Gynecol Scand 2004 Mar; 83(3):289-92.

13. Menon S, Colins J, Barnhart KT. Establishing a human chorionic gonadotropin cutoff to guide methotrexate treatment of ectopic pregnancy: a systematic review. Fertil Steril 2007 Mar; 87(3):481-4.

14. Elito Jr J, Reichmann A, Uchiyama M, Camano L. Predictive score for the systemic treatment of unruptured ectopic pregnancy with a single dose of methotrexate. Int J Gynaecol Obstet 1999; 67(2):75-9

15. Elito Jr J, Musiello RB, Araujo Júnior E, Souza E, Fava JL, Guerzet EA et al. Conservative management of cervical pregnancy with embryonic heart activity by ultrasound-guided local injection: an eight case series. J Matern Fetal Neonatal Med 2014 Sep; 27(13):1378-81.

16. Elito Júnior J, Araujo Júnior E, Martins Santana EF, Szejnfeld D, Helfer TM, Nardozza LM et al. Uterine artery embolization with methotrexate infusion as treatment for cesarean scar pregnancy. Case report. Med Ultrason 2013 Sep; 15(3):240-3.

17. Holzhacker S, Elito Junior J, Santana RM, Hisaba W. [Advanced intraligamentary abdominal pregnancy – case report]. Rev Assoc Med Bras 2008 Sep-Oct; 54(5):387-9.

18. Sun SY, Araujo Júnior E, Elito Júnior J, Rolo LC, Campanharo FF, Sarmento SG, Nardozza LM, Moron AF. Diagnosis of heterotopic pregnancy using ultrasound and magnetic resonance imaging in the first trimester of pregnancy: a case report. Case Rep Radiol 2012; 2012:317592.

19. Elito Jr J, Han KK, Camano L. Tubal patency after clinical treatment of unruptured ectopic pregnancy. Int J Gynaecol Obstet 2005; 88(3):309-13

20. Elito Jr J, Han KK, Camano L. Values of beta-human chorionic gonadotropin as a risk factor for tubal obstruction after tubal pregnancy. Acta Obstet Gynecol Scand 2005 Sep; 84(9):864-7.

CAPÍTULO 85

Doença trofoblástica gestacional

Antonio Braga

Sue Yazaki Sun

Izildinha Maestá

Elza Maria Hartmann Uberti

José Mauro Madi

Maurício Guilherme Campos Viggiano

Bruno Maurizio Grillo

INTRODUÇÃO

Entre as causas de hemorragias do primeiro trimestre da gestação, merecem citação as doenças do trofoblasto. Dentre elas, a patologia principal é a mola hidatiforme (MH), seja a mola hidatiforme completa (MHC) ou a mola hidatiforme parcial (MHP). Com o advento da ultrassonografia, cada vez mais sofisticada, o diagnóstico da MH tornou-se mais precoce, mudando os critérios de avaliação e compreensão dos sinais e sintomas observados. O termo doença trofoblástica gestacional (DTG) abrange, além da MHC e MHP, a mola invasora (MI), o coriocarcinoma (CC), o tumor trofoblástico do sítio placentário (TTSP) e o tumor trofoblástico epitelioide (TTE).[1-3] Os quatro últimos constituem a neoplasia trofoblástica gestacional (NTG), espectro maligno da doença. A NTG, na maior parte das vezes, tem origem na MH. No entanto, também pode originar-se de abortamentos espontâneos, prenhez tubária e gestação a termo. Metade dos coriocarcinomas têm origem em gestações não molares e manifesta-se por sintomatologia uterina (sangramento vaginal, dor pélvica), ou oriunda de metástases, principalmente pulmonares e cerebrais.[4] Atualmente, devido à alta sensibilidade à quimioterapia (QT), a NTG é curável em quase 100% dos casos de baixo risco, e mesmo em casos de alto risco a taxa de cura alcança 92%.[4] Mesmo nos casos de NTG, na maioria das vezes a função reprodutiva é mantida. O tratamento em Centro de Referência (CR) é importante para que estes resultados sejam atingidos.[5,6]

EPIDEMIOLOGIA

A incidência e os fatores etiológicos que contribuem para o desenvolvimento da DTG são difíceis de serem caracterizados. Inúmeros fatores são atribuídos a estas dificuldades, tais como a diversidade de definições, a falta de estudos populacionais, a raridade da doença, a falta de registro compulsório. No Brasil, um registro hospitalar mostrou incidência de 1 MH em 215 gestações.[7] Influências étnicas são evocadas, pois costuma ser descrita como mais observada entre os povos orientais do que em caucasianos.[1] No entanto, Matsui et al.[8] observaram que a incidência de MH entre japonesas, no Japão, em estudo abrangendo o período de 1974 a 2000, igualou-se às encontradas na Europa e nos Estados Unidos. No ano 2000, a incidência foi de 0,49 MHC para 1.000 nascidos vivos e de 1,16 MHP para 1.000 nascidos vivos. Atribui-se esta mudança no Japão a possíveis fatores ambientais, dentre eles a melhora da ingesta de vitamina A e de alimentos com caroteno e gordura animal, além da "ocidentalização" do estilo de vida. Esta diminuição na incidência também foi relatada na Coreia do Sul e atribuída à melhora das condições socioeconômicas.[1] No Reino Unido, onde há registro nacional centralizado desde 1973, a incidência é de 1 a 3 MHC para 1.000 gestações e 3 MHP para 1.000 gestações.[3] São riscos potenciais para o desenvolvimento da MH a gestação nos extremos da vida reprodutiva e o antecedente de prenhez molar ou abortamento de repetição. Vale ressaltar que, no Brasil, Paulo Belfort iniciou no Rio de Janeiro o CR para atendimento de pacientes em 1960, e, atualmente, 44 CR atendem e estudam as doenças do trofoblasto. Importante estudo epidemiológico brasileiro, retrospectivo, abrangendo 12 anos (janeiro de 2000 a 31 de dezembro de 2011), reuniu dados de 10 CR e mostrou que, das 5.250 pacientes analisadas, 3 (0,06%) morreram durante o esvaziamento molar, 4.103 casos (78,2%) obtiveram regressão espontânea e 21,8% progrediram para NTG. Entre as pacientes com NTG, 81,3% foram classificadas como de baixo risco e 17,5% de alto risco. A incidência de TTSP foi de 1,2%. Entre as pacientes com NTG, 96,4% foram curadas, porém 26 (2,3%) pacientes morreram, entre as quais 19 de alto risco e 3 com TTSP. Concluiu-se, então, que o alto índice de mortes foi consequente de NTG de alto risco e de TTSP. As pacientes com prenhez molar devem ser encaminhadas a algum dos 44 CR em todo Brasil para pronto atendimento, com a finalidade de reduzir a morbidade e mortalidade encontrada nos estágios mais avançados da doença,[5] preservar a fertilidade e melhorar a qualidade de vida.

ASPECTOS ANATOMOPATOLÓGICOS, GENÉTICOS E IMUNO-HISTOQUÍMICOS

Anatomia patológica

A DTG compreende um grupo heterogêneo de lesões provenientes da proliferação anormal do trofoblasto placentário. A sua patogenia é única porque as lesões maternas se originam do tecido fetal e não do tecido materno. Na MHC temos proliferação trofoblástica difusa, atipia do epitélio, vilos hidrópicos de contornos regulares e ausência de tecido fetal. Na MHP, as alterações são menos intensas, os vilos frequentemente irregulares, há menor atipia trofoblástica, tecido fetal presente e anormal.[1] Estas características tornam-se mais evidentes com o progredir da gestação. Quando o esvaziamento da MHC ocorre precocemente, especialmente entre quatro a oito semanas, o vilo apresenta forma polipoide, em "couve-flor", hiperplasia trofoblástica leve a moderada, podendo exibir eritrócitos e membranas fetais.[4] Este quadro faz com que mesmo patologistas experientes tenham dificuldade na distinção entre MHC, MHP e abortamentos não molares com degeneração hidrópica no primeiro trimestre da gravidez. Técnicas baseadas no estudo genético e imuno-histoquímica auxiliarão o diagnóstico diferencial.[9]

Genética

As MHC, de forma geral, apresentam cariótipo 46,XX, com todos os cromossomos de origem paterna, o que a torna um *partenogenoma*. Isso resulta da fecundação de um óvulo por um espermatozoide haploide que se duplica em seguida, havendo inativação do material genético materno, antes ou após a fecundação (diploidia monospérmica diândrica). Dentre as MHC, 3 a 13% são 46,XY, decorrentes da fecundação do óvulo por dois espermatozoides (diploidia dispérmica).[3] Uma vez que o núcleo é inteiramente de origem paterna, a MHC é realmente um aloenxerto paterno no organismo materno. Existe uma síndrome rara, a síndrome da MH familiar recorrente, em que há mutação no gene *NLRP7* ou *KHDC3L*.[3] Nela, a chance de a portadora ter uma gravidez normal é menor que 1 em 50. A mola hidatiforme nestes casos é completa, porém com origem biparental dos cromossomos. Ovodoação é uma forma destas pacientes poderem ter uma gravidez normal. As MHP são triploides (69,XXX; 69,XXY, mais raramente 69,XYY), devido à fecundação de um óvulo (um conjunto de cromossomos maternos haploides) por dois espermatozoides (dois conjuntos de cromossomos paternos haploides), resultando em triploidia com uma mistura 2:1 paterna para o conteúdo de DNA materno (triploidia diândrica).[3,9]

Imuno-histoquímica

A p57 é uma proteína expressa pelo gene materno *CDKN1C*, um inibidor ciclino quinase localizado no cromossomo 11p15.5. Ele é expresso normalmente no núcleo de células deciduais, trofoblásticas e do estroma vilositário. Em MHC, devido a falta de material genético materno, a expressão do p57 é ausente. Contrariamente, nas MHP e abortamentos hidrópicos não molares, em que há genoma materno, a p57 é evidente nessas células. Em conclusão, p57 positivo afasta o diagnóstico de MHC, mas não distingue MHP de abortamentos não molares.[2] Nestes casos, a citometria de fluxo, para conhecimento da ploidia, pode ser útil na definição do diagnóstico, além de permitir estudo restrospectivo em material incluso em bloco de parafina.[9] A distinção entre MHP e aborto não molar é importante para o correto seguimento destas pacientes. Quanto ao estudo imuno-histoquímico da expressão de oncogenes no tecido molar, como c-erbB2 e p53, embora pareça haver maior expressão desses oncogenes entre pacientes que progridem para malignização,[10] é aspecto controverso na literatura.[11]

DIAGNÓSTICO DA MOLA HIDATIFORME: QUADRO CLÍNICO, ULTRASSONOGRÁFICO E HCG

Quadro clínico

O sintoma mais comum da MH é o sangramento genital (60 a 90%), que se inicia em pequena quantidade, a partir da 6ª a 8ª semana de gestação, confundindo-a com abortamento evitável, uma vez que o colo uterino permanece impérvio e os sinais subjetivos da gravidez se mantêm. Neste momento, ultrassonografia pélvica transvaginal (USTV), exame complementar

indispensável em qualquer sangramento no primeiro trimestre, possibilitará o diagnóstico de falência da gravidez de evolução normal e orientará também o diagnóstico histopatológico[12] (Figura 1). Dosagem quantitativa de hCG na ausência de saco gestacional na cavidade uterina à USTV auxiliará na distinção da DTG com gestação ectópica.[13,14] Nos últimos 20 anos, em cenários com facilidade para a realização da USTV, a idade gestacional ao diagnóstico da MH tem sido em torno de 10 semanas[11,15] e a porcentagem de casos assintomáticos chega a 32-38%[15-16] em MHC e 53%[16] em MHP. Sinais e sintomas "clássicos", tais como volume uterino maior que o esperado para a idade gestacional, pré-eclâmpsia, cistos tecaluteínicos, hipertireoidismo e hiperêmese, surgem com o progredir da gravidez, e portanto, com maior frequência quando o diagnóstico é realizado a partir do segundo trimestre.[17-18] Na Tabela 1[15-21] mostramos a frequência dos sintomas descritos em relatos nacionais e internacionais, nos quais se observa notoriamente diminuição deles ao longo dos anos, e conforme a disponibilidade de recursos. Se presentes, marcam essa MH como de alto risco para complicações clínicas e neoplásicas. Quando a MH adentra o segundo trimestre, o sangramento tende a aumentar progressivamente e pode culminar com hemorragia decorrente de abortamento molar, condição potencialmente ameaçadora à vida materna, registrando-se mortes maternas ainda nos dias atuais por esta causa.[5,21] Além do risco de hemorragia, a demora no esvaziamento permite o aparecimento de várias complicações médicas, tais como pré-eclâmpsia e raramente HELLP síndrome e eclâmpsia.[22] Desconforto respiratório decorrente de embolização trofoblástica é outra complicação muito rara e temida; as pacientes, habitualmente com úteros volumosos, apresentarão taquicardia, taquipneia, ansiedade e confusão mental, havendo hipóxia e alcalose respiratória na crise tireotóxica ou na reposição volumétrica excessiva no controle do sangramento. Hipertireoidismo clínico é menos encontrado do que alterações laboratoriais por

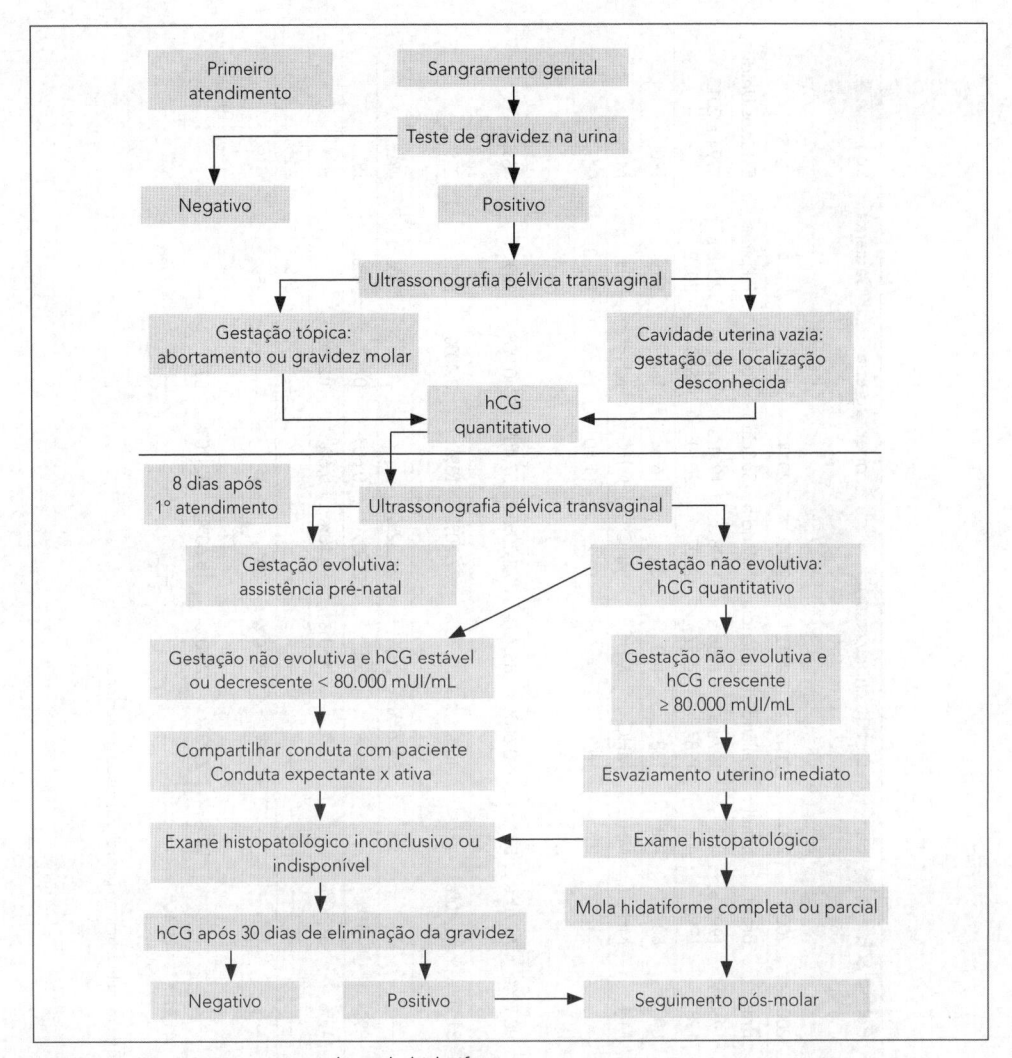

FIGURA 1 Diagnóstico precoce de mola hidatiforme.

hipertireoidismo bioquímico com TSH (suprimido) e T4 livre (aumentado); o uso de beta-adrenérgicos previne o desencadeamento de crise tireotóxica, que pode sobrevir durante indução anestésica e procedimento cirúrgico.[23] Os cistos tecaluteínicos no geral regridem em oito semanas; quando volumosos, a ponto de causar dificuldade respiratória e dor abdominal, podem ser esvaziados por punção percutânea orientada por ultrassonografia pélvica transvaginal ou por via laparoscópica, também empregada em casos de torção. Extraordinariamente,

cistos tecaluteínicos são identificados após o esvaziamento molar, em pacientes com hCG marcadamente elevado, junto com quadro de síndrome de hiperestimulação ovariana, caracterizada por aumento ovariano, ascite e derrame pleural.[23] As MHP são diagnosticadas em idade gestacional discretamente maior que as MHC,[16] e o quadro clínico costuma ser mais tênue, apresentando-se muitas vezes como abortamentos retidos, sendo o diagnóstico feito apenas através do exame anatomopatológico. Os conceptos, em razão da triploidia, são incompatíveis com so-

TABELA 1 Aspectos clínicos da mola hidatiforme

Autor	Soto-Wright et al.[17]		Uberti et al.[19]	Belfort & Braga[18]		Ben-Arie et al.[15]	Lertkhachonsuk et al.[20]			Joneborg et al.[16]		Cagayan[21]	Sun et al.[45]
Ano publicação	1995	1995	2000	2004	2004	2009	2012	2012	2012	2014	2014	2014	2015
País	EUA	EUA	Brasil	Brasil	Brasil	Israel	Tailândia	Tailândia	Tailândia	Suécia	Suécia	Filipinas	Estados Unidos
Período	1965 a 1975	1988 a 1993	1987 a 1997	1960 a 1981	1992 a 1998	—	1978 a 1987	1988 a 1997	1998 a 2007	1991 a 2010	1991 a 2010	2008 a 2012	1994 a 2013
Número	306	74	285	80	801	108	138	140	81	162	164	551	180
Tipo de mola	MHC	MHC	MH	MH	MH	MHC	MHC	MHC	MHC	MHC	MHP	MH	MHC
Idade gestacional média	16	12	—	—	—	10	16,2	14,7	12,2	11,40	13,70	17,50	9
Sangramento vaginal	97%	84%	> 90%	98,70%	76,70%	52%	90,60%	85,70%	72,80%	57,40%	40,90%	98%	46%
Tamanho do útero > IG	51%	28%	19,20%	31,20%	41,40%	—	46%	37,70%	37,70%	13%	3,40%	52%	24%
Anemia	54%	5%	32,80%	—	—	3%	35,20%	28%	26,32%	—	—	75%	4%
Pré-eclâmpsia	27%	1,30%	3,90%	8%	9,70%		21%	5%	2,50%	0,60%	0	14%	1%
Hiperêmese	26%	8%	2,70%	45%	36,50%		5,8%	9,30%	11,10%	5,6%	1,20%	4%	14%
Hipertireoidismo	7%	0%	27,30%	—	—	—	—	—	—	—	—	6%	2,2%
Desconforto respiratório	2%	0%	—	—	—	—	1,4%	0,70%	0%	—	—	3%	1,1%
Assintomático	0%	9%	—	—	—	38%	2,90%	2,90%	13,60%	32,10%	53%	—	–
Cistos teca-luteínicos	—	6/69 (9%)	14,00	41,20%	16,40%	—	—	—	—	—	—	27%	6%

MHC: mola hidatiforme completa; MH: mola hidatiforme; MHP: mola hidatiforme parcial; IG: idade gestacional.

brevida pós-natal e, no geral, perecem no primeiro trimestre. No entanto, quando atingem o segundo trimestre, o diagnóstico diferencial com gestação gemelar (feto normal e gravidez molar) é impositivo. Estabelecido diagnóstico de MHP, mesmo estando vivo o feto triploide, a interrupção está indicada, pois o prolongamento da gravidez pode levar às complicações médicas acima descritas, principalmente pré-eclâmpsia, expondo a gestante a risco de morte.[24] Em conclusão, o quadro clínico da MH no primeiro trimestre não tem características típicas. No entanto, o esvaziamento uterino em idade gestacional mais precoce previne o aparecimento das complicações clínicas descritas.

Ultrassonografia

Em qualquer sangramento na primeira metade da gestação, principalmente, no primeiro trimestre, há indicação da USTV. O diagnóstico diferencial entre abortamento, prenhez ectópica e MH é decisivo neste momento. Na MHC, a imagem típica aparece no final do primeiro trimestre, sendo o diagnóstico simples, pois associa a ausência de concepto à presença de tecido microvesicular, com ecogenicidade mista (áreas hipo e hiperecoicas) (Figura 2). A imagem obtida nos primeiros aparelhos de ultrassonografia lembrava aspecto "em nevasca", como ela ficou classicamente descrita. No começo do primeiro trimestre, a imagem ultrassonográfica da MHC é inespecífica, podendo se apresentar como gravidez anembrionada (saco gestacional medindo entre 16 a 24 mm sem embrião em seu interior)[14] ou outras apresentações consoantes com gestação não evolutiva ou abortamento incompleto (conteúdo amorfo de ecogenicidade mista, saco gestacional irregular sem embrião, hematomas subcoriônicos).[25] Quanto à ultrassonografia da MHP, no primeiro trimestre, embora possa ter estes aspectos inespecíficos, cursa na maioria das vezes com óbito embrionário e evolui como abortamento retido. Uma característica ultrassonográfica descrita para MHP é a relação entre o diâmetro transverso e antero-

posterior do saco gestacional superior a 1,5.[12] Quando o feto chega vivo ao segundo trimestre apresentará malformações fetais e crescimento intrauterino restrito decorrentes de triploidia. A placenta tem tamanho aumentado com cistos dispersos, conferindo aparência de "queijo suíço"[14] (Figura 3). Nestes casos, com feto vivo, o diagnóstico diferencial deverá ser feito entre MHP, displasia placentária mesenquimal e gestação gemelar com um ovo resultando em concepto normal e outro em MHC. No último, haverá duas áreas placentárias distintas, uma normal, onde se insere o cordão umbilical, e

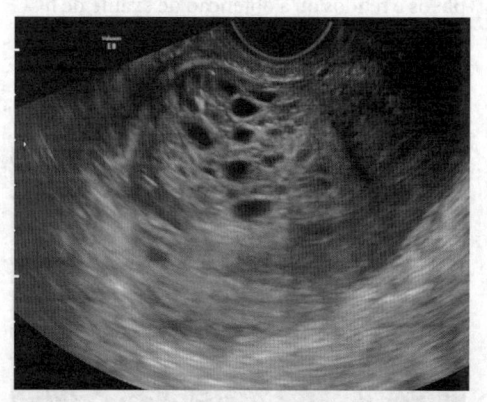

FIGURA 2   Imagem ultrassonográfica de MHC mostrando áreas anecoicas arredondadas entremeadas por material hiperecogênico.
Fonte: imagem cedida pelo dr. Antonio Fernandes Moron da EPM-Unifesp.

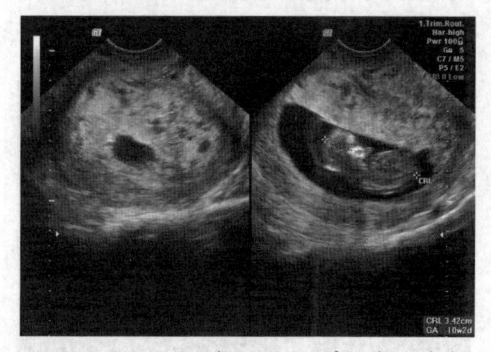

FIGURA 3   Imagem ultrassonográfica de mola hidatiforme parcial.
Fonte: imagem cedida pela dra. Valéria Moraes da Universidade Federal Fluminense (UFF).

outra tipicamente molar (Figura 4). Exame citogenético é o método auxiliar empregado nestes casos. Além da USTV, a avaliação por via suprapúbica em casos de suspeita de MH é importante porque poderá surpreender cistos tecaluteínicos, que, quando volumosos e na presença de útero aumentado, podem não ser detectáveis pela via transvaginal (Figura 5). Por fim, é importante ressaltar que no Reino Unido, em estudo no qual 87% dos casos tinham menos que 14 semanas, o diagnóstico ultrassonográfico ocorreu em menos que 50% das MH.[25] Isto reforça a importância do exame anatomopatológico nos materiais de abortamentos incompletos e retidos ou a obtenção de exame de hCG negativo três a quatro semanas após a eliminação da gravidez.

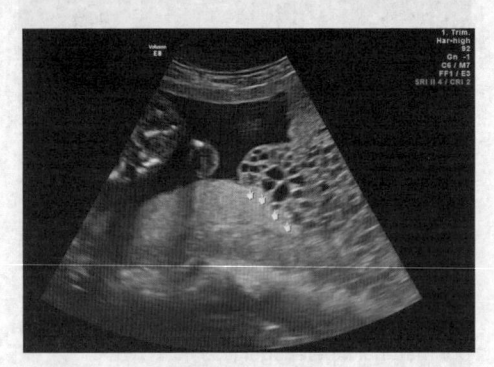

FIGURA 4 Gestação gemelar (feto normal e MHC). Duas áreas placentárias distintas, uma normal e outra com alteração hidrópica.
Fonte: imagem cedida pelo dr. Antonio Fernandes Moron da EPM-Unifesp.

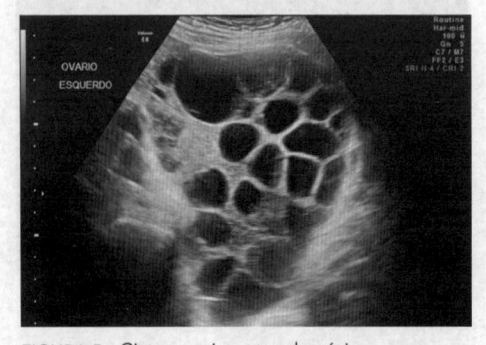

FIGURA 5 Cisto ovariano tecaluteínico.
Fonte: imagem cedida pelo dr. Heron Werner da UFRJ.

Gonadotrofina coriônica humana (hCG)

A partir de oito dias de atraso menstrual, o trofoblasto que reveste o zigoto produz o hCG, o qual prolonga a vida útil do corpo lúteo e garante a produção de hormônios esteroides pelo ovário, até que se estabeleça a função endócrina da placenta (o que ocorre em torno da 12ª semana de gestação).[26] Em uma gestação normal o nível sérico de hCG biologicamente ativo aumenta exponencialmente no primeiro trimestre, duplicando-se a cada dois dias e atingindo o pico em torno da 10ª à 12ª semana, quando pode alcançar valores de 100.000 mUI/mL;[26,27] a partir daí, o nível de hCG decresce até a 20ª semana, quando representa cerca de 20% dos valores de pico máximo, e assim permanece até o final da gravidez. Após o parto, os níveis séricos de hCG seguem regredindo, e os resultados dos testes atingem valores normais (inferiores a 5 mUI/mL) em torno de 30 dias.[27] Quando ocorre interrupção de uma gravidez na primeira metade da gestação, os níveis de hCG atingem tais valores normais em torno de 2 a 3 semanas.[28] No início da gestação normal, o trofoblasto se diferencia em células predominantemente citotrofoblásticas, que produzem o hCG hiperglicosilado; posteriormente, a diferenciação em células do sinciciotrofoblasto produz o hCG intacto, forma biologicamente ativa e que predomina ao término da gravidez.[26,29] O hCG pertence ao grupo dos hormônios glicoproteicos, que são compostos por duas subunidades diferentes, a e b, constituindo a forma ativa. A subunidade a é idêntica à dos hormônios luteinizante (LH), foliculoestimulante (FSH) e tireoestimulante (TSH),[27] sendo a subunidade b diferente e única para cada hormônio, determinando a sua especificidade.[27,29] Na gravidez normal, o hCG apresenta-se em sua forma intacta; na DTG, além da forma intacta, encontra-se a fração b, e vários outros fragmentos da molécula.[29] Por dosar todas essas frações do hCG, atualmente, o melhor ensaio comercial imunoenzimático com anticorpos monoclonais para acompanhamento da DTG parece ser o Siemens Immulite.[29] Entretanto, para diagnóstico de uma gestação molar no segundo trimestre, basta um resultado positivo na dosagem qualitativa do hCG, associado a uma imagem ultrassonográfica típica. No diagnóstico de MH intraútero duas situações merecem destaque:

1. No primeiro trimestre, a imagem da MH mais comumente obtida através da USTV é a de conteúdo heterogêneo intrauterino, com aspecto de restos ovulares ou de gestação interrompida; nessa situação, se os níveis de hCG séricos forem quantificados, mostrarão valores habitualmente muito mais elevados do que os identificados em uma gravidez interrompida por outra causa, e não se recomenda aguardar o esvaziamento uterino espontâneo, o qual deve ser recomendado de imediato.[4]

2. No segundo trimestre, em pacientes com MH e úteros volumosos, nas quais se esperam níveis de hCG extremamente elevados, geralmente associados a complicações médicas decorrentes,[23] a possibilidade de um resultado falsamente mais baixo do hCG pode estar presente, em especial quando se utilizam os ensaios com anticorpos monoclonais, atrapalhando a avaliação clínica. Tal resultado falso é causado pelo efeito *"hook"*, situação em que o excesso de hCG impede que haja a formação do "sanduíche" que quantifica precisamente o hCG, e esse efeito pode ser prevenido e/ou corrigido pela diluição da amostra a 1/100 e 1/1.000.[30]

TRATAMENTO DA MOLA HIDATIFORME: ESVAZIAMENTO MOLAR E HISTERECTOMIA, QUIMIOTERAPIA PROFILÁTICA

Esvaziamento molar

Seguindo o diagnóstico de MH, cuidados especiais devem ser tomados antes do esvaziamento: esmerada avaliação clínica, com atenção para pressão arterial, sinais de hipertireoidismo e anemia. Solicitar os seguintes exames subsidiários: hCG quantitativo, hemograma, tipagem ABO-Rh (ministrar imunoglobulina antiD para gestantes Rh negativo), TSH e T4 livre, creatinina, provas de função hepática, urina I. Em idade gestacional/tamanho uterino superior a 16 semanas, deve-se solicitar também radiografia de tórax e encaminhar a paciente para esvaziamento em CR, pelo risco de embolização pulmonar do tecido trofoblástico.[4] Em pacientes com hipertireoidismo clínico, ministrar betabloqueadores, evitando crise tireotóxica durante o procedimento.[23] O esvaziamento uterino é imperioso e deverá ocorrer o mais rápido possível. Recomenda-se reserva de duas unidades de concentrado de hemácias, acessos venosos calibrosos e monitorização contínua (oximetria e pressão arterial). Cuidado com reposição volumétrica excessiva, que pode causar quadro de desconforto respiratório, confundindo com embolização trofoblástica. A vacuoaspiração manual uterina (AMIU) com cânulas de Karmann permite esvaziamento uterino de qualquer tipo de abortamento com diminuição de sangramento e do risco de perfuração e, portanto, substitui com vantagem a curetagem com cureta fenestrada. Com esta conduta, as MH no primeiro trimestre, diagnosticadas como abortamento inevitável ou retido, são corretamente tratadas. A vacuoaspiração elétrica é o método de eleição para o esvaziamento da MH, em qualquer idade gestacional, porque proporciona pressão a vácuo de 60 mmHg, cânulas de 7 a 8 mm adequadas para MH precoces e de 10 mm para MH volumosas. Não deve ser feita histerometria. No momento, o equipamento de vacuoaspiração elétrica, específico para uso uterino, está em fase de aprovação para uso no Brasil pela Agência Nacional de Vigilância Sanitária. O uso de ocitocina intravenosa é recomendado após a dilatação do colo uterino.[2] Finalização cuidadosa e delicada com uso de curetas certificará o completo esvaziamento uterino. Excetuando na MH parcial com feto e idade gestacional > 12 semanas, o uso de análogo de prostaglandina (misoprostol) para indução de abortamento molar não é indicado, porque, além de ineficiente, associa-se a maior risco de hemorragia e embolização trofoblástica.[4] Eventualmente o misoprostol pode ser usado para amolecimento cervical, para melhorar as condições de um colo uterino fechado.

Histerectomia

A histerectomia (certificar ausência de lesões de colo uterino) com mola *in situ* pode ser alternativa para o tratamento da MH em mulheres com prole constituída. Lembrar que a histerectomia não dispensa o seguimento pós-molar, pois existirá o risco de 3 a 5% de NTG.[3] Sua indicação acima de 40 anos de idade, devido ao maior risco de NTG nesta faixa etária, deve ser individualizada, na dependência do desejo reprodutivo.

Quimioprofilaxia na DTG

É um tema controverso e é uma prática pouco empregada,[31] exceto nas Filipinas; no Brasil, onde é utilizada no Centro de Doença Trofoblástica Gestacional da Irmandade da Santa Casa de Misericórdia de Porto Alegre (RS)[32], estando restrita às pacientes com MH de alto risco para desenvolvimento de NTG[33] (soma de pontos ≥ 4, avaliando: idade materna > 40 anos = 2 pontos; útero maior do que o esperado para a idade gestacional = 1 ponto; hCG > 100.000mUI/mL = 2 pontos; cistos ovarianos tecaluteínicos > 6 cm de diâmetro = 1 ponto e presença de uma ou mais das complicações médicas associadas – pré-eclâmpsia, hipertireoidismo, hiperêmese, embolização trofoblástica = 1 ponto), porque elas têm 40 a 50% de chance de evolução neoplásica. A controvérsia baseia-se no fato de que metade das pacientes seria exposta à quimioterapia de forma desnecessária, e poderiam interromper precocemente o seguimento pós-molar. Por outro lado, a quimioprofilaxia com uma dose de actinomicina-D no momento da evacuação das MHC de alto risco interfere na sua história natural, sendo prevenção primária da evolução para NTG em mais de 50%.[32] Mesmo recebendo QT profilática as pacientes não estarão dispensadas do seguimento pós-molar rigoroso habitual.

SEGUIMENTO PÓS-MOLAR E DIAGNÓSTICO DE NEOPLASIA TROFOBLÁSTICA GESTACIONAL

Seguimento pós-molar

Baseia-se na dosagem sérica semanal do hCG até a normalização (hCG < 5mUI/mL) por três dosagens consecutivas, seguidas de medida mensal durante seis meses. Prescrição de contracepção é indispensável e o contraceptivo hormonal (oral ou injetável) é de escolha, devendo ser iniciado 3 a 5 dias após o esvaziamento uterino. Na maioria das pacientes (60 a 95%) ocorre remissão espontânea da MH, caracterizada por queda dos valores do hCG até sua normalização.[34] Nas gestações posteriores, aconselha-se USTV na 8ª e 10ª semana pelo risco de 1 a 2% de repetição de MH. Além disso, recomenda-se também, exame anatomopatológico da placenta (ou material de abortamento ou gravidez ectópica) e dosagem do hCG 6 a 8 semanas após o término da gravidez para identificar eventual proliferação trofoblástica da MH prévia.[2]

Diagnóstico de NTG pós-molar

A MHC transforma-se em NTG em 15 a 40% das vezes, e a MHP, em 1 a 5%. O diagnóstico de NTG pós-molar é químico e hormonal, com base na curva de regressão anormal do hCG, em platô ou em ascensão. O platô é definido por quatro valores ou mais do hCG, estáveis, durante pelo menos três semanas consecutivas (1º, 7º, 14º e 21º dias), enquanto o aumento do valor do hCG em 10% ou mais, durante pelo menos duas semanas consecutivas (1º, 7º e 14º dias), indica curva em ascensão. Os critérios diagnósticos da NTG estabelecidos pela FIGO 2002[35] incluem, além da curva do hCG em platô ou em ascensão, exame histopatológico de CC. No Reino Unido, além dos critérios FIGO 2002, o achado de hCG ≥ 20.000 mUI/mL na quarta semana após o esvaziamento molar é utilizado como critério diagnóstico de NTG, indicando início de tratamento.[36] A intenção é evitar crescimento tumoral que leve à perfuração uterina. Quando acompanhadas em CR, a maioria das pacientes com NTG pós-molar são assintomáticas. Merece especial atenção o fato de a NTG apresentar tecido tumoral hipervascularizado; assim, a biópsia das lesões é contraindicada, porque pode desencadear hemorragia incoercível, pondo em risco a vida da paciente. O seguimento pós-molar, investigação e tratamento de NTG em CR é recomendado porque diminui a morbidade nestas pacientes.[37]

Estadiamento da neoplasia trofoblástica gestacional

Uma vez estabelecido o diagnóstico de NTG, é preciso avaliar a extensão e a agressividade da doença para definir o tratamento adequado. O estadiamento atual proposto pela Organização Mundial da Saúde, Sociedade Internacional de Doença Trofoblástica (ISSTD) e pela FIGO em 2002[35] inclui parâmetros físicos (locais da doença e dimensões das metástases) e parâmetros relacionados à sua agressividade. A descrição dos estádios está na Tabela 2,[35] e os parâmetros biológicos, na Tabela 3.[35] A anotação do estádio inclui um número em algarismos romanos (I a IV) e um escore obtido pela soma das variáveis e respectivos pontos, conforme exposto na Tabela 3 (p. ex., II:4 ou III:9).[4] A NTG será classificada em baixo risco quando for não metastática (estádio I) ou metastática com escore abaixo de 7 (alta probabilidade de cura com esquemas de um só fármaco – monoquimioterapia –, baixo risco de progressão e de óbito pela doença).[6] NTG de alto risco são aquelas no estádio II e III (com escores iguais ou maiores que 7) e estádio IV.[6] NTG de alto risco indicam casos que precisam ser tratados desde o início com esquemas de poliquimioterapia e têm maior risco de óbito pela doença, embora este desfecho seja muito infrequente nos dias atuais.[4] Para localização das lesões e avaliação das dimensões e número de metástases empregam-se informações obtidas do exame ginecológico (presença de lesões nos fórnices vaginais, região suburetral

ou colo); USTV (número e dimensões de lesões na parede uterina, doença invasiva, ou presença de outras lesões na pelve) e radiografia simples de tórax. Na radiografia de tórax deve-se pesquisar a existência de nódulos com diâmetro igual ou superior a 1 cm. Em caso positivo, a tomografia computadorizada (TC) de tórax deverá complementar a investigação.[36] Lesões com diâmetro inferior a 1 cm (micrometástases) podem ser detectadas pela tomografia computadorizada de tórax (TCT) em até 40% dos casos de doença persistente e não têm impacto sobre a resposta à quimioterapia e sobrevida.[36] Diante de um diagnóstico histopatológico de CC ou dos raros tumores de leito placentário, a TCT sem contraste deve ser sempre solicitada, junto com ressonância nuclear magnética (RNM) com contraste de crânio e pelve. NTG metastática ocorre em 4% dos casos após MHC.[1] Os locais mais frequentes de metástases são os pulmões (em 80% das vezes), seguidos de colo e vagina (30%); sistema nervoso central (10%) e fígado (10%).[1] A investigação por imagem se baseia na frequência e nos riscos relacionados à presença de metástases em cada um destes órgãos. Portanto, se houver lesões metastáticas nos pulmões ou vagina deve-se completar a investigação com tomografia abdominal (com especial atenção dedicada ao fígado) e RNM com contraste de sistema nervoso central e pelve.[6] Devido aos custos e ao pequeno impacto sobre as decisões e evolução das pacientes é desnecessário que todos os exames de imagens sejam solicitados de início e simultaneamente quando do diagnóstico de NTG. Se o exame físico e a radiografia de tórax são normais na ausência de sintomas, outros locais de metástases são incomuns.[38]

TABELA 2   Estadiamento anatômico Figo 2002[35]

I	Doença confinada ao útero
II	Doença estende-se além do útero, mas limitada a estruturas genitais (anexos, vagina, ligamento largo)
III	Metástases pulmonares (associadas ou não a envolvimento do trato genital)
IV	Todos os outros sítios de metástases

TABELA 3   Sistema de escore da OMS modificado, adotado pela Figo 2002[35]

	0	1	2	4
Idade	< 40 anos	≥ 40 anos		
Gravidez	Mola hidatiforme	Abortamento	Gestação a termo	
Intervalo (m)	< 4	4 a < 7	7 a < 13	≥ 13
hCG (mUI/mL)	< 10^3	10^3 a < 10^4	10^4 a < 10^5	≥ 10^5
Maior tumor (cm)	—	3 a < 5	≥ 5	
Local da metástase	Pulmão	Baço/rim	Gastrointestinal	Fígado/cérebro
Número de metástases	—	1 a 4	5 a 8	> 8
Falha à QT prévia	—	—	Droga única	2 ou mais drogas

TRATAMENTO DA NEOPLASIA TROFOBLÁSTICA GESTACIONAL

Tratamento quimioterápico da NTG de baixo risco

Pacientes portadoras de NTG oriundas de MH são classificadas como de baixo risco (escore FIGO 0-6) em cerca de 95% dos casos, e o tratamento é realizado com agente único, na maioria das vezes metotrexate (MTX) ou actinomicina-D (ActD)[29,36] (Tabela 4). O mais usado é o MTX em regime de 8 dias, alternado com folinato de cálcio (leucovorina), conforme se segue: MTX 1 mg/kg de peso IM nos dias ímpares (D1, D3, D5 e D7) e folinato de cálcio 15 mg via oral (VO) nos dias pares (D2, D4, D6 e D8), 30 horas após o MTX. Os ciclos são repetidos a cada 14 dias até normalização do hCG colhido semanalmente. Após normalização do hCG, mantém-se a QT de consolidação por 6 semanas, o que corresponde a 3 ciclos adicionais.[29,36] A remissão com este esquema, conforme estadiamento FIGO, é de: 67 a 77%, FIGO (0-2); 46%, FIGO (3-4); 35%, FIGO (5-6).[39] Em caso de resistência a este regime poderá ser utilizado o fármaco alternativo (ActD), e o tratamento dependerá do nível de hCG. Se menor que 1.000 mUI/mL recomenda-se ActD, e, se maior, utiliza-se poliquimioterapia com EMA-CO (Etoposide + MTX + ActD + ciclofosfamida + vincristina).[29,36,39] Outra conduta na resistência

TABELA 4   Taxa de remissão primária na neoplasia trofoblástica gestacional de baixo risco de acordo com o regime utilizado

Regime de QT	Taxa de remissão primária
(1) MTX 0,4 mg/kg (máximo 25 mg)/dia, EV ou IM, por 5 dias; repetir a cada 14 dias	87 a 93%
(2) MTX 30 a 50 mg/m², IM, semanalmente	49 a 74%
(3) MTX 1 mg/kg, IM, dias 1, 3, 5, 7; ácido folínico 0,1 mg/kg, IM, dias 2, 4, 6, 8; repetidos a cada 15 a 18 dias, ou quando necessário	74 a 90%
(4) MTX 100 mg/m² *push* EV, após 200 mg/m² em 500 mL SG5% a cada 12 h; ácido folínico 15 mg, IM ou VO, a cada 12 h por 4 doses começando 24 h após o início do MTX; repetir a cada 18 dias ou quando necessário	69 a 90%
(5) ActD 10 a 13 mcg/kg, EV, diariamente por 5 dias; repetidos a cada 14 dias	77 a 94%
(6) ActD 1,25 mg/m², EV, a cada 2 semanas	69 a 90%
(7) Alternando regimes 1 e 5 (MTX/ActD)	100%

MTX: metotrexato; EV: endovenoso; IM: intramuscular; VO: via oral; ActD: actinomicina D.
Fonte: Lurain, 2011.[38]

ao MTX é o estadiamento dinâmico, ou seja, fazer novamente o estadiamento, e se o escore permanecer 6 ou menos, opta-se pela ActD, e se 7 ou mais, por poliquimioterapia, preferentemente EMA-CO. A ActD deverá ser a primeira escolha no tratamento da NTG de baixo risco em casos de insuficiência hepática ou renal e quando houver contraindicação do uso de MTX.[6] Em caso de falta de actinomicina-D, situação comum no Brasil nos últimos cinco anos, tem-se empregado nos casos de NTG resistente ao MTX regimes com carboplatina AUC 6 a cada 21 dias ou etoposide 100 mg/m^2 D1-5. Enquanto a carboplatina não se mostrou tão eficiente em relação aos resultados terapêuticos encontrados em Londres, o etoposide, embora eficaz, mostrou-se muito mais tóxico.

Tratamento da NTG de alto risco

Pacientes com escore FIGO $\geq$ 7 são consideradas alto risco[29,36] para resistência ao tratamento quimioterápico. O esquema mais utilizado é o EMA-CO, com ciclos repetidos a cada 14 dias e consolidação durante 6 semanas, equivalente a 3 ciclos adicionais. A sobrevida em cinco anos é de 86,2%.[29,36] A resistência ao regime EMA-CO ocorre em 17% das pacientes. Neste caso é utilizado o esquema EP-EMA, mais tóxico que o anterior (Tabela 5).[40] Mais recentemente, TE/TP tem sido outra opção, entre outros motivos, por apresentar menor toxicidade que EP-EMA.[29,36] Para reduzir óbitos precoces em pacientes com doença muito avançada (> 6 metástases, hCG > 700.000 mUI/mL, FIGO > 12), é recomendado iniciar quimioterapia com baixas doses de etoposide e cisplatina, repetidas semanalmente por 1 a 2 ciclos,[36] complementando-se o tratamento com EMA-CO ou EP-EMA. A presença de metástases em fígado ou cérebro correlaciona-se com sobrevida em longo prazo de 27% e 70% respectivamente. Se houver comprometimento concomitante dos dois órgãos é reduzida para 10%.[36] Pacientes com metástase cerebral são tratadas

com EMA-CO no Charing Cross, aumentando-se a dose do MTX e associando o uso intratecal deste com resposta completa em 86% dos casos.

Gravidez após tratamento quimioterápico para NTG

Braga et al.[41] observaram que a primeira gravidez após tratamento quimioterápico resultou em 68,2% de gestações a termo com recém-nascidos saudáveis e normais. Efeitos adversos maternos e abortamentos foram significantemente maiores quando a gravidez ocorreu nos primeiros seis meses após a QT. Em qualquer gestação subsequente, a placenta ou material ovular deverão ser enviados para exame histopatológico e o hCG medido seis semanas após o parto para diagnóstico de outra NTG oculta.

Tumor trofoblástico do sítio placentário (TTSP) e tumor trofoblástico epitelioide (TTE)

Ambos são tumores raros, oriundos do trofoblasto intermediário, no geral provenientes de gestações não molares. As pacientes acometidas apresentam-se com amenorreia ou sangramento anormal, e na RNM pode-se identificar massa sólida na cavidade endometrial, ou sólida ou cística no miométrio. O intervalo de tempo entre a gravidez e o tumor é variado, podendo manifestar-se desde o período puerperal até anos após o evento. Os valores séricos de hCG costumam ser baixos,[36] são relativamente resistentes ao tratamento quimioterápico e a disseminação da doença ocorre por via linfática. Histerectomia com amostragem linfonodal pélvica tem papel importante no tratamento da doença confinada ao útero.[36] Em pacientes com doença metastática poderá haver resposta ao regimes EP-EMA ou TE-TP. No TTSP a imuno-histoquímica é positiva para hPL, hCG, inibina, Ki-67 superior a 14% e índice mitótico elevado, superior a 5/10 HPF.

TABELA 5   Protocolos dos regimes EMA-CO e EMA-EP

Dia	Droga	Dose
1	Etoposide	100 mg/m² diluídos em 200 mL de solução salina e infundidos EV em 30 min
	ActD	0,5 mg em push EV
	MTX	100 mg/m² em push EV
		200 mg/m² por infusão EV em 12 h
2	Etoposide	100 mg/m² diluídos em 200 mL de solução salina e infundidos EV em 30 min
	ActD	0,5 mg em push EV
	Ácido folínico	15 mg, IM, a cada 12 h (4 doses) ou VO começando 24 h após o início do MTX
8	Ciclofosfamida	600 mg/m² diluída em solução salina e infundida em 30 min
	Vincristina	1 mg/m² em push EV
EP-EMA		
1	Etoposide	100 mg/m² diluídos em 200 mL de solução salina e infundidos EV em 30 min
	ActD	0,5 mg em push EV
	MTX	100 mg/m² em push EV
		200 mg/m² por infusão EV em 12 h
2	Etoposide	100 mg/m² diluídos em 200 mL de solução salina e infundidos EV em 30 min
	ActD	0,5 mg em push EV
	Ácido folínico	15 mg, IM, a cada 12 h (4 doses) ou VO começando 24 h após o início do MTX
8	Cisplatina	60 mg/m², EV com hidratação prévia
	Etoposide	100 mg/m² diluído em 200 mL de solução salina e administrada em 30 min

ActD: actinomicina D; MTX: metotrexato; EV: endovenoso; IM: intramuscular; VO: via oral.
Fonte: Goldstein et al., 2012.[40]

Indicações cirúrgicas em NTG

A NTG é altamente responsiva ao tratamento quimioterápico, o que diminui as indicações de histerectomia como tratamento primário. Poderá ser oferecida como primeira opção, entretanto, para pacientes com prole constituída e doença restrita ao útero (estádio I), associada a um curso de QT adjuvante, empregando agente único com objetivo de eliminar eventual metástase oculta. Esta abordagem não tem sido associada a aumento de complicações perioperatórias.[1] Se o exame histopatológico da peça uterina evidenciar CC, deverão ser realizados ciclos complementares de QT. Como tratamento secundário, histerectomia pode ser indicada para pacientes com doença resistente à QT ou como medida protetora da vida materna, quando de hemorragia uterina grave ou sepse.[42] A ressecção cirúrgica de metástases, restritas a até três locais, em pacientes com doença resistente aos esquemas de quimioterápicos, pode ser exitosa, levando à cura. O PET/CT pode ser útil na identificação dos locais com doença residual ativa.[29,36] A metástase pulmonar isolada que é resistente à QT pode ser tratada por toracotomia ou por ressecção "em cunha". Os critérios necessários para indicação desta cirurgia são a ausência de outra metástase, nódulo pulmonar unilateral solitário, ausência de comprometimento uterino e hCG < 1.500 mUI/mL.[42] Lesões residuais após QT, com hCG negativo, não têm indicação de ressecção.[29]

GRAVIDEZ MOLAR GEMELAR

A gravidez molar gemelar (GMG) ocorre quando a MH (completa ou parcial) é encontrada simultaneamente em uma gravidez normal. Trata-se de condição rara que, quando presente, representa um desafio ao pré-natalista, não apenas pelos riscos decorrentes da gravidez molar

– evolução para NTG – como também pelas frequentes complicações clínicas associadas a essa doença. A GMG acomete 1 em cada 20.000 a 100.000 gravidezes, ocorrência aumentada pelos préstimos da reprodução assistida. Pelo geral, ocorre em gestações dizigóticas dicoriônica, com um ovo resultando em MHC e outro em placenta-feto normal, e por isso essa associação será a mais tratada nesse texto. A suspeita do diagnóstico da MHC com feto normal ocorre pela ultrassonografia rotineiramente feita entre a 12ª e a 14ª semana de gestação. Registra-se concepto sem anomalias morfológicas ao lado de placenta com as características ultrassonográficas típicas da MHC. Em cerca de 25% dos casos há associação desses casos com cistose tecaluteínica bilateral. Nessas pacientes, os níveis de hCG estarão extremamente altos (cerca de 10 a 50 múltiplos da mediana). Por outro lado, as concentrações de alfafetoproteína, que são extremamente baixas em pacientes com MHC, encontram-se normais ou ligeiramente elevadas. O diagnóstico definitivo é possível mercê do estudo genético dos produtos da gravidez. A biopsia do vilo corial da placenta normal ou daquela com características molares, ou mesmo a análise do líquido amniótico (obtido por amniocentese) ou do sangue fetal (colhido por cordocentese) fornecerão material para análise de cariótipo (nem sempre esclarecedor) e do polimorfismo de DNA (padrão ouro) a fim de determinar a origem parental dos cromossomos desses tecidos (por comparação direta com os alelos paternos – quando disponíveis, ou por exclusão dos alelos maternos). Sabe-se que o feto normal possui cariótipo diploide, com um conjunto haploide materno e outro paterno, e na MHC todos os cromossomos são de origem paterna. Vale salientar que o diagnóstico genético antenatal deve ser aconselhado,[43] uma vez que o diagnóstico diferencial mais importante nesses casos é o de gravidez única de MHP, para o qual a terminação não deve tardar. Outro diagnóstico diferencial possível é o da displasia mesenquimatosa da placenta, cujo prognóstico é plenamente favorável pelo cariótipo 46,XX do

feto. Na suspeita de GMG, devem as pacientes ser encaminhadas a CR para tratamento da DTG, lugar que congrega médicos experimentados no seguimento desses casos excepcionais. Feito o diagnóstico definitivo de GMG, e pelos riscos maternos imanentes, deve-se orientar a paciente, seu marido e familiares, das repercussões do caso e de seu prognóstico. Junto ao risco de hemorragia e pré-eclâmpsia, e outras complicações clínicas descritas anteriormente, relativas ao esvaziamento molar tardio, deve-se ter mente o prognóstico fetal e o risco de malignização. O prognóstico da GMG com MHC, em que se decidiu pela continuação da gravidez, mostra que 40 a 50% das pacientes conseguiram o nascimento de um concepto viável. Houve 20 a 30% de evolução para NTG após o parto, percentual que não parece ser diferente daquelas que terminaram eletivamente a gestação por ocasião do diagnóstico.[44] É fator de risco para a evolução para NTG a ocorrência de pré-eclâmpsia e de hemorragia transvaginal maciça. É nossa interpretação que, diante do desejo expresso da gestante, a gravidez poderá ser interrompida em caráter eletivo consoante à lei brasileira, que prevê abortamento nos casos em que a vida materna está sob risco. Decidindo-se pela manutenção da gravidez, imediatamente elevada a *status* de alto risco, as consultas de pré-natal deverão ocorrer quinzenalmente, com minuciosa avaliação da pressão arterial e da propedêutica laboratorial para pré-eclâmpsia, assim como avaliação fetal. Dosagens periódicas de hCG podem ser úteis, notadamente nos casos em que se observa uma curva decrescente desse hormônio – associado a menor risco de morte fetal intrauterina. Não se deve negligenciar a vigilância sobre a hematimetria materna, assim como deve ser universal a suplementação férrica, antevendo-se as emergências hemorrágicas. Da mesma forma, e notadamente naquelas com hCG > 100.000 mUI/mL, deve-se monitorar (ao menos mensalmente) a função tireoidiana e tratar os casos de hipertireoidismo clínico, pelos riscos de crise tireotóxica grave. A cada trimestre, radiografia de tórax, com evidente proteção abdominal, deve ser realizada a fim de afastar metástase pulmonar, que indicaria imediata terminação da gravidez e início de QT apropriada. A RNM permite visão espacial da localização placentária, bem como do grau de invasão trofoblástica, e deverá ser complementar à ultrassonografia no momento do diagnóstico e na proximidade do parto. Parto com maior hemorragia é previsível, de modo que deve ser feito planejamento para esta situação (equipe treinada, reserva de sangue e, eventualmente, uso de técnicas hemostáticas via hemodinâmica). Ainda que nestes casos sejam relatados partos via vaginal, temos dado preferência à cesariana.

CASO CLÍNICO

Identificação, queixa e duração: D.M.S, 20 anos, branca, casada. Sangramento genital há aproximadamente três horas com cólica discreta.

HMA: primigesta de 15 semanas sob assistência pré-natal de baixo-risco em Unidade Básica de Saúde, refere corrimento escuro "em borra de café" há quatro semanas, sem outras queixas. Conta que na última consulta, há 15 dias, o médico achou o útero "grande para o tempo de gravidez" e "não conseguiu ouvir os batimentos fetais". Estava aguardando para fazer exame ultrassonográfico.

Exame físico: descorada +/4+, afebril, hidratada, pressão arterial de 160 × 110 mmHg, pulso = 84 bpm, frequência respiratória de 18 bpm. Abdome semigloboso. Útero amolecido, fundo uterino distando 26 cm da sínfise púbica, não se palpando partes fetais. O sonar doppler não identificou batimentos fetais. Exame especular: presença de sangue vermelho-escuro em moderada quantidade, exteriorizando-se pelo colo. Ao toque, colo uterino amolecido e impérvio.

Hipótese diagnóstica: sangramento da primeira metade da gravidez. Útero aumentado para idade gestacional, ausência de feto e hipertensão arterial conduzem à hipótese diagnóstica de MHC, associada a pré-eclâmpsia. Diagnóstico diferencial: gestação gemelar e gestação em útero leiomiomatoso.

Exames complementares: ultrassonografia obstétrica evidenciou útero aumentado de tamanho, preenchido por material heterogêneo, com áreas anecoicas arredondadas, entremeadas por áreas hipoecoicas e ausência de feto. Ovários aumentados de tamanho bilateralmente, com maior diâmetro de 10 cm no direito e 15 cm no esquerdo. Tipagem sanguínea O Rh+; hematócrito 25,8%; hemoglobina 8,7 g%; proteinúria positiva em fita (+), hCG 1.108.208,0 mUI/mL; TSH 0,05 uUI/mL; T4 livre 3,6 ng/dL. RX de tórax normal.

Condução do caso: reserva de duas unidades de concentrado de glóbulos e realizado esvaziamento uterino por vacuoaspiração no mesmo dia, sob anestesia geral. Material uterino constituiu-se de estruturas vesiculares com diâmetros variados, preenchidas por líquido seroso, claro, permeadas por coágulos sanguíneos, pesando 1.250 g (Figura 6). Posteriormente, o exame histopatológico confirmou MHC. No pós-operatório imediato a paciente apresentou cefaleia e alterações visuais seguidas por convulsões tônico-clônicas, que cessaram com o uso intravenoso de sulfato de magnésio hepta-hidratado a 50% (dose de ataque 4 g e manutenção com 1 g/hora por 24 horas). A paciente teve controle dos níveis pressóricos com uso de nifedipina. A alta hospitalar ocorreu no 6º dia de internação, e foi orientado retorno semanal no ambulatório de DTG.

Seguimento pós-molar: paciente apresentou parada completa do sangramento e normalização dos níveis pressóricos em três semanas. Foi prescrita contracepção hormonal oral. A curva de regressão do hCG mostrou queda inicial, com valor de 4.790,0 mUI/mL na terceira semana após o esvaziamento, seguida por aumento nas 4ª e 5ª semanas (6.148,0 e 11.860,0 mUI/mL, respectivamente). Na 5ª semana de seguimento, a USTV revelou útero com volume de 300 cm³, com área nodular medindo 5 cm hipervascularizada em sua porção fúndica, com perda da delimitação com o miométrio. Dopplerfluxometria evidenciando fluxo de baixa resistência em artérias uterinas.

Diagnóstico de NTG: seguimento em três semanas, mostrando dois valores consecutivos de hCG em ascensão, que, associado aos achados de imagem, levaram ao diagnóstico de NTG, mesmo na ausência de sintomas clínicos. A investigação de metástases pela radiografia de tórax e exame vaginal cuidadoso resultou negativa. A NTG foi classificada como de baixo risco, I:4 (hCG entre 10^4 a $< 10^5$, contabilizando dois pontos e nódulo uterino de 5 cm, contabilizando mais dois pontos). Ausentes metástases à radiografia de tórax, outros exames de imagens não foram solicitados.

Tratamento quimioterápico: optou-se pelo uso de QT por agente único com MTX e resgate de ácido folínico (MTX-FC), em regime ambulatorial. Foram realizados quatro ciclos de MTX-FC, havendo queda de hCG. No entanto, após o quarto ciclo, o hCG se elevou, sendo o valor de 200 mUI/mL, caracterizando resistência ao MTX. A radiografia de tórax neste momento continuava normal. Optou-se pela Act-D com negativação do hCG após o primeiro ciclo. Repetiram-se mais três ciclos de Act-D após o primeiro hCG negativo. Antes de cada ciclo de QT, além do hCG, foram avaliados o peso da paciente, hemograma, função renal e hepática. Os efeitos colaterais consistiram em náuseas e vômitos, controlados com o uso de ondansetrona e discreta queda de cabelo. O seguimento após a QT foi realizado durante um ano, com determinação mensal da gonadotrofina coriônica, exame ginecológico e contracepção. Após este período, a paciente recebeu alta do acompanhamento, sendo liberada para gravidez.

Pontos didáticos: MH no segundo trimestre associa-se a complicações clínicas, potencialmente ameaçadoras à vida materna (pré-eclâmpsia/eclâmpsia), hemorragia, desconforto respiratório, crise tireotóxica. Ultrassonografia imediata ao início do sangramento, neste caso, na 11ª semana, teria levado ao diagnóstico e evitado o quadro convulsivo. É importante o acompanhamento após o esvaziamento uterino com medidas semanais de hCG, com vistas ao diagnóstico mais precoce possível da NTG, sobretudo em pacientes com útero quatro semanas maior que a idade gestacional e cistos tecaluteínicos, haja vista a chance de 50% de desenvolver NTG.

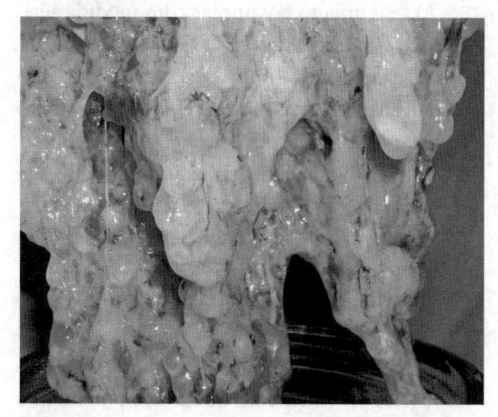

FIGURA 6 Aspecto macroscópico da mola hidatiforme completa.
Fonte: imagem cedida pela dra. Sue Yazaki Sun da EPM-Unifesp.

CONSIDERAÇÕES FINAIS

1. O quadro clínico da MH no primeiro trimestre é inespecífico, semelhante ao abortamento evitável e retido e à gravidez ectópica. USTV é imprescindível em todo sangramento no primeiro trimestre da gravidez. A análise da imagem em conjunto com a dosagem do hCG aumenta a acurácia diagnóstica.

2. O exame histopatológico da MHC precoce, especialmente abaixo de oito semanas, confunde-se com aqueles de MHP e abortamentos não molares. Marcação imuno-histoquímica para p57 será negativa nos casos de MHC.

3. Pacientes com perdas gestacionais sem exame histopatológico ou com exame inconclusivo devem realizar exame de hCG sérico quatro semanas após o término da gravidez. Se o exame estiver positivo, manter seguimento até normalização.

4. Atraso no diagnóstico e esvaziamento molar levará a complicações médicas potencialmente ameaçadoras à vida materna, tais como hemorragia, pré-eclâmpsia/eclâmpsia, crise tireotóxica, insuficiência respiratória.
5. O seguimento pós-molar com medida sérica a cada 7 a 15 dias de hCG, quantitativa, antes e imediatamente após o esvaziamento molar, mantido por seis meses após o primeiro exame negativo, deve ser pontual e rigoroso.
6. Em média, ocorre evolução para NTG em 20% das MHC e de 1 a 5% das MHP. As pacientes com NTG alcançam cura em 92% dos casos.
7. O coriocarcinoma gestacional, em metade das vezes, origina-se em gravidez não molar e manifesta-se após longo período. Atenção às pacientes com quadro de pneumonia de difícil tratamento, acidente vascular cerebral, sangramento vaginal, doença metastática sem sede primária: hCG positivo, na ausência de gravidez em evolução, orientará para o diagnóstico de coriocarcinoma pós-gestação não molar.

REFERÊNCIAS BIBLIOGRÁFICAS

1. Berkowitz RS, Goldstein DP. Current management of gestational trophoblastic diseases. Gynecol Oncol 2009; 112:654-62.
2. Lurain JR. Gestational trophoblastic disease I: epidemiology, pathology, clinical presentation and diagnosis of gestational trophoblastic disease, and management of hydatidiform mole. Am J Obstet Gynecol 2010 Dec; 203(6):531-9.
3. Froeling FEM, Seckl MJ. Gestational trophoblastic tumours: an update for 2014. Curr Oncol Rep 2014 Nov; 16(11):408.
4. Ngan H, Kohorn E, Cole L, Kurman R, Kim S, Lurain J et al. FIGO Cancer Report 2012. Trophoblastic disease. Int J Gynecol Obstet 2012; 119S2:S103-36.
5. Braga A, Maria E, Uberti H, Fajardo C, Viggiano M et al. Epidemiological Report on the Treatment of Patients with Gestational Trophoblastic Disease in 10 Brazi-lian Referral Centers Results After 12 Years Since International FIGO 2000 Consensus. J Reprod Med 2014; 59(5-6):241-7.
6. Biscaro A, Braga A, Berkowitz R. Diagnosis, classification and treatment of gestational trophoblastic neoplasia. Rev Bras Ginecol Obstet 2015; 37(1):42-51.
7. Sun S, Amed A, Bertini A, Camano L. Incidência da mola hidatiforme na Escola Paulista de Medicina. Rev Ass Med Bras 1992; 38(4):217-20.
8. Matsui H, Iitsuka Y, Yamazawa K, Tanaka N, Seki K, Sekiya S. Changes in the incidence of molar pregnancies. A population-based study in Chiba Prefecture and Japan between 1974 and 2000. Hum Reprod 2003 Jan 1; 18(1):172-5.
9. Fisher R, Tommasi A, Short D, Kaur B, Seckl MJ, Sebire NJ. Clinical utility of selective molecular genotyping for diagnosis of partial hydatidiform mole; a retros-pective study from a regional trophoblastic disease unit. J Clin Pathol 2014 Nov; 67(11):980-4.
10. Yazaki-Sun S, Daher S, De Souza Ishigai MM, Alves MTS, Mantovani TM, Mattar R. Correlation of c-erbB-2 oncogene and p53 tumor suppressor gene with ma-lignant transformation of hydatidiform mole. J Obstet Gynaecol Res 2006; 32(3):265-72.
11. Petts G, Fisher RA, Short D, Lindsay I, Seckl MJ, Sebire NJ. Histopathological and immunohistochemical features of early hydatidiform mole in relation to subse-quent development of persistent gestational trophoblastic disease. J Reprod Med 2014; 59(5-6):213-20.
12. De Andrade JM. Mola hidatiforme e doença trofoblástica gestacional. Hydatidiform mole and gestational trophoblastic disease. Rev Bras Ginecol Obstet 2009; 31:94-101.
13. Kirk E, Bottomley C, Bourne T. Diagnosing ectopic pregnancy and current concepts in the management of pregnancy of unknown location. Hum Reprod Update 2014; 20(2):250-61.
14. Mazzariol FS, Roberts J, Oh SK, Ricci Z, Koenigsberg M, Stein MW. Pearls and pitfalls in first-trimester obstetric sonography. Clin Imaging 2015; 38(2):176-85.
15. Ben-Arie A, Deutsch H, Volach V, Peer G, Husar M, Lavie O et al. Reduction of postmolar gestational trophoblastic neoplasia by early diagnosis and treatment. J Reprod Med 2009; 54(3):151-4.
16. Joneborg U, Marions L. Current clinical features of complete and partial hydatidiform mole in Sweden. J Reprod Med 2014; 59(1-2):51-5.
17. Soto-Wright V, Bernstein M, Goldstein D, Berkowitz R. The changing clinical presentation of complete molar pregnancy. Obstet Gynecol 1995; 86(5):775-9.
18. Belfort P, Braga A. Mudanças na Apresentação Clínica da Gravidez Molar. Rev Bras Ginecol Obstet 2004; 26(6):483-8.
19. Uberti E, Diestel M, Guimarães F, Lacerda M, Rosa M, Nápoli G et al. Conduta na doença trofoblástica gestacional (DTG) – experiência de 10 anos de um centro de referência no manejo de pacientes com mola hidatiforme de evolução não complicada. Rev Médica da St Casa 2000; 11(8):1990-4.
20. Lertkhachonsuk A, Israngura N, Tangtrakul S, Thanapprapasr D, Charakorn C, Chittithaworn S. Com-

plete hydatidiform mole: change in clinical profile over three decades. J Reprod Med 2012; 57:470-4.

21. Cagayan M. Hydatidiform mole and its complications: review of patient profiles and management at the University of the Philippines-Philippine General Hospital. J Reprod Med 2014; 59(5-6):235-40.

22. Maestá I, Peraçoli J, Passos J, Borges V, Pedrazzani C, Rudge M. Mola Hidatiforme Completa e Eclâmpsia : Relato de Caso. Rev Bras Ginecol Obstet 2003; 25(6):445-8.

23. Berkowitz R, Goldstein D. Presentation and management of molar pregnancy. In: Hancock BW, Seckl MJ, Berkowitz RS, Cole LA (eds.). Gestational trophoblastic disease. 3.ed. Sheffield, UK: International Society for the Study of Trophoblastic Diseases, 2009. p.249-76.

24. Jauniaux E. Partial moles: from postnatal to prenatal diagnosis. Placenta 1999; 20(5-6):379-88.

25. Fowler DJ, Lindsay I, Seckl MJ, Sebire NJ. Routine pre-evacuation ultrasound diagnosis of hydatidiform mole: Experience of more than 1000 cases from a regional referral center. Ultrasound Obstet Gynecol 2006; 27(July 2005):56-60.

26. Keay SD, Vatish M, Karteris E, Hillhouse EW, Randeva HS. The role of hCG in reproductive medicine. BJOG An Int J Obstet Gynaecol 2004; 111(Nov):1218-28.

27. Rezende J, Montenegro C. Endocrinologia da gravidez. Trocas materno-ovulares. In: Rezende J, Montenegro C (eds.). Obstetrícia fundamental. 10.ed. Rio de Janeiro: Guanabara Koogan, 2005. p.52-9.

28. Marrs RP, Kletzky OA, Howard WF, Mishell DR. Disappearance of human chorionic gonadotropin and resumption of ovulation following abortion. Am J Obstet Gynecol 1979; 135(6):731-6.

29. Mangili G, Lorusso D, Brown J, Pfisterer J, Massuger L, Vaughan M et al. Trophoblastic disease review for diagnosis and management: a joint report from the In-ternational Society for the Study of Trophoblastic Disease, European Organisation for the Treatment of Trophoblastic Disease, and the Gynecologic Cancer Inter-Group. Int J Gynecol Cancer 2014 Nov; 24(9 Suppl 3):S109-16.

30. Levavi H, Neri a, Bar J, Regev D, Nordenberg J, Ovadia J. "Hook effect" in complete hydatidiform molar pregnancy: a falsely low level of beta-HCG. Obstet Gyne-col 1993; 82:720-1.

31. Fu J, Fang F, Xie L, Chen H, He F, Wu T et al. Prophylactic chemotherapy for hydatidiform mole to prevent gestational trophoblastic neoplasia (Review). Cochrane Collab 2012; (2):1-42.

32. Uberti EMH, Fajardo MDC, da Cunha AGV, Rosa MW, Ayub ACK, Graudenz MDS et al. Prevention of postmolar gestational trophoblastic neoplasia using pro-phylactic single bolus dose of actinomycin D in high-risk hydatidiform mole: A simple, effec-tive, secure and low-cost approach without adverse effects on compliance to general follow-up. Gynecol Oncol 2009; 114:299-305.

33. Goldstein DP, Berkowitz RS. Prophylactic chemotherapy of complete molar pregnancy. Semin Oncol 1995; 22(2):157-60.

34. Delmanto L, Maestá I, Braga A, Michelin O, Passos J, Gaiotto F et al. A curva de regressão da gonadotrofina coriônica humana é útil no diagnóstico precoce da ne-oplasia trofoblástica Are curves of human chorionic gonadotropin useful in the early diagnosis of post-molar trophoblastic neoplasia ? Rev Bras Ginecol Obstet 2007; 29(10):506-10.

35. Ngan H, Benedet J, Bender H, III HJ, Pecorelli S, Montruccoli G. FIGO staging for gestational trophoblastic neoplasia 2000. Int J Gynecol Obstet 2002; 77:285-7.

36. Seckl MJ, Sebire NJ, Fisher RA, Golfier F, Massuger L, Sessa C. Gestational trophoblastic disease: ESMO Clinical Practice Guidelines for diagnosis, treatment and follow-up. Ann Oncol 2013 Oct; 24 (Suppl 6):vi39-50.

37. Dantas PRS, Maestá I, Cortés-Charry R, Growdon WB, Braga A, Rudge MVC et al. Influence of hydatidiform mole follow-up setting on postmolar gestational trophoblastic neoplasia outcomes: a cohort study. J Reprod Med 2012; 57(7-8):305-9.

38. Lurain JR. Gestational trophoblastic disease II: classification and management of gestational trophoblastic neoplasia. Am J Obstet Gynecol 2011 Jan; 204(1):11-8.

39. Sita-Lumsden A, Short D, Lindsay I, Sebire NJ, Adjogatse D, Seckl MJ et al. Treatment outcomes for 618 women with gestational trophoblastic tumours following a molar pregnancy at the Charing Cross Hospital, 2000-2009. Br J Cancer 2012 Nov 20; 107(11):1810-4.

40. Goldstein DP, Berkowitz RS. Current management of gestational trophoblastic neoplasia. Hematol Oncol Clin North Am 2012 Feb; 26(1):111-31.

41. Braga A, Maesta I, Michelin OC, Delmanto LRG, Consonni M, Rudge MVC et al. Maternal and perinatal outcomes of first pregnancy after chemotherapy for gesta-tional trophoblastic neoplasia in Brazilian women. Gynecol Oncol 2009; 112(3):568-71.

42. Hanna RK, Soper JT. The role of surgery and radiation therapy in the management of gestational trophoblastic disease. Oncologist 2010 Jan; 15(6):593-600.

43. Wee L, Jauniaux E. Prenatal diagnosis and management of twin pregnancies complicated by a co-existing molar pregnancy. Prenat Diagn 2005; 25:772-6.

44. Sebire NJ, Foskett M, Paradinas FJ, Fisher RA, Francis RJ, Short D et al. Outcome of twin pregnancies with complete hydatidiform mole and healthy co-twin. Lancet 2002; 359:2165-6.

CAPÍTULO 86

Infecções em obstetrícia

Marianna Facchinetti Brock
Jorge Roberto Di Tommaso Leão

INTRODUÇÃO/DEFINIÇÃO

Infecções adquiridas na gestação são definidas como aquelas que podem atravessar a placenta e levar a um dano fetal intraútero, peri ou pós-parto.[1,2,3] São causas importantes de morbimortalidade fetal e neonatal. Podem levar à restrição de crescimento intrauterino, anomalias estruturais e alterações laboratoriais.[2,4,5] O conceito original da sigla TORCH incluía a infecção por: *Toxoplasmose*; *Outras* infecções (na qual se inseria a sífilis); *Rubéola*; *Citomegalovírus* e *Herpes*, que tinham apresentações clínicas similares, como *rash* cutâneo e manifestações oculares. Atualmente, outras infecções, como *Zika vírus*, *Parvovírus B19* e até mesmo *COVID-19*, ficam incluídas na categoria "Outros" nessa classificação.[4]

A triagem das infecções idealmente deveria ocorrer no período pré-concepcional para que as pacientes pudessem ser orientadas quanto à presença ou não de imunidade e quais medidas profiláticas podem ser adotadas para evitar a contaminação no período da gestação, incluindo a imunização.[5] Se a triagem ocorrer no período gestacional, deve ser realizada o mais precocemente possível.[5,4]

No Brasil, o Ministério da Saúde recomenda que na triagem pré-natal sejam solicitadas as seguintes sorologias: toxoplasmose, sífilis, HIV, hepatite B.[6] Exames adicionais devem ser realizados de acordo com a suspeita clínica.[6,5]

As doenças infecciosas na gestação, de maneira geral, têm quadro clínico semelhante ao das pacientes não gestantes. Os testes mais comuns no diagnóstico de infecção materna são os testes imunoenzimáticos (ELISA) e os testes sorológicos IgG e IgM.[1] Os principais diagnósticos de doenças infecciosas sintomáticas durante a gestação estão sintetizados na Tabela 1.[5]

Quando há o diagnóstico de infecção materna, é fundamental o rastreamento fetal para que seja realizado o tratamento da infecção congênita, quando possível.[1] Importante ressaltar que nem sempre a infecção materna representa infecção fetal. No entanto, quanto mais precoce a infecção, maior a chance de o feto estar acometido.[1] Os efeitos fetais dependem do agente infeccioso e do momento da infecção.[5] Quando a gestante é assintomática, o diagnóstico de infecção é dado pelo achado acidental de alterações à ultrassonografia fetal. Os principais sinais sugestivos de infecção congênita estão descritos na Tabela 2.[1]

TOXOPLASMOSE

Etiologia

A toxoplasmose é uma infecção causada pela ingestão de cistos do protozoário *Toxoplasma*

TABELA 1   Quadro clínico e diagnóstico das principais infecções

Quadro clínico	Diagnósticos diferenciais	Exames laboratoriais
Síndrome gripal (febre, letargia, mal-estar, mialgia com ou sem cefaleia, com ou sem linfoadenopatia)	Toxoplasmose	IgG e IgM (sorologia e avidez se indicado)
	Citomegalovírus	IgG e IgM (sorologia e avidez se indicado)
	Coronavírus	Swab nasal se sintomas < 7 dias IgG e IgM (se sintomas > 7 dias)
	Gripe e outras infecções virais	Swab nasal se indicado
Erupção maculopapular com ou sem febre e com ou sem artralgia	Rubéola	IgG e IgM
	Parvovírus B19	IgG e IgM
	Zika vírus	IgG e IgM
Erupção com vesículas	Varicela	Diagnóstico clínico IgG e IgM PCR do líquido vesicular
	Vírus Coxsackie	Swab da orofaringe para PCR
Sintomas geniturinários (poliúria, disúria, úlceras genitais, corrimento vaginal)	Infecção do trato urinário	EAS, cultura de urina
	Infecção por clamídia, gonorreia, trichomonas, vaginose	Diagnóstico clínico se tiver sintomas PCR, Gram, microscopia
	Herpes	Swab da úlcera para PCR
	Sífilis primária (cancro)	Sorologia – VDRL-FTA ABS Swab de úlcera para PCR

Fonte: adaptada de Keighley et al.[5]

TABELA 2   Sinais sugestivos de infecção congênita

Anormalidades cranianas	Anormalidades extracranianas	Anormalidades da placenta e líquido amniótico
Ventriculomegalia	Restrição de crescimento intrauterino	Placentomegalia
Calcificações	Intestino hiperecogênico	Calcificação placentária
Sinéquias intraventriculares	Hepatomegalia	Oligodrâmnia – adramnia
Anomalias cerebelares ■ Hipoplasia do vermis cerebelar ■ Hemorragia cerebelar ■ Calcificações ■ Cistos	Esplenomegalia	Polidrâmnia
	Calcificações hepáticas	
	Ascite	
	Derrame pericárdico	
	Edema de pele	
Pseudocistos periventriculares	Hidropsia fetal	
Malformações do desenvolvimento cortical ■ Lisencefalia-paquigiria ■ Oligopaquigiria ■ Polimicrogiria ■ Esquizencefalia	Anemia fetal (avaliada pelo pico de velocidade máxima da artéria cerebral média)	
Microcefalia		

Fonte: adaptada de ISUOG.[1]

gondii, encontrado no intestino dos gatos e outros felinos e que tem o homem como hospedeiro intermediário.[5,2] A infecção humana ocorre por meio da ingestão de água ou alimentos contaminados crus ou malcozidos, transfusão sanguínea e transplante de órgãos e também por transmissão vertical (da gestante para o feto).[1] É uma das zoonoses mais comuns no mundo.[7] A transmissão vertical com acometimento fetal é denominada toxoplasmose congênita. A frequência da transmissão vertical aumenta conforme a idade gestacional; é aproximadamente de 2% na gestação de 8 semanas e 81% após a 36ª semana, pois a placenta vai ficando mais vascularizada. No entanto, a gravidade é maior quanto mais precoce é a infecção.[1,8,3]

Epidemiologia

O Brasil apresenta uma das prevalências mais elevadas do mundo. Aproximadamente 50 a 80% das mulheres brasileiras apresentam anticorpos IgG para toxoplasmose, entretanto, 20 a 50% das mulheres em idade reprodutiva não apresentam imunidade. A taxa de soroconversão durante a gestação no Brasil é de cerca de 8,6%; na Europa 0,2 e 1,0%; nos Estados Unidos, 0,3 a 1,8%.[7]

Quadro clínico materno

A infecção materna pode ser assintomática em mais de 80% dos casos (o que dificulta o diagnóstico).[8] Sintomas inespecíficos semelhantes aos da gripe, como febre, coriza, cefaleia, mialgia, faringite, *rash* maculopapular não pruriginoso e linfonodomegalia generalizada podem ocorrer.[8,5]

Quadro clínico fetal

Aproximadamente 85% dos fetos com toxoplasmose congênita serão assintomáticos, porém a infecção congênita pode cursar com aborto, restrição de crescimento intrauterino, microcefalia, hidrocefalia, ventriculomegalia, calcificações cerebrais, hepatoesplenomegalia, calcificações hepáticas, ascite, derrame pleural, hidropsia fetal, placentomegalia, óbito fetal, prematuridade. No recém-nascido pode ocorrer anemia, erupção cutânea, icterícia, pneumonite, anormalidades visuais e neurológicas incluindo epilepsia.[1,7] Mesmo que não haja alterações ultrassonográficas ou clínicas ao nascimento, sequelas tardias ocorrem em até 60 a 90% dos bebês infectados.[1,7,5]

Diagnóstico/exames complementares

O diagnóstico é dado pela sorologia IgM, IgA e IgG. Na fase aguda é possível identificar anticorpos IgM e IgA aproximadamente uma semana após a infecção. Os níveis desses anticorpos se elevam até um mês após a infecção e começam a declinar, podendo permanecer positivos por 6-12 meses.[7] Os anticorpos IgG podem ser identificados a partir da segunda semana de infecção, e seus títulos persistem por toda a vida ou, pelo menos, por muitos anos.[7] A interpretação da sorologia para toxoplasmose está descrita na Figura 1.

Para confirmação de infecção congênita, e redução do uso desnecessário do esquema tríplice de tratamento, está indicada a amniocentese para a detecção de DNA de toxoplasma no líquido amniótico (PCR).[4]

O diagnóstico e consequente tratamento precoce da toxoplasmose materna e fetal reduzem significativamente as taxas de infecção congênita.[8]

Diagnóstico diferencial

Citomegalovírus, HIV, sífilis, Zika, Epstein-Barr, sarcoidose e linfoma.[8]

Tratamento

O tratamento deve ser oferecido para as gestantes sintomáticas e assintomáticas para reduzir o risco de infecção congênita.[8]

Pacientes com idade gestacional menor que 18 semanas no momento do diagnóstico devem

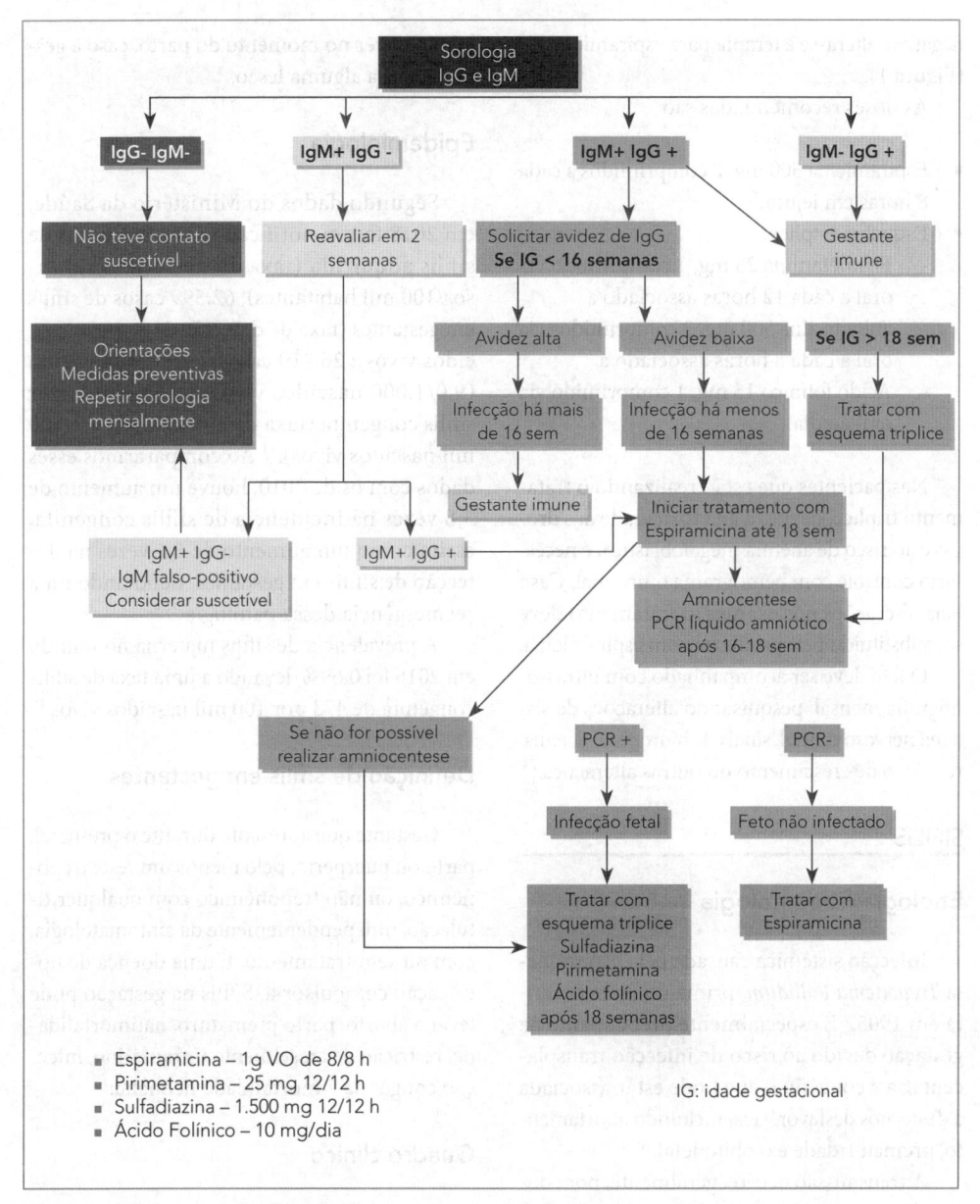

FIGURA 1   Fluxograma de diagnóstico e tratamento de infecção por toxoplasmose.

iniciar tratamento com espiramicina, pois o esquema tríplice tem alta teratogenicidade quando utilizada nas fases iniciais da gestação.[8] Após 18 semanas, se o PCR do líquido amniótico for positivo, deve-se iniciar o esquema tríplice; caso o PCR seja negativo, permanecer com a espiramicina[8,5] (Figura 1).

Pacientes com idade gestacional acima de 18 semanas devem iniciar o tratamento com pirimetamina, sulfadiazina e ácido folínico até que haja resultado da amniocentese. Nessa fase o risco de infecção fetal é maior e a teratogenicidade do esquema tríplice é baixa, justificando seu uso. Se o resultado do PCR do líquido for negativo, altera-se a terapia para espiramicina[8,4,5] (Figura 1).

As doses recomendadas são:

- Espiramicina 500 mg, 2 comprimidos a cada 8 horas em jejum.[8,7]
- Esquema tríplice:
  - Pirimetamina 25 mg, 1 comprimido via oral a cada 12 horas associado a
  - Sulfadiazina 500 mg, 2 comprimidos via oral a cada 8 horas associado a
  - Ácido folínico 15 mg, 1 comprimido via oral ao dia.

Nas pacientes que estão realizando o tratamento tríplice, devido à alta toxicidade das drogas e ao risco de anemia megaloblástica, é necessário controle com hemograma quinzenal. Caso haja alterações nos exames, o tratamento deve ser substituído pela profilaxia com espiramicina.

O feto deve ser acompanhado com ultrassonografia mensal, pesquisando alterações de sistema nervoso central, sinais de hidropisia, anemia, restrição de crescimento ou outras alterações.[1,5]

SÍFILIS

Etiologia/fisiopatologia

Infecção sistêmica causada pelo espiroqueta *Treponema Pallidum,* primeiramente descrita em 1905.[9] É especialmente preocupante na gestação devido ao risco de infecção transplacentária e congênita, que pode estar associada a desfechos desfavoráveis, incluindo abortamento, prematuridade e o óbito fetal.[10,11,12]

A transmissão ocorre, geralmente, por contato direto com as lesões durante a relação sexual. Na gestação o *T pallidum* atravessa a placenta, levando à infecção fetal.[9,10] O período de incubação varia de 10-90 dias.[9]

A transmissão vertical ocorre em até 80% dos casos e é maior nos estágios primários e secundários, assim como é proporcional ao tempo de exposição fetal. A transmissão pode também ocorrer no momento do parto, caso a gestante tenha alguma lesão.[12]

Epidemiologia

Segundo dados do Ministério da Saúde, em 2018 foram notificados 158.051 casos de sífilis adquirida (taxa de detecção 75,8 casos/100 mil habitantes); 62.599 casos de sífilis em gestantes (taxa de detecção 21,4/1.000 nascidos vivos); 26.219 casos de sífilis congênita (9,0/1.000 nascidos vivos) e 241 óbitos por sífilis congênita (taxa de mortalidade 8,2/100 mil nascidos vivos).[11] Ao compararmos esses dados com os de 2010, houve um aumento de 3,8 vezes na incidência de sífilis congênita, assim como um aumento de 6,1 vezes na detecção de sífilis em gestantes, denotando uma reemergência dessa patologia.[11,12]

A prevalência de sífilis materna no mundo em 2016 foi 0,69%, levando a uma taxa de sífilis congênita de 473 por 100 mil nascidos vivos.[10]

Definição de sífilis em gestantes

Gestante que apresente durante o pré-natal, parto ou puerpério, pelo menos um teste treponêmico, ou não treponêmico com qualquer titulação, independentemente da sintomatologia, com ou sem tratamento. É uma doença de notificação compulsória. Sífilis na gestação pode levar a aborto, parto prematuro, natimortalidade, restrição de crescimento intrauterino, infecção congênita e mortalidade neonatal.[10]

Quadro clínico

Pacientes com sífilis podem ser assintomáticas (chamada de sífilis latente) ou apresentar uma gama de sintomas diversos de acordo com a fase da doença: primária, secundária e terciária (Figura 2). A transmissão da sífilis é maior nas fases iniciais da doença (sífilis primária e secundária) devido a abundância de treponemas nas lesões (cancro duro e lesões mucocutâneas), permitindo a entrada direta do espiroqueta da lesão na pele sã.[12] O quadro clínico nas gestantes não difere do das não gestantes.[10]

Diagnóstico/exames complementares

Necessita correlação entre dados clínicos e exames laboratoriais.

Toda gestante tem de ser testada para sífilis na primeira consulta pré-natal, no início do terceiro trimestre e no momento da internação do parto.[12,10]

Exame direto: pesquisa do treponema em amostras coletadas diretamente das lesões pela técnica de microscopia em campo escuro ou por pesquisa direta em material corado realizado quando há lesão.[12] O exame de campo escuro tem resultados superiores aos do material corado, tem alta sensibilidade e especificidade. No entanto, se o resultado for positivo, devemos fazer o diagnóstico diferencial com treponemas não patogênicos; se o resultado for negativo, pode significar baixo número de *T. pallidum* na amostra; lesão próxima à cura natural ou que o paciente foi tratado.[12]

Testes imunológicos

Testes treponêmicos (FTA-Abs; ELISA; EQL; CMIA; TPHA; TPPA; MHA-TP; teste rápido): detectam anticorpos específicos contra *T. pallidum*. São os primeiros a se tornarem reagentes. No entanto, podem ficar positivos por toda a vida, não sendo indicados para controle de resposta de tratamento (Figura 2).[12]

Testes não treponêmicos (VDRL; RPR; TRUST; USR): detectam anticorpos anticardiolipina não específicos para o antígeno do *T. pallidum*. O resultado é expresso em títulos de diluição (1:2, 1:4,1:8,1:16 etc.). Os testes não treponêmicos podem ser realizados não só para o diagnóstico como para o controle de cura. A queda da titulação indica eficiência do tratamento, no entanto, títulos menores que 1:4 podem persistir meses ou anos (Figura 2). Dessa forma, pacientes sem registro de tratamento

prévio, sem infecção conhecida e titulação baixa devem ser consideradas como tendo sífilis latente tardia e devem ser tratadas.

Na propedêutica diagnóstica, iniciar pelo teste treponêmico, que é o primeiro a positivar.

As gestantes com teste rápido positivo deverão ser consideradas portadoras de sífilis, pois postergar o início do tratamento aguardando testes complementares pode levar à perda de oportunidade de evitar a transmissão vertical.[12]

Diagnóstico diferencial: lesões traumáticas, herpes simples, cancro mole, cancro misto de Rollet (cancro mole e cancro duro), donovanose, farmacodermias e viroses exantemáticas.

Tratamento

Devido ao cenário epidemiológico brasileiro, se a gestante tiver apenas um teste reagente para sífilis, já está recomendado o tratamento imediato com a penicilina benzatina, independentemente da presença de sinais e sintomas.[12]

A benzilpenicilina benzatina é a única droga com eficácia comprovada para o tratamento da sífilis na gestação. Qualquer outro tratamento realizado para sífilis na gestante é considerado tratamento não adequado da mãe, e o recém-nascido será notificado e investigado para sífilis congênita.[12,10] O esquema adequado de tratamento está descrito na Figura 2.

Quando a gestante tem alergia à penicilina, o tratamento de escolha é a dessensibilização. Caso não seja possível, pode ser utilizado o estearato de eritromicina 500 mg, 1 comprimido de 6/6 horas por 14 dias na sífilis recente ou por 30 dias na sífilis tardia.[10] Entretanto, quando a droga utilizada não é a penicilina, o feto é considerado não tratado.[10,12]

Reação de Jarish Herxheimer: é a exacerbação das lesões cutâneas, eritema, dor, prurido, febre, mau estado geral, febre, cefaleia e artralgia causada pela liberação de toxinas das bactérias lisadas. Inicia em 1-2 horas após início do tratamento e regride espontaneamente após 24-48 horas. Pode levar a contrações uterinas, parto prematuro e alterações na frequência cardíaca

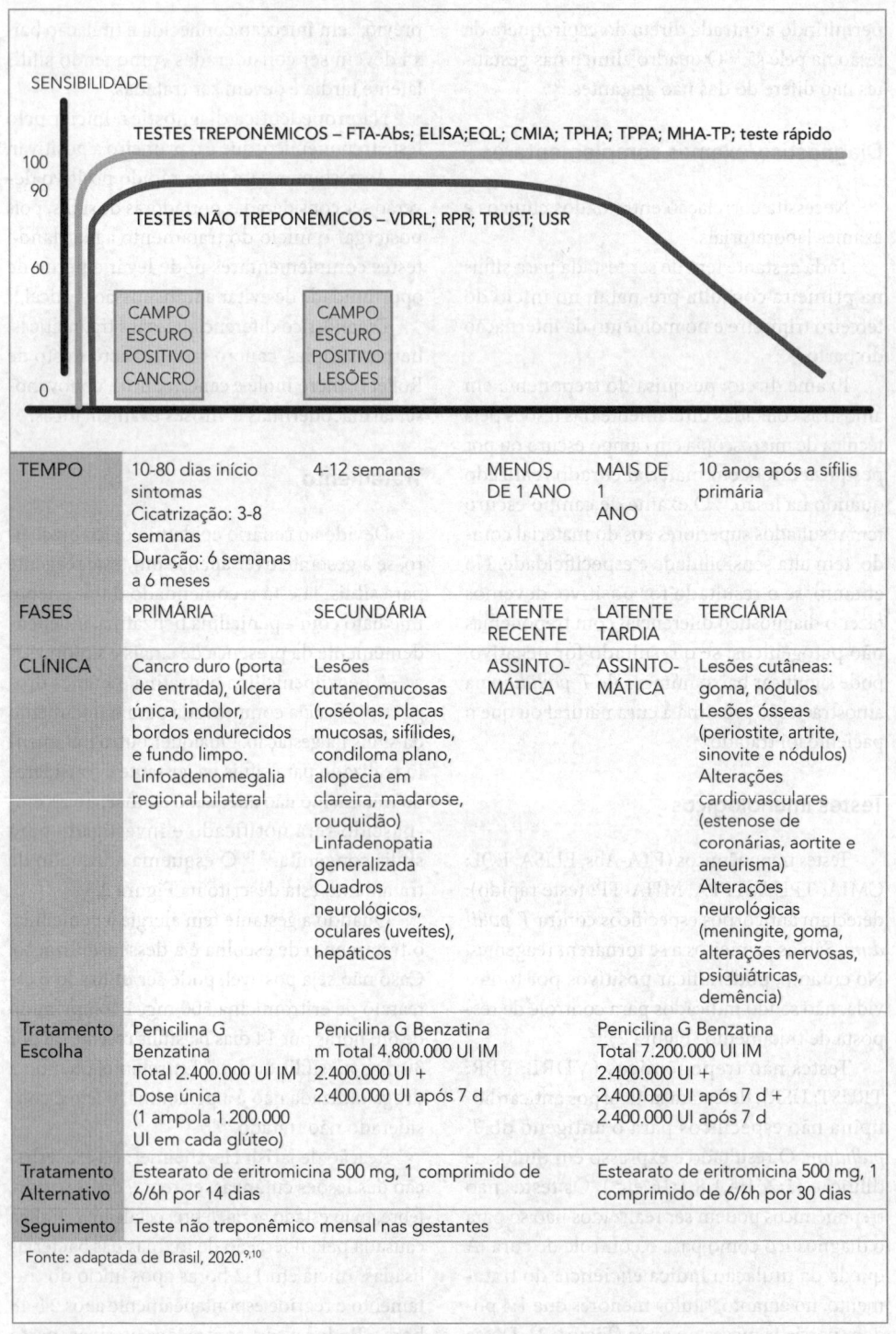

TEMPO	10-80 dias início sintomas Cicatrização: 3-8 semanas Duração: 6 semanas a 6 meses	4-12 semanas	MENOS DE 1 ANO	MAIS DE 1 ANO	10 anos após a sífilis primária
FASES	PRIMÁRIA	SECUNDÁRIA	LATENTE RECENTE	LATENTE TARDIA	TERCIÁRIA
CLÍNICA	Cancro duro (porta de entrada), úlcera única, indolor, bordos endurecidos e fundo limpo. Linfoadenomegalia regional bilateral	Lesões cutaneomucosas (roséolas, placas mucosas, sifílides, condiloma plano, alopecia em clareira, madarose, rouquidão) Linfadenopatia generalizada Quadros neurológicos, oculares (uveítes), hepáticos	ASSINTO-MÁTICA	ASSINTO-MÁTICA	Lesões cutâneas: goma, nódulos Lesões ósseas (periostite, artrite, sinovite e nódulos) Alterações cardiovasculares (estenose de coronárias, aortite e aneurisma) Alterações neurológicas (meningite, goma, alterações nervosas, psiquiátricas, demência)
Tratamento Escolha	Penicilina G Benzatina Total 2.400.000 UI IM Dose única (1 ampola 1.200.000 UI em cada glúteo)	Penicilina G Benzatina m Total 4.800.000 UI IM 2.400.000 UI + 2.400.000 UI após 7 d		Penicilina G Benzatina Total 7.200.000 UI IM 2.400.000 UI + 2.400.000 UI após 7 d + 2.400.000 UI após 7 d	
Tratamento Alternativo	Estearato de eritromicina 500 mg, 1 comprimido de 6/6h por 14 dias			Estearato de eritromicina 500 mg, 1 comprimido de 6/6h por 30 dias	
Seguimento	Teste não treponêmico mensal nas gestantes				

Fonte: adaptada de Brasil, 2020.[9,10]

FIGURA 2   Manifestações clínicas da sífilis congênita: curso da doença, diagnóstico, quadro clínico e tratamento.

fetal.[10] Deve ser tratada com analgésicos, sem interromper o tratamento da sífilis, pois não se trata de reação alérgica.[12]

O monitoramento sorológico da gestante em tratamento deve ser mensal até o termo e trimestral até o 12º mês de tratamento.[12]

Critérios de retratamento (necessário apenas um dos tópicos a seguir):

- Ausência de redução da titulação em duas diluições após o tratamento adequado; no intervalo de 6 meses no caso de sífilis recente, primária e secundária, ou 12 meses no caso de sífilis tardia (p. ex., 1:16 para 1:4).
- Aumento da titulação em duas titulações ou mais (p. ex., 1:8 para 1:32).
- Sinais e sintomas clínicos persistentes ou recorrentes.[10,12]

Sífilis congênita

Ocorre quando há transmissão do *Treponema pallidum* para o feto. A contaminação pode ser via transplacentária ou por contato direto do feto com a lesão materna no momento do parto. A transmissão vertical pode acontecer em qualquer idade gestacional, em qualquer fase da doença, e geralmente é reflexo da falta de diagnóstico pré-natal ou do tratamento inadequado.[10,12] As manifestações clínicas ao nascimento estão relacionadas ao estado da sífilis materna e resultam de uma resposta inflamatória ao *T. pallidum* e são mais pronunciadas após a 20ª semana devido à melhor resposta imunológica fetal nessa fase.[10] A passagem transplacentária dos espiroquetas para a circulação fetal pode levar a disfunção hepática fetal, infecção do líquido amniótico, anormalidades hematológicas fetais, ascite, hidropsia fetal. Pode ocorrer também aborto, natimortalidade e prematuridade.[12]

O diagnóstico de infecção fetal pode ser suspeitado por ultrassonografia obstétrica evidenciando hepatomegalia, placentomegalia, polidrâmnia, ascite e hidropsia. A anemia fetal pode ser identificada por meio do aumento da velocidade da artéria cerebral média pela dopplervelo-

cimetria. Se a ultrassonografia for normal, não exclui a infecção fetal.[10]

PARVOVÍRUS B19

Etiologia/fisiopatologia

Doença viral causada pelo parvovírus B19.[13,14] Único membro da família capaz de infectar humanos.[1] É transmitida através de gotículas respiratórias, transfusão sanguínea ou via transplacentária em qualquer trimestre.[1,5] O principal receptor do parvovírus é encontrado em precursores eritroides, mas também pode ser identificado no miocárdio e na placenta. No feto o vírus infecta o fígado, que é o principal local de eritrócitos, e a medula óssea, afetando a eritropoiese, levando o feto à anemia profunda.[1,14]

Epidemiologia

É uma doença comum na infância, no entanto pode ocorrer ao longo de toda a vida, estando positivo na maioria dos idosos.[14] Aproximadamente 60 a 75% das gestantes têm sorologia positiva.[1] A incidência na gravidez é de 1 a 2%.[1] O risco de transmissão vertical é de 25 a 32%.[1]

Quadro clínico

O período de incubação é de 4-14 dias, e o período de transmissão é de 3-10 dias após a exposição.[1] As crianças infectadas apresentam erupção facial (bochechas em tapa) e febre.[14,1] Artropatia e artralgia, assim como trombocitopenia, hepatite, miocardite, vasculite e meningoencefalite, costumam ocorrer nos adultos.[14] As gestantes podem ser assintomáticas ou apresentar eritema e artralgia.[1] No primeiro trimestre de gestação, pode levar ao aborto espontâneo.[13] No feto, pode ocorrer a anemia fetal, hepatite, hipoalbuminemia e miocardite, que podem levar à insuficiência cardíaca e hidropsia fetal.[1] A hidropsia ocorre em 4 a 13% dos fetos, ocasionando um risco de óbito intrauterino de 50% nos fetos hidrópicos.[1,13] A hidropsia pode ter resolução espontânea 1-7 semanas após o diagnóstico.[1,14] Em casos graves, podemos ver comprometimento do sistema nervoso central fetal.[1] Pode estar associada ao óbito fetal.[14] O risco maior de infecção fetal ocorre entre 13-20 semanas.[14]

Diagnóstico/exames complementares

O diagnóstico é dado pela sorologia IgG e IgM específicos para parvovírus B19 e deve ser pensado quando há relato de exposição materna, quadro clínico sugestivo ou quando a ultrassonografia evidencia hidropisia fetal.[1,2] A interpretação dos resultados está na Figura 3. Gestantes com IgM positivo, independentemente do IgG, devem ter seus fetos rigorosamente monitorados por ultrassonografia e Doppler da artéria cerebral média.[1]

Diagnóstico diferencial: citomegalovírus, sífilis e toxoplasmose. No entanto, essas infecções não cursam com hidropisia fetal.

Tratamento

Monitoração fetal seriada por USG buscando evidências de ascite, cardiomegalia, hidropsia[15] e Doppler da artéria cerebral média (ACM). O aumento da velocidade do pico sistólico da

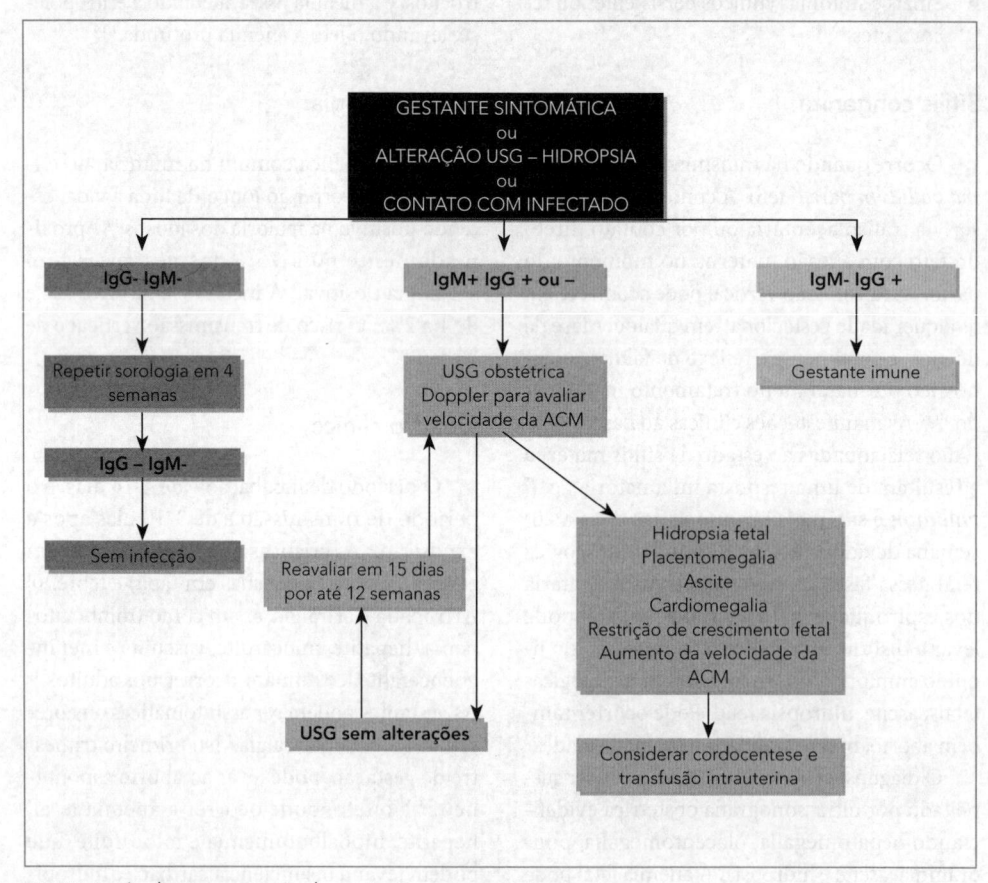

FIGURA 3 Avaliação e manejo da gestante com parvovirose.
ACM: artéria cerebral média.
Fonte: adaptada de Ornoy e Zivanit[14] e Keightley.[5]

artéria cerebral média acima de 1,5 múltiplo da mediana (MoM) para a idade gestacional denota anemia fetal.[1] A transfusão fetal deve ser indicada quando houver anemia fetal, ou seja, quando houver aumento da velocidade da artéria cerebral média ou nos casos de ascite e hidropsia fetal.[1] A transfusão fetal faz com que a hemoglobina fetal retorne ao nível normal, levando à regressão da insuficiência cardíaca e hidropisia.[1] Se o sangue transfundido for de um doador soropositivo para IgG, pode ocasionar certo grau de imunidade fetal.[1] Quando a ultrassonografia não demonstrar alterações, o prognóstico é bom. Pode ser considerado o uso de corticoide para a maturação pulmonar nos casos em que se pensa em acelerar o parto.[14] Os adultos e crianças podem ser tratados com sintomáticos e imunoglobulina.[13]

ZIKA VÍRUS

Etiologia/fisiopatologia

O vírus Zika é um arbovírus, RNA, pertencente à família dos Flavivírus, isolado inicialmente em 1947 na África, com transmissão esporádica em humanos.[16] Em 2013 houve epidemia na Polinésia Francesa que se espalhou pelo Pacífico, chegando à América em 2015-2016.[15] É transmitido através da picada de mosquitos fêmeas infectados, principalmente Aedes Aegypti, via sexual, via transfusão sanguínea e via transplacentária.[1,15,16] O vírus foi também isolado no leite, no entanto não há relato de transmissão por essa via.[15]

Epidemiologia

Até a epidemia de 2013-2016, a infecção por Zika era conhecida como doença leve com sintomas inespecíficos. No entanto, em 2016 houve um aumento acentuado de microcefalia e outras condições neurológicas associadas ao Zika.[16] No Brasil, até maio de 2020 foram notificados 3.509 casos de infecção por Zika, representando uma incidência de 1,7 casos/100 mil habitantes.[17]

Quadro clínico

Pode ser assintomática ou pode cursar com erupção cutânea maculopapular, febre baixa, astenia, prurido, artralgia, cefaleia retro-orbitária, mialgia, conjuntivite, hiperemia conjuntival e edema de extremidades. Raramente a síndrome de Guillain-Barré pode ocorrer. Os sintomas podem se iniciar a partir do segundo dia de infecção e durar até 2 semanas. Na gestação, podem ocorrer defeitos congênitos especialmente no sistema nervoso central, como microcefalia, calcificações periventriculares e ventriculomegalia[15] (Figura 4). Nas microcefalias relacionadas a infecção por Zika, há uma forma atípica do crânio com um perfil achatado bem característico.[15] Há também relatos de catarata congênita, microftalmia, contraturas congênitas como artrogripose, pé torto e hipertonia fetal.[15] Pode haver placentomegalia e calcificação placentária.[15] A infecção fetal pode ocorrer em qualquer fase da gestação, no entanto, quando ocorre no primeiro trimestre, costuma ter acometimento fetal mais severo.[1]

Diagnóstico/exames complementares

Indicado para gestantes sintomáticas ou gestantes que tiveram exposição ao Zika vírus, especialmente as que têm achados pré-natais compatíveis com infecção congênita.[15] Deve ser realizado da reação em cadeia de polimerase com transcriptase reversa (RT-PCR) no soro, sangue ou urina materna até 12 semanas após o início dos sintomas.[15,1] Pode haver resultados falso-positivos devido a reações cruzadas com outro flavivírus, como a dengue.

O diagnóstico de infecção fetal é dado através de ultrassonografia com neurossonografia realizados por especialista em medicina fetal em todas as gestantes expostas. Nesse exame serão avaliados a anatomia e o crescimento fetal.[1] No caso de a primeira ecografia ser normal, devemos minimamente solicitar um novo exame no terceiro trimestre.[1] A microcefalia é diagnosticada

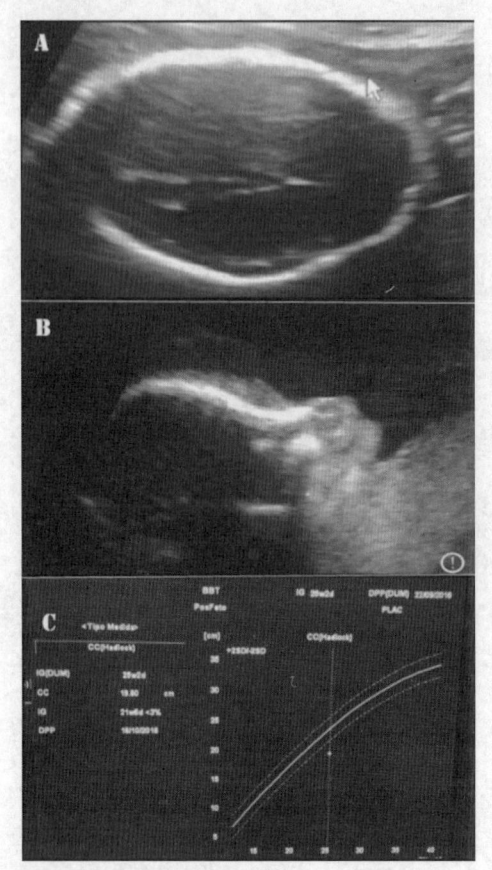

FIGURA 4 (A) Crânio fetal com microcefalia e ventriculomegalia. (B) Perfil fetal achatado em decorrência da microcefalia. (C) Gráfico evidenciando circunferência cefálica abaixo da curva de normalidade.

quando a circunferência cefálica está abaixo de 2 desvios padrão da média.[1] Nas pacientes com Zika não se deve usar a circunferência cefálica para cálculo da idade gestacional.[1]

Diagnóstico diferencial: citomegalovírus, toxoplasmose e rubéola.[1,16]

Tratamento

Não há tratamento específico nem vacinas. O tratamento é feito com sintomáticos.[1,16]

CORONAVÍRUS

Etiologia/fisiopatologia

O coronavírus, que causa a COVID-19, é um betacoronavírus do mesmo subgênero do vírus da síndrome respiratória aguda grave (SARS) (bem como vários coronavírus de morcego).[18] A fisiopatologia ainda não é totalmente conhecida, e a transmissão pessoa a pessoa, especialmente por gotículas respiratórias contaminadas eliminadas pela fala, tosse, espirro ou por meio do contato de uma superfície contaminada com olhos, nariz e boca são as mais conhecidas.[18] O intervalo preciso no qual um indivíduo pode transmitir a infecção é incerto. A probabilidade maior de transmissão parece ser nos estágios iniciais da infecção.[18] A transmissão vertical ainda permanece controversa na literatura.[19]

Epidemiologia

Em todo o mundo, desde o início da pandemia, mais de dez milhões de casos já foram confirmados até o dia de hoje em todos os continentes, exceto Antártida.[18] Como ainda estamos na vigência da pandemia, dados epidemiológicos são atualizados a cada momento e podem ser encontrados no site da Organização Mundial da Saúde.[20]

Quadro clínico

O quadro clínico da gestante, até o momento, tem se mostrado semelhante ao da não gestante.[21] O período de incubação é de 2-14 dias. E o período de transmissibilidade é de aproximadamente 7 dias após o início dos sintomas. A sintomatologia inclui: febre baixa (próxima de 38ºC), tosse, dispneia, anosmia, ageusia, dor de garganta, mialgia, calafrios, cefaleia, rinorreia, náuseas, vômitos, diarreia, fadiga, confusão mental e dor no peito. Pode ser assintomática.[21,19] Para facilitar o manejo do paciente infectado, podemos classificar a infecção de acordo com a severidade da doença em: assintomáticos: pacientes com teste positivo e sem sintomas; doença leve: pacientes com qualquer sinal e sintoma acima descrito, sem sintomas respiratórios como dispneia e exame de imagem do tórax normal. Doença moderada: evidência de comprometimento pulmonar por avaliação clínica ou de imagem e saturação de oxigênio acima de 93% em ar ambiente ao nível do mar. Doença grave: frequência respiratória acima de 30 incursões respiratórias por minuto, saturação de oxigênio menor que 93% em ar ambiente ao nível do mar e infiltrados pulmonares no exame de imagem acima de 50%. Doença crítica: insuficiência respiratória, choque séptico e/ou disfunção de múltiplos órgãos.[21]

Na gestação, os dados ainda são insuficientes para que se tirem conclusões sobre a gravidade da doença, transmissão vertical e suas complicações peri e neonatais.[19,22] Alguns estudos sugerem transmissão transplacentária, mas os dados ainda não são robustos o suficiente.[22] Foram relatadas complicações na gestação, como parto prematuro; aumento dos índices de cesariana e ruptura prematura de membranas.[21] Até o momento não há estudos suficientes que comprovem a relação entre a COVID-19 e o abortamento ou as malformações congênitas.[21]

Diagnóstico/exames complementares

O diagnóstico pode ser aventado na vigência dos sintomas acima referidos e se houver tido contato com caso confirmado ou suspeito de COVID-19 nos últimos 14 dias. O diagnóstico laboratorial pode ser realizado por RT PCR (padrão-ouro), que deve ser coletado de amostras da nasofaringe, do terceiro ao sétimo dia a partir do início dos sintomas.[18,23] A partir do quinto ao oitavo dia, podemos utilizar os testes rápidos (qualitativos), que são mais baratos e podem ser usados como *screening* populacional e detectam a presença de IgG e

IgM.[23] Os níveis mais altos de IgM ocorrem durante a segunda e a terceira semanas de doença, enquanto a resposta de IgG se inicia aproximadamente 14 dias após o início dos sintomas.[23] Os exames de imagem ajudam, mas não substituem o diagnóstico molecular.[24,23] A tomografia de tórax tem um achado muito característico com lesões em vidro fosco que podem ou não estar presentes acometendo porcentagem variável do parênquima pulmonar.[19] A radiação ionizante utilizada na tomografia não está associada a um risco de anomalias fetais ou perda de gestação.[19,23]

Diagnóstico diferencial: outras infecções respiratórias virais, pneumonias e síndrome respiratória aguda grave.

Tratamento

Sintomático, incluindo o acetominofeno em casos de febre.[21,23]

Profilaxia

Nos casos de epidemia ou pandemia, medidas profiláticas devem ser adotadas para diminuir a disseminação da doença. Entre as medidas atualmente recomendadas estão: distanciamento social de 1,5 m entre as pessoas; evitar multidões, uso de máscara facial, lavagem vigorosa das mãos com sabão ou álcool 70%, etiqueta respiratória (cobrir o rosto ao tossir ou espirrar), evitar tocar a face (olho, nariz e boca); desinfecção de objetos que são frequentemente tocados.[18,20] Até o presente momento, apesar de vários estudos em andamento, ainda não existe vacina contra a COVID-19.[19,18]

RUBÉOLA

Etiologia/fisiopatologia

A rubéola é causada por um RNA vírus da família Togaviridae, gênero Rubivírus. O homem é o único hospedeiro.[25,26,2] O vírus é transmitido através do contato direto com secreções da nasofaringe, replica-se no tecido linfático do trato respiratório superior e se dissemina por via hematogênica.[27] A infecção congênita ocorre quando há propagação hematogênica e transplacentária do vírus.[25,28] O período de incubação é de 14-18 dias, podendo variar de 12-23 dias.[25,28,1] A excreção do vírus pode ser detectada de 7 dias antes do exantema até 12 dias após o seu início.[25]

Epidemiologia

A ampla implementação da imunização levou à eliminação da rubéola nas Américas.[1,2] O último caso de síndrome da rubéola congênita registrado no Brasil foi em 2008, por isso a Organização Panamericana de Saúde (OPAS) certificou o Brasil em 2010 como país sem circulação do vírus da rubéola por mais de 12 meses.[29]

Quadro clínico

Erupções maculopapulares puntiformes e rosadas que se iniciam no rosto e posteriormente se estendem caudalmente (tórax e tronco); febre baixa, linfadenopatia pós-auricular (que pode preceder 5 dias do exantema), conjuntivite leve não exsudativa, manchas no palato mole (manchas de Forchheimer), tireoidite aguda e artralgia.[25] Pode ser assintomática. As complicações decorrentes da infecção são raras e incluem encefalite pós-infecciosa, cujo prognóstico é favorável, hemorragias e a panecefalite, que tem um prognóstico reservado.[25]

Rubéola congênita

A infecção congênita pode levar a aborto espontâneo, defeitos congênitos, parto pré-termo, natimortos.[30,31] A síndrome da rubéola congênita é o nome dado aos defeitos congênitos decorrentes da infecção pelo vírus da rubéola e inclui: catarata congênita, déficit auditivo e cardiopatia, as alterações clássicas da infecção.[25,31] Ao contrário da maioria das infecções virais na gestação, o risco de infecção fetal diminui com o aumento da idade gestacional.[1] No primeiro trimestre, a taxa de infecção é de 81 a 90%, 55% no segundo trimestre, de 12-16 semanas e 45% após 16 semanas.[1] Quanto mais precoce for a infecção, maior o risco de defeitos congênitos.[1] Após 20 semanas, há pouco risco de síndrome da rubéola congênita. No terceiro trimestre, eventualmente, pode haver restrição de crescimento.[25,30] A infecção fetal é crônica e persiste durante a gestação e após o nascimento no período neonatal.[31]

Diagnóstico/exames complementares

O diagnóstico laboratorial é dado pela pesquisa de anticorpos IgM específicos para rubéola, que pode ser detectado de 4 dias após o início da erupção cutânea até 6-8 semanas após a infecção.[30,32,1] A avidez de IgG pode ajudar a determinar o momento da infecção. Alta avidez indica infecção há mais de 3 meses e baixa avidez representa infecção há menos de 3 meses.[1] Durante a gestação, o isolamento do vírus nas secreções da nasofaringe também pode confirmar a infecção materna.[25] Na infecção congênita, a pesquisa de PCR líquido amniótico e cordão umbilical pode ser realizada.[25,30,31,1] A infecção congênita pode também ser confirmada pelo isolamento do vírus nas secreções do recém-nascido.[32] A sorologia para rubéola não faz parte dos exames de rotina pré-natal no Brasil, e é realizada em gestantes com manifestações clínicas ou suspeita de contato com pessoa infectada.[6] O diagnóstico diferencial inclui toxoplasmose, citomegalovírus, herpes-vírus, sífilis e zika congênitos; glaucoma infantil, cardiopatias congênitas de outras etiologias.[31]

Diagnóstico diferencial: citomegalovírus, varicela-zóster, coxsackievírus, herpes simples, HIV, hepatite B, parvovírus B19 e toxoplasmose.

Tratamento

O tratamento é sintomático.

Vacina

No Brasil, a vacina faz parte do calendário vacinal do Sistema Único de Saúde (SUS) com o objetivo de prevenir a rubéola congênita.[6]

Mulheres vacinadas devem aguardar um mês para engravidar. No entanto, caso engravidem antes desse período, não há indicação de interrupção da gestação.[30]

CITOMEGALOVÍRUS

Etiologia/fisiopatologia

Citomegalovírus (CMV) é um DNA vírus, membro da família Herpesviridae. É a causa viral mais comum de infecção congênita.[1,33] A infecção pode ser primária, quando ocorre pela primeira vez na gestação, pode ocorrer pela reativação de uma infecção anterior ou pode ser decorrente de reinfecção por uma cepa diferente.[1,34] A imunidade materna pré-concepcional não protege o feto de ter infecção congênita.[35] A infecção materna pode ocorrer através do contato com secreções contaminadas. Já foi identificado CMV em urina, sangue, saliva, lágrimas, secreções vaginais, sêmen e leite materno.[34] A transmissão fetal ocorre por via placentária e é mais frequente em casos de infecção materna primária.[1,34] O risco de infecção congênita é menor no início da gestação, no entanto, quando ocorre, costuma ser mais grave.[1,34] A placenta pode funcionar como barreira para a infecção, por isso nem todas as infecções maternas levarão à infecção fetal.[1]

Epidemiologia

A infecção por CMV é muito comum. A soropositividade pode variar de 85 a 99% em população vulnerável, com condições socioeconômicas baixas, contato com crianças menores de 3 anos, especialmente em creches, raça negra, idade acima de 25 anos, alta paridade.[35,34] Assim, a maioria das gestantes não é mais suscetível à infecção primária.[35] No Brasil, em uma população de baixa renda, foi detectada uma soroprevalência de 97% para CMV.[35] No nascimento, a prevalência de infecção congênita é de aproximadamente 6/1.000.[35]

Quadro clínico

O quadro clínico é inespecífico e inclui febre, mal-estar, mialgia, linfadenopatia cervical, lesões maculopapulares rubéola-*like* e mais raramente pneumonia e hepatite. A maioria das mulheres será assintomática, especialmente nos casos de reinfecção.[1,34]

O diagnóstico de infecção congênita é dado por alterações ultrassonográficas como ventriculomegalia, microcefalia, calcificações, hemorragia ou cistos periventriculares, hipoplasia cerebelar, alargamento da cisterna magna, anormalidades corticais, intestino hiperecogênico, restrição de crescimento intrauterino, derrame pericárdico e hidropsia fetal.[1,34] O achado mais característico da infecção fetal por CMV são calcificações periventriculares bilaterais.[34] A placenta poderá estar espessada (placentomegalia), com calcificações sugerindo placentite. Os achados placentários precedem os achados de acometimento fetal[1,34] (Tabela 1). A sequela mais comum do CMV é a perda auditiva ou neurossensorial detectada ao nascimento ou na infância.[35]

Diagnóstico/exames complementares

O diagnóstico materno, além de clínico, pode ser dado por sorologia IgM, IgG e teste de avidez específicos para CMV[34,1] (Tabela 3). Geralmente um índice baixo de avidez sugere infecção recente, enquanto avidez alta indica infecção antiga (há mais de 3 meses).[1,35] A sorologia negativa não exclui a infecção primária.[1] No Brasil, a sorologia para CMV não faz parte da rotina pré-natal, sendo solicitada apenas para gestantes suscetíveis (trabalhadoras da área da saúde, educação infantil e pacientes imunodeprimidas), sintomáticas ou com achados ultrassonográficos compatíveis com infecção fetal.[6] O diagnóstico de infecção fetal é suspeitado pelas alterações ultrassonográficas e confirmado por PCR do líquido amniótico. O líquido deve ser coletado por amniocentese após 8 semanas da infecção materna e após 20 semanas. Fora desse período, há aumento de resultados falso-negativos.[1,34] A ressonância magnética pode ser utilizada como exame complementar à ultrassonografia nos casos de acometimento do SNC fetal.[1,34] O diagnóstico de CMV congênito deve ser confirmado após o nascimento através de amostras de urina ou *swab* de saliva para CMV PCR.[1,34]

Diagnóstico diferencial

Gripe e outras infecções virais, toxoplasmose, coronavírus e Zika vírus.

Tratamento

Na gestação o tratamento costuma ser sintomático.[1,34] No momento ainda não há qualquer tratamento específico para CMV aprovado para uso em gestantes.[33] Estão sendo realizados estudos com valaciclovir e imunoglobulina hiperimune na gestação, mas ainda são necessários resultados mais robustos para que ambos sejam recomendados com segurança.[1,34,33]

HERPES

Etiologia/fisiopatologia

O vírus herpes simplex (HSV) é um DNA vírus da família Herperviridae. O HSV1 geralmente está presente em lesões orolabiais, enquanto o HSV2 é encontrado em lesões genitais.[36,37] O HSV pode ser classificado em: primário, não primário ou recorrente. A infecção primária ocorre quando nunca houve contato tanto com HSV1 quanto pelo HSV2. Tem um período de incubação médio de 6 dias.[12] Na infecção classificada como primeiro episódio não primário, houve contato com um dos sorotipos de HSV e há infecção por outro sorotipo, ou seja, paciente previamente infectada pelo HSV1 apresenta primeiro episódio de infecção

TABELA 3   Sorologia para CMV no início da gestação

Anticorpos CMV	Avidez IgG	Interpretação	Orientação
IgM – IgG-	Não indicado	Paciente não infectada	Medidas comportamentais para evitar contaminação*
		Sorologia realizada muito precocemente	Reavaliar em 15 dias caso haja forte suspeita
IgM + IgG -	Não indicado	Primoinfecção recente falso-positivo (90%)	Realizar sorologia em 2 semanas
IgM + IgG+	Baixa	Infecção recente	Informar sobre alto risco de infecção congênita
		Se houve soroconversão de uma paciente IgM+ e IgG -, confirma infecção recente	
IgM + IgG+	Alta	Infecção antiga ou infecção recorrente	Se infecção antiga, informar sobre baixos riscos de infecção congênita
		Se houver aumento de IgG em 2 vezes pelo menos, sugere reativação ou reinfecção	Se reinfecção ou reativação, informar sobre alto risco de infecção congênita
IgM - IgG+	Alta	Infecção passada	Baixos riscos de infecção congênita
IgM- e IgG+	Baixa	Não se tem interpretação conhecida na literatura. Os estudos existentes são com IgM+	Reavaliar em 15 dias

IgM: imunoglobulina M; IgG: imunoglobulina G.
* Hábitos de higiene, como lavar as mãos, evitar contato com secreções e contato íntimo com pessoas com quadro gripal, especialmente crianças.
Fonte: adaptada de Sheffield.[34]

pelo HSV2 ou vice-versa. Infecção recorrente é aquela em que a paciente já apresenta anticorpos para ambos os HSV e apresenta nova infecção.[36,37] Os casos de infecção primária, ou não primária, especialmente próximo ao parto, são os mais preocupantes, pois se trata de um fator de risco importante para a transmissão neonatal.[36] A transmissão vertical ocorre na hora do parto por contato do feto com o vírus presente nas lesões maternas em 85% das pacientes infectadas.[36] A transmissão intrauterina, transplacentária ou transamniótica do HSV parece ocorrer em 5% dos casos e pode resultar em aborto espontâneo, anomalias congênitas, parto prematuro e restrição de crescimento.[36]

Epidemiologia

Tanto o HSV1 como o HSV2 são infecções comuns em todo o mundo.[38]

Estima-se que a taxa de soroconversão durante a gestação ocorra em 0,2 a 4% e que 36% das gestantes já tenham se infectado pelo HSV antes de engravidar.[37]

Quadro clínico

O quadro clínico pode variar se a infecção for primária, primeiro episódio não primário ou recorrente.[36] A infecção genital primária pode ser assintomática, cursar com sintomas leves ou apresentar úlceras genitais dolorosas, prurido, disúria, febre, linfadenopatia inguinal e cefaleia.[36] Eventualmente a paciente pode ter hepatite, pneumonia ou encefalite.[37] O primeiro episódio não primário tende a ser mais leve e requer isolamento de sorologia e vírus.[37] Lesões recorrentes tendem a durar e disseminar menos, podem apresentar pródromos como prurido, queimação ou dor, antes que sejam identificadas.[37] A infecção congênita é representada pela tríade: vesículas na pele, ulcerações ou cicatrizes, lesões oculares e manifestações graves do SNC, incluindo micro ou hidranencefalia.[37]

Diagnóstico/exames complementares

O diagnóstico é clínico, mas deve ser confirmado por testes laboratoriais, como PCR, cultura viral, teste direto de anticorpos fluorescentes, sorologia.

Pacientes sem história pregressa de HSV com úlcera genital na gestação devem realizar teste viral direto na lesão e sorologia específica. O material é coletado com um *swab* de algodão; no caso de vesículas íntegras, deve-se aspirar o líquido das vesículas com agulha fina. O PCR do líquido vesicular pode ser realizado e é considerado padrão-ouro.[36,37] A sorologia específica é necessária para possibilitar a classificação da infecção como primária, não primária ou recorrente.[37] Se os testes forem negativos e houver alta suspeição de HSV baseado na clínica, recomenda-se repetir a sorologia 3-4 semanas depois. A soroconversão após a repetição confirma o diagnóstico; no entanto, se os exames permanecerem negativos, o diagnóstico de herpes pode ser descartado.[36,37] O raspado do fundo da vesícula com uma lâmina e posterior coloração (método de Tzank) permite a identificação de inclusões virais, multinucleação e balonização celular. A imunofluorescência direta, o imunoensaio enzimático, testes de Papanicolaou e Tzank não são considerados bons rastreadores para HSV.[37]

Diagnóstico diferencial

O diagnóstico diferencial é feito com outras causas de úlceras genitais, como sífilis, cancroide, lesões medicamentosas e síndrome de Behçet.

Tratamento

O tratamento da primoinfecção é realizado com Aciclovir 400 mg, 3 vezes por dia, por 7-10 dias ou Aciclovir 200 mg, 5 vezes por dia, por 7-10 dias, ou Valaciclovir 500 mg, 2 vezes ao dia, por 7-10 dias, ou Fanciclovir 250 mg, 3 vezes por dia, por 7-10 dias. O Aciclovir pode ser usado em qualquer fase da gestação visando minimizar o risco de transmissão vertical e complicações neonatais. A terapia antirretroviral supressiva deve ser realizada a partir de 36 semanas com Aciclovir 400 mg, 3 vezes ao dia, ou com Valaciclovir 500 mg/dia.[12] Em casos refratários pode-se aventar o uso de Foscarnet 40-80 mg/kg intravenoso, assim como o interferon-beta e o cidofovir 5 mg/kg, uma vez por semana. A via de parto deve ser cesariana no início do trabalho de parto ou ruptura de membranas, se as lesões genitais estiverem ativas e houver sintomas prodrômicos.[37,12] O tratamento local pode ser feito com compressas de solução fisiológica ou degermante em solução aquosa para higienizar as lesões.[12]

CONSIDERAÇÕES FINAIS

As infecções adquiridas durante a gestação podem acometer o feto no período pré-natal, perinatal ou até mesmo pós-natal, via transplacentária ou contato com o sangue e secreções ou pelo leite materno.

A transmissão transplacentária de patógenos tende a ser mais frequente no terceiro trimestre.

Quando a infecção fetal ocorre no primeiro trimestre, tende a ser mais grave com maior chance de comprometimento fetal.

Sempre que houver suspeita clínica de infecção materna, esta tem de ser investigada por meio das metodologias específicas para o agente, seja por sorologias IgM e IgG, PCR, culturas ou outro método pertinente.

Os sinais sugestivos de infecção congênita são: alterações no sistema nervoso central, como calcificações, anomalias de cerebelo, pseudocistos intracranianos, alterações do desenvolvimento cortical e microcefalia; restrição de crescimento intrauterino, hepatoesplenomegalia, calcificações hepáticas, esplênicas, hidropsia fetal, anemia fetal, placentomegalia, calcificação placentária e alterações no líquido amniótico (poli ou oligodrâmnia).

O diagnóstico das infecções na gestação é fundamental para minimizar ou prevenir danos fetais neo e pós-natais.

REFERÊNCIAS BIBLIOGRÁFICAS

1. Khalil A et al. ISUOG Practice Guidelines: role of ultrasound in congenital infection. Ultrasound in Obstetrics & Gynecology: the Official Journal of the International Society of Ultrasound in Obstetrics and Gynecology 2020. Disponível em: https://www.isuog.org/uploads/assets/48f5e156-a27b-4155-b-551dd026fcc2a32/ISUOG-Practice-Guidelines-role-of-ultrasound-in-congenital-infection.pdf; acessado em: 24 de julho de 2020.
2. Batra P, Megha B, Sarman S. Epidemiology of TORCH infections and understanding the serology in their diagnosis. Journal of Fetal Medicine 2020; 7:25-9.
3. Leung KKY et al. Congenital infections in Hong Kong: an overview of TORCH. Hong Kong Med J 2020; 26 (2):127-38.
4. Johnson KE, Edwards MS. Overview of TORCH infections. UptoDate, 2020. Disponível em: https://www.uptodate.com/contents/overview-of-torch-infections; acessado em: julho de 2020.
5. Keighley CL et al. Infections in pregnancy. Med J Aust 2020; 211(3):134-41.
6. Brasil. Ministério da Saúde. Atenção ao pré-natal de baixo risco [Internet]. Brasília: Ministério da Saúde; 2013. 318 p. Disponível em: http://bvsms.saude.gov.br/bvs/publicacoes/atencao_pre_natal_baixo_risco.pdf; acessado em: julho de 2020. ISBN 978-85-334-1936-0.
7. Brasil. Ministério da Saúde. Ampliação do diagnóstico da toxoplasmose congênita por meio do teste em papel filtro. Boletim Epidemiológico 2020; 50:38 [Internet]. Disponível em: http://www.epi.uff.br/wp-content/uploads/2013/08/Boletim-epidemiologico-SVS-38-2-interativo.pdf; acessado em: 24 de julho de 2020.
8. Gilbert R, Petersen E. Toxoplasmosis in pregnancy. UpToDate, 2020. Disponível em: https://www.uptodate.com/contents/toxoplasmosis-and-pregnancy; acessado em: 24 de julho de 2020.
9. Hicks CB, Clement M. Syphilis: epidemiology, pathophysiology, and clinical manifestations in patients without HIV. UpToDate, 2020. Disponível em: https://www.uptodate.com/contents/syphilis-epidemiology-pathophysiology-and-clinical-manifestations-in-patients-without-hiv; acessado em: 24 de julho de 2020.

10. Norwitz ER, Hicks CB. Syphilis in pregnancy. Up-ToDate, 2020. Disponível em: https://www.uptodate.com/contents/syphilis-in-pregnancy; acessado em: 24 de julho de 2020.

11. Brasil. Ministério da Saúde. Sífilis 2019 – Boletim Epidemiológico Especial [Internet]. Brasília: Ministério da Saúde; 2019. 318 p. Disponível em: http://www.aids.gov.br/pt-br/pub/2019/boletim-epidemiologico-sifilis-2019; acessado em: 24 de julho de 2020.

12. Brasil. Ministério da Saúde. Protocolo Clínico e Diretrizes Terapêuticas para Atenção Integral às Pessoas com Infecções Sexualmente Transmissíveis (IST). [Internet]. Brasília: Ministério da Saúde; 2020. 246 p. Disponível em: http://www.aids.gov.br/pt-br/pub/2015/protocolo-clinico-e-diretrizes-terapeuticas-para-atencao-integral-pessoas-com-infeccoes; acessado em: 24 de julho de 2020.

13. Xiong YQ, Tan J, Liu YM, He Q, Li L, Zou K et al. The risk of maternal parvovirus B19 infection during pregnancy on fetal loss and fetal hydrops: a systematic review and meta-analysis. Journal of Clinical Virology 2019; 114:12-20. Disponível em: https://www.sciencedirect.com/science/article/abs/pii/S1386653219300496; acessado em: 24 de julho de 2020.

14. Ornoy A, Zivanit E. Parvovirus B19 infection during pregnancy and risks to the fetus. Birth Defects Research 2017; 109(5):311-23.

15. Pomar L, Musso D, Malinger G, Vouga M, Panchaud A, Baud D. Zika virus during pregnancy: from maternal exposure to congenital Zika virus syndrome. Prenatal Diagnosis 2019; 39(6):420-30.

16. Wilder-Smith A et al. Understanding the relation between Zika virus infection during pregnancy and adverse fetal, infant and child outcomes: a protocol for a systematic review and individual participant data meta-analysis of longitudinal studies of pregnant women and their infants and children. BMJ Open 2019; 9:e026092.

17. Brasil. Ministério da Saúde. Monitoramento dos casos de arboviroses urbanas transmitidas pelo Aedes (dengue, chikungunya e zika), semanas epidemiológicas 1 a 22, 2020. Boletim Epidemiológico 15 [Internet]. Brasília: Ministério da Saúde; 51, 1-8 2020. Disponível em: https://www.saude.gov.br/images/pdf/2020/April/13/Boletim-epidemiologico-SVS-15.pdf; acessado em: 24 de julho de 2020.

18. McIntosh K. Coronavirus disease 2019 (Covid-19): epidemiology, virology, and prevention. UpToDate, 2020. Disponível em: https://www.uptodate.com/contents/coronavirus-disease-2019-covid-19-epidemiology-virology-and-prevention; acessado em: 24 de julho de 2020.

19. Juan J, Gil MM, Rong Z, Zhang Y, Yang H, Poon LC. Effects of coronavirus disease 2019 (Covid-19) on maternal, perinatal and neonatal outcomes: a systematic review. Ultrasound in Obstetrics & Gynecology 2020; 56:15-27.

20. WHO. World Health Organization. Coronavirus disease (Covid-2019) situation report 186. World Health Organization. [Online] 2020 07 O8. Disponível em: https://www.who.int/emergencies/diseases/novel-coronavirus-2019/situation-reports/; acessado em: 24 de julho de 2020.

21. Berghella V. Coronavirus disease 2019 (Covid-19): pregnancy issues. UpToDate, 2020. Disponível em: https://www.uptodate.com/contents/coronavirus-disease-2019-covid-19-pregnancy-issues; acessado em: 24 de julho de 2020.

22. Vivanti AJ et al. Transplacental transmission of SARS-CoV-2 infection. Nat Commun 2020 Jul 14; 11:3572.

23. Wiersinga WJ, Rhodes A, Cheng AC, Peacock SJ, Prescott HC. Pathophysiology, transmission, diagnosis, and treatment of coronavirus disease 2019 (Covid-19): a review. JAMA 2020 Jul 10. Disponível em: https://jamanetwork.com/journals/jama/article-abstract/2768391; acessado em: 24 de julho de 2020.

24. Dashraath P et al. Coronavirus disease 2019 (Covid-19) pandemic and pregnancy. American Journal of Obstetrics and Gynecology 2020; 222(6):521-31.

25. Riley LE. Rubella in pregnancy. UpToDate, 2019. Disponível em: https://www.uptodate.com/contents/rubella-in-pregnancy; acessado em: 24 de julho de 2020.

26. Leung AK, Hon KL, Leong KF. Rubella (German measles) revisited. Hong Kong Med J 2019; 25(2):134-41.

27. Singh C. Rubella in pregnancy. J Fetal Med 2007; 37-4.

28. Lambert N, Strebel P, Orenstein W, Icenogle J, Poland GA. Rubella. Lancet 2015; 385(9984):2297-307.

29. Lima LAC et al. Síndrome da rubéola congênita. RBAC 2019; 51(2):111-14.

30. Boucoiran I, Castillo E. Rubella in pregnancy. Journal of Obstetrics and Gynaecology Canada 2018; 40(12):1646-56.

31. Dobson SR. Congenital rubella syndrome: clinical features and diagnosis. UpToDate, 2018. Disponível em: https://www.uptodate.com/contents/congenital-rubella-syndrome-clinical-features-and-diagnosis; acessado em: 20 de julho de 2020.

32. Brasil. Ministério da Saúde. Guia de Vigilância em Saúde. [book auth.] Brasília: Ministério da Saúde, 2019. Brasil, Ministério da Saúde. Secretaria de Vigilância em Saúde-Coordenação Geral de desenvolvimento da Epidemiologia em Serviços. Guia de Vigilância em Saúde. Volume único. [Internet]. Brasília: Ministério da Saúde; 2019. Disponível em: https://bvsms.saude.gov.br/bvs/publicacoes/guia_vigilancia_saude_3ed.pdf; acessado em: 20 de julho de 2020.

33. Zammarchi L et al. Management of cytomegalovirus infection in pregnancy: is it time for valacyclovir? Clinical Microbiology and Infection 2020. Disponível em: https://doi.org/10.1016/j.cmi.2020.04.006; acessado em: julho de 2020.

34. Sheffield JS, Boppana SB. Cytomegalovirus infection in pregnancy. UpToDate, 2020. Disponível em: https://www.uptodate.com/contents/cytomegalovirus-infection-in-pregnancy; acessado em: 24 de julho de 2020.

35. Mussi-Pinhata MM, Yamamoto AY. Natural history of congenital cytomegalovirus infection in highly seropositive populations. The Journal of Infectious Diseases 2020; 221(1):S15-S22.

36. Riley LE, Wald A. Genital herpes simplex virus infection and pregnancy. UptoDate, 2020. Disponível em: https://www.uptodate.com/contents/genital-herpes-simplex-virus-infection-and-pregnancy; acessado em: 24 de julho de 2020.

37. Guleria K, Sethi N. Herpes in pregnancy. J Fetal Med 2020; 7:49-55.

38. Albrecht MA. Epidemiology, clinical manifestations, and diagnosis of genital herpes simplex virus infection. UpToDate, 2020. Disponível em: https://www.uptodate.com/contents/epidemiology-clinical-manifestations-and-diagnosis-of-genital-herpes-simplex-virus-infection; acessado em: 20 de julho de 2020.

39. ACOG. American College of Obstetricians and Gynecologists. Management of Genital Herpes in Pregnancy. Obstetrics & Gynecology: 2020; 135(5):e-193-e202.

LEITURA SUPLEMENTAR

1. Amaral RL, Giraldo PC, Gonçalves AK, Linhares IM. Herpes e gravidez. São Paulo: Federação Brasileira das Associações de Ginecologia e Obstetrícia (Febrasgo); 2018 (Protocolo Febgrasgo – Obstetrícia, n.102 / Comissão Nacional Especializada em Doenças Infectocontagiosas). Disponível em: https://www.febrasgo.org.br/images/pec/Protocolos-assistenciais/Protocolos-assistenciais-obstetricia.pdf/Herpes-e-gravidez.pdf; acessado em: 24 de julho de 2020.

2. Andrade JQ, Amorim Filho AG, Francisco RP. Toxoplasmose e gravidez. São Paulo: Federação Brasileira das Associações de Ginecologia e Obstetrícia (Febrasgo); 2018 (Protocolo Febrasgo – Obstetrícia, n.67 / Comissão Nacional Especializada em Medicina Fetal). Disponível em: https://www.febrasgo.org.br/images/pec/Protocolos-assistenciais/Protocolos-assistenciais-obstetricia.pdf/n67---O---Toxoplasmose-e-gravidez.pdf; acessado em: 24 de julho de 2020.

3. Menezes ML, Passos MR. Sífilis e gravidez. São Paulo: Federação Brasileira das Associações de Ginecologia e Obstetrícia (Febrasgo); 2018 (Protocolo Febrasgo – Obstetrícia, n.68 / Comissão Nacional Especializada em Doenças Infectocontagiosas). Disponível em: https://www.febrasgo.org.br/images/pec/Protocolos-assistenciais/Protocolos-assistenciais-obstetricia.pdf/n68---O---Sifilis-e-gravidez.pdf; acessado em: 24 de julho de 2020.

4. Nardozza LM, Bortoletti Filho J. Citomegalovírus e gravidez. São Paulo: Federação Brasileira das Associações de Ginecologia e Obstetrícia (Febrasgo); 2018 (Protocolo Febrasgo – Obstetrícia, n.97 / Comissão Nacional Especializada em Medicina Fetal). Disponível em: https://www.febrasgo.org.br/images/pec/Protocolos-assistenciais/Protocolos-assistenciais-obstetricia.pdf/Citomegalovirus-e-gravidez.pdf; acessado em: 24 de julho de 2020.

5. Peixoto AB, Borges Júnior LE, Araújo Júnior E. Infecção pelo parvovírus B19 e gravidez. São Paulo: Federação Brasileira das Associações de Ginecologia e Obstetrícia (Febrasgo); 2018 (Protocolo Febrasgo – Obstetrícia, n.72 / Comissão Nacional Especializada em Medicina Fetal). Disponível em: https://www.febrasgo.org.br/images/pec/Protocolos-assistenciais/Protocolos-assistenciais-obstetricia.pdf/n72---O---Infeccao-pelo-parvovirus-B19-e-gravidez.pdf; acessado em: 24 de julho de 2020.

6. Telles JA, Calai G. Rubéola na gestação. São Paulo: Federação Brasileira das Associações de Ginecologia e Obstetrícia (Febrasgo); 2018 (Protocolo Febrasgo – Obstetrícia, n.96 / Comissão Nacional Especializada em Medicina Fetal). Disponível em: https://www.febrasgo.org.br/images/pec/Protocolos-assistenciais/Protocolos-assistenciais-obstetricia.pdf/n96---O---Rubeola-na-gestacao.pdf; acessado em: 24 de julho de 2020.

7. Timerman A. Arboviroses e gravidez: zika, dengue, chikungunya e febre amarela. São Paulo: Federação Brasileira das Associações de Ginecologia e Obstetrícia (Febrasgo); 2018 (Protocolo Febrasgo – Obstetrícia, n.73 / Comissão Nacional Especializada em Doenças Infectocontagiosas). Disponível em: https://www.febrasgo.org.br/images/pec/Protocolos-assistenciais/Protocolos-assistenciais-obstetricia.pdf/n73---O---Arboviroses-e-gravidez-zika-dengue-chikungunya-e-febre-amarela.pdf; acessado em: 24 de julho de 2020.

CAPÍTULO 87

HIV/Aids e gravidez

Geraldo Duarte
Silvana Maria Quintana
Conrado Milani Coutinho
Patrícia Pereira dos Santos Melli
Ana Cláudia Rabelo e Silva

INTRODUÇÃO

A síndrome da imunodeficiência adquirida (Aids), infecção causada pelo vírus da imunodeficiência humana (HIV), foi descrita inicialmente em 1981 na cidade de São Francisco, nos Estados Unidos.[1] Daquela época até os dias atuais ela vem impondo contínuos e crescentes desafios aos profissionais de todos os campos do conhecimento científico relacionados a essa doença, seja por seus aspectos clínicos, antropológicos ou sociais.[2]

Segundo informações da Joint United Nations Programme on HIV/Aids (UNAIDS),[3] até o final de 2018 foram diagnosticadas 37,9 milhões de pessoas com a infecção pelo HIV. Desse total, 36,3 milhões ocorrem em adultos, dos quais 18,8 milhões são mulheres. Globalmente, as novas infecções por HIV entre mulheres jovens de 15 a 24 anos de idade foram reduzidas em 25% entre 2010 e 2018. Isso é uma boa notícia, mas é claro que continua inaceitável que toda semana 6.000 adolescentes e mulheres jovens sejam infectadas por esse vírus.

Em 2014, a UNAIDS estabeleceu algumas metas visando acelerar o controle da infecção pelo HIV. Chamadas de metas "90-90-90 até 2020", constituíram uma resposta do mundo científico e político às demandas mundiais para este controle.[4] Com a primeira meta, esperava-se que 90% de todas as pessoas que vivem com o vírus tivessem sido diagnosticadas. Com a segunda, que 90% de todas as pessoas diagnosticadas estivessem recebendo terapia antirretroviral (TARV), e com a terceira, que 90% de todas as pessoas sob tratamento estivessem com a carga viral suprimida. Previamente ao estabelecimento desses objetivos, a Organização Mundial da Saúde (OMS)[5] já havia formulado algumas estratégias dirigidas inicialmente à redução da transmissão materno-fetal do HIV, iniciando o uso da TARV logo após o diagnóstico. Na sequência, essas estratégias de tratamento ampliado foram sendo incorporadas no que foi chamado de "Opção B+" pela OMS em 2016,[6] indicando tratamento para todas as pessoas infectadas, independente da contagem de linfócitos T-CD4 ou da carga viral, por toda a vida. Neste mesmo diapasão, estimularam a profilaxia pós-exposição (PEP) e também a profilaxia pré-exposição (PrEP) para pessoas em risco mais elevado de se infectarem, medida que traz em seu contexto o risco de resistência do HIV a esses fármacos.[7] A despeito de todas estas intervenções, as "metas 90-90-90" não foram atingidas.

Neste capítulo serão contemplados aspectos específicos sobre a infecção HIV, todas de interesse prático para o cuidado prestado à gestante/puérpera portadora dessa infecção, embasando teoricamente os pontos de maior relevância prática.

AGENTE ETIOLÓGICO E SUAS PARTICULARIDADES ESTRUTURAIS

O HIV é classificado como um retrovírus da subfamília *Lentivirus*, cujo isolamento ocorreu na França em 1983.[8] Apresenta envelope lipídico bilaminar originado da célula hospedeira contendo glicoproteínas (gp) próprias do vírus, denominadas gp120 e gp41, as quais emergem de sua superfície e são importantes no processo de infecção celular. Imediatamente abaixo do envelope está o nucleocapsídio viral, onde estão as proteínas (p). Dentro do nucleocapsídio encontra-se o core viral, em cuja parede se localiza a p24, importante marcador laboratorial da presença do vírus.

No interior do core viral encontra-se o material genético do vírus (RNA), várias proteínas e a transcriptase reversa. Basicamente, a codificação das proteínas estruturais do HIV é feita por três genes (*gag, pol* e *env*). No entanto, para que ocorra a expressão funcional do vírus são necessárias a presença e a ação de fatores reguladores (inibitórios ou facilitadores), também codificados pelo genoma viral. Estes fatores são inadequadamente chamados de genes, visto que não codificam a formação de proteínas, apenas a regulam. Já foram descritos seis destes fatores reguladores: fator de transativação (tat), fator de regulação da expressão viral (rev), fator negativo da expressão viral (nef), fator de regulação da infectividade (vif), fator de regulação da liberação do vírion (vpu) e fator regulador inespecífico da interação entre o vírus e a célula infectada (vpr). Em sintonia com os genes virais, estes fatores coordenam a infectividade, a mutação e a replicação do vírus, além do estabelecimento e a manutenção de sua latência.[9-12]

Até o momento, já foram descritos dois tipos de HIV (HIV-1 e HIV-2), os quais apresentam diferenças estruturais, epidemiológicas e fisiopatológicas.[13] O avanço das técnicas de biologia molecular e de sequenciamento genético de cepas do HIV obtidas em diferentes partes do mundo permitiu determinar que a troca de material genético entre estes microrganismos fomentará, continuamente, o aparecimento de novos subtipos virais e novas classificações filogenéticas. Até o momento, o sistema de saúde brasileiro reconhece apenas o HIV-1 como responsável pelas infecções no país, e já foram descritos vários subtipos virais designados pelas letras do alfabeto (A, B, C, D, F, G, H, J e K), dos quais o mais frequente em nosso meio é o subtipo B.[14,15,16] No entanto, existem relatos de outros subtipos, dependendo da região geográfica, além de subtipos derivados de recombinações, como BF1, BC, BCF1, CDK, CF1, AKU, entre outros.[17] Estas diferenças são extremamente importantes para aferir eventuais diferenças fisiopatogênicas, diferentes padrões de resistência aos antirretrovirais (ARV), além da síntese de vacinas.[18,19]

INFECÇÃO, REPLICAÇÃO E FISIOPATOLOGIA DA INFECÇÃO PELO HIV

Sabe-se que além do linfócito T-CD4, outras células do organismo também apresentam receptores CD4 em suas membranas, entre elas os macrófagos, células do intestino delgado e do sistema nervoso. O mecanismo de infecção HIV ocorre em células nas quais existem receptores específicos para o vírus (CD4) que se combinam com a gp120. Após essa interação entre o microrganismo e o receptor CD4, a gp41 completa a fusão do vírus com a membrana celular do hospedeiro, utilizando os receptores secundários do HIV (CXCR4 e CCR5), também chamados de *b-chemokine receptors*. Na infecção do linfócito T-CD4, o HIV utiliza preferencialmente o receptor CXCR4, e no macrófago, preferencialmente o receptor CCR5.[12,20,21]

Após a inserção do material genético do HIV na célula-alvo, o vírus libera a enzima transcriptase reversa (TR), responsável pela tradução do código genético na direção oposta da usual em todos os seres vivos (reversa). No núcleo celular, com a interveniência da enzima integrase, o material genético do vírus é incorporado no genoma desta célula. Dessa forma, o RNA viral origina o DNA pró-viral, criando condições para replicar seu próprio código genético. As proteases são capazes de cortar (enzimaticamente) e organizar todos os produtos do vírus, dando-lhes a conformação de partícula viral com todos os seus componentes estruturais. Ao serem liberadas da célula infectada através da membrana citoplasmática, as novas partículas virais adquirem desta os componentes específicos para formarem seu envelope.[9]

A entrada do HIV no organismo e seu reconhecimento pelo sistema imunológico deflagra a resposta imune baseada na produção de anticorpos. Como se sabe, a fisiopatologia da infecção pelo HIV fundamenta-se na redução do número e disfunção de linfócitos T-CD4, elementos básicos do sistema imunológico humano. A replicação viral, consequentemente acometendo e destruindo novos linfócitos, compromete a defesa imunológica da pessoa infectada. As mutações constantes que o vírus apresenta limitam a efetividade dessa resposta humoral ao longo do tempo, fato que aponta para a necessidade de se conhecerem os limites que a característica mutacional desse vírus acarreta.[12]

Basicamente, a redução de linfócitos T-CD4 é o marcador laboratorial que traduz o estado imune celular do hospedeiro diante da infecção ou a sua imunodeficiência. Em razão do acometimento provocado pelo HIV ao organismo ser gradativo, torna-se fácil deduzir que a infecção se traduz clínica (Aids) e laboratorialmente na dependência desses fatores.[22,23]

TRANSMISSÃO DO HIV

As várias formas de transmissão do HIV podem ser agrupadas em três grandes categorias de exposição. A primeira é a exposição sexual, independente da manifestação da sexualidade (homossexual, heterossexual ou bissexual). A segunda considera a exposição parenteral ou de mucosas a sangue/hemoderivados, instrumentos e tecidos contaminados pelo vírus. A terceira é representada pela transmissão perinatal, a qual pode ocorrer pela via transplacentária, durante o parto ou por meio da amamentação.[24,25] De acordo com os objetivos deste capítulo, a transmissão perinatal e as estratégias para sua redução serão o foco da abordagem.

DIAGNÓSTICO CLÍNICO E LABORATORIAL DA INFECÇÃO HIV

Para o diagnóstico da infecção pelo HIV utiliza-se da anamnese, exame físico e exames laboratoriais subsidiários. Deve ser apontado que existem algumas particularidades limitantes da anamnese, como também dizer que os exames não são indicados apenas para fazer o diagnóstico da retrovirose, mas também para aferir a evolução tanto da infecção como do comprometimento sistêmico da paciente. Dentro do diagnóstico é importante também ressaltar a necessidade de reconhecer as complicações impostas pelo HIV ao organismo, denominadas infecções oportunistas e que demandam treinamento para serem reconhecidas e diagnosticadas.[26]

Diagnóstico clínico

Como dito, existem algumas limitações do diagnóstico clínico (anamnese e exame físico) da infecção pelo HIV na gestante portadora assintomática desta retrovirose. Nem sempre a anamnese consegue identificar mulheres expostas a maior risco da infecção, seja pelo desconhecimento real ou pelo temor de que seus hábitos e comportamentos, presentes ou passados, não encontrem a confidencialidade necessária para a situação por parte da equipe de saúde. Sabe-se que a presença de outras infecções sexualmente transmissíveis (IST), no passado ou no presente, constitui importante marcador de risco para a infecção HIV, mas esta parte "epidemiológica" da anamnese é inconstante em termos de contribuição efetiva para o diagnóstico.[27] Avaliação realizada no Hospital das Clínicas da Faculdade de Medicina de Ribeirão Preto da Universidade de São Paulo (HC-FMRPUSP) demonstrou que a anamnese conseguiu identificar fatores de risco para esta infecção em apenas 50,5% das gestantes portadoras do vírus.[28]

Na infecção aguda são poucos os casos que apresentam sintomas, e quando sintomáticas, manifestam-se como síndrome *mononucleose-like*, sem nenhuma especificidade. Na realidade, só quando a paciente começa a exibir sinais da síndrome (emagrecimento, adenomegalia persistente e diarreia, entre outros) a anamnese colabora definitivamente para o diagnóstico.[23,29]

Sabe-se que o exame físico presuntivo do acometimento pelo HIV também é restrito na fase inicial da infecção, frequentemente assintomática. Quando presentes as manifestações clínicas, estas são extremamente inespecíficas. Por questões óbvias, no período assintomático da infecção, não é possível inferir nem presumir seu diagnóstico. A linfoadenomegalia generalizada e persistente, acompanhada de perda discreta de peso caracterizam o início da fase sintomática da doença na grande maioria dos casos, incluindo as gestantes.[22,23]

Dentre as manifestações clínicas mais comuns em pacientes nos estágios mais avançados da infecção (Aids) observa-se o emagrecimento intenso, fadiga, presença de infecções oportunistas, sudorese noturna e diarreia. A presença de úlceras aftosas bucais e de orofaringe, sinusopatia, leucoplasia pilosa oral e infecções herpéticas também são frequentes, mas não são tão constantes quanto aquelas citadas anteriormente. Felizmente, o sarcoma de Kaposi é raro entre mulheres.[23]

Frente a estas assertivas apontando a limitação da anamnese e do exame físico no diagnóstico da infecção HIV, sua triagem sorológica no pré-natal adquire proporções imperativas.

Diagnóstico laboratorial

Para o diagnóstico inicial da infecção pelo HIV prefere-se os ensaios imunoenzimáticos (*enzyme-linked immunosorbent assay* – ELISA), em decorrência do custo relativamente baixo e de sua elevada sensibilidade. A evolução experimentada pelos testes ELISA nos últimos anos aprimorou tanto sua sensibilidade quanto sua especificidade, ampliando a eficácia diagnóstica mesmo em períodos considerados críticos para o diagnóstico sorológico dessa infecção (infecção recente e avançada). Uma das mais importantes limitações do ELISA é que mesmo os testes de quarta geração não conseguem identificar o início da infecção aguda pelo HIV.[30-32]

Face às implicações psicológicas, sociais e legais do diagnóstico da infecção HIV, deve-se ter o cuidado de aferir a positividade dessa reação em duas amostras séricas distintas, que demandam confirmação utilizando recursos laboratoriais de especificidade mais elevada (Western-blot, imunoblot ou imunofluorescência), destacando que a mais utilizado é o Western-blot. De maneira geral, se essa reação detecta anticorpos contra dois destes antígenos (p24, gp41, gp120 e gp160) ela é considerada positiva. Mais recentemente, o Ministério da Saúde do Brasil incluiu a aferição da carga viral como teste confirmatório em alguns de seus algoritmos diagnósticos.[32]

O teste de diagnóstico rápido da infecção HIV representa um importantíssimo recurso de triagem e de diagnóstico. Hoje, os modernos algoritmos diagnósticos consideram os testes rápidos como uma opção à triagem com o ELISA, principalmente em comunidades com limitados recursos laboratoriais. Esse teste também permite que a gestante não testada no pré-natal (portanto sem uso de ARV) tenha acesso à zidovudina (AZT) intravenosa durante o trabalho de parto e seu recém-nascido possa utilizar este fármaco no período neonatal. Além disso, permite orientar o aleitamento artificial, evitando o aleitamento natural, importante fonte de contaminação para essas crianças.[29,33]

Diagnóstico da condição imunológica e da carga viral da gestante

A rigor, tanto a contagem de linfócitos T-CD4 quanto a carga viral não são exames específicos para o diagnóstico da infecção HIV, mas são exames obrigatórios nos cuidados da gestante portadora dessa retrovirose.[31,32] A contagem dos linfócitos T-CD4 traduz o estado imune celular da gestante frente à infecção ou a sua imunodeficiência. Ela é o principal marcador laboratorial para a indicação ou não de profilaxia da pneumocistose causada pelo *Pneumocystis jirovecii*. Portanto, a contagem dos linfócitos T-CD4 é fundamental para nos informar a respeito da "saúde imunológica" da gestante.

Para a aferição da quantidade de cópias de RNA viral no plasma (carga viral) é necessário o uso de técnicas de biologia molecular. A carga viral é definida pelo número de cópias do microrganismo por mililitro de plasma. Compensando o custo, a avaliação da carga viral fornece importantíssimas informações para avaliar a progressão da doença, auxiliar na decisão sobre o início de terapia ARV e determinar a eficácia desses fármacos no acompanhamento das pacientes. Com a evolução da doença sem nenhum tratamento, existe relação direta entre a carga viral plasmática detectada e a rapidez com que a infecção progride, deteriorando o sistema imune.[12]

TRANSMISSÃO VERTICAL DO HIV

Sabe-se que a transmissão vertical (TV) do HIV pode ocorrer em três momentos: durante a gravidez, durante o parto e durante a amamentação natural. Sabe-se que a infecção fetal por esse vírus ocorre com maior frequência no final da gravidez ou no momento do parto. Entretanto, cerca de 30 a 35% das transmissões ocorrem durante a gravidez e têm maior risco em mulheres que se infectam durante a gravidez e naquelas cuja doença pelo HIV está avançada e/ou a carga viral está elevada.[29,34] Por esta razão, as medidas profiláticas visando evitar essa transmissão são extremamente importantes em todos os momentos em que há possibilidade de ocorrer a transmissão vertical, não devendo se ater apenas ao período de maior risco.[31]

Pelo que se sabe até o momento, o HIV não provoca malformações embriofetais, e o prognóstico gestacional depende do grau de acometimento da saúde materna e das comorbidades associadas.[35] Em vista disto, todo o esforço para evitar a transmissão vertical não se deve ao potencial histotóxico do vírus, mas sim a evitar infecção de prognóstico ainda desfavorável, que, apesar dos avanços terapêuticos, ainda não tem cura.[31]

Fatores que influenciam a transmissão vertical do HIV

Não há dúvidas de que o conhecimento dos fatores que aumentam o risco de transmissão vertical do HIV foi passo fundamental para a redução das taxas dessa forma de transmissão ao longo do tempo, visto que possibilitou a implementação de estratégias objetivas visando ao seu controle. Na realidade, a importância do reconhecimento e identificação desses fatores transcende sua aplicação imediata, visto que, além de permitir a adoção de condutas visando ao controle dos riscos passíveis de intervenção, estimula a pesquisa na busca de respostas para aquelas situações ainda sem estratégias assistenciais definidas.[33]

Fatores maternos

Dentre os fatores maternos associados ao aumento da transmissão vertical do HIV destaca-se a carga viral elevada. Isso ocorre na fase aguda e na fase avançada da infecção.[29,34] A despeito de não ser infalível na predição dessa forma de transmissão, até o momento aceita-se que a carga viral seja o mais importante preditor de risco para a transmissão perinatal desse vírus. Apesar de existir associação direta entre os valores da carga viral e a probabilidade de ocorrência da transmissão vertical do HIV, ela não é absoluta. Não existe carga viral tão baixa que o risco de transmissão vertical seja nulo, nem carga viral tão elevada que permita afirmar risco dessa forma de transmissão na totalidade dos casos. O que se sabe até o momento é que, com carga viral abaixo de 1.000 cópias/mL, a transmissão vertical do HIV é evento possível, mas extremamente raro.[31,36,37]

Ênfase especial é dispensada à possibilidade de que algumas infecções genitais não ulcerativas possam induzir a produção de quimiocitocinas que atuam tanto alterando a permeabilidade placentária ao vírus e linfócitos infectados quanto na indução da replicação do HIV. Em 2000, Landers et al. demonstraram que a *Prevotella bivia* e *Lactobacillus* não produtores de peróxido de hidrogênio (H_2O_2) aumentavam a replicação do HIV, ao passo que o *Lactobacillus crispatus* inibia a replicação desse vírus.[38] Também foi demonstrado que o sorotipo D da *Chlamydia trachomatis* aumenta a velocidade de replicação desse retrovírus, ao passo que o sorotipo L não apresenta essa característica[37,39] (Landers & Duarte, 2000). Na sequência, foi demonstrado que, *in vitro*, a *Neisseria gonorrhoeae* aumentava a replicação do HIV em até 133 vezes.[40]

Avaliações epidemiológicas têm indicado que gestantes infectadas pelo HIV e portadoras de vaginose bacteriana apresentam maiores taxas de transmissão vertical desse vírus. Como na vaginose bacteriana há notável redução do *Lactobacillus crispatus* produtor de H_2O_2 (principal lactobacilo da flora vaginal normal), evoca-se esse parâmetro como responsável pelo incremento da transmissão vertical do HIV.[38] Todos esses dados indicam que a assistência pré-natal deve enfocar o controle das infecções genitais também, não apenas as infecções sistêmicas.

Sobre o efeito do tabagismo, uso de álcool e de substâncias ilícitas sobre o aumento das taxas de TV do HIV, os dados mais consistentes são prévios ao uso da terapia antirretroviral combinada (TARV). Antes da TARV a transmissão do HIV da mãe para filho era em torno de 25% e a exposição de mulheres grávidas a drogas de abuso (drogas ilícitas, álcool e tabagismo) era uma fator contributivo largamente documentado dessa forma de transmissão.[41-44] No entanto, com a introdução da TARV, a TV do HIV foi reduzida para taxas menores que 1,5%. Dentro desse percentual residual da transmissão materno-fetal do HIV, porém, a prevalência elevada do uso dessas substâncias por essas gestantes ainda é um fator de grande relevância. As evidências que apoiam essa hipótese baseiam-se nos danos à placenta, maior predisposição ao parto pré-termo e aumento da carga viral no plasma materno, a qual ocorre por vários mecanismos, como o aumento da replicação do HIV em monócitos/macrófagos, aumento da expressão de receptores CCR5, aumento da expressão de receptores CXCR4, redução da resposta imune, descolamento de placenta normalmente inserida e facilitação da mutação e replicação do HIV em decorrência da baixa adesão das gestantes usuárias dessas substâncias ao uso consistente da TARV.[45-48]

Fatores obstétricos e anexiais

Algumas informações divulgadas na literatura apontaram que após quatro horas de corioamniorrexe as taxas de TV do HIV sofrem importante incremento.[49] No entanto, na prática, não se comprova que o tempo de rotura da bolsa tenha influência tão clara sobre a taxa de transmissão vertical desse vírus. Como cuidado adicional, porém, posterga-se ao máximo a rotura das membranas na condução do trabalho de parto.[33]

De forma geral, estão contraindicados os procedimentos invasivos da cavidade amniótica (amniocentese) ou da circulação fetal (cordocentese) em gestantes infectadas pelo HIV.[50-53] Havendo necessidade imperativa desses procedimentos, aconselha-se iniciar o uso de ARV previamente ao procedimento.[54]

Resultados de importantes relatos da literatura indicaram interação positiva entre o AZT e a cesárea no sentido de reduzir a transmissão vertical do HIV em gestantes com características específicas.[55] A seguir, em avaliação metanalítica de 15 trabalhos científicos, o The International Perinatal HIV Group concluiu que, entre mulheres americanas e europeias, a transmissão vertical do HIV observada em crianças nascidas de cesárea eletiva foi menor que naquelas nascidas de partos vaginais, notadamente naqueles instrumentalizados com fórcipe ou vácuo-extração, realizados em mulheres com elevada carga viral.[56] A literatura não deixa dúvidas do efeito positivo do uso dos ARV na redução objetiva das taxas de transmissão perinatal do HIV,[57] bem como da cesárea em parturientes com carga viral acima de 1.000 cópias/mL.[31]

Fatores fetais

Sabe-se que algumas variáveis relacionadas ao feto e/ou recém-nascido são importantes na determinação do risco para a transmissão vertical do HIV, entre eles, a perda da integridade da pele, a resposta imune celular deficiente e a ausência constitucional de genes que irão expressar os receptores secundários do HIV.[58] Destaca-se também que a resposta imune deficiente do recém-nascido representada por reduzida atividade celular citotóxica também tenha papel significativo sobre o aumento das taxas de transmissão vertical desse vírus.[59]

Prematuridade espontânea associada à infecção HIV tem sido motivo de inúmeras pesquisas e confirmada por alguns autores.[35,60] Além do estado crítico de saúde dessas mulheres, frequentes infecções genitais se somam no desencadeamento do trabalho de parto pré-termo, que pode chegar a 70% nos casos de mães com a síndrome já instalada. Os estudos que avaliam se o uso de inibidores da protease predispõe o parto pré-termo apresentam resultados contraditórios, sem conclusão clara sobre esta possível associação.[61,62]

Fatores virais

Dados da literatura específica comprovam que a taxa de replicação do HIV, sua capacidade de induzir a formação de sincício e seu tropismo por macrófagos tanto em fetos como em recém-nascidos são variáveis que se associam com percentuais aumentados de transmissão vertical desse vírus.[31,63] Apesar de alguns dados conflitantes, parece que tanto as taxas de TV do HIV quanto os mecanismos envolvidos nessa transmissão podem ser influenciados pela elevada variação genética que esse vírus apresenta.[64,65] Essas informações sinalizam para o cuidado necessário com o uso de ARV com fraca barreira contra mutação viral durante a gravidez e o papel fundamental do uso de TARV combinada, evitando mutações ligadas à resistência viral.[29,57]

Fatores pós-natais

Considera-se que a amamentação natural seja o principal mecanismo de transmissão deste vírus no período pós-natal. Negada inicialmente, a transmissão do HIV através do aleitamento natural foi convincentemente demonstrada por Van de Perre et al. em 1991.[66] Hoje, não há mais dúvida da presença do vírus nesse fluido e nem do seu potencial infectivo, responsável por 14% dos casos de transmissão vertical do HIV na amamentação natural prolongada em gestantes com infecção crônica. O fato de a mãe utilizar ARV não controla adequadamente a eliminação do HIV pelo leite.[67] Em casos de infecção aguda, o aleitamento natural aumenta para 29% a transmissão vertical desse vírus.[68] Esses dados reforçam a ideia de que o cuidado com a transmissão vertical não se encerra com o parto, mas continua no período puerperal.[33]

CUIDADOS PRÉ-NATAIS

Analisando a documentação bibliográfica referente à transmissão vertical do HIV entre gestantes brasileiras observa-se que em 1991 a transmissão vertical foi de 34,5%, quando não se conhecia nenhuma intervenção profilática.[28] Com a adoção contínua de estratégias que mostravam efetividade na redução dessa forma de transmissão do HIV, observa-se sua redução ao longo do tempo, atingindo 0,9% em diferentes populações da América Latina, incluindo o Brasil.[24] Os bons resultados obtidos com este conjunto de intervenções têm na utilização da TARV a medida de maior impacto na redução da transmissão vertical do HIV.[31]

Hoje, pode-se afirmar que o sucesso na redução da transmissão vertical do HIV é diretamente proporcional à capacidade de implementação do conjunto de intervenções já conhecidas para esta finalidade, independente do período gestacional em que serão adotadas.[33]

Identificação de gestantes portadoras do HIV

Indubitavelmente, o melhor momento para orientação holística de gestantes contaminadas pelo HIV é no pré-natal iniciado precocemente. Para que isso seja possível, a melhor estratégia é globalizar a identificação de gestantes portadoras desse vírus, permitindo atendimento pré-natal diferenciado a essas mulheres e adoção de uma série de medidas que, seguramente, resultam em benefícios maternos e perinatais. Essa talvez seja a principal medida, deflagrando o processo que permite efetivar estes benefícios. Sem saber quais pacientes precisam desse tipo de abordagem é impossível viabilizar tais estratégias.[69] De acordo com a orientação do Ministério da Saúde do Brasil, a gestante deve se submeter ao exame de triagem da infecção HIV em três momentos distintos.[29] O primeiro será na primeira consulta pré-natal, de preferência no primeiro trimestre gestacional; o segundo, na 28ª semana de gravidez; e o terceiro no momento do parto. Alguns serviços orientam a triagem trimestral entre as gestantes soronegativas durante o pré-natal, como é feito no Hospital das Clínicas da Faculdade de Medicina de Ribeirão Preto da Universidade de São Paulo (HC-FMR-PUSP) desde 2004, sabendo que na maternidade a melhor opção para este diagnóstico é o teste rápido.[27]

Aspectos práticos da assistência pré-natal

Além das orientações comuns do pré-natal, gestantes portadoras do HIV requerem informações adicionais diferenciadas. Essas orientações devem ser prestadas em linguagem simples, enfocando informação do diagnóstico, prognóstico, risco de transmissão vertical, efeitos deletérios de drogas recreativas (ilícitas) por via intravenosa e das outras infecções sexualmente transmissíveis, uso do preservativo (evitar exposição repetitiva ao vírus), uso do ácido fólico (0,4 mg/dia), uso do sulfato ferroso (300 mg/dia), aleitamento artificial, seguir o calendário vacinal e anticoncepção futura. As informações devem ser prestadas, preferencialmente, por equipe multidisciplinar treinada para este objetivo (tocoginecologista, pediatra, enfermeira, assistente social e psicólogo), evitando informações contraditórias. O aspeto holístico do atendimento é primordial e aumenta as chances da paciente recuperar a autoestima, enfrentando melhor seu problema de saúde e promovendo elevadas taxas de adesão às orientações e tratamentos propostos. Gestantes com a infecção diagnosticada antes ou durante a gravidez chegam ao parto com parte de seus problemas familiares já discutidos. Aquelas diagnosticadas no momento do parto vivenciam intensas crises emocionais, algumas de difícil controle.[27,33]

A inclusão do parceiro sexual na assistência pré-natal também é medida de elevado impacto na saúde materna, paterna e perinatal, e devem ser propostos a ele exames laboratoriais constantes no escopo dessa estratégia (sorologias para diagnóstico do HIV, sífilis e hepatites B e C; glicemia de jejum e lipidograma). Tem grande potencial para evitar infecções agudas em gestantes suscetíveis a outras infecções sexualmente transmissíveis que podem ser diagnosticadas em seus parceiros, às vezes assintomáticos.[70,71]

Na anamnese, a paciente e o parceiro devem ser questionados sobre as categorias de exposição ao HIV, visando caracterizá-las e promover o afastamento delas (hábitos sexuais da paciente e do parceiro; utilização de drogas ilícitas pela paciente e parceiro, detalhando quais as drogas). Deve-se também verificar a soropositividade anti-HIV do parceiro atual, recente ou remoto e a história ou presença de outras infecções sexualmente transmissíveis. Também é importante a obtenção de informações sobre sinais e sintomas que caracterizam a Aids, situação que agrava o prognóstico materno e perinatal, demandando ações específicas junto ao profissional da infectologia. Atenção especial deve ser dada para história ou presença de diarreia, febre, tosse, perda de peso e linfoadenomegalia. A tosse (pessoal ou em pessoas de convivência próxima) pode ser um dos sinais que sinalizam para a hipótese diagnóstica de tuberculose associada.[29]

O exame físico geral e especial segue os passos rotineiros de uma consulta de pré-natal prestada a uma gestante não portadora do vírus (entre outros parâmetros, avaliar a ausculta pulmonar, ganho de peso, edema e pressão arterial), acrescendo a palpação das cadeias ganglionares periféricas. O exame especular e a citologia cervicovaginal deverão ser realizados no início da gravidez e repetidos entre a 28ª e a 32ª semanas de gravidez, visando diagnosticar precocemente lesões condilomatosas ou outras infecções genitais. No entanto, deve ficar claro que o exame especular deve ser realizado toda vez que houver indicação.[33]

Do ponto de vista laboratorial, além dos exames considerados rotineiros do pré-natal estão indicados o hemograma, função hepática e renal e o lipidograma. Visando detectar a viragem precoce, estão indicadas as reações sorológicas contra toxoplasmose, hepatites A, B e C, sífilis, HTLV I/II e rubéola a cada três meses se forem negativas. Devem-se fazer também a urocultura e o cultivo vaginal e endoanal do *Streptococcus agalactiae*, pesquisa de vaginose bacteriana, gonorreia e de *Chlamydia trachomatis*, se disponíveis no serviço.[33]

Em relação à rotina laboratorial específica para atender aos protocolos da infecção pelo HIV em gestantes, o primeiro exame é a genotipagem viral (muito divulgada e pouco liberada na prática), visando identificar resistência viral a algum dos componentes do esquema TARV. A carga viral deverá ser solicitada na primeira consulta e repetida entre 2 a 4 semanas após o início da TARV. Toda vez que o esquema antirretroviral for alterado a carga viral deve ser repetida, bem como em caso de dúvida sobre a adesão.[29]

Entre as 34ª e 36ª semanas está indicada nova aferição da carga viral para definir a via de parto. Acima de 1.000 cópias/mL orienta-se a cesárea eletiva (membranas corioamnióticas íntegras, fora de trabalho de parto e gestação com mais de 38 semanas). Com cargas virais abaixo desse limite a cesárea não reduz a transmissão vertical do HIV, sendo desnecessária para essa finalidade.[29,31] Relembra-se, no entanto, a grande pressão que alguns profissionais exercem no sentido de indicarem cesárea em todas as pacientes portadoras do HIV com carga viral detectável, independente de sua contagem.[72]

Para a contagem de CD4/CD8 realiza-se a primeira avaliação na primeira consulta e a cada três meses em gestantes que estão iniciando o tratamento. Para gestantes usuárias de TARV em longo prazo e com carga viral indetectável, basta repetir a contagem de CD4/CD8 entre a 34ª e a 36ª semanas de gestação.[29]

A partir da 32ª semana de gestação orienta-se a realização mensal da avaliação do bem-estar fetal (perfil biofísico, dopplervelocimetria ou cardiotocografia). Se necessário esses intervalos devem ser encurtados.[33]

Utilização de ARV em gestantes

Não há dúvida de que a redução da carga viral com a TARV seja a estratégia mais eficiente para reduzir a transmissão vertical do HIV, a despeito de não ser a única. Considerando globalmente a importância das intervenções que contemplam a adoção de medidas gerais na redução da transmissão vertical do HIV, o maior impacto foi obtido com o uso profilático do AZT no protocolo *AIDS Clinical Trials Group 076*, também chamado de ACTG 076.[73] Como a redução da transmissão vertical com o AZT foi de 68% (deixando uma taxa residual ainda elevada de transmissão perinatal do vírus), aumentou a pressão sobre a comunidade científica para usar a TARV também como profilaxia da TV do HIV, o que ocorreu no final dos anos 1990 e se mantém até os dias atuais como uma estratégia de sucesso.[29]

Três questões dominam as eventuais limitações e dificuldades do uso dos ARV durante a gravidez. A primeira delas é o risco potencial de causarem malformações, a segunda é ligada aos efeitos adversos e a terceira à adesão ao tratamento.[74] No entanto, o benefício que promovem, reduzindo notavelmente a TV do HIV, justifica o seu uso.[31]

A despeito de saber que os benefícios do uso combinado da TARV são inegáveis na redução da TV do HIV, os efeitos adversos desses fármacos precisam ser considerados, dentre eles os distúrbios gastrointestinais, hepáticos, pancreáticos e hematopoiéticos. Adicionalmente, com o uso dos inibidores da protease observam-se as dislipidemias e as alterações sobre o metabolismo glicídico, predispondo ao aparecimento do diabete gestacional e de hiperlipidemia.[75,31] Dado relevante que também deve ser lembrado neste contexto é o risco de resistência do HIV aos ARV.[29,76,77]

Dentre os efeitos fetais indesejáveis referentes ao uso dos inibidores da protease, os mais relatados são a anemia, a prematuridade e o crescimento intrauterino restrito (CIUR), mas não existe consenso sobre a prevalência maior de tais alterações entre essas crianças.[35,62,78,79,80] Já foi relatada também a ocorrência de insulinopenia neonatal em crianças nascidas de mães que utilizaram esses fármacos durante a gravidez.[81]

Sobre o esquema preferencial da TARV para gestantes, o Ministério da Saúde do Brasil vem continuamente promovendo mudanças e adaptações ao longo dos últimos anos. O esquema de TARV atualmente utilizado contém dois inibidores da transcriptase reversa (tenofovir e lamivudina) associados a um inibidor da integrase (raltegravir), sendo considerado um esquema de sucesso, pois consegue associar boa efetividade, relativa comodidade posológica e baixa taxa de efeitos adversos. No entanto, o custo elevado do raltegravir apontou a necessidade de mais uma adaptação, deixando o seu uso apenas para casos especiais. Para detalhes dessa avaliação econômica, ver documento preparado pela Comissão Nacional de Incorporação de Tecnologia no SUS (CONITEC).[82]

Em março de 2020 iniciamos um período de adaptação às novas orientações oficiais do Departamento de Doenças de Condições Crônicas e Infecções Sexualmente Transmissíveis (Ministério da Saúde) referentes aos esquemas de TARV para uso em gestantes.[83] Segundo essas, orientações algumas variáveis precisam ser consideradas para a escolha do esquema TARV mais adequado à situação, tais como a idade gestacional (menor ou maior que 12 semanas), condição clínica e imunológica da gestante, uso prévio de TARV e dificuldades de adesão.

O risco da utilização da TARV para o embrião-feto antes de 12 semanas precisa ser discutido com a gestante sob alguns aspectos. Se ela já vem utilizando TARV, é preciso lembrar que, dos ARV disponibilizados para uso em gestantes no momento atual, apenas o dolutegravir não está liberado para uso no primeiro trimestre da gravidez, aguardando mais estudos para definir com clareza sua possível associação com defeitos de fechamento do tubo neural.[84]

Resumidamente, os esquemas mais utilizados de TARV em gestantes associam, em esquemas variados, dois inibidores nucleosídicos da transcriptase reversa, o tenofovir (300 mg/dia via oral – VO, dose única) e a lamivudina (300 mg/dia VO, dose única); um inibidor não nucleosídico da transcriptase reversa, o efavirenz (600 mg/dia VO, dose única); dois inibidores da protease, o atazanavir associado ao ritonavir (300/100 mg/dia VO, dose única); e dois inibidores da integrase, o dolutegravir (50 mg/dia VO, dose única) e o raltegravir (400 mg VO de 12/12 horas).[29] Cumpre lembrar que esses ARV são receitados em esquemas variados, não todos de uma vez.

No caso em que a gestante no primeiro trimestre já esteja utilizando determinado esquema de TARV e mantendo sua carga viral indetectável, a conduta é não modificar o esquema, a não ser que o dolutegravir faça parte dele. Nesse caso, o dolutegravir deve ser substituído pelo efavirenz ou pela associação atazanavir/ritonavir (o ritonavir é utilizado para potencializar a ação do outro inibidor da protease), ou ainda pelo raltegravir. O início do uso do efavirenz deve ser imperativamente precedido de genotipagem.[83]

Se as condições clínicas da gestante demandarem início da TARV no primeiro trimestre ou ela opte por essa alternativa, os esquemas preferenciais serão formados por: (1) tenofovir, lamivudina e efavirenz (dose única diária em comprimido com os três medicamentos associados); (2) tenofovir, lamivudina e atazanavir/ritonavir; ou, ainda, 3) tenofovir, lamivudina e raltegravir. No caso de início da TARV após o primeiro trimestre, o esquema preferencial indicado é tenofovir, lamivudina e dolutegravir.[83]

Cuidado adicional é indicado sempre que a contagem de linfócitos T-CD4 estiver próxima ou abaixo de 200/mm³. Nesses casos, além da TARV, a quimioprofilaxia para infecções oportunistas, como a pneumocistose e a toxoplasmose, deve ser iniciada. Para essa profilaxia recomenda-se utilizar a associação de sulfametoxazol e trimetoprim na dose de 800/160 mg/dia, via oral.[22,29,31,85]

Controle das infecções do trato genital

Informações disponíveis na literatura indicam que a detecção e o controle de outras infecções genitais no período gestacional promoveria o retorno da normalidade biológica no meio vaginal (vaginose bacteriana, clamidíase genital, gonorreia e infecção pelo papiloma humano, além das infecções que causam lesões ulceradas), constituindo fator de excepcional importância na redução da carga viral do HIV nesse local.[39] Visto que a transmissão vertical do HIV é dependente do aumento da carga viral, destaca-se a necessidade da adoção de estratégias adicionais no sentido de reduzir essas infecções genitais, uma vez que, além de majorarem a replicação do HIV, elevam também as taxas de corioamniorrexe prematura.[39,85]

Deve-se lembrar que a maioria das infecções genitais é transmitida ou facilitada pela prática sexual desprotegida. Portanto, na presença de uma delas, todas as outras devem ser lembradas e pesquisadas. Para o tratamento daquelas transmitidas sexualmente, não esquecer de envolver a parceria sexual. Sem esse envolvimento (comportamental e farmacológico), o insucesso estará à espreita.[70]

Fumo, drogas ilícitas e sexo sem proteção

Complementando as estratégias pré-natais adotadas para controle dos fatores maternos visando à redução da transmissão vertical do HIV, devem ser enfatizadas as orientações sobre os efeitos das drogas recreativas (ilícitas) por via intravenosa e do fumo nesse período, no sentido de evitá-los, visto que aumentam a transmissão transplacentária do HIV.[85] Também devem ser efetivadas orientações sobre o uso do preservativo em todas as relações sexuais (mesmo nos casos de parceria sexual fixa), evitando exposição repetitiva ao vírus.

Procedimentos invasivos da câmara amniótica

Com base na literatura disponível sobre as estratégias invasivas da câmara amniótica em gestantes portadoras do HIV, conclui-se que, durante o pré-natal, os procedimentos para avaliação da maturidade e viabilidade fetal estão contraindicados (cordocentese, amniocentese, cardiotocografia interna), sob o risco de elevar o percentual de transmissão vertical do HIV, abrindo importante precedente ético.[27,53,86]

Se houver necessidade imperativa de conduta invasiva, como invasão âmnica, a exemplo da transfusão intrauterina ou da drenagem de polidrâmnio, a utilização de 2 mg/kg de peso materno de AZT intravenoso antes da punção pode reduzir o risco de transmissão vertical do vírus em questão.[54] Vale lembrar que para o diagnóstico da anemia fetal na isoimunização

Rh a amniocentese pode ser substituída pela avaliação da velocidade do pico sistólico da artéria cerebral média fetal utilizando a dopplervelocimetria.[87] Fica claro, portanto, que essas condutas devem ser criteriosas, considerando o risco/benefício do procedimento, principalmente se a carga viral materna for elevada. Por isso, devem ser exaustivamente discutidas com os familiares.

Imunização da gestante portadora do HIV

Na infecção por HIV, quanto mais acentuada for a imunossupressão mais reduzida será a possibilidade de resposta imune consistente ao processo vacinal.[88] Nos casos em que a gestante se apresenta com sinais/sintomas de Aids, presença de infecções oportunistas ou imunossupressão com contagem de CD4 inferior a 200 cels/mm³, preferencialmente deve-se adiar a administração de vacinas e iniciar o uso de ARV. O processo vacinal estará liberado até que um grau satisfatório de reconstituição imune seja obtido com o uso da TARV.[29]

De forma geral, o esquema vacinal da gestante vivendo com o HIV/Aids contempla tanto as vacinas básicas indicadas para todas as gestantes (hepatite B, influenza, difteria, tétano e coqueluche) quanto outras que são indicadas ou sugeridas apenas para gestantes portadoras do HIV. No esquema de vacinação básico são quatro doses da vacina contra a hepatite do tipo B em dose dupla (o esquema pode ser iniciado ou concluído em qualquer período da gravidez), uma dose da vacina contra influenza (pode ser administrada em qualquer período da gravidez) e a associação da vacina contra difteria/tétano com a vacina contra a coqueluche (*pertussis* acelular). Essa vacina é conhecida por suas iniciais, DTPa, e deve ser administrada após a 20ª semana de gravidez. Além desse esquema básico de vacinação na gestante vivendo com HIV/Aids, estão indicadas também as vacinas contra o *Streptococcus pneumoniae*, contra o *Haemophilus influenzae* tipo b, a vacina meningocóci-ca conjugada (MncC) e a vacina contra o vírus da hepatite A (duas doses).[29]

As imunizações passivas (administração de anticorpos) podem ser realizadas durante a gravidez de gestantes infectadas pelo HIV, sempre avaliando o custo/benefício dessa estratégia de profilaxia pós-exposição. Havendo indicação, podem ser administradas a imunoglobulina humana anti-hepatite B (até 14 dias após a exposição) e a imunoglobulina antivírus da varicela-zoster.[89]

Trabalho de parto pré-termo

Os fatores associados ou predisponentes do trabalho de parto pré-termo (TPPT) em gestantes vivendo com o HIV são os mesmos, destacando-se as infecções (trato urinário, genitais e sistêmicas), doenças intercorrentes (história de TPPT prévio, prematuridade prévia, anemia, síndromes hipertensivas, diabetes *mellitus,* malformações uterinas, entre outras). Dentre as causas fetais, a associação é frequente com as malformações, restrição de crescimento intrauterino, infecção fetal e doenças genéticas.[33]

Para a abordagem de gestantes vivendo com o HIV e em TPPT, a única diferença de gestantes não infectadas pelo HIV em trabalho de parto é o uso concomitante de zidovudina injetável (doses preconizadas para o parto) durante todo o período de inibição, suspenso assim que o TPPT for inibido. Esse cuidado é fundamental, visto que a prematuridade é uma das causas de aumento das taxas de TV do HIV.[29]

Quanto à inibição do TPPT, não existe nenhuma contraindicação a nenhum dos medicamentos utilizados para essa finalidade. Preferencialmente, utiliza-se o atosiban pela segurança e efetividade, mas podem ser usados os betamiméticos, inibidores de prostaglandinas, nifedipina ou sulfato de magnésio, na dependência dos protocolos locais e da vivência profissional. Antes da 34ª semana de gravidez deve-se atentar para o uso da corticoprofilaxia (visando reduzir as taxas de hemorragia fetal parenquimatosa e desconforto respiratório neonatal). O uso do sulfato de magnésio (visando à proteção do encéfalo fetal) está indicado até a 32ª semana de gravidez.[90]

Nos casos de falha da inibição do TPPT, a escolha da via de parto deve considerar a carga viral materna, as condições obstétricas e a colonização pelo estreptococo do grupo B. Cumpre lembrar que em caso de carga viral superior a 1.000 cópias/mL o ideal é que o nascimento seja por cesárea. No entanto, deve-se ponderar que o trabalho de parto em fase avançada e/ou ruptura das membranas corioamnióticas reduzem efetivamente o benefício da cesárea na redução da TV do HIV. Se a carga viral for detectável, deve-se lembrar do uso endovenoso da zidovudina. Caso a gestante não tenha aferido sua condição de portadora do estreptococo do grupo B indica-se a profilaxia com penicilina cristalina endovenosa no seguinte esquema: dose de ataque com 5 milhões UI e repiques de 2,5 milhões UI a cada 4 horas de trabalho de parto até o nascimento.[33]

Hiperêmese gravídica

Considerando a elevada frequência de náuseas e vômitos gestacionais (NVG), é necessário atenção para essa possibilidade em gestantes que vivem com o HIV. Na presença dessa intercorrência, é melhor adiar o início da terapia ARV até que o quadro emético seja controlado. Sem o controle dos NVG, tanto a adesão à TARV (piora do quadro clínico) como sua absorção pelo tubo digestivo será prejudicada[36]. É preciso lembrar que as NVG podem ser responsáveis por até 5,6% dos casos de não adesão aos ARV.[74]

A fim de evitar que o quadro de NVG evolua para hiperêmese gravídica, é importante que o diagnóstico e o controle dessas alterações sejam efetivados o mais rápido possível. Além da abordagem geral (entre outras estratégias, o fracionamento da dieta, alimentos frios ou quentes e suplementação de vitaminas do complexo B), orienta-se que as estratégias farmacológicas sejam adotadas precocemente. Considerando-se a efetividade, comodidade posológica e taxa de efeitos adversos dos antieméticos, prefere-se a ondansetrona. Vale lembrar que a metoclopramida apresenta boa efetividade, mas a liberação de sistema extrapiramidal com sua utilização limita seu uso nessas pacientes.[27]

O quadro emético refratário ao manejo farmacológico inicial indica internação para melhor manejo clínico-laboratorial, o que inclui o uso endovenoso de antieméticos. Nesses casos, deve-se considerar a suspensão dos ARV durante o período de limitação da via oral para uso regular dessas medicações, as quais devem ser prontamente reiniciadas após a resolução do quadro emético. Essa medida evita piora do quadro clínico e a possibilidade de resistência viral.[29]

Ruptura prematura das membranas corioamnióticas

A ocorrência da ruptura prematura das membranas corioamnióticas (RPMC) em gestantes que vivem com o HIV é uma complicação que preocupa sobremaneira o obstetra pelo risco potencial de infecção bacteriana intrauterina. Sem maiores problemas na gestante imunologicamente controlada, a RPMC é um desafio para aquelas gestantes cujo sistema imune esteja comprometido. Como uma das principais complicações da RPMC é a prematuridade, consideram-se aqui cuidados próximos daqueles dispensados às gestantes com TPPT, considerando-se a idade gestacional, a presença de infecção intrauterina e a vitalidade fetal.

Para gestantes abaixo de 34 semanas de gravidez, sem sinais de infecção, fora de trabalho de parto e vitalidade fetal preservada, recomenda-se a conduta expectante controlada.[27] Nesses casos indica-se hidratação oral, uso de corticosteroides para redução de hemorragias parenquimatosas e angústia respiratória neonatal. Nos casos em que a gestante apresente sinais e sintomas de trabalho de parto ou de infecção intrauterina, deve ser instituído o uso de sulfato de magnésio para proteção encefálica do feto, visto que nesses casos a conduta deve ser resolutiva. Inicia-se também a utilização da zidovudina endovenosa se a carga viral é detectável.[29] Para evitar a septicemia de início precoce, indica-se a profilaxia com penicilina cristalina endovenosa no seguinte esquema: dose de ataque com 5 milhões UI e repiques de 2,5 milhões UI a cada 4 horas de trabalho de parto até o nascimento. A via de parto deverá considerar se a carga viral é maior que 1.000 cópias/mL. Nesse caso, se a dilatação cervical não está avançada, estará indicada a resolução da gravidez por cesárea, mesmo sabendo que a proteção da cesárea contra a TV do HIV nessa situação é limitada. Não há indicação de profilaxia de outros antibimicrobianos; no entanto, confirmando-se o quadro clínico e/ou laboratorial de corioamnionite estará indicado o uso imediato de clindamicina endovenosa (900 mg, 3 vezes/dia) e gentamicina endovenosa (60 mg, 3 vezes/dia), iniciando logo após o clampeamento do cordão umbilical.[27]

Para gestantes portadoras do HIV, com mais de 34 semanas e complicadas com ruptura prematura das membranas, a resolução da gravidez deve entrar na agenda. Nesses casos também se considera a presença do trabalho de parto, valor da carga viral e presença de infecção intrauterina. Carga viral acima de 1.000/mL indicará a via de parto, e a presença de infecção intrauterina sustentará a indicação de antimicrobianos para tratar a corioamnionite (para esquema de medicamentos e doses, ver parágrafo anterior). Caso não haja infecção e a gestante seja portadora do estreptococo do grupo B ou não conheça sua condição de portadora, estará indicada a profilaxia da septicemia de início precoce com penicilina cristalina nas doses referidas previamente. Independente da vida de parto, estará indicado o uso de zidovudina se a carga viral for detectável.[29]

ASSISTÊNCIA AO PARTO

Um dos pontos principais da assistência ao parto diz respeito à segurança da equipe. Para isso, o uso adequado dos equipamentos de proteção individual não pode ser descurado. Como a transmissão do HIV se faz por meio de sangue, secreções e excreções, o uso de equipamentos apropriados deve ser sempre obedecido. Também é necessário que haja ajuda para esse parto. Havendo necessidade da episiotomia, também há necessidade de proteção dela com compressas embebidas em degermante, evitando contato do nascituro com o sangue materno. Essa estratégia demanda um auxiliar capaz de realizar essa tarefa.

Uso de AZT intraparto

Quando a gestante portadora da infecção por HIV é internada para a resolução da gravidez, seja por cesárea eletiva ou porque entrou em trabalho de parto, uma série de pequenas intervenções deve ser efetivada, dentre elas o início do AZT endovenoso (EV). Este fármaco deve ser administrado por via EV, na dose de 2 mg/kg de peso (dose de ataque), seguido de doses de 1 mg/kg de peso/hora (dose de manutenção). Em caso de cesárea eletiva, ela deverá fazer a dose de ataque e mais duas doses de manutenção, com intervalo de uma hora cada uma. Em caso de parto vaginal, deverá fazer a dose de ataque, repetindo-se as doses de manutenção a cada hora, até o nascimento. As doses de manutenção podem ser feitas em infusão contínua, respeitando-se as dosagens recomendadas do AZT.[29] Se a carga viral for indetectável na época do parto não há indicação do AZT injetável durante o trabalho de parto.[31]

Manobras invasivas sobre o feto

As intervenções invasivas sobre o feto durante o trabalho de parto devem ser evitadas, visto que aumentam o risco de transmissão vertical do HIV. Estão aí incluídas a cardiotocografia interna e a obtenção de amostras de sangue fetal para aferição do pH.[31,33]

Corioamniorrexe

Durante a condução do trabalho de parto deve-se evitar a corioamniorrexe precoce, a menos que a situação obstétrica assim o indique.

No caso de corioamniorrexe pré-termo, com carga viral indetectável, administra-se corticoesteroides para melhorar as condições pós-natais do feto, administra-se sulfato de magnésio para proteção encefálica e programa-se a cesárea. Com carga viral detectável não existem estudos controlados que possam, com segurança, orientar uma conduta ideal. Nesses casos, a cesárea é uma opção indicada em alguns protocolos, incluindo o Protocolo Britânico.[91]

Via de parto

Avaliações utilizando o recurso da metanálise demonstraram que, entre mulheres americanas e europeias, a transmissão vertical do HIV observada em crianças nascidas de cesárea eletiva foi menor que naquelas nascidas de partos vaginais, notadamente quando o parto foi realizado em mulheres com carga viral acima de 1.000 cópias/mL e instrumentalizados com fórcipe ou vácuo-extração.[29,92]

A despeito da grande pressão pela indicação do parto cesáreo em todas as gestantes portadoras do HIV com carga viral detectável, a opção por cesárea eletiva apenas em mulheres com carga viral acima de 1.000 cópias/mL vem sendo ratificada pelo Ministério da Saúde do Brasil,[29] entre outros.[31,93] A aferição da carga viral deve ser efetivada em torno da 34ª semana de gravidez, orientando a gestante com carga viral acima de 1.000 cópias/mL que a cesárea é a melhor forma de terminar a gravidez. Por outro lado, para gestantes com carga viral abaixo de 1.000 cópias/mL a cesárea não reduz as taxas de TV do HIV, indicando-se o parto vaginal. No entanto, a decisão final é tomada somente com 38 semanas de gravidez, devendo considerar se a gestante chega à unidade obstétrica com as membranas íntegras e fora de trabalho de parto (de preferência).[33]

Após a demonstração da eficácia e efetividade da cesárea eletiva (realizada antes de instalado o trabalho de parto e da rotura das membranas amnióticas) na prevenção da transmissão vertical do HIV, a atenção desviou-se para o estudo da morbidade puerperal ligada a essa intervenção em mulheres portadoras do vírus. Mesmo não sendo consenso, as principais publicações sobre o assunto indicam maior morbidade entre mulheres submetidas à cesárea. Estudo internacional coordenado pelo National Institute of Child Health and Human Development (NICHD) avaliou a frequência da morbidade puerperal em mulheres portadoras do HIV na Argentina, Bahamas, Brasil e México, concluindo que a morbidade puerperal na cesárea eletiva foi de 3,3%, 3,4% no parto vaginal e e 8,7% na cesárea não eletiva, observando morbidade geral de 4,4%.[94]

Mesmo sabendo que a morbidade da cesárea é mais comum e mais grave em pacientes contaminadas por esse vírus do que naquelas imunologicamente normais, são inquestionáveis as evidências da redução da transmissão vertical do HIV com a cesárea eletiva nas situações previstas (PTHIV-IPW, 2015). Frente a esses dados, é preciso considerar que os potenciais efeitos protetores da cesárea em relação à transmissão vertical do HIV devem ser analisados levando-se em conta todos os riscos advindos dessa medida. Tomando como base todos os conhecimentos derivados da experiência mundial embasada em resultados, a indicação de cesárea eletiva para essas pacientes ocorreria em caso de: (a) carga viral acima de 1.000 cópias/mL; (b) gestante fora de trabalho de parto; (c) bolsa íntegra; e (d) gestação acima de 38 semanas. No entanto, acredita-se que cesáreas realizadas no início do trabalho de parto ainda tragam algum benefício para a redução da transmissão vertical do HIV. Face a essa assertiva prática, tolera-se que o item "fora de trabalho de parto" não seja completamente observado, aceitando-se que "trabalho de parto ainda em sua fase inicial (2-3 cm de dilatação cervical) não contraindica a cesárea como medida profilática da transmissão vertical do HIV".[29]

Por aumentar o risco de contato do feto/recém-nascido com o sangue materno, a episiotomia só deve ser realizada após avaliação obstétrica judiciosa para decidir sobre sua indicação.

Havendo necessidade, é melhor que seja realizada em tempo hábil, permitindo hemostasia criteriosa. No momento de expulsão fetal a episiotomia deve ser protegida por compressas embebidas na solução utilizada para degermação do canal de parto, visando reduzir o contato do feto/recém-nascido com sangue materno. O cordão umbilical deve ser clampeado rapidamente (independente da via de parto), e o recém-nascido deve ter suas vias aéreas limpas de forma extremamente suave e delicada. Inicialmente, deve-se avaliar a necessidade de aspiração. Caso necessária, deve ser processada de forma a evitar traumatismos da mucosa orofaringeana (aspirações com tubo rígido estão proscritas). Completam esta fase de cuidados o banho do recém-nascido em água corrente tão logo seja possível.[27]

Para gestantes contaminadas pelo HIV na fase assintomática da infecção, a antibioticoprofilaxia está indicada em casos de cesárea, fórcipe ou curagem. Naquelas sintomáticas (Aids), orienta-se tal medida também em casos de parto normal. Os antibióticos indicados são as cefalosporinas de primeira geração, preferindo-se a cefazolina (2,0 g, EV, em dose única, logo após a ligadura do cordão umbilical).[33]

ASSISTÊNCIA PÓS-NATAL

De acordo com as novas orientações da Organização Mundial da Saúde referentes à infecção pelo HIV, a opção de continuar o uso de ARV no puerpério não depende mais apenas da indicação de tratamento.[6] Visando reduzir o risco de transmissão horizontal e vertical da infecção em uma próxima gravidez, a orientação é para a continuidade do uso da TARV. No entanto, essa decisão dependerá muito da disposição da puérpera em assumir essa continuidade, pois se ela não for adequadamente orientada a adesão será pífia, pior cenário quando se pensa em resistência do HIV aos ARV. Para assumir essa mudança de paradigma o ideal é envolver o infectologista na decisão, visto que será ele o responsável pelo controle da replicação viral e da saúde dessa mulher, agora fora da gravidez. Além de avaliação refinada do quesito referente à adesão da paciente, nessa decisão deverão ser considerados parâmetros como a evolução da contagem de CD4, da carga viral e se o parceiro não é portador da retrovirose. Como se vê, apesar de essa ser uma medida considerada adequada, ela envolve vários fatores e não é de fácil efetivação.[31,45]

Hoje, entende-se que o fato de indicar, liberar ou contraindicar o aleitamento natural em puérperas portadoras do HIV varia mais em função de fatores econômicos (poder aquisitivo) e condições psicológicas/culturais da mãe do que da dúvida quanto à efetividade dessa forma de transmissão do HIV.[33] A persistência do HIV no leite materno mesmo após a instituição dos ARV (Lehman et al., 2008)[67] confirma inequivocamente a correção dessa medida. Os dados da literatura indicam que o aleitamento materno natural deve ser sistematicamente contraindicado.[29]

Já está amplamente demonstrado na prática que uma das intervenções mais efetivas para evitar o escape para a amamentação natural é começar a orientação para o aleitamento artificial durante o pré-natal. Deve ficar claro que a aceitação sobre a suspensão do aleitamento natural é melhor se esta orientação se efetivar durante o pré-natal.[27]

A decisão e a comunicação à puérpera da necessidade de suprimir a lactação logo após o parto é considerada tardia, com resultados que não são os mais adequados. Portanto, para mulheres identificadas tardiamente ou mesmo durante o trabalho de parto (frequentemente com o teste rápido), a conduta ideal não é possível. A inibição da lactação é obtida com bons resultados utilizando cabergolina, 2 comprimidos (0,5 mg) via oral, em dose única. Uma das limitações mais importantes com a utilização da bromoergocriptina (2,5 mg, via oral, 1 a 2 vezes ao dia) é o tempo necessário para se obterem bons resultados e a irritação gástrica. Injeções intramusculares de estrogênio em altas doses são contraindicadas devido ao risco adicional de tromboembolismo. As estratégias que envolvem enfaixamento torácico para inibir a lactação apresentam resultados inconsistentes e constituem importante causa de falha do desmame e de mastites, por isso têm indicação limitada principalmente em regiões de clima quente, onde a adesão a essa estratégia é baixa.[85]

Indica-se o AZT xarope via oral para o recém-nascido por período de seis semanas, na dose de 4 mg/kg/dose, de 12/12 horas.[29] Nos casos em que a mãe teve supressão mantida da carga viral durante a gravidez e parto, esse período pode ser reduzido para quatro semanas.[31] Adicionalmente, para recém-nascidos de mães que não tiveram acesso ao esquema antirretroviral durante a gravidez, estará indicado também o uso de três doses de nevirapina, a primeira dose logo após o nascimento; a segunda dose 48 horas após a primeira dose; e a terceira dose, administrada 96 horas após a segunda dose. A quantidade de nevirapina em cada dose varia em função do peso ao nascer. Se entre 1,5 e 2,0 kg, administrar 8 mg/dose; se acima de 2,0 kg, administrar 12 mg por dose.[95]

Não se separa o recém-nascido de sua mãe no período puerperal; em vez disso, orienta-se a mãe a evitar o contato de seus lóquios com a criança. Se não existirem condições seguras para a instituição do aleitamento artificial, é dever da equipe de saúde buscá-las. Somam-se a esses cuidados a preocupação para a paciente não se infectar no período de amamentação, orientando-a sobre o risco da infecção aguda pelo HIV, o que eleva o risco de transmissão vertical do vírus para 29%.[68] Essas orientações valem para todas as puérperas, mas principalmente para puérperas lactantes expostas ao risco de infecção aguda, independente da categoria de exposição. Para elas o preservativo tem indicação absoluta. Essas informações indicam que o cuidado com a transmissão vertical do HIV não se encerra com o parto, mas continua no período puerperal.

Em comunidades nas quais o aleitamento materno é sinônimo de sobrevida, preocupações adicionais surgem nos casos de lesões mamilares sangrantes, mastite clínica e subclínica (aumento da concentração do sódio no leite), situações que aumentam a carga viral no leite, tanto intracelular como fora da célula.[31]

Considera-se que a assistência puerperal de mulheres portadoras do HIV não esteja completa sem as orientações anticonceptivas, adequando-se o melhor método para cada situação, mas sempre priorizando eficácia e promovendo aderência às medidas propostas. Atualmente, vem sendo demonstrado que os anticonceptivos hormonais podem ser utilizados sem maiores riscos tanto para a saúde dessas mulheres quanto pela eliminação viral no lavado vaginal. Importante destacar que, independente do método escolhido (temporário ou definitivo), o casal deverá utilizar o *condom* para impedir a transmissão sexual do HIV ou evitar exposições repetitivas ao vírus, fator associado com a progressão da doença.[96]

Deve-se considerar objetivamente que a estratégia mais adequada para reduzir a transmissão vertical do HIV entre mulheres já portadoras da infecção é investir na informação e na anticoncepção, priorizando eficácia e promovendo adesão às medidas propostas. Considera-se justo, moral e ético orientar essas mulheres no sentido de programarem seus projetos de futuras gestações buscando a indetecção sustentada da carga viral, fato que é bom tanto para sua saúde quanto para controlar o risco de transmitir verticalmente a infecção. Também é justo o investimento nos jovens, criando estratégias específicas para evitar a infecção nesse importante segmento populacional.[97] Atualmente, utilizando todos os recursos disponíveis e obtendo-se adesão materna às estratégias conhecidas, a taxa de TV do HIV está abaixo de 1%,[31] objetivamente mais baixa que os 34% observados no início da doença no Brasil.[28]

REFERÊNCIAS BIBLIOGRÁFICAS

1. Gottlieb MS, Schroff R, Schanker HM et al. Pneumocystis carinii pneumonia and mucosal candidasis in previously healthy homosexual men. Eviden-

ce of a new acquired cellular immunodeficiency. N Engl J Med 1981; 305:1425-31.

2. Joint United Nations Programme on HIV/AIDS (UNAIDS). Global AIDS update 2019: Communities at the Centre. UNAIDS/JC2956, 2019.

3. Joint United Nations Programme on HIV/AIDS (UNAIDS). UNAIDS Data 2019. UNAIDS/JC2959E, 2019.

4. Joint United Nations Programme on HIV/AIDS (UNAIDS). 90-90-90 – An ambitious treatment target to help end the AIDS epidemic. UNAIDS/JC2684, 2014.

5. World Health Organization (WHO). Programmatic update: use of antiretroviral drugs for treating pregnant women and preventing HIV infection in infants. Executive summary. Geneva: WHO Press, 2012.

6. World Health Organization (WHO). Consolidated guidelines on the use of antiretroviral drugs for treating and preventing HIV infection: recommendations for a public health approach. 2.ed. Geneva: WHO Press, 2016.

7. Beymer MR, Holloway IW et al. Current and future PrEP medications and modalities: on-demand, injectables, and topicals. Curr HIV/AIDS Rep 2019; 16:349-58.

8. Barré-Sinoussi F, Chermann JC, Rey F et al. Isolation of a T-lymphotropic retrovirus from a patient at risk for AIDS. Science 1983; 220:868-71.

9. Wells KH, Poiesz BJ. Biology of retroviruses. Detection, molecular biology, and treatment of retroviral infection. Obstet Gynecol Clin North Am 1990; 17:489-521.

10. Levy JA. HIV pathogenesis: knowledge gained after two decades of research. Adv Dent Res 2006; 119:10-6.

11. Knipe DM, Howley PM. Fields virology. New York: Lippincott Williams & Wilkins, 2013.

12. Moir S, Connors M, Faucy AS. The immunology of immunodeficiency virus infection. In: Bennett JE, Dolin R, Blaser MJ. Mandell, Douglas and Bennett's principles and practice of infections diseases. Philadelphia: Elsevier/Saunders, 2015. p.1526.

13. Clavel F, Gentard D, Brun-Vezimet F et al. Isolation of a new human retrovirus from West African patients with AIDS. Science 1986; 33:343-6.

14. Sanabani S, Kleine-Neto W, Kalmar EM et al. Analysis of the near full length genomes of HIV-1 subtypes B, F and BF recombinant from a cohort of 14 patients in São Paulo, Brazil. Infect Genet Evol 2006; 6:368-77.

15. Sanabani S, Pastena ER, Kleine-Neto W et al. Characterization and frequency of a newly identified HIV-1 BF1 intersubtype circulating recombinant form in São Paulo, Brazil. Virol J 2010; 7:74 (online).

16. Pimenta ATM, Correa IA, Melli PPDS, Abduch R, Duarte G, Couto-Fernandez JC et al. HIV-1 genetic diversity and resistance to antiretroviral drugs among pregnant women in Ribeirão Preto (SP), Brazil. Cross-sectional study. Sao Paulo Med J 2018; 136(2):129-35.

17. Alves BM, Siqueira JD, Prellwitz IM et al. Estimating HIV-1 genetic diversity in Brazil through next-generation sequencing. Front Microbiol 2019; 10:749.

18. Barouch DH, Baden LR, Dolin R. Vaccine for human immunodeficiency virus infection. In: Bennett JE, Dolin R, Blaser MJ. Mandell, Douglas and Bennett's principles and practice of infections diseases. Philadelphia: Elsevier/Saunders, 2015. p.1666.

19. Kinloch NN, Lee GQ, Carlson JM et al. Genotypic and mechanistic characterization of subtype-specific HIV adaptation to host cellular immunity. J Virol 2018; 93(1):e01502-18.

20. Feng Y, Broder CC, Kennedy PE et al. HIV-1 entry cofactor functional cDNA cloning of a seven-transmembrane, G-protein coupled receptor. Science 1996; 272:872-7.

21. Richman DD, Whitley RJ, Hayden FG. Clinical Virology. Editors. Washington: ASM Press, 2016.

22. Cohn SE, Clark RA. Human immunodeficiency virus infection in women. In: Bennett JE, Dolin R, Blaser MJ. Mandell, Douglas and Bennett's principles and practice of infections diseases. Philadelphia: Elsevier/Saunders, 2015. p.1590.

23. Simon V, Ho DD, Abdool Karim Q. HIV/AIDS epidemiology, pathogenesis, prevention, and treatment. Lancet 2006; 368:489-504.

24. Read JS, Cahn P, Losso M et al. Management of human immunodeficiency virus-infected pregnant women at Latin American and Caribbean sites. Obstet Gynecol 2007; 109:1358-67.

25. Duarte G, Quintana SM, El Beitune P, Melli PPS. O nascituro à luz da obstetrícia e da infectologia. Infecção pelo vírus da imunodeficiência humana na gravidez. In: Duarte G, Fontes JAS. O nascituro. Visão interdisciplinar. São Paulo: Atheneu, 2009. p.193.

26. Calmy A, Ford N, Meintjes G. The persistent challenge of advanced HIV disease and AIDS in the era of antiretroviral therapy. Clin Infect Dis 2018; 66(suppl-2):S103-SS105.

27. Duarte G. Diagnóstico e conduta nas infecções ginecológicas e obstétricas. Ribeirão Preto: FUNPEC Editora, 2004.

28. Duarte G, Mussi-Pinhata MM, Del Lama J et al. Valor de questionário específico na identificação de parturientes de risco para infecção pelo vírus da imunodeficiência humana (HIV). J Bras Ginecol 1991; 101:169-74.

29. Ministério da Saúde do Brasil (MS-Brasil). Protocolo clínico e diretrizes terapêuticas para prevenção da transmissão vertical de HIV, sífilis e hepatites virais. Brasília: Ministério da Saúde, 2019.

30. Fiebig EW, Wright DJ, Rawal BD et al. Dynamics of HIV viremia and antibody seroconversion in plasma donors: implications for diagnosis and staging of primary HIV infection. AIDS 2003; 17:1871-9.

31. Panel on Treatment of Pregnant Women with HIV Infection and Prevention of Perinatal Transmission (PTPWHIV-PPT). Recommendations for the use of antiretroviral drugs in pregnant women with HIV infection and interventions to reduce perinatal HIV transmission in the United States. Reviewed in April 4, 2020. Disponível em: https://aidsinfo.nih.gov/guidelines/html/3/perinatal/224/whats-new-in-the-guidelines; acessado em: 12 de maio de 2020.

32. Ministério da Saúde do Brasil (MS-Brasil). Departamento de Vigilância, Prevenção e Controle das Infecções Sexualmente Transmissíveis, do HIV/Aids e das Hepatites Virais. Manual técnico para diagnóstico da infecção pelo HIV. Brasília, 2018.

33. Duarte G. HIV/AIDS. In: Montenegro CA, Rezende Filho J. Obstetrícia. São Paulo: Guanabara Koogan, 2017. p.644.

34. Magder LS, Mofenson L, Paul ME. Risk factors for in utero and intrapartum transmission of HIV. J Acquir Immune Defic Syndr 2005; 38:87-95.

35. Li H, Liu J, Tan D et al. Maternal HIV infection and risk of adverse pregnancy outcomes in Hunan province, China: A prospective cohort study. Medicine (Baltimore) 2020; 99(8):e19213.

36. Ioannidis JP, Abrams EJ, Ammann A et al. Perinatal transmission of human immunodeficiency virus type 1 by pregnant women with RNA virus loads 1000 copies/ml. J Infect Dis 2001; 183:539-45.

37. Tubiana R, Le Chenadec J, Rouzioux C et al. Factors associated with mother-to-child transmission of HIV-1 despite a maternal viral load <500 copies/ml at delivery: a case-control study nested in the French perinatal cohort (EPF-ANRS CO1). Clin Infect Dis 2010; 50:585-96.

38. Landers DV, Duarte G, Cosentino LA et al. Hydrogen peroxide-producing vaginal lactobacilli supress HIV-1 expression in vitro. Infect Dis Obstet Gynecol 2000; 8:199-201.

39. Landers DV, Duarte G. HIV interactions with other sexually transmitted diseases. In: Mead PM, Hager WD, Faro S. Protocols for Infectious Diseases in Obstetrics and Gynecology. 2.ed. Malden-Massachusetts: Blackwell Science, 2000. p.298.

40. Duarte G, Cosentino LA, Gupta P, et al. Aumento da replicação do vírus da imunodeficiência humana tipo 1 induzida por Neisseria gonorrhoeae. J. Bras. Doenças Sex Transm 2003; 15:5-10.

41. Burns DN, Landesman S, Mendez LR et al. Cigarette smoking, premature rupture of membranes, and vertical transmission of HIV-1 among women with low CD4+ levels. J Acquir Immune Defic Syndr Hum Retrovirus 1994; 7:718-26.

42. Bulterys M, Chao A, Dushimimana A et al. Multiple sexual partners and mother-to-child transmission of HIV-1. AIDS 1993; 7:1639-45.

43. Bulterys M, Landesman S, Burns DN et al. Sexual behavior and injection drug use during pregnancy and vertical transmission of HIV-1. J Acquir Immune Defic Syndr Hum Retrovirus 1997; 15:76-82.

44. Friedman H, Newton C, Klein TW. Microbial infections, immunomodulation, and drugs of abuse. Clin Microbiol Rev 2003; 16:209-19.

45. Kreitchmann R, Coelho DF, Kakehasi FM et al. Long-term postpartum adherence to antiretroviral drugs among women in Latin America. Int J STD AIDS 2016; 27(5):377-86.

46. Cook JA. Associations between use of crack cocaine and HIV-1 disease progression: research findings and implications for mother-to-infant transmission. Life Sci 2011; 88:931-9.

47. Pandhare J, Dash C. A prospective on drug abuse-associated epigenetics and HIV-1 replication. Life Sci 2011; 88:995-9.

48. Purohit V, Rapaka RS, Schnur P, Shurtleff D. Potential impact of drugs of abuse on mother-to-child transmission (MTCT) of HIV in the era of highly active antiretroviral therapy (HAART). Life Sci. 2011; 88(21-22):909-16.

49. Minkoff H, Burns DN, Landesman S et al. The relationship of the duration of ruptured membranes to vertical transmission of human immunodeficiency virus. Am J Obstet Gynecol 1995; 173:585-9.

50. Tess BH, Rodrigues LC, Newell ML et al. Sao Paulo collaborative study for vertical transmission of HIV-1. Breastfeeding, genetic, obstetric and other risk factors associated with mother-to-child transmission of HIV-1 in Sao Paulo State, Brazil. AIDS 1998; 12:513-20.

51. Somigliana E, Bucceri AM, Tibaldi C. Italian collaborative study on HIV infection in pregnancy. Early invasive diagnostic techniques in pregnant women who are infected with the HIV: a multicenter case series. Am J Obstet Gynecol 2005; 193:437-44.

52. Davies G, Wilson RD, Désilets V et al. Amniocentesis and women with hepatitis B, hepatitis C, or human immunodeficiency virus. J Obstet Gynaecol Can 2003; 25:145.

53. Gagnon A, Davies G, Wilson RD, Wilson RD, Audibert F, Brock JA, Campagnolo C et al. Prenatal invasive procedures in women with hepatitis B, hepatitis C, and/or human immunodeficiency virus infections. J Obstet Gynaecol Can 2014; 36(7):648-55.

54. Duarte G, Figueiró-Filho EA, El Beitune P et al. Controle de polidrâmnio recorrente em gestante portadora do HIV-1: relato de caso. Rev Bras Ginecol Obstet 2004; 26:241-5.

55. Mandelbrot L, Le Chenadec J., Berrebi A et al. Perinatal HIV-1 transmission: Interaction between zidovudine prophylaxis and mode of delivery in the French Perinatal Cohort. JAMA 1998; 280:55-60.

56. The International Perinatal HIV Group. The mode of delivery and the risk of vertical transmission of human immunodeficiency virus type 1. A meta-analysis of 15 prospective cohort studies. N Engl J Med 1999; 340:977-87.

57. Siegfried N, van der Merwe L, Brocklehurst P, Sint TT. Antiretrovirals for reducing the risk of mother-to-child transmission of HIV infection. Cochrane Database Syst Rev 2011; 7:CD003510.

58. Ometto L, Zanotto C, Maccabrini A et al. Viral phenotype and host-cell susceptibility to HIV-1 infection as risk factors for mother-to-child HIV-1 transmission. AIDS 1995; 9:427-34.

59. Rowland-Jones SL, Nixon DF, Aldhous MC et al. HIV-specific cytotoxic T-cell activity in an HIV-exposed but uninfected infant. Lancet 1993; 341:860-1.

60. Martí C, Peña JM, Bates I, Madero R et al. Obstetric and perinatal complications in HIV-infected women. Analysis of a cohort of 167 pregnancies between 1997 and 2003. Acta Obstet Gynecol Scand 2007; 86:409-15.

61. Short CE, Douglas M, Smith JH, Taylor GP. Preterm delivery risk in women initiating antiretroviral therapy to prevent HIV mother-to-child transmission. HIV Med 2014; 15:233-8.

62. Floridia M, Dalzero S, Giacomet V et al. Treatment in Pregnancy. Pregnancy and neonatal outcomes in women with HIV-1 exposed to integrase inhibitors, protease inhibitors and non-nucleoside reverse transcriptase inhibitors: an observational study. Infection 2020; 48(2):249-58.

63. Ahmad N. Molecular mechanisms of HIV-1 mother-to-child transmission and infection in neonatal target cells. Life Sci 2011; 88:980-6.

64. Karchava M, Pulver W, Smith L et al. Prevalence of drug-resistance mutations and non-subtype B strains among HIV-infected infants from New York State. J Acquir Immune Defic Syndr 2006; 42:614-9.

65. Mehta R, Sundaravaradan V, Ahmad, N. Mutations generated in human immunodeficiency virus type 1 long terminal repeat during vertical transmission correlate with viral gene expression. Virology 2008; 375:170-81.

66. Van de Perre P, Simonon A, Msellati P et al. Post-natal transmission of human immunodeficiency virus type-1 from mother to infant: a prospective cohort study in Kigali, Rwanda. N Engl J Med 1991; 325:593-8.

67. Lehman DA, Chung MH, John-Stewart GC et al. HIV-1 persists in breast milk cells despite antiretroviral treatment to prevent mother-to-child transmission. AIDS 2008; 22:147-85.

68. Dunn D, Newell M, Ades A et al. Risk of human immunodeficiency virus type-1 transmission through breast-feeding. Lancet 1992; 340:585-8.

69. Duarte G, Quintana SM, El Beitune P. Fatores que influenciam a transmissão vertical do vírus da imunodeficiência humana tipo 1. Rev Bras Ginecol Obstet 2005; 27:698-705.

70. Duarte G. Extensão da assistência pré-natal ao parceiro como estratégia de aumento da adesão ao pré-natal e redução da transmissão vertical de infecções. Rev Bras Ginecol Obstet 2007; 29:171-4.

71. Fábio SV. Pré-natal do parceiro como estratégia de redução da transmissão vertical das doenças sexualmente transmissíveis e melhora dos indicadores de saúde perinatal. Dissertação de mestrado, Faculdade de Medicina de Ribeirão Preto da Universidade de São Paulo, 2015.

72. Senise J, Bonafé S, Castelo A. The management of HIV-infected pregnant women. Curr Opin Obstet Gynecol 2012; 24:395-401.

73. Connor EM, Sperling RS, Gelber R. Reduction of maternal-infant transmission of human immunodeficiency virus type 1 with zidovudine treatment. N Engl J Med 1994; 331:1173-80.

74. Kadima N, Baldeh T, Thin K, Thabane L, Mbuagbaw L. Evaluation of non-adherence to anti-retroviral therapy, the associated factors and infant outcomes among HIV-positive pregnant women: a prospective cohort study in Lesotho. Pan Afr Med J 2018; 30:239.

75. El Beitune P, Duarte G, Foss MC, Montenegro RM Jr, Spara P, Quintan SM et al. Effect of antiretroviral agents on carbohydrate metabolism in HIV-1 infected pregnant women. Diabetes Metab Res Rev 2006; 22:59-63

76. Kakehasi FM, Tupinambás U, Cleto S et al. Persistence of genotypic resistance to nelfinavir among women exposed to prophylactic antiretroviral therapy during pregnancy. AIDS Res Hum Retrovirus 2007; 23:1515-20.

77. Duran AS, Losso MH, Salomon H et al. Drug resistance among HIV-infected pregnant women receiving antiretrovirals for prophylaxis. AIDS 2007; 21:199-205.

78. Szyld EG, Warley EM, Freimanis L et al. Maternal antiretroviral drugs during pregnancy and infant low birth weight and preterm birth. AIDS 2006; 20:2345-53.

79. Powis KM, Kitch D, Ogwu A et al. Increased risk of preterm delivery among HIV-infected women randomized to protease versus nucleoside reverse transcriptase inhibitor-based HAART during pregnancy. J Infect Dis 2011; 204:506-14.

80. Delicio AM, Lajos GJ, Amaral E, Cavichiolli F, Polydoro M, Milanez H. Adverse effects in children exposed to maternal HIV and antiretroviral therapy during pregnancy in Brazil: a cohort study. Reprod Health 2018; 15(1):76.

81. El Beitune P, Duarte G, Foss MC et al. Effect of maternal use of antiretroviral agents on serum insulin levels of the newborn infant. Diabetes Care 2005; 28:856-9.

82. Comissão Nacional de Incorporação de Tecnologias no SUS (CONITEC). Dolutegravir para o tratamento de gestantes vivendo com o HIV. Relatório de Recomendação. Brasília, n. 525, fev. 2020.

83. Ministério da Saúde do Brasil (MS-Brasil). Atualização das recomendações de terapia antirretroviral (TARV) em gestantes vivendo com HIV. Departamento de Doenças de Condições Crônicas e Infecções Sexualmente Transmissíveis. Ofício Circular n. 11/2020/CGIST/.DCCI/SVS/MS, 2020.

84. Zash R, Makhema J, Shapiro RL. Neural-tube defects with dolutegravir treatment from the time of conception. N Engl J Med 2018; 379:979-81.

85. Duarte G, Quintana SM, El Beitune P. Estratégias que reduzem a transmissão vertical do vírus da imunodeficiência humana tipo 1. Rev Bras Ginecol Obstet 2005; 27:768-78.

86. Tess BH, Rodrigues LC, Newell ML et al. Sao Paulo Collaborative Study for Vertical Transmission of HIV-1. Breastfeeding, genetic, obstetric and other risk factors associated with mother-to-child transmission of HIV-1 in Sao Paulo State, Brazil. AIDS 1998; 2:513-20.

87. Mari G. Middle cerebral artery peak systolic velocity: is it the standard of care for the diagnosis of fetal anemia? J Ultrasound Med 2005; 24:697-702.

88. Dangor Z, Nunes MC, Kwatra G, Lala SG, Madhi SA. Vaccination of HIV-infected pregnant women: implications for protection of their young infants. Trop Dis Travel Med Vaccines 2017; 3:1-8.

89. Centers for Disease Control and Prevention (CDC). Updated recommendations for use of VariZIG – United States, 2013. MMWR Morb Mortal Wkly Rep 2013; 62:574-6.

90. American College of Obstetricians and Gynecologists (ACOG). Practice Bulletin No. 171: Management of Preterm Labor. Obstet Gynecol 2016; 128:e155-64.

91. Taylor GP, Clayden P, Dhar J et al. British HIV Association guidelines for the management of HIV infection in pregnant women. HIV Med 2012; 13(Suppl. 2):87-157.

92. Read JS, Newell ML. Cesarean delivery for prevention of mother-to-child transmission of HIV. Cochrane Database Syst Rev 2005 Oct. 19; (4):CD005479.

93. American College of Obstetricians and Gynecologists (ACOG). ACOG Committee Opinion No. 751: Labor and Delivery Management of Women With Human Immunodeficiency Virus Infection. Obstet Gynecol 2018; 132:e131-7.

94. Duarte G, Read JS, Gonin R et al. Mode of delivery and postpartum morbidity in Latin American and Caribbean countries among women who are infected with human immunodeficiency virus-1: the NICHD International Site Development Initiative (NISDI) Perinatal Study. Am J Obstet Gynecol 2006; 195:215-29.

95. Nielsen-Saines K, Watts DH, Veloso VG, Bryson YJ, Joao EC, Pilotto JH, et al. Three postpartum antiretroviral regimens to prevent intrapartum HIV infection. N Engl J Med. 2012; 366:2368-79.

96. Vieira CS, Bahamondes MV, de Souza RM et al. Effect of antiretroviral therapy including lopinavir/ritonavir or efavirenz on etonogestrel-releasing implant pharmacokinetics in HIV-positive women. J Acquir Immune Defic Syndr 2014; 66:378-85.

97. Mofenson LM. Preventing Human Immunodeficiency Virus Acquisition in Youth-Generations at Risk. JAMA Pediatr 2017; 171:829-30.

CAPÍTULO 88

Rotura prematura de membranas – termo e pré-termo

Tábata Zumpano Dias
Eliana Amaral

INTRODUÇÃO

A rotura prematura de membranas (RPM) é caracterizada por sua rotura espontânea antes do início do trabalho de parto em qualquer idade gestacional (IG).[1] É uma complicação obstétrica pelos riscos de infecção materna, mas também para o recém-nascido. Pode se classificar em RPM de termo (a partir da 37ª semana de gestação – RPMT) ou pré-termo (quando ocorre antes da 37ª semana de gestação – RPMPT).

Os partos prematuros que se seguem à rotura pré-termo de membranas contribuem com cerca de um quinto das mortes perinatais,[2,3] e as complicações da prematuridade são a principal causa de morte em crianças abaixo de 5 anos.[4] No Brasil, recém-nascidos prematuros representam aproximadamente 10 a 12,3% dos nascidos vivos, com percentuais crescentes, como em outros países.[5,-7] Um estudo em maternidades de referência mostrou que 29% dos partos prematuros foram decorrentes de RPM em gestação pré-termo – RPMPT.[6] A RPMPT é observada em 3% dos partos nos Estados Unidos[8] e contribui com 20% das mortes perinatais.[9,10]

No entanto, o manejo da RPMPT mantém-se entre os tópicos mais controversos na medicina perinatal, e as questões envolvidas nessas controvérsias incluem: diagnóstico de certeza em casos duvidosos, uso de tocolíticos, uso de antibióticos (tempo e propósito), momento do uso da corticoterapia para maturação pulmonar fetal, testes para diagnóstico de infecção materna/fetal, conduta expectante *versus* intervenção e decisão do momento do parto.

FATORES ASSOCIADOS E FISIOPATOLOGIA

A genética da prematuridade e a combinação de fenótipos clínicos com os genótipos têm sido muito estudadas na atualidade e parecem explicar a fisiopatologia da prematuridade e, supostamente, da RPMPT.[11] O maior risco de mulheres com antecedente de RPM parece estar associado a mutações genéticas que modulam a resposta imune.[12]

Entende-se que a RPMPT é uma doença das membranas fetais, na qual o eixo do estresse oxidativo e inflamatório (EOI) desempenha um papel importante na produção de vias que podem levar ao enfraquecimento da membrana através de uma variedade de processos. Dados recentes fornecem evidências moleculares para o envelhecimento das membranas fetais em resposta ao EOI (fisiologicamente a termo e patologicamente no pré-termo), podendo ser causada por uma ativação dependente de telômero, sinalizada por p38MAPK. A senescência, um mecanismo que contribui para o envelhecimento das membranas fetais, produz inflamação estéril que pode causar mais danos às membranas fetais, levando ao enfraquecimento e/ou ruptura. Além disso, relatam-se microfraturas nas membranas fetais que são prováveis locais de remodelação de tecidos durante a gestação. O aumento no número e morfometria (largura e profundidade) dessas microfraturas nas membranas da RPMPT sugere uma capacidade de remodelação reduzida dessas membranas. Além disso, essas fraturas poderiam atuar como canais para o vazamento de líquido amniótico e células inflamatórias e migração microbiana.[13] A identificação de genes que contribuem para o nascimento prematuro por SCE (sequenciamento completo do exoma), ou sequenciamento genômico inteiro, promete produzir valiosos biomarcadores específicos da população para identificar o risco de nascimento prematuro espontâneo e estratégias potenciais para mitigar esse risco. Na linha de raciocínio genético-molecular, que tem ganho cada vez mais destaque na literatura, um estudo[14] propõe que o SCE, bem como o sequenciamento genômico total, sejam realizados, representando a abordagem mais promissora para a identificação de variantes genéticas funcionalmente significativas responsáveis pelo nascimento prematuro espontâneo. O SCE envolve a caracterização completa (composição nucleotídica) dos genes codificadores de proteínas em um genoma, que representa menos de 2% do genoma e é conhecido como exomas, contendo 85% das variantes conhecidas relacionadas à doença.

O primeiro estudo utilizando SCE no nascimento prematuro idiopático foi realizado em dez mães. Foi relatado que variantes de codificação materna no receptor do complemento estavam implicadas na fisiopatologia do nascimento prematuro. Descobriu-se que genes que regulam negativamente a resposta imune inata (receptores *toll-like* – TLR e inflamassomas) ou que codificam proteínas que defendem o hospedeiro contra agentes infecciosos, como defensinas e lactoferrina, abrigam mutações ou variantes que aumentam a inflamação nas membranas fetais, resultando em RPMPT. Polimorfismos no gene que codifica o TLR-10 foram associados ao nascimento prematuro. É importante ressaltar que as mutações DEFB1 e MBL2 têm frequências alélicas mais de dez vezes maiores nas populações africanas em comparação com as populações europeias. Essas diferenças populacionais nos alelos mutantes podem ajudar a explicar diferenças étnicas na RPMPT e no nascimento prematuro.[14]

Histórico de RPMPT é um fator de risco maior para uma nova RPMPT ou trabalho de parto prematuro (TPP) numa nova gestação. Uma revisão sistemática com metanálise recente[15] mostrou que o risco de recorrência com antecedente de ruptura prematura de membranas com menos de 37 semanas de gestação foi de 7% (IC95% 6 a 9%), enquanto o risco de recorrência devido ao trabalho de parto prematuro com menos de 37 semanas de gestação foi de 23% (IC95% 13 a 33%).

Além desses antecedentes, os fatores de risco adicionais associados à RPMPT são similares aos associados com TPP e incluem: colo curto, sangramentos de segundo e terceiro trimestres, baixo índice de massa corpórea (IMC), baixo nível socioeconômico, tabagismo e uso de drogas ilícitas, deficiências nutricionais e aumento da temperatura ambiental.[8,16] Mais recentemente, além do risco inerente à gestação múltipla, também intervenções associadas, como fotocoagulação de vasos placentários, podem ser fatores de risco para RPMPT.[17]

A associação da RPM com infecção bacteriana é observada em 20% dos casos na gestação de termo e 50% na gestação pré-termo.[18] A colonização assintomática do trato genital pelo estreptococo do grupo B (EGB) está associada à RPMPT tardia e consequente sepse neonatal.[19] A presença de infecção por clamídia pode estar associada a maior risco de RPMPT.[20] Estudos mostram que não há evidência para respaldar a prevenção de parto prematuro com a pesquisa e tratamento sistemático de vaginose bacteriana (VB) em gestantes de baixo risco assintomáticas (nível A de evidência) ou mesmo em gestantes de alto risco para prematuridade (nível C de evidência). Entretanto, numa subpopulação de pacientes com história de parto prematuro, pode haver benefício em detectar e tratar precoce e sistematicamente as infecções genitais, especialmente a VB (consenso de especialistas).[21]

Os mecanismos envolvidos na RPM incluem, então, eventos infecciosos, mas também bioquímicos e imunológicos, com alteração estrutural das membranas causadas por processo inflamatório induzido pelos fatores desencadeantes, especialmente infecciosos.[10] Reconhecemos mais recentemente a importância da ativação de metaloproteinases, da apoptose, de citocinas e quimiocinas e do estresse oxidativo nos mecanismos primários para a RPMPT, com processos iniciados por diferentes etiologias, que envolvem infecção, inflamação, sangramento placentário, sobredistensão uterina e polimorfismo genético.[22]

No termo, o enfraquecimento das membranas pode resultar de alterações fisiológicas combinadas com as forças de cisalhamento criadas pelas contrações uterinas.[8] Embora cada um desses fatores esteja associado com a RPMPT, com frequência essa complicação ocorre na ausência de fatores de risco conhecidos ou de uma causa evidente.[8,9]

RISCOS MATERNOS E FETAIS

O principal risco materno da RPM é a infecção intrauterina e suas consequências, que aumentam com a duração da rotura das membranas ou período de latência, por sua vez, inversamente proporcional à idade gestacional. Até um terço das mulheres com RPMPT pode desenvolver infecções potencialmente graves, como infecção intra-amniótica (corioamnionite e funisite), endometrite ou septicemia. Aproximadamente 15 a 20% das gestantes com RPMPT desenvolvem infecções pós-parto.[8] No entanto, apenas um terço das RPMPT tem cultura de líquido amniótico positiva nas corioamnionites, e o maior percentual das corioamnionites é subclínico.[23,24]

Os fetos e os recém-nascidos têm maior risco de apresentar morbimortalidade relacionada à RPMPT do que as mães. As apresentações fetais não cefálicas aumentam o risco de descolamento prematuro de placenta (DPP), infecção e morte fetal intraútero.[25] As morbidades relacionadas à prematuridade variam com a idade gestacional e são maiores na presença de corioamnionite.[26]

No feto, a resposta inflamatória no sistema nervoso central induzida pela RPMPT, com liberação de citocinas, aumenta o risco de leucomalácia cística periventricular, uma complicação encontrada em 1-2/100 dos partos com RPMPT e com graves sequelas neurológicas para o recém-nascido, especialmente se o período de latência for maior que 48 horas.[23] A redução do líquido amniótico < 50 mm^3 em gestações entre 26-32 semanas de gravidez resulta em maior mortalidade neonatal.[27] A escassez de líquido amniótico por longos períodos, desde a gestação muito precoce (antes de 23 semanas), pode gerar síndrome da banda amniótica, com amputação de membros (raro), além de deformidades posicionais por compressão intraútero, nas roturas mais tardias.[28] A hipoplasia pulmonar foi identificada em 26,3% dos fetos com menos de 25 semanas de gestação, com maior morbimortalidade.[29]

Um risco maior para os fetos e neonatos nascidos do que para suas mães pode ser visto em um estudo nacional[30] em que se observou uma baixa frequência de morbidade e mortalidade materna, com altas taxas de complicações e óbito perinatais, entre 124 gestantes com RPMPT e idade gestacional < 35 semanas. A maioria das mulheres desencadeou o trabalho de parto espontâneo até a 30ª semana, e a principal complicação materna foi a corioamnionite (34,7%). A sepse neonatal foi observada em 12%, e a mortalidade perinatal foi de 21,5% no grupo a partir da 24ª semana e de 76,5% nas gestantes antes da 24ª semana.

Um estudo nacional publicado em 2019 mostrou o perfil epidemiológico de 299 gestações com RPMPT e parto prematuro num hospital terciário. Nove pacientes evoluíram para o aborto. A taxa de oligoidrâmnio (índice de líquido amniótico – ILA < 5) foi de 27,9% na admissão, a corioamnionite foi confirmada retrospectivamente em 22,9% das amostras e o período de latência teve uma média de 9,1 dias. Os principais motivos para o parto foram: trabalho de parto prematuro (55,2%) e sofrimento fetal (6,9%). A via de parto foi cesárea em 55% dos casos; o peso médio ao nascer foi de 2.124 gramas, 67% dos recém-nascidos apresentaram baixo peso ao nascer e a idade gestacional (IG) no parto foi em média de 33,5 semanas. A taxa de natimortos foi de 5,3% e a mortalidade neonatal precoce foi de 5,6%; houve complicações no parto em 18% das mães.[31]

QUADRO CLÍNICO

O quadro clínico da RPM inclui: saída de líquido pela vagina, seja como fluxo contínuo, seja em jatos ou intermitente, na ausência de contrações uterinas.[9] No entanto, muitas vezes a perda é intermitente, em menor quantidade, gerando dúvida no diagnóstico clínico. A principal complicação, corioamnionite, pode se manifestar pelo desencadeamento do trabalho de parto, com saída de líquido amniótico purulento ou odor fétido. Os critérios diagnósticos da corioamnionite incluem: febre, sensibilidade uterina, descarga vaginal aumentada e taquicardia fetal. Um sinal precoce é a taquicardia materna, que costuma preceder a febre.

DIAGNÓSTICO

O diagnóstico da RPM é primordialmente realizado pela história materna de perda de líquido pela vagina, seguido de confirmação da presença de líquido amniótico no fundo de saco posterior ou saindo pelo canal cervical, ou ambos por exame especular. Deve-se excluir outras condições e permitir a observação do colo uterino, incluindo, eventualmente, sua dilatação e partes fetais.[3,8] Diante da queixa de perda de líquido vaginal, o diagnóstico diferencial deve ser realizado com perda involuntária de urina, perda de muco cervical por dilatação (rolha de Schröder), cervicites, leucorreias, perda de sangue e sêmen.

O toque vaginal não deve ser realizado, a menos que a paciente esteja em trabalho de parto. Assim, busca-se reduzir a contaminação ascendente do canal endocervical com a flora vaginal, o que é ainda mais relevante no caso da RPMPT fora de trabalho de parto.

Uma série de testes já foram utilizados para confirmar a rotura de membranas. O mais largamente utilizado, teste da nitrazina, detecta a elevação do pH da vagina (normal entre 4,5 e 6,0) na presença do líquido amniótico (pH vai a 7,1 a 7,3). Há também o teste da cristalização, que examina uma lâmina ao microscópio contendo esfregaço do conteúdo vaginal, buscando-se observar a formação característica do fluido amniótico seco, que assume aspecto em "folha de samambaia" devido ao seu conteúdo de cloreto de sódio e proteína. Os resultados falsos positivos do teste da nitrazina somam 17%, relacionados a contaminação com urina, sangue, sêmen, antissépticos alcalinos e vaginose bacteriana, e totalizam 6% para o teste da cristalização, relacionados à contaminação com muco cervical.[3] Falsos negativos podem ocorrer nas perdas prolongadas e na presença de mínimo fluido residual.

Pode ser necessário utilizar a "prova do forro", em que a mulher coloca um forro, idealmente escuro, sobre a região vulvar e é solicitada a se movimentar por um período de 30 minutos. Se há perda de líquido amniótico, o forro estará umedecido com odor característico "de água sanitária", e a prova é considerada positiva.

Quando o diagnóstico permanece incerto, a RPM pode ser diagnosticada com a instilação de corante índigo carmim (1 mL diluído em 9 mL de solução salina fisiológica) na cavidade amniótica, seguida de observação da passagem de fluido azul pela vagina. Por ser um teste invasivo da cavidade amniótica, fica reservado para situações muito específicas.

Outros testes têm sido estudados para dirimir a dúvida no diagnóstico clínico. Os mais utilizados são os que identificam proteínas da decídua, como o fator de crescimento similar à insulina ligado à proteína-1 (em inglês, IGFBP-1) e a alfa 1 microglobulina placentária (PAMG-1). O teste rápido do IGFBP-1 mostrou sensibilidade de 90-98% e especificidade de 85-98%, não sendo afetado por sangue ou sêmen.[32] A PAMG-1 pode ser detectada por um teste imunocromatográfico qualitativo rápido em amostras de conteúdo vaginal. Uma metanálise comparou o desempenho dos testes comerciais para IGFBP-1 e PAMG-1 e encontrou desempenho um pouco melhor para o último (melhor especificidade e valor preditivo positivo) em amostras não contaminadas com sangue.[10]

A fibronectina é uma glicoproteína complexa, que age como uma cola de trofoblasto, contribuindo com a adesão uteroplacentária e da interface decídua-membrana fetal. É detectável normalmente até 22 semanas de gravidez, quando as membranas se fundem com a decídua. Sua identificação através de teste rápido também pode ser utilizada nas situações de dúvida, sendo melhor que papel de nitrazina e observação da folha de samambaia. Mas também tem resultados falsos positivos acima da 34ª semana ou com qualquer manipulação vaginal e não se mostra melhor que a alfa microglobulina placentária avaliada.[33]

A avaliação do líquido amniótico (LA) pelo exame ultrassonográfico pode ser útil na documentação do oligoâmnio. Se menor de 3,0 cm, aumenta três vezes o risco para corioamnionite, e quanto maior o índice de LA (ILA), maior a idade gestacional do parto.[24] Restrição de crescimento e malformações renais do feto podem cursar com redução do LA, servindo de diagnóstico diferencial da RPM.

Não há respaldo para amniocentese visando à coleta de líquido amniótico no diagnóstico de infecção intraútero.[3,34] Esse teste invasivo nem sempre é de fácil realização quando o volume de líquido amniótico está muito diminuído, e pode causar a rotura das membranas, se ainda estavam íntegras.

A contagem de leucócitos maternos, apesar de aumentada nos casos de infecção intra-amniótica, não parece ser suficiente preditora da infecção intraútero para definir isoladamente a conduta.[35]

EXAMES LABORATORIAIS RECOMENDADOS

- Pesquisar infecção do trato urinário (urina 1 e urocultura).[36]
- Colher cultura anovaginal para pesquisa de estreptococo do grupo B (EGB), se pré-termo.[8,37]
- Realizar contagem e diferencial de leucócitos maternos. Lembrar de que pode haver aumento da contagem em resposta ao uso de corticoide.[8]

ACOMPANHAMENTO, CONDUTA E TRATAMENTO

Em todas as pacientes com RPM, a idade gestacional, a apresentação e a avaliação das condições fetais devem ser inicialmente determinadas para orientar a conduta. A temperatura e frequência cardíaca maternas devem ser aferidas a cada 4-6 horas nos casos que não serão interrompidos imediatamente. Parece haver um maior risco de infecção intra-amniótica após RPM entre mulheres obesas.[38]

Em qualquer idade gestacional, pacientes com evidência de infecção intraútero (febre, leucocitose e/ou queda do estado geral, presença de secreção purulenta pelo colo uterino, de odor fétido) ou que apresente comprometimento do bem-estar fetal devem ter a gravidez interrompida. A operação cesariana deve ser evitada nessas condições, sempre que possível. É importante acompanhar os batimentos cardíacos fetais (BCF) com cardiotocografia para identificação de sinais de infecção intraútero, que incluem taquicardia, redução da variabilidade da frequência cardíaca fetal e/ou outros achados de condição não tranquilizadora.[39]

Gestação de termo

Recomenda-se iniciar indução de parto próximo do momento em que a rotura das membranas ocorreu caso a gestante não tenha entrado em trabalho de parto espontaneamente, reduzindo corioamnionite, febre pós-parto, sepse neonatal e internação em UTI neonatal.[8,40] A escolha da conduta expectante por um curto período de tempo pode ser oferecida em casos selecionados.[8] O trabalho de parto deve ser induzido com ocitocina, mas recomenda-se o preparo do colo uterino, caso este esteja desfavorável para indução ou com reduzido índice de Bishop, o que pode ser feito com misoprostol 25 µg 6/6 horas por via vaginal. Sem utilizar indução, o parto deve ocorrer após mais de 90 horas em 95% das pacientes, e metade das mulheres entra em trabalho de parto até 33 horas após a rotura.[41] O ideal é evitar a realização de cesárea pelo maior risco de infecção pós-parto.

O uso de antibiótico para profilaxia de sepse neonatal precoce por EGB é recomendado sempre que RPM de termo com mais de 18 horas, febre intraparto, gestante sabidamente colonizada por EGB por cultura prévia, gestante com infecção urinária por EGB em qualquer momento da gestação e gestante com antecedente de recém-nascido anterior acometido por EGB – algoritmo 1.[37]

Gestação pré-termo

Na RPMPT a partir de 34 semanas, diversos protocolos internacionais recomendavam a interrupção.[9] Mas uma recente revisão sistemática da Cochrane[42] não encontrou nenhuma diferença clinicamente importante na incidência de sepse neonatal entre as gestações de mulheres que tiveram parto imediato após a RPM e aquelas tratadas com conduta expectante na RPMPT (antes das 37 semanas de gestação). O nascimento planejado precoce foi associado a um aumento na incidência de síndrome do desconforto respiratório neonatal, necessidade de ventilação, mortalidade neonatal, endometrite, internação em terapia intensiva neonatal e a probabilidade de nascimento por cesariana, mas uma incidência reduzida de corioamnionite. Conclui que, em mulheres com RPMPT sem contraindicações para continuar a gravidez, uma política de conduta expectante com monitoramento cuidadoso foi associada a melhores resultados para a mãe e o bebê. Assim, respeitados protocolos internacionais recentemente revisados,[3,8] sugerem conduta expectante na RPMPT até a 37ª semana + 0 dias (o American College of Obstetricians and Gynecologists sugere individualizar caso a caso, com possibilidade de indução ou conduta expectante na RPMPT a partir de 34 semanas de gestação).

Outro estudo recente de metanálise mostrou também que a conduta de interrupção imediata ocasionou mais internação em terapia intensiva neonatal e distúrbios respiratórios para as crianças, apesar do menor risco de infecção e hemorragia puerperal para as mães.[43] Estudo nacional também recente[44] descreveu a prevalência de gestantes submetidas ao manejo conservador de RPMPT. Entre 114 gestantes, constatou-se que o manejo conservador de gestantes com RPMPT trouxe benefícios para a população estudada, expressos nos resultados maternos e neonatais.

A interrupção estaria indicada diante da confirmação de colonização materna por estreptococo do grupo B (EGB) para reduzir sepse neonatal.[45,46]

Antes de 34 semanas, recomenda-se a conduta conservadora, expectante, acompanhada das orientações sobre risco de corioamnionite, associada às medidas para reduzir problemas respiratórios para o neonato (corticoide). Nas gestações que se apresentam com RPMPT entre 34 e 37 semanas, é possível administrar um curso de corticosteroides.[8,47] Esse uso parece reduzir o risco de complicações respiratórias neonatais.[48] O Colégio Britânico (Royal College of Obstetricians and Gynaecologists) também orienta uso de corticoides no pré-termo tardio, na RPM, até 35 semanas e 6 dias.[3]

Também se aceita a administração de um único curso de resgate de betametasona para gestações até 34 semanas após 14 dias da dose inicial, desde que haja alto risco de parto nos próximos 7 dias.[49] Como no estudo original de doses de resgate de corticosteroides as pacientes com RPMPT foram excluídas, o American College of Obstetricians and Gynecologists (ACOG) optou por não realizar essa recomendação.[8] Entretanto, outros estudos incluindo RPMPT demonstraram que doses repetidas de betametasona produziram benefícios em curto prazo em comparação com dose única e ausência de efeitos ruins em longo prazo em crianças seguidas até 6 ou 8 anos de idade.[50]

O intervalo mais crítico no desenvolvimento do pulmão fetal, a fase canalicular, ocorre entre 16 e 28 semanas. Esse é retardado ou interrompido quando ocorre uma RPMPT extrema, causando a hipoplasia pulmonar. A forma letal da hipoplasia pulmonar só é confirmada por autópsia, uma vez que as técnicas de imagens para diagnóstico dessa condição são ruins, com baixa especificidade e sensibilidade.[51] O risco de hipoplasia pulmonar diminui se o fluido amniótico reacumula-se antes das 24 semanas de gestação. Um estudo sugeriu com uma análise multivariada que a probabilidade de sobrevida neonatal aumenta 2,7 vezes (IC95% 1,45 a 4,65) para cada 5 mm de aumento no volume do líquido amniótico durante o seguimento de uma RPMPT extrema.[52]

O uso de sulfato de magnésio para neuroproteção fetal quando o parto prematuro é iminente tem sido indicado inclusive na RPMPT. Reduz a mortalidade, a paralisia cerebral e a espasticidade em até 50% dos fetos, mas há discussões sobre o limite máximo de idade gestacional em que traria benefícios e não está bem definida a posologia. Guias internacionais sugerem o uso, no parto prematuro iminente, até 30 ou 32 semanas, com regimes variados em diferentes instituições. Um esquema que pode ser utilizado é o de Zuspan[53] para iminên-

cia de eclâmpsia, com doses de ataque de 4 g, por 20-30 minutos, seguido de 1g/h, por 24 horas no máximo.[8,54]

Uma revisão da Cochrane constatou que, em comparação com o placebo, a tocólise na RPMPT está associada a uma latência média de 73 horas a mais de parto (IC95% 20-126) e a menos nascimentos em 48 horas (RR 0,55, IC95% 0,32-0,95). Porém, a tocólise foi associada a um risco aumentado de um índice de Apgar de 5 minutos inferior a 7 e a uma maior necessidade de suporte ventilatório. Para mulheres antes de 34 semanas de gestação, a tocólise aumentou o risco de corioamnionite. A revisão concluiu que não há evidências suficientes para apoiar o uso de tocólise em mulheres com RPMPT, pois há um aumento na corioamnionite materna sem benefícios significativos para o recém-nascido.[55] Publicações mais recentes mostraram que, comparada à ausência de tocólise, a conduta com tocólise não está associada a melhores resultados neonatais.[56,57]

Na idade gestacional abaixo de 24 semanas, a conduta deverá ser individualizada após expor riscos e ouvir as expectativas e desejos da gestante, porque há grande mortalidade e morbidade nos recém-nascidos que sobrevivem a essa condição.[28] Numa revisão sobre RPMPT entre 14 e 24 semanas, os óbitos perinatais ficaram mais ou menos igualmente divididos entre natimortos e óbitos neonatais, e as taxas de sobrevivência foram muito melhores com a conduta expectante em gestações com RPMPT após as 22 semanas em comparação com a rotura antes de 22 semanas (57,7% × 14,4% respectivamente).[58] A história médica e obstétrica da paciente, assim como o risco de corioamnionite para a mãe e o feto, a evidência da literatura mais atual e os achados do ultrassom irão ajudar tanto os profissionais de saúde como os pais da criança na decisão de manter ou não a gestação.[59]

Nas pacientes com conduta expectante, deve-se:

- Hospitalizar a paciente e realizar avaliação clínica de infecção ovular.

- Realizar avaliação clínica cuidadosa do bem--estar fetal.
- Solicitar ecografia para avaliação da idade gestacional, apresentação fetal e quantidade de líquido amniótico remanescente.
- Administrar corticoesteroides (24 e 34 semanas + 0 dias de gestação; avaliar individualmente casos entre 34 e 37 semanas). Prescrever betametasona (12 mg intramuscular – IM), duas doses com intervalo de 24 horas, com início dos benefícios alcançados após 24 horas da primeira dose e melhor efeito a partir de 24 horas após a segunda dose, até 7 dias da administração) ou dexametasona (6 mg IM 12/12 horas, quatro doses).
- Evitar o uso de tocolíticos; avaliar o uso da tocólise apenas durante o período de administração do corticoide, por 48 horas, se contrações e se paciente necessitar de transferência para local com suporte neonatal adequado.
- Utilizar sulfato de magnésio para neuroproteção fetal até 32 semanas de gestação.
- Sempre realizar a profilaxia para infecção pelo EGB na RPMPT na ausência de indicação para interrupção imediata e se não há resultado recente negativo de cultura para EGB. Recomenda-se a coleta da cultura anovaginal na admissão, e a antibioticoterapia deve ser iniciada e mantida até seu resultado negativo ou durante 7 dias em caso de resultado positivo. Também deve ser realizada na gestação de termo, nas condições descritas anteriormente, que denotam maior risco de sepse neonatal por EGB, utilizando a recomendação terapêutica segundo a Figura 1.[37]

Antibioticoterapia de amplo espectro na RPMPT

A literatura apoia o uso de antibiótico de amplo espectro na RPMPT.[60] Protocolos internacionais[3,8,61] recomendam administrar antibióticos na RPMPT para prolongar a gestação e diminuir morbidade materna e neonatal. Dois regimes de antibióticos são sugeridos, excluindo-se ácido clavulânico (que não deve ser utilizado pelo risco aumentado de enterocolite necrosante nos neonatos):

1. Ampicilina 2 g EV 6/6 horas e eritromicina 250 mg EV 6/6 horas por 48 horas, seguidas por amoxicilina 250 mg VO 8/8 horas e eritromicina 333 mg VO 8/8 horas por 5 dias.
2. Estearato de eritromicina 250 mg VO 6/6 horas por 10 dias (esquema de escolha para pacientes alérgicas a penicilina).

Alguns centros substituem a eritromicina por azitromicina na ausência da primeira ou se não tolerada,[8] e outros centros a substituem por penicilina.[3] Alguns protocolos limitam seu uso até 34 semanas de gestação.[8]

No entanto, não se definiu um esquema universal, havendo grande heterogeneidade nos trabalhos publicados. O principal estudo referido nas revisões sistemáticas, o ORACLE, recebe críticas porque não se encontraram diferenças no desfecho primário (morte neonatal ou evento neonatal adverso maior, antes da alta) entre os grupos e o placebo.[36] Também não há avaliações do impacto em médio e longo prazo sobre a flora bacteriana materna e neonatal, nem os perfis de resistência antibiótica. Assim, não existe um protocolo nacional de consenso.

A Tabela 1 sintetiza as condutas recomendadas na RPM:

PROGNÓSTICO

As três principais causas de morte neonatal associadas à RPMPT são: prematuridade, sepse e hipoplasia pulmonar. O oligoâmnio severo e prolongado traz maior risco para deformidades fetais (de face, articulações e extremidades) e hipoplasia pulmonar.

A mortalidade perinatal na RPMPT abaixo de 24 semanas foi bastante reduzida com as modernas tecnologias de ventilação e terapêutica maternas (corticoide) e neonatais (surfactante),

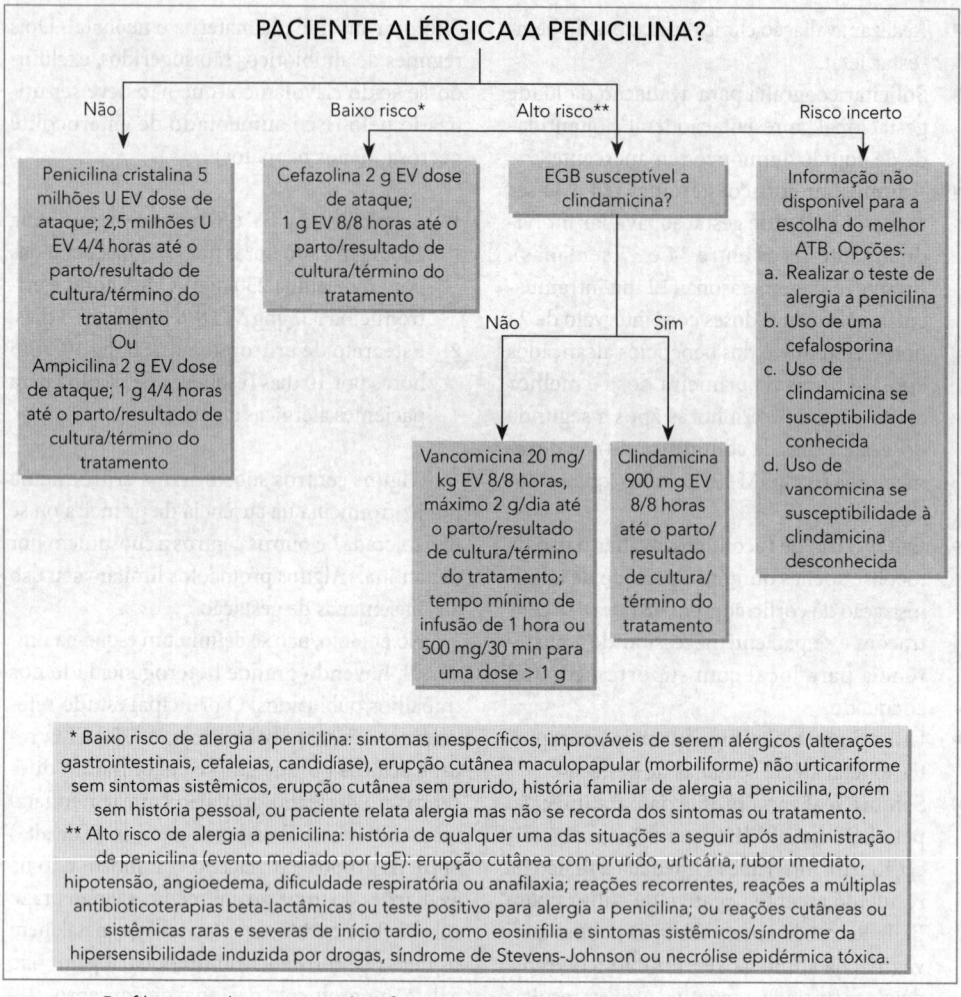

FIGURA 1 Profilaxia medicamentosa de infecção neonatal por EGB.

ainda com elevado percentual de sequelas.[28] Exemplos das taxas de morbimortalidade neonatais de acordo com a idade gestacional ao nascimento podem ser vistos nas Tabelas 2[62] e 3[63].

PREVENÇÃO

No momento, não se conhecem estratégias para prevenção da rotura de membranas, exceto medidas que possam prevenir as contrações prematuras ou potenciais alterações do colo uterino. O American College of Obstetricians and Gynecologists recomenda a terapia com progesterona até 36 semanas para gestantes com antecedente de parto espontâneo prematuro e também para aquelas com colo uterino menor que 20 mm entre 18-24 semanas, sem sangramento ou contrações.[64] Estudo *in vitro* mostrou que a progesterona é capaz de fortalecer as membranas fetais.[65] No entanto, não foi estudado seu uso para prevenir recorrência em mulheres com antecedentes de RPMPT ou aumentar o período de latência.

Outra medida proposta na prevenção do parto prematuro e que pode ter algum papel na prevenção da RPMPT é a cerclagem do colo

TABELA 1 Sugestão de condutas para RPM

Idade gestacional	Conduta obstétrica e medicamentosa
37 semanas ou mais	▪ Indução do parto/término da gestação ▪ Profilaxia para estreptococos do grupo B (EGB), conforme indicação
34 a 37 semanas	▪ Conduta expectante ou indução do parto/término da gestação ▪ Profilaxia para EGB ou interrupção imediata se EGB sabidamente positivo ▪ Realizar um ciclo de corticosteroides (CE) se gestante não utilizou anteriormente
24 a 34 semanas	▪ Conduta expectante ▪ Profilaxia para EGB ▪ Realizar corticoterapia – sem consenso para dose de resgate/repetição ▪ Antibióticos (ATB) para prolongar a latência, principalmente até 34 semanas completas – não há consenso ▪ Evitar tocólise; avaliar uso se houver contrações, apenas para o tempo do CE, em casos individualizados (por exemplo necessidade de transferência para centro com cuidado neonatal intensivo) ▪ Se parto < 32 semanas, utilizar MgSO4 para neuroproteção fetal
Antes de 24 semanas	▪ Aconselhamento à paciente ▪ Indução do parto ou conduta expectante, conforme decisão informada da paciente e familiares ▪ Não há indicação de CE, ATB ou profilaxia para EGB

TABELA 2 Evolução neonatal dos prematuros conforme as faixas de idade gestacional

Características	25 a < 28 sem (n = 59)	28 a < 30 sem (n = 43)	30 a < 32 sem (n = 96)	Valor p
> 1 dose surfactante (%)	18,6	20,9	16,7	0,8
Dias de CPAP – Md (IQR)	0(0-9)	3(1-11)	2(1-6)	0,1
Dias de VM – Md (IQR)	8(1-21)	5(1-10)	1(1-5)	0,04
Pneumotórax (%)	8,5	7,0	2,1	0,1
O_2 aos 28 dias (%)	50,8	37,2	12,5	0,01
SDR (%)	74,5	67,4	42,7	0,01
Sepse precoce (%)	72,9	60,5	33,3	0,01
Sepse tardia (%)	71,2	58,1	33,3	0,01
Enterocolite necrosante (%)	15,2	16,3	8,3	0,2
Canal arterial patente (%)	44,0	20,9	19,8	0,01
Hemorragia pulmonar (%)	32,2	20,9	7,3	0,01
Hemorragia ventricular III-IV (%)	20,0	11,1	1,3	0,03
Leucomalácia cística (%)	6,7	2,8	0,0	0,5
Óbito (%)	47,4	32,5	11,4	0,01

CPAP: continuous positive airway pressure; IQR: intervalo interquartil; Md: mediana; SDR: síndrome do desconforto respiratório; VM: ventilação mecânica.
Fonte: adaptada de Castro.[63]

uterino. Está indicada para gestantes com antecedente de perda recorrente em segundo trimestre e diagnóstico de insuficiência istmocervical, ou com colo uterino de 20-25 mm avaliado pelo ultrassom vaginal entre 16 e 24 semanas de gravidez com antecedente de parto prematuro espontâneo.[64] No entanto, não se recomenda na RPMPT, e a ocorrência de rotura das membranas após sua realização deve ser seguida da retirada do ponto. O pessário vaginal vem sendo testado no colo curto para prevenção do parto prematuro.[66] Seu uso diante

TABELA 3   Taxas de morbidade e mortalidade neonatal por idade gestacional ao nascimento (%)

IG semanas	Sobrevida	SDR	Hemorragia intraventricular	Sepse	Enterocolite necrosante	Intacto
24	40	70	25	25	8	5
25	70	90	30	29	17	50
26	75	93	30	30	11	60
27	80	84	16	36	10	70
28	90	65	4	25	25	80
29	92	53	3	25	14	85
30	93	55	2	11	15	90
31	94	37	2	14	8	93
32	95	28	1	3	6	95
33	96	34	0	5	2	96
34	97	14	0	4	3	97

IG: idade gestacional; SDR: síndrome do desconforto respiratório.
Fonte: adaptada de Ross.[64]

da RPMPT não foi estudado e, portanto, não se recomenda.

A triagem e tratamento precoce da vaginose bacteriana em mulheres sintomáticas ou com maior risco de parto prematuro têm sido recomendados, utilizando metronidazol 500 mg, 4 vezes ao dia, durante 7 dias.[67] Também está indicado seu tratamento se presente em casos de RPMPT.

CONSIDERAÇÕES FINAIS

A RPMPT é uma complicação obstétrica comum, que afeta 3-4% das gestações, fortemente relacionada com o trabalho de parto prematuro. Sua etiologia e mecanismos fisiopatológicos são complexos e insuficientemente claros para que se possam definir estratégias de prevenção primária. Estratégias de prevenção secundária, para redução da morbidade, e de prevenção terciária, para reduzir a gravidade e prevenir sequelas, estão disponíveis. Incluem o diagnóstico prévio e conduta em insuficiência istmocervical, o acompanhamento das gestações de risco para encurtamento do colo uterino, triagem e tratamento de vaginose bacteriana para mulheres de risco para prematuridade e tratamento das sintomáticas.

Diante da RPMPT, é primordial o uso de corticosteroides para amadurecimento pulmonar fetal e de sulfato de magnésio endovenoso por até 24 horas se parto iminente nas gestações até 32 semanas. O uso de antibiótico é obrigatório para prevenção da sepse neonatal por EGB, e é questionável o uso de esquemas de largo espectro para aumentar o tempo de latência entre o momento da rotura e o parto e diminuir morbidades materno-fetais, porém recomendado em muitos protocolos. O uso de tocolíticos está cada vez mais desencorajado, porém pode ser discutido em casos específicos. Estas medidas, se adotadas para a maioria dos prematuros nascidos por RPMPT, deverão produzir um impacto relevante na morbimortalidade perinatal, reduzir o risco de sequelas de longo prazo no recém-nascido, além de impactar a saúde materna.

Carecemos de mais e melhores estudos que respondam às seguintes questões:

- Determinar o antibiótico de escolha e a duração do tratamento após a RPMPT.
- Determinar se o sulfato de magnésio tem um papel na RPMPT quando o parto é antecipado entre 32 + 0 e 33 + 6 semanas de gestação.

- Comparar um único bólus de sulfato de magnésio com uma infusão intravenosa mais longa.
- Investigação adicional de métodos para monitorar o feto após a RPMPT.
- O papel dos selantes na "reparação" das membranas fetais (está atualmente sob investigação).
- Determinar se existem situações em que possa haver benefícios para a amnioinfusão na RPMPT.
- Determinar quais grupos de mulheres com RPMPT não se beneficiariam da conduta expectante (marcadores genético-moleculares?).

REFERÊNCIAS BIBLIOGRÁFICAS

1. Ministério da Saúde (Brasil). Gestação de alto risco. 5.ed. Brasília: Ministério da Saúde, 2012.
2. Cunningham FG, Leveno KJ, Bloom SL, Hauth JC, Rouse DJ, Spong CY et al. Williams Obstetrics. 24.ed. New York: McGraw, 2016.
3. Thomson AJ, on behalf of the Royal College of Obstetricians and Gynaecologists. Care of women presenting with suspected preterm prelabour rupture of membranes from 24+0 weeks of gestation. Br J Obstet Gynaecol 2019; 126:e152-66.
4. Liu L, Oza S, Hogan D, Chu Y, Perin J, Zhu J et al. Global, regional, and national causes of under-5 mortality in 2000-15: an updated systematic analysis with implications for the Sustainable Development Goals. Lancet 2016; 388(10063):3027-35.
5. Blencowe H, Cousens S, Oestergaard M, Chou D, Moller AB, Narwal R et al. National, regional and worldwide estimates of preterm birth rates in the year 2010 with time trends for selected countries since 1990: a systematic analyses and implications. Lancet 2012; 379(9832):2162-72
6. Passini R, Jr., Cecatti JG, Lajos GJ, Tedesco RP, Nomura ML, Dias TZ et al. Brazilian multicentre study on preterm birth (EMIP): prevalence and factors associated with spontaneous preterm birth. PloS One 2014; 9(10):e109069
7. Tsimis ME, Al-Hamayel NA, Germanie A, Burd I. Prematurity: present and future. Min Ginecol 2015; 67(1):35-46.
8. ACOG. Committee on Practice Bulletins-Obstetrics. ACOG Practice Bulletin No. 217: Prelabor rupture of membranes. Obstet Gynecol 2020 March; 135(3):e1-4
9. Cunningham FG, Leveno KJ, Bloom SL, Hauth JC, Rouse DJ, Spong CY. Obstetrícia de Williams. 23.ed. Porto Alegre: AMGH, 2012.
10. Palacio et al. Meta-analysis of studies on biochemical marker tests for the diagnosis of premature rupture of membranes: comparison of performance indexes. BMC Pregnancy Childbirth 2014 May 31; 14:183.
11. Manuck TA. The genomics of prematurity in an era of more precise clinical phenotyping: a review. Semin Fetal Neonatal Med 2016 April; 21(2):89-93.
12. Modi BP, Teves ME, Pearson LN, Parikh HI, Haymond-Thornburg H, Tucker JL et al. Mutations in fetal genes involved in innate immunity and host defense against microbes increase risk of preterm premature rupture of membranes (PPROM). Mol Genet Genomic Med 2017 Nov; 5(6):720-9.
13. Menon R, Richardson LS. Preterm prelabor rupture of the membranes: a disease of the fetal membranes. Semin Perinatol. 2017 November; 41(7):409-19.
14. Strauss III JF, Romero R, Gomez-Lopez N, Haymond-Thornburg H, Modi BP, Teves ME et al. Spontaneous preterm birth: advances toward the discovery of genetic predisposition. Am J Obstet Gynecol 2018 March; 218(3):294-314.e2.
15. Phillips C, Velji Z, Hanly C et al. Risk of recurrent spontaneous preterm birth: a systematic review and meta-analysis. BMJ Open 2017; 7:e015402.
16. Ha S, Liu D, Zhu Y, Sherman S, Mendola P. Acute associations between outdoor temperature and premature rupture of membranes. Epidemiology 2018 Mar; 29(2):175-82.
17. Stirnemann J, Djaafri F, Kim A, Mediouni I, Bussieres L, Spaggiari E et al. PPROM is a collateral effect of improvement in perinatal outcomes following fetoscopic coagulation of chorionic vessels for TTTS: a retrospective observational study of 1092 cases. Br J Obstet Gynaecol 2018; 125(9):1154-62.
18. Chapman E, Reveiz L, Illanes E, BonfillCosp X. Antibiotic regimens for management of intra-amniotic infection. Cochrane Database Syst Rev 2014 Dec 19;12:CD010976.
19. van der Ham DP, van Kuijk S, Opmeer BC, Willekes C, van Beek JJ, Mulder AL et al.
20. Can neonatal sepsis be predicted in late preterm premature rupture of membranes? Development of a prediction model. Eur J Obstet Gynecol Reprod Biol 2014 May; 176:90-5.
21. Olson-Chen C, Balaram K, Hackney DN. Chlamydia trachomatis and adverse pregnancy outcomes: meta-analysis of patients with and without infection. Matern Child Health J 2018; 22(6):812-21.
22. Brabant G. Bacterial vaginosis and spontaneous preterm birth. J Gynecol Obstet Biol Reprod (Paris) 2016 Dec; 45(10):1247-60.

23. Lannon SMR et al. Synergy and interactions among biological pathways leading to preterm premature rupture of membranes. Reprod Science 2014; 21(10):1215-27.

24. Denzler A, Burkhardt T, Natalucci G, Zimmermann R. Latency after preterm prelabor rupture of the membranes: increased risk for periventricular leukomalacia. J Pregnancy 2014; 2014:874984.

25. Patriota AF, Guerra GVQL, Melo BCP, Santos AC, Torres Jr AC, Souza ASR. Amniotic fluid volume and maternal outcomes in women with preterm premature rupture of membranes. Rev Bras Ginecol Obstet 2014; 36(4):146-51

26. Goodman JR, Lambert AE, Peck JD et al. Outcomes in cephalic vs noncephalic presentation in the setting of preterm premature rupture of membranes. Am J Obstet Gynecol 2013; 208:231.e1.

27. Soraisham AS, Singhal N, McMillan DD, et al. A multicenter study on the clinical outcome of chorioamnionitis in preterm infants. Am J ObstetGynecol 2009; 200:372.e1-6.

28. Mousavi AS, Hashemi N, Kashanian M, Sheikhansari N, Bordbar A, Parashi S. Comparison between maternal and neonatal outcome of PPROM in the cases of amniotic fluid index (AFI) of more and less than 5 cm. J Obstet Gynaecol 2018 Feb 9:1-5.

29. Brumbaugh JE, Colaizy TT, Nuangchamnong N, O'Brien EA, Fleener DK, Rijshsinghani A et al. Neonatal survival after prolonged preterm premature rupture of membranes before 24 weeks of gestation. Obstet Gynecol 2014 Nov; 124(5):992-8.

30. Park GY, Park WS, Yoo HS, Ahn SY, Sung SI, Kim SS et al. Short-term outcomes comparison between preterm infants with and without acute hypoxic respiratory failure attributable to presumed pulmonary hypoplasia after prolonged preterm premature rupture of membranes before 25 gestational weeks. J Matern Fetal Neonatal Med 2018 Jan 8:1-8.

31. Patriota AF, Guerra GV, Souza AS. Premature rupture of the membranes before the 35th week: perinatal outcomes. Rev Bras Ginecol Obstet 2014; 36(7):296-302.

32. Galletta MAK, Bittar RE, Agra I, Guerra ECL, Francisco RPV, Zugaib M. Epidemiological profile of patients with preterm premature rupture of membranes at a tertiary hospital in São Paulo, Brazil. Clinics 2019; 74:e1231.

33. Kallioniemi H, Rahkonen L, Heikinheimo O, Stefanovic V, Paavonen J. Usefulness of the insulin-like growth factor binding protein-1 bedside test for ruptured fetal membranes. Acta Obstet Gynecol Scand 2014 Dec; 93(12):1282-9.

34. Abdelazim IA, Abdelrazak KM, Al-Kadi M, Yehia AH, Abdulkareem AF. Fetal fibronectin (Quick Check fFN test) versus placental alpha microglobulin-1 (AmniSure test) for detection of premature rupture of fetal membranes. Arch Gynecol Obstet 2014 Sep; 290(3):457-64.

35. Hofmeyr GJ, Eke AC, Lawrie TA. Amnioinfusion for third trimester preterm premature rupture of membranes (Review). The Cochrane Collaboration 2014; (3):CD000942.

36. Musilova I, Pliskova L, Gerychova R, Janku P, Simetka O, Matlak P et al. Maternal white blood cell count cannot identify the presence of microbial invasion of the amniotic cavity or intra-amniotic inflammation in women with preterm prelabor rupture of membranes. PLoS One 2017 Dec 12; 12(12):e0189394.

37. SOGC Clinical Practice Guideline. Antibiotic Therapy in Preterm Premature Rupture of the Membranes. J Obstet Gynaecol Can 2009; 31(9):863-7.

38. ACOG. Committee on Practice Bulletins-Obstetrics. ACOG Practice Bulletin No. 797: Prevention of group B streptococcal early-onset disease in newborns. Obstet Gynecol 2020 Feb; 135(2):e51-72

39. Hadley EE, Discacciati A, Costantine MM, Munn MB, Pacheco LD, Saade GR et al. Matern obesity is associated with chorioamnionitis and earlier indicated preterm delivery among expectantly managed women with preterm premature rupture of membranes. J Maternal-Fetal Neonatal Med 2017; 32(2):271-8.

40. Vandenbroucke L, Doyen M, Le Lous M, Beuchée A, Loget P, Carrault G et al. Chorioamnionitis following preterm premature rupture of membranes and fetal heart rate variability. PLoS One 2017 Sep 25; 12(9):e0184924.

41. Middleton P, Shepherd E, Flenady V, McBain RD, Crowther CA. Planned early birth versus expectant management (waiting) for prelabour rupture of membranes at term (37 weeks or more). Cochrane Database Syst Rev 2017 Jan 4; 1:CD005302.

42. Krispin E. Management of premature rupture of membranes at term: the need to correct a recurring mistake in articles, chapters, and recommendations of professional organizations. Am J Obstet Gynecol 2017 Dec; 217(6):661.e1-e3.

43. Bond DM, Middleton P, Levett KM, van der HamDP, Crowther CA, Buchanan SL, Morris J. Planned early birth versus expectant management for women with preterm prelabour rupture of membranes prior to 37 weeks' gestation for improving pregnancy outcome. Cochrane Database of Systematic Reviews 2017; (3)CD004735.

44. Quist-Nelson J, de Ruigh AA, Seidler AL, van der Ham DP, Willekes C, Berghella V et al. Preterm premature rupture of membranes meta-analysis (PPROMM) collaboration. Immediate delivery compared with expectant management in late preterm prelabor rupture of membranes: an individual par-

ticipant data meta-analysis. Obstet Gynecol 2018 Feb; 131(2):269-79.

45. Reis SN, Souza KV, Souza LPS, Madeira LM, Azevedo MGO. Conservative management of premature rupture of the fetal membrane of pregnant women in a maternity ward of Minas Gerais, Brazil. Braz J Hea Rev 2019; 2(4):3104-19.

46. Tajik P, van der Ham DP, Zafarmand MH, Hof MH, Morris J, Franssen MT et al. Streptococcus colonisation in women with preterm premature rupture of membranes to guide the decision for immediate delivery: a secondary analysis of the PPROMEXIL trials. Br J Obstet Gynaecol 2014 Sep; 121(10):1263-72, discussion 1273.

47. Hughes RG, Brocklehurst P, Steer PJ, Heath P, Stenson BM on behalf of the Royal College of Obstetricians and Gynaecologists. Prevention of early-onset neonatal group B streptococcal disease. Green-top Guideline No. 36. Br J Obstet Gynaecol 2017; 124:e280-305.

48. American College of Obstetricians and Gynecologists. Antenatal corticosteroid therapy for fetal maturation. Committee Opinion No 677. ObstetGynecol 2016; 128:e187-94.

49. Gyamfi-Bannerman C et al. Antenatal Betamethasone for women at risk for late preterm delivery. N Engl J Med 2016; 374:1311-20.

50. Committee on Obstetric Practice. Committee Opinion No. 713: antenatal corticosteroid therapy for fetal maturation. Obstet Gynecol 2017; 130:e102.

51. Crowther CA, Anderson PJ, McKinlay CJ et al. Mid-childhood outcomes of repeat antenatal corticosteroids: a randomized controlled trial. Pediatrics 2016; 138(4):e2016.

52. Van Teeffelen ASP, van der Heijden J, Oei SG, Porath MM, Willekes C, Opmeer B et al. Accuracy of imaging parameters in the prediction of lethal pulmonary hypoplasia secondary to mid-trimester prelabour rupture of fetal membranes: a systematic review and meta-analysis. Ultrasound Obstet Gynecol 2012; 39:495-9.

53. Palacio M, Cobo T, Figueras F, Gómez O, Coll O, Cararach V et al. Previable rupture of membranes: effect of amniotic fluid on pregnancy outcome. Eur J Obstet Gynecol Reprod Biol 2008; 138:158-63.

54. Zuspan FP. Treatment of severe preeclampsia and eclampsia. Clin Obstet Gynecol 1966 Dec; 9(4):954-72.

55. Society of Obstetrics & Gynecology of Canada (SOGC). SOGC Clinical practice guideline: Magnesium sulphate for fetal neuroprotection. J Obstet Gynaecol Can 2011; 33(5):516-29.

56. Mackeen AD, Seibel-Seamon J, Muhammad J, Baxter JK, Berghella V. Tocolytics for preterm premature rupture of membranes. Cochrane Database Syst Rev 2014 Feb 27; 2:CD007062.

57. Nijman TAJ, van Vliet EOG, Naaktgeboren CA, Oude RK, de LT, Bax CJ et al. Nifedipine versus placebo in the treatment of preterm prelabor rupture of membranes: a randomised controlled trial. Assessment of perinatal outcome by use of tocolysis in early labor – APOSTEL IV trial. Eur J Obstet Gynecol Reprod Med 2016; 205:79-84.

58. Lorthe E, Goffinet F, Marret S, Vayssiere C, Flamant C, Quere M et al. Tocolysis after preterm premature rupture of membranes and neonatal outcome: a propensity-score analysis. Am J Obstet Gynecol 2017; 217(2):212.e1-12.

59. Waters TP, Mercer BM. The management of preterm premature rupture of the membranes near the limit of fetal viability.Am J Obstet Gynecol 2009; 201(3):230-40.

60. Engemise S, Thompson F, Davies W. Economical analysis of different clinical approaches in pre-viability amniorrhexis – A case series. J Clin Med 2014 Mar; 3(1):25-38.

61. Kenyon S, Boulvain M, Neilson JP Antibiotics for preterm rupture of membranes. Cochrane Database Syst Rev 2013 Dec 2; (12):CD001058.

62. Yudin MH, van Schalkwyk J, Van Eyk N. No. 233. Antibiotic therapy in preterm premature rupture of the membranes. J Obstet Gynaecol Can 2017 Sep; 39(9):e207-12.

63. Castro MP et al. Survival and morbidity of premature babies with less than 32 weeks of gestation in the central region of Brazil. Rev Bras Ginecol Obstet 2012; 34(5):235-42.

64. Ross MG. Preterm Labor. Medscape Sep 2017. Disponível em: https://emedicine.medscape.com/article/260998-overview; acessado em: 10 de junho de 2018.

65. Cunningham G, Leveno KJ, Bloom SL, Dashe JS, Hoffman BL, Casey BM, Spong CY (ed.) Williams Obstetrics. 25.ed. New York: McGraw-Hill, [2018].

66. Kumar D, Springel E, Moore RM, Mercer BM, Philipson E, Mansour JM et al. Progesterone inhibits in vitro fetal membrane weakening. Am J Obstet Gynecol 2015; 213(4):520.e1-9.

67. Alfirevic Z, Owen J, Carreras Moratonas E, Sharp AN, Szychowski JM, Goya M. Vaginal progesterone, cerclage or cervical pessary for preventing preterm birth in asymptomatic singleton pregnant women with a history of preterm birth and a sonographic short cervix. Ultrasound Obstet Gynecol 2013; 41(20):146-51.

68. Sangkomkamhang US, Lumbiganon P, Prasertcharoensuk W, Laopaiboon M. Antenatal lower genital tract infection screening and treatment programs for preventing preterm delivery. Cochrane Database Syst Rev 2015 Feb 1; 2:CD006178.

CAPÍTULO 89

Corioamnionite

Jorge Abi Saab Neto

INTRODUÇÃO

O termo corioamnionite (CA), também conhecido como infecção intra-amniótica, tem sido usado por décadas, no senso estrito, implicando que uma gestante tem uma "inflamação ou uma infecção" comprometendo o córion, o âmnio ou ambos. Este diagnóstico frequentemente implica que a mãe e seu feto têm um elevado risco para desenvolver sérias consequências infecciosas. Inflamação inclui uma reação que resulta de edema tecidual, inchaço e irritação. Infecção inclui inflamação com concomitante invasão de bactéria, vírus, fungo ou outros agentes infecciosos. Para clarificar a situação, um grupo de *experts* reunidos em um painel em 2016 concordou que febre materna isolada não pode remeter automaticamente para um diagnóstico de infecção (ou corioamnionite) e para uma terapia antimicrobiana. Os participantes do painel recomendaram uma nova terminologia que diferenciasse a mera presença de febre de inflamação ou infecção ou ambos e esclareceram que inflamação pode ocorrer sem infecção.[1]

O termo proposto para substituir "corioamnionite" é "triplo I" (inflamação ou infecção intrauterina ou ambas), que requer, além de febre ≥ 38°C, mais uma das condições presentes nos critérios para a confirmação do diagnóstico clínico, explicitados mais adiante.[1]

A CA está relacionada a amniorrexe prematura, parto prematuro, parto disfuncional com maior necessidade de condução do trabalho de parto e operação cesariana, hemorragia pós-parto, depressão fetal ao nascimento e necessidade de reanimação, índice de Apgar baixo, síndrome inflamatória fetal (predispõe à broncodisplasia pulmonar e à paralisia cerebral), desconforto respiratório, hemorragia intraventricular, meningite,[2-4] convulsão e, nos casos sintomáticos, a sepse materna, fetal e neonatal, endometrite puerperal, infecção de parede e óbito materno e perinatal.[2]

PATOGÊNESE

Microrganismos podem alcançar a cavidade amniótica e o feto das seguintes formas:

- Ascendente, como resultado da migração da flora da vagina e da cérvice; constitui-se na forma mais frequente de infecção, e a ruptura de membranas facilita esse processo.
- Disseminação hematogênica através da placenta (p. ex., *Listeria monocytogenes*).
- Disseminação retrógrada da cavidade peritoneal através da tuba uterina.[5]

- Inoculação de bactérias durante procedimentos invasivos (amniocentese, biópsia de vilo corial).

Independentemente da origem da infecção, a ativação da resposta inflamatória materna e fetal com frequência resulta em trabalho de parto prematuro e/ou ruptura prematura de membranas. Fatores locais do hospedeiro provavelmente têm uma função na prevenção da infecção. O muco cervical, a placenta e as membranas são uma barreira para a infecção. Lactobacilos vaginais podem causar modificações da flora, que reduz a virulência de organismos patogênicos. A corioamnionite é uma infecção geralmente polimicrobiana, e os principais agentes são próprios da flora vaginal: *Mycoplasma hominis, Ureaplasma urealyticum, Prevotella bivia, Gardnerella vaginalis, Escherichia coli*, bacteroides, estreptococos anaeróbios e do grupo B, *Listeria monocytogenes*.

INCIDÊNCIA

A incidência varia de acordo com a população analisada, com a prevalência dos fatores de risco e com o uso de diferentes critérios diagnósticos. A incidência da CA é elevada em partos prematuros. Em mulheres com corioamnionite, a ruptura prematura de membranas (rupreme) em gestações menores que 27 semanas é de 41%; entre 28 e 36 semanas, de 15%; e a termo chega a 2%.[3] Está associada a um terço dos casos de trabalho de parto pré-termo com membranas intactas, a 40% com rupreme admitidas com contrações e, ainda, a 75% das mulheres que desenvolvem trabalho de parto após a admissão por rupreme. No parto a termo, a corioamnionite pode estar presente em 2 a 4% dos casos com ruptura de membranas.[6]

FATORES DE RISCO

Diversos fatores podem estar associados à corioamnionite, incluindo trabalho de parto prolongado, rupreme prolongada, múltiplos toques vaginais[7] (especialmente na rupreme), nuliparidade, corioamnionite em gestação anterior, líquido amniótico meconial, monitoramento fetal interno, presença de patógenos no trato genital (p. ex., infecções sexualmente transmissíveis, estreptococo do grupo B, vaginose bacteriana), uso de álcool e tabaco[8] e infecção materna sistêmica de qualquer etiologia.

Existe forte relação com marcadores de crescimento intrauterino restrito e baixo peso ao nascer, encontrados principalmente em gestações entre 28 e 32 semanas, mesmo na ausência de sinais clínicos maternos exuberantes, em que os achados consistem apenas de infiltração de membranas e da placenta com linfócitos e polimorfonucleares.[9]

APRESENTAÇÕES CLÍNICAS

Em um resumo executivo recente dos procedimentos de um *workshop* conjunto patrocinado pelo Instituto Nacional de Saúde Infantil e Desenvolvimento Humano *Eunice Kennedy Shriver*, a Sociedade de Medicina Maternofetal, a Academia Americana de Pediatria e o Colégio Americano de Obstetras e Ginecologistas, um painel de especialistas maternos e neonatais recomendou a separação da infecção intra-amniótica em três categorias diferentes: (1) febre materna isolada, (2) suspeita de infecção intra-amniótica e (3) infecção intra-amniótica confirmada.[1] Essa classificação vem substituir aquela até então utilizada, que dividia as infecções em (1) histológicas, (2) subclínicas e (3) clínicas.

1. *Febre materna isolada* é definida como uma temperatura oral única de 39°C ou superior ou uma temperatura oral de 38-38,9°C que persiste quando a temperatura é repetida após 30 minutos.
2. *Suspeita de infecção intra-amniótica* é baseada em critérios clínicos, que incluem: febre intraparto materna e um ou mais dos seguintes: leucocitose materna (> 15.000/mm³), drenagem cervical purulenta ou taquicardia fetal (> 160 bpm).

3. *Infecção intra-amniótica confirmada* é baseada na existência de febre com os achados clínicos acima, e de um resultado positivo do teste de líquido amniótico (leucócitos > 30 células/mm³, glicose < 14 mg/dL, presença de bactérias na coloração por Gram). A cultura positiva é o padrão ouro para a confirmação diagnóstica;[10-12] no entanto, seu resultado é obtido em 48 horas, o que limita sua utilização em casos selecionados. Na prática clínica, a infecção intra-amniótica confirmada entre as mulheres em trabalho de parto a termo será mais comum após o parto, com base no estudo histopatológico da placenta. Portanto, até que ferramentas de diagnóstico intraparto melhores e menos invasivas se tornem disponíveis, qualquer distinção prática entre infecção intra-amniótica suspeita e confirmada permanecerá significativa apenas em contextos de pesquisa. O diagnóstico de infecção intra-amniótica histológica confirmada no período pós-parto não altera o tratamento materno pós-parto.[1]

A febre materna isolada pode ter como causa: anestesia epidural, uso de prostaglandinas, desidratação, hipertireoidismo e ambiente muito quente.[1]

O exame histológico da placenta pode não confirmar a corioamnionite em até um terço dos casos, sendo importante um criterioso exame físico complementado com investigação laboratorial e de imagem para não adotar conduta que leve a um parto prematuro iatrogênico.[3]

TRATAMENTO

O útero cheio infectado não é passível de tratamento exitoso. É necessário esvaziá-lo para preservar a vida materna, e a retirada do feto em tempo mais breve melhora seu prognóstico de vida neonatal. A via de parto deve ser preferencialmente a vaginal para reduzir o risco da disseminação da infecção e estabelecer a antibioticoterapia tão logo o diagnóstico esteja estabelecido. O esquema padrão de tratamento consiste de ampicilina 2 gramas intravenosa a cada 6 horas, associada à gentamicina 1,5 mg/kg a cada 8 horas para pacientes com função renal normal,[13] podendo ser adotado regime de dose única diária de 5 mg/kg intravenosa diluída, com eficácia idêntica ou superior, sendo mais conveniente quando usada intraparto ou pós-parto.[13,14] O esquema terapêutico deve ser mantido por 48 horas após o último pico febril. Não há evidências para manutenção de antibioticoterapia oral após o término do esquema intravenoso.[13,15] Nas gestantes sintomáticas submetidas à cesariana, deve-se associar clindamicina 900 mg intravenosa ou metronidazol 500 mg intravenoso antes do procedimento cirúrgico[13] e realizar proteção da cavidade peritoneal com colocação de compressas nas goteiras paracólicas antes da histerotomia.[16]

Na situação clínica da ocorrência de febre em trabalho de parto sem pesquisa de estreptococo B hemolítico (GBS) com 37 semanas ou mais de gravidez, a profilaxia intraparto deve ser iniciada conforme recomendação do Center for Disease Control and Prevention (CDC): penicilina G, 5 milhões de unidades por via intravenosa, seguido de 2,5 a 3,0 milhões de unidades por via intravenosa a cada 4 horas, para atingir níveis adequados do antibiótico na circulação fetal e no líquido amniótico, evitando a neurotoxicidade.[17]

Nenhum procedimento obstétrico clinicamente necessário deve ser adiado para atingir 4 horas de profilaxia com GBS antes do parto (AIII).[17]

RECOMENDAÇÕES DO AMERICAN COLLEGE OF OBSTETRICIANS AND GYNECOLOGISTS (ACOG)[18]

- A infecção intra-amniótica, também conhecida como corioamnionite, é uma infecção com inflamação resultante de qualquer combinação de líquido amniótico, placenta, feto, membranas fetais ou decídua.
- A infecção intra-amniótica pode estar associada à morbidade aguda neonatal, incluindo pneumonia neonatal, meningite, sepse e

morte, além de complicações infantis de longo prazo, como displasia broncopulmonar e paralisia cerebral.

- Para os fins desse parecer do comitê, o diagnóstico de suspeita de infecção intra-amniótica é feito quando a temperatura materna é maior ou igual a 39,0°C ou quando a temperatura materna é de 38,0°C-38,9°C e um fator de risco clínico adicional está presente.

- Para os fins desse parecer do comitê, *febre materna isolada* é definida como qualquer temperatura materna entre 38,0°C e 38,9°C, sem a presença de fatores de risco adicionais e com ou sem elevação persistente da temperatura.

- Recomenda-se a administração de antibióticos intraparto sempre que houver suspeita ou confirmação de infecção intra-amniótica. Os antibióticos devem ser considerados no cenário de febre materna isolada, a menos que uma fonte que não seja a infecção intra-amniótica seja identificada e documentada.

- A infecção intra-amniótica por si só raramente é uma indicação de parto cesáreo.

- Independentemente do protocolo institucional, quando obstetras, ginecologistas ou outros prestadores de cuidados obstétricos diagnosticam uma infecção intra-amniótica, ou quando outros fatores de risco para sepse neonatal de início precoce estão presentes no trabalho de parto (por exemplo, febre materna, ruptura prolongada das membranas ou parto prematuro), a comunicação com a equipe de assistência neonatal é essencial para otimizar a avaliação e o gerenciamento neonatal.

Nenhum procedimento obstétrico clinicamente necessário deve ser adiado para atingir 4 horas de profilaxia com GBS antes do parto (AIII).[17]

CONSIDERAÇÕES FINAIS

É de suma importância que o obstetra informe ao neonatologista todos os dados da história clínica, do exame físico e obstétrico (idade gestacional, febre, taquicardia materna e/ou fetal, tempo de rupreme, avaliação do líquido amniótico, *status* da pesquisa de GBS), bem como os procedimentos que foram adotados (anestesia peridural, uso de prostaglandina e/ou ocitocina, antibioticoterapia e outros), para que os cuidados com o recém-nascido sejam prontamente iniciados, melhorando o prognóstico e minimizando a morbidade e a mortalidade neonatal.

REFERÊNCIAS BIBLIOGRÁFICAS

1. Higgins RD, Saade G, Polin RA et al. Chorioamnionitis Workshop Participants Evaluation and management of women and newborns with a maternal diagnosis of chorioamnionitis: summary of a workshop. Obstet Gynecol 2016;127(3):426-36.

2. Morales WJ, Washington SR 3rd, Lazar AJ. The effect of chorioamnionitis on perinatal outcome in preterm gestation. J Perinatol 1987; 7(2):105-10.

3. Lau J, Magee F, Qiu Z, Houbé J, Von Dadelszen P, Lee SK. Chorioamnionitis with a fetal inflammatory response is associated with higher neonatal mortality, morbidity, and resource use than chorioamnionitis displaying a maternal inflammatory response only. Am J Obstet Gynecol 2005; 193(3 Pt 1):708-13.

4. Aziz N, Cheng YW, Caughey AB. Neonatal outcomes in the setting of preterm premature rupture of membranes complicated by chorioamnionitis. J Matern Fetal Neonatal Med 2009; 22(9):780-4.

5. Frigoletto FD Jr, Lieberman E, Lang JM, Cohen A, Barss V, Ringer S et al. A clinical trial of active management of labor. N Engl J Med 1995; 333(12):745-50.

6. Yoon BH, Romero R, Moon JB, Shim SS, Kim M, Kim G et al. Clinical significance of intra-amniotic inflammation in patients with preterm labor and intact membranes. Am J Obstet Gynecol 2001; 185(5):1130-6.

7. Cahill AG, Duffy CR, Odibo AO, Roehl KA, Zhao Q, Macones GA. Number of cervical examinations and risk of intrapartum maternal fever. Obstet Gynecol 2012; 119(6):1096-101.

8. Seaward PG, Hannah ME, Myhr TL, Farine D, Ohlsson A, Wang EE et al. International multicentre term prelabor rupture of membranes study: evaluation of predictors of clinical chorioamnionitis and postpartum fever in patients with prelabor rupture of membranes at term. Am J Obstet Gynecol 1997; 177(5):1024-9.

9. Williams MC, O'Brien WF, Nelson RN, Spellacy WN. Histologic chorioamnionitis is associated with fetal growth restriction in term and preterm infants. Am J Obstet Gynecol 2000; 183(5):1094-9.

10. Gomez R, Ghezzi F, Romero R, Muñoz H, Tolosa JE, Rojas I. Premature labor and intra-amniotic infection. Clinical aspects and role of the cytokines in diagnosis and pathophysiology. Clin Perinatol 1995; 22(2):281-342.

11. Gauthier DW, Meyer WJ. Comparison of gram stain, leukocyte esterase activity, and amniotic fluid glucose concentration in predicting amniotic fluid culture results in preterm premature rupture of membranes. Am J Obstet Gynecol 1992; 167(94 Pt 1):1092-5.

12. Kim CJ, Romero R, Chaemsaithong P, Chaist N, Yoon BH, Kim YM. Acute chorioamnionitis and funisitis: definition, pathologic features and clinical significance, Am J Obstet 2015; 213(suppl 4):S29-52.

13. French LM, Smaill FM. Antibiotic regimens for endometritis after delivery. Cochrane Database Syst Rev 2004; CD001067.

14. Lyell DJ, Pullen K, Fuh K, Zamah AM, Caughey AB, Benitz W et al. Daily compared with 8-hour gentamicin for the treatment of intrapartum chorioamnionitis: a randomized controlled trial. Obstet Gynecol 2010; 115(2 Pt 1):344-9.

15. Dinsmoor MJ, Newton ER, Gibbs RS. A randomized, double-blind, placebo-controlled trial of oral antibiotic therapy following intravenous antibiotic therapy for postpartum endometritis. Obstet Gynecol 1991; 77(1):60-2.

16. Saab Neto JA, Silveira SK, Costa FRP, Ferreira AACA. Maternidade Carmela Dutra – Florianópolis (SC). Manual de rotinas de ginecologia e obstetrícia da Maternidade Carmela Dutra. 4.ed. Florianópolis: Centro de Estudos Dr. José de Patta, 2018. p.236-7.

17. Verani JR, McGee L, Schrag SJ. Division of Bacterial Diseases. National Center for Immunization and Respiratory Diseases. Centers for Disease Control and Prevention (CDC). Prevention of perinatal group B streptococcal disease – revised guidelines from CDC, 2010. MMWR Recomm Rep 2010; 59(RR-10):1-36.

18. Intrapartum Management of Intraamniotic Infection. Acog committee opinion. N. 712, August 2017 Obstet Gynecol 2017; 130(2):e95-101 (reaffirmed 2019).

LEITURA SUPLEMENTAR

1. Newton ER. Chorioamnionitis and intraamniotic infection. Clin Obstet Gynecol 1993; 36(4):795-808.

CAPÍTULO 90

Infecção urinária e gestação

Simone Angélica Leite de Carvalho Silva
Luís André Marinho Lippo
Olímpio Barbosa de Moraes Filho

INTRODUÇÃO

Infecção do trato urinário (ITU) é a invasão de microrganismos desde a uretra até o rim. Pode ser dividida em infecção do trato urinário inferior (cistites e uretrites) e do trato superior (pielonefrites), agudas ou crônicas (recorrentes), complicadas ou não.[1] Clinicamente, manifestam-se por sintomas durante a micção como dor em baixo ventre e desconforto ao urinar, sensação de esvaziamento incompleto da bexiga, urgência miccional e polaciúria, podendo ser acompanhado de sintomas gerais como: febre, taquicardia, astenia, anorexia, dor lombar, náuseas e vômitos. Em alguns casos, principalmente na gestação, podem ser assintomáticas (bacteriúria assintomática).[2]

É uma das infecções mais frequentes no adulto, principalmente em mulheres e idosos. As modificações fisiológicas do sistema genitourinário durante a gestação explicam o aumento da incidência. Ocorrem estase urinária decorrente da compressão da bexiga e ureteres pelo útero gravídico, relaxamento da musculatura lisa causado pela progesterona, além da elevação da bexiga e retificação do trígono vesical, acarretando refluxo vesicoureteral. Essas alterações, associadas à imunodeficiência da gestação, contribuem para o aumento da morbimortalidade materno-fetal, tais como: uro-

sepse, amniorrexe prematura, parto prematuro, pielonefrite e sepse neonatal, dentre outros.[2] O principal patógeno envolvido é a *Escherichia coli*, seguida de *Streptococcus species* (21,4%), *Klebsiella pneumoniae* (7,6%), *Staphylococcus species* (6,5%), *Proteus mirabilis* (4,9%), e *Enterococcus species* (5,7%).[3,4]

BACTERIÚRIA ASSINTOMÁTICA

É definida como a presença na urina de uma colônia de uma espécie única de bactérias numa contagem igual ou superior a 10^5 sem sinais ou sintomas de infecção do trato urinário.[5] Cerca de 2-10% das gestantes apresentam bacteriúria assintomática na gestação e, quando não tratadas, 15 a 45% delas desenvolverão pielonefrite, em sua maioria no segundo e terceiro trimestres da gestação.[6]

Os protocolos nacionais e mundiais recomendam o rastreio universal da bacteriúria assintomática na gestação, diferindo entre eles no período do rastreio e na necessidade ou não de repetição em caso do rastreio inicial negativo. O Ministério da Saúde recomenda o rastreio através de sumário de urina (urina parcial) ou preferencialmente com a urocultura com antibiograma, no primeiro e no terceiro trimestres. Nos casos em que o rastreio foi realizado pelo sumário de urina, é recomendado o tratamento empiricamente enquanto se aguarda o resultado do antibiograma, com base no perfil microbiológico local, podendo-se usar a fosfomicina 3 gramas (g) via oral (VO) em dose única e a nitrofurantoína 100 mg VO 6/6 h por 5 a 7 dias. Outras opções seriam cefalosporinas e ampicilina.[1,2,4]

Deve-se repetir a análise da urina uma semana após o término do tratamento. Em caso de nova cultura positiva, o tratamento é reajustado (mesmo fármaco em esquema de maior duração ou novo medicamento) de acordo com o resultado do antibiograma. Evidências mostram que o tratamento com dose única é discretamente menos eficaz do que os regimes de curta duração (3 a 7 dias).[7] Alguns protocolos não recomendam nova pesquisa para bacteriúria assintomática após uma urocultura de controle negativa.

Com o avanço preocupante da resistência microbiana aos antibióticos e com a descoberta de novas técnicas que sugerem a presença de um microbioma no trato urinário e seu papel ainda indefinido na homeostase do sistema urinário, o qual seria afetado com a antibioticoterapia,[8] e considerando que as evidências em que são baseados o rastreio e o tratamento da bacteriúria assintomática em gestantes são anteriores aos anos 1980, com vieses consideráveis em suas metodologias, novas pesquisas sobre a segurança do rastreio e o manejo da bacteriúria assintomáticas devem ser feitas para elaborar um protocolo mais eficiente e seguro nesta patologia.

CISTITE AGUDA

Diagnóstico

O diagnóstico de cistite aguda é baseado no quadro clínico da paciente de disúria, polaciúria, urgência miccional, dor suprapúbica e hematúria, naquelas pacientes em que se descartou vaginite e cervicite.[9]

A cistite complicada é diagnosticada quando outros sintomas se associam aos descritos acima, como febre e/ou hematúria. Já a cistite recorrente é definida quando há dois ou mais episódios de ITU na gestação ou quando há duas ITU nos últimos seis meses ou três episódios nos últimos doze meses, antes do início da gestação.[10]

Além dos sintomas, exames complementares podem auxiliar no diagnóstico, como sumário de urina. A urocultura deve ser utilizada para confirmação diagnóstica e seguimento daquelas pacientes que foram tratadas empiricamente, sete dias após.[11]

Manejo

O tratamento da cistite aguda deve ser instituído empiricamente de acordo com os sintomas da paciente. A urocultura deve testar a sensibilidade antimicrobiana durante o tratamento para confirmar a escolha correta do antibiótico. Não é necessário esperar o resultado da urocultura para iniciar o tratamento e após fazer o diagnóstico diferencial com outras situações, como vulvovaginites, uretrites.[12]

Vale salientar a importância da escolha do antibiótico, que deve ser seguro e de amplo espectro, como a fosfomicina trometamol dose única, podendo repetir a sua administração 24 horas após se a gestante apresentar fatores de risco adicionais.[12] Contudo, dados em gestantes são escassos, e a metanálise sugere que não existem grandes diferenças de resultados relacionados à taxa de cura e desfechos perinatais com os diferentes regimes terapêuticos disponíveis (penicilina e derivados, cefalosporinas, sulfa, nitrofurantoína, fosfomicina).[13] Nos casos de infecção com enterobactérias produtoras de beta-lactamase de espectro ampliado (ESBL), a nitrofurantína e a fosfomicina são opções mais adequadas.[14,15]

A duração do tratamento é incerta. Em pacientes sintomáticas, podem ser adotados regimes curtos (3 a 7 dias) quando não há indícios de pielonefrite aguda. A dose única é limitada ao uso da fosfomicina trometamol.[12,13]

Nos casos de cistite recorrente, recomenda-se profilaxia com antibiótico (nitrofurantoína

100 mg/dia ou cefalexina 250 mg/dia) após ato sexual ou ao dormir até 36 semanas de gestação.

PIELONEFRITE AGUDA

Diagnóstico

Pielonefrite é a infecção do trato urinário alto e caracteriza-se por febre (temperatura axilar > 38ºC), lombalgia, náuseas, vômitos e desconforto costovertebral, sendo comum o aparecimento de piúria. Na gestação, sua ocorrência é mais frequente no segundo e terceiro trimestres, e 20% dessas pacientes podem evoluir com complicações graves, como choque séptico e síndrome da angústia respiratória aguda.[16,17]

O diagnóstico baseia-se nos sintomas acima, associado ao achado de Giordano positivo, que corresponde à percussão dolorosa da loja renal. Os exames complementares utilizados para auxiliar o diagnóstico são: urocultura e sumário de urina. Nos casos de suspeitas de sepse, recomenda-se também colher hemocultura[18] e lactato sérico.[19] Contudo, quando existe quadro de obstrução urinária, a urina pode estar estéril e a urocultura pode ser negativa em 10% dos casos. Exames de imagens não são rotineiramente solicitados, ficando reservados aos casos mais severos e recorrentes.

Diagnóstico diferencial

O principal diagnóstico diferencial com pielonefrite é a litíase renal, que cursa também com lombalgia, mas não apresenta quadro febril. Dentre as doenças obstétricas que cursam com os sintomas semelhantes à pielonefrite, as mais frequentes são: corioamninite e descolamento prematuro da placenta. No caso de corioamnionite, ocorre a febre e a dor abdominal, porém, existe uma associação com a rotura das membranas amnióticas. Nos casos de descolamento prematuro da placenta, observa-se a presença de dor abdominal associado a sangramento genital intenso e sinais de sofrimento fetal agudo ou ausculta fetal inexistente, não havendo quadro febril.

Manejo

O tratamento consiste em internação hospitalar sob regime antibiótico intravenoso durante, pelo menos, 24 a 48 horas. Quando a paciente apresentar melhora após esse período de antibiótico, este pode ser administrado por via oral de acordo com a sensibilidade do antibiograma, e ela pode ser conduzida ambulatorialmente. Estudos são limitados em determinar se o resultado com o tratamento ambulatorial é inferior ou não ao hospitalar. Contudo, diante do alto risco de complicações, prefere-se iniciar sob internamento.[20]

Os parâmetros clínicos que devem ser monitorizados são: curva de temperatura, débito urinário e função renal. Observando-se evolução favorável, a alta é programada para completar a antibioticoterapia por via oral ou intramuscular durante 10 a 14 dias.[21]

Seguimento e prevenção da recorrência de pielonefrite

A recorrência de pielonefrite pode ocorrer em 6 a 8% das mulheres.[22] Diante desse risco, recomenda-se a profilaxia com antibiótico (nitrofurantoína 100 mg/dia VO ou cefalexina 250 mg/dia VO) até 36 semanas de gravidez, além da realização mensal da urocultura para monitorização.

Em resumo, a profilaxia com antibióticos reduz em até 95% a chance de nova infecção e deve ser realizada quando houver:

1. História prévia de ITU recorrentes antes da gravidez.
2. Um episódio de pielonefrite na gravidez.
3. Duas ou mais ITU baixa na gravidez.
4. Uma ITU baixa complicada por hematúria franca e/ou febre.
5. Uma ITU baixa associada a fatores de risco importantes para recorrência.

CONSIDERAÇÕES FINAIS

O rastreio para infecção urinária deve ser universal em todas as gestantes. Mesmo as ges-

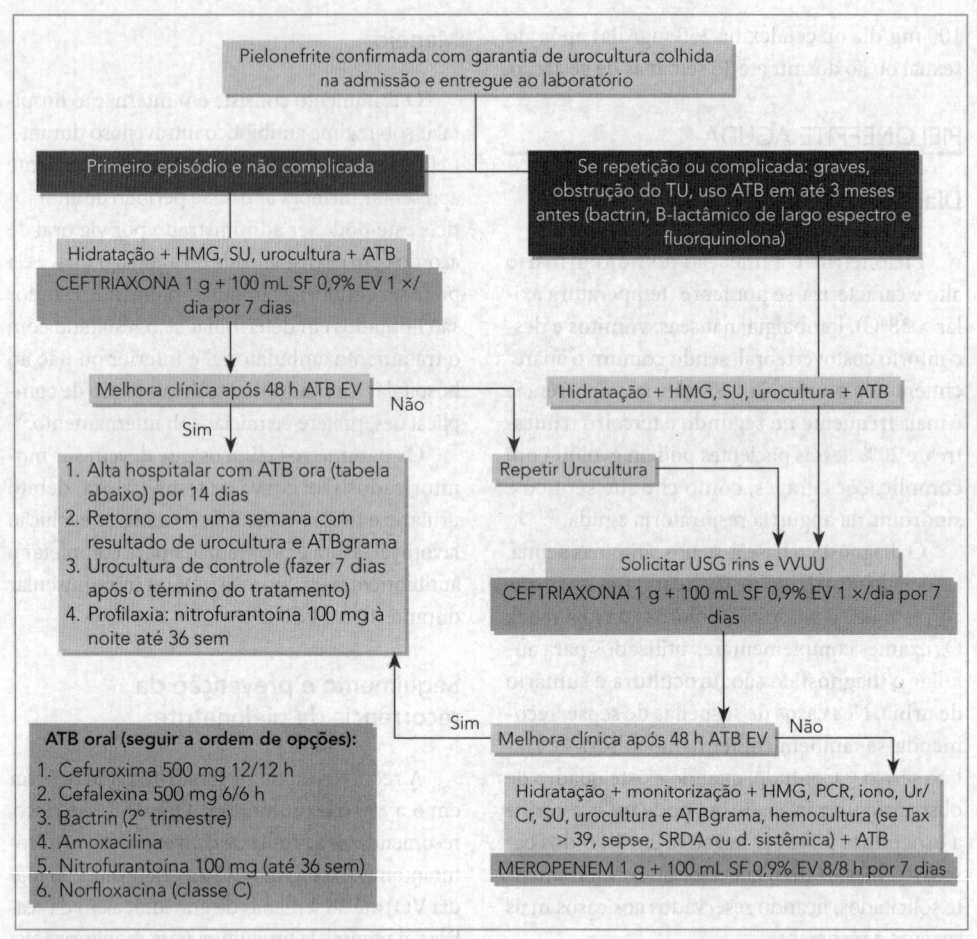

FIGURA 1 Fluxograma de tratamento.

ATB: antibioticoterapia; ATBgrama: antibiograma; Cr: creatinina; D: doença; EV: endovenoso; HMG: hemograma; SF: soro fisiológico; SU: sumário urinário; TU: trato urinário; Ur: ureia; USG: ultrassonografia; VVUU: vias urinárias.

tantes com bacteriúria assintomática devem ser tratadas devido ao risco de progressão para casos mais severos como pielonefrite e repercussões materno-fetais, como urosepse, trabalho de parto prematuro, rotura prematura das membranas e coriamnionite.

REFERÊNCIAS BIBLIOGRÁFICAS

1. Brasil. Ministério da Saúde. Protocolos da Atenção Básica: Saúde das Mulheres/Ministério da Saúde, Instituto Sírio-Libanês de Ensino e Pesquisa. Brasília: Ministério da Saúde, 2016. p.230.

2. European Association of Urology. Pocket guidelines. Ed. 2018. Versão em português (brasileiro) disponível em: http://portaldaurologia.org.br/medicos/pdf/guidelines_EAU/Guideline_EAU_2018_port-web.pdf.

3. Knowles SJ, O'Sullivan NP, Meenan AM, Hanniffy R, Robson M. Maternal sepsis incidence, aetiology and outcome for mother and fetus: a prospective study. Br J Obstet Gynecol 2015 Apr; 122(5):663-71.

4. Souza RB, Trevisol DJ, Schuelter-Trevisol F. Bacterial sensitivity to fosfomycin in pregnant women with urinary infection. Braz J Infect Dis 2015 May-Jun; 19(3):319-23.

5. Henderson JT, Webber EM, Bean SI. Screening for asymptomatic bacteriuria in adults: updated evidence report and systematic review for the US Preven-

tive Services Task Force. JAMA 2019; 322(12):1195-205.

6. Wing DA, Fassett MJ, Getahun, D. Acute pyelonephritis in pregnancy: an 18-year retrospective analysis. Am J Obstet Gynecol 2014; 210(3):219.e1-6.

7. Widmer M, Lopez I, Gülmezoglu AM, Mignini L, Roganti A. Duration of treatment for asymptomatic bacteriuria during pregnancy. Cochrane Database of Systematic Reviews 2015. DOI 10.1002/14651858. cd000491.pub3.

8. Antunes-Lopes T, Vale L, Coelho AM, Silva C, Rieken M, Geavlete B et al. The role of urinary microbiota in lower urinary tract dysfunction: a systematic review. Eur Urol Focus 2020 Mar 15; 6(2):361-9.

9. Sekikubo M, Hedman K, Mirembe F, Brauner A. Antibiotic overconsumption in pregnant women with urinary tract symptoms in Uganda. Clin Infect Dis 2017 Aug 15;65(4):544-50.

10. Mokube MN, Atashili J, Halle-Ekane GE, Ikomey GM, Ndumbe PM. Bacteriuria amongst pregnant women in the Buea Health District, Cameroon: prevalence, predictors, antibiotic susceptibility patterns and diagnosis. PLoS One 2013 Aug 16;8(8):e71086.

11. Gupta K, Hooton TM, Naber KG, Wullt B, Colgan R, Miller LG et al. International clinical practice guidelines for the treatment of acute uncomplicated cystitis and pyelonephritis in women: A 2010 update by the Infectious Diseases Society of America and the European Society for Microbiology and Infectious Disease. Clin Infect Dis 2011; 52(5):e103.

12. Vazquez JC, Abalos E. Treatments for symptomatic urinary tract infections during pregnancy. Cochrane Database Syst Rev 2011 Jan 19; 2011(1):CD002256.

13. Ho PL, Yip KS, Chow KH, Lo JY, Que TL, Yuen KY. Antimicrobial resistance among uropathogens that cause acute uncomplicated cystitis in women in Hong Kong: a prospective multicenter study in 2006 to 2008. Diagn Microbiol Infect Dis 2010; 66(1):87.

14. Rodríguez-Baño J, Alcalá JC, Cisneros JM, Grill F, Oliver A, Horcajada JP et al. Community infections caused by extended-spectrum beta-lactamase-producing Escherichia coli. Arch Intern Med 2008; 168(17):1897-902.

15. Cunningham FG, Lucas MJ. Urinary tract infections complicating pregnancy. Baillieres Clin Obstet Gynaecol 1994; 8(2):353-73.

16. Cunningham FG, Lucas MJ, Hankins GD. Pulmonary injury complicating antepartum pyelonephritis. Am J Obstet Gynecol 1987; 156(4):797-807.

17. Hill JB, Sheffield JS, McIntire DD, Wendel GD Jr. Acute pyelonephritis in pregnancy. Obstet Gynecol 2005; 105(1):1-23.

18. Wing DA, Park AS, Debuque L, Millar LK. Limited clinical utility of blood and urine cultures in the treatment of acute pyelonephritis during pregnancy. Am J Obstet Gynecol 2000; 182(6):1437-40.

19. Albright CM, Ali TN, Lopes V, Rouse DJ, Anderson BL. Lactic acid measurement to identify risk of morbidity from sepsis in pregnancy. Am J Perinatol 2015 Apr; 32(5):481-6. Epub 2014 Dec 8.

20. Wing DA, Hendershott CM, Debuque L, Millar LK. Outpatient treatment of acute pyelonephritis in pregnancy after 24 weeks. Obstet Gynecol 1999; 94(5 Pt 1):683-8.

21. Educational Bulletin. Antimicrobial therapy for obstetric patients. Number 245, March 1998 (replaces no. 117, june 1998). American College of Obstetrics and Gynecologists. Int J Gynaecol Obstet 1998; 61(3):229-308.

22. Lenke RR, VanDorsten JP, Schifrin BS. Pyelonephritis in pregnancy: a prospective randomized trial to prevent recurrent disease evaluating suppressive therapy with nitrofurantoin and close surveillance. Am J Obstet Gynecol 1983; 146(8):953-7.

CAPÍTULO 91

Infecção puerperal

Elton Carlos Ferreira
Renato Passini Júnior

INTRODUÇÃO E CONCEITOS

Tradicionalmente, o termo infecção puerperal refere-se a qualquer infecção bacteriana do trato genital que ocorre após o parto. Representa importante causa de morbidade materna e uma das principais causas de mortalidade materna.

Entretanto, é muitas vezes difícil caracterizar precisamente a infecção no puerpério. Nesse sentido, é importante a definição de febre puerperal, conceituada como a elevação da temperatura corporal igual ou maior a 38ºC que atinge a puérpera nos primeiros 10 dias pós-parto, excluindo-se as primeiras 24 horas.[1] As 24 horas iniciais são excluídas uma vez que é comum o aparecimento de febre nesse período, geralmente inferior a 39ºC, que se resolve espontaneamente, sendo atribuída à apojadura. A morbidade febril puerperal abrange também afecções além do trato genital como a mamária, a infecção urinária, a pulmonar e a tromboflebite. Inúmeras outras possibilidades de infecções podem ocorrer no período puerperal, tais como infecções por influenza e outros vírus respiratórios, além de outros quadros virais e bacterianos não associados ao parto, razão pela qual não os denominamos infecções puerperais. Há que

se fazer a distinção, portanto, entre infecções puerperais e infecções no puerpério.

Importante ressaltar que o surgimento de febre elevada, mesmo que nas primeiras 24 horas de pós-parto, deverá levar à suspeição de infecção, inclusive infecções graves, que exigirão conduta imediata e que serão abordadas na sequência. Em certas situações, quando a infecção é muito grave, a temperatura pode ser paradoxalmente baixa. Pacientes que já apresentavam quadros infecciosos sutis ou subclínicos em vigência no trabalho de parto podem ter manifestações clínicas precoces dessas infecções logo após o parto. Um grupo importante refere-se aos casos de corioamnionite (infecção intra-amniótica), que pode estar aparente ou não previamente ao nascimento.

O período puerperal envolve forte interação entre a mãe e o recém-nascido e a presença de uma infecção nesse período pode prejudicar significativamente a amamentação.

As infecções puerperais podem cursar de forma extremamente grave e, muitas vezes, trazem consequências físicas e emocionais definitivas, além de ser importante causa de morte materna. Por isso, sua prevenção, identificação precoce e tratamento adequado são essenciais para a saúde materna.

INCIDÊNCIA

Grande parte das infecções puerperais se manifestam após os três primeiros dias pós-parto. Como, em geral, a grande maioria das puérperas recebem alta antes desse período, a maior parte das infecções não será diagnosticada nos hospitais onde o parto ocorreu. Isso prejudica e dificulta a análise das estatísticas hospitalares de infecções no puerpério, geralmente subestimadas. Além disso, algumas puérperas buscam atendimento em clínicas privadas ou se automedicam, fato relevante que dificulta o conhecimento da real incidência da infecção puerperal.

Portanto, sem acompanhamento ou vigilância ativa, é provável que a verdadeira incidência de morbidade infecciosa pós-parto seja subestimada, porque a maioria das infecções se apresentará na comunidade a outros profissionais de saúde.[2]

AGENTES CAUSAIS

A maioria dessas infecções são bacterianas, sendo mais frequentemente encontradas: *Escherichia coli*, estreptococo do grupo A (p. ex., *Streptococcus pyogenes*), estreptococo do grupo B (p. ex., *Streptococcus agalactiae*), *Staphylococcus aureus* e *Streptococcus pneumoniae*. O microrganismo mais frequente em grande parte das infecções puerperais genitais e urinárias é a *Escherichia coli*.

Outras bactérias importantes podem estar presentes, como outros Gram-negativos (espécies de *Klebsiella*, *Proteus* etc.), além de múltiplos anaeróbios. Algumas dessas bactérias podem ser resistentes a muitos antibióticos, como a *S. aureus*, resistente à meticilina (MRSA). Certas bactérias têm importância pelos quadros graves que podem provocar, como espécies de *Clostridium*, estafilococos e o próprio estreptococo do grupo A. Caso ocorra o surgimento de febre alta nas primeiras 48 horas pós-parto, associada ao comprometimento importante do estado geral materno e hipotensão, a hipótese diagnóstica de síndrome do choque tóxico é mandatória. Os patógenos mais frequentemente envolvidos nesse quadro incluem: estreptococos do grupo A (*S. pyogenes*), estafilococos, *Clostridium perfringens* e *Clostridium sordelli*.

FATORES DE RISCO

Inúmeros fatores têm sido descritos como capazes de aumentar o risco de infecções puerperais, tais como dificuldades socioeconômicas, precárias condições sanitárias e de higiene, anemia, obesidade, diabetes, estados de imunossupressão, vasculopatias, vaginose bacteriana, corioamnionite, ruptura prolongada de membranas, parto pré-termo, trabalho de parto prolongado, realização de múltiplos toques vaginais durante o trabalho de parto, parto vaginal operatório, retenção de restos placentários, extração manual da placenta, loquiação retida (loquiometra), múltiplas e/ou extensas lacerações em partos, realização de cesárea (principalmente intraparto, em situações de urgência e emergência), sondagem vesical de demora, dificuldades de hemostasia intraoperatória, presença de hematomas, dentre outros.

Apesar de todos serem importantes, maior destaque tem sido dado à relação entre cesárea e infecção puerperal. Estudos apontam risco de infecção após cesárea entre 5 a 20 vezes maior, em comparação com o parto vaginal.[3] Deve-se destacar que há dois tipos de cesárea: a eletiva, fora de trabalho de parto, e aquela que é feita durante o trabalho de parto (intraparto), motivada pelo surgimento de uma indicação materna e/ou fetal. São procedimentos que são realizados em contextos diferentes de preparo operatório e urgência, podendo ter graus de contaminação diferentes. Assim, para entender de fato a relação entre via de parto e infecção puerperal, o correto é avaliar o risco de ocorrência de infecção após uma cesárea eletiva, *versus* o risco de infecção após uma tentativa de parto vaginal, que pode evoluir, de fato, para um parto vaginal, ou evoluir para uma cesárea intraparto.

TIPOS DE INFECÇÕES PUERPERAIS

São infecções relacionadas ao parto e à amamentação, podendo ser agrupadas conforme a Tabela 1.

TABELA 1 Tipos de infecções puerperais

Infecções relacionadas com procedimentos cirúrgicos intraparto	■ Infecções em episiotomia ou em lacerações pós-parto vaginal ■ Infecções em ferida operatória de cesárea
Infecções no útero, anexos e vasos pélvicos	■ Endometrite e endomiometrite ■ Salpingites e salpingooforites ■ Parametrites ■ Tromboflebite pélvica séptica
Infecções de cavidade abdominal	■ Abscessos pélvicos e pelviperitonite ■ Peritonite
Infecções do trato urinário	■ Cistite aguda ■ Pielonefrite
Infecção de mama	■ Mastite

Abordaremos neste capítulo os sítios da infecção associados à morbidade febril puerperal. Portanto, incluiremos aqui as infecções do trato genital e, também, aquelas que atingem o trato urinário e as mamas no puerpério.

Infecções relacionadas com procedimentos cirúrgicos intraparto

Neste tópico estão as infecções perineais relacionadas com a realização de episiotomia e com a ocorrência de lacerações perineais, além das infecções da ferida operatória após a cesárea.

Infecções perineais

O receio de lesões no períneo durante o parto atinge grande parte das gestantes. O "medo da infecção perineal" foi classificado como a mais importante preocupação das mulheres no puerpério, quando solicitadas a priorizar os resultados maternos relacionados ao parto.[4] As infecções perineais podem acarretar impacto significativo na qualidade de vida e na função sexual das mulheres após o parto. Estão incluídas neste grupo as infecções decorrentes de episiotomias/episiorrafias e aquelas decorrentes de lesões perineais causadas por lacerações de terceiro e quarto graus, após parto vaginal.

Infecções em episiotomias e lacerações perineais e vaginais

Essas infecções são raras, apesar de estarem localizadas em uma região bastante contaminada. Muitas vezes associam-se a hematomas que ocorrem entre os tecidos seccionados. Manifestam-se mais comumente na primeira semana de pós-parto, porém, algumas pacientes manifestam queixas após a primeira semana de puerpério. O quadro clínico inclui edema, hiperemia, secreção purulenta e dor à palpação na região afetada que, frequentemente, atinge apenas camadas superficiais (pele, mucosa, subcutâneo); a febre, quando presente, é baixa. O tratamento consiste na drenagem da secreção e/ou hematoma, higiene local e, eventualmente, desbridamento de áreas necróticas, se presentes. É importante a prescrição de analgésico oral (dipirona, paracetamol ou anti-inflamatório não esteroide – AINE) e/ou local (spray de benzocaína), assim como de dieta com fibras para evitar a constipação.

Se houver deiscência da sutura inicial, a profundidade e a extensão deverão ser avaliadas. De forma geral, a ressutura não está indicada, e o fechamento se dará por segunda intenção. Na maioria das situações, a antibioticoterapia (p. ex., cefalexina) ocorre por via oral e a internação não se faz necessária (se não houver necessidade de exploração cirúrgica). É mandatório que a paciente seja reavaliada em um espaço curto de tempo (2-3 dias).

Em raros casos, a infecção poderá atingir a fáscia superficial, configurando, nessa situação, um quadro mais grave, com extensão da dor e do edema para a região glútea, pernas e/ou parede abdominal. A presença de necrose deverá ser cuidadosamente avaliada, uma vez que configura quadro extremamente grave e potencialmente fatal (fasciíte necrosante), que deverá ser prontamente tratado com internação, antibioticoterapia de largo espectro e tratamento cirúrgico imediato.[5]

Profilaxia de infecções perineais

Não há evidência de necessidade de antibioticoprofilaxia em partos vaginais sem episiotomia e sem outras complicações. Medidas gerais de controle de infecção, como higiene das mãos, técnicas cirúrgicas assépticas, desinfecção do local cirúrgico e esterilização adequada de instrumental podem ajudar a minimizar o risco de infecção após episiotomia. Segundo revisão sistemática, não há evidências suficientes para avaliar os benefícios ou danos clínicos da antibioticoprofilaxia de rotina para a realização de uma episiorrafia.[6]

A ocorrência de lacerações perineais de terceiro e quarto graus implica a necessidade de sua identificação, correção cirúrgica e uso de antibioticoprofilaxia.[7-9] Também se recomenda a antibioticoprofilaxia em situações de necessidade de remoção manual de placenta[7-10] com ou sem curagem/curetagem puerperal.

Partos vaginais operatórios implicam o uso de fórceps ou vácuo-extrator para liberação do polo cefálico fetal. Embora seu número esteja diminuindo no país, ainda ocorrem em um número considerável de mulheres. Existe discussão sobre a necessidade ou não de uso de antibióticos profiláticos nessa situação. Estudos apontam maior risco de infecção pós-parto após o uso desses métodos, inclusive infecções graves e sepse.[11-16] A verdadeira incidência de infecções nesses casos é difícil de determinar, pelos fatores já citados anteriormente relativos a todas as infecções pós-parto. A esses procedimentos geralmente se agregam situações como trabalho de parto mais demorado, maior número de toques vaginais, maior tempo de bolsa rota, maior utilização de episiotomia, maior frequência de lacerações perineais, va-

ginais e de colo uterino e até algumas cesáreas, realizadas em situações muito difíceis, após tentativa de utilização desses métodos, sem sucesso. O risco relacionado com o uso de fórceps é maior que o risco com a utilização do vácuo-extrator.[11]

Diretrizes da Organização Mundial da Saúde (OMS), de 2015, não recomendam profilaxia antibiótica de rotina para mulheres submetidas a parto vaginal operatório devido a evidências insuficientes de eficácia.[9] É uma recomendação importante num contexto de preocupação com o uso desnecessário de antibióticos e suas implicações na resistência antimicrobiana. Uma revisão da Biblioteca Cochrane baseada em estudo único, com 393 mulheres, concluiu que não havia evidências suficientes para apoiar o uso rotineiro de antibióticos profiláticos após o parto vaginal operatório.[12] Entretanto, novas evidências surgem e, recentemente, um estudo concluiu de forma oposta. Num ensaio clínico randomizado, incluindo 3.427 mulheres, das quais 1.715 utilizaram amoxicilina (1 g) + ácido clavulânico (200 mg) endovenoso e 1.705 receberam placebo, constatou-se que houve redução significativa de 40% de infecções confirmadas ou suspeitas no grupo que usou antibiótico após parto vaginal operatório. Os autores consideram que as orientações da OMS e de outras organizações nacionais devem ser alteradas em função desses resultados.[13]

Dessa forma, a proposta de antibioticoprofilaxia após parto vaginal no Hospital da Mulher Prof. Dr. José Aristodemo Pinotti (CAISM/Unicamp) indica sua utilização em situações de remoção manual de placenta, lacerações vaginais de terceiro e quarto graus e parto vaginal operatório, com o seguinte esquema:

- Primeira escolha: cefalosporina de primeira geração – cefazolina 2 g intravenosa (IV) (dose única) para paciente com peso até 120 kg, ou 3 g IV (dose única) para paciente com peso acima de 120 kg.
- Segunda escolha: clindamicina, 900 mg IV (dose única), indicada para pacientes alér-

gicas a cefalosporinas ou com reação anafilática grave a penicilina.

Infecção da ferida operatória após cesárea

Apresenta-se mais comumente entre 4-7 dias pós-procedimento cirúrgico. Alguns fatores de risco descritos são: hematoma de parede abdominal, obesidade, diabetes, tabagismo, corioamnionite, tempo cirúrgico prolongado, cesariana de urgência ou aquelas realizadas durante o período expulsivo. Uma de suas grandes causas são hematomas subcutâneos ou subaponeuróticos, que vão se desenvolvendo após o fechamento da parede abdominal, podendo atingir grandes dimensões e extensões.

Manifesta-se com edema, eritema, calor e dor local. Ainda, poderá haver a presença de secreção purulenta, deiscência da ferida e sinais sistêmicos como febre e taquicardia. É de fundamental importância que a extensão da infecção seja avaliada clinicamente e, se necessário, através de exames de imagens (ultrassonografia e/ou tomografia de parede abdominal e cavidade abdominal/pélvica).

As infecções superficiais que atingem apenas pele e tecido subcutâneo, desde que não haja hematomas ou abscessos, ou outros sinais de gravidade, poderão ser tratadas ambulatorialmente com higiene local, analgésico e antibiótico por via oral. As pacientes devem ser reavaliadas a cada 2 ou 3 dias, mantendo avaliação diária de temperatura em sua residência.

Em casos em que existam coleções sugestivas de abscesso de parede ou intracavitários, a internação se fará necessária, assim como a exploração cirúrgica e a antibioticoterapia parenteral. Nesses casos e naqueles com sinais de sepse ou fasciíte, exames laboratoriais deverão ser coletados imediatamente na admissão da paciente, como hemograma, hemoculturas, cultura de urina, cultura da secreção do sítio infectado, gasometria arterial com lactato, eletrólitos, funções hepática e renal. Casos mais graves envolvem o imediato tratamento antibiótico direcionado para o(s) agente(s) infeccioso(s) mais provável(eis), além da expansão volêmica (hipotensão arterial ou lactato > 4 mmol/L) (ver tópico referente à sepse materna, ao final deste capítulo).

Profilaxia de infecções pós-cesárea

Pelo fato de a cesárea estar relacionada a maior frequência de infecção puerperal,[11] a utilização de estratégias preventivas se faz necessária. Não se pode banalizar a cesárea como um procedimento qualquer – é um procedimento cirúrgico e, por isso, precisa de atenção em sua indicação e em sua realização, utilizando técnica operatória adequada, procedimentos anestésicos bem realizados, uso de materiais de boa qualidade e orientações adequadas para o pós-operatório. Quanto ao aspecto técnico, é fundamental ressaltar a importância da antibioticoprofilaxia na cesárea.

Revisão sistemática aponta que em estudos envolvendo mais de 15.000 mulheres, comparado a placebo ou a nenhum tratamento, o uso de antibióticos profiláticos em mulheres submetidas à cesariana reduziu a incidência de infecção da ferida operatória e de endometrite em torno de 60% (e de complicações infecciosas maternas graves em torno de 70%). Quando foram analisados apenas os estudos que incluíram mulheres submetidas a cesariana eletiva, também houve uma redução na incidência de infecções de feridas em torno de 40% e de endometrite em torno de 60% com o uso de antibióticos profiláticos. Os resultados foram semelhantes se a administração dos antibióticos ocorreu antes ou depois da ligadura do cordão umbilical e com diferentes esquemas de profilaxia. Os estudos realizados não contemplam efeitos em relação à saúde da criança em longo prazo, não havendo como afirmar se ocorreriam efeitos sobre o sistema imunológico infantil. Raramente foram descritos efeitos adversos maternos. Como conclusão, os autores recomendam o uso de antibióticos profiláticos de forma rotineira em todas as mulheres submetidas à cesárea, para prevenção de infecção puerperal.[3]

A via de administração recomendada, na maioria das publicações, é a intravenosa. No sentido de reduzir o surgimento de resistência bacteriana aos antibióticos, recomenda-se utilização daqueles de menor espectro, em dose única, ou, eventualmente em situações específicas, em doses múltiplas.

Algumas medidas mostraram-se eficazes na prevenção da infecção de parede abdominal, bem como na redução dos casos de endomiometrite pós-cesárea. Há diminuição do risco de infecção na cesariana com a realização de técnica cirúrgica adequada, antissepsia da pele com clorexidina alcoólica, profilaxia antibiótica com cefalosporina (p. ex., cefazolina) ou clindamicina (alérgicos a B-lactâmicos) iniciada 15-60 minutos antes da incisão, dequitação dirigida da placenta (evitar dequitação manual). Alguns estudos apontam para diminuição do risco de infecção na cesariana (endometrite) com a higienização vaginal com iodo-povidine ou clorexidina aquosa/degermante imediatamente antes do procedimento cirúrgico.

O debate atual concentra-se no melhor antibiótico a ser usado (com a maioria dos obstetras preferindo um único agente, frequentemente uma penicilina ou uma cefalosporina), em função de fatores como custo, meia-vida, segurança e espectro antimicrobiano. Com base na evidência existente, não há justificativa para o uso de doses múltiplas de antibióticos na profilaxia de morbidade infecciosa pós-parto, endometrite e infecção de ferida operatória.[17] As exceções são os casos que envolvem tempo cirúrgico prolongado. Essa abordagem minimalista busca respeitar os princípios farmacológicos e microbiológicos de otimizar a exposição a antibióticos para reduzir a seleção de organismos multirresistentes. No entanto, a escolha do regime ideal pode ser individualizada, de acordo com fatores inerentes à mãe, ao feto e ao ambiente.

O esquema recomendado no CAISM/Unicamp é:

- Primeira escolha: cefalosporina de primeira geração – cefazolina 2 g IV (dose única) para paciente com peso até 120 kg ou 3 g IV (dose única) para paciente com peso acima de 120 kg. Deve ser administrada antes da incisão da pele, em dose única.[7-10,18,19] Deverá ser administrada *dose adicional* em cirurgias com duração acima de 4 horas e/ou sangramento maior que 1,5 L.
- Segunda escolha: clindamicina 900 mg IV (dose única) indicada para pacientes alérgicas a cefalosporinas ou com reação anafilática grave a penicilina.

Infecções no útero, anexos e veias próximas a esses órgãos

Destacaremos neste tópico a endometrite e a tromboflebite pélvica séptica.

Endometrite puerperal

É a infecção da decídua uterina, sendo uma das principais causas de infecção puerperal. Admitem-se incidências variando entre 1 a 2% após parto vaginal, aumentando para 5 a 6% na presença de fatores de risco.[20] Um dos principais fatores de risco citados é a operação cesariana. Manifesta-se mais comumente entre 3-5 dias do pós-parto. Embora a maioria das endometrites sejam resolvidas com diagnóstico correto e terapêutica antibiótica adequada, a infecção pode estender-se para camadas mais profundas do útero e anexos e atingir a cavidade pélvica e abdominal. Nesses casos pode haver peritonite, abscesso intra-abdominal ou sepse. A tromboflebite pélvica séptica pode se originar de uma endometrite pós-parto, embora seja de ocorrência rara.

Entre 60 e 70% das infecções devem-se a aeróbios e anaeróbios. Dentre os anaeróbios estão os *Peptostreptococcus, Peptococcus, Bacteroides, Prevotella* e *Clostridium*. Dentre os aeróbios destacam-se a *Escherichia coli*, os estreptococos dos grupos A e B, *Enterococcus, Staphylococcus, Klebsiella pneumoniae* e espécies de Proteus.[20] Essas bactérias atingem a cavidade uterina por via ascendente, vaginal, na sua maioria. A bacteremia pode estar presente em 10 a 20% dos casos. Raramente se consegue confirmar laboratorialmente os agentes envolvidos, a não ser que exista positividade em uma hemocultura. O risco de endometrite é aumentado pela presença de vaginose bacteriana, ruptura prolongada das membranas, partos com duração prolongada e múltiplos toques vaginais, parto operatório, presença de mecônio, permanência de restos ovulares após o parto, diabetes, anemia. A endometrite causada por clamídia geralmente ocorre tardiamente, sete ou mais dias após o parto. Algumas espécies de bactérias podem causar endometrites graves e fatais, relacionadas com choque tóxico, tais como *Clostridium sordellii*, *Clostridium perfringens*, estreptococos e estafilococos,[21] descrito mais abaixo nesse capítulo.

Os achados clínicos mais comuns de endometrite incluem: taquicardia materna, febre, dor à palpação uterina ou suprapúbica, útero amolecido e/ou subinvoluído entre 3-5 dias pós-parto. A loquiação pode apresentar-se purulenta e fétida e o colo uterino pérvio ao toque vaginal. A febre pode ser a única queixa inicial da paciente. Algumas pacientes podem apresentar endometrite de início tardio, entre 7-42 dias de puerpério.[22] Esses casos são mais frequentes após parto normal em relação à cesariana e manifestam-se geralmente com hemorragia puerperal.

O diagnóstico é eminentemente clínico. O hemograma poderá mostrar leucocitose, que se confunde com o aumento fisiológico dos leucócitos nessa fase, sendo que o aumento pronunciado e o desvio à esquerda sugerem processo infeccioso. A infecção do trato urinário é um diagnóstico diferencial importante, e um exame de urina (urina I e cultura com antibiograma) deverá ser solicitado, assim como o exame das mamas realizado. A depender da gravidade do quadro materno, outros exames poderão ser solicitados, como: hemoculturas, gasometria arterial, funções hepática e renal, entre outros. A ultrassonografia pélvica deverá ser solicitada para afastar o diagnóstico de restos placentários, podendo ser útil para visualizar gás em parede uterina, o que geralmente indica situações de maior gravidade. Um achado que pode ser importante é uma coleção sobre a área da histerorrafia, podendo indicar a deiscência de sutura, presença de hematoma ou abscesso nesse local, o que demandará uma reavaliação da conduta a ser adotada. Um ultrassom dentro da normalidade não pode afastar, a princípio, o diagnóstico clínico de endometrite.

A paciente deve ser internada ao se suspeitar do diagnóstico de uma endometrite puerperal. O tratamento deve ser iniciado rapidamente, assim que exames laboratoriais forem colhidos. É importante a prescrição de agentes uterotônicos para que o útero seja mantido contraído, o que ajudará também na eliminação de eventuais restos ovulares infectados. A pronta administração do antibiótico é mandatória. Os esquemas antibióticos deverão oferecer cobertura para germes Gram-positivos, Gram-negativos e anaeróbios.

Esquemas intravenosos:[23-26]

- Clindamicina 900 mg de 8/8 horas (ou 600 mg de 6/6 horas) + gentamicina 5 mg/kg de 24/24 horas (ou 1,5 mg/kg de 8/8 horas).
- Ampicilina 2 g de 6/6 horas + gentamicina 5 mg/kg de 24/24 horas + metronidazol 500 mg de 8/8 horas.

A Organização Mundial da Saúde recomenda o uso de clindamicina + gentamicina, admitindo, que a disponibilidade e os custos da clindamicina podem ser fatores limitantes em ambientes com poucos recursos, sugerindo, então, o uso de uma classe de penicilina como tratamento alternativo nesses locais. Embora a duração exata do tratamento não tenha sido especificada na maioria dos estudos, o tratamento deve ser continuado enquanto os sintomas e sinais clínicos persistirem, devendo ser mantida até que a puérpera permaneça afebril durante pelo menos 48 horas. Geralmente, ocorre melhora do quadro clínico após 48-72 horas do início da antibioticoterapia. Em caso de persistência da febre, é possível que o esquema de antibioticoterapia esteja inadequado (outros tipos de bactérias ou resistência bacteriana aos antibióticos), existam outros diagnósticos diferenciais (que deverão ser buscados) ou a febre decorra de um efeito adverso das medicações utilizadas. Nos casos em que o esquema clindamicina + gentamicina foi usado e a paciente persiste com febre após 48 horas de antibiótico, a hipótese de presença de enterococo resistente a clindamicina deve ser cogitada (*Enterococcus faecalis*) e ampicilina deverá ser *adicionada* ao esquema terapêutico. A não melhora em mais de 72 horas, ou mesmo antes disso, deve fazer suspeitar de outros diagnósticos diferenciais (pielonefrite, tromboflebite pélvica séptica, pneumonia etc.).[20] Outra possibilidade de resistência ao esquema clindamicina + gentamicina é a presença de *Bacteroides fragilis*, que tem mostrado resistência crescente à clindamicina. Neste caso, uma alternativa seria ampicilina/sulbactam.

Após a melhora clínica da endometrite não complicada que foi tratada com terapia intravenosa, não foi provado que o uso de terapia oral adicional seja benéfico.[23]

Nos casos em que forem também diagnosticados restos ovulares uterinos, estes deverão ser prontamente retirados (curagem/curetagem). Portanto, a curetagem uterina não é obrigatória, estando reservada a situação de suspeita de restos ovulares. Extremo cuidado deve ser tomado ao realizar esse procedimento, devido às dimensões do útero no período puerperal, à fragilidade dos tecidos infectados e à possibilidade de pouca contração miometrial. Lembrar que após cesárea, uma curetagem no puerpério tem risco muito maior, devido à incisão segmentar ainda em processo de cicatrização recente, podendo haver perfuração uterina nessa região. Se for possível, estando indicada uma curetagem puerperal, esta deveria ser realizada com acompanhamento ultrassonográfico em tempo real.

Em situações de maior gravidade, depois da tentativa de tratamento clínico, não havendo melhora da paciente e existindo evidência de piora, que pode ameaçar a vida da mulher, estará indicada a histerectomia como forma de conter a infecção e evitar um choque séptico.

Sempre que possível a situação deve ser exposta para a mulher e sua família, para orientação da conduta a ser adotada.

Tromboflebite pélvica séptica

A tromboflebite pélvica séptica (TPS) é uma afecção relativamente rara no ciclo gravídico-puerperal, sendo mais comum após cesariana (1:3000) em relação ao parto vaginal (1:9000).[27] Geralmente, ocorre no contexto de infecção pélvica no periparto (corioamnionite) e/ou pós-parto (endometrite).[28-30]

O quadro clínico pode apresentar-se de duas maneiras distintas: a tromboflebite de veia ovariana e a tromboflebite pélvica séptica profunda. Em ambas, o diagnóstico deverá ser suspeitado em puérperas que mantêm febre apesar da terapêutica antibiótica adequada instituída numa suspeita de endometrite ou outra infecção puerperal. Podem cursar com leucocitose, sem desvio, achado comum também no puerpério não complicado. As complicações, apesar de raras, podem ser graves, como a embolia pulmonar séptica. Conforme mencionado acima, há dois tipos de TPS:

- Tromboflebite de veia ovariana: geralmente ocorre na primeira semana pós-parto, com início agudo de febre e dor abdominal, geralmente localizada do lado da veia ovariana acometida (mais comumente veia ovariana direita). Sintomas inespecíficos como náuseas e vômitos podem estar presentes. Além das manifestações descritas acima, o exame de imagem contrastado, preferencialmente tomografia computadorizada ou ressonância magnética, podem mostrar o acometimento da veia ovariana.

- Tromboflebite pélvica séptica profunda: manifesta-se de maneira mais sutil com achado de febre no pós-parto, porém sem dor abdominal referida pela paciente ou à palpação. Os exames de imagens normalmente não mostram obstrução venosa. Portanto, o diagnóstico, como dito anteriormente, deverá ser cogitado com a persistência de quadro febril em situações de tratamento de infecções puerperais outras, apesar do tratamento antibiótico adequado. Trata-se, portanto, de diagnóstico de exclusão. Muitas vezes será necessário, antes de afirmar ser um caso de TPS, que se faça mudança de antibioticoterapia numa suspeita de infecção puerperal, pois o que pode estar ocorrendo é que a bactéria não é sensível ao esquema proposto, que deverá ser modificado.

O tratamento de TPS é baseado na antibioticoterapia parenteral (já descrita no subitem endometrite) associada a anticoagulação. A anticoagulação poderá ser realizada com heparina não fracionada ou com heparina de baixo peso molecular (enoxaparina 1 mg/kg, subcutâneo, de 12/12 horas).

A duração da anticoagulação é bastante controversa. É aceitável manter a anticoagulação por 48 horas após resolução da febre naquelas pacientes em que trombos não foram identificados nos exames de imagens. Naquelas com trombos envolvendo apenas pequenos ramos pélvicos, a anticoagulação poderá ser mantida durante duas semanas. Entretanto, naquelas com trombose envolvendo a veia ovariana e/ou veia ilíaca e/ou veia cava inferior, a anticoagulação poderá ser mantida durante pelo menos seis semanas. Em todas as situações mencionadas, é importante que a paciente seja avaliada por um hematologista ou cirurgião vascular.

Infecção do trato urinário (ITU)

Ocorrem em torno de 3% das puérperas.[2, 31-33] A cateterização vesical, necessária em cesáreas e em partos operatórios, é um dos fatores predisponentes. Dificuldades de esvaziamento vesical, decorrentes de dor pós-parto e pós-cesárea, e edema da região periuretral após parto vaginal podem aumentar o risco de retenção urinária e infecções. O espectro da infecção do trato urinário compreende tanto a cistite como a pielonefrite. O principal patógeno envolvido é a *Escherichia coli*. Outros microrganismos frequentemente encontrados nas ITU são: *Klebsiella* e espécies de *Enterobacter*, *Proteus* e organismos Gram-positivos, incluindo o estreptococo do grupo B.

Cistite

Manifesta-se com disúria, polaciúria, sensação de esvaziamento incompleto da bexiga e dor em baixo ventre. Alterações sistêmicas como queda do estado geral, dor lombar, calafrios ou taquicardia geralmente estão ausentes, e a febre, quando presente, é baixa. A análise urinária (urina I) poderá mostrar leucocitúria e hematúria, achados esses também presentes nos lóquios da paciente, o que pode trazer dificuldade na interpretação. Portanto, é mandatório, na suspeita de ITU no puerpério, a solicitação da cultura de urina. A realização de hemograma ficará reservada a puérperas com alterações sistêmicas e/ou na suspeita de pielonefrite.

Na presença de sinais e sintomas típicos de cistite, após a coleta da cultura de urina, deve ser iniciado o tratamento empírico com antibiótico via oral. A terapêutica antibiótica poderá ser ajustada após o resultado da cultura ou se ocorreram mudanças no quadro clínico da paciente. Após o término do tratamento, nova cultura de urina deverá ser solicitada alguns dias após, para confirmar a esterilização da urina.

Pielonefrite

Manifesta-se com febre, calafrios, dor lombar do lado acometido, alteração do estado geral, mal-estar, taquicardia, podendo também estar presentes náuseas, vômitos, disúria e polaciúria. Ao exame físico, além dos achados acima, é comum a punho-percussão dolorosa na região lombar acometida. Dado o risco elevado de complicações e de evolução para choque séptico, toda puérpera com febre e dor lombar deverá ter o diagnóstico de pielonefrite suspeitado. Na presença de febre e taquicardia, além da internação da puérpera, rotinas de prevenção e identificação de sepse devem ser acionadas, tais como a imediata coleta de exames (hemograma, urina I, urocultura com antibiograma, gasometria arterial com lactato, funções hepática e renal e hemoculturas) e, prontamente, iniciar a hidratação endovenosa (com avaliação periódica pulmonar para que não ocorra edema agudo iatrogênico) e antibioticoterapia de amplo espectro (ceftriaxone 2 g de 24/24 horas ou 1 g de 12/12 horas por via intravenosa). Exame de imagem para descartar obstrução urinária ou, ainda, abscesso renal deverá ser solicitado (ultrassom de rins e vias urinárias e/ou tomografia computadorizada contrastada se função renal permitir). Diagnósticos diferenciais incluem endometrite, pneumonia, litíase renal, abscesso intracavitário, abdome agudo (apendicite, úlcera perfurada, lesão cirúrgica do trato urinário e/ou intestinal), mastite, tromboflebite pélvica séptica, entre outros. Em pacientes mais graves, vaga na unidade de terapia intensiva deverá ser requisitada.

Mastite lactacional

A maioria das mastites puerperais estão relacionadas com a amamentação,[34,35] envolvendo dificuldades diárias em conseguir esvaziar adequadamente as mamas, erros de posicionamento do lactente ou dificuldade deste em realizar a sucção adequadamente, lesões mamilares (escoriações, fissuras), problemas de higiene local. Isso permite a penetração de bactérias para o interior do sistema canalicular mamário e, posteriormente, para os ácinos glandulares e tecido intersticial, embora isso também possa ocorrer por via linfática e hematogênica. O ingurgitamento mamário pode, por si só, causar febre e levar a confusão diagnóstica não só com a mastite lactacional, mas com outras infecções puerperais. Portanto, na presença de febre no puerpério, é necessário descartar esse fator como o responsável pela hipertermia.

Outros fatores são citados como associados à ocorrência de mastite. Dentre eles estão: estresse e fadiga materna, desmame precoce, amamentação pouco frequente, tabagismo, doenças autoimunes, déficits imunológicos (congênitos ou adquiridos). Além disso, há estudos relacionando a administração de antibióticos no último trimestre da gravidez, parto e puerpério com o aumento da frequência de mastite.[36]

O *Staphylococcus aureus* é a bactéria responsável pela maioria das mastites lactacionais agudas (65-90%). Podem ser espécies meticilina-resistentes (MRSA) ou não. Outras bactérias podem estar associadas, principalmente em processos subagudos e crônicos, como: *Staphylococcus epidermidis, S. agalactie, S. viridans, S. mitis, S. salivarius* e *S. pneumoniae* e corinebactérias.[36]

A mastite lactacional acomete cerca de 2 a 10% das puérperas[34] e manifesta-se geralmente nos primeiros meses pós-parto, podendo ocorrer precocemente. O diagnóstico é clínico, baseado nos achados de dor e ingurgitamento mamário, hiperemia e calor local. As queixas sistêmicas podem incluir mialgia, calafrios, mal-estar e febre. A dor local geralmente é muito grande e a febre pode ser alta. A paciente pode estar se sentindo em mal estado geral. A área afetada tende a ficar dura e edemaciada, com a pele apresentando, em alguns casos, aspecto de "casca de laranja". A presença de área de flutuação à palpação sugere a presença de abscesso.

Os achados laboratoriais mais comuns são leucocitose, neutrofilia com desvio à esquerda e uma aceleração na velocidade de hemossedimentação. A ultrassonografia diferencia claramente mastite difusa e abscesso.

O tratamento é realizado corrigindo-se eventuais erros na amamentação ("pega" inadequada, esvaziamento incompleto das mamas), esvaziamento das mamas através da amamentação ou ordenha, analgésicos e tratamento antibiótico. A suspensão da amamentação *não* é necessária, na grande maioria dos casos.

O tratamento antibiótico deverá oferecer cobertura para *Staphylococus aureus*:

- Cefalexina 500 mg VO de 6/6 horas, durante sete dias; ou

- Clindamicina 300 mg VO de 6/6 horas, durante sete dias; ou
- Amoxacilina-clavulanato 500 mg de 8/8 horas VO, durante sete dias.

Caso uma paciente não responda à antibioticoterapia instituída, a situação deve ser reavaliada, não só em termos de mudança de antibióticos, mas também em termos de presença de abscesso e diagnóstico diferencial. Pacientes que estejam em mal estado geral, com instabilidade hemodinâmica, podem receber vancomicina. Um diagnóstico diferencial importante, principalmente em quadros subagudos, é com o carcinoma inflamatório de mama, necessitando de avaliação de mastologista.

Como o processo inflamatório é grande no local e a dor, muitas vezes, é intensa, em muitos casos será necessário o uso de analgesia adequada. Doses moderadas de dipirona ou paracetamol podem ser apropriadas. Em casos mais severos, o uso de anti-inflamatórios pode melhorar as queixas e permitir a continuidade da amamentação, respeitando-se o uso na menor dose e menor tempo possível, para evitar efeitos colaterais dessas medicações.

A internação, na maioria das vezes, não é necessária. Entretanto, a paciente deverá ser reavaliada pelo profissional de saúde em 48-72 horas. A piora ou a não melhora clínica da paciente exigirá internação, coleta de culturas (da secreção, hemoculturas) e realização de ultrassom de mamas para avaliação da presença de abscessos.

Dependendo da sua localização, podem ser identificados três tipos de abscessos: superficial, intramamário e retromamário. Na presença de um abscesso acessível cirurgicamente, além de antibioticoterapia parenteral, estará indicada a drenagem cirúrgica. Orientam-se incisões em arco na área de flutuação máxima, com desbridamento e lavagem com bastante solução salina. É obrigatório, durante a intervenção, colher uma amostra de pus para seu estudo microbiológico.[36] A depender da extensão e localização do abscesso mamário, a avaliação de mastologista ou cirurgião plástico pode ser recomendável para uma abordagem mais completa da situação e para evitar danos cirúrgicos desnecessários.

Situações específicas

Infecção pelo estreptococo do grupo A

O estreptococo do grupo A (EGA) é um coco Gram-positivo aeróbio que causa vários tipos de infecções, sendo mais comumente associado com a faringite, infecção da pele ou de tecidos moles. Pode causar infecções invasivas e é um agente causador de sepse e infecções puerperais historicamente relevante. As infecções invasivas podem ocorrer com ou sem choque tóxico. Uma delas é a fasciíte necrosante. A síndrome do choque tóxico ocorre como uma complicação da doença invasiva pelo EGA em até 20% dos casos.[37,38] Portanto, no puerpério, o EGA pode causar endometrite, fasciíte necrosante e choque tóxico.[37] Infecções puerperais por esse agente estão ressurgindo mesmo em países desenvolvidos, ocorrendo muitas delas após parto vaginal, com alta mortalidade, relatada em até 30 e 50%.[11,39,40]

As vias de entrada potenciais para a infecção puerperal por esse agente podem decorrer de colonização vaginal e exposição a portadores assintomáticos na população ou no ambiente hospitalar (transmissão via respiratória). A colonização vaginal por EGA é rara, estimada em aproximadamente 0,03%. Por ser um agente relacionado a faringites, as próprias gestantes podem ser as portadoras desse microrganismo.

As razões pelas quais o EGA causa infecção grave no puerpério permanecem incertas, com risco 3,3 vezes maior de progressão para choque séptico do que entre mulheres com infecção por *E. coli*.[42] São estreptococos que liberam exotoxinas, provocando resposta inflamatória exacerbada, causando choque e morte (síndrome do choque tóxico estreptocócico).

O quadro clínico tem características inespecíficas, mas geralmente inclui febre, dor abdominal, taquicardia, hipotensão, leucocitose. Outros sintomas como mialgias e confusão mental podem surgir.[39] Pode ocorrer muito próximo ao parto, dentro de 2 a 48 horas após, sendo essencial o diagnóstico rápido, que nem sempre será aventado. Infelizmente, muitas vezes o diagnóstico acaba sendo tardio. Uma endomiometrite pode evoluir para uma endomionecrose e morte.[37] Por isso, em casos de sepse nas primeiras 12 horas após o parto, essa hipótese deve ser considerada, e o tratamento feito de forma adequada. Pacientes sem sepse podem ser tratados apenas com antibioticoterapia, com um planejamento de avançar para a intervenção cirúrgica, se a condição piorar.[37]

A síndrome do choque tóxico ocorre devido ao aumento da permeabilidade capilar e dano tecidual pela liberação de citocinas inflamatórias induzidas por toxinas estreptocócicas.[38] Tem como achados clínicos importantes a hipotensão (que pode ser refratária ao tratamento), taquicardia, febre (hipotermia em alguns casos), alteração do nível de consciência, sinais de disfunção orgânica (insuficiência renal, insuficiência respiratória aguda, coagulopatia).[11,38,43] Apesar desses sinais e sintomas, o quadro clínico pode ser variado, simulando outras afecções no puerpério,[38] o que exigirá muita atenção e cuidado no diagnóstico. A hipotensão geralmente anuncia o desenvolvimento da síndrome do choque tóxico e pode estar associada a até 60% de mortalidade, principalmente se associada ao desenvolvimento de insuficiência renal.[44] Deve-se suspeitar de sua ocorrência na presença de choque com poucas horas de puerpério, sem uma causa evidente, afastando-se problemas hemorrágicos.

Alterações laboratoriais incluem leucocitose com desvio à esquerda, elevação da creatinina, podendo ocorrer elevação da creatinoquinase em casos de fasciíte necrosante ou miosite.[38] Nos casos graves a tomografia computadorizada (TC) e a ressonância magnética (RM) podem ser úteis na determinação da extensão da necrose e no planejamento do tratamento cirúrgico, mas não podem atrasar o tratamento. Também podem auxiliar no diagnóstico diferencial com outras infecções graves, ao identificarem presença de gás nos tecidos ou abscessos.

O tratamento deve incluir administração imediata de antibióticos, geralmente penicilina (4 milhões de unidades, IV) + clindamicina (900 mg IV, 8/8 horas),[45] reanimação agressiva com fluidos intravenosos e remoção de tecidos infectados, quando possível e quando houver evidência de necrose (desbridamento ou histerectomia).[11,44]

Choque tóxico causado por outras bactérias no puerpério

- Estafilococo: clinicamente, observa-se febre alta (> 38,9°C), hipotensão, eritrodermia difusa, descamação de pele e falência orgânica múltipla. O início pode ser precoce (até 24 horas após o parto) e difícil de distinguir do choque tóxico por EGA.[21]

- *Clostridium sordellii*: associado a uma síndrome distinta e letal de choque tóxico. Hipotensão refratária progressiva associada a edema maciço e generalizado dos tecidos, hemoconcentração, reação leucemoide acentuada (contagem total de neutrófilos > 65.000/mm³), ausência de erupção cutânea ou febre.[21]

- *Clostridium perfringens*: pacientes que rapidamente ficam gravemente doentes, com evidência de hemólise intravascular, que pode ser extrema. Pode causar mionecrose clostridial (gangrena gasosa), com alto risco de morte.[21]

Sepse materna

A sepse é um distúrbio multissistêmico que pode causar dano aos órgãos, falência orgânica múltipla e mortalidade induzida por infecção.[46] Durante muitos anos, nas políticas de redução de mortalidade materna, se deu mais atenção às mortes causadas por hemorragia e hipertensão do que às causadas por infecção e sepse.[47] A OMS estimou que a prevalência global de sepse materna é de 4,4% entre os nascidos vivos, com uma incidência de 9 a 49 por 100.000 partos em países de alta renda, dependendo da definição usada e da população estudada. Presume-se que 1 em cada 10 mortes maternas no mundo seja decorrente de sepse. Os casos estão aumentando, provavelmente devido a vários fatores, tais como aumento na média da idade materna e presença de comorbidades nas puérperas.[44] Para cada puérpera que morre de sepse, estima-se 50 mulheres possam apresentar morbidade materna grave decorrente da sepse, o que pode provocar consequências negativas e significativas em curto ou em longo prazo para a saúde da mulher.[48]

O aumento da conscientização em relação à importância da sepse na saúde materna levou à publicação de diretrizes clínicas, desenvolvimento de sistemas de pontuações obstétricas de alerta precoce para detectar condições críticas, aplicação de protocolos de cuidados e uma crescente conscientização da necessidade de tratar a infecção materna precocemente e adequadamente.[49]

Diagnóstico precoce e tratamento imediato e adequado: são essas as orientações atuais propostas mundialmente. *"Pense em sepse!"* é a frase que deve estar presente no atendimento a puérperas com infecção, para que se mantenha a atenção quanto ao diagnóstico dessa complicação em fases iniciais. A sepse materna tem papel importante na mortalidade materna, podendo ocorrer devido a quadros infecciosos durante a gestação, no parto e no puerpério. Pacientes com infecções não tratadas, ou tratadas inadequadamente, têm maior probabilidade de desenvolver quadros de sepse, além daquelas situações de infecções que rapidamente evoluem para quadros de maior gravidade, sem muito tempo para ações ou terapêuticas.

A falha ou dificuldade em reconhecer a sepse e em instituir um tratamento imediato está associada à maioria dos casos de sepse materna com resultados ruins.[48] As alterações fisiológicas da gravidez se sobrepõem às alterações hemodinâmicas associadas às fases iniciais da sepse. Por exemplo, a taquicardia é uma adaptação fisiológica normal à gravidez. A expansão do volume plasmático e a vasodilatação induzida por progesterona na gravidez permitem que as mulheres fiquem compensadas por mais tempo antes da rápida deterioração. Além disso, a ele-

vação na contagem de leucócitos é um achado normal durante a gravidez e puerpério imediato, tornando esse parâmetro mais difícil de interpretar.

Os sinais e sintomas maternos variam de acordo com a fonte de sepse, mas sinais particularmente ameaçadores são: taquipneia, hipotensão, neutropenia, hipotermia e estado mental alterado.[48]

As definições de sepse estão mudando com o tempo e os novos conhecimentos. A nova definição de sepse e choque séptico reflete o pensamento incorporado no Terceiro Consenso Internacional de 2016 (SEPSIS-3).[50] A partir desse Consenso, os conceitos passaram a ser os seguintes:

- Sepse: uma disfunção orgânica com risco de morte causada por uma resposta desregulada do hospedeiro à infecção. A gravidade da disfunção orgânica é avaliada pelo escore de avaliação de falência orgânica (SOFA).
- Choque séptico: sepse com hipotensão persistente exigindo agentes vasopressores para manter a pressão arterial média (PAM) em 65 mmHg e um nível de lactato sérico > 2 mmol/L (18 mg/dL).

Nesse Consenso, a sepse na gravidez e puerpério não foi especificada, mas o documento é aplicável a essas situações. Com base neste trabalho, a nova definição de sepse materna tem a seguinte redação:

Sepse materna é uma condição com risco de morte, definida como disfunção orgânica resultante de infecção durante a gravidez, parto, pós-aborto ou período pós-parto. Portanto, sepse materna = infecção + disfunção orgânica.

Os critérios para caracterizar disfunção orgânica envolvem sistemas de escores, que são ferramentas usadas na maioria das vezes em unidades de terapia intensiva.[44] Um desses é o sistema de pontuação de avaliação de falência de órgãos na sepse (SOFA) (Tabela 2), baseado em oxigenação, contagem de plaquetas, nível de

TABELA 2   Escore de avaliação sequencial de falência orgânica (SOFA)[46]

Variáveis	0	1	2	3	4
Respiratórias (PaO_2/FIO_2)	> 400	≤ 400	≤ 300	≤ 200	≤ 100
Coagulação (plaquetas × 1.000)	> 150	≤ 150	≤ 100	≤ 50	≤ 20
Fígado (bilirrubina mg/dL)	< 1,2	1,2-1,9	2,0-5,9	6,0-12,0	> 12,0
Cardiovascular	Sem hipotensão	PAM < 70 mmHg	Dopamina ≤ 5	Dopamina > 5 Epinefrina ≤ 0,1 Norepinefrina ≤ 0,1	Dopamina > 15 Epinefrina > 0,1 Norepinefrina > 0,1
SNC (Glasgow)	15	13-14	10-12	6-9	< 6
Renal (creatinina mg/dL)	< 1,2	1,2-1,9	2,0-3,4	3,4-4,9	> 5,0

Dopamina = mcg/min; epinefrina = mcg/kg/min; norepinefrina = mcg/kg/min.
Fonte: adaptada de Vaught.[46]

bilirrubina, pressão arterial média, escore de coma de Glasgow e insuficiência renal (creatinina e débito urinário).[50]

Fora do ambiente da unidade de terapia intensiva, sugeriu-se que um SOFA rápido (quickSOFA ou qSOFA) pudesse ser usado para avaliar a disfunção orgânica (Tabela 3). Este inclui três parâmetros importantes para definir doença crítica: estado mental alterado, hipotensão definida como pressão arterial sistólica < 100 mmHg e taquipneia com frequência respiratória > 22.

A pontuação do qSOFA foi equivalente a obter 2 ou mais pontos na pontuação SOFA, que apresenta uma taxa de mortalidade de até 10%. Mesmo com a pontuação do qSOFA e SOFA, continua sendo um desafio aplicá-los na gravidez, devido aos parâmetros fisiológicos de normalidade durante a gestação. Por exemplo, muitas grávidas saudáveis apresentam pressões sistólicas inferiores a 100 mmHg e podem ter frequência respiratória aumentada devido ao tamanho do útero no terceiro trimestre.[46]

Dessa forma, levando-se em consideração as modificações fisiológicas da gestação e puerpério, foram criados o SOFA e o SOFA rápido *modificados para obstetrícia*, usados da 22º semana de gestação ao 7º dia de pós-parto[51,52] (Tabelas 4 e 5).

O qSOFA pode ser calculado rapidamente sem a necessidade de testes de laboratório, principalmente em ambientes com poucos recursos. No entanto, os escores SOFA ou qSOFA não foram amplamente utilizados fora de um ambiente de cuidados intensivos, e existem outros sistemas de pontuação.[49]

Portanto, em termos práticos:

- Sepse = infecção + SOFA ou qSOFA ≥ 2.
- Choque séptico = sepse + hipotensão refratária a volume, lactato sérico > 2 mmol/L.

TABELA 3   Escore quickSOFA para avaliação de falência orgânica[48]

Condição	Escore qSOFA
Taquipneia: ≥ 22 inspirações/minuto	1
Hipotensão: sistólica ≤ 100 mmHg	1
Alteração mental: Glasgow < 15	1

Fonte: adaptada de Burlinson et al.[48]

TABELA 4   Escore SOFA modificado para gestantes[51]

Parâmetro	0 ponto	1 ponto	2 pontos
PaO$_2$/FIO$_2$	≥ 400	300-400	< 300
Plaquetas X 103/μL	≥ 150	100-150	< 100
Bilirrubinas (mg/dL)	< 1,2	1,2-1,9	> 1,9
Pressão artéria média	≥ 70	< 70	Necessidade de vasopressores
Consciência	Alerta	Resposta à voz	Resposta à dor
Creatinina (mg/dL)	≤ 0,9	0,9-1,2	> 1,2

*Escore utilizado entre a 22ª semana de gestação e 7ª de pós-parto.
Fonte: adaptada de Bowyer et al.[51]

TABELA 5   Escore quickSOFA modificado para gestantes[51]

Condição	Escore qSOFA
Taquipneia: ≥ 25 inspirações/minuto	1
Hipotensão: PA sistólica < 90mmHg	1
Alteração mental: não alerta	1

* Escore utilizado entre a 22ª semana de gestação e 7ª dia de pós-parto.
Fonte: adaptada de Bowyer et al.[51]

Apesar das mudanças de critérios, nomenclatura e dificuldade de adaptação desses escores de falência orgânica à gravidez, o tratamento da sepse continua o mesmo:

- Tentativa de identificação do agente através de coleta de material para cultura (sangue, urina, tecidos, escarro e líquido amniótico).
- Antibioticoterapia.
- Recuperação volêmica.
- Controle do foco infeccioso.

A demora na administração de antibióticos aumenta a mortalidade a cada hora após o início da hipotensão inicial por choque séptico. Por esse motivo, não se deve adiar a administração de antibióticos por mais do que alguns minutos para obter material para cultura.[46]

A antibioticoterapia tem que ser de largo espectro. Não se deve esquecer da possibilidade de diagnósticos diferenciais, tais como dengue e outras febres hemorrágicas, tuberculose e malária, em locais onde exista prevalência dessas doenças. Em populações especiais, como pacientes transplantadas e imunossuprimidas, etiologias menos comuns de sepse devem ser consideradas, como citomegalovírus, infecções fúngicas e outras infecções virais.[46] Uma vez decidida a terapia antimicrobiana, deve-se atentar para a dosagem, especificamente no cenário de uma eventual lesão renal aguda, pois muitos medicamentos são excretados por via renal. No choque séptico, a farmacocinética pode ser alterada e agravada pelas alterações na distribuição de volume relacionadas à gravidez e puerpério. Por isso, em casos de choque séptico, pode ser necessária a atuação conjunta com infectologista, intensivista e nefrologista.

Além das informações das culturas e da terapia antimicrobiana, outro aspecto relevante do tratamento do choque séptico é a reposição adequada e oportuna de volume, antes do início da terapia vasopressora. Em pacientes hipovolêmicas, a adição de terapia vasopressora pode aumentar ainda mais a acidose láctica e promover a isquemia do órgão final.[46] Embora a ressuscitação intravascular agressiva seja apropriada, é essencial manter o controle de perdas e ganhos para evitar hipervolemia e suas consequências (edema pulmonar, edema intestinal e síndrome do compartimento abdominal).[46] Após administração adequada do volume, o uso de vasopressores deve ser iniciado.

Para conseguir controlar a infecção, em muitos casos de infecções puerperais será necessário retirar o tecido infectado. Nem sempre isso é obrigatório, mas algumas vezes será necessário, a depender do local acometido e da gravidade clínica. Portanto, medidas cirúrgicas para controle da infecção devem ser avaliadas em determinados casos, incluindo a possibilidade de histerectomia e outras intervenções. Em casos de cirurgias que levarão à perda de função, como é o caso da histerectomia, salpingectomias e ooforectomias, é importante explicar para a paciente, antes do procedimento, a necessidade da intervenção, se ela estiver consciente e em condições de compreensão das informações. Caso contrário, é importante avisar os familiares da necessidade da intervenção.

RECOMENDAÇÕES DA ORGANIZAÇÃO MUNDIAL DA SAÚDE PARA PREVENÇÃO DE INFECÇÕES PUERPERAIS[9]

A Organização Mundial da Saúde tem recomendações específicas para prevenção de infec-ções puerperais. Destacaremos algumas dessas recomendações, relacionadas com prevenção de infecção em cesáreas e orientações para o Sistema de Saúde e instituições que atendem partos.

Tais recomendações da Organização Mundial da Saúde se estendem para aspectos referentes aos sistemas de saúde e às instituições onde ocorrem os partos. São destacados os seguintes aspectos:

- *Garantir disponibilidade e qualidade da água, presença de instalações sanitárias e disponibilidade de sabão e água para lavagem das mãos – componente essencial da prestação de cuidados e prevenção de infecções.*
- *Estabelecer medidas eficazes de prevenção e controle de higiene e infecção, com base nas melhores práticas atuais, incluindo limpeza e descarte de resíduos.*
- *Os sistemas de saúde devem garantir suprimentos confiáveis e manter a disponibilidade e o acesso equitativo a antissépticos e antibióticos para uso em obstetrícia, indicados na Lista Modelo de Medicamentos Essenciais da OMS.[52]*
- *Garantir altos padrões de qualidade para a esterilização e o armazenamento de instrumentais e suprimentos usados em procedi-*

TABELA 6

Orientações específicas para cesáreas	Força da orientação e qualidade da evidência
É recomendada a limpeza vaginal com iodopovidona logo antes da cesariana	Orientação condicional baseada em evidências de qualidade moderada
A escolha de um agente antisséptico e de seu método de aplicação para a preparação da pele antes da cesariana deve ser baseada principalmente na experiência do médico com o respectivo agente e o seu método de aplicação, o seu custo e sua disponibilidade	Orientação condicional baseada em evidências de qualidade muito baixa
A profilaxia antibiótica convencional é recomendada para mulheres submetidas à cesariana eletiva ou de emergência	Orientação forte baseada em evidências de qualidade moderada
Para a cesariana, os antibióticos profiláticos devem ser administrados antes da incisão, em vez de no intraoperatório após o pinçamento do cordão umbilical.	Orientação forte baseada em evidências de qualidade moderada
Para a profilaxia antibiótica da cesariana, uma dose única da cefalosporina de primeira geração ou da penicilina deve ser utilizada no lugar de outros tipos de antibióticos	Orientação condicional baseada em evidências de qualidade muito baixa

mentos relacionados ao trabalho de parto, parto e cesárea.

- *Necessidade de estabelecer protocolos para manter técnicas assépticas cirúrgicas fundamentais (por exemplo, preparação apropriada da pele, campos e instrumentos estéreis, manuseio suave dos tecidos e hemostasia) ao realizar uma cesariana para reduzir complicações pós-operatórias, incluindo infecção.*

- *Fornecer orientação clara para a transferência oportuna de mulheres para um serviço de obstetrícia a fim de tratar infecções periparto maternas e de recém-nascidos.*

- *Fornecer orientação clara para a transferência oportuna de mulheres para serviços especializados (p. ex., unidade de terapia intensiva) a fim de tratar sepse materna e choque séptico e garantir a disponibilidade de um protocolo que aborde ressuscitação, terapia antimicrobiana e terapias de suporte subsequentes.*

- *Fornecer atendimento e acompanhamento pós-parto padrão, tanto nas instalações como na comunidade, conforme exigido em cada situação, para garantir a identificação e o tratamento precoces das infecções puerperais.*

REFERÊNCIAS BIBLIOGRÁFICAS

1. Adair FL. The American Committee of Maternal Welfare, Inc: Chairman's Address. Am J Obstet Gynecol 1935; 30:868.
2. Ahnfeldt-Mollerup P, Petersen LK, Kragstrup J, Christensen RD, Sørensen B. Postpartum infections: occurrence, healthcare contacts and association with breastfeeding. Acta Obstet Gynecol Scand 2012; 91:1440-4.
3. Smaill FM, Grivell RM. Antibiotic prophylaxis versus no prophylaxis for preventing infection after cesarean section. Cochrane Database of Systematic Reviews 2014; (10):CD007482.
4. Perkins E, Tothill S, Kettle C. Women's views of important outcomes following perineal repair. Br J Obstet Gynecol 2008; 115(Suppl. 1):152.
5. Almarzouqi F, Grieb G, Klink C et al. Fatal Necrotizing Fasciitis following Episiotomy. Case Rep Surg 2015; 2015:562810.
6. Bonet M, Ota E, Chibueze CE, Oladapo OT. Antibiotic prophylaxis for episiotomy repair following vaginal birth. Cochrane Database of Systematic Reviews 2017; (11):CD012136.
7. American College of Obstetricians and Gynecologists (ACOG). Use of prophylactic antibiotics in labor and delivery. ACOG Practice Bulletin nº 120; 2011. Obstet Gynecol 2011; 117(6):1472-83.
8. The Royal Australian and New Zealand College of Obstetricians and Gynaecologists. Prophylactic antibiotics in Obstetrics and Gynaecology, current July 2016, review due July 2019.
9. World Health Organization. WHO recommendations for prevention and treatment of maternal peripartum infections. 2015. 5p.
10. van Schalkwyk J, Van Eyk N, Society of Obstetricians and Gynaecologists of Canada Infectious Diseases Committee. Antibiotic prophylaxis in obstetric procedures. J Obstet Gynaecol Can 2010; 32(9):878-92.
11. Mohamed-Ahmed O, Hinshaw K, Knight M. Operative vaginal delivery and post-partum infection. Best Practice & Research Clinical Obstetrics and Gynaecology 2019; 56:93-106.
12. Liabsuetrakul T, Choobun T, Peeyananjarassri K, Islam QM. Antibiotic prophylaxis for operative vaginal delivery. Cochrane Database of Systematic Reviews 2017; (8):CD004455.
13. Knight M, Chiocchia V, Partlett C, Rivero-Arias O, Hua X, Hinshaw K et al. on behalf of the ANODE collaborative group. Prophylactic antibiotics in the prevention of infection after operative vaginal delivery (ANODE): a multicentre randomised controlled trial. Lancet 2019; 393:2395-403.
14. Axelsson D, Brynhildsen J, Blomberg M. Postpartum infection in relation to maternal characteristics, obstetric interventions and complications. J Perinat Med 2018; 46(3):271e8.
15. Acosta CD, Bhattacharya S, Tuffnell D, Kurinczuk JJ, Knight M. Maternal sepsis: a Scottish population-based case-control study. Br J Obstet Gynaecol 2012; 119(4):474e83.
16. Chaim W, Bashiri A, Bar-David J, Shoham-Vardi I, Mazor M. Prevalence and clinical significance of postpartum endometritis and wound infection. Infect Dis Obstet Gynecol 2000; 8(2):77e82.
17. Pinto-Lopes R, Sousa-Pinto B, Azevedo LF. Single dose versus multiple dose of antibiotic prophylaxis in caesarean section: a systematic review and meta-analysis. Br J Obstet Gynaecol 2017; 124:595-605.
18. Bratzler DW, Dellinger EP, Olsen KM, Perl TM, Auwaerter PG, Bolon MK et al. Clinical practice guidelines for antimicrobial prophylaxis in surgery. Am J Health Syst Pharm 2013; 70(3):195-283.
19. Mackeen AD, Packard RE, Ota E, Berghella V, Baxter JK. Timing of intravenous prophylactic antibiotics for preventing postpartum infectious morbidity in women undergoing cesarean delivery. Cochrane Database Syst Rev 2014 Dec 5; 12:CD009516.

20. Taylor M, Pillarisetty LS. Endometritis. NCBI Bookshelf. A service of the National Library of Medicine, National Institutes of Health. StatPearls [Internet]. Treasure Island: StatPearls Publishing, 2020.

21. Chen KT. Postpartum endometritis. In: Berghella V, Barss VA (eds). UpToDate. Waltham, MA: UpToDate Inc. Disponível em: https://www.uptodate.com; acessado em 17 e maço de 2020.

22. Atterbury JL, Groome LJ, Baker SL et al. Hospital readmission for postpartum endometritis. J Matern Fetal Med 1998; 7:250.

23. Mackeen AD, Packard RE, Ota E, Speer L. Antibiotic regimens for postpartum endometritis. Cochrane Database of Systematic Reviews 2015; (2):CD001067.

24. Resnik E, Harger JH, Kuller JA. Early postpartum endometritis. Randomized comparison of ampicillin/sulbactam vs. ampicillin, gentamicin and clindamycin. J Reprod Med 1994; 39:467.

25. Stovall TG, Thorpe EM Jr, Ling FW. Treatment of post-cesarean section endometritis with ampicillin and sulbactam or clindamycin and gentamicin. J Reprod Med 1993; 38:843.

26. Brumfield CG, Hauth JC, Andrews WW. Puerperal infection after cesarean delivery: evaluation of a standardized protocol. Am J Obstet Gynecol 2000; 182(5):1147- 51.

27. Wysokinska EM, Hodge D, McBane RD 2nd. Ovarian vein thrombosis: incidence of recurrent venous thromboembolism and survival. Thromb Haemost 2006; 96(92):126-31.

28. Dotters-Katz SK, Smid MC, Grace MR et al. Risk Factors for Postpartum Septic Pelvic Thrombophlebitis: A Multicenter Cohort. Am J Perinatol 2017; 34(11):1148-51.

29. Plowman RS, Javidan-Nejad C, Raptis CA et al. Imaging of Pregnancy-related Vascular Complications. Radiographics 2017; 37(4):1270-89.

30. Rottensreich A, Da'as N, Kleinstern G et al. Pregnancy and non-pregnancy related ovarian vein thrombosis: Clinical course and outcome. Thromb Res 2016; 146:84-8.

31. Schnarr J, Smaill F. Asymptomatic bacteriuria and symptomatic urinary tract infections in pregnancy. Eur J Clin Invest 2008; 38(Suppl 2):50-7.

32. Gupta K, Hooton TM, Naber KG et al. International clinical practice guidelines for the treatment of acute uncomplicated cystitis and pyelonephritis in women: A 2010 update by the Infectious Diseases Society of America and the European Society for Microbiology and Infectious Diseases. Clin Infect Dis 2011; 52:e103.

33. Vazquez JC, Abalos E. Treatments for symptomatic urinary tract infections during pregnancy. Cochrane Database Syst Rev 2011; CD002256.

34. Committee on Health Care for Underserved Women, American College of Obstetricians and Gynecologists. ACOG Committee Opinion No. 361: Breastfeeding: maternal and infant aspects. Obstet Gynecol 2007; 109(2 Pt):479-80.

35. Jahanfar S, Ng CJ, Teng CL. Antibiotics for mastitis in breastfeeding women. Cochrane Database Syst Rev 2009. DOI 101002/14651858.CD 005458.pub2.

36. Vaquero DAB, Garzón AEC, Bravo TCR, Iglesias AG. Mastitis infecciosa: nueva solución para un viejo problema. Nutr Hosp 2015; 31(Supl. 1):89-95.

37. Stevens DL, Bryant A. Pregnancy-related group A streptococcal infection. In: Wessels MR, Sullivan M (eds.). UpToDate. Waltham, MA: UpToDate Inc. https://www.uptodate.com.; acessado em 17 de março de 2020.

38. Stevens DL. Invasive group A streptococcal infection and toxic shock syndrome: Epidemiology, clinical manifestations, and diagnosis. In: Wessels MR, Edwards MS, Sullivan M (eds.). UpToDate. Waltham, MA: UpToDate Inc. Disponível em: https://www.uptodate.com; acessado em 17 de março de 2020.

39. Mason KL, Aronoff DM. Postpartum Group A Streptococcus sepsis and maternal immunology. Am J Reprod Immunol 2012; 67(2): 91-1).

40. Anderson BL. Puerperal group A streptococcal infection: beyond Semmelweis. Obstet Gynecol 2014; 123(4):874e82.

41. Mead PB, Winn WC. Vaginal-rectal colonization with group A streptococci in late pregnancy. Infect Dis Obstet Gynecol 2000; 8(5 e 6):217e9.

42. Acosta CD, Kurinczuk JJ, Lucas DN, Tuffnell DJ, Sellers S, Knight M et al. Severe maternal sepsis in the UK, 2011-2012: a national case-control study. PLoS Med 2014; 11(7): e1001672.

43. Shinar S, Fouks Y, Amit S, Pauzner D, Tarabeia J, Schechner V et al. Clinical characteristics of and preventative strategies for peripartum group A streptococcal infections. Obstet Gynecol 2016; 127(2):227-32.

44. Chebbo A, Tan S, Kassis C, Tamura L, Carlson RW. Maternal sepsis and septic shock. Crit Care Clin 2016; 32:119-35.

45. Stevens DL, Bisno AL, Chambers HF et al. Practice guidelines for the diagnosis and management of skin and soft tissue infections: 2014 update by the Infectious Diseases Society of America. Clin Infect Dis 2014; 59(2):e10-52.

46. Vaught AJ. Maternal sepsis. Semin Perinatol 2018; 42(1):9-12.

47. World Health Organization (WHO). Statement on Maternal Sepsis. 2017. Disponível em: https://apps.who.int/iris/bitstream/handle/10665/254608/WHO-RHR-17.02-eng.pdf;jsessionid=85EFA0FA4E841A-03215D6CD1BE1DE9C9?sequence=1; acessado em 30 de março de 2020.

48. Burlinson CEG, Sirounis D, Walley KR, Chau A. Sepsis in pregnancy and the puerperium. Int J Obstet Anesth 2018; 36:96-107.

49. Turner MJ. Maternal sepsis is an evolving challenge. Int J Gynecol Obstet 2019; 146(1):39-42.

50. Singer M, Deutschman CS, Seymour CW, Shankar--Hari M, Annane D, Bauer M et al. The Third International Consensus Definitions for Sepsis and Septic Shock (Sepsis-3). JAMA 2016;315(8):801-10.

51. Bowyer L, Robinson HL, Barrett H et al. SOMANZ guidelines for the investigation and management sepsis in pregnancy. Aust N Z J Obstet Gynaecol 2017; 57(5):540-51.

52. World Health Organization Model List of Essential Medicines, 21st List, 2019. Geneva: World Health Organization; 2019. Disponível em : https://apps.who.int/iris/bitstream/handle/10665/325771/WHO--MVP-EMP-IAU-2019.06-eng.pdf?ua=1, acessado em 31 de março de 2020.

CAPÍTULO 92

Abdome agudo em obstetrícia

Maria Rita de Souza Mesquita

INTRODUÇÃO

O abdome agudo na gravidez é uma entidade rara e de difícil diagnóstico, cuja incidência varia em torno de 1 a cada 500 a 635 gestantes.[1-3] Define-se abdome agudo como um quadro caracterizado por dor abdominal, de origem súbita ou progressiva, de intensidade variável, em geral associado a náuseas, vômitos, parada da eliminação de gases e fezes e distensão abdominal, sendo que esta manifestação ocorre tardiamente.[4]

É importante ressaltar que, durante o ciclo gravídico-puerperal, existem alterações fisiológicas anatômicas e funcionais do trato gastrointestinal e geniturinário que podem mascarar as manifestações e dificultar o diagnóstico das inúmeras doenças que determinam abdome agudo durante a prenhez. Alterações gastrointestinais, como atraso no esvaziamento gástrico, aumento do tempo de trânsito intestinal, refluxo gastroesofágico, inchaço abdominal, náuseas e vômitos podem ocorrer em 50 a 80% das mulheres grávidas. A constipação que ocorre no último trimestre é atribuída à compressão mecânica do cólon, juntamente com o aumento da absorção de água e sódio devido ao aumento dos níveis de aldosterona. A presença de leucocitose fisiológica da gravidez pode imitar um processo inflamatório intra-abdominal agudo.

O aumento fisiológico no volume plasmático proporcional ao volume de glóbulos vermelhos produz anemia fisiológica, que é a concentração relativamente diminuída de hemoglobina, e esta, somada a um aumento fisiológico da frequência cardíaca, pode dificultar o diagnóstico de um quadro hemorrágico.[5-6]

A abordagem da gestante com dor abdominal grave deve ser semelhante à das não grávidas. É necessária a obtenção de história detalhada, com tempo de início dos sintomas, duração, intensidade e características da dor e a pesquisa de qualquer fator associado.

No exame físico, os achados são menos proeminentes se comparados aos de uma não grávida com a mesma doença. Sinais peritoneais ficam frequentemente mascarados na gravidez em razão do estiramento da parede abdominal anterior, e pelo fato de que a inflamação subjacente pode ficar sem contato direto com o peritônio parietal, e isso exclui a resposta de defesa. O útero pode, também, obstruir e inibir o movimento do omento para a área de inflamação, distorcendo o quadro clínico.

Ressalte-se que, ao analisar uma gestante, o médico deve avaliar dois pacientes ao mesmo tempo, a mãe e o feto. É preciso apurar a presença e a intensidade de contrações uterinas durante o período de avaliação e estabelecer a idade gestacional correta e as condições do concepto para tomar as decisões apropriadas, com base também na vitalidade e na maturidade fetais. Essas peculiaridades podem, portanto, retardar o diagnóstico e a terapêutica corretos e, com isso, aumentar a morbidade e a mortalidade das pacientes gestantes que desenvolvam abdome agudo e de seus filhos, o que resume a importância do estudo desses quadros em obstetrícia.[7]

CLASSIFICAÇÃO DO ABDOME AGUDO EM OBSTETRÍCIA

Causas obstétricas:

1. Abortamento.
2. Gravidez ectópica.
3. Neoplasia trofoblástica gestacional.
4. Rotura uterina.
5. Infecção puerperal.

Causas ginecológicas:

1. Tumor de ovário complicado.
2. Leiomioma uterino.

Causas extratocoginecológicas:

1. Apendicite aguda.
2. Úlcera gastroduodenal perfurada.
3. Oclusão intestinal.
4. Colecistite aguda.
5. Pancreatite aguda.
6. Rotura de fígado.
7. Litíase renal.

CAUSAS OBSTÉTRICAS

Abortamento

O quadro de abortamento pode determinar abdome agudo quando, ao se proceder ao esvaziamento do útero por meio de curetagem, ocorrer perfuração uterina. Outra possibilidade seria a infecção pós-abortamento, que pode acontecer diante de restos embrionários abandonados intraútero após a curetagem ou pelo uso de material contaminado, principalmente na prática do abortamento ilegal. A infecção pós-abortamento pode se disseminar a partir do útero para a pelve e posteriormente para toda a cavidade abdominal, levando ao quadro clínico específico dessa entidade. O diagnóstico da perfuração estabelece-se no momento de sua ocorrência, por falta de resistência ao instrumento cirúrgico (histerômetro, vela dilatadora, pinça de Winter ou cureta). A prevalência de perfuração na curetagem uterina é bastante variável, dependendo da habilidade do médico e da posição uterina, sendo mais frequente nos úteros retrovertidos. Nas perfurações simples e pequenas, quase sempre decorrentes da vela dilatadora estreita ou do histerômetro, geralmente é suficiente a conduta de observação da evolução, com o uso de ocitócitos para estimular a contração do útero. Entretanto, a laparotomia é necessária ao se suspeitar de lesão intestinal, de bexiga ou se houver evidência de hemorragia intra-abdominal. Algumas vezes, a perfuração uterina e de órgãos vizinhos não é percebida, e quadros graves de peritonite podem se instalar, tornando necessária a laparotomia exploradora.[6]

O diagnóstico de aborto infectado deve ser pensado sempre que for acompanhado de febre e de sinais de miometrite, parametrite, peritonite pélvica ou generalizada. Em geral, a anamnese revela intervenção cirúrgica prévia ou a intenção de provocar abortamento, e, nesses casos, deve-se ter em mente a possibilidade de ter havido perfuração uterina não diagnosticada e de material estranho na cavidade. O quadro clínico é de febre, taquicardia, dor abdominal baixa, acompanhada de distensão abdominal e saída de conteúdo vaginal purulento. O quadro abdominal é característico de abdome agudo, e, ao exame de toque, o colo apresenta-se dilatado, com saída de material intrauterino, às vezes com odor fétido, e doloroso à mobilização. O diagnóstico por imagem vai se basear na ultrassonografia (US) pélvica endovaginal e na radiografia.

O tratamento do quadro infeccioso requer a manutenção das condições hemodinâmicas, o uso de antibióticos de amplo espectro e a remoção do conteúdo uterino por meio de métodos aspirativos. Laparotomia com histerectomia total deve ser indicada se o útero apresentar lacerações ou áreas de necrose, além da drenagem de abscessos intracavitários localizados, quando necessário.

Gravidez ectópica

Consiste na implantação e no desenvolvimento do ovo fora da grande cavidade uterina. A localização mais frequente é a tubária (90 a 95% dos casos), e pode ainda ocorrer no ovário, na porção intersticial da tuba, no colo, na cicatriz de cesárea e na cavidade abdominal. Sua incidência chega a 1 em cada 80 a 100 gestações, além de ser uma das principais causas de morte materna no primeiro trimestre.[6,7,8]

Gravidez tubária

Na evolução da gravidez tubária, pode haver complicações que determinem abdome agudo, como o aborto e a rotura tubária, por sangramento no interior da cavidade abdominal. O quadro clínico mais comum constitui-se de dor abdominal baixa, de leve intensidade, sangramento vaginal irregular e tempo de amenorreia entre 5 e 9 semanas. O hemoperitônio generaliza a dor para todo o abdome, surgindo náuseas e vômitos, havendo o aparecimento de dor escapular (sinal de Laffont). No exame físico geral, podem ser encontrados sinais de hipovolemia: palidez cutaneomucosa, hipotensão arterial e taquicardia. À palpação, evidenciam-se reação peritoneal, descompressão brusca dolorosa e diminuição dos ruídos hidroaéreos intestinais. Ao exame tocoginecológico, a paciente relata dor ao toque do fundo de saco de Douglas (grito de Douglas ou sinal de Proust). O útero apresenta-se ligeiramente aumentado e amolecido. Somente em metade dos casos o toque identifica massa anexial.

Embora menos frequente na atualidade, por melhoria dos exames subsidiários, em alguns casos duvidosos pode ser indicada a punção em fundo de saco posterior, que confirma a presença de hemoperitônio mediante o encontro de sangue não coagulável, porém com a presença de microcoágulos. O principal marcador laboratorial dessa afecção é a dosagem da fração beta do hormônio gonadotrópico coriônico (beta-hCG) quantitativo. Os títulos de beta-hCG tendem a ser menores que nas gestações tópicas com a mesma idade gestacional e não apresentam aumento adequado ao acompanhamento seriado (duplicação do título em 48 horas).

O diagnóstico por imagem fundamenta-se na US endovaginal e abdominal. A detecção de valores entre 1.500 a 2.000 mUI/mL de beta-hCG implicam visualização de gravidez intrauterina. Nos casos com quadro de abdome agudo hemorrágico, a conduta clínica visa à manutenção das condições hemodinâmicas. O tratamento cirúrgico radical (salpingectomia) é o indicado nos casos em que houver complicação, e pode ser realizado por laparotomia ou laparoscopia.[8,10] A cirurgia proposta será a salpingectomia total. Nos casos de abortamento tubário distal em evolução, em que se deseja manter a capacidade reprodutiva, excepcionalmente se pode indicar a ordenha tubária. Quanto ao prognóstico materno, a ênfase no tratamento é para conseguir preservar o futuro reprodutivo das pacientes por meio de diagnóstico precoce da gestação ectópica íntegra e de tratamento medicamentoso.

Gravidez ovariana

A gravidez ovariana é pouco frequente, 1 a cada 10.000 gestações ectópicas. Habitualmente, apresenta rotura precoce. A história, o exame físico, os dados laboratoriais e o exame ultrassonográfico não são capazes de diferenciá-la da gestação tubária. Uma vez rota, com quadro de abdome agudo hemorrágico, impõe-se o tratamento cirúrgico com a realização de ooforectomia parcial ou total, dependendo das condições locais.[8]

Gravidez abdominal

A gravidez abdominal pode ser primária ou secundária, decorrente de gestação inicialmente tubária ou ovariana. Representa 1,5% das gestações ectópicas. Dado que as condições para o desenvolvimento da gravidez são inadequadas, na maioria das vezes, o concepto morre e há reabsorção simples, supuração ou mumificação. Quando evolui, a placenta desenvolve-se em qualquer porção ou órgão da cavidade abdominal. Nesses casos, é comum o aparecimento de sintomas digestivos de suboclusão e excessiva dor abdominal aos movimentos fetais. Ao exame físico, observa-se superficialidade do feto à palpação e à ausculta dos batimentos cardíacos fetais. Ao toque, identifica-se útero de menor volume que o esperado para a idade gestacional e rechaçado. O diagnóstico por imagem pode utilizar a US, a radiografia simples de abdome e, mais raramente, a histerossalpingografia. Na gestação abdominal complicada, pode-se ter quadro de abdome agudo oclusivo em que a conduta será laparotomia, extração fetal e lise de bridas. O tratamento a ser dado à placenta que não dequita espontaneamente depende de sua localização: caso ela seja muito favorável, indica-se sua remoção; nos outros casos, a regra é deixar a placenta para evitar hemorragias maciças, embora essa conduta possa se acompanhar de complicações como infecção, formação de abscessos e de bridas. Nos casos complicados por hemorragia decorrente de invasão trofoblástica em área inadequada, restará à laparotomia tentar coibir o sangramento do local.[8]

Neoplasia trofoblástica gestacional

A neoplasia trofoblástica gestacional (NTG) pode ocasionar quadro de abdome agudo nas seguintes situações:

A. Rotura de cistos tecaluteínicos, cuja ocorrência acontece em cerca de 25 a 50% das gestações molares, resultantes da hiperestimulação dos anexos pela gonadotrofina coriônica humana (hCG) em excesso. Pode determinar quadros de abdome agudo, em casos de rotura, torção ou hemorragia. Nessas ocasiões, além da sintomatologia própria da doença, a paciente vai relatar dor e sensibilidade abdominal. Ao exame, haverá rigidez da parede abdominal e, ao toque, dor intensa à palpação da área tumoral. Se houver hemorragia para a cavidade abdominal, o quadro de dor irá se espalhar por todo o abdome. O diagnóstico por imagem baseia-se no exame ultrassonográfico. A indicação será a laparotomia exploradora, mas, tendo em vista a regressão espontânea desses tumores diante de um nível menor de hCG, a ooforectomia jamais deve ser realizada a menos que o ovário tenha sofrido infarto extenso.

B. TG maligna com perfuração uterina. Algumas vezes, a NTG pode determinar invasão e perfuração uterina, promovendo sangramento para dentro da cavidade abdominal e, assim, constitui-se o quadro de abdome agudo. Da mesma forma, a invasão de vasos pode determinar dor abdominal decorrente da necrose do tumor. Nesses casos, o quadro clínico incluirá dor e rigidez abdominais típicas da perfuração de víscera e presença de sangue em cavidade. A conduta será laparotomia e histerectomia, além de eventual intervenção sobre órgãos vizinhos comprometidos.

Rotura uterina

Caracteriza-se pela abertura da parede miometrial com comunicação entre a cavidade uterina e a peritoneal, geralmente associada a sangramento volumoso das bordas da lesão, definindo a presença de acidente hemorrágico. Pode ocorrer durante o trabalho de parto, sendo mais frequente na presença de cicatriz uterina prévia ou na indução do trabalho de parto ou, ainda, se ele for muito longo. Em raras vezes, decorre de traumas por acidente de trânsito, traumas contusos e ferimentos por arma branca ou de fogo, durante a gravidez. O quadro clínico mostrará a parada das contrações uterinas, o aparecimento de duas massas distintas no abdome (feto e corpo uterino), o desaparecimento dos batimentos cardíacos fetais, sinais de hipovolemia materna e quadro de dor abdominal pela presença de sangue, líquido e feto na cavidade, o que vai constituir o quadro de abdome agudo. O diagnóstico é clínico, e a US abdominal pode mostrar a saída do concepto para dentro da cavidade abdominal. O tratamento eficaz é a laparotomia, sendo que, muitas vezes, faz-se necessária a realização de histerectomia total ou subtotal.[11]

Infecção puerperal

É classicamente definida como a infecção que se origina no aparelho genital após o parto recente.[10] Ocorre em 1 a 8% das puérperas e tem como fatores predisponentes anteparto: a rotura prematura das membranas, a anemia materna, a desnutrição, o estado socioeconômico desfavorecido, as vulvovaginites e a presença de doenças clínicas maternas debilitantes. Entre os fatores predisponentes intraparto, os principais são trabalho de parto prolongado, tempo de rotura das membranas superior a 12 horas, número excessivo de toques vaginais, perda sanguínea grande e operação cesariana. As formas de infecção são: endometrite, salpingite ou salpingo--oforite e peritonite generalizada, as quais determinam quadros de abdome agudo inflamatório, caracterizados por dor abdominal, febre, resistência ao toque da região anexial, mobilização dolorosa do colo uterino e dor ao toque do fundo de saco de Douglas. O diagnóstico é fundamentalmente clínico, com o laboratorial demonstrando alteração hematológica compatível com quadro infeccioso. São usados também exames radiológicos como US, tomografia computadorizada e ressonância magnética.

O tratamento clínico baseia-se na manutenção das condições hemodinâmicas e no uso de antibióticos. O tratamento cirúrgico dos quadros de abdome agudo inflamatório por infecção puerperal baseia-se na laparotomia, na drenagem das lojas e na eventual histerectomia nos quadros de necrose uterina.[12]

CAUSAS GINECOLÓGICAS

Tumor de ovário complicado

É a segunda causa de abdome agudo na gestação, após apendicite aguda, e sua incidência, segundo Veiga e Mendaña, varia entre 1/640 e 1/1.300 partos.[13] Qualquer tipo de tumor de ovário pode complicar a gravidez e provocar abdome agudo. O tumor ovariano mais frequente na gestação é o teratoma cístico. Durante a gravidez, pode-se observar abdome agudo relacionado a tumor de ovário nas seguintes situações:

A. Torção do tumor de ovário: acontece em 10 a 15% dos tumores de ovário associados à gestação. O quadro clínico inicia-se com dor repentina no andar inferior do abdome, náuseas, vômitos e, às vezes, sinais de choque. O abdome fica rígido, doloroso e com agravamento da dor à descompressão. Na torção incompleta, o quadro pode não ser tão declarado, mas quase sempre há sinais de irritação peritoneal, distensão abdominal e dor. O diagnóstico da presença do tumor pode ser feito por US ou ressonância magnética, e o da torção deve ser clínico, eventualmente auxiliado por Doppler colorido. O diagnóstico diferencial deve ser realizado com gestação ectópica rota, obstrução intestinal, complicação de leiomioma uterino. A conduta será laparoscopia ou laparotomia para ressecção do tumor que sofreu torção.

B. Tumor de ovário como fator obstrutivo ao parto: representado por tumores que são pequenos no primeiro trimestre, aumentam de volume durante a gravidez, localizam-se no fundo de saco posterior e, no momento do parto, funcionam como obstrução ao trajeto da parturição. O útero sob pressão por muito tempo pode romper-se, e o trauma do trabalho de parto pode determinar no tumor hemorragia intratumoral seguida de necrose e infecção e rotura se o tumor for cístico. As complicações sofridas pelo tumor podem causar hemorragia intra-abdominal, peritonite química ou disseminação de neoplasia maligna, se o tumor tiver essa característica histológica. O quadro clínico inicial é de dor em cólica persistente no trabalho de parto sem que haja descida da apresentação, seguido de sinais peritoneais. O diagnóstico por imagem pode ser revelado por US, tomografia computadorizada e ressonância magnética. A conduta será laparotomia para a realização da cesárea seguida da ressecção do tumor.

C. Perfuração do tumor de ovário e tumor de ovário hemorrágico: ambas as complicações são mais frequentes nos tumores císticos de grande volume, que estiverem sob grande pressão. O quadro clínico e o diagnóstico são semelhantes aos encontrados na torção.

Leiomioma uterino

Leiomiomas uterinos são achados comuns no útero gravídico, ocorrendo em 0,5 a 5% das gestantes. São mais frequentes nas mulheres com mais de 30 anos de idade. O quadro de abdome agudo acontece nos leiomiomas mais volumosos, que sofrem degeneração vermelha, e nos pediculados, que podem apresentar torção. Geralmente, a degeneração vermelha ocorre no segundo e no terceiro trimestres. Caracteriza-se por dor local, leucocitose e sinais de irritação peritoneal. Geralmente, o tratamento clínico é com repouso e analgésicos, e a remissão do quadro ocorre em 4 a 7 dias. Algumas vezes, pode acontecer infarto grave, necrose ou infecção secundária, o que indicará a laparotomia. Nos casos de leiomioma subseroso pediculado que sofra torção, o tratamento é cirúrgico. O diagnóstico clínico fica facilitado pelo conhecimento prévio à gravidez, ou no início dela, da presença do leiomioma e se é ou não pediculado. O diagnóstico por imagem vai se basear em US com Doppler colorido, tomografia computadorizada e ressonância mag-

nética. Tanto na degeneração como na torção de pedículo deve-se tentar inicialmente a leiomiomectomia e, na impossibilidade desse procedimento, realizar a histerectomia.

CAUSAS EXTRATOCOGINECOLÓGICAS

Apendicite aguda

É a principal complicação abdominal extrauterina durante a gravidez, cuja incidência é de 1:1.000, variando de 1:500 a 1:3.000 gestações.[14] A gravidez torna o diagnóstico da apendicite mais difícil, pois a anorexia, a náusea e os vômitos que acompanham normalmente a gravidez são sintomas usuais da apendicite aguda. Além disso, conforme o útero aumenta com o desenvolver da gravidez, desloca o apêndice para cima e para o lado direito, desviando o local da dor e sensibilidade do local habitual. No primeiro trimestre, a dor ocorre no quadrante inferior direito em 90% dos casos. No segundo trimestre, ocorre em 75% dos casos, e, no terceiro trimestre, em apenas 37%, sendo a dor mais frequente no quadrante superior ou difusa.

Ao exame físico, observam-se taquicardia e hipertermia, com dor em geral localizada e persistente. Leucocitose com desvio à esquerda é significativa, e o exame de urina é importante para a o diagnóstico diferencial. O diagnóstico ultrassonográfico é dificultado pela presença do útero gravídico e apresenta sensibilidade relatada de 67 a 100% e especificidade de 83 a 96%. Apesar da tomografia computadorizada demonstrar sensibilidade relatada de 86% e especificidade de 97%, existe o risco inerente à exposição à radiação. A ressonância magnética tem sido recomendada pelo American College of Radiology como segunda linha de imagem em caso de USG inconclusivo por possuir alta sensibilidade e especificidade, além do benefício de evitar a exposição à radiação. Parece ser mais útil na identificação de um apêndice normal, descartando a inflamação, embora seja menos confiável na detecção da presença de ar extraluminal em casos de perfuração.[6,15]

Na suspeita de apendicite aguda na gravidez, a exploração cirúrgica deverá ser imediata, pois o atraso no diagnóstico está associado ao aumento dos riscos de perfuração, peritonite e septicemia, ocasionando maiores riscos de morbidade e mortalidade tanto materna quanto fetal. Nas intervenções cirúrgicas com apêndice integro, as taxas de perda fetal variam entre 3 e 5%, enquanto que, nos casos de apendicite perfurada, esses índices se elevam para 20 a 25% e a taxa de mortalidade materna aumenta cerca de 4%.[6,15] Atualmente, a laparoscopia está sendo proposta como ferramenta importante de diagnóstico para a suspeita de apendicite, e também como principal forma terapêutica, em particular, durante a primeira metade da gestação. A laparotomia exploradora está indicada nas fases mais avançadas da gravidez, em decorrência de dificuldades técnicas relacionadas ao extenso volume uterino. A realização de cesariana concomitante muito raramente está indicada, sendo realizada somente em casos de idade gestacional superior a 37 semanas nos quais esse procedimento já esteja previsto.[6]

Úlcera gastroduodenal perfurada

A úlcera péptica perfurativa pode, em raras situações, ocasionar abdome agudo na gravidez, pois a secreção gástrica fica bastante diminuída, com melhora da sintomatologia habitual. O quadro clínico pode ser típico ou mascarado pela gestação, e o exame físico mostra abdome rígido, com diminuição ou ausência de ruídos hidroaéreos (RHA). O diagnóstico diferencial é realizado com descolamento prematuro da placenta e pancreatite aguda. A úlcera péptica perfurada é uma condição abdominal grave, cujo tratamento será a laparotomia exploradora. A conduta obstétrica dependerá da idade gestacional.

Oclusão intestinal

É a terceira causa mais prevalente de abdome agudo na gravidez, com incidência que varia de 1:1.500 a 16.000 gestações.[16] É uma compli-

cação rara, mas grave, com mortalidade materna e fetal significativa.[16] A causa mais frequente da obstrução são as aderências decorrentes de cirurgias prévias, incluindo cesárea e, mais recentemente, na atualidade, as cirurgias bariátricas. A obstrução intestinal geralmente resulta da pressão do útero aumentado sobre aderências intestinais. Existem três momentos da gravidez em que a obstrução intestinal costuma acontecer com maior frequência: quando o útero sai da pequena bacia, no final da gestação, com a descida da apresentação fetal e no pós-parto imediato, quando existe mudança rápida do tamanho do útero. As gestantes apresentam náusea e vômito, dor e rigidez abdominal e RHA anormais. O tratamento é o mesmo que o das pacientes não grávidas, tendo-se maior preocupação com a oxigenação, a reposição volêmica e a correção dos distúrbios hidreletrolíticos. A conduta cirúrgica dependerá dos achados intraoperatórios.

Existe ainda a necessidade de referência à pseudo-obstrução do colón (síndrome de Ogilvie) causada por íleo adinâmico, rara, observada particularmente pós-cesárea, caracterizado por achados físicos e radiológicos semelhantes aos de uma obstrução intestinal mecânica baixa, mas sem causa orgânica. A síndrome é caracterizada por distensão abdominal maciça com dilatação do ceco, que pode assumir proporção tão grande que determine a rotura da alça. A etiopatogenia é desconhecida, e o tratamento inicial é conservador, com tentativa de descompressão por sonda nasogástrica e retal, além de cuidados de hidratação, correção dos distúrbios metabólicos e uso de neostigmina endovenosa (EV) ou por meio de colonoscopia. A intervenção fica reservada para os casos que não respondem à terapêutica clínica realizada durante 48 a 72 horas, ou que apresentem dilatação exagerada do ceco.[16]

Colecistite e litíase biliar

A colecistite aguda é a segunda causa clínica de abdome agudo e requer abordagem cirúrgica na gestação, sendo a colelitíase responsável por 90% dos casos.[6] Apesar disso, a grande maioria das gestantes com coledocolitíase apresenta-se assintomática em decorrência das modificações hormonais fisiológicas que causam aumento do volume da vesícula, lentidão do esvaziamento e maior volume residual de bile, apesar de determinar maior risco de formação de cálculo, por aumentar a secreção biliar de colesterol. Os cálculos biliares podem ser causa de cólica biliar e colecistite quando obstruírem o ducto cístico e houver infecção bacteriana. A obstrução do colédoco determina icterícia, colangite e pancreatite. Na cólica biliar o quadro é de dor visceral que costuma durar de 2 a 3 horas, por obstrução passageira do ducto cístico, ocorre geralmente 1 a 2 horas após refeição e localiza-se no epigástrio ou no quadrante superior direito. A obstrução do cístico complicado por infecção bacteriana, caracteriza o quadro de colecistite aguda e compreende dor, anorexia, náusea, vômito, febre baixa e leucocitose. O achado de cálculo biliar assintomático em US durante a gravidez é frequente, variando de 2,5 a 10% na literatura.[6] A colecistectomia nesses casos não estará indicada nesse momento. O tratamento da cólica biliar deve ser sintomático, uma vez que os quadros costumam perdurar somente por algumas horas. A conduta cirúrgica deve ser indicada nos casos de falha do tratamento medicamentoso.

De modo geral, a colecistite aguda requer tratamento cirúrgico, embora o tratamento clínico possa ser utilizado com boa evolução.[6,15] Quando possível, a colecistectomia por laparoscopia é a primeira opção e pode ser realizada até 30 semanas de gestação, mesmo com o útero aumentado. O atraso no diagnóstico e a relutância em indicar a cirurgia durante a gestação aumentam o risco de prematuridade e morte perinatal, além de aumentar a morbidade materna.

Pancreatite aguda

É a inflamação aguda do pâncreas, que se deve à ativação do tripsinogênio pancreático seguido de autodigestão caracterizada pela rotura da membrana celular e proteólise, edema, hemorragia e necrose. A incidência varia de 1:1.000 a 1:11.500 gestações, sendo mais frequente no terceiro trimestre da gestação e no puerpério.[6,13] Geralmente, é decorrente de colelitíase ou de abuso de álcool e, na gravidez, quase sempre tem como fator predisponente a litíase biliar. O quadro clínico é de dor epigástrica intensa, que pode se irradiar para o dorso, náuseas e vômitos profusos, rigidez e distensão abdominal. Geralmente, há febre não muito elevada, taquicardia e hipotensão. No exame físico, há rigidez abdominal. Os exames laboratoriais revelam níveis elevados de amilase e lipase no soro. Usualmente, há leucocitose e hipocalcemia. O diagnóstico na gravidez baseia-se nos mesmos achados de fora da gravidez, entretanto, em grande parte dos casos, o diagnóstico inicial é confundido com hiperêmese gravídica. O tratamento é usualmente clínico com a suspensão da via oral, sonda nasogástrica para descompressão abdominal, hidratação venosa com reposição de eletrólitos e analgesia. A meperidina é o analgésico de escolha e a administração em curto prazo é relativamente segura na gravidez. A antibioticoterapia de largo espectro deve ser iniciada na presença de febre persistente ou suspeita de sepse e pancreatite necrotizante.[13,14] Na maioria dos casos, a pancreatite é autolimitada e em 3 a 7 dias o processo começa a ceder. O tratamento cirúrgico é necessário em casos refratários ao tratamento conservador da pancreatite, para remoção de tecido pancreático necrosado ou abscesso pancreático. Em casos de colangite ou obstrução biliar, a utilização da via endoscópica deve ser considerada.[14] Os principais diagnósticos diferenciais são: úlcera péptica, gastroenterites, apendicite aguda e colecistite aguda, além de hiperêmese gravídica, gravidez ectópica e trabalho de parto.[6,16]

Rotura de fígado

Caracteriza o abdome agudo hemorrágico e, embora raro, está geralmente associado à pré-eclâmpsia grave. As gestantes mais afetadas são as multíparas no último trimestre. Em geral, o hematoma é subcapsular, na superfície diafragmática do lobo direito (75%), podendo também ser intra-hepático.[16] O quadro clínico clássico é a dor de início súbito, localizada em região epigástrica ou quadrante superior direito, às vezes com irradiação para o ombro direito, náuseas, vômitos, associado a sinais de hipotensão arterial. O tratamento consiste em controle clínico do choque hemorrágico e laparotomia imediata. A hemostasia local pode ser conseguida com sutura, cauterização ou *laser*; caso contrário, deve-se indicar ligadura da artéria hepática ou ressecção parcial do fígado. A operação cesariana deve ser realizada se o concepto tiver condições de vida extrauterina. O prognóstico é reservado com índices altos de mortalidade materna (70%) e fetal (77%).[16]

Pielonefrite aguda

A pielonefrite aguda, que representa a infecção do parênquima, cálices e pélvis renal, acontece em 2% das grávidas. Ela é mais comum na segunda metade da gravidez e geralmente é causada por germes do trato genital inferior. Na grande maioria das vezes, a sintomatologia é constituída por dor lombar, febre, calafrios, sintomas urinários, náuseas e vômitos. O exame do sedimento urinário revela bacteriúria e leucocitúria, e a cultura identifica o agente, que, na maioria das vezes, é a *Escherichia coli*.

O agravamento do quadro pode determinar dor abdominal, e o diagnóstico pode ser confundido com trabalho de parto, descolamento prematuro de placenta, apendicite aguda e outros. O tratamento baseia-se em hidratação e antibioticoterapia EV. Na maioria das vezes, a evolução é boa, entretanto alguns casos podem evoluir para abscesso renal com piora do prognóstico materno. O diagnóstico por imagens, por meio de US, radiografia e ressonância magnética, pode ser importante na busca de obstruções, complicações ou diferenciação de diagnóstico. Em relação ao concepto, o maior risco da pielonefrite é a ocorrência da prematuridade.

Litíase renal

A litíase de vias urinárias é mais frequente em homens, mas acontece duas vezes mais em gestantes do que em não gestantes. A gestação parece não ser influenciada pela cólica renal, a não ser pela possibilidade de infecção urinária. A mobilização do cálculo e, consequentemente, a obstrução cursam com dor lombar intensa em caráter de cólica, que se irradia até o membro inferior, além de náuseas e vômitos. A dor depende da localização do cálculo, podendo se manifestar no abdome, no trajeto do ureter, especialmente na fossa ilíaca direita. O laboratório poderá auxiliar o diagnóstico ao revelar hematúria. O diagnóstico por imagens se fundamenta na radiografia simples e na US, às vezes auxiliado pelo Doppler colorido, indicando não haver jato urinário para dentro da bexiga. Na gravidez, a dilatação pode mascarar a presença da obstrução.

O tratamento será feito por hidratação e analgésicos EV, aguardando a passagem espontânea do cálculo, o que acontece em 75% das vezes. Nos outros 25%, haverá necessidade de procedimentos invasivos, sendo que na gestação dá-se preferência à passagem de sonda duplo J. Excepcionalmente, há necessidade de procedimento cirúrgico.[7]

Outras doenças podem determinar quadros de abdome agudo em obstetrícia. O obstetra deve sempre ter em mente que as modificações gravídicas podem mascarar e atrasar o diagnóstico, e que esse atraso pode determinar piora significativa na morbidade e na mortalidade materna e fetal. Assim, o auxílio do diagnóstico por imagem será importante e não deve ser retardado, pois a ideia de que podem apresentar riscos à gravidez não é cabível diante dos benefícios que podem trazer.[16]

CONSIDERAÇÕES FINAIS

As modificações do ciclo gravídico-puerperal muitas vezes dificultam o diagnóstico das causas de abdome agudo e reduzem a eficácia dos exames subsidiários, embora o quadro clínico na gestante e na não gestante seja muito semelhante.

É de fundamental importância a caracterização imediata do tipo de abdome agudo para a escolha do tratamento mais eficaz.

As elevadas taxas de morbidade e mortalidade tanto maternas quanto fetais estão diretamente relacionadas ao diagnóstico e ao tratamento tardios.

REFERÊNCIAS BIBLIOGRÁFICAS

1. Kammerer WS. Nonobstetric surgery during pregnancy. Med Clin North Am 1979; 63(6):1157-64.
2. Coleman MT, Trianfo VA, Rund DA. Nonobstetric emergencies in pregnancy trauma and surgical conditions. Am J Obstet Gynecol 1997; 177(3):497-502.
3. Augustin G, Majerovic M. Non-obstetrical acute abdomen during pregnancy. Eur J Obstet Gynecol Reprod Biol 2007; 13(1):4-12.
4. Edelmuth RCLE, Ribeiro Jr MAF. Abdome agudo não traumático. Rev Emerg Clin 2011;6(28):27-32.
5. Soma-Pillay P, Nelson-Piercy C, Tolppanen H, Mebazaa A. Alterações fisiológicas na gravidez. Cardiovasc J Afr 2016; 27(2):89-94.
6. Zachariah SK, Fenn M, Jacob K, Arthungal SA, Zachariah SA. Management of acute abdomen in pregnancy: current perspectives. Int J Womens Health 2019; 8(11):119-34.
7. Gadelha OS, Costa AG, Câmara Filha EL, Buriti FMS, Fernandes AKS. Abdome agudo não obstétrico durante a gravidez: aspectos diagnósticos e manejo. Femina 2009; 37(3):123-9.
8. Elito Jr J, Camano L. Gestação ectópica. In: Moron AF, Camano L, Kulay Jr L (eds). Obstetrícia. Barueri: Manole, 2011. p.847-74.
9. Berg CJ, Chang J, Callaghan WN, Whitehead SJ. Pregnancy-related mortality in the United States, 1991-1997. Obstet Gynecol 2003; 101:289-96.
10. Wong Z, Suat SO. Ectopic pregnancy: a diagnostic in the emergency department. Eur J Emerg Med 2000; 7:189-94.
11. Elito Jr J, Oliveira LG. Traumas maternos de parto. In: Moron AF, Camano L, Kulay Jr L (eds.). Obstetrícia. Barueri: Manole, 2011. p.1381-8.
12. Souza GN, Souza E, Camano L. Infecção puerperal e choque séptico em obstetrícia. In: Moron AF, Camano L, Kulay Jr L (eds.). Obstetrícia. Barueri: Manole, 2011. p.1381-8.
13. Veiga M, Mendaña JMP. Abdomen agudo durante el embarazo. Prog Obstet Ginecol 1988; 41:187-98.
14. Dalaqua M, Corsi PR. Apendicite aguda na gestação. Arq Med Hosp FCMSCSP 2006; 51:4-9.
15. Rosen MP, Ding A, Blake MA et al. Critérios de adequação do ACR® dor no quadrante inferior direito – suspeita de apendicite. J Am Coll Radiol 2011; 8(11):749-55.
16. Sass N, Oliveira LG. In: Corsi PR. Abdome agudo não obstétrico na gravidez. Rio de Janeiro: Guanabara Koogan, 2013. p.613-9.

CAPÍTULO 93

Trauma e gestação

Sérgio Hofmeister de Almeida Martins Costa
Ana Selma Bertelli Picoloto
José Geraldo Lopes Ramos

INTRODUÇÃO

A avaliação da gestante vítima de trauma é uma tarefa bem mais complexa quando comparada à da não gestante. Além das marcadas diferenças anatômicas e funcionais, a presença do feto, como um segundo paciente que requer também cuidados imediatos, impõe um desafio ainda maior à equipe médica.

Seis a 8% das gestações nos Estados Unidos são acometidas por algum tipo de trauma maior.[6] Acidentes automobilísticos e violência doméstica são os responsáveis pela maioria dos casos de trauma em gestantes, ao passo que quedas, queimaduras, homicídio, suicídio, trauma penetrante e exposição a substâncias tóxicas são responsáveis pela maioria dos casos restantes.[8]

AS ALTERAÇÕES FISIOLÓGICAS DA GESTAÇÃO E O TRAUMA

As alterações fisiológicas da gestação interferem na ocorrência, no diagnóstico e no manejo do trauma.

No primeiro trimestre, o útero ainda se encontra dentro da pelve, protegido de lesões traumáticas pelos ossos. Assim, danos ao feto são menos frequentes e em geral são secundários à hipotensão materna grave ou à lesão penetrante na pelve.

No segundo trimestre, o líquido amniótico em grande quantidade dá certa proteção ao feto em relação aos impactos sobre o organismo materno.

Por fim, no terceiro trimestre, o útero se torna proeminente e de paredes mais finas, facilitando que contusões, perfurações ou rupturas repercutam negativamente sobre a saúde fetal. Nesse período, na maioria dos casos, a cabeça fetal encontra-se encaixada nos ossos da pelve materna, ganhando alguma proteção. Diferentemente do risco fetal aumentado nesse período, o útero gravídico grande protege as outras vísceras intra-abdominais maternas dos traumas sobre o ventre.

Aparelho respiratório

As mudanças pulmonares iniciam ao redor das 20 semanas de gestação e incluem diminuição da capacidade residual funcional, aumento do volume corrente e alcalose respiratória devido à hiperventilação fisiológica, acompanhada de acidose metabólica compensatória. Não há mudança no volume expiratório forçado no primeiro segundo (VEF1) ou na frequência respiratória. Deve-se atentar para o fato de que o diafragma está elevado em cerca de 4 cm, dado importante na eventual necessidade de colocação de drenos torácicos.

Sistema circulatório

No primeiro trimestre, há um aumento progressivo da frequência e do débito cardíacos, e diminuição da pressão arterial pela baixa resistência vascular periférica. O nadir da pressão arterial se dá com 28 semanas de gravidez; a partir daí, ela retorna gradativamente para seus níveis pré-gestacionais.

O útero alcança o nível da cicatriz umbilical em torno da vigésima semana de gestação, sendo, então, de tamanho suficiente para comprimir a veia cava inferior (na posição supina) e causar uma diminuição de até 30% no débito cardíaco. Mulheres hígidas são capazes de compensar esse mecanismo, aumentando a resistência vascular periférica e a frequência cardíaca. O deslocamento do útero para a esquerda, descomprimindo a veia cava, é fundamental para restabelecer o débito cardíaco e deve ser uma medida sempre adotada em pacientes com idade gestacional acima de 20 semanas durante a avaliação e a cirurgia do trauma.[11]

A vascularização da pelve está aumentada, havendo, portanto, maior risco de hemorragia retroperitoneal no trauma abdominal ou pélvico. Perdas volumosas podem ocorrer rapidamente, uma vez que o fluxo sanguíneo para o útero é de cerca de 600 mL/minuto. Isso pode levar a um dano fetal por hipóxia, devido à queda na irrigação uterina, pois a circulação placentária não possui mecanismos de autorregulação.

Sistema hematopoiético

O volume plasmático aumenta em torno de 45% na gestante, iniciando nas primeiras 6-8 semanas de gestação. Hemodiluição por aumento desproporcional do volume plasmático em relação ao aumento da massa eritrocitária pode dar origem à falsa impressão de anemia. Dessa maneira, níveis de hemoglobina de até 10,5 mg/dL são considerados normais em gestantes, e não significam anemia ou hemorragia.

A contagem de leucócitos varia de 6.000 a 16.000 células/mm³ no primeiro e segundo trimestres, podendo chegar até 20.000 a 30.000/mm³ durante o trabalho de parto.

A concentração normal de fibrinogênio na gravidez é maior ou igual a 200 mg/dL. Níveis diminuídos, acompanhados por plaquetopenia, sugerem coagulação intravascular disseminada (CIVD), complicação do descolamento prematuro de placenta (DPP) ou da retenção prolongada de feto morto.

Sistema urinário

O fluxo sanguíneo renal e a taxa de filtração glomerular estão aumentados na gestação, resultando em diminuição da creatinina sérica (que está entre 0,4 e 0,5 mg/dL). Assim, uma creatinina de 0,8 mg/dL em gestante já significa diminuição de função renal.

Pode haver hidronefrose fisiológica uni ou bilateral. Além disso, a gestante apresenta refluxo vesicoureteral, aumento de glicose e aminoácidos na urina e estase urinária no sistema coletor, todos fatores que a predispõem ao desenvolvimento de infecções urinárias altas.

A bexiga encontra-se deslocada cranialmente e comprimida pelo útero, o que facilita o seu trauma. Caso não ocorra saída de urina após a sondagem vesical, deve-se pensar em ruptura da bexiga.

Sistema digestivo

Como o esvaziamento gástrico é demorado e o esfíncter esofágico inferior apresenta tônus diminuído na gestante, deve-se sempre ter em mente o risco de aspiração de conteúdo gástrico e considerar a passagem precoce de sonda gástrica para descompressão, na ocasião do atendimento por trauma.

A gestante parece suportar melhor o trauma abdominal do que a não gestante. O aumento do volume uterino reduz o risco de lesão visceral no trauma penetrante, pois os intestinos estão deslocados para a parte superior do abdome. Os sinais clássicos de irritação peritoneal podem ser menos pronunciados, pois o peritônio parietal pode se encontrar afastado das vísceras abdominais.

ATENDIMENTO À GESTANTE VÍTIMA DE TRAUMA

Abordagem inicial

O atendimento à gestante vítima de trauma requer uma equipe multidisciplinar. O obstetra deve auxiliar, determinando a necessidade de avaliação fetal, inibição do trabalho de parto pré-termo, indução do parto ou mesmo a indicação de uma cesariana de emergência. Qualquer tratamento necessário para a manutenção ou recuperação da saúde materna deve ser executado, mesmo que a intervenção seja potencialmente nociva para o feto. As mudanças anatômicas e fisiológicas da gestação podem mascarar lesões maternas. Na gestante hígida, os sinais clássicos de hemorragia não se tornarão evidentes, no repouso, até que haja uma perda de, pelo menos, 15 a 20% do volume sanguíneo total (cerca de 1.200 mL). A morbidade fetal em curto e longo prazo depende mais das consequências diretas e indiretas do trauma materno do que da lesão fetal propriamente dita (Figura 1).[13]

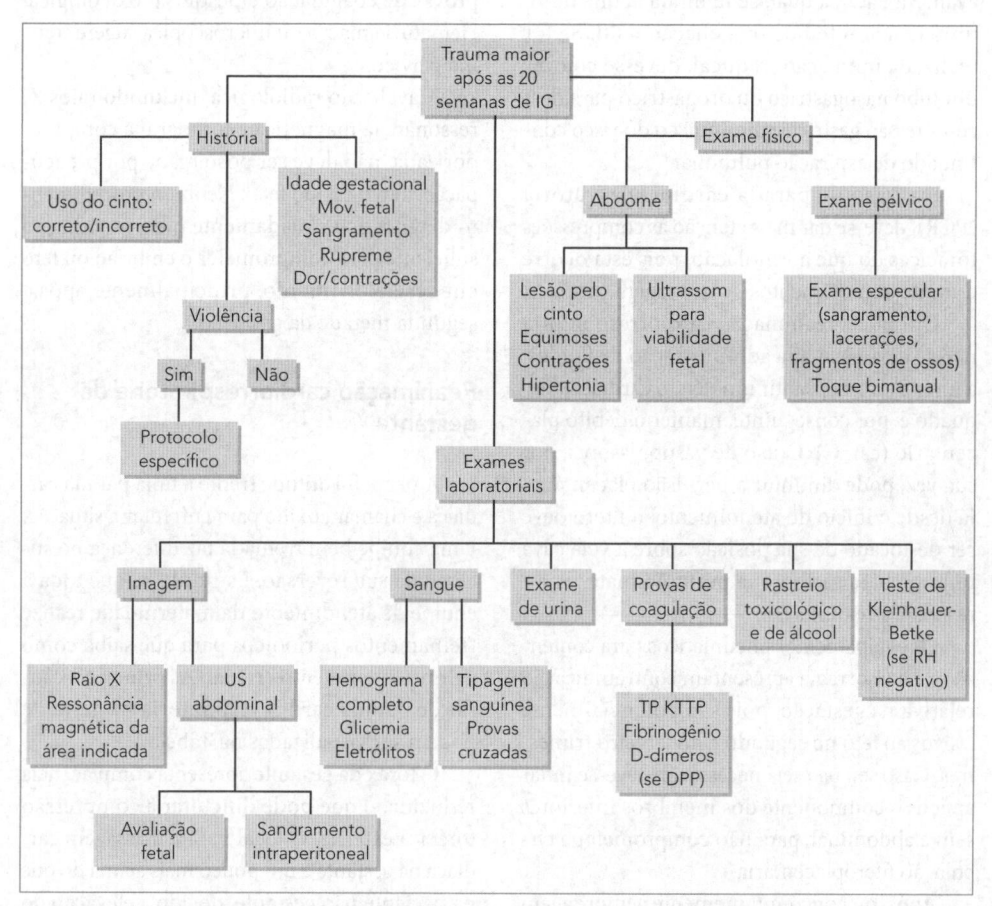

FIGURA 1   Fluxograma de atendimento ao trauma em gestantes com mais de 20 semanas de gestação.
DPP: descolamento prematuro de placenta; KTTP: tempo de tromboplastina parcial ativado; TP: tempo de protrombina; US: ultrassonografia.

O objetivo primário do atendimento deve ser a estabilização cardiorrespiratória materna: o ABC do trauma (vias aéreas, respiração e circulação) deve ser seguido rigorosamente. Como o feto é vulnerável à hipóxia, não se deve retardar a intubação endotraqueal quando indicada, e toda gestante traumatizada deve receber oxigênio suplementar. Para a intubação endotraqueal deve-se utilizar um tubo com um diâmetro menor (com 0,5 a 1 mm a menos do que o utilizado para uma paciente do mesmo tamanho) devido a um pequeno edema que ocorre na traqueia da gestante. A saturação de O_2 deve ser mantida acima de 95%; caso esteja em nível menor, deve-se coletar gasometria arterial para avaliar a PaO_2, a qual, se mantida acima de 70 mmHg, garante boa oxigenação fetal. Se for realizada intubação traqueal, deve-se colocar um tubo nasogástrico ou orogástrico para descompressão gástrica e diminuição do risco continuado de aspiração pulmonar.[8]

Em caso de parada cardiorrespiratória (PCR), deve-se dar mais atenção às compressões torácicas do que à ventilação, pois esta ocorre durante os movimentos de massagem cardíaca.

Durante a reanimação cardiorrespiratória não se deve poupar a administração de fluidos, a fim de tentar garantir um débito cardíaco adequado e, por conseguinte, manter o débito placentário (cat. C). O uso de vasopressores, por sua vez, pode diminuir a perfusão placentária. Já desde o início do atendimento, o útero deve ser deslocado da sua posição sobre a veia cava inferior, para melhorar a perfusão materna e a resposta à reanimação.

Os equipamentos pneumáticos para contenção de hemorragia apresentam contraindicação relativa na gestação, pois são potencialmente lesivos ao feto no segundo e no terceiro trimestres. Caso seu uso seja necessário, deve-se inflar apenas o componente dos membros inferiores sem a abdominal, para não comprometer a circulação uteroplacentária.

Após, ou concomitantemente à abordagem primária, deve-se avaliar a altura uterina, idade gestacional e a viabilidade fetal (por exame físico ou ultrassonografia). Corticosteroides, para prevenção da doença da membrana hialina do neonato, devem ser administrados às pacientes em risco de nascimento pré-termo. Do mesmo modo, havendo iminência de nascimento pré-termo antes da 33ª semana de gravidez, o uso de sulfato de magnésio para neuroproteção do recém-nascido está indicado.

Exames complementares

A avaliação inicial deve incluir: hemograma completo, exame qualitativo de urina, eletrólitos, glicemia, tipagem sanguínea e provas cruzadas, provas de coagulação e pesquisa toxicológica. Hematúria macro ou microscópica sugere trauma pélvico.

A avaliação radiológica, incluindo raios X, ressonância magnética e tomografia computadorizada, não deve ser postergada por preocupação com o estado fetal. Nenhum procedimento diagnóstico isoladamente oferece radiação suficiente para comprometer o embrião ou feto em desenvolvimento, principalmente após a segunda metade da gestação.

Reanimação cardiorrespiratória da gestante

A primeira atitude frente a uma parada cardíaca é chamar auxílio para enfrentar a situação. Uma equipe bem treinada faz diferença no sucesso da sua reversão. Estimula-se que toda a equipe de atendimento da maternidade realize treinamentos periódicos para que saiba como agir nesse momento crucial. As principais causas de parada cardiorrespiratória na gestante podem ser visualizadas na Tabela 1.

O tórax da gestante apresenta complacência reduzida, o que pode dificultar a compressão torácica externa. O local para a massagem cardíaca na gestante é um pouco mais acima do que na paciente não gestante, devido à elevação do diafragma. A massagem cardíaca em posição

TABELA 1 Principais causas de parada cardiorrespiratória em gestantes

- Intoxicação por sulfato de Mg: overdose
  iatrogênica ou em pacientes oligúricas:
  Antídoto: Gliconato de cálcio 1 ampola (1 g)
- Eclâmpsia
- Acidente anestésico
- Choque séptico
- Complicações de uso de tocolíticos
  (betamiméticos)
- Embolia pulmonar e AVC isquêmico
- Embolia amniótica
- Síndrome coronariana aguda
- Dissecção da aorta
- Trauma e overdose de drogas

supina pode não ser efetiva após a segunda metade da gestação pela compressão aorto-cava, o que reduz significativamente o débito cardíaco. A paciente poderá ser posicionada lateralmente em 15 a 30 graus à esquerda para facilitar o retorno venoso durante a massagem. Na eventualidade da necessidade do uso dos vasopressores, estes serão utilizados nas mesmas doses da não gestante. Caso haja necessidade de desfibrilador, as indicações e potências serão às mesmas usadas fora da gestação. Se a paciente estiver utilizando monitorização cardíaca fetal, esta deverá ser desinstalada devido ao risco de queimaduras. Deve ser lembrado que uma causa de parada cardíaca na gestante pode ser a intoxicação por sulfato de magnésio e que o seu antídoto é o gliconato de cálcio. Proceder à cesariana antes ou mesmo durante a massagem cardíaca pode ser importante para melhorar a resposta desta, pois o esvaziamento uterino alivia a compressão aorto-cava e melhora a capacidade ventilatória (alivia a compressão do diafragma) e o retorno venoso na gestante (ver Figura 2).

Cesariana de emergência

A cesariana de emergência está indicada se houver iminência de morte materna, se não houver sucesso na reanimação cardiorrespira-tória após cinco minutos ou após a estabilização materna, se houver traçado cardiotocográfico não tranquilizador (MAP categoria 3). Também pode ser necessária durante a laparotomia exploradora, visando melhor abordagem das estruturas abdominais e pélvicas. Na cesariana *perimortem* a melhor sobrevida materna e fetal ocorre quando o procedimento é iniciado em até quatro minutos após a parada cardíaca materna (cat. C). Esse critério foi adotado pela American Heart Association tendo em vista que:

1. Lesão cerebral irreversível pode ocorrer após seis minutos de anóxia, em pacientes não grávidas, sendo este tempo menor em gestantes.
2. Se a altura uterina está a mais de quatro polpas digitais acima da cicatriz umbilical, as manobras de reanimação, até então ineficazes (visto que, mesmo quando realizadas adequadamente, fornecem apenas 30% do débito cardíaco necessário), poderão surtir efeito com o esvaziamento uterino, devido à descompressão aorto-cava.
3. A chance de dano fetal aumenta com o maior tempo entre a morte materna e o nascimento.

Nessas situações, a técnica a ser utilizada na cesariana deve ser a laparotomia mediana longitudinal infraumbilical, em todos os planos abdominais.

Em uma série de casos, 12/25 (48%) fetos vivos nasceram em até cinco minutos de parada cardíaca materna, nove dos quais sob condições ideais e sem sequelas neurológicas. Seis dos 25 (24%) nasceram entre 6 e 15 minutos após a parada cardíaca, três deles com sequelas neurológicas. Embora os dados sejam limitados e sujeitos a vieses, relatos de casos e pequenas séries são os únicos dados disponíveis sobre o assunto.[7]

O objetivo da cesariana de emergência é primordialmente melhorar a *performance* da reanimação cardíaca materna e secundariamente a sobrevida do recém-nascido (Tabela 2).

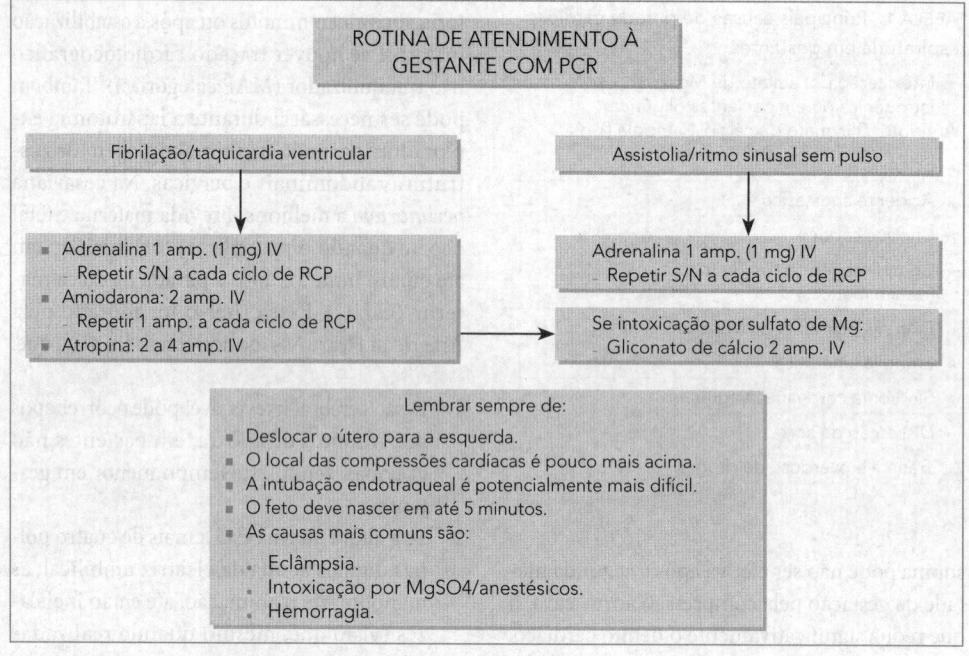

FIGURA 2   Atendimento à PCR em gestante.

TABELA 2   Decisões a serem tomadas nas cesarianas por PCR

- Idade gestacional:
  < 20 semanas: não realizar cesariana de emergência
  21-24 semanas: realizar cesariana de emergência para permitir ressuscitação adequada da mãe
  > 24 semanas: realizar cesariana de emergência para salvar a mãe e o feto

- Características da PCR que melhoram a chance do recém-nascido:
  Intervalo curto entre a PCR e o nascimento
  Hipóxia não prolongada antes da PCR
  Ausência ou mínimos sinais de SFA antes da PCR
  Esforços agressivos e efetivos de ressuscitação materna
  Cesariana feita em um hospital com UTI neonatal

Cesariana por indicação fetal deve ser evitada em gestações nas quais o feto ainda não seja viável, embora este seja um critério, às vezes, difícil de estabelecer.

Laparotomia exploradora e procedimentos cirúrgicos

Caso seja necessária uma cirurgia não obstétrica, deve-se manter adequada oxigenação e perfusão maternas. As decisões cirúrgicas devem ser baseadas no tipo de lesão e na avaliação do estado materno e fetal. O lavado peritoneal diagnóstico pode ser realizado em qualquer fase da gestação, através de incisão supraumbilical. Se necessário, o dreno de tórax deverá ser posicionado um ou dois espaços intercostais acima do habitual, por causa da elevação do diafragma presente na gestação.

A laparotomia não implica, obrigatoriamente, histerotomia e extração fetal. Estas apenas devem ser realizadas se o feto for viável ou se forem necessárias para melhor abordagem das lesões, ou se houver lesão uterina ou risco iminente de coagulopatia, quando é prudente e benéfica para a mãe, mesmo que o feto não seja viável. Em casos de conhecida morte fetal, o parto vaginal após a laparotomia é uma opção adequada, a menos que haja lesão uterina, ou descolamento de placenta com coagulopatia.

ABORDAGEM OBSTÉTRICA

Depois de estabilizada a paciente, deve-se realizar um exame físico pélvico e obstétrico mais minucioso: avaliar a presença de equimoses recentes e antigas (estas últimas podendo estar relacionadas à agressão interpessoal); realizar exame especular para avaliar lesões pélvicas, ruptura de membranas amnióticas, lesões vaginais. Um exame ultrassonográfico deve ser feito para documentar o estado fetal, a idade gestacional e a apresentação do feto (Figura 3).

A maioria das pacientes que apresenta desfecho obstétrico desfavorável tem sintomas como sangramento vaginal, contrações ou dor abdominal persistente.

- *Ruptura uterina:* tanto o trauma penetrante como o contuso podem causar ruptura uterina. Os sinais e sintomas incluem choque, cardiotocografia não reativa ou morte fetal, hipertonia uterina, irritação peritoneal ou sangramento vaginal.
- *Trauma penetrante:* ferimentos por arma de fogo são mais comuns do que por arma branca na gestação, e a mortalidade em gestantes é menor do que em não gestantes, provavelmente, devido às mudanças anatômicas. Como o útero desloca cranialmente o intestino, a lesão desse órgão é mais comum em traumas do abdome superior; já se o trauma ocorrer no abdome inferior, há maior chance de lesão uterina e fetal.
- *Descolamento prematuro da placenta (DPP):* a placenta é um órgão não elástico, aderido a outro órgão elástico, o útero. Os movimentos de aceleração-desaceleração provocados pelo trauma podem deformar o útero e descolar a placenta prematuramente do seu sí-

tio de implantação. Esse processo independe da localização da placenta. A incidência dessa importante complicação após o trauma varia, mas é inequivocamente maior do que na população obstétrica em geral. Em uma grande série de casos, Schiff e Holt[14] verificaram que as frequências relatadas após um acidente automobilístico com danos graves, não graves e ausentes foram de 13%, 7,4% e 8,5%, respectivamente. Entretanto, a taxa pode chegar a 40-65% em mulheres com trauma abdominal grave.[5] A presença de trauma abdominal importante, sangramento vaginal e hipertonia uterina são fortemente indicativos de DPP, o que requer monitorização fetal e avaliação laboratorial (plaquetas, fibrinogênio). Mais da metade das perdas fetais acontece em traumas pequenos, visto que estes são muito mais frequentes. A ultrassonografia é útil para avaliar a presença de DPP: embora a sua sensibilidade seja pequena para tal diagnóstico, se, na paciente que sofreu trauma, for visualizado um coágulo, o seu valor preditivo positivo para descolamento durante o trabalho de parto é alto, sinalizando que o volume do coágulo sob a placenta é grande o suficiente para ser visto pelo exame. A ausência de imagem de coágulo placentário na ecografia não exclui diagnóstico de DPP quando há suspeita clínica.

Em gestações com trauma abdominal e feto viável, deve-se fazer monitorização fetal e uterina contínuas, com ausculta fetal e tocodinamômetro externo, para registrar contrações prematuras e sinais de condição fetal não tranquilizadora. A importância dessa avaliação está no seu alto valor preditivo negativo para descolamento de placenta. O estudo de Connolly et al.[3] mostrou ausência de eventos adversos diretos relacionados ao trauma quando a monitorização era normal e não havia sinais de alerta (sangramento, dor abdominal), com valor preditivo negativo de 100%. Ao contrário, a presença de alterações na monitorização ou de sinais de alerta não foi preditora nem de parto prematuro nem de desfechos gestacionais adversos (sensibilidade de 52% e especificidade de 48%).

O tempo que a paciente deve ficar em observação varia de 4 a 48 horas. A razão para observação está no risco de descolamento tardio da placenta, que é muito baixo, mas já foi relatado em até seis dias após o evento traumático.[9]

As gestantes com trauma e feto viável devem ser monitorizadas por cardiotocografia por, no mínimo, quatro horas (cat. B). Após esse período, se a sua condição clínica permitir e os critérios a seguir forem preenchidos, a paciente pode ser liberada:

1. Menos de uma contração a cada 10 minutos.
2. Ausência de sangramento vaginal.
3. Ausência de dor abdominal.
4. Traçado cardiotocográfico reativo.

Por outro lado, a monitorização deve ser continuada por 24 horas se houver algum dos seguintes achados: contusão abdominal ou outras lesões, contrações regulares, sangramento vaginal, traçado cardiotocográfico não tranquilizador, dor abdominal, sensibilidade uterina aumentada, suspeita de coagulopatia. A paciente não deve ser liberada até que se tenha certeza de que ela não apresenta DPP ou trabalho de parto prematuro.

- *Transfusão materno-fetal:* tem sido relatada em 2,6 a 30% dos casos de trauma na gestação.[2] É mais comum em pacientes com placenta anterior. As complicações incluem anemia e morte fetal, e aloimunização materna. A presença de hemorragia pode ser avaliada pelo teste de Kleihauer-Betke, que mede o

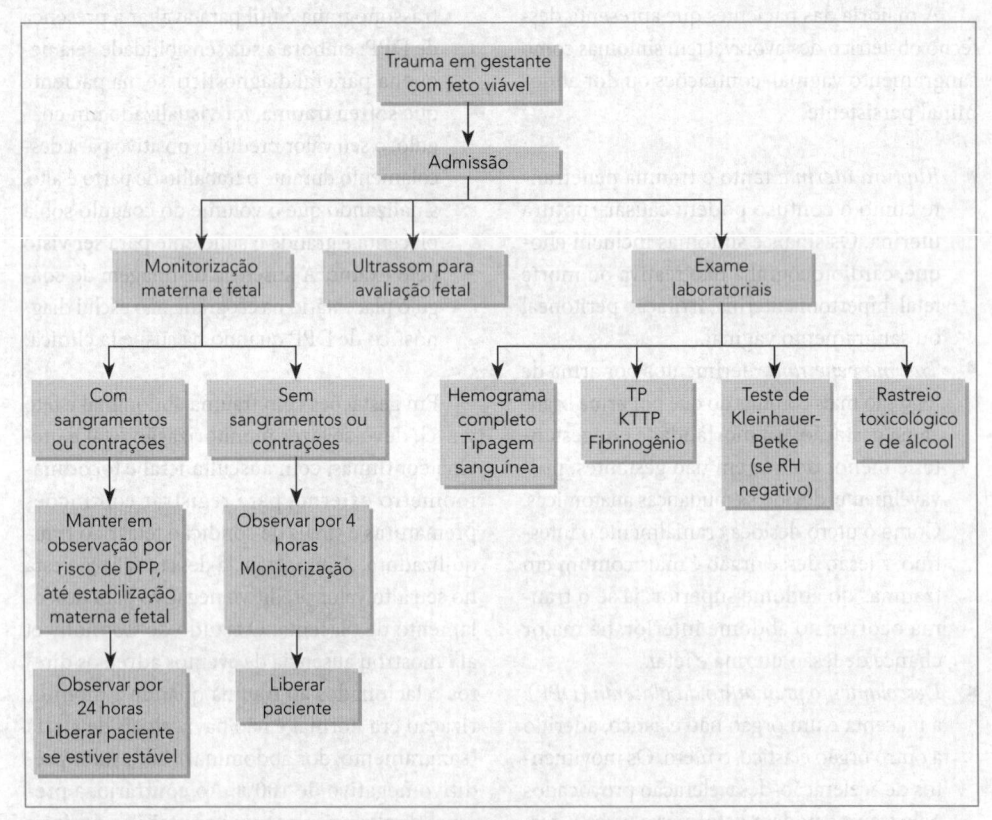

FIGURA 3 Fluxograma de monitorização materno-fetal após trauma em gestantes com fetos viáveis.
DPP: descolamento prematuro de placenta; KTTP: tempo de tromboplastina parcial ativado; TP: tempo de protrombina.

percentual de hemácias maternas que contém hemoglobina fetal. Alguns autores recomendam que o teste seja realizado rotineiramente após o trauma abdominal, relatando uma frequência de até 47% de transfusão feto-materna em pacientes com placenta anterior; outros só encontraram benefício em pacientes com fator Rh negativo, não recomendando sua realização rotineira.[1]

A administração de imunoglobulina anti-Rh em dose padrão está recomendada para todas as pacientes com fator Rh negativo, vítimas de trauma abdominal, ainda não sensibilizadas. Doses adicionais podem ser necessárias em casos de grande hemorragia com transfusão feto-materna confirmada por teste de Kleihauer-Betke.

MacArthur et al.[10] descreveram uma abordagem padronizada do trauma na gestante, integrada com o *advanced trauma life support* (ATLS), em um esforço para criar uma experiência mais colaborativa e sistematizada (Figura 4). O processo visa implementar as melhores práticas e atitudes colaborativas entre as equipes de trauma e de obstetrícia.

PROGNÓSTICO

O trauma durante a gestação pode resultar em morte ou dano tanto materno como fetal, complicar a gestação, além de poder resultar em todas as complicações que acontecem em pacientes não grávidas. A mortalidade da mulher não é maior na gestação. Fatores que estão relacionados com mau prognóstico fetal incluem: hipotensão materna, traçado cardiotocográfico não reativo, trauma uterino ou fetal diretos e coma materno. Traumas menores resultam em perda fetal em menos de 5% dos casos.

De 14 a 25% das grávidas admitidas no hospital por trauma evoluem para parto na mesma internação. Um estudo com dados da Califórnia mostrou que mesmo mulheres que não tiveram parto na mesma internação do atendimento ao trauma, e o fizeram em internação subsequente, apresentaram maior taxa de prematuridade, baixo peso ao nascimento ou descolamento de placenta. Os autores acreditam que os eventos adversos tardios se devam a algum descolamento placentário crônico subclínico.[4]

Outro estudo avaliou o risco de eventos adversos na gestação após acidentes automobilísticos no estado de Washington, de 1989 a 2001. Os autores compararam 84 gestantes gravemente feridas, 309 não gravemente feridas e 189 não feridas com gestantes que não foram hospitalizadas por acidente automobilístico (n = 17.274). Embora 83% das gestantes tenham sido hospitalizadas e liberadas sem ter partos, elas ainda apresentaram maior risco para eventos adversos quando comparadas àquelas que não sofreram trauma.[14]

AÇÕES PREVENTIVAS DO TRAUMA E DE SUAS COMPLICAÇÕES

- *Acidentes automobilísticos:* o aconselhamento por parte do obstetra para uso correto do cinto de segurança pode ter impacto importante na segurança do feto e da gestante: um estudo mostrou que, após a orientação no pré-natal, a adesão ao uso aumentou de 71% para 92%, e o posicionamento correto do cinto, de 65% para 83%.[13] Estima-se que cerca de 30% das gestantes não usem adequadamente o cinto de segurança. A taxa de mortalidade materna na ausência de uso do cinto é superior a 33%, caindo para 5% com o uso adequado; a chance de morte fetal, por sua vez, é três vezes maior sem o uso o cinto. O posicionamento adequado do cinto deve ser: faixa horizontal sobre os ossos pélvicos e faixa transversal passando por cima do abdome, entre as mamas e sobre a porção média da clavícula (cat. B) (Figura 5). O uso de *air bag* também mostrou redução das lesões nas gestantes.[12]

É obrigação do pré-natalista informar às gestantes que trafegar em motocicletas é absolutamente contraindicado, frente ao grande risco de trauma e perda fetal.

Checklist do trauma materno-fetal

Equipe de Trauma	Equipe de Obstetrícia

Antes da paciente chegar (se possível)

☐ Notificar a Obstetrícia e compartilhar detalhes conhecidos do evento
☐ Verificar se o leito obstétrico de trauma está pronto
☐ Certificar-se de que um ultrassom esteja disponível

☐ Apresentar a equipe de Obstetrícia à equipe de Trauma
☐ Discutir com a equipe de Obstetrícia o papel de cada um
☐ Colocar o monitor fetal junto ao leito

Avaliação primária

☐ Via aérea: via aérea e coluna cervical seguras
☐ Respiração: suplementar O_2 se necessário
☐ Circulação: acesso IV, pulsos distais
☐ Sequelas: GCS, tamanho e resposta pupilar
☐ Exposição/ambiente: cobertor térmico
☐ Ressuscitação se necessário

☐ Garantir o deslocamento do útero para a esquerda
☐ Observar à beira o leito (estado mental, perdas líquidas, sangramentos, dor abdominal)

Abordagem simultânea

☐ Considerar avaliação US focada em trauma (FAST) ou lavagem peritoneal diagnóstica
☐ Considerar testes laboratoriais (gasometria, lactato)
☐ Considerar imagem à beira do leito (tórax, pelve)

☐ US fetal

Número: 1/2/3+
Posição: cefálico/pélvico/transverso
Placenta: segmentar/fúndica/anterior/posterior
Volume LA: normal/baixo/alto
Atividade cardíaca: normal/anormal/ausente
Comprimento fêmur ____ cm (> 4 cm = viável)

Avaliação secundária

☐ Exame da cabeça aos pés
   ☐ Cabeça
   ☐ Coluna cervical
   ☐ Pescoço
   ☐ Tórax
   ☐ Abdome
   ☐ Coluna lombar
   ☐ Pelve
   ☐ Membros inferiores
   ☐ Membros superiores
☐ Histórico: alergias, medicações, passado mórbido, cirurgias, última refeição, eventos que levem a dano

☐ Iniciar CTG após exame da coluna e do abdome
☐ História focada
   Complicações da gestação
   História obstétrica e dados do pré-natal
   Avaliação da IG e data provável do parto
   Perda líquida, sangramento, contratilidade e movimentação fetal

Abordagem simultânea

☐ Considerar TC ou RX

☐ CTG por 6 h ou por 24 h se contratilidade uterina presente
☐ Testes laboratoriais para DPP (hemograma, fibrinogênio, Kleihauer-Betke, tipagem e prova cruzada)
☐ Dar IG anti-Rh se Rh negativa
☐ US obstétrico: placenta, peso fetal estimado, ILA
☐ Obter os dados da carteira de pré-natal

Discussão complementar

☐ Determinar se laparotomia exploradora ou cesariana serão feitas e quem serão os responsáveis pela execução
☐ Fazer resumo dos achados e o plano inicial de cuidados, incluindo a concordância imediata da paciente
☐ Trocar as informações com os contatos e atualizar ambas as equipes sobre qualquer mudança nos estados da mãe e do feto

FIGURA 4 *Checklist* do trauma na gestante.
CTG: cardiotocografia; GCS: escala de Glasgow e coma; DPP: descolamento prematuro da placenta; IG: idade gestacional; ILA: índice de líquido amniótico; TC: tomografia computadorizada; US: ultrassonografia.
Fonte: adaptada de MacArthur et al., 2019.[10]

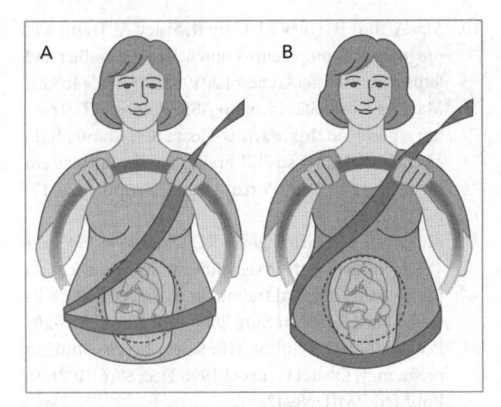

FIGURA 5 (A) Uso inadequado do cinto de segurança, mostrando a colocação sobre o abdome. (B) Uso adequado do cinto de segurança, com a faixa horizontal abaixo do abdome.

- *Agressões:* a violência doméstica nem sempre pode ser prevenida; no entanto, como morrerão muitas gestantes em função desse tipo de trauma, cabe ao médico ser cuidadoso no rastreio e aconselhamento, além de fornecer informações sobre programas de assistência à vítima de agressão.
- *Suicídios:* estar atento aos sintomas de depressão, referindo a gestante a serviços de apoio e tratamento adequado, pode ajudar a diminuir as taxas de suicídio.
- *Fraturas:* são as lesões mais comuns em gestantes hospitalizadas. As mais letais são as fraturas pélvicas. O uso do cinto de segurança, medidas de precaução e, talvez, suplementação de cálcio em mulheres de mais de 35 anos de idade podem ser benéficos. Deve-se fazer profilaxia para trombose em todas as gestantes com fraturas, visto que o risco é nove vezes maior nestas pacientes.
- *Efeitos de longo prazo:* o acompanhamento das mulheres com trauma durante a gestação é importante, embora não haja uma rotina de como deva ser realizado. Como os principais eventos são a prematuridade, o baixo peso ao nascer e o descolamento de placenta, esquemas que compreendam ultrassonografias seriadas para avaliação do crescimento fetal, além de parto em centro terciário, parecem ser ações importantes.

O desenvolvimento de sistemas de notificação padronizados, legislação e fiscalização da segurança dos veículos, observação adequada da paciente após o trauma e desenvolvimento de escores de trauma para uso específico na gravidez podem auxiliar em medidas preventivas futuras.

CONSIDERAÇÕES FINAIS

1. Qualquer tratamento necessário para a manutenção ou recuperação da saúde materna deve ser executado, mesmo que a intervenção seja potencialmente nociva para o feto.
2. O objetivo primário do atendimento deve ser a estabilização cardiorrespiratória materna: o ABC do trauma (vias aéreas, respiração e circulação) deve ser seguido rigorosamente.
3. Na cesariana *perimortem*, a melhor sobrevida materna e fetal ocorre quando o procedimento é iniciado em até quatro minutos após a parada cardíaca materna (cat. C)
4. Em gestações com trauma abdominal e feto viável, deve-se fazer monitorização fetal e uterina contínuas, com ausculta fetal e tocodinamômetro externo, para registrar contrações prematuras e sinais de condição fetal não tranquilizadora.

REFERÊNCIAS BIBLIOGRÁFICAS

1. Cahill AG, Bastek JA, Stamilio DM, Odibo AO, Stevens E, Macones GA. Minor trauma in pregnancy – is the evaluation unwarranted? American Journal of Obstetrics and Gynecology 2008 Feb; 198(2):208 e1-5. PubMed PMID: 18226625.
2. Chames MC, Pearlman MD. Trauma during pregnancy: outcomes and clinical management. Clinical Obstetrics and Gynecology 2008 Jun; 51(2):398-408. PubMed PMID: 18463469.
3. Connolly AM, Katz VL, Bash KL, McMahon MJ, Hansen WF. Trauma and pregnancy. American Journal of Perinatology 1997 Jul; 14(6):331-6. PubMed PMID: 9217953.

4. El Kady D, Gilbert WM, Xing G, Smith LH. Maternal and neonatal outcomes of assaults during pregnancy. Obstetrics Gynecol 2005 Feb; 105(2):357-63. PubMed PMID: 15684165.

5. Esposito TJ. Trauma during pregnancy. Emergency Medicine Clinics of North America 1994 Feb; 12(1):167-99. PubMed PMID: 8306931.

6. Huls CK, Detlefs C. Trauma in pregnancy. Semin Perinatol 2018; 42(1):13-20.

7. Katz V, Balderston K, DeFreest M. Perimortem cesarean delivery: were our assumptions correct? American Journal of Obstetrics and Gynecology 2005 Jun; 192(6):1916-20; discussion 20-1. PubMed PMID: 15970850.

8. Kilpatricks S. Initial evaluation and management of pregnant women with major trauma. UpToDate 2019 Oct. 10.

9. Lavin JP, Jr., Miodovnik M. Delayed abruption after maternal trauma as a result of an automobile accident. The Journal of Reproductive Medicine 1981 Dec; 26(12):621-4. PubMed PMID: 7320992.

10. MacArthur B, Foley M, Gray K, Sisley A. Trauma in pregnancy: a compreensive aproach to the mother and fetus. Am J Obstet Gynecol 2019; 220(5):465-468.e1.

11. Martins-Costa SH, Picoloto ASB, Ramos JGL. Trauma e gestação. In: Martins-Costa SH, Ramos JGL, Magalhães JA, Passos EP, Freitas F (ed). Rotinas em obstetrícia 1. 7.ed. Porto Alegre: Grupo A, 2017. p.799-810.

12. Murphy RX Jr, Birmingham KL, Okunski WJ, Wasser T. The influence of airbag and restraining devices on the patterns of facial trauma in motor vehicle collisions. Plast Reconstr Surg 2000 Feb; 105(2):516-20.

13. Pearlman MD, Phillips ME. Safety belt use during pregnancy. Obstet Gynecol 1996 Dec; 88(6):1026-9. PubMed PMID: 8942847.

14. Schiff MA, Holt VL. Pregnancy outcomes following hospitalization for motor vehicle crashes in Washington State from 1989 to 2001. Am J Epidemiol 2005 Mar 15; 161(6):503-10. PubMed PMID: 15746466.

CAPÍTULO 94

Urgências e emergências na assistência ao parto

Roseli Mieko Yamamoto Nomura

Na assistência ao parto, eventos ominosos podem ocorrer, exigindo pronta atuação do obstetra; caso contrário haverá risco à saúde materna ou fetal. O sucesso dependerá do correto manejo frente às situações de urgência ou emergência. Neste capítulo, serão abordadas as principais urgências e emergências na assistência ao parto.

PARTO VAGINAL OPERATÓRIO

O parto vaginal operatório é indicado quando é necessário utilizar instrumentos para promover o desprendimento cefálico: o fórcipe ou o vácuo extrator. Na prática obstétrica, é cada vez menos frequente o uso desses instrumentos. Nos Estados Unidos, o parto vaginal operatório é realizado em torno de 3% de todos os partos, sendo o fórcipe utilizado em 0,5% e o vácuo em 2,6% dos partos vaginais.[1]

Fórcipe obstétrico

Os fórcipes mais utilizados na prática obstétrica são os de Simpson-Braun, Kielland e Piper (Figura 1), que executam as seguintes ações: preensão, rotação e tração da cabeça fetal no momento do parto.[2] É essencial verificar as condições de aplicabilidade do fórcipe: dilatação total do colo; ausência de desproporção cefalo-

pélvica; membranas rotas; feto vivo, cabeça no plano +3/+4 de De Lee (fórcipe baixo). Atualmente, não se justifica a aplicação do fórcipe alto (acima do plano zero) ou médio (plano zero ou +1). Excepcionalmente, o fórcipe médio baixo (plano +2 e biparietal no plano zero) pode ser indicado, desde que o obstetra seja experiente nesse procedimento.

O fórcipe baixo, aplicado com o feto em variedade occipitopúbica (OP), chama-se fórcipe de alívio, pois abrevia o período expulsivo. O American College of Obstetricians and Gynecologists (ACOG) tem preconizado que os fórcipes baixos realizados em variedades oblíquas anteriores (OEA ou ODA) sejam denominados fórcipe de saída.[3]

São consideradas indicações para o fórcipe: exaustão materna, sofrimento fetal agudo, distocia de rotação e cabeça derradeira encravada. Na Universidade Federal de São Paulo (Unifesp), é preconizado o fórcipe de Simpson-Braun para o alívio materno-fetal e nas variedades oblíquas, anteriores ou posteriores; para as variedades transversas e posteriores, o Kielland, por cursarem com assinclitismo. O fórcipe de Piper é utilizado na cabeça derradeira encravada no parto pélvico vaginal.

Na aplicação do fórcipe, é essencial que a pega parietomalar esteja apropriada (Figura 2). Os transvios verticais ou horizontais podem

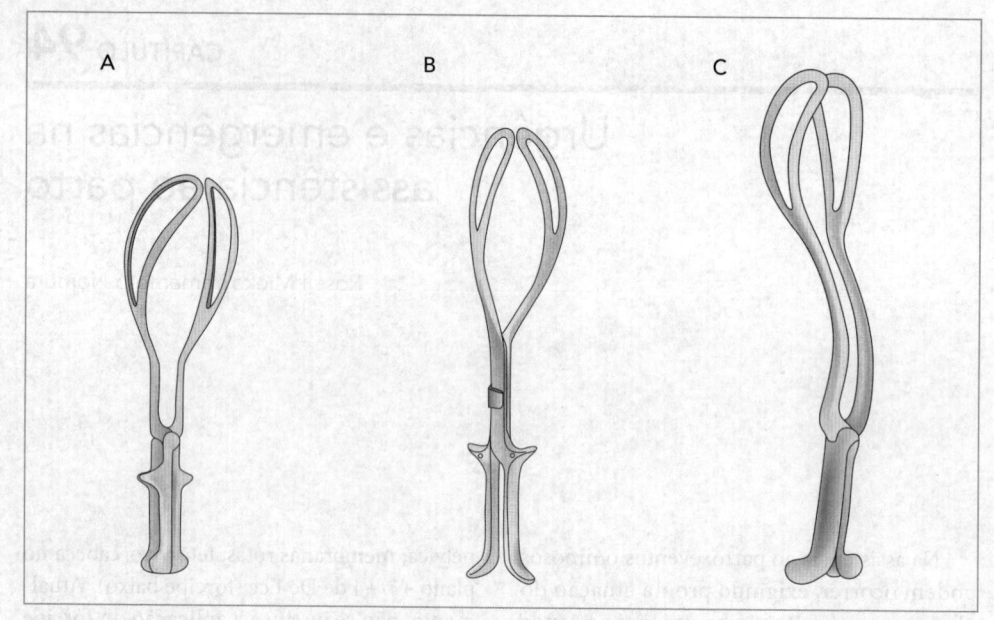

FIGURA 1 Tipos de fórcipe: Simpson-Braun (A), Kielland (B) e Piper (C).

levar a traumas fetais. Portanto, a verificação da pega é passo essencial após a locação e articulação das colheres. Outras complicações incluem: traumas maternos, como lacerações do canal de parto, ou fetais, como céfalo-hematoma, fraturas de crânio, hemorragias cerebrais, lesões oftálmicas, auriculares ou do pescoço. Na falha em tentativa do uso do fórcipe, deve-se optar pela via alta, pela cesárea de emergência.

Os princípios básicos da aplicação do fórcipe são os mesmos qualquer que seja a variedade, devendo obedecer a uma determinada sequência de movimentos. Na aplicação do fórcipe de Simpson-Braun, na variedade OP, os princípios a serem seguidos são:

- Apresentação espacial do fórceps à vulva: posicionar na forma que ficará depois da preensão e articulação dos ramos.
- Colocação do primeiro ramo (Figura 3A): nesta variedade, a primeira colher a ser colocada é sempre a esquerda, para evitar o descruzamento dos cabos. Tendo como guia a mão direita, inicialmente colocar na fúrcula, e girar o cabo para a direita (Figura 3B).

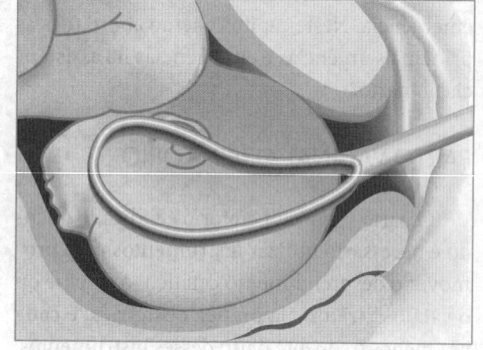

FIGURA 2 Pega parietomalar na aplicação do fórcipe de Simpson-Braun.

- Colocação do segundo ramo: colocação da colher direita, tendo como guia a mão esquerda (Figura 3C), inicialmente colocar na fúrcula, e girar o cabo para a esquerda.
- Articulação dos ramos (Figura 3D).
- Confirmação da pega.
- Tração, descontínua e ritmada, em "J", seguindo a curvatura do canal de parto, até o hipomóclio.
- Desarticulação e retirada das colheres na ordem inversa de sua colocação.

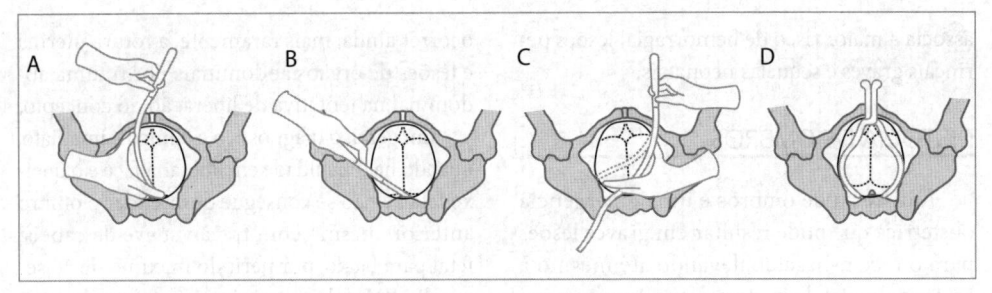

FIGURA 3 Aplicação do fórcipe de Simpson-Braun na variedade OP: colocação do primeiro ramo esquerdo (A e B); colocação do segundo ramo direito (C) e articulação dos ramos (D).

Vácuo extrator

O vácuo extrator, uma alternativa ao uso do fórcipe, é um dispositivo com uma ventosa acoplada a uma fonte de vácuo e com uma alça, que é usada para aplicar tração à ventosa (Figura 4). A tração é aplicada à cabeça do feto ao longo do eixo do canal de parto.

Deve ser utilizado apenas em variedades anteriores, próximas a occipitopúbica. A rotação do polo cefálico é secundária à extração fetal. O instrumento não possibilita manobras de rotação amplas, sob o risco de lacerações no couro cabeludo graves. Em geral, o vácuo é menos traumático para a mãe e o fórcipe menos traumático para o feto.

A colocação correta da ventosa é um dos principais determinantes do sucesso na vácuo-extração. O "ponto de flexão" (Figura 5) é o local no couro cabeludo fetal sobre o qual o centro da ventosa deve ser colocado. O ponto de flexão está na sutura sagital, 3 cm anterior à fontanela posterior.

O vácuo tem aplicação mais fácil, impõe menos força sobre a cabeça fetal, e pode ser utilizado com menos anestesia materna quando comparado ao fórcipe. Em geral, resulta em menor traumatismo materno dos tecidos perineais. Entretanto, pode haver escape do dispositivo do vácuo na extração difícil, o que não ocorre com o fórcipe.[4] Ao ocorrer o terceiro escape, é indicado mudar a via de parto para a cesárea. É recomendado não utilizar os instrumentos (vácuo extrator e fórcipe) de forma sequencial, pois se

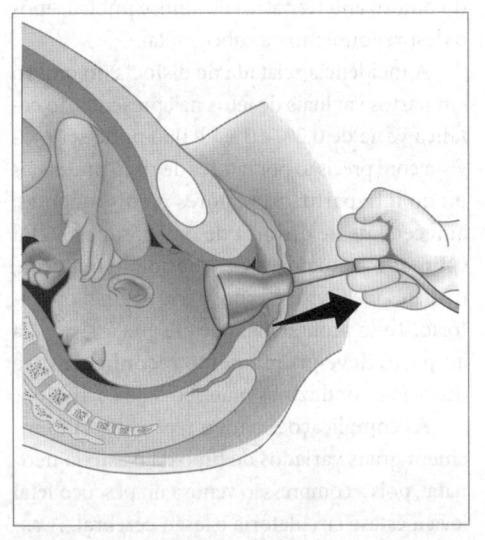

FIGURA 4 Aplicação do vácuo extrator.

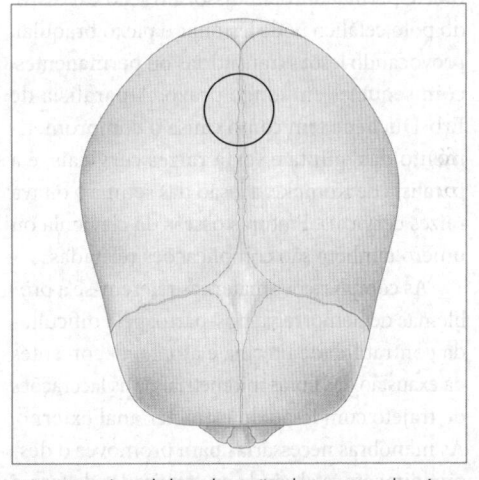

FIGURA 5 Local de colocação da ventosa do vácuo extrator (ponto de flexão).

associa a maior risco de hemorragia, lesões perineais graves e sequelas neonatais.[5]

DISTOCIA DE OMBROS

A distocia de ombros é uma emergência obstétrica que pode resultar em graves lesões para o recém-nascido, levando até mesmo à morte neonatal, bem como complicações maternas. É definida como o encravamento das espáduas no desprendimento fetal, com fixação do ombro anterior atrás da sínfise púbica, após o desprendimento da cabeça fetal.

A incidência relatada de distocia do ombro em partos vaginais de fetos na apresentação cefálica varia de 0,2% a 3%,[6] e não pode ser prevista com precisão por fatores de risco pré-natais ou no intraparto.[7] São fatores predisponentes: antecedente de distocia de ombros, peso fetal estimado acima de 4 kg, obesidade materna, diabetes *mellitus* materno, parto vaginal operatório. Todo profissional que atua na assistência ao parto deve prontamente reconhecer essa distocia e conduzir as manobras de correção.

As complicações para o recém-nascido incluem graus variados de hipóxia e asfixia neonatal, pois a compressão venosa no pescoço fetal leva à estase circulatória e lesão cerebral. A asfixia fetal é de rápida instalação e pode levar à morte perinatal. Além disso, a tração excessiva do polo cefálico pode lesionar o plexo braquial, provocando lesões transitórias ou permanentes, com sequelas em longo prazo. A paralisia de Erb-Duchene tem como causa o comprometimento das quinta e sexta raízes cervicais, e a paralisia de Kumpke, a lesão das sétima e oitava raízes cervicais. Fraturas ósseas da clavícula ou úmero também são complicações relatadas.

As complicações maternas referem-se a problemas de hemorragia pós-parto, pela dificultada contratilidade uterina e atonia, decorrentes da exaustão das fibras miometriais, e as lacerações de trajeto com lesão do esfíncter anal externo. As manobras necessárias para promover o desprendimento fetal, ainda que realizadas de forma apropriada, favorecem as lesões perineais. Podem

ocorrer ainda, mais raramente, a rotura uterina e lesões de órgãos abdominais por trauma abdominal na tentativa de liberação do concepto.

Em geral, o diagnóstico é clínico e imediato, quando há dificuldade em liberar a face e o queixo fetal, e não se consegue desprender o ombro anterior, mesmo com tração suave da cabeça fetal para baixo, por período máximo de 60 segundos.[8] Um dos sinais iniciais é quando a cabeça fetal se retrai após o seu desprendimento (sinal da tartaruga), pela tração reversa do ombro fetal emperrado atrás da sínfise púbica.

A conduta obstétrica consiste em promover o desprendimento seguro do ovoide córmico, antes que a asfixia fetal se instale. As intervenções buscam desprender os ombros em, no máximo, cinco a seis minutos, para reduzir o risco de sequelas para o neonato. Diagnosticada a distocia de ombro, manobras obstétricas devem ser realizadas para promover o desprendimento da cintura escapular.[9]

São adotados mnemônicos para as manobras de correção da distocia de ombro. Um deles, muito divulgado no Brasil, é o ALEERTA (Tabela 1), segundo recomendação da Academia Americana de Médicos da Família, através do Advanced Life Support in Obstetrics (ALSO)[10], com a seguinte interpretação:

TABELA 1 Significado do mnemônico ALEERTA para o manejo da distocia de ombros

A	Alerta, pedir ajuda
L	Levantar as pernas (McRoberts)
E	Externa (pressão suprapúbica)
E	Episiotomia (considerar o procedimento)
R	Remover o braço posterior (manobra de Jacquemier)
T	Toque vaginal (para realização de manobras internas)
A	Alterar a posição para quatro apoios (posição de Gaskin)

Assim que há suspeita da distocia de ombro, de imediato deve-se pedir ajuda, assegurando-se, minimamente, a presença de obstetra, enfermeiro, anestesista e neonatologista. A paciente deve ser colocada em posição adequada para as manobras de correção, trazendo-se o quadril para a beira do leito.

Preconiza-se iniciar com as manobras externas (Figura 6 – manobra de McRoberts e pressão suprapúbica ou Rubin I), por serem mais fáceis e não invasivas.[11] A manobra de McRoberts consiste em flexionar, de forma acentuada, as pernas sobre as coxas e abdome, com abdução. A taxa de sucesso relatada é de 40 a 90%. Essa manobra promove uma rotação da pelve materna e aumenta os diâmetros anteroposteriores. Em geral, essa manobra é realizada em conjunto com a pressão externa suprapúbica, efetuada por um assistente, por 30 a 60 segundos, de forma contínua e/ou intermitente, no sentido do dorso fetal para a frente. Tem como objetivo reduzir o diâmetro bissacromial ao aplicar pressão sobre a face posterior do ombro fetal, emperrado atrás da sínfise púbica.

Caso não haja sucesso com as manobras externas, preconiza-se realizar as manobras internas. Nesse ponto deve ser reavaliada a necessidade de ampliar o canal vaginal pela episiotomia, caso não tenha sido ainda efetuada.

Uma das manobras internas é a de Jacquemier, que consiste em remover o braço posterior. Deve-se localizar o braço posterior e retirá-lo flexionando o cotovelo e passando o braço pelo tórax fetal. A complicação mais associada é a fratura do úmero.

Outras manobras internas incluem as rotacionais: Rubin II, que consiste em aplicar pressão com dois dedos na região posterior do ombro anterior do feto e procurar desemperrá-lo; Woods, aplicar pressão com dois dedos na região anterior do ombro posterior do feto e tentar rodar; e Woods reverso: aplicar pressão com dois dedos na região posterior do ombro posterior, procurando rodar o biacromial em sentido contrário.

Quando não se obtém sucesso com as manobras anteriores, é preconizado alterar a posição da paciente para a de quatro apoios (Gaskin), que facilita o acesso ao ombro posterior para as manobras internas. Esta manobra mostra sucesso em até 83% das vezes.[12]

São descritas medidas de último recurso: cesárea após manobra de Zavanelli (reintrodução do polo cefálico para o abdome materno) e sinfisiotomia, mas não são indicadas. A clidotomia ou fratura intencional da clavícula para reduzir o diâmetro biacromial é procedimento de difícil realização e pode provocar lesões vasculares e de estruturas pulmonares, não sendo habitualmente indicada.

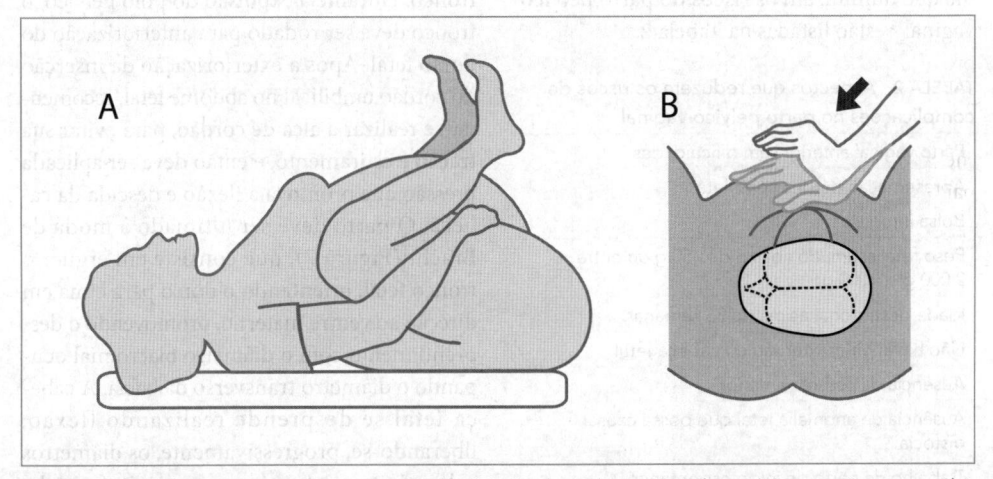

FIGURA 6 Manobras externas para correção da distocia de ombros: McRoberts (A) e pressão suprapúbica – Rubin I (B).

PARTO PÉLVICO VAGINAL

A apresentação pélvica, que ocorre em aproximadamente 3% dos fetos a termo, é aquela em que o polo pélvico fetal ocupa o estreito superior da bacia e nela vai se insinuar. Pode ser completa, quando as coxas estão fletidas sobre o abdome e as pernas sobre as coxas, ou incompleta: modo de nádegas ou Agripina, com as pernas estendidas sobre o tronco, de joelhos e modo de pés.

As gestantes com fetos em apresentação pélvica geralmente recebem orientação sobre a possibilidade da versão cefálica externa. Para a maioria dos fetos com apresentação pélvica persistente, o parto é realizado pela cesariana, pois está associada a diminuição significativa da mortalidade e morbidade perinatal em comparação com o parto vaginal.[13]

Entretanto, o parto pélvico transvaginal pode ocorrer principalmente nos casos de parto precipitado, que se inicia fora do ambiente hospitalar, ou nos casos de fetos com malformações graves ou óbito fetal.

O parto vaginal na apresentação pélvica é procedimento de elevada dificuldade, em que o obstetra deve estar treinado para agir nas complicações. A via vaginal está restrita aos casos admitidos no período expulsivo, com os elementos de conduta amplamente favoráveis. Os aspectos que minimizam os riscos do parto pélvico vaginal[14] estão listadas na Tabela 2.

TABELA 2 Aspectos que reduzem os riscos de complicações no parto pélvico vaginal

Parto vaginal anterior sem dificuldades
Apresentação pélvica completa
Bolsa íntegra
Peso fetal estimado abaixo de 750 g ou entre 2.000 g e 4.000 g
Idade gestacional acima de 36 semanas
Não haver hiperextensão da cabeça fetal
Ausência de cesárea anterior
Ausência de anomalia fetal que possa causar distocia
Trabalho de parto de início espontâneo
Equipe treinada para parto pélvico

No manejo do trabalho de parto, as membranas corioamnióticas devem permanecer intactas, pois a rotura aumenta o risco de prolapso de cordão. Caso ocorra a rotura espontânea da bolsa, o exame vaginal deve ser prontamente realizado para excluir o prolapso.

Para a assistência ao parto pélvico vaginal é essencial contar com equipe multiprofissional: anestesiologista, neonatologista, enfermagem e auxiliar que mantenha a cabeça fetal fletida no desprendimento. A analgesia peridural é útil, pois previne os puxos involuntários e facilita a realização de manobras no parto. Entretanto, a mulher deve continuar com capacidade de realizar os puxos de forma efetiva quando o polo pélvico atingir a pelve. Quando não for possível realizar a analgesia, o bloqueio pudendo pode ser realizado quando o polo pélvico atingir o períneo.

O mecanismo do parto pélvico pode ser dividido em: desprendimento do polo pélvico, desprendimento das espáduas e desprendimento da cabeça derradeira. Qualquer manobra de tração do polo pélvico deve ser evitada, pois favorece a deflexão da cabeça fetal. O desprendimento deve ocorrer de forma espontânea. O quadril anterior aloca-se no subpúbis, realizando o hipomóclio, fazendo com que o quadril posterior se desprenda retropulsando o cóccix. A seguir são expulsos o quadril anterior e o tronco. Durante a expulsão do polo pélvico, o tronco deve ser rodado para anteriorização do dorso fetal. Após a exteriorização da inserção do cordão umbilical no abdome fetal, recomenda-se realizar a alça de cordão, para evitar sua tração e estiramento, e então deve ser aplicada pressão que promova a flexão e descida da cabeça. O parto deve ser ultimado à moda de Bracht (Figura 7), que consiste em erguer o tronco fetal, orientando o dorso para cima em direção ao ventre materno, promovendo o desprendimento com o diâmetro biacromial ocupando o diâmetro transverso da bacia. A cabeça fetal se desprende realizando flexão, liberando-se, progressivamente, os diâmetros suboccipitomentoneiro, suboccipitofrontal e suboccipitobregmático.

O mecônio é frequentemente eliminado pelo feto, por compressão, e não deve ser valorizado. A episiotomia, via de regra, deve ser realizada quando é necessário ampliar o canal de parto.

Além disso, recentemente, alguns propõem a realização do parto pélvico na posição de quatro apoios. Até o momento, não existem evidências científicas que suportem essa posição na assistência ao parto pélvico.

O manejo do parto pélvico em posição materna de quatro apoios tem sido proposto para situações emergenciais.[15,16] Essa posição aumenta os diâmetros anteroposteriores da pelve materna, e o diâmetro bitrocantérico fetal apresenta-se em variedade oblíqua, com exteriorização após rotação em 45 graus. O sentido da rotação tem o objetivo de posicionar o dorso fetal voltado para a pube materna e o ventre fetal visível para quem estiver dando a assistência. Caso haja rotação no sentido contrário, esta deve ser prontamente corrigida, sem tração vertical, restabelecendo o dorso voltado para a pube. Com a progressão da descida, ocorre rotação para um dos oblíquos da pelve, para desprendimento da cintura escapular. No desprendimento da cabeça fetal, esta deve estar fletida, e isso pode ser verificado pela protrusão do ânus materno. Deve-se segurar o tórax fetal com ambas as mãos, encaixando-as pelas axilas, com os polegares sobre as clavículas, e os dedos sobre escápulas, realizando movimento de deslocamento em

direção ao pube materno. O occipício fetal será pressionado contra o pube, levando à flexão e desprendimento da cabeça. Essa manobra, denominada *Frank's nudge* (Figura 8), corresponde à de Bracht em posição materna de litotomia.

Caso ocorra o encravamento da cabeça derradeira, a manobra mais segura consiste na aplicação do fórcipe de Piper (Figura 9), com a paciente em posição de litotomia. É necessário que a cabeça esteja insinuada e fletida. Se estiver muito alta, a compressão do fundo do útero deve orientar a flexão e a insinuação. O auxiliar deve apreender os membros fetais e elevar o tronco. A primeira colher a ser introduzida é a esquerda, por pega direta, seguida pela colher direita e articulação das colheres. A tração, auxiliada pela compressão do fundo uterino, é realizada para baixo, na direção dos cabos, até que o mento apareça na fenda vulvar, e, a seguir, elevam-se os cabos para ultimar o desprendimento da cabeça.

HEMORRAGIA PÓS-PARTO

Hemorragia pós-parto (HPP) ocorre em 4 a 6% dos nascimentos[17] e é uma das principais causas de mortalidade materna. É uma emergência obstétrica cujo reconhecimento oportuno e uso de recursos apropriados para a pronta resposta são críticos para prevenir a morte materna. Habitualmente é conceituada como a perda de mais de 500 mL de sangue após o par-

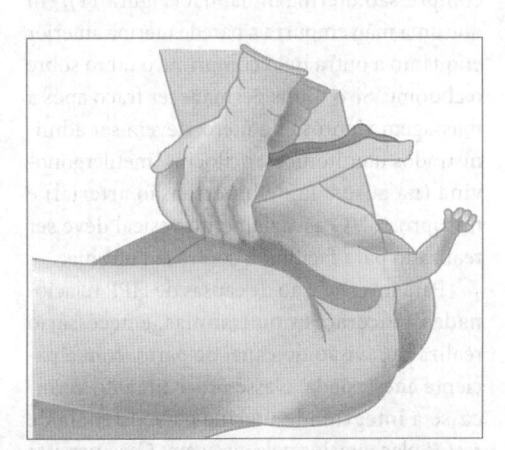

FIGURA 7 Manobra de Bracht no parto pélvico.

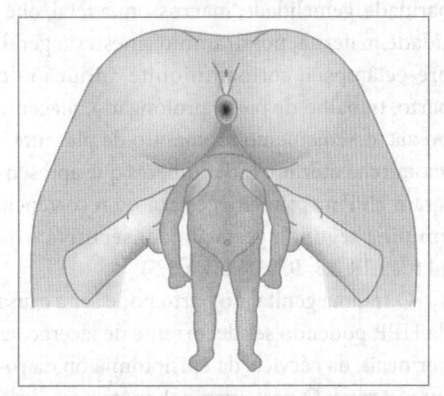

FIGURA 8 Manobra de *Frank's nudge* para desprendimento cefálico.[16]

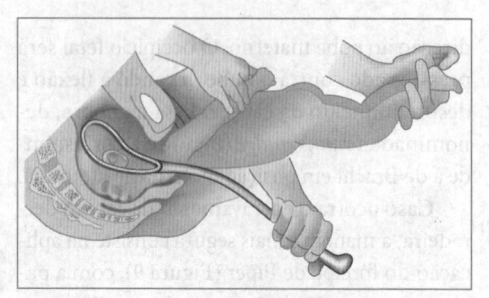

FIGURA 9 Aplicação do fórcipe de Piper no parto pélvico com cabeça derradeira encravada.

to, podendo ser categorizada como HPP menor quando a perda é de 500 a 1.000 mL, e HPP maior quando a perda excede 1.000 mL. Pode ainda ser classificada em precoce ou primária, quando ocorre nas primeiras 24 horas, e tardia ou secundária, entre 24 horas e 6 semanas.

A causa da HPP está associada a uma das quatro etiologias, definidas como 4T:

- Tônus: contratilidade uterina anormal ou atonia.
- Trauma: lacerações, ruptura uterina e inversão uterina.
- Tecido: retenção de tecidos, acretismo.
- Trombina: anormalidades de coagulação.

A atonia uterina é a causa mais importante da HPP, podendo responder por mais de 80% dos casos. Os fatores de risco incluem: antecedente de HPP, idade materna > 35 anos, multiparidade, gemelidade, macrossomia fetal, obesidade materna, polidrâmnio, anestesia geral, pré-eclâmpsia, corioamnionite, indução do parto, trabalho de parto prolongado, placenta prévia, descolamento prematuro de placenta e leiomioma uterino. Em mulheres que apresentaram HPP na primeira gestação, a recorrência em uma segunda gestação consecutiva é de 14,8% (RR 3,3, IC95% 3,1 a 3,5).[18]

O trauma genital no parto pode ser a causa da HPP, podendo ser decorrente de lacerações perineais, da cérvice, da episiotomia ou da rotura uterina. O parto vaginal operatório, pelo uso do fórcipe ou do vácuo extrator, também aumenta o risco de HPP. A inversão uterina aguda também cursa com hemorragia profusa e choque materno.

A retenção de fragmentos placentários no interior do útero prejudica a contração uterina e pode resultar na HPP.

As coagulopatias por coagulação intravascular disseminada podem levar à HPP em casos de descolamento prematuro de placenta, óbito fetal, embolia amniótica, sepse e na transfusão sanguínea excessiva. Outras doenças, como a doença de Von Willebrand e trombocitopenias, e o uso de anticoagulantes também estão associados ao sangramento excessivo no parto e pós-parto.

A conduta na HPP deve contar com atendimento em equipe composta por diversos profissionais de saúde.[19] Por ser mais frequente, a atonia uterina é a causa inicialmente investigada. As demais devem ser rapidamente investigadas conforme fluxograma da Figura 10. As medidas iniciais incluem: chamar ajuda, obter acesso venoso calibroso, coletar amostras de sangue para prova cruzada e reserva de hemoderivados, hemoglobina, hematócrito e coagulograma; monitoração cardíaca e de saturação de oxigênio; e sondagem vesical. É recomendado o registro sistematizado de todos os procedimentos realizados, bem como medicamentos infundidos e volume administrado.

A intervenção inicial mais importante é a compressão uterina bimanual (Figura 11), em que uma mão empurra a parede uterina anterior enquanto a outra mão comprime o útero sobre o abdome. Se o tônus permanecer fraco após a massagem vigorosa do útero, devem ser administrados uterotônicos: ocitocina, metilergonovina (na ausência de hipertensão arterial) e misoprostol. O esvaziamento vesical deve ser realizado para facilitar a contração uterina.

Para investigação de causas de HPP relacionadas a lacerações ou traumas, é necessário realizar a revisão do canal de parto, com a paciente anestesiada. Nesse procedimento verifica-se a integridade uterina e a existência de restos placentários pela curagem. Caso persista

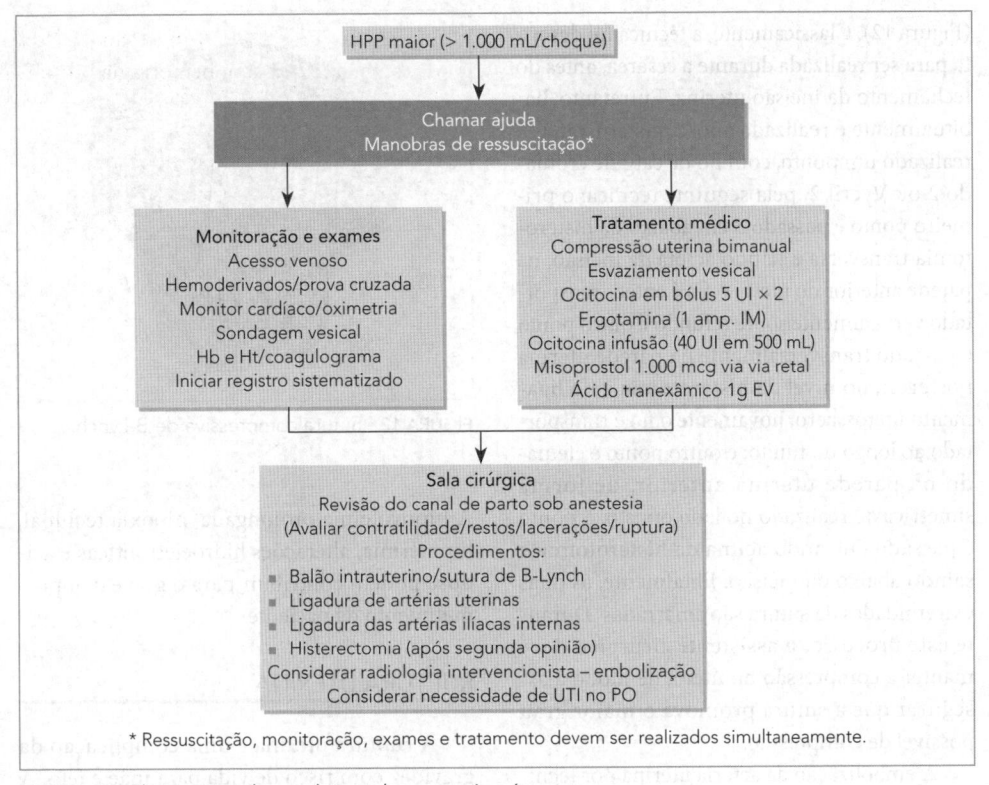

```
HPP maior (> 1.000 mL/choque)
        │
        ▼
Chamar ajuda
Manobras de ressuscitação*
        │
   ┌────┴────┐
   ▼         ▼
```

Monitoração e exames
Acesso venoso
Hemoderivados/prova cruzada
Monitor cardíaco/oximetria
Sondagem vesical
Hb e Ht/coagulograma
Iniciar registro sistematizado

Tratamento médico
Compressão uterina bimanual
Esvaziamento vesical
Ocitocina em bólus 5 UI × 2
Ergotamina (1 amp. IM)
Ocitocina infusão (40 UI em 500 mL)
Misoprostol 1.000 mcg via via retal
Ácido tranexâmico 1g EV

Sala cirúrgica
Revisão do canal de parto sob anestesia
(Avaliar contratilidade/restos/lacerações/ruptura)
Procedimentos:
- Balão intrauterino/sutura de B-Lynch
- Ligadura de artérias uterinas
- Ligadura das artérias ilíacas internas
- Histerectomia (após segunda opinião)
Considerar radiologia intervencionista – embolização
Considerar necessidade de UTI no PO

* Ressuscitação, monitoração, exames e tratamento devem ser realizados simultaneamente.

FIGURA 10 Fluxograma de conduta na hemorragia pós-parto.
Fonte: adaptada de RCOG, 2009.[19]

o sangramento uterino, pode ser utilizado o balão intrauterino para promover o tamponamento da cavidade uterina. Para essa finalidade pode ser utilizado o balão de Bakri, o balão de Sengstaken-Blakemore (balão esofágico) ou ainda o balão preparado com preservativo e sonda de foley.[20] O dispositivo deve ser inserido na cavidade uterina e preenchido com volume de 400 a 500 mL de solução salina. Em geral o balão é retirado 24 horas após a inserção, e o uso de antibióticos de amplo espectro é indicado nessas situações.

Outras medidas cirúrgicas conservadoras para a HPP incluem as ligaduras das artérias uterinas e útero-ovarianas. O objetivo é reduzir a perfusão uterina e o sangramento. As taxas de sucesso variam de 40 a 95%. A ligadura das artérias hipogástricas pode ser considerada, mas é tecnicamente mais difícil. Nem

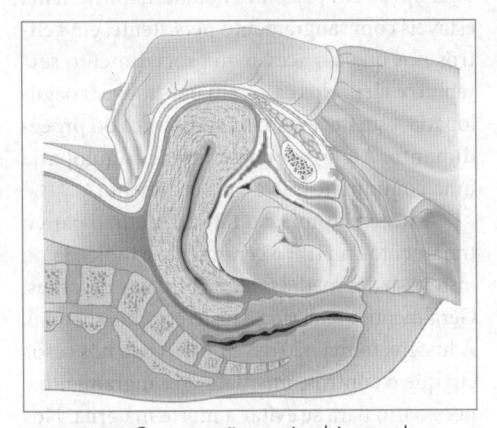

FIGURA 11 Compressão uterina bimanual.

todo cirurgião domina a técnica para realização com segurança.

A sutura compressiva de B-Lynch[21] é uma técnica para o controle do sangramento uterino

(Figura 12). Classicamente, a técnica foi descrita para ser realizada durante a cesárea, antes do fechamento da incisão uterina. Entretanto, habitualmente é realizada após a histerorrafia. É realizado um ponto, com fio de catgute cromado 2 ou Vycril 2, pela seguinte técnica: o primeiro ponto é passado 3 cm abaixo da histerotomia transversa e saindo acima da incisão, na parede anterior do útero; o fio é então transportado verticalmente sobre o fundo e outro ponto é passado transversalmente na parede uterina posterior, no nível da histerotomia e do ligamento uterossacro; novamente o fio é transportado ao longo do fundo; e outro ponto é efetuado na parede uterina anterior, de forma simétrica ao realizado no lado oposto, o ponto é passado entrando acima da histerotomia e saindo abaixo da incisão. Finalmente, as duas extremidades da sutura são amarradas. Durante este processo, o assistente cirúrgico deve manter a compressão no útero, de modo a assegurar que a sutura promova o maior grau possível de compressão.

A embolização da artéria uterina por técnicas de radiologia intervencionista pode desempenhar papel importante no manejo da HPP. É uma opção em pacientes hemodinamicamente estáveis com sangramento persistente, em centros nos quais o acesso ao procedimento seja rápido e fácil. Nos casos em que houver coagulopatia, esta deve ser corrigida antes do procedimento. Alguns consideram a coagulopatia uma contraindicação ao procedimento.

A histerectomia é o último recurso para o tratamento da HPP, e geralmente é indicada no insucesso das medidas anteriormente descritas. Geralmente é realizada a histerectomia subtotal. A histerectomia não deve postergada nos casos em que o controle imediato do sangramento é necessário para se evitar a morte materna. Nos casos em que o diagnóstico de acretismo placentário é previamente estabelecido, a cesárea-histerectomia tem sido a abordagem de escolha.

A despeito da etiologia da HPP, a perda sanguínea contínua pode levar à coagulopatia grave devido ao consumo dos fatores de coagulação.

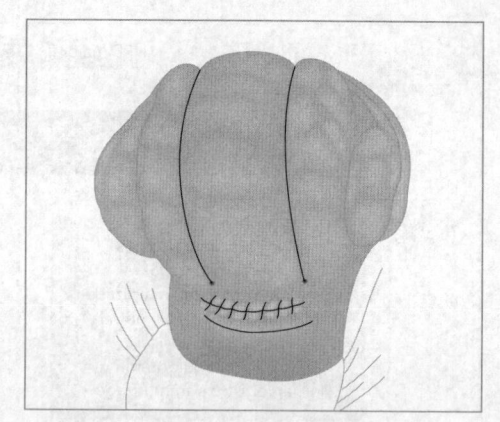

FIGURA 12 Sutura compressiva de B-Lynch.

A hipovolemia prolongada, hipóxia tecidual, hipotermia, alterações hidroeletrolíticas e acidose podem contribuir para o grave comprometimento da paciente.

RUPTURA UTERINA

A ruptura uterina é uma complicação da gravidez com risco de vida para mãe e feto. A maioria dos casos está associada à tentativa de parto após cesárea, mas pode ocorrer também em útero sem cicatriz. A incidência, que varia na literatura, é estimada em 0,1%. Corresponde à abertura da parede miometrial e da serosa visceral que a recobre, associada com sangramento volumoso das bordas da lesão. É comum a extrusão do feto ou partes dele, da placenta ou do cordão umbilical para a cavidade abdominal.

Os fatores de risco para a ruptura uterina incluem: antecedente de rotura uterina, antecedente de histerotomia vertical ou fúndica, indução do parto, indução do parto em cesárea anterior, antecedente de cirurgia uterina que tenha atingido a cavidade endometrial, malformações congênitas do útero, uso excessivo de ocitocina ou prostaglandinas, multiparidade e trauma. O risco de ruptura do útero no parto é diretamente relacionado ao número de cesáreas prévias e ao tipo de incisão uterina. O risco de ruptura é maior em mulheres com antecedente de cesárea corporal (clássica) ou incisão em forma de T invertido ou em J. Quando há o antecedente de cesárea clássica, o risco de ruptura relatado é de 1 a 12%.[22] Nos casos com antecedente de histerotomia segmentar transversa, o risco de ruptura relatado é de 0,7%.[23]

A ruptura uterina é complicação clinicamente significativa que ocorre durante o trabalho de parto, mas pode também ocorrer no final da gravidez. A deiscência uterina é uma condição similar, que pode apresentar-se sem sinais clínicos significativos, e resulta da separação das bordas miometriais de cicatriz preexistente, com menor sangramento e menor risco materno e fetal.

As manifestações clínicas variam de achados sutis, como maior sensibilidade uterina ou alterações na cardiotocografia, até choque hipovolêmico de início súbito. Pode ocorrer ainda redução na contratilidade uterina, recuo da apresentação fetal, dor abdominal, sangramento vaginal e hematúria, quando a ruptura se estende à bexiga. A conduta exige laparotomia exploradora imediata, reposição volêmica e de hemoderivados. De acordo com as condições do útero e da paciente, pode ser realizada a histerorrafia ou a histerectomia. O sucesso do tratamento dependerá da rapidez com que o diagnóstico é estabelecido para a adoção das medidas necessárias. A intervenção cirúrgica rápida minimiza os riscos de danos fetais.

Anormalidades durante o trabalho de parto, nas condições maternas, na frequência cardíaca fetal, ou na atividade uterina podem sugerir o diagnóstico de ruptura uterina ou deiscência de cicatriz uterina, mas o diagnóstico irá depender essencialmente da suspeita levantada pela equipe que presta a assistência à parturiente. Como em qualquer emergência obstétrica, o prognóstico materno e fetal, bem como o sucesso no manejo do caso, depende do preparo das equipes.

INVERSÃO UTERINA

Inversão uterina aguda obstétrica é uma emergência obstétrica de fundo iatrogênico, em que o fundo uterino é forçado para a cavidade uterina, de forma parcial ou total, através da cérvice. É complicação rara e configura situação de emergência, pois a paciente pode evoluir com quadro de hemorragia pós-parto e choque neurogênico. A mortalidade materna relatada era de 13 a 41%, mas em estudos recentes, em países com elevados recursos, nenhuma morte materna foi relatada. Em casos raros tem sido descrita durante a cesárea.

A etiologia está relacionada à tração excessiva do cordão umbilical, no manejo inadequado do terceiro período do parto, e à pressão do fundo uterino (manobra de Credé) antes do descolamento da placenta. Outros fatores de risco incluem: atonia uterina, implantação fúndica com acretismo placentário, extração manual da placenta, parto precipitado, cordão umbilical curto e doenças do tecido conectivo (síndrome de Marfan e síndrome de Ehler-Danlos).[24,25]

A apresentação clínica mais comum é a hemorragia pós-parto acompanhada de exteriorização de massa na vagina, que corresponde ao fundo do útero. O tratamento do choque baseia-se nos princípios da ressuscitação e seguem os passos do tratamento da hemorragia pós-parto. A maneira mais rápida de se tratar o choque neurogênico é corrigir a inversão do útero. O obstetra deve restaurar o útero para a sua correta posição pela manobra de Taxe. Esta consiste em conduzir internamente o fundo uterino com a palma da mão, mantendo as polpas digitais na junção uterocervical e elevar o fundo para o nível da cicatriz umbilical (Figura 13). É necessário manter a mão no interior do útero por alguns minutos até que fique contraído, o que exige, por vezes, a infusão de ocitocina. É indicado o uso de antibióticos para prevenção de infecções.

Quando a placenta permanece aderida ao útero (acretismo), alguns autores recomendam a sua remoção antes da reposição da matriz. No entanto, esse procedimento pode acarretar aumento da hemorragia.

O insucesso na reposição manual do útero pode ocorrer em 10 a 15% dos casos, quando ocorre a retração do colo e as manobras ficam inexequíveis. Nesses casos é indicada a correção cirúrgica via abdominal. A primeira opção é

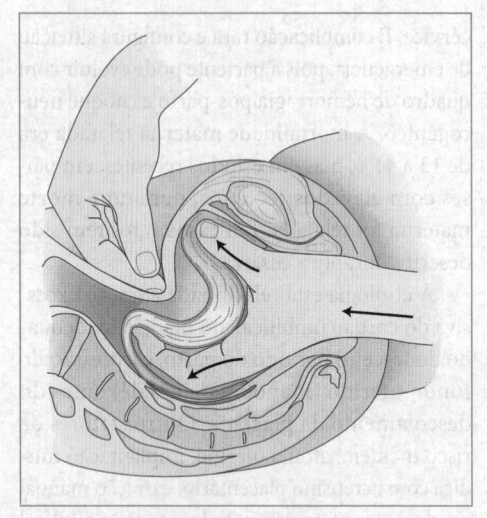

FIGURA 13   Manobra de Taxe para correção da inversão uterina aguda no pós-parto.

pela técnica de Huntington, que consiste no pinçamento sucessivo do corpo uterino por meio do funil de inversão, em direção à cavidade abdominal, procurando repor o órgão na sua posição original. Havendo dificuldade, pode-se utilizar a técnica de Haultain, que preconiza a secção do bordo posterior, buscando resolver o problema da retração do colo.

CONSIDERAÇÕES FINAIS

As urgências e emergências na assistência ao parto exigem o preparo do obstetra para a correção imediata das complicações. A conduta exige conhecimento atualizado e a adoção de protocolos que padronizem o atendimento a ser prestado.

- O parto vaginal operatório é indicado quando é necessário utilizar instrumentos (fórcipe ou vácuo extrator) para abreviar o período expulsivo em situações de comprometimento do bem-estar fetal ou na exaustão materna.
- As intervenções na distocia de ombros devem ser padronizadas e buscam desprender o feto em, no máximo, cinco a seis minutos, para reduzir o risco de sequelas para o neonato.

- O parto vaginal na apresentação pélvica é procedimento de elevada dificuldade, em que o obstetra deve estar treinado para agir nas complicações.
- Hemorragia pós-parto ocorre em 4 a 6% dos nascimentos e é uma das principais causas de morte materna.
- A ruptura uterina é uma complicação com risco de vida para a mãe e para o feto e muitas vezes está associada à tentativa de parto após cesárea.
- Inversão uterina aguda obstétrica é complicação de fundo iatrogênico, que pode evoluir com hemorragia pós-parto e choque neurogênico.

REFERÊNCIAS BIBLIOGRÁFICAS

1.   Martin JA, Hamilton BE, Osterman MJK, Driscoll AK, Drake P. Births: final data for 2017. Natl Vital Stat Rep 2018 Nov; 67(8):1-50.
2.   Amed AM, Souza E, Camano L. Fórcipe. In: Moron AF, Camano L, Kulay Jr L (eds.). Obstetrícia. 1.ed. Barueri: Manole, 2011. p.1273-87.
3.   Committee on Practice Bulletins – Obstetrics. ACOG Practice Bulletin n. 154: Operative vaginal delivery. Obstet Gynecol. 2015 Nov; 126(5):e56-65.
4.   O'Mahony F, Hofmeyr GJ, Menon V. Choice of instruments for assisted vaginal delivery. Cochrane Database Syst Rev 2010 Nov 10; (11):CD005455.
5.   Fong A, Wu E, Pan D, Chung JH, Ogunyemi DA. Temporal trends and morbidities of vacuum, forceps, and combined use of both. J Matern Fetal Neonatal Med 2014; 27(18):1886-91.
6.   Committee on Practice Bulletins – Obstetrics. ACOG Practice Bulletin n. 178: Shoulder dystocia. Obstet Gynecol 2017 May; 129(5):e123-33.
7.   Gherman RB, Chauhan S, Ouzounian JG, Lerner H, Gonik B, Goodwin TM. Shoulder dystocia: the unpreventable obstetric emergency with empiric management guidelines. Am J Obstet Gynecol 2006; 195(3):657-72.
8.   Beall MH, Spong C, McKay J, Ross MG. Objective definition of shoulder dystocia: a prospective evaluation. Am J Obstet Gynecol 1998; 179(4):934-7.
9.   Spain JE, Frey HA, Tuuli MG, Colvin R, Macones GA, Cahill AG. Neonatal morbidity associated with shoulder dystocia maneuvers. Am J Obstet Gynecol 2015; 212(3):353.e1-5.
10. ALSO/SAVO Suporte Avançado de Vida em Obstetrícia. 4.ed. American Academy of Family Physicians, 2000.

11. Stitely ML, Gherman RB. Shoulder dystocia: management and documentation. Semin Perinatol 2014; 38:194-200.

12. Jevitt CM. Shoulder dystocia: etiology, common risk factors, and management. J Midwifery Women's Heal 2005; 50:485-97.

13. Hofmeyr GJ, Hannah M, Lawrie TA. Planned caesarean section for term breech delivery. Cochrane Database Syst Rev 2015 Jul 21; (7):CD000166.

14. Royal College of Obstetricians and Gynaecologists (ACOG). Committee on Obstetric Practice. ACOG Committee Opinion n. 340. Mode of term singleton breech delivery. Obstet Gynecol 2006; 108(1):235-7.

15. Louwen F, Daviss BA, Johnson KC, Reitter A. Does breech delivery in an upright position instead of on the back improve outcomes and avoid cesareans? Int J Gynaecol Obstet 2017 Feb; 136(2):151-61.

16. Polido CBA, Knobel R, Magalhães CMG. Comissão Nacional Especializada de Urgências Obstétricas da Febrasgo. Parto em apresentação pélvica. 2018. Disponível em https://www.febrasgo.org.br/pt/noticias/item/430-parto-em-apresentacao-pelvica, acessado em: 3 de abril de 2020.

17. Magann EF, Evans S, Hutchinson M, Collins R, Howard BC, Morrison JC. Postpartum hemorrhage after vaginal birth: an analysis of risk factors. South Med J 2005; 98(4):419-22.

18. Ford JB, Roberts CL, Bell JC, Algert CS, Morris JM. Postpartum haemorrhage occurrence and recurrence: a population-based study. Med J Aust. 2007;187(7):391-3.

19. Royal College of Obstetricians and Gynaecologists (RCOG). Prevention and management of postpartum haemorrhage. Green-top guideline n. 52. 2009. Disponível em: https://www.rcog.org.uk/globalassets/documents/guidelines/gt52postpartumhaemorrhage0411.pdf, acessado em: 22 de maio de 2016.

20. Tindell K, Garfinkel R, Abu-Haydar E, Ahn R, Burke TF, Conn K, Eckardt M. Uterine balloon tamponade for the treatment of postpartum haemorrhage in resource-poor settings: a systematic review. Br J Obstet Gynaecol 2013 Jan; 120(1):5-14.

21. B-Lynch C, Coker A, Lawal AH, Abu J, Cowen MJ. The B-Lynch surgical technique for the control of massive postpartum haemorrhage: an alternative to hysterectomy? Five cases reported. Br J Obstet Gynaecol 1997; 104(3):372-5.

22. Landon MB, Lynch CD. Optimal timing and mode of delivery after cesarean with previous classical incision or myomectomy: a review of the data. Semin Perinatol 2011; 35(5):257-61.

23. Landon MB, Hauth JC, Leveno KJ, Spong CY, Leindecker S, Varner MW et al. Maternal and perinatal outcomes associated with a trial of labor after prior cesarean delivery. N Engl J Med 2004; 351(25):2581-9.

24. Bhalla R, Wuntakal R, Odejinmi F, Khan RU. Acute inversion of the uterus. The Obstetrician & Gynaecologist 2009; 11:13-8.

25. Witteveen T, van Stralen G, Zwart J, van Roosmalen J. Puerperal uterine inversion in the Netherlands: a nationwide cohort study. Acta Obstet Gynecol Scand 2013; 92(3):334-7.

CAPÍTULO 95

Drogas e gestação

Antonio Braga
Jorge Rezende Filho

INTRODUÇÃO

Derrogada a teoria de Hammon, foi-se o tempo em que o útero era considerado uma "torre de marfim" com o concepto totalmente protegido no seu interior, contra qualquer ação nefasta de agentes externos.[1] Estudos experimentais realizados no início do século XX já mostravam que alterações no meio ambiente estavam relacionadas a malformações em animais. Coube, todavia, a Gregg, oftalmologista australiano, a descrição, em 1944, da síndrome rubeólica fetal, demonstrando a influência do fator ambiental na gravidez humana.[2]

Atualmente, são considerados importantes na gênese das malformações os fatores genéticos (20%), cromossômicos (15%), ambientais (10%) – irradiações e infecções (2 a 3%) –, patológicos maternos (1 a 2%), fármacos e outros agentes químicos (4 a 5%), demais de causas multifatoriais (65%).[1]

Nesse contexto, o próprio conceito de teratogênese (*terás* = monstro) também foi alterado. Além do aspecto anatômico-estrutural, hoje são consideradas também as alterações funcionais, a restrição de crescimento, o desenvolvimento psicossomático defasado e as anormalidades de comportamento.

Ainda que a incidência de teratogênese induzida por drogas (*latu senso*) ou medicamentos (*strictu senso*) não seja prevalente, parece ser a causa de mais fácil prevenção, pois depende do conhecimento científico fundamentado em evidências e do uso terapêutico racional que idealmente estão concentrados nas mãos dos médicos.[1]

Será objetivo deste capítulo apresentar as relações envolvidas com o uso de drogas e medicamentos na gravidez, suas especificidades e as repercussões no concepto. Ademais, serão arrolados os principais produtos farmacológicos de uso frequente por nossas grávidas e que podem perturbar o desenvolvimento conceptual. A difusão desse conhecimento entre médicos em geral, e obstetras em particular, poderá ajudar no esclarecimento de nossas grávidas e na geração de produtos mais saudáveis e hígidos.

Teratogênese e membrana placentária

A passagem dos fármacos pela assim chamada "barreira placentária" está subordinada às mesmas condições das demais membranas do organismo. Assim, o baixo peso molecular e a não associação com seroproteínas e lipossolubilidade são essenciais para que o medicamento ultrapasse a placenta.[1,3]

A par disso, a placenta atua como complemento metabólico do fígado, pois tem a metade das enzimas encontradas no fígado materno, não só com relação ao sistema P450 microssomal, como também quanto a outras enzimas citoplasmáticas, como catecol-O-metiltransferase e monoamino-oxidase.

Além dessas barreiras, foi descrita, no ser humano, pequena família de glicoproteínas com quatro membros (MDR1, MDR2, MDR3 e MDR4) e a glicoproteína-P expressa na superfície das células, que envolve absorção, metabolismo, ação de fármacos e tóxicos ambientais, cuja função é exportar compostos orgânicos do citosol para o meio extracelular. Essa glicoproteína está expressa também no citotrofoblasto da placenta humana.

Tais fatos dificultam a transferência de medicamentos do compartimento materno para o feto. É preciso lembrar que a passagem dos fármacos também está reduzida na vigência de inflamações, de degenerações vasculares ou frente à redução da área de inserção placentária.

Repercussões da teratogênese no concepto

O desenvolvimento do concepto ocorre em três períodos distintos bem conhecidos:

A. *Período de fertilização e nidação:* corresponde às três primeiras semanas do desenvolvimento. Está caracterizado por intensa atividade mitótica, com as células funcionando, igualmente, em termos de capacidade totipotencial. Agentes tóxicos nesse período normalmente não determinam efeitos teratogênicos, mas a morte do ovo, com consequente abortamento; é o período chamado de "tudo ou nada".[1]

B. *Período embrionário propriamente dito:* vai de 4 a 8 semanas do desenvolvimento. É a fase de organogênese e o estágio mais sensível às repercussões teratogênicas, que, quando sucedem, costumam ser morfológicas e de grande vulto. Período extremamente delicado do desenvolvimento humano, vigora quando a mulher tem apenas uma semana de atraso menstrual, na maior parte das vezes não se apercebendo ainda de sua gestação e, consequentemente, da gravidade em expor-se a agentes teratogênicos. Aqui temos o "horário embriopático" propriamente dito (por exemplo, a talidomida ministrada entre 35 e 37 dias determina malformação das orelhas, enquanto a mielia ou focomielia corresponde à exposição entre 41 e 44 dias).[1]

C. *Período fetal:* balizado a partir de oito semanas ao termo da gravidez. É a fase de desenvolvimento do concepto menos exposta aos efeitos teratogênicos, que, no entanto, se presentes, podem ser morfológicos (de menor monta) ou funcionais. Influências nocivas atuam aqui na quantidade e no tamanho celular.[1]

Classificação dos fármacos

Embora projetos para uma melhor classificação dos fármacos em relação aos seus efeitos sobre o concepto estejam em curso avançado, ainda é adotada a classificação da administração norte-americana que controla os medicamentos, a Food and Drug Administration (FDA), que divide os medicamentos nas seguintes categorias:

A. Medicamentos para os quais os estudos controlados em mulheres não demonstraram risco para o feto quando administrados no primeiro ou nos demais trimestres. Para esses, a possibilidade de lesão fetal é remota.

B. Medicamentos para os quais os estudos na reprodução animal não demonstraram risco fetal, mas não há estudos controlados no ser humano. Incluem-se nesse grupo aqueles que demonstraram efeitos adversos em animais, mas que não foram confirmados em estudos controlados no ser humano nos vários trimestres.

C. Medicamentos para os quais os estudos em animais revelaram efeitos adversos no feto, mas sem estudos controlados na mulher. Nesse caso, os fármacos podem ser ministrados somente se o benefício terapêutico justificar o potencial teratogênico.

D. Medicamentos para os quais há evidência positiva de risco fetal humano, porém os benefícios terapêuticos heroicos do uso em gestantes justificam o uso.

X. Medicamentos para os quais os estudos em animais e em seres humanos revelaram efeitos deletérios sobre o concepto que ultrapassam o benefício terapêutico almejado. Esses fármacos estão contraindicados durante a gestação e em mulheres que pretendam engravidar.

Frente à elevada quantidade de medicamentos no mercado brasileiro e à frequente introdução de novas opções terapêuticas, a prescrição médica dentro do binômio fármacos/gravidez não pode ser indiscriminada. É essencial que as informações sejam atualizadas com base em estudos controlados e consensos.[4]

De um modo geral, são escassos os conhecimentos sobre a farmacocinética e farmacodinâmica de medicamentos durante a gestação, considerando as limitações expostas acima e o grande número de fármacos existentes, afora o problema ético de utilização experimental de uma substância em uma gestante. Para grande número de medicamentos, os dados existentes são nulos, e procura-se extrapolar os riscos para o feto com base nos danos possíveis de ocorrer nos indivíduos após o nascimento e de estudos realizados em animais de experimentação.[4,5]

Salientamos ainda que a classificação dos produtos conforme a FDA é dinâmica, podendo, portanto, ser alterada devido a subsídios fornecidos por estudos controlados.[5]

Para uma consulta sobre a segurança dos principais medicamentos usados em Obstetrícia, sugerimos a leitura do Manual de Drogas na Gravidez, exarado pela Febrasgo.[6]

FARMACODEPENDÊNCIA E TERATOGENIA

A gravidez representa período importante da vida da mulher e do concepto. A sociedade tenta de várias maneiras desencorajar o acesso aos fármacos, mas o sucesso tem sido muito limitado. A mulher que pretende engravidar tem a obrigação de se preparar para o período gestacional. Representa oportunidade para se organizar de tal modo que possa minimizar os riscos para o binômio mãe/feto. No que se refere à farmacodependência, trataremos neste capítulo das chamadas drogas lícitas e ilícitas. Nesse sentido, o esclarecimento é permanente.[1,7]

Há fármacos e drogas que são consumidos por vontade própria e não por indicação médica. Alguns deles, a sociedade tolera ou mesmo aceita, como é o caso do tabaco, do álcool e da cafeína. Há outras, porém, que acarretam um custo social importante, que ultrapassa os benefícios individuais, e que são declaradas ilegais na grande maioria dos países ocidentais, como a maconha, a cocaína, as anfetaminas, o ácido lisérgico dietilamida, a heroína, o *ecstasy*, além de substâncias inalantes.

DROGAS LÍCITAS

Considera-se como drogas lícitas socialmente aceitas em nosso meio o tabaco, o álcool e a cafeína. A utilização durante o período pré-concepcional e o ciclo grávido-puerperal merece sérias ponderações. São drogas normalmente não terapêuticas, de uso comum, todas legais e disponíveis livremente.

Tabaco

Fazer uso do tabaco durante a gestação pode ser muito prejudicial para a mãe, bem como para o desenvolvimento ou mesmo, algumas vezes, para a sobrevivência do concepto. Muitas mulheres em idade reprodutiva são fumantes. Mesmo sabendo que o fumo na gravidez é prejudicial, apenas algumas optam pela interrupção do hábito.

A fumaça do tabaco tem mais de 4.000 componentes químicos, sendo os mais conflitantes com a gravidez a nicotina, o monóxido de carbono, o cianeto e os hidrocarbonetos policíclicos aromáticos, como o alcatrão, considerado cancerígeno, além de metais pesados e outros contaminantes. A inalação, mesmo de maneira passiva, é prejudicial. Estudos realizados com fumantes passivas, tanto em casa como no ambiente de trabalho, demonstraram maior risco de prematuridade ou recém-nascidos de baixo peso.[1]

A larga variedade de efeitos adversos que se associa ao consumo de cigarros pelas gestantes pode ter etiologia diversa, mas alguns estudos sugerem que a placentação anormal pode ser ponto convergente; várias funções placentárias ficam comprometidas, elevando o risco para as gestações dessas mulheres.[8]

Dependendo da quantidade de cigarros, pode ocorrer bradicardia fetal quando a mãe está fumando, o que se justifica pela hipóxia fetal mais prolongada, ou taquicardia transitória, com a diminuição da variabilidade dos batimentos. Porém, o efeito agudo mais consistente do fumo sobre o comportamento fetal é a redução da quantidade de movimentos. Observou-se que recém-nascidos de mães tabagistas apresentam taxas mais elevadas da *síndrome de morte súbita infantil*. A exposição da gestante não fumante à fumaça do tabaco no ambiente de trabalho foi associada a reduções do peso ao nascimento entre 25 e 90 g.[9]

Na impossibilidade da suspensão do hábito de fumar durante a gravidez, recomenda-se que não seja ultrapassado o limite de 6 a 10 cigarros por dia; a suspensão, antes da concepção e durante a gestação, reduz o risco para o feto.

Em síntese, a mulher que pretende engravidar tem de estar consciente de que os efeitos do tabaco na gestação estão fundamentados em estudos clínicos, fisiológicos, experimentais e epidemiológicos, abrangendo milhões de nascimentos. O tabagismo na gravidez aumenta a incidência de abortamentos espontâneos, retardo do ganho do peso materno, crescimento intrauterino restrito, descolamento prematuro de placenta, placenta prévia, rotura prematura de membranas, trabalho de parto pré-termo, diminuição dos movimentos fetais, com eventual óbito fetal ou redução no índice de Apgar, re-

cém-nascidos pequenos para a idade gestacional e aumento de morbimortalidade neonatal. Os efeitos provocados pelo fumo na gravidez comprometem o feto, mas a capacidade de produzir danos e sua intensidade vai depender da quantidade, da eventual adaptação fetal e da capacidade de reserva dos diferentes sistemas individuais. Dessa maneira, campanhas contra o uso do tabaco devem continuar a pressionar a consciência das futuras mães e mesmo dos pais e amigos que com ela convivem.[1,9]

Álcool etílico/etanol

A questão álcool e gravidez é polêmica – vai desde a ingestão módica até a tolerância zero. Seus efeitos na gravidez dependem da idade gestacional, da quantidade ingerida e do tempo de uso.

Desde 1973 é relatado o padrão definido de malformações nos filhos de alcoólatras, denominado *síndrome alcoólica fetal* (SAF). O termo é utilizado para descrever os efeitos comumente observados nos filhos de mães que fizeram uso de intenso consumo de bebidas alcoólicas durante a gravidez. A SAF depende da população estudada e está estimada entre 1 em 300 e 1 em 2.000 nascidos vivos, esperando-se entre 30 e 40% de descendentes de mães alcoólatras com a síndrome completa. A verdadeira incidência deve ser muito maior, porque o diagnóstico pode se estender por muitos anos. A mortalidade nos casos de SAF pode chegar a 17%.[10]

A SAF completa consiste em anormalidades em três áreas, com uma quarta área frequentemente envolvida: (1ª) dismorfologia craniofacial, (2ª) deficiências de crescimento pré-natal e/ou pós-natal, (3ª) disfunção do sistema nervoso central e (4ª) várias outras anormalidades. Outros problemas incluem defeitos congênitos e renogenitais e também hemangiomas em aproximadamente metade dos casos.[11] A manifestação mais frequente é o crescimento intrauterino restrito, presente mesmo nas formas incompletas.

Filhos de mães que bebem moderadamente podem apresentar achados limítrofes da SAF, embora o risco de beber durante a gestação esteja sempre presente. Constata-se também no recém-nascido a síndrome de abstinência materna, podendo chegar ao *delirium tremens* ou mesmo a convulsões.

O etanol é, portanto, agente teratogênico, e o seu uso durante a gravidez, em especial durante os dois meses após a concepção, está associado com risco importante para o feto e para o recém-nascido. Por tudo que aqui foi exposto, não há dúvida de que a alta ingestão materna está relacionada com a SAF. Seu uso, mesmo que moderado, pode estar relacionado com a presença de abortamentos espontâneos, alterações do desenvolvimento e com a disfunção comportamental da criança. Devemos realçar que, ainda nos dias de hoje, nível seguro de consumo de álcool pela mãe na gravidez não foi estabelecido. Assim, o mais seguro para mulheres que estão grávidas, ou que planejam engravidar, é a abstinência desse produto e seus derivados.[1,11]

Cafeína

Em 1980, a FDA advertiu para que as gestantes limitassem o uso da cafeína, mas os estudos posteriores mostraram resultados conflitantes de difícil interpretação.[1]

A quantidade de cafeína de uso comum varia muito dependendo da bebida, porém quantidades consumidas de modo moderado, aparentemente, não apresentam maiores problemas para o feto. Usada dessa maneira, não se conseguiu provar malformações congênitas, abortamentos espontâneos, prematuridade e baixo peso ao nascimento. Em altas doses, porém, poderá estar relacionada com abortamentos espontâneos, maior dificuldade em engravidar e infertilidade.[12]

O que se observa na prática clínica é que a ingestão de duas xícaras de café cafeinado por dia não fará dano durante a gestação, desde que não haja associação com outras drogas (tabaco, álcool). O assunto ainda permanece em aberto.[1,12]

DROGAS ILÍCITAS

Maconha/*Cannabis*, haxixe, marijuana

Alucinógena, a maconha é a substância ilícita mais consumida pelas mulheres em idade gestacional. O uso por gestantes é relativamente comum, entre 3 e 16%. Esse número talvez seja bem maior, principalmente nas primeiras semanas, quando a gravidez é ainda ignorada; além disso, muitas pacientes negam o consumo por se tratar de droga ilícita. Permanece sem resposta se é agente teratogênico para o ser humano.[1]

Pode-se referir que o uso da maconha na gravidez tem sido conflitante no que diz respeito ao tempo da gestação, à qualidade e à duração do trabalho de parto, ao crescimento fetal e aos defeitos congênitos e ao neurocomportamento do recém-nascido. Nenhum padrão de malformações foi observado que possa ser considerado característico da exposição materna.[13]

De maneira geral, pode-se dizer atualmente que não parece haver associação significante entre o uso de maconha durante a gravidez e o aumento da incidência de abortamentos, a redução do Apgar ou a frequência mais elevada de anomalias congênitas maiores nos conceptos.[14]

Pesquisas adicionais, principalmente estudos de longa duração envolvendo crianças expostas, são requeridas antes de uma conclusão final.[1]

Cocaína

A cocaína é substância moderadamente hidrofílica. Essa característica bioquímica lhe confere a propriedade de atingir níveis na circulação placentária até mesmo maiores do que os maternos pela retenção coriônica, ainda que a demora no processo de transferência seja muito maior do que a observada para as substâncias lipofílicas. O problema principal na avaliação dos efeitos reais da cocaína na grávida é o fato de muitas serem consumidoras de outras drogas.[1]

Muito importante é o consumo da cocaína de base livre ou *crack*, de custo inferior. O *crack* é o resultado de uma técnica desenvolvida nos anos 1970 que utiliza produtos químicos altamente inflamáveis ou tóxicos, tais como éter, benzeno, água sanitária, junto com amoníaco ou hidróxido de sódio, para converter o cloridrato de cocaína, a forma refinada da droga, em cristais de cocaína de base livre. Trata-se de produto muito mais deletério à gestação. Sua absorção pelos pulmões leva rapidamente a níveis muito elevados de cocaína. A literatura relata a ocorrência de rotura uterina com o uso do *crack* pela potência de desencadear contrações.[15]

Quando comparamos o peso ao nascimento e os sinais neurológicos adversos, eles se mostraram mais graves em crianças cujas mães eram usuárias de *crack* (*crack babies*) em relação às expostas a outras formas de cocaína. Grávidas usuárias de *crack* têm 3,6 vezes mais partos prematuros, mais crescimento restrito e de rotura prematura de membranas do que as do grupo controle. Um grave problema que ocorre com a cocaína é a adulteração, em que é incluída uma série de produtos como laxantes, aspirina, açúcar, tetracaína, talcos, entre outros. Ao adicionar água de bateria de carro, ácido sulfúrico, querosene, gasolina, benzina, metanol, cal virgem, éter e pó de giz, forma-se a merla, uma droga muito mais destrutiva que o *crack*, porque pode causar hemorragia cerebral, alucinações, delírios, convulsões, enfarte do miocárdio e morte (custa menos que o *crack*, que já é mais barato que a cocaína).[15]

Diversas pesquisas constataram deficiência cognitiva e de desenvolvimento neuromotor nos primeiros 2 anos de crianças filhas de mães usuárias de *crack*, demais de atraso no aprendizado escolar e outros quadros menos exuberantes, caracterizando os chamados *crack babies*.[1,15]

Assim, relacionamos ao uso da cocaína na gravidez: abortamento espontâneo, crescimento intrauterino restrito (25 a 30%), trabalho de parto pré-termo (25%), rotura prematura de membranas (20%), descolamento prematuro de placenta (6 a 8%), óbito fetal tardio, crise hipertensiva, confundida com a pré-eclâmpsia, movimentação fetal excessiva e síndrome de abstinência neonatal.[1,15]

São descritas ainda anormalidades congênitas envolvendo o sistema geniturinário, coração, membros e face, razão pela qual o uso da cocaína deve ser considerado teratogênico. O mecanismo exato pelo qual a cocaína induz as malformações até o momento é incerto, mas deve estar relacionado à vasoconstrição placentária e à hipóxia fetal produzida pela droga, com roturas vasculares intermitentes e isquemia, causando danos fetais.[1,15]

Substâncias inalantes

Os três principais tipos de inalantes são: os solventes orgânicos, os nitritos voláteis e o óxido nitroso. Entre as substâncias inalantes, uma das mais comuns é a "cola de sapateiro". Trata-se de solvente, de uso comum entre os jovens, à base de tolueno, principal substância desses produtos, incriminada pela presença de malformações fetais no sistema nervoso central. Observa-se mortalidade materna e fetal aumentada, alguns casos com hipopotassemia (alterações renais), hipomagnesemia, hipofosfatemia, diminuição do bicabornato sérico, retardo de crescimento e microcefalia fetal e na infância; placenta prévia; morte perinatal; e defeitos faciais, semelhantes aos da SAF. Essas substâncias podem ocasionar acidose tubular renal na mãe e também no recém-nascido.[1]

Anfetaminas

O uso por indicação médica não acarreta risco significativo para o feto, no que diz respeito a anomalias congênitas. Não parecem ocasionar teratogenicidade humana; alguns sintomas podem ser observados nos recém-nascidos, mas o seguimento não mostrou sequelas em longo prazo, embora mais estudos mereçam ser avaliados.[1]

O uso ilícito materno, por outro lado, apresenta risco significativo para o feto e para o recém-nascido, que incluem crescimento intrauterino restrito, parto prematuro e elevação da morbidade materna, fetal e neonatal. No entanto, como acontece com outras drogas utilizadas de maneira abusiva, devemos levar em consideração outros prováveis fatores, como o uso de múltiplas drogas, estilo de vida e saúde materna debilitada. Foram descritas lesões cerebrais em recém-nascidos, *in utero*, que parecem diretamente relacionadas às propriedades vasoconstritoras das anfetaminas.[1]

Ácido lisérgico dietilamida (LSD)

É uma droga alucinógena sintética psicotomimética e não tem indicação legal no Brasil. A passagem do LSD através da placenta humana não tem sido estudada. O seu peso molecular, de mais ou menos 323 g/mol, é suficientemente baixo e deve passar para o feto. Experiências mostraram que o LSD puro não causa anomalias cromossômicas, abortamento espontâneo nem malformações congênitas. A descrição de anormalidades congênitas com o uso do LSD deve-se, provavelmente, ao fato de que o seu uso ilícito possa estar associado ao de outras drogas. Não há publicação de anomalias fetais. As observações continuam, e o tema permanece em aberto.[1]

Heroína

A heroína é narcótico analgésico agonista com ação eletiva para o córtex cerebral. É um alcaloide do ópio, assim como a morfina e a codeína. A droga atravessa rapidamente a placenta, atinge o feto em uma hora após a administração, e a supressão na mãe causa sintomatologia no feto, podendo ocorrer morte por aspiração de mecônio.[1]

Quando uma viciada em narcóticos engravida, isso representa sinal de alerta, e devemos esperar importantes intercorrências na gravidez. É fundamental o diagnóstico precoce para que se instituam cuidados médicos e psicológicos adequados. Entre as complicações obstétricas, encontramos crianças de baixo peso, prematuridade, sintomas de abstinência de difícil manuseio,

às vezes com óbito materno e/ou fetal. É importante estarmos atentos para a presença concomitante de infecções sexualmente transmissíveis, Aids, hepatites, bem como outras doenças.

Na orientação durante a gestação é muito importante a privação, mesmo sabendo que a suspensão da droga poderá provocar irritabilidade uterina, aumentando a incidência de abortamentos e de partos prematuros, não se aconselhando fazê-la no terceiro trimestre, especialmente nas últimas oito semanas, sob o risco de levar o feto a sofrimento, com aspiração de mecônio. Portanto, a desintoxicação é possível, desejável, embora difícil. A suspensão é realizada pela substituição da heroína por metadona, poderoso narcótico sintético de longa duração, com que seriam minimizados os sinais de privação da mãe e do concepto, reduzindo-se também os índices de recém-nascidos de baixo peso.[1]

As principais características dos recém-nascidos de mães viciadas em heroína são: maturidade hepática acelerada, com baixo índice de icterícia; baixa incidência de membrana hialina após 32 semanas de gestação; índice de Apgar normal; recém-nascido de baixo peso e pequenos para a idade gestacional. Com a privação do uso do narcótico aparecem sintomas em aproximadamente 85% dos casos no prazo de 48 horas até seis dias, cuja incidência está relacionada com a dose diária e com o tempo de vício materno, sendo os sinais mais frequentes nas mães: hiperatividade, dificuldade respiratória, febre, diarreia, secreções mucosas, sudorese, convulsões, bocejos e arranhaduras na face. Pode ocorrer presença de mecônio no líquido amniótico, elevação nos níveis fetais de magnésio no soro, aumentando os índices de mortalidade perinatal, que podem superar os 37%.[1]

Ecstasy

Também conhecido como "pílula do amor", "*love*", "Eva", o MDMA (3,4 metilenedioximetanfetamina) é um estimulante central. Quimicamente, é membro das classes de drogas pertencentes às anfetaminas.[1]

Dentre grávidas que usam *ecstasy*, mais de um terço referiu problemas psiquiátricos e emocionais. Eram jovens, solteiras, com morbidade psicológica e apresentavam uma série de fatores de risco que poderiam comprometer a gravidez e o feto. Faziam uso regular de outras drogas como tabaco e altas doses de álcool e apresentavam elevado índice de gravidez não planejada.[1]

Embora não haja informações de passagem pela placenta, sabemos que outras anfetaminas atravessam a placenta humana com rapidez. Além disso, o peso molecular relativamente pequeno (mais ou menos 179 g/mol) sugere que passe para o feto. O uso de anfetaminas sob condições controladas, bem como o estudo do *ecstasy* em animais e o de anfetaminas no tratamento de doenças humanas, sugere que tais agentes não sejam teratogênicos quando usados isoladamente e não causem, clinicamente, toxicidade significante. Porém, não é o que se observa na prática, pois o *ecstasy* não é usado sob condições controladas. Estudos com fetos expostos ao *ecstasy in utero* indicaram que a droga pode estar associada com significativo aumento do risco de defeitos congênitos, entre eles anomalias cardiovasculares (26%) e musculoesqueléticas (36%).[1]

SUBSTÂNCIAS TÓXICAS PERSISTENTES

As substâncias tóxicas persistentes, como poluentes ambientais, são responsáveis por efeitos adversos no desenvolvimento e na saúde das crianças. Feto em crescimento e recém-nascidos são especialmente sensíveis aos efeitos tóxicos de vários materiais pesados e outros poluentes químicos encontrados no ar ou nos alimentos consumidos. Essas substâncias podem exercer efeitos tóxicos por décadas, em razão da resistência à degradação. As crianças podem ser atingidas ainda quando submetidas à exposição intrauterina, por meio do aleitamento materno ou do cordão umbilical.[1]

A maior parte das pesquisas e do monitoramento sobre substâncias químicas tem ressaltado principalmente os *pesticidas*, o grupo do DDT e seus metabólicos: lindano e análogos clodienos;

compostos industriais e compostos derivados, como, por exemplo, dioxinas e PCB (bifenis policlorinados), bem como metais pesados: mercúrio, chumbo, cádmio e níquel (relacionados com atividades industriais e mineração de ouro).[1]

Os efeitos de poluentes ambientais orgânicos são frequentemente discretos, por suas concentrações reduzidas, sem resultar em sintomas tóxicos agudos. É esperado efeito em longo prazo, possivelmente transgeração, nos sistemas neurológico e reprodutivo. Esses efeitos são confundidos com outros fatores, podendo ser de difícil avaliação, mesmo em estudos epidemiológicos de longa duração em grandes populações. Existe crescente preocupação mundial de que a exposição a essas substâncias tóxicas persistentes seja responsável por efeitos deletérios graves no desenvolvimento do sistema nervoso central durante o estágio fetal, resultando em diminuição do quociente de inteligência e problemas comportamentais.[1]

Mercúrio

A descoberta da causa da doença de Minamata, relatada em 1950 e que acometeu moradores da baía do sudeste do Japão, colocou em destaque o efeito tóxico do mercúrio depositado no peixe consumido como alimento. Esse metal era proveniente de uma fábrica de plásticos ali localizada. Quase 700 casos de anomalias foram relatados em 18 anos, incluindo crianças, e muitos dos conceptos nasceram com lesão do sistema nervoso, como paralisia cerebral, coreia, ataxia, tremores, confusão e convulsão, retardo mental e coma. A maioria das mães não apresentava sinais típicos da doença. O mercúrio, tanto por via placentária quanto pelo aleitamento materno, atinge o concepto em concentração superior à existente na gestante, tanto no sangue quanto no tecido cerebral.[1]

Arsênico

Quando puro, é praticamente atóxico, mas na presença do ar oxida-se, formando compostos venenosos. Os acidentes com o arsênico vinculam-se ao seu largo emprego nos laboratórios, na agricultura, na composição de substâncias letais para animais daninhos, nas fábricas de flores artificiais etc.

A intoxicação aguda, pela via digestiva, produz grave inflamação hemorrágica de todo o tubo gastrointestinal. As lesões encontradas no envenenamento crônico aparecem, sobretudo, na pele (pigmentação e queratinização extremas) e no sistema nervoso, com desordens mentais e paralisias dos nervos periféricos causadas pela neurite.

Na gravidez, a intoxicação aguda provoca a morte do concepto. Foram relatados, também, alguns casos de abortamento. O arsênico elimina-se com facilidade pelo leite.[1]

Chumbo

São intoxicações do tipo profissional, ou por acidente, e constituem o saturnismo.

Na mulher, surgem distúrbios do ciclo menstrual e esterilidade; quando grávidas, parecem ter menor resistência ao tóxico. O saturnismo determina lesões nas vilosidades coriais, que se refletem no organismo do concepto. A ação direta sobre seus tecidos, condicionando-lhe a morte, é resultante da impregnação do chumbo ou derivados, que se localizam, preferencialmente, nas zonas de calcificação provisória dos ossos, no fígado, no rim, na parede intestinal e no cérebro. São comuns o abortamento, o parto prematuro, a morte do feto; os recém-nascidos, pelo geral hipotróficos, mais tarde apresentam epilepsia e retardamento mental.

Permanecem conflitantes as evidências a respeito dos possíveis efeitos teratogênicos do chumbo. Ele parece atuar sobre as gônadas e sobre o ovo apenas na vigência da intoxicação, vez que, suprimindo seu contato, a paciente poderá voltar a conceber e gestar normalmente.

Toda grávida exposta à intoxicação saturnina, mesmo sem qualquer sintomatologia clínica, deve ser afastada, imediatamente, de substâncias que contenham chumbo, desde o início da gravidez até o término do aleitamento.[1]

Cádmio

Deve ser evitado durante a gravidez e a amamentação. Supõe-se aumentar o risco de desenvolvimento de osteoporose nos recém-nascidos. Vegetais e cereais são a maior fonte desse metal.[1]

Dioxinas

Os derivados da dioxina, utilizados como herbicidas e preservativos de alimentos, são substâncias muito tóxicas, capazes de determinar abortamento, natimortalidade e malformações congênitas. O leite materno em mulheres intoxicadas contém níveis significativos de dioxina; os seus derivados são poderosos agentes teratogênicos em animais de experimentação, incluindo os primatas.[1]

Bifenis

Aplicados na indústria do plástico e como comburentes, quando ingeridos acidentalmente, em alimentos contaminados, por grávidas e lactantes, podem determinar recém-nascidos pequenos para a idade gestacional, com pele de coloração escura, defeitos oculares e outros. Excretados no leite materno, promovem nos lactentes hipotonia e apatia, e muitos apresentam, mais tarde, irrupção prematura dos dentes e hipertrofia das gengivas.

Baixo peso ao nascer e retardo no crescimento têm sido associados com altos níveis de bifenis e dioxinas em estudos com animais de experimentação, em crianças nascidas de mães expostas acidentalmente a altos níveis de contaminantes orgânicos e em crianças nascidas de mães que consumiram peixes contaminados com bifenis.[1]

Pesticidas

Cerca de um terço dos 1.500 ingredientes ativos de pesticidas registrados são tóxicos, e um quarto, mutagênicos e carcinogênicos. Uma vez presentes nos alimentos, seus resíduos, impossíveis de eliminar, causam infertilidade e anomalias congênitas, e muitos são transmitidos pelo leite materno.

Não são poucas as dúvidas sobre os efeitos da exposição crônica aos pesticidas nas funções da reprodução. Alguns investigadores acreditam haver poucas evidências de que essa exposição resulte em perdas fetais mais elevadas ou malformações. Outros encontraram aumentados os riscos de mortalidade fetal e neonatal, e de defeitos congênitos, após a exposição materna e paterna aos agentes pesticidas.[1]

Parece estar a exposição materna e paterna aos pesticidas vinculada a risco elevado de natimortos e de recém-nascidos de baixo peso. Os pesticidas inibidores da acetilcolinesterase e os inseticidas e herbicidas que fazem baixar os níveis dessa substância nos tecidos do concepto foram incriminados por decessos fetais e malformações congênitas. O contato humano com inseticidas e pesticidas não é raro; a exposição ocorre em setores agrícolas, industriais e nas residências (DDT, clordane, lindano, paration).[1]

Benzol

Várias profissões expõem a mulher ao benzolismo. A intoxicação benzoica produz, essencialmente, síndrome hematológica complexa, caracterizada por anemia aplástica, púrpura e leucopenia com granulocitopenia. Além dos tipos graves, agudos, quase sempre mortais, existem outros, crônicos, que se apresentam sob a feição de anemia moderada e síndrome purpúrica frustra. A gestação, pelo geral, agrava as manifestações clínicas do benzolismo, que, por sua vez, influencia a gravidez, favorecendo abortamentos e tornando mais frequentes as hemorragias do secundamento.[1]

Fósforo

Consegue vencer a barreira placentária, determinando o óbito do concepto e sua expulsão. A intoxicação é, na maioria das vezes, lenta. As que trabalham em fábricas de fósforo apresentam, frequentemente, produtos mortos e abortamentos de repetição.[1]

CONSIDERAÇÕES FINAIS

O lançamento de um novo medicamento é sempre precedido de testes de toxicidade em animais prenhes para a determinação da capacidade teratogênica de seu princípio ativo. Ocorre que, com vários fármacos, não há um paralelismo estreito entre a potencialidade teratogênica para os animais de laboratório e o homem. Assim, a talidomida não apresentou testes teratológicos positivos em camundongos e ratos; entretanto, exerce grande ação teratogênica em doses não tóxicas para o homem comum. Exemplo contrário foi verificado em relação ao ácido acetilsalicílico, que produz efeito teratogênico em fetos de ratos e camundongos, não sendo comprovados efeitos dessa natureza no homem.[1]

A avaliação da teratogênese de uma substância medicamentosa na espécie humana é difícil de ser realizada, considerando que existe um risco natural de 2 a 3% de anomalias fetais na população. Isso torna necessário o acompanhamento de número significativo de grávidas e do produto da concepção que tenham sido submetidos à ação do fármaco, comparado com um grupo controle que não tenha usado o medicamento, para que se possa obter resultados estatisticamente válidos sobre a segurança ou não do fármaco. E mais, a avaliação do efeito nocivo da substância no concepto deveria abranger tanto as anomalias morfológicas evidentes (dismorfogênese *major* ou teratogênese *sensu stricto* = capacidade de produzir monstros congênitos) como aquelas ocultas, funcionais e mínimas (como baixo peso ao nascer, surdez, distúrbios mentais etc.), as quais, por vezes, necessitam de longo acompanhamento da criança para serem detectadas. Em termos práticos, pouco se conhece sobre avaliações desse tipo.

A FDA estabeleceu uma classificação dos medicamentos segundo a potencialidade e risco de causar dano fetal. Essa classificação vem recebendo críticas por ser ambígua, não esclarecedora em vários aspectos e não ser atualizada. A Sociedade de Teratologia dos Estados Unidos atualmente condena essa classificação, indicando o seu abandono. Ainda assim, essa avaliação tem sido utilizada na bula dos medicamentos no sentido de advertir o usuário sobre a possibilidade ou não de risco fetal com o uso do fármaco, sendo ainda uma importante fonte de consulta e orientação para médicos e pacientes.[1]

Por fim, vale salientar o cuidado que o pré-natalista deve ter em abordar o consumo de drogas lícitas e ilícitas – das recreativas até as de maior potencial tóxico –, a fim de garantir a segurança do concepto.

REFERÊNCIAS BIBLIOGRÁFICAS

1. Kulay Jr L, Quintino MP, Mathias CV. Nakamura UM. Efeitos iatrogênicos de medicamentos e de imunizações. Farmacodependência. Infortunística. In: Montenegro CAB, Rezende-Filho J (eds). Rezende Obstetrícia. 12 ed. Rio de Janeiro: Gen, 2013. p.783-806.
2. Medeiros SF. Drogas na lactação. In: Benzecry R. Tratado de obstetrícia. Febrasgo. Rio de Janeiro: Revinter, 2000.
3. Panchaud A, Weisskopf E, Winterfeld U, Baud D, Guidi M, Eap CB et al. Pharmacokinetic alterations in pregnancy and use of therapeutic drug monitoring. Therapie 2014; 69(3):223-34.
4. van Gelder MM, de Jong-van den Berg LT, Roeleveld N. Drugs associated with teratogenic mechanisms. Part II: a literature review of the evidence on human risks. Hum Reprod 2014; 29(1):168-83.
5. Costantine MM. Physiologic and pharmacokinetic changes in pregnancy. Front Pharmacol 2014; 5:65.
6. Federação Brasileira de Ginecologia e Obstetrícia. Manual de drogas na gravidez. Disponível em: http://www.febrasgo.org.br/site/?page_id=5839, acessado em 21 de janeiro de 2015.
7. Lamy S, Delavene H, Thibaut F. Licit and illicit substance use during pregnancy. Rev Prat 2014; 64(3):317-20.
8. Pineles BL, Park E, Samet JM. Systematic review and meta-analysis of miscarriage and maternal exposure to tobacco smoke during pregnancy. Am J Epidemiol 2014; 179(7):807-23.
9. Hawsawi AM, Bryant LO, Goodfellow LT. Association between exposure to secondhand smoke during pregnancy and low birthweight: a narrative review. Respir Care 2015; 60(1):135-40.
10. Esper LH, Furtado EF. Identifying maternal risk factors associated with fetal alcohol spectrum disorders: a systematic review. Eur Child Adolesc Psychiatry 2014; 23(10):877-89.
11. Dörrie N, Föcker M, Freunscht I, Hebebrand J. Fetal alcohol spectrum disorders. Eur Child Adolesc Psychiatry 2014; 23(10):863-75.
12. Jahanfar S, Jaafar SH. Effects of restricted caffeine intake by mother on fetal, neonatal and pregnancy outcome. Cochrane Database Syst Rev 2013; 2:CD006965.
13. Coscas S, Karila L. Cannabis and pregnancy. Rev Prat 2013; 63(10):1433
14. Huizink AC. Prenatal cannabis exposure and infant outcomes: overview of studies. Prog Neuropsychopharmacol Biol Psychiatry 2014; 52:45-52.
15. Behnke M, Smith VC, Committee on Substance Abuse, Committee on Fetus and Newborn. Prenatal substance abuse: short- and long-term effects on the exposed fetus. Pediatrics 2013; 131(3):e1009-24.

CAPÍTULO 96

Distúrbios do líquido amniótico

Mylene Martins Lavado
Anicely Camila Tondate Preto
Francine Weinert da Silva
Jean Paulo Griebeler
Pedro Hoffmann Galli

INTRODUÇÃO

O líquido amniótico (LA) desempenha um papel fundamental no crescimento e no desenvolvimento do sistema musculoesquelético, gastrointestinal e pulmonar fetais. Funciona como barreira contra infecções, além de ser termorregulador.[1,2]

Alterações no volume de LA geralmente refletem distúrbios nos seus mecanismos regulatórios, que são fundamentalmente três: (1) transferência de água entre mãe e feto através da placenta; (2) regulação de trocas entre o líquido amniótico e o feto (modificações na composição da urina fetal ou de seu exsudato pulmonar); e (3) mudanças na hidratação materna.[1] A interação desses três mecanismos é descrita a seguir.

A mais dramática troca de fluidos corporais ocorre na vida intrauterina, quando aproximadamente 4.000 mililitros (mL) de água se acumulam no útero a termo (2.800 mL no corpo fetal; 800 mL no líquido amniótico e 400 mL na placenta). O líquido amniótico não só envolve o feto, mas é considerado uma extensão do seu espaço extracelular, sugerindo um único mecanismo regulatório antes do nascimento.[2]

No início da gestação, o LA é essencialmente um ultrafiltrado do plasma materno. No segundo trimestre, a difusão do líquido extracelular através da pele fetal torna a composição do LA semelhante ao plasma fetal. Seu pH se mantém entre 6,9 e 7,25.[3,4] Com a queratinização da pele fetal, a partir da vigésima semana de gestação, as principais fontes de LA são: urina fetal (300 mL/kg/dia) e fluido pulmonar (60 a 100 mL/kg/dia).[2] Já a reabsorção desse líquido se faz principalmente pela deglutição fetal (250 mL/kg/dia),[2] seguida de reabsorção intestinal e trocas através das superfícies que revestem o cordão umbilical, o feto, a placenta e a parede uterina.[3-6] Aumento ou diminuição dessa absorção intramembranosa parece ser o mecanismo de gatilho nas alterações do líquido amniótico, mas sua regulação ainda se mantém pouco elucidada.[2] As trocas com saída e entrada de água e solutos no líquido amniótico é representada na Figura 1, através de esquema adaptado do estudo de Gilbert e Brace.[7]

Tanto o córion como o âmnio são extremamente permeáveis à água (ocorrendo trocas por difusão e por canais intercelulares) e seu transporte pelas membranas é proporcional à diferença de osmolaridade entre o LA e o plasma materno. A osmolaridade do LA é sempre menor que a do plasma materno, de modo que há uma tendência a sair água da cavidade amniótica.[3,8]

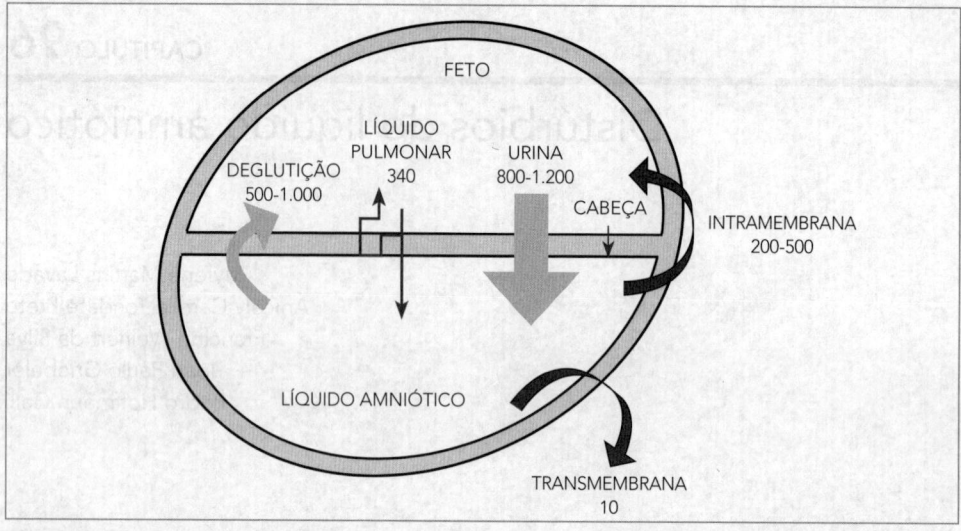

FIGURA 1 Trocas de fluido e eletrólitos no líquido amniótico. A espessura de cada seta indica o volume relativo de líquido transportado (em mililitros). As setas claras representam o fluxo diretamente medido, e as escuras, o fluxo estimado.
Fonte: adaptada de Gilber e Brace.[7]

DIAGNÓSTICO

Apesar da suspeita clínica de alteração no LA estar relacionada a mudanças significativas da altura uterina e da palpação abdominal (manobras de Leopold), o diagnóstico definitivo disponível no momento se dá por meio de ultrassom.

Os primeiros estudos ultrassonográficos correlacionaram o diagnóstico de distúrbios do LA com a medida do maior bolsão vertical (MBV), e este foi o parâmetro utilizado no escore do perfil biofísico fetal e principalmente no diagnóstico de oligoidrâmnio.[9] Posteriormente, Phelan et al. propuseram o índice de líquido amniótico (ILA). O útero é dividido em quatro quadrantes (após a vigésima semana de gestação), e o maior bolsão vertical de cada quadrante é medido (livre de cordão e partes fetais) com o transdutor na posição perpendicular. Sua soma equivale ao ILA.[10-12] Moore e Cayle, observando 791 gestações normais, calcularam o ILA em seus respectivos percentis entre 5 e 95 em várias idades gestacionais, representados na Figura 2, sendo que a variação de normalidade do ILA

está diretamente correlacionada com a idade gestacional.[12] Vários autores ao longo do tempo tentaram concluir qual seria o melhor método para medir o LA, e demonstrou-se que ambos os métodos são falhos em determinar com precisão o volume de LA. Sabe-se que a sensibilidade e a especificidade dos métodos sofrem influência técnica importante, incluindo a pressão realizada no transdutor e a quantidade de líquido amniótico presente. Embora se saiba que o ultrassom tem suas limitações, é ainda o exame de escolha tanto para o diagnóstico como para o seguimento das alterações de LA.[1] No Brasil, o ILA é mais utilizado que o MBV.

POLIDRÂMNIO

Polidrâmnio é o aumento patológico do líquido amniótico. Sua incidência na literatura varia entre 0,4 e 1,5% das gestações.[4,12,13]

Quanto mais precocemente ocorrer o polidrâmnio e quanto maior for o volume de líquido amniótico, maior será a morbimortalidade perinatal.[2,14]

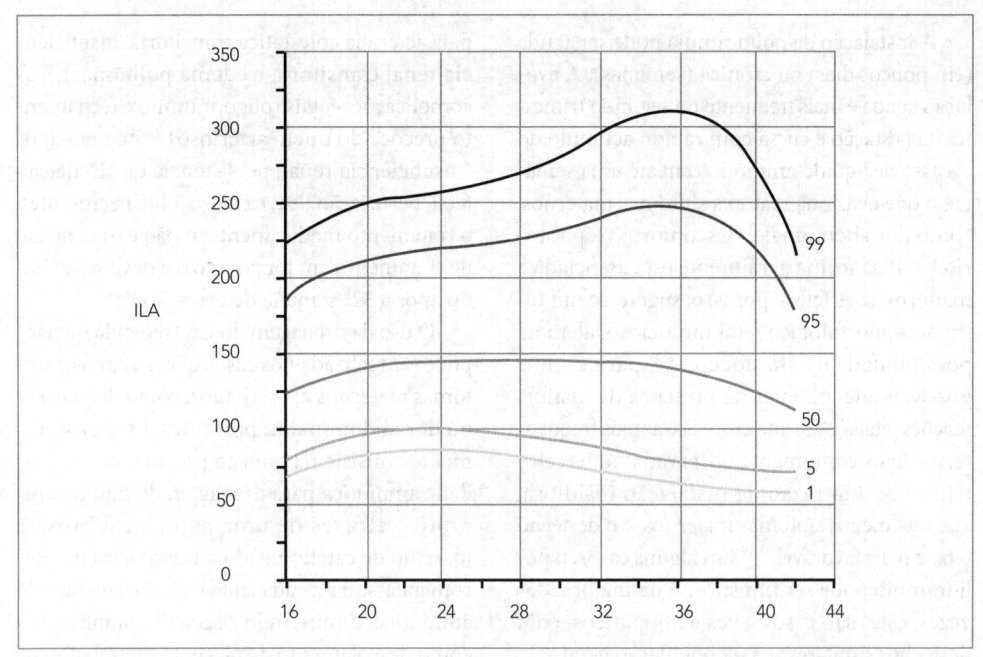

FIGURA 2   Índice de líquido amniótico (em milímetros) ao longo das semanas gestacionais. As linhas variam do percentil 1 ao 99, de acordo com cada idade gestacional. Avaliando o gráfico de Moore e Cayle, poderíamos de forma simplista definir normalidade quando o ILA estiver entre 55 mm (percentil 1) e 250 mm (percentil 95).[11]

O diagnóstico é realizado através do ultrassom, preferencialmente com MBV. Com MBV medindo de 8 a 11 centímetros (cm) o polidrâmnio é considerado leve (79% dos casos); de 12 a 15 cm, moderado (16,5%); e acima de 16 cm, severo (5%).[2]

A etiologia é ampla e muitas vezes idiopática, principalmente no polidrâmnio leve. A identificação de fator causal ocorre em cerca de 16% dos casos leves, 90% dos moderados e 100% dos severos.[2] Esses fatores podem ser maternos, fetais e/ou placentários, conforme descritos na Tabela 1.[1,15-18]

TABELA 1   Etiologia do polidrâmnio

Maternas	▪ Diabetes *mellitus* descompensada (15%) ▪ Hemorragia materno-fetal ▪ Isoimunização Rh ▪ Idiopática

(continua)

TABELA 1   Etiologia do polidrâmnio *(continuação)*

Fetais	▪ Arritmias cardíacas
	▪ Aneuploidias
	▪ Hidropsia fetal não imune
	▪ Infecções congênitas
	  – Parvovírus B1
	  – TORCH
	  – Sífilis
	▪ Malformações fetais (13%)
	  – Defeitos do SNC
	  – Displasias esqueléticas
	  – Higroma cístico
	  – Malformação cística adenomatosa do pulmão
	  – Obstruções gastrointestinais
	  – Teratoma sacrococcígeo
	  – Tórax com desvio do mediastino

Placentárias	▪ Síndrome de transfusão feto-fetal (5%) ▪ Corioangioma

SNC: sistema nervoso central; TORCH: toxoplasmose, rubéola, citomegalovírus, herpes vírus.
Observação: algumas porcentagens ao lado dos fatores causais correspondem à sua frequência nos casos de polidrâmnio.

A instalação da polidramnia pode ser aguda (em poucos dias) ou crônica (semanas). A evolução aguda é mais frequente no segundo trimestre da gestação e cursa com rápido acúmulo do excesso de líquido amniótico em até uma semana, o que ocasiona maiores sintomas maternos, como dor abdominal e desconforto respiratório.[13,19] Essa forma geralmente está associada a malformações fetais; por isso, sugere-se um ultrassom morfológico fetal minucioso, além da possibilidade de amniocentese, para excluir possíveis aneuploidias na presença de malformações fetais.[1] A forma crônica é a mais frequente, e é mais comumente observada no terceiro trimestre. Em razão da instalação insidiosa, acarreta menos sintomas maternos, e o desfecho fetal é mais favorável.[13,19] Em alguns casos, o polidrâmnio pode ser transitório; na maioria das vezes, estes são casos leves e idiopáticos, com desfechos similares aos da população geral.[1]

O tratamento, quando houver, deve ser direcionado à condição primária que ocasionou o polidrâmnio. Contudo, a maioria não requer abordagem terapêutica, e os casos que acarretam pouca sintomatologia materna podem ser acompanhados regularmente. Em casos de polidrâmnio severo, pode-se optar por tratamento medicamentoso ou ainda invasivo.

Uma alternativa não invasiva é o uso da indometacina na dose de 1,5 a 3 mg/kg/dia, durante três dias (72 horas).[14,20] Essa substância reduz o débito urinário fetal e eleva a absorção pulmonar através do aumento da frequência respiratória do concepto.[13,21] Durante o seu uso, o volume de líquido amniótico deve ser acompanhado periodicamente por meio de exames ultrassonográficos, descontinuados quando sua redução atingir dois terços do volume inicial.[13] Estima-se que 5 horas após o início do tratamento este já inicie seu efeito terapêutico, obtendo uma redução mensurável do LA em 24 horas. A ecocardiografia fetal deve ser realizada nas primeiras 24 horas após início da medicação e semanalmente durante seu uso para rastrear fechamento precoce do ducto arterioso.[22] Devido os riscos maternos (distúrbios gastrointesti-

nais, icterícia colestática transitória, insuficiência renal transitória e edema pulmonar),[22] às complicações fetais (oligodrâmnio e fechamento precoce do ducto arterioso),[23,24] e neonatais (insuficiência renal, persistência da circulação fetal, perfuração ileal e enterocolite necrosante), o tratamento medicamentoso não é uma opção de tratamento em longo prazo e deve ser evitado após a 32ª semana de gestação.[25,26]

O uso da drenagem do LA (repetida ou não) pode ser realizada nos casos que ocasionem sintomas maternos exacerbados, como dispneia e/ou dor abdominal importantes. Esse procedimento consiste na punção percutânea da cavidade amniótica para drenagem do líquido amniótico através de uma agulha calibrosa e inserção de cateter ligado a frasco a vácuo. Recomenda-se a retirada lenta e gradual do líquido amniótico, diminuindo riscos de complicações como descolamento de placenta ou trabalho de parto prematuro. A corioamnionite também é uma complicação, mas pouco frequente.[1,14]

Dentre as repercussões do polidrâmnio estão o desconforto respiratório materno devido ao aumento do volume abdominal e à resistência à contração diafragmática, o trabalho de parto prematuro (TPP), a ruptura prematura de membranas ovulares (RPMO), o descolamento prematuro de placenta (DPP), a apresentação fetal anômala, o prolapso de membros ou do cordão umbilical; a atonia uterina com hemorragia pós-parto; o trabalho de parto prolongado e a distócia funcional.[19,27,28]

O risco de prematuridade parece estar intimamente ligado a sua gravidade. Quanto mais precoce e maior o volume de LA, maior o risco de prematuridade, estimando-se taxas que variam de 11 a 29%.[28] Essa incidência parece estar relacionada a diabetes *mellitus* (DM) tipo 1 descompensada e malformações fetais associadas. Entretanto, a frequência de parto prematuro nas gestações com polidramnia de etiologia desconhecida, nas formas leves e moderadas, não parece ser maior do que na população geral.[1,18]

A via de parto depende das condições obstétricas. Para pacientes submetidas ao trabalho de parto, a assistência deve ser cuidadosa, para diagnóstico precoce das possíveis complicações citadas acima. Muitas vezes a amniotomia oportuna, cuidadosa, com drenagem gradual do líquido amniótico, em centro cirúrgico e com anestesista presente está indicada para redução de danos no caso de prolapso de cordão ou DPP. Independente da via de parto, o obstetra deve estar preparado para a possibilidade de atonia uterina.

OLIGOÂMNIO

Oligoâmnio é a redução do volume de líquido amniótico a níveis patológicos. Sua incidência ocorre em aproximadamente 0,5 a 5,5% das gestações.[29]

Em sua forma acentuada e precoce, no segundo trimestre, geralmente é acompanhado de prognóstico reservado, pois seus fatores causais estão vinculados a malformações do trato urinário, agenesia renal ou ainda à ruptura prematura pré-termo de membranas. Além desses fatores, que em sua maioria cursam com alta mortalidade perinatal, quando o diagnóstico ocorre antes da 22ª semana de gestação, existe o risco de hipoplasia pulmonar, a qual apresenta aproximadamente 100% de mortalidade neonatal.[14]

O diagnóstico também é estabelecido através das curvas de ILA correlacionado com idade gestacional (Figura 2), ou através da medida do MBV com 1 cm ou menos, que tem melhor sensibilidade comparado ao valor de 2 cm (10 *versus* 5%); entretanto, a especificidade dos métodos é similar (98 *versus* 96%).[1]

Assim como no polidrâmnio, as causas de oligoâmnio são várias, maternas e fetais, apresentadas na Tabela 2.[1]

A presença de oligoâmnio isolado ou idiopático não está associada a aumento da morbimortalidade perinatal e não deve ser motivo de indicação do parto imediato em gestações a termo ou pré-termo. A maioria desses casos tem bom prognóstico, e eles podem ser acompanhados semanalmente através da medida ultrassonográfica do LA. A possibilidade de oligoâmnio transitório também existe, inclusive com relatos de resolução espontânea durante o período de observação.[1] Entretanto, quando associado a RCIU, pré-eclâmpsia ou malformações congênitas, há correlação direta com desfechos gestacionais desfavoráveis, como maiores admissões a UTI neonatal e morte perinatal. No caso de oligoâmnio em gestações prolongadas também se observou, com maior frequência, líquido meconial espesso, estado fetal não tranquilizador e baixos índices de Apgar no primeiro minuto de vida. Por isso, nesses casos, o parto está recomendado conforme condições obstétricas.[1,14]

Após o diagnóstico, deve-se proceder com a investigação da causa, coletar história materna completa, exame físico direcionado e ultrassonografia detalhada, incluindo biometria fetal, pesquisa de malformações congênitas e sinais de insuficiência placentária.[6] As complicações específicas da gravidez associadas ao oligoâmnio têm manejo conforme indicado para a condição desencadeante e associada.[31]

TABELA 2   Etiologia do oligoâmnio

Maternas	Desidratação/hipovolemia
	Hipertensão/pré-eclâmpsia
	Insuficiência placentária
	Idiopática
	Medicamentos (AINH, diuréticos, ECA, BRA)
	Síndrome antifosfolipídeo
Fetais	Agenesia renal
	Uropatias obstrutivas
	Ruprema
	Pós-termo
	RCIU

AINH: anti-inflamatório não hormonal; BRA: bloqueadores dos receptores da angiotensina; ECA: inibidores da enzima conversora de angiotensina; RCIU: restrição de crescimento intrauterino; Ruprema: ruptura prematura de membranas.[1]

Como descrito anteriormente na fisiologia do líquido amniótico, sabe-se que a hidratação materna está diretamente relacionada com o mecanismo de trocas de fluidos e eletrólitos no líquido amniótico. Assim, investigadores trataram o oligoâmnio com hidratação materna, obtendo bons resultados.[1] Soluções hipotônicas diminuem a osmolaridade materna, bem como a concentração de sódio, resultando em fluxo de água de sentido materno-fetal.[2] Portanto, nos casos de oligoâmnio como achado isolado, em que o parto não é indicado, a hidratação materna, oral ou endovenosa, aumenta o LA em aproximadamente 30%.[4,31] A hidratação via oral recomendada é de 2 litros de água em um período de 4 horas. O tratamento pode estender-se até 14 dias. Em uma metanálise, a hidratação endovenosa com solução hipotônica também foi efetiva no aumento do LA, porém em menor quantidade que a hidratação oral, além de ser invasiva, e por isso deve ser reservada a pacientes com dificuldade do consumo oral.[32]

A amnioinfusão é realizada através da injeção de cristaloide ou soro fisiológico no interior da bolsa amniótica, guiada por ultrassom. Pode ser utilizada como método diagnóstico/prognóstico, visto que a diminuição do líquido amniótico dificulta o estudo da morfologia fetal por reduzir o meio de condução necessário para a formação da imagem ultrassonográfica. A amnioinfusão reconstrói artificialmente essa interface, auxiliando o diagnóstico etiológico do oligoâmnio. Limita-se geralmente a procedimento único, não sendo utilizado como manutenção, em razão dos riscos por ser invasivo e também por pouca disponibilidade.[13,31]

Alguns estudos têm mostrado que a amnioinfusão, nos casos de oligoâmnio severo com presença de mecônio mostrou-se efetiva para sua diluição, embora não tenha reduzido as taxas de aspiração meconial ou morte perinatal, não sendo recomendada de rotina.[1]

O momento da resolução da gestação deverá ser individualizado, sendo esta decisão baseada na idade gestacional e etiologia do oligoâmnio.[13] Quando a decisão for pela interrupção da gestação, a via de parto será definida conforme condições obstétricas.[1] Deve-se realizar monitoração criteriosa fetal durante todo o trabalho de parto ou sua indução devido aos riscos de desacelerações, principalmente advindas da compressão extrínseca do cordão umbilical.

CONSIDERAÇÕES FINAIS

O LA é dinâmico, com grandes trocas de volume e eletrólitos diariamente. Alterações em seu volume, caraterizadas como oligoâmnio ou polidrâmnio, são atualmente diagnosticadas por ultrassom, apesar de as medidas de ILA e MBV ainda apresentarem limitações na predição do volume real de LA. Tanto o polidrâmnio como o oligoâmnio quando precoces e severos estão associados a altas taxas de mortalidade perinatal. Entretanto, quando presentes de forma isolada, leve ou moderada, não acarretam piora do desfecho perinatal. No caso de oligoâmnio isolado, a hidratação oral materna parece promissora como forma de tratamento. O oligoâmnio associado a RCIU ou pré-eclâmpsia apresenta desfechos perinatais desfavoráveis, e a vitalidade fetal deve ser sistematicamente avaliada. O polidrâmnio pode ser tratado de forma eficaz com indometacina ou amniodrenagem, porém ambas com indicações específicas e algumas restrições. O momento e a via de parto devem ser individualizados e devem levar em consideração a etiologia do distúrbio de LA.

REFERÊNCIAS BIBLIOGRÁFICAS

1. Gilbert WM. Amniotic fluid disorders. In: Gabbe SG et al (eds). Obstetrics: normal and problem pregnancies. 6.ed. Philadelphia: Elsevier, 2012. p.759-68.
2. Bauer D, Brace RA, Stonestreet BS. Fluid and electrolyte metabolism. In: Polin RA, Fox WW, Abman SH (eds.). Fetal and neonatal physiology. 4.ed. v.2. Philadelphia: Elsevier, 2011. p.1436-44.
3. Dertkigil MSJ, Cecatii JG, Cavalcante SR, Baciuk EP, Bernardo ALA. Líquido amniótico, atividade física e imersão em água na gestação. Rev. Bras. Saúde Matern Infant 2005; 5(4):403-10.
4. Bittar RE, Pereira PP, Wenjau LA Intercorrências obstétricas: alterações do líquido amniótico. In: Zu-

gaib M. (ed.). Obstetrícia. 2.ed. Barueri: Manole, 2012. p.623-31.

5. Hashimoto BE, Kramer DJ, Brennan L. Amniotic fluid volume: fluid dynamics and measurement technique. Sem Ultrasound 1993; 14:40-55.

6. Molinari MB, Mauad Filho F, Chúfalo JE, Ferreira AC, Pagnano PR, Bürgos MB et al. Índice de líquido amniótico: variabilidade inter e intra-observador. Rev Brasil Ginecol Obstet 1998; 20(8):443-8.

7. Gilbert WM, Brace RA. Novel determination of filtration coefficient of ovine placenta and intramembranous pathway. Am J Physiol 1990; 259(6Pt2): R1281-8.

8. Thomé LC. Anormalidades do líquido amniótico. In: Melo NR, da Fonseca EB. Medicina fetal. Coleção Febrasgo. Rio de Janeiro: Elsevier, 2012. p.472-84.

9. Manning FA, Hill LM, Platt LD. Qualitative amniotic fluid volume determination by ultrasound: antepartum detection of intrauterine growth retardation. Am J Obstet Gynecol 1981; 139(3):254-8.

10. Phelan JP, Ahn MO, Smith CV, Rutherford SE, Anderson E. Amniotic fluid index measurements during pregnancy. J Reprod Med 1987; 32:601-4.

11. Rutherford SE, Phelan JP, Smith CV, Jacobs N. The four quadrant assessment of amniotic fluid volume: an adjunct to antepartum fetal heart rate testing. Obstet Gynecol 1987; 70:353-6.

12. Moore TR, Cayle JE. The amniotic fluid index in normal human pregnancy. Am J Obstet Gynecol 1990; 162(5):1168-73.

13. Bianchi DW, Crombleholme TM, D'Alton ME, Malone FD. Fetology: diagnosis and management of the fetal patient. Polihydramnios. 2.ed. New York: McGraw-Hill, 2010. cap.126. p.879-84.

14. Medaglia Filho PV, Milan C. Anormalidades do líquido amniótico. In: Urbanetz AA, Luz SH. PROAGO, Programa de Atualização em Ginecologia e Obstetrícia. Ciclo 4. Porto Alegre: Artmed, 2008. p.145-65.

15. Landy HJ, Isada NB, Larsen Jr. JW. Genetic implications of idiopathic hydramnios. Am J Obstet Gynecol 1987; 157(1):114-7.

16. Ben-Chetrit A, Hochner-Celnikier D, Ron M, Yagel S. Hydramnios in the third trimester of pregnancy: a change in the distribution of accompanying fetal anomalies as a result of early ultrasonographic prenatal diagnosis. Am J Obstet Gynecol 1990; 162(5):1344-5.

17. Mann SE, Dvorak N, Gilbert H, Taylor RN. Steady-state leves of aquaporin 1 mRNA expression are increased in idiopathic polyhydramnios. Am J Obstet Gynecol 2006; 194:884-7.

18. Hill LM, Breckle R, Thomas ML, Fries JK. Polyhydramnios: ultrasonically detected prevalence and neonatal outcome. Obstet Gynecol 1987; 69:21-5.

19. Desmedt EJ, Henry OA, Beischer NA. Polyhydramnios and associated maternal and fetal complications in singleton pregnancies. Br J Obstet Gynecol 1990; 97:1115-22.

20. Brasil. Ministério da Saúde. Secretaria de Políticas, Área Técnica da Saúde da Mulher Gestação de alto risco. Brasília: Ministério da Saúde, 2000. parte 1. p.54-5.

21. Kirshon B, Moise Jr. KJ, Wasserstrum N, Ou CN, Huhta JC. Influence of short-term indomethacin therapy on fetal urine output. Obstet Gynecol 1988; 72(1):51-3.

22. Moise KJ. Polyhydramnios: problems and treatment. Semin Perinatol 1993; 17:197-209.

23. Rasanen J, Jouppila P. Fetal cardiac function and ductus arteriosus during indomethacin and sulindac therapy for threatened preterm labor: a randomized study. Am J Obstet Gynecol 1995; 173(1):20-5.

24. Kirshon B, Mari G, Moise KJ, Vasserstrum N. Effect od indomethacin on the fetal ductus arteriosus during treatment of symptomatic polyhydramnios. J Reprod Med 1990; 35: 529-32.

25. Vanhaesebrouck P, Thiery M, Leroy JG, Govaert P, de Praeter C, Coppens M, et al. Oligohydramnios, renal insufficiency and ileal perforation in preterm infants after intrauterine exposure to indomethacin. J Pediatr 1988; 113:738-43.

26. Gerson A, Roberts N, Colmorgen G, Maynard C, Slate W, Smith K. Treatment of polyhydramnios with indomethacin. Am J Perinatol 1991; 8(2):97-8.

27. Chamberlain PF, Manning FA, Morrison I et al. Ultrasound evaluatin of amniotic fluid volume. II. The relationship of increased amniotic fluid volume to perinatal outcome. Am J Obstet Gyencol 1984; 150:245-50.

28. Phelan JP, Park YW, Ahn MO, Rutherford SE. Polyhydramnios and perinatal outcome. J Perinatol 1990; 10(4):347-50.

29. Rezende Filho J, Santos FC, Montenegro CAB. Distúrbios do líquido amniótico. In: Urbanetz AA. Ginecologia e obstetrícia. Febrasgo para médicos residentes. 1.ed. Barueri: Manole, 2016. p.1152-69.

30. Casey BM, McIntire DD, Bloom SL, Lucas MJ, Santos R, Twickler DM et al. Pregnancy outcomes after antepartum diagnosis of oligohydramnios at or beyond 34 weeks gestation. Am J Obstet Gynecol 2000; 182:909-12.

31. Calixto AC, Liao AW. Oligoâmnio. In: Federação Brasileira das Associações de Ginecologia e Obstetrícia. Protocolo Obstetrícia, no. 34. São Paulo, 2018. Disponível em: https://www.febrasgo.org.br/images/pec/Protocolos-assistenciais/Protocolos-assistenciais-obstetricia.pdf/n34-O-Oligoamnio.pdf.

32. Gizzo S, Noventa M, Vitagliano A, Dall'Asta A, D'Antona D, Aldrich CJ et al. An update on maternal hydration strategies for amniotic fluid improvement in isolated oligohydramnios and normohydramnios: Evidence from a systematic review of literature and meta-analysis. PLoS One 2015; 10(12):1-16.

CAPÍTULO 97

Gestação gemelar

Adolfo Liao
Sckarlet Ernandes Biancolin

INTRODUÇÃO

O aumento na frequência de gestações gemelares, observado a partir da década de 1970, deve-se fundamentalmente à difusão das técnicas de reprodução assistida e, em menor parcela, ao aumento da idade materna média. Segundo o Sistema de Informações sobre Nascidos Vivos do Ministério da Saúde, em 2017, as gestações múltiplas corresponderam a 2,1% (61.426/2.923.535) dos partos ocorridos em todo o território nacional.[1]

Quando comparadas às gestações únicas, essas gestações apresentam risco aumentado de complicações, tanto maternas (hiperêmese, anemia, diabetes gestacional, pré-eclâmpsia, eclâmpsia, hemorragias, infecção puerperal e tromboembolismo) quanto fetais (abortamento, malformações congênitas, prematuridade, restrição de crescimento e óbito perinatal).

DEFINIÇÃO

Gestação gemelar é definida como aquela proveniente de um ou mais ciclos ovulatórios, resultando no desenvolvimento intrauterino de mais de um zigoto ou da divisão do mesmo zigoto, independente do número final de neonatos.[2]

CLASSIFICAÇÃO

Pode ser classificada de acordo com a zigoticidade, corionicidade e amnionicidade. São caracterizadas como plurizigóticas, quando os produtos conceptuais resultam da fecundação de mais de um óvulo, gerando assim fetos geneticamente distintos; e monozigóticas, quando são resultantes da divisão de massa embrionária inicial comum. Aproximadamente dois terços das gestações gemelares naturalmente concebidas são dizigóticas, e um terço, monozigóticas.

Do ponto de vista da placentação, nas gestações gemelares dizigóticas, cada zigoto desenvolve seu próprio âmnio e placenta (dicoriônica), enquanto, nas gestações monozigóticas, o tipo de gestação resultante dependerá do momento em que ocorre a divisão da massa embrionária:

- Gestações dicoriônicas: decorrentes da divisão até o terceiro dia após a fecundação, com formação de duas placentas e duas cavidades amnióticas, correspondendo a cerca de um quarto dos casos.
- Gestações monocoriônicas diamnióticas: decorrentes da divisão entre o 4º e o 8º dias após a fertilização, resultam em placenta

única e duas cavidades amnióticas; correspondem a cerca de 74% dos casos.

- Gestações monocoriônicas monoamnióticas: decorrentes da divisão tardia, resultam em dois fetos no interior da mesma cavidade âmnica e ocorrem em menos de 1% dos casos (ver Figura 1).

DIAGNÓSTICO

Os achados clínicos incluem volume uterino maior do que o esperado para a idade gestacional, presença de dois polos cefálicos à palpação do abdome materno e ausculta de dois ritmos cardíacos com frequências diferentes entre si e diferentes do da mãe. Contudo, todos esses achados são tardios e podem ser facilmente confundidos.

Atualmente, a realização rotineira de exame ultrassonográfico durante o acompanhamento pré-natal permite diagnosticar, com segurança, praticamente todos os casos, principalmente quando realizado no primeiro trimestre da gestação.

DETERMINAÇÃO DA CORIONICIDADE

Uma vez que complicações fetais são mais frequentes nas gestações monocoriônicas quando comparadas às dicoriônicas, a determinação da corionicidade da gestação é requisito fundamental para nortear os cuidados durante a assistência pré-natal, identificando subgrupo de risco aumentado.

A corionicidade pode ser determinada, com acurácia próxima de 100%, por meio da ultrassonografia realizada no primeiro trimestre da gestação. Nessa fase da gestação, são descritos sinais e achados ecográficos característicos tanto para gestações dicoriônicas como para monocoriônicas (ver Figura 2).[3]

Após o primeiro trimestre, a inferência da corionicidade é baseada na avaliação do número de placentas e da genitália fetal. Quando existem duas placentas separadas, a gestação é necessariamente dicoriônica, ao passo que a identificação de massa placentária única pode corresponder a duas placentas distintas adjacentes e justapostas, ou à gestação monocoriônica de fato. Quando os fetos são de sexos diferentes, estes são necessariamente dizigóticos e, portanto, a gestação é dicoriônica. Gêmeos do mesmo sexo, por sua vez, podem ser tanto monozigóticos quanto dizigóticos. Por fim, quando se identifica gestação em que ambos os fetos ocupam a mesma cavidade amniótica, a gestação é necessariamente monocoriônica.

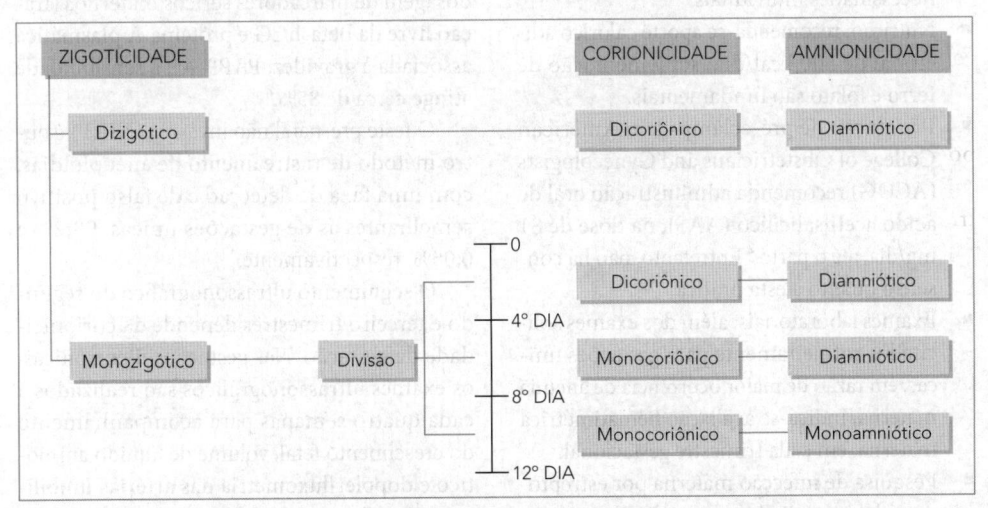

FIGURA 1   Classificação da gestação gemelar, segundo zigoticidade, corionicidade e número de cavidades amnióticas.

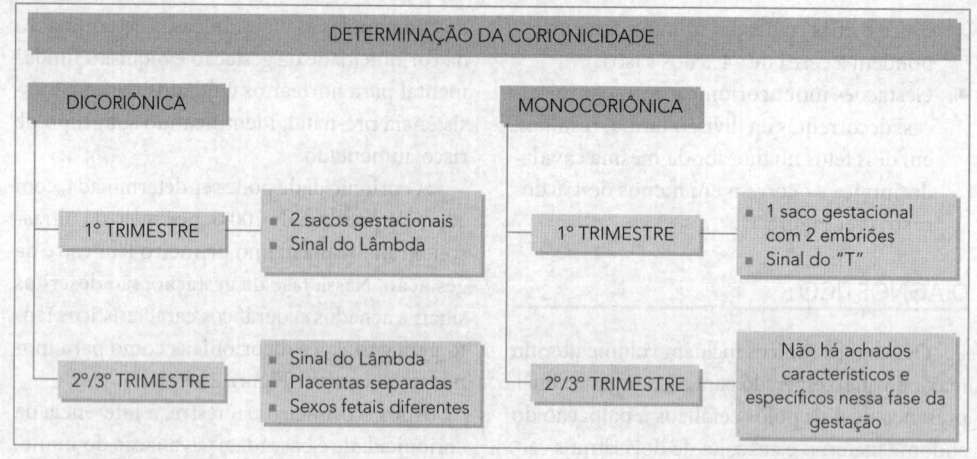

FIGURA 2 Diagnóstico ultrassonográfico da corionicidade, em gestações gemelares, de acordo com a idade gestacional.

ACOMPANHAMENTO PRÉ-NATAL

São aspectos que diferenciam o seguimento pré-natal das gestações gemelares:

- Consultas ambulatoriais mais frequentes: devem ser programadas a cada 3 ou 4 semanas até as 30 semanas de gestação, a cada duas semanas entre 30 e 34 semanas, e semanalmente após as 34 semanas. Esses intervalos podem ser reduzidos de acordo com necessidades individuais.
- Nutrição: recomenda-se aporte calórico adicional de 300 kcal/dia; suplementação de ferro e folato são fundamentais.
- Prevenção de pré-eclâmpsia: o American College of Obstetricians and Gynecologists (ACOG) recomenda administração oral de ácido acetilsalicílico (AAS), na dose de 81 mg/dia, até o parto.[4] Entretanto, não há consenso quanto a esta prática.
- Exames laboratoriais: além dos exames solicitados rotineiramente para gestações únicas, em razão de maior ocorrência de anemia materna, indica-se avaliação hematimétrica materna, em cada trimestre gestacional.
- Pesquisa de infecção materna por estreptococo do grupo B: deve ser realizada entre 30 e 32 semanas de gestação.

AVALIAÇÃO FETAL E ULTRASSONOGRÁFICA

Além da importância do exame ultrassonográfico, realizado durante o primeiro trimestre da gestação, para diagnóstico da corionicidade, a medida da translucência nucal fetal, tomada entre 11 e 13 semanas de gravidez, constitui o método isolado mais utilizado para o rastreamento de trissomias fetais nessas gestações.[5] Quando esse rastreamento é combinado à dosagem de marcadores séricos maternos (fração livre da beta-hCG e proteína A plasmática associada à gravidez, PAPP-A), a sensibilidade atinge cerca de 85%.[6]

O teste pré-natal não invasivo (NIPT) é outro método de rastreamento de aneuploidias, com uma taxa de detecção e de falso positivo semelhantes às de gestações únicas, 98,2% e 0,05%, respectivamente.[7]

O seguimento ultrassonográfico do segundo e terceiro trimestres depende da corionicidade da gestação. Nas gestações dicoriônicas, os exames ultrassonográficos são realizados a cada quatro semanas para acompanhamento do crescimento fetal, volume de líquido amniótico e dopplerfluxometria das artérias umbilicais. Já nas monocoriônicas, a partir de 16 semanas de gravidez, as avaliações são realizadas quinzenalmente, até o momento do parto, com o objetivo de diagnosticar precocemente as complicações exclusivas e específicas da monocorionicidade, como a síndrome de transfusão feto-fetal (Figura 3).[8]

Em todas as gestações gemelares, entre 20 e 24 semanas de gestação, realiza-se a medida do comprimento do colo uterino, pela via endovaginal, como método que auxilia na identificação de subgrupo de risco aumentado para parto pré-termo grave. Considera-se colo curto medidas inferiores a 25 mm.[9]

Quando houver disponibilidade, o exame ecocardiográfico fetal especializado deve ser realizado nas gestações monocoriônicas, em virtude do risco aumentado de anomalias cardíacas, bem como nas gestações oriundas de métodos de fertilização *in vitro*.[10]

As provas de vitalidade fetal são indicadas diante de restrição de crescimento fetal, discordância entre pesos fetais estimados superior a 20%, ocorrência de complicações obstétricas ou doenças maternas associadas, alterações do volume de líquido amniótico e nas gestações monoamnióticas. O traçado cardiotocográfico deve ser realizado com registro simultâneo de ambos os fetos, e o perfil biofísico fetal tem benefício comprovado nessas situações. A quantificação do volume de líquido amniótico é realizada pela técnica de medida do maior bolsão vertical.

PRINCIPAIS COMPLICAÇÕES

A mortalidade perinatal é de cinco a seis vezes mais elevada nas gestações gemelares quando comparadas às gestações únicas. Esse maior risco é atribuído fundamentalmente às complicações da prematuridade.[11]

Prematuridade

Esta é a principal complicação que acomete as gestações gemelares. A idade gestacional média do parto ocorre entre 36 e 37 semanas de gravidez, e 10 a 15% dos partos ocorrem antes de 32 semanas.[9] Esse risco aumenta consideravelmente quando há presença de polidrâmnio, como na síndrome da transfusão feto-fetal, e em decorrência de anomalia estrutural fetal.

Durante o acompanhamento pré-natal, as gestantes devem ser orientadas quanto ao risco aumentado e aos efeitos deletérios da prematuridade, para adequação da rotina de atividades físicas, com redução da jornada de trabalho, evitando-se períodos prolongados em posição ortostática, e a instituição de períodos de repouso durante o dia, sempre que possível. A administração rotineira profilática de progesterona não demonstrou redução efetiva da prematuridade em estudos randomizados.[12]

O risco de parto prematuro grave aumenta em pelo menos seis vezes nas gestantes que apresentam medida do colo uterino menor que 25 mm, realizada entre 20 e 24 semanas de gravidez.[13] Diante desse diagnóstico, pode-se instituir repouso domiciliar. A administração de progesterona via vaginal para pacientes assintomáticas e com colo curto (≤ 25 mm) parece ter benefício na prevenção do parto abaixo de 33 semanas, redução do óbito neonatal e de alguns fatores associados à morbidade neonatal, como a síndrome do desconforto respiratório.[14] O uso de pessário cervical também parece ser medida promissora diante do colo curto, mas ainda carece de comprovação definitiva de seu real benefício.[15] Não há evidências de que a cerclagem do colo uterino curto seja benéfica. Assim, esta somente deve realizada nas gestantes com diagnóstico prévio de incompetência cervical.[16]

A corticoterapia com betametasona (duas doses de 12 mg cada, com intervalo de 24 horas, intramuscular) deve ser reservada para gestantes que apresentem risco iminente de parto entre 26 e 34 semanas, como nos casos de trabalho de parto prematuro. O uso de betamiméticos para tocólise deve ser cuidadoso, devido aos efeitos cardiovasculares secundários, que são observados com grande frequência. Nessas circunstâncias, não se deve realizar hiperhidratação materna e evita-se corticoterapia concomitante à tocólise com betamiméticos pelo risco aumentado de edema agudo pulmonar

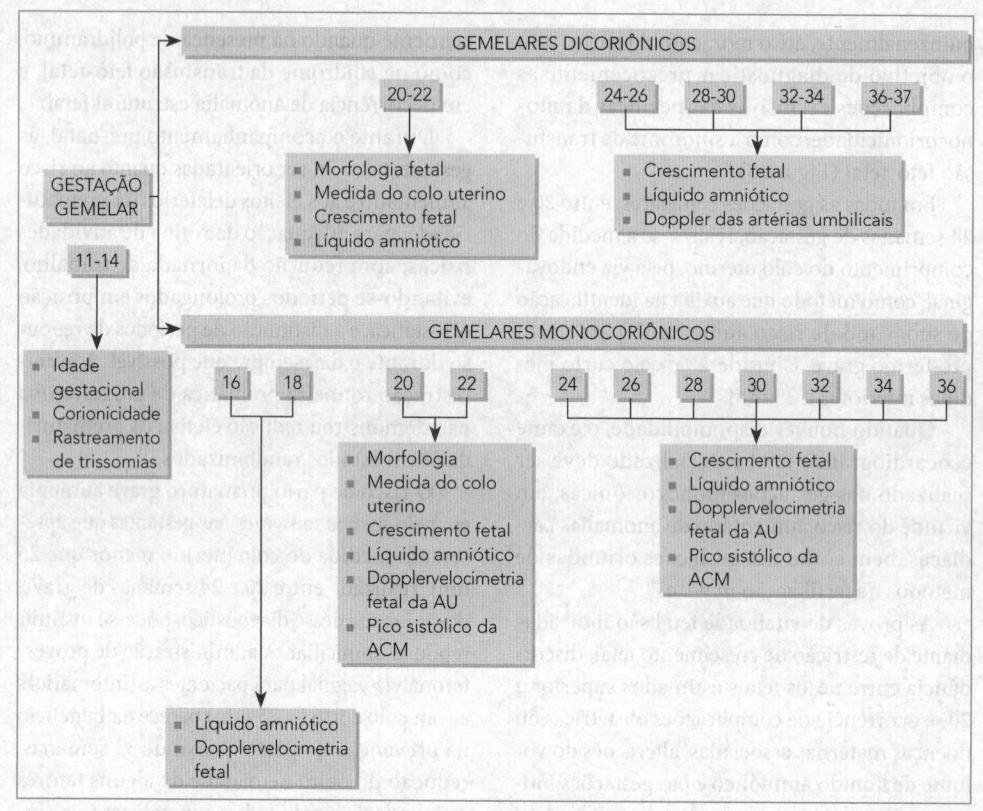

FIGURA 3   Seguimento ultrassonográfico das gestações gemelares de acordo com a corionicidade.

materno. O emprego de antagonistas da ocito-cina apresenta efeitos colaterais mínimos.

Restrição do crescimento fetal

A partir do final do segundo trimestre de gestação, o padrão de crescimento intrauterino é diferente nas gestações gemelares, e o peso médio de nascimento nesses casos é menor do que o observado nas gestações únicas, mesmo quando corrigido para a mesma idade gestacional. Restrição de crescimento fetal ocorre com uma frequência cerca de dez vezes maior em gestações gemelares quando comparadas às únicas.[17] Sua definição mais utilizada é o peso fetal estimado abaixo do percentil 10, associado a discordância de peso entre os fetos de 25%.[8]

Discordância superior a 20% entre os pesos dos fetos de uma mesma gestação ocorre em aproximadamente 20% das gestações dicoriô-nicas e 30% das monocoriônicas.[18] Quando excluídas síndrome da transfusão feto-fetal e malformações fetais, a presença de discordân-cia de peso não aumenta a morbimortalidade fetal ou neonatal, exceto quando há restrição de crescimento fetal e/ou alteração da vitalida-de fetal associada.

Diante do diagnóstico de restrição de cres-cimento de um ou ambos os fetos, realiza-se avaliação ultrassonográfica com Doppler e da vitalidade fetal a cada 1 ou 2 semanas. Nas ges-tações monocoriônicas, diante de alteração grave da vitalidade, com risco de óbito intrau-terino, indica-se resolução da gestação, se hou-ver viabilidade do feto não restrito. Nas dico-riônicas, diante de risco iminente de óbito do feto restrito, realiza-se o parto se a idade gesta-cional for maior ou igual a 32 semanas de gestação e o peso estimado do feto maior que pelo menos 1.500 g.

Óbito de um dos fetos

Ocorre em 1,5 a 4,4% das gestações gemelares, sendo mais prevalente nas gestações monocoriônicas.[19] Quando o óbito acontece no primeiro trimestre, situação também conhecida como *vanishing twin*, o prognóstico costuma ser bom. Em caso de óbito de um dos fetos no segundo ou terceiro trimestres, o risco de resultado adverso para o cogemelar sobrevivente depende da corionicidade.

Nas gestações monocoriônicas, o óbito de um dos fetos cursa com óbito do cogemelar em cerca de 10% dos casos, e sequelas neurológicas são observadas em cerca de 10 a 30% dos sobreviventes.[20] Quando o óbito ocorre ainda no período pré-termo, normalmente indica-se conduta expectante, com avaliação rigorosa do bem estar fetal e pesquisa de sinais de anemia no feto sobrevivente pelo estudo dopplervelocimétrico da artéria cerebral média fetal.[8]

Nas gestações dicoriônicas, o óbito de um dos fetos, sem outro fator predisponente, não costuma representar uma ameaça para o sobrevivente. Implica, entretanto, maior risco de parto prematuro. A conduta é expectante, e o parto deverá ser realizado no termo.

A coagulação intravascular materna disseminada raramente ocorre em gestações gemelares com um feto morto.

COMPLICAÇÕES EXCLUSIVAS DE GESTAÇÕES MONOCORIÔNICAS

As taxas de abortamento, mortalidade perinatal e morbidade neurológica são maiores nas gestações monocoriônicas quando comparadas às dicoriônicas. Esse excesso de risco é atribuído ao compartilhamento da circulação placentária, evento exclusivo das gestações monocoriônicas. Dentre as complicações exclusivas nesse grupo podem ser destacadas as que se seguem.

Síndrome de transfusão feto-fetal

Acomete cerca de 10% das gestações monocoriônicas diamnióticas e decorre da transferência não equilibrada de sangue, por meio de anastomoses placentárias arteriovenosas, de um feto (doador) para o outro (receptor). O diagnóstico ultrassonográfico baseia-se na presença de oligo/anidrâmnio na cavidade âmnica do feto doador associada ao polidrâmnio no feto receptor. Os casos graves são de instalação aguda, ao redor de 16 a 24 semanas de gravidez, e a sobrevida natural é inferior a 10%. Outros achados no feto doador incluem: bexiga urinária persistentemente vazia e aumento da resistência ao fluxo na artéria umbilical. O feto receptor pode apresentar: bexiga urinária distendida, coração hipertrófico, dilatado e discinético, e alteração no fluxo do ducto venoso durante a contração atrial. O tratamento de eleição é a ablação a *laser* dos vasos comunicantes, por meio de fetoscopia, com sobrevida de aproximadamente 50 a 80%, e um risco de sequelas neurológicas dentre os sobreviventes de 5%. A realização de repetidas amniodrenagens de alívio reduz o risco de abortamento espontâneo e posterga o parto, entretanto, a frequência de sequelas neurológicas é de cerca de 20%.[21]

Sequência anemia-policitemia

É forma pouco frequente de síndrome da transfusão feto-fetal. Ocorre de forma espontânea em 5% dos gemelares monocoriônicos e é caracterizada por grande diferença no nível de hemoglobina entre os fetos, sem que haja oligo/polidrâmnio. A maioria é identificada no final do segundo ou terceiro trimestres, e seu diagnóstico é feito através da diferença do pico de velocidade sistólica na artéria cerebral média entre os dois fetos.[22] A melhor forma de tratamento dessa condição ainda não está estabelecida e, dependendo da idade gestacional e da gravidade do quadro, opta-se por ablação a *laser* das anastomoses, transfusão intrauterina ou mesmo o parto.

Gestação com feto acárdico

Também denominada "sequência da perfusão arterial reversa", ocorre em cerca de 1% das gestações monocoriônicas. O feto anormal não sobrevive após o nascimento em virtude de múltiplas malformações estruturais, que incluem ausência do coração ou presença de um coração rudimentar. Durante a gestação, sua perfusão sanguínea se mantém graças à presença de anastomose arterioarterial placentária com a circulação do outro feto. Em 50 a 70% das ocasiões, ocorre óbito do cogemelar normal por insuficiência cardíaca congestiva, ou parto pré-termo decorrente de polidrâmnio grave. O tratamento antenatal é realizado por meio da interrupção do fluxo sanguíneo para o gêmeo acárdico com ligadura vascular endoscópica ou coagulação a *laser* dos vasos umbilicais.

Gestação monoamniótica

Além de apresentar risco aumentado de anomalias estruturais fetais, pode ocorrer óbito súbito espontâneo inesperado, de um ou ambos os fetos, em virtude de enovelamento dos cordões umbilicais, com interrupção do fluxo.

Gêmeos unidos

A separação incompleta dos embriões resulta da divisão tardia do disco embrionário (após o 12º dia da concepção). O prognóstico perinatal depende fundamentalmente da topografia, extensão e órgãos envolvidos na união. Quando os corações são unidos, a possibilidade de separação cirúrgica e eventuais anomalias estruturais cardíacas associadas são os principais fatores determinantes do prognóstico. Casuísticas nacionais demonstram taxas de sobrevida inferiores a 10%.[23]

PARTO E PUERPÉRIO

Em gestações gemelares não complicadas, recomenda-se que a idade gestacional do parto seja estratificada, de acordo com o respectivo risco perinatal. Para gestações dicoriônicas, 38 semanas; para gestações monocoriônicas diamnióticas, 36-37 semanas, e monoamnióticas, entre 32 e 34 semanas. Para gestações que apresentem complicações, como restrição do crescimento ou anomalia fetal, a idade gestacional para realização do parto deve ser individualizada, conforme a complicação associada.

Além das indicações de cesárea, aplicáveis em gestações únicas, são indicações específicas nas gestações gemelares: fetos unidos, gestação monoamniótica e quando o primeiro gemelar se encontra em apresentação não cefálica no momento do parto.

Estudo randomizado comparando cesárea e parto vaginal planejados não demonstrou diferenças significativas nos desfechos perinatais.[24] Assim, para a escolha da via de parto são levadas em consideração, principalmente, as apresentações dos fetos e a idade gestacional.

Em gestações gemelares com mais de 32 semanas de gravidez e primeiro gemelar em apresentação cefálica, não se observam diferenças no desfecho materno ou perinatal segundo a via de parto planejada (cesárea *versus* vaginal), desde que se garanta a presença de obstetra experiente e familiarizado com as manobras de versão interna podálica e extração pélvica.

Para gestações gemelares abaixo de 32 semanas, não há estudos de qualidade que permitam concluir sobre diferenças entre as vias de parto. É prática habitual permitir o parto vaginal quando ambos os fetos são cefálicos, bem como realizar a cesárea quando o primeiro gemelar não é cefálico. Nos casos em que o primeiro feto é cefálico e o segundo não cefálico, a literatura é controversa e inconclusiva.

Na assistência ao trabalho de parto das gestações gemelares, recomenda-se monitorização intraparto com equipamento que permita o registro simultâneo das frequências cardíacas fetais, disponibilidade de analgesia, manejo ativo do parto do segundo gemelar e terceiros períodos, além da pronta disponibilidade para realização de cesárea de urgência. Após o parto deve-se atentar para o risco de atonia/hipotonia uterina.

CONSIDERAÇÕES FINAIS

Em virtude do aumento recente da frequência de gestações gemelares e da maior morbidade e mortalidade a que essas gestações estão associadas, a boa prática obstétrica contemporânea exige o conhecimento de suas principais complicações e um acompanhamento pré-natal diferenciado, com o intuito de diagnosticar e intervir precocemente nas complicações tanto maternas quanto fetais.

Outrossim, é fundamental a determinação ultrassonográfica da corionicidade, no primeiro trimestre da gestação, para identificar as gestações monocoriônicas, que devem ser avaliadas quinzenalmente para diagnóstico precoce das complicações que ocorrem exclusivamente nesse subgrupo.

REFERÊNCIAS BIBLIOGRÁFICAS

1. Sistema de Informações sobre Nascidos Vivos. Ministério da Saúde, Brasil. Disponível em: http://tabnet.datasus.gov.br/cgi/deftohtm.exe?sinasc/cnv/nvuf.def, acessado em 31 de maio de 2015.
2. Blickstein I. Definition of multiple pregnancy. In: Blickstein I, Keith L (eds.). Multiple pregnacy. 2.ed. Abingdon: Taylor and Francis, 2005. p.85-6.
3. Monteagudo A, Timor-Tritsch IE, Sharma S. Early and simple determination of chorionic and amniotic type in multifetal gestations in the first 14 weeks by high-frequency transvaginal ultrasonography. Am J Obstet Gynecol 1994; 170(3):824-9.
4. ACOG Practice Bulletin No. 202: Gestational hypertension and Preeclampsia. Obstet Gynecol 2019; 133(1):1-25.
5. Sebire NJ, Snijders RJ, Hughes K, Sepulveda W, Nicolaides KH. Screening for trisomy 21 in twin pregnancies by maternal age and fetal nuchal translucency thickness at 10-14 weeks of gestation. Br J Obstet Gynaecol 1996; 103(10):999-1003.
6. Prats P, Rodriguez I, Comas C, Puerto B. Systematic review of screening for trisomy 21 in twin pregnancies in first trimester combining nuchal translucency and biochemical markers: a meta-analysis. Prenat Diagn 2014; 34(11):1077-83.
7. Gil MM, Galeva S, Jani J, Konstantinidou L, Akolekar R, Plana MN, Nicolaides KH. Screening for trisomies by cfDNA testing of maternal blood in twin pregnancy: update of The Fetal Medicine Foundation results and meta-analysis. Ultrasound Obstet Gynecol 2019; 53:734-742.
8. Khalil A, Rodgers M, Baschat A, Bhide A, Gratacos E, Hecher K et al. ISUOG Practice Guidelines: role of ultrasound in twin pregnancy. Ultrasound Obstet Gynecol 2016; 47(2):247-63
9. Hofmeister C, Brizot ML, Liao A, Francisco RP, Zugaib M. Two-stage transvaginal cervical length screening for preterm birth in twin pregnancies. J Perinat Med 2010 Sep; 38(5):479-84.
10. Kang HJ, Liao AW, Brizot ML, Francisco RP, Krebs VL, Zugaib M. Prediction of intrauterine death and severe preterm delivery in twin pregnancies discordant for major fetal abnormality. Eur J Obstet Gynecol Reprod Biol 2014 Apr; 175:115-8.
11. Doherty JD. Perinatal mortality in twins, Australia, 1973-1980. Acta Genet Med Gemellol 1988; 37(3-4):313-9.
12. Brizot ML, Hernandez W, Liao AW, Bittar RE, Francisco RP, Krebs VL et al. Vaginal progesterone for the prevention of preterm birth in twin gestations: a randomized placebo-controlled double-blind study. Am J Obstet Gynecol 2015 Feb 27. pii: S0002-9378(15)-00157-X. doi: 10.1016/j.ajog.2015.02.021. [Epub ahead of print] PubMed PMID: 25731690.
13. Conde-Agudelo A, Romero R, Hassan SS, Yeo L. Transvaginal sonographic cervical length for the prediction of spontaneous preterm birth in twin pregnancies: a systematic review and metaanalysis. Am J Obstet Gynecol 2010 Aug; 203(2):128.e1-12.
14. Romero R, Conde-Agudelo A, El-Refaie W, Rode L, Brizot ML, Cetingoz E et al. Vaginal progesterone decreases preterm birth and neonatal morbidity and mortality in women with a twin gestation and a short cervix: an updated meta-analysis of individual patient data. Ultrasound Obstet Gynecol 2017; 49:303-14.
15. Liem S, Schuit E, Hegeman M, Bais J, de Boer K, Bloemenkamp K et al. Cervical pessaries for prevention of preterm birth in women with a multiple pregnancy (ProTWIN): a multicentre, open-label randomised controlled trial. Lancet 2013 Oct 19; 382(9901):1341-9.
16. Saccone G, Rust O, Althuisius S, Roman A, Berghella V. Cerclage for short cervix in twin pregnancies: systematic review and meta-analysis of randomized trials using individual patient-level data. Acta Obstet Gynecol Scand 2015 Apr; 94(4):352-8.
17. Alexander GR, Kogan M, Martin J, Papiernik E. What are the fetal growth patterns of singletons, twins, and triplets in the United States? Clin Obstet Gynecol 1998; 41(1):114-25.

18. Assunção RA, Liao AW, Brizot ML, Krebs VL, Zugaib M. Perinatal outcome of twin pregnancies delivered in a teaching hospital. Rev Assoc Med Bras 2010 Jul-Aug; 56(4):447-51.

19. Glinianaia SV, Obeysekera MA, Sturgiss S, Bell R. Stillbirth and neonatal mortality in monochorionic and dichorionic twins: a population-based study. Hum Reprod 2011 Sep; 26(9):2549-57.

20. Hillman SC, Morris RK, Kilby MD. Co-twin prognosis after single fetal death: a systematic review and meta-analysis. Obstet Gynecol 2011 Oct; 118(4):928-40.

21. Senat MV, Deprest J, Boulvain M, Paupe A, Winer N, Ville Y. Endoscopic laser surgery versus serial amnioreduction for severe twin-to-twin transfusion syndrome. N Engl J Med 2004; 351(2):136-44.

22. Luminoso D, Figueira CO, Marins M, Peralta CF. Fetal brain lesion associated with spontaneous twin anemia-polycythemia sequence. Ultrasound Obstet Gynecol 2013 Dec; 42(6):721-2.

23. Brizot ML, Liao AW, Lopes LM, Okumura M, Marques MS, Krebs V et al. Conjoined twins pregnancies: experience with 36 cases from a single center. Prenat Diagn 2011 Dec; 31(12):1120-5.

24. Barrett JF, Hannah ME, Hutton EK et al. A randomized trial of planned cesarean or vaginal delivery for twin pregnancy. N Engl J Med 2013; 369:1295.

CAPÍTULO 98

Restrição do crescimento fetal

Luciano Marcondes Machado Nardozza
Ana Cristina Perez Zamarian

INTRODUÇÃO

A restrição do crescimento fetal (RCF) pode ser definida como um processo capaz de modificar e restringir o potencial de crescimento do feto.[1] Na prática clínica, é definida por meio do percentil de peso em relação à idade gestacional, sendo considerada RCF quando o peso fetal está abaixo do percentil 3 segundo a Organização Mundial da Saúde (OMS) ou abaixo do percentil 10 segundo o American College of Obstetrics and Gynecology (ACOG).[1,2]

A RCF constitui intercorrência que acomete de 5 a 10% das gestações,[3] sendo a segunda principal causa de mortalidade perinatal. Estudo com 92.218 gestações demonstrou incidência de óbito fetal de 9,7 em 1.000 nascimentos quando a RCF foi detectada antes do parto contra 18,9 em 1.000 nascimentos nos casos nos quais a intercorrência não foi detectada no pré-natal, o que demonstra a importância do diagnóstico e manejo adequado.[4] Além disso, a RCF está associada a comprometimento neurológico na infância e síndrome metabólica na vida adulta.[5,6] Quanto menor o percentil de peso ao nascer, maior a morbimortalidade perinatal.

Nessa linha de raciocínio, é um grande desafio atual a diferenciação entre o pequeno para a idade gestacional (constitucional) e o restrito "verdadeiro" (patológico), sendo este último predisposto a maior morbidade e mortalidade.[7] Infelizmente, ainda não está disponível nenhum método diagnóstico eficaz na diferenciação dessas duas entidades. Muitos consensos de sociedades concordam em utilizar o peso abaixo do percentil 10 para definir o feto pequeno para a idade gestacional.[8] A desvantagem de se utilizar esse *cut off* é a inclusão de porcentagem considerável de fetos pequenos constitucionais com menor risco de morbimortalidade.[8] Se utilizarmos o peso fetal estimado ou a circunferência abdominal (CA) abaixo do percentil 3, teremos aumento da especificidade no diagnóstico do feto verdadeiramente restrito, porém há a desvantagem de não identificarmos aqueles com formas menos graves de restrição de crescimento e ainda com potencial para complicações perinatais.[9]

Diante de possível diagnóstico de restrição de crescimento, ou seja, de concepto com peso estimado abaixo do percentil 10, é de grande importância a avaliação rigorosa da anatomia fetal e a pesquisa de sorologias maternas, a fim de excluir malformações e infecções, quando suspeitas.[8] Quando esses parâmetros são normais, para identificar mais adequadamente fetos verdadeiramente restritos e que necessitam de maior vigilância, alguns autores sugerem avaliar em conjunto parâmetros funcionais que sugiram insuficiência placentária, como Doppler das artérias uterinas (Aut), da artéria umbilical (AU) e da artéria cerebral média fetal (ACM), oligoidrâmnio e até marcadores bioquímicos em futuro próximo.[8]

ETIOLOGIA

A etiologia da RCF é multifatorial, podendo ser didaticamente subdividida em causas maternas, fetais e decorrentes da insuficiência vascular uteroplacentária, e não é incomum a sobreposição dos fatores etiológicos.

Fatores fetais

Entre os fatores fetais estão as alterações cromossômicas (por exemplo, trissomias 13, 18, 21), síndromes gênicas, infecções intrauterinas (por exemplo, toxoplasmose, rubéola), gestações múltiplas e erros inatos do metabolismo.

Fatores maternos

- Doenças clínicas: os estados hipertensivos da gravidez, em todas as suas formas, elevam em duas a três vezes a incidência de RCF, por diminuição da perfusão uteroplacentária. Existe forte associação entre pré-eclâmpsia e RCF por causa da invasão trofoblástica deficiente.[10] Outras doenças, como diabetes *mellitus* insulino-dependente com vasculopatia, cardiopatias cianóticas, pneumopatias restritivas e doenças renais graves, doenças autoimunes (colagenoses, síndrome do anticorpo antifosfolípide), trombofilias hereditárias ou adquiridas, hiper-homocisteinemia e anemias graves também se associam à RCF.[11,12]
- Transtornos de nutrição: a desnutrição crônica prévia à gravidez associa-se à incidência de 40% de recém-nascidos de baixo peso, em decorrência tanto da prematuridade quanto da RCF, com mortalidade durante o primeiro ano de vida quatro vezes superior.[13]
- Uso de drogas: destaca-se o tabagismo, que é uma causa prevenível de RCF. A exposição ao monóxido de carbono reduz a capacidade da hemoglobina fetal de carrear oxi-

gênio, e a nicotina induz à liberação de catecolaminas maternas que reduzem a perfusão placentária. Igualmente, o fumo passivo, o uso de drogas ilícitas, álcool, substâncias teratogênicas (anticonvulsivantes, anticoagulantes do tipo varfarínicos, agentes antineoplásicos e antagonistas do ácido fólico), a exposição a radiações e a habitação em altitude elevada constituem fatores etiológicos de RCF.[14]

Fatores placentários

A interação entre as circulações materna e fetal na placenta é fundamental para a adequada troca de nutrientes e oxigênio. Postula-se que essa adaptação decorra de processo fisiológico e contínuo denominado "ondas de migração trofoblástica". Entre a 6ª e a 12ª semana de gravidez, a invasão citotrofoblástica estabelece-se nos tecidos deciduais, inclusive nos segmentos intradeciduais das artérias espiraladas. A segunda onda ocorre entre a 16ª e a 18ª semana, quando a invasão endovascular estende-se para os segmentos intramiometriais das artérias espiraladas, que perdem a camada musculoelástica (substituída por matriz fibrinoide), o que determina queda acentuada da resistência ao fluxo, além de existir menor responsividade a agentes vasoconstritores locais.[15,16] Acredita-se, hoje, que essa invasão trofoblástica é contínua, sendo incorreta a denominação de primeira e segunda ondas.

A placentação inadequada, ou seja, a ausência de destruição da porção musculoelástica das artérias espiraladas na migração trofoblástica, originará um território com alta resistência ao fluxo sanguíneo. Haverá, assim, uma diminuição da nutrição do espaço interviloso e possibilidade de maior ação de elementos vasoconstritores, já que a inervação não foi afetada. Placentação anormal define-se quando não ocorre a invasão trofoblástica da porção miometrial das arteríolas espiraladas.[17] Nessa ocasião, ocorre maior frequência de doença hipertensiva específica da gestação e RCF. A menor perfusão uteroplacentária associada à doença vascular materna é responsável por cerca de 25 a 30% dos casos de RCF e é a causa mais comum em fetos não anômalos.

DIAGNÓSTICO

O diagnóstico é realizado por meio de dados clínicos e de propedêutica subsidiária. Inicialmente, a determinação da idade gestacional torna-se imperiosa para que haja suspeita da presença da RCF e sua confirmação possa ser realizada. A acurácia na determinação da idade gestacional é sempre melhor por meio dos parâmetros ultrassonográficos, principalmente quando a ultrassonografia (US) é realizada precocemente na gestação. O comprimento craniocaudal ou cabeça-nádega pode ter um erro de 5 a 7 dias na determinação da idade gestacional no primeiro trimestre.

Clínico

Entre os dados clínicos, destaca-se a anamnese pré-natal cuidadosa para identificação de fatores de risco para RCF, como intercorrências maternas, história obstétrica pregressa (ocorrência de recém-nascidos de baixo peso, com crescimento restrito e/ou malformações) e atual (com eventual exposição a algum fator etiológico envolvido na RCF).

No exame físico, a mensuração cuidadosa e seriada da altura uterina, palpação uterina e inadequado ganho ponderal materno poderão contribuir para o rastreamento da RCF.

Ultrassonográfico

Na suspeita de RCF, a US deve ser usada para confirmar ou excluir o diagnóstico.[18] A estimativa de peso fetal por meio da US é o melhor teste para rastrear e diagnosticar RCF, além de fornecer dados para pesquisa da etiologia. A circunferência abdominal (CA) é menor na presença de RCF em virtude da diminuição do tamanho do fígado, da diminuição do glicogênio acumulado e da depleção do tecido adiposo da região abdominal. Isoladamente, a CA é a me-

dida de maior sensibilidade para detecção da RCF.[19] As estimativas de peso fetal que utilizam na equação as medidas de CA, CC, diâmetro biparietal e medida do fêmur apresentam a melhor acurácia.[20]

Além dos parâmetros antropométricos, a US é capaz de avaliar a vitalidade fetal pelo perfil biofísico fetal (PBF). A sequência de alteração das atividades biofísicas fetais diante da hipóxia obedece à ordem inversa de sua instalação durante a embriogênese. Dessa forma, a frequência cardíaca fetal é o primeiro parâmetro a se deteriorar, seguida do padrão dos movimentos respiratórios, corporais e, por último, do tônus. Esses são considerados marcadores agudos da vitalidade fetal. Por meio da redistribuição do fluxo sanguíneo fetal secundário à hipoxemia crônica, ocorre diminuição progressiva do volume do líquido amniótico, que é um marcador crônico da vitalidade do produto conceptual.

Dopplervelocimetria

Outro método de fundamental importância no diagnóstico e no manejo da RCF é a dopplervelocimetria. Por meio do Doppler, identificam-se os fetos restritos sob risco de hipóxia, o que corresponde a aproximadamente 40% dos casos.[21] Avaliando a circulação materna (artérias uterinas), fetoplacentária (artérias umbilicais) e fetal (artéria cerebral média, aorta abdominal, ducto venoso, seio transverso), o Doppler disponibiliza, de forma não invasiva, possibilidade de identificação da insuficiência placentária (importante causa de RCF) e de avaliação das alterações hemodinâmicas fetais que ocorrem em resposta à deficiência de oxigênio. Existe consenso de que a sua utilização reduz significativamente a mortalidade perinatal, bem como a prematuridade iatrogênica e suas complicações.[21]

Dopplervelocimetria das artérias uterinas

A dopplervelocimetria das artérias uterinas tem papel fundamental no diagnóstico da placentação anormal. É capaz de identificar gestações sob risco de insuficiência placentária e pré-eclâmpsia, doenças que frequentemente vêm acompanhadas de RCF, por meio do aumento da resistência (índice de pulsatilidade [IP] e índice de resistência [IR]). Constitui um dos critérios que auxiliam no diagnóstico da RCF.[22]

Dopplervelocimetria arterial fetal

Consiste na avaliação, principalmente, das artérias umbilicais e cerebrais médias, porém, também se pode analisar o território da aorta, das adrenais, esplênicas e coronárias, entre outras. A avaliação da artéria umbilical reflete a resistência vascular placentária e está fortemente correlacionada à insuficiência placentária. O Doppler da artéria umbilical auxilia no diagnóstico e prediz o prognóstico de fetos com restrição de crescimento.[7]

Em condições normais, a resistência da artéria umbilical diminui progressivamente durante a gestação; já na insuficiência placentária, ocorre o inverso.[21] A redução do fluxo placentário, habitualmente, é o primeiro sinal hemodinâmico observável da existência de lesão placentária e comprometimento da microcirculação vilositária (com pelo menos 50% dos vasos placentários obliterados). Essa lesão placentária causa diminuição da perfusão da artéria umbilical, podendo chegar à diástole ausente e/ou reversa nos casos críticos de hipóxia fetal.

A centralização hemodinâmica fetal é um passo na deterioração fetal em resposta à insuficiência placentária. Kjellmer et al.[23] e Peeters et al.,[24] em estudos em animais de experimentação, descreveram vasodilatação cerebral diante da hipóxia. Existe, portanto, uma vasodilatação seletiva para preservação de órgãos nobres (cérebro, coração e glândulas suprarrenais) e vasoconstrição de outros órgãos (rins, pulmões, intestino, pele e esqueleto) nesses fetos com hipoxemia.[21] Esse processo de centralização hemodinâmica passa por algumas etapas, nas quais existe piora progressiva do fluxo das artérias umbilicais com perda do seu componente dias-

tólico, até que esse componente torna-se reverso, além de aumento de resistência do fluxo na aorta torácica distal, também com aumento do IP. A relação IP cérebro/umbilical torna-se, então, menor que 1, em vista da vasodilatação cerebral, aferida como queda no IP da artéria cerebral média.

O desaparecimento do componente diastólico da dopplervelocimetria das artérias umbilicais coincide com a presença de alterações do equilíbrio acidobásico. Nesse grupo, existe uma mortalidade perinatal aumentada, com número elevado de complicações neonatais, atribuídas à vasoconstrição em diversos órgãos. Diástole zero (DZ) ou diástole reversa (DR) da AU estão presentes em média uma semana antes da deterioração aguda da vitalidade fetal.[7] Existe associação entre DR da AU e prognóstico perinatal adverso que parece ser independente da IG (sensibilidade e especificidade de 60%).[25]

Dopplervelocimetria venosa

O território venoso fornece informações sobre a resposta cardiovascular do feto, em especial o ducto venoso (DV).[21] O DV desempenha um papel importante, redirecionando uma quantidade significativa de sangue do fígado fetal para o coração, assim assegurando mais sangue ao cérebro e ao coração.[26] Os fetos em regime de hipóxia e com perfil hemodinâmico alterado (centralização hemodinâmica) têm alterações progressivas no fluxo do território venoso. O ducto venoso é amplamente utilizado para avaliação venosa fetal, apresentando-se como uma onda de velocidade de fluxo pulsátil com três componentes: sístole (onda S), diástole (onda D), ambas ventriculares, e contração atrial (onda A). As alterações do ducto venoso ocorrem na onda A, com a perda da capacidade de contração atrial, na qual se pode observar um aumento do IP com evolução para onda A zero e reversa (acidemia fetal). A dopplervelocimetria do DV alterada é considerada o parâmetro isolado com maior capacidade em predizer óbito fetal, em curto prazo, na restrição de crescimento precoce.[7] O achado de onda A zero ou reversa no sonograma do DV está associado a maiores taxas de mortalidade perinatal independentemente da idade gestacional (IG) ao parto.[27,28]

CLASSIFICAÇÃO

Atualmente a classificação cronológica da RCF, baseada na época do aparecimento, tem sido mais utilizada e tem maior aplicabilidade clínica, pois está relacionada com a conduta e o prognóstico do feto.

Com base na predominância relativa dos achados biométricos e funcionais placentários e fetais, reconhecemos, na atualidade, dois tipos de RCF, que variam em suas apresentações clínicas e morbimortalidade perinatal.[26] Figueras e Gratacós[29] e Baschat et al.[5] mostraram o diferente comportamento fisiopatológico dos fetos com restrição do crescimento fetal antes e depois de 32 semanas. Os que apresentam RCF precoce (< 32 semanas) tem como fator determinante grande alteração na implantação placentária, muitas vezes determinando aumento da resistência na artéria uterina e ocasionando maior risco para desenvolver pré-eclâmpsia. Desse modo, a hipóxia fetal determinada é elevada, necessitando adaptação cardiovascular fetal. Como mecanismo de defesa, o feto apresenta grande tolerância aos baixos níveis de oxigênio ofertado e a hipoxemia. Também é comum o achado de centralização hemodinâmica e oligoidramnia. Com piora da hipoxemia, anormalidades no sonograma do DV são encontradas, assim como anormalidades nas variáveis biofísicas, evidenciando acidose.[8] As taxas de morbidade e mortalidade perinatal são elevadas.

A RCF tardia (≥ 32 semanas) associa-se menos frequentemente com a pré-eclâmpsia. Nesses casos, que o déficit de difusão pode coexistir com alterações de perfusão placentária, é comum a centralização hemodinâmica e alteração da RCP (relação cérebro placentária) com sonograma normal de AU. Nesses fetos o diagnóstico é mais difícil e a tolerância à hipóxia menor.[8] O grande desafio na RCF precoce é o manejo, enquanto na RCF tardia o problema é o diagnóstico precoce, pois o Doppler da artéria umbilical pode estar ainda adequado, mascarando a doença.

O *cut off* de 32 semanas de gravidez, que diferencia a forma precoce da tardia, foi estabelecido por Savchev et al., em estudo no qual foram demonstradas diferenças nas apresentações clínicas e nas taxas de morbimortalidade perinatal.[30]

Apesar de inúmeras publicações, não existe consenso na literatura sobre os critérios mais adequados para se definir RCF. Visando uniformizar a abordagem clínica e tornar os resultados dos estudos científicos comparáveis, foi publicado um consenso baseado na opinião de especialistas, com o estabelecimento de nomenclatura unificada e critérios diagnósticos claros de RCF precoce e tardia, segundo os critérios vistos na Tabela 1.[22] Devemos ressaltar que os dados dessa publicação são consensos baseados nas opiniões de especialistas. Portanto, serão necessários ensaios clínicos consistentes para validar esses parâmetros como diagnósticos para RCF.[31]

TABELA 1   Critérios diagnósticos da restrição de crescimento fetal baseados em consenso de especialistas (segundo o método Delphi)

Restrição do crescimento fetal precoce (< 32 semanas)	Restrição do crescimento fetal tardia (> 32 semanas)
CA/PE < P3 ou Doppler de AU com diástole zero Ou CA/PE < P10 + IP da Aut > P95 ou IP da AU > P95	CA/PE < P3 Ou 2 destas 3 características: CA/PE < P10 CA/PE – queda de mais de 2 quartis na curva de crescimento Relação cérebro-placentária < P5 ou IP da AU > P95

Observação: excluídas malformações.
AU: artéria umbilical; Aut: artéria uterina; CA: circunferência abdominal; IP: índice de pulsatilidade; P: percentil; PE: peso estimado.
Fonte: adaptada de Gordijn et al.[22]

CONDUTA

Como não há tratamento efetivo para reverter ou interromper a progressão da insuficiência placentária, a avaliação da vitalidade fetal e a decisão do momento do parto são as principais estratégias no manejo desses fetos.[32] Estudos foram realizados na tentativa de estabelecer uma terapia na restrição de crescimento fetal, incluindo suplementação nutricional materna, repouso, oxigenioterapia, uso da aspirina, uso do sildenafil, contudo, sem evidências de benefícios na evolução natural da doença.[33] Em gestantes fumantes, o abandono do tabagismo pode ser benéfico.[33]

Otimizar a assistência e decidir o momento apropriado do parto (risco de acidemia × prematuridade) é ainda o que norteia o manejo desses fetos.

Nos casos de restrição precoce do crescimento fetal, procede-se à investigação de anormalidades estruturais ou cromossômicas, de infecções fetais e de má adaptação circulatória uteroplacentária. Quanto à insuficiência placentária, enquanto se adota a conduta obstétrica expectante, monitoram-se a maturidade e a vitalidade fetais, com antecipação do parto quando a primeira estiver presente ou a segunda, comprometida. Para a realização desse acompanhamento, utilizam-se os exames propedêuticos anteriormente descritos: a ultrassonografia, a cardiotocografia anteparto e principalmente a dopplervelocimetria.

Embora muitos estudos tenham sido realizados, faltam evidências consistentes para recomendar com segurança o momento do parto na RCF. O objetivo de um protocolo clínico de manejo da RCF é combinar as evidências existentes sobre os vários métodos de avaliação da vitalidade fetal (cardiotocografia, perfil biofísico fetal e Doppler), com o intuito de alcançar o melhor crescimento e maturidade pulmonar, minimizando os riscos de morbidade e mortalidade fetal e neonatal. Essa decisão é frequentemente baseada na idade gestacional, etiologia da restrição de crescimento, grau de comprometimento da vitalidade fetal, além da experiência e recursos tecnológicos disponíveis para avaliação do feto e tratamento do neonato, devendo o parto preferencialmente ser realizado em um hospital terciário.[26]

Um manejo considerado ideal por muitos autores e utilizado no nosso serviço é o acompanhamento longitudinal da vitalidade fetal, iniciando entre 24 e 26 semanas (a depender da idade gestacional da viabilidade do serviço), com métodos ultrassonográficos, dopplervelocimétricos e biofísicos. A combinação de múltiplos testes na avaliação da vitalidade fetal melhora a predição de acidemia e do óbito fetal quando comparada a testes isolados.[34] O intervalo dessa avaliação depende da idade gestacional e dos sinais de insuficiência placentária.

No manejo desses fetos, o primeiro passo importante é tentar distinguir a RCF verdadeira, associada à insuficiência placentária e com pior prognóstico perinatal, dos fetos pequenos constitucionais como um prognóstico perinatal praticamente normal.[29] A RCF precoce e a tardia são distinguíveis quando as consideramos em grupos. Na RCF precoce a evolução geralmente inicia pela alteração no Doppler das artérias umbilicais, progredindo para a centralização fetal, alteração do Doppler venoso, da cardiotocografia computadorizada e por último do perfil biofísico fetal.[34] Na RCF tardia a principal alteração é do Doppler da artéria cerebral média ou da artérias umbilicais, sem alterações significativas do Doppler venoso, e a alteração da relação cérebro-placentária pode ser o único sinal existente da hipoxemia. Além disso o óbito fetal ocorre de maneira mais rápida e inesperada na RCF tardia, portanto, o controle de vitalidade fetal deve ser intensificado a partir das 34 semanas.[34]

Apesar das diferenças fisiopatológicas da insuficiência placentária, ao lidarmos com o feto individualmente, as características clínicas podem se sobrepor, especialmente nas idades gestacionais limítrofes. Portanto, o mesmo protocolo de manejo pode ser utilizado para monitorar e decidir o momento do parto em ambos os grupos.[29]

Um tipo de manejo descrito na literatura consiste em agrupar as pacientes dentro de estágios de evolução com seguimentos, momento do parto e riscos fetais semelhantes.[29] Baseados nas evidências disponíveis na literatura e nas características do nosso serviço, da população de pacientes e obstetras, no Departamento de Obstetrícia da Escola Paulista de Medicina – Universidade Federal de São Paulo seguimos o protocolo de manejo baseado em estágios de evolução da RCF.[35]

Fetos pequenos para a idade gestacional

Fetos com peso estimado entre o percentil 3 e 10, sem alterações do Doppler materno-fetal. A avaliação da vitalidade (Doppler e perfil biofísico fetal) e do crescimento fetal pode ser realizada quinzenalmente.[29] Se a paciente não entrar em trabalho de parto espontaneamente, o parto pode ser induzido com 40 semanas. O uso de prostaglandinas na indução do parto pode ser realizado de forma cuidadosa, com rigoroso controle de vitalidade intraparto, devido ao risco de hiperestimulação em fetos que podem apresentar algum grau de injúria placentária.[35]

Estágio 1: Restrição do crescimento fetal com Doppler fetal normal (insuficiência placentária leve)

Peso fetal estimado abaixo do percentil 3 sem alterações do Doppler materno-fetal ou peso fetal estimado entre o percentil 3 e 10 com

Doppler de artérias uterinas alterado. A avaliação do crescimento fetal e da vitalidade (Doppler e perfil biofísico fetal) pode ser realizada quinzenalmente até 34 semanas, e a partir disso, semanalmente.[35] Parto com 38 semanas, podendo ser induzido cuidadosamente, contudo, evitando o uso de prostaglandinas. Se o percentil de peso estimado for menor que 1, considerar o parto com 37 semanas.[35]

Estágio 2: Restrição do crescimento fetal com insuficiência placentária moderada (com alterações do Doppler)

Presença das seguintes alterações do Doppler: IP das artérias umbilicais > percentil 95, IP da artéria cerebral média < percentil 5 ou RCP < 1. A avaliação da vitalidade fetal (Doppler e perfil biofísico fetal) realizada semanalmente é aceitável.[7,29] Em nosso serviço, monitoramos a vitalidade fetal duas a três vezes por semana e consideramos a internação da paciente após 34 semanas de gravidez para otimizar o controle clínico e realizar vitalidade diária.[35] As evidências sugerem um baixo risco de deterioração fetal antes do termo, mas também não demonstram benefícios em manter a gestação após o termo ser alcançado. O parto deve ocorrer com 37 semanas, sendo a indução aceitável, contudo, evitando o uso de prostaglandinas. Maior risco de sofrimento fetal intraparto.[29]

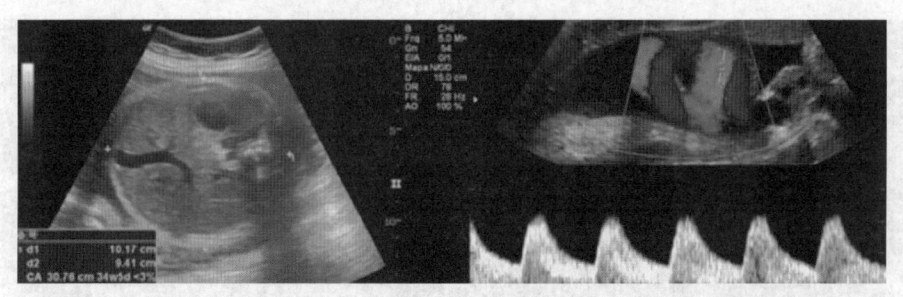

FIGURA 1 Estágio 1: Restrição do crescimento fetal (na figura, circunferência abdominal abaixo do percentil 3), com dopplervelocimetria normal (na figura, dopplervelocimetria normal das artérias umbilicais).

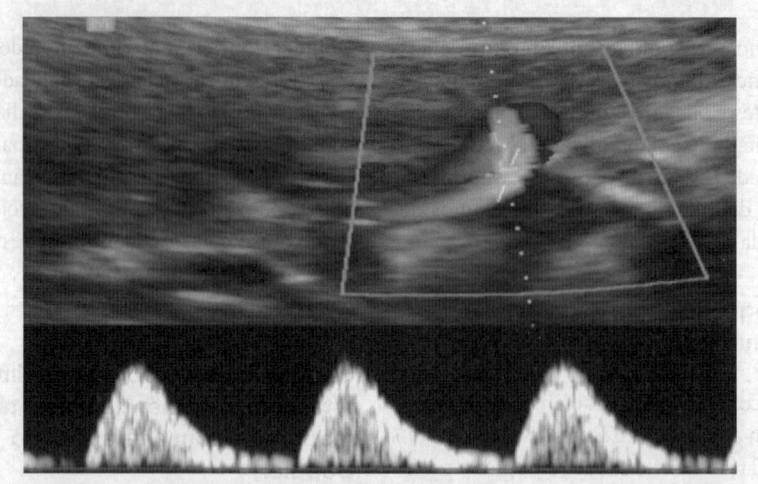

FIGURA 2 Estágio 2: Dopplervelocimetria da artéria umbilical com aumento de resistência.

Estágio 3: Restrição do crescimento fetal com insuficiência placentária severa (Doppler da artéria umbilical com diástole zero)

Definido pelo Doppler da artéria umbilical com diástole zero. A monitorização fetal a cada dois dias é aceitável.[36] Para otimizar o controle do bem-estar fetal, em nosso serviço, as pacientes são internadas, a partir da viabilidade, e avaliadas diariamente (Doppler, perfil biofísico fetal e cardiotocografia computadorizada).[35] O parto é recomendado com 34 semanas por cesárea eletiva, pois o risco de sofrimento fetal na indução de parto excede 50%.[29]

Estágio 4: Restrição do crescimento fetal com deterioração fetal avançada (Doppler da artéria umbilical com diástole reversa ou ducto venoso com índice de pulsatilidade > percentil 95)

Definido pela presença de diástole reversa no Doppler da artéria umbilical ou Doppler do DV com IP > percentil 95. Existe um alto risco de óbito fetal e de prejuízo no desenvolvimento neurológico. Internação e monitorização diária da vitalidade fetal (Doppler, perfil biofísico fetal e cardiotocografia computadorizada).

O parto, em alguns protocolos na literatura, é recomendo a partir de 30 semanas,[29] contudo,

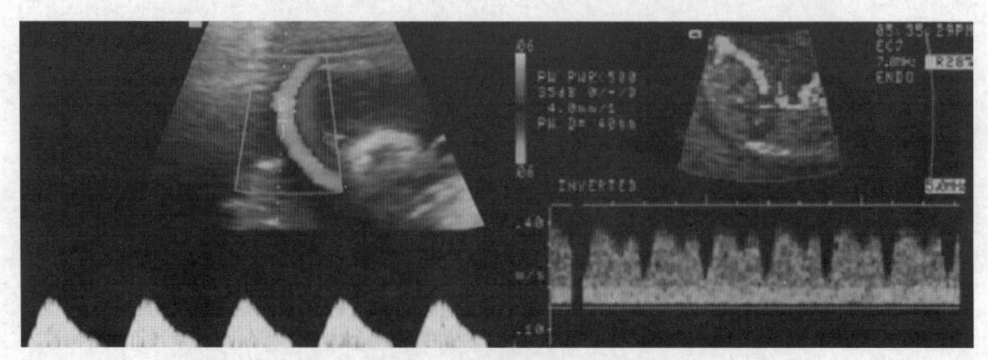

FIGURA 3 Estágio 3: Diástole zero na artéria umbilical com Doppler do ducto venoso normal.

em nosso serviço, adotamos parto por cesárea eletiva, a partir da viabilidade da Unidade de Terapia Intensiva (UTI) neonatal (26 semanas ou peso fetal estimado ≥ 500 g). Nesse estágio, em fetos abaixo de 30 semanas podemos utilizar o PBF para avaliar a possibilidade de conduta expectante pelo menos para realização de corticoterapia e transferência para serviço terciário. Um perfil biofísico fetal menor do que 6/10 indica parto na viabilidade devido a sua alta associação com acidemia.[37]

Estágio 5: Restrição do crescimento fetal com grande probabilidade de acidose fetal e alto risco de óbito fetal (Doppler do ducto venoso com onda A reversa, cardiotocografia computadorizada < 3 ms ou desacelerações da frequência cardíaca fetal)

Definido pelo Doppler do ducto venoso com onda A reversa, variação de curto prazo na cardiotocografia computadorizada < 3 ms ou de-

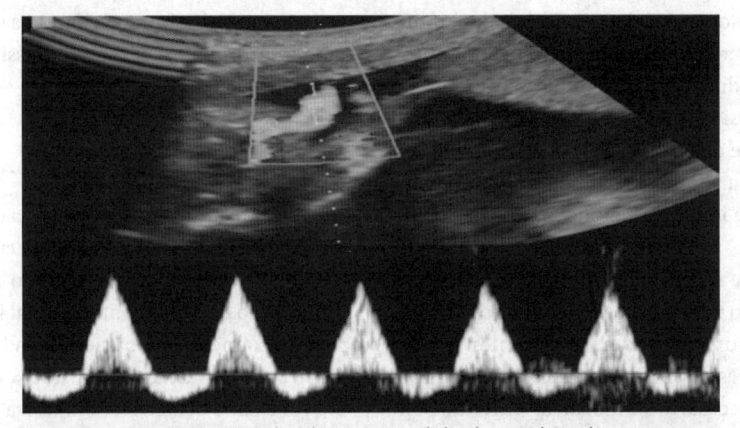

FIGURA 4   Estágio 4: Doppler da artéria umbilical com diástole reversa.

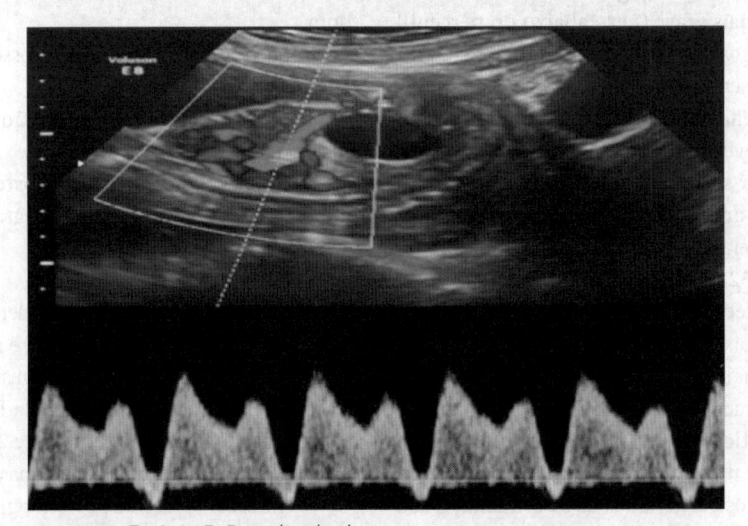

FIGURA 5   Estágio 5: Doppler do ducto venoso reverso.

sacelerações na frequência cardíaca fetal. Parto por cesárea eletiva no momento do diagnóstico, a depender da viabilidade da UTI neonatal.[29,35]

Nas idades gestacionais mais precoces, os pais devem ser aconselhados de acordo com os dados de viabilidade sem sequelas, e a opinião deles deve ser levada em conta na decisão do parto.[29] Devemos ressaltar que a sobrevida, descrita na literatura, de neonatos com RCF entre 24 a 26 semanas é menor do que 50% e o risco de morbidade grave é maior do que 80%.[38] As taxas de sobrevida ultrapassam os 50% quando atingidos 500 g ou 26 semanas.[37]

Em qualquer estágio, quando qualquer mudança puder indicar uma aceleração na progressão da doença, por exemplo, a presença de pré-eclâmpsia sobreposta ou surgir algum sinal que indique deterioração fetal, a frequência da avaliação da vitalidade fetal deve ser aumentada até que a idade gestacional para o parto seja atingida.[37]

Deve-se sempre considerar que fetos com crescimento restrito, mesmo com dopplervelocimetria normal, podem apresentar menor reserva ao estresse do trabalho de parto, portanto, é necessário redobrar os cuidados em uma possível indução do parto e, se possível, evitar o uso de prostaglandinas em casos de restrição mais grave (peso abaixo do percentil 3). Nos casos dos fetos com insuficiência placentária grave (diástole zero da artéria umbilical) e suspeita de acidose (artéria umbilical com diástole reversa, alteração de ducto venoso), recomenda-se a via alta.

O uso antenatal de corticoides deve ser realizado entre 24 e 36 semanas, idealmente entre 28 e 32 semanas, de preferência na semana que antecede a programação do parto (no máximo dois ciclos), para acelerar a maturidade pulmonar fetal e reduzir o risco de hemorragias intracranianas. Contudo, logo após o uso de corticoides, os índices Doppler podem apresentar uma melhora que é apenas transitória. Para os partos antes de 32 semanas, o uso do sulfato de magnésio é preconizado para neuroproteção.[35]

CONSIDERAÇÕES FINAIS

A RCF é atualmente um dos campos mais complexos da obstetrícia. A incapacidade do feto de adquirir o peso correspondente ao potencial genético aumenta a mortalidade e a morbidade perinatais. Nesse contexto, o diagnóstico precoce, permitindo a identificação etiológica e possibilitando o acompanhamento adequado da vitalidade fetal, direciona para a escolha do momento ideal do parto, minimizando os riscos inerentes à prematuridade e à hipóxia intrauterina, uma vez que até o presente momento não existe terapêutica intrauterina capaz de reverter nem interromper o curso progressivo da insuficiência placentária.

CASO CLÍNICO

Paciente de 30 anos, primigesta de 33 semanas e 6 dias (data da última menstruação [DUM] e US precoce) comparece ao pronto-socorro por diminuição da movimentação fetal há três dias.

Ao exame físico: paciente em bom estado geral, corada, hidratada, PA: 120 × 80 mmHg.

Ao exame obstétrico: dinâmica uterina ausente. Altura uterina: 26 cm, escava ocupada pelo polo cefálico, dorso fetal à direita, BCF: 150 bpm.

Toque vaginal: colo uterino grosso, posterior e impérvio.

Hipótese diagnóstica: restrição do crescimento fetal.

Exames subsidiários: US obstétrica com dopplervelocimetria e cardiotocografia.

Resultados:

- Cardiotografia: ausência de acelerações transitória, variabilidade presente e moderada.
- US obstétrica com Doppler: gestação tópica de 33 semanas e 6 dias pela DUM, biometria atual para 30 semanas e 2 dias. Peso fetal estimado em 1.132 gramas (percentil < 3), ILA 98, placenta posterior grau III, centralização de flper fetal com dopplervelocimetria das artérias umbilicais com diástole

ausente e dopplervelocimetria do ducto venoso com onda A positiva e IP no percentil 90 para a idade gestacional.

Diagnóstico clínico: restrição de crescimento fetal com alteração da dopplervelocimetria fetal.

Conduta: internação para avaliação diária da vitalidade fetal, corticoterapia e resolução da gestação por meio de parto cesáreo após a corticoterapia.

REFERÊNCIAS BIBLIOGRÁFICAS

1. Nardozza LM, Araujo JE, Barbosa MM, Caetano AC, Lee DJ, Moron AF. Fetal growth restriction: current knowledge to the general Obs/Gyn. Arch Gynecol Obstet 2012; 286(1):1-13.
2. Battaglia FC, Lubchenco LO. A practical classification of newborn infants by weight and gestational age editor. J Pediatr 1967; 71(2):159-63.
3. Froen JF, Gardosi JO, Thurmann A, Francis A, Stray-Pedersen B. Restricted fetal growth in sudden intrauterine unexplained death. Acta Obstet Gynecol Scand 2004; 83(9):801-7.
4. Gardosi J, Madura-Singhe V, Williams M, Malik A, Francis A, Maternal and fetal risk factors for stillbirth: population based study BMJ 2013; 346:f108.
5. Baschat AA, Viscardi RM, Hussey-Gardner B, Hashmi N, Harman C. Infant neurodevelopment following fetal growth restriction: relationship with antepartum surveillance para meters. Ultrasound Obstet Gynecol 2009 Jan; 33(1):44-50.
6. Barker DJ, Hales CN, Fall CH, Osmond C, Phipps K, Clark PM. Type 2 (non-insulin-dependent) diabetes mellitus, hypertension and hyperlipidaemia (syndrome X): relation to reduced fetal growth. Diabetologia 1993 Jan; 36(1):62-7.
7. Gratacos E, Figueras F. Update on diagnosis and classification of fetal growth restriction and proposal of stage based management protocol. Fetal Diagn Ther 2014; 36:86-98.
8. Baschat AA. Planning management and delivery of the growth-restricted fetus. A. Best Practice Res Clini Obstet Gynaecol 2018 May; 49:53-65.
9. Unterscheider J, Daly S, Geary MP, Kennelly MM, McAuliffe FM, O'Donoghue K et al. Optimizing the definition of intrauterine growth restriction: the multicenter prospective PORTO Study. Am J Obstet Gynecol 2013; 208:290.e1-6.
10. Galan, HL, Rigano, S, Radaelli T, Cetin I, Bozzo M, Chyu J et al. Reduction subcutaneous mass, but not lean mass, in normal fetuses in Denver, Colorado. Am J Obstet Gynecol 2001; 185:839.
11. Infante-Rivard C, Rivard GE, Yotov WV, Génin E, Guiguet M, Weinberg C et al. Absence of association of thrombophilia polymorphisms with intrauterine growth restriction. N Engl J Med 2002; 347(1):19-25.
12. McCowan LM, Craige S, Taylor RS, Ward C, McLintock C, North RA. Inherited thrombophilias are not increased in "idiopathic" small-for-gestational-age pregnancies. Am J Obstet Gynecol 2003; 188(4):981-5.
13. Nathanielsz PW. The Ducth hunger winter. In: Life in the womb: the origin of health and disease. Ithaca: Promethean Press, 1999. p.33.
14. Lieberman E, Gremy I, Lang JM, Cohen AP. Low birthweight at term and timing of fetal exposure to maternal smoking. Am J Public Health 1994; 84:1127.
15. Fleisher A, Schulman H, Farmakides G, Bracero L, Grunfeld L, Rochelson B et al. Uterine artery Dopplervelocimetry in pregnat women with hipertension. Am J Obstet Gynecol 1986; 154(4):806-13.
16. Carrera JM, Malafré J, Otero F, Rubio R, Carrera M. Síndrome de mal adaptación circulatória materna: bases etipopatogénicas y terapéuticas. In: Carrera JM (ed.). Doppler en obstetricia. Barcelona: Masson-Salvat, 1992. p.335-60.
17. Robertson WB, Brosens I, Pijnenborg R, De Wolf F. The making of placental bed. Eur J Obstet Gynecol Reprod Biol 1984;18(5-6):255-66.
18. Harding K, Evans S, Newnham J. Screening for the small fetus: a study of the relative efficacies of ultrasound biometry and symphysiofundal height. Aust N Z J Obstet Gynaecol 1995; 35:160.
19. Snijders RJ, Nicolaides KH. Fetal biometryat 14-40 weeks' gestation. Ultrasound Obstet Gynecol 1994;4-34.
20. Vintzileos AM, Campbell WA, Rodis JF, Bors-Koefoed R, Nochimson DJ. Fetal weight estimation formulas withhead, abdominal, femur, andthighcircumferencemeasurements. Am J Obstet Gynecol 1987; 157:410.
21. Botosis D, Vrachnis N, Christodoulakos G. Doppler assessment of the intrauterine growth-restricted fetus. Ann NY Acad Sci 2006; 1092:297-303.
22. Gordijn SJ, Beune IM, Thilaganathan B, Papageorghiou A, Baschat AA, Baker PN. Consensus definition of fetal growth restriction: a Delphi procedure. Ultrasound Obstet Gynecol 2016 Sep; 48(3):333-9.
23. Kjellmer I, Karlsson K, Olsson T, Rosen KG. Cerebral reactions during intrauterine asphyxia in the sheep. I. Circulation and oxygen consumption in the fetal brain. Ped Res 1974; 8(1):50-7.
24. Peeters LL, Sheldon RE, Jones Jr MD, Mahowski EL, Meschia G. Blood flow to fetal organs as a function of arterial oxygen content. Am J Obstet Gynecol 1979; 135:637-46.

25. Cosmi E, Ambrosini G, D'Antona D, Saccardi C, Mari G. Doppler, cardiotocography, and biophysical profile changes in growth-restricted fetuses. Obstet Gynecol 2005 Dec; 106(6):1.240-5.

26. Nardozza LM, Caetano AC, Zamarian, AC, Mazzola JB, Silva CP, Marçal VM et al. Fetal growth restriction: current knowledge. Arch Gynecol Obstet 2017; 295: 1061.

27. Baschat AA, Gembruch U, Weiner CP, Harman CR. Qualitative venous Doppler waveform analysis improves prediction of critical perinatal outcomes in premature growth-restricted fetuses. Ultrasound Obstet Gynecol 2003 Sep; 22(3):240-5.

28. Cruz-Lemini M, Crispi F, Van Mieghem T, Pedraza D, Cruz-Martínez R, Acosta-Rojas R et al. Risk of perinatal death in early-onset intrauterine growth restriction according to gestational age and cardiovascular Doppler indices: a multicenter study. Fetal Diagn Ther 2012; 32(1-2):116-22.

29. Figueras F, Gratacos E. Stage-based approach to the management of fetal growth restriction. Prenat Diagn 2014; 34:655-9.

30. Savchev S, Figueras F, Sanz-Cortes M, Cruz-Lemini M, Triunfo S, Botet F et al. Evaluation of an optimal gestational age cut-off for the definition of early- and late-onset fetal growth restriction. Fetal Diagn Ther 2014; 36(2):99-105.

31. Nardozza LMM, Zamarian ACP, Araujo Júnior E. New definition of fetal growth restriction: consensus regarding a major obstetric complication. Rev Bras Ginecol Obstet 2017 Jul; 39(7):315-6.

32. Figueras F, Gardosi J. Intrauterine growth restriction: new concepts in antenatal surveillance, diagnosis, and management. Am J Obstet Gynecol 2011; 204:288-300.

33. Resnik R. Intrauterine growth restriction. Obstet Gynecol 2002; 99:490-6.

34. Baschat AA. Integrated fetal testing in growth restriction: combining multivessel Doppler and biophysical parameters. Ultrasound Obstet Gynecol 2003; 21:1-8.

35. Caetano ACR, Nardozza LMM. Obstetric management. In: Nardozza LMM, Júnior EA, Rizzo G, Deter RL (eds.). Fetal growth restriction: current evidence and clinical practice. Springer, 2018. p.185-93.

36. Visser GHA, Bilardo CM, Derks JB, Ferrazzi E, Fratelli N, Frusca T et al. Fetal monitoring indications for delivery and 2-year outcome in 310 infants with fetal growth restriction delivered before 32 weeks' gestation in the TRUFFLE study. Ultrasound Obstet Gynecol 2017; 50:347-52.

37. Seravalli V, Baschat AA. A uniform management approach to optimize outcome in fetal growth restriction. Obstet Gynecol Clin North Am 2015 Jun; 42(2):275-88.

38. Baschat AA, Cosmi E, Bilardo CM et al. Predictors of neonatal outcome in early onset placental dysfuncion. Obstet Gynecol 2007 Feb; 109(2 Pt 1):253-61.

CAPÍTULO 99

Doença hemolítica perinatal

Marcelo Marques de Souza Lima
Alex Sandro Rolland Souza

INTRODUÇÃO

A doença hemolítica perinatal (DHPN) ocorre pela passagem de hemácias do feto para a circulação materna, processo que desencadeia uma resposta imunológica que leva à produção de anticorpos maternos antieritrocitários. A passagem transplacentária desses anticorpos pode determinar quadro de hemólise e anemia progressiva no concepto, culminando com hidropisia e óbito fetal.[1]

ETIOLOGIA

Vários anticorpos antieritrocitários foram descritos como agentes etiológicos da doença hemolítica perinatal (DHPN). A aloimunização do sistema ABO e RhD é responsável por aproximadamente 97 a 98% dos casos da DHPN, sendo os 2% restantes causados por outros sistemas e antígenos. Destes, os casos mais graves de anemia que requerem tratamento intraútero são os causados pelo anti-D ou anti-c, do sistema Rh, e o anti-K, do sistema Kell.[1]

A frequência geral do fenótipo D negativo é de 15 a 17%. No Brasil, essa frequência é variável de acordo com a região, mas calcula-se que esteja em torno de 10%. Estima-se que a doença hemolítica perinatal acometa em torno de 5 indivíduos a cada 1.000 nascidos vivos.[2]

FISIOPATOLOGIA

A gênese da DHPN, pelo sistema Rh, é decorrente da passagem de hemácias fetais Rh positivo para a circulação materna (Rh negativo), a qual pode ocorrer em qualquer etapa da gestação ou em diferentes situações, incluindo gestação ectópica, gestação molar e abortamento.[1] Essa passagem fetomaterna pode ocorrer por hemorragia, durante a gravidez ou imediatamente após o parto, em aproximadamente 75% de todas as gestantes.

O contato de sangue incompatível por meio de transfusão ou hemorragia fetomaterna leva a uma resposta imune primária contra o antígeno D, ocasionando a formação de IgM anti-D no prazo de 8 semanas a 6 meses. A resposta imune secundária, em mulheres anteriormente sensibilizadas, ocorre após nova exposição de sangue incompatível (volume inferior a 0,1 mL), com rápida produção (em torno de 7 dias) de IgG anti-D que cruza a placenta e vai aderir à membrana eritrocitária do concepto Rh positivo, levando à hemólise extravascular no baço fetal.

Destaca-se que a incompatibilidade pelo sistema ABO entre mãe e feto reduz o risco da DHPN pelo fator Rh de 15 a 17% nos casos compatíveis para 2% quando há incompatibilidade ABO. Essa proteção é decorrente da remoção precoce das hemácias da circulação quando ocorre a segunda situação.

O mecanismo da anemia fetal baseia-se na destruição das hemácias do concepto pelos anticorpos maternos. A hemólise estimula a produção de eritropoietina, que, por sua vez, promove aumento da eritropoiese medular na tentativa de corrigir a anemia fetal. Ocorrendo a evolução do processo, esgota-se a capacidade da medula de produzir células sanguíneas, iniciando a eritropoiese extramedular principalmente no fígado e no baço.[3]

Aproximadamente 50% dos fetos apresentarão a forma leve da doença, não necessitando de tratamento pré-natal, 25 a 30% dos conceptos apresentarão a forma intermediária, com hemoglobina entre 8 a 12 g/dL, e nos demais 25 a 30% ocorrerá a forma grave da DHPN, com níveis de hemoglobina abaixo de 8 g/dL. Nesta última situação, a intensa eritropoiese hepática promove um desarranjo da arquitetura hepatocelular com instalação de disfunção do órgão e consequente hipoalbuminemia. A anemia grave pode promover a hipóxia miocárdica, ocorrendo posteriormente quadro de insuficiência cardíaca.

RASTREAMENTO E DIAGNÓSTICO MATERNO

A classificação sanguínea ABO/RhD é exame obrigatório no acompanhamento pré-natal, quer de baixo, quer de alto risco, sendo consenso no mundo. Porém, em relação à realização do Coombs indireto (teste da antigamaglobulina humana), existem controvérsias. Alguns estudiosos recomendam a realização em toda gestante, independentemente do RhD materno, pois, como descrito acima, há casos de aloimunização contra outros grupos sanguíneos além do D, e que pode ocorrer tanto em gestantes RhD negativas como em RhD positivas. Estudos demonstram que, embora não haja a imunoprofilaxia específica para os outros antígenos que não o D, é importante a identificação do

antígeno/anticorpo envolvido, pela possibilidade de reserva de sangue compatível para hemotransfusão materna, fetal ou neonatal (Figura 1).[4]

Outros centros, incluindo o Ministério da Saúde do Brasil, recomendam que as pacientes com tipo RhD negativo deverão ter os respectivos companheiros da mesma forma classificados. Caso o companheiro seja Rh negativo, encerra-se a propedêutica da DHPN. Caso o companheiro seja Rh positivo ou não determinado, segue-se o protocolo de DHPN. Enquanto o teste de Coombs indireto deve ser oferecido, apenas, a todas as pacientes Rh negativo e realizado de preferência mensalmente, ou, no mínimo, em cada trimestre da gestação, se o resultado for negativo. O resultado positivo confirma o diagnóstico de sensibilização materna. Para as pacientes de alto risco de desenvolver a DHPN, o teste de Coombs indireto deve ser solicitado mesmo àquelas mães RhD positivo.[5,6]

Posteriormente, deve ser realizado o exame de painel de hemácias, o qual permite a identificação do antígeno específico causador daquele processo. O teste de Coombs indireto quantitativo, além do diagnóstico, também auxilia no acompanhamento da gestação, indicando, quando sua titulação se encontrar maior ou igual a 1:16, que a investigação da anemia fetal deve ser iniciada. O teste de Coombs indireto negativo apenas demanda repetição mensal (Figura 1).

A genotipagem fetal RhD no sangue materno é uma realidade em alguns países e importante ferramenta na propedêutica materna de gestantes Rh negativo. Uma amostra de sangue materno pode identificar com grande sensibilidade e especificidade o RhD fetal e, assim, direcionar os esforços e o acompanhamento em serviços especializados naqueles com Rh positivo. Há estudos evidenciando menores custos na assistência pela redução do uso de doses da imunoprofilaxia.[7-10] Esse tipo de exame, entretanto, ainda não está disponível para ser utilizado na assistência em serviço público de saúde (Figura 1).

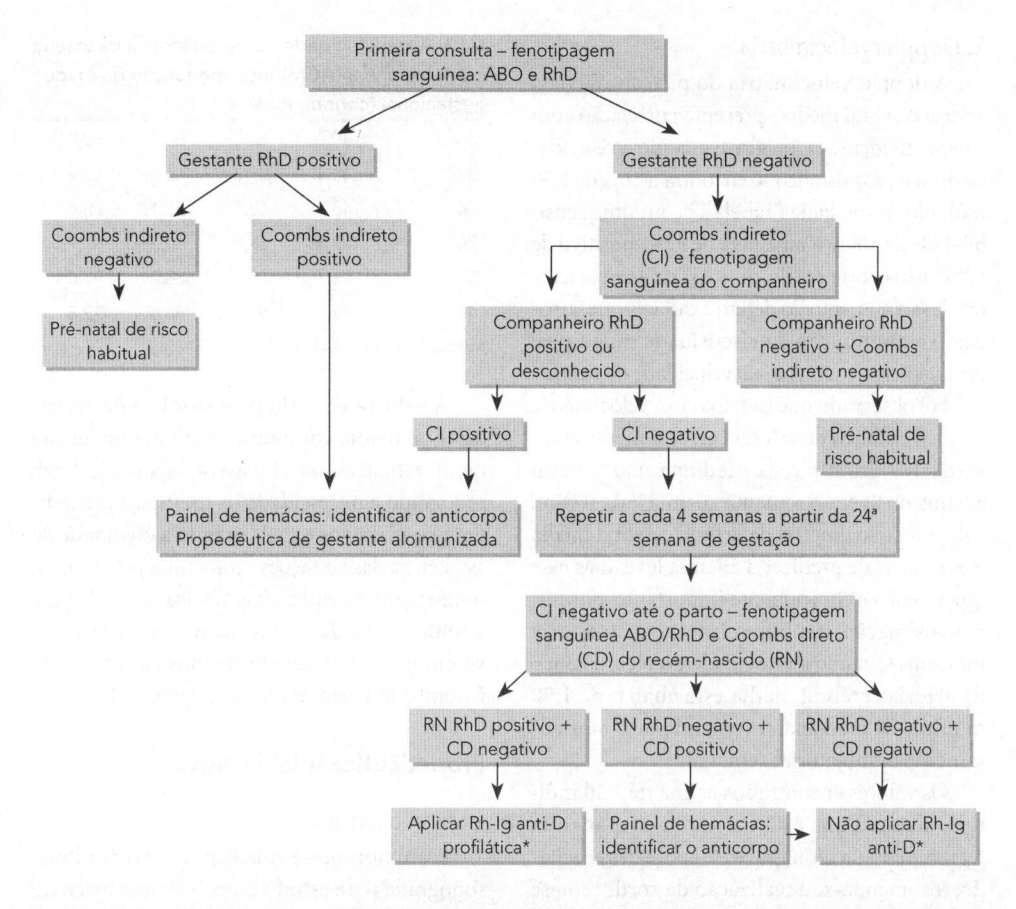

FIGURA 1   Acompanhamento pré-natal de gestantes não aloimunizadas.
CI: Coombs indireto; CD: Coombs direto; RN: recém-nascido.
* Ver situações especiais de profilaxia.

DIAGNÓSTICO FETAL

Propedêutica fetal não invasiva

1. Ultrassonografia

Diante de fetos apresentando Coombs indireto positivo, a ultrassonografia deve ser realizada, no mínimo, a cada 15 dias, após a 24ª semana. O acompanhamento da vitalidade fetal é demasiadamente difícil, pois o perfil biofísico fetal (PBF) só vem a se alterar quando o comprometimento fetal é muito grave, da mesma forma que a cardiotocografia. Traçados cardio-tocográficos anormais, variabilidade ausente, sinusoides (padrão característico da DHPN), ou com desacelerações tardias, refletem situações em que o risco de morte fetal é iminente, requerendo-se a imediata interrupção da gestação.

Alguns sinais sugerem diagnóstico de anemia fetal ou mesmo a gravidade da doença, como: tamanho e espessura da placenta (placentomegalia), aumento do átrio direito do coração, polidrâmnio, hepatomegalia, esplenomegalia, edema fetal ou anasarca, derrame pleural, derrame pericárdico, ascite, até hidropisia fetal, e óbito.[4]

2. Dopplervelocimetria

A dopplervelocimetria do pico sistólico da artéria cerebral média apresenta correlação com anemia moderada e/ou grave quando a velocidade do seu pico sistólico se encontra acima de 1,50 múltiplo da mediana (Tabela 1) com uma sensibilidade de 100% e uma taxa de falso-positivo de 12%.[3] Isso ocorre em decorrência da anemia fetal, que leva a aumento do débito cardíaco, que, associado à diminuição da viscosidade sanguínea, condicionam o aumento da velocidade do sangue.

Foi observado que os fetos com velocimetria do pico sistólico da artéria cerebral média abaixo de 1,50 múltiplo da mediana não tinham anemia ou tiveram somente anemia leve. Assim, a dopplervelocimetria da artéria cerebral média não é capaz de predizer a anemia leve, mas esse aspecto não é clinicamente importante, porque, nessa situação, nenhuma intervenção estaria indicada. Quando a velocidade do pico sistólico da artéria cerebral média está abaixo de 1,50 múltiplo da mediana, recomenda-se o monitoramento ambulatorial semanal.[3]

Os valores encontrados acima de 1,50 múltiplo da mediana estão associados a anemia fetal moderada e/ou grave e, diante desse achado, recomenda-se a realização da cordocentese diagnóstica e terapêutica, no mesmo momento, estando indicada a internação hospitalar da gestante para realização do procedimento e do acompanhamento.[3]

TABELA 1   Velocidade no pico sistólico da artéria cerebral média (ACM) fetal em função da idade gestacional

Idade gestacional (semanas)	Múltiplos da mediana			
	1,00	1,29	1,50	1,55
	Velocidade no pico sistólico da ACM fetal (cm/seg)			
18	23,2	29,9	34,8	36,0
20	25,5	32,8	38,2	39,5
22	27,9	36,0	41,9	43,3
24	30,7	39,5	46,0	47,6
26	33,6	43,3	50,4	52,1
28	36,9	47,6	55,4	57,2

(continua)

TABELA 1   Velocidade no pico sistólico da artéria cerebral média (ACM) fetal em função da idade gestacional (*continuação*)

30	40,5	52,2	60,7	62,8
32	44,4	57,3	66,6	68,9
34	48,7	62,9	73,1	75,6
36	53,5	69,0	80,2	82,9
38	58,7	75,7	88,0	91,0
40	64,4	83,0	96,6	99,8

Adaptada de Mari et al.[3]

A velocimetria do pico sistólico da artéria cerebral média configura-se como uma opção de investigação não invasiva da anemia fetal, reduzindo a necessidade de múltiplos procedimentos invasivos e melhorando a qualidade da assistência das gestações acometidas pela DHPN, sendo a propedêutica diagnóstica utilizada para a confirmação da anemia fetal moderada a grave em gestantes sensibilizadas com teste de Coombs indireto maiores ou iguais a 1:16.[3,4]

Propedêutica fetal invasiva

1. Amniocentese

A amniocentese guiada por meio de ultrassonografia para estudo espectrofotométrico do líquido amniótico foi, durante muito tempo, utilizada para identificar fetos de risco para anemia fetal em gestantes sensibilizadas, quando a titulação do teste de Coombs era maior ou igual a 1:16. A pesquisa está baseada na propriedade de eliminação fetal da bilirrubina pela urina diante da destruição e hemólise das hemácias.[11]

Colhia-se líquido amniótico por meio da amniocentese, sendo realizado o exame de espectrofotometria, o qual, apresentando-se na zona 2A do gráfico, diagnosticava a anemia fetal grave, com hemoglobina fetal geralmente situada entre 8 e 10 g/dL (Figura 2).[11] Nessa situação, costumava-se indicar a transfusão fetal. Atualmente, com a incorporação da dopplervelocimetria, a espectrofotometria não vem sendo mais realizada, o que reduziu a quantidade de procedimentos invasivos necessários para o acompanhamento da DHPN.

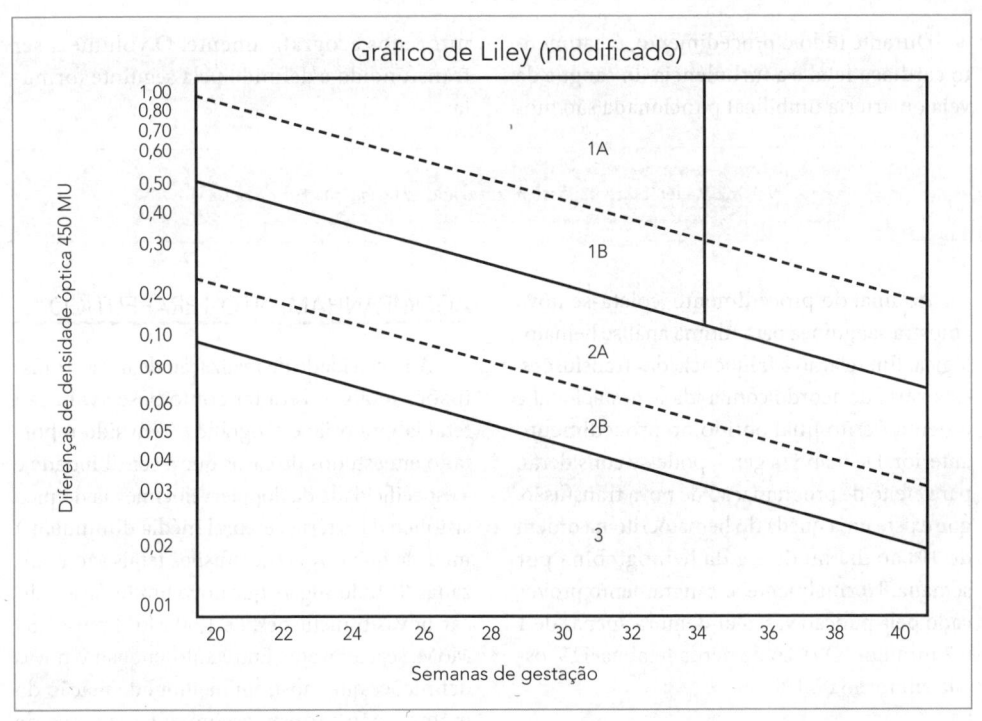

FIGURA 2   Gráfico de Liley, 1963.

Tratamento invasivo

Em relação à terapêutica fetal diante da DHPN, as principias modalidades são a transfusão intraperitoneal (TIP), a transfusão intravascular (TIV), a transfusão intracardíaca (TIC) e a exsanguineotransfusão intrauterina (EXTIU).[4]

1. Transfusão intraperitoneal (TIP)

Consiste em injetar as hemácias na cavidade peritoneal fetal, puncionada sob controle ecográfico. As hemácias serão absorvidas pelos linfáticos peritoneais. A transfusão é realizada com concentrado de hemácias, no débito de 1 mL/hora, sendo a quantidade de sangue a ser administrada calculada pela seguinte fórmula:

Volume = (Idade gestacional em semanas – 20) × 10

2. Transfusão intravascular (TIV)

Consiste na injeção intracordonal, podendo ser realizada na veia (preferencialmente) ou nas artérias umbilicais. O segmento cordonal abordado pode ser a região da inserção placentária (preferencialmente), da inserção abdominal ou no trajeto intra-abdominal da veia umbilical. A grande vantagem da TIV sobre a TIP é o fato de a primeira compensar diretamente a anemia fetal, evitando retardo na absorção do sangue transfundido, principalmente nos casos de fetos hidrópicos. Todo o procedimento é realizado sob controle ecográfico, podendo ser feito entre 18 e 34 semanas. Os valores de hemoglobina e hematócrito para indicação da TIV são definidos por meio de curvas de normalidade para a idade gestacional. A transfusão é realizada com concentrado de hemácias, sendo inicialmente colhida amostra de sangue para realização de exames (hemograma completo, tipagem sanguínea, Coombs direto, gasometria, entre outros).

Durante todo o procedimento, o batimento cardíaco fetal e a turbulência do sangue da veia ou artéria umbilical puncionada são monitorados ecograficamente. O volume a ser transfundido é definido pela seguinte fórmula:

$$V = \text{volume fetoplacentário} \times (\text{Htc desejado} - \text{Htc inicial}) / \text{Htc da bolsa}$$

Ao final do procedimento, coleta-se nova amostra sanguínea para última análise hematológica. Em relação à frequência das transfusões, esta varia de acordo com a idade gestacional e o hematócrito final obtido no procedimento anterior. De maneira geral, pode-se considerar, para efeito de programação de nova transfusão, que existe uma queda do hematócrito na ordem de 1% ao dia ou de 2 g da hemoglobina por semana. Normalmente, o sangramento provocado pela punção vascular demora apenas de 1 a 2 minutos. O risco de perda fetal na TIV oscila em torno de 1%.

3. Transfusão intracardíaca (TIC)

Considerada por muitos autores uma modalidade de TIV, a TIC constitui uma alternativa terapêutica, não sendo, porém, o local preferencial de punção. Deve ser evitada, por oferecer maior risco de complicações em relação a outros métodos terapêuticos.

4. Exsanguineotransfusão intrauterina (EXTIU)

Esse tipo de procedimento diferencia-se da TIV pelo fato de não modificar o volume fetoplacentário final, sendo, portanto, a técnica de escolha para os fetos hidrópicos. Em relação ao volume transfusional, o critério de controle é a taxa de hemoglobina, não importando o volume administrado. A técnica consiste em procedimentos sucessivos de retirada e infusão sanguínea de iguais volumes, tendo como resultado final um balanço positivo de cerca de 10 mL nas gestações com idade gestacional inferior a 25 semanas e de 10 a 20 mL naquelas acima da referida idade.

ACOMPANHAMENTO TERAPÊUTICO

A necessidade de realização de novas transfusões fetais deverá ter como base avaliação fetal laboratorial e ecográfica. Tem sido reportado em estudos de casos que a sensibilidade e a especificidade da dopplervelocimetria do pico sistólico da artéria cerebral média diminuem à medida que novas transfusões fetais são realizadas. Estudo sugere que novo limite para indicar novas transfusões, de 1,50 MoM para 1,69 MoM, seja utilizado. Entretanto, enquanto novas definições que mostrem melhor adequação do método não surgem, recomenda-se o uso de avaliação ecográfica fetal, no sentido de verificar sinais de anemia fetal grave, como derrames cavitários, bem como parâmetros laboratoriais fetais obtidos na última transfusão.[12-14]

RESOLUÇÃO DA GESTAÇÃO

Nas gestantes sensibilizadas com teste de Coombs indireto apresentando titulação menor que 1:8, o parto deve ocorrer no termo, e a via de parto é obstétrica.

Nas pacientes cujos fetos foram submetidos a transfusão intrauterina, a via de parto será individualizada, porém a cesariana pode ser recomendada, pela programação do nascimento para otimizar e dar mais eficiência à assistência neonatal. Geralmente, em decorrência dos riscos intrauterinos dos fetos portadores de isoimunização Rh e das complicações que as transfusões sucessivas possam ocasionar, o parto não deve exceder a 34ª semana de gravidez.

Ressalta-se a importância da confirmação da idade gestacional, da corticoterapia para a maturidade pulmonar, da individualização de cada caso e a atual recomendação do clampeamento oportuno do cordão umbilical após o nascimento.

PROFILAXIA

A princípio todas as pacientes Rh negativas não sensibilizadas que apresentaram evolução gestacional para o parto, abortamento, prenhez ectópica, mola hidatiforme ou que foram submetidas a procedimentos invasivos durante a gestação devem receber 300 μg de imunoglobulina anti-RhD. Idealmente deve ser administrada até 72 horas após o procedimento, podendo ser prescrita posteriormente, porém com menor eficácia.[1]

Durante o pré-natal, a gestante RhD negativa não sensibilizada deverá receber uma dose profilática de 300 μg de imunoglobulina anti-RhD na 28ª semana de gestação.[1] Essa recomendação é incerta, pois ainda são necessários novos estudos para confirmar essa real necessidade. O Ministério da Saúde não recomenda essa prática, mas sugere que no período gestacional possa ser realizada diante de procedimentos invasivos, histórias de sangramento durante a gravidez ou de alto risco para hemorragia fetomaterna, como em traumas abdominais.[6]

A eficácia da imunoglobulina anti-RhD pode ser verificada por meio do teste de Coombs indireto solicitado entre 24 e 48 horas após a imunoprofilaxia. O resultado positivo confirma o êxito da profilaxia. O teste de Kleihauer negativo indica que não existem células fetais no sangue materno, podendo também ser utilizado para confirmar a eficiência da profilaxia.

CONSIDERAÇÕES FINAIS

Apesar da alta eficácia da imunoglobulina anti-RhD para profilaxia da isoimunização Rh, ainda é uma doença frequente e que traz graves repercussões fetais, até o óbito. São várias as razões para isso, que variam desde as políticas públicas de saúde até a falta de educação conti-nuada dos profissionais ou mesmo ausência de um protocolo de rotina para situações diferentes do parto, como nos casos de ameaça de abortamento, abortamentos que não necessitaram de hospitalização e gravidez ectópica.

A importância do rastreamento é inquestionada por meio do fenótipo ABO/RhD e do teste de Coombs indireto, sendo o diagnóstico da anemia fetal feito atualmente pela dopplervelocimetria do pico sistólico da artéria cerebral média fetal, método não invasivo e bastante difundido, porém, que necessita de profissional capacitado para sua realização. Em se diagnosticando a anemia fetal moderada a grave, o procedimento invasivo, cordocentese, está indicado para realização da transfusão fetal.

Diante de tudo que foi exposto, a profilaxia é a melhor forma de prestar a assistência pré-natal para essas pacientes. Contudo, centros especializados em medicina fetal devem ser estruturados para o acompanhamento e tratamento dessas gestantes.

REFERÊNCIAS BIBLIOGRÁFICAS

1. American College of Obstetricians and Gynecologists. Practice Bulletin n. 181. Prevention of Rh D alloimmunization. Obstet Gynecol 2017; 130:e57-70.
2. Machado IN, Castilho L, Pellegrino Jr. J, Barini R. Fetal RHD genotyping from maternal plasma in a population with a highly diverse ethnic background. Rev Assoc Med Bras 2006; 52:232-5.
3. Mari G. For the collaborative group for Doppler assessment of the blood velocity in anemic fetuses. Noninvasive diagnosis by Doppler ultrasonography of fetal anemia due to maternal red-cell alloimunization. N Eng J Med 2000; 342:9-13.
4. Lima MMS, Souza ASR, Diniz CP. Doença hemolítica perinatal. In: Santos LC, Figueiredo SR, Souza ASR, Lima MMS. Medicina fetal. 1. ed. Rio de Janeiro: Medbook, 2008. p. 57-67.
5. Manual técnico de gestação de alto risco. Ministério da Saúde. Área técnica da saúde da mulher, Secretaria de Atenção à Saúde. Manual técnico de gestação de alto risco. 5. ed. Brasília-DF: Ministério da Saúde, 2010.
6. Protocolos da Atenção Básica: Saúde das Mulheres. Ministério da Saúde. Protocolos da Atenção Básica: Saúde das Mulheres/Ministério da Saúde, Instituto

Sírio-Libanês de Ensino e Pesquisa. Brasília: Ministério da Saúde, 2016.

7. Daniels G, Finning K, Martin P, Soothill P. Fetal blood group genotyping from DNA from maternal plasma: an important advance in the management and prevention of haemolitic disease of the fetus and newborn. Vox Sang 2004; 87:225-32.

8. Schmidt LC, Corrêa Júnior MD, Lourdes LF. Genotipagem RhD fetal não invasiva no acompanhamento de gestantes RhD negativo. Femina 2011; 39:337.

9. Juneau K, Bogard PE, Huang S, Mohseni M, Wang ET, Ryvkin P et al. Microarray-based cell-free DNA analysis improves noninvasive prenatal testing. Fetal Diagn Ther 2014; 36:282-6.

10. Riyaz Ahmad Rather, Veena Dhawan, Subhas Chandra Saha. Non-invasive prenatal rhesus D genotyping using cell-free foetal DNA. Indian J Med Res 2019; 150(1):62-6.

11. Liley AW. Intrauterine transfusion of foetus in haemolytic disease. Br Med J 1963; 2:1107-9.

12. Radhakrishnan P, Venkataravanappa S, Acharya V, Sahana R, Shettikeri A. Prediction of fetal anemia in subsequent transfusions: is there a need to change the threshold of the peak systolic velocity of the middle cerebral artery? Fetal Diagn Ther 2020; 11:1-6.

13. Urutherakuma V, Welsh A, Henry A. Short-term outcomes following intrauterine transfusions for fetal anaemia: a retrospective cohort study. Aust N Z J Obstet Gynaecol 2020; 13.

14. Martinez-Portilla RJ, Lopez-Felix J, Hawkins-Villareal A, Villafan-Bernal JR, Miño FPY, Figuera F et al. Performance of fetal middle cerebral artery peak systolic velocity for prediction of anemia in untransfused and transfused fetuses: systematic review and meta-analysis. Ultrasound Obstet Gynecol 2019; 54(6):722-31.

CAPÍTULO 100

Hidropisia fetal não imunológica

Luciano Marcondes Machado Nardozza
Christiane Simioni

Hidropisia fetal (HF) caracteriza-se pelo acúmulo de fluidos no tecido subcutâneo e cavidades do concepto. O termo *hydropsia* ou *hidropisia fetal* tem origem grega e pode ser usado quando há acúmulo de fluidos em pelo menos duas cavidades do corpo (por exemplo, derrame pleural, derrame pericárdico, ascite) ou o acúmulo de fluidos em uma cavidade na presença de anasarca (edema de pele e tecido celular subcutâneo).[1]

A HF é classificada de acordo com a sua etiopatogenia em dois grupos:

- Hidropisia fetal imunológica (HFI): decorre da anemia fetal grave devido à presença de anticorpos maternos contra hemácias fetais (aloimunização), principalmente devido ao fator Rh.
- Hidropisia fetal não imunológica (HFNI): não há presença de anticorpos como causa determinante. Resulta de uma variedade de alterações anatômicas e funcionais fetais.

Ecográfica e macroscopicamente, ambas as hidropisias são indistinguíveis. O diagnóstico diferencial é feito pela pesquisa de anticorpos eritrocitários no sangue materno, com um teste de Coombs indireto.

INTRODUÇÃO

A HFNI foi descrita pela primeira vez como entidade patológica em 1943 por Edith Potter.[2] Esta descreveu a HFNI como edema generalizado secundário a outros fatores que não a aloimunização. Nessa época, a HFNI representava menos de 20% de todos os casos de hidropisia fetal. Com o desenvolvimento e o amplo uso da imunoglobulina Rh (anti-D), a prevalência de aloimunização Rh (D) e hidropisia associada diminuiu drasticamente. Como resultado, a HFNI agora responde por quase 90% dos casos de hidropisia fetal, com a prevalência em séries publicadas relatada como 1 em 1.700-3.000 gestações.[3]

Sabe-se que quando o diagnóstico de HFNI é realizado antes das 24 semanas de gestação, 95% das vezes o resultado é óbito fetal ou neonatal precoce, e em 30% dos casos anomalias cromossômicas estão presentes.

FISIOPATOGENIA

Os mecanismos que levam à HF ainda não estão totalmente elucidados e, grande parte das vezes, são multifatoriais. A fisiopatologia comum subjacente às muitas etiologias da HF é um desequilíbrio na regulação do movimento de fluido entre os espaços vascular e intersticial, com aumento da produção de líquido intersticial ou diminuição do retorno linfático. O movimento dos fluidos no feto é diferente do que no adulto. Os capilares fetais são mais permeáveis às proteínas plasmáticas, o que resulta em uma pressão oncótica contrária ao movimento de água do espaço intersticial para o intravascular. Além disso, o espaço intersticial do feto é capaz de absorver uma grande quantidade de água.

Vários mecanismos podem levar à HFNI. Eles incluem: aumento da pressão cardíaca direita, resultando em aumento da pressão venosa central (por exemplo, defeitos estruturais do coração); obstrução do fluxo sanguíneo venoso ou arterial (por exemplo, massas pulmonares); enchimento ventricular diastólico inadequado (por exemplo, arritmias); congestão venosa hepática, levando a diminuição da função hepática e a hipoalbuminemia; aumento da permeabilidade capilar (por exemplo, infecção congênita); anemia, levando a insuficiência cardíaca de alto débito e hematopoiese extramedular, frequentemente com disfunção hepática resultante; displasia e obstrução de vasos linfáticos (por exemplo, higroma cístico); e pressão osmótica reduzida (nefrose congênita).[1] A diminuição do retorno venoso pode ser causada por uma obstrução dos grandes vasos na circulação fetal ou do retorno venoso na placenta. Numerosas afecções estão relacionadas, sendo as mais comuns as lesões ocupantes do tórax fetal, como malformações adenomatosas císticas congênitas, hérnia diafragmática, sequestro pulmonar, nós de cordão e também teratomas cervicais e atresia laríngea. As malformações do desenvolvimento do tecido linfático podem ser genericamente classificadas como displasia linfática congênita. A falha dos espaços linfáticos em comunicar-se com o sistema venoso central pode resultar no desenvolvimento de um higroma cístico. A linfangiectasia pulmonar caracteriza-se por dilatação do sistema linfático torácico, levando a derrames pleurais e edema generalizado. Uma das causas mais comuns de quilotórax congênito é a ruptura do ducto torácico.[5]

Outro achado comum na HFNI é o polidrâmnio. Este é desencadeado por mecanismos diversos, tais como alterações na deglutição fetal (por edema de face ou acinesia fetal), aumento de pressão oncótica amniótica ou, ainda, pelo aumento da permeabilidade capilar consequente à hipóxia. Berger et al. concluíram que os casos de HFNI que evoluem com polidrâmnio e placentomegalia cursam com menor risco de óbito fetal e parto prematuro.[5]

ETIOLOGIA

A HFNI pode resultar de um grande número de doenças subjacentes (Tabela 1). O diagnóstico diferencial é extenso, e o sucesso na identificação de uma causa depende parcialmente de esforços exaustivos para estabelecer um diagnóstico. Embora estudos mais antigos considerassem muitos casos como idiopáticos, estudos mais recentes e uma revisão sistemática relatam que uma causa pode ser encontrada em quase 60%[3] dos casos diagnosticados no pré-natal e em 85% dos casos nos quais a detecção pós-natal é incluída.[1]

Vários estudos foram publicados descrevendo os muitos distúrbios associados à HFNI. A revisão destes indica que as etiologias mais comuns da HFNI incluem causas cardiovasculares, anomalias cromossômicas e anormalidades hematológicas. Outras condições associadas à HFNI incluem malformações fetais, particularmente anormalidades torácicas, síndrome da transfusão feto-fetal (STFF), infecções congênitas, anormalidades placentárias, tumores fetais e distúrbios genéticos ou metabólicos (Tabela 1).

TABELA 1   Condições associadas à HFNI

Categorias	Condições individuais
Cardiovasculares	▪ Taquiarritmia ▪ Disritmia complexa ▪ Bloqueio de ramo cardíaco ▪ Defeitos anatômicos (defeitos septais: atrial e ventricular, hipoplasia do coração esquerdo, insuficiência da válvula pulmonar, doença de Ebstein, estenose da válvula aórtica, estenose subaórtica, defeito do canal atrioventricular com regurgitação mitral, ventrículo único, tetralogia de Fallot, fechamento prematuro do forame oval ou do ducto arterioso, fibroelastose subendocárdica, dextrocardia em combinação com estenose pulmonar) ▪ Válvula aórtica calcificada ▪ Embolia das artérias coronarianas ▪ Cardiomiopatia ▪ Miocardite ▪ Hemangioma atrial ▪ Rabdomioma intracardíaco ▪ Teratoma endocardíaco
Cromossômicas	▪ Trissomia do 21 ▪ Trissomia do 18 ▪ Trissomia do 13 ▪ Outras trissomias ▪ Monossomia X ▪ Mosaicismo ▪ Triploidias
Síndromes malformativas	▪ Nanismo tanatofórico ▪ Artrogripose múltipla congênita ▪ Distrofia torácica asfixiante ▪ Osteogênese imperfeita ▪ Acondrogênese ▪ Síndrome Saldino-Noonan ▪ Síndrome Neu-Laxova ▪ Higroma cístico recessivo ▪ Síndrome de Pena-Shokier tipo I ▪ Síndrome de Klippel-Trenaunay--Weber ▪ Pterígeo múltiplo letal
Gemelidade	▪ Síndrome da transfusão feto-fetal
Hematológicas	▪ Alfatalassemias ▪ *Shunts* arteriovenosos (tumores vasculares) ▪ Trombose das veias cava, portal ou femoral ▪ Deficiência G-6-PD

(continua)

TABELA 1   Condições associadas à HFNI
(continuação)

Categorias	Condições individuais
Metabólicas	▪ Fibrose cística ▪ Doença de Tay-Sachs ▪ Doença de Gaucher ▪ Mucolipidose II ▪ Gangliosidose GM1 ▪ Sialidose ▪ Mucopolissacaridose I, IVA e VII ▪ Doença de Niemann-Pick A e C
Urinárias	▪ Atresia ou estenose uretral ▪ Válvula de uretra posterior ▪ Perfuração espontânea da bexiga ▪ Nefrose congênita ▪ Bexiga neurogênica com refluxo ▪ Ureterocele ▪ Síndrome de Prune-Belly
Respiratórias	▪ Sequestro extralobar ▪ Hérnia diafragmática ▪ Doença adenomatosa cística pulmonar ▪ Linfangiectasia pulmonar ▪ Atresia dos brônquios principais ▪ Hamartoma do pulmão ▪ Teratoma mediastinal ▪ Hipoplasia pulmonar ▪ Hemangioma do pulmão ▪ Leiomiossarcoma intratorácico
Gastrointestinais	▪ Atresia jejunal ▪ Volvo intestinal ▪ Malrotação do intestino ▪ Duplicação do trato intestinal
Hepáticas	▪ Calcificações hepáticas ▪ Fibrose hepática ▪ Colestase ▪ Doença policística hepática ▪ Atresia biliar ▪ Malformações vasculares hepáticas ▪ Cirrose familiar
Maternas	▪ Diabetes *mellitus* grave ▪ Anemia grave ▪ Hipoproteinemia ▪ Síndrome de Sjögren
Placentárias e vasos umbilicais	▪ Corioangioma ▪ Trombose da veia coriônica ▪ Transfusão materno-fetal ▪ Torção do cordão umbilical ▪ Nó verdadeiro de cordão ▪ Angiomixoma do cordão umbilical ▪ Aneurisma da artéria umbilical
Medicamentosas	▪ Indometacina anteparto

(continua)

TABELA 1   Condições associadas à HFNI
(continuação)

Categorias	Condições individuais
Infecciosas	- CMV - Toxoplasmose - Sífilis - Hepatite congênita - Herpes simples - Rubéola - Leptospirose - Doença de Chagas - Parvovírus B19 - Adenovírus
Outras	- Linfedema congênito - Hidrotórax congênito - Quilotórax congênito - Neuroblastoma congênito - Esclerose tuberosa - Torção de cisto de ovário - Trauma fetal - Teratoma sacrococcígeo - Tumor de Wilms - Agenesia ducto venoso

Fonte: adaptada de Holzgreve.[17]

Causas cardiovasculares

As anormalidades cardíacas são a causa mais comum de HFNI, representando cerca de 20% dos casos.[6]

As arritmias cardíacas são importantes causas de HFNI. A suspeita de arritmia fetal ocorre quando se detecta ritmo cardíaco irregular, frequência cardíaca acima de 180 batimentos por minuto (bpm) (taquiarritmias) ou abaixo de 100 bpm (bradiarritmias). Estas podem facilmente ser reconhecidas pela ausculta dos batimentos cardíacos fetais na consulta de pré-natal ou durante a realização do exame ultrassonográfico. Tanto as taquiarritmias quanto as bradiarritmias podem levar à HFNI. As taquiarritmias mais comuns são taquicardia supraventricular (TSV) e *flutter* atrial (FA), e ambas podem ser tratadas com sucesso com terapia materna (via transplacentária). A terapêutica materna com medicações antiarrítmicas para a HFNI secundária à taquiarritmia fetal é recomendada, a menos que a idade gestacional esteja próxima do termo ou se houver uma contraindicação materna ou obstétrica.[1] A bra-

diarritmia mais comum é por bloqueio atrioventricular total (BAVT). A cardiopatia estrutural deve ser descartada, pois está presente em cerca de 1 a 5% dos fetos portadores de taquiarritmias, das quais entre 30 e 50% associadas ao BAVT.[7]

As taquiarritmias são umas das poucas causas tratáveis de HFNI e devem, portanto, ser obrigatoriamente reconhecidas quando presentes. Para o tratamento das taquiarritmias podem ser administrados fármacos à mãe (via transplacentária) ou ao feto (usualmente pelo cordão umbilical, mas a administração pode se dar ainda pelo líquido amniótico, por via intraperitonial ou intramuscular, ou por uma combinação das vias), de modo a revertê-las para um ritmo cardíaco sinusal. A administração transplacentária de agentes antiarrítmicos, incluindo digoxina, flecainida, sotalol e amiodarona, é aplicada para taquicardia fetal em muitos centros.[8] O medicamento de primeira escolha é a digoxina oral materna em altas doses, objetivando-se níveis séricos maternos ao redor de 2,5 ng/dL, com resultados mais satisfatórios na TSV que no FA.[9] Flecainida e sotalol atravessam a barreira placentária com mais facilidade, especialmente em fetos hidrópicos, e pode ser alcançada uma concentração mais alta do fármaco no líquido amniótico.[8]

Na maioria das vezes, após a cardioversão química, estes fetos evoluem com resolução da hidropisia, melhorando muito o prógnóstico pós-natal.

As bradiarritmias por BAVT ocorrem usualmente em duas situações: associada à cardiopatia estrutural ou à doença do tecido conectivo materno. O desenvolvimento de insuficiência cardíaca está mais relacionado às frequências ventriculares abaixo de 55 bpm. Nesses casos a utilização de fármacos beta-adrenérgicos como a terbutalina pode aumentar a frequência ventricular em cerca de 10-20%, o que algumas vezes é o suficiente para que ocorra melhora do débito cardíaco e reversão da HF.[8]

As cardiopatias estruturais associadas com o desenvolvimento de hidropisia fetal incluem síndrome da hipoplasia do coração esquerdo (31%), defeito do septo atrioventricular (DVAV) (13%), comunicação interatrial (CIA) e interventricular (CIV), valvopatias, além das anomalias cardíacas complexas, como tetralogia de Fallot. Quando presentes em fetos com diagnóstico de HFNI, estão associadas a um pior prognóstico, com índices de mortalidade perinatal próximos dos 88% É imperativo, portanto, nos fetos com HFNI, a realização da ecocardiografia fetal tão logo se faça a suspeita do defeito cardíaco, assim como a pesquisa de outras anomalias associadas. Sabe-se ainda que as aneuploidias estão presentes em um terço dos fetos com defeitos cardíacos estruturais.[10] O conhecimento do cariótipo do concepto, seja durante a gestação, no pós-natal ou no material de necropsia, é indispensável para a tomada de condutas durante a gestação e para o aconselhamento das gestações futuras.

A miocardite de causa infecciosa, como nas infecções por parvovírus B19, pode levar a falência cardíaca e hidropisia.[11]

Tumores intracardíacos como rabdomioma, cuja frequência é elevada em casos de esclerose tuberosa, podem levar a hidropisia por obstrução do fluxo sanguíneo.

Grandes tumores vascularizados (devido a *shunt* arteriovenoso e sequestro vascular) e neuroblastoma de adrenal (pelos altos níveis de catecolaminas) podem também levar à insuficiência cardíaca.

Causas hematológicas

Os distúrbios hematológicos ocorrem em cerca de 10% das HFNI. Nesses casos a hidropisia está diretamente relacionada à anemia fetal. Algumas condições que levam à anemia são hereditárias, como as hemoglobinopatias, e outras adquiridas, como hemólise, perda de sangue fetal, infecção por parvovírus B19 e aplasia medular.

Entre as hemoglobinopatias, a causa mais comum de HF é a talassemia, desordem autossômica recessiva com grande prevalência no sudeste asiático, onde é responsável por 57 a 81% dos casos de HFNI. Alguns autores relatam que a incidência geral de talassemia em fetos hidrópicos é de 10%. O feto com talassemia perde a capacidade de produzir cadeias alfa de hemoglobina, produzindo apenas cadeias gama e beta, incapazes de armazenar oxigênio, ocasionando severa hipóxia intrauterina. Pode haver também a presença da hemoglobina Bart, comum nessa doença. O diagnóstico definitivo dos fetos afetados é realizado através da análise direta da mutação em amostra de sangue fetal. Caracteristicamente, nos casos de talassemia, a hidropisia fetal aparece no final do segundo ou no início do terceiro trimestre de gestação.[12]

Anomalias cromossômicas

As anomalias cromossômicas são causa relativamente comum de HFNI, cerca de 16% dos casos. O achado de HFNI antes de 18 semanas de gestação está associado com altos índices de cromossomopatias quando comparado àqueles diagnosticados após a segunda metade da gestação. A cromossomopatia mais comumente associadas à HFNI é a síndrome de Turner (45, X0), seguida das trissomias, como as do cromossomo 21 (síndrome de Down), 18, 13 e 16, e as triploidias. A síndrome de Turner (45, X0) é também associada com 50 a 80% dos casos de higroma cístico.[12]

Em fetos hidrópicos sem causa específica aparente deve ser sugerido o estudo do cariótipo fetal, através da amniocentese, cordocentese ou biópsia de vilo corial.

O mecanismo exato que leva à hidropisia em feto portadores de cromossomopatias é incerto, mas sabe-se que envolve principalmente distúrbios do sistema linfático ou falência cardíaca.

Causas infecciosas

Infecções materno-fetais são responsáveis por 1 a 8% dos casos de HFNI.

Muitas são as doenças infecciosas associadas à HFNI, dentre as quais as mais comuns são toxoplasmose, sífilis e infecção por citomegalovírus (CMV), parvovírus B19 (B19V) e coxsackievírus. Mais recentemente foi descrito um caso no Brasil de infecção fetal pelo vírus zika (ZIKV), levando a HF associada a microcefalia e restrição de crescimento fetal grave com evolução para óbito fetal.[13]

Vários são os mecanismos através dos quais os fetos infectados desenvolvem hidropisia. Há evidências de que a infecção direta ao miocárdio leva a miocardite e consequente falência cardíaca intrauterina. A insuficiência cardíaca também pode ser secundária à anemia fetal severa.

O B19V é responsável por cerca de 18% dos casos infecciosos de HFNI. O B19V é um DNA vírus cuja forma de transmissão mais comum é através de secreções respiratórias. A infecção por esse agente pode resultar em várias síndromes clínicas, sendo a mais comum o eritema infeccioso, o qual acomete principalmente crianças.[11] Em adultos, a infecção é geralmente subclínica, porém, em alguns casos, um quadro de artrite pode ser a única manifestação.

As taxas de infecção congênita do B19V variam conforme a sua prevalência na comunidade estudada e com o ano em que foi realizado o estudo. Sabe-se que o número de casos de HFNI atribuídos ao B19V pode aumentar em anos epidêmicos de eritema infeccioso, atingindo até 13,5% das gestantes suscetíveis não imunes.[14]

No Brasil, Silva et al.[14] mediram a prevalência de anticorpos IgG contra o B19V em grávidas com até 24 semanas de gestação na cidade do Rio de Janeiro entre 2003 e 2005. Encontraram um percentual de gestantes IgG positivas anti-B19V de 71,6%, indicando que cerca de 30% das gestantes permanecem susceptíveis à infecção.[14] Alguns autores descrevem que 50 a 75% das mulheres em idade reprodutiva tem imunidade ao B19V.[11] A incidência de IgM positivo em gestantes é estimada em 5%, e a transmissão placentária, em 25%. O risco de efeitos adversos fetais é de 9 a 26%, sendo maior quando a infecção ocorre antes das 20 semanas de

gestação. O vírus tem tropismo por células da medula óssea, e somente se replica em células progenitoras do tecido hematopoiético, podendo levar a anemia secundária e a aplasia de células vermelhas.

Durante o primeiro trimestre, esses fetos podem apresentar aumento da translucência nucal e restrição do crescimento intrauterino.[15] No segundo trimestre, pode ocasionar derrame pleural, ascite, cardiomegalia, hidropisia e peritonite meconial. No terceiro trimestre, pode haver falha na produção da medula óssea, com alguns períodos de aplasia. A pesquisa de anemia fetal poder ser feita de forma indireta não invasiva através da medida do pico sistólico da artéria cerebral média, com o uso do Doppler pulsátil, evidenciando velocidade de fluxo maior do que 1,5 múltiplos da mediana (MoM).[16]

A transmissão transplacentária desse agente também tem sido associada a abortos espontâneos e óbito intrauterino.

A presença de anticorpos IgM específicos para o B19V no sangue materno traduz infecção aguda em 90% das vezes. Para o diagnóstico de infecção fetal pesquisa-se o DNA do vírus pela técnica de reação em cadeia de polimerase (PCR) em amostras de líquido amniótico ou qualquer tecido fetal, atingindo-se sensibilidade de quase 100%. Testes sorológicos para o feto não são confiáveis pelo grande número de falsos positivos e porque o feto só adquire a capacidade de produzir anticorpos do tipo IgM após as 22 semanas de gestação.

O CMV também pode levar à HFNI, sendo a segunda infecção congênita mais associada a esta doença. A infecção tem um curso clínico variável, podendo levar tanto ao óbito fetal como à resolução espontânea da hidropisia. Assim como na infecção pelo parvovírus, o diagnóstico fetal é realizado pela pesquisa do vírus pela técnica de PCR.

A toxoplasmose como infecção congênita, a sífilis e a infecção pelo vírus do herpes tipo I podem levar à hidropisia fetal, ainda que mais raramente que as afecções acima descritas.

Gemelaridade – transfusão feto-fetal

A síndrome de tranfusão feto-fetal (STFF) ocorre em cerca de 15% das gestações gemelares monocoriônicas-diamnióticas e é responsável por mais de 8% dos casos de HFNI. A existência de anastomoses vasculares placentárias resulta em alteração do fluxo sanguíneo e "transfusões" de um feto para outro. A HFNI pode ocorrer tanto no feto doador como no receptor. A anemia é sugerida como causa da hidropisia no feto doador, enquanto a descompensação cardíaca por sobrecarga volêmica pode explicar a hidropisia no feto receptor.

Doenças hereditárias

Muitas são as doenças de caráter hereditário associadas à HFNI (Tabela 2). As mais comumente encontradas são as displasias esqueléticas e as doenças metabólicas.

TABELA 2   Causas genéticas associadas à HFNI

Anomalias cromossômicas	▪ Monossomia X ▪ Trissomia 21 ▪ Triploidia ▪ Tetraploidia ▪ Trissomia 13 ▪ Trissomia 18 ▪ Trissomia 16 ▪ Duplicação parcial do cromossomo 11 ▪ Duplicação parcial dos cromossomos 15 e 17 ▪ Duplicação parcial do braço curto do cromossomo 18 ▪ Deleção parcial do braço curto do cromossomo 13 ▪ Deleção parcial do braço curto do cromossomo 18 ▪ Rearranjo do braço longo do cromossomo 22
Condições genéticas dominantes	▪ Síndrome de Noonan ▪ Síndrome G; síndrome de Opitz-Frias ▪ Esclerose tuberosa ▪ Outras

(continua)

TABELA 2   Causas genéticas associadas à HFNI *(continuação)*

Displasias esqueléticas	▪ Síndrome de costelas curtas com polidactilia ▪ Saldino-Noonan ▪ Acondrogênese ▪ Osteogênese imperfeita tipo II ▪ Displasia torácica asfixiante ▪ Displasia tanatofórica ▪ Osteocondrodisplasia letal de McGuire ▪ Nanismo com membros curtos, tipo Wegmann ▪ Nanismo com ossos finos e fraturas ▪ Condrodisplasia letal, tipo Greenberg-Rimoin ▪ Condrodisplasia punctata, variante Conradi-Hunermann ▪ Outras
Alterações hematológicas e metabólicas	▪ Alfatalassemia ▪ Deficiência de glicose-6-fosfato desidrogenase ▪ Deficiência de glicose-fosfato isomerase ▪ Deficiência de piruvato quinase ▪ Deficiência de carnitina ▪ Mucopolissacaridose tipo I ▪ Mucopolissacaridose tipo IVB; doença de Morquio ▪ Mucopolissacaridose tipo VII (deficiência de B-glucuronidase) ▪ Hemocromatose neonatal ▪ Sialidose ▪ Doença de Gaucher (tipo 2) ▪ Doença de Nieman-Pick tipo A e C ▪ Doença da célula I, mucolipidose tipo II ▪ Gangliosidose GM1 ▪ Galactosidose
Outras alterações autossômicas recessivas	▪ Síndrome de Pena-Shokeir ▪ Síndrome do pterígeo múltiplo letal ▪ Hidropisia idiopática recorrente ▪ Higroma cístico isolado recorrente ▪ Síndrome nefrótica congênita ▪ Doença renal policística tipo I ▪ Outras

Fonte: adaptada de Janiaux et al.,1998.

Um grande número de displasias esqueléticas vem sendo associado à HFNI, incluindo acondroplasia, acondrogênese, osteogênese imperfeita, displasia tanatofórica e displasia torácica asfixiante.[12] O mecanismo exato que leva à hidropisia nesses casos permanece ainda incerto.

Erros inatos do metabolismo respondem por cerca de 0,5 a 2% dos casos de HFNI.[17] As doenças de depósito lisossomial são as mais implicadas na patogênese da HFNI, dentre elas: gangliosidose GM1, galactosialidose, doença de Niemann-Pick A e C, doença de Gaucher (DG) tipo 2 e mucopolissacaridose (I, IV e VII). O mecanismo que leva à hidropisia nesses casos envolve visceromegalias e obstrução do retorno venoso, assim como diminuição da eritropoiese e hipoproteinemia. Ainda que essas doenças sejam relativamente raras como causa de HFNI, o seu diagnóstico é particularmente importante devido ao alto risco de recorrência.

A DG é um erro inato do metabolismo do grupo das doenças lisossômicas de depósito, sendo a mais frequente do referido grupo. É de herança autossômica recessiva, portanto com risco de 25% a cada gestação de casal heterozigoto. A doença é resultante da deficiência da beta-glicosidase ácida ou beta-glicocerebrosidase, que leva ao acúmulo de glicolipídios nos macrófagos principalmente em baço, fígado, medula óssea e pulmão. De acordo com o Registro de Doença de Gaucher, existem aproximadamente 5.000 pacientes com diagnóstico de doença de Gaucher tipo 1 no mundo, sendo quase 500 no Brasil. Essas síndromes raramente são confirmadas apenas nos achados ultrassonográficos durante o pré-natal, a menos que haja história familiar da doença. O diagnóstico é realizado através da dosagem da atividade da enzima beta-glicosidase nos leucócitos ou nos fibroblastos em amostras do sangue fetal obtidas via cordocentese. O tratamento baseia-se fundamentalmente na reposição da enzima sintética, que é obtida por técnica de DNA recombinante e que hoje está disponível no mundo todo.

Algumas condições autossômicas dominantes associadas à HFNI incluem: distrofia miotônica congênita, síndrome de Noonan, escleose tuberosa e síndrome de Lange.

Não se deve deixar de questionar a história de consanguinidade entre os pais, uma vez que esse é também um fator relacionado com HNI.

Causas torácicas e pulmonares

Cerca de 6% dos casos de HFNI devem-se a anomalias torácicas.[17] Estas incluem as massas intratorácicas, como a malformação adenomatoide cística do pulmão, a hérnia diafragmática, o sequestro pulmonar e neoplasias. A maioria destas produz um efeito de massa que leva à hidropisia por obstrução do retorno venoso, ou interferem na função cardíaca por compressão extrínseca do coração.

A causa mais frequente de HFNI entre as causas pulmonares é a malformação adenomatoide cística do pulmão (MAC), sendo que a do tipo III (microcística) é a que está mais associada com hidropisia fetal. A MAC origina-se na quinta ou sexta semanas de gestação, secundária a uma parada da maturação bronquiolar associada a um supercrescimento mesenquimal. Geralmente não está vinculada a defeitos cardíacos ou cromossômicos. A hidropisia e o derrame pleural acontecem devido a compressão torácica exercida pela massa mediastinal, obstruindo a veia cava, ou pelo aumento da pressão intratorácica, dificultando o retorno venoso.[12] O diagnóstico pré-natal é realizado mais comumente entre 16 e 22 semanas de gravidez durante os exames ecográficos de rotina. Em razão do seu aspecto ecogênico, pode ser confundida com uma massa pulmonar ou intratorácica que deve ser excluída, pois normalmente denota pior prognóstico. Na maioria dos casos de malformação adenomatoide cística, no entanto, uma vez excluídas outras malformações associadas, a conduta mais utilizada é a expectante, devido à taxa de regressão espontânea das lesões estar em torno de 30% na ausência de hidropisia.

Na hérnia diafragmática ocorre uma sequência de defeitos diafragmáticos, em que parte do conteúdo abdominal invade a cavidade torácica. À ultrassonografia identifica-se estômago, fígado ou mesmo alças intestinais intratorácicos, desvio do coração para a direita ou esquerda ou ainda a presença de vasos portais no tórax. Pelo efeito de massa essas estruturas podem levar à diminuição do retorno venoso ou à disfunção cardíaca por compressão extrínseca, sendo, portanto, uma das causas responsáveis pela hidropisia fetal. A obstrução intestinal pode ainda levar ao desenvolvimento de polidrâmnio.

Os derrames pleurais, também chamados de hidrotórax, são definidos como coleções líquidas inespecíficas localizadas no espaço pleural e facilmente identificadas à ultrassonografia. São resultantes do acúmulo de transudato no espaço pleural ou, mais comumente, de quilo. Podem ser primários (geralmente quilosos) ou secundários como parte de um quadro de HFNI. Frente ao diagnóstico de derrame pleural, deve-se proceder no sentido de rastrear as possíveis causas deste. No lado materno, devemos investigar aloimunização (principalmente pelo fator Rh), diabetes e sorologias TORCHS (toxoplasmose, rubéola, citomegalovírus, herpes), além da pesquisa por parvovírus. No lado fetal, o estudo cromossômico e pesquisa de outras anomalias associadas faz-se necessário. A punção e a aspiração do líquido pleural podem ser úteis no sentido de diferenciar o tipo de derrame, além de reduzir o risco hipoplasia pulmonar e hidropisia fetal. É extremamente importante um acompanhamento ultrassonográfico seriado nos casos de derrame pleurais. O aumento progressivo do volume dos derrames, na maioria dos casos, necessita de toracocentese, tanto diagnóstica quanto terapêutica. Nos casos de recidiva do quadro, na ausência de hidropisia e outras anomalias fetais associadas, a derivação pleuroamniótica deve ser considerada.

Tumores

Vários tumores fetais podem estar associados ao desenvolvimento de HFNI, incluindo neuroblastoma, teratoma sacrococcígeo, hemangiomas hepáticos, tumores cardíacos e outros. Os possíveis mecanismos patogênicos envolvidos são a falência cardíaca de alto débito ("sequestro" do volume sanguíneo fetal através do *shunt* com vasos tumorais), a possível compressão vascular pelo tumor, ou ainda a anemia secundária à hemorragia intratumoral.

A maioria dos tumores fetais pode ser facilmente identificada pela ultrassonografia durante o rastreamento pré-natal.

Na maior parte das vezes o tratamento definitivo é realizado apenas no período neonatal.

Em determinadas malformações, como teratomas sacrococcígeos, que são os tumores fetais mais comuns, a intervenção cirúrgica (cirurgia fetal a "céu aberto") pode alterar a história natural da doença, permitindo aumento da taxa de sobrevida. Ela está, no entanto, temporariamente suspensa no Brasil até que mais estudos sejam concluídos.

Alterações placentárias

Algumas anormalidades placentárias têm sido associadas com o desenvolvimento de HFNI, entre elas os tumores placentários (como corioangioma da placenta), trombose da veia umbilical, nós verdadeiros de cordão ou tumores do cordão umbilical.

Causas idiopáticas

Apesar dos avanços na área da medicina fetal, ainda se observa um grande número de pacientes com HFNI sem causa aparente, mesmo após ter sido realizada toda a investigação de rotina. Estudo recente determinou a causa exata que levou à HF em menos da metade dos casos estudados.[18]

DIAGNÓSTICO

Ao contrário da HFI, não existe um único teste laboratorial disponível para rastrear as gestações com alto risco para HFNI. Na grande maioria das vezes, o único meio para se diagnosticar essa doença é através da ultrassonografia fetal durante o pré-natal. Alguns autores relatam níveis de gonadotrofina coriônica elevados no sangue materno no segundo trimestre da gestação.

Os achados ultrassonográficos encontrados na HFNI assemelham-se muito àqueles da HI, entretanto, alguns pontos devem ser discutidos.

A presença de coleção líquida em pelo menos duas cavidades do corpo (por exemplo, derrame pleural, derrame pericárdico, ascite) ou coleção líquida em uma cavidade na presença de anasarca (edema de pele e tecido celular subcutâneo) permitem o diagnóstico de hidropisia fetal. Se a pesquisa de anticorpos eritrocitários maternos for negativa, exclui-se HFI. O diagnóstico diferencial inclui uma vasta lista de condições associadas à HFNI (Tabela 3).

As anomalias estruturais podem comprometer órgãos ou sistemas e são identificadas em aproximadamente 40% dos fetos. Na ausência de um defeito anatômico fetal o diagnóstico da causa específica de hidropisia fica bastante dificultado.

TABELA 3   Investigação e diagnóstico da hidropisia fetal não imune

Propedêutica inicial	■ Anamnese e exame físico ■ Ultrassonografia obstétrica morfológica ■ Ecocardiografia fetal ■ Dopplervelocimetria fetal
Exames maternos	■ Teste de Kleihaüer-Betke ■ Eletroforese de hemoglobina ■ Pesquisa de defeitos enzimáticos ■ Glicemia ou teste de tolerância à glicose ■ Estudo das sorologias infecciosas: toxoplasmose, sífilis, rubéola, CMV, parvovírus B19, herpes simples, HIV ■ Perfil hepático e hemograma ■ Ureia e creatinina
Amniocentese	■ Cariótipo fetal ■ Pesquisa de infecções no líquido amniótico: toxoplasmose, rubéola, parvovírus B19, CMV, herpes simples, adenovírus e coxsackie ■ Pesquisa de erros inatos do metabolismo
Amostra de sangue fetal	■ Cariótipo rápido ■ Testes metabólicos ■ Eletroforese da hemoglobina ■ Infecção com pesquisa de IgM específico e culturais ■ Hematócrito e hemoglobina: pesquisa de anemia

Fonte: adaptada de Holzgreve.[17]

De grande importância é a avaliação cardíaca fetal detalhada, uma vez que cardiopatias fetais são a causa indireta mais comum de HFNI (aproximadamente 20% dos casos). Distúrbios do ritmo cardíaco são especificamente importantes, e na grande maioria das vezes apresentam boa resposta ao tratamento clínico. Ascite, derrame pleural, derrame pericárdico, cardiomegalia, polidrâmnio e edema placentário podem ser achados isolados ou associados em diferentes combinações. O acúmulo de líquido em uma cavidade do corpo pode ser o primeiro sinal de hidropisia fetal e justifica um seguimento ultrassonográfico. No entanto, diferentemente dos espaços pleural e peritoneal, uma pequena quantidade de líquido seroso pode estar normalmente presente no saco pericárdico, sendo que são vistos até 2 milímetros (mm) de líquido no pericárdio de fetos normais. Por outro lado, o derrame pericárdico maior do que 2 mm tem sido descrito como o primeiro sinal de HFNI devido a anomalias cardíacas. O achado de cardiomegalia tem sido associado a um pior prognóstico.

No primeiro trimestre, mais precisamente entre 11 e 14 semanas de gestação, a hidropisia fetal manifesta-se como translucência nucal espessada (geralmente maior que 4 mm) ou edema de pele generalizado, sendo este o achado mais comum nessa fase. O espessamento anormal da pele geralmente é reconhecido inicialmente em torno da cabeça fetal e, em particular, atrás do pescoço, onde a espessura pode variar de 15 a 20 mm. Em casos mais graves, o edema é proeminente no tórax e abdome fetal. Alguns autores, porém, caracterizam edema fetal de uma maneira mais ampla como espessura da pele acima de 5 mm.

O espessamento de pele pode ser visto em outras doenças além da HFNI, como macrossomia e linfangiectasias. No higroma cístico septado, o edema de tecido celular subcutâneo também está presente.

Derrame pleural pode ser unilateral ou bilateral e, se de grande volume, pode levar a hipoplasia pulmonar por compressão extrínseca durante o desenvolvimento dos pulmões. Ascite é comumente observada na hidropisia precoce; já o derrame pleural raramente é observado antes de 15 semanas de gestação, exceto nos casos de síndrome de Down ou Turner.

O desenvolvimento de polidrâmnio tem sido descrito em cerca de 75% das gestações com HNI e, muitas vezes, é o motivo que leva o pré--natalista a solicitar o exame ultrassonográfico. O polidrâmnio, entretanto, contribui para o desenvolvimento de trabalho de parto prematuro, atonia uterina, hemorragia pós-parto, assim como retenção placentária. O aumento da espessura da placenta em fetos hidrópicos sugere edema placentário. Este é mais frequente na hidropisia com anemia fetal do que em fetos hidrópicos com níveis normais de hemoglobina. A medida da espessura placentária maior que 30 mm entre 18 e 21 semanas de gravidez pode ser sugestiva de alfatalassemia antes mesmo do aparecimento da hidropisia.

As alterações na circulação fetal devido a hidropisia podem ser estudadas ultrassonograficamente através da dopplerfluxometria dos vasos fetais. O feto com HFNI pode demonstrar flutuações exageradas das velocidades do sangue venoso central. Estas podem se estender além do ducto venoso e chegar à veia umbilical, alertando o examinador para a presença de insuficiência cardíaca congestiva. A medida da velocidade do pico sistólico na artéria cerebral média (ACM) fetal também pode auxiliar na identificação de anemia em fetos com HFNI. O pico sistólico da ACM acima de 1,5 múltiplos da mediana é indicativo de anemia fetal em quase 100% das vezes.[16]

QUAIS SÃO OS RISCOS MATERNOS ASSOCIADOS À HFNI?

Em gestações de fetos que apresentam HFNI pode se desenvolver uma rara complicação da HF caracterizada por triplo edema, fetal, placentário e materno, conhecida como "síndrome do espelho" (SE) ou "mirror syndrome", na qual a mãe desenvolve edema que "espelha" o do feto

hidrópico.[19] Essa síndrome foi descrita pela primeira vez em 1982 por John William Ballantyne, daí ser citada algumas vezes na literatura como síndrome de Ballantyne.[20] A SE pode representar uma forma de pré-eclâmpsia e é caracterizada por edema em aproximadamente 90% dos casos, hipertensão em 60% e proteinúria em 40% dos casos.[1] Como é incomum e provavelmente subdiagnosticada, a incidência é incerta. Achados associados adicionais à síndrome incluem cefaleia, distúrbios visuais, oligúria, ácido úrico elevado, testes de função hepática ou níveis de creatinina, plaquetas baixas, anemia e hemodilatação.

Uma revisão da literatura (1956 a 2009) por Braun et al. observaram que entre os 56 casos de SE, a principal morbidade materna foi o edema pulmonar, que ocorreu em 21%.[1] A resolução ocorre com o tratamento da hidropisia ou com o parto.[19]

QUAIS SÃO AS COMPLICAÇÕES OBSTÉTRICAS ASSOCIADAS À HFNI?

Polidrâmnio e parto prematuro ocorrem frequentemente com HFNI, com incidência maior que 29 e 66%, respectivamente.[1] Se o polidrâmnio estiver associado a sintomas respiratórios maternos, um inibidor da prostaglandina ou uma amniocentese redutora em série podem ser considerados. Como as duas modalidades de tratamento carecem de evidências de benefício e apresentam complicações potenciais, incluindo constrição do canal arterial, descolamento, ruptura prematura das membranas e complicações neonatais, como enterocolite necrosante e canal arterial patente, elas devem ser usadas criteriosamente. O uso de agentes tocolíticos pode ser considerado antes de 24 semanas se ocorrerem contrações secundárias a um evento incitante conhecido, como um procedimento invasivo realizado para o diagnóstico ou tratamento da HFNI. Embora no passado o parto prematuro tenha sido defendido por alguns para melhorar potencialmente o resultado da HFNI, a prematuridade certamente agrava o prognóstico. Por esse motivo, recomenda-se que o parto prematuro seja realizado apenas por indicações obstétricas.[1]

PROGNÓSTICO

Muitas taquiarritmias apresentam boa resposta ao tratamento medicamentoso intraútero e são, assim, de prognóstico bastante favorável. Porém, no geral, o prognóstico da HFNI é ruim, com taxa de mortalidade maior que 70%, chegando a ser letal quando alguma anomalia estrutural fetal é identifica ultrassonograficamente. Apesar dos avanços no diagnóstico e na terapia fetal, estudos recentes relatam que a mortalidade por HFNI permanece alta, em torno de 82 a 93%, não diferindo da mortalidade citada em estudos nos anos 1980.

A infecção por B19V é outra causa de HFNI potencialmente tratável e com um prognóstico melhor quando comparado ao das demais etiologias.

Em relação às cromossomopatias como causa da HFNI, o prognóstico é muito reservado, sendo que a taxa de sobrevivência em algumas séries é de 2%

A evolução dos casos de HF depende ainda de um acompanhamento adequado durante o pré-natal em serviço de alto risco, do diagnóstico precoce da causa da hidropisia, da análise e monitoramento ultrassonográfico rigorosos e da antecipação do parto quando necessário. A assistência pós-natal em hospitais que disponham de unidade de terapia intensiva neonatal equipada e profissionais treinados é fundamental para esses recém-nascidos.

TRATAMENTO

O reconhecimento de doenças passíveis de tratamento como causa da HNI, como as taquiarritmias, oferece bom prognóstico. Nas taquiarritmias pode haver conversão para ritmo sinusal através da administração materna ou fetal de medicamentos. Podemos também melhorar a hidropisia de fetos com anemias graves através da transfusão intraútero. Alguns poucos casos de resolução espontânea da hidropisia podem ocorrer, como num infarto placentário em um corioangioma e alguns casos de infecção por B19V e CMV.

A transfusão fetal intraútero é altamente eficaz diante da anemia fetal. Pode ser realizada por via intravascular ou intraperitoneal, ou por uma combinação das vias. A transfusão intraperitoneal consiste na introdução de glóbulos vermelhos na cavidade peritoneal do feto por punção guiada pelo ultrassom, os quais são absorvidos pela circulação fetal. A presença de ascite reduz a eficácia desse processo e, por essa razão, esse procedimento deve ser evitado em fetos hidrópicos, dando-se preferência à via intravascular. A via intravascular tem a vantagem de o sangue ser transfundido diretamente na circulação fetal por punção, preferencialmente, da veia umbilical sob visão ultrassonográfica. Permite-nos também determinar a tipagem sanguínea do feto, ter acesso direto aos valores de hematócrito e hemoglobina fetais antes e após o procedimento, e assim determinar o volume de sangue necessário para a compensação da anemia e reversão da HF.

Nos casos de cromossomopatias fetais, não existe uma terapia efetiva. Devido ao desfecho fetal desfavorável, independentemente de qualquer tratamento, a necessidade do diagnóstico pré-natal é determinante para que não sejam tomadas medidas intervencionistas fetais ou maternas desnecessárias.

Fica claro, então, que a possibilidade de tratamento de fetos hidrópicos depende fundamentalmente das condições associadas à hidropisia.

CONSIDERAÇÕES FINAIS

Apesar dos avanços terapêuticos, as taxas de mortalidade associadas à HFNI permanecem altas. Devido à extensa lista de causas a associações, uma avaliação rigorosa e sistemática deve ser realizada durante o exame ultrassonográfico no pré-natal. No entanto, em 15 a 30% das vezes não pode se determinar a causa exata da hidropisia.

REFERÊNCIAS BIBLIOGRÁFICAS

1. Norton ME, Chauhan SP, Dashe JS. Society for maternal-fetal medicine (SMFM) clinical guideline #7: Nonimmune hydrops fetalis. Am J Obstet Gynecol 2015; 212(2):127-39. Disponível em: http://dx.doi.org/10.1016/j.ajog.2014.12.018, acessado em 10 de julho de 2020.

2. Potter EL. The Rh factor. Med Clin North Am 1947 Jan; 31(1):236-42. Disponível em: http://www.ncbi.nlm.nih.gov/pubmed/20284085, acessado em 2 de dezembro de 2014.

3. Kayki G, Güçer S, Akçören Z, Orhan D, Talim B, Yurdakök M et al. Non-immune hydrops fetalis: A retrospective analysis of 151 autopsies performed at a single center. Turk J Pediatr 2018; 60(5):471-7.

4. Apkon M. Pathophysiology of hydrops fetalis. Seminars in Perinatology 1995; 19:437-46. Disponível em: http://www.ncbi.nlm.nih.gov/pubmed/8822328, acessado em 7 de dezembro de 2014.

5. Rote NS. Pathophysiology of Rh isoimmunization. Clin Obstet Gynecol 1982; 25(2):243-53.

6. Bellini C, Hennekam RCM, Fulcheri E, Rutigliani M, Morcaldi G, Boccardo F et al. Etiology of nonimmune hydrops fetalis: a systematic review. Am J Med Genet Part A 2009; 149a(5):844-51.

7. Simpson JM, Sharland GK. Nuchal translucency and congenital heart defects: heart failure or not? Ultrasound Obstet Gynecol 2000 Jul; 16(1):30-6. Disponível em: http://www.ncbi.nlm.nih.gov/pubmed/11084962, acessado em 8 de dezembro de 2014.

8. Yuan SM, Xu ZY. Fetal arrhythmias: prenatal evaluation and intrauterine therapeutics. Ital J Pediatr 2020; 46(1):21.

9. Ito S, Magee L, Smallhorn J. Drug therapy for fetal arrhythmias. Clin Perinatol 1994 Sep; 21(3):543-72. Disponível em: http://www.ncbi.nlm.nih.gov/pubmed/7982334, acessado em 8 de dezembro de 2014.

10. Copel JA, Cullen M, Green JJ, Mahoney MJ, Hobbins JC, Kleinman CS. The frequency of aneuploidy in prenatally diagnosed congenital heart disease: an indication for fetal karyotyping. Am J Obstet Gynecol 1988 Feb; 158(2):409-13. Disponível em: http://www.ncbi.nlm.nih.gov/pubmed/3341415, acessado em 8 de dezembro de 2014.

11. Bascietto F, Liberati M, Murgano D, Buca D, Iacovelli A, Flacco ME et al. Outcome of fetuses with congenital parvovirus B19 infection: systematic review and meta-analysis. Ultrasound Obstet Gynecol 2018; 52(5):569-76.

12. Norton ME. Nonimmune hydrops fetalis. Semin Perinatol. 1994 Aug; 18(4):321-32. Disponível em: http://www.ncbi.nlm.nih.gov/pubmed/7985044, acessado em 8 de dezembro de 2014.

13. Sarno M, Sacramento GA, Khouri R, do Rosário MS, Costa F, Archanjo G et al. Zika virus infection and stillbirths: a case of hydrops fetalis, hydranencephaly and fetal demise. PLoS Negl Trop Dis 2016; 10(2):5-9.

14. Da Silva ARA, Nogueira SA, Alzeguir JCL, Da Costa MCFL, Do Nascimento JP. Prevalência de anticorpos IgG antiparvovírus B19 em gestantes durante o atendimento pré-natal e casos de hidropisia fetal não imune atribuídos ao parvovírus B19, na cidade do Rio de Janeiro. Rev Soc Bras Med Trop 2006; 39(5):467-72.

15. Grubman O, Hussain FN, Nelson Z, Brustman L. Maternal parvovirus B19 infection causing first-trimester increased nuchal translucency and fetal hydrops. Case Rep Obstet Gynecol 2019 Jul 7; 2019:3259760.

16. Nagey DA, Laks MP, Cohen T, Mari G, Zimmerman R, Oz U. Noninvasive diagnosis of fetal anemia by Doppler ultrasonography [2] (multiple letters). N Engl J Med 2000; 343(1):66-8.

17. Holzgreve W, Holzgreve B, Curry CJ. Nonimmune hydrops fetalis: diagnosis and management. Semin Perinatol 1985 Jul; 9(2):52-67. Disponível em: http://www.ncbi.nlm.nih.gov/pubmed/3898386, acessado em 12 de dezembro de 2014.

18. Sparks TN, Thao K, Lianoglou BR, Boe NM, Bruce KG, Datkhaeva I et al. Nonimmune hydrops fetalis identifyng the underlying genetic etiology. Genet Med 2019; 21(6):1339-44.

19. Chimenea A, García-Díaz L, Calderón AM, Heras MMD Las, Antiñolo G. Resolution of maternal mirror syndrome after succesful fetal intrauterine therapy: a case series. BMC Pregnancy Childbirth 2018; 18(1):1-5.

20. Kaiser IH. Ballantyne and triple edema. Am J Obstet Gynecol 1971; 110(1):115-20.

CAPÍTULO 101

Distocia e anormalidades do cordão umbilical

Alberto Trapani Junior

PROCIDÊNCIA E PROLAPSO

Introdução

Não existe um consenso entre os autores sobre a nomenclatura utilizada, porém, a mais utilizada é *procidência* para a presença do cordão antes da apresentação, com a bolsa amniótica íntegra. Chamaremos de *prolapso* após a amniorrexe. Já a localização do cordão umbilical ao lado da apresentação denomina-se *laterocidência* ou *prolapso oculto*.[1] A incidência é de 0,14 a 0,62% dos partos.[2]

Fatores de risco e etiologia

Os fatores de risco estão listados na Tabela 1. A apresentação anormal é um fator importante, sendo que a frequência do prolapso é de 0,2% nas apresentações cefálicas, 3,5% nas pélvicas e 9,6% nas transversas.[3] O alto fluxo de líquido amniótico na ruptura de membranas pode transportar o cordão umbilical através de uma parte do feto não acoplada. Outro mecanismo possível é a movimentação de parte do feto durante procedimentos obstétricos, permitindo o prolapso do cordão.

A ruptura iatrogênica de membranas é a causa mais comum.[4] Outras intervenções podem predispor ao prolapso do cordão, como a monitorização interna, a rotação manual da cabeça fetal, amnioinfusão ou amniorredução, introdução de sonda com balão, versão cefálica externa com rotura de membranas e o parto instrumentalizado.[5]

TABELA 1   Fatores de risco

Apresentações anômalas
Apresentação mal-adaptada
Baixo peso fetal (< 1.500 g)
Prematuridade
Multiparidade
Ruptura prematura de membranas
Placentação anormal
Inserção velamentosa do cordão
Gestação múltipla
Polidrâmnio
Cordão umbilical longo
Deformidades pélvicas
Malformação ou tumores uterinos
Malformações congênitas
Partos induzidos

Diagnóstico

O sinal inicial pode ser uma bradicardia fetal grave, súbita e prolongada ou desacelerações variáveis importantes, após um traçado previamente normal, principalmente quando ocorre após a ruptura da membrana.[2,5]

O diagnóstico diferencial deve ser com as outras causas de alterações da frequência cardíaca fetal, como uma queda na pressão sanguínea materna, taquissistolia, descolamento da placenta, ruptura uterina e vasos prévios. Geralmente o cenário clínico ajuda a distinguir esses distúrbios de um prolapso oculto.[5]

O prolapso do cordão pode ser palpável durante o toque vaginal, ou até mesmo visualizado quando ultrapassa a vulva. Na procidência, mesmo com a bolsa íntegra pode ser possível identificar o cordão, principalmente pela sua pulsação.[1,5]

Já na laterocidência a palpação do cordão só é possível, eventualmente, com o toque intrauterino ou durante a cesariana. Em alguns casos o diagnóstico pode não ser confirmado e fica mantido apenas como suposição.[1]

O exame ultrassonográfico pode mostrar o cordão umbilical interposto entre a apresentação fetal e o orifício cervical interno. O exame com Doppler de fluxo colorido pode esclarecer a posição do cordão se houver incerteza no exame ultrassonográfico normal. A imagem transvaginal pode ser necessária se a visualização for limitada na via abdominal.[5]

Conduta

No feto vivo, devemos indicar a nascimento imediato. O parto vaginal só deve ser considerado em situações especiais e quando o nascimento esteja previsto para um tempo inferior ao esperado para a cesariana, por exemplo, no prolapso em dilatação total com apresentação pélvica ou prolapso após o nascimento do primeiro gêmeo.

Deve-se chamar ajuda e acionar toda a equipe. Enquanto se aguarda o início da cesariana, deve-se realizar os procedimentos de reanimação intrauterina:

- Colocação da parturiente em posição genopeitoral ou em acentuado Trendelenburg.

- Elevação da apresentação através do toque vaginal.

Se a cesariana for demorar mais do que 10 minutos, a tocólise e a colocação de um cateter de Foley vesical e enchimento da bexiga com 500 a 700 mL de solução salina devem ser considerados.[5]

O cordão deve ser mantido úmido e sua redução não deve ser tentada, exceto se a cesariana não for possível.[1,5]

Quando o prolapso ocorre fora do ambiente hospitalar a mortalidade fetal é de quase 40%. Já nos casos em trabalho de parto monitorado é de 0 a 3%.[5] Para um bom resultado é importante o menor tempo entre o prolapso e o nascimento, o treinamento da equipe e a qualidade do atendimento neonatal.

Prevenção

É preciso identificar as pacientes de risco, controlar com mais atenção e evitar intervenções desnecessárias. Quando a amniotomia for inevitável em casos de polidrâmnio ou apresentação alta, realizá-la na sala cirúrgica e com pequenas perfurações (amniotomia controlada). Nos casos com suspeita clínica, a ultrassonografia com Doppler colorido pode definir a posição do cordão.[5]

Se a procidência de cordão for um achado ocasional em exames de rotina anteparto, devemos fazer um acompanhamento, pois frequentemente apresenta resolução expontânea.[6]

CIRCULARES

Introdução

A circular cervical de cordão umbilical é um achado comum, tanto no momento do parto como no exame anteparto de ultrassonografia. Em relatos de casos e pequenas séries ela tem sido associada com resultados adversos. Contudo, a maior parte dos estudos concluem que, como fator isolado, não está associada a qualquer evento adverso clinicamente importante.[7]

Podem ser classificadas como:

- Tipo A: uma volta de 360 graus em torno do pescoço fetal, em que a extremidade placentária cruza sobre a extremidade fetal, podendo desfazer-se facilmente.
- Tipo B: uma volta de 360 graus em torno do pescoço fetal, em que a extremidade placentária cruza por baixo da extremidade fetal, em um padrão que não pode desfazer-se. Quando passa pelo corpo fetal, forma um verdadeiro nó.[8]

Pode ser considerada única ou múltipla e frouxa ou apertada.[7]

A prevalência varia de 15 a 37% no momento do parto, sendo que a frequência aumenta com o aumento da idade gestacional e com o comprimento do cordão. É muito mais comum a circular de cordão quando este é excessivamente longo (≥ 70 cm de comprimento). Durante a gravidez a formação de circular é aleatória, bem como sua separação. Sua ocorrência pode ser associada também ao movimento excessivo do feto.[7] Circulares de cordão simples são mais comuns que as múltiplas (11 a 28% versus 2 a 7%). Paridade, etnia e idade materna não parecem afetar a prevalência. Em um estudo, a incidência de circulares simples, duplas, triplas e quadruplas no momento do parto foi relatada em 10,6%, 2,5%, 0,5% e 0,1%, respectivamente.[9]

Diagnóstico ultrassonográfico

A sensibilidade do ultrassom para detectar a circular cervical de cordão ao termo é de 70% com a escala de cinza e de 83 a 97% com o Doppler colorido.[7]

O diagnóstico pré-natal de uma circular cervical de cordão é baseado na visualização de, pelo menos, 75% do pescoço sendo circundado pelo cordão. Contudo, na dependência da posição fetal, pode não ser possível obter imagens de 100% do pescoço. O exame ultrassonográfico não distingue de maneira consistente e confiável as circulares apertadas das frouxas. Mas pode sugerir uma circular apertada na presença de uma impressão do cordão no pescoço do feto (divot sign). A tensão pode mudar durante o trabalho de parto à medida que o feto desce através do canal do parto.[10]

Como a presença da circular cervical de cordão é considerado um achado normal, não deve ser relatada no laudo ultrassonográfico. O comunicado desse achado à mãe conduzirá inevitavelmente a ansiedade e pode levar a intervenções desnecessárias. Da mesma forma, não é recomendada a triagem de ultrassom para circular de cordão na admissão para o parto.[7]

Possíveis consequências

Dados de grandes estudos retrospectivos não demonstraram um risco aumentado de natimorto em fetos com circular cervical de cordão. Contudo, relatos de casos são sugestivos de que eventualmente essas circulares, principalmente se múltiplas, podem ser uma causa rara de morte fetal.[7]

A presença de circular cervical de cordão é evidência insuficiente de morte devido a estrangulamento, mas a causalidade é suportada pela presença dos seguintes achados: hemorragias petequeais; congestão vascular e trombose dos vasos do cordão; edema do cordão; hemorragia na geleia da Wharton; ectasia vascular, trombose vascular ou vasculopatia trombótica do cordão e ausência de outras condições associadas à morte fetal.[11]

Uma circular cervical de cordão, presente durante a medição da translucência nucal, pode subestimar ou superestimar o seu valor ou pode não ser detectada e incluída incorretamente na medição. Se houver dúvida, o exame deve ser repetido após algumas horas.[12]

Teoricamente, o movimento fetal vigoroso pode apertar a circular de cordão, resultando na compressão de vasos sanguíneos carotídeos e umbilicais. Isso pode determinar alterações na frequência cardíaca fetal e o aparecimento de desacelerações eventuais durante a cardiotocografia anteparto. Estudos prospectivos não demonstram relação entre a presença de circular cervical de cordão e alteração na dopplervelocimetria ou no volume do líquido amniótico. Não há concordância entre os estudos sobre a influência das circulares de cordão e o aparecimento de desacelerações variáveis ou tardias durante a monitorização intraparto, mas a taxa de cesarianas não foi aumentada.[7,13]

A associação entre circular de cordão ao nascimento e sequelas neurológicas neonatais é controversa. Os trabalhos retrospectivos, que demonstram essa associação, possuem o viés de que é muito mais provável que a circular de cordão seja anotada nos casos em que a criança nasce em mal estado do que quando ela nasce bem. Já nos trabalhos prospectivos essa associação não tem sido demonstrada.[14]

Conduta

O achado incidental de circular cervical de cordão no exame ultrassonográfico não justifica uma mudança de conduta no acompanhamento pré-natal, já que não existem evidências de aumento no risco de resultados adversos na gravidez.[7]

Existem dados escassos sobre o manejo nas apresentações pélvicas ou da versão cefálica externa na presença de circular de cordão. Pode ser prudente contraindicar tanto a versão externa quanto o parto vaginal planejado nesse caso.

A presença da circular de cordão não afeta o manejo intraparto. À medida que a cabeça fetal desce ou gira, podem ocorrer alterações no aperto da circular, resultando em desacelerações da frequência cardíaca fetal, que devem ser gerenciadas como em qualquer trabalho de parto.

Durante o parto, a alça de cordão geralmente desliza sobre os ombros e o corpo fetal, ou podemos liberá-la deslizando sobre a cabeça do feto. Eventualmente a circular pode estar muito apertada, e podemos inicialmente liberar o corpo para depois desfazer a circular cervical (ma-

nobra da cambalhota). Raramente será necessário o pinçamento e corte precoce do cordão. Nas gestações monoamnióticas, deve-se evitar o pinçamento e corte de uma circular cervical apertada no primeiro gêmeo, pois pode ser o cordão umbilical do segundo.[1,7]

NÓS

Nós falso são tortuosidades dos vasos umbilicais, formando protuberâncias. Não estão associados com qualquer resultado adverso. Os nós verdadeiros ocorrem em cerca de 1% dos partos e são geralmente únicos e frouxos. Quando apertados ou múltiplos, aumentam o risco de óbito fetal. A presença do nó e suas características devem ser descritas no prontuário.[15]

A identificação pré-natal de um nó verdadeiro é rara e difícil. A aparência ultrassonográfica foi descrita como semelhante a um trevo de quatro folhas, mas esse padrão não é específico, pois pode ser observado também com os nós falsos. O uso da imagem tridimensional com Doppler colorido pode ajudar no diagnóstico.[16]

Nó apertado ou nós múltiplos e os nós verdadeiros associados ao enrolamento ou torção do cordão aumentam o risco de morte intrauterina, principalmente se o cordão for longo e quando o feto tiver muito espaço para se movimentar. Não há evidências claras de como gerenciar esse diagnóstico. Parece razoável uma avaliação periódica do crescimento e da vitalidade fetal, inclusive com o mobilograma, no terceiro trimestre.[16]

CISTO DE CORDÃO

Cistos no primeiro trimestre

No primeiro trimestre os cistos do cordão umbilical podem ser visualizados em 2 a 3% das gestações. Sua origem é desconhecida. Uma teoria é que eles representam restos embrionários, como um cisto de inclusão amniótica ou degeneração mucoide ou edema da geleia da Wharton. A rápida resolução e a localização lateral aos vasos umbilicais sugerem que eles são pseudocistos e não cistos verdadeiros. O diagnóstico pré-natal é baseado na observação de uma estrutura anecoica redonda, de paredes finas, na cavidade amniótica, próxima ao cordão umbilical e separada do embrião e da hérnia fisiológica.[16]

Cistos únicos que se apresentam às 8 a 9 semanas de gestação geralmente desaparecem no segundo trimestre e estão associados ao resultado normal da gravidez. Por outro lado, múltiplos cistos detectados no final do primeiro trimestre (11 a 14 semanas) têm maior probabilidade de estarem associados a anomalias estruturais e aneuploidias. O manejo é expectante. Se os cistos do primeiro trimestre persistirem além do segundo trimestre, a anatomia fetal deve ser examinada minuciosamente. [17]

Pseudocistos no segundo e terceiro trimestres

Os pseudocistos são mais comuns que os cistos verdadeiros do cordão umbilical. A patogênese é desconhecida. Uma teoria é que eles representam uma área de edema focal, decorrente do aumento da pressão vascular na circulação umbilical-placentária. Podem resultar também da degeneração cística ou mucoide focal da geleia de Wharton. O aspecto ultrassonográfico do pseudocisto é variável. A característica mais comum é uma lesão cística grande e redonda, localizada próximo ao local de inserção do cordão no feto ou em alça livre. Ocasionalmente, mais de uma massa cística pode ser detectada. Também podem estar associados a um angiomixoma do cordão umbilical.[17]

Quando o pseudocisto é um achado isolado, o risco de um resultado adverso na gravidez é pequeno, com raras complicações, como a torção ou um trombo-hematoma. Quando os pseudocistos não são um achado isolado, estão associados a aneuploidias e a anomalias estruturais fetais, particularmente onfalocele.

A detecção no pré-natal de um pseudocisto no cordão umbilical deve levar a um exame detalhado da anatomia fetal, incluindo marcadores de aneuploidia. Se forem observadas anormalidades ou achados sugestivos de aneuploidia, recomenda-se a análise cromossômica fetal.[18]

Cistos verdadeiros no segundo e terceiro trimestres

Os cistos verdadeiros do cordão umbilical são originários de restos embrionários. Os cistos alantoicos se originam da persistência do úraco, e os cistos onfalomesentéricos, que são mais raros, são originários da persistência do ducto vitelino.

A comunicação entre o cisto e a bexiga fetal é uma característica essencial de um cisto alantoico devido ao úraco patente, mas raramente é detectada no pré-natal. Se ele se desenvolver por causa da micção retrógrada no cordão umbilical, os vasos umbilicais se separam e circundam o cisto, o que pode ser visto com o exame de Doppler colorido. Como o cisto alantoico está sempre em estreita relação com a parede abdominal anterior do feto, pode ser confundido com um defeito na parede abdominal. O exame cuidadoso da inserção do cordão umbilical no abdome fetal estabelece o diagnóstico correto, que pode incluir um cisto alantoico e uma onfalocele.[16]

Já foi relatado caso de obliteração progressiva do fluxo sanguíneo no cordão umbilical, com alteração da vitalidade fetal e caso de ruptura do cisto. Como os cistos alantoicos estão associados a anomalias do úraco, os pais devem ser avisados de que o recém-nascido pode drenar urina através do umbigo ou apresentar uma uropatia obstrutiva.[16,19]

CORDÃO CURTO OU LONGO

O comprimento do cordão varia de 35 a 77 cm, com uma média de 55 cm. Cordões curtos estão associados com inatividade fetal relacionadas a malformações, doenças miopáticas e neuropáticas, oligoâmnio e algumas síndromes.[9] A brevidade de cordão real ou relativa, motivada por circulares, favorece apresentações anômalas e pode originar dificuldades no parto, alongando sua duração e sendo causa de descolamento prematuro de placenta, anóxia fetal, rotura do cordão e inversão uterina.[1]

Cordões longos podem estar associados a fetos hiperativos e têm sido associados com acidentes de cordão, como circulares, nós e prolapso, bem como insuficiência placentária, óbito fetal, restrição de crescimento, insuficiência cardíaca fetal e resultados neurológicos adversos em longo prazo.[20]

INSERÇÃO VELAMENTOSA

A inserção velamentosa é quando o cordão se insere no âmnio e os vasos correm entre as membranas até alcançar o disco placentário. Sua prevalência é estimada entre 0,9 e 2,6% dos nascimentos.[1] Vasos velamentosos também podem ocorrer entre os lóbulos de uma placenta bilobar. A inserção velamentosa tem sido relacionada com restrição de crescimento fetal, prematuridade, anomalias congênitas e baixo índice de Apgar. As anormalidades de implantação do cordão são mais frequentes em gestações resultantes de fertilização *in vitro* e em gestações múltiplas (até 15%).[15]

A inserção do cordão deve fazer parte da avaliação ultrassonográfica no segundo e terceiro trimestres. Quando diagnosticada, o crescimento fetal deve ser avaliado a cada quatro ou seis semanas e a cardiotocografia realizada semanalmente, após 36 semanas da gestação. Se a evolução for normal, não é necessário antecipar o nascimento. O trabalho de parto, sempre que possível, deve ser monitorizado. Durante a dequitação deve-se tomar cuidado ao tracionar o cordão.[1,15,16]

VASA PRÉVIA

Vasa prévia é a presença de vasos membranosos cobrindo o orifício cervical interno. Pode ser decorrente de uma inserção velamentosa do cordão ou de vasos que conectam os lóbulos de uma placenta bilobada ou de um lobo sucenturiado.[16,21]

A rotura de vasos prévios pode ocasionar anemia aguda no feto, com taxas de mortalidade ao redor de 50% e incidência de 1 para 3.000 nascimentos, sendo bem mais frequente nas gestações após fertilização assistida. O diagnóstico pode se dar por ultrassonografia ou amnioscopia.[21] Quando feito o diagnóstico anteparto, a paciente deve ter um controle mais frequente. Deve-se considerar internar e fazer o ciclo de corticoide com 30 a 32 semanas e considerar também a interrupção em torno de 34 semanas. A pesquisa de maturidade pulmonar é controversa.[22]

ANORMALIDADES DA ESPIRALAÇÃO

O cordão umbilical tem um aspecto espiralado característico, geralmente para a esquerda. Para avaliar o grau, utiliza-se o índice de espiralação do cordão (IEC), definido como a fração de espiral completa por centímetro do cordão. Quando o IEC está abaixo do percentil 10, o cordão é considerado hipoespiralado, e quando acima do percentil 90, hiperespiralado. A associação com desfecho negativo, tanto no aumento como na diminuição da espiralação, foi sugerido por diversos autores, mais não confirmada. Frente ao diagnóstico de anormalidade, a recomendação é apenas a monitorização mais frequente da vitalidade fetal.[23]

REFERÊNCIAS BIBLIOGRÁFICAS

1. Montenegro CAB, Rezende FJ. Rezende Obstetrícia. 13.ed. Rio de Janeiro: Guanabara Koogan, 2016.
2. Koonings PP, Paul RH, Campbell K. Umbilical cord prolapse. A contemporary look. J Reprod Med 1990; 35(7):690-2.
3. Barclay M. Umbilical cord prolapse and other cord accidents. In: Sciarra JJ (ed.). Gynecology and obstetrics. Philadelphia: JB Lippincott, 1989. p.1.
4. Behbehani S, Patenaude V, Abenhaim HA. Maternal risk factors and outcomes of umbilical cord prolap-

se: a population-based study. J Obstet Gynaecol Can 2016; 38(1):23-8.

5. Bush, M, Eddleman, K, Belogolovkin, V. Umbilical cord prolapsed. UpToDate. 2019. Disponível em: https://www.uptodate.com/contents/search?search=Umbilical%20cord%20prolapsed &sp=0&searchType=PLAIN_TEXT&source=USER_INPUT&searchControl=TOP_PULLDOWN&searchOffset=1&autoComplete=false&language=pt&max=10&index=&autoCompleteTerm=, acessado em 20 de março de 2020.

6. Ezra Y, Strasberg SR, Farine D. Does cord presentation on ultrasound predict cord prolapse? Gynecol Obstet Invest 2003; 56(91):9.

7. Schaffer, L, Zimmermann, R. Nuchal cords. UpToDate, 2019. Disponível em: https://www.uptodate.com/contents/nuchal-cord?search=Nuchal%20cords&source=search_result&selectedTitle=1~13&usage_type=default&display_rank=1, acessado em 20 de março 2020.

8. Collins JH. Nuchal cord type A and type B. Am J Obstet Gynecol 1997; 177(1):94.

9. Kan-Pun-Shui, Eastman NJ, Coiling of the umbilical cord around the foetal neck. J Obstet Gynaecol Br Emp 1957; 64(2):227.

10. Ranzini AC, Walters CA, Vintzileos AM. Ultrasound diagnosis of nuchal cord: the gray-scale divot sign. Obstet Gynecol 1999; 93(4Pt 2):854.

11. Wang G, Bove KE, Stanek J. Pathological evidence of prolonged umbilical cord encirclement as a cause of fetal death. Am J Perinatol 1998; 15(10):585-8.

12. Scheier M, Egle D, Himmel I et al. Impact of nuchal cord on measurement of fetal nuchal translucency thickness. Ultrasound Obstet Gynecol 2007; 30(2):197-200.

13. Sheiner E, Abramowicz JS, Levy A et al. Nuchal cord is not associated with adverse perinatal outcome. Arch Gynecol Obstet 2006; 274(2):81-3.

14. Greenwood C, Impey L. The association of nuchal cord with cerebral palsy is influenced by recording bias. Early Hum Dev 2002; 68(1):15-9.

15. Roberts, DJ. Gross examination of the placenta. UpToDate, 2019. Disponível em: https://www.uptodate.com/contents/gross-examination-of-the-placenta?search= Gross%20examination%20of%20the%20 placenta&source=search_result&selectedTitle=1~ 150&usage_type=default&display_rank=1, acessado em 20 de abril de 2020.

16. Sepulveda, W. Umbilical cord abnormalities: prenatal diagnosis and management. Disponível em: https://www.uptodate.com/contents/umbilical-cord-abnormalities-prenatal-diagnosis-and-management?search=cord%C3%A3o&source=search_result&selectedTitle=10~150&usage_type=default&display_rank=10, acessado em 20 de abril de 2020.

17. Ghezzi F, Raio L, Di Naro E et al. Single and multiple umbilical cord cysts in early gestation: two different entities. Ultrasound Obstet Gynecol 2003; 21(3):215-219.

18. Zangen R, Boldes R, Yaffe H et al. Umbilical cord cysts in the second and third trimesters: significance and prenatal approach. Ultrasound Obstet Gynecol 2010; 36(3):296-301.

19. Schaefer IM, Männer J, Faber R, et al. Giant umbilical cord edema caused by retrograde micturition through an open patent urachus. Pediatr Dev Pathol 2010; 13(5):404-7.

20. Baergen RN, Malicki D, Behling C, Benirschke K. Morbidity, mortality, and placental pathology in excessively long umbilical cords: retrospective study. Pediatr Dev Pathol 2001; 4(2):144-53.

21. Ruiter L, Kok N, Limpens J et al. Incidence of and risk indicators for vasa praevia: a systematic review. Br J Obstet Gynaecol 2016; 123(8):1278-87.

22. Sinkey RG, Odibo AO Dashe JS. Society of Maternal-Fetal (SMFM) Publications Committee: Diagnosis and management of vasa previa. Am J Obstet Gynecol 2015; 213(5):615-9.

23. Jessop, FA, Lees CC, Pathak S, Hook CE, Sebire NJ. Umbilical cord coiling: clinical outcomes in an unselected population and systematic review. Virchows Arch 2014; 464(1):105-12.

CAPÍTULO 102

Gravidez prolongada

Mauro Sancovski

Gravidez prolongada é título de capítulo de quase todos tratados de Obstetrícia e merece uma atenção especial. Os autores costumam discutir sua sinonímia, incidência, determinismo do evento, repercussões perinatais e conduta.

Gostaria de enfocar sua ocorrência, sua veracidade e como se deve lidar com esse evento, pois acaba por trazer muitos dissabores às gestantes, que podem ter comprometimento importante da higidez de seus filhos ou até perdê-los, o que termina por abalar sobremaneira a equipe assistencial, em especial os médicos, que se arrasam emocionalmente frente a essa situação e, por vezes, acabam também sendo questionados na Justiça Civil e no Conselho Regional de Medicina (CRM).

O ensino da Obstetrícia sempre apregoou que a duração normal e fisiológica da gravidez é de 37 a 42 semanas, conceito esse baseado na análise dos recém-nascidos tidos com maduros e de termo, fruto de gestações nas quais se conhecia com exatidão a data da última menstruação, utilizada como base para calcular a idade gestacional em que os partos ocorreram. Gestações de menos de 37 semanas eram consideradas pré-termo, e seu produto, recém-nascido prematuro; gestações que ultrapassavam as 42 semanas eram consideradas prolongadas, seródias ou serotíneas, e o recém-nascido, pós-maduro. Os recém-nascidos prematuros apresentavam características que os classificavam como tais, e assim também os pós-maduros, que, da mesma forma, apresentavam características que os identificavam.

Nos reportando ao passado, tempo anterior ao advento da ultrassonografia, a referência para se definir a idade gestacional de uma grávida era a informação da data de sua última menstruação (DUM), sujeita, porém, a imprecisões de várias montas, assim determinadas por ciclos irregulares; ciclos pós-parada de contraceptivos hormonais; anamnese mal dirigida, com coleta da informação de maneira equivocada, isto é, não se atentando em perguntar, de forma assertiva, qual foi o primeiro dia da última menstruação normal; além de que muitas mulheres não se lembravam da data de forma correta. A idade gestacional de 42 semanas é obtida ao se calcular a data provável do parto (DPP) pela regra de Naegele, data essa que corresponde a 40 semanas de gravidez após o primeiro dia da última menstruação normal, e ao se somar mais 14 dias (duas semanas). Assim, nessa data, que seria o limite do termo da gravidez, muitas mulheres ainda não haviam entrado em trabalho de parto. Isso caracterizava a gestação prolongada.

O que coloca em risco o feto nessa situação de gestação prolongada é a senescência placentária, isto é, a placenta já chegou ao seu fim biológico e começa a prejudicar a nutrição e a oxigenação fetal, de forma a poder conduzi-lo para situações de sofrimento que podem culminar até com o óbito fetal. Esse desfecho, porém, nem sempre acontecia naquela época, de forma que se acabava classificando a gestação prolongada em dois grupos: a fisiologicamente prolongada e a patologicamente prolongada.

1. Hoje pode-se entender que a grande maioria das gestações daquela época que eram qualificadas como fisiologicamente prolongadas, pois culminavam com parto e recém-nascidos com características normais, de termo, sem sofrimento fetal, sem oligoâmnio e sem mecônio anteparto, se devia a idades gestacionais calculadas de forma errônea, o que chamamos de erro de data.

2. As chamadas de patologicamente prolongadas se associavam a comprometimento da vitalidade fetal, presença de líquido meconial "amarelo-dourado", oligoâmnio e até óbito fetal, ou aumento de morbidade neonatal às custas de síndrome de aspiração de mecônio (SAM).

O advento da ultrassonografia (USG) e seu uso quase universal mudaram essa figura. Quando realizada no início da gravidez, a USG identifica de forma quase indiscutível a idade gestacional correta; assim, quando a medida do comprimento craniocaudal no início da gestação nos fornece uma determinada idade gestacional (IG ultrassonográfica) que coincide com a idade gestacional calculada pela DUM, que chamamos de IG menstrual, ambas estão corretas. Se a IG ultrassonográfica, no entanto, divergir em mais de quatro dias da IG menstrual, prevalece a IG ultrassonográfica – desde que seja realizada no início da gestação, deve-se frisar.

Dessa forma, não erramos mais a IG, evitando a identificação de muitas gestações como acima de 42 semanas que na realidade não o são. Ultrassonografias mais tardias apresentam divergência de até sete dias, e no terceiro trimestre não têm mais valor para se datar a gestação.

Com esses conhecimentos e com o uso da USG, é raro que uma gestação ultrapasse realmente as 42 semanas e acabe, assim, determinando agravos, pois as fisiologicamente prolongadas do passado, que eram em maior quantidade, hoje não mais existem, em virtude das correções das idades gestacionais com o auxílio da USG. Logo, poucas ultrapassam as 42 semanas de forma real.

Os termos *pós-datismo* ou *gestação pós-data* são usados para designar gestações que ultrapassam as 40 semanas de gravidez a partir da DUM. Na realidade, nós, médicos, é que inventamos essa data provável do parto (DPP), e ultrapassá-la não seria nenhuma afronta à fisiologia. Os mais antigos na profissão, porém, devem se recordar dos dissabores frequentes de quem dava plantão em hospitais públicos ou mesmo em clínicas privada ao receber, muito frequentemente, gestantes no pronto-socorro com óbito fetal, pois passavam em consulta às vezes com 38, 39, 40, 40 e 3/7 semanas, 40 semanas e mais alguns dias, até que chegavam com parada de movimentos fetais, ausência de batimentos cardíacos fetais, caracterizando-se o óbito fetal.

Nessa época, quem as atendia se limitava a ouvir os batimentos cardiofetais (BCF), perguntar dos movimentos fetais e constatar que a gestante ainda não havia atingido as 42 semanas e, portanto, podia ir embora para casa e retornar quando em trabalho de parto, sem nenhuma propedêutica mais elaborada, até que a mulher retornava com o óbito fetal.

Em face dessa constatação, em muitos serviços os médicos passaram a adotar a conduta (e nós a introduzimos em todos os hospitais que gerimos) de que, com 40 semanas, a gestante era assumida pelos hospitais do SUS e passava a ser avaliada a cada dois ou três dias. Naquela época – e infelizmente ainda hoje –, alguns médicos pré-natalistas, de forma absurda, negligente, imprudente, e talvez também por imperícia, acabavam dispensando as gestantes do pré-natal às 36 semanas, orientando-as a procurar a maternidade caso apresentassem algum sintoma, deixando-as sem assistência num período extremamente crítico da gestação.

A lógica desse acompanhamento mais frequente, que avaliava alguns parâmetros da vitalidade além de somente indagar sobre a movimentação fetal ou auscultar os batimentos cardíacos fetais, apurando também a cardiotocografia basal (CTGB), o volume de líquido amniótico e seu aspecto (cor), quando possível, se deve a um raciocínio simples, que é o seguinte: a DPP é uma data calculada de forma arbitrária com base na DUM, conferida e avaliada pela ultrassonografia precoce.

Para que se entenda o que pode ocorrer no seguimento de uma gestante no pré-natal, vamos utilizar um exemplo. Quando, pela presença de doença materna ou alguma intercorrência, ou mesmo sem que se identifique uma causa precisa, se observa um crescimento da altura uterina (AU) menor do que o esperado para a referida IG, digamos, 34 semanas, e ao se realizar uma USG se constatam parâmetros que indicam restrição de crescimento fetal (RCF), estamos diante de um caso de insuficiência placentária nutricional, que ainda pode estar isolada de qualquer comprometimento da oxigenação fetal. Mas isso se constitui em um alerta, o qual nos convida a acompanhar os parâmetros de oxigenação e a vitalidade fetal, e, quando necessário, pode até nos indicar uma intervenção, com antecipação do parto, para não prejudicar o feto.

Essa observação de RCF, se afastada do termo da gravidez, é passível de ser acompanhada. Deve-se investigar a possibilidade de estar associada a uma insuficiência respiratória a fim de que se possa, se indicado, antecipar o parto. Porém, se a insuficiência placentária se instalar com 38 ou 39 semanas, a evolução paulatina de uma RCF, como anteriormente descrita, fica inviável de ser identificada, e o agravo passa direto para a insuficiência respiratória.

Como se pode saber se isso vai ocorrer numa gestante de risco habitual? Como se pode prever em que idade gestacional, após as 40 semanas, isso poderá ocorrer?

É impossível de se prever, pois o crescimento fetal nessa fase não irá se mostrar alterado como no exemplo citado das 34 semanas, porém a insuficiência respiratória poderá então se impor sem nenhum sinal de alerta. Dessa forma, chegando nas 40 semanas, é prudente se pensar que isso pode estar acontecendo e se iniciar o seguimento de avaliação do bem-estar fetal, seguindo-se um protocolo específico.

Cada serviço pode ter um protocolo próprio e esses podem divergir entre si, mas todos procuram garantir a observância da vitalidade.

A seguir examinaremos o protocolo da Disciplina de Obstetrícia da Faculdade de Medicina do ABC (FMABC), seguido no Hospital da Mulher Maria José dos Santos Stein, de Santo André, e pelo Hospital Municipal Universitário de São Bernardo do Campo.

Até quando permitimos o seguimento da gestação?
Permitimos o seguimento, sob monitorização, até 41 semanas.

Quando iniciamos o seguimento específico do pós-datismo?
A avaliação do bem-estar fetal no pós-datismo será iniciada com 40,1 semanas.

Como é feita essa monitorização?
É realizada por meio de perfil biofísico fetal (PBF), valorizando-se os itens líquido amniótico e cardiotocografia basal (CTGB), a cada dois/três dias, além de exame clínico/obstétrico com amnioscopia, sempre que possível. Para não sobrecarregar o PS, onde esses casos são acompanhados, os retornos são distribuídos nos vários dias e em horários convenientes, de forma que as gestantes não passem mais que três dias sem avaliação (cerca de duas a três vezes por semana).

O volume de líquido amniótico será avaliado pelo índice de líquido amniótico (ILA). Consideramos ILA de 60 como valor de corte. Nos dias em que eventualmente não dispomos de ultrassonografista para avaliar o ILA e os plantonistas não estejam familiarizados com o exame, sugerimos a internação da paciente e a possibilidade de resolução da gravidez. Mas caso o plantonista consiga avaliar o volume de líquido em bolsões, conforme o perfil biofísico prevê, mesmo que não consiga fazer a medida em quatro quadrantes para o ILA, poderá, a seu critério, manter o seguimento da gestação.

Não utilizamos a dopplerfluxometria como exame de rotina na avaliação do pós-datismo. Não existem evidências das vantagens da utilização desse método nessa condição específica. Esse exame é normalmente utilizado nas síndromes hipertensivas, restrição de crescimento fetal, trombofilias, condições nas quais, normalmente, não permitimos que a gestação ultrapasse as 40 semanas.

Quando decidir pela resolução da gestação?

1. Se estiver com mais de 40 semanas e o colo for favorável à indução, isto é, índice de Bishop maior que seis, optamos por indução do trabalho de parto, sempre que a avaliação obstétrica identifique que existam condições para um parto vaginal e que não existam contraindicações à indução.

2. Se houver doença associada na gestação, como síndrome hipertensiva, diabetes clínico ou gestacional, trombofilias, cardiopatia ou anemia importante, não permitimos que a gestação prossiga além de 40 semanas. Em caso de doenças pouco usuais, nas quais pode haver dúvida se a gestação pode ou não prosseguir até 41 semanas, a decisão será personalizada.

3. Nas gestantes com apresentação pélvica, não permitimos que a gestação ultrapasse 40 semanas. Uma vez que indicamos cesárea nas gestações com feto em apresentação pélvica e se levando em conta que a probabilidade de versão espontânea nessa fase da gestação é bastante pequena, não entendemos se justificar o acompanhamento de pós-datismo até 41 semanas.

4. Nos casos de gestantes com uma cesárea e que apresentem índice de Bishop menor que seis, indicamos cesárea com 40 semanas ou 40 semanas e um dia. Nessa situação, é pequena a probabilidade de trabalho de parto espontâneo antes de 41 semanas, além do fato de que, diferentemente de mulheres sem cicatriz uterina, ao atingirem as 41 semanas não iríamos propor a indução de rotina. Caso a gestante pretenda ter parto vaginal, podemos fazer o acompanhamento até as 41 semanas.

5. Nos casos de gestantes com uma cesárea e que apresentem índice de Bishop de seis ou mais, aguardamos até 41 semanas devido à possibilidade maior de que, nessa situação, possa desencadear-se o trabalho de parto espontâneo.

6. Em princípio, não realizamos indução do parto em gestantes com uma cesárea anterior, mas, atingindo-se as 41 semanas, com uma cesárea anterior e colo favorável, se o desejo da paciente for ter parto vaginal, podemos propor, de forma cautelosa, com a concordância formalizada por escrito após esclarecimento e ciência dos riscos, tentar uma indução com ocitocina.

7. Às gestantes com colo desfavorável que não querem fazer cesárea com 40 semanas (e algumas com 41 semanas de gravidez) e desejam a possibilidade de parto vaginal, após estas saberem dos riscos e assinarem termo de consentimento

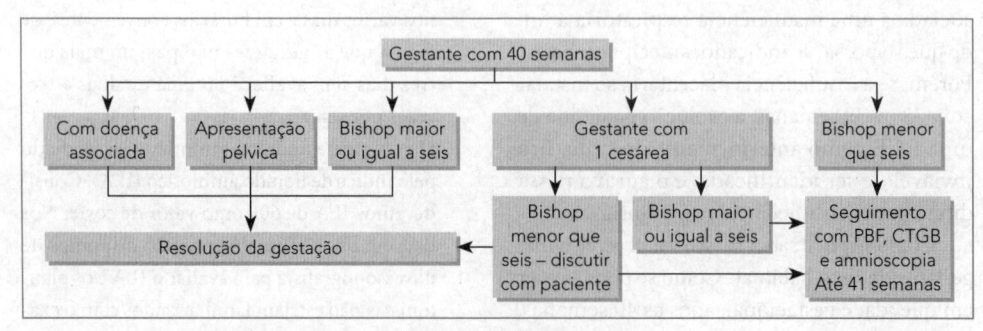

FIGURA 1   Atenção à gestante com gravidez após 40 semanas.

livre e esclarecido, podemos propor a utilização do método de Krause com sonda de Folley. Nos casos de gestantes com cesárea prévia não usamos misoprostol para preparo de colo.

8. Sempre que, nas avaliações, o ILA estiver menor do que 6, ou a CTGB estiver suspeita ou alterada (2 ou 3), ou a amnioscopia mostrar líquido meconial, optamos pela resolução da gestação.

9. Quando optamos pela resolução da gestação, assumir a significa conduta obstétrica de assistência, seja preparo do colo, indução ou cesárea, lembrando que todos os procedimentos devem ocorrer sob vigilância da vitalidade fetal, pois pode existir risco de sofrimento intraparto.

CONSIDERAÇÕES FINAIS

Ao caracterizarmos a gestação que atinge as 40 semanas, devemos ter certeza das datas e identificar os casos com intercorrências clínicas ou obstétricas. No acompanhamento até as 41 semanas, quando indicado, devemos avaliar a CTGB, o PBF e a cor do líquido. Na impossibilidade de se proceder a essa propedêutica, preferimos aventar a possibilidade de internar e resolver a gestação e não dar alta sem ter a certeza do bem-estar e da ausência de comprometimento fetal.

REFERÊNCIAS BIBLIOGRÁFICAS

1. Neme B. Obstetrícia básica. 3.ed. São Paulo: Sarvier, 2006.
2. Zugaib M, Francisco RPV. Pós-datismo e gestação prolongada. In: Zugaib M (ed.). Zugaib obstetrícia. 4.ed. Barueri: Manole, 2019.
3. Zugaib M, Bittar RE, Francisco RPV. Protocolos assistenciais. 5.ed. São Paulo: Atheneu, 2015.
4. Mauad Filho F, Chufalo JE, Pimentel RC, Campos VP. Gravidez prolongada. In: Tratado de Obstetrícia da Febrasgo. Rio de Janeiro: Elsevier, 2019.

CAPÍTULO 103

Diabetes *mellitus* e gestação

Mylene Martins Lavado
Flavia Werner da Rocha Jesuíno
Nícolas Kalbusch

A hiperglicemia é a complicação mais comum durante a gestação.[1,2] Estima-se que 16,8% dos recém-nascidos vivos tiveram mães com hiperglicemia. Destas, 84% em razão do diabetes *mellitus* gestacional (DMG),[1] sendo portanto o tipo mais frequente de diabetes encontrado na gravidez. Cerca de 18% das usuárias do Sistema Único de Saúde (SUS) apresentam DMG.[1]

Depois de 60 anos da introdução do conceito de DMG, o significado clínico dessa doença está sendo mais bem entendido, apesar de ainda pairarem controvérsias quanto ao seu diagnóstico, rastreamento e modalidades de tratamento. O que trazemos neste capítulo é uma revisão bibliográfica dos mais importantes protocolos no tema, além de estudos observacionais de grande escala e ensaios terapêuticos.

FISIOPATOLOGIA

Há significativas mudanças metabólicas na gestação, já a partir do primeiro trimestre, com o aumento da secreção de insulina permitindo armazenamento nutricional precoce para suprir as demandas calóricas do terceiro trimestre e da lactação.[3] A partir da metade da gestação, a secreção dos hormônios anti-insulínicos leva a uma maior oferta de glicose e exige uma secreção aumentada de insulina, a fim de manter a gestante em normoglicemia, por isso, esse período é considerado um "estado diabetogênico".[2,3] Isso explica porque mulheres com aumento da resistência periférica à insulina (obesidade; tabagismo; uso de certas medicações), ou aquelas com menor capacidade em responder às demandas crescentes de insulina no terceiro trimestre da gravidez, estão mais propensas a hiperglicemia, intolerância à glicose, ou diabetes gestacional.[2]

DEFINIÇÃO E CLASSIFICAÇÃO

Diabetes *mellitus* (DM) é uma desordem metabólica crônica caracterizada por hiperglicemia e com três apresentações principais na gestação:

- Diabetes *mellitus* tipo 1 (DMI): refere-se a diabetes insulinodependente ou juvenil.
- Diabetes *mellitus* tipo 2 (DMII) ou do adulto: esses indivíduos são tipicamente mais velhos e geralmente com maior índice de massa corporal (IMC) comparados ao DMI. Geralmente fazem uso de hipoglicemiantes orais e são menos frequentemente insulinodependentes, apresentam diminuição à sensibilidade periférica à insulina e resposta inadequada na produção de insulina pelas células beta-pancreáticas.
- Hiperglicemia diagnosticada pela primeira vez na gestação: pode ser o diabetes *melli-*

tus (DM) ou o DMG, dependendo dos níveis glicêmicos, como veremos adiante.

Independentemente do tipo, o diabetes na gestação deve receber a classificação de White, proposta em 1940 (Tabela 1). Essa classificação é baseada em fatores como idade do diagnóstico, duração do diabetes e envolvimento de órgãos-alvo (rins e retina).[3]

A classe A representa as pacientes com diabetes gestacional, sendo a classe A1 aquelas com bom controle glicêmico com dieta e exercícios físicos e a classe A2 aquelas que necessitam de tratamento farmacológico, tendo portanto maior risco de complicações perinatais. As classes B, C, D, R e F são tratadas com insulina. A classe B surge após os 20 anos de idade; a classe C não apresenta vasculopatia. A classe D é diagnosticada antes dos 10 anos de idade e pode incluir exsudatos ou dilatação venosa na retina. A classe F inclui pacientes com nefropatia e proteinúria persistente. A classe R refere-se a pacientes com retinopatia proliferativa e neovascularização. A classe H engloba diabetes de qualquer tempo de duração associada a cardiopatia isquêmica.

DIAGNÓSTICO DO DMG

Todas as gestantes devem ser rastreadas para DMG, utilizando-se um teste laboratorial de tolerância à glicose (TTGO) entre 24 e 28 semanas de gestação. Recomenda-se rastreamento precoce em pacientes com risco de DM, entretanto, o melhor teste para este fim ainda não está bem definido, sendo que muitos clínicos utilizam o TTGO precocemente.[4] Mesmo pacientes com testes iniciais negativos devem ser submetidas a novo rastreamento rotineiro.[5]

Há duas situações clínicas distintas ao considerarmos o DMG. A primeira é a hiperglicemia diagnosticada pela primeira vez durante a gestação, com critérios iguais àqueles determinados para o diagnóstico de diabetes do adulto (OMS, 1964): HbA1C $\geq$ 6,5%; glicemia de jejum $\geq$ 126 mg/dL; ou glicemia randomizada $\geq$ 200 mg/dL[6], definida como DM e que pode ocorrer a qualquer momento da gravidez, incluindo o primeiro trimestre.[2,6,7] A segunda situação é o DMG propriamente dito, aquele diagnosticado durante a gravidez, com os parâmetros a seguir definidos, ocorrendo na maioria das vezes após a 24ª semana de gestação.[8,9]

TABELA 1 Classificação de P. White do diabetes na gestação

Classe	Início DM (idade em anos)	Duração (anos)	Doença vascular	Insulinoterapia
DMG				
A1	Qualquer	Qualquer	Ausente	Não
A2	Qualquer	Qualquer	Ausente	Sim
Diabetes preexistente				
B	> 20 anos	< 10 anos	Ausente	Sim
C	10-19 anos	10-19 anos	Ausente	Sim
D	< 10	> 20 anos	Presente	Sim
F	Qualquer	Qualquer	Presente	Sim
R	Qualquer	Qualquer	Presente	Sim
T	Qualquer	Qualquer	Presente	Sim
H	Qualquer	Qualquer	Presente	Sim

Fonte: adaptada de Landon, 2012.[3]

O teste oral de tolerância à glicose recomendado para o diagnóstico de DMG pela International Association of the Diabetes and Pregnancy Study Groups (IADPSG) é o de 75 gramas (1 hora e 2 horas após administração oral).[10] Essa recomendação baseou-se em um estudo internacional e multicêntrico que foi um marco nas pesquisas de diabetes e gestação, o estudo *Hyperglycemia and Adverse Pregnancy Outcome* (HAPO). Os pesquisadores associaram a hiperglicemia materna a um risco 75% maior de nascituros com desfechos neonatais adversos, como: peso ao nascer acima do percentil 90, porcentagem de gordura corporal neonatal acima do percentil 90 ou valor de peptídeo C no cordão umbilical acima do percentil 90.[11]

A Associação Americana de Diabetes (ADA) descreve a possibilidade do uso da hemoglobina glicada (HbA1C) como coadjuvante no diagnóstico de DMG, porém, seu uso isolado para este fim não é recomendado.[12]

Os últimos critérios diagnósticos dos principais grupos de estudo do DMG estão dispostos na Tabela 2. Os valores a serem considerados como pontos de corte do TTGO 75 g são: jejum ≥ 92 mg/dL, 1 hora ≥ 180 mg/dL, ou 2 horas ≥ 153 mg/dL.[1] É considerada portadora de DMG a gestante com qualquer um dos pontos alterados.[11]

TABELA 2   Critérios diagnósticos em estudos utilizados para estimar diabetes gestacional

Critério TTGO 75 g	Ano	Jejum	1ª hora	2ª hora
ADA/ACOG	2018	95	180	153
FIGO	2015	92	180	153
ADIPS	2014	92	180	153
WHO	2013	92	180	153
IADPSG	2010	92	180	153
Brasil	2017	92	180	153

Fontes: ADA/ACOG, American Diabetes Association/American College of Obstetricians and Gynaecologists; ADIPS, Australasian Diabetes in Pregnancy Society; Febrasgo, Federação Brasileira de Ginecologia e Obstetrícia; FIGO, International Federation of Gynaecology and Obstetrics; IADPSG, International Association of the Diabetes and Pregnancy Study Groups; WHO, World Health Organization.

A Organização Pan-Americana da Saúde, o Ministério da Saúde do Brasil, a Federação Brasileira das Associações de Ginecologia e Obstetrícia (Febrasgo) e a Sociedade Brasileira de Diabetes estabeleceram em 2017 as recomendações para o diagnóstico de DMG no Brasil. Estas levam em consideração as possibilidades financeiras e técnicas de cada região, tendo como padrão ouro o rastreamento universal das gestantes com TTGO de 75 gramas, dosagens glicêmicas na primeira e segunda horas, de acordo com os critérios diagnósticos expostos na Tabela 2.[13]

MORBIDADE E MORTALIDADE

Diabetes na gestação está associado a maior incidência de morbidade materna incluindo cesariana, pré-eclâmpsia, cetoacidose e infecções urinárias de repetição. Há também um incremento na morbimortalidade perinatal.

Óbito fetal

Apesar de incomum hoje em dia, os óbitos fetais ainda ocorrem em pacientes com diabetes, principalmente preexistente, que não recebam um ótimo cuidado pré-natal, sobretudo após a 36ª semana de gestação.[3] A morte fetal tem sido correlacionada com hipóxia crônica. Estudos têm mostrado que alterações no metabolismo do carboidrato, hiperglicemia, hiperinsulinemia, aumentam demandas metabólicas e consumo de oxigênio fetal, podendo levar a asfixia.[2] Essa fisiopatologia está representada na Figura 1.

Malformações congênitas e abortamento

Após avanços na avaliação da vitalidade fetal, em estratégias para diminuição da prematuridade em diabéticas e na redução do tocotraumatismo, as malformações congênitas têm despontado como principal causa de morbimortalidade perinatal.[3] A maioria dos estudos mostra um risco relativo 2 a 6 vezes maior na pre-

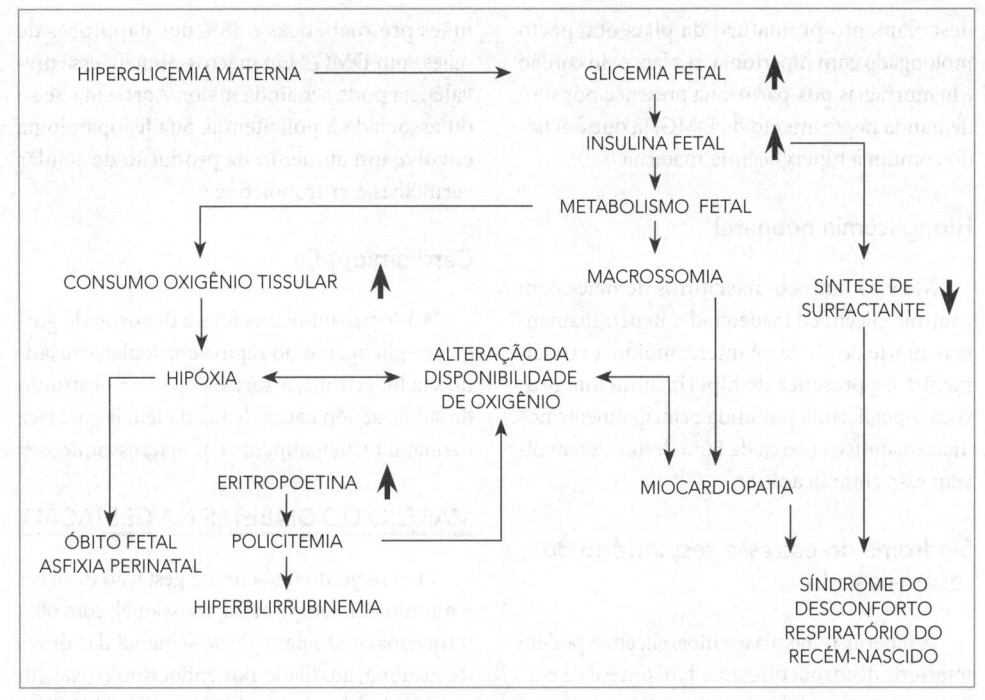

FIGURA 1   Exposição intrauterina à hiperglicemia materna e suas consequências.
Fonte: adaptada de FIGO, 2015.[2]

valência de malformações fetais e abortos precoces em pacientes com DMI e DMII.[14] O insulto ocorre antes da 7ª semana de gestação e pode afetar múltiplos órgãos, diretamente relacionado aos efeitos da hiperglicemia ou cetoacidose.[3] Por esse, motivo é fundamental que pacientes com DMI e DMII passem por aconselhamento pré-concepcional a fim de obter normoglicemia no momento de engravidar, pois os fatores associados à malformação estão sempre ligados a um controle glicêmico inadequado, ou diabetes de longa data, ou ainda vasculopatia associada.[3] Uma HbA1C próxima a 10% apresenta uma prevalência de malformação grave de 25%.[14] O sistema nervoso central está particularmente vulnerável, com risco de defeitos do tubo neural, agenesia sacral ou displasia caudal. Malformações cardíacas são as mais comuns no DMI, representadas principalmente por defeitos de septo e transposição dos grandes vasos.[3]

Macrossomia fetal e polidrâmnio

A macrossomia é definida como um feto grande para a idade gestacional, melhor correspondendo a um peso acima do 90º percentil. Há definições que incluem peso neonatal acima de 4.000 g ou 4.500 g.[3] A macrossomia ocorre dez vezes mais em diabéticas do que em não diabéticas. A hiperglicemia materna resulta em hiperglicemia fetal e hiperinsulinemia, consequentemente com crescimento fetal excessivo, aumento da gordura corporal e crescimento desproporcional do abdome, tórax e ombros,[2] contribuindo para um maior risco de distócia de ombro e tocotraumatismos.[14]

Polidrâmnio, que é o excesso de líquido amniótico (LA), está associado a maior morbidade e mortalidade perinatais, como dificuldade respiratória materna, rotura prematura de membranas ovulares, trabalho de parto prematuro, descolamento prematuro da placenta, parto prolongado com hipertonia, prolapso do cordão e hemorragias pós-parto. Sua presença por si só demanda rastreamento de DMG, já que é achado comum à hiperglicemia materna.[15]

Hipoglicemia neonatal

Mais comum em nascituros de mães com controle glicêmico inadequado. Repentinamente o aporte de glicose é interrompido ao nascimento, e a presença de hiperinsulinemia provoca hipoglicemia profunda principalmente nos macrossômicos (cerca de 50% destes desenvolvem essa complicação).[3]

Síndrome do estresse respiratório do recém-nascido

A hiperinsulinemia e a hiperglicemia podem interferir de forma direta na biossíntese de surfactante fetal.[2] A hiperinsulinemia interfere na secreção de cortisol, que, por sua vez, é responsável pela síntese de fosfolipídeos pelos pneumócitos tipo II.[3] Entretanto, este risco não é percebido no termo. Kjos et al. sugeriram que gestantes com bom controle glicêmico e partos com 39 semanas de gestação não têm risco de estresse respiratório aumentado quando comparadas com a população geral.[16]

Metabolismo do cálcio e magnésio

Hipocalcemia e deficiência de magnésio são encontradas em aproximadamente 5% dos nascituros de mães diabéticas, principalmente aquelas com DMI. A hipocalcemia é decorrente da falha de produção pela paratireoide do recém-nascido, e, paradoxalmente, a deficiência de magnésio inibe a paratireoide fetal.

Hiperbilirrubinemia e policitemia

A hiperbilirrubinemia é uma complicação que pode atingir de 25 a 53% dos nascituros de mães pré-diabéticas e 38% dos nascituros de mães com DMG.[3] Em macrossômicos, essa prevalência pode ser ainda maior. Apresenta-se só ou associada à policitemia. Sua fisiopatologia envolve um aumento na produção de células vermelhas e eritropoietina.[2]

Cardiomiopatia

A hiperinsulinemia leva a depósito de gordura e glicogênio no septo ventricular, causando sua hipertrofia, associada ou não à obstrução de saída, sendo causa de insuficiência cardíaca neonatal principalmente em macrossômicos.[3]

MANEJO DO DIABETES NA GESTAÇÃO

O manejo do diabetes na gestação deve ser realizado por equipe multiprofissional, com obstetra capacitado para ajuste semanal das doses de insulina, auxiliado por endocrinologista em casos mais difíceis, principalmente no DMI; além de uma equipe composta por nutricionista, enfermeira obstétrica, psicóloga e serviço social. Pacientes conduzidas por equipes multi e interdisciplinares têm melhores desfechos obstétricos.[1]

O objetivo é otimizar o controle glicêmico materno, reduzindo as complicações perinatais. Monitoração das glicemias, dietoterapia, mudanças de hábitos de vida, exercícios físicos, hipoglicemiantes orais e/ou insulinoterapia são as medidas mais comuns e eficazes neste tratamento.

Profilaxia de pré-eclâmpsia está indicada em todas as pacientes pré-diabéticas, com ácido acetilsalicílico (AAS) em doses entre 81 e 150 mg via oral ao dia, a iniciar-se até a 16ª semana de gestação.[17]

Pacientes com DMI têm maiores riscos de cetoacidose e hipoglicemia. No início da gravidez é comum que as necessidades de insulina caiam até um nadir de 16 semanas devido a uma menor demanda metabólica, período após o qual o consumo de insulina aumenta gradualmente (cerca de 5% semanalmente) até o fim da gravidez.[3]

Já no DMII é frequente a gravidez ocorrer em tratamento com hipoglicemiantes orais, que podem ser mantidos; entretanto, não é incomum a necessidade de associação com insulina para controle glicêmico adequado.[2,3,14]

Quanto às pacientes com DMG, observam-se benefícios no tratamento, demonstrados em estudos que comprovaram a diminuição de morbidades neonatais como hipoglicemia, macrossomia e tocotraumatismos.[3,4]

As glicemias na gestação têm como meta: jejum inferior a 95 mg/dL; 1 hora pós-prandial até 140 mg/dL, 2 horas até 120 mg/dL, e uma HbA1C inferior a 6%.[12] Em um estudo realizado em nosso serviço no ano de 2016, verificamos que o melhor fator prognóstico para macrossomia fetal foi a HbA1C maior ou igual a 6%.

A dieta como agente terapêutico é fundamental para o sucesso do controle glicêmico. Um programa adequado consiste em três refeições diárias, dois ou mais lanches e uma ceia. O consumo calórico diário é calculado de acordo com o peso da paciente e sua atividade física. O serviço de nutrição deve acompanhar a paciente em consultas regulares durante toda a gestação.

Insulina é agente único para tratamento do DMI e preferido para manejo do DMII na gestação porque não cruza a placenta e porque os hipoglicemiantes orais são geralmente ineficazes em obter um bom controle glicêmico nesses casos.[3,4] Muitas vezes, quando a normoglicemia não é atingida, controle rigoroso da ingesta de carboidratos se faz necessário, ou até mesmo períodos de hospitalização para rápida adequação insulínica e controle glicêmico.

As doses de insulina devem ser individualizadas e determinadas por diário de dieta, controle de carboidratos, atividade física de cada paciente, peso materno e perfil glicêmico. Por isso, não existe uma "receita uniformizada", e todas essas características devem ser levadas em consideração. Entretanto, há uma necessidade média de insulina de 0,7 UI/kg no primeiro trimestre, aumentando para 1,1 UI/kg no terceiro trimestre.[3] Sugere-se que a dose diária seja dividida em três aplicações, para que ocorra menor possibilidade de hipoglicemia. As pacientes geralmente recebem dois terços de sua dose no café da manhã e um terço jantar, que pode ser administrada de forma combinada, ou seja, insulina de ação rápida e de longa ação simultaneamente, ou dividida em insulina de ação rápida antes do jantar, aguardando para administrar a insulina de longa ação no momento de deitar-se, junto com a ceia. Esta última divisão é a preferida em nosso serviço, por mostrar melhor controle glicêmico no jejum e menores taxas de hipoglicemia na madrugada.

Os análogos de insulina (insulina semissintética) são preferíveis na gestação quando comparados à insulina regular. Tanto a lispro como a aspart (ação rápida) têm substituído a insulina regular nos países desenvolvidos. Sua absorção é mais rápida, diminuindo o risco de hipoglicemia que ocorre com a insulina regular. Seu risco de fármaco gestacional é categoria B. Entretanto, ainda não é uma realidade para maioria das nossas pacientes do SUS, principalmente nas DMII e DMG. Os análogos de insulina de ação prolongada, como a glargina, ainda estão em fases de estudo quanto à segurança na gestação, mas, a princípio, não houve efeitos adversos para o feto. Seu mecanismo de ação difere da NPH por não fazer pico de ação, causando menos hipoglicemia. A Tabela 3 exibe o perfil de ação dos diferentes tipos de insulina.

TABELA 3 Perfil da ação insulínica

Tipo	Início	Pico (horas)	Duração (horas)
Lispro	1-15 min	1-2	4-5
Aspart	1-15 min	1-2	4-5
Regular	30-60 min	2-4	6-8
NPH	1-3 horas	5-7	13-18
Glargina	1-2 horas	Sem pico	24
Determir	1-3 horas	O pico é mínimo 8-10 horas	1-26

Fonte: adaptada de ACOG, 2018.[14]

A bomba de infusão contínua de insulina é uma excelente opção para DMI de difícil controle. Ela geralmente utiliza insulina de ação rápida (lispro), a qual é liberada em padrões similares ao fisiológico, evitando hipoglicemia e melhorando a qualidade de vida dessas pacientes. Pode ser indicada na fase pré-concepcional, diminuindo riscos de malformações. Apesar dessas vantagens, seu custo financeiro é alto.[14]

Na última década, os hipoglicemiantes orais têm conquistado seu espaço no tratamento do DMG resistente a medidas não farmacológicas.[3] Entretanto, a insulina ainda é historicamente a primeira opção nesse tratamento,[12,14] e também em nosso serviço, por uma série de fatores, como: rápido e preciso controle glicêmico, não atravessar a barreira placentária e maior experiência em seu uso. Em contrapartida, o uso de hipoglicemiantes é mais confortável para a paciente, tem menores custos, e uma baixa falha de tratamento (15 a 20%), que geralmente está associada a glicemias de jejum superiores a 110 mg/dL.[3] A metformina pode ser considerada como uma opção, mas atravessa a placenta e ainda não há estudos suficientes sobre os efeitos metabólicos na prole em longo prazo. Sua dose inicial é de 500 mg à noite, aumentando para 500 mg duas vezes ao dia após uma semana, não podendo exceder 2.500 mg ao dia.[1,14] A glibenclamida, outro hipoglicemiante usado na gestação, tem mostrado recentemente desfechos perinatais desfavoráveis quando comparados à insulina, e atualmente seu uso está sendo desencorajado.[14]

A maioria das pacientes são seguidas ambulatorialmente com visitas semanais ou quinzenais, dependendo de seu controle glicêmico, idade gestacional e adesão ao tratamento. Em cada visita as anotações de controle glicêmico devem ser minuciosamente observadas; quando inadequado, a dieta deve ser questionada e ajustes de insulina feitos. Pacientes com DMI devem testar glicemia com frequência de seis vezes ao dia, todos os dias, assim como as DMII com controle inadequado. Pacientes com bom controle glicêmico ou com DMG poderão verificar a glicemia quatro vezes ao dia (jejum e pós-prandiais), em dias alternados. Entretanto, durante

finais de semana, quando há maior risco de consumo calórico, o controle deve ser rigoroso. Geralmente, nosso serviço não recomenda controle glicêmico durante a madrugada, salvo se houver sintomas ou em DMI de difícil controle.

MONITORIZAÇÃO FETAL

Sem dúvida, a melhor forma de assegurar o bem-estar fetal é o bom controle glicêmico materno, com significativo impacto na redução da morbimortalidade perinatal. Os testes para avaliação da vitalidade fetal servem basicamente para tranquilizar o obstetra e evitar uma intervenção prematura desnecessária.

A monitorização fetal nas pacientes com diabetes *mellitus* gestacional (DMG) mal controladas ou naquelas em uso de tratamento medicamentoso (insulina ou hipoglicemiantes orais), ou ainda nas pacientes com diabetes *mellitus* (DM) prévio à gestação, sem outras comorbidades/fatores de risco, deve ser iniciada na 32ª semana de gestação, podendo ser utilizado o perfil biofísico fetal (PBF) modificado ou a cardiotocografia (CTG) anteparto isolada (semanalmente ou duas vezes na semana).[2,4,14] Em caso de comorbidades/fatores de risco além do diabetes, pode-se iniciar a monitorização fetal antecipadamente, já desde a 28ª semana.[4,14] Naquelas pacientes com vasculopatia ou hipertensão, pode ser associada a dopplerfluxometria colorida da circulação fetal como método de avaliação fetal. Devido ao risco de miocardiopatia perinatal, uma ecocardiografia fetal deve ser realizada no terceiro trimestre em gestantes farmacologicamente tratadas. Nas DMI e DMII a ecocardiografia fetal também deve ser realizada entre 20 e 28 semanas como método de rastreamento de malformações cardíacas congênitas.[3]

Já em pacientes com DMG bem controlado, sem a necessidade de tratamento medicamentoso, não parece haver indicação de avaliação da vitalidade fetal por meio de PBF ou CTG antes das 40 semanas de idade gestacional, por não haver comprovação de aumento do risco de mortalidade fetal nessas gestações.[4]

Como há maior risco de macrossomia fetal e polidrâmnio nas gestações complicadas com diabetes, recomenda-se o uso da ultrassonografia (USG) para avaliação de líquido amniótico (LA) e peso fetal estimado (PFE) no terceiro trimestre.[1,2,3] Pode-se utilizar a USG seriada, iniciando com 28 semanas com controle mensal, ou ainda utilizar uma USG única, entre 34 semanas e 38 semanas e 6 dias de gestação para a avaliação de LA e PFE mais próximo ao momento do parto.[14,17]

Na monitorização fetal intraparto, deve-se utilizar a cardiotocografia contínua sempre que disponível, ainda que não haja evidências fortes do seu real benefício. Caso não haja disponibilidade da monitorização contínua, deve-se proceder com a ausculta fetal intermitente a cada 15 minutos no trabalho de parto ativo e a cada 5 minutos no período expulsivo.[18]

PARTO: VIAS E MOMENTO

No DMG bem controlado sem necessidade de tratamento medicamentoso e sem alteração de crescimento fetal, não deve haver interrupção da gestação antes das 39 semanas e pode-se aguardar até as 40 semanas e 6 dias de idade gestacional.[4,17] Já naquelas pacientes com DMG bem controlado com tratamento medicamentoso o parto deve ocorrer na 39ª semana de gestação. No caso das pacientes com mau controle glicêmico ou crescimento fetal excessivo, o parto deve acontecer após as 37 semanas. Deve-se evitar ao máximo a prematuridade nas pacientes diabéticas, ficando o parto prematuro eletivo reservado para casos excepcionais.[4]

No DMI ou DMII, o parto é antecipado em relação ao DMG, sendo indicado entre 38 e 39 semanas de gestação.[2,14,17,19] Novamente deve-se evitar prematuridade, ficando o parto prematuro eletivo reservado para casos graves.[14]

Nos fetos acima de 4.000 g (macrossomia fetal), a interrupção da gestação está indicada independentemente da idade gestacional[19] devido a um maior risco de mortalidade perinatal. O diabetes por si só não é indicação de cesariana, sendo a via de parto uma decisão obstétrica.[2,4,14,17,19] A indicação de via alta dá-se quando o peso fetal supera 4.000 g, devido ao risco de distócia de ombro na via vaginal.[2,19] Entretanto, o parto vaginal pode ser tentado com relativa segurança até um peso fetal de 4.500 g.[4,14,17]

CONSIDERAÇÕES NO PÓS-PARTO

Após o parto, as pacientes com DMG podem voltar a ter uma dieta livre, sem necessidade de controle glicêmico. Já as diabéticas prévias à gestação terão sua insulina readequada, podendo retornar a doses pré-gestacionais ou, ainda, reduzir em 50% a dose do final da gestação.

A amamentação deve ser estimulada independentemente do tipo de diabetes. Na DMG está recomendado novo rastreamento para diabetes com TTGO 75 g entre a 6ª e a 12ª semanas pós-parto. Cerca de um terço dessas pacientes apresentarão teste alterado.[3]

Para aquelas que não optarem por contracepção definitiva, recomendam-se métodos contraceptivos de longa duração, como o DIU.[17]

CONSIDERAÇÕES FINAIS

A gravidez é considerada um estado diabetogênico.

Pacientes pré-diabéticas têm um risco maior de malformações congênitas, abortamento, pré-eclâmpsia, polidrâmnio, macrossomia fetal, hipóxia perinatal e comorbidades neonatais, como estresse respiratório, hipoglicemia, hiperbilirrubinemia, hipocalcemia.

O rastreamento para DMG deve ser realizado em todas as gestantes, com TTGO de 75 gramas, entre 24 e 28 semanas de gestação.

O tratamento para DMG é realizado com dieta e exercícios físicos. Na sua falha, hipoglicemiantes orais podem ser utilizados. No DMI e DMII a insulinoterapia é preferível.

A monitoração anteparto é restrita às pacientes previamente diabéticas ou àquelas com controle glicêmico inadequado, ou ainda macrossomia fetal. É preferencialmente realizada com PBF e cardiotocografia. Dopplerfluxometria é indicada em pacientes com vasculopatias, hipertensão ou restrição de crescimento intrauterino.

O parto tem indicação obstétrica e deve ser realizado com maturidade fetal. Nas DMG é seguro aguardar até a 40ª semana, enquanto nas diabéticas prévias bem controladas o parto é indicado durante a 39ª semana. Deve-se considerar o parto após a 37ª semana na macrossomia e perfil glicêmico inadequado. Deve-se evitar ao máximo a prematuridade nas pacientes diabéticas, sendo o parto prematuro eletivo reservado para casos excepcionais.

Na DMG está recomendado novo rastreamento para diabetes com TTGO 75g entre a 6ª e a 12ª semanas pós-parto.

REFERÊNCIAS BIBLIOGRÁFICAS

1. Federação Brasileira das Associações de Ginecologia e Obstetrícia. Organização Pan-Americana da Saúde. Ministério da Saúde. Sociedade Brasileira de Diabetes. Rastreamento e diagnóstico de diabetes mellitus gestacional no Brasil. FEMINA 2019; 47(11):786-96.
2. The International Federation of Gynecology and Obstetrics (FIGO). Initiative on gestational diabetes mellitus: A pragmatic guide for diagnosis, management, and care. Hod M et al. Intl J Gynecol Obstet 2015; 131(3):173-211.
3. Landon MB, Catalano PM, Gabbe SG. Diabetes mellitus complicating pregnancy. In: Gabbe SG, Niebyl JR, Simpson JL, Landon MB, Galan HL, Jauniaux ERM et al. (eds). Obsterics normal and problem pregnancies. 6 ed. Philadelphia: Elsevier Saunders, 2012. p.887-921.
4. American College of Obstetricians and Gynecologists (ACOG). Practice Bulletin n. 180. Gestational Diabetes Mellitus Practice Bulletin. Obstet Gynecol Jul 2017; 30(1):e17- 31.
5. Amylidi S, Mosimann B, Stettler C, Fiedler GM, Surbek D, Raio L. First-trimester glycosylated hemoglobin in women at high risk for gestational diabetes. Acta Obstet Gynecol Scand 2016; 95:93-7.
6. IDF Diabetes Atlas. 9.ed. Brussels: International Diabetes Federation, 2019. p.1-176. Disponível em: http://www.diabetesatlas.org; acessado em: 1º de maio de 2020.
7. Diagnostic criteria and classification of hyperglycaemia first detected in pregnancy: a World Health Organization Guideline. Diabetes Res Clin Pract 2014 Mar; 103(3):341-63.
8. Immanuel J, Simmons D. Screening and treatment for earlyonset gestational diabetes mellitus: a systematic review and meta-analysis. Curr Diab Rep 2017 Oct 2; 17(11):115.
9. Guariguata L, Linnenkamp U, Beagley J, Whiting DR, Cho NH. Global estimates of the prevalence of hyperglycaemia in pregnancy. Diabetes Res Clin Pract 2014 Feb; 103(2):176-85.
10. Metzger BE, Gabbe SG, Persson B, for the International Association of Diabetes and Pregnancy Study Groups Consensus Panel. Recommendations on the diagnosis and classification of gyperglicemia in pregnancy. Diabetes Care 2010; 33(3):676-82.
11. HAPO Study Cooperative Research Group, Metzger BE, Lynn PL, Dyer AR, Trimble ER, Chaovarindr U et al. Hyperglycemia and adverse pregnancy outcomes. N Engl J Med 2008; 358(19):1991-2002.
12. American Diabetes Association (ADA). Management of diabetes in pregnancy: standards of medical care in diabetes 2020. Diabetes Care 2020; 43(1):S183-92.
13. Organização Pan-Americana da Saúde. Ministério da Saúde. Federação Brasileira das Associações de Ginecologia e Obstetrícia. Sociedade Brasileira de Diabetes. Rastreamento e diagnóstico de diabetes mellitus gestacional no Brasil. Brasília, DF: OPAS, 2016. p.32.
14. American College of Obstetricians and Gynecologists (ACOG). Practice Bulletin n. 201. Pre-gestational diabetes mellitus. Obstet Gynecol 2018 Dec; 132(6):e.228-48.
15. Beloosesky R, Ross MG. Polyhydramnios. UpToDate 2018. Disponível em: www.uptodate.com; acessado em: 2 de maio de 2020.
16. Kjos SL, Walther FJ, Montoro M, Paul RH, Diaz F, Stabler M. Prevalence and etiology of respiratory distress in infants of diabetic mothers: predictive value of fetal lung maturation tests. Am J Obstet Gynecol, 1990 Sep; 163(3):898-903.
17. National Institute for Health and Care Excellence (NICE). Diabetes in pregnancy: management from preconception to the postnatal period. NICE guideline. February 2015. Disponível em: nice.org.uk/guidance/ng3; acessado em 12 de julho de 2020.
18. Silveira SK, Trapani Júnior AT. Monitorização fetal intraparto. São Paulo: Federação Brasileira das Associações de Ginecologia e Obstetrícia (Febrasgo), 2018.
19. Ministério da Saúde. Federação Brasileira das Associações de Ginecologia e Obstetrícia (Febrasgo). Manual de Orientação Gestação de Alto Risco. 2011.

CAPÍTULO 104

Prematuridade

José Carlos Peraçoli
Vera Therezinha Medeiros Borges
Joélcio Francisco Abbade
Roberto Antonio de Araujo Costa
Juliane Rosa Poiati

INTRODUÇÃO

Aproximadamente 80% dos partos prematuros acontecem espontaneamente como resultado de trabalho de parto prematuro (50%) ou de rotura prematura de membranas ovulares (30%), ocorrendo os 20% restantes como consequência de intercorrências maternas ou fetais (iatrogênicos), que comprometem a saúde da mãe ou do feto.[1] Segundo Slattery e Morrison,[2] a frequência dessas intercorrências está assim distribuída: gestação múltipla (10-30%), pré-clâmpsia/eclâmpsia (12%), sangramento vaginal – placenta prévia e descolamento prematuro de placenta – (6-9%), restrição de crescimento fetal (2-4%) e outras (8-9%).

Abordaremos neste capítulo o parto prematuro espontâneo, por representar cerca de 50% dos partos prematuros e ser passível de prevenção/intervenção, e por considerar que a rotura prematura de membranas ovulares e as causas iatrogênicas serão abordadas em outros capítulos deste livro.

DEFINIÇÃO

O trabalho de parto prematuro (TPP) é definido pela identificação de contrações uterinas regulares, que resultam em alterações do colo uterino (esvaecimento e dilatação) antes da 37ª semana de gestação. Define-se prematuridade ou pré-termo como o nascimento que ocorre entre 20 e 37 semanas de gestação.[3]

A Organização Mundial da Saúde (OMS, 2020),[4] fundamentada na idade gestacional, propõe subcategorias de nascimento prematuro:

- Prematuro extremo: menos de 28 semanas de gestação.
- Muito prematuro: de 28-31 semanas e 6 dias de gestação.
- Prematuro moderado a tardio: de 32-36 semanas e 6 dias de gestação.

EPIDEMIOLOGIA

Com base nos registros dos países, a OMS[4] estima que nascem 15 milhões de recém-nascidos prematuros por ano, o que corresponde a mais de 10% dos partos, visto que em quase todos os países com dados confiáveis verifica-se aumento das taxas de nascimentos prematuros. A prematuridade é a principal causa de morte em crianças menores de 5 anos de idade no mundo.

Segundo o Sistema de Informações sobre Nascidos Vivos (SINASC), do Ministério da Saúde (Brasil),[5] mais de 320 mil recém-nascidos vivos foram considerados prematuros em 2018, o que corresponde a 11,1% de todos os nascidos vivos no Brasil. Em geral, a incidência de partos prematuros varia de 5% em países europeus a 18% em algumas regiões da África subsaariana, que junto com a Ásia possuem as 10 maiores incidências de prematuridade do mundo, cuja taxa varia de 15-18% de todos os nascimentos.[1]

Ainda de acordo com informações consolidadas do SINASC,[5] em 2011 a taxa de nascimentos prematuros aumentou em comparação às taxas dos três anos anteriores, mantendo-se estável entre 2013 e 2018 (Figura 1).

Também observou-se que a subcategoria recém-nascido prematuro moderado a tardio representa a maioria dos prematuros no Brasil, verificando-se a incidência de extremamente prematuro e de muito prematuro de 0,5% e 1,0%, respectivamente. Entretanto, apesar de se observar em melhores taxas de sobrevida para nascimentos prematuros extremos (nascidos entre 22 e 26 semanas), a incidência de disfunções nos sobreviventes é elevada e se mantém praticamente inalterada.

O nascimento prematuro é uma importante causa de mortalidade e morbidade neonatal. A principal consequência em longo prazo da prematuridade é a disfunção neurológica, que pode variar desde atraso no desenvolvimento neurológico, distúrbios de aprendizagem e comportamentais, até sequelas neurológicas graves, como a paralisia cerebral e diferentes graus de déficit cognitivo.

Na avaliação de custo de permanência hospitalar público brasileiro, para recém-nascidos prematuros de mães adolescentes, o custo médio aproximado foi de US$ 9.000,00 para recém-nascidos com peso abaixo de 1.000 gramas (g) ao nascer e de aproximadamente US$ 650,00 para aqueles com peso acima de 2.000 g.[6] Assim como no Brasil, no Canadá o custo médio individual foi maior para recém-nascidos com idade gestacional entre 24 e 31 semanas (US$ 5.393,00) e entre 32 e 36 semanas (US$ 1.578,00), em comparação com os que nasceram a termo (US$ 725,00). Ao longo da vida, o cus-

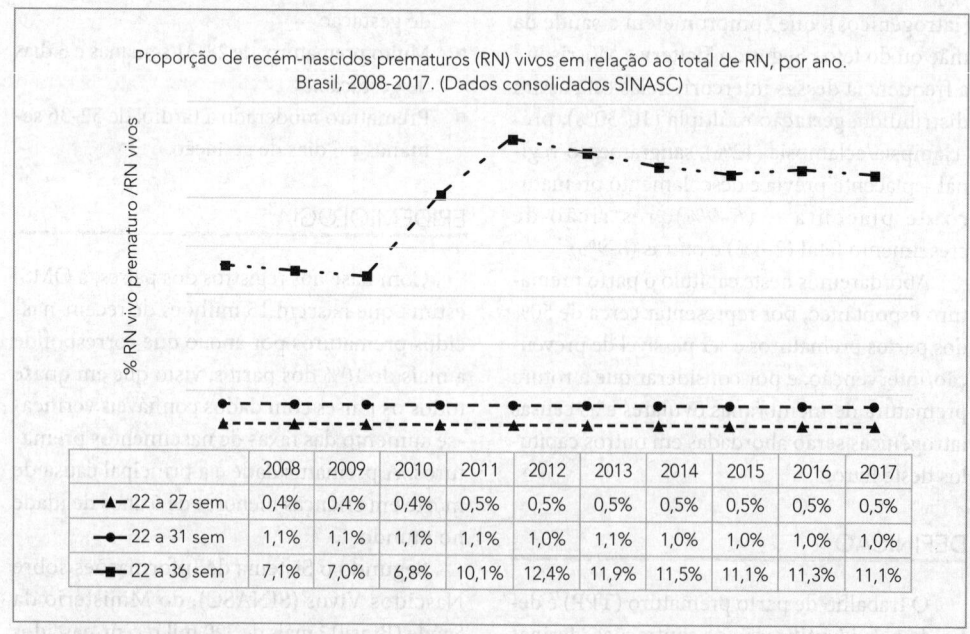

Proporção de recém-nascidos prematuros (RN) vivos em relação ao total de RN, por ano. Brasil, 2008-2017. (Dados consolidados SINASC)

	2008	2009	2010	2011	2012	2013	2014	2015	2016	2017
—▲— 22 a 27 sem	0,4%	0,4%	0,4%	0,5%	0,5%	0,5%	0,5%	0,5%	0,5%	0,5%
—●— 22 a 31 sem	1,1%	1,1%	1,1%	1,1%	1,0%	1,1%	1,0%	1,0%	1,0%	1,0%
—■— 22 a 36 sem	7,1%	7,0%	6,8%	10,1%	12,4%	11,9%	11,5%	11,1%	11,3%	11,1%

FIGURA 1 Proporção de recém-nascidos (RN) prematuros vivos em relação ao total de RN, por ano, no Brasil (2008-2017).
Fonte: Brasil – Ministério da Saúde (SINASC).[5]

to econômico da assistência médica continua elevado para os recém-nascidos pré-termo.[7] Nos Estados Unidos, o ônus econômico anual para a sociedade, decorrente do nascimento prematuro, foi de pelo menos US$ 26,2 bilhões em 2005, o que corresponde a US$ 51.600 por recém-nascido prematuro, considerando a assistência ao parto, intervenções após o nascimento, educação para atender as necessidades especiais e perda de produtividade.[8]

ETIOLOGIA E FISIOPATOGENIA

Aproximadamente 80% dos nascimentos prematuros ocorrem espontaneamente – 50% como resultado de trabalho de parto prematuro (TPP) e 30% como resultado de rotura prematura de membranas ovulares (RPMO) –, sendo os 20% restantes decorrentes de intervenções por problemas maternos ou fetais.[1]

Evidências clínicas e de pesquisas translacionais sugerem que vários mecanismos patogênicos podem determinar um desfecho comum, resultando no parto prematuro espontâneo. Segundo Lockwood,[9] os quatro mecanismos mais frequentes são:

- Ativação prematura do eixo hipotálamo-hipófise-adrenal (HHA) materno ou fetal relacionada ao estresse.
- Resposta inflamatória exagerada, infecção e/ou alteração do microbioma do trato genital.
- Hemorragia decidual.
- Distensão uterina patológica.

Esses mecanismos determinam o esvaecimento cervical e se desenvolvem muito antes que o TPP ou a RPMO se tornem clinicamente evidentes.

Ativação do eixo hipotálamo-hipófise--adrenal (HHA) materno ou fetal relacionada ao estresse

A isquemia uteroplacentária atua como fator ativador do eixo HHA fetal, liberando maior concentração plasmática de hormônio adrenocorticotrófico e, consequentemente, de cortisol, do hormônio liberador de corticotrofina e de prostaglandinas.

O estresse psicossocial materno ativa uma série de respostas fisiológicas adaptativas nos compartimentos maternos. Nessa perspectiva, a ativação prematura do eixo HHA materno desencadeia o TPP pelo mesmo mecanismo da isquemia uteroplacentária. Como exemplo, mulheres com sintomas depressivos, desde o início da gestação, apresentam quase o dobro do risco de TPP do que mulheres sem esses sintomas, havendo relação com a gravidade da depressão e sugerindo um efeito "dose-resposta".

Resposta inflamatória exagerada, infecção e/ou alteração do microbioma do trato genital

A inflamação é um processo controlado localmente para proteger o hospedeiro. Desse modo, quando adequadamente controlada, é benéfica; mas quando se exacerba, torna-se prejudicial. Dados laboratoriais e clínicos mostram relação entre o TPP e a presença de patógenos sistêmicos e do trato geniturinário, bem como em vigência de alteração do microbioma do trato genital.

Na gestação normal, o *Lactobacillus* é a flora predominante da comunidade microbiana do trato genital e sua redução se correlaciona inversamente com a idade gestacional no parto. Donders et al.,[10] ao analisarem a flora vaginal no primeiro trimestre, verificaram que, em gestantes com flora vaginal normal, o risco do parto ocorrer antes das 35 semanas de gestação foi 75% menor do que em gestantes com flora vaginal alterada.

Hemorragia decidual

O sangramento vaginal por hemorragia decidual está associado ao alto risco de TPP e de RPMO. A hemorragia decidual (descolamento da placenta) se origina em vasos sanguíneos decíduais lesados e se apresenta clinicamente como sangramento vaginal ou formação de hematoma retroplacentário. Na ocorrência de hemorragia decidual oculta (deposição de hemossiderina e formação de hematoma retrocoriônico), verificou-se RPMO pré-termo entre 22 e 32 semanas em 38% das gestantes e TPP em 36% delas, e esses achados placentários estavam presentes em apenas 0,8% dos partos a termo.

Estudos proteômicos fornecem evidências de que proteases e cadeias livres de hemoglobina ativam a imunidade inata e desencadeiam o processo inflamatório, causando a RPMO pré-termo e o TPP.

Distensão uterina patológica

Gestação múltipla, polidrâmnio e outras causas de distensão uterina excessiva são fatores de risco para o desencadeamento do TPP. O estiramento das fibras musculares do miométrio induz a interrupção das suas junções, a ativação dos receptores de ocitocina e a produção de citocinas inflamatórias, prostaglandinas e quinase da cadeia leve da miosina; todos eventos críticos que precedem as contrações uterinas e a dilatação cervical. A distensão das fibras musculares do miométrio também aumenta a expressão de genes que atuam na colagenólise e na inflamação. Em consonância, a distensão das membranas ovulares contribui para a ativação das fibras musculares do miométrio, pois estimula a produção de citocinas, prostaglandinas e colagenase.

FATORES DE RISCO E PREVENÇÃO

Com base em dados epidemiológicos e na sua fisiopatologia, identificam-se fatores de risco para a ocorrência do TPP (Tabela 1). Alguns desses fatores podem ser abordados antes ou durante a gestação.

Os fatores de risco podem ser estratificados em sociodemográficos e obstétricos, sendo importante destacar que podem e devem ser estrategicamente agrupados e submetidos a ações

no sentido de minimizar ou abolir seus efeitos. É comum a associação desses fatores de risco com as vias fisiopatológicas relacionadas ao TPP, como os processos de infecção/inflamação, estresse, hipóxia, hiper-reatividade/distensão uterina ou fatores socioeconômicos.

É fundamental valorizar os fatores de risco ao avaliar as medidas preventivas do TPP.

Do ponto de vista do sistema de saúde e da assistência obstétrica, a prevenção do TPP deve ser uma das prioridades, principalmente quando se consideram dados epidemiológicos que mostram: aumento da prevalência da prematuridade mesmo em países desenvolvidos, pouca eficácia dos métodos de sua redução, elevado custo envolvido no nascimento de fetos prematuros e alta morbimortalidade perinatal.

As taxas de sucesso da prevenção do TPP ainda deixam a desejar e vários fatores colaboram para esse fato:

- Limitado conhecimento sobre a fisiologia do trabalho de parto e da fisiopatologia envolvida no TPP.

TABELA 1 Principais fatores de risco associados ao TPP

- Antecedente de trabalho de parto prematuro.
- Etnia (negra).
- Idade materna < 18 ou > 40 anos.
- Desnutrição ou baixo ganho de peso na gestação.
- Baixo nível socioeconômico.
- Cirurgia cervical prévia (conização e excisão eletrocirúrgica com alça).
- Malformações uterinas/leiomiomas.
- Alterações cervicais precoces (insuficiência istmo-cervical).
- Colo uterino curto.
- Sobredistensão uterina (gestação múltipla/polidrâmnio).
- Doença periodontal.
- Sangramento vaginal (1° trimestre).
- Tabagismo.
- Uso de álcool e drogas ilícitas.
- Assistência pré-natal ausente ou inadequada.
- Curto intervalo entre as gestações.
- ITU/bacteriúria assintomática.
- Infecção genital.
- Trabalho estafante.
- Alto nível de estresse.

- Não identificação de população de risco.
- Dificuldade de acesso e qualidade da assistência pré-natal.
- Falta de padronização de intervenções efetivas que reduzam a taxa do TPP.

Tanto a identificação dos fatores de risco como as ações de prevenção, fundamentadas nestes, podem ser aplicadas no período pré-gestacional (PPG) e/ou no período gestacional (PG).

Os aspectos dos fatores de risco e de sua prevenção serão abordados em conjunto.

Antecedente de parto prematuro

É o principal fator de risco para recorrência de parto prematuro, que geralmente se repete na mesma idade gestacional. A frequência de parto prematuro recorrente varia entre 15 e 30% após um antecedente e atinge 60% após o segundo parto prematuro.

- Deverá ter abordagem específica, quando pertinente, antes de engravidar e na gestação (PPG/PG).
- Iniciar uso de progesterona natural 200 microgramas (mcg) ao dia, por via vaginal, a partir da 16ª semana e realizar medida seriada do colo uterino (semanal/quinzenal), entre a 18ª e 24ª semanas para identificar se há encurtamento do colo (≤ 25 milímetros – mm). Se confirmar, realizar cerclagem até a 24ª semana (PG).

Etnia (negra)

A chance de parto prematuro é menor nos casais em que ambos são brancos e aumenta progressivamente quando um dos constituintes é negro e quando os dois são negros.

- Não há como interferir sobre este fator, porém deve ser entendido como sinal de alerta (PCG/PG).

Idade materna

Se < 18 anos (adolescentes) – a possível imaturidade fisiológica e fatores socioeconômicos aumentam o risco para gestantes adolescentes.

- Identificar situações de vulnerabilidade e desenvolver ações que possam pelo menos minimizá-las (PPG/PG).

Se > 40 anos – maior prevalência de doenças crônicas (diabetes mellitus, hipertensão arterial e tireoidopatias).

- Identificar e controlar adequadamente essas doenças. Quando essa abordagem antecede a gestação, há redução de risco do TPP por esse fator (PPG/PG).
- É importante destacar que, nestes dois grupos, são altas as taxas de gestação indesejada, portanto, não sendo desejo de gestação, propor método contraceptivo (PPG).

Estado nutricional (extremos do peso pré-gestacional e/ou do índice de massa corporal)

Na constatação de desvios do índice de massa corporal, recomenda-se propor ações que aproximem esse índice da sua normalidade (PPG/PG).

Baixo nível socioeconômico/sociocultural

Associado ou predisponente a diferentes fatores de risco (estado nutricional, infecções, assistência pré-natal inadequada, intervalo intergestacional curto etc.).

- Quando significativo, esse fator dificultará algumas ações sobre fatores diretamente relacionados à gestação (PPG/PG).

Cirurgia cervical prévia (conização e excisão eletrocirúrgica com alça)

Avaliar precocemente, pelo exame clínico e ultrassonográfico, as condições do colo uterino. Se a USTV (ultrassom transvaginal) confirmar colo curto, realizar cerclagem (PG).

Malformações uterinas/leiomiomas

Malformação congênita – útero bicorno, septado, infantil.

- Quando viável, reparar por via cirúrgica (PPG).

Leiomioma – único (> 5 cm) ou múltiplos – o tipo submucoso oferece maior risco.

- Avaliar correção cirúrgica (PPG).

Alterações cervicais precoces (IIC – incompetência istmo-cervical)

- Identificar histórico compatível com essa anormalidade (PPG).
- Realizar cerclagem entre 14 e 16 semanas de gestação (PG).

Colo uterino curto

Há relação inversa entre o comprimento cervical aferido pelo USTV entre 16 e 28 semanas de gestação e a idade gestacional no parto.

- Administrar progesterona natural 200 mcg/dia, por via vaginal, a partir da 16ª semana até a 36ª semana (PG).

Sobredistensão uterina

Gestação múltipla – responsável por 17% dos nascimentos antes da 37ª semana e por 23% antes da 32ª semana de gestação.

- Identificar a corionicidade (monocoriônica/monoamniótica ou monocoriônica/diamniótica): pré-natal de alto risco (PG).
- Não há intervenção que reduza o risco de prematuridade na gestação gemelar (PG). Polidrâmnio.
- Procurar identificar a causa; se a idade gestacional for inferior a 34 semanas de gravidez, avaliar indicação de esvaziamento parcial (PG).

Doença periodontal

A relação entre doença periodontal e TPP pode ser decorrente de fatores epidemiológicos e não causal.

- Encaminhar para avaliação e conduta odontológica (PG).

Sangramento vaginal

Quando se manifesta no 1º trimestre da gestação, decorre de hemorragia decidual e se associa com parto antes de 34 semanas. Esse risco aumenta se o sangramento é persistente ou também ocorre no 2º trimestre.

Tabagismo

O tabagismo tem fraca relação dose-dependente com o risco de TPP, mas a literatura sugere que exerce efeito direto sobre essa complicação.

- Orientar sobre os efeitos e propor ações para reduzir ou abolir o uso de cigarros (PPG/PG).

Uso de álcool e substâncias ilícitas

Tanto o álcool como as substâncias ilícitas aumentam a taxa de TPP. Em gestantes usuárias de várias susbstâncias, o risco varia de 25-63%.

- Orientar sobre os efeitos e a importância de se abolir o consumo de álcool desde cerca de três meses antes da concepção (PPG/PG).
- Encaminhar as situações de drogadição para serviços de apoio (PPG/PG).

Assistência pré-natal ausente ou inadequada

A ausência de assistência pré-natal é consistentemente identificada como fator de risco para TPP, mas não está claro se essa associação é causal ou um marcador de outros fatores que contribuem para o TPP.

- Conscientizar sobre a importância da assistência pré-natal nos defechos maternos e perinatais (PPG/PG).

Curto intervalo entre as gestações

O intervalo curto entre gestações se associa a maior risco de parto prematuro, mesmo que o parto anterior tenha sido a termo. Esse risco é maior em gestantes com antecedentes de parto prematuro.

- Recomendar que o intervalo intergestacional deve ser de cerca de 18 meses (PPG).

ITU/bacteriúria assintomática

Não está claro se a bacteriúria assintomática é um fator de risco independente para o TPP. Entretanto, favorece a infecção do trato urinário baixo e alto, predisponentes ao TPP.

- Realizar rastreamento e quando positivo efetuar o tratamento e seu controle (PPG/PG).

Infecção genital

A literatura relata associação entre TPP e várias infecções/colonização do trato genital inferior, incluindo agentes como estreptococos

do grupo B, *Chlamydia trachomatis*, vaginose bacteriana, *Neisseria gonorrhea*, sífilis, *Trichomonas vaginalis*, espécies de ureaplasma e *Haemophilus influenzae* não encapsulado.

- Realizar rastreamento e, quando positivo, tratar adequadamente a paciente e o parceiro (quando IST – infecção sexualmente transmissível), considerando-se a possível contraindicação de alguns fármacos durante a gestação (PPG/PG).

Trabalho estafante

Em relação às atividades profissionais, a literatura associa o TPP a alto escore cumulativo de fadiga, ficar em pé/caminhar por mais de 3 horas (h) por dia, levantar e carregar peso acima de 5 quilos (kg), trabalho que exige esforço ou exercício, turnos rotativos ou turnos noturnos fixos de mais que 50 h por semana.

- Identificar e propor ações que reduzam o excesso de atividade ou alterem os turnos de trabalho (PG).

Alto nível de estresse

A associação entre estresse (incluindo transtorno de estresse pós-traumático) e TPP é biologicamente plausível. Porém, não há evidência sufciente que comprove essa relação.

- Identificar o tipo de estresse e propor ações para abolir ou reduzir seus efeitos (PG).

Ações de prevenção para melhorar o prognóstico neonatal

O prognóstico neonatal de recém-nascidos prematuros depende de três ações específicas, no momento que antecede a resolução da gestação: profilaxia da infecção pelo estreptococo grupo B, acelerar a maturidade pulmonar fetal e propiciar neuroproteção fetal.

Acelerar a maturidade pulmonar fetal – corticosteroides

A corticoterapia tem comprovada eficácia e segurança na indução da maturidade pulmonar fetal e na prevenção da síndrome do desconforto respiratório, da hemorragia intraventricular e da enterocolite necrosante, além da potencialização, se houver indicação, do efeito do surfactante exógeno no período neonatal.

- Mecanismo de ação: no feto, o corticosteroide acelera o desenvolvimento de pneumócitos tipo 1 e 2, promovendo alterações estruturais e bioquímicas que melhoram a mecânica pulmonar (volume pulmonar máximo, complacência) e as trocas gasosas. A indução do pneumócito tipo 2 aumenta a concentração de surfactante, induzindo a produção de proteínas e enzimas necessárias para a síntese de fosfolipídios. Outros efeitos dos corticosteroides incluem: a indução de receptores beta pulmonares, que atuam na liberação do surfactante e na absorção de líquido alveolar; a indução de enzimas antioxidantes do pulmão fetal; e a regulação positiva da expressão gênica do canal epitelial de sódio, importante para a absorção do líquido pulmonar após o nascimento.
- Quando administrar: quando há risco de parto prematuro espontâneo ou terapêutico nos próximos 7 dias. O seu uso pode ser estratificado em três faixas de idade gestacional – inferior a 25 semanas, entre 25 e menos que 34 semanas e entre 34 e 37 semanas.[11]
  - Inferior a 25 semanas: neonatos pré-termo (< 25 semanas) expostos ao corticosteroide intraútero apresentam redução significativa de hemorragia intraventricular grave, leucomalácia periventricular e de mortalidade, principalmente entre 22 e 24 semanas. Entretanto, a incidência de doença crônica pulmonar é maior no grupo que recebeu corticosteroide.
  - Entre 25 e menos que 34 semanas: apresentam redução da síndrome de desconforto respiratório, de enterocolite necrosante, de hemorragia intraventricular, da necessidade de ventilação mecânica e de morte perinatal.
  - Entre 34 e 37 semanas: o uso ainda é controverso, pois os resultados ainda são inconsistentes em relação à eficácia e à segurança em longo prazo.

É importante ressaltar que existem poucos dados sobre riscos e benefícios da corticoterapia antenatal em gestações múltiplas e em outros grupos obstétricos de alto risco.

- Esquema terapêutico: existem dois esquemas possíveis de administração do corticosteroide.
  - Betametasona: 12 miligramas (mg) via intramuscular a cada 24 h por 2 dias.
  - Dexametasona: 6 mg via intramuscular a cada 12 h por 2 dias.

Obtém-se maior eficácia do corticosteroide quando a resolução da gestação ocorre de 1-7 dias após o término do esquema. Dados observacionais sugerem que os benefícios neonatais se iniciam poucas horas após o início da administração do corticosteroide. Portanto, havendo indicação, deve ser administrado mesmo que seja baixa a chance de se terminar o ciclo antes que ocorra o parto.[12]

A literatura recomenda que se faça um único ciclo de corticosteroide, pois sua repetição pode resultar em complicações fetais em longo prazo. Permite-se a dose de resgate (segundo ciclo) se, após 7 dias do primeiro ciclo, houver alto risco de parto antes da 32ª semana de gestação.[13]

Promover a neuroproteção fetal – sulfato de magnésio $(MgSO_4.7H_2O)$[14]

A principal ação do sulfato de magnésio em fetos que nascem prematuros é reduzir a incidência e a gravidade da paralisia cerebral.

- Mecanismo de ação:
  - Estabiliza a circulação cerebral, mantendo a pressão sanguínea e normalizando o fluxo sanguíneo cerebral.
  - Previne lesão excitatória, por estabilizar as membranas neuronais e bloquear os neurotransmissores excitatórios, como o glutamato.
  - Protege contra lesões oxidativas por meio de efeitos antioxidantes.
  - Protege contra lesões inflamatórias por meio de efeitos anti-inflamatórios.

- Quando administrar: quando se prevê que o parto ocorrerá nas próximas 24 h e a idade gestacional for inferior a 32 semanas de gestação.
- Esquema terapêutico: é o mesmo utilizado para prevenção e tratamento de eclâmpsia.
  - Esquema de Zuspan (4 g de sulfato de magnésio, 50% intravenoso, em bólus, lentamente, seguido de 1 g/hora em bomba de infusão).
- Contraindicações: gestantes portadoras de miastenia grave e comprometimento miocárdico ou defeitos de condução cardíaca decorrentes de seus efeitos anti-inotrópicos.

Profilaxia do estreptococo Beta hemolítico – antibióticoterapia[15]

O estreptococo do grupo B (EGB ou *Streptococcus agalactiae*) é um coco Gram-positivo encapsulado que coloniza os tratos gastrointestinal e genital, de 15-40% das gestantes. Embora essa colonização seja assintomática, é um determinante crítico da infecção em neonatos e lactentes com menos de 90 dias de idade, sendo a principal causa de infecção bacteriana. A transmissão vertical ocorre principalmente pela passagem do EGB da vagina para o líquido amniótico após o início do trabalho de parto ou a rotura das membranas ovulares, mas também pode ocorrer com as membranas intactas e durante a passagem pelo canal do parto.

Entre as indicações de profilaxia da infecção pelo EGB destaca-se o TPP.

Qual e quando administrar: o EGB é suscetível à penicilina G, ampicilina, penicilinas de amplo espectro, cefalosporinas e vancomicina, porém a penicilina G é o agente mais ativo *in vitro*.

- Penicilina G.[16]
  - Dose inicial: 5 milhões de unidades, via intravenosa.
- Dose de manutenção: 2,5 a 3 milhões de unidades, via intravenosa, a cada 4 h, até o clampeamento do cordão umbilical.
- Ampicilina.
  - Dose inicial: 2 g, via intravenosa.
  - Dose de manutenção: 1 g, via intravenosa, a cada 4 h, até o clampeamento do cordão umbilical.
- Em situações de alergia à penicilina a indicação é pela cefazolina – 2 g, intravenosa, a cada 8 h –, ou pela clindamicina – 900 mg, intravenosa, a cada 8 h.

DIAGNÓSTICO

Os achados clínicos que definem o verdadeiro trabalho de parto são os mesmos, independentemente de ser prematuro ou a termo, isto é, presença de contrações uterinas regulares e dolorosas, que causam modificações progressivas do colo uterino (esvaecimento e/ou dilatação). Esse diagnóstico nem sempre é fácil, pois envolve critérios que às vezes não são evidentes, como a percepção de dor, a intensidade das contrações e as características cervicais. A concomitância desse quadro com sangramento vaginal e/ou rotura das membranas ovulares reforça a hipótese diagnóstica.

Decorrente da dificuldade de se confirmar esse diagnóstico na prática, é comum o excesso de diagnóstico de TPP. Pressupõe-se que cerca de 50% dos diagnósticos de trabalho de parto prematuro são falsos e que o parto ocorrerá a termo, sem a necessidade de intervenções.

Os dois critérios clínicos normalmente usados para o diagnóstico do TPP são:

- Quatro ou mais contrações uterinas rítmicas e dolorosas em 20 minutos (min), ou 8 ou mais contrações em 60 min.
- Dilatação cervical ≥ 3 cm e/ou amolecimento, centralização e esvaecimento ≥ 80%.

Mesmo seguindo-se esses critérios, a taxa de internações por falso TPP continua sendo maior do que a incidência do verdadeiro TPP. A identificação do verdadeiro TPP oferece a oportunidade para intervenções que podem melhorar o resultado neonatal, além de evitar intervenções desnecessárias, e às vezes de alto custo. Nesse sentido, quando houver dúvida no diagnóstico do verdadeiro TPP e a idade gestacional for inferior a 34 semanas, havendo dilatação cervical menor que 3 cm e comprimento do colo uterino de 20-30 mm no exame ultrassonográfico transvaginal, indica-se verificar a presença de fibronectina (fFN) no fluído cervicovaginal. O resultado positivo se correlaciona com maior risco de parto prematuro dentro de 7 dias.[17] Porém, a aplicabilidade e o custo limitam seu uso.

TRATAMENTO

Há mais de 40 anos medicamentos tocolíticos são usados para inibir o TPP. Entretanto, somente nos últimos anos, a literatura passou a questionar sua eficácia na redução das taxas de prematuridade ou dos principais desfechos adversos, como síndrome do desconforto respiratório e mortalidade neonatal. O principal benefício dos fármacos tocolíticos é prolongar a gestação por até 48 h, em gestantes com risco de parto prematuro.

Um único esquema de terapia tocolítica não consegue manter a gestação por semanas, pois os agentes tocolíticos não removem o estímulo subjacente que desencadeou o TPP (infecção intra-amniótica subclínica, hemorragia decidual, superdistensão uterina) ou as alterações uterinas irreverssíveis (dilatação e apagamento cervical).[18]

Considerando-se a limitação da terapia tocolítica em postergar a resolução da gestação por um período prolongado, os principais objetivos do tratamento do TPP são:[18]

- Prorrogar a resolução da gestação durante pelo menos 48 h, possibilitando que os corticosteroides administrados à mãe tenham tempo para atingir seus efeitos fetais/neonatais máximos (prevenir síndrome do desconforto respiratório, hemorragia intraventricular e enterocolite necrosante), reduzindo assim o risco de morte neonatal.
- Assegurar tempo para transporte da gestante, quando há necessidade de encaminhá-la para serviço de atenção à saude que possua condições adequadas de cuidados neonatais. O transporte intrauterino evita, inclusive, a possibilidade de que mãe e recém-nascido sejam separados nas primeiras horas/dias de vida.
- Prolongar a gestação (se for seguro fazê-lo) quando estão presentes condições subjacentes e autolimitadas que podem desencadear o TPP, como pielonefrite ou cirurgia abdominal.

Segundo a American College of Obstetricians and Gynecologists (ACOG),[3] intervenções para reduzir a probabilidade de parto devem ser reservadas para gestantes em TPP e com idade gestacional em que postergar a resolução da gestação trará benefícios ao recém-nascido. Como a terapia tocolítica geralmente é eficaz por até 48 h, apenas gestantes com fetos que se beneficiariam desse tempo devem receber esse tratamento.

As gestantes que mais se beneficiam com a tocólise são as que se encontram no início do TPP (dilatação cervical inferior a 4 cm) e com idade gestacional entre 24 e 34 semanas.

Limites de idade gestacional para uso de tocolíticos

- Limite inferior: a idade gestacional mínima para inibição do TPP é controversa e geralmente fundamentada na opinião de especialistas. Assim, a terapia tocolítica em gestação inferior a 22 semanas se restringe a situações que podem causar TPP, por exemplo, frente a uma situação clínica (pielonefrite aguda) ou intervenção cirúrgica (apendicectomia). A ACOG e a Society for Maternal-Fetal Medicine (SMFM)[19] recomendam não realizar tocólise antes de 24 semanas de gestação, mas consideram seu uso na 23ª semana, em circunstâncias individuais.

- Limite superior: segundo a ACOG e a SMFM,[19] a 34ª semana de gestação define o limite em que a morbimortalidade perinatal é suficientemente baixa para que não se justifiquem possíveis complicações e custos maternos/fetais associados à inibição do TPP e ao prolongamento da gestação em curto prazo.

Contraindicações

A tocólise é contraindicada quando os riscos maternos/fetais de prolongar a gestação ou os riscos associados a esses agentes são maiores que os riscos associados ao TPP. Embora os riscos relativos do prolongamento da gestação *versus* parto devam ser avaliados caso a caso, as contraindicações estabelecidas para a inibição do TPP incluem:[3] óbito fetal, anomalia fetal letal, comprometimento do bem-estar fetal, pré-clâmpsia com sinais de gravidade, hemorragia materna com instabilidade hemodinâmica, infecção intra-amniótica, rotura prematura de membranas pré-termo e contraindicações clínicas ao uso do agente tocolítico.

Agentes tocolíticos

Os principais agentes uterolíticos são: bloqueadores de canal de cálcio, beta-agonistas, antagonistas de receptores de ocitocina, sulfato de magnésio e inibidores da ciclo-oxigenase.

Segundo a revisão sistemática e metanálise de Haas et al.,[20] todos os tocolíticos apresentam maior eficácia em prolongar a gestação por 48 h, quando comparados com placebo/sem uso de tocolítico. Os inibidores da ciclo-oxigenase (indometacina) e os bloqueadores dos canais de cálcio (nifedipina) também apresentaram melhores resultados maternos e neonatais.

Bloqueadores de canal de cálcio (nifedipina)

- Mecanismo de ação: inibem a entrada do cálcio extracelular através da membrana citoplasmática, impedem a liberação do cálcio intracelular do retículo sarcoplasmático e aumentam a saída do cálcio da célula miometrial.
- Eficácia: na comparação entre nifedipina e placebo/nenhum tratamento, o bloqueador de canal de cálcio diminuiu o risco de parto dentro de 48 h, mas não houve diferença estatística desse desfecho quando comparado com outros agentes tocolíticos. Entretanto, a nifedipina se mostrou mais eficaz em prolongar a gestação (diferença média de 4,38 dias), reduzir morbidades neonatais graves (síndrome do desconforto respiratório, hemorragia intraventricular, enterocolite necrosante e icterícia) e causar efeitos colaterais adversos.
- Esquemas terapêuticos:
  - Esquema 1.[13]
    - Dose inicial: 10 mg, via oral, a cada 20 min (até 4 doses); ou 20 mg em dose única.
    - Dose de manutenção (se necessário): 20 mg, após 90-120 min da dose inicial e manter 20 mg, a cada 4-8 h até 72 h.
  - Esquema 2.[21]
    - Dose inicial: 20 mg (2 cápsulas), via oral, seguida de 10-20 mg, a cada 4-6 h.
- Efeitos colaterais: rubor facial, náuseas, cefaleia e hipotensão.
- Contraindicações: evitar o uso em gestantes portadoras de cardiopatias e hipertensão arterial.

Observação: a segurança relativa, a tolerância materna, a facilidade de administração e a redução nos resultados neonatais adversos reforçam o uso de nifedipina em relação aos beta-agonistas para inibição do TPP.[18]

Beta-agonista (terbutalina)

- Mecanismo de ação: causa relaxamento miometrial por se ligar a receptores adrenérgicos beta-2, aumentando a adenilciclase intracelular. O aumento do AMPc ativa a proteína quinase, resultando na fosforilação das proteínas intracelulares. Como resposta, ocorre redução da concentração do cálcio livre intracelular, que interfere com a atividade da miosina quinase da cadeia leve, impedindo a interação entre a actina e a miosina, que inibe a contratilidade. Por outro lado, seu uso prolongado perde a eficácia, pois dessensibiliza o efeito dos beta-agonistas sobre as células-alvo.
- Eficácia: segundo a revisão sistemática de Neilson et al.,[22] a terbutalina reduz a taxa de nascimento dentro de 48 h e dentro de 7 dias, mas não antes de 37 semanas, e não reduz a taxa de mortalidade neonatal.
- Esquema terapêutico:
  - Via subcutânea: 0,25 mg, a cada 20-30 min, por até 4 doses ou até a inibição do TPP. Uma vez inibido o TPP, pode-se administrar 0,25 mg por via subcutânea, a cada 3-4 h, até que o útero não apresente contrações por 24 h.
  - Via intravenosa:
    - Dose inicial: 5 ampolas – 1 mililitro (mL) = 0,5 mg – de terbutalina, em 500 mL de soro glicosado a 5%. Iniciar infusão de 10 mcg/min (60 mL/h em bomba de infusão ou 20 gotas/min) e aumentar 10 mcg/min a cada 20 min, até a inibição das contrações uterinas ou manifestação de efeitos colaterais maternos indesejáveis (pulso > 120 bpm, dor torácica, hipotensão). Manter por 60 min.
    - Dose de manutenção: reduzir 10 mcg/min a cada 30 min, até atingir a menor dosagem efetiva para inibir as contrações e manter durante 12 h.
- Efeitos colaterais: taquicardia, dispneia, dor torácica, palpitação, tremor de extremidades, cefaleia, náuseas, vômitos, hipotensão e hiperglicemia.
- Contraindicações: cardiopatias e hipertireoidismo ou diabetes descontrolados.

Inibidores da ciclo-oxigenase (indometacina)

- Mecanismo de ação: a ciclo-oxigenase (COX ou prostaglandina sintase) é a enzima responsável pela conversão do ácido araquidônico em prostaglandinas, substâncias críticas no mecanismo do parto. Existem duas isoformas de COX, sendo a COX-1 sintetizada nos tecidos gestacionais, enquanto a COX-2 é induzível, aumentando significativamente na decídua e no miométrio durante o parto prematuro e a termo. Inibidores inespecíficos de COX reduzem a produção de prostaglandinas por inibição de COX-1 e 2, enquanto os inibidores específicos agem inibindo a COX-2.
- Eficácia: a indometacina, inibidor não específico da COX, é o tocolítico mais utilizado nesta classe. Uma metanálise comparando indometacina e placebo, para inibir o TPP, mostrou que a indometacina reduziu o risco de parto dentro de 48 h, porém o intervalo de confiança foi amplo. Não houve aumento de resultado adverso neonatal.[23]
- Esquema terapêutico: dose de 50-100 mg, via oral ou retal, seguida de 25 mg, via oral, a cada 4-6 h. Se a manutenção da indometacina continuar por mais de 48 h é necessária avaliação ultrassonográfica, semanalmente, para identificar oligoâmnio e fechamemto do canal arterial fetal, que se confirmados indicam interrupção da terapia.
- Efeitos colaterais.
  - Maternos: náuseas, refluxo esofágico, gastrite e êmese são observados em aproximadamente 4% das gestantes tratadas com indometacina para inibir TPP, podendo ocorrer disfunção plaquetária. Alterações na fisiologia cardiovascular materna são mínimas.

- Fetais: risco de fechamento do ducto arterioso e oligoâmnio.
- Neonatais: risco de displasia broncopulmonar, enterocolite necrosante, leucomalácia periventricular e hemorragia intraventricular.

- Contraindicações: manifestação de disfunção plaquetária ou diátese hemorrágica, disfunção hepática, doença ulcerativa gastrointestinal, disfunção renal, asma e hipersensibilidade à aspirina.[3]

Medicamentos tocolíticos de baixa eficácia

Antagonistas dos receptores da ocitocina (atosiban)

A Food and Drug Administration (FDA), dos EUA, se recusou a aprovar o uso de atosiban para tocólise, devido a preocupações com a segurança do medicamento quando usado em gestantes com idade gestacional inferior a 28 semanas.

Sulfato de magnésio

Em uma metanálise comparando sulfato de magnésio *versus* sem tratamento/placebo, a administração de sulfato de magnésio não resultou em redução significativa da evolução para parto antes de 48 h após o início do tratamento ou melhora nos resultados neonatais e maternos.[24] Por outro lado, a ACOG e a SMFM[19] consideram o sulfato de magnésio uma opção para prolongar a gestação em curto prazo (até 48 h) e, assim, permitir a administração de corticosteroides em gestantes com risco de parto prematuro dentro de 7 dias.

Abordagens inefetivas

- Antibioticoterapia: embora a infecção subclínica do trato genital contribua claramente para a patogêne do TPP, não há dados fundamentados em evidências científicas para seu uso.

- Suplementação com progesterona: gestantes em TPP não se beneficiam da suplementação com progesterona.
- Repouso no leito, hidratação e sedação: não há evidências convincentes de que esses procedimentos sejam eficazes na prevenção ou tratamento do TPP. O repouso prolongado e hospitalizado aumenta o risco de eventos tromboembólicos.

CONSIDERAÇÕES FINAIS

1. O trabalho de parto prematuro (TPP) é definido pela identificação de contrações uterinas regulares, que resultam em alterações do colo uterino (esvaecimento e dilatação) antes da 37ª semana de gestação.

2. Os dois critérios clínicos usados para o diagnóstico do TPP são: pelo menos 4 contrações uterinas rítmicas e dolorosas em 20 min; ou pelo menos 8 contrações em 60 min, associadas à dilatação cervical ≥ 3 cm e/ou amolecimento, centralização e esvaecimento ≥ 80%.

3. Entre os principais fatores de risco do TPP destacam-se: antecedente de trabalho de parto prematuro (mais importante); idade materna < 18 ou > 40 anos; IMC baixo ou baixo ganho de peso na gestação; baixo nível socioeconômico; cirurgia cervical prévia; malformações uterinas/leiomiomas; insuficiência istmo-cervical; colo uterino curto; sobredistensão uterina; tabagismo; uso de álcool e drogas ilícitas; assistência pré-natal ausente ou inadequada; curto intervalo entre as gestações; ITU/bacteriúria assintomática; e infecção genital.

4. A prevenção se fundamenta em reduzir ou abolir os fatores de risco, destacando-se o uso de progesterona em gestantes com antecedente de TTP e com diagnóstico de colo uterino curto.

5. O melhor prognóstico neonatal implica acelerar a maturidade pulmonar (corticosteroide antes da 34ª semana), promover a neuroproteção fetal (sulfato de magnésio antes da

32ª semana) e realizar a profilaxia do estreptococo do grupo B (antibioticoterapia).

6. O uterolítico de escolha é a nifedipina, tanto pela eficácia como por predispor a poucos efeitos colaterais e pelo custo/disponibilidade no SUS.

REFERÊNCIAS BIBLIOGRÁFICAS

1. Mandy GT. Incidence and mortality of the preterm infant. Up To Date, 2020. Disponível em: https://www.uptodate.com/contents/incidence-and-mortality-of-the-preterm-infant; acessado em: 25 de junho de 2020.

2. Slattery MM, Morrison JJ. Preterm delivery. Lancet 2002; 360(9344):1489-97.

3. ACOG. Clinical management guidelines for obstetrician-gynecologists, n. 171: Management of preterm labor. Obstet Gynecol 2016; 128(4):e155-64.

4. Organização Mundial da Saúde (OMS). Preterm birth. Disponível em: https://www.who.int/news-room/fact-sheets/detail/preterm-birth; acessado em: 21 fevereiro de 2020.

5. Brasil. Ministério da Saúde. Departamento de informática do SUS – DATASUS. Informações de saúde, epidemiológicas e morbidade: banco de dados. Informações de saúde (TABNET): Estatísticas vitais – banco de dados. Disponível em: http://www2.datasus.gov.br/DATASUS/index.php?area=0205&id=6936; acessado em 8 abril de 2020.

6. Mwamakamba LW, Zucchi P. Cost estimate of hospital stays for premature newborns of adolescent mothers in a Brazilian public hospital. Einstein (São Paulo) [on-line] 2014;12(2):223-9.

7. Johnston KM, Gooch K, Korol E, Vo P, Eyawo O, Bradt P, Levy A. The economic burden of prematurity in Canada. BMC Pediatr 2014; 14:93.

8. Frey HA, Klebanoff MA. The epidemiology, etiology, and costs of preterm birth. Semin Fetal Neonatal Med 2016; 21(2):68-73.

9. Lockwood CJ. Pathogenesis of spontaneous preterm birth. Disponível em: https://www.uptodate.com/contents/pathogenesis-of-spontaneous-preterm-birth; acessado em 25 de junho de 2020.

10. Donders GG, Van Calsteren K, Bellen G et al. Predictive value for preterm birth of abnormal vaginal flora, bacterial vaginosis and aerobic vaginitis during the first trimester of pregnancy. Br J Obstet Gynaecol 2009; 116(10):1315-24.

11. Deshmukh M, Patole S. Antenatal corticosteroids in impending preterm deliveries before 25 weeks' gestation. Arch Dis Child Fetal Neonatal Ed 2018; 103(2):F173-6.

12. Norman M, Piedvache A, Børch K et al. Association of Short Antenatal Corticosteroid Administration-to-Birth Intervals with Survival and Morbidity Among Very Preterm Infants: Results From the EPICE Cohort. JAMA Pediatr 2017; 171(7):678-86.

13. Brasil. Ministério da Saúde. Secretaria de Atenção à Saúde. Departamento de ações programáticas estratégicas. Gestação de alto risco: manual técnico. 5.ed. Brasília: Editora do Ministério da Saúde, 2012.

14. Simhan HN, Himes KP. Neuroprotective effects of in utero exposure to magnesium sulfate. Disponível em: https://www.uptodate.com/contents/neuroprotective-effects-of-in-utero-exposure-to-magnesium-sulfate; acessado em: 25 de junho de 2020.

15. Baker CJ. Neonatal group B streptococcal disease: Prevention. Disponível em: https://www.uptodate.com/contents/neonatal-group-b-streptococcal-disease-prevention; acessado em: 25 de junho de 2020.

16. ACOG. Prevention of group B streptococcal early-onset disease in newborns: ACOG Committee Opinion, n. 797. Obstet Gynecol 2020; 135(2):e51-72.

17. Lockwood CJ. Preterm labor: Clinical findings, diagnostic evaluation, and initial treatment. Disponível em: https://www.uptodate.com/contents/preterm-labor-clinical-findings-diagnostic-evaluation-and-initial-treatment; acessado em: 25 de junho de 2020.

18. Simhan HN, Caritis S. Inhibition of acute preterm labor. Disponível em: https://www.uptodate.com/contents/inhibition-of-acute-preterm-labor; acessado em: 25 de junho de 2020.

19. American College of Obstetricians and Gynecologists, Society for Maternal-Fetal Medicine. ACOG obstetric care consensus no. 3: periviable birth. Obstet Gynecol 2015; 126(5):e82-94.

20. Haas DM, Caldwell DM, Kirkpatrick P et al. Tocolytic therapy for preterm delivery: systematic review and network meta-analysis. BMJ 2012; 345:e6226.

21. ACOG. Committee on Practice Bulletins – Obstetrics ACOG practice bulletin n. 127: Management of preterm labor. Obstet Gynecol 2012; 119(6):1308-17.

22. Neilson JP, West HM, Dowswell T. Betamimetics for inhibiting preterm labour. Cochrane Database Syst Rev 2014; CD004352.

23. Reinebrant HE, Pileggi-Castro C, Romero CL, Dos Santos RA, Kumar S, Souza JP, Flenady V. Cyclo-oxygenase (COX) inhibitors for treating preterm labour. Cochrane Database Syst Rev 2015; (6):CD001992.

24. Crowther CA, Brown J, McKinlay CJ, Middleton P. Magnesium sulphate for preventing preterm birth in threatened preterm labour. Cochrane Database Syst Rev 2014; (8):CD001060.

CAPÍTULO 105

Indução do trabalho de parto

José Elias Soares da Rocha

INTRODUÇÃO

Após o processo da fecundação, ocorre a nidação, de modo que o ovo tem um período de tempo para se proteger, se alimentar, crescer, se desenvolver e geralmente, quando maduro, o organismo materno o expulsará por meio de um mecanismo natural que envolve as contrações uterinas – trabalho de parto espontâneo – que tem início sob a ação coordenada de hormônios (progesterona, estriol etc.) e de ácidos graxos modificados (prostaglandinas etc.). Entretanto, nem sempre esse desenlace é regra geral na assistência obstétrica, sendo muitas vezes necessária a indução do trabalho de parto por meio da administração de fármacos exógenos ou de outros procedimentos que promoverão o aparecimento das metrossístoles, semelhantes àquelas do trabalho de parto espontâneo. Portanto, entende-se por indução do trabalho de parto a utilização de técnicas, com o uso de medicamentos ou outros meios (mecânicos), para promover a estimulação das metrossístoles antes do início do trabalho de parto espontâneo. Outro termo utilizado nesse contexto é a maturação do colo uterino, que significa a utilização de fármacos (prostaglandinas) ou meios mecâ-nicos (cateter com balão, denominada sonda de Foley) com o objetivo de amolecer e dilatar a cérvice – isso quando não há apagamento nem dilatação. Por sua vez, a aceleração do parto se refere ao uso de meios ocitócicos que visam estimular as metrossístoles que são inadequadas para promover a dilatação bem como a descida do feto no trajeto do parto.[1]

PREVALÊNCIA

A taxa da indução do trabalho de parto aumentou significativamente na última década.[2] Segundo um estudo realizado na Dinamarca,[3] a taxa de indução do trabalho de parto com idade gestacional de 37 semanas mostrou um aumento exacerbado, de 12,4% para 25,1%, perfazendo uma taxa de crescimento de 108%. Por sua vez, na Austrália, ocorreu um aumento na taxa de indução do trabalho de parto, saindo de 25% em 2006, para 31% em 2016.[4] Portanto, observaram-se taxas estatisticamente consideráveis, que mostram a necessidade de o especialista que lida com o ciclo grávido-puerperal ter conhecimento sólido sobre o assunto, para que possa conduzir adequadamente os casos indicados para tal.

INDICAÇÕES

A indução do trabalho de parto é indicada nos casos em que a continuidade da gravidez promoverá risco materno e fetal. Por sua vez, o risco relativo com a continuação da gravidez *versus* a realização do parto sofre influência da idade gestacional e do grau de gravidade do acometimento materno/fetal, fato que nem sempre pode-se determinar com acurácia adequada. A indicação deverá ser convincente, consentida e documentada.[5] Didaticamente, pode-se dividir as indicações em três categorias: indicação materna, indicação fetal e decorrente do estado gravídico.

Indicações maternas

Referem-se àquelas condições ominosas inerentes à mãe, tais como:

- Pré-eclâmpsia/eclâmpsia.
- HELLP síndrome.
- Hipertensão arterial crônica.
- Diabetes *mellitus*.
- Doença renal.
- Doença pulmonar crônica.
- Síndrome antifosfolípide.
- Colestase da gravidez.

Indicações fetais

São aquelas decorrentes das condições ominosas que acometem o feto, tais como:

- Doença hemolítica perinatal com anemia.
- Crescimento intrauterino restrito.
- Óbito fetal.
- Malformações fetais incompatíveis com a gravidez.

Indicações decorrentes de doenças da gravidez e da gravidez gemelar

São as seguintes indicações:

- Gestação pós-termo.

- Rotura prematura das membranas ovulares (RPMO).
- Corioamnionite clínica.
- Descolamento prematuro da placenta (DPP) normalmente inserida.
- Oligoidramnia.
- Gemelaridade dupla, tripla etc.

CONTRAINDICAÇÕES

São consideradas contraindicações para a indução do trabalho de parto aquelas condições clínicas/obstétricas/ginecológicas que aumentam o risco materno e fetal caso o parto ocorra por meio da via vaginal, as principais são:

Cicatrizes uterinas decorrentes de miomectomias, cesáreas ou de outras intervenções cirúrgicas sobre o útero.

1. Rotura uterina prévia em gestação anterior.
2. Câncer invasivo do colo uterino concomitante com a gestação.
3. Infecção pelo herpes vírus genital na sua forma ativa.
4. Infecção pelo papilomavírus com lesões extensas e muito volumosas que obstruem o canal do parto.
5. Placenta prévia central total e central parcial.
6. Vasa prévia, uma doença obstétrica na qual os vasos do cordão umbilical ficam expostos e localizados à frente da apresentação fetal, tornando-se vulneráveis à rotura por ocasião do parto vaginal, fato extremamente grave para o concepto.
7. Desproporção feto-pélvica, uma condição na qual o polo de apresentação fetal tem um volume desproporcionalmente maior do que o canal do parto, inviabilizando a sua passagem por meio do desfiladeiro pélvico.
8. Apresentações fetais anômalas, tais como: apresentação córmica nos casos de situação transversa, apresentação pélvica em primigestas, apresentação pélvica em modalidade de joelho ou pé, e apresentação cefálica com modalidade de face.

9. Prolapso de cordão umbilical com feto vivo ou apresentação de cordão umbilical persistente.

10. Padrão da cardiotocografia alterado, do tipo categoria III, que corresponde aos traçados ominosos e desfavoráveis para o feto, tais como: presença de desacelerações tardias (DIP II) recorrentes, desacelerações variáveis (DIP III) recorrentes, variabilidade da frequência cardíaca fetal ausente (padrão liso), padrão sinusoidal, linha de base bradicárdica.[6]

INDUÇÃO ELETIVA DO TRABALHO DE PARTO

A indução do trabalho de parto é considerada eletiva quando não há uma indicação médica que evidencie o benefício do parto sobre o risco da manutenção da gravidez. A idade gestacional adequada para esse tipo de indução é com 39 ou mais semanas de gravidez, fato que necessita de um cálculo preciso da idade gestacional, que se obtém objetivamente com a mensuração por meio da ultrassonografia do comprimento crânio-caudal (CCN) no primeiro trimestre da gestação, cuja margem de erro no cálculo é pequena, com uma média em torno de 3 dias.[7] As vantagens de a indução eletiva ser realizada com 39 semanas ou mais são: prevenir o nascimento de recém-nascidos prematuros, reduzir a natimortalidade e fetos macrossômicos, além de controlar o momento do parto, principalmente nos casos de mulheres que têm história pregressa de partos rápidos e que habitam longe do ambiente hospitalar.[8,9] Entretanto, essa indução com 39 semanas ou mais tem representado um aumento do risco de cesárea e do custo pecuniário.[10] Por sua vez, a comparação entre grupos de nulíparas e multíparas induzidas eletivamente com um grupo de grávidas conduzidas sem indução eletiva, não mostrou evidência de que a indução eletiva aumenta a taxa de cesárea.[11,12] A indução eletiva do trabalho de parto antes de 39 semanas de gestação deverá ser evitada,[13,14] pois a morbidade do nascimento antes de 37 semanas já está bem estabelecida

e até mesmo o nascimento de termo precoce, isto é, entre 37 e 38 + 6/7 semanas de gravidez também está associado com maior morbidade neonatal e com a necessidade de cuidados com a saúde durante o primeiro ano de vida, quando comparado com crianças cujo nascimento ocorreu entre 39 e 40 semanas.[15,16,17] Um estudo realizado comentando dados hospitalares sobre partos eletivos ocorridos entre 37 e 39 semanas completas, enfatiza a importância de evitar a indução do trabalho de parto antes de completar 39 semanas, fato corroborado pelo American College of Obstetricians and Gynecologists (ACOG).[13] Por sua vez, a Society of Obstetricians and Gynaecologists of Canada (SOGC)[5] recomenda, dentre outros, os seguintes postulados sobre a indução do trabalho de parto:

- A indicação para a indução precisa ser documentada e discutida, contendo a razão para a indução, o método utilizado para tal e os riscos, incluindo também possibilidade de falha e aumento do risco de cesárea.
- Na ausência de êxito com a indução, deverão ser reavaliados a indicação e o método de indução.
- A avaliação do colo uterino será fundamental antes do processo da indução, sendo portanto o índice de Bishop o parâmetro utilizado para predizer a possibilidade de sucesso e determinar a escolha do método de indução. Por ocasião do exame, o índice de Bishop deverá ser documentado.
- Faz-se necessário que a paciente com indicação para a indução tenha um exame de ultrassonografia, de preferência do primeiro trimestre, para confirmar a idade gestacional.
- A realização de amniotomia será reservada para a gestante que apresentar um colo favorável, tendo um cuidado especial nos casos de fetos com apresentações altas, pelo risco de prolapso do cordão umbilical.
- As grávidas colonizadas pelo estreptococo do grupo B (EGB) deverão receber infusão de ocitocina o mais rápido possível após a

rotura das membranas, para que possa parir dentro das 24 horas após a amniorrexe.

AVALIAÇÃO ANTES DA INDUÇÃO DO TRABALHO DE PARTO

Uma *checklist* para segurança e ajuda na pré-indução foi divulgada pelo ACOG[18] e envolve aspectos maternos e fetais:

- Revisar o cálculo da idade gestacional.
- Determinar a apresentação fetal.
- Calcular o peso fetal estimado.
- Examinar o colo uterino para decidir se haverá necessidade de utilizar fármaco para o amadurecimento cervical.

INDUÇÃO DO TRABALHO DE PARTO BEM-SUCEDIDO

São várias as características materno-fetais preditoras de indução do trabalho de parto com possível êxito citadas na literatura internacional:

- Gestantes multíparas.
- Gestação de termo.
- Presença de RPMO.
- Gestante com baixo índice de massa corporal.
- Gestante com maior estatura.
- Gestante que já pariu concepto com peso inferior a 4.000 g.
- Gestantes que não apresentam comorbidades associadas com insuficiência placentária, destacando-se nesse caso a pré-eclâmpsia.

PREPARO DA PACIENTE PARA INDUÇÃO DO TRABALHO DE PARTO (ITP)

Os preparativos para o procedimento da ITP serão os mesmos utilizados nos casos de trabalho de parto espontâneo, levando em consideração as melhores opções de procedimentos técnicos, utilização de fármacos e demais ações existentes para realização do parto vaginal, com assistência segura e capaz de garantir o bem-estar do binômio materno-fetal e de seus familiares.

As condições do colo uterino no momento da ITP são avaliadas por meio do índice de Bishop, que é considerado um dos mais importantes fatores preditores de probabilidade para obtenção de êxito no processo da indução. São utilizadas cinco variáveis:

1. Altura da apresentação fetal.
2. Dilatação do colo uterino.
3. Esvaecimento ou apagamento cervical.
4. Consistência cervical.
5. Posição do colo (Tabela 1).

O índice de Bishop apresenta um escore numérico, cujo valor obtido será baseado na análise dos parâmetros contidos na Tabela 1, que são determinantes na probabilidade do parto ocorrer por via vaginal ou não. Esse número de corte é 6, portanto, um índice de Bishop inferior a 6 (considerado baixo) tem sido associado com maior probabilidade de cesárea, enquanto superior a 6 apresenta maior chance de parto vaginal.[19,20,21,22] No caso de índice de Bishop

TABELA 1 Índice de Bishop

Parâmetros avaliados	Pontos atribuídos			
	0	1	2	3
Altura da apresentação (De Lee)	-3	-2	-1	≤ 0
Dilatação (cm)	0	1-2	3-4	> 5
Apagamento (%)	0-30	40-50	60-70	> 80
Consistência	Firme	Médio	Amolecido	
Posição	Posterior	Intermediário	Central	

< 6, é necessário proceder com o amadurecimento farmacológico do colo uterino; por outro lado, no caso de índice de Bishop > 6 é autorizada a utilização de ocitocina. No caso de índice de Bishop > 8, entende-se que a chance de parto vaginal após a indução se torna semelhante àquela após o trabalho de parto espontâneo.

AMADURECIMENTO DO COLO UTERINO

O amadurecimento do colo uterino é necessário quando o mesmo é considerado desfavorável à indução e consiste na utilização de fármacos ou métodos mecânicos com a finalidade de amolecer, apagar e, portanto, facilitar a sua dilatação, aumentando assim a probabilidade do parto vaginal.[5,23]

Método mecânico

Consiste na introdução de um cateter de Foley (Figuras 1 e 2) por meio do orifício interno do colo uterino, onde enche-se o balão do cateter com cerca de 30-60 mililitros (mL) de água ou solução fisiológica a 0,9%. O balão exerce uma pressão sobre o orifício interno do colo, esticando o segmento inferior do útero e aumentando a liberação local de prostaglandinas. O cateter é deixado no local até que caia espontaneamente ou por um período de 24 h. As vantagens desse método são: ser simples, de baixo custo e evitar o aumento da atividade uterina. Existem algumas contraindicações para

esse método, que são: hemorragia anteparto, rotura das membranas ovulares e infecção do trato genital inferior.[5,23] Boulvain et al.[24] concluíram que o método mecânico resultou em menos taquissistolia e alteração do coração fetal, em comparação com o uso de prostaglandina e misoprostol; entretanto, sem diferença em relação à taxa de cesárea.

Método farmacológico: prostaglandinas

As prostaglandinas são ácidos graxos modificados que dissolvem a rede de colágeno presente no colo uterino, fazendo-a amolecer e apagar. Essas alterações facilitam a dilatação do colo quando se utiliza a ocitocina na indução do trabalho de parto.

Prostaglandina E2

A principal representante da prostaglandina E2 utilizada na maturação do colo uterino é a dinoprostone, que pode ser utilizada sob três formas farmacêuticas: gel de liberação controlada com 10 miligramas (mg) (Cervidil); gel para uso intravaginal de 1 mg e 2 mg (Prostin);

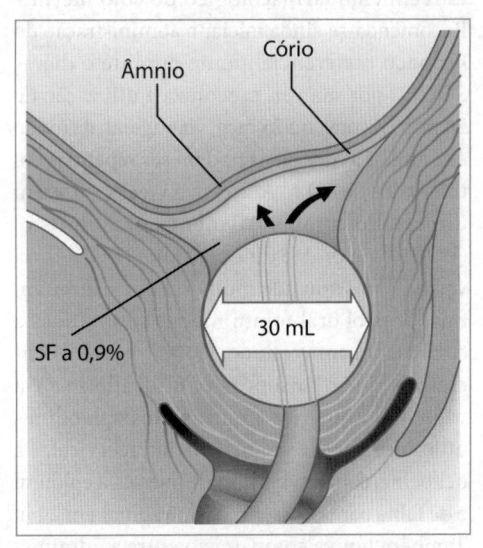

FIGURA 2   Balão do cateter de Foley inserido no colo uterino, após ser inflado com 30 mL de solução fisiológica (SF) a 0,9%.

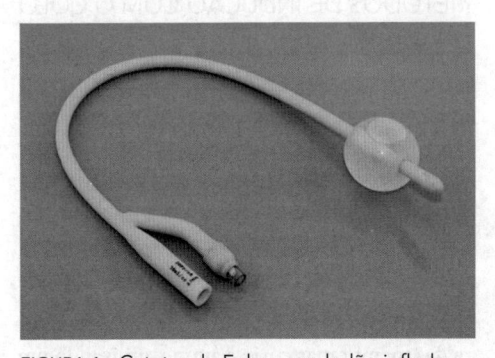

FIGURA 1   Cateter de Foley com balão inflado.

e o gel intracervical com 0,5 mg (Prepidil). No entanto, é importante enfatizar que essas formas farmacêuticas à base de dinoprostone não consta como fármaco registrado na Anvisa,[25] órgão controlador no Brasil, até o momento da publicação deste livro.

Prostaglandina E1

O principal representante dessa categoria é o misoprostol, pois é um análogo sintético da PGE1, que no Brasil tem o nome fantasia de Prostokos, sob a forma farmacêutica em comprimidos com 25 microgramas (mcg), 100 mcg e 200 mcg, sendo registrado na Anvisa[25] sob o número 115570044. A dose utilizada como agente para amadurecer o colo uterino varia de 25 a 50 mcg, via vaginal, de 6/6 h, até que o colo apresente um índice de Bishop ≥ 6, com um tempo de espera de até 24 h. Após 24 h, se o índice de Bishop não tiver atingido o escore ≥ 6, o caso deverá ser reavaliado, havendo a possibilidade de reiniciar um outro ciclo de mais 24 h. Convém salientar que após um total de 48 h de utilização do misoprostol, se não alcançada a meta de índice Bishop ≥ 6, o caso deverá ser considerado como falha na tentativa de amadurecimento farmacológico do colo uterino. Recomenda-se ainda iniciar a administração do fármaco preferencialmente durante o dia. A SOGC,[5] por sua vez, preconiza a utilização de 50 mcg, via oral, ou 25 mcg, via vaginal, de modo que ambas as dosagens podem ser repetidas em intervalos de 4/4 h. Alfirevic e Weeks[26] fizeram um estudo comparativo entre misoprostol (PGE1), via oral, e dinoprostone (PGE2), via vaginal, mostrou que mulheres que utilizaram misoprostol oral foram menos submetidas à cesárea. Em outro estudo, Hofmeyr et al.[27] concluíram que o misoprostol utilizado por via vaginal foi superior a outras prostaglandinas utilizadas por via vaginal, via intracervical, e à ocitocina, com menor taxa de anestesia epidural e de falha para ocorrer o parto vaginal em 24 h. Também houve comparação entre a administração de 100 mcg de misoprostol, via vaginal, com o método mecânico (sonda de Foley), e este

estudo mostrou que o misoprostol proporcionou menos indução do trabalho de parto em relação ao método mecânico, inclusive com significância estatística.[28] Após vários estudos que surgiram a partir de 1987, até aqueles dos dias atuais, envolvendo o uso de agentes para a ITP, a SOGC[5] divulgou as seguintes recomendações:

1. O misoprostol é mais eficaz do que a PGE2 para proporcionar o parto vaginal e, apesar de ser responsável por maior taquissistolia uterina, proporciona uma menor taxa de anestesia epidural.

2. Tanto a PGE1 como a PGE2 reduzem a taxa de cesárea diante de um colo desfavorável.

3. A administração das prostaglandinas por via oral e vaginal proporcionam resultados semelhantes em relação à redução na taxa de cesárea, mas a via oral necessita de mais ocitocina para estimulação, ao passo que o uso pela via vaginal proporcionará mais taquissistolia uterina.

4. A monitoração do bem-estar fetal se faz necessária antes da administração do misoprostol e durante 30 minutos (min) após, mas na presença de taquissistolia esse tempo deverá ser de 60 min.

5. O misoprostol não deverá ser utilizado nos casos de cesárea prévia devido ao elevado risco de rotura uterina.

6. O uso da ocitocina somente deverá ser iniciado com um período de tempo sempre superior a 4 h após a última dose do misoprostol.

MÉTODOS DE INDUÇÃO COM O COLO FAVORÁVEL

A amniotomia e o uso de ocitocina são os dois principais métodos para a ITP com o colo uterino favorável, ou seja, aquele colo que apresenta um índice de Bishop > 6.

Amniotomia

Consiste em realizar artificialmente a rotura das membranas cório e âmnio, utilizando um dispositivo denominado amniótomo. Este procedimento apenas será possível caso haja acesso às membranas, e caso o colo uterino seja favorável. As principais contraindicações para a amniotomia são: placenta prévia, vasa prévia e infecção genital ativa. Exceto para as grávidas colonizadas com o estreptococos do grupo B (EGB), a principal complicação da amniotomia inclui o prolapso de cordão e, principalmente, com o feto em apresentação anômala (córmica, pélvica) ou até mesmo em apresentação cefálica alta, isto é, não insinuada.[5]

Uso de ocitocina

A ocitocina natural é um hormônio produzido pela neurohipófise e liberado na circulação para desempenhar suas funções sobre o aparelho reprodutor feminino, sendo o útero e as glândulas mamárias os mais importantes locais de ação. No útero, ela produz contrações periódicas, de modo que a resposta do miométrio aumenta com a evolução da gestação, havendo um período de repouso em torno da 34ª semana de gravidez, e retornando com sensibilidade máxima conforme o início do trabalho de parto espontâneo.[29] Esse aumento de sensibilidade do miométrio é decorrente do aumento de receptores para a ocitocina.[30] A ativação dos receptores desencadeia eventos que elevam os níveis intracelulares de cálcio, promovendo as metrossístoles.[31] A ocitocina utilizada para a ITP é de natureza sintética e, quando indicada, deverá ser administrada 4 h após a administração da última dose do misoprostol, quando essa prostaglandina tiver indicação para o seu uso. Um aspecto importante no âmbito da utilização de medicamentos uterotônicos é a necessidade da monitoração contínua da atividade uterina e da frequência cardíaca fetal, o que ajuda a ajustar a dose aplicada. A administração do fármaco deverá ser via intravenosa, por meio de bomba de infusão (Figura 3), que permite o controle preciso da dose. A dose ótima de ocitocina para a ITP é controversa e não existe estudo comparando protocolos diferentes. A

dose inicial varia de 0,5-6,0 milhões de Unidades Internacionais (mUI)/min, enquanto a dose máxima varia de 16-64 mUI/min.[32] No Protocolo da Maternidade da Faculdade de Medicina da Universidade Federal de Alagoas (FAMED/UFAL),[33] a dose inicial infundida é de 4 mUI/min (24 mL/h), dose obtida diluindo 5 UI de ocitocina em 500 mL de solução glicosada a 5%, aumentando a velocidade de infusão de 1 mUI/min, a cada 30 min, até que o útero apresente um padrão contrátil característico do trabalho de parto. Este aumento implica em uma dose máxima de 32 mUI/min (192 mL/h), caso seja necessário.

INDUÇÃO DO TRABALHO DE PARTO EM CONDIÇÕES ESPECIAIS

A mulher grávida com ≥ 35 anos de idade tem aumentado na maioria dos países, chegando a um total de 17% de todas as gravidezes em um país desenvolvido.[34] Em razão da mulher com idade avançada para gestar ser considerada de maior risco para mortalidade perinatal quando comparadas às mulheres entre 20 e 24 anos,[34,35] inclusive mulheres com ≥ 40 anos serem consideradas, do ponto de vista biológico, pós termo com idade gestacional de 39 semanas, tem sido proposto considerar a indução do trabalho de parto nesses casos.[36] O medicamento utilizado com melhor resultado na indução do

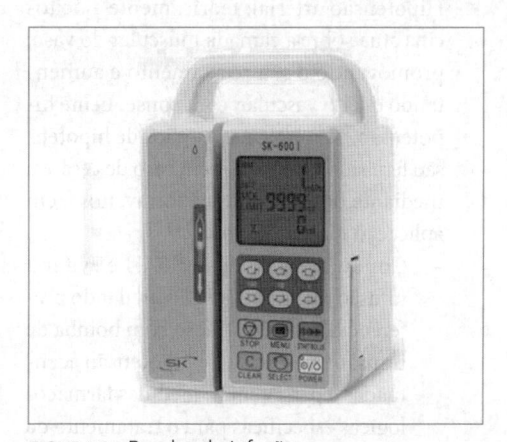

FIGURA 3   Bomba de infusão.

trabalho de parto entre essas mulheres associado a um colo uterino desfavorável (índice de Bishop < 6) tem sido as prostaglandinas, quando comparadas com a ocitocina.[37]

Efeitos indesejáveis da ocitocina

Como qualquer fármaco, a ocitocina poderá proporcionar efeitos não desejados às mulheres que são submetidas à indução do trabalho de parto. Os principais efeitos ominosos podem surgir de imediato, ou até mesmo em longo prazo. São eles:

- Taquissistolia: > 5 contrações uterinas, em 10 min, durante 30 min de observação, indicam que sua presença é frequente, com o concomitante aumento da dose (ação dose-dependente). A taxa de taquissistolia observada fica abaixo de 5% e ocorre mais frequentemente com o uso de prostaglandina para o amadurecimento do colo.[38]
  - Conduta: caso haja presença de taquissistolia durante a utilização de ocitocina, a dose deverá ser reduzida ou descontinuada até que a taquissistolia seja extinta. Este procedimento deverá ser tomado mesmo que o bem-estar fetal esteja preservado; caso haja alteração do bem-estar fetal, a conduta deverá seguir o protocolo do serviço.[39]
- Hipotensão arterial: teoricamente a ocitocina atua sobre a camada muscular do vaso, promovendo o seu relaxamento e aumentando o leito vascular, com consequente hipotensão. Na prática, episódios de hipotensão têm sido observados em caso de cesárea, mediante dose > 5 UI, via intravenosa, em aplicação rápida (in bolus).[40]
  - Conduta: evitar dose > 5 UI e evitar a infusão intravenosa in bolus, dando preferência à administração com bomba de infusão. Nos casos de hipotensão acentuadas e persistentes, medidas farmacológicas específicas para o tratamento da hipotensão deverão ser tomadas.

- Hiponatremia: a fórmula química estrutural da ocitocina é semelhante à da vasopressina (hormônio anti-diurético). Portanto, com a possibilidade de ocorrer a reação da ocitocina com os receptores de vasopressina, consequentemente, haverá retenção de água e eliminação de sódio, com o surgimento de sintomas de baixa de sódio como: cefaleia, náuseas, vômitos, anorexia, dor abdominal, letargia, convulsões e lesões neurológicas irreversíveis.
  - Conduta: nos casos de a paciente apresentar sintomas graves, deve-se proceder com restrição de água e administração de solução salina hipertônica.
- Rotura uterina: a rotura uterina é uma ocorrência rara, mas quando ocorre é algo mórbido para a mãe e o feto. Sua frequência fica em torno de 5,9 em 10.000 gravidezes.[41] A rotura pode ocorrer com ou sem a presença de cicatriz uterina e, como se sabe, é uma consequência da utilização de dose excessiva de agentes ocitócicos, principalmente nos casos de trabalho de parto obstruído.
  - Conduta: nos casos de indução do trabalho de parto, a melhor conduta na rotura uterina é a implementação de medidas preventivas para evitar os fatores de risco para tal ocorrência, como: ser rigoroso na indicação, observando os casos de mulheres com cicatrizes uterinas prévias; diagnosticar partos obstruídos, seja por desproporção feto-pélvica ou por apresentações anômalas; preferir administrar o fármaco com bomba de infusão e não ultrapassar a dose recomendada de 5 UI.
- Embolia do líquido amniótico: o uso de ocitócico utilizado na indução do trabalho de parto tem sido associado com embolia do líquido amniótico. Entretanto, não há estudos suficientes para mostrar com consistência a sua participação como efeito causal. Porreco et al.[42] mostraram um risco absoluto de 10,3 em 100 mil nascidos no grupo que recebeu indução por indicação médica,

contra 5,2 em 100 mil nascidos que não receberam indução.

– Conduta: tratar a embolia do líquido amniótico é parte de um conjunto de medidas precisas e urgentes que serão melhores implementadas em Unidades de Terapia Intensiva materna, visto que se trata de entidade grave que pode se associar ao distúrbio da coagulação sanguínea, necessitando de ações imediatas das quais, mesmo nessas unidades, os resultados são satisfatórios.

■ Risco de alterações do neurodesenvolvimento da criança: tem sido aventada a possibilidade da associação da indução do trabalho de parto com o desenvolvimento de autismo pela criança.[43] No entanto, um estudo com um melhor desenho metodológico não mostra essa associação.[44]

– Conduta: à luz dos estudos atuais, não há evidências de que a indução do trabalho de parto promova o autismo. Caso isso venha a se confirmar, a única conduta para evitar a doença é a prevenção (não utilização).

■ Risco de desenvolver parto pré-termo em gestação subsequente: a possibilidade da indução do trabalho de parto ser fator de risco para parto pré-termo em gestação subsequente não tem sido sustentada com provas cabais, sendo rechaçada por poucos estudos sobre o tema.[45,46]

– Conduta: a única conduta é a prevenção, evitando a indução do trabalho de parto, caso fosse evidente tal ocorrência.

■ Reação alérgica ao medicamento: a reação alérgica desenvolvida pela mulher à ocitocina por ocasião do trabalho de parto tem sido citada na literatura como um evento raro,[47,48] fato que não deve influenciar como um óbice para o seu uso na indução do trabalho de parto.

– Conduta: evitar que determinada paciente desenvolva alergia a determinado fármaco implica em saber o histórico da paciente em relação ao desenvolvimento de reações alérgicas pregressas a fármacos e, inclusive, ao próprio ocitócico. Mesmo assim, não haverá a certeza de que a paciente não desenvolverá essa reação, mesmo sendo rara a sua ocorrência. Uma vez instalada a reação alérgica ao fármaco, medidas gerais de suporte cardiorrespiratório e uso de fármacos antialérgicos serão tomadas, além da descontinuação do fármaco.

■ Hemorragia pós-parto: comparando a perda sanguínea pós-parto entre mulheres que tiveram seus trabalhos de partos induzidos com aquelas que iniciaram o trabalho de parto espontaneamente, não foi observada diferença significativa entre os dois grupos. Entretanto, as mulheres que tiveram o parto induzido apresentaram uma pequena redução na hemoglobina, durante o período pós-parto. Portanto, a indução do trabalho de parto não deve ser considerada um fator de risco para hemorragia pós-parto.[49]

– Conduta: neste caso específico, a conduta será expectante, sem tomar medidas terapêuticas específicas, principalmente pelo fato de não haver evidência de maior perda sanguínea pós-parto no grupo que foi submetido à indução do trabalho de parto.

Agradecimento

Agradecimento à Dra. Sandra Cristina Vieira Torres, Coordenadora da Maternidade do Hospital Universitário da FAMED da Universidade Federal de Alagoas.

REFERÊNCIAS BIBLIOGRÁFICAS

1. Cunningham FG, Leveno KJ, Bloom SL et al. Induction and augumentation of labor. In: Cunningham FG, Leveno KJ, Bloom SL, Dashe JS, Hoffman BL, Casey BM, et. al. (eds.). Williams Obstetrics. 25.ed. Nova York: McGrawHill Education, 2018.

2. Vogel JP, Osoti AO, Kelly AJ, Livio S, Norman JE, Alfirevic Z. Pharmacological and mechanical interventions for labour induction in outpatient settings Cochrane Database Syst Rev 2017; 9:CD007701.

3. Hedegaard M, Lidegaard O, Skovlund CW, Morch LS, Hedegaard M. Reduction in stillbirths at term after new birth induction paradigm: results of a national intervention. BMJ Open 2014; 4(8):005785.

4. AIHW. Australia's mothers and babies 2016 – in brief. Canberra: Australian Institute of Health and Welfare, 2018.

5. Dean L, Ane B, Lily Lee MSN et al. Induction of labour. J Obstet Gynaecol Can 2013; 35(9):840-57.

6. Coates D, Homer C, Wilson A et al. Induction of labour indications and timing: A systematic analysis of clinical guidelines. Women Birth 2020; 33(3):219-30.

7. Hadlock FP. Determinação ultrassonográfica da idade gestacional. In: Callen PW (ed.). Ultrassonografia em obstetrícia e ginecologia. Rio de Janeiro: Guanabara Koogan, 1996.

8. Ehrenthal DB, Hoffman MK, Jiang X, Ostrum G. Neonatal outcomes after implementation of guidelines limiting elective delivery before 39 weeks of gestation. Obstet Gynecol 2011; 118(5):1047-55.

9. Chen HY, Grobman WA, Blackwell SC, Chauhan SP. Neonatal and maternal adverse outcomes among low-risk parous women at 39-41 weeks of gestation. Obstet Gynecol 2019; 134(2):288-94.

10. Grobman WA. Costs of elective induction of labor. Clin Obstet Gynecol 2014; 57(92):363-68.

11. Mishanina E, Rogozinska E, Thatthi T et al. Use of labour induction and risk of cesarean delivery: a systematic review and meta-analysis. CMAJ 2014; 186(9):665-73.

12. Saccone G, Della Corte L, Maruotti GM et al. Induction of labor at full-term in pregnant women with uncomplicated singleton pregnancy: A systematic review and meta-analysis of randomized trials. Acta Obstet Gynecol Scand 2019; 98(8):958-66.

13. American College of Obstetricians and Gynecologists (ACOG). ACOG committee opinion n. 561: Non-medically indicated early-term deliveries. Obstet Gynecol 2013; 121(4):911-5.

14. Main E, Oshiro B, Chagolla B, Bingham D, Dang-Kilduff L, Kowalewski L. Elimination of Non-medically indicated (elective) deliveries before 39 weeks gestational age. 1.ed. [S.I.]: March of Dimes, 2010.

15. Clark SL, Miller DD, Belfort MA et al. Neonatal and maternal outcomes associated with elective term delivery. Am J Obstet Gynecol 2009; 200(2):P156.E1-4.

16. Parikh LI, Reddy UM, Männistö T et al. Neonatal outcomes in early term birth. Am J Obstet Gynecol 2014; 211(3):P265.E1-11.

17. Main EK. New perinatal quality measures from the National Quality Forum, the Joint Commission and the Leapfrog Group. Curr Opin Obstet Gynecol 2009; 21:532.

18. American College of Obstetricians and Gynecologists (ACOG). Patient Safety Checklist no. 5: scheduling induction of labor. Obstet Gynecol 2011; 118:1473.

19. Vrouenraets FP, Roumen FJ, Dehing CJ et al. Bishop score and risk of cesarean delivery after induction of labor in nulliparous women. Obstet Gynecol 2005; 105:690.

20. Bishop EH. Pelvic scoring for elective elective induction. Obstet Gynecol 1964; 24:266.

21. Kolkman DG, Verhoeven CJ, Brinkhorst SJ et al. The Bishop score as a predictor of labor induction success: a systematic review. Am J Perinatol 2013; 30:625.

22. Gibson KS, Waters TP. Measures of success: Prediction of successful labor induction. Semin Perinatol 2015; 39:475.

23. Grobman W. Cervical ripening and induction of labor in women with a prior cesaream delivery. Disponível em: https://www.uptodate.com/contents/cervical-ripening-and-induction-of-labor-in-women-with-a-prior-cesarean-delivery; acessado em: 27 de junho de 2020.

24. Boulvain M, Kelly AJ, Lohse C, Stan CM, Irion O. Mechanical methods for induction of labour. Cochrane Database of Systematic Reviews 2001; (4):CD001233.

25. Agência Nacional de Vigilância Sanitária (Anvisa). Consultas. Disponível em: https://consultas.anvisa.gov.br/#/; acessado em: 27 de junho de 2020.

26. Alfirevic Z, Weeks A. Oral misoprostol for induction of labour. Cochrane Database of Systematic Reviews 2006; (2):CD001338.

27. Hofmeyr GJ, Gülmczoglu AM, Pileggi C. Vaginal misoprostol for cervical ripening and induction of labour. Cochrane Database of Systematic Reviews 2010; (10):CD000941.

28. Afolabi BB, Oyeneyin OL, Ogedengbe OK. Intravaginal misoprostol versus Foley catheter for cervical ripening and induction of labor. Int J Gynaecol Obstet 2005; 89:263-7.

29. Calderyro-Barcia R, Sereno JA. The response of human uterus to oxytocin throughout pregnancy. In: Oxytocin, Calderyro-Barcia R, Heller H (eds). London: Pergamon Press, 1959.

30. Fuchs AR, Fuchs F, Husslein P, Soloff MS. Oxytocin receptors in the human uterus during pregnancy and parturition. Am J Obstet Gynecol 1984; 150(96):734-41.

31. Arrowsmith S, Wray S. Oxytocin: its mechanism of action and receptor signalling in the myometrium. J Neuroendocrinol 2014; 26(6):356-69.

32. Hayes EJ, Weinstein L. Improving patient safety and uniformity of care by a standardized regimen for the use of oxytocin. Am J Obstet Gynecol 2008; 198(6):P622.E1-7.

33. Faculdade de Medicina da Universidade Federal de Alagoas (FAMED/UFAL). Protocolo da Maternidade do Hospital Universitário. Uso de ocitocina para indução do trabalho de parto. 2019.

34. Fretts RC, Schmittdiel J, McLean FH, Usher RH, Goldman MB. Increased maternal age and the risk of fetal death. N Engl J Med 1995; 333(15):953-7.

35. Haavaldsen C, Sarfraz AA, Samuelsen SO et al. The impact of maternal age on fetal death: does length of gestation matter? Am J Obstet Gynecol 2010; 203(6):P554.E1-8.

36. Johnson JA, Tough S. Delayed child-bearing SOGC Committee Opinion n. 271. J Obstet Gynaecol Can 2012; 34:80-93.

37. Zeteroglu S, Sahin GH, Sahin HA. Induction of labor with misoprostol in pregnancies with advanced maternal age. Eur J Obstet Gynecol Rrprod Biol 2006; 129:140-4.

38. Chan WY. Uterine and placental prostaglandins and their modulation of oxytocin sensitivity and contractility in the parturient uterus. Biol Reprod 1983; 29(3):680-8.

39. Catanzarite V, Cousins L, Dowling D, Daneshmand S. Oxytocin-associated rupture of an unscarred uterus in a primigravida. Obstet Gynecol 2006; 108(3-PT 2):723-5.

40. Butwick AJ, Coleman L, Cohen SE et al. Minimum effective bolus dose of oxytocin during elective Caesarean delivery. Br J Anaesth 2010; 104(3):338-43.

41. Lydon-Rochelle MT, Cárdenas V, Nelson JC et al. Induction of labor in the absence of standard medical indications. Med Care 2007; 45(6):505-12.

42. Porreco RP, Clark SL, Belfort MA et al. The changing specter of uterine rupture. Am J Obstet Gynecol 2009; 200(3):P269.E1-4.

43. Pant D, Vohra VK, Pandey SS, Sood J. Pulseless electrical activity during caesarean delivery under spinal anaesthesia: a case report of severe anaphylactic reaction to Syntocinon. Int J Obstet Anesth 2009; 18(1):85-8.

44. Oberg AS, D'Onofrio BM, Rickert ME et al. Association of labor induction with offspring risk of autism spectrum disorders. JAMA Pediatr 2016; 170(9):E160965.

45. Kramer MS, Rouleau J, Baskett TF et al. Amniotic-fluid embolism and medical induction of labour: a retrospective, population-based cohort study. Lancet 2006; 368:(9454):1444-8.

46. Levine LD, Bogner HR, Hirshberg A et al. Term induction of labor and subsequent preterm birth. Am J Obstet Gynecol 2014; 210(4):P354.E1-8.

47. Sciscione A, Larkin M, O'Shea A et al. Preinduction cervical ripening with the Foley catheter and the risk of subsequent preterm birth. Am J Obstet Gynecol 2004; 190(3):751-4.

48. Kjaer BN, Krøigaard M, Garvey LH. Oxytocin use during caesarean sections in Denmark: are we getting the dose right? Acta Anaesthesiol Scand 2016; 60(1):18-25.

49. Brun R, Spoerri E, Schäffer L. Induction of labor and postpartum blood loss. BMC Pregnancy Childbirth 2019; 19:265.

CAPÍTULO 106

Hipertensão arterial crônica e gravidez

Nelson Sass
Renato José Bauer
Henri Augusto Korkes

INTRODUÇÃO

As síndromes hipertensivas na gestação são, juntamente com as síndromes hemorrágicas e infecciosas, as grandes responsáveis pela maioria dos óbitos maternos no mundo.[1] Alguns fatores que mantêm elevada a taxa de mortalidade por hipertensão são: falta de identificação de grupos de risco, carência de prevenção adequada, dificuldade em manter um seguimento pré-natal diferenciado, demora em realizar o diagnóstico de complicações, demora na conduta de interrupção da gestação e carência no seguimento puerperal das doentes de risco. Estima-se que a hipertensão arterial crônica (HAC) complique cerca de 6-8% das gestações,[2] podendo ser agravada pela pré-eclâmpsia (PE) sobreposta em 13-40% dos casos.[3,4]

Em 2017, a classificação de HAC em adultos foi atualizada.[5] Essa mudança foi proposta após a realização de estudos que demostraram aumento do risco cardiovascular em pacientes com pressão arterial (PA) > 129/79 mmHg, de modo que os níveis considerados para o diagnóstico de hipertensão foram diminuídos, como ilustrados na Tabela 1.

A princípio, em razão da singularidade em que se encontram as mulheres no período gestacional, não houve recomendação para mudança na definição de HAC na gravidez, mantendo-se pressão arterial sistólica (PAS) ≥ 140 mmHg, ou pressão arterial diastólica (PAD) > 90 mmHg, ou ambas, em dois momentos distintos, precedente à gestação ou manifestada antes da 20ª semana de gestação, persistindo após a 12ª semana de pós-parto.[3,4]

O diagnóstico da hipertensão deve seguir técnicas para aferição correta da PA, incluindo manguitos adequados ou tabelas de correções.[6,7] Deve ser realizada com a paciente sentada, com

TABELA 1   Classificação de pressão arterial em adultos

Categoria	Pressão sistólica		Pressão diastólica
Normal	< 120 mmHg	e	< 80 mmHg
Aumentada	120-129 mmHg	e	< 80 mmHg
Hipertensão			
Estágio 1	130-139 mmHg	ou	80-89 mmHg
Estágio 2	≥ 140 mmHg	ou	≥ 90 mmHg

Fonte: adaptada de Whelton et al.[5]

as costas apoiadas, aplicando-se o aparelho no membro superior direito e mantendo-se este elevado na altura do coração. A posição em decúbito lateral esquerdo (DLE) é utilizada para o repouso da paciente, mas para a aferição é preferível que ela esteja sentada.[6] Deve-se considerar a PAD pelo 5º ruído de Korotkoff, correspondente ao desaparecimento da bulha. Recomendações nacionais e internacionais determinam que manguitos com 12-13 cm de largura são ideais para braços com circunferência de 30 cm. De maneira ideal, seria recomendável a utilização de manguitos adequados para circunferências diversas,[8] porém, nem sempre isso é possível. Para tanto, devem-se utilizar tabelas de correção como a de Maxwell,[7] que se baseia na medida da circunferência braquial (Tabela 2). Atualmente, a utilização de aparelhos eletrônicos facilitou sobremaneira o seguimento destas pacientes no que diz respeito à medida residencial da pressão arterial (MRPA), sendo um aliado para a avaliação do controle pressórico.[9]

A HAC é classificada em essencial/primária ou secundária. Em 90% dos casos será primária e, em apenas 10%, secundária a outras doenças,10 entre elas: feocromocitoma, coarctação da aorta, doenças do colágeno (p. ex., lúpus e esclerodermia) e doenças renais (p. ex., estenose de artéria renal, glomerulonefrite, nefrite lúpica e diabética). Também pode estar relacionada a endocrinopatias, como diabetes, tireotoxicose, doença de Cushing e hiperaldosteronismo primário.[10] A hipertensão arterial secundária deve ser suspeitada em mulheres com PA de difícil controle, necessidade de múltiplos hipotensores, jovens ou pacientes com alterações laboratoriais e clínicas presentes, como hipocalemia e sopro abdominal, além da presença de danos em órgãos-alvos, como cérebro, rins, coração e vasos periféricos. A hipertensão secundária apresenta um risco particularmente elevado de resultados adversos na gravidez.[11]

A HAC na gestação pode ser classificada em: leve a moderada (PAS de 140-159 mmHg e PAD

TABELA 2 Fatores de correção da pressão arterial sistólica (PAS) e diastólica (PAD), segundo o diâmetro do braço para manguitos de 13 cm

Circunferência do braço (cm)	Correção da PAS (mmHg)	Correção da PAD (mmHg)
20	+11	+7
22	+9	+6
24	+7	+4
26	+5	+3
28	+3	+2
30	0	0
32	-2	-1
34	-4	-3
36	-6	-4
38	-8	-6
40	-10	-7
42	-12	-9
44	-14	-10
46	-16	-11
48	-18	-13
50	-21	-14

Fonte: modificada de Maxwell et al.[7]

de 90-109 mmHg) ou grave (PAS ≥ 160 mmHg e PAD ≥ 110 mmHg).[3] Outro critério classificatório bastante utilizado, baseia-se no valor da PAD, e pode ser dividido em: HAC leve (PAD de 90-99 mmHg), HAC moderada (PAD de 100-109 mmHg) e HAC grave (PAD ≥ 110 mmHg).[8]

Entre as complicações maternas associadas à HAC, destacam-se: PE sobreposta, síndrome HELLP, maior incidência de cesariana, edema pulmonar, encefalopatia hipertensiva, cardiopatia, hemorragia cerebral e insuficiência renal. Entre as complicações fetais, destacam-se: restrição de crescimento fetal (RCF), descolamento prematuro da placenta e morte perinatal.

ASPECTOS PRÉ-NATAIS

A paciente com HAC, idealmente, deve planejar sua gestação de modo a engravidar com um bom controle pressórico, bem como realizar avaliações que auxiliem na caracterização do grau de comprometimento de órgãos-alvo, principalmente aquelas com mais de 10 anos de doença. Desde a primeira consulta, o obstetra deve orientar sobre os diversos aspectos preventivos, exames subsidiários, hábitos alimentares, exercícios físicos e suspensão e/ou adequação de medicações em uso, além da introdução de novos hipotensores, se necessário.

CONSULTAS PRÉ-NATAIS

Deve-se ter atenção especial ao ganho de peso, à altura uterina, ao edema e à aferição correta da PA, uma vez que tais medidas podem levar a suspeição de complicações neste grupo de pacientes. Pacientes hipertensas devem ter sua rotina de consultas individualizadas. Casos de HAC leve, sem outras complicações, podem ser acompanhados com retornos mensais até a 28ª semanas de gravidez, quinzenais entre a 28ª e a 34ª semanas, e semanais após a 34ª semana de gestação. Caso necessite de aumento da dose anti-hipertensiva ou quadros suspeitos de PE sobreposta, as pacientes devem retornar no máximo em 1 semana.[8,10] Pacientes que apresentam suspeita de PE, níveis pressóricos > 160/110 mmHg ou iminência de eclâmpsia, devem sempre ser encaminhadas a um serviço terciário e, caso esteja indicado o uso do sulfato de magnésio, recomenda-se seu início ainda no local de atendimento primário, para posterior encaminhamento.

EXAMES PRÉ-NATAIS

Em relação aos exames de rotina, as pacientes com HAC apresentam algumas peculiaridades. Além dos exames habitualmente solicitados no pré-natal, torna-se importante uma avaliação inicial da função renal ainda no primeiro trimestre. Esta informação será útil durante o todo o seguimento, bem como no diagnóstico diferencial de possível associação de PE sobreposta que possa ocorrer. Outros exames como: fundo de olho, eletrocardiograma, ecocardiograma, radiografia de tórax, ultrassonografia renal, entre outros, devem ser reservados para casos isolados e solicitados de forma individualizada nestas gestantes. Ressalta-se que não há nenhuma razão médica aceitável para a solicitação de exames laboratoriais para o diagnóstico de PE antes da 20ª semana de gravidez. Tais procedimentos, além de não ter nenhum cabimento diante das definições diagnósticas clássicas, onera os serviços de saúde desnecessariamente.

ULTRASSONOGRAFIA

Exames de ultrassonografia (USG) devem ser racionalizados, tendo os seguintes objetivos: certificar a idade gestacional, identificar precocemente anomalias do desenvolvimento e observar o desenvolvimento fetal, considerando que a hipertensão arterial crônica, principalmente formas graves, podem afetar a circulação placentária e o desenvolvimento fetal. A primeira avaliação deve ser programada de forma ideal de 11-14 semanas de gravidez, momento em que a acurácia do método permite certificar a idade gestacional e avaliar a morfologia fetal.

Após a 24ª semana, o agendamento de USG deverá ser individualizado, na proporção da gravidade da hipertensão arterial e dos antecedentes obstétricos. Estima-se que o risco de RCF em gestantes com HAC pode chegar a 40% e a detecção precoce poderia diminuir o risco de morte fetal em 20%.[12,13] Para casos suspeitos de RCF, tanto por USG (peso abaixo do percentil 10) quanto pelo exame físico (altura uterina abaixo do esperado para a idade gestacional), a avaliação da qualidade da circulação da artéria umbilical e cerebral por meio do Doppler permitem identificar a adaptação fetal perante as dificuldades circulatórias da placenta e consequente comprometimento progressivo da vitalidade fetal.[10] O uso do Doppler, nestes fetos suspeitos de RCF, pode reduzir a mortalidade perinatal em cerca de 30%.[14] Nos casos de comprometimento intenso, todos os métodos de avaliação das condições fetais devem ser acionados, como o perfil biofísico fetal e o Doppler das artérias uterinas, cerebral média e ducto venoso, apoiando assim o momento mais oportuno para a antecipação do parto.

PREVENÇÃO DA PRÉ-ECLÂMPSIA

Mulheres portadoras de HAC são consideradas de risco para a sobreposição de PE. As melhores evidências disponíveis apoiam duas intervenções recomendadas para a redução de riscos para o desenvolvimento da PE:[15,16] o ácido acetilsalicílico – AAS, 100-150 miligramas (mg)/dia – e dieta ou suplementação que garanta a ingestão de cálcio – Ca, 1,5-2,0 gramas (g)/dia.

O AAS deve ser administrado durante a noite, em torno da 12ª semana de gravidez, não devendo retardar seu início para depois da 16ª semana.[8] Sua suspensão após a 36ª semana parece uma conduta racional, pois permite a renovação de plaquetas com plena capacidade funcional para as demandas do parto.

Quanto ao Ca, os ensaios que avaliaram a redução do risco de PE em gestantes tratadas com Ca, encontraram resultados relevantes em mulheres que apresentavam carência deste elemento.[16] Tendo em vista a baixa ingestão deste micronutriente na população brasileira,[18] em gestantes de alto risco para PE, sugere-se a su-

plementação rotineira de Ca, desde o início da gestação até o parto.[8]

Além da presença de HAC, outros fatores de risco devem ser considerados: gestante com > 40 anos de idade, nuliparidade, antecedente familiar de PE (mãe, irmã), história prévia de PE, diabetes *mellitus* pré existente (principalmente com vasculopatia), gemelaridade, obesidade, síndrome do anticorpo antifosfolípide (SAF) e doença renal crônica.[3,8]

DIAGNÓSTICO DA PRÉ-ECLÂMPSIA SOBREPOSTA

A possibilidade da sobreposição de PE nestas pacientes deve sempre ser considerada ao longo da assistência pré-natal, a partir de 20 semanas de gestação, e deve fazer parte do raciocínio clínico do pré-natalista. As pacientes que apresentarem elevações nos níveis tensionais, ganho de peso acima de 1 quilo (kg) por semana, edema nas mãos e na face ou outros sintomas, como cefaleia persistente, após 20 semanas, deverão realizar exames para descartar a PE,[8] cabendo aos serviços assistenciais criarem fluxogramas para pacientes com suspeita clínica de PE (Figuras 1 e 2).

Classicamente, define-se PE por hipertensão após 20 semanas de gravidez associada à proteinúria, sendo considerados positivos valores > 300 mg em urina de 24 horas (h), > 0,3 em relação a proteinúria/creatinúria – unidades devem estar em mg/ decilitro (dL) –, ou 1 cruz na avaliação qualitativa de proteína em amostra de urina isolada (*dipstick*).[20]

No entanto, em razão do comportamento heterogêneo desta síndrome, atualmente admite-se seu diagnóstico mesmo na ausência de proteinúria. Deve-se atentar para a chamada "pré-eclâmpsia não proteinúrica".[3,19] O diagnóstico de PE deve ser confirmado, mesmo na ausência de proteinúria, se a paciente apresentar hipertensão após 20 semanas, associada a um dos seguintes critérios: plaquetopenia – < 100.000/milímetros cúbicos (mm³) –, elevação de transaminases – TGO > 70 unidades (U)/

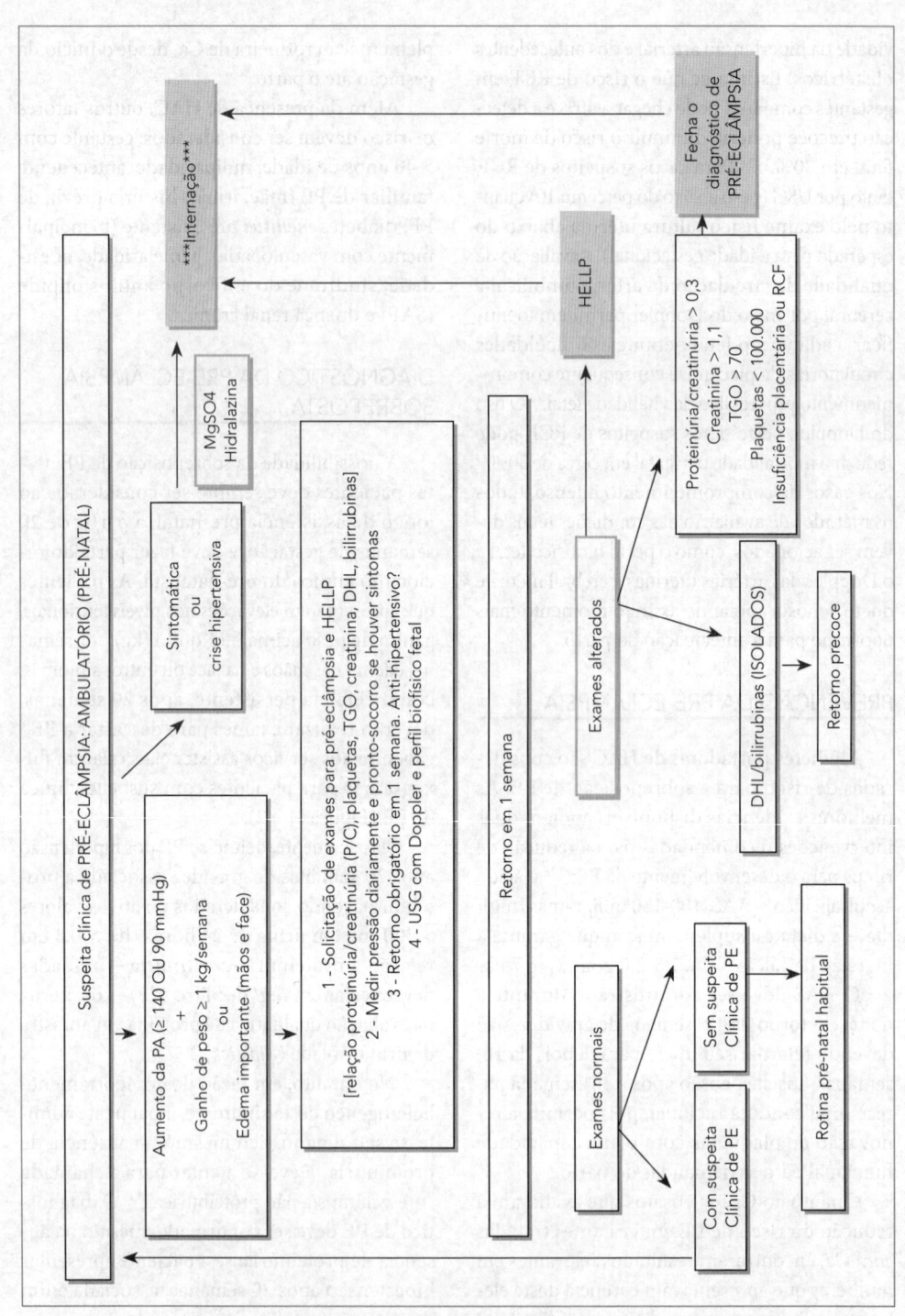

FIGURA 1 Sugestão de fluxograma de assistência às pacientes com suspeita clínica de PE no pré-natal. Unidades utilizadas: plaquetas (< 100.000/mm³), transaminases (TGO > 70 U/L), elevação de creatinina (> 1,1 mg/dL), relação proteinúria/creatinúria (> 0,3 mg/dL). MgSO4: sulfato de magnésio.

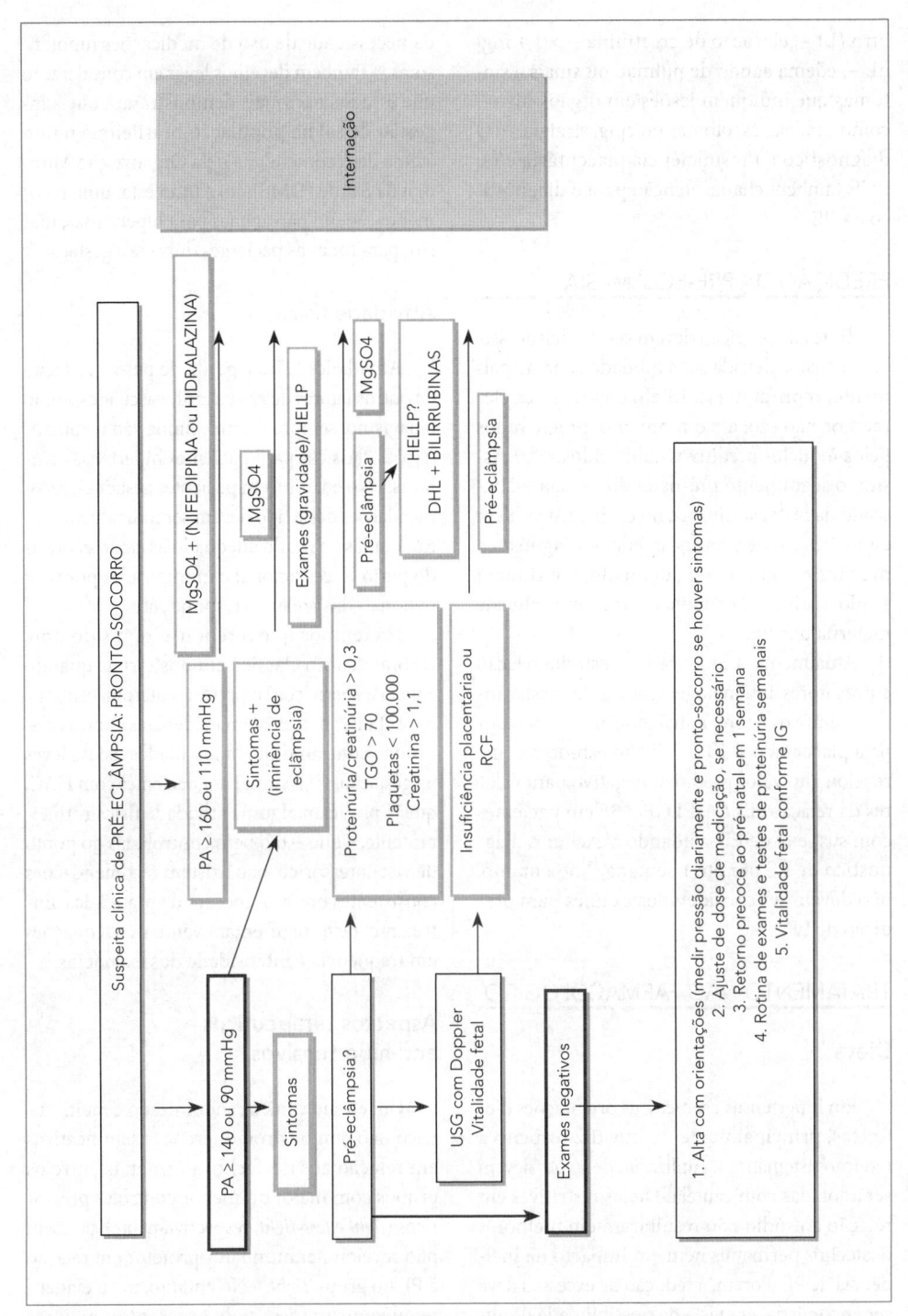

FIGURA 2 Sugestão de fluxograma de assistência às pacientes com suspeita clínica de PE no pronto-socorro. Unidades utilizadas: plaquetas (< 100.000/mm³), transaminases (TGO > 70 U/L), elevação de creatinina (> 1,1 mg/dL), relação proteinúria/creatinúria (> 0,3 mg/dL). MgSO4: sulfato de magnésio.

litro (L) –, elevação de creatinina – > 1,1 mg/dL –, edema agudo de pulmão ou sinais e sintomas que indiquem lesões em órgãos-alvo – como cefaleia, escotomas ou epigastralgia.[3,20] O diagnóstico da insuficiência placentária e/ou RCF, também chama atenção para o diagnóstico da PE.[20]

PREDIÇÃO DA PRÉ-ECLÂMPSIA

Testes de predição devem ser de fácil acesso, baixo custo, elevada sensibilidade e, principalmente, reprodutíveis. Infelizmente, estes elementos não são, até o momento, preenchidos pelos modelos preditivos conhecidos.[20,21,22] Assim, o seguimento pré-natal diferenciado, baseado na história clínica e no exame físico, além da realização de prevenção eficaz, diagnóstico precoce e seguimento adequado, continuam sendo a principal conduta contra a mortalidade materna por PE.

Atualmente, admite-se uma estreita relação entre fatores antiangiogênicos e a PE, destacando-se entre os fatores antiangiogênicos liberados pela placenta, o sFLT-1.[23,24] Um estudo recente revelou alto valor preditivo negativo para valores da relação sFLT-1/PLGF < 38 em pacientes com suspeita de PE, ajudando a excluir o diagnóstico de PE por até 1 semana,[25] no entanto, não devem ser considerados exames para predição de PE.

TRATAMENTO NÃO FARMACOLÓGICO

Dieta

Em hipertensas crônicas, as orientações dietéticas, principalmente no que diz respeito à redução sistemática na utilização de sódio, devem ser adotadas com cautela. Dietas restritivas em relação ao sódio não resultaram em melhores desfechos perinatais nem em impacto na incidência de PE. Porém, a redução de excessos deve ser encorajada, em vista da possibilidade de auxiliarem no bom controle pressórico e na redução da necessidade de uso de medicações hipotensoras.[26] Também devemos levar em consideração que estudos nacionais demonstraram que a ingestão de sal na população brasileira é muito acima da recomendada pela Organização Mundial da Saúde (OMS), tornando esta, uma recomendação útil não apenas para hipertensas, mas sim para todas as pacientes durante a gestação.[18]

Atividade física

Atividades físicas, perda de peso e redução de outros fatores de risco cardiovasculares, como tabagismo, sempre foram e ainda são recomendações clássicas para pacientes hipertensas crônicas.5 No entanto, em pacientes gestantes, recomendações deste tipo devem ser individualizadas e adotadas de modo adequado às características do período gestacional e monitoradas por profissionais das áreas correspondentes.

Há tempos que o repouso tem sido uma recomendação clássica em obstetrícia quando a meta é aperfeiçoar a perfusão uteroplacentária. No entanto, não existem evidências clínicas claras que contraindiquem atividades físicas leves na gestação.[28,29] Assim, para pacientes com HAC, que já praticam alguma atividade física rotineiramente, e que estão bem controladas do ponto de vista pressórico, não existem recomendações consistentes que as impeçam de praticá-las. Entretanto, deve-se orientar eventuais adequações em frequência e intensidade dos exercícios.[28]

Aspectos terapêuticos – anti-hipertensivos

Um ensaio clínico randomizado e multicêntrico não demonstrou diferenças significativas em relação aos desfechos perinatais entre os grupos com maior ou menor controles pressóricos (*tight* e *less-tight*, respectivamente), também não revelou nenhum fator protetor em relação à PE no grupo *tight*.[30] No entanto, ficou evidente que o grupo *less-tight* apresentou maiores taxas de hipertensão grave ao longo da gestação.

Com isso, concluiu-se que a decisão pela utilização ou não de hipotensores deve levar em consideração os níveis pressóricos das pacientes em cada momento da gestação. Em pacientes com HAC que apresentem níveis pressóricos normais, a utilização de fármacos hipotensores não traz benefícios para a paciente ou seu concepto.[30] Recomenda-se, atualmente, que a terapia medicamentosa deva ser iniciada mediante valores de PA persistentemente > 140 ou 90 mmHg.[8,20] Casos excepcionais de pacientes com múltiplos fatores de riscos associados, como cardiopatias, diabetes *mellitus* ou lesões renais graves, poderão se beneficiar de níveis pressóricos mais baixos, sendo, nestes casos, necessária a prescrição, a despeito dos níveis pressóricos.

Existe consenso na literatura mundial sobre o uso de fármacos hipotensores em pacientes com hipertensão arterial grave, caracterizada por níveis pressóricos ≥ 160 ou 110 mmHg.[19,30,31] Níveis pressóricos desta magnitude são considerados crise hipertensiva e justificam a intervenção medicamentosa. Mesmo em gestantes assintomáticas, com estes níveis pressóricos, a assistência deverá contemplar a utilização do anti-hipertensivo de ação rápida, sendo precedida pelo sulfato de magnésio. A utilização do sulfato de magnésio na crise hipertensiva assintomática é uma recomendação mais recente, e visa reduzir desfechos adversos nestas pacientes.[3]

Tipos de anti-hipertensivos

As Tabelas 3 e 4 apresentam os anti-hipertensivos recomendados atualmente para uso na gestação, devendo as escolhas basearem-se no grau de experiência e familiaridade apresentado por aqueles que os prescrevem.[20]

A alfametildopa é um inibidor adrenérgico de ação central, com larga experiência clínica em obstetrícia. Efeitos adversos ou anomalias fetais relevantes não foram relatados, sendo este medicamento a primeira escolha no Brasil e em vários outros países. Recomenda-se doses de 750-2.000 mg/dia, divididas em 3 a 4 ingestões.[20]

Os diuréticos tiazídicos são fármacos utilizados na gestação e atualmente são considera-

dos uma alternativa, exceto no período de lactação.[31] Por ser uma medicação de uso comum na prática clínica de clínicos gerais e cardiologistas, pacientes hipertensas crônicas que já utilizam estas drogas e engravidam podem ser encorajadas a mantê-las.[8,31] Entretanto, o uso de diuréticos em gestantes hipertensas crônicas deve ser interrompido se houver redução do volume de líquido amniótico (oligoâmnio) ou superposição de pré-eclâmpsia, uma vez que esta, por si só, determina a contração do volume circulatório.[20] Exceções podem ser feitas nos casos de edema agudo de pulmão ou diante de comprometimento funcional renal, situações em que o diurético de escolha é a furosemida.[20]

Com relação aos betabloqueadores, existe uma tendência preocupante de RCF.[32] Porém, em revisão sistemática recente, esta tendência não foi comprovada.[31] Tais eventos não têm sido registrados com a utilização do metoprolol, pindolol e oxprenolol, embora a experiência clínica documentada em ensaios randomizados seja escassa. Desta forma, até que novos ensaios clínicos sejam publicados para comprovar a segurança no uso dos betabloqueadores, estes são mantidos como medicamentos de segunda ou terceira opção para hipertensão, durante a gestação. Salienta-se que a utilização desta classe de medicamento na gestação é verificada com certa frequência em outras situações clínicas, e seu uso não deve ser desencorajado quando existir uma recomendação precisa. Como exemplo, pode-se citar a prescrição do propranolol na profilaxia de migrânea na gestação[33] e no tratamento da crise tireotóxica,[34] ou ainda do metoprolol em cardiopatias maternas.[32]

A hidralazina é uma medicação vasodilatadora capaz de relaxar a parede muscular arterial de uma forma direta. Seu uso parenteral é bastante difundido na prática clínica, principalmente em situações de urgência e emergência hipertensivas. No entanto, quando utilizada via oral, apresenta-se como um hipotensor com pouca expressão clínica. Um estudo recente associou o uso da hidralazina por via oral à com-

TABELA 3   Anti-hipertensivos para uso na gestação

Classe do agente	Agente	Posologia
Simpatolíticos de ação central, alfa-2-agonistas	Metildopa Comprimidos de 250 e 500 mg	750-2.000 mg/dia 2-4 x/dia
	Clonidina Comprimidos de 0,1 e 0,2 mg	0,2-0,6 mg/dia 2-3 x/dia
Bloqueadores de canais de cálcio	Nifedipino retard Comprimidos de 10 e 20 mg	20-120 mg/dia 1-3 x/dia
	Anlodipino Comprimidos de 2,5, 5 e 10 mg	5-20 mg/dia 1-2 x/dia
Vasodilatador periférico*	Hidralazina Drágeas de 25 e 50 mg	50-150 mg/dia
Betabloqueadores*	Metoprolol Comprimidos de 25, 50 e 100 mg	100-200 mg/dia 1-2 x/dia
	Carvedilol Comprimidos de 6,25 e 12,5 mg	12,5-50 mg/dia 1-2 x/dia Recomenda-se iniciar com 12,5 mg/dia por 2 dias e a partir de então aumentar a dose

*Recomenda-se estas medicações como terceiro fármaco, associado a medicamentos para controle pressórico, ou no caso de impossibilidade de uso dos medicamentos de primeira escolha. Os betabloqueadores de maior experiência clínica são o labetalol e o pindolol. Entretanto, o primeiro não está liberado para uso no Brasil e o segundo foi recentemente retirado do mercado.
Fonte: adaptada de Peraçoli et al.[20]

TABELA 4   Anti-hipertensivos mais utilizados no puerpério

Droga	Dose	Comentários
Alfametildopa 250 mg/500 mg	750-2.000 mg/dia VO 8/8 h ou 6/6 h	Inibidor adrenérgico de ação central: considerada droga inicial para tratamento de gestantes com hipertensão arterial crônica ou gestacional
Captopril 25 mg/50 mg	50-150 mg/dia VO 8/8 h ou 12/12 h	Inibidor da enzima de conversar da angiotensina (IECA): uma das primeiras opções de medicações no puerpério; seu uso é contraindicado na gestação
Nifedipina 10 mg/20 mg 30 mg/60 mg	30-60 mg/dia VO 1 x/dia, 8/8 h ou 12/12 h	Bloqueador de canal de cálcio: uso seguro na gestação e lactação
Nifedipina retard 10 mg/20 mg	20-60 mg/dia VO 12/12 h	Bloqueador de canal de cálcio: uso seguro na gestação e lactação
Amlodipina 2,5 mg/10 mg	2,5-10 mg/dia VO 1 ou 2 x/dia	Bloqueador de canal de cálcio: uso seguro na gestação e lactação
Losartana 50 mg	50 mg/dia VO 1 x/dia	Bloqueadores do receptor de angiotensina II: seu uso é compatível com a lactação, porém, devido a suas características farmacocinéticas, não deve ser a primeira escolha medicamentosa

Abreviaturas: VO, via oral.
Fonte: adaptada de Korkes et al.[8]

plicações fetais como RCF, parto prematuro e baixo peso ao nascimento.[35]

Em recente publicação,[36] baseada em estudos bem controlados,[37,38] a nifedipina foi recomendada como medicação hipotensora de primeira linha, principalmente em casos de crise hipertensiva.[36] Alguns autores preconizam a utilização da anlodipina ou da nifedipina apenas como fármacos auxiliares, em situações nas quais se faz necessária a prescrição de um segundo medicamento.[10] Não há evidencias para contraindicar o uso concomitante de nifedipina e sulfato de magnésio em situações de emergência hipertensiva ou iminência de eclâmpsia.[39]

Fármacos que interferem na ação da angiotensina, como os inibidores da enzima de conversão da angiotensina e os bloqueadores do receptor de angiotensina II, não devem, de forma alguma, serem utilizados na gestação, não havendo, porém, restrições ao seu uso durante a lactação.[6,40]

HIPERTENSÃO ARTERIAL NO PUERPÉRIO

O puerpério é um período de vigilância, no qual ocorrem complicações fatais como: edema agudo de pulmão, insuficiência cardíaca, disfunção renal, além de crises hipertensivas e eclâmpsia puerperal.[41] Deve-se estar sempre atento às possíveis causas iatrogênicas que podem estar elevando os níveis pressóricos neste período, como a utilização de medicações anti-inflamatórias para dor ou agentes ergotamínicos, usados frequentemente para hemorragia pós-parto por atonia uterina.

Para condições nas quais é indicada a inibição da lactação, o método de escolha deve ser o enfaixamento mamário, em vista dos riscos de eventos agudos associados ao uso de bromocriptina e cabergolina. Estas, além de elevarem os níveis pressóricos, podem facilitar o desenvolvimento de eventos cardiocirculatórios, como hemorragia intracerebral e infarto agudo do miocárdio.[42]

Não existe consenso sobre qual o melhor hipotensor no puerpério. Medicamentos seguros no período puerperal e na amamentação incluem: nifedipina; anlodipina; captopril; enalapril; losartana; propranolol; entre outros.43 As medicações mais utilizadas no puerpério, bem como suas apresentações e posologias, encontram-se na Tabela 4.

CRISE HIPERTENSIVA

Caracteriza-se por níveis pressóricos elevados (PAS $\geq$ 160 mmHg ou PAD $\geq$ 110 mmHg) capazes de causar lesões permanentes no sistema nervoso central, sequelas e até morte.[27] Divide-se em urgência ou emergência, esta última apresentando obrigatoriamente a presença de sintomatologia.[6,36] Pacientes em crise hipertensiva necessitam de intervenção imediata. O objetivo do tratamento medicamentoso não é a normalização dos níveis pressóricos, mas a redução da PA, visando preservar os mecanismos de autocontrole e evitando danos permanentes no parênquima cerebral.

Medicações consideradas de primeira linha para crise hipertensiva são: hidralazina, nifedipina e labetalol (não disponível no Brasil).[36] A hidralazina intravenosa (IV) apresenta-se como o fármaco mais difundido na prática clínica brasileira. Embora menos utilizada para este fim, a nifedipina via oral (VO) é considerada segura e muito eficaz, sendo considerada também um medicamento de primeira linha no tratamento da crise hipertensiva.[36] Embora não seja um fármaco de primeira linha nestas situações, o nitroprussiato de sódio passa a ser a primeira opção em casos de emergência hipertensiva associada a edema agudo de pulmão (EAP) ou insuficiência cardíaca congestiva (ICC).[6,36,44] As medicações mais utilizadas na crise hipertensiva, bem como suas apresentações e posologias, encontram-se nas Tabelas 5 e 6.

ASSISTÊNCIA OBSTÉTRICA

A via de parto deve seguir princípios obstétricos, não constituindo a HAC, condição determinante para indicação sistemática de cesa-

TABELA 5 Agentes recomendados para o tratamento da crise hipertensiva em gestantes

Agente	Dose inicial	Repetir, se necessário	Dose máxima
Hidralazina Ampola de 20 mg/mL	5 mg, VI	5 mg, a cada 20 min	45 mg

A ampola de hidralazina contém 1 mL, na concentração de 20 mg/mL; diluir uma ampola (1 mL) em 19 mL de água destilada, assim, obtém-se a concentração de 1 mg/mL.

Nifedipino Comprimido de 10 mg	10 mg, VO	10 mg, a cada 20-30 min, VO	30 mg
Nitroprussiato de sódio Ampola 50 mg/2 mL	0,5-10 mcg/kg/min Infusão intravenosa contínua		

A ampola de nitroprussiato de sódio contém 2 mL, na concentração de 50 mg/2 mL; diluir uma ampola (2 mL) em 248 mL de soro glicosado 5%, assim, obtém-se a concentração de 200 mcg/mL.

Abreviaturas: VI, via intravenosa; VO, via oral; min, minutos; mL, mililitros; mcg, microgramas.
Fonte: adaptada de Peçaroli et al.[20]

TABELA 6 Esquema de infusão recomendada para o nitroprussiato de sódio

Dose desejada (mcg/kg/min)		0,5	1,0	2,0	3,0	4,0	5,0	
Peso da paciente	50 kg	7,5	15,0	30,0	60,0	90,0	120,0	Velocidade de infusão (mL/h)
	60 kg	9,0	18,0	36,0	72,0	108,0	144,0	
	70 kg	10,0	21,0	42,0	84,0	126,0	168,0	
	80 kg	12,0	24,0	48,0	96,0	144,0	192,0	
	90 kg	14,0	27,0	54,0	108,0	162,0	216,0	
	100 kg	15,0	30,0	60,0	120,0	180,0	240,0	

Do ponto de vista prático, recomenda-se iniciar com a dose mínima e aumentar 1 mL/h, a cada 10 minutos. A dose máxima necessária, quando necessária, não deve ser utilizada por mais do que 10 minutos, devendo-se reduzi-la então pela metade. O nitroprussiato deixa de agir 3 minutos após a interrupção da infusão.

Fonte: adaptada de Peçaroli et al.[20]

riana.[45] A Figura 3 traz uma sugestão assistencial, em relação às idades para interrupção da gestação. Deve ser dada atenção especial à utilização de ocitocina, uma vez que volumes acentuados podem expandir os seus efeitos antidiuréticos, o que representa potencial de complicações em mulheres com anormalidades cardiovasculares e renais. Deve ser reconhecida a interação entre os medicamentos indutores e os utilizados para o controle clínico. O uso de sulfato de magnésio não deve ser considerado um elemento limitante para o investimento na via vaginal.[46]

Por fim, todas as pacientes com HAC devem receber orientações sobre planejamento familiar. Os métodos contraceptivos de longa duração devem ser incentivados neste grupo de pacientes de risco, como, por exemplo, o DIU de cobre, disponível nos serviços públicos. Salienta-se a recomendação pela OMS da possível inserção deste dispositivo no momento do parto ou nas primeiras 48 horas pós-parto, ainda na maternidade.[47]

CONSIDERAÇÕES FINAIS

- Gestantes com HAC devem receber seguimento pré-natal individualizado, sendo imprescindível a prescrição de AAS e Ca, além de orientações claras sobre sinais e sintomas de alerta de PE sobreposta.
- O diagnóstico da PE sobreposta sempre deve fazer parte do raciocínio clínico do pré-natalista assistente. Este deve estar atento para

Hipertensão arterial crônica (HAC)
Fluxograma de atendimento

PA 140/90 mmHg
(confirmada/técnica adequada)

Estado hipertensivo prévio à gravidez ou anterior a 20ª semana; não desaparece
após o parto; sem proteinúria significativa nem piora de níveis já existentes
e sem sinais/sintomas de pré-eclâmpsia

Classificação da HAC segundo pressão arterial diastólica (PAD) - Individualizar segundo lesões
em órgãos-alvo e vitalidade fetal - Vide exames complementares, subsídios clínicos e critérios de
internação a seguir

HAC leve	HAC moderada	HAC grave
PAD ≥ 90 mmHg	PAD ≥ 100 mmHg	PAD ≥ 110 mmHg
PAD < 100 mmHg	PAD < 110 mmHg	

Parto com 40-41 semanas	Parto com 38 semanas	Parto com 37 semanas

Subsídios para avaliação clínica:
É de etiologia secundária? Considerar internação se necessitar de avaliação complementar
É uma urgência/emergência hipertensiva?
Há lesões em órgãos-alvo que demandem conduta imediata?

Avaliações complementares

- Suspeita de PE sobreposta (TGO/creatinina/plaquetas)
- Suspeita de HELLP (TGO-TGP/plaquetas/DHL/bilirrubinas totais)
- HAC de longa data (raio X do tórax/ecocardiograma/ECG)
- Se creatinina ≥ 1,2 mg/dL ou suspeita de injúria renal: (sódio/potássio/ureia/ácido úrico/clearence de creatinina/USG de rins e vias urinárias/proteinúria de 24 h)
- Perfil biofísico fetal/CTB/USG obstétrica/Doppler velocimetria

Critérios de internação

- PAD ≥ 110 mmHg
- Diagnóstico de PE sobreposta
- Crise hipertensiva
- HAC 2ª descompensada
- Controle inadequado da PA
- Necessidade de terceira droga
- Vitalidade fetal comprometida

FIGURA 3 Modelo de fluxograma assistencial, sugestões de condutas seguindo parâmetros como idade gestacional e expressão clínica da HAC.
Fonte: adaptada de Korkes et al.[8]

solicitação dos exames necessários e para realizar o diagnóstico precoce.

- O puerpério é um período de vigilância, deve-se estar atento para diagnosticar as complicações e tomar cuidado com prescrições iatrogênicas.
- A decisão pela introdução de fármacos em pacientes com altos níveis pressóricos é tão importante quanto a decisão pela redução ou até a suspensão dos mesmos, em pacientes que se apresentem normotensas ou hipotensas.
- Diante da opção de se associarem três ou mais substâncias, torna-se necessária a internação da paciente, a fim de possibilitar o acompanhamento judicioso das condições maternas e fetais, com antecipação eletiva do parto quando preciso.
- A via de parto para pacientes com HAC deve respeitar os preceitos da boa prática obstétrica, não sendo de forma isolada indicação de cesariana.
- É preciso que as gestantes de alto risco, incluindo as com HAC, sejam esclarecidas sobre o planejamento familiar. Métodos eficazes de contracepção, incluindo os métodos de longa duração e os irreversíveis, como a laqueadura tubária, sejam garantidos para aquelas que assim desejarem.

REFERÊNCIAS BIBLIOGRÁFICAS

1. Say L, Chou D, Gemmill A, Tuncalp O, Moller A-B, Daniels J et al. Global causes of maternal death: a WHO systematic analysis. Lancet Glob Heal 2014; 2:E323-33.
2. Valdiviezo C, Garovic VD, Ouyang P. Preeclampsia and hypertensive disease in pregnancy: their contributions to cardiovascular risk. Clin Cardiol 2012; 35:160-5.
3. American College of Obstetricians and Gynecologists (ACOG). Practice Bulletin n. 202: Gestational hypertension and preeclampsia. Obstet Gynecol 2019; 133(1):E1-25.
4. Report of the National High Blood Pressure Education Program Working Group on high blood pressure in pregnancy. Am J Obstet Gynecol 2000; 183(1):S1-22.
5. Flack JM, Calhoun D, Schiffrin EL. The New ACC/AHA hypertension guidelines for the prevention, detection, evaluation, and management of high blood pressure in adults. Am J Hypertens 2018; 31:133-5.
6. Malachias M, Souza W, Plavnik F, Rodrigues C, Brandão A, Neves M et al. 7a diretriz brasileira de hipertensão arterial. Disponível em: http://publica-coes.cardiol.br/2014/diretrizes/2016/05_HIPER-TENSAO_ARTERIAL.pdf; acessado em: 30 de junho de 2020.
7. Maxwell MH, Waks AU, Schroth PC, Karam M, Dornfeld LP. Error in blood-pressure measurement due to incorrect cuff size in obese patients. Lancet 1982; 2:33-6.
8. HA, Sousa FL, Cunha Filho EV, Sass N. Hipertensão arterial crônica e gravidez. São Paulo: Federação Brasileira das Associações de Ginecologia e Obstetrícia (Febrasgo); 2018. (Protocolo Febrasgo – Obstetrícia, n. 40, Comissão Nacional Especializada em Hipertensão na Gestação).
9. Pavan MV, Saura GE, Korkes HA, Nascimento KM, Madeira Neto ND, Davila R et al. Similarity between blood pressure values assessed by auscultatory method with mercury sphygmomanometer and automated oscillometric digital device. J Bras Nefrol 2012; 34:43-9.
10. Yoshizaki CT, Baptista FS, Osmundo Junior G de S et al. Hipertensão arterial sistêmica. In: Zugaib M, Francisco RPV (orgs.). Obstetrícia Zugaib. 3.ed. São Paulo: Editora Manole, 2016. p. 886-97.
11. Thorsteinsdottir B, Kane GC, Hogan MJ, Watson WJ, Grande JP, Garovic VD. Adverse outcomes of renovascular hypertension during pregnancy. Nat Clin Pract Nephrol 2006; 2(11):651-6.
12. Roman A. Hypertensive disorders. In: Maternal-Fetal evidence based guidelines. 3.ed. Boca Raton: CRC Press Taylor & Francis Group, 2017. p. 1-23.
13. Imdad A, Yakoob MY, Siddiqui S, Bhutta ZA. Screening and triage of intrauterine growth restriction (IUGR) in general population and high risk pregnancies: a systematic review with a focus on reduction of IUGR related stillbirths. BMC Public Health 2011; 11(Suppl 3):S1.
14. Alfirevic Z, Stampalija T, Gyte GM. Fetal and umbilical Doppler ultrasound in normal pregnancy. Cochrane Database Syst Rev 2010; (8):CD 001450.
15. Rolnik DL, Wright D, Poon LC, O'Gorman N, Syngelaki A, de Paco Matallana C et al. Aspirin versus Placebo in pregnancies at high risk for preterm preeclampsia. N Engl J Med 2017; 377:613-22.
16. Hofmeyr GJ, Lawrie TA, Atallah AN, Duley L, Torloni MR. Calcium supplementation during pregnancy for preventing hypertensive disorders and related problems. Cochrane Database Syst Rev 2014; CD001059.

17. Milne F, Redman C, Walker J et. al. The pre-eclampsia community guideline (PRECOG): How to screen for and detect onset of pre-eclampsia in the community. BMJ 2005; 330:576-80.

18. Instituto Brasileiro de Geografia e Estatística, Coordenação de Trabalho e Rendimento (IBGE). Pesquisa de orçamentos familiares: 2008-2009. Análise do consumo alimentar pessoal no Brasil. Biblioteca do Ministério do Planejamento, Orçamento e Gestão. 2011. 150 p. Disponível em: http://biblioteca.ibge. gov.br/visualizacao/livros/liv50063.pdf; acessado em: 30 de junho de 2020.

19. Tranquilli AL, Dekker G, Magee L, Roberts J, Sibai BM, Steyn W et al. The classification, diagnosis and management of the hypertensive disorders of pregnancy: A revised statement from the ISSHP. Pregnancy Hypertens 2014; 4:97-104.

20. Peraçoli JC, Borges VT, Ramos JG, Cavalli RC, Costa SH, Oliveira LG et al. Pré-eclâmpsia/eclâmpsia. São Paulo: Federação Brasileira das Associações de Ginecologia e Obstetrícia (Febrasgo), 2018. (Protocolo Febrasgo – Obstetrícia, n. 8, Comissão Nacional Especializada em Hipertensão na Gestação).

21. Ukah UV, De Silva DA, Payne B, Magee LA, Hutcheon JA, Brown H et al. Prediction of adverse maternal outcomes from pre-eclampsia and other hypertensive disorders of pregnancy: A systematic review. Pregnancy Hypertens 2018; 11:115-23.

22. American College of Obstetricians and Gynecologists (ACOG). First-trimester risk assessment for early-onset preeclampsia. Committee Opinion n. 638. Obstet Gynecol 2015; 126:E25-7.

23. Maynard SE, Min JY, Merchan J, Lim KH, Li J, Mondal S et al. Excess placental soluble fms-like tyrosine kinase 1 (sFlt1) may contribute to endothelial dysfunction, hypertension, and proteinuria in preeclampsia. J Clin Invest. 2003; 111:649-58.

24. Levine RJ, Maynard SE, Qian C, Lim KH, England LJ, Yu KF et al. Circulating angiogenic factors and the risk of preeclampsia. N Engl J Med. 2004; 350:672-83.

25. Zeisler H, Llurba E, Chantraine F, Vatish M, Staff AC, Sennstrom M et al. Predictive value of the sFlt-1:PlGF ratio in women with suspected preeclampsia. N Engl J Med 2016; 374:13-22.

26. Duley L, Henderson-Smart D, Meher S. Altered dietary salt for preventing pre-eclampsia, and its complications. Cochrane Database Syst Rev 2005; CD005548.

27. Nobre F. VI Diretrizes Brasileiras de hipertensão. Arq Bras Cardiol 2010; 95:1-51.

28. Meher S, Abalos E, Carroli G, Meher S, Abalos E, Carroli G. Bed rest with or without hospitalisation for hypertension during pregnancy. Cochrane Database Syst Rev 2005; 4:CD003514 .

29. Martin CL, Brunner Huber LR. Physical activity and hypertensive complications during pregnancy: findings from 2004 to 2006 North Carolina Pregnancy Risk Assessment Monitoring System. Birth 2010; 37:202-10.

30. Magee LA, von Dadelszen P, Rey E, Ross S, Asztalos E, Murphy KE et al. Less-tight versus tight control of hypertension in pregnancy. N Engl J Med 2015; 372:407-17.

31. Abalos E, Duley L, Dw S, Abalos E, Duley L, Steyn DW. Antihypertensive drug therapy for mild to moderate hypertension during pregnancy. Cochrane Database Syst Rev 2018; 10 (10):CD002252.

32. Tanaka K, Tanaka H, Kamiya C, Katsuragi S, Sawada M, Tsuritani M et al. Beta-blockers and fetal growth restriction in pregnant women with cardiovascular disease. Circ J 2016; 80:2221-6.

33. Contag SA, Bushnell C. Contemporary management of migrainous disorders in pregnancy. Curr Opin Obstet Gynecol 2010; 22:437-45.

34. Alexander EK, Pearce EN, Brent GA, Brown RS, Chen H, Dosiou C et al. 2017 Guidelines of the American Thyroid Association for the Diagnosis and Management of Thyroid Disease During Pregnancy and the Postpartum. Thyroid 2017; 27:315-89.

35. Su C-Y, Lin H-C, Cheng H-C, Yen AM-F, Chen Y-H, Kao S. Pregnancy outcomes of anti-hypertensives for women with chronic hypertension: a population-based study. PLoS One 2013; 8:E53844.

36. Committee Opinion n. 623: Emergent therapy for acute-onset, severe hypertension during pregnancy and the postpartum period. Obstet Gynecol 2015; 125:521-5.

37. Shekhar S, Sharma C, Thakur S, Verma S. Oral nifedipine or intravenous labetalol for hypertensive emergency in pregnancy: a randomized controlled trial. Obstet Gynecol 2013; 122:1057-63.

38. Raheem IA, Saaid R, Omar SZ, Tan PC. Oral nifedipine versus intravenous labetalol for acute blood pressure control in hypertensive emergencies of pregnancy: a randomised trial. Br J Obstet Ginecol 2012; 119:78-85.

39. Magee LA, Miremadi S, Li J, Cheng C, Ensom MHH, Carleton B et al. Therapy with both magnesium sulfate and nifedipine does not increase the risk of serious magnesium-related maternal side effects in women with preeclampsia. Am J Obstet Gynecol 2005; 193:153-63.

40. Korkes H, Oliveira LG, Berlinck L, Borges AF, Sampaio Goes F, Watanabe S et al. Human fetal malformations associated with the use of angiotensin II receptor antagonist. Pregnancy Hypertens 2012; 2:314-5.

41. Kang E, Sugarman R, Ramadan H, Mueller A, Shahul S, Perdigao JL et al. Prevalence, risk factors and

associated complications of postpartum hypertension in rural Haiti. Pregnancy Hypertens 2017; 10:135-42.

42. AlSaad D, ElSalem S, Abdulrouf PV, Thomas B, Alsaad T, Ahmed A et al. A retrospective drug use evaluation of cabergoline for lactation inhibition at a tertiary care teaching hospital in Qatar. Ther Clin Risk Manag 2016; 12:155-60.

43. Ghuman N, Rheiner J, Tendler BE, White WB. Hypertension in the postpartum woman: clinical update for the hypertension specialist. J Clin Hypertens 2009; 11:726-33.

44. Sass N, Itamoto CH, Silva MP, Torloni MR, Atallah NA. Does sodium nitroprusside kill babies? A systematic review. Sao Paulo Med J 2007; 125(2):108-11.

45. David MLDC, Rahe PS, Campos VAP, Silva MLRB, Marques F, Dom Bosco KC et al. Comparative analysis of vaginal delivery among pregnant women with chronic arterial hypertension and normotensive pregnant women. Pregnancy Hypertens 2015; 5(1):74-5.

46. Witlin AG, Friedman SA, Sibai BM. The effect of magnesium sulfate therapy on duration of labor in women with mild preeclampsia at term: a randomized, double-blind, placebo-controlled trial. Am J Obstet Gynecol 1997; 176(3):623-7.

47. Cameron S. Postabortal and postpartum contraception. Best Pract Res Clin Obstet Gynaecol 2014; 28(6):871-80.

CAPÍTULO 107

Pré-eclâmpsia – Protocolo CNE de hipertensão arterial na gestação

Angélica Lemos Debs Diniz
Edson Viera da Cunha Filho
Francisco Lazaro Pereira de Souza
Henri Augusto Korkes
Ione Rodrigues Brum
José Carlos Peraçoli
José Geraldo Lopes Ramos
Leandro Gustavo de Oliveira
Maria Laura Costa do Nascimento
Mário Dias Corrêa Junior
Nelson Sass
Vera Therezinha Medeiros Borges
Ricardo de Carvalho Cavalli
Sérgio Hofmeister de Almeida Martins Costa

INTRODUÇÃO

A pré-eclâmpsia é uma doença multifatorial e multissistêmica, específica da gestação e diagnosticada pela manifestação de hipertensão arterial associada à proteinúria ou de hipertensão arterial associada à disfunção de órgão-alvo (trombocitopenia, disfunção hepática, insuficiência renal, edema pulmonar, iminência de eclâmpsia ou eclâmpsia), mesmo sem proteinúria, após a 20ª semana de gestação, em gestante previamentre normotensa.[1] O caráter multissistêmico da pré-eclâmpsia implica na possibilidade de evolução para situações de maior gravidade, como crise hipertensiva, eclâmpsia, acidente vascular cerebral hemorrágico, síndrome HELLP, insuficiência renal, edema agudo de pulmão e morte.[2] Eclâmpsia refere-se à ocorrência de crise convulsiva, tônico clônica generalizada ou coma, em gestante com pré-eclâmpsia.[3]

Uma revisão sistemática sobre dados disponibilizados entre 2002 e 2010 demonstrou incidência, variando de 1,2-4,2% para pré-eclâmpsia, e de 0,1-2,7% para eclâmpsia, sendo que as taxas mais elevadas foram identificadas em regiões de menor desenvolvimento socioeconômico.[4]

De acordo com a Organização Mundial da Saúde (OMS), os distúrbios hipertensivos da gestação constituem importantes causas de morbidade grave, incapacidade de longo prazo e mortalidade tanto materna como perinatal. Em todo o mundo, 10-15% das mortes maternas diretas estão associadas à pré-eclâmpsia/eclâmpsia. Porém, 99% dessas mortes ocorrem em países de baixa e média renda.[5] As morbidades graves associadas à pré-eclâmpsia e à eclâmpsia, que podem determinar a morte, incluem insuficiência renal, acidente vascular cerebral, insuficiência cardíaca, edema agudo de pulmão, coagulopatia e insuficiência hepática.[6] As complicações fetais e neonatais são decorrentes, principalmente, de insuficiência placentária e da frequente necessidade de antecipação prematura do parto, resultando em elevadas taxas de morbimortalidade perinatal.[7]

DIAGNÓSTICO

A classificação mais difundida estabelece a possibilidade de quatro formas de síndromes hipertensivas na gestação: hipertensão arterial crônica, hipertensão gestacional, pré-eclâmpsia e pré-eclâmpsia sobreposta por hipertensão arterial crônica.[1] Recentemente, a International Society for Hypertension in Pregnancy (ISSHP) admitiu a possibilidade da ocorrência também na gestação, assim como ocorre na clínica médica, da "hipertensão do jaleco branco".[8] Este quadro caracteriza-se pela presença de hipertensão arterial $\geq$ 140/90 mmHg durante as consultas pré-natais, porém < 135/85 mmHg em avaliações domiciliares. É importante salientar que, se realmente possível, essa forma de hipertensão deve ser considerada apenas quando presente na primeira metade da gestação e de forma alguma deve ser confundida com pré-eclâmpsia, quando presente após 20 semanas de gravidez. Ademais, considera-se que mesmo a "hipertensão do jaleco branco" associa-se com piores desfechos materno-fetais e consiste em fator de risco para pré-eclâmpsia.

Assim, indica-se para a prática clínica as quatro formas descritas a seguir:

1. Hipertensão arterial crônica: presença de hipertensão relatada pela gestante ou identificada antes de 20 semanas de gestação.
2. Pré-eclâmpsia: manifestação de hipertensão arterial identificada após 20 semanas de gestação, associada à proteinúria significativa. Ainda que essa associação tenha sido classicamente obrigatória, atualmente a presença de proteinúria não é mandatória para o diagnóstico de pré-eclâmpsia. Por isso, deve-se admitir o diagnóstico da doença se a manifestação de hipertensão após 20 semanas,

mesmo na ausência de proteinúria, estiver acompanhada de comprometimento sistêmico ou disfunção de órgãos-alvo (trombocitopenia, disfunção hepática, insuficiência renal, edema agudo de pulmão, iminência de eclâmpsia ou eclâmpsia). Além disso, a associação de hipertensão arterial com sinais de comprometimento placentário, como restrição de crescimento fetal e/ou alterações Doppler velocimétricas também deve chamar atenção para o diagnóstico de pré-eclâmpsia, mesmo na ausência de proteinúria.[8]

3. Pré-eclâmpsia sobreposta à hipertensão arterial crônica: esse diagnóstico deve ser estabelecido em algumas situações específicas: quando, após 20 semanas de gestação, ocorre o aparecimento ou piora da proteinúria já detectada na sua primeira metade (sugere-se atenção se o aumento for > 3 vezes o valor inicial); quando gestantes portadoras de hipertensão arterial crônica necessitam de associação de anti-hipertensivos ou incremento das doses terapêuticas iniciais; na ocorrência de disfunção de orgãos-alvo.
4. Hipertensão gestacional: refere-se à identificação de hipertensão arterial na segunda metade da gestação, em gestante previamente normotensa, porém, sem proteinúria ou manifestação de outros sinais/sintomas relacionados a pré-eclâmpsia. Esta forma de hipertensão deve desaparecer até 12 semanas após o parto. Se houver persistência dos níveis pressóricos elevados, deve ser reclassificada como hipertensão arterial crônica, que foi mascarada pelas alterações fisiológicas da primeira metade da gestação. Diante dos conceitos atuais sobre o diagnóstico de pré-eclâmpsia, mesmo na ausência de proteinúria, é preciso estar sempre atento à possibilidade de evolução desfavorável de casos inicialmente diagnosticados como hipertensão gestacional, pois até 25% dessas pacientes irão apresentar sinais e/ou sintomas relacionados à pré-eclâmpsia, alterando-se portanto o seu diagnóstico.

Ao classificar as formas de hipertensão arterial na gestação, é preciso definir alguns conceitos:[9]

- Hipertensão arterial: valor de pressão arterial ≥ 140 ou 90 mmHg, avaliada após um período de repouso, com a paciente em posição sentada e manguito apropriado, considerando-se como pressão sistólica o primeiro som de Korotkoff e como pressão diastólica o 5º som de Korotkoff, caracterizado pelo desaparecimento da bulha cardíaca. Nos casos de persistência das bulhas até o final da desinsuflação do manguito, deve-se considerar como pressão diastólica o abafamento da bulha. Na falta de manguito apropriado, recomenda-se a utilização da tabela de correção da pressão arterial de acordo com a circunferência do braço da paciente, que deve ser aferida na metade do braço da paciente (Anexo).
- Proteinúria significativa: classicamente, é identificada pela presença de pelo menos 300 mg em urina de 24 horas. Entretanto, há grande tendência a favor da substituição do exame de proteinúria de 24 horas pela relação proteína/creatinina urinárias, que apresenta sensibilidade suficiente para ser utilizada na identificação de proteinúria significativa, além de representar exame de execução mais fácil e de menor custo. Considera-se alterada a relação ≥ 0,3 – é importante lembrar que as unidades, tanto de proteinúria como de creatinina devem estar em miligramas (mg)/decilitro (dL). Na impossibilidade de se determinar a proteinúria pelos métodos anteriores, pode-se considerar a avaliação qualitativa de proteína em amostra de urina isolada (*dipstick*), considerando como positiva a presença de apenas uma cruz de proteína, identificação compatível com cerca de 30 mg/dL.[1]
- Pré-eclâmpsia com sinais e/ou sintomas de deterioração clínica: por muito tempo a paciente com pré-eclâmpsia foi classificada em leve ou grave, baseando-se na presença de manifestações clínicas e/ou laboratoriais que demonstrassem comprometimento significativo de órgãos-alvo. Recentemente, a estratificação em pré-eclâmpsia leve e grave passou a receber críticas, pois tal conceito poderia induzir ao erro na assistência aos casos leves, uma vez que todas as pacientes com pré-eclâmpsia podem, de maneira inesperada, evoluir com desfechos desfavoráveis. Por outro lado, ao fazer o diagnóstico de pré-eclâmpsia grave, podemos indicar a antecipação do parto de maneira inadvertida, e até mesmo, de maneira iatrogênica. Por isso, recomenda-se que as pacientes com pré-eclâmpsia sejam avaliadas, no momento do diagnóstico, quanto à presença ou não de sinais ou sintomas de comprometimento clínico e/ou laboratorial e sejam prontamente conduzidas de acordo com os mesmos, atentando-se sempre para a possibilidade de deterioração clínica progressiva. Os principais parâmetros clínicos e laboratoriais a serem tratados e monitorados são:

- Presença de crise hipertensiva: pressão arterial ≥ 160 ou 110 mmHg, confirmada no intervalo de 15 minutos (min), preferencialmente após período de repouso e com a paciente sentada.
- Sinais de iminência de eclâmpsia: neste caso, as pacientes apresentam nítido comprometimento do sistema nervoso, referindo cefaleia, fotofobia, fosfenas e escotomas. Perifericamente, apresentam hiperreflexia. Dá-se grande importância também para a presença de náuseas e vômitos, bem como dor epigástrica e/ou em hipocôndrio direito, sintomas estes relacionados com comprometimento hepático.
- Eclâmpsia: desenvolvimento de convulsões tônico-clônicas em pacientes com o diagnóstico de pré-eclâmpsia. É importante lembrar que em uma parcela dos casos, a eclâmpsia se apresenta como quadro inicial, principalmente em pacientes

cujo diagnóstico de pré-eclâmpsia não foi considerado apropriadamente.

- Síndrome HELLP: o termo HELLP deriva do inglês e refere-se à associação de intensa hemólise (*hemolysis*), comprometimento hepático (*elevated liver enzymes*) e consumo de plaquetas (*low platelets count*), em pacientes com pré-eclâmpsia. Essas alterações são definidas da seguinte forma: hemólise – presença de anemia (valor de hemoglobina < 11 mg/dL) e/ou esquizócitos e equinócitos em sangue periférico e/ou elevação dos níveis de desidrogenase lática (DHL) > 600 unidades internacionais (UI)/litro (L) e/ou bilirrubinas indiretas > 1,2 mg/dL –; comprometimento hepático determinado pela elevação dos valores de AST e ALT > 2x o seu valor de normalidade; plaquetopenia, definida por valores < 100.000/milímetros cúbicos (mm³).
- Oligúria: diurese < 500 mililitros (mL)/24 horas (h). A oligúria pode não se relacionar diretamente com o comprometimento da função renal, mas resultar de intenso extravasamento líquido para o terceiro espaço, identificado facilmente pela presença de edema intenso (anasarca).
- Insuficiência renal aguda: creatinina sérica ≥ 1,2 mg/dL.
- Dor torácica: neste caso, a paciente sinaliza, a partir de dor em região torácica, associada ou não à respiração, tanto o comprometimento endotelial pulmonar como da parte cardíaca. Salienta-se que essa queixa é frequentemente desvalorizada.
- Edema agudo de pulmão: como o próprio termo diz, relaciona-se ao intenso comprometimento endotelial pulmonar, associado ou não a insuficiência cardíaca e/ou hipertensão arterial grave. Porém, é mais frequente diante dessas associações.

É importante ressaltar que, em 2013, o American College of Obstetricians and Gynecologists (ACOG) retirou dos critérios de gravidade relacionados a pré-eclâmpsia os níveis de proteinúria (> 5 g/24 h).[1] Na percepção dos autores deste livro, a frequente utilização dos níveis de proteinúria como critério para antecipação do parto colocaram essa avaliação como controversa. Por isso, recomenda-se que os níveis de proteinúria não sejam desvalorizados completamente, mas sim, vistos em consonância com a clínica materna e as provas de vitalidade fetal, principalmente quando > 10 g/24 h. No entanto, este parâmetro não deve ser utilizado como critério único para a antecipação do parto. Estas pacientes merecem acompanhamento em médio prazo, após a resolução da gestação, para se identificar a persistência de hipertensão arterial e/ou lesão renal.

PRÉ-ECLÂMPSIA PRECOCE OU TARDIA

Considerando a idade gestacional em que ocorre a manifestação clínica da pré-eclâmpsia, a doença pode ser classificada em precoce (< 34 semanas) ou tardia (≥ 34 semanas). Admite-se que essas duas formas de manifestação da doença diferem quanto a suas etiologias.[10,11] A pré-eclâmpsia de início precoce está geralmente associada a maior comprometimento do desenvolvimento placentário e da circulação uteroplacentária, com avaliação Doppler velocimétrica anormal das artérias uterinas, fetos com restrição de crescimento e piores desfechos maternos e perinatais.[12,13]

Por sua vez, a pré-eclâmpsia de início tardio frequentemente se associa a síndromes metabólicas, inflamação e comprometimento endotelial crônicos. Por isso, é comum na presença de obesidade e doenças crônicas. A avaliação do compartimento uteroplacentário muitas vezes apresenta-se dentro da normalidade ou pouco alterada. Acredita-se que desfechos maternos e perinatais são mais favoráveis, principalmente por ser uma manifestação próxima do termo, o que não significa, no entanto, que a doença deva ser seguida com menor cuidado.[14] Embora se admita que a incidência de pré-eclâmpsia precoce seja, de maneira geral, baixa, no Brasil ela representa até 40% dos casos de pré-eclâmpsia assistidos em centros terciários.

PREDIÇÃO DA PRÉ-ECLÂMPSIA

Entende-se por predição a identificação de riscos de desenvolver um problema. Esta previsão toma por base a suposição de que os fenômenos irão se repetir de forma constante. Sendo assim, há que se levar em conta que a predição da pré-eclâmpsia esbarra em várias questões, como o desconhecimento de sua etiologia, as lacunas em sua fisiopatologia, a diversidade de formas clínicas e a heterogeneidade entre as populações. Desse modo, deve-se concentrar naquilo que seja mais efetivo e tenha aplicabilidade clínica consistente para a realidade brasileira.[15]

Em todos os contextos, a história clínica não deve ser subestimada, pois fornece dados importantes e permanece como a forma efetiva de identificar gestantes com maior risco de desenvolver pré-eclâmpsia. Independentemente da quantificação do risco, a identificação destas condições deve servir para orientar a ampliação da vigilância pré-natal, tendo evidentemente a cautela de não criar ansiedade desnecessária nas pacientes. A Tabela 1 relaciona algumas das principais condições clínicas associadas com o desenvolvimento de pré-eclâmpsia e demonstra o risco relativo que cada uma delas possui de contribuir para este desfecho.

É possível que a interpretação da magnitude dos riscos relativos associados a cada uma dessas condições clínicas seja diferente por parte de cada profissional, devendo ser esses riscos menos ou mais valorizados. Independentemente disso, baseando-se nos riscos expostos, é permitido dizer que todas as pacientes que apresentam pelo menos uma das características apresentadas na Tabela 1 devem receber as ações de prevenção, que serão apresentadas neste capítulo. Entretanto, recomenda-se, baseado nas orientações da OMS e da ISSHP, atenção especial para a adoção dos métodos de prevenção na presença das seguintes condições clínicas: antecedente de pré-eclâmpsia, hipertensão arterial crônica, obesidade (IMC > 30), diabetes *mellitus*, doenças renais, doenças autoimunes, síndrome do anticorpo antifosfolipídeo e gravidez múltipla.

Considerando a introdução de biomarcadores no contexto de predição da pré-eclâmpsia, não há evidências de que estes devam ser incorporados de forma rotineira, em vista das limitações na sensibilidade e dos custos de sua in-

TABELA 1 Fatores de risco relacionados à ocorrência de pré-eclâmpsia

Característica clínica	Risco relativo	
Hipertensão arterial crônica (PAD 80-89 mmHg na primeira consulta pré-natal)	1,38	1,01 – 1,87
Idade > 40 anos e primípara	1,69	1,23 – 2,29
Idade > 40 anos e multípara	1,96	1,34 – 2,87
IMC > 30 na primeira consulta pré-natal	2,12	1,56 – 2,88
História familiar de pré-eclâmpsia (mãe, avó, irmã)	2,90	1,70 – 4,93
Nuliparidade	2,91	1,28 – 6,61
Gestação múltipla	2,93	2,04 – 4,21
Diabetes *mellitus* preexistente	3,56	2,54 – 4,99
História pregressa de pré-eclâmpsia	7,19	5,85 – 8,83
Síndrome do anticorpo antifosfolipídeo	9,72	4,34 – 21,75

IMC: índice de massa corpórea.
Fonte: adaptada de Duckitt et al.[15]

corporação. Podem ser incluídos nesta premissa, o Doppler das artérias uterinas no primeiro e segundo trimestres de gestação e os seguintes marcadores sanguíneos: PAPP-A (*pregnancy-associated plasma protein A*), ADAM-12 (*disintegrin and metalloproteinase-12*), PP-13 (*placental protein-13*), ácido úrico, leptina, homocisteína, sFLT-1 (*soluble fms-like tyrosine kinase-1*) e PlGF (*placental growth factor*), além de marcadores urinários como a albuminúria e calciúria.

Considerando-se que a ocorrência de pré-eclâmpsia é baixa na população geral (2-5%), todos os testes preditivos não oferecem sensibilidade razoável. Portanto, a exemplo do ACOG e da OMS, a recomendação para a predição da pré-eclâmpsia é que a mesma se fundamente na história clínica da paciente.[1,7]

PREDIÇÃO DE DESFECHOS ADVERSOS NA PRÉ-ECLÂMPSIA

A conduta expectante em pacientes com pré-eclâmpsia está indicada sempre que há prematuridade fetal ou escassez de recursos para suporte materno e do recém-nascido no local de atendimento. Esta decisão permite a promoção da maturidade pulmonar fetal com o uso de corticoides e a remoção da gestante para centro mais qualificado. Porém, o tempo para que tudo seja concretizado, incluindo o transporte da paciente, pode adiar ações e favorecer o agravamento das condições clínicas, especialmente porque, algumas vezes, as decisões são baseadas em graus de subjetividade. Visando reduzir a incerteza nestas decisões, desenvolveu-se um modelo matemático com valor preditivo, para avaliar as chances de desfechos adversos em até 48 h a partir da admissão da paciente, o PIERS (*Preeclampsia Integrated and Estimated Risks*).[16] A "calculadora de risco" PIERS está disponível on-line (https://pre-empt.bcchr.ca/monitoring/fullpiers) e em aplicativos para celulares.

Os eventos adversos considerados no modelo PIERS são: eclâmpsia, coma, cegueira central, descolamento de retina, acidente vascular cerebral, descolamento prematuro da placenta, coagulopatia, disfunção hepática grave, hematoma hepático, edema pulmonar, infarto do miocárdio, insuficiência renal aguda e ascite. Considerando que estes eventos são ameaçadores à vida da gestante, incluir uma ferramenta que possa pautar as decisões clínicas de forma mais objetiva, pode ser fundamental em termos de proteção materna e fetal. A Figura 1 ilustra a calculadora e a maneira de utilização. A decisão será de acordo com o cenário de atendimento, mas imagina-se que transportar uma paciente com 1,5% de risco é totalmente diferente se o valor calculado for 26,5%, conforme o exemplo a seguir.

PREVENÇÃO DA PRÉ-ECLÂMPSIA

Inicialmente, serão relacionadas as intervenções que não reduzem o risco de pré-eclâmpsia e, portanto, não há razões para sua aplicação na prática clínica. Destaca-se aqui que não há razões para orientar repouso, restrição de sal na dieta, uso de antioxidantes (vitaminas C, E), vitamina D, ômega-3 ou de enoxaparina visando a prevenção da pré-eclâmpsia.

As intervenções recomendadas e que podem resultar em redução dos riscos de se desenvolver pré-eclâmpsia são: o uso de ácido acetilsalicílico (AAS) e a suplementação de cálcio.[17,18]

- AAS: recomendado na dose de 100-150 mg/dia para as pacientes identificadas de risco, de acordo com as indicações descritas anteriormente sobre a predição da pré-eclâmpsia. O AAS deve ser administrado o mais precocemente possível e durante a noite. Assim, deve-se iniciar em torno das 12 semanas e antes das 16 semanas, ainda que não exista nenhum risco associado, caso seja iniciado antes disso. Embora possa ser mantido até o final da gestação, sua suspensão após as 36 semanas de gravidez é uma conduta racional, pois permite a renovação de plaquetas com plena capacidade funcional para as demandas do parto.

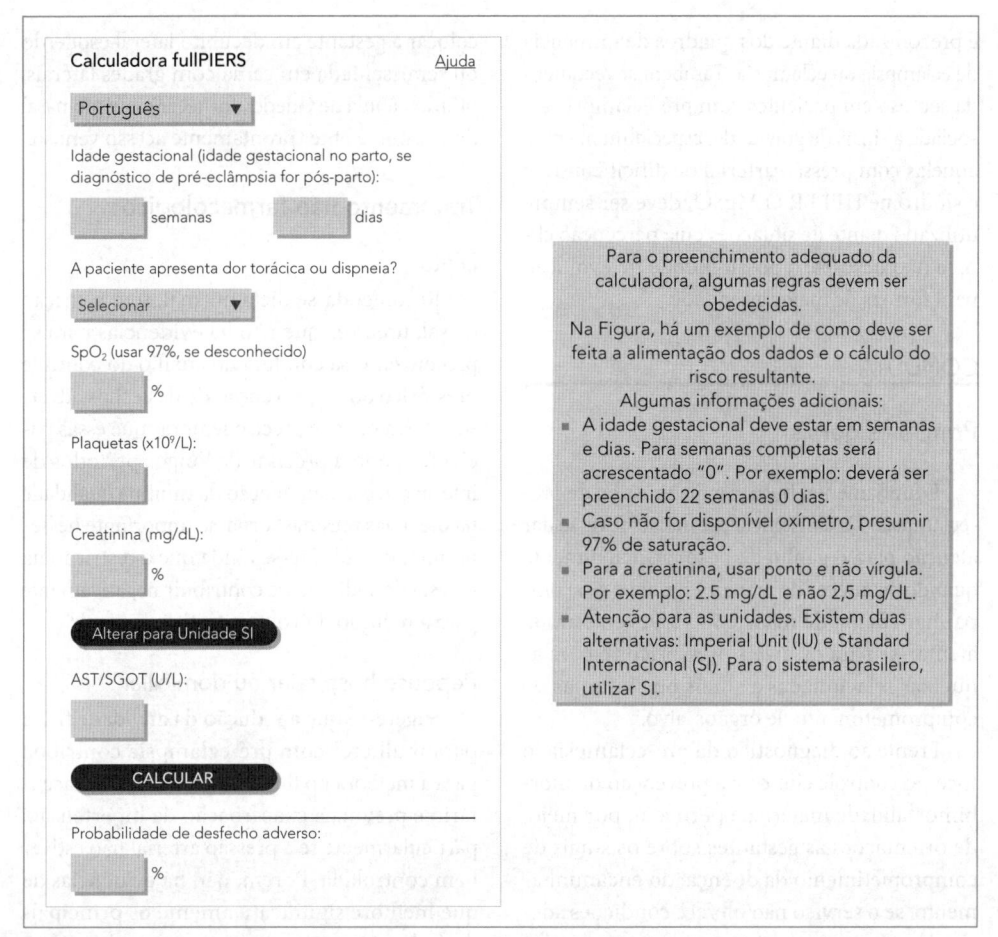

FIGURA 1   Calculadora fullPIERS com exemplo de situação clínica, dados laboratoriais e o cálculo resultante.
Fonte: https://pre-empt.bcchr.ca/monitoring/fullpiers.

- Suplementação de cálcio (Ca): uma revisão sistemática concluiu que, de forma geral, resulta em redução de 55% no risco de pré-eclâmpsia. Este efeito é ainda maior em mulheres com dieta pobre em Ca, resultando em redução de 74%. Em mulheres de risco elevado para pré-eclâmpsia, esta redução pode chegar a 78%. Desta forma, durante a gestação, todas as mulheres devem ser orientadas a ter uma dieta rica em Ca e, para aquelas com risco de pré-eclâmpsia e/ou dieta pobre em Ca, recomenda-se a suplementação de 1,0-2,0 g/dia.

Ainda em relação às ações de prevenção, as intervenções discutidas até aqui se referem ao cenário da assistência pré-natal. Porém, deve-se ressaltar que ações preventivas não se limitam em "evitar" que a pré-eclâmpsia ocorra, mas também em reduzir os riscos de evolução para formas mais graves. Assim, o sulfato de magnésio ($MgSO_4$) deve ser incluído nesta questão, pois reconhecidamente é a melhor alternativa para prevenção e tratamento da eclâmpsia. Esta medicação deve estar disponível em todos os serviços de assistência materno-fetal, mesmo naqueles de atenção primária. A utilização de $MgSO_4$

é preconizada diante dos quadros de iminência de eclâmpsia ou eclâmpsia. Também se recomenda seu uso em pacientes com pré-eclâmpsia associada a sinais de gravidade, especialmente para aquelas com pressão arterial de difícil controle e síndrome HELLP. O $MgSO_4$ deve ser sempre utilizado diante de situações cuja percepção clínica não descarte a possibilidade de evolução para formas de maior gravidade.

CONDUTA

Princípios gerais

É fundamental buscar o diagnóstico de pré-eclâmpsia. Na assistência pré-natal, deve-se dar atenção para o ganho de peso, principalmente quando acontecer de maneira rápida e se acompanhar edema de mãos e face. Deve-se ainda atentar-se para os níveis pressóricos e para as queixas relacionadas a sinais ou sintomas de comprometimento de órgãos-alvo.

Frente ao diagnóstico da pré-eclâmpsia, o foco do controle clínico é a prevenção da morbimortalidade materna e perinatal, por meio: de orientações às gestantes sobre os sinais de comprometimento da doença; do encaminhamento, se o serviço não oferece condições adequadas, para assistência em serviços terciários com assistência neonatal qualificada; do bom controle pressórico; da prevenção da eclâmpsia ou de sua recorrência; e da identificação precoce de alterações laboratoriais, principalmente aquelas relacionadas à síndrome HELLP. Acrescenta-se ainda a avaliação do bem-estar fetal. A combinação dessas ações deve possibilitar a condução dos casos, objetivando-se a realização do parto, única forma real de se evitar a progressão imediata da doença, com equilíbrio entre as repercussões materno-fetais e os impactos da prematuridade.

Na vigência de eclâmpsia, são considerados princípios básicos de conduta: evitar trauma por queda, manter a permeabilidade das vias aéreas, garantir suporte de oxigênio e prevenir a aspiração em casos de vômitos. Assim, preconiza-se colocar a gestante em decúbito lateral esquerdo ou semissentada em cama com grades laterais, utilizar cânula de Guedel, fornecer oxigênio nasal de 5 L/min e obter prontamente acesso venoso.

Tratamento não farmacológico

Dieta

Recomenda-se dieta normal, sem restrição de sal, uma vez que não há evidências para se preconizar essa conduta no auxílio do controle pressórico ou na prevenção de desfechos adversos. Além disso, é preciso lembrar que essas pacientes podem precisar de longos períodos de internação e a manutenção da mínima qualidade na dieta das mesmas torna-se importante nesses momentos. Admite-se ainda que a restrição na ingesta de sódio possa contribuir negativamente para a redução do volume tintravascular.[1,19]

Repouso hospitalar ou domiciliar

Sugere-se que a redução da atividade física para mulheres com pré-eclâmpsia contribua para a melhora no fluxo sanguíneo uteroplacentário e previna a exacerbação da hipertensão, particularmente se a pressão arterial não estiver bem controlada. Porém, não há evidências de que melhore significativamente os principais desfechos maternos e perinatais, sendo importante ressaltar que não há evidências para se recomendar o repouso absoluto das pacientes com pré-eclâmpsia.[20]

Acompanhamento laboratorial

O diagnóstico de pré-eclâmpsia necessita de acompanhamento com exames laboratoriais para identificar precocemente o comprometimento de órgãos-alvo e diagnosticar a síndrome HELLP ainda em seu estágio inicial (apenas alterações laboratoriais, sem sinais e sintomas clínicos). A frequência desse acompanhamento depende da evolução e da gravidade de cada caso, recomendando-se sua execução de maneira geral, uma vez por semana.

Deve-se solicitar hemograma (avaliar hematócrito e hemoglobina, bem como a contagem de plaquetas), DHL (desidrogenase lática), bilirrubinas totais ou haptoglobina (padrão-ouro de anemia microangiopática), creatinina e AST (aspartato aminotranferase). Ressalta-se que:

1. Não há necessidade de avaliações repetidas de proteinúria.
2. A dosagem de ureia não deve ser realizada se não houver nítido comprometimento renal ou suspeita de síndrome hemolítico-urêmica.
3. Para a avaliação do comprometimento hepático, apenas a dosagem de AST se mostra suficiente.
4. A dosagem de ácido úrico apresenta correlação com desfechos adversos, porém, se solicitada, não constitui marcador único para decisões clínicas.

Acompanhamento hospitalar ou ambulatorial

Ao considerar o grau de imprevisibilidade da pré-eclâmpsia, o acompanhamento hospitalar e amiúde seria plenamente justificado. Entretanto, é preciso também reconhecer que períodos longos de internação não são fáceis para pacientes e familiares, além de representarem sobrecarga quando se trata de leitos hospitalares. Assim, recomenda-se a internação logo que haja forte suspeita ou confirmação do diagnóstico de pré-eclâmpsia, para que se possa avaliar adequadamente as condições materno-fetais, introduzir/adequar as doses de anti-hipertensivos e orientar a paciente e seus familiares sobre o problema em questão, os riscos e os tipos de complicações.

Após um período inicial, que é variável para cada paciente, pode-se preconizar "licenças" hospitalares, de modo que a paciente possa intercalar períodos de internação (ou de avaliação hospitalar) com períodos em domicílio. Serviços bem estruturados, com ambulatório específico e, principalmente, aqueles com programas de hospital-dia, são perfeitos para esses casos. Por fim, a decisão pelo acompanhamento hospitalar ou ambulatorial dependerá das condições so-cioculturais das pacientes, sendo que diante da identificação de quaisquer problemas que possam comprometer a adequada vigilância dos casos, a internação torna-se imprescindível.

Tratamento farmacológico

Anti-hipertensivos

A decisão de se introduzir anti-hipertensivos deve considerar os riscos e benefícios para a mãe e o feto, tomando-se como fatores principais o valor da pressão arterial e a presença ou não de sinais e sintomas relacionados aos níveis pressóricos. É importante lembrar que, no geral, pacientes hipertensas crônicas têm maior tolerância a níveis elevados de pressão arterial sem apresentar quaisquer manifestações clínicas. Por outro lado, pacientes jovens, mesmo com níveis de pressão arterial considerados baixos, podem evoluir para quadros graves de eclâmpsia. Assim, ao se considerar a necessidade de tratamento medicamentoso, recomenda-se, inicialmente, a classificação da pressão arterial (PA) durante a gestação em:

- Hipertensão arterial leve: PA sistólica ≥ 140 e < 150 mmHg ou PA diastólica ≥ 90 e < 100 mmHg.
- Hipertensão arterial moderada: PA sistólica ≥ 150 e < 160 mmHg ou PA diastólica ≥ 100 e < 110 mmHg.
- Hipertensão arterial grave: PA sistólica ≥ 160 mmHg ou PA diastólica ≥ 110 mmHg.

Há consenso de que os casos de hipertensão arterial grave, também referidos como crise hipertensiva, devem ser sempre tratados com presteza e as pacientes devem ser internadas e/ou encaminhadas para centros de referência, a fim de se investigar comprometimentos de órgãos-alvo e as condições fetais.

No que se refere ao uso de anti-hipertensivos nas situações de níveis de hipertensão não graves, a maior preocupação é a redução excessiva e/ou brusca da pressão arterial. Tal preocupação origina-se do fato de que, ainda que a redução da pressão arterial melhore as condições circulatórias sistêmicas, pouco efeito é obtido com relação à circulação uteroplacentária. Assim, as dificuldades para se manter a perfusão deste compartimento, diante da redução agressiva da pressão arterial sistêmica, poderiam contribuir negativamente para a nutrição e/ou oxigenação fetal. No entanto, metanálises de ensaios randomizados, considerando o tratamento anti-hipertensivo de gestantes com hipertensão leve a moderada, e o recente *trial* CHIPS, não verificaram aumento de restrição de crescimento ou de outros desfechos perinatais adversos.[21-23] Esses dados contrastam com uma metanálise antiga, que avaliou o efeito da terapia anti-hipertensiva sobre o peso fetal e concluiu que a redução de 10 mmHg na pressão arterial média se associou à redução de 176 g no peso ao nascer.[44] Acredita-se entretanto, que esse ponto controverso tenha sido melhor estudado no *trial*

CHIPS, apontando que o tratamento mais rigoroso da pressão arterial, com o objetivo de se manter os níveis de pressão arterial diastólica em torno de 85 mmHg, previne a ocorrência de hipertensão grave, exercendo fator protetor materno, sem promover riscos fetais.[43]

Todos os anti-hipertensivos atravessam a barreira placentária, porém, os agentes citados nas Tabelas 2 e 3 apresentam perfil de segurança aceitável na gestação, sendo que a escolha de cada um deles dependerá da familiaridade do seu uso em cada obstetra e da forma de administração possível em cada situação, ou seja, via oral ou endovenosa.

Uma vez que o tratamento da crise hipertensiva é imperioso, recomenda-se também a introdução de anti-hipertensivos sempre que a pressão arterial atingir níveis ≥ 150 e/ou 100 mmHg, níveis ≥ 140 e/ou 90 mmHg persistentes, ou ainda se a paciente se mostrar sintomática. Em consonância com essas recomendações, é im-

TABELA 2   Anti-hipertensivos recomendados para uso na gestação

Classe do agente	Agente	Posologia
Simpatolíticos de ação central, alfa 2-agonistas	Metildopa Comprimidos de 250 e 500 mg	750-2.000 mg/dia 2-4 x/dia
	Clonidina Comprimidos de 0,1 e 0,2 mg	0,2-0,6 mg/dia 2-3 x/dia
Bloqueadores de canais de cálcio	Nifedipina retard Comprimidos de 10 e 20 mg	20-120 mg/dia 1-3 x/dia
	Amlodipina Comprimidos de 2,5, 5 e 10 mg	5-20 mg/dia 1-2 x/dia
Vasodilatador periférico*	Hidralazina Drágeas de 25 e 50 mg	50-150 mg/dia
Betabloqueadores*	Metoprolol Comprimidos de 25, 50 e 100 mg	100-200 mg/dia 1-2 x/dia
	Carvedilol Comprimidos de 6,25 e 12,5 mg	12,5-50,0 mg/dia 1-2 x/dia Recomenda-se iniciar com 12,5 mg/dia por 2 dias e, em seguida, avaliar a necessidade de aumentar a dose

*Estas medicações são recomendadas como terceiro fármaco associado a medicamentos para controle pressórico ou no caso de impossibilidade de uso dos fármacos de primeira escolha. Os betabloqueadores de maior experiência clínica são o labetalol e o pindolol. Entretanto, o primeiro não é produzido no Brasil e o segundo foi recentemente retirado do mercado.

portante reforçar que a ISSHP concorda e preconiza que o objetivo do tratamento é manter os níveis de PA diastólica em torno de 85 mmHg.[17]

Anti-hipertensivos recomendados para o tratamento de formas não graves de pressão arterial

As Tabelas 3 e 4 apresentam os anti-hipertensivos recomendados para uso na gestação, devendo as escolhas basearem-se no grau de experiência/familiaridade apresentado por aquele que o prescreve.

São contraindicados na gestação os inibidores da enzima conversora da angiotensina (IECA), os bloqueadores dos receptores da angiotensina II (BRA II) e os inibidores diretos da renina (alisquereno), pois se associam a anormalidades no desenvolvimento dos rins fetais, quando utilizados a partir do segundo trimestre de gestação.[25-26]

Os diuréticos tiazídicos são contraindicados para o controle da hipertensão em gestantes pré-eclâmpticas, uma vez que podem potencializar o baixo fluxo-uteroplacentário determinado pela doença, principalmente nos primeiros dias de sua ação. Também podem determinar redução do volume de líquido amniótico. Há exceções para os casos de edema agudo de pulmão ou diante de comprometimento funcional renal, situações em que o diurético de escolha é a furosemida.[20]

Hipertensão arterial grave

O objetivo do tratamento é diminuir a pressão arterial em 15-25%, atingindo-se valores da PA sistólica entre 140 e 150 mmHg, e da PA

TABELA 3   Agentes anti-hipertensivos recomendados para o tratamento da crise hipertensiva em gestantes

Agente	Dose inicial	Repetir, se necessário	Dose máxima
Hidralazina Ampola de 20 mg/mL	5 mg, VI	5 mg, a cada 20 min	45 mg
Ampola de hidralazina contém 1 mL, na concentração de 20 mg/mL; diluir uma ampola (1 mL) em 19 mL de água destilada, assim obtém-se a concentração de 1 mg/mL			
Nifedipina Comprimido de 10 mg	10 mg, VO	10 mg, a cada 20-30 min	30 mg
Nitroprussiato de sódio Ampola de 50 mg/2 mL	0,5-10,0 mcg/kg/min Infusão intravenosa contínua		#
A ampola de nitroprussiato de sódio contém 2 mL, na concentração de 50 mg/2 mL; diluir uma ampola (2 mL) em 248 mL de soro glicosado a 5%, assim obtém-se a concentração de 200 mcg/mL			

VI: via intravenosa; VO: via oral; mcg: microgramas; kg: quilos.

TABELA 4   Esquema de infusão recomendado para o nitroprussiato de sódio

Dose desejada (mcg/kg/min)		0,5	1,0	2,0	3,0	4,0	5,0	
Peso da paciente	50 kg	7,5	15,0	30,0	60,0	90,0	120,0	Velocidade de infusão (mL/min)
	60 kg	9,0	18,0	36,0	72,0	108,0	144,0	
	70 kg	10,0	21,0	42,0	84,0	126,0	168,0	
	80 kg	12,0	24,0	48,0	96,0	144,0	192,0	
	90 kg	14,0	27,0	54,0	108,0	162,0	216,0	
	100 kg	15,0	30,0	60,0	120,0	180,0	240,0	

Do ponto de vista prático, recomenda-se iniciar com a dose mínima e aumentar 1 mL/h, a cada 10 minutos. A dose máxima, quando necessária, não deve ser utilizada por mais do que 10 min, devendo-se reduzi-la então pela metade. O nitroprussiato deixa de agir 3 minutos após a interrupção da infusão.

diastólica entre 90 e 100 mmHg. Qualquer que seja o anti-hipertensivo utilizado, deve-se evitar quedas bruscas da pressão arterial, por conta dos riscos maternos (acidente vascular cerebral, infarto) e do risco de redução exacerbada da perfusão uteroplacentária, potencializando-se, assim, os efeitos negativos sobre o estado fetal.[2] Uma vez obtidas as reduções desejadas nas pressões sistólica e diastólica, inicia-se ou otimiza-se rapidamente a utilização dos anti-hipertensivos de manutenção por via oral.

Hidralazina

A hidralazina, um vasodilatador periférico, é amplamente utilizada na situação de pré-eclâmpsia para o tratamento agudo da hipertensão grave.[27] A ação máxima do medicamento ocorre em 20 min. O monitoramento da pressão arterial deve ser rigoroso, uma vez que há risco de hipotensão, que deve ser prontamente corrigida com a elevação dos membros inferiores e remoção de medicações ou fatores que possam estar agindo como potencializadores. Não se conseguindo o retorno da pressão arterial, recomenda-se a hidratação, que deve ser cuidadosa.

Nifedipina

Nifedipina oral de liberação imediata, um bloqueador de canais de cálcio, também pode ser usada como terapia de primeira linha, especialmente quando o acesso intravenoso não está disponível.[48] Sua ação máxima ocorre entre 30-40 min. Salienta-se que os comprimidos não devem ser mastigados e são contraindicadas as formulações pela via sublingual.

Nitroprussiato de sódio

Potente vasodilatador arterial e venoso. A experiência clínica limitada e o receio quanto à possibilidade de intoxicação fetal por cianeto, por muito tempo restringiram o uso de nitroprussiato na gravidez. Entretanto, não há evidências que suportem o risco fetal, principalmente nos casos de utilização por curto período de tempo (6-12 h). O nitroprussiato é recomendado especialmente para gestantes com edema

agudo de pulmão associado a comprometimento funcional cardíaco, por exercer importantes benefícios tanto na pós como na pré-carga.[29-31]

CONDUTA OBSTÉTRICA

Pré-eclâmpsia sem sinais de deterioração clínica ou laboratorial

Com base nas melhores evidências, recomenda-se que a conduta seja expectante somente até 37 semanas de gestação. A partir deste momento e sempre que o diagnóstico de pré-eclâmpsia for realizado no termo, deve-se indicar a resolução da gestação, reduzindo-se assim os riscos maternos, sem alterar os resultados perinatais.[32-36] Evidentemente, é preciso:

- Manter o controle da pressão arterial.
- Orientar e monitorar sinais e sintomas de iminência de eclâmpsia.
- Monitorar periodicamente alterações laboratoriais (hemograma, função renal e hepática). Recomenda-se a reavaliação semanal ou diante de alterações clínicas e/ou descontrole pressórico.
- Manter a vigilância do bem-estar e do crescimento fetal. Recomenda-se a combinação das avaliações biofísica (principalmente cardiotocografia) e hemodinâmica (Doppler velocimetria). É importante que cada serviço tenha protocolo específico, estruturado na disponibilidade dos métodos de avaliações.

Pré-eclâmpsia com sinais ou sintomas de deterioração clínica e/ou laboratorial

É importante ter em mente que, muitas vezes, os sinais e sintomas de gravidade da pré-eclâmpsia são transitórios. Exemplo disso se dá com a própria hipertensão arterial, que após ser controlada pode permanecer estável por tempo variável. Assim, é sempre prudente instituir o tratamento pertinente para cada caso e reavaliar a paciente clínica e laboratorialmente antes de indicar a resolução da gestação.[33] Dentro desse contexto, as situações de deterioração clínica que indicam a resolução da gestação são:

- Síndrome HELLP.
- Eclâmpsia.
- Descolamento prematuro de placenta.
- Hipertensão refratária ao tratamento com três medicamentos anti-hipertensivos.
- Edema agudo de pulmão/comprometimento cardíaco.
- Alterações laboratoriais progressivas (trombocitopenia, elevação de enzimas hepáticas).
- Insuficiência renal, evidenciada principalmente por elevação progressiva dos níveis de ureia e creatinina, oligúria e anasarca.
- Alterações na vitalidade fetal.

Idade gestacional inferior a 24 semanas

A conduta expectante nesta idade gestacional está associada com alta mortalidade perinatal (> 80%) e morbimortalidade materna (27-71%).[37,38] Portanto, diante de quadros de deterioração clínica, recomenda-se a interrupção da gestação, uma vez que a viabilidade neonatal é baixa e cercada de diversas complicações e sequelas. Evidentemente, tal decisão deve ser compartilhada com a paciente e seus familiares. Mesmo procedendo com a interrupção da gestação, os cuidados maternos não podem ser esquecidos. Assim, preconiza-se:

- Manter controle pressórico adequado.
- Utilizar sulfato de magnésio.
- Atentar para os sinais e sintomas de iminência de eclâmpsia.
- Manter o monitoramento laboratorial de acordo com cada caso (hemograma, função renal e hepática).

Idade gestacional entre 24 e 34 semanas

O ônus da prematuridade é muito alto nesta fase. Assim, a resolução da gestação só deve ocorrer se a paciente se enquadrar nas alterações descritas anteriormente. As orientações para estes casos são:

- Manter controle pressórico adequado.
- Utilizar sulfato de magnésio. Se não houver indicação absoluta para o parto pode-se manter a medicação por 24 h ou de acordo com juízo clínico.
- Atentar para os sinais e sintomas de iminência de eclâmpsia.
- Manter o monitoramento laboratorial de acordo com cada caso (hemograma, função renal e hepática).
- Monitorar o bem-estar e o crescimento fetal. Recomenda-se a combinação das avaliações biofísica (principalmente a cardiotocografia) e hemodinâmica (Doppler velocimetria). É comum que diferentes centros sigam protocolos específicos, baseados na disponibilidade dos métodos utilizados.
- Corticoterapia para maturação pulmonar fetal. O fármaco de escolha é a betametasona, devendo a dexametasona ser utilizada apenas diante de não disponibilidade da betametasona. O uso de sulfato de magnésio tem importância para neuroproteção fetal, devendo ser utilizado com esta finalidade entre 24 e 32 semanas. É de extrema importância ressaltar que, ainda nos casos de indicação absoluta para resolução da gestação, a estabilização clínica materna é mandatória, principalmente com a introdução do sulfato de magnésio.
  - Betametasona (12 mg/IM, a cada 24 h, por 48 h).
  - Dexametasona (6 mg/IM, a cada 12 h, por 48 h).

Idade gestacional entre 34 e 37 semanas

A condução dos casos nesse intervalo de idade gestacional é a mesma descrita para idade gestacional entre 24 e 34 semanas. É importante reforçar que, ainda que as complicações relacionadas à prematuridade sejam menos prevalentes a partir de 34 semanas, elas ainda existem e, portanto, recomenda-se que, diante da melhora clínica e laboratorial materna, bem como da vitalidade fetal preservada, o parto pode ser postergado para mais próximo do termo.[39]

Via de parto

A via de parto se fundamenta na indicação obstétrica, sendo o parto transpélvico sempre desejado, tanto na prematuridade como no termo, podendo-se realizar os procedimentos de preparo do colo diante da vitalidade fetal preservada. Entretanto, em casos de pré-eclâmpsia com deterioração clínica e/ou laboratorial e colo uterino desfavorável ou alterações na vitalidade fetal, a cesárea é justificável.

Em situações de pré-eclâmpsia sem sinais de deterioração e evidentemente no termo, com colo uterino desfavorável, pode-se promover o preparo do colo uterino com misoprostol ou sonda de Foley, a fim de se obter maior sucesso com o parto vaginal. Deve-se atentar para os casos de uso de ocitocina, pois esta medicação promove retenção hídrica e hiponatremia, devendo-se, portanto, utilizar soluções concentradas e soro fisiológico a 0,9%. Assim, mantém-se o aporte hídrico e as concentrações de sódio. Uma alternativa é utilizar 10 UI de ocitocina em 500 mL de soro fisiológico, iniciando-se a infusão com 12 mL/h. O fluxograma da Figura 2 apresenta como orientar a condução dos casos associando a clínica materna e a avaliação da vitalidade fetal.

Quando se indicar o parto cesáreo na síndrome HELLP, com contagem de plaquetas < 50.000/mm³, recomendam-se os seguintes cuidados:

- Solicitar coagulograma.
- Realizar anestesia geral.
- Repor plaquetas no ato cirúrgico – geralmente 5 unidades se mostram suficientes.
- Realizar hemostasia cuidadosa e deixar dreno sentinela.

CUIDADOS NO PUERPÉRIO

- Monitorar a pressão arterial a cada 4 h, enquanto a paciente estiver internada, ou mais frequente de acordo com casos específicos. É prudente suprimir a avaliação da PA noturna se a paciente estiver controlada, a fim de permitir o descanso diante da complexa atividade inicial da maternidade que acaba de se instalar.
- Evitar o uso de medicações destinadas à supressão da lactação, como bromoergocriptina e cabergolina, uma vez que estas medicações se associam com aumento do risco de eventos vasculares cerebrais.
- Nos casos de uso de sulfato de magnésio, manter a medicação por 24 h. Reforça-se que, se a paciente apresentar pressão arterial de difícil controle e/ou sinais e sintomas de iminência de eclâmpsia, o sulfato de magnésio também deve ser utilizado no puerpério em razão da persistência dos riscos de convulsão, principalmente nos primeiros 5 dias.
- Recomenda-se utilizar anti-hipertensivos já no puerpério imediato, principalmente nos casos de maior gravidade, a menos que a pressão arterial se encontre < 110/70 mmHg. Além dos anti-hipertensivos recomendados na gestação, neste momento, aqueles relacionados ao sistema renina-angiotensina também podem ser utilizados.
- Na hipertensão arterial grave, seguir de acordo com as recomendações já orientadas para a gestação.
- Atentar para deterioração clínica e/ou laboratorial. Assim, recomenda-se a reavaliação laboratorial em até 24 h pós-parto, repetindo-se os exames de acordo com cada caso.
- Nos casos de pacientes com hipertensão preexistente, que faziam uso de medicação anti-hipertensiva, com bom controle da pressão arterial, pode-se reiniciá-los no pós-parto imediato se não houver contraindicação quanto à amamentação. Se a paciente referir mau controle pressórico com a medicação prévia, a mesma deve ser substituída. Prefere-se, po-

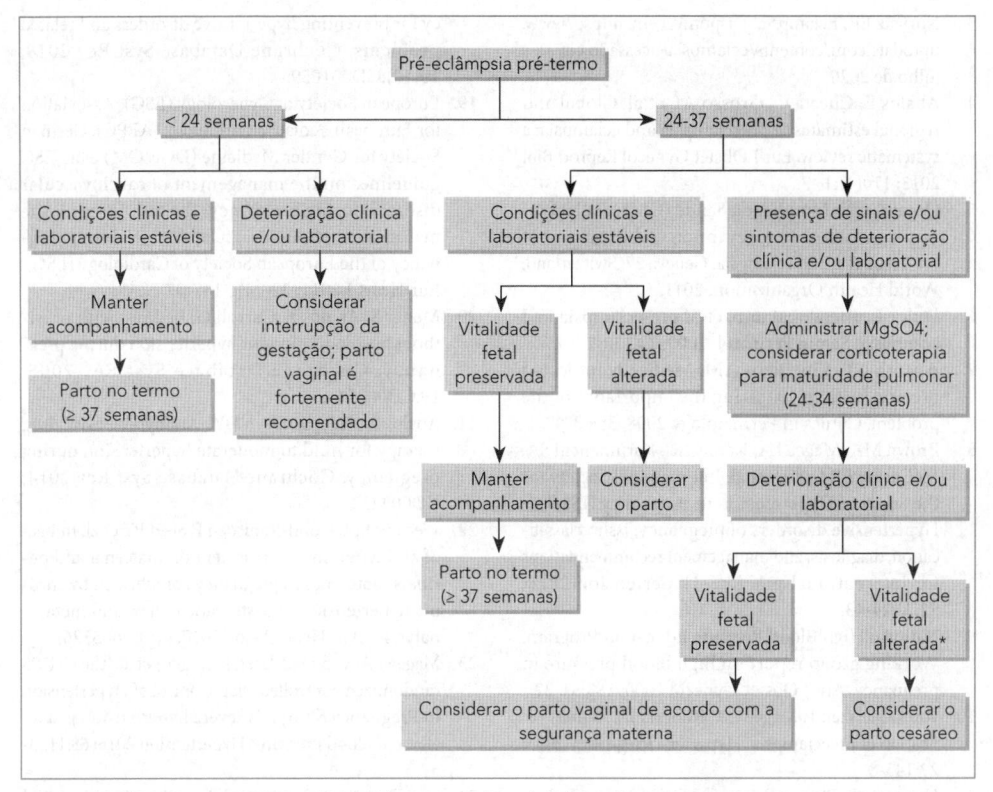

FIGURA 2   Fluxograma para condução dos casos de pré-eclâmpsia.
*A vitalidade fetal alterada se define pela presença de Doppler velocimetria de artérias umbilicais com diástole zero ou reversa e/ou ducto venoso com PI > P95, de acordo com a idade gestacional e/ou cardiotocografia considerada anormal.

rém, não introduzir diuréticos no puerpério, pelo risco de redução do volume vascular e comprometimento da amamentação.

- Pacientes portadoras de doença renal crônica precisam ser orientadas de acordo com as recomendações de nefrologista.

- Recomenda-se monitoramento hospitalar pelo menos até o terceiro dia pós-parto, lembrando que a dinâmica circulatória e a reabsorção hídrica para o intravascular comumente se restabelecem entre o terceiro e quinto dias. Assim, altas precoces não permitem a adequada monitoração desses eventos.

- Mesmo após a alta hospitalar, as pacientes precisam ser orientadas quanto à possibilidade de complicações e serem reavaliadas em torno de sete dias.

- Todas as pacientes que apresentaram pré-eclâmpsia devem ser orientadas quanto aos riscos de desenvolvimento de doenças cardiovasculares e renais. Assim, o potencial impacto negativo ao longo da vida da mulher, confere a necessidade de melhor acompanhamento multidisciplinar, com observância do controle da pressão arterial, da função renal, dos perfis lipídico e glicêmico, e mudança de estilo de vida.[39]

REFERÊNCIAS BIBLIOGRÁFICAS

1. American College of Obstetricians and Gynecologists (ACOG). Task force on hypertension in pregnancy. Obstet Gynecol 2013; 122(5):1122 -31.
2. Amaral LA, Wallace K, Owens M, LaMarca B. Pathophysiology and current clinical management of preeclampsia. Curr Hypertens Rep 2017; 19(8):61.

3. Norwitz ER. Eclampsia. Disponível em: https://www. uptodate.com/contents/eclampsia; acessado em 1 de julho de 2020.

4. Abalos E, Cuesta C, Grosso AL et al. Global and regional estimates of preeclampsia and eclampsia: a systematic review. Eur J Obstet Gynecol Reprod Biol 2013; 170(1):1 -7.

5. Organização Mundial da Saúde (OMS). WHO recommendations for prevention and treatment of pre-eclampsia and eclampsia. Geneva 27. Switzerland: World Health Organization, 2011.

6. Duley L. The global impact of pre-eclampsia and eclampsia. Semin Perinatol. 2009; 33:130-7.

7. Ananth CV, Vintzileos AM. Medically indicated preterm birth: recognizing the importance of the problem. Clinics in Perinatology 2008; 35:53-67.

8. Brown MA, Magee LA, Kenny LC, Karumanchi SA, McCarthy FP, Saito S et al. International Society for the Study of Hypertension in Pregnancy (ISSHP). Hypertensive disorders of pregnancy: isshp classification, diagnosis, and management recommendations for international practice. Hypertension 2018; 72(1):24-43.

9. National High Blood Pressure Education Program. Working group report on high blood pressure in pregnancy. Am J Obstet Gynecol 2000; 183:S1-22.

10. von Dadelszen P, Magee LA, Roberts JM. Subclassification of preeclampsia. Hypertens Pregnancy 2003; 22:143-8.

11. Huppertz B. Placental origins of preeclampsia: challenging the current hypothesis. Hypertension 2008; 51: 970-5.

12. Murphy DJ, Stirrat GM. Mortality and morbidity associated with early-onset preeclampsia. Hypertens Pregnancy 2000; 19:221-31.

13. Ness RB, Sibai BM. Shared and disparate components of the pathophysiologies of fetal growth restriction and preeclampsia. Am J Obstet Gynecol 2006; 195: 40-9.

14. Sibai B, Dekker G, Kupferminc M. Pre-eclampsia. Lancet. 2005; 365:785-99.

15. Duckitt K, Harrington D. Risk factors for pre-eclampsia at antenatal booking: systematic review of controlled studies. BMJ 2005; 330(7491):565.

16. von Dadelszen P, Payne B, Li J, Ansermino JM, BroughtonPipkin F, Cote AM et al. Prediction of adverse maternal outcomes in pre-eclampsia: development and validation of the fullPIERS model. Lancet 2011; 377(9761):219-27.

17. Henderson JT, Whitlock EP, O'Connor E, Senger CA, Thompson JH, Rowland MG. Low-dose aspirin for prevention of morbidity and mortality from preeclampsia: A systematic evidence review for the U.S. Preventive Services Task Force. Ann Intern Med 2014; 160:695-703.

18. Hofmeyr GJ, Lawrie TA, Atallah AN, Duley L, Torloni MR. Calcium supplementation during pregnancy for preventing hypertensive disorders and related problems. Cochrane Database Syst Rev 2018; 10(10):CD001059.

19. European Society of Gynecology (ESG), Association for European Pediatric Cardiology (AEPC), German Society for Gender Medicine (DGesGM) et al. ESC guidelines on the management of cardiovascular diseases during pregnancy: the task force on the management of cardiovascular diseases during pregnancy of the European Society of Cardiology (ESC). Eur Heart J 2011; 32(24):3147-97.

20. Meher S, Abalos E, Carroli G. Bed rest with or without hospitalisation for hypertension during pregnancy. Cochrane Database Syst Rev 2005; 19:CD003514.

21. Abalos E, Duley L, Steyn DW. Antihypertensive drug therapy for mild to moderate hypertension during pregnancy. Cochrane Database Syst Rev 2014; CD002252.

22. Webster LM, Conti-Ramsden F, Seed PT et al. Impact of antihypertensive treatment on maternal and perinatal outcomes in pregnancy complicated by chronic hypertension: A systematic review and meta-analysis. J Am Heart Assoc 2017; 6(5):E005526.

23. Magee LA, von Dadelszen P, Singer J et al. The CHIPS randomized controlled trial (Control of Hypertension in Pregnancy Study): Is severe hypertension just an elevated blood pressure? Hypertension 2016; 68:1153-59.

24. von Dadelszen P, Magee LA. Fall in mean arterial pressure and fetal growth restriction in pregnancy hypertension: An updated meta regression analysis. J Obstet Gynaecol Can 2002; 24:941-5.

25. Cooper WO, Hernandez-Diaz S, Arbogast PG et al. Major congenital malformations after first-trimester exposure to ACE inhibitors. N Engl J Med 2006; 354:2443-51.

26. Collins R, Yusuf S, Peto R. Overview of randomised trials of diuretics in pregnancy. Br Med J 1985; 290:17-23.

27. American College of Obstetricians and Gynecologists (ACOG). ACOG committee opinion n. 560: Medically indicated late-preterm and early-term deliveries. Obstet Gynecol 2013; 121(4):908-10.

28. Too GT, Hill JB. Hypertensive crisis during pregnancy and post- partum period. Semin Perinatol 2013; 37:280-7.

29. Sass N, Itamoto CH, Silva MP et al. Does sodium nitroprusside kill babies? A systematic review. Sao Paulo Med J 2007; 125:108-11.

30. Magee LA, Pels A, Helewa M, Rey E, von Dadelszen P et al. Diagnosis, evaluation, and management of the hypertensive disorders of pregnancy: executive summary. J Obstet Gynaecol Can 2014; 36(5):416-41.

31. Committee on Obstetric Practice. Committee opinion n. 692: Emergent therapy for acute-onset, severe

hypertension during pregnancy and the postpartum period. Obstet Gynecol 2017; 129(4):E90-5.

32. Peraçoli JC, Borges VTM, Ramos JGL. Pré-eclâmpsia/eclâmpsia. In: Fernandes CE, de Sá MFS. Tratado de Obstetrícia – Febrasgo. 1.ed. Rio de Janeiro: Elsevier, 2019.

33. Peraçoli JC, Borges VTM, Ramos JGL et al. Pré-eclâmpsia/eclâmpsia. Rev Bras Ginecol Obstet 2019; 41:318-32.

34. van der Tuuk K, Holswilder-Olde Scholtenhuis MA, Koopmans CM, van den Akker ES, Pernet PJ, Ribbert LS et al; HYPITAT study group. Prediction of neonatal outcome in women with gestational hypertension or mild preeclampsia after 36 weeks of gestation. J Matern Fetal Neonatal Med 2015; 28:783-9.

35. Broekhuijsen K, van Baaren GJ, van Pampus MG, Ganzevoort W, Sikkema JM, Woiski MD et al.; HYPITAT-II study group. Immediate delivery versus expectant monitoring for hypertensive disorders of pregnancy between 34 and 37 weeks of gestation (HYPITAT-II): An open-label, randomised controlled trial. Lancet 2015; 385(9986):2492-501.

36. Guida JPS, Surita FG, Parpinelli MA, Costa ML. preterm preeclampsia and timing of delivery: A systematic literature review. Rev Bras Ginecol Obstet 2017; 39:622-31.

37. Magee L, Hall D, van der Merwe JL et al. Fluids, drugs and transfusion. In: Magee LA, von Dadelszen P, Stones W, Mathai M (eds.). The FIGO textbook of pregnancy hypertension. S.I.: The Global Library of Women's Medicine, 2016. p. 133-66.

38. Ganzevoort W, Sibai BM. Temporising versus interventionist management (preterm and at term). Best Pract Res Clin Obstet Gynaecol 2011; 25:463-76.

39. Mosca L, Benjamin EJ, Berra K, Bezanson JL, Dolor RJ, Lloyd-Jones. Effectiveness-based guidelines for the prevention of cardiovascular disease in women – 2011 update: a guideline from the American Heart Association. Am Coll Cardiol 2011; 57:1404-23.

Correção da pressão arterial (PA) de acordo com a circunferência do braço da paciente

Circunferência do braço (cm)	Correção da PA sistólica (mmHg)	Correção da PA diastólica (mmHg)
20	+11	+7
22	+9	+6
24	+7	+4
26	+5	+3
28	+3	+2
30	0	0
32	-2	-1
34	-4	-3
36	-6	-4
38	-8	-6
40	-10	-7
42	-12	-9
44	-14	-10
46	-16	-11
48	-18	-13
50	-21	-14

Fontes:
Maxwell et al. (1982).
Brasil. Secretaria de Estado da Saúde de São Paulo. Manual técnico do pré-natal e puerpério. São Paulo: SES/SP, 2010.

CAPÍTULO 108

Síndrome HELLP

Nelson Sass
Henri Augusto Korkes
Leila Katz

Colaboradores membros da CNE
Angélica Lemos Debs Diniz
Edson Viera da Cunha Filho
Francisco Lazaro Pereira de Souza
Ione Rodrigues Brum
José Carlos Peraçoli
José Geraldo Lopes Ramos

Leandro Gustavo de Oliveira
Maria Laura Costa do Nascimento
Mário Dias Corrêa Junior
Vera Therezinha Medeiros Borges
Ricardo de Carvalho Cavalli
Sérgio Hofmeister de Almeida
Martins Costa

INTRODUÇÃO

A síndrome HELLP é definida pelo acrônimo, que sintetiza a presença de hemólise (*Hemolysis*), elevação enzimas hepáticas (*Enzimes of Liver*) e plaquetopenia (*Low Platelets*), presente em pacientes com pré-eclâmpsia (PE).[1] Basicamente, sua fisiopatologia consiste em uma disfunção endotelial exacerbada, que resulta em intenso espasmo no território arteriolar, hemólise, isquemia perilobular hepática com liberação de enzimas e ativação do sistema de coagulação. A progressão destes danos leva a grave insuficiência hepática e renal associadas a coagulação intravascular disseminada. Na edição mais recente da Classificação Internacional de Doenças (CID-10), não existe um item específico para a HELLP, sendo possível incluir estas situações como pré-eclâmpsia grave no código O14.1.[2]

A síndrome HELLP é considerada uma forma especialmente grave da PE, com frequência estimada entre estas pacientes de até 20%. Variações na frequência podem ser decorrentes de diferentes critérios, que incluem a possibilidade de ser parcial, ou seja, com a presença de apenas um ou dois dos critérios de definição. A exemplo da PE, quanto mais precocemente se instala (antes de 34 semanas de gravidez), maior a gravidade do quadro clínico e dos riscos maternos e fetais.[3,4]

ASPECTOS ETIOPATOGÊNICOS

Como já mencionado, a síndrome HELLP se caracteriza por uma situação peculiar, na qual predomina a disfunção endotelial. Seu diagnóstico é, em essência, laboratorial e expressa comprometimento universal do organismo materno:[5]

- Hemólise: a vasoconstrição presente na doença instalada danifica o endotélio vascular, formando uma matriz de fibrina que prejudica a dinâmica da circulação das hemácias na microcirculação. Estas sofrem modificações estruturais, de modo que emergem na circulação formas anômalas, tais como esquizócitos e equinócitos, identificadas no esfregaço de sangue periférico e indicativas de anemia hemolítica microangiopática, um marco da síndrome.

- Elevação de enzimas hepáticas: a alteração enzimática hepática deve-se à lesão de hepatócitos por obstrução dos sinusoides com fibrina, conforme já explicitado anteriormente. As dificuldades circulatórias levam a congestão e distensão da cápsula de Glisson (causa da dor em hipocôndrio direito), podendo ocorrer necrose periportal e focos hemorrágicos difusos ou confluentes, com capacidade de formação de hematomas de grandes proporções, que podem se manter restritos em posição subcapsular ou romper para a cavidade, gerando hemorragias catastróficas e usualmente fatais.

- Plaquetopenia: as lesões endoteliais ativam as plaquetas, induzindo sua agregação, formação de trombos e liberação de aminas vasoativas que agravam o vaso espasmo. O consumo exacerbado das plaquetas não consegue ser compensado pela medula óssea, resultando assim em plaquetopenia. Acrescenta-se ainda que a ativação da coagulação pode progredir para a instalação de coagulação intravascular disseminada e quadros hemorrágicos de difícil controle.

DIAGNÓSTICO E QUADRO CLÍNICO

A expressão clínica da HELLP pode ser discreta, muitas vezes se confundindo com sintomas comuns da gravidez. De maneira geral, as pacientes se apresentam com queixas de mal-estar pouco definido, náuseas, cefaleia, icterícia e dor epigástrica e/ou em hipocôndrio direito. Estas últimas características são marcantes e devem ser valorizadas. Muitas pacientes não apresentam hipertensão arterial nem proteinúria, fazendo com que a hipótese de PE seja descartada. Por outro lado, pacientes com quadro típico de PE ou mesmo eclâmpsia, apresentam frequentemente alterações laboratoriais típicas da HELLP.

É importante ressaltar que todas as gestantes com idade gestacional > 20 semanas de gestação que procuram assistência com queixa de dor em hipocôndrio direito, eventualmente associada com vômitos, devem ser consideradas elegíveis para o diagnóstico de HELLP e devidamente investigadas.

Os parâmetros laboratoriais adotados para a definição diagnóstica seguem os critérios clássicos sugeridos por Sibai et al.,[6] exibidos na Tabela 1.

Considerar a hipótese de síndrome HELLP será um passo importante para evitar a evolução para casos muito graves. A presença de trombocitopenia em uma paciente com PE, é um sinal laboratorial de alerta essencial. Muitas pacientes são avaliadas e dispensadas em vista de sintomas inespecíficos antes da definição diagnóstica, perdendo-se oportunidades preciosas para o diagnóstico precoce, que permite a adoção de medidas efetivas para a redução dos riscos maternos e perinatais.

A trombocitopenia é a principal e mais precoce modificação laboratorial encontrada, sendo que alteração do tempo de protrombina, tempo parcial da tromboplastina e fibrinogênio apenas irão ocorrer em fases avançadas, ou seja, quando a queda das plaquetas vai além de 30.000/mm^3. Nestas ocasiões, a paciente pode apresentar quadro típico de coagulação intravascular disseminada (CIVD), com hemorragia difusa (petéquias, sangramento gengival, hematúria, hematêmese, sangramento nos locais de punção), além dos riscos nos procedimentos operatórios (episiotomia, cesárea).

TABELA 1   Critérios diagnósticos de síndrome HELLP

	Tipo de exame	Valores de referência
Hemólise	Bilirrubinas totais	> 1,2 mg/dL
	Esfregaço de sangue periférico	Formas anômalas de hemácias (esquistocitose, anisocitose, equinocitose, pecilocitose)
Função hepática	DHL	> 600 UI/L
	TGO	> 70 UI (ou o dobro do valor do valor normal do método usado)
Plaquetopenia	Contagem de plaquetas	< 100.000/mm^3

DHL, desidrogenase lática; TGO, transaminase glutâmica oxalacética; mg, miligramas; dL, decilitros; UI, unidades internacionais; L, litros; mm^3, milímetros cúbicos.
Fonte: adaptada de Sibai et al.[6]

O comprometimento hepático se mostra, inicialmente, com a elevação das enzimas, mas clinicamente chama a atenção a presença de icterícia. Pode progredir para situações dramáticas de grave disfunção, comprometendo o equilíbrio metabólico, agravando as condições de coagulação do sangue, acarretando elevação da bilirrubina e podendo culminar com a formação de hematoma subcapsular, que pode eventualmente se romper de forma espontânea.

Em relação aos problemas renais, a hemólise e o acúmulo de bilirrubina são responsáveis pela instalação de síndrome hemolítico-urêmica, que pode ser agravada pela redução da pressão arterial decorrente de quadros hemorrágicos, responsáveis pela instalação de insuficiência renal aguda e consequente elevação das concentrações plasmáticas de ureia e creatinina. Valores de creatinina plasmática > 1,1 mg/dL devem ser interpretados como insuficiência renal grave.[7]

Ainda que seja destacado o comprometimento de órgãos-alvo específicos, o dano endotelial é universal, acarretando o comprometimento funcional de múltiplos órgãos. Desta forma, muitas pacientes exibem desconforto respiratório ou mesmo edema pulmonar decorrente dos danos instalados nos capilares perialveolares, edema e hemorragias cerebrais e problemas no território placentário, que podem culminar com o descolamento da placenta.

Um estudo brasileiro,[8] que avaliou o perfil clínico e laboratorial de pacientes com HELLP atendidas em uma unidade de terapia intensiva, documentou que as principais complicações encontradas foram: oligúria (47%), necessidade de hemotransfusão (33%), hemorragias (34%), insuficiência renal aguda (20%), edema agudo de pulmão (7%) e óbito materno (4%). Estas informações ressaltam a necessidade do diagnóstico precoce e do encaminhamento destas pacientes para centros terciários em tempo oportuno. Desta forma, a pesquisa laboratorial de plaquetopenia, hemólise e alterações hepáticas deve ser recomendada para todas as pacientes com PE.

Diagnóstico diferencial

Várias entidades clínicas podem confundir o diagnóstico. Destacam-se: as hepatites virais agudas, colecistite aguda, pancreatite, lúpus, fígado gorduroso da gestação, púrpura trombocitopenica, síndrome hemolítico-urêmica e choque séptico ou hemorrágico. Acrescenta-se ainda a possibilidade de arboviroses, como a febre amarela e a dengue hemorrágica, entre outras.

Tratamento

No estágio atual do conhecimento, não é possível afirmar que existam medidas terapêuticas efetivas, com exceção da antecipação do parto. Ainda assim, esta decisão enfrenta desafios mediante os riscos maternos e perinatais, especialmente no caso de idades gestacionais precoces, nos quais o parto antecipado pode resultar no agravamento das condições maternas e comprometimento do recém-nascido, incluindo a decretação de sua morte. Frente a tantos dilemas clínicos e éticos, as decisões precisam ser apoiadas pelos critérios mais objetivos possíveis.

O ponto mais essencial é identificar o problema o mais precoce possível, de forma a possibilitar um plano de cuidados o mais eficiente possível e com menor dano materno e fetal. Para situações extremas, não há dúvidas sobre o que fazer, tendo sempre em mente que a segurança materna deve ser o foco principal nas decisões. Martin et al.[4] sugerem uma classificação que leva em consideração a contagem de plaquetas e pode ser útil para a tomada de decisões (Tabela 2). Desta forma, pacientes em situação clínica classificada como classe I, devem ser submetidas à antecipação do parto o mais rápido possível, em vista da instabilidade e imprevisibilidade de sua evolução. Para redução de danos, será muito importante que os procedimentos ocorram em locais que ofereçam suporte clínico especializado, incluindo a agilidade no acesso à hemoterapia (sangue, plaquetas e hemoderivados).

TABELA 2 Classificação prognóstica da síndrome HELLP, segundo a contagem de plaquetas proposta por Martin et al.[4]

Classe	Contagem de plaquetas
Classe I	≤ 50.000/mm³
Classe II	> 50.000/mm³ ≤ 100.000/mm³
Classe III	> 100.000/mm³

Para situações nas quais a conduta conservadora pode ser adotada de forma a otimizar as condições de assistência materna (programar a remoção para centro especializado) ou qualificar o prognóstico fetal por meio da administração de corticoides, um modelo preditor para desfechos maternos graves pode ser muito útil. Porém, esse método não deve ser aplicado em situações graves, onde a antecipação do parto é imperativa visando salvar a vida da mãe. O modelo preditor PIERS (do inglês, *Preeclampsia Integrated and Estimated Risks*), desenvolvido por von Dadelszen et al.,[9] pode ser adotado, levando em conta que, na calculadora de risco, parâmetros importantes na definição da HELLP têm peso considerável para a predição de desfechos adversos em 48 horas (h).

A calculadora está disponível em https://pre-empt.bcchr.ca/monitoring/fullpiers. Neste local, existe a opção de vários idiomas (Figura 1). Algumas recomendações para seu correto preenchimento:

- A idade gestacional deve ser preenchida em semanas e dias (p. ex., 29 semanas e 3 dias). Caso a data seja exata (p. ex., 29 semanas), no espaço referente aos dias deve ser colocado 0 (zero).
- No espaço referente às plaquetas, deve ser colocado o número principal, pois já é levado em conta 10⁹ por litro. Por exemplo: contagem de 110.000 plaquetas. Na calculadora, deve-se colocar apenas 110. E assim por diante.
- No espaço referente à creatinina plasmática, deve-se utilizar ponto e não vírgula. Por exemplo: 1.2 mg/dL e não 1,2 mg/dL.
- Para que a calculadora se adapte às unidades utilizadas no Brasil, deve-se selecionar as unidades SI (*switch to SI units*).

O modelo preditor avalia a probabilidade de ocorrência de eventos adversos em 48 h, o que pode ser importante para o melhor planejamento do manejo clínico da paciente. Para sistematizar o tratamento, deve-se adotar a sequência de passos proposta por Magan et al.,[10] com o objetivo de reduzir os riscos maternos (Tabela 3).

Como destacado na Tabela 3, as medidas terapêuticas visam estabilizar a paciente para o melhor planejamento do parto. Nem todas as pacientes com síndrome HELLP se apresentam hipertensas ou com comprometimento cerebral

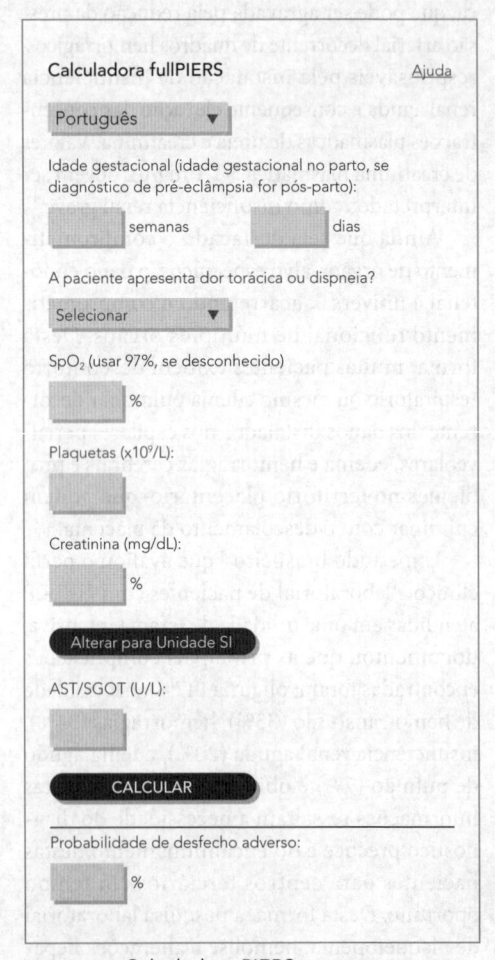

FIGURA 1 Calculadora PIERS.
Fonte: adaptada de von Dadelszen et al.[9] Calculadora disponível em: https://pre-empt.bcchr.ca/monitoring/fullpiers.

TABELA 3   Doze passos para o tratamento da síndrome HELLP

Diagnosticar	Considerar a hipótese diagnóstica. Dor em hipocôndrio direito é um sinal sugestivo. Prosseguir com a investigação laboratorial antes do surgimento de complicações
Avaliar as condições maternas	Definir condições clínicas e laboratoriais, a necessidade de unidade de tratamento semi ou intensivo e realizar a propedêutica adequada
Avaliar e melhorar as condições fetais	Por meio de perfil biofísico e Doppler, avaliar as condições fetais. Corticoides se feto entre 24 e 34 semanas. Sulfato de magnésio para neuroproteção, se feto entre 24 e 32 semanas. Programar o parto de acordo com a gravidade do quadro materno e das condições fetais
Controlar a pressão arterial	Manter PA controlada. Caso necessário, hipotensores de ação rápida (hidralazina, nifedipina) quando PA diastólica $\geq$ 110 mmHg
Prevenir eclâmpsia	Administrar sulfato de magnésio nas pacientes com risco para convulsão
Controlar infusão de líquidos	Limitar a infusão até 100 mL/h de soro fisiológico e observar a diurese, que normalmente deve ser de pelo menos 30 mL/h
Planejar a hemoterapia	Manter plaquetas acima de 50.000/mm³ para cesárea e de 20.000/mm³ para parto normal. Solicitar reserva de plaquetas e/ou de concentrado de hemácias de forma antecipada
Programar o parto	A indicação é obstétrica e deve ser individualizada para cada caso
Cuidado perinatal	Avaliar a idade gestacional, maturidade pulmonar e viabilidade fetal
Cuidado pós-parto	Observar a recuperação clínico-laboratorial após o parto, principalmente as transaminases e as plaquetas e, se for o caso, manter sulfato de magnésio por 24 h
Atentar para falência de órgãos	Alertar-se para sinais e sintomas de gravidade
Aconselhar sobre o futuro	Orientar a paciente sobre riscos futuros e possibilidade de recorrência

Fonte: adaptada de Magan et al.[10]

sugestivo de eclâmpsia. Nestas pacientes, não há evidências que apoiem o uso rotineiro de hipotensores ou de sulfato de magnésio. Por outro lado, muitas pacientes exibem quadro clássico de emergência hipertensiva e sinais cerebrais. Para estas, o uso de hipotensor de ação rápida, como a hidralazina ou nifedipina, e o sulfato de magnésio para prevenir eclâmpsia ou impedir sua recorrência, são formalmente indicados.

Em relação ao uso de corticoides para tratamento das disfunções maternas, em especial a plaquetopenia, uma revisão sistemática[11] não identificou evidências suficientes para sua recomendação. Um estudo brasileiro,[12] que incluiu 105 puérperas, não identificou diferença significante em termos de recuperação da contagem de plaquetas, enzimas hepáticas, necessidade de hemoderivados e mortalidade ou morbidade

materna. Neste ensaio, foi utilizada dose de 10,0 mg de dexametasona, via endovenosa (EV), a cada 12 h, durante 4 dias. Neste estudo, os casos foram incluídos independentemente da gravidade definida pela contagem de plaquetas. Desta forma, ainda persistem dúvidas se na dependência da gravidade, algum grupo poderia ser beneficiado por esta ação terapêutica.

Para responder esta questão encontra-se em andamento um ensaio clínico randomizado multicêntrico brasileiro (COHELLP),[13] que inclui apenas pacientes com HELLP classe I de Martin, cujo objetivo é verificar o possível impacto na recuperação da contagem plaquetária no período puerperal destas pacientes. Sendo assim, o conhecimento atual não recomenda a utilização de corticoterapia para o tratamento de pacientes com síndrome HELLP.

Conduta obstétrica

Não há razões aceitáveis para postergar o parto em pacientes com idade gestacional > 34 semanas de gravidez. Nestes casos, o preparo do colo uterino com misoprostol, na dose de 25 mcg, via vaginal, a cada 6 h, ou a colocação de sonda de Foley no canal cervical durante pelo menos 24 h, podem resultar em parto vaginal, sendo este considerado um desfecho altamente positivo em termos de redução dos riscos maternos.

A conduta conservadora pode ser adotada nos casos com idade gestacional inferior a 34 semanas, nos quais a utilização do corticoide antenatal representa uma redução consistente nos riscos neonatais. Entretanto, a gravidade do quadro materno precisa ser levada em consideração, pois algumas pacientes podem ter seu estado clínico deteriorado rapidamente aumentando os riscos de insuficiência renal, hepática, respiratória, cardiocirculatória ou de eclâmpsia, exigindo ações efetivas para redução de riscos e impossibilitando intervenções para qualificar as condições do recém-nascido. Para reduzir as incertezas nesta decisão, ressalta-se novamente a importância do apoio do modelo PIERS anteriormente discutido.

Parto e anestesia

A via de parto preferencial será a vaginal. Porém, elementos de conduta devem ser respeitados de forma a justificar a indicação de cesárea. Os principais serão: as condições fetais avaliadas por métodos biofísicos (ultrassom e Doppler), apresentações anômalas do feto em idades gestacionais < 34 semanas e presença de duas ou mais cicatrizes de cesáreas. Casos graves sem contraindicação ao parto vaginal devem receber preparo do colo o mais rápido possível. Para estas pacientes, a episiotomia será indicada em caráter excepcional, em vista dos riscos de hemorragias e formação de hematomas no local. Por conta de suas características anatômicas, quando indicada a operação ampliadora, a pe-

rineotomia deve ser considerada por apresentar menor potencial hemorrágico. Da mesma forma, o parto instrumental, em especial o fórcipe, deve ser realizado apenas em situações nas quais os benefícios da proteção fetal claramente se sobrepõem aos riscos maternos.

Quanto ao tipo de anestesia, a contagem de plaquetas será elemento essencial para a decisão. O uso de raqui ou peridural está contraindicado nos casos com menos de 100.000 plaquetas/mm^3, exigindo nestas situações o uso de anestesia geral. Caso esta seja indicada, os cuidados para a intubação orotraqueal devem ser redobrados, em vista dos riscos de traumas e sangramentos. Ainda em relação aos procedimentos preparatórios para a cirurgia, a sondagem vesical de demora estará indicada, e deve ser realizada de forma cuidadosa, em vista dos riscos de traumas uretrais e sangramentos de difícil controle.

Caso a cesárea seja indicada, é altamente desejável que seja realizada em centro especializado e que disponha de unidade de terapia intensiva para apoio materno. Da mesma forma, antes de sua realização, a disponibilidade de sangue e plaquetas será fundamental para a segurança materna. A transfusão de plaquetas está indicada na presença de trombocitopenia grave (< 20.000 plaquetas), mesmo sem sangramento. Precedendo o processo cirúrgico, em especial a cesárea, recomenda-se a transfusão de plaquetas quando a contagem for menor do que 50.000/mm^3. A quantidade recomendada por dose é de uma unidade para cada 10 quilos (kg) de peso, devendo ser repetida a cada 8 ou 12 h, conforme o quadro clínico. Cada unidade de concentrado de plaquetas eleva as plaquetas em cerca de 5.000-10.000 mm^3 em um adulto de 70 kg.[14]

Em relação à técnica cirúrgica, a incisão longitudinal pode ser considerada por apresentar menor risco de formação de hematomas. Em relação à incisão uterina, diante de idades gestacionais muito precoces, a incisão segmento-corporal pode ser necessária, diante de uma área segmentar pouco acessível. Esta alternativa pode facilitar a extração fetal e reduzir os riscos de hemorragia.

A aplicação de drenos na área cirúrgica, em especial quando utilizada a técnica de Pfannestiel, permite o monitoramento do sangramento em pacientes mais graves. Podem ser utilizados métodos simples, como o tradicional Penrose ou sistemas de aspiração como o Portovac (polietileno com fenestras) ou Blake (silicone macio, drenagem contínua). Estes sistemas de monitoramento podem permanecer pelo tempo necessário para se observar a estabilização da paciente e a quantidade de drenagem.[14] Tendo em vista os riscos de hematomas subaponevróticos, o ato cirúrgico de descolamento desta estrutura deve ser restrito ao máximo, de forma a reduzir riscos adicionais.

A revisão uterina deve ser realizada de forma cuidadosa, com objetivo de excluir a retenção de fragmentos placentários que resultarão em hemorragia materna. Na proporção das condições circulatórias, não é raro ocorrer atonia uterina. Para prevenir esta situação, a paciente deve receber 10 UI de ocitocina, via intramuscular ou EV, imediatamente após a extração fetal. Caso a situação persista, deve-se considerar o uso de 600 mcg de misoprostol, via retal. Diante de insucesso das medidas farmacológicas, suturas hemostáticas como a técnica de B-Lynch estão indicadas, antecedendo ações extremas, como a histerectomia puerperal.

ASSISTÊNCIA AO PUERPÉRIO

As primeiras 72 h do puerpério merecem vigilância cuidadosa, em vista da possibilidade do agravamento das condições maternas decorrente do consumo de plaquetas e fatores de coagulação, podendo ser mais acentuada após o parto cesariano. Neste período, é recomendável manter a paciente em uma unidade que permita o controle constante por parte da equipe assistencial. Deve-se acompanhar a evolução clínica e laboratorial até que haja melhora da função hepática e elevação da contagem de plaquetas.

O controle laboratorial deve ser feito a cada 24 h por meio de hemograma com plaquetas, DHL, transaminases hepáticas e creatinina plasmática. A diurese deve ser controlada e mantida > 25 mL/h. Caso apresente hipertensão grave, seus níveis devem ser mantidos abaixo de 150/100 mmHg. Da mesma forma, caso pertinente, o sulfato de magnésio deverá ser mantido durante pelo menos 24 h. A diurese espontânea > 25 mL/h e a normatização gradativa dos exames laboratoriais sinaliza de forma positiva para a remissão do processo.

PREVENÇÃO E ACONSELHAMENTO FUTURO

Em gestação subsequente, a paciente deve ser informada dos riscos de recorrência, da mesma forma que para a PE. O uso de ácido acetilsalicílico (100-150 mg/dia) e de suplementação de cálcio são recomendações semelhantes para redução nos riscos de PE. A melhor prevenção ainda é antecipar-se ao quadro, com consultas mais frequentes, permitindo o diagnóstico precoce e medidas efetivas em tempo oportuno, de forma a reduzir os riscos maternos e perinatais.

REFERÊNCIAS BIBLIOGRÁFICAS

1. Weistein L. Syndrome of hemolysis, elevated liver enzymes and low platelet count: a severe consequence of hypertension in pregnancy. Am J Obstet Gynecol 1982; 142:159-67.
2. CID-10. Classificação Estatística Internacional de Doenças e Problemas Relacionados à Saúde. Décima Revisão. Versão 2008. Volume I. Disponível em: http://www.datasus.gov.br/cid10/V2008/cid10.htm; acessado em: 3 de julho de 2020.
3. Martin Jr JN, Macann EF, Blake PG, Martin RM, Pwry Jr KG, Roberts WE. Analysis of 454 pregnancies with severe preeclampsia/eclampsia HELLP syndrome using the 3 class system of classification. Am J Obstet Gynecol 1993;168(1):386.
4. Martin JN Jr, Blake BG et al. The natural history of HELLP syndrome: patterns of disease, progression and regression. Am J Obstet Gynecol 1991;164(6):1500-13.
5. Benedetto C, Marozio L, Tancredi A, Picardo E, Nardolillo P, Tavella AM et al. Biochemistry of HELLP syndrome. Adv Clin Chem 2011; 53:85-104.
6. Sibai BM, Taslimi MM, el-Nazer A, Amon E, Mabie BC, Ryan GM. Maternal-perinatal outcome associated with the syndrome of hemolysis, elevated liver enzymes, and low platelets in severe preeclampsia-eclampsia. Am J Obstet Gynecol 1986; 155(3):501-9.

7. American College of Obstetricians and Gynecologists (ACOG). Task force on hypertension in pregnancy. Obstet Gynecol 2013; 122(5):1122-31.

8. Katz L, Amorim MR, Miranda GV, Pinto e Silva JL. Perfil clínico, laboratorial e complicações de pacientes com sindrome HELLP admitidas em uma unidade de terapia intensiva obstetrica. Rev Bras Ginecol Obstet 2008; 30(2):80-6.

9. von Dadelszen P, Payne B, Li J, Ansermino JM, Broughton Pipkin F et al. PIERS Study Group. Prediction of adverse maternal outcomes in pre-eclampsia: development and validation of the full PIERS model. Lancet 2011; 377(9761):219-27.

10. Magann EF, Martin JN. Twelve steps to optimal management of HELLP syndrome. Clin Obstet Gynecol 1999; 42(3):532-50.

11. Woudstra1 DM, Chandra S, Hofmeyr GJ, Dowswell T. Corticosteroids for HELLP (hemolysis, elevated liver enzymes, low platelets) syndrome in pregnancy. Cochrane Database Syst. Rev 2010; (9):CD008148.

12. Katz L, Amorim MMR, Figueiroa JN, Silva JLP. Postpartum dexamethasone for women with hemolysis, elevated liver enzymes, and low platelets (HELLP) syndrome: a double-blind, placebo-controlled, randomized clinical trial. Am J Obstet Gynecol 2008; 198(3): 283.E1-8.

13. Katz L, Amorim M, Souza JP, Haddad SM, Cecatti JG; COHELLP Study Group. COHELLP: collaborative randomized controlled trial on corticosteroids in HELLP syndrome. Reprod Health 2013; 10:28.

14. Ramos JGL, Sass N, Costa SHM. Preeclampsia. Rev Bras Ginecol Obstet 2017; 39(9):496-512.

CAPÍTULO 109

Eclâmpsia

José Carlos Peraçoli
José Geraldo Lopes Ramos

Colaboradores membros da CNE
Angélica Lemos Debs Diniz
Edson Viera da Cunha Filho
Francisco Lazaro Pereira de Souza
Henri Augusto Korkes
Ione Rodrigues Brum
Leandro Gustavo de Oliveira

Maria Laura Costa do Nascimento
Mário Dias Corrêa Junior
Nelson Sass
Vera Therezinha Medeiros Borges
Ricardo de Carvalho Cavalli
Sérgio Hofmeister de Almeida
Martins Costa

INTRODUÇÃO

A eclâmpsia refere-se à ocorrência de crises convulsivas tônico-clônicas (focal ou multifocal), em gestante com alguma das síndromes hipertensivas e na ausência de outras causas (epilepsia, isquemia ou infarto cerebral, hemorragia intracraniana ou uso de drogas), sendo uma das manifestações clínicas graves do espectro dessa doença. Alguns desses diagnósticos alternativos ocorrem com maior probabilidade quando as crises convulsivas se manifestam após 48-72 horas (h) após o parto ou durante a administração do sulfato de magnésio. As crises convulsivas podem causar: hipóxia materna grave, trauma e pneumonia aspirativa.[1-3]

INCIDÊNCIA E EPIDEMIOLOGIA

Em países de alta renda, sua incidência se mantém estável ou em redução, com taxa de 1,5-10,0 casos por 10.000 partos.[4-7] No entanto, nos países de baixa e média renda, a incidência varia de 19,6 casos por 10.000 partos em regiões da Zâmbia a 142 por 10.000 partos em Serra Leoa.[8] No Brasil, nas áreas mais desenvolvidas, a prevalência estimada é de 0,2%, com índice de morte materna de 0,8%, enquanto que em regiões menos favorecidas a prevalência se eleva para 8,1%, com razão de morte materna correspondente a 22%.[9]

Os fatores de risco para ocorrência de eclâmpsia são semelhantes aos da pré-eclâmpsia (história prévia de pré-eclâmpsia, ser portadora de hipertensão arterial crônica, diabetes *mellitus* tipos 1 e 2, doença renal crônica ou doenças autoimunes – lúpus eritematoso sistêmico e síndrome antifosfolípide, gestação múltipla).[10]

A morbidade materna grave realcionada à eclâmpsia, que pode determinar a morte, inclui insuficiência renal, acidente vascular encefálico (AVE), insuficiência cardíaca, edema pulmonar, coagulopatia e insuficiência hepática.[11] Por outro lado, as complicações fetais e neonatais resultam da hipoperfusão placentária e da frequente necessidade de parto prematuro, o que aumenta a taxa de morbimortalidade perinatal.[12]

PATOGÊNESE

A causa precisa das convulsões eclâmpticas não está esclarecida, sendo propostos dois modelos fundamentados no papel central da hipertensão arterial. De acordo com um dos modelos, a hipertensão rompe o sistema de autorregulação da circulação cerebral, causando hiperperfusão, disfunção endotelial e edema vasogênico e/ou citotóxico. No outro modelo, a hipertensão arterial induz ativação do sistema de autorregulação, causando vasoconstrição dos vasos cerebrais, hipoperfusão, isquemia localizada, disfunção endotelial e edema vasogênico e/ou citotóxico.[13]

Um relato clássico de autópsias de gestantes eclâmpticas verificou que, acima de 50% das que evoluíram para óbito, nos primeiros dois dias do início das crises convulsivas, apresentaram hemorragia cerebral. A trombose venosa cerebral foi comum em mulheres que desenvolveram eclâmpsia pós-parto.[14] Hecht et al.,[15] relataram os seguintes tipos e frequências de lesões cerebrais: edema perivascular (68%), hemorragia (37%), hemossiderina (32%), necrose parenquimatosa (16%) e trombose de pequenos vasos (11%).

DIAGNÓSTICO

Manifestações clínicas

A maioria das gestantes (78-83%) apresenta sinais/sintomas premonitórios, que precedem a convulsão inicial, denominados de iminência de eclâmpsia, e que se identificam por alterações do sistema nervoso central (cefaleia frontal ou occipital persistente, torpor, obnubilação, alteração de comportamento), alterações visuais (escotoma, fosfina, visão embaçada, fotofobia, diplopia, perda da visão) e alterações gástricas (dor no quadrante superior direito do abdome ou epigástrica, náusea e vômito). Em 25% dos casos, pode não haver sintomatologia prévia.[1,16]

A eclâmpsia geralmente se manifesta por convulsão tônico-clônica generalizada ou coma. No início, há perda abrupta de consciência associada à rigidez muscular (músculos dos braços, pernas, tórax e dorso), podendo manifestar cianose. Após aproximadamente 1 minuto (min), os músculos começam a tremer e se contorcer por mais 1-2 min, podendo haver mordedura da língua e expectoração espumosa com saída pela boca. A fase pós-convulsão se inicia quando os movimentos de contração terminam. A gestante, inicialmente, permanece em sono profundo, respirando profundamente, e inicia o despertar gradualmente, muitas vezes reclamando de cefaleia. A maioria recupera a normalidade dentro de 10-20 min após a convulsão generalizada. Geralmente, não manifestam déficits neurológicos focais.[3]

Pode ocorrer bradicardia fetal por pelo menos 3-5 min, durante e imediatamente após a convulsão. A atividade convulsiva materna se associa à taquicardia e perda da variabilidade da frequência cardíaca fetal, às vezes com desacelerações transitórias.[17] O padrão da frequência cardíaca fetal geralmente melhora com intervenções terapêuticas maternas e fetais. Um padrão não seguro do traçado, com desacelerações frequentes e recorrentes por mais de 10-15 min, apesar das intervenções de recuperação materna e fetal, sugere a possibilidade de descolamento prematuro de placenta de modo silencioso.[18] A bradicardia por si não indica interrupção da gestação, pois será revertida com o controle do quadro convulsivo. Contudo, a suspeita de descolamento de placenta, sim.

No exame físico, os achados neurológicos podem incluir déficits de memória, reflexos profundos de tendões, déficits de percepção e de processamento visual, estado mental alterado e déficits de nervos cranianos.[19]

Neuroimagem

Em mais de 90% das gestantes eclâmpticas se constatam achados de neuroimagem semelhantes aos observados na síndrome da encefalopatia reversível posterior (PRES).[20,21]

Eletroencefalografia

Há informações limitadas sobre as características do eletroencefalograma (EEG) na eclâmpsia. Uma revisão de literatura relatou anormalidades pós-convulsivas em gestantes eclâmpticas, que desapareceram durante o seguimento pós-parto prolongado.[22] Entretanto, os estudos dessa revisão são de baixa qualidade metodológica e com exceção de um deles, todos foram publicados entre 1955 e 1984. Não existem relatos usando equipamentos e práticas modernas.[3]

Momento de ocorrência

Uma revisão sistemática mostra que, 59% dos casos de eclâmpsia ocorrem no período gestacional, 20% no intraparto e 21% no puerpério.[16] Aproximadamente 90% das crises pós-parto ocorrem dentro de uma semana após o parto.[23]

Diagnóstico diferencial[3]

O diagnóstico diferencial de convulsões em gestante/puérpera impõe esclarecer se a convulsão foi incidental ao estado gravídico (tumor cerebral, rotura de aneurisma, epilepsia), exacerbada pelo estado gestacional (púrpura trombocitopênica trombótica, síndrome hemolítica urêmica, trombose venosa cerebral) ou uma ocorrência exclusiva da gestação (eclâmpsia).

As seguintes situações devem ser consideradas no diagnóstico diferencial:

- Ocorrência de pré-eclâmpsia/eclâmpsia antes das 20 semanas de gestação é rara e deve-se pensar na possibilidade de gestação molar subjacente ou uma causa de convulsão não relacionada à gestação.
- Déficits neurológicos persistentes sugerem anormalidade anatômica, independentemente da gestante apresentar eclâmpsia. Entre as causas de sintomas neurológicos, que se desenvolvem de forma repentina, se incluem: AVE, hemorragia intracraniana, lesão de tecido cerebral, encefalopatia tóxica ou metabólica, PRES, púrpura trombocitopênica trombótica e infecção do sistema nervoso central.[24]
- Crises convulsivas sem déficits neurológicos podem ser decorrentes de anormalidades metabólicas (hipocalcemia, hiponatremia, hipoglicemia), toxinas (abstinência de drogas ou álcool, intoxicação por drogas), infecção (meningite, encefalite, sepse) ou traumatismo craniano recente.
- A gestação é fator desencadeante de alguns distúrbios associados à atividade convulsi-

va, como púrpura trombocitopênica trombótica ou síndrome hemolítica urêmica, que podem ser indistinguíveis da eclâmpsia, que ocorre em gestante com síndrome HELLP. Ressalta-se que 10-20% das mulheres com pré-eclâmpsia/eclâmpsia apresentam achados laboratoriais da síndrome HELLP. A eclâmpsia e a síndrome HELLP geralmente melhoraram rapidamente após o parto, mas a resolução da gravidez não afeta a evolução das intercorrências citadas.

PREVENÇÃO

A prevenção da ocorrência da eclâmpsia começa com a prevenção do desenvolvimento da pré-eclâmpsia. Assim, gestantes com fatores de risco [antecedente de pré-eclâmpsia, hipertensão arterial crônica, obesidade (IMC > 30), diabetes *mellitus* tipo 1 e 2, doenças renais, doenças autoimunes (lúpus eritematoso sistêmico), síndrome do anticorpo antifosfolipídeo e gravidez múltipla devem receber aspirina – 100 miligramas (mg), via oral, à noite, das 12-36 semanas de gestação – e cálcio – 1,0-2,0 gramas (g) de carbonato de cálcio, via oral, por dia, desde o início da gestação até o parto.

Em gestantes que desenvolvem pré-eclâmpsia, entre os fatores identificados, pelo menos parcialmente, como responsáveis pela falha na prevenção de convulsões se destacam: erro médico (36%), falta de assistência pré-natal (19%), início abrupto da convulsão (18%), falha da ação do magnésio (13%), início tardio no puerpério (12%) e início precoce antes de 21 semanas de gravidez (3%).[25]

Portanto, em gestantes com diagnóstico de iminência de eclâmpsia (sinais e sintomas premonitórios de eclâmpsia), a administração profilática de sulfato de magnésio geralmente previne as convulsões. Na maioria das mulheres eclâmpticas, os sinais premonitórios antecedem de minutos até horas à ocorrência da crise convulsiva, portanto, as gestantes devem ser orientadas a procurar assistência médica quando esses sintomas se manifestarem. Nessa situação, a assistência médica (administrar o sulfato de magnésio) deve ser imediata.

A relação entre hipertensão arterial, sinais e sintomas de iminência de eclâmpsia e crise convulsiva permanece incerta. A magnitude da elevação da pressão arterial não parece ser preditiva de eclâmpsia, embora se correlacione com a incidência de AVE. Vinte a 38% das gestantes eclâmpticas manifestam pressão arterial máxima < 140/90 mmHg antes da crise convulsiva e aproximadamente 20% não apresentam evidências de proteinúria.[26,27]

CONDUTA

Conduta clínica

Na vigência de crise convulsiva (eclâmpsia) são considerados princípios básicos de conduta:

- Prevenção do trauma materno: colocar a gestante em maca/cama com as grades laterais elevadas e acolchoadas para proteção contra trauma durante a crise convulsiva.
- Prevenção da hipóxia: colocar a gestante em decúbito lateral esquerdo ou semissentada para evitar a aspiraçao de vômitos, manter a permeabilidade das vias aéreas e administrar oxigênio suplementar – 8-10 litros (L)/min – por meio de máscara facial, sem respirador, como tratamento da hipoxemia da hipoventilação presente durante a crise convulsiva.[18]
- Tratamento da hipertensão grave (PA ≥ 160/110 mmHg), se presente: a terapia anti-hipertensiva tem como objetivo prevenir o AVE, responsável por 15-20% das mortes de gestantes eclâmpticas. O risco de AVE se correlaciona com o grau de elevação nas pressões sistólica e diastólica e com a idade maternal.[28] Os vasos cerebrais de gestantes hipertensas crônicas provavelmente toleram pressões sistólicas mais altas sem causar lesão, enquanto adolescentes com pressões

normalmente baixas podem se beneficiar pelo início do tratamento com valores mais baixos de pressão arterial.[3] As indicações para a escolha do medicamento/fármaco e da dose para o tratamento da hipertensão são as mesmas da pré-eclâmpsia.

ACOMPANHAMENTO LABORATORIAL

Na vigência de eclâmpsia há necessidade de acompanhamento com exames laboratoriais para identificar precocemente alterações renais e diagnosticar a síndrome HELLP em seu estágio inicial (alterações laboratoriais sem sinais e sintomas clínicos). Deve-se colher hemograma (avaliar concentração de hemoglobina e contagem de plaquetas), bilirrubinas totais ou haptoglobina (padrão-ouro de anemia microangiopática), função renal (relação proteína/creatinina, ureia ou creatinina) e função hepática (transaminases glutâmico pirúvica ou oxalacética, desidrogenase láctica).

TRATAMENTO FARMACOLÓGICO

Hipertensão arterial grave

O objetivo do tratamento é diminuir a pressão arterial materna em 15% a 25%, atingindo-se valores da pressão arterial sistólica entre 140 e 150 mmHg, e da pressão arterial diastólica entre 90 e 100 mmHg. A Tabela 1 apresenta os agentes liberados para tratamento da crise hipertensiva em gestantes.[29] Qualquer que seja o anti-hipertensivo usado, deve-se evitar quedas bruscas da pressão arterial, pelos riscos maternos (AVE) e de se potencializar a redução da perfusão placentária e os efeitos negativos sobre o estado fetal.[30] O nifedipino não deve ser utilizado na presença de convulsões e seu uso dependerá do estado de alerta da paciente, com manutenção da atividade de deglutição. Salienta-se que os comprimidos não devem ser mastigados e que não devem ser utilizadas as formulações pela via sublingual.

TABELA 1 Agentes liberados para tratamento da crise hipertensiva em gestantes

Agente	Dose inicial	Repetir (se necessário)	Dose máxima
Hidralazina (ampola, 1 mL)	5 mg, VI	5 mg, VI, a cada 20 min	30 mg
Ampola de hidralazina contém 1 mL, na concentração de 20 mg/mL; diluir uma ampola (1 mL) em 19 mL de água destilada, obtendo-se assim a concentração de 1 mg/mL			
Nifedipino (cápsula, 10 mg)	10 mg, VO	20 mg, VO, a cada 20 min	50 mg
Nitroprussiato de sódio (ampola, 2 mL)	0,5-10,0 mcg/kg/min, VI, em bomba de infusão contínua (necessita de proteção à luz)		

Ampola de nitroprussiato de sódio contém 2 mL, na concentração de 50 mg/2 mL; diluir uma ampola (2 mL) em 248 mL de soro glicosado a 5%, obtendo-se assim a concentração de 200 mcg/mL
mL, mililitros; VI, via intravenosa; VO, via oral; mcg, microgramas; kg, quilos.
Fonte: adaptada de Peraçoli.[29]

Sulfato de magnésio

Desde a publicação dos resultados do The Collaborative Eclampsia Trial,[31] o sulfato de magnésio é o fármaco de escolha para o tratamento da iminência de eclâmpsia e da eclâmpsia. Revisões sistemáticas indicam que o sulfato de magnésio é mais seguro e eficaz do que fenitoína, diazepam ou *cocktail* lítico (clorpromazina, prometazina e petidina) para prevenção de convulsões recorrentes em casos de eclâmpsia,[32-34] além de ter baixo custo, facilidade de administração e não causar sedação. A exposição intraútero à terapia com sulfato de magnésio diminui o risco de paralisia cerebral e disfunção motora grave em recém-nascidos prematuros (< 32 semanas de gestação).[3]

Os principais esquemas de uso do sulfato de magnésio são: esquema de Pritchard, esquema de Zuspan e esquema de Zuspan modificado, que devem ser usados de acordo com a experiência de cada serviço, uma vez que são considerados de igual eficácia (Tabela 2).[35]

TABELA 2 Esquemas do MgSO4 para prevenção e tratamento da eclâmpsia

Sulfato de magnésio	Dose inicial	Dose de manutenção
Esquema de Pritchard[36]	4 g,[a] VI (*in bolus*), administradas lentamente (10-15 min) + 10 g, IM (5 g em cada nádega)	5 g, via intramuscular profunda, a cada 4 h
Esquema de Zuspan[37]	4 g,[a] VI (*in bolus*), administradas lentamente (10-15 min)	1g, VI, por hora, em BIC[c]
Esquema de Sibai* (Zuspan modificado)[38]	6 g,[b] VI (*in bolus*), administradas lentamente (10-15 min)	2 g, VI, por hora, em BIC[d]

*Observação: este esquema é principalmente indicado para pacientes obesas.
[a]Sulfato de magnésio 50%, 1 ampola contém 10 mL e 5 g de sulfato de magnésio. Diluir 8 mL de sulfato de magnésio a 50% (4 g) em 12 mL de água destilada. Concentração final 4 g/20 mL. Infundir a solução por via intravenosa lentamente.
[b]Sulfato de magnésio 50%, 1 ampola contém 10 mL e 5 g de sulfato de magnésio. Diluir 12 mL de sulfato de magnésio a 50% (6 g) em 8 mL de água destilada. Concentração final 6 g/20mL. Infundir a solução por via intravenosa lentamente.
[c]Preparação da medicação (esquema de Zuspan): sulfato de magnésio 50%, 1 ampola (10 mL, que contém 5 g), diluído em 490 mL de soro fisiológico a 0,9%. Concentração final 1 g/100 mL. Infundir a solução por via intravenosa na velocidade de 100 mL/h.
[d]Preparação da medicação (esquema de Sibai): sulfato de magnésio 50%, 2 ampolas (10 g), diluído em 480 mL de soro fisiológico a 0,9%. Concentração final 2 g/100 mL. Infundir a solução por via intravenosa na velocidade de 100 mL/h.
VI, via intravenosa; BIC, bomba de infusão contínua.
Fonte: adaptada de Peraçoli.[35]

Deve-se usar o sulfato de magnésio hepta-hidratado e estar atento para a concentração disponível do magnésio:

- MgSO4 50%: ampola com 10 mL contém 5 g de magnésio.
- MgSO4 20%: ampola com 10 mL contém 2 g de magnésio.
- MgSO4 10%: ampola com 10 mL contém 1 g de magnésio.

Cuidados específicos no uso do MgSO4

- Frente ao diagnóstico de iminência de eclâmpsia ou eclâmpsia e a necessidade de referenciar a gestante para outro serviço, por segurança da gestante, o esquema de preferência do sulfato de magnésio é o de Pritchard.
- A concentração terapêutica do íon magnésio varia de 4-7 miliequivalentes (mEq)/L – 4,8-8,4 mg/decilitro (dL) –, sendo que o reflexo patelar fica abolido quando essa concentração atinge de 8-10 mEq/L e ocorre parada respiratória com 12 mEq/L. Assim, após a dose inicial, durante o esquema de manutenção (Zuspan, a cada hora; e Pritchard, antes da administração de cada dose), o sulfato de magnésio deve ser administrado somente quando estiverem presentes as seguintes condições: reflexo patelar + frequência respiratória (≥ 16 mov./min) + diurese de pelo menos 100 mL nas últimas 4 h (25 mL/h).
- É importante ressaltar que a dose inicial de qualquer um dos esquemas de sulfato de magnésio não atinge concentração tóxica.
- O gluconato de cálcio (1 g por via endovenosa – 10 mL a 10% – administrado lentamente) deve ser utilizado nos casos de sinais de intoxicação pelo magnésio.
- Na recorrência de crise convulsiva, administra-se 2 g do sulfato de magnésio, via endovenosa (*in bolus*), lentamente, e a manutenção passa a ser de 2 g/h. Se 2 *bolus* não controlarem as convulsões, outros medica-mentos devem ser administrados, como diazepam ou lorazepam. Na persistência da falha, o que é um evento raro, pode-se sedar a paciente e deixá-la com intubação traqueal.

- Diazepam: 5-10 mg, via intravenosa, a cada 5-10 min; e dose máxima de 30 mg. O diazepam controlará as convulsões em 5 min, em mais de 80% das pacientes.[39]
- Lorazepam: 4 mg, via intravenosa (2 mg/min). Sua eficácia é semelhante a do diazepam, com a vantagem clínica que a duração efetiva da proteção contra crises adicionais é de 4-6 h, em razão de sua redistribuição menos pronunciada no tecido adiposo.
- Em pacientes com insuficiência renal, a administração de manutenção deve ser menor e controlada pela determinação da concentração de magnésio. Deve-se interromper a infusão do sulfato de magnésio se a creatinina sérica for > 1 mg/dL ou se a diurese for < 20 mL/h; e reavaliar a concentração do magnésio em 6 h. Se a concentração de creatinina sérica estiver de 1,0-1,5 mg/dL e houver diurese adequada, reduz-se a infusão do sulfato de magnésio pela metade e reavalia-se a concentração de magnésio após 6 h.[3]
- Deve-se manter o sulfato de magnésio durante 24 h após a resolução da gestação ou após a última crise convulsiva.
- O uso simultâneo de sulfato de magnésio com bloqueadores dos canais de cálcio pode resultar em hipotensão, mas o risco parece ser mínimo.
- O sulfato de magnésio é contraindicado em gestantes com miastenia grave, hipocalcemia, insuficiência renal grave, isquemia cardíaca, bloqueio de ramo atrioventricular e miocardiopatia.[1]

Na falta do sulfato de magnésio, a primeira abordagem deve ser administrar benzodiazepínico (5-10 mg, via intravenosa, a cada 5-10 min; e dose máxima de 30 mg) até que se consiga condições de uso do sulfato de magnésio ou a gestante seja referenciada para outro serviço.

CONDUTA OBSTÉTRICA

A eclâmpsia é geralmente considerada uma contraindicação absoluta ao tratamento expectante. Assim, independente da idade gestacional de sua manifestação, a conduta obstétrica é resolver a gestação.

Via de parto

Não há contraindicação de preparo do colo, indução e condução do trabalho de parto.[1] No entanto, segundo Norwitz,[3] deve ser evitada a duração prolongada de indução e estabelecido o tempo final para a resolução da gestação (p. ex., dentro de 24 h).

Após a estabilização materna, os fatores a serem considerados na determinação do tipo de parto são: idade gestacional, condições do colo uterino, se a paciente está em fase ativa do trabalho de parto, o bem-estar e a posição fetal.

A via de parto se fundamenta na indicação obstétrica, entretanto, nas situações de gestação pré-termo e colo uterino desfavorável, deve-se indicar cesárea. Quando se indicar cesárea, na concomitância de síndrome HELLP, com contagem de plaquetas < 50.000/milímetros cúbicos (mm³), deve-se tomar os seguintes cuidados: solicitar coagulograma, indicar anestesia geral, repor plaquetas no ato cirúrgico, realizar hemostasia cuidadosa e deixar dreno sentinela. Na falta de coagulograma ou necessidade de resultado imediato, o distúrbio de coagulação pode ser identificado com o teste do coágulo (teste de Weiner) feito à beira do leito.

Norwitz[3] sugere que a cesárea deve ser realizada após 15-20 min da ocorrência da crise convulsiva, quando a mãe e o feto mostrarem sinais de recuperação (controle de convulsões; mãe orientada quanto ao nome, hora e local; frequência cardíaca fetal estável).

Cuidados no puerpério imediato[3]

Os cuidados pós-parto de mulheres com eclâmpsia não se alteram na presença de achados de neuroimagem compatíveis com a PRES.

- Duração da terapia com sulfato de magnésio: deve-se manter o esquema de sulfato de magnésio por 24 h após a resolução da gestação ou após a última crise convulsiva, se esta ocorrer no puerpério (eclâmpsia puerperal). As decisões relativas à atividade materna, à ingestão oral e aos cuidados com o recém-nascido durante o uso do sulfato de magnésio devem ser abordadas caso a caso.
- Controle da hipertensão arterial no pós-parto imediato.

A terapia anti-hipertensiva tem como objetivo prevenir o AVE. Os mesmos medicamentos usados antes do parto estão liberados para uso no puerpério, inclusive os excluídos para uso na gestação (inibidores da enzima conversora de angiotensina, antagonistas de receptotes de angiotensina e inibidores diretos da renina), uma vez que a maioria é compatível com a amamentação.

Prognóstico em longo prazo

- Risco de recorrência: eclâmpsia recorrente ocorre em 2% das gestações subsequentes.[40,41] O risco se reduz pelo controle materno rigoroso e pela intervenção oportuna, se a gestante desenvolver pré-eclâmpsia.
- Resultado de futuras gestações: além de desenvolver pré-eclâmpsia/eclâmpsia, mulheres com histórico de pré-eclâmpsia com sinais de gravidade têm maior risco de complicações obstétricas nas gestações subsequentes, representadas por descolamento prematuro de placenta, parto prematuro, restrição de crescimento fetal e maior risco de mortalidade perinatal.[40-43] Gestantes que desenvolvem pré-eclâmpsia/eclâmpsia apre-

sentam maior risco de desenvolver doença cardiovascular, cerebrovascular e diabetes no futuro.

CONSIDERAÇÕES FINAIS

- Eclâmpsia é um diagnóstico clínico fundamentado na ocorrência de crises convulsivas tônico-clônicas, focais ou multifocais, na ausência de outras condições causais (epilepsia, isquemia e infarto arterial cerebral, hemorragia intracraniana, uso de drogas) em gestante com distúrbio hipertensivo da gestação.
- Eclâmpsia ocorre em 2-3% das gestantes que desenvolvem pré-eclâmpsia com sinais de gravidade e que não estão recebendo profilaxia anti-convulsivante, e até 0,6% em gestantes com pré-eclâmpsia sem sinais de gravidade.
- A maioria das gestantes manifesta sinais/sintomas premonitórios antes da primeira crise convulsiva – sistema nervoso central (cefaleia, torpor, alteração de comportamento), distúrbios visuais (escotomas, fosfenas, fotofobia, embaçamento, perda da visão) e alterações gástricas (dor epigástrica/no quadrante superior direito do abdome, náusea, vômito).
- A eclâmpsia pode ocorrer durante a gestação, no período intraparto e no puerpério.
- Bradicardia fetal é um achado comum durante e imediatamente após a crise convulsiva, porém, não é necessário resolver a gestação via cesárea emergente, a não ser que a vitalidade fetal se mantenha comprometida por até 10-15 min após as intervenções de assistência materna e fetal ou houver suspeita de descolamento da placenta.
- As ações-chave da conduta são: prevenção de hipóxia e trauma materno, tratamento de hipertensão arterial grave (se presente), prevenção de convulsões recorrentes com sulfato de magnésio e avaliação para resolução da gestação.

- O sulfato de magnésio (esquemas de Pritchard, de Zuspan ou de Zuspan modificado) é o fármaco de escolha para o tratamento da eclâmpsia. A dose inicial não apresenta risco de intoxicação pelo magnésio, porém, para se manter a fase de manutenção, exige-se a presença de reflexo (patelar), movimentos respiratórios de pelo menos 16 por min e débito urinário > 100 mL em 4 h.
- Na falta de sulfato de magnésio, emprega-se benzodiazepínicos, até que se tenha condições de introduzir o sulfato de magnésio.
- Na insuficiência renal, a dose inicial pode ser administrada com segurança, mas a dose de manutenção deve ser reduzida sob controle da concentração do magnésio.
- Se houver manifestação de crise hipertensiva (PA sistólica $\geq$ 160 mmHg e/ou PA diastólica $\geq$ 110 mmHg), deve-se iniciar terapia anti-hipertensiva.
- A resolução da gestação é o único tratamento curativo, o que não impede a indução do parto.
- Sempre excluir a concomitância de síndrome HELLP.

REFERÊNCIAS BIBLIOGRÁFICAS

1. American College of Obstetricians and Gynecologists (ACOG). Practice Bulletin n. 202: Gestational Hypertension and Preeclampsia. Obstet Gynecol 2019; 133:E1-25.
2. Brown CE, Cunningham FG, Pritchard JA. Convulsions in hypertensive, proteinuric primiparas more than 24 hours after delivery. Eclampsia or some other cause? J Reprod Med 1987; 32:499-503.
3. Norwitz ER. Eclampsia. Up To Date, 2020. Disponível em: https://www.uptodate.com/contents/eclampsia; acessado em: 6 de julho de 2020.
4. Liu S, Joseph KS, Liston RM et al. Incidence, risk factors, and associated complications of eclampsia. Obstet Gynecol 2011; 118(5):987-94.
5. Jaatinen N, Ekholm E. Eclampsia in Finland; 2006 to 2010. Acta Obstet Gynecol Scand 2016; 95(7):787-92.
6. Fong A, Chau CT, Pan D, Ogunyemi DA. Clinical morbidities, trends, and demographics of eclampsia:

a population-based study. Am J Obstet Gynecol 2013; 209:229.E1-7.

7. Schaap TP, van den Akker T, Zwart JJ, van Roosmalen J, Bloemenkamp KWM. A national surveillance approach to monitor incidence of eclampsia: The Netherlands Obstetric Surveillance System. Acta Obstet Gynecol Scand 2019; 98:342-50.

8. Vousden N, Lawley E, Seed PT et al. Incidence of eclampsia and related complications across 10 low- and middle-resource geographical regions: Secondary analysis of a cluster randomised controlled trial. PLoS Med 2019; 16:E1002775.

9. Giordano JC, Parpinelli MA, Cecatti JG, Haddad SM, Costa ML et al. The burden of eclampsia: Results from a multicenter study on surveillance of severe maternal morbidity in Brazil. PLoS ONE 2014; 9:E97401.

10. August P, Jeyabalan A. Preeclampsia: prevention. Disponível em: https://www.uptodate.com/contents/preclampsia-prevention; acessado em 6 de julho de 2020.

11. Duley L. The global impact of pre-eclampsia and eclampsia. Semin Perinatol. 2009; 33:130-7.

12. August P, Sibai BM. Preeclampsia: Clinical features and diagnosis. Disponível em: uptodate.com/contents/preeclampsia-clinical-features-and-diagnosis; acessado em: 6 de julho de 2020.

13. Marra A, Vargas M, Striano P et al. Posterior reversible encephalopathy syndrome: The endothelial hypotheses. Med Hypotheses 2014; 82(5):619-22.

14. Sheehan HL, Lynch JB. Pathology of toxaemia of pregnancy. Baltimore: Williams and Wilkins, 1973.

15. Hecht JL, Ordi J, Carrilho C et al. The pathology of eclampsia: an autopsy series. Hypertens Pregnancy 2017; 36:259-68.

16. Berhan Y, Berhan A. Should magnesium sulfate be administered to women with mild pre-eclampsia? A systematic review of published reports on eclampsia. J Obstet Gynaecol Res 2015; 41(6):831-42.

17. Paul RH, Koh KS, Bernstein SG. Changes in fetal heart rate-uterine contraction patterns associated with eclampsia. Am J Obstet Gynecol 1978; 130:165.

18. Sibai BM. Diagnosis, prevention, and management of eclampsia. Obstet Gynecol 2005; 105(2):402-10.

19. Shah AK, Rajamani K, Whitty JE. Eclampsia: a neurological perspective. J Neurol Sci 2008; 271(1-2):158-67.

20. Zeeman GG, Fleckenstein JL, Twickler DM, Cunningham FG. Cerebral infarction in eclampsia. Am J Obstet Gynecol 2004; 190:714-20.

21. Brewer J, Owens MY, Wallace K et al. Posterior reversible encephalopathy syndrome in 46 of 47 patients with eclampsia. Am J Obstet Gynecol 2013; 208:468.E1.

22. Brussé IA, Peters NC, Steegers EA et al. Electroencephalography during normotensive and hypertensive pregnancy: a systematic review. Obstet Gynecol Surv 2010; 65:794-803.

23. Al-Safi Z, Imudia AN, Filetti LC et al. Delayed postpartum preeclampsia and eclampsia: demographics, clinical course, and complications. Obstet Gynecol 2011; 118(5):1102-7.

24. Wright WL. Neurologic complications in critically ill pregnant patients. Handb Clin Neurol 2017; 141:657-64.

25. Sibai BM, Abdella TN, Spinnato JA, Anderson GD. Eclampsia. V. The incidence of nonpreventable eclampsia. Am J Obstet Gynecol 1986; 154(3):581-6.

26. Sibai BM. Eclampsia. VI. Maternal-perinatal outcome in 254 consecutive cases. Am J Obstet Gynecol 1990; 163:1049-54.

27. Douglas KA, Redman CW. Eclampsia in the United Kingdom. BMJ 1994; 309(6966):1395-400.

28. Lewington S, Clarke R, Qizilbash N et al. Age-specific relevance of usual blood pressure to vascular mortality: A meta-analysis of individual data for one million adults in 61 prospective studies. Lancet 2002; 360:1903-13.

29. Peraçoli JC, Borges VTM, Ramos JGL. Pré-eclâmpsia/eclâmpsia. In: Fernandes CE, de Sá MFS. Tratado de Obstetrícia – Febrasgo. 1. ed. Rio de Janeiro: Elsevier, 2019.

30. Amaral LA, Wallace K, Owens M, LaMarca B. Pathophysiology and current clinical management of preeclampsia. Curr Hypertens Rep 2017; 19(8):61.

31. Which anticonvulsant for women with eclampsia? Evidence from The Collaborative Eclampsia Trial. Lancet 1995; 345(8963):1455-63.

32. Duley L, Gulmezoglu AM. Magnesium sulphate versus lytic cocktail for eclampsia. Cochrane Database Syst Rev 2001; CD002960.

33. Duley L, Henderson-Smart D. Magnesium sulphate versus diazepam for eclampsia. Cochrane Database Syst Rev 2003; CD000127.

34. Duley L, Henderson-Smart D. Magnesium sulphate versus phenytoin for eclampsia. Cochrane Database Syst Rev. 2003; CD000128.

35. Peraçoli JC, Borges VTM, Ramos JGL et al. Pre-eclampsia/eclampsia. Rev Bras Ginecol Obstet 2019; 41(5),318-32.

36. Pritchard JA. The use of the magnesium ion in the management of eclamptogenic toxemias. Surg Gynecol Obstet 1955; 100:131-40.

37. Zuspan FP. Treatment of severe preeclampsia and eclampsia. Clin Obstet Gynecol 1966; 9:954-72.

38. Sibai BM, Lipshitz J, Anderson GD, Dilts P V. Reassessment of intravenous MgSO4 therapy in preeclampsia-eclampsia. Obstet Gynecol 1981; 57:199-202.

39. Delgado-Escueta AV, Wasterlain C, Treiman DM, Porter RJ. Current concepts in neurology: management of status epilepticus. N Engl J Med 1982; 306(22):1337-40.

40. Chesley LC, Annitto JE, Cosgrove RA. The remote prognosis of eclamptic women. Sixth periodic report. Am J Obstet Gynecol 1976; 124:446-59.

41. Sibai BM, el-Nazer A, Gonzalez-Ruiz A. Severe preeclampsia-eclampsia in young primigravid women: subsequent pregnancy outcome and remote prognosis. Am J Obstet Gynecol 1986; 155(5):1011-6.

42. Sibai BM, Mercer B, Sarinoglu C. Severe preeclampsia in the second trimester: recurrence risk and long-term prognosis. Am J Obstet Gynecol 1991; 165(5Pt1):1408-12.

43. Sibai BM, Sarinoglu C, Mercer BM. Eclampsia. VII. Pregnancy outcome after eclampsia and long-term prognosis. Am J Obstet Gynecol 1992; 166:1757-61.

CAPÍTULO 110

Descolamento prematuro de placenta

Maria Rita de Figueiredo Lemos Bortolotto

INTRODUÇÃO E DEFINIÇÃO

O descolamento prematuro da placenta (DPP) é definido como a separação parcial ou completa da placenta normalmente inserida antes da expulsão do concepto, após as 20 semanas de gestação.[1,2] É uma das principais causas de hemorragia da segunda metade da gravidez, sendo acompanhada por altos índices de morbiletalidade materna e perinatal. As complicações maternas estão relacionadas com hemorragia, alta taxa de partos operatórios, coagulação intravascular disseminada, necessidade de hemotransfusão, histerectomia de emergência, insuficiência renal e óbito.[3,4] As complicações perinatais são: prematuridade, anoxia, sequelas neurológicas e óbito perinatal.[3,4] A extensão do comprometimento materno e perinatal depende dos fatores desencadeantes, da idade gestacional, da extensão do descolamento e da assistência prestada ao binômio materno-fetal.[2,3] A mortalidade perinatal observada no descolamento prematuro da placenta está em torno de 12%, variando de 7-35%.[2,3]

O descolamento prematuro da placenta ocorre em 0,4-1,0% das gestações.[2,5] A incidência vem aumentando progressivamente nas últimas décadas, com a maior frequência de gestação em idade materna avançada, maior prevalência de gestantes com hipertensão arterial e outros fatores de risco. Entretanto, alguns autores relatam redução da incidência em países desenvolvidos, que estaria relacionada à redução do tabagismo na gravidez em alguns países.[6]

DESCRIÇÃO E FATORES DE RISCO

A separação da placenta é causada pela ruptura dos vasos maternos da decídua basal, e menos frequentemente a partir das veias feto-placentárias. O sangramento forma uma camada que separa a decídua do útero, inicialmente de forma parcial e limitada, podendo evoluir até a separação completa do leito placentário. O comprometimento fetal advém da perda da função de troca de gases e nutrientes, e é proporcional à extensão da área da placenta descolada. A ocorrência de óbitos fetais está associada ao descolamento superior a 50% da área placentária. A morbidade materna é maior nos casos que culminam em óbito fetal.[4,5]

O sangue coletado entre o útero e a placenta pode descolar as membranas ao longo da cavidade uterina e exteriorizar-se, com graus variáveis de sangramento genital, ou, menos frequentemente, ocorrer hemorragia oculta, quando o sangue fica acumulado entre a placenta descolada e o útero (hematoma retroplacentário). Nesses casos, o sangue pode infiltrar o miométrio e chegar até a serosa do órgão ("útero de Couvelaire").[1]

O descolamento placentário pode ser decorrente de um evento único (como no trauma), ou de uma sequência de eventos, como em situações de inflamação, alterações vasculares e placentação inadequada, que culminam na separação da placenta de seu leito. O descolamento decorrente de evento agudo pode ser decorrente de trauma, descompressão uterina abrupta e uso de substâncias tóxicas, em especial cocaína e drogas afins, como o *crack*.[2] A inflamação associada à rotura prematura das membranas ovulares pré-termo também aumenta o risco de DPP.[1,7] No caso de DPP associada a acidentes de veículos, o descolamento pode ocorrer mesmo sem trauma abdominal direto, estando relacionado ao efeito de aceleração e desaceleração rápida do útero, com distensão do miométrio e sem distensão placentária concomitantes.[8] Anormalidades uterinas (malformações, leiomiomatose) também estão associadas a risco aumentado de DPP, pela instabilidade do leito placentário presente nessas situações. A descompressão uterina brusca observada após rotura das membranas, no polidrâmnio, ou após a expulsão do primeiro gemelar, nas gestações múltiplas, também pode desencadear o DPP.

A frequente associação com as situações de insuficiência placentária crônica sugere a hipótese de processo fisiopatológico vascular envolvido na gênese do DPP.[1,9] Os vasos placentários anormais encontrados na invasão trofoblástica inadequada (nas gestações com pré-eclâmpsia e restrição de crescimento por insuficiência placentária) estão predispostos à isquemia, com áreas de infarto, inflamação e rupturas vasculares, levando ao sangramento.[1,2] O tabagismo, da mesma forma, causaria vasoconstrição, necrose e lesão vascular. A maior prevalência em gestantes com hipertensão arterial (5 vezes mais frequente que em população normal) está também relacionada a alterações vasculares do leito placentário. Gestação em idade materna avançada e multiparidade também são fatores

de risco para o DPP, e a gênese nesses casos estaria associada às anomalias vasculares uterinas, bem como à maior frequência de hipertensão arterial nessa faixa etária.

As trombofilias adquiridas (síndrome do anticorpo antifosfolípide, hiper-homocisteinemia) e hereditárias (mutações do fator V de Leiden, ou da protrombina, deficiência de antitrombina, deficiência das proteína S ou C, ou ainda hiper-homocisteinemia, que também pode ser hereditária) foram relacionadas à ocorrência de DPP, com aumento de risco de 1,5-12,0 vezes o observado na população geral.[1,10,11] No entanto, estudos mais recentes não confirmaram esta associação, com exceção da síndrome antifosfolípide.[2,12] O mecanismo aventado seria a maior prevalência de lesões vasculares placentárias observadas nestes casos.

Os fatores de risco mais frequentes para o DPP estão listados na Tabela 1.

TABELA 1 Principais fatores de risco envolvidos no DPP

Antecedente de DPP
Síndromes hipertensivas da gravidez/pré-eclâmpsia
Tabagismo/uso de drogas ilícitas (em especial cocaína)
Gestação múltipla/polidrâmnio (descompressão uterina brusca)
Idade materna avançada/multiparidade
Rotura prematura das membranas ovulares/ corioamnionite
Trombofilias adquiridas e hereditárias
Anomalias uterinas/leiomiomatose
Trauma

FISIOPATOLOGIA

O sangramento leva à liberação de tromboplastina pelas células deciduais, com a geração de trombina. Paralelamente, a hipoxemia decidual induz a produção de fator de crescimento endotelial (VEGF), que age diretamente nas células endoteliais, produzindo expressão do fator tecidual, o que gera mais trombina. A trombina tem potente ação uterotônica, levando a contrações e hipertonia, e também aumenta a expressão das citocinas inflamatórias, com lesão tissular e degradação da matriz extracelular, instalando-se um ciclo vicioso, com geração de inflamação ainda maior. A contratilidade uterina também é exacerbada pela redução dos receptores de progesterona nas células deciduais lesadas. A liberação maciça de tromboplastina leva à entrada de grandes quantidades de trombina na circulação materna, sem contraposição suficiente dos mecanismos compensatórios, instalando-se diástase hemorrágica e coagulação intravascular disseminada.[13]

O estado de choque hipovolêmico leva à baixa perfusão renal de rápida instalação e necrose tubular aguda, com insuficiência renal; a persistência do distúrbio hemodinâmico não corrigido leva à resposta inflamatória sistêmica, com disfunção respiratória, e posterior falência de múltiplos órgãos e óbito. A melhora na assistência materna reduziu as taxas de óbito e complicações graves.[1,4]

REPERCUSSÕES PERINATAIS

Enquanto a repercussão materna do DPP é decorrente do sangramento, a repercussão perinatal depende da idade gestacional, do estado funcional da placenta prévio ao descolamento, e da intensidade do sangramento. A mortalidade perinatal no DPP, mesmo em gestações de termo, foi 25 vezes maior; o risco de parto prematuro, restrição de crescimento fetal e óbito fetal são de 2-9 vezes maiores que em gestações sem DPP. Em longo prazo, observa-se prevalência maior de dano neurológico nos conceptos sobreviventes.[4]

QUADRO CLÍNICO E DIAGNÓSTICO

A apresentação clínica mais frequente é o sangramento genital (em geral de início abrupto), acompanhado de dor abdominal súbita e intensa, dores nas costas, contrações uterinas com taquissistolia, hipertonia e dor à palpação do útero. O sangramento vaginal está presente em 58-75% dos casos,[1,2,5] e sua intensidade nem sempre corresponde à extensão do descolamento placentário, não devendo ser usado como critério de gravidade. A presença dos sinais clássicos de DPP (dor, taquissistolia e hipertonia), sem sangramento vaginal, pode associar-se à hemorragia oculta intensa. Nestes casos, pode ser observado aumento progressivo da altura uterina. A infiltração miometrial (útero de Couvelaire, apoplexia uterina) é um achado operatório, com frequente indicação de histerectomia.[1]

O exame físico geral revela descoramento de mucosas, hipotensão, estado de pré-choque e, nos casos mais graves, choque hipovolêmico e sinais clínicos de coagulação intravascular disseminada. No início do quadro, a paciente pode apresentar-se com frequência cardíaca normal, o que oculta a intensidade do sangramento ("pulso paradoxal de Boero"). Nas pacientes hipertensas, pode ser observada convergência tensional (níveis próximos de pressão sistólica e diastólica).[1] A paciente assume preferência pelo decúbito lateral, tendendo a deitar-se sobre o lado da inserção placentária. O exame obstétrico pode revelar sangramento vaginal, dor à palpação uterina, taquissistolia, hipertonia e aumento do volume uterino; a ausculta fetal pode ser difícil ou ausente. O toque vaginal pode revelar tensão da bolsa (se colo pérvio).[14] O trabalho de parto tende a ser taquitócico.

A cardiotocografia revela alterações na contratilidade uterina (contrações de alta frequência e baixa amplitude, taquissistolia com ou sem relaxamento) e são observadas alterações variáveis da frequência cardíaca fetal (taquicardia ou bradicardia persistentes, desacelerações tardias ou padrão sinusoidal).[14]

A ultrassonografia pode ajudar a confirmação ou exclusão do DPP nas placentas anteriores; nas placentas posteriores, o método tem utilidade muito limitada. Podem ser observadas: presença de coleção sanguínea entre a placenta e o miométrio (hematoma retroplacentário), coleção subcoriônica, aumento da espessura placentária, presença de debris no líquido amniótico e presença de coágulos no estômago fetal). O hematoma retroplacentário tem aparência variável, podendo ser hipo, iso ou hiperecogênico, ou ainda complexo. A ultrassonografia é ainda útil para a diferenciação das outras causas de sangramento (placenta prévia), e também para determinação da vitalidade fetal e idade gestacional, úteis para decisões terapêuticas. O diagnóstico do DPP é essencialmente clínico, e não raro a demora na obtenção do diagnóstico ultrassonográfico pode minar as chances de salvar a vida do concepto.[1,2]

Diagnóstico diferencial

O diagnóstico diferencial deve ser feito com as outras causas de sangramento do terceiro trimestre da gravidez, em especial com placenta prévia e rotura uterina. O sangramento da placenta prévia costuma ser insidioso, repetitivo e, habitualmente, não é acompanhado de dores abdominais intensas. A ultrassonografia será útil na determinação do diagnóstico da implantação placentária. A rotura uterina ocorre habitualmente durante o trabalho de parto, sendo mais frequente em pacientes com cesárea anterior. A palpação revela útero pequeno, desviado para o lado, com um tumor na vizinhança (feto) e habitualmente não se palpa a apresentação ao exame vaginal. O exame ultrassonográfico mostra o feto fora da cavidade uterina.

AVALIAÇÃO LABORATORIAL

O laboratório será útil na avaliação das perdas sanguíneas, do estado da coagulação e da função renal. A avaliação seriada dos índices hematimétricos é necessária, pois os níveis podem estar normais no início do quadro, piorando ao longo do tempo. A determinação de ureia, creatinina e potássio auxiliarão na avaliação da função renal. Na suspeita de coagulação intravascular disseminada, o coagulograma, o fibrinogênio e os produtos de degradação da fibrina (PDF) devem ser analisados.

São indicativos de coagulopatia de consumo:[14-16]

- A presença de tempo de tromboplastina parcial ativado (TTPA) e tempo de protrombina/INR elevados.
- Plaquetas < 100.000.
- Fibrinogênio < 200 miligramas (mg)/decilitro (dL) tem valor preditivo positivo de 100% para hemorragia grave, e < 100 mg/dL é indicativo de coagulação intravascular disseminada.

Observação: em situações de indisponibilidade ou demora de exames, a coagulação pode ser avaliada pela seguinte prova: são colocados 5 mililitros (mL) de sangue da paciente em um tubo seco e observar. Se não houver a formação de coágulo em 5-10 minutos (min), ou se o coágulo se forma e sofre dissolução em 30 min, o teste mostra coagulopatia (corresponde a fibrinogênio < 150 mg/dL).[14-16]

Na coleta de sangue para a realização de exames laboratoriais deve-se sempre colher amostras para determinação de tipagem sanguínea e para as provas cruzadas na administração de hemoconcentrados.

CONDUTA

Na suspeita de DPP, a paciente deve ser hospitalizada e as condutas clínica e obstétrica devem ser rápidas e simultâneas. Enquanto se procede o exame obstétrico e a avaliação fetal, medidas gerais de suporte devem ser tomadas:

- Avaliação do estado hemodinâmico materno: monitoração da pressão arterial e frequência cardíaca. Recomenda-se sondagem vesical de demora para avaliação do débito urinário; a diurese deve ser > 30 mL/hora (h). Aconselha-se observação de múltiplos parâmetros, pois em casos de doença hipertensiva, a hipovolemia pode estar oculta.[14]

- Cateterização venosa: são recomendados dois acessos venosos periféricos calibrosos e, nos casos mais graves, acesso venoso central.
- Coleta dos exames laboratoriais: para avaliação do sangramento, coagulação e função renal. Os exames devem ser repetidos para reavaliação ao longo da assistência clínica e obstétrica.
- Reposição da volemia: deve ser iniciada com cristaloides (de preferência Ringer lactato) enquanto se faz a estimativa da perda sanguínea e são aguardados os exames laboratoriais e hemocomponentes. Em caso de hipovolemia grave ou choque hipovolêmico, a reposição deve ser iniciada rapidamente. O objetivo é manter o hematócrito > 30% e a diurese > 30 mL/h.[1,14,16]
- Transfusão de plasma e plaquetas: em pacientes com múltiplas transfusões e coagulação intravascular disseminada (CIVD), é necessária a transfusão de plasma fresco congelado para reposição de fatores de coagulação – 1 unidade de plasma (200-300 mL) eleva o fibrinogênio em 7-10 mg/dL –, de modo que o objetivo é manter o fibrinogênio > 200-300 mg/dL).[16] Quanto às plaquetas, objetiva-se mantê-las > 50.000-75.000, prevendo-se perda de sangue adicional.[16]
- Administração de oxigênio úmido em cateter nasal ou máscara aberta (5 mL/min).
- Manejo da coagulopatia: o diagnóstico da coagulação intravascular disseminada pode ser realizado clinicamente por meio da observação de sangramento persistente em locais de punção venosa, feridas operatórias e mucosas (sondas). Também pode ocorrer sangramento vaginal profuso com útero contraído e choque (desproporcional à perda sanguínea observada). Os exames laboratoriais que são usados para o diagnóstico foram listados anteriormente (propedêutica laboratorial). Ressalta-se que, fisiologicamente, o fibrinogênio aumenta durante a gravidez, e valores decrescentes de fibrinogênio, ou ainda no limite inferior dos valores de normalidade são altamente sugesti-

vos de CIVD na gestação.[15-17] O manejo da coagulopatia deve ser feito com transfusão de concentrado de hemácias, plasma fresco congelado, concentrado de plaquetas e crioprecipitado. A descrição de cada componente e suas indicações estão listadas na Tabela 2.[16,17] Ainda sobre o manejo do sangramento intraparto, recomenda-se o uso de ácido tranexâmico.[17]

TABELA 2 Hemocomponentes para reposição volêmica e coagulopatia – descrição e indicações

Concentrado de hemácias	1 unidade = 250-300 mL
	Uma unidade aumenta o hematócrito em 3%
	Objetivo: manter hematócrito > 30%
	Monitorar e corrigir potássio e cálcio em pacientes politransfundidos (risco de hiperpotassemia e hipocalcemia)
Plasma fresco congelado	1 unidade = 200-300 mL
	Contém todos os fatores de coagulação; plaquetas ausentes
	Usado para deficiência de múltiplos fatores de coagulação
	Uma unidade aumenta o fibrinogênio em até 10 mg/dL
	Objetivo: manter fibrinogênio > 200 mg/dL
	Em hemorragias maciças, deve-se transfundir uma unidade de plasma fresco congelado para cada unidade de concentrado de hemácias transfundida
Concentrado de plaquetas	1 unidade = 50 mL
	Uma unidade aumenta a contagem de plaquetas em até 10.000/ mm^3
	Objetivo: manter plaquetas > 75.000/mm^3
	Atenção: na CIVD, o consumo de plaquetas ocorre rapidamente
Crioprecipitado	1 unidade = 10-15 mL
	Contém fatores V, VIII, XIII e de Von Willebrand
	Dez unidades aumentam o fibrinogênio em 70 mg/dL
	Permite aumento de fibrinogênio com menor volume do que o plasma fresco congelado

Conduta obstétrica

A conduta obstétrica levará em consideração o estado clínico da paciente, a idade gestacional e a vitalidade fetal.

- Em fetos viáveis e vivos, indica-se a cesárea imediata. No ato operatório, o encontro de "útero de Couvelaire" (infiltração miometrial pelo sangue) exige medidas para controle de atonia uterina, pois aumenta o risco de sangramento e coagulopatia, trazendo alto risco de histerectomia. É importante notar que a idade gestacional para viabilidade fetal não foi definida, pois varia em diversas áreas e serviços hospitalares.
- Em fetos inviáveis e vivos, a conduta dependerá da condição materna. Se houver estabilidade hemodinâmica e sem coagulopatia, indica-se a amniotomia (medida que reduz a pressão intrauterina, diminuindo a liberação de tromboplastina tecidual e entrada na circulação de fatores de coagulação liberados no coágulo retroplacentário). Na condução do parto, procede-se à sedação e analgesia, de modo que se pode recorrer ao auxílio de ocitocina (se houver distocia sem hipertonia). Espera-se que o parto ocorra em 4-6 h. Neste período, a monitoração materna (clínica e laboratorial) deve ser intensa. Se forem detectados sinais de deterioração hemodinâmica ou coagulopatia, recomenda-se resolver o parto pela via mais rápida (recorrendo à cesariana, se necessário).
- Em fetos mortos, independentemente da idade gestacional, a conduta será a mesma mencionada para os fetos vivos inviáveis: condução do trabalho de parto e monitoração materna intensiva, recorrendo à cesariana se houver instabilidade clínica ou laboratorial materna.

No puerpério, recomendam-se cuidados de terapia intensiva até a completa estabilização das condições clínicas da paciente. São indicações de internação em unidade de terapia intensiva: necessidade de assistência ventilatória, instabilidade hemodinâmica, uso de medicamentos vasoativos, controle de coagulopatia e insuficiência renal. Atenção deve ser dada aos potenciais distúrbios hidroeletrolíticos e exames (hematócrito, coagulação). A contratilidade uterina deve ser observada amiúde, pelo risco de atonia uterina e sangramentos adicionais. Na presença de contração uterina inadequada, recomenda-se o uso de metilergonovina (com exceção das pacientes hipertensas) ou ainda o uso de prostaglandina F2 alfa ou misoprostol.

DESCOLAMENTO PREMATURO DE PLACENTA CRÔNICO

O DPP é chamado de crônico quando limitado a uma pequena área placentária e tem evolução limitada, com estabilidade clínica materna. Em geral, o sangramento, se existente, é discreto, os exames laboratoriais maternos não mostram perda sanguínea aumentada nem coagulopatia. Os exames biofísicos fetais mostram alterações placentárias limitadas e discreta repercussão sobre o concepto. Nestas situações, estando o feto maduro (> 37 semanas), recomenda-se a interrupção da gestação. Abaixo desta idade gestacional, recomenda-se internação da paciente, controle clínico e laboratorial materno a intervalos regulares e avaliação diária da vitalidade fetal. Entre 24 e 34 semanas, pode ser prescrita corticoterapia para aceleração da maturidade pulmonar fetal.[16] O parto será indicado por piora das condições maternas ou deterioração da vitalidade fetal.[14,16]

PREVENÇÃO

A prevenção do DPP depende do fator de risco associado. No caso de traumas, recomenda-se usar dispositivos de segurança em veículos; evitar o uso de substâncias tóxicas (tabagismo, cocaína), controlar a hipertensão arterial grave, tomar cuidados intraparto no polidrâmnio ou na assistência ao parto na gestação gemelar (evitar a descompressão uterina brusca). É importante lembrar que o risco de recorrência é alto (até 25%),[2,16] principalmente nos casos em que ocorreu óbito fetal. Mulheres que apresentaram DPP em gestações pregressas também apresentam risco aumentado de gestações subsequentes com restrição de crescimento fetal, prematuridade e pré-eclâmpsia.[2] Recomenda-se pré-natal cuidadoso, detecção e controle dos fatores de risco e orientação para sinais de descolamento placentário.[14]

CONSIDERAÇÕES FINAIS

O DPP é uma condição que ainda provoca altos índices de morbidade e mortalidade materna e perinatal. Os fatores de risco mais frequentemente observados são: as síndromes hipertensivas da gravidez, tabagismo, uso de drogas ilícitas e trauma. O diagnóstico é essencialmente clínico e a ultrassonografia será de auxílio para descartar outras causas de sangramento na gestação e para avaliação da condição fetal. A assistência à paciente com DPP visa ao controle do sangramento, à reposição da volemia, ao controle da coagulopatia e à resolução imediata da gestação, que será indicada nos casos de feto vivo e viável. A presença de óbito fetal indica descolamento superior a 50% do leito placentário, que costuma estar associado à hemorragia materna mais intensa. A recorrência em gestações subsequentes pode acontecer em até 25% das pacientes com antecedente de DPP.

REFERÊNCIAS BIBLIOGRÁFICAS

1. Zugaib M, Francisco R (eds.). Zugaib Obstetrícia. 4.ed. Barueri: Manole; 2020.
2. Ananth CV, Kinzler WL. Placental abruption: Pathophysiology, clinical features, diagnosis, and consequences. Disponível em: https://www.uptodate.com/contents/placental-abruption-pathophysiology-clinical-features-diagnosis-and-consequences; acessado em 10 de julho de 2020.
3. Tikkanen M. Placental abruption: Epidemiology, risk factors and consequences. Acta Obstet Gynecol Scand 2011; 90(2):140-9.
4. Ananth CV, Lavery JA, Vintzileos AM, Skupski DW, Varner M, Saade G et al. Severe placental abruption: Clinical definition and associations with maternal complications. Am J Obstet Gynecol 2016; 214(2):272.E1-9.
5. Cabar FR, Nomura RMY, Machado TRS, Zugaib M. Óbito fetal no descolamento prematuro da placenta: Comparação entre dois períodos. Rev Assoc Med Bras 2008; 54(3):256-60.
6. Ananth CV, Keyes KM, Hamilton A, Gissler M, Wu C, Liu S et al. An international contrast of rates of placental abruption: An age-period-cohort analysis. PLoS One 2015; 10(5):E0125246.
7. Ananth CV, Oyelese Y, Srinivas N, Yeo L, Vintzileos AM. Preterm premature rupture of membranes, intrauterine infection, and oligohydramnios: Risk factors for placental abruption. Obstet Gynecol 2004; 104(1):71-7.
8. Cheng HT, Wang YC, Lo HC, Su LT, Lin CH, Sung FC et al. Trauma during pregnancy: A population-based analysis of maternal outcome. World J Surg 2012; 36(12):2767-75.
9. Ananth CV. Ischemic placental disease: A unifying concept for preeclampsia, intrauterine growth restriction, and placental abruption. Semin Perinatol 2014; 38(3):131-2.
10. Battinelli EM, Marshall A, Connors JM. The role of thrombophilia in pregnancy. Thrombosis 2013; 2013:516420.
11. Oyelese Y, Ananth C. Placental abruption. Obstet Gynecol 2006; 108(4):1005-16.
12. Skeith L, Rodger M. Anticoagulants to prevent recurrent placenta-mediated pregnancy complications: Is it time to put the needles away? Thromb Res 2017; 151:S38-42.
13. Elovitz MA, Ascher-Landsberg J, Saunders T, Phillippe M. The mechanisms underlying the stimulatory effects of thrombin on myometrial smooth muscle. Am J Obstet Gynecol 2000; 183(3):674-81.
14. Leanza DF. Descolamento prematuro de placenta. In: Zugaib M, Bittar RE, Francisco R (eds.). Protocolos assistenciais da Clínica Obstétrica da FMUSP. 5.ed. São Paulo: Editora Atheneu, 2016. p. 567-72.
15. Samuel P. Disseminated intravascular coagulopathy and thrombocytopenia complicating pregnancy. In: Foley MR, Strong TH GT (eds.). Obstetric intensive care manual. 4.ed. [S.I.]: McGraw-Hill, 2014. p. 43-53.
16. Oyelese AY, Ananth CV. Placental abruption: Management and long-term prognosis. Disponível em: https://www.uptodate.com/contents/placental-abruption-management-and-long-term-prognosis; acessado em 10 de julho de 2020.
17. Belfort MA. Disseminated intravascular coagulation during pregnancy. Disponível em: https://www.uptodate.com/contents/disseminated-intravascular-coagulation-during-pregnancy; acessado em 10 de julho de 2020.

CAPÍTULO 111

Apresentações anômalas

Jean Carl Silva
Matheus Leite Ramos de Souza
Rodrigo Ribeiro e Silva
Wagner Horst

INTRODUÇÃO

Apresentação e situação fetal

A apresentação fetal compreende a condição em que o feto se encontra na região mais próxima ao canal de parto. A situação fetal é a relação entre o eixo longitudinal fetal e o materno, podendo ser longitudinal ou transversa.[1] A longitudinal corresponde a 99,5% das situações; sendo que quando ocorre uma angulação entre os eixos, pode-se denominar oblíqua. Neste caso, a tendência é assumir uma das duas situações acima descritas no decorrer do trabalho de parto. Em situações longitudinais, a apresentação fetal pode ser cefálica ou pélvica. Na situação transversa, pode-se encontrar o ombro fetal apresentando-se ao canal de parto.[1-3]

Por volta de 28 a 30 semanas de gravidez, o feto costuma permanecer com o polo cefálico, que é a parte mais volumosa do corpo, no fundo uterino, adotando uma posição semissentada, com as nádegas voltadas para a pelve materna. O feto permanece nessa posição até cerca do oitavo mês, momento em que o peso da cabeça fetal faz com que o feto gire no interior do útero, de modo que o polo cefálico passe a ocupar a parte inferior do útero (posição de vértice).[3]

APRESENTAÇÕES FETAIS ANÔMALAS

Definição

A apresentação fetal de vértice (encontrada em 95% das gestações a termo) é considerada a apresentação normal e, por conseguinte, a ideal para o parto vaginal. Quando ocorre outra variedade de apresentação, considera-se apresentação fetal anômala (p. ex., apresentação pélvica, de fronte, face ou ombro).[1-3]

Causas

Podem ocorrer por causas maternas e fetais. Algumas associações são bem estabelecidas: macrossomia fetal, polidramnia, gestação múltipla, placenta de inserção baixa, trabalho de parto prematuro, anomalias fetais (hidrocefalia, tumores de cabeça e pescoço), malformações uterinas congênitas ou adquiridas (útero septado, didelfo, bicorno, leiomiomas no segmento inferior), anormalidades da pelve materna (deformada ou contraída) e alterações da contratilidade uterina no trabalho de parto.[3]

Diagnóstico

Compreende a palpação abdominal, o toque vaginal e, eventualmente, a ultrassonografia. O exame abdominal por meio da palpação é realizado pelas quatro manobras descritas por Leopold, em 1894, e pode ser feito nos últimos meses de gestação, bem como no transcorrer do trabalho de parto. O exame vaginal apenas passa a ser conclusivo quando há dilatação cervical, permitindo a identificação das estruturas e de seus planos de referência.[3]

Classificação

Apresentação de face

Deflexão máxima com occipital apoiando-se no dorso. Pode ser primária (durante a gravidez) ou secundária (no trabalho de parto).[4]

- Incidência: 1:600 a 1:800, sendo 60% com mento anterior, 15% com mento transverso e 25% com mento posterior.
- Diagnóstico: exame vaginal com palpação da face na segunda metade do trabalho de parto.[4]
- Diagnóstico diferencial: apresentação de nádegas, uma vez que essa é mais comumente encontrada. Ambas possuem tecidos moles, no entanto a palpação cuidadosa permite a identificação dos componentes da face (órbitas, nariz e ossos da face).
- Mecanismo de parto: na apresentação com mento anterior (Figura 1), o pescoço fetal estende-se para trás após a insinuação e o occipício pode tocar as costas. A rotação interna acontece entre o nível das espinhas e tuberosidades isquiáticas, tornando o queixo a estrutura facial apresentada. Conforme a face desce em direção ao períneo, o queixo fetal ultrapassa a sínfise púbica e permite uma ligeira flexão da cabeça, tornando o parto possível em aproximadamente 75% dos casos, de acordo com as forças de expulsão exercidas pela gestante. O uso do fórcipe de alívio deve ser realizado por um profissional experiente e apenas é indicado à medida em que a face distende o períneo.[4-6] Na apresentação com mento posterior (Fi-

gura 2), a cabeça, o pescoço e os ombros tendem a entrar na pelve simultaneamente, porém não há espaço suficiente. O pescoço fetal tenta estender-se por todo o trajeto do sacro (aproximadamente 12 cm) para alcançar o períneo, porém é curto em relação ao trajeto. A possibilidade de parto vaginal é considerada em caso de rotação cefálica espontânea e em multíparas, cuja pelve seja favorável e o peso fetal menor do que os nascimentos anteriores.[1,5,6]

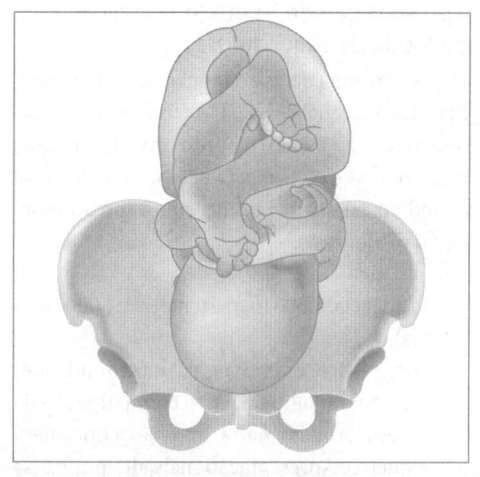

FIGURA 1 Apresentação de face mento anterior.
Fonte: adaptada de Coates et al.[8]

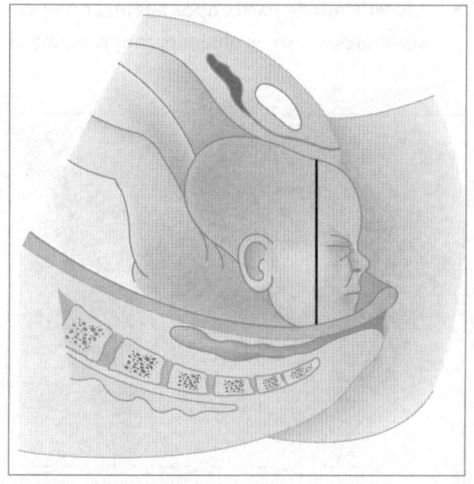

FIGURA 2 Apresentação de face mento posterior.
Fonte: adaptada de Coates et al.[8]

- Prognóstico: maior incidência de edema facial, equimose e deformidade craniana, com resolução em aproximadamente 24-48 horas (h) de vida. Dificuldade de ventilação pode ocorrer em razão do trauma de traqueia e de laringe. Aproximadamente 13% dos recém-nascidos apresentam Apgar baixo no quinto minuto. A cesárea e os adventos na assistência neonatal permitiram a redução dos índices de morbidade e mortalidade das apresentações de face.[3,5-7]

Apresentação de fronte (ou cefálica defletida de segundo grau)

Ocorre uma deflexão moderada. A face fetal, presente no canal cervical, estende-se da fontanela anterior à fronte (rebordo orbital), mas não inclui a boca e o queixo. O pescoço encontra-se estendido, porém não equivalente à apresentação de face (Figura 3).

- Incidência: 1:500 (persistente) a 1:4.000 (partos).
- Diagnóstico: exame vaginal na segunda metade do trabalho de parto com palpação da cabeça, órbitas e nariz, mas não a boca nem o queixo. Apresentação mais alta por causa da impossibilidade de seguir o trajeto do canal de parto.[2]
- Mecanismo de parto: após adentrar na pelve, 30% dos casos evoluem para apresentação

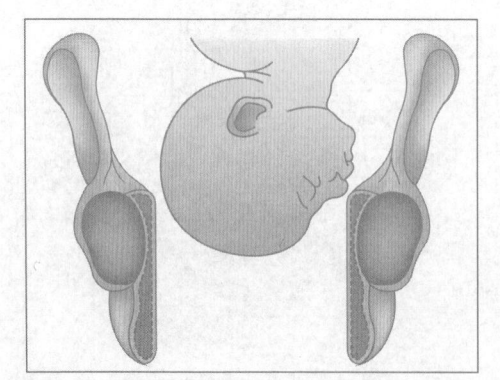

FIGURA 3 Apresentação de fronte.
Fonte: adaptada de Coates et al.[8]

de face e 20% de vértice. Conforme evoluem as contrações, o pescoço pode estender-se, assumindo a apresentação de face mento anterior. Por outro lado, o pescoço pode fletir-se, assumindo a posição occipitoposterior. Se a apresentação de fronte persiste, o trabalho de parto torna-se prolongado e distócico, por causa da desproporção evidente entre o diâmetro mentoparietal e a bacia, uma vez que esse é o maior diâmetro da cabeça fetal (13,4 cm).[1-3,9]

- Prognóstico: o reconhecimento e o manejo adequado dessa variação não aumentam o risco materno-fetal. Nos casos persistentes, o prognóstico é reservado para o parto normal.

A apresentação de bregma, ou cefálica defletida de primeiro grau, acontece quando a deflexão é moderada e o feto apresenta a cabeça em "posição de sentido". O trabalho de parto acontece de acordo com a evolução da rotação, podendo posicionar-se em occipitoanterior ou occipitoposterior.

Apresentação córmica (transversa)

O dorso fetal está em posição perpendicular ao eixo longitudinal do útero, podendo estar voltado para cima ou para baixo. Aproximadamente 11,8% persistem transversos ao diagnóstico com 36-40 semanas de gestação (Figura 4).[7]

- Incidência: 1:300 nascimentos.
- Diagnóstico: o exame físico permite identificar fundo uterino alto, polo cefálico e nádegas presentes nos flancos ou fossas ilíacas e o dorso transverso. Durante o trabalho de parto, a percepção de outras partes fetais, como ombro e gradil costal ao toque vaginal, evidencia esta apresentação.
- Mecanismo do parto:
  - Anteparto: na ausência de contraindicação ao parto vaginal, a versão externa para apresentação cefálica pode ser considerada seguida de indução de trabalho de parto e monitoramento, por cau-

sa do risco de retorno à posição inicial. Em caso de insucesso, deve-se proceder à cesariana. Para fetos com o dorso inferior, deve-se considerar a histerotomia vertical para facilitar o manejo dos membros fetais no momento da extração.

– Intraparto ou com rotura de membranas: geralmente recomenda-se cesárea. Há poucos relatos de sucesso na rotação externa em gestantes durante o trabalho de parto e com as membranas não íntegras. Situações incomuns que evoluem ao parto acontecem em fetos prematuros extremos, os quais "dobram-se" para a passagem pelo canal de parto (*conduplicato corpore*).[2,3]

■ Prognóstico: alta morbidade decorrente da anoxia, consequente a insinuação inadequada, lesões cranianas e possibilidade de rotura uterina e prolapso de cordão.

Apresentação composta

Quando um ou mais membros entram simultaneamente com o polo cefálico (maior prevalência) ou com o pélvico na pelve materna.

■ Incidência: 1:700 nascimentos.
■ Diagnóstico: ecografia anteparto ou exame vaginal intraparto – proeminência irregu-

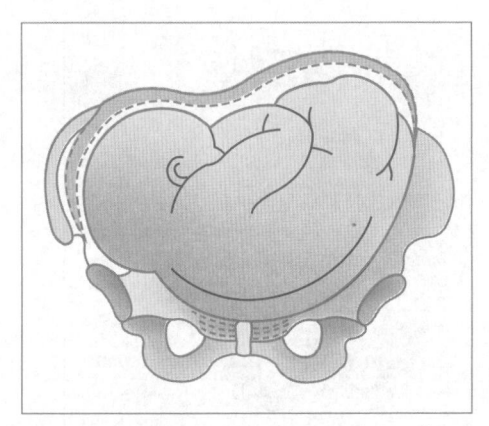

FIGURA 4 Apresentação transversa com dorso anterior.
Fonte: adaptada de Coates et al.[8]

lar acompanhando a cabeça ou a pelve fetal. Deve-se atentar aos casos em que a apresentação fetal se encontra bastante alta, cuja rotura de membrana possa favorecer o prolapso do membro.[4]

■ Mecanismo de parto: se o trabalho de parto estiver transcorrendo naturalmente, o membro prolapso pode regredir espontaneamente, permitindo a passagem da apresentação. Se o membro estiver obstruindo a passagem, observado mediante a descida prolongada da apresentação, pode-se gentilmente empurrá-lo para dentro da cavidade uterina, aplicando simultaneamente uma leve pressão em seu fundo para que a apresentação alcance em sua totalidade o canal de parto. Deve-se proceder à cesariana diante da falha de evolução, especialmente se o trabalho de parto se prolongar ou se houver prolapso de cordão.[3,4]

■ Prognóstico: se o membro regredir, é provável que o trabalho de parto aconteça sem complicações. Caso contrário, pode haver isquemia do membro e sofrimento fetal em virtude de trabalho de parto prolongado ou prolapso de cordão.[3,4]

Apresentação pélvica

O polo pélvico insinua-se através da área do estreito superior da bacia. Classifica-se em (Figura 5): franca, completa e incompleta.[2,4,10] A franca (mais prevalente): representa 50-70% das apresentações pélvicas; quadril fletido e pernas esticadas em direção à cabeça. A completa (menos prevalente): representa 10% das apresentações pélvicas, apresentando-se em flexão generalizada, ou seja, quadril e joelhos fletidos. A incompleta: representa 10-40% das apresentações pélvicas, estando uma ou as duas pernas estendidas em direção ao canal de parto.

■ Incidência: varia de acordo com a idade gestacional, sendo que é de aproximadamente 25% em 28 semanas de gestação, de 17% em 30 semanas, 11-16% em 32 semanas e de 3-4% em gestação a termo.[2,3]

- Diagnóstico: deve-se realizar exame físico anteparto ou ecografia quando há incerteza. No intraparto pode-se identificar a pelve ou os membros inferiores pelo toque vaginal. Nesse caso, deve-se atentar ao diagnóstico diferencial com a apresentação de face.[4,10]
- Mecanismo de parto: os fetos a termo podem ser conduzidos para a apresentação cefálica por meio da rotação externa e subsequente parto vaginal, ou, ainda, evoluir para o parto vaginal pélvico ou para a cesariana. Evidências demonstram uma redução, em curto prazo, na morbidade e na mortalidade fetais por meio da cesariana planejada, no entanto, não parece haver diferença significativa no longo prazo. Fetos em apresentação pélvica incompleta representam, por vezes, uma dilatação cervical insuficiente para a passagem dos ombros e da cabeça, no entanto suficiente para a projeção dos membros pelo canal de parto. Nesse caso, a cesariana é mandatória. Pode haver situações clínicas em que o risco de cesariana supere os riscos do parto vaginal, sendo assim, todos os casos devem ser individualizados e discutidos com as pacientes.[10-13]
- Prognóstico: o feto pélvico está associado à presença de parto prematuro, apresenta risco aumentado para malformações (bossa frontal, occipício proeminente, implantação baixa das orelhas), torcicolo e displasia de quadril. Estima-se que sejam necessárias 338 cesarianas para prevenir 1 óbito perinatal na apresentação pélvica.[11-13]

CASO CLÍNICO

M.J.S., 25 anos, secundigesta, dá entrada ao serviço de emergência de uma maternidade relatando ter completado 41 semanas de gravidez e encontra-se assintomática. A paciente deseja parto normal e informa que a gestação anterior evoluiu para parto natural eutócico com 39 semanas de gestação e o recém-nascido pesou 3.010 g. No documento de pré-natal, a paciente apresenta 8 consultas, sendo a última com 39 semanas de gestação. Exames realizados no primeiro e no segundo trimestre evidenciaram hemograma, glicemias e sorologias normais, bem como rastreios infecciosos negativos. O último exame ultrassonográfico foi realizado com 35 semanas de gestação, mostrando o feto em apresentação pélvica, índice de líquido amniótico (ILA) de 110 mm e biometria fetal com valores normais para a idade gestacional. O exame físico realizado pelo R1 de plantão foi assim descrito: "bom estado geral, corada, hidratada, adinâmica em 10 minutos, colo médio

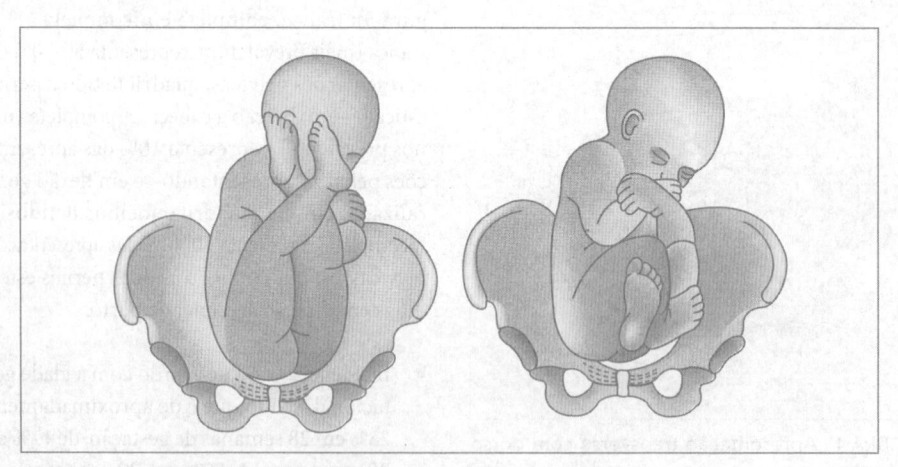

FIGURA 5 Apresentações pélvicas franca e completa.
Fonte: adaptada de Coates et al.[8]

de 1 cm, bolsa íntegra, pélvico às manobras de Leopold. BCF [batimento cardiofetal] 142 bpm". A conduta sugerida foi interná-la em razão do pós-datismo e discutir um plano de nascimento com o preceptor.

Tratamento

Após conversar com a gestante sobre os riscos e os benefícios do parto normal, foi acordada uma primeira tentativa de inversão do polo cefálico por meio de manobras de rotação externa de modo a diminuir a chance de cesárea.

Conclusão

Considerando o desejo da paciente em parto normal, seu passado obstétrico satisfatório e acompanhamento atual sem complicações, a decisão escolhida pela equipe considera o desejo da gestante.

CONSIDERAÇÕES FINAIS

- A apresentação de face é mais comum com mento anterior e tem seu diagnóstico definido a partir do exame de toque vaginal. Quando não há a rotação, a cesariana na assistência neonatal permite reduzir os índices de morbidade e mortalidade.
- Na apresentação de fronte ocorre uma deflexão moderada, em que a face fetal presente no canal cervical se estende da fontanela anterior à fronte, mas não inclui a boca e o queixo. Trinta por cento dos casos evoluem para apresentação de face e 20% para apresentação de vértice.
- A apresentação córmica, ou transversa, tem alta morbidade decorrente da anoxia, consequente a insinuação inadequada, lesões cranianas e possibilidade de rotura uterina e prolapso de cordão. Portanto, tanto no diagnóstico anteparto quanto intraparto, a cesariana é indicada.
- A apresentação pélvica se divide em: franca (mais prevalente), completa e incompleta.

Cada caso deve ser individualizado, uma vez que há possibilidade de rotação externa ou cesariana, caso esse passo não seja efetivo.

REFERÊNCIAS BIBLIOGRÁFICAS

1. Montenegro CAB, Rezende Filho J. Rezende obstetrícia fundamental. 13.ed. Rio de Janeiro: Editora Guanabara Koogan, 2014.
2. Yashizaki CT, Fittipaldi FS, Junior GSO, Franscisco RPV, Martinelli S, Bonduki V. Mecanismo do parto. In: Zugaib M (eds.). Zugaib Obstetrícia. 3.ed. Barueri: Editora Manole, 2016. p.338-69.
3. Cunnningham FG, Leveno KJ, Bloom SL, Spong CY, Dashe JS, Hoffman BL et al. Obstetrícia de William. 24.ed. Porto Alegre: AMGH Editora Ltda., 2016.
4. Pilliod RA, Caughey AB. Fetal malpresentation and malposition. Obstet Gynecol Clin North Am 2017; 44(4):631-43.
5. De Bernardo G, Svelto M, Giordano M, Sordino D. Face presentation in delivery room: what is strategy? BMJ Case Rep 2017; 2017(C):BCR2016219114.
6. Arsene E, Langlois C, Garabedian C, Clouqueur E, Deruelle P, Subtil D. Prenatal factors related to face presentation: a case–control study. Arch Gynecol Obstet 2016; 294(2):279-84.
7. Sharshiner R, Silver RM. Management of fetal malpresentation. Clin Obstet Gynecol 2015; 58(2):246-55.
8. Coates T. Malpositions of the occiput and malpresentations. Myles textbook for midwives. 15.ed. [S.I.]: Churchill Livingstone, 2009. p.573-605.
9. Barth WH. Persistent occiput posterior. Obstet Gynecol 2015; 125(3):695-709.
10. Zsirai L, Csákány GM, Vargha P, Fülöp V, Tabák ÁG. Breech presentation: its predictors and consequences. An analysis of the Hungarian Tauffer Obstetric Database (1996-2011). Acta Obstet Gynecol Scand 2016; 95(3):347-54.
11. Vlemmix F, Bergenhenegouwen L, Schaaf JM, Ensing S, Rosman AN, Ravelli ACJ et al. Term breech deliveries in the Netherlands: Did the increased cesarean rate affect neonatal outcome? A population-based cohort study. Acta Obstet Gynecol Scand 2014; 93(9):888-96.
12. Macharey G, Gissler M, Rahkonen L, Ulander V-M, Väisänen-Tommiska M, Nuutila M et al. Breech presentation at term and associated obstetric risks factors: a nationwide population based cohort study. Arch Gynecol Obstet 2017; 295(4):833-8.
13. Macharey G, Ulander V-M, Heinonen S, Kostev K, Nuutila M, Väisänen-Tommiska M. Induction of labor in breech presentations at term: a retrospective observational study. Arch Gynecol Obstet 2016; 293(3):549-55.

CAPÍTULO 112

Vitalidade fetal

Belmiro Gonçalves Pereira

INTRODUÇÃO

A vitalidade fetal significa a capacidade do feto em estar saudável no ambiente uterino. Para que isto seja possível, diversas condições devem ser contempladas, como: formação de feto sem anomalias, ausência de doenças maternas que estejam associadas a alterações do metabolismo e, principalmente, circulação uteroplacentária.

Após análise das causas de alterações que levam à perda de um concepto precocemente na gestação, deparou-se com alterações cromossômicas, anomalias congênitas (malformações incompatíveis com a vida) e alterações na inserção do ovo ou da placenta. Estas condições são responsáveis por grande parte das perdas gestacionais e, por norma, não há o que possa ser feito.[1]

As alterações que são detectadas nos fetos podem ser realizadas durante a gestação em decorrência de doenças maternas, fetais ou de anexos fetais, sendo que, neste caso, as alterações são classificadas como sofrimento fetal crônico (SFC), habitualmente cursando com mudanças na velocidade do crescimento fetal, por exemplo, restrição de crescimento fetal (RCF) ou oligodramnia. Quando as alterações aparecem durante o trabalho de parto, se classificam como sofrimento fetal agudo (SFA), via de regra, sem alterações do crescimento fetal.[1,2]

Em relação ao feto, podemos dizer que as alterações do bem-estar podem ser decorrentes de condições maternas, como: hipertensão arterial, doença vascular do lúpus, diabetes *mellitus*, alterações da placenta e do cordão (placenta prévia) e, por último e menos frequente, pelas alterações próprias do feto, tais como uma cardiopatia fetal.[3]

Inseridas nestas considerações fica fácil entender a importância da avaliação ultrassonográfica desde o início do pré-natal (em torno de 10-12 semanas de idade gestacional, com avaliação da translucência nucal), outra por volta das 18-20 semanas para avaliação morfológica, descartando as causas embrionárias de perdas gestacionais. Por outro lado, após esta idade gestacional, há vários métodos para descobrir em que condições o feto se encontra. Destacam-se entre eles os métodos clínicos e os métodos biofísicos.[4] A Tabela 1 resume de forma simples estes métodos de avaliação fetal.

TABELA 1   Métodos de avaliação da vitalidade fetal

Métodos clínicos	Métodos biofísicos
Medida seriada da altura uterina (AU)	Ultrassonografia (US)
Mobilograma[4,5]	Cardiotocografia (CTG)
	▪ Convencional
	▪ Computadorizada
	Perfil biofísico fetal (PBF)
	Dopplervelocimetria

Fonte: adaptada de Faúndes et al.[4]

MÉTODOS CLÍNICOS

Os métodos clínicos são aqueles que não necessitam de tecnologias para sua realização. Destacam-se: a medida seriada da altura uterina (AU) e a percepção materna dos movimentos fetais (PMMF) registrados na forma de mobilograma.[4]

Medida seriada da altura uterina (AU)

A medida seriada da altura uterina, avaliada sempre de forma sistematizada e padronizada, permite avaliar desvios do crescimento fetal. Por exemplo, se estiver > 90% e assim permanecer nas avaliações seguintes pode tratar-se de feto grande para idade gestacional, aumento de líquido amniótico, ou ambos. Entretanto, se estiver < 10% e assim permanecer pode tratar-se de restrição do crescimento fetal ou feto pequeno para idade gestacional, ou ainda pequena quantidade de líquido amniótico. Estas duas últimas alterações podem estar relacionadas à insuficiência placentária, que é frequente nas doenças vasculares sistêmicas, como a hipertensão arterial nas gestantes. Na Figura1 apresenta-se uma das curvas que podem ser utilizadas para avaliação do crescimento fetal.

Mobilograma

O mobilograma é um método obtido a partir da percepção materna dos movimentos fetais (PMMF) registrados em um formulário de papel. Para isso, a gestante é orientada a fazer a contagem dos movimentos fetais logo após uma refeição, sentada ou deitada em decúbito lateral, e anotar o horário do primeiro movimento que ela percebe, seguindo com as anotações até o sétimo movimento e depois deste último ano-

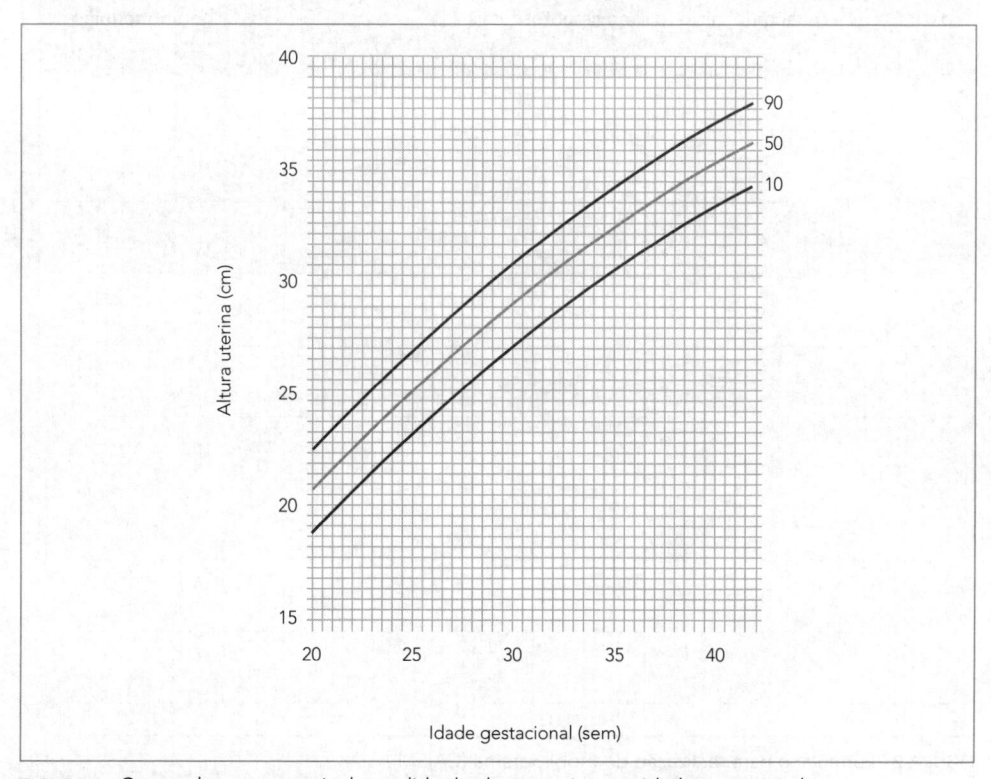

FIGURA 1   Curvas dos percentuais da medida da altura uterina por idade gestacional.
Fonte: adaptada de Martinelli et al.[6] e Moore.[7]

tar o horário. Se os sete movimentos ocorrerem em até 1 hora (h), isto significa que o feto está em boas condições de vitalidade. Todas as gestantes são capazes de realizar este exame, o que o torna aplicável, sem custo e podendo ser realizado várias vezes, em casa, antes de procurar o pronto atendimento.

Define-se o limite de sete como normalidade com base na premissa de que no perfil biofísico fetal (PBF), precisa-se apenas de dois movimentos em 20 minutos (min) para considerar este parâmetro como normal. Portanto,

em 1 h, qualquer valor > 6 é normal. A Figura 2 mostra um exemplo de mobilograma.[4]

MÉTODOS BIOFÍSICOS

Os métodos biofísicos são aqueles que necessitam de algum equipamento para sua realização. Os mais estudados e disponíveis até o momento são: os cardiotocógrafos e o ultrassom. Este último permite a realização de avaliações fetais, tais como: crescimento fetal, avaliação de líquido amniótico (LA), perfil biofísico fetal (PBF), e

REGISTRO

1. Alimentar-se antes de começar o registro.
2. Em posição semi-sentada, com a mão no abdome.
3. Marcar horário de início.
4. Registrar 7 movimentos e marcar o horário do último.
5. Se em 1 (uma) hora o bebê não mexer 7 vezes, parar de contar os movimentos, marcar o horário e consultar no P.A.

dia	horário início	movimentos fetais							horário término
		1	2	3	4	5	6	7	

FIGURA 2   Formulário para realização de mobilograma (CAISM).
PA: pronto atendimento.
Fonte: adaptada de Faúndes et al.[4]

velocidade de fluxo dos vasos fetais arteriais e venosos (obtida por dopplervelocimetria).

Cardiotocografia (CTA)

A CTA de repouso é uma avaliação fetal realizada rotineiramente nos serviços de média e alta complexidade na assistência obstétrica; consta de aparelho com capacidade de avaliar pressão uterina, como uso de um transdutor de pressão e um transdutor Doppler para captar os batimentos cardíacos fetais através do abdome materno. As informações obtidas por estes transdutores são transmitidas para um equipamento capaz de registrar estes eventos em folhas ter-

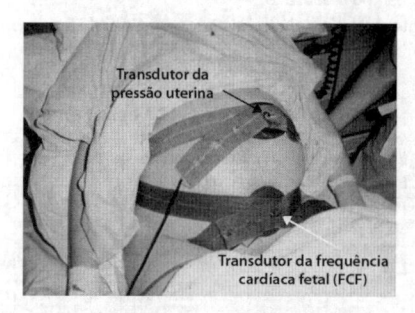

FIGURA 3   Aparelho de cardiotocografia: posição dos transdutores.
Fonte: arquivo didático institucional CAISM/Unicamp.

mossensíveis, obtendo-se dois traçados: um que registra o tônus do útero e outro que permite a avaliação das características da frequência cardíaca fetal (FCF). Neste último, pode-se verificar a variabilidade curta e longa da FCF e as acelerações e desacelerações que são muito importantes para a definição e a classificação dos registros que precisam de no mínimo 20 min para serem terminados e interpretados (Figura 3). Usando estes parâmetros, estes traçados podem ser classificados em normais ou anormais.[8]

De modo geral, define-se como normal aquele exame que apresenta boa variabilidade curta, duas ou mais acelerações transitórias, relacionadas ou não com movimentos fetais registrados pela gestante ao apertar um marcador de eventos e sem desacelerações da FCF (Figura 4). A grande maioria das vezes, os traçados apresentam-se normais e isso significa que o feto está com boa capacidade respiratória em quase 100% dos casos: seguramente > 98% de valor preditivo negativo; isso significa que, caso não mudem as condições clínicas da gestante, esse feto estará bem durante pelo menos 72 h.

As alterações que caracterizam que o exame não está normal tem sequência de eventos que se altera de forma mais ou menos bem definida:

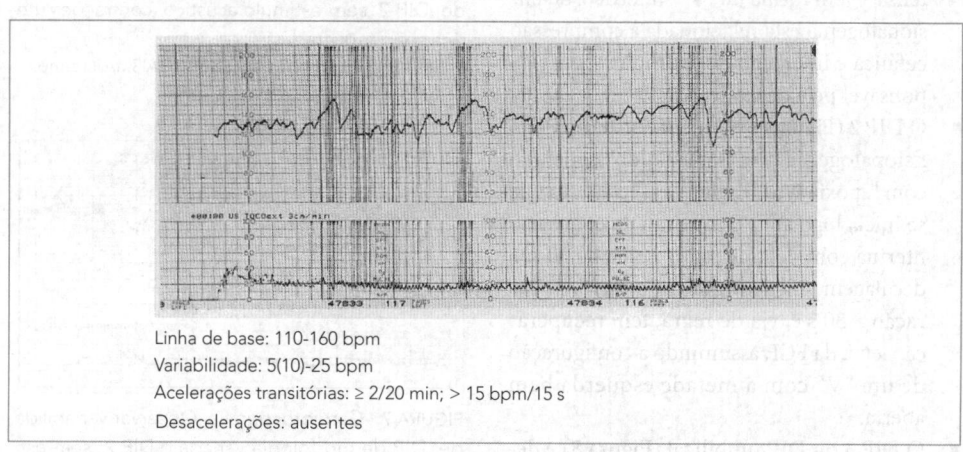

Linha de base: 110-160 bpm
Variabilidade: 5(10)-25 bpm
Acelerações transitórias: ≥ 2/20 min; > 15 bpm/15 s
Desacelerações: ausentes

FIGURA 4   Cardiotocografia normal. Observar variabilidade, FCF basal, acelerações transitórias e registro dos movimentos fetais.
bpm: batimentos por minuto; s, segundos.
Fonte: arquivo didático institucional CAISM/Unicamp.

inicialmente, diminuem as acelerações da FCF, depois reduz-se a variabilidade e, por último, aparecem as desacelerações da FCF. Para avaliação da CTG é importante observar a variabilidade curta, que se caracteriza pelas variações na linha de base da FCF. É importante observar também a frequência cardíaca fetal basal que, via de regra e, quando normal, deve oscilar entre 120-160 batimentos por minuto (bpm) nas gestações de fetos com idade gestacional > 28-32 semanas. As acelerações transitórias são variações mais demoradas da FCF e caracterizam-se por aumentos de pelo menos 30 bpm, com duração de ao menos 30 segundos (s) e são necessárias duas para se considerar normal. Já as desacelerações são quedas da FCF de pelo menos 30 bpm, com duração variável (menos de 15 s são as espicas, em geral sem significado patológico), as que ultrapassam esta duração são os DIP, que de um modo geral têm fisiopatogenia definidas por:

- O DIP 1 (Figura 5) consiste na desaceleração da FCF que se inicia junto com a contração uterina e tem sua maior amplitude coincidindo com a intensidade máxima da contração. É mais frequente no trabalho de parto ou em situações de oligoidramnia intensa; e tem forma de "V" simétrico. Sua fisiopatogenia está relacionada à compressão cefálica e liberação de estímulo vagal responsável pela desaceleração.
- O DIP 2 (Figuras 6 e 7), por outro lado, tem fisiopatogenia diversa, estando associado com hipóxia fetal. É uma desaceleração que se inicia logo após o máximo da contração uterina com defasagem de cerca de 30 s; a decalagem tem profundidade variável, duração > 30 s e, via de regra, tem recuperação lenta da FCF, assumindo a configuração de um "V" com a metade esquerda bem aberta.
- O DIP 3 ou DIP umbilical (Figura 8) é decorrente da compressão do cordão umbilical, resultando em hipoxemia transitória. Tem

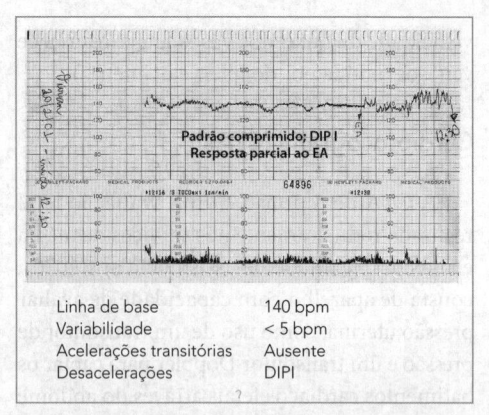

Linha de base	140 bpm
Variabilidade	< 5 bpm
Acelerações transitórias	Ausente
Desacelerações	DIPI

FIGURA 5 Cardiotocografia. Observar variabilidade, DIP 1 e boa resposta ao estímulo acústico (contrações uterinas não registradas).
EA: estímulo acústico.
Fonte: arquivo didático institucional CAISM/Unicamp.

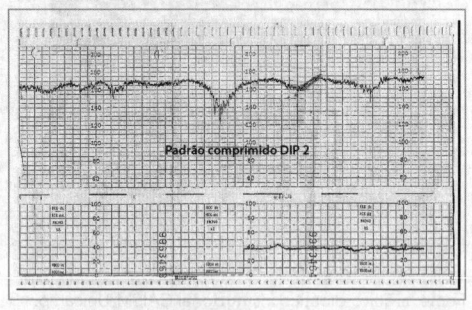

FIGURA 6 Cardiotocografia. Observar variabilidade, DIP 2, sem estímulo acústico (contrações uterinas não registradas).
Fonte: arquivo didático institucional CAISM/Unicamp.

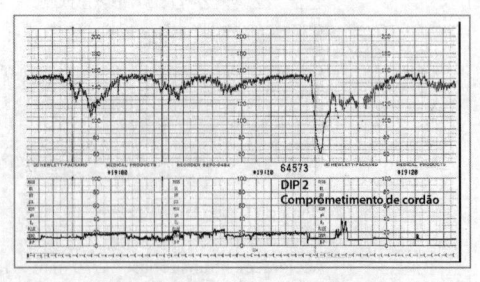

FIGURA 7 Cardiotocografia. Observar variabilidade, DIP de morfologia variada e DIP 2, sem estímulo acústico (contrações uterinas não registradas).
Fonte: arquivo didático institucional CAISM/Unicamp.

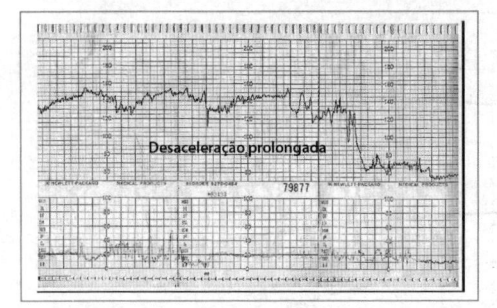

FIGURA 8 Cardiotocografia. Observar variabilidade, desaceleração prolongada, sem estímulo acústico (contrações uterinas não registradas).
Fonte: arquivo didático institucional CAISM/Unicamp.

forma variada, a depender da intensidade da contração e do grau de compressão do cordão; em geral, tem forma de "U". Quando repetido em várias contrações, pode resultar em hipóxia, devendo, portanto, ser sempre observado atentamente. Tem desaceleração prolongada, ou seja, uma desaceleração da FCF que apresenta decalagem em relação à contração, dura mais de 3 min e tem intensidade variada. De todas as desacelerações é a mais grave, representando hipóxia fetal.[8]

Ultrassonografia (US)

O exame de ultrassonografia (US) é, hoje em dia, imprescindível no acompanhamento de uma gestante com ou sem risco. Nos dois ou três primeiros meses de gravidez, o exame já permite fazer avaliação de várias alterações que podem estar relacionadas ao prognóstico fetal como, por exemplo: o aumento na transluscência nucal em fetos com doenças cromossômicas ou malformações. Por volta da 20ª semana de gestação, o exame é fundamental para a avaliação da morfologia fetal em diversas doenças maternas. Quaisquer destas condições são importantes na definição do bem-estar fetal.

Este exame também é muito importante na avaliação do crescimento fetal e do líquido amniótico (LA), que podem ser definidos em percentuais que, uma vez plotados em gráficos,

permitem a confirmação de suspeitas clínicas e de alterações nestes parâmetros. São várias as curvas disponíveis para este fim; e devem ser sempre utilizadas pelo operador do US. Além de tudo isto, o exame permite a confirmação da unicidade ou multiplicidade da gestação, além da posição, apresentação e atitude fetais. As avaliações do crescimento fetal, preferencialmente, devem ser seriadas para se avaliar a evolução desse parâmetro e, de preferência, considerar sempre que possível a amenorreia. De modo geral, o profissional de ultrassonografia já informe ao médico o percentual no qual aquele determinado feto se encontra. E, assim, pode-se prever a evolução do ganho ponderal e dos diagnósticos de macrossomia ou de restrição de crescimento fetal (Figura 9).[9]

Perfil biofísico fetal (PBF)

É um exame que, por meio do US, avalia alguns parâmetros do feto e do líquido amniótico. Com a CTG, o exame compõe um índice de 0-10, no qual 10 é o melhor resultado e > 6 é ruim. Os parâmetros avaliados no US são:

1. Líquido amniótico.
2. Movimentos corporais fetais.
3. Movimentos respiratórios.
4. Tônus fetal.

A cada um destes parâmetros se atribuem valores de 0-2, perfazendo um total de 8. O quinto parâmetro vem da CTG, que também varia de 0-2, perfazendo 10, quando todos normais. Este é o PBF descrito por Maning et al. e aceito até hoje para situações de Restrição do Crescimento Fetal (RCF).[10]

Dopplervelocimetria

A dopplervelocimetria é um método de avaliação fetal que considera as variações das ondas produzidas pela velocidade do fluxo sanguíneo dentro dos vasos. Assim, existem diferentes tipos de ondas: aquelas positivas, pro-

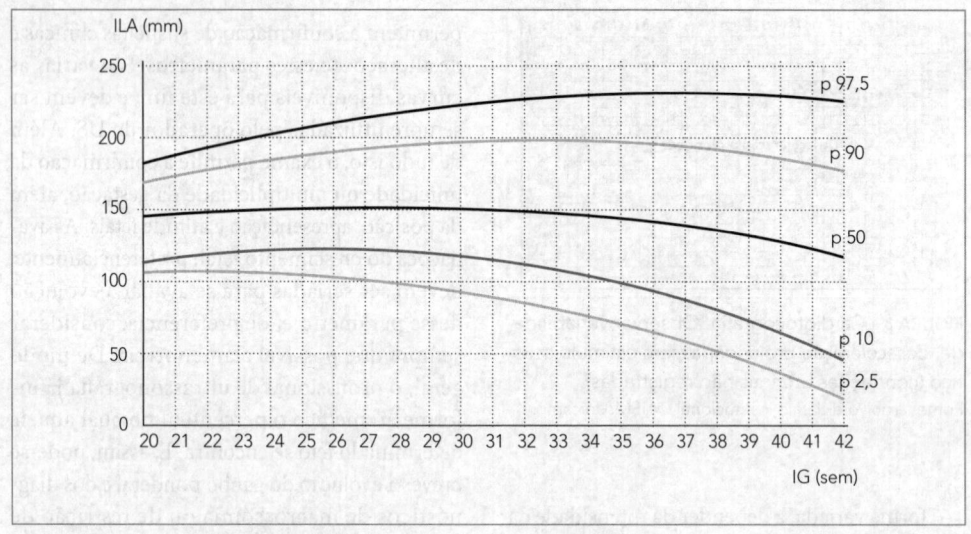

FIGURA 9 Curvas de crescimento do útero (líquido amniótico), de acordo com a idade gestacional.
ILA: índice de líquido amniótico; mm: milímetros.
Fonte: adaptada de SOGC.[9]

duzidas quando o fluxo é intenso; as negativas, produzidas quando o fluxo é reverso; e as ondas bifásicas nos vasos venosos. A Figura 10 representa as diferentes ondas produzidas pelo fluxo de sangue e mostra as diferenças entre o fluxograma arterial e o venoso.

Em geral, a avaliação do fluxo começa pelas artérias mais periféricas e quando estas estão alteradas se pesquisam as centrais. Desse modo, inicia-se pela avaliação da artéria umbilical (AU); se estiver alterada, pode ser avaliada a artéria cerebral média (ACM); e só depois se parte para a avaliação do fluxo venoso e, via de regra, se avalia o ducto venoso (DV).[12]

AVALIAÇÃO DA VITALIDADE FETAL INTRAPARTO

Para a avaliação da vitalidade fetal intraparto, via de regra, realiza-se a ausculta dos batimentos cardíacos fetais por meio de um equipamento Doppler para captação do BCF, a CTG intraparto que utiliza os mesmos princípios da CTG anteparto, valorizando a variabilidade e a presença de desacelerações relacionadas às contrações uterinas.

Sabe-se que a presença de boa variabilidade dos BCF, acelerações transitórias nas contrações uterinas e a ausência de desacelerações são indicadores de bom prognóstico neonatal.

Um outro dado que pode ser destacado é a presença ou ausência de mecônio no líquido amniótico. A presença, habitualmente, está associada com sofrimento fetal e baixo índice de Apgar.

Raramente são utilizados outros métodos para a avaliação fetal intraparto. Entretanto, eventualmente, utiliza-se o US para esclarecimento de dúvidas, tais como: posição do cordão, quantidade de LA e mesmo dos BCF.

CONSIDERAÇÕES FINAIS

De um modo geral, para a avaliação da vitalidade fetal é necessário entender o porquê esta é necessária: o que se pretende avaliar? Esta é a pergunta que deve ser respondida.

No início da gestação, é preciso avaliar sua viabilidade e, desta forma, o US para avaliação morfológica é essencial. Após a viabilidade fetal, é necessário saber se a função placentária está provendo e proporcionando adequada saúde fetal. A placenta é um órgão muito resistente e

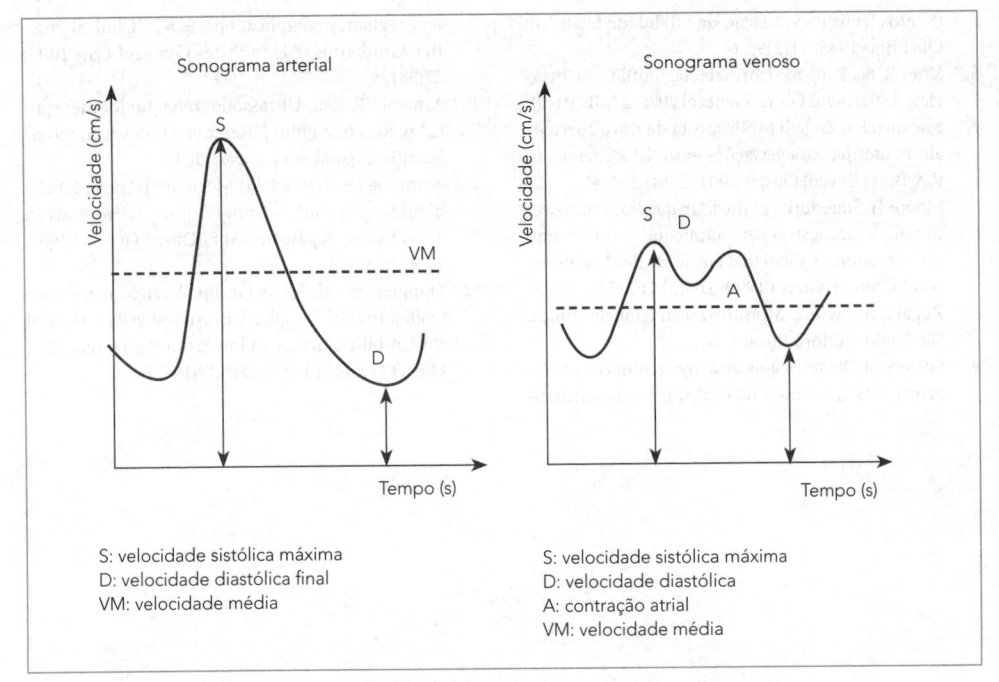

Sonograma arterial

S: velocidade sistólica máxima
D: velocidade diastólica final
VM: velocidade média

Sonograma venoso

S: velocidade sistólica máxima
D: velocidade diastólica
A: contração atrial
VM: velocidade média

FIGURA 10 Sonogramas arterial e venoso.
Fonte: adaptada de Doppler French Study Group.[12]

só manifesta alterações em exames complementares, quando já apresenta um grande comprometimento. As alterações de fluxo, habitualmente, são as primeiras a aparecerem quando há alterações da vitalidade do feto, e só são perceptíveis quando 50% ou mais da área total da placenta estão com a função comprometida.

É possível resumir as alterações da vitalidade e o comprometimento placentário da seguinte forma: inicialmente, altera-se o fluxo na AU; depois, na ACM; depois, no DV; e, simultaneamente, aparecem as alterações da CTG. A depender da doença de base, os exames podem se alterar de forma diversa, por exemplo: nas diabéticas, o mobilograma e a variação na necessidade de insulina podem ser alterações iniciais e os principais sinais de alerta; nas gestantes com hipertensão, as alterações seguem outro padrão, e talvez a sequência mostrada inicialmente seja mais real – alterações dos vasos periféricos do feto para os vasos centrais e dos arteriais para os venosos, juntamente com as alterações da CTG.

Merece destaque especial, por ser menos difundido nos diferentes serviços, a CTG computadorizada, que tem a capacidade de avaliar as características do traçado e de definir o comprometimento fetal.

Por questões de praticidade e disponibilidade de recursos, na maioria dos serviços, inicia-se com o registro da movimentação fetal (PMMF), seguido pelo CTG e então Doppler e ou PBF.

REFERÊNCIAS BIBLIOGRÁFICAS

1. American College of Obstetricians and Gynecologists (ACOG). Practice bulletin n. 102: management of stillbirth. Obstet Gynecol 2009; 113(3):748-61.
2. American College of Obstetricians and Gynecologists (ACOG). Practice bulletin n. 134: fetal growth restriction. Obstet Gynecol 2013; 121(5):1122-33.
3. Rossi AC, Prefumo F. Antepartum and intrapartum risk factores for neomatal hypoxic-ischemic encephalopathy: a systematic review with meta-analisis. Curr Opin Obst Gynecol 2019; 31(6):410-7.
4. Faúndes A, Pereira BG, Silva EMAF, Bacha AM, Pinotti JA. O papel da percepção materna de movi-

mentos fetais na avaliação da vitalidade fetal. Gin Obst Bras 1988; 11(2)92-6.

5. Vries JL de, Fong BF. Normal fetal motility: an overview. Ultrasound Obstet Gynecol 2006; 27(6):701-11.

6. Martinelli S, Zugaib M. Proposta da nova curva de altura uterina para gestações entre 20-42 semanas. Rev Bras Ginecol Obstet 2001; 23(4):234-41.

7. Moore Tr. Superiority of the four-quadrant sum over the single-deepest-poket technicque in ultrasound identification of abnormal amniotic fluid volumes. Am J Obstet Gynecol 1990; 163(3):762-7.

8. Zugaib M, Behle I. Monitorização fetal eletrônica. São Paulo: Editora Roca, 1981.

9. Society of Obstetricians and Gynecologists of Canada (SOGC). Ultrasound evaluation of first trimester pregnancy complications. SOGC Clinical Practice Guideline 161. J Obstet Gynecol Can 2005; 27:581-5.

10. Ximenes R et al. Ultrassonografia. In: Montenegro CAB, Rezende Filho J. Rezende Obstetrícia. Rio de Janeiro: Guanabara Koogan, 2017.

11. Manning FA, Baskett TF, Morisson I, Lange I. Fetal biophisycal profile scoring: A prospective study in 1,184 high-risk patients. Am J Obstet Gynecol 1981; 140(3):289-94.

12. Doppler French Study Group. A randomized controlled trial of Doppler Ultrasound velocimetry of the umbilical artery in low risk pregnancies. Br J Obstet Gynecol 1997; 104(4):419-24.

CAPÍTULO 113

Métodos de avaliação da vitalidade fetal anteparto

Daniela Vanessa Vettori
Janete Vettorazzi
Edimárlei Gonsales Valério
Fernanda Castilhos

INTRODUÇÃO

Os principais objetivos da avaliação da saúde fetal (ASF) anteparto são identificar os fetos em risco e tentar prevenir a morte intrauterina e a morbidade neurológica, com base no conhecimento de que as atividades biofísicas e as alterações vasculares fetais respondem sequencialmente à hipoxemia crônica e à acidemia. Os insultos agudos (tais como descolamento de placenta e acidentes de cordão) são menos prováveis de detecção e prevenção oportuna.

A ASF está integrada na prática clínica há décadas, mesmo que sua eficácia na prevenção de morte fetal não seja embasada por evidência de alta qualidade (ensaios clínicos randomizados – ECR).

As principais técnicas de ASF são: o controle de movimentos fetais (MF), a cardiotocografia (CTG) de repouso e com estresse, o perfil biofísico fetal (PBF), a avaliação do volume de líquido amniótico (LA) e a ultrassonografia (US) com Dopplervelocimetria.

Muitos desses métodos de avaliação do bem-estar fetal possuem taxas altas de resultados falso-positivos, que podem ser danosos se levarem a intervenções desnecessárias (como nascimento pré-termo e realização de cesariana). Assim, um resultado de teste anormal deve sempre levar em consideração o contexto clínico geral da gestante e do feto, a idade gestacional (IG) e os resultados de outros métodos de avaliação.[1]

INDICAÇÕES DE AVALIAÇÃO DA SAÚDE FETAL ANTEPARTO

A ASF está indicada em qualquer doença materna, fetal ou intercorrência clínica na gestação que aumente o risco de morte fetal.[1] Algumas das principais indicações estão listadas na Tabela 1.

TABELA 1 Principais indicações para avaliação da saúde fetal antenatal

Diabetes pré-gestacional ou gestacional em tratamento medicamentoso
Distúrbios hipertensivos na gestação
Doença renal crônica
Doença cardíaca materna
Doença autoimune materna
Gestação múltipla
Gestação prolongada (≥ 41 semanas)
Restrição de crescimento fetal (RCF)
Anemia grave e hemoglobinopatias
Alterações placentárias e de cordão umbilical
Isoimunização
Oligodrâmnio ou polidrâmnio
Morte fetal prévia (inexplicada ou recorrente)
Ruptura prematura de membranas ovulares
Percepção materna de diminuição da MF

Fonte: adaptada de Liston et al.[2]

TÉCNICAS DE AVALIAÇÃO FETAL

Controle da movimentação fetal (MF)

O controle da MF pode ser indicado para todas as gestantes (baixo e alto risco). No entanto, não há padronização do método na literatura (limiar que indique aumento de risco de morte fetal), assim como não há evidência clara de benefício na sua utilização.[3]

Os protocolos mais utilizados são: contagem de pelo menos 10 MF em até duas horas e contagem do número de MF em uma hora três vezes por semana (que deve ser ≥ a movimentação habitual preestabelecida).

A avaliação formal de MF pode aumentar o número de consultas e avaliações fetais. Contudo, em ECR, essa maior vigilância não resultou em maior taxa de intervenções.

Cardiotocografia anteparto

CTG de repouso, basal ou sem estresse

Baseia-se no princípio de que a frequência cardíaca de um feto que não é acidótico ou neurologicamente deprimido acelera temporariamente com a movimentação fetal.

É considerada reativa se apresenta ≥ 2 acelerações da frequência cardíaca fetal (FCF) de pelo menos 15 bpm (batimentos por minuto), com duração de pelo menos 15 segundos em período de 20 minutos de avaliação. Antes das 32 semanas de gravidez, uma CTG pode ser considerada reativa se ≥ 2 acelerações da FCF de 10 bpm com duração de 10 segundos em 20 minutos.

Até 50% das CTG são não reativas em fetos saudáveis de 24-28 semanas, e 15% de 28-32 semanas.[4]

Um teste reativo prediz, com confiabilidade, oxigenação fetal normal no momento do teste.

A perda de reatividade é mais comumente associada a um ciclo do sono fetal, mas pode resultar de qualquer condição que deprima o sistema nervoso central, incluindo acidemia fetal.

A monitorização da FCF deve durar pelo menos 40 minutos antes de se considerar o resultado não reativo. A estimulação vibroacústica pode ajudar a melhorar alguns testes inicialmente pouco reativos.

As principais interpretações da CTG de repouso, conforme o Ministério da Saúde, podem ser vistas na Tabela 2.

A presença de desacelerações variáveis ou prolongadas durante o exame pode necessitar de avaliação adicional. Desacelerações variáveis repetidas (pelo menos 3 em 20 minutos) e desacelerações que perduram ≥ 1 minuto associam-se com um risco aumentado de cesariana por condição fetal não tranquilizadora e morte fetal.[1]

As alterações (verdadeiro-positivos) da CTG de repouso ocorrem em estágios mais graves de hipoxemia, e a análise visual de seus traçados mostra certa discordância entre os observadores.

Comparativamente à CTG de estresse, a CTG de repouso possui a vantagem de não necessitar de contrações e de ocitocina, e a desvantagem de ter taxas mais altas de falso-negativos e falso-positivos.[6]

CTG sem estresse com avaliação do LA (perfil biofísico fetal modificado)

Exame que combina a CTG sem estresse (marcador agudo do estado acidobásico fetal) com o volume de LA (marcador crônico de insuficiência placentária). A avaliação do LA seria um complemento com o intuito de melhorar a sensibilidade do método. No entanto, tal hipótese é sustentada por estudos de baixa qualidade.

O resultado é considerado anormal se a CTG é não reativa, se há oligodramnia (maior bolsão vertical de LA ≤ 2 cm) ou se ambos ocorrem.

Cardiotocografia de estresse

Baseia-se na resposta da FCF às contrações uterinas. No feto com oxigenação subótima, a piora intermitente da oxigenação fetal causada pelas contrações leva a um padrão de desacelerações tardias na FCF. Também podem ocorrer desacelerações variáveis por compressão do cordão umbilical.

TABELA 2   Interpretação e conduta na cardiotocografia de repouso

Parâmetro	Padrão normal	Padrão suspeito	Padrão patológico
FCF basal	110-160 bpm	100-110 bpm > 160 bpm por ≤ 30 min Elevação da linha-base	< 100 bpm > 160 bpm por > 30 min Linha-base errática
Variabilidade	6-25 bpm (moderada) ≤ 5 bpm (ausente ou mínima) por < 40 min	≤5 bpm por 40-80 min	≤ 5 bpm por > 80 min ≥ 25 bpm por > 10 min Padrão sinusoidal
Desacelerações	Ausentes ou desaceleração variável ocasional < 30 s	Desaceleração variável 30-60 s	Desacelerações variáveis > 60 s Desacelerações tardias
Acelerações feto ≥ 32 semanas	≥ 2 acelerações ≥ 15 bpm com duração 15 s por < 40 min ou, se ausentes, resposta adequada a estímulo após 20 min	< 2 acelerações ≥ 15 bpm com duração de 15 s por 40-80 min	< 2 acelerações ≥ 15 bpm com duração de 15 s por > 80 min
Acelerações feto < 32 semanas	≥ 2 acelerações ≥ 10 bpm com duração de 10 s por < 40 min ou, se ausentes, resposta adequada a estímulo após 20 min	< 2 acelerações ≥ 10 bpm com duração de 10 s por 40-80 min	< 2 acelerações ≥ 10 bpm com duração de 10 s por > 80 min
Conduta	Sem necessidade de avaliação adicional, dependendo do quadro clínico	Avaliação adicional (CTG estresse, PBF, Doppler) ou repetição do teste em 12 h	Avaliação adicional urgente ou parto, conforme quadro clínico

Bpm: batimentos por minuto; min: minuto; s: segundo; CTG: cardiotocografia; PBF: perfil biofísico fetal.
Fonte: adaptada de Gestação de alto risco: manual técnico.[5]

Se houver < 3 contrações (de 40 segundos) em 10 minutos, as contrações são induzidas por ocitocina endovenosa ou estimulação mamilar. Interpretada como:

- Positiva: desacelerações tardias em ≥ 50% das contrações, mesmo se < 3 contrações/10 minutos.
- Negativa: sem desacelerações tardias ou variáveis significativas.
- Equívoca:
  - Equívoco-suspeita: desacelerações tardias ou variáveis significativas intermitentes.
  - Equívoco-taquisistólica: desacelerações na presença de contrações mais frequentes que a cada 2 minutos ou que duram > 90 segundos.

A definição de "desacelerações variáveis significativas" durante o trabalho de parto, segundo um grupo de especialistas,[7] seria a desa-celeração com duração > 60 segundos e queda > 60 batimentos abaixo da linha de base ou duração > 60 segundos e nadir da desaceleração abaixo de 60 bpm independentemente da FCF da linha de base. O ACOG (The American College Obstetricians and Gynecologists) não apresenta definição para tal termo.

Comparativamente à CTG de repouso, a CTG de estresse (que geralmente requer estimulação das contrações uterinas) é mais demorada, mais invasiva e mais limitada por contraindicações (situações de desaconselham o trabalho de parto e parto vaginal) que o primeiro método.

Por fim, tem alta taxa de falso-positivo e baixa taxa de falso-negativo (garantia de boa oxigenação fetal com um teste normal).

Cardiotocografia computadorizada

A análise computadorizada da FCF permite uma leitura precisa e reprodutível, diferentemente da CTG convencional. Proporciona avaliação da variabilidade curta (*short term variation*) da FCF, que, provavelmente, é mais sensível a níveis menos graves de hipoxemia.

No entanto, é muito pouco disponível em maternidades brasileiras.

Perfil biofísico fetal

Teste integrado por cinco componentes, sendo os quatro primeiros indicadores de hipóxia aguda, e o volume de LA retratando hipóxia crônica:

- CTG repouso: pode ser omitido sem comprometer a validade do PBF se todos os outros parâmetros forem normais.[8]
- Movimentos respiratórios: ≥ 1 episódio de movimentos respiratórios por ≥ 30 segundos em 30 minutos de avaliação.
- Movimentos corporais fetais: ≥ 3 movimentos de corpo ou membros em 30 minutos.
- Tônus fetal: ≥ 1 episódio de extensão-flexão ou abertura e fechamento de mão.
- Volume LA: 1 bolsão vertical > 2 cm (sem cordão umbilical ou extremidades fetais).

Cada componente pontua 2 (se presente) ou 0 (se ausente). O escore do PBF tem correlação linear com o pH fetal. Um resultado final de 8-10 é considerado normal (baixo risco de asfixia), 6 é equívoco (asfixia possível; repetir o exame se feto imaturo) e ≤ 4 alterado (asfixia muito provável).[9] Ressalta-se que, independentemente do somatório total do PBF, a ausência de bolsão de LA > 2 cm, na ausência de ruptura de membranas ovulares e de doença renal fetal, relaciona-se à asfixia crônica e deve levar à avaliação adicional (feto imaturo) ou ao nascimento (feto maduro).

Avaliação do líquido amniótico

Em condições de hipoxemia, o feto direciona o seu débito cardíaco priorizando cérebro, coração e adrenais, em detrimento da perfusão de órgãos menos vitais como os rins. Assim, ao longo do tempo, há uma diminuição da urina fetal e oligodramnia.

O uso do maior bolsão vertical > 2 cm é melhor que o índice de LA (ILA) ≤ 5 cm. Apesar de ambos os métodos serem equivalentes na predição de desfechos adversos, uma metanálise mostrou que o uso do ILA levou a maior número de induções de trabalho de parto e de cesarianas sem melhora no resultado perinatal.[10]

Dopplervelocimetria

O desenvolvimento vascular anormal da placenta resulta em alterações progressivas na circulação fetoplacentária que podem ser avaliadas de maneira não invasiva pelos índices Doppler de vasos maternos e fetais.

Artérias umbilicais

O Doppler das artérias umbilicais é a melhor ferramenta para monitorização de fetos com restrição de crescimento fetal (RCF) de início precoce devido à insuficiência uteroplacentária. Nesse contexto, o fluxo diastólico está diminuído, ausente ou reverso progressivamente, conforme o grau de obliteração dos vilos terciários, sendo que diástole zero (DZ) e reversa (DR) se associam com hipoxemia fetal, acidemia e aumento da morbimortalidade perinatal.[11]

Os índices de fluxo mais comumente utilizados são:

- Razão S/D.
- Índice de resistência (S-D/S).
- Índice de pulsatilidade (S-D/Vm).

(S: corresponde ao pico de velocidade sistólica; D: velocidade diastólica final; Vm: velocidade média no ciclo cardíaco.)

O uso da Dopplervelocimetria das artérias umbilicais no cenário da gestação de alto risco resulta em diminuição da mortalidade perinatal segundo revisão sistemática de ECR.[12] Por outro lado, não há evidência de que tal método seja útil na avaliação da vitalidade de fetos com crescimento normal.[13]

Artéria cerebral média

O Doppler da artéria cerebral média (ACM) pode detectar o efeito de redistribuição arterial com centralização do fluxo, no qual o feto prioriza órgãos mais vitais como o cérebro, com vasodilatação da ACM e consequente queda nos índices de resistência e pulsatilidade. Considerado anormal quando IP < p5 para a IG (idade gestacional). Seu uso como ferramenta adicional na vigilância de gestações complicadas por RCF vem sendo investigado.

A relação cerebroplacentária (RCP), que é a razão do IP da ACM/IP da artéria umbilical, demonstrou ter melhor sensibilidade para hipoxemia que seus componentes individuais (a RCP já pode estar diminuída mesmo com ACM ou umbilicais ainda dentro de faixas normais) e melhor correlação com desfechos adversos.[14] No entanto, são necessários estudos adicionais antes que a RCP seja recomendada na rotina clínica em gestações com RCF ou em fetos de crescimento normal.

O pico de velocidade sistólica (VPS) da ACM é a melhor forma de monitorização da anemia fetal em gestantes de risco, como na isoimunização Rh. O risco de anemia é maior em fetos com VPS da ACM ≥ 1,5 vez a mediana.

Sistema venoso

A utilidade clínica da Dopplervelocimetria venosa é maior em condições fetais com manifestações cardíacas (gestação gemelar com transfusão fetofetal, hidropsia, arritmia fetal) e na insuficiência placentária grave.

Em fetos com RCF, o aumento progressivo da resistência arterial umbilical pode comprometer o desempenho cardíaco fetal, com aumento da pressão venosa central e diminuição do fluxo diastólico no ducto venoso (DV) e nas grandes veias. As alterações venosas, tais como onda "a" ausente ou reversa no DV ou fluxo

pulsátil na veia umbilical, são achados tardios (geralmente duas semanas após as alterações arteriais) e podem sinalizar acidemia fetal e morte iminente.[15] Na prática clínica, um número crescente de especialistas faz uso dessas ferramentas para evitar partos muito prematuros em fetos com DZ ou DR na umbilical e avaliação de bem-estar (CTG, PBF) tranquilizadora.

No entanto, apesar de a avaliação Doppler de outros vasos sanguíneos fetais além da artéria umbilical, como a ACM e o DV, oferecer informações sobre a hemodinâmica e o prognóstico do feto com RCF, o uso dessas medidas de fluxo ainda não demonstrou melhorar o resultado perinatal, e o seu papel na prática clínica permanece incerto.[16]

Artérias uterinas

A impedância ao fluxo nas artérias uterinas normalmente diminui ao longo da gestação, indicando invasão trofoblástica adequada e remodelação das artérias espiraladas maternas. O Doppler das artérias uterinas, entre 22-24 semanas de gestação, com índices de impedância elevados e/ou incisura protodiastólica persistente, evidencia que a placentação foi inadequada e se associa com o desenvolvimento de pré-eclâmpsia, RCF e morte perinatal.[17]

ESCOLHA DO TESTE

A escolha do método depende de fatores como: IG, habilidade de monitorar a FCF, disponibilidade, custo, necessidade de biometria fetal ou acompanhamento de alterações anatômicas, entre outros.

O Doppler das artérias umbilicais deve ser usado na monitorização de fetos com RCF precoce devido à insuficiência placentária, pois reduz morte perinatal nesse contexto quando utilizado com outros métodos de vitalidade (CTG e PBF) e com nascimento oportuno, embasado na melhor evidência científica.

O emprego de CTG (com e sem estresse) e do PBF na monitorização de gestações de alto risco é apoiado apenas por estudos observacionais, não havendo evidência de superioridade de qualquer método.

MOMENTO E FREQUÊNCIA DO TESTE DE VITALIDADE

A ASF antenatal deve ser iniciada quando um aumento de risco de morte fetal for identificado e o nascimento para benefício perinatal, caso o resultado do teste seja anormal, puder ser considerado. Iniciar a vitalidade anteparto depois das 32 semanas de gestação é satisfatório para a maioria das pacientes de risco, salvo gestantes com condições de mais alto risco.

O teste geralmente é realizado semanalmente, mas a frequência pode ser maior (de 2 a 7 vezes por semana) se houver um contexto clínico de muito alto risco, embora o regime ideal não tenha sido estabelecido. Os casos devem ser individualizados.

MANEJO COM TESTE ANORMAL

Um teste anormal deve ser sempre considerado no contexto clínico, pois, eventualmente, pode estar associado a alguma condição materna potencialmente reversível.

Devido à alta taxa de resultados falso-positivos (e baixos valores preditivos positivos), um teste anormal geralmente é seguido por teste adicional com um método diferente. O julgamento clínico deve guiar a tomada de decisão entre nascimento ou testes de acompanhamento após o resultado anormal, levando em consideração a IG, a gravidade da doença materna e fetal, o grau de alteração do teste de vitalidade, entre outros. Por exemplo:

- Diminuição de MF:
  - Avaliar por CTG com ou sem estresse, PBF ou PBF modificado, conforme IG.
  - CTG de repouso anormal pode ser seguida por PBF ou CTG com estresse.
- PBF:

- 6/10: equívoco. Se IG ≥ 37 semanas: nascimento. Se < 37 semanas: repetir em 24 horas.[9]
- 4/10: nascimento; se IG < 32 semanas, manejo individualizado.
- RCF:
  - Manejo baseado no Doppler das artérias umbilicais: se DZ: nascimento com 34 semanas; se DR: nascimento com 32 semanas (após corticoide, se possível esperar);[18] se diástole presente mas S/D > p95: 37 semanas.
  - Manejo baseado em estágios:[19]
    - Estágio I: peso fetal < 3 ou insuficiência placentária leve (alteração de Doppler uterina, IP umbilical, ACM ou RCP); nascimento > 37 semanas; monitorização semanal.
    - Estágio II: umbilical DZ; nascimento > 34 semanas; monitorização 2-3 dias.
    - Estágio III: umbilical DR ou IP DV > p95; nascimento > 30 semanas; monitorização 1x/dia.
    - Estágio IV: DV onda "a" reversa ou desacelerações espontâneas FCF; nascimento > 26 semanas.
    - Oligodrâmnio isolado e persistente (maior bolsão vertical < 2 cm), sem ruptura de membranas: nascimento 36-37 semanas.[20] Se IG < 36 semanas: individualizar o caso.

CONSIDERAÇÕES FINAIS

Os objetivos da ASF anteparto são identificar o feto em risco de dano por hipóxia ou morte e, por intervenção apropriada, tentar prevenir esses desfechos. Além disso, evitar intervenção desnecessária em fetos normalmente oxigenados.

O teste de vitalidade está indicado em qualquer gestação em que há risco aumentado de morte fetal.

Os principais métodos de avaliação da vitalidade fetal antenatal são: controle de MF, CTG de repouso e com estresse, PBF, PBF modificado e Dopplervelocimetria. Não há evidência de superioridade de algum teste específico, exceto pelo Doppler de artérias umbilicais, que, quando utilizado em gestações de alto risco por insuficiência placentária, reduz a morbimortalidade perinatal com o nascimento oportuno, atestado por vários ECR.

A avaliação de vitalidade, em geral, é realizada semanalmente, mas a frequência pode ser maior se houver deterioração no quadro clínico materno ou fetal, ou na presença de comorbidades.

Um teste anormal geralmente é seguido por teste adicional com método diferente devido à alta taxa de resultados falso-positivos. Atentar para condições maternas transitórias que possam levar a resultado alterado da vitalidade fetal e que possam ser corrigidas.

O julgamento clínico e o contexto específico de cada binômio materno-fetal devem ser sempre levados em consideração, bem como as condições locais de atendimento de um recém-nascido de alto risco.

REFERÊNCIAS BIBLIOGRÁFICAS

1. Practice Bulletin No. 145, Obstet Gynecol. 2014.124:182-92. Disponível em: http://dx.doi.org/10.1097/01.aog.0000451759.90082.7b.

2. Liston RM, Sawchuck D, Young DC. Fetal health surveillance guideline: antenatal and intrapartum consensus. J Obstet Gynaecol Can 2007 Dec; 29(12):972.

3. Mangesi L, Hofmeyr GJ, Smith V, Smyth RMD. Fetal movement counting for assessment of fetal welbeing. Cochrane Database Syst Rev 2015 Oct 15; (10):CD004909.

4. Macones GA, Hankins GDV, Spong CY, Hauth J, Moore T. The 2008 National Institute of Child Health and Human Development workshop report on electronic fe-tal monitoring: update on definitions, interpretation, and research guidelines. J Obstet Gynecol Neonatal Nurs 2008 Sep; 37(5):510-5.

5. Gestação de alto risco: manual técnico. Ministério da Saúde, Secretaria de Atenção à Saúde, Departamento de Ações Programáticas Estratégicas [Internet]; 2012. Disponível em: http://bvsms.saude.gov.br/bvs/publicacoes/manual_tecnico_gestacao_alto_risco.pdf.

6. Freeman RK, Anderson G, Dorchester W. A prospective multi-institutional study of antepartum fetal heart rate monitoring. II. Contraction stress test versus nons-tress test for primary surveillance. Am J Obstet Gynecol 1982 Aug 1; 143(7):778-81.

7. Clark SL, Nageotte MP, Garite TJ, Freeman RK, Miller DA, Simpson KR et al. Intrapartum management of category II fetal heart rate tracings: towards standardi-zation of care. Am J Obstet Gynecol 2013 Aug; 209(2):89-97.

8. Manning FA, Morrison I, Lange IR, Harman CR, Chamberlain PF. Fetal biophysical profile scoring: selective use of the nonstress test. Am J Obstet Gynecol 1987 Mar; 156(3):709-12.

9. Manning FA, Harman CR, Morrison I, Menticoglou SM, Lange IR, Johnson JM. Fetal assessment based on fetal biophysical profile scoring. IV. An analysis of peri-natal morbidity and mortality. Am J Obstet Gynecol 1990 Mar; 162(3):703-9.

10. Nabhan AF, Abdelmoula YA. Amniotic fluid index versus single deepest vertical pocket as a screening test for preventing adverse pregnancy outcome. Cochrane Da-tabase Syst Rev 2008 Jul 16; (3):CD006593.

11. Karsdorp VH, van Vugt JM, van Geijn HP, Kostense PJ, Arduini D, Montenegro N et al. Clinical significance of absent or reversed end diastolic velocity waveforms in umbilical artery. Lancet 1994 Dec 17; 344(8938):1664-8.

12. Alfirevic Z, Stampalija T, Gyte GML. Fetal and umbilical Doppler ultrasound in high-risk pregnancies [Internet]. Cochrane Database of Systematic Reviews 2013. Disponível em: http://dx.doi.org/10.1002/14651858.cd007529.pub3.

13. Alfirevic Z, Stampalija T, Medley N. Fetal and umbilical Doppler ultrasound in normal pregnancy [Internet]. Cochrane Database of Systematic Reviews 2015. Dis-ponível em: http://dx.doi.org/10.1002/14651858.cd001450.pub4.

14. Heidweiller-Schreurs CAV, Vollgraff Heidweiller-Schreurs CA, De Boer MA, Heymans MW, Schoonmade LJ, Bossuyt PMM et al. Prognostic accuracy of cerebro-placental ratio and middle cerebral artery Doppler for adverse perinatal outcome: systematic review and meta-analysis [Internet]. V.51, Ultrasound in Obstet Gyne-col. 2018; 51(3):313-22.

15. Turan OM, Turan S, Berg C, Gembruch U, Nicolaides KH, Harman CR et al. Duration of persistent abnormal ductus venosus flow and its impact on perinatal out-come in fetal growth restriction. Ultrasound Obstet Gynecol 2011 Sep; 38(3):295-302.

16. American College of Obstetricians and Gynecologists. ACOG Practice bulletin no. 134: fetal growth restriction. Obstet Gynecol 2013 May; 121(5):1122-33.

17. Papageorghiou AT, Yu CKH, Cicero S, Bower S, Nicolaides KH. Second-trimester uterine artery Do-

ppler screening in unselected populations: a review. J Matern Fetal Neonatal Med 2002 Aug; 12(2):78-88.

18. Society for Maternal-Fetal Medicine Publications Committee, Berkley E, Chauhan SP, Abuhamad A. Doppler assessment of the fetus with intrauterine growth restric-tion. Am J Obstet Gynecol 2012 Apr; 206(4):300-8.

19. Figueras F, Gratacos E. An integrated approach to fetal growth restriction. Best Pract Res Clin Obstet Gynaecol 2017 Jan; 38:48-58.

20. Spong CY, Mercer BM, D'alton M, Kilpatrick S, Blackwell S, Saade G. Timing of indicated late-preterm and early-term birth. Obstet Gynecol 2011 Aug; 118(2 Pt 1):323-33.

CAPÍTULO 114

Secundamento patológico e hemorragia pós-parto

Rosiane Mattar
Felipe Favorette Campanharo
Jurandir Piassi Passos
Sue Yazaki Sun

INTRODUÇÃO

A hemorragia pós-parto (HPP) é uma das principais causas de morte materna (MM) ainda hoje no Brasil e no mundo. Ela ocorre em aproximadamente 2% das puérperas, sendo a segunda causa de MM no Brasil, e está na categoria das mortes que poderiam ser evitadas. A atuação da equipe de saúde nos momentos após o parto é importante para detecção precoce e manejo adequado da HPP, o que poderia prevenir até 90% das mortes.[1]

Uma das razões para a ocorrência de morte materna é o secundamento patológico, que tem recebido pouca atenção nas publicações mais recentes, mas por estar associado à HPP, precisa ser relembrado por ser causa de morbidade e mortalidade.

SECUNDAMENTO PATOLÓGICO

Definição

A dequitação, ou secundamento, é conceituada como o descolamento, a descida e a expulsão da placenta. Constitui-se no terceiro período clínico do parto. Qualquer alteração nesse processo denomina-se secundamento patológico ou patologia do terceiro período.

Fisiologia da dequitação

Após o parto, as contrações uterinas continuam e há súbita redução das dimensões da cavidade uterina, com diminuição da área de inserção placentária. Em razão do tecido placentário não ser provido de elasticidade, dá-se conflito de superfície entre ele e o útero, que não mais permanecem ajustados, de modo que a placenta se dobra sobre si mesma. O descolamento ocorre quando as contrações do útero reduzem em 50% a área de inserção placentária, iniciando-se em cerca de 5 minutos (min) após a expulsão do feto e estendendo-se durante até 10 min.

O descolamento ocorre entre a camada compacta e a esponjosa da decídua. Na dequitação, a placenta carrega consigo a camada compacta, permanecendo a camada esponjosa aderente ao útero.

Classicamente, dois mecanismos de descolamento da placenta são descritos:

- Central ou de Baudelocque-Schultze: é o mais comum, nas placentas corporais altas, de modo que o descolamento se inicia pela porção central, onde se forma hematoma retroplacentário. A perda de sangue é pequena antes da saída da placenta.

- Marginal ou de Duncan: mais frequente nas placentas baixas, com a separação se iniciando pela borda placentária, levando à exteriorização de sangramento desde o início do processo, mesmo antes da expulsão da placenta.

A placenta já descolada desce para a região cérvico-vaginal, ocasionando na mulher a sensação de peso local. As contrações uterinas e a ação da gravidade expulsam o anexo. Com a dequitação, a retração uterina promove o fechamento dos vasos, o miotamponamento, que é seguido pelo trombotamponamento, ambos garantindo hemostasia pós-parto.

Anormalidades nesse período do parto estão intimamente ligadas à hemorragia e suas sequelas.

Secundamento retardado

Conceitua-se secundamento retardado o que ocorre entre 10-30 min, e retenção placentária quando a dequitação não se completa até 30 minutos após a expulsão fetal. A frequência de retenção placentária é estimada em 1-2% dos partos e depende, além da presença de doenças placentárias, do tônus uterino, razão pela qual a adoção do protocolo do manejo ativo da dequitação, preconizado pela Organização Mundial de Saúde (OMS), previne sua ocorrência.[2]

As patologias do secundamento podem se relacionar a placentas anormalmente aderidas ou à falta de tônus uterino, hipotonia ou atonia, que não determinam o descolamento placentário.

Aderência anormal da placenta

Se a placenta está mais aderida ao tecido uterino, pode haver dificuldade no secundamento, resultando em hemorragia grave. Isso acontece quando as vilosidades coriônicas se infiltram até a camada basal (acretismo), até o miométrio (incretismo) ou ultrapassam a serosa, podendo invadir estruturas vizinhas ao útero (percretismo).

A etiologia desses quadros se baseia na anormalidade da mucosa uterina, portanto, se relaciona a cesárea prévia, curetagens uterinas anteriores, processos inflamatórios locais, malformação uterina etc.

Em razão do número grande de cesárias no Brasil, verificou-se um aumento da incidência do acretismo placentário, e consequente aumento de retenção placentária.

Hipotonia ou atonia uterina

A hipotonia/atonia uterina dificulta a redução do volume uterino e, consequentemente, o conflito de superfícies entre útero e placenta, retardando seu descolamento. Além disto, a hipotonia/atonia uterina prejudica a oclusão dos vasos uterinos da área de inserção placentária, mecanismo conhecido como miotamponamento, o que representa outro agravante para a HPP.

Quadro clínico

Faz-se o diagnóstico clínico pela não expulsão da placenta ou de parte dela após o manejo ativo da dequitação, e mesmo após tentativa de descolamento manual pelo plano de clivagem. Além disso, o secundamento patológico é acompanhado de hemorragia, que costuma ser significativa logo após o parto.

Embora 80% dos casos de HPP ocorra nas primeiras 24 horas (h) após o parto, quando é chamada de primária, ela pode ocorrer até 12 semanas após o parto, quando é chamada de secundária. Uma das causas de HPP tardia pode ser a retenção de cotilédone placentário. Com o passar dos dias, forma-se uma camada de fibrina entre ele e a decídua esponjosa, e, geralmente, 7-12 dias depois do parto, o cotilédone descola, causando hemorragia significativa.

Diagnóstico

O diagnóstico da dequitação patológica é clínico, caracterizado pela não expulsão da placenta ou pela retenção de restos dela. A retenção de restos pode passar despercebida no pós-parto imediato. Neste caso, no período puerperal precoce, deve-se perceber útero subinvoluido, de modo que o colo uterino permanecerá aberto. Nesta situação, a ultrassonografia (US) auxiliará na identificação da presença de conteúdo heterogêneo em cavidade uterina.

Tratamento

Caracterizada a retenção placentária, o tratamento preconizado é a dequitação manual da placenta. Introduz-se a mão dominante na cavidade uterina e a outra mão segura firmemente o fundo uterino. Com a mão dominante, procura-se o plano de clivagem entre a placenta e a decídua, fazendo-se movimentos lateral e superiormente, de modo a promover o descolamento da placenta em toda a sua extensão. Caso haja suspeita de ainda haver restos após esta manobra, realizar curetagem uterina puerperal. É importante lembrar a possibilidade de acretismo, sobretudo em mulheres com antecedente de cesárea, curetagens uterinas ou outras cirurgias uterinas.

HEMORRAGIA PÓS-PARTO

Definição

A hemorragia pós-parto (HPP) é definida tradicionalmente como a perda sanguínea que excede 500 mililitros (mL) em um parto vaginal e 1.000 mL em uma cesariana. Para propósitos clínicos, qualquer perda sanguínea que tenha potencial para causar instabilidade hemodinâmica deverá ser considerada HPP.[3]

O sangramento no pós-parto é frequentemente subestimado, o que retarda o diagnóstico do quadro e a intervenção para coibi-lo. Os quadros de hipotensão, vertigem, palidez cutânea e oliguria são sinais tardios, e só são percebidos após perda significativa de volemia e redução > 10% de hematócrito.

Frequência

A HPP é verificada em aproximadamente 2% de todos os partos. Existem fatores de risco para sua ocorrência:

- Fatores maiores: descolamento prematuro de placenta, retenção da placenta, inserção baixa e/ou acretismo placentário, gestação múltipla, síndromes hipertensivas e cesariana de emergência.
- Fatores menores: antecedente de HPP, parto vaginal operatório, parto com necessidade de episiotomia, trabalho de parto prolongado (> 12 h) e macrossomia fetal (RN > 4 kg).

Cerca de dois terços dos casos de HPP, entretanto, acontecem sem que haja fator de risco. Assim, todas as maternidades devem ter equipe treinada e recursos para o manejo adequado dessa emergência. A criação de protocolo institucional para manejo de HPP é fundamental.

O manejo conservador e as técnicas cirúrgicas para controle do sangramento são importantes e a decisão de quando iniciá-los deve ser tomada de acordo com o julgamento clínico.

Etiologia

A causa-base da HPP precisa ser identificada. O método mnemônico dos "4 Ts" é utilizado para os quatro processos básicos envolvidos na gênese da HPP: tônus, trauma, tecido e trombo.

- Tônus: atonia uterina é a causa mais comum de HPP, respondendo por até 90% dos casos. Faz-se diagnóstico pelo útero subinvoluído de consistência amolecida, com sangramento aumentado.
- Trauma: a revisão do canal de parto é fundamental na suspeita de lacerações de trajeto. Caso haja lesão sangrante, o reparo cirúrgico deve ser indicado prontamente. Estima-se que, em um parto vaginal operatório, a perda sanguínea seja semelhante

àquela de um parto cesariana. A rotura uterina também deve ser lembrada, em especial naquelas pacientes com fatores predisponentes, como cicatriz uterina prévia (cesariana anterior, miomectomias).

- Tecido: a revisão da cavidade uterina e da integridade da placenta expulsa é importante para descartar retenção de restos placentários. Caso haja retenção de parte da placenta, deve-se indicar curagem e/ou curetagem puerperal, eventualmente com US-guia na sala de parto.
- Trombo: coagulopatias adquiridas (pacientes em uso de terapia anticoagulante, doença hepática, sepse, pré-eclâmpsia grave, embolia amniótica ou congênita (doença de von Willebrand) podem provocar HPP. Não se deve esquecer que a coagulopatia pode ser secundária à própria HPP (coagulação intravascular disseminada).

Profilaxia

O manejo ativo do terceiro período reduz a incidência de HPP, a quantidade de sangue perdido e a necessidade de hemotransfusão, devendo ser incluído rotineiramente na assistência ao parto. Estas medidas incluem:

1. Uso de uterotônico após expulsão fetal.
2. Tração controlada do cordão umbilical (manobra de Brandt-Andrews).
3. Massagem uterina após dequitação.

A ocitocina deve ser usada profilaticamente para todas as mulheres durante o terceiro período, uma vez que pode reduzir em até 60% o risco de HPP. A recomendação é utilizar 10 unidades internacionais (UI) de ocitocina IM.

Manejo da HPP

Diante da suspeita diagnóstica, deve-se iniciar imediatamente a abordagem terapêutica, e não aguardar sinais de instabilidade hemodinâmica para agir, uma vez que, devido às modifi-

cações fisiológicas da gestação, as puérperas podem manter-se assintomáticas mesmo com grandes perdas volêmicas.[4]

O controle precoce do sítio de sangramento é a medida mais eficaz no tratamento da HPP. A abordagem terapêutica da HPP também requer avaliação clínica, monitorização hemodinâmica e ressuscitação hemostática e volêmica. Quanto mais rápida é a intervenção, mais se evitam as complicações da hemorragia, tais como: coagulopatia, hipotermia e acidose, evitando morte materna. O choque, comprometimento da perfusão tecidual, coloca a paciente em risco de entrar em um ciclo vicioso: hipotermia-coagulopatia-acidose. A diminuição da temperatura corporal em 1ºC diminui em 10% a atividade dos fatores de coagulação. Adicionalmente, a hipotermia inibe a função plaquetária e resulta em fibrinólise. A piora da acidose indica necessidade de uma abordagem mais agressiva.

Para avaliação de perda sanguínea de modo mais objetivo recomenda-se a pesagem de compressas e de frascos coletores. Para avaliar a gravidade da perda volêmica, deve-se verificar a pressão arterial (PA), a frequência cardíaca, a perfusão periférica e o nível de consciência.

O índice de choque, que é a razão entre a frequência cardíaca e a pressão arterial sistólica, reflete a adaptação materna à hemorragia. Quando for ≥ 0,9 indica a necessidade de reposição volêmica de cristaloides e de sangue, inclusive.[5]

A assistência requer de imediato: obtenção de 2 acessos venosos calibrosos e infusão de cristaloides, manutenção da oxigenação com O_2 em máscara facial, prevenção de hipotermia, observação de diurese com manutenção de sonda vesical de demora e monitorização contínua dos sinais vitais (PA, frequência cardíaca, frequência respiratória, diurese, temperatura), a cada 5-15 min.

A ressuscitação hemostática e volêmica inicia-se a partir do momento em que se observar gravidade da perda sanguínea, começando pela infusão racional de cristaloides aquecidos, sempre avaliando a resposta clínica da paciente a cada 500 mL infundidos. Estima-se que a reposição de cristaloides (soro fisiológico, Ringer) deve ser realizada na proporção de 3:1 – 3 litros (L) de solução salina para cada litro de sangue perdido. É importante lembrar que a partir de 1.500-2.000 mL de soro infundido sem resposta materna adequada, deve-se considerar a transfusão de hemocomponentes para evitar coagulopatia dilucional.

A coleta de exames deve ser providenciada (tipagem sanguínea, hemograma e coagulograma completo – TAP, TTPA e fibrinogênio).

A instabilidade hemodinâmica associada à anemia aguda – hemoglobina < 8 gramas (g)/decilitro (dL) – e ao sangramento ativo ainda não controlado são indicações clássicas para terapia transfusional, que não deve aguardar os resultados laboratoriais.

São objetivos da terapia transfusional: manter hemoglobina > 8 g/dL, plaquetas > 75.000, razão normalizada internacional (RNI) < 1,5 e relação TTPA < 1,5 controle, fibrinogênio > 100 miligramas (mg)/dL.

Além dessas medidas iniciais para manter a paciente estável hemodinamicamente, deve-se determinar a razão do sangramento para que se possa instituir o tratamento direcionado à sua causa.

Tônus (atonia uterina)

Se a causa do sangramento for a ausência ou diminuição do tônus uterino, deve-se iniciar massagem uterina bimanual em concomitância ao tratamento medicamentoso, que inclui as medicações listadas a seguir, que devem ser iniciadas seguidamente caso a utilizada previamente não tenha sucesso:

- Ocitocina: 5 UI, via endovenosa (EV), lentamente (*bolus* em 3 min) e soro fisiológico (SF) a 0,9% – 500 mL + 20 UI de ocitocina (4 ampolas), 250 mL/h, via EV.
- Metilergometrina: 1 ampola (0,2 mg), via intramuscular (IM), com repetição de 1 ampola em 20 min (se necessário). Importan-

te: não deve ser utilizada em pacientes hipertensas.
- Misoprostol: 800 microgramas (mcg), via retal.

Recomenda-se, atualmente, o uso do ácido tranexâmico (1 g, EV, lentamente, administrado em 10-20 min. Iniciar até 3 h a partir do diagnóstico de HPP. Deve-se repetir se houver persistência do sangramento 30 min após primeira dose ou reinício do sangramento em até 24 h da primeira dose.[6]

Quando há falência no uso de uterotônicos, deve-se prosseguir com o tamponamento uterino com uso de balão, preferencialmente o balão de Bakri, desenvolvido para esse fim. O sucesso no tamponamento pode evitar a laparotomia, sendo o tempo ideal de permanência do balão de 4-6 h, que deve ser suficiente para a correção de distúrbios eventuais e otimização da terapia voltada para a causa-base, podendo o balão permanecer por até 24 h. O insucesso é indicativo da necessidade de prosseguir com terapia cirúrgica.

No caso de indicação de laparotomia ou no caso de parto operatório por via alta, deve-se iniciar suturas compressivas, ligaduras vasculares e proceder à histerectomia, caso as medidas anteriores não tenham conseguido estancar a hemorragia.

O uso de suturas hemostáticas (B-Lynch ou outras suturas compressivas modificadas), a ligadura bilateral das artérias uterinas e ilíacas internas e a embolização arterial seletiva parecem ser alternativas que devem ser tentadas antes da indicação de histerectomia. Não existe um parâmetro que indique o procedimento cirúrgico, mas é importante ressaltar que ele não deve ser postergado frente ao risco de vida materno.

Trauma do trajeto ou do útero

É importante explorar e diagnosticar a lesão e corrigi-la com sutura de lacerações, exploração de hematomas e da rotura uterina.

Tecido

Seriam os restos placentários, já discutidos anteriormente.

Trombo

As coagulopatias devem ser investigadas para verificar história de deficiências específicas, uso de anticoagulantes, sangramento excessivo intraoperatório (coagulação intravascular disseminada), DPP, plaquetopenia, hipofibrinogenemia. É importante obter coagulograma e, eventualmente, provas viscoelásticas e realizar o teste de Winner. O tratamento será a reposição dos elementos em falta.

Seguimento após HPP

É fundamental, após coibir a HPP, manter a paciente em ambiente controlado, reavaliando o estado hemodinâmico e hemorrágico, bem como proceder à antibioticoprofilaxia e à prevenção de trombose.

CONSIDERAÇÕES FINAIS

A hemorragia pós-parto é uma das principais causas de morte materna e é classificada como morte evitável. Há necessidade de se saber sua causa, e entre elas está o secundamento patológico. Para evitar a morte materna por hemorragia todas as instituições e todos os profissionais precisam conhecer os passos para diagnóstico,

tratamento e manejo destas condições. É muito importante o treinamento por simulação de todos os envolvidos neste tipo de assistência, repetindo-o seriadamente.[7]

REFERÊNCIAS BIBLIOGRÁFICAS

1. Organização Mundial de Saúde (OMS). WHO recommendations for the prevention and treatment of postpartum hemorrhage. Disponível em:https://apps.who.int/iris/bitstream/handle/10665/75411/9789241548502_eng.pdf; acessado em 18 de julho de 2020.
2. Begley CM, Gyte GML, Devane D, McGuire W, Weeks A, Biesty LM. Active versus expectant management for women in the third stage of labour. Cochrane Database of Systematic Reviews 2019; 2: CD007412.
3. Dahlke JD, Mendez-Figueroa H, Maggio L, Hauspurg AK, Sperling JD, Chauhan SP et al. Prevention and management of postpartum hemorrhage: A comparison of 4 national guidelines. Am J Obstet Gynecol 2015; 213(1):76.E1-10.
4. American College of Obstetricians and Gynecologists (ACOG). Quantitative Blood Loss in Obstetric Hemorrhage: Committee opinion, n. 794. Obstet Gynecol 2019; 134(6):E150-6.
5. Borovac-Pinheiro A, Cecatti JG, Pacagnella RC. Ability of shock index and heart rate to predict the percentage of body blood volume lost after vaginal delivery as an indicator of severity: results from a prospective cohort study. J Glob Health 2019; 9(2):020432.
6. Hibbs SP, Roberts I, Shakur-Still H, Hunt BJ. Postpartum hemorrhage and tranexamic acid: A global issue. Br J Haematol 2018; 180(6):799-807.
7. Yucel C, Hawley G, Terzioglu F, Bogossian F. The effectiveness of simulation-based team training in obstetrics emergencies for improving technical skills: A systematic review. Simul Healthc 2020; 15(2):98-105.

CAPÍTULO 115

Coagulação intravascular disseminada no ciclo gravídico puerperal

Edimárlei Gonsales Valério
Janete Vettorazzi
Daniela Vanessa Vettori
Rodrigo Rossi Balbinotti

INTRODUÇÃO

A gestação se caracteriza por um estado protrombótico decorrente do aumento de alguns fatores de coagulação, anticoagulação endógena prejudicada, fibrinólise reduzida e maior reatividade plaquetária. A mudança no equilíbrio entre os sistemas hemostático e fibrinolítico serve para evitar hemorragia excessiva após a dequitação da placenta. Várias doenças próprias da gestação podem levar à coagulação intravascular disseminada (CIVD).

DEFINIÇÕES

É caracterizada pela ativação sistêmica da coagulação sanguínea, que resulta na geração e deposição de fibrina e formação de trombos nos pequenos vasos sanguíneos do corpo (trombose) e ativação da plasmina (fibrinólise e hemorragia), levando à disfunção de múltiplos órgãos. O sangramento excessivo ocorre em função da coagulação generalizada que esgota as plaquetas e os fatores de coagulação necessários para controlar o sangramento.

DADOS EPIDEMIOLÓGICOS

Em estudos populacionais, a prevalência de CIVD na gravidez varia de 0,03-0,35%.[1,2,3] Em revisão, a coagulopatia foi relatada em 22-83% dos casos de embolia por líquido amniótico em grandes séries.[4] Em uma série de 442 gestações complicadas por síndrome de HELLP, 92 tiveram CIVD (21%); a maioria estava associada a descolamento prematuro de placenta (DPP).[5,6]

FISIOPATOLOGIA

Trofoblasto, células deciduais, subendotélio, fibroblastos, monócitos e líquido amniótico expressam fator tecidual (FT), uma glicoproteína de membrana. Quando ocorre ruptura vascular endotelial, trauma placentário ou necrose fetoplacentária, o FT é ativado e serve como cofator para a produção do fator VII ativado (VIIa). O complexo fator VIIa-cálcio do tecido ativa o fator X (Xa), que, na presença de cálcio, se liga ao seu cofator (fator Va) para gerar trombina a partir da protrombina. A trombina cliva o fibrinogênio produzindo fibrina. A trombina estimula a via intrínseca (incluindo os fatores VIII, IX, XI e XII, plaquetas), continuando a cascata de coagulação, independentemente da via do fator tecidual (VIIa), que é desativada pelo inibidor da via do fator tecidual (IVFT) após a ativação da via extrínseca. Para contrabalançar essas alterações pró-coagulantes, o sistema fibrinolítico, mediado pela plasmina, cliva a fibrina para evitar o seu acúmulo excessivo. A ativação da coagulação é regulada por três principais vias anticoagulantes naturais: proteínas C, S e Z (sintetizadas no fígado); antitrombina (AT); e um inibidor específico da via do fator tecidual (IVFT-2), sintetizado pelo trofoblasto normal, que atua para impedir a ativação descontrolada da coagulação. As plaquetas são ativadas diretamente por substâncias pró-inflamatórias, como o fator de ativação de plaquetas e pela trombina. As plaquetas ativadas estimulam ainda mais a produção de trombina por uma via de P-selectina. A P-selectina regula a adesão das plaquetas aos leucócitos e ao endotélio, e promove a expressão de FT nos monócitos. As interações plaquetário-endotélio causadas pela ruptura do endotélio levam à liberação de multímeros de fator de von Willebrand, que medeiam a adesão plaquetária. A ativação e ligação de neutrófilos pelos componentes do DNA livre das células degradadas leva à promoção da coagulação por vários mecanismos diferentes, incluindo a ativação do fator XII, inativação de IVFT e provisão de uma malha para ligação e ativação de plaquetas. Monócitos e complexos plaquetas-monócitos (observados em alguns casos de sepse) aumentam ainda mais a geração de trombina. O aumento de trombina também aumenta a atividade do inibidor da fibrinólise, levando à diminuição da fibrinólise e ao aumento da deposição de fibrina na microvasculatura. A geração sustentada de trombina leva à depleção dos fatores de coagulação, fibrinogênio e plaquetas, produzindo os produtos de degradação de fibrina e D-dímeros (os quais podem interferir na função plaquetária e contratilidade uterina) e a depleção de anticoagulantes naturais. Essa combinação de efeitos pode resultar em hemorragia descontrolada, trombose microvascular e necrose tecidual, dano endotelial no leito capilar pulmonar, hemólise e, como resultado final, falha de múltiplos órgãos.

A CIVD não é uma doença em si; é uma manifestação secundária a uma causa primária subjacente de ativação descontrolada da coagulação.

ETIOLOGIA

As principais causas de CIVD relacionadas à gravidez podem ser vistas na Tabela 1.

TABELA 1 Principais causas de CIVD no ciclo gravídico puerperal

Infecção
▪ Abortamento séptico
▪ Corioamnionite
▪ Endometrite puerperal
Resposta inflamatória imunogenética
▪ Pré-eclâmpsia
▪ Fígado gorduroso da gestação
Fatores localmente ativados lançados na circulação
▪ Descolamento prematuro da placenta
▪ Síndrome anafilactoide da gravidez (embolia amniótica)
Choque hemorrágico
▪ Hemorragia pós-parto

Fonte: adaptada de Martins-Costa et al.[7]

Além das causas relacionadas à gravidez, a CIVD pode ser causada por outras condições que ocorrem na população não gestante. Os eventos mais comuns que iniciam a CIVD na população em geral são sepse (p. ex., pielonefrite e pneumonia), trauma e câncer.

QUADRO CLÍNICO

A CIVD pode apresentar-se de forma crônica (retenção prolongada de feto morto) ou aguda (DPP), hemorragia pós-parto (HPP), embolia por líquido amniótico (ELA) e fígado gorduroso da gestação. As doenças próprias da gravidez que podem desencadear e propagar CIVD foram avaliadas em uma revisão de 49 casos de CIVD e incluíram: DPP (37%), HPP (29%), pré-eclâmpsia/eclâmpsia/síndrome de HELLP (14%), fígado gorduroso agudo da gestação (8%), embolia por líquido amniótico (6%) e sepse (6%).[1,3,8] A seguir é descrito o quadro clínico das principais doenças do ciclo gravídico-puerperal que podem levar à CIVD.

- Aborto séptico: é caracterizado por dor abdominal e/ou pélvica, corrimento vaginal fétido, febre e calafrios, sangramento e sensibilidade uterina.
- Descolamento prematuro de placenta: é caracterizado pelo início abrupto de sangramento vaginal e dor abdominal e/ou nas costas, acompanhados por contrações uterinas. Em alguns casos de DPP não ocorre sangramento vaginal, estando este oculto. Há hipertonia uterina com aumento da sensibilidade uterina mesmo entre as contrações. Em pacientes com sintomas clássicos, as anormalidades dos batimentos cardiofetais (BCF) ou morte fetal intrauterina e/ou CIVD apoiam fortemente o diagnóstico clínico e indicam extensa área de descolamento placentário.
- Pré-eclâmpsia grave/eclâmpsia/síndrome de HELLP: pré-eclâmpsia grave é caracterizada por hipertensão arterial acompanhada de um ou mais sinais ou sintomas associados ao aumento da morbimortalidade materna e fetal. A ocorrência de convulsão caracteriza a eclâmpsia. Gestantes com hemólise, enzimas hepáticas elevadas e plaquetopenia (síndrome de HELLP) geralmente apresentam achados clínicos associados à pré-eclâmpsia, bem como os achados laboratoriais que estabelecem a síndrome.
- Embolia do líquido amniótico: é caracterizada pelo início abrupto e fulminante de hipotensão decorrente de choque cardiogênico, insuficiência respiratória, hipoxemia e coma ou convulsões imediatamente após ou ainda durante o parto. O líquido amniótico é rico em pró-coagulantes e anticoagulantes.
- Fígado gorduroso agudo da gestação: se apresenta com náuseas ou vômitos (em aproximadamente 75% das pacientes), dor abdominal (particularmente epigástrica, em 50%), e também pode se manifestar com anorexia e icterícia. Aproximadamente metade das gestantes apresentam sinais que imitam a pré-eclâmpsia, podendo haver alteração dos fatores de coagulação sintetizados pelo fígado, tornando difícil a distinção entre CIVD.
- Hemorragia pós-parto (HPP): é caracterizada por sangramento ≥ 1.000 mililitros (mL) e/ou sangramento uterino associado a sinais/sintomas de hipovolemia. A hipoperfusão pode levar à ativação da proteína C, que tem consequências anticoagulantes e fibrinolíticas, podendo levar a sangramento grave. Mulheres com HPP decorrente de atonia, grandes lacerações ou placenta acreta têm uma ativação suprafisiológica da cascata de coagulação e depleção dos fatores de coagulação e plaquetas pela perda de sangue (coagulopatia dilucional) e devem ser consideradas de risco para CIVD.
- Feto morto retido: é diagnosticado pelo ultrassom que confirma a ausência de atividade cardíaca fetal. A retenção prolongada de um feto morto por várias semanas é uma causa rara de CIVD, porque esses casos são geralmente identificados precocemente.

DIAGNÓSTICO

A CIVD geralmente correlaciona-se a uma das complicações da gravidez descritas anteriormente. Pode apresentar-se de duas maneiras, dependendo da etiologia subjacente, da intensidade da ativação da coagulação e da deficiência dos mecanismos naturais de anticoagulação:

1. Ativação latente e compensada da coagulação: há sutil disfunção hemostática e aumento do risco trombótico, sem sintomas ou sinais clínicos óbvios. É caracterizada pelo desequilíbrio entre ativação e inibição do sistema de coagulação e pode ser rapidamente normalizada, removendo o estímulo pró-coagulante. Esse estado pode se tornar uma condição crônica ou progredir para uma franca CIVD.

2. CIVD evidente: as pacientes podem apresentar sangramento uterino grave e/ou extravasamento difuso de sangue pela pele (p. ex., em locais de punção) ou mucosa (p. ex., de um cateter da bexiga, gengivorragia). O acometimento hepático pode levar à ruptura hepática. O sangramento uterino substancial pode não ser visualizado se a maior parte do sangue for retida no útero atrás da placenta (DPP). Sinais de choque – taquicardia, hipotensão, pulsos periféricos fracos, estado mental alterado, extremidades frias, pulsação fraca e/ou disfunção orgânica (insuficiência renal aguda, disfunção hepática, lesão pulmonar aguda, disfunção neurológica) – podem estar presentes. Como a ausência de sangramento externo não exclui a CIVD, qualquer paciente com características consistentes de CIVD deve ser avaliada quanto à hemorragia abdominal e retroperitoneal, bem como quanto a grandes hematomas vaginais ou vulvares. Gestantes envolvidas em trauma podem perder grandes quantidades de sangue nos tecidos moles (p. ex., fêmur fraturado com sangramento na coxa), levando à CIVD.

Exames complementares

Os testes laboratoriais incluem: hemograma completo com contagem de plaquetas, estudos de coagulação – tempo de protrombina (TP), tempo parcial de tromboplastina ativado (TTPa), fibrinogênio e D-dímero –, creatinina, função hepática, urocultura e hemocultura na suspeita de sepse. Um método rápido de determinar o tempo de coagulação é colocar 5 mL de sangue em um tubo vermelho (sem aditivos); se o sangue no tubo coagular dentro de 8-10 minutos (min) e o coágulo permanecer intacto, é provável que o paciente tenha reservas adequadas de fibrinogênio.

Resultados laboratoriais

Os achados laboratoriais normalmente são: prolongamento dos tempos de coagulação e trombocitopenia. Os valores de referência na gestação (que são frequentemente diferentes de não grávidas) encontram-se na Tabela 2.

TABELA 2 Valores dos testes de coagulação durante a gestação

Teste	1° trimestre	2° trimestre	3° trimestre
Tempo de protrombina(s)	9,7-13,5	9,5-13,4	9,6-12,9
Tempo de tromboplastina parcial ativada(s)	23,0-38,9	22,9-38,1	22,6-35,0
Plaquetas (por microlitro de sangue)	174.000-391.000	155.000-409.000	146.000-429.000
Fibrinogênio (mg/dL)	244-510	291-538	301-696
D-dímero (mcg/mL)	0,05-0,95	0,32-1,29	0,13-1,70

s: segundos; mg: miligramas; dL: decilitros; mcg: microgramas; mL: mililitros.
Fonte: adaptada de Abbasi-Ghanavati et al.[9]

- Trombocitopenia: é observada em vários distúrbios relacionados à gravidez, não só CIVD.
- Prolongamento do tempo de tromboplastina parcial ativada (TTPa) e do tempo de protrombina (TP): avaliam o tempo de o sangue formar fibrina. O TP com a razão normalizada internacional (INR) avalia a via extrínseca e o TTP a via intrínseca. Estes três exames estão elevados na CIVD.
- Hipofibrinogenemia: pode ser um achado relativamente tardio na CIVD, portanto, preocupante. Em um estudo de casos com atonia uterina, um nível de fibrinogênio < 200 mg/dL teve um valor preditivo positivo de 100% para a progressão para HPP grave, enquanto um nível > 400 mg/dL teve um valor preditivo negativo de 79%.[10] Fibrinogênio <100 mg/dL está relacionado com sangramento grave.
- D-dímero: aumenta em uma gravidez normal. Em um estudo de 760 mulheres grávidas saudáveis, o valor médio do D-dímero

foi de 316 ng/mL com 24 semanas, aumentando gradualmente para 668 ng/mL em 40 semanas. O percentil 95% às 24 e 40 semanas foi de 704 nanogramas (ng)/mL e 1.538 ng/mL, respectivamente.[11] O D-dímero aumenta na CIVD, mas, devido aos valores basais mais altos na gravidez, é de difícil interpretação.

- Contagem de leucócitos: aumenta na gravidez, principalmente durante o trabalho de parto. Pode ser normal, aumentada ou diminuída (p. ex., em razão de sepse) na CIVD.

TRATAMENTO

O tratamento inicial deve ocorrer simultaneamente com a avaliação laboratorial, bem como a identificação e o tratamento da causa associada. Testes seriados de hemograma, fibrinogênio e tempos de coagulação são importantes para orientar o manejo. A ressuscitação visa normalizar a volemia, a oferta de oxigênio no tecido e resolver a acidose e a coagulopatia. Isso é conseguido com fluidoterapia e transfusões apropriadas (usando quantidades quase iguais de concentrado de hemácias, plasma e plaquetas), aquecendo a paciente e fornecendo manejo adequado das vias aéreas e da ventilação. A seguir, são descritas as condutas a serem adotadas mediante um quadro de CIVD:

- Notificar a equipe de anestesia, o banco de sangue, o serviço de neonatologia e avaliar o estado fetal: a anestesia peridural e raquianestesia geralmente são contraindicadas em pacientes com CIVD por conta do risco de hematoma peridural/raquidiano.
- Acesso intravenoso e iniciar fluidos: dois grandes cateteres intravenosos (calibre ≥ 18), infundir cristaloides para manter a pressão arterial (sistólica ≥ 90 mmHg ou pressão arterial média ≥ 65 mmHg) e manter a produção de urina (≥ 0,5 mL/kg/hora).
- Avaliar a perda de sangue e a estabilidade hemodinâmica: a perda de sangue pode ser estimada com pesagem das compressas. Em casos de hemorragia oculta, a perda de sangue é avaliada indiretamente pela avaliação dos sinais vitais. Faz-se um diagnóstico provisório de instabilidade hemodinâmica em gestantes não anestesiadas com um ou mais dos seguintes itens: pressão arterial sistólica < 100 mmHg, pulso > 100 batimentos por minuto (bpm) e diurese < 30 mL/hora (h). Outros sinais e sintomas de instabilidade hemodinâmica podem estar presentes, como nível alterado de consciência, dispneia, pele fria e úmida, e palidez. A saturação arterial de oxigênio deve ser mantida acima de 95%.
- Identificar e resolver o evento desencadeante: o parto é o componente-chave no manejo de todas as etiologias obstétricas da CIVD.
- Transfusão de hemoderivados (concentrado de hemácias, plasma, plaquetas e fibrinogênio): a preparação de hemácias totalmente tipadas e cruzadas requer pelo menos 20 minutos (min). Para pacientes que estão sangrando ativamente, pode-se iniciar a transfusão usando hemácias de tipagem sanguínea O RhD negativas, juntamente com plaquetas e crioprecipitado (ou fibrinogênio liofilizado). A dosagem de fibrinogênio < 200 mg/dL indica reposição. A concentração de fibrinogênio em uma unidade de plasma fresco congelado (PFC) é baixa. Em casos de hipofibrinogenemia está indicado o uso de crioprecipitado ou concentrado de fibrinogênio humano liofilizado. O crioprecipitado leva tempo para descongelar para a transfusão. O concentrado de fibrinogênio humano liofilizado pode ser reconstituído mais rapidamente (em alguns minutos), mas é caro, devendo ser injetado em 10 min. Muitos protocolos de transfusão maciça recomendam a transfusão de concentrado de hemácias, PFC, plaquetas e fibrinogênio na proporção de 1:1:1:1. O efeito da transfusão de hemoderivados e os níveis mínimos a serem atingidos encontram-se na Tabela 3. Os estudos laboratoriais devem ser repetidos a cada 30 min para orientar a administração de produtos sanguíneos. Como a situação

clínica é estabilizada, o intervalo para testes laboratoriais pode ser estendido. Alguns centros possuem tromboelastografia (TEG) ou ROTEM (tromboelastometria), úteis no cenário de hemorragia maciça, pois fornecem uma "avaliação global rápida" da função hemostática.

TABELA 3   Uso de hemoderivados e seus efeitos

Hemoderivado	Efeito	Objetivo
Concentrado de hemáceas	1 UI aumenta a Hb em 1g/dL	Hemoglobina ≥ 7 g/dL
Concentrado de plaquetas	1 UI aumenta as plaquetas em 5.000-10.000/mm³	Plaquetas ≥ 50.000/mcL
Plasma fresco congelado (fatores de coagulação)	12-15 mL/kg de acordo com o número de concentrado de hemácias transfundidos	TP e TTPa < 1,5 vez controle
Crioprecipitado (fibrinogênio, fatores de coagulação)	10 UI aumenta o fibrinogênio em 100 mg/dL e usar 1 UI/7-10 kg	Fibrinogênio ≥ 200 mg/dL, TP e TTPa < 1,5 vez controle

UI: unidades internacionais; Hb: hemoglobina; g: gramas; mm³: milímetros cúbicos; mcL: microlitros; kg: quilos; TP: tempo de protrombina; TTPa: tempo de tromboplastina parcial ativada.
Fonte: adaptada de Martins-Costa et al.[7]

- Evitar hipotermia e acidose: líquidos e componentes do sangue devem ser normotérmicos. Dispositivos de aquecimento (p. ex., mantas e colchões térmicos) devem ser usados (manter temperatura ≥ 35,5°C). A hipotermia resulta em estimulação simpática, o que pode levar à isquemia do miocárdio, coagulopatia, diminuição da função plaquetária e aumento da mortalidade. A acidose deve ser corrigida com bicarbonato.

- Manejar a hipercalemia e a hipocalcemia: devem ser corrigidas. Podem levar à parada cardíaca. O cálcio deve ser medido a cada 15-30 min durante uma transfusão maciça e depois a cada hora nas próximas horas após a interrupção das transfusões, por con-

ta de uma potencial hipercalemia e hipocalcemia. Nível baixo de cálcio ou após transfusão de 4 unidades de concentrado de hemácias indica infusão de gluconato de cálcio. A hipercalemia resulta da transfusão rápida de várias unidades de concentrado de hemácias, podendo levar a níveis perigosamente altos de K+ – por exemplo > 6 miliequivalentes (mEq)/dL. Quando é necessária uma redução urgente de K+, deve-se administrar uma infusão de água com dextrose a 1% de 500 mL/h, juntamente com insulina regular intravenosa (10 unidades).

- Ácido tranexâmico: está indicado o uso precoce em mulheres com coagulopatia e CIVD. O uso de antifibrinolítico reduziu a morte decorrente de sangramento em 20-30% em mulheres com HPP (especialmente quando administradas dentro de 3 h após o parto) e não estava associado a um aumento dos efeitos adversos.[12]

- Interromper a gestação: geralmente leva à resolução de distúrbios obstétricos que iniciaram a CIVD. Em gestantes hemodinamicamente instáveis ou na presença de sofrimento fetal ou contraindicação ao parto vaginal, a cesariana é indicada. Será necessário um obstetra experiente; a incisão mediana, por ser rápida, oferece maior exposição da pelve e menor risco de hematoma subaponeurótico. A placenta é extraída manualmente, para acelerar a involução uterina. Medicamentos uterotônicos (ocitocina, misoprostol, metilergometrina) são administrados.

- Controlar o sangramento: várias técnicas podem ser utilizadas para estancar a hemorragia, como ligadura das artérias uterinas e ovarianas, suturas de compressão uterina e tamponamento com balão intrauterino. A oclusão de artérias hipogástricas intermitentemente é um dos recursos.

- Histerectomia pós-parto: atrasar a histerectomia aumenta a perda de sangue e a frequência de complicações. As taxas de histerectomia na CIVD variam. Na série de 49 casos mencionados anteriormente, 20% exigiram histerectomia para controlar o sangramento.[1,3,8] Algumas pacientes continuarão a sangrar e podem entrar em uma espiral letal descendente, caracterizada por hipotermia, coagulopatia e acidose metabólica. Os critérios propostos para esse estado *in extremis* incluem pH < 7,30, temperatura < 35°C, reanimação combinada e tempo de procedimento > 90 min e necessidade de transfusão > 10 unidades de concentrados de hemácias. Nestes casos extremos, o uso de compressas está indicado e a parede abdominal, incluindo a fáscia, é deixada aberta e um curativo sob pressão é aplicado.

CONSIDERAÇÕES FINAIS

O diagnóstico de CIVD aguda é realizado pelo contexto clínico e evidências laboratoriais de trombocitopenia, consumo de fatores de coagulação e fibrinólise. A CIVD ocorre em decorrência de complicações da gravidez: DPP, pré-eclâmpsia grave/eclâmpsia/HELLP, embolia de líquido amniótico, fígado gorduroso agudo da gestação ou aborto séptico. A HPP grave pode levar à CIVD. A retenção prolongada de um feto morto por várias semanas é atualmente uma causa rara de CIVD.

No manejo da CIVD, deve-se identificar e tratar o distúrbio subjacente e fornecer cuidados de suporte, particularmente a administração de produtos sanguíneos. Deve-se ainda corrigir a hipotermia, a acidose, a coagulopatia e anormalidades eletrolíticas (potássio e cálcio). Em casos de hemorragia grave, para redução do risco de coagulopatia dilucional, está indicada a transfusão de concentrados de hemácias, PFC, plaquetas e fibrinogênio na proporção de 1:1:1:1. Exames laboratoriais devem ser realizados a cada 30 min para orientar a substituição de produtos sanguíneos e para atingir os seguintes níveis mínimos: hemoglobina ≥ 7 g/dL, plaquetas ≥ 50.000/mcL, fibrinogênio > 300 mg/dL, TP e TTPa < 1,5 vez o controle.

A histerectomia não deve ser retardada se o sangramento persistir, pois está relacionada à diminuição da mortalidade materna.

REFERÊNCIAS BIBLIOGRÁFICAS

1. Rattray DD, O'Connell CM, Baskett TF. Acute disseminated intravascular coagulation in obstetrics: A tertiary centre population review (1980 to 2009). Journal of Obstetrics and Gynaecology Canada 2012; 34(4):341-7.
2. Callaghan WM, Creanga AA, Kuklina EV. Severe maternal morbidity among delivery and postpartum hospitalizations in the United States. Obstet Gynecol 2012; 120(5):1029-36.
3. Erez O, Novack L, Beer-Weisel R, Dukler D, Press F, Zlotnik A et al. DIC score in pregnant women--a population based modification of the International Society on Thrombosis and Hemostasis score. PLoS One 2014; 9(4):E93240.
4. Shamshirsaz AA, Clark SL. Amniotic fluid embolism. Obstet Gynecol Clin North Am 2016; 43(4):779-90.
5. Gilbert W. Amniotic fluid embolism: decreased mortality in a population-based study. Obstetrics & Gynecology 1999; 93(6):973-7.
6. Sibai BM, Ramadan MK, Usta I, Salama M, Mercer BM, Friedman SA. Maternal morbidity and mortality in 442 pregnancies with hemolysis, elevated liver enzymes, and low platelets (HELLP syndrome). Am J Obstet Gynecol 1993; 169(4):1000-6.
7. Martins-Costa SH, Ramos JGL, Magalhães JA, Passos EP, Freitas F (orgs.). Rotinas em obstetrícia. 7. ed. Porto Alegre: Artmed, 2017.
8. Rattray L. Edith Wharton in Context. [S.I.]: Cambridge University Press, 2012.
9. Abbasi-Ghanavati M, Greer LG. Reference table of normal laboratory vallues in uncomplicated pregnancies. In: Cunningham FG, Levno KJ, Bloom S, Hauth JC, Rouse DJ, Spong CY. Williams Obstetrics. 23. ed. New York: McGraw-Hill, 2010.
10. Charbit B, Mandelbrot L, Samain E, Baron G, Haddaoui B, Keita H et al. The decrease of fibrinogen is an early predictor of the severity of postpartum hemorrhage. Vol. 5, Journal of Thrombosis and Haemostasis. 2007; 5: 266-73.
11. Murphy N, Broadhurst DI, Khashan AS, Gilligan O, Kenny LC, O'Donoghue K. Gestation-specific D-dimer reference ranges: a cross-sectional study. Br J Obstet Gynaecol 2015; 122(3):395-400.
12. WOMAN Trial Collaborators. Effect of early tranexamic acid administration on mortality, hysterectomy, and other morbidities in women with post-partum haemorrhage (WOMAN): an international, randomised, double-blind, placebo-controlled trial. Lancet 2017; 389(10084):2105-16.

CAPÍTULO 116

Choque no ciclo gravídico puerperal

Janete Vettorazzi
Edimárlei Gonsales Valério
Daniela Vanessa Vettori
Fernanda Santos Grossi

INTRODUÇÃO

O choque em obstetrícia é uma situação grave. O diagnóstico e o manejo rápido interferem diretamente sobre o prognóstico materno e fetal, uma vez que os efeitos são inicialmente reversíveis, mas podem rapidamente evoluir para hipóxia celular grave, acidose, insuficiência de múltiplos órgãos (IMO) e morte. De um modo global, a hemorragia é a maior causa de morte materna (27%), seguida da hipertensão (14%) e tendo a sepse como a terceira maior causa de morte no ciclo gravídico-puerperal (10%). As peculiaridades fisiológicas e hemodinâmicas podem alterar a apresentação clínica e o manejo do choque nesse período da vida da mulher.[1,2]

DEFINIÇÃO

O choque é definido como o desequilíbrio entre o fornecimento e as necessidades de oxigênio, secundário à diminuição do volume intravascular e ao aporte insuficiente de sangue oxigenado. Pode ter mais de uma causa e, especialmente na gestação, deve-se aumentar a atenção, pois o perfil hemodinâmico muda a cada trimestre, além dos parâmetros individuais de cada gestante. Não raramente apresenta-se com choque misto, como o séptico e hemorrágico, ou ainda com quadros mais raros e de difícil diagnóstico diferencial, como aqueles secundários à coarctação de aorta. O choque pode ser classificado conforme o perfil hemodinâmico em:

1. Hipovolêmico: causado por hemorragias, perdas gastrointestinais.
2. Cardiogênico: causado por arritmias, infarto agudo do miocárdio, miocardiopatia dilatada, aneurisma, insuficiência mitral aguda.
3. Obstrutivo: causado por tromboembolismo pulmonar maciço, coarctação de aorta, pneumotórax, hipertensão pulmonar.
4. Distributivo: choque séptico, choque neurogênico, choque anafilático, insuficiência adrenal, coma mixedematoso.

EPIDEMIOLOGIA

Vários estudos demonstram que as internações em unidades de terapia intensiva (UTI) de gestantes e puérperas variam de 0,7-13,5 por 1.000 partos.[3-6] As indicações mais comuns para admissão na UTI são hemorragia pós-parto (HPP) e distúrbios hipertensivos (pré-eclâmpsia grave ou eclâmpsia), sendo que estas também são as principais causas de morte materna no Brasil. Entretanto, não existem dados epidemiológicos oficiais sobre choque entre gestantes brasileiras. Um estudo de 2018, realizado entre as principais maternidades brasileiras, avaliou 9.555 mulheres com morbidade materna grave e 10% apresentavam causas indiretas de morbidade/mortalidade.[4,7] Neste grupo, as principais causas de morte foram: gripe H1N1, sepse, câncer e doença cardiovascular. A mortalidade materna é alta entre aquelas que necessitam de cuidados intensivos, com estimativas variando de 3,4-14,0%.[7-9] A taxa de mortalidade varia de 12-28% em pacientes grávidas com choque séptico e falência de múltiplos órgãos.[10] Esses dados reforçam o fato de que todo obstetra deve estar atento para o reconhecimento e tratamento precoce do choque no ciclo gravídico puerperal.

ETIOLOGIA E FISIOPATOLOGIA

A hipóxia celular e tecidual é secundária à diminuição da liberação, consumo e/ou utilização inadequados do oxigênio. A hipóxia celular leva a disfunção da bomba de íons na membrana celular, edema intracelular, perda de material intracelular para o espaço extracelular e regulação inadequada do pH intracelular. Esses processos bioquímicos progridem para um nível sistêmico resultando em acidose, disfunção endotelial e estimulação da cascata inflamatória e anti-inflamatória, culminando na disfunção progressiva dos órgãos.[1,11]

Em obstetrícia, os choques mais frequentes são o choque hemorrágico e o choque séptico.

Choque hipovolêmico hemorrágico

O choque hipovolêmico é causado por perda aguda de grande volume sanguíneo, em que a hemorragia leva à hipovolemia por redução da pré-carga e consequente hipóxia celular/tecidual. A causa mais comum é a hemorragia pós-parto (HPP) como consequência de atonia uterina e/ou de alterações placentárias (descolamento prematuro de placenta, placenta prévia, acretismo placentário, vasa prévia e inserção velamentosa de cordão). Outras causas de hemorragia que podem evoluir para o choque são ruptura uterina e distúrbios de coagulação ocasionados por síndrome de HELLP e fígado gorduroso agudo da gestação.

As principais causas de HPP podem ser categorizadas utilizando-se a regra mnemônica dos "4 Ts" (tônus, tecido, trauma e trombina) (Tabela 1).[11,12] O obstetra deve estar atento e avaliar cada um do "Ts" em todos casos em que houver suspeita de choque na gravidez. Assim, ficará mais fácil estabelecer o diagnóstico e manejo dos casos, minimizando as complicações e levando a melhores desfechos. Além disso, é fundamental que na internação para o nascimento seja realizada a classificação de risco para hemorragia (Tabela 2). Isso diminui o tempo entre necessidade de hemoderivados e sua disponibilidade para início da transfusão. A classificação em cores facilita a visualização por todos os membros da equipe de atendimento, sendo que essa classificação deve ser mantida no prontuário até a alta hospitalar. Na ocorrência de choque, sempre que possível, um membro da equipe deve realizar um *checklist* dos passos do tratamento, bem como verificar a coleta de sangue e reserva dos hemoderivados junto ao banco de sangue. Para o manejo da hemorragia é essencial que todas as medidas sejam simultâneas, evitando-se atrasos no diagnóstico e tratamento. Cada instituição deve elaborar um protocolo de manejo que seja claro, organizado e de conhecimento de toda a equipe.

O quadro clínico do choque hemorrágico é definido por meio da avaliação dos sinais vitais, sendo a frequência cardíaca materna o primeiro parâmetro que apresentará alteração. As demais manifestações clínicas são determinadas por débito urinário, nível de consciência e exames laboratoriais. Esta avaliação global permite a classificação da intensidade do choque hipovolêmico em 4 classes, de acordo com a estimativa da perda sanguínea (Tabela 3). O choque hipovolêmico grave também pode ser identificado imediatamente através do cálculo do índice de choque (IC) > 1, indicando um choque Classe IV (IC = FC/PA sistólica).[13]

TABELA 1 Principais etiologias de hemorragia pós-parto (HPP): os 4 "Ts"

	Causas/fatores de risco	Sinais e sintomas	Diagnóstico/manejo	Intervenções
Tônus	Atonia uterina Infecção Polidrâmnio Miomatose Inversão uterina	Útero amolecido Sangramento volumoso Coágulos	Exame bimanual Massagem uterina Remoção de coágulos Esvaziamento da bexiga	Ocitocina Metilergometrina Misoprostol Suturas hemostáticas Reversão uterina manual
Tecido	Inserção anormal da placenta Cirurgia uterina prévia Placenta prévia	Dequitação parcial da placenta Placenta retida > 30 min Coágulos Restos placentários	Revisão da placenta Exploração manual da placenta com suspeita de placentação anormal	Remoção manual da placenta Curetagem Uso de uterotônicos Tamponamento uterino (se necessário)
Trauma	Laceração vaginal, perineal ou cervical Origem retroperitoneal, hematomas Ruptura uterina	Dor/sensação de pressão no reto Alteração dos sinais vitais Útero contraído, mas sangramento persistente	Revisão do trato genital Revisão uterina	Suturas Reintervenção cirúrgica Embolização arterial (se necessário)
Trombina	CIVD Uso excessivo de cristaloides Embolia por LA Descolamento de placenta Coagulopatias	Sangramento Alteração dos sinais vitais Dor ventilatória (em casos de embolia)	Revisão dos exames laboratoriais prévios Revisão da história familiar	Transfusão de hemoderivados Revisão do tratamento de lacerações e atonia Revisão do tempo da última dose de anticoagulante

min: minutos; CIVD: coagulação intravascular disseminada; LA: líquido amniótico.
Fonte: adaptada de McGovern et al. e Pacagnella et al.[11,12]

TABELA 2 Classificação de risco para hemorragia pós-parto (HPP)

Baixo	Médio	Alto
Ausência de cicatriz uterina	Cesariana anterior ou cicatriz uterina prévia	Placenta prévia
Gestação única	Situações de hiperdistensão uterina	Suspeita de acretismo
Menos de 3 partos vaginais	Mais de 3 partos vaginais	Descolamento prematuro de placenta
Ausência de distúrbios de coagulação	Corioamnionite	Ht < 30 com outros fatores de risco
Sem histórico de hemorragia puerperal	Histórico de hemorragia puerperal	Coagulopatias
	Obesidade (IMC > 35)	Múltiplos fatores de risco
	Mais de 6 h de ocitocina	Patologia materna
	Uso de sulfato de magnésio	Sepse
		Avaliação por TRR
Conduta	**Conduta**	**Conduta**
Identificação do risco no prontuário/quadro	Identificação do risco no prontuário/quadro	Identificação do risco no prontuário/quadro
	Solicitar prova de compatibilidade transfusional	Solicitar prova de compatibilidade transfusional
		Solicitar reserva de hemocomponente

Ht: hematócrito; IMC: índice de massa corporal; h: horas; TRR: time de resposta rápida.
Fonte: adaptada de McGovern et al.[11]

TABELA 3   Classificação do choque de acordo com a estimativa da perda sanguínea

Perda de volume (em % e mL) para uma gestante (50-70 kg)	Sensório	Perfusão	FC (bpm)	PA sistólica (mmHg)	Grau de choque	Reposição volêmica e transfusão
Classe I	10-15% 500-1.000 mL	Normal	Normal	60-90	> 90	Compensado	Geralmente não
Classe II	16-25% 1.000-1.500 mL	Normal e/ou agitada	Palidez, pele fria	91-100	80-90	Leve	Possível (3.000-4.500 mL)
Classe III	26-35% 1.500-2.000 mL	Agitada	Palidez, pele fria e sudorese	101-120	70-79	Moderado	Geralmente sim (4.500-6.000 mL)
Classe IV	> 35% 2.000-3.000 mL	Letárgica ou inconsciente	Palidez, pele fria, sudorese, enchimento capilar > 3 s	> 120	< 70	Grave	Provável transfusão maciça (> 6.000 mL)

mL: mililitros; kg: quilos; FC: frequência cardíaca; bpm: batimentos por minuto; PA: pressão arterial; s: segundos.
Fonte: adaptada de Vélez-Álvarez et al.[13]

A avaliação laboratorial inicial é realizada por meio da solicitação de hemograma, plaquetas, fibrinogênio, tempo de tromboplastina parcial ativada (TTPa), tempo de protrombina (TP), gasometria arterial, creatinina. Pode ser necessário, nos casos mais graves, solicitar lactato, bicarbonato, cálcio, potássio e magnésio. É importante lembrar que a reposição volêmica deve ser indicada pelos sinais clínicos, uma vez que a repercussão laboratorial da hipovolemia não é imediata. Na presença de hemorragia puerperal, o manejo inicial deve incluir o uso de antifibrinolítico – ácido tranexâmico, dose inicial de 1 grama (g), via endovenosa, 4 ampolas de 250 miligramas (mg)/5 mililitros (mL), diluído em 100 mL de soro, infundido em 10-20 minutos (min) –, se necessário, uma nova dose pode ser administrada em 30 min. Esta medida reduziu a morte decorrente do sangramento em 20-30% em mulheres com HPP – especialmente quando administrada dentro de 3 horas (h) após o parto – e não esteve associada a um aumento dos efeitos adversos.[14]

No manejo do choque hemorrágico é fundamental identificar a causa básica e tratá-la simultaneamente com a terapia de suporte à vida. O controle efetivo da hemorragia obstétrica é essencial para diminuir a ocorrência de complicações e evolução para quadros mais graves como CIVD, necessidade de histerectomia e até morte. A pressão arterial média (PAM = 2× diastólica + sistólica/3) deve se manter > 65 mmHg. Pode ser necessário cateter para medir a pressão venosa central (PVC). A avaliação global com indicação de possível conduta encontra-se nas Tabelas 1 e 2. Deve-se iniciar rapidamente o tratamento com soluções cristaloides (soro fisiológico ou ringer lactato), atentando para o volume máximo a ser infundido – máximo de 30 mL/quilo (kg) de peso –, pois o excesso de reposição correlaciona-se ao aumento do risco de coagulação intravascular disseminada (CIVD) e edema pulmonar agudo, entre outras complicações. Não havendo resposta, a decisão deve ser pelo uso imediato de hemocomponentes (Tabela 4).[11] A preparação de hemácias totalmente tipadas e cruzadas requer pelo menos 20-50 min. Para pacientes que estão sangrando ativamente, pode-se iniciar a transfusão usando hemácias tipagem sanguínea O RhD negativas, juntamente com plaquetas e crioprecipitado (ou fibrinogênio liofilizado). Se fibrinogênio < 200 mg/decilitro (dL) está indicada a reposição. A concentração de fibrinogênio em uma unidade de plasma fresco congelado é baixa. Em casos de hipofibrinogenemia está indicado o uso de crioprecipitado ou concentrado de fibrinogênio humano liofilizado. O crioprecipitado para transfusão leva tempo para descongelar. O concentrado de fibrinogênio humano liofilizado pode ser reconstituído mais rapidamente (em alguns minutos), mas tem custo elevado, devendo ser injetado em 10 min. Muitos protocolos de transfusão maciça recomendam a transfusão de concentrado de hemácias, plasma fresco congelado, plaquetas e fibrinogênio na proporção de 1:1:1, inicialmente e depois ajustados conforme os exames. Utilizar apenas concentrado de hemácias não será suficiente para evitar a evolução para CIVD, entre outras complicações. O efeito da transfusão de hemoderivados e os níveis mínimos a serem atingidos encontram-se na Tabela 4. Embora tenha sido relatado o uso da autotransfusão (*cell saver*) em procedimentos obstétricos, esta prática não faz parte do protocolo de atendimento e pode associar-se à isoimunização e à embolia por líquido amniótico.[5,6]

Choque séptico

Segundo o último consenso da Organização Mundial da Saúde (OMS), a sepse materna é uma condição de ameaça à vida, secundária à disfunção dos órgãos decorrente da infecção durante a gestação, o parto, o puerpério e o pós-aborto. De acordo com um estudo norte-americano, a incidência de sepse foi de 10 em cada 10 mil nascimentos, e a mortalidade do choque séptico no ciclo gravídico puerperal é de 20-25%, sendo menor do que em pacientes não gestantes. Os principais fatores de risco para sepse materna estão listados na Tabela 5.[1,15-17] A cada acréscimo de um dos fatores, ocorreu aumento de 25% no risco de sepse.[16,18]

TABELA 4 Uso de hemoderivados

Hemoderivado	Volume	Efeito	Principais indicações	Objetivos
Concentrado de hemácias	120-240 mL	1 UI aumenta a Hb em 1g/dL	Hg < 8 g/dL + IH Choque sem resposta a cristaloide Hb < 6 g/dL	Hemoglobina ≥ 7 g/dL ou hematócrito 30%
Concentrado de plaquetas	50 mL	1 UI aumenta plaquetas em 5.000-10.000/mm³	Plaquetas < 50-70/mcL + sangramento ativo Plaquetas < 20/mcL + IH Plaquetas < 10/mcL	Plaquetas ≥ 50.000/mcL
Plasma fresco congelado (fatores de coagulação)	200-250 mL	12-15 mL/kg de acordo com o número de concentrado de hemácias transfundido	TP ou TTPa > 1,5 vezes controle	TP e/ou TTPa < 1,5 vezes controle, fibrinogênio > 100 mg/dL
Crioprecipitado (fibrinogênio, fatores de coagulação)	5-20 mL/unidade	10 UI aumenta fibrinogênio em 100 mg/dL; usar 1 UI/7-10 kg	Fibrinogênio < 100	Fibrinogênio ≥ 200 mg/dL TP e TTPa < 1,5 vezes controle

UI: unidades internacionais; mcL: microlitros; Hb: hemoglobina; TP: tempo de protrombina; TTPa: tempo de tromboplastina parcial ativada; IH: instabilidade hemodinâmica.
Fonte: adaptada de McGovern et al.[11]

TABELA 5 Fatores de risco para sepse obstétrica

Anteparto	Intraparto	Pós-parto
Ruptura prematura de membranas	Ruptura prematura de membranas	Parto cesáreo
Procedimentos obstétricos: cerclagem, amniocentese	Múltiplos toques vaginais	Retenção placentária
Pré-eclâmpsia	Trabalho de parto prolongado	Hemorragia
Trabalho de parto prematuro	Gemelaridade	Parto instrumentado
Condições maternas: tabagismo, doenças autoimunes, déficit nutricional, obesidade		
Hospital com < 1.000 nascimentos/ano		

Fonte: adaptada de Brown e Abdel-Razeq, Vaught et al. e Shankar-Hari et al.[1,15,16]

As principais etiologias relacionadas são:

- Obstétricas: corioamnionite, endometrite, aborto séptico, retenção ovular, infecção de ferida operatória, abscesso pélvico, tromboflebite pélvica.[1]
- Não obstétricas: infecções respiratórias (pneumonia, influenza, tuberculose); infecções abdominais (colecistite, apendicite, pancreatite, lesões intestinais); infecções do trato urinário (pielonefrite).[1]

As infecções maternas geralmente são de origem bacteriana e polimicrobianas, sendo possível identificar o germe em apenas 40% dos casos. O germe mais comumente relacionado à infecção é a *Escherichia coli*, enquanto as infecções por beta-hemolítico do grupo A (*Streptococcus pyogenes*) estão relacionadas à maior morbimortalidade materna, com rápida descompensação e evolução para o choque.[1]

Os sinais e sintomas da sepse materna podem, por vezes, ser confundidos com as alterações fisiológicas da gestação, dificultando o diagnóstico e manejo da sepse em obstetrícia. Nas gestantes, o aumento da frequência cardíaca fetal pode ser um dos primeiros sinais clínicos de infecção materna.[1] Os critérios diagnósticos para sepse materna foram adaptados dos critérios da síndrome da resposta inflamatória sistêmica (SRIS): infecção materna suspeita ou confirmada, com no mínimo dois dos quatro critérios a seguir, medidos em duas ocasiões diferentes, com pelo menos 4 h de intervalo.

- Temperatura corporal > 38ºC ou < 36ºC.
- Frequência cardíaca (FC) > 100 batimentos por minuto (bpm).
- Frequência respiratória (FR) > 20 movimentos respiratórios por minuto (mrpm).
- Contagem de leucócitos > 17.000 ou < 4.000/milímetros cúbicos (mm^3).

A presença de neutrófilos acima de 10% pode ser indicativa da presença de infecção e é útil no diagnóstico diferencial, uma vez que a leucocitose isolada é um achado comum em gestações normais.[1,2,15,18]

O choque séptico é, portanto, definido por um quadro de sepse no qual a inflamação decorrente da bacteremia leva a anormalidades circulatórias, metabólicas e celulares severas o bastante para um aumento substancial da mortalidade, caracterizado por uma hipotensão persistente, refratária à reposição volêmica.[1]

Para as pacientes que não estão internadas na UTI, um instrumento útil de verificação de gravidade é o qSOFA (*quick sequential organ failure assessment*), baseado no *sequential organ failure assessment* (SOFA), utilizado em pacientes sob cuidados intensivos. Esta avaliação pode ser realizada rapidamente na beira do leito e permite identificar as pacientes com maior risco de morte pela presença de dois ou mais parâmetros:[15]

- FR > 22 mrpm.
- Estado mental alterado (Glasgow < 15).
- PA sistólica < 100 mmHg.

A avaliação laboratorial inclui: hemograma completo com contagem de plaquetas, lactato sérico, provas de função hepática, função renal, gasometria arterial, exame comum de urina, provas de coagulação e exames de culturas de urina, sangue e de outros sítios suspeitos. Exames de imagens devem ser solicitados quando clinicamente recomendados.[1]

O objetivo do tratamento é evitar a falência dos órgãos e consequente morte por meio da restauração imediata da perfusão e oxigenação tecidual. A reposição volêmica e o início da antibioticoterapia dentro da primeira hora do diagnóstico (*golden hour*) são as principais medidas a serem tomadas, com impacto positivo importante sobre a morbimortalidade materna.[8,15,19] A antibioticoterapia empírica deve iniciar após a coleta dos exames de culturas e basear-se no organismo suspeito e local de infecção, bem como nas diretrizes de cada instituição de acordo com a Comissão de Controle de Infecção Hospitalar (CCIH). Em obstetrícia, a antibioticoterapia empírica deve ter cobertura para germes Gram-positivos e anaeróbios. Pode-se iniciar com ampicilina – 2 g, por via intravenosa (IV), de 6/6 h – associada à gentamicina (1,5 mg/kg, IV, 8/8 h) ou amicacina (7,5 mg/kg, IV, 12/12 h), e metronidazol (500 mg, IV, 6/6 h) ou clindamicina (600 mg, IV, 6/6 h ou 900 mg, IV, 8/8 h).[17] A administração da solução cristaloide deve ser de até 30 mL/kg do peso, iniciada na primeira hora e concluída em até 3 h da apresentação do choque. Após a estabilização clínica da paciente, nos casos de corioamnionite, deve-se interromper a gestação. Nas demais etiologias, considerar a abordagem cirúrgica do sítio infectado.

PASSO A PASSO DO TRATAMENTO DO CHOQUE[5]

1. Aplicar dois acessos venosos com administração de fluidos intravenosos e a colocação da paciente na posição de decúbito lateral esquerdo para evitar a compressão da veia cava inferior pelo útero gravídico.

2. Coletar exames, monitorar a PA e a FC, a oximetria e o feto.

3. Coletar amostra para prova cruzada transfusional nos casos de choque hemorrágico e na possibilidade de evoluir para CIVD, independentemente da causa do choque.

4. Iniciar precocemente com antibióticos de amplo espectro nos casos de sepse.

5. Realizar sondagem vesical para controle da diurese (manter mínimo de 30 mL/h).

6. Manter a paciente aquecida (temperatura $\geq$ 35,5°C). A hipotermia leva à estimulação simpática, o que pode desencadear isquemia do miocárdio, coagulopatia, diminuição da função plaquetária e aumento da mortalidade.

7. Administrar oxigênio a 10 L/min em máscara. A PaO_2 deve ser mantida acima de 65 mmHg. Se necessária, a ventilação mecânica é idêntica a de não grávidas, exceto pela $PaCO_2$, que deve ser mantida em 30-32 mmHg. A hipercapnia materna ($PaCO_2$ > 40 mmHg) causa acidose respiratória fetal. O pH arterial de gestantes normais é de 7,40-7,47. A acidose deve ser tratada com bicarbonato.

8. Aplicar terapia vasopressora conforme necessidade da paciente. É importante lembrar que a hipotensão materna sustentada diminui o fluxo sanguíneo uterino, e a noradrenalina deve ser usada caso não haja resposta à ressuscitação agressiva precoce de volume. Embora possa reduzir o fluxo sanguíneo uterino, não existem dados que sugiram que a norepinefrina tenha um efeito adverso no bem-estar do feto. Em pacientes com choque refratário, apesar da noradrenalina, optar pelo uso de fenilefrina em vez de efedrina (Grau 2C). Passar cateter venoso central para medir a pressão venosa central.[14,20]

9. Corrigir a hipercalcemia e a hipocalcemia pelo risco de parada cardíaca. O cálcio deve ser medido a cada 15-30 min durante uma transfusão maciça e depois a cada hora, nas próximas horas após a interrupção das transfusões, em razão de uma potencial hipercal-

cemia e hipocalemia. Níveis baixos de cálcio ou após transfusão de 4 unidades de concentrado de hemácias indicam a infusão de gluconato de cálcio. A hipercalemia resulta da transfusão rápida de várias unidades de concentrado de hemácias, podendo levar a níveis perigosamente altos de potássio (> 6 mEq/dL). Quando é necessária uma redução urgente de potássio, deve-se administrar uma infusão de água com dextrose a 1% de 500 mL/h, juntamente com insulina regular intravenosa (10 unidades).

CONSIDERAÇÕES FINAIS

No manejo do choque durante o ciclo gravídico puerperal, destacam-se as seguintes considerações como fundamentais:

1. A hemorragia é a principal causa de morte materna, seguida das causas hipertensivas e causas infecciosas.
2. As alterações fisiológicas da gestação podem dificultar o pronto reconhecimento dos casos de choque.
3. No manejo do choque, é fundamental identificar a causa básica e tratá-la simultaneamente com a terapia de suporte à vida.
4. Cada instituição deve elaborar um protocolo de diagnóstico e manejo para hemorragia e sepse, que seja de conhecimento de toda a equipe e de execução ágil. Isso contribui para diminuir a morbimortalidade desses casos.
5. No choque hemorrágico, a utilização dos "4 Ts" facilita a identificação da etiologia e o manejo clínico.
6. Nos casos de sepse, a utilização do qSOFA pode auxiliar na predição dos casos de risco para choque séptico.
7. No choque séptico, é primordial que a antibioticoterapia empírica e a reposição volêmica sejam iniciadas na primeira hora do diagnóstico (*golden hour*). Da mesma forma, a demora em reconhecer e tratar o choque hemorrágico pode aumentar consideravelmente a mortalidade.

8. As sequelas do choque em obstetrícia estão relacionadas principalmente aos quadros de hipoperfusão, podendo ocorrer pan hipopituitarismo, dano cerebral, dano renal e complicações da transfusão de sangue, como infecções e isoimunização Rh.

REFERÊNCIAS BIBLIOGRÁFICAS

1. Brown KN, Abdel-Razeq SS. Sepsis in pregnancy. In: Witcher NHTPM, Baird SM, (eds.). High risk & critical care obstetrics. 4.ed. Philadelphia: Wolters Kluver, 2019. p.296-319.
2. Kodan LR, Verschueren KJC, Kanhai HHH, van Roosmalen JJM, Bloemenkamp KWM, Rijken MJ. The golden hour of sepsis: An in-depth analysis of sepsis-related maternal mortality in middle-income country Suriname. PLoS One 2018; 13(7):E0200281.
3. Pollock W, Rose L, Dennis CL. Pregnant and postpartum admissions to the intensive care unit: a systematic review. Intensive Care Med 2010; 36(9):1465-74.
4. Chantry AA, Deneux-Tharaux C, Bonnet MP, Bouvier-Colle MH. Pregnancy-related ICU admissions in France: trends in rate and severity, 2006-2009. Crit Care Med 2015; 43(1):78-86.
5. Myburgh J. Patient-centered outcomes and resuscitation fluids. N Engl J Med 2018; 378(9):862-3.
6. Guntupalli KK, Hall N, Karnad DR, Bandi V, Belfort M. Critical illness in pregnancy: part I: an approach to a pregnant patient in the ICU and common obstetric disorders. Chest 2015; 148(4):1093-104.
7. Cirelli JF, Surita FG, Costa ML, Parpinelli MA, Haddad SM, Cecatti JG. The burden of indirect causes of maternal morbidity and mortality in the process of obstetric transition: A cross-sectional multicenter study. Rev Bras Ginecol Obstet 2018; 40(3):106-14.
8. Howell MD, Davis AM. Management of Sepsis and Septic Shock. Jama 2017; 317(8):847-8.
9. Vasquez DN, Das Neves AV, Vidal L, Moseinco M, Lapadula J, Zakalik G et al. Characteristics, outcomes, and predictability of critically ill obstetric patients: A multicenter prospective cohort study. Crit Care Med 2015; 43(9):1887-97.
10. Bauer ME, Housey M, Bauer ST, Behrmann S, Chau A, Clancy C et al. Risk factors, etiologies, and screening tools for sepsis in pregnant women: A multicenter case-control study. Anesth Analg 2019; 129(6):1613-20.
11. McGovern B, Bingham D, Dildy GA. Obstetric hemorrhage. In: Troiano NH, Witcher PM, Baird SM (eds). High risk & critical care obstetrics. 4.ed. Philadelphia: Wolters Kluver, 2019. p.258-86.

12. Pacagnella RC, Borovac-Pinheiro A. Assessing and managing hypovolemic shock in puerperal women. Best Pract Res Clin Obstet Gynaecol 2019; 61:89-105.

13. Vélez-Álvarez GA, Agudelo-Jaramillo B, Gómez-Dávila JG, Zuleta-Tobón JJ. Código rojo: guía para el manejo de la hemorragia obstétrica. Revista Colombiana de Obstetricia y Ginecología 2009; 60 (1):34-48.

14. Plante LA, Pacheco LD, Louis JM. SMFM Consult Series #47: Sepsis during pregnancy and the puerperium. Am J Obstet Gynecol 2019; 220(4):B2-10.

15. Vaught AJ. Maternal sepsis. Semin Perinatol 2018; 42(1):9-12.

16. Shankar-Hari M, Phillips GS, Levy ML, Seymour CW, Liu VX, Deutschman CS et al. Developing a new definition and assessing new clinical criteria for septic shock: For the third international consensus definitions for sepsis and septic shock (sepsis-3). JAMA 2016; 315(8):775-87.

17. Cabar FR. Choque Séptico. In: Zugaib M, Bittar RE, Francisco RPV (eds.). Protocolos assistenciais da clínica obstétrica da FMUSP. 5.ed. São Paulo: Atheneu, 2015. p.579-85.

18. Turner MJ. Maternal sepsis is an evolving challenge. Int J Gynaecol Obstet 2019; 146(1):39-42.

19. Filbin MR, Thorsen JE, Zachary TM, Lynch JC, Matsushima M, Belsky JB et al. Antibiotic delays and feasibility of a 1-hour-from-triage antibiotic requirement: Analysis of an emergency department sepsis quality improvement database. Ann Emerg Med 2020; 75(1):93-9.

20. Rhodes A, Evans LE, Alhazzani W, Levy MM, Antonelli M, Ferrer R et al. Surviving sepsis campaign: International guidelines for management of sepsis and septic shock: 2016. Intensive Care Med 2017; 43(3):304-77.

CAPÍTULO 117

Lacerações de trajeto e rotura uterina

Ana Carolina Ferraz Pascoal
Ana Carolina Barbosa Pordeus
Leila Katz

INTRODUÇÃO

A classificação descrita por Sultan,[1] em 1999, foi adaptada pelo International Consultation on Incontinence e pelo Royal College of Obstetricians and Gynaecologists (RCOG), conforme descrito a seguir:[2]

- Lacerações de primeiro grau: acometem a pele do períneo e/ou mucosa vaginal.
- Lacerações de segundo grau: além do períneo, acometem os músculos perineais (bulbocavernoso e transverso do períneo).
- Lacerações de terceiro grau: além do períneo, acometem o complexo do esfíncter anal.
  - Grau 3a: envolve menos de 50% do esfíncter anal externo.
  - Grau 3b: envolve mais de 50% do esfíncter anal externo.
  - Grau 3c: envolve tanto o esfíncter anal externo quanto o interno.
- Lacerações de quarto grau: além do períneo e do complexo do esfíncter anal, acometem a mucosa anorretal.

Destaca-se que as lacerações de terceiro e quarto graus, resultantes do trauma do esfíncter anal, são incomuns, apresentando uma incidência de 6,0-11,0%.[2,3] Essas lesões estão num grupo conhecido como *obstetric anal sphincter injuries* (OASIS), apresentam maior morbidade em curto e longo prazos, desde hemorragia pós-parto até incontinência anal.[3,4]

As lacerações perineais também podem ser ocultas, quando evidenciadas apenas por ultrassonografia endoanal, ocorrendo em até 33% dos partos vaginais e, embora menos comumente, também estão associadas a alterações da função intestinal.[2]

Embora menos citadas, as lacerações de colo também são consideradas lacerações trajeto e devem ser lembradas, uma vez que podem complicar com sangramentos que comprometem o bem-estar materno.[5]

FATORES DE RISCO

A presença de lacerações de terceiro e quarto graus está fortemente relacionada ao uso de fórceps, vácuo-extrator, episiotomia mediana e peso fetal elevado. Fatores como: primiparidade, etnia asiática, indução do parto, anestesia epidural, posição occipitoposterior persistente, duração do segundo estágio do trabalho de parto não apresentaram diferença estatística significativa. Destaca-se a dificuldade para avaliar a influência de cada fator individualmente, uma vez que, na maioria das vezes, os seus efeitos interagem entre si.[6]

TABELA 1 Fatores de risco associados a lacerações do canal de parto

Fatores de risco associados à gestante	Fatores de risco associados ao recém-nascido	Fatores de risco associados à assistência ao parto
Nuliparidade Etnia asiática	Peso ao nascer > 4.000 gramas Posição occipital posterior persistente	Parto vaginal operatório Episiotomia mediana Pressão fúndica Segundo estágio prolongado

Fonte: adaptada de Pergialiotis et al.[6]

Outro fator estudado é a influência da posição da mulher durante o trabalho de parto. Os estudos são heterogêneos, não sendo possível definir qual a posição que traz menor risco de lacerações graves.[7]

Mais recentemente, uma coorte retrospectiva avaliou 1.728 mulheres que evoluíram com parto normal cefálico de um feto pesando 2.500 gramas (g) e identificou que a posição verticalizada não esteve associada com taxas mais baixas de lacerações.[8]

Quanto às lacerações cervicais, uma coorte selecionou 536 mulheres que apresentaram laceração cervical e inferiram que o uso de ocitocina em multíparas aumentou o risco de laceração cervical em 2,5 vezes, porém o principal fator de risco encontrado foi a cerclagem realizada durante a gravidez vigente, independentemente da paridade.[5]

Como observado, grande parte dos fatores de risco estão relacionados à assistência ao parto e, portanto, geralmente são modificáveis. Os programas de incentivo à humanização dos partos do Ministério da Saúde (MS) do Brasil recomendam que, a não ser que haja uma razão válida para a interferência no processo natural do parto, este deve ocorrer com o mínimo de intervenções.[9]

PREVENÇÃO DE TRAUMATISMO PERINEAL

Proteção do períneo

Há relato de duas técnicas para assistência ao parto normal, a do *hands off*, que orienta não tocar a paciente, e a do *hands on*, que utiliza uma mão para apoiar o períneo e a outra para conter a descida rápida do polo cefálico. O National Institute for Health and Clinical Excellence (NICE)[10] não encontrou diferença entre ambas.

Várias técnicas são conhecidas como protetoras do trauma perineal, e uma revisão sistemática da Cochrane[11] concluiu que o uso de compressas mornas sobre o períneo de modo contínuo no segundo estágio do trabalho de parto, assim como a massagem perineal, reduziram as lacerações de terceiro e quarto graus.

As manobras de suporte perineal, exemplificada pela manobra de Rietgen (apoio do períneo na tentativa de conter a saída brusca do polo cefálico), são descritas nos estudos por meio de técnicas diversas. Porém, na mesma revisão, não foi caracterizada como protetora do trauma perineal.[11]

EPISIOTOMIA

A episiotomia é um corte cirúrgico realizado para ampliar o canal de parto e foi introduzida na assistência ao parto com objetivo de facilitar o desprendimento do polo fetal e evitar lacerações perineais.[12] Essa prática, no entanto, foi introduzida na assistência ao parto sem a prévia realização de estudos controlados, comprovando os seus ditos benefícios. Posteriormente, ensaios com metodologia adequada foram conduzidos, demonstrando que a realização rotineira de episiotomia não se justifica.[13]

Os estudos comparando o uso da episiotomia de rotina *versus* restritiva mostram que a adoção da técnica seletiva vem se associando a menor risco de trauma perineal/vaginal grave. O uso da episiotomia rotineira parece reduzir a incidência dessa complicação apenas nos casos de parto instrumental, embora estudos com dados mais robustos sejam necessários para apoiar essa recomendação.[14,15] A episiotomia também não foi efetiva para prevenir ou manejar a distocia de ombro.[16]

Quando comparado o uso de episiotomia seletiva *versus* a não realização de episiotomia, não houve diferença significativa entre os dois grupos em relação aos desfechos maternos e neonatais.[17] Um outro ensaio clínico randomizado realizou a mesma comparação e identificou desfechos semelhantes entre ambos os grupos. No entanto, a interpretação do estudo é limitada pela taxa elevada de episiotomias no grupo de não episiotomia.[18]

Apesar da recomendação de não se realizar episiotomia de rotina, com todas as evidências disponíveis corroborando sua realização seletiva, persistem dúvidas sobre quais seriam as reais indicações de se realizar episiotomia na prática obstétrica moderna.[19]

O American College of Obstetricians e Gynecologists (ACOG),[20] em 2016, assim como a Organização Mundial da Saúde (OMS),[21] em 2018, estabelece que a realização desse procedimento deve ser baseada em criterioso julgamento clínico. É importante lembrar que, considerando seu papel nas lacerações vaginais, a episiotomia, que por si só já corresponde a uma laceração de segundo grau, aumenta o risco de laceração perineal grave e por conta disso deve ser evitada.[13,19]

REPARAÇÃO DAS LACERAÇÕES PERINEAIS

Existem diversas técnicas para reparação das lacerações perineais, porém a certificação da hemostasia e a restauração anatômica são indispensáveis para o sucesso do método.[22] As regras gerais envolvem um profissional habilitado; uma sala apropriada, com boa iluminação; o controle adequado da dor com anestesia regional ou geral; e instrumentos apropriados.[2] Na revisão de canal de parto, as lesões do esfíncter anal e

da mucosa anorretal, caso suspeitadas, devem ser excluídas com a realização de um toque retal e, se constatadas, devem ser reparadas o mais breve possível.[2]

REPARAÇÃO DE LESÕES DE SEGUNDO GRAU E EPISIORRAFIA

Para as lacerações de segundo grau e episiorrafias, a revisão sistemática da Cochrane[23] comparou a técnica de sutura contínua e interrompida e concluiu que o uso do método contínuo esteve associado a menos dor em curto prazo, menor necessidade de analgesia ou remoção da sutura. Além disso, há evidências de que utiliza menor quantidade de material para sutura, pois é em apenas um bloco e não em dois ou três, como no método de sutura interrompida.

A adequação do fio utilizado para sutura é essencial para minimizar as consequências em curto e longo prazos. Para a episiorrafia e a correção de lacerações de primeiro e segundo graus, recomenda-se o uso de material sintético de absorção normal, representado pela poliglactina, principalmente.[20]

REPARAÇÃO DE LESÕES DE TERCEIRO E QUARTO GRAU

A reparação envolve as seguintes etapas:[2,20]

1. Aproximação da mucosa anorretal com pontos contínuos e fios absorvíveis, como poliglactina 3-0.
2. Identificação do esfíncter anal interno (EAI), que em geral se mostra como um espessamento da camada muscular lisa circular nos 2-3 centímetros (cm) distais do canal anal. A sutura deve, preferencialmente, ser com pontos separados pela técnica término-terminal ou sobreposição. Os fios de sutura podem ser poliglactina 2-0 ou polidaxonona (PDS) 3-0.
3. O reparo do esfíncter anal externo (EAE) irá depender da profundidade de sua lesão. Quando há laceração grau 3c, tanto a técni-

ca término-terminal como a de sobreposição podem ser utilizadas com desfechos semelhantes. Para as lacerações graus 3a e 3b, recomenda-se a técnica término-terminal. O material é o mesmo da correção do EAI.

RECOMENDAÇÕES PARA O PÓS-OPERATÓRIO

Os cuidados imediatos após o OASIS incluem: controle da dor, prevenção da constipação e avaliação da retenção urinária. O uso de antibióticos de largo espectro em dose única na hora do reparo é recomendado para reduzir o risco de infecções e deiscência no pós-operatório. O acompanhamento no pós-operatório é importante para evitar e detectar complicações precocemente, como: sangramento, hematoma e deiscência.[20]

A fisioterapia pode ser benéfica para a recuperação do assoalho pélvico, porém mais estudos ainda são necessários para a avaliação da continência anal em curto e longo prazos.[20]

RUPTURA UTERINA

Uma das mais graves formas de laceração de trajeto é a ruptura uterina. É uma complicação da gravidez com alta morbimortalidade materna e fetal, que pode acarretar hemorragia grave, laceração da bexiga, histerectomia, e morbidade neonatal relacionada com sofrimento fetal e óbito materno e perinatal.[24]

A incidência do evento em países desenvolvidos é de 1% em pacientes com cicatriz uterina prévia e 0,01% naquelas com útero sem cicatriz; ao todo, as taxas são menores do que 0,1%. Em relação aos países em desenvolvimento, o problema é mais prevalente e de maior gravidade; em geral, as taxas variaram de 0,1-1,0%.[24]

Classificação

- Completa: separação de todas as camadas da parede uterina; forma grave de apresentação.
- Incompleta (deiscência uterina): separação da camada muscular, mantendo o peritônio

parietal intacto. Constitui-se como um achado durante a cesariana e não traz repercussões clínicas significativas. Não deve ser contabilizada como rotura uterina.[22]

ETIOLOGIA E FATORES DE RISCO

A maioria das rupturas uterinas está associada, em países desenvolvidos, a uma tentativa de parto vaginal após cesárea e, em países em desenvolvimento, com trabalho de parto obstruído e falta de acesso à cesariana. Além disso, a ruptura uterina pode acontecer por lesões uterinas preexistentes, anomalia congênita, traumatismos ou complicações associadas ao parto de uma gestante com útero sem cicatrizes (Tabela 2).[22,24]

A cicatriz uterina prévia é o fator de risco mais importante, entretanto, o risco absoluto em pacientes submetidas à prova de trabalho de parto com uma ou duas cesarianas prévias é baixo (0,7-0,9% e 0,9-1,8%, respectivamente), sendo possível acompanhar o trabalho de parto nessas situações.[25]

Outro fator que deve ser levado em consideração é o intervalo entre os partos em pacientes grávidas com cesariana prévia, em especial se o parto ocorrer 18 meses após a última cesariana, pois o risco de rotura uterina é em torno de 5%. Para intervalos maiores, não foi encontrado o mesmo risco. Pacientes que desejam uma prova de trabalho de parto nessas condições devem ser informadas do risco.[26]

Em casos de ruptura uterina prévia, o risco aumenta para 6% em incisões segmentares e 32% para roturas que se prolongam superiormente. Mais recentemente, em 2015, um estudo encontrou uma taxa de 15% para recorrência de rotura uterina. Nessas situações é recomendável realizar a cesariana eletiva entre 36-37 semanas de gravidez, devendo-se individualizar cada caso.[25]

QUADRO CLÍNICO

A apresentação clássica para ruptura uterina sintomática inclui:

TABELA 2   Classificação das causas de ruptura uterina

Anomalias ou lesão uterina anterior à gravidez atual	Anomalia ou lesão uterina na gravidez atual
Procedimentos cirúrgicos envolvendo o miométrio: ■ Cesariana ou histerotomia ■ Ruptura uterina reparada ■ Incisão de miomectomia através do ou até o endométrio ■ Ressecção cornual profunda da tuba uterina intersticial ■ Metroplastia	Antes do parto: ■ Contrações espontâneas persistentes e intensas ■ Estimulação do parto – prostaglandinas e ocitocina ■ Instilação intra-amniótica – soro fisiológico ou ocitocina ■ Perfuração pelo cateter de monitorização de pressão intrauterina ■ Traumatismo externo – fechado ou perfurante ■ Versão externa ■ Hiperdistensão uterina – polidrâmnio e gestação múltipla
Traumatismo uterino simultâneo: ■ Abortamento instrumentado – curetagem, sondas ■ Traumatismo fechado ou perfurante – acidentes, projéteis de arma de fogo, armas brancas ■ Ruptura assintomática em gravidez anterior	Durante o parto: ■ Versão interna ■ Parto a fórceps difícil ■ Parto e nascimento rápido e tumultuado ■ Extração fetal modo nádegas ■ Anomalia fetal com distensão segmentar inferior ■ Vigorosa compressão do útero durante o parto ■ Extração manual difícil da placenta
Anomalia congênita: ■ Gravidez no corno uterino subdesenvolvido	Condições adquiridas: ■ Placenta increta e percreta ■ Neoplasia trofoblástica gestacional ■ Adenomiose ■ Saculação do útero retrovertido encarcerado

Fonte: adaptada de Cunningham et al.[22]

■ Anormalidades da frequência cardíaca fetal: sinal mais comum; o ritmo pode variar desde desacelerações variáveis até ausência de batimentos cardíacos fetais. Sinal de suma importância, por não sofrer alterações decorrentes da analgesia regional.[27]

■ Sangramento vaginal: pode ser discreto, incompatível com a extensão da ruptura, ou mais volumoso.[27]

■ Dor abdominal súbita e intensa: deve sempre ser considerada a hipótese de ruptura, principalmente quando ocorre durante o trabalho de parto uma dor com esse caráter. Pode estar oculta na presença de analgesia regional.[27]

■ Choque hipovolêmico: instabilidade hemodinâmica materna secundária à hemorragia intra-abdominal.[27]

■ Outros sinais e sintomas: parada das contrações uterinas, subida da apresentação fetal, palpação com facilidade de partes fetais, taquicardia e hipotensão materna.[22,27]

Em mulheres pós-parto, cuja ruptura uterina ocorreu durante o parto, esta é caracterizada por dor e sangramento vaginal persistente, apesar do uso de agentes uterotônicos, choque e instabilidade hemodinâmica. Hematúria pode ocorrer se houve lesão vesical.[27]

DIAGNÓSTICO

O diagnóstico de ruptura uterina é baseado na identificação clínica de interrupção completa de todas as camadas uterinas, incluindo a serosa. Deve ser suspeitada em mulheres com fatores de risco (ver seção "Etiologia e fatores de risco") associados à frequência cardíaca fetal não tranquilizadora súbita, agravamento dor abdominal, sangramento vaginal e/ou instabilidade hemodinâmica, além da parada das contrações uterinas, subida da apresentação fetal e palpação com facilidade de partes fetais.

Diagnóstico diferencial[28]

- Descolamento prematuro de placenta.
- Infecção intraamniótica.
- Instabilidade hemodinâmica.
  - Ruptura hepática.
  - Ruptura de aneurisma de artéria esplênica.

TRATAMENTO

A ruptura uterina consiste em uma emergência médica e, como tal, a equipe deve estar preparada para assistência integral à paciente, para diminuição da morbimortalidade materna e perinatal.

No diagnóstico de uma ruptura uterina, deve-se pedir auxílio aos membros da equipe transdisciplinar, monitorizar a paciente e preparar a sala para a cesariana de emergência. A paciente deve ser estabilizada no setor onde ocorreu o diagnóstico: manter vias aéreas pérvias, ofertar oxigênio suplementar, aplicar dois acessos venosos calibrosos para infusão de solução cristaloide, aplicar cateterização vesical, monitorar a frequência cardíaca e a saturação periférica, colher exames laboratoriais, gasometria e amostra de sangue para prova cruzada (Figura 1).[29]

A ruptura uterina é caracterizada como abdome agudo e, como tal, a conduta é iminentemente cirúrgica. A escolha da anestesia de bloqueio ou geral vai se basear na estabilidade clínica da paciente e na urgência para extração fetal. Deve ser realizada antibioticoterapia profilática. Dessa mesma forma será a escolha da incisão abdominal: enquanto a incisão de Pfannenstiel oferece exposição do segmento uterino e da pelve, a mediana apresenta melhor exploração abdominal.[48]

Após a retirada do concepto, deve-se considerar a estabilidade clínica da paciente e a história reprodutiva para decidir sobre o reparo da ruptura ou histerectomia.[29] Se optado por manutenção do órgão, pode ocorrer atonia uterina concomitante e ser gerenciada com uterotônicos e suturas hemostáticas.[30] Entretanto, na maioria dos casos, o defeito é extenso, sendo necessário realizar histerectomia intraoperatória para estabilizar clinicamente a paciente. Durante a laparotomia, os órgãos contíguos ao útero devem ser avaliados, especialmente a bexiga, e se necessário realizar o reparo.

PROGNÓSTICO

A ruptura uterina tem maior prevalência em países em desenvolvimento. Países como Nigéria, Gana, Etiópia e Bangladesh indicam que cerca de 75% dos casos de ruptura uterina foram associados à mortalidade materna e 74-92% à mortalidade perinatal. Na África do Sul, de 1999-

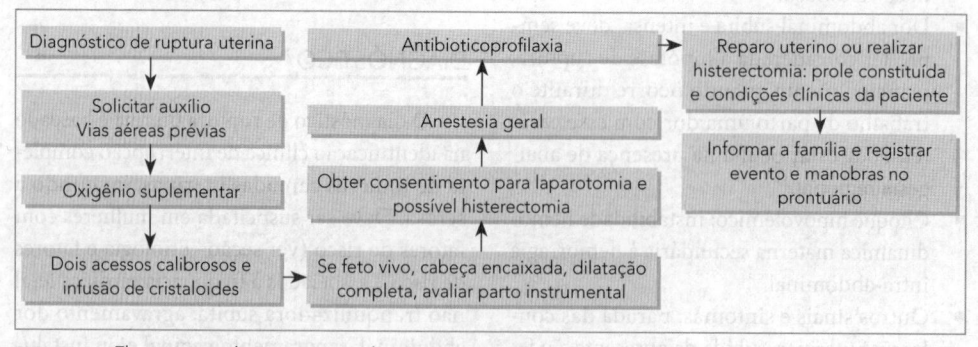

FIGURA 1 Fluxograma de tratamento da ruptura uterina.
Fonte: adaptada de Management of ruptured uterus.[29]

2001, a ruptura uterina foi responsável por 6,2% dos óbitos por causas diretas e 3,7% de todas as mortes maternas nesse período.[24]

Em países desenvolvidos, a mortalidade materna por ruptura uterina é ainda menor. Em uma revisão sistemática norte-americana, registrou-se 0,02/1.000 mortes maternas entre pacientes submetidas à prova de trabalho de parto após cesariana prévia e 0,4/1.000 óbitos neonatais.[31]

PREVENÇÃO

A redução da prevalência de ruptura uterina requer: evitar a primeira cesárea e otimizar a assistência ao parto em pacientes com cesárea anterior; reduzir o número de gravidezes indesejadas, particularmente em multíparas; aumentar a acessibilidade dos serviços obstétricos para realização de cesariana para o parto obstruído.[41]

REFERÊNCIAS BIBLIOGRÁFICAS

1. Sultan AH. Obstetric perineal injury and anal incontinence. Clin Risk 1999; 5:193-6.
2. Royal College of Obstetricians & Gynaecologists. The management of third- and fourth-degree perineal tears (Green-top Guideline n. 29). Disponível em: https://www.rcog.org.uk/globalassets/documents/guidelines/gtg-29.pdf; acessado em 22 de julho de 2020.
3. Meister MR, Rosenbloom JI, Lowder JL, Cahill AG. Techniques for repair of obstetric anal sphincter injuries. Obstet Gynecol Surv 2018; 73(1):33-9.
4. LaCross A, Groff M, Smaldone A. Obstetric anal sphincter injury and anal incontinence following vaginal birth: A systematic review and meta-analysis. J Midwifery Womens Health 2015; 60(1):37-47.
5. LandyHJ, Laughon SK, Bailit JL, Kominiarek MA, Gonzalez-Quintero VH, Ramirez M et al. Characteristics associated with severe perineal and cervical lacerations during vaginal delivery. Obstet Gynecol 2011; 117(3):627-35.
6. Pergialiotis V, Vlachos D, Protopapas A, Pappa K, Vlachos G. Risk factors for severe perineal lacerations during childbirth. Int J Gynaecol Obstet 2014; 125:6-14.
7. Walker KF, Kibuka M, Thornton JG, Jones NW. Maternal position in the second stage of labour for women with epidural anaesthesia. Cochrane Database Syst Rev 2018;11.
8. Reis ZSN, Pereira GMV, Vianini ALF et al. Do we know how to avoid OASIs in non-supine birth po-

9. sitions? A retrospective cohort analysis. Rev Bras Ginecol Obstet 2019; 41(10):581-7.
9. Brasil. Ministério da Saúde, Secretaria de Políticas de Saúde, Área Técnica da Mulher. Parto, aborto e puerpério: assistência humanizada à mulher. Brasília: Ministério da Saúde, 2001.
10. National Institute for Health and Clinical Excellence. Intrapartum care: Care of healthy women and their babies during childbirth. NICE clinical guideline 55. Manchester: NICE, 2007.
11. Aasheim V, Nilsen AB, Lukasse M, Reinar LM. Perineal techniques during the second stage of labour for reducing perineal trauma. Cochrane Database Syst Rev 2017; 6:CD00667.
12. Nassar AH, Visser GHA, Ayres-de-Campos D, Rane A, Gupta S; FIGO Safe Motherhood and Newborn Health Committee. FIGO Statement: Restrictive use rather than routine use of episiotomy. Int J Gynaecol Obstet 2019; 146(1):17-9.
13. Amorim MMR de, Katz L. O papel da episiotomia na obstetrícia moderna. Femina 2008; 36(1):47-54.
14. Jiang H, Qian X, Carroli G, Garner P. Selective versus routine use of episiotomy for vaginal birth. Cochrane Database Syst Rev 2017; (2):CD000081.
15. Serati M, Salvatore S, Rizk D. Episiotomy in modern clinical practice: friend or foe? Int Urogynecol J 2019; 30(5):669-71.
16. Sagi-Dain L, Sagi S. The role of episiotomy in prevention and management of shoulder dystocia: A systematic review. Obstet Gynecol Surv 2015; 70(5):354-62.
17. Amorim MM, Coutinho IC, Melo I, Katz L. Selective episiotomy vs. implementation of a non-episiotomy protocol: A randomized clinical trial. Reprod Health 2017; 14(1)135.
18. Sagi-Dain L, Bahous R, Caspin O et al. No episiotomy versus selective lateral/mediolateral episiotomy (EPITRIAL): An interim analysis. Int Urogynecol J 2018; 29(3):415-23.
19. Carroli G, Mignini L. Episiotomy for vaginal birth. Cochrane Database Syst Rev 2009; (1):CD00081.
20. American College of Obstetricians and Gynecologists (ACOG). Obstetrics practice bulletin n. 165: Prevention and management of obstetric lacerations at vaginal delivery. Obstet Gynecol 2016; 128:E1-15.
21. Organização Mundial da Saúde (OMS). WHO recommendations: Intrapartum care for a positive childbirth experience. Geneva: World Health Organization, 2018.
22. Cunningham FG, Leveno KJ, Bloom SL, Hauth JC, Rouse DJ, Spong CY. Obstetrícia de Williams. 23.ed. [S.I.]: McGraw-Hill, 2013.
23. Kettle C, Dowswell T, Ismail KM. Continuous and interrupted suturing techniques for repair of episiotomy or second-degree tears. Cochrane Database Syst Rev 2017; (11).

24. Hofmeyr GJ, Say L, Gulmezoglu AM. WHO systematic review of maternal mortality and morbidity: The prevalence of uterine rupture. Br J Obstet Gynaecol 2005; 112:1221-8.

25. American College of Obstetricians and Gynecologists (ACOG). ACOG practice bulletin n. 205: Vaginal birth after cesarean delivery. Obstet Gynecol 2019; 133(2):E110-27.

26. Bujold E1, Gauthier RJ. Risk of uterine rupture associated with an interdelivery interval between 18 and 24 months. Obstet Gynecol 2010; 115(5):1003-6.

27. Guiliano M, Closset E, Therby D, Legoueff F, Deruelle P, Subtil D. Symptoms and complications of complete and partial uterine ruptures during pregnancy and delivery. Eur J Obstet Gynecol 2014; 179:130-4.

28. Walsh CA, Baxi LV. Rupture of the primigravid uterus: A review of the literature. Obstet Gynecol Surv 2007; 62(5):327-34.

29. Mid and South Essex NHS Foundation Trust. Management of ruptured uterus 04243. Intrapartum NICE Guidelines and RCOG Guidelines, 2020.

30. Drukker L, Hants Y, Sharon E, Sela HY, Grisaru-Granovsky S. Perimortem cesarean section for maternal and fetal salvage: Concise review and protocol. Acta Obstet Gynecol Scand 2014; 93(10):965-72.

31. Chauhan SP, Martin JN, Henrichs CE, Morrison JC, Magann EF. Maternal and perinatal complications with uterine rupture in 142,075 patients who attempted vaginal birth after cesarean delivery: A review of the literature. Am J Obstet Gynecol 2003; 189(2):408-17.

CAPÍTULO 118

Tromboembolismo venoso na gestação

André Luiz Malavasi

INTRODUÇÃO

A obstetrícia moderna enfrenta o dilema da dualidade sangramento-tromboembolismo. Se, em um passado não muito remoto, o grande temor dos que assistiam às parturientes era a hemorragia acidental – muitas vezes fatal –, hoje esse receio é acrescido de mais um complicador: o tromboembolismo venoso.

O parto, ao longo da história, sempre foi associado ao risco de morte. Com a evolução dos cuidados hospitalares, as intervenções médicas conseguiram reduzir as taxas de óbitos maternos e, em países que controlaram as causas clássicas de morte materna direta, como infecção puerperal, eclâmpsia e hemorragia, o tromboembolismo venoso (TEV) desponta como a principal delas.[1] Na sua forma mais letal, que é a embolia pulmonar (EP), o TEV apresenta uma grande barreira que dificulta o seu diagnóstico durante a gestação, causada em parte pela limitação ao uso de métodos de imagens que dependem de radiação.[2]

A gestante apresenta todos os três componentes etiopatogênicos da tríade de Virchow (Figura 1):

1. Estase, decorrente da compressão das veias cava e ilíaca comum esquerda pelo útero gravídico e da diminuição do tônus venoso por causa da ação miorrelaxante da progesterona.
2. Hipercoagulabilidade, secundária à indução da síntese hepática dos fatores VII, VIII e X de coagulação pelo estriol placentário, aumento do fibrinogênio e do inibidor do ativador do plasminogênio tipo I e II, e diminuição da síntese de proteína S.
3. Lesão endotelial, que ocorre na nidação, remodelação endovascular das artérias utero-espiraladas e com a dequitação.[3]

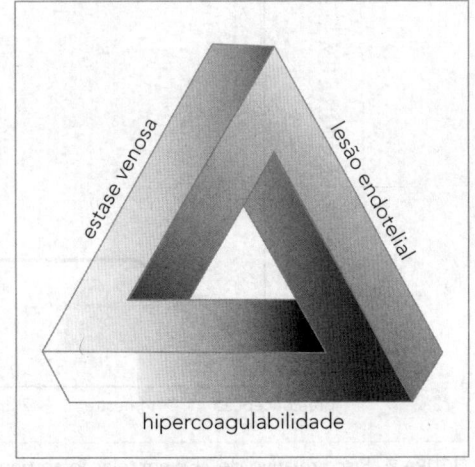

FIGURA 1 Tríade de Virchow.
Fonte: adaptada de Simcox et al.[3]

Durante a gestação, o risco de TEV aumenta de 5-10 vezes, podendo chegar a 20 vezes no puerpério, quando comparado ao de mulheres não gestantes de mesma idade.[4] Após esse período, sua frequência diminui rapidamente, apesar do risco residual que persiste por até 12 semanas pós-parto.[5]

A trombose venosa profunda (TVP) de membros inferiores é responsável por 75-80% dos episódios de TEV na gestação. Aproximadamente dois terços das TVP ocorrem no período antenatal e distribuem-se igualmente nos três trimestres. Entretanto, de 43-60% dos episódios de EP ocorrem nas primeiras 6 semanas do puerpério.[6] Nas gestantes, as TVP predominam ainda mais no membro inferior esquerdo (90% *versus* 55%) e no segmento íleo-femoral (72% *versus* 9%), quando comparadas às não gestantes. Este fato pode ser explicado pela acentuação da compressão da veia ilíaca comum esquerda pela artéria ilíaca comum direita contra a quinta vértebra lombar, causada pelo útero gravídico (Figura 3).[3]

A prevalência do TEV é de 0,5-2,2 casos para cada 1.000 partos, dependendo da população estudada.[8] A incidência absoluta de TEV na gestação e no puerpério foi de 107 para cada 100.000 mulheres por ano no Reino Unido,[9] e de 175 para cada 100.000 mulheres por ano na Dinamarca e no Canadá.[10] No Brasil, não há dados oficiais sobre a mortalidade materna por TEV.[6] A EP permanece como a principal causa de morte materna direta no Reino Unido; porém,

TABELA 1 Modificação dos fatores de coagulação na gestação

Fatores II, V, IX e proteína C
↑ da concentração dos fatores VII, VIII, X e vWF
↑ pronunciado de fibrinogênio
↑ de 5 vezes do PAI tipo I
↑ do PAI tipo II produzido pela placenta
↑ de protrombina F1 e F2 e complexo trombina-antitrombina
↓ da proteína S

Fonte: adaptada de Simcox et al.[3]

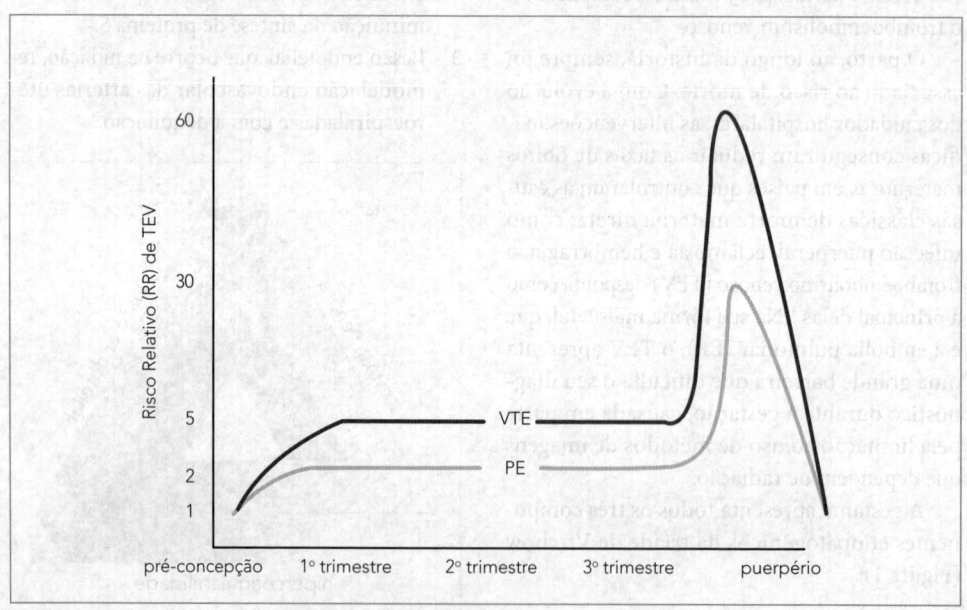

FIGURA 2 Risco relativo de TEV em relação ao período gestacional.
TEV: tromboembolismo venoso; EP: embolia pulmonar.
Fonte: adaptada de Virkus.[10]

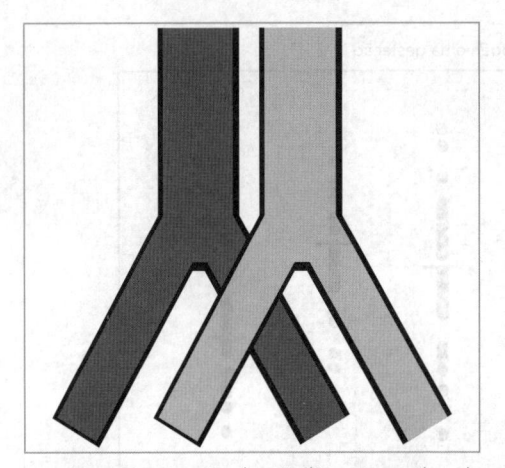

FIGURA 3 Compressão da veia ilíaca esquerda pela artéria ilíaca direita, com redução de fluxo e maior risco de TVP no membro inferior esquerdo.

houve uma queda significativa de mortalidade materna por EP no parto vaginal (de 1,56 para cada 100.000 partos, de 2003-2005, para 0,70 para cada 100.000 partos, de 2006-2008). Isso ocorreu devido à aplicação da primeira versão (2004) das diretrizes do Royal College of Obstetricians and Gynaecologists (RCOG) para redução do risco de TEV durante a gestação e o puerpério.[11] A prevenção do TEV na gestação, conforme as diretrizes, levando em conta os fatores de risco presentes e a consequente instituição de profilaxia mecânica e/ou farmacológica, é a melhor estratégia para reduzir essa nefasta intercorrência.[6]

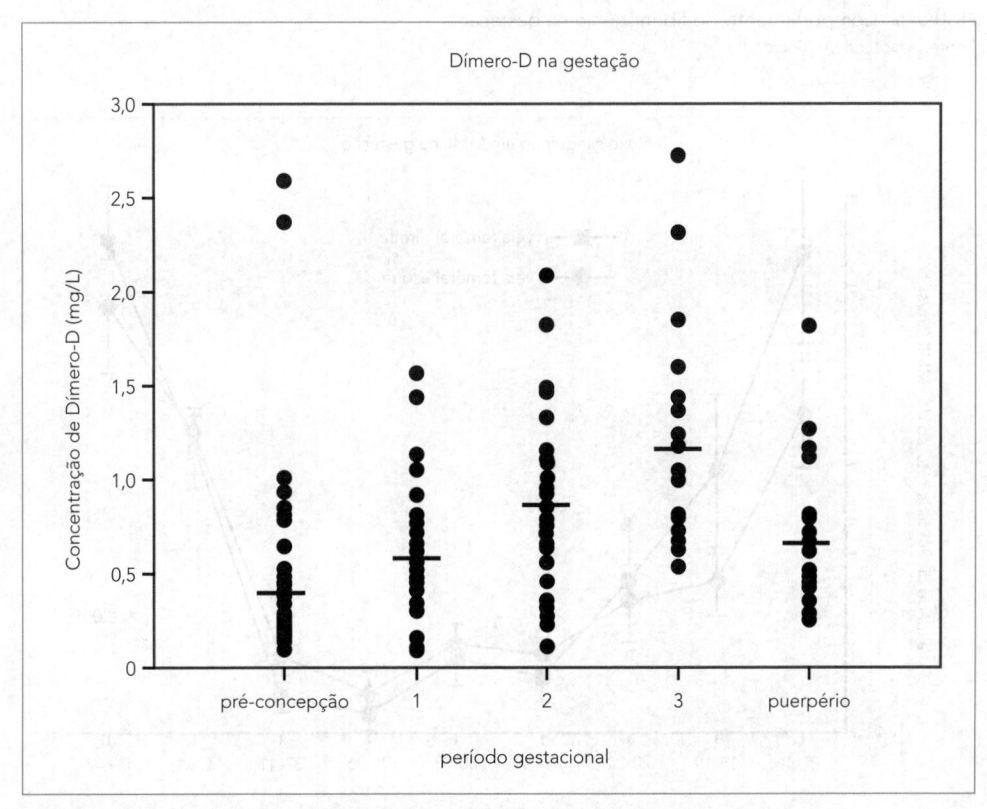

FIGURA 4 Comportamento do Dímero-D na gestação.
Fonte: adaptada de Morse.[7]

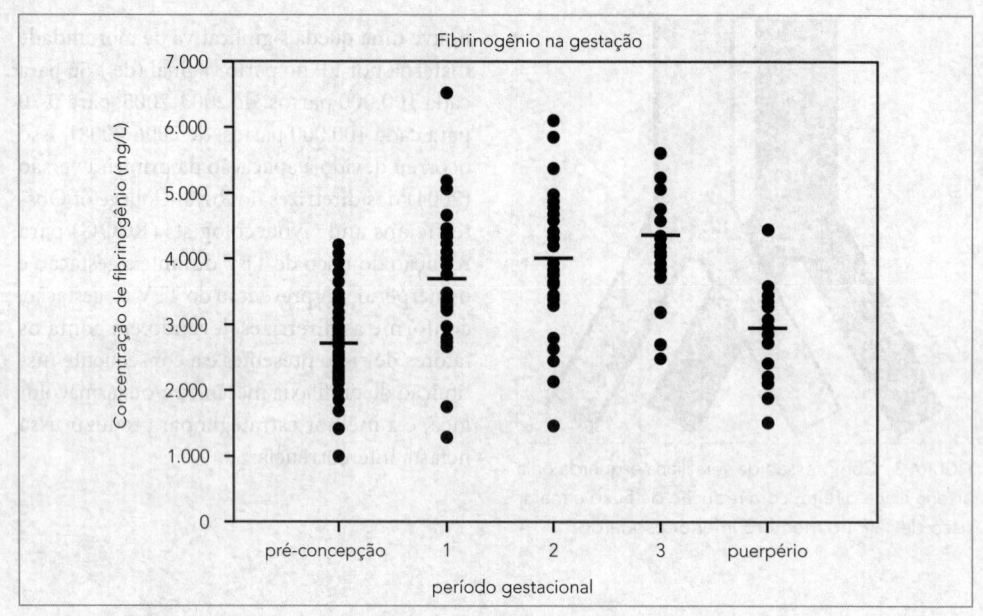

FIGURA 5   Comportamento do fibrinogênio na gestação.
Fonte: adaptada de Morse.[7]

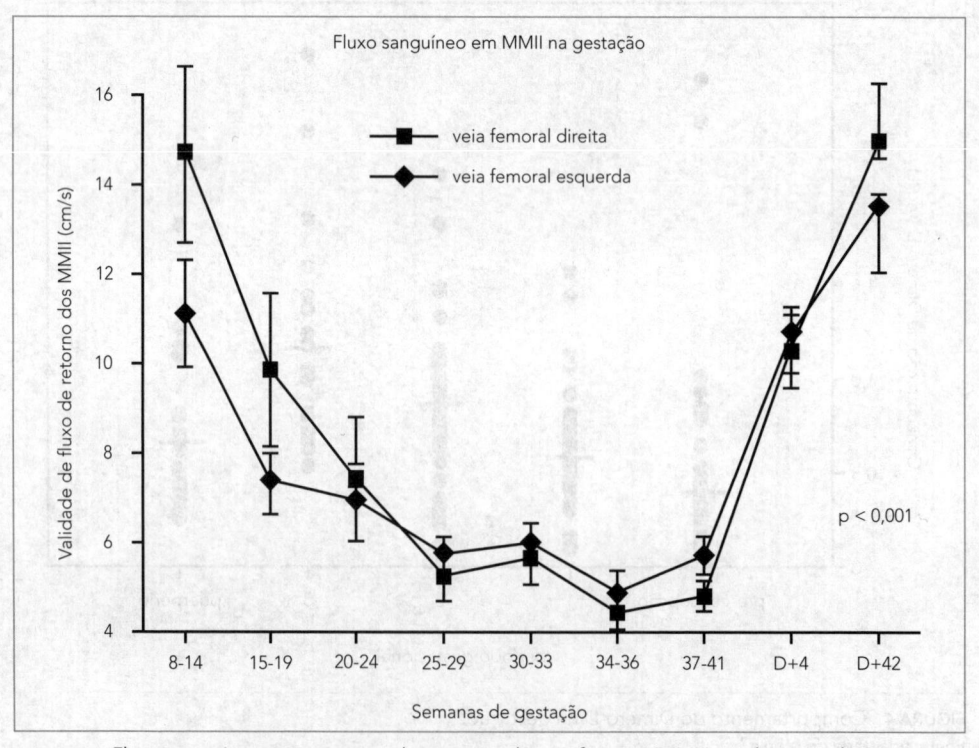

FIGURA 6   Fluxo sanguíneo venoso em ambos os membros inferiores (MMII) no decorrer da gestação.
Fonte: adaptada de Macklon et al.[12]

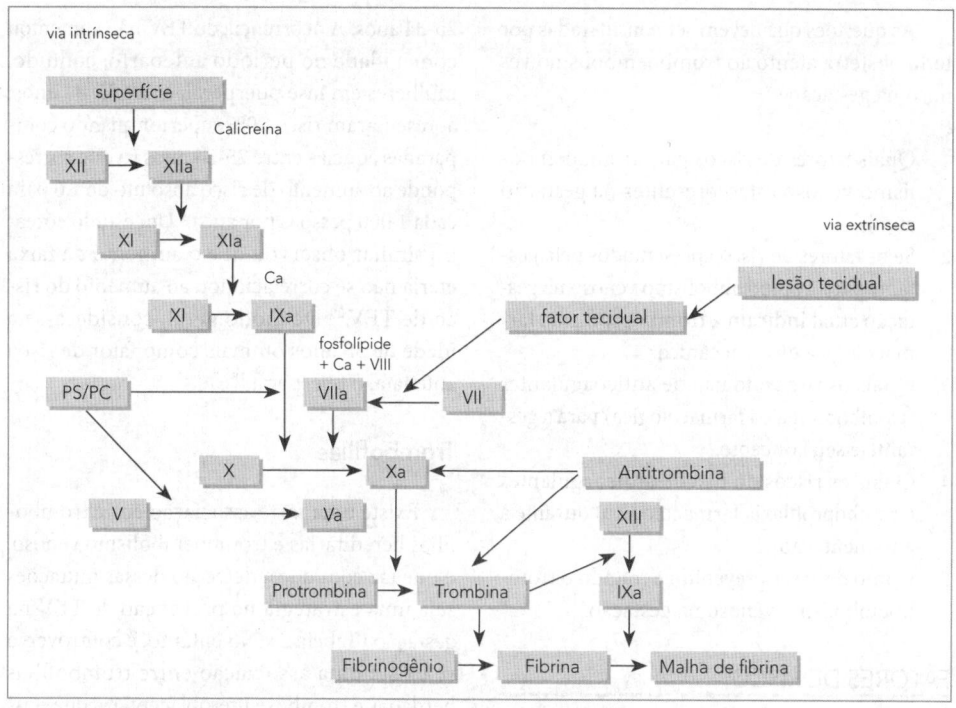

FIGURA 7   Cascata da coagulação.
Fonte: adaptada de Macfarlane.[13]

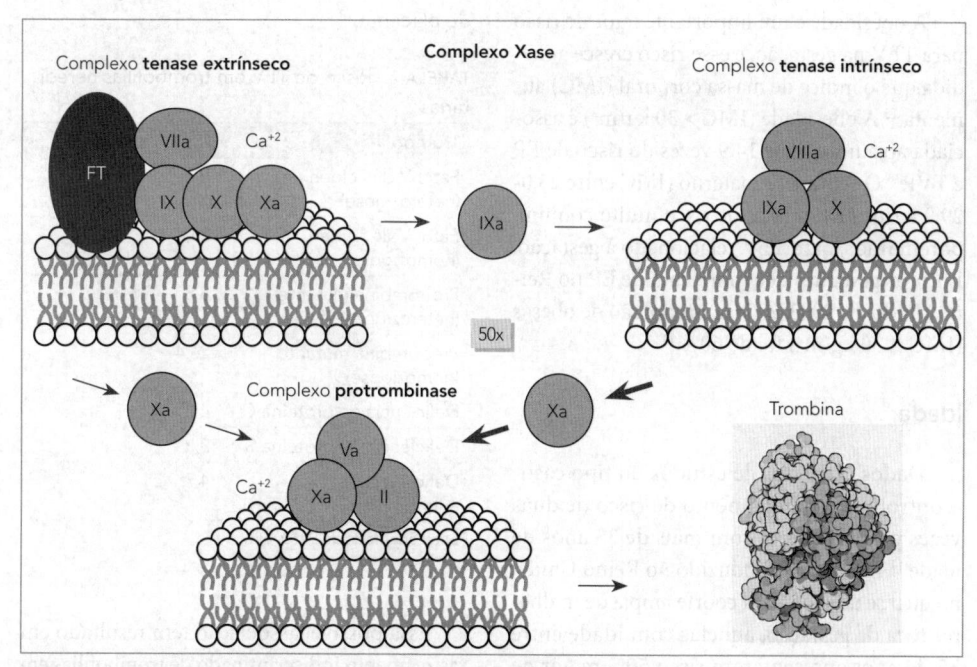

FIGURA 8   Sistemas tenase extrínseco, intrínseco e protrombinase.
Fonte: adaptada de Franco.[14]

As questões que devem ser consideradas por todo obstetra atento ao tromboembolismo venoso na gestação são:

1. Quais fatores de riscos para tromboembolismo venoso estão presentes na gestação atual.
2. Se os fatores de risco apresentados pela gestante para tromboembolismo venoso na gestação atual indicam a tromboprofilaxia farmacológica e/ou mecânica.
3. Quais os riscos do uso de anticoagulantes (tromboprofilaxia farmacológica) para a gestante e seu concepto.
4. Quais os riscos do uso de anticoagulantes (tromboprofilaxia farmacológica) durante a amamentação.
5. Como deve ser prevenido e tratado o tromboembolismo venoso na gestação.

FATORES DE RISCO

Obesidade

A obesidade é um importante fator de risco para TEV na gestação, e esse risco cresce à medida que o índice de massa corporal (IMC) aumenta.[15] A obesidade (IMC > 30 kg/m^2) é associada ao aumento de 14,9 vezes do risco de EP e TVP.[16] O sobrepeso materno (IMC entre 25,0-29,9 kg/m^2) é um fator de risco muito comum, porém fraco, para TEV relacionado à gestação. Entre as gestantes que morreram de EP no Reino Unido, de 2003-2008, a proporção de obesas (IMC ≥ 30 kg/m^2) foi de 60%.[11]

Idade

Dados extraídos de estudos do tipo caso-controle sugerem aumento de risco de duas vezes para mulheres com mais de 35 anos de idade.[17] Em estudo conduzido no Reino Unido, no qual se utilizou uma coorte ampla de mulheres fora da gestação, aquelas com idade entre 35-44 anos apresentaram risco 50% maior de TEV, quando comparadas com aquelas entre 25-34 anos. A ocorrência de TEV não aumentou com a idade no período anteparto; contudo, mulheres em fase puerperal, entre 35-44 anos, apresentaram risco 70% superior quando comparadas àquelas entre 25-34 anos (o que corresponde ao aumento de risco absoluto de 1,6 para cada 1.000 pessoas por ano).[9] Um estudo coreano similar observou que o aumento da faixa etária não se correlacionou ao aumento do risco de TEV.[29] De modo geral, considera-se a idade de 35 anos ou mais como fator de risco antenatal e puerperal.[18]

Trombofilias

Existe uma forte associação entre trombofilias hereditárias e tromboembolismo venoso, o que faz com que a detecção dessas mutações seja uma estratégia na prevenção de TEV na gestação (Tabela 2). No entanto, é controverso se existe uma associação entre trombofilias herdadas e trombose uteroplacentária que ocasione perda fetal, pré-eclâmpsia, restrição de crescimento fetal ou descolamento prematuro de placenta.[19]

TABELA 2   Risco de TEV em trombofilias hereditárias

Trombofilia	Risco relativo (RR)
Fator V de Leiden (heterozigose)	9,3
Fator V de Leiden (homozigose)	34,4
Protrombina mutante (heterozigose)	6,8
Protrombina mutante (homozigose)	26,4
Deficiência de proteína C	4,8
Deficiência de proteína S	3,2
Deficiência de antitrombina	4,7

Fonte: adaptada de Bates et al.[20]

Essa possível associação tem resultado em rastreamento indiscriminado de trombofilias em gestantes, apesar de até a presente data não haver

TABELA 3 Risco de TEV com diferentes trombofilias

Trombofilia	Prevalência na população geral (%)	Risco absoluto de TEV por gestação, sem história (%)	Risco absoluto de TEV por gestação, com TEV prévio (%)	Porcentagem de todos os TEV
Fator V de Leiden (heterozigoto)[22-25]	1-15	0,5-1,2	10	40
Fator V de Leiden (homozigoto)[22-25]	< 1	4	17	2
Mutação da protrombina (heterozigoto)[22-25]	2-5	< 0,5	> 10	17
Mutação da protrombina (homozigoto)[22-25]	< 1	2-4	> 17	0,5
Fator V de Leiden (heterozigoto) com mutação de protrombina (heterozigoto)[22-25]	0,01	4-5	> 20	1-3
Deficiência de antitrombina (< 50%)[22,26,27]	0,02	3-7	40	1
Deficiência de proteína C (< 50%)[22,26,28]	0,2-0,4	0,1-0,8	4-17	14
Deficiência de proteína S fração livre (< 55%)[19,22,29,30]	0,03-0,13	0,1	0-22	3

TABELA 4 Riscos obstétricos associados a trombofilias

Tipo de trombofilia	Perda de primeiro trimestre (RR)	Abortamento de repetição (RR)	Perda de segundo trimestre (RR)	Perda de terceiro trimestre (RR)	Pré-eclâmpsia (RR)	DPP (RR)	RCF (RR)
Fator V de Leiden (homozigoto)	2,71	NA	NA	1,98	1,87	8,43	4,64
Fator V de Leiden (heterozigoto)	1,68	1,91	4,12	2,06	2,19	4,70	2,68
Mutação G202201A da protrombina (heterozigoto)	2,49	2,70	8,60	2,66	2,54	7,71	2,92
Mutação da MTHFR C677T (homozigoto)	1,40	0,86	NA	1,31	1,37	1,47	1,24
Deficiência de antitrombina	0,88	NA	NA	7,63	3,89	1,08	NA
Deficiência de proteína C	2,29	NA	NA	3,05	5,15	5,93	NA
Deficiência de proteína S	3,55	NA	NA	20,09	2,83	2,11	NA
SAF	3,40	5,05	NA	3,30	2,73	1,42	6,91
Hiper-homocisteinemia	6,25	4,21	NA	0,98	3,49	2,40	NA

RR: risco relativo; DPP: descolamento prematuro da placenta; RCF: restrição de crescimento fetal; SAF: síndrome do anticorpo antifosfolipídeo; NA: não avaliável.
Fonte: adaptada de Bates et al.[20]

nenhuma confirmação de benefícios do uso de heparina para a prevenção dessas intercorrências.[21]

Indicações apropriadas para teste de trombofilia hereditária[31]

- Trombose não provocada com menos de 50 anos de idade.
- Local incomum de trombose.
- Episódio recorrente não provocado de trombose.
- Evento trombótico no contexto de um fator de risco baixo.
- Acontecimento trombótico com contracepção ou gravidez.

Imobilidade e viagens de longa distância

Os dados relacionados à imobilidade e a viagens de longa distância sobre gestantes são limitados, sendo necessária a extrapolação de estudos de populações não gestantes.[32] As diretrizes relativas a cuidados antenatais do National Institute of Health and Care Excellence (NICE)[33] e as recomendações do Royal College of Obstetricians and Gynaecologists (RCOG) sobre viagens aéreas durante a gestação estabelecem que voos com duração superior a 4 horas (h) aumentam o risco de TEV. Um estudo caso-controle norueguês apontou aumento do risco de TEV em gestantes com IMC > 25 kg/m² e imobilização anteparto (definida como restrição ao leito por tempo $\geq$ 1 semana antes do parto ou antes do diagnóstico de TEV), mostrando efeito multiplicador sobre o risco de TEV anteparto e pós-parto (risco de 40,1 e 62,3, respectivamente).[15]

Admissão hospitalar

A admissão hospitalar durante a gravidez é associada ao aumento de 18 vezes no risco de TEV em comparação ao risco basal fora do hospital, e o risco permanece elevado após o parto, 6 vezes maior, nos 28 dias seguintes. Na internação hospitalar, o risco é maior no terceiro trimestre de gravidez e em mulheres acima de 35 anos.[34]

Outros fatores de risco

Algumas comorbidades têm sido associadas ao aumento do risco de TEV durante a gestação, entre elas estão: doença intestinal inflamatória, infecção do trato urinário, lúpus eritematoso sistêmico, cardiopatias, hipertensão arterial sistêmica induzida pela gestação ou pré-eclâmpsia e cirurgia antenatal não obstétrica.[35]

Na análise de dados de 1.475.301 altas em maternidades escocesas, Kane et al. encontraram fatores de risco associados ao TEV que incluíam: três ou mais gestações anteriores, hemorragia obstétrica e pré-eclâmpsia.[35]

A hiperêmese aumenta o risco de TEV pós-natal em 4,4 vezes. A correta utilização dessas informações tem profundas implicações para obstetras, já que muitos eventos tromboembólicos são fatais e ocorrem no primeiro trimestre, frequentemente antes do agendamento da primeira consulta de pré-natal, quando deveria ser instituída a profilaxia antenatal.[36] Outros fatores de risco para o TEV e os respectivos riscos relativos estão listados na Tabela 5.

QUADRO CLÍNICO

A trombose venosa superficial (TVS) apresenta-se como um cordão palpável, quente, doloroso e hiperemiado no curso de uma veia superficial. Pode também se apresentar como uma massa tumoral com sinais inflamatórios, caracterizando a trombose em uma veia varicosa. A amplitude do processo é variável, atingindo desde pequenas tributárias até grande extensão dos troncos safenos nos membros inferiores.[38]

A TVP pode ser oligo ou assintomática, ou então apresentar grande sintomatologia. Na primeira situação, o trombo em geral é pequeno ou não aderente (flutuante), capaz de originar com frequência uma EP; na segunda situação, o trombo é firme, aderente à parede do vaso, provocando reação inflamatória acentuada, com menor propensão à EP. O acometimento do sistema profundo habitualmente ocorre nos locais sujeitos a fenômenos compressivos e à

TABELA 5   Fatores de risco de TEV na gestação e risco relativo (RR) associado

Fator de risco	RR
TEV prévio	24,8
Idade > 35 anos	1,3
Obesidade	2,65
IMC > 30 kg/m²	5,3
IMC > 25 kg/m²	1,8
Ganho de peso > 21 kg durante a gestação	1,6
Multiparidade	4,03
Tabagismo antenatal (10-30 cigarros/dia)	2,1
Tabagismo pós-natal (10-30 cigarros/dia)	3,4
Tabagismo na gestação	2,7
Anemia falciforme	6,7
Cardiopatia	7,1
Lúpus eritematoso sistêmico	8,7
Anemia	2,6
Veias varicosas	2,4
Imobilidade	7,7
Pré-eclâmpsia	3,1
Hiperêmese	4,4
Fertilização in vivo	4,2
Gestação gemelar	2,6
Gestação múltipla	4,2
Parto pré-maturo (< 37 semanas de gestação)	2,4
Natimorto	6,24
Hemorragia anteparto	2,3
Cesariana de emergência	2,7
Cesariana eletiva	1,3
Hemorragia pós-parto > 1 L	4,1
Hemorragia pós-parto > 1 L + cirurgia	12
Infecção pós-parto	4,1
Cesariana + infecção pós-parto	6,2
Transfusão	7,6

TEV: tromboembolismo venoso; RR: risco relativo; IMC: índice de massa corporal.
Fonte: adaptada de RCOG.[37]

estase venosa, como planta do pé, panturrilha, face interna da coxa, região inguinal e pelve.[38]

Classicamente, a dor e o edema na extremidade acometida caracterizam o quadro clínico da TVP. A dor é precoce e se localiza no arco plantar, na panturrilha, no oco poplíteo, na face interna da coxa, na região inguinal ou no baixo ventre, estando correlacionada à localização do trombo. Na TVP da panturrilha, a dor pode ser provocada mediante a execução da dorsiflexão passiva do pé (sinal de Homans). Nas tromboflebites pélvicas, além da dor à palpação do baixo ventre e ao toque vaginal, pode ocorrer disúria, retenção de urina, tenesmo e desconforto à defecação. A temperatura do membro afetado comumente está elevada, em relação ao contralateral.[38]

O edema, também na dependência do nível da TVP, pode atingir o dorso do pé, o tornozelo, a perna ou coxa, chegando, por vezes, ao quadril. No caso de tromboses em veias pélvicas, além do edema se iniciar na raiz da coxa (edema rizomélico), a extremidade pode apresentar um aspecto pálido, com manchas azuladas entremeadas, quadro conhecido como *phlegmasia alba dolens* e descrito com certa frequência no período puerperal, quando ainda era usual manter a parturiente em repouso prolongado no leito. O edema unilateral da genitália externa pode estar presente nas tromboses pélvicas.[38]

A presença de manifestações sistêmicas, como mal-estar, inquietação, febre, taquicardia, dispneia, tosse, escarros hemoptoicos e dor torácica, devem ser consideradas como uma possibilidade de EP. Tais manifestações podem também ser fugazes e pouco intensas, nas pequenas embolias; ou duradouras e de forte impacto, nas grandes embolias, podendo evoluir nesses casos para *cor pulmonale* ou óbito.[38]

DIAGNÓSTICO

O diagnóstico clínico da trombose venosa superficial (TVS), mesmo na gestação, não oferece grandes dificuldades em razão das manifestações inflamatórias terem uma localização cutânea. O eco Doppler colorido (EDC) do sistema venoso superficial tem papel de destaque, pois possibilita a visualização direta do trombo no interior do sistema venoso superficial, e sua relação de proximidade com o sistema venoso profundo, bem como sua extensão ou o acometimento simultâneo. Por essas razões, a sua utilização rotineira é defendida por vários autores.[39]

O diagnóstico clínico da TVP na gestação pode oferecer algumas dificuldades, uma vez que a dor e o edema nas extremidades inferiores são comuns na gestante e, portanto, o diagnóstico fundamentado apenas em sintomas e sinais não é confiável. Sem dúvida, o EDC veio para diminuir a dificuldade no diagnóstico da TVP, porém tem menor sensibilidade e especi-

ficidade no diagnóstico de TVP ilíaca na gestação.[40] A angiorressonância magnética é o método que pode ser utilizado, eventualmente, para o diagnóstico de tromboflebites pélvicas e TVP ilíaca na gestante.[41]

O diagnóstico da EP é feito com a cintilografia de ventilação/perfusão, podendo ser atualmente substituída pela angiotomografia helicoidal, mais prática e menos trabalhosa que a cintilografia tradicional.[41] Apesar de ser um exame que utiliza radiação ionizante, as evidências clínicas atuais mostram que, com as técnicas radiológicas, os riscos fetais são mínimos, não devendo a gestante ser privada dos benefícios do diagnóstico na suspeita de EP.[38]

Embora o D-dímero seja um exame útil para exclusão do diagnóstico da TVP ou EP na população não gestante, há uma limitação de seu uso em gestantes, pois apresentam um aumento progressivo deste no decorrer da gestação. No entanto, frente a um resultado negativo, exclui-se TEV.[38]

TRATAMENTO CLÍNICO

O tratamento da TVS deve incluir medidas que reduzam a estase e aumentem a velocidade de fluxo venoso e as medidas que têm por objetivo produzir o alívio dos sintomas e sinais flogísticos. Entre as primeiras, estão a deambulação e o repouso em Trendelenburg, de fácil aplicação e aceitação mais ampla, especialmente na gravidez. Na deambulação, há ativação da bomba da panturrilha e plantar, favorecendo o aumento da velocidade do fluxo venoso e, possivelmente, uma maior atividade do sistema fibrinolítico.[38] De maneira equivalente, o repouso em Trendelenburg favorece o retorno venoso pela drenagem gravitacional que, da mesma maneira, pode incrementar a atividade fibrinolítica. A eficácia de gel ou pomada à base de heparinoides é discutida, embora na prática ofereçam certo alívio nas manifestações inflamatórias. A aplicação de calor úmido, como compressas mornas e bolsas térmicas, parece exercer ação analgésica e anti-inflamatória e deve ser utilizada.

Segundo o American College of Chest Physicians (ACCP), a anticoagulação na fase aguda da TVP ou da EP deve ser realizada preferencialmente com a heparina de baixo peso molecular (HBPM) – no Brasil, a enoxaparina. Essa preferência se deve principalmente pela menor incidência de efeitos colaterais da HBPM, como sangramento, osteoporose e plaquetopenia, quando comparada à heparina não fracionada (HNF).[20] Apesar de existirem duas posologias para o tratamento da DTE com enoxaparina na população não grávida (1,5 mg/kg em dose única diária ou 1 mg/kg de 12/12 h, ambas subcutâneas), nas gestantes a posologia de 12/12 h é preferencial, devido a um aumento de 50% da taxa de filtração glomerular, pois mantém com mais estabilidade o nível sérico desejado da HBPM (anti-Xa entre 0,6 e 1,0 U/mL).[42-43]

As pacientes devem ser mantidas em anticoagulação plena por toda a gestação e permanecer até 6 semanas de puerpério ou completar um período mínimo de 3 meses de tratamento.[20]

No puerpério, pode-se manter a dose de HBPM usada durante a gestação ou substituí-la pela varfarina oral, mantendo o uso concomitante da HBPM até que se atinja o nível terapêutico do International Normalized Ratio (INR), entre dois e três, em duas dosagens consecutivas.[38]

O uso prolongado de heparina pode causar osteoporose e trombocitopenia induzida por heparina (TIH), um fenômeno imunológico. As plaquetas devem ser monitoradas regularmente a cada 7 dias no primeiro mês e mensalmente a seguir. Se a contagem de plaquetas for inferior a 100.000/mm³ ou houver queda de 50% na contagem plaquetária prévia, a heparina deve ser suspensa. A TIH é uma situação grave e, apesar da plaquetopenia, essas pacientes têm risco paradoxalmente aumentado para TVP, EP e trombose arterial. Nessa situação, é recomendado o uso do fondaparinux.[20,47]

Para minimizar o risco de osteoporose, recomenda-se aumentar a dieta de cálcio em 1,5 g/dia e administrar carbonato de cálcio 250 mg, 2 vezes ao dia, além de manter os níveis maternos de vitamina D > 30 ng/mL.[6,38,47]

O estímulo à deambulação e o uso de meias elásticas de compressão graduada (MECG) são medidas adicionais a serem adotadas logo que a paciente tiver condições de executá-las.

Na impossibilidade do uso da HBPM, deve-se usar a HNF, *in bolus* endovenoso, na dose de 5.000 UI ou 80 UI/kg. A seguir, administrar por infusão contínua, por meio de bomba, de 18-22 UI/kg/h, procurando-se manter o aumento do tempo de tromboplastina parcial ativada (PTT) de 1,5-2,5 vezes o padrão. Após o período de 5-10 dias, o tratamento pode prosseguir, durante o resto da gestação, com a HNF subcutânea (SC), a cada 12 h, em doses ajustadas para manter o PTT (6 h após a injeção) na faixa terapêutica, podendo-se usar como posologia inicial diária a dose de 200 UI/kg (para pacientes < 70 kg), de 225 UI/kg (para pacien-

TABELA 6 Anticoagulação na gestação

ACOG	SOGC	RCOG	AUSTR/NZ	ACCP
HBPM (B)	HBPM (2A)	HBPM (B)	HBPM (B)	HBPM (IB)
	Varfarina, somente uso excepcional (2A)	Evitar varfarina (C)	Evitar varfarina (consenso)	
	Não usar inibidores orais Xa ou inibidores orais diretos da trombina (III-D)	Não usar inibidores orais Xa ou inibidores orais diretos da trombina (sem NE)		
Fondaparina apenas se HIT ou alergia (sem NE)	Consultar hematologista se HIT (II 3B)	Consultar especialista se HIT (C)		Fondaparina apenas se HIT ou alergia (IC)

Fonte: adaptada de Bates et al.,[20] RCOG,[37] Branch et al.,[44] Chan et al.,[45] Mclintock et al.[46]

tes entre 71-84 kg) e de 250 UI/kg (para pacientes > 85 kg), dividindo-se em duas doses, não devendo ser ultrapassada a dose de 20.000 UI/dia. Alcançada a posologia ideal, o monitoramento do PTT poderá ser feito a cada 1 ou 2 semanas.[6,38]

As heparinas não atravessam a barreira placentária, sendo seguras para o feto.[6,20,47] As contraindicações ou precauções no uso de HBPM são:

- Distúrbio conhecido de sangramento (como hemofilia, doença de von Willebrand ou coagulopatia adquirida).
- Hemorragia ativa pré-natal ou pós-parto.
- Mulheres consideradas com maior risco de hemorragia grave – como placenta prévia.
- Trombocitopenia – contagem de plaquetas < 75 x 109/L.
- Acidente vascular encefálico agudo – hemorrágico ou isquêmico – nas 4 semanas precedentes.
- Doença renal grave – taxa de filtração glomerular (TFG) < 30 mL/min/1,73 m².
- Doença hepática grave – tempo de protrombina acima da faixa normal ou varizes conhecidas.
- Hipertensão não controlada – pressão arterial sistólica > 200 mmHg ou diastólica > 120 mmHg.

O uso da varfarina na gestação pode induzir o descolamento prematuro da placenta, bem como embriopatia, anormalidades do sistema nervoso central e sangramento fetal. A embriopatia varfarínica é caracterizada pela hipoplasia nasal e/ou a não consolidação das epífises, e está associada com a exposição à varfarina entre as 6-12 semanas de gestação.[38] As anormalidades do sistema nervoso central (SNC), associadas com o uso da varfarina, incluem displasia da linha média dorsal com agenesia do corpo caloso, atrofia da linha mediana cerebelar, displasia da linha mediana ventral com atrofia óptica e amaurose, e hemorragia. Ao contrário da embriopatia varfarínica, as anormalidades do SNC podem ocorrer

após a exposição varfarínica em qualquer fase da gestação. A varfarina é segura na amamentação.[47]

Duas abordagens podem ser adotadas para diminuir o risco de complicações trombóticas e da embriopatia varfarínica em mulheres que necessitam de anticoagulação prolongada e que desejam engravidar. A primeira é continuar a terapêutica varfarínica e realizar testes de gravidez frequentes. Tão logo a gravidez é diagnosticada, e antes de completar 6 semanas de gestação, a terapêutica com a HBPM deve ser introduzida. A segunda abordagem é suspender a varfarina e iniciar a HBPM logo que a decisão de tentar engravidar seja tomada.[20,47]

Conduta no parto

Para possibilitar a suspensão temporária da HBPM, o parto deve ser programado entre 37-40 semanas. A HBPM em dose profilática (40 mg/dia) deve ser suspensa 12 h antes do parto, e em doses intermediária (40 mg, 12/12 h) ou plena (1 mg/kg, 12/12 h) deve ser suspensa 24 h antes, medida que permitirá a raquianestesia ou peridural. A via de parto é obstétrica, não havendo contraindicação à maturação artificial do colo nem à indução do trabalho de parto. Sendo parto vaginal ou cesárea, a paciente deve permanecer com uso de MECG durante o procedimento. Pacientes em uso de HBPM devem ser orientadas a não administrar a dose do fármaco caso apresentem contrações ou perda de líquido, dirigindo-se ao hospital ao qual estão encaminhadas.[38]

A HNF deve ser suspensa 24 h antes da indução do parto.[37] O PTT deve ser checado antes do parto para confirmar sua normalização com a interrupção da HNF. Se o PTT estiver acima do controle uma vez e meia, o efeito da HNF pode ser revertido com o sulfato de protamina (1 mg neutraliza 1.000 UI de HNF). A infusão intravenosa de HNF pode ser iniciada após a interrupção da HNF subcutânea em pacientes consideradas de alto risco para DTE. Essa infusão deve ser interrompida de 4-6 h antes do momento previsto para o parto, com a expectativa de que o PTT esteja dentro dos limites normais no parto.[38]

Profilaxia

A estratificação de risco de TEV na gestação baseia-se na avaliação de cada paciente e deve ser realizada em todas as mulheres antes da gestação e logo que engravidam, recomendando-se repeti-la ao longo do pré-natal, diante de eventual surgimento de novos fatores de riscos. As preferências e as considerações das gestantes devem ser levadas em conta no momento da escolha da tromboprofilaxia.[45]

Essas recomendações dependem de variações individuais entre os pacientes e têm o intuito de informar, e não de substituir, o julgamento clínico do médico, que em última análise deve determinar o tratamento apropriado para cada indivíduo. Porém, com uma abordagem profilática apropriada, a incidência de TEV na gestante pode diminuir, evitando assim suas complicações agudas e crônicas.

Pela importância que a prevenção do TEV assumiu nos últimos anos, já que é a maior causa de morte hospitalar evitável, vários são os protocolos disponíveis na literatura, dentre eles o American College of Obstetricians and Gynaecologists (ACOG),[48] Society of Obstetricians and Gynaecologists of Canada (SOGC),[45] Royal College of Obstetricians and Gynaecologists (RCOG)[49] e American College of Chest Physicians (ACCP).[20]

Todos são validados populacionalmente e, dentro de cada respectivo país, atendem as necessidades locais. Entre eles, o protocolo do RCOG foi o único que reduziu a ocorrência de mortalidade materna por embolia pulmonar. Todo obstetra deve seguir um protocolo. A escolha, se não há um protocolo institucional adaptado, é uma opção individual. Todos, em alguma medida, levam ao mesmo objetivo: proteger as gestantes da morte por embolia pulmonar.

Como os protocolos divergem em algumas circunstâncias, a exposição combinada das diversas condutas permite que o juízo clínico auxilie na opção que pareça a mais adequada a cada caso.

A seguir, foram sintetizadas as diretrizes das entidades mais relevantes na área de diagnóstico, profilaxia e tratamento do TEV na gestação: American College of Obstetricians and Gynaecologists (ACOG),[48] Society of Obstetricians and Gynaecologists of Canada (SOGC),[45] Royal College of Obstetricians and Gynaecologists (RCOG)[49] e American College of Chest Physicians (ACCP).[20] A Tabela 7 apresenta a dosagem das heparinas sugerida para profilaxia de TEV em gestantes de acordo com SOCG.[45]

PREVENÇÃO DE TEV EM GESTANTES QUE NUNCA APRESENTARAM EVENTO TROMBOEMBÓLICO PRÉVIO

Heterozigose para o fator V de Leiden ou para a protrombina mutante

Anteparto

ACOG: vigilância clínica ou profilaxia com HBPM ou HNF.

SOGC: vigilância clínica.

RCOG: considerar profilaxia se ≥ 3 outros fatores de risco; considerar a profilaxia a par-

TABELA 7 Doses sugeridas de HBPM e HNF na profilaxia do TEV relacionado à gestação pela SOCG[45]

Tipo de heparina	Dose profilática	Dose intermediária
HBPM	Dalteparina, 5.000 UI, 1 vez/dia	Dalteparina, 5.000 UI, 2 vezes/dia ou 10.000 UI 1 vez/dia
	Enoxaparina 40 mg, 1 vez/dia	Enoxaparina, 80 mg, 1 vez/dia ou 40 mg, 2 vezes/dia
HNF	5.000 UI, SC, 2 vezes/dia	10.000 UI, SC, 2 vezes/dia

SOGC: Society of Obstetricians and Gynaecologists of Canada; HBPM: heparina de baixo peso molecular; HNF: heparina não fracionada; SC: subcutâneo.

tir de 28 semanas, se houver 2 outros fatores de risco.

ACCP: vigilância clínica.

Pós-parto

ACOG: vigilância clínica ou anticoagulação, se houver fatores de risco.

SOGC: vigilância clínica ou profilaxia de 6 semanas, se houver ≥ 1 fatores de risco adicionais.

RCOG: considerar profilaxia durante pelo menos 10 dias, se houver 1 outro fator de risco; considerar estender durante 6 semanas, se houver história familiar de TEV.

AACP: vigilância clínica, se não houver história familiar; 6 semanas de profilaxia com HBPM com dose profilática ou intermediária ou antagonistas de vitamina K com INR ajustado de 2,0-3,0, se houver história familiar de TEV.

Deficiência de proteína C ou S

Anteparto

ACOG: vigilância clínica ou profilaxia com HBPM ou HNF.

SOGC: vigilância clínica.

RCOG: consultar o especialista local; considerar profilaxia pré-natal com HBPM.

ACCP: vigilância clínica.

Pós-parto

ACOG: vigilância clínica ou anticoagulação, se houver fatores de risco.

SOGC: vigilância clínica ou profilaxia de 6 semanas, se houver outros fatores de risco.

RCOG: 6 semanas de profilaxia.

ACCP: vigilância clínica, se não houver história familiar; 6 semanas de profilaxia pós-parto com HBPM em dose profilática ou intermediária, se houver história familiar de TEV.

Heterozigosidade composta

Anteparto

ACOG: profilaxia com HBPM ou HNF.

SOGC: profilaxia com HBPM.

RCOG: consultar o especialista local; considerar a profilaxia pré-natal.

ACCP: vigilância clínica.

Pós-parto

ACOG: anticoagulação.

SOGC: 6 semanas de HBPM em dose profilática.

RCOG: 6 semanas de profilaxia.

ACCP: vigilância clínica, se não houver história familiar; 6 semanas de profilaxia com HBPM com dose profilática ou intermediária ou antagonistas de vitamina K com INR ajustado de 2,0-3,0 se houver história familiar de TEV.

Homozigose para o fator V de Leiden ou para a protrombina mutante

Anteparto

ACOG: profilaxia com HBPM ou HNF.

SOGC: profilaxia com HBPM.

RCOG: consultar o especialista local; considerar a profilaxia pré-natal.

AACP: vigilância clínica, se não houver história familiar; 6 semanas de profilaxia pós-parto com HBPM em dose profilática ou intermediária, se houver história familiar de TEV.

Pós-parto

ACOG: anticoagulação.

SOGC: 6 semanas de profilaxia.

RCOG: 6 semanas de profilaxia.

ACCP: vigilância clínica, se não houver história familiar; 6 semanas de profilaxia com HBPM com dose profilática ou intermediária ou antagonistas de vitamina K com INR ajustado de 2,0-3,0, se houver história familiar de TEV.

Deficiência de antitrombina

Anteparto

ACOG: profilaxia com HBPM ou HNF.

SOGC: profilaxia com HBPM.

RCOG: consultar o especialista local; considerar a profilaxia pré-natal.

ACCP: vigilância clínica.

Pós-parto

ACOG: anticoagulação.

SOGC: 6 semanas de HBPM em dose profilática.

RCOG: 6 semanas de profilaxia.

ACCP: vigilância clínica, se não houver história familiar; 6 semanas de profilaxia com HBPM com dose profilática ou intermediária ou antagonistas de vitamina K com INR ajustado de 2,0-3,0, se houver histórico familiar de TEV.

Síndrome do anticorpo antifosfolipídeo (SAF)

Anteparto

ACOG: vigilância clínica ou heparina profilática.

SOGC: dose intermediária ou terapêutica de HBPM.

RCOG: considerar a profilaxia pré-natal durante a gravidez, se houver ≥ 3 outros fatores de risco; considerar a profilaxia a partir de 28 semanas, se houver 2 outros fatores de risco.

Pós-parto

ACOG: 6 semanas de anticoagulação.

SOGC: 6 semanas de HBPM em dose profilática.

RCOG: 6 semanas de profilaxia.

PREVENÇÃO DE RECORRÊNCIA DE TEV: EPISÓDIO ÚNICO DE TEV SEM USO DE ANTICOAGULAÇÃO DE LONGA DURAÇÃO E COM TROMBOFILIA CONHECIDA

Heterozigose do fator V de Leiden ou mutação do gene 20210 da protrombina

Anteparto

ACOG: dose profilática ou intermediária de HBPM, dose profilática de HNF, ou observação clínica.

SOGC: dose profilática de HNF ou HBPM (preferencialmente).

RCOG: dose profilática de HBPM por toda a gestação.

ACCP: no caso de baixo risco de recorrência (episódio único associado a risco transitório não relacionado à gestação ou a estrógeno), observação clínica. No caso de risco moderado a alto (episódio único de TEV não provocado, TEV relacionado à gestação ou ao uso de estrógeno ou múltiplos TEV não provocados) sem anticoagulação de longa duração, dose profilática ou intermediária de HBPM.

Pós-parto

ACOG: dose intermediária de HBPM ou HNF ou anticoagulação com antagonistas da vitamina K (AVK) durante 4-6 semanas.

SOGC: dose profilática de HNF ou HBPM (preferencialmente) por 6 semanas.

RCOG: dose profilática de HBPM ou anticoagulação com AVK.

ACCP: dose profilática ou intermediária de HBPM ou anticoagulação com AVK durante 6 semanas.

Deficiência de proteína C ou S

Anteparto

ACOG: dose profilática ou intermediária de HBPM, HNF ou observação clínica.

SOGC: dose profilática de HNF ou HBPM (preferencialmente).

RCOG: dose profilática de HBPM por toda a gestação.

ACCP: no caso de baixo risco de recorrência, observação clínica; no caso de risco moderado a alto sem anticoagulação de longa duração, dose profilática ou intermediária de HBPM.

Pós-parto

ACOG: anticoagulação com AVK ou dose intermediária de HBPM ou HNF por 4-6 semanas.

SOGC: dose profilática de HNF ou HBPM (preferencialmente) durante 6 semanas.

RCOG: dose profilática de HBPM ou anticoagulação com AVK por 6 semanas.

ACCP: dose profilática ou intermediária de HBPM durante 6 semanas.

Heterozigose composta

Anteparto

ACOG: dose profilática, intermediária ou ajustada de HBPM ou HNF.

SOGC: dose intermediária ou terapêutica de HNF ou HBPM (preferencialmente).

RCOG: dose profilática de HBPM.

ACCP: no caso de baixo risco de recorrência de TEV, observação clínica.

Pós-parto

ACOG: dose intermediária ou ajustada de HBPM, HNF ou anticoagulação com AVK por 4-6 semanas.

SOGC: dose profilática de HNF ou HBPM (preferencialmente) durante 6 semanas.

RCOG: dose profilática de HBPM ou anticoagulação com AVK por pelo menos 6 semanas.

ACCP: dose profilática ou intermediária de HBPM ou anticoagulação com AVK durante 6 semanas.

Deficiência de antitrombina

Anteparto

ACOG: dose profilática, intermediária ou ajustada de HBPM ou de HNF.

SOGC: dose intermediária ou terapêutica de HNF ou HBPM (preferencialmente).

RCOG: manejo em conjunto com médico especialista em anticoagulação ou trombose na gestação; considerar a dosagem sérica antenatal do fator anti-Xa e a possibilidade de reposição de antitrombina no início do trabalho de parto ou antes da cesariana; se os níveis de anti-Xa forem dosados, deve-se realizar teste que não use antitrombina exógena com alvo no pico de 4 h após a administração de 0,5-1,0 UI/mL – dose alta de HBPM (50, 75 ou 100% da dose plena ajustada por peso).

ACCP: no caso de baixo risco de recorrência, observação clínica; no caso de risco moderado

a alto sem anticoagulação de longa duração, dose profilática ou intermediária de HBPM.

Pós-parto

ACOG: dose profilática ou intermediária de HBPM, HNF ou anticoagulação com AVK por 4-6 semanas.

SOGC: dose profilática de HNF ou HBPM (preferencialmente) durante 6 semanas.

RCOG: HBPM, 50, 75 ou 100% da dose plena ajustada por peso por 6 semanas ou até o retorno da anticoagulação oral.

ACCP: dose profilática ou intermediária de HBPM ou anticoagulação com AVK.

Síndrome do anticorpo antifosfolipídeo (SAF)

Descrita por Hughes, em 1983, a síndrome do anticorpo antifosfolipídeo (SAF) caracteriza-se pelo estado de hipercoagulabilidade mediada por autoanticorpos trombogênicos que desencadeiam eventos tromboembólicos venosos e arteriais, além de perdas fetais recorrentes. As gestantes com SAF apresentam maior incidência de abortamento, óbito fetal, restrição de crescimento fetal, formas graves e precoces de doença hipertensiva específica da gestação, prematuridade e descolamento prematuro de placenta.

A SAF tem critérios diagnósticos estritos e bem definidos, que obedecem à normatização da Sociedade Internacional de Trombose e Hemostasia. O diagnóstico é estabelecido quando há a presença de um ou mais critérios clínicos associados a um ou mais critérios laboratoriais.[34]

Critérios clínicos

1. Trombose vascular: um ou mais episódios de trombose arterial, venosa ou de pequenos vasos em qualquer tecido ou órgão, com exceção de trombose venosa superficial. Deve ser confirmada por estudo de imagem ou histopatologia. Na confirmação histopatológica, a trombose deve estar presente sem evidências de inflamação da parede do vaso.[34]

2. Morbidade obstétrica:
A. Um ou mais óbitos de fetos morfologicamente normais, documentados por ultrassonografia ou exame macroscópico direto, com dez ou mais semanas de gestação.[34]
B. Um ou mais partos prematuros com neonato morfologicamente normal de até 34 semanas de gestação, decorrente de pré-eclâmpsia grave, eclâmpsia ou insuficiência placentária.[34]
C. Três ou mais abortamentos espontâneos inexplicáveis antes de 10 semanas de gestação, excluídas causas anatômicas ou hormonais maternas e alterações genéticas do casal.[34]

Anteparto

ACOG: anticoagulação com heparina por toda a gestação.

SOGC: dose intermediária ou terapêutica de HNF ou HBPM (preferencialmente).

RCOG: manejo em conjunto com médico especialista em anticoagulação ou trombose na gestação, profilaxia com dose alta de HBPM (50, 75 ou 100% da dose plena ajustada por peso).

ACCP: no caso de baixo risco de recorrência, observação clínica; no caso de risco moderado a alto de recorrência sem anticoagulação de longa duração, dose profilática ou intermediária de HBPM.

Pós-parto

ACOG: 6 semanas de anticoagulação com heparina.

SOGC: dose profilática de HNF ou HBPM (preferencialmente) por 6 semanas.

RCOG: dose alta de HBPM (50, 75 ou 100% da dose plena ajustada por peso) ou até o retorno da anticoagulação oral.

ACCP: dose profilática ou intermediária de HBPM ou anticoagulação com AVK.

TEV prévio associado a fator de risco transitório não relacionado a estrógeno, sem trombofilia conhecida

Anteparto

ACOG: observação clínica.

SOGC: dose profilática de HNF ou HBPM (preferencialmente).

RCOG: se o TEV foi provocado por cirurgia de grande porte, sem outros fatores de risco, a tromboprofilaxia com HBPM pode ser iniciada a partir de 28 semanas, desde que não haja outros fatores de risco; se o TEV original tiver relação com fatores de risco transitórios, exceto

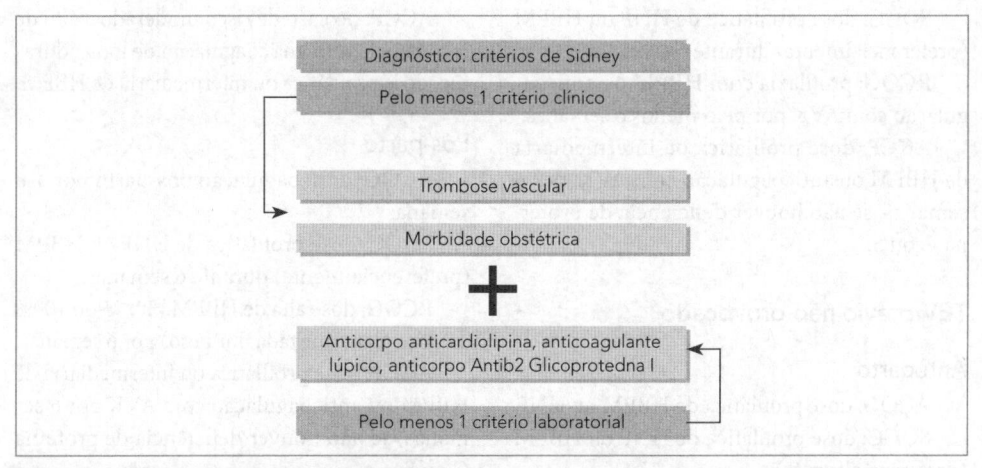

FIGURA 9 Síndrome do anticorpo fosfolipídeo (SAF).
Fonte: adaptada de International Society on Thrombosis and Haemostasis, 2006.

cirurgia de grande porte, a HBPM deve ser administrada por toda a gestação.

ACCP: no caso de baixo risco de recorrência, observação clínica.

Pós-parto

ACOG: terapia anticoagulante pós-parto.

SOGC: dose profilática de HNF ou HBPM (preferencialmente) durante 6 semanas.

RCOG: dose profilática de HBPM ou anticoagulação com AVK por pelo menos 6 semanas.

ACCP: dose profilática ou intermediária de HBPM ou anticoagulação com AVK durante 6 semanas, se não houver deficiência de proteína C ou S.

TEV prévio associado à gestação ou ao uso de estrógeno

Anteparto

ACOG: dose profilática de HBPM ou HNF.

SOGC: dose profilática de HNF ou HBPM (preferencialmente).

RCOG: tromboprofilaxia com HBPM.

ACCP: no caso de risco moderado a alto de recorrência sem anticoagulação de longa duração, dose profilática ou intermediária de HBPM.

Pós-parto

ACOG: terapia anticoagulante pós-parto.

SOGC: dose profilática de HNF ou HBPM (preferencialmente) durante 6 semanas.

RCOG: profilaxia com HBPM ou anticoagulação com AVK por pelo menos 6 semanas.

ACCP: dose profilática ou intermediária de HBPM ou anticoagulação com AVK, por 6 semanas, se não houver deficiência de proteína C ou S.

TEV prévio não provocado

Anteparto

ACOG: dose profilática de HBPM ou HNF.

SOGC: dose profilática de HNF ou HBPM (preferencialmente).

RCOG: dose profilática de HBPM.

ACCP: no caso de risco moderado a alto de recorrência de TEV sem anticoagulação de longa duração, dose profilática ou intermediária de HBPM.

Pós-parto

ACOG: terapia anticoagulante pós-parto.

SOGC: dose profilática de HNF ou HBPM (preferencialmente) por 6 semanas.

RCOG: dose profilática de HBPM ou AVK durante pelo menos 6 semanas.

ACCP: dose profilática ou intermediária de HBPM ou anticoagulação com AVK por 6 semanas, se não houver deficiência de proteína C ou S.

Dois ou mais episódios de TEV sem uso de anticoagulação de longa duração

Anteparto

ACOG: dose profilática ou terapêutica de HBPM ou HNF.

SOGC: dose profilática de HNF ou HBPM (preferencialmente).

RCOG: acompanhamento com especialista em trombose na gravidez; dose alta de HBPM (50, 75 ou 100% da dose plena ajustada por peso).

ACCP: no caso de risco moderado a alto de recorrência sem anticoagulação de longa duração, dose profilática ou intermediária de HBPM.

Pós-parto

ACOG: anticoagulação pós-parto por 4-6 semanas.

SOGC: dose profilática de HNF ou HBPM (preferencialmente) durante 6 semanas.

RCOG: dose alta de HBPM (50, 75 ou 100% da dose plena ajustada por peso) por 6 semanas.

ACCP: dose profilática ou intermediária de HBPM ou anticoagulação com AVK por 6 semanas, se não houver deficiência de proteína C ou S.

Dois ou mais episódios de TEV com uso de anticoagulação de longa duração

Anteparto

ACOG: dose terapêutica de HBPM ou HNF.

SOGC: dose profilática de HNF ou HBPM (preferencialmente).

RCOG: as mulheres devem ser alertadas sobre os riscos do uso de AVK para o feto e aconselhadas a interromper tais medicações e a mudar para HBPM assim que a gestação se confirmar (o ideal seria com 2 semanas de atraso menstrual e antes de 6 semanas de gravidez); dose alta de HBPM (50, 75 ou 100% da dose plena ajustada por peso).

ACCP: em caso de uso de longa duração de AVK e se a paciente for candidata à substituição por HBPM, sugere-se a realização frequente de testes de gravidez e a substituição de AVK por HBPM somente quando se confirmar a gravidez. Recomenda-se dose ajustada ou 75% da dose terapêutica de HBPM.

Pós-parto

ACOG: retomar a anticoagulação de longa duração.

SOGC: retomar a anticoagulação de longa duração.

RCOG: dose alta de HBPM (50, 75 ou 100% da dose plena ajustada por peso) por 6 semanas ou até o retorno da anticoagulação oral. Pode-se reiniciar o uso de AVK no caso de mulheres que recebem anticoagulação de longa duração com esse agente quando o risco de sangramento se reduzir, usualmente de 5-7 dias pós-parto.

ACCP: sugere-se a retomada da anticoagulação de longa duração em vez da administração de dose profilática de HBPM.[50]

Prevenção de TEV associado à cesariana

Embora o risco de TEV associado à cesariana seja baixo, quando há relação com outros fatores de risco a ocorrência de TEV, passa a ser significativo e deve-se indicar a instituição de tromboprofilaxia.[50]

ACOG: compressão pneumática intermitente (CPI) antes da cesariana se a paciente não fizer uso de tromboprofilaxia.[50]

SOGC: recomenda-se profilaxia farmacológica no pós-parto diante das seguintes situações: TEV prévio; trombofilia de alto risco (SAF, deficiência de antitrombina, homozigose do fator V de Leiden ou mutação do gene G20210A da protrombina ou trombofilias combinadas), restrição ao leito antes do parto por 7 ou mais dias, sangramento maior que 1 L no periparto ou no pós-parto, transfusão de hemoderivados, cirurgia pós-parto e infecção no periparto ou no pós-parto.[45] Deve-se considerar o uso de profilaxia farmacológica na ocorrência de duas ou mais das seguintes situações: IMC $\geq$ 30 kg/m^2 na primeira consulta pré-natal, tabagismo > 10 cigarros/dia, pré-eclâmpsia, restrição de crescimento fetal, placenta prévia, cesariana de emergência, sangramento maior que 1 L no periparto ou no pós-parto ou transfusão de hemoderivados, trombofilia de baixo risco (deficiência de proteínas C ou S, heterozigose do fator V de Leiden ou mutação 20210A do gene da protrombina), doença cardíaca materna, lúpus eritematoso sistêmico, anemia falciforme, doença inflamatória intestinal, varizes de membros inferiores, diabetes gestacional, parto prematuro, parto de natimorto, ou três ou mais dos seguintes fatores de risco: idade > 35 anos, paridade $\geq$ 2, qualquer técnica de reprodução assistida, gestação múltipla, descolamento prematuro de placenta, ruptura prematura de membranas, cesariana eletiva ou câncer materno. As mulheres com fatores de risco persistentes devem receber tromboprofilaxia no mínimo durante 6 semanas pós-parto; as mulheres com fatores de risco transitórios no anteparto e intraparto devem receber tromboprofilaxia até a alta hospitalar ou até 2 semanas após o parto.[45]

RCOG: cesariana de emergência, 10 dias após o parto com dose profilática de HBPM; para todas as outras pacientes submetidas à ce-

TABELA 8 Fatores de risco para TEV – protocolo do RCOG[49]

Fatores de risco	Marcar	Pontos
Fatores de risco preexistentes		
TEV anterior (exceto um único evento relativo a cirurgia de grande porte)	❏	4
TEV prévio provocado por cirurgia de grande porte	❏	3
Trombofilia conhecida de alto risco	❏	3
Comorbidades médicas como: câncer, insuficiência cardíaca, lúpus eritematoso sistêmico ativo, poliartropatia inflamatória ou doença intestinal inflamatória, nefrose, diabetes mellitus tipo 1 com nefropatia, doença falciforme, uso atual de drogas intravenosas	❏	3
História familiar de TEV não provocado ou relacionado a estrogênio em parente de primeiro grau	❏	1
Trombofilia de baixo risco conhecida (sem TEV)	❏	1[a]
Idade > 35 anos	❏	1
Obesidade	❏	1 ou 2[b]
Paridade ≥ 3	❏	1
Hábito de fumar	❏	1
Veias varicosas grossas	❏	1
Fatores de risco obstétricos		
Pré-eclâmpsia na gravidez atual	❏	1
TRA/FIV (somente pré-natais)	❏	1
Gravidez múltipla	❏	1
Cesariana em trabalho de parto	❏	2
Cesariana eletiva	❏	1
Parto cirúrgico com rotação ou na cavidade mediana	❏	1
Trabalho de parto prolongado (> 24 h)	❏	1
HPP (> 1 L ou transfusão)	❏	1
Nascimento pré-termo < 37 + 0 semanas na gravidez atual	❏	1
Natimorto na gravidez atual	❏	1
Fatores de risco transitórios		
Qualquer procedimento cirúrgico durante a gravidez ou o puerpério, exceto reparação imediata no períneo, como apendicectomia ou esterilização pós-parto	❏	3
Hiperêmese	❏	3
SHO (apenas no primeiro trimestre)	❏	4
Infecção sistêmica atual	❏	1
Imobilidade ou desidratação	❏	1
TOTAL	❏	

TEV: tromboembolismo venoso; TRA: tecnologia reprodutiva assistida; FIV: fertilização *in vitro*; HPP: hemorragia pós-parto; SHO: síndrome da hiperestimulação ovariana.
[a]Se a trombofilia conhecida de baixo risco ocorre em uma mulher com história familiar de TEV em parente de primeiro grau, a tromboprofilaxia pós-parto deve continuar por 6 semanas.
[b]IMC ≥ 30 = 1 ponto; IMC > 40 = 2 pontos.

sariana, considerar 10 dias de HBPM em dose profilática, se houver outros fatores de risco.[49]

ACCP: na ausência de fatores de risco adicionais, não utilizar profilaxia além de deambulação precoce; no caso de um fator de risco maior ou de ≥ 2 fatores de risco menores (um menor se houver cesariana de emergência), sugere-se profilaxia com HBPM após o parto enquanto a paciente permanecer no hospital (se houver contraindicação de anticoagulação, usar profilaxia mecânica com meias elásticas ou CPI); no caso de risco altíssimo com fatores de risco adicionais que persistem no puerpério, combinar HBPM com meias elásticas e/ou CPI; as pacientes selecionadas de alto risco com fatores de risco adicionais que persistem no puerpério devem receber até 6 semanas de extensão de profilaxia após a alta hospitalar.[20]

Conduta de acordo com o protocolo do RCOG[49]

De acordo com o escore da Tabela 9, a conduta a ser adotada é a seguinte:

- Se a pontuação total pré-natal for ≥ 4, considerar a realização de tromboprofilaxia a partir do primeiro trimestre.
- Se a pontuação total pré-natal for 3, considerar a realização de tromboprofilaxia a partir de 28 semanas.
- Se a pontuação total pós-parto for ≥ 2, considerar a realização de tromboprofilaxia durante pelo menos 10 dias.

- Se a paciente foi hospitalizada pré-parto, considerar a realização de tromboprofilaxia.
- Se a hospitalização foi prolongada (≥ 3 dias) ou a paciente voltou ao hospital durante o puerpério, considerar a realização de tromboprofilaxia.

Anticoagulação e amamentação

Apesar de estar contraindicada em bula, a amamentação não deve ser suspensa quando a puérpera faz uso de heparina (não fracionada ou de baixo peso molecular, como a enoxaparina, por exemplo) ou varfarina. Isso porque as heparinas são longas cadeias de polissacarídeos, não absorvidas pelo trato gastrointestinal. Tampouco a varfarina apresenta riscos. Entretanto, os novos anticoagulantes orais, como dabigatrana, rivaroxabana, apixabana e edoxabana impedem a amamentação concomitante por ainda se desconhecer seus efeitos sobre o lactente.

Tromboprofilaxia mecânica

O uso de meias antitrombo associadas à compressão pneumática intermitente é um valioso recurso adicional à profilaxia de TEV em gestantes submetidas à cesárea. Seu uso não apresenta contraindicações nem risco de sangramento, tampouco outras complicações. Deve ser utilizada durante pelo menos 80% do tempo nas primeiras 48 h. Seu uso está associado à redução de 60% do risco de TEV relacionado à cirurgia.[51]

TABELA 9   Anticoagulação na amamentação

ACOG (2012)	SOGC (2014)	RCOG (2015)	AUSTR/NZ (2012)	ACCP (2012)
HBPM HNF Varfarina		As nutrizes devem ser avisadas que nem a HBPM, HNF ou Varfarina são contraindicadas (D)		Continuar o uso de HNF ou Varfarina (IA)
Compatíveis com amamentação (B)				Continuar o uso de HBPM (IB)
				Continuar o uso de AAS (IB)

Fonte: adaptada de Bates et al.,[20] RCOG,[37] Branch et al.,[44] Chan et al.,[45] Mclintock et al.[46]

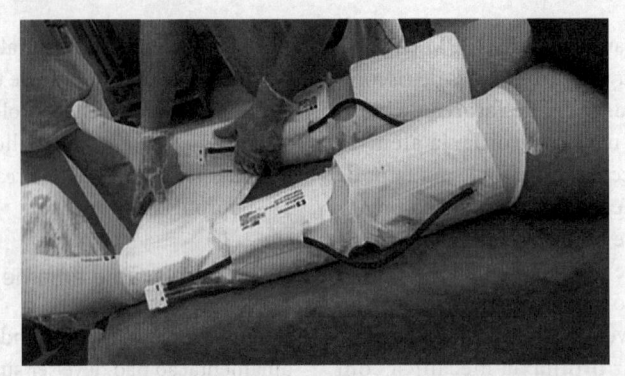

FIGURA 10 Uso de compressão pneumática intermitente em paciente com alto risco para TEV submetida à cesárea.

Fonte: acervo pessoal do autor.

Deve ser usada sempre que a gestante apresenta risco adicional de TEV e será submetida à imobilização cirúrgica, como na cesárea.

Seu uso não exclui o uso da tromboprofilaxia farmacológica, mas, quando esta não pode ser usada por haver alguma contraindicação – como em casos de hemorragia contínua –, a profilaxia mecânica resta como única alternativa de profilaxia.

REFERÊNCIAS BIBLIOGRÁFICAS

1. Say L, Chou D, Gemmill A, Tuncalp O, Moller AB, Daniels J et al. Global causes of maternal death: a WHO systematic analysis. Lancet Glob Health 2014; 2(6):E323-33.
2. Chan WS, Ray JG, Murray S, Coady GE, Coates G, Ginsberg JS. Suspected pulmonary embolism in pregnancy: Clinical presentation, results of lung scanning, and subsequent maternal and pediatric outcomes. Arch Intern Med 2002; 162(10):1170-5.
3. Simcox LE, Ormesher L, Tower C, Greer IA. Pulmonary thrombo-embolism in pregnancy: Diagnosis and management. Breathe (Sheff) 2015; 11(4):282-9.
4. Greer IA. Thrombosis in pregnancy: Updates in diagnosis and management. Hematology Am Soc Hematol Educ Program 2012; 2012:203-7.
5. Kamel H, Navi BB, Sriram N, Hovsepian DA, Devereux RB, Elkind MS. Risk of a thrombotic event after the 6-week postpartum period. N Engl J Med 2014; 370(14):1307-15.
6. Oliveira ALML de, Marques MA. Profilaxia de tromboembolismo venoso na gestação. J Vasc Bras 2016; 15(4):293-301.
7. Morse M. Establishing a normal range for D-dimer levels through pregnancy to aid in the diagnosis of pulmonary embolism and deep vein thrombosis. J Thromb Haemost 2004; 2:1202-4.
8. Heit JA, Kobbervig CE, James AH, Petterson TM, Bailey KR, Melton LJ. Trends in the incidence of venous thromboembolism during pregnancy or postpartum: A 30-year population-based study. Ann Intern Med 2005; 143(10):697-706.
9. Sultan AA, West J, Tata LJ, Fleming KM, Nelson-Piercy C, Grainge MJ. Risk of first venous thromboembolism in and around pregnancy: A population-based cohort study. Br J Haematol 2012; 156(3):366-73.
10. Virkus RA, Lokkegaard EC, Bergholt T, Mogensen U, Langhoff-Roos J, Lidegaard O. Venous thromboembolism in pregnant and puerperal women in Denmark (1995-2005): A national cohort study. Thromb Haemost 2011; 106(2):304-9.
11. Lewis, G. Saving mothers' lives: Reviewing maternal deaths to make motherhood safer (2003-2005). The seventh report of the confidential enquiries into maternal deaths in the United Kingdom. London: CEMACH, 2007.
12. Macklon NS, Greer IA, Bowman AW. An ultrasound study of gestational and postural changes in the deep venous system of the leg in pregnancy. Br J Obstet Gynaecol 1997; 104:191.
13. Macfarlane RG. The coagulant action of Russell's viper venom: The use of antivenom in defining its reaction with a serum factor. British Journal of Haematology 1961; 7:496-511.
14. Franco RF. Fisiologia da coagulação, anticoagulação e fibrinólise. Medicina (Ribeirao Preto Online) 2001; 34(3/4):229-37.
15. Jacobsen AF, Skjeldestad FE, Sandset PM. Incidence and risk patterns of venous thromboembolism in

pregnancy and puerperium: A register-based case-control study. Am J Obstet Gynecol 2008; 198(2):233E1-7.

16. Larsen TB, Sorensen HT, Gislum M, Johnsen SP. Maternal smoking, obesity, and risk of venous thromboembolism during pregnancy and the puerperium: A population-based nested case-control study. Thromb Res 2007; 120(4):505-9.

17. Lindqvist P, Dahlback B, Marsal K. Thrombotic risk during pregnancy: A population study. Obstet Gynecol 1999; 94(4):595-9.

18. Nelson-Piercy C. Handbook of obstetric medicine. Disponível em: http://kcl.eblib.com/patron/FullRecord. aspx?p=592629; acessado em: 23 de julho de 2020.

19. Scifres CM, Macones GA. The utility of thrombophilia testing in pregnant women with thrombosis: Fact or fiction? Am J Obstet Gynecol 2008; 199(4):344E1-7.

20. Bates SM, Greer IA, Middeldorp S, Veenstra DL, Prabulos AM, Vandvik PO et al. VTE, thrombophilia, antithrombotic therapy, and pregnancy: Antithrombotic therapy and prevention of thrombosis. 9. ed. American College of Chest Physicians Evidence-Based Clinical Practice Guidelines. Chest 2012; 141(2 Suppl):E691S-736S.

21. American College of Obstetricians and Gynecologists (ACOG). ACOG Practice Bulletin n. 138: Inherited thrombophilias in pregnancy. Obstet Gynecol 2013; 122(3):706-17.

22. Lockwood CJ, Krikun G, Rahman M, Caze R, Buchwalder L, Schatz F. The role of decidualization in regulating endometrial hemostasis during the menstrual cycle, gestation, and in pathological states. Semin Thromb Hemost 2007; 33(1):111-7.

23. Bremme KA. Haemostatic changes in pregnancy. Best Pract Res Clin Haematol 2003; 16(2):153-68.

24. Lockwood CJ, Krikun G, Schatz F. The decidua regulates hemostasis in human endometrium. Semin Reprod Endocrinol 1999; 17(1):45-51.

25. Paidas MJ, Ku DH, Lee MJ, Manish S, Thurston A, Lockwood CJ et al. Protein Z, protein S levels are lower in patients with thrombophilia and subsequent pregnancy complications. J Thromb Haemost 2005; 3(3):497-501.

26. Hellgren M. Hemostasis during normal pregnancy and puerperium. Semin Thromb Hemost 2003; 29(2):125-30.

27. Gherman RB, Goodwin TM, Leung B, Byrne JD, Hethumumi R, Montoro M. Incidence, clinical characteristics, and timing of objectively diagnosed venous thromboembolism during pregnancy. Obstet Gynecol 1999; 94(5 Pt 1):730-4.

28. Chang J, Elam-Evans LD, Berg CJ, Herndon J, Flowers L, Seed KA et al. Pregnancy-related mortality surveillance: United States, 1991-1999. MMWR Surveill Summ 2003; 52(2):1-8.

29. Franco RF, Reitsma PH. Genetic risk factors of venous thrombosis. Hum Genet 2001; 109(4):369-84.

30. Gerhardt A, Scharf RE, Beckmann MW, Struve S, Bender HG, Pillny M et al. Prothrombin and factor V mutations in women with a history of thrombosis during pregnancy and the puerperium. N Engl J Med 2000; 342(6):374-80.

31. Smith TW, Pi D, Hudoba M, Lee AYY. Heritable thrombophilia testing in British Columbia: A report on practice patterns and prevalence. BCMJ 2013; 55(3):144-8.

32. Anderson Junior FA, Spencer FA. Risk factors for venous thromboembolism. Circulation 2003; 107(23 Suppl 1):I9-16.

33. National Collaborating Centre for Women's and Children's Health (UK). Antenatal care: Routine care for the healthy pregnant woman. London: RCOG Press, 2008.

34. Sultan AA, Tata LJ, West J, Fiaschi L, Fleming KM, Nelson-Piercy C et al. Risk factors for first venous thromboembolism around pregnancy: A population-based cohort study from the United Kingdom. Blood 2013; 121(19):3953-61.

35. The Health Survey for England (2015). Disponível em: https://webarchive.nationalarchives.gov. uk/20180307193646/http://digital.nhs.uk/catalogue/ PUB22610; acessado em: 23 de julho de 2020.

36. Liu S, Rouleau J, Joseph KS, Sauve R, Liston RM, Young D et al. Epidemiology of pregnancy-associated venous thromboembolism: A population-based study in Canada. J Obstet Gynaecol Can 2009; 31(7):611-20.

37. Royal College of Obstetricians and Gynaecologists (RCOG). Reducing the risk of thrombosis and embolism during pregnancy and the puerperium (Green-top guideline n. 37a) Disponível em: https:// www.rcog.org.uk/en/guidelines-research-services/ guidelines/gtg37a/; acessado em 23 de julho de 2020.

38. Montenegro CAB, Rezende Filho J. Rezende: Obstetrícia fundamental. 14. ed. Rio de Janeiro: Editora Guanabara Koogan, 2017. p. 514-20.

39. Jorgensen JO, Hanel KC, Morgan AM, Hunt JM. The incidence of deep venous thrombosis in patients with superficial thrombophlebitis of the lower limbs. J Vasc Surg 1993; 18(1):70-3.

40. Bates SM, Ginsberg JS. Diagnosis of deep vein thrombosis during pregnancy. In: Ginsberg JS, Keaton C, Hirsh J. Critical decisions in thrombosis and homeostasis. Ontario: BC Decair Inc, 1998. p. 32.

41. James AH. Thromboembolism in pregnancy: Recurrence risks, prevention and management. Curr Opin Obstet Gynecol 2008; 20(6):550-6.

42. Bates SM, Greer IA, Pabinger I, Sofaer S, Hirsh J. Venous thromboembolism, thrombophilia, antithrombotic therapy, and pregnancy: American College of Chest Physicians Evidence-Based Clinical

Practice Guidelines. 8.ed. Chest 2008; 133(6 Suppl):844S-86S.

43. De Stefano V, Grandone E, Martinelli I. Recommendations for prophylaxis of pregnancy-related venous thromboembolism in carriers of inherited thrombophilia. Comment on the 2012 ACCP guidelines. J Thromb Haemost 2013; 11(9):1779-81.

44. Branch DW, Holmgren C, Goldberg JD; Committee on Practice Bulletins-Obstetrics. Practice Bulletin n. 132: Antiphospholipid antibody syndrome. Obstet Gynecol 2012; 120(6):1514-21.

45. Chan WS, Rey E, Kent NE et al. Venous thromboembolism and antithrombotic therapy in pregnancy. J Obstet Gynaecol Can 2014; 36(6):527-53.

46. Mclintock C, Brighton T, Chunilal S, Dekker G, McDonnell N, McRae S et al. Recommendations for the diagnosis and treatment of deep venous thrombosis and pulmonary embolism in pregnancy and the postpartum period. ANZJOG 2012; 52:14-22.

47. Bates SM, Middeldorp S, Rodger M, James AH, Greer I. Guidance for the treatment and prevention of obstetric-associated venous thromboembolism. J Thromb Thrombolysis 2016; 41(1):92-128.

48. James A, Committee on Practice B-O. Practice bulletin n. 123: thromboembolism in pregnancy. Obstet Gynecol 2011; 118(3):718-29.

49. Royal College of Obstetricians and Gynaecologists (RCOG). Thrombosis and embolism during pregnancy and the puerperium: Acute management (Green-top guideline n. 37b). Disponível em: https://www.rcog.org.uk/en/guidelines-research-services/guidelines/gtg37b/; acessado em: 23 de julho de 2020.

50. (2015) RCoOaG, in G-tGNbTd, https://www/.pat-pam.rcog.org.uk/en/guidelines-research-services/guidelines/gtg37b/., 2016 Aead.

51. Urbankova J, Quiroz R, Kucher N, Goldhaber SZ. Intermittent pneumatic compression and deep vein thrombosis prevention. A meta-analysis in postoperative patients. Thromb Haemost 2005; 94(6):1181-5.

CAPÍTULO 119

Patologias da lactação

Corintio Mariani Neto
Márcia Maria Auxiliadora de Aquino

INTRODUÇÃO

Indiscutivelmente, a amamentação beneficia a mulher, a criança, a família, a instituição e a sociedade. O papel do obstetra é fundamental no incentivo ao aleitamento materno, desde o pré-natal, durante o trabalho de parto, parto e puerpério; também porque a mulher não amamenta como ato instintivo, ela deve aprender a amamentar.

Todos os profissionais de saúde devem estar aptos a manejar as técnicas de amamentação, que têm como base o posicionamento, pega e sucção efetiva. Estas medidas constituem as principais ações preventivas de doenças mamárias da lactação, que uma vez identificadas devem ser tratadas a fim de evitar complicações e sempre com o objetivo de manutenção do aleitamento materno.[1]

CLASSIFICAÇÃO

1. Traumatismos mamilares.
2. Problemas anatômicos.
3. Moniliase areolomamilar.
4. Fenômeno de Raynaud.
5. Ingurgitamento mamário.
6. Hipogalactia.
7. Duto lactífero bloqueado.
8. Mastite aguda puerperal.
9. Mastite crônica e fístula láctea.

PREVENÇÃO DE DOENÇAS MAMÁRIAS DA LACTAÇÃO

- Orientação pré e pós-natal.
- Pega correta.
- Livre demanda.
- Oferecimento alternado das mamas.
- Ordenha e extração manual do leite.
- Evitar lavagem das mamas antes e após as mamadas.
- Evitar uso de sabões, cremes ou pomadas nas aréolas e mamilos.

TRAUMATISMOS MAMILARES

Os traumatismos mamilares ocorrem quando a língua atrita o bico do mamilo (Figura 1) ou quando as gengivas pressionam e ferem a base do mamilo (Figura 2). São eles:

- Fissura (Figura 3):
  - Descrição: solução de continuidade linear na junção mamiloareolar e/ou superfície do mamilo.
  - Causa: pega incorreta.
- Escoriação (Figura 4):

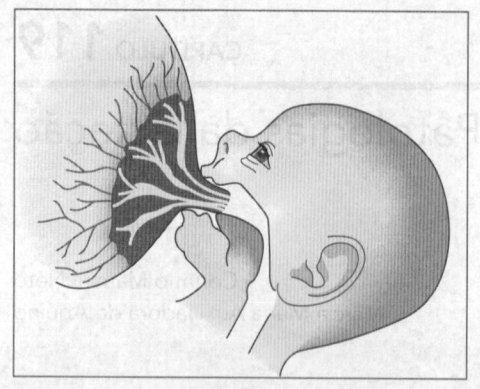

FIGURA 1 Atrito da língua no bico do mamilo.

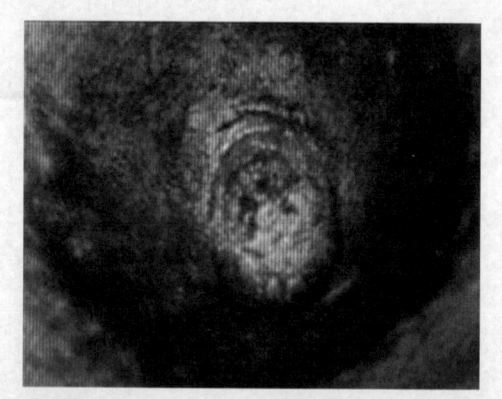

FIGURA 4 Escoriação mamilar.

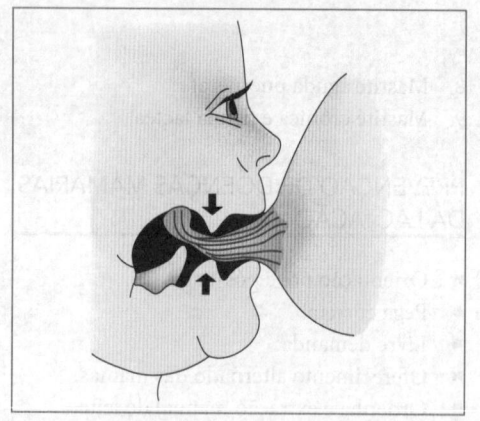

FIGURA 2 Pressão das gengivas ferindo a base do mamilo.

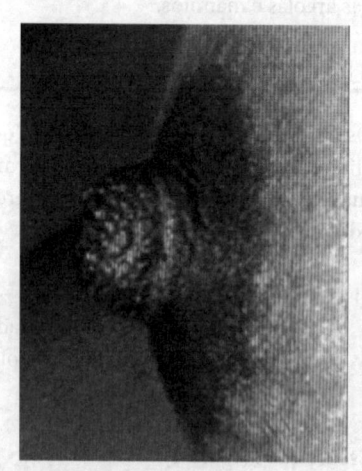

FIGURA 3 Fissura mamilar.

- Descrição: lesão com aspecto de esfoliação do mamilo (tipo raladura de joelho de criança), resultante do atrito da língua no bico.
- Causa: pega incorreta e língua posteriorizada.
- Erosão (Figura 5):
  - Descrição: lesão resultante do desgaste ou remoção de toda a epiderme ou derme, característica de mamilos invertidos.
  - Causa: evolução da escoriação.
- Dilaceração (Figura 6):
  - Descrição: lesão resultante da pressão positiva excessiva e inadequada na região mamilo-areolar. Mamilo rasgado na junção à aréola.
  - Causa: uso inadequado de bombas "tira-leite" e pega incorreta.
- Vesícula (Figura 7):
  - Descrição: pequena coleção de líquido abaixo da epiderme, arredondada, às vezes rota com exsudato.
  - Causa: sucção não eficiente do recém-nascido (RN).

Prevenção dos traumatismos mamilares

Para ser capaz de prevenir, é importante conhecer as causas dos traumatismos mamilares. São elas:

- Mau posicionamento e pega incorreta.[2]

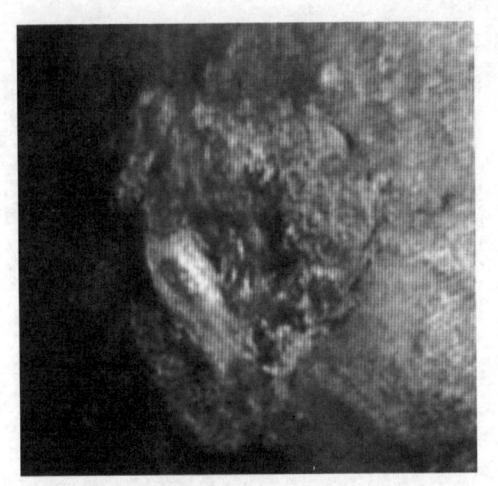

FIGURA 5   Erosão mamilar.

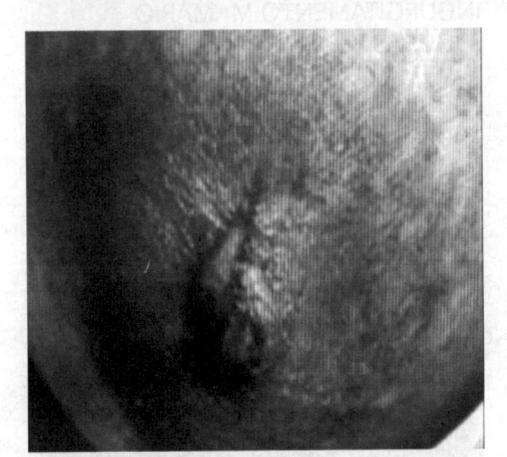

FIGURA 6   Dilaceração mamilar.

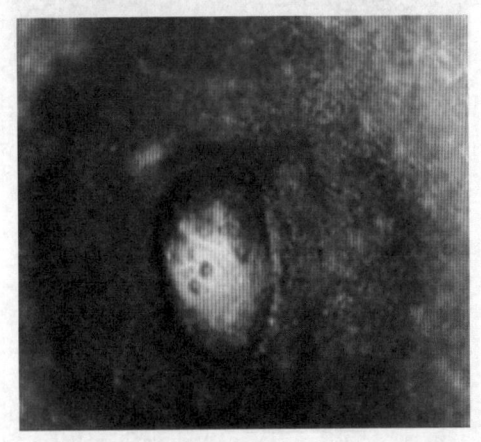

FIGURA 7   Vesícula mamilar.

- Uso inadequado de bombas esvaziadoras.
- Colocação do dedo da mãe na aréola.
- Uso de cremes, óleos e sabonetes.
- Técnica incorreta de retirada da mama.
- Amamentação com aréola distendida e endurecida.
- Malformações mamilares.
- Freio lingual curto.

Assistência aos traumatismos mamilares

- Inicialmente, esvaziar a aréola com massagem local circular bidigital.
- Corrigir a posição de sucção e orientar sobre boa pega.[3]
- Iniciar a mamada na mama com menos dor.
- Deixar gotas de leite nos mamilos após as mamadas.[4,5]
- Expor as mamas ao ar e sol.
- Não usar produtos químicos nem sabonetes nos mamilos.[3,6]
- Utilizar métodos alternativos para cicatrização: infusão de hortelã e lanolina pura, laser de baixa intensidade.[7-10]

PROBLEMAS ANATÔMICOS

São os mamilos invertidos ou umbilicados: apresentam aderência na base, o que dificulta a correta preensão do complexo areolomamilar pelo RN. Quando a região areolar é flexível (mamilos pseudoinvertidos) e, em casos de mamilos planos, o problema é minimizado.

Assistência nos problemas anatômicos

- Reduzir a insegurança e a ansiedade maternas e promover sua autoconfiança, por meio de intervenção profissional especializada.
- Ajudar nas primeiras mamadas, de modo que a criança consiga abocanhar a região areolar.
- Orientar sobre posições alternativas (invertidas).

- Orientar sobre estímulo mamilar prévio (toque, pano frio, bomba manual) ou vácuo local com seringa.[11]

Atenção: os exercícios de Hoffman para protrusão e alongamento de mamilos, outrora bastante indicados durante o prénatal, carecem de embasamento científico, não sendo mais recomendados.[3] Além de não mostrarem qualquer benefício sobre a duração da amamentação, podem lesionar os mamilos e, eventualmente, provocar contrações uterinas.[12]

MONILÍASE AREOLOMAMILAR

É uma infecção do mamilo por monília (*Candida albicans*), comum no puerpério, geralmente transmitida pela criança.

- Fatores predisponentes: umidade local, traumatismo mamilar, antibióticos, contraceptivos hormonais e uso de chupeta contaminada.[13]
- Quadro clínico: prurido local, ardor e dor em pontada, durante e após as mamadas; hiperemia e descamação da pele da região areolomamilar. Podem ser identificadas placas brancas na cavidade oral da criança, por vezes, de difícil remoção.
- Tratamento: fungicida local (nistatina, cetoconazol, miconazol, clotrimazol) e por via oral (VO) para a criança, independentemente de sintomatologia.

Atenção: Na presença de monilíase vaginal, usar, por exemplo, fluconazol, 150 miligramas (mg), VO, em dose única.

FENÔMENO DE RAYNAUD

É uma isquemia mamilar intermitente causada por vasoespasmo, semelhante ao que pode acontecer em dedos e artelhos. Possível resposta a baixa temperatura, compressão anormal dos mamilos na boca da criança ou traumatismos mamilares intensos.[11,14]

- Quadro clínico: local persistente, não apenas durante as mamadas. Mamilos inicialmente pálidos, depois cianóticos e, finalmente, hiperemiados. Eventualmente, ardor local, semelhante à monilíase que, por si só, pode desencadear o fenômeno.[13] A principal consequência é o desmame precoce.
- Conduta: verificar e, se necessário, corrigir a pega e a técnica de amamentação. Em casos raros, pode ser necessário tratamento sistêmico específico, por exemplo, com nifedipino 5 mg, VO, de 8/8 h ou com a formulação de liberação lenta, 30-60 mg/dia, durante 1 ou 2 semanas.[11]

INGURGITAMENTO MAMÁRIO (FIGURAS 8 E 9)

É um processo caracterizado por estase láctea com consequente congestão vascular e/ou linfática. É comum no início da lactação, com duração de 24-48 horas (h), decorrente de um desequilíbrio entre a oferta e a procura.

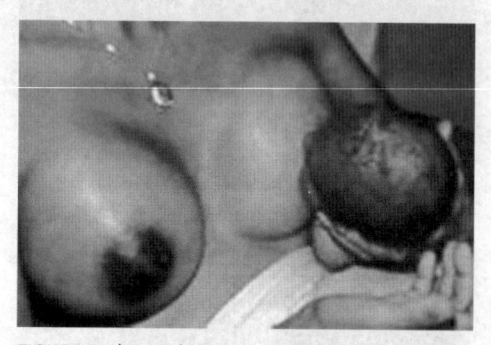

FIGURA 8   Ingurgitamento mamário.

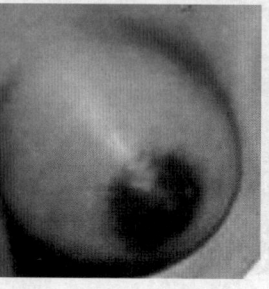

FIGURA 9   Ingurgitamento mamário.

- Fatores predisponentes: produção maior que demanda, início tardio da amamentação, sucção incorreta, frequência baixa das mamadas, fatores emocionais, mamilos malformados e traumatizados, prematuridade, má assistência à lactação, administração de suplementos, fixação de horário e/ou tempo de sucção.

Sinais e sintomas

- Aumento do volume mamário.
- Dor.
- Hipertermia e hiperemia discretas.
- Pontos dolorosos à palpação.
- Mal-estar e febre.
- Leite não flui ou o faz com dificuldade.

Assistência

- Massagem circular da aréola e mama.
- Extração manual do excesso de leite até obter conforto.
- Livre demanda.[15]
- Apoio emocional.
- Analgésicos quando necessários.
- Uso de sutiã 24 h/dia para manter as mamas horizontalizadas.
- Não usar calor ou frio (compressas) nem conchas.

HIPOGALACTIA

- Causas frequentes: pega inadequada, baixa estimulação mamária, uso de mamadeiras ou chupetas, insegurança, desmotivação, cansaço e estresse maternos, além do ingurgitamento mamário (citado anteriormente).
- Conduta: orientar sobre o posicionamento correto do RN, boa pega, intervalo entre mamadas e evitar bico artificial, para restaurar a produção láctea adequada.[16]
- Outras causas de insuficiência láctea: consumo materno de álcool e tabaco; prematuridade; retenção placentária; hemorragias

do segundo e terceiro período; uso de fármacos agonistas da dopamina; cirurgia mamária e cesárea (tanto eletiva como de emergência). Por isso, o contato precoce entre mãe e RN é até mais importante depois de um parto cirúrgico que depois de um parto vaginal, no sentido de melhorar a resposta endócrina alterada.[17]

Mamoplastias

Principalmente as redutoras, também podem causar hipogalactia.[18] Procedimentos menores, em pequenos segmentos mamários e que não envolvem os mamilos, geralmente não influenciam a lactação. Nas cirurgias maiores, pode haver lesão de ductos, secção de unidades produtoras de leite, ou mesmo, a via de acesso pode influenciar no fluxo de leite e dificultar a produção e/ou retirada do leite. Mamoplastias redutoras que preservam a coluna do parênquima subareolar parecem ter uma maior probabilidade de amamentação bem-sucedida.[19] Além disso, a motivação da mulher, a orientação adequada e a assistência, com acompanhamento rigoroso de profissional com habilidades em aleitamento materno, são imprescindíveis para um bom resultado. Todas as mulheres com mamoplastia que estão motivadas conseguem aleitar, mesmo que em parte, de maneira não exclusiva.[20]

Fármacos para hipogalactia

Os galactagogos podem ser indicados quando nenhuma medida em relação à adequada técnica de aleitamento surtir efeito (sucção e ordenha adequadas, suporte emocional, motivação, acompanhamento e suspensão de fármacos que possam afetar a lactação). Não são tão efetivos quando a quantidade de tecido mamário é muito pequena ou quando a taxa de prolactina sérica já está elevada, mas podem ser úteis em casos de prematuridade.

Apesar dos potenciais efeitos colaterais, os fármacos mais utilizados para esse fim são metoclopramida e domperidona. É importante lembrar que a sulpirida é formalmente contraindicada como galactagoga. Outro tipo de tratamento é a utilização das técnicas de relactação e de lactação induzida.[21-24]

DUTO LACTÍFERO BLOQUEADO

É o aparecimento súbito de área endurecida, dolorosa e vermelha (Figura 10).

- Causas: mamadas pouco frequentes, ordenha inadequada, pressão em uma área da mama (vestes), seios grandes, trauma mamilar e ingurgitamento não tratados adequadamente.
- Assistência:
  - Posicionamento e pega adequados.
  - Massagem circular antes e durante a mamada.
  - Ordenha.[12]
  - Verificar se não há vestimenta apertando a mama.

MASTITE AGUDA PUERPERAL

É um processo inflamatório agudo da mama, associado à lactação, de origem infecciosa, mais comumente por *Staphylococcus aureus* e *Staphylococcus albus* (Figura 11).

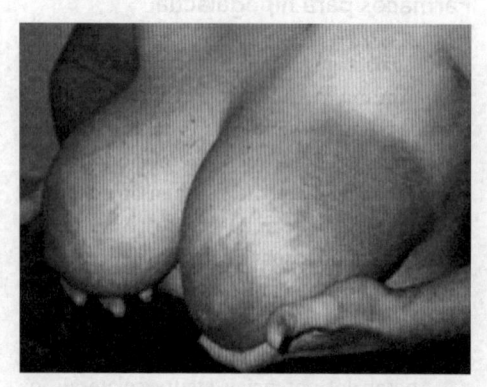

FIGURA 10   Ducto lactífero bloqueado.

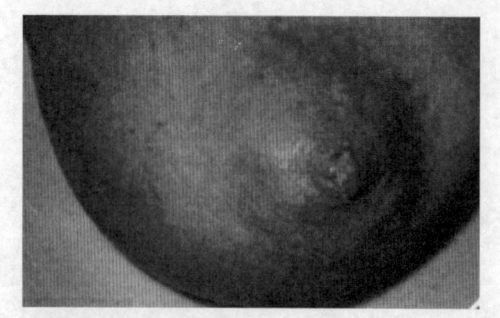

FIGURA 11   Mastite puerperal.

Prevenção

Geralmente, trata-se de uma evolução de:

- Ingurgitamento.
- Traumatismos mamilares.
- Duto lactífero bloqueado.
- Baixa resistência às infecções devido à fadiga.

Portanto, todas as ações para prevenir traumatismos mamilares, ingurgitamento e duto lactífero bloqueado e o tratamento adequado destas ocorrências são formas de prevenir a mastite aguda puerperal.[25]

Quadro clínico

- Dor, calor, hiperemia, endurecimento e edema.
- Pode evoluir com: retração papilar, áreas de flutuação (abscesso), celulite, necrose e até drenagem espontânea.
- Mal-estar, febre (> 38,5°C), calafrios, náuseas e vômitos.
- Podem ser solicitadas ultrassonografia mamária e bacterioscopia, cultura e antibiograma do leite.

Assistência à mastite aguda puerperal

- Não interromper a lactação (iniciar o aleitamento pela mama saudável).
- Massagem e ordenha.

- Analgésico: paracetamol, 500 mg, VO, de 6/6 h.
- Anti-inflamatório: ibuprofeno, 600 mg, VO, de 8/8 h; piroxicam, 20-40 mg, VO, 1 vez/dia.
- Antibioticoterapia:
  - Cefalexina, 500 mg, VO, de 6/6 h, por 14 dias.
  - Amoxicilina, 500 mg, VO, 8/8 h, por 14 dias ou baseada na cultura do leite.
  - Casos graves: iniciar com cefoxitina 1grama (g) + oxacilina 500 mg, ambos via intravenosa (IV), de 6/6 h.
- Punção aspirativa, idealmente guiada pela ecografia mamária, ou drenagem cirúrgica dos abscessos (mastite complicada).

MASTITE CRÔNICA E FÍSTULA LÁCTEA

É uma intercorrência tardia e rara, que se instala meses após um quadro de mastite aguda puerperal e/ou abscesso mamário tratados de maneira inadequada. Caracteriza-se pela presença de tecido conjuntivo e fenômeno exsudativo no parênquima mamário. Após várias recidivas, drena espontaneamente em diversos pontos da mama, formando fístulas lácteas.

Diagnóstico: observação de drenagem espontânea do exsudato seroso ou substância láctea, podendo apresentar necrose tecidual em uma ou mais áreas.

- Tratamento: cirúrgico, com ressecção completa da fístula e de todo o sistema ductal envolvido. Dependendo da extensão do processo, pode ser necessária também mamoplastia reparadora.

Importante: o exame histopatológico do material retirado é fundamental para o diagnóstico diferencial com neoplasia maligna de mama.[26]

Antibióticos para mastite nas mulheres em aleitamento

A evidência é insuficiente para confirmar ou refutar a efetividade da antibioticoterapia para tratamento universal da mastite da lactação. São necessários mais estudos de boa qualidade metodológica para definir o tema.[27]

Intervenções para prevenir mastite após o nascimento

Os estudos são poucos, limitados, com amostras pequenas. Mais estudos sobre o tema são necessários. Não há evidência suficiente para mostrar efetividade de intervenções (educação, tratamento farmacológico e terapias alternativas) na ocorrência da mastite e também em relação à amamentação exclusiva e duração da lactação.[28]

CONSIDERAÇÕES FINAIS

Na prevenção das doenças mamárias da lactação, os profissionais de saúde devem estar atentos às orientações pré e pós-natais, avaliando a pega, orientando a livre demanda, o oferecimento alternado das mamas, a extração manual do leite e ainda esclarecendo que se deve evitar: lavagem das mamas antes e após mamadas assim como o uso de sabões, cremes ou pomadas nas aréolas e mamilos, mantendo o banho diário como higiene pessoal. Uma vez identificada uma das doenças mamárias, identificar os fatores predisponentes e realizar a assistência específica. Uma vez diagnosticado o processo inflamatório agudo da mama, de origem infecciosa, associado à lactação, não interromper o aleitamento e iniciar o tratamento medicamentoso, sem interromper a lactação. É importante lembrar que a mastite aguda puerperal pode evoluir com retração papilar, áreas de flutuação, celulite e necrose, daí a necessidade do diagnóstico precoce e tratamento efetivo.

REFERÊNCIAS BIBLIOGRÁFICAS

1. Mariani Neto C, Myiashita NT. O papel do obstetra no incentivo ao aleitamento materno. In: Amamentação. São Paulo: Federação Brasileira das Associações de Ginecologia e Obstetrícia (Febrasgo), 2018. p.1-8.
2. Bueno LGS, Teruya KM. Maternidade. In: Issler H et al. O aleitamento materno no contexto atual: po-

líticas, prática e bases científicas. São Paulo: Sarvier, 2008. p.317-29.

3. Enkin M, Keirse MJNC, Neilson J, Crowther C, Duley L, Hodnett E, Hofmeyr J. Guia para atenção efetiva na gravidez e no parto. 3.ed. Rio de Janeiro: Editora Guanabara Koogan, 2005. p.234-42.

4. Lawrence RA, Lawrence RM. Management of the mother-infant nursing couple. In: Breastfeeding. A guide for the medical profession. 5.ed. St. Louis: Mosby, 1999. p.233-95.

5. Giugliani ERJ. Falta embasamento científico no tratamento dos traumatismos mamilares. J Pediatr (Rio J) 2003; 79(3):197-8.

6. Morland-Schultz K, Hill MS. Prevention of and therapies for nipple pain: a systematic review. Obstet Gynecol Neonatal Nurs 2005; 34(4):428-37.

7. Melli MS, Rashidi MR, Delazar A, Madarek E, Maher MHK, Ghasemzadeh A et al. Effect of peppermint water on prevention of nipple cracks in lactating primiparous women: A randomized controlled trial. International Breastfeeding Journal 2007, 2:7-13.

8. Abou-Dakn M, Fluhr JW, Gensch M, Wöckel A. Positive effect of HPA lanolin versus expressed breastmilk on painful and damaged nipples during lactation. Skin Pharmacol Physiol 2011; 24(1):27-35.

9. Mariani Neto C, Albuquerque RS, Souza S, Giesta R, Fernandes A, Mondin B. Comparative study of the use of HPA lanolin and breast milk for treating pain associated with nipple trauma. Rev Bras Ginecol Obstet 2018; 40:664-72.

10. Coca KP, Marcacine KO, Gamba MA, Corrêa L, Aranha ACC, Abrão ACFV. Efficacy of low-level laser therapy in relieving nipple pain in breastfeeding women: A triple-blind, randomized, controlled trial. Pain Management Nursing 2016; 17(4):281-9.

11. Abrão ACFV, Coca KP, Abuchaim ESV. Queixas comuns das nutrizes. In: Mariani Neto C; Federação Brasileira das Associações de Ginecologia e Obstetrícia. Manual de aleitamento materno. 3.ed. São Paulo: Febrasgo, 2015. p.80.

12. King FS. Como ajudar as mães a amamentar. 4.ed. Brasília: Ministério da Saúde, 2001. 189 pp.

13. Giugliani ERJ. Problemas comuns na lactação e seu manejo. J Pediatr (Rio de Janeiro) 2004; 80:S147.

14. Martin C. Guia prático de amamentação: Soluções práticas de A a Z. 2.ed. Rio de Janeiro: Campus, 2001. p.318.

15. Renfrew MJ, Lang S, Woolridge M. Oxytocin for promoting successful lactation. Cochrane Database Syst Rev 2000; (2):CD000156.

16. Organização Mundial da Saúde (OMS). Evidências científicas dos dez passos para o sucesso no aleitamento materno. Brasília: Organização PanAmericana da Saúde, 2001.

17. Nissen E, UvnäsMoberg K, Svensson K et al. Different patterns of oxytocin, prolactin but not cortisol release during breastfeeding in women delivered by caesarean section or by the vaginal route. Early Hum Dev 1996; 45:103.

18. Andrade RA, Segre CAM. Aleitamento materno. In: Segre CAM, Costa HPF, Lippi UG. Perinatologia fundamentos e prática. 3.ed. São Paulo: Sarvier, 2015. p.676.

19. Kraut RY, Brown E, Korownyk C, Katz LS, Vandermeer B, Babenko O et al. The impact of breast reduction surgery on breastfeeding: Systematic review of observational studies. PLoS One 2017; 12(10):E0186591.

20. Lages AF. Mamoplastias e amamentação. São Paulo: Febrasgo, 2018. p.72-9.

21. Lamounier JA, Chaves RG. Uso de medicamentos durante a lactação. In: Mariani Neto C; Federação Brasileira das Associações de Ginecologia e Obstetrícia. Manual de aleitamento materno. 3.ed. São Paulo: Febrasgo, 2015, p.99.

22. Mariani Neto C. Nota da Comissão Nacional Especializada (CNE) em aleitamento materno da Febrasgo sobre uso de medicamentos contendo sulpirida durante a amamentação. Comissão Nacional de Aleitamento Materno da Febrasgo, 2019. Disponível em: https://www.febrasgo.org.br/pt/noticias/item/764; acessado em 25 de julho de 2020.

23. Murahovschi J, Teruya KM, Bueno LGS, Baldin PEA. Amamentação: Da teoria à prática – Manual para profissionais de saúde. Santos: Fundação Lusíada, 2000, p.280.

24. Zingler E, Amato AA, Zanatta A, Vogt MFB, Wanderley MS, Mariani Neto C et al. Lactation induction in a comissioned mother by surrogacy: Effects on prolactin levels, milk secretion and mother satisfaction. Rev Bras Ginecol Obstet 2017; 39:86-9.

25. Mariani Neto C, Aquino MMA. Patologia da lactação. In: Montenegro CAB, Rezende Filho J. Rezende obstetrícia. 13.ed. Rio de Janeiro: Editora Guanabara Koogan, 2017. p.861-5.

26. Nascimento MS, Aquino MMA, Souza GN. Principais intercorrências maternas locais. In: Mariani Neto C; Federação Brasileira das Associações de Ginecologia e Obstetrícia. Manual de aleitamento materno. 3.ed. São Paulo: Febrasgo, 2015. p.45.

27. Jahanfar S, Ng CJ, Teng CL. Antibiotics for mastitis in breastfeeding women. Cochrane Database Syst Rev 2013; (2):CD005458.

28. Crepinsek MA, Crowe L, Michener K, Smart NA. Interventions for preventing mastitis after childbirth. Cochrane Database Syst Rev 2010; (8):CD007239.

CAPÍTULO 120

Perda gestacional de repetição

Cláudia Navarro Carvalho Duarte Lemos
Elaine Cristina Fontes de Oliveira
Ines Katerina Damasceno Cavallo Cruzeiro

INTRODUÇÃO

Aproximadamente 50% das concepções são perdidas, e a grande maioria não é reconhecida clinicamente, pois ocorre antes ou durante a menstruação. O abortamento acontece em 10 a 15% das gravidezes reconhecidas clinicamente, e em 90% das vezes ocorre antes de 12 a 14 semanas de gravidez e apenas 2 a 5% após esse período. A maioria das perdas gestacionais é esporádica.[1]

Perda gestacional de repetição (PGR) é uma condição clínica que afeta cerca de 3% dos casais que tentam conceber quando se consideram apenas duas perdas e 1% quando se consideram três ou mais perdas. Mulheres com PGR têm em geral perdas pré-embrionárias e embrionárias; já a morte fetal recorrente é um evento raro.[1,2,3]

O risco de PGR aumenta com a idade materna e o número de perdas consecutivas. O aumento da idade materna está relacionado tanto à perda de fetos anormais quanto normais. A idade materna é fator de risco independente para abortamento em virtude do maior risco de embriões cromossomicamente anormais. Com o envelhecimento do óvulo, ocorre aumento dos erros durante a segregação cromossômica na meiose. A frequência de perda fetal reconhecida clinicamente em mulheres entre 20 e 30 anos de idade é de 9 a 17%, aos 35 anos de idade é de 20%, aumentando para 40% aos 40 anos de idade e para 80% acima dos 45 anos. O risco de ter três abortos espontâneos para as mulheres com menos de 25 anos é de cerca de 0,13%, e cem vezes maior (~ 13%) acima dos 40 anos.[4,5]

A incidência de abortamento clínico evidente aumenta em 15% quando não há história de abortamento prévio e para 25 a 46% quando há história de três ou mais abortamentos consecutivos.[6]

A idade gestacional em que ocorreu a perda, bem como o intervalo entre os abortos, parecem exercer um efeito sobre o risco de nova perda gestacional. Em perdas de primeiro trimestre, o intervalo entre os abortos não teve impacto sobre a gravidez subsequente. Já em pacientes com perdas entre 14-19 semanas de gestação, o intervalo menor que três meses foi associado ao aumento do risco de nova perda comparado às pacientes com intervalo maior que 9-12 meses.[7]

DEFINIÇÃO

As diretrizes para definição, exames diagnósticos e tratamento de PGR diferem entre as diferentes sociedades. Elas foram revisadas em 2018 pela Sociedade Europeia de Reprodução Humana e Embriologia (ESHRE), enquanto as diretrizes da Sociedade Americana de Medicina

Reprodutiva (ASRM) e as do Royal College of Obstetricians and Gynaecologists (RCOG) datam de 2013 e 2011, respectivamente (Tabela 1).[8-10]

A PGR é definida classicamente como três ou mais perdas gestacionais consecutivas antes de vinte semanas de gestação, embora algumas entidades, como a ASRM e a ESHRE, já considerem o diagnóstico após duas ou mais perdas.[8]

A definição deve incluir tanto as gestações espontâneas como aquelas que ocorrem após técnicas de reprodução assistida, excluindo-se as gestações molares, a gravidez ectópica e a falha de implantação.[11]

A ASRM, bem como a ESHRE, considera que a investigação deve ser realizada após duas ou mais perdas. Já o RCOG considera a presença de pelo menos três perdas na definição de recorrência.[8-10]

Em relação à idade gestacional da perda, tanto a ESHRE como o RCOG reconhecem que devem ser incluídas todas as perdas antes de o feto atingir a viabilidade fetal, isto é, 24 semanas de gestação. A ASRM não menciona um tempo-limite para essas perdas.[8-10]

A ESHRE e a ASRM consideram apenas as gravidezes clínicas (aquelas documentadas por meio de sinais ultrassonográficos ou histopatológicos de gestação, não incluindo gestação ectópica e molar) na definição de PGR, enquanto o RCOG inclui também as gestações bioquímicas (aquelas diagnosticadas apenas pela elevação sérica de beta-hCG (fração beta da gonadotrofina coriônica humana), que se interrompem mais precocemente.[8-10,12] Perdas bioquímicas são extremamente comuns na população, podendo atingir cerca de 60 a 80% das gravidezes.[10]

A inclusão das perdas bioquímicas na definição de PGR pelo RCOG advém da existência de um estudo de coorte retrospectivo de 587 mulheres que tiveram três ou mais perdas gestacionais (incluindo as perdas bioquímicas e as gestações ectópicas). As gestações não visualizadas tiveram o mesmo impacto negativo nos resultados gestacionais (parto e novos abortamentos).[13]

As perdas podem ser consecutivas (ASRM e RCOG) ou não (ESHRE).[8-10]

Vários estudos indicam que o risco de um novo abortamento espontâneo após duas perdas consecutivas é semelhante àquele após três perdas sucessivas, sendo razoável iniciar uma avaliação após dois ou mais abortamentos espontâneos consecutivos, especialmente em mulheres acima de 35 anos de idade ou com dificuldade para engravidar.[9,14]

A perda gestacional precoce inclui abortamentos que ocorrem antes de doze semanas de gestação, e as perdas tardias são aquelas que ocorrem após doze semanas.[15]

A PGR pode ser dividida em primária (mulheres com perdas consecutivas e nenhuma gravidez bem-sucedida anteriormente), secundária (perdas após parto anterior com feto vivo) ou terciária (perdas múltiplas intercaladas com gestações normais).[11]

TABELA 1 Definição de perda gestacional de repetição[16]

	ESHRE 2017	ASRM 2013	RCOG 2011
Gravidez	Inclui gestações espontâneas e após TRA Exclui gestação bioquímica, gravidez ectópica e gravidez molar	Gravidez clínica documentada por ultrassom ou exame histopatológico	Todas as gravidezes, incluindo as bioquímicas
Semanas de gestação	Até 24 semanas	Antes da viabilidade fetal	Até 24 semanas
Recorrência	2	2	3
Consecutivas	Não	Sim	Sim

ESHRE: Sociedade Europeia de Reprodução Humana Assistida; ASRM: Sociedade Americana de Medicina Reprodutiva; RCOG: Royal College of Obstetricians and Gynaecologists.

CAUSAS

A gestação inicial é comumente percebida como uma estrutura instável que pode ser alterada por diferentes fatores que exercem impacto direto sobre o desenvolvimento embrionário. A PGR é um problema heterogêneo com etiologias múltiplas e vários fatores contribuintes.[12,17]

Algumas mulheres apresentarão PGR ao acaso e não terão nenhuma outra anormalidade identificável, além de aneuploidias. Essas pacientes são saudáveis, com propedêutica toda normal, sendo classificadas como PGR de causa inexplicada. Elas podem atingir cerca de 50% dos casos e representam um grupo bastante heterogêneo, no qual algumas terão PGR atribuíveis somente ao acaso, como citado anteriormente, enquanto outras apresentarão um estado patológico genuíno, que não pode ser identificado por meio dos protocolos investigativos atuais. A PGR tem sido associada a anomalias cromossômicas no casal ou no embrião, desordens trombofílicas maternas, anormalidades estruturais uterinas, disfunção imune materna, anormalidades endocrinológicas e fatores ambientais (Tabela 2).[1,18,19]

TABELA 2 Prevalência de resultados anormais encontrados nos testes diagnósticos baseados em evidência em 1.020 pacientes com perda gestacional de repetição[19]

Anormalidade	Números	%
Alteração genética parental	773	4,4
Anormalidade uterina	907	18,1
Anticoagulante lúpico	923	3,6
Anticardiolipina	946	15,1
Fator V Leiden	311	6,8
TSH	881	7,2
Glicemia de jejum	390	0,3

Anormalidades genéticas e cromossômicas

As causas genéticas de PGR podem ser genéticas propriamente ditas ou cromossômicas.

As alterações cromossômicas podem ser pesquisadas no casal ou no concepto.[20]

Cerca de 4,7% dos casais com dois ou mais abortamentos apresentam translocação balanceada recíproca (troca de dois segmentos terminais de diferentes cromossomos) ou robertsoniana (fusão cêntrica de dois cromossomos acrocêntricos). Carreadores de translocações recíprocas balanceadas são fenotipicamente normais, mas 50 a 70% de seus gametas e embriões são portadores de translocações não balanceadas.[20]

Em casos de abortamento precoce, a pesquisa do cariótipo do concepto pode mostrar alterações cromossômicas em até 70% das vezes, principalmente em pacientes com idade mais avançada. Apesar de essa ser a principal causa diagnosticada de abortamento, sua ocorrência pode ser ao acaso. As alterações genéticas mais comuns nos produtos da concepção são as trissomias dos cromossomos 13, 14, 15, 16, 21 e 22, seguidas pelas monossomias X. As monossomias autossômicas são raras e geralmente ocorrem em abortos pré-clínicos. Essas anomalias, chamadas *de novo*, são mutações genéticas que os pais não possuem ou transmitem e habitualmente não se repetem, sendo a principal causa de abortamento esporádico do primeiro trimestre.[11,20]

Pacientes com PGR e cariótipos fetais anteriores alterados apresentam maior chance de terem nascidos vivos, sugerindo que um cariótipo alterado no concepto pode ser indicativo de bom prognóstico.[21]

A probabilidade de haver uma causa parental também é fortemente influenciada pela presença de aneuploidia embrionária. Oitenta e cinco por cento dos pacientes com tecido de aborto euploide apresentaram uma anormalidade após a investigação de aborto recorrente em um estudo.[22]

Estudos mostram que a prevalência de PGR em parentes de primeiro grau de mulheres com PGR inexplicada é mais alta que no grupo controle, cerca de seis vezes maior que o da população em geral, podendo, portanto, tratar-se de uma herança poligênica.[23]

Anormalidades uterinas

Malformações congênitas

Malformações congênitas do trato reprodutivo resultam da falência bilateral completa do alongamento, fusão, canalização ou reabsorção dos ductos müllerianos. Estão presentes em 10 a 15% das mulheres com três ou mais perdas que realizam histerossalpingografia ou histeroscopia *versus* 7% em todas as mulheres. Os possíveis mecanismos relacionados à perda são: vascularização inadequada, comprometendo o desenvolvimento da placenta, e redução do volume intraluminal.[9,11,24]

As anormalidades anatômicas uterinas estão associadas principalmente a perdas do segundo trimestre, má apresentação fetal, parto prematuro e aumento das taxas de cesariana. O útero septado é a anomalia uterina mais relacionada à PGR. Os estudos demonstram taxa de abortamento de até 65% nesses casos. O septo é composto de tecido fibromuscular, pobremente vascularizado, o que compromete a decídua e o desenvolvimento placentário.[9,11]

Outras anormalidades congênitas, como útero didelfo, bicorno e unicorno, estão relacionadas a perdas tardias e partos prematuros, mas não à PGR.[9]

Aderências intrauterinas

O trauma intrauterino resultante de curetagem endometrial ou endometrite está associado ao risco de desenvolvimento de aderências intrauterinas (sinéquias), cuja gravidade varia de mínima a completa obstrução da cavidade endometrial. O termo "síndrome de Asherman" é usado para descrever aderências intrauterinas completas, associadas a oligomenorreia ou amenorreia. Sabe-se que a responsividade endometrial aos hormônios esteroides é reduzida em áreas atingidas por aderências ou fibrose, mesmo em casos de sinéquias parciais, o que contribui tanto para infertilidade como para PGR.[9]

Leiomioma

Não existem dúvidas sobre o papel do leiomioma submucoso na etiologia da PGR. Da mesma maneira, é sabido que leiomiomas subserosos não são responsáveis pela PGR. Leiomiomas intramurais pequenos e que não distorcem a cavidade também não promovem a PGR. Entretanto, o assunto ainda permanece controverso em relação aos leiomiomas intramurais de grande tamanho. Segundo alguns autores, leiomiomas muito grandes poderiam piorar o prognóstico gestacional, mesmo não atingindo a cavidade uterina.[7,23-25]

Incompetência istmocervical

É uma anomalia congênita ou adquirida associada à PGR. O diagnóstico é baseado na história clínica de dilatação indolor da cérvix devido à incapacidade do colo uterino de reter a gestação. É responsável mais frequentemente por perdas de segundo trimestre. Está associada a anomalias congênitas uterinas como útero bicorno ou útero septado, mas, em geral, existe o histórico médico de trauma cirúrgico da cérvix por conização, cirurgias de alta frequência, dilatação da cérvix prévia à curetagem uterina ou lacerações obstétricas.[2,23,24]

Fatores hormonais

Ovários policísticos e resistência à insulina

A imagem ultrassonográfica de ovários policísticos não é fator preditivo de perda gestacional em mulheres normovulatórias com PGR que engravidam espontaneamente. Mulheres com síndrome dos ovários policísticos (SOP) parecem apresentar maior incidência de abortamento, apesar de a prevalência exata ainda permanecer incerta.[26] Um aumento no nível sérico de testosterona não parece estar relacionado com maior incidência de abortamento.[26-28]

Embora a SOP tenha sido associada ao aumento do risco de aborto, talvez relacionado à hiperinsulinemia e hiperandrogenaemia, há falta de evidências claras de que a SOP predispõe a aborto recorrente.[26-28]

Metanálise recente citada por Jeve e Davies concluiu que a resistência à insulina (RI) está associada com a suscetibilidade à PGR. Segundo

Smith e Schust, várias das anormalidades observadas em pacientes com SOP foram independentemente associadas com PGR, incluindo RI, hiperandrogenismo e obesidade. Alguns autores sugerem o estudo do metabolismo da insulina na propedêutica da PGR, citando que a RI pode aumentar em até 27% o risco de PGR.[26,28]

Defeito de fase lútea

Uma fase lútea normal é caracterizada pelo crescimento glandular endometrial mediado pelo estradiol da fase proliferativa anterior, um pico de LH adequado no período ovulatório, seguido da produção adequada de progesterona pelo corpo lúteo com uma resposta endometrial apropriada. A fase lútea inicia-se com o pico de LH e deve durar idealmente catorze dias em um ciclo no qual não ocorreu gravidez.[27] Um aumento dramático na secreção de progesterona ocorre na fase de implantação, entre os dias 19 e 23 de um ciclo menstrual de 28 dias (chamado de janela de implantação). Teorias para uma fase lútea inadequada ou insuficiente incluem: um crescimento folicular anormal, uma função inadequada do corpo lúteo ou uma resposta endometrial alterada à progesterona.[28] Esse mecanismo, na verdade, aparece em uma série de endocrinopatias, como na hiperprolactinemia e no hipotireoidismo. Apesar da variabilidade de critérios diagnósticos, o que dificulta quantificar a fase lútea, a fase lútea deficiente parece estar presente em 12 a 28% dos casos de PGR.[27,28]

Doença tireoidiana

Entre mulheres grávidas, a prevalência de doença tireoidiana autoimune ocorre entre 5 e 20%. Mulheres com níveis elevados de anticorpo antitireoidiano (antiTPO) apresentam maior chance de desenvolverem hipotireoidismo.[29]

O risco de abortamento está aumentado em mulheres com hipotireoidismo clínico, enquanto a associação com perda fetal está menos clara no caso de hipotireoidismo subclínico.[30] A presença de hipotireoidismo subclínico em mulheres em idade fértil, quando se usam os limites superiores de TSH de 4-5 mIU/L, é em torno de 4 a 8%. Estudos retrospectivos, usando um valor de TSH prévio à gestação maior que 2,5 mIU/L, não demonstraram aumento da taxa de abortamento nessas mulheres. Outros estudos que investigaram a reposição de tiroxina em pacientes com aborto de repetição e TSH maior que 2,5 mIU/L não encontraram melhora nas taxas de aborto ou parto. Um recente estudo de coorte retrospectivo encontrou redução das taxas de abortamento somente naquelas pacientes com TSH acima de 4 mIU/L.[29,31]

A relação entre níveis elevados de anticorpos antiperoxidase (antiTPO) e antitireoglobulina (antiTg) e o aumento das taxas de abortamento também é incerta.[4]

Hiperprolactinemia

A prolactina desempenha papel tanto na ovulação quanto na maturação endometrial. A hiperprolactinemia pode estar associada à PGR por meio de alterações no eixo hipotálamo-hipofisário-ovariano, resultando em prejuízo da foliculogênese e maturação oocitária e/ou encurtamento da fase lútea.[9,26]

Diabetes *mellitus* pré-gestacional

Diabetes bem controlado não causa PGR. Pacientes com controle glicêmico inadequado têm um aumento do risco de aborto espontâneo, que é reduzido quando a mulher se torna euglicêmica pré-conceptualmente.[3,9,27]

Defeito endometrial primário

A receptividade endometrial normal permite a ligação do embrião ao endométrio, implantação, invasão e desenvolvimento placentário. Grande número de estudos morfológicos e imuno-histoquímicos sugere que um defeito endometrial primário poderia estar presente em pacientes com PGR. A expressão aumentada de citocinas pré-implantação poderia ser responsável pela implantação de embriões de pior qualidade, aumentando a chance de perda gestacional.[9,11]

Fatores imunológicos

Síndrome do anticorpo antifosfolípide

A síndrome do anticorpo antifosfolípide (SAAF) é considerada a causa tratável mais importante de aborto recorrente. Cinco a vinte por cento de pacientes com PGR têm teste positivo para anticorpos antifosfolípides. Alguns autores relatam que a pesquisa mais apurada poderia diagnosticar essa síndrome em até 42% de pacientes com PGR.[9,26]

Os anticorpos antifosfolípides apresentam vários efeitos que interferem negativamente na gestação: inibição da função do trofoblasto, trombose vascular placentária e resposta inflamatória local na interface materno-fetal.

Recomendações recentes indicam a pesquisa de anticorpos antifosfolípides em pacientes com três ou mais perdas gestacionais inexplicadas antes de dez semanas de gestação, quando anormalidades maternas anatômicas ou hormonais e alterações cromossômicas maternas e paternas já foram excluídas.[23] A pesquisa positiva de apenas um anticorpo em uma ocasião isolada não é diagnóstico de SAAF, em virtude de sua baixa especificidade.

Disfunção aloimune

Durante a gestação, o sistema imune materno deve passar por alterações para que tolere o concepto semialogênico. Mecanismos locais e sistêmicos são responsáveis por alterar a resposta imune. O papel da aloimunidade na PGR ainda permanece controverso.[32,33] Estudos que investigaram a correlação entre fatores aloimunes e PGR são inconsistentes e não reproduzíveis.

Trombofilias

Trombofilia é definida como tendência à trombose, e essa anormalidade parece exercer um efeito negativo no crescimento e na função do trofoblasto. O mecanismo presumível parece ser a trombose na circulação uteroplacentária.[9]

Essas desordens pró-trombóticas podem ser inerentes ou adquiridas. As inerentes incluem mutação do fator V de Leiden, mutação do gene da protrombina, mutação do gene metileno-hidrotetrafolato redutase (MTHRF), deficiência de anticoagulantes naturais, como proteína C, proteína S e antitrombina, e parecem estar associadas à PGR, principalmente às perdas fetais tardias. Existe grande e controversa literatura sobre a relação entre trombofilia e PGR. Para alguns autores, há uma relação entre a mutação do gene MTHRF e a PGR,[33] enquanto outros ainda consideram essa relação controversa.[9,34]

Existe grande variabilidade da prevalência das diferentes trombofilias hereditárias e de sua associação com perda de repetição. A mutação do fator V de Leiden é a trombofilia mais comum, atingindo cerca de 3 a 5% da população caucasiana americana, enquanto a prevalência de mutação do gene da protrombina fica em torno de 2 a 3% nessa mesma população. As outras trombofilias são muito menos comuns.[9,34]

Infecção

Para quaisquer agentes infecciosos serem responsáveis por abortamento de repetição, deveriam ser capazes de persistir no trato genital feminino e de causar poucos sintomas.[9]

Nenhum patógeno foi indicado como causador de PGR,[32] embora a presença de vaginose bacteriana durante o primeiro trimestre da gravidez possa ser um fator de risco para abortamento tardio e parto prematuro.[26] Outras infecções bacterianas podem ser causas de abortamentos isolados, mas não de PGR.[32]

Obesidade

Há um aumento do número de abortamentos entre mulheres obesas quando comparadas a mulheres com peso normal. Mulheres com índice de massa corpórea (IMC) maior ou igual a 30 kg/m² têm probabilidade 20% a mais de abortar e um risco mais que três vezes maior de apresentar PGR.[24,28] A presença de RI em mulheres obesas também contribui para aumentar o risco de abortamento recorrente.[9,24]

Fatores ambientais

O efeito da exposição ambiental na PGR é motivo de debate por causa dos vários fatores de confusão presentes nos estudos. Esses impactos são mais bem descritos para perdas isoladas do que em pacientes com PGR. Além disso, os resultados são conflitantes devido a fatores confundidores como idade materna, dose tóxica potencial, duração da exposição, documentação da exposição durante a gravidez, fatores psicológicos e documentação da perda gestacional.[20]

Tanto o tabagismo quanto o consumo de álcool podem estar associados de maneira dose-dependente. Análises sugerem que a ingestão de cafeína acima de 300 mg/dia e o consumo de álcool em altas doses aumentam significativamente o risco de abortamento, mas não existem evidências concretas sobre sua relação com PGR.[2,9,32] O consumo pesado do álcool é lesivo tanto para o embrião quanto para o feto. O hábito de fumar exerce um efeito direto na função do trofoblasto e está associado como um fator dose-dependente do aumento do risco de abortamento. O uso de cocaína confere um risco independente de perda gestacional.[9,26,32]

Fatores psicológicos

Pacientes com PGR têm predisposição a sentimentos de raiva, depressão, ansiedade, culpa e tristeza.[9] Estudos sugerem uma relação entre fatores psicológicos e PGR. O fato de o suporte psicológico, chamado de *tender loving care*, melhorar as taxas de gravidez sugere um papel dos fatores psicológicos na PGR.[8]

A ESHRE recomenda que, apesar de o estresse estar associado com PGR, os casais devem ser informados de que ele não é causa direta de perda gestacional.[8]

Fator masculino

A contribuição do fator masculino para PGR permanece não elucidada. Com exceção do cariótipo, não existe outro teste diagnóstico recomendado do parceiro. Apesar de a fragmentação de DNA espermático ter sido implicada em PGR, ela não é rotineiramente avaliada. A fragmentação do DNA é o resultado de múltiplos mecanismos, incluindo exposição ambiental, varicocele, alteração genética e alterações epigenéticas que resultam em suscetibilidade inerente ao dano do DNA espermático.[35]

DIAGNÓSTICO

O diagnóstico de PGR deve incluir apenas as perdas de gestações comprovadas, por ultrassonografia (US) ou histopatologia. A avaliação de mulheres saudáveis após uma única perda não é recomendada, pois na maioria das vezes se trata de um evento esporádico.

O diagnóstico baseia-se em anamnese estruturada e detalhada, exame físico e exames complementares.

Na história clínica, devem ser pesquisados: idade da paciente, padrão e trimestre da perda gestacional anterior, presença de embrião ou feto vivo, complicações, achados ultrassonográficos, resultados anatomopatológicos e cariótipo da perda. Exposição ambiental a toxinas e drogas ilícitas, uso de álcool, cigarro e cafeína, além de infecções ginecológicas ou obstétricas anteriores, devem ser avaliados. Inclui também a pesquisa de fatores associados a SAAF, história de consanguinidade do casal, história familiar de PGR ou síndromes associadas a perdas embrionárias ou fetais, assim como exames e tratamentos anteriores. O casal deve ser questionado sobre a existência de parentes de primeiro e segundo graus que possuam história de retardo mental, dificuldades de aprendizagem, fraqueza muscular progressiva, catarata precoce, infertilidade, natimortos.

O exame físico deve incluir avaliação tireoidiana (aumento ou presença de bócio), avaliação das mamas (galactorreia) e verificação da presença de hirsutismo, que podem indicar disfunção tireoidiana ou hiperprolactinemia. Deve-se avaliar o IMC. O exame pélvico deve incluir avaliação da cérvix, se a paciente tem história de exposição ao dietilbestrol ou cirurgia cervical anterior. O aumento uterino pode estar associado a leiomioma.

EXAMES COMPLEMENTARES

A propedêutica complementar deve ser guiada pela história clínica da paciente.

Anormalidades cromossômicas e genéticas

A pesquisa de fatores genéticos pode ser realizada no casal ou no concepto. Em casos de abortamento precoce, a pesquisa do cariótipo do concepto pode mostrar alterações cromossômicas em até 70% das vezes, principalmente em pacientes com idade mais avançada.[9,36] Apesar de essa ser a principal causa diagnosticada de abortamento, sua ocorrência pode ser ao acaso. Como a ocorrência de um cariótipo alterado pode ser ao acaso e não significa que o fato ocorrerá novamente, alguns autores não indicam esse exame rotineiramente.

A análise genética dos restos gestacionais não é recomendada rotineiramente pela ASRM nem pela ESHRE, mas pode ser usada para fins explicativos.[8,9] Se a análise genética for realizada, deve ser usado o teste CGH-array devido ao menor risco de contaminação materna.[8] Por outro lado, se o cariótipo encontrado for aneuploidia, nenhuma avaliação adicional ou tratamento seriam recomendados, porque a causa da perda seria conhecida. O RCOG recomenda a realização de análise citogenética dos restos embrionários a partir da terceira perda gestacional. Se ocorrer uma translocação não balanceada, será então indicada a realização do cariótipo dos pais.[10]

A ASRM recomenda a realização rotineira do cariótipo do casal, enquanto a ESHRE não a recomenda.[8,9]

Anormalidades uterinas

Todas as mulheres com PGR devem realizar avaliação uterina. A ASRM recomenda a reali-zação de histerossonografia ou histerossalpingografia como exames iniciais, enquanto a ESHRE inclui a US 3D como exame inicial na pesquisa de alterações da anatomia uterina.[8,9] O RCOG orienta a realização da US pélvica como exame inicial de rastreio de anomalia uterina. Na suspeita de alterações uterinas, podem ser realizadas a histeroscopia, a laparoscopia e a US 3D.[10]

A ressonância nuclear magnética (RNM) ou a US 3D são úteis na definição do contorno uterino externo, permitindo o diagnóstico diferencial entre útero bicorno e útero septado.[8] Esse diagnóstico torna-se importante, pois a conduta no útero septado deve ser cirúrgica, enquanto no útero bicorno a conduta geralmente é conservadora. Histeroscopia é o padrão-ouro na avaliação da cavidade uterina.

Na presença de malformação mülleriana, deve ser realizada avaliação do trato urinário.

Fatores hormonais

Síndrome dos ovários policísticos, resistência à insulina e diabetes *mellitus*

A ESHRE não recomenda *screening* para SOP, dosagem de glicemia de jejum e insulina rotineiramente.[8]

O ASRM recomenda a dosagem de hemoglobina glicada rotineiramente.[9]

Defeito de fase lútea

Critérios diagnósticos consistentes e confiáveis para o defeito de fase lútea (DFL) estão mudando, e, atualmente, nenhuma modalidade diagnóstica é internacionalmente aceita.[28] Apesar de o datamento histológico do endométrio ser historicamente considerado o padrão-ouro no diagnóstico de fase lútea inadequada, a acurácia desse método apresenta suspeição por causa da grande variabilidade inter e intraobservador. Os níveis de progesterona apresentam grandes flutuações durante o dia, o que compromete essa dosagem como diagnóstico, apesar de a dosagem seriada de progesterona sérica parecer ser a mais útil e viável, devendo ser realizada por duas vezes após o vigésimo dia do ciclo menstrual.[26] A mensuração de progesterona na fase lútea é considerada anormal se os valores estiverem abaixo de 10 ng/mL.[24]

Nem a ESHRE nem a ASRM recomendam testes para insuficiência lútea em pacientes com PGR.[8,9]

Doença tireoidiana

A dosagem de TSH deve ser realizada em todas as pacientes com PGR, e devem ser considerados normais níveis iguais ou abaixo de 2,5 mIU/mL.[1,9,26,27]

A ESHRE recomenda a dosagem de antiTPO associado ao TSH. Se qualquer um desses exames vier alterado, é recomendada a dosagem de T4.[8] A ASRM não recomenda a dosagem desse anticorpo rotineiramente.[9]

Hiperprolactinemia

O diagnóstico de hiperprolactinemia deve ser realizado pela dosagem sérica de prolactina, pelo menos em duas ocasiões, seguindo as orientações de coleta. Em caso de valores elevados, deve ser realizada a dosagem de macroprolac-

tina. Os valores de referência irão variar de acordo com o método empregado.

A ESHRE recomenda sua dosagem apenas na presença de sinais clínicos de hiperprolactinemia.[8]

O ASRM recomenda a dosagem de prolactina rotineiramente.[9]

Síndrome do anticorpo antifosfolípide

O diagnóstico de SAAF encontra-se descrito na Tabela 3. A ESHRE recomenda o *screening* de SAAF através da realização das dosagens de anticorpo anticardiolipina IgG e IgM e de anticorpo anticoagulante lúpico.[8] Já a ASRM recomenda a dosagem de antibeta 2 glicoproteína I IgG e IgM, além dos dois primeiros exames.[9] O RCOG recomenda a realização dos anticorpos anticardiolipina e anticoagulante lúpico em duas ocasiões com doze semanas de intervalo entre elas.[10]

Trombofilias

A maioria dos autores não indica a realização rotineira de pesquisa de trombofilia em pacientes com PGR.[26,32,33] Para a ASRM, a pes-

TABELA 3 Critérios de classificação de síndrome de anticorpos antifosfolípides – consenso internacional – critérios de Sapporo[37]

Diagnóstico confirmado: 1 critério clínico + 1 critério laboratorial	
Critérios clínicos:	
1. Trombose vascular	
2. Morbidade gestacional	Uma ou mais mortes inexplicadas de feto morfologicamente normal após a 10ª semana de gestação
	Um ou mais partos prematuros de recém-nascido morfologicamente normal antes de 34 semanas de gestação, por causa de pré-eclâmpsia grave ou eclâmpsia ou insuficiência placentária
	Três ou mais abortamentos antes de 10 semanas de gestação após a exclusão de alterações morfológicas e hormonais maternas e cromossômicas maternas e paternas
Critérios laboratoriais:	
1. Presença de anticoagulante lúpico no plasma em duas ocasiões, com pelo menos 12 semanas de intervalo	
2. Presença de anticorpo anticardiolipina IgG e IgM no plasma em titulações média ou alta em duas ou mais ocasiões, com pelo menos 12 semanas de intervalo	
3. Presença de anticorpo antibeta 2 glicoproteína IgG ou IgM no soro plasma em titulação média ou alta em duas ou mais ocasiões, com pelo menos 12 semanas de intervalo	

quisa deve ser realizada em pacientes com história de tromboembolismo ocorrido em situações sem risco (p. ex., cirurgia) ou que apresentem parentes sabidamente portadores de trombofilia.[9] Esse diagnóstico é realizado pela pesquisa de mutação do fator V de Leiden, mutação da protrombina, proteína C, proteína S e antitrombina III. A mutação da MTHRF não deve ser realizada rotineiramente.[32,33]

A ESHRE também não recomenda a pesquisa rotineira de trombofilias hereditárias a não ser no contexto de pesquisa ou de fatores de risco adicionais para trombofilia.[8]

O RCGO recomenda as dosagens de mutação do fator V Leiden, fator II (protrombina) e proteína S apenas em mulheres com perdas de segundo trimestre.10

A dosagem de homocisteína não é recomendada em nenhum *guideline*.[8-10]

A ASRM considera a existência de fator causal entre trombofilias hereditárias e perdas gestacionais ainda um tema controverso, e, embora essa associação tenha sido sugerida, os estudos de coorte prospectivos citados por ela têm falhado em confirmar essa associação.[9]

Infecções

Apesar da possível ligação entre vaginose bacteriana e perdas gestacionais, não há recomendação para qualquer exame específico para mulheres com PGR.[8-10]

Fatores imunológicos

O rastreio de fatores imunológicos não é recomendado de rotina por nenhuma das entidades citadas anteriormente.[8-10]

CONDUTA

As recomendações terapêuticas nas PGR são baseadas na experiência clínica e em estudos observacionais, pois há poucos estudos de alta qualidade. As intervenções terapêuticas são norteadas de acordo com a causa. Em todos os casos, o suporte emocional é importante no cuidado dos casais e pode aumentar o sucesso terapêutico.[10,38]

Anormalidades genéticas e cromossômicas

Todos os *guidelines* concordam que os casais que apresentam alterações genéticas e cromossômicas em um ou ambos os parceiros devem ser encaminhados para aconselhamento genético em razão da probabilidade de terem um feto com alterações. Devem ser discutidos os riscos de abortamento, de ter uma prole cromossomicamente anormal com fenótipo normal ou anormal e o estado carreador de defeitos cromossômicos. A probabilidade de parto vivo saudável subsequente depende do cromossomo envolvido e do tipo de rearranjo.[8-10,38]

Casais com alterações no cariótipo devem ser aconselhados a realizar estudo genético pré-natal, como amniocentese e biópsia de vilo corial, para determinação do cariótipo fetal. Para a ASRM, a fertilização *in vitro* com pesquisa de alterações cromossômicas através do teste genético pré-implantacional para aneuploidia embrionária (PGT-A) poderá ser usada para evitar a transferência e a implantação de embriões afetados, principalmente nos casos de casais portadores de translocações robertsonianas.[9] Já em relação ao teste genético pré-implantacional para doenças monogênicas (PGT-M), não existem evidências de melhora das taxas de nascidos vivos em casais com história de perda de repetição.[33]

A opção de tratamento deve se basear não apenas no cariótipo do casal, mas também no produto do abortamento, que pode ser euploide, aneuploide ou apresentar translocação. Como dito anteriormente, a presença de aneuploidia no estudo do aborto sugere ter sido uma ocorrência ao acaso, o que apresentará melhor prognóstico para o casal.[9,36]

No caso de translocações não balanceadas, a doação de gametas e adoção são métodos de prevenção de concepção de um embrião acometido.[9,10,38]

Anormalidades uterinas

Em pacientes com PGR e malformações uterinas estruturais, o restabelecimento da anatomia normal melhora o prognóstico gestacional. A ressecção do septo uterino e dos leiomiomas submucosos deve ser realizada por via histeroscópica.[4,38]

Apesar da associação entre leiomiomas e abortamento, não existe evidência robusta de que a leiomiomectomia melhore o prognóstico gestacional. Não há evidências suficientes para apoiar a remoção histeroscópica de leiomiomas submucosos em pacientes com PGR. Um estudo investigando o impacto do mioma submucoso na perda gestacional identificou a incidência de miomatose em 8,2% (de um total de 966 pacientes). Vinte e cinco dos 79 casos apresentaram distorção da cavidade uterina, sendo realizada miomectomia histeroscópica. As taxas de abortamento diminuíram de 21,7 para 0% enquanto a taxa de parto vivo aumentou de 23,3 para 52%. Entretanto, como não houve grupo controle, e em virtude dos bons resultados gestacionais sem intervenção, não se sabe se a cirurgia foi a responsável pela melhora dos resultados gestacionais.[4,25,39] A ESHRE afirma que não existem dados suficientes para suportar a remoção de miomas submucosos em pacientes com PGR. Apesar de as evidências serem fracas, a ESHRE não recomenda a remoção de miomas intramurais. Os dados são insuficientes para remover leiomiomas que não deformam a cavidade uterina.[8]

Estudos retrospectivos relataram redução das taxas de abortamento e aumento das taxas de parto vivo em pacientes que realizaram a metroplastia histeroscópica comparadas às pacientes não tratadas. Entretanto, não existem estudos randomizados controlados avaliando a ressecção do septo.[4,38] A ESHRE, bem como a ASRM, recomendam a remoção do septo uterino em pacientes com útero septado.[8,9] O RCGO afirma que não existem dados suficientes para recomendar a remoção do septo uterino em mulheres com PGR ou para prevenção de perda gestacional.[10]

Os dados são insuficientes na evidência de benefícios com a remoção de pólipos e aderências intrauterinas. Uma vez que a maioria dos cirurgiões opta pela remoção de lesões que distorcem a cavidade uterina em razão da possibilidade de interferência na implantação do embrião, a realização de ensaios clínicos randomizados torna-se mais difícil.[4,38] A ESHRE afirma que ainda não existem evidências que suportem que a remoção de pólipos uterinos, bem como aderências, melhorem o resultado gestacional, apesar da necessidade de mais estudos.[8]

Apesar de não existirem estudos conclusivos sobre a remoção das sinéquias intrauterinas, pólipos, leiomiomas, a ASRM recomenda sua remoção quando existe alteração significativa da cavidade uterina.[9]

O valor da cerclagem profilática em mulheres com anomalias uterinas, mas sem história de perda gestacional de segundo trimestre, é controverso. Nos casos de insuficiência istmocervical e perdas anteriores, a cerclagem uterina deve ser realizada. A medida do colo uterino por US após 24 semanas de gravidez pode detectar encurtamento do colo, e, quando essa medida for menor que 25 mm, o uso da progesterona vaginal ou de pessário pode diminuir o risco de perda fetal tardia.[33] A ESHRE recomenda que pacientes com incompetência istmocervical devem ser acompanhadas com ultrassom.[8] Na presença de gestação única e história de perda de segundo trimestre prévia, pode ser considerada a realização da cerclagem. A mesma recomendação é realizada pelo RCGO.[10]

O útero de substituição é uma opção para defeitos uterinos irreparáveis.[38]

Síndrome dos ovários policísticos

Em estudos observacionais, o uso de agentes sensibilizantes de insulina, como a metformina, reduziu a perda fetal em pacientes inférteis com SOP quando realizado antes e durante a gravidez. Em contraste, um estudo randomizado não mostrou diminuição da perda fetal com o uso da metformina antes da gestação. Entretanto, nesse estudo, o uso de metformina foi descontinuado com o diagnóstico de gravidez.[27] Não se sabe se a continuação do uso da metformina durante a gestação nesses estudos teria demonstrado um resultado positivo na diminuição das PGR.[28] Metformina mostrou resultados positivos em pacientes com PGR e alteração nos índices glicêmicos.[28] No geral, a eficácia da metformina para redução desse risco ainda não foi confirmada, e com certeza a perda de peso em pacientes obesas diminuirá a RI, com consequente melhora nos resultados gestacionais.[27,28]

A ESHRE não recomenda o uso de metformina em pacientes com PGR e defeitos do metabolismo de glicose, uma vez que não existem dados suficientes para tal uso.[8] A mesma recomendação é dada pelo RCGO.[10]

Defeito de fase lútea

A falta de consenso no diagnóstico de DFL torna difícil a definição de uma conduta correta. As opções de tratamento são muitas, variando desde a estimulação ovariana em uma tentativa de melhora da qualidade folicular com consequente melhora na qualidade do corpo lúteo até a suplementação da fase lútea com injeções de beta-hCG ou uso de progesterona.[27] Embora os dados sejam conflitantes, revisão recente da Cochrane concluiu que, apesar de não haver benefício no uso de progesterona para diminuição na taxa de abortamento, quando são estudadas apenas as pacientes com PGR existe benefício na administração rotineira de progesterona nesse grupo.[40,41]

A progesterona é disponível como supositórios intravaginais de progesterona micronizada (50, 100 e 200 mg 2 vezes ao dia) ou comprimidos orais de didrogesterona (10 mg 2 vezes ao dia), iniciando-se no terceiro dia após o pico de LH e continuando até 8-10 semanas de gestação.

A ESHRE, bem como o RCGO, não recomenda o uso rotineiro de progesterona nem de hCG para aumentar a taxa de parto em mulheres com PGR e DFL.[8,10] A ASRM afirma que a progesterona administrada empiricamente às pacientes com mais de três perdas gestacionais precedendo à gravidez poderia ter algum efeito benéfico.[9]

Doença tireoidiana

O tratamento de pacientes com hipotireoidismo ou hipertireoidismo é indiscutível, sendo recomendado por todas as três entidades.[8-10] Entretanto, o tratamento de mulheres com hipotireoidismo subclínico ou eutireoideas com altos níveis de anticorpos tireoide-peroxidase ainda é controverso.[4]

Não existem evidências de que o hipotireoidismo subclínico diagnosticado em um limiar mais baixo de TSH > 2,5 mUI/L predisponha a aborto espontâneo em pacientes com PGR ou que a tiroxina melhore os resultados gestacionais. Dados de pacientes sem PGR sugerem que, para o hipotireoidismo subclínico diagnosticado com TSH > 4 mUI/L, o tratamento com tiroxina pode ser benéfico. Um estudo recente demonstrou que o tratamento de hipotireoidismo subclínico foi associado à redução das taxas de abortamento, especialmente em pacientes com TSH entre 4,1 e 10 mUI/mL. Comparado com mulheres não tratadas, o grupo tratamento apresentou maiores chances de complicações gestacionais como parto pré-termo, diabetes gestacional e pré-eclâmpsia.[29,30]

As recomendações atuais apoiam o uso da tiroxina para TSH > 4 mUI/L, mas não para TSH de 2,5 a 4 mUI/L na ausência de anticorpos da tireoide,[42] mas os dados ainda são controversos.

A ESHRE recomenda o tratamento de hipotireoidismo com levotiroxina. O tratamento do hipotireoidismo subclínico pode reduzir o risco de aborto, porém os potenciais benefícios devem ser pesados contra os riscos. Não existe indicação de tratar pacientes eutireoideas com níveis elevados de anticorpos antitireoidianos.[8]

Hiperprolactinemia

Estudo recente evidenciou que o tratamento com bromocriptina em mulheres com hiperprolactinemia foi associado a taxas mais elevadas de gestação bem-sucedida, porém não se relaciona especificamente com PGR.[24,32]

A ESHRE recomenda o tratamento de hiperprolactinemia com bromocriptina para aumentar a taxa de parto vivo.[8] A mesma recomendação é dada pela ASRM.[9]

Síndrome do anticorpo antifosfolípide

Todos os *guidelines* aconselham o tratamento da SAAF com baixas doses de aspirina iniciada pré-conceptualmente e heparina de baixo peso molecular iniciada após o primeiro teste positivo de gravidez.[8-10] A ESHRE recomenda uma dose de 75 a 100 mg/dia de aspirina e uso de heparina de baixo peso molecular ou não fracionada.[8] O tratamento deve ser mantido até o parto. Devem ser associados cálcio (600 mg via oral, 2 vezes ao dia) e vitamina D (400 UI via oral, diariamente) para redução do risco de osteoporose.[24]

A contagem plaquetária deve ser monitorada semanalmente durante duas semanas após o início do uso de heparina e depois a cada alteração da dose. A associação de prednisona não melhora as taxas de gravidez e pode aumentar as chances de hipertensão.[9]

O papel da trombofilaxia seria a diminuição do risco de abortamento recorrente e de outras complicações vasculares na gestação.

Disfunção imunológica suspeita

As revisões sistemáticas não têm encontrado benefício na imunoterapia para tratamento de PGR.[33] Tratamentos para desenvolver a imunotolerância, como a imunização por linfócitos paternos, não mostraram eficácia em diminuir o risco de abortamento.[32]

Os glicocorticosteroides têm efeitos anti-inflamatórios, incluindo a supressão das células *natural killer*, mas não demonstraram apresentar efeitos em PGR.[23,24]

O RCOG não recomenda o uso de imunoglobulina venosa ou corticoterapia em pacientes com PGR, pois, além de não melhorarem a taxa de parto vivo, apresentam elevada morbidade materna e fetal.[10]

Infecção

O tratamento de uma flora vaginal anormal ou de vaginose bacteriana com clindamicina oral no início do segundo trimestre reduz significativamente a taxa de perda tardia e de parto prematuro em uma população de gestantes.[26]

Obesidade e estilo de vida

A terapia primária para mulheres obesas e com abortamento recorrente é a perda de peso por meio de dieta e de atividade física. Estudos evidenciaram que a perda de peso está progressivamente associada a menores taxas de abortamento e malformações fetais.[24]

As modificações no estilo de vida são recomendadas também pelo RGO, incluindo suspensão do tabagismo, do álcool e da cafeína, além da redução do índice de massa corporal para mulheres obesas.[10]

A ESHRE recomenda que casais com PGR devem ser informados de que o tabagismo, o uso de álcool, a obesidade e a atividade física excessiva podem ter um impacto negativo no resultado gestacional, sendo recomendada a cessação do tabagismo e do consumo de álcool, a manutenção do peso corporal dentro do normal e a prática normal de exercícios físicos antes da gestação.[8]

PERDA GESTACIONAL INEXPLICADA

Uma metanálise de dez ensaios clínicos randomizados envolvendo 1.684 mulheres com PGR idiopática avaliou os efeitos da progesterona, sintética ou natural, administrada no primero trimestre e iniciada após a confirmação da gravidez. Uma redução da taxa de abortamento e um aumento da taxa de parto vivo foram observados usando a progesterona sintética. Entretanto, os estudos são antigos, com múltiplas formulações, doses e rotas de administração, sendo difícil a recomendação de qualquer regime particular.[41]

A ESHRE não recomenda quaisquer terapias para pacientes com PGR sem causa aparente, tais como terapia com imunização de leucócitos parentais, imunoglobulina endovenosa, glicocorticoides, heparina de baixo peso molecular, aspirina. A prescrição de ácido fólico é recomendada pré-concepcional para redução de incidência de defeito de fechamento de tubo neural. Também não são recomendados progesterona vaginal, terapia lipídica, fator estimulador de granulócitos e *scratching* endometrial.[8]

Técnicas de reprodução assistida (indução de ovulação, inseminação intrauterina, fertilização *in vitro*) não devem ser recomendadas empiricamente, uma vez que não reduziram o tempo para concepção e taxa de parto vivo. Métodos que melhorem a qualidade dos gametas e dos embriões, tais como seleção de esperma, teste genético pré-implantação (PGT-A) e avaliação morfológica do embrião, podem melhorar a qualidade embrionária, porém mais estudos são necessários.[43]

APOIO PSICOLÓGICO (TENDER LOVING CARE)

Consiste no suporte psicológico prestado à paciente, e já é um tratamento estabelecido para a PGR.[44] Estudos recentes mostraram que a maioria dos métodos de apoio escolhido pelas pacientes pode ser oferecida pelo próprio obstetra.

PROGNÓSTICO

As chances de ter um bebê nascido vivo até cinco anos após a consulta inicial foi maior que 80% em mulheres abaixo dos 30 anos de idade e de aproximadamente 60 a 70% em mulheres entre 31 e 40 anos de idade.[36]

De acordo com o *guideline* da ESHRE, as mulheres devem ser informadas sobre o aumento importante de risco de perda gestacional após os 40 anos de idade.[8] Além disso, apesar de o estresse estar associado com PGR, não existe nenhuma evidência de que seja causa direta de perda gestacional.

O RCGO orienta que mulheres com perda gestacional inexplicada têm bom prognóstico em gravidezes subsequentes sem a necessidade de quaisquer intervenções cirúrgicas ou farmacológicas.[10] O cuidado suportivo pelo médico-assistente mostra uma redução acima de 50% da taxa de abortamento.[24]

Fatores que influenciam no sucesso da futura gravidez incluem: idade materna, número de perdas anteriores e análise genética dos produtos da concepção.[9,26,32,36]

CONSIDERAÇÕES FINAIS

As recomendações para exames diagnósticos e tratamento de PGR estão resumidas nas tabelas a seguir (Tabelas 4 e 5).

TABELA 4   Investigação de PGR de acordo com entidades internacionais[8,9,10,16,45]

	ESHRE (2017)	ASRM (2013)	RCOG (2011)
Investigação geral	História médica, obstétrica e familiar	História médica relacionada a PGR, estilo de vida	–
Cariótipo dos pais	Não recomendado de rotina	Recomendado	Recomendado após análise de cariótipo da perda com translocação não balanceada
Cariótipo dos produtos da concepção	Apenas para fins elucidativos; preferir CGH-array	Pode ser útil	Recomendado a partir da terceira perda

(continua)

TABELA 4   Investigação de PGR de acordo com entidades internacionais[8,9,10,16,45] *(continuação)*

	ESHRE (2017)	ASRM (2013)	RCOG (2011)
Pesquisa de trombofilia	Não recomendada de rotina. Realizar apenas em protocolos de pesquisas ou na presença de fatores de risco para trombofilia	Não recomendada. Recomendada apenas em protocolos de pesquisas e se houver história pessoal ou familiar de trombose	Recomenda-se a pesquisa de Fator V Leiden, fator II e proteína S em mulheres com perdas de 2º trimestre
Hiper-homocisteinemia	Não recomendado	–	–
Pesquisa de SAAF	Anticardiolipina IgG e IgM + Anticoagulante lúpico + Antibeta2 glicoproteína I IgG e IgM podem ser realizados	Anticardiolipina IgG e IgM + Anticoagulante lúpico Antibeta2 glicoproteína I IgG e IgM	Anticardiolipina IgG e IgM Anticoagulante lúpico em 2 ocasiões com 12 semanas de intervalo
Endocrinologia	TSH e antiTPO; dosar T4 se exames alterados	TSH, prolactina, hemoglobina glicosilada	–
Anatomia	US 3D	Histerossonografia, HSG, histeroscopia	US pélvico; se alteração uterina: histeroscopia, laparoscopia ou US 3D
Fator masculino	Fragmentação de DNA do SPTZ pode ser considerada	Fragmentação de DNA do SPTZ: não recomendada	–
Vitamina D	Não recomendada	Não recomendada	–
Deficiência lútea	Não recomendada	Não recomendada	
Causas infecciosas	Não recomendada	Não recomendada	

PGR: perda gestacional de repetição; ESHRE: Sociedade Europeia de Reprodução Humana Assistida; ASRM: Sociedade Americana de Medicina Reprodutiva; RCOG: Royal College of Obstetricians and Gynaecologists; SAAF: síndrome do anticorpo antifosfolípide; antiTPO: anticorpo antitireoidiano; US: ultrassonografia; HSG: histerossalpingografia; SPTZ: espermatozoide.

TABELA 5   Intervenções terapêuticas de acordo com diferentes *guidelines*[8,9,10,16,45]

	ESHRE (2017)	ASRM (2013)	RCGO (2011)
Fatores genéticos	Aconselhamento genético. Evidências limitadas para PGD	Aconselhamento genético. Considerar FIV + PGD, amniocentese e biópsia de vilo corial	Aconselhamento genético. FIV + PGD opcionais
SAAF	Baixa dose de aspirina (75 a 100 mg/dia) antes da concepção + heparina não fracionada ou HBPM após teste positivo de gravidez	Baixa dose de aspirina antes da concepção + heparina não fracionada ou HBPM	Baixa dose de aspirina + heparina
Fatores anatômicos	Evidências insuficientes sobre benefício de cirurgia	Considerar ressecção de septo uterino	Evidências insuficientes sobre benefício de ressecção de septo uterino

(continua)

TABELA 5 Intervenções terapêuticas de acordo com diferentes *guidelines*[8,9,10,16,45] *(continuação)*

	ESHRE (2017)	ASRM (2013)	RCGO (2011)
Trombofilia	Heparina não fracionada ou HBPM não recomendado empiricamente	Heparina não fracionada ou HBPM não recomendado empiricamente, a menos que haja história pessoal ou familiar de tromboembolismo	Evidências insuficientes para recomendação do uso de heparina
Fatores hormonais e metabólicos			
Hipotireoidismo	Levotiroxina	Levotiroxina	Levotiroxina
Defeitos do metabolismo da glicose	Metformina não recomendada	Metformina	Evidências insuficientes para recomendação de metformina
Hiperprolactinemia	Agonistas da dopamina	Agonistas da dopamina	Evidências insuficientes para recomendação
Defeito de fase lútea	Progesterona não recomendada	Progesterona pode ser benéfica	Evidências insuficientes para recomendação de progesterona ou hCG
Causas infecciosas	Não recomendado	Não recomendado	
Fatores masculinos	Aconselhamento estilo de vida; antioxidantes não são recomendados Pesquisa de fragmentação do DNA espermático pode ser considerada	Antioxidantes não são recomendados Pesquisa de fragmentação do DNA espermático não recomendada	
Fatores psicológicos	Cuidado suportivo	Cuidado suportivo	Cuidado suportivo
Modificações no estilo de vida	Cessar tabagismo; peso corporal normal; limitar ingestão de álcool; dieta saudável Padrão normal de exercícios	Cessar tabagismo; peso corporal normal; limitar ingestão de álcool; limitar ingesta de cafeína	
Perda inexplicada	Tratamentos empíricos não recomendados	Tratamentos empíricos não recomendados	

ESHRE: Sociedade Europeia de Reprodução Humana Assistida; ASRM: Sociedade Americana de Medicina Reprodutiva; RCOG: Royal College of Obstetricians and Gynaecologists; PGD: diagnóstico pré-gestacional; FIV: fertilização *in vitro*; HBPM: heparina de baixo peso molecular.

O tratamento da PGR deve ser direcionado à causa dos abortamentos. Uma vez que os resultados são bons na maioria dos casais com PGR inexplicada na ausência de tratamento, não é recomendado o uso de terapias que ainda não foram comprovadas, especialmente aquelas caras e invasivas. A explicação e o suporte emocional são os dois fatores mais importantes para o sucesso do tratamento.

REFERÊNCIAS BIBLIOGRÁFICAS

1. Porter TF, Scott JR. Evidence-based care of recurrent miscarriage. Best Pract Res Clin Obstet Gynaecol 2005; 19(1):85-101.
2. Jauniaux E, Farquharson RG, Christiansen OB, Exalto N. Evidence-based guidelines for the investigation and medical treatment of recurrent miscarriage. Hum Reprod 2006; 21(9):2216-22.

3. Saravelos SH, Regan L. Unexplained recurrent pregnancy loss. Obstet Gynecol Clin N Am 2014; 41:157-66.

4. Homer HA. Modern management of recurrent miscarriage. Aust N Z J Obstet Gynaecol 2019 Feb; 59(1):36-44.

5. Rai R, Regan L. Recurrent misacarriage. Lancet 2006 Aug 12; 368(9535):601-11. Review.

6. ACOG Practice Bulletin N. 200: Early pregnancy loss. Obstet Gynecol 2018; 132(5):e197-e207.

7. Wong LF, Schilep KC, Silver RM et al. The effect of a very short interpregnancy interval and pregnancy outcomes following a previous pregnancy loss. Am J Obstet Gynecol 2015; 212:375.e1.

8. ESHRE Guideline Group on RPL. Bender Atik R, Christiansen OB et al. ESHRE guideline: recurrent pregnancy loss. Hum Reprod Open 2018; 2018(2) hoy004.

9. The Practice Committee of the American Society for Reproductive Medicine American Society for Reproductive Medicine, Birmingham, Alabama. Evaluation and treatment of recurrent pregnancy loss: a committee opinion. Fertil Steril 2012; 98:1103-13.

10. Greentop Guideline 17. Recurrent miscarriage, investigation and treatment of couples. Royal College of Obstetricians and Gynaecologists, 2011.

11. Tulandi T, Al-Fozan HM. Definition and etiology of recurrent pregancy loss. Disponível em: https://www.uptodate.com/contents/definition-and-etiology-of-recurrent-pregnacy-loss; acessado em: 2 de janeiro de 2020.

12. Kolte AM, Bernardi LA, Christiansen OB, Quenby S, Farquharson RG, Goddijn M, Stephenson MD. ESHRE Special Interest Group, early pregnancy terminoloy for pregnancy loss prior to viability: a consensus statement from the ESHRE early pregnancy special interest group viability: a consensus statement from the ESHRE early pregnancy special interest group. Hum Reprod 2015 Mar; 30(3):495-8.

13. Kolte AM, van Oppenraaij RH, Quenby et al. Non-visualized pregnancy losses are prognostically important for unexplained recurrent miscarriage. Hum Reprod 2014; 29(5):931-7.

14. Miyaji M, Deguchi M, Tanimura K, Sasagawa Y, Morizane M, Ebina Y, Yamada H. Clinical factors associated with pregnancy outcome in women with recurrent pregnacy loss. Gynecol Endocrinol 2019 Apr 23; 1-6.

15. Carrington B, Sacks G, Regan L. Recurrent miscarriage: pathophysiology and outcome. Curr Opin Obstet Gynecol 2005 Dec; 17(6):591-7.

16. Youssef A, Vermeulen N, Lashley EELO, Goddijn M, Van der Hoorn MLP. Comparison and appraisal of international recurrent pregnancy loss guidelines. Reprod Biomed Online 2019 Sep; 39(3):497-503.

17. Ewington LJ, Tewary S, Brosers JJ. New insights into the mechanisms underlying recurrent pregnancy loss. J Obstet Gynaecol Res 2019 Feb; 45(2):258-65.

18. Hong Li Y, Marren A. Recurrent pregnancy loss: a summary of international evidence-based guidelines and practice. Aust J Gen Pract 2018 Jul; 47(7):432-6.

19. Jaslow CR, Carney JL, Kutteh WH. Diagnostic factors identified in 1020 women with two versus three or more recurrent pregnacy loss. Fertil Steril 2010 Mar 1; 93(4):1234-43.

20. Laurino et al. Genetic evaluation and couseling of couples with recurrent miscarriage: recomendations of the Nacional Society of Genetic Counselors. J Genet Couns 2005 Jun; 14(3):165-81.

21. Tulandi T, Evaluation of couples with recurrent pregnancy loss. Disponível em: https://www.uptodate.com/contents/evaluation-of-couples-with-recurrent-pregnancy-loss; acessado em: 2 de dezembro de 2019.

22. Popescu F, Jaslow CR, Kutteh WH. Recurrent pregnancy loss evaluation combined with 24-chromosome microarray of miscarriage tissue provides a probable or definitive cause of pregnancy loss in over 90% of patients. Hum Reprod 2018 Apr 1;33(4): 579-87.

23. Christiansen OB, Andersen AMN, Bosh E, Daya S, Delves PJ, Hviid TV et al. Evidence-based investigations and treatments of recurrent pregancy loss. Fertil Steril 2005; 83(4):821-39.

24. Brezina PB, Kutteh WH. Classic and cutting-edge strategies for the management of early pregnancy loss. Obstet Gynecol Clin North Am 2014; 41(1):1-18.

25. Jeve Y, Davies W. Evidence-based management of recurrent miscarriages. J Hum Reprod Sci 2014; 7(3):159-69.

26. Saravelos SH, Yan J, Rehmani H, Li TC. The prevalence and impact of fibroids and their treatment on the outcome of pregnancy in women with recurrent miscarriage. Hum Reprod 2011; 26:3274-9.

27. Jeve Y, Davies W. Evidenced based management of recurrent miscarriages. J Hum Reprod Sci 2014; 7(3):159-69.

28. Ke RW. Endocrine basis for recurrent pregnancy loss. Obstet Gynecol Clin North Am 2014; 41:103-12.

29. Smith ML, Schust DJ. Endocrinology and recurrent pregnancy loss. Semin Reprod Med 2011; 29(6):482-90.

30. Maraka S, Mwangi R, McCoy RG et al. Thyroid hormone treatment among pregnant women with subclinical hypothyroidism: US national assessment. BMJ 2017; 356:i6865.

31. Uchida S, Maruyama T, Kagami M et al. Impact of borderline-subclinical hypothyroidism on subsequent pregnancy outcome in women with unexplained recurrent pregnancy loss. J Obstet Gynaecol Res 2017; 43:1014-20.

32. Van Dijk MM, Vissenberg R, Bisschop PH et al. Is subclinical hypothyroidism associated with lower live birth rates in women who have experienced unexplained recurrent miscarriage? Reprod Biomed Online 2016; 33:745-51.

33. Shahine L, Lathi R. Recurrent pregnancy loss evaluation and treatment. Obstet Gynecol Clin North Am 2015; 42:117-34.

34. Garrido-Gimenez C, Alijotas-Reig J. Recurrent miscarriage: causes, evaluation, and management. Post-grad Med J 2015; 91(1073):151-62.

35. Davenport WB, Kutteh WH. Inherited trombophilias and adverse pregnancy outcomes: a review of screening patterns and recommendations. Obstet Gynecol Clin North Am 2014 Mar; 41(1):133-44.

36. Ibrahim Y, Johnstone E. The male contribution to recurrent pregancy loss. Transl Androl Urol 2018; 7(Suppl 3):S317.

37. Marquard K, Westphal LM, Milki AA, Lathi RB. Etiology of recurrent pregancy loss in women over the age of 35 years. Hum Reprod 2018 Apr 1; 33(4):579-87.

38. Chatuverdi S, McCrave KR. Diagnosis and management of the antiphospholipid síndrome. Blood Rev 2017 Nov; 31(6):406-17.

39. Tulandi T, Al-Fozan HM. Management of couples with recurrent pregnancy loss. Disponível em: https://www.uptodate.com/contents/managenent-of-couples-with-recurrent-pregnancy-loss; acessado em: 2 de dezembro de 2019.

40. American Society for Reproductive Medicine. Removal of myomas in asymptomatic patients to improve fertility and/or reduce miscarriage rate: a guideline. Fertil Steril 2017; 108:416-25.

41. Saccone G, Schoen C, Franasiak JM et al. Supplementation with progestogens in the first trimester of pregnancy to prevent miscarriage in women with unexplained recurrent miscarriage: a systematic review and metaanalysis of randomized, controlled trials. Fertil Steril 2017; 107(2):430-8.e3.

42. Haas DM, Hathaway TJ, Ramsey PS. Progestogen for preventing miscarriage in women with recurrent miscarriage of unclear etiology. Cochrane Database Syst Rev 2019 Nov 20; 2019(11).

43. Velasco I, Taylor P. Identifying and treating subclinical thyroid dysfunction in pregnancy: emerging controversies. Eur J Endocrinol 2018; 178:D1-D12.

44. Kirshenbaum M, Orvieto Raoul. Should we offer in vitro fertilization to couples with unexplained recurrent pregnancy loss? J Clin Med 2019 Nov 16; 8(11).

45. Musters A M, Taminiau-Bloem EF, Boogaard E, Veen F, Goodijn M. Supportive care for women with unexplicated recurrent miscarriage: patients perspectives. Hum Reprod 2011; 26(4):873-7.

46. Khalife D, Ghazeeri G, Kutteh W. Review of current guidelines for recurrent pregnancy loss: new strategies for optimal evaluation of women who may be superfertile. Semin Perinatol 2019 Mar; 43(2):105-15.

CAPÍTULO 121

Trombofilias hereditárias e síndrome antifosfolípide

Dênis José Nascimento

INTRODUÇÃO

Trombofilias (TF) são condições hereditárias ou adquiridas que podem aumentar o risco de trombose venosa ou arterial. Sendo a etiologia da trombose multifatorial, a presença de um defeito trombofílico é apenas um dos muitos fatores que determinam esse risco. O antecedente pessoal ou familiar de tromboembolismo venoso (TEV) aumenta o risco de recorrência.

As adquiridas de interesse obstétrico associam-se com anticorpos antifosfolipídicos, ou síndrome do anticorpo antifosfolípide (SAF); e as trombofilias hereditárias (TFH) são relacionadas com a mutação do fator V de Leiden, a deficiência de anticoagulantes fisiológicos, como as proteínas C, S e antitrombina, e a mutação do gene protrombina G20210A.

As TF se relacionam com trombose venosa profunda (TVP), tromboembolismo pulmonar (TEP) e morbiletalidade obstétrica (MO): abortamentos espontâneos de repetição (AER), a restrição de crescimento fetal (RCF), a natimortalidade (NM), o início precoce de pré-eclâmpsia grave/eclâmpsia (PEG/E) e descolamento prematuro de placenta (DPP).

Na gestação, estão presentes os fatores predisponentes para a trombose intravascular: hipercoagulabilidade, estase e lesões vasculares. É um estado de pró-coagulação para impedir hemorragia maciça no momento do parto. Ocorre aumento na produção de fibrina, diminuição da atividade fibrinolítica e aumento dos fatores de coagulação (II, VII, VIII, X). Durante a gestação, o risco de TEV é de 4-5 vezes maior que em mulheres não grávidas e, durante o puerpério, o risco aumenta cerca de 20 vezes.[1,2]

INCIDÊNCIA

Em 15% da população caucasiana. Observa-se que aproximadamente 50% dos fenômenos tromboembólicos gestacionais se relacionem com as TFH, sendo que destas o fator V de Leiden é a mais prevalente, responsável por 40-50% dos casos. As gestantes com a presença do fator V de Leiden e antecedente de tromboembolismo venoso podem ter um acréscimo, para um fenômeno trombótico, de até 50 vezes, ou seja, de 0,2 para 10%.

A SAF é reconhecida como a trombofilia adquirida mais comum e ocorre em 2% dos pacientes com trombose venosa não traumática. Em mulheres com SAF, 5-24% podem desenvolver eventos tromboembólicos durante a gestação.

QUANDO INVESTIGAR AS TROMBOFILIAS HEREDITÁRIAS (TFH)?

A pesquisa laboratorial somente é indicada a partir de critérios clínicos bem estabelecidos:

- Trombose não provocada antes dos 50 anos de idade.
- Trombose recorrente não provocada em qualquer idade.
- Trombose em contexto de baixo risco.
- Trombose relacionada ao uso de estrogênio ou à gravidez.
- Antecedente familiar de TEV em parentes de primeiro grau antes dos 50 anos.[2-5]

QUANDO INVESTIGAR A SÍNDROME DO ANTICORPO ANTIFOSFOLÍPIDE (SAF)?

Quando há um evento clínico (trombose vascular ou morbidade obstétrica) e um evento laboratorial, detalhados a seguir.[4,12-15]

QUAIS EXAMES LABORATORIAIS DEVERÃO SER SOLICITADOS?

Para TFH

- Fator V de Leiden (FVL), G1691A.
- Protrombina mutante (PTM) – G20210A.
- Deficiência de proteína S (DPS).
- Deficiência de proteína C (DPC).
- Deficiência de antitrombina (DAT).[2-5]

Para SAF

- Anticardiolipina (aCL) IgG e IgM.
- Anticoagulante lúpico (AL).
- Anticorpo anti-beta-2-glicoproteína 1 (anti-beta-2-GP1).[2-5]

Observações importantes para o rastreamento de TF[3,4,6,14,29,30,34]

Grande quantidade de exames para pesquisar as trombofilias tem sido solicitada de forma equivocada e sem fundamentação científica. Qualquer outro exame que não os anteriormente indicados, não devem ser solicitados, pois não há evidências científicas que fundamentem sua importância na pesquisa. São exemplos: os polimorfismos da enzima metilenotetrahidrofolatoredutase (MTHFR), presentes em 45-50% da população, o *crossmatch* no AER, polimorfismos dos genes da enzima conversora da angiotensina (ECA) e da cistationa beta sintetase (CBS), o polimorfismo 4G/5G no gene do PAI 1/2 (fator inibidor do ativador do plasminogênio), células *natural killer*, antifosfatidilglicerol, antifosfatidiletanolamina, antifosfatidilcolina, antifosfatidilserina, antiácido fosfatídico, antianexina V, que não aqueles indicados neste capítulo.[3-14]

Não se deve solicitar avaliação de TFH[34] para mulheres com história de perda gestacional (AER, NM, RCF, PE, DPP). Ainda que exista relação entre as TFH e morbidade obstétrica, as heparinas não atravessam a barreira placentária por serem macromoléculas, variando suas cadeias de 4.500 (heparina de baixo peso molecular – HBPM) a 20.000 (heparina não fracionada – HNF) quilodaltons (kDa). Para passar pela placenta, a heparina não poderia ter mais do que 400 kDa, portanto, não tem efeito terapêutico sobre o feto e as doenças mediadas pela placenta, de modo que não há indicação para seu uso nas TFH, para prevenir complicações obstétricas.[34,35]

TROMBOFILIAS HEREDITÁRIAS (TFH)

Fator V Leiden (FVL) – Mutação G1691A

O fator V de Leiden (descrito em 1993, por Dalbach, na cidade de Leiden), é uma das formas mais comuns de TFH e se caracteriza por mutação do gene localizado no cromossomo 1, que codifica o fator V, tornando-o resistente à ação das proteínas C e S. Esta modificação diminui a inativação do fator V (pró-coagulante) tornando-o 10 vezes mais resistente e elevando o risco de trombose. Presente na etnia caucasiana, sendo rara entre negros e asiáticos, é herança autossômica dominante; sua forma heterozigota tem frequência na população de 1-15%, sendo uma das formas mais comuns de trombofilia, e 20-40% das pacientes não gestantes com tromboembolismo, são heterozigotas para esta alteração. A variante homozigota é pouco frequente (0,02-0,1%), porém confere risco de tromboembolismo de 80-100 vezes.[7,8,10,31]

Protrombina mutante (PTM) – Mutação G20210A

A mutação genética da protrombina ocorre pela mudança da guanina para adenina no nucleotídeo da posição 20210, do gene que codifica a protrombina (fator II) e cursa com a elevação dos níveis séricos da protrombina, que é um pró-coagulante. A heterozigose para essa mutação é observada em 1-3% da população geral, causando elevação de 150-200% nos níveis séricos de protrombina, aumentando o risco de trombose. Na gestação, há aumento desse risco, além da maior incidência de perdas fetais de segundo e terceiro trimestres, RCF, DPP e formas graves da doença hipertensiva específica da gravidez (DHEG). Aproximadamente, 17% dos fenômenos tromboembólicos na gestação devem-se a esta alteração. No entanto, o risco de trombose de uma gestante assintomática portadora dessa mutação é de apenas 0,5%. A homozigose para o gene G20210A confere risco de tromboembolismo tão alto quanto a homozigose para o fator V de Leiden.[3,4,7,10,31]

Deficiência de antitrombina (DAT)

Também denominada antitrombina III, é um dos mais importantes inibidores da trombina na formação do coágulo, sendo a mais trombogênica das trombofilias hereditárias, com probabilidade de 70-90% de ocorrência de fenômeno tromboembólico. Sua deficiência resulta de várias modificações genéticas, sendo geralmente apresentada na forma autossômica dominante, a mais rara das TFH (0,0002-0,002% na população geral); sua forma homozigota é letal. A DAT resulta de numerosas mutações pontuais, deleções e inserções no gene SER-PINC1, sendo geralmente transmitida de forma autossômica dominante. A prevalência é baixa, cerca de um caso para cada 1.000-5.000 indivíduos, e está presente em apenas 1% de pacientes com tromboembolismo. O risco de trombose no ciclo grávido-puerperal é de 60% na gestação e 33% no puerpério. Sua pesquisa não deve ser realizada durante o uso de heparina, fase aguda do evento trombótico, em hepatopatas e na gestação.[3,4,7,9]

Deficiência de proteína C (DPC)

A proteína C é um anticoagulante natural, glicoproteína dependente de vitamina K sintetizada pelo fígado e ativada pelo complexo trombina-trombomodulina. Sua função é inativar os fatores Va e VIIa, inibindo a formação de trombina. Sua deficiência é motivada por múltiplas mutações transmitidas por traço autossômico dominante de penetrância incompleta.

A prevalência na população geral é de 0,2-0,5%. A homozigose é rara, levando geralmente ao óbito e culminando com púrpura fulminante neonatal.

A dosagem é feita pelo método cromogênico, com valores normais de 64-128% de atividade. As hepatopatias e uso de cumarínicos alteram sua dosagem, assim como a fase aguda da trombose e a gestação.[3,4,7,9-13]

Deficiência de proteína S (DPS)

A proteína S é vitamina K dependente, cofator necessário para a atividade anticoagulante da proteína C. Sua deficiência é motivada por múltiplas mutações autossômicas recessivas. A prevalência na população geral é de 0,03-0,13%. A homozigose é rara e fatal (púrpura fulminante neonatal). A dosagem é realizada pelo método cromométrico, com valores normais de 55-160% de atividade. Os fatores que alteram sua determinação são: período gestacional, pré-menopáusico, terapias de reposição hormonal, uso de contraceptivo hormonal oral (CHO), anticoagulante oral, hepatopatia e fase aguda de trombose.[3,4,7,9-13]

Hiper-homocisteinemia (HH)

A homocisteína é um produto intermediário na conversão de metionina em cisteína, transformação esta que depende da enzima metilenotetraidrofolatoredutase (MTHFR). Quando a MTHFR está deficiente, há acúmulo de homocisteína. O principal defeito é uma mutação pontual C677T, com troca de citosina por timidina no nucleotídeo de posição 677, tornando a MTHFR termolábil e de menor eficiência enzimática. Também foi descrita outra alteração A1298C; ambas as mutações, sem relação com resultados obstétricos desfavoráveis. Suas formas heterozigotas são muito frequentes na população geral, chegando próximas de 45%.[3-6]

Além da MTHFR, a cistationina beta-sintetase (CBS) e as vitaminas B12, B6 e B9 são cofatores para a transformação da homocisteína em cisteína, podendo suas deficiências também ocasionarem HH. Portanto, essas vitaminas são indispensáveis em seu tratamento, e não o uso de anticoagulantes. A MTHFR não é considerada trombofilia e não deve ser investigada em gestantes ou mulheres em fase reprodutiva e/ou com história de insucessos obstétricos, uma vez que, com estas, não se correlacionam, sendo capítulo superado na medicina.[3-7,14]

SÍNDROME DO ANTICORPO ANTIFOSFOLÍPIDE (SAF)

Descrita por Graham Hughes,[16] a SAF caracteriza-se por estado de hipercoaguabilidade mediada por autoanticorpos trombogênicos, que desencadeiam eventos tromboembólicos venosos, arteriais e perdas fetais recorrentes, como AER, NM, RCF, formas graves e precoces PEG, prematuridade e DPP. O critério diagnóstico obedece à normatização da Sociedade Internacional de Trombose e Hemostasia (ISTH), identificado pela presença de um ou mais critérios clínicos associados a um ou mais critérios laboratoriais, estes positivos em dois exames, com intervalo mínimo de 12 semanas.[4,12-15]

Critérios clínicos

1. Um ou mais episódios de trombose venosa ou arterial ou de pequenos vasos em qualquer tecido ou órgão, com exceção de trombose venosa superficial (TVS), devendo ser confirmada por estudo de imagem ou histopatologia. Neste caso, a trombose deve estar presente sem a evidências de inflamação na parede do vaso.[14,15]

2. Morbidade obstétrica (MO):

   A. Três ou mais abortamentos precoces inexplicáveis antes de 10 semanas de gravidez, excluídas as causas anatômicas, hormonais e genéticas.[14,15]

   B. Um ou mais óbitos de fetos morfologicamente normais com 10 ou mais semanas.

   C. Um ou mais partos prematuros com neonato normal até 34 semanas de gestação, consequente à PEG/E ou insuficiência placentária.[14,15]

   D. Descolamento prematuro de placenta (DPP) sem causa predisponente definida.[14,15]

Critérios laboratoriais

1. Anticorpo anticardiolipina (aCL): dosado pelo método imunoenzimático (ELISA) com resultado expresso em unidades GPL para o subtipo IgG e MPL para o IgM. A pesquisa é considerada positiva quando o resultado encontrado estiver entre 40- 60 unidades (moderadamente positivo) ou > 60 unidades (fortemente positivo), em duas ou mais ocasiões, com intervalo mínimo de 12 semanas.[4,14,15]

2. Anticorpo anti-beta-2-glicoproteína 1 (anti-beta-2-GP1) IgG ou IgM: presente no soro ou plasma em títulos > 99%, em duas ou mais ocasiões, com intervalo mínimo de 12 semanas, medido por ELISA padronizado.[4,14,15]

3. Anticoagulante lúpico (AL): presente no plasma em duas ou mais ocasiões, com intervalo mínimo de 12 semanas. Pesquisado

por meio dos testes *Kaolin Clotting Time* (KCT) e *Dilute Russel Viper Venom Time* (DRVVT), sendo este último considerado mais específico. Neste DRVVT, a relação gestante-controle > 1,20, mantida após diluição a 50%, indica a presença do anticoagulante lúpico.[4,14,15]

O intervalo entre o evento clínico e o marcador laboratorial não pode ser < 12 semanas nem > 5 anos. Títulos baixos de anticorpos anticardiolipina (aCL) devem ser interpretados com cautela, pois podem ocorrer em 5% de gestantes normais que não preenchem critérios para SAF e não tem potencial trombogênico. Surgem de forma transitória e fugaz, após infecções,

traumas, tromboses de outras etiologias, uso de medicamentos e pela própria gravidez. Quando esses anticorpos são perenes e interferem na função dos fosfolípides ou proteínas de adesão aos fosfolípides, pode-se ter perturbação na regulação da coagulação.[4,14]

CONDUTAS PARA TFH E SAF

Para as condutas em TFH é importante identificar as trombofilias de alto e baixo risco:

- Alto risco: homozigose para FVL e PTM, DAT, associação de TFs.[13]
- Baixo risco: heterozigose para FVL e PTM, DPC, DPS.[13]

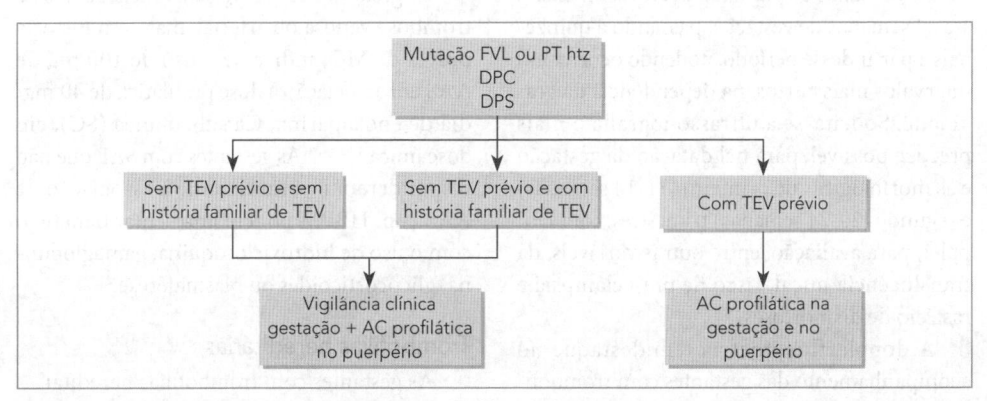

FIGURA 1 Conduta assistencial nas TFBR (trombofilias de baixo risco).
FVL: fator V de Leiden; PT htz: protrombina mutante em heterozigose; DPC: deficiência de proteína C; DPS: deficiência de proteína S; AC: anticoagulação; TEV: tromboembolismo venoso.
Fonte: adaptada de ACOG[3,24], Oliveira et al.[4] e Zugaib.[13]

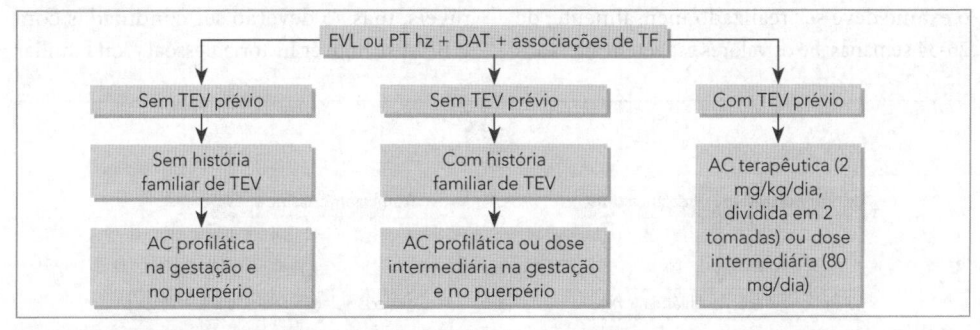

FIGURA 2 Conduta assistencial nas trombofilias de alto risco (TFAR).
FVL: fator V de Leiden; PT hz: protrombina mutante em homozigose; DAT: deficiência de antitrombina; TF: trombofilia; AC: anticoagulação; TEV: tromboembolismo venoso.
Fonte: adaptada de ACOG[3,24], Oliveira et al.[4] e Zugaib.[13]

Condutas no pré-natal

Pacientes com TF devem ser orientadas a utilizar meias elásticas durante toda a gestação, o parto e o puerpério. Sempre que possível deverão ter suas gestações planejadas, iniciando ácido fólico pré-concepcional – 5 miligramas (mg) ao dia –, que será mantido durante toda a gestação.[17,18,19]

As que tem antecedente de trombose venosa ou arterial e usam com frequência anticoagulação oral deverão substituí-las por HBPM em dose plena ou 75% desta, tão logo seja confirmada a gestação, levando-se em consideração o custo e o risco de trombocitopenia e de osteoporose induzidas pela heparina.[4,14,17,18]

As consultas de pré-natal devem ser mensais até 20 semanas de gestação, passando a quinzenais a partir desse período, podendo ocorrer em intervalos mais curtos, na dependência da gravidade. Solicita-se a ultrassonografia o mais precoce possível, para fiel datação da gestação e as morfológicas de primeiro (11-14 semanas) e segundo (20-24 semanas) trimestres, com Doppler, para avaliação, entre outras variáveis, da translucência nucal, risco de pré-eclâmpsia e rastreio de dismorfoses.

A dopplerfluxometria tem destaque no acompanhamento das gestantes com trombofilia, pois permite avaliar o leito vascular placentário, que é alvo de trombose. Deve ser repetida quinzenalmente até 26 semanas e, se os valores de Doppler estiverem dentro da normalidade, o exame deve ser realizado mensalmente, de 26-34 semanas. Se os valores estiverem alterados ou houver piora no quadro clínico materno, deve ser repetida em intervalos menores.[4,12,13,18]

Síndrome do anticorpo antifosfolípide (SAF)

Às gestantes com SAF, preconiza-se o uso de HBPM (enoxaparina sódica) e AAS (100 mg/dia), que devem ser iniciados a partir do beta-hCG positivo. O uso do AAS deve ser suspenso, no mínimo, uma semana antes do parto. Recomenda-se a manutenção dele de 34-36 semanas gestacionais, a depender do prognóstico de parto. Os riscos de seu uso periparto são: sangramento no local da punção anestésica, com compressão medular e hematomas pós-parto na mãe, além de discrasias e sangramentos no neonato.[4,12,13,20]

Às gestantes com SAF sem antecedentes de trombose venosa ou arterial, mas com história prévia de MO, indica-se o uso de 100 mg de AAS em associação à dose profilática de 40 mg/dia de enoxaparina, via subcutânea (SC), em dose única.[4,12-14,20] As gestantes com SAF que não responderem favoravelmente à associação de AAS com HBPM podem apresentar benefício com o uso de hidroxicloroquina, gamaglobulina, glicocorticoides ou plasmaferese.[21]

Trombofilias hereditárias

As gestantes com trombofilias hereditárias (FVL, PTM, DAT, DPC, DPS) devem seguir as recomendações da 9ª ACCP (American College of Chest Physicians) (Tabela 1).[22] As TFH estão relacionadas com eventos obstétricos desfavoráveis, mas só deverão ser conduzidas com HBPM se houver história pessoal e/ou familiar

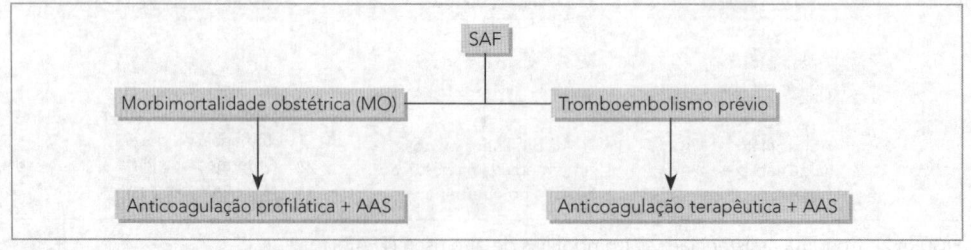

FIGURA 3   Conduta assistencial na SAF durante a gestação.
SAF: síndrome do anticorpo antifosfolípide; AAS: ácido acetilsalicílico.
Fonte: adaptada de ACOG[3,24], Oliveira et al.[4] e Zugaib.[13]

de TEV prévio. As heparinas não atravessam a barreira placentária, portanto, não tem a capacidade de mudar o desfecho obstétrico, conforme a Tabela 1.[4,22] É importante ressaltar a possibilidade de outros fatores de risco que devem ser levados em consideração e que podem indicar tromboprofilaxia farmacológica, segundo o escore de risco do Royal College of Obstetricians and Gynaecologists (RCOG), calculado pela Tabela 8 do Capítulo Tromboembolismo venoso na gestação.[4,17,23]

Heparinas

As heparinas não atravessam a barreira placentária, sendo seguras para o feto. A HBPM deverá ser aplicada por via subcutânea (SC) e as doses profiláticas são de 40 mg/dia para a enoxaparina, ou 1 mg/kg/dia. Na impossibilidade de uso de HBPM, pode ser utilizada a HNF, na dose de 2.500-5.000 unidades internacionais (UI) de 12/12 h, de modo a não alterar o tempo de tromboplastina parcial ativada (TTPA). A dose terapêutica de 2 mg/kg/dia, deve ser feita na fase aguda da TVP ou da TEP, preferencialmente com HBPM, devido à menor incidência de efeitos colaterais. A enoxaparina sódica é uma HBPM obtida pela despolimerização alcalina do éster benzilheparina, derivado da mucosa intestinal suína, que apresenta alta atividade anti-Xa e baixa atividade anti-IIa ou antitrombina.

Efeitos colaterais com o uso da HNF podem ocorrer, e incluem: reação cutânea, plaquetopenia, redução do cálcio ósseo com risco de osteoporose (devendo ser realizado aporte nutricional com 1,5 g/dia de cálcio, e suplementação de 500 mg de carbonato ou citrato de cálcio/dia). A trombocitopenia imune, induzida pela heparina (TIH), diagnosticada pela contagem plaquetária < 100.000/mm³, ou queda de 50% ou mais na contagem plaquetária prévia, cursa com aumento paradoxal do risco de trombose, devendo ser suspensa a heparina e orientado o uso do fondaparinux. Este evento é raro com o uso de HBPM, sendo mais frequente com a HNF (3%), devendo-se realizar controle com hemograma quinzenal no primeiro mês e mensal a seguir.[4,24] Segundo o American College of Chest Physicians (ACCP), a anticoagulação na fase aguda da TVP ou da EP, deve ser preferencialmente com a HBPM, principalmente em razão da menor incidência de efeitos colaterais da HBPM, como sangramento, osteoporose e TIH, quando comparada à HNF. Nas gestantes, a posologia de 12/12 h é preferencial, devido ao aumento de 50% da taxa de filtração glomerular, pois mantém com mais estabilidade o nível sérico desejado da HBPM. As gestantes devem ser mantidas em anticoagulação plena por toda a gestação e permanecer assim até 6 semanas de puerpério, completando um período mínimo de 3 meses de tratamento.[4,12,13,24]

TABELA 1 Indicações de uso de HBPM nas diversas trombofilias de acordo com a 9ª ACCP[22]

Homozigose FVL/PTM	Outras TF	Antecedente pessoal de TVP ou TEP	Antecedente familiar de TVP ou TEP	Profilaxia na gestação com HBPM	Profilaxia no puerpério com HBPM (6 semanas)
X		X		+	+
X			X	+	+
X				-	+
	X	X		+	+
	X		X	-	+
	X			-	-

FVL: fator V de Leiden; PTM: protrombina mutante; TF: trombofilias; TVP: trombose venosa profunda; TEP: tromboembolismo pulmonar; HBPM: heparina de baixo peso molecular.

Dosagem

Dose profilática:

- HBPM: enoxaparina 40 mg, SC, 1 vez/dia; ou 5.000 UI de dalteparina/dia.
- HNF: 5.000 UI, SC, de 12/12 h.[12-14,18,22,33]

Dose intermediária:

- HBPM: enoxaparina 40 mg, SC, de 12/12 h; ou 5.000 UI de dalteparina, de 12/12 h.
- HNF: 10.000 UI, SC, de 12/12 h.[12-14,18,22,33]

Dose plena:

- HBPM: 1 mg de enoxaparina/kg, SC, de 12/12 h; ou 100 UI de dalteparina/kg, de 12/12 h.
- HNF: 10.000 UI, SC, de 8/8 h.[12-14,18,22,33]

TABELA 2   Dosagem de anticoagulação profilática de acordo com o peso

Peso (kg)	Enoxaparina	Dalteparina
< 50	20 mg/dia	2.500 UI/dia
50-89	40 mg/dia	5.000 UI/dia
90-130	60 mg/dia	7.500 UI/dia
131-170	80 mg/dia	10.000 UI/dia
> 170	0,6 kg/dia	75 UI/kg/dia

Fonte: adaptada de Zugaib, 2015.[13]

Condutas no parto

Para possibilitar a suspensão temporária da HBPM, o parto deve ser programado, se possível, entre 37 e 40 semanas. A HBPM deve ser suspensa 12-24 h antes do parto, respectivamente, para as doses profiláticas e plenas, medidas que permitirão a raquianestesia ou peridural.

O AAS deve ser suspenso 1 semana antes do parto.

A via de parto é de indicação obstétrica, não havendo contraindicação à maturação artificial do colo com prostaglandinas nem à indução do trabalho de parto. Sendo parto vaginal ou cesárea, a paciente deve permanecer com uso de meias elásticas durante todo o procedimento.

As gestantes devem ser orientadas a não administrar a dose de heparina se apresentarem contrações uterinas ou perda de líquido amniótico, dirigindo-se imediatamente ao hospital de referência ao parto.[3,4,9,12-14,30-33]

Condutas no puerpério

O reinício da heparina no puerpério deverá ser retomado 8-12 h após o parto, independente da via de parto, devendo ser mantida, na mesma dose, durante até 6 semanas após o parto. O mesmo vale para a reintrodução do AAS. Deve-se estimular a deambulação precoce e a continuidade do uso de meias elásticas.

As gestantes com episódios de tromboembolismos que ocorreram na gestação ou puerpério, devem manter o tratamento anticoagulação por até 6 meses. Compressão pneumática intermitente é ação importante no pós-operatório, em especial, quando há necessidade de um período maior de imobilização ao leito.

Para o uso prolongado no pós-parto, usar anticoagulantes orais dicumarínicos – 5-10 mg de varfarina/dia e controlar a anticoagulação com razão de normatização internacional (INR), que deve permanecer entre 2 e 3.

A amamentação é segura com heparina ou com anticoagulantes orais (ACO) mais antigos, como a varfarina. Novos ACO, como dabigatran, rivaroxaban e apixaban, não podem ser usados na lactante.

A contracepção aconselhada é: método definitivo (esterilização cirúrgica), método barreira, contracepção hormonal só com progestógenos ou DIU com levonorgestrel.[3,4,9,12-14,30-33]

ORIENTAÇÕES PARA USO DE ANTICOAGULAÇÃO NA GESTANTE

As orientações a seguir estão respaldadas por várias entidades científicas relevantes na área de diagnóstico, profilaxia e tratamento de TEV, TFH e SAF na gestação: American College of

Obstetricians and Gynaecologists (ACOG),[3,24] Society of Obstetricians and Gynaecologists of Canada (SOGC),[33] Royal College of Obstetricians and Gynaecologists (RCOG),[23,28] American College of Chest Physicians (ACCP)[22], Protocolos Assistenciais da USP[13] e Federação Brasileira das Associações de Ginecologia e Obstetrícia (Febrasgo):[4]

- Para gestantes com SAF e antecedente de trombose venosa ou arterial, recomenda-se AAS, 100 mg/dia, associado à dose plena de heparina, ou seja, 1 mg de enoxaparina/kg, de 12/12 h. Seu uso dispensa o controle com coagulograma, realizando-se apenas a dosagem do fator anti-Xa em cada trimestre, que deve estar entre 0,6-1,0 U/mL, para pacientes em dose plena de HBPM.
- Para gestantes com SAF sem antecedentes de trombose venosa ou arterial, mas com história prévia de MO, recomenda-se AAS, 100 mg/dia, associado à dose profilática de HBPM, 40 mg de enoxaparina/dia, em dose única.
- Para as gestantes com TFH de baixo risco e sem história pessoal de TEV, recomenda-se vigilância clínica na gestação e, no puerpério, dose profilática de 40 mg de enoxaparina/dia, por 7-10 dias.

- Para as gestantes com TFH de baixo risco e com história pessoal de TEV, recomenda-se dose profilática de 40 mg de enoxaparina/dia, durante a gestação e no puerpério, por 42 dias.
- Para as gestantes com TFH de alto risco, sem história pessoal/familiar de TEV, recomenda-se dose profilática de enoxaparina na gestação e no puerpério, por 42 dias.
- Para as gestantes com TFH de alto risco, com história de TEV, recomenda-se dose terapêutica de enoxaparina na gestação e no puerpério, convertendo para ACO, se necessário tempo prolongado da anticoagulação.
- Para as gestantes que tiveram episódios trombóticos recorrentes no passado, como TVP e/ou TEP, e estão em uso de ACO, recomenda-se a troca desta por enoxaparina, em dose terapêutica, independente de terem ou não o diagnóstico laboratorial confirmado.
- Para as gestantes que tiveram um episódio de TVP e/ou TEP, não relacionadas a traumas ou cirurgias de grande porte, mas relacionadas ao uso de contraceptivo hormonal ou gestação, ou fator de risco baixo, deverá ser considerada a heparinoprofilaxia na gestação e no puerpério, mesmo sem o diagnóstico laboratorial de TF.

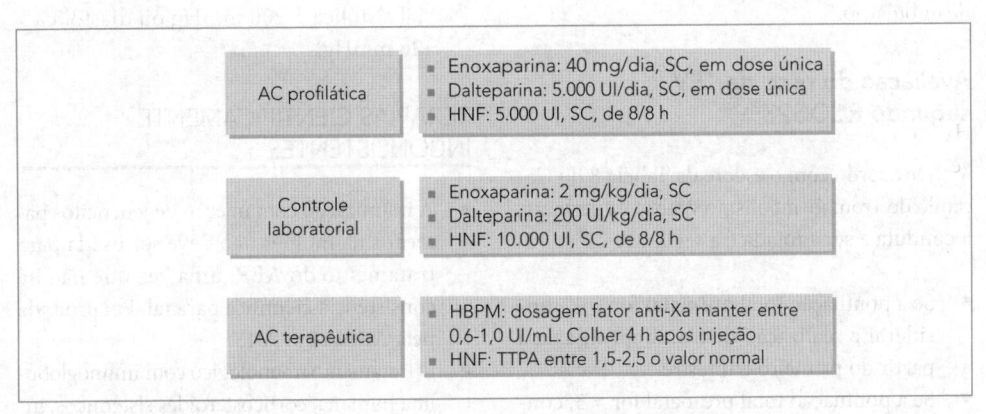

AC profilática	Enoxaparina: 40 mg/dia, SC, em dose única Dalteparina: 5.000 UI/dia, SC, em dose única HNF: 5.000 UI, SC, de 8/8 h
Controle laboratorial	Enoxaparina: 2 mg/kg/dia, SC Dalteparina: 200 UI/kg/dia, SC HNF: 10.000 UI, SC, de 8/8 h
AC terapêutica	HBPM: dosagem fator anti-Xa manter entre 0,6-1,0 UI/mL. Colher 4 h após injeção HNF: TTPA entre 1,5-2,5 o valor normal

FIGURA 4   Tipos de anticoagulação.
AC: anticoagulação; SC: subcutânea; HNF: heparina não fracionada; HBPM: heparina de baixo peso molecular; TTPA: tempo de tromboplastina parcial ativada.
Fonte: adaptada de Zugaib, 2015.[13]

- Para todas as gestantes e puérperas, sendo trombofílicas ou não, recomenda-se como tromboprofilaxia a deambulação e o uso de meias elásticas.

Atenção: considerar o protocolo do RCOG,[23,28] apresentado na Tabela 8 do Capítulo Tromboembolismo venoso na gestação, como ferramenta importante, que poderá indicar fator de risco adicional, com necessidade de anticoagulação, em conformidade com a pontuação do escore de risco encontrado. O uso de heparina no ciclo grávido puerperal, com ou sem trombofilia associada, é um tema complexo, devendo ser tratado à luz das diretrizes e escores de risco. Este escore, no quesito cesareana, deverá ser pontuado apenas como 1, seja eletiva ou emergencial, em virtude das altas taxas de cesareanas em nosso meio (comunicação pessoal, comissão de tromboembolismo venoso na gestação – Febrasgo, 2020, dados ainda não publicados). É claro que fatores de risco adicionais podem estar presentes e, na somatória, podem indicar a tromboprofilaxia farmacológica. Caso contrário, apenas a cesareana não terá a força de indicar a tromboprofilaxia farmacológica, e, sim, a tromboprofilaxia mecânica, como a deambulação precoce e o uso de meias elásticas ou compressão pneumática intermitente no período pós-operatório imediato, enquanto não ocorrer a deambulação.

Avaliação do risco de TEV, segundo RCOG23[23,28]

De acordo com o escore da Tabela 8 do Capítulo de Tromboembolismo venoso na gestação, a conduta a ser adotada é a seguinte:

- Se a pontuação total pré-natal for ≥ 4, considerar a realização de tromboprofilaxia a partir do primeiro trimestre.
- Se a pontuação total pré-natal for = 3, considerar a realização de tromboprofilaxia a partir de 28 semanas.

- Se a pontuação total pós-parto for ≥ 2, considerar a realização de tromboprofilaxia durante pelo menos 10 dias.
- Se a paciente foi hospitalizada pré-parto, considerar a realização de tromboprofilaxia.
- Se a hospitalização foi prolongada (≥ 3 dias) ou a paciente voltou ao hospital durante o puerpério, considerar a realização de tromboprofilaxia.

Contraindicações ou precauções no uso de HBPM

- Distúrbio conhecido de sangramento (como hemofilia, doença de von Willebrand ou coagulopatia adquirida).
- Hemorragia ativa pré-natal ou pós-parto.
- Mulheres consideradas com maior risco de hemorragia grave (como placenta prévia).
- Trombocitopenia (contagem de plaquetas < 75×109/L).
- Acidente vascular cerebral agudo nas 4 semanas precedentes (hemorrágico ou isquêmico).
- Doença renal grave (taxa de filtração glomerular [TFG] < 30 mL/min/1,73 m^2).
- Doença hepática grave (tempo de protrombina acima da faixa normal ou varizes conhecidas).
- Hipertensão não controlada (pressão arterial sistólica > 200 mmHg ou diastólica > 120 mmHg).

TERAPIAS CIENTIFICAMENTE INCONSISTENTES

- A imunização com injeção de leucócitos paternos na mulher não deve ser usada para tratamento do AER, uma vez que não há consistência científica para tal. Foi proibida pela Anvisa em 2015.[36]
- O tratamento imunológico com imunoglobulina humana, corticosteroides sistêmicos, infusão endovenosa de lípides (lipofundin ou intralipid) não tem, até a presente data, nenhum

embasamento científico para ser adminstrado em casos de AER ou qualquer outra morbidade obstétrica. São necessárias pesquisas consistentes e com fortes níveis de evidência para considerar essas terapias alternativas.[4,6]

- As heparinas não devem ser indicadas em TFH apenas relacionadas à história de complicações obstétricas placenta-mediadas. As heparinas não ultrapassam a placenta e, portanto, não evitam insucessos obstétricos, qualquer que seja a idade gestacional.[2-6,26-32]

REFERÊNCIAS BIBLIOGRÁFICAS

1. Battinelli EM, Marshall A, Connors JM. The role of thrombophilia in pregnancy. Thrombosis 2013; 516420.
2. Connors JM. Thrombophilia testing and venous thrombosis. New Engl J Med 2017; 377(12):1177-87.
3. American College of Obstetricians and Gynecologists (ACOG). ACOG practice bulletin n. 197: Inherited thrombophilias in pregnancy. Obstet Gynecol 2018; 132(1):E18-34.
4. Oliveira ALML et al. Federação das Associações de Ginecologia e Obstetrícia (Febrasgo). Trombofilias e gravidez: Protocolos assistenciais. Obstetrícia n. 53: Comissão Nacional Especializada em Tromboembolismo Venoso 2018; 1-32.
5. Smith TW et al; International Society for Thrombosis and Haemostasis (ITSH). Heritable thrombophilia testing in British Columbia: A report on practice patterns and prevalence. BCMJ 2013; 55(3):144-8.
6. European Society of Human Reproduction and Embriology (ESHRE). Recurrent pregnancy loss. 2017; 1-154.
7. Lockwood CJ. Inherited thrombophilias in pregnant patients: Detection and treatment paradigm. Obstet Gynecol 2002; 99(2):333-41.
8. Kujovich JL. Factor V Leiden thrombophilia. Genet Med 2011; 13(1):1-16.
9. Oliveira ALML. Trombofilias maternas hereditárias com e sem tromboembolismo venoso: Resultados maternos e neonatais [dissertação]. São Paulo: Universidade de São Paulo; 2010.
10. Rodger MA, Betancourt MT, Clark P, Lindqvist PG, Dizon-Townson D, Said J et al. The association of factor V leiden and prothrombin gene mutation and placenta-mediated pregnancy complications: A systematic review and meta-analysis of prospective cohort studies. PLoS Med 2010; 7(6):E1000292.
11. Smith TW, Pi D, Hudoba M, Lee AYY. Heritable thrombophilia testing in British Columbia: A report on practice patterns and prevalence. BC Med J 2013; 55(3):144-8.
12. Nascimento DJ et al. Manual de gestação de alto risco. [S.I.]: Febrasgo, 2011.
13. Zugaib M, Bittar RE, Protocolos assistenciais. 5.ed. São Paulo: Atheneu, 2015.
14. Comissão Nacional de Incorporação de Tecnologias (Conitec) no SUS. Protocolo clínico e diretrizes terapêuticas – Prevenção de tromboembolismo venoso em gestantes com trombofilias. Disponível em: http://conitec.gov.br/images/Consultas/Relatorios/2019/Relatorio_Trombofilia_gestacional.pdf; acessado em 25 de julho de 2020.
15. Miyakis S, Lockshin MD, Atsumi T, Branch DW, Brey RL, Cervera R et al. International consensus statement on an update of the classification criteria for definite antiphospholipid syndrome (APS). J Thromb Haemost 2006; 4(2):295-306.
16. Hughes G et al. Anticardiolipin antibodies: Detection by radioimmunoassay and association with tromboses in Systemic Lupus Erythematosus. The Lancet 1983; 322(8361):1211-4.
17. Oliveira ALML et al. Profilaxia de tromboembolismo venoso na gestação. J Vasc Bras 2016; 15(4):293-301.
18. Montenegro CAB, Rezende Filho J de. Rezende obstetrícia. 13.ed. Rio de Janeiro: Editora Guanabara Koogan, 2017.
19. Lassi ZS et al. Suplementação de ácido fólico na gestação [nota da Biblioteca Cochrane]. Disponível em: https://www.cochrane.org/pt/CD006896/suplementação-de-acido-folico-na-gestação; acessado em 25 de julho de 2020.
20. Di Prima FAF et al. Antiphospholipid syndrome during pregnancy: The state of the art. J Prenat Med 2011; 5(2):41-53.
21. Del Papa N et al. Management of antiphospholipid syndrome. Ther Adv Musculoskelet Dis 2010; 2(4):221-7.
22. Bates SM, Greer IA, Middeldorp S, Veenstra DL, Prabulos AM, Vandvik PO et al. VTE, thrombophilia, antithrombotic therapy, and pregnancy: Antithrombotic therapy and prevention of thrombosis. 9. ed. American College of Chest Physicians Evidence-Based Clinical Practice Guidelines. Chest 2012; 141(2 Suppl):E691S-736S.
23. Royal College of Obstetricians and Gynaecologists (RCOG). Reducing the risk of thromboembolism during pregnancy and the puerperium (Green-top Guideline n. 37a). Disponível em: https://www.rcog.org.uk/globalassets/documents/guidelines/gtg-37a.pdf; acessado em 25 de julho de 2020.
24. American College of Obstetricians and Gynecologists (ACOG). ACOG Practice bulletin n. 196: Thromboembolism in pregnancy. Obstet Gynecol 2018; 132(1):E1-17.

25. Stevens SM, Woller SC, Bauer KA, Kasthuri R, Cushman M, Strei M et al. Guidance for the evaluation and treatment of hereditary and acquired thrombophilia. J Thromb Thrombolysis 2016; 41(1):154-64.

26. Rodger MA, Hague WM, Kingdom J, Kahn SR, Karovitch A, Sermer M et al.; TIPPS Investigators. Antepartum dalteparin versus no antepartum dalteparin for the prevention of pregnancy complications in pregnant women with thrombophilia (TIPPS): A multinational open-label randomised trial. Lancet 2014; 384(9955):1673-83.

27. Battinelli EM, Bauer KA. Thrombophilias in pregnancy. Hematol Oncol Clin North Am 2011; 25(2):323-33.

28. Royal College of Obstetricians and Gynaecologists (RCOG). Thrombosis and Embolism during pregnancy and the puerperium: Acute management (Green-top guideline n. 37b). Disponível em: https://www.rcog.org.uk/en/guidelines-research-services/guidelines/gtg37b.pdf; acessado em 25 de julho de 2020.

29. Middeldorp S, van Hylckama Vlieg A. Does thrombophilia testing help in the clinical management of patients? Br J Haematol 2008; 143(3):321-35.

30. Skeith L, Rodger M et al. Anticoagulants to prevent recurrent placenta-mediated pregnancy complications: Is it time to put needles away? Thrombosis Research 2017; 151(Suppl. 1):S38-42.

31. Martinelli I, Battaglioli T, De Stefano V, Tormene D, Valdrè L, Grandone E et al.; GIT (Gruppo Italiano Trombolia). The risk of first venous thromboembolism during pregnancy and puerperium in double heterozygotes for factor V Leiden and prothrombin G20210A. J Thromb Haemost 2008; 6(3):494-8.

32. Greer IA, Nelson-Piercy C. Low-molecular-weight heparins for thromboprophylaxis and treatment of venous thromboembolism in pregnancy: A systematic review of safety and efficacy. Blood 2005; 106(2):401-7.

33. Chan WS, Rey E, Kent NE, Chan WS, Kent NE, Rey E et al.; Society of Obstetricians and Gynecologists of Canada (SOGC). Venous thromboembolism and antithrombotic therapy in pregnancy. J Obstet Gynaecol Can 2014; 36(6):527-53.

34. Hickey SE, Curry CJ, Toriello HV; American College of Medical Genetics and Genomics (ACMG). Choosing wisely: Don´t order MTHFR genetic testing for the risk assessment of hereditary thrombophilia. Practice Guideline: lack of evidence for MTHFR polymorphism testing. Genet Med 2013; 15(2):153-6.

35. Society for Maternal-Fetal Medicine. Choosing wisely: Don't do an inherited thrombophilia evaluation for women with histories of pregnancy loss, intrauterine growth restriction (IUGR), preeclampsia and abruption. 2014.

36. Agência Nacional de Vigilância Sanitária (Anvisa). Ofício n. 2.586/2015 – CFM/DECCT. Nota técnica n. 005/2015: O procedimento de administração de "vacinas do fator imunológico" para o tratamento de aborto recorrente está enquadrado no inciso V, Art. 2º do Decreto 77.052/76, e sua prática constitui infração sanitária, estando sujeitas às penalidades previstas no item XXIX, do artigo 10, da Lei n. 6.437, de 20 de agosto de 1977.

CAPÍTULO 122

Cirurgia fetal

Rodrigo Tadeu Russo Gonçalves

INTRODUÇÃO

A cirurgia minimamente invasiva tornou-se o padrão-ouro para o diagnóstico, bem como tratamento em muitos campos da medicina nas últimas décadas do século passado. Isso não foi diferente com a medicina fetal. Estes procedimentos endoscópicos transabdominais, guiados por ultrassonografia, são denominados de fetoscopia e permitem o acesso ao feto para indicações diagnósticas e terapêuticas.

A primeira observação direta fetal foi realizada em 1954 por Westin, ao introduzir um endoscópio (panendoscópio de McCarthy) no útero de gestantes que seriam submetidas a abortamento terapêutico, entre 14 e 16 semanas de gestação.[1]

Somente na década de 1970 aconteceu o grande desenvolvimento da fetoscopia. Scrimgeour (1973) foi o primeiro a permitir que uma gestação continuasse após o exame fetoscópico. Valenti (1973) foi o primeiro a obter amostras de sangue e pele fetais. Ambos os autores realizaram o procedimento após a exteriorização do útero por laparotomia. Somente em 1974, com o desenvolvimento do *Dyonics Needlescope,* que podia ser inserido por via transabdominal com anestesia local, a fetoscopia tornou-se factível como um procedimento clínico. A coleta do sangue fetal nos vasos da placa corial permitiram o diagnóstico de hemoglobinopatias *in utero.* A fetoscopia e a embrioscopia foram então introduzidas como instrumento diagnóstico para visualizar malformação externa do feto no primeiro, segundo e terceiro trimestres da gestação, como também para obter tecido fetal para diagnóstico e para realizar transfusão fetal intravascular.[2,3]

Inicialmente, somente as intercorrências fetais letais eram elegíveis para fetoscopia.[4] Com a evolução da cirurgia fetal e a comprovação de benefícios não só para salvar a vida do feto mas, pelo menos, para evitar danos permanentes, outros procedimentos foram incorporados.[5] Estes benefícios podem ser obtidos tanto pela correção anatômica da malformação como pelo impedimento da progressão da doença, deixando a reparação definitiva para o período pós-natal.

Assim, as indicações da cirurgia fetal passaram a incluir não só as condições letais, mas também as não letais, reduzindo a morbidade nos sobreviventes. Para que seja eticamente permitida, a terapia fetal deve atender aos seguintes critérios:[6]

1. Deve ser um procedimento para impedir o óbito fetal ou para prevenir ou mitigar substancialmente lesões graves ou irreversíveis para o concepto.
2. A terapia proposta deve ter um baixo risco de mortalidade para o feto e risco baixo ou gerenciável de lesão grave ou sequela para o concepto.
3. A taxa de mortalidade e morbidade materna deve ser muito baixa ou gerenciável.

Em qualquer tipo de terapia fetal, devem ser considerados três conceitos éticos fundamentais:[7,8]

1. Respeito pela autonomia da mulher grávida.
2. Respeito pelo feto como paciente.
3. Respeito pela consciência individual do médico.

Atualmente, várias malformações fetais podem ser tratadas por cirurgia fetal, a saber: complicações da gestação gemelar monocoriônica (transfusão feto-fetal, gêmeo acárdico, crescimento intrauterino restrito isolado etc.), hérnia diafragmática fetal (por meio de broncoscopia fetal e colocação de balão intratraqueal), brida amniótica constritiva, obstruções urinárias baixas e, mais recentemente, a meningomielocele.

O tratamento cirúrgico do feto, iniciado na década de 1980, por meio da via a céu aberto (laparotomia materna, seguida de histerotomia e exposição fetal direta), vem sendo gradativamente substituído pela fetoscopia. Inicialmente, a fetoscopia era realizada apenas em meio líquido (líquido amniótico), utilizando-se um único orifício de entrada para acessar a cavidade uterina, por onde se insere uma ótica com canal de trabalho, para passagem de fibra de laser para coagulação de vasos, microcatéteres para passagem de balão e pequenas pinças bipolares.[9,10]

No entanto, o meio líquido apresenta limitações para a realização de cirurgias mais complexas, que exigem dissecção e sutura. A imagem obtida em meio líquido tem qualidade inferior ao meio aéreo e, caso ocorra sangramento, o líquido hemorrágico não permite uma visualização adequada, podendo impedir a conclusão do procedimento. Outra limitação é a "flutuação" do feto, que sai da posição ideal. Dessa forma, realizar a fetoscopia no meio aéreo tornou-se imperativo para o avanço da cirurgia fetal.

Estudos em modelo animal, realizados no final da década de 1990, demonstraram a ocorrência de acidose fetal consequente à insuflação de gás carbônico na cavidade uterina[11] e, durante alguns anos, seu emprego foi limitado. Foi apenas em 2010 que Kohl et al.[12] demonstraram ausência de alterações do desenvolvimento neurológico ou anatômicas do sistema nervoso central, consequentes à exposição ao gás carbônico em fetos de ovelha submetidos a fetoscopia. Neste estudo, foram utilizadas baixa pressão do gás e insuflação parcial da cavidade amniótica, deixando alguma quantidade de líquido amniótico no útero. Os procedimentos foram inteiramente percutâneos, sem a retirada do útero de dentro da cavidade abdominal, que constitui diferença importante em relação aos estudos anteriores.

Em estudo australiano recente realizado com fetos de ovelhas, foi avaliado se o CO_2 aquecido e umidificado reduziria o impacto da insuflação parcial de dióxido de carbono (IPDC) no feto e nas membranas. Fetos de ovelhas com 105 dias de gestação (termo = 145 dias) foram parcialmente expostos por meio de uma cesariana e cateterizados com sondas arteriais e de fluxo. Os fetos foram recolocados no útero, que foi então fechado e insuflado com CO_2 frio e seco (22°C a 0-5% de umidade, n = 7) ou CO_2 aquecido e umidificado (40°C a 100% de umidade, n = 5), a 15 mmHg, durante 180 minutos. As membranas fetais foram coletadas imediatamente após a insuflação para análise histológica. Após 180 minutos, a sobrevivência fetal foi de 0% com IPDC seco e frio e 60% com umidificação aquecida. Comparado à fria, a IPDC úmida e aquecida reduziu a hipercapnia fetal (170,5 ± 28,5 versus 82,7 ± 9,1 mmHg, p < 0,01), o acúmulo de lactato (8,5 ± 0,9 versus 1,4 ± 0,4 mmol/L, p < 0,01) e subsequente acidose (pH 6,75 ± 0,04 versus 7,10 ± 0,04, p < 0,01). A IPDC aquecida e umidificada também manteve as pressões arteriais (46,8 ± 1,2 versus 12,3 ± 8,5 mmHg, p = 0,22) e reduziu significativamente o número de leucócitos no córion (0,7 × 10-5 [0,5 × 10-5] versus 3,2 × 10-5 [1,8 × 10-5] células por mícron quadrado, p = 0,02). Concluiu-se neste estudo que a IPDC fria e seca pode causar hipercapnia fetal, acidose, hipotensão e inflamação das membranas em ovinos, levantando preocupações potenciais para uso em humanos. A IPDC aquecida e umidificada atenuou parcialmente esses efeitos e pode ser uma alternativa adequada para reduzir o risco de distúrbios da base ácida fetal e inflamação da membrana fetal após cirurgia fetoscópica.[13]

Hoje, a fetoscopia em meio de CO_2 é uma realidade mundial no tratamento intrauterino, sendo realizada com segurança e riscos mínimos às mães e aos conceptos. A principal doença sendo tratada por esta via é, sem dúvida, a meningomielocele. Porém, num futuro próximo, outras doenças podem ter benefícios nos seus tratamentos pela via fetoscópica em meio aéreo, como gastrosquize.

NÍVEIS DE EVIDÊNCIA PARA PROCEDIMENTOS FETOSCÓPICO

As malformações do desenvolvimento e as condições fetais favoráveis à intervenção fetal podem ser categorizados de forma útil em cinco grupos baseados em evidências.

Evidências de Nível I[14]

Com base nas evidências de Nível I (incluindo revisões sistemáticas de ensaios controlados randomizados), as quatro condições que se beneficiam da terapia fetal são descritas a seguir.

Síndrome de transfusão feto-fetal (STFF)
Conceito

Ocorre em gestações monocoriônicas diamnióticas (MCDA). Nesta síndrome, ambos os fetos apresentam morfologia normal e a fisiopatologia da doença está relacionada a anastomoses vasculares entre as circulações destes fetos na placa corial. Alterações hemodinâmicas complexas produzem desequilíbrio entre as circulações fetais, levando à transfusão sanguínea de um dos fetos (doador) em direção ao outro (receptor). A STFF é diagnosticada pela ultrassonografia por meio da identificação da sequência oligodramnia/polidramnia. A mortalidade perinatal associada a esta síndrome está em torno de 90% na ausência tratamento.[15]

Tratamento

Consiste na coagulação a laser dos vasos da placa corial para interromper as anastomoses responsáveis pelo processo de transfusão. A utilização desta técnica resultará em "duas circulações placentárias distintas" no caso da sobrevivência de ambos os fetos, ou na "proteção" da exsanguinação do feto sobrevivente em caso de óbito de um deles. O critério de seleção para a cirurgia a laser é a idade gestacional < 26 semanas de gravidez, diagnóstico ultrassonográfico de monocorionicidade no primeiro trimestre, polidramnia no saco amniótico do receptor (maior bolsão vertical igual ou maior que 8 cm antes de 20 semanas de gravidez, ou a 10 cm após esta idade gestacional) associado a oligodramnia na bolsa do doador (maior bolsão vertical igual ou menor que 2 cm). A conduta se baseia nos critérios de Quintero (Tabela 1), conforme apresentado na Figura 1.

TABELA 1   Classificação de Quintero[16]

Estágio	Oligoidrâmnio/ Polidrâmnio[a]	Ausência de bexiga no doador	Alterações fluxométricas[b]	Hidropsia	Morte fetal
I	+	-	-	-	-
II	+	+	-	-	-
III	+	+	+	-	-
IV	+	+	+	+	-
V	+	+	+	+	+

[a]Oligoidrâmnio, menor bolsão < 2 cm; polidrâmnio, maior bolsão > 8 cm.
[b]Alterações fluxométricas definidas pela presença de pelo menos um dos seguintes: diástole ausente ou reversa na artéria umbilical, onda A invertida no ducto venoso ou fluxo pulsátil na veia umbilical.

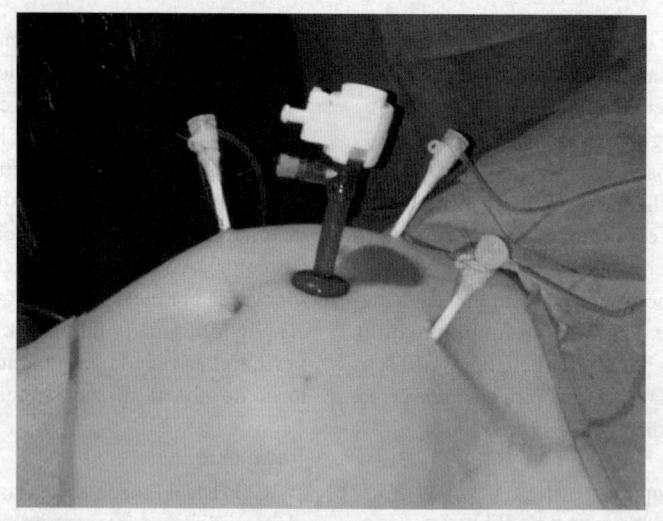

FIGURA 1 Trocartes locados para fetoscopia para correção de meningomielocele.

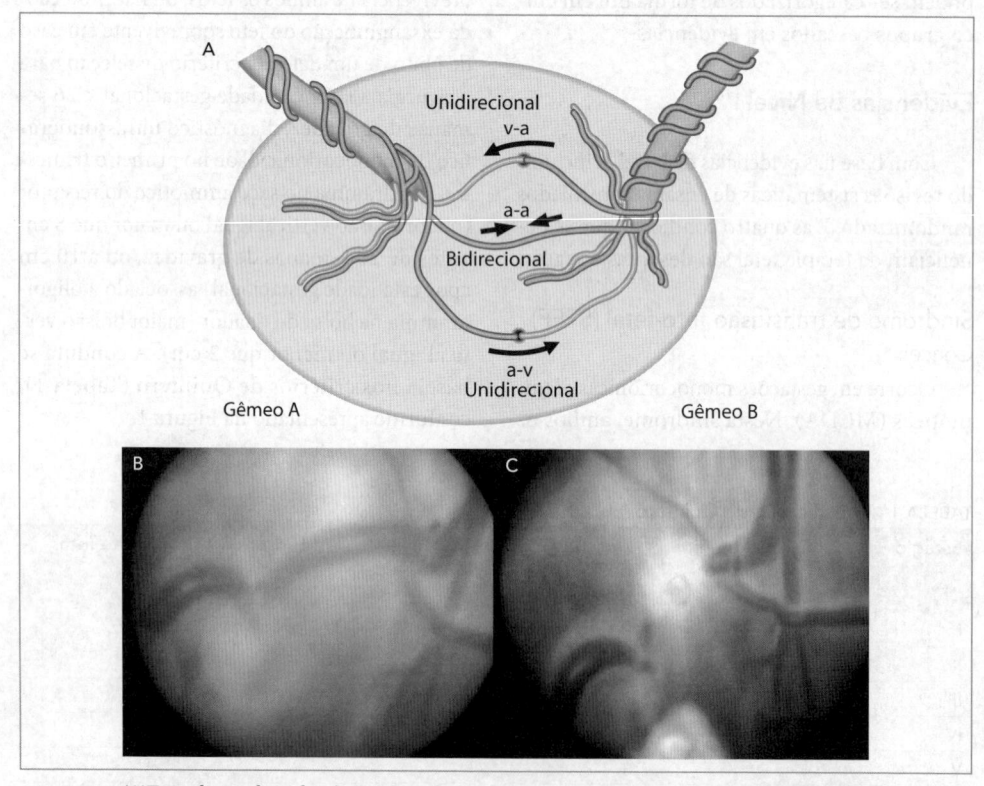

FIGURA 2 (A)Transfusão feto-fetal. (B) Transfusão feto-fetal pré-coagulação. (C) Transfusão feto-fetal pós-coagulação.

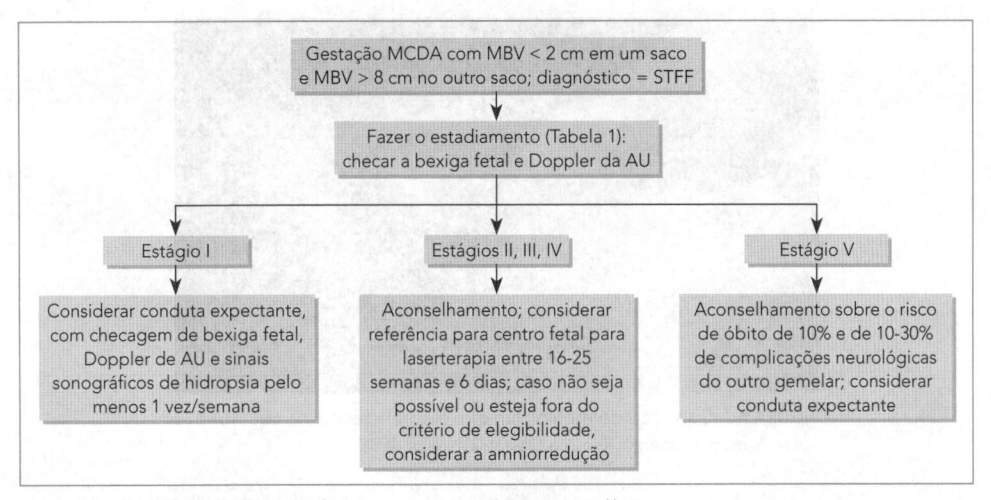

FIGURA 3   Conduta na STFF conforme os critérios de Quintero.[16]
MCDA: monocoriônica diamniótica; MBV: maior bolsão vertical; STFF: síndrome de transfusão feto-fetal; AU: artéria umbilical.

Mielomeningocele (MMC)

Conceito

A meningomielocele (MMC) é um defeito da formação neural primária, que resulta da falha da fusão do tubo neural caudal. É uma das malformações mais comuns nos fetos humanos e pode ter consequências devastadoras, incluindo paraplegia, disfunções urinárias e intestinais, além de alterações do sistema nervoso central resultantes da malformação de Arnold Chiari do tipo II.[17] No Brasil, a prevalência de defeitos do tubo neural varia de 1,3 casos para cada 1.000 crianças nascidas em São José dos Campos (SP)[18] a 5 casos para cada 1.000 crianças nascidas em Recife (PE).[19] Estudos experimentais sugerem que a medula espinhal é progressivamente danificada durante a vida intrauterina devido à exposição do tecido nervoso normal a agressões mecânicas (movimento fetal) e químicas (líquido amniótico), resultantes da falta de fechamento de estruturas posteriores.[20,21] As consequências para o feto estão relacionadas ao seu desenvolvimento e, na maioria das vezes, correspondem à herniação do cerebelo e à hidrocefalia, decorrentes da anormalidade na dinâmica da produção do líquido cefalorraquidiano. Outras lesões estão também associadas a incapacidades sensoriais e motoras, como paralisia dos membros inferiores, disfunção de controle esfincteriano, de sensibilidade e sexual. Em alguns casos, o cognitivo também pode ser afetado. A altura da lesão é um importante fator para determinar a gravidade da MMC. Casos mais leves, com preservação do coeficiente de inteligência, preservação da função motora e continência social podem estar relacionadas a isto. Um grande número de casos necessitará de derivação ventrículo peritoneal após o nascimento.

Tratamento

Em 2011, foi publicado um estudo prospectivo e randomizado, comparando a correção pré-natal da mielomeningocele com a correção após o nascimento, no qual foi demonstrado que os fetos submetidos à correção antenatal tinham 50% menos necessidade de derivação ventrículo-peritoneal para tratar a hidrocefalia, além do dobro da possibilidade de deambular sem qualquer auxílio. Este estudo, denominado *Management of Myelomeningocele Study* (MOMS)[17] utilizou a via a céu aberto para correção fetal, ficando bem demonstrados os riscos maternos associados à utilização dessa via, a saber: edema agudo de pulmão após a cirurgia,

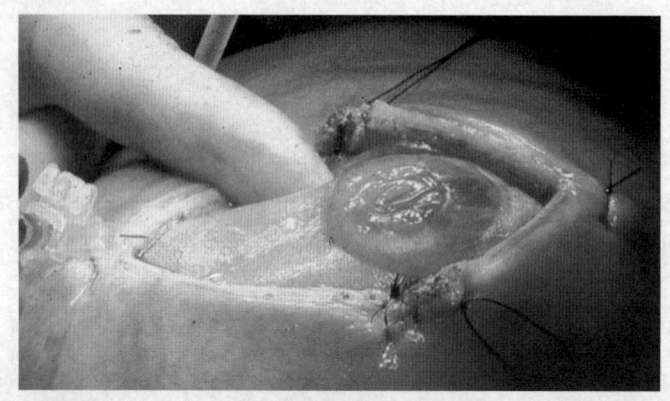

FIGURA 4 Correção de meningomielocele pela técnica a céu aberto.
Fonte: Sutton. Best Pract Res Clin Obstet Gynaecol, 2008.

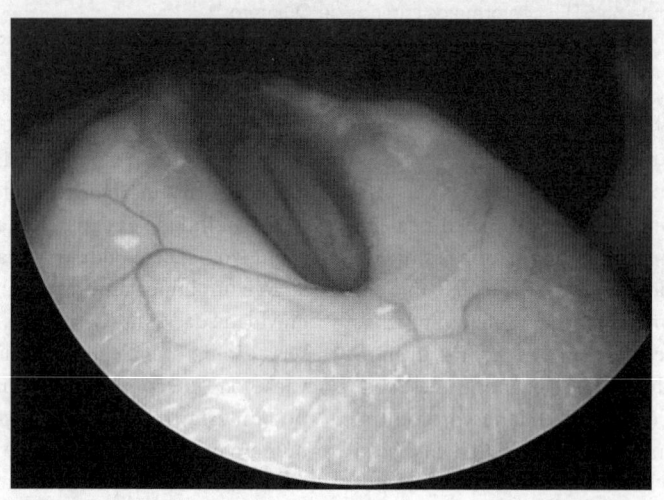

FIGURA 5 Meningomielocele – raquisquise.

necessidade de transfusão de sangue no parto e cicatrização uterina desfavorável (deiscência ou cicatriz muito fina) no local da cirurgia em aproximadamente 35% dos casos.

Na cirurgia a céu aberto, a laparotomia é ampla, normalmente seccionando a musculatura abdominal materna, pois o útero precisa ser luxado para fora da cavidade abdominal. Diferente da cesareana, a histerotomia que é realizada para a cirurgia fetal não respeita a região do segmento uterino, onde as fibras musculares têm orientação mais paralela, potencialmente poupando o miométrio. Na cirurgia a céu aberto, a histerotomia é realizada no segundo trimestre, quando o segmento uterino ainda não está bem definido, e na melhor área para acessar a coluna do feto, evitando a inserção placentária. Isso normalmente se encontra na região corporal ou fúndica, onde as fibras musculares têm distribuição helicoidal (para permitir o "tríplice gradiente" fisiológico da contração uterina). Desse modo, por menor que esta histerotomia seja, é gerada uma zona de fragilidade que contraindica o trabalho de parto, tanto na gestação em curso como em futuras gestações. Existem relatos de rotura uterina, após cirurgia fetal a

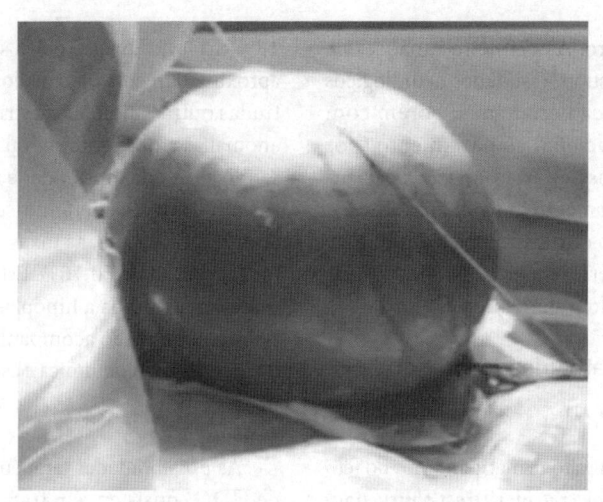

FIGURA 6 Exposição uterina para correção de meningomielocele pela técnica a céu aberto.

céu aberto, que ocorreram no segundo trimestre, mesmo fora do trabalho de parto, apenas pela distensão do útero numa gestação subsequente, o que coloca mãe e feto em risco. Na cesárea, a histerorrafia pode cicatrizar sem tensão, já que o parto é realizado; enquanto na cirurgia a céu aberto, o feto permanece e continua crescendo – portanto, a histerorrafia fica sob constante e progressiva tensão.

Apesar desses riscos, a cirurgia fetal tornou-se o padrão-ouro para o tratamento da mielomeningocele, e a busca por técnicas minimamente invasivas para aumentar a segurança materna tornou-se o desafio atual na terapia cirúrgica fetal. Atualmente, já existem por volta de 10 grupos no mundo realizando a cirurgia fetal endoscópica inteiramente percutânea para tratamento da meningomielocele. O maior número de casos se concentra na Alemanha, com o grupo de Kohl et al.[12] e, no Brasil, com o grupo de Pedreira et al.,[22,23,24] ambos utilizando a fetoscopia com insuflação parcial de gás carbônico. Os grupos usam técnicas diferentes para a correção do defeito propriamente dito. Pois, como ocorreu na transição entre a cirurgia realizada por laparotomia e a cirurgia laparoscópica, foi necessário desenvolver novas técnicas cirúrgicas, instrumentos, trocartes de acesso,

dispositivos de fechamento etc. Resultados recentes têm demonstrado que a técnica alemã alcança resultados neurológicos bastante semelhantes ao do estudo MOMS, com mínima morbidade materna. A técnica brasileira, denominada SAFER (*skin-over-biocellulose for antenatal fetoscopic repair*), tem obtido resultados neurológicos superiores aos do estudo MOMS, com 65% das crianças deambulando sem ajuda de aparelhos, comparado aos 40% na técnica a céu aberto e aos 20% quando corrigido o defeito apenas após o parto. Essa técnica utiliza um tipo de fechamento simplificado do defeito, usando uma película de celulose sobre o tecido nervoso exposto, além de uma segunda película substituta de derme, quando frente a defeitos muito grandes, o que ocorre em 30% dos casos. Além disso, após as últimas modificações realizadas na técnica, incluindo o uso de aparelho umidificador e aquecedor de CO_2, observa-se melhora significativa dos resultados perinatais, com idade gestacional média no parto de 35 semanas de gravidez, e diminuição significativa das taxas de ruptura prematura de membranas. Existem grupos que realizam o tratamento híbrido, ou seja, laparotomia com exposição uterina fora da cavidade abdominal materna, seguida de colocação de trocartes diretamente no útero. As primeiras análises de séries de casos mostram resultados neurológicos inferiores à técnica percutânea, porém com maior idade gestacional ao nascimento (por volta de 38 semanas de gestação). Cada paciente deve ter seu tratamento individualizado, conforme a condição clínica materno-fetal e de acordo com a experiência do grupo de especialistas envolvidos no tratamento.

Obstrução do trato urinário inferior (LUTO)

Conceito

A obstrução do trato urinário inferior do feto (LUTO, do inglês, *lower urinary tract obstruction*) pode levar ao desenvolvimento renal anormal, cujos resultados persistem na infância. As duas malformações congênitas mais comuns para causar LUTO são válvulas de uretra posterior e atresia uretral. A insuficiência renal pré-natal grave é frequentemente associada à oligoidramnia, estando associada à alta prevalência de hipoplasia pulmonar, resultando em alta mortalidade e morbidade perinatal. A LUTO geralmente é diagnosticada com 20 semanas de gestação pela ultrassonografia, que apresenta características típicas: megabexiga fetal e hidronefrose bilateral com ou sem aparência parenquimatosa cística nos rins, associadas com oligoidramnia.

Tratamento

A abordagem antenatal visa permitir a drenagem da bexiga fetal por derivação vesico-amniótica ou punções. A sobrevivência parece ser maior nos fetos cuja drenagem foi realizada, porém os benefícios não podem ser comprovados de forma conclusiva. A chance de os recém-nascidos sobreviverem com função renal normal é muito baixa independentemente da cirurgia fetal.[25]

Hérnia diafragmática congênita (HDC)

Conceito

De etiologia pouco conhecida, a incidência da HDC varia de 1 para cada 2.500 a 1 para cada 5.000 nascidos vivos. Oitenta e quatro por cento das lesões é do lado esquerdo do diafragma, 13% do lado direito e 3% são bilaterais. Em aproximadamente metade dos casos, são encontradas outras anomalias estruturais associadas, anomalias cromossômicas ou síndromes gênicas, sendo a taxa de mortalidade neste grupo próxima a 100%. Considerando-se somente os casos com HDC isolada, as taxas de sobrevida neonatais variam de 60-70%. Esta alta mortalidade pode ser atribuída à hipoplasia e à hipertensão pulmonar, que são acompanhadas por imaturidade tecidual, bioquímica e estrutural do órgão.[26]

Tratamento

As possibilidades terapêuticas para os casos de HDC consistem em tratamentos pré, peri e pós-natais, sendo que a cirurgia pós-natal conta com uma sobrevida que varia de 50-92%. Com o objetivo de melhorar o prognóstico pós-natal para fetos portadores de HDC, a cirurgia fetal para oclusão traqueal, que tem como objetivo promover o crescimento pulmonar intrauterino, consiste na instalação de um balão na traqueia do feto, por fetoscopia, procedimento que passou a ser chamado de FETO (do inglês, *fetoscopic endotracheal occlusion* – oclusão endotraqueal fetoscópica), em casos cuja mortalidade é considerada elevada, por volta da 26ª semana de gestação. Este balão deve ser retirado, também por fetoscopia, cerca de 6 semanas após a sua colocação.

Evidências de Nível II[14]

Com base nas evidências de Nível II (obtidas a partir de análises sistemáticas de estudos de coorte ou de estudos de coorte), as condições que se beneficiam da terapia fetal incluem terapias como a transfusão intrauterina (IUT) para o tratamento da anemia aloimune fetal e infecção por parvovírus B19 e tratamento clínico da taquicardia fetal.[27] Nenhuma destas requer abordagem fetoscópica.

Evidências de Nível III[14]

Com base nas evidências de Nível III (derivadas de análises sistemáticas de estudos de casos-controle ou estudos de casos e controles individuais), a condição que demonstrou benefícios prováveis, como o caso da fetoscopia e cistoscopia com ablação a laser da válvula de uretra posterior, foi a obstrução do trato urinário inferior já descrita anteriormente.[28]

Evidências de Nível IV[14]

Com base nas evidências de Nível IV (derivadas de pequenas séries/relatos de casos), as condições que se beneficiam da terapia fetal são descritas a seguir.

Síndrome da banda amniótica
Conceito

Caracteriza um grupo de anomalias congênitas causadas por "bandas" do âmnio que aderem a estruturas fetais. As anomalias resultam de aderências ou constrições nas partes fetais acometidas: edema dos dedos das mãos e dos pés, amputação de membros e defeitos graves da face, coluna, cordão umbilical e paredes abdominal e torácica.

Tratamento

Só existe indicação de abordagem fetal quando a brida "estrangula" alguma extremidade fetal ou o cordão umbilical. Nestes casos, obser-

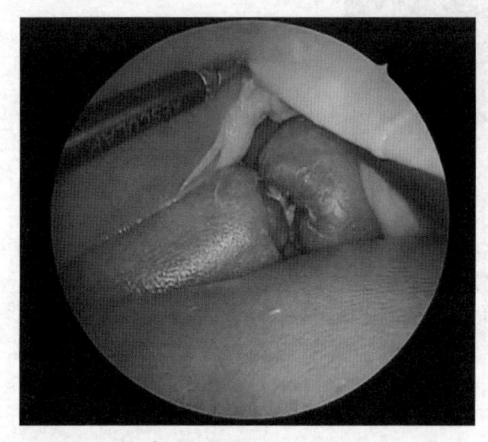

FIGURA 7 Brida amniótica.

va-se edema dos dedos da mão ou do pé, de modo que a isquemia progressiva pode levar à amputação de membro. A lise de banda amniótica por meio de fetoscopia, na tentativa de impedir a amputação de um membro fetal, é o tratamento a ser realizado.

Corioangioma placentário
Conceito

É um tumor geralmente benigno (hamartoma) originado dos vasos placentários. Os tumores grandes (> 4,0-5,0 cm) podem levar a polidramnia, anemia, insuficiência cardíaca, hidropisia fetal e crescimento intrauterino restrito.

Tratamento

A intervenção fetal está indicada quando ocorrerem sinais de insuficiência cardíaca congestiva no feto. O objetivo é cessar o fluxo sanguíneo dentro do tumor por meio da coagulação dos vasos placentários que o irrigam via fetoscopia.

Teratoma sacrococcígeo
Conceito

É um tumor originário de folhetos embrionários ou células germinativas que se localiza, na maior parte das vezes, na região sacral.

Tratamento

A intervenção intrauterina está indicada nos casos de hidropsia fetal < 32 semanas de gravidez. O principal objetivo é corrigir o estado de alto débito fetal, sendo que a principal alternativa é a oclusão dos vasos superficiais do tumor com laser por meio de fetoscopia.

Obstrução congênita das vias aéreas superiores (CHAOS)
Conceito

A obstrução das vias aéreas superiores do feto (do inglês, *congenital high airway obstruction syndrome* – CHAOS) pode levar à hidropsia fetal pela retenção do líquido habitualmente produzido pelo pulmão do feto. O aumento excessivo do volume pulmonar leva à eversão do

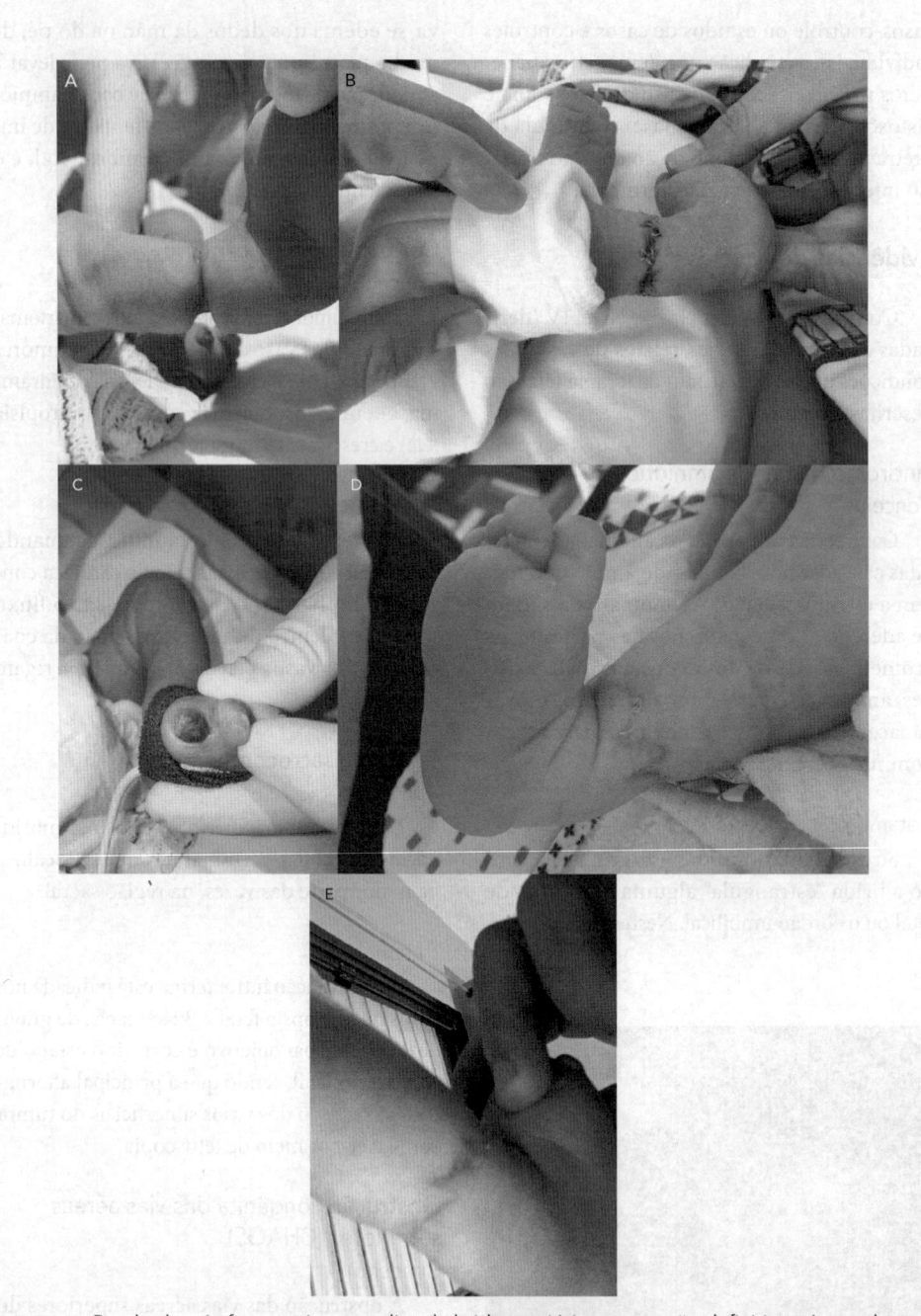

FIGURA 8   Resultado pós-fetoscopia para a lise de brida amniótica – correção definitiva pós-natal.

diafragma e à compressão acentuada do mediastino, culminando com o óbito fetal.

Tratamento

A colocação de um *stent* na traqueia, por meio de fetoscopia, ou mesmo a ablação a laser da obstrução, pode levar à descompressão traqueal com sobrevida pós-natal.

Estenose aórtica progressiva

Conceito

É a estenose da válvula aórtica que pode evoluir para a síndrome de hipoplasia do coração esquerdo (SHCE).

Tratamento

A correção intrauterina da estenose aórtica pode reverter a progressão da hipoplasia do ventrículo esquerdo. O mesmo princípio pode ser aplicado à estenose pulmonar progressiva crítica com septo ventricular intacto, o que leva à hipoplasia do coração direito. O cateterismo cardíaco fetal guiado por ultrassom e a dilatação valvular, realizados via percutânea, podem permitir a desobstrução no trato de saída dos ventrículos, impedindo a hipoplasia das câmaras cardíacas.

Feto acárdico – sequência da perfusão arterial reversa no gemelar

Conceito

O feto acárdico, ou sequência da perfusão arterial reversa no gemelar (TRAP – do inglês, *twin reversed arterial perfusion*) representa uma variante da gemelidade unida. A circulação coriônica é compartilhada por meio de anastomoses arterioarteriais e venovenosas, frequentemente por meio de uma inserção comum dos cordões umbilicais, estabelecendo então, uma relação parasitária entre um feto aparentemente normal (feto-bomba) e uma massa acardíaca, que pode apresentar diferentes graus de diferenciação tecidual. Tal arranjo vascular peculiar predispõe o feto-bomba à um estado circulatório hiperdinâmico e consequente instalação progressiva de insuficiência cardíaca de alto débito, o que pode levar ao seu óbito em 50- 75% dos casos.[29]

Tratamento

O manejo conservador desse quadro apresenta risco de óbito elevado do feto-bomba, ao passo que a aplicação de técnicas de cirurgia fetal minimamente invasivas pode elevar a sobrevida para 80%, principalmente quando é realizado o diagnóstico no início da gestação, permitindo a intervenção precocemente. Entretanto, deve-se atentar para a pequena quantidade de evidências científicas acerca deste tópico e a natureza observacional de estudos conduzidos até este momento. O manejo adequado ainda não é consenso e até o momento não foram estabelecidos protocolos padronizados. Atualmente, a fetoscopia é o método de escolha para o acesso ao ambiente intrauterino e para a execução da técnica selecionada, buscando a interrupção do suprimento sanguíneo para o feto acárdico. A escolha do procedimento ideal e o momento da intervenção variam de acordo com a idade gestacional e o local onde será realizado o procedimento.

CONDIÇÕES EM QUE O USO DA TERAPIA FETAL AINDA É CONSIDERADO CONTROVERSO

Sequência de policitemia da anemia no gemelar (TAPS)

Conceito

A sequência de policitemia da anemia no gemelar (TAPS – do inglês, *twin anemia-polycythemia sequence*) é uma forma de transfusão feto-fetal crônica, recentemente descrita, que se caracteriza por grandes diferenças da hemoglobina entre os gêmeos, sem sinais de STFF. A TAPS pode ocorrer espontaneamente ou após a cirurgia a laser para STFF. A forma espontânea complica aproximadamente 3-5% das gestações gêmeas monocoriônicas; ao passo que a forma pós-laser ocorre em 2-13%.[30]

Tratamento

A resolução espontânea da TAPS pré-natal é possível, provavelmente resultante da trombose espontânea da anastomose residual. Mais estudos (idealmente um estudo randomizado multicêntrico) são necessários para determinar a escolha do manejo ideal para TAPS. A abordagem fetoscópica, com a coagulação dos vasos da placa corial, parece ser a opção mais viável para os casos graves.

CONSIDERAÇÕES FINAIS

A cirurgia fetoscópica tornou-se uma realidade clínica em grandes unidades de medicina fetal selecionadas. Foram estabelecidas várias indicações para a cirurgia endoscópica dentro do útero, e várias outras estão sob investigação. A cirurgia fetoscópica provou sua superioridade na cirurgia a laser dos vasos da placa corial, no tratamento pré-natal da HDC e está sendo entendida como uma evolução da cirurgia a céu aberto nos casos de MMC. A natureza menos invasiva tornou a cirurgia fetoscópica mais aceitável para pais e clínicos. No entanto, algumas intervenções cirúrgicas fetais mais complexas permanecem impossíveis com equipamentos atuais. A fetoscopia é uma técnica invasiva, com consequências inerentes, tais como a rotura prematura das membranas e o trabalho de parto prematuro.

Embora o diagnóstico e a terapia fetal criem oportunidades para o tratamento de fetos com defeitos congênitos, há uma série de fatores atenuantes que precisam ser considerados antes que as recomendações possam ser realizadas, tais como a natureza heterogênea das malformações, a invasividade da intervenção cirúrgica proposta, as complicações potenciais associadas à terapia fetal e a escassez de dados sobre resultados em longo prazo.

Qualquer transição da inovação para o padrão de cuidados na terapia fetal deve ser realizada de forma eticamente responsável e deve basear-se em evidências científicas adequadas.

REFERÊNCIAS BIBLIOGRÁFICAS

1. Westin B. Hysteroscopy in early pregnancy. Lancet 1954; 11:872.

2. Rodeck CH, Campbell S. Early prenatal diagnosis of neural-tube defects by ultrasound-guided fetoscopy. Lancet 1978; 1(8074):1128-9.

3. Laurence KM et al. Hirschsprung's disease associated with congenital heart malformation, broad big toes, and ulnar polydactyly in sibs: a case for fetoscopy. J Med Genet 1975; 12(4):334-8.

4. Harrison MR. Atlas of fetal surgery. New York: Chapman and Hall, 1996.

5. Harrison MR. The University of California at San Francisco Fetal Treatment Center: A personal perspective. Fetal Diagn Ther 2004; 19:513-24.

6. Chervenak FA, McCullough LB. Ethical issues in recommending and offering fetal therapy. West J Med 1993; 159(3):396-9.

7. Chervenak FA, Mccullough LB. Clinical opinion: An ethically justified practical approach to offering, recommending, performing, and referring for induced abortion and feticide. YMOB 2009; 201(6):560.E1-6.

8. Chervenak F, McCullough LB. Responsibly counselling women about the clinical management of pregnancies complicated by severe fetal anomalies. J Med Ethics 2012; 38(7):397-8.

9. Senat MV, Deprest J, Boulvain M, Paupe A, Winer N, Ville Y. Endoscopic laser surgery versus serial amnioreduction for severe twin-to-twin transfusion syndrome. N Engl J Med 2004; 351(2):136-44.

10. Deprest J, Nicolaides K, Done' E, Lewi P, Barki G, Largen E et al. Technical aspects of fetal endoscopic tracheal occlusion for congenital diaphragmatic hernia. J Pediatr Surg 2011; 46(1):22-32.

11. Saiki Y, Litwin DE, Bigras JL, Waddell J, Konig A, Baik S et al. Reducing the deleterious effects of intrauterine CO2 during fetoscopic surgery. J Surg Res 1997; 69(1):51-4.

12. Kohl T, Ziemann M, Weinbach J, Tchatcheva K, Gembruch U, Hasselblatt M. Partial amniotic carbon dioxide insufflation during minimally invasive fetoscopic interventions seems safe for the fetal brain in sheep. J Laparoendosc Adv Surg Tech A 2010; 20(7):651-3.

13. Amberg B, Hodges R, Kashyap A, Skinner S, Rodgers K, Mcgillick E et al. Physiological effects of cold-dry versus heated-humidified partial amniotic carbon dioxide insufflation in a sheep model. Ultrasound Obstet Gynecol 2018; 53:340-7.

14. Centre for Evidence-Based Medicine (CEBM). Oxford Centre for Evidence-based Medicine. Levels of Evidence (March 2009). Disponível em: http://www.cebm.net/oxford-centre-evidence-based-medicine--levels-evidence-march-2009/; acessado em 25 de julho de 2020.

15. Senat MV, Deprest J, Boulvain M, Paupe A, Winer N, Ville Y. Endoscopic laser surgery versus serial amnioreduction for severe twin-to-twin transfusion syndrome. N Engl J Med 2004; 351:136-44.

16. Quintero RA, Morales WJ, Allen MH, Bornick PW, Johnson PK, Kruger M. Staging of twin-twin transfusion syndrome. J Perinatol 1999; 19(8):550-5.

17. Adzick NS, Thom EA, Spong CY, Brock JW, Burrows PK, Johnson MP et al. A Randomized trial of prenatal versus postnatal repair of myelomeningocele. N Engl J Med 2011; 364(11):993-1004.

18. Nascimento LF, Pinto CO, Proença FP, Gotlieb SL. Prevalência de anomalias congênitas em São José dos Campos, São Paulo, em 2001. Rev Paul Pediatria 2006; 24(1):47-51.

19. Pacheco SS, Souza AI, Vidal SA, Guerra GV, Batista-Filho M, Baptista EV et al. Neural tube defects prevalence in newborn infants in the Women Care Center of the Instituto Materno Infantil Prof. Fernando Figueira. Rev Bras Saúde Matern Infant 2006; 6(Suppl 1):535-42.

20. Meuli M, Meuli-Simmen C, Hutchins GM, Seller MJ, Harrison MR, Adzick NS. The spinal cord lesion in human fetuses with myelomeningocele: implications for fetal surgery. J Pediatr Surg 1997; 32(3):448-52.

21. Tulipan N, Hernanz-Schulman M, Bruner JP. Reduced hindbrain herniation after intrauterine myelomeningocele repair: a report of four cases. Pediatr Neurosurg 1998; 29:274-8.

22. Pedreira DA, Zanon N, Sá RA de, Acacio GL, Ogeda E, Belem TM et al. Fetoscopic single-layer repair of open spina bifida using a cellulose patch: Preliminary clinical experience. J Matern Fetal Neonatal Med 2014; 27(16):1613-9.

23. Pedreira DAL, Zanon N, Nishikuni K et al. Endoscopic surgery for the antenatal treatment of myelomeningocele: The CECAM trial. Am J Obstet Gynecol 2016; 214:111.E1-11.

24. Pedreira DAL, Acacio GL, Gonçalves RT, Sá RA, Brandt RA, Chmait RH et al. Percutaneous fetoscopic closure of large open spina bifida using a bilaminar skin substitute. Ultrasound Obstet Gynecol 2018; 52:458-66.

25. Nassr AA, Shazly SAM, Abdelmagied AM, Araujo Júnior E, Tonni G, Kilby MD et al. Effectiveness of vesico-amniotic shunt in fetuses with congenital lower urinary tract obstruction: An updated systematic review and meta- analysis. Ultrasound Obstet Gynecol 2017; 49(6):696-703.

26. Ruano R, Yoshisaki CT, Silva MM da, Ceccon ME, Grasi MS, Tannuri U et al. A randomized controlled trial of fetal endoscopic tracheal occlusion versus postnatal management of severe isolated congenital diaphragmatic hernia. Ultrasound Obst Gynecol 2012; 39(1):20-7.

27. Shamshirsaz A, Belfort M, Ball R. Fetal Surgery. In: Apuzzio J, Vintzileos A, Iffy L (eds.). Operative Obstetrics. 4.ed. London: Taylor & Francis Group, 2016.

28. Ruano R, Sananes N, Sangi-Haghpeykar H, Hernandez-Ruano S, Moog R, Becmeur F et al. Fetal intervention for severe lower urinary tract obstruction: a multicenter case- control study comparing fetal cystoscopy with vesicoamniotic shunting. Ultrasound Obstet Gynecol 2015; 45:452-8.

29. Van Allen MI, Smith DW, Shepard TH. Twin reversed arterial perfusion (TRAP) sequence: a study of 14 twin pregnancies with acardius. Semin Perinatol 1983; 7(4):285-93.

30. Moaddab A, Nassr AA, Espinoza J, Ruano R, Bateni ZH, Shamshirsaz AH et al. Twin anemia polycythemia sequence: a single center experience and literature review. Eur J Obstet Gynecol Reprod Biol 2016; 205(10):158-64.

CAPÍTULO 123

Operação cesariana

Marcos Nakamura Pereira
Jorge Rezende Filho

INTRODUÇÃO

Cesariana, cesárea ou tomotocia é o ato cirúrgico que consiste em incisar o abdome e a parede do útero para libertar o concepto ali desenvolvido.[1]

Em aproximadamente 100 anos, das últimas décadas do século XIX às proximidades do século XXI, a cesariana, antes excepcional e fatal, tornou-se a cirurgia abdominal mais praticada do mundo e foi importante responsável pela redução dos óbitos maternos e perinatais. No entanto, nas últimas três décadas, em países desenvolvidos, não se tem observado melhora significativa desses indicadores, a despeito de incremento nas taxas de cesariana. Com efeito, estudos da Organização Mundial da Saúde (OMS) verificaram que, até a taxa de 10%, há relação inversa entre o percentual de cesarianas e a mortalidade materna e neonatal, porém taxas maiores (especialmente > 16%) não têm impacto nesses indicadores.[2] O Brasil, porém, apresenta uma das mais altas taxas de cesariana do mundo, tendo atingindo 55,9% dos nascimentos em 2018.

Recentemente, a OMS reviu sua recomendação sobre as taxas de cesárea, concluindo que todos os esforços devem ser realizados para prover a cirurgia para as mulheres que necessitam, ao invés de se esforçar em atingir uma taxa específica. O mesmo documento aponta que, ainda que os efeitos de altas taxas de cesariana sobre os desfechos maternos e perinatais sejam incertos, a cesariana só deveria ser indicada quando necessária por indicação médica.[3]

Os riscos e complicações da cesariana não devem ser negligenciados. Estudos realizados na França e no Brasil apontam para risco de morte materna três vezes maior associado à cesariana.[4] Outro estudo de coorte retrospectiva canadense também aponta para morbidade materna três vezes maior na cesariana planejada, com risco acrescido de insuficiência cardíaca, hematoma de parede, histerectomia, infecção puerperal, complicações anestésicas, tromboembolismo venoso e tempo de internação hospitalar, no grupo submetido à cesariana.[5]

O objetivo deste capítulo é avaliar as indicações e revisar a técnica à luz das atuais evidências científicas.

INDICAÇÕES

Múltiplas e complexas são as indicações atuais da cesárea. No entanto, em países desenvolvidos, cerca de 85% das cirurgias decorrem de quatro indicações principais: cesárea prévia, distocia, sofrimento fetal e apresentação pélvica. No Brasil, provavelmente outras causas estão implicadas na indicação da cesárea, como a demanda das pacientes no setor privado e a hipertensão materna no setor público.[1]

Na Tabela 1, são apresentadas potenciais indicações da operação cesariana avaliadas ou não pela literatura.

Apresentação pélvica

Há evidências que abonam a cesárea na apresentação pélvica. O *Term Breech Trial*[6] observou redução da mortalidade perinatal (1,3% *versus* 0,3%) e da morbidade neonatal (3,8% *versus* 1,4%) nas pacientes randomizadas para cesariana eletiva.

O American College of Obstetricians and Gynecologists (ACOG)[7] e a Society of Obstetricians and Gynaecologists of Canada (SOGC)[8] apontam, no entanto, que em pacientes criteriosamente selecionadas e atendidas por profissional capacitado, o parto pélvico tem resultado similar à cesariana planejada e pode ser uma opção razoável.

A versão cefálica externa deve ser oferecida às mulheres com apresentação pélvica a termo,

TABELA 1   Potenciais indicações de cesariana conforme grau e qualidade da evidência

A cesariana deve ser recomendada		
Indicação	Grau de evidência*	Qualidade da evidência**
Apresentação pélvica a termo	A	Alta
Crescimento intrauterino restrito (apenas nos casos com diástole zero ou reversa da artéria umbilical)	B	Baixa
Descolamento prematuro da placenta com feto vivo	B	Baixa
Gravidez gemelar com primeiro feto não cefálico	D	Razoável
Gravidez gemelar monoamniótica	B	Baixa
Primoinfecção por herpes genital no terceiro trimestre	B	Alta
HIV (mulheres tomando apenas AZT ou sem uso antirretrovirais)	A	Alta
Estimativa de peso fetal > 5.000 g em não diabéticas	D	Baixa
Estimativa de peso fetal > 4.500 g em diabéticas	D	Razoável
Placenta prévia total e parcial	B	Razoável
Prolapso de cordão	B	Razoável
Vasa prévia	C	Razoável
A cesariana não deve ser recomendada rotineiramente		
Indicação	Grau de evidência*	Qualidade da evidência**
Cesárea prévia (1 cicatriz uterina)	B	Alta
Circular de cordão	B	Razoável
Crescimento intrauterino restrito após 34 semanas	D	Razoável
Descolamento prematuro da placenta com feto morto	D	Baixa
Gravidez gemelar com primeiro feto cefálico	A	Alta
Hipertensão/pré-eclâmpsia	B	Alta
HIV (carga viral < 1.000 cópias/mL)	B	Razoável
Prematuridade extrema (< 28 semanas)	B	Razoável

HIV: vírus da imunodeficiência humana; AZT: zidovudina; g: gramas; mL: mililitros.
*Grau de evidência conforme classificação da Associação Médica Brasileira (AMB).
**Qualidade da evidência conforme classificação da US Preventive Services Task Force (USPSTF).

que desejam parto vaginal e não têm contraindicação.[7]

Cesárea prévia

A presença de cicatriz uterina prévia é das mais comuns indicações de cesariana, desde que Craigin cunhou a frase "uma vez cesárea, sempre cesárea", em 1916. Neste caso, a indicação da cirurgia tem por objetivo evitar a rotura uterina, complicação diretamente relacionada à prova de trabalho de parto e que é raramente observada em pacientes submetidas à cesariana eletiva de repetição.[1]

O parto vaginal após cesariana (VBAC – do inglês, *vaginal birth after cesarean*) já foi alvo de inúmeras estudos observacionais com número significativo que mulheres, de tal forma que os resultados maternos e perinatais para uma e para duas cesáreas prévias são bem robustos. Uma metanálise de estudos observacionais verificou diferença apenas na ocorrência de rotura uterina, não sendo significativa a incidência de transfusão e histerectomia, e apontou menor morbidade materna quando havia sucesso no parto vaginal em comparação com a cesárea eletiva.[9] A morbidade materna é diretamente relacionada ao sucesso do VBAC; caso exitoso, a morbidade é menor que aquela da cesárea eletiva, caso haja cesárea intraparto, a morbidade é maior.

O ACOG[10] e o Royal College of Obstetricians and Gynaecologists (RCOG)[11] recomendam VBAC após uma cesariana, desde que haja consentimento da paciente após esclarecimento sobre os riscos e benefícios do procedimento e não haja contraindicações. Estas incluem situações com maior risco de rotura uterina (cesárea clássica anterior, cicatriz uterina em "T" invertido, rotura uterina anterior, cirurgia uterina transfúndica anterior). Tanto o ACOG como o RCOG consideram adequado o VBAC após duas cesarianas anteriores e não contraindicam o VBAC após múltiplas cesarianas (≥ 3), ainda que as evidências científicas deste último sejam limitadas.[10,11]

Cesárea a pedido

A cesárea a pedido da mãe é definida como a cirurgia praticada por rogo materno, sem qualquer indicação médica ou obstétrica. A literatura habitualmente confunde esta rubrica com a cesárea eletiva, praticada antes do início do trabalho de parto com membranas íntegras, mas em que geralmente há indicação obstétrica.[1]

O ACOG orienta que se a principal motivação da mulher for o medo da dor, deve-se oferecer analgesia durante o trabalho de parto, educação sobre o parto no pré-natal e suporte emocional durante o trabalho de parto.[12] A cesárea a pedido também não deve ser realizada antes de 39 semanas completas de gravidez, a menos haja indicação clínica de antecipação do nascimento e as mulheres sejam informadas sobre os riscos de placenta prévia, acretismo placentário e histerectomia, que se elevam a cada cesariana realizada.

Crescimento intrauterino restrito

Não há nenhum estudo randomizado comparando a via de parto de fetos com crescimento intrauterino restrito (CIUR). Os resultados dos poucos estudos existentes são contraditórios, de forma que não há evidência que comprove que a cesárea reduza a morbidade e mortalidade perinatal.[13] Há recomendação, baseada em opinião de especialistas, para realizar a cesárea quando há diástole zero ou reversa da artéria umbilical, já que esses fetos raramente toleram o trabalho de parto.[14] Nos casos com Doppler da artéria umbilical alterado com diástole presente e/ou Doppler de cerebral média alterado, o parto vaginal é possível, não devendo ser recomendada rotineiramente a cesariana.

Descolamento prematuro da placenta

Estudos observacionais já demonstraram o benefício da cesariana nos casos de descolamento prematuro da placenta (DPP) com feto vivo. Dessa forma, recomenda-se que, nas situações em que o parto não é iminente, a cesárea seja praticada.

No DPP com feto morto, entretanto, o parto vaginal tem a preferência desde que a mulher esteja estável,[15] já que habitualmente o parto progride rapidamente, especialmente após a amniotomia.

Gestação gemelar

A realização da cesariana na gestação gemelar visa reduzir a morbidade e a mortalidade do segundo feto. O único estudo clínico randomizado de maior monta não evidenciou benefício da cesariana quando o primeiro gêmeo está cefálico.[16] Quando a apresentação do segundo feto é não cefálica, são escassas as pesquisas que avaliam a melhor via de parto. O National Institute for Health and Care Excellence (NICE), do Reino Unido, recomenda a cesariana nesta situação.[17]

Na gravidez monoamniótica, a cesariana também está indicada em face do risco de entrelaçamento dos cordões umbilicais e/ou compressão dos mesmos durante a descida do primeiro concepto, sendo esta a recomendação do NICE.[17]

Herpes genital

A realização da cesariana em mulheres com herpes genital tem por objetivo prevenir a infecção neonatal, que pode acarretar sequela neurológica e até a morte do infante. O risco de infecção neonatal parece ser maior quando a herpes genital se manifesta pela primeira vez no terceiro trimestre (30-50%) conforme séries de casos. Desta forma, o RCOG recomenda a cesárea eletiva quando a infecção primária materna ocorre no terceiro trimestre.[18] Já quando a mulher apresenta infecção recorrente, o risco de infecção neonatal é menor, mesmo com lesão ativa no momento do parto (0-3%). Considerando o baixo risco de transmissão e a ausência de evidência do benefício da cesariana, o NICE não recomenda cesárea nessa situação,[18] contudo o ACOG

recomenda a cesariana para todas as mulheres com lesão ativa ou prodrômica no momento do parto.[19] Quando o parto é iminente ou as membranas já estão rotas por mais de 4 horas (h), o benefício da cirurgia é questionável.

Hipertensão/pré-eclâmpsia

Não existem estudos randomizados para avaliar a melhor via de parto na pré-eclâmpsia. Estudos observacionais apontam que os desfechos materno e neonatal são similares ou até melhores com a indução do parto na pré-eclâmpsia grave.[20] Apenas quando há comprometimento fetal, com diástole zero ou reversa, parece haver benefício fetal.

A SOGC[21] considera que todas as mulheres com quaisquer das formas de hipertensão na gravidez são candidatas ao parto vaginal, a não ser que haja outras indicações para cesariana. O ACOG também não recomenda a cesariana para nenhuma forma de hipertensão, mesmo para eclâmpsia, apenas pondera que a indução do parto tem alto percentual de falha antes de 30 semanas de gestação e, nesta situação, poderia ser recomendada cesariana para evitar maior demora.[22]

HIV

A cesárea eletiva tem papel importante na transmissão vertical do vírus HIV, a despeito de aumentar significativamente a morbidade materna. A revisão sistemática da Cochrane apontou que a cesárea eletiva é eficaz na prevenção da transmissão vertical do HIV em mulheres que não estão tomando antirretrovirais ou estão usando apenas AZT (zidovudina).[23]

A recomendação do Ministério da Saúde do Brasil é que, em mulheres com carga viral desconhecida ou maior que 1.000 cópias/mL após 34 semanas, deve ser praticada cesariana eletiva após 38 semanas.[24] Naquelas mulheres em uso de retrovirais e com carga viral suprimida, o parto vaginal é indicado. Nas gestantes com carga viral detectável, mas inferior a 1.000 cópias/mL após 34 semanas, permite-se o parto vaginal com uso do AZT venoso intraparto.

Macrossomia fetal

A macrossomia está relacionada a anormalidades do parto, distocia de ombros, tocotraumatismo e lesão neonatal permanente. Boulet et al.[25] classificam a macrossomia em três categorias:

1. Peso entre 4.000 e 4.449 g, associada a complicações no parto.
2. Peso entre 4.500 e 4.999 g, apresentando maior ocorrência de morbidade neonatal.
3. Peso > 5.000 g, apresentando maior risco de morte neonatal.

A cesariana seria realizada a fim de reduzir o trauma do parto que pode acompanhar a distocia de ombros.

Para identificar os fetos sujeitos a essa complicação, tem-se utilizado a estimativa de peso avaliado pela ultrassonografia. Contudo, a ultrassonografia não tem demonstrado melhor desempenho que a avaliação clínica pelas manobras de Leopold. A despeito da especificidade do exame ser boa, sua sensibilidade é baixa. O ACOG considera razoável indicar a cesárea quando a estimativa de peso fetal é > 5.000 g em gestantes não diabéticas. Nas diabéticas, o peso deve ser maior que 4.500 g, visto que o risco de distocia de ombros é mais elevado nessas mulheres.[26]

Placenta prévia e acretismo placentário

Tradicionalmente, a cesárea é recomendada em todos os casos em que a placenta recobre o orifício interno do colo (placenta prévia total e parcial). Nos casos não complicados, a cesárea pode ser agendada para 36-37 semanas.[27] Quando o bordo placentário dista > 2 centímetros (cm) do orifício interno cervical pela ultrassonografia transvaginal, estudos observacionais apontam que a probabilidade de parto vaginal é > 60%, não sendo recomendada cesariana de rotina. Contudo, nos casos que a distância entre o orifício interno do colo e a placenta é < 2 cm (placenta de inserção baixa), a incidência da cesárea é elevada, podendo atingir 90% e com maior risco de hemorragia. Nesta situação, a via de parto deve ser discutida, ponderando-se sobre a história de sangramento e o desejo materno.[27]

Quando há diagnóstico de placenta prévia ou placenta anterior baixa em mulheres com cesariana prévia, deve-se buscar na ultrassonografia sinais de acretismo placentário. Uma vez diagnosticada essa condição, a gestante deve ser referenciada para um centro terciário e realizada cesariana eletiva com 35-36 semanas.[27] Caso decida-se pela histerectomia-cesárea, não se deve tentar realizar remoção da placenta.

PREVENÇÃO DA CESÁREA: O CORRETO DIAGNÓSTICO DA DISTOCIA

Em muitos países, a distocia é a principal indicação de cesariana, especialmente nas nulíparas. Nos EUA, um terço das cesarianas em nulíparas é decorrente de parada de progressão do trabalho de parto.[28]

Na última década, alguns estudos revisaram a duração das fases do trabalho de parto. Zhang et al.[29] verificaram que o percentil 95 da fase ativa é substancialmente mais lento que os encontrados nos trabalhos de Friedman, que balizavam as condutas obstétricas até então. Em nulíparas, por exemplo, o percentil 95 da velocidade de dilatação na fase ativa variava de 0,5-0,7 cm/h, tornando irreal a expectativa de dilatação do padrão anteriormente usado (> 1 cm/h). Estudos realizados posteriormente pela OMS confirmaram esses achados. Esses novos achados mudaram a dilatação que define da fase ativa no parto (≥ 5 cm para OMS e ≥ 6 cm para o ACOG) e obviamente o diagnóstico de distocia.[28,30] Dessa forma, o diagnóstico de distocia é a progressão < 0,5 cm/h após o diagnóstico da fase ativa (≥ 5 ou 6 cm), sendo recomendado usualmente um intervalo de 4 h para firmar o primeiro diagnóstico. Para o diagnóstico de parada de progressão de trabalho de parto espontâneo, no entanto, conforme o ACOG, seria necessário ter ≥ 6 cm de dilatação com membranas rotas e > 4 h com contrações adequadas (> 200 unidades Montevidéu) ou > 6 h com contrações inadequadas.[28]

No intuito de reduzir as taxas de cesariana em nulíparas, o ACOG fez uma série de recomendações acerca da indicação por distocia e de falha de indução, que se encontram sumarizadas na Tabela 2.[28]

MOMENTO DE REALIZAÇÃO DA CESARIANA

Uma vez revistas as indicações de cesariana, a cirurgia poderá ser realizada de forma eletiva (antes do trabalho de parto) ou intraparto (durante trabalho de parto). No Brasil, mais que 80% das cesáreas são eletivas ou ao menos foram praticadas antes da fase ativa do parto.

As cesáreas eletivas por razões não médicas só devem ser realizadas após 39 semanas de gestação pelo maior risco de morbidade respiratória neonatal, caso praticada antes dessa idade gestacional. Quando há indicação clínica, caso não seja recomendada interrupção antes de 39 semanas de gravidez, o agendamento da cesárea também deverá ocorrer após esse período (p. ex., apresentação pélvica, cesarianas prévias).

A cesárea também pode ser necessária por uma condição de urgência. O NICE utiliza uma classificação de urgência que auxilia na recomendação do tempo ideal entre a indicação e o nascimento do recém-nascido:[31]

1. Ameaça imediata à vida da mãe ou do feto.

TABELA 2   Recomendações do ACOG para redução da cesariana em nulíparas[28]

Recomendação	Grau de evidência*	Qualidade da evidência**
A cesariana não deve ser indicada por fase latente prolongada (> 20 h em nulíparas e > 14 h em multíparas)	A	Razoável
Trabalho de parto com progressão lenta não deve ser considerada indicação de cesariana	A	Razoável
Dilatação cervical de 6 cm deve ser considerada o ponto de corte para a fase ativa da maioria das mulheres em trabalho de parto. Portanto, < 6 cm, os padrões da progressão da fase ativa não devem ser aplicados	A	Razoável
Cesariana por parada de progressão no primeiro estágio do parto deve ser reservada para mulheres ≥ 6 cm de dilatação com membranas rotas que falharam em progredir a despeito de 4 h de contrações uterinas adequadas ou ao menos 6 h de administração de ocitocina com contrações inadequadas e sem mudança cervical	A	Razoável
Antes do diagnóstico de parada de progressão no segundo estágio do parto, caso as condições maternas e fetais permitam, deve-se seguir as seguintes recomendações: Aguardar ao menos 2 h de puxos em multíparas Aguardar ao menos 3 h de puxos em nulíparas Durações mais longas podem ser apropriadas individualizando-se cada caso (p. ex., uso de analgesia peridural, má posição fetal)	A	Razoável
Caso as condições maternas e fetais permitam, a cesariana por falha de indução na fase latente pode ser evitada, permitindo-se duração mais longa (até 24 h ou mais) e requerendo que ocitocina seja administrada por ao menos 12-18 h após rotura das membranas, antes de se determinar que houve falha de indução	A	Razoável

*Grau de evidência conforme classificação da Associação Médica Brasileira (AMB).
**Qualidade da evidência conforme classificação da US Preventive Services Task Force (USPSTF).

2. Comprometimento materno ou fetal que não apresenta risco de vida imediato.
3. Sem comprometimento materno ou fetal, mas que necessita de nascimento em breve.
4. Nascimento programado para atender à mulher ou aos profissionais.

Nas categorias de urgência 1 e 2, há recomendações que devem ser utilizadas pelos profissionais de saúde, no intuito de evitar desfechos desfavoráveis. Na categoria 1, a recomendação é que o nascimento ocorra em até 30 minutos (min); e, para categoria 2, até 75 min após a indicação da interrupção.[31]

TÉCNICA CIRÚRGICA

Ao longo do derradeiro século, a técnica da cesariana foi bastante aprimorada. A introdução da histerotomia segmentar transversa e o abandono da laparotomia longitudinal talvez tenham sido suas maiores revoluções.[1] Contudo, ao longo dos anos, numerosas variações da técnica foram sendo propostas, tornando necessário revisá-las à luz das evidências científicas. As principais recomendações com algum grau de qualidade estão sumarizadas na Tabela 3, porém há ainda vários tópicos que necessitam de estudos de melhor qualidade ou de longo prazo.

Antibiótico profilático

A profilaxia com antibiótico na cesárea está bastante estabelecida cientificamente, com 95 ensaios clínicos envolvendo mais de 15.000 mulheres.[32] O uso profilático de antibiótico reduz em 60% a incidência de infecção de ferida, 62% a endometrite e 69% complicações infecciosas maternas sérias. Mesmo na cesárea eletiva, há redução da incidência de 38% na infecção de ferida e 62% de endometrite.[32] Outros 10 estudos com mais de 5.000 mulheres mostram redução de 46% na incidência de endometrite e 41% na infecção de ferida operatória quando antibiótico é administrado antes da cirurgia, em comparação com antibiótico administrado após clampeamento do cordão.[33] O antibiótico de escolha é a cefalosporina de primeira geração

TABELA 3   Recomendações sobre a técnica da cesariana conforme grau e qualidade da evidência

Recomendação	Grau de evidência*	Qualidade da evidência**
Antibiótico profilático antes da incisão da pele	A	Alta
Antissepsia com preparo vaginal (solução iodada)	A	Razoável
Utilizar incisão de Joel-Cohen	A	Razoável
Não realizar retalho vesical	A	Razoável
Histerotomia transversa	B	Razoável
Extensão da histerotomia por divulsão digital	A	Alta
Fazer ocitocina profilática (10-40 UI em 1 L, por 4-8 h)	A	Alta
Remoção espontânea da placenta	A	Alta
Não realizar dilatação cervical	A	Alta
Histerorrafia em camada única (mulheres sem desejo de nova gravidez)	A	Alta
Não fechar os peritônios	A	Alta
Aproximar o tecido subcutâneo > 2 cm	A	Alta

UI: unidades internacionais; L: litros.
*Grau de evidência conforme classificação da Associação Médica Brasileira (AMB).
**Qualidade da evidência conforme classificação da US Preventive Services Task Force (USPSTF).
Fonte: adaptada de Dahlke et al.[39]

– cefazolina – via intravenosa (IV) no período pré-operatório, preferencialmente 60 min antes da incisão na pele.

A antissepsia com preparo vaginal reduz em 55% a ocorrência de endometrite[34] e deve ser utilizada rotineiramente em todas as cesarianas. No entanto, a preparação vaginal com providina-iodo a 10% mostrou-se efetiva apenas para cesárea intraparto na análise de subgrupo e particularmente nos casos de membranas rotas, nas quais a redução da endometrite foi de 77%.[35]

Técnicas e tipos de laparotomia

As revisões acerca das técnicas de cesariana geralmente se confundem com aquelas sobre a via de acesso abdominal. Neste caso, três tipos de laparotomia são consideradas: mediana, Pfannenstiel e Joel-Cohen.

A incisão de Joel-Cohen é transversa e retilínea, praticada pouco acima daquela de Pfannenstiel, 3 cm abaixo da linha das cristas ilíacas anterossuperiores (Figura 1). O tecido subcutâneo não é totalmente seccionado e a aponeurose é aberta por 3 cm na linha média, estendendo lateralmente sua abertura com tesoura, por baixo do tecido subcutâneo, sem perturbá-lo. Não há dissecção da bainha subaponeurótica e esta é aberta verticalmente por divulsão digital (Figura 2). A seguir, com ajuda de auxiliar, separa-se os músculos reto abdominais por tração lateral (Figura 3), entrando-se no peritônio em seguida, também por divulsão digital.[36]

Na década de 1980, Michael Stark associou alguns refinamentos da técnica da cesariana, criando o método de Misgav-Ladach, nome do hospital em Jerusalém onde foi desenvolvido. A descrição do método de Misgav-Ladach só veio à público em 1994 e consiste fundamentalmente na associação de três itens: a incisão de Joel-Cohen, histerorrafia contínua em camada única e não fechamento dos peritônios.[1] Na técnica original, a bexiga é rebaixada, a placenta removida manualmente, o útero exteriorizado, fechando-se, além do útero, apenas as aponeuroses em sutura contínua e pele.[36]

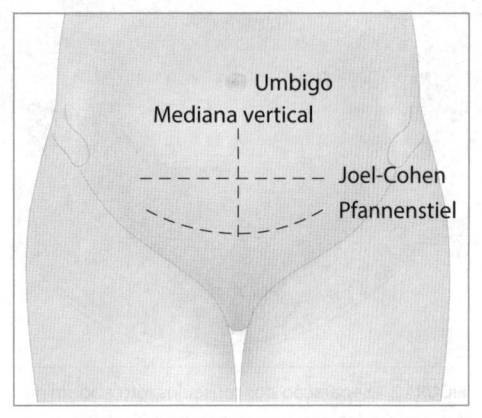

FIGURA 1 Tipos de laparotomia mais utilizadas para cesariana. A incisão de Joel-Cohen modificada é realizada na mesma altura da incisão de Pfannenstiel.

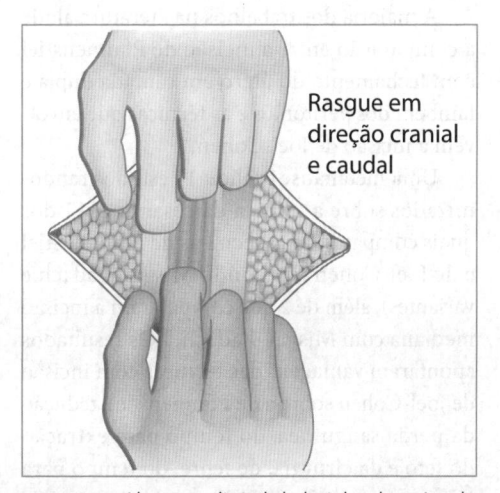

FIGURA 2 Abertura digital da bainha do músculo reto abdominal, separando os músculos esquerdo e direito.
Fonte: adaptada de Holmgren et al.[36]

Posteriormente, alguns autores propuseram modificações na técnica de Misgav-Ladach, colocando a sede da incisão de Joel-Cohen na mesma altura da de Pfannenstiel.[37] Neste caso, é necessária a secção da bainha do reto abdominal, separando-a dos músculos piramidais, porém mantendo-se o princípio de não dissecar o espaço subaponeurótico.

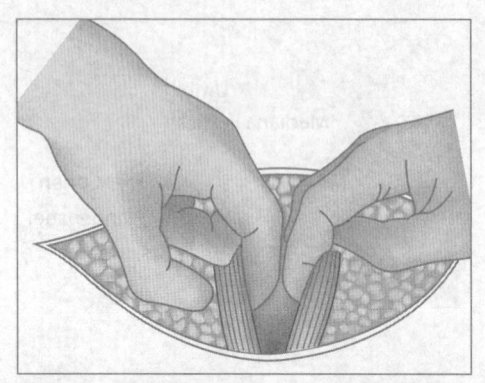

FIGURA 3 Separação dos músculos reto abdominais por tração lateral, sem dissecção do espaço subaponeurótico.
Fonte: adaptada de Holmgren et al.[36]

A maioria dos trabalhos na literatura alude à comparação entre a incisão de Pfannenstiel com fechamento do útero em camada dupla e também dos peritônios e as técnicas que envolvem a incisão de Joel-Cohen.

Uma metanálise avaliou 14 estudos randomizados sobre a técnica da cesariana, 11 dos quais comparando as técnicas de Pfannenstiel e de Joel-Cohen (incluindo Misgav-Ladach e variantes), além de 2 que compararam a incisão mediana com Misgav-Ladach.[38] Os resultados apontaram vantagens das técnicas com incisão de Joel-Cohen sobre a de Pfannenstiel: redução da perda sanguínea, do tempo para extração do feto e da cirurgia, de febre, do tempo para ingesta oral, da duração da dor pós-operatória e necessidade de analgésicos. Na comparação com a incisão mediana, a técnica de Misgav-Ladach apresentou menor expoliação sanguínea, redução do tempo operatório e de permanência hospitalar, além de mobilização mais rápida.

Retalho vesical

A realização do retalho vesical não oferece nenhuma vantagem imediata à cesariana e aumenta o tempo até a extração fetal.[39] Recomenda-se atualmente incisar diretamente o útero ao menos 1 cm acima da prega vesicouterina, sem que se realize o retalho vesical, sendo sua prática reservada aos casos em que a bexiga ocupa o segmento inferior.

Histerotomia

Após a introdução da histerotomia segmentar transversa por Kerr e sua consagração ainda na primeira metade do século passado, este é o tipo preferencial de incisão uterina utilizada, não havendo estudos recentes com qualidade metodológica que a comparem com outros tipos de histerotomia. Dessa forma, outros tipos de histerotomia (Figura 4) estão reservados apenas em situações especiais, como leiomiomatose extensa na parede anterior (incisão corporal clássica), anel de constrição segmentar (incisão vertical segmentar) e dificuldade de extração fetal (incisões em "T" invertido e em "J").[1]

A extensão da histerotomia pode ser realizada por divulsão digital ou tesoura, tendo sido tema de cinco ensaios clínicos randomizados. Os resultados favorecem a divulsão digital, que está associada à redução de perda sanguínea no procedimento e menor necessidade de transfusão sanguínea, além de menor ocorrência de extensões não previstas da histerotomia.[40] O NICE recomenda a realização da divulsão digital na cesárea.[31]

Extração da placenta

Na cesárea, a placenta pode ser removida de forma espontânea (pressão fúndica associada à tração funicular) ou manualmente. Acerca deste tema, a Cochrane avaliou 15 estudos randomizados contando com 4.694 mulheres, evidenciando maior incidência de endometrite e perda sanguínea, além de maior tempo de internação hospitalar nas pacientes que tiveram extração manual da placenta, favorecendo a prática de extração espontânea por tração controlada do cordão,[41] normalmente associada à pressão no fundo uterino.

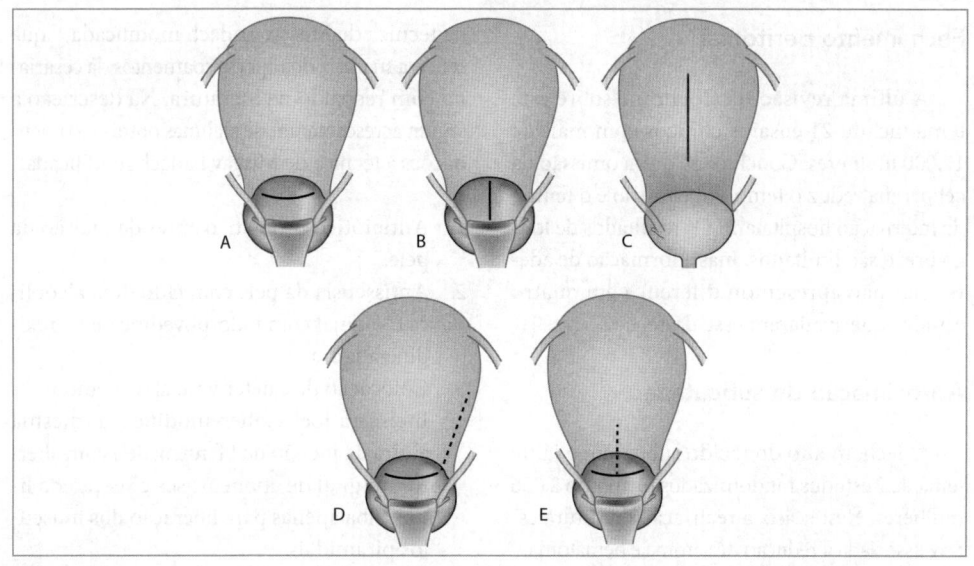

FIGURA 4   Tipos de histerotomia. (A) transversa segmentar (Kerr; Marshall Fuchs); (B) vertical segmentar (Kronig); (C) clássica ou corporal; (D) extensão da histerotomia em "J"; (E) extensão da histerotomia em "T" invertido.

Exteriorização do útero

A exteriorização uterina é recurso utilizado amiúde a fim de facilitar a sutura uterina. Esta prática foi avaliada em revisão sistemática da Cochrane que incluiu 7 estudos com 1.221 mulheres incluídas na análise.[42] Não houve diferença quanto aos principais desfechos analisados (perda sanguínea e sepse puerperal), porém houve redução da incidência de febre pós-parto e tempo maior de internação hospitalar com a exteriorização do útero. Ainda assim, não há como se fazer uma recomendação geral acerca da melhor prática, pois o número de estudos ainda é pequeno para detectar diferenças em eventos de maior importância, podendo ser utilizada a técnica de preferência do cirurgião.[39]

Histerorrafia

O NICE recomenda a sutura uterina dupla.[31] Contudo, essa prática parece não oferecer vantagens significativas sobre a sutura em camada única. A sutura em camada única foi comparada com a de dupla camada em 19 estudos e não foi encontrada diferença significativa para nenhum desfecho imediato, apenas uma tendência na redução de perda sanguínea.[40]

O papel do uso da sutura dupla na redução da rotura uterina em gestação subsequente permanece controverso. Alguns estudos observacionais apontaram redução na chance de rotura uterina em mulheres que receberam sutura em dupla camada na gestação anterior. Dessa forma, em mulheres que planejam gestações subsequentes, o profissional pode empregar a técnica de sua preferência.[39] Nas mulheres que não planejam mais engravidar, a sutura em camada única parece ser mais apropriada.

Acerca do tipo de fio utilizado, um estudo envolvendo mais de 9.000 mulheres evidenciou que o categute cromado esteve associado à redução de necessidade de transfusão sanguínea e de complicações, necessitando de nova laparotomia em comparação ao fio de ácido poliglicólico.[40]

Fechamento peritonial

A última revisão da Cochrane sobre este tema incluiu 21 ensaios clínicos com mais de 17.000 mulheres. Concluiu-se que a omissão da celiorrafia reduz o tempo operatório e o tempo de internação hospitalar.[43] Os resultados de longo prazo são limitados, mas a formação de aderências não apresentou diferença em quatro estudos que avaliaram esse desfecho.

Aproximação do subcutâneo

O fechamento do tecido subcutâneo já foi tema de 7 estudos randomizados incluindo 2.056 mulheres. Neste caso, a realização da sutura esteve associada à redução de seroma e hematoma.[44]

Quando o tecido subcutâneo tem menos de 2 cm, parece não haver benefício na sua aproximação, mas as evidências são limitadas. O NICE recomenda a sutura do subcutâneo com mais de 2 cm de espessura e orienta a não colocação de drenos no subcutâneo.[31]

A técnica baseada em evidências

Uma vez revisadas as evidências científicas sobre a técnica da cesárea, sugere-se a utilização da técnica de Misgav Ladach modificada,[37] que reúne a maioria dos aperfeiçoamentos da cesariana com respaldo na literatura. Na descrição a seguir, acrescentaram-se algumas outras recomendações à técnica de Misgav Ladach modificada:

1. Antibiótico profilático antes da incisão da pele.
2. Antissepsia da pele com cloredina alcóolica e vaginal com iodo-povedine ou clorexidina aquosa.
3. Colocação de cateter vesical de demora.
4. Incisão à Joel-Cohen modificada (mesma altura da incisão de Pfannenstiel) com abertura digital de aponeuroses e secção da linha alba apenas para liberação dos músculos piramidais.
5. Histerotomia segmentar transversa com extensão da mesma por divulsão digital e sem realização prévia de retalho vesical.
6. Extração fetal pela manobra de Geppert: orientada a cabeça do feto com o occipital voltado para a incisão, e colocando a mão entre o pube e a apresentação (Figura 5), enquanto o auxiliar faz ligeira pressão no fundo do útero.
7. Ocitocina profilática; neste momento pode ser feito 5 UI *in bolus* (por 1 min) e/ou ini-

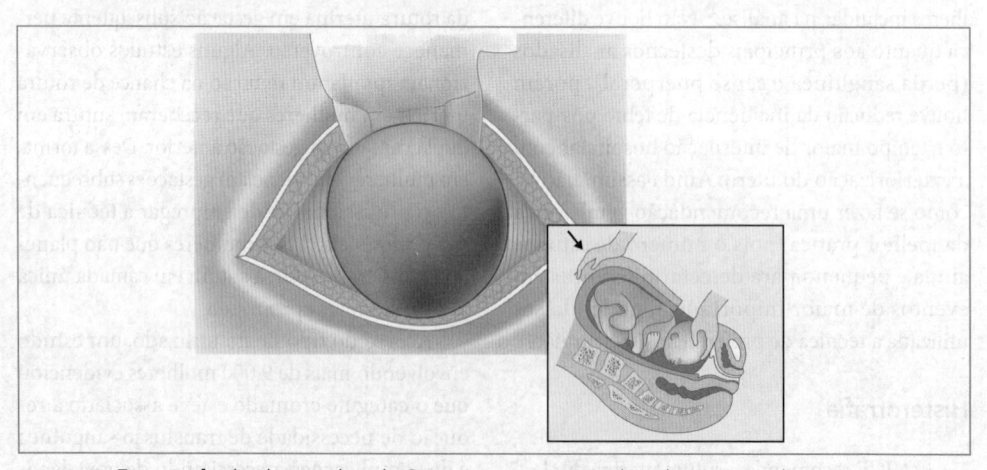

FIGURA 5   Extração fetal pela manobra de Geppert, com a mão colocada entre o pube e a apresentação, direcionando-se o occipital para a incisão.
Fonte: Montenegro et al.[1]

ciar a infusão da dose de 10-40 UI em 1 L de soro por 4-8 h.

8. Remoção espontânea da placenta com tração do cordão associada à pressão fúndica.
9. Revisão da cavidade uterina para remoção de eventuais restos placentários.
10. Histerorrafia em camada única com fio categut cromado, preferencialmente com útero *in situ*.
11. Revisão da hemostasia da sutura uterina e da cavidade abdominal (revisar ovários, retirar líquido e coágulos, revisar hemostasia dos peritônios).
12. Não fechamento de peritônios; aproximação opcional de músculos reto abdominais.
13. Revisão da hemostasia da parede abdominal.
14. Sutura de aponeuroses com fio de ácido poliglicólico.
15. Sutura de subcutâneo caso espessura > 2 cm.
16. Sutura da pele com técnica de preferência do cirurgião.

COMPLICAÇÕES DA CESARIANA

As complicações da cesariana podem ser divididas em imediatas (pré-operatórias e pós-operatórias) e tardias.

As complicações imediatas incluem lesões de órgãos adjacentes (bexiga, ureter, intestino), lesões fetais, extração fetal difícil, hemorragia, infecções pós-operatórias e eventos tromboembólicos. Já as complicações tardias incluem especialmente as doenças as que acometem gestações subsequentes, que decorrem da cesariana e incluem placenta prévia e acretismo placentário, rotura uterina, prenhez ectópica na cicatriz e histerectomia periparto. Silver et al.[45] verificaram que a maioria dessas condições aumenta em frequência conforme maior o número de cesáreas (Tabela 4).

Extração fetal difícil

Por vezes há dificuldade na extração fetal, o que pode acarretar traumas fetais e maternos.

TABELA 4 Morbidade materna de mulheres submetidas à cesariana fora do trabalho de parto

Morbidade	Primeira	Segunda	Terceira	Quarta	Quinta	≥ Sexta	P-valor
Número	6.201	15.808	6.324	1.452	258	89	
Placenta acreta	15 (0,24)	49 (0,31)	36 (0,57)	31 (2,13)	6 (2,33)	6 (6,74)	< 0,001
Histerectomia	40 (0,65)	67 (0,42)	57 (0,90)	35 (2,41)	9 (3,49)	8 (8,99)	< 0,001
Qualquer transfusão	251 (4,05)	242 (1,53)	143 (2,26)	53 (3,65)	11 (4,26)	14 (15,73)	0,61
Transfusão ≥ 4 unidades	65 (1,05)	76 (0,48)	49 (0,77)	23 (1,59)	6 (2,33)	9 (10,11)	< 0,001
Cistotomia	8 (0,13)	15 (0,09)	18 (0,28)	17 (1,17)	5 (1,94)	4 (4,49)	< 0,001
Lesão intestinal	7 (0,11)	9 (0,06)	8 (0,13)	5 (0,34)	0 (0,00)	1 (1,12)	0,02
Lesão ureteral	2 (0,03)	2 (0,01)	1 (0,02)	1 (0,07)	1 (0,39)	1 (1,12)	0,008
Placenta prévia	398 (6,42)	211 (1,33)	72 (1,14)	33 (2,27)	6 (2,33)	3 (3,37)	< 0,001
Internação em UTI	115 (1,85)	90 (0,57)	34 (0,54)	23 (1,58)	5 (1,94)	5 (5,62)	0,007
Infecção de ferida	95 (1,53)	148 (0,94)	97 (1,53)	19 (1,31)	9 (3,45)	3 (3,37)	0,09
Endometrite	371 (5,98)	404 (2,56)	178 (2,81)	43 (2,96)	4 (1.55)	6 (6.74)	< 0,001
Trombose venosa profunda	17 (0,27)	24 (0,15)	9 (0,14)	3 (0,21)	0 (0,00)	1 (1,12)	0,42
Embolia pulmonar	13 (0,21)	18 (0,11)	5 (0,08)	4 (0,28)	1 (0,39)	1 (1,12)	0,85

Fonte: adaptada de Silver et al.[45]

Alexander et al. verificaram que a incidência de trauma fetal está longe de ser desprezível na cesariana, 1,1% de 37.110 cirurgias. As lesões fetais mais encontradas foram: laceração da pele (n = 272), céfalo-hematoma (n = 88), fratura de clavícula (n = 11), lesão de plexo braquial (n = 9), paralisia do nervo facial (n = 9) e fratura de crânio (n = 6). A despeito da maior parte das lesões ter sido laceração da pele fetal, que pode não estar relacionada à dificuldade da extração, as demais são mais sérias e quase sempre derivam das manobras decorrentes da extração difícil.

A dificuldade da extração na apresentação cefálica pode ser decorrente da apresentação muito elevada ou daquela profundamente insinuada. Na primeira situação, o fórceps ou vácuo extrator tem bom préstimo, podendo auxiliar no desprendimento e evitando o uso de força excessiva na pressão fúndica. Outra manobra de boa resolução é a versão interna por meio da extração podálica.

Na cabeça profundamente insinuada, além do potencial dano fetal pela dificuldade da extração, pode ocorrer trauma materno significativo pela extensão da histerotomia, que ocasionalmente atinge a artéria uterina e provoca sangramento expressivo com repercussão hemodinâmica. São utilizados dois métodos de extração para a cabeça profundamente insinuada, denominados *push* (empurrar) e *pull* (puxar) (Figura 6). No método *push*, um auxiliar eleva a apresentação por via vaginal, a fim de facilitar a extração pelo cirurgião, que então utiliza a manobra de Geppert. No método *pull* é realizada uma versão interna com extração podal, introduzindo-se a mão pela histerotomia em busca de ambos os pés do feto, agarrando-os e trazendo-os para a incisão. O objetivo desta manobra é evitar a hiperextensão do pescoço fetal e a força excessiva sobre o pescoço enquanto é realizado a desalojamento da cabeça.[46] Uma metanálise de estudos observacionais comparando essas manobras para extração da cabeça profundamente insinuada mostrou que o risco da extensão da histerotomia, a média de perda

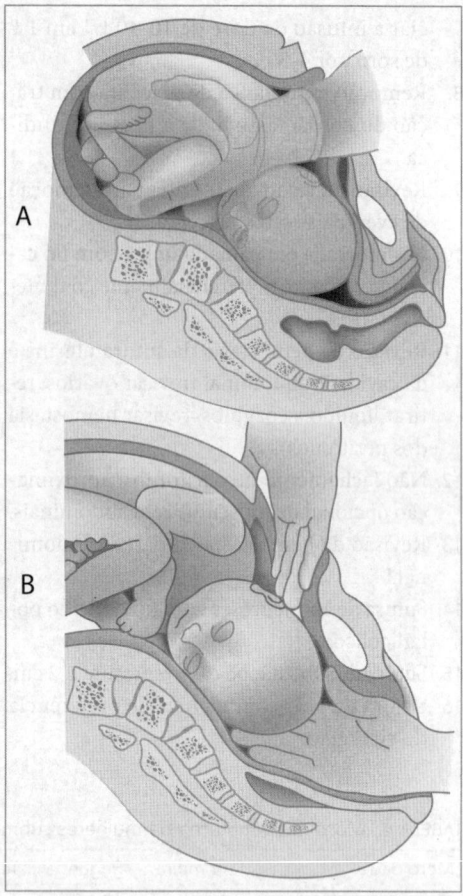

FIGURA 6 Métodos de extração da cabeça profundamente insinuada. (A) método *push*, em que um auxiliar fica responsável pela elevação da cabeça; (B) método *pull*, na qual é realizada uma versão podálica interna com extração em apresentação pélvica.
Fonte: adaptada de Jeve et al.[46]

sanguínea e o tempo cirúrgico foram significativamente maiores com o método *push*, favorecendo portanto o método *pull*.[46]

REFERÊNCIAS BIBLIOGRÁFICAS

1. Montenegro CAB, Nakamura-Pereira M, Rezende Filho J. Operação cesariana. In: Montenegro CAB, Rezende Filho J (eds.). Rezende obstetrícia. 12.ed. Rio de Janeiro: Editora Guanabara Koogan, 2013. p.1066-114.

2. Betran AP, Torloni MR, Zhang J et al. What is the optimal rate of caesarean section at population level? A systematic review of ecologic studies. Reprod Health 2015; 12:57.

3. Betran AP, Torloni MR, Zhang JJ, Gulmezoglu AM, Section WHOWGoC. WHO statement on caesarean section rates. Br J Obstet Gynaecol 2016; 123(5):667-70.

4. Esteves-Pereira AP, Deneux-Tharaux C, Nakamura-Pereira M, Saucedo M, Bouvier-Colle MH, Leal Mdo C. Caesarean delivery and postpartum maternal mortality: a population-based case control study in Brazil. PLoS One 2016; 11(4):E0153396.

5. Liu S, Liston RM, Joseph KS et al. Maternal mortality and severe morbidity associated with low-risk planned cesarean delivery versus planned vaginal delivery at term. CMAJ 2007; 176(4):455-60.

6. Hannah ME, Hannah WJ, Hewson SA, Hodnett ED, Saigal S, Willan AR. Planned caesarean section versus planned vaginal birth for breech presentation at term: a randomised multicentre trial. Term Breech Trial Collaborative Group. Lancet 2000; 356(9239):1375-83.

7. American College of Obstetricians and Gynecologists (ACOG). ACOG committee opinion n. 745: Mode of term singleton breech delivery. Obstet Gynecol 2018; 132(2):E60-3.

8. Kotaska A, Menticoglou S, Gagnon R; Maternal Fetal Medicine. Vaginal delivery of breech presentation. J Obstet Gynaecol Can 2009; 31(6):557-66.

9. Rossi AC, D'Addario V. Maternal morbidity following a trial of labor after cesarean section vs elective repeat cesarean delivery: a systematic review with metaanalysis. Am J Obstet Gynecol 2008; 199(3):224-31.

10. American College of Obstetricians and Gynecologists (ACOG). ACOG practice bulletin n. 205: vaginal birth after cesarean delivery. Obstet Gynecol 2019; 133(2):E110-27.

11. Royal College of Obstetricians and Gynaecologists (RCOG). Green-top guideline n. 45: birth after previous caesarean birth. Disponível em: https://www.rcog.org.uk/globalassets/documents/guidelines/gtg_45.pdf; acessado em 26 de julho de 2020.

12. American College of Obstetricians and Gynecologists (ACOG). ACOG committee opinion n. 761: cesarean delivery on maternal request. Obstet Gynecol 2019; 133(1):E73-7.

13. Simoes R, Bernardo WM, Salomao AJ, Baracat EC, Federação Brasileira das Associações de Ginecologia e Obstetrícia (Febrasgo). Cesarean delivery and small newborn for gestational age. Rev Assoc Med Bras (1992) 2016; 62(1):16-20.

14. Figueras F, Gratacos E. Update on the diagnosis and classification of fetal growth restriction and proposal of a stage-based management protocol. Fetal Diagn Ther 2014; 36(2):86-98.

15. Oyelese Y, Ananth CV. Placental abruption. Obstet Gynecol 2006; 108(4):1005-16.

16. Barrett JF, Hannah ME, Hutton EK et al. A randomized trial of planned cesarean or vaginal delivery for twin pregnancy. N Engl J Med 2013; 369(14):1295-305.

17. National Institute for Health and Care Excellence (NICE). Guideline NG137: Twin and triplet pregnancy. Disponível em: https://www.nice.org.uk/guidance/ng137; acessado em 26 de julho de 2020.

18. Foley E, Clarke E, Beckett VA et al. Management of genital herpes in pregnancy. Disponível em: https://www.rcog.org.uk/globalassets/documents/guidelines/management-genital-herpes.pdf; acessado em 26 de julho de 2020.

19. American College of Obstetricians and Gynecologists (ACOG). ACOG practice bulletin n. 82: clinical management guidelines for obstetrician-gynecologists. Obstet Gynecol 2007; 109(6):1489-98.

20. Amorim MM, Katz L, Barros AS, Almeida TS, Souza AS, Faundes A. Maternal outcomes according to mode of delivery in women with severe preeclampsia: a cohort study. J Matern Fetal Neonatal Med 2015; 28(6):654-60.

21. Magee LA, Pels A, Helewa M, Rey E, von Dadelszen P; Canadian Hypertensive Disorders of Pregnancy Working G. Diagnosis, evaluation, and management of the hypertensive disorders of pregnancy. Pregnancy Hypertens 2014; 4(2):105-45.

22. American College of Obstetricians and Gynecologists (ACOG). ACOG practice bulletin n. 202: gestational Hypertension and Preeclampsia. Obstet Gynecol 2019; 133(1):E1-25.

23. Read JS, Newell MK. Efficacy and safety of cesarean delivery for prevention of mother-to-child transmission of HIV-1. Cochrane Database Syst Rev 2005; (4):CD005479.

24. Brasil. Ministério da Saúde. Protocolo clínico e diretrizes terapêuticas para prevenção da transmissão vertical do HIV, sífilis e hepatites virais. Brasília: Ministério da Saúde, 2019.

25. Boulet SL, Alexander GR, Salihu HM, Pass M. Macrosomic births in the United States: determinants, outcomes, and proposed grades of risk. Am J Obstet Gynecol 2003; 188(5):1372-8.

26. American College of Obstetricians and Gynecologists (ACOG). ACOG practice bulletin n. 216: macrosomia. Obstet Gynecol 2020; 135(1):E18-35.

27. Jauniaux E, Alfirevic Z, Bhide AG et al. Placenta praevia and placenta accreta: diagnosis and management (Green-top guideline n. 27a). Br J Obstet Gynaecol 2019; 126(1):E1-48.

28. American College of Obstetricians and Gynecologists (ACOG), Society for Maternal-Fetal M. Obstetric care consensus n. 1: safe prevention of the primary cesarean delivery. Obstet Gynecol 2014; 123(3):693-711.

29. Zhang J, Landy HJ, Branch DW et al. Contemporary patterns of spontaneous labor with normal neonatal outcomes. Obstet Gynecol 2010; 116(6):1281-7.

30. Organização Mundial da Saúde (OMS). WHO recommendations: Intrapartum care for a positive childbirth experience. Geneve: WHO, 2018.

31. National Institute for Health and Care Excellence (NICE). Clinical guideline (CG132): caesarean section. Disponível em: https://www.nice.org.uk/guidance/cg132; acessado em 26 de julho de 2020.

32. Smaill FM, Grivell RM. Antibiotic prophylaxis versus no prophylaxis for preventing infection after cesarean section. Cochrane Database Syst Rev 2014; (10):CD007482.

33. Mackeen AD, Packard RE, Ota E, Berghella V, Baxter JK. Timing of intravenous prophylactic antibiotics for preventing postpartum infectious morbidity in women undergoing cesarean delivery. Cochrane Database Syst Rev 2014; (12):CD009516.

34. Martin EK, Beckmann MM, Barnsbee LN, Halton KA, Merollini K, Graves N. Best practice perioperative strategies and surgical techniques for preventing caesarean section surgical site infections: a systematic review of reviews and meta-analyses. Br J Obstet Gynaecol 2018; 128(8):956-64.

35. Caissutti C, Saccone G, Zullo F et al. Vaginal cleansing before cesarean delivery: a systematic review and meta-analysis. Obstet Gynecol 2017; 130(3):527-38.

36. Holmgren G, Sjoholm L, Stark M. The Misgav Ladach method for cesarean section: method description. Acta Obstet Gynecol Scand 1999; 78(7):615-21.

37. Ayres-de-Campos D, Patricio B. Modifications to the Misgav Ladach technique for cesarean section. Acta Obstet Gynecol Scand 2000; 79(4):326-7.

38. Hofmeyr JG, Novikova N, Mathai M, Shah A. Techniques for cesarean section. Am J Obstet Gynecol 2009; 201(5):431-44.

39. Dahlke JD, Mendez-Figueroa H, Rouse DJ, Berghella V, Baxter JK, Chauhan SP. Evidence-based surgery for cesarean delivery: an updated systematic review. Am J Obstet Gynecol 2013; 209(4):294-306.

40. Dodd JM, Anderson ER, Gates S, Grivell RM. Surgical techniques for uterine incision and uterine closure at the time of caesarean section. Cochrane Database Syst Rev 2014; (7):CD004732.

41. Anorlu RI, Maholwana B, Hofmeyr GJ. Methods of delivering the placenta at caesarean section. Cochrane Database Syst Rev 2008; (3):CD004737.

42. Jacobs-Jokhan D, Hofmeyr G. Extra-abdominal versus intra-abdominal repair of the uterine incision at caesarean section. Cochrane Database Syst Rev 2004; (4):CD000085.

43. Bamigboye AA, Hofmeyr GJ. Closure versus non-closure of the peritoneum at caesarean section: short- and long-term outcomes. Cochrane Database Syst Rev 2014; (8):CD000163.

44. Anderson ER, Gates S. Techniques and materials for closure of the abdominal wall in caesarean section. Cochrane Database Syst Rev 2004; (4):CD004663.

45. Silver RM, Landon MB, Rouse DJ et al. Maternal morbidity associated with multiple repeat cesarean deliveries. Obstet Gynecol 2006; 107(6):1226-32.

46. Jeve YB, Navti OB, Konje JC. Comparison of techniques used to deliver a deeply impacted fetal head at full dilation: a systematic review and meta-analysis. Br J Obstet Gynaecol 2016; 123(3):337-45.

CAPÍTULO 124

Sofrimento fetal agudo

Flavia Cunha dos Santos
Jorge Rezende Filho

INTRODUÇÃO

Sofrimento fetal agudo (SFA) é o que ocorre durante o parto, e é bioquimicamente caracterizado por hipóxia, acidose e hipercapnia, em contraposição ao sofrimento fetal crônico, que ocorre durante a gestação e que agrega grande número de disfunções fetais que têm em comum alguma forma de alteração da homeostase e do desenvolvimento do concepto, não sendo, em sua maioria, consequente à asfixia aguda, mas a um processo crônico.[1]

No SFA ocorre asfixia fetal, definida como prejuízo da troca dos gases arteriais entre mãe e feto, que, quando persistente, leva a progressiva hipóxia, hipercapnia e estado de acidose metabólica fetal. A asfixia, se grave e persistente, pode levar a encefalopatia neonatal e comprometimento do desenvolvimento neurológico permanente. Durante o parto vaginal, as contrações maternas causam redução temporária na troca de gases materno-fetais. Após a contração, há recuperação fetal, seguida por perfusão normal até que ocorra nova contração. No entanto, se esses mecanismos fisiológicos compensatórios forem sobrepujados, estabelece-se acidemia hipóxica. Há situações de aumento de risco de redução de fluxo sanguíneo materno fetal, que acometem o feto desde o período gestacional, como prematuridade, infecção e sofrimento fetal crônico, que aumentam o risco de insuficiência placentária durante o trabalho de parto, aumentando, portanto, o risco de SFA.

EPIDEMIOLOGIA

A hipóxia intrauterina é a segunda causa das mortes fetais, as quais, na maioria dos casos, são evitáveis. A incidência de morbidade e mortalidade por hipóxia perinatal é variável em todo o mundo, atingindo 33 em 1.000 nascidos vivos nos países em desenvolvimento.[2] No Brasil, ocorreram 188.972 mortes fetais no período de 2000-2004 relacionadas a essa causa.[2] Um estudo que avaliou 4 milhões de mortes neonatais, encontrou a asfixia perinatal como a causa de 23% dos óbitos no ano 2000.[3]

FISIOPATOLOGIA

As trocas metabólicas existentes entre o sangue materno e o fetal, realizadas na placenta, são indispensáveis para manter a homeostase do concepto. O oxigênio e a glicose são as principais fontes de produção de energia pelo feto, sendo indispensáveis a todas as células do corpo humano. Enquanto a glicose armazenada pode ser mobilizada em situações de privação, a falta de oxigênio por alguns minutos é suficiente para acarretar graves danos e óbito. O suprimento de oxigênio para o feto depende inteiramente da respiração e circulação maternas, perfusão placentária, trocas gasosas na placenta e circulação fetal. As complicações que ocorrem em qualquer um desses níveis podem resultar na diminuição da concentração de oxigênio no sangue arterial fetal (hipoxemia) e, finalmente, nos tecidos (hipóxia), gerando, portanto, sofrimento fetal.

Durante o trabalho de parto, ocorre algum grau de hipoxemia em todos os fetos, por conta da redução do aporte sanguíneo que ocorre durante as contrações. O consequente aumento de dióxido de carbono (CO_2) resultará em aumento de ácido carbônico (H_3CO_2) (pela ligação do CO_2 com a H_2O), ocasionando acidemia respiratória. Esse processo é rapidamente revertido através da eliminação do CO_2 pela placenta. Não existe evidência de lesão por acidemia respiratória isolada.

No entanto, a capacidade individual de cada feto para lidar com a hipoxemia associada à intensidade e duração da redução de aporte de oxigênio gerado no trabalho de parto, determinará a ocorrência da hipóxia e sua gravidade. Quando ocorre hipóxia, a produção de energia celular ainda pode ser mantida por um tempo limitado por meio de metabolismo anaeróbico, mas esse processo produz 19 vezes menos energia e resulta em acúmulo de ácido lático intracelular e sua dispersão no líquido extracelular e circulação fetal, gerando acidemia metabólica (acúmulo de íons hidrogênio na circulação fetal) e acidose metabólica (aumento de íons hidrogênio nos tecidos). Na placenta, ocorrem mecanismos tamponantes por meio de bases circulantes, compostas principalmente por bicarbonato, hemoglobina e proteínas plasmáticas. O esgotamento desses agentes (aumento do déficit de base) indica a crescente incapacidade de neutralizar os íons hidrogênio, e sua produção contínua acabará por levar à lesão tecidual.

Qualquer fator que interfira nas trocas materno-fetais no trabalho de parto, levando o feto a estado transitório, ou permanente, de carência de oxigênio, será causa do sofrimento fetal agudo.

O fluxo de sangue materno que chega aos espaços intervilosos, pelos vasos uteroplacentários, depende, fundamentalmente, da relação entre dois fatores: pressão arterial média materna (a força que impulsiona o sangue) e resistência encontrada pelo sangue nos vasos uteroplacentários (elemento inversamente proporcional ao calibre desses vasos, que por sua vez depende do tônus vasomotor intrínseco e das contrações uterinas que comprimem, extrinsecamente, os vasos nutridores da placenta, quando estes atravessam o miométrio, ou seja, da pressão intramiometrial).

Em determinado momento, o fluxo que chega aos espaços intervilosos é diretamente proporcional à diferença entre a pressão arterial média materna e a pressão intramiometrial (supondo-se constante o tônus vasomotor). Deve ser salientado que uma contração uterina, ao produzir 40 mmHg na pressão amniótica, exerce pressão intramiometrial entre 80 e 120 mmHg, valores que alcançam ou mesmo ultrapassam a pressão arterial média da mãe (Figura 1).[1]

Assim, no vértice da contração uterina normal, a circulação de sangue pelo útero e pela placenta está muito reduzida, às vezes totalmente abolida. Afortunadamente, na contração fisiológica essa situação é temporária, dura poucos segundos; ao relaxar o útero, a pressão miometrial vai decrescendo e os vasos, concomitantemente, vão se reabrindo, aumentando assim de modo progressivo o fluxo de sangue. A circulação sanguínea atinge seu máximo durante o relaxamento uterino total, quando unicamente o tônus comprime os vasos (Figura 2A).[1]

A insuficiência uteroplacentária aguda, responsável pela hipóxia fetal no parto, deve se à redução excessiva do afluxo de sangue materno, que supre os espaços intervilosos, e é determinada pela hiperatividade uterina ou pela hipotensão materna.

- Hipersistolia uterina: em cada contração a pressão intramiometrial ultrapassa, em muito, o valor da pressão arterial média materna (e mesmo da pressão sistólica), pelo que o decréscimo circulatório uteroplacentário é mais acentuado e de maior duração do que se as contrações tivessem intensidade normal (Figura 2B).[1]

- Taquissistolia uterina: a elevada frequência das contrações encurta os intervalos entre elas e reduz o tempo de que dispõe o sangue para circular (Figura 2C).[1]
- Hipertonia uterina: exerce compressão persistente sobre os vasos sanguíneos, que se mantém entre as contrações, e dessa forma reduz acentuadamente o gasto de sangue pela placenta. É o efeito maior nas hipertonias autênticas (Figura 2D) ou por taquissistolia do que naquelas por sobredistensão ou incoordenação.[1]
- Hipotensão materna: a hipotensão arterial materna diminui a força que impulsiona o sangue pelos vasos uteroplacentários e permite maior compressão desses vasos e da aorta, pelo miométrio, reduzindo também o afluxo de sangue à placenta (Figura 2E).[1]

A circulação fetoplacentária é veiculada pelo cordão umbilical, outro elemento fundamental na realização das trocas metabólicas entre a mãe e o concepto. Certos aspectos patológicos do cordão representados, principalmente, pelas circulares justas, prolapsos, nós verdadeiros, além da oligoidramnia (que compromete o fluxo no cordão – pela compressão do mesmo – mesmo na ausência de patologia funicular), predispõem ou motivam a compressão dos vasos umbilicais quando da contração uterina, o que constitui obstáculo ao trânsito sanguíneo feto-placentário. Com a compressão umbilical mantida, repercute, pela repetição, desfavoravelmente na homeostase fetal.

Atualmente, existem diferentes métodos para realizar a avaliação fetal durante o trabalho de parto, sendo a análise da frequência cardíaca fetal (FCF), sem dúvida, o método mais utilizado e estudado.

A FCF, assim como a do adulto, está subordinada à atividade intrínseca dos marca-passos cardíacos – nódulos sinoatrial e atrioventricular, dos feixes de condução do estímulo produzido nos marca-passos – feixe de His e as fibras de Purkinje, inervação autonômica (simpático e parassimpático), fatores humorais intrínsecos (catecolaminas), fatores extrínsecos (medicamentos) e fatores locais (cálcio, potássio). Uma FCF basal normal reflete a ausência de condições patológicas nos fatores reguladores.

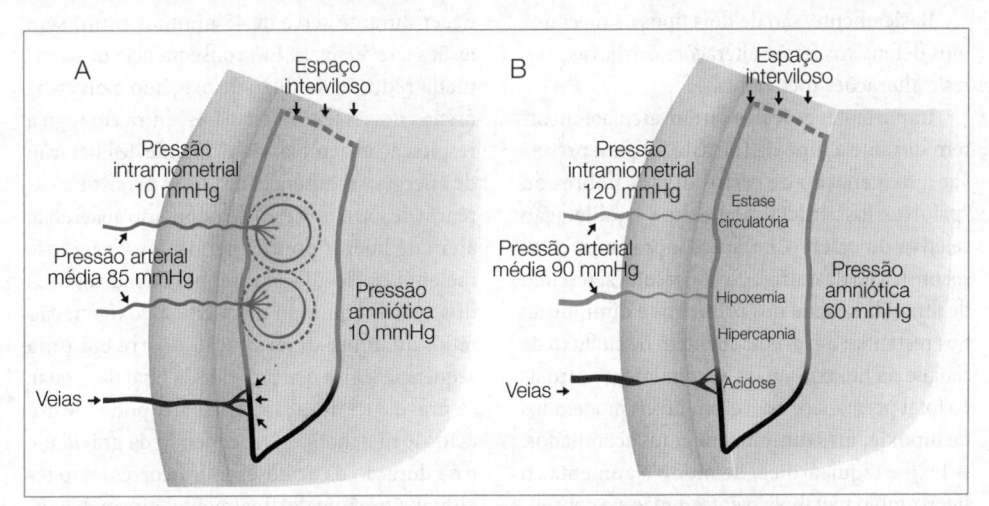

FIGURA 1   (A) Representação esquemática das condições circulatórias quando o útero está relaxado. O sangue flui livremente através do espaço interviloso. (B) Estase circulatória quando o útero está contraído. Fonte: adaptada de Montenegro e Rezende Filho.[1]

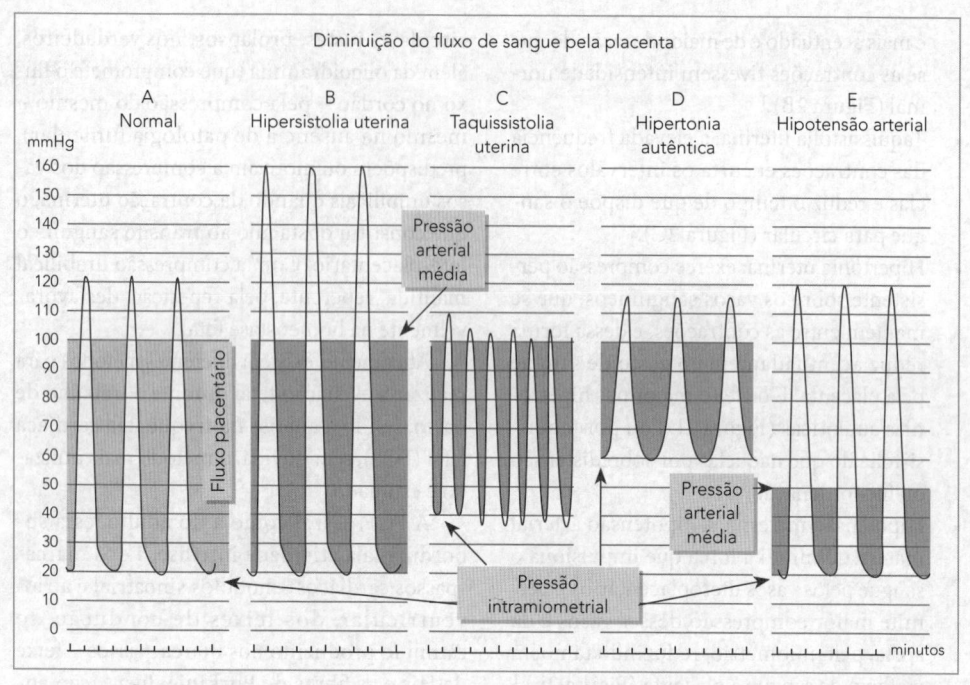

FIGURA 2 Influência das contrações uterinas sobre o fluxo de sangue pelos vasos uteroplacentários. O gasto é proporcional à diferença entre a pressão arterial média e a pressão intramiometrial. A superfície da área pontilhada ilustra o fluxo de sangue por um período de 10 min. (A) As condições são normais. (B) A diminuição do fluxo de sangue pela placenta ocorre caso ocorra hipersistolia uterina. (C) Taquissistolia uterina. (D) Hipertonia uterina, principalmente a autêntica. (E) Hipotensão arterial materna.
Fonte: adaptada de Montenegro e Rezende Filho.[1]

Basicamente, são de dois tipos os mecanismos defensivos fetais: alterações cardiovasculares e alterações metabólicas.

Importantes aspectos cardiovasculares ocorrem durante a hipóxia (ou asfixia) para preservar a oxigenação de certos órgãos nobres ou "prioritários". Inicialmente, há vasodilatação seletiva do cérebro, coração, suprarrenal e vasoconstrição de outros, do que resulta acréscimo de fluxo de sangue nos primeiros e diminuição nos restantes; a placenta mantém o seu fluxo de sangue na hipóxia aguda. O rendimento cardíaco total permanece estável em níveis moderados de hipóxia, mas diminui em graus acentuados. A FCF é taquicárdica, de modo a aumentar o intercâmbio metabólico entre a mãe e o concepto. O consumo de oxigênio se reduz a 50% do normal e, nessas condições, o feto pode permanecer durante cerca de 45 minutos (min) sem lesões irreversíveis. Em consequência da acentuada redução do fluxo de oxigênio a diversos órgãos nesses leitos vasculares, entra em jogo a respiração anaeróbia, via vicariante de liberação de energia, na ausência de O_2. Se persistir a carência de O_2, o processo de respiração anaeróbia, além de liberar pouca energia, leva à acidose metabólica, devido ao acúmulo de radicais ácidos. Assim, quando há queda na oxigenação fetal, qualquer deterioração ocorre em uma sequência lógica que progride da hipóxia, a qual, se grave e de duração suficiente, pode levar à acidose metabólica. Dependendo da gravidade e da duração da acidose, pode ocorrer lesão tecidual e orgânica e, finalmente, morte. Na vigência das contrações uterinas, interrompidas as trocas metabólicas, ocorrem diminuições da

FCF (desacelerações), que poupam o gasto energético armazenado no miocárdio sob a forma de glicogênio. Com a progressão da hipóxia fetal se superpõe o acúmulo de gás carbônico, impondo componente respiratório à acidose. É esse tipo de acidose, além da hipóxia e da hipercapnia, que vai constituir o "substrato bioquímico" do sofrimento fetal agudo. Por meio da centralização, que favorece órgãos vitais como o cérebro e o coração, o feto reduz o consumo total de oxigênio e a glicólise anaeróbia. Isso lhe permite sobreviver por períodos moderados de carência de oxigênio sem descompensação do coração e lesão cerebral. Durante a hipóxia fetal, o tônus vagal está aumentado em 3-5 vezes e a atividade beta adrenérgica dobra, o que resulta na diminuição da FCF. É essa atividade beta adrenérgica elevada que mantém o débito cardíaco e o fluxo umbilical. A atividade alfa adrenérgica, nessas condições, é importante para assegurar a redistribuição do fluxo sanguíneo pela vasoconstrição seletiva de alguns órgãos como: pulmões, intestinos, rins e membros.

ETIOLOGIA

- Discinesias uterinas: hipersistolia, taquissistolia e hipertonia (acarretam diminuição do fluxo sanguíneo para o espaço interviloso ou abreviam o tempo de repouso uterino, comprometendo o restabelecimento das reservas de oxigênio do concepto). Podem ser consequentes à administração intempestiva e imprudente de ocitócicos, ou decorrente de complicações no trabalho de parto, como parto obstruído, descolamento prematuro da placenta, pré-eclâmpsia, polidramnia e período expulsivo prolongado.
- Hipovolemia e hipotensão maternas: provocada pela anestesia de condução (raquianestesia, peridural etc.), hemorragias, decúbito dorsal (compressão da veia cava inferior e da aorta).
- Rotura uterina intraparto.
- Insuficiência placentária crônica: como no crescimento intrauterino restrito por insuficiência placentária, quando o comprometimento das reservas fetais dificulta para o concepto adaptar-se à sobrecarga imposta pelo trabalho de parto.
- Patologia funicular (circulares justas, nós, prolapsos): por causarem obstáculo mecânico ao transporte de sangue para o concepto. O cordão umbilical pode ser comprimido durante o parto, especialmente após a ruptura das membranas ou nos casos de oligoidramnia, levando ao sofrimento fetal agudo.
- Parto prolongado: ocasiona, eventualmente, acidose metabólica materna que acaba por comprometer o concepto.
- Acidose metabólica materna e cetonemia: alteração metabólica materna, no geral, decorrente de trabalho de parto prolongado, que aumenta a oferta placentária de radicais ácidos, comprometendo o equilíbrio ácido-base do concepto.

DIAGNÓSTICO

Existem diferentes métodos para realizar a avaliação fetal durante o trabalho de parto. A monitorização eletrônica fetal por meio da cardiotocografia (CTG) é, sem dúvida, o método mais utilizado e estudado. No entanto, a CTG tem alta sensibilidade, mas especificidade limitada na predição de hipóxia-acidose fetal. Ou seja, uma CTG normal associa-se à oxigenação fetal normal, no entanto, grande número de fetos com padrões não tranquilizadores na CTG não terá hipóxia-acidose clinicamente importante. Para reduzir esses casos de falsos positivos e intervenções médicas desnecessárias, foram propostas tecnologias adjuvantes para avaliar melhor a oxigenação fetal, incluindo estimulação fetal, monitorização do pH e lactato fetais (em amostra de sangue do couro cabeludo fetal), ausculta intermitente e eletrocardiograma fetal, de forma a melhorar o resultado neonatal diante da alteração da FCF.

Em 2008, o National Institute of Child Health and Human Development (NICHD) propôs normas para a definição dos traçados de frequência cardíaca fetal que foram adotadas pelo American College of Obstetricians and Gynecologists (ACOG), em 2010.[4,5] O principal objetivo dessas normas é estabelecer os padrões da FCF intraparto, pois eles informam sobre o estado ácido-base fetal. As alterações da FCF são categorizadas em basais, periódicas e episódicas. As alterações periódicas são decorrentes das contrações uterinas, e as episódicas não estão associadas à atividade contrátil. O número de contrações uterinas é avaliado em "janelas" de 10 min. Considera-se como taquissistolia a presença de mais de 5 contrações em 10 min, em dois períodos sucessivos de 10 minutos ou em um período de 30 minutos.[6] A taquissistolia deve também ser classificada de acordo com a presença ou ausência de desacelerações da FCF. É importante ressaltar que a avaliação das contrações uterinas necessita da presença do avaliador, uma vez que o transdutor externo pode não permanecer sobre o abdome materno conforme posicionado em sua instalação, podendo prejudicar, nesses casos, o registro das contrações. O exame físico materno, com avaliação do tônus e contrações uterinas, não pode ser substituído pelo registro tocográfico. Em relação à FCF, os padrões são definidos pelas características da linha de base, variabilidade, acelerações e desacelerações. A CTG de gemelares deve ser realizada em monitores com canais para monitoração simultânea de ambas as FCF, de forma a não incorrer ao erro de avaliar duplamente o mesmo feto.

Os limites normais da FCF situam se entre 110-160 batimentos por minuto (bpm). Uma FCF > 160 bpm por mais de 10 min é considerada taquicardia. Febre materna é a principal causa de taquicardia fetal, podendo ser de origem extrauterina ou por infecção intrauterina. A analgesia peridural também pode causar um aumento na temperatura materna, resultando em taquicardia fetal. Outras causas menos frequentes são: administração de fármacos agonistas beta à gestante (salbutamol, terbutalina), bloqueadores parassimpáticos (atropina, escopolamina) e arritmias fetais. Nos estágios iniciais da hipoxemia fetal, a secreção de catecolaminas pode resultar em taquicardia.

É considerada bradicardia fetal a presença de FCF < 110 bpm por mais de 10 min. Valores entre 100-110 bpm podem ser observados em fetos normais, especialmente em gestações > 40 semanas. Outras causas de bradicardia incluem: hipotermia materna, administração de betabloqueadores à gestante e arritmias fetais. Pode decorrer também da hipóxia fetal.

A classificação da variabilidade da FCF proposta pelo American College of Obstetricians and Gynecologists (ACOG)[7] e pela Society of Obstetricians and Gynaecologists of Canada (SOGC)[8] está descrita a seguir.

- Ausente: amplitude indetectável.
- Mínima: amplitude ≤ 5 bpm, por > 50 min ou por > 3 min durante a desaceleração.[8]
- Moderada: amplitude entre 6 e 25 bpm.
- Acentuada ("saltatória"): amplitude > 25 bpm, por > 30 min.[6]

A presença de variabilidade moderada indica boa oxigenação do sistema nervoso central e prediz com segurança a ausência de acidemia metabólica fetal induzida por hipóxia. A variabilidade mínima, isoladamente, não é parâmetro confiável de hipoxemia ou acidemia metabólica. É muito improvável que na sequência de uma CTG inicialmente normal, ocorra variabilidade reduzida em razão da hipóxia durante o trabalho parto, sem que haja desacelerações precedentes ou concomitantes e um aumento na linha de base. A fisiopatologia da variabilidade acentuada não é compreendida completamente, e presume-se que esse padrão seja causado por uma instabilidade ou hiperatividade no sistema autonômico fetal. A variabilidade acentuada padrão pode ser associada a desacelerações recorrentes, quando a hipóxia e a acidose evoluem muito rapidamente. Há ainda o padrão sinusoidal da FCF, o qual é definido como presença de padrão ondulatório com amplitude de 5-15 bpm e frequência de 3-5 ciclos por minuto, que persiste durante mais de 30 min e coincide com as acelerações ausentes. A base fisiopatológica do padrão sinusoidal não é compreendida completamente, mas ocorre em associação com anemia fetal grave, como a encontrada na aloimunização anti-D, hemorragia feto-materna, síndrome da transfusão feto-fetal e rotura de vasa prévia. No entanto, esse padrão também foi descrito em casos de hipóxia fetal aguda, infecção, malformações cardíacas, hidrocefalia e gastrosquise.[6]

Existem alterações periódicas ou episódicas da FCF que são as acelerações e as desacelerações da FCF.

Acelerações da FCF são aumentos periódicos da frequência cardíaca do feto induzidos por atividade motora do concepto ou por contrações uterinas. Representam uma resposta do concepto saudável ao estímulo e ao estresse. Todo concepto hígido quando se movimenta, acelera sua FCF – amplitude ≥ 15 bpm, duração ≥ 15 segundos (s), mas < 10 min. Para fetos com menos de 32 semanas, a aceleração esperada é a de 10 bpm durante pelo menos 10 s.

O desaparecimento de acelerações da FCF à movimentação fetal é a primeira ocorrência observada à CTG quando da hipóxia fetal. É importante lembrar que o feto, em seu período fisiológico de sono ou sob a ação de medicamento sedativo administrada à mãe, não realiza movimentação ativa e, portanto, não acelera sua FCF mesmo estando hígido. Os ciclos de sono/vigília do feto são de aproximadamente 50 min (não ultrapassando, normalmente, 90 min), sendo que apenas 40% dos fetos com CTG sem acelerações após 50 min de exame correspondem a fetos realmente comprometidos.

As desacelerações são quedas temporárias da FCF ≥ 15 bpm, com duração ≥ 15 s, mas < 10 min, e podem ser classificadas em tardia, precoce, variável ou prolongada. Dependendo de suas características, as desacelerações podem ou não ter significado patológico.[6] Qualquer desaceleração que dure mais de 10 min é considerada uma mudança na linha de base. Quando a contração uterina está presente, as desacelerações podem ser classificadas como precoces ou tardias.

- Desacelerações precoces: desacelerações rasas, de curta duração, com variabilidade normal dentro da desaceleração e coincidentes com contrações (o nadir e a recuperação da FCF basal são coincidentes com o início e o pico das contrações uterinas). Acredita-se que sejam causadas por compressão da cabeça fetal durante o trabalho de parto e não indicam hipóxia-acidose fetal (Figura 3).[1]
- Desacelerações tardias (em forma de U e/ou com variabilidade reduzida): quando o nadir da desaceleração ocorre 30 s após o pico da contração uterina. São desacelerações com início gradual e/ou um retorno gradual à linha de base e/ou variabilidade reduzida dentro da desaceleração. São indicativas de uma resposta à hipoxemia fetal mediada por quimiorreceptores. Na presença de um traçado sem acelerações e variabilidade reduzida, considera-se como desacelerações tardias também aquelas com uma amplitude entre 10-15 bpm (Figura 3).[1]

As desacelerações variáveis não têm relação com a contração uterina. Constituem a maioria das desacelerações observadas durante o trabalho de parto e traduzem uma resposta mediada por barorreceptores ao aumento da pressão arterial que ocorre com a compressão do cordão umbilical.

- Desacelerações variáveis (em forma de V): exibem uma queda rápida (alcançam o nadir da desaceleração em menos de 30 s após o pico da contração uterina), boa variabilidade dentro da desaceleração, recuperação rápida da linha de base, tamanho, forma e relação variados com as contrações uterinas. Raramente estão associadas a grau importante de hipóxia-acidose fetal, a menos que evoluam para exibir um componente em forma de U ou bifásico, menor variabilidade na desaceleração e/ou tenha duração individual maior que 3 min e/ou regresso lento à linha de base em nível inferior ao presente antes da desaceleração ou em nível de taquicardia ou bradicardia

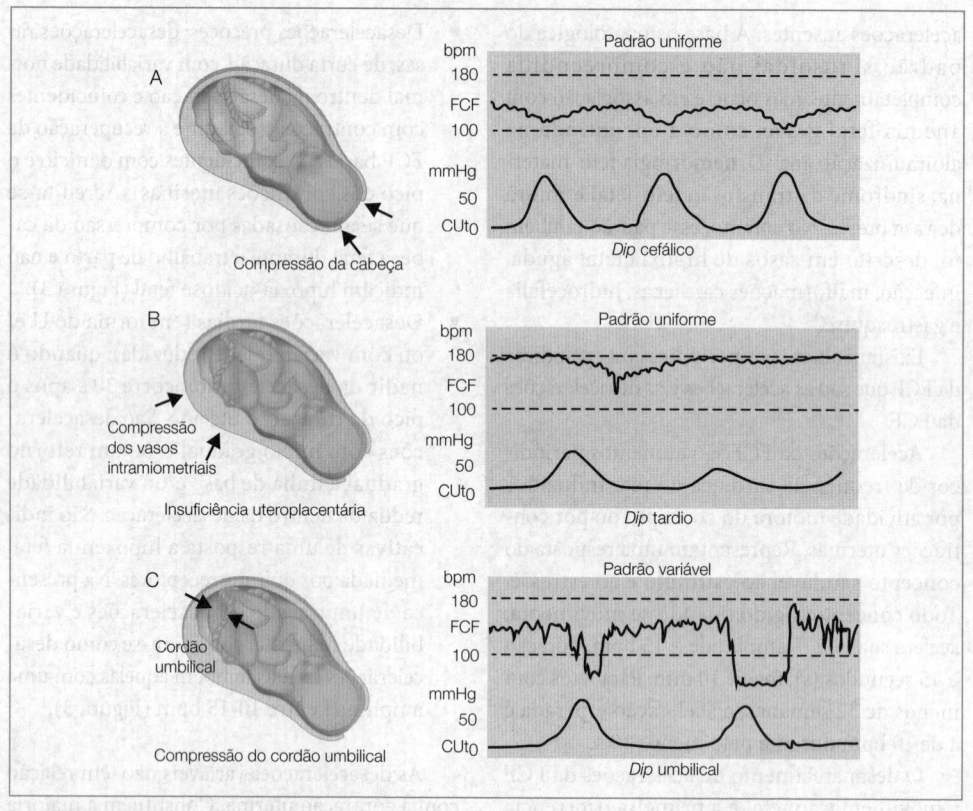

FIGURA 3 Os três tipos de *dips*. (A) *Dip* precoce. (B) *Dip* tardio. (C) *Dip* variável.
Fonte: adaptada de Montenegro e Rezende Filho.[1]

fetal – sendo descritas, nesses casos, por alguns autores como desacelerações variáveis complicadas ou, ainda, como desacelerações desfavoráveis (Figura 3).[1]

Há ainda as desacelerações classificadas como prolongadas, que apresentam grande associação com hipóxia fetal.

- Desacelerações prolongadas: apresentam duração maior que 3 min, incluindo, provavelmente, componente mediado por hipoxemia fetal. Desacelerações > 5 min, com a FCF mantida < 80 bpm e variabilidade reduzida dentro da desaceleração são frequentemente associadas à hipóxia-acidose fetal aguda e requerem intervenção emergencial.

As desacelerações também podem ser classificadas como recorrentes, se acontecerem em 50% ou mais das contrações em uma janela de 20 min. O monitoramento contínuo intraparto por CTG deve ser considerado em todas as situações em que existe um alto risco de hipóxia-acidose fetal. Constituem indicações para a realização de monitoramento contínuo intraparto:

- Condições antenatais associadas ao aumento do risco de complicações intraparto: comorbidades maternas, crescimento intrauterino restrito, insuficiência placentária, oligo ou polidramnia, gestação prolongada, cicatriz uterina prévia, parto pré-termo, pré-eclâmpsia, gestação gemelar).[9,10]

- Presença de fatores de risco intraparto: febre materna, hemorragia, líquido meconial, analgesia de parto, indução ou aceleração do trabalho de parto e/ou alterações na ausculta fetal intermitente, como taquicardia, bradicardia ou desaceleração à ausculta clínica.[9,10]

O ACOG, com base no *Workshop Report on Electronic Fetal Monitoring* do NICHD, estabeleceu diretrizes para a interpretação e a classificação dos traçados da FCF no parto monitorado.[11] Na Tabela 1 é descrita a classificação da CTG em três categorias e a conduta a ser tomada frente a cada uma delas.[6,12]

Vintzileos e Smulian enfatizaram a necessidade de avaliar a progressão dos padrões da FCF longitudinalmente para diagnosticar o grau de hipóxia fetal intraparto e a intervenção oportuna (Figura 4).[1,16] A progressão dos padrões de FCF durante o trabalho de parto pode ser repentina, da categoria I para a categoria III, na presença de eventos agudos, como descolamento da placenta, rotura uterina, rotura de vasa prévia ou prolapso do cordão umbilical. No entanto, com mais frequência, a progressão dos padrões da categoria I para a categoria II ou III é gradual, desenvolvendo-se ao longo de muitas horas.

CONDUTA

Na suspeita de hipóxia-acidose fetal é necessária ação para evitar resultados neonatais adversos, o que não significa necessariamente uma cesariana imediata ou parto vaginal instrumental. Deve-se buscar identificar causas reversíveis, de forma a restabelecer o traçado normal (Tabela 1).[6,12]

TABELA 1 Classificação da cardiotocografia, interpretação e conduta recomendada

	Categoria I Normal	Categoria II Indeterminada (suspeita)	Categoria III Anormal
Linha de base	110-160 bpm	Ausência de pelo menos uma característica associada à normalidade, mas sem características patológicas	< 100 bpm
Variabilidade	5-25 bpm		Variabilidade reduzida, variabilidade aumentada ou padrão sinusoidal
Desacelerações	Ausência de desacelerações repetitivas (= em > 50% das desacelerações)		Desacelerações repetitivas tardias ou prolongadas durante > 30 min ou 20 min, se houver variabilidade reduzida, ou uma desaceleração prolongada com > 5 min
Interpretação	Feto sem hipóxia-acidose	Feto com baixa probabilidade de ter hipóxia-acidose	Feto com alta probabilidade de ter hipóxia-acidose
Conduta	Nenhuma intervenção necessária para melhorar a oxigenação fetal	Ações para corrigir causas reversíveis, se identificadas, monitoramento rigoroso e/ou métodos adicionais para avaliar a oxigenação fetal	Ação imediata para corrigir causas reversíveis, métodos adicionais para avaliar a oxigenação fetal ou, se isso não for possível, agilizar o parto. Em situações agudas (prolapso do cordão umbilical, ruptura uterina ou descolamento da placenta), deve ser realizado imediatamente o parto

A presença de acelerações associa-se com ausência de hipóxia-acidose, no entanto, a ausência de acelerações tem significado incerto.
Fonte: adaptada de Ayres-de-Campos et al.[12]

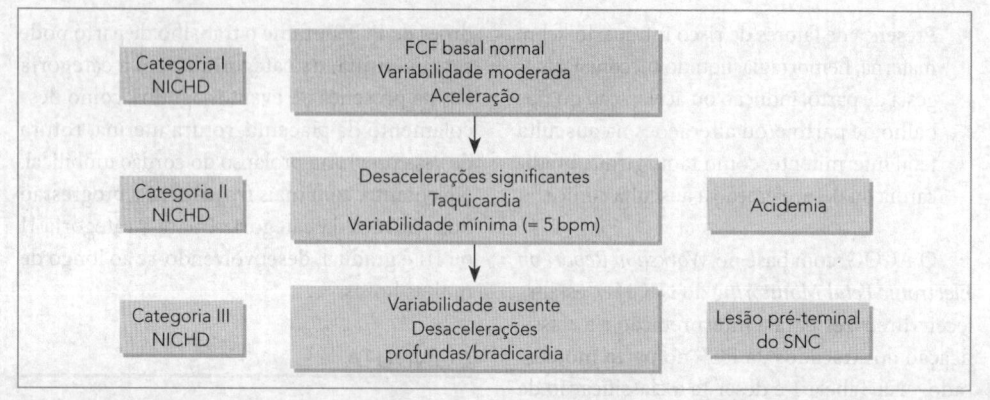

FIGURA 4   Progressão dos padrões da frequência cardíaca fetal (FCF) no feto em sofrimento.
SNC: sistema nervoso central.
Fonte: adaptada de Montenegro e Rezende Filho.[1]

- Atividade uterina excessiva: é a causa mais frequente de hipóxia-acidose fetal, podendo ser identificada por meio do exame físico materno. Geralmente, pode ser revertida ao reduzir ou interromper a infusão de ocitocina, removendo as prostaglandinas administradas, se possível, e/ou iniciando a tocólise aguda com agonistas beta-adrenérgicos (salbutamol, terbutalina, ritodrina) ou antagonista da ocitocina (atosibano), reposicionando o útero (para facilitar o fluxo em veia cava inferior) e estabelecendo a hidratação materna (especialmente em caso de baixa ingestão hídrica/hipotensão materna). Durante o segundo estágio do trabalho de parto, os puxos maternos podem contribuir para a hipóxia-acidose fetal e pode ser solicitado reduzi-los até que a situação seja revertida.

- Hipotensão materna repentina: também pode ocorrer durante o trabalho de parto, geralmente após analgesia peridural. Costuma ser reversível, pela administração rápida de líquido e/ou por um *bolus* de efedrina intravenoso.

- Outras complicações menos frequentes que afetam a respiração materna, a circulação materna, a placenta, o cordão umbilical ou a circulação fetal também podem resultar em hipóxia-acidose fetal e, caso identificadas, deve ser avaliada a possibilidade de revertê-las.

A administração de oxigênio à mãe é amplamente utilizada com o objetivo de melhorar a oxigenação fetal e, consequentemente, normalizar a CTG, mas não há evidências de ensaios clínicos randomizados de que essa intervenção, quando realizada isoladamente, seja eficaz quando a oxigenação materna é adequada.

A microanálise do sangue fetal para medida do pH e lactato está praticamente em desuso, tendo sido em boa parte abandonada em alguns países, por limitações técnicas e pela literatura científica sugerir que uma avaliação correta da CTG pode ser igual ou superior a mesma na previsão de resultados adversos neonatais.

A ausculta fetal intermitente é a avaliação da FCF, no período de dilatação, a cada 30 min em pacientes de baixo risco, e a cada 15 min naquelas de alto risco; e a cada 5 min na segunda fase do trabalho de parto, para ambos os grupos. O uso deste método é recomendado para monitoração do bem-estar fetal, em gestações sem fatores de risco para resultados perinatais adversos. Seu uso em gestações com fatores de risco para resultados perinatais adversos é controverso. A utilização segura da ausculta intermitente como método de monitorização fetal é baseada em uma relação médico-paciente de 1:1, fato que está associado com baixa adesão, pois leva a altos níveis de estresse e sobrecarga de trabalho. Na ausculta intermitente intraparto, a FCF é avaliada durante e imediatamente após uma contração uterina, tendo maior precisão quando a FCF é determinada por 60 s. Alguns parâmetros da frequência cardíaca fetal como variabilidade, características das desacelerações e padrões sinusoidais não podem ser identificados de forma confiável com a ausculta intermitente.

Não se recomenda o uso do ECG fetal para avaliação fetal durante o trabalho de parto e, atualmente, a monitorização eletrônica fetal contínua (CTG) é usada na maioria das unidades obstétricas, sendo considerada a base para a avaliação clínica do estado fetal intraparto em gestações de alto risco. No entanto, enquanto os registros anormais da FCF não apresentam boa correlação com o estado de hipóxia fetal, os achados normais predizem bem-estar fetal em grande porcentagem dos casos. Mesmo no pior cenário de anormalidades na CTG, hipóxia e acidose fetais verdadeiras podem ser confirmadas em apenas 50-60% dos casos. A CTG contínua possui limitações bem documentadas e é necessário estar ciente delas para o uso seguro da tecnologia. Foi demonstrado que a análise da CTG está sujeita a considerável desacordo intra e interobservadores, mesmo quando clínicos experientes usam diretrizes amplamente aceitas.

A ausculta intermitente é o método recomendado para monitorização fetal durante o trabalho de parto espontâneo nas gestações de baixo risco. No entanto, exige a presença contínua do profissional da obstetrícia em uma relação médico-paciente de 1:1, o que pode limitar seu uso correto na prática.

Embora não exista um método ideal, sem limitações para assegurar o bem-estar fetal intraparto, o monitoramento contínuo e estrito da FCF é obrigatório, já que resultados normais permitem manutenção da conduta previamente determinada e padrões anormais alertam para possibilidade de hipóxia fetal.

ASFIXIA FETAL E ENCEFALOPATIA HIPÓXICO-ISQUÊMICA (EHI)

A asfixia perinatal é uma das principais causas de óbito em recém-nascidos (RN) e, também, causa importante de encefalopatia hipóxico-isquêmica (EHI) e lesão cerebral permanente em crianças. A asfixia perinatal envolve um evento hipóxico agudo, resultando em acidose metabólica. O escore de Apgar baixo e a acidemia do sangue de cordão umbilical não podem ser utilizados isoladamente como critério para o diagnóstico de asfixia perinatal. De acordo com o Ministério da Saúde do Brasil, há 2-4 RN com EHI para cada 1.000 nascidos vivos a termo, de modo que a taxa de mortalidade dos RN com asfixia perinatal que desenvolvem EHI é de 15-25%. Entre os sobreviventes, 25-30% apresentam a sequela mais significativa, que é a paralisia cerebral (PC).[3] Outras sequelas são: retardo mental, déficit de aprendizado em níveis variados e epilepsia.

Os critérios considerados como essenciais para definir um evento agudo intraparto como fator suficiente para causar dano cerebral (asfixia intraparto grave) são listados a seguir. Para serem considerados etiologicamente associados à paralisia cerebral devem estar todos presentes. De acordo com a ACOG, são sinais neonatais consistentes com um evento periparto ou intraparto agudo:[14]

- Escore de Apgar < 5, em 5 e 10 min.
- Acidemia metabólica ou mista profunda (pH < 7,0) em sangue arterial de cordão umbilical ou base déficit $\geq$ 12 mmol/litros (L) ou ambos.
- Neuroimagem com evidência de lesão cerebral aguda consistente com hipóxia-isquemia – a lesão cerebral hipóxico-isquêmica significativa peri ou intraparto é improvável se não há evidências de lesão cerebral em imagem após > 24 h.
- Disfunção orgânica multissistêmica, ou seja, alterações nos sistemas cardiovascular, gastrointestinal, pulmonar, hematológico ou renal.

Os termos "sofrimento fetal" e "asfixia fetal intraparto" devem ser evitados em situações outras que não se encaixarem nos parâmetros descritos anteriormente. É preferido o termo "possível alteração do bem-estar fetal" ou deve ser descrita a alteração encontrada que motivou a suspeita como desacelerações variáveis recorrentes, ausência de variabilidade ou bradicardia. O uso de terminologia inadequada, além de motivar condutas inadequadas, pode caracterizar um feto como "asfíxico" e, ao nascimento, o mesmo apresentar boa vitalidade.

O *International Cerebral Palsy Task Force*, que compreende 16 organizações, incluindo o ACOG, concorda que o excesso de base (BE) – 12 mEq/L é o nível crítico para caracterizar a lesão aguda hipóxica fetal induzida no parto.[15]

Jonhson et al. referem que 54% (0,6:1.000) das EHI neonatais, em recém-nascidos > 34 semanas, são atribuídas à asfixia no parto, uma vez que se associam a padrões anormais da CTG e bioquímica do sangue da artéria umbilical compatível com acidemia metabólica fetal.[16]

Uma assistência obstétrica de qualidade é capaz de identificar precoce e corretamente as gestações complicadas e oferecer a oportunidade de intervir em tempo hábil, utilizando todo o benefício do conhecimento científico e da tecnologia disponíveis. Deve-se manter vigilância constante durante todo o trabalho de parto, pois, quando se faz necessário, a utilização da habilidade em assistir de forma diferenciada um período expulsivo complicado, realizar uma cesariana de emergência e/ou receber um recém-nascido deprimido farão a diferença em longo prazo.

Eventos agudos no trabalho de parto e no parto representam cerca de 6-10% dos casos de paralisia cerebral, justificando atenção especial para a assistência ao trabalho de parto. Apesar de algumas controvérsias sobre a necessidade de a monitoração eletrônica ser incluída na rotina do acompanhamento do trabalho de parto, não sobram dúvidas de que a presença constante do profissional de saúde habilitado junto à parturiente reduz de modo significativo a ocorrência de asfixia perinatal.

A seguir são listadas algumas medidas clínicas pertinentes à profilaxia do sofrimento fetal agudo, recomendadas pelo Centro Latino Americano de Perinatologia e Desenvolvimento Humano (CLAP) e que estão apoiadas pelas recomendações da Organização Mundial da Saúde (OMS) para acompanhamento do trabalho de parto:[17]

- Não romper artificialmente as membranas ovulares (a amniotomia facilita a oclusão dos vasos umbilicais, durante as contrações uterinas, aumentado o risco de desacelerações da FCF e o comprometimento do aporte sanguíneo ao feto pela compressão funicular).
- Não acelerar o parto que progride normalmente.
- Só utilizar a ocitocina quando a evolução do parto se detém ou se retarda por motivo de deficiência na contratilidade uterina.
- Se houver indicação médica para a indução do parto, convém utilizar a menor dose de ocitocina capaz de o fazer iniciar e progredir.
- Não induzir o parto quando comprometida a vitalidade fetal.
- Nas pacientes com colo uterino desfavorável, comprovado o bem-estar fetal, a indução do parto deve ser realizada após o amadurecimento do colo.
- Monitorar todos os partos induzidos.
- Monitorar todos os partos de alto risco.
- Corrigir prontamente hipovolemia, hipotensão, hipoglicemia e os distúrbios eletrolíticos maternos.

TRATAMENTO

Garite e Simpson descrevem diversas medidas de reanimação intrauterina durante o parto direcionadas a resolver o problema fisiopatológico do sofrimento fetal agudo: oxigenação materna, hidratação intravenosa, reposicionamento materno, descontinuação da ocitocina (especialmente na taquissistolia uterina > 5 contrações/10 min), administração de tocolítico, amnioinfusão, elevação da apresentação fetal.[18] Os objetivos da reanimação intrauterina são reverter qualquer hipóxia que possa levar à deterioração adicional ou pelo menos evitar períodos de padrões tocométricos indeterminados ou anormais, que possam causar preocupação desnecessária a médicos e pacientes, levando a operações desnecessárias; deve-se ganhar tempo e otimizar o estado fetal na preparação para o parto operatório. Várias dessas medidas foram recentemente criticadas na revisão de Bullens et al.[19] Os procedimentos considerados efetivos foram a tocólise e o reposicionamento materno; necessitam ainda de comprovação a hiperoxigenação e a amnioinfusão.

CONSIDERAÇÕES FINAIS

O sofrimento fetal agudo ocorre durante o parto e, bioquimicamente, está caracterizado por hipóxia, acidose e hipercapnia. Qualquer fator que interfira nas trocas materno-fetais no trabalho de parto, levando o feto a estado transitório, ou permanente, de carência de oxigênio, será causa do sofrimento fetal agudo e, portanto, a sua fisiopatologia decorre da insuficiência uteroplacentária aguda (hiperatividade uterina ou hipotensão materna) ou da insuficiência feto placentária aguda (patologia do cordão).

O monitoramento no parto visando ao diagnóstico de SFA é feito pela cardiotocografia. Os padrões cardiotocográficos que exprimem o sofrimento fetal são: taquicardia, *dips* tipo II (tardio), soma de *dips* e bradicardia.

A asfixia perinatal é uma das principais causas de óbito em RN e, também, causa importante de encefalopatia hipóxico-isquêmica (EHI) e lesão cerebral permanente em crianças. Os critérios considerados como essenciais para definir um evento agudo intraparto como fator suficiente para causar dano cerebral (asfixia intraparto grave) são: escore de Apgar < 5, em 5 e 10 min; acidemia metabólica ou mista profunda (pH < 7,0) em sangue arterial de cordão umbilical ou base déficit ≥ 12 mmol/L ou ambos; neuroimagem com evidência de lesão cerebral aguda consistente com hipóxia-isquemia e disfunção orgânica multissistêmica.

As recomendações para a profilaxia do sofrimento fetal agudo são: não romper artificialmente as membranas ovulares, só utilizar ocitocina quando a contratilidade uterina for insuficiente, não induzir o parto eletivamente sem indicação médica, não induzir o parto de fetos com vitalidade comprometida, corrigir prontamente hipovolemia, hipotensão, hipoglicemia e os distúrbios eletrolíticos maternos e monitorar todos os partos induzidos ou em gestação de alto risco.

Os procedimentos efetivos para tratar o SFA são: a tocólise e o reposicionamento materno; necessitam ainda de comprovação a hiperoxinenação e a amnioinfusão.

Uma assistência obstétrica de qualidade é aquela que é capaz de identificar precoce e corretamente as gestações complicadas e intervir oportunamente, utilizando todo o benefício do conhecimento científico e da tecnologia. Dentro dos conhecimentos atuais, parece claro que a melhor vigilância pré-natal, a prevenção do parto pré-termo e a adequada assistência ao trabalho de parto são fatores decisivos na prevenção da paralisia cerebral, expressão maior da asfixia perinatal.

REFERÊNCIAS BIBLIOGRÁFICAS

1. Montenegro CAB, Rezende Filho J. Rezende obstetrícia. 13.ed. Rio de Janeiro: Editora Guanabara Koogan, 2017.
2. Oliveira H, Pereira IP, Nunes MH. Evolução da mortalidade fetal no Brasil. 2000-2004. In: CBIS 2006 – Anais e Programação Proceedings of the X Congresso Brasileiro de Informática em Saúde; 2006; Florianópolis, Brasil. Disponível em: www.sbis.org.br/cbis/arquivos/282.doc.
3. Lawn JE, Wilczynska-Ketende K, Cousens SN. Estimating the causes of 4 million neonatal deaths in the year 2000. Int J Epidemiol 2006; 35(3):706-18.
4. Macones GA, Hankins GD, Spong CY, Hauth J, Moore T. The 2008 National Institute of Child Health and Human Development workshop report on electronic fetal monitoring: update on definitions, in-

terpretation, and research guidelines. Obstet Gynecol 2008; 112(3):661-666.

5. American College of Obstetricians and Gynecologists (ACOG). ACOG Practice Bulletin n. 116: management of intrapartum fetal heart rate tracings. Obstet Gynecol 2010; 116(5):1232-40.

6. Ayres-de-Campos D, Spong CY, Chandraharan E, FIGO. Intrapartum fetal monitoring expert consensus panel. FIGO consensus guidelines on intrapartum fetal monitoring: Cardiotocography. Int J Gynaecol Obstet 2015; 131(1):13-24.

7. American Academy of Pediatrics (AAP), American College of Obstetricians and Gynecologists (ACOG). Guidelines for Perinatal Care. 8.ed. 2017. 240 pp.

8. Society of Obstetricians and Gynaecologists of Canada (SOGC). Fetal health surveillance: antepartum and intrapartum consensus guideline. J Obstet Gynaecol Can 2007; 29(9 Suppl 4):S1-56.

9. Royal College of Obstetricians and Gynaecologists (RCOG). The use of electronic fetal monitoring: the use and interpretation of cardiotocography in intrapartum fetal surveillance. London: RCOG, 2001.

10. Alfirevic Z, Devane D, Gyte GM, Cuthbert A. Continuous cardiotocography (CTG) as a form of electronic fetal monitoring (EFM) for fetal assessment during labour. Cochrane Database Syst Rev 2017; 2(2):CD006066.

11. American College of Obstetricians and Gynecologists (ACOG). ACOG practice bulletin n. 106: intrapartum fetal heart rate monitoring: nomenclature, interpretation, and general management principles. Obstet Gynecol 2009; 114(1):192-202.

12. Ayres-de-Campos D, Arulkumaran S. FIGO consensus guidelines on intrapartum fetal monitoring: physiology of fetal oxygenation and the main goals of intrapartum fetal monitoring. Int J Gynaecol Obstet 2015; 131(1):5-8.

13. Vintzileos AM, Smulian JC. Decelerations, tachycardia, and decreased variability: have we overlooked the significance of longitudinal fetal heart rate changes for detecting intrapartum fetal hypoxia? Am J Obstet Gynecol 2016; 215(3):261-4.

14. American College of Obstetricians and Gynecologists (ACOG). Executive summary: Neonatal encephalopathy and neurologic outcome, second edition. Report of the ACOG' Task Force on Neonatal Encephalopathy. Obstet Gynecol 2014; 123(4):896-901.

15. MacLennan A. A template for defining a casual relationship between acute intrapartum events and cerebral palsy: international consensus statement. International Cerebral Palsy Task Force. Aust NZJ Obstet Gynecol 2000; 40(1):13-21.

16. Jonhson M, Agren J, Nordén Lindeberg S, Ohlin A, Hanson U. Neonatal encephalopathy and the association to asphyxia in labor. Am J Obstet Gynecol 2014; 211(6):667.E1-8.

17. Organização Mundial da Saúde (OMS). WHO recommendations: Intrapartum care for a positive childbirth experience. Geneva: World Health Organization, 2018.

18. Garite TJ, Simpson KR. Intrauterine ressuscitation during labor. Clin Obstet Gynecol 2011; 54(1):28-39.

19. Bullens LM, van Runnard Heimel PJ, van der Hout, van der Jagt MB, Oei SG. Interventions for intrauterine resuscitation in suspected fetal distress during term labor: a systematic review. Obstet Gynecol Survey 2015; 70(9):524-39.

CAPÍTULO 125

Fórcipe, versão e extração podal

Antonio Braga
Jorge Rezende Filho

FÓRCIPE

O fórcipe obstétrico é um instrumento destinado a apreender a cabeça fetal e extraí-la através do canal do parto.[1]

Indicações do fórcipe

A extração a fórcipe é das mais comuns operações obstétricas e suas indicações podem se distribuir em maternas, fetais e profiláticas.[2]

A indicação mais comum da aplicação de fórcipe é a parada de progressão durante o segundo estágio do parto. A parada de progressão pode ocorrer por inércia uterina, má posição do feto ou configuração anormal do canal do parto. Frequentemente, estão associados vários fatores: inércia uterina; falta de prensa abdominal, que pode ocorrer por excessiva anestesia de condução; e resistência de partes moles. É o sofrimento agudo a principal indicação fetal do fórcipe. Deve-se evitar o esforço secundário em portadoras de certas doenças cardíacas; enfermidades pulmonares ou neuromusculares são consideradas indicações profiláticas.[1]

Deve-se atentar para o fato de que, quando o fórcipe está indicado, são desfavoráveis as condições para a cesariana. Na operação cesariana com a cabeça no estreito médio ou inferior, estando o colo completamente dilatado, a extração da cabeça é difícil e o útero está sujeito a rupturas que podem ir até a lesão de grandes vasos, com extrema dificuldade de solução.[1,2]

Ações do fórcipe

São ações do fórcipe a preensão, rotação e tração.[3] A preensão ocorre por mecanismo de compressão, como alavanca de primeiro grau. A preensão correta distribui a compressão sobre a cabeça fetal uniformemente por toda a superfície das colheres.[3]

Verifica-se, assim, a importância da pega ideal descrita por Laufe, a saber:

1. A sutura sagital deve estar perpendicular e equidistante em relação aos pedículos.
2. A pequena fontanela deve ficar a um dedo de largura do plano dos pedículos.
3. Nas colheres fenestradas deve caber apenas a polpa digital entre a cabeça fetal e a cauda das colheres, como bem mostra a Figura 1.

A compressão mal distribuída, por exemplo, maior na ponta das colheres, irá provocar trauma, até mesmo com solução de continuidade dos tecidos. A preensão correta ou ideal se dá no diâmetro occipitomentoniano da cabeça fetal. Os ramos do fórcipe ficam na posição biparie-

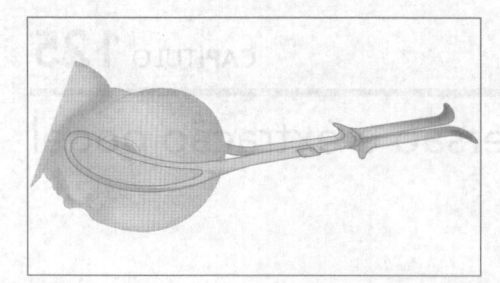

FIGURA 1 Pega ideal de fórcipe.

tomalomentoniana, isto é, apoiados nos parietais e malares, terminando na arcada zigomática do mento.[1,2]

O fórcipe exerce movimento de rotação na circundução, quando o amplo movimento dos cabos e o pequeno movimento na ponta das colheres, para evitar traumas maternos, principalmente a ruptura dos fundos de saco vaginais, resulta na rotação da cabeça fetal. Com o fórcipe de Kielland, praticamente destituído de curvatura pélvica, a rotação dispensa o movimento de circundução. O giro dos cabos é feito como uma "chave na fechadura", razão pela qual ele é chamado fórcipe rotatório.[4]

Vários fatores influenciam a maior ou menor facilidade de rotação: volume do polo cefálico; resistência da pelve óssea e dos tecidos moles maternos; tipo de instrumento; e força aplicada.

Todavia, é a tração a principal ação do fórcipe, a ser realizada na linha central da bacia e na linha de direção de Selheim, isto é, obedecendo à curvatura pélvica. A melhor maneira de realizá-la, quando a cabeça ainda está na escavação, é utilizando-se a manobra de Saxtorph-Pajot, isto é, tração axial exercendo força para baixo com uma das mãos sobre os pedículos e tração com a outra.[1,2]

Condições de praticabilidade

- Colo completamente dilatado. A cérvice deve estar completamente dilatada e preferencialmente retraída. Não se justifica a aplicação quando existe "apenas uma borda de colo",

sob pena de lesões maternas significativas, além da dificuldade de aplicação do fórcipe.[5]
- Ausência de obstrução no canal mole do parto. Tumores prévios, atresias da vagina, septos, tudo o que não se possa facilmente eliminar ou afastar com a simples exérese ou a episiotomia contraindica o fórcipe.[5]
- Proporcionalidade cefalopélvica. Há pelves de diâmetros reduzidos perfeitamente franqueáveis a fetos de pequeno volume; outras, amplas, não o serão por produtos macrossômicos. É a cuidadosa avaliação da capacidade pélvica e de sua morfologia que credencia o tocólogo a aceitar ou prescrever a indicação do fórcipe, e, no curso da intervenção, a tracionar e conduzir corretamente a cabeça fetal.[5]
- Concepto vivo. Operação conservadora, que preserva e protege a vida do produto conceptual, agrava o fórcipe e, por isso mesmo, de alguma sorte, o tocotraumatismo das partes moles maternas. Em feto morto, se houver condições de praticabilidade, deve-se fazer a embriotomia indicada, que reduz o volume do objeto e resguarda de maiores riscos as vias de parturição.[1,2]
- Cabeça insinuada. É assim, insinuada, a cabeça que passou pelo seu maior plano perpendicular à linha de orientação (biparietal), através do estreito superior.[5]
- Membranas rotas. O ovo deve estar aberto ou deve-se fazer a amniotomia no momento da intervenção.[5]
- Diagnóstico preciso da variedade de posição. Este ponto é considerado dos mais difíceis no aprendizado da obstetrícia. É preciso identificar perfeitamente suturas e fontanelas para fazer a preensão adequada. A palpação profunda localizando a parte posterior da orelha fetal facilita esse diagnóstico.[1,2]
- Esvaziamento dos emunctórios. Reto e bexiga devem estar vazios. Cateterismo vesical, com os cuidados de antissepsia, deve ser efetuado.[5]

Princípios básicos da aplicação do fórcipe

Qualquer que seja a variedade de posição, deve-se obedecer à sequência de movimentos, pois há pequenos pormenores que resultam em uma correta aplicação. O uso de lubrificante facilita a aplicação. Pode-se usar uma geleia ou vaselina. Aplica-se na região palmar da mão guia e na colher a ser introduzida.[6] Os princípios a serem seguidos são:

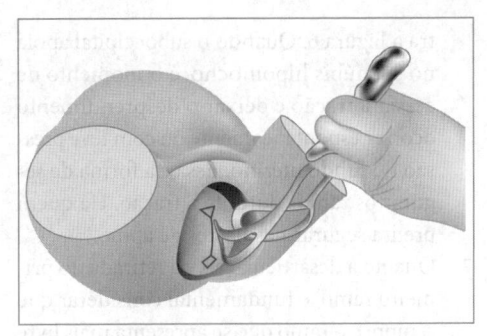

FIGURA 2 Apresentação direta do fórcipe à vulva.

1. Em primeiro lugar, apresentação do fórcipe à vulva, isto é, acertar a posição que ficará depois da preensão e articulação dos ramos (Figura 2).[6]
2. Escolha do primeiro ramo a ser introduzido e reserva do segundo ramo ao alcance da mão correspondente.
3. Aplicação do primeiro ramo de maneira que a colher sempre fique localizada no diâmetro biparietomalomentoniano (Figura 3).[6]
4. Aplicação do segundo ramo de maneira que a colher se situe no diâmetro biparietomalomentoniano oposto. A introdução da segunda colher, com exceção das variedades diretas, requer a manobra de Lachapelle, tríplice movimento espiroidal: abaixamento, translação e torção. Deve-se mentalizar a posição das colheres de acordo com a variedade de posição (Figura 4).[1,2]
5. Se a pega estiver correta, isto é, no diâmetro biparietomalomentoniano, a articulação dos ramos ocorrerá sem forçar. A necessidade de forçar a articulação indica erro de posicionamento das colheres. É preciso verificar e corrigir a pega o quanto necessário antes da tração. Deve-se observar o paralelismo dos cabos e a igual profundidade das colheres. Nesse momento, cabe a verificação da pega ideal, descrita nas ações do fórcipe.[1,2]
6. A tração somente pode ser executada durante as contrações, como mostra a Figura 5. Deve-se segurar os cabos dispondo os quatro dedos longos de ambas as mãos na face anterior do fórcipe e o polegar na face

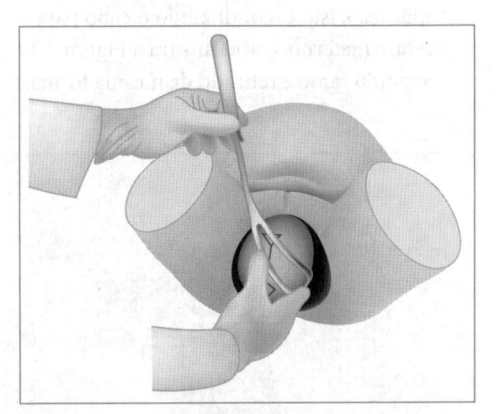

FIGURA 3 Aplicação direta do primeiro ramo.

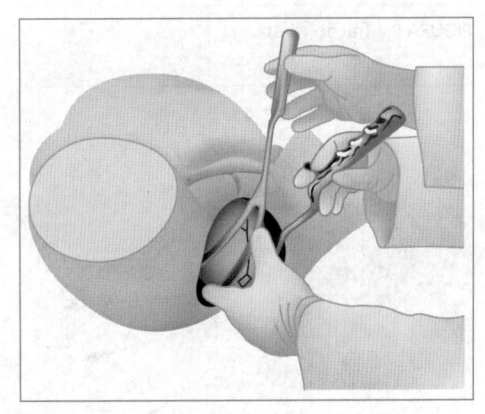

FIGURA 4 Aplicação direta do segundo ramo.

posterior, pressionando para baixo com a mão inferior e para cima com a mão superior – manobra de Saxtorph-Pajot, para que a descida da cabeça se faça percorrendo-se a curvatura do canal do parto, como mostra a Figura 6. Quando o suboccipital apoia no subpúbis hipomóclio, é o momento de cessar a tração e deixar o desprendimento ocorrer espontaneamente ou com leve pressão no fundo uterino. Essa é a forma de segurar os ramos durante a tração. Há quem prefira segurar nas hastes de apoio.[1,2]

7. Quanto à desarticulação e à retirada do primeiro ramo, é fundamental considerar que sempre é o ramo que se apresenta mais livre e deve obedecer ao movimento inverso da aplicação, isto é, conduzindo o cabo para o ventre materno, como mostra a Figura 7. O segundo ramo é retirado da mesma forma.[6]

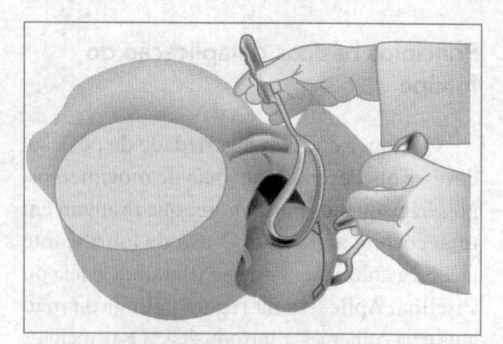

FIGURA 7   Retirada direta do primeiro ramo.

8. A revisão de partes moles, incluindo o colo uterino, deve ser rotineira.[6]

Fórcipe na cabeça derradeira

O fórcipe criado especificamente para aplicação em cabeça derradeira é o modelo de Piper.[7,8] Sua característica é apresentar, além das conhecidas curvaturas pélvica e cefálica, mais uma curvatura, a perineal. Sua presença permite que os ramos fiquem bem baixos, garantindo a preensão do biparietal. Na verdade, essa curvatura não é tão indispensável. Com o fórcipe de Simpson disponível, pode-se perfeitamente aplicá-lo na cabeça derradeira, como será descrito a seguir. Normalmente, o fórcipe em cabeça derradeira é aplicado quando a cabeça já está virada para occipitopúbica (OP).[1,2,9,10] Eis os tempos da aplicação do fórcipe na cabeça derradeira:

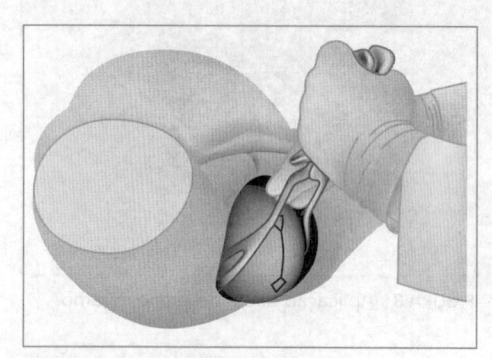

FIGURA 5   Tração direta.

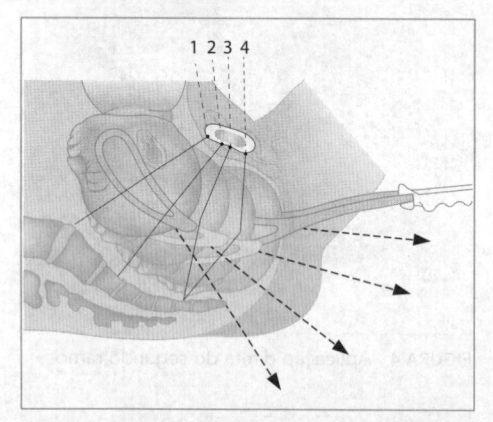

FIGURA 6   Manobra de Saxtorph-Pajot. A figura mostra a direção a imprimir às trações, perpendiculares ao plano pélvico e de acordo com a altura da apresentação cefálica: 1. alta, 2. média, 3. médio-baixa e 4. baixa. Estão proscritas as aplicações do fórcipe em cabeça alta ou média.

1. Apresentação do fórcipe à vulva. É indispensável um auxiliar para erguer o corpo fetal pelas pernas. O fórcipe é apresentado com os cabos para cima e as colheres na orientação do diâmetro biparietomalomentoniano. Entretanto, neste caso existe uma diferença de todas as demais aplicações de fórcipe. A posição do diâmetro biparietomalomentoniano é invertida, o que faz com que a ponta das colheres se localize nos parietais e a cauda das colheres, no mento.[8]

2. Aplicação do primeiro ramo. Por ser uma aplicação direta, o primeiro ramo a ser introduzido é o esquerdo, conduzido pela mão

esquerda e tendo a direita como guia. O cabo fica em posição bem anterior para que a colher fique no diâmetro parietomalomentoniano direito, com a cauda sobre o mento. Assim, o percurso descrito pelo cabo é muito pequeno. O cabo é entregue ao auxiliar.[8]

3. Aplicação do segundo ramo. O segundo ramo, o direito, é aplicado da mesma maneira, ficando a colher no diâmetro parietomalomentoniano esquerdo e a cauda da colher junto ao mento.[8]

4. Articulação dos ramos. O auxiliar entrega o cabo do primeiro ramo ao operador para realizar a articulação. A articulação é feita sem baixar os cabos para que os pedículos se mantenham junto ao mento, ou, no máximo, a 1,5 centímetros (cm) dele.[1,2]

5. Tração. A tração é feita obedecendo-se a curvatura do canal do parto.[8]

6. Retirada dos ramos. O primeiro ramo a ser retirado é o direito, em um movimento inverso ao da aplicação.[8]

7. Revisão das partes moles, incluindo o colo.[8]

VERSÃO

Versão é a mudança, por manobra externa, de apresentação fundamental em outra, com circundução da coluna vertebral.[2] Os tipos de versão utilizados atualmente são:

- Versão externa: obtida exclusivamente por manipulação através da parede do útero materno.
- Versão interna ou podal: praticada com dilatação cervical completa e seguida de extração do feto.

A seguir, apenas a versão podal seguida de extração será analisada.

Versão podal

A versão podal é sempre seguida da extração do feto.[2] Com os progressos da obstetrícia, esta técnica tem se tornado cada vez mais rara; con-tudo, quando indicada, é ato tocúrgico genuíno, elegante e completo, demandando destreza, precisão de movimentos e conhecimento exato deste complexo procedimento.[2] A desobediência a seus postulados fundamentais pode criar sérios problemas e culminar na morte do concepto e até da mãe.

Condições de praticabilidade

Como para todos os atos tocúrgicos por via vaginal, exige-se que haja condições de praticabilidade, às quais ficam sujeitas as indicações. Por motivo de seguir-se a extração podal ao volteio do concepto, não se pensa somente na possibilidade da circundução; deve-se averiguar a existência de fatores que tornem possíveis os tempos complementares. Em geral, deve haver permeabilidade conceituada, dura e mole, em lanço anterior e feto vivo.[5]

Em minúcias, as condições maternas devem ser: colo completamente dilatado, inexistência de obstáculos no canal mole do parto (tumores prévios, atresias vaginais, septos), pelve proporcionada ao concepto e tolerância cavitária, talvez a circunstância que mais importa na prática da versão propriamente dita.[2]

O volteio é impraticável em útero hipertônico sobre o feto retraído. A víscera o enluva e a ele adere tão intimamente que a insistência em fazer a mutuação artificial culminará em ruptura da matriz, irradiada a estruturas e órgãos adjacentes ou neles originada (vagina, bexiga, reto, paramétrios etc.). Em geral, a retração é companheira do outrora chamado útero enxuto, por se ter evadido a maior parte do líquido amniótico. Atribuiu-se, depois, o grau da contratura às horas decorridas da amniotomia, o que é verdadeiro em alguns casos. A questão do tempo, entretanto, não é tudo. Há úteros moles, complacentes, muito depois da abertura das membranas, enquanto outros já estão retraídos no instante do deflúvio das águas. Qualquer retração que limite a mobilidade do feto contraindica a versão. A tolerância cavitária deve combinar-se à qualidade da parede uterina. Não aceitar, senão com muita prudência e reserva, versão em útero de grande multípara, sempre frágil, e recusá-la nas que têm cicatrizes de cesárea ou de miomectomias anteriores.[2,5]

As condições ovulares devem ser: a apresentação não deve estar insinuada, a bolsa das águas deve estar íntegra ou recém-rompida, não deve haver macrossomia, malformações do concepto, hidrocefalia e tumores.

Indicações

A versão podal é indicada praticamente apenas no parto do segundo gemelar que não nasce espontaneamente.[2,5]

Técnica

Exigem-se cuidados preliminares comuns aos atos tocúrgicos vaginais:

1. Preparo da paciente (enteróclise e cateterismo vesical; antissepsia dessa região; campos esterilizados etc.) e do tocólogo (vestuário próprio; luvas; paramentação máxima).
2. Anestesia geral, profunda, em plano cirúrgico.
3. Posição adequada. No geral, a de talha ou de litotomia (Bonnaire-Bué).
4. Diagnóstico correto, minucioso, de situação e posição do feto. A dilatação pré-fetal é sempre recomendável, executada por movimentos de rotação, em diversos sentidos, ao começo com os dedos unidos e logo com a mão inteira.
5. A episiotomia é obrigatória nas primiparturientes e na maioria das multíparas.
6. A extração da cabeça fetal requer, com frequência, o emprego do fórcipe de Piper. Ele deve fazer parte do instrumental, além dos apropriados à diérese e à síntese do colo, da vagina, do períneo (bisturi, tesouras, pinças hemostáticas, agulhas, valvas etc.).

Versão nas apresentações cefálicas

Comporta três fases principais, descritas a seguir.[2,5]

1. Introdução de uma das mãos e preensão do pé (Figura 8)

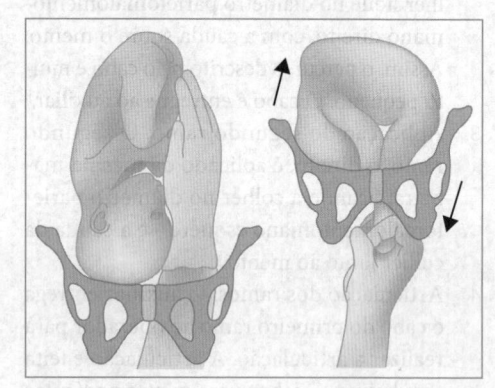

FIGURA 8   Introdução de uma das mãos e preensão do pé.

Conhecida a disposição do concepto e diagnosticada sua posição, deve-se escolher a mão ventral, isto é, a que, mantida entre a supinação e a pronação por sua palma, corresponda ao ventre do feto. Em todos os casos é homônima da locação do dorso. Nas posições esquerdas (anteriores, transversas e posteriores) é ventral à mão esquerda, e nas direitas, à mão direita.

Convenientemente lubrificada (vaselina ou sabão líquido, esterilizados), dedos reunidos em cone (mão de parteiro), a mão desliza pela vagina, dilata-a, ultrapassa o colo e vai em busca do bom pé, o anterior, assim nomeado porque está em relação com a face anterior do útero (plano ventral da paciente); são axiais as trações nele exercidas, obrigam o giro do dorso para a frente, e coíbem o cavalgamento da nádega fetal sobre o púbis materno. O pé não será apreendido diretamente. Com frequência, os membros inferiores estão entrecruzados e o mau pé, posterior, fica para a frente. Toma-se, prevalentemente, a perna anterior, entre o dedo indicador e o médio, com o que se terá pega mais sólida e menos traumática.

Estando intactas as membranas, ao chegar à cérvice presta-se a mão de guia ao instrumento destinado à amniotomia (amniótomo ou ramo de pinça de Pozzi).

Punçado o saco ovular, penetra-se nele (ao fazê-lo, é importante obturar a zona de abertura, impedindo a saída, em alude, do líquido amniótico), e, sem demora, procuram-se os membros inferiores do feto. Demorar a preensão do pé, tateando indecisamente, excita o útero, reforça contrações e provoca a retração do órgão, óbice temível.

A mão externa, abdominal, a essa altura no fundo do útero, deprime-o, facilitando a tomada de um ou dos dois pés. É a pega monópoda preferível à dípoda. Descido um só membro, o polo pélvico passa a ser constituído da nádega e do outro membro levantado; torna-se, desse modo, mais volumoso, dilata melhor as vias do parto e prepara o caminho à passagem da cabeça derradeira no curso da extração.

A preensão do mau pé não acarreta, habitualmente, grandes problemas. Se a tendência, nesses casos, é vir a nádega anterior montar-se sobre a sínfise, estorvando os tempos ulteriores da intervenção, forçar as trações para baixo obtém, geralmente, o escorregamento e a acomodação da pelve e da coxa por detrás da arcada púbica. Ir à busca do outro membro ou imprimir movimento de torção em torno do eixo fetal (giro de 180°), transformando o mau em bom pé, são alternativas que o tocólogo utilizará segundo as circunstâncias.

2. Evolução do feto

É obtida com trações sobre o membro inferior abaixado e movimentos combinados de ascensão da cabeça, que o manuseio abdominal faculta. A mão externa deixa de pressionar o fundo do útero e age sobre o polo cefálico, ajudando o volteio do feto. Se realizada a presa dípoda, puxa-se, simultaneamente, pelos dois pés, como mostra a Figura 8.

A circundução da coluna vertebral consuma a versão, que assim transformou a apresentação primitiva de vértice em pelvipodálica.

3. Extração

É o tempo seguinte, obrigatório na versão podal tempestiva e adiante descrito.

Versão nas apresentações córmicas

Semelhante, nos propósitos, à versão interna em vértice, este tipo de versão intenta, com o volteio intracavitário do feto, obter apresentação pelvipodálica e subsecutiva extração. Está limitada ao parto do segundo gemelar em transversa.[11]

Prognóstico

A minuciosa observação dos preceitos técnicos e das condições de praticabilidade reduziu a incidência das versões, substituídas pela cesárea, e tornou assim mais raros os acidentes a ela diretamente imputáveis.[12]

A ruptura do útero é a complicação mais perigosa, e seus riscos jamais suficientemente sublinhados. São suspeitas as versões muito fáceis e, por igual, as muito difíceis.[12]

A mortalidade fetal é elevada, e em algumas estatísticas por motivo das más condições do concepto ao momento da intervenção. A anoxia é fator tanásimo relevante.[12]

EXTRAÇÃO PODAL

Extração podal, grande extração ou extração pélvica é o nome conferido ao conjunto de manobras que têm por objetivo a extração do concepto apresentado pela nádega, primitivamente, ou trazido a essa postura por versão.[13]

Condições de praticabilidade

Não será demais insistir na primazia da praticabilidade sobre as indicações, que somente subsistirão se ela existir. Não se prescinde, pois, da existência de permeabilidade, dura e mole, e de estar o concepto vivo.[14]

Como o tema já foi tratado no início do capítulo, quando estudada a versão interna, ele não será retomado.

Indicações

A indicação é quase única. É tempo obrigatório, complementar à versão podal, tendo, nesse caso, as indicações a ela comuns. Aguardar o parto pélvico espontâneo, após manuseio intracavitário, condenaria o concepto à morte.[15]

Na apresentação pélvica primitiva tem ainda guarida a operação; no parto do segundo gemelar, na procidência e no prolapso funiculares.[11]

Técnica

Repetem-se as exigências de observância dos cuidados preliminares, também já expostos (preparo da paciente para a intervenção, anestesia geral, postura adequada, diagnóstico correto da posição do feto pelo toque manual profundo, dilatação pré-fetal, episiotomia e instrumentos apropriados).

Há princípios gerais que todos os textos preconizam: respeitar, durante a extração artificial, os tempos do mecanismo fisiológico do parto pélvico, e, tateando as tendências da evolução espontânea, favorecê-la; sem precipitar, por movimentos súbitos ou intempestivos, as fases operatórias; a expressão abdominal é imprescindível e se fará por assistente capacitado, intermitentemente, a imitar as contrações uterinas, as duas mãos apostas, pela face palmar, no fundo do órgão, vedada a manobra com os punhos cerrados, e, como sempre, proibidos a impulsão vigorosa e o rude manuseio.[2,5]

Desenvolve-se a operação, propriamente dita, em três estágios principais: extração das nádegas, dos membros inferiores e do segmento córmico. Essas extrações serão estudadas em suas diferentes modalidades, conforme descrito a seguir.

1. Após a versão interna, faz-se tração no membro abaixado, ou anterior, envolto em compressa, para evitar escorregamento, ou de forma direta sobre o tornozelo, fixado o pé entre o indicador e o médio, com o polegar apoiado em sua planta, como mostra a Figura 9. É aconselhável que a tração se faça no sentido do grande artelho, sempre para dentro e à custa do recuo do quadril anterior. Ressalta-se que a experiência mostra que não é indispensável agir dessa maneira, bastando, para obter o encaixamento do quadril anterior por trás do púbis, puxar para baixo, exageradamente, o mau pé, e quando não for factível, a busca imediata do bom pé.

2. O rumo das trações será, no começo, para baixo, procurando-se a insinuação e a descida do quadril dianteiro, depois na horizontal e, chegada a nádega às adjacências da vulva, para cima, levantando acentuadamente o pé, até a liberação do quadril posterior, que se acompanha quase sempre da saída espontânea do membro correspondente, como mostra a Figura 10.

3. Desvencilhadas as nádegas, é o momento de envolvê-las em campo pequeno, aquecido, à feição de saiote, e de cingi-las à altura da raiz das coxas, ou mais acima, aplicando os polegares sobre as fossetas correspondentes às espinhas ilíacas posterossuperiores, como mostra a Figura 11. A pressão das mãos sobre o abdome do feto é condenável, sob risco de causar traumatismos viscerais.

4. Deve-se girar o concepto no sentido de seu eixo, orientando o biacromial em um dos diâmetros oblíquos do estreito superior. Novas trações para baixo, repetidas vezes, farão as espáduas ultrapassá-lo, e surgirá à vulva o funículo. É preciso puxá-lo, pela extremidade placentária, deixando a alça do cordão frouxa e longa, o que evitará seu estiramento ou compressão, como aludido na Figura 12. No caso de brevidade da haste funicular impedindo desentesá-la, com risco entrevisto de ruptura na inserção cutânea, será feita, excepcionalmente, sua laqueadura e secção, pelo menos a certa distância do ventre, expediente que impõe a ultimação urgente dos demais lanços da extração.

5. Apresentação pélvica completa, incompleta (não insinuada) e incompleta (profundamente insinuada).

   a. Na apresentação pélvica completa (pelvipodálica), não insinuada ou no limiar do encaixamento, procura-se obter o abaixamento do pé anterior, por corresponder à nádega mais próxima do arco anterior da bacia, para isso introduzindo-se na genitália a mão ventral, homônima da posição do feto (nas sacroesquerdas, a esquerda; nas sacrodireitas, a direita). Em geral, a captura e descida do bom pé é uma manobra simples nas apresentações pelvipodálicas; convém, no entanto, reconhecê-lo corretamente, pela situação do grande artelho, e segurá-lo a partir da coxa ou da nádega, uma vez que os membros inferiores estão frequentemente entrecruzados, podendo-se também agir sobre a parte inferior da perna com pega mais sólida. Trazido o pé à vulva, cuidadosamente, procede-se, daí por diante, como foi antes indicado.

b. Na apresentação pélvica incompleta, modo de nádegas (pélvica simples), não insinuada ou no limiar do encaixamento, a aposição dos membros pélvicos, sobredistendidos, ao segmento córmico do feto, joga-se os pés no fundo do útero, ficando, por vezes, muito difícil alcançá-los. Há diferentes maneiras de fazê-lo, dentre as quais a manobra de Pinard. Inserida a mão ventral na genitália, vai-se em busca do côncavo poplíteo correspondente ao membro anterior. Os dedos, indicador e médio, aí se aplicam, enquanto a flexão e a abdução forçadas da

coxa trazem a perna à preensão dos dedos do tocólogo, que pode então abaixá-la, como mostra a Figura 13.

c. Na apresentação pélvica incompleta, modo de nádegas, profundamente insinuada, o procedimento mais empregado prescinde do abaixamento do pé, substituído por trações na prega inguinal, onde vão se apoiar os dois indica-

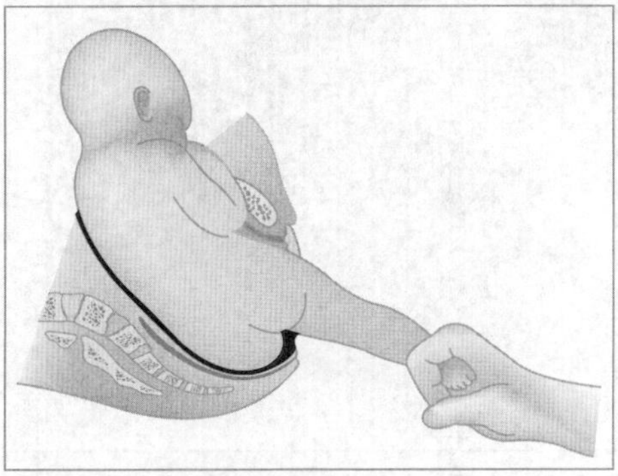

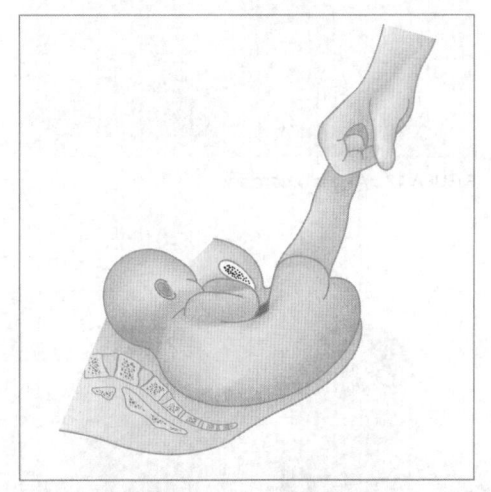

FIGURA 10 Trações para cima.

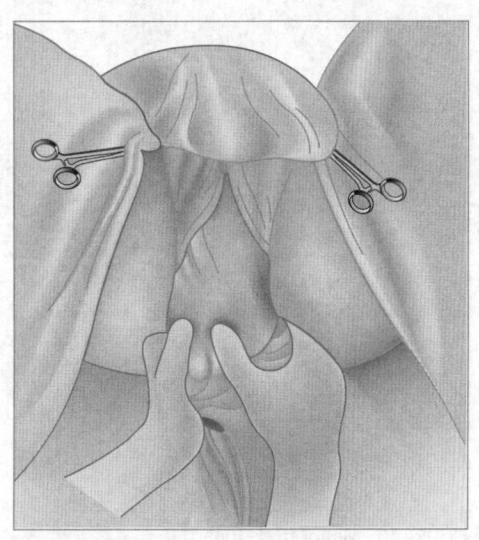

FIGURA 9 Extração podal.

FIGURA 11 Rotação do concepto.

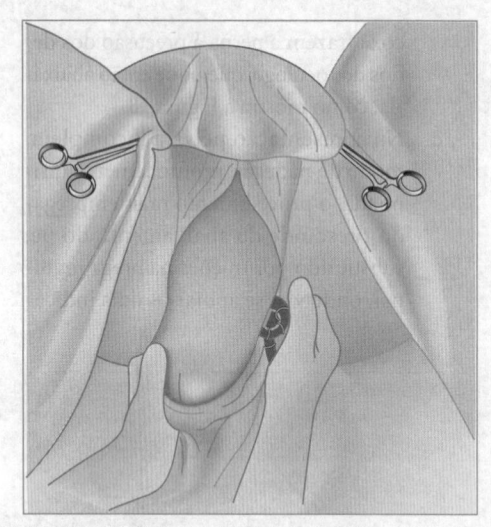

FIGURA 12 Alça do cordão.

dores do obstetra, curvados em gancho. A aplicação da força será sobre a bacia do feto, fugindo-se de exercê-la nos fêmures, que se fraturam com frequência. Puxa-se para baixo, até desvencilhar-se o quadril anterior, e depois para cima, com o que se desprende o posterior, como ilustra a Figura 14.

Extração dos ombros e dos membros superiores

Realizada a alça funicular, é necessário, então, puxar o feto para baixo, bem para baixo, até locar-se a espádua anterior sob a reborda inferior do púbis. Em geral, essa rotação se procede espontaneamente ou com a ajuda exclusiva da impulsão abdominal, da qual não se pode privar a extração pélvica. Quanto menor a intervenção do tocólogo, mais normal a sucessão da cirurgia. Rápido movimento de recuo deve ser imprimido ao feto apenas surgido, debaixo da sínfise, o coto escapular, o que geralmente basta ao desprendimento do ombro anterior. Só então, e nunca antes disso, deve-se procurar desvencilhar o braço correspondente, com a aplicação do

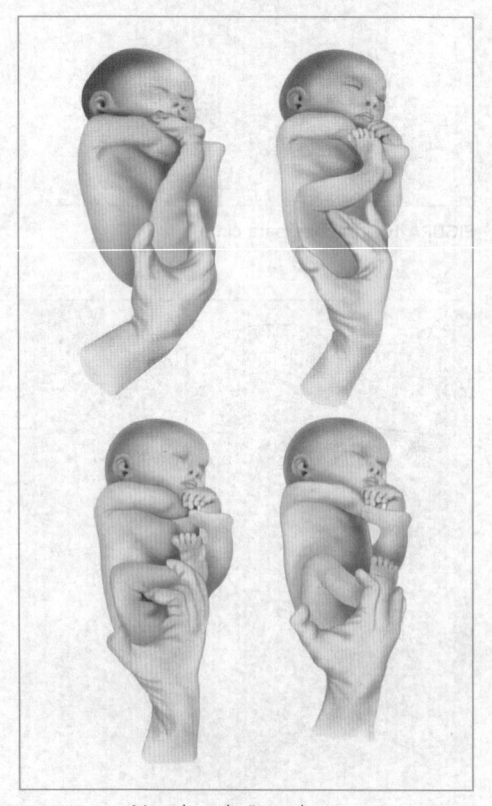

FIGURA 13 Manobra de Pinard.

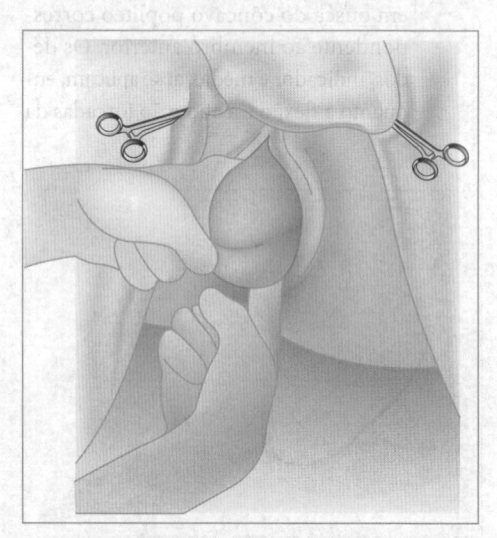

FIGURA 14 Extração na apresentação pélvica incompleta.

polegar na axila, apoiados o dedo indicador ao longo do úmero e o médio na prega do cotovelo, onde a pressão é exercida. É a manobra de Pajot, como bem demonstrada na Figura 15. Traz-se, dessa maneira, o membro a deslizar sobre a face do feto e seu plano ventral. O roçar desse membro no nariz é semelhante ao assoar e reproduz o jogo natural da articulação.[2,5,11]

Com sua saída, passa-se a sustentar o concepto pelos pés, com uma das mãos, que o eleva, enquanto a outra, por procedimento semelhante ao executado com o braço anterior, desliga o posterior.

Segundo as tendências manifestadas pelo concepto, no curso da extração, e acentuadas por efeito da expressão abdominal, pode-se inverter a ordem de liberação dos braços e começar pelo posterior.

As dificuldades no desprendimento dos membros torácicos demandam o emprego de manobras intempestivas, a fim de se evitar a fratura do úmero.

Extração da cabeça derradeira

Durante a passagem das espáduas pela escavação, a cabeça costuma encaixar-se através de um dos diâmetros oblíquos ou transversos do estreito superior. O obstetra deve intervir para ajudar-lhe a descida e liberação final, utilizando a manobra de Mauriceau (chamada de Veit-Smellie pelos germânicos).[2,5,11] Tendo como objetivo flexionar o polo cefálico, acomodá-lo ao estreito inferior, no sentido anteroposterior, e desprendê-lo, apresentam-se cinco fases:[15]

1. É o corpo do feto posto a cavalgar o antebraço da mão ventral do obstetra, inserida entre os membros pélvicos e os torácicos.
2. Dois dedos (indicador e médio), introduzidos profundamente na boca do feto, irão pressionar a base da língua (ou toda a borda alveolar inferior) e flexionar a cabeça.
3. Dedos indicador e médio da mão oposta (a dorsal), estendidos, apreendem, em forquilha, o pescoço do concepto, e, colocados de cada lado dele, se apoiarão nas fossas supraespinosas (a pressão nas subclaviculares lesa o plexo braquial).
4. A ação conjugada dos dedos introduzidos na boca e dos dedos da mão externa procurará a flexão, trazendo o mento ao contato do manúbrio e, do mesmo passo que roda occipital e dorso para a frente, traciona para baixo, sobre as espáduas.
5. O surgimento da região suboccipital sob a arcada púbica marca o levantamento do corpo do feto, impulsionado pelo antebraço que o sustentava, como demonstra a Figura 16. A liberação da cabeça se fará suavemente, sendo aconselhável amenizar trações, substituídas por expressão transabdominal, a cargo de auxiliar. É idêntico o objetivo quando se procura forçar a flexão da cabeça com o dedo médio da mão que enlaça o pescoço, arrimado ao occipital.

Dificuldades da extração podal

Para as dificuldades na extração dos ombros e dos membros superiores, está indicada a manobra de Deventer-Müller, que objetiva desvencilhar as espáduas, sem abaixamento dos braços,

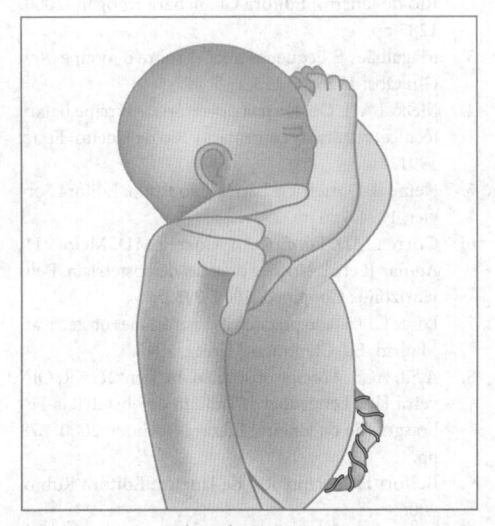

FIGURA 15   Manobra de Pajot.

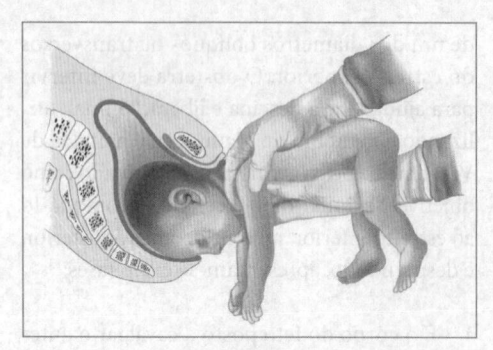

FIGURA 16 Manobra de Mauriceau (1° tempo).

por insinuação em assinclitismo e movimentos pendulares de elevação e de descida do tronco.[2,5,11]

Traciona-se o tronco fortemente para baixo, enquanto um auxiliar faz pressão transabdominal. Essas trações são precedidas de rotação do biacromial para o diâmetro anteroposterior da bacia e se farão sempre para baixo, quase verticalmente, até que o ombro anterior e o braço se desprendam espontaneamente ou com pequena ajuda manual. A seguir, a oscilação do feto para cima liberará a espádua posterior, como mostra a Figura 17.

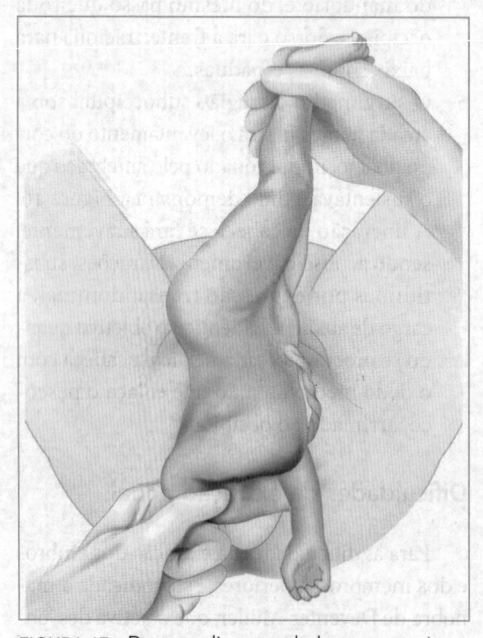

FIGURA 17 Desprendimento do braço superior.

Já nos casos de dificuldades na extração da cabeça derradeira, o fórcipe de Piper tem hoje preferência, inclusive sobre a manobra de Mauriceau.

Prognóstico

A extração podal está associada a mortalidade e morbidade perinatais expressivas.[2,5,11] As lesões dos conceptos são frequentes e graves. Muitos bebês falecem por estiramento do bulbo, comuns às hemorragias encefálicas, não sendo raridade fraturas de diversos ossos (úmero, clavícula, tíbia), traumatismos viscerais e de importantes plexos nervosos, a condicionarem danos permanentes, causa de invalidez futura.

Não tem relevância a mortalidade materna. A morbidade, representada principalmente pelas lacerações do períneo, da vagina e do colo uterino, que se podem estender aos órgãos circunfluentes, ultrapassar a abóbada vaginal e chegar ao ligamento largo, é importante. As rupturas do útero são excepcionais.[12]

REFERÊNCIAS BIBLIOGRÁFICAS

1. Benzecry R. Fórcipe passo a passo. Rio de Janeiro: Editora Revinter, 2006.
2. Rezende J. Fórcipe. In: Rezende J. Obstetrícia. 9.ed. Rio de Janeiro: Editora Guanabara Koogan, 2000. 1285 pp.
3. Magalhães F. Pequenas noções sobre o fórcipe. Rev Gin Obst 1926; 20:115.
4. Melki LAH. Obstetrícia operatória – fórcipe baixo: técnica, resultado, comentário. Rio de Janeiro: Epuc, 1991.
5. Neme B. Obstetrícia básica. São Paulo: Editora Servier, 1994. 786 pp.
6. Corrêa MD. Fórcipe. In: Corrêa MD, Melo VH, Aguiar R et al. Noções práticas de obstetrícia. Belo Horizonte: Coopmed, 2004. 793 pp.
7. Lorca C. Tratado práctico de operaciones obstétricas. Madrid: Ed. Científico-Médica, 1948.
8. Ayub ACK. Fórcipe obstétrico. In: Benzecry R, Oliveira HC, Lengruber I. Tratado de obstetrícia Febrasgo. Rio de Janeiro: Editora Revinter, 2000. 278 pp.
9. Belfort P. Fórcipe. Rio de Janeiro: Editora Rubio, 2006.

10. Grillo BM. O fórcipe na atualidade. In: Camano, L. Manual de orientação Febrasgo: Assistência ao parto e tocurgia. São Paulo: Ponto, 2002. 52 pp.
11. Impey LWM, Murphy DJ, Griffiths M, Penna LK on behalf of the Royal College of Obstetricians and Gynaecologists (RCOG). Management of breech presentation. BJOG 2017; 124:E151-77. Lacomme M. Pratique obstétricale. Paris: Masson, 1960.
12. Pinard A. Traité du palper abdominal au point de vue obstétrical et de la version par manoeuvres externes. Paris: Steinheil, 1889.
13. Briquet R. Obstetrícia operatória. São Paulo: Comp. Ed. Nacional, 1932.
14. Brindeau A, Lantuéjoul P. La pratique de l'art des accouchements. IV vol., Les opérations. Paris: Vigot Frères, 1926.

CAPÍTULO 126

Discinesias uterinas

Agostinho de Sousa Machado Júnior
Thagridd Hayanna Cabral Moraes e Silva

INTRODUÇÃO

Os conhecimentos sobre contratilidade uterina têm embasamento histórico na escola uruguaia do Prof. Alvarez e Caldeyro-Barcia. Os métodos existentes para a avaliação da contratilidade uterina são divididos em:

1. Interno:
- Registro da pressão intramiometrial (mmHg).
- Registro da pressão amniótica (mmHg) – couro cabeludo fetal ou bolsa.

2. Externo:
- Uso do tocomonitor.
- Manual (fraca, média e forte).

O tônus uterino representa o menor valor registrado entre duas contrações. O tônus uterino fisiológico normalmente gira em torno de 10 mmHg. A intensidade de cada contração é dada pela elevação que ela determina na pressão amniótica acima do tônus e a frequência pela quantidade de contrações em 10 minutos (min) (Figura 1). A atividade uterina é medida multiplicando-se a intensidade pela frequência e mensurada em mmHg/10 min ou em unidades de Montevidéu (UM).[1]

Até 30 semanas de gravidez, a atividade uterina é bastante reduzida. Em torno de 28 semanas gestação, podem surgir as conhecidas contrações de treinamento, descritas cientificamente como contrações de Braxton-Hicks, indolores e de baixa intensidade, com um tônus uterino de 3-8 mmHg. Essas contrações não apresentam um ritmo ou coordenação estabelecidos.

À medida que se aproxima do parto, essas contrações melhoram sua coordenação e se tornam mais perceptíveis, com uma intensidade maior. Durante o parto, as contrações uterinas se tornam dolorosas, de intensidade e frequência progressivas. No período expulsivo, por exemplo, a frequência atinge 5 contrações em 10 min e a intensidade de 50 mmHg, isto é, 250 UM. Em partos normais, a atividade uterina varia de 100-250 UM.[1]

As contrações uterinas ou metrossístoles são essenciais para o trabalho de parto (TP),* promovendo o amadurecimento e a dilatação cervical bem como a expulsão fetal e profilaxia da hemorragia pós-parto. Situações que alteram o

---

* N. A.: o TP é uma síndrome caracterizada pela presença de atividade uterina aliada às transformações cervicais, destacando-se a presença das contrações uterinas.

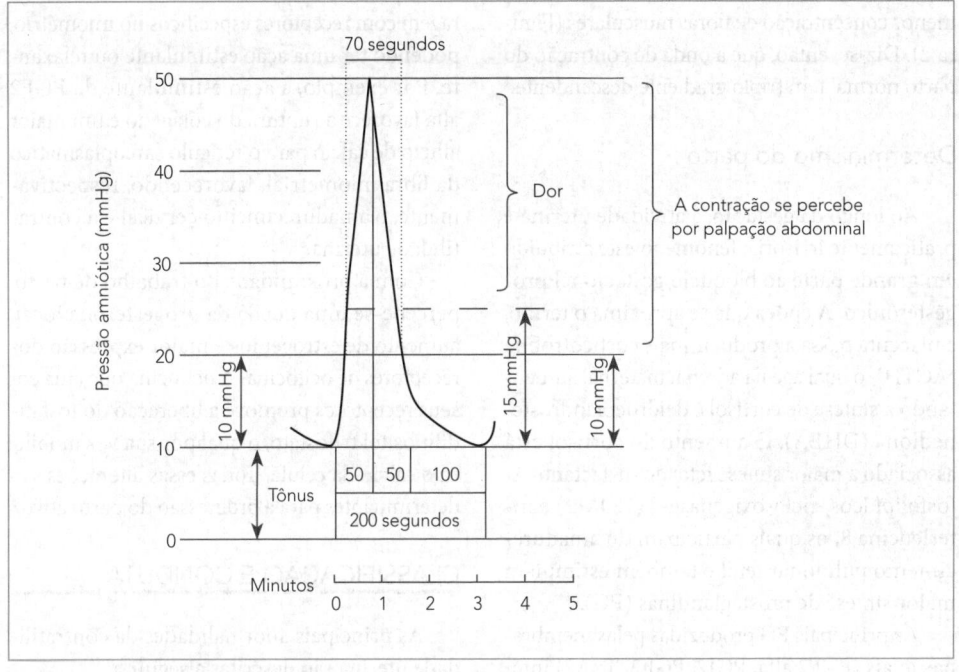

FIGURA 1   Tônus uterino, intensidade e frequência.
Fonte: adaptada de Syca-Blanco et al.[2]

padrão fisiológico da contratilidade uterina, a frequência, a duração e/ou a intensidade, são genericamente denominadas de discinesias uterinas. As discinesias ou distocias funcionais tanto podem causar uma atividade uterina insuficiente para dilatar o colo e dar progressão ao parto como, do contrário, são capazes de determinar parturição acelerada ou parto em alude. O partograma é a representação gráfica do TP.

CONCEITOS[3]

- Taquissistolia: presença de mais de 5 contrações em 10 min em um período médio de 30 min. Pode ser acompanhada ou não de sofrimento fetal.
- Hiperestimulação: refere-se às contrações uterinas excessivas com alterações dos batimentos cardiofetais (BCF).
- Hipertonia: refere-se às contrações uterinas com duração maior que 120 segundos (s) sem alterações dos BCF.

- Amadurecimento cervical: refere-se às transformações morfológicas que o colo uterino sofre à medida que o parto se aproxima. Pode ocorrer de forma espontânea ou por indução do trabalho de parto (ver Anexo).

FISIOPATOGENIA

Triplo gradiente descendente

Há dois marca-passos uterinos, direito e esquerdo, situados perto das implantações das tubas uterinas, de onde se origina a onda contrátil. Admite-se que o marca-passo esquerdo seja o principal, todavia pode haver o funcionamento alternado, sem que haja interferência entre si. A onda contrátil percorre todo o órgão em pouco mais de 15 s, predominantemente de forma descendente. As partes altas do útero têm a maior intensidade e duração das contrações, uma vez que, na topografia do colo uterino, há menor concentração de fibras musculares (Figura 2). Diz-se, então, que a onda de contração do parto normal tem triplo gradiente descendente.[1]

Determinismo do parto

Ao longo da gestação, a atividade uterina é praticamente irrisória, fenômeno este atribuído em grande parte ao bloqueio gestacional progesterônico. A época que se aproxima o termo, a placenta passa a produzir mais corticotrofina (ACTH), o qual age na adrenal materna, aumentando a síntese de cortisol e deidroepiandrostenediona (DHEA). O aumento do cortisol está associado a maior síntese fetal de surfactante A/fosfolipídeos, ciclo-oxigenase-2 (COX-2) e interleucina 8, os quais participam do amadurecimento pulmonar fetal e também estimulam maior síntese de prostaglandinas (PG).[5]

As principais PG produzidas pelas membranas fetais (PGF2 alfa, PGI2, PGE2, TxA2) interagem com receptores específicos no miométrio, podendo ter uma ação estimulante ou relaxante. Por exemplo, a ação estimulante da PGF2 alfa favorece a ruptura do colágeno e um maior afluxo de cálcio para o retículo sarcoplasmático da fibra miometrial, favorecendo, respectivamente, o amadurecimento cervical e a contratilidade uterina.[5]

Com a proximidade do trabalho de parto, percebe-se uma queda da progesterona local, aumento de estrogênios e maior expressão dos receptores de ocitocina. A ocitocina que atua em seus receptores promove a liberação do fosfatidilinositol trifosfato, o qual por sua vez mobiliza o cálcio da célula. Todas essas alterações são determinantes para a progressão do parto ativo.[5]

CLASSIFICAÇÃO E CONDUTA

As principais anormalidades da contratilidade uterina são descritas a seguir.[1,6]

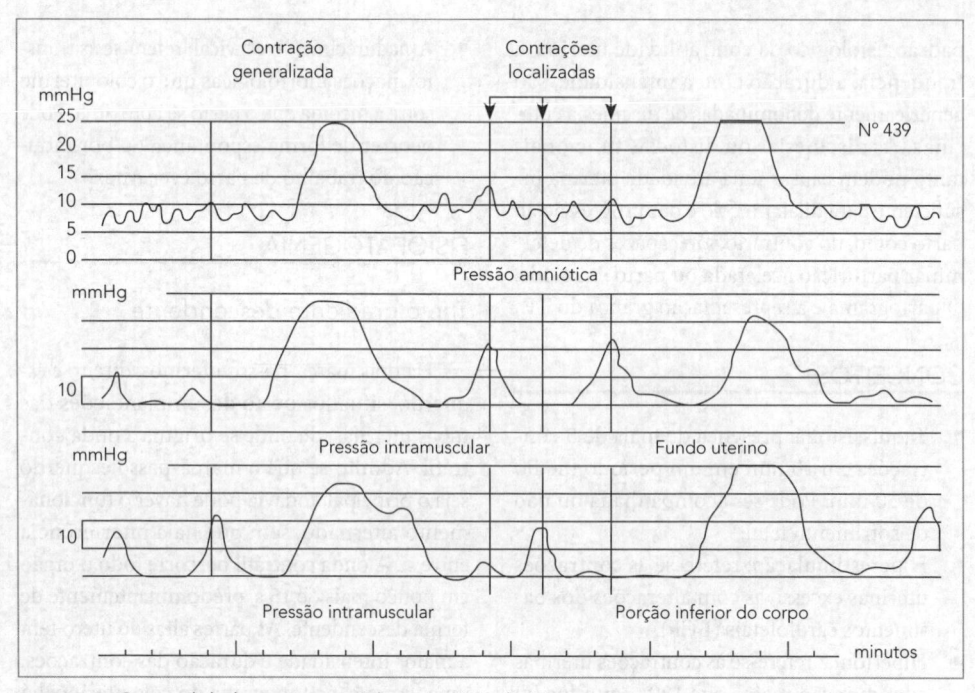

FIGURA 2 Contratilidade uterina no ciclo gestatório de 36 semanas.
Fonte: adaptada de Caldeyro-Barcia et al.[4]

Hipoatividade

- Intensidade < 25 mmHg.
- Frequência < 2/10 min.
- Tônus < 8 mmHg.
- Causas: idiopáticas.
- Tratamento: ocitocina endovenosa, preferencialmente em bomba, 5 unidades internacionais (UI) de ocitocina em 500 mililitros (mL) de soro glicosado a 5% – 2 mUI/min = 4 gotas/min (12 mL/hora). Aumentar 2 mUI/min a cada 15 min até obter padrão contrátil adequado; normalmente, a dose de 1-8 mUI/min é suficiente.

Hiperatividade

- Intensidade > 50 mmHg.
- Frequência > 5/10 min.
- Tônus > 12 mmHg.
- Causas: idiopática, administração intempestiva de ocitocina, parto obstruído, pré-eclâmpsia.
- Tratamento: em decúbito lateral esquerdo, com oxigênio sob cateter nasal, reduzir a dose de ocitocina administrada, avaliar proporcionalidade cefalopélvica e prescrever tocolíticos (se necessário) – nifedipina 10 miligramas (mg), 2 comprimidos, via oral (VO) de 20/20 min até completar 3 doses.

Hipotonia

- Tônus < 5 mmHg.
- Causas: não esclarecidas; geralmente associada à hipoatividade.
- Tratamento: ocitocina endovenosa, 2-8 mU/min.

Hipertonia

- Tônus uterino > 20 mmHg, útero endurecido à palpação, com dificuldade para se identificar as contrações ou para palpar partes fetais.
- Causas:

- Polidramnia e prenhez múltipla (hipertonia por sobredistensão).
- Metrossístoles incoordenadas (relaxamento assincrônico).
- Taquissistolia (ausência de relaxamento das fibras).
- Descolamento prematuro da placenta normalmente inserida (DPPNI) e uso excessivo de uterotônicos (hipertonia essencial).

- Tratamento: esvaziamento da polidramnia, em decúbito lateral esquerdo, com oxigênio sob cateter nasal; realizar analgesia peridural e prescrever tocolíticos (se necessário); quando houver descolamento prematuro da placenta com repercussões na saúde fetal, indicar operação cesariana.

PARTOGRAMA

Distocia significa parto difícil e se caracteriza por uma progressão anômala do TP. A identificação das distocias é feita pela identificação das curvas de dilatação cervical e altura da apresentação expressas pelo partograma. O partograma torna possível o acompanhamento e fornece a documentação adequada da evolução do TP, além de facilitar o diagnóstico de alterações e, consequentemente, a tomada de decisões conforme os achados.[1,7,8]

A curva de dilatação cervical tem forma ascendente, com seu início exibindo uma menor velocidade de dilatação. Após 4 centímetros (cm) de dilatação, esta velocidade aumenta espontaneamente, diferenciando a fase latente (inicial) da fase ativa (final) do trabalho de parto, como visto na Figura 3. Sendo assim, o registro deve ser iniciado apenas quando a paciente estiver na fase ativa, com contrações uterinas em intervalos regulares (2-3, em 10 min) associadas à dilatação cervical mínima de 3-4 cm, se levado em conta a curva de Friedman.[1] A construção e aplicação do partograma deve ocorrer durante a fase ativa do TP.

Para construção de um partograma, usualmente utiliza-se papel quadriculado, colocan-

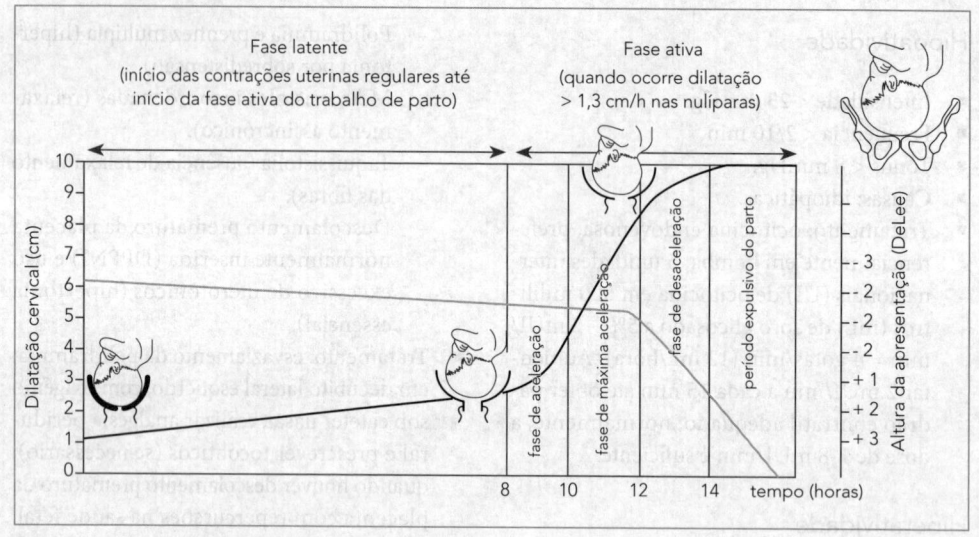

FIGURA 3 Curva de Friedman (1954).
Fonte: adaptada de SOGIMIG.[8]

do-se nas abscissas (eixo X) o tempo em horas e nas ordenadas (eixo Y) a dilatação cervical à esquerda e a descida da apresentação à direita. O plano 0 de DeLee ou seu correspondente (plano III de Hodge), que está onde se localizam as espinhas ciáticas do estreito médio da bacia, é utilizado para dimensionar a descida da apresentação – acima deste ponto, os valores são negativos, e abaixo, positivos. São traçadas, também, duas linhas paralelas (Figura 4) – as linhas de alerta e de ação –, que são linhas anguladas a 45°, distando 4 h entre si. Quando a dilatação atinge ou cruza a primeira linha, é necessário uma maior observação clínica; porém, quando a linha de ação é atingida, significa que deve haver alguma intervenção, o que não necessariamente significa conduta cirúrgica.[1]

O partograma possibilita o registro de diversos dados: dilatação cervical, altura da apresentação, variedade de posição, condições da bolsa das águas e do líquido amniótico, padrão de contrações uterinas e BCF, infusão de líquidos e fármacos, além de uso de analgesia. Sendo assim, este registro gráfico possibilita a identificação de distocias em cada período funcional do parto.[1,8]

No primeiro período do parto, que é a fase de dilatação, pode-se identificar: fase ativa prolongada, parada secundária da dilatação e parto taquitócico. No segundo período, que é o período expulsivo, pode-se identificar: período pélvico prolongado e parada secundária da descida.[1,7]

A seguir são descritas as principais representações clínicas do parto disfuncional.[1,8]

Fase ativa prolongada

É quando a dilatação cervical ocorre lentamente, em velocidade menor que 1cm/hora(h). Geralmente ocorre devido a contrações uterinas ineficientes, isto é , hipoatividade, que pode ser corrigida através de estímulo à deambulação, ocitócicos e amniotomia[1,7] (Figura 5).

Parada secundária da dilatação

É diagnosticada por meio de dois toques sucessivos, com intervalo de 2 h, quando a mulher está em TP ativo e não há progressão da dilatação cervical. Tem como principal causa a desproporção cefalopélvica absoluta ou relativa (posições anômalas). Pode estar associada a

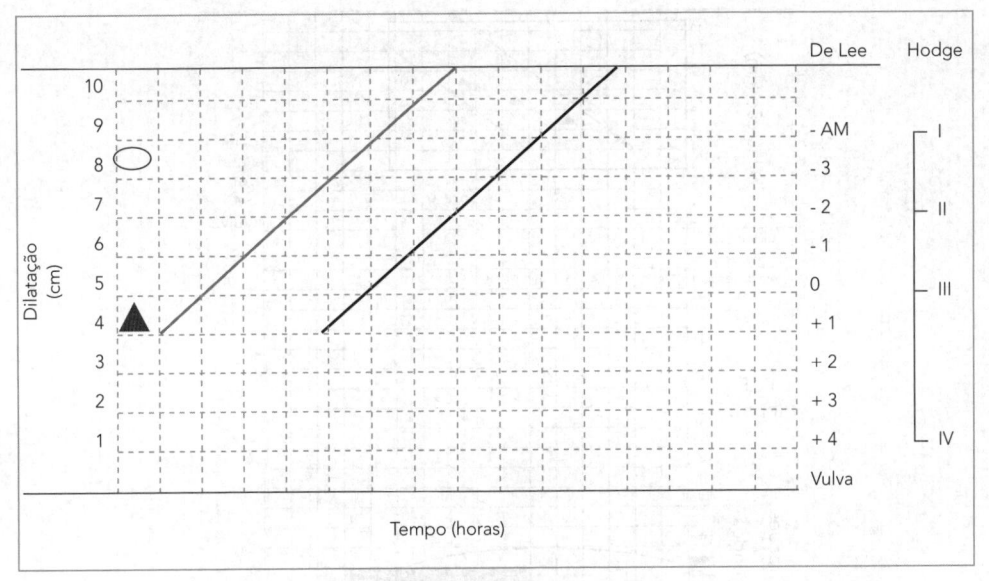

FIGURA 4 Linhas de alerta e de ação traçadas no partograma.
Fonte: adaptada de SOGIMIG.[8]

sofrimento fetal e, nestes casos, a incidência da operação cesariana é alta. Pode ser tentado estímulo à deambulação, amniotomia ou analgesia.[1,7] (Figura 6). Alguns autores consideram 4 h como o intervalo mínimo ao invés de 2 h.[8]

Parto taquitócico ou precipitado

É quando a dilatação cervical e a descida acompanhada de expulsão do feto ocorrem em um período de 4 h ou menos. Nestes casos, o útero é hipercinético/hiperativo, podendo ocorrer de maneira espontânea ou por administração inadequada de ocitócicos. Pode estar associado, também, a sofrimento fetal e lacerações de trajeto pélvico (Figura 7).[1,7]

Parada secundária da descida

É diagnosticada por meio de dois toques sucessivos, com intervalo de 1 h ou mais, com dilatação cervical completa e sem descida da apresentação. Uma de suas principais causas é a desproporção cefalopélvica, com altas taxas de cesariana (Figura 8).[1,7]

Período expulsivo prolongado

É diagnosticado por meio de uma descida da apresentação excessivamente lenta, embora a dilatação esteja completa. Pode estar associado a uma deficiência na contratilidade uterina, sendo assim corrigido por meio do uso de ocitócicos, aminiotomia ou verticalização. O uso de fórceps ou vácuo extrator pode ser necessário, respeitando as condições de aplicabilidade (Figura 9).[1,7]

Comparação da dilatação cervical com as fases do trabalho de parto

Desde 2002, Zhang et al., por meio da avaliação das curvas de dilatação cervical ao longo do trabalho de parto em primigestas, sugeriram que a transição da fase latente para a ativa seria mais gradual do que aquela observada por Friedman. Além disso, foi observado que de 4-6 cm, a velocidade de dilatação era mais lenta que a descrita anteriormente (independente da paridade da paciente), com uma transição que poderia durar até 10 h; após os 6 cm, a velocidade ocorreria similarmente ao descrito por Friedman

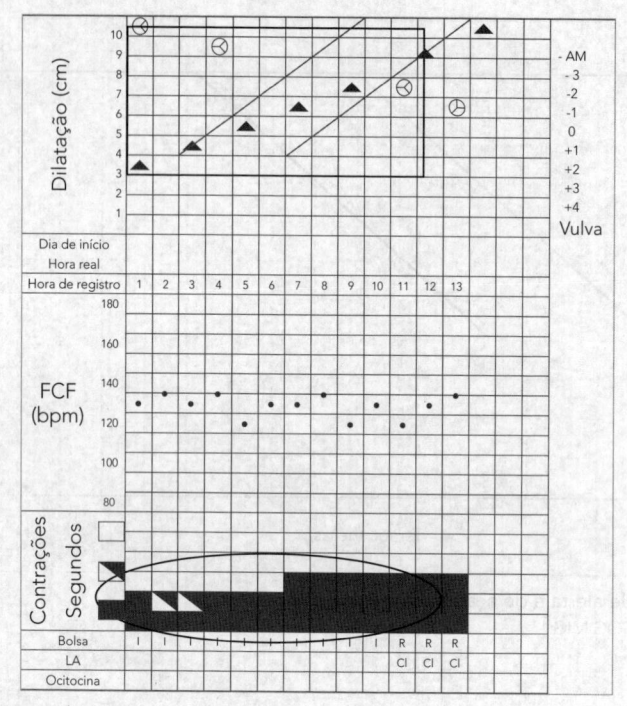

FIGURA 5   Fase ativa prolongada.
Fonte: adaptada do Curso de Emergências Obstétricas SOGIMIG.[7]

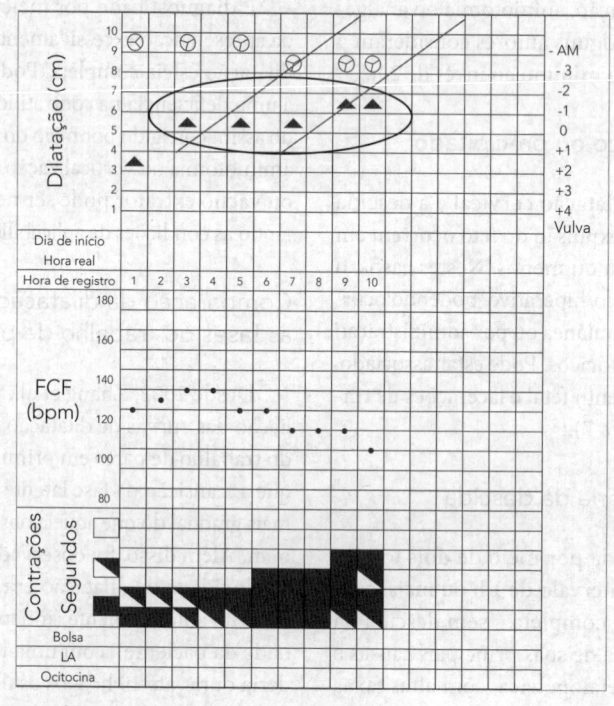

FIGURA 6   Parada secundária da dilatação.
Fonte: adaptada do Curso de Emergências Obstétricas SOGIMIG.[7]

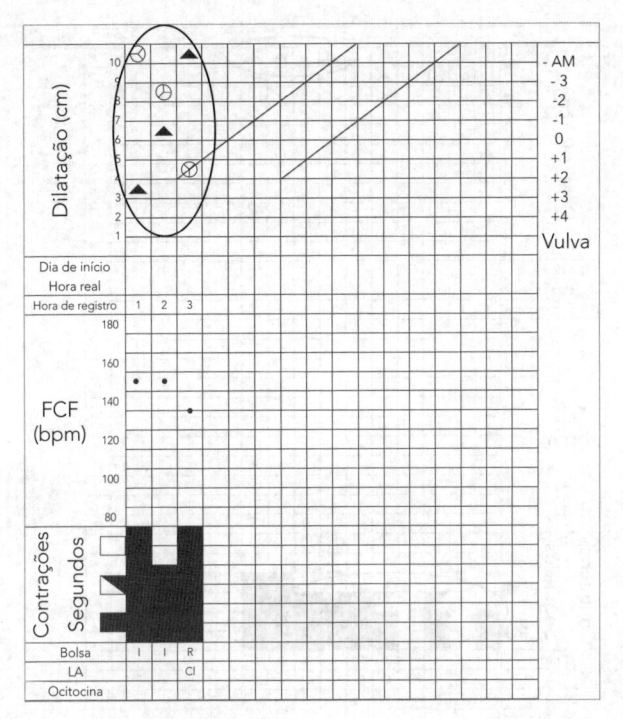

FIGURA 7   Parto taquitócico.
Fonte: adaptada do Curso de Emergências Obstétricas SOGIMIG.[7]

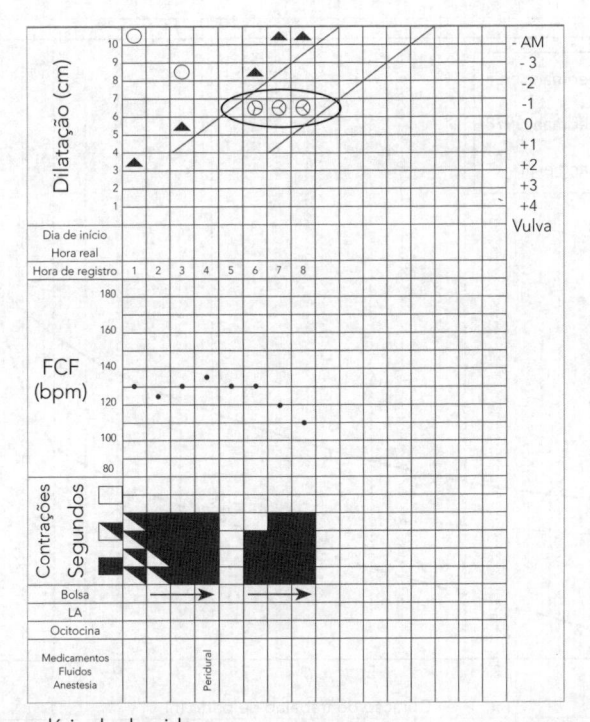

FIGURA 8   Parada secundária da descida.
Fonte: adaptada do Curso de Emergências Obstétricas SOGIMIG.[7]

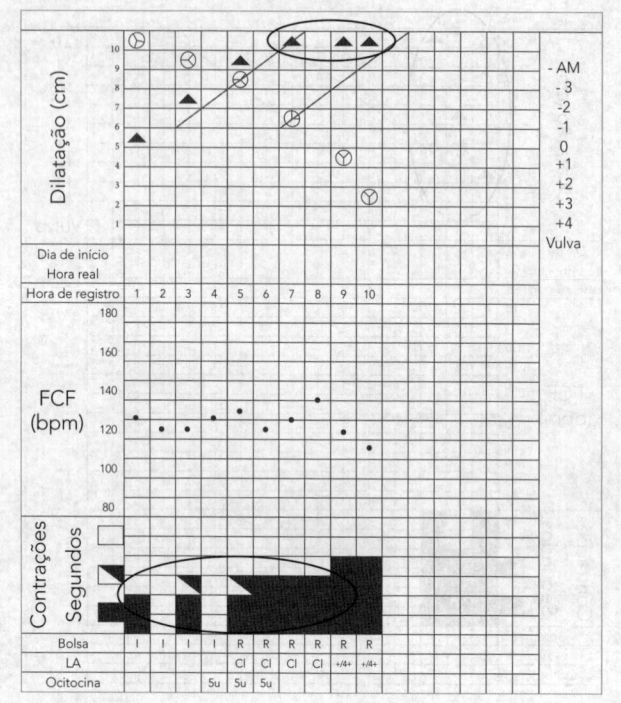

FIGURA 9 Período pélvico prolongado.
Fonte: adaptada do Curso de Emergências Obstétricas SOGIMIG.[7]

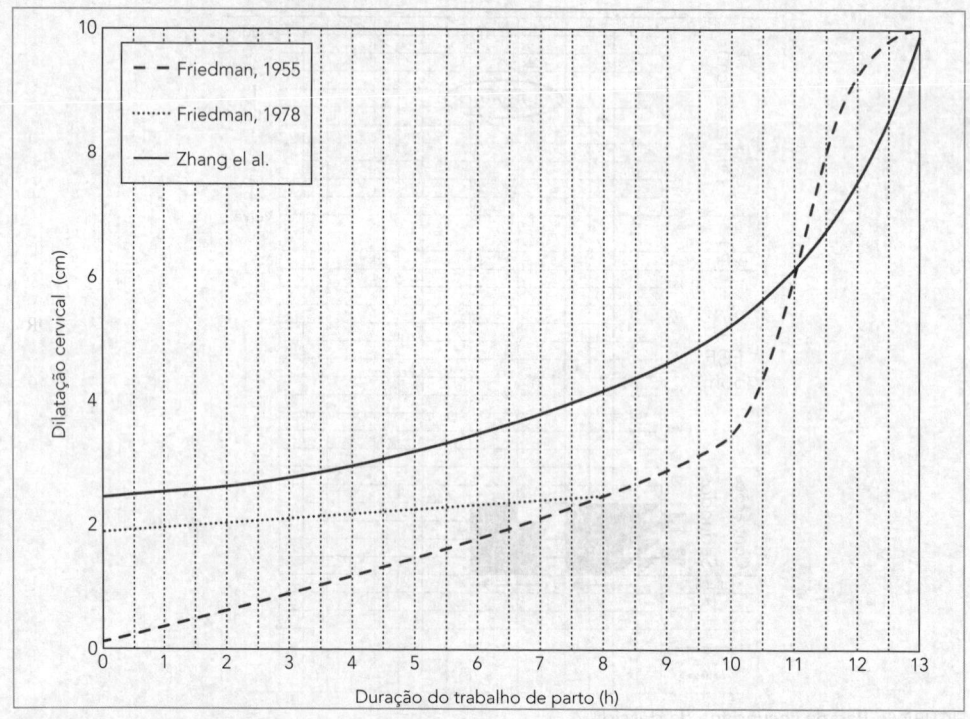

FIGURA 10 Comparação da dilatação cervical com as fases do trabalho de parto.
Fonte: adaptada de Silva Filho.[8]

(sendo maior em multíparas, quando comparadas a primigestas). Sendo assim, as distocias só poderiam ser diagnosticadas a partir dos 6 cm, quando começaria a fase ativa do TP (Figura 10).[9]

Zhang et al. também estabeleceram novos limites superiores de normalidade para duração do período expulsivo para primigestas, sendo de 3,6 h se houver analgesia de parto e de 2,8 h sem analgesia. Sendo assim, com base nestes estudos, foi sugerida a adoção de novos partogramas para primigestas, com sua construção baseada nos conceitos de Friedman. Estes partogramas sugeridos não teriam linhas de alerta; cada parturiente, diante da dilatação cervical na admissão, teria sua própria linha de ação (exponencial em degraus), para que fossem realizadas as intervenções necessárias.[9] Um estudo de Zhang, publicado em 2010, pode dar início a uma nova forma de análise do partograma, porém ainda deve-se ter cautela pois o mesmo possui limitações.

CONSIDERAÇÕES FINAIS

As discinesias ou distocias funcionais tanto podem causar uma atividade uterina insuficiente para dilatar o colo e dar progressão ao parto como, do contrário, são capazes de determinar uma parturição precipitada. As alterações das contrações uterinas podem ser qualitativas ou quantitativas. A hipotonia raramente ocorre, enquanto a hipertonia pode estar relacionada a problemas como síndromes hipertensivas, polidramnia, parto obstruído, DPPNI e/ou iatrogenia. Pelo partograma é possível identificar algumas distocias funcionais nos período de dilatação e expulsão.

Sobre as novas discussões envolvendo o partograma, as curvas de Friedman e de Zhang foram ajustadas com diferentes modelos matemáticos, e este último é alvo de questionamentos e necessita de novos estudos para que seus achados sejam validados. Uma das causas deste questionamento é de que, neste estudo de 2010, foram incluídas apenas gestações a termo, de fetos cefálicos em TP espontâneo que terminaram em parto vaginal, com resultado perinatal dentro da normalidade. A exclusão das demais pacientes fatalmente influenciou nestes limites de normalidade estabelecidos, o que gera a necessidade de novos estudos para obterem-se evidências sólidas e seguras para acompanhar o trabalho de parto e identificar corretamente as distocias, além de, consequentemente, as necessidades de intervenções.[9]

O atual cenário obstétrico, envolvendo discussões frequentes sobre parto adequado, merece ser reavaliado e as definições sobre "normal" e "anormal" acerca da evolução do TP devem ser continuamente debatidas.

REFERÊNCIAS BIBLIOGRÁFICAS

1. Montenegro CAB. Rezende: obstretrícia fundamental. 14.ed. Rio de Janeiro: Editora Guanabara Koogan, 2018.
2. Syca-Blanco et al. Reproduction. 1959. Vol.21:499-546. London: Pergamon Press, 1961.
3. Society of Obstetricians and Gynaecologists of Canada (SOGC). SOGC clinical practice guideline n. 296: Induction of labour. J Obstet Gynaecol Can 2013; 35(9):840-57.
4. Dueñas-Garcia OF, Diaz-Sotomayor M. Roberto Caldeyro Barcia (1921-96): establishing the basis of modern obstetric physiology. J Med Biogr 2011 Aug;19(3):125-7.
5. Smith R. Parturation. New Engl J Med 2007; 356:271-83.
6. Martins-Costa S et al. Rotinas em obstetrícia. 7.ed. Porto Alegre: Artmed, 2017.
7. Associação de Ginecologistas e Obstetras de Minas Gerais (SOGIMIG). Curso de emergências obstétricas. Disponível em: http://www.sogimig.org.br/wp-content/uploads/3-PARTOGRAMA-1-TEORICA-CEO-2018.pdf; acessado em 8 de março de 2020.
8. Silva Filho AL, Laranjeira CLS. Manual da SOGIMIG de ginecologia e obstetrícia. 6.ed. Rio de Janeiro: MedBook, 2017.
9. Marcolin AC. Será que chegou o momento de abandonarmos os conceitos de Friedman sobre trabalho de parto? Disponível em: https://www.febrasgo.org.br/pt/noticias/item/148-sera-que-chegou-o-momento-de-abandonarmos-os-conceitos-de-friedman-sobre-trabalho-de-parto; acessado em 9 de março de 2020.
10. American College of Obstetricians and Gynecologists (ACOG). ACOG practice bulletin n. 107: Induction of labor. Obstet Gynecol 2009; 114(2):386-97.
11. Bishop EH. Pelvic scoring for elective induction. Obstet Gynecol 1964; 24:266-8.

Saiba mais

INDUÇÃO DO PARTO

A indução é indicada quando o risco de continuar a gravidez é maior que o benefício materno-fetal em se mantê-la. A indicação deve ser convincente, consentida e documentada. Os profissionais de saúde devem explicar os motivos da indução, onde, quando e como a indução poderá ser realizada, métodos de apoio e alívio da dor, os riscos e benefícios da indução do TP e o risco da falha de indução.[6]

Às mulheres com gravidez sem complicações, geralmente deve ser oferecida a indução do parto entre 41 + 0 e 42 + 0 semanas para evitar os riscos de gravidez prolongada. As principias indicações são descritas a seguir.

Indicações absolutas:[10]

- Pré-eclâmpsia ≥ 37 semanas.
- Doença materna de alta morbidade que não responde ao tratamento.
- Hemorragia anteparto sem repercussão hemodinâmica.
- Corioamnionite.
- Suspeita de comprometimento fetal.
- Rotura prematura de membranas (RPM) a termo.

Outras indicações de indução do parto são: gravidez gemelar dicoriônica não complicada ≥ 38 semanas; diabetes *mellitus* gestacional (o controle de glicemia pode ditar a urgência); aloimunização; restrição de crescimento intrauterino; oligoidramnia; hipertensão gestacional ≥ 38 semanas; óbito fetal intrauterino; hipertensão gestacional + diabetes *mellitus* gestacional ≥ 37 semanas; RPM na prematuridade tardia; antecedentes obstétricos desfavoráveis.[10]

Os principais agentes indutores do parto podem ser divididos em dois grupos:

1. Indutores da contração uterina: ocitocina e amniotomia.
2. Promotores do amadurecimento cervical: laminárias, sonda de Foley, análogo das prostaglandinas – misoprostol e dinoprostone –, descolamento das membranas.

Antes da indução, existem vários elementos clínicos que precisam ser considerados para avaliar o sucesso da indução e minimizar o risco da cesárea. São eles: escore de Bishop (Tabela 1), parto vaginal prévio, índice de massa corporal, idade materna e peso fetal estimado.

O escore de Bishop usa cinco parâmetros, aos quais atribui um valor de 0 a 2 ou 3 pontos cada (pontuação máxima: 13). Bishop mostrou que a indução em mulheres com uma pontuação ≥ 8 tem a mesma probabilidade de alcançar um

TABELA 1   Escore de Bishop

	0	1	2	3
Dilatação	0	1-2	3-4	5-6
Apagamento (%)	0-30	40-50	60-70	80
Altura da apresentação*	-3	-2	-1 a 0	+1 a +2
Consistência	Firme	Intermediário	Amolecido	
Posição	Posterior	Intermediário	Anterior	

*Conforme os planos de DeLee.
Fonte: adaptada de Bishop.[11]

parto vaginal que o TP espontâneo. Já um escore de Bishop ≤ 6 é considerado desfavorável.

A indução do TP deve ser evitada em caso de:[6]

- Placenta prévia ou vasa prévia.
- Apresentação fetal transversa.
- Cirurgia uterina trasmural.
- Cesariana prévia clássica ou incisão em "T".**
- Herpes genital ativo.
- Desproporção cefalopélvica.
- Carcinoma cervical invasivo.
- Rotura uterina anterior.

** N.A.: A indução do TP em paciente com cesariana segmentar prévia pode ser realizada, todavia, com muita cautela, sob pena de se deparar com quadro de rotura uterina e suas graves repercussões.

INCOORDENAÇÃO

- **Incoordenação de primeiro grau**: a atividade dos 2 marca-passos uterinos se sobrepõe; uma nova contração se inicia antes do término da anterior (bigeminismo).
- **Incoordenação de segundo grau**: várias áreas do útero se contraem de forma independente, assincrônica e desordenada. As contrações são de pequena intensidade e alta frequência, o que leva à elevação do tônus uterino.
- **Inversão do triplo gradiente descendente**: inversão na propagação da onda contrátil, com o segmento uterino contraindo-se antes do corpo e do fundo uterino.
- **Causas**: parecem se relacionar à dor, ao medo, à emoção e à ansiedade.
- **Conduta**: em decúbito lateral esquerdo, com oxigênio sob cateter nasal, aplicar ocitocina endovenosa (2-8 mU/min), amniotomia e analgesia peridural.

CAPÍTULO 127

Malformações fetais

Kleber Pimentel
Rafael Leiróz
Manoel Sarno
Marcelo Aquino

INTRODUÇÃO

As malformações fetais, também chamadas de malformações congênitas, anormalidades congênitas ou anomalias fetais, podem ser divididas em alterações estruturais (p. ex., mielomeningocele) ou alterações funcionais (p. ex., alterações metabólicas).[1] Mesmo sendo uma alteração congênita, o diagnóstico precoce, intrauterino, depende do acesso aos métodos diagnósticos, assim como a realização destes exames por equipe capacitada e equipamentos adequados. Infelizmente, alguns casos são diagnosticados apenas no período pós-natal, e outros apenas na infância ou idade adulta.

Cerca de 50-60% das malformações fetais não têm uma causa estabelecida.[1,2] Uma vez identificada, a existência de malformação pode trazer transtorno e preocupação para os pais e para o médico assistente. Geralmente, o diagnóstico pode mudar as expectativas sobre este novo componente da família e muitas dúvidas irão acompanhar a assistência pré-natal.

A malformação fetal pode se expressar de forma isolada ou associada a outras malformações. Quanto maior o número de malformações, pior o prognóstico, e maior o risco de doenças de origem genética.

As malformações podem ser divididas em maiores e menores. Malformações maiores são as que apresentam grande importância clínica, estética, cirúrgica e com impacto na morbimortalidade, enquanto as malformações menores não apresentam significantes necessidades médicas, cirúrgicas ou estéticas e podem não afetar a expectativa e o estilo de vida.[3] Um estudo australiano mostrou que crianças com malformações maiores poderiam sobreviver por até 5 anos,[4] condição que pode levar a inquietações importantes para os pais.

Várias são as etiologias associadas às malformações fetais e muitas vezes podem estar combinadas. Em geral, pode-se agrupá-las em causas cromossômicas, genéticas, disruptivas (p. ex., banda amniótica), infecciosas, ambientais, medicamentosas e multifatoriais.[5,6]

Exemplos de causas de malformações são apresentados na Tabela 1 e exemplos da classificação de malformações maiores e menores são apresentadas na Tabela 2.

TABELA 1 Exemplos das causas de malformações fetais mais comumente citadas

Grupo de alterações	Patologia	Achados ultrassonográficos que podem ser identificados nos fetos
Cromossômicas	Síndrome de Down (T21)	TN aumentada, defeito de septo atrioventricular, fêmur curto, RCF
	Síndrome de Edwards (T18)	TN aumentada, RCF, artéria umbilical única, clinodactilia, CIV
	Síndrome de Patau (T13)	TN aumentada, fenda labiopalatina, ciclopia, prosbóscide nasal, holoprosencefalia
	Síndrome de Turner (X0)	TN aumentada, higroma cístico
Genéticas	Rins policísticos fetais (Potter I)	Rins policísticos bilaterais, adramnia
	Síndrome de Di George	Tetralogia de Fallot, hipoplasia ou agenesia de timo
	Displasias esqueléticas	Encurtamento e/ou malformação dos ossos, RCF
Infecciosas	Toxoplasmose	Ventriculomegalia, calcificações intracranianas, calcificações abdominais (fígado, peritônio)
	Citomegalovírus	Ventriculomegalia, calcificações intracranianas, calcificações abdominais (fígado, peritônio)
	Sífilis	Ventriculomegalia, calcificações intracranianas, hepatomegalia, esplenomegalia, calcificações abdominais (fígado, peritônio)
	Zika vírus	Microcefalia, calcificação intracraniana, ventriculomegalia ex vacuo
Lesão disruptiva	Síndrome da banda amniótica	Amputação de dedos, defeito extenso de parede, amputação de membros, defeitos de face ou qualquer parte do corpo onde a banda amniótica se afixou.
Ambientais/ medicamentosas	Diabetes mellitus	Disgenesia caudal, heterotaxia, holoprosencefalia, múltiplos defeitos vertebrais, defeito renal bilateral
	Talidomida	Malformações de membros
	Isotretinoina	Defeito craniofacial, coração e SNC
	Radiação	Malformações estruturais

TN: translucência nucal; RCF: restrição do crescimento fetal; CIV: comunicação interventricular; SNC: sistema nervoso central.
Fonte: adaptada de Mazzu-Nascimento et al.,[6] Correa et al.,[16] Gilbert-Barness,[17] Sarno et al.,[18] Onyambu e Tharamba,[19] Mondal et al.,[20] Holmes et al.[21]

EPIDEMIOLOGIA

Em 2013, as malformações congênitas foram responsáveis por 4% das mortes em crianças em todo o mundo.[7] Sua frequência é em torno de 3%.[8]

Almeida et al., em publicação de 2016, encontraram uma prevalência de 2,5% de malformações. Enquanto em um estudo para estimar a prevalência de anomalias congênitas em nascidos em maternidades do município de São Paulo, no período de 2010 a 2014, foi encontrado uma prevalência de 1,6%.[2] Neste último trabalho, a alteração cromossômica mais frequente foi a síndrome de Down, com 70% das anormalidades cromossômicas. A hidrocefalia apareceu como a malformação mais comum do sistema nervoso central (27%), seguida pela espinha bífida (25%).[2]

Em estudo realizado na cidade de Tangará da Serra, Mato Grosso, Brasil, de 2006 a 2016, foi encontrada uma prevalência de 4,9 em 1.000 nascidos vivos (0,49%).[9]

TABELA 2   Exemplos de malformações fetais classificadas como maiores e menores

Local da alteração	Maiores	Menores
Cabeça e coluna	Agenesia de *vermis* cerebelar	Cisto de plexo coroide
	Agenesia de corpo caloso	Micrognatia *borderline*
	Holoprosencefalia	Ventriculomegalia leve
	Mielomeningocele	Hipoplasia de osso nasal
	Microcefalia	
	Higroma cístico	
Tórax	Defeito de septo atrioventricular	Foco ecogênico cardíaco (*golf ball*)
	Ectopia *cordis*	
	Transposição de grandes artérias	
	Hipoplasia do coração esquerdo	
	Tetralogia de Fallot	
Abdome	Onfalocele	Hérnia umbilical
	Hérnia diafragmática	Dilatação piélica leve
	Defeito aberto da parede abdominal	Intestino ecogênico
	Atresia duodenal	Artéria umbilical única
	Displasia renal	
	Agenesia renal	
Membros	Ausência de um membro	Sindactilia parcial
	Amputação de um pé ou mão	Fêmur curto

TN: translucência nucal; RCF: restrição do crescimento fetal; CIV: comunicação interventricular; SNC: sistema nervoso central.
Fonte: adaptada de Correa et al.,[16] Gilbert-Barness,[17] Onyambu e Tharamba,[19] Mondal et al.,[20] Holmes et al.,[21] Ali et al.,[22] ACOG.[23]

QUADRO CLÍNICO

As malformações vão se apresentar de acordo com o sistema acometido e com o tipo de doença, mas são inespecíficas. Vários achados clínicos são comuns a várias malformações, e na maioria das vezes a anomalia fetal só é identificada por meio do exame de ultrassonografia. Alterações do sistema nervoso central (SNC) e obstruções do trato gastrointestinal tendem a cursar com polidramnia e consequente aumento da medida do fundo uterino. Este pode ser um sinal de alerta ao profissional que está acompanhando a gestante. Prosseguindo a investigação, em uma avaliação ultrassonográfica meticulosa, será identificada a polidramnia e uma possível alteração morfológica fetal. Já alterações do sistema urinário fetal podem cursar com adramnia ou polidramnia. A medida baixa do fundo uterino leva à suspeita de restrição do crescimento fetal ou oligoidramnia, condições que podem estar associadas a anomalias fetais. Pontos principais do quadro clínico:

- Sinais clínicos e de exame físico pouco evidentes ou ausentes.
- Ultrassonografia como principal instrumento na identificação das malformações fetais.

DIAGNÓSTICO

Alguns fatores de risco podem estar associados com as malformações fetais, como, por exemplo, mães diabéticas com risco aumentado para cardiopatia. A idade materna avançada aumenta o risco de cromossomopatias. A história prévia de malformação fetal pode, em algumas situações, estar associada ao risco aumentado para a mesma alteração em gestações subsequentes, como os defeitos de fechamento do tubo neural. Mas o principal instrumento para o diagnóstico das malformações é a ultrassonografia, de modo que todo exame ultrassonográfico é um potencial momento para a identificação das malformações fetais. Contudo, o exame tem limitações, e é operador dependente, pois tem a necessidade de bom treinamento e *expertise* na realização de exame morfológico fetal, além de aparelhos ultrassonográficos de maior resolução de imagem. Em raras situações, nas quais a ultrassonografia modo 2D seja limitada no diagnóstico, é possível utilizar a ultrassonografia modo 3D/4D e a ressonância magnética.[10]

Dois momentos são fundamentais no rastreamento e diagnóstico das malformações fetais: a ultrassonografia morfológica do primeiro trimestre que, junto com os testes bioquímicos, é capaz de alcançar 95% de taxa de detecção da síndrome de Down, por exemplo, devendo ser realizada de 11-13 semanas e 6 dias de gravidez, e o exame morfológico do segundo trimestre, podendo ser realizado de 18-24 semanas de gestação, mas preferivelmente de 20-24 semanas, pelo maior tamanho e melhor visualização das estruturas fetais, embora alguns autores recomendem de 18-22 semanas de gestação.[5,8,10]

Na avaliação morfológica do primeiro trimestre, junto com os marcadores bioquímicos, a taxa de detecção da trissomia do 21, por exemplo, é de 95%, com um falso positivo de 5%, sendo a translucência nucal (TN) o principal marcador ultrassonográfico para aneuploidias. Na ausência de aneuploidias, no entanto, este aumento da TN pode estar associado a alterações estruturais maiores, principalmente no sistema cardiovascular, gastrointestinal e musculoesquelético.[10] Além da translucência nucal aumentada, a ausência ou hipoplasia do osso nasal, alterações no Doppler de ducto venoso e a presença de regurgitação tricúspide indicam risco aumentado de cromossomopatias, devendo fazer parte da avaliação no mesmo período gestacional. Outras malformações associadas a aneuploidias e síndromes genéticas, como a hérnia diafragmática congênita, a onfalocele e a megabexiga, bem como alterações isoladas, como anencefalia, gastrosquise e síndrome da banda amniótica, devem ser pesquisadas na mesma ocasião. A avaliação da translucência intracraniana permite predizer a ocorrência da espinha bífida e antecipar seu diagnóstico definitivo, etapa fundamental para condução de protocolos de cirurgia fetal, nos casos em que eles estejam indicados. Alguns destes marcadores de cromossomopatias são também utilizados no rastreamento de cardiopatias como a própria translucência nucal, o Doppler do ducto venoso e a regurgitação tricúspide.

No auxílio à identificação da anomalia fetal, o médico assistente pode utilizar ferramentas online para identificação e entendimento da malformação (p. ex., https://sonoworld.com/thefetus/home.aspx).

Rossi et al. encontraram uma variação na taxa de detecção no primeiro trimestre, com variação de acordo com as doenças. Para anencefalia, por exemplo, a taxa de detecção foi de 100%, mas de 50-99% para onfalocele, 1-49% para espinha bífida e 0% para malformação adenomatoide cística.

No segundo trimestre, além da avaliação do crescimento fetal, do líquido amniótico e do aspecto da placenta, deve ser realizado inventário completo da anatomia do concepto por examinador experiente, por meio de cortes e medidas ultrassonográficas padronizadas e, na presença de alterações, relatar as malformações isoladas ou associadas e achados que possam denotar a existência de infecções, aneuploidias ou síndromes genéticas. É importante para o clínico entender como ocorre o raciocínio diagnóstico do ultrassonografista. Em situações de ventriculomegalia cerebral e calcificações periventriculares e no interior do abdome fetal, por exemplo, é mandatório investigar as infecções congênitas materna com sorologias – toxoplasmose, rubéola, citomegalovírus, herpes (TORCH); entre outras (sífilis, HIV, Zika). Em situações nas quais os achados ultrassonográficos sugiram a suspeita de uma doença mais específica, como peritonite meconial (secundária a uma perfuração intestinal), deve-se pensar em fibrose cística, que é autossômica recessiva e necessita de investigação da mutação nos pais. Na presença de achados que sugiram aneuploidias, como as trissomias dos cromossomos 21, 18 ou 13, deve-se oferecer ao casal análise cromossômica, por meio de biópsia de vilo corial ou amniocentese genética.[8] Assim, diante de uma suspeita de malformação fetal, deve-se buscar informação mais específica para direcionamento do diagnóstico e da conduta. Pontos principais no diagnóstico:[8]

- História patológica pregressa e gestacional da mãe (identificando fatores de risco).
- Solicitação dos exames de rastreamento para malformações no primeiro e no segundo trimestres de gestação.
- A ultrassonografia é o principal instrumento de diagnóstico para as anomalias fetais em qualquer fase da gestação.
- O aumento da TN está associado a aneuploidias, alterações estruturais e síndromes genéticas.
- Deve ser feita complementação com outros exames quando necessário (ressonância magnética, análise cromossômica, análise molecular).
- Devem ser oferecidos testes invasivos (biópsia de vilo corial, amniocentese, cordocentese) quando for necessária investigação cromossômica, infecciosa, molecular (exoma). É a forma de coleta direta de material fetal para investigação.

EXAMES COMPLEMENTARES

- Ultrassonografia: é o principal exame complementar para o diagnóstico, o acompanhamento evolutivo e a possibilidade de novos achados ou regressão dos já identificados (como dilatação piélica ou ventriculomegalia), à medida que a gestação progride. A frequência de realização da ultrassonografia vai depender do tipo e da extensão da malformação. Em situações de suspeita de malformação cardíaca, o exame de escolha é a ecocardiografia fetal.

- Ressonância magnética: é um auxílio complementar em algumas malformações do SNC, sobre as quais a ultrassonografia deixou dúvidas, como em sistema nervoso central. O método tem evoluído na reconstrução em 3D para a avaliação da malformação fetal.
- Biópsia de vilo corial: possibilidade de diagnóstico definitivo das suspeitas de cromossomopatias. Podendo ser realizada a partir de 11 semanas até 14 semanas de gravidez.[11] O risco de perda fetal no procedimento é de 1%.
- Amniocentese: possibilidade de diagnóstico definitivo das suspeitas de cromossomopatias, podendo ser realizada em qualquer idade gestacional a partir de 15 semanas de gestação, sendo que quanto mais tarde for realizado o procedimento, maior a possibilidade de falha na cultura de células quando este for necessário para o diagnóstico. O risco de perda fetal no procedimento é de 1%.
- Cordocentese: possibilidade de diagnóstico definitivo das suspeitas de cromossomopatias, como também da anemia fetal, podendo ser realizada em qualquer idade gestacional a partir de 18 semanas de gravidez. Em casos de anemia fetal, pode ser utilizada para a realização da transfusão intrauterina no tratamento desta doença. O risco de perda fetal no procedimento é de 2%; o risco da transfusão intrauterina é de 4%.
- Exames bioquímicos: fração livre do gonadotrofina coriônica humana (beta-hCG), proteína A plasmática associada à gestação (PAPP-A), inibina A, alfafetoproteína, estradiol, sorologias e PCR (*polymerase chain reaction*) para patógenos associados a infecções congênitas.
- Exames genéticos/cromossômicos: feitos a partir da biópsia de vilo corial, amniocentese, cordocentese. cariotipagem por bandeamento G, *microarray* ou *CGH-array*, *Fish* (exames na identificação de aneuploidias, deleções, translocações), exoma (diagnóstico molecular na avaliação de exons identi-

ficando mais de 4.000 síndromes), NIPT (*non invasive prenatal test*, um exame de rastreamento de aneuploidias no primeiro trimestre baseado na análise do DNA de células fetais livres na circulação materna).[12]

CONDUTA

Com a identificação da malformação, deve-se explicar aos familiares sobre a alteração, mostrando qual o sistema afetado, se é uma malformação maior ou menor, quais as possíveis consequências no desenvolvimento, a probabilidade de perda fetal, a possível necessidade de reavaliação após o nascimento, e de que em alguns casos, só após o nascimento. Deve-se deixar claro ainda que, em alguns casos, o diagnóstico ou a extensão do dano só poderá ser definido no período pós-natal. Deve-se colher em detalhes informações de exposições no pré-natal (radiação, medicações, drogas ilícitas, estilo de vida, deficiências nutricionais) e histórico reprodutivo e familiar, principalmente antecedentes de alterações fetais com o objetivo de encontrar evidência de doenças com herança familiar.[5,6,8]

Deve-se indicar consulta com especialista em medicina fetal para auxílio na condução do caso, quando necessário, além de, em alguns casos, aconselhamento com geneticista, principalmente nas condições de herança familiar.[5,6]

Existe uma possibilidade de interrupção da gestação em casos de incompatibilidade com a vida extrauterina, em geral dependente de autorização judicial. Nos casos de anencefalia, excepcionalmente, não há necessidade de autorização judicial para a interrupção, já que há uma decisão do Supremo Tribunal Federal autorizando a interrupção legal nesta condição, desde que a anomalia seja confirmada por dois médicos com formação para este diagnóstico, e os pais recebam a explicação sobre a condição e o procedimento. Tendo a confirmação do diagnóstico de anencefalia, em qualquer maternidade, pode ser realizada a interrupção da gestação caso este seja o desejo dos pais.[13,14]

A via de parto é um tema que sempre gera discussão entre a equipe e, salvo casos específicos, o parto via vaginal é preferível na grande maioria das malformações fetais. Algumas situações, como a hidrocefalia acentuada, o bloqueio atrioventricular total e a gemelidade imperfeita, por exemplo, se beneficiam do parto por via alta. Nos casos de malformações incompatíveis com a vida ou óbito fetal, o parto por via vaginal é mandatório, exceto se houver alguma contraindicação formal para esta via.[14] Deve-se considerar a realização de parto cesariano em algumas situações, como anomalias com desproporção cefalopélvica, risco de trauma de tecidos moles e malformações que comprometam o bem-estar fetal.[15]

No caso de óbito fetal, além do parto normal, recomenda-se, a realização de autópsia para a confirmação diagnóstica das malformações suspeitas no pré-natal ou na identificação de alguma doença que passou despercebida nos exames anteriores,[5] visando reforçar o aconselhamento do casal em relação à gestação atual e ao seu futuro reprodutivo. Algumas malformações são comentadas na Tabela 3 acerca da via de parto. Pontos principais na conduta:

- Informar o que for possível sobre a doença para os pais.
- Malformações incompatíveis com a vida podem ser interrompidas com autorização judicial, com exceção da anencefalia, que uma vez confirmada por dois médicos especialistas, não necessita de procedimentos jurídicos adicionais.
- Pode ser feito encaminhamento para um centro terciário de assistência.
- Indicar a avaliação de um especialista em medicina fetal e/ou geneticista para melhor avaliação e otimização da terapêutica fetal.
- Manter o apoio assistencial.
- Indicar a busca de um apoio psicológico à família.
- O tipo de parto por via obstétrica é indicado na grande maioria das situações, mas deve-se individualizar dependo da malformação.

TABELA 3 Algumas malformações e comentários sobre a via de parto

Doença	Comentários sobre a via de parto
Mielomeningocele	Alguns centros consideram indicação de parto cesariano. Cesárea permite a preparação da equipe. Indicações com maior concordância: apresentação não cefálica, hidrocefalia, diâmetro do saco herniário > 4-6 cm. Indicação formal para os casos de correção pré-natal via aberta por causa do risco de ruptura uterina.
Defeito da parede abdominal	Existe benefício hipotético com a cesárea pela provável redução da contaminação e não comprometimento de fluxo mesentérico. O potencial benefício da cesárea programada é o preparo da equipe que parece reduzir o tempo de permanência em UTI e redução de morbidade. Casos específicos, como a herniação de fígado em uma onfalocele, o parto normal pode ser muito traumático; assim, a cesárea passa a ser a melhor opção.
Malformações de cabeça e pescoço	Tumores que não forem grandes e não comprometerem as vias aéreas indicam que o parto pode ser vaginal. Tumores grandes com possível desproporção ou que comprometam vias aéreas indicam a cesárea programada, principalmente nos casos em que exista o risco de obstrução de vias aéreas para a realização do procedimento de EXIT, principalmente na tentativa de proteger as vias áreas.
Teratoma sacrococígeo	Habitualmente indicação de cesárea pelo risco de desproporção e trauma do tumor na passagem pelo canal de parto. Este tumor, por comprometer o sistema cardiovascular fetal, leva à insuficiência cardíaca congestiva e compromete a vitalidade do feto para suportar o trabalho de parto.
Cardiopatia	A maioria das cardiopatias é segura no parto vaginal. Fetos com cardiopatias que necessitam de intervenção imediata pós-parto devem parir em centro terciário e com equipe preparada. Fetos com arritmia cardíaca, que não possam ser monitorados com segurança continuamente durante o trabalho de parto, devem ser submetidos a cesárea. Fetos com sinais de insuficiência cardíaca devem realizar parto cesariano por não tolerar o trabalho de parto.

EXIT: procedimento relatado pela primeira vez em 1997, é caracterizado pelo parto parcial do feto, mantendo a circulação feto-materna (cordão umbilical intacto) com o objetivo de intervir, como por exemplo, garantir uma via área segura.
Fonte: adaptada de Wataganara et al.[24]

CONSIDERAÇÕES FINAIS

Ao se diagnosticar uma malformação fetal, o importante para o(a) médico(a) assistente é ter conhecimento básico sobre a doença para informar aos pais sobre o achado, dando noções de gravidade, possíveis opções terapêuticas, prognóstico e a necessidade de acompanhamento multidisciplinar, que envolverá, possivelmente, fetólogo, neonatologista, cirurgião pediátrico, geneticista, neurocirurgião, fonoaudiólogo, neuropediatra, entre outros profissionais da área de saúde, no processo de tratamento e reabilitação da criança. Deve-se manter apoio à família durante todo o acompanhamento.

REFERÊNCIAS BIBLIOGRÁFICAS

1. Organização Mundial da Saúde (OMS). Congenital anomalies. Disponível em: https://www.who.int/news-room/fact-sheets/detail/congenital-anomalies; acessado em 27 de julho de 2020.
2. Cosme HW, Lima LS, Barbosa LG. Prevalenca of congenital anomalies and their assoacited factors in newborns in the city of São Paulo from 2010 to 2014. Rev Paul Pediatr 2017; 35(1):33-8.
3. Eik-Nes S, Wladimiroff JW. Ultrasound in obstetrics and gynaecology. Edinburgh: Elsevier, 2009.
4. Schneuer FJ, Bell JC, Shand AW, Walker K, Badawi N, Nassar N. Five-year survival of infants with major congenital anomalies: A registry based study. Acta Paediatr 2019; 108(11):2008-18.
5. Gagnon A, Wilson RD, Allen VM, Audibert F, Blight C, Brock JA et al. Evaluation of prenatally diagnosed

structural congenital anomalies. J Obstet Gynaecol Can 2009; 31(9):875-81.

6. Mazzu-Nascimento T, Melo DG, Morbioli GG, Carrilho E, Vianna FSL, Da Silva AA et al. Teratogens: A public health issue – A Brazilian overview. Genet Mol Biol 2017; 40(2):387-97.

7. Liu L, Oza S, Hogan D, Perin J, Rudan I, Lawn JE et al. Global, regional, and national causes of child mortality in 2000-13, with projections to inform post-2015 priorities: an updated systematic analysis. Lancet 2015; 385(9966):430-40.

8. Puri RD. Fetal dysmorphology. J Fetal Med 2015; 2(3):151-9.

9. Silva JH da, Terças ACP, Pinheiro LCB, França GVA de, Atanaka M, Schüler-Faccini L et al. Perfil das anomalias congênitas em nascidos vivos de Tangará da Serra, Mato Grosso, 2006-2016. Epidemiol Serv Saúde 2018; 27(3):E2018008.

10. Edwards L, Hui L. First and second trimester screening for fetal structural anomalies. Sem Fetal Neonatal Med 2018; 23(2):102-11.

11. Evans MI, Wapner RJ, Berkowitz RL. Noninvasive prenatal screening or advanced diagnostic testing: caveat emptor. Am J Obstet Gynecol 2016; 215(3):298-305.

12. Gil MM, Accurti V, Santacruz B, Plana MN, Nicolaides KH. Analysis of cell-free DNA in maternal blood in screening for aneuploidies: Updated meta--analysis. Ultrasound Obstet Gynecol 2017; 50(3):302-14.

13. Fernandes SS, Silva BF, Carvalho Neto L, Batigália F. Liberação médico-jurídica da antecipação terapêutica do parto em anencefalia: Implicações éticas. Rev Bioética 2016; 24(2):260-6.

14. Ramasauskaite D. Management of pregnancy and delivery in prenatally diagnosed congenital anomalies. In: Tudorache S (ed.). Congenital anomalies: From the embryo to the neonate. [S.I.]: InTech, 2018.

15. Wilkins-Haug L. Considerations for delivery of infants with congenital abnormalities. Obstet Gynecol Clin North Am 1999; 26(2):399-412.

16. Correa A, Gilboa SM, Besser LM, Botto LD, Moore CA, Hobbs CA et al. Diabetes mellitus and birth defects. Am J Obstet Gynecol 2008; 199(3):237.E1-9.

17. Gilbert-Barness E. Teratogenic causes of malformations. Annals of Clinical and Laboratory Science 2010; 40(2):99-111.

18. Sarno M, Aquino M, Pimentel K, Cabral R, Costa G, Bastos F et al. Progressive lesions of central nervous system in microcephalic fetuses with suspected congenital Zika virus syndrome. Ultrasound Obstet Gynecol 2017; 50(6):717-22.

19. Onyambu CK, Tharamba NM. Screening for congenital fetal anomalies in low risk pregnancy: The Kenyatta National Hospital experience. BMC Pregnancy Childbirth 2018; 18(1):180.

20. Mondal DR, Shenoy S, Mishra S. Retinoic acid embryopathy. Int J Appl Basic Med Res 2017; 7(4):264-5.

21. Holmes LB, Westgate M-N, Nasri H, Toufaily MH. Malformations attributed to the process of vascular disruption. Birth Defects Res 2018; 110(2):98-107.

22. Ali MK, Shazly SA, Ali AH, Abdelbadee AY, Abbas AM. Ultrasonographic soft markers of aneuploidy in second trimester fetuses. Middle East Fertility Society Journal 2012; 17(3):145-51.

23. American College of Obstetricians and Gynecologists (ACOG). ACOG practice bulletin n. 163: Screening for fetal aneuploidy. Obstet Gynecol 2016; 127(5):E.108-22.

24. Wataganara T, Grunebaum A, Chervenak F, Wielgos M. Delivery modes in case of fetal malformations. J Perinat Med 2017; 45(3):273-9.

CAPÍTULO 128

Placenta prévia

Lilian de Paiva Rodrigues Hsu
Gabriela Duarte Bordini

DEFINIÇÃO

Atualmente, a definição com base nos achados ultrassonográficos é a mais aceita, assim placenta prévia (PP) é denominada quando a borda placentária recobrir ou estiver até 2 cm do orifício interno do colo uterino após a 28ª semana de gestação.[1]

CLASSIFICAÇÃO

- Placenta prévia: a placenta recobre o orifício interno (OI) do colo uterino total ou parcialmente.
- Placenta de inserção baixa: a borda placentária se localiza a menos de 20 milímetros (mm) do orifício interno (OI) do colo uterino.[2]

INCIDÊNCIA

A incidência dessa condição é relatada como 2% com 20 semanas de gestação e por meio do processo de migração placentária, conhecida como tropotropismo, que diminui para cerca de 4-6 por 1.000 nascimentos de 34-39 semanas de gravidez. O risco de recorrência em gestações subsequentes é relatado em 4-8%.[3] Dados nacionais relatam incidência de 1,9% no termo.

FATORES DE RISCO

A implantação anômala da placenta está associada a sangramento vaginal na segunda metade da gravidez e constitui importante causa de morbidade materno e fetal. Os fatores considerados como de risco para placenta prévia são:[5]

- Placenta prévia em gestação anterior.
- Multiparidade.
- Gestação múltipla.
- Antecedente de cesárea anterior.
- Cirurgias uterinas prévias.
- Fertilização *in vitro*.
- Antecedente de endometrite.
- Idade materna avançada.
- Tabagismo.

Uma metanálise de 22 estudos, incluindo mais de 2 milhões de partos, indicou que a incidência de placenta prévia aumenta para 10 em 1.000 partos, com um parto cesáreo anterior para 28 em 1.000, com três ou mais cesarianas.[6] O risco relativo (RR) geral é de 1,47 (IC95%, 1,44-1,51) para placenta prévia após cesariana.[7]

A placenta prévia (PP) está associada a riscos obstétricos elevados. O impacto da placenta prévia na gravidez, no parto e nos resultados neonatais tem sido extensivamente estudado.

A hemorragia pós-parto (HPP) em mulheres com placenta prévia é uma grande preocupação em saúde pública.

DIAGNÓSTICO

Propedêutica clínica

A suspeita de PP deve ser realizada frente a casos de sangramento vaginal durante a segunda metade da gestação. O quadro clínico se apresenta com sangramento vermelho-vivo indolor, imotivado, recorrente e progressivo. Ao exame obstétrico, o útero apresenta tônus normal, mesmo no intervalo das contrações, caso estas estejam presentes.[1] O exame especular deve ser cuidadoso, e permite avaliar a origem e a intensidade do sangramento. O toque vaginal não está indicado frente à suspeita de PP pelo risco de hemorragia grave decorrente do contato direto com a placenta.

Propedêutica por imagem

O exame considerado como padrão-ouro para diagnóstico é a ultrassonografia transvaginal, via considerada segura para o diagnóstico, por não apresentar riscos adicionais para a gestante e se mostrar superior à avaliação por via abdominal ou transperineal. A via transvaginal apresenta maior acurácia quanto à avaliação da localização placentária, particularmente quando ela é posterior, também é melhor quando a avaliação não é satisfatória, como em casos de pacientes obesas ou que apresentam fibrose uterina prévia.[2] A localização placentária deve fazer parte do exame de ultrassom morfológico de segundo trimestre, identificando assim as mulheres com risco para PP ou placenta de inserção baixa. Nesses casos, nova avaliação deve ser realizada após a 32ª semana de gestação para confirmação do diagnóstico. Cerca de 90% dos casos suspeitos não confirmam o diagnóstico no termo; provavelmente tal fato seja decorrente da "migração placentária", que pode ser atribuída ao tropotro-

pismo, à procura de áreas de maior vascularização endometrial e acompanha o desenvolvimento do segmento uterino.[2] Em pacientes com 32 semanas de gestação com diagnóstico de PP e que permanecem assintomáticas, deve-se realizar uma nova avaliação ultrassonográfica transvaginal para decisão quanto à via de parto.

A ultrassonografia transvaginal ainda permite a avaliação concomitante do comprimento do colo do útero. Quando diagnosticado colo curto, há uma maior chance de parto prematuro. Desta forma, diante do diagnóstico, pode ser avaliada a melhor idade gestacional para o parto, evitando procedimentos de urgência e emergência, que cursam com aumento da mortalidade materna. Mulheres com diagnóstico de colo curto e PP têm um risco relativo de 7,2 para aumento da ocorrência de hemorragia maciça durante a cesariana.

ACRETISMO PLACENTÁRIO

A placenta acreta é caracterizada por aderência anômala da placenta à parede uterina. Com base no grau de adesão, a invasão placentária pode ser classificada em acreta, increta ou percreta.[8]

A hipótese de acretismo placentário deve ser aventada nos casos de PP, sem sangramento vaginal e que apresentam fatores de risco associados (traumas anteriores endometriais). O diagnóstico tardio de acretismo pode estar associado ao maior aumento na morbimortalidade materna.[4]

Caso o exame de ultrassonografia transvaginal não seja suficiente para a elucidação diagnóstica, pode-se recorrer ao exame de ressonância magnética (RM). Os sinais ultrassonográficos sugestivos de acretismo placentário são: miométrio retroplacentário hipoecogênico, perda ou interrupção da interface entre serosa uterina e serosa vesical, largura miometrial < 1 milímetro (mm), presença de zona exofítica no território placentário, fluxo turbulento ao estudo Doppler em lago placentário ou hipervascularização da interface entre bexiga e serosa uterina.[9] O exame ultrassonográfico tem alta acurácia quando realizado por operador experiente. Apresenta sensibilidade de 90% e especificidade de 96%. Quando realizado por profissional treinado, a ultrassonografia transvaginal, tem o mesmo valor diagnóstico que a RM na identificação da invasão placentária. Este exame deve ser usado como complementação diagnóstica para avaliar a profundidade da invasão e a extensão lateral, principalmente em casos de placenta com implantação posterior ou suspeita de invasão parametrial.[2] A RM esta claramente indicada quando o exame ultrassonográfico se mostrar inconclusivo.[9] O estudo de Lopes et al. concluiu que, exceto em localização placentária específica, a sensibilidade e especificidade para o diagnóstico de acretismo é similar entre a ultrassonografia e a RM. Tal fato reduz a necessidade de complementação com RM na maioria dos casos; consideração importante em locais com acesso limitado ao exame.

SEGUIMENTO

O acompanhamento pré-natal dos casos diagnosticados deve ser minucioso e o parto deve ser planejado. O casal necessita de esclarecimento quanto aos riscos associados e também à importância da procura por atendimento médico imediato mediante episódios de sangramento vaginal.

O seguimento inclui consultas pré-natais em intervalo menor do que o habitual e exames ultrassonográficos periódicos. Caso seja detectada a migração placentária e não haja nenhuma outra complicação associada, a gestante poderá ser reencaminhada ao seguimento pré-natal de risco habitual.[4]

A atividade física e as relações sexuais não são recomendadas, principalmente após a 28ª semana de gravidez. A conduta obstétrica deve ser individualizada e depende de parâmetros como: idade gestacional, intensidade do sangramento, estabilidade hemodinâmica materna, vitalidade fetal e localização placentária. A presença de sangramento vaginal requer internação hospitalar para melhor controle das perdas sanguíneas e monitoramento das condições maternas e fetais.[10]

Conduta vigilante

A conduta vigilante ou expectante está indicada nos casos de sangramentos que não comprometam as condições clínicas maternas e a vitalidade fetal esteja mantida. O sangramento vaginal intenso ou que curse com instabilidade hemodinâmica indica resolução da gestação por risco materno. O sangramento vaginal controlado sem repercussão materna, em idade < 37 semanas de gestação, indica observação, com controle de vitalidade fetal e monitoramento materno. Deve ser avaliada a necessidade de exames laboratoriais e reserva de hemoderivados a depender da intensidade do sangramento e da estabilidade clínica materna.[4]

Conduta ativa

- Idade gestacional: a idade gestacional para realização do parto em casos de PP não complicadas é de 37 semanas. A via de parto deve ser a via alta; em alguns casos de placenta de inserção baixa sem complicações a via de parto vaginal pode ser realizada, sempre com cuidado na avaliação do sangramento vaginal, da vitalidade fetal e dos sinais clínicos maternos. A condução do parto em casos de PP deve ser em centro terciário com equipe multidisciplinar e de preferência habituada ao manejo desses casos.
- Risco de hemorragia: O risco de hemorragia maciça associado à necessidade de transfusão de hemoderivados em cesárea por PP é 12 vezes maior do que o apresentado em cesariana por outra indicação. Assim, uma reserva de hemoderivados deve estar disponível durante o procedimento, caso seja necessária. A via de abordagem deve ser aquela que o cirurgião tenha maior segurança; a incisão uterina deve evitar a região de inserção placentária.[2]

- Corticosteroide (CE): recomenda-se ciclo único de corticosteroide pré-natal de 34 e 35 6/7 semanas de gestação e é apropriado antes das 34 + 0 semanas de gestação em mulheres com maior risco de parto prematuro.[2] O uso de corticosteroides está associado à redução dos desfechos relacionados à prematuridade, incluindo: óbito perinatal, síndrome de angústia, hemorragia intraventricular e enterocolite necrosante.[11] A administração de betametasona em mulheres com gestação única e risco de parto prematuro tardio (34 + 0-36 + 6/7 semanas de gestação) reduz significativamente a taxa de complicações respiratórias neonatais.[12]
- Tocólise: A tocólise em gestantes que apresentam trabalho de parto prematuro associado a PP pode ser administrada por 48 horas para facilitar a administração de CE. Se a antecipação do parto for por comprometimento das condições maternas ou fetais, a tocólise não deve ser usada.[2]

MOMENTO DO PARTO

Com o maior risco de hemorragia após 36 semanas de gestação, as decisões relativas ao momento do parto devem ser individualizadas e sugerem que, com base em dados limitados, mulheres com PP não complicada devem ser submetidas a parto programado de 36-37 semanas de gestação.[2,13,14]

Os riscos de sangramento e a necessidade de parto de emergência aumentam com o avanço da idade gestacional. O risco de sangramento foi relatado em 4,7% com 35 semanas, 15% com 36 semanas, 30% com 37 semanas e 59% com 38 semanas de gestação.[15]

Placenta acreta

Recomenda-se o parto eletivo entre 34 e 37 semanas de gestação para mulheres clinicamente estáveis. Na presença de perda significativa de sangue e possibilidade de histerectomia pós-parto, a conduta é de resolução do parto entre 34-35 semanas de gestação, a fim de evitar parto de emergência, que ainda ocorre em cerca de 20% dos casos. As tentativas de remoção da placenta estão associadas a uma significativa morbidade hemorrágica. Embora o parto planejado seja o objetivo, um plano de contingência para parto de emergência deve ser desenvolvido para cada paciente, o que pode incluir a adoção de protocolo institucional para o gerenciamento da hemorragia materna.[16]

Sangramento ativo

A probabilidade de um novo episódio hemorrágico aumenta com o número de episódios hemorrágicos anteriores, bem como o avanço da idade gestacional. A resolução do parto por via abdominal está indicada nos casos de hemorragia materna de difícil controle, comprometimento da vitalidade fetal, idade gestacional > 37 semanas de gestação, e requer estabilização e preparação para o parto.

VIA DE PARTO

A opção pela via deve considerar o contexto clínico, as preferências da mulher e os achados ultrassonográficos, incluindo a distância entre a borda placentária e a cabeça fetal. As mulheres que apresentam borda placentária a menos de 20 mm do OI no terceiro trimestre têm maior probabilidade de parto cesáreo quando a borda da placenta for mais espessa (> 10 mm) ou apresente eco semelhante ao seio marginal. Estudos correspondentes são pequenos, observacionais e retrospectivos, fazendo recomendação para via de parto baseada em achados ultrassonográficos pouco definidos e não avaliados rotineiramente. As taxas de sucesso do parto via vaginal, quando a borda placentária está entre 10-20 mm do OI, varia muito (56 e 93%, respectivamente).[17,18]

CUIDADOS NO PARTO

A PP leva à maior risco de complicações obstétricas como hemorragia maciça e histerectomia. Faz parte do planejamento do parto o esclarecimento do casal quanto à via de parto e a possíveis complicações, como necessidade de uso de hemoderivados e histerectomia. A recusa no tratamento com hemoderivados deve ser discutida e documentada em prontuário.

A confirmação da efetividade da prevenção e do tratamento da anemia durante o período pré-natal deve ser realizada antes do parto.

O parto deve ser realizado por equipe formada por profissionais experientes em serviço de atendimento terciário, com fácil acesso a banco de sangue e unidade de tratamento intensivo.[2]

Estudos sugerem que preditores podem ser utilizados para determinar o risco para partos cesáreos de emergência. Pivano et al. demonstraram risco elevado quando o primeiro episódio de sangramento vaginal ocorre antes da 29ª semana de gestação (OR 2,64; IC95%, 1,17-5,98) e com a ocorrência de três ou mais episódios hemorrágicos antes do parto (OR 2,53; IC95%, 1,1-5,86).[19] Foram considerados preditores independentes para o parto de emergência: história de cesariana (OR 4,7; IC95%, 1,2-12); hemorragia durante a gestação em uma (OR 7,5; IC95%, 2,5-23), duas (OR 14; IC95% 4,3-47) e três ou mais ocasiões (OR 27; IC95%, 8,3-90); e necessidade de transfusão sanguínea (OR 6,4; IC95%. 1,7-23).[20]

A PP pode estar associada à apresentação anômala fetal, que requer manobras para extração fetal. Portanto, o obstetra mais experiente deve estar presente caso haja necessidade de intervenção.

Nos casos de PP anterior, a incisão transplacentária está frequentemente associada ao aumento do sangramento materno. A recomendação para se evitar a incisão da placenta de localização anterior reduz a necessidade materna de transfusão sanguínea durante e após o parto.[21] Caso isso ocorra, ou ainda, se o acesso à cavidade uterina ocorrer por via transplacentária, o risco de sangramento é maior, e deve-se proceder à ligadura imediata do cordão umbilical após a ultimação do parto, para evitar perda sanguínea excessiva pelo recém-nascido (RN). O controle do sangramento uterino requer ações imediatas e deve seguir a sequência: medidas farmacológicas; tamponamento intrauterino e/ou técnicas hemostáticas cirúrgicas; e, por fim, técnicas radiológicas intervencionistas.

Placenta acreta

O risco associado ao parto nos casos de acretismo placentário envolve a hemorragia maciça e suas complicações como: coagulopatia, falência múltipla de órgãos e óbito materno. Em muitos casos, há necessidade de transfusão sanguínea maciça (8 unidades ou mais de concentrado de hemácias).[22] Na presença de invasão vesical por tecido placentário, é recomendada a cistoscopia pré-operatória. A colocação de cateteres ureterais pode prevenir lesões e sangramentos por tentativas de dissecção.[23,23,25]

O manejo da placenta deixada *in situ* está associado a complicações graves em longo prazo, como hemorragia e infecções, incluindo um risco de 58% de histerectomia secundária até 9 meses após o nascimento.[26]

As mulheres que recusam a transfusão de sangue devem ser atendidas em uma unidade que disponha de serviço de radiologia intervencionista. A cateterização das artérias hipogástricas por intervencionista vascular tem sido utilizada com resultados satisfatórios. A oclusão temporária, feita por meio de balão de Gruntzin's, evita sangramentos que possam comprometer o campo operatório, bem como o estado hemodinâmico da paciente. O balão deve ser insuflado antes da histerotomia. Após a finalização do ato operatório, os balões são desinsuflados e os cateteres removidos após a confirmação de ausência de sangramento.[10] Na Figura 1, observa-se radioscopia correspondente à cateterização das artérias ilíacas internas antes e após a insuflação do balão intra-arterial.

O valor da colocação profilática de balão nas artérias ilíacas, nos casos de placenta acreta, ainda é controverso, principalmente devido aos riscos mais altos de complicações, incluindo

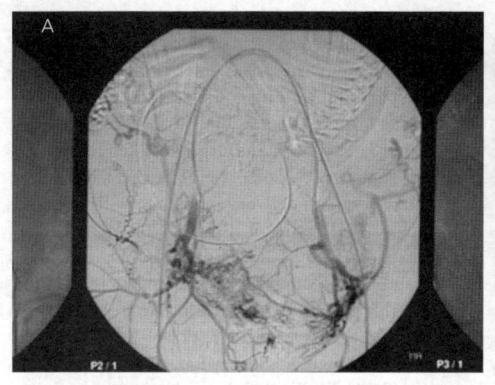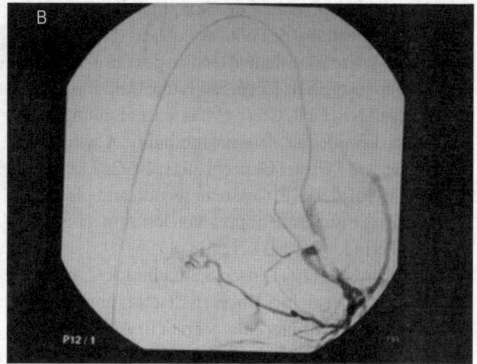

FIGURA 1 Cateterização das artérias ilíacas internas por balão arterial. (A) Antes da insuflação. (B) Após insuflação.
Fonte: Setor de Gestação de Alto Risco da Irmandade da Santa Casa de Misericórdia de São Paulo.

trombo ou ruptura da artéria ilíaca e lesão do nervo isquêmico.[27,28,29]

HEMORRAGIA PÓS-PARTO

Tamponamento intrauterino com balão, diferentes tipos de suturas de compressão e oclusão da artéria uterina são técnicas que têm sido cada vez mais utilizadas para controlar, reduzir ou interromper o sangramento intraoperatório e a hemorragia pós-parto (HPP). Há relato de sucesso no controle da HPP por meio do uso intrauterino de balão hidrostático, incluindo o balão Bakri, em mulheres com placenta prévia, variando de 75%[30] a 88%.[31]

As suturas compressivas são técnicas bem estabelecidas para o controle da HPP. A técnica de B-Lynch[32] e sua associação ao uso do balão intrauterino apresentam bons resultados no controle da HPP.[33]

Técnicas radiológicas intervencionistas intraoperatórias, incluindo embolização arterial[34] e oclusão por balão das artérias ilíacas internas,[35] também foram usadas com sucesso para prevenir e controlar a hemorragia na PP e deve ser considerada quando disponível.

A indicação à histerectomia deve ser precoce se os procedimentos e intervenções realizados não se mostraram eficazes.

CONSIDERAÇÕES FINAIS

A inserção anômala placentária faz parte das síndromes hemorrágicas da segunda metade da gestação. O diagnóstico clínico pode ser confirmado por ultrassonografia transvaginal e, em alguns casos, a ressonância magnética pode ser necessária. Frente ao diagnóstico, a gestante deve ser encaminhada para nível de atendimento terciário em saúde. O acompanhamento pré-natal, bem como a assistência ao parto, devem ser realizados por equipe capacitada e treinada para possível atendimento emergencial.

REFERÊNCIAS BIBLIOGRÁFICAS

1. D'Antonio F, Bhide A. Ultrasound in placental disorders. Best Pract Res Clin Obstet Gynaecol 2014; 28(3):429-42.
2. Jauniaux E, Alfirevic Z, Bhide AG, Belfort MA, Burton GJ et al.; Royal College of Obstetricians and Gynaecologists (ACOG). Placenta praevia and placenta accreta: diagnosis and management (Green-top guideline n. 27a). Br J Obstet Gynaecol 2019; 126(1):E1-48.
3. Balayla J, Desilets J, Shrem G. Placenta previa and the risk of intrauterine growth restriction (IUGR): A systematic review and meta-analysis. J Perinat Med 2019; 47(6):577-84.
4. Francisco RPV, Martinelli S, Kondo MM. Placenta prévia e acretismo placentário. In: Fernandes CE, Sá MFS (eds.). Tratado de obstetrícia Febrasgo. Rio de Janeiro: Elsevier, 2019. p.206-15.

5. Universidade Estadual de Campinas (Unicamp) – Núcleo de Estudos de Políticas Públicas (NEPP). Pré-natal e puerpério: Manual técnico de consulta rápida para profissionais de saúde. São Paulo: Unicamp, 2017.

6. Marshall NE, Fu R, Guise JM. Impact of multiple cesarean deliveries on maternal morbidity: A systematic review. Am J Obstet Gynecol 2011; 205:262.E1-8.

7. Klar M, Michels KB. Cesarean section and placental disorders insubsequent pregnancies: A meta-analysis. J Perinat Med 2014; 42:571-83.

8. Farquhar CM, Li Z, Lensen S, McLintock C, Pollock W, Peek MJ et al. Incidence, risk factors and perinatal outcomes for placenta accreta in Australia and New Zealand: A case-control study. BMJ Open 2017; 7(10):E017713.

9. Lopes ES, Feitosa FEL, Brazil AV, Castro JDV, Costa JIF, Araujo Junior E et al. Assessment of sensitivity and specificity of ultrasound and magnetic resonance imaging in the diagnosis of placenta accreta. Rev Bras Ginecol Obstet 2019; 41(1):17-23.

10. Jorge SRPF. Síndromes hemorrágicas da segunda metade da gestação. In: Aldrighi JM, Hsu LPR, Jorge SRPF. Obstetrícia: fundamentos e avanços na propedêutica, diagnóstico e tratamento. São Paulo: Atheneu, 2012. p.168-70.

11. Roberts D, Brown J, Medley N, Dalziel SR. Antenatal corticosteroids for accelerating fetal lung maturation for women at risk of preterm birth. Cochrane Database Syst Rev 2017;3:CD004454.

12. Gyamfi-Bannerman C, Thom EA, Blackwell SC, Tita AT, Reddy UM, Saade GR et al. NICHD maternal--fetal medicine units network. Antenatal betamethasone for women at risk for late preterm delivery. N Engl J Med 2016; 374:1311-20.

13. American College of Obstetricians and Gynaecologists (ACOG). ACOG committee opinion n. 560: Medically indicated late-preterm and early-term deliveries. Obstet Gynecol 2013; 121:908-10.

14. Spong CY, Mercer BM, D'alton M, Kilpatrick S, Blackwell S, Saade G. Timing of indicated late-preterm and early-term birth. Obstet Gynecol 2011; 118:323-33.

15. Zlatnik MG, Cheng YW, Norton ME, Thiet MP, Caughey AB. Placenta previa and the risk of preterm delivery. J Matern Fetal Neonatal Med 2007; 20:719-23.

16. Committee on Obstetric Practice. Committee opinion n. 529: Placenta accreta. Obstet Gynecol 2012; 120(1):207-11.

17. Vergani P, Ornaghi S, Pozzi I, Beretta P, Russo FM, Follesa I et al. Placenta previa: Distance to internal os and mode of delivery. Am J Obstet Gynecol 2009; 201:266.E1-5.

18. Wortman AC, Twickler DM, McIntire DD, Dashe JS. Bleeding complications in pregnancies with low-lying placenta. J Matern Fetal Neonatal Med 2016; 29:1367-71.

19. Pivano A, Alessandrini M, Desbriere R, Agostini A, Opinel P, d'Ercole C et al. A score to predict the risk of emergency caesarean delivery in women with antepartum bleeding and placenta praevia. Eur J Obstet Gynecol Reprod Biol 2015; 195:173-6.

20. Ruiter L, Eschbach SJ, Burgers M, Rengerink KO, Van Pampus MG, Goes BY et al. Predictors for emergency cesarean delivery in women with placenta previa. Am J Perinatol 2016; 33:1407-14.

21. Verspyck E, Douysset X, Roman H, Marret S, Marpeau L. Transecting versus avoiding incision of the anterior placenta previa during cesarean delivery. Int J Gynaecol Obstet 2015; 128:44-7.

22. Green L, Knight M, Seeney FM, Hopkinson C, Collins PW, Collis RE et al. The epidemiology and outcomes of women with postpartum haemorrhage requiring massive transfusion with eight or more units of red cells: A national cross-sectional study. Br J Obste Gynaecol 2016; 123:2164-70.

23. Norris BL, Everaerts W, Posma E, Murphy DG, Umstad MP, Costello AJ et al. The urologist's role in multidisciplinary management of placenta percreta. BJU Int 2016; 117:961-5.

24. Matsubara S, Kuwata T, Usui R, Watanabe T, Izumi A, Ohkuchi A et al. Important surgical measures and techniques at cesarean hysterectomy for placenta previa accreta. Acta Obstet Gynecol Scand 2013; 92:372-7.

25. Al-Khan A, Gupta V, Illsley NP, Mannion C, Koenig C, Bogomol A et al. Maternal and fetal outcomes in placenta accreta after institution of team-managed care. Reprod Sci 2014; 21:761-71.

26. Clausen C, Lonn L, Langhoff-Roos J. Management of placenta percreta: A review of published cases. Acta Obstet Gynecol Scand 2014; 93:138-43.

27. Gagnon J, Boucher L, Kaufman I, Brown R, Moore A. Iliac artery rupture related to balloon insertion for placenta accreta causing maternal hemorrhage and neonatal compromise. Can J Anaesth 2013; 60:1212-7.

28. Teare J, Evans E, Belli A, Wendler R. Sciatic nerve ischaemia after iliac artery occlusion balloon catheter placement for placenta percreta. Int J Obstet Anesth 2014; 23:178-81.

29. Matsueda S, Hidaka N, Kondo Y, Fujiwara A, Fukushima K, Kato K. External iliac artery thrombosis after common iliac artery balloon occlusion during cesarean hysterectomy for placenta accreta in cervico-isthmic pregnancy. J Obstet Gynaecol Res 2015; 41:1826-30.

30. Cho HY, Park YW, Kim YH, Jung I, Kwon JY. Efficacy of intrauterine Bakri balloon tamponade in cesarean section for placenta previa patients. PLoS One 2015; 10:E0134282.

31. Kumru P, Demirci O, Erdogdu E, Arisoy R, Ertekin AA, Tugrul S et al. The Bakri balloon for the mana-

gement of postpartum hemorrhage in cases with placenta previa. Eur J Obstet Gynecol Reprod Biol 2013; 167(2):167-70.

32.   Coker A, Lawal AH, Abu J, Cowen MJ. The B-Lynch surgical technique for the control of massive postpartum haemorrhage: An alternative to hysterectomy? Five cases reported. Br J Obstet Gynaecol 1997; 104:372-5.

33.   Yoong W, Ridout A, Memtsa M, Stavroulis A, Aref-Adib M, Ramsay-Marcelle Z et al. Application of uterine compression suture in association with intrauterine balloon tamponade ('uterine sandwich') for postpartum hemorrhage. Acta Obstet Gynecol Scand 2012; 91(1):147-51.

34.   Inoue S, Masuyama H, Hiramatsu Y, Multi-Institutional Study Group of Transarterial Embolization for Massive Obstetric Haemorrhage in Chugoku & Shikoku Area Society of Obstetrics and Gynecology. Efficacy of transarterial embolization in the management of post-partum haemorrhage and its impact on subsequent pregnancies. Aust NZ J Obstet Gynaecol 2014; 54(6):541-5.

35.   Broekman EA, Versteeg H, Vos LD, Dijksterhuis MG, Papatsonis DN. Temporary balloon occlusion of the internal iliac arteries to prevent massive hemorrhage during cesarean delivery among patients with placenta previa. Int J Gynaecol Obstet 2015; 128:118-21.

CAPÍTULO 129

Macrossomia fetal: aspectos atuais

Ana Carolina Possebom
Lorena Ana Mercedes Lara Urbanetz
Almir Antonio Urbanetz *(in memoriam)*

INTRODUÇÃO

A macrossomia fetal é o produto do crescimento fetal intrauterino exagerado. Caracteristicamente, convencionou-se definir macrossomia fetal como peso fetal estimado ou peso ao nascimento em torno de 4.000 gramas (g) – com variações na literatura que aceitam o valor de 4.500 g como linha de corte.[1,2] A presença de macrossomia fetal está associada a um aumento na morbidade materno-fetal perinatal, incluindo distocia de ombro, lesão de plexo braquial, ruptura de esfíncter anal, atonia uterina e hemorragia pós-parto, aumento do índice de cesarianas, morte intrauterina, fratura do úmero e da clavícula, asfixia, aspiração de mecônio, hipoglicemia e hiperbilirrubinemia neonatal, cardiomiopatia hipertrófica e uso da Unidade de Terapia Intensiva (UTI) neonatal por tempo prolongado, entre outros.[3,4,5,6,7]

Vários são os fatores de risco para macrossomia fetal, como: diabetes *mellitus* prévio, diabetes *mellitus* gestacional, obesidade materna, ganho excessivo de peso durante a gestação, macrossomia fetal em gestação anterior, gestação pós-termo, além de fatores como etnia.[1]

No Brasil, esta condição acomete em torno de 5-6% dos recém-nascidos (RN). Sua prevalência vem aumentando em avaliações realizadas nas últimas décadas nos países desenvolvidos, atingindo taxas de 20%.[8] A macrossomia fetal ocorre em 0,5-15,0% de todas as gravidezes.[1]

DEFINIÇÃO

Macrossomia é o termo utilizado para caracterizar o crescimento fetal intrauterino exagerado, levando ao nascimento de RN com peso superior a 4.000 g – com ressalvas na literatura, na qual alguns autores consideram o valor de 4.500 g colaborador significativo para o aumento da morbimortalidade materno-fetal.[9]

Dois termos são utilizados para caracterizar um crescimento fetal excessivo: grande para a idade gestacional (GIG) e macrossomia. O termo GIG geralmente é empregado quando o feto apresenta um peso superior ao percentil 90 para determinada idade gestacional. A macrossomia é habitualmente utilizada para caracterizar fetos acima de 4.000-4.500 g, independentemente da idade gestacional.[9,10]

Até o momento, não existe consenso sobre a melhor medida para avaliar a macrossomia fetal. Ainda não está bem estabelecido o limite preciso para a macrossomia; porém, costuma-se dividir a entidade em três grandes grupos:[1,11]

1. Classe I – peso ao nascimento de 4.000-4.499 g: aumento do risco do trabalho de parto e das complicações neonatais.

2. Classe II – peso ao nascimento de 4.500-4.999 g: acrescenta-se o risco materno e a morbidade neonatal.
3. Classe III – peso ao nascimento ≥ 5.000 g: soma-se o risco de natimortalidade e mortalidade neonatal.

O American College of Obstetricians and Gynecologists (ACOG) define como critério para o diagnóstico de macrossomia o peso ao nascer ≥ 4.500 g.[1]

Assim, embora não exista consenso se a decisão sobre macrossomia será baseada no peso fetal ao nascimento ou no peso fetal estimado, se for clinicamente suspeitada, é de boa prática prosseguir com a investigação para tentar identificar o peso fetal.[10]

ETIOLOGIA E CLASSIFICAÇÃO

A macrossomia fetal, definida como peso fetal acima do percentil 95 ou dois desvios padrões acima do esperado para a idade gestacional, apresenta causas multifatoriais. Fatores genéticos, ambientais e constitucionais, bem como distúrbios metabólicos – diabetes *mellitus* – possuem um impacto significativo na ocorrência da entidade clínica. Fatores como índice de massa corporal (IMC) pré-gestacional, obesidade, ganho excessivo de peso durante a gestação, macrossomia fetal em gestação anterior, gestação pós-termo e diabetes *mellitus* gestacional (DMG) são fatores de risco independentes para o crescimento exagerado do feto.[1,12] O papel desses fatores de risco é complexo e pode variar de acordo com a etnia.[13]

Foi comprovado que elevados níveis séricos de glicose no terceiro trimestre, não acompanhados de aumento da insulina sérica ou concomitantes à resistência insulínica, são um fator determinante para um RN macrossômico.[12,14]

A diabetes pré-gestacional ou gestacional estão altamente associados à macrossomia fetal. Dados mostram que o aumento dos níveis séricos de glicose materna foi diretamente proporcional ao desfecho de macrossomia. Em estudo observacional, foi constatado que 6% das mulheres portadoras de DMG sem tratamento evoluíram com neonatos pesando ≥ 4.500 g ao nascimento – número significativo se comparado aos 2% daquelas sem a doença.[15]

Em um estudo observacional realizado na China, notou-se que mais de 60% das mulheres com sobrepeso ou obesidade apresentaram ganho de peso durante a gestação que ultrapassou o limite imposto pelo Instituto de Medicina, 7,0-11,5 quilos (kg). Concomitantemente, observou-se que a incidência de macrossomia foi semelhante. Isso corrobora o fato de que ganho de peso materno excessivo e elevadas concentrações séricas de glicose estão intimamente associados à gênese da doença.[16-18]

Estudos antropométricos sugerem que a macrossomia resultante de intolerância materna à glicose se comporta de maneira diferente daquela relacionada aos demais fatores de risco. Os RN macrossômicos, devido ao quadro de intolerância à glicose, tendem a possuir aumento da gordura corporal total e maior diâmetro biacromial, além de menor circunferência cefálica e abdominal. Por isso, a incidência de distocia de ombro é superior nas pacientes portadoras de diabetes.[19,20]

A interação entre peso materno, ganho de peso durante a gestação e macrossomia é bastante complexa. Apesar das mulheres obesas apresentarem uma tendência a apresentar fetos GIG, diversos outros fatores de risco concomitantes podem influenciar nesse resultado. Em geral, mulheres obesas estão mais sujeitas a desenvolver diabetes fora ou durante a gestação. Além disso, o próprio ganho de peso materno durante a gestação pode levar ao crescimento fetal excessivo.[21]

A idade gestacional também pode influenciar no ganho de peso do feto. Nos Estados Unidos, observa-se que a taxa de macrossomia aumentou de 1,3% nas 39-40 semanas para cerca de 2% quando ultrapassou 41 semanas.[22]

Grande quantidade de fatores históricos e habituais maternos podem influenciar no ganho de peso fetal. A história de macrossomia em gestação anterior aumenta o risco de recorrência em 5-10 vezes. Inclusive, o próprio peso materno ao nascimento influencia no peso fetal. As pacientes cujo peso ao nascimento excederam 3.600 g são duas vezes mais propensas a gestar fetos macrossômicos.[23]

Fatores genéticos e étnicos influenciam na incidência de macrossomia fetal. Fetos do sexo masculino são, em geral, de maior peso que os do sexo feminino e, consequentemente, possuem uma taxa maior de macrossomia. Já as variáveis étnicas, apesar de poderem influenciar o peso fetal, cursam com diversas outras interações que tornam essa definição bastante complexa.[23]

Sendo assim, a prevenção primária deve ter como objetivo focar nas mudanças comportamentais nutricionais, na atividade física e no índice de massa corporal (IMC). Deve-se investigar, também, a história pregressa ou familiar de diabetes. O descontrole desses fatores pode levar a desfechos significativamente preocupantes, como pré-eclâmpsia, diabetes gestacional, macrossomia fetal, parto operatório e/ou necessidade de cesariana eletiva.[15,16]

A classificação segundo o peso ao nascer é de grande importância na avaliação do RN para os desvios do crescimento. A macrossomia fetal é classificada em simétrica e assimétrica. No caso da macrossomia, a identificação daqueles que são grandes por constituição (simétricos) entre aqueles com crescimento patológico exagerado (assimétricos) é fundamental para estimativa do risco e da gravidade de complicações ao nascer. O índice ponderal de Roher (IP) é útil para classificar os RN macrossômicos em simétricos e assimétricos. O IP é obtido pela relação {peso (gramas)/comprimento (cm)^3} $\times$ 100. Classificando-se, assim, os RN macrossômicos em assimétricos (IP > 3,1) ou adequados (IP $\leq$ 3,1).[24] Na casuística mostrada em alguns estudos,[25] a maior parte dos RN macrossômicos (60%) foi classificada como assimétrica. A dissociação entre peso e estatura fetais, que é característica de alterações nutricionais intrauterinas, foi determinada pelo índice ponderal de Roher. Este método é de grande valia na estimativa da mas-

sa de tecido mole e no depósito de gordura fetais, particulares de feto para feto.[33] Estudos demonstram que alguns RN macrossômicos apresentam anormalidades na composição corporal, com aumento da massa de gordura em relação à massa magra, e que esses casos seriam mais frequentes em filhos de mães diabéticas.[26] Esses RN assimétricos tendem a apresentar maior frequência de complicações neonatais, em possível decorrência da organomegalia abdominal, havendo relatos da estreita correlação entre índice ponderal e leptina.[27] A distribuição de gordura anormal acarreta desproporção entre a circunferência craniana, o diâmetro biacromial e a circunferência abdominal, responsáveis pelos tocotraumatismos, em especial a distocia de ombro.[19,20] Os RN macrossômicos simétricos, possivelmente constitucionais, não apresentam risco aumentado de tocotraumatismos e distúrbios no período neonatal.[28]

A dissociação entre peso e comprimento fetal, que é característica da alteração nutricional intrauterina, pode ser determinada por meio da utilização de índices que correlacionam o peso e o comprimento do RN. A distribuição do tecido adiposo e o depósito de gordura fetal são peculiares de feto para feto, possibilitando a divisão dos RN em obesos, normais e desnutridos, fornecendo ainda a informação de quanto o peso do RN está discordante de seu comprimento.[20,28] Esta classificação permite identificar os RN que apresentam padrão assimétrico de crescimento e mais complicações, tanto no parto como no período neonatal.

Em relação à hipertensão, embora estudos indiquem risco aumentado de macrossômicos em mulheres com pré-eclâmpsia,[29] esta variável pode estar associada ao diabetes, sendo que o principal determinante do peso fetal nestes casos não é a hipertensão, mas sim o hiperinsulinismo.[25]

DIAGNÓSTICO

Quando suspeitar de macrossomia e como estimar o peso fetal?

Anamnese

Deve-se levantar a história clínica completa, visando identificar possíveis fatores preditores de macrossomia, tais como: diabetes (prévia ou gestacional); peso e altura maternos; feto macrossômico em gestação anterior; idade materna; etnia; método de concepção (espontânea ou assistida); tabagismo; e intervalo entre a gestação anterior e a atual.[1]

Os estudos mostraram que os riscos de macrossomia estão aumentados nas mulheres portadoras de diabetes (prévio ou gestacional) e com história de macrossomia em gestação anterior. Enquanto os riscos se mostraram menores naquelas pacientes de origem afro-caribenha e sul-asiática, nulíparas, tabagistas e hipertensas crônicas.[1]

Avaliação clínica

1. Altura uterina: o valor encontrado deve corresponder, aproximadamente, à quantidade de semanas, aceitando uma margem de 2-3 cm – para mais ou para menos – de 20-32 semanas.[30] Variações > 3-4 cm no terceiro trimestre indicam a continuação da investigação.
2. Manobras de Leopold: técnica semológica, utilizada para identificar apresentação, posição e tamanho fetal – importante lembrar que essa análise clínica é bastante examinador-dependente, ou seja, quanto mais experiente o profissional que está examinando a paciente, mais fiel será a análise encontrada.[2,30]

Embora seja uma maneira possível de identificar macrossomia, a literatura mostrou que cerca de 82% dos casos de macrossomia não foram identificados pelo exame clínico da paciente.[30]

Avaliação por imagens

De acordo com a literatura, é o melhor método para estimar o peso fetal. É importante ressaltar que ele não fornece, com exatidão, o peso do feto, mas sim estima esse valor com base em um algoritmo que utiliza medidas biométricas – diâmetro biparietal, circunferência cefálica, circunferência abdominal e comprimento do fêmur – para realizar o cálculo aproximado.

Os estudos mostraram que o exame apresenta uma alta especificidade e baixa sensibilidade, ou seja, significa que um resultado positivo praticamente confirma macrossomia e um negativo não a exclui.[31]

Em contraste com o elevado impacto clínico, a acurácia da estimativa de peso fetal em fetos macrossômicos é baixa. Vários estudos demonstraram erros que excedem 10% ou 500 g do peso de fetos macrossômicos.[32]

Suspeita-se de macrossomia fetal quando duas avaliações sucessivas do peso estimado fetal ou da circunferência abdominal estão acima do percentil 90. Se o peso estimado ou a circunferência abdominal for abaixo do percentil 90 em duas avaliações seguidas, não há necessidade de novo ultrassom com essa finalidade, pois o valor preditivo não aumenta.[31]

O momento ideal da gravidez para predizer macrossomia fetal é o final do terceiro trimestre, de 34-37 semanas. Os melhores resultados, no entanto, são observados quando a ultrassonografia é realizada nos últimos 7 dias da gestação. Em casos de gestação pós-termo com suspeita de macrossomia, deve ser feito monitoramento rigoroso da vitalidade fetal.[31]

Um estudo prospectivo que incluiu 230 pacientes em risco de macrossomia fetal encaminhadas para biometria fetal, de 34-36 semanas + 6 dias, comparou o peso fetal estimado usando ultrassom 2D e 3D. Em uma população em risco de macrossomia fetal, o desempenho do US 3D é semelhante ao do US 2D para avaliar o peso fetal estimado e a predição de macrossomia a termo, porém propriedades diferentes foram observadas entre as duas técnicas. Tal descoberta sugere um potencial papel complementar das técnicas que merecem avaliação em pesquisas no futuro.[33]

Em uma revisão sistemática e metanálise, a ressonância magnética nuclear (RMN) e a ultrassonografia foram comparadas no quesito de predição de macrossomia neonatal. Foram identificadas 4.140 citações, das quais 459 foram consideradas para revisão dos textos. Foram excluídos 401 artigos. Cinquenta e oito estudos foram analisados, incluindo 34.367 gestantes. A maioria dos estudos (97%) relatou parâmetros da US 2D, somente um estudo avaliou a acurácia do US volumétrico 3D. A maioria dos estudos com US 2D calculou o peso fetal estimado (PFE) usando a fórmula de Hadlock. Os resultados mostraram que este teste tem uma razoável especificidade (baixa taxa de falso positivo), porém, baixa sensibilidade (alta taxa de falso negativo). A RMN volumétrica para estimar o peso fetal parece ser mais sensível que o US 2D para predizer macrossomia fetal. Contudo, esses resultados são baseados em poucos estudos e pequenas amostras. Esta revisão sistemática e metanálise traz algumas implicações para a prática clínica: a RMN parece ser mais promissória para predizer macrossomia fetal, o que tem o potencial de melhorar o cuidado materno para mulheres com alto risco para macrossomia fetal (diabéticas e obesas) e também para aquelas com baixo risco. O custo e a viabilidade da RMN utilizada em larga escala devem ser considerados. Futuras pesquisas são necessárias comparando a RMN, a US 2D e a US 3D na mesma população. A US 2D utilizada para avaliar circunferência abdominal (CA) > 35 cm parece ter uma alta sensibilidade (baixa taxa de falso negativo) que a US 2D utilizada para avaliar PFE. A utilização da RMN para estimar o peso fetal mostra uma promissora acurácia para predizer macrossomia fetal. Porém, mais pesquisas são necessárias para que possa ser aplicada na prática clínica.[32]

PREdict MACROsomia neonatal (estudo PREMACRO) é um estudo clínico observacional prospectivo realizado em um único centro na Bélgica, que incluiu 2.004 pacientes. Foi desenvolvido para determinar se a ressonância magnética realizada entre 36 semanas + 0 a 36 semanas + 6 dias de gestação, em comparação com a US 2D, pode melhorar a identificação de neonatos GIG ≥ percentil 95. Este estudo avaliará se a RM é mais precisa do que a US para estimar o peso fetal, na previsão de GIG e pequeno para idade gestacional (PIG). Determinar se a introdução da RM para a previsão de macrossomia ou neonatos pequenos para a idade gestacional é rentável pode constituir a base para a concepção de futuros estudos intervencionistas baseados em um método de estimativa do peso fetal. Os resultados do estudo também poderiam ser usados para desenvolver novas recomendações para cesárea eletiva, nos casos de suspeita de macrossomia em gestações diabéticas e não diabéticas. Este é o primeiro estudo prospectivo frente a frente da estimativa do peso fetal pelo US 2D e pela RM. Os exames foram realizados com intervalo de poucos minutos. Os resultados serão publicados em revistas especializadas e divulgados em conferências internacionais. Este é um estudo de centro único e a extrapolação dos resultados em outros centros perinatais precisa de avaliação.[3]

O diagnóstico definitivo de macrossomia fetal é realizado somente após o nascimento. Segundo o ACOG, o diagnóstico de suspeição deve ser considerado ao longo do pré-natal por meio de um dos três métodos de eleição: a análise de fatores de risco relacionados a sua gênese, a medição do fundo uterino materno ou a avaliação da biometria fetal por meio de US. O diagnóstico antenatal de macrossomia fetal é difícil porque, apesar dos avanços na área da ultrassonografia obstétrica, a acurácia do peso fetal estimado permanece em torno de 38-67%. Sugere-se, para aumentar a acurácia, a associação de conhecidos fatores de risco maternos (peso pré-gestacional e ganho ponderal durante a gravidez), com um adequado exame clínico e corretas mensurações ultrassonográficas (incluindo, além dos parâmetros biométricos, análise do índice de líquido amniótico e da área seccional do cordão umbilical).[1]

O estudo publicado por Frick et al.[34] mostrou que o risco de um neonato GIG pode ser previsto por meio da investigação combinada e periódica de fatores maternos e da biometria fetal entre 19-24, 30-34 e 35-37 semanas de gestação. Nessas idades gestacionais citadas, notam-se os períodos de maior crescimento biométrico fetal, sendo, por isso, parâmetros importantes para avaliação do peso fetal.

Seguindo na tentativa de estimar precocemente o peso fetal, estudos recentes mostraram a potencial função da dosagem sérica de PAPP--A (proteína A sérica associada à gestação), fração beta da gonadotrofina coriônica (beta-hCG) e fator de crescimento placentário (P1GF), que se mostraram em concentrações elevadas entre 11-13, 19-24, 30-34 e 35-37 semanas naquelas pacientes que evoluíram com macrossomia fetal. Observou-se, ainda, que quanto mais próximo do termo, mais acurados se mostraram os valores das substâncias.[34] Apesar de promissora, a dosagem dos biomarcadores ainda não se mostrou superior se comparada à combinação dos fatores maternos com as medidas biométricas fetais nos segundo e terceiro trimestres.[34]

RISCO MATERNO E FETAL

Risco materno

Os riscos maternos decorrentes da macrossomia são diversos: trabalho de parto prolongado, aumento no índice de cesárias, lacerações vaginais, hemorragia pós-parto, entre outros.

O risco materno primário associado à macrossomia é o aumento dos índices de cesariana. Os estudos mostram que a chance de uma gestante com feto de 4.500 g, tentando parto normal, ter a indicação de cesárea é duas vezes maior.[35,36]

A maior parte dos riscos aumentados devido à entidade gira em torno de anormalidades no parto. A macrossomia foi responsável pelo aumento em 10% no índice de cesáreas.[36] O American College of Obstetricians and Gynecologists (ACOG) recomenda o planejamento de cesariana segmentar transversal quando o peso ao nascimento de 4.000 g é suspeitado.[37]

Além disso, riscos de hemorragia pós-parto e lacerações vaginais estão aumentados nessas situações. O risco de lacerações de terceiro e quarto graus aumentam dupla e triplamente, respectivamente, com a macrossomia, especialmente se houver distocia de ombro envolvida.[38,39]

Risco fetal

A morbimortalidade fetal decorrente de macrossomia se deve ao aumento do risco de distocia de ombro – consequentemente, de fraturas de clavícula (0,4-0,6% em não macrossômicos e 10 vezes mais nos portadores da doença) – que podem levar, em poucos casos (1,5%), à lesão de plexo braquial e evoluir com paralisia do plexo (paralisia de Erb-Duchenne).[40,41]

Além disso, outros desfechos negativos podem ser observados nos fetos macrossômicos, como necessidade de UTI neonatal ao nascimento, hipoglicemia, hiperbilirrubinemia e hipocalcemia, distúrbios respiratórios – síndrome de desconforto respiratório, síndrome de aspiração meconial e taquipneia transitória do RN –, e baixo índice de Apgar no quinto minuto. Inclusive, fetos macrossômicos apresentam maior probabilidade de desenvolver sobrepeso e obesidade na vida adulta, se comparados aos adequados para a idade gestacional.[42,43]

Entretanto, é de suma importância identificar quais dessas complicações decorrem da macrossomia isoladamente ou da induzida pelo mau controle do diabetes.[44] Evidências sugerem que os macrossômicos constitucionais, não patológicos, não apresentam aumento do risco de complicações perinatais.[45] Os riscos de distocia de ombro e tocotraumatismos decorrem da proporção corporal alterada dos filhos de mães diabéticas, já que o hiperinsulinismo acarreta hipertrofia muscular (insulina é um hormônio anabólico), bem como o aumento do diâmetro biacromial e da circunferência abdominal.[46,47] O índice de Rohrer tem sido proposto como uma maneira de classificar os macrossômicos em simétricos ou assimétricos,[33] sendo que estes são os que evoluem com maior morbimortalidade neonatal.

ASSISTÊNCIA PRÉ-NATAL

O diagnóstico de macrossomia fetal durante a gestação é um desafio, uma vez que os métodos para avaliar a entidade baseados na avaliação clínica e ultrassonográfica são imprecisos para estimar o peso fetal. Deve-se levantar a suspeita nas mulheres com alto risco, que são: história de macrossomia em gestação anterior, obesidade materna (pré-gestacional), ganho de peso em excesso durante a gestação, multiparidade, feto masculino, idade gestacional > 40 semanas, idade materna < 17 anos, peso materno ao nascimento elevado e diabetes prévia ou gestacional.[48,49] Além desses fatores de risco, suspeita-se de macrossomia fetal após exame clínico, que pode estimar peso baseado na altura do fundo uterino maior que o esperado para a idade gestacional e palpação abdominal (manobras de Leopold).[31]

Um grande número de mulheres brasileiras apresenta sobrepeso ou obesidade no início da gravidez, que levam a alto risco de ganho de peso excessivo na gravidez e está associado com maior incidência de cesariana e macrossomia fetal. Orientações sobre adequado ganho de peso na gravidez e estratégias para estimular a atividade física e orientações nutricionais são ferramentas fundamentais.[50]

É obrigação do médico pré-natalista excluir ou confirmar a presença de diabetes. Se confirmada, o objetivo deve ser o controle glicêmico ao longo de toda a gestação por meio de dieta, atividade física supervisionada e, se necessário, tratamento medicamentoso adjuvante (insulina ou hipoglicemiantes orais).[17]

Em relação às pacientes diabéticas, a assistência pré-natal deve ser feita com avaliação ultrassonográfica do volume de líquido amniótico e do crescimento fetal a cada 4 semanas, a partir da 20ª semana de gestação. A partir da 28ª semana, essa avaliação deve ser feita a cada 2 semanas. Em casos de controle glicêmico apenas com medidas comportamentais, o monitoramento pode ser menos rigoroso.[51]

Além disso, devido ao risco aumentado de tocotraumatismos, devem ser discutidos no pré-natal os riscos e as estratégias necessárias para tentar preveni-los.[49,52]

PARTO

A via de parto – cesariana, indução de parto normal ou conduta expectante – é bastante controversa na literatura médica. O valor da cesárea eletiva na suspeita de macrossomia é questionável. Dados mostram que o número de cesarianas eletivas necessárias para prevenir uma lesão permanente de plexo braquial é de 3.695, a um custo de 8,7 milhões de dólares. A recomendação do ACOG é que a paciente seja submetida ao procedimento cirúrgico se o peso estimado fetal for > 5.000 g nas não diabéticas e > 4.500 g nas diabéticas gestacionais.[37,53] Com peso fetal estimado > 4.500 g, um trabalho de parto prolongado ou parada da descida no segundo estágio do trabalho de parto é uma indicação de parto cesariano, nível de evidência B.[1]

Mesmo em neonatos com < 4.500 g ao nascimento, cesarianas planejadas por macrossomia foram associadas a menor risco de hemorragia pós-parto e melhor resultado materno e neonatal.[54]

A indução do parto normal veio como uma proposta de prevenir o progressivo aumento do peso fetal, uma vez que se interrompe esse ciclo de crescimento precocemente – mas não prematuro –, para que o parto seja realizado com mais segurança. Teoricamente, essa conduta pode diminuir os riscos de tocotraumatismos e os índices de cesariana.[55]

Em teste controlado e randomizado, realizado em 19 centros terciários na França, na Suíça e na Bélgica, foram analisados um grupo de 407 gestantes induzidas ao parto (peso 3.831 g, DP 324) e um grupo de 411 gestantes (peso 4.118 g, DP 392) com conduta expectante. A indução do trabalho de parto reduziu significativamente a distocia do ombro ou morbidade associada quando comparada ao grupo com conduta expectante, não aumentou o risco de cesariana e melhorou a probabilidade de parto vaginal espontâneo. Os resultados demonstraram que a conduta de induzir o parto com 37-38 semanas de gestação para mulheres com feto grande para a idade gestacional reduz o risco de distocia de ombro clinicamente significativa ou fratura óssea ao nascimento, sem aumentar o risco de cesariana.[56]

A incidência de distocia de ombro varia de 0,2-3,0% de todos os partos vaginais e é definida pelo nascimento com intervalo ≥ 60 segundos entre a saída da cabeça e do corpo do RN. Entretanto, 40-60% das distocias de ombro ocorrem com fetos pesando < 4.000 g.[57]

Diversas manobras podem ser utilizadas para manejar a distocia de ombro. A maioria dos médicos utilizam a manobra de McRobert's como primeiro recurso – abdução e flexão das coxas sobre o quadril, com auxílio de mais integrantes da equipe assistente. O recurso seguinte, geralmente realizado em conjunto com o primeiro, é a pressão suprapúbica – geralmente administrada por um assistente –, que tem como objetivo desprender o ombro anterior da sínfise púbica.[58,59] A seguir, existem diversas manobras a serem realizadas:

- Manobra de Wood: rotação do ombro posterior em 180°, com o objetivo de desprendê-lo e, assim, liberar o ombro anterior.
- Manobra de Rubin II: pressão na parte posterior do ombro anterior em direção ao tórax do RN, a fim de reduzir o diâmetro biacromial e facilitar a saída.
- Fratura proposital da clavícula: pressão na parte anterior da clavícula em direção ao pube materno, a fim de diminuir o diâmetro biacromial e facilitar a retirada do RN. Essa lesão é muito menos traumática e de rápida consolidação se comparada a lesões de plexo braquial.
- Posição de quatro apoios: na qual a paciente pode facilitar a anatomia de saída do RN.
- Manobra de Zavanelli: é considerada o último recurso e consiste em reposicionar o feto para dentro da vagina e realizar a cesariana.

Outra complicação possível é a lesão cerebral hipóxico-isquêmica, que pode ocorrer em 0,5-23,0% dos casòs de distocia de ombro e geralmente está associada a um intervalo > 5 minutos entre a saída da cabeça e do corpo do feto.[60]

Os RN macrossômicos possuem uma maior demanda de oxigênio e, consequentemente, apresentam aumento da eritropoiese e policitemia, resultando em aumento da bilirrubina e levando à icterícia neonatal.[60]

CONSIDERAÇÕES FINAIS

O diagnóstico de macrossomia fetal é um desafio clínico. Deve-se levar em consideração todos os fatores de risco, como: idade gestacional > 40 semanas, idade materna < 17 anos, história de macrossomia em gestação anterior, obesidade materna (pré-gestacional), ganho de peso em excesso durante a gestação, multiparidade, feto masculino, peso materno ao nascimento elevado, diabetes prévia ou gestacional. Deve-se suspeitar clinicamente quando a altura uterina for maior que o esperado para a idade gestacional. A ultrassonografia e a ressonância nuclear magnética têm utilidade no diagnóstico. Durante a assistência pré-natal, a gestante deve ser orientada a não ter ganho excessivo de peso durante a gravidez. A assistência ao parto terá como finalidade diminuir ao máximo as complicações materno-fetais.

REFERÊNCIAS BIBLIOGRÁFICAS

1. American College of Obstetricians and Gynecologists (ACOG). ACOG practice bulletin n. 173: Fetal macrosomia. Obstet Gynecol 2016; 128:E195-209.
2. Ray EM, Alhusen JL. The suspected macrosomic fetus at term: a clinical dilemma. Journal of Midwifery & Women's Health 2016; 61(2):263-9.
3. Kadji C, Cannie MM, Carlin A, Jani JC. Protocol for the prospective observational clinical study: estimation of fetal weight by MRI to PREdict neonatal MACROsomia (PREMACRO study) and small-for-gestational age neonates. BMJ Open 2019; 9(3):E027160.
4. Boulvain M, Senat MV, Perrotin F, Winer N, Beucher G, Subtil D et al. Induction of labour versus expec-

tant management for large-for-date fetuses: a randomised controlled trial. The Lancet 2015; 385(9987):2600-5.

5. Clausen T, Burski TK, Oyen N, Godang K, Bollerslev J, Henriksen T. Maternal anthropometric and metabolic factors in the first half of pregnancy and risk of neonatal macrosomia in term pregnancies. A prospective study. European Journal of Endocrinology 2005; 153:887.

6. Stotland NE, Cheng YW, Hopkins LM, Caughey AB. Gestational weight gain and adverse neonatal outcome among term infants. Obstet Gynecol 2006; 108(3 Pt 1):635-43.

7. Mahony R, Foley M, McAuliffe F, O'Herlihy C. Maternal weight characteristics influence recurrence of fetal macrosomia in women with normal glucose tolerance. Aust NZ J Obstet Gynaecol 2007; 47(5):399-401.

8. Chauhan SP, Grobman WA, Gherman RA et al. Suspicion and treatment of the macrosomic fetus: A review. Am J Obstet Gynecol 2005; 193:332.

9. Rodrigues AN, Silva AVS, Lobo SA, Rocha ACF. Macrossomia neonatal e diabetes gestacional: Revisão integrativa. Revista Diálogos Acadêmicos 2017; 4(2).

10. Hoopmann M, Abele H, Wagner N, Wallwiener D, Kagan KO. Performance of 36 different weight estimation formulae in fetuses with macrosomia. Fetal Diagn Ther 2010; 27:204-13.

11. Gaudet L, Ferraro ZM, Wen SW, Walker M. Maternal obesity and occurrence of fetal macrosomia: a systematic review and meta-analysis. BioMed Research International 2014; 2014:1-22.

12. Dietz PM, Callaghan WM, Sharma AJ. High pregnancy weight gain and risk of excessive fetal growth. American journal of obstetrics and gynecology 2009; 201(1):51-E1.

13. Voldner N, Qvigstad E, Frøslie KF, Godang K, Henriksen T, Bollerslev J. Increased risk of macrosomia among overweight women with high gestational rise in fasting glucose. The Journal of Maternal-Fetal & Neonatal Medicine 2010; 23(1):74-81.

14. Naylor CD, Sermer M, Chen E, Sykora K. Cesarean delivery in relation to birth weight and gestational glucose tolerance: Pathophysiology or practice style? JAMA 1996; 275(15):1165-70.

15. Yu DM, Zhai FY, Zhao LY, Liu AD, Yu WT, Jia FM et al. Incidence of fetal macrosomia and influencing factors in China in 2006. Chin J Prevent Med 2008; 16:11-3.

16. Shi P, Yang W, Yu Q, Zhao Q, Li C, Ma X et al. Overweight, gestational weight gain and elevated fasting plasma glucose and their association with macrosomia in chinese pregnant women. Maternal and Child Health Journal 2014; 18(1):10-15.

17. Mitchell S, Shaw D. The worldwide epidemic of female obesity. Best Practice & Research Clinical Obstetrics & Gynaecology 2015; 29(3):289-99.

18. Nasrat H, Abalkhail B, Fageeh W, Shabat A, El Zahrany F. Anthropometric measurements of newborns of gestational diabetic mothers: Does it indicate disproportionate fetal growth? The Journal of Maternal-Fetal Medicine 1997; 6(5):291-5.

19. McFarland MB, Trylovich CG, Langer O. Anthropometric differences in macrosomic infants of diabetic and nondiabetic mothers. The Journal of Maternal-Fetal Medicine 1998; 7(6):292-5.

20. Bianco AT, Smilen SW, Davis Y, Lopez S, Lapinski R, Lockwood CJ. Pregnancy outcome and weight gain recommendations for the morbidly obese woman. Obstetrics & Gynecology 1998; 91(1):97-102.

21. Martin JA, Hamilton BE, Ventura SJ, Osterman MJK, Mathews TJ. Births: Final data for 2011. Natl Vital Stat Rep 2013; 62(1):1-72.

22. Klebanoff MA, Mills JL, Berendes HW. Mother's birth weight as a predictor of macrosomia. Am J Obstet Gynecol 1985; 153(3):253-7.

23. Lunde A, Melve KK, Gjessing HK, Skjærven R, Irgens LM. Genetic and environmental influences on birth weight, birth length, head circumference, and gestational age by use of population-based parent-offspring data. American Journal of Epidemiology 2007; 165(7):734-41.

24. Rudge MVC. Avaliação do peso dos recém-nascidos: O que é normal e anormal. Rev Bras Ginecol Obstet 2005; 27(6):299-300.

25. Halac E, Olmas JM, Ottino CO, Paisani JM. El dilema Del hijo de madre diabética: Evolución, pasado, presente y futuro. Arch Arg Pediatric 2008; 106(1):36-9.

26. Lepercq J, Lahlou N, Timsit J, Girard J, Mouzon SH. Macrosomia revisited: Ponderal índex and leptin delineate subtypes of fetal overgrowth. Am J Obstet Gynecol 1999; 181(3):621-5.

27. Calderon IMP, Rudge MVC. Macrossomia fetal: Um desafio obstétrico. Rev Bras Ginecol Obstet 2006; 28(4):211-3.

28. Caiza Sánchez ME, Díaz Rosselló JL, Simini F. Índice ponderal para calificar a una población de recién nacidos a término. An Pediatr (Barc) 2003; 59:48.

29. Xiao R, Sorensen TK, Williams MA, Luthy DA. Influence of pré-eclampsia on fetal growth. J Matern Fetal Neonatal Med 2003; 13(3):157-62.

30. Ray EM, Alhusen JL. The suspected macrosomic fetus at term: a clinical dilemma. Journal of Midwifery & Women's Health 2016; 61(2):263-9.

31. Araujo Júnior E, Peixoto AB, Zamarian ACP, Elito Júnior J, Tonni G. Macrosomia. Best Practice & Research Clinical Obstetrics & Gynaecology 2017; 38:83-96.

32. Malin G, Bugg G, Takwoingi Y, Thornton J, Jones N. Antenatal magnetic resonance imaging versus ultrasound for predicting neonatal macrosomia: a systematic review and meta-analysis. Br J Obstet Gynecol 2016; 123:77-88.

33. Mazzone E, Dall'Asta A, Kiener AJO, Carpano MG, Suprani A, Ghi T et al. Prediction of fetal macrosomia using two-dimensional and three-dimensional ultrasound. European Journal of Obstetrics & Gynecology and Reproductive Biology 2019; 243:26.

34. Frick AP, Syngelaki A, Zheng M, Poon LC, Nicolaides KH. Prediction of large-for-gestational-age neonates: Screening by maternal factors and biomarkers in the three trimesters of pregnancy. Ultrasound in Obstetrics & Gynecology 2016; 47(3):332-9.

35. Spellacy WN, Miller S, Winegar A, Peterson PQ. Macrosomia: maternal characteristics and infant complications. Obstet Gynecol 1985; 66(2):158-61.

36. Chatfield JE. ACOG issues guidelines on fetal macrosomia. American Family Physician 2001; 64(1):169.

37. Barber EL, Lundsberg LS, Belanger K, Pettker CM, Funai EF, Illuzzi JL. Indications contributing to the increasing cesarean delivery rate. Obstet Gynecol 2011; 118(1):29-38.

38. Stones RW, Paterson CM, Saunders NJ. Risk factors for major obstetric haemorrhage. Eur J Obstet Gynecol Reprod Biol 2004; 48:15-8.

39. Ahn ES, Jung MS, Lee YK, Ko SY, Shin SM, Hahn MH. Neonatal clavicular fracture: Recent 10 year study. Pediatrics International 2015; 57(1):60-3.

40. Perlow JH, Wigton T, Hart J, Strassner HT, Nageotte MP, Wolk BM. Birth trauma: a five-year review of incidence and associated perinatal factors. Journal of Reproductive Medicine 1996; 41(10):754-60.

41. Cnattingius S, Villamor E, Lagerros YT, Wikström AK, Granath F. High birth weight and obesity: a vicious circle across generations. International Journal Obesity 2012; 36(10):1320-4.

42. Sparano S, Ahrens W, De Henauw S, Marild S, Molnar D, Moreno LA et al. Being macrosomic at birth is an independent predictor of overweight in children: results from the IDEFICS study. Maternal and Child Health Journal 2013; 17(8):1373-81.

43. Golbert A, Campos MA. Type 1 diabetes mellitus and pregnancy. Arquivos Brasileiros de Endocrinologia e Metabologia 2008; 52(2):307-14.

44. Silva JC et al. Fatores relacionados à presença de recém-nascidos grandes para a idade gestacional em gestantes com diabetes mellitus gestacional. Revista Brasileira de Ginecologia e Obstetrícia 2009; 31(1):5-9.

45. Modanlou HD, Dorchester WL, Thorosian ANNA, Freeman RK. Macrosomia: maternal, fetal, and neonatal implications. Obstet Gynecol 1980; 55(4):420-4.

46. Landon MB, Catalano PM, Gabbe SG. Perinatal morbidity and mortality. In: Gabbe SG, Niebyl JR, Simpson JL, Galan H, Getzl L, Jauniaux ERM et al (eds.). Obstetrics: Normal and problem pregnancies. 5. ed. New York: Churchill Livingstone, 2007.

47. Jolly MC, Sebire NJ, Harris JP, Regan L, Robinson S. Risk factors for macrosomia and its clinical consequences: a study of 350,311 pregnancies. Eur J Obstet Gynecol Reprod Biol 2003; 111(1):9-14.

48. Mardones-Santander F, Salazar G, Rosso P, Villarroel L. Maternal body composition near term and birth weight. Obstet Gynecol 1998; 91(6):873-7.

49. Jiang H, Xun P, Luo G, Wang Q, Cai Y, Zhang Y et al. Levels of insulin-like growth factors and their receptors in placenta in relation to macrosomia. Asia Pacific Journal of Clinical Nutrition 2009; 18(2):171.

50. Godoy A, Nascimento S, Surita F. A systematic review and meta-analysis of gestational weight gain recommendations and related outcomes in Brazil. Clinics 2015; 70:758-64.

51. Balsells M, García-Patterson A, Gich I, Corcoy R. Ultrasound-guided compared to conventional treatment in gestational diabetes leads to improved birth weight but more insulin treatment: Systematic review and meta-analysis. Acta Obstet Gynecol Scand 2014; 93:144-51.

52. Herbst MA. Treatment of suspected fetal macrosomia: a cost-effectiveness analysis. American Journal of Obstetrics and Gynecology 2005; 193(3):1035-9.

53. Sanchez-Ramos L, Bernstein S, Kaunitz AM. Expectant management versus labor induction for suspected fetal macrosomia: a systematic review. Obstet Gynecol 2002; 100(5):997-1002.

54. Vitner D, Bleicher I, Kadour-Peero E, Lipworth H, Sagi S, Gonen R. Does prenatal identification of fetal macrosomia change management and outcome? Arch Gynecol Obstet 2019; 299:635-44.

55. Robbins J. Shoulder dystocia. In: Boyle M. Emergencies around childbirth: A handbook for midwives. 3.ed. Boca Raton: CRC Press/Taylor & Francis, 2017, Chapter 8.

56. Boulvain M, Senat MV, Perrotin F, Winer N, Beucher G, Subtil D et al. Induction of labour versus expectant management for large-for-date fetuses: a randomized-controlled trial. Obstetric Anesthesia Digest 2016; 36(2):95-7.

57. Ramsey PS, Ramin KD, Field CS. Shoulder dystocia: Rotational maneuvers revisited. The Journal of Reproductive Medicine 2000; 45(2):85-8.

58. Sandberg EC. The Zavanelli maneuver: 12 years of recorded experience. Obstet Gynecol 1999; 93(2):312-7.

59. Leung TY, Stuart O, Sahota DS, Suen SSH, Lau TK, Lao TT. Head-to-body delivery interval and risk of fetal acidosis and hypoxic ischaemic encephalopathy in shoulder dystocia: a retrospective review. B J Obstet Gynecol 2011; 118(4):474-9.

60. Westgate J. Interpretation of umbilical cord gas results in cases of shoulder dystocia. Br J Obstet Gynecol 2011; 118(10):1273-4.

LEITURA SUPLEMENTAR

1. Melamed N, Yogev Y, Meizner I, Mashiach R, Bardin R, Bem-Haroush A. Sonographic fetal weight estimation which model should be used? J Ultrasound Med 2009; 28:617-29.

2. Dudley NJ. A systematic review of the ultrasound estimation of fetal weight. Ultrasound Obstet Gynecol 2005; 25:80-9.

3. Cromí A, Ghezzi F, Di Naro E, Siesto G, Bergamíni V, Raio L. Large cross-sectional área of the umbilical cord as a predictor of fetal macrossomia. Ultrasound Obstet Gynaecol 2007; 47(5):399-401.

4. Pates JÁ, McIntire DD, Casey BM, Leveno KJ. Predicting macrossomia. J Ultrasound Med 2008; 27(6):299-300.

5. Santos AMM, Thomaz ACP, Rocha JES. Crescimento intrauterino restrito diagnosticado pelo índice ponderal de Rohrer e sua associação com morbidade e mortalidade neonatal precoce. Rev Bras Ginecol Obstet 2005; 27(6):303-9.

6. Amorim MMR, Leite DFB, Gadelha TGN, Muniz AGV, Melo ASO, Rocha AM. Fatores de risco para macrossomia em recém-nascidos de uma maternidade-escola no Nordeste do Brasil. Rev Bras Ginecol Obstet 2009; 31(5):241-8.

7. Kersche LTRL, Abbade JF, Costa RAA, Rudge MVC, Calderon IMP. Fatores de risco para macrossomia fetal em gestações complicadas por diabete ou hiperglicemia diária. Rev Bras Ginecol Obstet 2005; 27(10):580-7.

8. Baxley EG, Gobbo RW. Shoulder dystocia. American Family Physician 2004; 69(7):1707-14.

9. Ramsey PS, Ramin KD, Field CS. Shoulder dystocia: Rotational maneuvers revisited. The Journal of Reproductive Medicine 2000; 45(2):85-8.

CAPÍTULO 130

Ultrassom morfológico de segundo trimestre

Rafael Frederico Bruns

INTRODUÇÃO

Apesar da grande capacidade diagnóstica do exame de ultrassom de primeiro trimestre, quando realizado entre 11-14 semanas de gravidez, nem todas as malformações podem ser detectadas nesse período. Na verdade, enquanto algumas malformações são comumente diagnosticadas no primeiro trimestre, outras são diagnosticadas com menor frequência e outras são indetectáveis nessa época.[1] Assim sendo, é importante a realização de um exame morfológico no segundo trimestre da gestação, realizado no Brasil entre as 20ª e 24ª semanas de gestação. A vantagem da realização do exame nessa época é que as condições de tamanho do feto, quantidade de líquido amniótico e penetração do feixe sonoro permitem um exame bastante detalhado da anatomia fetal. Dessa forma, algumas alterações que eventualmente não puderam ser detectadas no primeiro trimestre poderão ser observadas no segundo trimestre da gestação. Entretanto, é importante ressaltar que mesmo um exame de segundo trimestre feito por profissional capacitado não é capaz de garantir a normalidade do concepto. Um exame normal tão somente significa que nenhuma malformação foi identificada.

Apesar do esforço internacional para que o exame de segundo trimestre seja devidamente padronizado,[2] observamos que no Brasil ainda existe uma grande disparidade na forma como o exame é feito.[3] Este texto não pretende esgotar o tema do ultrassom morfológico, mas sim fornecer uma introdução ao assunto, voltada para o médico residente e comentando como os principais achados devem influenciar a conduta obstétrica. A ideia deste formato não é capacitar o médico residente à realização do exame, mas sim fornecer subsídios para que ele compreenda o que é visto durante o exame e como deve proceder diante das alterações mais comuns.

CONSIDERAÇÕES GERAIS

Todas as gestações possuem risco para malformações fetais, associadas ou não a síndromes genéticas. Identificar ou não essas malformações depende da idade gestacional em que o exame é realizado, da qualidade da imagem, do tipo da malformação e da habilidade do examinador. Embora altas sensibilidades de detecção tenham sido descritas por examinadores experientes em populações de alto risco, baixas sensibilidades podem ser esperadas em exames realizados por ultrassonografistas menos experientes em populações de baixo risco.[4] O objetivo do exame morfológico de segundo trimestre é fornecer informação diagnóstica para otimizar o cuidado pré-natal, oferecendo o melhor desfecho possível para o binômio mãe-

-concepto. Todas as gestantes devem realizar o exame morfológico de segundo trimestre, independentemente da presença ou ausência de fatores de risco para malformações ou síndromes genéticas. Pacientes em que a penetração do feixe sonoro é mais difícil (como pacientes obesas com grande acúmulo de gordura na parede abdominal) devem preferencialmente realizar o exame mais próximo da 24ª semana, pois um feto um pouco maior pode facilitar a realização do exame nesses casos. Gestações múltiplas devem realizar o exame um pouco mais cedo, mais perto da 20ª semana de gestação, pois a presença de mais de um feto torna o exame em idade gestacional mais avançada um pouco mais difícil.

Para obter melhores resultados, sugere-se que os exames sejam realizados por indivíduos que atendam aos seguintes critérios:[5]

A. Sejam treinados em ultrassonografia obstétrica e questões de segurança relacionadas.
B. Façam exames de ultrassom morfológico e obstétrico rotineiramente.
C. Participem de atividades de educação médica continuada.
D. Estabeleçam padrões de referência adequados para achados suspeitos ou anormais.
E. Realizem rotineiramente ações para garantia de controle de qualidade.

O equipamento de ultrassom deve ser de alta resolução, e devem ser produzidas imagens das estruturas que são descritas no laudo escrito. O exame deve ser realizado em tempo suficiente para a análise clínica, evitando a exposição desnecessária do feto ao ultrassom.[6]

Caso o exame não possa ser feito conforme preconizado, isso deve ser indicado no laudo. Por exemplo, se uma estrutura não puder ser vista ou analisada, tal fato deve ser informado. Ainda, caso a paciente não tenha acesso ao exame na época preconizada, de 20-24 semanas de gravidez, o exame poderá ser realizado fora desse intervalo de tempo, entretanto a capacidade diagnóstica poderá ser prejudicada.

Na eventualidade da identificação de algum problema, o exame poderá ser repetido, quantas vezes forem necessárias, para acompanhamento ou maior definição diagnóstica do problema.

AVALIAÇÃO MORFOLÓGICA DE SEGUNDO TRIMESTRE

Polo cefálico

O polo cefálico e consequentemente o sistema nervoso central são avaliados em cortes axiais. A calota craniana deve ser avaliada com relação ao tamanho, forma, integridade óssea e densidade. A forma usualmente é oval e seu contorno é interrompido brevemente pelas suturas ósseas. À imagem de três planos distintos devem ser obtidos (Figura 1):

A. O plano biparietal (ou transtalâmico).
B. O plano transventricular.
C. O plano transcerebelar.

O plano biparietal é utilizado para medir o polo cefálico, sendo então realizada a medida do diâmetro biparietal e da circunferência craniana. Já no plano transventricular é possível observar e medir os ventrículos laterais. No plano transcerebelar a fossa posterior é analisada, podendo-se medir o diâmetro cerebelar, a cisterna magna e a prega nucal.

Principais alterações anatômicas observadas no polo cefálico durante o exame morfológico de segundo trimestre

As alterações mais comumente observadas no polo cefálico incluem as alterações de ossificação ou defeitos da calota craniana e malformações do sistema nervoso central. O aumento do diâmetro anteroposterior da calota craniana com achatamento do diâmetro biparietal é chamado de dolicocefalia e está associado comumente à apresentação pélvica. Já as alterações de forma que lembram o aspecto de limão-siciliano, quando associadas a alterações da fossa posterior e dilatação dos ven-

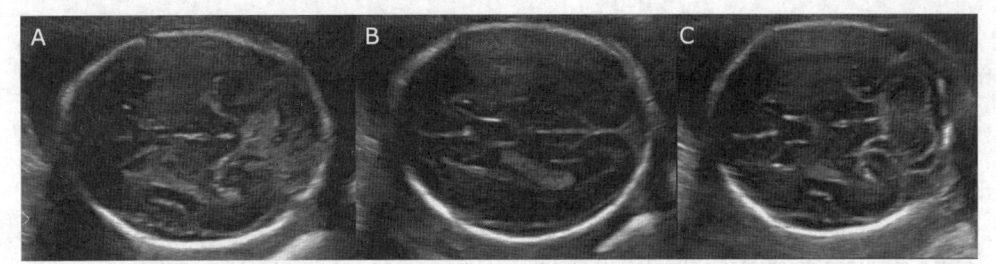

FIGURA 1   Exame do polo cefálico fetal. (A) Plano transtalâmico. (B) Plano transventricular. (C) Plano transcerebelar.

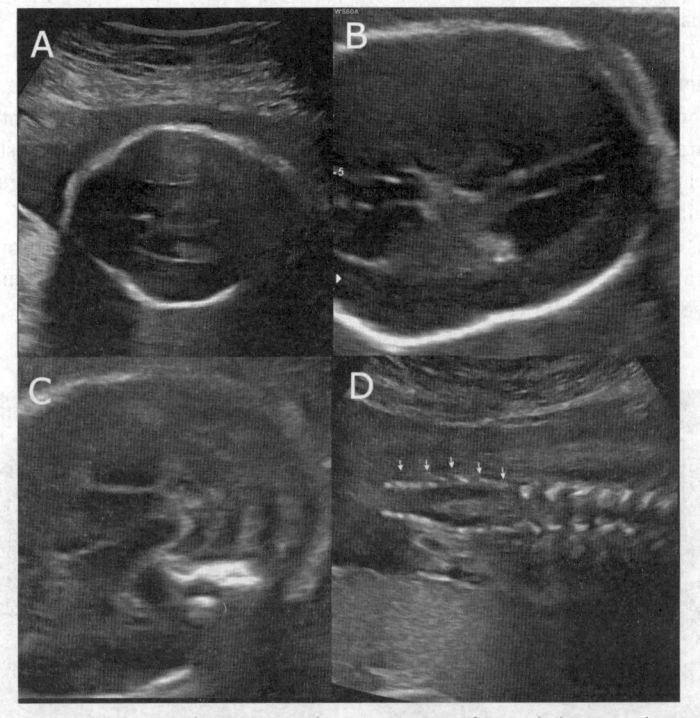

FIGURA 2   Achados comuns na mielomeningocele: (A) crânio em forma de limão-siciliano, (B) ventriculomegalia, (C) cerebelo em banana e (D) fechamento incompleto das vértebras.

trículos laterais, devem fazer pensar na possível presença de mielomeningocele (Figura 2).

A chamada cabeça em forma de morango (achatamento do occipical com angulação aumentada dos frontais) é comum na síndrome de Edwards. Ainda o formato em trevo do crânio deve chamar a atenção para a possibilidade de craniossinostose.

Com relação ao sistema nervoso central, um achado frequente é a dilatação dos ventrículos laterais. Na eventualidade da identificação de dilatações do ventrículo lateral, o médico assistente deverá estar atento a malformações da linha média, infecções fetais e alterações cromossômicas. A investigação diagnóstica deverá incluir o exame de neurossonografia realizada ainda no segundo trimestre, uma ressonância nuclear magnética fetal por volta da 30ª semana de gestação, investigação para infecções (em especial toxoplasmose e citomegalovírus) e a realização de cariótipo fetal.[7]

Em algumas situações também podemos observar a presença de cistos de plexo coroide (Figura 3). Os plexos coroides são estruturas presentes nos ventrículos laterais e que produzem o líquor. A presença de estruturas císticas em seu interior é um achado comum e, quando isolado, não deve ser valorizado. Espera-se que com a evolução da gestação eles desapareçam.

Já a dilatação do sistema ventricular em função de herniação do cerebelo com obliteração da cisterna magna (chamado de malformação de Chiari tipo II) é comumente associada com o complexo de defeitos do fechamento da coluna vertebral. Esses casos devem ser encaminhados para um centro de referência o mais breve possível para avaliação para cirurgia fetal da mielomeningocele.[8,9]

Quanto às alterações da fossa posterior, devemos lembrar que há associação das malformações do vérmis cerebelar (Figura 4) com alterações cromossômicas. Portanto, o achado de malformação de Dandy-Walker (agenesia do vérmis cerebelar associada a cisto de fossa posterior) e suas variantes deve ser interpretado como indicação para cariotipagem fetal.

Por outro lado, a megacisternamagna isolada ou o aumento da prega nucal são marcadores menores para cromossomopatias, e quando isolados produzem um aumento de risco discreto para alterações cariotípicas.

Face fetal

O exame da face fetal durante o ultrassom morfológico de segundo trimestre deve apresentar as seguintes imagens (Figura 5):

A. Corte axial na altura das órbitas oculares.
B. Corte sagital do perfil evidenciando o osso nasal.

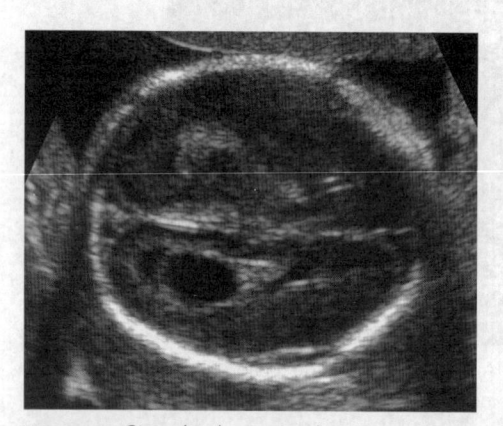

FIGURA 3   Cisto de plexo coroide.

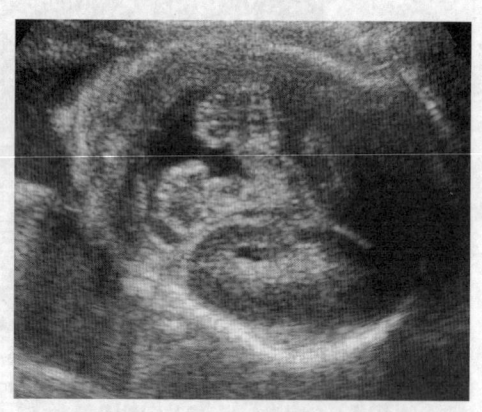

FIGURA 4   Hipoplasia do vérmis cerebelar.

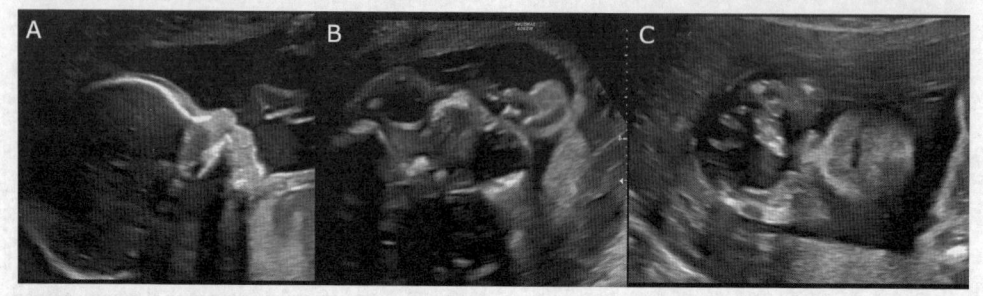

FIGURA 5   Exame da face fetal. (A) Perfil da face evidenciando o osso nasal. (B) Órbitas oculares. (C) Lábios fetais.

C. Corte coronal da face evidenciando os lábios.

As órbitas oculares devem parecer simétricas e com uma distância harmônica entre si. A imagem do perfil permite subjetivamente a suspeita de bossa frontal, micrognatia e eventualmente uma suspeita de fenda labial, que poderá ser confirmada no corte coronal (Figura 6).

Principais alterações anatômicas observadas na face fetal durante o exame morfológico de segundo trimestre

As principais alterações anatômicas identificadas durante o exame incluem a ausência ou hipoplasia do osso nasal e lábio leporino. O osso nasal ausente ou hipoplásico é um marcador ultrassonográfico altamente específico que deve ser incluído na ultrassonografia de rotina do segundo trimestre (Figura 7).[10]

Já as fissuras labiais possuem uma etiologia multifatorial, e, apesar de possuírem um componente genético, quando isoladas não costumam estar associadas a cromossomopatias. Entretanto, os achados de osso nasal hipoplásico ou lábio leporino, quando associados a outras alterações, são fortemente sugestivos de cromossomopatias e devem indicar a pesquisa genética por meio de cariótipo.

O pescoço fetal

O pescoço fetal é observado em cortes axiais e tem forma cilíndrica ecogênica. A presença de edemas ou áreas císticas como higromas deve ser anotada. Edemas e/ou higromas (septados ou não) aumentam o risco de que o feto tenha alterações cromossômicas, e nesses casos a realização de cariótipo fetal deve ser discutida com o casal. Grandes massas que atinjam a região do pescoço também podem causar a obstrução de vias aéreas ao nascimento, portanto esses casos devem ser sempre atendidos em serviços de alto risco. Para os casos de suspeita de obstrução de vias aéreas é interessante considerar o procedimento de EXIT. O EXIT (*ex utero intra-partum treatment*) consiste basicamente na manutenção da circulação placentária durante o parto para a obtenção de uma via aérea pérvia.[11]

Tórax fetal

Ao lado do sistema nervoso central, o exame do tórax (consequentemente do coração fetal) é de suma importância durante a avaliação morfológica de segundo trimestre. Além de ser sítio comum de malformações, as malformações cardíacas são a principal causa de óbito perinatal por malformações.

O exame do tórax deve incluir as seguintes imagens:

A. Um corte de quatro câmaras do coração fetal, no qual, além do coração, é possível avaliar os pulmões.

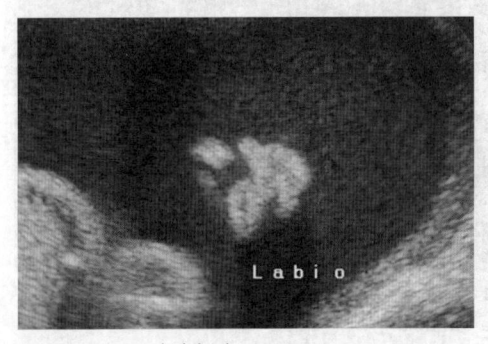

FIGURA 6 Fenda labial.

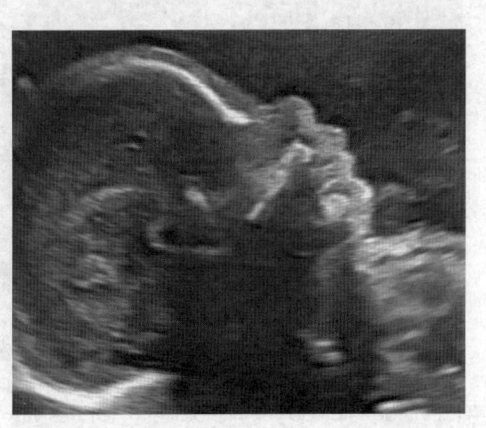

FIGURA 7 Osso nasal ausente.

B. Um corte da via de saída do ventrículo esquerdo.

C. Um corte da via de saída do ventrículo direito.

D. Um corte dos três vasos da base do coração (aorta, pulmonar e veia cava superior).

Possivelmente o coração fetal (Figura 8) é a parte do exame que mais habilidade e experiência exige do examinador. A sensibilidade para a detecção de malformações cardíacas é bastante variável, uma vez que é diretamente dependente do examinador. O tórax fetal deve ser uma estrutura regular com leve transição para o abdome. As costelas devem ter a curvatura normal e não devem apresentar deformidades (como fraturas). Ambos os pulmões devem ser homogêneos e sem evidências de desvio do mediastino ou massas.

Principais alterações anatômicas observadas no tórax fetal durante o exame morfológico de segundo trimestre

Com relação aos pulmões fetais, a alteração mais comumente vista é a presença de massas ecogênicas pulmonares (Figura 9), que devem incluir como diagnósticos diferenciais o sequestro pulmonar e a malformação adenomatoide cística do tipo microcística. Em grande parte dos casos essas massas são relativamente fáceis de serem identificadas no segundo trimestre e costumam ser mais difíceis de serem identificadas no terceiro trimestre ou mesmo no período pós-natal. As massas ecogênicas que não produzem compressão cardíaca significativa costumam ter bom prognóstico e não necessitam intervenção.

Por outro lado, quando associadas a hidropsia fetal, indicam comprometimento da função cardíaca por compressão e consequentemente um risco considerável de óbito perinatal. Menos frequentes são as lesões císticas do parênquima pulmonar, geralmente tendo como etiologia as malformações adenomatoides macrocísticas. De maneira semelhante, as lesões ecogênicas, quando não comprimem o coração, têm boa evolução.

Além das massas pulmonares e dos cistos do parênquima pulmonar, podemos por vezes observar derrames pleurais, que podem ser uni ou bilaterais (Figura 10), associados ou não a

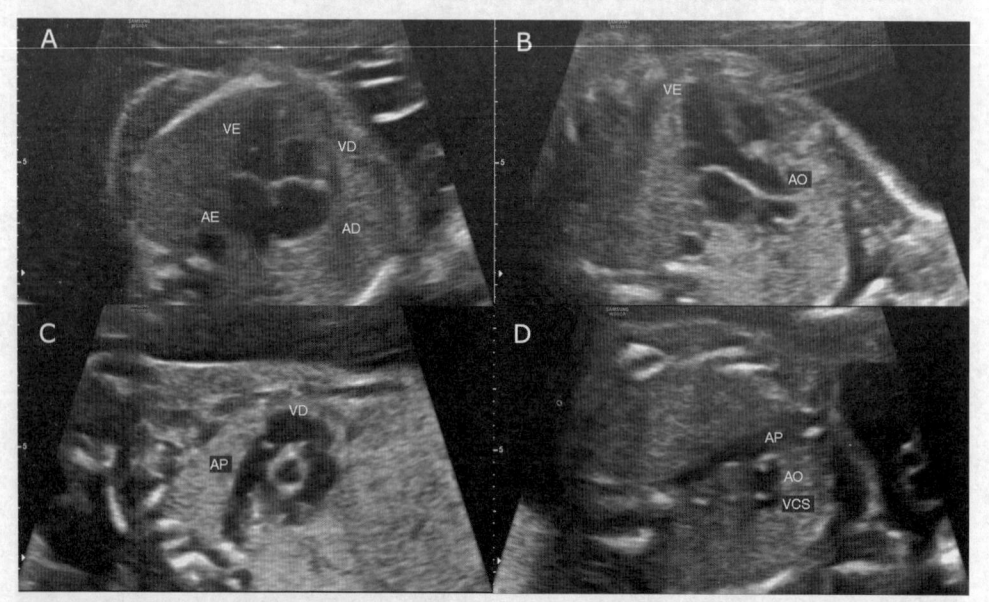

FIGURA 8 O exame do coração fetal. (A) Corte de 4 câmaras. (B) Via de saída do ventrículo esquerdo. (C) Via de saída do ventrículo direito. (D) Três vasos e traqueia.

AD: átrio direito; AE: átrio esquerdo; AO: aorta; AP: artéria pulmonar; VCS: veia cava superior; VD: ventrículo direito; VE: ventrículo esquerdo.

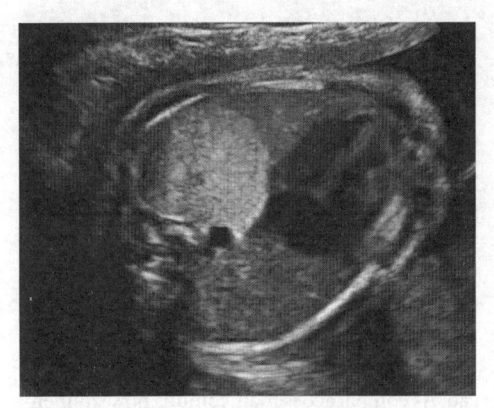

FIGURA 9   Massa pulmonar ecogênica.

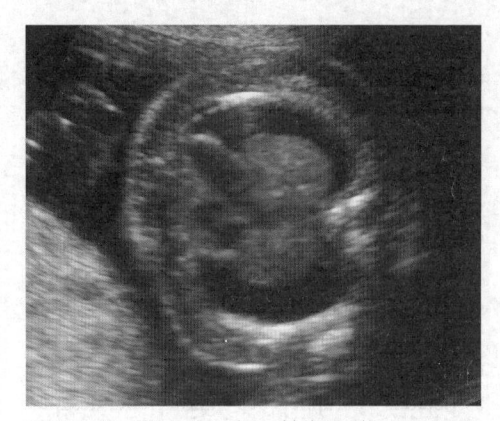

FIGURA 10   Derrame pleural bilateral.

hidropsia por compressão cardíaca. Os derrames pleurais possuem uma associação leve com cromossomopatias, e a indicação de cariótipo deve ser discutida com os pais.[12] Derrames pequenos costumam ter uma evolução favorável, podendo inclusive desaparecer. Quando associados a hidropsia, existe risco alto de óbito fetal e as cirurgias descompressivas devem ser consideradas, ainda intraútero.[13]

Pequenos derrames pericárdicos (de até 2 mm de espessura) são razoavelmente comuns e não devem ser preocupantes. O achado de pequenas áreas ecogênicas nas cordoalhas tendíneas (o chamado *golf-ball*) (Figura 11) isoladamente tem significância clínica incerta.[14]

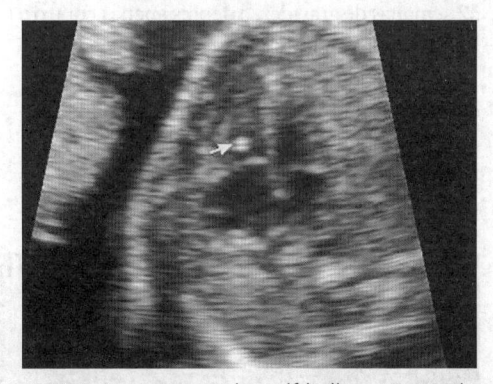

FIGURA 11   Imagem de *golf-ball* em ventrículo esquerdo.

Já as malformações estruturais cardíacas têm forte associação com síndromes genéticas. Portanto, na presença de suspeita de malformação cardíaca é imperativa a realização de ecocardiografia fetal e de acompanhamento por serviço especializado.

Abdome fetal

O abdome fetal é examinado em um corte axial na altura do estômago (Figura 13). Este deve ser identificado como uma imagem anecoica de forma ovalada do lado esquerdo. A parede abdominal deve ser íntegra, com o cordão inserido em sua parede. O intestino deve ter aspecto de ecogenicidade semelhante aos pulmões e às

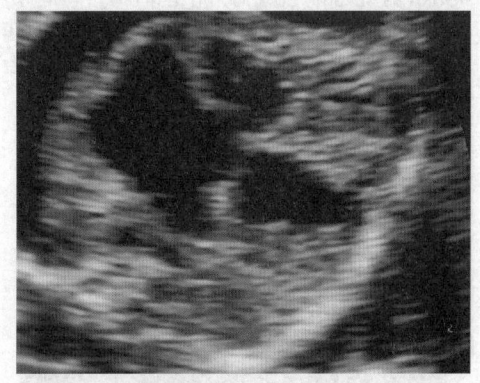

FIGURA 12   Defeito do septo atrioventricular em forma total.

outras vísceras abdominais, com ecogenicidade bastante semelhante. Os rins e a pelve fetal também devem ser observados, com especial atenção

Principais alterações anatômicas observadas no abdome fetal durante o exame morfológico de segundo trimestre

A principal alteração observada são as dilatações da pelve renal (Figura 14). Dilatações de até 7 mm são relativamente comuns principalmente em fetos do sexo masculino. Não costumam estar associadas a complicações e geralmente desaparecem após o nascimento. Na presença de dilatações pequenas da pelve renal recomenda-se apenas um exame de controle evolutivo por volta de 32 semanas de gravidez, e depois apenas controles pós-natais, indicados nesse caso pela pediatria.

Menos comumente observamos dilatações da bexiga, como na obstrução urinária baixa, que geralmente já é identificada no primeiro trimestre da gestação.

Os defeitos da parede abdominal também podem ser facilmente identificados no segundo trimestre da gestação. Os mais comuns são a gastrosquise (Figura 15) e a onfalocele. A gastrosquise é uma malformação congênita caracterizada por um defeito de fechamento da parede abdominal associado à exteriorização de estruturas intra-abdominais, principalmente o intestino fetal. O defeito é localizado na região paraumbilical, mais comumente à direita, e o cordão umbilical não apresenta alterações na sua inserção. As complicações mais comuns no seguimento da gestante com feto apresentando gastrosquise são: a associação comum com restrição de crescimento, o parto prematuro que pode acontecer em até 50% dos casos e o óbito fetal inesperado, que costuma acontecer próximo ao termo.

Já a onfalocele é um herniado das vísceras abdominais por meio de um defeito central do abdome, no local de inserção do cordão umbilical (Figura 16). As vísceras herniadas são compostas

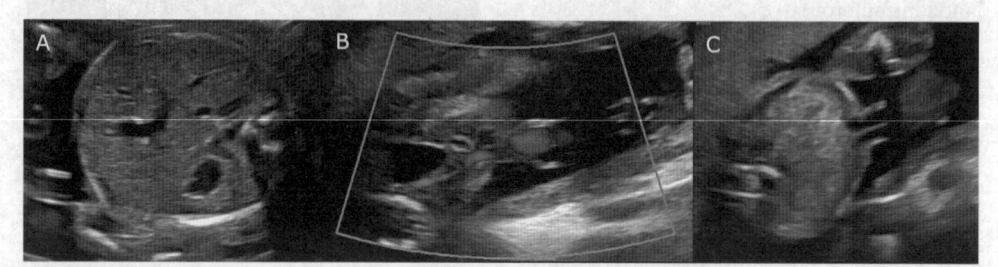

FIGURA 13 Exame do abdome fetal e da pelve. (A) Corte axial do abdome na altura do estômago fetal. (B) Bexiga fetal. (C) Inserção do cordão no abdome fetal.

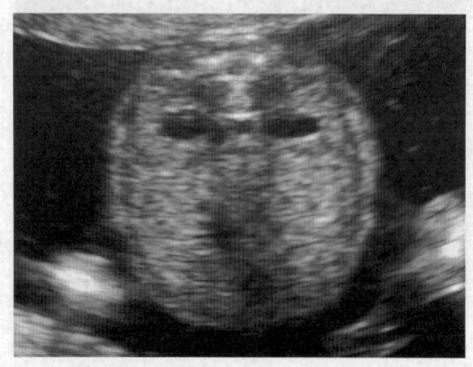

FIGURA 14 Dilatação das pelves renais (pieloectasia) bilateral.

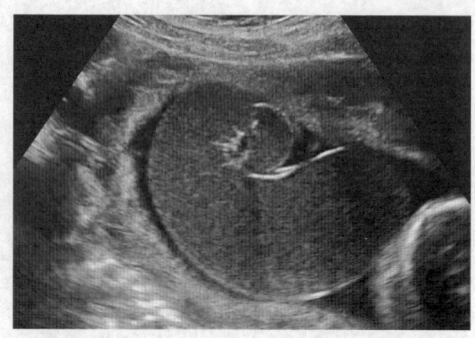

FIGURA 15 Imagem de alça intestinal livre, dilatada, boiando no líquido amniótico. Este achado é compatível com a presença de gastrosquise.

por três camadas: peritônio, âmnio e geleia de Wharton. A onfalocele difere da gastrosquise por ser coberta por membrana que recobre o conteúdo abdominal e por ser mais frequentemente associada a alterações cromossômicas. Portanto nos casos de onfalocele, principalmente quando associado a outros marcadores de cromossomopatias, existe a indicação de realizar um teste genético.

Membros e extremidades

A presença dos quatro membros e respectivas extremidades deve ser sistematicamente observada. A implantação dos pés em relação às pernas deve ser examinada para identificação do alinhamento. Também a posição viciosa dos dedos deve ser anotada, caso seja observada. A contagem do número de dedos não deve fazer parte do exame.[2,15] Pelo menos um dos fêmures deve ser medido. Com relação aos membros e extremidades, as alterações mais frequentes são o fêmur curto (que deve ser definido com um comprimento de fêmur abaixo do segundo percentil no segundo trimestre). Esse achado aumenta discretamente o risco para cromossomopatias, assim como a posição viciosa dos dedos (sobreposição de dedos da mão)(Figura 17). Já os pés tortos, em que pese também serem co-

muns, não aumentam o risco de cromossomopatias quando isolados.

Genitália fetal

A caracterização da genitália externa para determinar o sexo fetal deve ser realizada. A notificação do gênero aos pais deve ser considerada apenas com o consentimento destes e no contexto das práticas locais.

Líquido amniótico

O volume de líquido amniótico durante o exame morfológico é comumente analisado de maneira subjetiva. É relativamente fácil para o examinador experiente inferir se a quantidade de líquido está normal ou alterada. Em casos de líquido amniótico diminuído, deve-se sempre considerar a possibilidade de rotura prematura de membranas, malformações do trato urinário e mais remotamente a possibilidade de insuficiência placentária grave (principalmente se associado a restrição de crescimento). Por outro lado, o líquido aumentado nessa fase deve sempre levantar a suspeita de obstrução do trato digestivo, como a atresia de esôfago. A visibilização do estômago não permite excluir a pos-

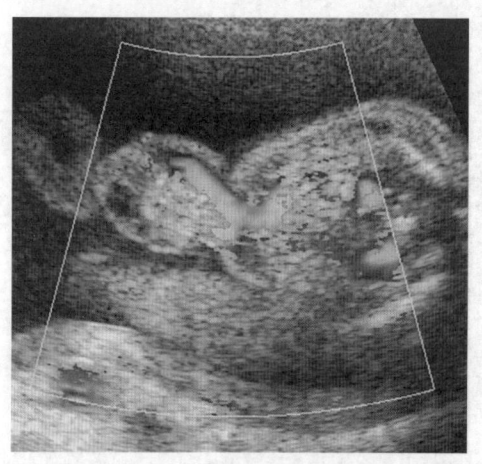

FIGURA 16 Na onfalocele é possível observar que a herniação ocorre na base do cordão, e as vísceras estão recobertas por peritônio.

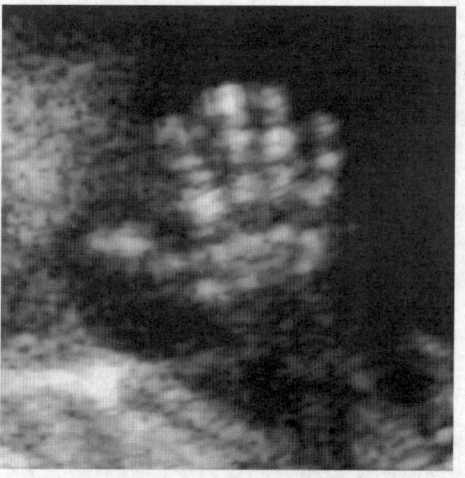

FIGURA 17 Imagem da mão fetal para avaliação da quantidade e posição dos dedos.

sibilidade de atresia de esôfago, pois sua forma mais comum cursa com fístula distal. Já o aumento do líquido amniótico nessa fase, principalmente associado a restrição do crescimento fetal, é indicativo de alterações genéticas. Em que pese no fim da gestação ser muito comum o aumento de líquido por diabetes gestacional, nessa fase isso ainda não é tão frequente.

A placenta

A localização da placenta e sua relação com o colo uterino devem ser observadas durante o exame. Entretanto, é importante informar que muitas vezes, nessa idade gestacional, o bordo placentário (Figura 18) pode estar próximo ao orifício cervical interno sem que isso caracterize placenta prévia. Poderão ser observados ainda múltiplos cistos placentários em casos de triploidia, áreas de hemorragia ou eventualmente algumas áreas de infarto placentário.

Sempre que possível, a inserção do cordão deve ser observada. Esta normalmente encontra-se na região central da placenta. Em casos em que o cordão é identificado na periferia da placenta, deve-se considerar a possibilidade da associação com vasa prévia (principalmente nos casos de placenta prévia).

Mulheres com histórico de cirurgia uterina prévia (cesárea) devem ter a cicatriz muito bem avaliada em função do risco aumentado de acretismos placentários (Figura 19).

Colo uterino

A avaliação e a mensuração do colo uterino têm sido consideradas uma estratégia interessante para a prevenção do parto prematuro abaixo de 33 semanas.[16,17] Apesar de essa avaliação não estar incluída no exame morfológico de rotina, ela poderá ser solicitada pelo médico assistente complementarmente por meio da ultrassonografia transvaginal. A progesterona deverá ser indicada para pacientes com colo curto (menor de 25 mm), pois estas apresentam risco aumentado de parto prematuro. Outro marcador do trabalho de parto prematuro e possivelmente de infecção intra-amniótica é o *sludge* (barro). O *sludge* é uma imagem ecogênica de aspecto denso e móvel que pode ser identificada durante a avaliação do colo pelo ultrassom transvaginal (Figura 20).

Além da medida do comprimento do colo no ultrassom transvaginal, é possível observar em maior detalhe a relação entre o bordo placentário e a placenta nos casos de placenta pré-

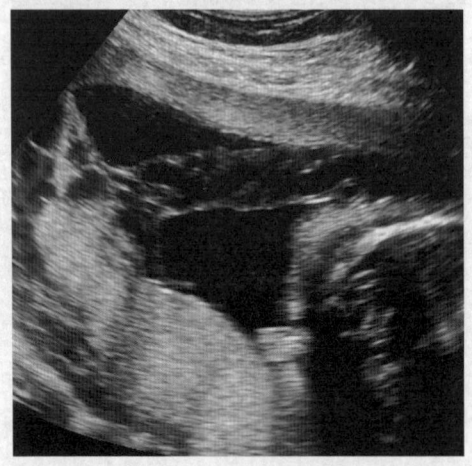

FIGURA 18 Inserção extrínseca do cordão no bordo placentário.

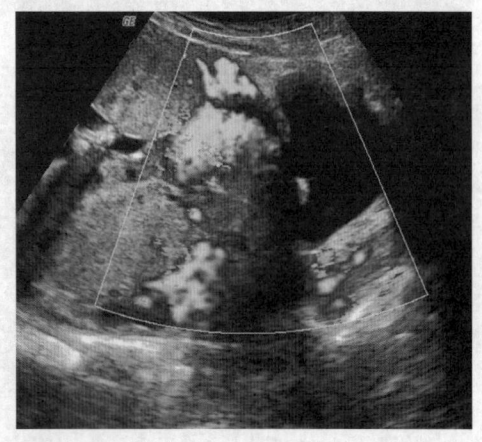

FIGURA 19 Alto fluxo sanguíneo abaixo da inserção placentária é um sinal comum no acretismo placentário.

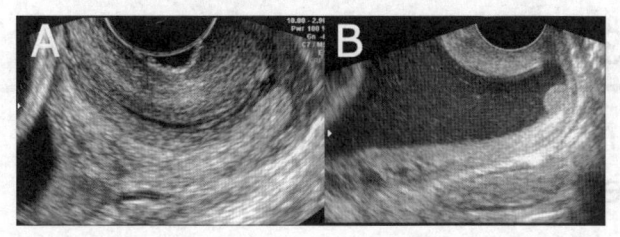

FIGURA 20   Colo uterino. (A) Colo uterino normal, observando-se o eco glandular endocervical. (B) Colo encurtado com protusão da bolsa para dentro do canal endocervical. Também é possível observar a presença de *sludge*.

via. O ultrassom transvaginal também é o método de eleição na investigação da vasa prévia, portanto todas as pacientes com sangramento vaginal na segunda metade da gestação devem realizar um ultrassom transvaginal.

REFERÊNCIAS BIBLIOGRÁFICAS

1. Syngelaki A, Hammami A, Bower S, Zidere V, Akolekar R, Nicolaides KH. Diagnosis of fetal non-chromosomal abnormalities on routine ultrasound examination at 11-13 weeks' gestation. Ultrasound Obstet Gynecol 2019; 54(4):468-76.
2. Salomon LJ, Alfirevic Z, Berghella V, Bilardo C, Hernandez-Andrade E, Johnsen SL et al. Practice guidelines for performance of the routine mid-trimester fetal ultrasound scan. Ultrasound Obstet Gynecol 2011 Jan; 37(1):116-26.
3. Bruns RF, Araujo Júnior E, Nardozza LMM, Martins WP, Moron AF. Measurements and planes assessed during second-trimester scans in Brazil: an online survey. J Matern Fetal Neonatal Med 2012 Nov; 25(11):2242-7.
4. Edwards L, Hui L. First and second trimester screening for fetal structural anomalies. Semin Fetal Neonatal Med 2018; 23(2):102-11.
5. Ville Y. Ceci n'est pas une échographie: a plea for quality assessment in prenatal ultrasound. Ultrasound Obstet Gynecol 2008 Jan; 31(1):1-5.
6. Abramowicz JS, Kossoff G, Marsal K, Ter Haar G. Safety Statement, 2000 (reconfirmed 2003). International Society of Ultrasound in Obstetrics and Gynecology (ISUOG). Ultrasound Obstet Gynecol 2003; 1(1):100.
7. Melchiorre K, Bhide A, Gika AD, Pilu G, Papageorghiou AT. Counseling in isolated mild fetal ventriculomegaly. Ultrasound Obstet Gynecol 2009; 34(2):212-24.
8. Adzick NS, Thom EA, Spong CY, Brock JW, Burrows PK, Johnson MP et al. A Randomized trial of prenatal versus postnatal repair of myelomeningocele. N Engl J Med 2011 Fev; (c):110209140307019.
9. Moron AF, Barbosa MM, Milani H, Sarmento SG, Santana E, Suriano IC et al. Perinatal outcomes after open fetal surgery for myelomeningocele repair: a retrospective cohort study. BJOG 2018 Sept; 125(10):1280-6.
10. Du Y, Ren Y, Yan Y, Cao L. Absent fetal nasal bone in the second trimester and risk of abnormal karyotype in a prescreened population of Chinese women. Acta Obstet Gynecol Scand 2018; 7(2):180-6.
11. Bence CM, Wagner AJ. Ex utero intrapartum treatment (EXIT) procedures. Semin Pediatr Surg 2019; 28(4).
12. Cao L, Du Y, Wang L. Fetal pleural effusion and Down syndrome. Intractable Rare Dis Res 2017; (3):158-62.
13. Shamshirsaz AA, Erfani H, Aalipour S, Shah SC, Nassr AA, Stewart KA et al. Primary fetal pleural effusion: characteristics, outcomes, and the role of intervention. Prenat Diagn 2019; 39(6):484-8.
14. Wax JR, Mather J, Steinfeld JD, Ingardia CJ. Fetal intracardiac echogenic foci: current understanding and clinical significance. Obstet Gynecol Surv 2000 May; 55(5):303-11.
15. Kirwan D. NHS Fetal Anomaly Screening Programme. UK, 2010.
16. Garcia M, Yeo L, Romero R, Haggerty D, Giardina I, Hassan SS et al. Prospective evaluation of the fetal heart using Fetal Intelligent Navigation Echocardiography (FINE). Ultrasound Obstet Gynecol 2016; 47(4):450-9.
17. Romero R. Vaginal progesterone for preventing preterm birth gestations with a short cervix: a meta-analysis of individual patient data. Am J Obs Gynecol 2018; 218(2):161-80.

CAPÍTULO 131

Ultrassonografia no terceiro trimestre de gestação

Victor Bunduki
Priscilla Mota Coutinho da Silva
Mariana Pereira Inácio Silvestri Melkan

INTRODUÇÃO

O exame ultrassonográfico constitui o avanço tecnológico mais significativo das últimas cinco décadas no campo do diagnóstico obstétrico. Com a ultrassonografia é possível corrigir erros de datação da gestação, identificar alterações relacionadas à placenta, determinar distúrbios de crescimento fetal ou da quantidade de líquido amniótico e, ainda, diagnosticar alterações estruturais fetais.

A análise do crescimento fetal é ferramenta fundamental para o médico pré-natalista na tomada de decisões e no seguimento obstétrico. O peso fetal é estimado por meio de medidas biométricas realizadas conforme técnicas bem conhecidas e, quando os parâmetros biométricos são medidos de forma correta, permitem estimar o peso fetal de forma mais fidedigna. Além disso, a posição da placenta, em especial no terceiro trimestre, deve ser sempre relatada tendo em vista a possibilidade de ocorrência de placenta prévia e suas graves consequências no final da gestação e parto. Da mesma forma, a avaliação da quantidade de líquido amniótico pode ser determinante para a programação da resolução da gravidez.

Nos casos em que há suspeita de anomalia fetal ou quando há fatores de risco para sua ocorrência, a gestante deve ser encaminhada para ultrassonografistas com experiência no diagnóstico de malformações, de preferência em centros terciários que disponham de equipe multidisciplinar de medicina fetal. Vale a pena destacar que apenas 5 a 15% das gestantes com fetos malformados apresentam algum fator de risco. Por isso, mesmo em gestações de baixo risco, devem ser oferecidas ultrassonografias morfológicas para rastreio de malformações.

A ultrassonografia de rotina do terceiro trimestre pode ser realizada após 27 semanas de gestação. Nessa fase os principais objetivos dessa avaliação é estimar o peso do feto e seu bem-estar, por meio da observação da presença de movimentos corporais e respiratórios, tônus e volume de líquido amniótico. Quando estamos diante de suspeitas de alterações nos fluxos fetoplacentários, por exemplo, em gestantes com comorbidades hipertensivas ou em fetos com restrição do crescimento, o estudo dopplervelocimétrico da artéria umbilical, artéria cerebral média e, eventualmente, do ducto venoso deve ser realizado. Além disso, as estruturas orgânicas também devem ser avaliadas morfologicamente, pois podem ter apresentado alguma alteração em relação ao exame morfológico realizado no segundo trimestre, ou podem surgir alterações relacionadas a esses órgãos que se apresentam no terceiro trimestre, como discorreremos mais adiante neste capítulo (Tabela 1).

TABELA 1 Parâmetros que devem ser avaliados no exame obstétrico de terceiro trimestre

Atividade cardíaca fetal
Biometria fetal
Apresentação fetal
Crescimento fetal
Bem-estar fetal
Morfologia fetal
Cordão umbilical
Volume de líquido amniótico
Placenta

BIOMETRIA E CRESCIMENTO FETAL

Fetos pequenos para a idade gestacional apresentam maior risco de óbito intrauterino, hipóxia perinatal, atraso de desenvolvimento neuropsicomotor e distúrbios metabólicos na vida adulta, enquanto fetos grandes para a idade gestacional se associam ao aumento da morbidade e mortalidade perinatal e da ocorrência de desproporção cefalopélvica, com consequente aumento da taxa de partos operatórios e traumas maternos. Dessa forma, a avaliação do crescimento fetal no terceiro trimestre tem grande importância para o diagnóstico de distúrbios de crescimento fetal e para o adequado manejo perinatal.[1]

O cálculo do peso fetal estimado é determinado por fórmulas matemáticas com múltiplos parâmetros ultrassonográficos. Dentre elas, a equação de Hadlock et al., que inclui medidas de diâmetro biparietal (DBP), circunferência cefálica (CC), circunferência abdominal (CA) e comprimento do fêmur (CF), é a mais utilizada e apresenta os melhores resultados de estimativas de peso ao nascimento (Figuras 1, 2 e 3). Vale destacar que a margem de predição do peso no terceiro trimestre é de mais ou menos 15 a 20% (dois desvios padrões), sendo menos precisa em fetos acima de 2.500 g.[2]

A fim de avaliar o crescimento fetal, é fundamental a datação adequada da gestação. A melhor época para a determinação da idade gestacional é no primeiro trimestre, por meio da medida do comprimento crânio-nádega. A partir do segundo trimestre, os parâmetros utilizados para datação são os mesmos utilizados na estimativa do peso fetal. No terceiro trimestre, a acurácia para determinação da idade gestacional é reduzida, podendo haver variação de até 14 dias. Por esse motivo, recomenda-se a realização de duas ultrassonografias com intervalo mínimo de 14 dias para diminuir a taxa de erro.[2]

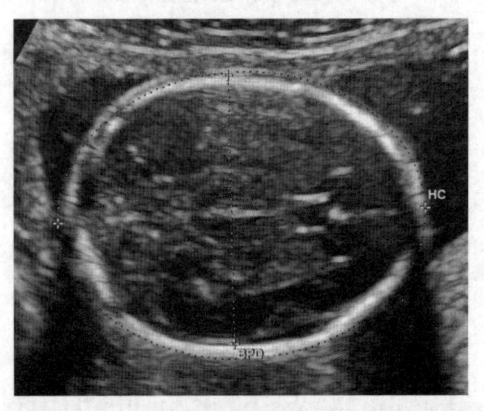

FIGURA 1 Corte transverso do polo cefálico para medida de diâmetro biparietal e circunferência cefálica.

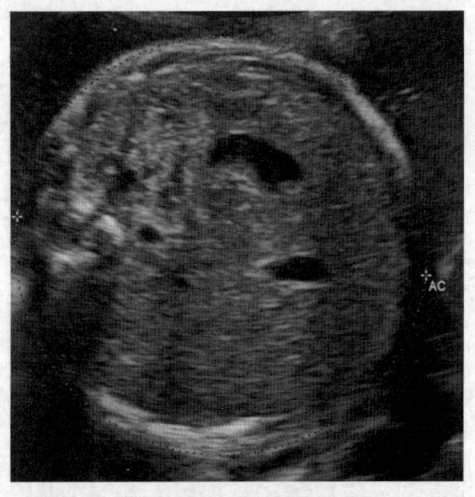

FIGURA 2 Corte transverso de abdome fetal para medida de circunferência abdominal.

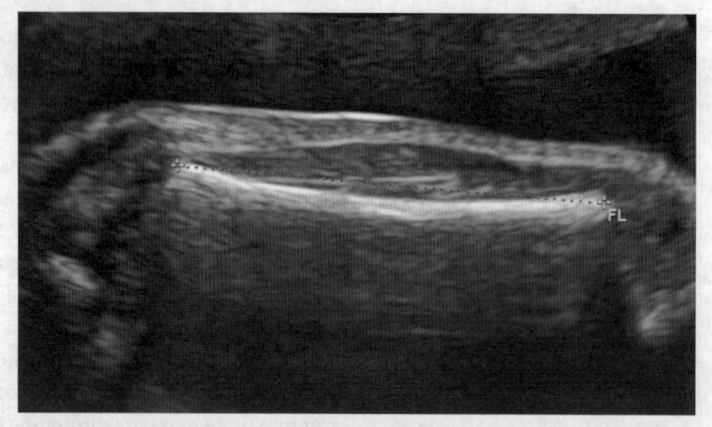

FIGURA 3 Corte longitudinal para medida de comprimento do fêmur fetal.

Quando a idade gestacional não é estabelecida precocemente, a avaliação dos núcleos de ossificação epifisários do feto parece melhorar a acurácia da datação no terceiro trimestre. Observa-se que o núcleo de ossificação distal do fêmur surge, na maioria das vezes, entre 30-33 semanas de gravidez, enquanto o núcleo de ossificação proximal da tíbia se desenvolve entre 34-37 semanas e o núcleo de ossificação proximal do úmero entre 38-39 semanas.[3]

BEM-ESTAR FETAL

A avaliação da vitalidade fetal também exerce um papel importante no contexto da avaliação ultrassonográfica do terceiro trimestre de gestações de alto risco. Fazem parte da avaliação da vitalidade fetal o estudo do perfil biofísico fetal e a dopplervelocimetria.[4]

O perfil biofísico fetal (PBF) é o método de avaliação do bem-estar fetal que associa o estudo de condições biofísicas fetais e o do volume de líquido amniótico. Sua análise baseia-se na evidência de que as atividades biofísicas fetais são reflexos da atividade do sistema nervoso central e, com isso, refletem o estado de oxigenação fetal.[5]

Os parâmetros biofísicos fetais avaliados incluem: frequência cardíaca, movimentos respiratórios, movimentos corpóreos, tônus e volume de líquido amniótico. Os quatro primeiros são considerados marcadores agudos, ou seja,

que se alteram rapidamente diante de um quadro de hipóxia fetal.[5] Já a redução do volume de líquido amniótico, na ausência de ruptura de membranas ovulares, está associada a sofrimento fetal crônico e redistribuição do fluxo sanguíneo, com redução da perfusão renal e oligúria fetal.[1,2]

As variáveis ultrassonográficas do PBF são avaliadas da seguinte maneira:

- Movimentos respiratórios fetais: deve-se observar um ou mais episódios de 30 segundos de duração em até 30 minutos de observação.
- Movimentos corpóreos fetais: deve-se observar um movimento rápido e amplo ou pelo menos três movimentos lentos em até 30 minutos de observação.
- Tônus fetal: deve-se observar movimento de abertura e fechamento das mãos ou pelo menos um episódio de extensão de membros com retorno à flexão.
- Líquido amniótico: deve ser avaliado por meio da medida de maior bolsão de líquido amniótico (MB) ou pela medida do índice de líquido amniótico (ILA), que consiste na somatória das medidas de maior bolsão vertical nos quatro quadrantes do abdome materno (Figura 4). São considerados normais valores de MB entre 2 e 8 cm e de ILA entre 8 e 18 cm. Porém, apenas valores abaixo do limite de normalidade não pontuam no

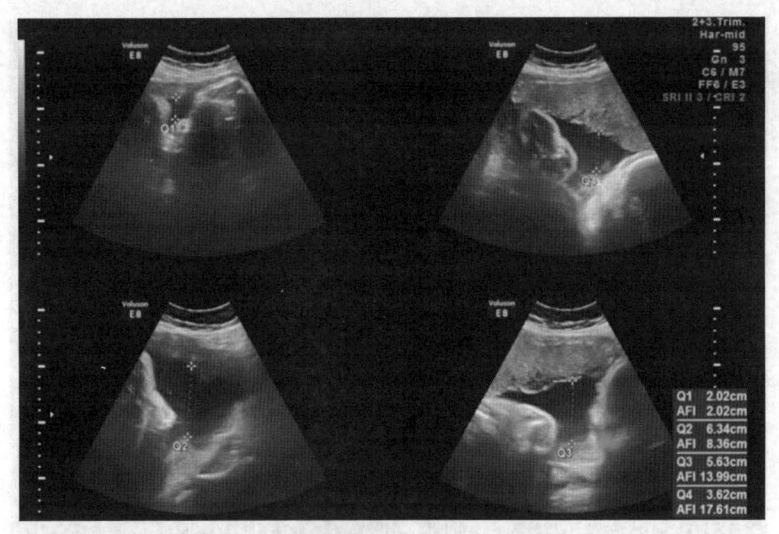

FIGURA 4   Medida de índice de líquido amniótico.

PBF, uma vez que apenas a redução de volume de líquido amniótico reflete o sofrimento fetal.

Para cada um dos cinco parâmetros do PBF são atribuídas pontuações de zero (ausente) ou dois pontos (presente), totalizando uma pontuação que varia de zero a dez. A partir do resultado, pode-se realizar uma interpretação clínica e determinar a conduta.[6,2]

A dopplervelocimetria é um recurso capaz de avaliar as condições hemodinâmicas fetais no contexto vigilância do bem-estar fetal. Em fetos com restrição de crescimento fetal ou diante de doenças maternas com risco para vasculopatia, é fundamental a avaliação da circulação fetoplacentária, por meio da artéria umbilical, e da circulação fetal através da análise da artéria cerebral média e do ducto venoso.[5]

A dopplervelocimetria das artérias umbilicais se relaciona com a resistência placentária, que pode estar aumentada em casos de placentação inadequada, tromboses ou infartos placentários. Os critérios utilizados para o diagnóstico de anormalidade nas artérias umbilicais são a redução do fluxo diastólico na artéria umbilical com índice de pulsatilidade acima do percentil 95 para a idade gestacional e, em casos mais severos, fluxo diastólico ausente ou reverso (Figura 5).[2]

A avaliação da artéria cerebral média (ACM) pode refletir a redistribuição de fluxo sanguíneo em resposta à hipoxemia estabelecida por meio da observação de velocidade de fluxo elevada durante a diástole, com valores de índice de pulsatilidade abaixo do percentil 5 para a idade gestacional (Figura 6). Em fetos com restrição de crescimento fetal tardia, a avaliação da ACM é útil para a predição de efeitos adversos, independentemente da dopplervelocimetria da artéria umbilical.[7]

O ducto venoso é um *shunt* vascular entre a veia umbilical e a veia cava, responsável pelo transporte de maior parte do sangue oxigenado para o coração fetal. Nos casos de hipóxia fetal grave, a vasoconstrição periférica determina uma elevação da pressão diastólica nos ventrículos, com aumento do fluxo retrógrado da veia cava inferior durante a contração atrial. Consequentemente, ocorre redução de fluxo no ducto venoso (com valores superiores ao percentil 95 para idade gestacional) ou mesmo surgimento de fluxo reverso nesse vaso durante a contração atrial.[5]

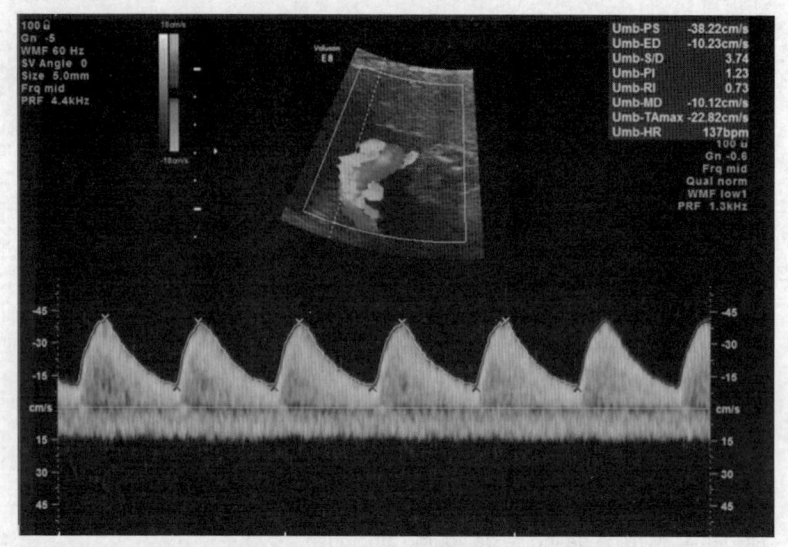

FIGURA 5 Dopplervelocimetria de artéria umbilical.

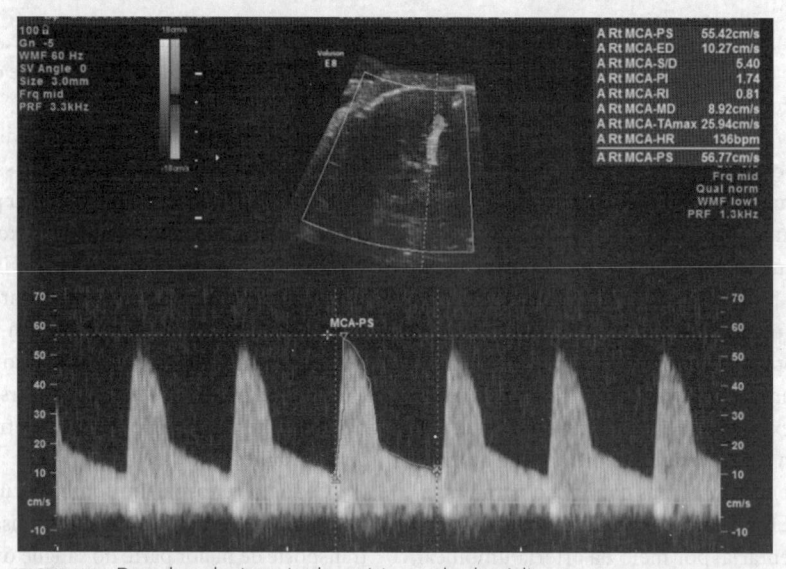

FIGURA 6 Dopplervelocimetria de artéria cerebral média.

PLACENTA

A placenta é um órgão que realiza diversas funções, incluindo oxigenação, nutrição, síntese de proteínas e hormônios e proteção fetal. Portanto, nas gestações, sejam de baixo ou alto risco, a avaliação placentária tem papel funda-mental e deve conter a descrição de localização, implantação, tamanho, morfologia e textura.

O terceiro trimestre é o momento no qual podemos confirmar casos de placenta prévia, cuja hipótese foi aventada durante a ultrasso-nografia de segundo trimestre. Nesses casos deve-se lembrar das seguintes complicações:

anomalias de implantação placentária e anomalias de cordão umbilical.[2]

A placenta prévia é definida como a presença de tecido placentário inserido no segmento inferior do útero, total ou parcialmente, após 28 semanas de gestação (Figura 7). Pode ser classificada como:

- Placenta prévia: a borda inferior placentária ultrapassa ou recobre parcialmente o orifício interno do colo (anteriormente denominada placenta prévia centro total ou centro parcial).
- Placenta de inserção baixa: a borda inferior placentária não atinge o orifício interno do colo, porém se insere a uma distância de até 2 cm dele (anteriormente chamada de placenta prévia marginal).

Sabe-se que cerca de 90% dos casos diagnosticados no segundo trimestre se resolverão até o terceiro; por isso, se a hipótese diagnóstica foi realizada antes da 28ª semana, a ultrassonografia deve ser repetida por volta da 32ª semana de gravidez. Isso se deve ao fenômeno de migração placentária, o qual se refere ao afastamento entre a borda placentária e o orifício interno do colo uterino.[8]

Essa avaliação deve ser realizada, preferencialmente, pela via transvaginal, já que se mostrou mais eficaz e segura, sendo considerada atualmente o método padrão-ouro.

Uma complicação relacionada a casos de placenta prévia é o acretismo placentário, definido como a aderência anormal da placenta, podendo atingir o miométrio (placenta acreta), invadi-lo (placenta increta) ou até ultrapassá-lo, atingindo a serosa (placenta percreta).[8]

A ultrassonografia tem alta sensibilidade e especificidade no diagnóstico de acretismo placentário, sendo os sinais mais importantes a presença de espaços vasculares lacunares, obliteração do espaço hipoecogênico retroplacentário, com adelgaçamento do miométrio subjacente, irregularidade na interface útero-bexiga, protusão da placenta em direção à bexiga, aumento da vascularização e fluxo turbulento ao estudo Doppler (Figura 8).[8,9,10]

A ressonância nuclear magnética pode ser utilizada nos casos em que a ultrassonografia não é conclusiva, além de ser útil para planejamento cirúrgico.[8]

A inserção do cordão na placenta pode ser demonstrada como uma área anecoica em forma de V, e o local de inserção é variável, sendo mais frequentemente central, mas também pode ser marginal ou velamentosa, neste último caso podendo cursar com hemorragia periparto bastante abundante e perigosa.

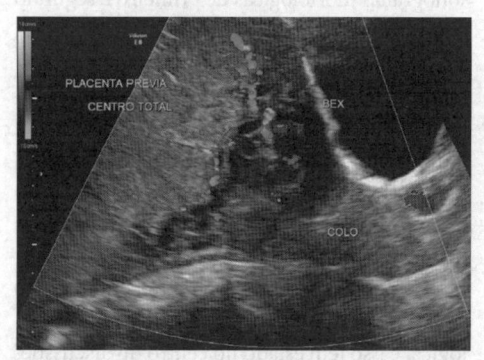

FIGURA 8 Imagem ultrassonográfica demonstrando aspecto de placenta prévia, com borda placentária ultrapassando o orifício interno do colo uterino. Utilizar o Doppler colorido é importante para checar se há sinais de acretismo placentário ou invasão de vasos no miométrio e eventualmente na bexiga materna (BEX).

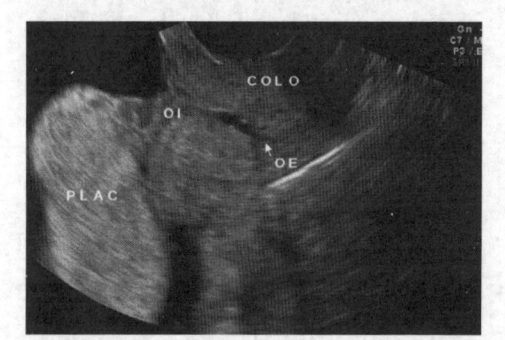

FIGURA 7 Corte longitudinal do colo uterino em caso de placenta prévia. PLAC: placenta; OI: orifício interno do colo; OE: orifício externo.

Além da complicação hemorrágica comum na inserção velamentosa, quando o cordão se insere nas membranas fetais, pode haver associação com anomalias, como atresia de esôfago, uropatias obstrutivas, espinha bífida, defeito de septo ventricular, trissomia do cromossomo 21.[2]

Para realizar o diagnóstico de inserção velamentosa de cordão, muitas vezes é necessário utilizar o estudo Doppler para auxiliar na identificação dos vasos.

Outra anormalidade de cordão umbilical é a vasa prévia, anormalidade na qual os vasos do cordão cruzam o orifício interno do colo uterino. Os grupos de maior risco são o de mulheres com placenta de inserção baixa, gestações múltiplas e pacientes submetidas a fertilização *in vitro*. O melhor momento para o diagnóstico é no segundo trimestre, porém a avaliação da presença de vasos próximos ao orifício interno do colo, e do local de inserção do cordão, deve ser feita em pacientes com suspeita de placenta de inserção baixa no exame do terceiro trimestre.[2]

MORFOLOGIA FETAL

Apesar da potencial assertividade das ultrassonografias morfológicas de primeiro e segundo trimestres na detecção de malformações fetais, a sensibilidade não é total. Como o desenvolvimento fetal é contínuo, alguns processos patológicos que se estabelecem após a segunda metade da gestação podem promover alterações identificáveis na morfologia do feto apenas no terceiro trimestre, como acontece nos casos de infecções congênitas.[11]

Há dúvidas se a ultrassonografia do terceiro trimestre deva ou não ser considerada morfológica, e isso tem estado no centro de discussões entre os especialistas. Pedir e realizar ultrassonografia morfológica fetal no terceiro trimestre tem consequências econômicas, já que as empresas de saúde complementar normalmente não autorizam a realização de ultrassonografia morfológica no último trimestre da gestação.

De fato, existem sim algumas situações de alterações estruturais fetais para as quais a taxa de detecção vai aumentando conforme o progredir da gestação. Pode-se citar como exemplos: as obstruções ou refluxos urinários fetais, ditas uropatias obstrutivas, as cardiopatias, as estenoses digestivas altas e baixas, a estenose de esôfago, as osteocondrodisplasias (displasias do esqueleto fetal), as hidrocefalias fetais progressivas, entre outras.[1,12]

Por outro lado, existem situações nas quais a sensibilidade, ou seja, a taxa de detecção de defeitos fetais, diminui, por exemplo, pé torto congênito, polidactilias, fendas labiais pequenas, anomalias pequenas da parede abdominal e anomalias genitais. Isso se deve à presença de posições fetais muitas vezes desfavoráveis, além da dificuldade promovida pela calcificação dos ossos fetais, gerando sombras acústicas que podem dificultar a visibilização desses quesitos particulares citados aqui acima.[12]

A análise morfológica realizada no terceiro trimestre está indicada para as gestantes que não realizaram a ultrassonografia morfológica no período ideal, nos casos em que há suspeita de alguma malformação ou, ainda, para gestantes com suspeita de infecção aguda capaz de gerar algum dano fetal com o evoluir da gestação, como toxoplamose, rubéola e citomegalovirose. É importante salientar, porém, que o terceiro trimestre apresenta dificuldades para a realização da ultrassonografia morfológica, já que o feto apresenta-se ocupando toda a cavidade uterina e a quantidade de líquido amniótico é inferior à do segundo trimestre; por isso a avaliação da face, da coluna, das mãos e dos pés do feto encontra-se muito dificultada nesse período. Além disso, trata-se de um período tardio para as complementações diagnósticas e para as principais condutas em medicina fetal.

SISTEMA NERVOSO CENTRAL

A grande maioria das malformações de sistema nervoso central pode ser visualizada nas ultrassonografias realizadas ao longo do primeiro e segundo trimestre. Entretanto, casos de ventriculomegalia leve (10 a 12 mm de medida do corno occipital dos ventrículos laterais) e moderada (13 a 15 mm) são, muitas vezes, diagnosticados apenas no terceiro trimestre de gestação. Isso se deve tanto como consequência do desenvolvimento natural e fisiopatológico da lesão embrionária já presente, porém não identificável, quanto às anomalias encefálicas adquiridas, como infecções congênitas.[7] Nesses casos, é improvável que a ventriculomegalia seja um achado isolado, e outros sinais ultrassonográficos podem ser avaliados, como assimetria ventricular, hiperecogenicidade da parede dos ventrículos, presença de traves intraventriculares, hemorragia intraventricular e porencefalia.[13]

Casos de ventriculomegalia leve, até então consideradas isoladas na avaliação do segundo trimestre, devem ser reavaliados entre 28-34 semanas de gravidez, pelo risco de estarem associados a malformações cerebrais e extracerebrais, principalmente anomalias de migração neuronal, como lisencefalia.[13,14]

Além disso, outras anomalias do sistema nervoso central são detectadas mais frequentemente no terceiro trimestre pelas suas características progressivas, sendo elas a microcefalia e defeitos adquiridos do córtex cerebral (hema-toma intracraniano, porencefalia, leucomalácia periventricular e hidranencefalia) (Figura 9).[12]

SISTEMA CARDÍACO

A maioria das anomalias cardíacas é diagnosticada no segundo trimestre, porém para as comunicações interventriculares (CIV) pequenas, assim como para a transposição de vasos da base ou, ainda, para a coartação da aorta, alguns fatores podem ser limitantes, como a própria fisiopatologia da lesão, além do tamanho fetal, que mascaram essas alterações (Figura 10). Outro fator para a menor sensibilidade em idades gestacionais precoces é a obesidade materna, a posição fetal inadequada e as alterações do líquido amniótico. Por isso, a ultrassonografia no terceiro trimestre tem maior acurácia para identificação de defeitos pequenos do septo interventricular e para suspeição de comunicação interatrial (CIA) não fisiológica, por exemplo.[11]

Apesar de os defeitos cardíacos maiores serem usualmente diagnosticados precocemente na gestação (até o segundo trimestre), deve-se sempre valorizar a importância da avaliação do coração fetal no terceiro trimestre, pelo impacto que esses defeitos têm nos cuidados perinatais específicos, podendo o diagnóstico pré-natal mu-

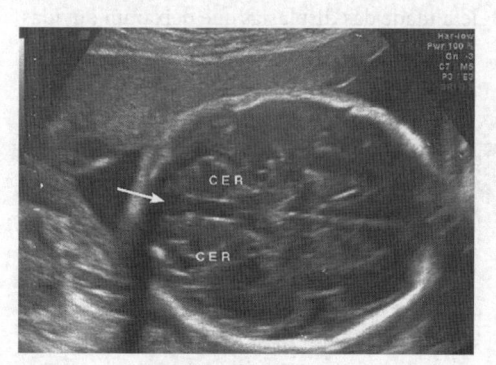

FIGURA 9 Malformação de Dandy Walker: exemplo de alteração do sistema nervoso central que pode passar despercebida no segundo trimestre.

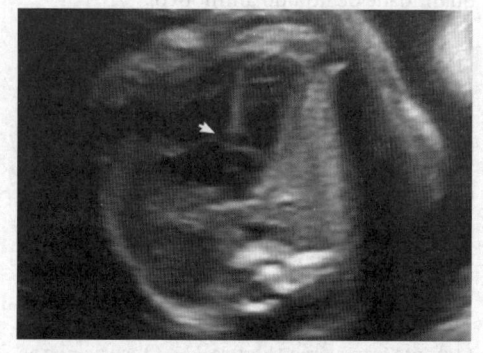

FIGURA 10 Corte das quatro câmaras cardíacas no qual se observa uma comunicação interventricular membranosa. Essa anomalia é mais facilmente diagnosticada no terceiro trimestre.

dar radicalmente o prognóstico neonatal. A ponto de dizermos que, se existe uma situação fetal em que valha a pena e fazer o diagnóstico, esse é o contexto de malformações cardíacas. O coração sempre deve ser revisto, mesmo em pacientes que já tenham feito um ecocardiograma fetal.[15]

APARELHO URINÁRIO

Ao lado das malformações cardíacas, as uropatias obstrutivas estão realmente entre as doenças fetais que devem ser identificadas na ultrassonografia do terceiro trimestre. Em primeiro lugar, devido à sensibilidade progressiva em relação à idade gestacional em que elas são detectadas e, em segundo lugar, por causa das consequências perinatais, na infância e mesmo na idade adulta de uma hidronefrose que passe despercebida na ultrassonografia fetal e pós-natal. Assim, refluxos urinários leves podem, ao longo dos anos, cursar com infecções na infância e até com perda de função renal na adolescência já que algumas dilatações passam despercebidas no exame físico neonatal de rotina nos berçários e sucessivas infecções urinárias podem ser confundidas com infecções normais da idade infantil. Essas anormalidades obstrutivas são de fácil identificação, já que cursam com acúmulo de urina e por vezes distúrbios da quantidade de líquido amniótico.[11]

O achado patológico mais frequentemente identificado pela primeira vez no terceiro trimestre da gestação é a hidronefrose. Isso ocorre devido ao aumento exponencial da produção de urina fetal no final da gravidez, que pode evidenciar pequenas obstruções do trato urinário fetal.[11]

Assim, alguns pontos são importantes: observar e medir, se visíveis, as pelves renais fetais, dando importância a tamanhos maiores que 7 mm, no sentido posteroanterior em corte estritamente transverso (Figura 11). Observar se as condições da bexiga, seu tamanho e sua repleção estão adequadas. Normalmente os ureteres e os grupamentos caliciais primários não são visíveis na ultrassonografia normal de vias urinárias

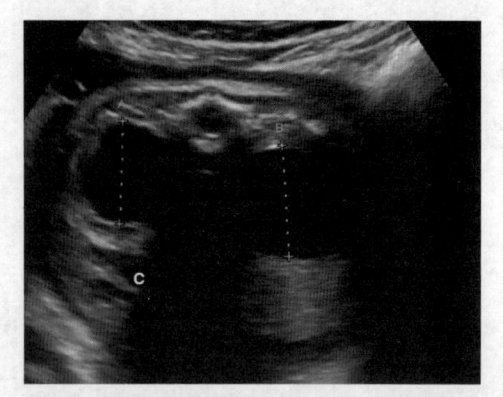

FIGURA 11 Corte transversal dos rins fetais no terceiro trimestre. Observa-se hidronefrose acentuada, situação que pode corresponder à evolução de uma hidronefrose leve no segundo trimestre.

fetais. Assim, sempre se deve observar os dois rins no exame de terceiro trimestre, lembrando que cortes longitudinais nessa fase também são uteis para a caracterização dos rins.[13]

SISTEMA ESQUELÉTICO

Doenças do sistema musculoesquelético são raras, e as mais graves ou letais são na maioria das vezes, diagnosticadas antes do terceiro trimestre. Ainda assim, uma ultrassonografia no terceiro trimestre serve bem para afirmar a letalidade das displasias que deixaram dúvidas em idade gestacional mais precoces. Analisamos, por meio da aparência do tórax e da relação tórax/polo cefálico, as condições de prognóstico, bem como os imobilismos fetais que são mais tardios. Como o morfológico de segundo trimestre é realizado antes de 24 semanas de gestação, é fundamental avaliar o esqueleto fetal durante o exame de terceiro trimestre, pois algumas doenças, ainda que raras, podem ser suspeitadas (Figura 12). Já os casos de acondroplasia (nanismo simples – doença autossômica dominante) são tipicamente diagnosticados depois de 27 semanas de gestação, devido ao fato de o crescimento dos ossos longos ser normal até 25 semanas, aproximadamente.[11,13]

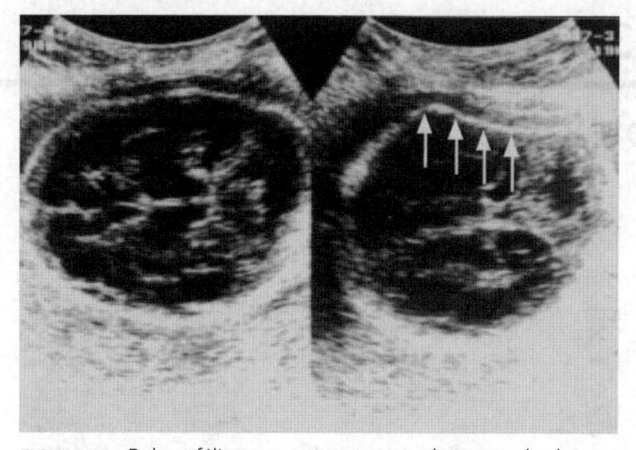

FIGURA 12 Polo cefálico em corte transversal mostrando depressão da calota craniana forçada pelo transdutor (setas) em caso de osteogênese imperfeita tipo II. Essa imagem ilustra a importância da ultrassonografia fetal de terceiro trimestre para a identificação de displasias esqueléticas fetais.

REFERÊNCIAS BIBLIOGRÁFICAS

1. Bricker L, Medley N, Pratt JJ. Routine ultrasound in late pregnancy (after 24 weeks' gestation). Cochrane Database of Systematic Reviews 2015; Issue 6, Art. No.: CD001451.
2. Zugaib M (ed). Medicina fetal. 3.ed. São Paulo: Atheneu, 2012.
3. Donne Junior HD. Avaliação da idade gestacional através da identificação ultrassonográfica dos núcleos de ossificação epifiseais de ossos longos fetais no terceiro trimestre de gestação [dissertação]. Curitiba: Departamento de Tocoginecologia do Setor de Ciências da Saúde, Universidade Federal do Paraná, 2003.
4. Peixoto AB, CaldasTMRC, Silva TAG, Caetano MSSG, Martins WP, Santana EFM et al. Assessment of ultrasound and Doppler parameters in the third trimester of pregnancy as predictors of adverse perinatal outcome in unselected pregnancies. Ginekologia Polska 2016; 87(7):510-15.
5. Zugaib M, Miyadahira S, Nomura RMY, Francisco RPV (eds.). Vitalidade fetal: propedêutica e avaliação. São Paulo: Atheneu, 2000.
6. Practice Bulletin no. 145: Antepartum fetal surveillances. Obstet Gynecol 2014; 124:182-92.
7. Figueras F, Caradeux J, Crispi F, Eixarch E, Peguero A, Gratacos, E. Diagnosis and growth restriction surveillance of late-onset fetal. Am J Obstet Gynecol 2018; 218(2S):S790-S802.e1.
8. Fernandes CE, Sá MPS (eds.). Tratado de obstetrícia Febrasgo. Rio de Janeiro: Elsevier, 2018.
9. Garofalo A, Pilloni E, Alemanno MG, Garofalo G, Sciarrone A, Todros T et al. Ultrassound accuracy in prenatal diagnosis of abnormal placentation of posterior placenta previa. Eur J Obstet Gynecol Reprod Biol 2019; 242:86-91.
10. Jauniaux E, Collins S, Burton GJ. Placenta accrete spectrum: pathophysiology and evidence-based anatomy for prenatal ultrasound imaging. Am J Obstet Gynecol 2018; 218(1):75-87.
11. Manegold, G et al. Is a routine ultrasound in the third trimester justified? Additional fetal anomalies diagnosed after two previous unremarkable ultrasound examinations. Ultraschall in Med 2011; 32(4):381-6.
12. Ficara A, Syngelaki A, Hammami A, Akolelar R, Nicolaides KH. Value of routine ultrasound examination at 35-37 weeks gestation in diagnosis of fetal abnormalities. Ultrasound Obstet Gynecol 2020; 55(1):75-80. Disponível em: wiley online library.com.
13. Coady AM, Bower S (eds.). Twining anomalias fetais. 3.ed. Rio de Janeiro: Elsevier, 2016.
14. Malinger G, Lerman-Sagie T, Watemberg N, Rotmensch S, Lev D, Glezerman M. A normal second-trimester ultrasound does not exclude intracranial structural pathology. Ultrasound Obstet Gynecol 2002; 20:51-6.
15. Le Ray C, Grangé G Routine third trimester ultrasound in low risk pregnancy confers not benefit. Against: arguments for a routine third trimester ultrasound: what the meta-analysis does not show! Br J Obstet Gynaecol 2016; 123(7):1122.

CAPÍTULO 132

Óbito fetal

Eduardo Augusto Brosco Famá
Thais Alquezar Facca
Mauro Sancovski

INTRODUÇÃO

O óbito fetal (OF) é uma entidade na obstetrícia que causa grande impacto psicológico tanto para a gestante como para seus familiares e para a equipe de saúde que presta os cuidados a essa mulher. Seus efeitos podem ser tão importantes quanto a morte de uma criança nascida viva.[1]

A taxa mundial de natimortalidade em 2015 foi de 18,9 para 1.000 nascidos, sendo que a maioria desses óbitos ocorreu em países de baixa renda e grande parte das vezes era evitável.[2]

Em uma análise transversal que usou dados da Pesquisa Nacional de Demografia e Saúde da Criança e da Mulher (PNDS) do Brasil em 2006, a prevalência de natimortos foi de 14,82 a cada 1.000 nascimentos.[3]

Em 2015, no Brasil, essa taxa havia caído para 10,8 para cada 1.000 nascimentos, sendo maior na região Nordeste (13,23 por 1.000 nascimentos) e menor que a taxa nacional nas regiões Sul (8,27 por 1.000 nascimentos), Centro-Oeste (9,72 por 1.000 nascimentos) e Sudeste (10,08 por 1.000 nascimentos), demonstrando a clara associação entre as taxas e as condições socioeconômicas e de acesso à saúde das diferentes regiões do país.

Foi lançada em 2014 uma resolução da assembleia da Organização Mundial da Saúde (OMS) que tem como meta reduzir a taxa de natimortos para 12 ou menos para 1.000 nascimentos até 2030 em todos os países do mundo (*Every Newborn Action Plan*). Para tanto, o plano de ação principal é proporcionar de forma universal a assistência ante e perinatal, identificando as possíveis causas dos óbitos fetais e fornecendo condições de evitá-los.[2,4]

DEFINIÇÃO

OF ou morte fetal é a morte de um produto conceptual, antes da sua expulsão ou extração completa do corpo da mãe, evidenciada pelos seguintes parâmetros: ausência de respiração ou outro sinal de vida, como batimentos cardíacos, pulsações do cordão umbilical ou movimentos efetivos dos músculos de contração voluntária.[5]

Existem algumas divergências com relação à definição do OF quanto ao tempo de duração da gravidez e ao peso fetal.[6] A 10ª revisão da Classificação Internacional de Doenças (CID-10) define como óbito fetal precoce os óbitos em fetos com 500 g ou mais, ou 22 semanas completas de gestação ou mais, ou medindo 25 cm ou mais; óbito fetal tardio em fetos com 1.000 g ou mais, ou 28 semanas ou mais, ou 35 cm ou mais, sendo que as perdas gestacionais abaixo de 22 semanas de gravidez são consideradas abortamento.[2] A OMS, com o intuito de comparação de dados internacionais, define o OF como o critério considerado para óbito fetal tardio pelo CID-10, ou seja, feto pesando 1.000 g ou mais e idade gestacional presumida maior ou igual a 28 semanas.[2] OF intraparto é aquele que ocorre após o início do trabalho de parto e antes do nascimento baseado na presença de batimento cardíaco fetal no início do trabalho de parto.[2]

FATORES DE RISCO

Os fatores de risco associados ao OF são diversos, sendo os principais abordados nos próximos parágrafos.

A idade materna acima de 35 anos está associada com maiores taxas de óbito fetal devido à maior incidência de gestações múltiplas e anomalias congênitas.[7]

Mulheres afrodescendentes são consideradas de risco para OF, pois nesse grupo há maior incidência de diabetes *mellitus*, hipertensão arterial sistêmica, ruptura prematura de membranas ovulares e descolamento prematuro de placenta.[8]

Nulíparas apresentaram maior taxa de natimortalidade quando comparadas a mulheres com um parto ou mais.[8]

Fatores de risco que podem ser modificados são: obesidade, tabagismo, uso de drogas ilícitas e etilismo.[4] Grávidas que param de fumar entre as gestações diminuem o risco de OF para níveis iguais aos das não fumantes.[4]

A hipertensão arterial sistêmica e o diabetes *mellitus* são as principais complicações maternas responsáveis pela morte fetal.[4] As taxas de óbito fetal são de 50 para 1.000 nascimentos em gestantes com eclâmpsia, e a síndrome HELLP e é de 2 a 4 vezes maior em grávidas com diabetes.[9]

A gemelidade tem quatro vezes mais chance de OF, isso devido principalmente à síndrome de transfusão fetofetal, ao maior risco de restrição de crescimento e de maior chance de malformações fetais.[4]

Algumas situações em gestações pregressas estão associadas com o aumento das mortes fetais, tais como parto pré-termo, restrição de crescimento fetal (mulheres com história de restrição de crescimento fetal antes de 32 semanas que nasceu vivo apresentam duas vezes mais risco de OF em uma gestação futura) e pré-eclâmpsia.[10]

CAUSAS

As causas de OF podem ser divididas em causas maternas e fetoanexiais (Tabela 1). Porém, em 40 a 50% dos casos de OF, sua causa não é identificada.[11]

TABELA 1   Causas de OF

Causas maternas	▪ Hipertensão ▪ Diabetes ▪ Síndrome de anticorpo antifosfolípide ▪ Trombofilias hereditárias ▪ Traumas maternos
Causas fetoanexiais	▪ Anomalias hereditárias e cromossômicas ▪ Infecções congênitas ▪ Isoimunização Rh ▪ Hidropsias não imunes ▪ Descolamento prematuro de placenta ▪ Insuficiência placentária ▪ Síndrome de transfusão fetofetal ▪ Corioamnionite ▪ Prolapso de cordão ▪ Ruptura de vasa prévia
Causas indeterminadas	Sem possibilidade de descobrir a causa

OF: óbito fetal.
Fonte: modificada de Sun et al.[4]

CAUSAS MATERNAS

Cerca de 5 a 10% das mortes fetais têm como causa doenças maternas, sendo as síndromes hipertensivas e o diabetes as principais doenças relacionadas ao OF.[5] Além dessas tem-se: trombofilias, isoimunização Rh, alterações genéticas (translocação balanceada, doenças recessivas raras e doenças autossômicas) e infecções maternas (sífilis, toxoplasmose, rubéola, HIV, citomegalovírus, parvovírus B19, varicela e listeriose).[4,11] As complicações intraparto, como a desproporção cefalopélvica e apresentações anômalas que levam a asfixia, também são relatadas como causa de OF.[4,11]

CAUSAS FETOANEXIAIS

As causas fetais representam cerca de 25 a 40% dos casos de natimortalidade, sendo as anomalias genéticas e cromossômicas (monossomia do X, trissomia do 21, 18 e 13) e a hidropisia imune e não imune as principais.[4] As malformações mais comuns são: defeitos do fechamento do tubo neural, doença cardíaca complexa e hidrocefalia isolada.[5]

As alterações da placenta, membrana ou cordão umbilical são responsáveis por 15 a 25% das mortes fetais, tais como: descolamento prematuro de placenta, ruptura prematura de membranas (corioamnionite), restrição de crescimento fetal, prolapso de cordão e ruptura de vasa prévia.[4,11] Circular de cordão umbilical não é associada ao maior risco de OF.[5]

DIAGNÓSTICO

A principal queixa da gestante que leva a suspeita de óbito fetal é a cessação dos movimentos do concepto. No exame obstétrico a inaudibilidade dos batimentos cardíacos fetais é um sinal de probabilidade da morte fetal. O exame radiológico (raio x) perdeu seu papel com o advento da ultrassonografia. O padrão ouro para o diagnóstico de OF é a ausência de batimentos cardíacos fetais na ultrassonografia.[12]

CONDUTA

A conduta escolhida para o manejo do parto vai depender da idade gestacional, história obstétrica, causa do OF e do desejo materno, não existindo uma "receita" aplicável em todas as gestantes.[4,11] A Tabela 2 resume as condutas possíveis no OF.

TABELA 2 Condutas no óbito fetal conforme a idade gestacional

Conduta	Idade gestacional em semanas		
	< 14	14-28	> 28
Expectante	+	+	+
Dilatação cervical e curetagem/aspiração	+	–	–
Dilatação mecânica com sonda de Foley	–	+	+
Indução com ocitocina	–	–	+
Indução com prostaglandina ou análogos	+	+	+
Parto cesárea	–	–	+

Fonte: adaptada de Mendes et al.[11]

Comunicar o fato ao paciente e familiares traz ansiedade e desconforto para o médico que assiste a gestante, e muitas vezes a relação estabelecida no pré-natal fica estremecida. É comum o sentimento de revolta, inconformismo, derrota e incapacidade de gestar.[11] Dessa forma, o apoio psicológico é fundamental, e estar disponível quantas vezes forem necessárias para esclarecer as dúvidas sobre o ocorrido é essencial.

Sabe-se que 80 a 90% dos óbitos fetais são eliminados espontaneamente em 2-3 semanas do decesso, e dessa forma a conduta expectante era a dominante em meados do século XX.[11] Essa conduta tem a vantagem de ser válida em qualquer idade gestacional, evita o risco de manipulações e tem baixo custo. Suas desvantagens são o risco de coagulopatias, descritas em alguns trabalhos após quatro semanas da morte fetal, devido à liberação de tromboplastina pelo feto morto e de seus anexos na circulação materna, o que leva ao consumo de fibrinogênio e consequente coagulação intravascular disseminada em 1 a 2% dos casos[12] (embora na prática clínica essa ocorrência quase nunca seja evidenciada), autólise fetal, que dificulta necropsia e cariótipo do produto conceptual e maior favorecimento de doença psiquiátrica dessas pacientes.[11] Caso se opte por essa conduta, deve-se solicitar contagem de fibrinogênio e plaqueta ao menos uma vez por semana e interromper a gestação quando o primeiro estiver entre 150 e 200 mg/dL e o segundo < 50.000.[11]

DILATAÇÃO CERVICAL E CURETAGEM OU ASPIRAÇÃO

Esse método pode ser utilizado de preferência em úteros pequenos (< 14 cm).[11] É uma conduta rápida e eficaz, porém apresenta risco de hemorragia, perfuração uterina, laceração de colo e pode levar a incompetência istmocervical em gestação futura, além de mutilar o feto, o que impossibilita estudo mais aprofundado deste e não permite a visão do produto conceptual pela mãe e família.[11] Tal conduta só poderá ser realizada na ausência de ossos que na retirada possam liberar espículas que poderão traumatizar o útero.

DILATAÇÃO MECÂNICA COM SONDA DE FOLEY

Consiste na inserção da sonda ultrapassando o orifício interno do colo uterino, enchimento do balão e tração por fixação da sonda à perna da gestante.[13] O mecanismo de ação ocorre pela ação mecânica e por liberação de prostaglandinas devido à separação do córion da decídua.[14,15] O método provoca uma rápida melhora no índice de Bishop, sendo sua eficácia comparada ao uso da prostaglandina via vaginal.[11] Existem sondas específicas para essa finalidade com dois balões, um para dentro do orifício interno e outro para fora, com maior resolutividade.

INDUÇÃO COM OCITOCINA

A vantagem desse método está na familiaridade do uso da ocitocina para qualquer obstetra, porém as doses habituais utilizadas na indução e condução do trabalho de parto no termo são geralmente ineficazes nos OF de segundo e início de terceiro trimestre, o que obriga ao uso de doses maiores e por maior tempo.

Isso pode levar a intoxicação hídrica, convulsão por hiponatremia, coma e edema agudo pulmonar por hipervolemia.[11]

Devido ao seu efeito antidiurético, doses de 20 mU/min já provocam redução da diurese, e com 40 mU/min pode ocorrer intoxicação hídrica.[11] É possível reverter isso substituindo o veículo de administração por soro contendo sódio (ringer e soro fisiológico).[11]

As doses de ocitocina recomendadas para cada idade gestacional estão descritas na Tabela 3.

TABELA 3   Quantidade de ocitocina sugerida para cada idade gestacional

Ocitocina	Idade gestacional
50 UI	15-23 semanas
40 UI	24-30 semanas
20 UI	30-38 semanas
5 UI	Gestação de termo

* Diluir em 500 mL de soro fisiológico e titular o gotejamento a cada 20-30 minutos até o efeito desejado.

Pacientes com cesárea anterior e grandes multíparas não devem receber ocitocina devido ao maior risco de rotura uterina;[11] se for usar, realizar maior parcimônia e monitorização contínua.

INDUÇÃO COM PROSTAGLANDINAS OU SEU ANÁLOGO

A prostaglandina ou seu análogo, o misoprostol, o mais amplamente utilizado, é fármaco bastante eficaz, permitindo a expulsão de quase 90% dos fetos em menos de 24 horas.[11] Ela promove amadurecimento do colo uterino e atividade uterina.[11] A fase de latência é mais prolongada devido ao fato de o colo ser geralmente desfavorável quando se iniciam as contrações. Contudo, após o esvaecimento e a dilatação cervical, a expulsão ocorre normalmente em 2-3 horas.[11]

As doses habitualmente preconizadas vão depender da idade gestacional do óbito e estão expostas na Tabela 4.

TABELA 4   Dose de prostaglandina (misoprostol) sugerida com relação à idade gestacional em que ocorreu o óbito fetal

Idade gestacional	Dose
OF entre 13-26 semanas	200 mcg VV a cada 4-6 horas (5 doses)
OF acima de 26 semanas	27-28 semanas: 100 mcg VV/VSI/VB a cada 4 horas > 28 semanas: 25 mcg VVa cada 6 horas ou 25 mcg VO a cada 2 horas

VV: via vaginal; VSI: sublingual (por baixo da língua); VO: oral; VB: bucal (entre a bochecha).
Fonte: modificada de Morris et al.[16]

Nas gestantes com asma e doenças cardio-vasculares o uso de prostaglandinas deve ser evitado, embora o misoprostol, sendo um aná-logo, não apresente essa contraindicação. Cicatrizes uterinas prévias podem também ser contraindicação para seu uso, apesar de alguns estudos demonstrarem sua eficácia e segurança.[11]

Segundo protocolo da Febrasgo de 2018, a indução do parto em idades gestacionais menores de 28 semanas pode ser realizada com misoprostol 200 a 400 mcg, via vaginal, a cada 4-12 horas. Alguns estudos sugerem que o uso de misoprostol para indução do parto com menos de 28 semanas em útero com cicatriz de cesárea anterior é seguro (nível de evidência B); após 28 semanas, a indução do parto segue o mesmo protocolo das gestações com feto vivo.[6]

CESÁREA

Muitas vezes, com o intuito de poupar a paciente de um sofrimento maior em decorrência da indução do parto vaginal, o obstetra, de forma impulsiva e não racional, faz a opção de realizar um parto cesárea nos casos de OF. Importante lembrar que esse procedimento não é isento de riscos e que sua morbimortalidade é superior à do parto via vaginal, além de não eliminar o sofrimento da perda que a gestante e seus familiares estão passando.

As indicações de cesárea nesses casos seriam: placenta prévia centrototal, descolamento prematuro de placenta, iminência de rotura uterina

e monstruosidade fetal.[11] Nessas situações seria interessante solicitar um coagulograma com dosagem de fibrinogênio antes de submeter a gestante ao procedimento cirúrgico.[11]

ASSISTÊNCIA AO PARTO E PUERPÉRIO

O profissional assistente deve incentivar e facilitar o contanto visual e tátil da paciente com o natimorto a fim de que a haja dissolução de fantasias maternas e a elaboração do luto de forma fisiológica.[17]

No puerpério deve-se inibir a lactação, evitar enfermaria com alojamento conjunto ou próximo a berçário e se possível promover a alta precoce para que a paciente possa participar do velório e enterro. Deve-se encorajar a expressão de sentimento de tristeza e luto. No retorno, observar situações do componente emocional que podem estar presentes e caso haja necessidade utilizar ansiolíticos e antidepressivos.

Sempre que o diagnóstico for conhecido, como nos casos de doença materna ou de insuficiência placentária, o médico deve dar atestado liberando a paciente para o velório, evitando o exame de verificação de óbito, que na maioria das vezes vai repetir a hipótese clínica.

INVESTIGAÇÃO DAS CAUSAS DE ÓBITO FETAL E PLANEJAMENTO FUTURO

A determinação da causa de OF é importante para ajudar no aconselhamento em futuras gestações e no entendimento da perda fetal. Alguns exames devem ser solicitados e estão demonstrados na Tabela 5.

TABELA 5   Exames para investigação de possíveis causas fetais

Mãe	Feto e placenta
Hemograma completo	Inspeção do feto e placenta
Tipagem sanguínea e teste de coombs indireto	Necropsia e anatomopatológico de placenta
Ácido biliar	Raio x do corpo fetal

(continua)

TABELA 5   Exames para investigação de possíveis causas fetais (*continuação*)

Mãe	Feto e placenta
Glicemia de jejum	Bacterioscopia e cultura de líquido amniótico
Hormônios tireoidianos	Cariótipo fetal
Sorologias para: parvovírus B19, sífilis, citomegalovírus, toxoplasmose e rubéola	*Microarray* cromossômico
Anticorpos autoimunes: anticoagulante lúpico, anticardiolipina e B2 glicoproteína 1	Autópsia fetal
Trombofilias: mutação do fator V de Leiden, mutação do gene da protrombina, níveis de antitrombina III, mutação do MTHFR, atividade das proteínas C e S	

O acompanhamento pré-natal em gestações posteriores à gravidez de um natimorto deve ser de alto risco, sendo recomendada supervisão intensiva a partir de 32 semanas de gestação, embora essa medida possa aumentar a taxa de prematuridade iatrogênica.[5]

Recente revisão sistemática e metanálise de ensaios clínicos randomizados forneceram evidências de que aspirina em doses de 100 mg ao dia iniciadas entre 12-16 semanas de gestação reduz o risco de morte perinatal independentemente do seu efeito benéfico na redução de risco de pré-eclâmpsia ou de restrição de crescimento fetal.[18] Dado que baixas doses de aspirina têm custo baixo, são bem toleradas e têm poucos efeitos adversos (está associado a um aumento não significativo de descolamento prematuro de placenta), pode ser razoável considerar seu uso em um contexto mais amplo e geral para melhorar o resultado perinatal principalmente em mulheres com história prévia de OF.

CONSIDERAÇÕES FINAIS

- Adequada assistência pré-natal.
- Uso de ácido fólico antes da gravidez para prevenção de alterações do tubo neural.

- Estar disponível para esclarecimentos e perguntas da paciente e familiares.
- Utilizar o misoprostol como método preferencial da indução de parto.
- Utilizar de analgesia e anestesia no trabalho de parto e no parto.
- Permitir a presença de acompanhante equilibrado durante o trabalho de parto, o parto e o puerpério.
- Incentivar a mãe a ver e tocar o natimorto.
- Evitar alojamento conjunto.
- Inibir a lactação e promover a alta precoce.
- Utilizar de analgésicos e ansiolíticos conforme demanda no puerpério.
- Fornecer atestado de óbito quando causa for conhecida liberando a paciente para velório.
- Permitir e encorajar a expressão de sentimentos de tristeza e luto.
- Marcar retorno e solicitar exames para determinar a causa do óbito fetal.
- Avaliar a possibilidade de utilização de aspirina 100 mg por dia iniciando entre 12-16 semanas em gestações futuras.

REFERÊNCIAS BIBLIOGRÁFICAS

1. 1. Cacciatore J. Psychological effects of stillbirth. Semin Fetal Neonatal Med 2013; 18(2):76-82.
2. 2. Lawn JE, Blencowe H, Waiswa P, Amouzou A, Mathers C, Hogan D et al. Stillbirths: rates, risk factors, and acceleration towards 2030. Lancet 2016; 387(10018):587-603.
3. Carvalho TS, Pellanda LC, Doyle P. Prevalência de natimortos no Brasil: investigação de diferenças regionais. J Pediatr 2018; 94(2):200-6.
4. Sun SY, Mattar R, Carvalho N, Braga Neto AR. Morte fetal. In: Fernandes CE, de Sá MFS (eds.). Tratado de obstetrícia Febrasgo. Rio de Janeiro: Elsevier, 2019. p.327-33.
5. ACOG Practice Bulletin No. 102: management of stillbirth. Obstet Gynecol 2009; 113(3):748-61.
6. Sun SY, Mattar R, Carvalho N, Braga Neto AR. Óbito fetal. São Paulo: Federação Brasileira das Associações de Ginecologia e Obstetrícia (Febrasgo); 2018 (Proto-colo Febrasgo – Obstetrícia, n. 39 / Comissão Nacional Especializada em Gestação de Alto Risco).
7. Gardosi J, Madurasinghe V, Williams M, Malik A, Francis A. Maternal and fetal risk factors for stillbirth: population based study. BMJ 2013; 346:f108.

8. Rosenstein MG, Snowden JM, Cheng YW, Caughey AB. The mortality of expectant management compared with delivery stratified by gestational age and race and ethnicity. Am J Obstet Gynecol 2014; 211(6):660.e1-8.

9. Wou K, Ouellet MP, Chen MF, Brown RN. Comparison of the aetiology of stillbirth over five decades in a single centre: a retrospective study. BMJ Open 2014; 4(6):e004635.

10. Figueras F, Gratacós E. Update on the diagnosis and classification of fetal growth restriction and proposal of a stage-based management protocol. Fetal Diagn Ther 2014; 36(2):86-98.

11. Mendes ETR, João LC, Torloni MR, Peixoto S. Óbito fetal. In: Peixoto S (ed.). Pré-natal. 3.ed. São Paulo: Rocca, 2004. p.588-98.

12. Weinstein BJ, Platt LD. The ultrasonic appareance of intravascular gas in fetal death. J Ultrasound Med 1983; 2:451-3.

13. Souza ASR, Medeiros Junior WM, de Araújo BBTF, de Albuquerque ICC, Coelho N, Guerra GVQL. Método mecânico de indução do parto em gestantes de alto ris-co com cesariana anterior. Rev Bras Ginecol Obstet 2015; 37(3):127-32.

14. Surita FG, Cecatti JG, Kruppa F, Tedesco RP, Parpinelli MA. Cervical ripening methods for labor induction. Rev Bras Saúde Mater Infant 2004; 4(2):125-33.

15. Jozwiak M, Bloemenkamp KW, Kelly AJ, Mol BW, Irion O, Boulvain M. Mechanical methods for induction of labour. Cochrane Database Syst Rev 2012; 3:CD001233.

16. Morris JL, Winikoff B, Dabash R, Weeks A, Faundes A, Gemzell-Danielsson K et al. FIGO's updated recommendations for misoprostol used alone in gynecology and obstetrics. Int J Gynecol Obstet 2017; 138(3):363-66.

17. Ryninks K, Roberts-Collins C, Mckenzie-Mcharg K, Horsh A. Mothers' experience of their contact with their stillborn infant: an interpretative phenomenological analysis. BMC Pregnancy Childbirth 2014; 14(1):203.

18. Turner JM, Robertson NT, Hartel G, Kumar S. Impact of low-dose aspirin on adverse perinatal outcome: meta-analysis and meta-regression. Ultrasound Obstet Gynecol 2020; 55(2):157-69.

CAPÍTULO 133

Imunização em gestantes

Júlio César Teixeira
Susana Cristina Aidé Viviani Fialho
Giuliane Jesus Lajos

INTRODUÇÃO

Vacinas são importantes instrumentos de prevenção e devem integrar o planejamento de saúde de todos, homens e mulheres, do nascimento à terceira idade. No entanto, algumas condições associadas ao gênero feminino fazem com que a atenção à vacinação da mulher mereça um planejamento diferenciado. A mulher, apesar de bastante inserida no mercado de trabalho, ainda é a principal cuidadora, seja de crianças ou de adultos e idosos.

A ocorrência de doenças infecciosas durante a gestação pode oferecer riscos sérios à segurança do feto, como malformações e até morte, além de causar abortos e partos prematuros. Por outro lado, algumas vacinas são contraindicadas durante a gestação pelo risco de causar infecção ao feto.

Vacinar a mulher apresenta um leque de benefícios. Contribui para sua proteção, evita que ela transmita infecção para o feto, permite a transmissão de anticorpos para o feto, impede a transmissão de doenças para o lactente e para os demais que estão sob seus cuidados em casa, na creche, na escola, em hospitais. Portanto, são fundamentais as orientações específicas sobre imunização para a fase adulta da mulher.[1]

O PAPEL ÉTICO DO GINECOLOGISTA/OBSTETRA NA IMUNIZAÇÃO

A orientação da imunização de mulheres cabe, principalmente, aos ginecologistas e obstetras, e esse ato é considerado crucial no controle populacional de doenças infectocontagiosas imunopreveníveis.

O Programa Nacional de Imunizações (PNI), criado em 1973, estabelece um calendário de vacinação considerado um dos mais completos do mundo e fornece a imunização gratuitamente.[2] São mais de 300 milhões de doses anuais distribuídas em 45 diferentes imunobiológicos, como vacinas, soros e imunoglobulinas, fatos que contribuíram, por exemplo, para a erradicação da varíola e da poliomielite, além da redução dos casos e mortes derivadas do sarampo, da rubéola, do tétano, da difteria e da coqueluche. O PNI define os calendários de vacinação considerando a situação epidemiológica, o risco, a vulnerabilidade e as especificidades sociais, com orientações específicas para crianças, adolescentes, adultos, gestantes, idosos e povos indígenas.[2] Entre as recomendações nacionais de imunização e que contemplam mais de 45 imunobiológicos, 19 são vacinas e estão disponíveis no PNI para utilização em recém-nascidos, podendo se estender por toda a vida.[2,3]

Historicamente, não havia uma cultura na qual os ginecologistas e obstetras participassem efetivamente da orientação da imunização, restando apenas a vacinação antitetânica em gestantes atendidas no sistema público. As outras vacinas eram oferecidas periodicamente em campanhas populacionais, como a vacinação contra a rubéola. Mas, na última década, os ginecologistas e obstetras começaram a ser orientados a participar efetivamente dos programas de imunizações.[3]

Inicialmente, o licenciamento das vacinas HPV (vírus do papiloma humano), em 2007, colocou as mulheres como a principal população-alvo. Atualmente, essas vacinas estão disponíveis no Sistema Único de Saúde (SUS) para imunização de meninos entre 11 e 14 anos e de meninas entre 9 e 14 anos, e de indivíduos imunossuprimidos até 26 anos.[2]

Posteriormente, em 2009, ocorreu a temida pandemia de *influenza* H1N1, que identificou as mulheres gestantes como um grupo de risco para complicações e óbito. Assim, o PNI passou a oferecer a imunização contra *influenza* para grupos de risco, incluindo as gestantes.

O terceiro evento que ratifica a necessidade de os ginecologistas e obstetras se atualizarem sobre imunização e não negligenciar uma correta orientação às mulheres assistidas foi a epidemia de óbitos neonatais por coqueluche, vivenciada no Brasil a partir de 2011. A principal estratégia para controle dessa situação está sendo vacinar todas as gestantes, e a cada gestação, para a proteção do recém-nascido, o que passou a ser uma regra para o sistema público desde o final de 2014.[3]

É conhecida a necessidade de manutenção de altos níveis de cobertura vacinal na população e a utilização de doses de reforços periódicas para obter a manutenção do controle de muitas doenças infecciosas. O ginecologista e obstetra é o principal médico a ter acesso a uma parte importante da população, as mulheres, e por longo período de suas vidas, e deve realizar essa orientação periódica.[3]

O Código de Ética Médica, na revisão de 2018, mantém o destaque a respeito da autonomia do médico e do paciente com relação à imunização, ressaltando a importância do diálogo na orientação, cabendo ao paciente tomar suas decisões.[4] A aplicação de vacinas não é um ato médico, mas a prescrição sim. Toda ação precisa ser documentada em prontuário.

CONCEITOS BÁSICOS EM IMUNIZAÇÃO

Vacinação e imunização: vacinação é o ato da administração de microrganismos infecciosos, sejam mortos ou vivos-atenuados, ou partes destes, com o intuito de induzir a formação de anticorpos e, com isso, prevenir uma infecção e doenças. Imunização é o resultado do processo pelo qual o indivíduo torna-se protegido contra uma doença.

Tipos de imunização:

- Imunidade específica adquirida ativamente: há estímulo prévio à exposição a antígenos por infecções ou pelas vacinas. Há produção de anticorpos (imunidade humoral) ou de células com especificidade para determinados antígenos (imunidade celular). A proteção é duradoura.
- Imunidade passivamente adquirida: há transferência de anticorpos (imunoglobulinas) já prontos por via transplacentária, pelo leite materno ou por meio de administração de imunoglobulinas heterólogas ou humanas. A proteção é imediata, mas de curta duração.[1,5]

Resposta imune à vacina: como regra, quanto maior a semelhança entre o componente da vacina e o causador da doença natural ou tipo selvagem, melhor será a resposta com relação à duração de proteção e memória imune. Os efetores imunes induzidos pelas vacinas são, essencialmente, os linfócitos B, que produzem os anticorpos capazes de se ligarem especificamente a uma toxina ou patógeno.[1,3,5]

Vacinas "vivas": são constituídas de microrganismos vivos atenuados, obtidos por meio da seleção de cepas naturais, selvagens e atenuadas por meio de culturas especiais. O agente permanece vivo, multiplica-se no hospedeiro, provocando infecção similar à doença, gerando grande capacidade protetora e longa duração, com apenas uma dose. Essa resposta imune pode interferir na resposta de outra vacina. Portanto, se não aplicadas no mesmo momento, devem ser aplicadas respeitando um intervalo mínimo de 28 dias entre vacinas diferentes. São contraindicadas em gestantes e imunossuprimidos e sofrem interferência das imunoglobulinas. Portanto, pacientes que receberam imunização passiva devem aguardar de 3-6 meses para receber uma vacina atenuada. Os efeitos adversos são mais tardios. Isso ocorre porque se fazem necessários um período de incubação, a replicação da cepa vacinal e a resposta imunológica. Assim, os eventos adversos ocorrem 5-10 dias após a vacinação, e se assemelham ao quadro de infecção do vírus selvagem, mas com sintomas menos intensos e de curta duração.[5]

Vacinas inativadas: são obtidas a partir de microrganismos inteiros, toxinas ou componentes tóxicos inativados, subunidades ou fragmentos de microrganismos, proteínas obtidas por engenharia genética, polissacarídeos extraídos da cápsula ou polissacarídeos conjugados a proteínas. Não são virulentas, mas são menos imunogênicas e precisam de adjuvantes para aumentar a resposta imune, como o alumínio e o AS01, AS04, exemplos de adjuvantes. O papel dos adjuvantes é estimular uma resposta inflamatória relacionada à vacinação, aumentando a exposição do antígeno vacinal ao sistema imune, induzindo maior produção de anticorpos, de memória imunológica e uma proteção duradoura. Como não induzem respostas humorais sustentadas após uma única dose, necessitam de pelo menos duas doses de vacina, com intervalo mínimo de 3-4 semanas. Essas vacinas provocam efeitos adversos precoces decorrentes da ação inflamatória causada pelos adjuvantes (dor, edema, rubor no local da injeção) e surgem nas primeiras 24 horas após a aplicação. A resposta de uma vacina não interfere na da outra, e, assim, essas vacinas podem ser aplicadas sem intervalo mínimo com outras vacinas atenuadas ou inativadas. Geralmente não são contraindicadas em gestantes ou imunossuprimidos, e não sofrem interferência de imunoglobulinas.[5]

Vacinas combinadas: são aquelas que contêm no mesmo frasco tipos diferentes de agentes, por exemplo, a vacina tríplice viral contra o sarampo, caxumba e rubéola.

Composição das vacinas: além do agente imunizante, uma vacina contém células, proteínas ou outros componentes originados dos meios de cultura utilizados, e, ainda, líquido de suspensão (água destilada ou solução salina fisiológica), conservantes, estabilizadores, antibióticos e adjuvantes (potencializadores da resposta imune).[1,5,6]

Duração da resposta de anticorpos: alguns determinantes relacionados à manutenção da resposta imune de anticorpos têm sido descritos em pacientes saudáveis:[1,5,6]

- Natureza da vacina: somente as vacinas de vírus vivos atenuados induzem resposta imune persistente por décadas. Em contraste, as vacinas com antígenos polissacarídeos têm o menor tempo de duração, sendo necessárias doses de reforço após alguns anos.
- Intervalo entre doses: um mínimo de três semanas entre duas doses primárias permite um adequado estímulo antigênico para ambas as vacinas. E um intervalo mínimo de quatro meses entre a vacinação primária e o reforço permite a maturação da afinidade das células B de memória.
- Sistema imune: a imaturidade presente nos primeiros meses de vida e a imunossenescência que ocorre com o avançar da idade limitam a indução de células plasmáticas duradouras.
- Outros fatores: carências nutricionais, doenças crônicas, doenças imunológicas congênitas ou adquiridas, uso de medicamentos imunodepressores e asplenia anatômica ou funcional.

Aplicação de vacinas diferentes: uma vacina inativada pode ser administrada simultaneamente ou em qualquer momento antes ou depois de outra vacina inativada ou viva. Diferentes vacinas vivas podem ser administradas no mesmo dia ou após um intervalo de quatro semanas. A administração de duas ou mais vacinas no mesmo momento é muito utilizada e deve ser realizada em diferentes locais (braços diferentes) ou no mesmo braço com uma distância de 3 cm entre os locais da injeção.[2,5]

Hipersensibilidade aos componentes vacinais: essas reações após vacinação podem ser locais ou sistêmicas e podem variar em intensidade, desde leves sintomas locais até anafilaxia. O início das reações adversas pode ser imediato ou tardio. A anamnese pré-vacinação e a observação pós-vacinal são importantes ações visando evitar complicações.

Contraindicações: as contraindicações para vacinação estão na bula das diversas vacinas e podem diferir das recomendações de Associações Médicas ou Comitês Regulatórios. Duas contraindicações são comuns a todas as vacinas: reação anafilática prévia à vacina ou a algum de seus componentes e doença febril aguda moderada a severa. Os casos de imunossupressão por doença ou medicação e a gestação são contraindicações para uso das vacinas vivas.[5] O uso de corticoides sistêmicos (20 mg/dia de prednisona, por 14 dias) pode suprimir o sistema imune e, na prática, contraindica a vacinação em geral, principalmente para as vacinas vivas. Essas pessoas podem ser vacinadas logo após descontinuarem a medicação.[5]

Indicação off label: O uso *off label* de uma vacina é, por definição, o seu uso não autorizado formalmente por uma agência reguladora, o que não significa que seja incorreto.[1] Geralmente a prescrição *off label* é baseada em evidências disponíveis, mas ainda não avaliadas pelos órgãos oficiais. Essa situação é citada pela própria Anvisa (Agência Nacional de Vigilância Sanitária), que orienta a possibilidade de uso *off label* de acordo com as evidências atuais e a critério do médico.[5]

VACINAÇÃO PRÉ-CONCEPCIONAL

O ideal é que a vacinação seja realizada antes da concepção, pois permite imunizar a mulher também com as vacinas de vírus atenuados (varicela, febre amarela, rubéola, caxumba, sarampo), que são contraindicadas durante a gestação. E, após a vacinação com essas vacinas, a mulher deve ser orientada a aguardar um mês para iniciar o processo de concepção. Essa é a melhor época para prepará-la para uma gestação segura, evitando riscos de infecção para o binômio mãe-filho. A infecção materna tem grande potencial de envolvimento fetal e pode ser causa de aborto, morte fetal, malformação congênita, atraso no crescimento intrauterino, rotura prematura das membranas, parto prematuro e infecção neonatal.

A mulher adulta pode ser suscetível às doenças infecciosas imunopreveníveis por diversos motivos: por ter escapado da infecção natural; por não ter recebido todas as vacinas recomendadas hoje para crianças e adolescentes, já que muitas delas não existiam há cerca de 5-10 anos; por ter voltado a ser suscetível, apesar do passado de infecção, o que ocorre não raramente, quando a doença não oferece imunidade permanente (p. ex., tétano, coqueluche, difteria, doença meningocócica e outras), ou por falta de doses de reforço; por ter recebido esquema incompleto; por não ter respondido adequadamente às vacinas administradas (falha primária).

Muitas dessas infecções apresentam formas mais graves na fase adulta, portanto todo esforço deve ser feito para que seja concluída a imunização da mulher de acordo com os calendários vacinais.

Para prevenir as complicações na gestação é necessária uma avaliação e aconselhamento pré-concepcional da mulher/casal, sendo considerada ferramenta fundamental nesse processo.[1,3,5]

VACINAS RECOMENDÁVEIS NA GESTAÇÃO

O valor clínico das vacinas

A imunização da gestante desempenha um papel significativo na melhoria da saúde materna e neonatal para diversas doenças infecciosas. A suscetibilidade própria da gestante para condições infecciosas, assim como a capacidade de o anticorpo materno oferecer proteção neonatal, por meio de sua transferência transplacentária, tornam a gestação um momento ímpar em que a prática vacinal deve ser garantida.

A imunização materna é particularmente importante ao considerarmos doenças evitáveis pela vacinação, para as quais não há opções na proteção de bebês, como nos casos de *influenza* e *pertussis*. Os anticorpos maternos podem proteger seus bebês até um pouco mais de seis meses de vida, período em que não há imunidade destes pela vacinação própria.[7]

As vacinas têm sido uma das ferramentas mais úteis na redução efetiva da mortalidade infantil. Contudo, o progresso na redução das mortes tem sido menor em bebês muito novos, ainda não vacinados, quando comparados aos bebês e crianças que já completaram seu esquema vacinal.[8]

A imunização primária não está completa em bebês antes de 3 meses de vida, na grande maioria dos países desenvolvidos e em desenvolvimento, e de 14 meses de vida, na maioria dos países subdesenvolvidos.[9] Nesse contexto de vulnerabilidade às infecções dos bebês cujo esquema vacinal básico ainda não se encontra completo, a vacinação materna torna-se uma medida importantíssima de promoção de saúde infantil. Anticorpos maternos da classe IgG atravessam a placenta e conferem proteção passiva à criança até, aproximadamente, os 15 meses de vida. Esses anticorpos também são transmitidos pelo leite materno.[8,9]

Além disso, devido às alterações imunológicas que ocorrem durante a gravidez, sabe-se que diversas infecções estão associadas a maior morbidade e mortalidade materna durante a gestação.[7] As alterações na imunidade celular ajudam a explicar respostas insatisfatórias a algumas infecções virais, como é o caso da *influenza*, que requer vigorosa imunidade celular para suprimir a replicação viral.[10] Para essas infecções, a vacinação durante o período grávi-do-puerperal é de grande valor na prevenção da morbidade grave.

Apesar de diferentes resultados em estudos que avaliam a imunogenicidade das vacinas administradas durante a gestação, não há evidências de redução da efetividade da vacinação realizada nesse período.[11]

A vacinação materna, portanto, é capaz de atuar na redução da morbidade e mortalidade materna e infantil, por doenças infecciosas evitáveis pela imunização, sendo a promoção dessa prática um desafio atual aos ginecologistas e obstetras.

As recomendações nacionais para imunização materna no período da gestação e do puerpério incluem a vacina inativada *influenza*, a vacina combinada difteria-tétano-coqueluche acelular do adulto (dTpa) e a vacina hepatite B. Entretanto, há outras vacinas indicadas em situações especiais e vacinas contraindicadas durante a gestação.[2,7,12]

Influenza (gripe)

A vacina *influenza* é recomendada para toda gestante e em cada gravidez, e pode ser administrada com segurança em qualquer idade gestacional.[2,7,12,13]

A justificativa para essa recomendação inclui as evidências, principalmente de estudos observacionais, de que a infecção pelo vírus *influenza* está associada ao aumento de hospitalizações e de evoluções para maior gravidade clínica em gestantes. O maior número de infecções pela *influenza* ocorre no período de outono-inverno, porém os casos de maior gravidade são observados nas pandemias.[14] A vacinação de gestantes contra *influenza* deve ser feita antes ou durante o inverno, não importando o tempo decorrido entre a última dose de vacina de gripe recebida, ou a idade gestacional. Sua proteção dura aproximadamente 6-12 meses. É recomendada mundialmente para todas as gestantes,[15] e o Ministério da Saúde do Brasil promove campanhas anuais, com vacinação gratuita na rede básica de saúde, para todas as gestantes e puérperas até 45 dias.[2]

Desde o início de 2020, o mundo vivencia uma emergência de saúde pública global com a pandemia pelo SARS-CoV-2, novo coronavírus, agente etiológico da doença COVID-19. A infecção desse novo vírus apresenta-se na grande maioria das pessoas na forma assintomática, mas podendo causar desde síndrome gripal (20%), pneumonia e até síndrome respiratória aguda grave (SRAG) em 5%.[16] A doença causada pelo vírus H1N1 passa a ser um diagnóstico diferencial para a doença COVID-19, o que enfatiza a necessidade da vacinação contra a gripe nos dias atuais.

A vacina *influenza* pode interferir na interpretação de alguns testes laboratoriais, como reações falso-positivas observadas em testes sorológicos que utilizaram a técnica de ELISA para a detecção de anticorpos contra o HIV1, hepatite C e HTLV1. Porém os resultados positivos não são confirmados pela reação de *Western Blot*. Sabe-se que essas reações falso-positivas são devidas à resposta IgM induzida pela vacinação.[5,7]

Difteria, tétano e coqueluche acelular (dTpa)

A vacina dTpa é recomendada para toda gestante, independentemente de vacinação prévia, devendo ser administrada a partir de 20 semanas de idade gestacional.[2,3,7,12] Informações recentes apontam que o nível de anticorpos após a vacinação em gestantes é alto e persistente a partir de 20 semanas, tanto quanto no período anteriormente orientado (27-32 semanas), sem necessidade de retardar a vacinação ou correr o risco de perder a oportunidade, incluindo a imunização adequada para possíveis partos prematuros.[3] Trata-se de uma vacina inativada, sem riscos teóricos para a gestante e para o feto. A mulher poderá receber essa vacina até 45 dias do puerpério, caso não tenha sido feita durante a gestação.[2,3,7,12]

As recomendações para administração da vacina dTpa às mulheres grávidas ocorreram em resposta a um grande surto de coqueluche que ocorreu nacional e internacionalmente, como nos EUA, especialmente a partir de 2012.[17,18] Mudanças epidemiológicas nos últimos anos indicam que a coqueluche é uma doença de todas as idades, podendo surgir como quadro clínico atípico com tosse prolongada por mais de catorze dias em adolescentes e adultos, sendo subdiagnosticada e não tratada. A *Bordetella pertussis* é um cocobacilo Gram-negativo com afinidade exclusiva pelas mucosas das vias respiratórias humanas, e sua principal transmissão se dá pelo contato direto das secreções do trato respiratório por meio da tosse ou espirro.[19] Assim, adolescentes e adultos sem atualização de doses de reforço são a principal fonte de transmissão da coqueluche para crianças no primeiro ano de vida, que ainda não completaram sua vacinação.[20] A principal indicação de vacinação contra coqueluche durante a gestação é a prevenção de coqueluche em bebês menores de 6 meses de vida, nos quais há maior prevalência e evolução mais frequente para quadros graves da doença e óbito.[18,21] Essa vacinação é realizada com a vacina combinada dTpa.

A estratégia casulo ou *cocooning* (palavra de origem inglesa) se volta para a imunização dos que apresentam maior risco de transmitir a doença no ambiente doméstico, que funciona como unidade epidêmica da doença, sendo pais (principalmente a mãe), irmãos, avós, cuidadoras e outros familiares as principais fontes de infecção para lactentes. Iniciou-se com o objetivo de prevenção da coqueluche, no entanto, essa estratégia deve contemplar a prevenção de outras infecções que também são graves para os lactentes e que podem ser transmitidas pelos adultos e adolescentes que com eles convivem. Recomenda-se a vacina desses adultos e adolescentes contra coqueluche, varicela, *influenza* e tríplice viral. Cercar o lactente com um casulo de imunidade de rebanho, imunizando todos os contatos próximos, até que tenha idade suficiente para ter desenvolvido sua própria imunidade com a série de vacinas infantis.[22]

Para reduzir a doença e o risco de vida na criança menor que 6 meses de idade, a melhor combinação é a vacinação da gestante e a estratégia *cocoon*. Entretanto, a baixa cobertura da vacinação dTpa reforça a dificuldade de implementar a proteção infantil e a importância do papel do ginecologista e obstetra.[22,23]

O tétano é uma doença aguda, frequentemente fatal, causada por uma exotoxina produzida pelo *Clostridium tetani*. O tétano neonatal pode ocorrer nos primeiros 28 dias de vida através da contaminação do coto umbilical de recém-nascidos de mães que não têm anticorpos suficientes durante a gestação, e assim não conseguem desenvolver a proteção passiva pela passagem transplacentária.[3,7]

A difteria é uma doença aguda do trato respiratório superior causada pelo bacilo aeróbico Gram-positivo *Corynebacterium diphtherae*. A transmissão se dá pelo contato direto das secreções (exsudato) do trato respiratório por meio da tosse e do espirro. As complicações mais frequentes são obstrução respiratória, miocardite, neurite e alterações renais. Apresenta letalidade de 5 a 10% dos casos.[3,7]

A vacina dTpa aplicada em cada gestação após 20 semanas é suficiente para proteção contra o tétano neonatal e difteria em gestantes com história prévia de imunização completa (três doses) com a vacina dupla, toxoide tetânico e difteria (dT), ou que tenham recebido duas doses de dT previamente. Em casos de história vacinal incompleta com apenas uma dose de dT, recomenda-se uma dose de dT após o primeiro trimestre e uma dose de dTpa após 20 semanas. Nos casos de histórico de vacinação não realizada ou desconhecida, recomendam-se duas doses de dT (a primeira no início da gestação e uma segunda dose após 4 semanas), e a terceira dose deve ser realizada com a vacina combinada dTpa, após 20 semanas de gestação.[2,7,12]

Hepatite B

A hepatite B é uma infecção que atinge em torno de 2 bilhões de pessoas no mundo, sendo que mais de 350 milhões se tornam portadores crônicos. É cem vezes mais contagiosa que a Aids e uma das causas mais frequentes de cirrose e câncer hepático. Enquanto 5 a 10% dos adultos infectados adquirem a forma crônica, nos neonatos de mães infectadas o risco de evoluir com a forma crônica é de 90%. Para bebês e crianças, as duas principais formas de infecção são a transmissão através de mães infectadas (vertical) ou através do convívio domiciliar com pessoas infectadas (horizontal).[1,24] A vacinação durante a gestação, assim como outras vacinas, promove passagem transplacentária de anticorpos maternos contra o vírus da hepatite B, protegendo o neonato de uma possível transmissão horizontal até que sua imunização após o nascimento ocorra de forma completa.[1,2,7]

O esquema vacinal para hepatite B é composto por três doses (0-1-6 meses). Na gestação pode ser iniciado a partir do primeiro trimestre, podendo-se estender até após o parto. Nos casos de vacinação prévia completa, não há necessidade de reforço vacinal, e, nos casos de vacinação incompleta, recomenda-se completar com as doses faltantes.[2,7,12]

As vacinas indicadas durante a gestação e as orientações estão resumidas na Tabela 1.

VACINAS INDICADAS EM SITUAÇÕES ESPECIAIS NA GESTAÇÃO

Hepatite A, pneumocócica, meningocócica conjugada ACWY e meningocócica B

Trata-se de vacinas inativadas, não havendo riscos teóricos para a gestante e para o feto.[3,7,12] Atualmente, essas vacinas são oferecidas apenas na clínica privada.

No Brasil, há diversas situações em que o risco de exposição ao vírus da hepatite A (VHA) é elevado, devendo-se nesses casos considerar a vacinação na gravidez. São exemplos as mulheres que vivem em condições de saneamento inadequado, ou aquelas que trabalham com manipulação de alimentos. Devem ser aplicadas duas doses, no esquema 0 e 6 meses.[3,7,12]

TABELA 1   Vacinas indicadas na gestação e puerpério[7]

Vacina	Histórico vacinal	Conduta na gravidez	Conduta no puerpério
dTpa Tríplice bacteriana acelular do tipo adulto (difteria, tétano e coqueluche)	Vacinação completa prévia (3 doses de vacina com componente tetânico)	1 dose de dTpa, (a partir de 20 semanas de cada gestação)	1 dose de dTpa, se não foi vacinada durante a gestação (preferencialmente nos primeiros 45 dias)
	Vacinação prévia incompleta (2 doses de vacina com componente tetânico)	1 dose de dTpa, (a partir de 20 semanas de cada gestação)	
	Vacinação prévia incompleta (1 dose de vacina com componente tetânico)	1 dose de dT (no início da gestação) e 1 dose de dTpa (a partir de 20 semanas de gestação)	
	Vacinação não realizada ou desconhecida	2 doses de dT (no início da gestação com intervalo de 1 mês) e 1 dose de dTpa (a partir de 20 semanas)	
Hepatite B	Vacinação completa	–	–
	Vacinação incompleta	Completar com doses faltantes	Completar doses faltantes
	Vacinação desconhecida ou não realizada	3 doses (0-1-6 meses)	
Influenza (gripe)	Vacinação desconhecida ou não realizada	Vacinação anual (sazonal)	Pode vacinar no puerpério

As gestantes de risco para doença pneumocócica invasiva, conforme *Calendário de vacinação da SBIm – pacientes especiais,* são candidatas a receber esquema sequencial de vacina pneumocócica 13-valente e vacina pneumocócica 23-valente.[12] Da mesma forma, para a utilização da vacina meningocócica, deve-se avaliar o risco para doença meningocócica e de acordo com a presença de comorbidades ou da situação epidemiológica da doença.

VACINAS CONTRAINDICADAS NA GESTAÇÃO

Febre amarela, tríplice viral (SCR), HPV, varicela (catapora) e dengue

Exceto a vacina de HPV, todas as demais são vacinas atenuadas, ou seja, compostas a partir de bactérias ou vírus enfraquecidos, e, portanto, representam risco teórico de contaminação do feto pela vacina, sendo contraindicadas na gestação. Uma estratégia muito utilizada é a utilização dessas vacinas no período pré-concepcional ou no puerpério.[2,7,12]

A vacina da febre amarela é constituída por vírus vivo atenuado, portanto é normalmente contraindicada em gestantes. Porém, em situações em que o risco da infecção supera os riscos potenciais da vacinação, pode ser feita durante a gravidez. O consenso atual indica uma proteção por toda a vida conferida após uma dose de vacina com dose padrão (não fracionada). Mesmo assim, de acordo com o risco epidemiológico, uma segunda dose pode ser considerada pela possibilidade de falha vacinal e é obrigatória nos casos de imunização prévia com vacina de dose fracionada.

Gestantes que viajam para países que exigem o Certificado Internacional de Vacinação e Profilaxia (CIVP) podem ser isentadas da vacinação pelo médico assistente, se não houver risco de contrair a infecção. A vacina da febre amarela é contraindicada em nutrizes até que o bebê complete 6 meses; se a vacinação não puder ser evitada, suspender o aleitamento materno por dez dias e depois retomá-lo.[3,7]

As vacinas de varicela (catapora), tríplice viral (SCR) e HPV não são recomendáveis na gestação, podendo ser aplicadas no puerpério e na amamentação.[3,7,12]

A vacina de dengue é contraindicada tanto na gestação quanto no puerpério.[3,7,12]

IMUNOGLOBULINAS PARA IMUNIZAÇÃO PASSIVA

As imunoglobulinas humanas específicas são direcionadas para a proteção contra determinados microrganismos ou toxinas. São constituídas por IgG em alto título sérico específicas contra determinada doença. Após a aplicação, apresentam suas concentrações séricas reduzidas à metade (meia-vida) em 21-28 dias.[1]

As imunoglobulinas anti-hepatite B, antivaricela-zóster, antirrábica e antitetânica estão disponíveis no Brasil para gestantes e outros grupos especiais e são encontradas nos Centros de Referência para Imunobiológicos Especiais (CRIE), e devem ser utilizadas de acordo com o protocolo do Ministério da Saúde.[25]

CONSIDERAÇÕES FINAIS

Apesar dos elevados níveis de evidência, das orientações pelas entidades representativas nacionais e internacionais e da disponibilização das vacinas recomendadas no calendário básico da gestante em Unidades Básicas de Saúde do Brasil, ainda há baixas taxas de adesão à vacinação no pré-natal. Estudos evidenciam que a imunização é menos comum em gestantes com baixo nível socioeconômico, baixa escolaridade e para alguns grupos raciais ou étnicos.

Alguns dos motivos pela má adesão são a falta de informação sobre a suscetibilidade e o maior potencial de gravidade que algumas infecções podem acarretar na gestante, o receio de possíveis efeitos colaterais das gestantes, prejuízos ao feto, além da falta de informação sobre o potencial benéfico efetivo que a vacina materna pode proporcionar ao feto. São obstáculos, principalmente para os mais vulneráveis, a ação dos grupos antivacinas e, na atualidade, *fake news* oriundas de redes sociais e de notícias virtuais. Ressalta-se, também, a falta de orientação da paciente pelo médico assistente, seja por desconhecimento, seja por negligência.

O American College of Obstetricians and Gynecologists,[27] em seu Comitê de Integração de Imunização, sugere algumas medidas para melhorar a aceitação materna da vacinação:

- Educar: o conhecimento insuficiente sobre a suscetibilidade e a morbidade das doenças vacino-evitáveis, sobre os riscos e benefícios da vacinação, são barreiras modificáveis para melhorar a adesão à imunização.
- Recomendar: a comunicação verbal de um médico parece ser o maior motivador para a aceitação da vacinação pela gestante.
- Normatizar: os obstetras devem adotar como rotina ou protocolo, em sua primeira consulta de pré-natal, a abordagem de prevenção de doenças infecciosas maternas e infantis através da vacinação.
- Melhorar a conveniência: os obstetras têm a oportunidade de consultar com frequência a gestante e são vistos como fontes confiáveis de informação. Uma das formas de garantir a vacinação é oferecer as vacinas no mesmo local em que é feita a consulta de pré-natal.

Apesar da segurança e efetividade bem documentadas, a vacinação de gestantes e puérperas ainda está longe da abrangência esperada. Cabe aos ginecologistas e obstetras um papel ativo na educação e prescrição para administração de vacinas nas mulheres adultas, tornando-se inaceitável qualquer negligência relacionada a uma correta orientação das gestantes e puérperas em qualquer nível de atenção à saúde.

REFERÊNCIAS BIBLIOGRÁFICAS

1. Ballalai I. Vacinação de mulheres. In: Ballalai I (ed.). Manual prático de imunizações. Rio de Janeiro: A.C. Farmacêutica, 2013. p.337-53.

2. Brasil. Ministério da Saúde. Calendário Nacional de Vacinação 2020. Brasília (DF): Ministério da Saúde, 2020. Disponível em: https://www.saude.gov.br/saude-de-a-z/vacinacao/calendario-vacinacao; acessado em: 21 de abril de 2020.

3. Kfouri RA, Neves NA. Vacinação da mulher. Rio de Janeiro: Elsevier, 2016.

4. 6. Brasil. Ministério da Saúde. Calendário Nacional de Vacinação 2020. Brasília (DF): Ministério da Saúde, 2020. Disponível em: http://portalarquivos.saude.gov.br/campanhas/vacinahpv/; acessado em: 21 de abril de 2020.

5. Conselho Federal de Medicina. Resolução n. 2.217, de 1 de novembro de 2018. Código de Ética Médica. Capítulo 1, artigo 14. Disponível em: https://sistemas.cfm.org.br/normas/visualizar/resolucoes/BR/2018/2217; acessado em: 4 de maio de 2020.

6. Teixeira JC, Martins CMR, Neves NA, Fialho SCAV. Imunização. In: Fernandes CE, Sá, MFS (eds.). Tratado de ginecologia Febrasgo. Rio de Janeiro: Elsevier, 2019. p.71-84.

7. Resende FCB, Passold J, Ferreira SIAC, Zanetti CR, Lima HC. Adjuvantes de vacinas: possibilidades de uso em seres humanos ou animais. Rev Bras Alerg Imuno-patol 2004; 27(3):116-24.

8. Lajos GJ, Fialho SCAV, Teixeira JC. Imunização na gravidez, puerpério e amamentação. In: Programa vacinal para mulheres. Ed. rev. atual. São Paulo: Federação Brasileira das Associações de Ginecologia e Obstetrícia (Febrasgo), 2019. (Série Orientações e Recomendações Febrasgo; n.2/Comissão Nacional Especializada de Vacinas). p.129-39.

9. The Millenium Development Goals Report 2015. New York: United Nations; 2015. Disponível em: https://www.un.org/millenniumgoals/2015_MDG_Report/pdf/MDG%202015%20rev%20(July%201).pdf; acessado em: 4 de maio de 2020.

10. Omer SB. Maternal immunization. N Engl J Med 2017; 376(13):1256-67.

11. Pazos M, Sperling RS, Moran TM, Kraus TA. The influence of pregnancy on systemic immunity. Imunol Res 2012; 54(1-3):254-61.

12. Bischoff AL, Folsgaard NV, Carson CG, Stokholm J, Pedersen L, Holmberg M et al. Altered response to A(H1N1)pnd9 vaccination in pregnant women: a single blinded randomized controlled trial. PloS One 2013; 8(4):e56700.

13. Sociedade Brasileira de Imunizações (SBIm). Calendário de Vacinação SBIm da Gestante. Recomendações da Sociedade Brasileira de Imunizações (SBIm).

São Paulo: SBIM; 2020. Disponível em: https://sbim.org.br/images/calendarios/calend-sbim-gestante.pdf; acessado em: 21 de abril de 2020.

14. Jamieson DJ, Honein MA, Rasmussen SA, Williams JL, Swerdlow DL, Biggerstaff MS et al. Novel Influenza A (H1N1) Pregnancy Working Group. H1N1 2009 influenza virus infection during pregnancy in the USA. Lancet 2009; 374(9688):451-8.

15. Van Kerkhove MD, Vandermaele KA, Shinde V, Jaramillo-Gutierrez G, Koukounari A, Donnelly CA et al. Risk factors for severe outcomes following 2009 influen-za A (H1N1) infection: a global pooled analysis. PloS Med 2011; 8(7):e1001053.

16. WHO recommendations for routine immunization: summary tables. updated: April 2019. Disponível em: https://www.who.int/immunization/policy/Immunization_routine_table1.pdf?ua=1; acessado em: 23 de abril de 2020.

17. Brasil. Ministério da Saúde. Brasília (DF): Ministério da Saúde. Disponível em: https://coronavirus.saude.gov.br/sobre-a-doenca#o-que-e-covid; acessado em: 21 de abril de 2020.

18. Centers for Disease Control and Prevention (CDC). Updated recommendations for use of tetanus toxoid, reduced diphtheria toxoid, and acelular pertussis vaccine (Tdap) in pregnant women: Advisory Committee on Immunization Practices (ACIP), 2012. MMWR Morb Mortal Wkly Rep 2013; 62(7):131-5.

19. Informe Epidemiológico Secretaria de Vigilância em Saúde – Ministério da Saúde. Coqueluche Brasil, 2016 a 2017. Disponível em: https://www.saude.gov.br/images/pdf/2018/dezembro/18/Informe-epidemiol--gico-da-Coqueluche.%20Brasil,%202016%20a%202017.pdf; acessado em: 21 de abril de 2020.

20. Pimentel AM. Coqueluche. In: Ballalai I. Manual prático de imunizações. 2.ed. São Paulo: A.C. Farmacêutica, 2015. p.126-32.

21. Baptista PN, Magalhães VS, Rodrigues LC. The role of adults in household outbreaks of pertussis. Int J Infect Dis 2010; 14(2):e111-4.

22. Kaczmarek MC, Ware RS, McEniery JA, Coulthard MG, Lambert SB. Epidemiology of pertussis-related paediatric intensive care unit (ICU) admissions in Australia, 1997-2013: an observational study. BMJ Open 2016; 6(4):e010386.

23. Hyo-Jin Lee, Jung-Hyun Choi. Tetanus-diphtheria-acellular pertussis vaccination for adults: an uptodate. Clin Exp Vaccine Res 2017; 6:22-30.

24. Blain AE, Lewis M, Baneriee E, Kudish K, Liko J, McGuire S et al. Assessment of the Cocooning Strategy for Preventing Infant Pertussis-United States, 2011. Clin Infect Dis 2016; 63(suppl4):s221-6.

25. Wood N, Isaacs D. Hepatitis B vaccination in pregnancy. Expert Rev Vaccines 2012; 11(2):125-7.

26. Ministério da Saúde. Secretaria de Vigilância em Saúde Departamento de Imunização e Doenças

Transmissíveis. Manual dos Centros de Referência para Imunobio-lógicos Especiais. Versão eletrônica. 5.ed. Brasília: Ministério da Saúde, 2019. Disponível em: https://portalarquivos2.saude.gov.br/images/pdf/2019/dezembro/11/manual-centros-referencia-imunobiologicos-especiais-5ed.pdf; acessado em: 24 de abril de 2020.

27. American College of Obstetricians and Gynecologists. ACOG Committee Opinion no. 558: Integrating immunizations into practice. Obstet Gynecol 2013; 121(4):897-903.

Índice remissivo